U0217511

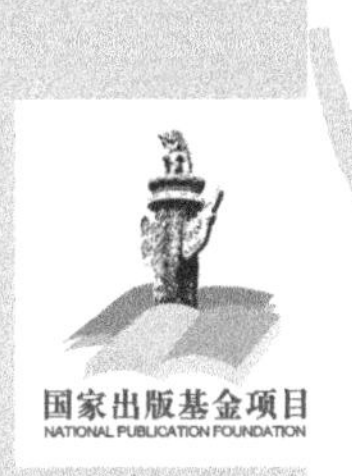

新中国地方中草药文献研究（1949—1979年）

土单验方卷 5（下）

「十三五」国家重点出版物出版规划项目
国家出版基金资助项目

张瑞贤 张卫
刘更生 蒋力生
主编

SPM 南方出版传媒
广东科技出版社

北京科学技术出版社

目　录

十、温里药类

凡能温散内脏（一般指中焦脾胃）寒邪的药物，叫温里药。这类药物都具有辛温或辛热的性味及温里散寒或回阳救逆的功效。

凡因寒邪侵袭内脏而出现的胃部冷痛、呕吐、腹泻或阳虚而引起的畏寒，手脚厥冷、舌淡津多、脉膊微弱等症，都是这类药物的适应症。

本类药物因性味燥热，故不宜过用；又因能伤阴灼津，故热病及阴虚患者，都应禁用。

吴茱萸（蜀萸子）

来源：为芸香科吴茱萸属植物吴茱萸 Evodia rutaecarpa Benth.的果实。

形态简述：落叶小乔木。树皮暗红色，有光泽。叶对生，奇数羽状复叶，叶柄密生短柔毛，小叶通常为 5～11片，长椭园形，全缘，两面及

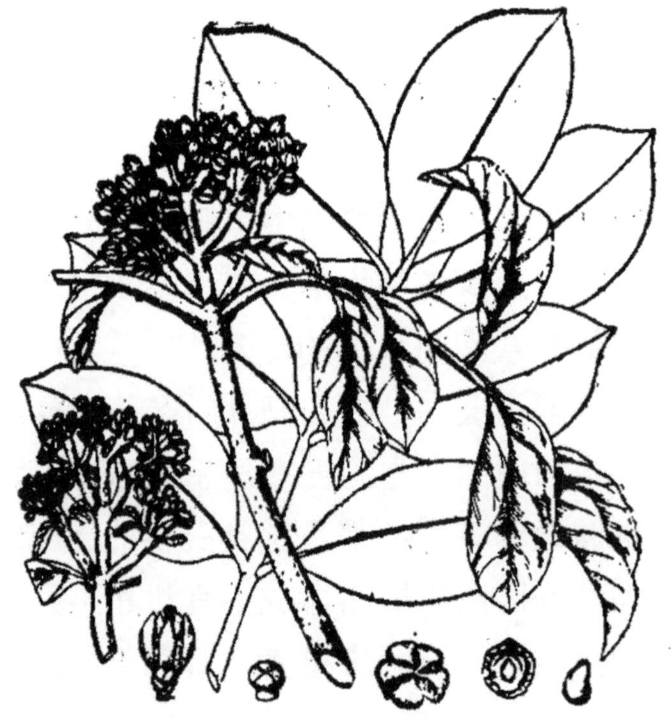

(图206)吴茱萸

叶柄均被短柔毛，叶揉碎有特异气味。夏日开多数绿白色小花，单性，雌雄异株，成伞房花序。蒴果红紫色，种子黑色。

多生于山地林中，也有栽培的，多分布于山区。(图206)

采集加工：九月采集，将成熟的子实，连枝晒干，待果实变成绿色时，抖下，将枝叶去净备用。

性味功能：辛、大热，有小毒。温里散寒，健胃止痛。

主治：胃腹冷痛，胸闷呕吐，恶心，嗳酸，腹泻，头晕头痛，疝气痛，脚肿。

用量：1～3钱。

配伍：配浮萍参、生姜、糯米草根等治胃寒呕吐，头晕，头痛；配水黄连治肝胃气痛，吐酸，肠炎，腹泻；配茴香根、柚子根、隔山撬、香通治冷气腹痛，寒疝疼痛；配木瓜、陈皮、苏叶、生姜、桑白皮、米糠治脚气水肿。

小　茴　香

来源：为伞形科茴香属植物小茴香Foenieum vulgave Mill.的根及果实。

形态简述：多年生草本，高1～2米，茎叶揉搓后有特异香气。茎直立，中空，表面有沟槽，上部多分枝。根生叶丛生，较大，茎生叶互生，较根生叶小，叶3～4回羽状分裂，裂片线形，叶柄基部扩大成鞘状。夏日开多数黄色小花，成顶生复伞形花序。

栽培植物，各地均有分布。

采集加工：四季采其根，洗净，晒干备用。夏末采集成熟果实。

性味功能：辛，温。行气止痛，健胃醒脾。

主治：胃寒腹痛，疝气痛，消化不良，反胃呕吐。

用量：2～3钱。

配伍：配香附、吴萸、隔山撬、藿香治脾胃虚寒腹痛；配八月瓜、苦楝子、荔枝核、阴桃子治寒疝疼痛；配谷芽、鸡屎藤、隔山撬、淮山治消化不良，反胃呕吐。

花　　椒

来源：为芸香科花椒属植物花椒Zanthoxylum bungeanum Maxim.的果皮。

形态简述：灌木或小乔木，茎和枝上均有向上斜生的皮刺。奇数羽状复叶互生，小叶通常5～9片，叶轴复面及两侧有狭窄的叶翼，小叶对生，近无柄，通常为卵形，叶缘具钝锯齿，齿缝间有大而透明的腺点。春日开黄绿色小花，单性，雌雄异株，成聚伞状园锥花序。

多生于向阳坡地灌木丛中，也有栽培的，各地均有分布。

采集加工：八月采集成熟果实，除去种子，阴干入药。

性味功能：辛，热，有小毒。温中止痛，祛风除湿，杀虫。

主治：胃寒疼痛，呕吐，风湿骨痛，虚寒下利，蛔虫病。

用量：0.5～2钱。

配伍：配吴萸根、干姜、隔山撬、猪酒缸、茴香根治冷气痛；配胡椒、八角枫根泡酒服治风湿骨痛；配泡参、干姜、淮山药、甘草治虚寒下利；配南瓜子、川楝皮、扁竹根治蛔虫病；配乌梅、白芍、枳实、苦楝皮、贯众治胆道蛔虫。

木姜子（澄茄子）

来源：为樟科木姜子属植物木香子Litsea cheanii Liou.及同属一些植物的果实。

形态简述：小乔木。枝条光滑，初为赤褐色，渐变为暗褐色。单叶互生，倒卵状长椭园形或长椭园形，全缘，表面光滑，背面中肋有长软毛，侧脉七对，中脉与侧脉均呈赤色，明显，叶片揉碎有香气。夏日开花，单性，雌雄异株，雄花12朵，成腋生头状花序，具短花梗，为四个苞片所包。核果球形，干后皱缩。

生于中山区林中。（图207）

采集加工：秋季采集成熟果实，晒干备用。

性味功能：辛、微苦，温。散寒止痛，降气止呕。

主治：胃寒疼痛，呕吐，寒疝。

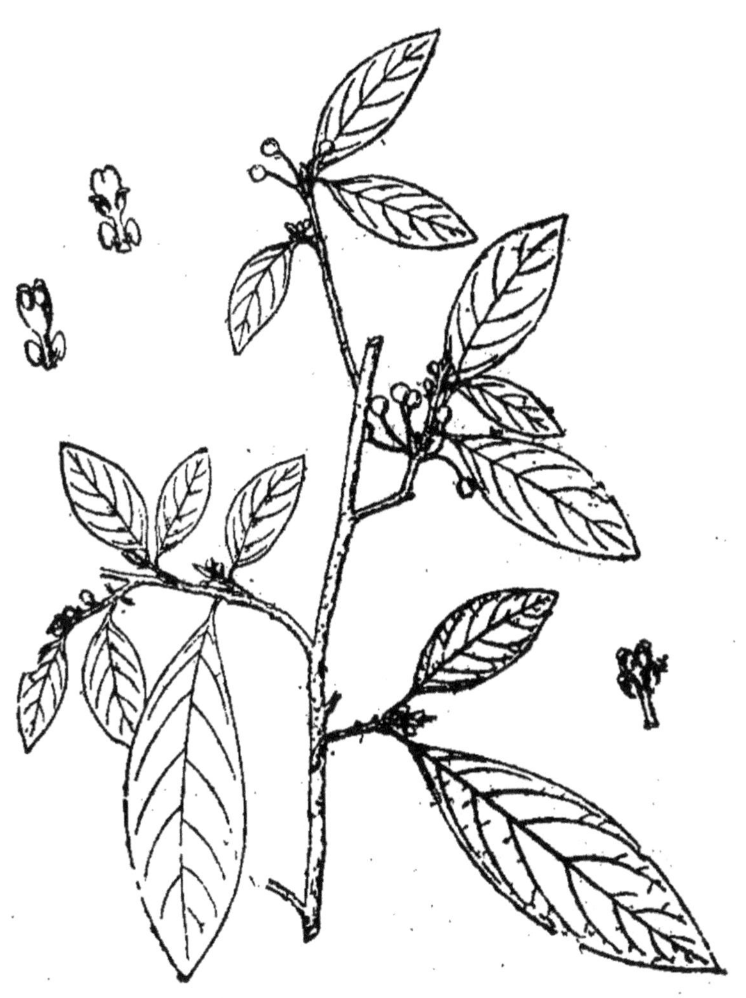

（图207）木姜子

用量： 1～8钱。

配伍： 配生姜、麦芽、香通、吴萸、萝卜头治胃寒呕吐疼痛；配橘核、木通、小茴香治寒疝疼痛。

十一、 健脾消食药类

这类药物适用于消化不良、食欲不振、胃腹胀满、嗳气、恶心、呕吐、便秘或腹泻等症。但因产生前述诸症的原因是较复杂的，故在治疗时必须找出病因，配合其他药物治疗。

苦 荞 头

来源：为蓼科荞麦属植物天荞麦Fagopyrum cymosum Meisn.的宿根。

形态简述：多年生草本，高50～150厘米。宿根粗大，横走，结节状，红褐色。茎纤细，具浅沟，多分枝，淡绿色，或带红色。单叶互生，绿色，戟状三角形，全缘或具微波，叶柄约与叶片等长，叶柄与叶交汇处为红色。秋日开白色小花，成疏散的聚伞花序。

喜生于阴湿肥沃的林缘、草坡、沟边，亦有栽培的，低山区一带均有分布。

采集加工：十至十一月采集，洗净，晒干备用。

性味功能：甘、微苦，平。燥湿健脾，清热解毒。

主治：消化不良，淋巴结核，白带，喉痹，乳痈，肝炎，胃炎，狂犬咬伤。

用量：0.4～1两。

配伍：配何首乌、一枝箭、山当归炖肉或为散服治淋巴结核；配阳雀花根、昏鸡头炖肉或煎服，治湿热白带；配马勃、挖耳草根、荆芥、银花、甘草治喉痹；配白芷、银花、皂角刺、蒲公英治乳痈；配夏枯草、金钱草、虎杖根、大枣治肝炎；配黄芩、泥鳅串治胃炎；配铧头草、车前草、丝茅根、天名精、算盘树根、酒水各半煎服，治狂犬咬伤；配隔山撬、鸡屎藤、淮山、鸡内金、糯米草根共为散服，治消化不良。

糯米草

来源：为荨麻科糯米团属植物糯米团Memorialis hirta (Blume) Wedd.的根。

形态简述：多年生草本。根园锥形，肉质，表面棕褐色，具乳汁，茎直立或倾斜，或下部卧地而顶部上伸，通常具短刚毛。单叶对生，卵形至广披针形，全缘，基脉3出，在叶背突出，网状脉背面明显，有刚毛，叶面粗糙，亦有刚毛，但网脉不明显，叶无柄或具短柄。花小，黄绿色，簇生于叶腋。瘦果，三角状卵形，黑色。

喜生于向阳湿润的土坎、沟边或石缝中，各地均有分布。

采集加工：夏秋采集，洗净，晒干备用。

性味功能：甘，平。健脾益气，止带，消疳。

主治：脾虚久泻，气短头晕，白带，小儿疳积。

用量：0.5～1两。

配伍：配淮山、鸡屎藤、谷芽治脾虚久泻；配泡参、莲米、仙茅治脾肾虚寒所致的白带；配鸡屎藤、淮山、水案板共为散服，治小儿疳积。

隔　山　撬

来源：为萝摩科牛皮消属植物耳叶牛皮消Cynanchum auriculatum Royle的块根。

形态简述：多年生缠绕草本。全株被微柔毛，根肥厚，块状，表面黑褐色，内面淡黄色，富粉质，茎下部木质化，表面具细纵条纹。单叶对生，广卵形，全缘或有波纹，叶基部有短粗毛一簇。夏秋日叶腋开多数黄白色小花，成伞形花序。骨突果长角形。

多生于坡地灌丛中或缠绕于树上，低山区一带多见。（图208）

采集加工：秋冬采集，洗净，晒干，切片备用。

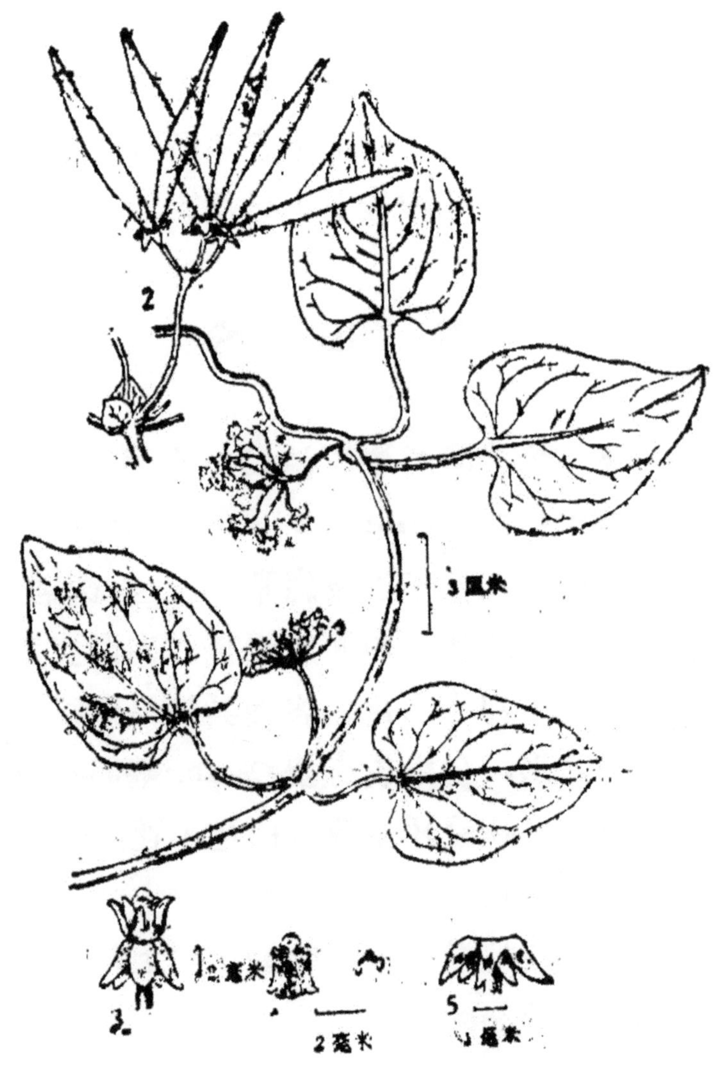

(图208)隔山撬

506

性味功能：甘、苦，平。理气，消食，健脾。

主治：消化不良，慢性胃炎，肝炎，小儿疳积。

用量：0.4～1两。

配伍：配泡参、鸡屎藤、谷芽共为散服，治消化不良，小儿疳积；配山当归、猪油煮稀粥不放盐吃，治慢性胃炎；配茵陈、柴胡、泡参、淮山治慢性肝炎；配鸡屎藤、水蜈蚣、淮山、麦芽共为散服，治小儿疳积。

鸡　屎　藤

来源：为茜草科鸡屎藤属植物鸡屎藤 Paederia scandens (Lour.) Merr.的全草。

形态简述：多年生缠绕草质藤本，全株具异臭。老茎灰白，嫩茎绿色，密被短柔毛。单叶互生，叶片卵园形、椭园形至披针形，全缘，叶面浓绿，叶背淡绿色，主侧脉间有短柔毛。秋季开多数白色带淡紫色花，成园锥花序。浆果球形，

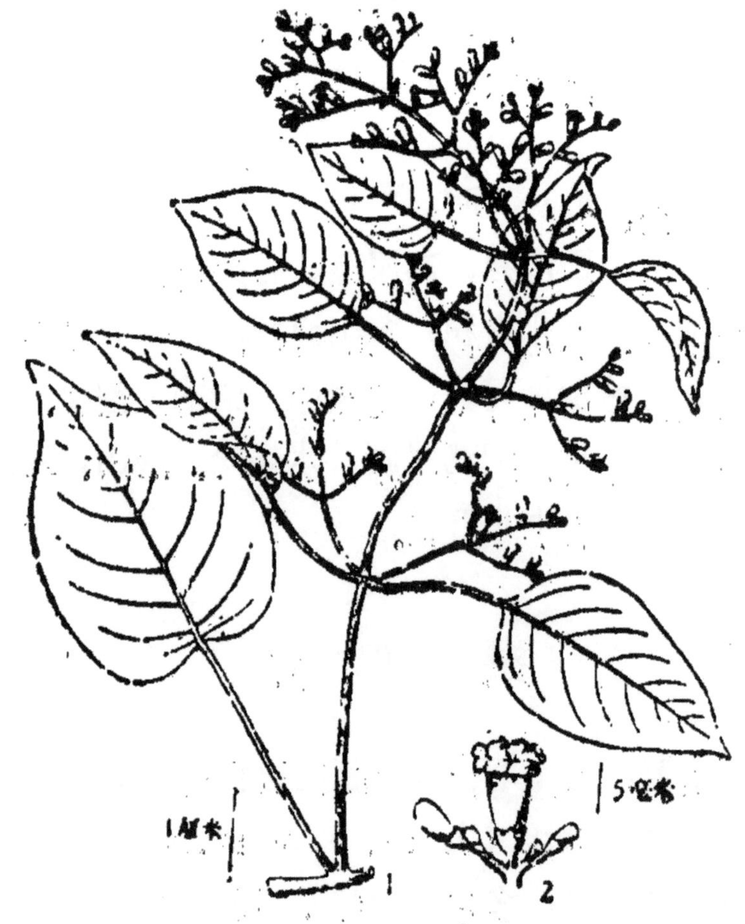

（图209）鸡屎藤

熟时黑色。

多生于河沟边、路边、林中，低山区一带均有分布。（图209）

608

采集加工：秋季采集，晒干备用或鲜用。

性味功能：甘，平。补脾消食，补中益气。

主治：脾胃虚弱，消化不良，食欲不振，气虚浮肿，小儿疳积。鲜品捣敷治毒蛇咬伤。

用量：0.5～1两，外用适量。

配伍：配泡参、白术、淮山、隔山撬、谷芽、甘草治脾虚久泻，消化不良，食欲不振，气虚浮肿，小儿疳积；配剪刀草、黄荆叶治毒蛇咬伤。

泥 鳅 串

来源：为菊科马兰属植物马兰 Asteromaea indica (L.) B'.的全草。

形态简述：多年生草本，高约30厘米。茎绿色或略带紫红色，光滑无毛，单叶互生，近于无柄，叶片椭园形或披针形，叶缘有浅锯齿。夏日开花，为淡兰色兰状花序，通常顶生，边缘的舌状花淡兰色，中央的管状花黄色。瘦果扁平状，具刺毛状冠毛。

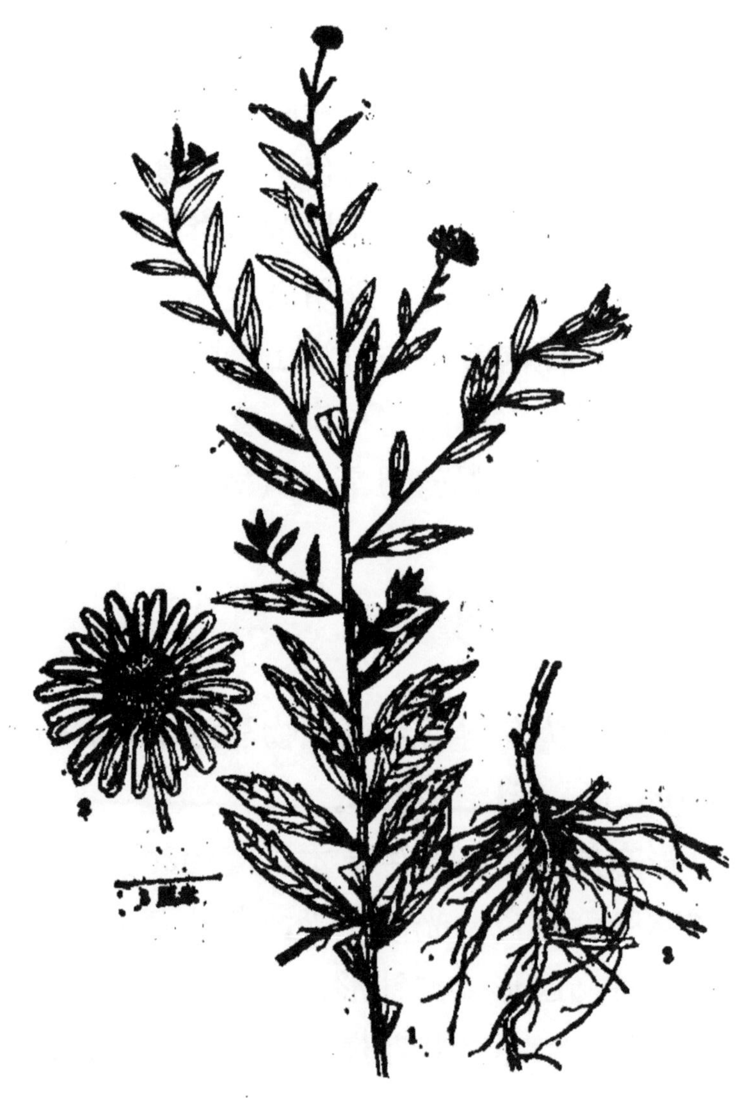

（图210）泥鳅串

510

多生于水边及原野草丛中，各地均有分布。（图210）

采集加工：夏秋季采集，洗净，晒干备用。

性味功能：苦、辛，平。理气，消食，解毒，止血。

主治：胃脘胀满，消化不良，急性肝炎，痢疾，肠炎，紫斑，内脏出血，毒蛇咬伤，疮痈肿毒。

用量：1～2两，外用适量。

配伍：配小马蹄草、水苋菜、龙胆草、甘草治急性肝炎；配苦荞头、鸡屎藤、麦芽治消化不良，胃脘胀痛；配丹皮、大枣治紫斑；配马齿苋、水黄连、甘草治痢疾、肠炎；配旱莲草、丝茅根、茜草治内脏出血；配鬼针草、剪刀草、黄荆叶治毒蛇咬伤，疮痈肿毒。

满酒缸（胃草、饿蚂蝗、草鞋板）

来源：为豆科山蚂蝗属植物小槐花 Desmodium caudatum（Thunb.）DC. 及同属植物四川山蚂蝗D. szechuenense (Crib) Schindl. 的全草。

形态简述：小槐花——直立灌木，高1～2米。根坚硬，外皮黑色，茎略具棱，近于无毛，小枝灰褐色。三出复叶互生，小叶披针形至椭园形，叶背疏被紧贴的短柔毛，尤以脉上较密，顶端小叶长，两侧小叶短。秋日开多数绿白色小蝶形花，成总状花序。荚果扁平，稍弯，密被具钩的短毛。（图211）

四川山蚂蝗——与上种主要区别是：小叶披针形或纺锤形，叶面近无毛，花紫红色。

多生于林边、坡地，分布于低山区及丘陵区。

采集加工：秋季采集，阴干备用。

性味功能：微苦、微甘，平。健脾消食，和胃止痛。

主治：脾虚腹泻，食欲不振，小儿疳积，胃痛吐酸。

用量：0.4～1两。

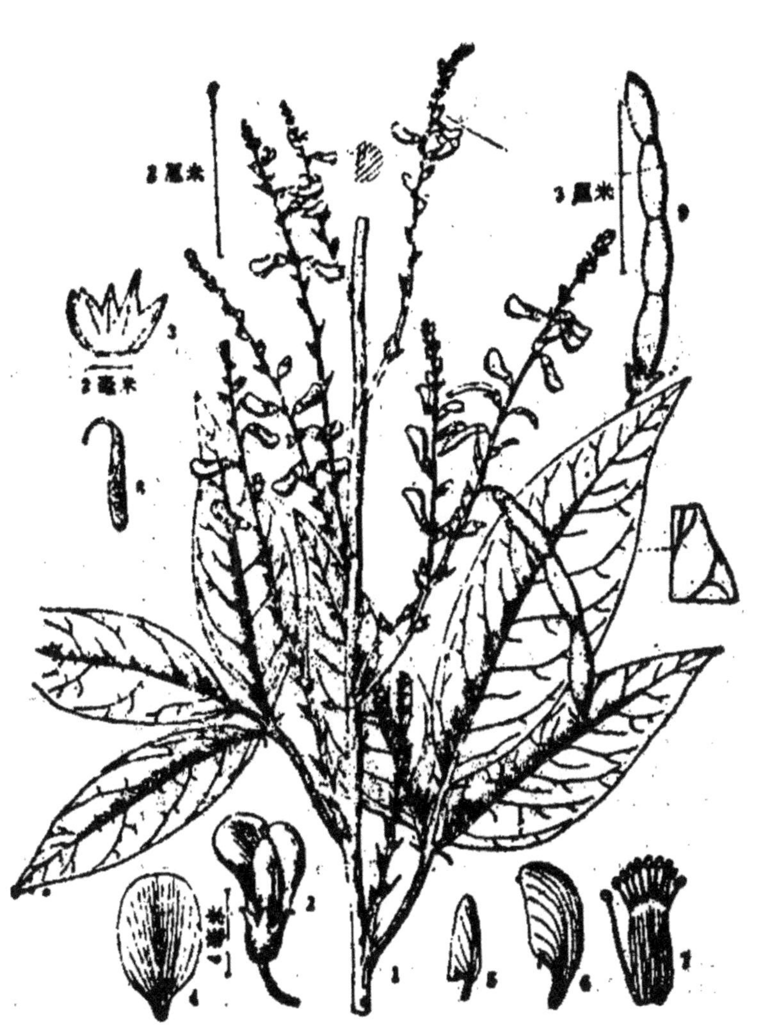

（图211）小槐花

配伍：配鸡屎藤、隔山撬、苦荞头、陈皮治

513

脾虚腹泻，食欲不振，小儿疳积；配三颗针、怀胎草治胃痛、吐酸。

黄　　荆

来源：为马鞭草科牡荆属植物黄荆 Vitex negundo L.的种子和带小枝的叶。

形态简述：落叶灌木，高达3米。新枝方形，灰白色，密被短茸毛，老枝园形，茸毛较少。叶对生，具长柄，掌状复叶，小叶五枚，亦有为三枚的，叶面绿色，叶背灰白色，密被茸毛。夏日新枝稍生多数淡紫色唇形小花，成园锥花序。核果近球形，褐色，下半部为宿萼包围。

喜生于向阳坡地、路旁，低山区一带均有分布。

采集加工：枝叶夏秋采集，种子晚秋采集，晒干备用。

性味功能：辛、苦，微温。叶散寒，解毒；种子行气止痛，健脾消食。

主治：叶治风寒感冒；肠炎，痢疾；支气管炎；煎汤外洗湿疹，足癣；鲜叶捣绒外敷，治毒蛇咬伤。种子治脾虚胀满，消化不良，胃脘痛。

用量：0.4～1两，外用适量。

配伍：叶配六月寒、苏叶治风寒感冒；配六合草治肠炎，痢疾；配百合、桑白皮、臭牡丹根治慢性支气管炎；配牛奶子、黄瓜藤外洗足癣；配剪刀草外敷毒蛇咬伤；种子配泡参、隔山撬、谷芽治消化不良，胃脘胀满、疼痛。

白 萝 卜

来源：为十字花科莱菔属植物莱菔Raphanus sativεs L.的种子及果实成熟后的块根，叶也作药用。

采集加工：五月采挖其根；并收集成熟种子（莱菔子）供药用；叶晒干备用。

性味功能：甘，平。块根清热利尿，健胃消食；种子行滞消食，降气祛痰。叶清热，止泻。

主治：块根治胸腹胀满，食积气滞；种子治食积，胃脘痞满，嗳气吞酸，腹痛，气逆痰涌的喘咳；叶治泻痢。

用量：块根3～5钱；子2～3钱；叶1～2两。

配伍：块根配泥鳅串、隔山撬、刺梨根、茴香根等治胃腹胀痛；子配苦荞头、鸡屎藤共为散服，治小儿食积；叶配马齿苋煎浓汁服，治腹泻、红白痢疾；块根及子配苏子、白芥子治气逆痰涌、喘咳。

山当归（独占岗《青川》、白花草）

来源：为伞形科茴芹属植物杏叶防风Pimpinella candolleana wight.et Arn.的全草。

形态简述：多年生草本。主根粗长，肉质，茎直立，中空，具多数细纵槽。叶二型：根生叶通常具长柄，单叶，不分裂；茎生叶通常为三出复叶，渐向上则呈三深裂，小叶具柄，中间小叶卵状心脏形，两侧小叶基部偏斜，边缘均具锯

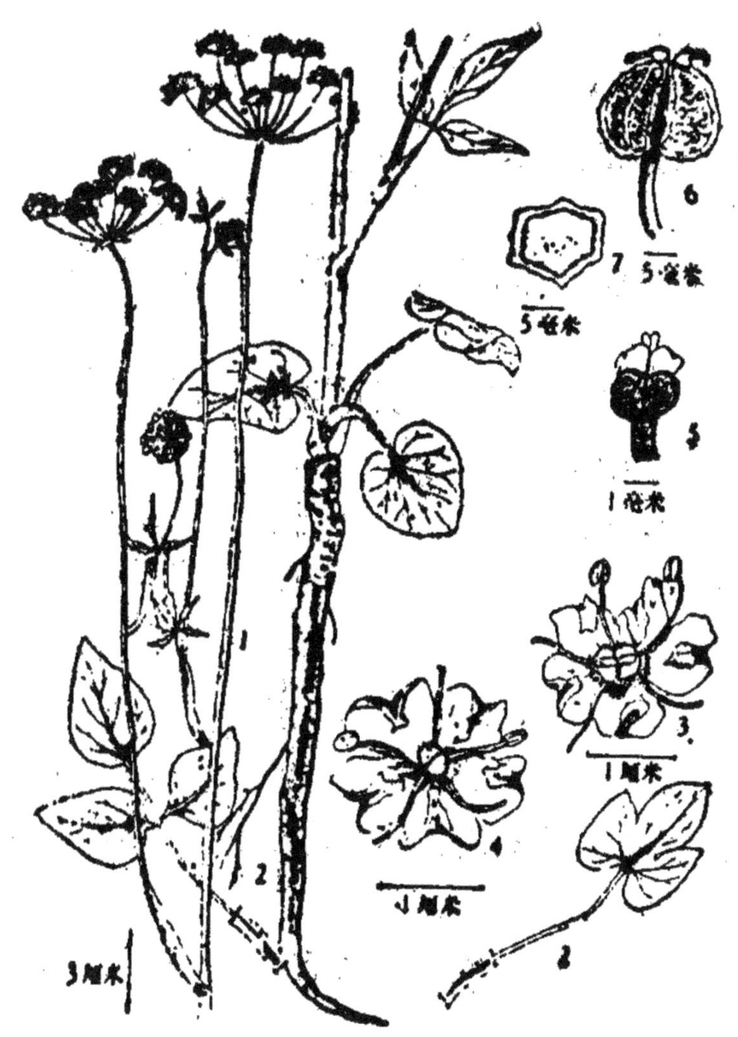

（图212）山当归

齿。秋日开多数小白色花，成复伞形花序。

517

喜生于阴湿坡地、原野，低山区一带均有分布。（图212）

采集加工：秋季采集，洗净泥沙，鲜用或晒干备用。

性味功能：辛，温。健胃，消食，理气，散寒。

主治：食积不化，筋骨疼痛，风寒咳嗽，肺痨咳嗽，瘰疬，流痰。

用量：0.5～1两，外用适量。

配伍：配鸡屎藤、隔山撬、谷芽治食积不化；配桑枝、水蜈蚣、五加皮治筋骨疼痛；配苏叶、葱白、陈皮、法夏治风寒咳嗽；配百部、三颗针、大蒜治肺痨咳嗽；配泥鳅串、马齿苋、葱白捣绒外包流痰；配首乌、鸡屎藤炖肉服治瘰疬。

蕨　萁

来源：为凤尾蕨科蕨属植物蕨 Pteridium aquilinum (L.) Kuhn 的根茎。

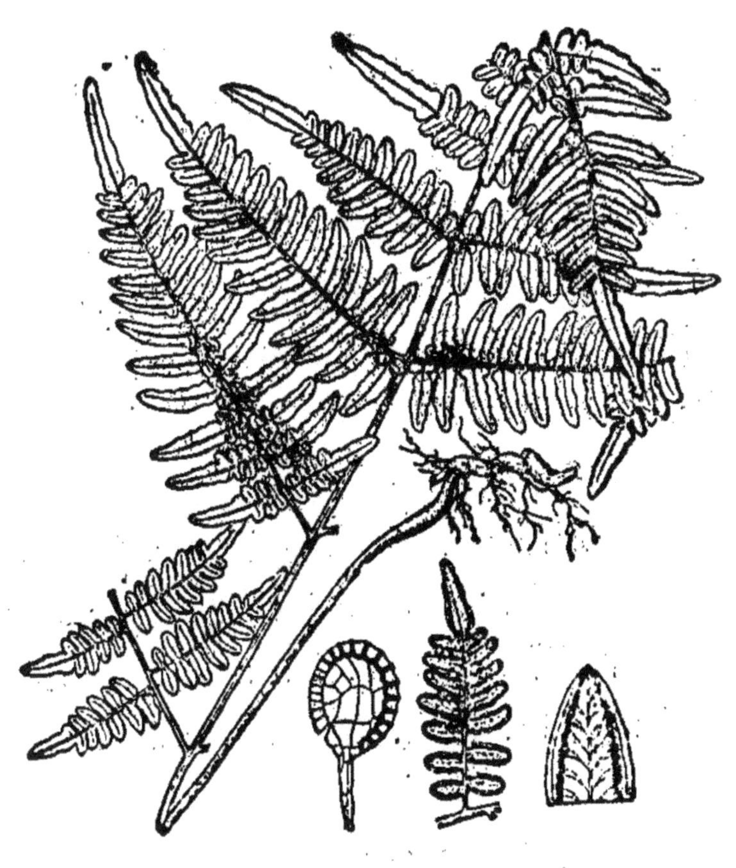

（图213）蕨萁

形态简述：多年生蕨类草本，株高可达1米以上。根茎粗长横走，被柔毛。叶远生，叶柄粗壮无毛，叶片绿色，卵状三角形，2～3回羽状全裂，新叶在早春刚抽出时上部卷曲，被白色柔毛。夏秋日沿叶缘连续着生线形褐色子囊群。

生于荒地、山坡、林缘，有时成片生长，分布于山区。（图213）

采集加工：秋冬季采集，晒干备用。

性味功能：甘，寒。利湿热，健脾胃。

主治：湿热白带，肺热咳嗽，肠风下血，消化不良。

用量：3～5钱。

配伍：配昏鸡头、三白草根、苛草根治湿热白带；配桑白皮、马蹄草、枇杷叶治肺热咳嗽；配地榆、旱莲草、丝茅根、三颗针、甘草治肠风下血；配鸡屎藤、淮山共为散服，治消化不良。

怀 胎 草（再生稻秧）

来源：为禾本科稻属植物稻 Cryza sativa L.的稻桩再生苗或孕穗未出的幼苗。

采集加工：秋季采收，洗净，晒干备用或鲜用。

性味功能：甘，平。健脾开胃，和中消食。

主治：脾虚腹胀，消化不良，食欲不振，呕吐腹泻。

用量：0.3～1两。

配伍：配淮山、鸡屎藤、泡参、白术、甘草治脾虚腹胀，消化不良，食欲不振；配陈皮、三颗针、车前草、苍术治呕吐腹泻。

备注：同属植物糯（俗称酒谷）O. sativa L. var. glutinosa Mats. 的稻桩再生苗或孕穗未出苗亦作怀胎草用。

胭 脂 花 根

来源：为紫茉莉科紫茉莉属植物紫茉莉 Mirabilis jalapa L. 的块根。

形态简述：多年生直立草本。根粗壮，富含粉质，茎多分枝，节处膨大。单叶对生，卵形，先端长尖，全缘。夏日开各色花一至数朵，生于总苞内。

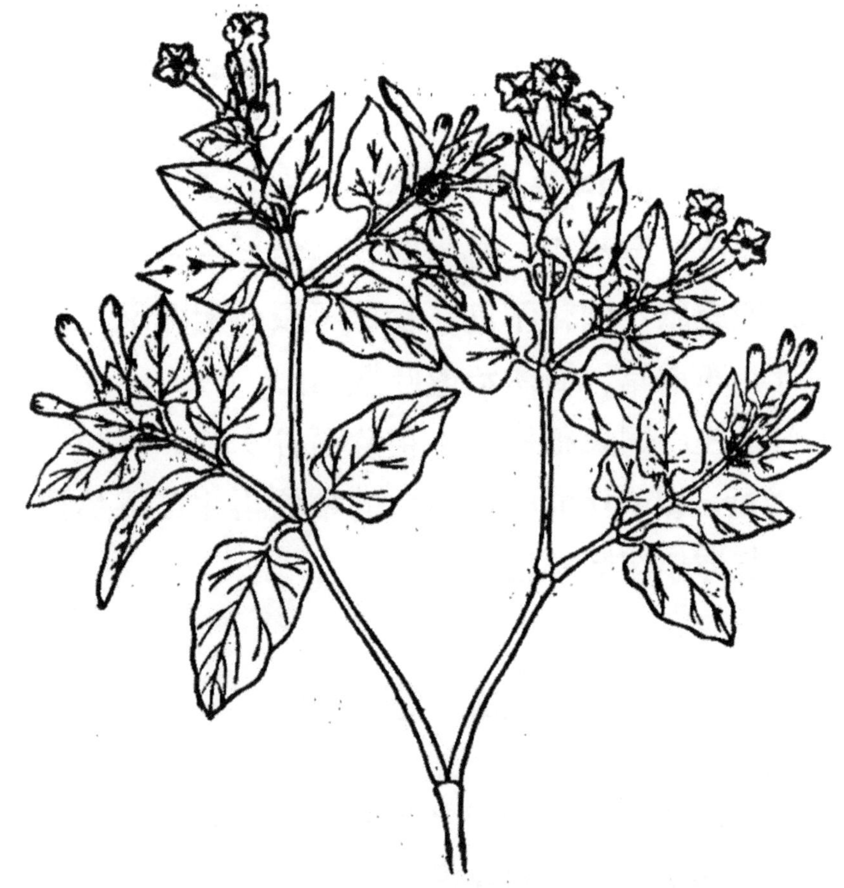

（图214）胭脂花根

通常栽培供观赏或成半野生状，各地均有分布。（图214）

采集加工：十至十一月采挖，洗净，切片，晒干备用或鲜用。

性味功能：辛、甘，寒，有小毒。健脾止带，清热解毒。

主治：脾虚白带；捣绒外敷治疮痈肿毒，跌打损伤。

用量：1～2两，外用适量。

配伍：配淮山、白果、仙茅炖肉服，治脾虚白带。

备注：本品有轻泻作用，孕妇慎用。

十二、理气药类

这类药是指行气止痛的药物。凡因肝胃气滞所引起的胃腹胀痛、嗳气、泛酸、呃逆、胸胁胀满、疝气痛等症，都适宜于应用这类药物。这类药物一般都有耗气、伤阴之弊，所以对于气虚、阴虚的病人，都应慎用。

香附

来源： 为莎草科莎草属植物莎草 Cyperus rotundus L.的块茎。

形态简述： 多年生草本，高10～50厘米。地下具匍匐茎，坚硬，黑褐色，先端另具块茎，纺垂形，表面粗糙，黑褐色，切面颜色较淡，有香气。叶基出，丛生，三列，长线形，中肋于叶背隆起。春日在茎端生多数小花，成伞形花序状的穗状花序。

喜生于向阳干燥坡地，为常见杂草，各地均有分布。（图215）

采集加工： 九至十月采收，洗净，晒干备用。

性味功能： 辛、微苦、甘，平。理气解郁，调经止痛。

主治： 胸闷，胁胀，呕吐，吞酸，胃痛，腹痛，肝区痛，月经不调，痛经。

524

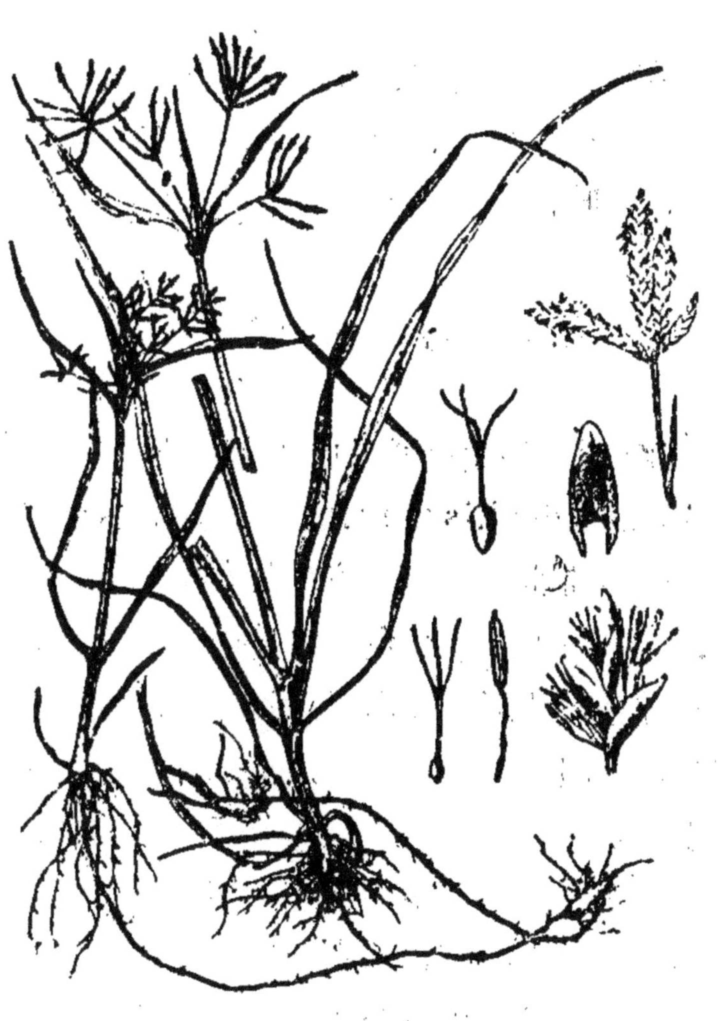

（图215）香附

用量： 2～4钱。

525

配伍： 配柴胡、法夏、麦芽、黄芩、生姜治胸闷胁胀；配水黄连、鸡蛋壳、麦芽、吴萸治呕吐、吞酸；配吴萸、台乌治血凝气滞、胃痛；配当归、艾叶、充蔚子治月经不调、痛经。

青木香

来源： 为马兜铃科马兜铃属植物马兜铃 Aristolochia debilis Sieb. et Zucc. 的根、果实、茎。

形态简述： 多年生缠绕藤本。全体光滑无毛，根较粗大，茎绿色，略呈园柱形，具纵棱。单叶互生，戟形，叶面绿色，叶背淡绿，基出脉五条，中间三条直到顶端。夏末开暗紫色花，单生于叶腋。

多生于林边坡地的灌木丛中，亦有栽培的，低山区一带有分布。（图216）

采集加工： 秋冬季采挖其根，洗净泥沙，切段，晒干备用。果实于秋季果实成熟时采收，晒干备用。

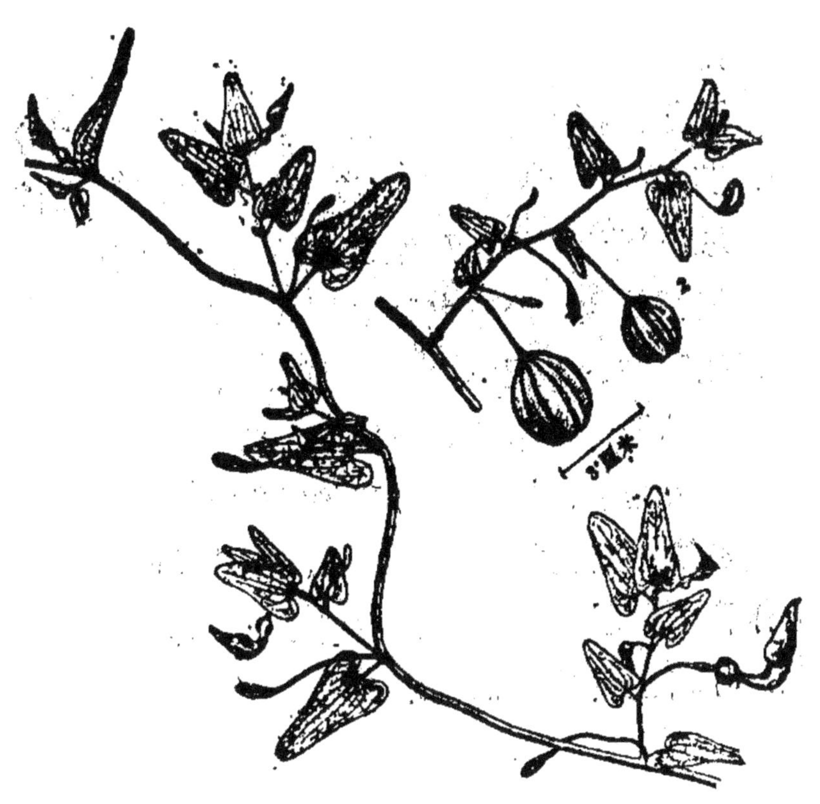

（图216）青木香

性味功能：根（名青木香）辛、苦，温。行气止痛，解毒消痈；果（名马兜铃）苦、辛，寒，清肺祛痰，降气平喘。

主治：根治胃痛，腹痛腹泻，痈肿，毒蛇咬伤；果治肺热咳嗽，痰结喘促，咳嗽失音。

用量：根、果，均1～3钱。

配伍：根配隔山撬、香附子、石菖蒲、木姜子、茴香根治胃痛；配车前草、木姜子、仙鹤草、尿珠根治水泻；配水黄连治湿热痢疾；配蒲公英捣绒外敷，治疮痈肿毒；配雄黄末调酒服，治毒蛇咬伤。果配桑白皮、吉祥草、三颗针、车前草、苏子、甘草治肺热咳嗽、痰结喘促；配牛毛毡、大力子、蝉蜕、甘草治咳嗽失音。

备注：同属植物黄木香Aristolochia sp.亦作青木香用。与青木香主要区别：本种全体被毛，叶略呈黄色，根较细。

草灵芝

来源：为杜鹃花科岩须属植物长梗岩须Cassiope selaginoides Hook. f. et Thoms.的全草。

形态简述：匍匐或半直立灌木，有时成丛生

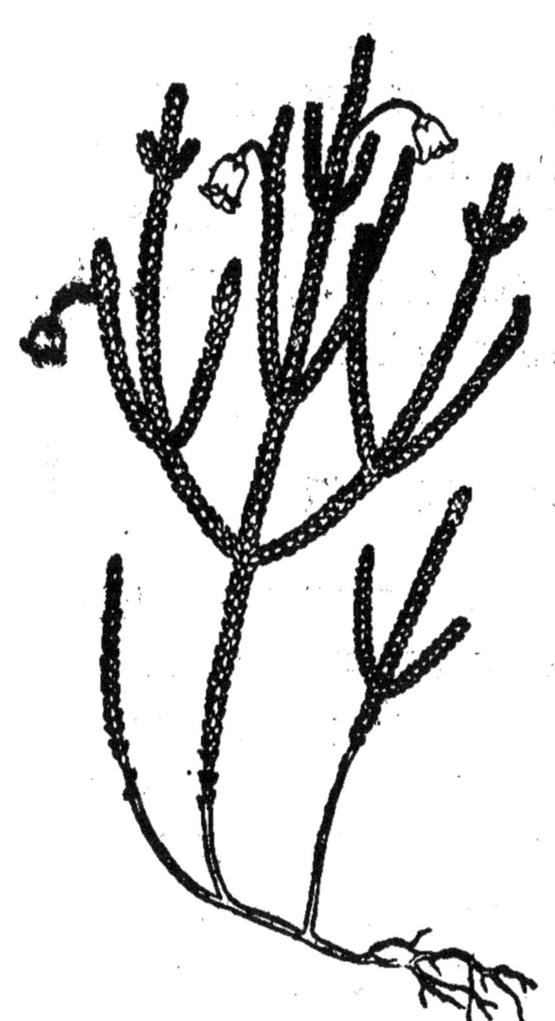

（图217）草灵芝

状，高10～40厘米，多分枝，全株清香。叶绿色（老时为褐色），细小，卵园形，密集，复瓦状排列于小枝上，成四行，叶背肥厚，略具脊。初夏开花，花单生于叶腋，白色带浅红色，下垂，花梗较长。蒴果球形，花萼宿存。

生长在海拔3500公尺以上的坡地，常成片生长。（图217）

采集加工：秋季采集，阴干备用。

性味功能：微苦、辛，平。行气止痛，安神镇静。

主治：肝胃气痛，食欲不振、神经衰弱。

用量：0.5～1两；作散剂每服1钱，一日三次

配伍：单用本品为细粉，开水送服，治肝胃气痛；配鸡屎藤、淮山为细粉，开水送服，治食欲不振；单用本品煎服治失眠。

刮 筋 板

来源：为大戟科土沉香属植物云南土沉香 Excoecaria acerifolia F.Didr.的全株。

形态简述：小灌木。树皮平滑，有多数皮孔，皮层含乳汁。单叶互生，多为倒卵形，亦有椭园状披针形，叶背的主脉及侧脉为紫红色，叶柄紫红色。夏日开黄绿色小花，单性，雌雄同株，于新枝上集成穗状花序。蒴果紫红色，具种子三枚。

多生于坡地、路旁，亦有栽培的，各地均有分布。（图218）

530

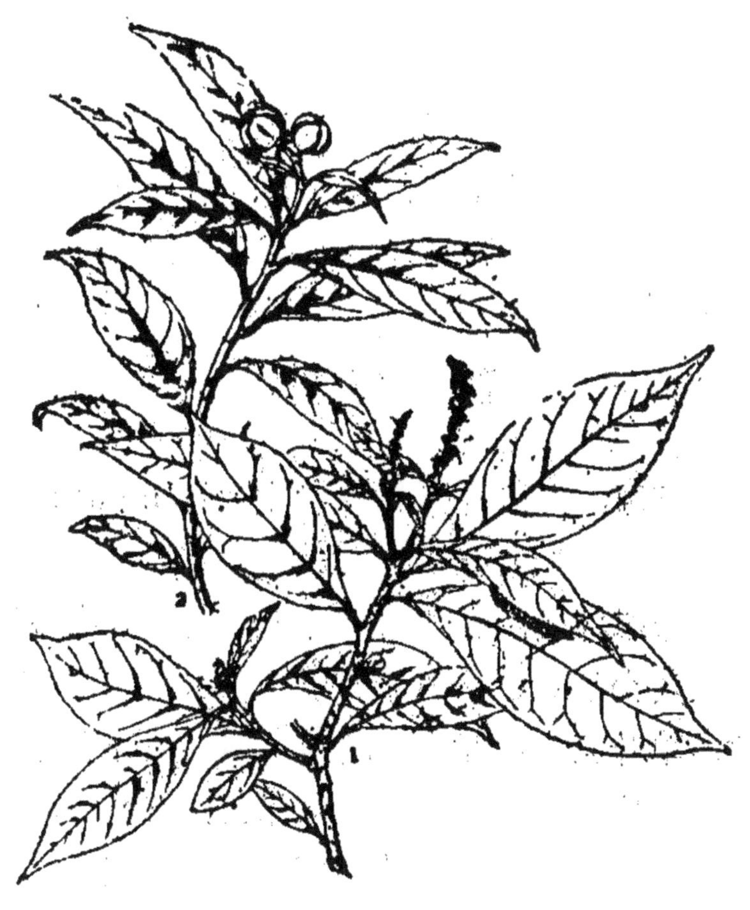

（图218）刮筋板

采集加工：九至十月采集幼苗，晒干入药。

性味功能：苦、辛，微温。行气，止痛，消胀。

主治：消化不良，胃脘疼痛，肠鸣，腹胀，小儿疳积。

用量：0.5～1两。

配伍：配鸡屎藤、隔山撬、萝卜头治消化不良，胃脘疼痛，肠鸣，腹胀，小儿疳积。

香　樟　树

来源：为樟科樟属植物樟 Cinnamomum camphora(L.)Sieb.的果实及根。

形态简述：常绿高大乔木，最高可达45米。树皮黄褐暗灰色，有横行条纹，木质细致，有异香。单叶互生，光滑，略带革质，捣碎有异香，卵状椭园形至卵形，表面深绿色，有光泽，背面带青白色。夏日开多数小花，成园锥花丛，生于新枝叶腋，花白色或绿黄色。浆果球状，成熟后为暗紫色。

多生于向阳的坡地林中，亦有栽培的，各地均有分布。

采集加工：二至四月采集其根，洗净切片，阴干备用；秋末冬初采集果实，晒干备用。

性味功能：辛，微温。祛风散寒，消食行滞。

主治：根（香通）治风湿骨痛，跌打损伤。果治胃肠炎，消化不良、胀满等。

用量：根0.5～1两；果3～5钱。

配伍：根配土三七、竹根七泡酒服治跌打损伤。果配隔山撬、黄荆米共为散服，治气滞腹胀、消化不良；配苦荞头、泥鳅串、鸡屎藤治胃肠炎。

柚子皮

来源：为芸香科柑橘属植物柚Citrus grandis (L.) Osbeck.的果皮。

采集加工：秋冬两季收集后，用细麻线将皮穿起，晾干备用。

性味功能：辛、苦、甘，温。理气，消食，化痰。

主治：气滞胀满，湿痰咳逆等症。

用量：1～3钱。

配伍：配鸡屎藤、糯米草根、隔山撬治气滞胀满；配艾叶、甘草治小儿咳喘。

茄儿草（地茄子）

来源：为桔梗科铜锤玉带草属植物小铜锤 Pralia begonifolia (Wall.) Lindl. 的全草。

形态简述：匍匐纤细小草本。茎长30～50厘米，略呈方形，绿色带紫色，有短柔毛，节处生根。单叶互生，叶小，具短柄园形至心状卵园形，边缘有粗锯齿，叶脉隆起并着生长柔毛。夏日开淡紫色唇形花，具长花梗，单生于叶腋或与叶对生。浆果长椭园形，成熟时紫兰色，萼宿存。

多生于稍阴湿肥沃的原野、路边草丛中，低山区及丘陵区均有分布。（图219）

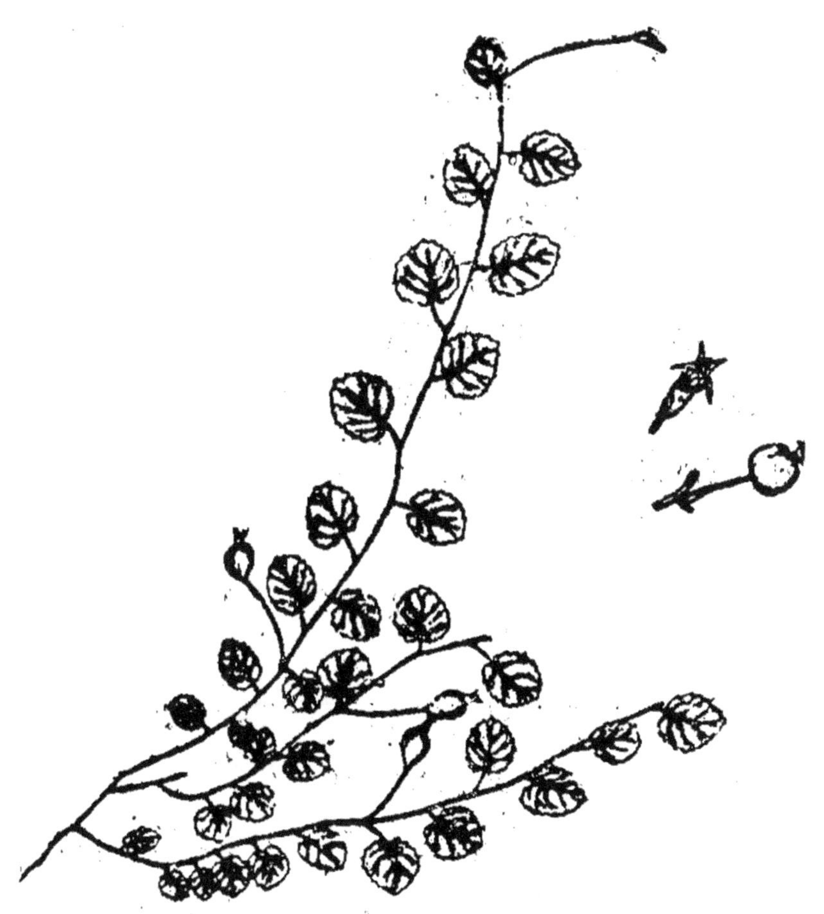

（图219）茄儿草

采集加工：八至九月采集，鲜用或晒干备用。

535

性味功能：甘、苦，平。行气，活血，清热，化瘀。

主治：胃痛，疝气，痛经，肺热咳嗽，瘰疬。

用量：1～2两。

配伍：配台乌、香附治胃气痛；配铁线草、黄花菜根熬醪糟服，治小儿疝气；配香附、黄荆米、当归治痛经；配竹林消、吉祥草、十大功劳、甘草治肺热咳嗽；配何首乌、山当归炖肉服或煎服治瘰疬。

药巴茅

来源：为禾本科香茅属植物香茅 Cymbopogon citratus (DC.) Stapf.的全草。

形态简述：多年生草本，高达2米，具特异香气。杆粗壮，节具蜡质，叶片狭线形，长达1米，宽15毫米，二面均呈灰白色而粗糙。总状花序孪生，多数，成假园锥花序。本品在我区不抽穗开花。

536

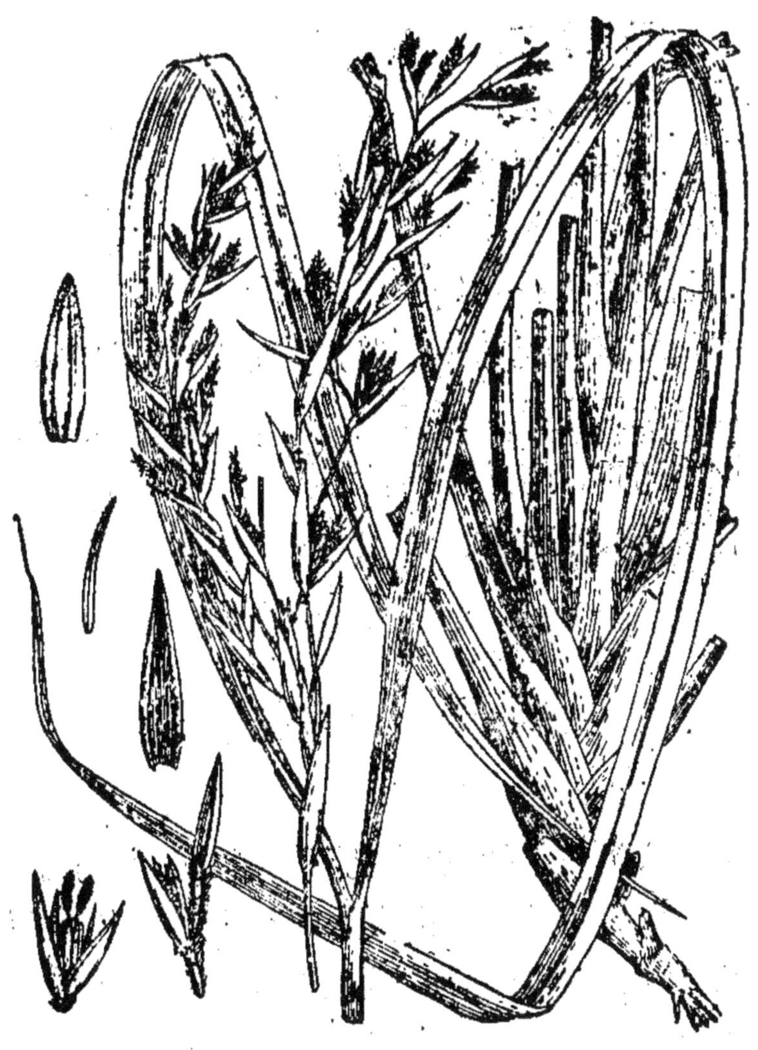

（图220）药巴茅

多系栽培供药用，分布于丘陵区。（图220）

537

采集加工：随用随采。

性味功能：辛，温。祛风散寒，降气，平喘。

主治：风寒感冒，风湿骨痛，胃气痛，咳嗽气喘。

用量：4～5钱。

配伍：配苏叶、荆芥、葱白、生姜治风寒感冒；配大血藤、刺五甲、阎王刺根治风湿骨痛；配小茴香、青藤香治胃痛；配苏子、小茴、前胡、甘草治咳嗽气喘。

十三、理血药类

这类药包括"止血药"和"活血祛淤药"。

止血药是能制止人体内部或外部出血的一类药物。由于各种药物功效不同，分别适用于咯血、吐血、鼻衄、尿血、便血、子宫出血、紫斑，外伤出血等症。

活血祛淤药适用于因血流不畅、淤血阻滞所

引起的各种病症，如跌打损伤、胸胁掣痛、疮痈肿痛、痛经、经闭、产后淤血阻滞的腹痛，风湿痹痛等症。有些活血祛淤药还具通经作用，孕妇必须禁服，以免引起流产。

（一）止血药

仙　鹤　草

来源： 为蔷薇科龙芽草属植物龙芽草 Agrimonia eupatoria L.的全草。

形态简述： 多年生草本，高50～100厘米，全体被白色长毛。茎数枝丛生，上部分枝多。奇数羽状复叶，小叶大小不等，相间而生，顶端及上部一对较大，无柄，宽卵形至狭长椭园形，边缘具牙齿，托叶叶状。秋季开花，总状花序生于枝顶，长达15厘米，花黄色，有短梗。瘦果，有钩刺。

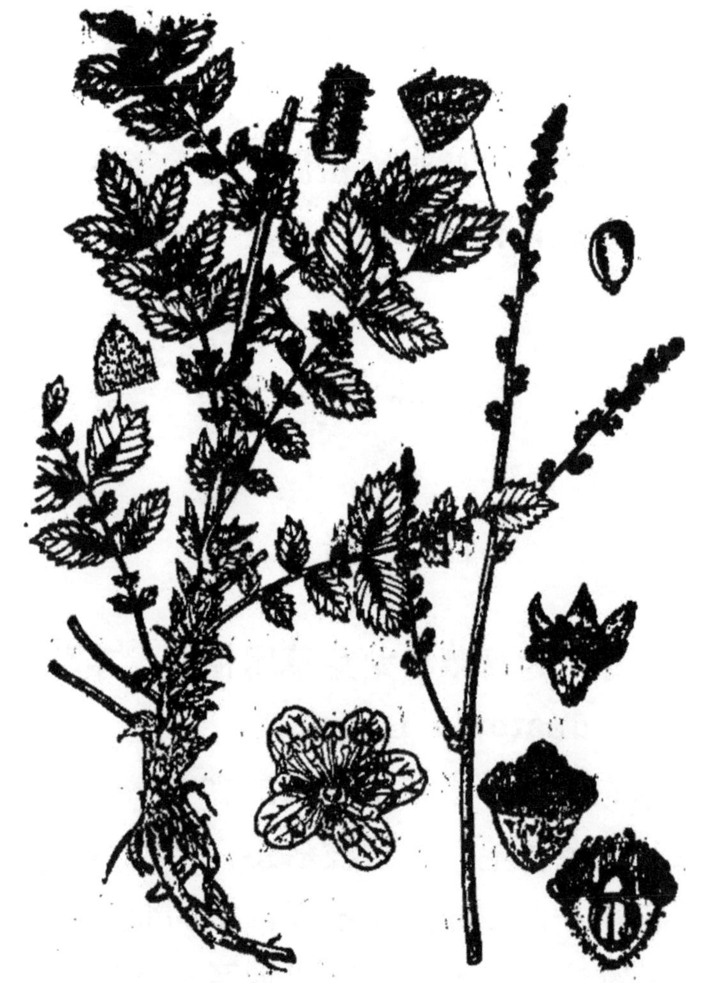

（图221）仙鹤草

本植物适应性强，路边、荒地、山坡、水边均能生长，各地都有分布。（图221）

540

采集加工：夏季采集，晒干入药。

性味功能：苦、涩，凉。凉血，止血，收敛。

主治：吐血，衄血，咯血，肠风下血，崩漏，带下，久泻不止。

用量：0.5～1两。

配伍：配白芨、侧柏叶治肺痨咯血；配猪鬃草、丝茅根、旱莲草、侧耳根等治胃病呕血；配丝茅根、大、小蓟治大便下血；配续断、地榆、昏鸡头治崩漏，带下；单用本品即有较好的收敛止泻作用，可治久泻不止。

备注：据研究，本品含精油、鞣质、胶质、仙鹤草素等，所提出之仙鹤草素为植物性止血要药。

地　　榆

来源：为蔷薇科地榆属植物地榆Sanguisorba officinalis L.的根。

形态简述：多年生草本，根粗壮，褐紫色，木质化。茎绿色或带紫色，具纵细棱沟。奇数羽

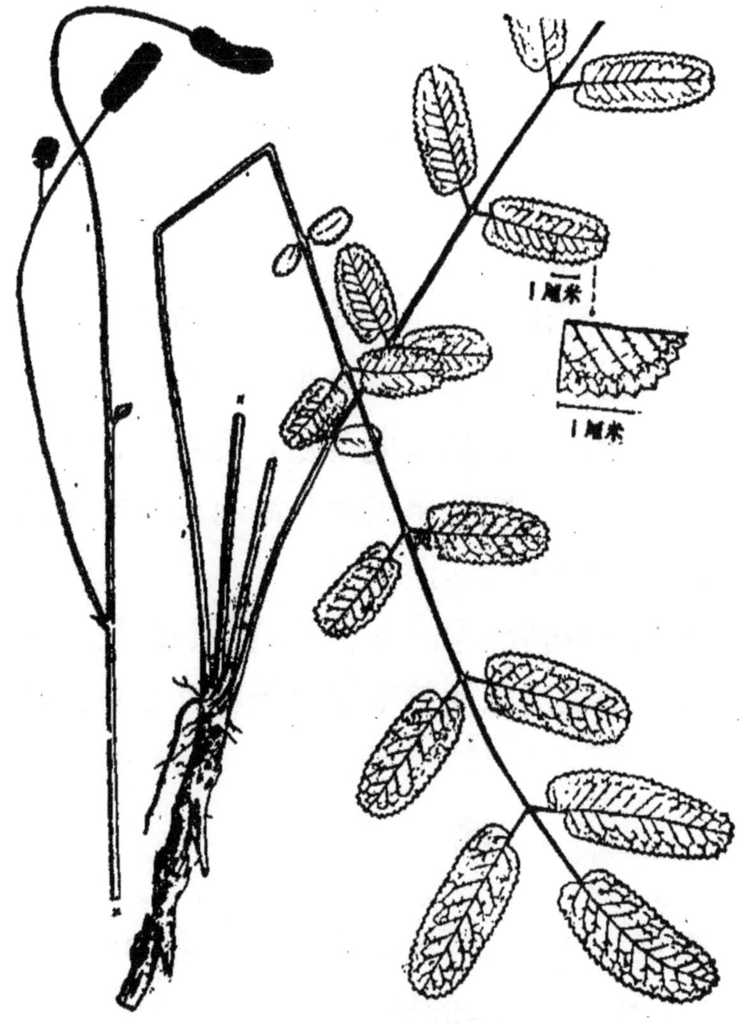

（图222）地榆

状复叶，基生叶具长柄，茎生叶互生，小叶片长椭

542

园形至线状长矩园形，边缘具锯齿。夏日开紫红色小花，成密集的穗状花序。

多生于较润湿肥沃的坡地、原野、低山区一带有分布。（图222）

采集加工： 秋季采集，洗净，晒干，切片备用。

性味功能： 苦、酸，微寒。清热，凉血，收敛，止血。

主治： 肠风下血，血崩，吐血，研粉外治烧伤。

用量： 3～5钱，外用适量。

配伍： 配槐花、刺梨根治肠风下血；配侧柏叶、旱莲草、牡蛎、昏鸡头治血崩；配白芨、丝茅根、仙鹤草、大蓟治吐血；配石灰水、菜油外擦烧伤。

白　芨

来源： 为兰科白芨属植物白芨Bletilla stri-

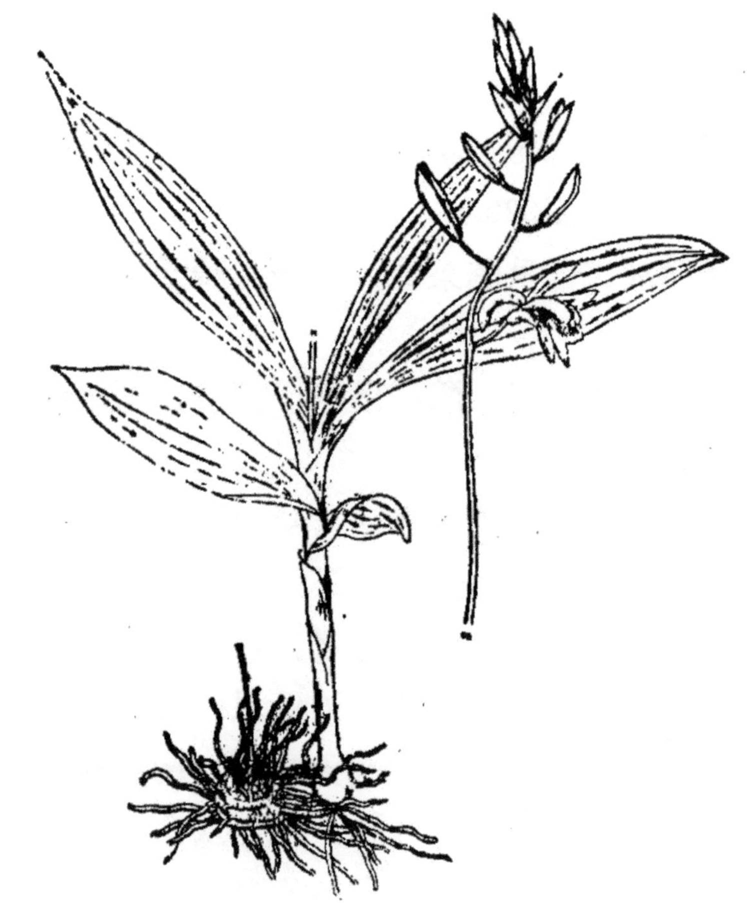

（图223）白芨

ata (Thunb.) Reichb.F.的地下球茎。

形态简述：多年生草本，高30～60厘米。地下具球茎，老茎扁球形，当年球茎园形，球茎间以

544

根状茎相连。单叶互生，广披针形至线形，全缘，平行脉，先端渐尖，基部延伸成叶鞘。春季从叶丛中抽出一花茎，顶端着生数朵紫色、红色或白色花，成总状花序。蒴果长圆形，两端稍尖，有六个纵棱，种子有翅。

常生于坡地、路边，多见于山区。（图223）

采集加工：秋季采挖，晒干备用。

性味功能：苦、甘，微寒。止血，生肌。

主治：咳血，胃溃疡出血，外敷烫伤及冻疮。

用量：0.3～1两。

配伍：配紫苑、天冬、丝茅根、野麦冬、甘草治肺结核咯血；配苦荞头、隔山撬、水黄连、糯米草根、鸡屎藤，研粉内服，治胃溃疡。

备注：本品止血的功效，以散剂为优，煎服效力较差。

大　　蓟

来源：为菊科蓟属植物大蓟Cirsium japonicum DC.的根和全草。

形态简述：多年生草本，高约50～150厘米。有多数肉质园锥形的宿根，棕褐色。茎直立，具纵棱，幼时被白色棉柔毛，上部分枝。叶二形：茎生叶具柄，较大，倒披针形至倒卵状椭园形，羽状深裂，边缘齿状，具硬刺，叶面深绿，疏生白色柔毛，叶背淡绿色，白色柔毛较多；茎生叶与基生叶相似，但无柄，基部抱茎，叶较小。兰状花序，单生于枝顶，全由紫红色管状花组成，花期夏至秋。

多生于向阳干燥稍瘦瘠的荒地、山坡、路边，各地均有分布。（图224）

采集加工：夏秋季采挖其根，洗净，晒干备用。

性味功能：苦、甘，凉。清热，凉血，止血，消痈。

主治：吐血，咳血，便血，尿血，白带，血崩，肝炎，胆囊炎，疮痈肿毒。

用量：0.5～1两。

配伍：配丝茅根、三颗针、吉祥草、野麦冬、黄精治肺热咯血、吐血；配棕树根、仙鹤

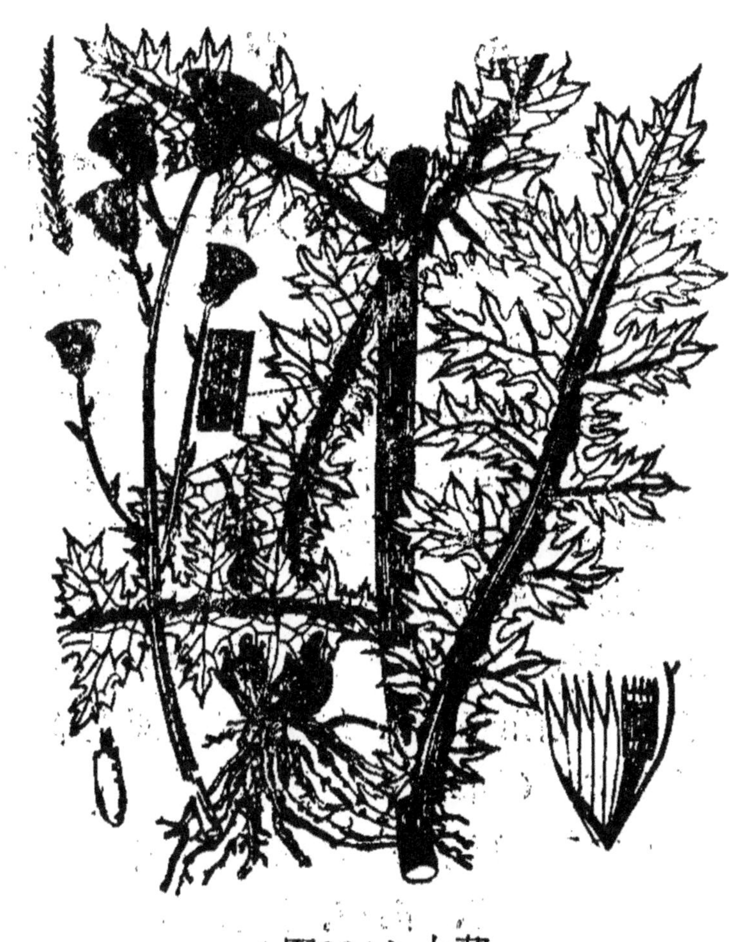

（图224）大蓟

草、红鸡冠花、鸡屎藤治红崩白带；配金钱草、茵陈、夏枯草、小马蹄草、甘草治肝炎、胆囊炎；配蒲公英、野菊花、水苋菜治疮痈肿毒。

小　　蓟

来源：为菊科刺儿菜属植物刺儿菜Cephalanoplos segetum(Bunge)Kitam.的全草。

形态简述：多年生草本，全株高约20～50厘米。主根明显，细柱形，深入土中。茎直立，绿色，具纵条纹，幼时密被白色绵柔毛，近顶端稍分枝。单叶互生，长椭园状披针形，全缘或浅裂，具不等长针刺，两面均被白色绵毛，叶柄短或无，根生叶及近基部叶通常在开花前枯萎。春夏之际开淡紫色花，兰状花序，单生于枝顶，均为管状花。

多生于向阳的荒野、路边，为常见杂草，各地均有分布。（图225）

采集加工：夏季采集，洗净，晒干备用。

性味功能：苦、辛，凉。清热，凉血，止血，散淤。

主治：吐血，衄血，尿血，崩漏，肝炎，疮痈肿毒。

用量：1～2两。

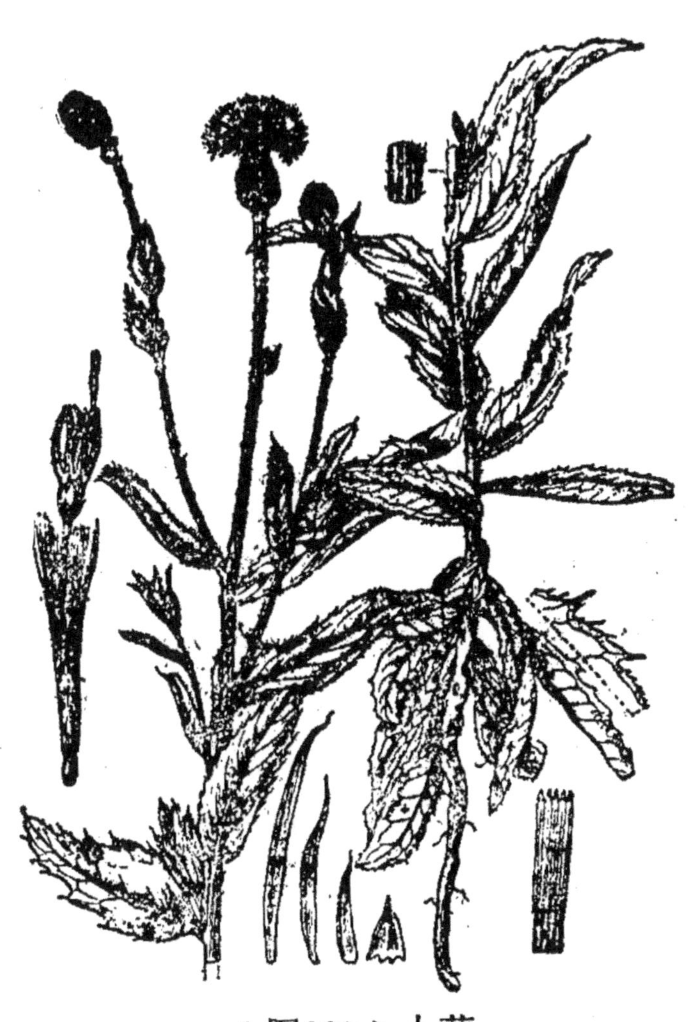

（图225）小蓟

配伍：配侧柏叶、丝茅根、吉祥草、旱莲草、猪鬃草、三颗针治肺痨咳嗽、咯血；配海金沙藤、丝茅根治下焦热结尿血；配侧柏叶、地榆、甘草 崩漏；配小马蹄草、水苋菜、茵陈、大枣治肝炎；配牛舌头、木芙蓉叶、蒲公英治疮痈肿毒。

水 蜡 烛（蒲黄）

来源：为香蒲科香蒲属植物水烛Typha angutifolia L.的花粉。

形态简述：多年生水生草本，全株高约1～3米。地下茎匍匐，多数，节上密生须根，茎直立。叶狭长线形，绿色，基部长鞘状，抱茎，全缘。夏日叶丛中抽出花梗，由多数小花组成穗状花序，园柱状，雌雄同株，雄花黄色位于上部，雌花深褐色位于下部，两者间有间隔，花粉鲜黄色，质轻，无臭。

生于水边或浅水中，各地均有分布。

采集加工：夏季晴天采集其花粉，晒干备用。

性味功能：甘，凉。收敛，止血，散淤。

主治：痛经，内脏出血，肝、胃气痛。

用量：1.5～5钱。

配伍：配侧柏叶、干姜炭、当归、地榆、仙鹤草治胃肠及子宫诸出血；配灵脂、充蔚子、小茴香治痛经；配青藤香、柴胡、当归、麦芽、台乌治肝、胃气痛。

地　柏　枝

来源：为卷柏科卷柏属植物摩来卷柏 Selaginella moellendorfii Hieron.的全草。

形态简述：多年生草本，高约15～30厘米。全体直立，干后不拳卷，茎禾杆色或稍带红，上部分枝。叶稀疏，贴伏茎上，钻状卵园形，先端有短芒，侧叶两行排列于小枝两侧，中叶较小成两行排列于小枝上面。孢子囊穗单生于枝顶，长3～6毫米。孢子期8～10月。

生于潮湿的岩石上、林中，多分布于山区。（图226）

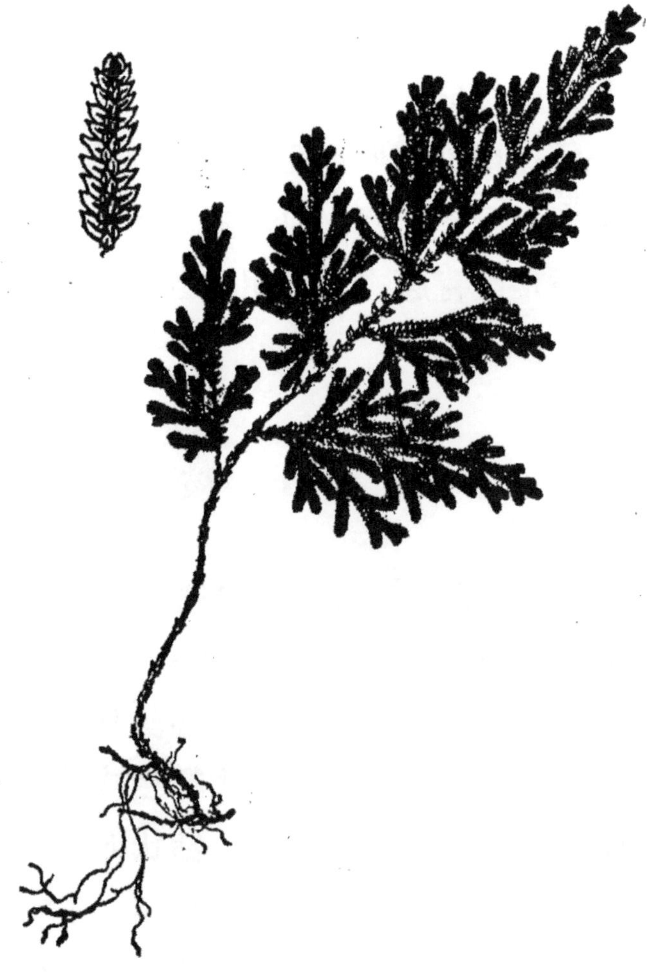

（图226）地柏枝

采集加工：四季可采，洗净，晒干备用。

性味功能：凉，淡。清热，止血，利尿。

552

主治：肝炎，胆囊炎，肠炎，痢疾，肺病咯血，痔疮下血，热淋，研粉撒布伤口，治外伤出血。

用量：1～2两。

配伍：配夏枯草、泥鳅串、茵陈、柴胡、黄芩、甘草治肝炎，胆囊炎；配马齿苋、六合草治肠炎、痢疾；配岩白菜、金娃娃草、漆姑草治肺病咯血；配地榆、侧柏叶、三颗针、泥鳅串、甘草治痔疮下血；配金钱草、芦竹根、竹叶心治热淋；配茜草根研细粉、撒布伤口，治外伤出血。

卷柏（还魂草）

来源：为卷柏科卷柏属植物卷柏 Selaginella tamariscina (Beauv.) Spr. 的全草。

形态简述：多年生常绿蕨类草本。主茎短粗，直立，着生多数须根。茎扁形，羽状分枝或扇状分枝，丛生状，平时拳卷如枯死状，雨天或气候潮湿时又复舒而开展直立，枝出密被覆瓦状的小型叶。小枝顶端生孢子囊穗。

553

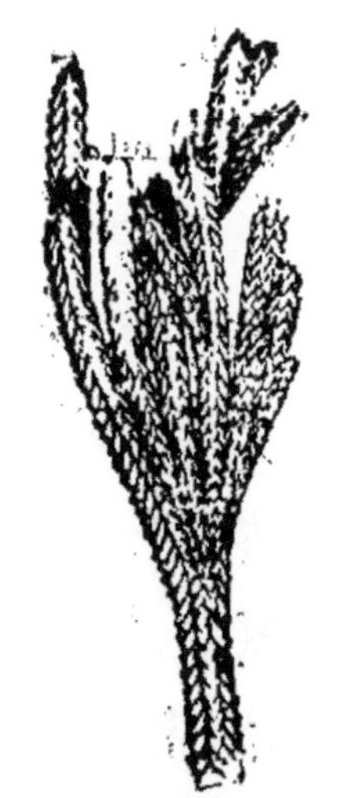

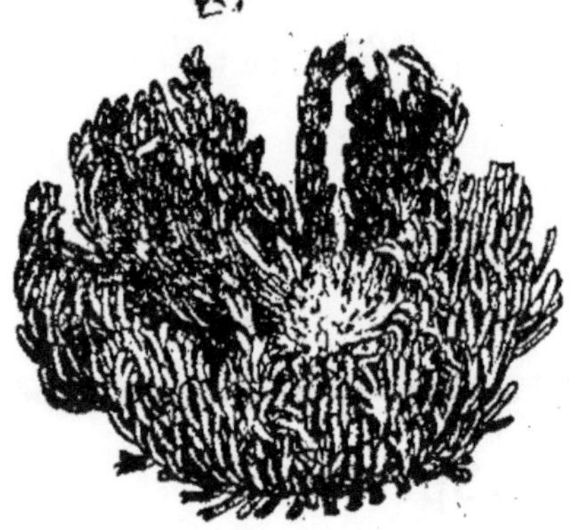

（图227）卷柏

常生于岩石上，分布于山区。（图227）

采集加工：春、秋季采集，洗净，晒干备用。

性味功能：辛、苦，平。清热止血，活络止痛。

主治：血崩，肠风下血，尿血，跌打损伤。

用量：3～5钱。

配伍：配旱莲草、侧柏叶、丝茅根治血崩、肠风下血、尿血；配一口血、岩豆藤作成散剂兑酒服，治跌打损伤。

备注：同属植物垫状卷柏 S. tamarisoina (Beauv.) Spr. var. pulvinata (Hook. et Grev.) Als. 亦作卷柏用。本植物茎为二歧分枝，放射状丛生，

554

小枝数十层向中央内弯，可与卷柏区别。

丝 茅 草

来源：为禾本科白茅属植物白茅 Imperata cylindrica Beauv.的根及花。

形态简述：多年生丛生直立草本，高30～70厘米。地下根茎细长，白色，具节，蔓延，节处生根。叶线形，叶与秆均粗糙。春夏间先端抽出穗状园锥花序，密生银白色长毛。

常生于较干燥向阳瘦瘠的坡地、路旁、原野，各地均有分布。

采集加工：随用随采，洗净入药。

性味功能：甘，寒。凉血止血，清热利尿。

主治：热病烦渴，肺热咳嗽，内脏出血，淋病，水肿，黄疸。

用量：2～3两。

配伍：配竹叶、麦冬、荷叶、菊花治热病烦

渴；配前胡、大力子、马蹄草、黄芩治肺热咳嗽；配旱莲草、侧柏叶、茜草治内脏出血；配杨柳须根、三颗针、瞿麦治淋病；配吉祥草、金钱草、包谷须治肾炎水肿；配茵陈、柴胡、小蓟治黄疸。

茜　　草

来源：为茜草科茜草属植物茜草Rubia cordifolia L.的根及茎。

形态简述：草质藤本。根棕黄色，近根部的茎园形，黄红色，上部茎四方形，绿色，细长，柔软，有倒刺。托叶二片，叶状，外观似四片叶轮生，长卵园状心脏形，叶面有粗毛，叶背中脉有倒刺，叶脉明显，叶柄具倒刺。秋季开花，聚伞花序复组成顶生的园锥花丛，花小，淡黄色，肉质。浆果园球形，成熟后黑色。

多生于坡地、路旁，各地均有分布。（图228）

采集加工：秋末冬初采集，洗净，晒干备用。

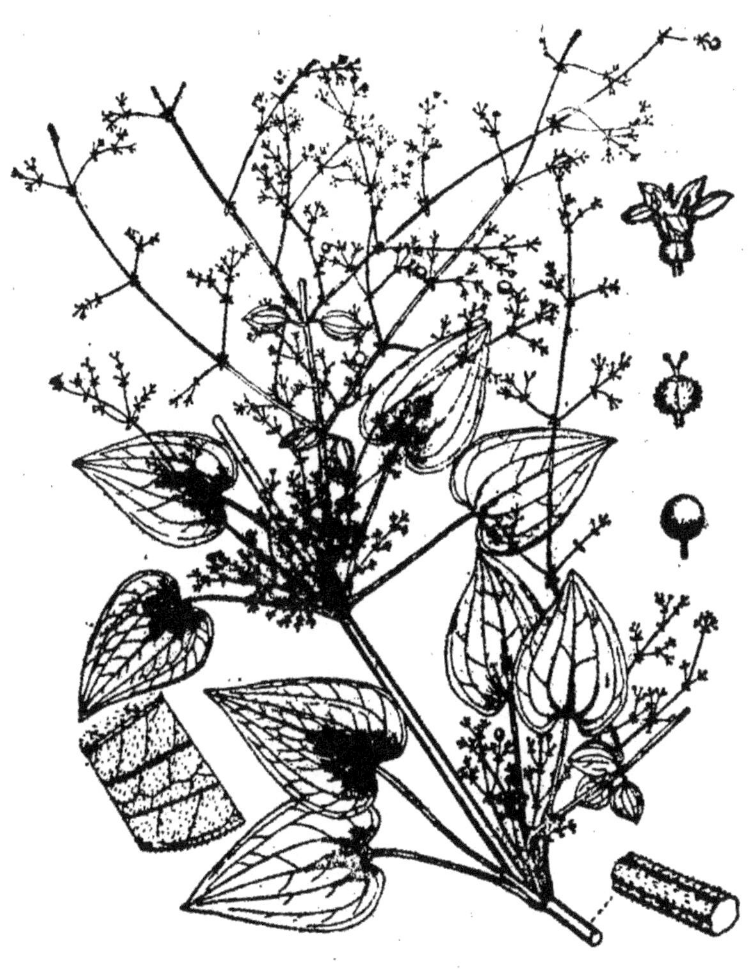

（图228）茜草

性味功能：苦、酸，寒。清热，凉血，止血，化淤。

主治：内脏出血，黄疸，疮痈肿毒，外伤出血。

用量：2～4钱，外用适量。

配伍：配旱莲草、丝茅根治内脏出血；配大蓟、柴胡、三颗针治黄疸；配野菊花、铧头草、荆芥治疮痈肿毒。单用根研细粉撒布伤口，治外伤出血。

备注：同属植物长叶茜草 R.cordifolia L. var. longfolia Ham.-Mazz. 及中华茜草 R. chinisis Regd. et Maack. 亦作茜草用。

仙桃草

来源：为玄参科婆婆纳属植物仙桃草 Veronica anagallis-aquatica L. 的全草。

形态简述：一至二年生草本。茎直立，淡绿色，中空，有时基部倾斜。单叶对生，无柄，叶片长椭园状披针形至长矩园形，全缘或略具波状

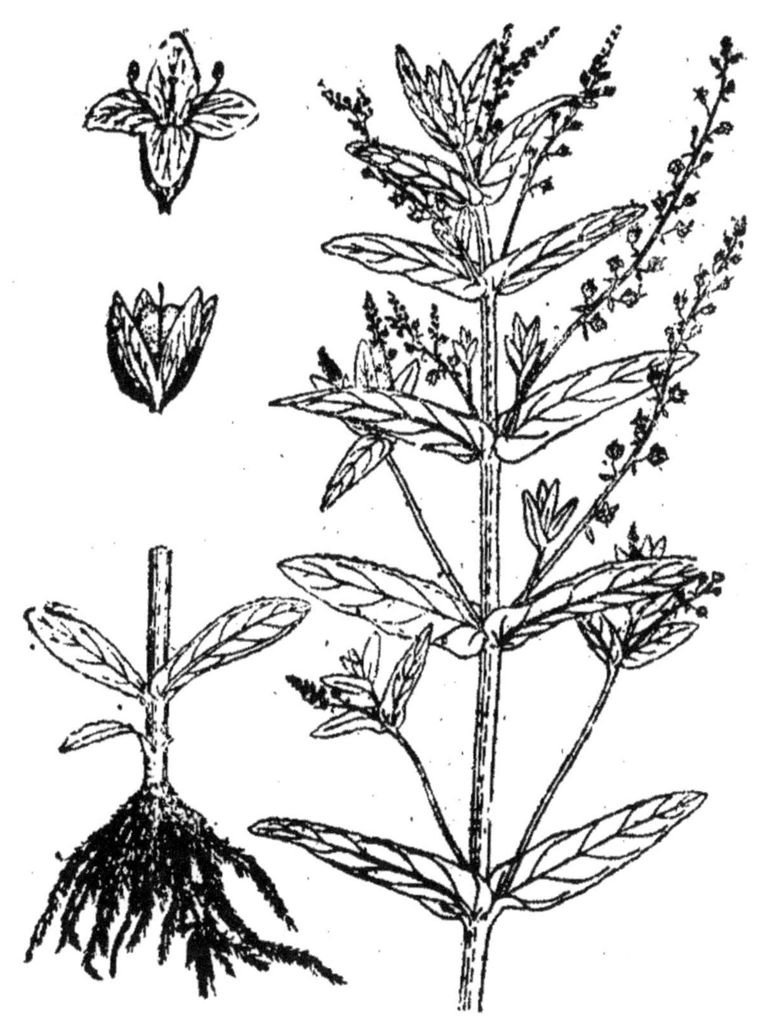

（图229）仙桃草

齿，基部耳状，微抱茎。春末开花，总状花序，腋生，小花白色略带紫色条纹。蒴果近园形，先

559

端微凹，常因虫寄生，而膨大成较大的肉质桃形虫瘿果。

多生于向阳润湿的溪沟边、田边，多分布于丘陵区。（图229）

采集加工：芒种节前后采集果实内有虫的全草。

性味功能：苦，寒。清热，止血，活血，消痈。

主治：跌打损伤，肺胃出血，衄血，咽喉肿痛，痈疽未溃，紫斑；研末撒布伤口，治外伤出血。

用量：3～5钱。

配伍：配泽兰、地瓜藤、当归泡酒服，治跌打损伤；配丝茅根、茜草、大蓟治肺胃出血，衄血；配三匹风、大力子、马勃治咽喉肿痛；配皂角刺、苍耳、荆芥、野菊花、木芙蓉花治痈疽未溃；配生地、金银花、藕节、丝茅草根治紫斑。

紅毛对筋草

来源：为报春花科珍珠菜属植物红毛对筋草

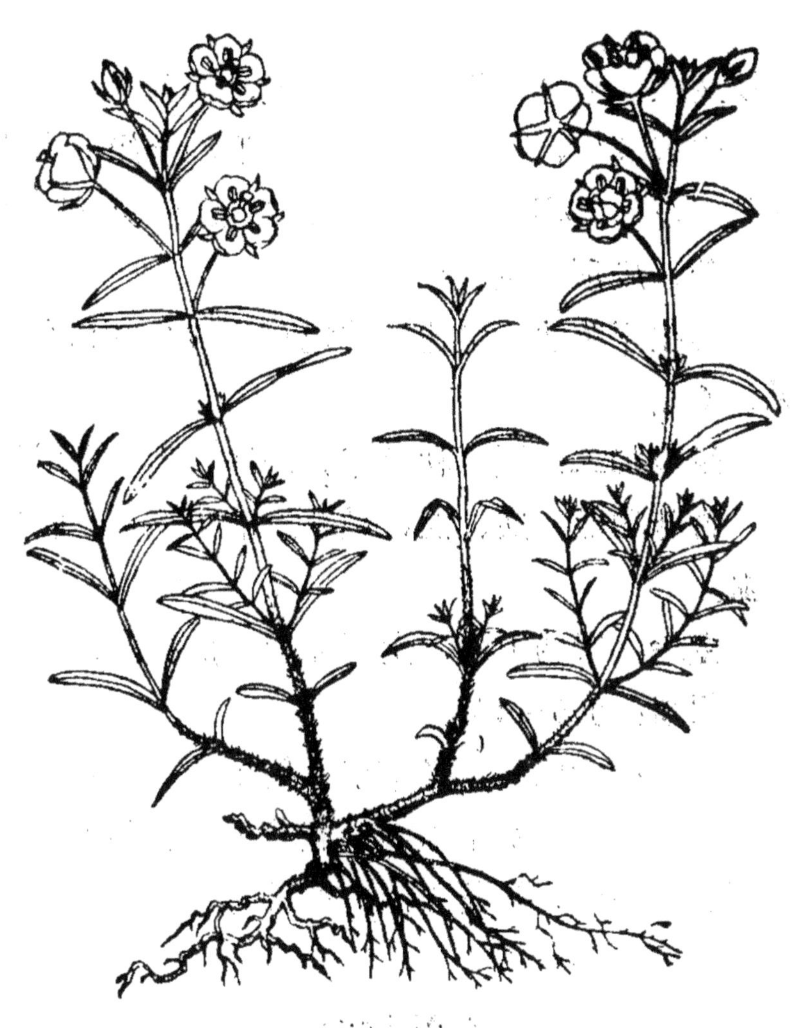

（图230）红毛对筋草

Lysimachia hypericoides Hemsl.的全草。

形态简述：多年生草本，高15～20厘米。茎

561

数枝丛生，老茎着生红褐色柔毛，新茎绿色。单叶对生或互生，斜披针形至披针形，全缘，先端渐尖，基部楔形，基部叶中脉红色。春夏之际开黄色花，成顶生总状花序。

常生于路边、地边、坡地草丛中，山区常见。（图230）

采集加工：夏、秋采集，洗净，晒干备用。

性味功能：酸、涩，微寒。清热凉血，收敛止血。

主治：胃肠出血，女子血崩，疮痈肿毒。

用量：0.5～1两。

配伍：配白芨、丝茅根、侧柏叶、荷叶、牡蛎治胃肠出血、女子血崩；配蒲公英、牛舌头、苍耳、金刚藤、银花藤治疮痈肿毒。

金娃娃草

来源：为金丝桃科金丝桃属植物野金丝桃 Hypericum attenuatum Chois. 的全草。

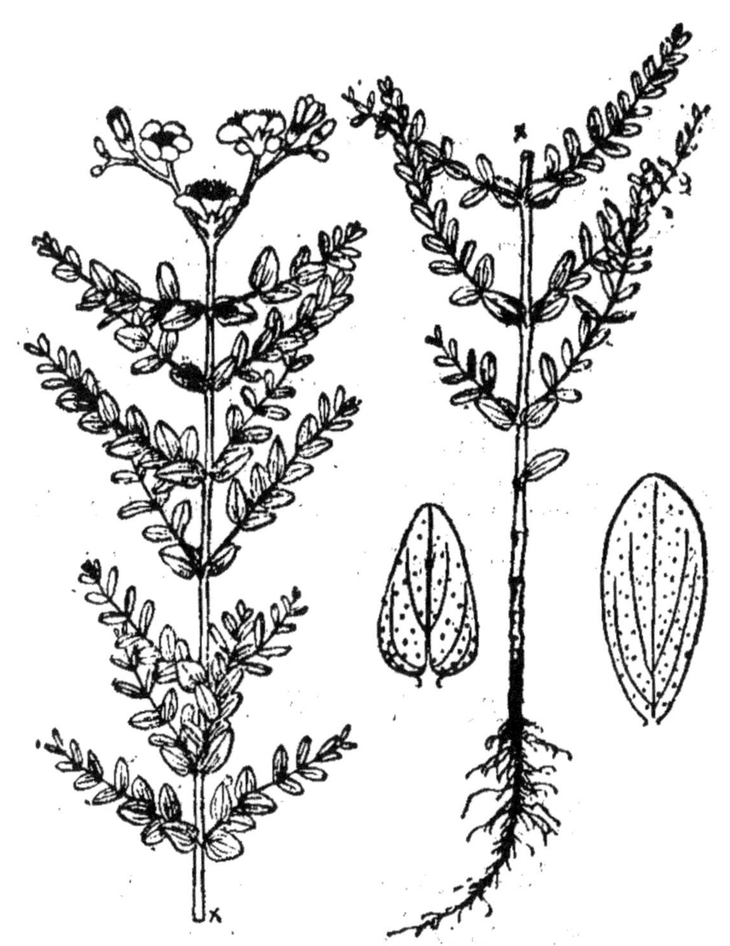

（图231）金娃娃草

形态简述：多年生半灌木状草本，高约30～60厘米。单叶对生，矩园形或卵状长园形，全缘，无毛，有腺点，无叶柄。夏日开黄色小花，集成聚伞状。

多生于较润湿肥沃的原野、坡地，低山区以下有分布。（图231）

采集加工：秋季采集，晒干备用。

性味功能：淡、涩，平。收敛止血。

主治：咯血，吐血，血崩，痔疮下血。

用量：0.5～1两。

配伍：配漆姑草治肺痨咯血；配白芨粉治胃溃疡吐血；配𧄍秧泡根治血崩、痔疮下血。

止 血 草

来源：为水龙骨科石蕨属植物石蕨Saxiglossum taeniodes(C.Chr.)Ching的全草。

形态简述：多年生小型蕨类草本。根茎细弱，长而横走，密被淡褐色至棕褐色鳞片。叶远生，狭线形，长3～9厘米，无柄或具短柄，基部有关节，边缘强烈反卷，中脉在叶背凸起。孢子囊群直线形，黄褐色，在中脉两侧和叶缘之间

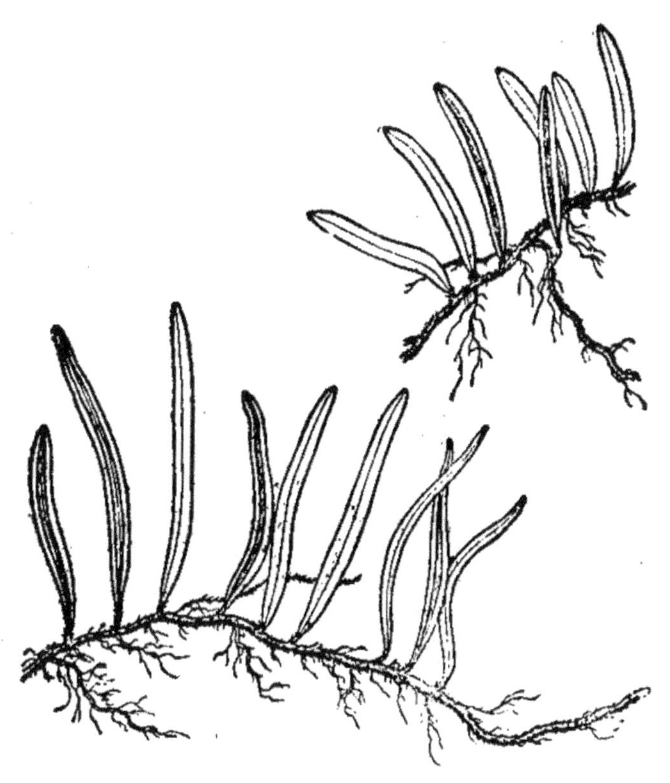

（图232）止血草

各成一行，连续不断，为反卷的叶缘遮掩。

生于阴湿岩石上或树上，山区有分布。（图232）

采集加工：五至十一月采集，洗净，晒干备用。

性味功能：淡，凉。止血。

主治：肺、胃出血，鼻血。

用量：0.5～1两。

配伍：配丝茅根、茜草、大蓟、小蓟治肺、胃出血，鼻血。

小锯锯藤

来源：为茜草科拉拉藤属植物四叶律Galium gracile Bunge.的全草。

形态简述：多年生草本。茎细小，上部直立，基部多平卧地面，节处生根。单叶椭园形，四片轮生，边缘具细牙齿，叶柄极短。夏日茎上部的叶腋抽花梗，着生多数淡黄色小花，成聚伞花序，复组成园锥花丛。

多生于原野坡地草丛中，低山区丘陵区有分布。（图233）

采集加工：秋初采集，洗净，晒干备用。

性味功能：微酸，凉。凉血，止血，熄风。

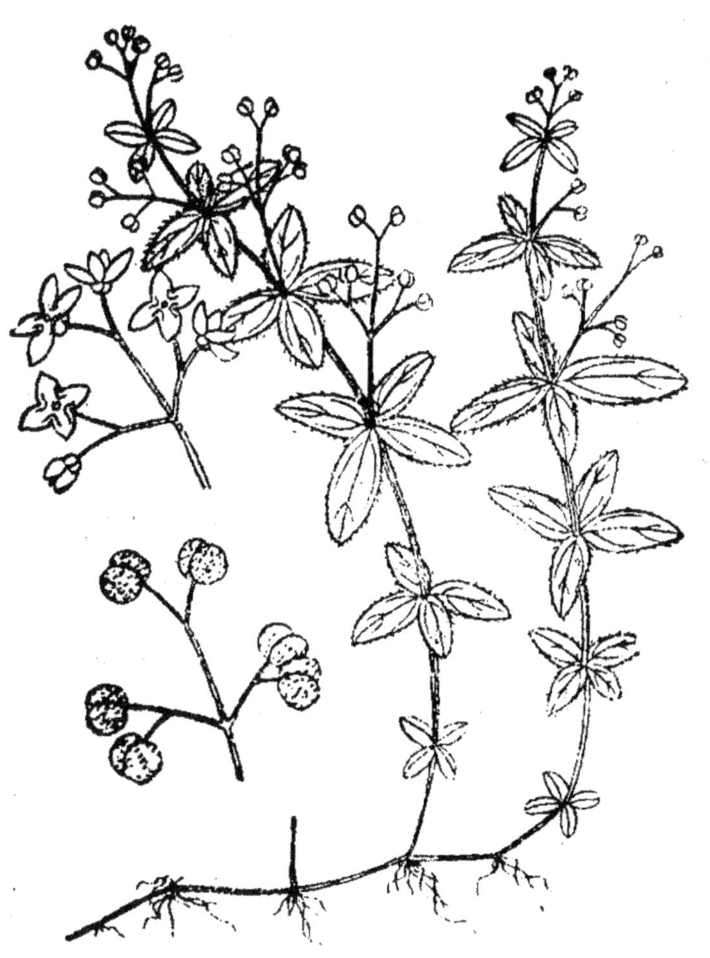

（图233）小锯锯藤

主治：咯血，吐血，鼻血，新生儿破伤风。

用量： 3～5钱。

567

配伍：配六月寒、薅秧泡根、泥蜂窝等治新生儿破伤风；配旱莲草、丝茅根、仙鹤草治内脏诸出血。

剪 耳 花

来源：为金丝桃科金丝桃属植物金丝梅 Hypericum patulum Thunb. 的果实，嫩枝叶。

形态简述：常绿或半常绿的多年生灌木，高可达1米，多分枝或成丛生状。小枝园形拱曲，有二棱，嫩时多呈紫色。单叶对生，广披针形至卵状长椭园形，无叶柄，叶面深绿色，叶背淡绿色。夏日枝顶着生金黄色花，成聚伞花序，雄蕊多数，成五束。

多生于向阳的坡地，低山区一带分布较多。（图234）

采集加工：夏采嫩枝叶，秋采果实，晒干备用。

性味功能：苦，寒。凉血，止血，解毒。

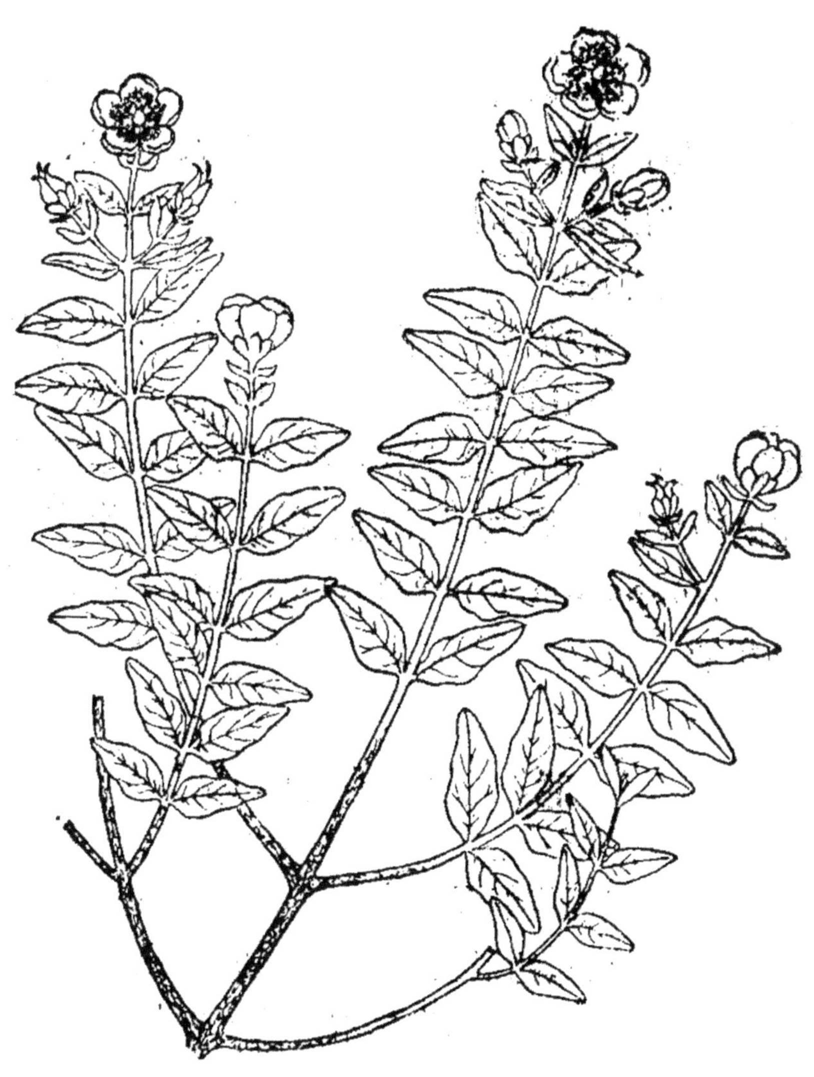

（图234）剪耳花

(569)

主治：内脏出血，疮痈肿毒，烧伤。

用量：3～5钱。

配伍：配旱莲草、仙鹤草、藕节、荷叶、大蓟治内脏出血；配铧头草、蒲公英、车前草、甘草治疮痈肿毒。

备注：本植物果实俗称"山栀子"，与中药山栀（Gardenia jasminoides Ellis.）原植物不同，但可代用，唯效果稍差。另外，中药配方用的山枝仁原植物为海桐科植物光叶海桐（Pittosporum glabratum Lindl.），注意勿相混。

蒲　　草（席草）

为莎草科莎草属植物蒲草 Cyperus malaccensis Lam.的根及根茎，花亦供药用。

形态简述：多年生草本。地下根茎包被多数棕褐色鳞片，下生多数须根。春日从根茎上抽出地上茎，绿色，三棱形。单叶互生，叶鞘合生抱

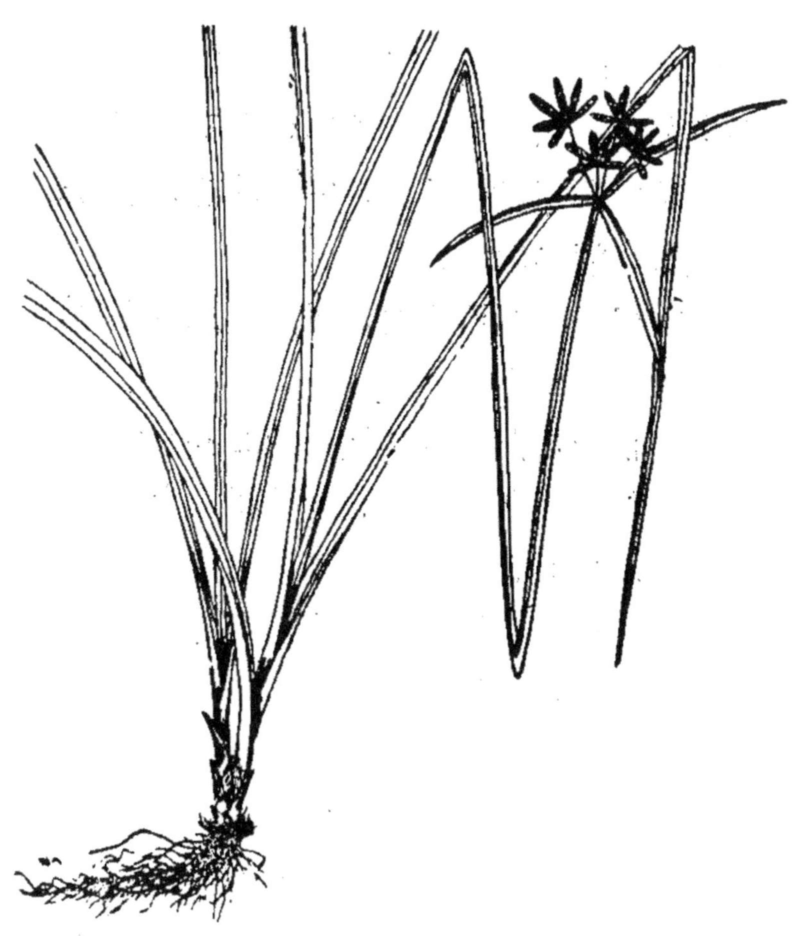

（图235）蒲草

茎，叶片短披针形。夏日茎顶分生小梗，梗端着生数个绿褐色细花穗。

571

多栽于水中，亦有野生的，多分布于丘陵区。（图235）

采集加工：秋初采集，洗净，晒干备用。

性味功能：根及根茎淡，寒，清热，止血；花微苦，寒，清热解毒。

主治：根及根茎治吐血，尿血，风火牙痛；花治疮痈肿毒、睾丸炎。

用量：根及根茎3～5钱；花2～3钱。

配伍：根及根茎配茜草、丝茅根、大蓟治吐血、尿血；配僵蚕、菊花、虎筋草治风火牙痛；花配野菊花、蒲公英治疮痈肿毒；配冬苋菜根、小茴香、铧头草治疮痈肿毒。

苧麻根

来源：为荨麻科苧麻属植物苧麻 Boehmeria nivea (L.) Gaud.的根。

形态简述：多年生草本，高可达1米。茎部木质化，小枝密生粗毛，茎有纵棱沟。单叶互生，具长柄，长约4.5厘米，密生长粗毛，叶片卵园形至阔卵园形，边缘有三角形大锯齿，叶面绿色，粗糙，散生粗毛，叶背灰白色，密被白色短毛，脉上生粗毛。秋日开花，单性，雌雄同株，淡绿色，雌花序在茎的上部，雄花序生于下部。

通常栽培，亦有呈半野生状态的，各地均有分布。

采集加工：十至十一月挖起根部，去净泥沙，晒干备用。

性味功能：甘，寒，凉血，解毒，安胎。

主治：胎漏下血，尿血，淋浊，白带，肾炎水肿等症。

用量：0.5～1两。

配伍：配生地、桑寄生、艾叶、甘草治妊娠胎动流血；配丝茅根、石苇、旱莲草、龙胆草、甘草治尿血，淋浊，白带；配车前草、苇根、银花藤、冬瓜皮治肾炎水肿。

薅秧泡

来源：为蔷薇科悬钩子属植物茅莓Rubus parvifolius L.的根。

形态简述：落叶灌木，全体被毛和刺。茎木质，蔓性。叶互生，掌状复叶，小叶常为3片，顶端一片阔卵形，侧生两片较小，椭园形，先端钝尖，边缘有不规则的深锯齿，叶面被毛，在中脉上疏生钩刺。初夏开花，由数朵粉红色的小花组成顶生或腋生聚伞花序。聚合果鲜红色，多浆汁，味甜。

常生于向阳的坡地、田坎、沟边，低山区一带均有分布。

采集加工：夏秋季采挖其根，洗净，晒干备用。

性味功能：甘、涩，凉。凉血，止血，固精，止带。

主治：吐血，鼻衄，倒经，痔疮下血，崩漏，牙痛，白带，遗精。

用量：0.5～1两。

配伍：配丝茅根、三颗针、茜草、仙鹤草治吐血，鼻血，崩漏，倒经，痔疮下血；配地骨皮、苛草根、爬岩姜、蒲公英治虚火牙痛；配复盆子、仙鹤草、苦荞头、昏鸡头治遗精、白带。

（二）活血祛淤药

搬倒甑（七星箭）

来源：为兰雪科兰雪属植物七星箭（拟）Ceratostigma willmottianum Stapf.及同属一些植物的根。

形态简述：多年生木质化草本，高25～100厘米。根紫棕色，茎直立，有纵槽，节处稍膨大，幼时有深棕色的膜质小叶抱茎。单叶互生，倒卵形，先端渐尖，中脉紫色，明显，全缘，叶缘紫色，有棕色纤毛，叶柄近无。夏初开紫兰色花，

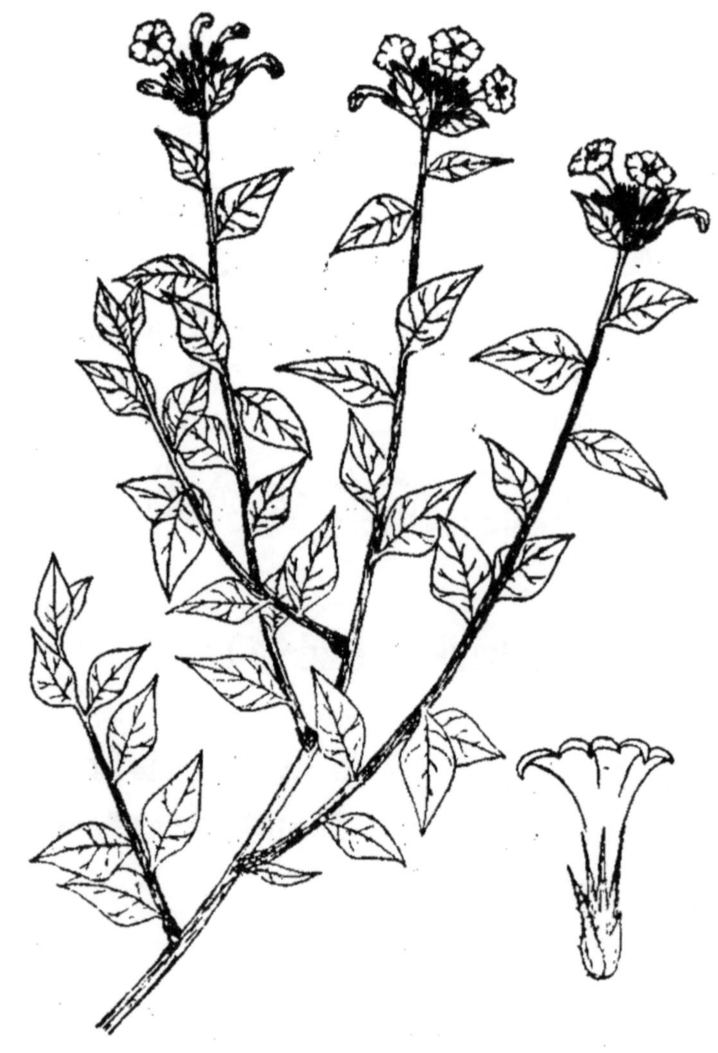

（图236）撥倒甑

花冠高脚蝶形，枝顶集生成头状花序。

576

喜生于向阳排水良好的坡地，多分布于山区。（图236）

采集加工：夏秋采收，洗净，晒干备用。

性味功能：辛、微甘，温。行气止痛，活血祛淤。

主治：肝胃气痛，跌打损伤。

用量：3～4钱。

配伍：单用本品作散剂或煎剂内服，治肝胃气痛；配见肿消、接骨木、透骨消、大血藤泡酒服，治跌打损伤。

注：经我区有关单位研究从本植物中提出一种黄棕色针状结晶物质，初步定为含酚基的弱酸性化合物，此种结晶醇溶剂，经临床使用，证明对胃、肠、胆道的疼痛有良好的镇痛作用，且无阿托品类的副作用。

备注：同属植物有毛七星箭（拟）C.plumbaginoides Bunge.多花七星箭（拟）C.minus Stapf.亦作搬倒甑用。

土牛膝

来源：为苋科牛膝属植物牛膝 Achyranthus bidentata BI.及柳叶牛膝A.longifolia，的根。

形态简述：牛膝——多年生草本，多分枝，高30～90厘米。茎直立，多棱，有柔毛或光滑，红色或绿色，节膨大。单叶对生，卵形，椭园形或广披针形，长4～11厘米，宽2～5.5厘米，全缘，红色或绿色，被毛。夏日开花，成穗状花序。（图237）

柳叶牛膝——与上种主要区别是：叶披针形至阔披针形，长10～20厘米，宽2～5厘米，叶面光滑无毛。

喜生于稍湿润的路旁、原野，亦有栽培的，各地均有分布。

采集加工：冬季采收，洗净，晒干备用。

性味功能：苦、酸，平。活血通经，清热利尿。

主治：经闭，小便不利，咽喉或牙龈肿痛。

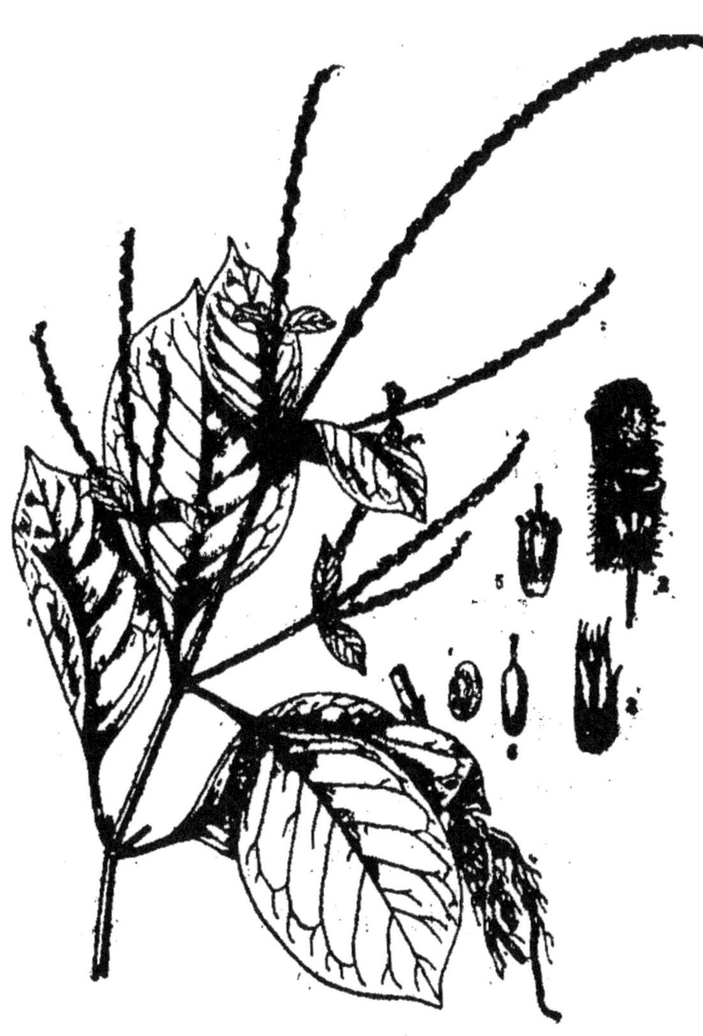

（图237）牛膝

579

用量： 0.3～1两。

配伍： 配水当归、泽兰、地瓜藤、莪术、甘草治经闭；配车前草、玉米须治小便不利；配挖耳草、三四风、麦冬治咽喉肿痛。孕妇忌用。

备注： 1、中药配方中的川牛膝为苋科蒽草属植物绒毛蒽草（拟）Cyathua tomentosa Mig. 通常栽培。

2、民间习惯将牛膝中茎叶为红色的称为红牛膝，茎叶为绿色的称为白牛膝。

酸酸草（酸浆草）

来源： 为酢浆草科酢浆草属植物酢浆草 Oxalis corniculata L. 的全草。

形态简述： 多年生草本。茎细弱，分枝多，下部平卧或斜卧地面，上部稍直立，绿色或红色，密生细毛。叶互生，三出掌状复叶，两面及叶缘都有细毛，绿色或红色。春日至秋日开黄色花，为腋生伞形花序。蒴果园柱形，背裂，弹出多数种子。

多生于原野、路旁，各地均有分布。

采集加工：四季采集，洗净，晒干备用。

性味功能：酸，平。活血消肿，清热利湿。

主治：跌打损伤，月经不调，尿路感染，急性肝炎。

用量：1～2两。

配伍：配土三七、铁线草泡酒内服外擦，治跌打损伤；配对叶草、益母草、红牛膝、泽兰泡酒服，治月经不调；配金钱草、满天星、川楝子、夏枯草治急性肝炎；配海金沙、金钱草治尿路感染。

备注：茎叶为红色的俗称红酸酸草，茎叶为绿色的俗称绿酸酸草。

透　骨　消

来源：为唇形科连钱草属植物连钱草 Gechoma hederacea L.的全草。

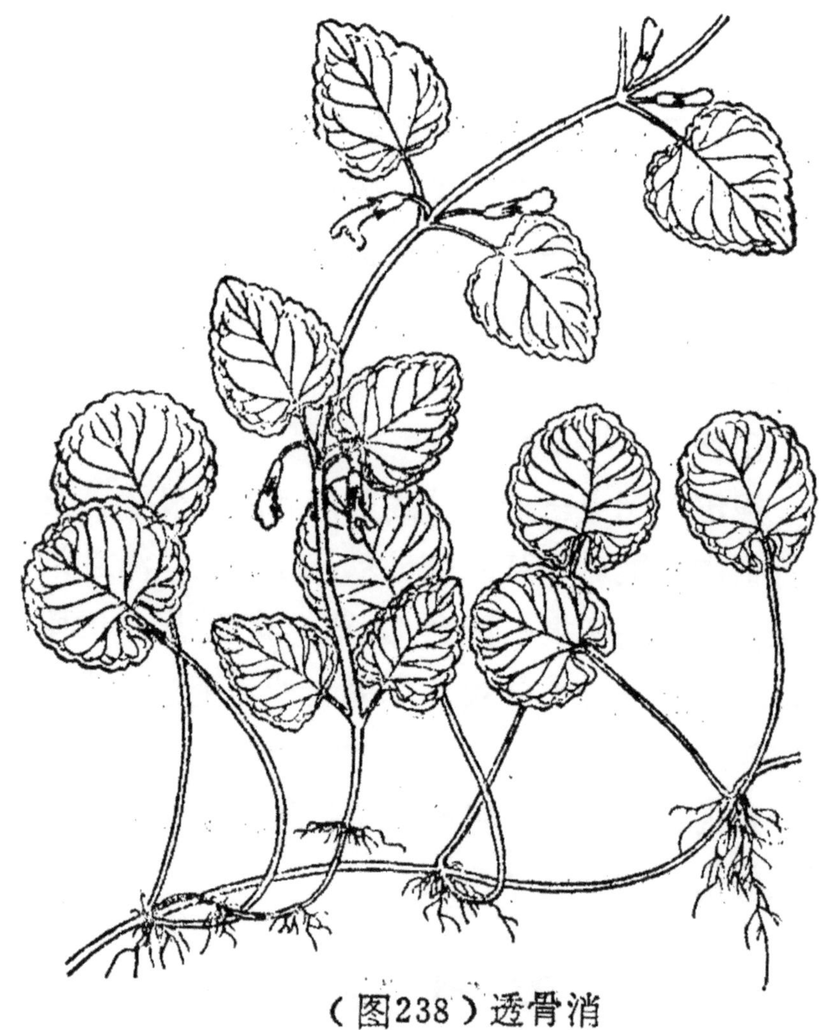

（图238）透骨消

形态简述：多年生草本。茎细，方形，被短柔毛，下部匍匐，上部直立。单叶对生，肾形或

582

心脏形，边缘有圆钝齿，两面均被短白柔毛。春夏间开兰紫色小花，轮生于叶腋。

多生于较润湿肥沃的原野、谷地、林下、路边，各地均有分布。（图238）

采集加工：春夏采集，晒干备用。

性味功能：辛，温。祛风散寒，活血通络。

主治：风湿关节疼痛，风寒感冒，跌打损伤，痄腮，肺痈，疮痈肿毒。

用量：3～5钱。

配伍：配威灵仙、八月瓜藤、六月寒、八角枫、山当归，治风湿骨痛；配苏叶、葱白、生姜、荆芥治风寒感冒；配酸酸草、铁线草、八角枫泡酒服，治跌打损伤；配蒲公英、野菊花、金银花、侧耳根、甘草治痄腮、肺痈、疮痈肿毒。

竹　根　七

来源：为五加科人参属植物竹节人参 Fanax japonicum C.A.Mey.的根茎。

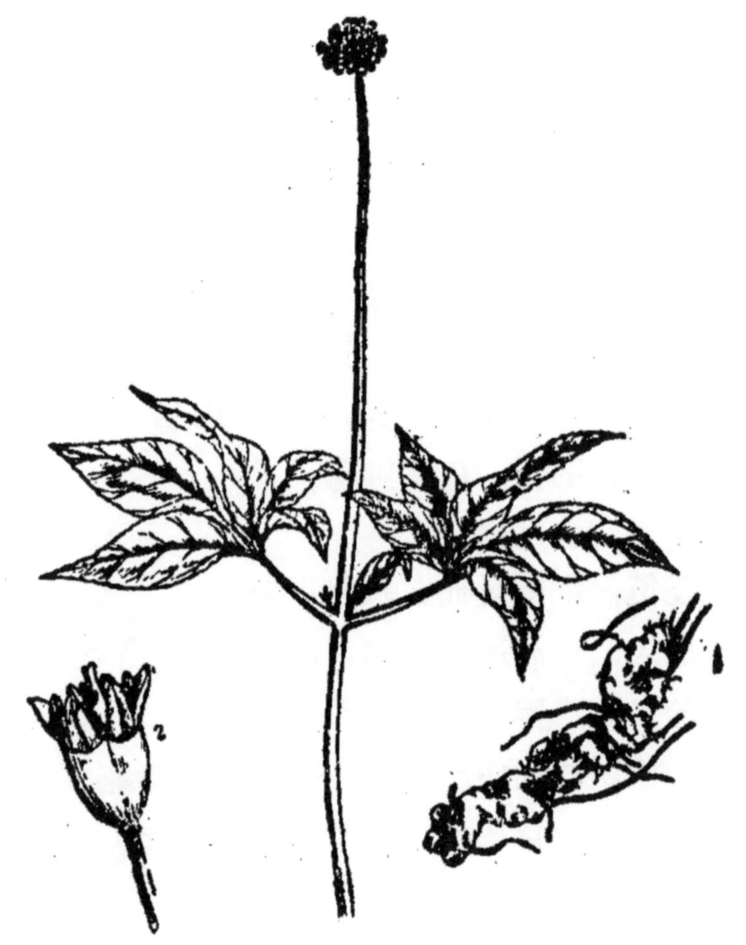

（图239）竹根七

形态简述：多年生草本，高约60厘米，地下有横卧呈竹根状的根茎，茎直立，园柱形，通常3～5叶轮生，掌状复叶，通常有小叶5片，总

584

叶柄细长。夏日开花，伞形花序单生于茎顶，直径约2厘米，小花多数，淡黄绿色。

生于较阴湿的林下，中山区及高山区有分布。（图239）

采集加工：秋季采集，洗净，晒干备用。

性味功能：微苦、甘，温。活血祛淤。

主治：跌打损伤，寒湿痹痛。

用量：2～3钱。

配伍：配透骨消、水当归、骨碎补、舒筋草泡酒内服外搽，治跌打损伤；配八角枫、仙茅、香巴戟、威灵仙泡酒服，治寒湿痹痛。

钮　子　七

来源：为五加科人参属植物大叶三七Panax major (Burkill)Ting的根茎及叶。

形态简述：多年生草本，高约40厘米。地下根茎细长，节处膨大并生须根，地上茎纤细，叶3～5片轮生，叶柄细长，叶为掌状复叶，小叶

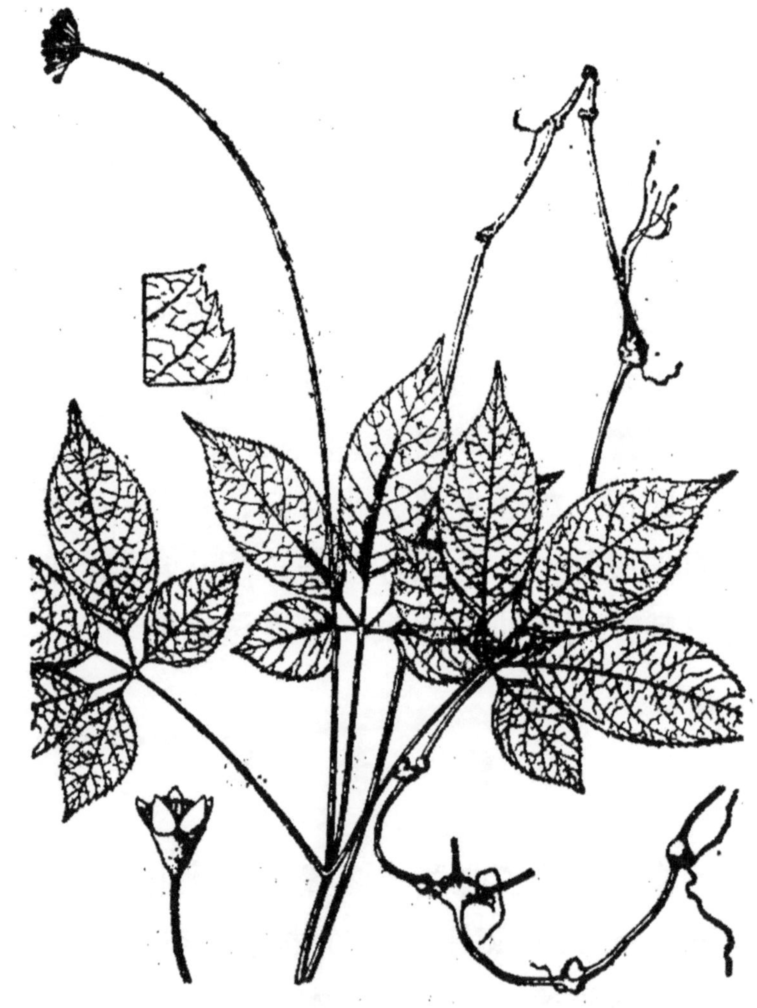

（图240）钮子七

通常五片，两侧两片较小，小叶长椭园形，脉上

586

疏生细刺毛。夏日茎顶抽出花梗，伞形花序单一，顶生，由多数黄绿色小花组成。

多生于海拔1500公尺以上的林下。（图240）

采集加工：秋季采集。

性味功能：苦、微辛，平。根茎活血祛淤，止痛；叶（参叶）生津止渴。

主治：根茎治跌打损伤，风湿骨痛。叶治暑热伤津，口干舌燥，心烦，神倦，虚热上升所引起的头晕目眩等症。

用量：2～3钱。

配伍：配水当归、牛膝、爬岩姜、透骨消、刺三甲等泡酒服，治跌打损伤、风湿骨痛。叶单用泡开水代茶饮，清暑热，止烦渴，退虚热。

蕎 苗 七

来源：为蓼科蓼属植物支柱蓼 Polygonum suffultum Maxim.的根茎。

形态简述：多年生草本，高约20～40厘米，

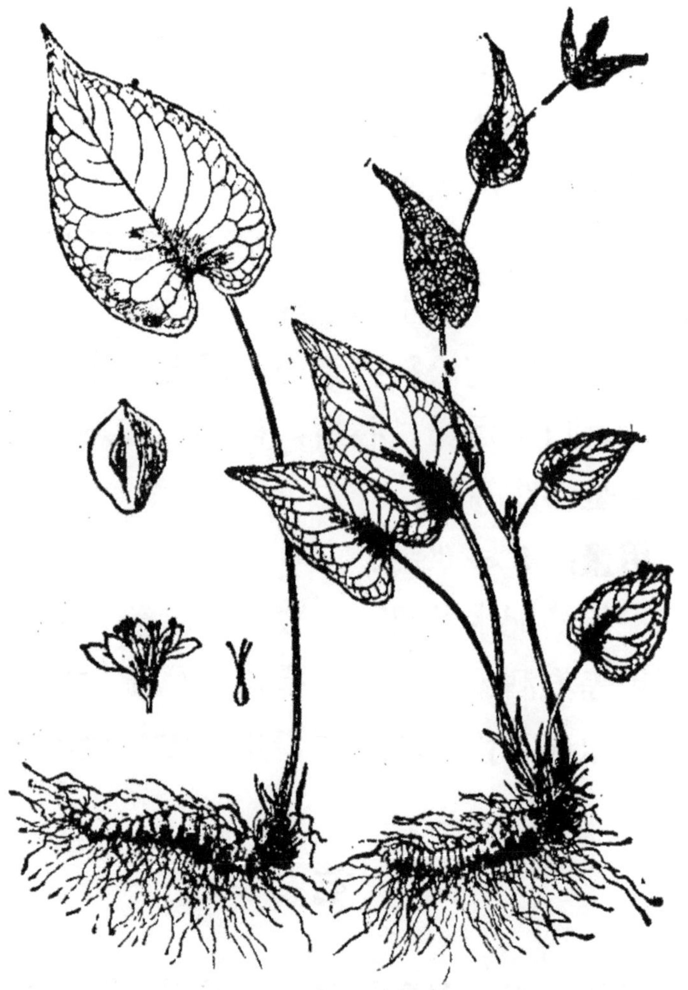

（图241）荞苗七

根茎肥厚，质硬，粗壮，外表棕褐色，切面淡红

588

色至红色，着生多数须根，叶二型：根生叶有长叶柄，广卵形；茎生叶较小，基部抱茎，卵状心形。秋日开白色或淡红色小花，成穗状花序。

多生于阴湿肥沃的林缘及坡地草丛中，分布于山区。（图241）

采集加工：初冬采集，洗净，晒干备用。

性味功能：辛，温。活血祛淤，祛风除湿。

主治：跌打损伤，风湿骨痛。

用量：2～4钱。

配伍：配水当归、破血丹、铁线草、檬子树根泡酒内服外擦，治跌打损伤；配水蜈蚣、桑寄生、刺五甲、大枣泡酒服，治风湿骨痛。

土 三 七

来源：为菊科三七草属植物土三七 Gynura pinnatifida DC. 的根。

形态简述：多年生草本。宿根肥大，肉质。茎直立，带肉质，绿色带紫色，叶绿色带紫色，

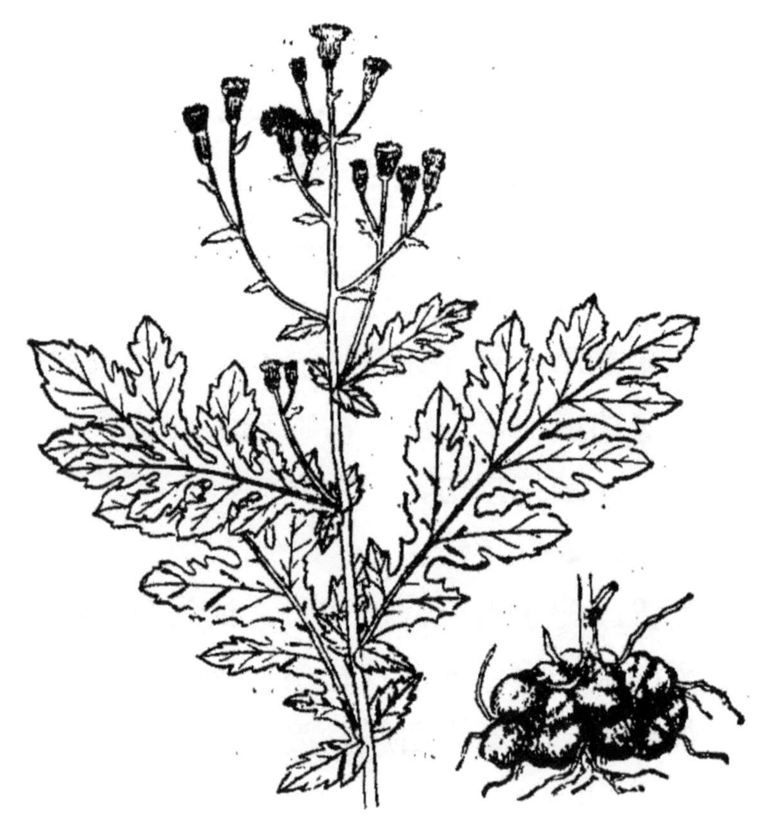

（图242）土三七

二型，根生叶多数，有锯齿或作羽状分裂，茎生叶互生，形大，羽状分裂。秋末开花，由多数兰状花序成伞房状排列，全为黄色管状小花。

多生于润湿肥沃的地边，多为栽植，各地均

590

有分布。（图242）

采集加工：秋、冬采集，洗净，切片，晒干备用。

性味功能：淡，温，有小毒。活血通络，消肿止痛。

主治：跌打损伤，风湿骨痛，疮痈肿毒。

用量： 2～3钱。

配伍：配酸酸草、虎杖根泡酒内服外搽，治跌打损伤；配水蜈蚣、桑枝、八角枫治风湿骨痛；配水苋菜、山莴苣、三四风捣绒外敷疮痈肿毒。

雀　不　站（刺龙包）

来源：为五加科土当归属植物雀不站 **Aralia chinensis** L.的根。

形态简述：落叶灌木或小乔木。茎直立，通常有针刺，叶通常为二回奇数羽状复叶，小叶卵形，边缘有细锯齿，基部不对生，叶面绿色，粗

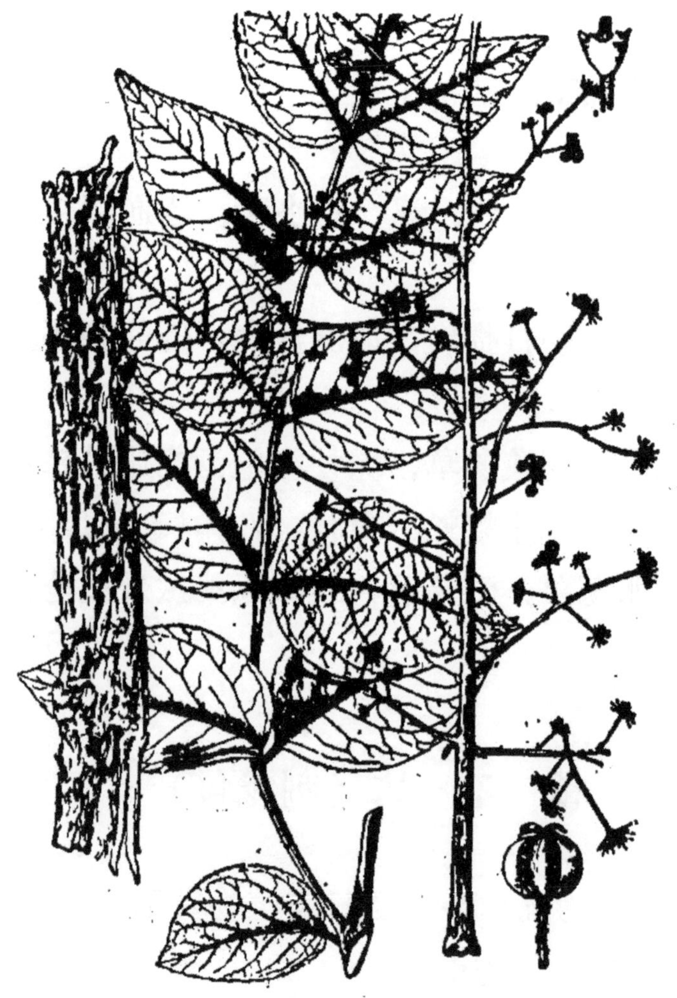

（图243）雀不站

糙，疏生淡褐色短毛，叶背灰白色，沿脉上密被

592

淡褐色细长毛，叶柄短，通常具刺。秋日开多数白色小花，成伞形花序，再组成园锥花丛。

多生于向阳原野、荒地、路边，多分布于山区，丘陵区亦有分布。（图243）

采集加工：九至十月采挖，刮去外面粗皮，取内皮阴干备用。

性味功能：苦，寒。清热解毒，散淤止痛。

主治：肝炎，肾炎，慢性胃炎，胃溃疡，痔疮，胃癌初起，外用接骨。

用量：0.4～1两。

配伍：配水苋菜、牛舌头、甘草治肝炎；配车前草、玉米须、西瓜皮治肾炎；配鸡蛋壳、苦荞头、隔山撬、谷芽共为散或蜜丸，每服二钱，每次饭后两小时服一次，治慢性胃炎，胃溃疡；配佛顶珠、无花果、水皂角炖肉服，治痔疮；配排风藤、石打穿、半枝莲、楂肉、蜂房、苡仁治胃癌初起。配四棱草、六蛾戏珠治骨折。

备注：本种有一变种，外形相似，但茎叶均带红褐色，俗称红刺龙包、红雀不站。

接骨木

来源：为忍冬科接骨木属植物接骨木 Sambucus racemosa L.的茎皮及根皮。

形态简述：落叶灌木或乔木。树皮灰褐色，枝淡褐色，具皮孔。叶对生，奇数羽状复叶，小叶通常5～9片，长卵形、椭园形至广披针形，边缘有锯齿，近于无柄。夏日枝顶开绿黄色小花，成园锥花序。小坚果红色。

生于向阳山野、荒坡、亦有栽培的，多分布于低山区一带。（图244）

采集加工：四季均可采集，晒干备用。

性味功能：苦，平。活血止痛，祛风除湿。

主治：跌打损伤，风湿骨痛。

用量：1～2两。

配伍：配山当归、红牛膝、泽兰、马蹄草、黄柏、桃仁、白芷、生地捣绒外敷骨折处，有止痛消肿作用；配茜草、红花、威灵仙、刮筋板、

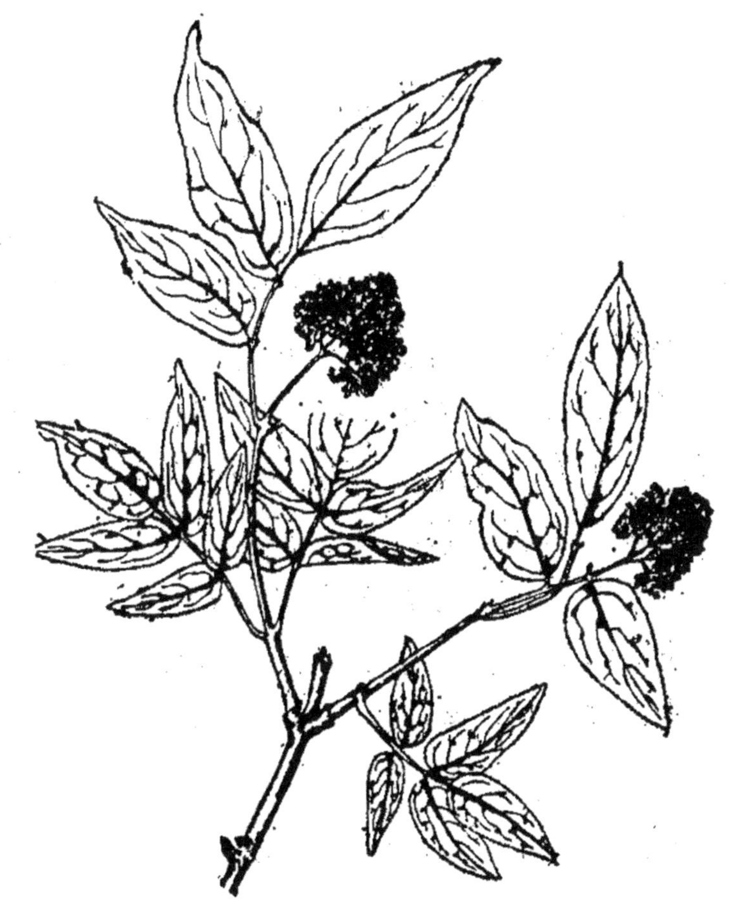

（图244）接骨木

泽兰、松节、土鳖泡酒服，治跌打损伤；配水蜈蚣、舒筋草、稀签草、大枣泡酒服，治风湿骨痛。

595

五 龙 皮

来源：为槭树科槭属植物五角槭 Acer mono Maxim.及同属一些植物的枝叶。

形态简述：落叶乔木。单叶对生，掌状分裂，通常5～7裂，有时3裂，裂片卵状三角形，全缘，脉腋有簇生毛。夏日开绿黄色花，成伞房花序。小坚果压扁状，两端有翅。

多生于坡地，分布于山区。（图245）

采集加工：春、夏采集，晒干备用。

性味功能：辛，温。祛风除湿，活血逐淤。

主治：风湿骨痛，骨折，跌打扭伤。

用量：3～5钱。

配伍：配松节、桑寄生、小茴、五加皮、大枣泡酒服，治风湿骨痛；配接骨木、舒筋草、合欢皮、母猪藤泡酒内服外擦，治骨折，跌打扭伤。

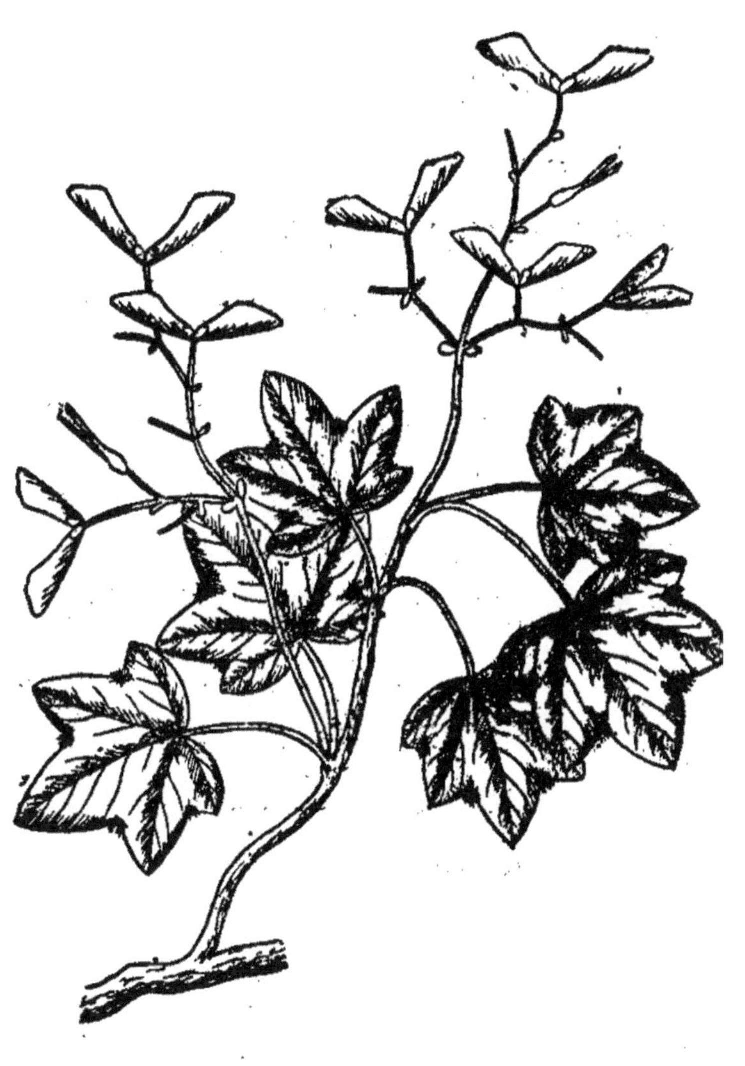

（图245）五龙皮

597

铁 綫 草

来源：为禾本科行仪芝属植物行仪芝 Cynodon dactylon (L.) Pers.的全草。

采集加工：夏秋采集，亦可随用随采，洗净入药。

性味功能：甘，平。清热，止血，散淤。

主治：风湿骨痛，肺、胃出血，鼻衄；外敷刀伤，狗咬伤，小腿溃疡。

用量：鲜品3～4两作煎剂内服，外用适量。

配伍：配威灵仙、五加皮、甘草、桑枝治风湿骨痛；配丝茅根、茜草、白芨、大蓟治肺胃出血、鼻衄；配臭牡丹叶、挖耳草叶共捣绒外敷刀伤，狗咬伤，小腿溃疡。

一 柱 香

来源：为胡椒科瓜子鹿衔属植物瓜子鹿衔 Piperomia reflexa (L.f.) A.Dietr. 的全草。

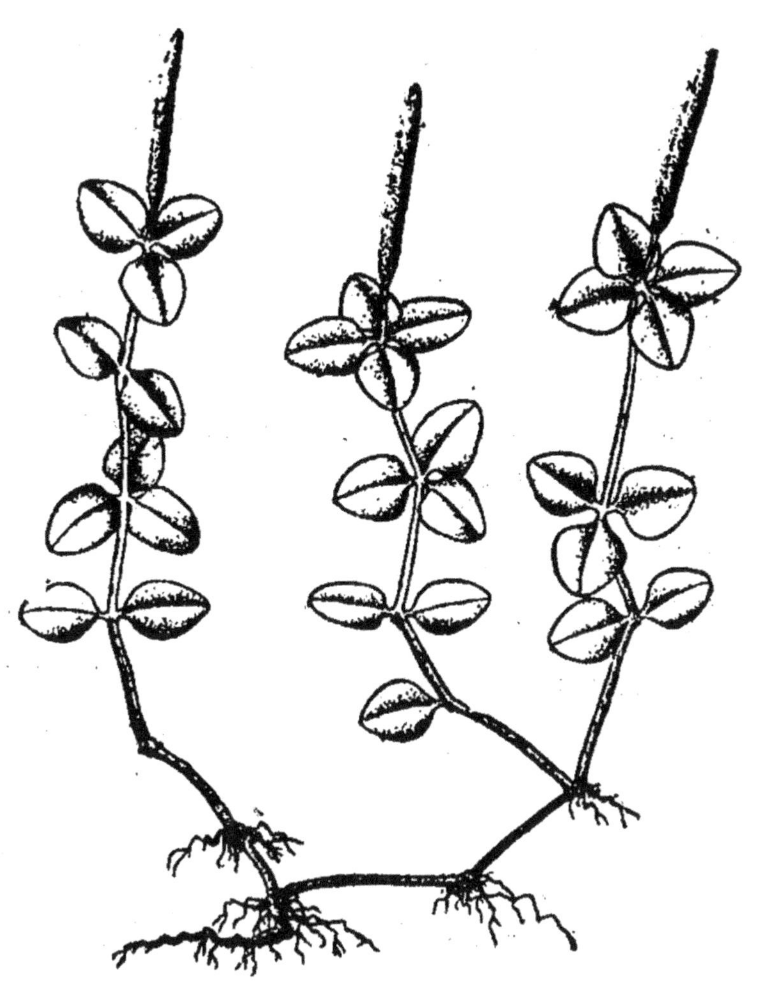

（图246）一柱香

形态简述：多年生肉质矮小草本。四叶轮生或二叶对生，叶柄短，叶卵园形，全缘，叶面绿

599

色，叶背颜色较淡。春日茎顶抽一穗状花序，由多数小花组成，外形如香，故称一柱香。

多生于较阴湿的岩石上，山区有分布。（图246）

采集加工：春天花初开时采集全草，洗净，晒干备用。

性味功能：辛，温。祛风除湿，活血止痛。

主治：风湿骨痛，跌打损伤，痛经。

用量：3～5钱。

配伍：配八角枫、丝瓜络、豨签草、黄桷树根治风湿骨痛；配透骨消、铁线草、檬子树根治跌打损伤；配泽兰、当归、香附、益母草治痛经。

石菠菜（毛岩白菜《遂宁、蓬溪》）

来源：为菊科兔耳风属植物走马胎 Ainsliaea rubrInervis Chang.的全草。

形态简述：多年生草本，高约20～60厘米。

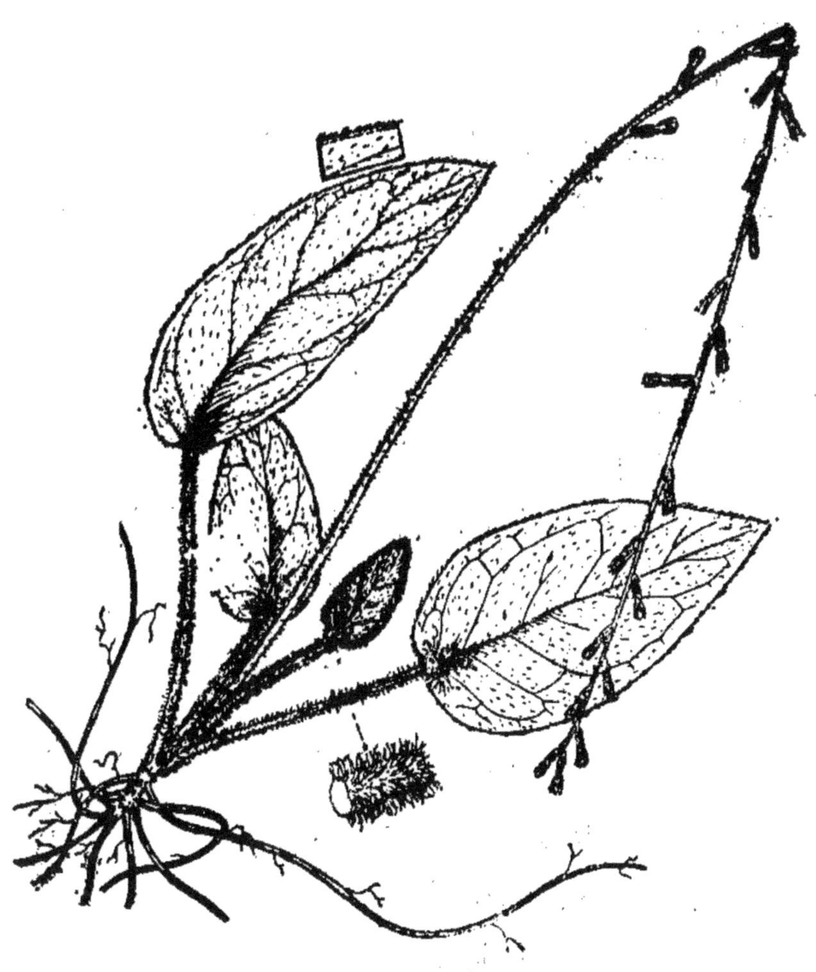

（图247）石菠菜

叶5～7片基生，卵状长椭园形，叶面绿色，叶背带紫色，叶脉在叶背为紫色，叶柄及叶均具棕色绒

601

毛。头状花序排列成长穗状，花期秋至初冬。（图247）

采集加工：四季采集，洗净，晒干备用。

性味功能：辛、微苦，温。活血祛淤，祛风除湿。

主治：跌打损伤，风湿骨痛。

用量：3～4钱。

配伍：配接骨木、钮子七、血木通治跌打损伤；配金刚藤、牛马藤、威灵仙治风湿骨痛。

四 块 瓦

来源：为金粟兰科金粟兰属植物日本金粟兰 Chloranthus japonicus Sieb. 及亨氏金粟兰 C. henryi Hemsl. 的全草。

形态简述：日本金粟兰——多年生草本，高15～20厘米。根茎横走，分枝，着生多数细长须根，茎有明显的节，每节有鳞片二片。叶四片，交叉对生或假轮生状，叶片长8～10厘米。夏日

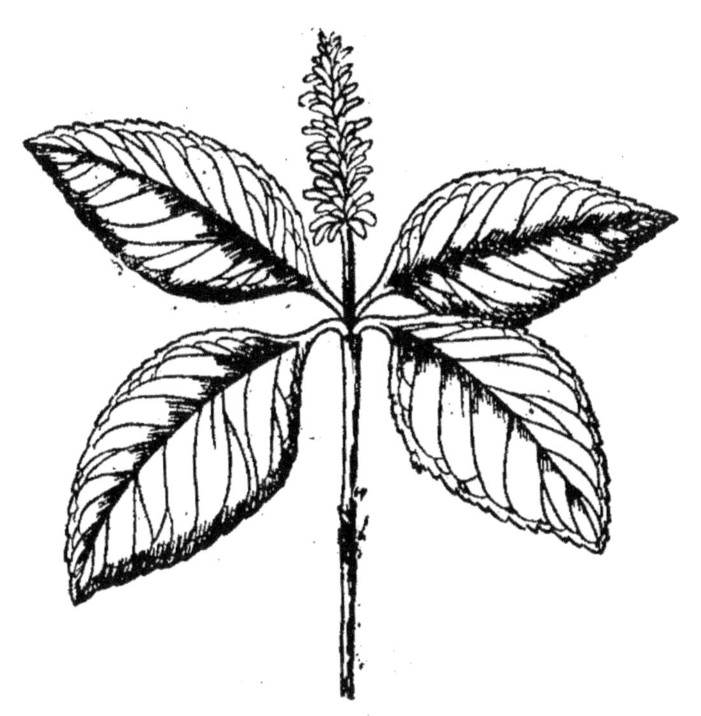

（图248）日本金粟兰

开白色小花，成单一的穗状花序，花序长1.5～3厘米。（图248）

亨氏金粟兰——与上种主要区别是：植株高40～100厘米，叶长9～14厘米，穗状花序通常二个，长可达12厘米。

生长在山区润湿肥沃的林中。

采集加工：夏秋采集，洗净，晒干备用。

性味功能：辛，温。活血止痛，散寒止咳。

主治：风湿骨痛，跌打损伤，风寒咳嗽。

用量：5～8钱。

配伍：配苏叶、前胡、陈皮、生姜治风寒咳嗽；配威灵仙、桑枝、刺五甲治风湿骨痛；配八角枫、水当归、铁线草泡酒服，治跌打损伤。

棉　花　根

来源：为锦葵科草棉属植物草棉Gossypium herbaceum L.的根。

采集加工：秋日苗叶枯萎时采集，洗净，晒干备用。

性味功能：辛、甘，温。活血通经，祛风除湿。

主治：产后腹痛，痛经，风湿骨痛，疮痈肿毒。

用量：3～5钱。

配伍：配益母草、艾叶、红糖治产后腹痛；配香附、益母草、小茴香治痛经；配金银花、蒲公英、皂角刺治痈疽肿毒；配八角枫、游丝草、威灵仙治风湿骨痛。

备注：据近人研究，本品有收缩子宫作用，故孕妇忌服。

蓖　　麻

来源：为大戟科蓖麻属植物蓖麻 Ricinus communis L.的种子、叶及根。

采集加工：夏季采叶，冬季采种子及根，洗净，晒干备用。

性味功能：辛、苦，寒，有小毒。子、叶清热利湿，拔毒消肿。根祛风除湿，活血镇痛。

主治：子、叶治疮痈肿毒，风湿痒疹；根治风湿骨痛，跌打损伤。

用量：根内服3～4钱；子、叶外用适量。

配伍：子或叶配臭牡丹叶、木芙蓉叶、三四风捣绒敷疮痈肿毒；配苛草、青蒿、野菊花叶煎洗风湿痒疹。根配舒筋草、血木通、刺五甲、大枣、稀签草泡酒服，治风湿骨痛，跌打损伤。

蒙 子 树

来源： 为大枫子科柞木属植物柞木Xylosma congesta (Lour.) Merr.的根及叶。

形态简述： 灌木或小乔木，高可达10余米。叶卵形或广卵园形，边缘有锯齿，两面均光滑。夏日开淡黄色或黄绿色花，成腋生短总状花序。浆果球形，熟时黑色，种子两粒。

多生于向阳的原野、坡地，各地均有分布。

采集加工： 全年可采，洗净，阴干备用。

性味功能： 苦，凉。活血通经，清热解毒。

主治： 跌伤，骨折，死胎，黄疸，瘰疬。

用量： 根3～4钱，叶2～3钱。

配伍： 根配小马蹄草、水苋菜、甘草治黄疸；配夏枯草、马齿苋、何首乌、母猪藤、大

606

枣治瘰疬。叶配地瓜藤、酸酸草、搬倒甑根泡酒内服外搽，治跌伤肿痛，或用鲜品捣绒外敷治骨折；配牛膝、桃仁、莪术治死胎及胎衣不下。

附注：本品有强烈的通经作用，孕妇忌服。

岩 豆 藤

来源：为豆科岩豆藤属植物香花岩豆藤 **Millettia dielsiana Harms.**的根及茎。

形态简述：多年生攀援灌木。鲜根断面流出红色浆汁，嫩枝和花序上有褐色短毛。奇数羽状复叶，互生，有小叶五枚，顶端一片小叶较大，小叶片通常长椭园形，全缘，背脉突出，具短毛，秋日开多数紫红色蝶形花，成总状花序，再组成园锥花丛。荚果密被绒毛。

多生于较荫蔽的岩边、石堆石缝处，低山区多有分布。（图249）

采集加工：四季采集，切片，晒干备用。

性味功能：苦、甘，温。通经活络，祛风除湿。

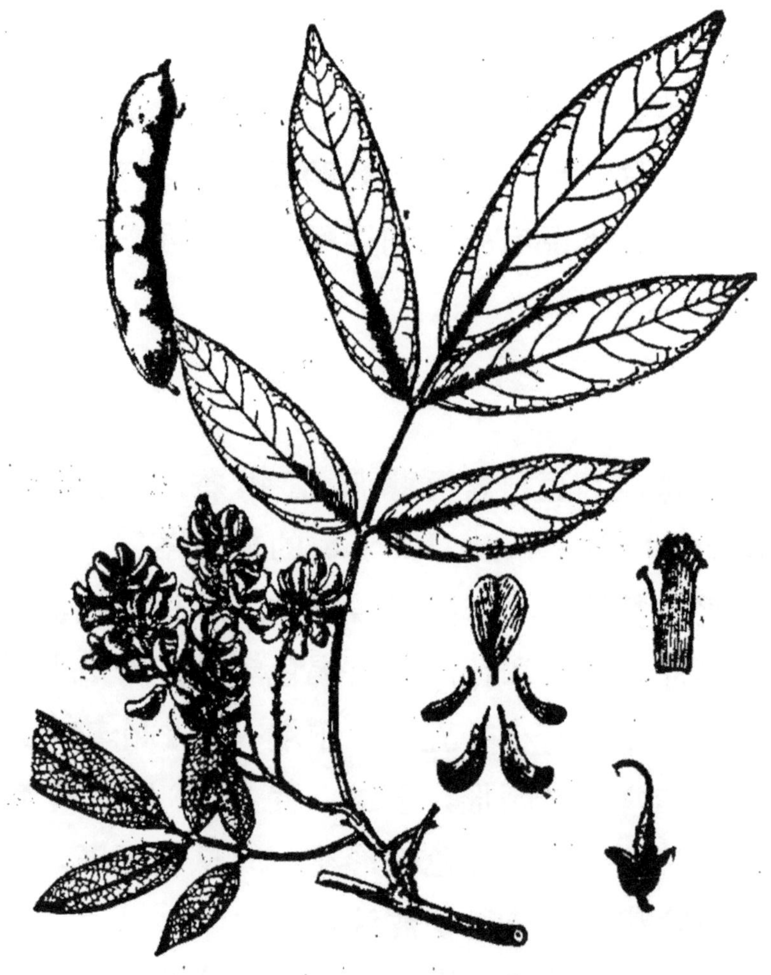

（图249）岩豆藤

主治：月经不调，经闭或痛经，腰膝疼痛，肢体麻木。

608

用量：0.5～1两。

配伍：配艾叶、益母草、对月草、香附、水当归治月经不调，痛经；配透骨消、刺三甲、豨签草、三角风治风湿麻木、筋骨疼痛。

牛　马　藤（老鸦藤）

来源：为豆科油麻属植物常绿油麻藤Mucuna sempervirens Hemsl.的全株。

形态简述：常绿攀援灌木。茎皮棕色或黄棕色，小枝纤细，淡绿色，平滑无毛，具明显之皮孔。三出复叶，互生，顶生小叶片椭园形，两侧小叶片卵园形，中脉偏斜。夏日开蝶形花，暗紫色，干后黑色，十余朵组成总状花序，花序长10～12厘米，下垂。荚果扁平，密被金黄色粗毛。

多生于林中及山谷中，常缠绕于树上或附于岩石上，多分布于低山区一带。（图250）

采集加工：九至十月采集全株，洗净，晒干备用。

609

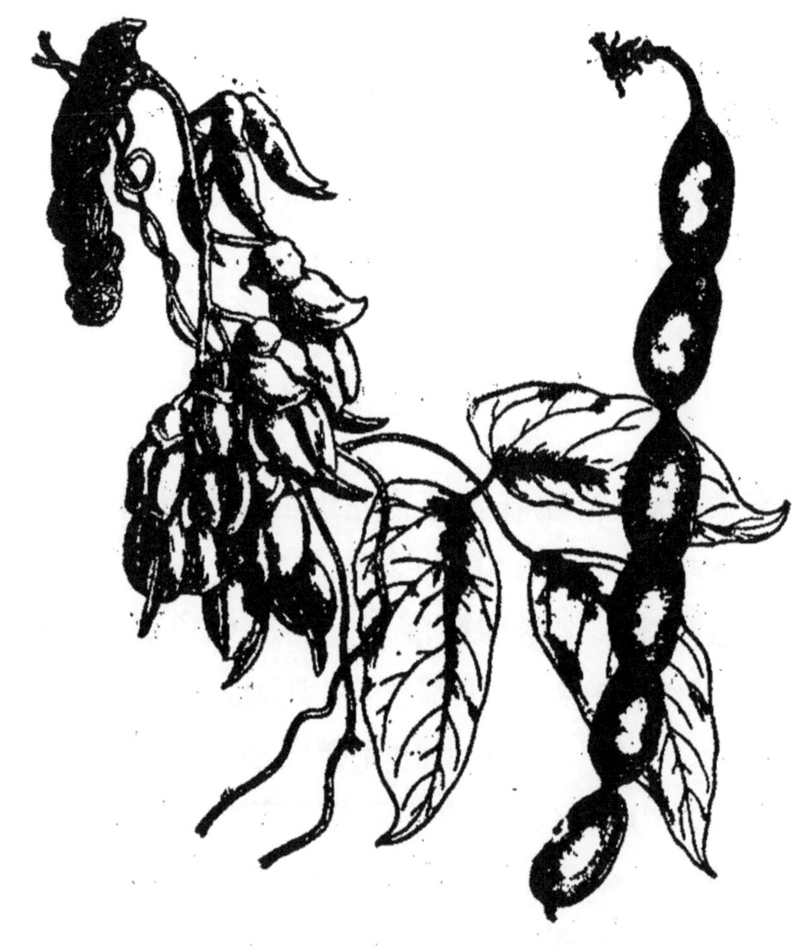

（图250）牛马藤

性味功能：甘，温。活血祛淤，祛风除湿。

主治：跌打扭伤，经闭，痛经，风湿疼痛，麻木。

610

用量：0.5～1两。

配伍：配檬子树根泡酒服，治跌打损伤，经闭；配益母草、当归、艾叶治痛经；配桑枝、桑寄生治风湿疼痛、麻木。

水 香 附（三棱草）

来源：为莎草科莎草属植物碎米莎草Gyperus lria L.的全草。

形态简述：一年生草本，全株微香，高可达65厘米。须根紫红色，茎三棱，绿色。基生叶一般3～4片，叶鞘成筒状包杆，叶片成线形，先端长尖，绿色，叶背主脉脊棱与边缘疏被微小刺。夏秋之际在茎顶抽穗状花序，4～9枝组成园锥花丛，小花淡绿黄色。

多生于潮湿肥沃的水边，沙土上亦能生长，各地均有分布。（图251）

采集加工：八至九月抽穗时采集，洗净，鲜用或晒干备用。

611

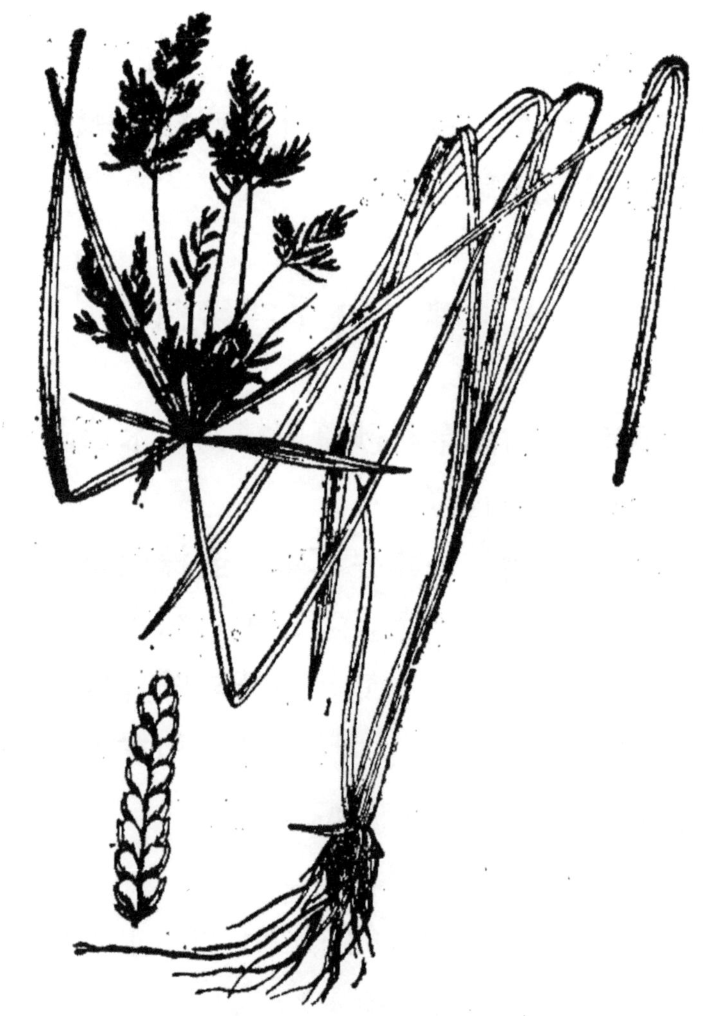

(图251)水香附

性味功能：辛，平。调经，活血，止痛，除风湿。

612

主治：月经不调，痛经，经闭，风湿筋骨疼痛，跌打损伤。

用量：3～5钱。

配伍：配当归、茴香根、竹林消、益母草治月经不调；配茴香根、牛膝、台乌治痛经；配当归、鸡屎藤、红泽兰、牛膝治经闭；配桑枝、当归、威灵仙泡酒服，治风湿骨痛；配当归、木通、透骨消泡酒服，治跌打扭伤。

备注：中药用的三棱为黑三棱科黑三棱属植物黑三棱Sparganium stoloniferum Buch.-Ham.及莎草科莞属植物荆三棱 Scirpus yagara Ohwi.的根茎。功能通经，消积，破血，去淤，止痛，二种在我区均有分布，注意勿与本品相混。

土 冬 花

来源：为菊科和尚菜属植物和尚菜 Adenocaulon adhaerescens Makino 的根及根茎。

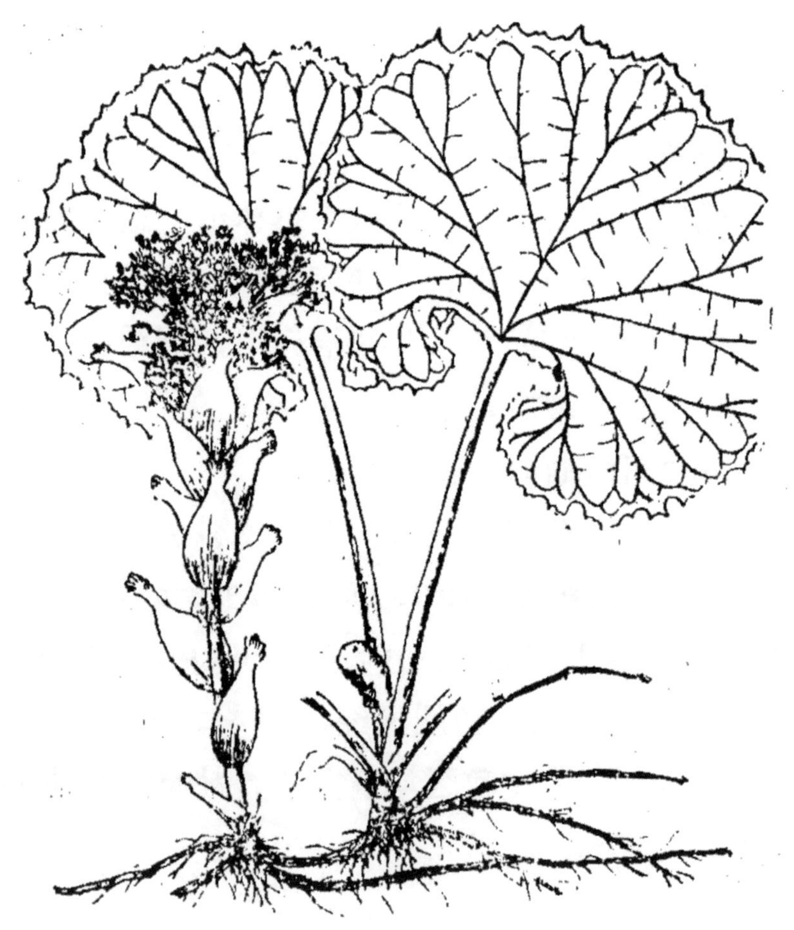

（图252）土冬花

形态简述：多年生草本。叶二型：根生叶肾形或心形，边缘浅波状，叶面绿色，叶背淡绿，

614

密被白色绵毛及黄色点状腺体，有时有不规则紫斑，叶柄长，略带紫色，被白绵毛，茎生叶退化，叶柄膨大成苞片。春日出花茎，由多数兰状花序组成园锥花序。

多生于水边，低山区一带有分布。（图252）

采集加工：夏秋采挖，晒干或鲜用。

性味功能：苦、辛，温。活血行淤，解毒消痈。

主治：产后腹痛，跌损骨折，疮痈肿毒。

用量：3～4钱。

配伍：配益母草、艾叶、甘草治产后子宫收缩痛；配透骨消、雀不站根和酒捣绒外敷，治跌损骨折。

鉄 篱 笆

来源：为鼠李科马甲子属植物马甲子Paliurus ramosissimus (Lour.) Poir. 的根及叶。

形态简述：落叶灌木，高4米左右，树皮暗灰色，老枝灰色，新枝绿色，有绒毛。单叶互生，阔卵形，边缘有钝锯齿，叶面深绿色，有光泽，无毛，叶背淡绿色，脉上具微毛，叶脉自基部三出，叶柄基部有二个刺状托叶。夏季开多数淡绿黄色小花，成聚伞花序。

多生于原野、路边、坡地，亦有栽培作篱的，各地均有分布。

采集加工：秋季采根，洗净，晒干备用；叶随用随采。

性味功能：苦，平。活血，祛风，解毒。

主治：根治跌打损伤，感冒发热身痛，疮痈肿毒，胃痛；叶治疮痈肿毒。

用量：根0.5～1两；叶外用适量。

配伍：根配菊花、薄荷、大力子、前胡、桑叶、游丝草治外感风热；配钮子七、酸酸草泡酒内服外擦，治跌打损伤；配野菊花、蒲公英、荆芥、苍耳子、水苋菜治疮痈肿毒；配小茴香、麦芽、台乌、三颗针治慢性胃炎。叶配三匹风、水苋菜捣绒外敷，治疮痈肿毒。

616

牛 奶 子（羊奶奶）

来源：为胡颓子科胡颓子属植物胡颓子 Elaeagnus pungens Thunb. 的根、叶，果亦供药用。

形态简述：常绿灌木。茎常具刺，枝开展，幼枝密生银白色星状鳞片，小枝褐色。单叶互生，具短柄，椭园形至长园形，边缘波状，叶面绿色，初时有鳞片，后脱落，背面淡绿色，初具银白色鳞片，后渐变为褐色。秋冬开花，银白色，1～4朵簇生于叶腋。

多生于向阳的沟边、林缘、原野、灌木丛中，低山区一带均有分布。

采集加工：根、叶四季采集，洗净，切段备用。果冬季采收，鲜用或晒干，烘干备用。

性味功能：苦、酸，平。根清热解毒，活血祛淤；叶平喘止咳；果清热止泻。

主治：根治黄疸，疮痈，痔疮，跌打损伤。叶治支气管哮喘，慢性支气管炎，肺虚咳嗽。果治肠炎腹泻，食欲不振。

用量：根5～8钱；叶2～4钱；果0.5～1两。

配伍：根配金钱草、小马蹄草、甘草治黄疸；配银花、水苋菜、苍耳子、金刚藤、甘草治疮痈；配三匹风、辰砂草、佛顶珠治痔疮；配八角枫、铁线草、酸酸草泡酒服，治跌打损伤。叶配桑白皮、磁石、苏子、台乌、甘草治支气管哮喘，慢性支气管炎；配泡参、百合、石竹根、吉祥草、甘草治肺虚咳嗽。果配三颗针、马齿苋、车前草治肠炎腹泻，不思饮食。

石灰草（抽筋草、《梓潼、剑阁》）

来源：为石竹科聚缕属植物吴檀 Stellaria uliginosa Murr.的全草。

形态简述：二年生草本。茎纤细柔软，半直立或蔓生，节间长，老茎光滑无毛。单叶对生，长卵形至长椭园形，两面均被绒毛，叶柄短或近无。春日开多数白色小花，成聚伞花序。

618

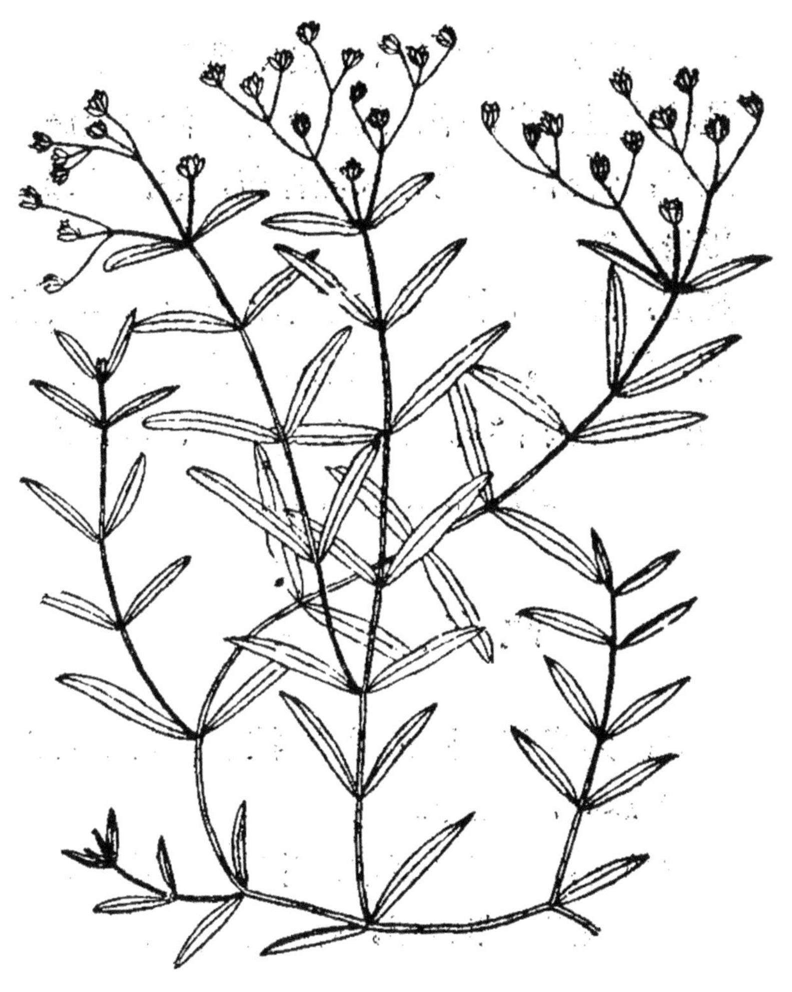

（图253）石灰草

多生于向阳的园圃、坡地、路旁，多分布于低山区。（图253）

采集加工：春季采集，洗净、晒干备用。

性味功能：辛，平。续筋接骨，活血止痛。

主治：骨折，扭伤，风湿骨痛，疮痈肿毒。

用量：3～5钱。

配伍：配接骨木、大蓼子草、破血丹泡酒内服外擦，治骨折，扭伤；配水蜈蚣泡酒服，治风湿骨痛；配铧头草，金银花、地瓜藤、母猪藤煎服，同时捣敷患处，治疮痈肿毒。

铁 足 板

来源：为萝摩科毬兰属植物李氏毬兰 Hoya lyi Leul.的全草。

形态简述：多年生藤本。叶互生，肉质，椭园形、长椭园形至卵园形，叶网脉明显。春季开紫红色花。

生于岩壁上，分布于山区。（图254）

采集加工：四季采集，晒干备用。

性味功能：辛，温。活血祛淤，祛风除湿。

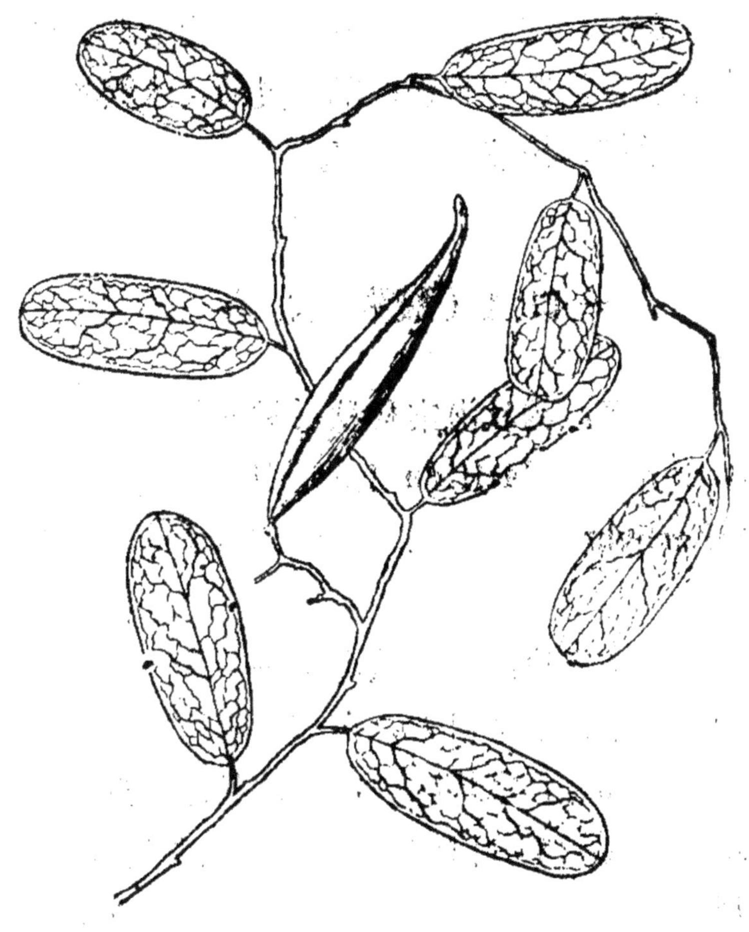

（图254）铁足板

主治：跌打损伤，风湿关节痛。

用量：0.5～1两。

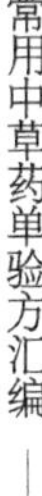

配伍： 配石泽兰、一口血、山当归、红牛膝泡酒服，治跌打损伤；配威灵仙、水蜈蚣、八角枫、桑枝、松节治风湿痛。

一口血（酸猴儿、女儿紅）

来源： 为秋海棠科秋海棠属植物裂叶秋海棠 Begonia pedatifida Leveille. 玻璃秋海棠 B. tuberhybrida Voss. 及同属其它一些植物的根茎。

形态简述：裂叶秋海棠——多年生草本，高约30厘米。根茎粗大，多节，着生多数须根。基生叶2～5片，掌状深裂，裂片具深缺刻，叶二面均疏被短刺毛，叶柄长，被稀短毛，托叶膜质，卵园形。夏日开花，红色，单性，雌雄同株，伞房花序，雄花先开。（图255）

玻璃秋海棠——与上种主要区别是：叶通常斜心脏卵形，叶缘具角棱，棱具齿牙。（图256）

多生于阴湿的沟边、路边、谷地，亦有栽培

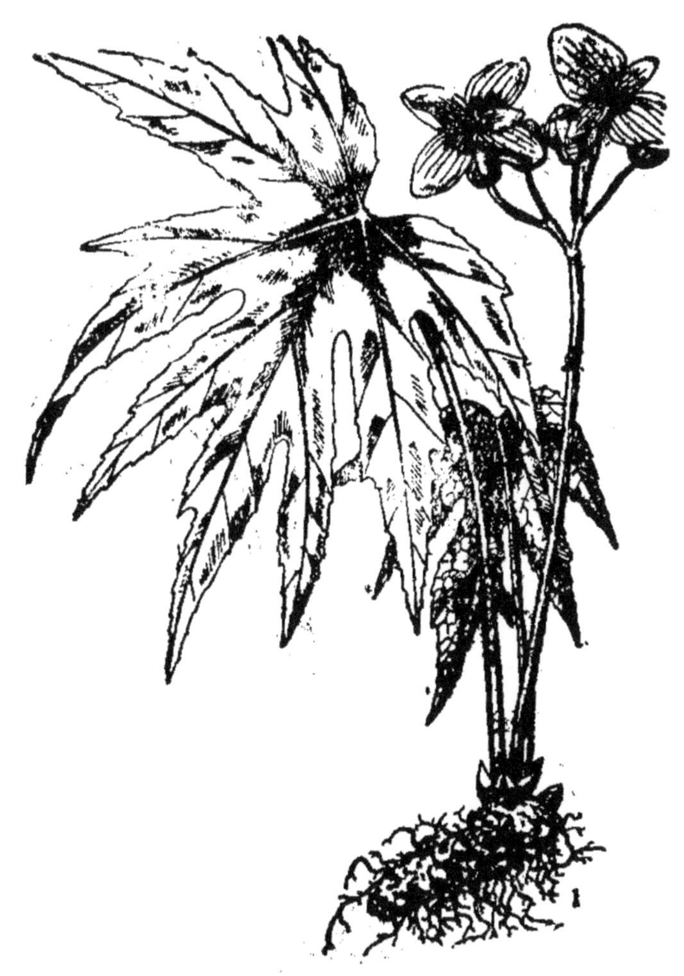

（图255）裂叶秋海棠

供观赏的，各地均见。

采集加工：夏秋季采集，洗净，晒干备用。

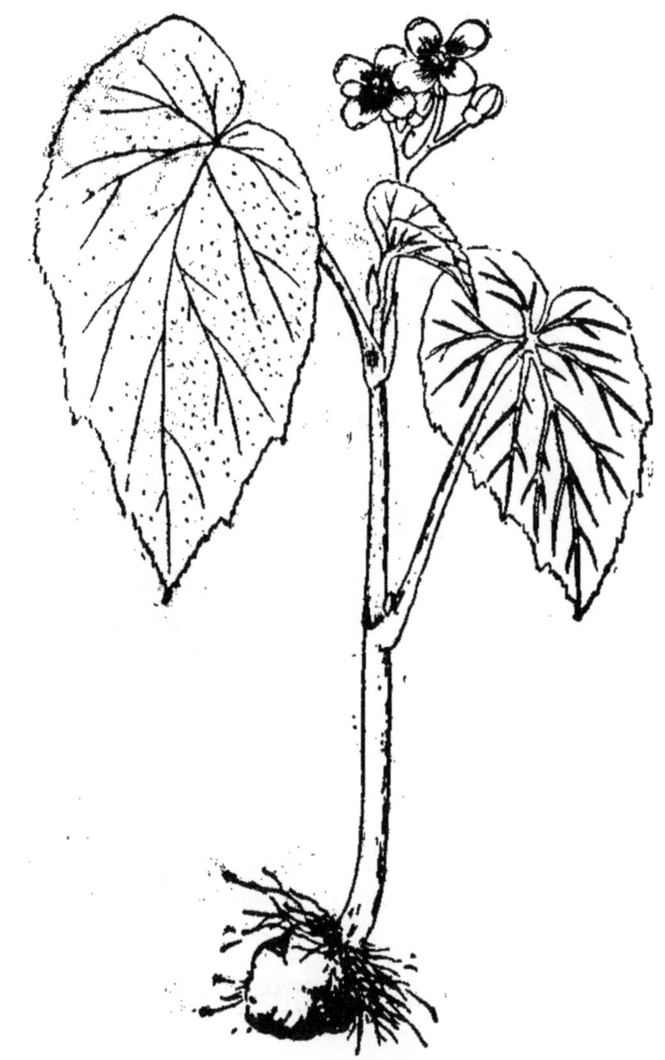

(图256)玻璃秋海棠

性味功能：酸，平。止血，祛淤。

624

主治：内脏出血，跌打损伤。

用量：3～5钱。

配伍：配锯锯藤、小蓟、丝茅根、棕树根、猪鬃草治内脏出血；配水蜈蚣、八角枫、地瓜藤泡酒内服外擦，治跌打损伤。

大 蓼 子 草

来源：为蓼科蓼属植物荭草 Polygonum orientale L.的全草，种子亦入药。

形态简述：一年生高大草本，全株高可达3米。茎具明显的节，中空，全体具粗毛，分枝多。单叶互生，卵形或广卵形，近花序叶为广披针形，全缘，叶脉明显，侧脉可达12对以上，二面均具粗长毛及腺点，托叶鞘发达，上部展开成环状，绿色，下部膜质，褐色围绕茎节，具细长毛。秋日开淡红色或白色小花，多数密集成穗状样的园锥花序。

本植物适应性强，路边、庭园周围、水边均

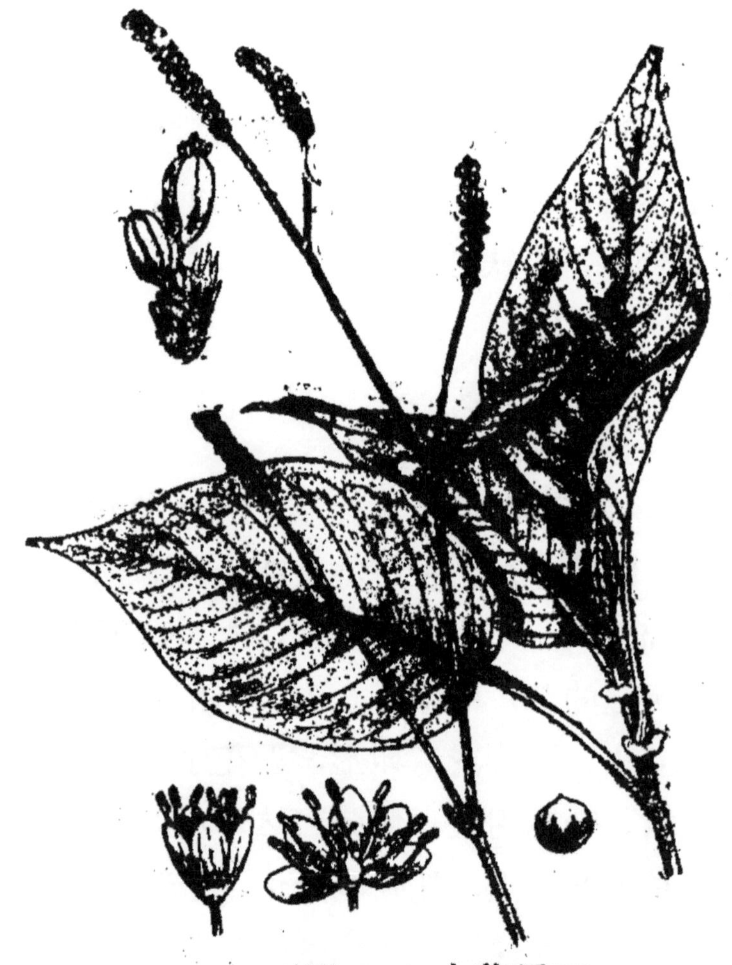

（图257）大蓼子草

能生长，亦有栽培的，各地均有分布。（图257）

采集加工：十至十一月割下成熟果穗，晒干，搓揉果实外表包片，扬去灰渣，剩下的种子晒干备用；夏秋采集全草，洗净、鲜用或晒干备用。

性味功能：微辛，微寒。子降气平喘，散淤止痛；全草活血，止痛，接骨。

主治：子治痰鸣气喘，肝胃气痛，盆腔炎；全草治月经不调，外用接骨。

用量：子3～4钱；全草0.5～1两；外用适量。

配伍：子配瓜蒌壳、法夏、三颗针、车前草、桑白皮、苏子、甘草治肺热咳嗽，痰鸣气喘；配青皮、百合、台乌、黄芩治肝胃气痛；配排风藤、香附、野棉花根、翻白草治妇女盆腔炎。全草配鸡冠花、泽兰、益母草治月经不调；配石灰草、五龙皮、接骨木治骨折。

水当归

来源：为伞形科白芷属植物水当归 Angeli-

627

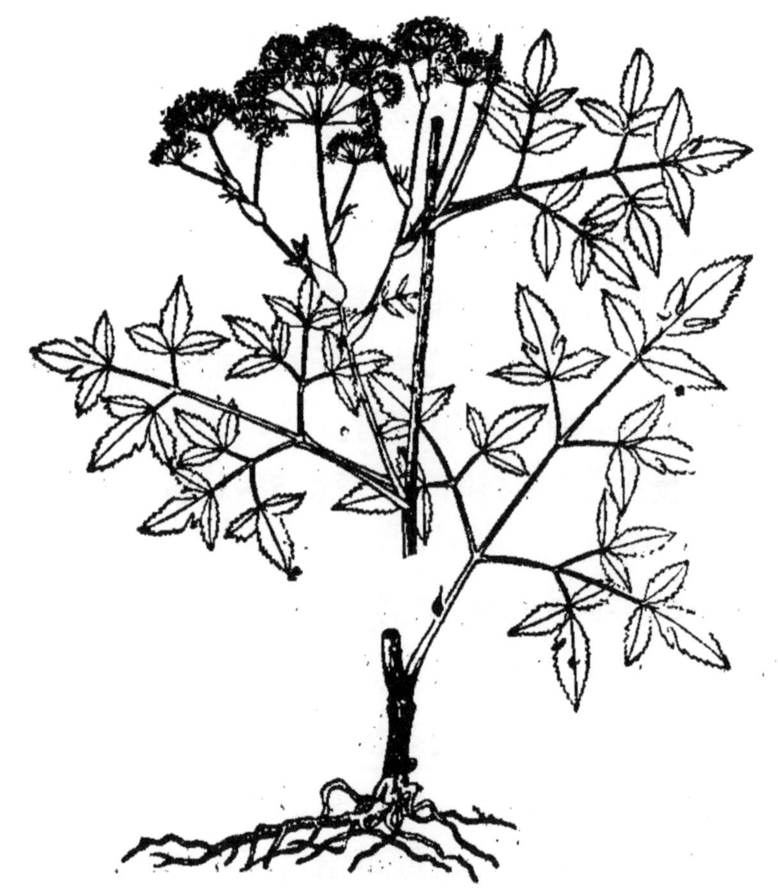

（图258）水当归

ca sp.的根。

形态简述：二年生或多年生草本，高50～100厘米。茎绿色，有纵棱，中空。基生叶具长叶

628

柄，为2～3回羽状复叶或分裂，茎生叶叶柄较短，2～3回复叶至三深裂单叶，叶基扩大成鞘状，抱茎。夏初开极多数白色小花，组成复伞形花序。（图258）

采集加工：夏季采集，洗净，晒干备用。

性味功能：辛、甘，温。活血散淤。

主治：跌打损伤，月经不调。

用量：3～5钱。

配伍：配铁线草、酸酸草治跌打损伤；配当归、艾叶、甘草治月经不调。

益 母 草

来源：为唇形科益母草属植物益母草 Leonurus sibricus L. 的全草及种子。

形态简述：二年生草本，高约1米。茎方形，密被柔毛，有四棱，具纵槽。单叶对生，密生细柔毛，叶二型：基生叶园形至卵状椭园形，边缘浅裂，叶柄长；茎生叶掌状3深裂，裂片再二

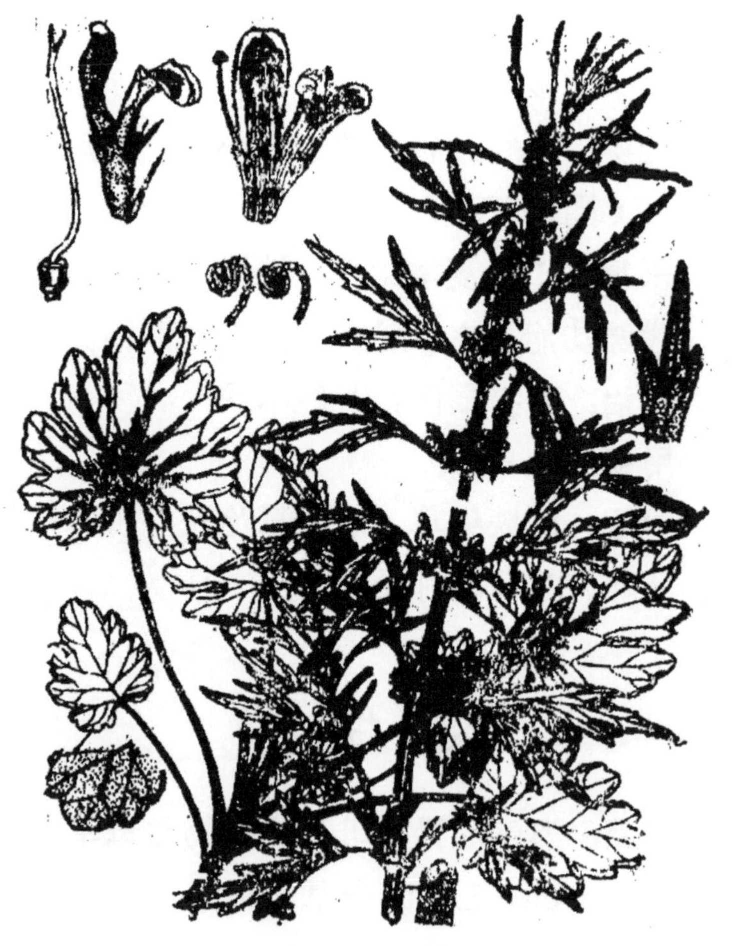

（图259）益母草

裂，叶柄短或近无。夏日开多数紫红色唇形小花，成轮伞花序。

630

多生于原野、路旁、坡地，亦有栽培的，各地均有分布。（图259）

采集加工：夏季采集全草，秋季采集种子，晒干备用。

性味功能：益母草辛、微苦，寒。活血行淤，清肝泻热。子（名充蔚子）甘，微寒。清肝明目，活血行淤。

主治：子及全草治产后子宫收缩痛，痛经，高血压；子还能治风火赤眼。

用量：0.3～1两。

配伍：全草及子配当归、艾叶、蒲黄、灵脂治产后子宫收缩痛，痛经。子配夏枯草、车前草、甘草治高血压；配菊花、大力、柴胡、夏枯草、甘草治风火赤眼。

备注：1、同属植物白花益母草 L.macranthus Maxim. 的全草，亦供入药，但药效不及益母草。

2、据近人研究，益母草及充蔚子都有收缩子宫、降低血压的作用，故可治子宫脱垂。孕妇忌服。

月季花（月月紅）

来源：为蔷薇科蔷薇属植物月季Rosa chinensis Jacq。的花蕾及根。

形态简述：常绿或半常绿直立灌木。茎枝园柱形，具粗大而稍曲的刺。羽状复叶，通常由3～5小叶组成，小叶片椭园形，边缘有锯齿，表面暗绿色，有光泽，背面青白色，托叶附着于总叶柄基部，全缘，两侧具腺毛。花红色，通常几朵簇生或单生于枝顶，单瓣或重瓣，花托于成熟后呈卵形或梨形。

生于山坡荒地，亦有栽培供观赏的，各地均有分布。（图260）

采集加工：春末采集其花蕾，阴干或晒干备用；根随用随采。

性味功能：甘，温。祛淤生新，活血止痛。（花蕾与根同功）

主治：月经不调，痛经，跌打损伤，血崩，

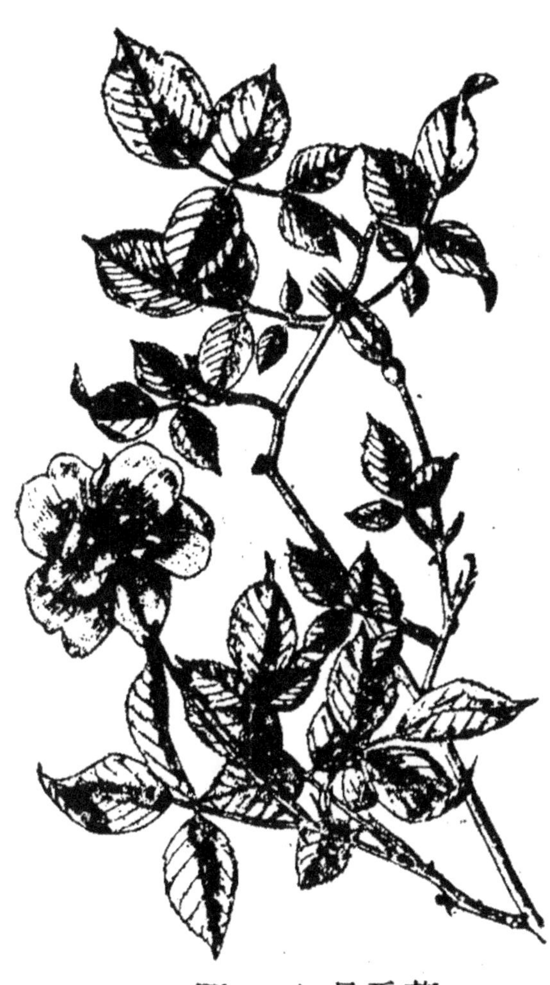
(图260)月季花

痔疮下血，吐血。

用量：花1～4钱；根0.5～1两。

配伍：配益母草、香附、对叶草、艾叶、小血藤治月经不调或痛经；配泽兰、红花、接骨木、牛马藤泡酒服，治跌打损伤；配丝茅根、茜草根、旱莲草、大蓟、小蓟治内脏出血。

对 叶 草

来源：为金丝桃科金丝桃属植物元宝草 Hy-

633

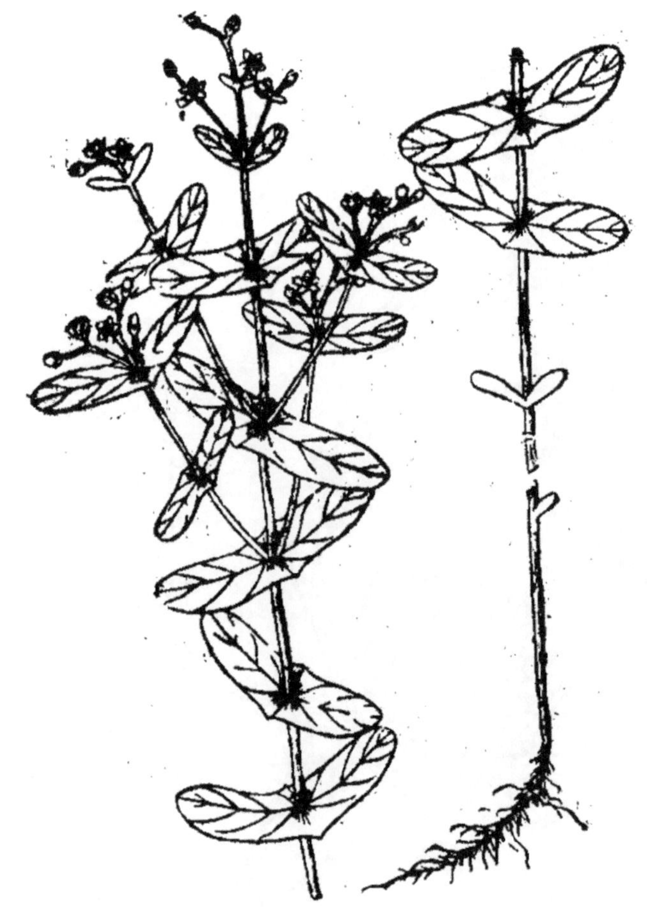

（图261）对叶草

pericum sampsonii Hance的全草。

形态简述：多年生草本，高50～100厘米，全体光滑无毛。茎直立，园柱形，绿色带紫色。

单叶对生，基部联合为一体，茎穿其中，叶长椭园状披针形，密生黑色腺点，全缘，叶面绿带紫色，叶背灰绿。夏秋季开黄色花，成聚伞花序。

多生于向阳坡地、原野、路边，各地均有分布。（图261）

采集加工：夏秋采集，洗净，晒干，切段入药。

性味功能：苦，平。活血通乳，调经，止痛。

主治：月经不调，痛经，乳汁不通，外敷疮痈肿毒。

用量：3～5钱。

配伍：配益母草、陈艾、水当归、香附、茜草治月经不调；配水当归、奶浆藤、生花生米、炖猪蹄服治乳肿胀痛或乳汁不通。捣绒外敷治痈疮疔毒。

刘 寄 奴

来源：为金丝桃科金丝桃属植物地耳草 Hypericum japonicum Thunt.的全草。

形态简述：一年生草本，高10～60厘米，全体

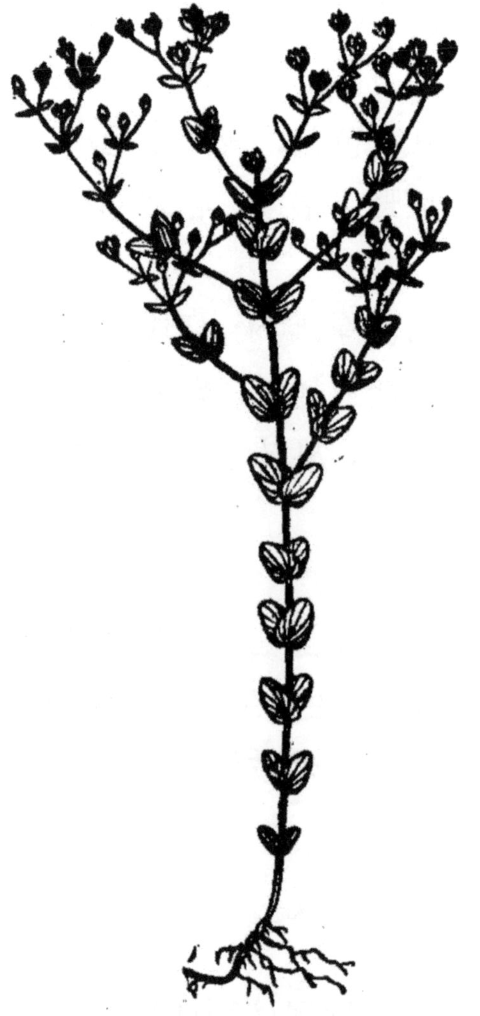
(图262）刘寄奴

无毛。茎直立或倾斜，纤细，具四棱。叶小，对生，卵园形，全缘，基部近园形而多少抱茎，具透明腺点，绿色微带紫色。夏日开多数黄色小花，组成顶生聚伞花序。

喜生于向阳较湿润肥沃的原野、路旁，各地均有分布。（图262）

采集加工：夏秋采集，洗净，晒干备用。

性味功能：甘、淡，平。清热，逐淤，利水。

主治：急、慢性肝炎，早期肝硬化，痛经，月经不调，阑尾炎，水肿，小便不利，外敷疮痈肿毒，毒蛇咬伤。

用量：0.5～1两，外用适量。

配伍：配茵陈、柴胡、水苋菜、金钱草、麦芽、甘草治急性肝炎；配当归、紫草、柴胡、茵陈、淮山、楂肉、泡参、甘草治慢性肝炎；配鳖甲、生地、紫草、泥鳅串、山楂、隔山撬、甘草治早期肝硬化；配益母草、水当归、艾叶、甘草治月经不调；配鬼针草、银花、山萵苣、甘草治阑尾炎；配玉米须、车前草、桑白皮、陈皮治水肿小便不利；配鬼针草、青蒿捣绒外敷，治毒蛇咬伤；配三四风、蒲公英捣绒外敷，治疮痈肿毒。

紅　泽　兰

来源：为爵床科马兰属植物垂序马兰 Strobilanthes japonicus Miq.的全草。

形态简述：多年生灌木状草本，高60～100厘米。茎丛生，四棱形，节间基部膨大。单叶对

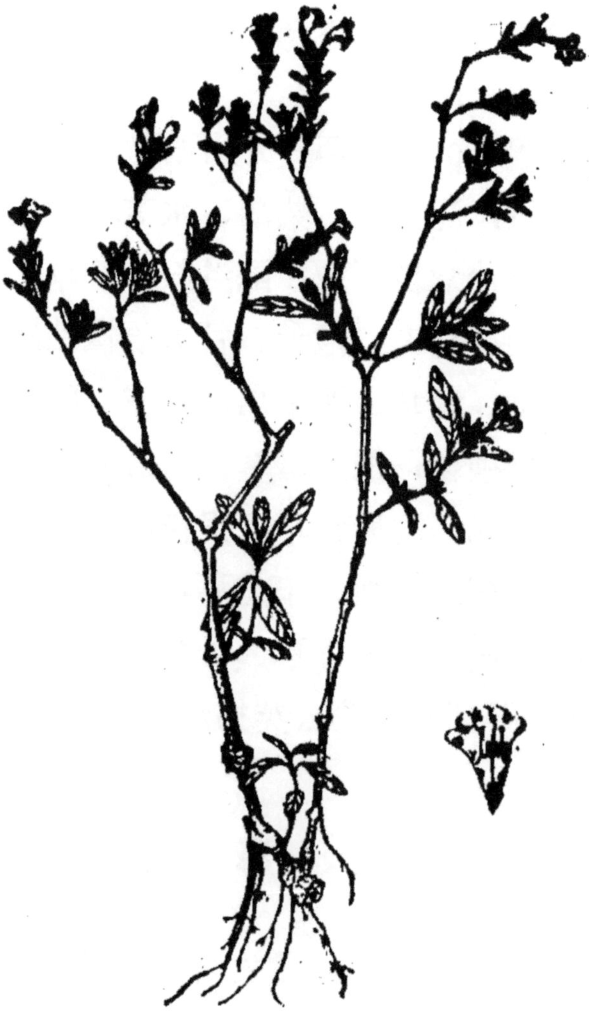

(图263) 红泽兰

生，披针形，光滑，深绿色，边缘有疏钝锯齿，叶柄短或近无。夏日枝顶开淡紫色花，漏斗状花冠，先端五裂，呈短穗状花序。

喜生于阴湿肥沃的林边、沟边、庭园周围，丘陵、平坝分布较多。（图263）

采集加工：夏、秋采收，洗净，晒干备用。

性味功能：辛，温。活血，消肿，止痛。

主治：痛经，盆腔炎，产后腹痛，跌打损伤，风湿骨痛，疮痈肿毒。

用量：3～5钱。

配伍：配香附、当归、艾叶、蒲黄、灵脂、甘草治痛经；配野棉花根、水当归、龙胆草、莪术、甘草治妇女盆腔炎；配益母草、艾叶、红糖治产后子宫收缩作痛；配银花、铧头草、蒲公英、甘草治疮痈肿毒；配舒筋草、水蜈蚣、大枣泡酒服，治跌打损伤，风湿骨痛。

大 泽 兰（三叶泽兰）

来源：为菊科泽兰属植物兰草 Eupatorium

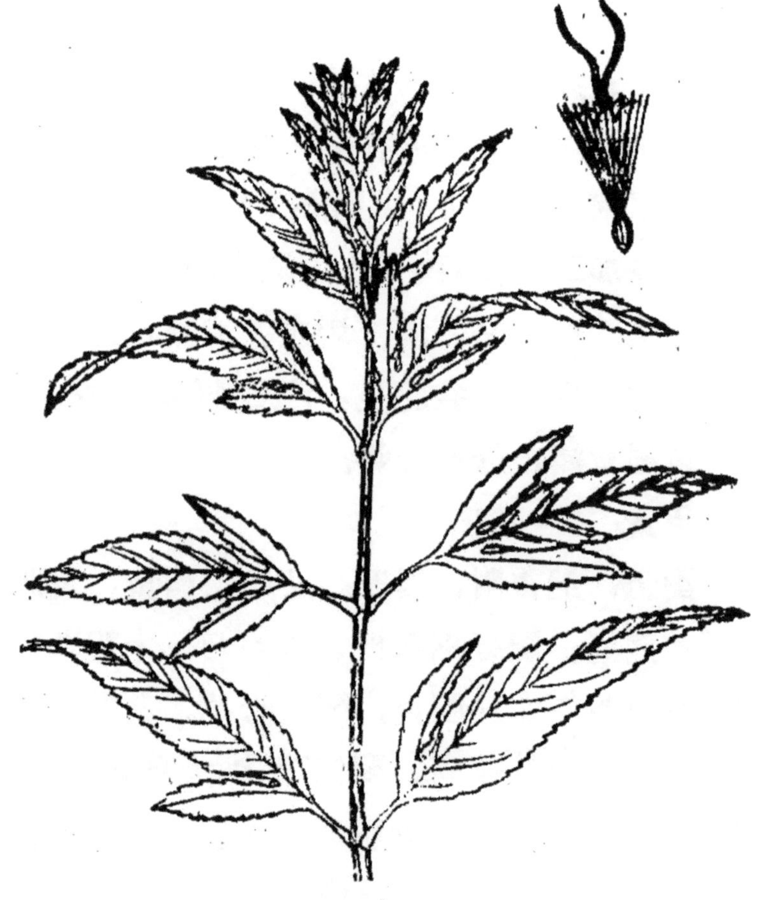

(图264）大泽兰

chinese L.的全草。

形态简述：多年生草本。根茎横走，茎上部有少许毛。单叶对生，揉碎后有香气，下部的叶

640

卵形或卵状披针形，常枯萎，中部的叶通常作三深裂，中裂片最大，长椭园形或长椭园状披针形，两侧裂片披针形，上部叶片较小，不分裂。夏秋季开花，兰状花序，排列成聚伞花序状，小花管状，白色或带紫色。

多生于润湿肥沃的原野、沟边、庭园周围，亦有栽培的，各地均有分布。（图264）

采集加工：夏秋季采集，洗净，晒干备用。

性味功能：辛，温。化湿，活血，通经。

主治：腹胀吐泻，痛经，月经不调，跌打损伤。

用量：3～5钱。

配伍：配藿香、黄荆子、泥鳅串、莱菔子治腹痛吐泻，消化不良；配益母草、陈艾治痛经；配刘寄奴、对叶草、茜草根、水当归、牛膝治血滞经闭；配酸酸草、牛膝、透骨消、血通、伸筋草治跌打损伤。

桃　　　仁

来源：为蔷薇科梅属植物桃Prunus persice (L.) Patsch. 的种子。

采集加工： 果实成熟期内，收集种子晒干，捣碎用。

性味功能： 甘、苦，平。破血祛淤，润燥滑肠。

主治： 经闭，痛经，跌打损伤，产后淤血腹痛，肠燥便秘，高血压。

用量： 2～4钱。

配伍： 配当归、牛膝、木通、莪术治经闭；配充蔚子、香附、当归治痛经；配八角枫、铁线草、接骨木泡酒内服外搽，治跌打损伤；配当归、小茴、充蔚子治产后淤血腹痛；配胡麻仁、桑椹治高血压，肠燥便秘。

凤 仙 花（指甲花）

来源： 为凤仙花科凤仙花属植物凤仙花 Im-Patiens balsamine L. 的根、茎、花及种子。

形态简述： 一年生草本。茎肉质，直立，分枝，绿色带淡紫色，节处微膨大，色更浓，表面被白色短毛。单叶互生，叶片狭披针形，边缘有锐锯齿，叶柄长。夏日开花，红、白、兰、紫色都有，单生或2～3朵簇生于叶腋，具矩。蒴果成熟时，触之则裂开而弹出种子。

通常栽培供观赏，亦有野生的，各地均有分布。

采集加工： 六月采花，七月采子及根茎，晒干备用。

性味功能： 子(急性子)苦、辛，温，有小毒；花甘、辛，温，有小毒。活血，镇痛，催生，解毒。

主治： 经闭，难产，风湿痹痛；外敷毒蛇咬伤，跌打损伤，疮痈肿毒。

用量： 干花1～2钱，种子1～1.5钱，全草3～5钱；外用适量。

配伍： 子配当归、香附、牛膝、木通治经闭；配当归、川芎、龟板治难产；全株配威灵仙、桑枝、当归、蚕沙、大枣治风湿痹痛；配鬼针草捣绒外敷，治毒蛇咬伤，疮痈肿毒；配酸酸草、铁线草捣绒外敷，治跌打损伤。

地 笋 子

来源：为唇形科地笋属植物地瓜儿苗Lycopus lucidus Turcz. var. hirtus Regl.的全草和块茎。

形态简述：多年生草本。地下有匍匐茎，先端膨大，形成纺锤状块茎，肉质，先端有芽，地上茎通常不分枝，方形，有棱，中空，绿色，节处常为紫红色。单叶对生，广披针形，先端锐尖，边缘有锐锯齿，叶两面有软毛，具短柄。夏日开多数白色唇形小花，成轮伞花序。

常生于沟边、水边，亦有栽培的，各地均有分布。（图265）。

采集加工：秋季采集全草，洗净，切段，晒干备用；八至九月采挖其块茎，洗净入药。

性味功能：全草苦，微温。活血，通经。块茎甘，平。利水，健脾，益气。

主治：全草治月经不调，痛经，跌打损伤，疮

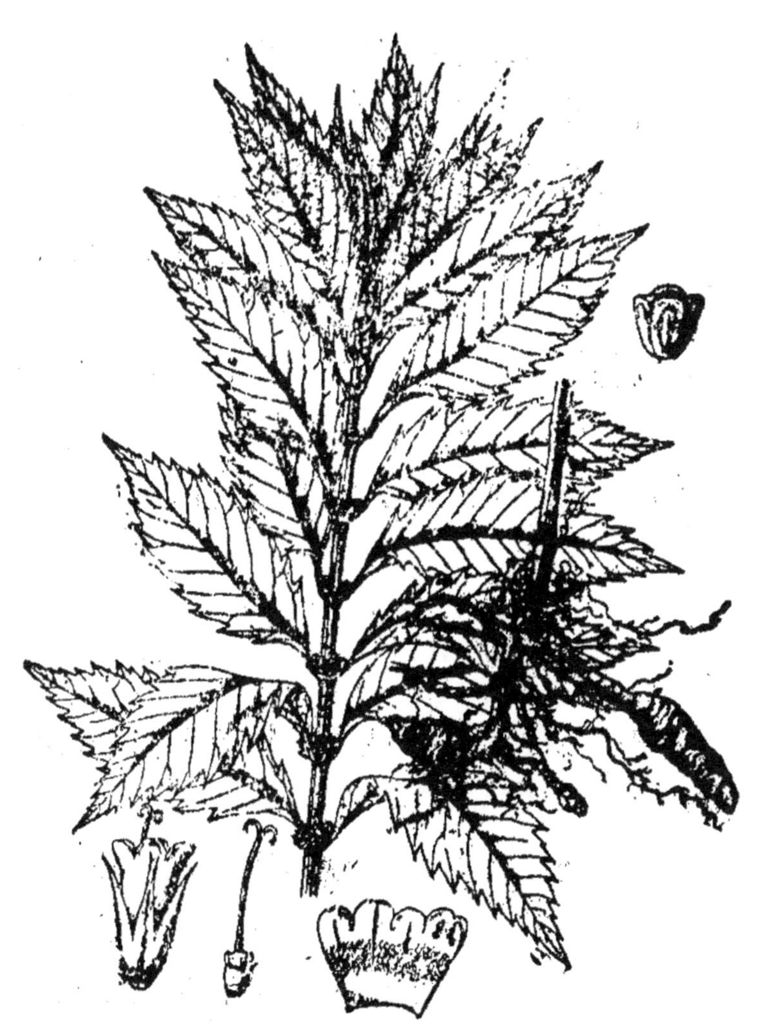

（图265）地笋子

疡等症。块茎治脾虚水肿，食欲不振，白带淋浊。

用量：全草1.5～4钱，块茎1～2两。

配伍：全草配益母草、当归、赤芍、香附、月月红治月经不调，产后淤血阻滞腹痛；配接骨木、岩豆藤、石枣子治跌打损伤；配蒲公英、铧头草、当归、银花藤、甘草等治疮疡肿毒。块茎：配泡参、三白草根、臭牡丹根、秧心草根炖鲫鱼汤服，治肺虚久咳，脾虚水肿；配臭牡丹根、鸡屎藤、昏鸡头炖肉服，治白带淋浊，脾虚食少。

凌 霄 花

来源：为紫葳科紫葳属植物凌霄花 Campsis chinensis Voss.的花、叶、茎。

形态简述：落叶攀援性木质藤本。叶对生，奇数羽状复叶，通常小叶7～9枚，卵形至卵状披针形，上部边缘有粗锯齿，叶柄腹面有沟槽。夏季开多数鲜红色或橙色钟形花，成聚伞花序，复成疏散的园锥花丛。

通常栽植供观赏，各地均有分布。（图266）

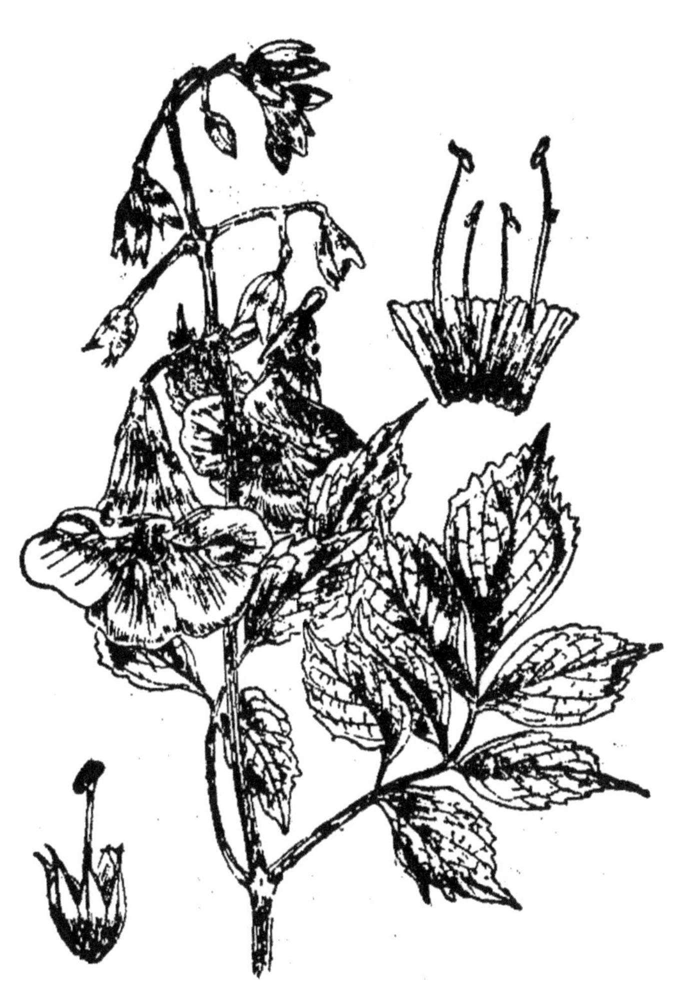

（图266）凌霄花

采集加工：七至九月采集，阴干备用。

性味功能：苦，平。破血消淤。

647

主治：跌打扭伤，骨折，经闭。

用量：3～4钱。

配伍：配接骨木、水当归、酸酸草泡酒内服外擦，治跌打扭伤；配雀不站根皮、合欢皮捣绒外敷骨折；配当归、牛膝治经闭。

备注：孕妇忌服。

十四、补益药类

补益药是指具有滋养强壮作用的一类药物，适用于身体虚弱的病人。虚症一般可分为气虚、血虚、阴虚、阳虚四类，所以补益药也根据它们的性能特点分为补气、补血、补阴、补阳等四类以适应不同证候的治疗需要。

上述证候，有时不是单一出现的，所以在临床上往往有“阴阳两虚”、“气血两虚”的情况，治疗上亦有“阴阳双补”、“气血双补”的原则，这是临证时必须注意的。

（一）补气药

臭牡丹（矮桐子）

来源：为马鞭草科海州常山属植物臭牡丹 Clerodendron foetidum Bunge的根和叶。

形态简述：小灌木，高约1～2米。茎淡褐色至紫褐色，具皮孔。单叶互生，广卵形，叶面深绿色，粗糙，具柔毛，叶背淡绿色，近光滑，叶脉上有柔毛，茎下部叶柄与叶等长，上部叶柄较短。夏末秋初开多数红色至紫红色小花，成顶生密集头状聚伞花序。浆果状核果，球形或倒卵形。

多生于肥沃润湿的林缘、沟边、屋旁，各地均有分布。（图267）

采集加工：根四季采收，叶夏季采收，洗净，晒干备用或鲜用。

性味功能：甘、淡，平。根益气，健脾，平

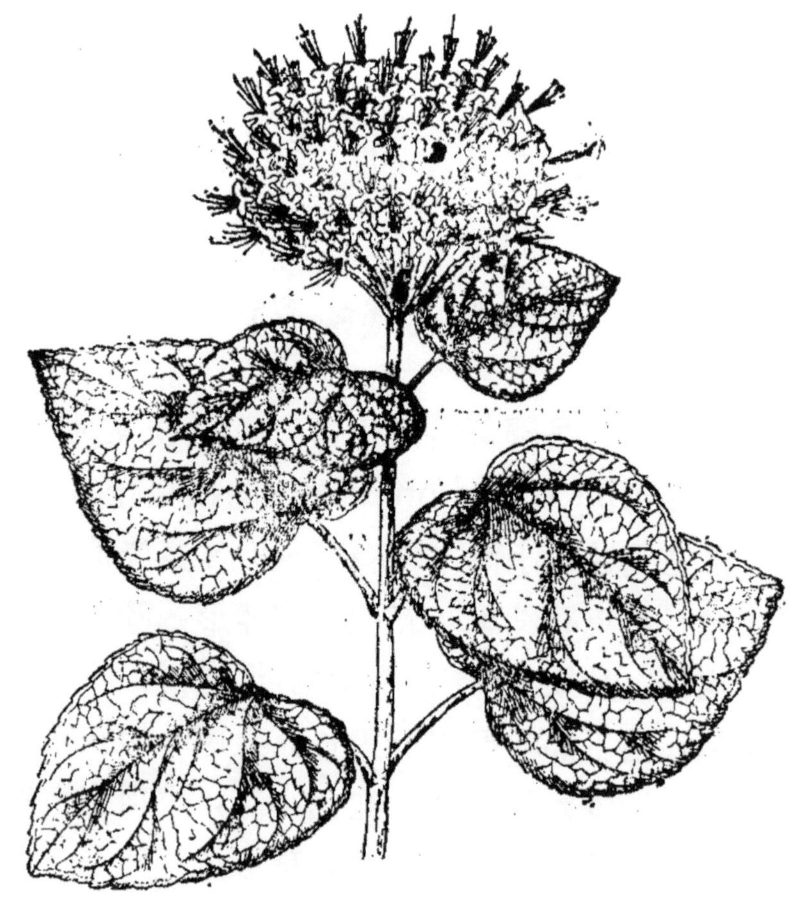

（图267）臭牡丹

肝，利湿。叶清热解毒，利尿，平肝。

主治：根治脾虚水肿，风湿骨痛、麻木，虚咳，脱肛，高血压，小儿疳积，妇女白带。叶治

650

疮痈肿毒，高血压。

用量： 根鲜品1～2两，叶鲜品0.5～1两。

配伍： 根配淮山、鸡屎藤、大枣炖肉服，治脾虚水肿；配当归、淫羊藿、桑寄生、秦艽、甘草治风湿骨痛、麻木；配泡参、苛草根、白果、甘草治虚咳；配泡参、白术、黄耆、甘草、棕树根治气虚脱肛；配桑叶煎汤代茶常服，治高血压；配鸡屎藤、水蜈蚣、泡参、淮山、谷芽共为散服，治小儿疳积；配昏鸡头、淮山炖肉服，治脾虚白带。叶配铧头草、三匹风、蒲公英煎服、同时捣绒外敷，治疮痈肿毒；配夏枯草、桑寄生煎汤代茶饮，治高血压。

奶　　参

来源： 为桔梗科金钱豹属植物金钱豹 Campanumoea javanica Blume.的根。

形态简述： 多年生缠绕草本。主根肥大，肉质，表皮米黄色，切面白色，须根少。茎园形，

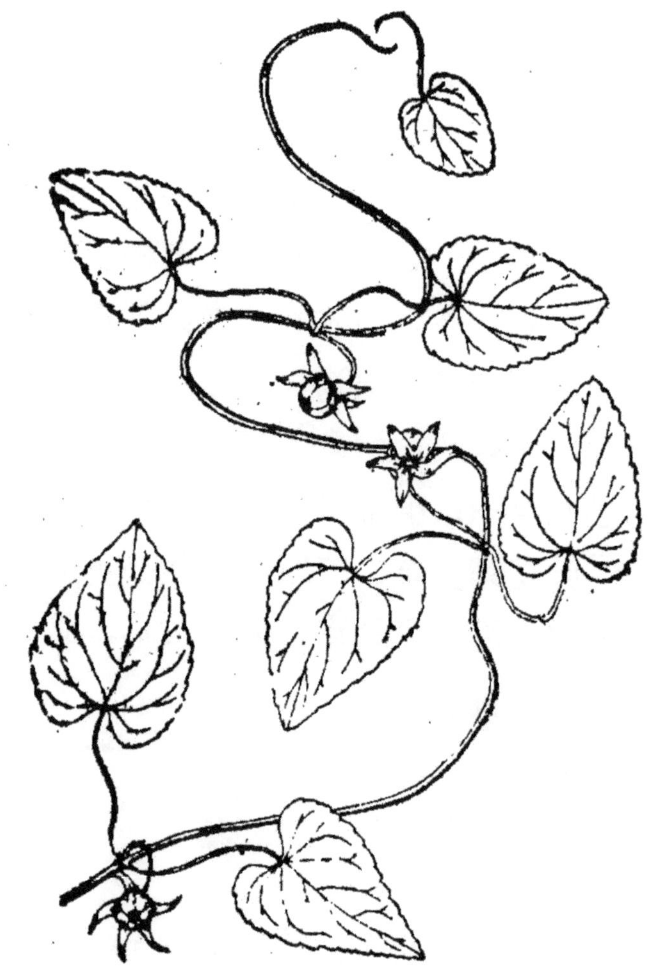

(图268) 奶参

细弱，光滑无毛。单叶对生，卵状心脏形，边缘

652

具钝锯齿，两面光滑无毛，叶柄与叶近等长。夏秋际叶腋抽生花梗，花单生，淡黄色具紫色条纹，钟形花。

多生于坡地，低山区一带有分布。（图268）

采集加工： 秋冬采集，待肉根缩小变软后，洗净泥土，晒干备用。

性味功能： 甘，平。补脾益气，生津润肺。

主治： 食欲不振，气短心烦，痨伤咳嗽，热病伤阴。

用量： 4～8钱。

配伍： 配石枣子、泡参、麦冬、甘草、芦根治热病伤阴；配淮山、鸡屎藤、谷芽、隔山撬治脾胃虚弱、食欲不振；配泡参、玉竹、麦冬、丝瓜皮、甘草治暑伤元气，气短，心烦；配泡参、白果、臭牡丹根、马蹄草、甘草治痨伤咳嗽。

娃　娃　拳

来源： 为田麻科扁担杆子属植物扁担杆子

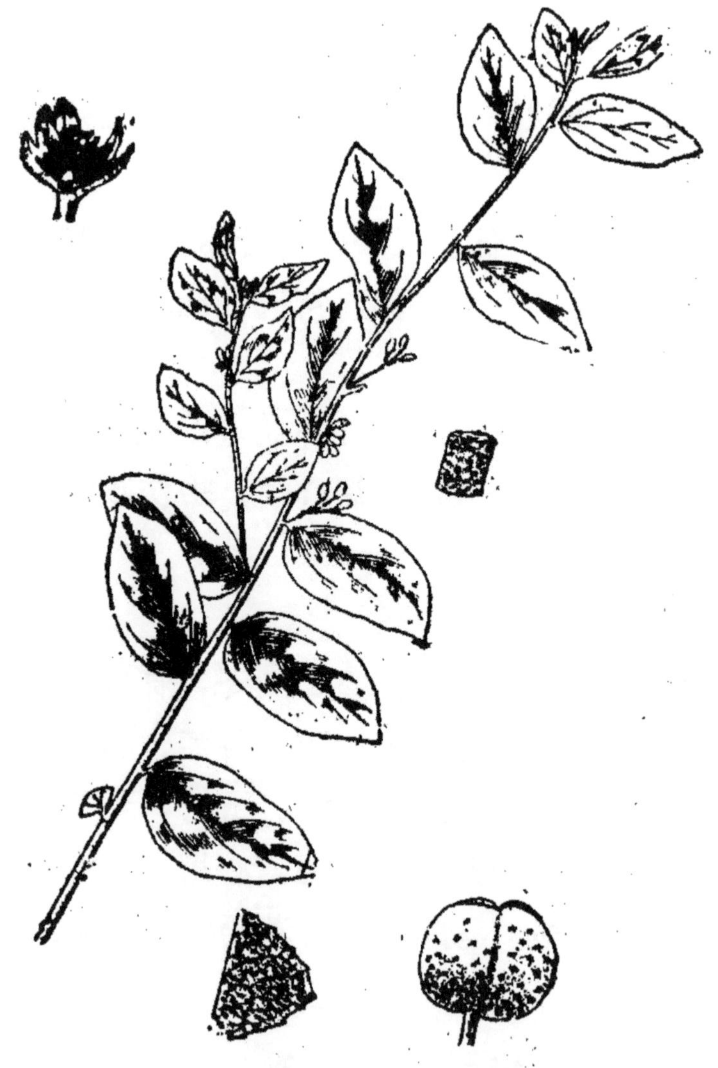

（图269）娃娃拳

Grewia biloba G.Don. 的全株。

654

形态简述：灌木，高2米左右，小枝上具星状毛。单叶互生，卵形或菱状卵形，边缘有锯齿，两面均具星状毛，托叶极小，线形。夏日开黄白色小花，3～8朵组成伞形花序状的聚伞花序。核果红色或橙色。

多生于坡地、原野、沟边，各地均有分布。（图269）

采集加工：夏秋采集，洗净，晒干，切段入药。

性味功能：甘，平。益气，健脾，固精，止带。

主治：小儿疳积，脾虚久泻，遗精，红崩，白带，小儿疝气等。

用量：0.5～2两。

配伍：配苦荞头、隔山撬、鸡屎藤治小儿疳积；配淮山、鸡屎藤、谷芽共为散服，治脾虚久泻；配白鸡冠花、胭脂花头、淮山、贯众炖肉服，治白带，滑精，小儿疝气等症。

川 党 参

来源：为桔梗科党参属植物川党参Codonopsjs tangsken Oliv.的根。

形态简述： 多年生缠绕草本。根呈长园柱形，直径1.5厘米，有极少数的细枝根，外皮乳黄色，有纵横皱纹，断面肉色，含白色乳汁。茎细而柔软，绿色。叶对生，卵园形或长园状卵形，边缘波状，叶面绿色，光滑无毛，叶背粉绿色，被粗茸毛。秋日开淡黄绿色钟形花，单生，蒴果近于园形。

多生于较润湿的林中，亦有栽培的，多分布于中山区。（图270）

采集加工： 秋季回浆后采集，洗净，晒干备用。

性味功能： 甘，微温。补脾，益气，生津。

主治： 虚脱，气短，食欲不振，久泻，热伤津液等症。

用量： 3～5钱。

配伍： 配附片、干姜、甘草治阳虚欲脱；配黄耆、当归、甘草治气短；配白术、陈皮、谷芽治食欲不振，脾虚久泻；配麦冬、淡竹叶、知母治热

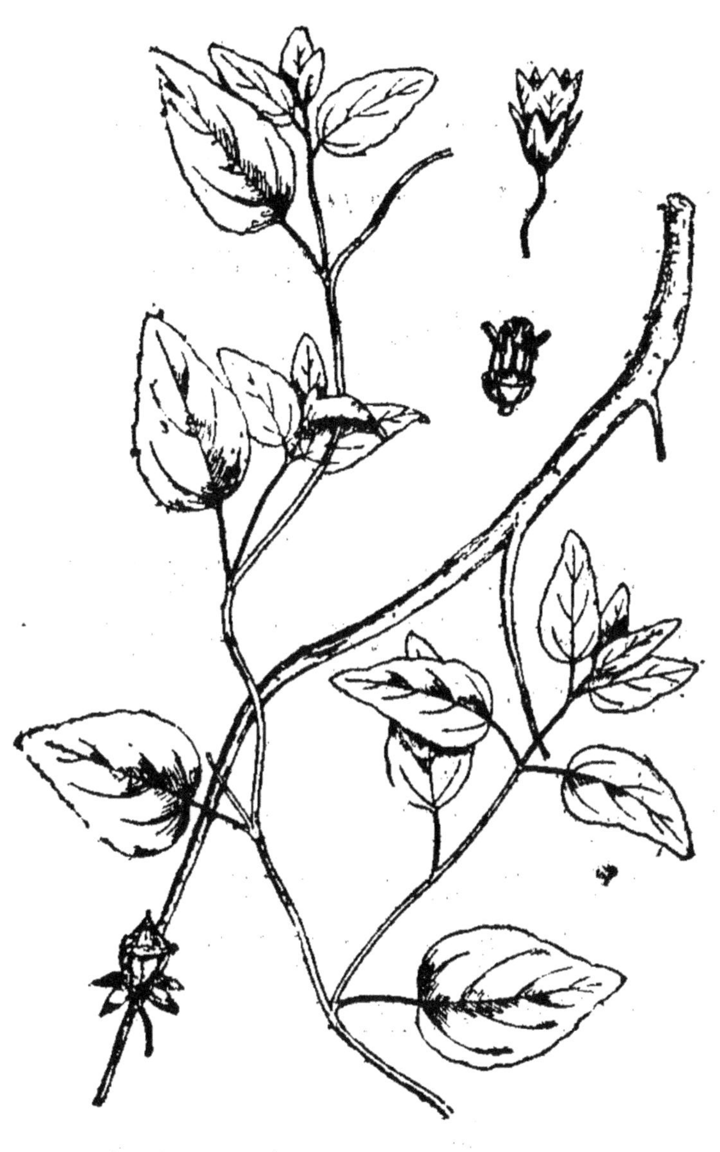

（图270）川党参

657

伤津液。

备注：中药处方“潞党参”原植物为同属之党参C. pilosula Nannfeldt 与川党参主要区别是叶片较大，两面均被粗毛，蒴果园锥形。我区部分地方已引种成功。

泡　　参

来源：为桔梗科沙参属植物挺枝沙参 Adenophora serita Miq. 及同属一些植物的根。

形态简述：多年生草本，高0.5～1米。根粗壮，园锥形。茎直立，单一或基部分枝，被短毛。根生叶扁卵园形，茎生叶互生，卵园形至椭园状卵园形，边缘具粗细不等的重锯齿，叶面被短毛，叶背淡绿色，叶脉密生短毛。秋日开多数兰紫色钟形花，成狭长的园锥花序。蒴果近球形，有毛。

多生于原野坡地草丛中，低山区一带有分布。（图271）

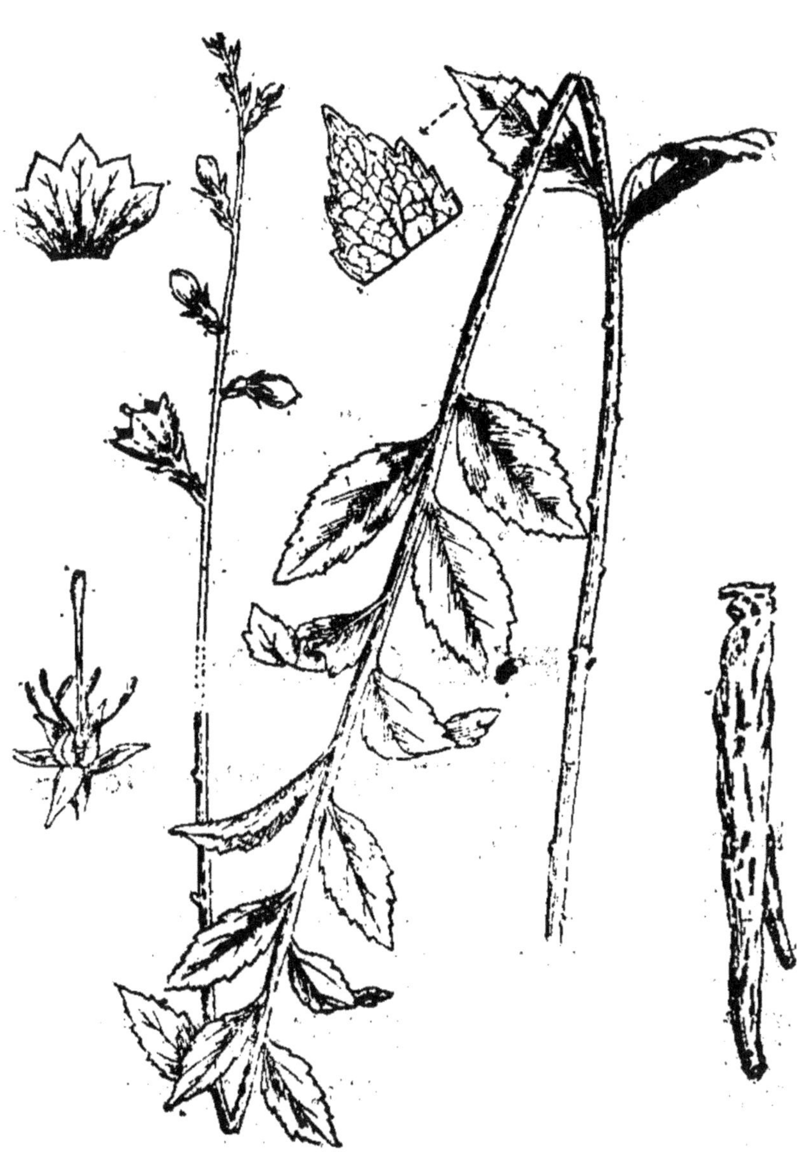

(图271) 泡参

659

采集加工： 夏末秋初，采集其根，洗净，去芦头，晒干入药。

性味功能： 甘、淡，微寒。益气，润肺止咳。

主治： 肺虚咳嗽，气短心累。

用量： 常用量3～4钱。

配伍： 配百合、桑白皮、竹林消、甘草治肺虚咳嗽；配黄耆、当归治气短心累。

野白苕（野山药）

来源： 为薯蓣科薯蓣属植物山药 Dioscorea batatas Decne的根茎。

形态简述： 多年生草本。地下根茎粗壮，略呈园柱形，表面土黄色至灰褐色，生有须根，断面白色，细嫩，粉质。茎细长，蔓生，扭曲，绿色微带褐色。下部的叶互生，上部的叶互生、对生或轮生，长心脏形至三角状戟形不等，叶面绿色，叶背淡绿色，具光泽，掌状叶脉在叶背稍隆起，叶腋生珠芽。夏日开花，单性，雌雄异株，花极小，黄绿色，成穗状花序，腋生。蒴果三棱，具翅。

喜生于向阳排水较好的坡地、路边，亦有栽培的，各地均有分布。（图272）

采集加工：秋末冬初采挖，洗净，用竹片刮去外表粗皮，切去芦头及尾蒂，然后切成条块，放含有硫磺的清水中（每公斤鲜药需硫磺1.5市斤右左）漂洗，经24小时后取出，晾干水气，用硫磺薰24小时后再用无烟微火炕干切片备用。

性味功能：甘、淡，平。健脾，补肾，涩精，止泻。

主治：脾胃虚弱，食少腹泻，遗精，白带，虚痨咳嗽，盗汗。

用量：0.5～1两。

配伍：配隔山撬、鸡屎藤，清酒缸、娃娃拳等共为散服，治脾胃虚弱，消化不良，大便塘泻；配竹林消、猪獠参、猪鬃草、鸡屎藤，白

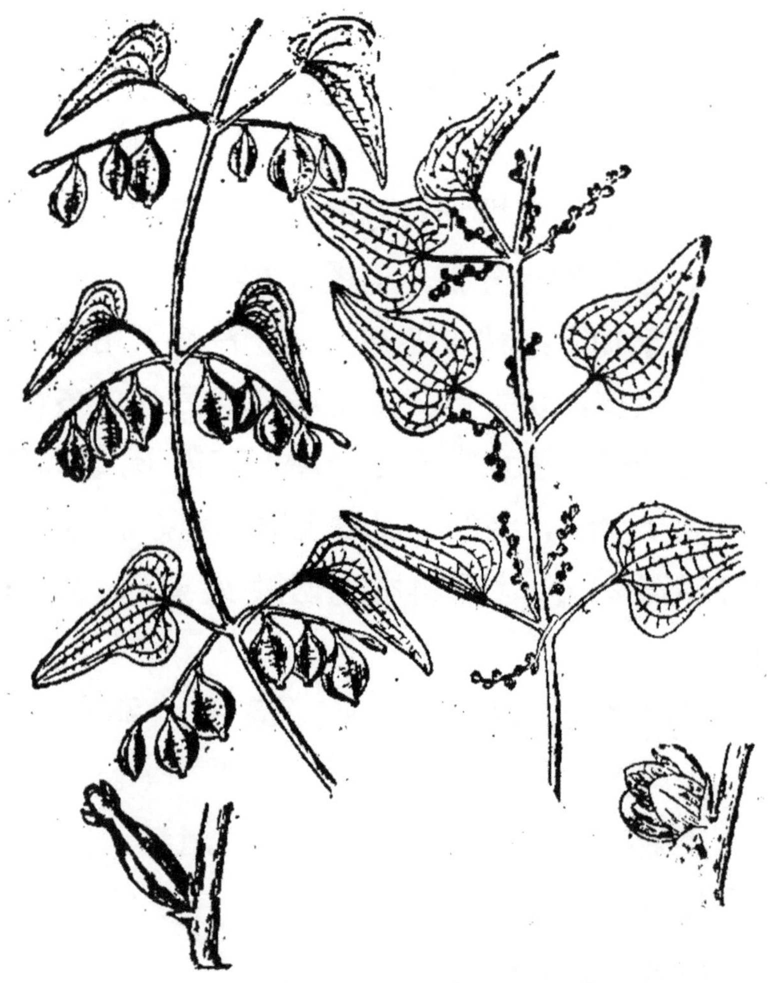

（图272）野白苕

果、旱莲草治虚痨咳嗽，痰中带血；配夜关门、臭牡丹根、大蓟、八月瓜治遗尿或盗汗。

662

菜　子　参

来源．为菊科莴苣属植物菜子参 Lactuca sp.的全草。

形态简述：高大草本，高2～2.8米，上部稍有分枝，全株具乳汁。茎近园形，光滑，稍具纵槽，径约1～1.5厘米。单叶互生，狭披针形至披针形，光滑，全缘或微具锯齿，叶面淡绿，叶柄极短或无，茎下部叶片最大，花时枯萎，渐向上叶片渐小。

多数兰状花序组成稍紧密的园锥花丛，小花均为黄色，舌状花。花期秋至冬。

均为栽培，分布于丘陵区。（图273）

采集加工：九月采集全株，晒干，切段备用。

性味功能：甘、微苦，微温。益气，健脾，涩精，止泻。

主治：脾胃虚弱，食欲不振，脾虚泄泻，小儿疳积，遗精。

用量：1～1.5两。

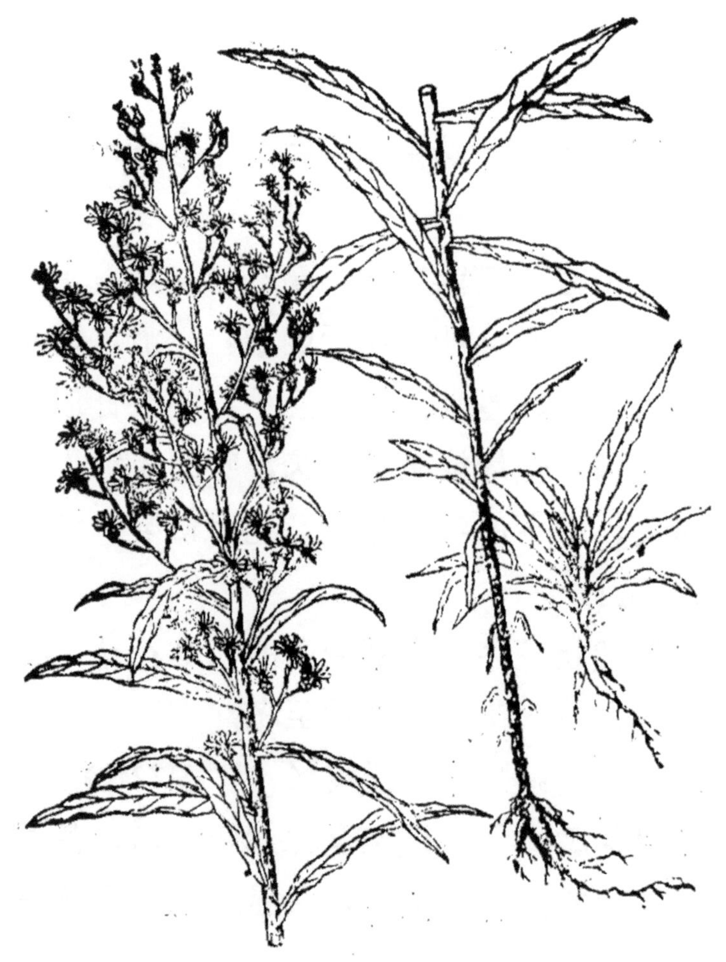

（图273）菜子参

配伍：配隔山撬、娃娃拳、清酒缸、糯米草、泡参治脾胃虚弱，食欲不振；配鸡屎藤、泥

664

鳅串、刺梨根、臭牡丹根治脾虚泄泻，小儿疳积；配金樱子、芡实、莲米共为散服，治遗精。

备注：服用本品期间，禁食辣椒。

鸡 爪 参

来源：为蔷薇科委陵菜属植物翻白草 Potentilla discolor Bunge 及同属一些植物的全草或单用其根。

形态简述：多年生草本。地下有纺锤形块根数枚，状如鸡爪，表面暗褐色，断面粉白色，粉质。根茎极短，花茎上部多分枝，密被白色绵毛。叶二型：基生叶丛生，奇数羽状复叶，叶柄长，顶端一小叶较大，其余向下渐小，边缘具粗锯齿，小叶无柄，背面密生白色绵毛；茎生叶较小，为三出复叶，小叶长椭园形，边缘有锯齿，背面密被白色绵毛。春日开黄色小花，成顶生聚伞花序。

多生于山坡、路边草丛中，低山区一带均有

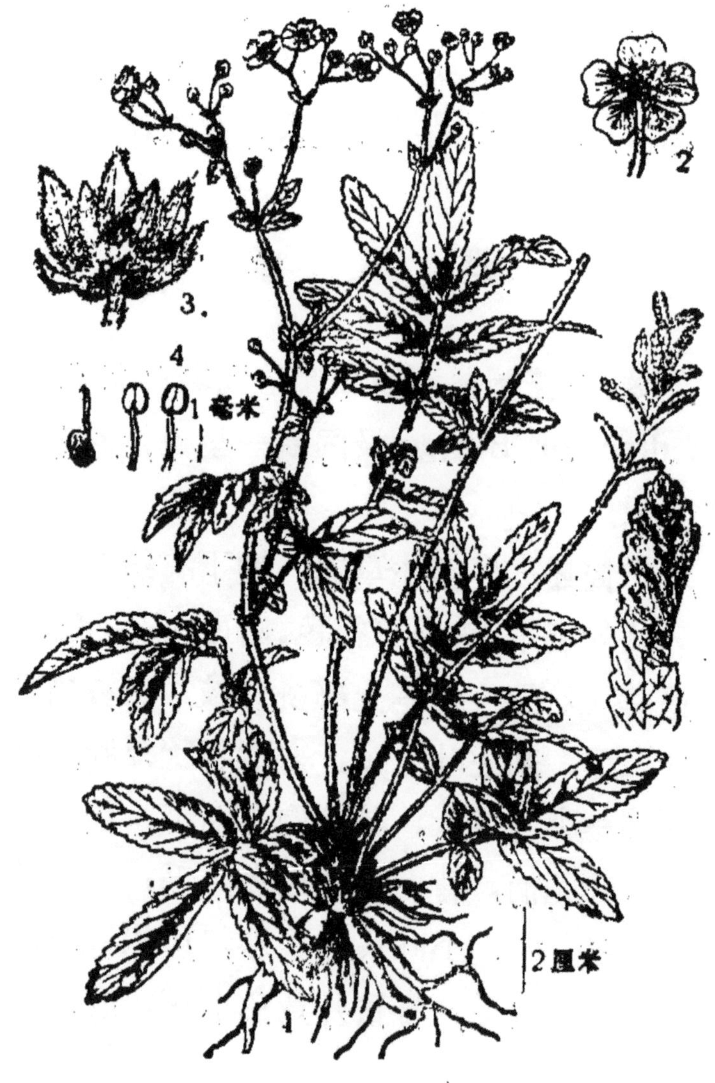

(图274) 鸡爪参

666

分布。（图274）

采集加工：早春及晚秋采挖其根；开花期采集全草。

性味功能：全草苦，平。清热解毒，止血。根甘，平。健脾益气。

主治：全草治细菌性痢疾，阿米巴痢疾，捣绒外敷疮痈。根治脾虚白带，崩漏等症。

用量：5～8钱，外用适量。

配伍：全草配贯众、野棉花根、甘草治阿米巴痢疾；配马齿苋、六合草治细菌性痢疾；根配三白根、鸡屎藤、苦荞头、仙鹤草治脾虚白带；配仙鹤草、地榆、牡蛎、侧柏叶治崩漏。单用本品外敷，治疮口久不愈合，有解毒生肌作用。

荷包花

来源：本品为马鞭草科海洲常山属植物荷包花Clerodendron japonicum Sweet.的花和根。

形态简述：落叶灌木。茎上密被细柔毛，枝

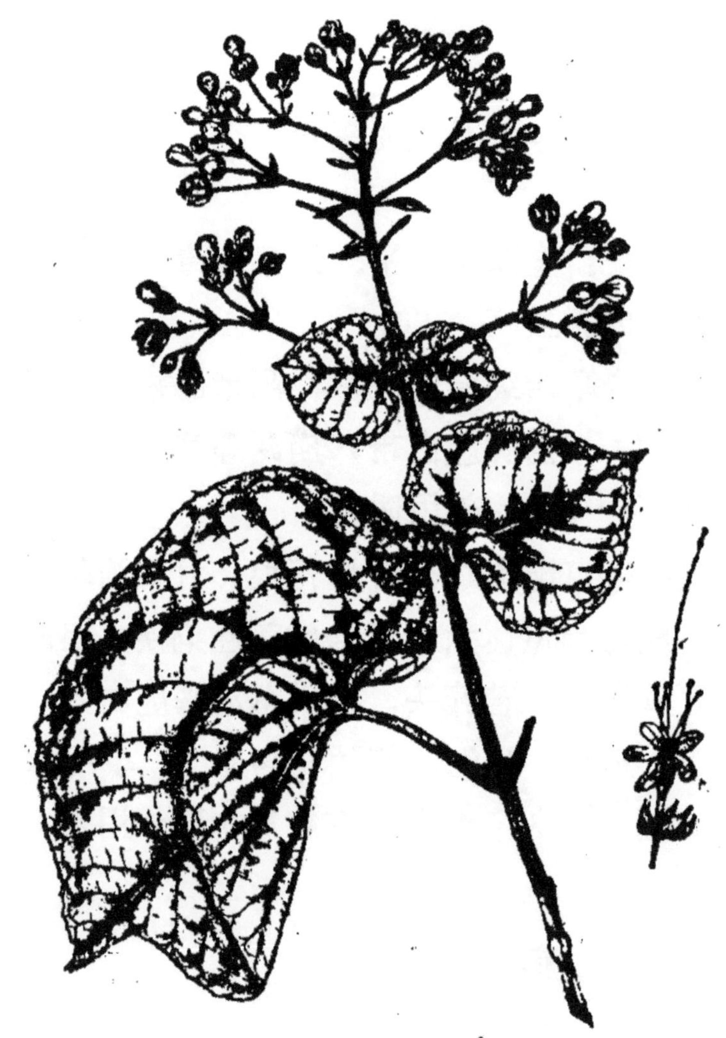

（图275）荷包花

方形，有槽。单叶对生，广卵园形，先端渐尖，基部心脏形，边缘有锯齿，叶面深绿，疏被短毛，叶背密被小园形鳞片。夏秋间开多数鲜红色花，为顶生疏松聚伞花序并形成园锥花丛。核果球形或倒卵形，包于萼筒内。

通常栽培供观赏，各地均见。（图275）

采集加工： 七至八月采集其花，阴干备用；八至九月采集其根，洗净，晒干备用。

性味功能： 甘，平。健脾益气，宁心，止血。

主治： 脾虚白带，痔疮下血，疝气，虚烦不眠。

用量： 1～3两。

配伍： 配淮山、白果、泡参、旮鸡头治脾虚白带；配无花果、仙人掌、椿树皮治痔疮下血；配桔核、八月瓜治小儿疝气；配柏子仁、夜交藤、生地治虚烦不眠。

（二）补血药

鷄血藤

来源： 为豆科鸡血藤属植物昆明鸡血藤

Millettia reticulata Benth. 及同属一些植物的茎。

形态简述：攀援状灌木。蔓茎长达5米以上，茎皮灰黄褐色，无毛，小枝黄褐色，片状剥落，奇数羽状复叶，叶轴具浅沟，小叶5～9片，椭园状披针形至卵状长椭园形，全缘，革质，光滑。夏日开多数暗紫色蝶形花，成园锥花序。

生于润湿的林缘、谷地、溪边、灌丛中，山区有分布。（图276）

采集加工：秋季采收，晒干，切段备用。

性味功能：苦，温。调经，补血，强筋，壮骨。

主治：风湿麻木、瘫痪，腰膝酸痛，月经不调，遗精，白带。

用量：3～5钱。

配伍：配当归、稀签草、水蜈蚣、大枣泡酒服，治风湿麻木、瘫痪，腰膝酸痛；配当归、益母草、小茴香、艾叶、甘草治痛经；配女贞子、复盆子、辰砂草治肾虚遗精，白带。

附注：根及种子均含鱼藤酮及拟毒鱼藤酮，

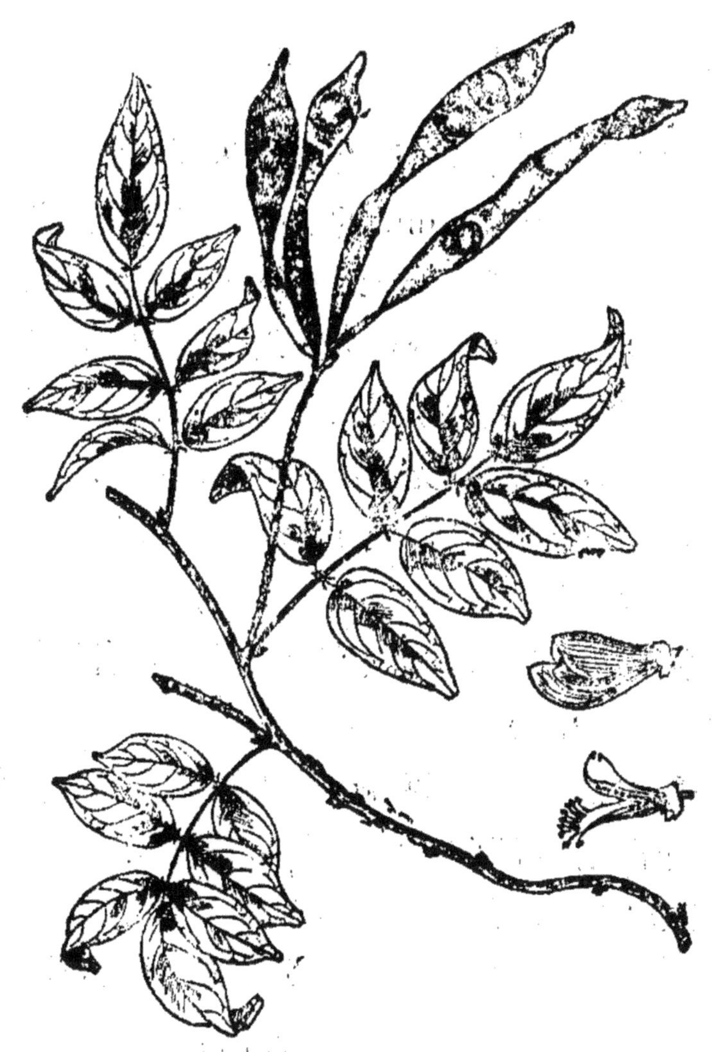

（图276）鸡血藤

有杀虫作用，可清洁环境，不作内服。

671

何　首　烏

來源：为蓼科蓼属植物何首乌 Polygonum multiflorum Thunb.的块根，其茎亦入药。

形态简述：多年生常绿缠绕草本。茎长达数米，红紫色，光滑，分枝多，地下具肥大的块根，质地坚硬，表面暗褐色，切面肉色。单叶互生，狭卵形，全缘，光滑，托叶膜质，鞘状，抱茎。秋末开白色小花，成园锥花序。瘦果具3棱，棱膜质，种子黑色。

多生于原野、坡地及庭园石缝中，各地均有分布。（图277）

采集加工：春秋两季都可采挖，洗净，切片，晒干入药者为"生首乌"，用酒浸透蒸3～4小时取出晒干，名"制首乌"。

性味功能：生首乌苦、涩，寒。润燥滑肠，解毒消痈；制首乌淡，平。补肝肾，益精血。

主治：生首乌治习惯性便秘，痈疖，淋巴结核；制首乌治贫血，衰弱，肾亏遗精，头晕，眼

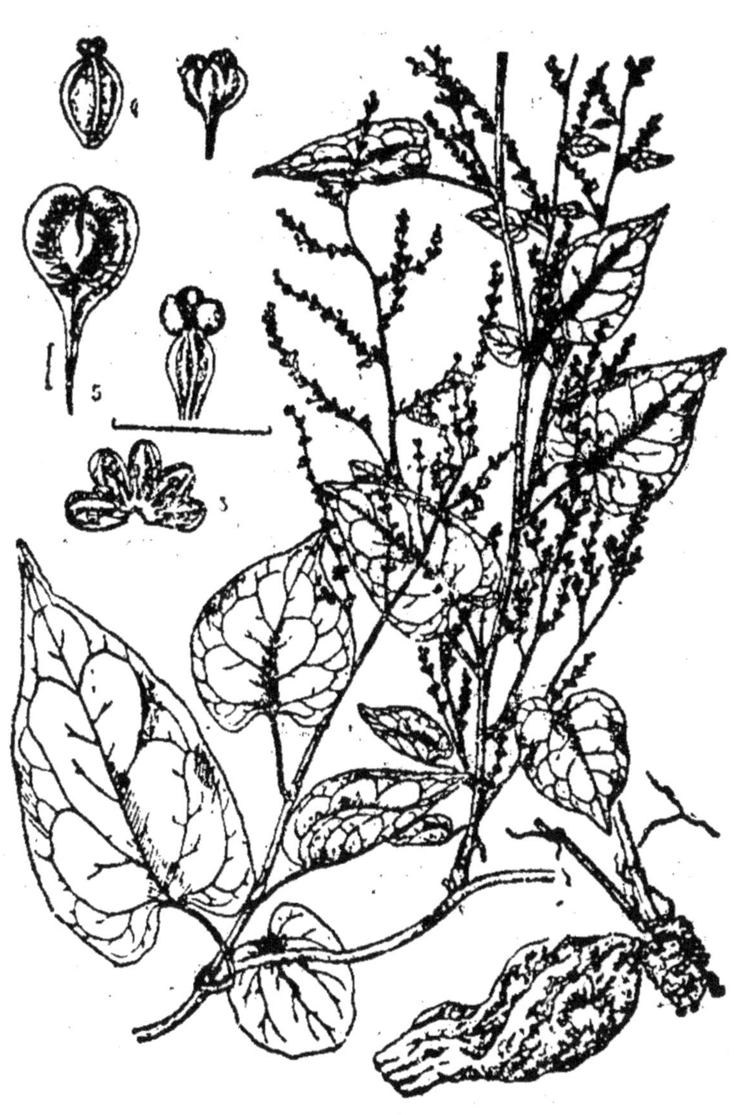

（图277）何首乌

673

花，腰酸膝软，头发早落或早白，失眠等症。

用量： 煎剂3～5钱，炖肉1～2两，丸剂适量。

配伍： 生首乌配麻仁、百合治习惯性便秘；配银花、菊花治痈疖；配一支箭、天葵子炖肉服，治淋巴结核。制首乌配当归、熟地治贫血、衰弱；配柏子仁、莲米治失眠、遗精；配女贞子、旱莲草、蜂蜜为丸服，治头发脱落或早白。

附注： 何首乌的带叶藤名"夜交藤"，有养心安神，祛风止痒的功效，主治虚烦不眠，多梦，皮肤痒疹等症。

无 花 果

来源： 为桑科榕属植物无花果Ficus carica L.的果实及根。

形态简述： 落叶灌木，高3米余，具乳汁。单叶互生，倒卵园形或近于园形，3～5深裂，边缘具波状齿，掌状叶脉，叶面绿色，粗糙，叶背叶脉突出，具毛。夏季开花，隐头花序单生于叶

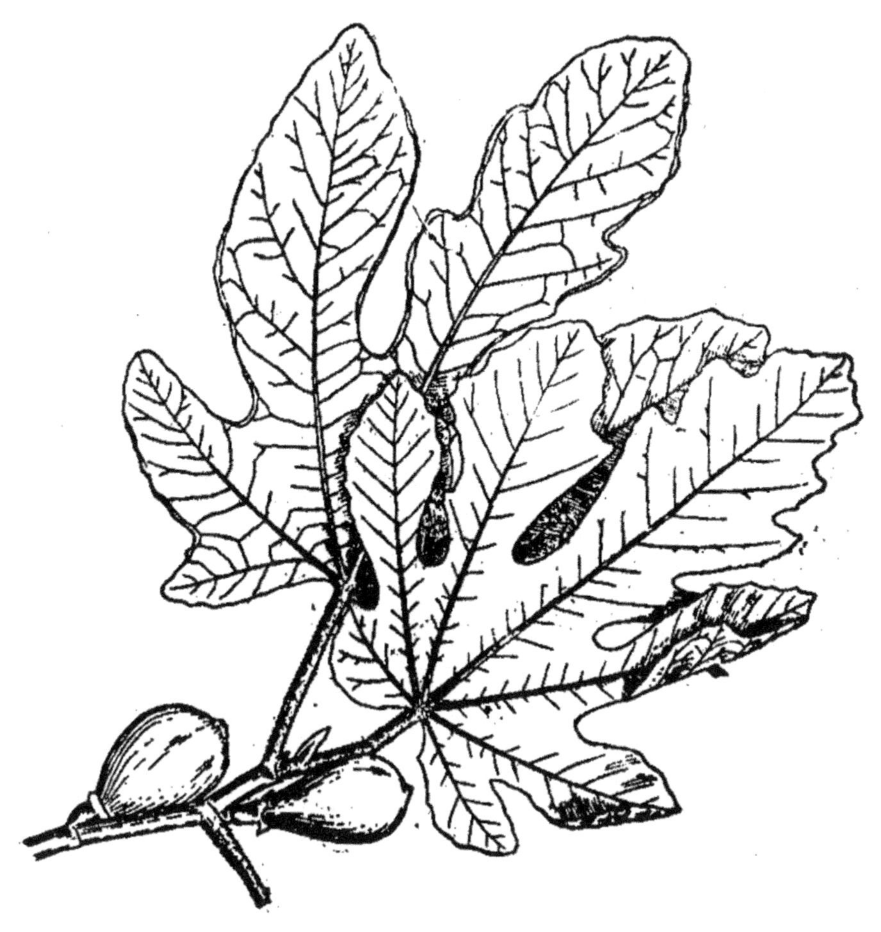

（图278）无花果

腋，有时其内具虫而成“虫瘿果”。

通常栽培，各地均有分布。（图278）

采集加工：果实于七至八月采摘鲜用；根随

675

用随采。

性味功能： 果实甘，平。补血，润肠，养阴，止血。根淡、涩，平。收敛止血。

主治： 果治气短，头晕，痔疮下血，口苦咽干，大便秘结，妇人缺乳等症。根治痔疮下血。

用量： 果、根鲜品均1～2两。

配伍： 果配当归、首乌、炖肉服治气短，头晕；配旱莲草、佛顶珠、水皂角治痔疮下血；配黄精、玉竹煎服治口苦咽干，炖鸡服治妇人缺乳；配首乌、蜂蜜治大便秘结。根配刺揪树皮治痔疮下血。

漏　芦

来源： 为锦葵科秋葵属植物黄秋葵Abelmoschus manihot Medik 的花及根。

形态简述： 一年生草本，高1～1.5米。茎直立，近园形，具刺毛。单叶互生，卵形，掌状深裂，裂片通常6～8片，披针形至广披针形，边缘

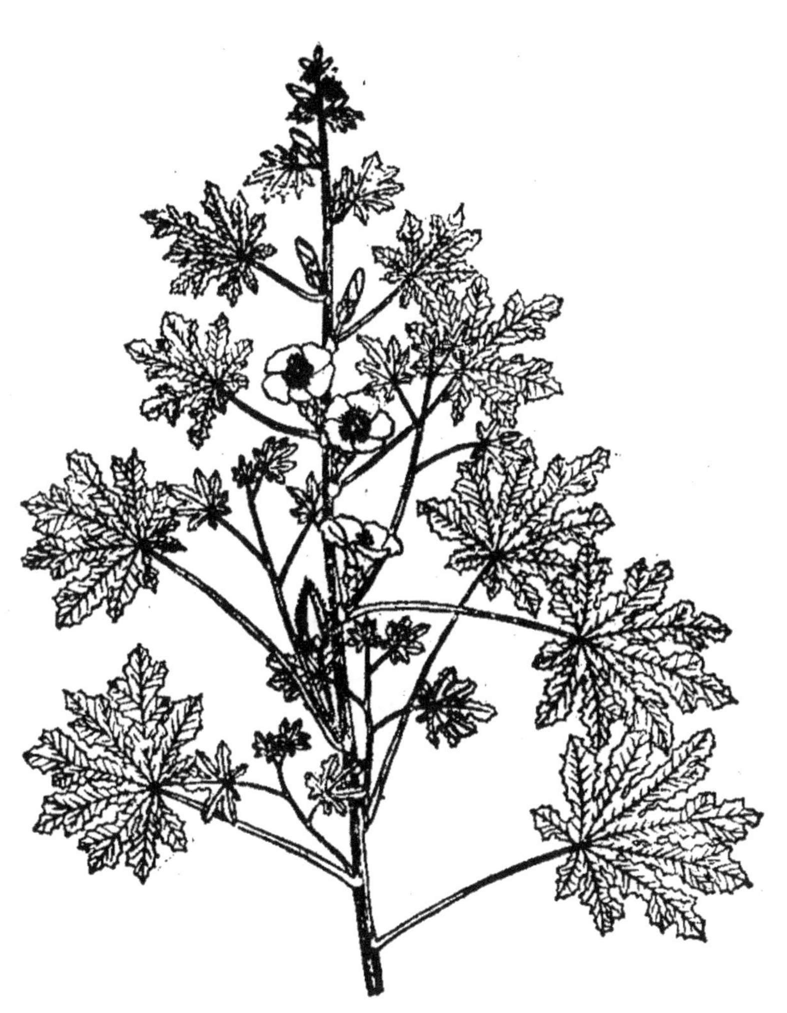

（图279）漏芦

具粗齿，小叶柄长，疏具刚毛。秋日开花，单花腋生，黄色，花心红色。蒴果长椭园形。

677

通常栽培，亦有半野生的，丘陵平坝区均有分布。（图279）

采集加工： 花刚开时采集，阴干备用；根于苗枯时采集，洗净，晒干，切段备用或随采随用。

性味功能： 甘，微温。花滋阴补血；根健脾，消食，散结。

主治： 花治血虚头晕；根治小儿食滞，疝气。

用量： 花5～10朵；根0.5～1两。

配伍： 花煎蛋服治血虚头晕。根配隔山撬、面根藤、臭牡丹、泥鳅串煎服或单用鲜品2两煮稀饭常服，治小儿脾虚食滞；配吴萸、野花椒、桐子树根皮治疝气。

（三）补阴药

旱蓮草（墨斗草）

来源： 为菊科鳢肠属植物鳢肠 Eclipta alba L. 的全草。

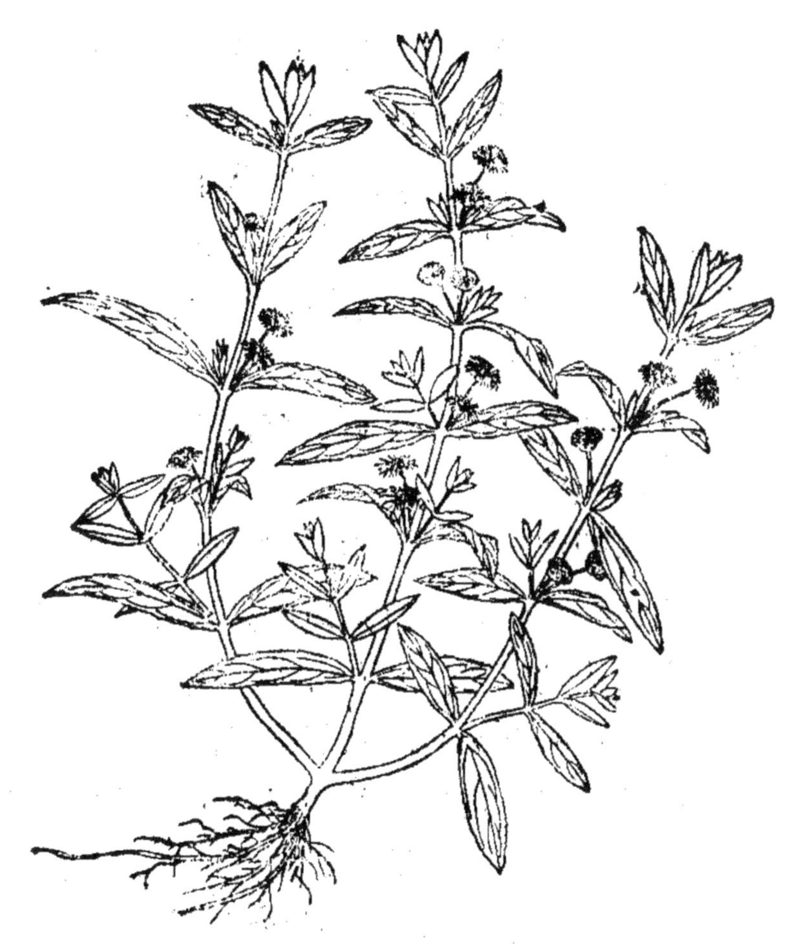

（图280）旱莲草

形态简述：一年生草本。全体被粗糙毛，近于直立或呈匍匐状，着地的节通常生有须状白色的不定根，揉搓其茎叶流出汁液在空气中逐渐变

679

黑，茎绿色或紫红色，基部多分枝。单叶对生，叶柄极短或近无，叶线状披针形，全缘或稍有浅齿，两面均有白色粗毛。夏秋季开花，兰状花序单生于叶腋或茎顶，边缘小花白色。

多生于润湿肥沃的水边、路旁、园圃，各地均有分布。（图280）

采集加工：秋季采集全草，洗净，晒干，切段备用。

性味功能：甘、酸，寒。滋阴补肾，凉血止血。

主治：吐血，咯血，便血，尿血，崩漏，须发早白或头发早落。

用量：0.5～1两，丸剂适量。

配伍：配白芨粉、丝茅根、金娃娃草治吐血，咯血，衄血；配地榆、槐角治崩漏及便血；配石苇、龙胆草治尿血；配女贞、首乌研细，蜂蜜为丸服，治须发早白及头发脱落。

猪 獠 参

来源：为兰科绶草属植物绶草 Spiranthes

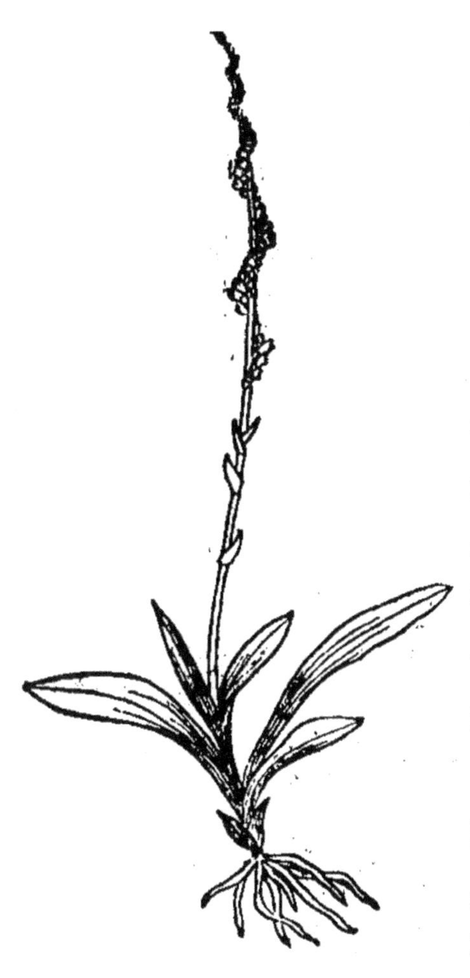
(图281) 猪獠参

sinensis (Pers.) Ames. 的全草。

形态简述：多年生小草本，高20～35厘米。根茎短，有簇生的肉质根。单叶互生，基部叶较大，披针形，全缘，基部微抱茎，茎上部叶较小，苞片状。夏季开多数淡红色小花，成顶生穗状花序，螺旋状排列。

多生于湿润肥沃向阳的河岸、林下、原野草丛中，各地均有分布。(图281)

采集加工：春夏采收，洗净晒干备用。

性味功能：甘，平。滋阴，益气。

主治：咳痰带血，病后体虚，肾虚腰痛，神经衰弱等症。

用量：3～5钱。

配伍：配地麦冬、天冬、百部、枇杷叶等治咳痰带血；配泡参、当归、淮山、鸡屎藤炖肉服，治病后体虚；配八月瓜、何首乌、矮桐子、狗地芽、血藤、牛膝、桑寄生治肾虚腰痛；配何首乌炖肉服治失眠，多梦，遗精。

黄　　精

来源：为百合科黄精属植物卷叶黄精 Polygonatum cirrhifolium Royle 及同属一些植物的根茎。

形态简述：多年生草本。地下根茎横走，粗大，有显著的节，地上茎园柱形，直立，顶端下垂，绿色，平滑无毛。叶对生、互生或3～6片轮生，宽披针形，先端渐尖，顶端拳卷，近无柄。春日开花，总梗腋生，具1～4朵白色或淡绿色或带紫色花，通常二朵。浆果园球形，成熟后黑色。

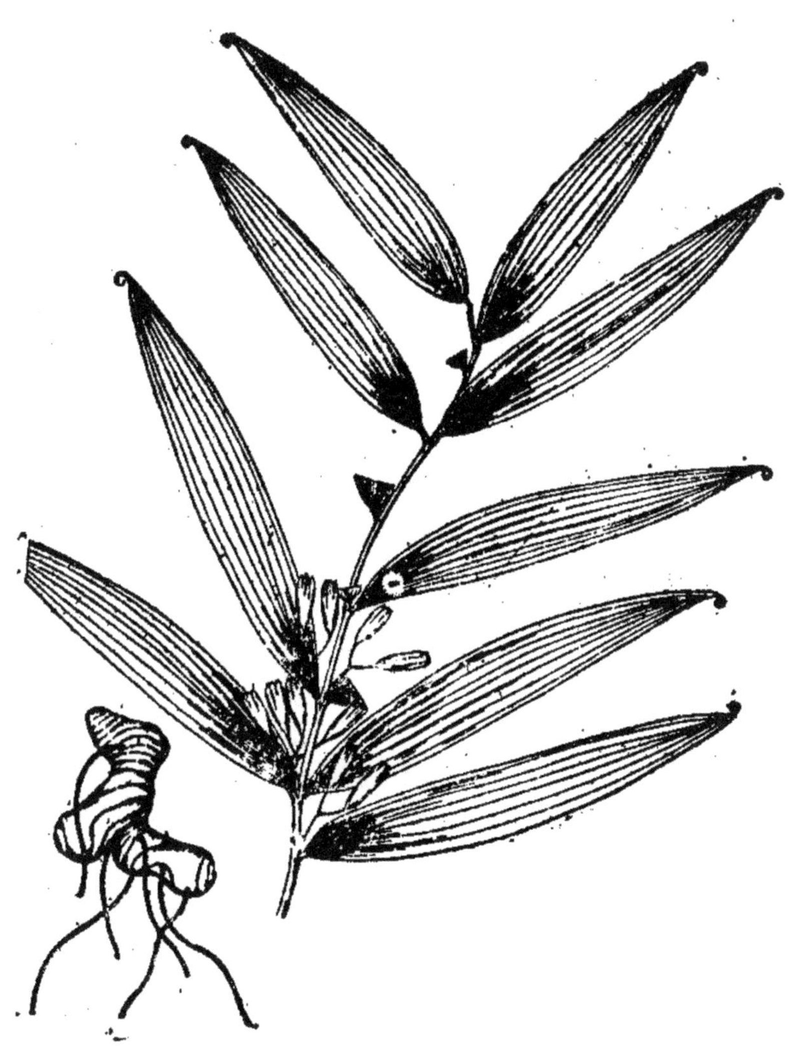

（图282）黄精

多生于阴湿肥沃的林中或坡地草丛中，亦有

683

栽培的，低山区一带均有分布。（图282）

采集加工：冬季采挖，洗净，晒干备用。

性味功能：甘，平。益气生津，润肺。

主治：消渴，气短，肺燥咳嗽，病后脾胃虚弱，乳汁不足。

用量：0.5～2两。

配伍：配狗地芽叶、花粉、淮山治消渴症；配百合、桑白皮、吉祥草治肺燥咳嗽；配泡参、女贞子、淮山、麦芽治病后脾胃虚弱，食欲不振；配慈竹根、当归炖肉服，治乳汁不足。

天 門 冬

来源：为百合科天冬属植物天冬 Asdaragus Jucidus Lindl.的块根。

形态简述：多年生攀援状藤本，长2～3米。根呈黄褐色，簇生，长椭园形或纺垂形。茎蔓生，细长，绿色，有纵槽。叶退化为鳞片状，灰白色，互生，小枝似叶，3～4个簇生。夏日开白色带黄色小花，单生或2～3朵簇生。浆果球形，红色。

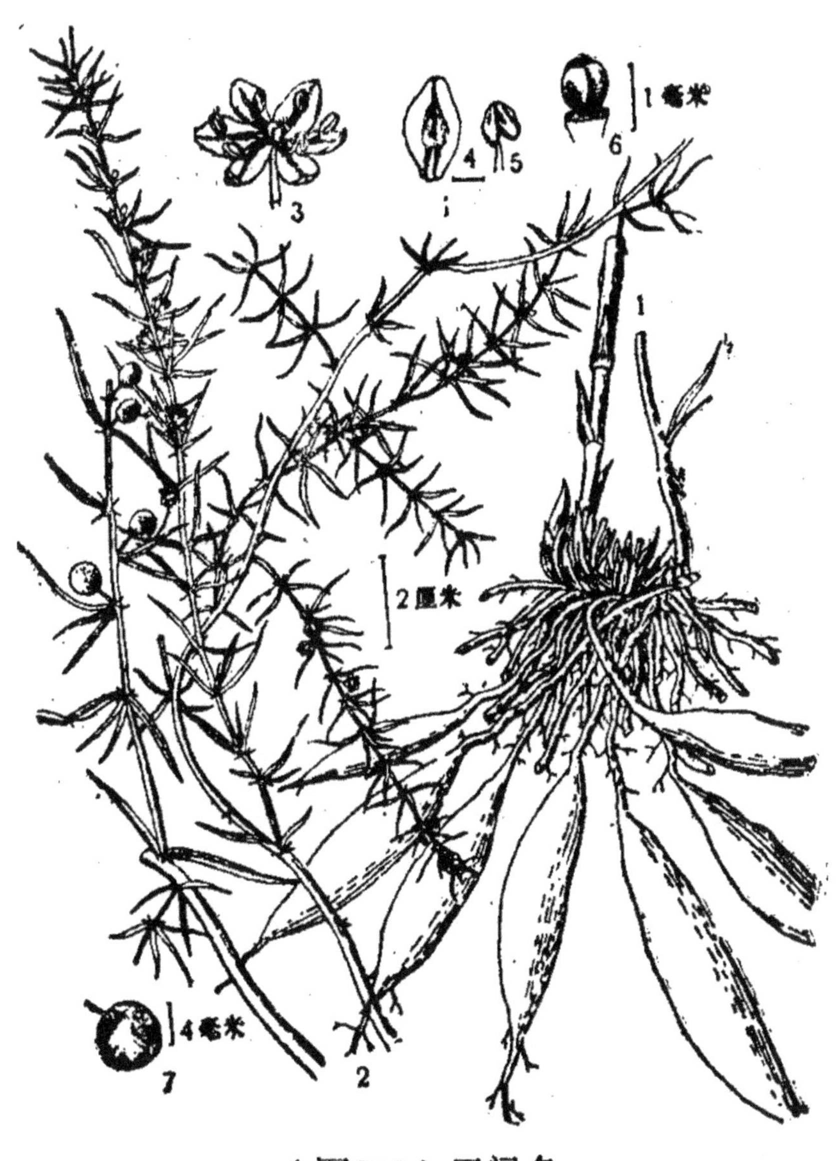

（图283）天门冬

685

多生于灌丛中、林下，亦有栽培的，多分布于低山区一带。（图283）

采集加工：秋末或冬初挖采其根。洗净，用蒸笼蒸至中心无白色时，撕去外面粗皮，用清水淘洗，用刀修去芦头尾蒂，用竹签或麻绳将其贯穿成串，晒干即成。

性味功能：甘、苦，寒。清热，凉血，养阴润燥。

主治：肺燥咳嗽，吐血、咯血，热病津耗，便秘。

用量：3～5钱。

配伍：配白芨、苡仁、冬花、百部、百合治肺痿吐浓血；配麦冬、芦竹根、泡参、芝麻治热病津耗便秘。

野 麦 冬

来源：为百合科沿阶草属植物沿阶草 Ophiopogon japonicus Ker-Gawl.的全草。

形态简述：多年生常绿草本。地下茎平卧，须根多数，顶端或中部膨大成块根，纺锤形或园筒形，肉质，白色。叶根生，成丛，长线形，边缘有细刺毛，并具膜质翅。夏日开淡紫色花，成总状花序，花扭向一边。浆果球形，兰色。

生于润湿肥沃的林下、路旁、溪沟边，也有栽培的，各地均有分布。（图284）

采集加工：四至五月采收，洗净，晒干备用。

性味功能：甘、微苦，微寒。养阴清热，润肺止咳。

主治：肺燥干咳，热病口渴，乳汁缺少，脉虚心悸，气短心烦，潮热盗汗。

用量：4～8钱。

配伍：配泡参、桑叶、梨皮、竹林消、甘草治肺燥干咳；配淡竹叶、菊花、花粉、银花、芦竹根治热病口渴；配黄精、玉竹、棉花籽（炒）炖鸡或炖肉服，治乳汁缺少；配泡参、生地、柏子仁、甘草治心阴不足，脉虚心悸，气短，心烦；配青蒿、地骨皮、鳖甲治潮热盗汗。

备注：同科麦门冬属植物小麦门冬 Liriope

687

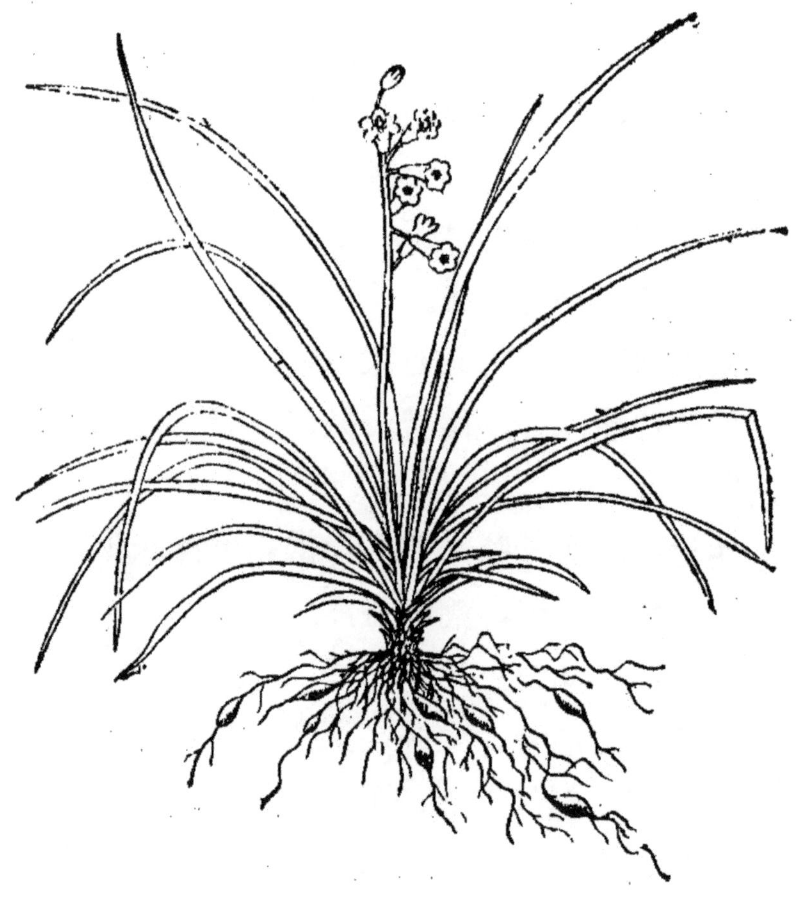

（图284）野麦冬

minor Makino。大麦门冬 L. graminifolia Bak. 亦作野麦冬用。

688

桑寄生

来源：为桑寄生科桑寄生属植物桑寄生 Loranthus yadoriki Sieb.的全株。

形态简述：落叶寄生灌木。枝赭褐色，具暗灰色星状短毛。单叶对生，革质，椭园形，全缘，叶面初有星状毛，后变光滑，叶背具红褐色星状毛。秋日开花，2～3朵簇生于叶腋。浆果卵园形，淡黄色。

多寄生于桑属、松属、梨属的树上，各地均有分布。

采集加工：四季可采，洗净，切碎，晒干备用。

性味功能：苦、涩，平。补肝肾，强筋骨，祛风湿，安胎。

主治：风湿骨痛，腰肌劳损，小儿麻痹后遗症，四肢麻木，胎动不安，高血压。

用量：0.3～1两。

配伍：配威灵仙、当归、八月瓜藤、八角枫、刺五甲、金刚藤泡酒服，治风湿骨痛，腰肌劳损；配艾叶、兔丝子、续断有安胎作用；配当归、女贞子、淫羊藿、白术泡酒服，治四肢麻木；配车前草、稀签草治高血压。

狗　地　芽（川枸杞）

来源：为茄科枸杞属植物中华枸杞 Lycium chinense Mill.的根、叶及果实。

形态简述：多年生落叶灌木。小枝木质化，外皮浅褐色，嫩枝绿色，光滑，通常匍行。单叶互生，菱状长椭园形至广披针形，全缘，叶面绿色，叶背颜色稍淡。夏日开紫红色至紫色花，单花腋生。浆果长椭园形，红色。

多生于原野、路旁，各地均有分布。

采集加工：根、果、叶均供药用。根名"地骨皮"，二至三月采集，洗净，晒干备用；果实名"枸杞子"，秋日果实成熟时采摘，晒至果皮干硬，果肉柔软即可，雨天可用微火烘烤；叶随用随采。

性味功能：根甘，寒，清肝肾虚热，降肺中伏火；果甘，微温，补肝，滋肾，益精，明目；叶甘，寒，清热解暑，生津止渴。

主治：根治骨蒸痨热，肺热喘息；果治肾虚腰痛，头晕目雾，阳事不举；叶治暑天烦渴，糖尿病消渴。

用量：根、果4～6钱；叶1～2两。

配伍：根配知母、青蒿、鳖甲、白薇治骨蒸痨热；配桑白皮、前胡、三颗针治肺热喘息。果配熟地、小茴、兔丝治肾虚腰痛；配女贞子、菊花、熟地、首乌治头晕目雾；配淫羊藿、仙茅治阳萎。单用叶煎汤代茶饮治糖尿病，经试用可改善症状。

备注：同属植物宁枸杞 L.turcomanicum Turcz。为栽培种，功效较好，原产宁夏，本区试种现已成功。

691

雪灵芝

来源：为石竹科蚤缀属植物雪灵芝 Arenaria kansnensis Maxim.的全草。

形态简述：多年生草本。具多数丛生的分枝，小枝密集，枝下部平铺或斜展，上部直立，成丛生状。叶线形，对生，全缘，基部抱茎。花单生或聚生或成圆锥状聚伞花序，小花白色。

多生于较润湿的岩石上，分布于中山区。（图285）

采集加工：秋季采集，阴干备用。

性味功能：甘，寒。滋阴养血。

主治：肺热咳嗽，血虚风痹，肾虚头眩。

用量：3～5钱。

配伍：配前胡、百合、瓜壳、野万年青、侧耳根治肺热咳嗽；配当归、三角风、桑枝治血虚风痹；配女贞子、熟地、旱莲草治肾虚头眩。

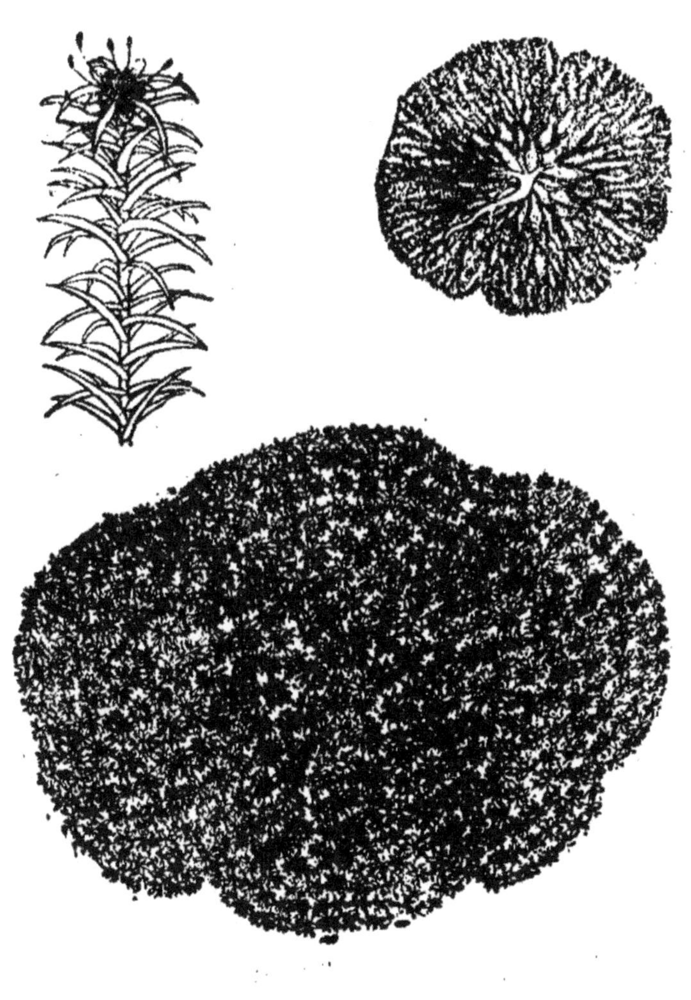

（图285）雪灵芝

693

石枣子

来源：为兰科石豆兰属植物石枣子（拟）**Bulbophyllum inconspicum Maxim.** 及石斛属植物小石斛（拟）**Dendrobim officinale K. kimura et Migo** 及其它一些植物的全草。

形态简述：石枣子——多年生草本。地下茎横走，分节，节上生不定根。通常每节长出二叶，对生，披针形，绿色，全缘，叶柄下部变形为粗壮肉质鳞茎状。夏秋由叶腋间抽出花茎，数花排成疏散的穗状花序。（图286）

小石斛——多年生草本。地下茎匍匐，分节，节上生不定根。每节长出一叶，叶柄下部变形为粗壮肉质鳞茎状，叶片广披针形，中脉突出，全缘。夏日叶腋抽花茎，花单生。（图287）

多生于较阴湿岩石或老树上，分布于山区。

采集加工：四季可采，洗净，晒干备用或鲜用。

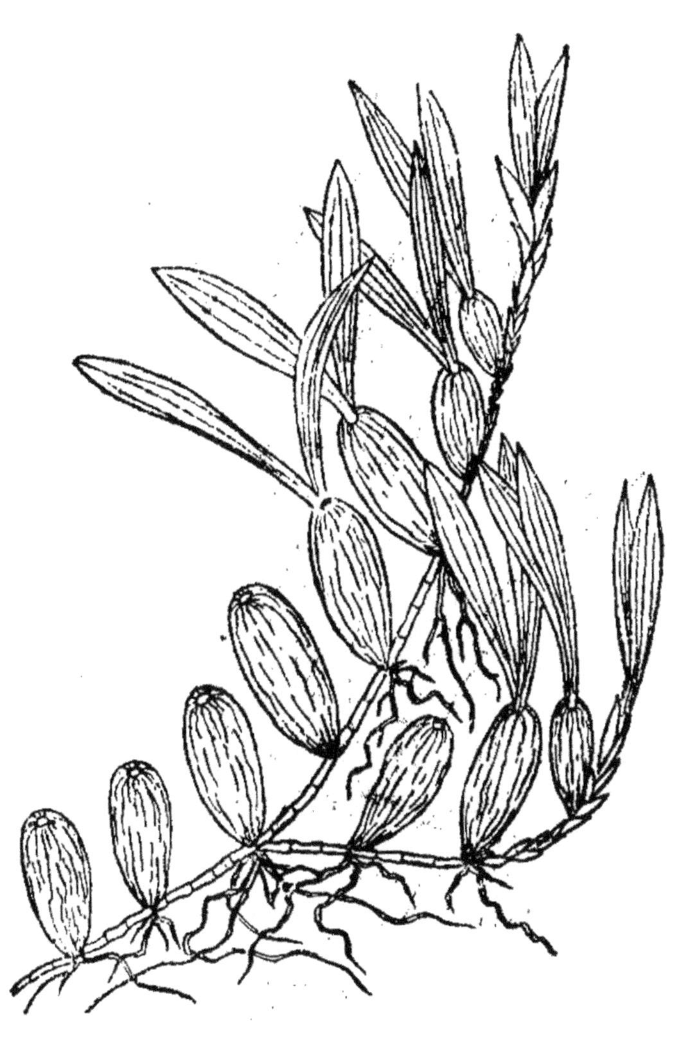

（图286）石枣子

695

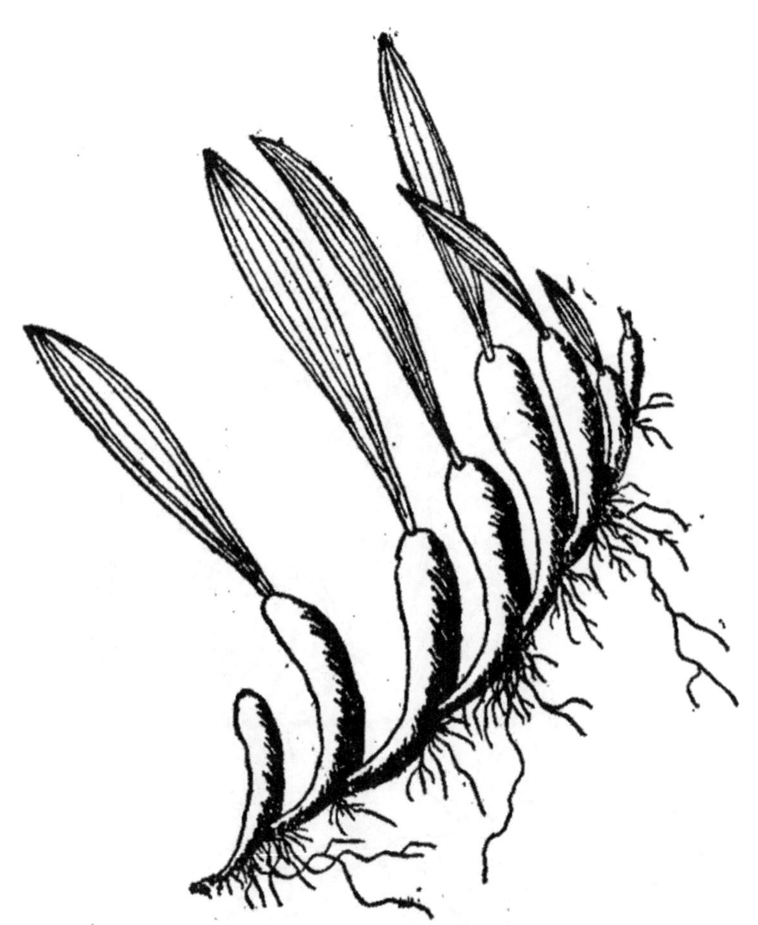

（图287）小石斛

性味功能：甘，凉。养阴退热，润肺化瘀，活血止痛。

696

主治：肺燥咳嗽，肺痨咯血，热病烦渴，骨蒸痨热，劳伤跌损。

用量：0.5～1两。

配伍：配麦冬、吉祥草、竹林消、桑叶治肺燥咳嗽；配茜草、前胡、白芨治肺痨咯血；配菊花、淡竹叶、麦冬、知母、甘草治热病烦渴；配知母、青蒿、地骨皮、甘草、生地治骨蒸痨热；配石泽兰、五加皮、伸筋草泡酒服，治痨伤跌损。

奶　浆　藤

来源：为萝摩科萝摩属植物萝摩 Metaplexis chinensis Decne。的全草。

形态简述：多年生缠绕草本，茎叶折断有白色乳汁流出。茎绿色或带紫色，嫩时有柔毛。单叶对生，叶片柔软，心脏形或长三角状心形，全缘，叶脉明显。秋日开多数白色略带紫斑小花，成腋生总状花序。骨突果淡褐色，种子的一端有一束白色细长毛。

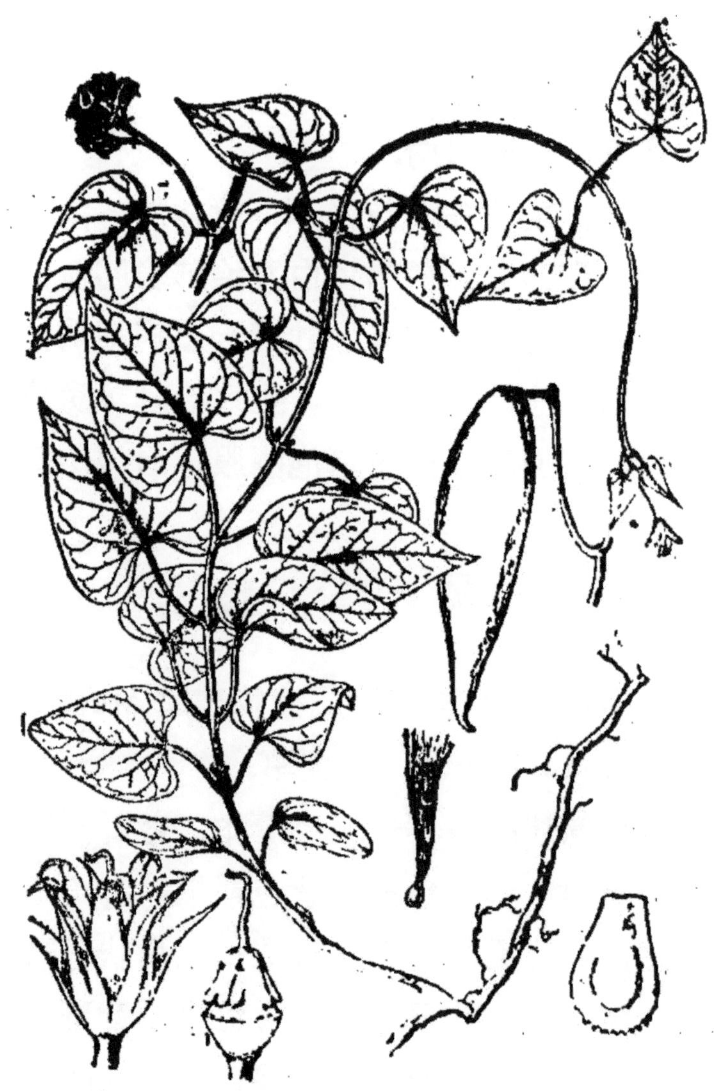

（图288）奶浆藤

698

多生于坡地、原野、路旁，各地均有分布。（图288）

采集加工：秋季采收，洗净，晒干备用或鲜用。

性味功能：甘，平。生津，退蒸，催乳。

主治：热病后阴亏，食欲不振，虚痨潮热，乳汁不足。

用量：1～2两。

配伍：配黄精、石斛、淮山、谷芽、甘草治热病后期阴亏，食欲不振；配青蒿、鳖甲、天冬、地骨皮、甘草治虚痨潮热；配黄精、黄耆、当归、大枣炖猪蹄服，治妇人乳汁不足。

双 銅 錘

来源：为玄参科婆婆纳属植物婆婆纳Veronica agrestis L.的全草。

形态简述：1～2年生草本，全体被短柔毛。茎长约20～40厘米，平卧地面，多分枝，枝上部

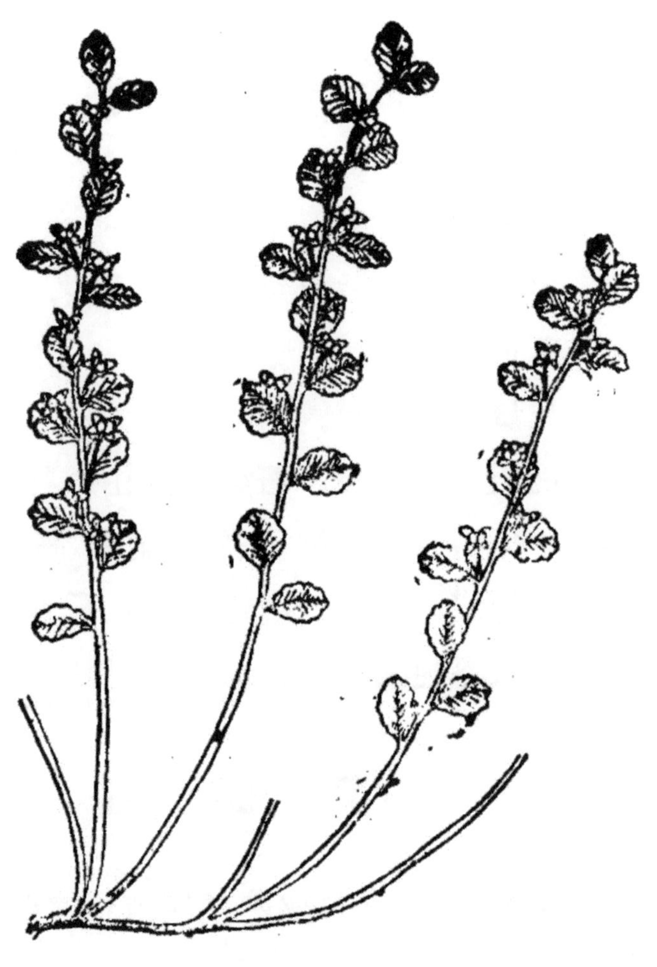

(图289) 双铜锤

700

斜生。单叶在茎下部的对生，上部的互生，卵园形，有园锯齿，叶柄短。春日开淡红紫色小花，单生于叶腋。蒴果扁园形，有一条纵沟，外观象二果相连接，故叫“双铜锤”。

多生在润湿肥沃的园圃、路边、荒地，各地均有分布。（图289）

采集加工：春季采集全草，洗净，晒干备用。

性味功能：淡，平。清热止血，滋阴补肾。

主治：吐血，疝气，遗精，白带。

用量：0.4～1两。

配伍：配猪鬃草、丝茅根、小蓟、首乌治咳嗽吐血；配八月瓜、小茴香、柚树根、台乌治疝气；配臭牡丹根、三白草根、夜关门、刺梨根治遗精，白带。

岩 白 菜

来源：为苦苣苔科卷丝苣苔属植物岩白菜 Didisandɹa sinica Craib. 及同科一些植物的

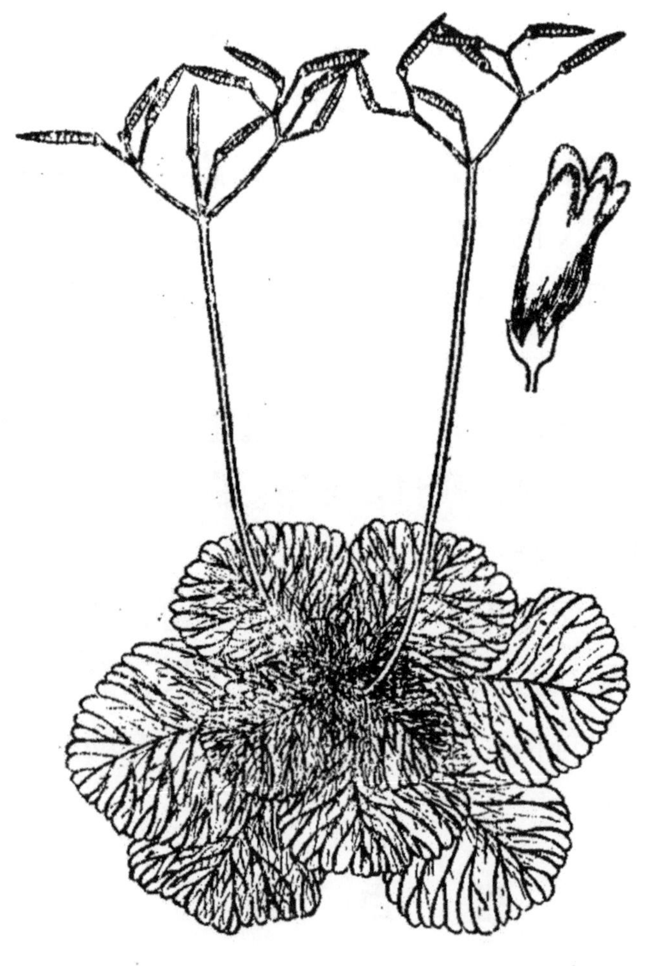

（图290）岩白菜

702

全草。

形态简述：多年生草本。叶全部茎出，丛生状，单叶，椭园形，边缘具小锯齿，网状脉，叶面绿色稍带褐色，疏被长毛，叶背褐色，密被白色带褐色柔毛，叶基部下延成翅。秋日开多数紫兰色小花，成伞房状聚伞花序。

多生于向阳岩壁上，分布于山区。（图290）

采集加工：六至七月采集，洗净，晒干备用。

性味功能：甘、微苦，平。养阴清热，活血止痛。

主治：痨伤咯血，血崩，跌打损伤，痛经。

配伍：配白芨、白果、十大功劳治痨伤咯血；配侧柏叶、仙鹤草、大蓟治血崩；配水当归、水蜈蚣、黄荆米泡酒服，治跌打损伤；配益母草、当归、艾叶治痛经。

岩　七

来源：为虎耳草科岩白菜属植物岩七 *Bergenia purpurascens* Hook. f. et Thoms. 的全草。

形态简述：多年生常绿草本。根茎粗壮、直立或稍弯曲，节间短，每节有由叶柄基部扩大成鞘状的残余物宿存，干后呈黑褐色。叶丛生，肉质而厚，倒卵形或长椭园形，先端钝园，基部渐狭，边缘线波状或细齿牙状，基部扩大成膜质鞘状物，抱茎，春日从基部抽花茎，先端着生多数白色或淡红色花，成伞房花序。

生于悬岩峭壁上，分布于山区。（图291）

采集加工：夏秋采集，洗净，晒干备用。

性味功能：甘、淡，寒。清热养阴，止血，固精。

主治：肺、胃出血，血崩，白带，遗精。

用量：0.5～1两。

配伍：配旱莲草、丝茅草根，治肺、胃出血；配大蓟、小蓟、地榆、甘草治血崩；配莲米、白果、淮山炖鸡或炖肉服，治白带，遗精。

备注：近人用其根茎研末，外撒疮面，治顽固性慢性溃疡，据称有卓效，值得进一步研究。

704

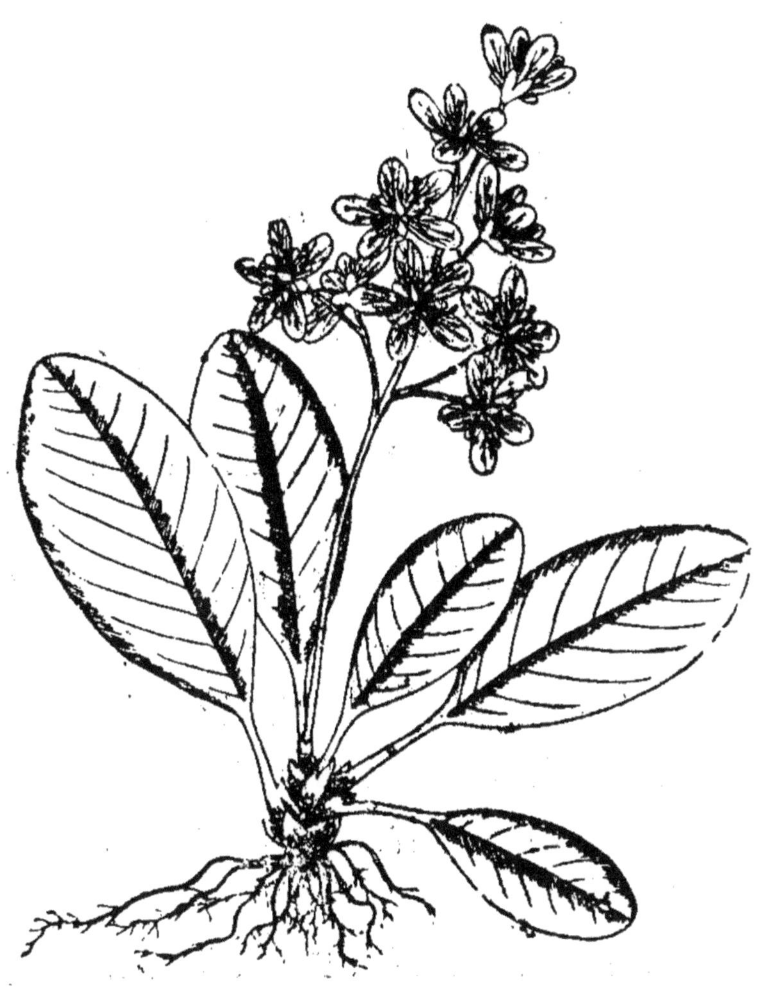

(图291) 岩七

兰 布 裙

来源：为紫草科琉璃草属植物狗屎花Cynoglassum amalile Stapf.et Drumm.的全草。

形态简述：多年生草本。全株密被灰白色短柔毛，主根园锥形，幼时肉质，外皮浅黄色，老时半木质，外皮黑色。单叶互生，叶二型：基生叶近丛生状，柄基稍阔大，被长茸毛，叶片长椭园形，全缘；茎生叶小，无柄，基部抱茎。夏初开兰色小花，成蝎尾状，总状花序。小坚果4枚，具倒生钩刺。

多生于润湿肥沃的原野、路旁，低山区多见。（图292）

采集加工：夏初开花时采集全草，晒干备用，根洗净泥沙，切段备用。

性味功能：全草甘，平。养阴润肺。根辛，温。活血祛淤。

主治：全草治肺痨咳嗽，失音，根治跌打损伤。

用量：3～5钱。

配伍：全草配野白苕、猪鬃草、五朵云、山当归、猪獠参治痨伤咳嗽；单用本品煎水或炖肉

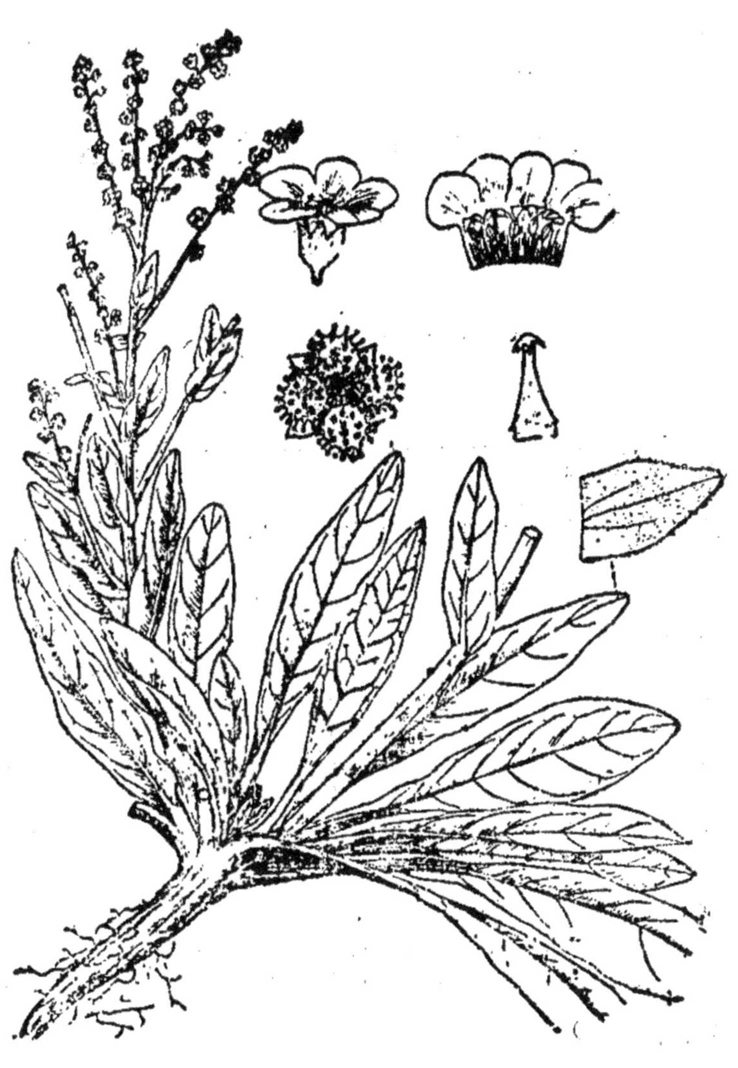

（图292）兰布裙

707

服，治肺虚失音。根配三角风、五加皮、酸酸草泡酒服，治跌打损伤。

备注：同属植物大琉璃草 C. furcatum Wall 俗称大兰布裙，亦作兰布裙用。

白薇　（老君须）

来源：为萝摩科牛皮消属植物白薇 Cynanchum inamoenum Loesen. 的根茎及根。

形态简述：多年生草本，全体具白色乳汁。根茎短，须根多而细长，土黄色，具特异气味。茎直立，通常不分枝，密被灰白色短柔毛。单叶对生，具短柄，叶片卵状椭园形至广卵形，全缘。夏初开多数淡黄色小花，成聚伞花序，腋生。骨突果披针形，种子顶端生一束白毛。

多生于山坡草丛中，低山区一带有生长。（图293）

采集加工：夏季采集，洗净，晒干备用。

性味功能：苦、咸，寒。养阴清热，凉血，退

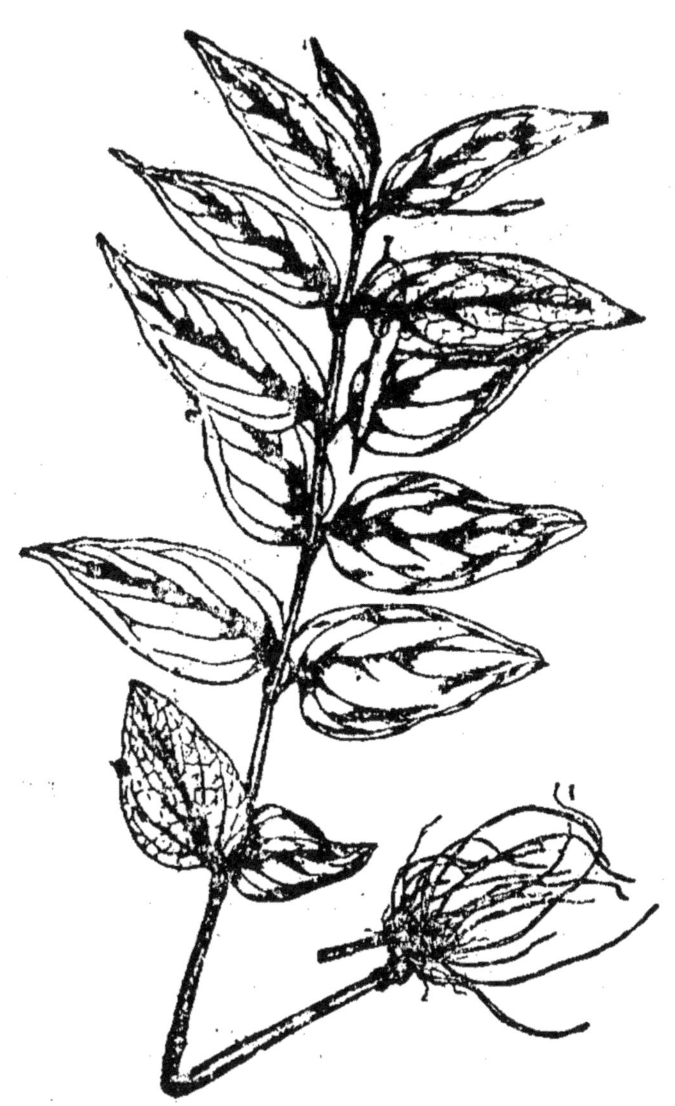

（图293）白薇

709

蒸。

主治：虚痨潮热，肺热咳嗽，淋病，月经先期。

用量：3～4钱。

配伍：配青蒿、鳖甲、地骨皮、天冬、知母、甘草治虚痨潮热；配百合、泡参、十大功劳、桑叶、甘草治肺热咳嗽；配龙胆草、车前草、金钱草治淋病；配生地、三颗针、牡蛎、青蒿、甘草治因血热而致的月经先期。

楮　　实

来源：为桑科构属植物楮树 Broussonetia papyrifera(L.)Vent.的成熟果实。

形态简述：落叶乔木，高可达16米。树皮平滑，灰色，枝条粗壮，广展成宽园树冠。单叶互生，但枝端常为对生，广卵形，常有3～5不规则的深裂，特别是幼枝和小枝上的叶形状变化更大，叶柄及叶背密生细毛。夏日开花，单性，雌

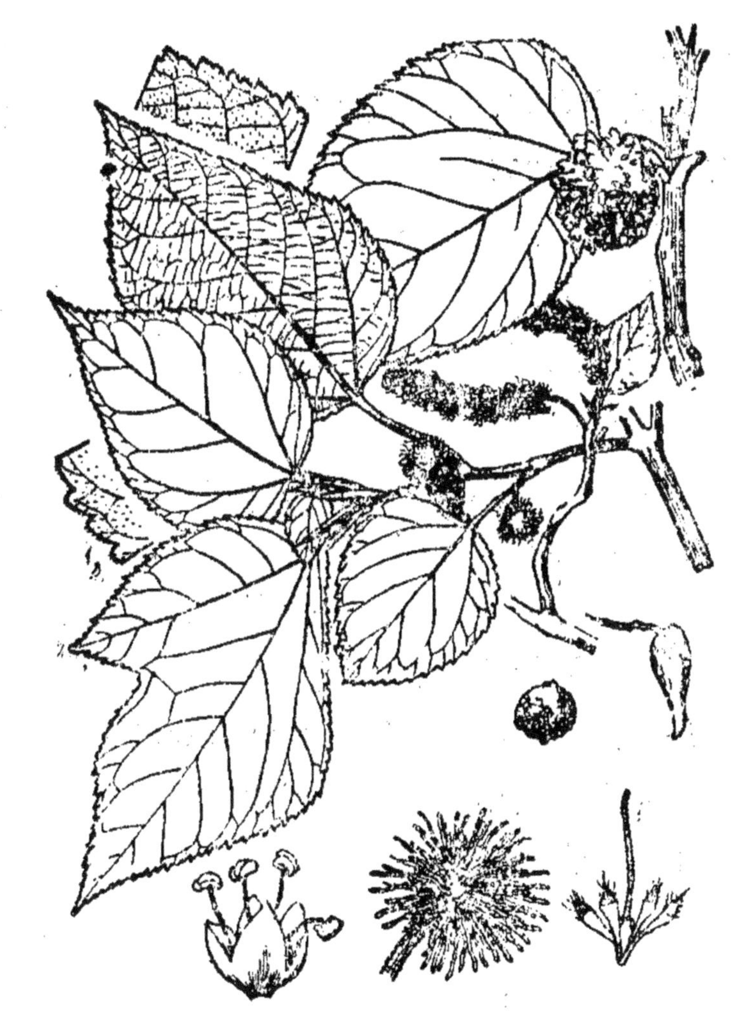

（图294）楮　实

雄异株，雄花为柔荑花序，长6～8厘米，雌花为球形头状花序。小坚果聚合成复果，略成球形或

711

卵园形，秋季成熟。

本植物喜阳，但亦耐瘠，适应性强，各地均有分布。（图294）

采集加工： 七至八月采集，晒干备用。

性味功能： 甘，寒。滋阴补肾，强筋壮骨。

主治： 阳痿，目雾，肾虚水肿，腰膝酸痛。

用量： 0.5～1两。

配伍： 配女贞子、熟地、淫羊藿共为丸服，治阳痿，目雾不明；配小茴香、当归、泡参、附片治肾虚水肿；配五加皮、兔丝子、桑寄生水煎或泡酒服，治腰膝痿软。

备注： 同属植物构 B.kaempteri Sieb.的果实不能作楮实用，其与楮树主要区别是：构高2～3米，春日开花，雌雄同株，果实夏日即成熟。

葦　　根

来源： 为禾本科芦苇属植物芦苇Phragmites communis(L.)Trin. 的根茎。

712

形态简述：多年生大型草本，有匍匐的粗壮根茎，杆高1～3米。直径2～10毫米，节下具白粉。叶二列，叶鞘上下复盖，叶舌有一团白色细毛，叶片扁平，长15～40厘米，宽1～3.5厘米。秋日开花，为顶生稠密园锥花序，毛帚状，棕紫色，稍下垂。

多生于河岸、沟边、池沼边或低洼湿地，常成片生长，各地均有分布。（图295）

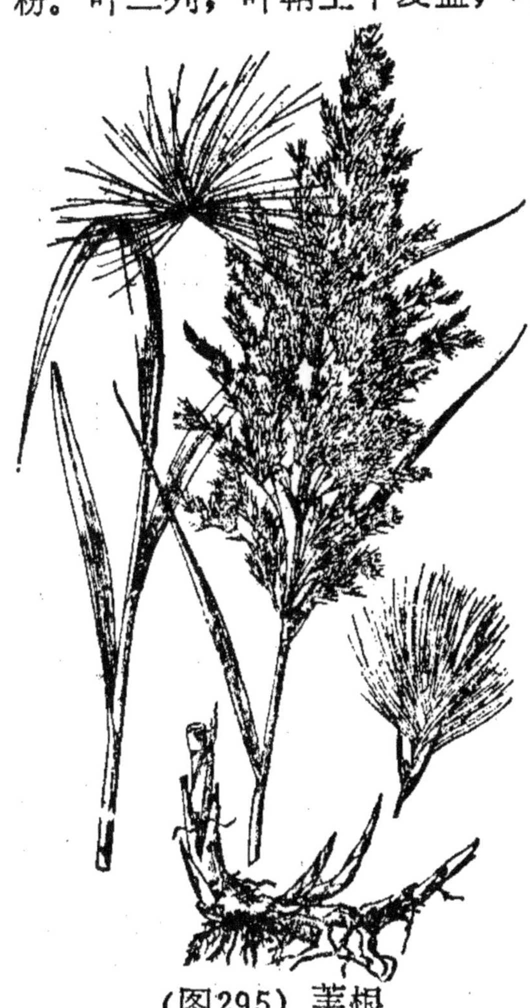

（图295）苇根

采集加工：四季采收，洗净，切片，鲜者入药。

性味功能：甘、微苦，寒。清热，生津。

主治：热病口渴，小便赤涩，黄疸，胆道及尿道结石。

用量：0.5～2两。

配伍：配淡竹叶、菊花、麦冬治热病口渴，小便赤涩；配野菜子、小马蹄草、玉米须治黄疸型肝炎；配金钱草、海金沙治胆道及尿道结石。

（四） 补阳药

香巴戟（秤砣杆）

来源：为木兰科北五味子属植物香巴戟（拟）Schisandra propinqua (Wall.) Hook.f.et Thom. 的根和全株。

形态简述：蔓生或缠绕性小灌木，长0.5～2米，全体光滑无毛。老茎灰色至深灰色，新枝微带红色。单叶互生，叶片卵形至长卵状披针形，稍带肉质，边缘有稀疏锐锯齿，叶面深绿色，在接近中脉两侧斜生短形或不规则的多块白绿色斑纹，叶柄短。夏日叶腋单生绿白色小花，雌雄异株。

多生于向阳的坡地、原野、路旁，各地均有分布。（图296）

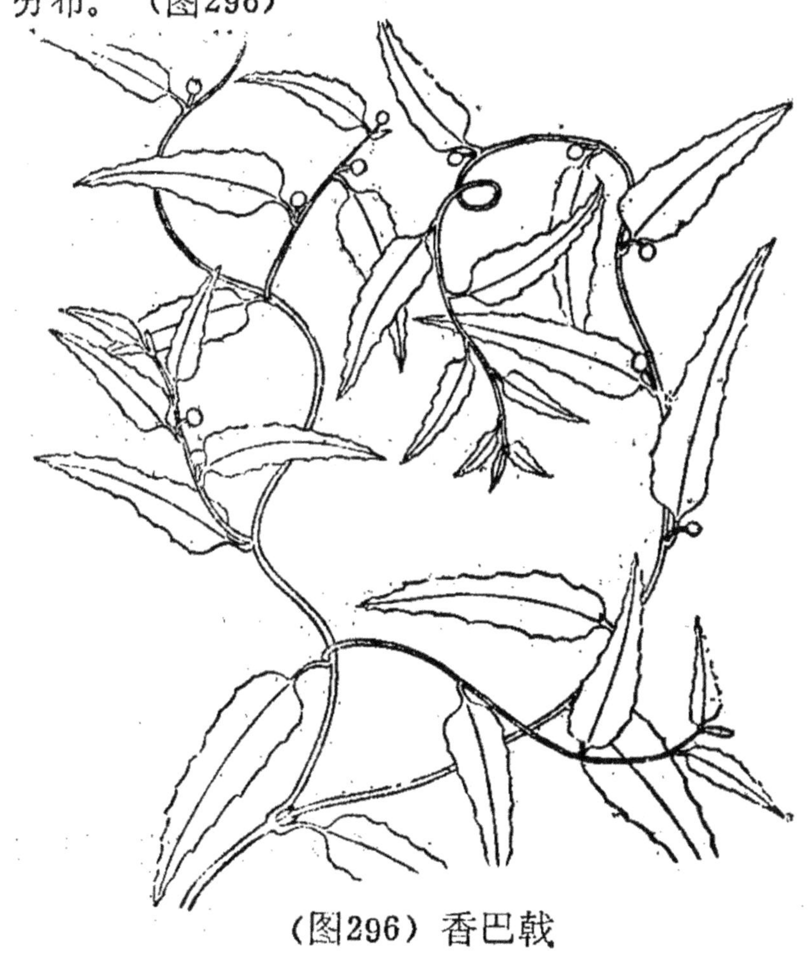

（图296）香巴戟

715

采集加工：根茎四季采集，洗净，鲜用或阴干备用，叶随用随采。

性味功能：根辛、甘，温，温肾，强筋，壮骨；叶辛，温，解毒消痈。

主治：根治肾虚腰痛，筋骨痿软，阳痿，白带，遗精，遗尿，虚寒胃痛；叶治疮痈肿毒。

用量：根2～4钱；叶外用适量。

配伍：根配小茴、兔丝、淫羊藿治肾虚腰痛，筋骨痿软，阳痿；配龙胆草、蚌壳、夜关门治白带、遗精、遗尿；配小茴、泡参、法夏治虚寒胃痛。叶配蒲公英、芙蓉叶捣绒外敷疮痈肿毒。

仙茅　（独足綵茅）

来源：为石蒜科仙茅属植物仙茅 Curculigo orchoiodes Gaertn.的根。

形态简述：多年生草本，高30厘米。根粗壮，园柱形，肉质，外皮褐色，地上茎不明显。

叶3～6片基生，狭披针形，疏生长柔毛。花茎短，隐藏于叶鞘内，花黄色，腋生，杂性，上部为雄花，下部为两性花。蒴果椭园形，不开裂，黑色。

多生于草丛中，丘陵平坝区有分布。(图297)

采集加工： 秋季采挖，洗净，晒干备用或鲜用。

性味功能： 甘、辛，温，有小毒。温肾壮阳。

主治： 阳萎，阳虚白带，脾虚食少，腰膝冷痛，虚寒喘咳。

用量： 3～5钱。

配伍： 配淫羊藿、枸杞、大枣炖鸡服治阳萎；配兔丝子、白果、淮山、香巴戟治阳虚白带；配淮山、泡参、鸡屎藤煎服或为散服，治脾虚食少；配兔丝子、小茴香、大枣、五加皮治腰膝冷痛；配小茴香、香巴戟、破故纸、枸杞治虚寒喘咳。

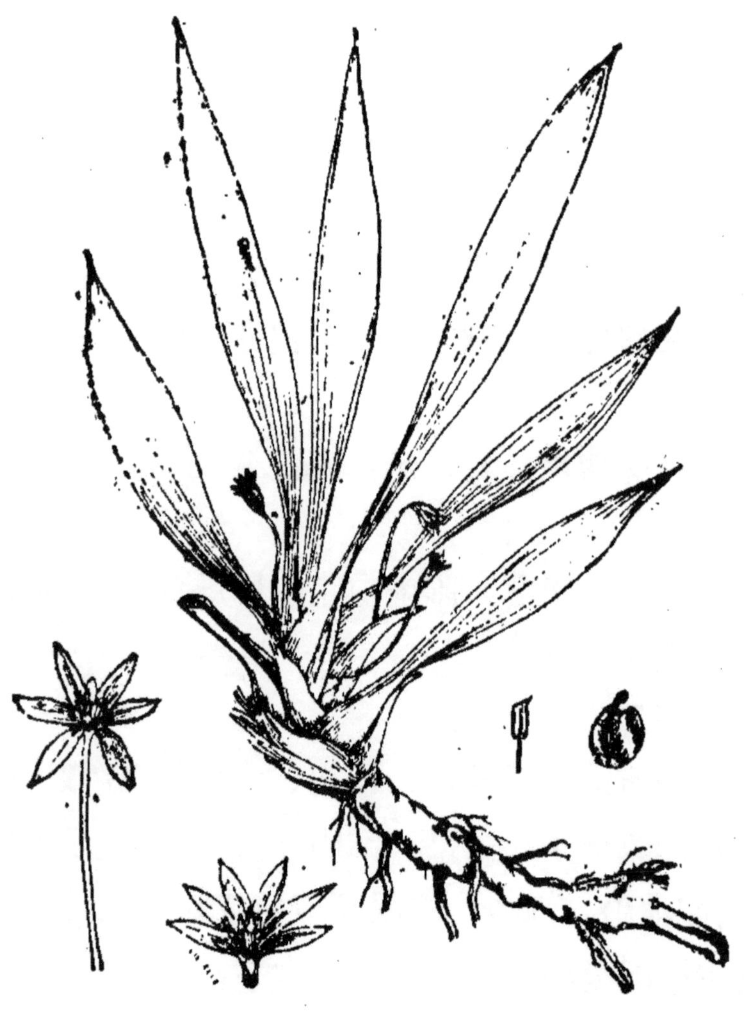

(图297) 仙 茅

718

大地棕根

来源：为石蒜科仙茅属植物大叶仙茅 Curculigo capitulata (Lour.) Ktze.的根及根茎。

形态简述：多年生草本。根茎块状，粗厚，肉质，生多数白色须根。叶根出，矩园状披针形，折叠状，全缘，叶柄有槽。秋日开黄色花，成头状花序或穗状花序，下垂。蒴果棒状，三瓣裂，内有种子多粒。

生于阴湿肥沃的路旁、林缘、庭园周围，通常栽培，偶有野生，丘陵区分布较多。（图298）

采集加工：四季采收，洗净，晒干备用或鲜用。

性味功能：甘、淡，温。补肾阳，固精气。

主治：肾虚喘咳，腰脚酸软，食欲不振，虚寒白带，肾虚遗精。

用量：0.5～2两。

配伍：配香巴戟、小茴香、兔丝子、泡参、苏子

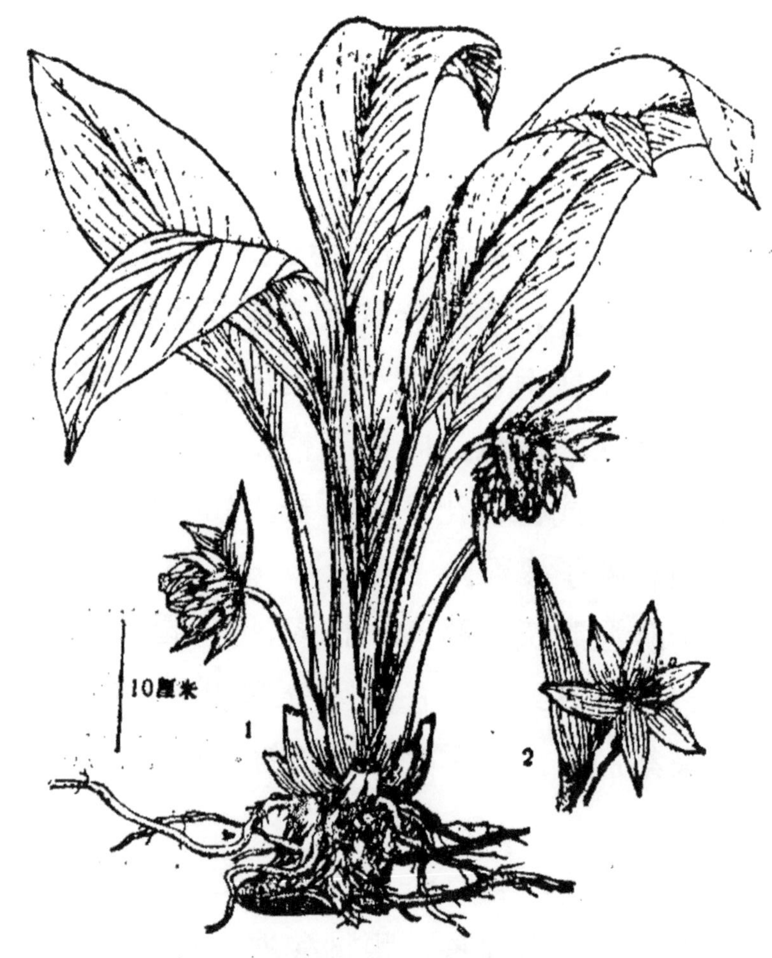

（图298）大地棕根

治肾虚喘咳；配兔丝子、淫羊藿、五加皮、桑寄生、甘草煎服或泡酒服，治腰脚酸痛；配小茴香、白术、泡参、淮山、谷芽治脾肾虚寒，食欲不振，消化不良；配淮山、白果、莲米、仙茅、昏鸡头炖鸡或炖肉服治虚寒白带；配复盆、莲米治肾虚遗精。

骨碎補 （爬岩姜）

来源： 为水龙骨科槲蕨属植物近邻槲蕨Drynaria propinqua (Woll.) J.sm.及同属一些植物的根茎。

形态简述： 多年生附生蕨类草本，高约30～45厘米。根茎肉质粗壮，长而横走，密被棕色丝状鳞片，叶二型：营养叶厚，革质，无柄，褐色，重叠排列；孢子叶绿色，具短柄，柄有翅，叶片长为营养叶数倍。孢子囊群园形，黄褐色，在中脉两侧排成2～4行。

生于树上、岩壁上，山区分布甚多。(图299)

采集加工： 四季采集、洗净，晒干备用。

性味功能： 苦，温。补肾，行血，祛风，止痛。

721

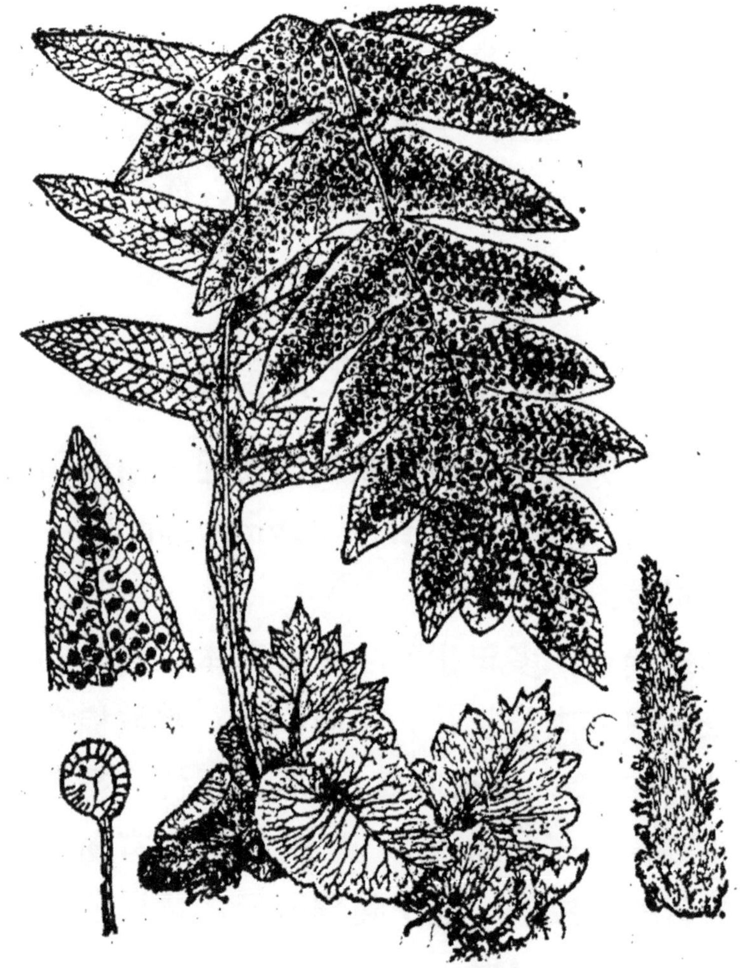

(图299) 骨碎补

主治：肾虚牙痛或腰痛，跌打损伤，风湿骨痛。

用量：3～5钱。

722

配伍：配生地、鳖甲治肾虚牙痛；配续断、桑寄生、兔丝、小茴香治肾虚腰痛；配续断、伸筋草、酸酸草泡酒内服外擦，治跌打损伤；配水蜈蚣、香樟根、三角风治风湿骨痛。

备注：同科水龙骨属植物水龙骨Folypobium niponicum Mett.的根茎亦作骨碎补使用。

續　　断

来源：为川续断科川续断属植物续断Dipsacus japonicus Mib.的根。

形态简述：多年生草本，高达1米左右。主根园柱形，棕黄色。茎上密被白色柔毛、具棱、棱上有刺毛。单叶对生，有长柄，叶二型：根生叶多为羽状深裂或三裂；茎生叶多三裂、五裂或不裂、叶片较小、两面密被白色柔毛。秋日开多数红紫色小花，成顶生球形头状花序。瘦果长园形，有宿萼。

多生于向阳坡地、路边，分布于山区。(图300)

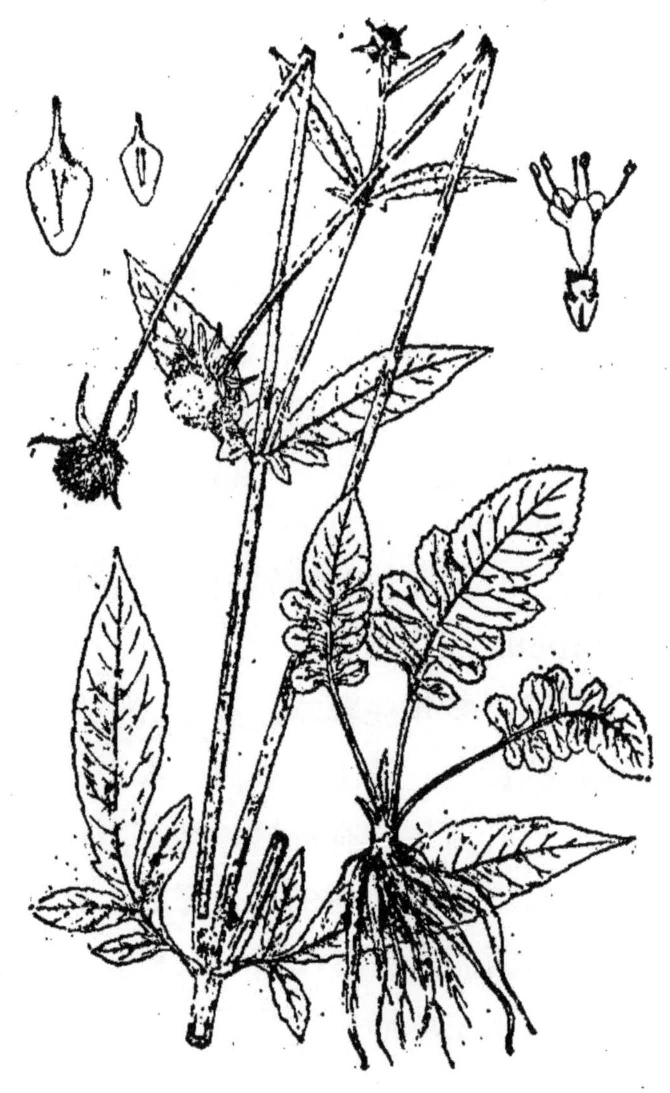

(图300) 续　断

采集加工：秋后茎叶枯萎时采挖，洗净，用开水潦后晒干备用。

性味功能：苦、辛，微温。补肝肾，续筋骨，安胎。

主治：肾虚腰痛，血虚风痹，跌扑损伤，流产。

用量：0.4～1两。

配伍：配枸杞、女贞子、独活、桑寄生、甘草、韭子治肾虚腰痛；配当归、泡参、黄耆、桑枝、五加皮、大枣治血虚风痹；配舒筋草、破血丹、大血藤泡酒内服外擦，治跌扑损伤；配杜仲、当归、黄耆、甘草、黄芩、桑寄生、艾叶治胎漏、习惯性流产。

淫 羊 藿

来源：为小蘗科淫羊藿属植物箭叶淫羊藿 Epimedium sagittatum Maxim.的全草。

形态简述：多年生草本，地下有匍匐节状根茎。叶根出，丛生状，1～2回三出复叶，叶柄长，光滑无毛，小叶片卵园形或椭园形，中央小叶基部对称，两侧小叶基部不对称，叶面光滑，叶背灰白色，有细毛，边缘有纤毛。春末开白色小花，成总状花序，花梗丝状。骨突果卵园形，花柱宿存。

多生于较润湿的坡地、路旁，低山区一带有分布。（图301）

采集加工：夏秋采集，洗净，晒干备用。

性味功能：辛、甘，温。补肾阳，祛风湿，强筋骨。

主治：阳痿早泄，腰膝痿弱，风湿痹痛，四肢挛急麻木，健忘，失眠等。

用量：2～4钱。

配伍：配香巴戟、仙茅、何首乌治阳痿早泄；配威灵仙、排风藤、桑枝、伸筋草、稀签草、香通、牛膝治风湿痹痛，四肢麻木；配夜交藤、夜合树皮治失眠，健忘。

备注：同属植物长杆淫羊藿 E.elongatum Kom.亦作淫羊藿用。

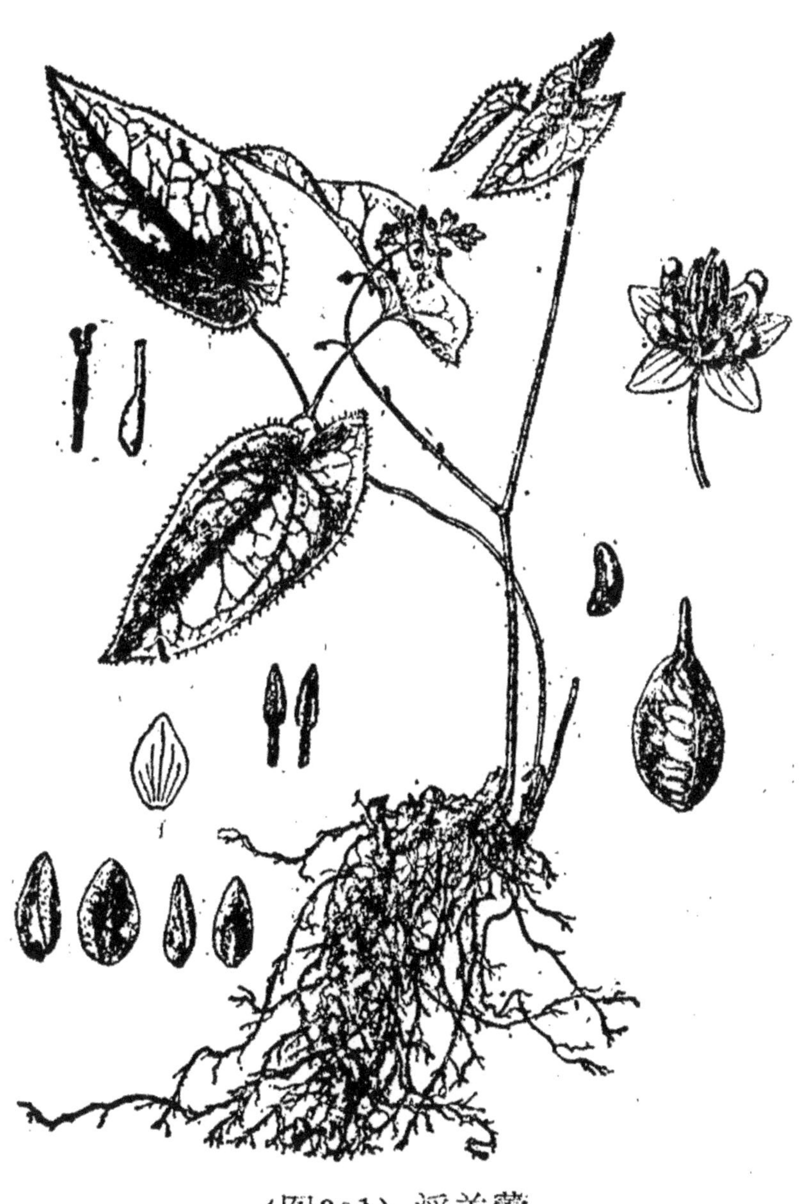

（图301）淫羊藿

727

石 南 藤（爬岩香）

来源：为胡椒科胡椒属植物瓦氏胡椒（拟）Piper wallichii (Miq.) Hand.-Mzt.var. hupeense (DC.) Hand.-Mzt.的全株。

形态简述：多年生攀援木质小藤本，全株带香气。茎深绿色，节膨大，生不定根。单叶互生，卵园状椭园形，全缘，光滑，表面绿色，背面密生长毛，具明显的五脉。夏日开花，花小，单生，雌雄异株，穗状花序。

多生于较阴湿处的树上或岩石上，分布于山区。（图302）

采集加工：夏秋采集，洗净，晒干备用。

性味功能：辛，温。温肾壮阳，祛风除湿。

主治：阳痿，虚寒白带，风湿疼痛，麻木。

用量：2～4钱。

配伍：配淫羊藿、兔丝子、韭子、泡参治阳痿；配仙茅、莲米、刺梨根治虚寒白带；配牛筋

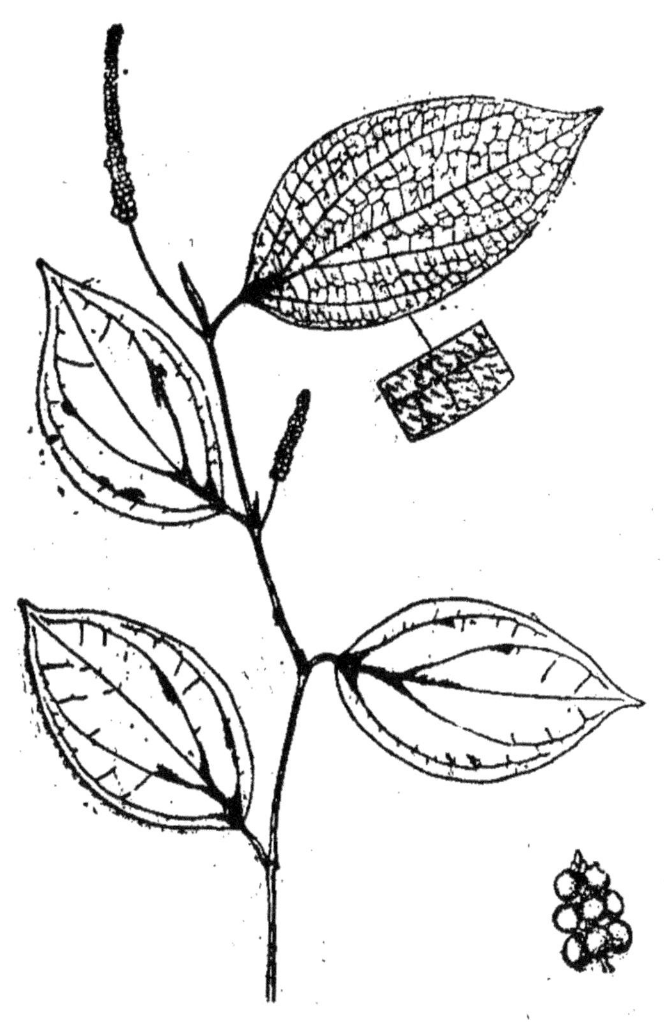

（图302）石南藤

草、老鹳草、小茴香泡酒服，治风湿疼痛、麻木。

729

响 鈴 草

来源：为豆科野百合属植物假地兰 Crotalaria ferruginea Grah. 的全草。

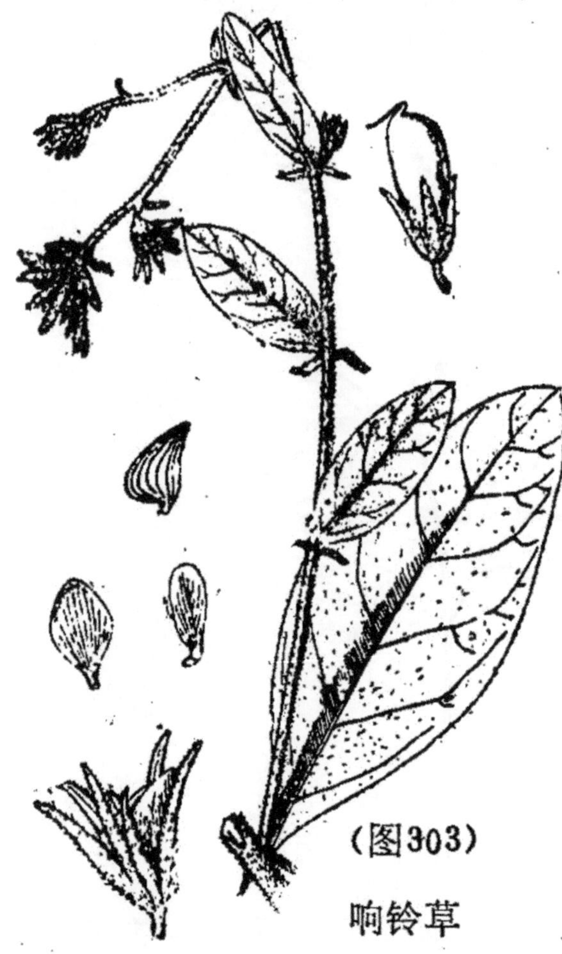
(图303)
响铃草

形态简述：多年生灌木状草本，高30～70厘米，全体被丝状长毛。单叶互生，矩形或长椭园形，叶柄短或近无，托叶披针形，二枝。秋日开黄色花，成总状花序。荚果不开裂，能摇响。

730

多生于向阳润湿的原野坡地，多分布于丘陵区。（图303）

采集加工：九至十月种子成熟时采收，晒干，切段，备用。

性味功能：甘，温。滋肾，养肝。

主治：头晕，目眩，耳聋，耳鸣。

用量：0.5～1两。

配伍：配当归、女贞子、钩藤治头晕目眩；配熟地、淫羊藿、制首乌、女贞子治耳聋耳鸣。

备注：同属植物野百合 C.sessiliflora L. 线叶野百合 C.linifolia L.F. 亦作响铃草用。

双 肾 草

来源：为兰科角盘兰属植物双肾草 Herminium sp.的全草。

形态简述：多年生草本。块根椭园形，肉质常2～3个束生。单叶，茎生，线形，长可达40厘

731

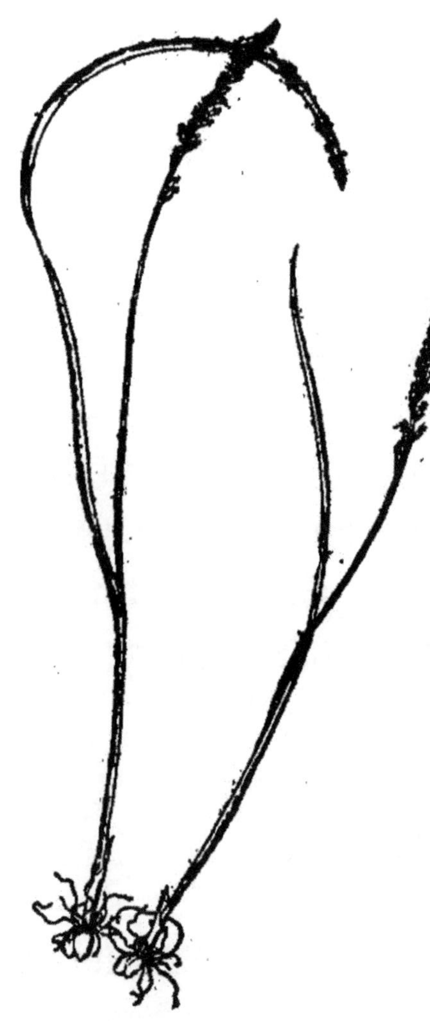

米左右，二面均为深绿色，中脉较显。春末夏初，开多数红色小花，成腋生穗状花序。

多生于阴湿的林下及谷地草丛中，分布于山区丘陵区。（图304）

采集加工：夏秋采集，洗净，晒干备用。

性味功能：甘、淡，温。补肾壮阳，固精。

主治：小儿疝气，白带，遗精，白浊，虚喘。

（图304）双肾草

用量：1～2两。

732

配伍：单用本品煮醪糟服，治小儿疝气；配臭牡丹根、昏鸡头治白带、白浊；配辰砂草、刺梨根治遗精；配苏子、前胡、泡参、小茴、淮山治虚喘。

一　面　锣

来源：为秋海棠科植物一面锣的全草。

形态简述：多年生小草本，高10厘米。块根近园形，外表白色。叶仅一枚，卵状椭园形，基部心形，边缘具稀疏微波，叶片浓绿色，与地面平行。春日开白色带淡红色花。

多生于坡地草丛中，分布于丘陵区。（图305）

采集加工：夏秋采集，洗净，晒干入药。

性味功能：甘、淡，温。补肾益精，壮阳。

主治：小儿疝气，遗尿，肾虚白带。

用量：3～5钱。

配伍：单用本品熬醪糟服，治小儿疝气；配复盆子、淮山炖羊肉或雄鸡肉服，治遗尿；配仙

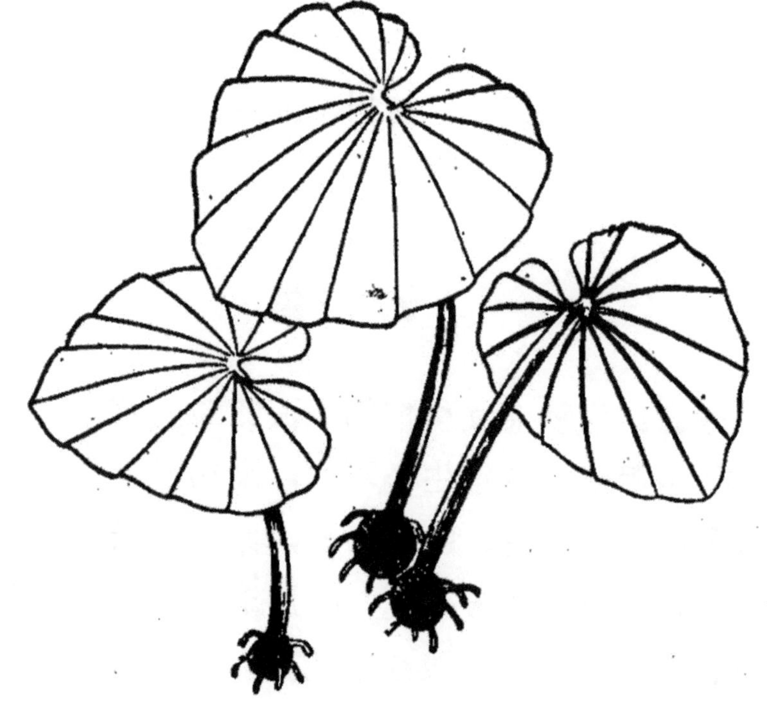

（图305）一面锣

茅、大蓟根、白果、香巴戟、野白苕炖肉服，治肾虚白带。

鷄 腎 草（阴腎草）

来源：为兰科玉凤花属植物鸡肾草（拟）

Habenaria rhodocheila Hance.的全草。

形态简述：多年生草本，高12～25厘米。全体光滑无毛，地下有肉质细嫩的球茎1～2枚，形似鸡肾。单叶互生，茎的中下部叶片甚小，渐向上叶片较大，椭园形至长园形，全缘，基部突然收缩成合生抱茎的叶柄，叶嫩绿色。夏日开数朵白色具长矩小花，成穗状花序。

多生于向阳坡地，见于丘陵区，低山区亦有分布。（图306）

采集加工：秋末冬初，采集全草，晒干备用。

性味功能：甘，温。补肾，纳气，壮阳。

主治：虚喘，疝气，虚寒白带，阳痿。

用量：0.5钱～1两。

配伍：配香巴戟、兔丝子、破故纸、泡参治肺肾两虚之喘咳；配猪獠参、仙茅、淫羊藿、香巴戟治阳痿早泄；配八月瓜、阴桃子、小茴香、橘核、香巴戟治疝气；配仙茅、淮山、白果治虚寒白带。

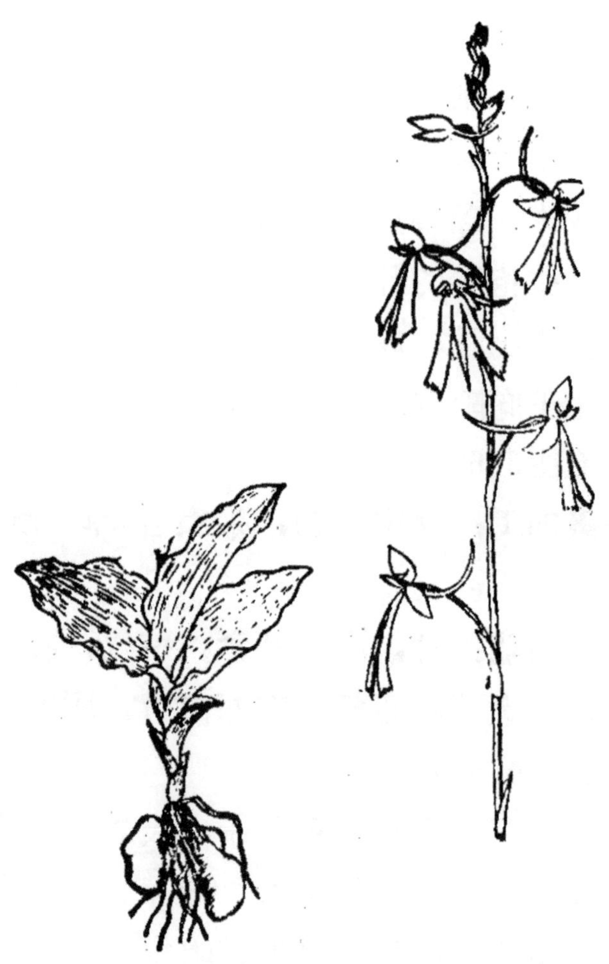

(图306) 鸡肾草

736

鹿 衔 草

来源：为鹿蹄草科鹿蹄草属植物鹿蹄草 Pyrola rotundifolia L. 及椭园叶鹿蹄草 P. elliptica Nutt. 的全草。

形态简述：鹿蹄草——多年生常绿草本。地下茎细长，匍匐茎具节，节上生小鳞片及不定根，茎直立而短，基部生多数细根。单叶互生近于丛生，叶片园形至阔椭园形，质厚，全缘或疏具细锯齿，叶面深绿色带紫色，叶脉明显。夏日花茎从叶丛中抽出，先端生数朵白色小花，成总状花序，每花下有一小苞片。蒴果扁球形，具多数细小种子。（图307）

椭园叶鹿蹄草——与上种主要区别是：叶片通常为椭园形，也有倒卵形的，叶背的叶脉不太明显。

多生于阴湿林中，分布于山区。

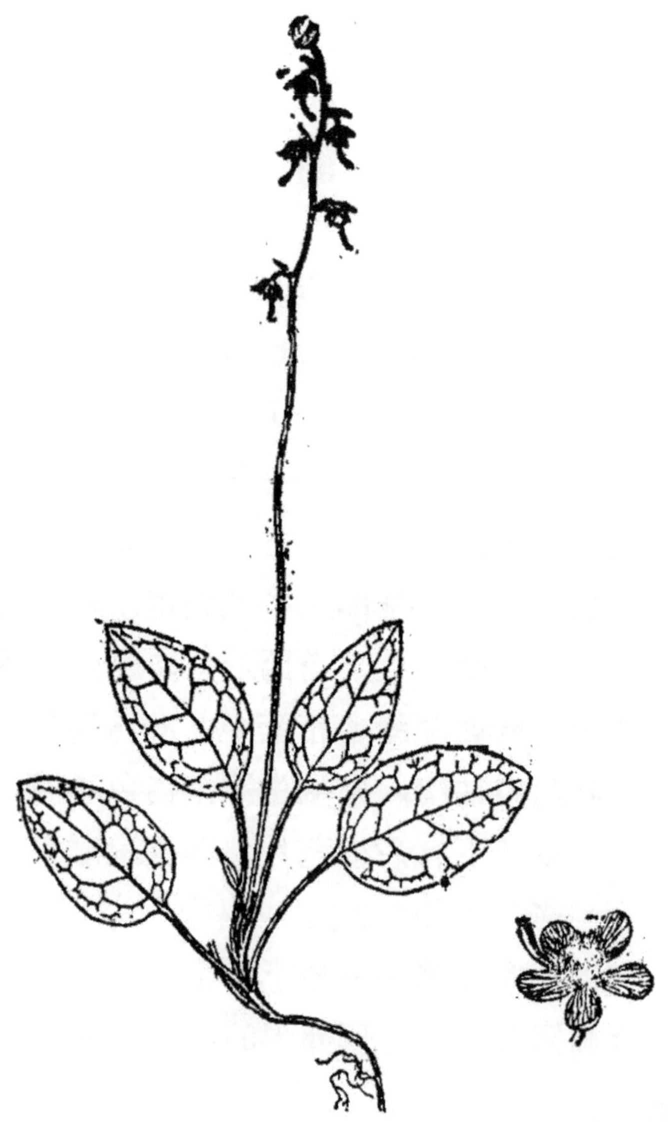

(图307) 鹿衔草

738

采集加工：夏季开花时采集，洗净，晒干备用。

性味功能：苦、涩，温。补肝肾，祛风湿。

主治：虚痨喘咳，风湿疼痛，足膝无力等症。

用量：3～5钱。

配伍：配香巴戟、首乌、鸡屎藤、爬岩姜、刺五甲、淫羊藿等治筋骨酸软无力；配骨碎补、淫羊藿、稀签草、三角风治风湿骨痛；配矮茶风、百合、石枣子、侧耳根治虚痨咳喘。

养心莲（养血蓮）

来源：为败酱科颉草属植物心叶颉草 Valeriana wallichii Dc. 的根及根茎。

形态简述：多年生草本。须根粗长，根茎粗短，绿色微带黄色，有特异气味，茎绿色被短柔毛。叶二型：基生叶对出，被短柔毛，心脏形，叶面暗绿，背面稍淡，两面叶脉被短毛，叶柄一

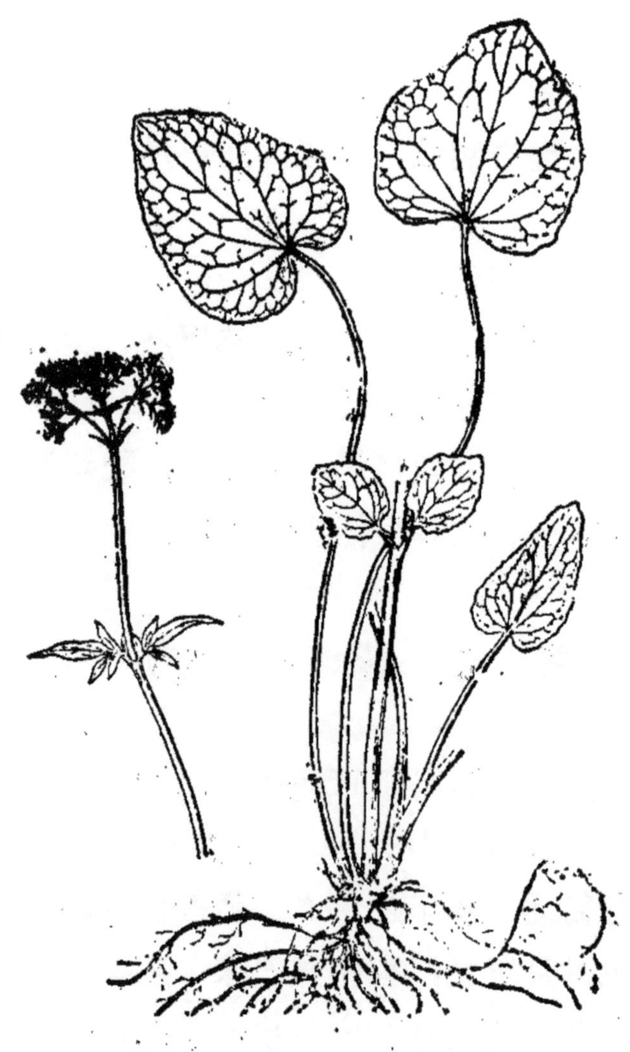

（图308）养心莲

740

般较长；茎生叶较小，对生，广卵形至长卵形，柄短近无。夏日从花茎顶端生多数白色或微淡红色小花，成聚伞花序。

喜生于阴湿肥沃的林缘、沟边，多分布于低山区一带。（图308）

采集加工：夏秋季采集，洗净，晒干备用。

性味功能：甘，温。补肾壮阳，生血

主治：阳痿，早泄，头晕气短，腰膝酸软。

用量：0.5～1两。

配伍：单用本品1～2两炖鸡服，治阳痿；配鸡屎藤、香巴戟、何首乌、泡参、仙茅治早泄，腰膝酸软，头晕气短。

阳　　藿

来源：为蘘荷科蘘荷属植物蘘荷 Zingiber mioga Rosc的根茎。

形态简述：多年生草本，高达1米。根茎多节，地下横行，淡黄色或白色。单叶互生，排成

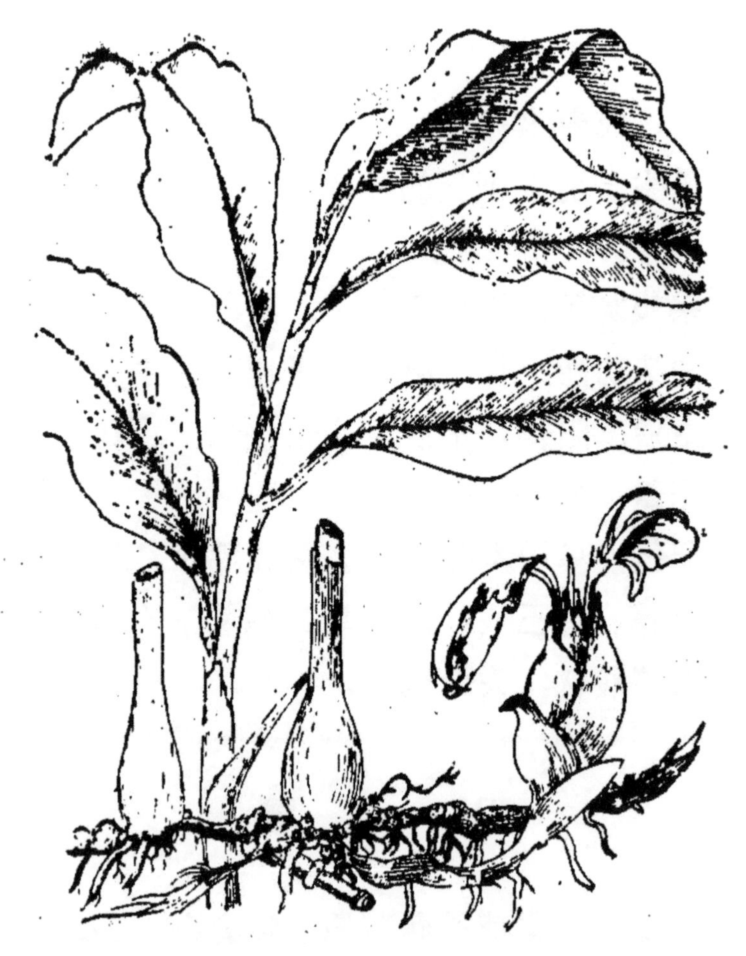

（图309）阳 藿

二列，披针形至狭矩园形，长20～35厘米，阔5～10厘米，基部形成叶鞘。夏日从地下茎抽出

742

花轴，着生多数淡黄色花，成穗状花序，花下有鳞片状小苞。蒴果球形，红色，三瓣裂，种子多数。

多生于较阴湿的林缘、沟边，亦有家植的，低山区一带有分布。（图309）

采集加工：秋季采集，洗净，切片备用。

性味功能：甘、淡，温。补肾助阳，纳气固精。

主治：虚喘，阳痿，遗尿，虚寒白带，月经后期。

用量：1～2两。

配伍：配小茴、兔丝子、香巴戟治虚喘；配淫羊藿、仙茅、香巴戟治阳痿；配台乌、复盆子、兔丝子治遗尿，虚寒白带；配当归、小茴香、艾叶、官桂、棉花籽治月经后期。

十五、平肝息风药

平肝息风药是指能够平降“肝阳”、镇静“肝风”的药物。这类药适用于“肝阳上亢”所致的头晕、头胀、眼花等症和"肝风内动"所致的头眩、项强、四肢拘急、手脚痉挛、抽搐等症。

羊角天麻

来源： 为菊科蟹甲草属植物唐古特蟹甲草(拟)Cacalia tangutia (Maxim) H.-M. 及大卫蟹甲草 C. davidii Fr. 的地下块茎。

形态简述： 唐古特蟹甲草——多年生草本，高40～60厘米。地下块茎外皮淡褐色，切面白色，粉质重，其上着生多数须根。单叶互生，叶片羽状深裂，裂片又复羽裂，二面具毛。秋日开花，由两性管状花组成头状花序，由多个头状花序组成较紧密的园锥花丛，花白色或带红色，或黄色。（图310）

大卫蟹甲草——与上种主要区别是：叶片浅裂，裂片不规则波状；园锥花丛较疏散。（图311）

多生于林缘，林下及水边，分布于山区。

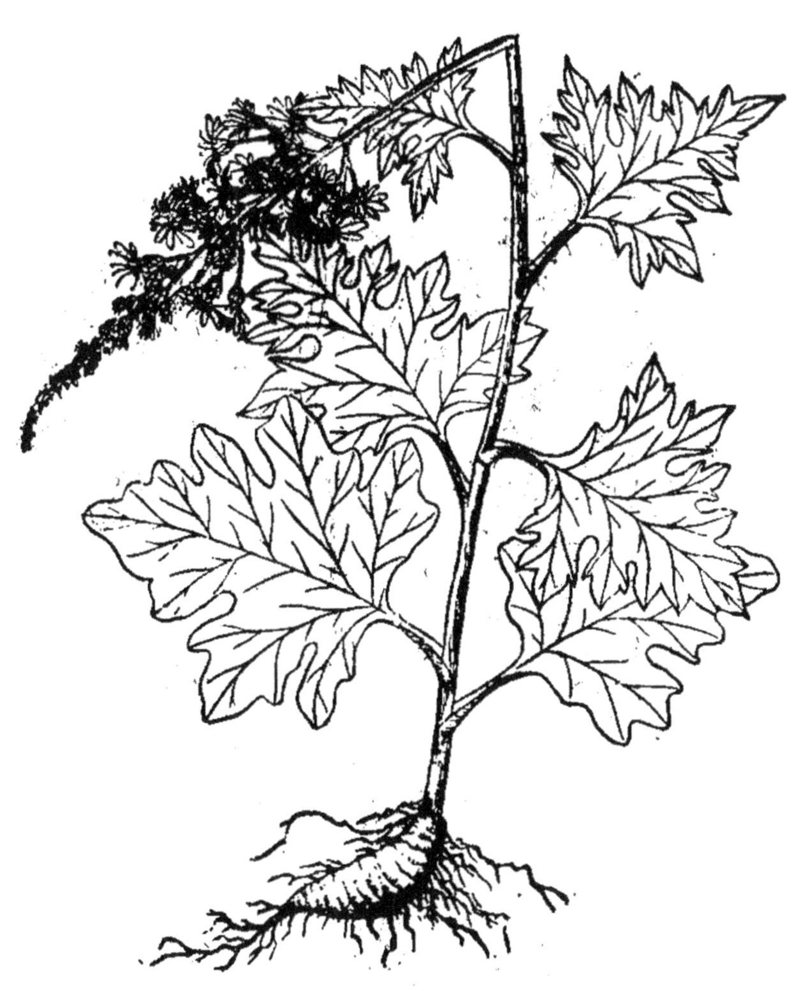

（图310）唐古特蟹甲草

采集加工：秋末苗枯后采挖，洗净，晒干备用。

性味功能：辛，平，有小毒。平肝风，解痉

745

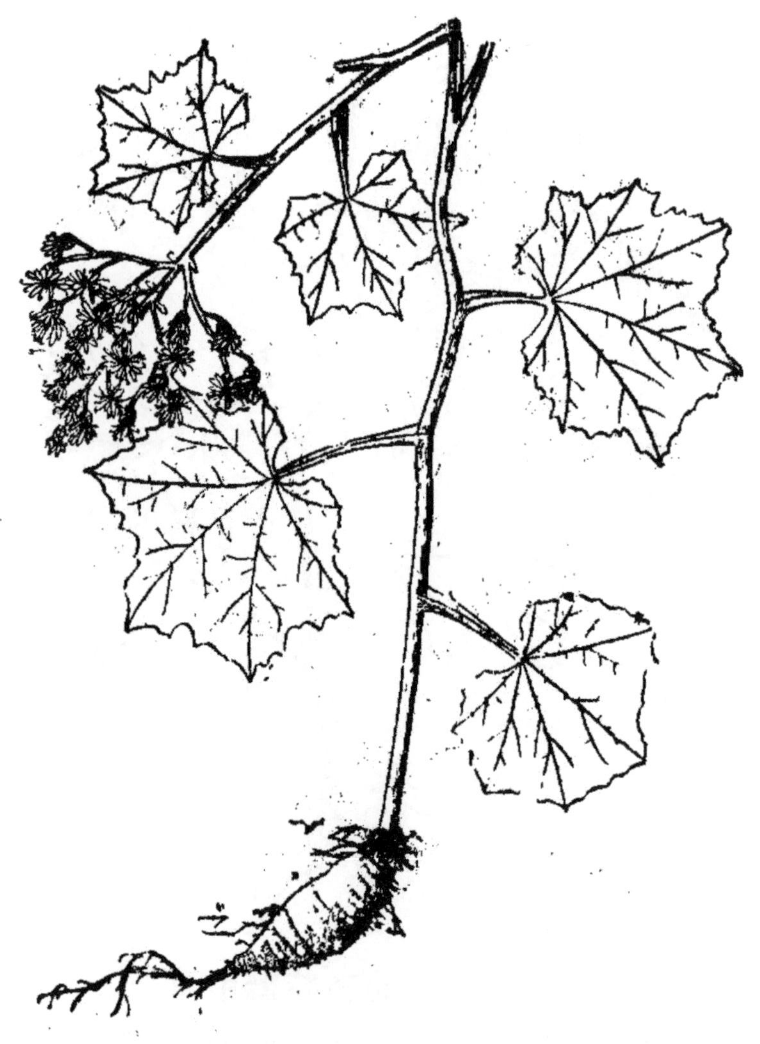

(图311) 大卫蟹甲草

746

挛，祛风湿，化风痰。

主治：眩晕，小儿惊风，癫痫，风湿骨痛，咳嗽痰多，痰厥头痛。

用量：2～5钱。

配伍：配当归、钩藤、女贞子、熟地治肝肾不足，头目眩晕；配钩藤、地龙、竹黄、龙胆草、甘草、白芍治小儿高烧惊风；配桑寄生炖猪杀口肉服，治癫痫；配威灵仙、刺三甲、舒筋草、赤芍、大枣泡酒服治风湿骨痛；配瓜蒌壳、法夏、车前草、白前根治咳嗽痰多。配钩藤、半夏、陈皮、川芎治痰厥头痛。

排风藤（毛秀才）

来源：为茄科茄属植物白英 Solanum dulcamara L. var. lyratum Sieb. 的全草。

形态简述：多年生蔓生草本。全体密被细白毛，茎基部木质化。单叶互生，叶片戟形或羽状分裂，上部叶片有成卵形的，全缘。夏秋日开多

747

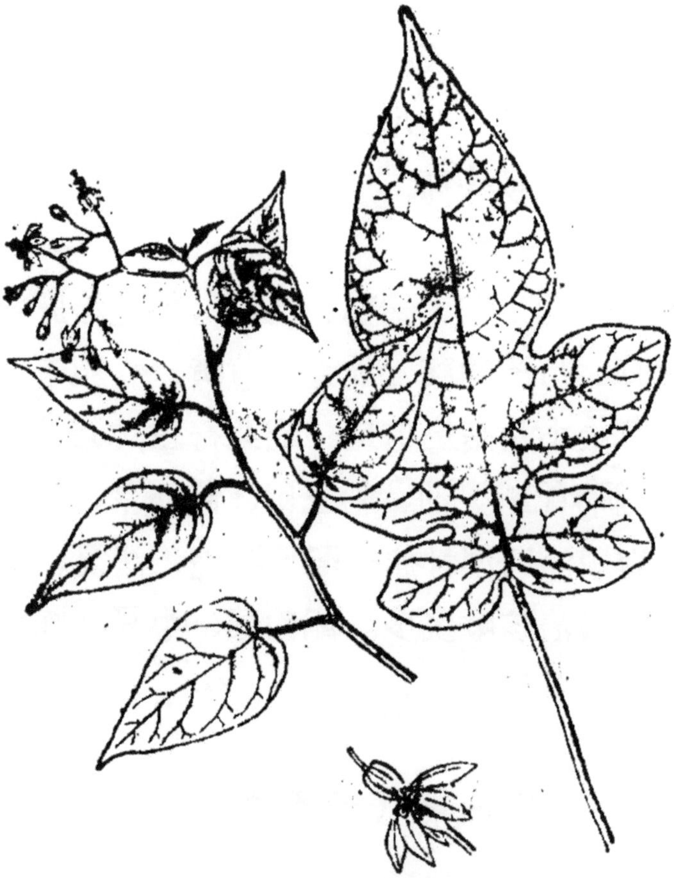

（图312）排风藤

数白色带淡紫色花，组成聚伞花序。浆果球形，红色。

生于庭园周围、原野、林下，各地均有分布。（图312）

748

采集加工：夏秋季采集，晒干备用。

性味功能：甘、苦，寒。清热，息风，定惊，解毒。

主治：小儿发热惊风，黄疸，肺热咳嗽，瘰疬，盆腔炎，崩、带，风火牙痛。

用量：0.5～1两。

配伍：配银花藤、钩藤、竹叶心、蝉蜕、三颗针、地龙治小儿发热惊风；配金银花、淡竹叶、牛毛毡、钩藤、藿香治小儿风热咳嗽；单用本品2～4两水煎服，连服7～14天，治湿热黄疸，妇女盆腔炎，子宫颈糜烂；配龙胆草、狗地芽根、爬岩姜、牛膝炖肉服，治风火牙痛。

钩　　藤

来源：为茜草科钩藤属植物华钩藤 Uncaria sinensis (Oliv.) Havil. 攀茎钩藤 U. scandens (J. sm) Hutch. 带钩的茎。

形态简述：华钩藤——光滑的木质藤本。小枝四方形，棱明显，无毛，变态枝（花序梗）成钩状。单生或对生于叶腋，卵形至长椭园形，边缘微波状，两面均光滑无毛，托叶膜质，半园形，全缘，无毛，外卷。夏日开多数花，组成腋生头状花序。蒴果长形，种子具翅。（图313）

攀茎钩藤——与上种主要区别是茎、叶及钩均有毛，托叶2裂。

多生于半阴湿的林缘、谷地灌丛中，分布于山区。

采集加工：三月采集带钩茎枝，晒干入药。

性味功能：甘、苦，微寒。清肝热，息风，解痉。

主治：小儿高热抽搐，高血压引起的头晕，目眩，神经性头痛，失眠，小儿夜啼。

用量：0.4～1两。

配伍：配水牛角、三颗针、地龙、排风藤治小儿急惊风；配当归、臭牡丹叶、夏枯草治高血压；配当归、夜交藤、酸酸草、四瓣草治神经性头痛，失眠；配蝉蜕、白芍、麦芽、灯芯治小儿夜啼。

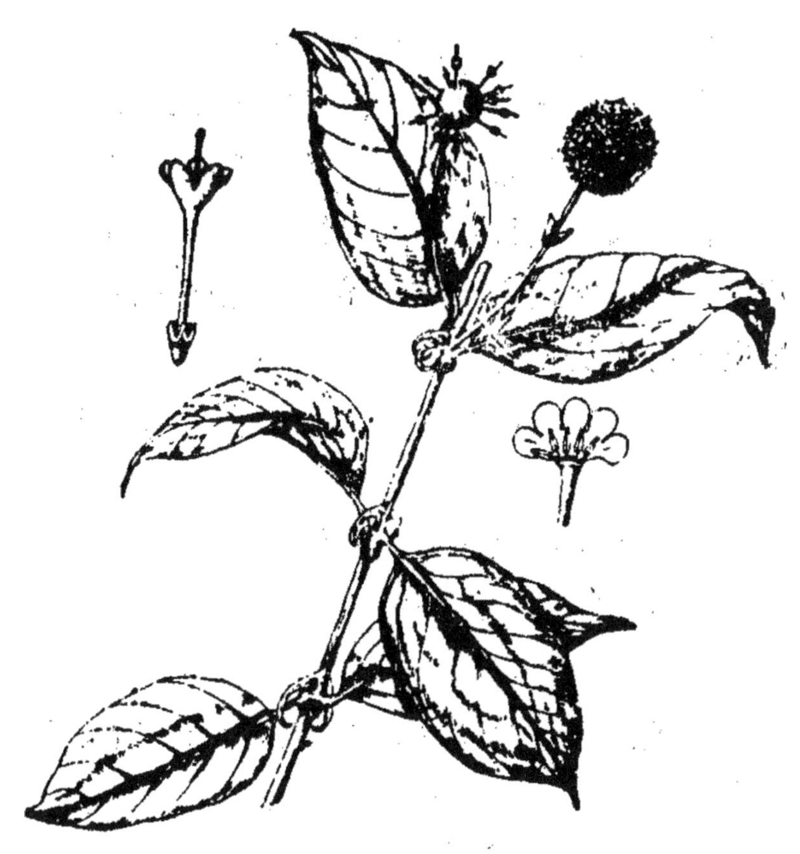

（图313）钩　藤

蛋　不　老

来源： 大戟科地构叶属植物蛋不老（拟）Speranskia cantonensis Pax.et Hoffm.的全草。

751

形态简述：多年生草本。茎直立，少分枝，被白色短毛，基部木质化。单叶互生，基部叶广卵形，中上部叶椭园形至长椭园形，边缘有规则的粗钝锯齿。秋日开花，单性同株，成顶生总状花序，雄花在花序上部，雌花在花序下部。蒴果果皮上有疣状突起。

多生于坡地、原野、路旁，丘陵区一带有分布。（图314）

采集加工：秋季采集，洗净，晒干备用。

性味功能：甘、淡，寒。清热，镇惊，利湿。

主治：小儿急惊风，白带，肺热咳嗽，痰涎壅滞。

用量：0.5～1两。

配伍：配钩藤、蝉蜕、竹叶心、龙胆草、玉竹、地龙治小儿热盛生风；配淮山、臭牡丹根、白鸡冠花治带下；配黄芩、瓜蒌壳、桑白皮、车前草治肺热咳嗽，痰涎壅滞。

752

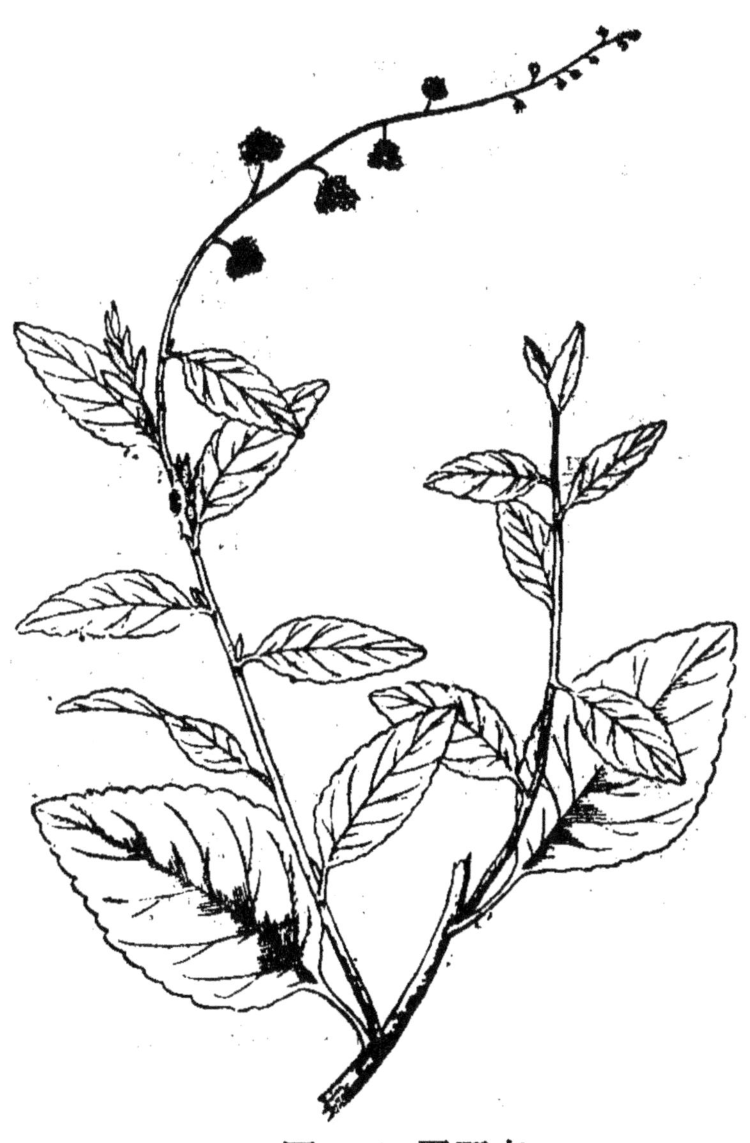

（图314）蛋不老

753

刺蒺藜

来源：为蒺藜科蒺藜属植物蒺藜 Tribulus terrestris .的果实。

形态简述：一年生或二年生匍匐草本，多分枝。叶对生，偶数羽状复叶，小叶5～7对，矩园形，全缘，叶背密生长毛。夏季开黄色花，单生于叶腋。分果由4～5枚果瓣组成，熟时分离，果瓣两端具硬刺各一对，背面隆起，并生有细短刺。

多生于荒地及路边，尤多生于沙土中，亦有栽培的，丘陵区以下有分布。（图315）

采集加工：八至九月果成熟时，将全株割下晒至半干，收集果实，去净杂质，晒干备用。

性味功能：苦、辛，微温。祛风，解郁，明目。

主治：头痛，目赤多泪，风湿痒疹。

用量：3～4钱。

配伍：配草决明、土枸杞、)角麻、杜仲治神

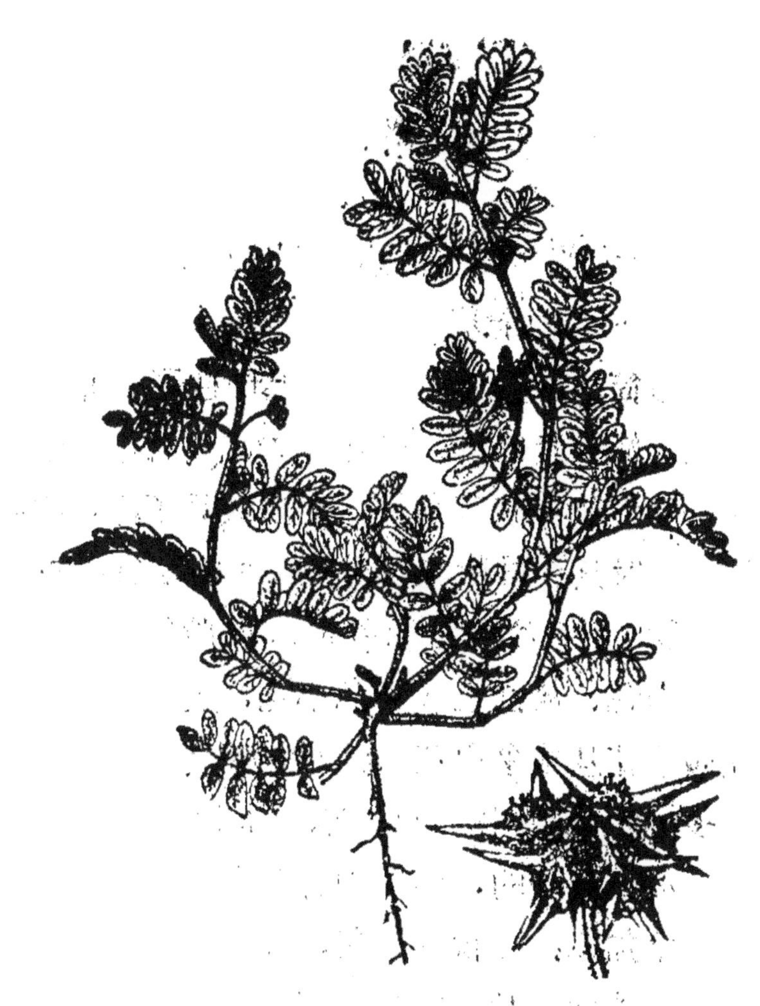

（图315）刺蒺藜

经性头痛；配菊花、草决明、青箱子、桑叶、连翘、蔓荆子治目赤多泪；配蝉蜕、红浮萍、金刚藤治风湿痒疹。

755

小晕药

来源：为蓼科蓼属植物火炭母草 Polygonum chinense L.的全草。

形态简述：多年生草本。茎园柱形，光滑，多分枝，嫩枝紫红色。单叶互生，具柄，有翅，叶片三角形或卵状三角形，全缘或具不明显的园锯齿，有时具二耳状裂片，叶面鲜绿色，并有"V"形的紫色纹或暗绿色纹，叶脉紫色。秋季开多数白色、淡红色或紫色小花，成头状花序复组成园锥花丛或伞房花丛。小坚果具三棱。

多生于向阳润湿的草坡、林边、原野、水边，亦有栽培的，各地均有分布。（图316）

采集加工：夏秋季采集，洗净，晒干备用。

性味功能：甘、微酸，平。平肝息风，清热解毒。

主治：头晕，目眩，肠炎，肝炎，咽喉肿痛。

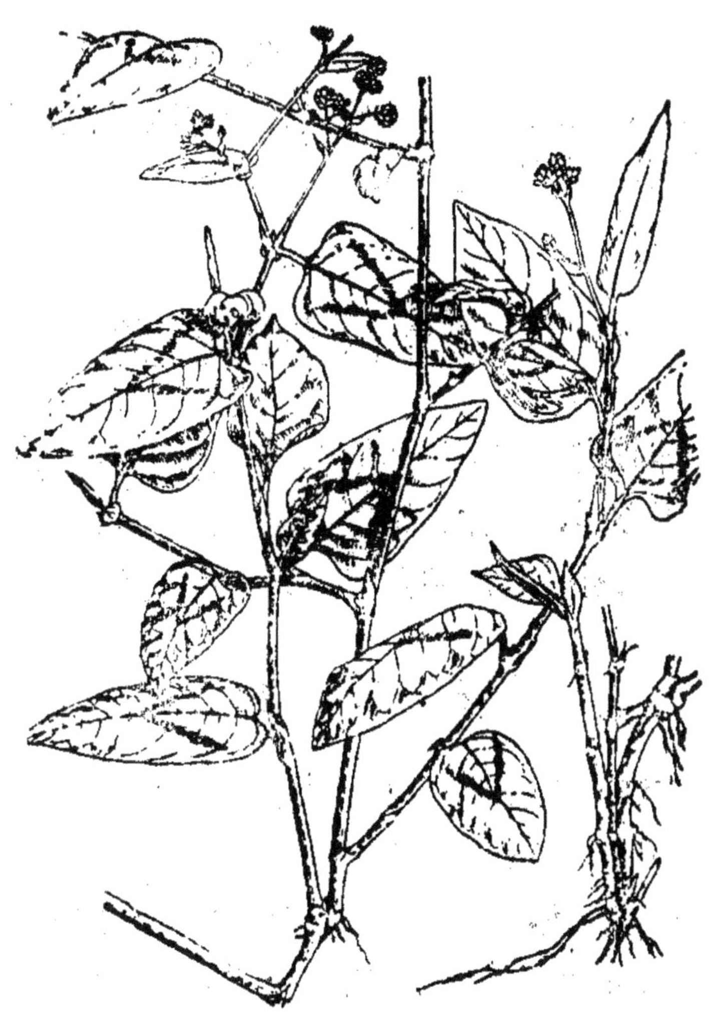

（图316）小晕药

用量：1～2两，外用适量。

配伍：配臭牡丹根、当归、夏枯花、牛膝治

757

高血压头晕，目眩；配马齿苋、清明菜治肠炎；配大蓟、茵陈、甘草治肝炎；配三匹风、大力、苦荞头治咽喉肿痛。

十六、养心安神药类

养心安神药是指能宁心、安神的一类药物。适用于心悸、怔忡、健忘、失眠、多梦等症。临床上常与补血、滋阴药同用，往往疗效更高。

辰　砂　草

来源： 为远志科远志属植物瓜子金Polygala japonica Houtt.的全草。

形态简述： 多年生小草本，高约15厘米左右。茎多数，匍匐、斜生或近于直立，褐色，表面长有柔毛。单叶互生，广卵形至广披针形，全缘，叶面深绿色，叶背颜色较淡。夏日由叶腋抽出花梗，着生数朵紫色小花，成总状花序。蒴果广卵

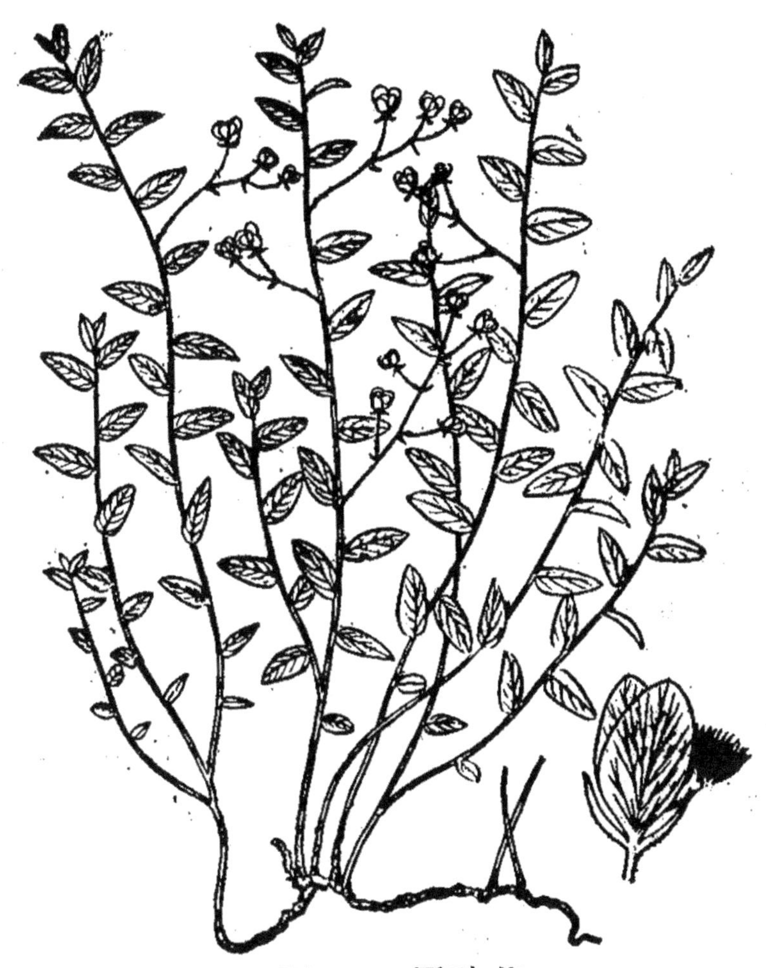

（图317）辰砂草

园形而略扁，边缘具膜质翅。

多生于较干燥的原野坡地路边草丛中，各地均有分布。（图317）

759

采集加工： 夏秋采集，洗净，晒干备用。

性味功能： 辛，微温。宁心安神，祛痰止咳，解毒，散淤。

主治： 心悸，失眠，咽喉肿痛，跌打损伤，咳痰不畅，毒蛇咬伤。

用量： 3～5钱，外用适量。

配伍： 配蒲公英、大力、菊花、三匹风治咽喉肿痛；配八角枫、铁线草治跌打损伤；配前胡、石菖蒲、苏叶、芸香草治寒闭咳痰不利；配柏子仁、蚌壳、酸酸草治心悸失眠；配一支箭、剪刀草捣绒外敷毒蛇咬伤。

备注： 同属植物宽叶远志 P. sibrica L. 亦作辰砂草用。

合 欢

来源： 为豆科合欢属植物合欢 Albizzia julibrissin Durazz 树皮及花蕾。

形态简述： 高大落叶乔木，高可达10米以上，直径达1米。叶互生，总叶柄具四棱，小叶柄具三棱，二回羽状复叶，有20～40对小叶，小叶略成镰刀状，表面深绿，背面青白，昼开夜合。春末夏初开淡红色小花，1～2个头状花序簇生于叶腋，或多数生于枝梢成伞房状排列，花开时雄蕊远伸出花冠外。

多生于坡地、原野，各地均有分布。（图318）

采集加工：皮随采随用；花在夏季蕾期采收，晒干备用。

性味功能：甘，平。皮活血止痛，解毒，安眠；花安神，解郁。

主治：花蕾治虚烦不眠，健忘多梦；皮治跌打损伤，骨折，痈疽肿毒，失眠多梦。

用量：花2～3钱。皮0.4～1两。

配伍：皮配接骨木、泽兰、酸酸草泡酒内服外搽，治跌打损伤，骨折；配侧耳根、水苋菜、野菊花、铧头草治痈疽肿毒；配夜交藤、四瓣草、女贞子治失眠多梦；花配夜交藤、生地、柏子仁治虚烦不眠，健忘多梦。

761

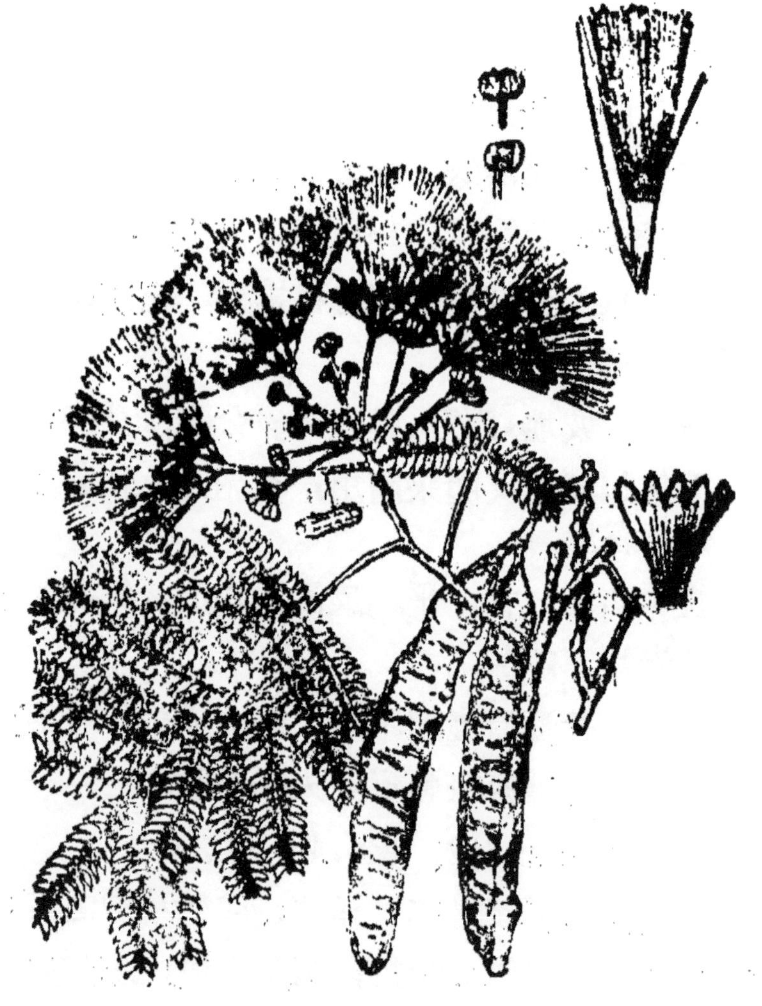

（图318）合 欢

备注：同属植物山合欢 A. alkora(Roxb.) Prain.亦作合欢入药。

762

菌灵芝

来源：为多孔菌科灵芝属植物紫芝 Fomes japonicus Fr.及同属一些植物的子实体。

形态简述：为多年生菌类植物，全株高约20～60厘米，具扭曲状的长柄，黑色或褐色，有漆样光泽，菌帽肾形，赤褐色至暗紫色，亦有漆样光泽，表层木质化，菌帽反面为褐色园孔状菌管，密密排列，其内壁着生担子体。

生于海拔1000米左右的树根上或阴蔽润湿的岩石上。（图319）

采集加工：全年采集，阴干备用。

性味功能：微苦，温。宁心，健脾。

主治：神经衰弱，头晕失眠，食欲不振，消化不良。

用量：煎剂2～5钱；研粉内服，每服0.5～1钱。

配伍：配制首乌、蜂蜜共为丸服治头晕失眠；

763

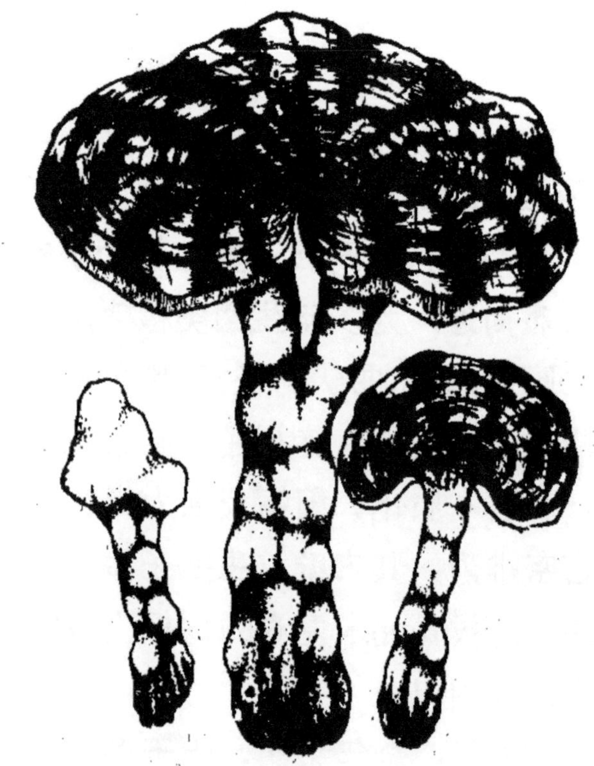

（图319）菌灵芝

配淮山、鸡屎藤共为散服治食欲不振，消化不良。

跳　心　草

来源： 为菊科莴苣属植物跳心草 Lactuca sp.的全草。

764

形态简述：高大草本，高约2～2.5米，全株均具白色乳汁。茎园形，光滑，中空，径约2～4厘米。单叶互生，倒披针形至广倒披针形，下部的叶较大，渐向上则较小，下部叶在开花时枯萎，叶平滑，边缘具不规则细锯齿，基部楔形，下延，稍抱茎，叶主脉带紫红色。多个兰状花序组成总状花序，复组成疏散直立园锥花丛，小花全为黄色舌状花，花期秋至冬。

均为栽培，分布于丘陵区（图320）

采集加工：十月割取全株，晒干，切碎备用。

性味功能：甘、微苦，温。宁心安神，补中益气。

主治：心悸、怔忡，头晕眼花，失眠，虚损劳伤，久咳不止等症。

用量：0.5～1两。

配伍：配菜子参、辰砂草、泡参、治心悸，怔忡，头昏眼花；配合欢花、党参、枣仁、黄花菜根治失眠；单用本品研末煎鸡蛋常服，治虚损

765

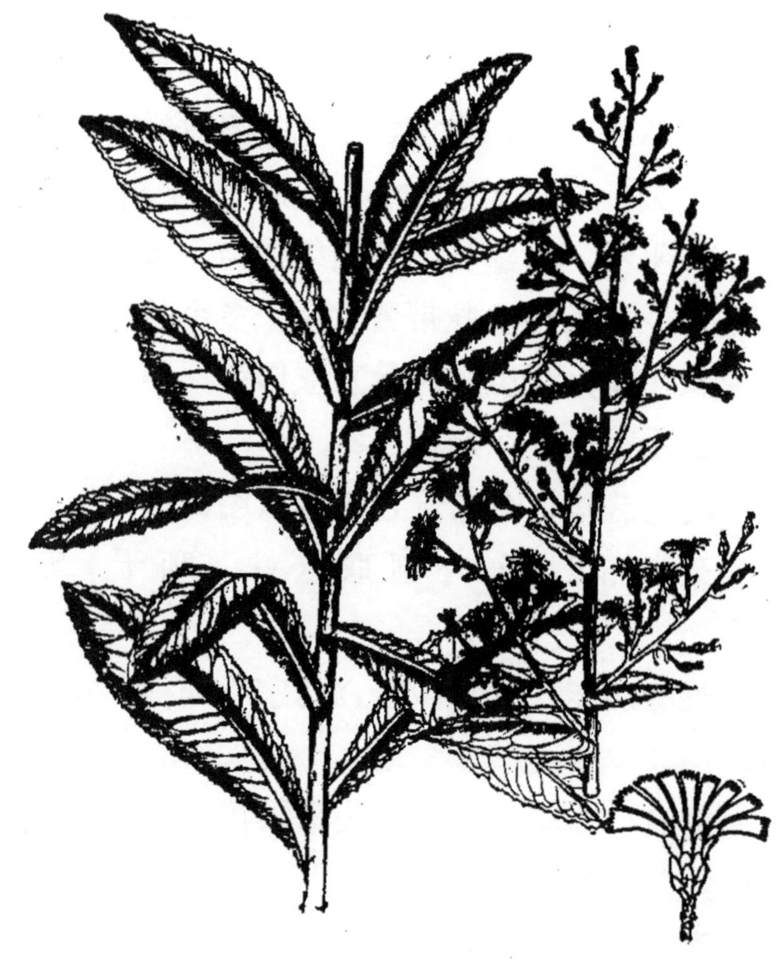

（图320）跳心草

痨伤，久咳不止。

备注：服用本品期间，禁食辣椒。

766

马　尾　松

来源： 为松柏科松属植物马尾松 *Pinus massoniana* Lamb.的松针、松节、松根。

形态简述： 常绿乔木，高可达30米，直径可达1.7米。叶针形，常二枚偶三枚合成一束，淡绿色，长约10～20厘米，切面半月形，基部具叶鞘，边缘具微锯齿。春日开花，单性，穗状，顶部色紫者为雌花，中下部色黄者为雄花。球果长卵形至卵状园锥形，由多数果鳞合成，每果鳞内有二枚带翅种子.

多生于坡地、原野，亦有栽植的，各地均有分布。

采集加工： 秋季采集，晒干备用或鲜用。

性味功能： 苦，温。松针安神，解毒，活血止血；松节、松根祛风除湿，活络止痛。

主治： 松针治失眠，维生素C缺乏症，脚气水肿，跌打损伤，并作流脑、流感预防药；松节、松根治风湿骨痛，跌打损伤。

用量：松针鲜品1～2两；松节、松根干品3～5钱。

配伍：松针配夜交藤、四瓣草、柏子仁治失眠；配木瓜、刺梨子治维生素C缺乏症；配陈皮、木瓜、吴萸、生姜、苏叶治脚气水肿；配酸酸草、接骨木、水当归泡酒服，治跌打损伤；配野菊花、板兰根、贯众作流脑，流感之预防药。松节、松根配水蜈蚣、刺三甲、稀签草泡酒服，治风湿骨痛；配八角枫、酸酸草、半枝莲泡酒服，治跌打损伤。

黄花根（金針根）

来源：为百合科萱草属植物黄花菜 Hemerocallis flava L.的根茎及其须根。

形态简述：多年生草本。宿根多数，先端膨大成纺锤形，肉质，侧根疏生，须状。叶丛生，线形，先端渐尖，全缘，表面淡绿色。夏日花茎

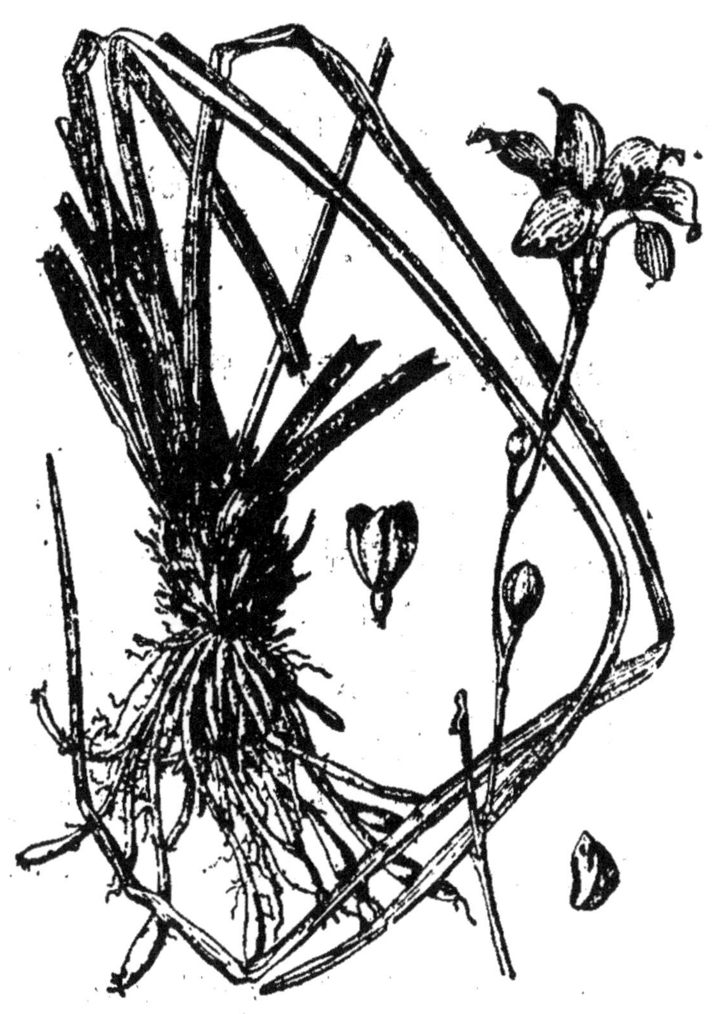

（图321）黄花根

自叶丛间抽出，顶端生数花，鲜黄色，成疏生园锥花序，朝开暮闭。

769

多生于润湿肥沃的水边、原野，亦有栽培的，各地均有分布。（图321）

采集加工：十至十一月采集，洗净，晒干备用。

性味功能：甘，平。宁心安神，清热解毒，利水通淋。

主治：虚烦不眠，黄疸，砂淋，小儿疝气，疮痈肿毒。

用量：3～5钱。

配伍：配茵陈、夏枯草、金钱草治黄疸；配金钱草、扁蓄、海金沙治砂淋；配合欢皮、夜交藤、辰砂草治虚烦不眠；配铁线草煮醪糟服，治小儿疝气；配金银花、蒲公英、丝瓜络煎服，同时并配三匹风、蒲公英捣绒敷患处，治疮痈肿毒。

备注：本品有小毒，过服易中毒。

十七、收敛固涩药类

这类药物适用于多汗、盗汗、久泻、脱肛、遗精、早泄、多尿、遗尿、崩带等症。若兼具外感、痰饮、水肿等都不宜应用这类药物。

刺　　梨

来源：为蔷薇科蔷薇属植物刺梨Rosa roxburghii Tratt f. normalis Rehd. et Wils.的根，其果也供药用。

形态简述：落叶灌木。枝具坚刺，成对生于枝条基部及叶基部。叶互生，奇数羽状复叶，通常有小叶9～11片，小叶倒卵园形，边缘具细齿，光滑，托叶线形，多连于叶柄上。夏日开淡红色花，单生于枝顶，花托膨大，成熟时黄色，瘦果即包藏于花托内。

多生于较肥沃湿润的沟边、路旁、灌丛中，分布于山区。

采集加工：四季采根，洗净，晒干备用；夏日果实成熟时，采摘备用。

性味功能：甘、酸、涩，平。根收敛固精；果解暑，消食，收敛。

主治：根治遗精，遗尿，白带，脾虚腹泻，慢性痢疾，自汗，盗汗，血崩，痔疮下血；果治暑月烦渴，食欲不振，消化不良，腹泻，白带，淋浊，维生素C缺乏症。

用量：0.5钱～1两。

配伍：根配复盆子、夜关门、淮山药治遗精，遗尿，白带，脾虚腹泻；配马齿苋、六合草、淮山药治慢性痢疾；配夜关门、燕麦、浮小麦、大枣治体虚自汗，盗汗；配地榆、仙鹤草、臭牡丹根、大枣治血崩，痔疮下血；配麦冬、荷叶、知母、甘草治暑热烦渴；配隔山撬、苦荞头、鸡屎藤治食欲不振，消化不良，腹泻，白带、淋浊；配木瓜、酸酸草治维生素C缺乏症。

夜关門

来源：为豆科胡枝子属植物截叶胡枝子Lespedeza cuneata G.Don.的全草。

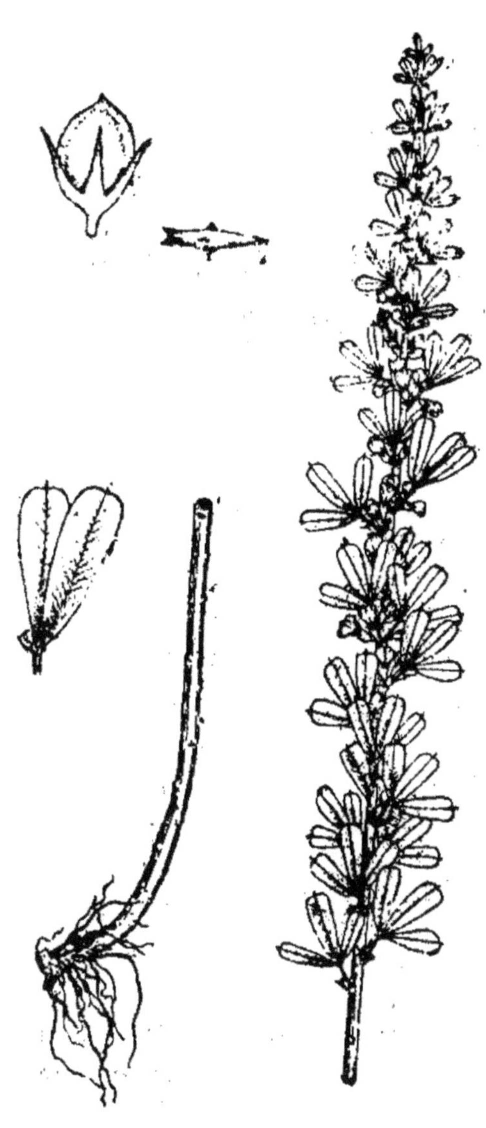

（图322）夜关门

形态简述：直立小灌木，高约1米。茎园柱形，有细棱，具短毛。叶互生，三出复叶，小叶楔形或线形，长超过宽三倍，先端主脉延伸成短尖。夏季开黄白色小花，单生或2～4朵腋生。

多生于向阳坡地、原野，各地均有分布。（图322）

采集加工：九至十月采集，晒干备用。

性味功能：淡，

773

温。补肾固精，收敛止带。

主治：多尿，遗尿，滑精，白浊，白带。

用量：1～2两。

配伍：配鸡冠花、莲米炖肉服，治妇女白带、男子滑精，白浊久不止；配台乌、复盆子、刺梨根治多尿，遗尿。

五 倍 子

来源：为绵蚜科倍属动物五倍子蚜Melaphis chinensis (Bell.) Baker.及倍蛋蚜 M.peitan Tsai et Tang 在寄主树上寄生时形成的虫瘿。

形态简述：五倍子蚜形成的虫瘿称角倍，全形呈不规则的囊状或棱形，长3～7厘米，外表具不规则的钝形棱角及多数瘤状突起物，一端有蒂，外表灰黄色或黄棕色，被有灰白色绒毛，外壳坚硬而脆，内淡灰棕色，中空。

倍蛋蚜形成的虫瘿称肚倍，全形呈类园形或

类椭园形，不具棱角及瘤状突起物，外表棕黄色或灰黄色，内淡灰色，中空。

多分布于向阳山地，产于山区。

采集加工：秋后采集成熟的五倍子，置于沸水中蒸或煮，将内部的虫卵杀死，取出晒干备用。

性味功能：酸，平。涩肠，止泻，敛汗，止血。

主治：脾虚久泻，自汗，盗汗，久咳，便血，血崩，痔疮，脱肛及子宫脱垂等症；治外伤出血，研末撒布伤口。

用量：1.5～3钱，外用适量。

配伍：配白术、淮山、谷芽、鸡屎藤治脾虚久泻；配浮小麦、刺梨根治虚汗，盗汗；配白果、百合、杏仁、三颗针、甘草治久咳；配水皂角、三匹风、佛顶珠治痔疮；配地榆、槐花、藕节治便血、血崩；配黄耆、棕树根、泡参治气虚脱肛或子宫脱垂。

备注：通常在漆树科漆树属一些植物如盐肤

Rhus chinensis Mill. 青麸杨 R. potanini Maxim. 等树上寄生。

鸡 冠 花

来源：为苋科青箱属植物鸡冠花 Celosia cristata L. 的花序。

形态简述：一年生草本，全体无毛。茎粗壮，绿色或带红色，有纵槽。单叶互生，长椭园形至卵状披针形，全缘。夏日顶生穗状花序，花序轴扁，状如鸡冠，肉质，上生多数红、白、金黄或其它颜色的小花。

多栽培供观赏，各地均有分布。

采集加工：秋季采集，晒干备用。

性味功能：甘、涩，凉。收涩，止血，止带。

主治：吐血，血崩，痔疮下血，白带，久泻久痢。

用量：3～5钱。

776

配伍：配丝茅根、仙人掌、三颗针治吐血；配地榆、仙鹤草、大蓟、甘草治血崩、痔疮下血；配胭脂花头、律草、排风藤治湿热白带；配臭椿根皮、地锦草、六合草治久泻久痢。

棋　盘　花

来源：为锦葵科蜀葵属植物蜀葵 **Althaea** rosea Cav.的花及根。

形态简述：多年生草本，高2～3米。茎直立，园柱形，被星状毛。单叶互生，园形、卵园形或心脏形，5～7浅裂或具波状缘，边缘具钝齿，叶脉在叶背突起，叶面具皱纹。夏日开花，单生于叶腋，紫红色、红色或白色，花冠呈鸡冠状皱折，单瓣或重瓣。分果扁园形，磨盘状，每一个分果含肾形棕色种子一粒。

多为栽培供观赏，各地均有分布。（图323）

采集加工：夏季采花，秋季采根，洗净，晒干备用。

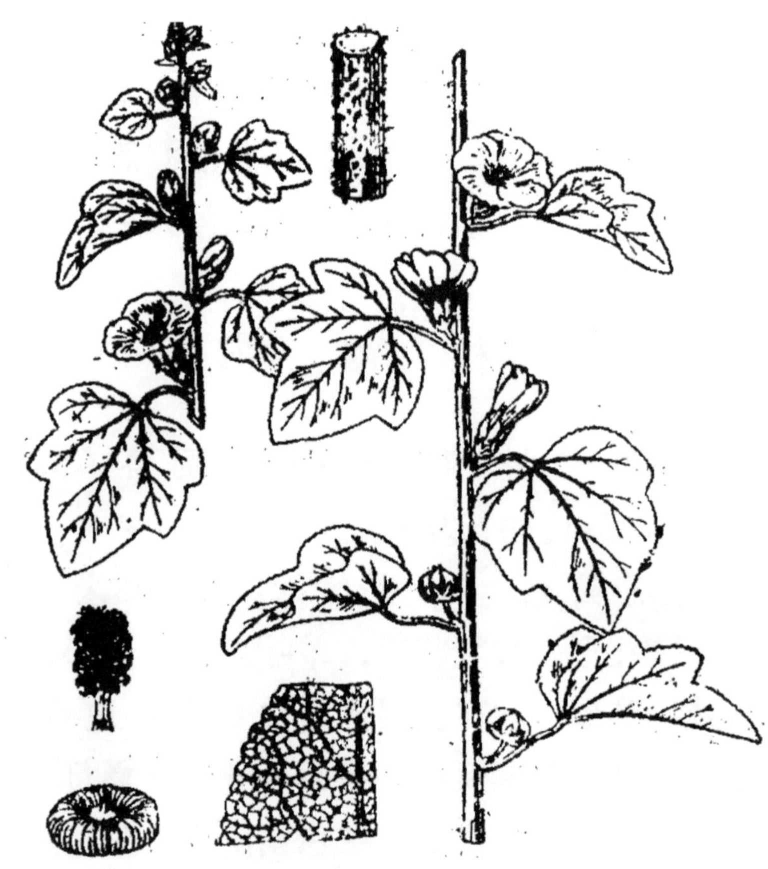

（图323）棋盘花

性味功能：淡、涩，凉。花清热止血，止带；根活血舒筋。

主治：红崩，白带，鼻衄，风湿骨痛。

用量：花0.5～1两；根1～2两。

778

配伍：花配红芭蕉花、鸡冠花、炖鸡或猪肉服，治妇女红崩白带；单用本品之根煎水内服，治倒经；配水蜈蚣、透骨消、舒筋草治风湿骨痛。

石　　榴

来源：为安石榴科安石榴属植物安石榴 Punica granatum L. 的根皮及果皮。

采集加工：秋季采根，洗净，晒干备用；在果实成熟期收集果皮供药用。

性味功能：酸、涩，温，有小毒。果皮能固精，止泻，止带；根皮杀虫。

主治：果皮治久泻久痢，脱肛，白带，遗精，白浊等症，根皮治绦虫，蛔虫病。

用量：3～8钱。

配伍：干石榴根皮8钱，加水500毫升，沙锅内煎至200毫升，三次服完，每半小时一次，服后四小时再服盐类泻下剂驱杀绦虫；配小肺经草、扁蓄治蛔虫病。果皮配夜关门、水黄连治久痢脱肛，白带，遗精，淋浊等症。

附注：服用本品后，忌食油脂，并忌服“蓖麻油”，以免引起吸收中毒。

铁 甲 松

来源：为苏铁科苏铁属植物苏铁 Cycas revoluta Thunb. 的叶，其花序亦供药用。

形态简述：多年生常绿乔木，高可达4米，直径约10～30厘米。叶大型，长可达2米，羽状复叶，小叶线形，长15～18厘米，宽0.6厘米，全缘，无毛，顶端刺尖，边缘向外翻卷。雄花序园柱形或长卵园形，雌花序球形。

多栽植庭园供观赏，各地均有分布。（图324）

采集加工：叶四季采集；花序于夏日开放时采集。

性味功能：叶淡，平，收敛止血；花甘，

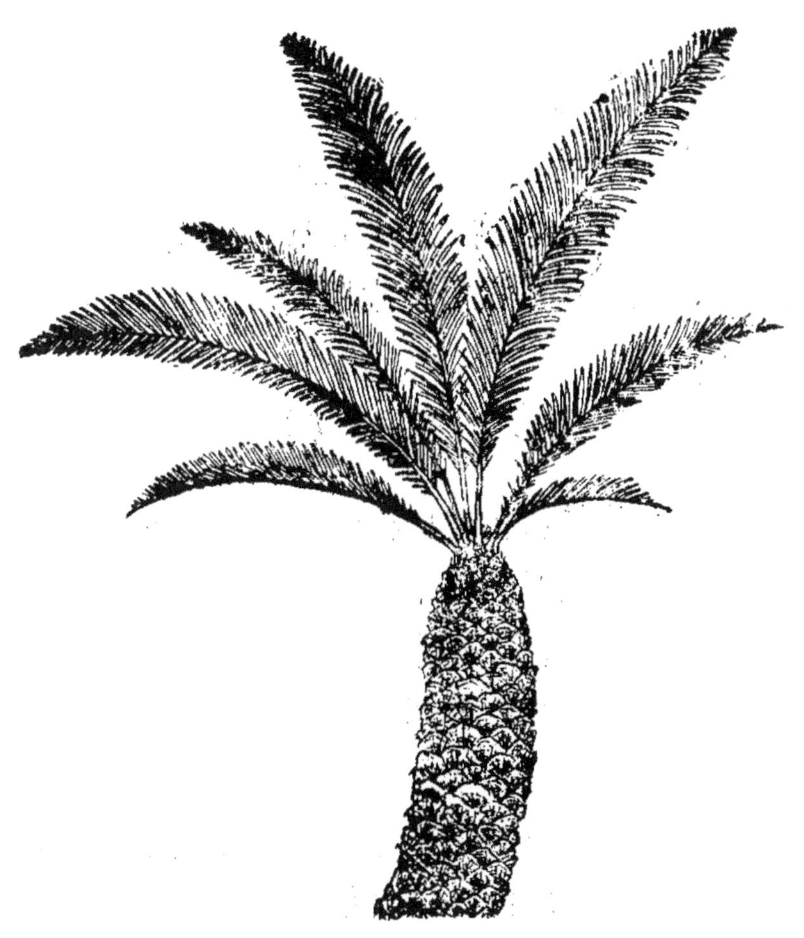

（图324）铁甲松

平，补肾，固精。

主治：叶治内脏出血，久泻；花治滑精，虚寒白带，肾虚腰痛。

781

用量： 1～2两。

配伍： 叶配侧柏叶、茜草治内脏出血；配淮山、鸡屎藤共为散服，治脾虚久泻。花配莲米、刺梨子、仙茅治滑精，虚寒白带；配兔丝子、小茴香、续断、淫羊藿治肾虚腰痛。

椿芽树

来源： 为楝科香椿属植物香椿 Toonsa inensis(A. Juss.)Roem.的树皮。

形态简述： 落叶乔木。分枝少，树皮为灰色至灰黑色，裂为狭长而不规则薄片，枝纤细，有柔毛。叶互生，具特异香气，偶数羽状复叶，小叶8～10对，卵状披针形至卵状长椭园形。基部不等，夏日开多数白色花，成顶生园锥花序。蒴果。

多栽培，亦有野生的，各地均有分布。

采集加工： 四至五月采集，晒干备用，亦可随用随采。

性味功能： 淡、涩，温。收敛止血，解毒透疹。

主治：肠炎，痢疾，白带，肠风下血，血崩，麻疹透发不快。

用量：2～5钱。

配伍：配芫荽、菊花、甘草治麻疹透发不快；配泥鳅串、地锦治肠炎，痢疾；配三百草、秧心草根、鸡冠花治白带；配地榆、侧柏叶、仙鹤草、三颗针治肠风下血、妇女血崩。

备注：苦木科苦木属植物臭椿 *Ailanthus altissima* (Mill.) Swingle。易与香椿相混，两者不同处是臭椿叶为奇数羽状复叶，微具香气；树皮平滑而有灰色斑纹，翅果。

十八、驅虫药类

驱虫药是指能够驱除或杀灭体内寄生虫的药物。在使用这类药物时应适当照顾患者的兼症，予以配合治疗；如患者身体衰弱，可先补后驱虫；但如衰弱不甚，可"攻补兼施"。

在服用本类药物时一般都应配合泻下药使用，以达到排除虫体的目的。

有的驱虫药（如苦楝皮）有较强的毒性，应用时必须慎重掌握剂量。孕妇、肠炎、痢疾、肾炎、肝炎等患者，通常不宜服驱虫药。

苦　　楝

来源： 为楝科楝属植物川楝 Melia toosendan Sieb. et Zucc.的根皮、树皮和果实。

形态简述： 落叶乔木，高可达10米。树皮幼时淡褐色，老时暗褐色，新枝黄褐色，老枝紫色，上有灰色皮孔。叶互生，2～3回奇数羽状复叶，小叶片卵状披针形，边缘有不规则锯齿。夏日开多数紫色花，成腋生圆锥花序。

通常栽植于庭院、路旁，亦有野生的，各地均有分布。

采集加工： 根皮、树皮随用随采，果实九至十月成熟时采集，晒干备用。

性味功能：根皮、树皮苦，寒，有毒，驱杀蛔虫，蛲虫；果实（名金铃子）苦，寒，有小毒，清肝热，除湿，理气止痛。

主治：根皮，树皮治肠道蛔虫、蛲虫病。果实治肝胃气痛，疝气，虫积腹痛。

用量：根皮、树皮0.4～1两；果实2～4钱。

配伍：皮配花椒根、小肺经草、鹤虱治蛔虫病；配雷丸、榧子共为散，成人每服一钱，蜂糖开水下，一日二次，治蛲虫病。果配玄胡治肝胃气痛；配鸡肾草、桔核治小儿疝气；配花椒、贯众、乌梅、蜂糖治虫积腹痛。

备注：同属植物苦楝M. agedarach L. 亦作川楝用。

扁竹根（扇把草）

来源：为鸢尾科鸢尾属植物蝴蝶花 Iris japonica Thunb.的地下茎。

形态简述：多年生草本，高40～80厘米。根茎横生，黄褐色。单叶互生，嵌叠，鲜绿色，有光泽，剑形，全缘，顶端渐尖，基部抱茎，平行脉，其中三条最为明显。夏季开淡紫色花，成稀疏的总状单歧聚伞花序。

喜生于阴湿的竹林下、坡脚、屋侧及水边，各地均有分布。（图325）

采集加工：四季均可采集，洗净，晒干备用。

性味功能：辛，凉，有小毒。清热解毒，杀虫，活血，消食积。

主治：蛔虫病，咽、喉及扁桃体炎，消化不良，腹胀胃满，扭伤。

用量：0.4～1两。

配伍：配水案板、鹤虱、苦楝根皮驱蛔虫；配野菊花、大力、三匹风、甘草、马勃治喉痛；配鸡屎藤、隔山撬、谷芽、水蜈蚣共为散服，治消化不良，腹胀胃满；单用鲜品约寸长一节，凉水送服，治扭伤。

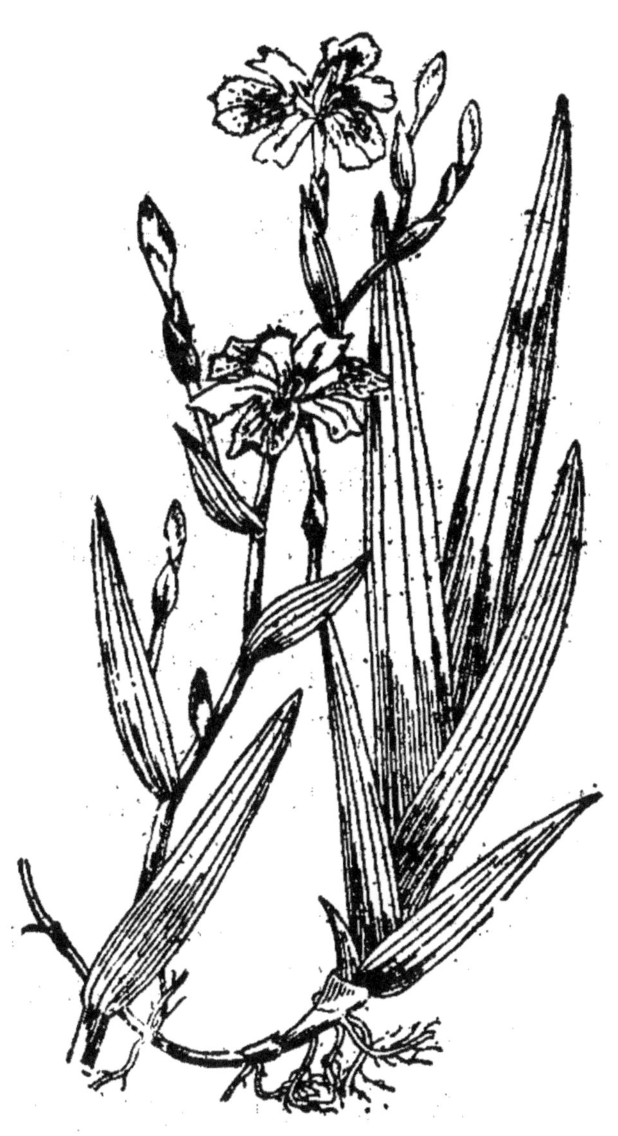

（图325）扁竹根

787

昏鸡头

来源：为文蕨科贯众属植物贯众 Cyrtomium fortunei J.sm.的根茎。

形态简述：多年生蕨类草本，高30～80厘米。根茎粗短，密被红棕色鳞片，形如鸡头。羽叶簇生，叶柄密被卵形或线形鳞片，叶轴上较稀疏，一回奇数羽状复叶，羽片10～20对，互生，顶片三叉片状，柄短或无，镰刀状，基部上端一侧成耳，下端园形，边缘有锯齿。孢子囊群园形，多数，散生于叶背面，子囊群盖盾形。

多生于阴湿的林中、沟谷及石缝中，各地均有分布。（图326）

采集加工：四季采集，切片，晒干备用。

性味功能：苦，微寒，有小毒。清热，利湿，杀虫，止血。

主治：湿热疮毒，阿米巴痢疾，白带，血崩等症。并能驱杀钩虫、蛔虫、绦虫、蛲虫。

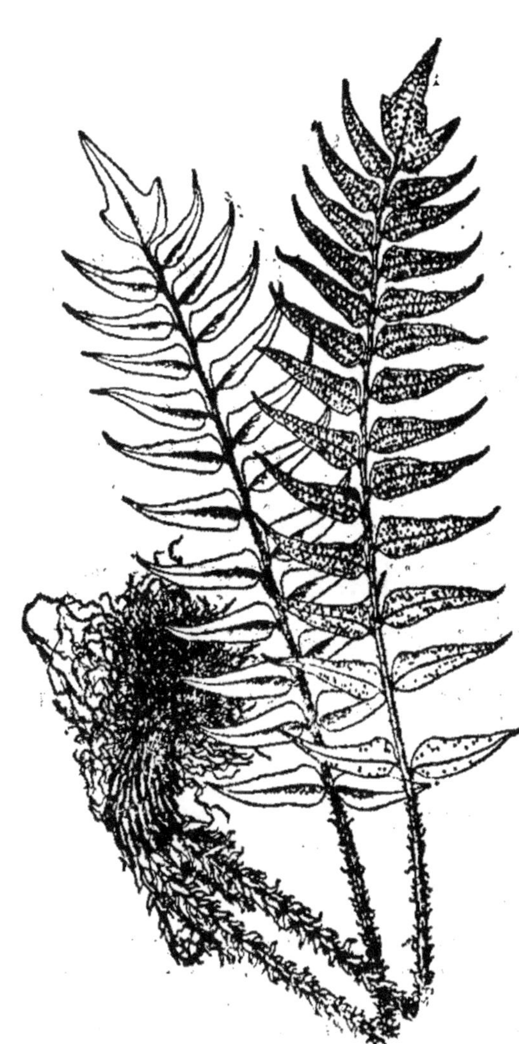

（图326）昏鸡头

用量：0.4～1两。

配伍：配菊花、苍耳子、土茯苓、甘草治湿热疮毒；配白头翁、金银花、甘草治阿米巴痢疾；配臭牡丹根、淮山，鸡屎藤治脾虚白带；配蚕沙、侧柏叶、地榆、泡参、甘草治血崩；配苦楝根皮、鹤虱、南瓜子、小肺经草、蜂糖驱杀寄生虫。

附注：据近人研究，本品有收缩子宫的作用，并称可代替西药的"麦角"制剂，故孕妇忌服。

789

鹤虱

来源：为伞形科胡萝卜属植物野胡萝卜 Daucus carota L.的果实。

形态简述：二年生草本，高达1米以上，全体密被白色细长毛。茎直立，上部多分枝，具纵沟，密被硬毛。叶互生，叶柄基部略膨大，叶片2～3回羽状分裂，小裂片常为披针形，主脉明显。秋日开多数小白花，成复伞形花序。分果由二个半椭园形压扁状的二个小果合生，具刺状刚毛，全形如虱。

适应性强，多生于坡地、原野、路旁，低山区一带常见。（图327）

采集加工：秋季果实成熟时采集，晒干备用。

性味功能：苦、辛，平，有小毒。杀虫。

主治：肠道蛔虫病，蛲虫病。

用量：3～4钱。

配伍：配小肺经草、水案板根煎服，治蛔虫

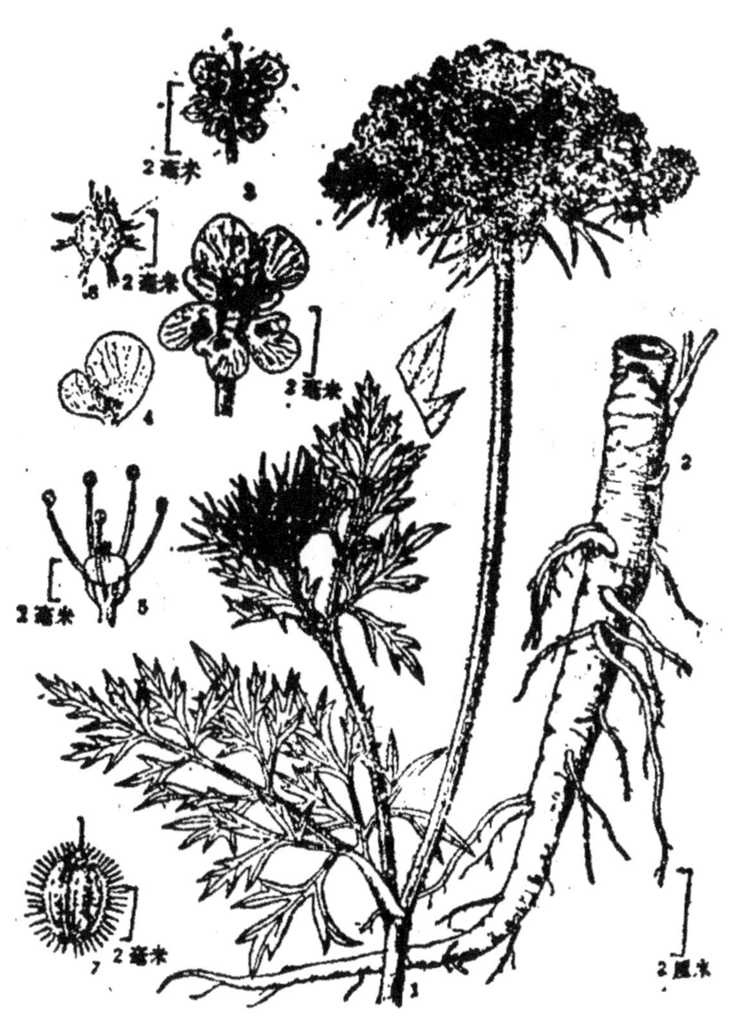

（图327）鹤　虱

病；配雷丸、贯众共为散，成人每服3～5钱，蜂糖开水送服，一日二次，治蛲虫病。

百　　部

来源：为百部科百部属植物对叶百部 Stemona tuberosa Lour. 及轮叶百部 S. japonica Miq. 的根。

形态简述：对叶百部——多年生攀援草本，高可达4～5米。全体平滑无毛，地下有多数宿根，簇生，肉质，块状，通常为纺锤形。茎缠绕，具下陷的旋转状浅槽。叶通常对生，广卵形，全缘或略有微波，平行弧状叶脉7～13条。夏日叶腋抽出花梗，着生1～3朵黄绿色花。（图328）

轮叶百部——与上种主要区别是：叶片3～4片轮生，植株较矮小。

多生于坡地草丛中，亦有栽培的，多分布在山区。

采集加工：秋后茎苗枯干时采集，洗净泥沙，晒干备用。

性味功能：甘、苦，平，有小毒。止咳，杀

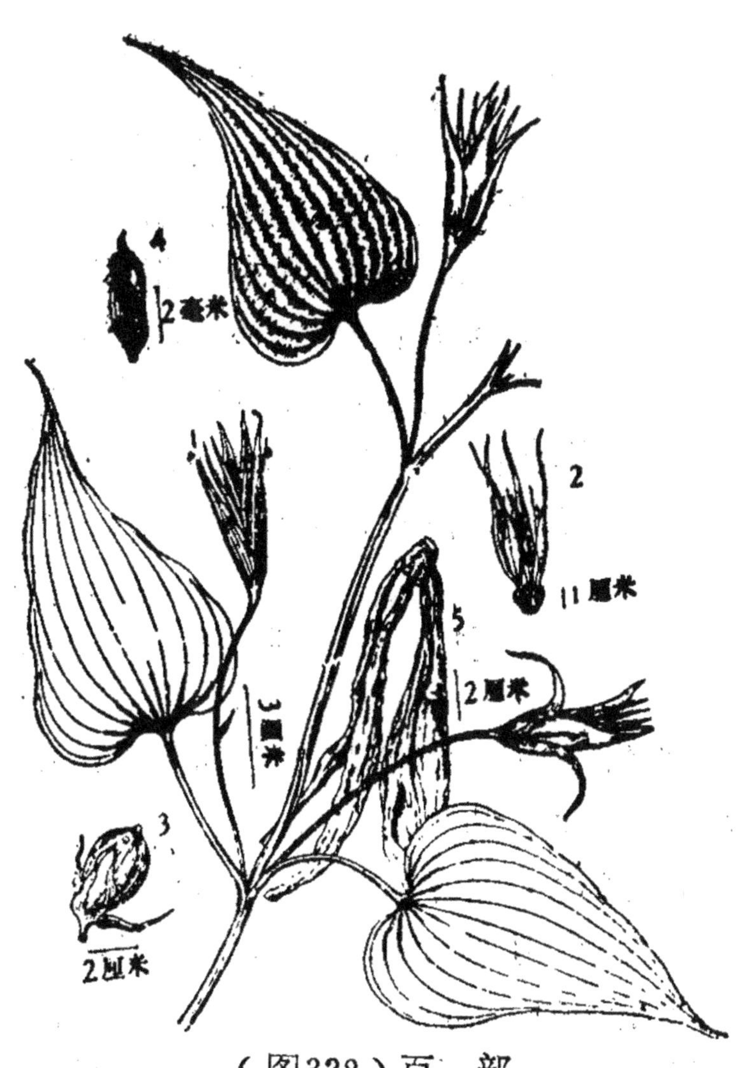

（图328）百　部

虫。

主治：痨热久咳，疥癞风癣。并能灭虱。

793

用量：2～3钱。

配伍：配三白草根、百合、青蒿、猪獠参、桑白皮、地骨皮、天冬等，治骨蒸喘咳；配白鲜皮、鹤虱、蓖麻仁、生地、黄柏、当归共为细末醋调涂牛皮癣；单用本品煎水洗头能灭虱。

备注：百合科天门冬属植物羊齿天门冬 Asparagus filicinus Buch.-Ham. 的根亦作百部用，但效力较差，俗称土百部。

桐子树根

来源：为大戟科油桐属植物油桐 Aleurites fordii Hemsl. 的根。

形态简述：落叶乔木，高可达10米。树皮平滑，灰白色，小枝粗大，无毛，幼嫩枝梢被长绒毛，叶痕明显。单叶互生，卵形或心脏形，基脉5～7条，全缘或三裂，叶柄长于叶片，顶端具两个腺体。春日开花，比叶先放，呈园锥聚伞花序，密集于小枝顶端，花白色微红。

喜生于向阳肥沃土质深厚的山坡、路旁，多为栽培，分布于低山丘陵区。

采集加工： 九至十月挖采其根，鲜用或洗净，晒干备用。

性味功能： 辛，寒，有小毒。驱虫，行气，消胀，利水除湿。

主治： 蛔虫病，食积胀满，消化不良，风湿筋骨疼痛，水肿。

用量： 4～6钱。

配伍： 配隔山撬、鸡屎藤、泥鳅串炖肉服治消化不良，食少腹胀；配大肺经草、甘草煎服，有驱蛔作用。

备注： 过服易中毒。

南　瓜　子

来源： 为葫芦科南瓜属植物南瓜 Cucurbita moschata Duch. 的种子。

采集加工： 瓜熟后采集，晒干备用。

性味功能：甘，温。杀虫。

主治：绦虫病，蛔虫病。

用量：1～4两。

配伍：配石榴根皮、苦楝皮，治绦虫，蛔虫，或单用本品研末调蜂蜜服亦可。

十九、外 用 药 类

外用药是指涂敷或薰洗外科病症的药物。适用于体表的疮痈肿毒。此外，跌打损伤，筋骨疼痛等症亦可配合使用。这类药物其中一部份具有较大的毒性，则只供外用，不宜内服，若外用于头面、五官等部位时，也要慎重掌握，以免引起局部损害或吸收中毒。

老 鸦 蒜

来源：为石蒜科石蒜属植物石蒜 Lycoris vadiata Herb.的全草。

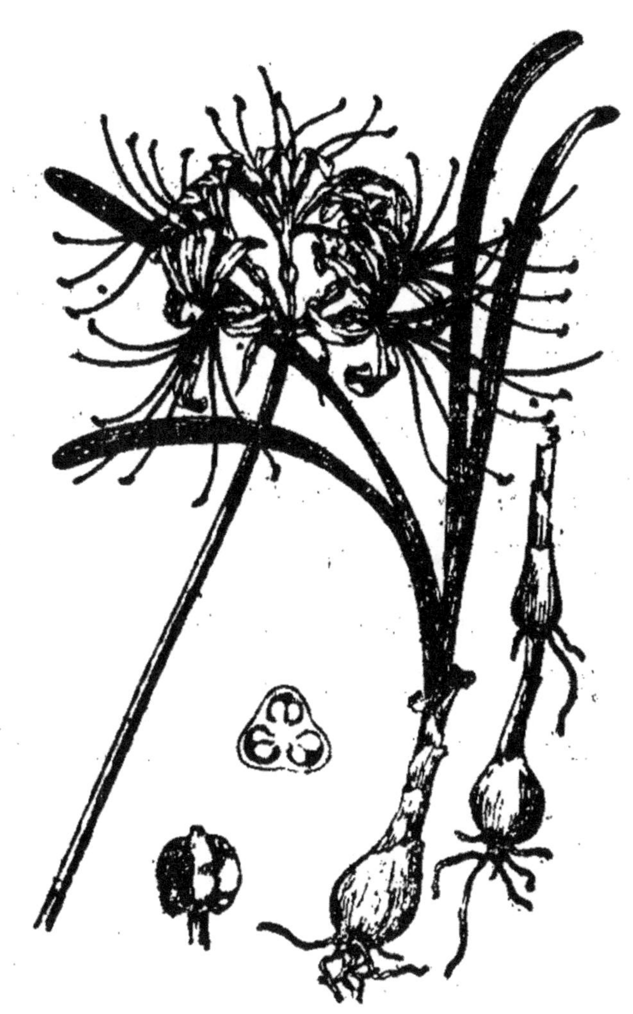

（图329）老鸦蒜

形态简述： 多年生草本。地下鳞茎肥厚，外被紫色薄膜，切面肉白色。单叶丛生，叶片肉质，线形或带形，全缘，平行脉，冬初生出，第二年春季枯死。秋天从鳞茎抽出花茎，长约30厘米，顶端着生数朵黄色花，花被六片，向外反卷，雌雄蕊伸出花外。

喜生于林下、溪沟边，及较阴湿之荒坡，低山区一带有分布。（图329）

采集加工：秋季采其鳞茎，洗净，切片，晒干备用或鲜用，全草随采随用。

性味功能：辛、甘，平，有小毒。清热解毒。

主治：捣绒外敷，治疮痈肿毒。

用量：外用适量，不作内服。

备注：鲜叶放入粪坑中，可杀灭蛆蛹。

通　泉　草

来源：为玄参科通泉草属植物通泉草 Mazus rugosus Lour.的全草。

形态简述：多年生小草本。茎短，花后生匍匐枝，枝上可发新苗。叶对生，近基生，倒披针

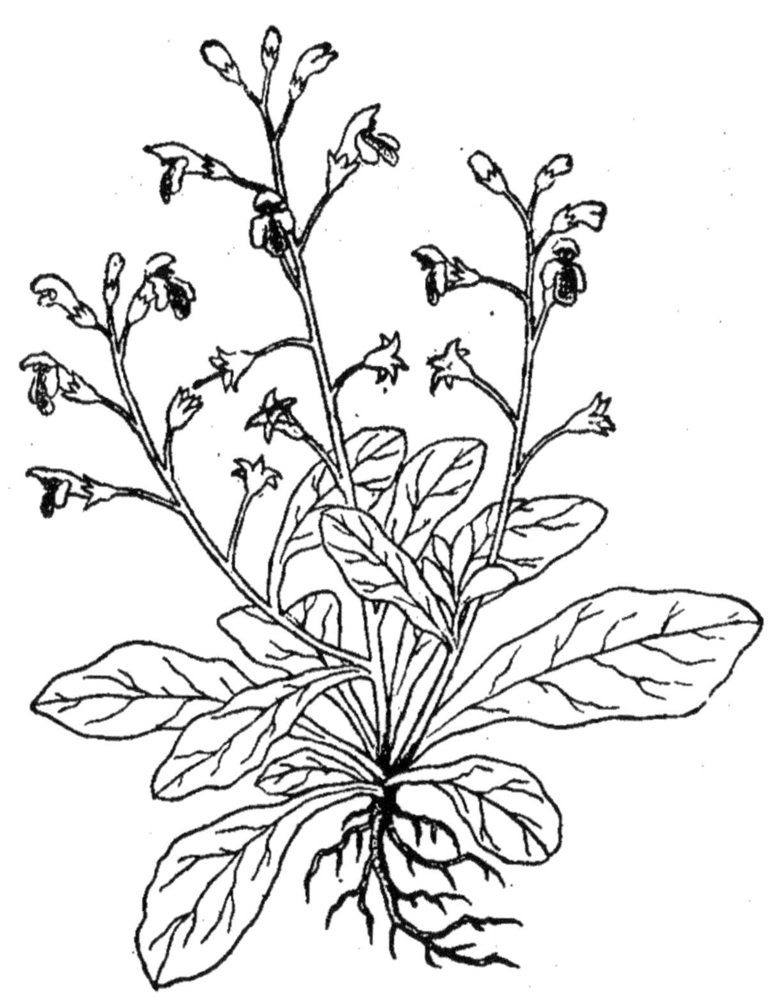

（图330）通泉草

形，边缘有锯齿。顶生总状花序，萼5裂，宿存，花冠唇形，淡紫色，容易脱落，花期春至秋。

799

多生于较润湿的原野、路边、园圃，各地均有分布。（图330）

采集加工：春夏采集，洗净，鲜用或晒干备用。

性味功能：淡，寒。清热解毒。

主治：疮痈肿毒，乳腺炎。

用量：鲜品0.5～1两，外用适量。

配伍：配蒲公英、丝瓜络、臭牡丹、甘草煎服，同时用本品鲜草捣绒外敷患处，治乳腺炎及疮痈肿毒。

辣　子　草

来源：为毛茛科毛茛属植物日本毛茛Ranunculus japonicus Thunb.石龙芮 R.sceleratus L.及回回蒜 R.chinensis Bunge的全草。

形态简述：日本毛茛——多年生草本，全体被白色长毛。叶二型：根出叶具长柄，叶片五裂，每裂片再2～3裂，茎生叶近无柄，基部扩大

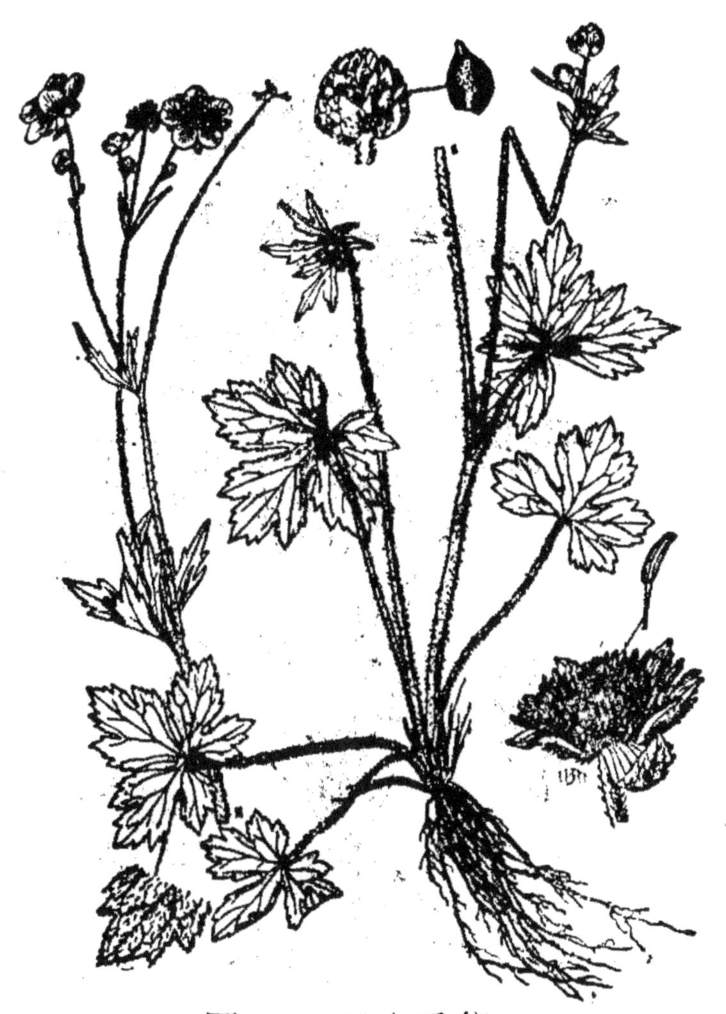

（图331）日本毛茛

成鞘，叶片三裂，每裂片再三裂。夏日开黄色花，成聚伞花序。瘦果多数，集为球形。（图331）

801

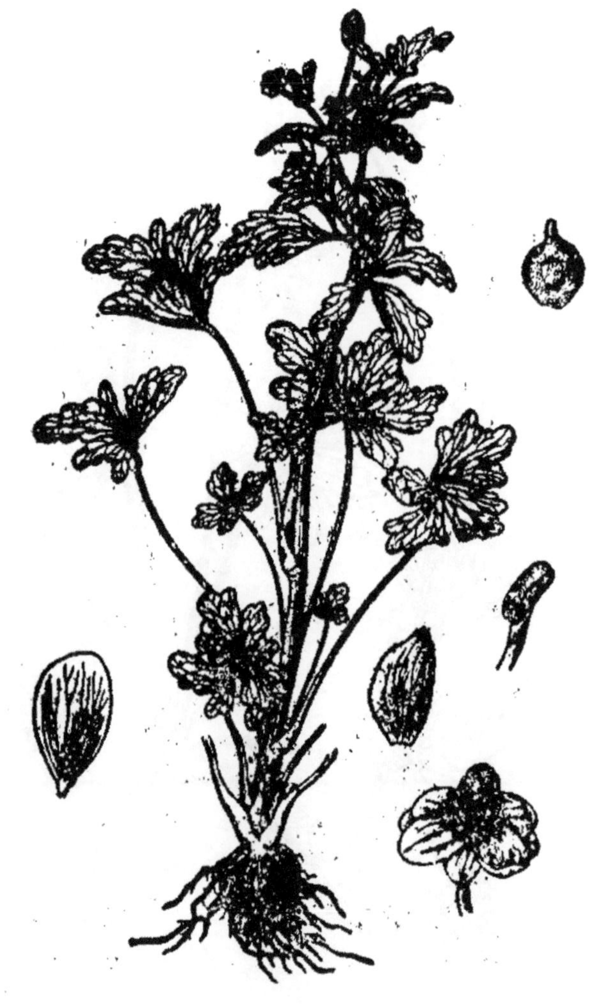

（图332）石龙芮

石龙芮——与日本毛茛主要区别是：一年生草本，全体光滑，瘦果多数，集成椭园形。（图332）

802

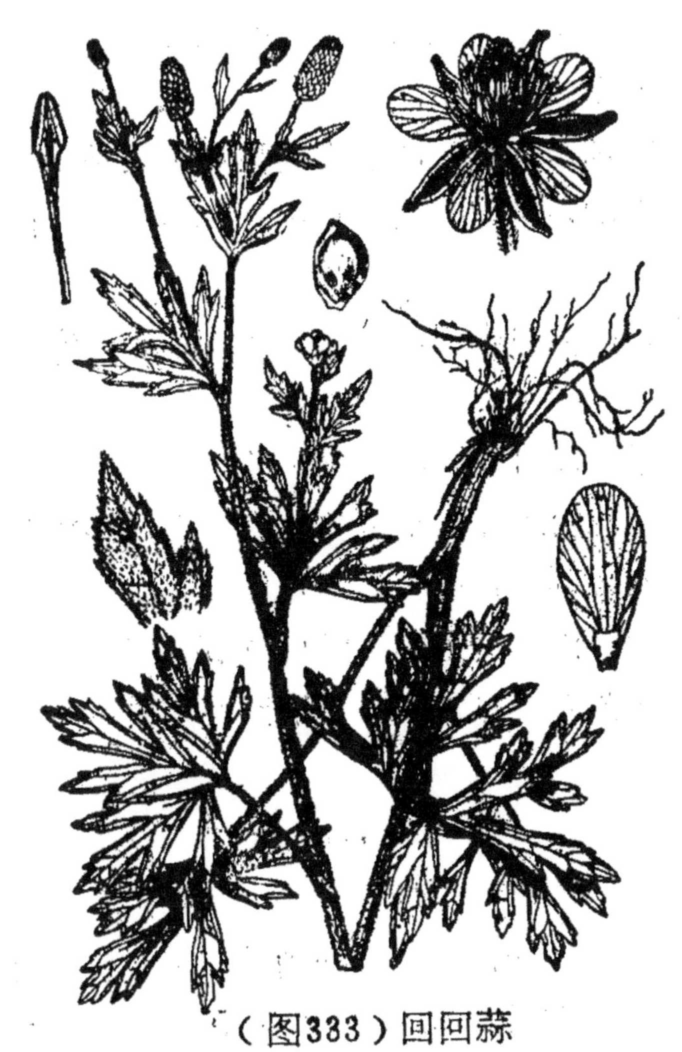

（图333）回回蒜

回回蒜——与日本毛茛主要区别是：一年生草本。瘦果多数，集成卵状长椭园形。（图333）

803

均多生于水边或润湿肥沃的原野、路旁，各地均有分布。

采集加工：随采随用，或晒干研末备用。

性味功能：辛，温，有毒。解毒消痈，行淤止痛。

主治：痈疽未溃，跌打损伤，顽癣，疟疾等症。

用量：外用适量，不作内服。

配伍：用本品鲜草搓绒，调醋搽顽癣及痒疹；用本品鲜草搓绒于疟疾发作前六小时敷大椎穴治疟疾；配蒲公英、三四风捣绒外敷痈疽未溃；配酸酸草搓绒和酒外擦治跌打损伤。

剪刀草

来源：为泽泻科慈菇属植物长瓣慈菇 Sagittaria sagittifolia L. var. longiloba Turcz. 的全草。

形态简述：多年生沼泽生草本。球茎小或

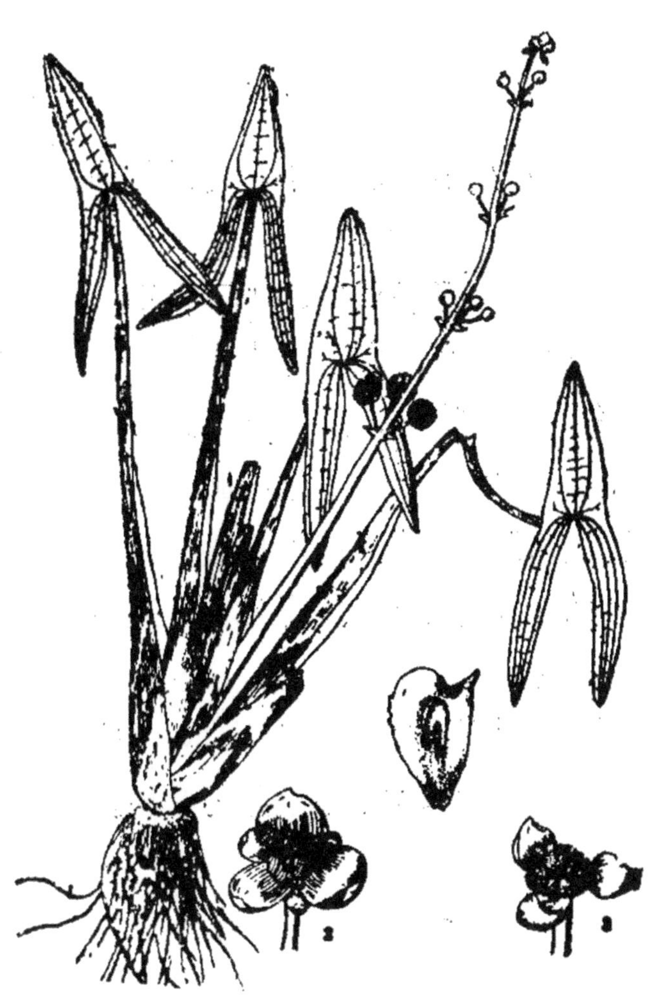

（图334）剪刀草

无。叶根出，丛生状，戟形，外观略呈剪刀状，尖端裂片较耳裂片短，叶柄特长。夏日叶间抽花

805

梗，着生白色微带兰色小花，三朵轮生，组成总状花序。瘦果压扁状，具翅，密集成园球状。

生于浅水池中或水田中，各地均有分布。（图334）

采集加工：夏季采集，晒干备用。

性味功能：辛、寒，有小毒。解毒，消痈。

主治：毒蛇咬伤，恶疮肿毒。

用量：外用适量，不作内服。

配伍：配一支蒿、黄荆叶共冲绒加入白芷末敷毒蛇咬伤；配槐叶萍、蒲公英、芙蓉花捣绒外敷，治恶疮肿毒。

备注：同属植物野茨菇 S.sagittifolia L. var.hastata Makino.亦作剪刀草用。

一 支 箭

来源：为瓶尔小草科瓶尔小草属植物瓶尔小草Ophioglossum vulgatum L.及同属植物狭叶瓶尔小草O.angustum Maxon.尖头瓶尔小草

O. pedunculosum Desv. 的全草。

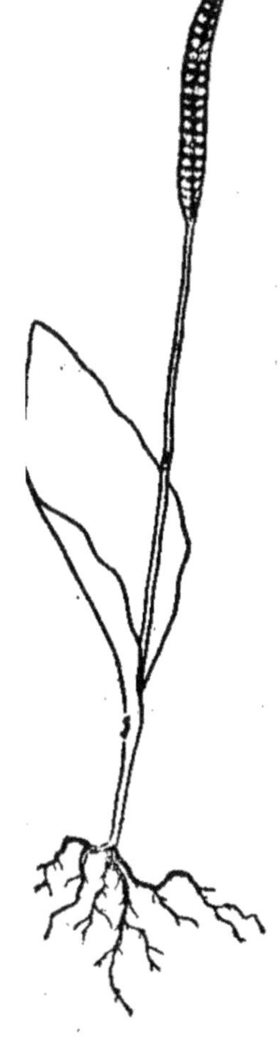

(图335)
瓶尔小草

形态简述：瓶尔小草——多年生小草本，高可达20厘米。根茎直立，黄棕色。茎生叶一片，绿色，匙形，长3～12厘米，宽1～4厘米，先端钝或稍急尖，基部短楔形。孢子囊10～15对，成二列排列，穗状，淡黄色。(图335)

狭叶瓶尔小草——与瓶尔小草主要区别是：营养叶披针形至披针状椭园形，长2～3.5厘米，宽0.7～1厘米。

尖头瓶尔小草——与瓶尔小草主要区别是：营养叶卵园形，长3～5厘米，宽2.5～4厘米，孢子囊30～50对，子囊穗苍白色。

多生于水边及坡地草丛中，各地均有分布。

采集加工：清明节后采收，鲜用或晒干备用。

性味功能：苦，平。清热解毒。

主治：毒蛇咬伤，痈疽，火眼，胃痛。

用量：0.5～1两。外用适量。

配伍：配铧头草、蒲公英捣绒外敷乳痈；配剪刀草、黄荆叶、鬼针草捣绒外敷，治毒蛇咬伤；配车前草、夏枯草、菊花治火眼；配苦荞头、鸡屎藤为散服，治胃痛。

半 边 莲

来源：为桔梗科半边莲属植物半边莲Lobelia radicans Thunb.的全草。

形态简述：多年生小草本，高约20厘米。茎纤细，匍匐状，节上生细根。单叶互生，狭卵状披针形，全缘或疏生微齿，近于无柄，叶柄与节间愈合。夏初开白色带紫色花，单生于叶腋。

多生于润湿的田边、沟边、原野，丘陵区一带有分布。（图336）

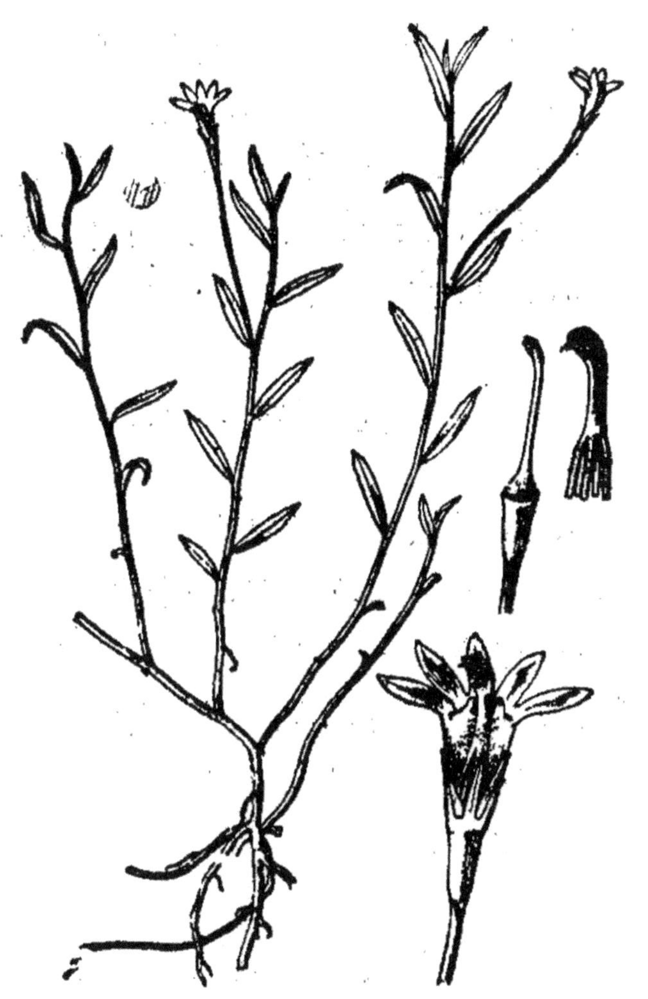

（图336）半边莲

采集加工：六至八月采集，洗净，晒干备用。

性味功能：辛，平。清热解毒，利尿。

主治：毒蛇咬伤，肝硬化腹水，肾炎。

用量：3～5钱，外用适量。

配伍：配鬼针草捣绒外敷毒蛇咬伤；配大腹皮、铁马鞭、鳖甲、大枣治肝硬化腹水；配车前草、玉米须、侧耳根治肾炎。

槐叶苹

来源：为槐叶苹科槐叶苹属植物槐叶苹 Salvinia nutans (L.) All. 的全草。

形态简述：一年生漂浮小型蕨类，无根。叶三枚轮生，上面二叶漂浮水面，成羽状平展，矩园形，全缘；第三叶细裂成丝状，被细毛，下垂水中，外观如根。孢子囊二型，分生于不同的孢子果中，孢子果园球形，生于第三叶上。

常生于池沼及稻田水面，丘陵区平坝区常见。（图337）

采集加工：七至九月采集，洗净，晒干备用。

性味功能：辛，寒。清热解毒，活血止痛。

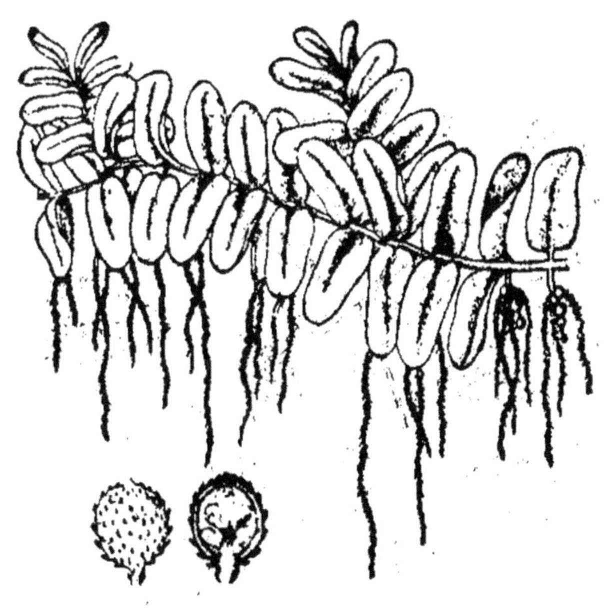

（图337）槐叶苹

治： 痈肿疔毒，淤血肿痛。

用量： 适量。

配伍： 一般多作外用。配蒲公英、芙蓉叶捣敷痈肿疔毒；配桃仁、大黄捣敷跌扑淤肿。

青地蚕子

来源： 为玄参科婆婆纳属植物青地蚕子Veronica cona Wall.的全草。

811

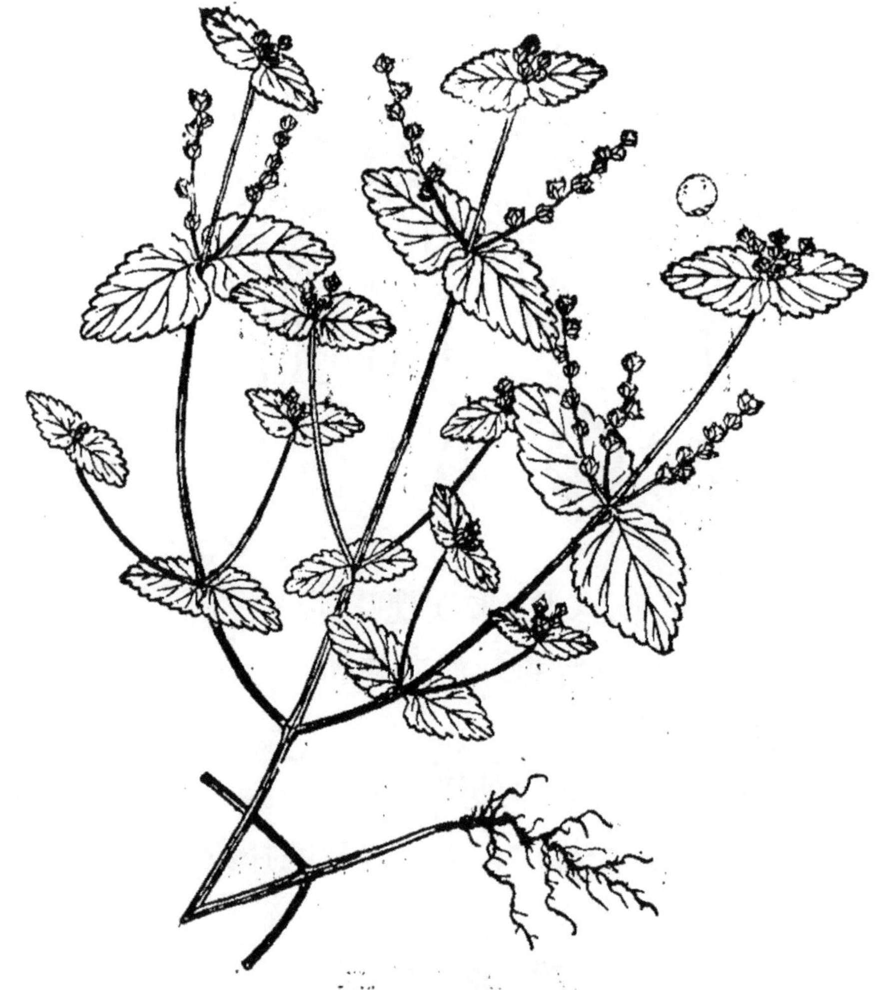

（图338）青地蚕子

形态简述：草本，全株被白色绒毛。茎直立，分枝多，枝倾斜或伏地，节间长。单叶对

812

生，广卵形至卵形，边缘有园钝锯齿，叶柄短。春夏之际开淡紫色小花，成顶生或腋生总状花序。蒴果扁心脏形，在中线处凹陷。

多生于园圃、荒地、路边，低山区一带有分布。（图338）

采集加工：春夏采集，多鲜用。

性味功能：苦，寒。清热解毒。

主治：飞蛇丹（即带状疱疹），疮痈肿毒。

用量：外用适量。

配伍：用鲜草捣绒取汁，外涂治飞蛇丹；配蒲公英、铧头草捣绒外敷治疮痈肿毒。

铁　棒　七（铁棒锤）

来源：为毛茛科乌头属植物松潘乌头 Aconitum sungpanensis Hand.-Mazz.的块根。

形态简述：多年生草本。块根长椭园形，着生少数须根，外表棕褐色。茎纤细，缠绕状。单叶互生，茎下部叶具长叶柄，渐向上叶柄渐短，

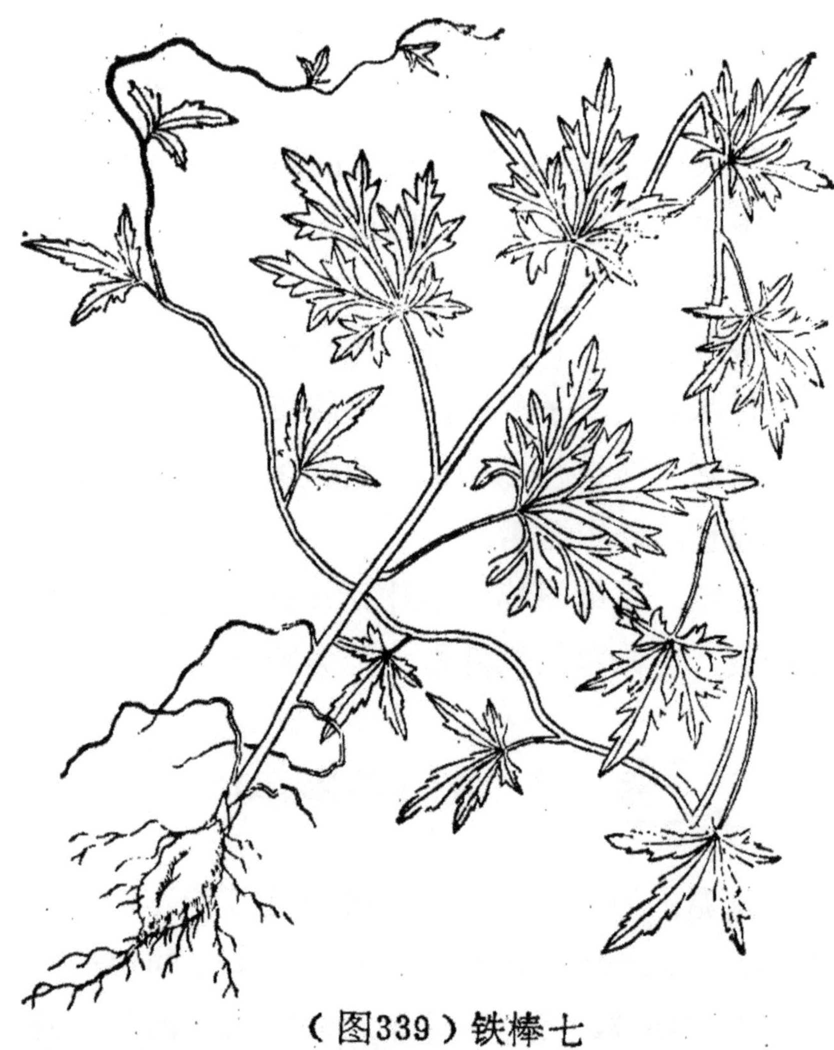

（图339）铁棒七

叶三深裂，裂片再成不整齐羽裂，中央裂片菱形。

生于高山区向阳坡地或草地草丛中。(图339)

814

采集加工：夏末秋初挖起块根，抖掉泥沙，去净苗叶，晒干备用。

性味功能：辛，大热，有大毒。逐淤，镇痛，除湿。

主治：顽固性风湿关节剧痛，跌打损伤。

用量：外用适量，不作内服。

配伍：单用本品磨酒外擦患部，治风湿关节剧痛，跌打损伤。

备注：同属植物四川乌头 A.szechenyianum Gay.的块根亦作铁棒七用。

水 仙 花

来源：为石蒜科水仙花属植物水仙 Narcissus tazetta L.var.chinensis Roem.的鳞茎。

形态简述：多年生草本，全株高约20～40厘米。鳞茎卵园形，外皮黑色，下面着生白色须根。叶狭长，线形，扁平，全缘，质厚，粉绿

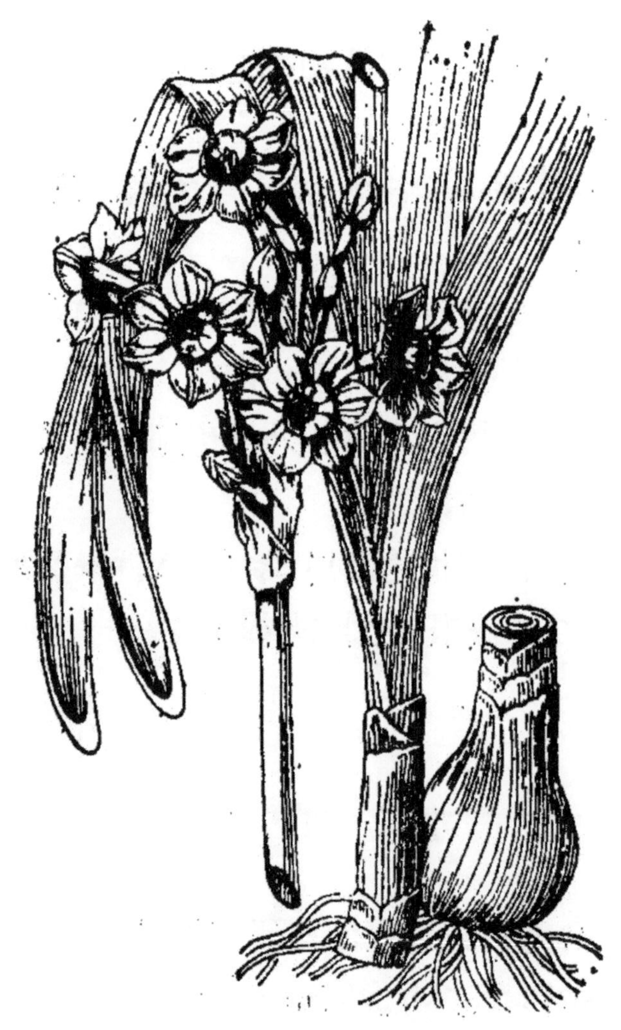

（图340）水仙花

色。春日叶丛中抽花茎，约与叶等高，着生数朵白色花，伞形排列，香气浓。

816

通常栽培供观赏，各地均有分布。(图340)

采集加工：春秋季采集，洗去泥沙，用开水烫后，切片晒干入药或鲜用。

性味功能：苦、辛，寒，有小毒。清热解毒，消痈肿。

主治：痈疮肿毒，腮腺炎。

用量：3～4钱，外用适量。

配伍：配野菊花、水苋菜、蒲公英治疮痈肿毒，腮腺炎，在煎服的同时，并可用鲜品捣绒外敷局部。

半 边 旗

来源：为凤尾蕨科凤尾蕨属植物半边旗 Pteris semipinnata L.的全草。

形态简述：多年生蕨类草本，高30～70厘米。根茎被黑褐色鳞片。叶柄禾杆色或赤棕色，有光泽。叶片卵状披针形，一回羽状分裂，但顶部为羽状深裂，羽片又为半边羽状分裂，即羽片

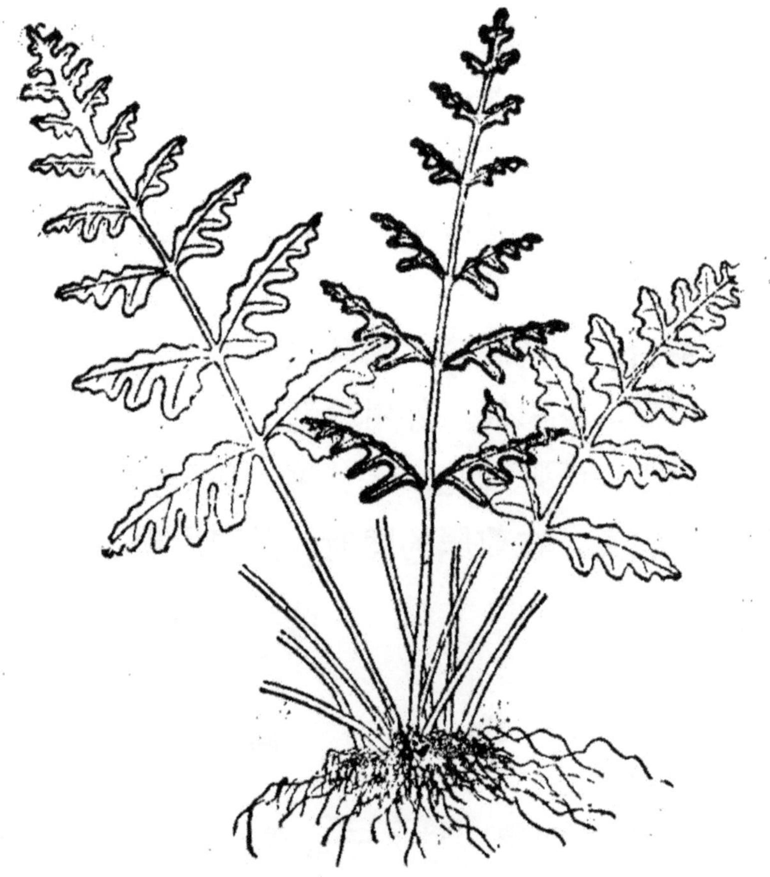

（图341）半边旗

下侧羽裂较深，上侧羽裂较浅。孢子囊群线形，沿裂片边缘连续着生。

多生于山区较阴湿的水边草丛中或岩壁上。（图341）

818

采集加工：随采随用。

性味功能：苦，寒。清热解毒。

主治：外用治痈疖，毒蛇咬伤。

用量：适量。

配伍：全草煎水外洗治痈疖；叶配一支蒿、一支箭捣绒外敷治毒蛇咬伤。

六蛾戏珠

来源：为虎耳草科绣球花属植物挂苦绣球 Hydrangea xanthoneura Diels 的根。

形态简述：灌木或小乔木。小枝粗壮，被短绒毛，生长二年以上枝上无毛。叶膜质，阔椭园形至矩椭园形，先端长尖，基部阔楔形或近于园形，边缘有尖钝锯齿，叶面绿色，光滑，背脉上有短而稀疏的绒毛，腋间有束毛。由多数白色小花组成伞房花序，花序周围为具萼四片的不孕花。

多生于山区、坡地，草丛中。（图342）

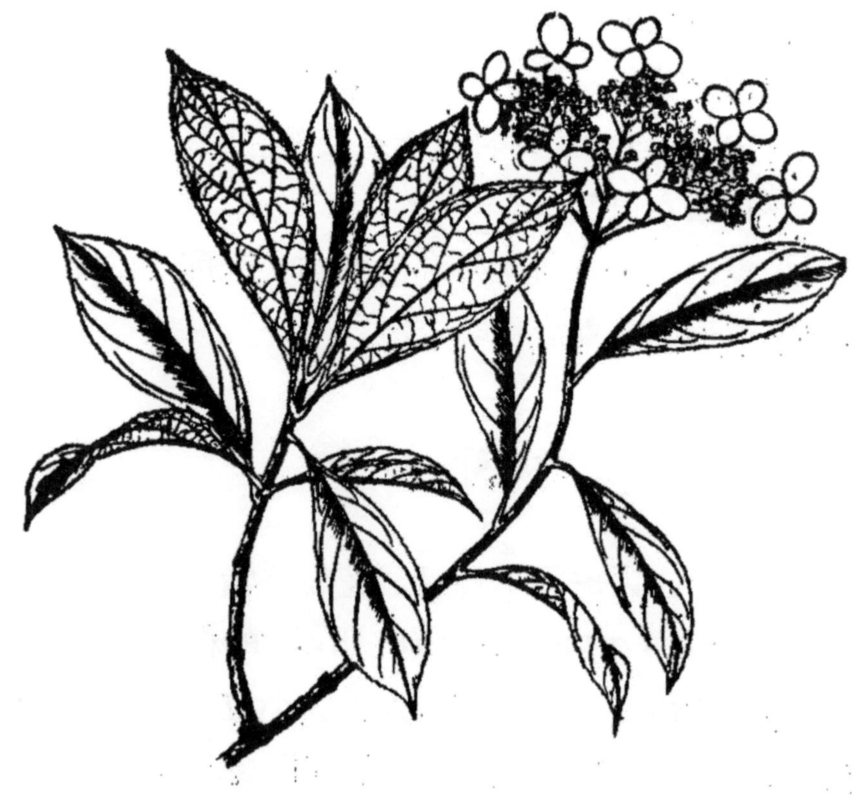

（图342）六蛾戏珠

采集加工： 随采随用。

性味功能： 辛，温。活血祛淤，续筋接骨。

主治： 骨折。

用量： 不作内服，外用适量。

配伍： 配四棱草、雀不站根皮捣绒外敷骨折。

820

巴 骨 龙（石灵芝）

来源：为地钱科地钱属植物地钱 Marchantia Polymorpha L.的全植物。

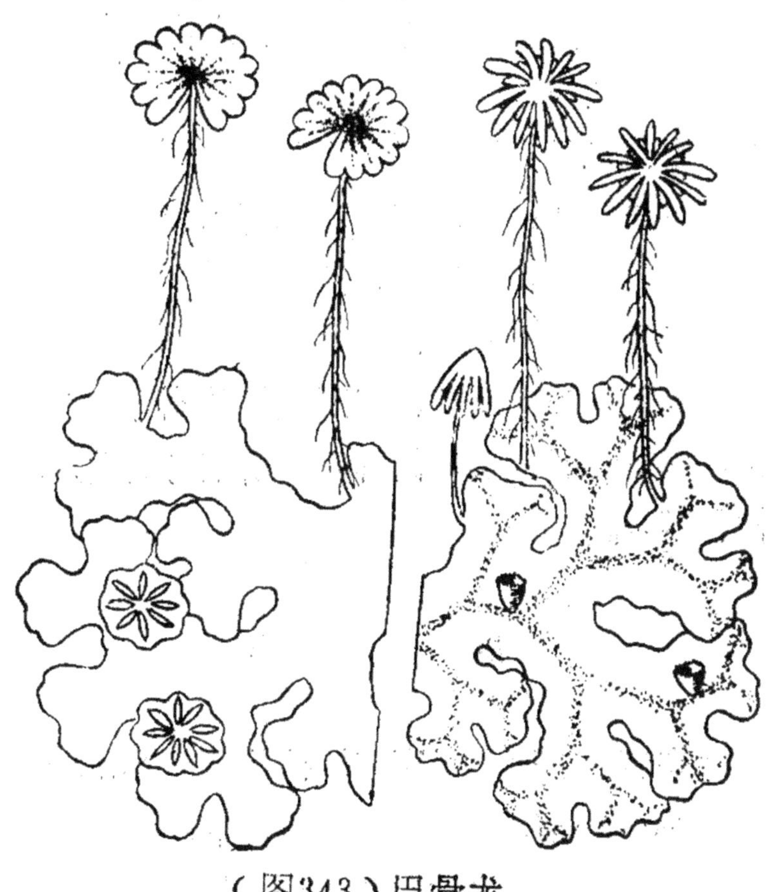

（图343）巴骨龙

形态简述： 地衣类植物。全体扁平，叶状，先端二叉分裂，表面绿色，下面生假根。雌雄异体，长大后各生伞状的雌托和雄托，雌托的伞状部边缘裂为细条，雄托略呈卵园形节状体。

喜生于阴湿的石缝、岩隙、水边，各地均有分布。（图343）

采集加工： 四季采集，洗净，晒干备用。

性味功能： 淡，寒。清热解毒。

主治： 疮痈肿毒，骨髓炎。

用量： 外用适量。

配伍： 配蒲公英、三匹风捣绒外敷疮痈肿毒；配青黛、大黄、侧耳根共研细粉调敷，治慢性骨髓炎。

魔　　芋

来源： 为魔芋科魔芋属植物魔芋Amorphophallus konjac K.Koch.的地下球茎。

采集加工： 夏秋采挖，洗净，切片，晒干备用。

性味功能：辛，寒，有毒。解毒消痈。

主治：疮痈肿毒，颈淋巴结核，久疟。

用量：0.5～1两炖肉服，外用适量。

配伍：配蒲公英、铧头草捣绒外敷痈疽肿毒，但不宜过久，以免发泡；配何首乌、山当归炖肉服（须将魔芋炖足二小时以上），治颈淋巴结核，并治久疟。

备注：本品不能煎服，只宜炖鸡、炖肉后喝汤，不吃魔芋。

漆姑草

来源：为石竹科漆姑草属植物漆姑草 Sagina japonica (Sw.) Ohwi.的全草。

形态简述：一年生草本。茎多分枝，丛生，绿色，有光泽，直立或平伏。单叶对生，无柄，基部联合处呈白色，具膜质短叶鞘，叶片线形。春日开白色小花，单生于叶腋。蒴果，广卵形，五瓣裂。

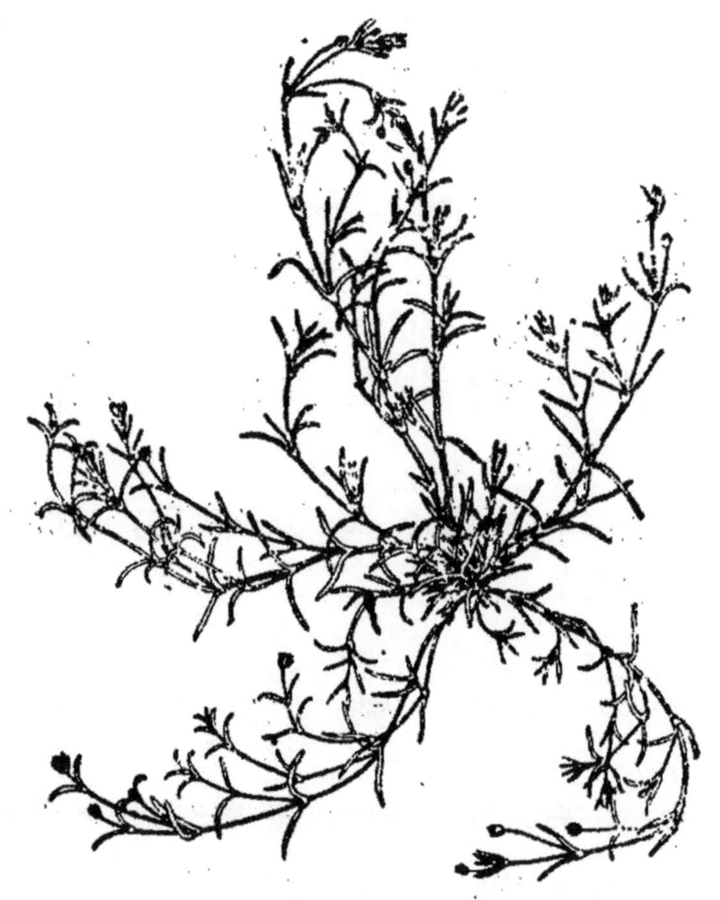

（图344）漆姑草

多生于庭园、田间及路旁草丛中，各地均有分布。（图344）

采集加工：四至五月间采集，晒干备用或鲜用。

824

性味功能：苦，寒。解毒，散结，清热，止血。

主治：肺痨吐血，颈淋巴结核，漆疮。

用量：2～3钱。

配伍：配丝茅根、金娃娃草、水黄连熬醪糟服，治肺痨吐血；配何首乌、山当归煎水服，同时单用本品泡酒外搽患处，治颈淋巴结核；配苛草叶捣绒取汁外搽，治漆疮。

秃　子　草

来源：为菊科艾属植物小苦艾 Artemisia norvegica Fries.的花蕾、嫩枝梢和嫩叶。

形态简述：多年生草本，高30～40厘米。单叶互生，椭园形，羽状深裂，茎下部的叶具短叶柄，向上叶柄渐短至近无。夏日由叶腋或枝顶着生球形的兰状花序。

多生于向阳较干燥瘦瘠的路边、荒坡，低山区一带有分布。（图345）

825

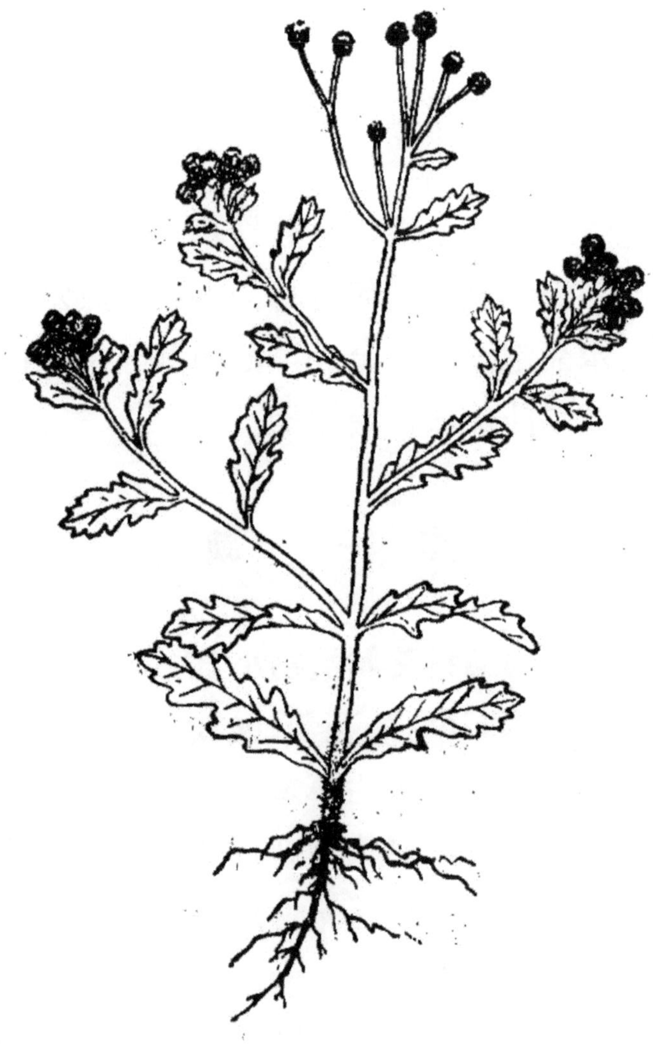

（图345）秃子草

826

采集加工：春夏季采收，洗净，晒干备用或鲜用。

性味功能：苦，寒，有小毒。清热，止咳，行淤。

主治：肺热咳嗽，疮痈肿毒，头癣。

用量：2～4钱，外用适量。

配伍：配前胡、车前草、桑叶、十大功劳治肺热咳嗽；配菊花、蒲公英、芙蓉花、臭牡丹叶治疮痈肿毒；鲜品同苦楝肉捣绒外搽头癣。

蓝　　桉

来源：为桃金娘科桉属植物蓝桉 Eucalyptus globulus Labill.的叶。

形态简述：高大乔木。幼枝及叶均被灰白色粉霜。叶二型：幼叶或树干下部的叶对生，无柄，卵园形；老叶或树干上部的叶互生，具柄，叶片镰刀状或线状披针形。春夏之际开花，花直径约4厘米，单生或2～3朵簇生于叶腋。蒴果半

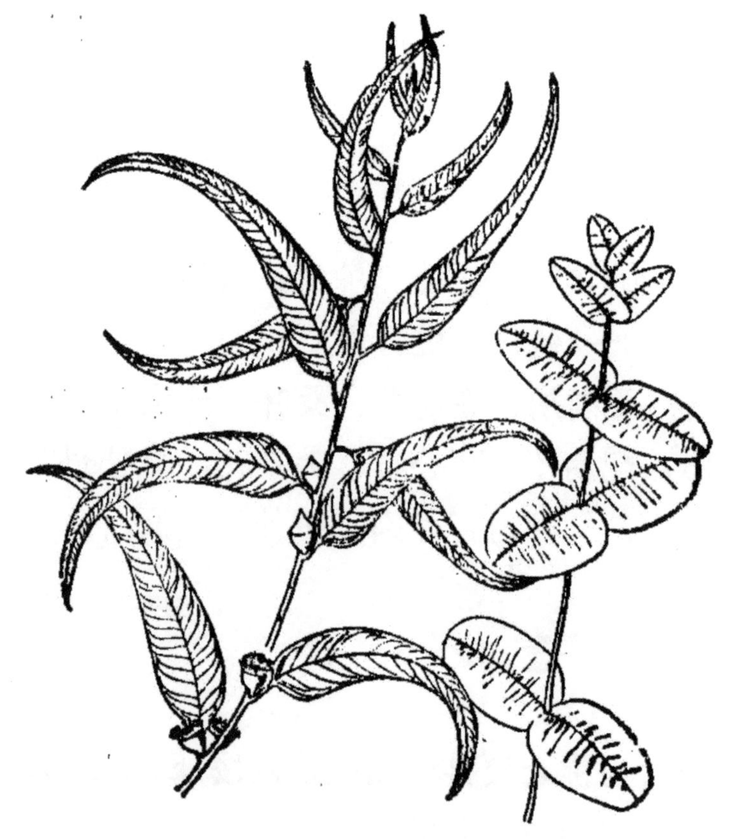

（图346）蓝　桉

球形或杯状，有棱。

通常栽培于庭园及路边，各地均有分布。（图346）

采集加工：夏秋采集，晒干备用

828

性味功能：苦、辛，平。清热解毒，祛风除湿。

主治：肠炎，痢疾，膀胱炎，骨髓炎，蜂窝组织炎，疔疮，阑尾炎，喉炎，盆腔炎，风湿骨痛。

用量：2～4钱，外用适量。

配伍：配马齿苋、清明菜、车前草、甘草治肠炎、痢疾、膀胱炎；配蒲公英、野菊花、金银花、丝瓜络、铧头草治阑尾炎，骨髓炎，乳腺炎，疮痈疔毒；配挖耳草、银花、马勃、甘草治喉炎；配排风藤、野棉花根、三四风、甘草治盆腔炎；配三角风、威灵仙、刺五甲、甘草治风湿骨痛。

备注：据地区有关单位研究报导，本品50%浓度煎剂可作皮肤消毒剂。

木　芙　蓉

来源：为锦葵科木槿属植物木芙蓉 Hibiscus mutabilis L.的根、叶、树皮、花。

形态简述：落叶灌木或小乔木，高1.5～3米，枝条上被星状毛。叶大，互生，广卵形或卵

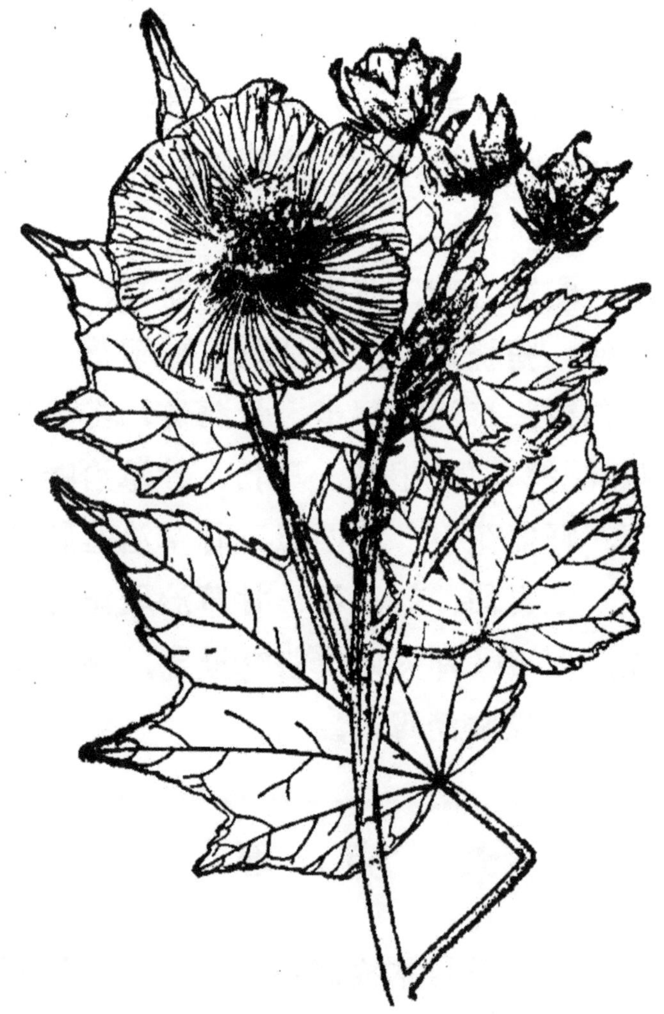

（图347）木芙蓉

园形，3～5裂，边缘有园齿状锯齿，叶面有疏柔毛，叶背有短毛或黄褐色密柔毛。夏秋间开花，

830

单瓣或重瓣，红色、粉红色或白色。

多栽培于庭园及房舍周围，亦有野生于坡地沟边的，各地均有分布。（图347）

采集加工：七月采叶，九月采花，十至十一月挖根。

性味功能：微苦，平。清热，解毒，疏风。

主治：痈疽，痒疹，白带，淋浊，烫火伤。

用量：花2～4钱；根1～2两；叶1～2两。

配伍：花或根配白鸡冠花、胭脂花头、三白草治白带。用鲜花冲绒配麻油外敷，治烫火伤；用花叶捣绒，敷久疮不愈；用花熬醪糟服治荨麻疹。根配昏鸡头、臭牡丹根炖肉服，治脾虚带浊。

马　　桑

来源：为马桑科马桑属植物马桑 Coriaria sinica Maxim.的根、叶。

形态简述：落叶灌木，高可达3米。根粗糙，黄黑色，小枝有棱角，无毛。单叶对生，椭园形至近卵园形，全缘，叶面无毛，叶背沿叶脉有粗毛，基出脉三条。夏初在头年枝条上抽出总状花序，小花单性或两性，雌花序在果时微伸长，雄花早于叶开放。瘦果，外包肉质花瓣，熟时由艳红色渐变为紫黑色。

生于灌木丛中、路边、沟边、地边及庭园周围，低山区一带均有分布。

采集加工：根冬季采集，洗净，刮去黑皮，晒干备用或鲜用；叶随采随用。

性味功能：苦，凉，有毒。清热解毒，祛淤止痛。

主治：根治淋巴结核，牙痛，风湿麻木，跌打损伤；鲜叶捣绒或干叶研末外治烫火伤。

用量：2～3钱，外用适量。

配伍：根配山当归，何首乌炖肉服，治淋巴结核；配地骨皮、菊花、蝉蜕治风火牙痛；配稀签草、桑枝、刺五甲泡酒服，治风湿骨痛；配水当归、水蜈蚣、木通，泡酒内服外搽，治跌打损伤。叶配地榆、黄柏，共研细末，调麻油或菜油外搽，治烫火伤。

第三部份

疾病防治

一、战　　备

（一）創伤出血

凡因开放性损伤，使血管破裂出血，叫外出血。临床表现：毛细血管出血，缓慢渗出，血红色，常可自动凝固。静脉出血，涌出较快，色暗红，危险较大。动脉出血，随心脏搏动而呈喷射状流出，血色鲜红，有生命危险。应立即采取有效措施进行抢救，下列处方可参考使用。

治疗

一方：茜草根适量研末，撒于出血处。

二方：香巴戟叶适量　阴干研末，撒于出血处。

三方：艾叶适量　捣绒，贴于出血处。

四方：白芨　黄柏　虎牙草　各等分　研末撒于出血处。

五方：地榆　白芨　各等分　研末，撒于出血处。

六方：白芨五钱　嫩苧麻叶一两　鲜品捣绒，贴于出血处；干品研末，撒于出血处。

七方：鲜虎牙草二份　鲜青蒿一份　捣绒，贴于出血处。

八方：儿茶　明矾　茜草　各等分　分别研末，混匀，撒于出血处。

（二）跌打损伤

因人体遭受暴力打击，急剧扭转或闪挫等引起软组织、韧带、关节等的损伤。临床表现：轻者仅局部有些疼痛，轻度肿胀，活动不便，数日内可自愈。重者局部肿胀，剧痛，皮下淤血，受伤关节不能活动。

治疗

一方：一柱香　卷柏　石南藤　各等分　研末，每服二至三钱，一日一次，冷开水送服。

二方：血木通　茜草　赤芍　木通　灵仙　搬倒甑各三钱　九牛造　三白草　杜仲　地瓜藤　一口血　伸筋草　八爪龙各二钱　红花　钮子七　红毛七各一钱　泡酒二斤，每次服五钱，每日二次。

三方：岩豆藤一两　辰砂草　续断　地锦　酸酸草各五钱　泡酒内服外擦。

四方：透骨消　酸酸草　翻天印　土三七

红牛膝　各适量　泡酒。用时将酒加热，趁热揉擦患处。

五方：卷柏　扁竹根　一柱香　石菖蒲各二钱　石南藤三钱　煎服。

六方：吉祥草　石泽兰　荞苗七各三钱　水酒各半煎服。

七方：搬倒甑　钮子七　各三钱　地瓜藤五钱　凌霄花一钱　煎服或泡酒服。

八方：蜈蚣草二钱　泡酒内服外擦。

九方：鲜芙蓉叶适量　捣绒外敷。

十方：泡桐树根(去粗皮)二两　煎服。

十一方：生半夏一钱　生川乌一钱五分　细辛一钱　生南星一钱研末，酒调敷患处。

十二方：铁棒七　一钱　磨酒擦患处。（本品有剧毒，严禁内服。）

（三）骨　折

骨折是指骨骼受外伤发生裂纹或折断的一种

急症。临床表现：局部肿胀，疼痛，发热，皮下淤血，运动障碍，活动异常。查体：骨骼完全折断可听到骨擦音或有骨擦感；开放性骨折可于伤口处出现骨折端。

治疗：

正确复位后，外敷中草药，夹板固定，或固定后敷药。定期换药，同时经常注意功能的恢复。

一方：独活　石灰草　藤五甲　大蓼子草　五龙皮　香巴戟叶　牛尾七　接骨木　八角枫皮　铁马鞭　小过路黄　石南藤　吉祥草　白芷　生地　各适量　鲜品捣绒，干品研末，冷开水调敷。

二方：芙蓉花叶　臭牡丹　接骨木　各适量　鲜品捣敷；干品研末，用鸡蛋清调敷。

三方：香巴戟叶　薄荷　老君须　透骨消　石泽兰　竹根七各适量捣敷。

四方：芙蓉树皮适量　捣绒酒炒，趁热外敷。

837

五方：接骨木　槐树皮　土三七　透骨消　石菖蒲　苎麻根各适量捣绒酒炒，趁热外敷。

六方：羌活鱼三条　鸡爪筋（酥）二个共末。先以止血药水（石泽兰三株　地榆一两（去粗皮）剪耳花嫩枝及花一两　泡酒）洗净伤口，断端撒上药粉，正确复位，包扎固定，七日一换。适用于断指再植。

（注：鸡爪筋，即家禽鸡爪上之筋。）

七方：雀不站　四棱草　六蛾戏珠　各适量共末，酒、童便各半调敷。

（四）拔取异物

凡子弹、弹片、铁砂子、金属、玻璃、竹木以及其它杂物等碎块存留体内，叫体内异物。下列方剂供参考使用：

一方：地牯牛　推屎爬　石指甲　各适量共末，撒于伤口上。

二方：推屎爬　南瓜瓤　各适量　捣绒外

敷。

三方：地牯牛　磁石　南瓜瓤　各适量共末，用生菜油调敷伤口。

四方：蓖麻子三粒　捣烂外敷。用于拔取刺入肌肉中的竹签等异物。

（五）烧　伤

因高温作用，损害人体，叫做烧伤．临床表现：根据烧伤的程度，可分为三度：皮肤红斑、灼热者为一度．皮肤起水泡、水肿、或表皮脱落为二度．全层皮肤及皮下组织、肌肉、甚至骨骼都被烧伤，局部皮肤呈灰黄色、或呈焦痂坏死为三度。小面积烧伤，除局部疼痛外，可无全身症状；大面积烧伤，除有剧烈疼痛所致不安和兴奋外，常可导致休克或局部感染发生败血症死亡的危险，应及时采取有效措施，危重者应立即送医院。

治疗

一方：黄连一两（或三颗针二两）黄柏　黄芩　地榆　大黄各五两　寒水石一两　用麻油或菜油（油淹过药面）浸渍七天，加热煮沸约半小时，过滤去渣，在药油中加冰片三钱，凡士林适量做成油纱备用。用时先清洁创面，然后贴上油纱，干纱布外包。根据分泌物情况，分泌物多每天换药一次，分泌物少，隔一至二天换一次。

二方：苍术　木瓜　汉防己　白芷　川芎　赤芍　红花　茯苓　黄连　黄柏　黄芩　山栀　丹皮　延胡索　乳香　地榆　白芨　各一两　当归　紫草各二两　用菜油（淹过药面）浸渍七天至一月，过滤去渣，即得药油，加冰片三钱搽头面，会阴等暴露的烧伤创面。另将药油加适量凡士林制成油纱，经高压消毒，用法同一方。

三方：鲜野菊花一斤　黄柏二两　煎水二千毫升瓶装备用。用于创面感染，脓性分泌物特多时，将药水浸湿纱布外敷，每日换药一次，湿敷后如分泌物减少，则改用油纱外敷。

四方：马桑树叶（研末） 石灰水 各适量 取澄清石灰水（浓度不宜过大）涂于创面，再撒以马桑树叶粉（不宜太厚）。

五方：苦参一斤 地榆 黄柏各半斤 炕干研末，菜油调搽。

六方：生大黄 地榆 研末，菜油调搽。

七方：石灰水 地榆粉各适量 取澄清石灰水放入适量菜油或桐油搅成乳状，再加地榆粉搅成糊状，搽于创面，每日三至四次，行暴露疗法。

八方：龙胆草适量 焙干研末，菜油调搽。

二、传 染 病

（一）流行性感冒

本病是由流行性感冒病毒所致的一种急性呼吸道传染病。其特点是：起病急，病程短，多在冬春两季发病，常通过飞沫传染，沿交通路传播或出现大规模流行。临床表现：一般先有畏寒，寒战，继则高热，并伴有剧烈头痛，全身酸痛，疲倦，咳嗽，甚者可有痰中带血，鼻衄等症状。

预防

一方：白矾　贯众各三钱泡水缸中，二至三日一换。

二方：贯众八两　苍术　雄黄各五两　大黄　白矾　栀子　银花　连翘　白芷　藿香　桔梗　板兰根各三两　牙皂　细辛各一两装棕袋内，侵泡井中，五至七日一换。

三方：银花藤　三颗针各一斤　侧耳根　泥鳅串各八两熬大锅药，可供四十人服。

四方：石菖蒲　贯众各四两　银花藤　六月寒各三两　荆芥　钓鱼竿　小过路黄　薄荷　五匹风各二两熬大锅药，可供四十人服。

治疗

(1) **邪在卫分**：发热，恶寒，头痛，口渴，咽干；舌苔薄白而干或薄黄，脉浮数。

一方：银花藤　丝茅根各五钱　桑叶　排风藤　三颗针各三钱　煎服。

二方：泥鳅串　芦根　地地菜各一两　青蒿　桑叶　黄荆子　野菊花各五钱　薄荷　荆芥各二钱煎服。

(2)气分热炽：高热，烦渴，咳嗽，咽喉肿痛，鼻衄；舌苔薄黄而干，脉数。

一方：丝茅根一两　十大功劳　三颗针各四钱　水荆芥　薄荷各三钱　煎服。

二方：铧头草　鬼针草各五钱　薄荷四钱　蒲公英一两　甘草一钱　煎服。

三方：银花藤一两　车前草　三颗针各四钱　野菊花　桑叶　薄荷　小过路黄　夏枯草各三钱　煎服。

(二) 麻　　疹

本病是由麻疹病毒所致的一种极易传染的小

儿呼吸道传染病。多在冬春季节发病，常通过飞沫传染。临床表现可分为三个阶段：前驱期表现为发热，咳嗽，眼结膜充血，流泪，鼻涕等类似感冒的症状；发疹期有大小不一的玫瑰色斑丘疹从患儿头面部开始出现，渐及全身。此时期体温增高持续不退；恢复期体温逐渐下降，疹子开始隐退，各种症状亦随之消失。

预防

一方：丝瓜络三钱　紫草　甘草各二钱　苏木五钱　共末。三岁以下服三分，五岁以下服五分，五岁以上服一钱，每日一次。在流行期中连服一周。

二方：银花藤一两　夏枯草四钱　车前草　水黄连各二钱　煎服。

治疗

(1)初热期：发热，咳嗽，流清涕，眼泪汪汪，精神不爽；舌红苔薄黄，脉浮数，指纹红赤。

一方：银花藤　芦根　泥鳅串各五钱　野菊花　桑叶各三钱　大力　三颗针　西河柳　红浮萍各二钱　煎服。

(2)发疹期：疹出满身，高热持续，咳呛，目赤，眼屎多，口燥咽干；舌苔黄燥，脉洪数，指纹紫滞。

一方：银花藤　侧耳根　苇根　芦根各五钱　野菊花　桑叶　苧麻根　吉祥草　水黄连各三钱　野麦冬　山豆根各二钱　煎服。

附：1、患儿平素体弱，疹出不快或疹色不红活，或被风冷，疹隐不见。可用下方助其透发。

一方：红浮萍一斤　白酒一两炒热布包，熨全身。

二方：西河柳二两切细炒，白酒烹，布包趁热熨小儿足心、背心。

2、伴发肺炎：高烧，面色青紫，烦燥，口渴，咳呛气急，鼻翼煽动；舌苔黄腻，脉洪数。查体：双肺可听到中、小水泡音。

一方：石膏　银花各六钱　海浮石　黄芩

845

紫草　泡参各四钱　杏仁　蝉蜕　甘草各二钱　麻黄一钱　煎服。

(3)**恢复期**：烧退，咳减，精神差，食欲不振。

一方：糯米草　青蛙草各四钱　野菊花　麦冬　清酒缸　鸡屎藤　隔山撬各三钱　金钱草　车前草各二钱　煎服。

附：1、麻疹后烧热不退，咳嗽不已，咽干口燥。

一方：五匹风　桑白皮　苇根　银花各五钱　竹茹　十大功劳　铁马鞭　野麦冬各三钱　炙枇杷叶二钱　天花粉一钱半　煎服。

2、麻疹后咳嗽，久不愈。

一方：小肺经草　兔耳风各五钱　炙枇杷叶　桑白皮各三钱　煎服。

（三）百　日　咳

本病为百日咳嗜血杆菌所致的一种传染性较强的小儿急性传染病。多在冬春季流行，通过飞沫传播。临床表现：一般不发热，以痉挛性咳嗽为其特点，不咳则已，一咳十多声甚至数十声连续不断，稍停片刻，又重复发作，涕泪双流，甚则咯血，衄血。由于长期痉咳可有眼睑和面部浮肿。

预防

一方：红浮萍适量　晒干，蜂蜜拌，煎服。三岁以下每次服五分，三岁以上每次服一钱，日服三次，连服二至三日。

二方：枇杷花二钱　薄荷三分　煎服。连服三日。

治疗

（1）初期：微热，咳嗽，流涕；苔薄微黄，脉浮，指纹浮紫。

一方：兔耳风　矮茶风　大肺经草　六月寒　三颗针　吉祥草各三钱　煎服。

二方：杏仁二钱　生石膏五钱　麻黄五分　甘草一钱　射干二钱　亭历二钱　何首乌二钱　黄芩三钱　黄连一钱　煎服。

847

(2) **痉咳期**：痉咳尤以夜间为甚，干呕，气急；舌苔干燥，脉滑数，指纹青暗。

一方：天冬　麦冬各五钱　百部　竹茹各三钱　橘红　象贝母　瓜蒌　半夏各二钱　丝茅根四钱　煎服。

二方：杏仁　瓜蒌　浙贝　白前　厚朴　茯苓　百部　首乌　桔梗各二钱　黄芩　陈皮　麦冬各三钱　甘草一钱　煎服。

三方：白芨　百部　天冬　生地各四钱　白前　麦冬　蒲黄　川芎　桔梗　黄芩各三钱　黄连二钱　煎服。夏天加前仁。

四方：矮茶风　地团花　五匹风各六钱　三匹风　小肺经草　青蛙草　小过路黄　六月寒各三钱　兔耳风二钱　蜜制煎服。忌葱。

五方：野麦冬　侧耳根　丝茅根各五钱　青蛙草　十大功劳　枇杷叶各三钱　苏子一钱加蜂糖一两炒黄，煎服。

(3)**恢复期**；阵咳逐渐减轻，次数减少，呕止；舌尖边红苔少，指纹青淡。

848

一方：麦冬　天冬各五钱　三四风　五匹风各四钱　百部　青蛙草　小肺经草　桑白皮　百合各三钱　煎服。

二方：桑白皮　白芍　瓜蒌壳　桔梗　兜铃各二钱　沙参　陈皮　麦冬　天冬　百部各三钱　川贝　甘草各一钱　煎服。

（四）白　喉

白喉为白喉杆菌所致的急性传染病。多发于冬春季节，由飞沫传播，也可通过食物传染。初期有恶寒，发热，咽喉红肿，灼痛，局部粘膜充血，以后渐有灰白色假膜形成，不易擦掉，强行擦掉时，则常有出血。喉白喉时，有声音嘶哑，犬吠样咳嗽和呼吸困难。重症常可并发心肌炎，表现为心跳，面色苍白等全身症状。

预防

一方：扁担叶五钱　煎服。小儿减量。

二方：萝卜缨　牛膝　板兰根各五钱　煎服。

小儿减量。

治疗

一方：扁担叶　天青地白各适量　捣绒，取汁，涂搽患处。

二方：寒水石五钱　硼砂二钱　冰片一钱　青黛七分　共末，吹喉部，一日二次。

三方：白牛膝五钱　桑白皮　葛根各三钱　煎服。

四方：酸酸草四钱　挖耳草　扁担叶　夏枯草各八钱　白牛膝一钱半　煎服。或加大剂量研末，蜂蜜为丸，每服一至二钱，日服三次。

五方：扁担叶　白牛膝各五钱　金钱草　夏枯草　三匹风　挖耳草各三钱　薄荷二钱　煎服。

（五）肺 结 核（肺痨）

本病系结核杆菌所致的一种肺部慢性传染病。通过飞沫和尘埃经呼吸道侵入人体。临床表现：疲倦无力，体重日减，食欲不振，消化不良，午后潮烧，夜间盗汗，心悸，失眠，咳嗽，胸痛，有的痰中带血，甚至喀血，咯血，妇女常有月经不调。

治疗

(1)气阴亏耗：疲乏，消瘦，咳嗽，胸痛，午后潮热；舌尖边红，苔白薄，脉虚数。

一方：荷叶七斤　蜂糖二斤　糯米草一斤二两　何首乌　白芨各一斤　母鸡一支　荷叶煎水取汁，炖余药，去鸡骨，捣烂为丸。早晚各服六钱，白开水下。

(2)阴虚火旺：咳呛痰少，咳血反复发作，骨蒸盗汗；舌红苔少，脉细数。

一方：白芨　百合　乌贼骨各二两　大肺经草　百部各一两　川贝　青蒿各五钱　羊胆三具　蜂蜜适量　炼蜜和羊胆为丸，日服三次，每服五钱，半月为一疗程。

附：肺结核咯血，止血方：

一方：金娃娃草一两五钱　煎服。

二方：薅秧泡根　地柏枝各一两　煎服。

三方：鲜青蒿　鲜八角枫根　鲜茜草根各一两煎服。

四方：五倍子五钱　白矾二钱　研细末，每服5分～1钱，日服2～3次。

（六）流行性腮腺炎

本病为病毒所致的一种急性传染病。多流行于冬春两季，主要通过飞沫传播。亦可通过病人的唾液所污染的食物或玩具传播给易染者。临床表现：起病急，发热，口渴，畏寒，头痛，一侧或双侧耳下部肿大，局部皮肤发红，发烧，并有压痛，吃酸性食物时疼痛加剧，有时有吞咽困难，部分患者可并发睾丸炎。

预防

一方：蒲公英二两　火葱头五个　白糖一两煎服。

治疗

一方：水仙花根捣绒外敷。

二方：鲜侧耳根四两　白矾三钱捣绒，鸡蛋清调敷。

三方：板兰根八钱　三颗针　夏枯草　大青叶　蒲公英各五钱　柴胡二钱　煎服。

四方：石指甲　夏枯草　蒲公英　银花藤　芦根各五钱　板兰根　马勃　甘草各三钱　煎服。

（七）流行性脑脊髓膜炎

本病系脑膜炎双球菌所致的急性传染病。多发于冬春季，通过飞沫传播，偶有接触传染。临床表现：起病急，突然发冷，高热，剧烈头痛，常有喷射性呕吐，项强，甚至有角弓反张等脑膜刺激征。部份患者可出现神志不清，谵语，甚至昏迷。

预防

一方：金鸡足　贯众各五钱　五匹风三钱　煎服。

二方：青蒿　薄荷各五钱　三颗针七钱　丝

瓜根　南瓜根各二钱　苇根三钱　煎服。

三方：生石膏　芦根各八两　银花　菊花　葛根　十大功劳　淡竹叶　水灯心　蒲公英　藿香　甘草各三两　熬大锅药可供二十人服。

治疗

（1）热在气分：高烧，头痛，项强，呕吐，嗜睡或烦燥不安；舌红苔黄燥，脉洪数。

一方：石膏二两　丝茅根一两　知母八钱　葛根五钱　淡竹叶　野麦冬各四钱　地龙三钱　煎服。

（2）热极生风：高热，神昏，惊厥，项强，甚则角弓反张；舌质红绛，脉弦数。

一方：蒲公英　铧头草各一两　野菊花　钩藤各五钱　黄芩　龙胆草　地龙各四钱　甘草二钱　煎服。

二方：石膏八钱　石决六钱　知母　胆草　生地各五钱　龙齿四钱　菊花　黄连　钩藤各三钱　犀角一钱　紫雪丹五分　前药煎汤，送服犀角粉和紫雪丹。

三方：钩藤五钱　连翘四钱　菊花　竹茹各三钱　天麻　僵蚕　蝉蜕各二钱　全蝎　菖蒲各一钱　至宝丹一钱　前药煎汤，送服至宝丹。

（八）流行性乙型脑炎

本病系病毒所致的以中枢神经系统病变为主的急性传染病。多在夏秋季流行，由蚊子叮咬传播。临床表现：起病急，高热，头痛，呕吐，嗜睡或烦燥不安，颈项强直，甚至昏迷或惊厥。

预防

一方：大青叶　银花藤　桑叶各五钱　三颗针　野菊花各四钱　夏枯草　甘草各二钱　煎服。

二方：夏枯草　荷叶各四钱　桑叶　薄荷　银花藤　菊花各二钱　连翘　陈皮　白芷　神曲各一钱　煎服。或加大剂量共末，水泛为丸，每服二至三钱，日服二次。

治疗

（1）**邪在卫分**：发热，恶寒，颈项轻度强直，头痛，呕吐，口渴；舌红苔薄黄或薄白而干，脉浮数。

一方：夏枯草 荷叶各四钱 野菊花 银花各六钱 桑叶 薄荷 银花藤 菊花各二钱 连翘 陈皮 白芷 神曲各一钱 煎服。

（2）高热发痉：高热，口渴，项强，嗜睡，或烦燥不安，甚至惊厥，神昏，谵语，全身抽搐；舌红绛，脉细数。

一方：石膏二两 大青叶 赭石各五钱 银花 连翘 钩藤 板兰根 淡竹叶 地龙 知母各三钱 僵蚕 蝉蜕 薄荷各二钱 甘草 黄连各一钱 煎服。

二方：青蒿 桑枝各六钱 夏枯草 荷叶 地龙各四钱 桑叶 薄荷 银花藤 菊花各二钱 连翘 陈皮 白芷 神曲各一钱 煎服。

附：后遗症：因热伤津液，筋脉失养致后遗智力减退，或痴或呆，肢体活动障碍，肢体挛缩不伸或软瘫及聋哑等症。

一方：生地 白芍 川芎 当归 远志 蒺

藜　菊花各三钱　巴戟　甘草各二钱　菖蒲五分　煎服。

二方：桑寄生八钱　菊花　桑枝各四钱　生地　麦冬　银花　蒺藜　大黄豆卷　甘草各三钱　白芍　青蒿各二钱　煎服。

三方：何首乌四钱　巴戟　杜仲　寄生　远志各三钱　生地　白芍　僵蚕　全蝎各二钱　菖蒲　甘草各一钱　南星五分　煎服。

（九）脊髓灰白质炎（小儿麻痹症）

本病为脊髓灰白质炎病毒所致的急性传染病。多发于夏秋两季，主要通过粪便传染，亦可借飞沫传播。临床表现：初期表现为发热，头痛，咽痛，恶心，呕吐，表情淡漠。随着体温逐渐上升，呕吐，头痛加剧，并有肢体酸痛，感觉过敏或异常，多汗等。以后体温开始下降，出现弛缓性瘫痪，肢体肌张力降低，腱反射消失或减弱。一般热退尽后，瘫痪不再进行，大多在一年内肌肉逐渐恢复，否则可形成肢体萎缩或畸形，留下后遗症。

预防

一方：棉花根　臭草各一两煎服。本方亦可作治疗。

治疗

一方：八月瓜藤　排风藤　金刚藤　黄皮血藤　臭草　茵陈　台乌　怀胎草　苏叶各三钱　煎服。

附：**后遗症**治疗方：

一方：山药　熟地　玄参　菊花各一两　党参五钱　神曲二钱　白芍　白芥各三钱　煎服。

二方：香巴戟　五加皮　党参　白术　当归　黄耆各四钱　石南藤　淫羊藿　续断　石菖蒲　虎骨各三钱　甘草一钱　螃蟹一支　煎服。同时服用侧耳根炖猪脚。

（十）传染性肝炎

本病是传染性肝炎病毒所引起的急性传染

病。常通过被污染的食物传染。临床表现：发热，胃纳不佳，厌油，恶心，呕吐，上腹不适或轻度腹痛，腹胀，便秘，并有肝肿大，压痛。部份病例有巩膜及皮肤发黄，尿黄等症。

预防

一方：铁马鞭五钱　甘草一钱　煎服，连服四日。

二方：鲜马齿苋二两　甘草五钱　煎服，连服四日。

三方：侧耳根　虎杖　茵陈　金钱草各五钱　煎服，连服三日。

治疗

（1）**阳黄**：巩膜及皮肤发黄，色鲜明，身热，烦渴，小便涩赤；舌苔黄腻，脉弦滑有力。

一方：板兰根一两　金钱草五钱　夏枯草　银花　龙胆草各三钱　煎服。

二方：金钱草　茵陈各一两　夏枯草　蒲公英各五钱　甘草一钱　煎服。

三方：金钱草　虎杖　干油菜　茵陈　苦荞

头各五钱 煎服。

四方：三角风 茵陈 金钱草各一两煎服。或加大剂量研末，每服三至四钱，日服三次，白开水送服。

五方：红酸酸草 茵陈各一两 尿珠根五钱 水灯心三钱 煎服。

六方：蜂糖渣二两 金钱草 虎杖 干油菜各一两 茵陈 丝瓜络各五钱 煎服。或加大剂量为丸，每服四至五钱，日服三次，糖开水下。

七方：金钱草一两 糯米草 胆草 满天星 香樟根各四钱 茵陈六钱 煎服。

八方：银花 茵陈 金钱草各五钱 丝茅根一两 鸡内金三钱 板兰根四钱 煎服。痛加川楝三钱；便秘加风化硝四钱。

（2）**阴黄**：身黄色晦暗；少食，神倦，腹胀，大便不实；舌淡苔白，脉沉迟。

一方：黄附片（久煎去麻） 党参各四钱 干姜三钱 茵陈五钱 甘草二钱 煎服。

二方：鸡屎藤 泥鳅串 茵陈各五钱 臭牡

丹　三角风　苛草各四钱　附片（久煎去麻）三钱　甘草二钱　煎服。

三方：鸡屎藤　野白苕各五钱　仙茅　小马蹄草　怀胎草　茵陈各四钱　小茴三钱　煎服。

（3）无黄疸型：右胁痛，恶心，腹胀，少食；舌淡苔白或黄白苔，脉弦。

一方：橘子树根　野白苕　鸡屎藤各五钱　隔山撬　泥鳅串　三角风　酸酸草　茵陈各三钱　煎服。

二方：鲜水苋菜一两　鸡屎藤　苛草　野白苕各五钱　泡参　水当归各四钱　柴胡　丝瓜络各三钱　煎服。

（十一）菌痢（痢疾）

本病系痢疾杆菌所致的一种肠道传染病。多发于夏秋季节，常通过被污染的食物传播。临床表现：起病急，恶寒，发热，全身不适，食欲不振，下腹部疼痛，腹泻，呈粘液浓血便，日数次。(甚至数十次)并有明显的里急后重现象。

预防

一方：马齿苋一两 煎服。

二方：老鹳草一两 煎服。本方亦可作治疗。

治疗

(1)热痢：恶寒发热，心烦口渴，腹痛，腹泻，里急后重，下痢浓血，舌苔薄腻，脉浮数。

一方：鲜鸡眼草二两 煎服。

二方：仙鹤草 刺梨子 草黄连 焦米各四钱 煎服。

三方：三颗针 马齿苋各一两 刺梨子 铁马鞭 车前草各五钱 煎服。

四方：当归 槟榔 楂肉各四钱 黄芩 黄连 木香 乌梅各三钱 银花五钱 甘草一钱 煎服。

体虚加白术；有暑湿加扁豆。

(2)湿热痢：发热，腹痛，腹泻，里急后

重，下痢赤白，肛门灼热，小便短赤，舌苔黄腻，脉滑数。

一方：六合草一两　仙鹤草五钱　煎服。

二方：白头翁五钱　石榴皮　地锦各四钱　三颗针　葛根各三钱　煎服。

三方：马齿苋一两　侧耳根　苛草根　铁马鞭　仙鹤草　泥鳅串各五钱　青木香　草黄连各三钱　煎服。

四方：马齿苋　侧耳根　泥鳅串各一两　铁马鞭　仙鹤草　木槿花　小马蹄草各五钱　青木香　水黄连各四钱　煎服。

（十二）原虫痢（休息痢）

本病系溶组织阿米巴原虫寄生于人的大肠所致的一种肠道传染病。临床表现：起病较缓，低热或无热，腹痛，腹泻，里急后重，泻下物多为血与粘液相混合的腐臭便，日数次或十余次，时发时止，日久不愈。

863

黄 治疗

一方：白头翁一两　挖耳草　黄柏各五钱　煎服。

二方：黄瓜藤尖一两　木瓜五钱　老盐水适量　用盐水煮鸡蛋、吃蛋喝汤。

（十三）疟　　疾

本病系疟原虫所致的传染病。多发于夏秋季，由桉蚊传播，俗称“打摆子”。临床表现：规律性发冷发热，口渴，全身肌肉酸痛，有时有恶心呕吐，几小时后全身出汗，体温下降，症状消失，如此反复发作。本病常有脾脏肿大与贫血现象。

治疗

一方：酸酸草　揉绒　发作前塞鼻。

二方：常山　草果　辛夷　白芷各等分　研末，纱布包，发作前塞鼻。

三方：鲜野棉花根二钱　酒煎服。

四方：鲜铧头草一把　揉绒　煎服。

五方：剪耳花一两　煎服，直至发作后两日。

六方：臭黄荆一两　挖耳草　威灵仙各五钱　煎服。

七方：挖耳草五钱　六月寒四钱　煎服。

八方：臭黄荆　挖耳草　柴胡　三颗针　萝卜头　隔山撬各三钱　煎服。

九方：三颗针　柴胡　常山各三钱　小马蹄草四钱　隔山撬　山当归　鸡屎藤　清酒缸各五钱　煎服。或加大剂量为丸，每服三钱，日服三次。

（十四）肠蛔虫病（蛕虫病）

本病系蛔虫寄生于小肠所致的疾病。临床表现：善饥或厌食，全腹不适，多有脐周钝痛或绞痛等消化道症状。严重感染的人，常有营养不良及精神不安，烦燥、失眠、磨牙、搔痒，惊厥等神经系统症状。部分病例有顽固的荨麻疹和轻度发热等症。

治疗

一方：扁竹根　水案板根各一两　鹤虱四钱　加红糖少许　煎服。

二方：扁竹根　水案板根各一两　野棉花根三钱　煎服。

三方：苦楝根皮　石榴皮　鹤虱各五钱　煎服。或研末，成人每服二钱，日服二次。

四方：苦楝子　乌梅　鹤虱各五钱　花椒　野棉花根各三钱　煎服。

五方：雷丸　苦楝皮各五两　雄黄一两　槟榔二两　枯矾五钱　鹤虱三两　研细末，每日三次，每次一至三钱，白开水冲服。

六方：苦楝皮　水案板根　枯矾各一斤　槟榔　大黄半斤　水泛为丸，成人每服四至八钱，小儿每服一至二钱，日服二次，连服二日。

七方：苦楝皮　鹤虱　楼子树根野棉花根各三钱　花椒根　吴萸根各四钱　红糖适量　煎服。

866

（十五）钩虫病

本病是由钩虫寄生于小肠所致的疾病。临床表现：轻者一般无全身症状，重者有贫血，营养不良，面色苍白或萎黄，心累，浮肿，喜食异物等症。

治疗

一方：黄荆米（微炒）四两　煅青矾三两　水泛为丸，每服三钱，日服二次。

二方：煅青矾一两　针砂四钱　神曲三两　红糖半斤　为丸，早晚各服三至四钱，米汤或白开水或油汤送服。忌茶。

三方：神曲三两　煅青矾　贯众各一两　苦楝根皮五钱　针砂四钱研末，红糖为丸，每服二钱，日服二次，白开水或油汤送服。忌茶。

四方：煅青矾二两　苍术　神曲　乌梅（去核）枳实各一两　水泛为丸，每服三钱，日服二次。

五方：煅青矾二两　明参　白术　法夏　苍术　厚朴　苡仁　茵陈各五钱　陈皮　茯苓　均姜各

四钱　甘草三钱 水泛为丸，每服三钱日服二次。

六方：煅青矾二两　针砂　泽泻　茵陈　栀子　金精石　银精石　黄荆子　石菖蒲各一两　猪苓　茯苓　苍术　陈皮　白术　厚朴各四钱　黄柏三钱　神曲五钱　甘草　肉桂各二钱米糊为丸，每服二至三钱，日服二次，油汤或米汤送服。

（十六）血吸虫病

本病是由血吸虫寄生于人体门静脉系统所致的一种疾病。虫卵由病人、病畜大便排出，在水中孵化成为毛蚴寄生于钉螺体内，发育成尾蚴进入水中，然后侵入人体。临床表现：急性期有皮疹，咳嗽，畏寒，发热，食欲不振，便秘或腹泻交替，可有肝脾肿大，肝区压痛；慢性期肝脏左叶明显肿大，质中等硬，脾脏也逐渐肿大，有消化不良，腹泻、血便或痢疾样腹泻等症；晚期因门脉高压而形成肝硬化，腹水，腹壁静脉怒张，脾脏高度肿大。并伴有消瘦，贫血，严重营养不

食。

治疗

一方：鲜野棉花十斤洗净，先取五斤放入十斤正煮沸的水中，加盖煮沸20～30分钟，放置冷却半小时将锅内药渣捞去再煮沸，加入另五斤野棉花继续煮沸20～30分钟，放置冷却捞去药渣，加入少许开水至总量十斤，即制成100毫升中含二两野棉花的1比1煎剂备用。成人一次服100毫升，每日一次，必要时可服两次，20天为一疗程。

二方：扁竹根七钱　叶下珠一两　煎服。

三方：贯众　槟榔　芜荑　铁马鞭各五钱　木香　澄茄子各三钱　煎服。十天为一疗程，一般为两个疗程，亦可制成针剂每毫升含生药1克，每次肌肉注射2毫升，每天注射一次，十天为一疗程。

四方：青蒿　贯众各五钱　黄芩　柴胡　香附　地榆各四钱　黄连　苍术各二钱　赤芍　厚朴　郁金各三钱　甘草一钱　煎服。

以上四方适用于血吸虫病急性期和慢性期。

五方：鲜芫花一斤　百草霜　醋各半斤　芫花阴干和百草霜共炒，醋烹，待花转黄时起锅为丸，早、晚各服三钱。孕妇及老、婴、体弱患者慎服。

六方：甘遂（面包，煨焦，去焦面取净药）芫花（醋炒）各一钱　黑白丑各一钱半　槟榔　莱菔子各二钱共研细末，每早空腹时服一钱，白开水下，小儿减半。孕妇及老年、体弱、腹泻患者忌服。

七方：鳖甲（醋炒）香附　郁金　党参　茯苓　当归各五钱　白术　土鳖　水蛭各三钱　槟榔四钱　广香二钱　甘草一钱　煎服或研末分21包，日服三次，每次服一包。

八方：党参　糯米草　刮金板　鸡血藤　山当归　香附（醋炒）见肿消各五钱　土茯苓　萆薢　小茴根各四钱　通草　青木香各二钱　煎服。

以上四方适用于晚期血吸虫病。

·870·

三、内　　科

（一）中　　暑

本病是由于肌体长时间受烈日曝晒，或在高温环境作业，而引起人体体温调节障碍的一种疾病。早期症状为疲乏，头晕，眼花，恶心，呕吐，出汗等。上述症状，若不及时处理，可进而发生体温升高（可达40℃），脉搏、呼吸增快，面红，汗闭或者出大汗，面色苍白，肌肉抽动，疼痛，甚至发生神智不清，昏迷等严重情况。

预防

一方：参叶适量　泡开水当茶饮。

二方：黄荆叶一两　泡开水当茶饮。

治疗

一方：刺梨子一两　马齿苋　茵陈各五钱　香茹　石菖蒲各二钱　煎服。

二方：银花藤　香茹　小马蹄草　泥鳅串　野

菊花　生米各四钱　芦根　泽兰　车前草各三钱　煎服。

（二）感　　冒

本病是由一种或多种病毒所致的上呼吸道急性炎症。起病较急，先有鼻咽部干燥不适及灼热感，流清涕，继有鼻塞，咳嗽，声音嘶哑等表现；重症患者伴有畏寒，发热，疲倦，头痛，四肢、腰背肌肉疼痛，食欲不振等全身症状。

治疗

(1)感冒风寒： 恶寒，发热，无汗，头痛身疼，口不渴；舌苔薄白，脉浮紧。

一方：六月寒　三匹风　五匹风　翻天印　老鹳草　桑枝　泥鳅串　苏叶各三钱　煎服。

二方：六月寒　灵仙藤各五钱　老君须　野荆芥　紫苏　鲜葱白各三钱　生姜二钱　甘草一钱　咳嗽：可加钓鱼竿　杏仁　陈皮　前胡各三钱　煎服。

三方：泥鳅串　三四风　五四风各五钱　桑枝八钱　六月寒四钱　苏叶　生姜各三钱　葱白三根　煎服。

四方：问荆　六月寒　泥鳅串　三四风　透骨消各三钱　煎服。

(2)**感冒风热**：身热恶风，微汗出，头痛，咽喉痛，口渴；苔薄黄，或薄白而干，脉浮数。

一方：银花藤五钱　野菊花　三颗针　薄荷　桑叶　夏枯草　车前草各三钱　六月寒二钱　煎服。

二方：银花藤　芦根各一两　三颗针　野菊花　薄荷　桑叶　苏叶　过路黄各三钱　煎服。

三方：青蒿　薄荷　菊花　淡竹叶　夏枯草　银花各三钱　煎服。或加大剂量水泛为丸，日服三次，每次三钱。

(3)**体虚感寒**：头昏，自汗，恶风，反复感冒，缠绵不愈；舌淡苔白，脉浮缓。

一方：清酒缸　鸡屎藤　野葡萄根　淫羊藿　泡参　小马蹄草各三钱　桑叶八钱　煎服。

873

（三）急性支气管炎

本病是由细菌，病毒感染，物理性因素或化学刺激物质所引起的一种急性炎症。起病较急，有畏寒，发热，头痛，喉部不适，全身酸痛等表现。咳嗽是本病的突出症状：初起为刺激性干咳，无痰或吐少量白色泡沫状痰，若感染加重可咯粘稠脓痰。后期肺部听诊：呼吸音变粗糙，有时可在肺底部听到干、湿性罗音。

治疗

(1)风寒咳嗽：痰白而稀，鼻流清涕，头身疼；苔薄白，脉浮。

一方：兔耳风　泥鳅串各五钱　六月寒　青蛙草　枇杷叶　生姜　苏叶各三钱　煎服。或加大剂量水泛为丸。日服三次，每服二至三钱。

二方：肺经草　矮茶风　五匹风各五钱　六月寒　青蛙草　兔耳风　小过路黄各三钱　煎服。

三方：小马蹄草　柴胡　紫苏各四钱　芸香草　薄荷　辰砂草　满天星各三钱　辣蓼一钱　煎服。

(2)风热咳嗽：咳嗽痰少，身热恶风，口干，咽痛；苔薄黄，脉浮数。

一方：芦根一两　桑叶　野菊花　百部　桔梗各三钱　煎服。

二方：桑叶　青蛙草　枇杷叶各五钱　薄荷三钱　煎服。

（四）慢性支气管炎

本病多由急性支气管炎转变而来，长期的物理性或化学性刺激亦可引起，并常与肺纤维化，肺气肿及其他慢性肺部疾病同时存在。临床表现：长期反复咳嗽，早晚较重，随气候改变或寒冷而加剧。吐粘液或脓样痰。发热一般不明显。久病、重病可有胸闷、气紧等症状。查体：两肺底可听到散在干、湿性罗音，并伴有不同程度的肺气肿。

治疗

(1)**肺热咳嗽**：咳嗽，气紧，吐黄痰，痰稠难出，甚或痰中带血，口渴，胸闷；苔薄黄或厚腻，脉滑数。

一方：侧耳根　三四风　车前草各一两　煎服。

二方：三四风　吉祥草各五钱　桑白皮　五匹风　狗尾草　小过路黄各三钱　蜂糖炒　煎服。

(2)**湿痰咳嗽**：咳嗽痰多，气紧，痰白易出，身重，乏力，脘闷，便溏；苔白滑，脉濡。

一方：六月寒　矮茶风各四钱　兔耳风　翻天印　桑白皮　紫苏　冬瓜仁　半夏曲　前胡　杏仁各三钱　甘草一钱　煎服。

二方：苧麻根　蛋不老　前胡各四钱　法半夏　薄荷　三四风　桑白皮各三钱　甘草一钱　生姜三片　煎服。

(3)**虚火咳嗽**：咳逆上气，喉间有痰，咽干作痒；舌尖红，舌苔薄黄，脉弦细。

一方：石芫荽　铧头草各五钱　大肺经草三

钱　地胡椒二钱　白糖适量　煎服。

二方：野麦冬　吉祥草　苇根　桑叶　化痰青各五钱　竹林消　地白菜各三钱　煎服。

(4)虚寒咳嗽：体虚之人，咳唾日久不愈或愈而复发，自汗，恶风，气短，神疲；舌苔薄白，脉浮缓。

一方：泥鳅串　山当归各五钱　天青地白　青蛙草　冬苋菜根　泡参　兔耳风　炙甘草各三钱　煎服。或加大剂量为丸，每服二至三钱，日服三次，

二方：青蛙草　鸡屎藤各一两　苏叶三钱　红糖一两　煎服。

（五）哮喘性支气管炎

本病多在支气管炎的基础上发展而来。临床常见者为慢性型，它除了有支气管炎的症状外，并在发作时，伴有哮喘的症状为其特征。常因受凉等因素而诱发，病程一般较长，且有反复发作

的特点。

治疗

(1)虚证：吼，咳，气紧，心累，心跳，自汗，气短，动则喘甚；苔白少津或白润，脉虚细。

一方：矮茶风　鹿衔草　百合各五钱　石枣子一两　凤尾草　白藓皮　五匹风各三钱　炖猪肉吃。另用柏树果一斤，盐水炒后研细末，每次服一至二钱，每日三次。

二方：淫羊藿一两　茜草　大肺经草各五钱　煎服。

三方：十大功劳子二斤　白蜜一斤　核桃肉一斤　先将十大功劳子加水浓煎取汁，再以白蜜及核桃肉混合熬成膏，早晚各服十至二十毫升。

(2)寒证：胸闷咳喘，痰稀色白，口不渴或渴喜热饮；舌苔白滑或白腻，脉浮紧。

一方：竹林消　矮茶风　兔耳风　五匹风　冬青叶各四钱　法半夏　竹茹各三钱　麻黄　甘草各三钱　煎服或加大剂量为丸，每服三钱，日服三次。

二方：芸香草一两 化痰草 向荆各六钱 兔耳风三钱 土细辛二钱 煎服。

(2)热証：气粗喘满，痰稠色黄，烦燥，汗出，口渴，舌红苔黄，脉滑数。

一方：吉祥草 大肺经草 桑白皮各四钱 铧头草 狗尾草 岩梭花各三钱 煎服。

二方：芸香草 泥鳅串 凤尾草 石枣子各五钱 三颗针三钱 煎服。

三方：侧耳根 鸡屎藤各五钱 猪鬃草 芸香草 小马蹄草 吉祥草 化痰草各三钱 满天星 八月瓜根 苏梗各二钱 煎服 或加大剂量为丸，每服三钱，日服三次。

（六）支气管哮喘

支气管哮喘是一种过敏性的疾病，常与过敏因素有关。临床上多呈阵发性发作，持续时间长短不等。典型发作时，患者先感到胸闷，喉头发

·379

紧，呼吸不畅，继则出现呼吸困难并逐渐加重，此时可见患者鼻翼和头部随呼吸而动，吸气很短，呼气很长而困难，并伴有面色苍白，焦急，出冷汗等表现。若继发感染，则多有发热。查体：端坐呼吸，重者有发绀，两肺可听到哮鸣音及飞箭音。

治疗

(1)虚证：喘促气短，动则喘甚，形瘦神惫，食欲不振，或兼津液亏损，微热而渴，咽喉不利；舌淡苔少，脉弱或沉细。

一方：糯米草根一两　鸡屎藤　泡参　三白草　制首乌　岩白菜各五钱　野麦冬　黄花根　五四风各三钱　煎服。

二方：满天星二两　将药洗净装入鲫鱼肚内，用草纸包裹，在水中浸湿，埋于细火中烧熟，只吃鱼肉，每七天吃一次，七次为一疗程；或用满天星煮鲫鱼汤吃。

三方：岩白菜　石枣子　地瓜藤　桑白皮　矮茶风　五匹风　苇根　猪獠参　生姜各三钱　煎服。

(2)实证：吼、咳、气紧，声重气粗，不能平卧，或见痰多，脘闷等症；苔白腻或黄腻，脉多弦滑或滑数。

一方：白砒一钱　枯矾一两　淡豆豉一两　先将淡豆豉用温开水润去皮，把豆豉冲绒，再将白砒、枯矾冲细后放入淡豆豉内和匀搓成绿豆大的丸子，阴干后收存，可在冬季每早晚服，用浓茶吞服，初服3～5粒，渐加至7～9粒，不能过量。

二方：侧耳根　苧麻根　矮茶风　紫苏根　吉祥草各五钱　兔耳风　生姜　竹林消各三钱　煎服。

三方：跳心草一两　化痰草　满天星　小马蹄草各五钱　煎服。忌辛、辣。

四方：大肺经草　吉祥草各四钱　丝茅根　竹叶菜　竹林消　桑白皮　红活麻各三钱　煎服。

（七）肺原性心脏病（肺心病）

本病是由于慢性支气管炎、支气管哮喘、肺

结核等反复发作，肺泡过度紧张而造成长期肺气肿，进而累及心脏，致使右心增大和右心衰竭的一种疾病。临床常有反复多年的咳嗽史，呼吸困难，发绀，吐痰，右心衰竭时可出现端坐呼吸，发绀，颈静脉露张，下肢水肿。查体：桶状胸，叩诊为高清音，肺下界降低，心浊音界缩小，肝肿大，叩痛，肝颈静脉回流征阳性。

治疗：

(1)痰热壅滞：咳喘不能平卧，痰粘稠不利，心悸，头眩，便秘，尿黄；苔厚腻，脉滑数。

一方：观音草　化痰草　三颗针　夜关门　钓鱼杆各四钱　龙胆草　丝茅根各六钱　地骨皮　天青地白各一两　金鸡尾三钱　煎服。

(2)肺气虚弱：呼吸短促，语言无力，咳声低微，自汗，怕风；舌淡苔薄白，脉微弱。

一方：泡参一两　玉竹五钱　杏仁四钱　冰糖一两　煎服。

(3)中气不足：咳喘，心累，气短，食欲不振，下肢水肿；舌淡，苔白滑，脉濡。

一方：鸡屎藤　臭牡丹各五钱　芸香草　三白草　兔耳风各二钱　木贼一钱半　辰砂草一钱　煎服。

二方：鸡屎藤一两　野菊花　泡参　山当归各五钱　兔耳风　海金沙　大枣各四钱　凤尾草二钱　煎服。

（八）支气管扩张

本病是一种慢性支气管疾患。常发生于麻疹、百日咳、感冒、急性或慢性支气管炎之后，亦可能由肺部的慢性疾病如肺结核、肺脓肿等所引起。临床表现：长期咳嗽，咯大量脓痰，并有反复的呼吸道感染，时有反复咯血，而在间隔期中一般情况良好。个别患者可仅有多次咯血而无咳嗽和痰多史。查体：胸下部及背部可听到散在的湿性罗音。此外部分患者可有杵状指——趾。

883

治疗

一方：百合　白芨　小蓟各四钱　花生壳　桑白皮　夜合根　冬青叶　丝瓜根　野麦冬　青蛙草各三钱　煎服。

二方：核桃肉二两　黄花根一两　花生壳　岩白菜各五钱　冬青叶　白芨各三钱　煎服。

（九）大叶性肺炎

大叶性肺炎主要由肺炎双球菌感染所致。以青壮年患者多见，常侵犯一肺叶，偶也有两个肺叶同时受累的。本病起病急骤，突然寒战，高烧，继有胸痛，咳嗽，吐铁锈色痰。重症者有呼吸困难，发绀，甚至昏迷。查体：患肺听诊呼吸音减弱，常可听到管状呼吸音或湿性罗音。

治疗

（1）**热在卫分**：身热汗出，头痛，胸痛，吐铁锈色痰，咽痛，口渴；苔薄黄，脉浮数。

一方：十大功劳　银花　三颗针各四钱　栀子三钱　大黄二钱　车前草五钱　甘草一钱　煎服。

二方：侧耳根二两　鲜芦根　丝茅根各一两　桑叶　三颗针各五钱　煎服。

三方：桑皮　地骨皮　法半夏各四钱　杏仁　瓜蒌壳各三钱　麦冬　泥鳅串各五钱　丹参一两　丹皮六钱　麻绒　黄连各二钱　煎服。

（2）高热发痉：高热，口渴，心烦，面赤，烦燥，神昏谵语，甚则惊厥；舌质红绛，苔黄燥，脉洪数。

一方：十大功劳　芦根各一两　石膏八钱　钩藤　知母各四钱　蝉蜕　金牛胆　僵蚕　小过路黄　排风藤各三钱　煎服。

（3）热伤津液：咳呛气逆，痰少质稠，痰中带血，口干咽燥，舌红苔黄，脉细数。

一方：三颗针　菊花　丝瓜藤　蒲公英　苇根　地骨皮各三钱　野麦冬五钱　煎服。

（4）后期咳嗽：热退身凉，咳痰不利，口干咽痛，舌苔薄黄，少津，脉细。

一方：冬青叶一两　小肺经草　沙参　车前草各五钱　野麦冬四钱　泥鳅串三钱　煎服。

885

（十）肺脓肿（肺痈）

本病主要是由葡萄球菌，链球菌或肺炎双球菌等所引起的肺组织的局部化脓性感染。后期可形成脓腔。本病初起先有恶寒，发热，咳嗽，胸痛，继以咳嗽加剧，吐大量粘液脓性痰，有特殊的腥臭味。在脓腔形成过程中，患者多有持续性发热，精神不振，食欲减退，消瘦等全身症状。若波及附近血管，亦可发生大咯血。

治疗

一方：银花藤　山蔦苣各一两　侧耳根二两　煎服。

二方：侧耳根二两　冬瓜仁八钱　桑白皮五钱　桃仁二钱　红藤　苇茎各一两　煎服。

三方：白芨　贝母　苡仁　藕节各等分　研末，每服一钱，日服三次。

（十一）急性胃炎

本病多因细菌或细菌毒素的作用，以及由于

饮食不节而引起。多发生于夏秋季。临床症状：上腹部不适，疼痛，或有烧灼感和呕吐，食欲减退或畏食。若为细菌感染还可有腹泻和发烧。

治疗

（1）食滞：胀满而痛，嗳气吞酸，不思饮食；苔厚腻，脉滑。

一方：山当归五钱 黄荆米 水蜈蚣 香樟根 山楂 清酒缸 陈皮各三钱 叫梨子二钱 煎服。

二方：泥鳅串 萝卜头各一两 山当归五钱 刺梨根 隔山撬 茴香根 青木香各三钱 野花椒根二钱 煎服。

（2）胃热：食已即吐，心烦，口臭，口渴，尿赤；舌红苔黄，脉数。

一方：叫梨子根 鸭公青根各三钱 台乌 吴萸梗 佛手叶 棬子根各二钱 三颗针六钱 煎服。

二方：三颗针一两 香樟皮三钱 吴萸二钱 煎服。

887

（十二）慢性胃炎

本病多由急性胃炎转变而来，或者由于长期饮食不节，以及使用刺激性药物等因素所引起。临床上经过缓慢，一般都有食欲减退，饭后上腹部有烧灼感和饱胀，嗳气，恶心，甚至呕吐等症状。这些症状又常因饮食不慎而诱发。

治疗

（1）**肝郁气滞**：胀满且痛，痛引两胁，按之较舒，嗳气频繁；苔多薄白，脉多沉弦。

一方：香樟根　芸香草　八月瓜各五钱　煎服。

二方：青木香　川楝子　台乌各三钱　煎服。

（2）**脾虚气滞**：胀满不适，时有疼痛，消化不良，大便稀薄，精神疲倦；舌淡苔白，脉濡缓。

一方：糯米草　鸡屎藤各一两　隔山撬　吴萸根　气柑根　香樟根各三钱　臭牡丹五钱　小石菖蒲二钱　煎服。

二方：鸡屎藤一两　苦荞头五钱　香樟根　吴萸根　茴香根　刺梨根　藿香各三钱　煎服。

三方：糯米草　鸡屎藤各五钱　黄木香　刮筋板各三钱　叫梨木二钱　煎服。

（3）**脾胃虚寒**：隐隐作痛，喜温喜按，呕吐清水，面白神疲，四肢不温；舌淡，苔薄白，脉沉迟。

一方：丁香　木香　白矾　巴豆（去油）　安桂各二钱　白胡椒一钱　血灵脂一两醋炒，研细末，酒泛为丸，每次服一至二钱，白开水服。

二方：黄荆子　青木香各二钱　吴萸根　良姜各四钱　糯米草　山当归各五钱　煎服。

三方：鸡屎藤　野白苕各五钱　吴萸根　香樟根　气柑根　小茴香各三钱煎服。或加大剂量为丸，成人每服三钱，小儿每服一至二钱，日服三次。

（十三）溃疡病

本病是一种常见的慢性全身性疾病，常与情

绪焦虑和饮食不节有关。多发生于青壮年。临床经过缓慢，且常在冬、春季节加重。它的基本病理变化，是在胃或十二指肠肠壁上产生溃疡性损害，因其发生部位的不同，故又可分为胃溃疡病和十二指肠溃疡病两种，但症状表现大致相同。临床表现：胃脘部疼痛与进食有关（胃溃疡多在食后1～2小时疼痛；十二指肠溃疡多在空腹时疼痛，直到进食为止，并常有夜间疼痛），进食或服碱性药物后常能缓解，此外尚有饱胀、顶磨及烧灼感，嗳气，反酸，甚至呕吐等症状。后期常有大出血（呕血或便血），穿孔，幽门梗阻等并发症。偶亦有产生癌变者，但较少见。

治疗

（1）气滞血淤：疼痛胀满，痛连两胁，间有针刺感，嗳气，吞酸；苔薄黄，脉弦。

一方：岩棱　夜关门　水香附各四钱　铧头草　香樟根　吴于根　地肤子　韭菜须　水黄连各三钱　煎服。

二方：乌贼骨　瓦楞子　尖贝　鸡蛋壳各一

两共研细末，每服三钱，饭前服，隐隐作痛，日服二次，半夜疼痛，临睡时增服一次。

（2）**脾胃虚寒**：隐隐作痛，泛吐清水，喜温喜按，四肢不温，大便稀薄，舌淡苔白，脉虚软。

一方：野花椒二钱　野白芷　百合各四钱　木通　台乌　官桂各三钱　煎服。

二方：柴胡　黄芩　法夏　香附　广香　生姜各三钱　公丁二钱　大枣三枚　煎服。

附：溃疡病出血止血方：

一方：鲜艾叶　鲜荷叶　鲜侧柏叶各二两　煎服。

二方：仙鹤草　丝茅根　旱莲草　白芨　血余炭各等量共末，每服三钱，日服三次。

三方：旱莲草　泥鳅串各五钱　仙鹤草四钱　猪鬃草　侧耳根　百草霜各二钱　前药煎汤，送服百草霜。

（十四）慢性肝炎

急性肝炎迁延日久，习惯上认为发病在一年

以上未愈者称慢性肝炎。临床表现：右上腹胀满或隐痛，肝肿大，神倦，少食，腹胀；舌淡，苔黄，脉缓。

治疗

一方：糯米草一两　三白草　金钱草　车前草　茵陈各五钱　煎服。

二方：小马蹄草一两　茵陈　车前草　黄荆米　鸡屎藤各四钱　煎服。

三方：鸡屎藤　清酒缸　金钱草　胆草　茅术　茵陈　吴萸　黄荆米　香樟果　小茴　叫梨子　辰砂草各三钱　煎服。

（十五）肝硬化

本病多系慢性肝炎转变而来，或由于其他原因，如晚期血吸虫病，慢性醇中毒等，使肝组织损坏而引起。临床表现：初起头昏，神倦，腹胀，少食，肝肿大而质地偏硬，或有脾脏肿大。继有肝、脾肿大，质硬，腹部膨隆，伴有腹水，腹壁静脉曲张，四肢消瘦，皮肤干燥，有的在颈部，胸部可见蜘蛛痣。最后可发生肝昏迷而危急生命。

治疗

（1）**气滞血淤**：右胁痹痛、间有针刺感，形体消瘦，面色晦暗；舌紫暗，脉弦滑。

一方：铁马鞭　生鳖甲　花粉　大腹皮　藤秧泡根　虎杖各一两　紫草六钱　生麦芽五钱　黄荆米　鸡内金各三钱　煎服。

（2）**水饮停滞**：腹大，按之如囊裹水，胸腹胀满，小便短少；苔白腻，脉滑。

一方：隔山撬一两　水皂角　苍术　茵陈　槟榔各五钱　椒目四钱　石菖蒲二钱　煎服。

（3）**脾虚湿郁**：腹大，胸脘胀闷，精神疲倦，小便少；苔白腻，脉缓。

一方：糯米草　钻石黄各三钱　黄荆米　萝卜头　鸡屎藤　算盘树根　气柑　山当归　叫梨子各五钱　煎服。

二方：糯米草　金钱草各一两　满天星五钱

辰砂草　茵陈　三颗针　水皂角　木通各三钱　叫梨子一钱　煎服。

三方：党参　白术　云苓　莱菔各四钱　泽泻　腹毛　三棱　文术　鳖甲各二钱　桃仁　红花　鸡内金各三钱　煎服。

（十六）胆囊炎

本病多因胆石梗阻，胆汁滞留和细菌感染引起。急性者，右上腹突起剧烈绞痛，阵发加剧，可放射至右肩，背部，伴有发热，恶心，呕吐等，右肋缘下压痛，叩击痛，且肌肉紧张。并发胆管炎时，常有黄疸出现。慢性者，常因吃油腻食物而诱发。

治疗

1．急性胆囊炎

（1）肝火：上腹部剧痛，痛引肩背，头痛，发热，心烦，口渴；舌红苔黄，脉弦数。

一方：水黄连二两　煎服。

二方：丝瓜络适量（烧灰存性） 鲫鱼胆七个 共调匀，甜酒煨热分二次冲服。

（2）湿热：上腹部疼痛，痛引肩背，烦热，口干，二便不利；舌红苔黄厚，脉弦数。

一方：黑茵陈 胆草 三颗针各五钱 虎杖 柴胡 泽泻 牛耳大黄 枝子各三钱 金刚藤四钱 煎服。

2．慢性胆囊炎

（1）气郁：上腹部胀满疼痛，脘闷不适，呕恶；舌苔薄白，脉弦。

一方：橘子根 橙子根 小马蹄草各四钱 红檵子树根 青木香各三钱 台乌二钱 煎服。

（2）火郁：上腹部疼痛，拒按，痛引肩背，发热，心烦，口渴；舌红苔黄，脉弦数。

一方：小过路黄二两 夏枯草 冬桑叶各一两 三角风五钱 煎服。

（十七）胆道蛔虫

本病系肠蛔虫钻入胆道所致。临床表现：上

腹或右上腹部突然剧烈的阵发性绞痛，伴恶心、呕吐、有时可吐出蛔虫，阵痛发作时，患者坐卧不安，弯腰捧腹，出冷汗，疼痛缓解后，则疲倦欲睡。

治疗

一方：乌梅十个 金龟莲三钱 浓煎顿服，不效，六小时后可再服。

二方：兰草根一两 草黄连五钱 苦楝根皮（去粗皮）生大黄 枯矾各三钱 煎服。

三方：当归 赤芍 使君肉 乌梅 银花各三钱 乳没各二钱 川椒一钱半 蒲公英四钱 煎服。

四方：搬倒甑根一两 白酒三两 将前药切细酒泡七天，去渣，每服五至十毫升。

五方：槟榔 使君 台乌 黄芩 厚朴各三钱 大黄 广香 檀香 枳实各二钱 火麻仁四钱 煎服。

（十八）急性胰腺炎

本病病因尚未十分明了，有些病例可能和胆

道疾患，嗜酒，暴食等有关。

临床表现：上腹中部突然发生剧痛，并伴有左侧腰背部疼痛。一般早期均有较严重的恶心，呕吐。重症可出现休克，死亡率较高。腹部检查：上腹部呼吸运动受限、略有膨胀现象。若血性渗出物进入腹腔，则腹肌紧张，触痛弥散，肠鸣减低。早期查血清淀粉酶常超过正常值。少数病人可有轻度黄疸或有糖尿。

治疗

一方：蒲公英　银花藤各一两　三颗针　柴胡各五钱　青木香　川楝子　陈皮各三钱　甘草一钱　煎服。

二方：胡黄连八钱　法半夏　蒌仁各四钱　枳实三钱　煎服。

（十九）急性肠炎

本病是由细菌感染或毒素的作用，以及过食粗糙不易消化的，刺激性的食物而引起。发病以夏、秋季较多。临床上主要表现为剧烈的腹泻，次数很多，粪便为蛋花状、水样，或带有粘液，一般伴有腹痛及全身不适。若为细菌感染者可有寒战，发热等症。

治疗

（1）湿热泄泻：腹痛即泻，泄而不爽，大便黄褐或稀或溏，小便短赤，心烦，口渴，苔黄腻，脉滑数。

一方：小马蹄草　山当归各五钱　三颗针　刺梨子　六合草各三钱　煎服。

或加大剂量为丸，日服三次，每服三钱。

二方：六合草　三白草各一两　腹胀加萝卜头五钱；发烧加葛根四钱　煎服。

（2）伤食泄泻：腹痛即泻，泻后痛减，大便奇臭，脘腹胀满，打臭呃，不思饮食；苔多垢腻，脉滑。

一方：小马蹄草　泥鳅串　侧耳根各五钱　车前草三钱　煎服。

二方：糯米草五钱　刺梨根　小马蹄草　六合

草　萝卜头　焦米各三钱　叶下珠二钱　煎服。

（3）暑热泄泻：腹痛作泻，大便稀，肛门灼痛，胸满烦热，渴不思饮；苔黄腻，脉濡，微数。

一方：焦米　刺梨根各五钱　马齿苋一两　蓝桉叶　泥鳅串　小马蹄草　仙鹤草各三钱　三颗针四钱　煎服。

二方：地瓜藤　扁豆　车前草各五钱　刺梨根　凤尾草各三钱　石榴皮二钱　煎服。

（二十）慢性肠炎

本病常因反复罹患或因急性肠炎迁延而来。临床表现：慢性腹泻，时轻时重，时作时止，或有便秘和腹泻交替进行的现象，粪便中多混有粘液。此外还伴有腹胀，腹痛。本病治疗不当，可延续多年。

治疗

（1）脾胃虚寒：面黄少食，精神倦怠，手脚清冷，泻下物带有未消化的食物残渣；舌淡苔薄，脉弱。

一方：仙鹤草　糯米草各一两　刺梨根　小马蹄草　萝卜头各五钱　叶下珠四钱　四块瓦　生姜各三钱　煎服。

二方：糯米草　清酒缸　满天星各三钱　鸡屎藤　山当归　小马蹄草各五钱　煎服。或加大剂量为丸，每服二钱，日服三次。

三方：赤石脂　云苓　山药各一两　五倍子三钱　石榴皮四钱　陈皮五钱　日服三次，每次三钱　红糖水送服。

（2）**脾肾阳虚**：五更泄泻，肠鸣腹痛，泄泻完谷不化，手脚清冷，精神倦怠，食欲不振，舌淡苔白，脉沉迟。

一方：糯米草根　娃娃拳　野白苕各一两　金钱草三钱　鸡屎藤　夜关门　焦米　党参　臭牡丹各五钱　煎服。

（二十一）湿　阻

湿阻是一种夏、秋季常见的以消化道功能紊

900

乱为其主要特征的证候群。多由于饮食不节或因感受暑热引起。临床表现：胃脘部及腹部满闷不舒，胀气，消化不良及严重食欲不振，有的伴有恶心，嗳气，或有便秘，溏泻；苔白腻，脉濡。

治疗

一方：香樟根　金龟莲　青木香　香茹各三钱　藿香四钱　煎服。

二方：橘子根　橙子根各四钱　小马蹄草　尿珠根　刺梨子各五钱　青木香三钱　黄豆卷一两　煎服。

三方：鸡屎藤五钱　山当归五钱　清酒缸五钱　黄荆米三钱　叫梨子二钱　煎服。

（二十二）高血压

高血压病系大脑皮层与内脏活动障碍所引起的一种疾病。主要表现是动脉血压长期持续地超过140／90毫米汞柱。由于血压升高，心脏、血管、脑、肾和眼底均可发生病变。患者可有头痛，头昏，耳鸣，失眠和易激动等自觉症状，如有血管痉挛或颅内出血，还可突然发生剧烈头痛，眩晕，甚至出现意识丧失和偏瘫等中风症状。

治疗

（1）**肝阳上扰**：头痛，耳鸣，面红，目赤，心烦易怒，舌红苔黄，脉弦数。

一方：夏枯草　草决明各一两　牛膝　杜仲　桑寄生各五钱　菊花　钩藤各三钱　煎服。

二方：苦荞头五钱　玉米须一两　臭牡丹　大晕药　小晕药　黄花根　夜交藤　玄参　桑叶　地地菜　夏枯草各四钱　煎服。

三方：夏枯草　辰砂草　响铃草各五钱　满天星　海金沙各四钱　兔耳风　三颗针各三钱　煎服。或加大剂量为丸，日服三次，每服二至三钱。

（2）**肝肾不足**：眩晕，耳鸣，精神萎糜，记忆减退，腰酸膝软，舌淡红苔少，脉沉、两尺细弱。

一方：臭牡丹　桑寄生　夏枯草各一两　煎

服。

二方：女贞子五钱　香巴戟四钱　夜交藤八钱　羊角天麻四钱　杜仲五钱　青箱子五钱　刺蒺藜四钱　骨碎补五钱　煎服。

（3）**湿痰眩晕**：胸脘痞闷，欲呕，头重如蒙，少食多寐；苔腻，脉多濡滑。

一方：吉祥草　石芫荽　化痰青　狗尾草　青蛙草各三钱　钩藤　竹茹各四钱　尿珠根　苦荞头各五钱　煎服。

（4）**痰火眩晕**：多梦易惊，头胀痛，心烦，心悸，口苦，嘈杂；脉弦滑，苔多黄腻。

一方：吉祥草五钱　石芫荽　青蛙草　化痰青　竹茹各三钱　夏枯草八钱　金牛胆　三颗针各四钱　煎服。

（二十三）风湿性关节炎

风湿性关节炎是风湿病的症状之一。常见于较大的关节，如膝、肩和肘关节等，而且常对称受累，特点是游走性关节疼痛。患部可有红肿，疼痛，发热和运动受限。

治疗

（1）**行痹**：肢体关节疼痛，游走不定，以腕、肘、膝等处为多见；舌苔或白或滑，脉浮缓。

一方：三角风　稀签草　透骨消　野花椒根　游草　钻地风各四钱　煎服。

二方：钻石黄　三角风　台乌　芸香草　松节各四钱　血木通　八角枫各五钱　煎服。

三方：刺五甲　地瓜藤　黄皮血藤　九牛造根　香樟根　杜仲　灵仙　毛五甲　伸筋草　筋骨钻　红毛七　独活各三钱　煎服。或加大剂量泡白酒服。孕妇忌服。

（2）**痛痹**：关节疼痛，得热则舒，遇冷更剧；舌苔白，脉弦紧。

一方：钩藤　搬倒甑根　接骨木各五钱　五加皮　香巴戟　血木通各三钱　煎服。或加大剂量泡白酒服。

二方：野梨子根一两　钻石黄　芸香草　地瓜藤各五钱　八角枫根　三角风各三钱　血木通四钱　煎服。

（3）着痹：肌肤麻木不仁，肢体关节重着，肿痛，痛处固定不移；舌淡苔白滑，脉濡缓。

一方：钻石黄　芸香草　三角风　虎杖　八角枫各五钱　老蛇藤　香加皮　芫花藤各二钱煎服。孕妇忌服。

二方：钻石黄一两　桑枝　晚蚕沙各五钱　海桐皮　松节各六钱　姜黄　伸筋草各三钱　甘草一钱　煎服。上肢关节疼痛加灵仙三钱；下肢关节疼痛加红牛膝三钱；腰痛加续断三钱；体虚加当归　白芍各三钱。

三方：老鹳草　海风藤　八爪金龙　血通　苍术各三钱　芫花根二钱　六合草五钱　虎杖一两　煎服或加大剂量泡酒常服。孕妇忌服。

（4）热痹：关节红肿热痛，身热微恶风；舌红苔黄，脉滑数。

一方：桑枝　苛草根　桑寄生各五钱　松节　伸筋草　红活麻　老君须　舒筋草各四钱　八月瓜藤　灵仙根各三钱　煎服。服药后若烧热不退，加地骨皮　青蒿各五钱　三颗针三钱。

（5）虚痹：痹痛日久，肌肉瘦削，腰膝酸软，肢体拘挛，麻木疼痛；舌淡苔白，脉沉涩。

一方：三角风　松节　毛五甲　续断　骨碎补　淫羊藿各四钱　稀签草　防风各三钱　煎服。

二方：阎王刺根一两　楮实子八钱　黄耆　三角风各五钱　当归　仙茅　淫羊藿各四钱　蜂糖三两　煎服。

三方：麻黄　川芎　白芥各三钱　牛膝　苍术各四钱　鹿角霜八钱　淫羊藿五钱　煎服。

附外治方：可根据病情选用。

一方：吉祥草　青蒿　独脚莲　五加皮　老鸦蒜　散血草各适量　红螃蟹二支捣烂，加白酒炒热，熨痛处。

二方：石南藤　刺五甲　竹林消　钩藤　地

瓜藤各二两捣烂，加白酒炒热敷患处。

三方：川乌 草乌各一两 南星 天麻 荜拨各二两。焙干研末，用好酒调匀，烤热包患处或泡酒搽患处。忌内服。

（二十四）类风湿性关节炎

本病是一个原因不明的慢性全身性疾病。感染，局部创伤，长期受寒，受湿，疲乏和体质瘦弱等会促使本病发生。常见于二十至四十岁的女性。临床表现：急性期有全身不适，寒战，高热，关节肿痛和白血球增高，慢性期主要表现关节肿痛，常累及手指，腕和膝关节，近端手指关节呈梭形肿大。肘、肩、脊柱等关节也可受累。有的关节局部发热，甚至运动受限。

治疗

（1）**湿流关节**：关节重着，肿痛，扪之微热，身重面黄，胸脘痞闷，苔厚，脉濡滑。

一方：熟地 鹿角片 蚕沙 伸筋草各一两 白芥五钱 麻黄 桂枝 炮姜各三钱 蜈蚣

二条　甘草二钱　煎服。

（2）血不荣经：关节变形，疼痛，肌肉瘦削，潮热，盗汗，头昏目眩，腰腿酸软，舌红，苔少，脉细，微数。

一方：五加皮　续断各八钱　女贞子　桑寄生各六钱　熟地　当归各五钱　独活　白芍　白术各四钱　川芎三钱　煎服。

（二十五）慢性腰背肌肉劳损

本病系因急性扭伤未能彻底治疗，或多次扭伤或长期在不适当的体位下进行劳动（如长期弯腰工作）等所致。主要临床表现是：腰部钝痛，劳累或气候变化时均可加重，运动稍受限制，无一定压痛点，腰背肌肉也无明显痉挛。

治疗：

一方：石枣子　茜草　血木通　石泽兰各五钱　红牛膝四钱　一柱香　骨碎补　竹根七　八爪龙　凌霄花　牛尾七　搬倒甑根　木通　养心

莲各三钱　白酒少许　煎服或加大剂量泡酒服。孕妇忌服。

二方：当归　苏木　血木通　茜草　石枣子　吉祥草　竹根七　九牛造　骨碎补　石泽兰各五钱　红花二钱　泡酒服。孕妇忌服。

三方：血木通　茜草　九牛造　当归各五钱　骨碎补四钱　刺五甲　凌霄花各三钱　搬倒甑　旧草帽子烧灰　一柱香各二钱　泡酒服。孕妇忌服。

四方：卷柏　石枣子各五钱　五加皮四钱　九牛造　养心莲　大二郎箭　骨碎补各三钱　黄酒煎服或加大剂量泡酒服。孕妇忌服。

（二十六）肾小球肾炎

急性肾小球性肾炎是一种变态反应性疾病。发病与溶血性链球菌的感染有关。临床表现：水肿初见于眼睑、逐渐波及全身，尿频，尿少，尿呈深褐色。此外还有发热头痛，恶心，腰痛，食欲减退等症。小便检查：有蛋白，红血球，白血球及颗粒管型。并有血压增高。急性肾炎如未彻底治疗，常转为慢性肾炎，但有些病例可无典型的急性肾炎史。

治疗：

1.急性肾炎

(1)风水泛溢：面目浮肿，继则四肢及全身皆肿，小便不利，微热咳嗽，甚则气粗喘满；舌苔薄白，脉浮紧。

一方：尿珠根　鲜茅根　玉米须　泥鳅串各五钱　水皂角三钱　苛草根　水荆芥　隔山撬各四钱　小通草三钱　煎服。忌盐。

(2)水湿内停：全身浮肿，身重困倦，小便短少；舌苔白滑，脉浮缓。

一方：扁蓄　车前草各一两　煎服。忌盐。

二方：茯苓四钱　腹毛　五加皮　地骨皮　丹皮　桂枝各三钱　白术二钱　木香一钱　姜皮二钱　前仁五钱　煎服。忌盐。

(3)湿热内阻：微热咳嗽，遍身浮肿，烦热口渴，小便赤涩；舌苔黄腻，脉沉数。

910

一方：猪鬃草　金钱草各一两　车前草五钱　煎服。忌盐。

二方：猪鬃草　金娃娃草　旱莲草　车前草各五钱　煎服。忌盐。

2. 慢性肾炎

(1)**湿热伤脾**：水肿，腹胀，小便不利，神倦少食；舌淡，苔白滑，脉濡缓。

一方：鸡屎藤一两　萝卜头　隔山撬　三白草　泥鳅串各五钱　胡芦四钱　苘草　小木通各三钱　棬子树根二钱　煎服。忌盐。

二方：鸡屎藤　侧耳根　猪鬃草　金钱草　车前草各五钱　煎服。

(2)**脾肾阳虚**：面色苍白，浮肿，腰以下肿甚，神倦，少食，腰膝酸软，下肢冷，尿少；舌淡苔白，脉沉缓。

一方：奶参八钱　冬瓜皮一两　土茯苓四钱　尿珠根一两　续断　香巴戟　三白草各五钱　干姜二钱　煎服　忌盐。

二方：通花根　三白草　苘草　淫羊藿　香

巴戟各一两 炖黄鳝服。忌盐。

(二十七) 肾盂肾炎

肾盂肾炎是因细菌(以大肠杆菌为多见)通过尿路上行，或血行感染，或沿淋巴管蔓延而引起肾盂、输尿管上段粘膜及邻近肾实质发炎的一种疾病。多见于女性及婴、幼儿，妇女妊娠后期及产后。临床表现：急性肾盂肾炎起病急，突然发冷，发热，寒战，腰痛，伴有尿急，尿痛及尿频。慢性肾盂肾炎多由急性肾盂肾炎演变而来，有的病人往往反复急性发作，少数病人可伴有高血压。急、慢性肾盂肾炎小便检查：混浊，有脓球及少许红血球，可有蛋白。

治疗

1. 急性肾盂肾炎

(1) 热壅上焦：发热，恶寒，口渴，咽干，腰痛，小便短涩，尿频，尿痛；舌红苔黄，脉数有力。

一方：车前草五钱　海金沙　凤尾草各三钱　石苇　臭牡丹　小蓟　铁马鞭各四钱　小木通二钱　三颗针　银花藤各一两煎服。忌酒及燥辣物品。

（2）下焦湿热：腰痛，少腹胀满，渴不欲饮，小便短涩，舌红苔黄腻，脉滑数。

一方：海金沙　青蒿各四钱　金钱草　旱莲草各一两　煎服。

二方：丝茅根　金钱草　车前草　尿珠根　紫花地丁各五钱　茵陈四钱　通花一钱　凤尾草　铁马鞭　黄柏（盐炒）各三钱　煎服。

2. 慢性肾盂肾炎

（1）湿热伤脾，面色恍白，神倦懒言，腰痛，面浮肿，舌淡苔白，脉濡。

一方：三白根　牡丹皮　车前草　芡实各一两　水煎兑黄糖服。

（2）肝肾亏损：腰痛腿软，遇劳更甚，色淡红，苔薄白，脉沉弱。

一方：车前草　尿珠根各四钱　水灯心二钱

铁马鞭三钱　金钱草五钱　兔丝子八钱　煎服。

二方：杜仲　萆懈各五钱　续断一两　刺五甲八钱　八月瓜根四钱　煎服。

（二十八）膀胱炎

本病常为大肠杆菌，葡萄球菌，变形杆菌等感染所引起。女性多见。临床上分为急性和慢性两种；后者症状可很轻微，前者临床主要表现为尿急，尿频和尿痛，严重时可出现"终末血尿"，偶尔有大量血尿，尿液混浊，含有脓液；一般无全身症状，只有在尿潴留或并发肾盂肾炎时才有高热。

治疗

一方：金钱草五钱　扁蓄　石苇　萆懈各四钱　木通　车前草　虎杖　三颗针　黄柏　栀子各三钱　煎服。

二方：金钱草一两　海金沙藤五钱　水煎兑白糖服。

三方：竹林消　吉祥草　猪鬃草各五钱　通花根　车前草各二钱　煎服。

（二十九）尿道炎

本病可分为淋菌性和非淋菌性二种。前者常有和淋病患者的性接触史。临床表现：尿道口搔痒或灼痛，有粘液或牛奶状、黄色的分泌物，尿内有脓液或丝状物。小便镜检可有脓球或白血球。若炎症未经适当治疗，而蔓延至后尿道时则有尿频，尿痛等症状。

治疗

一方：石苇一两　淡竹叶　车前仁　海金沙各四钱　煎服。

二方：鲜扁蓄　鲜海金沙各二两　煎服。

三方：尿珠根　车前草　扁蓄　凤尾草　铁马鞭各五钱　煎服。

（三十）尿潴留

膀胱为尿液充盈而不能排出时，称为尿潴

留。临床上患者有强烈的尿意，但不能排出或仅排出点滴尿液，并可有阵发性收缩疼痛，患者惊惶不安，辗转呻吟，或用手挤压下腹中部。查体：下腹中部隆起，并可有压痛。

治疗

一方：叫梨子 三颗针 青蒿各五钱 车前仁 小马蹄草各四钱 辰砂草三钱 煎服。

注：本方适用于非器质性病变所引起的尿潴留。

（三十一）癫 痫

（羊痫风、母猪风）

本病分为原发性和继发性两种。前者可有家族史，后者可找出原因如脑炎、脑膜炎、脑肿瘤、脑寄生虫病、脑梅毒、高血压病、脑动脉硬化、脑外伤和中毒等。临床表现：大发作时突然昏倒，呼吸肌痉挛，继则四肢抽动，口吐白沫，面色青紫，小便失禁，一至二小时后症状完全

2906

消失。若治疗不当随着疾病的发展，发作次数逐渐增加，以至一日可发数次。小发作与此类似，但经过时间短暂，其症状亦较轻微。

治疗

一方：化痰草　母猪藤各一两　三角风五钱　煎服。服此方三剂后，加竹根七五钱　桑白皮二钱炖杀口肉放白糖服。

二方：化痰草一两　红活麻六钱　炖杀口肉服。忌盐、铁器。

三方：辰砂草二两　尖贝四两　共末，白糖开水冲服，日服二次，每次服二钱，半月为一疗程。

四方：一支箭　搬倒甑　钩藤　母猪藤各五钱　炖猪肉服。

（三十二）神經衰弱

本病是常见的一种神经官能症，多发于青壮年，发病与长期的精神过度紧张有关。临床表现：头昏，头痛，失眠，多梦，耳鸣，易倦和记忆力减退，这些症状随着疾病的发展过程逐渐加重，此外还可有心慌，气促，食欲不振，甚至阳萎，遗精等情况。查体：可发现皮肤潮润，多汗，腱反射亢进，感觉过敏和心搏加快等。

治疗

一方：夜交藤一两　百合八钱　小茴　炒枣仁各三钱　煎服。或加大剂量研末为密丸，日服三次，每服三钱。

二方：合欢根皮一两　辰砂草六钱　母猪藤五钱　八月瓜四钱　煎服。

三方：夜交藤　松针各一两　酸酸草　生地各五钱　煎服。

四方：合欢根　胆草　夜关门　八月瓜各四钱　夜交藤一两　煎服。

五方：响铃草一两　八月瓜　旱莲草各五钱　小马蹄草三钱　煎服。

（三十三）遗　　精

遗精这种现象多见于青壮年。若每二周左右遗精一次，一般都属正常生理现象。假如过于频繁，如一、二日一次，甚至一日数次者，即属病理范围。一般的没有其他不适，有的于遗精后可有疲乏，头昏等现象。此症若经久不愈，或精神过度紧张，则可兼见神经衰弱的其它症状。

治疗

一方：紫花地丁适量 晒干研末，醪糟煎服，每次服二钱，日服二次，连服十天。

二方：猪鬃草适量研末，用狗地芽适量煎汤加酒送服，日服三次，每服二钱。服上药一周后再用柏树油煅存性，研末，甜酒冲服，每服一钱，日服三次，连服三至四日。

三方：棕树根 夜关门 仙茅根各五钱 金樱子四钱 冬苋菜根一两 炖猪肉服。

四、妇　科

(一) 痛　經

凡在经期前后或经期中，发生下腹部疼痛或腰、腿、全身肌肉、关节疼痛，以致影响生产或工作的，均可称为痛经。本病多由情绪不好，身体虚弱，经期受凉，以及过吃生冷等原因所致。此外，内生殖器官的病变，亦可引起本病。临床表现：以疼痛为主，程度从隐痛到剧痛，部位可在下腹部正中，一侧或两侧，甚至连及肋、背、腰、腿等部，有时可有头痛、恶心、呕吐、精神不振、烦燥等表现。

治疗

（1）**气郁血滞**：经前或经期中腰、腹胀痛，经来不畅，胸部胀闷不适，两肋亦胀；苔微黄，脉弦。

一方：对叶草四钱　鸡屎藤五钱　茜草　草

黄连　水香附　吴萸根各三钱　气桃子三枚　煎服。

二方：水香附四钱　牛膝　茴香根　香樟皮　台乌　血灵脂　茜草各三钱　桃仁　红花各二钱　煎服。

（2）脾肾虚寒：经前后或经期中，小腹冷痛，经色暗，量少，腰酸膝软，舌苔白润，脉沉迟。

一方：棉花根五钱　小马蹄草　小茴　吴萸根各四钱　红花二钱　仙茅三钱　煎服。

二方：党参　当归　臭牡丹　仙茅　黄精　玉竹　三白根各四钱　鸡屎藤八钱　煎服。

（二）經　閉

妇女年过十八岁，从未来过月经；或已来月经后，再发生三个月以上不来月经者，称经闭。本病是全身慢性疾病的一种局部表现。贫血，营养不良，感染以及内分泌失调等原因均可引起。

临床表现：月经闭止，可有腰背疼痛，腹痛或腹胀，头昏，失眠，全身无力。一般妇女在妊娠期、哺乳期或更年期月经闭止，应属生理反应，不算经闭。

治疗

（1）血枯经闭：身体瘦弱，皮肤干燥，头昏，心跳，气短，神疲；舌淡苔少或光剥无苔，脉虚细。

一方：川枸杞　鸡屎藤　臭牡丹　党参各五钱　八月瓜　无花果　通花根　隔山撬　山当归　香附各三钱　煎服。

（2）血滞经闭：面色青暗，小腹胀痛、拒按，胸腹胀满；舌质暗红，脉沉弦而涩。

一方：鸡屎藤　辣蓼子各一钱　益母草五钱　归尾四钱　水香附三钱　研末为丸，每服一钱，日服二次，空腹时白开水送服。

二方：对叶草　茜草　糯米草各五钱　地骨皮四钱　香附　刮筋板　红泽兰　红牛膝　当归各三钱　煎服。

·922·

（三）月經不調

本病是指月经周期、经量、经色等发生异常现象的一种证候群。临床表现：月经周期超前或延后，行经日期延长或缩短，经量过多或过少等。

正常月经一般应在28天左右一次，提前一周以上叫月经先期；延后一周以上叫月经后期；有的周期紊乱，或先或后，不定期，叫先后不定期。

治疗

1、月經先期

（1）**血热症**：经来量多，色红，面红，口渴，手脚心烧；舌苔黄，脉弦数或细数。

一方：益母草五钱　黄花根　地骨皮各四钱　对叶草　大肺筋草各三钱　煎服。

（2）**气虚症**：经来色淡，头昏，神倦，气短，面色苍白；舌淡苔白润，脉濡。

一方：党参　棉花根各一两　对叶草　棋盘

923

花各五钱　月月红　石豇豆各三钱　煎服。或加大剂量为末，每服三钱，日服三次。

（3）肝郁症：经量少而不畅，色暗，有块，少腹胀痛，痛牵连胁、肋，精神抑郁；舌淡苔白，脉弦涩。

一方：红酸酸草　益母草各五钱　月月红　对叶草　泽兰　香附　柴胡各三钱　煎服。

2、月經后期

（1）血寒症：经量少，色暗，面色青白或萎黄，喜热畏寒，少腹冷痛；舌淡苔白，脉沉迟或细弱。

一方：鸡肾草　糯米草各一两　韭子五钱　焦艾　薤白各三钱　煎服。

二方：阳雀花根八钱　续断　对叶草　香巴戟各五钱　臭牡丹三钱　鸡屎藤　益母草　茴香根各四钱　当归　香附　月月红各三钱　煎服。

（2）淤血症：量少，色乌黑，有块，腹胀痛拒按，烦燥不安；舌质紫，苔白而润，脉沉涩。

一方：剪耳花　茜草　透骨消各三钱　石豇豆　月月红各五钱　加甜酒少许煎服。

3.先后不定期

（1）肝郁症：经量时多时少，间有凝块，头昏，心烦，肋下或少腹胀痛；舌红苔薄黄，脉弦。

一方：茴香根三钱　水香附　鸡血藤　贯众　木通　竹林消　益母草各五钱　吴萸二钱　煎服。

（2）脾虚症：经来或断或续，色淡，面色痿黄，神倦，气短；苔白薄，脉虚而迟。

一方：山当归　糯米草　三白草　清酒缸各五钱　益母草　夜关门　胭脂花头各三钱　煎服。

（3）肾虚症：经量少，色淡，头昏，耳鸣，腰腿酸痛；舌淡苔薄，脉沉弱，两尺尤甚。

一方：香巴戟　臭椿树根　骨碎补各五钱　茜草　对叶草　王不留　旧草帽（烧灰存性）

Q25

仙茅根各三钱　煎服。

（四）功能性子宫出血（崩漏）

本病系指月经过多，行经期延长，或不规则的阴道出血。临床表现：多在发病前有停经史，然后出现大量或长期的阴道流血，或为不规则的时有时无，或多或少的流血现象。由于大量失血，病人可能有贫血，疲倦，头晕，心跳，气短等症。

治疗

（1）血热症： 血来量多或淋漓不断，色鲜红，烦热口渴，舌红少津、苔黄，脉滑数有力。

一方：仙鹤草　地榆　旱莲草　大小蓟各四钱　桑白皮　薅秧泡　陈棕炭　陈艾炭各三钱　煎服。

二方：地地菜　齐头蒿　猪鬃草　对叶草　香椿根各五钱　生地　三颗针　水当归各三钱　煎服。

026

三方：仙鹤草　地榆各五钱　夜关门　侧柏叶　鲜藕节　穄秧泡各三钱　百草霜　陈棕炭　陈艾炭各二钱　煎服。

（2）气虚症：骤然下血，量多或淋漓不断，色淡红，头晕，神倦，气短，舌淡苔薄润，脉虚。

一方：地柏枝　棉花根　莲蓬　茄子根各一两　炖猪肉吃。

二方：大蓟　旱莲草各一两　小蓟五钱　仙茅根四钱　炖肉吃。

三方：陈棕炭　茜草　对叶草各四钱　鸡屎藤　泡参各五钱　蚕茧壳七个（烧灰存性）　煎服。

（3）肝郁症：暴崩下血或淋漓不止，色紫有块，少腹胀痛，牵连两胁，心烦易怒，舌苔薄黄，脉弦涩或弦数。

一方：青藤香三钱　隔山撬　香附各四钱　地榆炭　益母草各五钱　乌贼骨八钱　茜草根　台乌　夏枯草各五钱　煎服。

927

（五）带　下

本病系由于生殖器炎症或身体衰弱所致的阴道分泌物比平日显著增多的一种疾病。临床表现：阴道流出粘液，或白或黄，有的带有血色，有腥臭味，并伴有头昏，神倦，无力，腰酸等症。

治疗

（1）**脾虚症**：带下色白，量多，无臭味，头昏，神倦，少食；舌淡苔白，脉缓而弱。

一方：三百草一两　胭脂花根　糯米草　白鸡冠花　鸡屎藤各五钱　煎服或炖肉服。

二方：旱莲草　白术　岩白菜各五钱　金樱根各四钱　白芷三钱　煎服。

三方：胭脂花根　三白[illegible]五钱　无花果　糯米草各一两　木槿花三[illegible]爪参　白鸡冠花　仙茅各四钱　煎服。

（2）**湿热症**：带下色黄，臭秽，阴部搔痒，灼热；舌红苔黄，脉弦滑。

一方：白扁豆花三钱　地锦五钱　炒包谷须一两　煎服。

二方：白鸡冠花　苛草根各五钱　对叶草　刺梨根　青蒿　阳雀花　贯众　木槿花各三钱　煎服。

三方：旱莲草　岩白菜各一两　土茯苓八钱　金樱根　苛草各四钱　煎服。

（3）肾虚症：带下清稀，久而不止，面白神疲，形寒肢冷，腰酸膝软；舌淡苔白，脉沉迟。

一方：一面锣一钱半　三白草四钱　香巴戟一两　臭牡丹　夜关门　木槿花根各五钱　白鸡冠花三钱　炖鸡服。

二方：一面锣　大地棕根各四钱　小蓟　白芨　山当归　三白草　白鸡冠花各五钱　煎服或炖肉服。

（六）妊娠呕吐（恶阻）

本病为早期妊娠中毒症的一种。妊娠三个月

内，孕妇有胃口不好，恶心或轻度的呕吐，这是正常现象。若呕吐较剧，影响进食，称妊娠呕吐。若妊娠中断，呕吐也随即停止。临床表现：恶心，呕吐，每日反复发作多次，伴有胸满，厌食，择食，恶闻食气等。

治疗

一方：鸡屎藤一两 灶心土五钱 香通四钱 小茴 药巴茅 生姜各二钱 煎服。

二方：三颗针 法夏 鲜藿香 谷芽各三钱 野麦冬 臭牡丹根各四钱 竹茹二钱 煎服。

（七）妊娠水肿（子肿）

本病为晚期妊娠中毒症的一种。临床表现：水肿先局限于踝部，逐渐上升至大腿。甚至面部，腹部，手及阴唇等处均出现水肿。

一方：鸡屎藤一两 三白草 臭牡丹各五钱 水蜈蚣 白术各三钱 生姜适量 炖猪肉服。

二方：山当归五钱 竹林消 水蜡烛根各三

钱 陈皮 凤尾草 车前仁各三钱 甘草一钱 煎服。

（八）产后腹痛

本病系产后失血过多，或因感受风寒，淤血凝滞，子宫一时难以复旧所致的一种疼痛。临床表现：少腹痛，恶露少，头昏，心累，不思饮食，或兼胸满心烦等症。

治疗

一方：大刀豆壳一匹 烧灰兑童便服。

二方：益母草 焦艾各一两 炒棉花籽五钱 煎服。

三方：高梁根 散血草 益母草各五钱 煎汤兑童便服。

（九）产后出血不止（产后血崩）

本病系妇女分娩以后，子宫肌肉松弛，宫颈或阴道破裂或胎盘剥离不全所致阴道大量出血的一种疾病。亦有由血液系统疾患所致。临床表现：阴道大量出血，面色苍白，头眩，心悸，腹痛等症。治疗本病应迅速查明原因，进行恰当处理，必要时送医院抢救。

治疗

一方：旱莲草三两　炖鸡或炖肉服。忌铁。

二方：当归　山萵苣　地榆　青蒿各五钱　煎服。

三方：阎王刺根　茴香根　水案板根　小马蹄草　散血草各五钱　煎服。

（十）产后恶露不尽

产后十五天左右，至迟不超过六周，恶露应完全停止，若过期仍然淋漓不断，就叫恶露不尽。常由感染引起。临床表现：下腹坠痛，腰痛，下肢酸痛，血性恶露或带有脓样白带经久不停。

治疗

一方：铁脚板　红毛对筋草　红刺龙包根各

一两　陈棕炭五钱　煎服。

（十一）产褥热（产后发热）

本病系产前、产后不注意卫生，或接生时消毒不严，引起生殖器感染所致的一种疾病。临床表现：发热，怕冷，头痛，身疼，腰酸，食欲不振，并伴有少腹疼痛，恶露臭秽等症。

治疗

一方：透骨消一两　夏枯草　益母草　银花藤各五钱　桑枝八钱　煎服。

（十二）乳汁不足（缺乳）

本病是指产后乳汁很少或完全不下的一种疾病。凡全身营养不良，饮食摄入不足，全身性感染性疾病或乳腺局部病变等均可引起。临床表现：多依引起的原因而有不同，这里所讨论的是指由于摄入营养物质不足所致者。

治疗

一方：对叶草　漏芦　奶浆藤各一两　炖猪蹄服。

二方：隔山撬　王不留　奶浆藤各一两　炖猪蹄服。

三方：无花果一两　生花生米四两　党参　奶浆藤各五钱　炖猪蹄服。

附：回乳方

一方：青菜叶一匹烤热，贴乳房，留乳头。

二方：生麦芽四两　煎服。

（十三）子宫脱垂（阴挺）

本病系指子宫由正常位置沿阴道下降的一种疾病。凡能造成盆底肌肉和子宫韧带松弛的多种原因，如体质衰弱，产后过早参加重体力劳动等均可引起。临床表现：子宫下降，脱出于阴道内或阴道外，下腹坠重，腰酸，劳动或行走后加重，严重的可影响劳动或丧失劳动力，或并发感染。一般还伴有心悸、气短、神倦，带下等症。

治疗：

(1)气虚症：下腹坠重，气短，神疲，白带多；舌淡苔薄白，脉虚。

一方：泡参　续断　旱莲草　娃娃拳果各一两　矮林子根五钱　蓖麻根　升麻　夜关门各四钱　地榆二钱　煎服或炖猪肚子服。

附：气阴两亏症：上症兼面色萎黄，皮肤干燥，眩晕，心悸，耳鸣，眼花；舌淡红苔少，脉虚细。

一方：夜关门　三白草各一两　蓖麻根　鸡肾草各三钱　八月瓜五钱　炖乌龟或炖鸡服。

(2)湿热症：外阴肿痛，灼热，黄水淋漓，口苦咽干；舌红苔黄腻，脉滑数。

一方：茄儿草　夜关门　胭脂花根　仙茅各五钱　石菠菜　荷包花　蚤休　棋盘花各三钱　炖鸡、猪肚或乌龟，连服三剂。

附：肝经湿热症：上症兼见两胁胀痛，头眩耳鸣，手心发热；舌红苔黄，脉弦数或弦细。

一方：薅秧泡根　猪鬃草各一两　升麻　柴

胡 胆草 乌金草各三钱 布包糯米入药同煎，日服三次，临卧时服糯米。

（十四）月家痨

本病系子宫内膜感染所致，有的与长期精神紧张有关。临床表现：神志恍忽，精神紧张，食欲减退，消瘦，肌肤甲错，经闭等，亦可有下腹部疼痛。

治疗

一方：苛草根一两 炖猪肉服。

二方：梧桐树根 楼子树根 杜仲 紫薇根 桐子树根 地瓜藤 一口血 香巴戟各五钱 炖鸡服。不放盐。

三方：雀不站 五爪龙 铧头草 鸡血藤 茜草 天青地白 搬倒甑 红刺龙包 扁竹根各八钱 煎服。

（十五）阴道滴虫

本病系滴虫感染所致的一种疾病。临床表现：外阴搔痒，坐卧不宁，白带呈黄色，有泡沫和臭味。如尿道受感染，则有小便黄，涩痛，尿频，腰酸等症。

治疗

一方：百部　黄柏各五钱　乌梅四钱　五倍子　蛇床子各三钱　甘草一钱　煎汤局部薰洗。

二方：木通　柴胡各三钱　泽泻　黄芩　当归　蛇床子　龙胆草各四钱　贯众　土茯苓各八钱　甘草二钱。煎服。

三方：苦参　黄荆叶　挖耳草各一两　红浮萍五钱　煎汤薰洗。

（十六）避　孕

参考方

一方：嫩桐子树根　棕树根　八月瓜根　三角风各一两　月经后或分娩后三日内炖猪杀口肉服。

二方：棕树根　无花果　松树根各一两　炖猪肉服。

三方：鹅翅膀毛筒子十支（烧灰存性）凤仙花子一钱（焙干）用蒙子树刺一两　煎汤兑黄酒送服。

四方：旱莲草五钱　鸭公青四钱　薅秧泡叫梨子（去黑皮）各三钱煎服。

五、小儿科

(一) 小儿惊风

小儿惊风多系由高烧、吐泻、久病等引起频繁抽搐和意识不清的一种证候群。临床表现：神识昏蒙，四肢抽搐，甚至颈项强直，角弓反张、眼睛直视或斜视，口唇、眼、面、痉挛等。处理本病应根据病情，查明原因，采用有效措施进行抢救。由乙脑、流脑、新生儿破伤风等所引起的惊风详见本书对该病的专述，可参照阅读。

治疗

(1)**急惊风**：高热，面红，唇赤，项强，昏迷，惊厥，牙关紧闭，口噤不开，喉间痰鸣，便闭；舌红苔黄燥，脉数，指纹青紫。

一方：三颗针三钱　蝉蜕　荆芥　薄荷　钩藤　银花各二钱　煎服。

二方：银花 僵蚕各三钱 蝉蜕 荆芥 薄荷 蜂房各一钱 排风藤 板兰根各三钱 煎服。

三方：钩藤二钱 薄荷 野菊花 银花藤 金钱草各五钱 三颗针三钱 兔耳风二钱 化痰草一钱 鲜芦根六钱 煎服。或加大剂量为丸，日服三次，每服一至二钱。

(2)慢惊风：面黄消瘦，嗜睡，神志不清，时或抽搐，呕吐，便溏，舌淡苔薄润，脉沉迟无力，指纹淡。

一方：泡参 麦冬 白芍各四钱 五味 炮姜各二钱 甘草一钱半 胡椒七粒 公丁香五粒 肉桂五分 灶心土五钱 煎服。

二方：党参 鸡屎藤各三钱 天麻 钩藤各二钱 僵蚕一钱 煎服。

（二）新生儿破伤风（脐风）

本病是指新生儿断脐时消毒不严，破伤风杆菌感染所致的一种疾病。多在患儿出生后四至七天内发病，亦有少数延至数周才发生的。临床表现：吮乳困难，牙关紧闭，僵直，迅即出现破伤风性痉挛、痉哭。

治疗

一方：薅秧泡　六月寒　小锯锯藤各三钱　老草房顶的草二钱　泥蜂窝七个　将泥蜂窝放碗内研细，其余的药煎汤和泥蜂窝搅拌澄清后服。外用石菖蒲　泥鳅串　铁线草　三四风　桃树尖　柳树尖　皂角粉　火葱　桐油各适量，共煎沸。取油拌鸡蛋清擦心窝、虎口三关、背心、额心、太阴、太阳、肚脐周围等穴位，每处擦三分钟。

（三）小儿消化不良

本病系感受暑热或饮食不当，消化功能失调所致的一种疾病。临床表现：腹泻，一日几次至十余次，大便呈黄绿色蛋花样酸臭，带有少量粘液。部分患儿有发热，口渴，呕吐等症。病情严重者大便一日可达数十次，并伴有高热，食欲不振，恶心，呕吐，烦燥不安或倦怠嗜睡，甚至昏迷或惊厥。

治疗

(1)**伤暑**：泻下物稀薄，色黄而臭，发热，口渴；舌苔黄腻或微黄，脉滑略数。

一方：泥鳅串四钱　三颗针　地榆各三钱　煎服。

二方：金钱草　黄瓜藤各四钱　前仁三钱　炒扁豆　木瓜　挖耳草根各二钱　香茹一钱　煎服。

(2)**伤食**：腹痛胀满，泻后痛减。泻下物带有未消化之食物残渣，酸臭。婴儿可见绿色大便或奶瓣；苔厚腻，脉滑实，指纹紫滞。

一方：红糖五钱　生姜　萝卜子　藿香各二钱　焦米一两　煎服。

二方：隔山撬　泥鳅串　萝卜子各三钱　藿香　山当归　黄荆米（炒）气柑壳各二钱　薤白　青木香各一钱　煎服。

(3)**脾虚**：大便稀薄，完谷不化，食后作泻，脘闷不适，面色萎黄，舌淡苔白，脉缓而弱。

941

一方：鸡屎藤　清酒缸各三钱　山当归四钱　叫梨子一钱　黄荆米二钱　煎服。或加大剂量研末为丸，每服二至三钱，日服三次。

二方：糯米草五钱　泥鳅串　隔山撬各三钱　苦荞头　鸡内金各二钱　煎服。或加大剂量为末，每服一钱，日服三次。

（四）小儿营养不良（小儿疳积）

本病系婴幼儿时期的一种慢性消耗性疾病。多因喂养方法不良，营养缺乏，或消化功能紊乱，以及早产儿，久病，肠内寄生虫等原因所引起。临床表现：消瘦，食欲不振，腹部膨胀，青筋显露，皮肤粗糙，乏力，神倦等症，严重者尚可导致发育迟缓，甚至障碍等情况。

治疗

（1）**脾虚食积**：面色萎黄，消瘦，神倦，食少，脘腹胀满拒按，夜睡不宁，午后发热，尤以手掌心为甚，舌苔浊腻，脉濡缓。

一方：鸡屎藤　糯米草　山当归　黄荆米

隔山撬各一两　天泡子五钱　共末，一至二岁每服二钱，三至五岁每服三钱，日服三次，糖米汤送服。

二方：鸡屎藤　隔山撬　娃娃拳　糯米草各五钱　煎服。或加大剂量研末为丸，每服二至三钱，日服三次。

三方：麦麸子一两　水蜈蚣　清酒缸　山当归各五钱　鸡屎藤三钱　鸡内金二钱　煎服。或加大剂量研末为丸，每服二钱，日服三次。

四方：黄荆米　面根藤　萝卜子　山当归　泥鳅串　红玉米　鸡屎藤　酸酸草　隔山撬各等分　研末为丸，每服二至三钱，日服三次。

五方：隔山撬　鸡屎藤　大蓼子花　四瓣草　水皂角　萝卜子　黄桷树根各一两　清酒缸　娃娃拳　鸡肾草　尿珠根各五钱　共末，米汤送服，每服二钱，日服三次。

（2）**脾虚虫积**：面黄肌瘦，精神不安，食欲失常，饥饱无度或嗜食泥土杂物，肚大青筋，时时腹痛。下虫，夜睡磨牙；舌淡苔少，脉弦细。

一方：水蜈蚣　鸡屎藤各一两　黄荆米　使君肉各五钱共末，每服二至三钱，日服二次。

二方：鸡屎藤　黄荆米　土枇杷　淮山药　泥鳅串　糯米各二钱　使君肉　鹤虱　鸡内金　雷丸各一钱　煎服。或加大剂量为丸，一至三岁每次服一至二钱，三岁以上每次服二至三钱，日服三次。

（五）小儿疝

本病为体腔内脏器脱出体腔的总称。常见的有腹股沟疝、股疝、脐疝等。其共同表现为在相应部出现可复性半园或椭园形、不红、不痛、柔软的肿块，肿块较大时有重坠发酸感，站立、行走、腹部加压或用力进气时，肿块突出，触之有冲击感。平卧或用手推揉后，肿块回复而消失，并能触到局部缺损空隙，称可复性疝。当脱出物不能回纳时，称嵌顿性疝，手法复位不能解出时，应及时手术治疗。

治疗

一方：吴萸根　台乌　八月瓜　小茴香　双肾草各三钱　煎服。

二方：鸡肾草　阴桃子各一两　虎杖　竹林消各五钱　吴萸二钱共末，早、晚各服一钱。

三方：八月瓜一两　破故纸三钱　白胡椒一岁一粒　乌骨鸡一支（吊死，去毛和内脏。）将药入鸡腹中，蒸服或炖服。

四方：双铜锤　鸡肾草各一两　煎服。

五方：吴萸根　漏芦根各一两　川椒30粒加甜酒　煎服。

（六）小儿脱肛

肛管、直肠的粘膜层或整个直肠壁脱出肛门外叫脱肛。以一至五周岁的儿童为多见，常因长期腹泻或顽固性便秘所引起。临床表现：可有肛门坠胀，腰骶部酸痛，甚至大便带脓血等表现，轻者可自行复位，重者则在喷嚏、咳嗽、行路或劳累时即脱出，且逐渐不能回复，须用手才能托入肛门内。

治疗

一方：鸡屎藤 薅秧泡根各四钱 升麻 水香附各三钱 柴胡 三颗针 阴笋子各二钱 糯米一两（布包） 煎服。晚上吃糯米。

二方：嫩棕树根 辣蓼根 大力子根 尿臊根 侧耳根 车前草各五钱 芦竹笋一节 炖猪大肠服，每隔三日炖服一次。

三方：升麻 柴胡 陈皮 泡参 当归 黄芩各三钱 白术二钱 黄芪四钱 火麻仁五钱 黄连一钱 槐花四钱 甘草一钱 藕叶一张 煎服。

外用：乌梅 大黄各三钱 白矾 五倍子各二钱 甘草一钱 熬水熏洗脱出之肠，可分三次洗。

（七）小儿遗尿

本病多因患儿大脑皮层尚未发育充分，有不良习惯或局部刺激等所引起。一般以学龄前期儿童多见，亦有少数人一直拖延到成年还继续遗尿的。三岁以下小儿遗尿多属正常。

治疗

（1）**肺脾气虚**：面白神疲，食欲不振，夜尿多在劳累后加剧；舌淡苔白薄，脉缓。

一方：糯米半斤，鸡肾草、一面锣各一两装入猪肚子内炖服。

（2）**脾肾阳虚**：头昏，腰酸，精神不振，四肢不温，小便清长；舌淡苔白薄，脉虚弱。

一方：棉花根皮、仙茅、糯米草、娃娃拳果各一两，装入猪尿胞内炖服。

二方：泡参、扁豆、白芍各五钱，夜关门、香巴戟各三钱，炖猪肉服。

947

六、五官科

(一) 急性结合膜炎(暴发火眼)

本病为科—卫氏杆菌和肺炎球菌感染所致。多在春秋二季流行，通常为接触传染，临床表现：眼有分泌物，早期为粘液性，以后变为粘液脓性。眼睑结膜和穹窿结膜肿胀和充血；重者除前述症状外，球结膜有网状充血，水肿或杂有出血小点乃至血块。重症者觉眼睑坠重，灼热、畏光。如角膜受累则疼痛较剧。

治疗

(1)风热外束：发热，恶风，目赤疼痛，羞明，流泪，并伴有头痛；舌红苔薄黄，脉浮数。

一方：金钱草　满天星　银花藤　车前草各五钱　桑叶　土木贼各四钱　野菊花三钱　煎服。

（2）肝经郁火，头昏，心烦，目赤暴痛，大便结，小便赤，舌质红，苔黄，脉弦数。

一方：菊花　冬桑叶各二钱　芒硝三钱加清水四百毫升煮沸，先熏后洗。

二方：黄连适量　磨人乳，滴患眼。

三方：夏枯草　车前草　银花　野菊花　三颗针各四钱　谷精草　山栀仁　荆芥　薄荷　野当归　赤芍　红花各三钱　木贼　桑叶　木通各二钱　煎服。热甚肿痛大便秘结加焦大黄三钱；若痒加蝉衣一钱；孕妇去红花、蝉衣。

四方：野菊花　何首乌　前仁各三钱　夏枯草八钱　合欢花二钱　龙胆草四钱　煎服。

（二）翼 状 胬 肉

本病为风沙、灰尘反复刺激结合膜所引起。临床表现：在对睑裂的球结膜上形成三角形膜，并逐渐向角膜中央生长，若不及时治疗可继续生长而遮盖角膜中央，则影响视力。

治疗

一方：鲜辰砂草一两　鲜五朵云二钱　猪眼球一对　炖服，吃眼球喝汤。

（三）化脓性中耳炎

化脓性中耳炎是化脓细菌侵入中耳所致。急性期主要表现为发热，全身不适，耳内跳痛或钻痛，逐渐加剧。幼儿因不会主诉，常哭闹。还可有听力减退、耳鸣。检查：可发现鼓膜外凸，急性充血等；慢性则以流脓为主要症状，脓液呈粘液性或粘液脓性。

治疗

一方：金耳环草适量　榨汁，滴患耳。

二方：蛇皮一段（烧灰）冰片少许　研细末，混匀，捻入耳内，一日三次。

三方：虎耳草适量　捣绒，取汁，滴患耳。

四方：寒水石四两　乌贼骨（煅）滑石各一两　月石三钱　上片　轻粉各一钱　枯矾三钱　老硃二钱　龙骨（煅）五钱　射香三分　血余炭二钱　共末，吹耳内。

五方：银花七钱 皂刺五钱 蒲公英 胆草各一两 煎服。

（四）口 腔 炎

这里只叙述雪口症（鹅口疮）及滤泡性口炎。前者由白色念珠状菌（霉菌）所引起，多见于婴幼儿，营养不良和口腔不清洁是本病的诱因。临床表现：开始出现乳白色斑点，以后融合形成白膜，颇似凝结的奶块，不易擦掉，撕脱可见出血面。后者病原尚未确定，临床表现：口腔粘膜特别是移行皱壁部发生园形或椭园形溃疡，周围有红色边缘，边界清楚。此外有全身不适和患部疼痛。

治疗

一方：水灯心 银花 水黄连各五钱 煎服。

二方：水灯心 芦竹根 木通 车前草各三钱 水黄连 连翘各二钱 煎服。

三方：马勃一钱 三颗针三钱 百草霜二钱

冰片少许 (共末，吹口腔。

四方：青果三两（烧成炭）硼砂 龙骨各四钱 赤石脂 儿茶 马勃各三钱 蚕沙 青黛各二钱 熊胆 冰片 雄黄 黄连各一钱 薄荷冰五分 以上各药研极细末储藏备用。每用一至二分，吹口腔，每日二至三次。

（五）牙 周 病

本病是牙周组织发生炎症和破坏。临床表现为龈下溢脓，牙齿松动，初期一般无自觉症状，个别患者有灼热和发痒等异常感觉，在发展过程中还可有不同程度的牙齿松动和倾斜，牙龈水肿，充血等症状，随着齿槽突的不断吸收，牙齿也就不断脱落，而症状消失。

治疗

一方：绿豆三两 陈艾根五钱 煎服。

二方：苦荞头 地骨皮 贯众各五钱 苛草根 虎杖 黄牛刺各四钱 小晕药三钱 煎服。

（六）牙　　痛

牙痛是一种症状，牙本身的疾患、龋齿、智齿、冠周炎、牙髓炎、牙周膜炎、牙周炎、齿面创伤、化学刺激或其他全身疾患等都可引起疼痛。

治疗

(1)风火牙痛：恶寒，发热，牙龈红、肿、痛，口苦，咽干，小便黄赤，大便结燥，舌红苔黄，脉数。

一方：十大功劳　排风藤　阎王刺根各一两　煎服。

二方：虎筋草一两　煎服。

三方：泥鳅串　剪耳花嫩尖各五钱　三颗针八钱　牛膝三钱　铁马鞭一两　煎服。

四方：排风藤果三钱　五倍子一钱　枯矾一钱　青盐五分　共末，每份五分，棉花包后填塞患处。

953

(2)虚火牙痛：牙痛绵绵，经久不愈，心烦不寐，腰膝酸软，舌红少苔或舌淡苔白，脉细或沉弱。

一方：马齿苋 地骨皮 水芹菜各一两 煎水冲蛋花服。

二方：鸡屎藤 剪耳花各一两 荆竹叶五钱 炖猪肉服。

三方：生地八钱 石膏二两 知母五钱 细辛二钱 白芷四钱 煎服。

（七）咽、喉 炎

急性咽炎往往是上呼吸道急性炎症的一部份，有时亦单独发生。患者自觉咽干，灼热和梗阻感，吞咽时疼痛，有咽部充血。

急性喉炎往往是因局部或全身受凉为发病的主要因素。临床表现：喉部干痒和灼热感，轻度喉痛，声音粗糙，嘶哑或完全失音，并有干咳。慢性喉炎往往是反复罹患急性喉炎的结果。

治疗

一方：开喉箭　射干　通花杆根　黄花根各一两　水煎　兑新鲜淘米水服。

二方：射干　扁担叶各五钱　马勃三钱　煎服。

三方：葛根八两　煅炭研细末，每服二钱，开水送下。

（八）急性扁桃体炎

扁桃体炎是以扁桃体为主的咽、喉部炎症。主要由溶血性链球菌感染所致，过度疲劳、寒冷、烟、酒均可为诱发因素。临床表现：发病急骤，畏寒，发热（小儿常有高热，有的甚至抽风），头痛，喉痛，咽部不适或有异物感，咽部充血，波及喉部时还有咳嗽，声嘶。检查：可见咽部充血，扁桃体红肿，并有黄白色渗出物。

治疗

一方：扁担叶　天泡子各一两　煎服。

二方：板兰根　山豆根各五钱　煎服。

三方：八爪金龙根　适量　研末，吹于患处。

（九）鼻出血

鼻出血原因很多，如外伤、炎症、异物、肿瘤或某些全身疾病均可引起。出血多见于鼻中隔前下部粘膜，小量出血可自行停止，大量出血可发生严重贫血，休克，甚至死亡。

治疗

一方：丝茅根二两　满天星　四瓣草　臭牡丹根各一两　鲫鱼五两　炖服。

二方：散血草　适量　搓绒塞鼻。

三方：石榴花　适量　阴干研末，吹患鼻。

（十）慢性鼻炎

引起本病的原因很多，但主要是急性鼻炎反复发作的结果。由于长期受有害气体、尘埃等不良刺激而造成鼻粘膜慢性发炎，临床上常分为单纯性和肥厚性两类。主要症状为鼻塞和流涕。前者鼻塞常双侧交替进行，后者为持续性。由于鼻塞故同时可有嗅觉减退，头胀，头晕，咽部干痛等症状。

治疗

一方：蒲公英　夏枯草　金银花　芦竹根　奶浆草各一两　地骨皮五钱　三颗针六钱　野荆芥三钱　煎服。

二方：芦根　银花　板兰根　地骨皮各五钱　蒲公英　三匹风各一两　生甘草一钱　煎服。

（十一）鼻旁窦炎

鼻旁窦炎是细菌进入上颌窦、筛窦、额窦及蝶窦所引起腔内粘膜的急性或慢性炎症。临床表现：急性鼻旁窦炎起病急骤，畏寒，发烧，鼻腔粘膜充血；慢性鼻旁窦炎仅有头痛头昏，记忆力差，流脓涕，鼻粘膜肥厚或息肉样变。

治疗

一方：小木通　夏枯草各适量捣绒塞鼻。

二方：蜂糖适量搽鼻腔，一日三次。

三方：苍耳子　野菊花各五钱　白芷　黄芩各八钱　土茯苓一两　蜈蚣二条　甘草二钱　煎服。

七、皮肤科

(一)发　癣(白毛癣)

本病为毛癣菌或小孢子菌所致的真菌性皮肤病。主要通过间接接触传染。多侵害儿童的头皮和毛发，呈鳞屑性灰白小点，并逐渐扩大，增厚，呈边缘清楚的园形斑状损害。可使头发变脆，失去光泽，易折断，易拔出。有轻痒感，成年时通常可自愈。

治疗

一方：地肤子　蛇床子　雄黄　枯矾　银珠　水银　锡　各适量　先将前四味药研细后，加水银和锡（火煅）再研，然后入银珠调匀，收藏备用。临用时加适量菜油外搽。若头皮有破损忌用。

二方：鲜牛耳大黄　鲜麻柳叶　鲜满天星各适量捣绒取汁，加食盐、白砒少许，外搽。

（二）黄 癣（秃疮）

本病为黄癣菌所致的真性皮肤病。主要侵犯头皮，偶亦侵及指甲和其它部位。其特点为被损害之局部有硫磺样或灰白色的厚块黄癣痂，痂中贯穿着头发，并紧贴在头皮上，有特殊的鼠屎样臭味。患处头发干燥，缺乏光泽，呈不均匀脱落。

治疗

一方：小蓟　三颗针根　雄黄　十大功劳　凤尾草　硫磺　花椒　各适量共末，熟桐油调搽。

二方：带花蕾的秃子草嫩尖　适量　加食盐少许，捣绒外敷。

三方：天名精　百草霜　适量，加食盐少许，纱布包，搓绒外擦。

（三）体癣（铜錢癣）

本病是全身性（除头发、胡须部、指、趾甲外）的皮肤真菌病。多为环状损害，大小，形状和数目不定，常呈环状或铜钱状，多有剧烈搔痒，易在温暖季节发作或加重。长期存在的体癣，可引起局限性湿疹样变化。

治疗

一方：法半夏五钱　硫磺　白胡椒各三钱共末，醋调外搽。

二方：蛇蜕一张　构树浆一杯　将蛇蜕烧存性与构树浆调匀，外搽。

（四）足　　癣

由真菌侵入足部皮肤表皮所致。通常发生于两侧足底及趾间。潮湿多汗，易得本病。初起为水泡，聚集成群或融合成大泡，泡液透明，四周无红晕。有的糜烂发白，易被擦破而露出潮红的润湿面。慢性者，仅趾间有浸渍的白色腐物或小片脱屑，足底有较厚的鳞屑或角质层增厚。均有阵发性剧烈搔痒。

治疗

一方：旱莲草适量榨汁外搽。

二方：牛耳大黄根适量磨醋外搽。

三方：枯矾粉三钱　明雄二钱　冰片一钱共

末，撒患处。

（五）湿　　疹

本病是一种原因不十分明了的急性或慢性皮肤炎症。好发于四肢屈侧、面部、耳后、阴囊和小腿等处。婴儿头、面、耳、项等处的湿疹，叫婴儿湿疹，俗称“奶癣”。本病特征为起病急，经过短，剧痒，抓破后渗出大量浆液性分泌物，分布广泛或散在无明显境界，局部损害多样，有红斑、丘疹、小泡、糜烂、渗出液、表皮苔癣样硬化、色素沉着等现象可同时存在。易复发，常对称发生。

治疗

一方：千里光叶　花椒各适量　水煎浓缩成膏，外搽。

二方：千里光叶　夏枯草各五钱　蜈蚣草　苍耳草各四钱　挖耳草　蒜杆　八角枫　菖蒲　红活麻各三钱　煎水洗。

三方：白地黄瓜适量　研末，熟菜油调搽。

四方：蜈蚣草一两　黄豆三钱　将黄豆浸泡数日后与蜈蚣草共捣绒，外敷。适用于婴儿湿疹。

五方：紫薇树皮　活麻　银花　白蘚皮各三钱　泥鳅串　苦参　土茯苓　地肤子各四钱　甘草一钱　煎服。醪糟为引。

（六）荨麻疹（风丹）

本病多因过敏所致。其特点是突然皮肤上起风团块，大小不一，有如云块，高出皮肤，剧痒，很快出现也很快消失，不留痕迹，一天内反复发作多次。可伴有气紧，腹痛，腹泻等症状。发病时，如用指甲划其皮肤，则被划处瞬时可出现条痕，渐渐高出皮面，持续数分钟消退。

治疗

一方：椿芽树皮　艾叶　老蒜杆　苍耳子等量　熬水先熏后洗。

二方：紫薇树皮　泥鳅串　活麻根　地肤子　苦参　丝茅根各三钱　薄荷二钱　煎服。

062

三方：红浮萍　阳雀花根皮各五钱　荞穗　红活麻各三钱　煎服。

四方：铁扫把五钱　红活麻　泥鳅串　银花藤各四钱　紫薇树皮　薄荷各三钱　黄酒煎服，亦可水煎外洗。忌吃生冷。

（七）漆性皮炎（漆痱子）

本病是因接触或看见漆、漆树而发生的一种急性过敏性皮肤病。多在面、颈、手背等处发生。始为红斑，继现水肿，损害处边缘不清，有剧痒、烧灼或剧痛感。重者出现丘疹、水泡，泡破后有大量血清液渗出，出现糜烂面。若继发感染，则形成脓泡。

治疗

一方：硫磺五钱　花椒三钱　共末，热酒冲服，每服一分五厘，日服三次。

二方：鲜漆姑草适量，捣绒榨汁外搽。

三方：风轮草一两　冬青树嫩叶　金钱草　紫花地丁各五钱　捣绒取汁外搽。若初起未化脓

963

者单用风轮草一味即可。忌辛辣、白酒。

（八）带状泡疹
（缠腰丹、飞蛇丹）

本病为病毒所致的皮肤病。好发于胸、腰、腹、四肢颜面 等处。初起有疼痛、灼热和搔痒感，继则出现炎性红斑，在炎性红斑的基础上形成密集成群的水泡，多分布于身体的一侧而呈带状，此时期疼痛加剧。消退后不易复发。

治疗

一方：鲜青地蚕子适量榨汁外搽，一日二至三次。

二方：水佛甲　三四风　铧头草　六月寒各适量　捣敷。

三方：五匹风适量　捣绒取汁，用鹅毛涂搽。

（九）痒　　疹

本病为一丘疹样改变的慢性皮肤病。好发于四肢伸侧，大多自幼发病，冬春季加重。丘疹如米粒至高粱大，坚硬，鲜红或为正常皮色，剧痒。查体：常有腹股沟淋巴结肿大。

治疗

一方：白芷　芒硝　苦参　艾叶各一两　青蒿三两　甘草五钱　黄柏三钱　食盐少许　煎水熏洗。

二方：红浮萍三两　桉叶　苦参　陈艾叶各二两　芒硝五钱　煎水外洗，每日一次，连洗三至五天。

（十）黄水疮

本病为常见的一种皮肤性传染病。好发于儿童，多见于夏季。多系接触传染，且蔓延迅速。常于颜面、四肢等露出部发生。初为水泡，具搔痒，水泡簇集或散在，界限分明，大如黄豆，有的水泡可融合成片，泡壁极薄，内含透明水液，易于破裂。破后创面红润，渗流黄水。若未即时治疗，黄水流处，临近皮肤可能受到感染。一般无全身症状，或者轻度发热，严重者可有高热，

965

畏寒等症。

治疗

一方：野菊花　马桑叶　赤石脂　冰片各适量共末，菜油调搽。

二方：满天星　花椒各二钱　血余炭一钱　香油三两　火熬数沸，冷后取油外搽，每日二次。本方亦可治秃疮，湿疹，顽癣。

（十一）神經性皮炎

本病是一种原因尚未十分明了的皮肤病。多见于颈项两侧及肘窝，腘窝，膝部，常对称发生。具顽固性搔痒，局部皮肤呈表面粗糙、肥厚、边缘清楚、微隆起的苔癣样改变，经久难愈。

治疗

一方：黄连　花椒各等分泡酒外搽，每日二至三次。

二方：桐油一两　雄黄八钱　大枫子五钱　用大枫子磨桐油加雄黄调搽。本方亦可治一切皮炎和湿疹。

（十二）銀屑病（牛皮癬）

本病为原因尚未完全明了的一种皮肤病。任何部位均可发生，但以头皮、四肢伸侧多见。初起为针头或米粒大的红色丘疹，表面有少量鳞屑。以后丘疹逐渐融合成片，皮肤损害呈点状，钱币状或地图状，基底红色，表面覆多层银白色鳞屑，刮去后有发亮的薄膜和点状出血。早期夏愈冬发，病久夏轻冬重，易复发。

治疗

一方：风尾草　苦参　茜草　水黄连　蛇倒退各五钱　雄黄　硫黄各三钱研末，熟菜油调擦。

二方：阳雀花根　牛奶子根各五钱　生川乌　生半夏各三钱　捣烂布包外擦。

（十三）冻　　疮

本病因寒冷受冻而得。多发生于手背、足跟、耳廓等裸露部位和肢端血液循环较慢的部位。轻者患处皮肤发冷、红肿或紫红发痒，进而出现水泡。重者局部青紫或呈褐色溃烂，可并发感染。有的肢端发黑而形成“冻伤坏疽”。

预防

一方：大蒜一两　鲜艾叶三钱　捣绒，摊在纱布上，贴易生冻疮处，每周一次，每次贴一至二天，共三次。

治疗

一方：海椒杆适量　煎水，每晚临睡前洗一次。

二方：青杠炭一两　冰片一钱　先将青杠炭研极细末，过筛，再入冰片和匀，外搽。

三方：辣椒杆（或红辣椒）茄子杆　嫩麦苗各适量　煎水熏洗。

四方：陈皮适量　烧灰存性，研细，露一夜，撒于冻疮溃破面。

八、外　　科

（一）疖、痈

在一个毛囊或皮脂腺发生的化脓性炎症叫疖。常散在发生，但多见于头面、鼻部、口周围。临床表现：初起为红、肿、热、痛的小硬结，其中央有一黄白色脓点，并随炎症扩大而加剧，一般无全身症状，但若过早挤压或切开则可引起炎症迅速扩散而发生败血症，甚而引起死亡。多个毛囊和皮脂腺发生的化脓性炎症叫痈。临床表现：类似疖的表现，但感染面积、深度、炎性浸润和组织坏死程度都较“疖”广泛，并伴有寒战，高烧等全身症状。

治疗

一方：野菊花二两　苧麻根一两　捣敷。

二方：侧耳根　水葫芦根　山莴苣各适量捣敷。上列二方宜用于未溃者，若已溃应留出脓头。

三方：四轮草 六月寒 草黄连 山当归各适量 捣敷。

四方：铧头草 香加皮 散血草各适量 捣敷。上列二方宜用于已溃者。

五方：小苦参适量 咀汁，渣贴患处。

六方：银花 草黄连 蒲公英 牛耳大黄各三钱 皂角刺七根 土茯苓一两 煎服。

七方：银花藤 侧耳根 铧头草 蒲公英各五钱 土三七 紫花地丁各四钱 夏枯草 三颗针各三钱 煎服。

八方：紫花地丁 野菊花 漏芦根 老君须各五钱 铧头草 天葵子各三钱 煎服。

（二）急性脓肿

组织发生局限性的急性化脓性炎症叫急性脓肿。临床表现：浅部脓肿，患部红、肿、热、痛，化脓，扪之有波动感，通常伴有寒战、发热、头痛、疲倦等全身症状；深部脓肿，患部有疼痛和触痛及皮肤水肿，少数患者有运动障碍，全身症状较浅部脓肿更为明显。

治疗

一方：三四风　蒲公英　铧头草　干油菜　水黄连　香巴戟各等量　捣绒外敷。

二方：千里光　花椒各适量　煎汁浓缩成膏，外敷。

三方：银花藤　蒲公英　散血草　草黄连　路边鸡各五钱　丹皮四钱　大力子三钱　皂角刺　甘草各一钱　煎服。

（三）丹　毒

本病是一种由丹毒链球菌浸入皮内所致的一种传染性急性炎症。多发于小腿及面部。临床表现：突然发冷、高热、头痛、全身不适等，患处皮肤红肿、灼热、疼痛、并迅速扩大，常出现水肿，肿区边缘清楚而稍凸起，表面光亮，压痛，但很少化脓。

治疗

一方：心肺草　风轮草　银花叶　剪耳花　蒲公英各五钱　捣敷。

二方：铁扫把一两　银花藤　地瓜藤　侧耳根　夏枯草　红活麻　老君须　蛇床子　红浮萍各五钱　紫薇皮三钱　煎服。

三方：铁扫把一两　红浮萍　红活麻　蒲公英各五钱　紫薇花三钱　煎服。

（四）蜂窝組織炎

本病系皮下或蜂窝组织的化脓性弥漫性炎症。多发生于四肢、颈部及腰部，以组织坏死为特点。临床表现：发烧，寒战，全身不适，患部初期仅有较轻的红、肿、热、痛，偶有轻微水肿，界限不明显；重者患部病变发展迅速，面积广泛，常发生大片组织坏死。

治疗

一方：银花藤　金钱草　野菊花　铧头草　板兰根各五钱　干油菜　车前草各四钱　甘草二

钱 鬼针草一两 煎服。

二方：鲜土三七适量捣敷。

三方：蜈蚣草 铧头草各适量 捣绒，猪苦胆汁调敷。

四方：王不留行 茄把子各适量 共末，调鸡蛋清外敷。

五方：大黄一两 露蜂房五钱 冰片二分 共末，蜂蜜调敷。

（五）颈淋巴结核（九子烂痒）

本病系结核杆菌侵犯颈部淋巴结所致的慢性疾病。临床表现：初期淋巴结肿大，质硬，不热，不痛，病情发展时则有发热及压痛，且互相粘连；晚期呈干酪样变或结核性脓肿，破溃后形成溃疡或窦道，长期流脓，不易愈合。

治疗

一方：蜈蚣草适量研末，菜油调搽。初起者，鲜品口嚼外敷，同时煎服银花五钱 麦冬三钱。

二方：兰布裙根二两　石花五钱　捣绒，外敷。

三方：生大黄二两　南星　玉京　白芷各一两　研细末，加蒜与火酒调稀糊状敷患处。

四方：夏枯草　何首乌各一两　凤尾草　金刚藤各五钱　龙胆草三钱　煎服。忌烟、酒。

五方：何首乌二两　隔山撬　蒲公英各一两　夏枯草三钱　炖肉服。本方用于未溃者。

（六）乳腺炎（乳痈）

本病多系金黄色葡萄球菌、白色葡萄球菌及大肠杆菌侵入乳腺管和乳腺组织所致，由溶血性链球菌引起者较少见。临床表现：恶寒，发烧，乳汁排出不畅，乳房内出现界限不明显的硬块，有胀痛或针刺样疼痛，开始表皮不变色或仅略带红色，以后皮肤潮红，疼痛加剧，逐渐形成脓肿。

治疗

一方：蒲公英　水芹菜　各适量　捣敷患

处。

二方：蒲公英　夏枯草　各适量　捣敷患处。

三方：蒲公英　银花藤　夏枯草　丝瓜络各五钱　煎服。

四方：夏枯草　蒲公英　苇根各五钱　丝瓜络　银花藤　木通各三钱　柴胡二钱　煎服。

五方：银花藤　山莴苣各四钱　皂角刺　地瓜藤　水当归　鬼针草　散血草　通泉草各五钱　煎服。

（七）下肢溃疡

本病多发生于小腿胫前区，初起为小疮或成片红肿，先痒后痛，逐渐腐烂，创面紫红或灰黄，流臭秽稀薄脓水，有的周围紫色，边缘高起，经久难愈。

治疗

一方：露蜂房一个（煅存性）　核桃肉一个（捣绒）　蜂糖适量　麦面少许　共调外敷。

二方：露蜂房（焙干） 乱头发（煅存性）各一两 蛇皮（焙干）五钱 冰片一钱 共末，菜油调搽。

（八）化脓性骨髓炎

本病为化脓菌感染而致骨髓腔发炎的一种急性炎症。急性骨髓炎：有高烧，寒战，患肢疼痛，活动障碍，压痛等，常出现肿胀及局部温度增高。若累及皮下组织则局部有发红肿胀。慢性骨髓炎：局部多有窦道，经常流脓，连绵不愈，创口时好时坏，拖延数月乃至数年，有的还可从窦道排出坏死骨片。

治疗

一方：干油菜 黄皮血藤 冬苋菜 吉祥草 茜草 雀不站各一两 石芫荽 藤五甲 散血草根各五钱 小木通二钱 共末，冷开水调敷。

二方：三角风 八角枫 筋骨钻 钻地风各五钱 石泽兰一两 煎服。

976

（九）急性阑尾炎（肠痈）

本病是指阑尾被多种细菌混合感染的一种急腹症。临床表现：多为突然上腹或脐周、继后转移到右下腹的持续性或阵发性疼痛。麦氏点有压痛和反跳痛，局部腹肌紧张是诊断本病的重要依据。部份患者在"阑尾穴"（足三里下一寸处）有压痛点。可伴有低烧，恶心，呕吐，腹泻或便秘。若疼痛有突然不明原因的减退或一度不痛、脉搏加快等表现，则有阑尾穿孔或形成坏死的可能，应立即送往医院。

治疗

一方：银花　山萬苣各一两　连翘　冬瓜仁各五钱　煎服。

二方：红藤　山萬苣　银花　蒲公英各一两　青木香四钱　煎服。

（十）痔

本病是肛门、直肠痔静脉曲张而形成的单个

或数个扩张的静脉结节，位于齿線以上的叫内痔，齿綫以下叫外痔，二者同时存在的叫混合痔。临床表现：外痔感染发炎时，有局部肿痛；内痔主要症状为便后带血或便后脱出，严重的可致绞窄性坏死。

治疗

一方：钓鱼竿二两　炖猪大肠服。本方亦治脱肛。

二方：槐花　地榆　苦参　银花　当归　火麻仁　黑芝麻各三钱　生地四钱　炖猪大肠或猪肉服。

三方：马齿苋二两　青活麻　皂角寄生　无花果　侧耳根各一两　炖猪大肠服。

四方：三四风二两　红辣子五个　辰砂草一两　泡白酒半斤服。

五方：无花果一两　水黄连五钱　槐角三钱　甘草一钱　装入猪大肠内炖服，连服三剂。

六方：鲜山当归　鲜山莴苣　鲜地榆　鲜青蒿各一两　炖肉服。

七方：马齿苋　芦根　苦参各五钱　煎服。

八方：银花藤三两　剪耳花二两　煎汤薰洗。

九方：天名精　野菊花各适量　捣敷。

（十一）睾丸炎

本病多因流行性腮腺炎、猩红热、梅毒病所继发，局部损伤及各种化脓菌、霉菌感染亦可引起。临床表现：起病急，初期有阴囊下坠感及胀痛，继而局部充血、肿痛，并有发热、头痛、恶心等。查体：可见一侧或两侧阴囊红肿，皮肤紧张而光亮，睾丸增大而坚硬，明显压痛，可有不同程度的鞘膜积液，甚或形成脓肿。

治疗

一方：铧头草一两　山莴苣　蒲草花　麦冬各五钱　三匹风四钱　黄荆米　葱白各三钱　甘草二钱　煎服。

二方：鸡肾草二两　黄酒煎服。

三方：叫梨子根白皮　枳壳树叶各一两　煎

汤薰洗，药渣捣敷。

四方：山当归二两　冲绒，酒炒热，外敷。

五方：葱　适量　煨熟后加食盐捣敷。

（十二）结石症

结石的形成各有不同。胆石的形成多与胆囊感染和胆汁积郁有关；尿路结石多于代谢失调，泌尿系畸形，梗阻，感染等有关。

（一）胆石症　临床表现：右季肋部突然发生阵发性剧烈绞痛，疼痛常放射到右肩胛部，右上腹腹肌紧张，压痛，伴恶心，呕吐。如胆石阻塞胆管，可触到肿大的胆囊或出现黄疸。并发胆管炎时，则有寒战，高热等全身症状，随着阻塞的消失，疼痛等症也随之消失。

治疗

一方：金钱草二两　夏枯草　栖木树根皮各一两　葡萄根八钱　煎服。

二方：金钱草二两　满天星一两　煎服。

三方：金钱草二两　柴胡五钱　栀子　白芍

各四钱　枳实　郁金各三钱　甘草一钱　煎服。

（二）**肾与输尿管结石**　临床表现：腰部突然发生痉挛性剧痛，并沿输尿管向膀胱、会阴、睾丸等处放射，疼痛可持续数分钟到数小时或突然停止，常有血尿。

治疗

一方：金钱草二两　旱莲草　扁蓄各五钱　海金沙　琥珀　白芍　当归　牛膝各四钱　郁金　木香各一钱　煎服。

二方：金钱草二两　滑石　白芍各五钱　煎服。

三方：尿珠根　车前草　扁蓄　铁马鞭各一两　凤尾草五钱　煎服。

（三）**膀胱结石**　临床表现：耻骨上部疼痛，常因颠簸或排尿而加剧，尿末疼痛可放射到阴茎。还可有尿流中断，尿血等表现。

治疗

一方：铁马鞭　金钱草　夏枯草　车前草　茜草　丝茅根　猪鬃草各五钱　木通四钱　槐花

三钱　煎服。

二方：金钱草　海金沙藤各二两　煎服。

（十三）毒蛇咬伤

毒蛇咬人时通过毒牙将毒液注入人体而致中毒，不同的毒蛇所注入的毒液不同，有不同的症状表现，一般可分为精神毒和血液毒。毒蛇咬伤的创口，除留有一般牙痕外，还有两颗较大的牙痕是其特点。毒蛇咬后，局部可现红肿，灼热或麻木，并伴有恶心，呕吐，腹泻，呼吸困难，甚至昏迷，必须即时抢救，否则可在半小时至二十四小时内死亡。

预防

一方：蜈蚣草　蚤休　搬倒甑　一支箭　齐头蒿　钓鱼竿各三钱　丝瓜皮四钱　共末，开水冲服，每服一至二钱。

治疗

一方：大马蹄草六两　生地　剪刀草　辰砂草各五两　银花藤　山豆根各四两　扁竹根三两

蜈蚣草　铧头草各二两五钱　白芨一两五钱　研末，调鸡蛋清，外敷伤口周围。

二方：金鸡脚一斤　一支箭五苗　蜈蚣草　山当归各三钱　先用金鸡脚熬水，从上至下洗肿处，再将后三药捣绒外敷。

三方：一支箭　蜈蚣草　青蒿　翻天印　各适量　捣绒外敷。

四方：翻天印　蜈蚣草　水黄连　四轮草　山当归各一两　捣绒外敷。

五方：鲜香加皮三两　鲜挖耳草一两　捣绒外敷。

六方：剪刀草　蜈蚣草　一支箭　辣椒叶　凤仙花　石打穿各一两　香巴戟叶二两　天名精　三角风各三两　用烟油滴伤口后，用上方捣绒外敷。

七方：半边莲　煎服。并用鲜半边莲合雄黄捣绒外敷。

八方：蜈蚣草　剪刀草　黄荆叶各适量　捣绒加白芷粉少许外敷。

983

九方：小马蹄草六两　辰砂草五两　扁竹根三两　大二郎箭二两五钱　瓦韦二两五钱　剪刀草五两　白芨一两五钱　铧头草二两五钱　银花藤四两　山豆根四两　生地五两　共末备用。用时与鸡蛋清调匀，敷于伤口周围，每日一次，三天后肿消退，如还有疼痛即用醋调敷。

内服：每次三至五钱，每日二至三次，白酒冲服。

说明：蜈蚣草又名一支蒿，原植物为菊科蓍属植物蓍 Achillea sibirica Ledeb.。

九、肿　瘤

（一）食道癌

俗称“噎食病”、“噎膈症”。多见于四十岁以上的人。早期仅在进食时稍觉胸骨后“饱闷”。进而有进行性咽下困难，常伴有呕吐，吐出食物及粘液或恶臭分泌物。有的出现声嘶左锁骨上及颈淋巴结肿大。晚期消瘦、贫血严重。

治疗参考方

一方：鸡肾草一两　海金沙　一面锣　南天竹各五钱　炖杀口肉服。

二方：金刚藤　侧耳根　香樟根皮各四钱　苦参　叫梨子　地榆　毛五甲　辰砂草　茴香根　野吴萸根　青蒿各三钱　煎服。

三方：水马齿苋二两　半枝莲一两　石打穿

五钱　贯众　铁甲松叶各三钱　煎服。

四方：棬子树根四钱　叫梨子　鸭公青根　白叩各二钱　煎服。服第二剂时加鸡屎藤四钱　水香附三钱。

五方：叫梨子根（去皮）　野麦冬各四钱　鸭公青根（去皮）　棬子树叶　十大功劳各三钱　瓜蒌　车前草各二钱　煎服。

六方：化痰草四钱　棬子树根　叫梨子根　薄酒缸　鸭公青根（去皮）各三钱　煎服。服第五剂后，加党参一两。

七方：九牛造　茜草各一两　一柱香四钱　铁马鞭八钱　刘寄奴　川牛膝各三钱　青木香五钱　一口血五分　煎服。

（二）胃　　癌

本病多见于三十五岁以上男性。早期有一般消化不良症状，可伴左锁骨上淋巴结肿大。晚期胃部持续疼痛，呕吐咖啡样食物残渣或粘液，食欲极度不振，逐渐消瘦，严重贫血。查体：有的

986

可在上腹正中摸到肿块。

治疗参考方

一方：半枝莲　石打穿各三钱　煎服。

二方：半枝莲　石打穿各二两　排风藤一两　共末，每服二至三钱，日服三次，开水吞服。

（三）直　肠　癌

多见于中年和老年人，男多于女。早期有大便习惯改变，如：长期便秘或腹泻，大便呈扁平或细条状，有“里急后重”感，便中带少量鲜血或呈“豆瓣酱”样大便。晚期常有肛门内、骶骨部或下腹部持续疼痛，并可有腹胀，大便困难，尿频，排尿困难，消瘦，贫血，浮肿等表现。

治疗参考方

一方：蒲公英　薅秧泡根　尿珠根　金刚藤各五钱　苦参　毛五甲　地瓜藤　铁篱芭根　枣子树根各四钱　三颗针　地榆各三钱　煎服。

987

（四）乳 腺 癌

中年以上妇女多见。早期乳房内有一硬结（多在乳房的外上四分之一处），不痛，可有同侧腋下淋巴结肿大。进而硬结增大，坚硬，边缘不清，常与周围组织粘连，乳房皮肤呈桔皮样改变，乳头内陷，回缩，疼痛，局部溃烂，并流恶臭分泌物。全身有消瘦，贫血。早期有血性分泌物从乳头流出者，应考虑有乳腺管癌的可能。

治疗参考方

一方：蛇倒退二两　黄芪　当归　大枣各一两　瓜蒌一个　炖猪脚加白糖服。

二方：阳雀花根　何首乌　金刚藤　地瓜藤　红枣树根　生魔芋各五钱　芫花皮　大戟各三钱　炖杀口肉服。忌盐。

（五）子 宫 颈 癌

多产妇或经绝期前后多见。早期白带呈水样或带血性，运动、便秘、阴道检查、尤以性交均易导致阴道出血。晚期白带呈脓性，具恶臭，阴道经常出血或大量出血，并伴有下腹、腰背、下肢疼痛，小便困难，尿频，尿痛，血尿，便秘，便血，消瘦，浮肿，贫血等症。

治疗参考方

一方：侧耳根四两　芙蓉花　半枝莲各二两　炖猪肉服。不放盐。连服十剂。

二方：金刚藤　地瓜藤　红枣树根　芫花皮　生魔芋　蒲公英各五钱　何首乌三钱　野棉花根一钱　炖杀口肉服。

三方：阎王刺根　益母草　荞苗七各一两　胡豆花五钱　煎服。

四方：昏鸡头　半枝莲各一两　兰布裙　猪鬃草各五钱　煎服。

五方：铁马鞭　虎杖各一两　夜关门　苦楝子　山当归各五钱　鸡蛋十个　上药用酒、醋各半斤加水煮蛋，以蛋壳煮烂为止。只服蛋，用甜酒送服。

六方：凌霄花　丹参　黄芪　银花藤　鳖甲

炒贯仲 红藤 鸡血藤 山楂炭 水当归各五钱 元胡 血余 三棱（炒） 文术 蒲黄各三钱 紫花地丁八钱 红牛膝三钱 神曲四钱 煎服。若证势好转或病情不太严重，可按药物分量增倍计量作丸或散剂服用。

版权声明

This is translation of *Shields' General Thoracic Surgery, 8e* .

ISBN：9781451195224

Published by arrangement with Wolters Kluwer Health Inc., USA.

8th edition

译者名单

主　　译　刘伦旭

主译秘书　周小芹

译　　者（以姓氏笔画为序）

马　林　马　骏　马　强　王　允　王　岩　王文凭　王光锁
车国卫　孔令文　邓彦超　邓森议　田　东　冯长江　成兴华
朱　江　朱　峰　朱云柯　朱金兰　朱新生　刘　峥　刘文亮
刘成武　刘伦旭　刘承栋　齐　宇　齐梦凡　闫小龙　孙艺华
孙良栋　严以律　李　川　李　剑　李　新　李文雅　李培文
杨　雷　杨　懿　杨玉赏　杨忠诚　肖　鑫　吴　捷　吴卫兵
邱镇斌　何　彬　狄守印　辛　宁　辛　华　沈　诚　张　力
张　珂　张　鹏　张　霓　张含露　张振阳　陈　岩　陈　钢
陈　椿　陈　楠　陈天翔　陈龙奇　陈耀辉　苟云久　茅　腾
林　锋　林一丹　林华杭　林江波　尚启新　易呈祥　罗继壮
金煜翔　周　柯　周建丰　冼　磊　郑　斌　赵　辉　赵光强
赵晋波　胡　杨　胡　牧　胡　智　胡艺缤　胡伟鹏　钟文昭
施贵冬　贺　茜　袁　勇　夏　粱　夏春潮　顾一敏　徐　驰
徐　鑫　徐昱扬　徐智杰　栾思源　郭成林　唐　华　黄伟钊
黄海涛　梅建东　常　浩　崔　永　章　靖　梁乃新　寇瑛琍
董思远　蒋　伟　蒋　峰　程　良　程　超　曾　珍　蒲　强
赖德恬　廖　虎　谭锋维　樊鹏宇　黎　亮　薛　磊　薛志强
戴　亮

内容提要

本书引进自 Wolters Kluwer 出版社，是迄今为止唯一一部专门为普通胸部外科医生持续更新与再版的综合性教科书，是普通胸部外科学领域的金标准，也是胸外科专科医师学习和参考的首选资料。本书为全新第 8 版，延续了 Thomas W. Shields 博士全面细致的著书传统，凝聚了全球 150 余位胸外科专家、胸部内科专家及基础研究领域科学家的多年经验与智慧，全面介绍了胸壁、胸膜、膈、气管、肺、食管和纵隔等胸部结构和脏器的解剖学、生理学、胚胎学和外科疾病与创伤，包括疾病诊断流程、影像学内容、外科手术标准和不同的手术方法及预后等内容，并扩展了肺癌和胸部其他肿瘤的相关知识，增加了对高质量文献和数据的回顾与分析，对复杂统计分析结果进行了细致诠释，还特别关注了人工通气与微创手术这两个胸外科历史中里程碑式的事件，探讨了如何有效应用世界卫生组织国际疾病分类（ICD-10），新增了有关指导制订和执行医疗质控、多学科诊治的内容。本书全面实用，图表丰富，色彩明晰，可为普通胸部外科医师提供最广泛、细致、简洁、有效的信息，既可作为胸部外科医师的必备学习资料，也可为其他外科和内科医师提供参考。

补充说明

书中参考文献条目众多，为方便读者查阅，已将本书参考文献更新至网络，读者可扫描右侧二维码，关注出版社“焦点医学”官方公众号，后台回复“普通胸部外科学”，即可获取。

中文版序一

心胸外科是一门年轻而富朝气的学科，在其发展历程中，先贤们不惧挑战，勇于创造，不断打破医学禁区，创新手术方式，拓宽手术适应证，丰富了心胸外科的内涵及外延。凝结着他们非凡勇气和智慧的一部部经典著作，在一代代心胸外科医师中薪火相传。

Shields′ General Thoracic Surgery, 8e 正是这样一部影响深远的普胸外科鸿篇巨著。该书一方面表现出著者与时俱进、力求权威的一贯原则，另一方面也反映出普胸外科领域蓬勃发展、迭代更新的一大特色。

作为全球心胸外科家庭的重要一员，中国心胸外科从起步开始就一直与国际同行保持学术交流。近年来，这种交流更呈现出常态化、双向化的发展趋势。通过学习吸收国外同仁的有益经验，推动我国心胸外科事业的发展普及，促进中国原创性心胸外科临床技术和科研成果的不断涌现，实现全球心胸外科良性互动发展，这是所有心胸外科同道的共同愿景。在这一过程中，翻译引进国外优秀著作发挥着不可忽视的作用。

四川大学华西医院刘伦旭教授是我国普胸外科领域的知名专家，在国内外具有很高的学术影响力。他主持完成了本书的翻译工作，为国内广大普胸外科医师系统全面掌握本领域的最新理念、知识和技术提供了重要参考教材。衷心希望本书的中文翻译版能够进一步推进我国心胸外科事业的发展，为更多罹患心胸系统疾病的患者提供更加优质的医疗服务。

中国工程院院士
国家心血管病中心主任
中国医学科学院阜外医院院长
法国医学科学院外籍院士

中文版序二

我国心胸外科的发展从 20 世纪 50 年代到 80 年代、从 80 年代到 21 世纪初、再从 21 世纪初到如今，经历了一个个快速发展的时期。在最近的 20 年里，我国心胸外科已从常态化向多元化、国际化发展。我国心胸外科逐渐在世界舞台发挥重要作用，得到国际同行的高度认可，国际合作也不断扩大和深入。学科的发展和进步要求我们在疾病诊疗过程中更加熟悉国外同行的诊治方法。*Shields´ General Thoracic Surgery* 是畅销全球的心胸外科领域经典著作，目前已更新至第 8 版，相信它仍旧是普胸外科医师的良师益友。

本书由四川大学华西医院刘伦旭教授领衔主译，他是杰出的普胸外科医生，所率领的团队在临床和科研领域都建树颇丰。本书在刘教授的主持下翻译出版，正是顺应了时代的需要。

希望以本书中文版出版为契机，广大普胸外科医生能够以更开放的心态对待普胸外科手术的定义，积极探索新的医疗模式和医疗技术，开展符合中国疾病特点的临床诊治，全方位建设国内国际一体的学术交流环境。

中国科学院院士
中国医学科学院肿瘤医院院长
中国国家癌症中心主任
中华医学会胸心血管外科学分会主任委员
中国医师协会胸外科医师分会会长

译者前言

经译者团队的共同努力，*Shields' General Thoracic Srugery*（《Shields 普通胸部外科学》）全新第 8 版的中文翻译版终于要与广大读者见面了。本书原名 *General Thoracic Srugery*(《普通胸部外科学》)，自 1972 年发行第 1 版至今近 50 年，已成为胸部外科领域的经典之作。近十余年，胸外科领域发展突飞猛进，全新第 8 版由四位国际知名的胸部外科专家 Joseph LoCicero Ⅲ、Richard H. Feins、Yolonda L. Colson、Gaetano Rocco 组织编著，邀请全球 150 余位相关领域的知名专家，融合胸部外科领域近年来的发展成果，全面系统地介绍了胸部外科相关的基本理论，包括胸部解剖、组织学及发育、病理生理和影像等，并结合胸部外科临床实践，围绕胸壁疾病、胸膜疾病、膈肌疾病、气管疾病、肺部疾病、食管疾病、纵隔疾病和胸部创伤等，从解剖及生理、致病机制、临床表现、诊疗决策、外科治疗要点及手术操作细节等方面进行了详细阐述，内容不仅涵盖了胸外科及相关专业的基本理论，还包括了胸部外科领域的临床诊疗与基础研究进展，尤其是近年来大放异彩的微创胸部外科技术进展；此外，书中还配有大量精美照片和示意图，使内容的可读性及指导性更强。因此，本书必将作为胸部外科领域的经典之作而继续传承下去。

感谢中国科学技术出版社引进该书，译者团队为翻译本书投入了大量时间、付出了巨大努力，才使这部胸部外科经典之作的中文翻译版与广大读者见面。在本书的翻译校稿过程中，适逢新冠肺炎疫情在全球范围蔓延，不少译者在翻译校稿的同时还奋战在抗疫第一线，逆流而上、恪守初心、不负使命，为本书中文翻译版的面世又增添了些许历史意义。

本书从翻译至审校定稿，历时近 1 年，其间反复斟酌考量，以期尽量忠于原著、体现原著本意，但囿于中英文表达习惯差异、部分医学专业名词缺乏对应的标准中文名称及译者个人认识不同等原因，书中译文难免百密一疏，甚至可能存在表述不当之处，敬请各位读者批评指正，以期日后再版时加以纠正。最后，衷心希望本书中文翻译版的面世能够对胸部外科及相关专业同行的学习和工作有所裨益，也为我国胸部外科学事业的发展尽绵薄之力。

四川大学华西医院

原书第8版前言

第 1 版 *General Thoracic Surgery* 于 1972 年出版。Paul Samson 指出，Shields 出版此书时并没有加入心脏外科部分，这是一部专门献给普通胸部外科医师的教科书。这种情况正好发生在“心脏疾病外科治疗惊人发展所带来的浪漫与吸引力”飞涨之时。

在接下来的 40 年，心脏外科在国际舞台上占据优势，Shields 的这部著作一直对肺部、食管、胸壁、膈和纵隔疾病保持关注。其第 1 版由 58 位专家编撰完成，内容广博而深刻，该专业的医学生和从业人员甚至可以不必再翻阅其他参考书。通过不断学习本书，读者将获得始终一致的解决方案，因此本书已成为相关专业人员从业的必备参考书。

在过去几十年间，各种普通胸部外科的著作、图谱和手册不断涌现，而本书仍然是唯一一部为胸部外科（不包括心脏和大动脉）从业者持续更新与再版的综合性教科书。

在当前数字时代，寻求知识的人不再单纯依靠纸质媒体。他们在互联网上通过搜索各种媒体的文章、视频、会议报告、会议视频及其他花絮了解某些特定疾病或手术的细微差别。尽管在互联网搜索比查询纸质媒体更具动态性，但这些搜索常会因搜索词的不同而变得混乱，甚至受限，最终令人们失去兴趣。

在初版面世 45 年后的今天，由 150 多位专家撰写的全新第 8 版 *Shields' General Thoracic Surgery* 面世了，在保持完整性的同时，退去了传统百科全书式的厚重。其图表丰富，色彩明晰，同时附有众多国际文献及电子数据，为繁忙的临床医师提供了最广泛、最便捷的文献检索信息。

全新第 8 版首次收录了回顾性研究，还特别关注了人工通气和微创手术这两个胸外科历史中里程碑式的事件。此外，书中还讨论了一些新的主题，如解密复杂的统计分析，有效使用世界卫生组织国际疾病分类（ICD-10），挖掘大数据以进行特定临床决策，以及为外科医生的实践及医院的设置开发和执行有效的质量改善项目。

Shields 这部著作的忠实读者将会感受到新版本各章的不断完善。2000 年之后的从业者会发现，相比过去的大部头著作，此次改版不再那么烦琐和令人生畏，而且与不确切的发散性互联网搜索相比，本书更加全面且更有意义。

原书第1版前言

本书全面介绍了胸壁、胸膜、膈、气管、肺和纵隔结构的外科疾病。著者先对这些结构的解剖学及生理学进行了综述性介绍，然后详述了患者疾病的诊断程序和患者围术期管理，接下来讨论了不同手术方法与标准外科手术，同时重点介绍了与上述结构相关的各种疾病。本书的主要目标是总结胸部创伤和疾病外科管理的最新知识和临床概念，强调疾病所致病理生理改变及适当的干预手段。不同疾病状态的临床表现、病理改变、手术管理、手术结果和预后也是本书的重要组成部分。

外科、内科和相关学科的杰出专家合作编写了本书。与大多数多作者联合编写的著作一样，书中可能会存在部分内容的重复，但是我们会努力将无意义的重复减至最少。在强调与整个主题相关的重要信息时，重复是必要的。有趣的是，书中相互矛盾的观点很少，偶尔出现观点的差异会加以说明。希望本书可以为年轻的胸部外科医师和接受外科手术培训的人群提供学习资料，同时也为普通胸部外科领域以外的外科医师和内科医师提供参考，帮助他们了解专业人士当前的观点。

致　谢

与任何大型综合性教科书一样，制作高质量的作品需要很多人共同努力。在此要感谢参与本书出版的出版商、美术编辑及印制人员所付出的努力。

首先，要感谢那些赋予文字真正价值的诸位参编人员。感谢本书的初版创作者及更新修订的再版者。

其次，还要感谢参与内容制作的行政助理。

最后，还要特别感谢以下两位博士，他们牺牲了个人时间，花费了大量精力来提高本书的质量。

感谢 Bryan F. Meyers 博士，自本书第 8 版再版项目确立伊始，他就是坚定的拥护者，并极力推动本项目进行。他参与了目录修订工作及章节格式修订的讨论工作。最重要的是，他帮助招募了许多国内及国际的著者。

感谢 Martha S. LoCicero 博士，她承担了大量的编辑工作，使内容更具可读性和相关性，并在漫长的项目进行阶段提供了亟需的建议和鼓励。

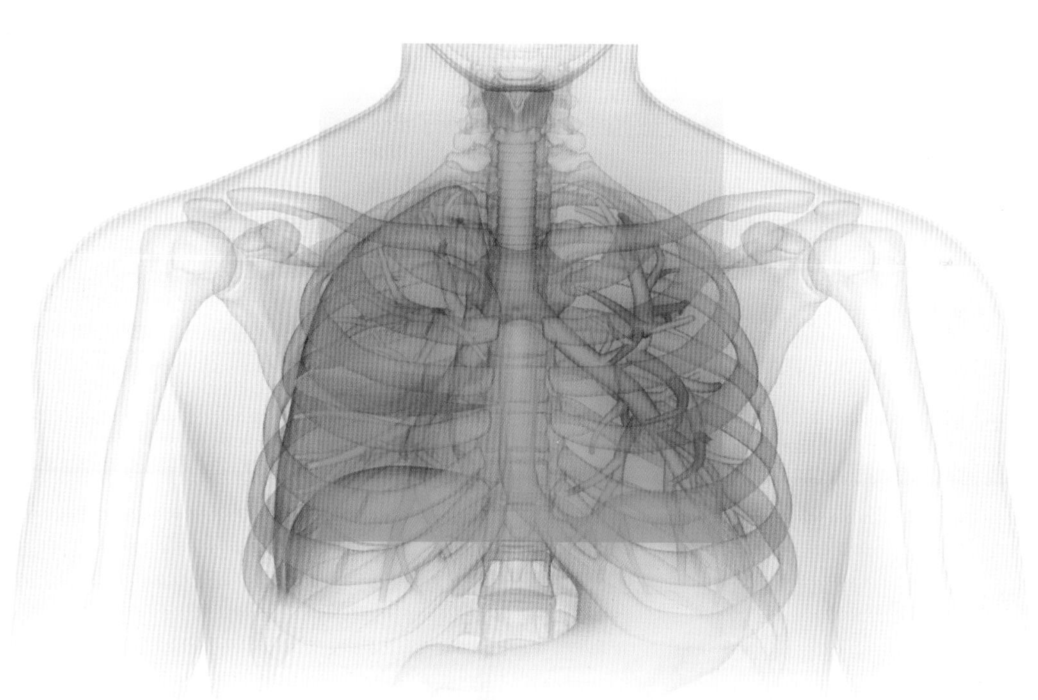

目 录

上 卷

第一部分 普通胸部外科学的发展历程

第二部分 肺、胸膜、膈肌及胸壁

下 卷

第三部分　食管

第四部分　纵隔

第一部分
普通胸部外科学的发展历程
Evolution of General Thoracic Surgery

第一篇　胸部外科学的历史和先驱者

History and Pioneers in Thoracic Surgery

第1章 胸部外科学的历史

The History of Thoracic Surgery

John A. Odell　著

刘伦旭　译

“让我复述一遍什么是历史的教训：历史就是教训。”

—— Gertrude Stein

本章主要探讨如何实现正确的诊断，如何控制胸膜腔及大血管并封闭支气管残端。高年资外科医生应该都对胸外科发展史很熟悉了，但是对于那些刚进入胸外科专业的医生而言，我们需要再回顾一下历史。为确保简洁性和连续性，本章着重讨论那些需要克服的挑战，并随之介绍普及相应手术方法的先驱者。难免的，这些先驱者中有一些人因不止发明了一种方法而被多次提及，而有些人则没被提及。笔者并未打算记录下每一位先驱、每种术式的变化抑或是每个外科术式的第一人。许多早期手术都是为预防潜在疾病的发展而进行的根治性手术，有许多发表的手术报道仅为证明其可行性，但并未证明该手术可以延长患者生命或改善患者生活质量。详细叙述那些一段时间内或多或少的小进步是很难的，因此笔者将重点放在了胸外科历史上那些艰难迈出的步伐，但需要读者自行想象这些进步是如何发展成为现代外科技术的。

实际上，这些手术史值得用一整本书的篇幅来叙述。对于那些希望阅读更全面的大部头书籍的人，我可以推荐两本书。一本是 Mead 的书[1]，这本书甚至有点过于全面，书中几乎囊括了所有手术操作的描述，也许会让读者十分头疼，但不可否认我们可以从中获取大量信息。另一本书中，Molnar 撰写的胸外科历史的章节[2]也非常出色，提供了比其他历史书更具包容的欧洲视角，但由于本章篇幅有限，仅将其列为参考。不过，对于希望进一步探索这方面的人来说，本章和 Molnar 撰写的章节都很有参考价值。

影响胸外科手术发展的大多数事件都发生在两次世界大战期间。本章节的胸外科历史截至 1950 年左右，当时麻醉学的进步使常规气管内通气和胸外科手术更加安全（在那 10 年中，麻痹性药物、氟烷和戊巴比妥等药物相继问世），这与下一章会有一些重叠。当时抗结核药物也得到了广泛应用，并显著地改变了胸外科的性质[3]。在抗结核药物出现后的 15 年间，心脏外科和肺外科开始逐渐成形。

一、概述

历史上第一次胸外科手术的时间并不明确，但是我们清楚地了解早期医生必须应对的胸部疾病，即外伤和随之而来的感染。对于这两类疾病的处理有两个经典的历史记录。

第一个记录来自于 Fuchs 翻译的版本，Hippocrates [4]。

“如果治疗后脓液未流出体外，不必感到惊讶，因为脓液通常会进入体腔。患者的状态看起来有好转，因为脓液已从狭窄的空间流向较大的空间。随着时间推移，发热会更严重，患者开始出现咳嗽，一侧胸部开始疼痛，无法再在健侧卧位而只能患侧卧位，脚和眼睛甚至出现水肿。

脓肿破裂后的第 15 天，患者需要洗个热水澡，将他放在不摇晃的凳子上，握住他的手，然后摇晃他的肩膀，听一听声音在哪一侧。在听到声音的位置，最好在左侧做一个切口，这样可降低死亡率。

这些通过做切口或烧灼治疗脓胸或水肿的病例中，如果液体或脓液突然迅速流出，当然是致命的。当通过做切口或烧灼治疗脓胸时，如果伤口上流出的是洁净的白色脓液，则患者会康复，但如果液体中混有鲜血并伴有黏稠或恶臭，则患者会死亡。”

第二个记录来自拿破仑的外科医生 Barron Larrey [5]，他描述了 1798 年埃及战役中一名受伤的士兵。

“一名士兵受伤，第 5 肋与第 6 肋之间的伤口穿入胸腔，伤口长约 8cm，随即被送往 Fortress of Ibrahym Bey 医院。每次吸气时，伤口会冒出大量的鲜红色泡沫样血液，并伴随着嘶嘶声。他的四肢发冷，脉搏微弱，面色苍白，气促及呼吸困难，总之，他随时可能因窒息而死亡。

在检查了伤口及其边缘后，我立即关闭了伤口，包裹上黏性的石膏，并用绷带将石膏固定在身体周围。采用这一计划时，我只是想让患者及其战友看不见痛苦且致命的大出血的景象，并且我认为血液流入胸腔并不会增加危险。但是，当他能自主呼吸并感到更轻松时，他的伤口几乎没有闭合。随着体温恢复，脉搏上升，几个小时后，他的情况稳定下来并出人意料地开始恢复。几天内他奇迹般治愈了，期间没有遇到任何困难。”

Hippocrates 描述的可能是肺脓肿破裂，脓液进入支气管或胸膜腔的病例。他对支气管胸膜瘘的症状和体征描述得非常生动。他知道对疾病进行早期干预是危险的，并且应该等到 15d 后再进行引流。在这种情况下，Hippocrates 能够辨别出水样稀薄（因有链激酶和链球菌 DNA 酶）的类肺炎性渗出（通常由肺炎链球菌引起），葡萄球菌引起的脓胸（凝固酶引起肺表面快速形成纤维板），以及厌氧性或阿米巴性脓胸。

这两位著名的临床医生都描述了开放性气胸及其结局。之所以 Hippocrates 描述的流白色黏稠脓液的患者预后优于稀薄水样脓液的患者，是因为前者的肺－胸膜面形成了一层纤维板，避免了胸膜腔负压暴露于大气压时的肺塌陷。

这些教训被传承了下来。在第一次世界大战时，有一条盟军指挥员下达的处理胸部开放性伤口的命令，便是在法英军医疗总指挥 WG MacPherson 提出的 [6]。

“开放性气胸应尽早缝合关闭，可在战地救护车或伤者清创站进行。如果由于某种原因无法缝合，则应捆绑伤口保证其不漏气。”

这里提到的胸膜腔开放引起的肺塌陷及其结局，极大地阻碍了 20 世纪最初 25 年胸外手术的早期发展。胸外科手术的历史以胸膜腔的处理为核心，这个问题将在下文中反复出现。应当注意，那是一个没有血氧仪、心电图监护仪、血库、气管插管和抗生素的时代。为了患者的生命安全，许多早期的手术方案都是为了避免空气进入胸膜腔而制订的。

（一）精准诊断

计划外科手术的原则之一就是精准诊断。在

19 世纪，诊断能力十分有限，手术治疗的多为有症状的脓胸或胸部外伤患者，但很难确定胸腔内的疾病是否需要干预。虽然 Skoda [7] 和 Laennec [8] 已分别普及了叩诊和听诊，但医生们的临床技能仍普遍落后。然而，有一部分临床医生对自己的临床技能信心十足。来自波兰但泽的 Block [9] 医生就是其中之一，他成功地给兔子进行了肺切除术。1883 年，他深信自己可以安全地对疑似患双侧肺尖部结核的表亲进行手术治疗，但是表亲不幸死亡，死后尸检未发现任何结核的证据。悲痛欲绝的 Block 最后选择了自杀（笔者注：在许多有关胸外科史的书籍中都可以找到 Block 对表亲进行手术的故事，但都没有参考文献来源，但这并不奇怪，因为主角自杀了）。

在 19 世纪末和 20 世纪初，最常见的致命疾病是结核病，很多人都知道结核是一种传染病。实际上，法国陆军外科医生 Villemin [10] 证明了这一点，他将患有肺结核的死者的干酪样物质注入兔子的气管中，复现了肺结核的病理特征，可惜他的研究很大程度上被忽视了。直到 1882 年 3 月 24 日在柏林生理学会议上，Koch 作题为“*Die Tuberculose*（*On Tuberculosis*）”的演讲，才算首次正式提出的医学证据。Frank Ryan [11] 在 *The Forgotten Plague* 一书中生动描述了那次演讲激动人心的氛围。当时那个拥挤的会场里，Virchow、Loeffler 和 Ehrlich 等都在，他们形容道：“那天晚上是我科研生涯中最重要的经历。” Koch 的演讲稿于在会后三周发表 [12]；12d 后，该演讲的英文摘要刊登在《伦敦时报》上；几周后，即 5 月 3 日，又于《纽约时报》发表。非专业媒体期刊迅速、广泛的报道，说明了当时结核的传播范围之普遍和危险性之高。因此，人们自然而然地认为手术切除可以控制这种致命疾病。这就是计划胸外科手术的开端。如果我们研究胸外科手术史，那必将涉及治疗结核的外科手术史 [13]。

（二）影像学

如今疑似患者可以通过痰液检查来确诊结核，然而在 1895 年 Roentgen 发现 X 线前，医生都无法监测疾病的严重程度 [14]。现在我们可以在 X 线片上看到胸腔内的阴影，并轻松地把影像学与尸检时的病理学发现结合分析。

（三）食管镜检查

支气管镜和食管镜是继喉镜和膀胱镜之后的创新发展。一位名叫 Manoel Garcia 的歌唱家利用两面镜子的组合看见了自己的喉部 [15]。后来来自匈牙利布达佩斯的 Czermack 利用了穿孔凹面镜的反射光改良了这项技术 [15]。1853 年，Desormeaux 发明了膀胱内镜，燃烧松脂和酒精的混合物提供光源，并用一个聚光透镜收集光线，使它们平行地反射到管道内 [16]。

1868 年，Adolf Kussmaul 改良了 Desormeaux 发明的尿道镜，并将其加长用于诊断食管癌并进入胃内 [17]。Mikulicz 进一步发展了该技术，他用加热的铂丝置于管道远端作为照明光源 [16]。

1902 年，Max Einhorn [18] 提出了在食管镜管壁添加一个辅助通道来提供光源的想法，该技术很快就应用至支气管镜上。

（四）支气管镜和支气管造影

支气管镜的出现晚于食管镜，它最初是用于清除异物的。直到支气管镜发展起来之前，医生一直都是通过气管切开来清除异物。

1882 年，Weist 向美国外科协会（American Surgical Association）报告了 1000 例气管异物病例。其中 599 例未行手术的患者死亡率为 23.3%，而那些行气管切开术的患者死亡率为 27.4%。他得出结论：除非异物危及生命，否则不应进行干预 [19]。

1895 年，Killian [20] 进行了直接喉镜检查，并能够直视气管。随后，他在直式管道远端改良设计了一个侧口以便于呼吸 [21]。1897 年，他成为经支气管镜取出右主支气管异物的第一人 [21, 22]。

Chevalier Jackson 逐渐开展内镜下异物清除术，并迅速成为全球领先的专家，以其培训课程闻名世界。这些内镜操作有许多是在局麻下完成的，患者一定会觉得非常不适。笔者的一位导师是一名早期的专家，在他首次进行支气管镜检查时采取了辅助措施，即固定住患者的头部并将有套管保护的拇指置于患者上下齿间。取出异物的手术进行了一整天，不幸的是这名青少年患者死于术后广泛的肺气肿[23]。

支气管镜的用途广泛发展，逐渐用于辅助诊断。Chevalier Jackson[24]经支气管镜吹入钡粉以诊断支气管扩张。Brock的工作明确了肺段解剖的定义，他将钡输注到尸体中，模拟患者失去意识的情况，并证明了误吸可能是造成肺脓肿的原因[25]。Le Roux等[26]写了一篇很好的综述，回顾了支气管造影诊断支气管扩张的历史。1932年，Mayo诊所的Vinson[27]通过支气管镜检查对71例肺癌患者进行了诊断。

二、胸膜腔处理

（一）Sauerbruch医生

Ernst Sauerbruch是胸外科的重要先驱者，他生于1875年，父亲死于结核病时他只有4岁。获得行医资格后，他最初在德国的Kassel和Erfurt两地担任外科手术助手。他意识到，如果要成为一名外科医生，他需要具备更丰富的解剖学知识。因此，他和Paul Langerhans共同在Berlin-Moabit医院病理和解剖学系任职。Sauerbruch写过一篇关于钝性小肠损伤的论文，在Langerhans的鼓励下，他将论文寄给了著名的波兰外科医生von Mikulicz-Radecki。Mikulicz在访问Mayo诊所时阅读了该论文，并留下了深刻印象，于是他邀请Sauerbruch前往波兰的Breslau做他的助手[28]。

Mikulicz是个极为专制的大师，是他诊所的绝对统治者，所有与他共事的人都不喜欢他。助手之所以留在Breslau工作，是因为Mikulicz有出色的手术技巧和教学能力，比起其他欧洲外科医生，他们可以从Mikulicz身上学到更多的东西。Mikulicz的某些风格显然影响了Sauerbruch，因为Sauerbruch后来同样变得独裁和苛刻。像往常一样，Mikulicz无视了Sauerbruch数周，但随后又希望能看到他的科研成果。我们可以想象Sauerbruch请求指导，但Mikulicz给出的答复是："成千上万的人死于结核，是因为至今还没有人能够在胸腔内进行手术。"[29]正如Sauerbruch后来在书中一再提到的那样，这个说法对他来说意义重大。这个说法还强调了应当考虑通过手术切除来治疗结核。

胸外手术当时尚不成功的主要原因就是本章开头提到的肺塌陷问题。这激励了Sauerbruch寻找解决方案。他将动物的胸腔封闭在一个气密的透明箱子中，该箱子维持在10cmH_2O的负压下。戴上内置于箱壁的手套后，他可以在胸腔开放且避免肺塌陷的情况下手术（图1-1）。他自豪地向导师Mikulicz展示，但不幸的是该仪器突

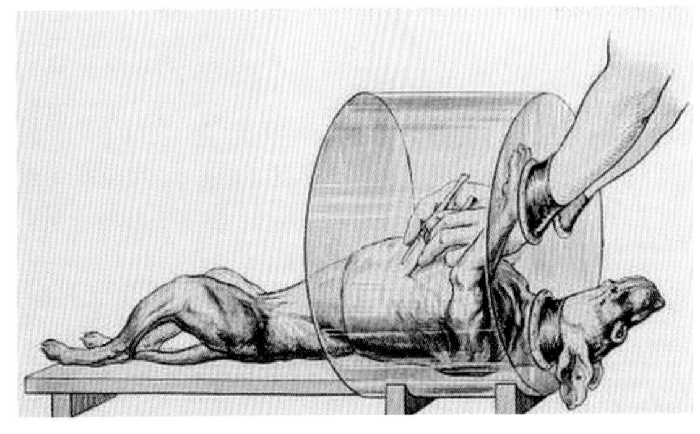

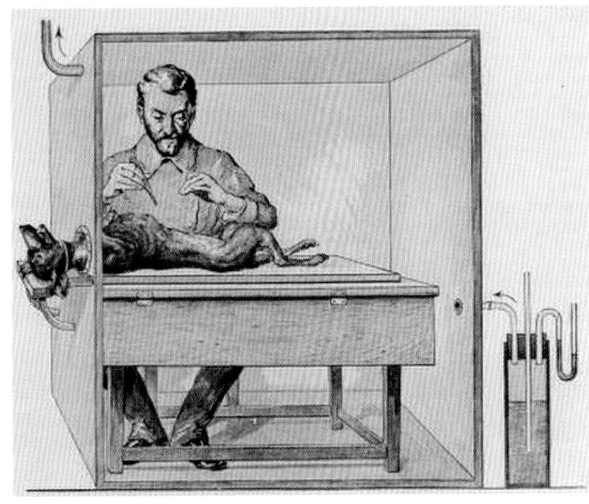

▲ **图1-1　Sauerbruch的负压实验室**

头部、气道及肺内处于大气压下，胸腔处于低压下，维持肺膨胀。该想法后来被运用到更大的手术室中（引自 Sauerbruch F. *Chirurgie der Brustorgane*. Berlin: Julius Springer; 1920:383.）

然漏气，Mikulicz 觉得浪费时间并很愤怒。受到打击后的 Sauerbruch 秘密地继续实验，后来实验成功并说服了 Mikulicz，两人重归于好。得到了 Mikulicz 的支持后，Sauerbruch 建造了一个 $14m^3$ 的低压室，患者的颈部和主治麻醉医生均置于低压室外。1904 年 4 月，Sauerbruch 在德国外科年会上发表了他的研究结果。但是，该结果后来被他人进一步改善（详见后文有关 Ludolph Brauer 的部分）[30]。

一年后，Sauerbruch 对全麻后的 Mikulicz 进行了开腹手术，并发现了广泛转移性胃癌。Mikulicz 死后，Sauerbruch 搬到了德国的格赖夫斯瓦尔德，后来又搬到德国马尔堡担任 Friedrich 的第一助手（详见后文）。

后来，在世界著名的来自瑞士伯尔尼的 Kocher 教授和来自瑞士达沃斯（著名的结核病疗养院所在地，现在是世界经济论坛会议的举办地）的 Lucius Spengler 教授的建议下，Sauerbruch 于 1910 年在瑞士苏黎世担任外科教授，他在那里被介绍给了许多患者。

1911 年，Sauerbruch 首创了经颈胸腺切除术，用于治疗重症肌无力[31]。1913 年，他描述了用于治疗肺结核的横膈切开术[4]。他成功完成了首例治疗缩窄性心包炎的心包切除术。在苏黎世，他声名鹊起，很快便认识了很多名人和精英。他的自传讲述了对列宁、罗斯柴尔德和希腊国王康斯坦丁等人的治疗。1914 年第一次世界大战爆发后，他自愿加入德军，被任命为外科军医，在比利时伊普尔他遇到了大屠杀，在治疗大量截肢患者时，他发明了一种半成形的义肢手。

1918 年，他被任命为慕尼黑的外科主席。当时 Nissen 和 Lebsche 都是他的助手。1927 年，他接替 Bier（麻醉阻滞术和脊髓麻醉之父）成为柏林的外科主席。他的手术室成为全世界胸外科医师的圣地。为表彰他治疗了 Hindenburg（德国陆军元帅），Goering（德国帝国元帅）授予了他国务委员荣誉称号。1933 年，Sauerbruch 访问土耳其后，推荐了自己的犹太助手 Nissen 去往土耳其工作。当时，麻醉管理主要是通过局麻药、乙醚和氧气进行的。他记录了对一个 12 岁男孩进行胸外手术时，乙醚蒸汽和氧气瓶发生爆炸：“患者当场死亡，护士和助手受伤，我的一侧耳鼓膜破裂。”[29]

在柏林，Sauerbruch 成为“星期三协会”的成员，该协会是由 Wilhelm von Humboldt 于 18 世纪创立的俱乐部，该俱乐部中只有 16 位知名人士会员，每隔一个周三便会在其中一名会员的家里碰面。在这些会议上，主持人将就其所从事的特定领域的主题进行演讲。该协会的 5 名会员（占协会成员的 1/3）及 Sauerbruch 的密友参与了对希特勒的暗杀计划，被捕后遭处决[32]。

1945 年 5 月，Sauerbruch 被俄国人收留后在 Charite 医院继续工作。他声名显赫，但阿尔茨海默病让他的事业逐步走向下坡路。即使这样，他仍然在自己的房子里继续做手术，不幸的是造成了几位患者的死亡。这些糟糕的事件并非没人注意，只是人们接受了结果并掩盖了一段时间。“在即将来临的无产阶级斗争中，在社会主义与资本主义的冲突中有数百万人丧生。面对这一现实，Sauerbruch 是否导致了他手术台上几十个人的死亡是一件微不足道的事。我们需要记住 Sauerbruch。”东柏林德国科学院行政院长 Josef Naas 博士这样说道[33]。

1942 年，Sauerbruch 被任命为军医处长，因此接手了在集中营中对囚犯使用芥子气的实验。1949 年下半年，他被免去 Charite 医院的工作，并于 1951 年 7 月去世。

尽管 Sauerbruch 在胸外科领域颇有建树，但他专横的性格却阻碍了这个专科的某些进步。他拒绝了 Brauer 提出的头部置于正压室（相当于给气道加正压），随后拒绝了气管内麻醉，这可能延缓了欧洲麻醉学的发展[34]。1929 年，Forssmann[35]（在自己身上完成了世界首次导管插管实验的医生）拜访了著名的 Sauerbruch，希望能谋得一个职位。Sauerbruch 在会议上说：“你可以在马戏团里讲讲自己的小把戏，但绝对不能在受人尊敬的德国大学里讲。滚出去，马上滚出我的部门。”沮丧的 Forssmann 回到他就职的位于德国埃伯斯瓦尔德的医院，匿名做了一名泌尿科医生。1954 年，他因与 Cournand 和 Richards 共同获得诺贝尔奖而名扬世界。

（二）Ludolph Brauer 医生

内科医生 Ludolph Brauer 曾听说过 Sauerbruch 的实验，但他认识到负压室耗资巨大且设备笨重。Brauer 设想在患者面部盖一个气密的面罩，该面罩与一根充满氧气和乙醚混合气体的压力管道相通[30]。他的第二个设想是设计一个仅密闭动物或患者头部的腔室。后来，Sauerbruch 和 Mikulicz 在患者的头部周围搭建了一个正压室，但这个装置导致麻醉医生也会受到麻醉药影响，故放弃了该设计。

Brauer[36] 算得上是 Sauerbruch 的“强劲对手”，他后来跟随 Forlanini 和 Murphy 的脚步成为德国气胸诱导肺塌陷疗法的先驱者之一（详见下文）。诱导气胸后来成为欧洲多年来最广泛的治疗肺结核的方法。

Brauer 意识到胸膜粘连经常会导致气胸诱发失败，需要更为彻底的根治性解决方案。Brauer 当时恰巧和 Sauerbruch 都在德国马尔堡，他鼓励 Sauerbruch 当时的导师 Friedrich 将一位患者的第 2～9 肋切除 10～25cm，这位患者最终得以幸存。他认为，尽可能模拟气胸导致的肺塌陷至关重要。Friedrich 后来改进了这个方法，在原来基础上增加去除患者的第 1 肋和第 10 肋。进行这项手术的第一批 7 例患者中有 3 例死亡。1911 年，Friedrich[37] 报道了 27 例接受该手术方案的患者预后情况，其中有 8 例（30%）在 3 周内死亡，2 例 1 年内死亡。

外科医生 Brauer 和 Friedrich 为降低死亡率又进行了几次术式改良。该团队经历了多个阶段的尝试：一次性去除 11 根肋骨；手术操作分两次完成；骨膜下行肋骨切除术便于其再生和固定；将肋骨切除术与气胸诱导和膈神经分离术相结合；最后发展到仅去除上方的肋骨[38]。这些手术方案演变过程在 Alexander 关于塌陷疗法的书中有详细记载，最终版本被称为 Brauer-Friedrich 胸廓成形术（图 1-2）。

Brauer 一直都对肺内压有浓厚的兴趣，并在德国从事航空医学工作，于 1927 年在汉堡成立了德国第一家航空医学研究所（GIAM），附属于结核病研究所及其两个大型气压室。GIAM 主要从事海拔研究和飞行员选拔工作，同时负责培训航空医学专业的学生和航空医疗检查员，并研究高压疗法的临床应用。由于某些原因，GIAM

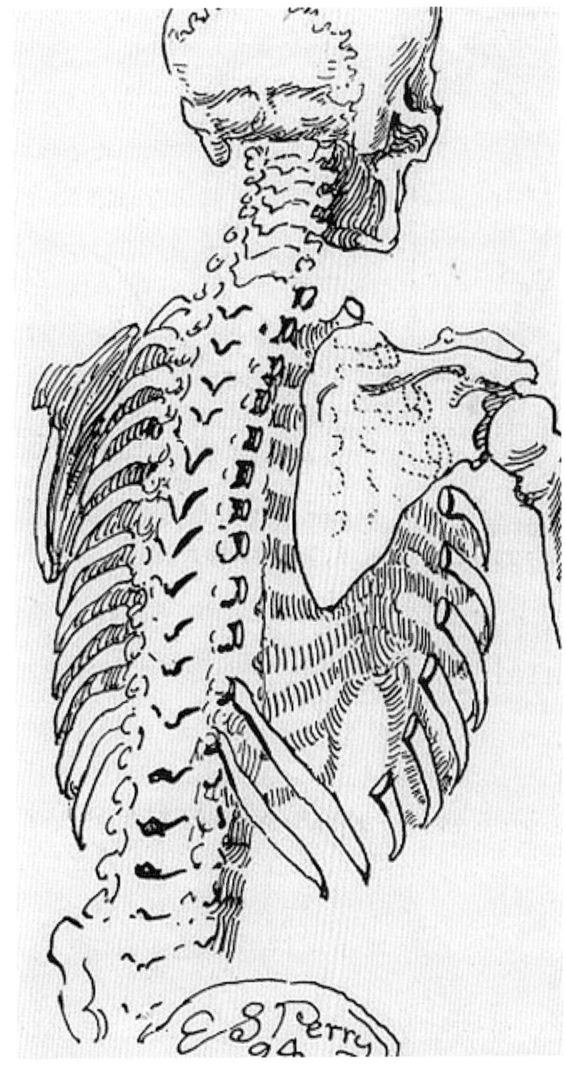

▲ 图 1-2 **Brauer-Friedrich 胸廓成形术图例**

注意切除第 1～10 肋骨的部分（引自 Alexander J. The *Collapse Therapy of Pulmonary Tuberculosis*. Springfield, IL: Charles C Thomas; 1937:452.）

受到军方的施压，Brauer 在 1934 年被迫退休。1939 年，GIAM 成为德国航空部航空医学研究所的一部分。

（三）通气和麻醉的发展

1910 年，Meltzer、Auer 与 Rockefeller 研究所的 Carrel 合作，发表了他们在犬类中进行的通气实验。通过气管切开放置气管导管，在适度压力下连续向肺部灌注富氧空气，使其保持膨胀状态 [39, 40]。

1910 年，Elsberg [41] 报道了第一例通过气管内导管进行正压通气的肺部手术，当时 Lilienthal [42] 为引流一个肺中叶脓肿进行了开胸手术。由于发展初期没有喉镜，使用乙醚或环丙烷作为麻醉药，气管插管技术难以掌握，因此这个方法接受速度很慢。当时使用最广泛的是利用密闭面罩或带手动通气装置的咽内气道。1910 年，Dorrance [43] 发明了第一个球囊导管，在送气口吹入气体后球囊导管可以膨胀。Mayo 诊所的 Tovell 也记录了在 V Mueller 和公司的协助下共同生产的球囊导管。他的文章中最大亮点是其结论："设计这种管很容易，但找到一家愿意生产这种可能销量不大的产品的橡胶公司很难 [44]。"

戊巴比妥在 1935 年问世 [45]，氟烷在 1951 年问世 [46]，20 世纪 50 年代开始使用麻痹性药物。尽管 1946 年 [49] 以来肌松药半成品已投入使用，但琥珀胆碱和泮库溴铵直到 1951 年 [47] 和 1964 年 [48] 才相继问世。

Brompton 医院的麻醉医师 Magill 与一些思维活跃的胸外科医师（如 Tudor Edwards 和 James Roberts）合作，为麻醉学的发展做出了巨大贡献。实际上，我们所熟悉的一些工具，如用于气管插管的喉镜和用于放置喉垫的手术钳都是 Magill 设计的 [50]。

（四）胸腔置管

胸腔置管最早起源于治疗脓胸。众所周知，脓液需要彻底引流 [51]，但在具体操作方法上存在分歧。19 世纪使用的槽针无法进行胸腔引流，但在穿刺的套管针中插入空心针可以改善引流 [52]。1873 年，波士顿的 Bowditch [53] 报道了他对 75 例患者进行胸腔穿刺的经验，并没有发现"任何短期不良结果"。

Trousseau [54, 55] 还报道了胸部抽吸的情况，他发现一片"肠膜皮（即牛犊小肠外膜，传统上用来打制金箔的羊皮纸）或猪膀胱"贴在导管上可以防止空气进入胸腔，却不会阻碍液体引流。

如今很难确定是哪位医生最早发明水封引流装置，因为该装置可能同一时期被多个医生改良过。该技术可能最早是通过放置导管来每日排出液体 [56]，后来将导管连接吸引装置，再到导管一端进行水封。1876 年，Croswell Hewett [57] 将一根橡胶管经套管插入胸膜腔，然后将其连接到一个有软木塞的玻璃管上，这根玻璃管可伸至装有稀释的高锰酸钾溶液的玻璃容器底部。von Bulau [58] 则是将 Hewett 方案中的高锰酸钾替换为石灰水 [59]。

早期的肺切除术并没有使用胸腔引流管，这可能导致了早期较高的死亡率。当时只是简单地关闭胸部，或者在胸内填塞海绵，一段时间后再取出。这种情况下难免发生脓胸，可以通过延长开放性引流的时间或行胸廓成形术来解决。1929 年，Harold Brunn [60] 报道了他进行肺叶切除术的出色成果，并将其归功于肺门结扎技术，但结果的改善更可能是由于他对胸膜腔的处理："患者是否能好转取决于胸腔能否在术后 5～7d 内没有空气和液体残留。如果肺门残端吻合成功，且伤口没有漏气，并不分昼夜地每 2h 使用注射器或其他装置不断进行抽吸，胸腔内就不会残留空气和液体，这样肺上叶和肺中叶就可以扩张，恢复过程通常较为缓和。" Nissen 和 Wilson [61] 认为这个方法是胸外科最重要的进展之一。

肺切除术在两次世界大战期间进行得十分谨慎，但是在第二次世界大战期间，制订胸外伤的标准治疗方案就显得格外重要了。因此，水封的胸腔闭式引流成为创伤性气胸、血胸和胸腔手术后的常见治疗模式 [62]。

（五）肺部空洞和肺脓肿引流

成人肺结核的特征是空洞主要集中于上叶肺尖和下肺叶。人体其他部位的脓肿可仅通过简单的引流来治疗，因此不难想到引流结核空洞就是治疗该疾病最初的手术方案。我们仍可以找到这种手术方法的个别报道[63, 64]。其中一些来自1885年Roentgen发现X线之前，证明了当时医生所拥有的临床技能。在1939年Monaldi[65]报道了一系列病例之前，很少有医生选择引流。但在意识到患者情况好转只是暂时的之后，医生对此的热情逐渐消退。

但是并非所有的空洞都是结核造成的。在20世纪初，肺脓肿十分常见，并且死亡率很高。该病是外科手术后常见的并发症（最常见的是扁桃体切除术），这很可能是在没有保护气道的情况下发生误吸造成的。但在当时，肺脓肿的原因并不确切。Holman及其同事[66]认为，术后肺部并发症是源于手术部位的栓子，而非误吸了感染性物质。Holman为证明他的假设，将一小段含有细菌和少量铅的股静脉置入颈静脉，含铅的部分是为了在X线下成像；总共17例患者中，12例有肺脓肿形成。一年后，Smith[67]从中重度溢脓患者的肺泡边界取材并注入实验动物体内，这些动物中有50%患了肺炎，其中20%患了肺脓肿。他的结论是，牙齿和扁桃体上的感染性物质被误吸入肺内是造成肺脓肿的主要原因。还有许多其他类似的实验，学者们最终达成共识，误吸或栓塞都有可能造成肺脓肿。

1936年，Neuhof和Touroff讨论出了一期手术的方案，取代了通常的二期手术方法。他们非常重视通过X线和支气管镜检查确定脓肿位置，切开靠近这个位置的一小部分肋骨。肺通常是粘连的，要么将其缝合至缺损的边缘，要么在脓肿的周围放置浸有碘的海绵，海绵可以促进肺的粘连，便于之后的引流。然后用针头定位脓肿位置，并经肺做一个切口引流脓肿（图1–3）。在最初的报道中，37例患者中只有1例死亡[68]。

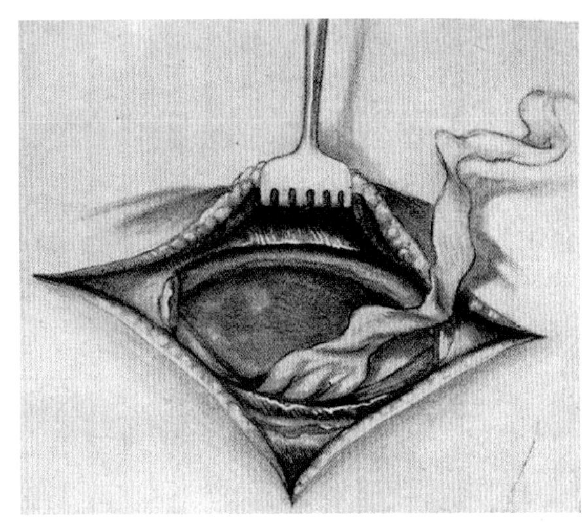

▲ 图 1–3　早期肺脓肿引流示意图

通过X线定位后，切除该区域的一部分肋骨。在这种情况下，内脏和壁胸膜通常没有粘连在一起。为了在切开和引流之前促进粘连，将浸有碘的纱布包裹在周围并关闭伤口。胸膜融合几天后，重新打开伤口，去除纱布，脓肿被成功引流至体外而不会有脓液溢出到胸膜腔（引自Lilienthal H. *Thoracic Surgery Vol Ⅱ*. Philadelphia, PA and London: WB Saunders Co; 1925:245.）

作者后来发表了新的报道[69–71]，他们在后期随访中发现支气管扩张很常见。他们建议任何情况下一旦伤口愈合就进行支气管造影。在一份连续纳入45例病例的报道中[72]，作者指出了患者之前经历的外科手术，19例患者行拔牙或扁桃体切除术，17例患者有严重牙龈感染，这增强了Smith的实验说服力，但其余9名患者的病因不明。

当抗生素问世后，肺脓肿的发病率下降。随着外科手术变得越来越安全，针对肺脓肿的一期外科手术切除变得流行。但是，钟摆又朝Neuhof的原始方法摆动[73]。Postma和Le Roux[74]明确指出，在急性期首先引流治疗的死亡率远低于早期切除。

三、脓胸

（一）Evarts Graham 医生和美军脓胸研究委员会

“未经治疗的脓胸通常是患者疏忽、外科医生拖延或手术失败的直接结果。”

—— Stephen Paget，胸部外科

1896年

Evarts Graham 医生因首次成功完成肺癌患者肺切除术而被铭记，但笔者认为他更大的贡献在于脓胸治疗[75, 76]。

美国在第一次世界大战初还是中立国，但当 1917 年 4 月决定介入战争，大规模的军队需要训练。当时建立了许多大型训练营，这些人满为患的营地成了肆掠全国的流感大流行的沃土，当时有 20%～40% 的军人生病。战争期间，因流感和肺炎致死的美军士兵和水手总人数超过了战场伤亡人数。实际上，有 3 万多人在离开美国海岸之前就已死亡[77]。继发性肺炎和肺炎造成的脓胸十分常见。对军营的问卷调查分析表明，平民与士兵之间的死亡率存在差异：军营中的死亡率为 30%～90%，而其他地方死亡率约为 30%。

由 Graham 领导的美军脓胸研究委员会随即成立。美军肺炎研究委员会在之前发现，军营中常见的致病力较强的是 β- 溶血性链球菌，而平民中常见的是 α- 溶血性链球菌（肺炎链球菌性肺炎或肺炎球菌性肺炎）[78]。

当时治疗脓胸的通用方法是广泛的开放引流，通常需要切除 1～2 段肋骨。脓液的性质与引起脓胸的微生物种类相关。在军队中，大量的胸膜浆液性渗出液伴随肺炎出现，肺炎性的脓液呈水样稀薄状。渗出阶段大约持续 2 周，之后才会形成脓胸的分隔腔。在平民中发生的脓胸常继发于肺炎球菌性肺炎，脓胸的形成通常在肺炎急性期消退后，纤维粘连形成较早，引流的脓液也更为黏稠。引流后，肺表面覆盖的纤维板避免了气胸的出现，但开放性气胸极易在新兵中出现。Graham 和 Bell[79] 得出结论，急性脓胸的治疗应采取以下措施：引流，但在肺炎急性期应避免开放性气胸；空洞应早期除菌和封闭；确保患者营养状态良好。但是，Graham 对持续引流持谨慎态度，因为他担心谵妄的患者会干扰引流并造成开放性气胸，取而代之的是常规进行反复的胸腔抽吸。

在 Graham 驻扎的 Lee 军营遵守了上述倡导的原则，成功将患者的死亡率降到低于 5%，其他军营也因避免在肺炎急性期早期开放引流而得到了类似的预后[80, 81]。

1933 年，Graham[82, 83] 成为第一个利用肺门止血带截断法成功完成肺癌患者的肺切除术的人。该患者是 48 岁的妇科医生 Gilmore，术前一天 Gilmore 将牙齿彻底清洁干净并买了一块墓地。肿瘤位于上叶支气管，医生认为该肿瘤已侵袭主支气管，且肺裂发育不完全。将 7 个 1～5mCi 的氡源分别植入残端的各个部分。参照现在的肿瘤分期法，应当是 $T_2N_1M_0$ 期。为防止脓胸，同时进行了胸廓成形术。该患者得以重新回到妇科工作并于 30 年后去世，享年 78 岁，甚至比 Graham 活得更久。Graham 还是最早提出吸烟可能增加肺癌患病风险的人之一[84]。Graham 本人就是个烟民，他自己也死于肺癌。

Graham 不仅是一名外科医生，还是一位发明家。1922 年他和 Allen[85] 开发了一种心电示波仪，1924 年他又与 Cole 和 Copher[86] 合作发明了一种胆囊造影技术。

（二）永久开放性引流

1935 年，Leo Eloesser[87] 发明了一种以他名字命名的治疗慢性脓胸的手术，在该手术方案中，他使用了“皮瓣”一词，设计一个“狗门”，空气和脓液可经皮瓣从胸膜腔排出但不能进入（译者注：恰似宠物可以从屋内顶开“狗门”出去，但却不能从屋外顶开）。其实皮瓣一词是一个整容手术术语，此处指将带有皮下组织或肌肉的皮瓣缝合到胸膜腔的内侧。皮瓣的内衬可保持引流部位畅通，并且无须使用引流管。故笔者认为“永久开放性引流”一词更确切。

但 Eloesser 并不是发明该手术的第一位外科医生。1916 年，Mayo 诊所的 Samuel Robinson[88] 首次报道了一名非结核性脓胸患者的开放性胸腔引流。更令人惊讶的是，Robinson 通过背阔肌的胸腔内转位封闭并去除了无效腔。

（三）胸膜剥脱术

开放引流并用 Carrel-Dakin 溶液冲洗是脓胸

治疗的标准方法，在许多情况下都很奏效，但一些患者却转化为慢性无效腔，这通常是肺部潜在病变（支气管扩张）造成的。Estlander [89] 建议切除覆盖脓胸部位的肋骨，但这仅适用于表浅的局部脓肿。Schede 进一步改良了这个方法，除肋骨外他还切除了肋间肌和壁层纤维板，使较大的胸壁肌肉、皮下组织和皮肤向内塌陷而封闭了无效腔 [90]。

1893 年，Fowler [91] 报道了一种治疗在急性期开放引流后发展而来的慢性脓胸的手术方法。他想切除慢性的窦道以便于引流，但是在去除窦道周围的纤维组织时，他发现可以使纤维板与肺、膈肌和心包游离开。腔内则塞满纱布，每日冲洗。4 周后，肺部扩张并封闭了无效腔。第二年，法国的 Delorme [92] 和比利时的 Lambotte [93] 也报道了类似的案例。20 年后，Lilienthal [94] 又将该方法应用于治疗创伤性血胸。1923 年，Eggers [95] 报道了对 146 名军人和文职人员进行的胸膜剥脱术经验，手术死亡率为 3.4%。他的手术过程与当代的术式非常相似，只是没有水封引流。值得一提的是，Eggers 在还是一名年轻的住院医师时，为 Torek 做的一台历史性的食管切除术患者做了麻醉。

（四）肺塌陷疗法

利物浦的 James Carson [96] 是第一个提出加压疗法的人，主要是通过诱导气胸来治疗肺尖结核空洞（表 1-1）。他的想法是，“病变部位将处于不活动的状态，不会受到呼吸运动的干扰，并且切面（腔壁）将通过相同的回弹作用力（空气压力）紧密贴合，而之前正是这个压力使其分离。”他认为双侧病变也可以通过双侧交替诱导气胸来治疗。

（五）Carlo Forlanini 医生与气胸疗法

在 Carson 提出上述方案 60 年后的 1882 年，来自意大利帕维亚的 Forlanini [97] 发表了他有关人工气胸的第一份报道。他指出，结核病患者中，一些发生气胸的患者与发生脓气胸的患者相比，前者预后似乎更好。他提出了一种治疗方法：由于氮气吸收缓慢，可以每天向胸腔内注射适量氮气，直到胸腔内氮气足量为止。他论证其治疗方法道：“肺塌陷了……肺不再做呼吸运动……不再做呼吸运动，也就不再咳嗽或咳痰。”Forlanini 的初次报道被前文提到的 Koch 那场著名的演讲和当年的报道盖过了风头。1894 年，当 Forlanini 的第二篇文章 [98] 发表并在罗马展示其结果后，这项技术才再次引起关注。

著名的芝加哥外科医生 John Murphy 听说了 Forlanini 的研究，并派其助手 William Lemke [99] 去学习该操作。Murphy [100] 颇具特色地推广了该手术，因此又被德国 Brauer [36] 所采用，称之为 Murphy 手术。

Forlanini 与 Murphy、Lemke 之间存在意见分歧。后两位主张在疾病的早期，即粘连形成前 [101]，短时间内注入大量的氮气，且治疗时间要短。相比之下，Forlanini [102] 则更谨慎，他认为气胸需要维持数年。这些操作最初是在 X 线片发明之前提出的，极大地依赖于医生确定诊断和治疗范围的临床能力。在欧洲，气胸疗法成为很

表 1-1　肺塌陷疗法的变化和术语的使用

气胸疗法
肺松解术：粘连分离 • 开放式肺松解术——开胸手术完成 • 封闭式肺松解术——盲法，或 X 线辅助完成 • 胸膜腔内肺松解术——胸腔镜手术完成
胸廓成形术：去除肋骨，诱导塌陷
肺尖塌陷术：胸膜外平面把肺游离开
胸膜腔外肺松解术：胸膜外平面把肺游离开，由以下物质或结构填充无效腔 • 空气（胸膜外气胸） • 带蒂肌肉 • 油和蜡（油胸） • 充气橡胶袋 • 聚乙烯布单 • 有机玻璃球
膈神经切除术：离断或压迫膈神经
气腹

长一段时间内的主要治疗手段，但直到 20 世纪 20 年代中期才开始在美国普及。

四、Jacobeus 医生和肺松解术

人们很快发现，诱导气胸作为治疗手段有一个重要问题，即肺组织的粘连使其不能充分塌陷。由于诱导气胸通常也不能保证肺完全塌陷，其他促进肺塌陷的操作应运而生。医生们便施行肺松解术来分离粘连，以成功诱导气胸。1908 年，Friedrich [37] 首次进行了开放性肺松解术，但患者死亡。其他外科医生进行该手术的结局也都较差且有较多并发症，该手术便基本上被废弃了。后来有医生尝试在闭合胸膜腔内进行肺松解术，即在不开胸的情况下分离粘连。通常是在诱导气胸后，如果 X 线片提示部分肺组织与胸壁粘连，便进行此手术。其中一些操作是在 X 线透视下进行的，但由于清晰度差而很快被放弃了 [103]。

胸腔镜的问世使闭合胸膜腔内肺松解术成为可能，其设计者是来自斯德哥尔摩的 Jacobeus[104–106]，也就是现代胸腔镜和腹腔镜手术的先驱。他经一个肋间插入类似于膀胱镜的器械，同时经另一肋间插入能量器械。

五、John Alexander 医生与胸廓成形术

美国胸外科学会（American Association of Thoracic Surgery，AATS）第17届主席 John Alexander [107, 108] 也感染了结核，在他接受胸廓成形术后卧床康复期间，他写了两本书（表 1–2），其中一本是 700 页的关于结核病的肺塌陷疗法。他将自己的文章也摘录了一部分到书里，以向读者阐明他和其他人在疗养院严格卧床，实施肺塌陷疗法的原因。当时书中的一些概念放到现在可能有点难以理解。

“个体对疾病的抵抗力可能受环境因素或结核菌素治疗影响，这种抵抗力可能是治愈疾病最重要的因素。另一个重要的因素（最重要的可控因素）是患病部位的功能性休息。休息是成功治疗任何器官结核的基本原则，休息越充分，治疗效果就越好。加压治疗，无论是通过人工气胸还是通过胸廓成形术或其他手术方法，都会导致患侧更大范围的肺组织得到部分或完全的休息，从而达成治愈结核的最重要条件。

其次，影响加压治疗临床效果的要素是压缩空洞、溃疡和其他结核病变的体积，以及压缩肺泡和小支气管的体积。”

Alexander 将压缩的肺比喻为“压过的海绵”，他说：“腔壁不是很坚硬的空洞，通过胸廓成形术被压缩为一条缝隙，最初机械性压缩完成一部分，继发的纤维收缩完成剩余的过程；然后，缝隙被有丰富血管的肉芽组织填充，或由光滑干净的黏膜取代之前的壁。”

Alexander 显然对肺塌陷疗法充满热情，发现抗结核药物前，结核病外科治疗的主要手段都一直是肺塌陷疗法及其改良方案，而非切除肺组织。实际上，Alexander [108] 在他的书中有关外科手术发展的章节里，将对肺切除术的描述放在“已被提出但未普及的手术”部分中。

实际上胸廓成形术最初用于治疗脓胸 [90]，然后才被用于治疗肺结核。如今，它早已不是结核的主要治疗手段，但偶尔也用于治疗慢性脓胸，最终形成了完整的闭环。事实上，瑞士洛桑

表 1–2　胸廓成形术的改良术式（主要特点）

Estlander: 局部去除积脓部位覆盖的肋骨
Schede: 积脓部位覆盖的肋骨、肋间肌肉和纤维板
Brauer-Friedrich 胸廓成形术: 根治性胸廓成形术，去除患者的第 1～9 肋，治疗肺结核
Wilms-Sauerbruch 胸廓成形术（椎旁胸廓成形术）: 切除椎旁肋骨，治疗肺结核
Alexander 胸廓成形术: 改良后的胸廓成形术，去除了胸壁上部 1/3～1/2 的肋骨，通常分阶段完成手术
Bjork 胸廓成形术（骨修补胸廓成形术）: 通常与上肺叶切除术联合进行，剩余的肺叶不太可能填满胸腔。肋骨从前侧和后侧离断，带肋骨和肋间肌的皮瓣复位并缝合

的 de Cerenville [64] 最先进行结核手术并报道了 4 例肺尖结核空洞，但他只去除了前侧肋骨的一小部分。后来，前面提到的 Brauer [37] 和 Friedrich [38] 推广了该手术（图 1–4）。

海德堡的 Wilms [109] 和 Friedrich 以前的学生 Sauerbruch 当时正在苏黎世工作，并在达沃斯的结核病疗养院为结核病患者做手术。他们各自独立研发了一种手术方式，这种术式是早期范围局限、风险低但效果不好的 de Cerenville 术式以及范围广但风险高 Brauer-Friedrich 术式的折中方案。他们的手术更为保守，因为他们优先切除肋骨的后部和胸椎的横突。这种手术被称为胸膜外椎旁胸廓成形术（图 1–5 A 至 C）。随着时间的推移，两位外科医生不断改良手术方式。尤其是 Sauerbruch，进行了数百例胸廓成形术。笔者

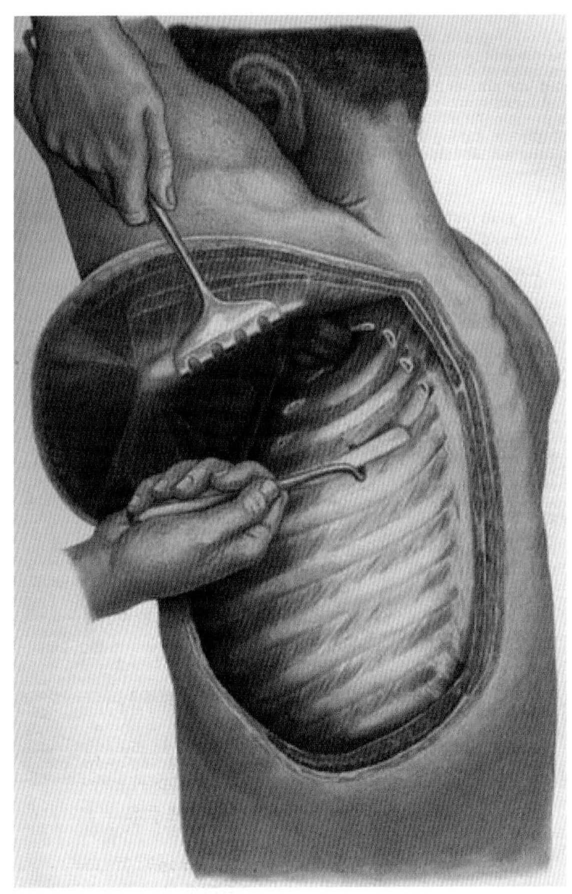

▲ 图 1–4　**Brauer-Friedrich 胸廓成形术**
注意大的"U 形"开胸切口（引自 Sauerbruch F. *Chirurgie der Brustorgane*. Berlin: Julius Springer；1920:737.）

的导师 Andrew Logan 在第二次世界大战前曾去过柏林拜访 Sauerbruch，并说 Sauerbruch 在半小时内就能完成胸廓成形术。据 Logan 描述，患者旁边是一张用无菌铺巾盖着的金属桌。当切除肋骨的一部分，但仍然附着在肋骨切割器上时，Sauerbruch 会不耐烦地用切割器使劲撞击金属桌，肋骨碎片从器械上被弹开，每隔 1～5min 便有一块肋骨在手术室里被弹飞。

Alexander 在美国推广了该手术。通常切除少于 8 根肋骨，切除范围一般与 Brauer-Friedrich 术式相同。去除后部和侧部的部分肋骨，但一次不宜超过 3 根肋骨，且分阶段进行（图 1–6）。Alexander [108] 主刀的手术死亡率约为 10%，约 75% 的存活者痰涂片转为阴性。相比之下，Brauer-Friedrich 手术的死亡率约 30%，仅约 35% 的患者痰涂片转为阴性。

第二次世界大战前，胸廓成形术都一直是美国治疗结核的主要手段。在欧洲则相反，尽管胸廓成形术很常见，但仍主要采用气胸疗法。不难想象为什么胸廓成形术很流行，该手术涉及胸壁，且尽量在胸膜外操作。而当时患者普遍有广泛的粘连，胸膜腔内手术很困难。几乎所有手术都是在局部麻醉下进行的，保证患者在术中可以咳嗽、咳痰，避免对侧扩散。20 世纪 40 年代初，当时没有抗生素、血库、双腔气管插管，以及对氧饱和度或连续动脉血压的准确监测。对于大多数外科医生来说，胸廓成形术显然更安全。

在许多接受胸廓成形术的患者中，肺尖没有充分塌陷，一些外科医生在手术中增加了肺松解术操作。Carl Semb [110, 111] 并未在胸膜内平面游离肺部，而是在胸膜外平面中进行该操作，后来被称为肺尖塌陷术（图 1–7）。

（一）膈神经切断术

Alexander [108] 在他的书中用了三章共 60 多页的篇幅介绍了这个手术。该过程似乎弊大于利，但读者需要了解这个不可逆操作产生的背景。

该手术最早由 Stuertz [112] 在 1911 年提出，

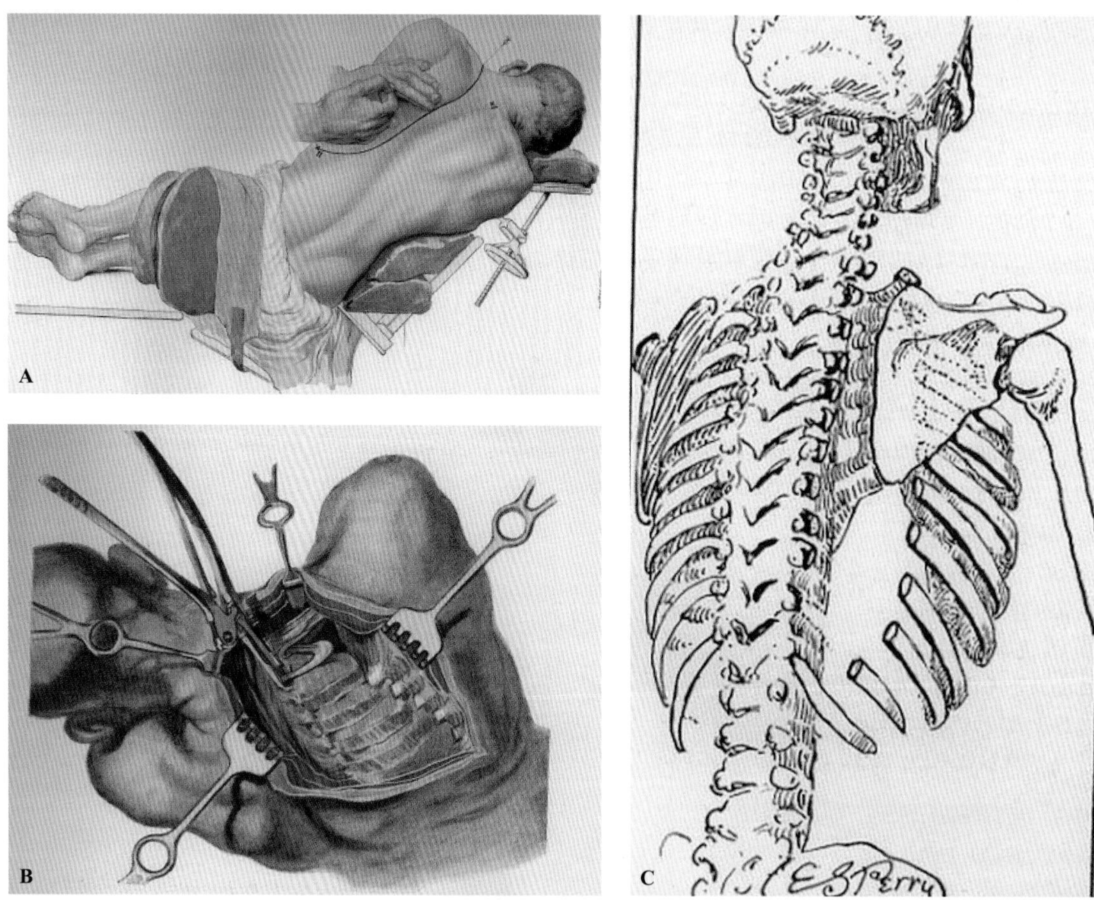

▲ 图 1-5 **Wilms-Sauerbruch 椎旁胸廓成形术**

A 和 B. 该手术是在局部麻醉下经肩胛骨内侧缘和后正中线之间做切口；C. 图示切除范围，注意椎骨横突也被切除（A 和 B 引自 Sauerbruch F. *Chirurgie der Brustorgane*. Berlin: Julius Springer; 1920:371, 741.； C 引自 Alexander J. *The Collapse Therapy of Pulmonary Tuberculosis*. Springfield, IL: Charles C Thomas; 1937: 450.）

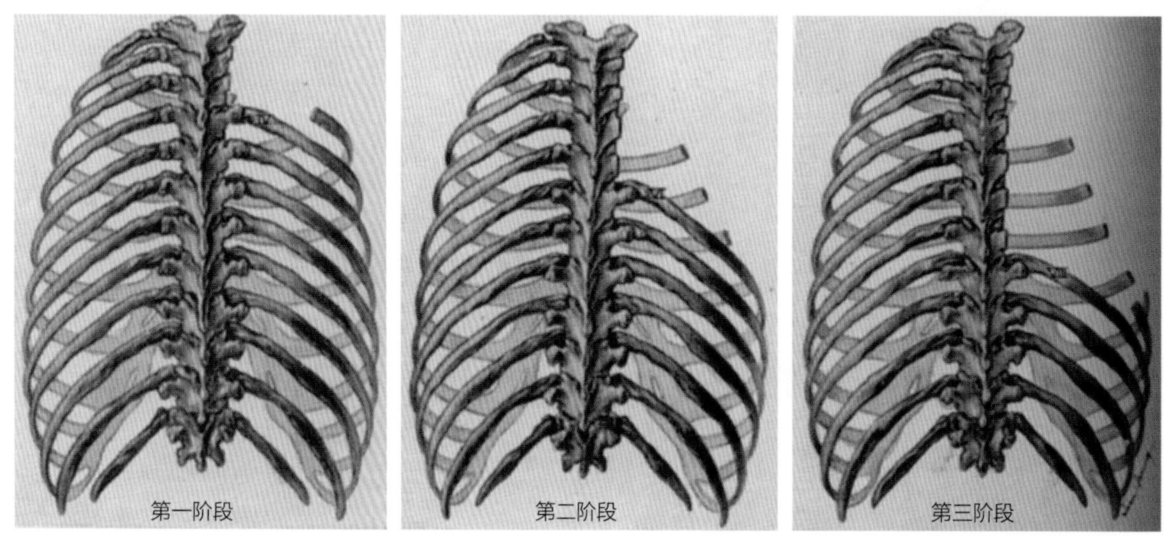

▲ 图 1-6 **Alexander 所称的"现代胸廓成形术"**

该手术分阶段进行。注意移除了第1肋及横突（引自 Alexander J. *The Collapse Therapy of Pulmonary Tuberculosis*. Springfield, IL: Charles C Thomas; 1937: 452.）

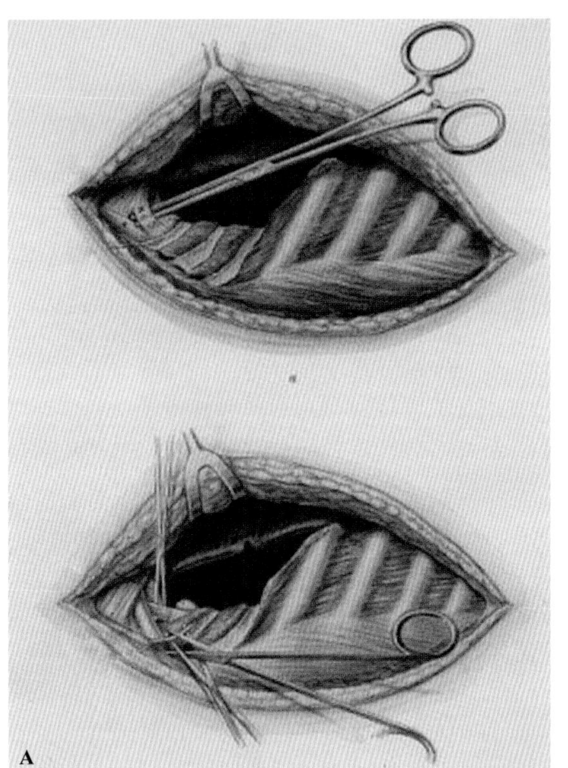

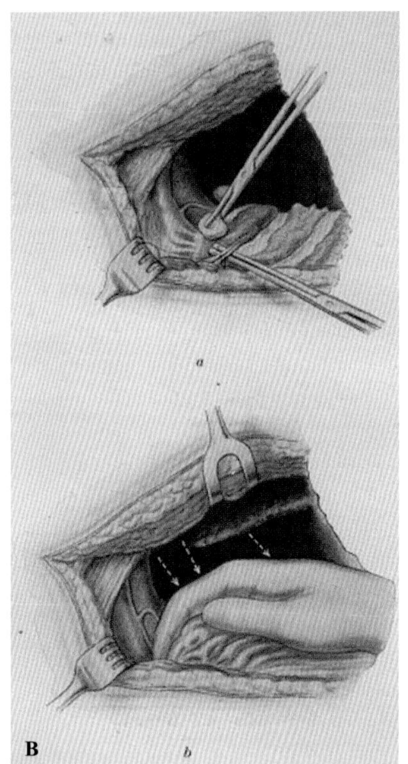

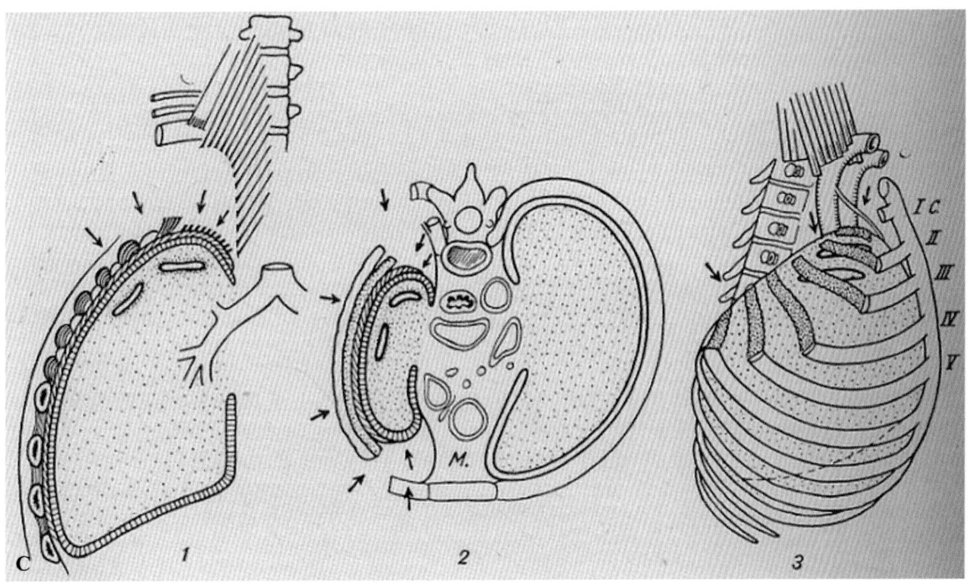

▲ 图 1-7　胸膜外肺尖塌陷术联合胸廓成形术

A 和 B. 切除肺尖部的肋骨后，将内侧的纤维粘连分开并向下清扫。肋间肌束向后分开，将胸膜游离开，让肺向下移位；C. 从其他角度展示该术式（引自 Semb C. *Lungenchirugie*. Berlin und Wien: Urban and Schwarzenberg; 1944:274, 275, 262.）

他认为膈神经切断术可以释放被胸膜粘连所限制的有病灶的肺下叶，这部分肺无法通过诱导气胸而塌陷。他认为，当肺结核累及下叶或形成支气管扩张的空洞时，该方法可能会有用。

两年后，显然尚不了解 Stuertz 术式的 Sauerbruch [113] 报道了 5 例膈神经切断术（3 例结核病和 2 例支气管扩张），术后患者症状改善。该手术可以简单地经颈部操作，很快在世界范围内流行开来。膈神经切断术甚至比气胸疗法更受医生青睐，气胸疗法由于存在粘连并且需要反复填充，往往效果不好。但由于神经再生或有副膈神经，切断膈神经通常不会完全导致肺塌陷，因此医生们开始寻求纤维剥脱术[114, 115]（图 1–8）或更彻底的切除术[116]。Friedrich 等[117]则只是压迫了神经并希望能够康复。

Alexander 显然认为该手术有一定效果，并在 63% 的病例中[118]将其视作优于气胸疗法的首选术式。他还试图对气胸疗法或膈神经切断术治疗有效的患者进行分类[108]。

（二）胸膜外肺尖手术

以下手术操作也属于肺塌陷疗法的一部分，因为其是根据 Semb[110, 111]推广的肺尖塌陷术设计的。此外，许多手术操作还与胸廓成形术结合进行，如若这些操作不与胸廓成形术共同进行，其原本目的是避免畸形和胸壁的反常运动。

1891 年，Tuffier[119]在肺尖切除前进行了胸膜外分离。两年后，他成功进行了针对严重咯血的胸膜外肺尖塌陷术。在 1910 年，他进行了类似的操作，并在术中进行了腔内自体脂肪填充，希望实现永久性的塌陷[120]。

此后，外科医生们提出了一系列不同的肺尖塌陷术，都是把肺尖从胸膜外游离（称为胸膜外肺松解术）。在这些手术过程中，在胸膜外游离出的肺与未切除的胸壁之间的腔充满了空气（胸膜外气胸）[121, 122]，椎弓根肌肉（图 1–9 A 和 B）[123–125]、脂肪（图 1–10 A 至 C），油和蜡（油胸腔）（图 1–11）[126]、可充气的橡胶袋（组织扩张器的前身）[127]、聚乙烯薄膜[128]或有机玻璃空心球[129]。

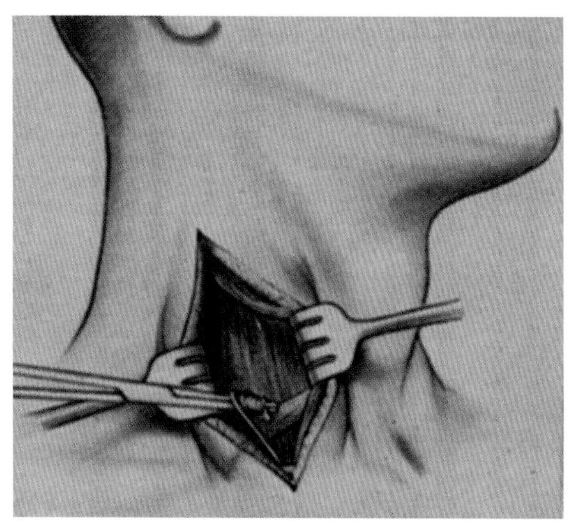

▲ 图 1–8　膈神经切断术

膈神经可以直接切断，也可如图所示用止血钳扭转撕脱。这种方式使得患者术后可能诉胸痛和腹痛（引自 Lilienthal H. *Thoracic Surgery Vol II*. Philadelphia，PA and London: WB Saunders Co; 1925:516.）

尽管有人尝试对异物进行灭菌，但是大多数患者的感染都是随着慢性窦道、脓胸和瘘管形成的。有些患者得以幸存，几十年后，他们的胸部 X 线片成为有趣的历史教学材料[130]。

六、用于治疗结核的特殊手术操作

20 世纪初，结核病是最常见的死亡原因，为了治疗这种疾病，人们尝试过许多不同寻常的药物和手术方法。接下来我们将简要地介绍一下其中的部分方法。

根据其他人的报道（未找到原始报告）[4, 131]，1858 年 Freund 根据尸检得出的结论是，活动性肺尖结核在第 1 肋较短或第 1 肋软骨较硬的患者中更常见。他还注意到在结核痊愈的患者尸体中，第 1 肋软骨会自发骨折并形成假关节。他还将儿童不会发生肺尖结核归因于儿童的肺尖低于第 1 肋，因此不受第 1 肋异常的影响。他主张切除第 1 肋软骨下侧约 0.5cm，并填充一部分胸大肌。这种不符逻辑的奇特的手术方式只流行了一段时间，但仍是通过对胸壁行外科手术治疗肺结核的首次尝试。

斜角肌切断术或斜角肌切除术，即离断或切除颈部斜角肌曾被用于减弱上肺的呼吸运动[132]，这一方法通常与肺塌陷术联用或作为随后的胸廓成形术中切除第 1 肋的辅助步骤。

1913 年，Alvarez[133]对 4 名晚期结核病患者进行了手术。他牵拉了第 2、第 3 和第 4 肋间神经，以“通过过度刺激交通支来麻痹肺血管的缩血管神经。”他希望会引起肺部充血，再由肺充血来治疗疾病。但结果是扩张的血管压迫肺泡

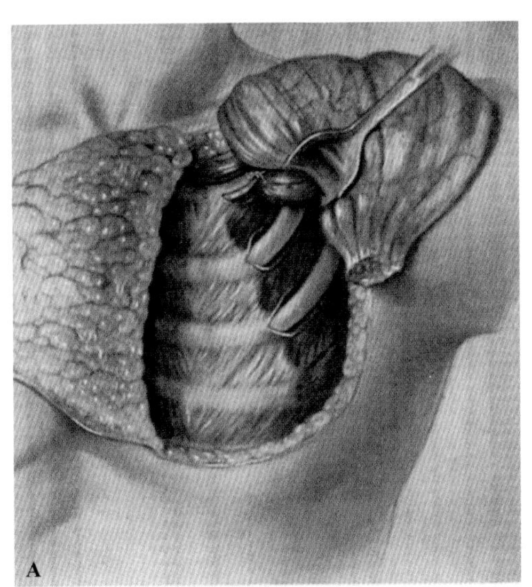

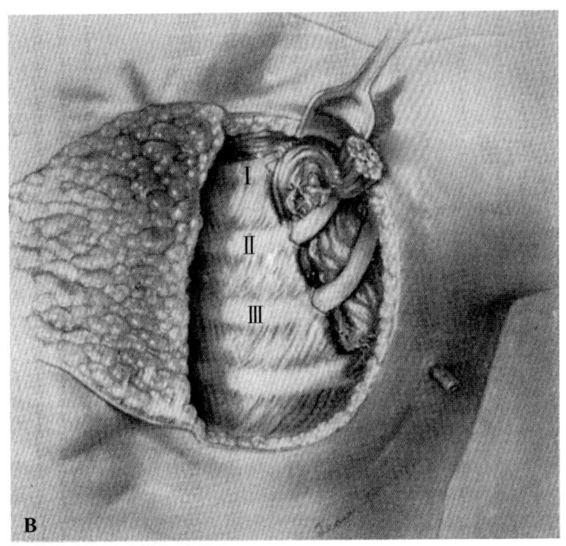

▲ 图 1-9　使用带蒂的胸大肌进行胸膜外肺松解术

将保留的血管蒂，与肱骨、胸骨、肋骨分开的胸大肌置入上侧肋骨下方胸膜外腔隙（引自 Alexander J. *The Collapse Therapy of Pulmonary Tuberculosis*. Springfield, IL: Charles C Thomas; 1937:408.）

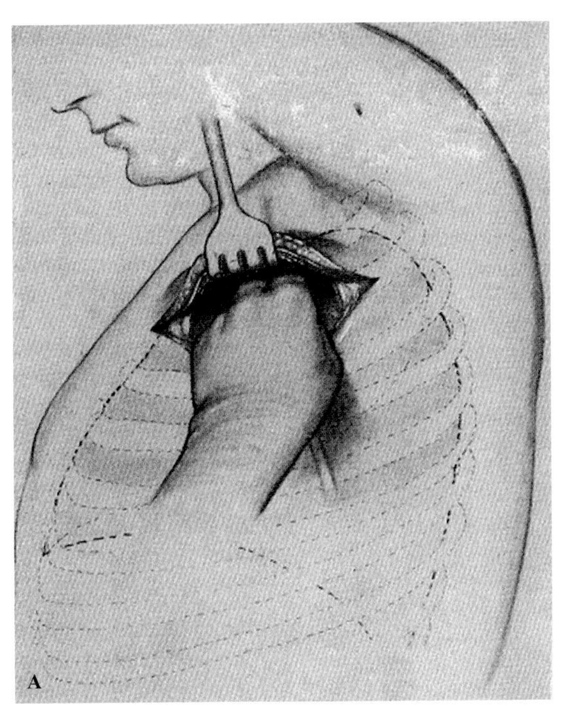

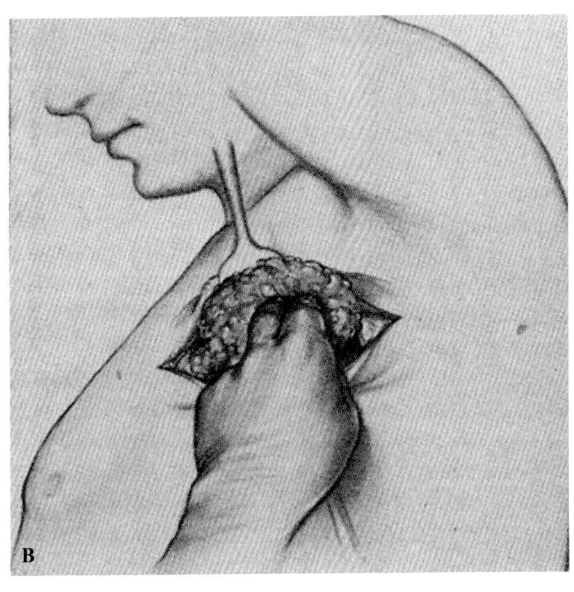

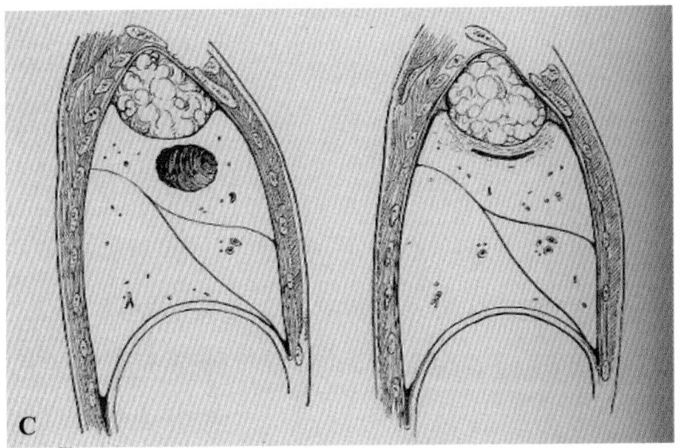

▲ 图 1-10　自体脂肪用于胸膜外肺松解术

A 和 B. 从腹部或臀部取下的脂肪或脂肪瘤（如果有）填充到胸膜外腔隙；C. 预期出现的空洞塌陷（引自 Lilienthal H. *Thoracic Surgery Vol II*. Philadelphia, PA and London: WB Saunders Co; 1925:448, 455.）

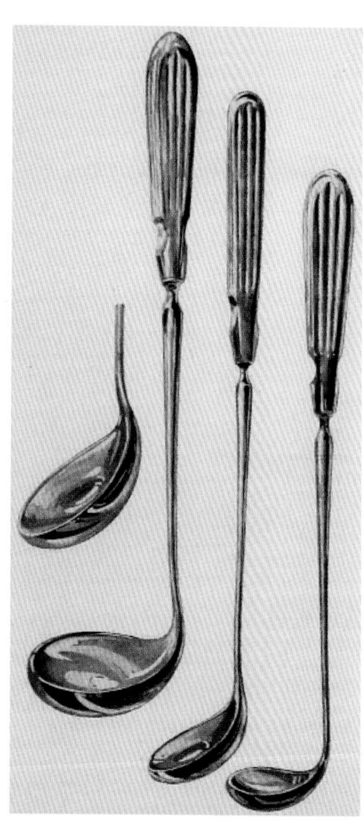

▲ **图 1-11　将受热液化的石蜡注入肺尖腔隙使用的长柄勺**

石蜡在体温下会再次凝固（引自 Sauerbruch F. *Chirurgie der Brustorgane*. Berlin: Julius Springer; 1920:363.）

腔，导致了持续 3～6d 的呼吸困难和肺部叩诊浊音，而非预想中的气胸或血胸，后来 4 名患者中的 3 名很快死亡。随后，他又报道了另外 12 名患者，他们的病情得到了改善，但没有治愈，因为他们没有完成在疗养院的治疗 [134]。

Alexander [135] 继续沿用了手术干预肋间神经的方法，并在他的书中用整个章节的内容阐述了该方法。如本章前文所述，他的手术原理是促进肺部休息。为了防止上腹部肌肉麻痹，他只麻痹了第 2～9 肋间神经。其他人则尝试使用酒精注射完成相同的步骤 [136]。

1921 年，Sayago [137, 138] 建议在第 1 与第 4 肋之间的胸膜下位置放置一段从胫骨中取出的骨移植物。他的理由是移植物可以刺激肺部，增加血液供应并引起纤维组织的生长，最后包裹结核病变。3 例患者接受了手术，1 例死亡，1 例好转，1 例后来接受了胸廓成形术 [139]。

肺动脉结扎术最初是 Sauerbruch [4] 报道的，后来 Schlaepfer [140, 141] 也报道了肺动脉结扎术，后者还进行了动物实验以评估其有效性。在该实验中，肺部缩小至正常的一半大小，支气管侧支动脉增粗，肺泡壁增厚。基于这些实验，Schlaepfer [141] 建议将叶动脉分支结扎与膈神经麻痹术联合来进行肺塌陷疗法，作为优于气胸疗法或胸廓成形术的治疗方案。如 Alexander [108]，Baumgartner 和 Eloesser 所报道的，对于严重咯血的患者，建议结扎肺动脉和静脉，他们认为胸膜粘连的血液供给可以维持肺存活。其他人则建议仅将病灶所在肺叶的静脉结扎 [142]。严重的胸膜粘连增加了手术难度，仅少量患者被报道接受了该手术。

经血管外科治疗肺结核的方法更加惊人。1929 年，Babcock [143] 离断了肺结核患者患侧的颈总动脉和颈静脉，并吻合了其近端。他的理论是，血液分流将降低呼吸运动的频率和幅度，并在结核结节周围产生充血。17d 后，他提出呼吸频率降至每天 11 500 个循环挽救了这位 28 岁的患者，该患者因咳嗽好转而出院。

Adams [144, 145] 则建议诱导支气管狭窄来治疗结核。在实验动物模型中，他通过支气管镜灌注 35% 的硝酸银诱发了支气管狭窄。在将结核杆菌注入血液并引起双侧肺部病变后，动物模型显示扩张差的肺叶痊愈更快 [145]。在他报告的 5 例患者中，只有 1 例患者疑似获益 [145]。

（一）肺气肿

肺气肿的临床特征是众所周知的，其中一些特征被认为与患者的症状有关。例如，有人注意到肺气肿患者在呼吸时会俯身，这被认为是增加横膈曲率的适应性动作。实际上，腹部加压带在 20 世纪 30 年代就成功用于恢复横膈曲率 [146]。在类似的情况下，部分濒死状态的患者被诱导人工气腹，症状得到了缓解 [147-149]。

肺气肿患者一般有典型的桶状胸，人们推测可能是患者肺部过大，所以需要扩大胸腔以容纳肺部。Freund [150] 提出肋软骨切除或横向胸骨切开术，可以提供更多的空间（图 1–12）。与之形成鲜明对比的是，其他人则认为肺气肿患者胸腔太大了，提出应行胸廓成形术来缩小胸腔。

外科医生们还提出了一些不寻常的方法，如胸膜固定术，改善肺部的血液供应（由于肺泡壁缺血引起的肺气肿）；又如膈神经切断术，一方面过度的吸气会撕裂肺泡壁，另一方面去除肺门神经可以减少支气管狭窄和由副交感神经控制的黏液生成 [151]。

全肺放疗确实取得了一些成功 [152]，其原理是辐射诱导肺纤维化，肺弹性回缩力增强。Brantigan [153] 表明肺多处楔形切除可改善肺气肿患者的症状，该报道促使 Joel Cooper [154] 等开展了所谓的肺减容手术。

（二）肺切除术

胸外科的早期先驱者有许多关注的问题，表 1–3 列出了部分问题，这也是本章这一节的思路框架。

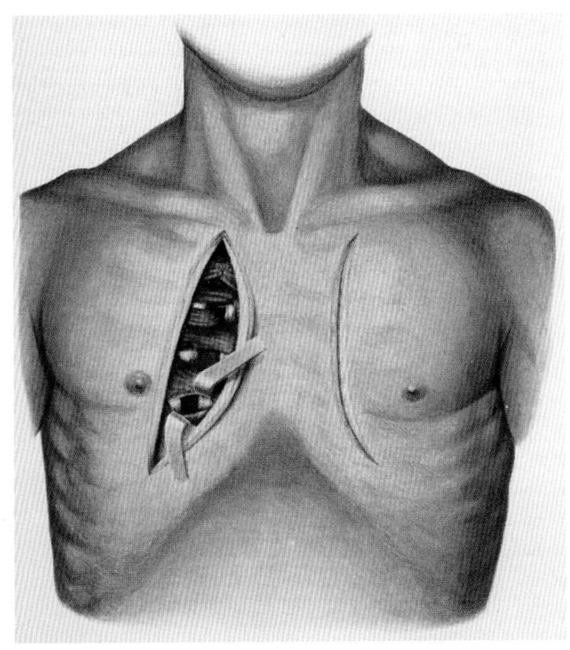

▲ **图 1–12　Freund 肺气肿手术**

他将肋软骨离断，认为这可以扩大胸腔容积，更好地容纳肺气肿膨大的肺（引自 Sauerbruch F. *Chirurgie der Brustorgane*. Berlin: Julius Springer; 1920:457.）

表 1–3　有关肺切除术的关注点

1. 如何进入胸腔
2. 突然结扎大血管会有什么结果
3. 如何避免胸膜腔内感染
4. 如何避免脓液溢到对侧肺
5. 如何关闭支气管残端
6. 如何密封肺表面
7. 本来被肺部占据的腔隙会发生什么
8. 手术操作范围应该有多广

Paget 在 1896 年的著作 [155] 里有一句心脏外科医师的金句："心脏外科手术可能已达到自然界的极限。"但他对肺切除术用以治疗肺结核同样悲观："手术指征很难确定，手术优势很不明显，并且该手术造成的患者死亡率如此之高，以至于目前尚无明确的理由推荐外科医生进行这种手术。"

（三）进入胸腔的入路

最初的入路是简单地分离肋骨进入胸腔。后来 von Mikulicz、Sauerbruch 和 Lilienthal 设计了肋骨扩张器，其他人又做了一些小小的改良 [156]。目前大多数胸外科医生使用的肋骨扩张器是由阿根廷外科医生 Finochietto 设计的 [157]。除了胸膜腔开放的问题之外，当时没有血管钳，唯一有点类似现代血管钳的器械就只有 Wertheim 直角子宫钳，唯一的缝合材料就只有丝线和羊肠线，没有锻造针，只能手持大针缝合。

（四）肺动脉的结扎

虽然外科医生在实验中已经提出过结扎单个肺门血管 [158, 159]，但当初还是普遍认为环绕肺门的大血管都不安全，更别说用丝线结扎这些大血管了。有人担心突然结扎肺动脉会导致类似急性肺栓塞的临床表现。Graham 在他著名的肺切除术病例中，结扎肺动脉前甚至也会暂时阻断肺动脉干并观察患者表现。

为什么不进行个别血管结扎？外科医生忘记了实验外科医生所提出的结扎术？在思考这些问题时，我们必须认识到，实验动物的肺门血管大小与人类的明显不同。实验动物血管是健康的，而患者在需要手术时（通常为炎症性肺病），肺门周围血管有明显的淋巴结增大和纤维化，使环绕并结扎血管变得困难且危险。就连全肺切除手术第一人 Willy Meyer [160]，也曾在试图将结扎线绕过动脉时失误导致患者死亡。当时尚不完善的麻醉技术要求手术快速完成，于是用紧结器、Shenstone 圈套器 [161] 或其改良版（类似 Rummel 止血带）代替结扎线来环绕肺门。血管形成血栓，肺部出现梗死，再于几天后切除。一些外科医生利用圈套器扎紧肺门，然后离断远端肺，再用铬制肠线缝合血管和支气管（图 1–13），术后开放引流或行胸廓成形术以避免出现脓胸。与之类似，一些外科医生用钳子夹住肺门静脉，几天后再取下。从现代的视角来看，这种止血带技术似乎很原始，但其确实在一定程度上避免了感染物溢出。

下面简单介绍 Lilienthal [162] 肺叶切除术。只游离待切除的肺叶，如果其他肺叶表面的胸膜腔无粘连，则将浸有碘的纱条置于该处胸膜腔，48h 后移除（图 1–14），一周后再继续进行肺叶切除术，保留粘连的肺叶（图 1–15）。用单独的缝线将全部肺门结构一并缝合，缝线末端留长，将缝线固定在皮下的安全别针上，保持残端的张力，以便在患者咳嗽或扭动时维持纵隔稳定。然后用“橡胶坝”把残端包裹住，使不可避免的瘘管和脓胸保持局限。术后 10～18d，残端脱落，移除“橡胶坝”和缝线。随后肉芽组织形成，伤口收缩、愈合。几乎每例肺切除术都伴随膈神经切断术，以保持膈肌固定 [162]。

（五）避免扩散到对侧肺

手术切除最初仅用于治疗支气管扩张和肺结核，很少做肺癌手术。最初的手术都是行脊髓麻醉，因为可以保留咳嗽反射，以便在操作过程中能咳出脓液等。1934 年，Archibald 使用了一个带球囊的导管阻塞了支气管。先用氯仿对患者进行深度麻醉，然后将导管盲插进待切除的肺叶，并给球囊充气 [163]。摆好体位后，用氧化亚氮和氧气混合进行麻醉。Overholt 首先提出采用俯卧位避免脓液溢出 [164]，但直到 1950 年，耳鼻咽喉科医师 Carlen 才与 Viking Bjork [165] 合作发明了双腔插管，用于保护对侧肺免受溢出物的影响和误吸引起的肺炎。

（六）如何封闭支气管残端

支气管残端的处理是一个重要的问题。处理方法多种多样，一些医生仅用丝线将支气管结扎起来，有些医生则用心包或肺组织覆盖支气管残

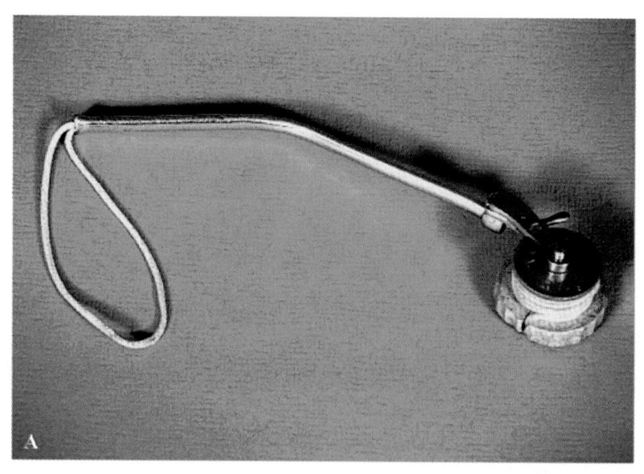

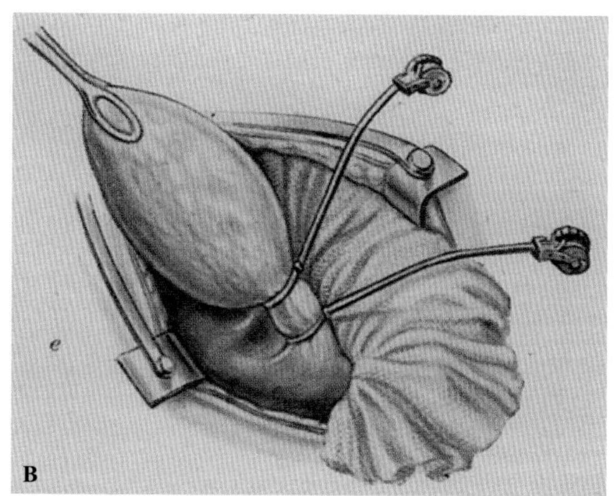

▲ 图 1–13　用于结扎肺门的 Roberts 止血带

A. 齿轮装置可以收紧圈套。一些外科医生将金属管周围的胸壁缝合，并在几天内收紧圈套，导致肺梗死；B. 两个肺叶切除术中绕在肺门上的止血带（图 A 为私人提供，图 B 引自 Semb C. *Lungenchirugie*. Berlin und Wien: Urban and Schwarzenberg; 1944; 189.）

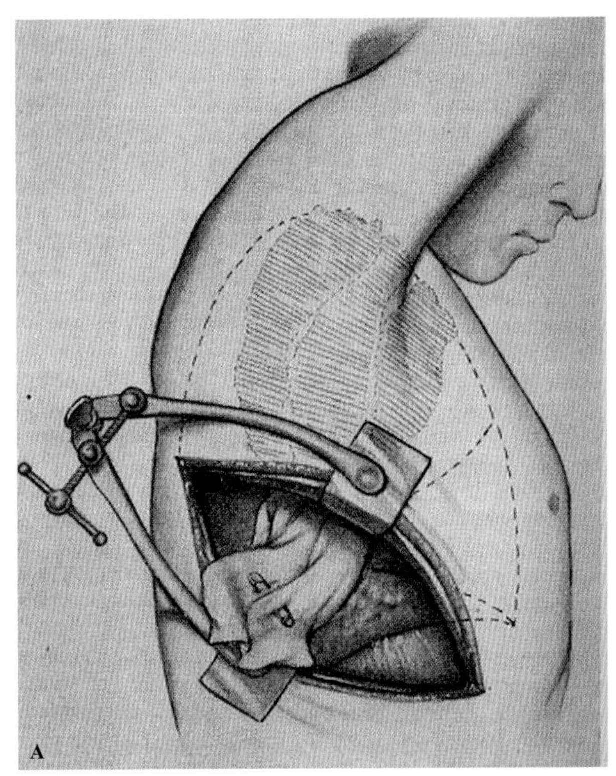

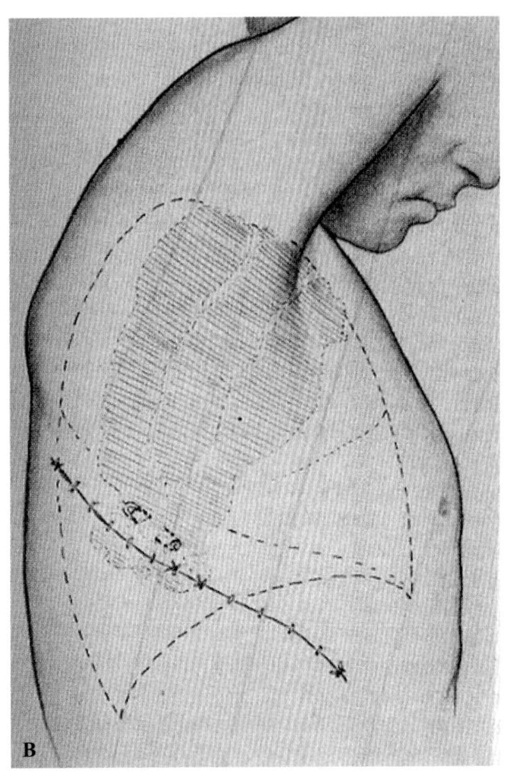

▲ 图 1-14　**Lilienthal 提出的使待保留肺叶表面的胸膜腔发生粘连的技术**

A. 将浸有碘的纱条置于该处胸膜腔并用别针固定，埋在皮下 48h 后移除；B. 一周后再继续进行肺叶切除术（引自 Lilienthal H. *Thoracic Surgery Vol II*. Philadelphia, PA and London: WB Saunders Co; 1925: 162–163.）

端，还有些医生甚至像处理阑尾一样将压碎的支气管残端翻进去（图 1–16）。哈佛医学院实验室的 Quinby 和 Morse [166] 做了大量关于肺切除的实验，发现支气管残端的愈合取决于支气管周围组织的量。约翰霍普金斯大学的 Reinhoff 等 [167] 做了进一步的研究，他的技术后来被其他人采用。他强调了三条重要的原则：①避免组织失活；②用最少的缝线以保留支气管周围的血供；③用毗邻的组织覆盖支气管残端。

在手术发展的早期，死亡率极高。Gaensler [168] 描述了常见的可怕术后并发症："要么患者突然皮肤发绀，死于支气管残端漏气；要么患者突然皮肤苍白，死于动脉残端裂开。"

（七）如何密闭肺表面

在现代，我们用吻合器来分离肺叶和肺段，并用止血材料和其他材料来封闭肺表面。但早期的外科医生基本上一无所有，但有些医生尝试使用大号的烙铁来进行肺叶切除术（图 1–17）。实际上，这个过程更适合用"肺叶破坏"这个术语来描述，因为并未切下标本送病理检查，也不能密封肺表面 [169, 170]。

（八）本来被肺部占据的腔隙会发生什么

另一个理论性的问题是切除肺叶或肺后的代偿。残余的肺能填满胸膜腔吗？会发生什么？在纵隔较松弛的实验动物模型中，残余的肺填充了空的胸膜腔。Mollgard [171] 认为发生了代偿性肺气肿："心跳有力则肺膨胀程度小，反之则肺显著膨胀。"

当 Graham 做全肺切除术时，他并不知道，正如我们今天所熟知的，胸膜腔充满了液体。他把肺切除术和胸廓成形术结合起来，这个决定在当时是正确的，因为支气管瘘当时很常见，而并非个例。只有当常规进行支气管的处理后，才会让胸膜腔充满液体，但目前仍不确定最初是谁确

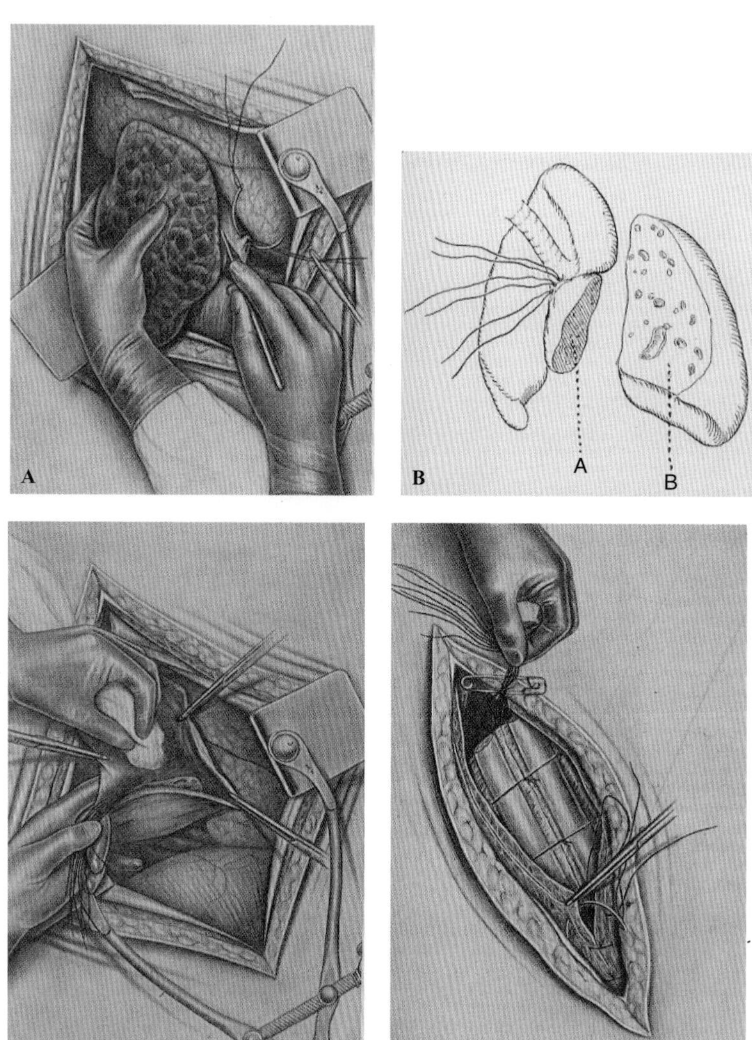

▲ 图 1-15 **Lilienthal** 的肺叶切除技术

A. 类似示意图 B 中的止血带并未显示，缝线被置于残余肺的肺门上，剩余的残端比平时看起来小，注意没有更换缝线；B. 注意保留与 肺叶相连的残端较长，且多根缝线保留较长；C. 用"橡胶坝"包裹住残端和缝线；D. 包裹住的残端用碘伏清洗，然后缝线和"橡胶坝"牵拉到切口的一侧，用别针夹住缝线并固定在皮下，以保持纵隔稳定。术后 10～18d，当残端脱落时，重新打开别针处的切口，拆除缝线和"橡胶坝"，形成一个可控的瘘管，随着时间应该可以逐渐愈合（引自 Lilienthal H. *Thoracic Surgery Vol II*. Philadelphia, PA and London: WB Saunders Co; 1925: 154-159.）

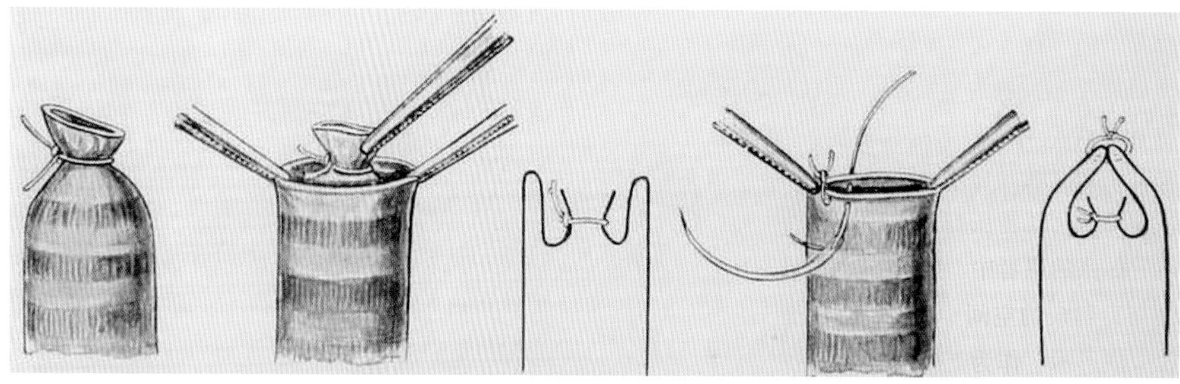

▲ 图 1-16 **Sauerbruch** 提出的封闭支气管的技术

以类似处理阑尾残端的方式处理支气管残端（引自 Sauerbruch F. *Chirurgie der Brustorgane*. Berlin: Julius Springer; 1920: 424.）

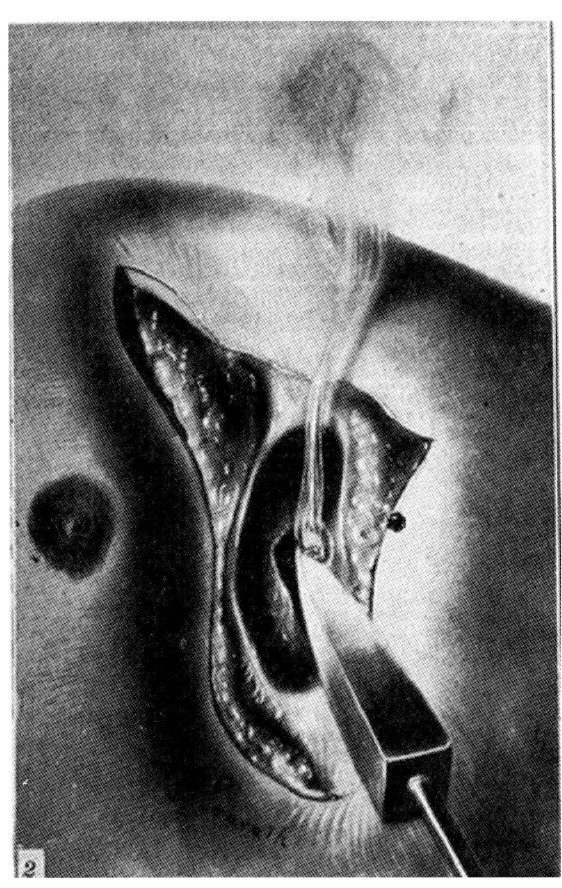

▲ 图 1-17　用烙铁毁损肺叶以治疗支气管扩张

此图描绘了被灼烧的肺和加热烙铁冒出的气体（经许可，引自 Ballon H, Singer JJ, Graham EA. Bronchiectasis. *J Thorac Surg* 1931-1932; 1: 502-561.© 1931 The American Association for Thoracic Surgery 版权所有）

认了该方法的安全性。

肺切除后的胸膜腔问题很常见，并可能导致了当时肺切除术的高死亡率，因为当时没有常规进行引流（见上文水封引流部分）[60]。这可能也是 Lilienthal 尝试用长的肺门缝线来固定纵隔的原因（图 1-15E）。

随着外科手术的发展，医生们普遍认识到了肺叶切除后残留空间的问题及其对并发症发生率的影响，尤其是在切除上肺叶治疗结核空洞或支气管扩张的患者中。纤维化的下肺叶通常不能膨大充满剩余的空间。Viking Bjork [172] 将“骨修补胸廓成形术”作为上肺叶切除术的补充。他切除 2～4 根肋骨的后侧部分，形成一个胸壁皮瓣，然后将胸壁皮瓣连接到第 5 肋。

（九）手术方法和手术范围的演变

正如反复强调的那样，最开始肺切除术的目的是治疗结核。前面叙述过 Block 在他表亲身上进行的那次失败的手术，其实其他早期进行的切除术结果也都不理想。Tuffier [120] 和 Doyen [173] 分别于 1891 年和 1895 年报道了少数几例成功案例，两者都是经胸膜外对肺尖病变行楔形切除术。

1907 年，Gluck [174] 成功地为一个 5 岁幼儿做了肺叶切除术。Babcock [175] 在 1908 年完成了美国第一例肺结核肺叶切除术。右肺下叶经胸壁送出，然后依次夹闭并缝合，最后患者死亡，尸检发现残余肺不张并有肺结核。27 年后，才有了第 2 例美国肺叶切除术治疗肺结核的报道 [176]。

1912 年，英国的 Morriston Davies [177] 为一名右肺下叶鳞癌的患者做了手术。下叶血管分别进行结扎，缝合支气管并用毗邻肺组织覆盖残端，术后第 8 天患者死于脓胸。从那之后，单独结扎血管的技术似乎被遗忘了；1940 年，当 Kent 和 Blades [178] 重新提出这项技术时，他们宣布这是一项新技术。

在接下来的几年间，偶尔有人进行肺叶切除术，但数量很少。在 1938 年美国胸外科学会会议上，有一项 18 例的报道；在 1940 年的会议上，有一项 50 个病例的报道，其中 16 人死亡 [179]。在讨论中，一些人建议先行胸廓成形术压缩无效腔，降低感染的可能性，再进行切除，另一些人则强调切除本身就很危险。由于当时肺塌陷疗法及其改良还是首选治疗方法，肺叶切除并非大家推崇的肺结核治疗手段。手术切除在当时仅应用于肺塌陷疗法失败、空洞未塌陷、支气管狭窄和复发咯血的患者，而这些患者的死亡率都很高。

人们普遍认为肺塌陷疗法及其他所有治疗方法都失败后再进行切除手术，Churchill 和 Klopstock [180] 在 1943 年对这个观点提出了挑战。他们发表了一个小的病例系列报道，其中肺叶受累的患者接受了肺叶切除术，并采用单独结扎血管的技术，而非胸廓成形术，他们认为肺叶切除术比第 7 肋胸廓成形术能保留更多肺功能。在这个报道后[181]，医生们对手术的态度在一定程度上有所转变，开始反对肺塌陷疗法，并首选肺叶切除术。然而，在链霉素问世前，手术死亡率一直很高。1946 年，Overholt 和同事们[181]报道了 200 例手术，死亡率为 25%，4 年后情况则不一样了，链霉素问世几年后，结核病术后的并发症发生率和死亡率显著下降。

纽约的 Chamberlain[182]建议进行肺段切除术来治疗结核。他指出，结核通常局限于三个肺段，即上肺叶的尖段和后段及下肺叶的上段；到 1953 年，他完成了 300 例手术，死亡率低至 3%。

由于一般在疾病晚期才有临床表现，故肺癌手术非常少见。在肺癌的早期诊治中，手术切除被认为比治疗结核的操作还简单[183]。在这种背景下，支气管扩张的手术经验也与肺结核手术类似，因为最初这两种手术的死亡率都很高。1923 年，Ballon 等[169]回顾了支气管扩张肺叶切除术的文献，发现成功率只有 17%，死亡率为 52%。1940 年，全肺切除术和肺叶切除术治疗肺结核的死亡率分别为 40%～50% 和 20%～25%[183]。外科医生也开始提倡分阶段手术[183-185]。Coryllos 提出的术式包括增加有创程度、诱导人工气胸、膈神经切断术、胸廓成形术，以及烧灼或肺叶切除手术（如 Ballon 等所提出的[169]）。对于这些手术，他还推荐采用脊髓麻醉。

1931 年，Ballon 等[169]报道了接受了两阶段手术的 212 例支气管扩张患者，其死亡率为 34%（72 例死亡）。最初切除几根肋骨 10d 后，每隔几周用一个大号烙铁反复行烧灼术。术后感染是很常见的并发症，可以通过延长引流时间或行胸廓成形术来治疗。术后留下了多处支气管瘘，以保证脓液通过伤口引流出，而非被咳出来。Lilienthal 在他的书[162]中强调："不应该缝合皮肤切口，这个原则没有例外。"

Graham 和 Singer[82, 83]成功地进行了肺癌全肺切除术，这在一定程度上影响了外科医生，并将全肺切除术视为肺癌的标准治疗方法。1950 年，Churchill 和他的同事[186]在 AATS 会议上发表了一份报道，他们做的 31 例肺叶切除术和 87 例全肺切除术结局类似，引起了广泛的讨论。许多人认为在可以耐受全肺切除术的情况下，选择肺叶切除术看似有点异类。Graham 说："我们应该把癌症的理想手术和理论上不是理想但有时会奏效的手术区别开来。" Alton Ochsner 说："肺叶切除术仅适用那些不能行全肺切除术的病例，而非那些可以进行肺叶切除的病例。" 然而此后的 1～2 年，肺叶切除术成为肺癌的标准术式。

（十）食管手术

有很多食管疾病是以发现者的名字命名的（如 Zenker 憩室、Barrett 综合征、Boerhaave 综合征等），同理，很多外科手术也是以其提出者的名字命名的（如 Belsey 术、Collis 术、Ivor Lewis 术、Heller 术等）[187]。

最初对食管进行外科干预是为了取出异物，如果诱导呕吐不成功，就用一根硬棒或一根探条将异物推入胃中。Clark[188]在 1803 年描述了一种由弹力胶制成的管子，经管道将一个带有 4 个弹力钩的鲸骨伸入食管，以包裹并取出异物。

（十一）食管疾病诊断

在 Roentgen 宣布发现 X 线后的几个月里，有人尝试用氧化铁、铋和铅溶液在 X 线下衬出食管和胃肠道[189-194]。因为铋有一定的毒性，钡可以进一步提纯而且更便宜，所以钡成为首选的对比剂[195, 196]。1917 年，时任 Mayo 诊所放射科主任的 Carmen[197]发表了一篇经典文章《消化道疾病的 X 线诊断》（*The Roentgen Diagnosis of Diseases of the Alimentary Canal*）。胃的"龛影"、"充盈缺损"和"切迹"这几个影像学特征都是他提出的。

早在 1910 年，Keith[198]就确认了食管上括约肌和下括约肌，但直到 50 年后才有人开始进行食管压力测量[199]。

（十二）食管狭窄

1927 年美国通过了一项联邦法律，要求对腐蚀性碱进行适当的标记。在那之前，大多数食管狭窄都是由于误吞强碱或硫酸造成的[200]。当降低了误食的发生率后，对胃食管反流引起的食管狭窄的认识才逐渐增加。

大多数患有食管腐蚀性狭窄的患者都很年轻，手术主要是给梗阻制造一个旁路而并不进入胸腔，狭窄的食管留在原处，便于将黏液排入胃内。与此相反的则是食管癌手术，其操作需要进入胸腔，而当时一般是要避免进入胸腔的。食管癌患者年龄较大，出现症状时病情往往已经进入晚期。所以最初对待食管癌存在一种虚无主义态度，对食管癌的手术治疗起步也晚于对食管狭窄的治疗。这并不奇怪，但医生们并没有丢掉治疗食管狭窄的经验。

在那之前，已有人提出过食管镜和食管镜检查，但是这些器械并没有被广泛使用。狭窄最初是用盲扩法处理的，但是盲扩法很危险，穿孔是其常见的致死性并发症[201]。为了避免这种并发症，Frazier[202]提出了使用金属球，球的大小为 2～7mm，并且有可以穿线的孔；患者吞下系有绳子的小球。如果小球在第 2 天进入胃部，则将其取出，并换成一个更大的球，重复这个过程，直到最大的那个球通过。

后来，其他人尝试以类似处理尿道狭窄的方式处理食管狭窄。用狭窄的鲸骨轴塑形过的自制食管刀进行扩张。也有人用一根很粗的线，类似 Gigli 线锯，一端通过胃造瘘口，另一端通过颈部食管造口（图 1-18）[204, 205]。

人们认识到，如果可以引导空心的探条，将会降低穿孔风险。在 1903 年，Dunham[206]提出了一种技术：患者吞下一根线，然后通过胃造瘘口取出线的一头，这可以引导一根铝制探条通过，一些患者吞下的线会保留数月。Vinson[207]后来使用了一个带孔的探条，可以将其系在吞下的线后面。

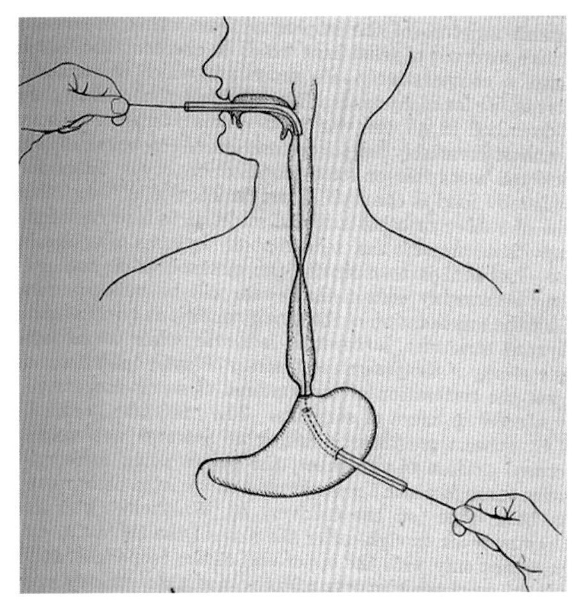

▲ **图 1-18　通过狭窄处的线锯**

此处使用的为钓鱼线，口腔和胃造瘘口部位由金属套保护（引自 Lilienthal H. *Thoracic Surgery Vol I.* Philadelphia, PA and London: WB Saunders Co; 1925: 327.）

1907 年，瑞士洛桑的 Roux[208]提出用空肠制造旁路绕过食管狭窄，将空肠上端提拉到前侧胸壁皮下位置。随后 Lexer[209]将皮下的空肠与颈段食管用皮肤管道搭桥连接起来（图 1-19）。这些操作并非没有风险，Saint[210]回顾了 1929 年的文献（144 例良性狭窄的食管成形术）发现总死亡率为 29%；4 年后，Ochsner 和 Owens[211]在他们回顾的 240 例患者中发现死亡率约为 33%。使用较长的空肠制作旁路易受到血供不足的限制。Longmire 和 Ravitch[212]提出了吻合胸廓内动脉与肠系膜动脉，即今天的增压式空肠。

1923 年，德国巴登的 Roith[213]将右侧结肠经皮下提起制作食管旁路，这位患者术后存活了 3 年。

打开胸腔切除狭窄部位并用胃代替食管是由日本的 Oshawa[214]提出的，然后他又相继提出了空肠间置术[215, 216]和结肠间置术[217, 218]。

（十三）咽食管憩室

该疾病是由 Ludlow[219]于 1767 年第一次提出的，其标本仍保存在格拉斯哥的 Hunterian 博

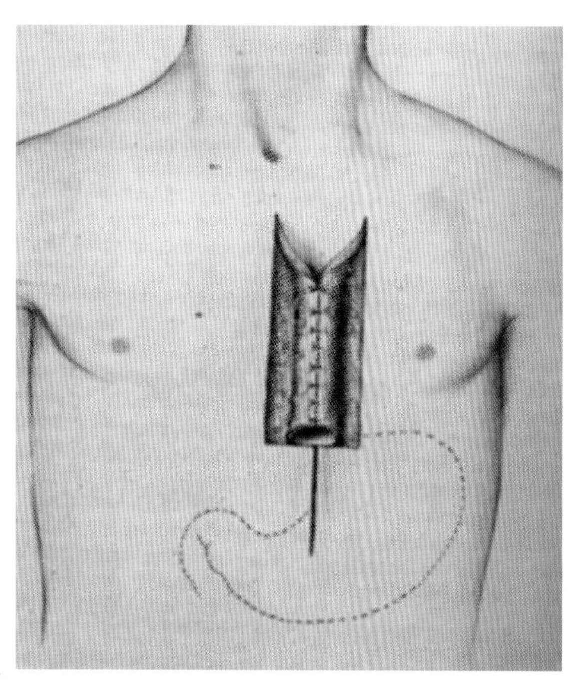

▲ 图 1-19 用于连接胃和食管颈部残余部分的皮肤管道

该操作通常分阶段进行（引自 Lilienthal H. *Thoracic Surgery Vol I*. Philadelphia, PA and London: WB Saunders Co; 1925: 330.）

物馆，但德国病理学家 Zenker[220] 对该疾病做出的贡献更重要。病理学家 Zenker 和 von Ziemssen 将症状与病理发现联系了起来（34 例尸检，22 例发现憩室），并将憩室分为四种类型：①最常见的真性咽；②咽食管交界处起源的憩室；③起源于食管中间 1/3，靠近气管分叉的憩室；④膈上憩室。重要的一点是，笔者注意到所有典型的憩室中都缺少完整的肌肉层。Moynihan [221] 对该病的临床症状和体征的描述是有史以来最好的。

早期尝试切除的手术死亡率往往较高，易发生渗漏和感染，这可能是由于憩室囊内有大量的细菌生长，以及难以处理环咽肌痉挛。Niehans [222] 的患者在术后 2 周死于甲状腺上动脉继发性出血；Burchardt 的患者术后第 6 天死于肺炎；Kocher 的患者是该手术后幸存的第 1 例，手术施行于 1892 年，术后渗漏持续了 13d [223]。

另一些人则尝试在不打开食管的情况下将憩室囊嵌入食管 [224]。Zesas [222] 为了防止污染，做了一个两阶段的手术，首先将憩室囊的颈部封闭，然后将憩室缝到皮肤上，8d 后切除。Mayo 诊所采用了这种两阶段的手术，1923 年报道了 74 例该手术病例 [225]。最终，人们意识到，Zenker 憩室需要将环咽肌切开术纳入外科治疗的一部分 [226]。

早在 1833 年，Mondiere [227] 就推测向外突出的憩室是与某种吞咽障碍相关的黏膜疝。但直到一个世纪后，人们才逐渐认识到运动障碍在其发病机制中的作用 [228]。膈上憩室最初的治疗是经腹部入路将胃和憩室囊吻合 [229]。第一次成功切除是由 Clairmont [230] 经腹、经膈肌入路完成的，随后是 Barrett [231] 在 1933 年经胸膜腔入路完成的。

（十四）贲门失弛缓症

该疾病最早是由 Thomas Willis 在 1672 年描述的 [232]，他的患者用一根特制的鲸骨棒自己扩张贲门长达 15 年时间。1887 年，Russel [233] 引入了气囊并发明了一种器械：“一个香肠形状的丝袋，内有一个很薄的橡胶袋子可以将其密封，然后安装在一根管道或一根空心管的末端。”袋子瘪的时候将其穿过狭窄处，到达合适位置以后用注射器给袋子打气。后来 Mayo 诊所的 Plummer [234] 推广了这种球囊技术。在他的一些病例中，患者事先吞下了 6 码（1 码≈ 91.44cm）长的丝线，下午 3 码，第二天早上 3 码 [235]，然后用丝线传递声音。他的扩张器的设计与 Russel 的相似，但是通过注水来扩张球囊。通过疼痛程度来评估产生的压力，一般采用 50～100mmHg 的压力。如果 500mmHg 的压力都还不能“麻痹括约肌”，就使用更大型号的扩张器。Plummer 最初认为这个疾病是由于贲门痉挛性收缩引起的，他分阶段描述了该疾病。Mikulicz [236] 则普及了经胃手动扩张贲门的方法。

“梗阻区”最初的手术方式类似于 Heineke-Mikulicz 术或 Finney 幽门成形术 [237-239]。Lambert [240] 术需要先行胃造瘘术，再用钳子穿过胃造瘘口进入扩张的食管，然后将一片刀片穿过胃底，进入赘余的扩张食管，食管被拉入腹部并被压闭，类似于夹闭肠道那样。用铬制肠线将胃和食管的相邻部分连接起来，将钳子留置4d，然后夹紧钳子，压碎夹住的所有组织，第9天取下钳子。患者康复后，进食任何食物都很轻松。几乎所有上述步骤都是经腹入路完成的。不幸的是，这些手术导致了严重的反流性食管炎，这是Barrett和Franklin[241]在1949年的论文中所强调的。这些食管胃吻合术的报道令人沮丧，因此人们又回过头去尝试40年前提出的Heller术。

德国外科医生Heller[242]在1913年进行了首次经腹的贲门括约肌切开术。他的本意是进行上述的Heyrovsky食管胃吻合术[238]，但由于食管扩张和肥大，他认为进行该手术并不明智。取而代之的是，他做了两个纵向切口，一个在前侧，一个在后侧，从缩窄处的上方2cm开始向下延伸到胃底，长度为8cm，术后患者能立即进食任何食物。Groeneveldt[243]改良了这个术式，仅行一次切开术，也就是直到现在普遍采用的术式。

Guy医院的Rake[244, 245]阐述了Auerbach神经丛的相连的神经及其周围神经节的病理变化。Rake的同事Hurst[246]在1930年阐释了贲门失弛缓症的原因，以及为何胃底无法松弛。

（十五）先天性食管闭锁

先天性食管闭锁在17世纪末的一对连体双胎[247]中有过单独报道，随后报道了这种闭锁并发气管瘘[248]。Vogt[249]是对闭锁类型进行分类的第一人，但并未记载其最罕见的形式，即不伴闭锁的气管食管瘘，后者由Lamb[250]在1873年首次记载。

Steele[251]首次采用了手术方式治疗这种疾病。他在行胃造瘘术时，经胃造瘘口伸入一根向后延伸的细长钢制探条，另一根探条放置在患儿嘴里，“希望扭曲或狭窄的食管下段可以被贯通。”这名新生儿第二天死于肺炎。

此后，Mead[1]在书中写道，治疗该病的外科手术全都是致命的。

1939年，Ladd[252]进行了第一次多阶段修复手术（瘘管结扎、食管造瘘术、胃造瘘术，以及随后使用皮肤管道的胸段食管成形术）。另一个进行了外科修复的医生是Cameron Haight，他接替了Alexander在密歇根安娜堡的事业。1941年，他进行了第1例一期修复手术，患者成功存活[253]。1944年，他对6例存活者先后施行了16次该手术[254]，所有操作均经胸膜外完成。

（十六）食管裂孔疝手术

Allison[255]在1951年发表了最早的关于滑脱型食管裂孔疝的报道，描述了滑脱型食管裂孔疝的典型症状、内镜下表现、胃黏膜活检和食管组织活检等特点，并推测了该疾病发生的原因。他提出的术式是有两个主要步骤：“首先分离膈食管韧带和贲门附近的腹膜反折，再把这些结构缝到膈下；其次，将右膈脚的纵行纤维经食管背后交叉，留置在那里，轻轻缝合使其保留肌肉功能。”他为33例食管炎患者做了手术，1例死亡，30例术后效果很好。另外15例食管狭窄患者行狭窄部分切除及食管空肠吻合术，术后全部治愈[255]。1973年，他报道的长期随访复发率为50%[256]。

Barrett[257]描述了以他名字命名的食管疝和黏膜改变。

Nissen[259]在土耳其伊斯坦布尔的时候，切除了一位年轻溃疡患者的贲门，并将胃底包裹在吻合口周围，类似于Witzel胃造瘘术。该患者此后16年都没有出现反流的问题，他在另一个反流性食管炎患者身上应用了同样的方法。1956年，他描述了我们今天所知的胃底折叠手术治疗反流的病例[260]。在英国布里斯托的Frenchay医院，Ronald Belsey因施行食管手术而名声大噪，包括Griff Pearson和Mark Orringer在内的许多胸外科医生都跟他一起学习过。1957年，他提出了一种名为Belsey Mark Ⅳ的抗反流手术[261]。

Collis[262]在1957年提出了他的食管延长手术，并把留在横膈上方的胃称为连接管。

（十七）Franz Torek 医生与第一例全食管切除术

食管癌切除术的早期尝试局限于颈段食管，并且需要制造唾液瘘和食管远端造口[263]。后来，对胸段食管癌的手术主要经胸膜外入路进行，以避免损伤迷走神经和胸导管。肿瘤切除后，将食管近端作为唾液瘘取出并结扎远端，经胃造瘘口喂养患者，该手术死亡率高。当时几乎没有人尝试重建胃肠道的连续性，而主要是使用皮肤管道。医生们非常关注迷走神经，大家认为如果走向心丛的分支被离断，或者操作刺激到了神经，可能会发生晕厥和迷走神经失活。避免进行胸腔内吻合有两个原因，一是难以处理开胸的患者，二是担心瘘。

1913 年，纽约 Lenox Hill 医院的 Torek[264] 经左侧开胸完成了一例食管癌切除术，患者之前已进行了胃造瘘术。病变周围组织有广泛的粘连，肿瘤固定在主动脉弓下方左侧支气管旁。结扎肋间动脉并将主动脉向前提起后，游离主动脉弓后侧。术中支气管破口处用丝线缝合。手术持续 105min。Torek 说："令我非常满意的是，在整个手术过程中，脉搏没有太大波动，一直保持在 93～96 次 / 分，我们安全地避免了可怕的迷走神经失活。"将食管远端像阑尾切除后的残端那样内翻。没有人试图恢复胃肠的连续性，只是将食管近端穿通到约第 2 肋间，并用一根橡胶管将剩余的食管近端连接到先前的胃造瘘口。Eggers 使用 Meltzer-Auer 气管内装置实施了麻醉。手术结束时，医生给了患者一杯添加了士的宁的热威士忌灌肠液。患者沿着橡胶管挤食物，拒绝进行整形手术，她术后又活了 13 年。

就像 Souttar 和他的二尖瓣联合部切开术一样，Torek 再也没有做过另一例食管切除术。在这家医院后来进行的 25 例手术中，只有 1 例患者存活。

Torek 进行食管切除术的同年，Sauerbruch 前一任的慕尼黑外科临时主任 Auch[265, 266] 进行了一例经裂孔食管切除术，他使用了一种连接在食管远端的器械，该器械由麻醉师经口伸入。经颈部一个单独的切口从上往下切除食管（图 1–20）。该患者和另外两例手术患者都死亡。同年，Denk[267] 提出了他的术式，用手指从腹部和颈部游离食管，避免进入胸膜腔，类似于今天的经裂孔食管切除术。在该手术中，他偶尔使用静脉剥离器来辅助游离，然后从贲门处离断食管，经颈部切口取出。近端胃与皮肤缝合，关闭横膈，行胃造瘘术。愈合后，用皮肤管道重建胃肠道的连续性。Grey Turner[268] 提出了类似的术式，他把颈部的食管离断，然后经腹部继续切除，因为有粘连，"必须将整只手伸入后纵隔，以类似产科医生分离胎盘的手法进行操作"。食管取出后"一股血液涌了出来，但很快就止住了"。Torek 的导师 Andrew Logan 在这些手术中担任过 Turner 的助手，他回忆说这些操作"很吓人"。

胃肠道的连续性最初是经胸用空肠[269]、结肠[270] 和胃[271] 连接的。Kirschner[272] 提出了现代游离胃的技术。1933 年，日本外科医生 Oshawa[214] 完成了第 1 例远端食管癌的胸内食管胃吻合术。其他人很快跟进，但最后是 Sweet[273] 普及了这项技术，尤其是吻合技术。

为了达到这个目的，他习惯采用左侧胸腹联合切开入路，经横膈垂直切开通向裂孔。后来 Belsey 将此方法改为肋缘环状剥离，保留了膈神经和膈肌功能。

1946 年，Ivor Lewis[274] 普及了一种右胸切开入路，认为可以在直视下剥离中段食管，少了一个膈肌切口可以减少呼吸并发症的发生。经剖腹手术游离了胃之后再改变患者的体位并不方便，所以外科医生治疗远端食管癌还是会采用胸腹联合切开入路，而中段和近端食管癌采取 Ivor Lewis 入路。

许多食管癌患者根本不进行治疗。Souttar[275] 发明了一种由镀金的德国银线制成的柔性螺旋管，将其穿过癌变的狭窄部位进行姑息治疗。

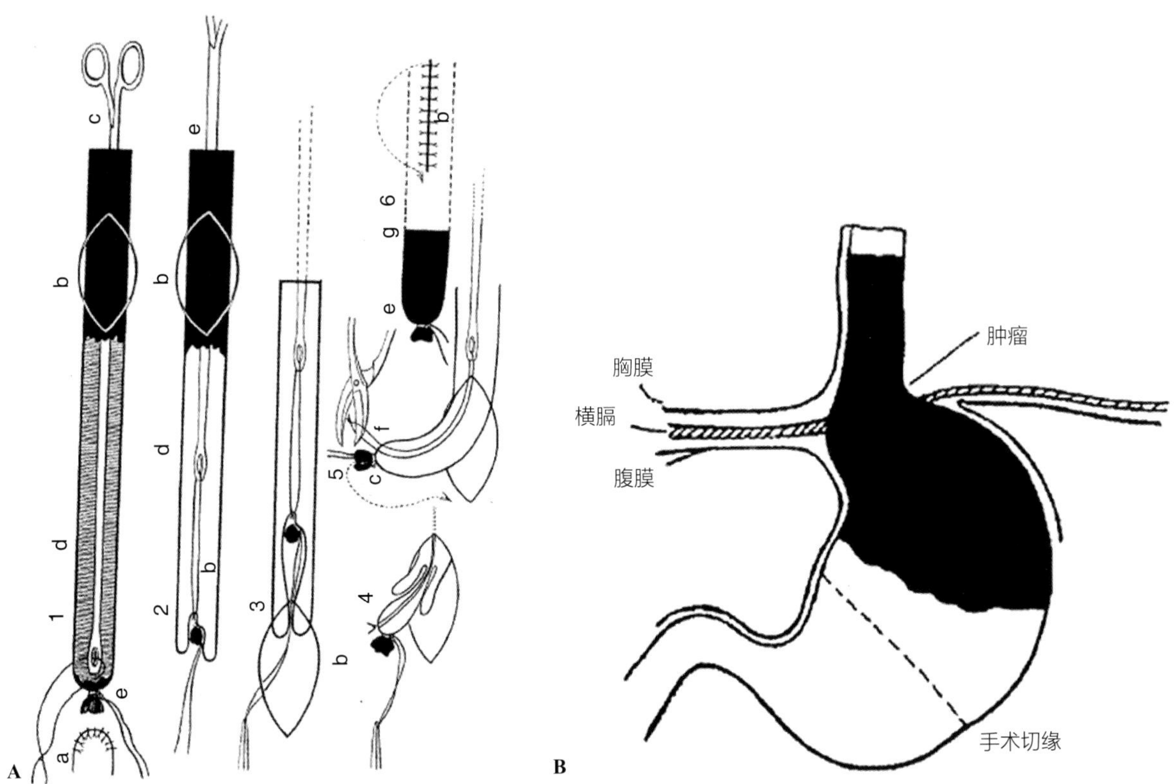

▲ 图 1-20　**A.** 图示 **Auch** 提出的经裂孔食管切除术上面标记为 **b** 的椭圆代表颈部切口；**B. von Ach** 的癌症患者手术切除范围

引自 Dubecz A, Levente K, Stadlhuber RJ, et al. The origins of an operation: A brief history of transhiatal esophagectomy. *Ann Surg* 2009; 249: 535–540.

第 2 章
机械通气后的肺外科
Pulmonary Surgery After Mechanical Ventilation

Arvind Rajagopal　David D. Shersher　William H. Warren　著
车国卫　译

我们就像站在巨人肩上的矮子。我们看得比他们更多、更远。不过这并不是因为我们敏锐的视力或挺拔的身材，而是因为我们被抬到了巨人的高空。

——Bernard of Chartres

作为外科专业，胸外科的发展与全身麻醉、外科病理和传染病的发展密不可分。值得一提的是，美国胸外科协会（成立于 1917 年）的一些创始成员也并不是外科医生。该组织的首任主席 Samuel James Meltzer 是洛克菲勒研究所生理学系主任。1909 年，他和他的女婿 John Auer 发表了题为“无呼吸运动的持续呼吸”的开创性研究，为麻醉的发展做出了贡献[1]。第二年，纽约的 Charles A. Elsberg 发表了这种呼吸模式的首次临床应用：使用可卡因对喉咙进行局部麻醉，通过放入口 – 气管导管，能够允许患者在 15～25mmHg 的正气道压力下自发地呼吸乙醚 / 氧气混合物[2]。第一个手术患者是一名 55 岁的屠夫，他患有右肺中叶脓肿。整个手术，本质上是一个持续了 45min 的胸腔切除术的开放和关闭过程，不过并没有找到脓肿。患者从手术中幸存下来，大概是在第二次手术期间或之前，脓肿已经自发排干了（手术在几周前就已尝试，但因患者咳出大量分泌物，无法插管而导致手术推迟）。通过这两项研究，我们了解到了肺和胸膜腔手术的发展。不得不说，选择这些里程碑样的研究作为本章的开篇很随意，但它们的实用性很强。所提供的参考文献就像是 20 世纪早期胸腔手术历史里程碑的目录[3-6]。食管和气管手术的发展同样有趣，但加入这些后本章将会显得异常冗杂。我们也不会试图追溯心脏和血管手术的起源。感兴趣的读者可以自行查阅相关文献。

作为外科专业之一的胸外科，在 19 世纪末发展相对缓慢。这主要是由于所谓的“气胸问题”。早期胸膜腔手术的尝试被手术侧的肺塌陷所限制。除非有广泛的粘连（如脓胸），否则患者只能进行短暂的自主呼吸，很快他们就会缺氧并且血流动力学不稳定。通常情况下，胸腔内压为负压。在没有粘连的情况下，当胸膜腔显露在大气中时，自发性呼吸患者的肺会由于自身的弹性而塌陷，随之就会发生血流动力学变化，需要立即关闭胸腔。来自新奥尔良的胸外科的先驱 Rudolph Matas 认为，“除非找到开胸后肺塌陷的解决方案，否则从外科角度看，胸腔和腹腔的类比将永远不会存在。[7]”尽管胸部手术随着其他普遍外科发展起来，“气胸问题”却一直限制着腹部和其他一些外科学的开展。

在布雷斯劳，Billroth 的一个学生，Johann Anton von Mikulicz-Radecki 安排他的助理 Ferdinand Sauerbruch 负责立项研究这个问题。Mikulicz 曾尝试过使用贴合面罩进行正压通气的方法，但效果不佳。因此，他们提出了一个复杂的方案，患者和整个手术团队进入一个密封的小手术室麻醉师和从壁上的孔伸出的患者的头部留在手术室外。通过对肺室施加负压，使得肺能够维持扩张状态。

在1904年柏林的外科大会上，Mikulicz提出题为“世界上最伟大的行动”的论文[8]。这个被称为“Sauerbruch密室”的装置，让他第一次能够对自主呼吸的患者进行开胸手术（图2–1）。

Herbert“Willy”Meyer，接受了波恩大学的医学的培训，于1904年在德国见证了这个密室的使用。1908年，Sauerbruch受邀，在芝加哥的AMA外科会议展示了一个便携式的手术密室。随后他在回到欧洲的路程中，途经纽约，把密室留给了在洛克菲勒学院工作的Meyer。Willy Meyer和他哥哥Julius Meyer一起合作，将密室改成正负压两种模式，并把它命名为“万能室”[9]（图2–2）。1911年，密室在技术上已经是可行的了，并且在费城举行的美国外科协会上展示了它的重塑版。这就是当时美国使用的单负压密室。

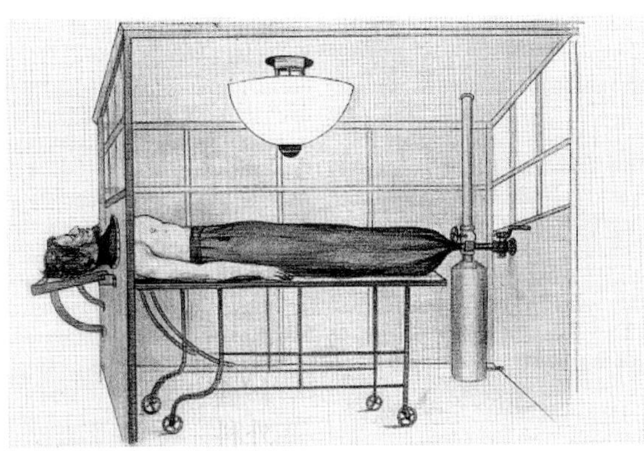

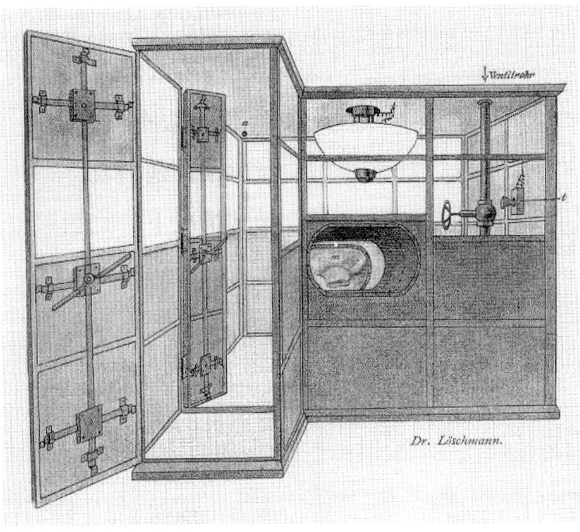

▲ 图2-1　**Sauerbruch 密室**

患者和手术团队被放入一个负压的密室，患者的头从壁上的一个孔伸出来。患者的麻醉诱导通常是面罩呼吸乙醚/氧气（引自Kozuschek W . Johann von Mikulicz-Radecki 1850–1906. Mitbegründer der modernen Chirurgie. In *Erinnerung an den großen Chirurgen der Deutschen Gesellschaft für Chirurgie und der Gesellschaft der Polnischen Chirurgen gewidmet*, 2. poln.–dt. Auflage. Acta Universi-tatis Wratislaviensis No. 2555, gefördert von der Alfried Krupp von Bohlen und Halbach-Stiftung, Breslau 2005.）

第二种方法是由Ludoph Brauer提出的，即：将患者的头部置于正压环境，而身体的其他部分保持在外（图2–3）。然而两种技术都因无法消除二氧化碳导致的高碳酸血症受到限制。尽管正压通气技术不断发展，该种压力室一直被使用到20世纪30年代，部分原因可能是Sauerbruch对负压方法的热忱。

一、正压通气的发展

极具讽刺意味的是，正压通气的三个条件早在常规使用麻醉之前就已经存在多年了，分别是气管内插管的发展、喉镜的发展和正压通气设备的发展。

1878年，也就是喉镜发展的15年前，来自格拉斯哥的William MacEwen利用插入气管内导管的方法保护气道，避免声门和口腔的手术造成会厌的水肿[12]。这为气管切开（可以追溯到埃及时代）提供了可选的替代方案。1871年Freidrich Trendelenberg曾主张在择期手术全麻的情况下，放置气管导管[13]。

1885年，纽约弃婴收容所的Joseph O’Dwyer研制了一种钩状金属气管导，通过盲插成功维持2月龄婴儿和3岁半的白喉患儿的气道[14]。1895年，来自巴黎的Theodore Tuffier介绍了一种带有充气袖带的气管内导管，但没有立即被采用[15]。1929年，来自伦敦的SirIvan Magill和E. Stanley Rowbotham在颌面部手术中使用了类似的方法来保护气道[16, 17]。这些导管通过口咽通道或鼻咽通道被盲置。

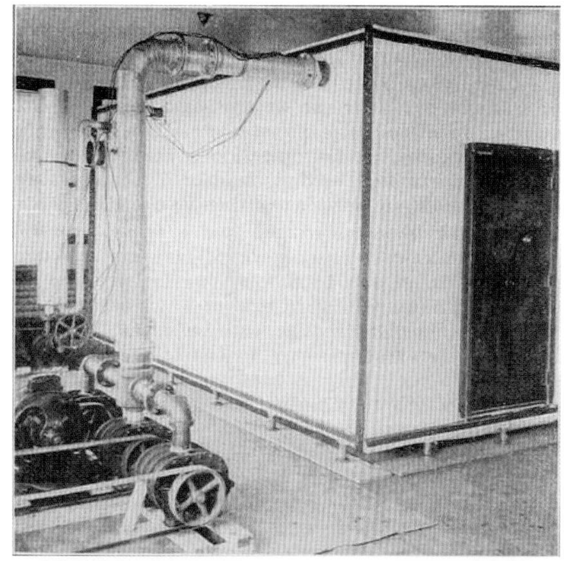

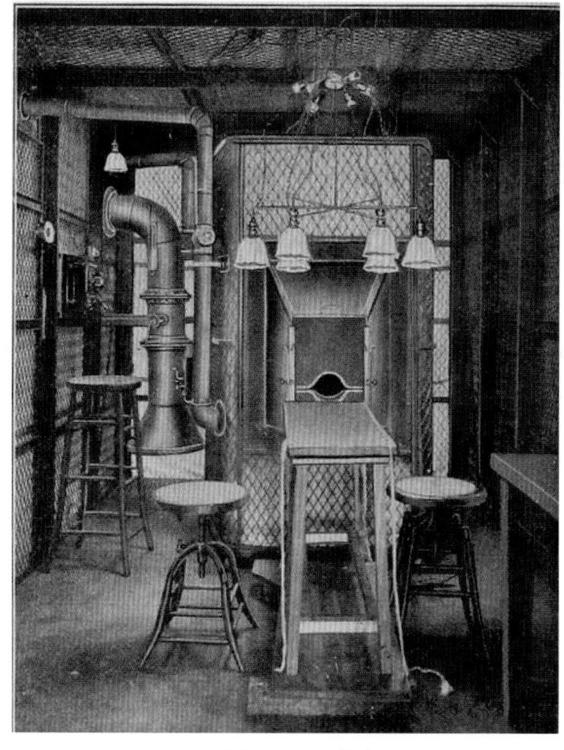

▲ 图 2-2 万能室

在这个房间里，正负压可以分别作用于头部和身体。这个房间也被 Willy Meyer 博士专门用来做洛克菲勒研究所的动物实验（引自 Meyer W . Pneumonec-tomy with the aid of differential air pressure: an experimental study: the new type of apparatus used. *JAMA* 1909;53:1978-1987.）

1895 年，来自柏林的 Alfred Von Kirstein 发表了第一个关于麻醉下通过喉镜直接检查喉部的报道[18]。1913 年，来自匹兹堡的 Chevalier Jackson 针对气管导管的安全通过对此方法进行

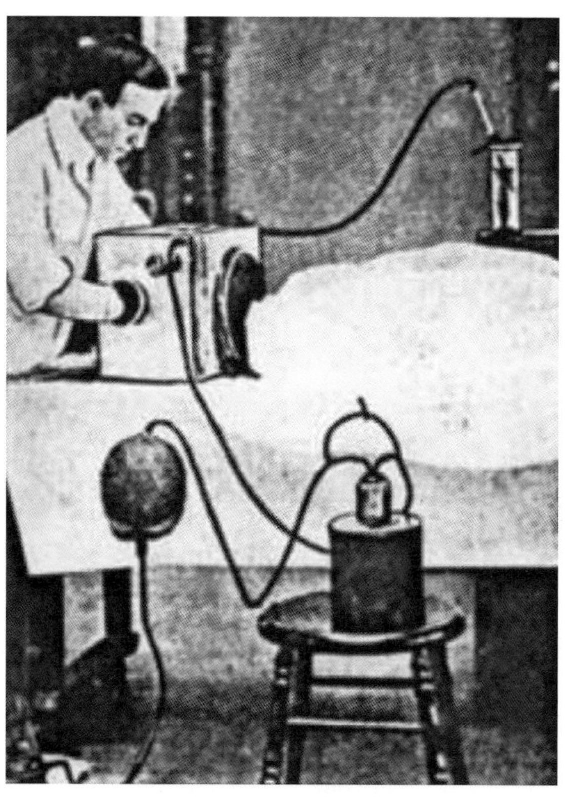

▲ 图 2-3 Brauer 正压室

负压室作为笨重机器的替代品，这个房间是把头部放在一个盒子里，身体暴露在负压下，患者可以在正压下自主呼吸[经 Edizioni Minerva Medica 许可，转载自 Brodsky JB, Lemmens JM. The history of anesthesia for thoracic surgery. *Minerva anestesiol* 2007;73(10):513-524.]

了改进[19]。这有助于气管导管的安全通过，但它只能慢慢地在临床实践中被采纳，以此代替简单的经口或者经鼻的放置。直到 20 世纪 30 年代，经口或经鼻放置气管导管可能导致的气道污染才得以解决。

1893 年，布法罗的 George E. Fell 发明了一套脚踏驱动装置与面罩相连，提供正压力以维持鸦片中毒患者的呼吸[20]。O'Dwyer 使用气管内导管改进了这个装置（图 2-4）。他也是最早认识到呼气过程几乎是完全被动的。1899 年，Rudolph Matas 使用了 Fell-O'Dwyer 装置再加上一根气管内导管，做了开胸手术，并写到“很奇怪外科医生这么长一段时间竟然没有采纳这来自生理实验室的建议。从 Magendie 的时代到目前为止，风箱和气管导管一直被用来对动物进行人工

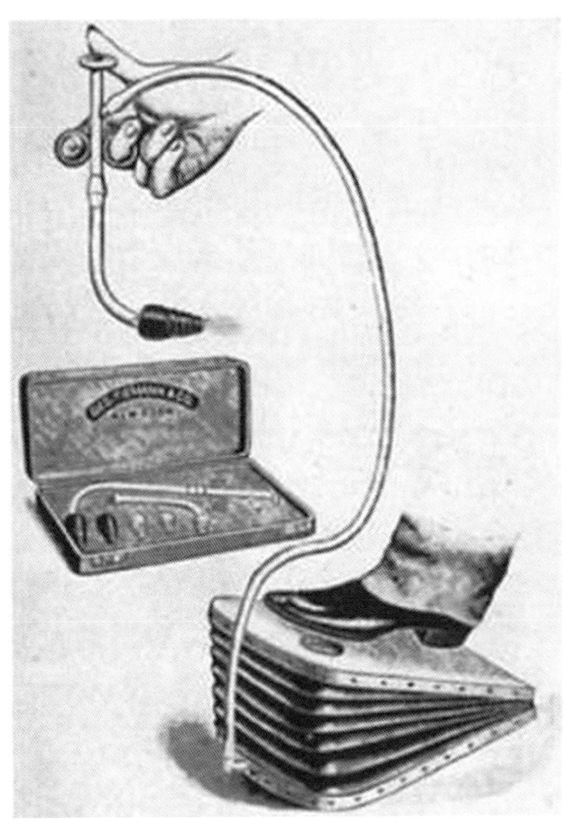

▲ 图 2-4 **Fell-O'Dwyer 呼吸器**

该装置由一个脚驱动泵组成，用于产生流量驱动麻醉气体通过放置在气管里的导管（引自 Medical and Surgical Reports of the Presbyterian Hospital, 1896.Illustration in *Transactions of the Southern Surgical and Gynecological Association*. pg 80 Google: Hallion and Tuffier）

呼吸”[7]。

尽管有这些技术和导管，直到 1930 年开放式面罩麻醉才在胸部麻醉中得到广泛应用。而这些在牙科和其他外科领域已被应用多年，乙醚、氧化亚氮和氯仿早已经为人所熟知了。它们还曾一度被用来活跃派对和聚会的气氛。事实上，Oliver Wendell Holmes 是一位内科医生，同时也是法院的法官，他在 1846 年 11 月 21 日写给 William T.G. Morton 的信中提出了“麻醉”一词。而这位 William T.G. Morton 则在自己的口腔手术中使用了乙醚，并将其推广到全身麻醉。

来自印第安纳波利斯的麻醉师 Arthur Ernest Guedel 被认为是临床上第一个使用带袖套的气管导管的人[22]。这使得患者可以进行人工通气并允许更深层的麻醉，而不需要维持患者的自主呼吸。起初，维持较浅麻醉的目的是让患者保持气道反射，保护气道免受污染。随着带气囊的气管导管的出现，手术患者可被置于较深的麻醉水平进行人工通气，在这过程中辅以一个吸出分泌物的途径和更深麻醉层次。提供气道正压是解决“气胸”问题的方法，也就是今天我们所说的因过度通气及二氧化碳潴留引起的呼吸性酸中毒。

1934 年，耳鼻咽喉内镜专家 Paul Frenckner 和经过训练的工程师 Emil Anderson，在斯德哥尔摩发明了麻醉机，该原型是由 Aktiebolagel Gasaccumulator 建造的一个机械通风装置[23, 24]。尽管这是朝着正确的方向迈出的一大步，但一直被患者的自主呼吸问题所阻碍。1938 年，斯德哥尔摩的一位胸科医生 Clarence Crafoord 改进了这个原型，它的使用开创了现代机械通风时代的曙光[24]。1939 年，另一位来自克利夫兰的 Frederich R. Mautz，改进了 Heidbrink 麻醉设备，提供可以压缩节律的呼吸囊。结果讽刺的是，第一个机械呼吸机是由一位耳鼻咽喉科医生和两位心脏科医生在机械工程师的帮助下研制的。在早期的病例中主要通过气管导管供给氧化亚氮 / 氧气。直到 1942 年 Harold Griffith 和他的助手 G.Enid Johnson 在蒙特利尔医院（之后的伊丽莎白医院）首次成功应用筒箭毒碱后，胸外科才开始常规使用导管气管维持正压通气[26]。

二、胸外科治疗肺结核

从机械通气发展到 1944 年链霉素（第一个有效的抗结核药物）的应用之前，胸部手术在肺结核的治疗方面，很大程度上占主导地位。尽管以休息和隔离为目标的疗养院已经发展起来，但负责管理这些有时很偏远的设备的医生在早期手术干预中起到了重要作用。这是另一些没有受过正规手术训练的医生却对胸外科的发展做出了贡献的例子，其中包括来自科隆的 E. Stuerz，他建议依靠膈肌麻痹分离颈部膈神经达到塌陷下叶腔的目的；帕维亚的 Carlo Forlanini 介绍医源性气胸；Hans Christian Jacobaeus 发明了胸膜镜和胸膜内切开粘连的术式；来自洛桑的 Edouard de Cereville 则是首个建议切除肋骨引流结核性脓胸；来自汉堡的 Ludolph Brauer 提出了胸廓成形术的概念[27-31]。以上所有这些医生都只接受过内科学但没有受过正规的外科训练，如果这些先驱者悲剧般地成为肺结核的受害者，这就太讽刺了。

（一）结核性脓胸

1890 年，来自汉堡的 Max Shede 介绍了一种胸腔成形术，针对慢性结核性脓胸整个胸壁，包括肋骨、肋间肌肉和增厚的壁胸膜的切除[32]。剩余的胸壁肌肉组织、皮下组织和皮肤被用来填充剩余的空间。这类手术没有气管内深度麻醉，伴随大量失血，手术死亡率接近 50%，这在今天看来简直不可思议。如果患者幸运存活，可能会出现反常的胸壁运动，无力腹壁，更不用说怪异的胸部外观了。1935 年，旧金山的 Leo Eleosser 描述了在胸壁造口引流结核性渗出液以替代于胸廓整形术，这是一项很有价值的技术，可以处理各种类型的脓胸，包括肺切除术后脓胸[33]。丹佛的 Col. John B. Grow、多伦多的 Frederick B. Kergin 分别于 1946 年和 1953 年描述了肋骨联合骨膜下壁增厚胸膜切除，并保留神经血管束的手术方式[34, 35]，这些肋间束使空洞塌陷。因为只有脓胸腔的（上下各加一个）肋骨在被切除，且由于麻醉技术的进步，但结果往往远不能被美容方面所接受。

（二）肺结核的塌陷疗法

接下来是胸外科更加壮观和富有创造力的时期之一。根据临床观察，患有肺结核并有自发性气胸的患者，在呼吸困难和发热方面都有所缓解和恢复，然后出现了使用各种技术来诱导的被称为“塌陷治疗”的治疗方法。1913 年，伦敦的 H. Morriston Davies 总结了“人工气胸”的经验——注入 200～1000ml 的气体并应注意空气栓塞的发生[36]。1934 年，来自芝加哥市结核病疗养院的 Emil Bunta，主张监测胸腔内压力，避免临床失代偿[37]。人工气胸的局限性之一是存在粘连，Jacobeus 由此引出胸腔镜下分离粘连的概念[38]。

1935 年，威弗利山疗养院的 Oren Beatty 总结出，为了避免“人工气胸”，肺切除术治疗结核性空洞时应该分离膈神经。有 25% 的病例会关闭空洞[39]。

1891 年，Theodore Tuffier 引入了“切开胸膜外平面，用大网膜填充这个间隙”的概念[40]。1935 年，F.S. Dolley 探讨了胸腔顶成形术的实用性，但其优点是短暂的[41]。1937 年，John Alexander 在安娜堡写了一本关于肺结核塌陷治优点的书，其中一个优点就是局限的胸腔成形术，其目的在于塌陷一个顶腔区域[42]。在这之后，其他几位作者使用了其他不同的材料，包括石蜡包、聚鞣海绵和纱布包，以保持长期的肺叶塌陷。1946 年，来自南卡罗来纳州的 David Wilson 向 Lucite balls 报道了他的实验：把绿泥石球植入狗的胸膜下以达到填充目的，并进行为期 2 年的随访[43, 44]。1946 年，来自北卡罗来纳州奥滕市的 Harry E. Walkup、1950 年 Frances M. Woods 和 1956 年同是来自波士顿 Norman Wilson 总结了他们自己的经验，创造了胸膜外和骨膜外间隙填充绿泥石球的方法[45-47]（图 2-5）。同样，来自芝加哥的 William E. Adams 总结了使用石蜡作为理想填料的方法[48]。虽然整形效果比胸廓成形术好，但是由此带来的感染性和出血性疾病的发生率却难以被接受，腐蚀也有时会进入腋窝，或通过胸壁被挤出[49, 50]。

关于塌陷疗法（是否依赖人工气胸、颈部膈神经切除术、腹腔注射或扑通术）是否均优于肺叶切除术或肺切除术（伴或不伴胸腔成形术）的讨论一直没有停止过。

第一批关于肺结核肺切除术的书在 1935—1940 年出版，但是遭到了极大的质疑。1935 年，来自克利夫兰的 S.O.Freedlander 一篇文章勇敢地报道了由 John Alexander 主持领导的一项尝试——肺叶切除术，尽管这些手术未能成功。在文章的讨论部分，也对“肺叶切除术是否会被广泛接受”提出了质疑[51, 52]。5 年后，洛杉矶的 Frank Dolley

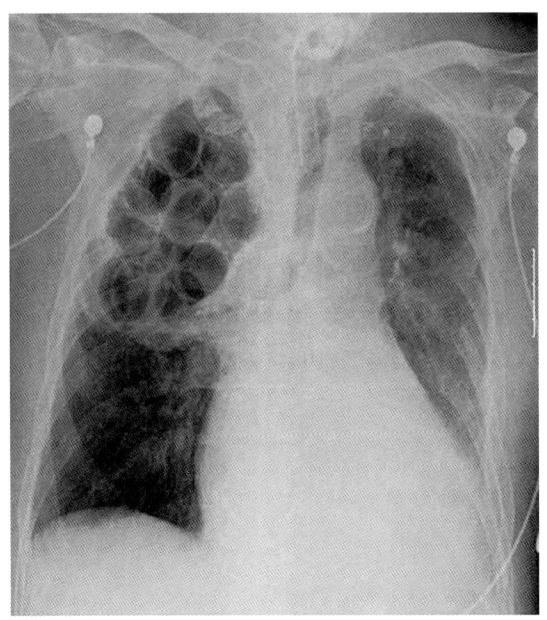

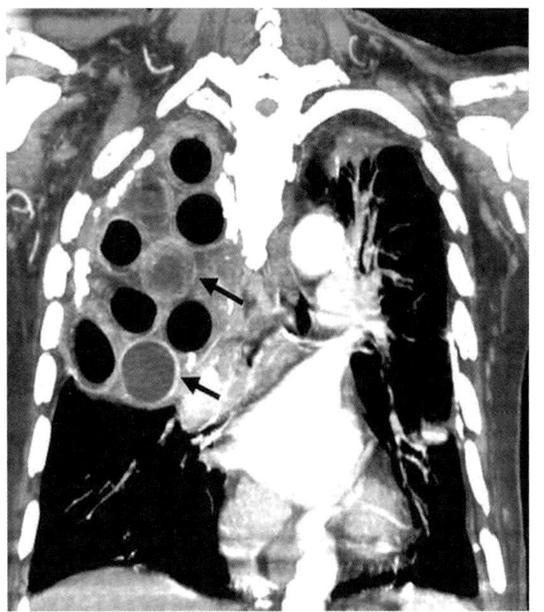

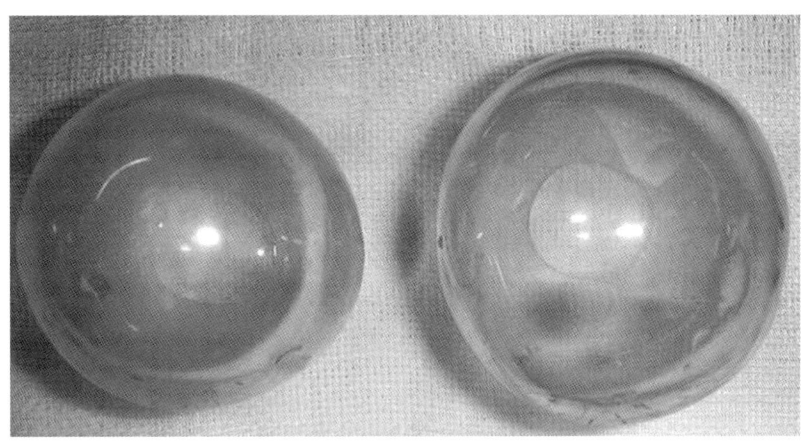

▲ 图 2-5 透明合成树脂充填术

放置在一名右肺上叶有一个结核性空腔的 29 岁男性患者胸膜外的树脂球，及其胸部 X 线片和 CT 图像，其中一些在植入 57 年后感染（经许可，引自 Gotoh S，Chohnabayashi N.Infection 57years after plombage.*N Engl J Med* 2009；360:e29. © 2009 Massachusetts Medical Society 版权所有）

和 John Jones 发表的论文也提到了同样的问题[53]。在本报告的讨论中，18 名其他外科医生自愿提供结果，包括 19 例全肺切除术（手术死亡率 40.2%）和 31 例肺叶切除术（手术死亡率 20.5%）[53]。尽管患者的预后很少得到改善，但是这些论文依旧标志着肺切除技术的发展。

1943 年 10 月 19 日，Albert Schatz，一个在塞尔曼实验室工作的研究生，分离出链霉素。后来证明，这是第一种有效的抗结核抗生素。此后，一场信任斗争接踵而至[54, 55]。随着其他抗结核药物的发现和应用，通过肺切除手术治疗肺部结核的时代很快就结束了。

三、早期肺切除技术

早在 1882 年，Theodur Gluck，H. Schmid and H.M. Block，三名来自丹泽的德国外科医生进行了肺切除术实验。基于动物实验，Block 对一名年轻女子进行肺尖楔形切除术[56]。1883 年 3 月 15 日，Walton，Block 的一个熟人在给波士顿医学和外科杂志编辑的信中写道："我被人告知，他应一位年轻女士的要求给她做了手术。据说这名患者的肺是健康的，但是患者在手术过程中便已死亡，但据另一报道，患者是在手术后不久去世。针对这一事件的法律程序已经建立，但不幸的是医生开枪自杀了。”这也为患者的死画上了句号[56]。这是第一次有记录的肺切除术的尝试。

在这个时期，肺切除术的开展都是在麻醉和手术基础条件下进行的。基于此，手术分两个阶段进行，即大量结扎大叶结构和随后对坏死肺组织的切除，并且伴随着高发病率的支气管肺瘘和无法接受的围术期死亡率。肺切除主要是针对支气管扩张症，通过粗略地解剖肺门，大量结扎及坏死肺组织的二期切除来完成。在第二次手术时，有时用烙铁（导致术语“烧灼肺切除术”的出现）进行坏死的肺组织切除，容易导致难以避免的支气管残端瘘，随后进行慢性胸腔引流管管理。

1922 年，来自纽约的 Howard Lilienthal 发表了 30 例肺叶切除术的报道，且大多在一期便完成[57]。这些手术都是经鼻放置咽管，用乙醚 / 氧化亚氮进行麻醉，而非用气管内导管。“我用更简单更安全的咽内置管的方法替代了气管内插管。”Lilienthal 的杰出贡献是在一期便完成肺叶切除术，同时仍然进行了大量结扎。但由于死亡率为43%，他的办法并没有为大众所接受。1929 年，旧金山的 Harold Brunn 发表了他做肺切除术的经验，并将出色的手术结局归功于处理肺门血管的方法[58]。事实上，他的技术最关键的不同之处在于大量使用胸腔内吸引。“每 2 小时用手持注射器抽吸，或用一种抽吸装置抽吸”，用于清除术后液体和空气。多年来，胸腔引流一直用于脓胸或气胸，但这是第一次提倡术后胸膜间隙引流。

来自伦敦的 H. Morriston Davies 在他 1913 年的报道“肺和胸膜手术的最新进展”中首次描述了对肺叶进行单独切除以切除癌组织的技术[36]。这一重要贡献往往被忽视，因为患者死于术后第 8 天。同时我们也不应该削弱波士顿的 Edward Churchill 于 1931 年发表的一篇具有划时代意义论文的影响，Edward Churchill 常被称为进行第一例“现代”肺叶切除术的人[59]。该病例中，患者因“支气管腺瘤”接受肺叶切除并单独结扎血管和支气管手术，并且存活下来。巴尔的摩的 William F. Reinhoff Jr. 应该被认为是第一个不通过结扎来闭合支气管残端，而是通过“在不同点切割软骨，以消除其反常活动”和“间断丝线缝合支气管”的外科医生[60]。然而，关于麻醉，他认为“是否应该使用气管插管仍然是一个悬而未决的问题”，并提到了口腔微生物污染气道和气管黏膜损伤的问题。

1932 年，多伦多的 Norman Shenstone 和 Robert Janes 发表了使用止血带的经验，这种止血带在扁桃体圈套器基础上设计，使外科医生能够迅速控制扁桃体血管[61]。为了更好地切开肺门，在肺门结构（大概）水肿减轻后，患者将返回手术室进行二次手术。这种技术在大多数病例中是不必要的，而且可能延缓了肺门解剖的发展。

然而，圣路易斯 Edward Kent 和 Brian Blades Howeve 于 1942 年发表的题为“肺叶外科解剖学”，常被引用为分离单独的血管和支气管的肺门解剖基础[62]。1968 年，芝加哥的 Frank J. Milloy 和 Lawrence E. Wragg 描述了肺的血管结构，包括来自尸体和外科解剖中的多种变异[63-65]。

（一）肺切除术

1931 年，当时在柏林担任 Sauerbruck 医生外科助理的 Rudolf Nissen 成功地为一名患有支气管扩张症的 12 岁女孩进行了两阶段左肺切除手术[66]。该病例中肺叶分别被结扎，填塞胸腔，由此产生的坏死肺组织在 14d 内明显脱落，没有支气管残端漏气。

紧随其后的是 1932 年在安阿伯市的 Cameron Haight，对一名 13 岁的女孩做了非常相似的手术[67]。该病例中，患者将部分牙套吸入，卡在左侧主支气管，最终导致脓胸。1932 年 11 月 8 日和 14 日，她接受了和 Nissen 一样的两阶段手术：分别结扎左上叶和下叶，填塞左侧胸膜腔。然后分四个阶段进行了 11 肋胸廓成形术。这名患者也活了下来，这恰好证明了年轻人的治愈能力，而不是我们今天所认为的高超的外科手术技术。

1933 年对肺切除术来说是重要的一年。在这一年里，三位伟大的胸外科医生——蒙特利尔的 Edward Archibald、巴尔的摩的 William F. Reinhoff Jr. 和圣路易斯的 Evarts Ambrose Graham 分别成功完成了他们的第一例全肺切除手术。

1933年 7月 7日，蒙特利尔的 Edward Archibald 在开胸探查排除纵隔或胸膜转移后成功地进行了左肺的“解剖性”切除术[68]。该病例中支气管采用结扎而非缝合的手术方式。他指出，“大量结扎支气管后很可能出现支气管胸膜瘘。”他用苯酚烧灼黏膜，用羊肠线和银丝结扎支气管。但患者于 1934 年 3 月 16 日死于癌症扩散。

1933 年 7 月 24 日，Reinhoff 发表了两个左肺切除的案例。第一个病例是对一名 3 岁半女孩通过前胸廓切开术切除纤维肉瘤[69]。在这个病例中，他描述了使用间断丝线缝合支气管的手术方式。然而他的患者于 4 年半后“偶然”去世。在第二个病例中，为一名 24 岁的女子成功进行了左全肺切除手术，手术过程中使用了相同的手术方式。肺门血管单独结扎，支气管残端缝合，避免了胸廓成形术。所有这些都是革命性的思想，因此这些报道非常重要。然而，奇怪的是在这两例中均未使用气管内麻醉。根据这份报道，Reinhoff 表明，“患者已经习惯于单肺呼吸，由于（诱发的）手术侧术前气胸，打开胸腔时没有任何困难。这样就避免了气管插管的必要性，从而减少了不可避免的感染。”

被引用最多的是 Graham 于 1933 年 4 月 5 日为 48 岁的妇科医生 James Gilmore 做的第一例单阶段全肺切除术[70]。患者为左上叶癌，术前认为可行肺叶切除术。该手术采用氧化亚氮单腔气管内插管。术中发现肿瘤太靠近肺门结构，需要行左全肺切除术。用羊肠线进行肺动脉结扎。Graham 后来承认在结扎肺动脉主干时，他曾非常担心类似于肺栓塞导致猝死之类的情况。将 7 个 1.5mCi 的氡针分别插入残端不同部位，烧灼破坏黏膜，再分别用 2 号肠线缝合。由于预计患者会出现脓胸，肺切除后，切除 3～9 肋以清除全肺切除间隙。正如预测的那样脓胸确实发生了，但随着时间的推移残端闭合。患者幸存下来，在手术后 24 年 Graham 去世的时候，Gilmore 还活着且还在抽烟。Graham 本人也终生吸烟，并在 1957 年死于小细胞癌。James Gilmore 是 Graham 的亲密朋友，并参加了 Graham 的葬礼。Graham 里程碑式手术的几年后，当时 Barnes 医院病理医生 Lauren Ackerman 查看了 Gilmore 医生的手术病理标本，确诊为“未分化癌”伴淋巴结转移[71]。

（二）肺叶切除术和全肺切除术

随着时间的推移，很明显，肺叶切除术和全肺切除术对适合的患者来说都是可行的手术。然而，虽然肺叶切除术的手术发病率和死亡率明显较低，但关于肺叶切除术是否是适当的手术治疗仍有争议。为了比较这两种手术，必须处理若干问题：①必须对原发性肺癌进行全面的组织学分类；②必须有被广泛接受的分期系统；③必须有更好的方法来识别和评估围术期的危险因素。

四、肺癌组织学分类

1879 年，F.H. Harting 和 W. Hesse 在德国萨克森州 Schneeberg 镇的矿工身上发现了一种致命的肺部疾病，最初被称为“圆形细胞或燕麦细胞肉瘤”[72]。当时，矿工们正在开采钴和铋。然而，20 世纪 40 年代在该地点发现了铀，人们推测这些矿工当年可能接触了大量放射性的铀。将近 50 年来病理学的先驱们或多或少认为这种实体肿瘤不是癌。直到 1926 年，伦敦的 W.G. Barnard 断定，这种所谓的“燕麦细胞肉瘤”实际上是一种原发侵袭性肺癌[73]。

值得注意的是当时病理学主要局限于对尸体标本的检验，而肺癌被普遍认为是不常见和相对不重要的疾病。1904 年，Frank B. Mallory 出版了美国第一本组织病理学教科书《组织病理学原理》（*The Principles of Histologic*），这就是一个例证；在这本教科书中，只有 9 行字的段落专门讨论了肺癌这个主题[74]，且没有插图。

除了病理学上的相关性，肺癌的病因学也受到了质疑。康奈尔大学病理学教授 James Ewing 被公认为美国肿瘤病理学之父。在他 1909 年出版的教科书中，有一章长达 9 页的内容是关于肺癌的，其中有 3 张大体的照片，但没有显微照片[75]。在其教科书的前 4 版（最后一版在 1940 年）中，有这样的表述："（肺癌的）主要病因是肺结核"。

当时虽然出版了几本经典的肿瘤病理学教科书，但肺癌在很大程度上仍然被忽视，直到 1957 年 Robbins 在他的《病理学教科书》中提出，存在鳞状细胞癌、腺癌和未分化的大细胞癌，且必须与小细胞癌区分开[76]。他还得出结论，局部肿瘤切除后反应良好则可排除小细胞癌，因为小细胞癌不能从手术中获益。凭借敏锐的洞察力，他是最早承认混合细胞类型（异质性）经常发生的人之一。

1952 年，纽黑文市耶鲁大学病理学副教授 Averill Abraham Liebow 在第一个军事病理研究所中提出了肺癌的分类[77]。他第一次发现了细支气管（肺泡细胞）癌可与其他所有的组织学类型区分。

TNM 分期系统

1979 年，美国癌症分期和最终结果报告联合委员会提出第一个被广泛采纳的 TNM 分期系统，随后被国际抗癌联盟（UICC）采用。虽然 TNM 分期在这几年来发生了一些变化，但它提供了一个标准分期，所有手术（和非手术）结果都可以根据这个标准衡量，具有里程碑式意义。在此之前，原发肿瘤的大小和位置，以及侵犯胸壁和纵隔结构被认为是重要的预后因素。

最早使用硬质支气管镜的人是时任德国美因茨大学耳鼻咽喉科助理教授的 Gustav Killian。1897 年 3 月 27 日，他使用改良的硬质食管镜从右主支气管取出一根吸入的骨头。他用头灯的反射光来照明，这是一个不小的壮举[78]。1905 年，匹兹堡的 Chevalier Lawrence Jackson 注定成为美国历史上最杰出的支气管食管镜专家之一，当时他通过使用一种经轻型改良的内镜取出吸入的异物[79]。1934 年，他的儿子，费城出生的 Chevalier Lawrence Jackson Jr. 报道了 32 例肺癌，并有详细介绍了硬质支气管镜在肺癌评估中的优点[80]。

Henry Khunrath Pancoast 是宾夕法尼亚大学的一名麻醉师，1902 年，他被任命接替 Charles Lester Leonard，后者死于辐射诱发的癌症。Pancoast 注定成为美国放射学的一位先行者，1924 年他发表了关于一篇包含 3 个病例的里程碑式文章，即发现在胸部顶端或肺上沟处的肿瘤[81-82]。该肿瘤没有被立即确认为起源于肺部，而被认为是一种从胸壁侵入肺部的肉瘤（后有学者指出，早在 60 多年前的 1839 年，Edward Selleck Hare 就曾对这种肿瘤进行过描述，但 Pancoast 还是被赋予了鼻祖的称号[83]）。

区域和纵隔淋巴结受累的重要性一直受到怀疑，且从未达成一致意见。回想一下，第一次接受 Graham 全肺切除术的患者就有淋巴结转移。医生们认识到即使没有喉返性麻痹或上腔静脉阻塞，纵隔淋巴结受累仍很重要。1949 年，旧金山的 Albert Daniels 描述了斜角肌淋巴结活检的早期探索性技术，即"沿着锁骨下静脉和颈内静脉进入上纵隔"，以达到肺癌分期的目的[84]。1954 年，波士顿的 Dwight E. Harken 分享了第一例通过使用颈纵隔镜（Jackson 喉镜）进行斜角肌淋巴结活检的经验，但由于出血、气胸和边缘暴露的发生率高，这种方法没有被广泛接受[85]。1959 年，卡罗林斯卡学院耳鼻咽喉科临床生理学家 Eric Carlens 介绍了正中切口和对该器械的改进，使人们开始接受这种安全的纵隔淋巴结活检方法[86]。

检测肿瘤远处转移还处于初级阶段。由于胸壁种植肿瘤的教训，抽吸胸水进行细胞学检查也受到了一些批评，还需要影像学的发展和改进才能准确地排除患者是否有远处转移。

五、围术期危险因素的评估

早在 1945 年，康乃狄克州谢尔顿市劳雷尔海茨州结核病疗养院的 Fredrick Warring 就总结了肺功能测试在肺切除患者术前评估中的重要性[83]。20世纪50年代早期，斯德哥尔摩的G. Birath、华盛顿特区的John J. Curry和纽约Saranac Lake的Warriner Woodruff发表的论文都强调了术前评估肺功能的重要性[87-90]。

双腔导管作为一种能准确测定各肺叶功能的检测技术，在20世纪40年代被引入临床。虽然在某些情况下，预测肺切除术后的FEV_1相当准确，但在局部麻醉下插管患者的耐受性不佳，因此需要寻找新的解决方案。随后也有将患者置于侧卧位进行肺活量测定，但准确度堪忧。1974年，瑞典Malona的Sven Kristersson引入^{133}Xe通气分析作为预测肺切除术后肺功能的一种方法，随后在1977年，甘斯维尔市的Phillip Boysen引进了^{99}Te灌注扫描用作同样用途[91, 92]。直到今天大多数需要做外周肺肿物切除及全肺切除的患者大都会常规使用这两种组合的检测方式。

肺功能储备并不是唯一重要的因素。早期的研究表明，一些患者在接受肺切除术后休息时和运动后肺动脉压较高。术后恢复不佳似乎与肺血流动力学改变有关。随后一系列关于肺动脉球囊闭塞以预测术后肺动脉压的论文得出的结论基本一致，即如果患者的肺动脉压超过35mmHg、PaO_2低于45mmHg，患者就不适合进行全肺切除术。得益于超声心动图对患者心功能的准确评估，血流动力学模型也有一定准确性，但它没有考虑到切除病变后肺容量的变化，目前这种方法已经很少使用。1984年，什里夫波特的Thomas P. Smith意识到有一种原始的方法也非常有效，即通过锻炼评估患者来预测开胸手术后的整体发病率[93]。

六、影响胸外科手术的重要麻醉进展

箭毒的第一次临床应用是在1942年由Montreal Homeopathic医院（后来改名为伊丽莎白女王医院）的Harold Griffith报道的，这是第一次将箭毒与乙醚联合使用，安全诱导了更深层次麻醉，以达到暂时的肌松效果[26]。这种麻醉方法与机械通气技术一起极大地加速了胸外科手术的进程。在不易燃的卤代烷如氟烷发展之前，挥发性麻醉剂如环丙烷、乙醚和氧化亚氮是麻醉的支柱，氟烷是一种毒性较低的物质，能使诱导和唤醒过程更加顺畅。它的主要优点之一是可以在高氧气浓度下无限制地使用电刀，而不用担心爆炸。这意味着即使是呼吸储备受损的患者也能耐受胸部手术。

20世纪20年代硬支气管镜的引进极大地帮助了医生对患者胸部肿瘤的诊断，但它非常依赖术者的操作熟练程度。来自东京的Shigeto Ikede 1968年首次将光纤技术引入纤维支气管镜[94]。柔性支气管镜还可辅助更准确地放置双腔管和支气管封堵器。通气技术的改进也影响了胸外科患者术中的管理。依赖肺的呼气末正压（PEEP）或手术肺的持续气道正压（CPAP）已在术中用于优化单肺通气期间的氧合。尽管如此，对于新手来说，他们可能会感到惊讶的是如今常规使用的肺隔离技术在当时并不是那么简单。

（一）支气管封堵器的发展

20世纪20年代末，随着袖套式气管导管的发展，正压通气和气道内分泌物吸引功能得以实现。然而，它不允许对非手术肺叶进行选择性通气，也不能阻止非手术肺叶受到手术肺叶的污染。因此研究人员发明了支气管内封堵装置用于选择性单肺通气和控制交叉污染。

1932年，来自麦迪逊的Joseph Gale被认为是第一个报道临床使用单腔支气管导管为胸外科手术提供单肺麻醉的人[95]。操作方法是用一个带充气袖套的红色橡胶Guedel-Waters气管导管插入气管，尖端指向要进入的支气管，斜面朝向隆嵴，袖口充气，直到第一次有阻力感。其优点是在提供固定的手术视野和维持平静的呼吸同时提供足够的通气，并限制交叉污染进入非手术肺叶。然而，将该导管置入非手术肺（尤其是左侧）的支气管，是有难度的。

1935年，Archibald警告感染可能顺着支气管播散到肺叶[96]。为了解决这个问题，他在手术部位用纱布或气球堵住主支气管以防止污染。1936 年，Magill 介绍了将在气管内插管旁或通过气管插管放置支气管封堵器的经验[97]。通过 X 线或内镜直视来判断封堵器是否准确安置。

1981 年，多伦多的 Robert Ginsberg 使用纤维支气管镜将一根 Fogarty 球囊导管通过气管内导管引导到手术肺的主支气管[98]。1985 年，来自盐湖城的 Hiroshi Kamaya 引进了 Univent 导管，这是一种硅胶单腔气管导管，其中有支气管封堵球囊，可引导其进入术侧肺支气管[99]。术中可将导管球囊放气，使手术肺再通气，并检查支气管残端。如果需要术后通气，气管内插管可放置 24h。然而不足之处是术侧肺可能并发吸附性肺不张，并且不能从术侧的支气管充分吸引分泌物。此外，术中也不能使用柔性支气管镜。

但是如斯坦福的 Gregory Hammar 建议，在无法放置双腔管的情况下，例如在困难气道或气道较小的儿童中，支气管封堵器很有帮助[100]。

（二）双腔支气管导管

在胸腔内手术中，双腔管与支气管封堵器相比有许多优点，它可以隔离手术肺叶，为手术提供一个相对安静的环境，并保护非手术肺免受污染。术中可根据需要进行术侧肺气体吸出和再扩张，其中最大的优点是术侧肺易于放气和再通气，这比依靠吸入性肺不张来放气的支气管阻塞气囊有了很大的改善。然而最开始对于如何正确放置导管有一定困难。

1946 年，Eric Carlens 发明了一种双折口左侧双腔管，用于支气管肺功能测定[101]。它由两根长度不等的管组成。较短管留在气管内，较长管留在支气管内。当近端套口充气时，呼吸在正压下被传送到双肺。当远端套口向上时，可通过夹紧气管或支气管腔内的气体流，选择性地将通气输送到任一肺。

1950 年 Viking Bjork 介绍其使用这种导管限制非手术区域肺感染的经验[102]。然而不足之处是钩端可能有助于管的放置，但也可能损伤气道。遇到高气道阻力的部分原因是管的大小和位置很难确认。1959 年，来自米德尔斯堡的 G.M.J. White 认识到仅使用左侧管的局限性，并创造了具有 D 形侧孔的左右侧管使上肺叶支气管通气，但保留了 Carlens 隆嵴钩[103]。

1962 年，来自曼彻斯特的 Frank L. Robertshaw 发明了一种导管，旨在解决由于取消 Carlens 管隆嵴钩的一些问题[104]。它顺畅的曲线和更宽的管腔有助于减少扭曲和改善单肺通气时的气流。此外，它在右侧管上有一个侧孔可使右上叶通气。

有些早期的双腔管是由乳胶制成的。目前使用的双腔管是由聚氯乙烯制成的，因此管壁更薄更透明[105]。这样可以减少空气流动阻力及达到更好的可观察性。

这些双腔管的套口也进行了改良。与单腔管一样，原套口为低容积高压，可导致组织坏死。目前的套口是高容量低压套口，降低了气道损伤的风险。如今，双腔管可用于口径 26～41 号（法式）的左右主支气管。由于右侧管有阻塞右上叶支气管的风险，大多数双腔管采用的是左侧管。

20 世纪上半叶积累了大量文献和技术，为安全的肺切除提供了帮助。从早期 Evarts Graham 的成功手术到今天的低发病率和低死亡率的可重复肺切除术，胸外科已成为安全、有效、可操作的学科。更权威的 TNM 分期指南、组织学特征诊断的进展及辅助分期技术的进步可使接受肺部手术的患者从中获益。此外，化疗和放疗的发展有助于改善肿瘤患者的整体预后。

全身麻醉和胸外科学科的发展是齐头并进的，其中一个学科的创新是由另一个学科的需要推动的。同样，随着时间的推移，肺部医学、传染病和药理学也在时间的推移中不断进步。原来内外科医生认为的不治之症在今天成为可能，这是医学亚专业互相影响的最好例证。

“你对过去思考得越多，就能更好地预见未来。”

—— Winston Churchill

第3章
微创胸部外科学
Minimally Invasive Thoracic Surgery

Stephen Hazelrigg　James Regan　Michael Thomas　著
张含露　陈龙奇　译

一、概述

微创胸部外科手术在不同的时期描述的内容也不尽相同。当今，微创胸部外科手术是指使用内镜或微创切口完成的手术，它的特点是术中不牵开肋骨，手术操作在腔镜视野下完成。在许多领域里，微创技术都已发生了不同程度的变化，包括纵隔镜技术、支气管镜技术、电视胸腔镜手术（VATS），以及经口及经食管的内镜下治疗。

胸腔镜手术

最初，微创手术被认为是使用任何内镜进行的手术（如 Jacobeus 医生使用膀胱镜探查胸腔），现在即使是复杂的胸外科手术也可以通过微创切口和先进的手术器械完成。早在 100 多年前，已开始使用内镜治疗胸腔积液和胸膜疾病[1]。20 世纪 90 年代初，随着腹腔镜的应用，高清硬质电视内镜也在胸外科手术中逐渐开始应用。胸腔镜早期主要应用于胸腔积液的诊治、胸膜的活检及自发性气胸等简单的胸外科手术。胸腔镜下使用结扎血管的方法结扎肺尖部肺大疱，激光有时也被用来治疗一些周围型的肺小结节[2, 3]，但是在当时的条件下使用胸腔镜做这些操作很费时。内镜下吻合器的临床应用使得胸腔镜手术得以迅速发展。由于早期胸腔镜手术大多是利用胸部小切口和胸腔镜共同完成的混合型手术方式，因此胸腔镜手术被命名为电视辅助胸外科手术（VATS）。胸腔镜下肺楔形切除手术被证实为一种安全可靠的术式，并且术后疼痛较轻，并发症发生率低。这样就使之前由于担心开胸手术风险大而拒绝手术治疗的患者，会选择胸腔镜进行手术治疗，因此一定程度上扩大了手术适应证的范围。随后有一些研究开始探索胸腔镜下解剖性肺叶切除术的可行性。胸腔镜下解剖性肺叶切除术经历了早期的胸部小切口 + 牵开器撑开肋骨的手术方式，随后发展为不牵开肋骨 + 使用胸腔镜影像辅助（不再使用小切口直视）的手术方式。直到多年后胸腔镜肺叶切除术被证实为符合肿瘤学治疗原则和能够进行充分的淋巴结清扫，它得到了广泛的认可。随着胸腔镜手术器械的不断改进和发展，胸腔镜手术可以更安全和更快地完成。现在，是否使用机器人进行胸部外科手术成为一个争议性话题。机器人手术是否比胸腔镜手术更加安全可靠的疑问，仍有待进一步地研究。其次，手术费用较高也是机器人手术的一个缺点。在随后的介绍中，我们将更加详细地介绍微创胸部外科发展的历史以及一些微创胸部外科手术技术的进展。很显然，微创胸部外科是一个不断发展和变化的学科。

二、纵隔镜

电视纵隔镜的临床应用标志着纵隔镜检查进入了一个新时期，摄像系统将手术野清晰地放大在监视器上，手术操作由仅术者可见的单视野发展成手术人员均可见，方便了手术人员的配合。

三、支气管镜

早期支气管镜均为硬质。纤维镜问世后，随即被广泛应用于呼吸系统疾病的诊断和治疗，并且可以通过纤维镜系统做一些复杂的气管支气管内手术。在使用一些能量器械（如激光、氩离子凝固等）时，硬质支气管镜下喷射通气使热损伤的风险大大地降低了。硬镜允许应用较大的吸引管排除积血和清除血凝块，是处理气道大出血一个极为有效的方法[4]。目前，随着支气管内瓣膜和支气管内支架的出现和不断改进，支气管内手术在临床上的应用越来越广泛。虽然有不同种类的支气管内瓣膜，但是它们的工作原理都是阻止或限制气体被吸入到病变的靶肺，同时病变肺部的气体和分泌物可以排出，从而使得肺容积和通气无效腔减少[5-7]。支气管内瓣膜最常应用于肺切除术后持续性漏气的患者。支气管镜下球囊封堵术可应用于通过封堵部分肺段以达到治疗肺漏气的目的。如果胸膜腔安置了引流管，我们很容易观察到肺部漏气是否大量减少或漏气停止。不幸的是，许多肺漏气的患者都合并肺气肿，肺内存在侧支循环，因此支气管内瓣膜在很多肺气肿患者中的治疗作用是有限的。但是支气管镜下瓣膜安置这项技术比较简单省时。

支气管镜技术不断发展并可应用于终末期肺气肿患者。单向活瓣、肺减容弹簧圈和呼吸道封闭法已处于实验阶段。活瓣阻止气体吸入肺气肿部位，而其他肺组织通气增多，同时肺容积减少使膈肌功能改善。随着多种能量设备（激光、氩离子凝固和冷冻）可供选择使用，支气管镜下支气管内肿瘤切除技术更加成熟[8]，可经软性支气管镜下完成治疗。值得注意的是，使用激光和氩离子凝固过程中，应注意预防呼吸道烧伤的发生（使用低浓度氧），一旦发生，应给予及时的处理。虽然呼吸道烧伤很少发生，但是一旦发生，后果极其严重。冷冻治疗无呼吸道烧伤的危险，它利用超低温度破坏组织，随后取出坏死组织。以上几种能量技术均可获得较好的治疗效果，并会在以后被证实。根据材质，支气管内支架可分为非金属支架（硅酮）和金属（镍钛合金）支架。金属支架又分为被膜支架和裸支架，通过支气管镜和 X 线透视进行支架的放置，金属支架引起增生的肉芽组织可能会引起气道狭窄等远期不良效果。硅酮支架在气道中的组织耐受性好，并且容易取出，但硅酮支架需要通过硬质支气管镜安置[9]。在使用支气管支架治疗时，需要经过充分的术前评估。目前，支气管支架可用于治疗气道狭窄，在某些气管软化症患者中使用也较多。

四、胸腔镜解剖性肺切除术

目前，胸腔镜手术已应用于肺叶切除和肺段切除。其中，胸腔镜肺叶切除技术的发展早于胸腔镜肺段切除术，两种术式对器械的要求和手术技巧类似。以 Kirby 等[10]为代表的一些学者最早进行了胸腔镜肺叶切除的研究，并证实了该技术的安全性。胸腔镜肺叶切除手术的演变包括以下几个阶段：胸廓牵开器牵开小切口，术中使用腔镜作为光源以获得更好的视觉效果；不牵开肋骨的切口，并在二维影像视觉下完成手术。后来，以 McKenna 等[11]为代表的学者通过大样本量的研究证明了胸腔镜手术的安全性，并且可以获得与开胸手术类似的肿瘤学治疗效果。手术器械和手术技术也逐渐改良和完善。有文章报道，胸腔镜肺叶切除带来的炎症反应更轻，从而肿瘤学治疗效果可能更好。虽然在肿瘤学治疗效果方面的优势仍未被明确证实，但是在术后疼痛方面，接受胸腔镜肺叶切除手术的患者明显比接受开胸手术的患者轻。更轻的术后疼痛也有利于减少肺部并发症的发生（如肺部感染）。此外，胸腔镜手术的切口明显较开胸手术更加美观。目前，关于机器人肺叶切除是否具有优势有待进一步的研究。

五、机器人手术

机器人手术的临床应用使得微创胸部外科手术的发展又进入到一个新的阶段。目前机器人已经历了20年的发展。早期机器人在手术中的作用非常有限，仅有协助手术定位等简单的功能。尽管如此，在早期机器人的基础上，由美国国家航空航天管理局和美国军方联合设计出了更加复杂的手术机器人系统。他们设计的最初目的是利用虚拟现实技术进行远程遥控手术[12]。通过大量的深入研究，最终商品化的机器人手术系统问世。它是一个主仆式伺服系统，由外科医生操作的控制台，包含器械臂和镜头臂的患者手术平台，以及双光源组成的影像处理平台组成[12]。随着技术的进步，系统也在不断地升级，目前已经生产出几代机器人产品。由于传统胸腔镜的一些不足，胸部外科医生开始对机器人胸部外科手术产生兴趣。传统胸腔镜的不足包括需要一名扶镜助手；使用长手柄器械导致生理性震颤被放大；直线型手术器械灵活性较差，以及手术操作时由于支点效应导致的反方向的非直观运动。此外，大多数内镜都是不能感受到深度且放大倍数有限的二维画面。机器人手术系统对传统胸腔镜不足之处有着一定的弥补。首先，机器人手术器械是仿人手腕设计的，具有7个活动自由度。外科医生的手部动作被精确传送到机械臂器械末端，同时还可以过滤掉手部颤动的最高频率达6Hz，并按比例缩小移动幅度使手术动作更精准。而且，内镜由主刀医生操纵，三维放大的影像技术还提供了深度知觉。目前机器人手术完成例数较多，已应用在普外科、移植科、泌尿外科、妇产科及心脏外科等多个领域。然而在胸外科最早应用是在21世纪初，当时完成了一例胸腺切除手术[13]。随后在2002年Melfi等[14]发表了一篇机器人完成12例胸外科手术的报道，其中包括5例肺叶切除术、3例肿瘤摘除术、3例肿瘤切除术和1例自发性气胸的手术治疗。此后，机器人广泛运用于包括肺叶切除、肺段切除、前纵隔肿瘤切除和后纵隔肿瘤切除等胸外科各类手术，后来，研究也明确证实了机器人在肺叶切除手术是安全的，并且符合肿瘤学治疗的原则。2009年Gharagozloo等[15]报道了行机器人手术的100例Ⅰ期和Ⅱ期的非小细胞肺癌，所有手术通过机器人＋胸腔镜联合的方式完成，即胸腔镜肺叶切除术＋机器人下淋巴结清扫术，研究结果提示手术死亡率为3%，但是在最后80例的手术患者无死亡发生。此外，其中有17例患者的术后病理分期升级。该研究认为机器人在淋巴结清扫和肺门部的解剖上是安全可行的。2001年Cerfolio等[16]对比了机器人肺叶切除术（106例）和肌肉神经非损伤性开胸肺叶切除术（318例），研究结果提示机器人手术能达到R_0切除和很好的肺门淋巴结切除。此外，与开胸手术相比，机器人肺叶切除术后患者的住院时间更短，生活质量更高，但是机器人组的手术时间更长。2011年Augustin等[17]的研究得出了类似的结果，他们也证实了机器人肺叶切除术的安全性和可靠性。2011年Louie等[18]的研究对比了机器人肺叶切除术和传统胸腔镜肺叶切除术，尽管两种术式的治疗效果类似，但是他们认为机器人手术与传统胸腔镜手术相比，术后疼痛可能会更轻。Jang等[19]在2011年的研究也证实了两种术式的治疗效果无差异。2012年Park等[20]对325例机器人肺叶切除术的患者进行了长达10年随访，对比了机器人手术和胸腔镜手术、机器人手术和开胸手术，研究结果提示机器人手术的远期肿瘤学治疗效果与胸腔镜手术和开胸手术类似。机器人肺叶切除手术的不足在于术前准备需要额外的装机时间且手术及维护费用较高。2008年Park和Flores等[21]报道机器人肺叶切除术比传统胸腔镜手术增加了费用，但是与开胸手术相比费用却更低。2014年Swanson等[22]的一项关于比较机器人肺叶/楔形切除和胸腔镜肺叶/楔形切除的研究也得出了类似的结论，即两种术式的治疗效果类似，但是机器人手术的费用更高、手术时间更长。对于纵隔手术，前纵隔疾病是最常见的手术适应证，包括需要胸腺切除的重症肌无力患者和胸腺瘤患者。由于前纵隔间隙狭小和胸廓僵硬，机器人在纵隔手术中具有潜在的优势。在 CO_2 气胸的压力下，间隙扩大，使得手术的视野良好和手术操作更加流畅[23-25]。与胸腔镜胸腺切除手术相比，术后并发症发生率无差异。在治疗的效果上，两种治疗方式仿佛无明显差异，但是也有报道提示机器人胸腺切除术比胸腔镜手术的术后生活质量好，恢复更快，并且住院时间更短[26-28]。在后纵隔中，需要手术治疗的最常见疾病是神经源性肿瘤，其次是食管囊肿和淋巴源性肿瘤。机器人在后纵隔手术中的经验报道较少[29-33]。相比传统胸腔镜，机器人手术可能对胸顶和膈肌附近的后纵隔肿瘤切除优势明显。然而，目前仍没有关于比较机器人和胸腔镜在胸顶 / 膈肌附近的后纵隔肿瘤切除疗效手术中差异的研究，其在胸顶 / 膈肌附近的后纵隔肿瘤切除手术中的优势仍待进一步证实。机器人作为先进微创技术的代表，仍在不断地完善和升级。目前的证据表明机器人手术比传统胸腔镜手术费用更高，然而并没有体现出绝对的优势。我们期待机器人手术的未来会更好。

六、经口手术

经口手术是指内镜下食管手术，该项技术在临床上运用广泛，包括 Zenker 憩室的治疗、贲门失弛缓的治疗、Barrett 食管的治疗、早期食管癌患者的治疗及支架的安置。与气管内支架类似，食管支架在纤维内镜下使用便捷，并得到了广泛的使用。在过去几年，食管支架被用来治疗食管穿孔，并获得了较好的治疗效果。当食管没有癌症或狭窄等机械性病变时，各种支架均可能发生移位，于是设计出了不同长度和直径的支架，以预防支架的移位。目前可利用内镜缝合器缝合食管裂口，并将食管支架固定在食管壁上以预防支架的移位。Zenker 憩室可以在消化内镜下治疗。之前有文章报道使用 Weerda 憩室镜探查憩室，用内镜吻合器连接憩室与食管腔，同时行环咽肌切开术（图 3-1）[34]。

内镜下治疗贲门失弛缓症也获得了越来越广泛的关注。Heller 肌切开术可通过内镜下切开食管黏膜层和环形肌，最后关闭黏膜切口。该术式被命名为经口内镜下肌切开术（peroral esophageal myotomy，POEM）（图 3-2）[35, 36]。

POEM 治疗贲门失弛缓症的有效性已在既往研究中充分证实，因此目前的争议已经变成这项技术与腹腔镜下 Heller 肌切开 + 抗反流手术的疗效比较。小范围的 Barrett 食管和早期食管癌可行内镜下黏膜切除术进行治疗。由于内镜器械和手术技术不断发展，高年资的内镜医生和消化科医生可以完成上述的内镜下诊断和治疗。当然，内镜下大范围的切除也会引起消化道狭窄或其他问题。

七、结论

微创胸部外科手术技术已经经历了长足的发展，仍在不断完善。对于肺叶切除术等很多胸外科疾病的外科治疗，胸腔镜手术被认为是标准的治疗方法。由于更低的术后并发症发生率，大多数胸外科医生认为胸腔镜手术比开胸手术的优势明显。目前，机器人胸部外科手术的安全性和有效性已经被证实。该手术技术仍在不断地发展和完善。由于机器人具有手术费用高和手术时间长等缺点，它的真实世界的优势有待进一步研究。我们也期待内镜手术技术、手术器械及成像系统在未来有新的发展和进步。此外，许多食管疾病在微创手术的治疗下，术后并发症的发生率也大大降低。

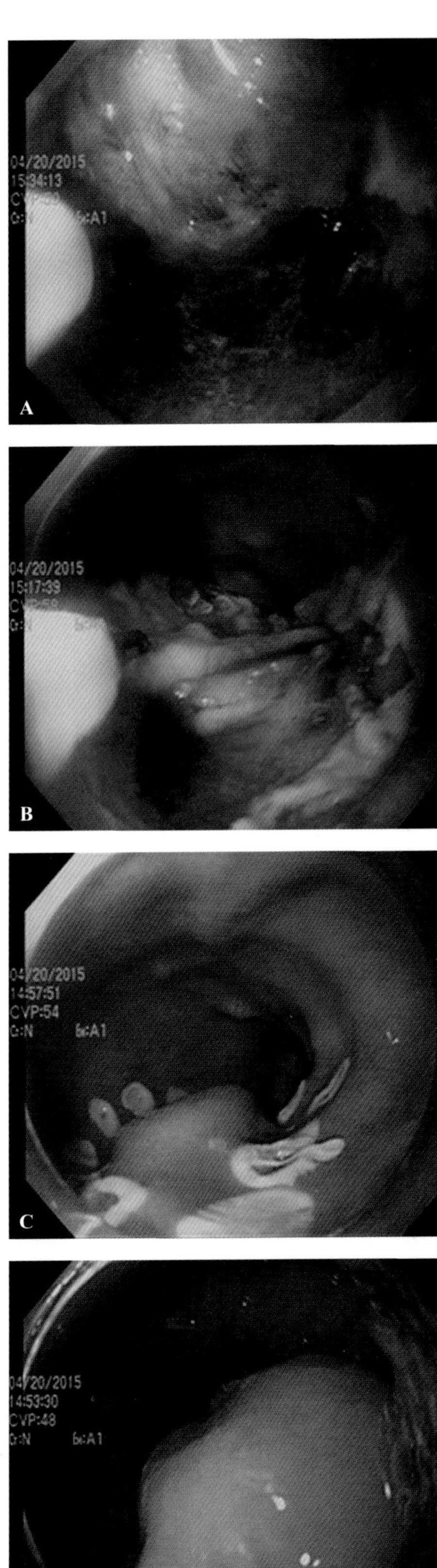

▲ 图 3-1　经口憩室手术

A 和 B. 切开憩室间嵴；C 和 D. 术后复查，内镜下未见残余憩室

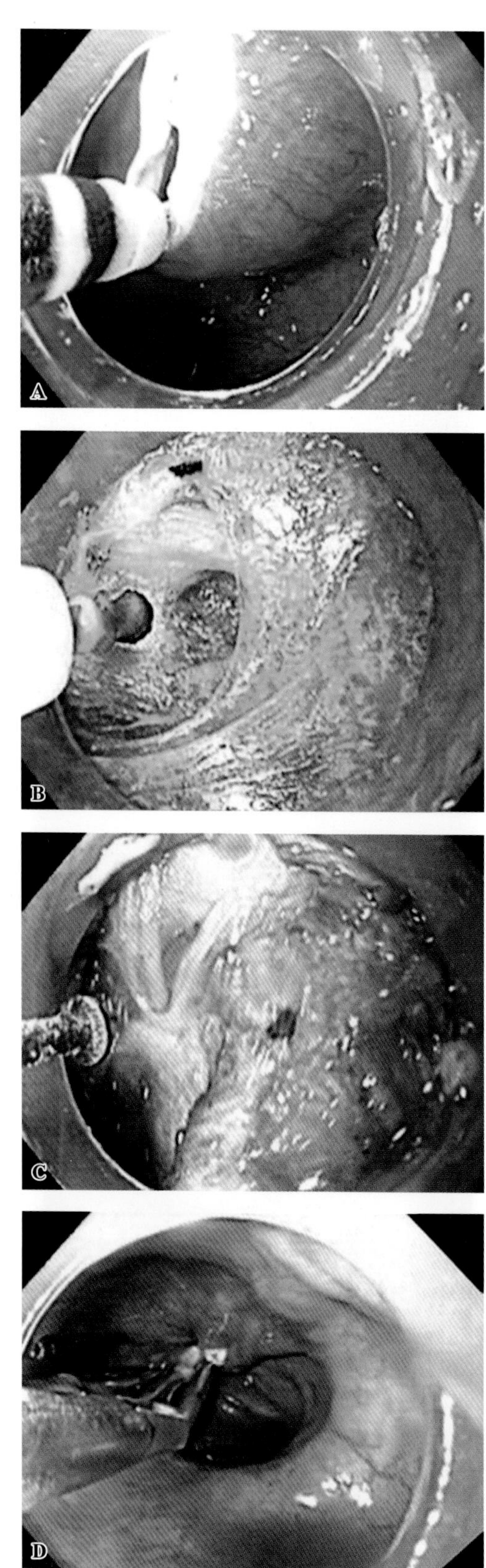

▲ 图 3-2　经口内镜下肌切开术

A. 食管黏膜层切开；B. 肌切开；C. 肌切开完成；D. 关闭黏膜层开口

第二部分
肺、胸膜、膈肌及胸壁
The Lung, Pleura, Diaphragm, and Chest Wall

第二篇　胸壁和肺的结构与功能

Structure and Function of the Chest Wall and Lungs

第 4 章　胸部解剖

Anatomy of the Thorax

Anna Maria Ciccone　Federico Venuta　Erino A. Rendina　著

刘伦旭　译

由于心肺功能的特殊性，需要由胸壁为其提供有力的保护，同时为肺提供独特的支撑。胸壁由一系列软组织和骨性结构构成，其内包含胸部脏器。胸壁有两个基本功能：第一，以肋骨为支撑，保护心脏、大血管和肺免受损伤；第二，肋骨、膈肌及胸壁肌肉共同参与呼吸运动。本节将讨论胸壁软组织与骨性结构之间的解剖关系，及其在呼吸运动中的相互作用。

一、胸壁解剖标志

前胸壁有几处明显的解剖标志。对多数人而言，胸骨上部易于识别，稍凹陷的部位是颈静脉切迹，又称胸骨上切迹。胸骨是胸部中线纵行的轮廓。

从胸骨上切迹开始，胸部最上缘向两侧沿锁骨上缘向外上方延伸，至肩部弯曲折向内上。

在胸骨角与第 2 肋软骨连接处有一个可触及的、明显的凸起，通常又称“Louis 角”，这是一个重要的解剖标志，它界定了胸廓的上 1/3。颈部斜向一侧时可看到胸锁乳突肌的轮廓，其起自颅骨的颞骨，向前下方延伸，分别附着于胸骨柄及锁骨内侧 1/3。

肋骨下缘可触及，尤其对于体型偏瘦的人而言更是如此，从剑突尖向两侧延伸形成一个向下的夹角，在腋中线外侧达最低点。

男性乳头位于胸大肌下缘，对应第 4 肋间隙、第 4 肋或第 5 肋，临近锁骨中线外侧。女性因乳腺大小差异较大，乳头的位置不固定。尽管乳腺大小和形状不一，但它通常位于第 2～6 肋，腋尾沿胸大肌下缘向上延伸至腋窝。

后胸壁也有一些可识别的骨性标志，但这些骨性标志几乎都被背部浅层肌肉所覆盖。隆椎是一个固定的解剖标志，对应第 7 颈椎棘突，在中线处明显突起。由该棘突往下，仅第 1 胸椎棘突可见，其余 11 个胸椎的棘突均不太明显。

双侧肩胛骨的内侧缘位于后正中线两侧第 2～7 肋。肩胛冈约平第 3 胸椎平面起自肩胛骨内缘，斜向外上至肩部的肩峰。

从胸骨到脊柱之间有几个垂直线常被用于描述胸壁的位置（图 4–1 和图 4–2）。胸骨中线在胸骨正中由上向下走行，胸骨旁线沿胸骨的外缘由上向下走行。锁骨中线从锁骨的中点垂直向下

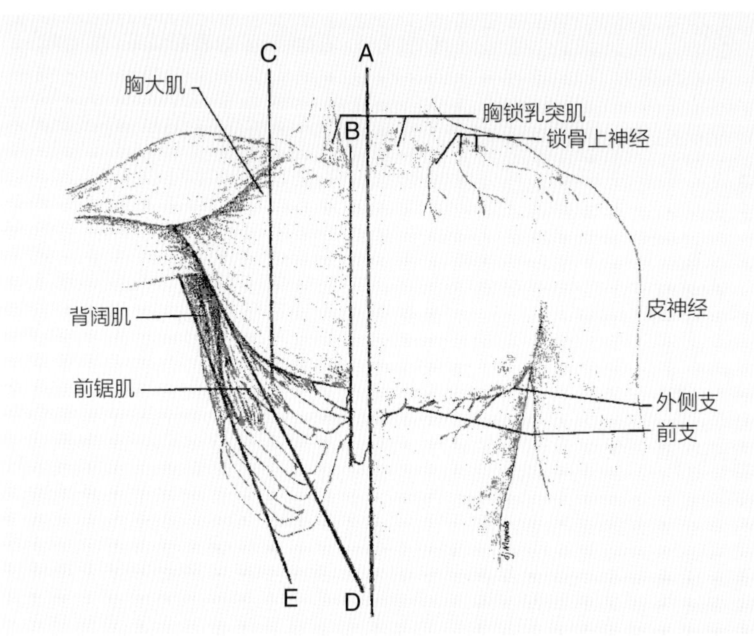

◀ **图 4-1 前胸壁体表标志与浅表肌肉**

A. 胸骨中线；B. 胸骨旁线；C. 锁骨中线；D. 腋前襞；E. 腋后襞

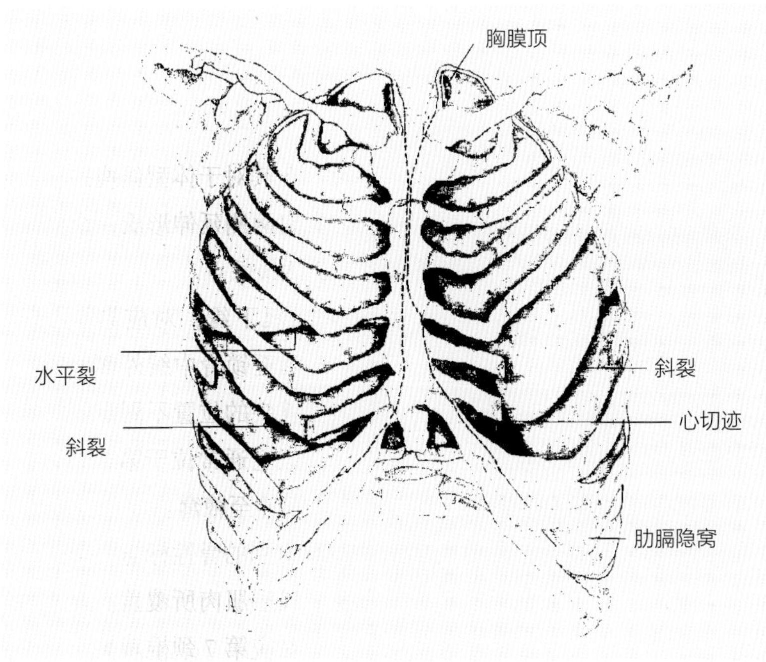

◀ **图 4-2 胸膜与肺的表面关系（前侧观）**

走行，确定了前胸壁的中点。腋前线为一条从腋前襞向下延伸的垂直线。腋中线在腋前线与腋后线之间形成了侧胸壁的中线。腋后线为一条从腋后襞向下延伸的垂直线。肩胛线为经肩胛下角的一条垂直线。后正中线为沿脊柱棘突走行的一条垂直中线。

皮神经分布

锁骨上神经是脊神经 C_3 和 C_4 的终末支，支配锁骨上方、锁骨浅表及锁骨下方皮肤；其余前胸壁皮肤则由胸段脊神经皮支的外侧支及前支支配。C_4、C_5、C_8、T_1 及 T_2 脊神经的背支通过内侧皮支支配背部的皮肤。背部下部的皮神经来源于 T_3～T_{10} 脊神经的内侧皮支和外侧皮支。

Brock 观察的胸壁表面标志与肺裂及不同肺叶之间的关系[1]，对临床上进行查体有非常重要价值（图 4-3 和图 4-4）。

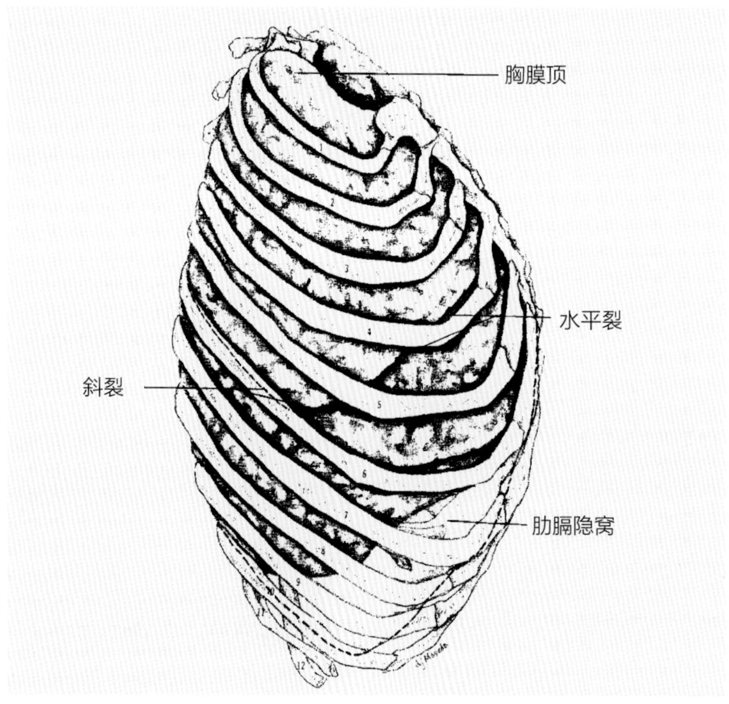

◀图 4-3　胸膜与肺的表面关系（侧面观）

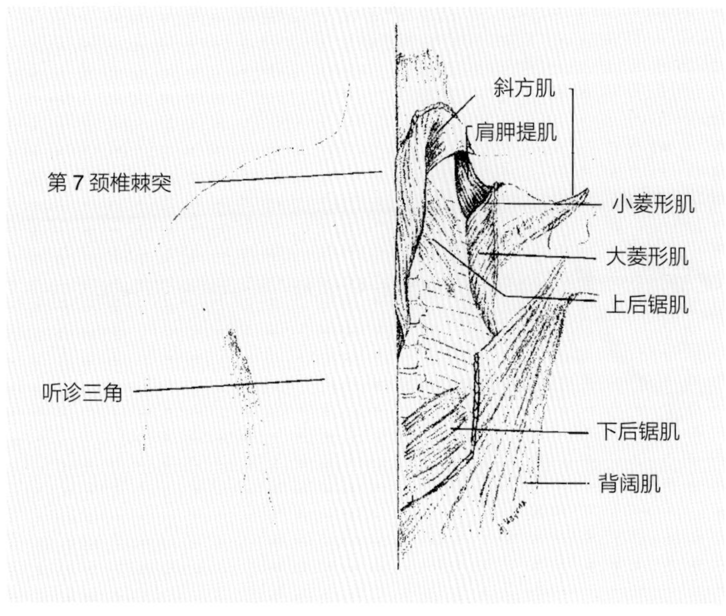

◀图 4-4　胸壁的后面观
左侧为体表标注；右侧为浅层肌肉

二、胸壁浅层肌肉

前胸壁几乎完全被胸部浅层肌肉覆盖（图 4-1）。胸大肌位于双侧锁骨下方，肌纤维起自锁骨、胸骨及肋软骨。双侧胸大肌向外汇聚成扁平的肌腱，止于肱骨结节间沟。双侧胸大肌下缘构成腋前襞。胸大肌的神经支配来自臂丛分支胸外侧神经和胸内侧神经。附着于锁骨的肌纤维能够使肱骨弯曲、内收、内旋并上提手臂；附着于胸肋部的肌纤维拮抗上述动作，使手臂向下、向前运动。此外，上肢带骨处于固定位置时用力呼吸，胸大肌还能上提上部的肋骨。

胸大肌深部是胸小肌，起自第 2、3、4、5 肋的上缘及外表面，肌纤维汇成一个扁平的肌腱止于肩胛骨喙突，由胸内侧神经和胸外侧神经支配，功能是向前下牵拉和旋转肩部。

前锯肌位于胸壁前外侧，在较瘦或肌肉发达的个体较易看到该肌肉。该肌肉起于第 1～8 肋，止于肩胛骨的前侧和内侧。两侧前锯肌均由胸长神经所支配，该神经位于前锯肌表面，沿腋中线向下走行。该肌肉固定肩胛骨，使其贴紧胸壁，参与手臂的内收并上举至水平位以上。后胸壁的肌肉（肩和肩胛骨区域）构成了胸背部的体表特征，并且辅助上肢的运动（图 4–2）。

颈部后外侧及肩上部的轮廓由斜方肌构成。双侧斜方肌均起自枕骨上项线、颈部的项韧带、第 7 颈椎棘突、全部胸椎的棘突及棘上韧带。斜方肌上部的肌纤维止于锁骨外 1/3，中部的肌纤维止于肩胛骨的肩峰及肩胛冈，下部的肌纤维在肩胛骨附近汇聚后形成腱膜。这些肌肉受副神经及 C_3 和 C_4 的脊神经支配。他们能够提升、降低及内收肩胛骨，辅助肩胛骨及肱骨的运动，是稳定肩部的重要结构。

背下部及外侧由背阔肌覆盖。该肌肉以宽大的腱膜起自下段胸椎的棘突、腰背筋膜及髂嵴，部分还起源于下 3～4 肋表面。背阔肌的肌纤维向前上汇聚后止于肱骨结节间沟。此外，上 1/3 的部分肌纤维还构成了腋后襞。背阔肌由发自臂丛的胸背神经支配，其主要功能为内收、伸展和内旋手臂；同时因部分肌纤维附着于下位肋骨，背阔肌还被认为是呼吸的辅助肌。

斜方肌和背阔肌的深部是肩胛肌群，参与肩胛骨的运动，包括肩胛提肌、大菱形肌、小菱形肌，主要作用是提升、内收、内旋肩胛骨。这些肌肉在肋骨的运动中也发挥了少部分作用。

肩胛提肌是位于双侧颈部的瘦长形肌肉，起自上 C_3 和 C_4 颈椎的横突，肌纤维斜向外下止于肩胛骨上角。

小菱形肌起自第 7 颈椎和第 1 胸椎，走行至双侧肩胛骨的内缘。

大菱形肌起自第 2、3、4、5 胸椎，延伸到肩胛冈下方的肩胛骨内缘，大、小菱形肌可能出现融合。大、小菱形肌受肩胛背神经支配，肩胛提肌也是由 C_4 和 C_5 脊神经的分支支配。

听诊三角是背部一个几乎没有肌肉覆盖（除菱形肌下部的肌纤维）的区域，在该区域可相对不失真的听到呼吸音。它的边界由斜方肌外侧缘、背阔肌上缘及肩胛骨内侧缘构成。

扎实掌握胸壁肌肉的解剖，是特定情况下选择最佳手术切口的前提。此外，掌握胸壁浅层肌肉的解剖也非常有助于处理不同情形的胸腔内或胸壁外伤。

肌瓣可用于修复支气管胸膜瘘，为感染区域提供健康、有血供的组织，从而促进瘘口愈合。此外，胸壁骨性结构切除重建时，如无法直接缝合切口，转肌瓣是完成软组织重建的最佳方法。最常使用的肌瓣当属胸大肌和背阔肌。胸壁缺损的大小、位置及肌瓣血供的保护对成功重建十分重要。

胸大肌是最常用于修补胸骨区域缺损的肌瓣。由于胸廓内动脉发出多支穿支动脉，穿过肌肉至皮肤，因而胸大肌既可作为肌瓣，也可作为肌皮瓣使用。胸肩峰动脉的前胸支是胸大肌的主要血供来源。松解胸大肌至肱骨的肌腱可使肌瓣更具活动度和旋转度。对于胸骨中段更大的缺损而言，可使用双侧的胸大肌进行填充。

背阔肌是修复前胸壁及侧胸壁缺损的首选肌瓣，其可作为肌皮瓣或肌瓣使用。背阔肌的主要血供通常来自胸背动脉，是肩胛下动脉的终末支，也可能源自侧翼血管丛。由于背阔肌瓣的蒂较长，其可用于修复胸部任何部位的缺损。前锯肌作为备选，可提供中等量的组织用于填充胸部较小的残腔。

此外，第 5 肋间的肋间肌也可备用，但需要保留较大的肌肉胸膜瓣以保护其后方的血供，裁剪后可用于保护支气管残端及支气管成形手术中的支气管吻合口。该肌瓣可用于修复支气管胸膜瘘，或提供带血供的健康组织填充一些较小的残腔 [2]。

三、骨性胸廓

骨性胸廓组成包括前方的胸骨、12 对肋骨，以及后方由 12 个胸椎构成的脊柱。

胸廓入口是胸腔向最上方的延伸，由胸骨柄、第 1 肋及第 1 胸椎由前到后环绕构成（图 4–5）。胸廓入口的前缘比后缘低 2～3cm。双侧胸顶由一增厚的胸内筋膜，即 Sibson 筋膜分隔，覆于双侧肺尖及壁胸膜之上。通过该入口的主要结构包括主动脉弓的主要分支、头部及上肢的主要静脉、气管、食管及双侧臂丛的主干。

胸廓出口更大，位于胸腹腔交界处，由剑突、第 7～10 肋融合的肋软骨、第 11 肋的前端、第 12 肋及第 12 胸椎所构成。胸廓出口前缘平第 10 胸椎，后缘位于第 12 胸椎水平。胸廓出口的最低点位于两侧靠近腋中线的位置，处于第 2 腰椎水平。

膈肌是一个内在的骨骼肌，位于胸腔底部。一系列重要结构经由膈肌裂孔到达腹腔，这些结构包括食管及位于食管左侧的降主动脉，下腔静脉则在食管右侧通过膈肌裂孔到达右心房。

胸骨是一块扁平剑形的骨，位于前胸的中线处，从颈根部纵行向下延伸 15～20cm，由 3 个不同部分构成，包括胸骨柄、胸骨体及剑突，分别由 3 个不同的软骨前体骨化而来（图 4–6）。

胸骨柄构成了胸骨的上部，其上半部分宽约 5cm，下半部分宽 2.5～3cm。胸骨柄上缘的中间有一个明显的切迹，连同连接胸骨的锁骨共同构成胸骨上切迹。锁骨与胸骨柄的两侧分别形成关节性的结构。胸骨最宽处的两侧各有一个压迹，即肋切迹，与第 1 肋软骨形成关节。胸骨柄下部的两侧缘各有一个弯曲的压痕，分别与第 2 肋软骨的上半部分形成关节。胸骨柄的下缘与胸骨体形成软骨关节（胸骨柄体关节），具备足够的活动性，使胸骨体在呼吸时能与胸骨柄产生相对运动。

胸骨柄下缘和胸骨体上缘的连接处形成一个夹角，第 2 肋软骨在此处与胸骨形成关节，该角被称为 Louis 角或胸骨角。胸骨角是一个可触及的解剖标志，对应主动脉弓平面、气管隆嵴及后方的第 4～5 胸椎水平。

胸骨最长的部分是胸骨体。在胸骨柄体关节下方的两侧有第 2 肋软骨关节面的下半部分，与胸骨柄部分的关节面共同构成一个完整的关节面。沿胸骨体的两侧是第 3～7 肋成对的关节面，与相应的肋骨构成关节。胸骨体的下段以软骨面终止，与剑突组成关节。

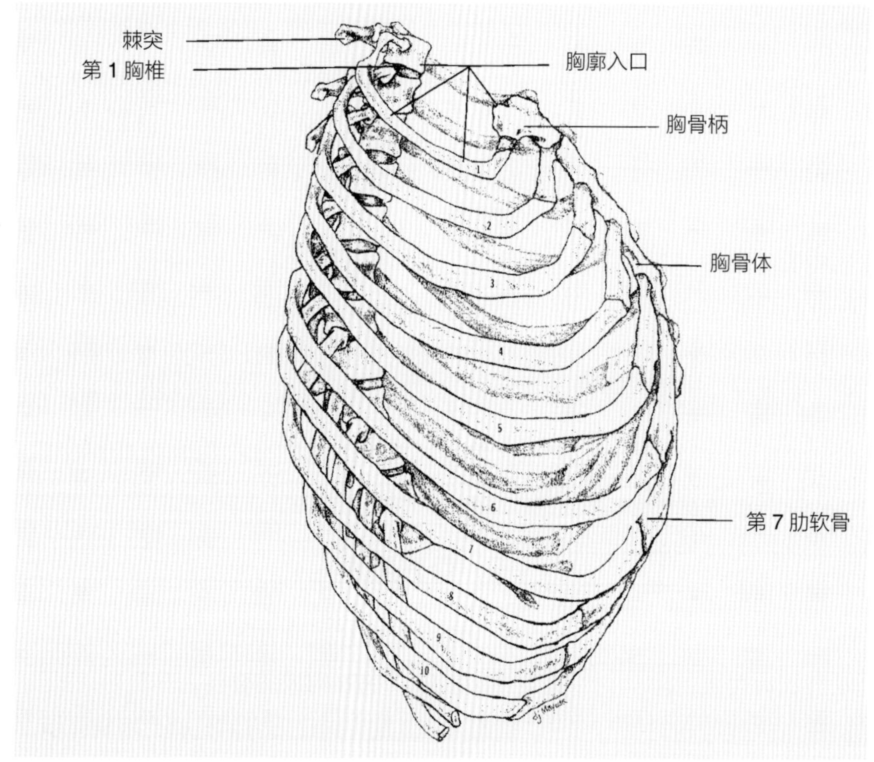

◀ 图 4–5　骨性胸廓（侧面观）

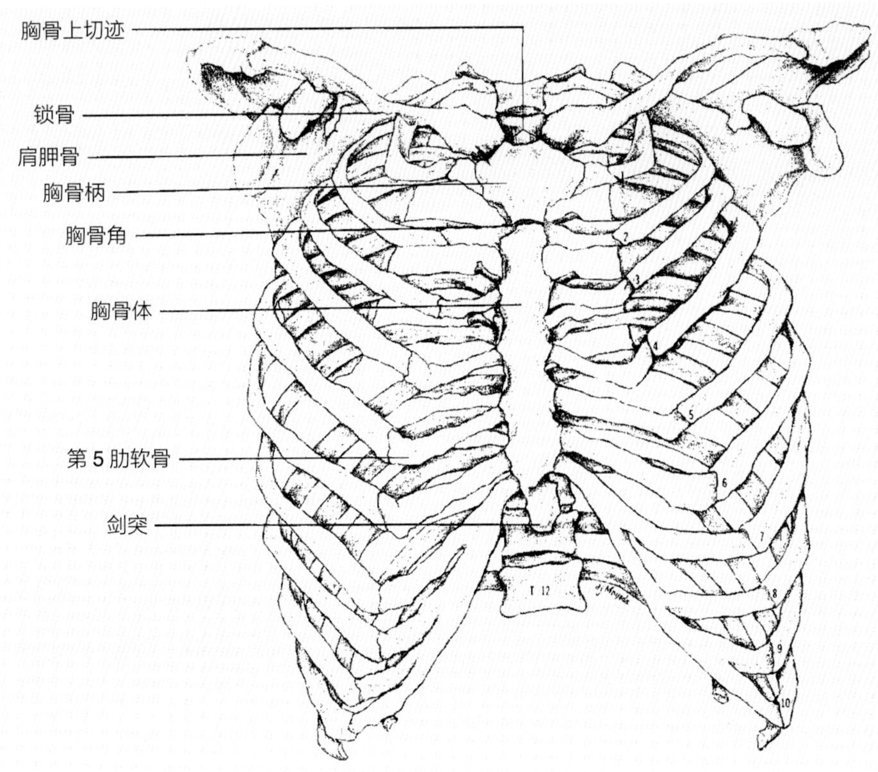

◀图 4-6 上肢带骨的骨骼（前面观）

剑突位于胸骨最下方，是胸骨最短（2～3cm）、最薄的部分，起源于一个软骨附属结构，在中年以后往往部分或完全骨化。剑突可能偶尔有分叉或形成孔洞的现象。它向下延伸并止于腹直肌鞘，呼吸时通常随胸骨一起运动，剑突表面至第 7 肋软骨表面的肋剑突韧带则限制了膈肌收缩引起的剑突后移。

肋骨及肋软骨构成了骨性胸廓的主体部分，并且很大程度上决定了胸廓的大小和形状。单根肋骨及其软骨合称为肋。人体共有 12 对肋，在背侧以关节与脊柱的 12 个胸椎相连，在腹侧则以关节与胸骨相连。上 7 对肋骨以软骨关节与中线的胸骨相连，构成完整的闭环，被称为“真肋”或椎胸肋骨。下 5 对肋骨与胸骨无直接的关节连接。第 8、9、10 肋的肋软骨附着在其上一肋的软骨上，因而被称为“假肋”或椎软骨肋。此外，第 11、12 肋的前端游离，称浮肋或椎肋，且肋软骨很短，不与胸骨连接，止于后外侧腹壁的肌肉。

构成胸廓的肋骨与脊柱及胸骨的相对角度，使脊柱向头侧运动时胸骨能保持相对固定的位置。

肋骨具有许多相似的特征，但不同水平的肋骨形态却不同。第 1～7 肋逐渐变长，之后到第 12 肋逐渐变短。第 3～9 肋有诸多共性，也称为典型肋骨，每一根肋骨从脊柱到胸骨端均由肋骨头、颈和体三部分组成（图 4-7）。肋骨头通过两个关节面与脊柱相连（肋椎关节），下关节面附着于相邻的椎体，上关节面则与其上方的椎体相连。

肋骨颈向背外侧延伸约 2.5cm，以肋结节为其终点的标志，肋结节则与下一椎体的横突形成关节。肋骨体继续向背外侧走行 5～7.5cm，此后逐渐向前、向下走行。在这一水平，肋骨曲率逐渐加大并形成肋角，这也是背部竖脊肌向侧方延伸的标志。肋骨体内下缘是肋沟，其间有肋间神经束和血管走行，肋沟在每一根肋骨的后半部分更为明显。每一根肋骨与肋软骨相连，而肋软骨附着于胸骨。浮肋则是例外，没有直接的骨性附着。

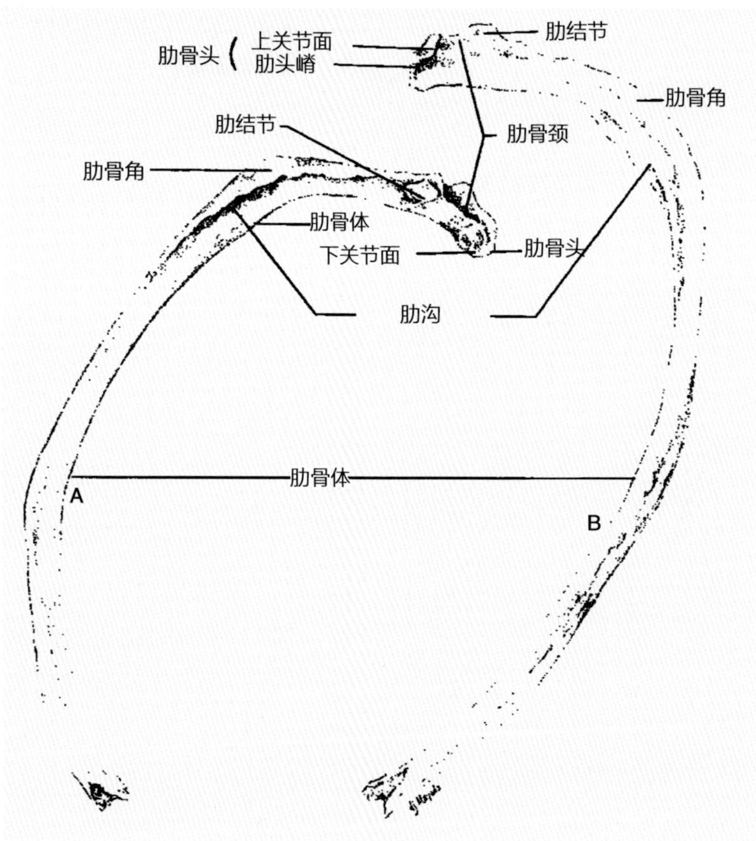

◀图 4-7　**典型肋骨**

A. 下面观；B. 上面观

第 1 和第 2 肋不同于其他典型肋骨。第 1 肋是最短的一根肋骨，并且比其他肋骨更宽、更弯曲。第 1 肋骨头与第 1 胸椎的椎体以单关节面相连。该肋较扁平，形成上下两面，中间形成肋骨结节间沟，锁骨下动脉和锁骨下静脉走行其中。肋结节的分割为前斜角肌提供了附着点。第 2 肋和第 1 肋有相似的弯曲，但长度几乎是第 1 肋的 2 倍，其肋骨角并不明显，肋骨体则以附着前锯肌的肋结节为标志。第 2 肋软骨与胸骨的关节处是 Louis 角。第 11 和第 12 肋骨的形状与其他肋骨不同，它们几乎没有肋骨颈、肋骨角和肋沟，且比上面的肋骨都短。此外，它们仅与相应的椎骨形成一个关节面。

肋骨的结构和数量可能有所不同，第 1 肋和第 2 肋可出现融合，这可能与胸骨或胸椎的其他变异有关。第 3 或第 4 肋的胸骨端可出现分叉，一侧或双侧第 8 肋也可能与胸骨相连；还可能出现与第 1 腰椎相连的腰肋。然而，临床上最有意义的变异是颈肋，是由第 7 颈椎延伸出来的软骨或骨化肋骨，其长度可长可短，并可附着于第 1 肋软骨或胸骨柄。胸廓入口的这种变异可能导致锁骨下血管及臂丛神经受压，限制支配上肢的神经血管。

四、肋间隙

相邻肋骨之间的间隙称肋间隙，内含肋间肌和膜性结构。由于一侧有 12 根肋骨，故有 11 个肋间隙。肋间隙内包含不同的结构，包括几种肋间肌、肋间动脉，以及相应的静脉、淋巴管和神经（图 4-8）。所有医务人员都必须全面认识肋间隙的解剖 [3]。

（一）肋间肌

肋间肌是三条较薄的肌肉及肌腱纤维，占据每个肋间隙。按照它们的位置关系，分别命名为肋间外肌、肋间内肌及肋间最内肌，全部由肋间神经支配（图 4-9 至图 4-11）。

两侧胸壁均有 11 块肋间外肌，从背侧的肋

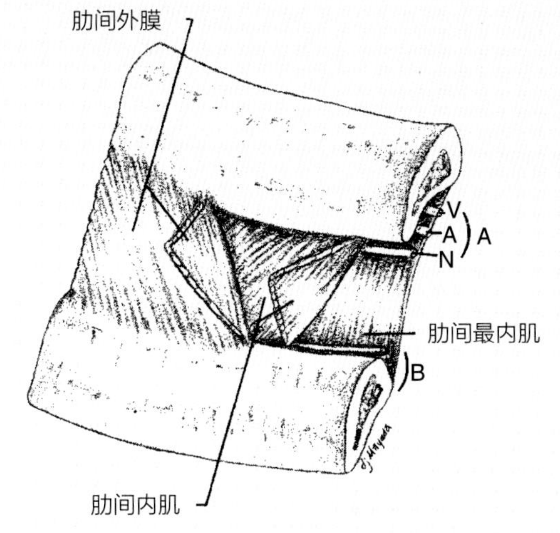

◀ **图 4-8　肋间隙内结构的关系**

A. 肋间血管和神经（V. 静脉；A. 动脉；N. 神经）；B. 分支血管

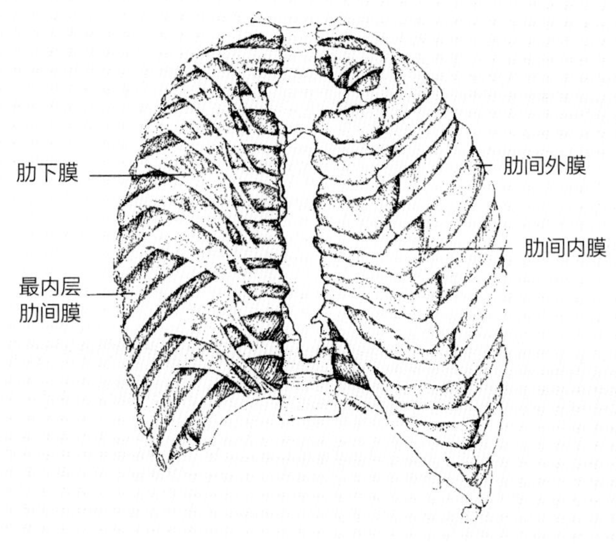

◀ **图 4-9　胸壁和肋间肌（前面观）**

右侧前半部分胸壁已去除，显示后外侧胸壁的内部结构

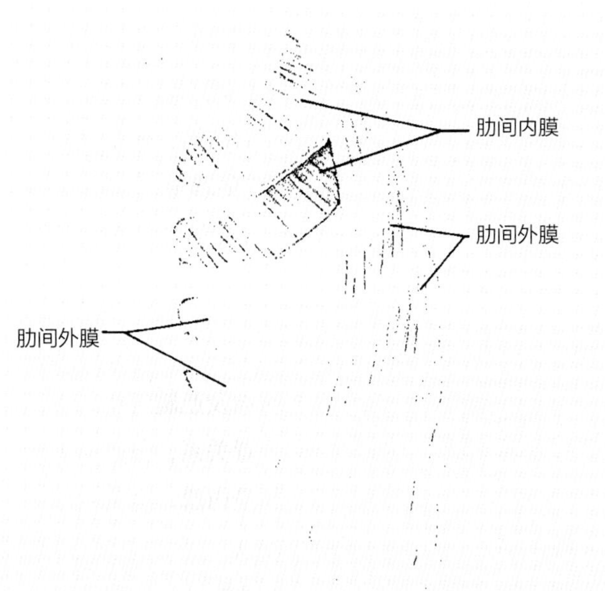

◀ **图 4-10　左侧胸壁（前面观）**

显示肋间外肌纤维的走行，斜向前下，与肋间内肌的纤维走行相反

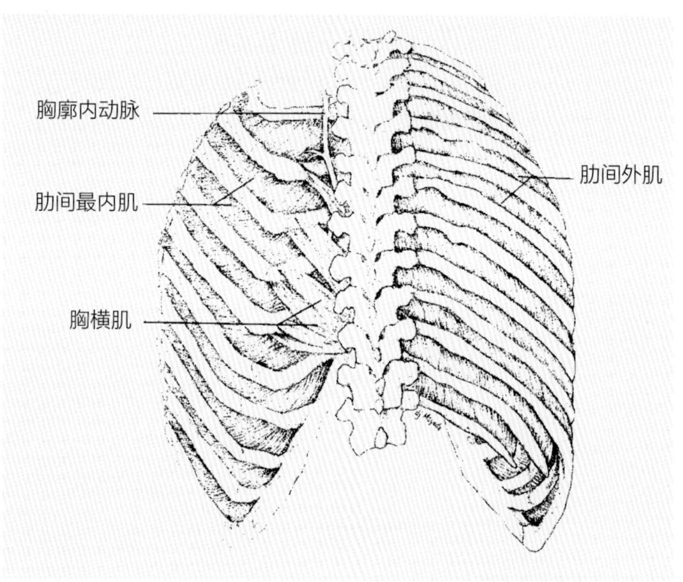

◀ 图 4-11 胸壁及肋间肌（背侧观）
左侧后半胸壁被移除，显示左前胸壁内部结构

结节延伸至腹侧的肋软骨，止于薄的膜性结构，即肋间外膜，并继续延伸至胸骨。每个肋间外肌均起自肋骨下缘，止于下一肋上缘。下部两个肋间隙的肋间外肌延伸到肋软骨末端。上 2～3 个肋间隙的肋间外肌未延伸至肋骨末端。肋间外肌的肌纤维比肋间内肌粗，后胸的肌纤维斜向侧下方及前下方，前面则向下。

每侧的肋间内肌也是 11 块。它们起自胸骨的腹侧，位于真肋的肋软骨之间或假肋的肋软骨腹侧末端，延伸至肋骨角，再以薄的腱膜继续延伸到椎骨，即肋间内膜或后肋间膜。肋间内肌均起自下位肋及其软骨的内侧上缘，止于相应上一肋骨的下缘。肋间内肌的肌纤维斜向后上方，与肋间外肌相反。

通常认为由于肌纤维走向不同，肋间外肌可抬高肋骨，而肋间内肌则下拉肋骨。

肋间最内肌不完整且多变。它们在肋间内肌深面连于肋骨之间，肌纤维的走行方向与肋间内肌一致，唯一的区别是该肌肉位于肋间神经血管束的深面。实际上，肋间最内肌与肋间内肌仅靠肋间神经和血管穿行其间而隔开。

肋下肌由肌肉及大小不一数量不同的薄腱膜共同构成，位于下肋骨的内表面。这些肌肉通常仅在胸廓的下部发育良好。在肋骨角附近，它们可能被视为跨越了两个肋间隙的部分肋间最内肌。每个肋下肌均在肋骨角附件起自肋骨内表面，止于下方第 2 肋或第 3 肋的内面，其肌纤维走行与肋间内肌一致。

每个肋间隙均有薄而坚实的筋膜覆盖在外表面及内面。第三层筋膜在两层肋间肌纤维之间，在肌纤维缺如的区域，则位于肋间外肌与腹侧的胸骨之间、背侧的肋间内肌与脊柱之间。

（二）神经血管束

神经血管束位于最内侧筋膜和肋间内肌之间。无肋间最内肌覆盖的区域，肋间神经和血管直接走行于肋间内肌的深面。因此，它们通常由内面的壁胸膜、肋下肌或胸横肌所覆盖。比较特殊的是神经血管束有固定顺序，肋间静脉位于最上方，其次是肋间动脉，最下方是肋间神经（图 4-12）。该神经血管束走行于肋间隙的最高处。因此，有创操作的时候应尽量在肋间隙的低位进行穿刺。

（三）肋间血管

每个肋间隙有两组动脉，分别是后动脉和前动脉，两者彼此交通（图 4-13）。除第 1 肋和第 2 肋间隙外，所有肋间后动脉均发自降主动脉，这两个肋间隙的肋间后动脉则来自颈动脉发出的最高肋间支。每支肋间后动脉都在肋间隙会发出侧支，它们分布于肋间隙外侧和后部。上 6 个肋

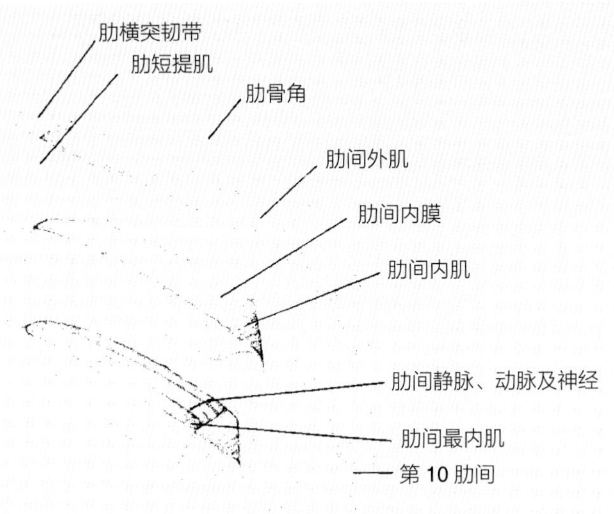

◀ **图 4-12　肋间隙后部的结构排列**

注意肋间静脉（V）、动脉（A）及神经（N）位于肋间内肌和肋间最内肌之间，从椎间孔到肋骨角，肋间血管和神经被肋间内膜覆盖

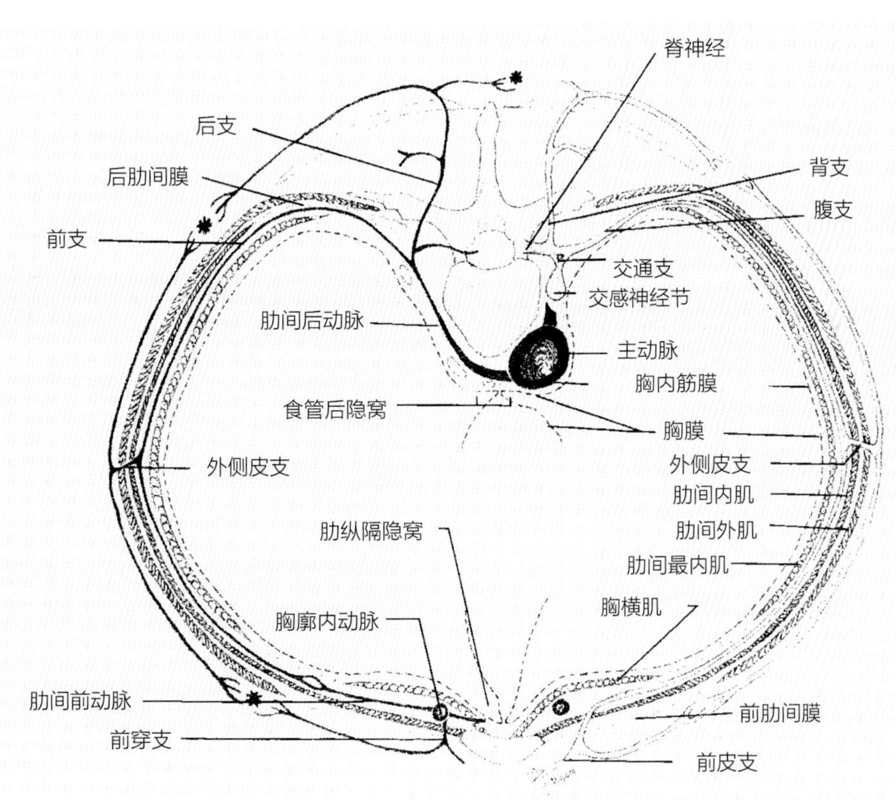

▲ **图 4-13　肋间隙的横断面，显示左侧的动脉及右侧的神经**

间隙的肋间前动脉为胸廓内动脉的分支及其终末支，第 7～10 肋间的前动脉则发自肌膈动脉，它们比肋间后动脉更细。上两个肋间隙的前部还受腋动脉的第一个分支——胸上动脉供血，双侧均有两支肋间前动脉，分布于肋间隙的两侧，一支走行于肋骨上方，另一支走行于肋骨下方。肋间前动脉位于肋间隙的前部。

肋间静脉与伴行动脉的命名和分布相近，所不同的是肋间后静脉汇入奇静脉系统。右侧除第 1 肋间静脉外，所有肋间静脉均汇入奇静脉；左侧除第 1～3 肋间静脉外，所有肋间静脉均汇入半奇静脉和副半奇静脉。右侧第 1 肋间静脉汇入右头臂静脉。肋间静脉的静脉瓣可确保血液回流入奇静脉。肋间前静脉向前汇入胸廓内静脉。左右侧肋间静脉回流的不同可通过奇静脉系统的胚胎起源得到解释，其源自于胚胎期对称的上主静脉。

（四）肋间神经

肋间神经发自 T_3～T_{12} 脊神经。作为参照点，第 7 肋间神经分布至胸骨下部的剑突平面（图 4–13），第 10 肋间神经分布至肚脐平面。

胸脊神经前支每侧均有 12 支，其中 11 支位于肋间，因而称肋间支，第 12 支则位于第 12 肋下方。肋间神经主要分布在胸壁和腹壁，它们不同于其他脊神经前支，因为每支都是独立的神经。第 1、2 支除向胸部分支外还发出分支到上肢，第 3～6 支仅分布于其所支配的胸壁，第 7～11 支则支配胸壁和腹壁。第 12 支分布于腹壁及臀部的皮肤。

T_1 神经由于其重要性及特殊的混合起源，具有独特的解剖结构，其前支有两个分支，一支较粗大，在第 1 肋颈前方离开胸部后并入臂丛，另一分支较细，为第 1 肋间神经，走行于第 1 肋间隙，并以胸部第 1 皮支止于胸骨部，偶有该前皮支缺如的情况。第 1 肋间神经通常无外侧皮支，但有时发出一小支与肋间臂神经合并。T_2 神经常有一个连接小支，经第 2 肋骨颈处上行。

上胸部的神经（T_2～T_6）也与其他神经节段不同。T_2～T_6 神经的前支、T_1 神经的小分支分布在胸壁上，称为胸部肋间神经，走行于肋间血管下方。在后胸壁，它们位于胸膜和肋间后膜之间，但很快穿入肋间后膜并走行于两层肋间肌之间，直到肋骨中部。其后，这些神经分支进入肋间组织，神经纤维可延伸至肋软骨，肋间神经则位于肌肉内面的胸膜之间。在胸骨附近，肋间神经在胸廓内动脉前方与之交叉，并穿过肋间内膜、前肋间膜及胸大肌，分布于胸前区及乳腺，成为胸前皮支。T_2 神经的分支则与颈丛的锁骨上神经融合。

大量细长的神经分支支配肋间肌、肋下肌、肋提肌、上后锯肌及胸横肌。在前胸部，一些分支还跨过肋软骨，从一个肋间到另一个肋间。胸壁外侧皮支在胸椎与胸骨间的中部由肋间神经发出。这些神经分支穿过肋间外肌和前锯肌，分成前支和后支。前支向前分布于侧胸及前胸的皮肤、乳腺。第 5 和第 6 肋间神经还支配腹外斜肌的上半部分。肋间神经的后支则向后走行支配肩胛骨和背阔肌浅面的皮肤。

第 2 肋间神经的外侧皮支，即肋间臂神经，与其他神经分为前后两支不同，它穿过肋间外肌和前锯肌，经腋窝到达上臂内侧，融入上臂内侧的皮神经，随后穿过筋膜，支配上臂上半部分内侧及后方的皮肤，与桡神经的上臂后皮支交通。第 2 肋间臂神经常来源于第 3 肋间神经的外侧皮支，分布于腋窝和上臂的内侧。

下胸部的神经（T_7～T_{11}）与腹部的神经节段差别不大。T_7～T_{11} 前支经肋间前行至腹壁，称为胸腹肋间神经，在到达肋间前缘的终点前，与上胸部的肋间神经有相同排列；在肋间前缘，它们经肋软骨深面，走行于腹内斜肌和腹横肌之间，由腹直肌鞘穿出。

下方的肋间神经支配肋间肌和腹肌，最下方的三对肋间神经还分支支配后锯肌下部。这些肋间神经大约走行至一半时发出外侧皮支，穿过肋间外膜和腹外斜肌，与上部的外侧皮支行程相似，分为前支和后支，分布于腹部和背部的皮肤。前支分布于腹外斜肌浅面的皮肤，并向前下延伸至腹直肌边缘；后支向后走行分布于背阔肌浅面的皮肤。

胸下神经（T_{12}）在功能上与其他胸神经不同。T_{12} 的起始部较其他胸神经更粗大，走行于第 12 肋下缘，通常与 L_1 有交通支，经腰肋弓外下方穿过腹横肌，并在腹横肌与腹内斜肌之间向前走行，其后与下部肋间神经的分布模式相同。T_{12} 的外侧皮支较粗大，并且不分前支和后支。

（五）肋间淋巴管

肋间隙前缘存在胸骨旁淋巴结，毗邻胸廓内动脉；肋间隙后部有肋间淋巴结，邻近肋间血管，引流胸壁外侧深层淋巴管。引流下4～5个肋间隙淋巴结的淋巴管汇合成干，向下走行汇入胸导管或胸导管起始部。左上胸壁的淋巴引流汇入胸导管，而相应的右侧上半胸壁淋巴引流汇合成右淋巴导管。肋间淋巴管是胸壁的深层淋巴管，引流肋间肌和壁胸膜的淋巴液。引流肋间外肌的淋巴管向后走行，引流肋间动脉后方分支伴行的淋巴管后汇入肋间淋巴结。两侧均有单独的淋巴管引流肋骨内面及壁胸膜，这些淋巴管向前走行分布于胸膜下组织，其中上6支淋巴管分别汇入胸骨旁淋巴结或汇合成干。下胸壁的淋巴管汇合成一支后引流入胸骨最低位淋巴结。

五、呼吸运动时胸壁结构间的相互作用

除了能够为胸腔内的脏器提供保护外，胸壁最重要的功能是辅助呼吸运动。生理性呼吸运动是主动呼吸和被动呼吸共同作用的结果。吸气时主动呼吸肌与协调肌共同收缩，使胸腔体积增大，从而增加胸廓直径，使胸廓内压、胸膜腔内压及肺内压均下降至低于大气压，这一过程将空气吸入肺中。呼气是胸腔直径被动恢复至平静状态的过程，胸腔内压、胸膜腔内压及肺内压上升，高于大气压，将空气呼出。辅助呼吸肌的运动可协助呼气，但非必需。

吸气运动增加了胸廓前后径、左右径及上下径。前后径的增加是肋骨上提，进而胸骨体向外向前抬高的结果。最大移位是在最长的肋骨水平（第5～7肋）。正常平静呼吸时，肋间肌的收缩可同时升高肋骨[4]。辅助呼吸肌则在用力呼吸时发挥作用[4-6]。胸廓左右径的增加得益于肋骨在腋中线的向上和侧向运动。

第7～10肋运动幅度最大，这些肋骨的软骨先向下走行，然后弯曲向上并与胸骨相连。由于每个肋骨–肋软骨单元的中部都低于相应肋椎关节及胸肋关节，因而上提每个肋骨单元均会出现向上和侧向运动（类似桶柄）（图4–14）。此动作通过肋间肌的收缩，辅以膈肌收缩完成[7]。由于膈肌的收缩，使胸廓上下径在吸气时增至最大。平静呼吸时的膈肌运动幅度为1～2cm，但深呼吸时膈肌的运动幅度可达6～7cm。下部肋骨被认为有助于对抗膈肌向上和向内的收缩。因此，膈肌和肋间肌是吸气的主要肌肉。平静呼吸时，膈肌运动占肺通气量的75%～80%，肋间肌的运动占20%～25%。然而，用力呼吸及深呼吸时其他骨骼肌也可能参与呼吸运动。骨性胸廓与肌肉结构的配置可消耗最少的能量，产生最有效的呼吸运动。

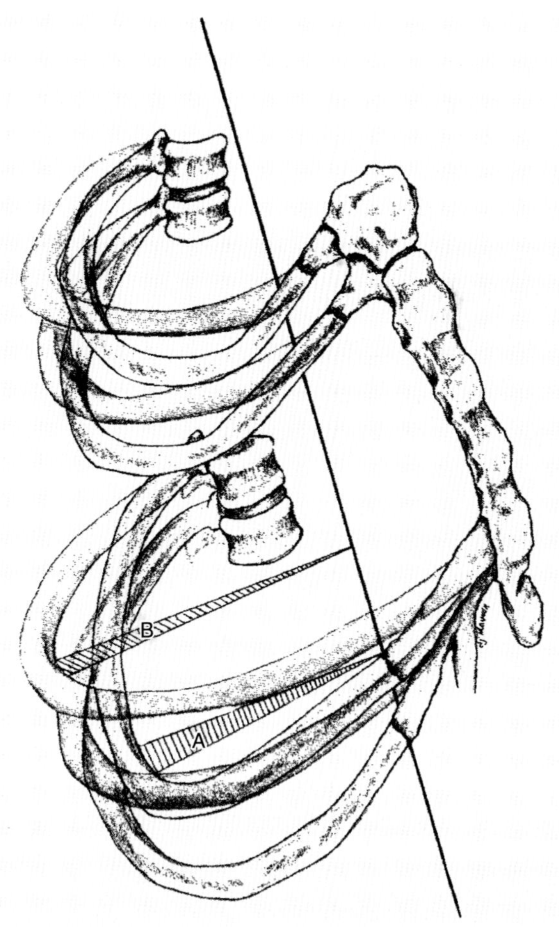

▲ **图4–14 呼吸时肋骨的“提桶运动”增加了胸腔的左右径**

吸气运动开始时（A），肋骨距胸部中轴线的距离明显短于吸气末（B）

第 5 章
肺胚胎学
Embryology of the Lungs

Alejandro C. Bribriesco　Mala R. Chinoy　Daniel Kreisel　著
周　柯　梅建东　译

胚胎学一直是传统从事生物科学或健康相关领域人员研究的核心学科。充分理解复杂的细胞间相互作用及运动非常重要，这为我们提供了认识疾病根源的途径，并可能掌握未来发现和创新的关键。

肺胚胎学的历史最早可追溯到 1661 年，据记载，博洛尼亚的 Malpighi 观察了青蛙肺的显微结构。从 20 世纪初至今，对动物模型的认识极大促进了当前我们对人类胚胎发生的理解。在这期间，卡内基研究所等单位在阐明肺的器官发育方面做出了巨大贡献。其后的研究者从肺发育相对宏观的方面进行拓展，对 DNA 调控不同结构形态发生变化的细节进行界定，包括呼吸道、血管和肺实质结构。进一步深入了解肺发育的驱动机制，将为针对罹患肺部疾病的患者开展临床创新和转化治疗提供新的机会。

本章重点描述肺的胚胎发育及成人肺的发育过程。若非另有说明，本章采用顶臀径和卡内基分期[1-4]（从排卵算起）划分肺发育的阶段。鉴于肺微结构的发育有重叠，而肺实质构成了气 – 血屏障，因而将支气管或气道发育过程与邻近肺实质的发育一并阐述。最后，遗传学和分子生物学的发展已能够确定基因、转录因子、生长因子及其他小分子在 DNA 水平上所发挥的作用。这些因素在肺发育过程中扮演了重要角色，有证据显示，出生前暴露于致畸因子或有害物质将会导致严重后果。相反，根据相同原理开发的基因靶向治疗和分子治疗，则为肺胚胎学提供了潜在的转化应用前景。

一、肺的发育

肺的发育始于胚胎早期（胚胎第 3～4 周）中胚层和内胚层的相互作用，促成起源于前肠内胚层的原始肺芽形成（图 5–1）。接下来的过程是一个复杂的三维过程，发育中的胚胎相邻部分处于不同成熟阶段。因此，细胞和肺的形态才可真正定义胚胎发育阶段，而非某个不太重要的固定时间点。我们目前对肺发育的认识是基于数十年来著名胚胎学家们的研究成果，包括 Dubreuil、Loosli、Potter、Boyden 和 Turlbeck。表 5–1 总结了上述各团队认为界定肺发育阶段的不同标志事件。目前以 Turlbeck 分类方法应用最广，本章亦采用此方法。

图 5–2 是肺发育过程的示意图，包括五个胚胎学时期：①胚胎期，原始气管和肺芽形成；②假腺管期，支气管树分支化和发育；③小管期，通气性气道形成和血管生成；④终末囊泡期，Ⅰ型和Ⅱ型肺泡细胞分化形成，呼吸单位增加；⑤肺泡期，肺泡形成增加并伴有呼吸表面积增加。表 5–2 强调了肺发育过程中，与呼吸道发育成熟同期的肺间质和肺主要血管形成的胚胎学重要作用。

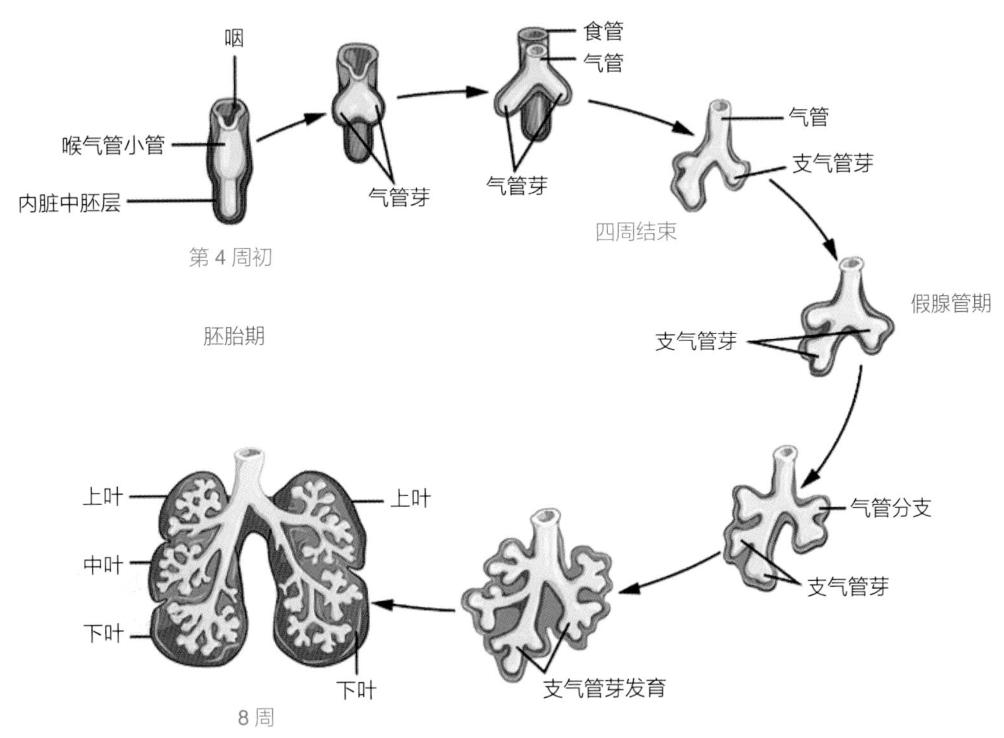

▲ 图 5-1　肺的早期发育

胚胎第 4 周开始（第 26 天），前肠内胚层形成喉气管憩室或管，形成原始肺芽。孕 41 天，气管通过气管食管嵴与食管分离，这一结构最终成为一个纵行的间隔。孕 6 月时有 17 级支气管分支，出现了次级支气管芽，这标志着假腺管期的开始（修改自 http://cnx.org/contents/14fb4ad7-39a1-4eeeab6e-3ef2482e3e22@8.24）

表 5-1　不同胚胎学家划分的肺发育阶段

Dubreuil et al.（1936）[5]	Loosli and potter（1951）	Boyden（1972）[6]	Thurlbeck（1988）[7]
腺管期：孕 6 月之前	腺管期：孕 5 周至孕 4 月	假腺管期：孕 5～17 周	胚胎期：孕 26～52 天
小管期：孕 7 月至出生	小管期：孕 4～6 月	小管期：孕 13～25 周	假腺管期：孕 52 天至孕 16 周
肺泡期：出生后	肺泡期：孕 6 月至出生	终末囊泡期：孕 24 周至出生	小管期：孕 17～28 周 终末囊泡期：孕 29～36 周 肺泡期：孕 36 周以后

（一）肺的发育的阶段和结构

1. 胚胎期：孕 0～12 周

肺发育的胚胎期由妊娠第 26 天持续至第 52 天，包括近端呼吸道的形态发生及其周围起源于内脏中胚层的间充质组织早期分化。出现呼吸憩室是这一阶段开始的标志，该憩室在孕 4 周末形成第一级支气管芽（图 5-1 和图 5-2）。这些内胚层芽继续向周围的内脏中胚层生长，内脏中胚层又称心包腹膜管，是胸膜腔的雏形。到第 5 周，主支气管已经形成，右主支气管与左主支气管不对称，右主支气管更粗、更为垂直。考虑到呼吸道、心脏和主动脉弓的空间关系，这一不对称的位置关系是必要的。然而，这种不对称似乎与心脏发育中单纯的机械力无关，心脏直到孕 6 周才确定其在胸腔内的位置。约妊娠第 52 天，经过多轮的二分法分支，形成了次级支气管，这标志着肺的发育从胚胎期过渡到假腺管期。

胚胎期发生原始气管与食管分离。如表 5-2

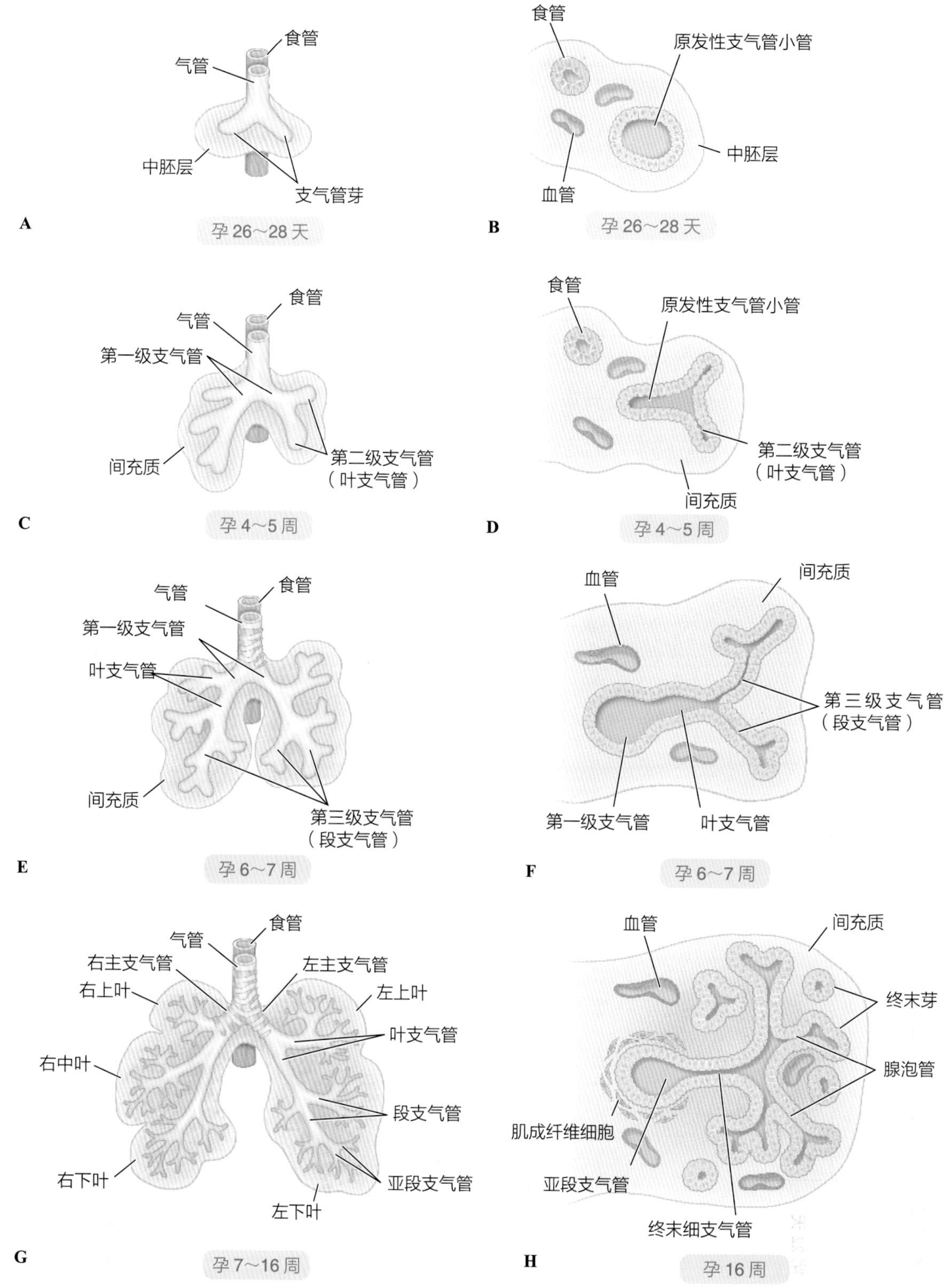

▲ **图 5-2 胚胎期肺发育（A 至 F）及器官形成的假腺管期（G 和 H）**

左侧：原始肺支气管的分支模式最终发育形成支气管树。右侧：随着不同发育阶段的分支形态发展，胎肺组织逐渐变得复杂。A 和 B. 孕 26～28 天；C 和 D. 孕 4～5 周；E 和 F. 孕 6～7 周；G. 孕 7～16 周；H. 孕 16 周

表 5-2 肺胚胎发生的主要事件

时 期	天数 / 周数	气道（内胚层）	间 质	血管（中胚层）	其他细胞核结构
胚胎期（孕 0~12 周）			• 结缔组织，起源于内脏中胚层 • 软骨起源于神经嵴细胞		
	第 22 天			• 双主动脉 • 原始肺静脉出心管	
	第 26 天	• 前肠内胚层形成喉气管憩室 • 原始肺芽在形成中的气管远端发育			神经 • 第 4 周：神经嵴细胞迁移到间充质 • 第 7 周：软骨外神经束形成
	第 33 天			• 第 6 弓，即原始左右肺动脉的肺动脉循环 • 肺静脉开始与肺芽相连	
	第 41 天	• 气管与食管分离			
	第 50 天			• 左 6 腹侧弓即肺动脉主干 • 左 6 背侧弓依然是动脉导管	
		• 左右主支气管形成		• 肺静脉形成左心房	
	第 52 天	• 支气管分支形成次级支气管		• 肺内血管系统与支气管分支伴行	
假腺管期 孕 5~16 周	第 52 天	• 次级支气管形成	• 腺泡出现	• 开始向间充质细胞分化	神经 • 第 10 周：肺外肺动脉和肺静脉受神经支配
		• 三级支气管，即支气管肺段		• 肺芽周围形成血管丛	
		• 高柱状上皮细胞 • 未能产生表面活性物质		肺静脉 • 第 9 周：左心房形成，有 4 个静脉分支开口	膈肌 • 第 8~10 周：胸壁层复杂融合 • 第 15 周：膈肌形成
	第 16 周	• 亚段支气管分支		• 与发育中的心脏形成连接	支气管支撑结构 • 第 10~16 周：软骨骨架形

续表

时　期	天数 / 周数	气道（内胚层）	间　质	血管（中胚层）	其他细胞核结构
小管期 （孕 17～28 周）	第 17 周	• 所有非呼吸性气道形成			
		• 支气管和细支气管管腔增大 • 出现呼吸性细支气管、肺泡管及一些终末呼吸囊	• 血管增加，间充质变薄		
		• 所有轴向、非呼吸性支气管出现（通气部）	• 间质组织变薄		
		• 腺泡可被辨识（单层高柱状细胞）	• 弹性组织形成，形成单个囊泡单位		
		• 气道细胞分化（纤毛、杯状、基底细胞）			
		• 由高到矮的上皮细胞	• 毛细血管从支气管树远端及分支处向气腔生长		
		• 腺泡内皮转变成 I 型和 II 型肺泡细胞			
	第 20 周	• II 型肺细胞产生表面活性物质			
	第 20～32 周			• 支气管动脉和静脉成熟	
	第 24～26 周	• 表面活性物质产生足以维持呼吸运动稳定 • 少量终末囊泡形成 • 支气管出现 16 级分支			
终末囊泡期 （孕 28 周至出生）		• 更多终末囊泡上皮变薄			
		• 囊泡继续分隔形成壁更薄的亚囊泡结构	• 毛细血管布满肺泡 • 形成毛细血管网		
		• 上皮变矮，形成立方上皮细胞			
	第 40 周	• 产生 2000 万～5000 万个肺泡（成人肺泡的 8%）			
肺泡期 （出生至 8 岁）		• 提示气道管腔边界所需的扁平上皮生成 • 肺泡数量增多，大小不变			

所示，喉气管憩室在第26天形成，随后内胚层组织纵向向内隆起，称气管食管嵴。气管食管嵴最终由尾侧到头侧融合形成气管食管间隔，将喉及气管与食管隔开。妊娠第41天，发育中的气管和食管交界处共有组织的程序性细胞变性，将两者完全分开。气管食管嵴不完全分隔将导致气管食管间隔的缺损，这被认为是先天性气管食管瘘的主要原因，每3000～4500例新生儿中有1例发生[8]。

2. 假腺管期：孕5～16周

该发育阶段的命名来自富含糖原的支气管立方上皮，其组织学上类似外分泌腺。次级支气管形成于胚胎期向假腺管期过渡阶段，并随内皮和间质结构的增殖进一步分支形成终末支气管的雏形（图5-3）。虽然呼吸道的大部分结构都在这一阶段的后期形成，但此阶段的胎肺尚不能产生肺表面活性物质（后文会详细讨论），因而此阶段出生的早产儿无法存活。

发育中的支气管树起源于内胚层，被内脏中胚层包裹。这两个胚层之间的相互作用，调节支气管树和肺内皮的形成等关键过程[9, 10]。呼吸道周围的间充质分化为起支撑作用的血管和间质组织，与呼吸道发育同步进行，例如这一该阶段的早期，间充质在发育中的肺芽周围形成血管网，最终连接肺和发育中的心脏，这对气体交换而言是必需的。

如图5-3所示，这一阶段的支气管在延伸的同时还发出分支。右主支气管经两次分支后形成三级支气管，又称叶支气管（上叶、中叶和下叶）。左主支气管经一次分支形成上、下叶支气管。叶支气管继续分支，共形成18个三级分支，称肺段支气管。右侧有10个肺段，左侧有8个肺段。

三级支气管在孕10～16周继续进行二分叉，产生亚段支气管，持续到第17周开始，此时所有非呼吸性气道发育形成，直至缺乏肺泡的终末细支气管。假腺管期的结束和小管期的开始以带

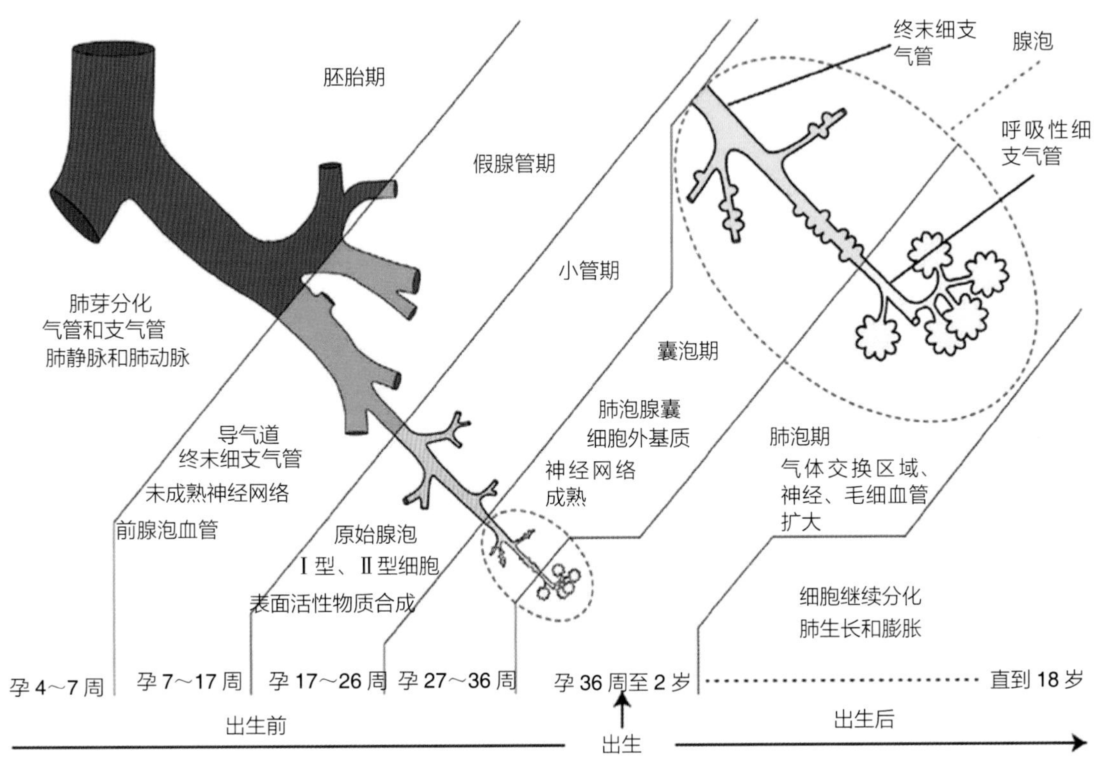

▲ 图5-3 肺发育各阶段的支气管树分支与成熟

呼吸道发育过程中的形态与亚结构用于展示从胚胎期到出生后肺泡期的肺发育不同阶段［引自 Kajekar R. *Environmental factors and developmental outcomes in the lung.* Pharmacol Ther 2007; 114(2):129–145. © 2007 Elsevier 版权许可］

有肺泡的通气性呼吸细支气管发育为标志。

膈肌的形成是假腺管期另一个影响肺发育的重要事件。发育中的肺由背侧向下生长，胸腔也会相应地下降。这时，胸部多个间充质层开始融合。首先是横向的膈膜占据膈肌腹侧的大部分，最终成为膈肌中心腱。此时胸腹腔之间的剩余间隙被称为心包腹膜管，横向的膈向内生长，与原始食管及胸腹膜嵴融合而闭合。最后，肌肉从双侧后外侧体壁向内生长，最终形成膈肌。该过程必须在胚胎第 60 天，肠由脐带腔进入腹腔之前完成。此时若膈肌未发育完成，则会导致先天性膈疝（congenital diaphragmatic hernia，CDH），最常见的 CDH 由 Bochdalek 孔膨出，发病率为 1/2500。CDH 相关的致病和死亡原因是相关性肺发育不全（本章稍后讨论），通常需要积极的呼吸治疗策略，有时需进行体外膜肺（extracorporeal membrane oxygenation，ECMO）治疗。

3. 小管期：孕 17～28 周

小管期主要是肺导气单元，即腺泡的发育。腺泡（或囊泡单位）由 1 个终末细支气管组成，其分支为 2～4 个呼吸性细支气管，每个呼吸性细支气管各含 4～7 个囊泡（原始肺泡）（图 5-3 和图 5-4）。在这一阶段，腺泡周围的实质逐渐变薄并血管化，形成气 - 血屏障。事实上，这一阶段已出现少数具有气 - 血屏障的薄终末囊泡。此外，呼吸道远端的周围形成弹性纤维，使被动呼

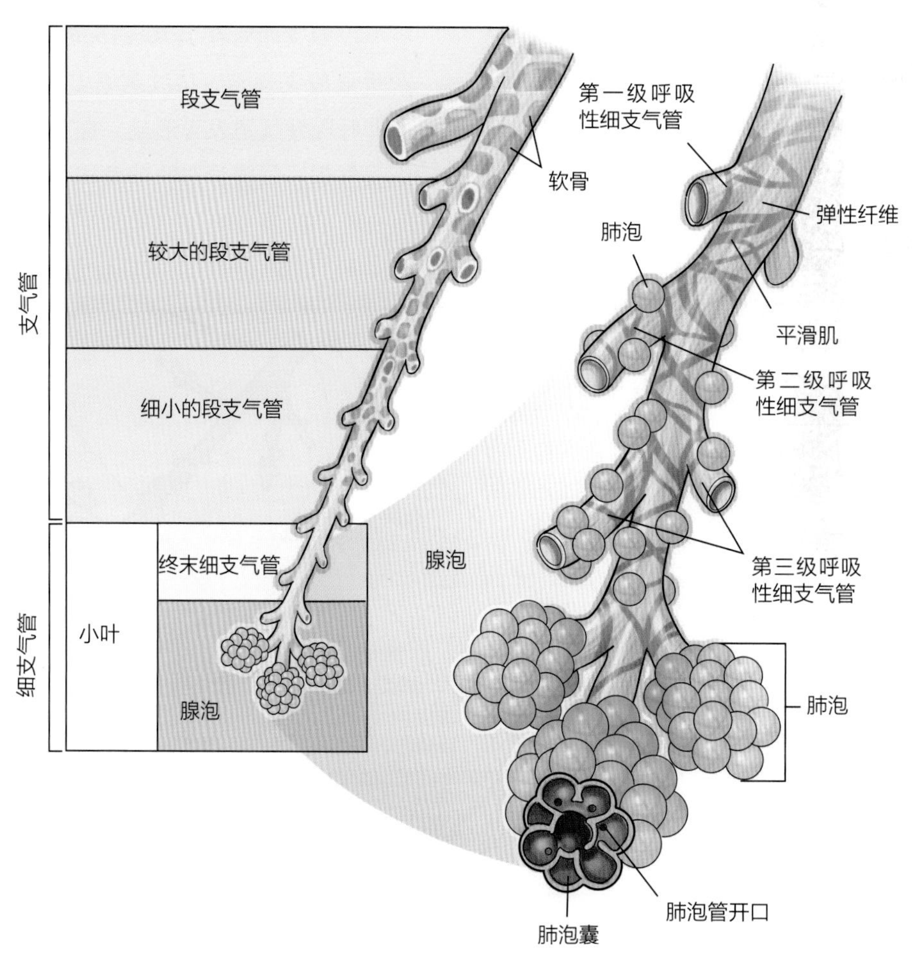

▲ 图 5-4 远端呼吸道结构的分化

腺泡是呼吸道的功能性单位，是呼吸道中最先拥有肺泡的部位，可进行气体交换。它由一个终末细支气管发出多个呼吸性细支气管组成。每一个呼吸性细支气管又分成 2～11 个肺泡管，与肺泡囊相连，这些肺泡囊开口于 2 个及以上肺泡。总之，肺内远端呼吸道分支由近及远分别是终末细支气管、呼吸性细支气管、肺泡管、肺泡囊、肺泡

气成为可能。以上这些发育形成了一个崭新的、能够进行气体交换的呼吸系统。

如前所述及图 5–2 所示，假腺管期和小管期之间存在重叠，这是因为支气管树的近端部分比远端部分成熟更快。图 5–5 举例解释了这种组织学上的转变，由于原始气囊的生长、间质收缩，以及间充质来源的血管更为丰富，肺失去“假腺管形”外观。随着整个呼吸腔增大及间质组织变薄，发育中的毛细血管从支气管分支处由远及近向邻近的囊泡延伸（未来肺泡的雏形）[11]。如图 5–6 所示，电子显微镜的观察表明毛细血管穿行于呼吸道立方上皮之间，但未穿透气道[12]。

这一阶段，呼吸道上皮细胞分化为多种高立方体细胞，如杯状细胞、纤毛细胞和基底细胞。随着气道进一步分支，远端将被单层高柱状上皮细胞覆盖，而远端的这些管状结构将会发育成未

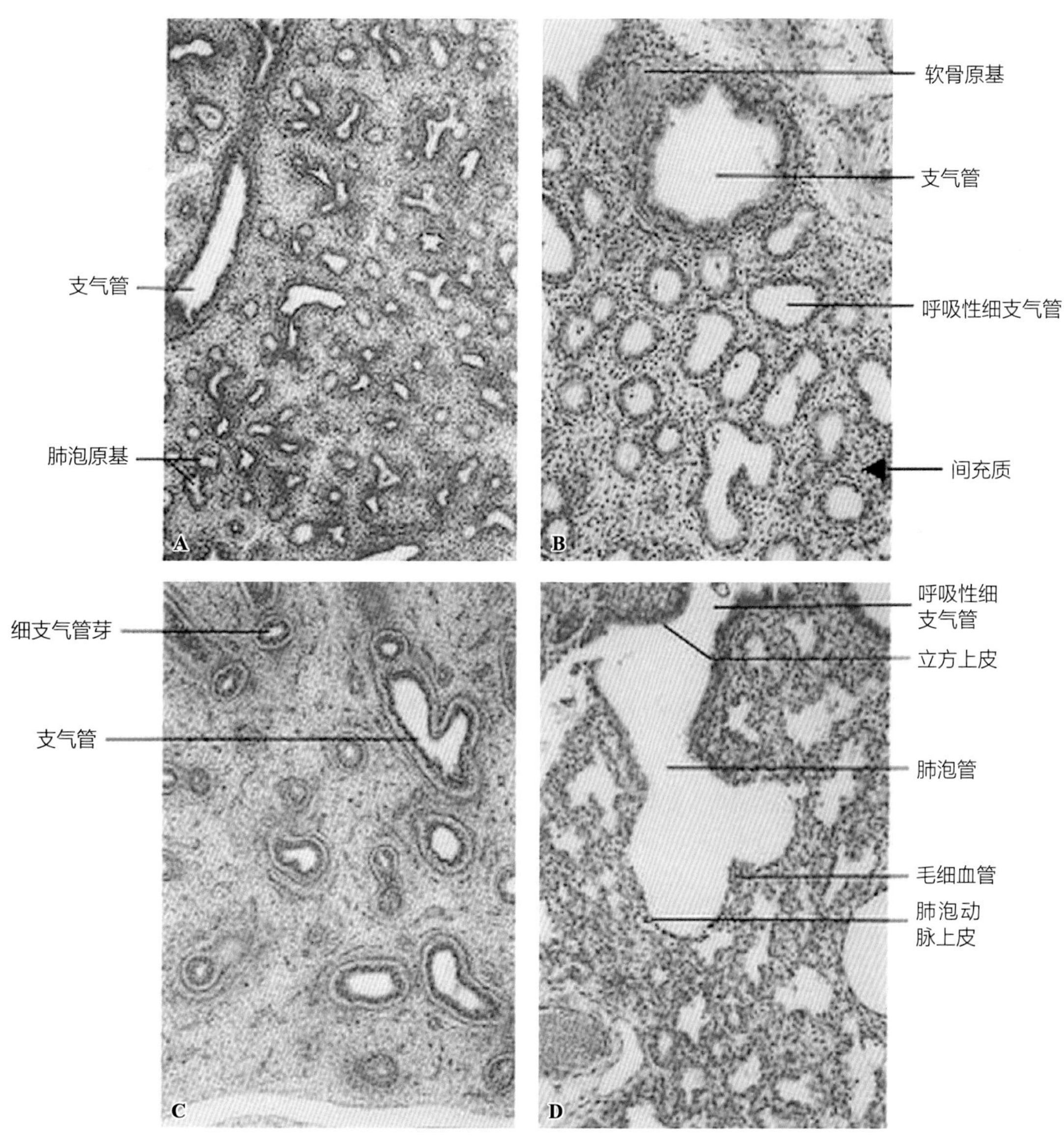

▲ 图 5–5　人肺发育的四个不同时期组织学切片

A. 假腺管期（第 8 周）肺类似外分泌腺；B. 小管期（第 16 周）可见支气管树的管腔增大；C. 小管期（第 18 周）可见间质组织血管逐渐增多；D. 终末囊泡期（24 周），呼吸性细支气管远端已形成原始肺泡和气 – 血屏障（引自 Moore KL, Persaud TVN, Shiota K. *In Color Atlas of Clinical Embryology.* 2nd ed. Philadelphia, PA: WB Saunders; 2000. © 2000 Elsevier 版权许可）

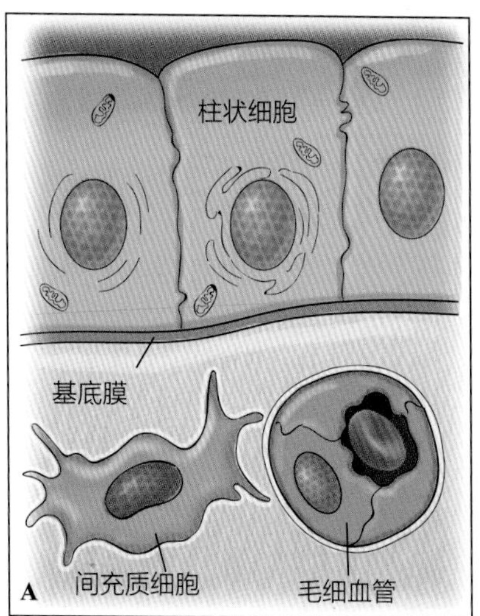

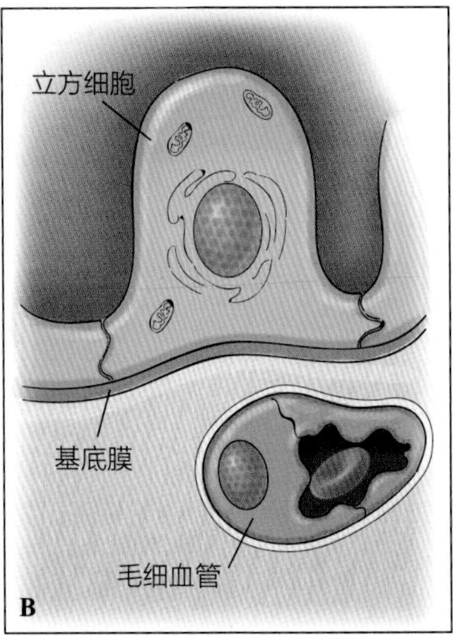

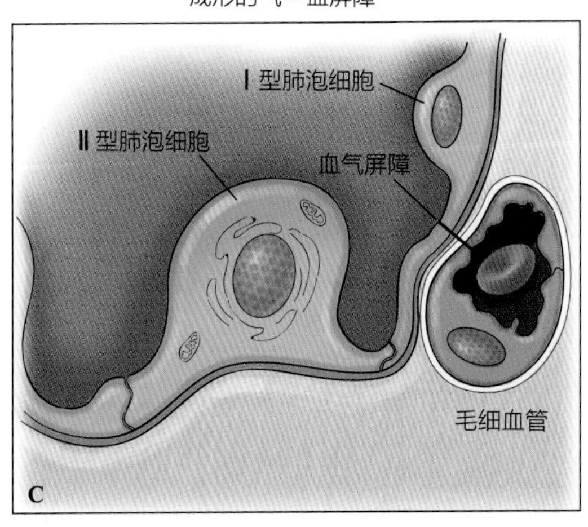

◀ **图 5-6　人肺的电子显微镜观察**

A. 假腺管期：富含糖原的高柱状细胞；B. 变成立方形的一个细胞，毛细血管在此期关闭；C. 小管期的Ⅰ型和Ⅱ型肺泡细胞，气－血屏障形成

来的腺泡。随着原始腺泡的发育，周围的间充质变薄，并出现呼吸道上皮的转变。最初出现的柱状上皮细胞在小管期变成短柱状细胞，最终在终末囊泡期转化为立方上皮细胞（图 5-5）。

另一个与囊泡毛细血管化同时进行的重要改变是腺泡上皮分化产生Ⅰ型和Ⅱ型肺泡细胞。Ⅰ型肺泡细胞通过清除前体立方细胞中的大部分内容物后成为超薄（4μm）而特化的扁平细胞，进行气体交换。出生时，这些细胞占据了肺泡表面积的 80%～90%。

Ⅱ型肺泡细胞大小约 6μm，特征是保留了其前体立方体细胞的细胞内糖原。Ⅱ型肺泡细胞的重要功能是合成并储存肺泡表面活性物质，这是决定胎儿出生后能否存活的主要因素。表面活性物质由磷脂、胆固醇和表面活性蛋白（surfactant proteins，SP）组成，表面活性蛋白包括亲水性活性蛋白（SP-A、SP-B、SP-C 和 SP-D）和疏水性活性蛋白（SP-B 和 SP-C）两类。表面活性物质分泌后形成单层保护膜，降低肺泡表面张力。其可通过降低肺的总弹性阻力，防止肺泡在呼气过程中塌陷。临床上，可通过给予皮质类固醇激素刺激双磷酸胆碱（CDP- 胆碱）通路，诱导未成熟的胎儿肺表面活性物质合成增加[13]。通常认为孕 24～26 周的肺已能够合成或诱导合成足量的表面活性物质，并有足够数量的肺泡毛细血管，从而能够维持足量的气体交换[14]。此阶段出生的早产儿，从肺发育的角度来看有可能存活，这是因为可借助类固醇诱导内源性表面活性物质的合成或给予外源性表面活性物质材料，使少数终末囊泡可进行气体交换；但由于所有胎儿器官系统均不成熟，大多数胎儿仍无法存活。

4. 终末囊泡期：孕 28 周至出生

终末囊泡的形成始于小管期，并在终末囊泡期加速发育，故命名为终末囊泡期。孕晚期之初，单个终末支气管再发出三次分支，形成呼吸性支气管。存在于小管期的呼吸芽继续发育并分隔，形成更多的亚囊泡结构，最终成为真正的肺泡。呼吸道上皮继续变薄，与此同时毛细血管网迅速扩张和增大，膨胀成肺泡，为子宫外气体交换作准备。肺泡形态的发生开始于这一时期，并持续到出生后约 8 岁。实际上，据估计在孕 40 周时的成熟肺泡仅占成人肺泡的 8%[15]。

在妊娠的这一时期可观察到间歇性呼吸运动。原始膈肌已出现收缩，通过对绵羊模型的研究表明这些运动在脑干水平协调下完成[16, 17]。胎肺运动可将液体从肺排入羊膜腔。基于 DeBlasio 及其同事的研究发现胎肺没有羊水吸入，可通过分析羊水中表面活性蛋白卵磷脂和鞘磷脂的比例来评估胎儿肺的成熟度[18]。

5. 肺泡期：胚胎末期至儿童期

随着肺泡扁平上皮的广泛形成，这一阶段完成了终末囊泡向肺泡管的过渡。出生后的前几个月有两种类型的肺泡发育。首先，囊泡壁继续分裂并变薄，将大量肺泡前体转变为成熟的肺泡；其次，产生肺泡导管，连接远端呼吸性细支气管和处于肺泡形成中的囊泡。肺泡继续沿肺泡管向终末细支气管方向发育。单个肺泡的大小略有增加，但被肺泡数量的增加所掩盖。随着时间推移，3 岁时肺泡数量增加到 1.27 亿，9 岁时增加到 2.8 亿，最终增加至约 3 亿，达到成人水平。在 3 岁时，呼吸表面积达 $32m^2$，至成年时增加一倍，为 $75m^2$。

围产期肺泡形成中断的一个临床表现是支气管肺发育不良（bronchopulmonary dysplasia，BPD）。该病的核心过程是氧气或呼吸机创伤使发育中的肺泡受损，导致新生儿需要额外的氧疗，通常伴有严重肺动脉高压。由于采用增强肺表面活性物质的方法和保护肺通气策略对早产儿的治疗有所改善，BPD 的组织病理学已从呼吸道损伤和纤维化转变为肺泡间隔不良和微血管异常。对这一问题的全面阐述超出本节内容，但 BPD 的发病机制突显了肺泡发育期的重要性，以及肺泡和肺泡微血管胚胎发育相互依赖性[19, 20]。

出生时肺泡中充满液体，这些液体在新生儿第一次呼吸前迅速排空。肺泡内液通过口、鼻、血管和淋巴管排空。迅速从淹没的肺泡中将液体排出，是新生儿从胎盘气体交换转变为肺气体交换的关键步骤[4]。尽管对胎肺如何产生液体及出生时如何排出液体的认识取得了重大进展，但这些结果与发育期的肺有何关联仍知之甚少。仍需继续研究如何促进宫内胎肺生长，来预防或改善产后呼吸窘迫，例如 CDH 和羊水过少等已知与肺发育不全有关的情况，或许可针对上皮分泌氯化物的潜在机制给予药物干预，促进胎儿肺的膨胀和生长[21]。

（二）肺的结构与功能特征

肺是一个多功能的器官，其功能远不止于气体交换。有证据表明肺有超过 40 种不同类型的细胞，这些细胞具备代谢、内分泌和免疫功能。肺在结构上由形成导管的细胞和间质组成，使空气能够有效输送至单层细胞厚度的气 – 血屏障，从而进入血流。鉴于与周围环境及其相关病原体之间这种直接而持续的接触，肺部强大的防御系统至关重要。从鼻咽部入口至细胞水平的肺泡，肺部具备一整套复杂的防御机制。气道上皮是这一防御系统的核心，气道上皮由多种具备特定功能的不同细胞群构成，包括对外源性物质的机械屏障、炎症反应、代谢活动、免疫防御和损伤后修复。气道中细胞的分布具有空间差异，气管大约有 8 种不同类型的细胞，而不同气道中共有约 49 种不同类型的细胞（包括 12 种不同的上皮细胞）。气道细胞最常见的类型是基底细胞、纤毛细胞、杯状细胞、Clara 细胞、Ⅰ型和Ⅱ型肺泡细胞。在肺的远端，成纤维细胞、脂肪细胞、神经内分泌细胞、巨噬细胞、平滑肌细胞和内皮细胞仅是 40 种不同类型细胞中的几种，这显示肺部结构的复杂性（图 5-7）。

二、肺形态发生的调控与终止

如上所述，气道分支和肺血管发育过程中的组织学变化划分了胚胎期和出生后肺的不同发育阶段。各种调节基因、生长因子、激素、相关细胞受体和其他各种因子调节参与了肺生长发育的不同方面。这些正常途径可被环境中的毒素、药物、过量激素或维生素及其他致畸因素破坏，最终导致肺发育和功能受损。对胚胎期和出生后肺生长发育的探索，有助于了解正常条件下的肺功能、发育异常或损伤反应导致疾病的相关机制。

（一）Hox 基因

同源盒结构基因又称 Hox 基因（Homeobox genes），是最早发现的转录因子家族之一。他们是一组具有螺旋 – 反转 – 螺旋 DNA 结合域的调节蛋白，被认为是发育过程的主要调节蛋白。它们在重叠区域表达，负责肺在内主要结构的形成和定位。源于胚胎前肠的肺形态发育，其启动与原始肺内皮细胞不同程度高表达 Hoxb3、Hoxb4 和 Hoxb5 有关[22, 23]。此外，前肠管的呼吸系统定向分化取决于腹侧内皮细胞 Hox 基因 Nkx2.1 的梯度表达[24]。最后，介导肺芽左右两侧不对称发育的数个调节基因中包括了 Hox 基因 Pitx2[25, 26]。上述例子表明这些重要转录因子的表达模式在调控肺时空发育中的重要性，正如 Hox 基因在四肢、脊柱和大脑等器官结构形成中的作用一样重要。

Hox 基因家族由 4 个高度保守的基因组成，包括 Hoxa、Hoxb、Hoxc 和 Hoxd。小鼠的这些基因位于不同染色体，分别为 6、11、15 和 2 号染色体[27]。Hox 基因的表达受上述多种因素暴露和浓度的影响，包括前面提到的糖皮质激素、生长因子和视黄酸（retinoic acid，RA），尤其是 Hoxb5 蛋白的水平受地塞米松和生长因子（TGF-β 和表皮生长因子）的影响，导致 Hoxb5 基因表达下调与肺发育进展有关[28]。RA 浓度梯度效应在早期 Hox 基因激活中至关重要，早期发育相关的 Hox 基因较后期发育的 Hox 基因，其激活需要更高的 RA 浓度[29]。

（二）生长因子

转化生长因子 –β（transforming growth factor-beta，TGF-β）和骨形成蛋白（bone morphogenetic proteins，BMP，TGF-β 超家族成员）属细胞因子，对调节细胞周期各个方面（增殖、分化、迁移和凋亡）均具有重要作用。TGF-β 的关键作用已通过小鼠肺发育模型得到证实。利用鼠肺体外培养进行的实验表明 TGF-β 可抑制胚胎早期肺的发育，而 BMP 则刺激其发育[30]。此外，体内研究

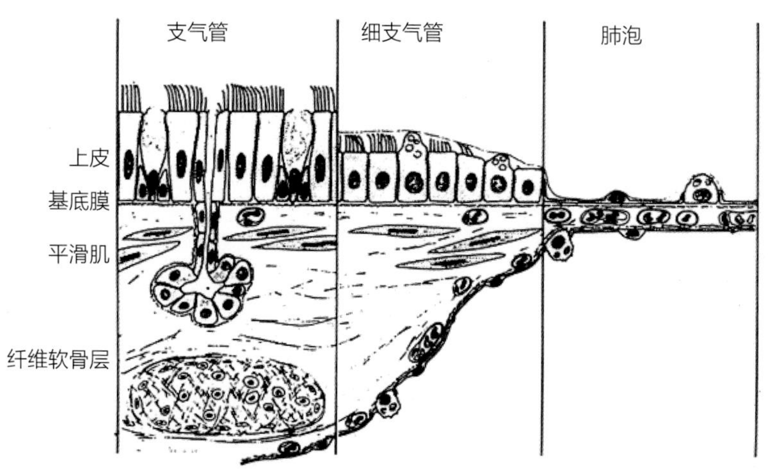

◀图 5-7 肺不同区域存在大量独一无二的、特化细胞

发现小鼠胚胎发生过程中阻断 BMP 信号，导致新生小鼠呼吸衰竭；然而阻断 Smad3/TGF-β 信号通路，则会导致出生后肺的生长与成熟异常，进而使成年小鼠易患肺气肿。通过对人类心肺联合移植受体肺的体外研究，发现 BMP 信号通路缺失与原发性肺动脉高压有关[31]。因此，TGFβ-R 和 BMP 调节在正常肺发育和损伤修复中起着至关重要的作用，这些途径的过度表达或失活可能导致多种呼吸系统疾病，如肺气肿和特发性肺纤维化（图 5-8）[32, 33]。

（三）类固醇 – 甲状腺 – 类视黄醇家族受体

调节基因以蛋白质形式影响，“主宰”发育的基因，如 Hox 基因本身，这些调节基因被称为转录因子或核受体蛋白。类固醇 – 甲状腺 – 类视黄醇家族是一系列肺发育领域被关注的核受体蛋白，包括糖皮质激素受体（glucocorticoid receptor，GR）、甲状腺素受体（thyroid hormone receptor，TR）和视黄酸受体（retinoic acid receptor，RAR）。一种受体的激活可与其他成员发生相互作用，从而影响多个下游通路[34]。

GR 是一种广泛表达的核受体转录因子，参与许多生理过程的调节。在肺发育过程中，表面活性蛋白与 GR 一起上调，这提示 GR 可调节表面活性物质[35]。对早产风险的孕妇给予类固醇激素倍他米松促进胎儿肺成熟，其效果证实了这一观点。肺发育不良的患者则观察到 GR 低表达，进一步明确了 GR 在肺发育和功能中的重要性[36]。

甲状腺激素（T_3）是人体正常生长、分化和发育所必需的激素。T_3 通过跨膜转运蛋白进入细胞，与核内受体结合，调节基因表达。T_3 的受体包括 TR-α 和 TR-β，同时还存在多个亚型，可通过依赖配体或不依赖配体的方式发挥转录因子功能。当前流行的机械理论认为 TR 通过与视黄酸 X 受体（RXR）形成异二聚体，从而发挥其生物学作用。这就解释了核受体类固醇 – 甲状腺 – 类视黄酸家族成员间的反式激活和重叠现象。TR 基因双重敲除的小鼠具有正常生存期，从而证实了其家族间代偿功能[37]。具体到肺，T_3 影响了Ⅱ型细胞中脂质的合成和板状体产生，而这两种物质对合成表面活性物质在内的细胞功能至关重要。

RA 是维生素 A 的氧化代谢产物，广泛参与胚胎发育。RA 的细微浓度差异可引导胚胎发育过程中的细胞迁移和特异性分化，因此可认为 RA 过量或缺乏是致畸的重要因素。RA 以全反式 RA 和 9– 顺式 RA 两种形式存在，这使得 RA 能够激活两种类型的核受体，即 RAR 和 RXR。具体来说，全反式 RA 结合 RAR，而 9– 顺式 RA 可结合 RAR 或 RXR。这些受体在发育过程中具有时间和空间特异性。与该受体家族其他成员一样，RAR 存在三个主要异构体，分别为 RAR-α、

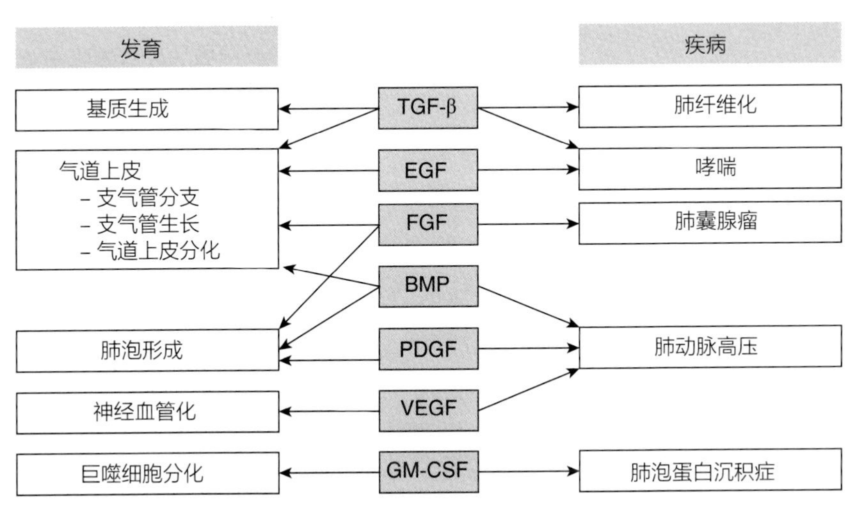

◀图 5-8 生长因子与发育和疾病的关系

RAR-β 和 RAR-γ，每一个又存在多种亚型异构体，尤为复杂。如前所述，RA 与其他类固醇－甲状腺－类视黄酸受体存在相互作用，这得益于 RAR 与 TR 共有一个结构域，从而在胚胎发育过程中能够与 TR 和 GR 相互作用。有证据表明 RAR-α 和 RAR-β 参与了肺泡分隔和肺泡形成的形态发生。啮齿动物模型研究表明 RAR-β 可抑制肺泡分隔成熟，阻断 RAR-β 的正常下调将导致肺远端结构发育不成熟[38-40]。

三、血管生成和肺大血管形成

血流对气体交换至关重要，并能为发育中的肺提供营养和代谢支持。血管发育通常涉及两个过程：①血管发生，由前体成血管细胞产生血管；②血管生成，从现有血管萌芽发出新的分支。这两个过程均参与了肺的发育，其中小的间质血管源于血管发生，其内皮细胞由间充质细胞分化而来，而大血管内皮则通过血管生成从现有的肺血管组织生长产生。来自不同部位的循环成血管细胞或内皮前体细胞（endothelial precursor cells，EPC）可整合到发育中的血管，这可能导致了远端血管床内皮细胞的异质性。循环的近端（血管生成）和远端（血管发生）部分结合后，循环前体细胞为血管内皮细胞提供了另一个来源，进一步增加了肺细胞表型的异质性。肺发育中循环前体细胞的潜在重要性已通过小鼠模型证实，新生小鼠暴露于高浓度氧气可减少循环 EPC，且肺部结构发育不良，类似 BPD[41]。

（一）血管的发育

心脏和肺的脉管系统是相连的，因此对肺血管系统的了解是基于胚胎期主动脉和心脏发育的认识（图 5-9 和表 5-2）。在胚胎期第 2 天即形成了一个腹侧主动脉囊和成对的背主动脉。腹侧主动脉囊与头侧心管相连，被称为动脉干。成对的主动脉弓将腹侧主动脉囊连接到两支背主动脉。咽囊是位于该区域的内胚层结构，形成内耳、甲状旁腺和胸腺等结构。每个主动脉弓都与一个咽囊相关联，因而称“咽弓动脉”。

主动脉弓以头侧到尾侧的方式相连，最初只有第一个弓，是背主动脉和腹侧主动脉囊的唯一连接。其后几天，腹侧主动脉囊、背侧主动脉和咽弓动脉消退、生成和形变，形成正常的主动脉弓和肺动脉结构。胚胎期第 30 天，第 1 咽弓动脉退化，第 3～6 弓出现；最终，第 3 咽弓动脉成为颈总动脉，而第 4 咽弓动脉成为主动脉弓，第 5 咽弓动脉在胚胎第 6 周退化；由于肺血管发育的特异性，第 6 咽弓动脉在胚胎期第 8 周形成肺动脉近心端。

关于肺动脉的发育，大约在胚胎期第 32 天，第 6 咽弓动脉发出原始左肺动脉和右肺动脉，这一区域会发生一系列复杂变化，大约持续 2 周。首先，右侧弓的背侧逐渐变薄，随后退化；左侧第 6 弓的腹侧与右侧第 6 弓腹侧融合，最终形成原始主肺动脉。同时，主动脉肺动脉间隔分隔动脉干，右心室成为肺动脉的血液来源。到胚胎第 50 天，右背侧第 6 弓消失，而左腹侧第 6 弓保留，成为主肺动脉干。左背侧第 6 弓成为动脉导管，在主肺动脉干分叉处与左背主动脉相连。肺内肺动脉系统的发育遵循前述支气管分支模式。至妊娠结束时，肺动脉血管可营养所有肺泡单位和大部分脏胸膜。

肺静脉的发育大约开始于胚胎第 22 天，原始肺总静脉从心管窦房区的两侧发出。肺静脉起初由左房壁长出，随着心房的长大，肺静脉与左房逐渐融合。到胚胎第 32 天，肺静脉系统开始与发育中的肺芽血管丛相连。左、右肺静脉干将经历一系列分支，其模式与支气管分支相仿，到发育的第 9 周，左心房形成了成对的左、右肺静脉孔。

支气管循环起源于肺发育的早期阶段，这时原始肺的空气传导和非呼吸部分由背主动脉的分支供给营养。这些分支与肺芽周围的血管丛相连，这些血管丛起源于间充质。随着支气管树非呼吸成分的形成，其血管化直接由主动脉分支的前肠源性血管丛，经体循环回流到下主静脉和腔

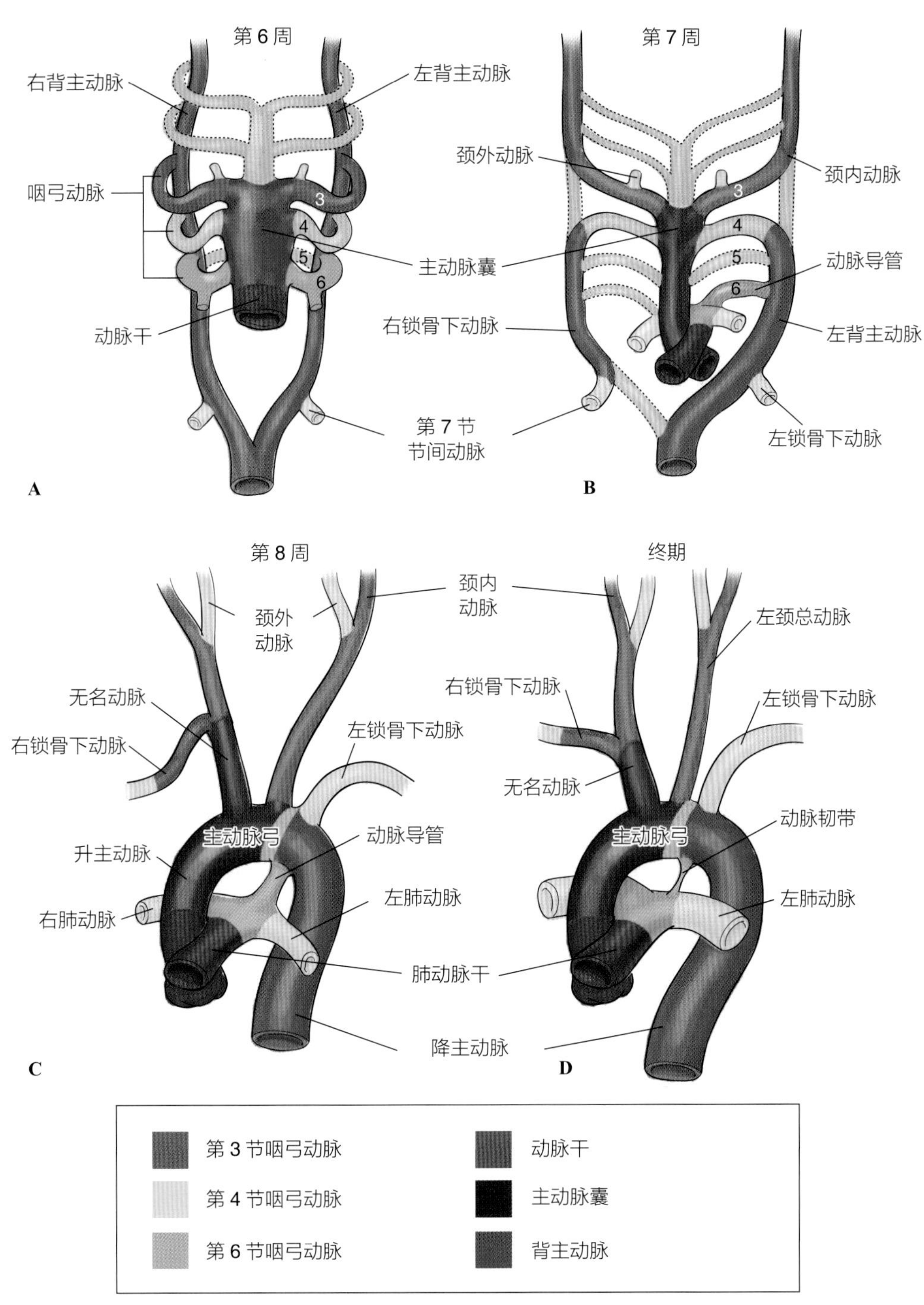

▲ **图 5-9　主动脉、主动脉弓分支及肺动脉主干的胚胎期发育**

咽弓用颜色和数字标记。A. 胚胎期第 6 周时咽弓动脉和主动脉囊的形态，与此同时第 1、2 咽弓动脉退化；B. 胚胎期第 7 周时的血管弓，虚线表示血管弓正常消失的方式；C. 胚胎期第 8 周的血管结构；D. 6 月龄的血管结构

静脉。其后，在胚胎期第 20～32 周，随着正式的体循环血管支气管动脉和静脉的形成及成熟，上述体循环连接血管则逐步消失。最终，支气管动脉供应气道、肺门、肺门胸膜和大血管壁。支气管静脉系统则引流肺门区域，而其余肺和脏胸膜的血液回流入肺循环。

（二）肺发育过程中内皮 – 表皮的相互作用

如上所述，肺的发育是一个高度协调的过

程，包括气道和腺泡发育、细胞分化、生化成熟、间质发育（包括脉管系统和细胞外基质），以及生理性生长和增大。这些类似的发育过程之间的外观特征和关联有助于界定肺发育的各个阶段。

肺泡上皮和相关毛细血管内皮的紧密连接是通过血管和气道的协调发育和相互联系所建立，直至肺泡亚结构[42]。这些发育过程最终形成了结构和生化上成熟的肺，适应呼吸功能。协调发育过程中的异常情况可能导致肺发育和功能失调，使胎儿在出生时即出现呼吸困难和窘迫。

正常肺血管发育和肺血流量相互关联，对肺部正常发育至关重要。由所述血管内血流信号反馈引起变化的过程称血管重塑[43]。这一动态过程是许多生物学过程的基础，如器官发生、生长和对损伤的反应。血管由三层组成，包括外膜、中膜和内膜。内膜为内层，直接与血液接触，由单层内皮细胞构成，内皮细胞是血管重塑的主要效应细胞，具有感知血流变化和发挥效应双重功能。内皮细胞通过释放一些分子响应血流变化（称剪切应力），如血小板源性生长因子（platelet-derived growth factors，PDGF）、一氧化氮合酶（nitric oxide synthase，NOS），TGF-beta 和 VEGF， 以旁分泌和自分泌方式刺激细胞生长、运动和死亡，从而改变血管壁和周围间质基质的结构。

出生前发育正常的体循环血流对肺正常发育至关重要。肺内血流对肺血管和气道的局部发育必然同样重要。异常的肺通常存在血管和气道发育不良。临床上，与 CDH 相关的肺发育不全可证明这一观点。腹部内脏导致的异常血流和剪切应力所产生的肺部物理移位，与气道明显减少、血管密度降低、肌性动脉异常有关[44]。气管和肺血管之间的相互关系已在动物实验中得到证实，结扎气管可逆转肺发育不良中的非匹配性血管变化[45]。

四、肺的神经支配和神经内分泌细胞

肺是一个受神经支配的器官，这些神经含有包括胆碱能、去甲肾上腺素能和感觉成分，其功能不协调可能与哮喘和 COPD 等疾病的发生有关[46]。肺的神经发育和分布与气道和肺血管类似，胚胎第 4 周，外胚层来源的神经细胞迁移至未分化的间充质，此后神经由肺门向外周继续发育，迷走神经和胸交感神经丛参与了相应肺组织的发育。到第 7 周，近端气道壁可见到软骨外神经丛。此后，出现与软骨外神经丛平行的软骨下神经丛。这两个神经丛在远端的非软骨性气道融合，最终止于终末囊泡水平。

到第 10 周，肺外的肺动脉和静脉树产生神经支配。随着肺内血管分支的成熟，更多外周动脉和静脉产生神经支配。神经本身从支气管动脉获得丰富的血液供应。在出生后第 8 个月，肺的整个神经系统发育完整。在成熟时，肺的神经支配覆盖气管到肺泡的整个气道、包括黏液腺在内的气道附件和上皮，以及血管、淋巴管和脏胸膜在内的肺外周组织。

肺神经内分泌（pulmonary neuroendocrine，PNE）细胞同时以单细胞和神经上皮小体（neuroepithelial bodies，NEBs）的形式出现[47]。人体最早出现的 PNE 细胞见于妊娠第 8 周气道开始发育时，远早于实际的气体交换[48]。PNE 细胞合成并分泌许多生长因子活性多肽，如人胃泌素释放肽（gastrin-releasing peptide，GRP），这是两栖动物中铃蟾素的同源物[49]。成人的 PNE 细胞同源分布于上皮细胞中。尽管最近对小鼠模型的一项研究显示 PNE 细胞可聚集成 NEB 或“有机体”，对空气采样并通过分泌神经肽引发免疫反应[50]，但神经分布的生理作用尚未得到很好的解释。对兔的研究还表明 PNE 细胞和 NEB 可感知缺氧等腔内刺激，从而发挥神经激素的调节作用，导致呼吸道发生适应性改变[51]。

五、未来展望：肺干细胞及组织工程器官的潜在价值

如上所述，肺的形成是一个动态过程，该过程从子宫内持续到出生后数年，多种类型的细胞

在环境和外源性因素刺激下相互作用与结合。然而，成熟的肺通常被认为是相对静止的器官，在严重创伤后的自我修复能力有限。随着我们对成人肺内干细胞的存在与活性的认识不断加深，这一观点正受到越来越多的挑战[52, 53]。不同器官修复或再生受损细胞的能力不同。以小肠为例，其存在一条上皮细胞持续更新的“生产线”，由位于 Lieberkühn 小肠隐窝的成熟干细胞群构成[54]。相反，大脑受伤后基本没有修复能力，如脑血管意外导致的严重影响。

图 5-10 对比了肺与其他器官损伤后的细胞再生能力。虽然肺没有小肠或造血系统的再生特性，但很明显，肺具备通过诱导干细胞群实现自我修复的能力。该相关话题，读者可参阅 Kotton 和 Morrisey 所做的全面综述[52]。简而言之，特定已成熟或已分化的肺细胞具备重新进入细胞周期的能力，从而产生受损后自我修复所需的细胞类型。这些“成人干细胞”也称为兼性祖细胞。反观胚胎期的支气管分支过程，肺内有许多潜在的干细胞分布于近端、远端和终末气道 / 肺泡。在近端气道或通气性气道中，目前认为基底细胞是主要的祖细胞，通过 Notch 信号依赖的过程介导再生。沿气管支气管树，在神经内分泌小体附近及支气管肺泡管交界部（bronchoalveolar duct junctions，BADJ）存在多种形态的 Club 细胞（以往称 Clara 细胞），具备成人干细胞的作用。有证据显示肺泡中的Ⅱ型肺泡细胞最有可能是兼性祖细胞。

2012 年，Longmire 及其同事发表了 1 篇开创性文章[36]，其通过直接分化或“重编程”小鼠多能干细胞（pluripotent stem cells，PSC），在体外获得了原始肺祖细胞（图 5-11）。基于对 Hox 基因 Nkx 2.1，以及对 BMP 和 FGF 等信号转导因子的反应（图 5-8），Longmire 团队[55]等已能够直接诱导 PSC 分化为肺上皮细胞，从而为研究和转化医学提供有力的工具[52]。迄今为止，该技术已被应用于遗传性疾病患者，例如已针对患有肺囊性纤维化、α-1 抗胰蛋白酶缺乏症及肺泡蛋白沉着症的患者，建立了诱导性多能干细胞（inducible pluripotent stem cell，iPSC）系[56–58]。

波士顿的 Vacanti 团队发表了具有重要意义的结果，进一步证明了基础研究在肺器官发生中的潜在转化能力。该团队创建了一个啮齿动物的生物工程人工肺，首先将小鼠尸肺脱细胞基质作为生物支架，然后再向支架内接种活的肺细胞[59]。该生物工程人工肺可在体外进行生理性气体交

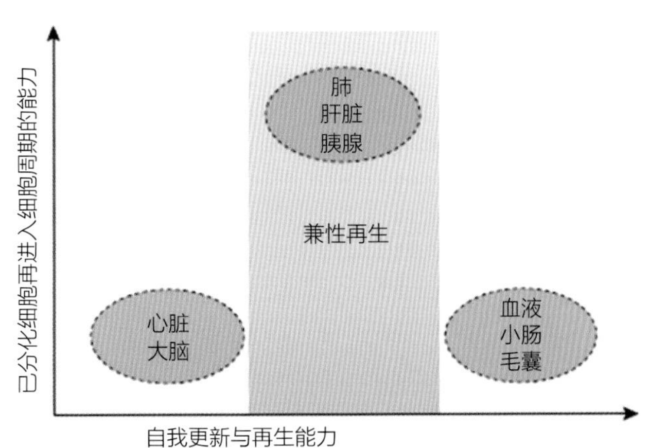

▲ **图 5-10　肺的诱导再生与其他器官对比**

来自 Kotton 和 Morrisey 的图片描绘了细胞再生能力与成人不同组织中干细胞的关系。尽管血液、肠、毛囊通过固有的干细胞群获得较强的再生能力，但肺、肝脏、胰腺却可重新活化相对静止的干细胞来应对创伤，这些细胞被称作兼性祖细胞［引自 Kotton DN, Morrisey EE. *Lung regeneration: mechanisms, applications and emerging stem cell populations.* Nat Med 2014; 20(8): 822–832.］

换。为证实其功能，该生物工程人工肺被原位植入小鼠体内，在拔除气管插管后发挥功能达 6h。随着干细胞科学的不断发展，这些令人振奋的发现为终末期肺病提供了可靠的治疗方法，允许医学科学家生产全新的、免疫完全匹配的新器官，作为呼吸衰竭患者肺移植的理想供体。

这些前沿研究的例子，突出了基于肺胚胎学基础研究令人兴奋的转化能力。从早期 Malpighi 对青蛙肺的观察，到构建功能正常的人肺成为可能，肺生物学领域在不断丰富，充满了可能性。

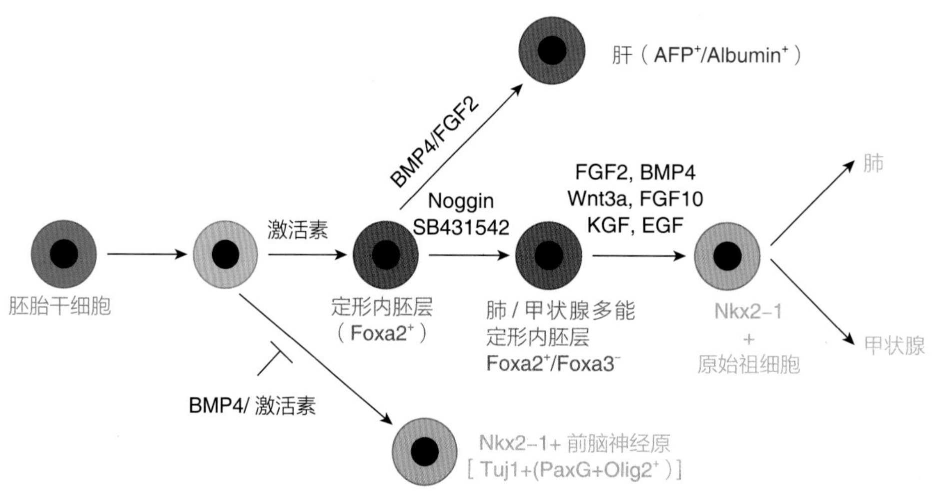

▲ 图 5-11　通过多能胚胎干细胞产生肺祖细胞

该图出自 Longmire 等，展示通过诱导胚胎干细胞分化，最终产生肺原始祖细胞的过程。该技术为人类肺部疾病的精准建模提供了可能，同时为体外构建功能性人肺迈出了一步 [引自 Longmire TA, Ikonomou L, Hawkins F, et al. *Efficient derivation of purified lung and thyroid progenitors from embryonic stem cells.* Cell Stem Cell 2012;10(4):398–411.]

第6章 人体肺组织的超微结构和形态测量学

Ultrastructure and Morphometry of the Human Lung

Matthias Ochs　Peter H. Burri　Ewald R. Weibel　著

林华杭　彭智愚　梅建东　译

一、肺的构成

电子显微镜及定量方法在形态学（形态测量学）中的应用加深了人们对肺部结构的总体认识，并建立了研究肺部结构更为有效的方法。本章的目的并非全面阐述肺微观结构的各个方面，读者可以参阅这方面的相关专业书籍。本章将介绍形态学和定量的背景知识，以帮助读者理解肺的气体交换功能。

肺由空气、组织及血液三部分组成。组织是空气和血液之间的一道完整屏障，这是一个稳定的结构，但气体和血液可不停地交换。在介绍肺超微结构时，笔者着重介绍组织如何构成气体与血液之间的屏障，形态测量学揭示了这三者之间的定量关系。

从功能的角度，可通过气管及血管的分级对肺组织结构进行界定，例如从气管到肺泡，或从肺动脉主干经毛细血管网到肺静脉，再汇入左心房，这些结构详见图 6-1。除以上三层结构，该图还介绍了肺的三个主要功能区域：①通气部，由气道和血管组成，其功能是向周围的肺单位传送并分配气体和血流；②换气部，由肺泡和毛细血管组成；③中间部或过渡区域，由上述两部分的成分共同构成。肺的特定结构确保用最少的组

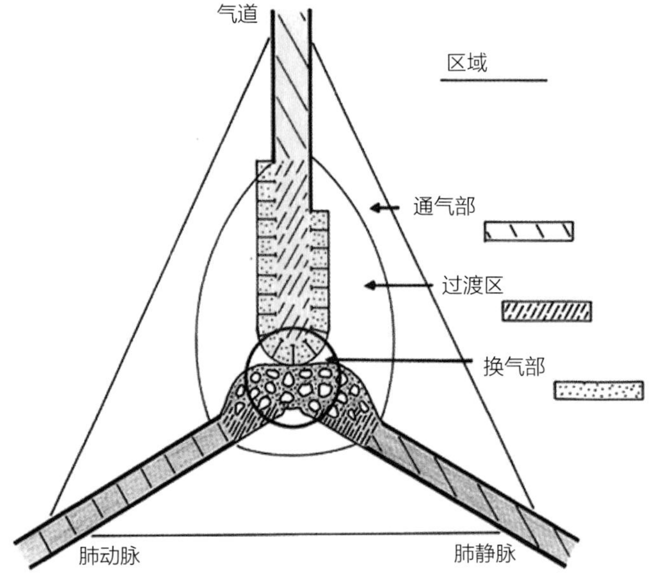

◀图 6-1　肺部示意图

织即可维持相当大的气 – 血交换面积[116]。

二、肺容量分布

对气体交换器官的容量功能进行形态学分析，需准确了解肺容量及其区域分布。阐述肺容量在不同区域和构成中的分布，对于中等体型成人而言，肺膨胀至总量的 3/4 时体积约 5.7L。表 6–1 列出了肺容量在不同区域的大致分布。肺内气腔占比最大的是肺泡，约占含气腔的 2/3，仅一小部分为通气腔，即解剖无效腔。

三、肺的超微结构

（一）气道通气部超微结构

气道是一个依据不规则二分法原理、分支由中心向周围倍增的管状结构系统。从气管、支气管，到终末细支气管，气道的结构逐渐发生变化，但其共同点是由三层结构组成，包括黏膜层、肌层和结缔组织鞘（图 6–2）。气道黏膜层的典型特点是存在纤毛上皮，在此将首先进行介绍。

1. 气道上皮

在到达脆弱的气体交换部位之前，吸入的气体必须经过加温加湿，还须清除吸入气体中的污染物和灰尘，以及由空气传播的微生物。尽管上呼吸道，特别是鼻腔具备上述功能，但气管及支气管所有部位的上皮细胞（图 6–3）均具有处理空气中粒子的特性。借助细胞学、动力学和免疫组织化学研究，我们对包括人类在内的不同物种

表 6–1　成人肺膨胀至总量 3/4 时肺容量的大致分布（ml）[a]

分 区	肺的构成			
	气 道	组 织	血 液	
通气部	支气管：170	肺泡壁、隔膜、纤维、淋巴组织：200	动脉：150	静脉：150
过渡区	呼吸性细支气管：1500		小动脉：60	小静脉：60
换气部	肺泡：3150	气 – 血屏障：150	毛细血管：140	

a. 肺总量为 5.7L（经 Edizioni Minerva Medica许可，引自 *Morphometry of the human lung.* In Arcangeli P, et al., eds. *Normal Values for Respiratory Function in Man.* Milan: Panminerva Medica, 1970:242.）

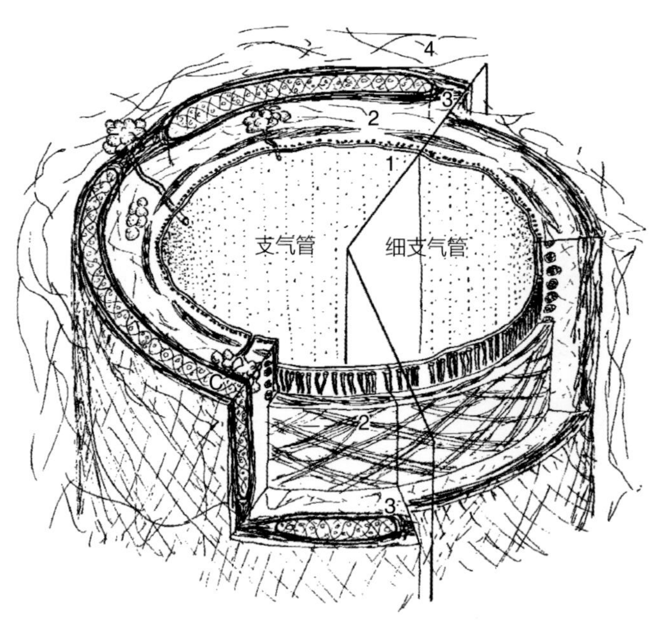

◀ **图 6–2　支气管及终末细支气管的结构**

1. 上皮及弹性纤维构成的黏膜；2. 平滑肌层；3. 含软骨（C）的支气管纤维层；4. 支气管周围疏松结缔组织鞘

气道上皮有了深刻了解[10, 47, 48, 95, 96]。呼吸道纤毛上皮为假复层柱状上皮，其中散在大量杯状细胞。从气管到呼吸性细支气管均有纤毛细胞分布，但细胞高度随气道直径的减小而降低。气管纤毛细胞呈柱状（图 6–4），而呼吸性细支气管的纤毛细胞为立方体（图 6–5）。杯状细胞的密度也随支气

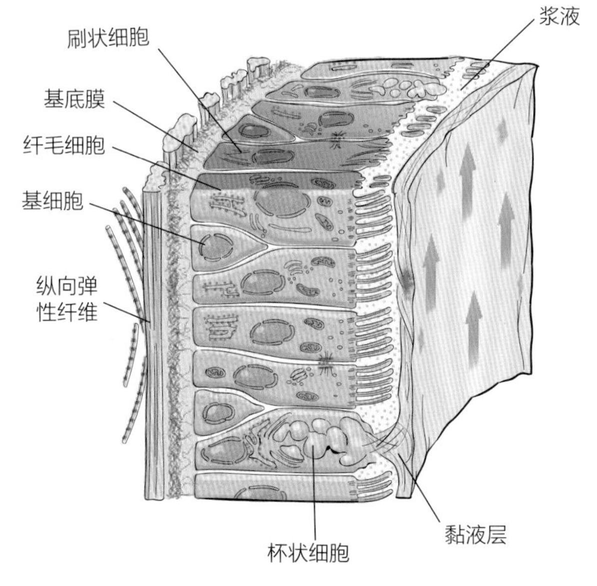

◀图 6–3 支气管假复层上皮，包含刷状细胞、纤毛细胞、基底细胞和杯状细胞

纤毛在浆液中摆动（黄色），浆液顶部是部分由杯状细胞分泌的黏液层（橙色）。坚实的基底膜（BM 绿色）和一层纵向弹力纤维（紫色）构成上皮的基础

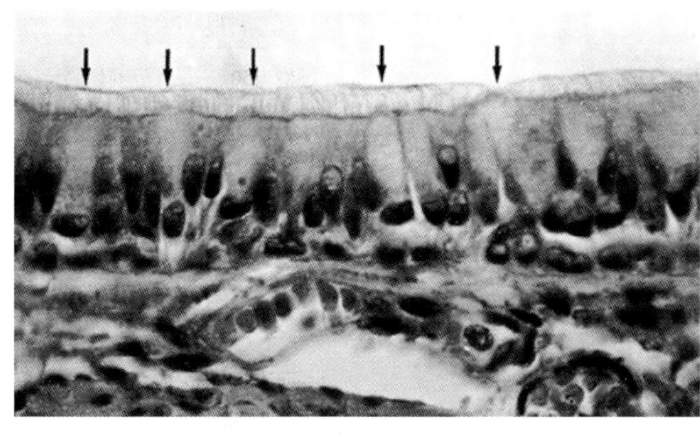

◀图 6–4 人支气管假复层上皮。杯状细胞（箭）（600×）

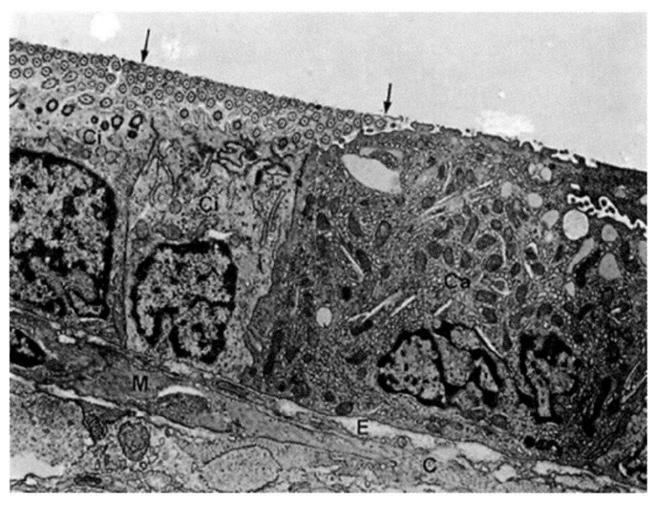

◀图 6–5 电子显微镜下可见细支气管壁由纤毛细胞（Ci）和棒状细胞（Ca）组成的单层立方上皮。代替黏液层的是气 – 液界面上一层精细的嗜锇薄膜（箭）

上皮下可见平滑肌细胞（M）、胶原蛋白（C）和弹性纤维（E）血管灌注固定的大鼠肺（9200×）

管变细而逐渐减少，在呼吸性细支气管则被分泌细胞（以往称 Clara 细胞）取代（图 6–5）[68, 86, 87]。终末细支气管中分泌细胞约占上皮细胞总数的 11%，呼吸性细支气管中约占 22%。分泌细胞的一个特征是存在膜结合的电子致密颗粒，其分泌产物中有一种所谓的棒状细胞分泌蛋白（club cell secretory protein，CCSP）。虽然 CCSP 在人体肺部的具体功能尚不清楚，但实验研究提示其具有免疫调节功能。分泌细胞也是肺内细胞色素 P_{450} 活性的主要部位，显示了其在排除外来物质中的作用。分泌细胞还有助于细支气管上皮细胞的更新和再生。研究中被重点关注的另一群细胞是散布于内皮中的神经内分泌细胞，被称为 Feyrter 细胞，也被称为 Kulchitsky 细胞（嗜银细胞），这些细胞是胺前体摄取和脱羧（amine precursor uptake and decarboxylation，APUD）细胞，又称小颗粒细胞。这些神经内分泌细胞存在于目前已研究的所有脊椎动物呼吸道中。它们有时聚集成团，称为神经上皮样小体。神经上皮小体广泛受神经支配，并被认为具有化学感受器功能，可能通过分泌血管活性物质作用于肺血管或气道平滑肌[2, 22, 36, 42, 59, 60, 91, 94]。基底细胞多见于较粗的气道，代表了一个由未分化细胞组成的增殖池，可分化成熟并替代气道上皮细胞[55, 58]。较为少见的细胞有刷状细胞和迁移细胞。最后，还需要特别提出的是神经末梢在气管和较粗的支气管上皮细胞之间更为常见，这被认为是刺激性受体[129]。

图 6–3 是支气管呼吸道上皮的局部示意图。这种上皮细胞的功能是在黏液层捕获空气中的颗粒，并将其有效地从肺部清除。为达到这个目的，纤毛在一层薄薄的低黏度液体中同步摆动。在表层，一层黏液带着被拦截的颗粒向咽部移动。这种清洁机制与传送带相似，常被称为纤毛传送带，其推进机制已在文献中详细阐述[82, 102, 132]。黏液层由杯状细胞和位于气管、支气管壁上的浆液腺分泌到上皮表面的黏液构成（图 6–2）。小的细支气管很可能没有黏液，因为它们的管壁既不含杯状细胞，也不含腺体。它们的表面是由一层低黏度的流体层构成，上面覆盖一层薄薄的嗜锇薄膜，相当于气道表面活性剂[33]。最后，有报道称支气管分泌物存在多种体液因子，可保护呼吸道免于感染。

2. 气管和支气管

气管和支气管的特征是其管壁的纤维鞘内存在软骨（图 6–2）。气管和主支气管的软骨呈不完全的环状。气管的这些环覆盖了腹侧和外侧方，背侧则是一层很厚的横向平滑肌。大约在第二级或第三级支气管远端，这些环逐渐变为不规则的软骨板，黏膜和软骨之间出现一层平滑肌。

全部气道的外部均覆有疏松的结缔组织鞘（图 6–2），与肺的其他结缔组织相延续。这一结构具有很重要的生理意义，其内包含发自体循环的支气管血管，营养支气管壁，还包括神经和淋巴管。仅一小部分支气管动脉的血流由支气管静脉引流，某些物种仅 25%。大部分血液进入支气管周围的静脉丛，然后汇入肺静脉，形成一个小的右向左分流[70, 82]。支气管通常有肺动脉分支伴行，动脉分支也被与支气管鞘相连的结缔组织包裹，从而形成所谓的支气管 – 血管周围间隙，该间隙在病理条件下是白细胞浸润或水肿的好发部位[83]。支气管及血管周围鞘内包含的淋巴管，以及胸膜下和肺泡间隔的结缔组织淋巴管，共同构成了组织液的主要引流途径。

3. 细支气管

细支气管没有软骨和浆液腺，杯状细胞也很少见。由于气道结构并非突然改变，在过渡区仍可能存在浆液腺和杯状细胞。细支气管是相当小的通气道，直径约 1mm 或更小，然而细支气管增加的横截面积相当大，对正常呼吸的健康人而言，这并不增加呼吸时的气流阻力。这部分支气管壁通常很薄，并嵌入周围肺实质；其血供来自肺循环，而非支气管动脉。细支气管黏膜由纤毛细胞和棒状细胞组成的单层立方上皮构成（图 6–5），这些细胞具有净化和分泌的双重功能，这一特征已在上皮部分进行了介绍。这也是目前研究的重点，其外分泌活动与炎症反应及损伤后的免疫反应调节有关。它们作为防御细胞的地位至关重要，因为在正常呼吸的潮气量范围内，细支气管是最后一级可在吸气时接收大量空气的气道。细支气管的平滑肌细胞形成发育良好、相对较厚的网状结构，能够收缩气道。

4. 气道的气流阻力

无论是健康肺还是病态肺，大气道和小气道在气流阻力中的作用一直存在争议。人们普遍认为，健康肺的气流阻力主要来自大的中央气道，而细支气管在气流阻力中的作用不足20%；但需注意的是病理状态下增加的气流阻力均来自细支气管。气流在气管中是湍流，而在细支气管中则是层流。尽管很难进行实验研究，但在这两者之间通常存在过渡，意味着两者是混合的。了解肺气肿的病理生理改变，其主要贡献之一是阐明了气道早期阻塞的机制。

对细支气管解剖的认识揭示了其主动和被动收缩的因素，包括平滑肌、充气时邻近实质的压迫和内表面张力。然而，对抗狭窄和扩张细支气管的因素并不明显，只有通过在细支气管周围径向插入肺泡壁并依赖机械支撑才有可能实现。因此，肺泡壁的完整性对于保持呼气时细支气管的开放至关重要。在肺气肿等肺泡壁破坏的情况下，细支气管支撑的丧失会导致其在呼气开始时即发生严重的塌陷，使气体潴留于阻塞支气管远端的肺实质。

（二）气道过渡区超微结构

1. 呼吸性细支气管

最后一级通气性支气管是终末细支气管。这些分支大致构成了三级呼吸性细支气管（图6–6），它们的结构与其他细支气管基本相同，只是随着逐渐靠近外周部，其管壁形成了典型的气体交换组织区域。呼吸性细支气管的立方上皮细胞多有纤毛，甚至在接近肺泡的地方也有短纤毛。

2. 肺泡管及肺泡囊

哺乳动物的呼吸道是一个盲端系统。气道的最后一级，即肺泡管和肺泡囊（图6–6）也以二分法的模式发出分支。这些结构不同于前面描述的细支气管，因为它们缺乏相应的壁；反之，它们的“壁”由肺泡开口构成（图6–7），上皮则是鳞状肺泡上皮延伸。通常认为最后一级呼吸性细支气管之后有三级肺泡管。最后一级肺泡管分成两个肺泡囊，成为气道分支系统的盲端。在肺的换气部，血液随肺泡壁的毛细血管分布，空气–血液紧密接触并进行气体交换。

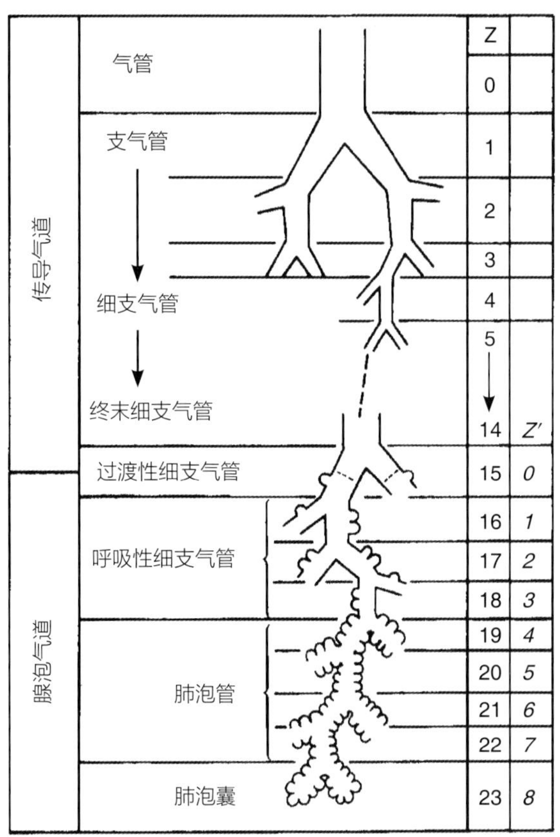

▲ **图6–6 气道由Z级的气管（0级）到肺泡管和肺泡囊（20–23级）分支示意图**

前14级为单纯通气部；过渡部由第15级开始，经过至少8级分支到与肺泡直接相连的腺泡样气道（Z′）（经许可，改编自Weibel ER. *Morphometry of the Human Lung. Geometry and Dimensions of Airways of Conductive and Transitory Zones.* Heidelberg: Springer, 1963:110–135. © 1963 Springer-Verlag Berlin Heidelberg版权所有）

（三）换气部超微结构

在肺的换气部，血液沿肺泡壁的毛细血管分布，空气–血液紧密接触并进行气体交换。

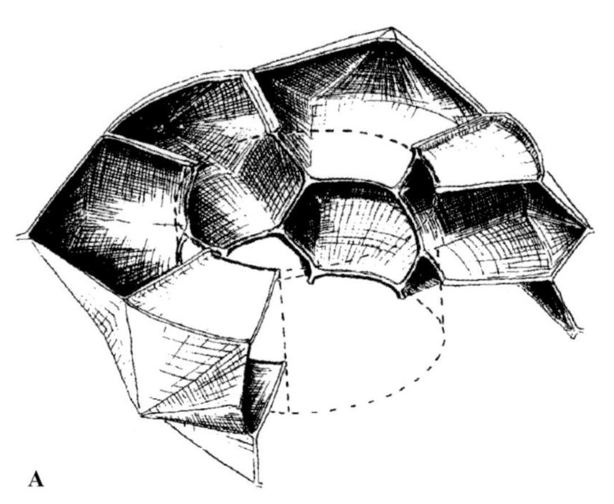

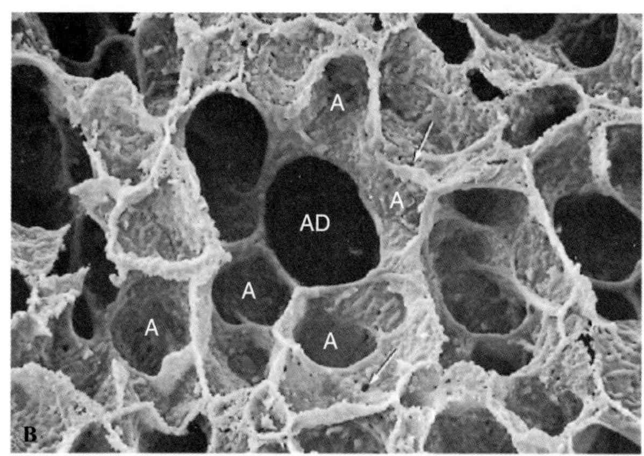

▲ 图 6-7 肺泡的排列

A. 肺泡管周围的肺泡排列示意图（引自 Weibel ER. *Morphometry of the Human Lung*. Heidelberg: Springer, 1963. © 1963 Springer-Verlag Berlin Heidelberg 版权所有）；B. 人肺电子显微镜扫描图（150×）。A. 肺泡；AD. 肺泡管；箭指处为 Kohn 孔

1. 肺泡

肺泡形似分布于呼吸性细支气管、肺泡管和肺泡囊周围的一簇小袋。形状类似缺少一面的多面体（开口通向气道），也类似蜂巢的蜂房（图 6-7）或泡沫中的气泡。总的来说，多面形的结构更为简洁，使肺泡的结合更为紧密。对人类肺泡的研究表明其形状并不简单，肺泡常表现为一簇相互连接的小囊（图 6-7B）[37]。此外，肺泡的形状还取决于肺的充盈程度[30]。完全膨胀的肺，其肺泡结构与蜂巢的蜂房相近；充盈度较低的肺，其肺泡常呈杯状。

肺泡壁通常为相邻的两个肺泡共用，称肺泡或肺泡间隔（图 6-7B）。肺泡间隔最显著的特征是有单层密集的毛细血管网，正面如图 6-8 所示。肺泡间隔有时会因 Kohn 孔而中断，该孔表面覆有表面活性物质。肺泡间隔还含有一层结缔组织纤维框架，该框架在肺泡开口周围发育完善，形成一个多边形的环，称肺泡入口环（图 6-7），可能还包含平滑肌细胞。胶原蛋白和弹性纤维样物质形成一个三维的连续结构，从胸膜延伸到肺门，这种连续结构保证了胸廓和膈肌的运动能够向肺的深部传导，但它在肺收缩中的作用很小，肺的回缩主要是依靠来自表面的压力[111, 119]。

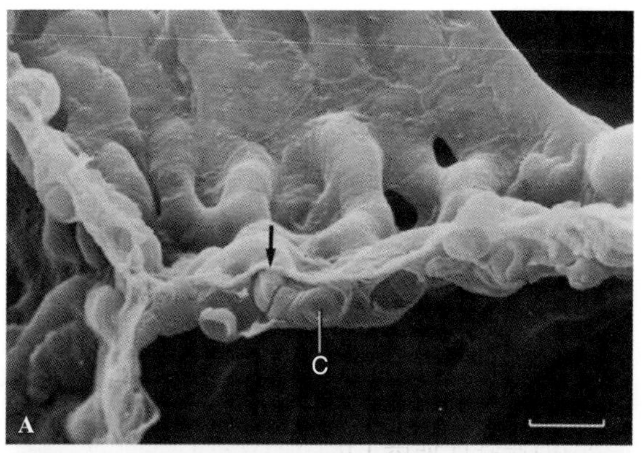

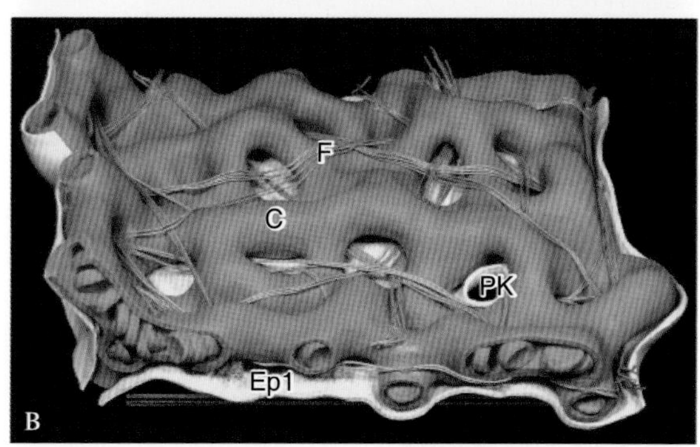

▲ 图 6-8 **A. 人肺泡壁毛细血管的扫描电镜图；注意将空气和血液隔开的薄组织屏障（箭）。B. 该分隔的模型显示纤维（F）与毛细管网（C）交织的方式，以及位于 Kohn 孔（PK）的 I 型肺泡上皮细胞（Ep1）的排列方式（标尺 = 10μm）**

经许可改编自 Weibel ER. The Pathway for Oxygen:Structure and Function in the Mammalian Respiratory System. Cambridge, MA: Harvard University Press, 1984:1–425. © 1984 President and Fellows of Harvard College 版权所有

成年人的肺泡数量平均为3亿～5亿个[80, 109]，该数量与身高和肺容量有关，可能在2亿～8亿波动[4, 80]。一个成人的肺膨胀到最大体积的3/4时，肺泡平均直径为200～290μm。已经证明的是狗的肺泡大小在肺的各个部分并不相同；当其直立时由于肺自身的重量，上半部分比下半部分的肺泡更大。

2. 肺泡－毛细血管的组织屏障

图6-9所示为一小部分带毛细血管的肺泡间隔。间隔两侧排列着肺泡上皮细胞，该图的肺泡上皮细胞很薄。毛细血管也排列着单层扁平细胞，即血管内皮。这两层细胞与中间的结缔组织共同构成肺泡－毛细血管组织屏障，这是肺内换气部分隔空气和血液的结构。肺泡－毛细血管组织屏障还有一层极其菲薄的细胞外层，其中含有巨噬细胞（图6-10和图6-11）。构成人体肺组织气－血屏障的细胞群形态特征见表6-2。

3. 上皮

肺泡上皮是连续的，尽管其厚度在某些部位仅0.1～0.3μm，但达到了普通光学显微镜的极限分辨率。在电子显微镜下的早期研究，首次为肺泡上皮的连续性提供了决定性证据[61]。肺泡由以下不同类型的细胞组成（表6-2）。

(1) Ⅰ型肺泡上皮细胞：Ⅰ型肺泡上皮细胞（图6-12）也称扁平细胞或Ⅰ型肺泡壁细胞，发出宽而薄的胞质延伸。尽管它们在数

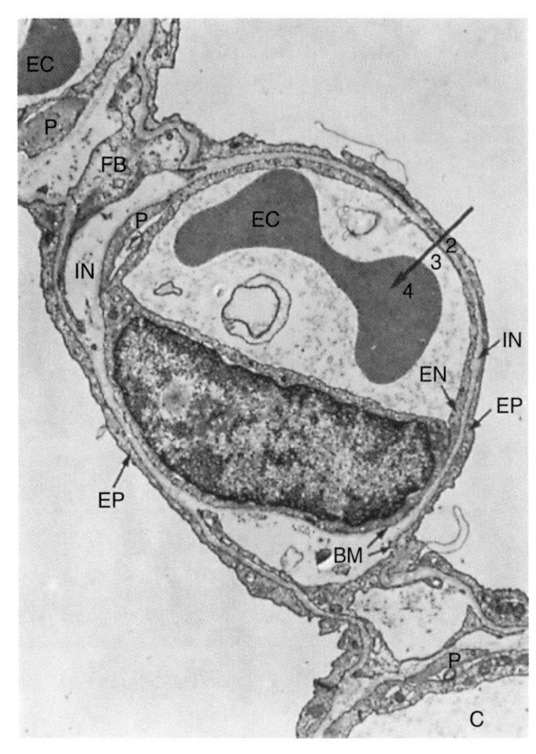

▲图6-9　猴肺泡毛细血管（C）与红细胞（EC）的电镜图

注意毛细血管内皮细胞（EN）、周细胞突触（P）和覆盖肺泡表面的Ⅰ型扁平肺泡上皮细胞（EP）菲薄延伸层。间质空间（IN）以两层基底膜（BM）为界，含有一些成纤维细胞突触（FB）及少量结缔组织胶原纤维。该肺标本通过气道内灌注固定剂固定，导致表面内膜层的丢失；仅气体交换结构的第二部分（组织屏障）、第三部分（血浆）及第四部分（红细胞）得以保存，第一层的表面内膜层（图6-10）缺失（8600×）（经许可，引自 Weibel ER. Morphometric estimation of pulmonary diffusion capacity. I. Model and method. *Respir*，*Physiol* 1971;11:54. © 1970 Elsevier 版权所有）

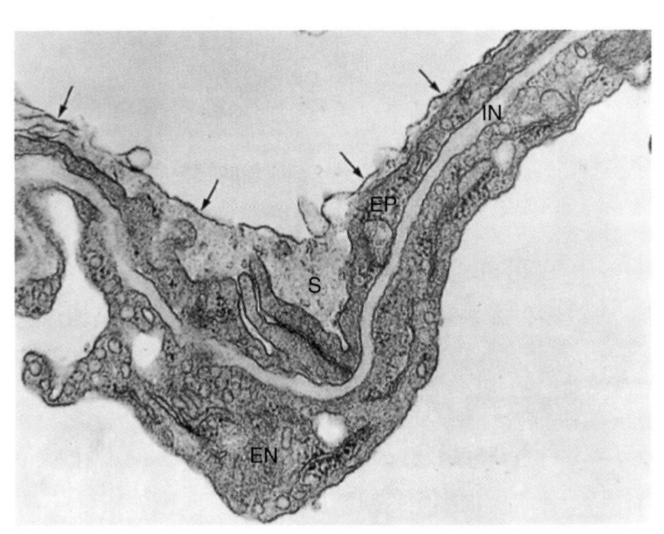

◀图6-10　血管灌注固定大鼠肺气－血屏障，以保存由低氧酶和亲水表面膜组成的表面内膜层（箭）（38 700×）

经许可，引自 Weibel ER. Morphometric estimation of pulmonary diffusion capacity. I. Model and method. *Respir Physiol* 1970;11(1):54–75. © 1970 Elsevier 版权所有

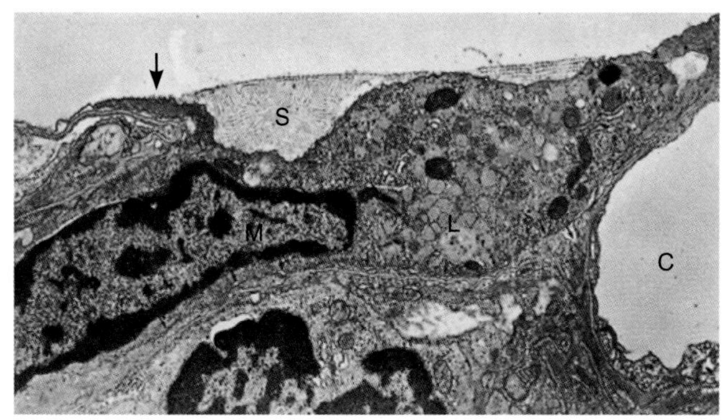

◀图 6-11 肺泡巨噬细胞（M）及其伪足、胞质内溶酶体小泡（L），埋藏于内皮之下（S），与肺泡上皮（箭指处）紧密相连。内皮表层之下含有所谓的管状髓磷脂样丝。毛细血管（C）因血管灌注固定而表现为空洞（10 500×）

经许可，引自 Gil J. Ultrastructure of lung fixed under physiologically，defined conditions. *Arch Intern Med* 1971; 127:896. © 1971 American，Medical Association 版权所有

表 6-2 人肺泡间隔组织中不同细胞群的形态特征

	细胞数量		平均每细胞	
	绝对数 (n×10^9)	相对数 (%)	体 积 (μm^3)	顶端面积 (μm^2)
Ⅰ型肺泡上皮	19	8.3	1763	5098
Ⅱ型肺泡上皮	37	15.9	889	183
内皮细胞	68	30.2	632	1353
间质细胞	84	36.1	637	—
巨噬细胞	23	9.4	2491	—

引自 Crapo JD, et al. Cell numbers and cell characteristics of the normal human lung. *Am Rev Respir Dis* 1982; 126:332.

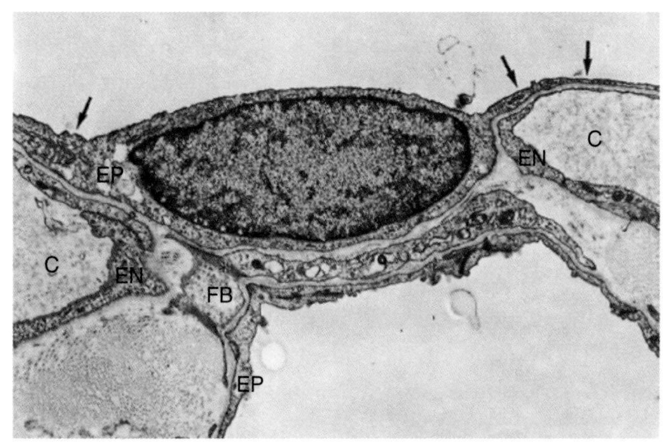

◀图 6-12 Ⅰ型肺泡上皮细胞及菲薄的胞质延伸（箭）（8600×）

C. 肺泡毛细血管；EN. 毛细血管内皮细胞内缘；EP. Ⅰ型扁平肺泡上皮细胞；FB. 成纤维细胞突触胞质内含有一束收缩丝

量上比Ⅱ型肺泡上皮细胞少 30%～40%，但其覆盖范围占总肺泡表面的 92%～95%。细胞核位于两个毛细血管之间的凹陷处。这些细胞的细胞器较少，例如缺乏线粒体或内质网，而胞质延伸基本上只包含胞质骨架的原纤维和吞饮囊泡。人类平均每个Ⅰ型肺泡上皮细胞覆盖约 5000μm^2 肺泡表面[20]。为达到此范围，Ⅰ型肺泡上皮细胞有一种复杂的结构，它通过形成分支跨越到肺泡间隔的另一面[117]。受限于这种复杂结构，Ⅰ型肺泡上皮细胞不能通过有丝分裂进行分裂。肺生长过程中出现新的Ⅰ型肺泡上皮细胞、损伤后肺泡上皮细胞更新与再生，

均由Ⅱ型肺泡上皮细胞增殖分化完成[1, 25, 49, 53]。

(2) Ⅱ型肺泡上皮细胞：Ⅱ型细胞呈立方状（图6–13），也称为颗粒状肺泡细胞、Ⅱ型肺泡上皮细胞或大肺泡细胞，尽管它们比Ⅰ型肺泡细胞小。它们没有细胞质的延伸，通常位于肺泡间隔的毛细血管缝隙之中。其游离表面被形态不规则的微绒毛覆盖，主要分布于其周边。该细胞占肺泡表面5%～8%，与相邻的Ⅰ型肺泡细胞形成紧密的连接复合体。与Ⅰ型肺泡细胞相比，Ⅱ型细胞富含线粒体、内质网、高尔基体和多泡体。然而，它们最独特的形态特征是存在板层状的嗜锇包裹体，即板层小体，这是一种独特的细胞器，存储肺表面活性物质[5, 24, 31, 39, 79, 85, 108]。表面活性成分的合成、储存、分泌，以及至少部分的循环是Ⅱ型肺泡细胞的两个主要功能之一。另一个功能是在生理和病理条件下参与肺泡上皮再生。因此，Ⅱ型肺泡上皮细胞被认为是“肺泡的保护者”[26, 66]。

(3) 刷状细胞：第三类肺泡细胞是刷状细胞，首先在大鼠肺中被发现[73]。该细胞见于大鼠肺的终末细支气管，而在换气部位很少见。刷状细胞的特征是表面有一层较厚且规则的圆柱状微绒毛，且胞质中有大量的微纤维束。该细胞较大，但只有一小部分细胞膜到达上皮表面。类似的细胞也出现在较大的气道上皮和其他器官中。最近的证据表明刷状细胞具有“感知”气道液体内膜化学成分的功能[56, 57]。

4. 间质

间质是肺泡上皮基底层与毛细血管内皮基底层之间的间隙（图6–9），含有结缔组织和间质液。结缔组织包括细胞、纤维和一种无定形物质，无定形物质中含有分布于凝胶基质的蛋白多糖。结缔组织的分布可以有相当大的差异。在气–血屏障薄弱的地方，结缔组织可能仅有几个孤立的细纤维甚至缺失，此时相邻的基底膜融合。这些区域对气体交换特别重要。肺水肿时

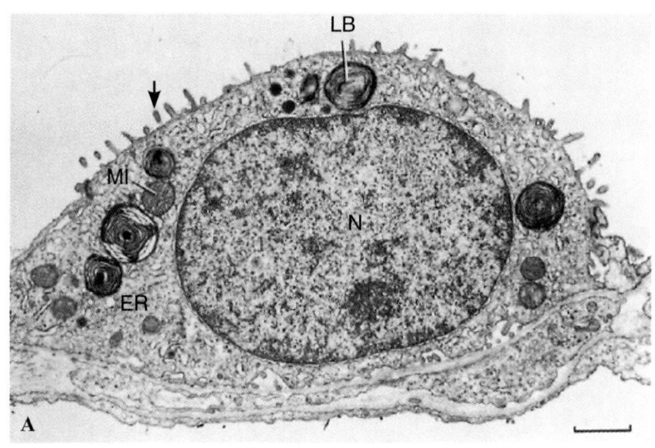

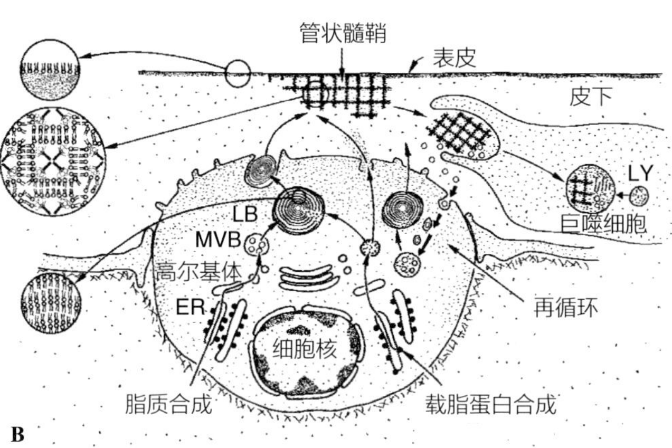

◀图6–13　A. Ⅱ型肺泡上皮细胞细胞核（N）周围丰富的细胞质中含有特征性的嗜锇板层小体（LB），其内存储肺泡表面活性物质，此外还有丰富的内质网（ER）和线粒体（MI）等细胞器，膜表面有微绒毛（箭）及与相邻Ⅰ型肺泡上皮细胞的连接（J）（标尺＝1μm）；B. Ⅱ型肺泡细胞合成和分泌表面活性物质的脂质与载脂蛋白通路、Ⅱ型肺泡细胞循环利用表面活性物质的过程、巨噬细胞清除表面活性物质过程的示意图。注意磷脂和载脂蛋白在板层小体、管状髓磷脂和表面膜中的排列分布

经许可，引自Ochs M, Weibel ER., Functional design of the human lung for gas exchange. In Fishman AP, Elias, JA, Fishman JA, et al., eds. *Fishman's Pulmonary Diseases and Disorders*, 4th ed. New York, McGraw Hill, 2008:23–69. © 2008 McGraw-Hill, Education 版权所有

它们通常不会因间质液增多而增厚，因此可称为限制性区域。相比而言，毛细血管之间不受限制的、较厚的间质区域在病理条件下将出现间质液聚积。已证明间质成纤维细胞含有可收缩的纤维丝（图 6–12），因而可调节肺泡间隔的血流量[50, 51]。鉴于上述间质结构，有学者提出这些细胞的另一个功能是通过调节间隔的宽度，控制不受限制区域间质的顺应性。啮齿动物的间质细胞形成两个不同细胞群，即含脂细胞群和不含脂细胞群，这在出生后的发育阶段尤其明显。含脂细胞内有脂肪滴，通常称为脂肪成纤维细胞[3]，大部分在断奶前消失[50, 59]。最近的一项研究显示出生后及成年人的肺中均未发现含脂滴的间质细胞[98]。肺泡间隔中也从未发现淋巴管。然而，有假说认为存在间质液通向胸膜下和支气管血管鞘的淋巴引流途径。液体可能由结缔组织的纤维引流。

5. 内皮

内皮细胞形成的毛细血管壁在结构上与其他一些器官的内皮相似（图 6–9、图 6–10 和图 6–14）。这些细胞形成薄的细胞质延伸，形似 I 型肺泡上皮细胞，但体积更小。单个细胞覆盖 1000～1500μm² 毛细血管腔（表 6–2）。肺毛细血管无孔，具体细节将在后面的内容中进一步讨论。

6. 细胞外层和肺表面活性物质

早在 1929 年，von Neergaard[105] 基于理论思考预测肺泡表面应该有表面活性物质，即现在所称的肺表面活性物质[19]。它是保证肺充气稳定性的重要因素，具备两个基本的生物物理特征，一是降低肺泡气液界面的表面张力，二是肺泡表面张力随肺泡充盈程度变化。此外，某些表面活性

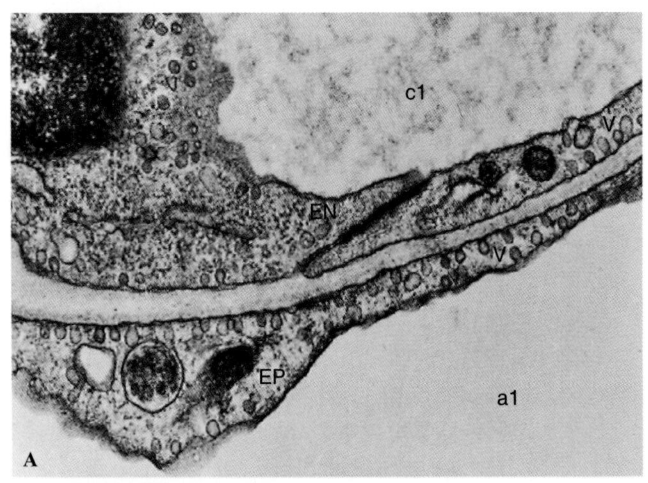

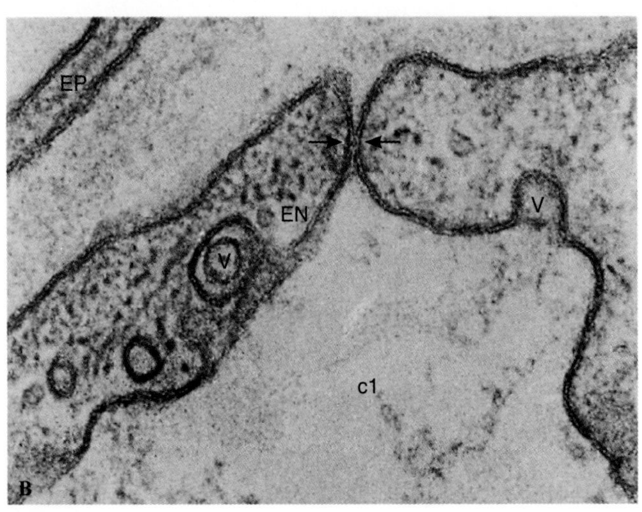

◀图 6–14 **A.** 气 – 血屏障：Ⅰ型肺泡上皮细胞（**EP**）菲薄的胞质延伸及内皮细胞（**EN**）间连接，可见大量胞饮泡（**V**）（**37 000×**）；**B.** 高倍镜下观察毛细血管内皮细胞间连接，可见清晰的三层细胞膜结构。在连接处，细胞膜通过一个短的突起（箭）紧密连接。注意其中的胞饮泡（**V**）（**184 800×**）。**a1.** 肺泡；**c1.** 毛细血管

成分在肺中还具有重要的免疫调节功能[130, 131]。

只有在电子显微镜下才能观察肺表面活性物质的形态。常规制片通常无法看到这种物质的踪迹（图 6–9）。在血管灌注固定的肺中，肺泡上皮细胞外的双层结构可保留，构成表层膜（图 6–10）[32]。在肺泡壁的凹陷处和不规则处可形成肺泡表面物质小池，使之变得平滑。表层膜下的小池具有多形性，由几种表面活性物质亚型组成，这些亚型代表了肺泡表面活性物质代谢的不同阶段。新分泌的表面活性物质呈板层体状，其迅速转化为具有典型网格状结构的管状髓磷脂形态。虽然管状髓磷脂的确切功能仍不清楚，但它被认为是表面薄膜的直接前体。此外，管状髓磷脂可以作为宿主防御分子的储存库。非活性状态的表面活性物质以单层脂质体状态存在。

肺表面活性物质来源于Ⅱ型肺泡上皮细胞。图 6–13B 显示了该细胞的细胞器如何参与合成、储存和分泌表面活性脂质和特定载脂蛋白。表面活性物质中含量最多的是二棕榈酸磷脂酰胆碱。在肺泡表面活性物质中发现了四种主要的蛋白质，分别称为 SP-A、SP-B、SP-C 和 SP-D。表面活性蛋白作为“表面活性物质系统中的智能分子”[38]，对于表面活性物质的亚型组装、生物物理学、体内平衡和免疫有重要的作用。其中 SP-A 和 SP-D 是亲水性的，属胶原凝集素家族成员，主要参与表面活性物质的免疫调节功能；两个疏水蛋白 SP-B 和 SP-C 主要参与表面活性物质的生物物理功能（更多细节参见 Hawgood[39]、Mason 和 Shannon[65]、Notter[77]、Ochs 和 Weibel[81]、Weibel[112] 的报道）。

7. 肺泡巨噬细胞

肺泡巨噬细胞（尘细胞）是肺泡内膜上的前哨吞噬细胞（图 6–11），是形态较大的细胞，内有许多包涵体和溶酶体。它们的吞噬体大多充满黑色、富含脂质的包涵体。这群细胞的功能位置是在内膜表面的活性物质之下，与肺泡上皮紧密贴合（图 6–11）。其胞体处于肺泡壁的凹陷处，胞足广泛延伸。传统经气道固定的方法制片，巨噬细胞往往脱离肺泡壁，看似漂浮在肺泡中，呈圆形，使其有了大的球形细胞外观。肺泡巨噬细胞已被证明来自外周血单核细胞。

8. 气体交换面与气 – 血屏障

肺泡毛细血管气 – 血屏障由内膜表层、上皮细胞、间质细胞和内皮细胞组成，氧气分子从空气进入血液必须经过这些结构（图 6–9）。这种屏障的主要特点是它非常薄，但覆盖面很大。

成人肺泡表面积为 97～194m^2（平均 143m^2）[28]，由于以往采用光学显微镜无法计算复杂表面积，因而该面积数据比旧数据更大[109, 120]。对不同种类哺乳动物的研究发现肺泡表面积与体重成正比[122]。

大多数已研究的物种中，肺毛细血管表面积与肺泡表面积的差异不超过 10%。大鼠肺毛细血管与肺泡表面积的比值为 1.05～1.1，即大鼠肺毛细血管表面积比肺泡表面积大 5%～10%。人和狗的肺毛细血管分布密度较低，这个比值约为 0.88。

由图 6–9 可见肺泡毛细血管气 – 血屏障的厚度约 0.3μm 到数微米。该组织屏障的厚度很重要，因为它与其他参数共同决定了氧分子从肺泡到毛细血管必须克服的弥散阻力。薄壁区域弥散阻力较低，厚壁处较高，因而不同部位的气体流量与局部气 – 血屏障厚度成反比。约占肺泡总面积一半的薄壁屏障对气体交换贡献最大。在估计气 – 血屏障的有效平均厚度时，最好确定其调和平均厚度，即局部厚度倒数的平均值，而非算术平均值，这样可估算出屏障的组织质量。哺乳动物的算术平均厚度和调和平均厚度变化相对较小。总体而言，调和平均厚度约为算术平均厚度的 1/3。人肺气血屏障的调和平均数厚度值约为 0.6μm，而算术平均厚度约为 2μm。

（四）肺血管

肺脉管系统与支气管树紧密相关并伴行。从肺门开始，肺动脉分支即与导气性支气管伴行，具有共同的结缔组织鞘。图 6–15 可见，即便是在较为外周的分支中，动脉分支也与支气管分支紧密伴行，而肺静脉分支则独立存在。尽管它们的分支模式类似，肺静脉分支始终位于支气管动脉束之间。图 6–16 的铸型显示了更为外周的上述结构，腺泡核心的肺泡管形成致密的束，肺动脉分支沿气道穿行其中。肺静脉的外周分支从小叶间区进入这些腺泡。在上述结构中，血流从腺泡气体交换部的中心，通过毛细管网（图 6–17）流向小叶间静脉。因此，肺静脉接受数个腺泡的动脉血。

1. 肺泡毛细血管

相邻的肺泡之间存在密集的毛细血管网（图

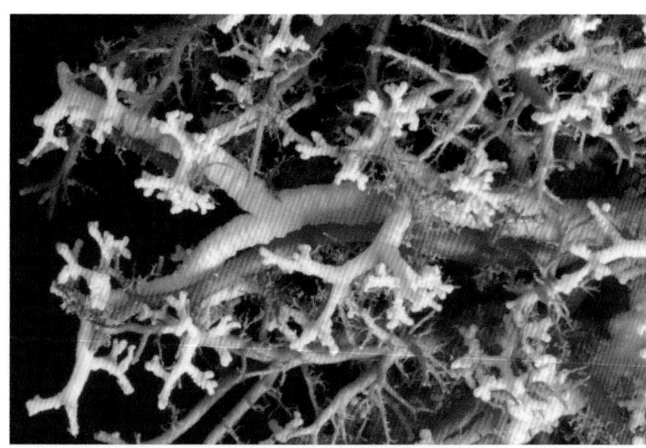

◀图 6–15　肺动脉（红色）分支与气道（黄色）平行，且两者紧密贴附在一起向肺的外周部延伸。肺静脉（蓝色）位于支气管动脉束之间

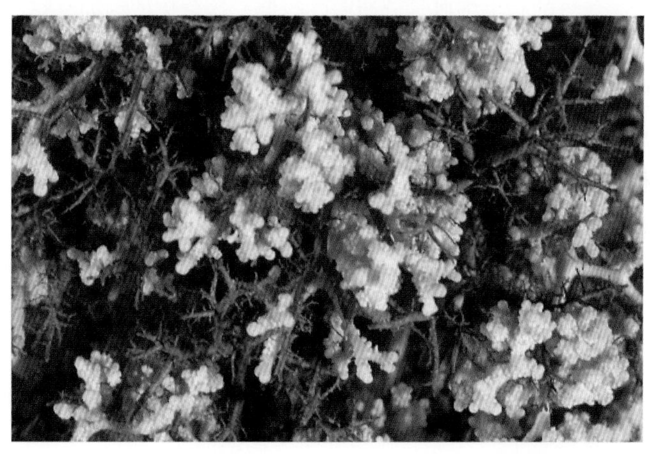

◀图 6–16　该铸型的气道填充物（黄色）延伸到腺泡及部分肺泡，可见肺动脉分支（红色）走行到腺泡之中，而肺静脉分支（蓝色）则位于腺泡的周围，并分支进入其中

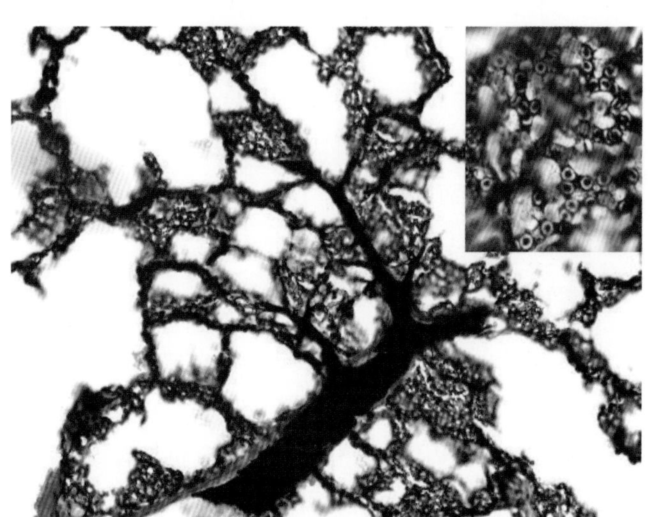

◀图 6–17　肺动脉的外周分支发出多个小动脉形成密集的肺泡毛细血管网

右上角插入图显示高倍镜下血浆中红细胞（黑色）和其他细胞（红色）。兔肺：胶体金标记血浆为黑色［经许可，引自 Konig MF, Lucocq JM, Weibel ER. *Dem-onstration of pulmonary vascular perfusion by electron and light microscopy.* J Appl Physiol 1993; 75: 1877–1883. © 1993 The American Physiological Society (APS) 版权所有］

6–8），占据肺泡间隔的一半多。它由多个小动脉供血（图 6–17），形成一个广泛、密集的六角形网状结构[109]，并回流入类似的小静脉，这不同于体循环的毛细血管排列。体循环中，毛细血管与全身的小动脉和小静脉连接，形成较疏松的网状结构。多个腺泡的肺泡毛细血管网形成三维的连续结构（图 6–17），从一个肺泡壁延伸到下一个肺泡壁，使红细胞沿不同路径通过该血管网。这一点很重要，因为当血压低于表面张力时，由表面张力引起的回缩力可减小肺泡间隔中毛细血管的大小，这种情况常见于上肺；然而与肺泡壁表面毛细血管不同，肺泡壁交角处的毛细血管总是保持开放状态，因为它们受三个不同方向力的作用，这是三条线上的高表面曲率造成的（图 6–18），而这种高表面曲率是由肺泡面连接形成的。这些交角处的血管三维网络确保至少一部分血管束始终处于灌注状态。

所有毛细血管，无论其形状或充盈程度如何，管腔内都排列着无孔内皮细胞，由核周胞质（细胞质中含有细胞器，如线粒体、内质网、高尔基复合体及各种颗粒）和菲薄、几乎无细胞器的胞质延伸组成。这些突然变成最薄的胞质区（小于 0.1μm），由两层细胞膜组成（图 6–9），这两层细胞膜被少量胞质隔开。在普通厚度的内皮细胞部分则含有大量的胞囊，部分胞囊附着在两侧细胞膜中的一侧（图 6–9 和图 6–14）。虽然上皮细胞和内皮细胞形态相似，但其对溶质和大分子的穿透性则存在差异。上皮是肺的主要渗透性屏障。在多种情况下，内皮细胞也具有通透性。内皮细胞与上皮细胞连接的冷冻断裂对比研究解释了上述差异。上皮细胞的紧密连接是由 3～5 个相互连接的嵴和沟槽组成的连续网络，而内皮细胞连接仅有 1～3 排连接颗粒，且其中相互连接较少，甚至不连续[93]。细胞的封闭索由封闭蛋白组成，封闭蛋白是一种跨膜蛋白，与细胞质收缩丝有关。由于目前认为构成紧密连接的封闭索数目与其对溶质的通透性之间存在负相关，因此上皮连接是紧密的，而内皮连接对小分子溶质通透性高。当流体压力升高时，这两种细胞对水的通透性相同。细胞内外的液体平衡遵从 Starling 定律。

肺泡毛细血管与周细胞有关。与体循环相比，肺泡毛细血管的周细胞较少，分布密度也较低。在体循环中，周细胞被认为是可收缩的细胞。在正常肺中，肌动蛋白和肌肉特异性抗原呈阳性，但平滑肌肌球蛋白（重链）和结蛋白呈阴性[75]。

2. 肺内较大的血管结构

肺内较大的血管内皮细胞厚度更均匀，含

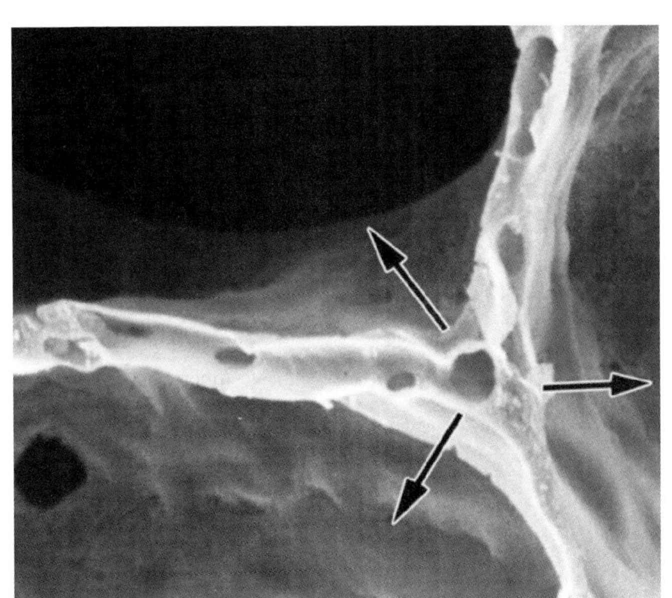

◀**图 6–18 条件灌注固定的兔肺扫描电镜图显示三个肺泡间隔，可见交角处的毛细血管因受到三个表面的张力牵拉，因而比肺泡间隔的毛细血管更宽大**

［经许可，引自 Bachofen H, Wangensteen D, Weibel ER. *Surfaces and volumes of alveolar tissue under zone II and zone III conditions*. J Appl Physiol 1982;53:879–885. © 1982 The American Physiological Society (APS) 版权所有］

有特征性杆状颗粒（图 6–19），这在所有已知的脊椎动物血管内皮细胞中都存在[121]。在哺乳动物的血管中，肺动脉和肺静脉较大的分支内皮中 Weibel-Palad 小体较多，但毛细血管中却没有。同样大小的外周血管也是类似的情形。基于间接证据，有人提出这些细胞器含有一种促凝物质，可分泌到血管腔[16]。基于免疫细胞化学技术证实和确认 Weibel-Palade 小体主要成分是Ⅷ因子相关抗原，也称 von Willebrand 因子[106, 107]，且其内容物可分泌到血管腔中[21, 77, 115]。颗粒膜还含有内皮细胞 – 白细胞结合蛋白（p– 选择素），该蛋白也存在于血小板颗粒中，它参与炎症内皮反应的初始阶段和中性粒细胞黏附早期的滚动阶段，这是急性炎症反应早期的关键环节[9, 71]。

肺血管内膜和中层的电子显微镜研究并未发现许多光镜不能观察的特征。肌型外周血管的圆形平滑肌细胞长而纤细，排列较密（图 6–20）。值得注意的是，肌层的厚度因物种而异，小鼠血管的肌层比人类更厚，这导致人们怀疑肺动脉压与血管中层厚度之间是否有直接关系。在弹性血管（较大的肺动脉）中，结缔组织成分占优势（图 6–21）。显著弹性层之间的间隙中含有大量

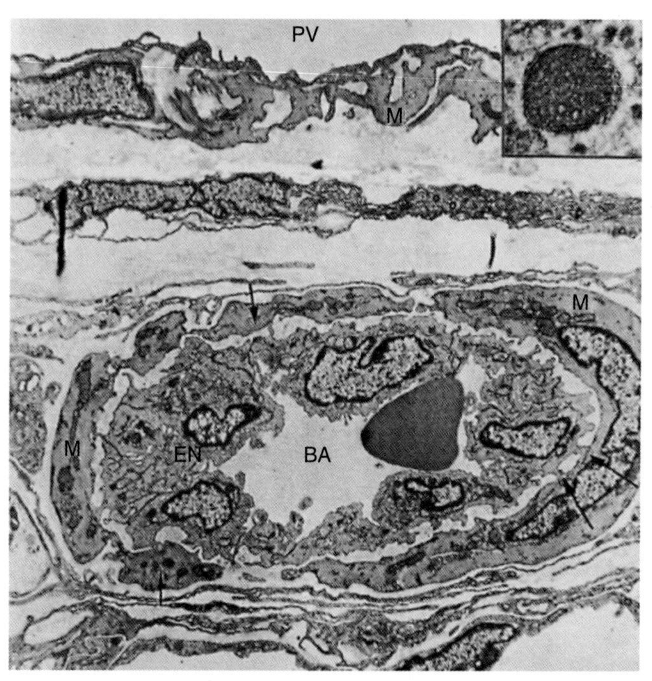

◀图 6–19　处于半收缩状态的支气管小动脉（BA），其内皮细胞较厚（EN），并可见单层平滑肌细胞（M）。注意内皮细胞与平滑肌细胞之间有丰富的连接（箭）。图片的上部可见疏松平滑肌层（M）和内皮细胞构成的微小肺静脉（PV）管壁（485×）。右上角插入的图片显示高倍镜下特定的内皮细胞器，也称 Weibel-Palade 体，有膜及内小管（83 200×）

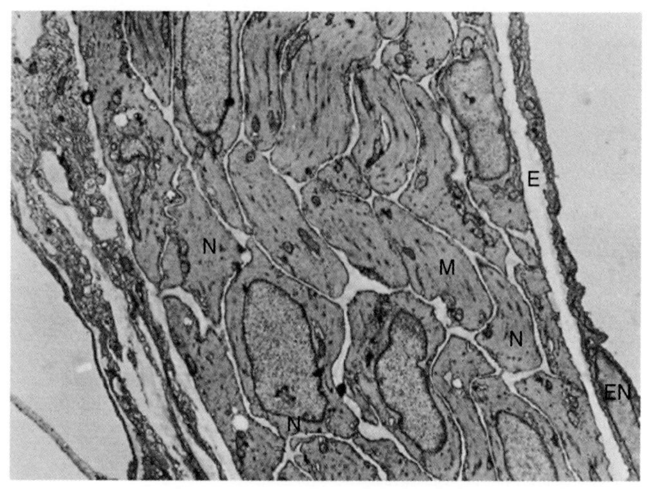

◀图 6–20　中等大小的肌型肺动脉纵切面电子显微镜照片

内皮细胞（EN）覆盖在坚实的弹性膜（E）上。平滑肌细胞（M）被斜切，其胞质呈精细的丝状结构。一些肌细胞（N）可见细胞间连接，有助于兴奋在细胞间的传递（5850×）

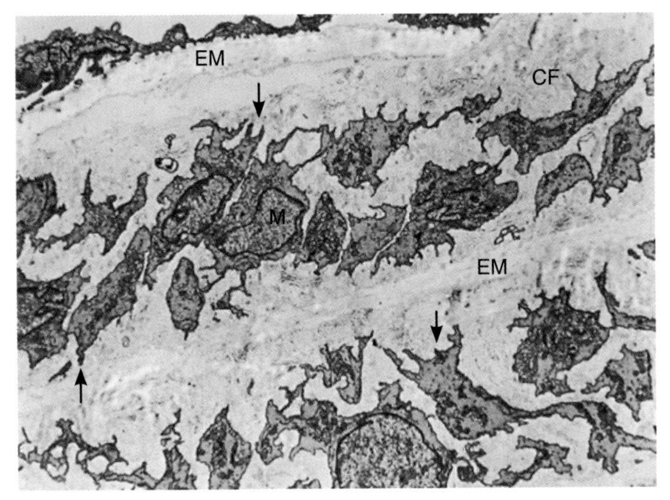

◀图 6-21 弹力型动脉的电镜照片，可见三层坚实的弹性膜（EM）与内皮细胞（EN）平行，网状的平滑肌细胞（M）斜向走行，从一个弹性膜延伸到另一个弹性膜（箭）。肌纤维的方向从一层向另一层交替。富含胶原纤维（CF），并与弹性纤维相混合（4850×）

胶原组织和相对较短的平滑肌细胞，这些细胞斜向穿行于弹性层之间，似乎在末端形成分叉插入弹性层（图 6-21）。图 6-19 显示了中型肺静脉纵切面的一部分，其壁薄，由内皮细胞、少量排列不规则的平滑肌纤维、胶原纤维和弹性纤维组成。其中一个有趣的特点是这些血管壁的平滑肌细胞不仅以斑块或联结的形式形成紧密的细胞间接触（图 6-20 和图 6-21），还通过短距离延伸的方式跨过内弹性膜，与内皮细胞发生密切的细胞连接（图 6-19）。内皮细胞或上皮细胞与平滑肌或间质细胞间的细胞连接在诱导和调节细胞的各种功能中具有重要作用。

四、肺的发育和生长

尽管新生儿的肺有能力为机体提供足够的氧，但其结构仍不成熟。除了常被误认为肺泡的原始气囊外，出生时仅一小部分肺泡发育形成。此外，毛细血管网还不成熟，因为肺实质的间隔含有两层毛细血管，而成熟的成人肺只有一层毛细血管。很明显，肺发育的最后两个阶段——肺泡形成阶段和微血管成熟阶段，均发生在出生后，且大部分是在出生后的最初几年。

由于技术和伦理方面的原因，人们首先以大鼠肺为模型，深入地研究了肺部重构的形态学改变及其机制[11, 13]。通过对比研究已经证实，人类和大鼠肺的发育过程在形态学上是高度一致的[133, 134]。这两个物种的肺出生后正常生长前，都必须经历肺泡化和实质毛细血管网重塑两个阶段。

对于人类来说，这些阶段的确切时间仍然存在争议，因为该过程是缓慢发生的，并非在全肺同步进行，因而大部分有重叠（图 6-22）。

五、肺泡的形成

出生时，人的肺泡数只有最终 2 亿～8 亿个肺泡的 1/10～1/5。整个肺大部分还处于囊泡期，肺实质主要为管壁平滑的通道和终末囊泡。这些通道后面转化为肺泡管，囊泡转化为肺泡囊（图 6-23）。这是出生时已存在的囊泡壁，又称初级隔膜，发展为所谓次级隔膜的过程。次级隔膜最初呈低脊状，然后高度逐渐增加并将气腔分成若干个更小的单位，即肺泡（图 6-23）。形态学研究表明初级隔膜包含双重毛细血管网，其中一层毛细血管网分离形成次级隔膜。

有充分的证据表明肺泡形成过程涉及气腔壁的三个成分，包括肺泡囊隔的肌成纤维细胞、弹性纤维和胶原纤维。肌成纤维细胞增殖并向未来的脊状突迁移，在那里产生弹性蛋白链和胶原纤维。弹性蛋白聚集成网状结构，当脊状突高度慢慢增加时，该网状结构位于其突起的顶端。弹性网络最终成为肺泡入口环的主要组成部分。

大鼠典型的肺泡化过程是气腔壁出现双层毛

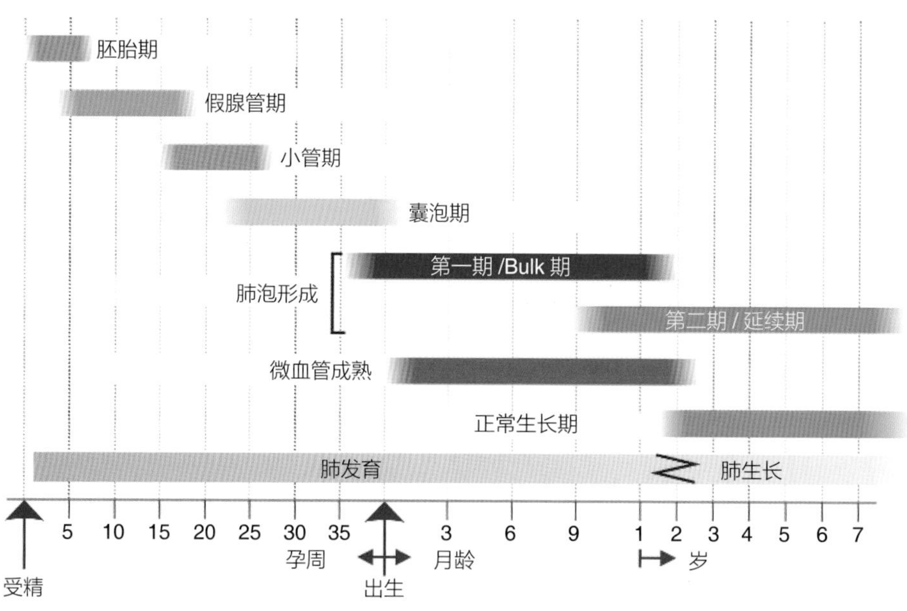

▲ 图 6-22　人类肺发育的阶段和时间。开放式柱状图表示这些阶段确切的起止时间仍然未知

经许可，引自 Zeltner TB, Burri PH. The postnatal development and growth of the human lung. II. Morphology. *Respir Physiol* 1987; 67: 269. © 1987 Elsevier 版权所有

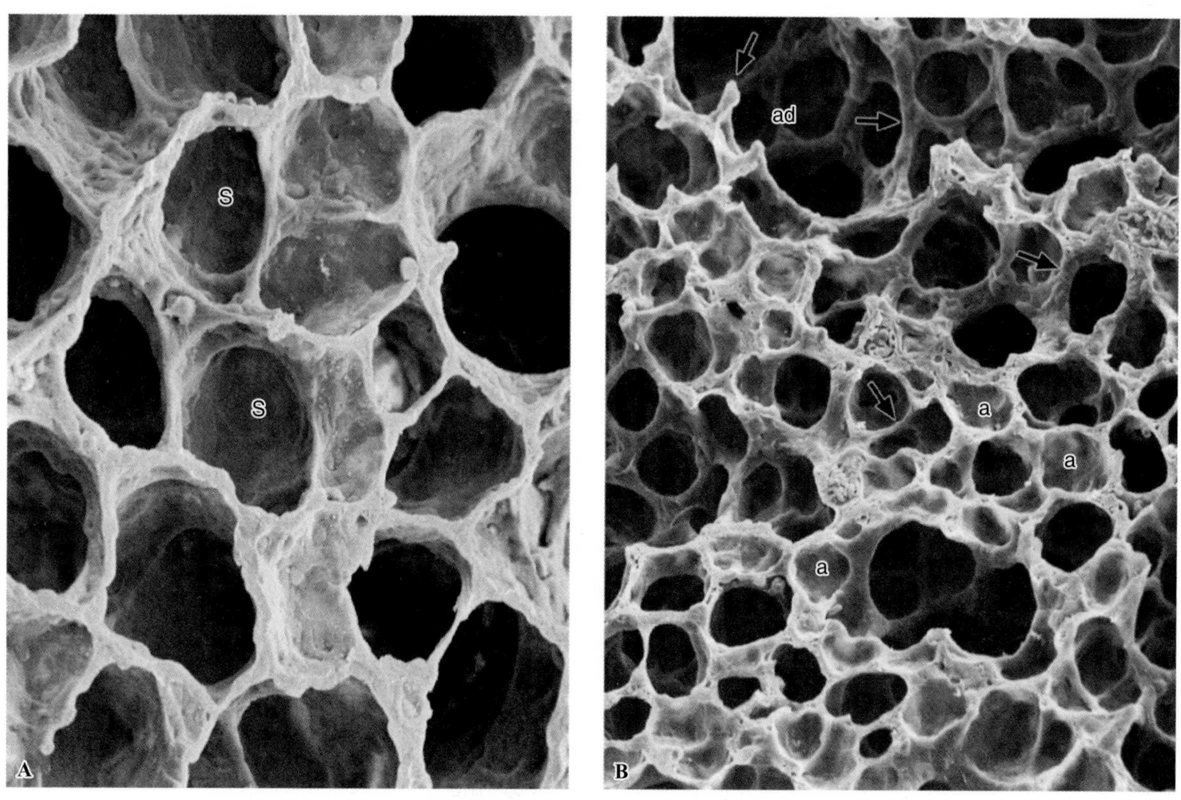

▲ 图 6-23　扫描电镜图显示大鼠的肺泡形成

A. 出生第 1 天：肺实质内有光滑的通道和肺泡囊。B. 出生第 21 天：二级间隔（箭）的发育形成肺泡（a），将肺泡囊分隔为肺泡，通道演变为肺泡导管（ad）（450×）

细血管网，并在数天内（主要是出生后的第二周）快速发育。由于其突发性和暴发性，该过程也称为“整体肺泡化”。人类的这一阶段开始于足月前，并持续到出生后6个月。大约出生后1个月时，人类肺和1周龄的大鼠的肺非常相似。大鼠肺泡形成的这一阶段大约止于出生后2周，人类则出生后的12个月到2年终止[58]。最近对大鼠和人类的更多研究表明，在上述年龄之后还会形成更多肺泡，但速度要慢得多[40, 92, 104]。这种持续的“肺泡化”为肺部增加了大量肺泡。

六、微血管的成熟

如前所述，肺泡囊的壁含双层毛细血管网。这种不成熟结构中的一层毛细血管可隆起形成次级隔膜（图6–24）。该过程使形成的次级隔膜也包含双层毛细血管网（囊泡间的毛细血管和新肺泡间的毛细血管都属不成熟的结构）。如本章前面内容所述，成人肺为单层毛细血管网，与轴位

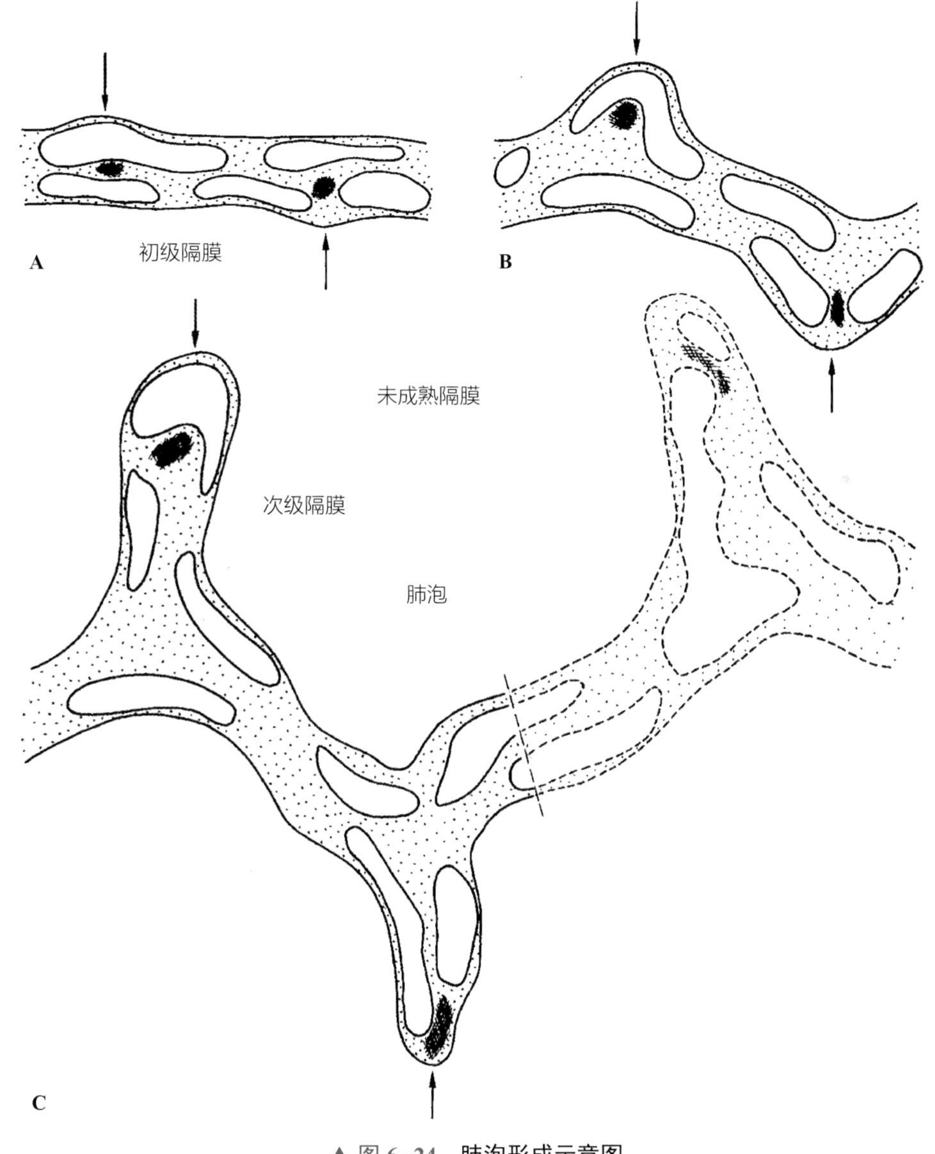

▲ 图6–24　肺泡形成示意图

囊状肺是由含有双层毛细血管结构（A）的初级隔膜构成。未来的肺泡壁首先呈现低脊状（B图中箭指处），随着其厚度增加，形成新的肺泡隔膜（C图中箭指）。注意弹力蛋白（黑点）的重要性（经许可，引自Burri PH. Pulmonary development and lung regeneration. In: *Fishman AP, ed. Fishman's Pulmonary Diseases* and Disorders. New York, McGraw Hill, 1988:61–78. © 1988 McGraw-Hill Education 版权所有）

的结缔组织相互交织（图 6–8）。这说明肺泡期不是肺发育的最后阶段，之后还有微血管的成熟阶段，这一阶段中肺泡隔膜的双层毛细血管将被重建成单层。

隔膜重建是一个与生长密切相关的复杂过程。在肺泡形成的早期，毛细血管层被一层厚的结缔组织隔开。随着肺的不断发育和生长，结缔组织变薄，毛细血管层相互靠近并接触，最终管腔融合。多灶性融合及其后出现的融合部位优先生长，将很快使大部分肺实质转化为成熟结构。与之伴随的是肺泡隔膜变薄也会导致跨隔膜的上皮 – 上皮接触，最终形成肺泡间孔，即 Kohn 孔 [127]。目前已研究的所有物种中，Kohn 孔的出现均与微血管成熟的时间相一致。

人类肺微血管的成熟开始于出生后不久，并且部分与肺泡的形成相伴随，因而在 1 岁的时候，肺的大部分已经出现薄而成熟的肺泡壁。然而，这个过程将持续到 2—3 岁，所以在不考虑肺泡数量的情况下，从肺泡隔膜的形态来看，我们可以把 3 岁儿童的肺看作成人肺的缩小版。

七、肺泡形成过程止于何时

相关问题已经存在了几十年，按照病理生理学的观点，如果在儿童时期肺能够形成新的肺泡，那么损伤的结构就更容易和充分地修复。早期的研究曾假定肺泡的形成一直持续到 18 岁；后来，这一时间相继降到 8 岁，甚至 2 岁。目前，由于有新的发现 [40, 74]，有相反观点认为人肺的肺泡形成一直在持续。

肺泡计数不是一件容易的事情，过去采用的大多数方法都存在偏倚，直到最近才出现了完善的方法。然而，即使有完美的计数方法，由于遗传和环境因素的影响，以及统计的限制，结果也可能是不确定的。Burri 发表了一篇关于成熟肺中肺泡持续形成的详细综述 [12]。

八、生长的肺

首先要注意的是正常肺的生长并不意味着各部分肺成比例生长。肺体积的变化主要发生在出生后的 1 年半至 2 年，这段时间内，肺间质组织大量减少，气腔和毛细血管体积不断增加。这些变化极其有助于肺部气体交换功能的完善。上述这些变化部分归功于儿童早期的发育，但 2 岁以后还可以观察到类似趋势。从出生到成年，肺容量增加 23 倍，肺间质的体积仅增加 6 倍，而毛细血管体积增加了 35 倍，占成熟肺泡壁体积的 45%。此外，反应气体交换相关参数的肺泡和毛细血管表面积，在出生到青年期间增加约 20 倍，平均分别达到约 140m^2 和 125m^2。

总的来说，这些结果意味着在生长期间，各部分肺的比例是不断变化的，即使是成人的肺也如此，例如我们可以发现随着年龄增长，肺实质含气腔的体积会增加。

九、肺毛细血管床的生长

毛细血管血容量和毛细血管表面积的过度增长意味着必须不断生成新的毛细血管。通过扫描电镜和连续切片分析肺超微结构，发现肺毛细血管网的生长是通过形成新的毛细血管间孔，而不是通过萌发新的毛细血管实现的。这种血管生成的新模式被称为套叠式微血管生长（即血管自身生长），类似于软骨的生长，包括形成毛细血管组织柱，以形成新的毛细血管环（图 6–25）。新形成的、极薄的独立柱状组织（直径＜1.5μm）直径进一步增加，产生完整的毛细血管间孔。如图 6–25 所示，该机制使肺泡间毛细血管网无须通过出芽扩大表面积。

与此同时，柱状组织的形成有多种模式，且套叠式微血管生成不仅存在于肺内，这也是广泛且基本的血管生成过程（参见 Burri 和 Djonov 的相关报道 [14]）。

十、肺的气体交换功能

弥散能力的形态学预测

正如 Forster [27] 所指出，生理学家已引入了肺弥散功能（diffusing capacity of the lung，DL）

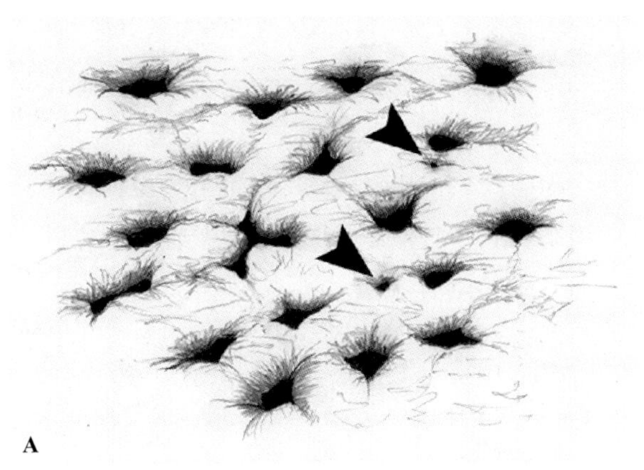

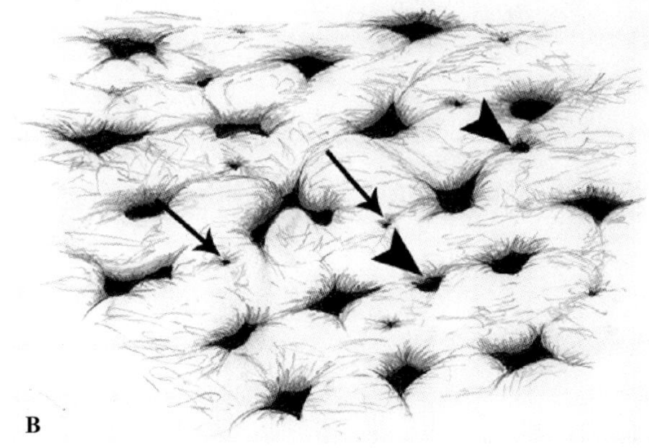

▲ 图 6-25　套叠式微血管生长机制

A. 毛细血管网中出现非常小的网孔，相当于横跨毛细血管的细长组织柱（箭头）；B. A 图中标记的网格大小（箭头）增加，并出现更小的网格（箭），此时毛细血管网面积和数量都有增加（引自 Djonov V, Burri PH. Basic concepts of intussusceptive angiogenesis. In: Shepro D, ed. *Microvascular Research: Biology and Pathology*. Philadelphia PA: Elsevier, 2006:91–96.）

用以评估肺部气体交换能力，即气体在肺泡和毛细血管血液之间的弥散能力。生理学定义依据欧姆定律，比如对氧气来说，计算公式如公式 6-1。

$$DLO_2 = VO_2/\Delta P\ O_2 \quad （公式 6-1）$$

其中，VO_2 代表氧气摄入量，ΔPO_2 代表肺泡和毛细血管间氧分压差的平均数。

从上述定义可以看出 DL 主要由肺的结构特征决定，包括有效的气体交换面积、气 – 血屏障厚度和毛细血管血容量。形态学测量方法的发展，使通过电子显微镜测量肺部结构，并据此计算 DL 成为可能[110, 125]。如图 6-9 和图 6-26 所示，空气 – 血红蛋白屏障可根据其参与氧分子弥散的结构分为两部分，即膜的传导性（DM）（包括组织屏障和血浆层）和红细胞传导性（De），DL 是这两部分阻力之和（阻力传为导性的倒数）（公式 6-2）。

$$\frac{1}{DL} = \frac{1}{DM} + \frac{1}{De} \quad （公式 6-2）$$

上述模型中[97] DM 是气体交换表面积与弥散系数的乘积，再除以总弥散屏障的厚度（τ_{hb}），该厚度大致为肺泡到红细胞表面的距离（图 6-26）。红细胞传导性（De）是毛细血管血容量乘以系数 θO_2，θO_2 指血液中 O_2 结合的比例。因此，如果我们测量了肺泡和毛细血管表面积（Sa 和 Sc）、毛细血管容量（Vc）、

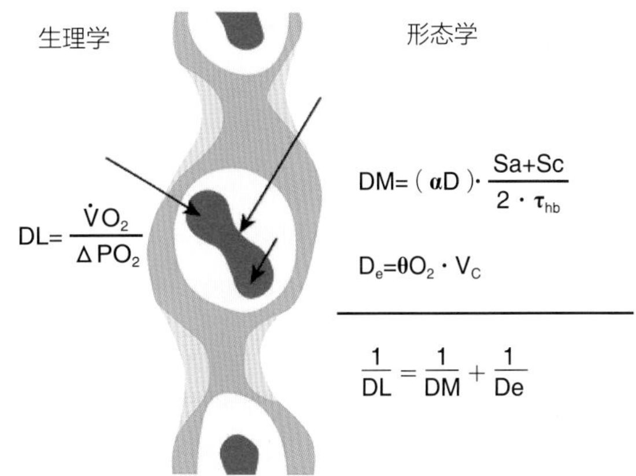

▲ 图 6-26　评估肺弥散功能的生理学（左）和形态学（右）模型

膜屏障包括组织（绿色）、血浆层（黄色）及薄的表面活性物质层（灰色）

气 – 血屏障的调和平均厚度（τ_{hb}），就可以计算出 DL 值。另外，我们还需要知道 O_2 通透性的物理系数、血氧结合率（θO_2）。表 6-3 列出了成人肺的形态测量学研究结果[28, 125]。利用最合理的物理系数估算值可计算出 DLO_2 约为 160ml O_2/（min · mmHg）。

作为参照，静息状态下 DL 的生理值约为 30ml O_2/（min · mmHg），这个值远低于形态学测量的估算值。需要指出的是这里测量了两种不同的值，其中形态学测量估算的是可用于气体交换的最大面积。这一数值代表完全膨胀时的肺，

表 6-3 人肺的形态测量学基本参数及弥散功能

参 数	数 值	单 位
体重	74	kg
肺泡面积	130	m^2
毛细血管面积	115	m^2
毛细血管总量	194	ml
组织屏障厚度	0.62	μm
总屏障厚度	1.10	μm
氧弥散	170	ml O_2/（min · mmHg）

从而导致 DL 值被高估了 25%～50%，因为充气状态采用血管灌注固定的肺，所以即使在最大限度充气的情况下，部分弥散屏障也会有折叠而不会参与气体交换[30]。此外，假设肺泡毛细血管的每一处都存在从肺泡空气到血液的氧浓度梯度。静息状态的情况并非如此。事实上，根据 Karas 及其同事们对剧烈运动的动物肺氧合相关研究结果，毛细血管中血液的氧合很可能在离开毛细血管前就已经饱和了。因此，静息时 DL 的生理估算值应仅为最大或真实弥散能力的 20%～40%。Bitterli 等对运动中的人体进行研究，估算 DL 的生理值可能为 70～100ml O_2/（min · mmHg）[7]，而人肺 DL 的形态学测量估算值是生理值的 2 倍。通过直接测量动物 DLO_2 的生理和形态学估算值也证实了这一发现[23]。因此，我们可以得出这样的结论，即肺具有足够大的气体交换面积，可满足耗氧量增加时能有充足的氧气弥散到血液中。肺组织的破坏，如肺气肿，可能会使气体交换面积减小或气 - 血屏障厚度增加，从而使实际的弥散能力下降。

最近有研究对狗进行全肺切除术，发现其肺弥散功能下降与肺组织的缺失成正比[43]。然而，左全肺切除约 40% 的肺组织，残留肺组织没有增加的情况下，右肺利用其部分储备功能可达到最大摄氧量的 85%；但右全肺切除约 60% 的肺组织，只有当毛细血管等气体交换组织代偿性生长后才能恢复足够的功能，恢复弥散能力。因此，肺弥散能力的储备是有限的[44, 99]。

图 6-27 显示哺乳动物不同物种 DL 的对比研究结果，从最小的哺乳动物，体重仅 2g 的伊特鲁里亚鼩鼱到马。显然，DL 与体重直接相关，相比之下，最大耗氧量（VO_{2max}）则随体重的 0.8 次方变化而变化。因此，当比较不同体型的动物时，肺的氧气交换能力与身体对氧的需求是不匹配的。

另外，肺可以通过弥散功能应对氧耗增加或高海拔地区缺氧环境等情况[17, 29, 46]。人们还发现运动的动物，如狗和马，比同样大小但氧耗较低的动物有更强的弥散功能。肺的形态特征

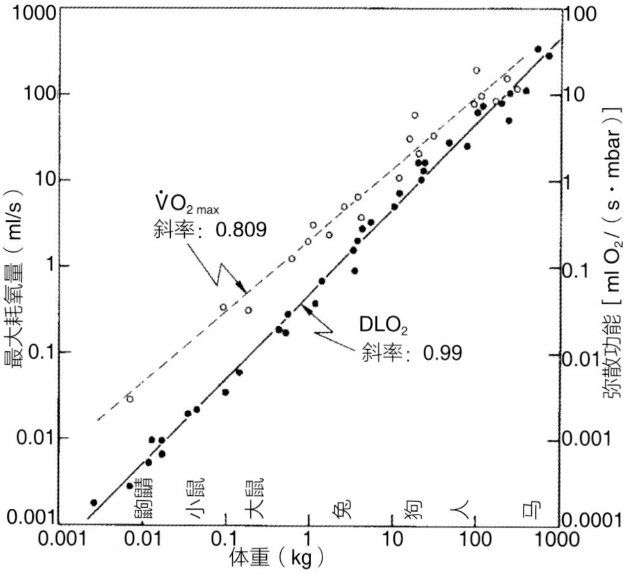

◀图 6-27 显示不同体重肺弥散功能（实心点）和最大耗氧量（空心点）不同斜率的双对数图

经授权，引自 Weibel ER. *The Pathway for Oxygen: Structure, and Function in the Mammalian Respiratory System.* Cambridge, MA: Harvard University Press, 1984:1–425. © 1984 President and Fellows of Harvard College 版权所有

如何适应机体对氧气的需求依然存在争议[100]。此外，许多研究表明围产期和出生后的肺泡形成极其敏感，易受环境、化学、激素等因素的干扰。Massaro 等发现出生后反复给予小剂量地塞米松注射会严重影响大鼠的肺泡形成[67]。Tschanz 等证明糖皮质激素可诱导肺微血管过早成熟，从而阻止周围气腔的充分分隔，导致肺泡数量减少[103]。

十一、通气性气道、过渡性气道及血管的形态学

图 6-28 为人肺的塑料灌注模型，右肺只有气道模型，而左肺还显示了肺动脉和静脉。气道以二分法向外周发出分支，但这种二分法并不规则，因为源于同一个支气管的两个分支在长度和直径上有很大的差异，此即不规则二分法。图 6-29 显示了一个人肺腺泡的铸型，以硅橡胶为铸造材料，沿气道填充至最外围的肺泡。Haefeli－Bleuer 和 Weibel 的研究表明最外周的气道、呼吸性细支气管和肺泡管也呈不规则分叉[37]。

二分法分叉的模式提供了一个体系，可用于描述支气管分支数目增加和直径变小的规律。如果先不考虑其不规则性，我们可以估算平均需要多少次分叉才有足够多的终末气道连接肺泡进行气体交换，即肺泡管和肺泡囊。据估算大概需要

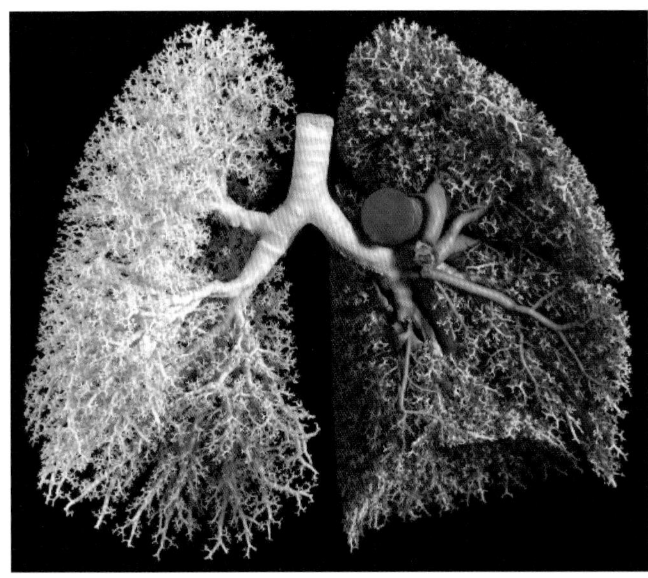

◀图 6-28 人肺铸型
显示右肺支气管（黄色）及左肺的动脉（红色）、静脉（蓝色）和支气管。注意所有分支均为不规则二分法

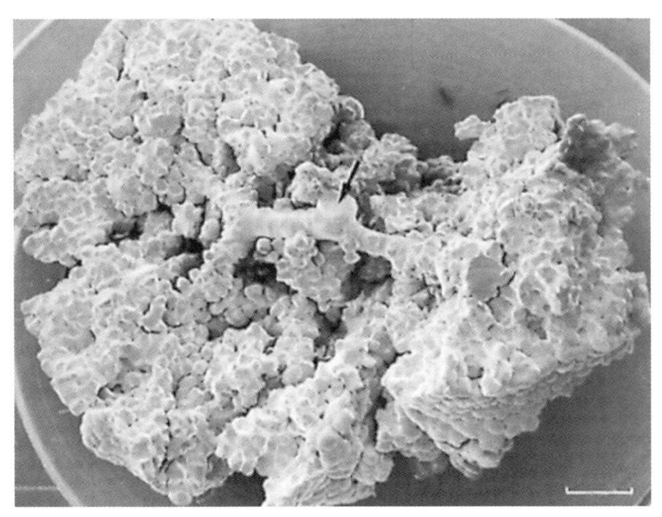

◀图 6-29 人肺腺泡硅胶铸型的扫描电镜图
部分肺泡导管已被去除，以显示过渡区域的细支气管（箭）和呼吸性细支气管的前几级。注意肺泡导管和肺泡囊被密集排列的肺泡覆盖（标尺 = 1mm）（经许可，转载自 Haefeli-Bleuer B, Weibel ER. *Morphometry of the, human pulmonary acinus.* Anat Rec 1988; 220:401. © 1988 John, Wiley Sons, Inc 版权所有）

23 次分支[120]。图 6–6 显示前 14 级支气管为单纯通气性支气管，引导空气由气管进入终末细支气管。从第 15 级支气管开始，气道壁逐渐出现肺泡，到第 19 级支气管，整个气道壁都被肺泡所占据[37]。需要强调的是这只是平均数，由于不规则性，支气管可在 15～23 分支的任何部位终止于肺泡囊。

在模型上测量支气管分支的长度和直径时上述不规则性尤为明显。然而，可以由这些尺寸的分布计算平均尺寸。如果将平均直径（d）与级数（z）作半对数图（图 6–30），我们发现它们遵循一个指数函数，即公式 6–3。

$$d(z)=d_0\times 2^{-z/3} \quad \text{（公式 6–3）}$$

正如 D'Arcy Thompson 所提出，每一级气道的直径均减小为其上一级气道直径一半的立方根[101]，上一级支气管和子分支之间的流体力学存在最优函数关系。对支气管直径的数据详细分析发现其直径减小的系数略大于实际的最优值，Mauroy 等的研究认为这可以为气道提供一定的安全性，通过调节气道直径避免哮喘的发生[69]。但图 6–30 也显示，连接肺泡的外周气道或腺泡支气管的直径不符合这一规律，其直径比它们在支气管树所处位置的预计值要大得多。这一差异可以通过它们在运输空气至肺泡中所起的不同作用加以解释。在通气性支气管中，空气是成团输送的，也就是说混合着氮气的氧气依据流体力学的原理在气道中流动。然而在外周部位，O_2 分子必须以气相弥散的方式扩散至肺泡表面，正如 Gomez 所指出，这需要外周气道有更大的横截面积[35]。

需要注意的是肺泡沿支气管树的终末分支排列，形成肺腺泡（图 6–31），这种排列不同于普通的肺泡 – 毛细血管单元（终末气泡）。这种结构与其功能相适应，因为肺泡的通气有两个步骤：①吸气时，富氧的空气携带氧气通过气道进入肺腺泡；②气体在外周气道的流速减慢，但因气道横截面面积增加，随着 O_2 在肺泡表面被吸

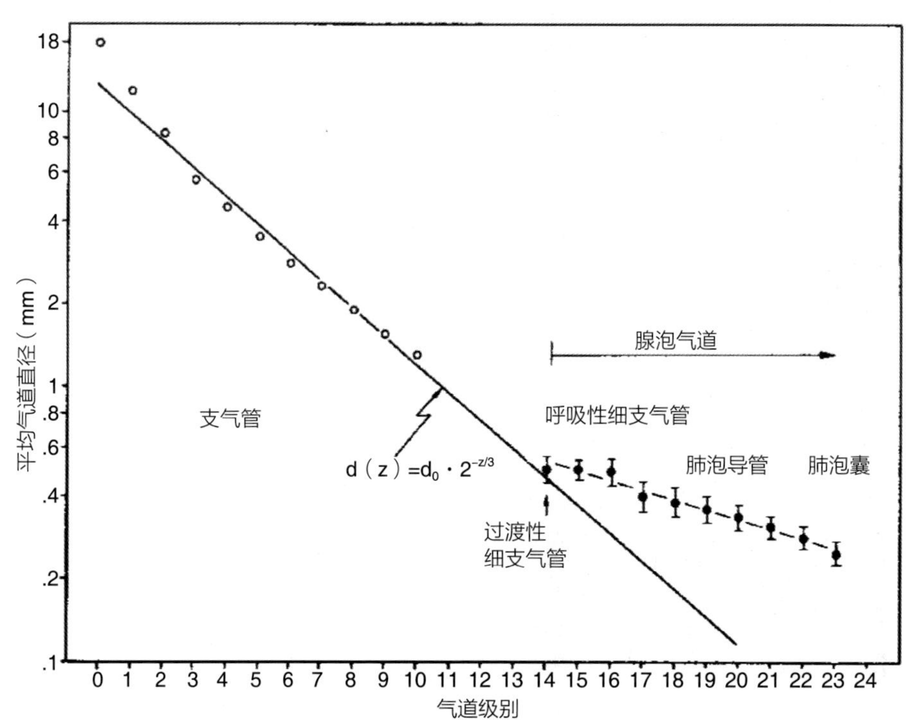

▲ **图 6–30 规则二分法模型中，腺泡气道按通气性气道平均直径一半的立方根递减，随着分支级别不断增加，直径逐渐减小**

经授权，引自 Haefeli-Bleuer B, Weibel ER. *Morphometry of the human pulmonary acinus.* Anat Rec 1988; 220: 401. © 1988, John Wiley Sons, Inc 版权所有

收，形成的氧分压梯度可驱动 O_2 以气相弥散的方式流向外周（图 6-31 B）。因而在外周气道中，氧气沿气道的运输同时会伴肺泡的弥散，穿过组织屏障进入血液，这是气体交换的实际过程。虽然所有的毛细血管网单位各自都充盈着静脉血，但肺泡的供氧不是独立的，在肺腺泡的中心部位供氧要比周围部位丰富。因此，腺泡的结构对气体交换条件有显著影响，Sapoval [90]、Weibel [126]、Swan 和 tawhai [127] 等的研究详细进行了阐述。

基于这些详细信息，我们可以建立第一个肺模型，可能有助于理解气道系统中结构 - 功能关系的一些基本看法。该模型的 23 级支气管都采用常规二分法，其相关尺寸特性见表 6-4。值得注意的是根据生理学方法估计的解剖性无效腔约 150ml，大约止于第 14 级支气管，相当于终末细支气管。

亦可建立不规则二分法模型。图 6-32 显示经多少级分支可形成直径 2mm 的支气管，以及这些分支与气管的距离；这些分支位于第 4～13 级，距离气管根部为 18～31cm。每一个直径 2mm 的支气管有将近 400 个分支，平均再分出 14 级分支直到肺泡囊。上述分支形成的肺组织单位体积约 12ml，每个肺组织单位约含 74 万个肺泡。详情请参阅 Weibel [109]、Haefelil-Bleuer 和 Weibel [37] 发表的原文，进一步了解支气管的不规则性。

还有人提出了不同的支气管树模型。Horsfield 认为支气管树是一个起源于肺实质气道的汇管系统，止于气管 [41]。该模型将分支不规则性的影响降到最低，与气道结构的生理效应得出了相同结论。

观察气道结构的另一种方法是认为从主支气管到外周细支气管，其分支模式在所有水平上是相似的。这是一个比例恒定自相似的例子，由

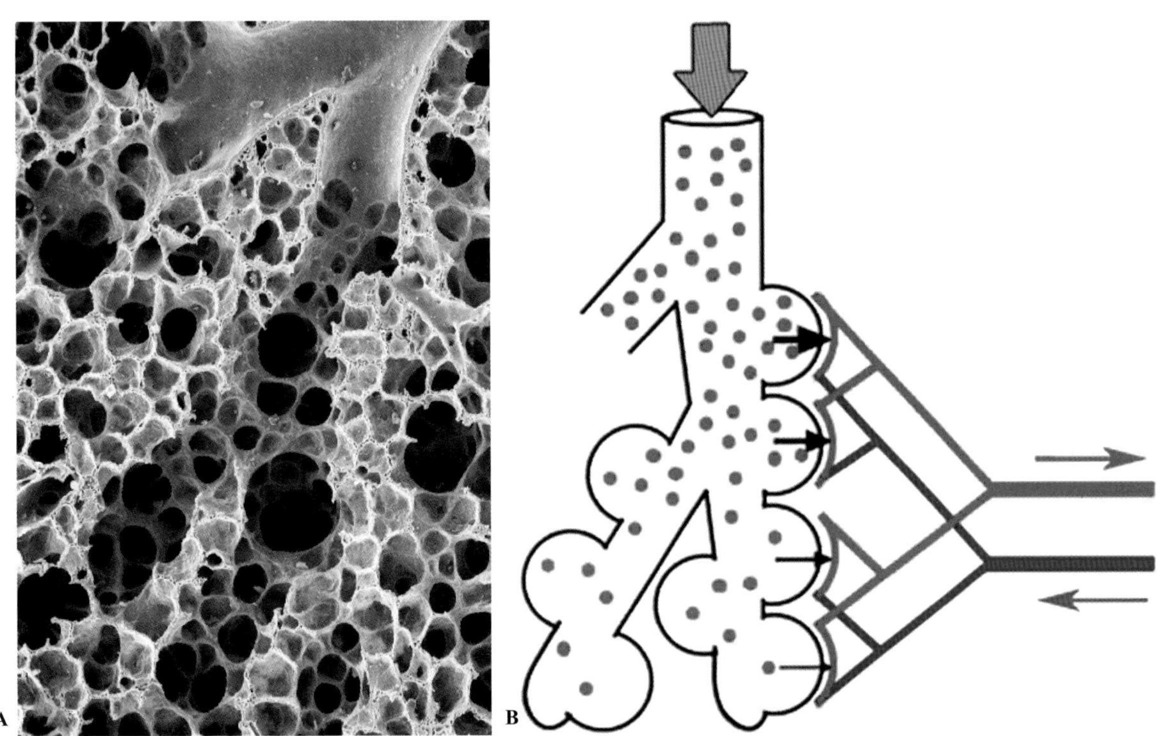

▲ 图 6-31　肺泡沿支气管树的终末分支排列，形成肺腺泡

A. 兔肺泡导管前几级的电子显微镜照片，显示沿腺泡壁分布的肺泡和毛细血管灌注单位；B. 一系列通气与平行血流灌注的气体交换单位模式图（B 图经许可，转载自 Sapoval B, Filoche M, Weibel ER. *Smaller is better, but not too small: a physical scale for the design of the mammalian pulmonary acinus.* Proc Natl Acad Sci USA 2002; 99: 10411–10416. © 2002 National Academy of Sciences, U.S.A 版权所有）

表 6-4　人气道尺寸（肺容量 4800ml、3/4 充盈的成人肺平均值）

级别 z	每级分支数 n（z）	直径 d（z）cm	长度 l（z）cm	横截面总面积 A（z）cm^2	肺泡壁总面积 S（z）cm^2	总体积 V（z）cm^3	累计体积 $\sum_{i=0}^{z} V(i)$ cm^3
0	1	1.8	12.0	2.54	68	30.50	30.5
1	2	1.22	4.76	2.33	36	11.25	41.8
2	4	0.83	1.90	2.13	20	3.97	45.8
3	8	0.56	0.76	2.00	11	1.52	47.2
4	16	0.45	1.27	2.48	29	3.46	50.7
5	32	0.35	1.07	3.11	38	3.30	54.0
6	64	0.28	0.90	3.96	51	3.53	57.5
7	128	0.23	0.76	5.10	70	3.85	61.4
8	256	0.186	0.64	6.95	96	4.45	65.8
9	512	0.154	0.54	9.56	134	5.17	71.0
10	1024	0.130	0.46	13.4	192	6.21	77.2
11	2048	0.109	0.39	19.6	273	7.56	84.8
12	4096	0.095	0.33	28.8	403	9.82	94.6
13	8192	0.082	0.27	44.5	570	12.45	106.0
14	16 384	0.074	0.23	69.4	876	16.40	123.4
15	32 768	0.066	0.20	113.0	359	21.70	145.1
16	65 536	0.060	0.165	180.0	38	29.70	174.8
17	131 072	0.054	0.141	300.0	—	41.80	216.6
18	262 144	0.050	0.117	534.0	—	61.10	277.7
19	524 288	0.047	0.099	944.0	—	93.20	370.9
20	1 048 576	0.045	0.083	1600.0	—	139.50	510.4
21	2 097 152	0.043	0.070	3220.0	—	224.30	734.7
22	4 194 304	0.041	0.059	5880.0	—	350.00	1084.7
23[a]	8 388 608	0.041	0.050	11 800.0	—	591.00	1675.0

a. 调整后的级数

肺的生长发育造成，肺通过气道末端分支和等比例生长发育，这一点已由 Kitaoka 等所证实[54]。自相似是分形几何中自然物的基本特征，由 Mandelbrot 所介绍[63, 64]。问题在于气道的结构是否如同一个分形树？

对气道树分形性质的检测是看其分支的直径和长度等是否服从级数的幂函数。如果以双对数刻度重新绘制图 6-30 所示的直径数据，的确可观察到这一点[113]。对包括人类在内的多种物种进行分析，West 等得出结论认为气道具有分形树的基本特性[128]。这对我们解释肺形态和功能之间的关系会产生令人关注的结果[113, 114]。如Kitaoka等所展示的那样，分形树最大的特点是其末端均匀而密集地填满了空间。此外，在理想的分形树中[64]，所有的末端，无论是在肺的中心还是最外层，其从每个末端原点到起点的距离都是相等的，不管它们是在肺的中心还是在肺的最外层。如果将肺看作一个分形树，我们可以认为，从气管到支气管树的所有末端，其通气路径的长度应基本相等。图6–32显示，这些距离的分布范围很窄。

血管分支的顺序原则上与支气管相同，但细节上略有不同。肺动脉在结构上与支气管密切相关（图6–28）；向下至呼吸性细支气管，肺动脉的分支似乎与支气管平行，但这种观点仅部分正确。众所周知，较大的肺动脉可能发出小分支进入相邻肺泡组织的毛细血管网（图6–33），这些分支被称为额外动脉，一方面使得动脉分支更丰富；另外，使得每一级动脉的大小更具不规则性。

较大的肺动脉分支，其大小与伴行支气管相近（图6–33）。因此，在临近第一级分支处可采用支气管树的测量数据描述肺动脉树的主要分支，其后每一级分支的大小都按照“1/2的立方根”定律递减（图6–30）；接下来可确定小动脉的总数（即连接毛细血管网的末梢动脉分支数），若要达到毛细血管的管径，按照二分法的分支模式，Weibel和Gomez发现大约需要28级分支，比气道分级多5级[120]。前毛细血管直径为20～30μm，将这个数值范围带入图6–30，肺动脉分支直径随分支级别递减并遵循流体动力学规律，在二分支系统中按最优方案分支至终末支。

由于分支模式高度不规则，二分支树模型用于分析肺动脉或静脉，并不是一个理想方法。Huang等提出了更好的策略，即所谓的Strahle排序系统，该系统将血管按次序分组，每个组由大小相近的血管组成，以最小的血管（直径约20μm的小动脉）次序为1[45]。图6–34显示在这

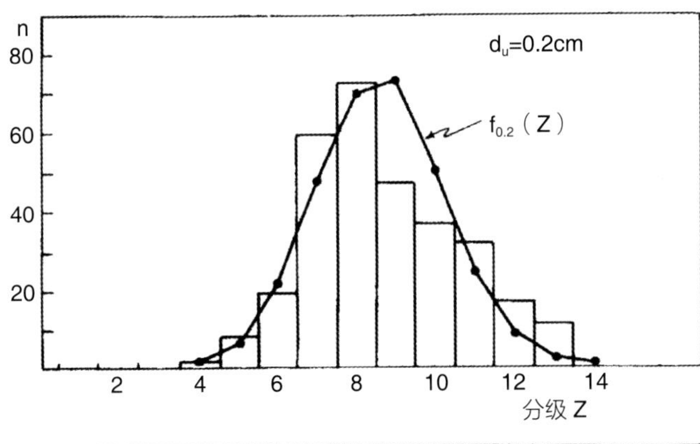

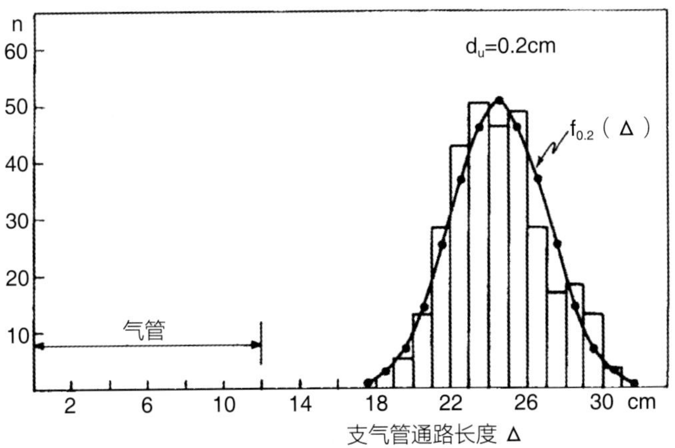

◀ **图6–32 直径2mm的气道级数分布及距喉的距离分布函数**

经许可，改编自Weibel ER. *Morphometry of the Human Lung. Geometry and Dimensions of Airways of Conductive and Transitory Zones*. Heidelberg: Springer 1963; 110–135. © 1963 Springer-Verlag Berlin Heidelberg版权所有

个排序系统中，直径有规律地增加至 15 级，以左肺动脉主干为最大的一级。肺静脉也表现出相同的回归模式。以这种方法分析，随着分级的递增，血管直径按 1.5 倍增长（称为直径比）；相反分级顺序上每一级分支数则以 3.36 倍增长（分支比），从第 15 级的 1 支增加到第 1 级大约 2.6×10^8 支。在二分支树模型中（图 6–30），第 28 级分支数与此大致相当，但由于二分支规律，其直径比为 1.25。这两个模型得到了相似的结果，但 Huang 等的数据更全面，分析也更全面。然而，两个模型都与分支血管树的基本分支特征吻合，由此可以认为血管树适应最佳血流条件。

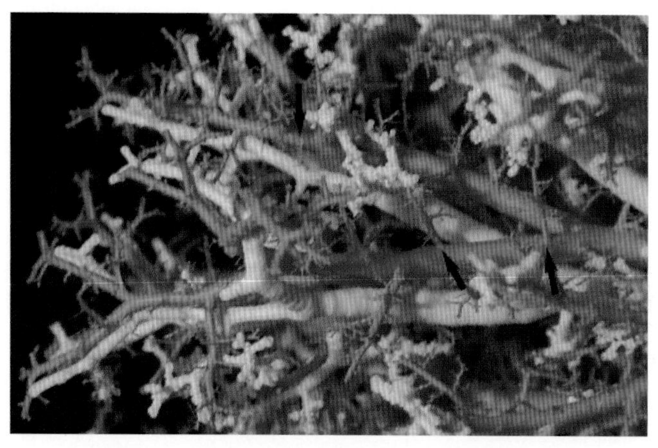

▲ 图 6–33　人肺铸型显示气道（黄色）及肺动脉（红色）

注意动脉和气道呈平行走行、直径相近。箭指处是额外的小动脉分支，从动脉主干发出供应邻近的换气区

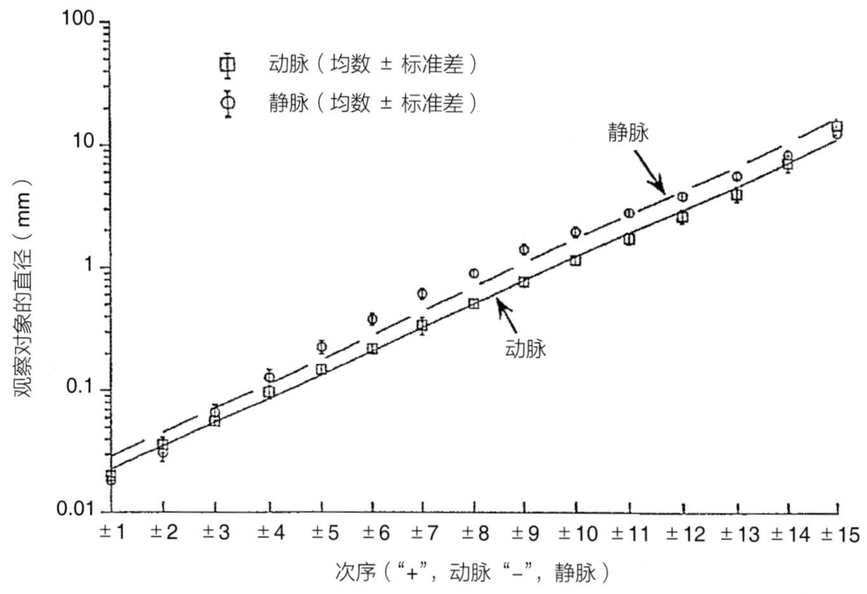

▲ 图 6–34　人左肺动静脉顺序、数量和直径（均值、标准差）的关系

经许可，转载自 Huang W, Yen RT, McLaurine M, et al. G. *Morphometry of the human pulmonary vasculature.* J Appl Physiol 1996; 81: 2123–2133. © 1996 The American Physiological Society（APS）版权所有

第7章 肺的细胞与分子生物学

Cellular and Molecular Biology of the Lung

Steven J. Mentzer 著

廖 虎 译

肺的主要功能是为体内的有氧代谢提供必要的气体交换。一个人为完成生理活动，必须要吸入氧气并且呼出二氧化碳，而这一步骤需要相应的机制来支持大量的气体交换。上呼吸道的作用是将气体吸入或呼出肺部。当气体进入肺泡后，面积巨大肺泡表面有助于促进氧气和二氧化碳的充分交换。

与外界进行的气体交换将肺暴露于各种经空气传播的病原体。一个由机械及免疫机制构成的复杂防御系统，保护机体免受生物致病因素的影响。机械性黏膜纤毛清除机制的重要性在遗传性囊性纤维化中得到了充分体现。囊性 纤维化的异常黏液可以导致肺的异常膨胀和反复感染。除生物性危险因素以外，气体的交换和流通也意味着肺有可能受到各种环境中毒素的影响。吸烟会对气体交换造成影响（肺气肿），也会危害到呼吸道上皮细胞（支气管肺癌）。相似的环境暴露，也会导致其他后天获得性疾病。

一、大气道

多种细胞及其产物保证了有效的气体交换，并且有效限制了空气传播的病原体对于肺功能的影响。气管支气管树以被覆专为气体传导的上皮细胞和黏膜纤毛清除机制为特征。气管和支气管排列着多种上皮细胞（表7-1）。这些上皮细胞中包含基底细胞、杯状细胞及纤毛柱状上皮细胞。近端呼吸道的特征为被覆纤毛柱状上皮细胞与杯状细胞，同时也包括一些基底细胞与所谓的中间细胞。基底细胞的功能尚不清楚，其功能可能与多功能干细胞相同，即产生杯状细胞与纤毛上皮细胞。特殊分化的淋巴组织，通常称为支气管相关淋巴组织（bronchus-associated lymphoid tissues，BALT），沿主气道分布，尤其是在气道的分叉处，颗粒和病原体都聚集在此。

表7-1 上皮细胞

细 胞	分布位置	功 能
基底细胞	气管-支气管	屏障、祖细胞
柱状分泌细胞	气管-支气管	产生黏液
纤毛细胞	气管-支气管	黏液纤毛清除
棒状细胞	细支气管	分泌祖细胞
Ⅰ型肺泡细胞	肺泡	气-血屏障
Ⅱ型肺泡细胞	肺泡	表面活性物质、祖细胞

（一）黏液腺与浆液腺

黏液腺和浆液腺从大气道到细支气管水平均有分布。这些腺体位于大气道的肌肉和软骨层之间，腺体由浆液和黏液小管组成。尽管可能有一些混合的区域，但腺体的各个区域分别由浆液或黏液小管组成。

黏液细胞主要存在于黏液小管。排列在黏液腺上的肌上皮细胞负责将黏液内容物排入气道腔内。黏液腺由交感神经系统支配。浆液小管中可见浆液细胞，不同的细支气管水平内浆液细胞各有特征。浆液细胞的主要功能是产生溶菌酶，并可能有助于免疫球蛋白 A（IgA）跨腺上皮的转运。IgA 由在支气管腺区域内的浆细胞产生。

（二）杯状细胞

杯状细胞是遍布整个支气管气道表面的黏液分泌细胞，可产生黏液。呼吸道黏液由具有独特黏弹性的糖蛋白组成。这些糖蛋白统称为黏蛋白。黏蛋白是异质大分子，具有用于蛋白质和脂质被动清除的结构域。黏蛋白也可以主动结合微生物。黏蛋白糖蛋白可以用作微生物表达的凝集素样表面受体的配体。杯状细胞产生的黏蛋白在气道损伤后的作用尤其明显。例如，吸烟可引起杯状细胞的化生及腺体增生。杯状细胞的化生在其他许多种吸入性损伤情况下，也能够发生。如在哮喘、支气管炎、慢性阻塞性肺疾病及囊性纤维化等疾病中，黏液都可出现过度分泌的情况。

（三）纤毛柱状细胞

大气道的纤毛柱状上皮细胞所占的比例通常高于周围气道。气管中大约 50% 的细胞是纤毛上皮，而第 5 级气道中只有 15% 的细胞是纤毛上皮细胞。人类纤毛细胞与杯状细胞的比例约为 5：1。纤毛细胞可推动黏液通过气道。

每个纤毛细胞的腔表面大约有 250 个纤毛，纤毛由被称为轴突的纵向微管阵列组成。纤毛排列为，中心有一对由中央鞘包裹着的微管，外围以两两连接在一起的 9 组微管二联体环绕。微管彼此之间的滑动运动产生纤毛的运动。人纤毛中 9+2 的微管排列与其他动植物中的轴突结构相似。纤毛的临床重要性可通过原发性纤毛运动障碍综合征（primary ciliary dyskinesia，PCD）加以说明。PCD 可导致支气管扩张，慢性鼻窦炎和精子活动能力减低。Kartagener 综合征是 PCD 的一个亚型，除了纤毛功能障碍外，还表现为内脏反位。

正常的气道纤毛可以推动水和黏液运动。当纤毛推动黏液时，纤毛的尖端会穿透黏液并向前抓住黏液。推动过程结束时，纤毛的尖端离开黏液，并在恢复过程中，在黏液下方向后移动。纤毛的平均摆动频率为 12～15 次 / 分，但是这一活动易受到临床因素和药理因素的影响。纤毛摆动频率的神经激素控制方式似乎是由肾上腺素能机制调节的。而纤毛上皮细胞似乎对环境相关的损伤也很敏感。香烟烟雾与纤毛上皮减少和鳞状上皮化生有关，发生于肺移植术后的气道缺血性损伤，也与纤毛上皮的减少和鳞状上皮化生有关。

有效的黏膜纤毛清除对于肺部防御至关重要（表 7–2）。当纤毛活动不足以清除气道中的所有分泌物时，黏液的存在会引发神经反射性咳嗽。咳嗽会产生高剪切力，从而推动黏液，并将黏液从呼吸道排出。健康人的气道中，排出黏液不需要咳嗽。相反，当多余的黏液滞留在呼吸道中时，咳嗽引起的呼气气流速度加快在分泌物清除的过程中起了重要作用。

有效的黏膜纤毛清除还取决于黏液的黏弹性。通常，黏液的黏度和弹性与水含量成反比。当黏液中含水量高时，不咳嗽也能有效地排出黏液。当黏液含水量低时，黏液变浓且黏附力变强，咳嗽可有效清除高黏弹性的黏液。咳嗽能力较差或者气流受限的患者可能出现高黏弹性痰液无法排除而引起的临床症状。例如，患有声带局部麻痹或慢性阻塞性肺疾病的患者可能无法

表 7–2　影响黏液纤毛清除机制的因素

因　素	对黏液的影响	对纤毛的影响
吸烟	数量增加	减小
利多卡因	无影响	无影响
β 肾上腺素受体激动药	无影响	增加
祛痰药	黏液溶解	无影响
重力	无影响	无影响
水合作用	黏弹性减弱	无影响

产生足够的气流以排出具有高黏弹性的黏液。无法清除气道黏液会导致气流减少，进而引起黏液阻塞。

二、小气道

终末细支气管是多数纯气体传导的支气管树末端结构的代表。尽管解剖学上可能有结构不同，细支气管与支气管主要区别是其壁上并没有软骨支撑。终末细支气管，与近端呼吸道相似，其内衬有专为气体传导的上皮细胞及黏液纤毛清理的上皮细胞。

气体交换区域和气体传导区域之间的过渡区特征在于其上皮的变化——从柱状上皮变为鳞状上皮。该过渡区被称为支气管肺泡连接区。由于这一过渡区域的移行上皮可以在呼吸道损伤之后，起到上皮再生的作用，支气管肺泡连接区被怀疑是多能干细胞的来源之一。细支气管是最靠近肺腺泡的远端传导气管，其内上皮主要是由棒状细胞组成。这些非纤毛也非鳞状上皮的细胞占整个细支气管过渡区细胞的70%～90%。

棒状细胞

棒状细胞，以前称为克拉拉细胞，似乎具有多种代谢功能。棒状细胞的超微结构特征是大量伸入呼吸道管腔的突出顶尖和丰富的内质网。各种功能研究已证明棒状细胞是异生物质代谢的主要部位。棒状细胞还可以作为终末呼吸道的分泌细胞。棒状细胞分泌颗粒可能是人肺表面活性载脂蛋白的来源，并且棒状细胞也能作为花生四烯酸代谢产物和抗白细胞蛋白酶的来源。

肺的细支气管区域中上皮细胞数量很少。然而，随着损伤的发生，细支气管区域内的上皮增殖活性急剧增加。而棒状细胞与细支气管中纤毛细胞一样，是自身的祖细胞。细支气管纤毛细胞是气体氧化剂主要攻击的靶标，当细支气管纤毛细胞受到损伤时，细支气管棒状细胞便会增殖。棒状细胞的增生可有效增加多级气道中的呼吸性细支气管数量。不过，棒状细胞增生与细支气管炎及小气道闭塞过程之间的关系尚不清楚。

三、肺泡管

终末细支气管上可分出呼吸性细支气管。呼吸性细支气管不仅能进行气体传导，同时也能产生肺泡管。肺泡管是气体通道的最后一级，并且被构成肺泡壁的隔膜互相分隔开来。在肺的发育过程中，肺泡管的外壁形成肺的“初级肺泡隔”。初级肺泡隔内再次形成的分区（也就是“次级肺泡隔”）形成外周肺泡壁。肺泡是肺部真正进行气体交换的平面。而肺泡是由特殊分化的上皮细胞和内皮细胞，以及分隔两者的间质基质构成。与这些细胞有所关的细胞还有肺泡巨噬细胞。这些都是在远端呼吸道宿主防御过程中起到了重要作用的调节细胞。

（一）Ⅰ型肺泡细胞

Ⅰ型肺泡细胞是肺泡连续层上皮的主要成分。这些细胞形成了一张覆盖了90%肺泡表面的薄膜。肺泡Ⅰ型细胞宽而扁平，具有高度分支的胞质突起。超微结构研究表明，Ⅰ型肺泡细胞的细胞核很小，线粒体也很少。这种简化的细胞机制被认为与终末分化有关。由于其无法分裂，Ⅰ型肺泡细胞依赖于Ⅱ型肺泡细胞进行替代。

Ⅰ型肺泡细胞一般作为防止水和溶质从血液中泄漏到气道腔中的重要屏障。而这一功能是肺泡细胞之间的紧密连接产生的效果。这种紧密连接在腔内与腔外之间形成连续密封。除了起屏障作用，紧密连接还可以调节细胞膜的极性。

因为Ⅰ型肺泡细胞无法进行有丝分裂或者修复，它对于损伤十分敏感。在多数急性肺损伤模型中，Ⅰ型肺泡细胞都是最先被损毁的。被损毁的Ⅰ型肺泡细胞从上皮上脱落下来，其后的基底膜暴露出来，而仅仅依靠基底膜本身提供的机械性屏障是十分薄弱的。肺泡腔内的积液与出血是Ⅰ型肺泡细胞损伤的后果。在Ⅱ型肺泡细胞能够增生、替代缺失的Ⅰ型肺泡细胞群之前，其导致的气体交换障碍都会持续存在。

（二）Ⅱ型肺泡细胞

Ⅱ型肺泡细胞约占远端气道细胞的 15%。在光学显微镜下，这种细胞具有独特的外观。与鳞状Ⅰ型肺泡细胞不同，Ⅱ型肺泡细胞是立方形的。在Ⅱ型肺泡细胞胞质中存储的表面活性物质构成了它与众不同的颗粒性外观。这种外观导致Ⅱ型肺泡细胞也被称为颗粒性肺泡壁细胞。

Ⅱ型肺泡细胞的主要功能是合成和分泌表面活性物质。Ⅱ型肺泡细胞含有被称为板层小体的独特细胞器，其中包含由限制膜包围的表面磷脂层。板层小体也包含溶酶体酶和表面活性物质蛋白。板层小体中所含的脂质在细胞的顶端分泌。板层小体与顶细胞膜融合，表面活性物质被释放到肺泡腔。表面活性物质脂质释放后，球状的层状体重新组织为管状髓磷脂，其功能可能有助于吸附并促进表面活性物质沿肺泡表面分布。

Ⅱ型肺泡细胞分化为Ⅰ型肺泡细胞，在维持肺泡上皮稳定性中发挥了重要作用。通过Ⅱ型肺泡细胞的增殖可以实现肺泡上皮的修复。增殖的Ⅱ型细胞能分化为新的Ⅱ型肺泡细胞或鳞状Ⅰ型肺泡细胞，这一分化方向可能受到细胞外基质的调节，而支撑肺泡上皮的结缔组织可能会提供这类控制Ⅱ型肺泡细胞分化的信号。

Ⅱ型肺泡细胞在疾病中也扮演了重要角色。肺损伤后，Ⅱ型肺泡细胞在形态上增生。通过光学显微镜观察到的Ⅱ型肺泡细胞被称为反应性肺细胞。反应性肺细胞还表达了更多的Ⅰ类和Ⅱ类主要组织相容性复合体图像。主要组织相容性复合体表达水平的升高表明Ⅱ型肺泡细胞可能具有免疫功能或在局部自身免疫过程中起作用。

（三）表面活性物质

表面活性物质在调节肺泡表面力中起重要作用。它在肺泡内液表面形成一层膜。在低肺容量情况下，表面活性物质对表面张力的影响尤为重要。在吸气早期，表面活性物质通过降低肺泡表面张力促进肺扩张；在呼气末，表面张力的降低可以在跨肺压较低的情况下，防止肺不张和肺萎陷。

表面活性物质由几种不同的富含磷脂的脂蛋白组成。在肺泡中，表面活性物质包括表面磷脂单层、管状髓磷脂及载脂蛋白成分。表面活性物质的主要成分是磷脂（表 7–3）。磷脂是两亲性分子，其极性头部连接在甘油基主链上，而长度可变的酰基链连接在该主链上。在水性环境中，如肺泡、磷脂通常以封闭的双层结构存在。尽管磷脂的作用随其组成成分的不同而变化，但磷脂混合物始终保持其一般特征，即它们在空气 – 流体界面处自发形成表面膜；该表面膜的形成大大降低了表面张力。例如在呼气过程中，当表面积减小时，磷脂分子堆积得更紧密，从而进一步降低表面张力。

而表面活性物质的蛋白质成分，在发挥其功能时起重要作用。最丰富的表面活性物质蛋白是 SP-A。SP-A 是一种较大的胶原蛋白样糖蛋白，约占表面活性物质总质量的 4%。表面活性物质在Ⅱ型肺泡细胞中产生，也可能在棒状细胞中合成，而 SP-A 与表面活性物质脂质成分之间的化学相互作用很复杂。SP-A 的作用可能是调节表面活性物质的分泌和转换。两种其他表面活性载脂蛋白 SP-B 和 SP-C 显示出明显的疏水性。由于它们的疏水性，这两种载脂蛋白通常被称为表面活性物质蛋白脂质。这两种蛋白质被认为在表面活性物质膜的形成中起作用。

表面活性物质系统的功能在几种病理状况中得到了体现。与早产有关的急性呼吸窘迫综合征

表 7–3　表面活性物质成分

成　分	百分比（%）	功　能
脂质	95	
磷脂质	78	改变表面张力
中性磷脂	10	改变表面张力
蛋白质	5～10	
血清蛋白	0～5	功能多样
载脂蛋白	5	调节转换

与表面活性物质系统缺乏有关。当这些患儿接受外源性表面活性物质治疗时，其肺的机械性功能得到了极为显著的提升。外源性表面活性物质疗法引起肺泡表面张力减少，使肺灌注压及肺泡通气量得到提升。

（四）内皮细胞

肺中的内皮细胞形成连续的无孔血管内膜，从肺动脉通过毛细血管网一直延伸到肺静脉。肺部的血管是人体中独特的血管，因为它们是阻力低，在动脉中携带脱氧血，而在静脉中携带含氧血。内皮细胞占所有肺细胞的 40%。肺内皮细胞形成一个连续的薄层，普通成年人中这一薄层的面积为 130m^2（网球场为 195m^2）。在肺泡毛细血管中，内皮细胞具有其特有的无细胞器的细胞质，厚度只有 35～55nm，便于气体交换。

内皮细胞通常沿血管的长轴分布，表明其对剪切力具有形态学上的反应。像上皮细胞一样，内皮细胞膜同时具有管腔和无管腔的结构域，这些结构域被细胞间紧密连接隔开。管腔域具有独特的功能特征，能够调节多种代谢功能的蛋白质在这一细胞膜域的表面表达（框 7-1），并经常在脂膜中以“筏”形式存在。另外，腔结构域似乎引导细胞产物的分泌，包括 vW 因子（von Willebrand）。有管腔的内皮细胞膜与细胞外基质相互作用，并直接向间质运输血浆分子。

内皮细胞的腔膜上覆盖着一层由糖胺聚糖、糖蛋白的寡糖成分、糖脂和唾液酸组成的“绒毛”或糖萼。细胞膜及其糖萼调节多种细胞功能。管腔细胞膜介导所有细胞相互作用，并调节白细胞向肺的募集。多种酶，如血管紧张素转换酶、脂蛋白脂肪酶及胰岛素和低密度脂蛋白受体，在接触血液面表达。血浆蛋白，如免疫球蛋白、纤维蛋白原、纤维蛋白、α_2 巨球蛋白及白蛋白，可以与细胞表面短暂结合。

框 7–1　内皮细胞表面的蛋白质与酶

- 血管紧张素转化酶
- 核苷酸酶
- 脂蛋白脂肪酶
- 凝血酶
- 纤溶因子
- 抗纤溶因子

（五）肺泡巨噬细胞

肺中最常见的免疫细胞是肺泡巨噬细胞，其肺泡中的数量是 T 淋巴细胞数量的 5～10 倍。肺泡巨噬细胞在肺中似乎具有多种功能。它们的主要功能之一是清除肺实质中的颗粒及碎屑。肺泡巨噬细胞吞噬微生物的能力为抵抗空气传播的病原体提供了重要的防御。肺泡巨噬细胞在肺实质组织的修复和维持中也起着重要作用。

巨噬细胞在下呼吸道中比在上呼吸道中更为常见。最初，常驻于肺中的肺泡巨噬细胞分裂和增殖的潜力被认为是有限的。然而，最近的证据表明，肺泡巨噬细胞可以响应生长信号，以及病理信号而发生增殖。在肉芽肿性肺病等疾病中，肺泡巨噬细胞浓度的显著增加，表明某些情况下不但能够募集血液中的单核细胞，还能促进局部肺泡巨噬细胞的增殖。

尽管肺泡巨噬细胞可以具有几种不同的表型，但肺泡巨噬细胞的亚群尚未明确定义。造成这种矛盾的原因是，肺泡巨噬细胞可以以各种不同的激活状态存在。肺泡巨噬细胞的活化状态似乎有调节巨噬细胞吞噬、杀死靶细胞、迁移和释放各种分泌产物的能力。肺泡巨噬细胞的激活信号可以有多种，如惰性颗粒的吞噬作用、免疫球蛋白的受体结合或趋化因子和细胞因子的暴露等。

肺泡巨噬细胞在维持气道无菌性中起着重要作用。空气传播的细菌病原体可以被吞噬，并且成为惰性颗粒，或被肺泡巨噬细胞膜上的特定表面受体介导吞噬，而表面受体可以包括膜结合免疫球蛋白或末端甘露糖受体。一旦病原体被吞噬，吞噬体就会与溶酶体融合，并且被活性氧爆发作用杀死。肺泡巨噬细胞还利用非氧化机制，包括蛋白酶、溶菌酶和多种其他杀菌蛋白等发挥作用。了解巨噬细胞依赖的杀菌活性机制，将为新型抗菌疗法带来希望。

肺泡巨噬细胞消除微生物的效力对于不同微生物并不一样，一些微生物对肺泡巨噬细胞敏感，而另一些微生物具有抵抗性。一些常见的细菌病原体，如金黄色葡萄球菌，很容易被肺泡巨噬细胞清除。相反，铜绿假单胞菌和肺炎克雷伯菌对肺泡巨噬细胞具有相对抵抗性，需要靠中性粒细胞清除。肺泡巨噬细胞的抗菌选择性可能具有临床意义。例如，因化疗导致中性粒细胞减少的患者易患对巨噬细胞耐药细菌的敏感性增强。其他对肺泡巨噬细胞有抵抗性的微生物包括结核分枝杆菌和弓形体。这些微生物可以在肺泡巨噬细胞内继续生长。细胞因子（如 IFN-γ）可激活肺泡巨噬细胞，从而有效抑制这些病原体的生长。

肺泡巨噬细胞在清除受损的肺组织和气道碎片中也起着重要作用。几个临床实例说明了肺泡巨噬细胞在维持肺部正常结构中的作用。肺泡蛋白沉着症的特征性表现为大量蛋白质物质在肺泡腔中沉积并导致低氧血症。这些患者的肺泡巨噬细胞充满了表面活性物质，这种情况很可能导致表面活性物质转换功能受损。另一个例子是长期吸烟者的炭末沉着症。在支气管肺泡灌洗标本及周围肺的组织学检查中发现的硅肺病类物质，也常能够在肺泡巨噬细胞中发现。巨噬细胞吞噬作用似乎是清除气道碎片的主要方式。

肺泡巨噬细胞在直接调节肺功能中也可能起重要作用。肺泡巨噬细胞被发现能够分泌多种直接影响肺血流量和血管通透性的物质。例如，肺泡巨噬细胞能够分泌一氧化氮。它们还可能分泌多种影响气道阻力和高反应性的物质。这些介质包括血栓烷 A_2、血小板衍生的生长因子和血小板活化因子。

四、肺的淋巴系统

单个淋巴细胞可存在于肺泡壁和气道上皮表面。这些与气道相关的淋巴细胞与肺泡巨噬细胞一起，可在支气管肺泡灌洗标本中找到。在正常的支气管肺泡灌洗标本中，单核细胞包括淋巴细胞、肺泡巨噬细胞和上皮细胞，淋巴细胞中约 60% 为 T 细胞，10% 为 B 细胞，30% 为“裸细胞”（NK 细胞）。能从支气管肺泡灌洗标本中获得大量 T 淋巴细胞的临床状况包括，结节病和急性肺移植排斥反应。这些 T 淋巴细胞的研究有望被用于各种炎症性肺疾病的微创诊断。

沿支气管树可发现更多有组织的淋巴组织，由淋巴结和淋巴小结组成。这些淋巴组织被称为支气管相关淋巴样组织（BALT），位于气道上皮下，最常见于气道分支处。BALT 中发现的淋巴细胞是与体液免疫相关的 B 淋巴细胞。尽管 BALT 组织在实验动物中很常见，但是正常的人肺中只有退化的 BALT 组织。

肺的淋巴瘤累及情况可以说明肺部淋巴样细胞的解剖分布。肺中的淋巴瘤组织主要沿着气道和胸膜下表面分布。最新的淋巴细胞示踪研究表明，淋巴细胞“归巢”于这些组织。淋巴细胞主要沿着呼吸道分布这一情况，似乎是淋巴细胞向黏膜相关淋巴样组织正常示踪的病理反映。

对于吸入抗原的反应，与实验动物相比，淋巴结在人类起着更重要的作用。大多数淋巴结组织位于肺门和纵隔中。吸入的抗原通过支气管旁传入淋巴管传递到这些淋巴结。这些淋巴通道的路线可通过肺部恶性肿瘤的瘤栓扩散来进行示意。瘤栓依次出现在肺门和纵隔淋巴结中。在诸如肺移植和肺袖状切除手术中，这些肺门淋巴通道的中断具有重要的临床性。黏膜下淋巴管在中断后的 3 周内无法再通，可能与肺水增多和免疫力下降有关。

淋巴结为 B 淋巴细胞、T 淋巴细胞及抗原呈递细胞之间的相互作用提供了支架。T 淋巴细胞是不断在体内循环的细胞，其再循环提供了一种保障人体免疫细胞分布及确保抗原反应多样性的机制。可以发现 B 淋巴细胞离开了抗原刺激的淋巴结，但通常在未受到刺激的传出淋巴中无法找到。当淋巴结被抗原刺激时，淋巴中的细胞输出会出现一过性的减少，淋巴结会急剧增大。这种抗原诱导的淋巴结肿大通常在多种感染条件下能够被观察到。淋巴结大小增加是由于血液中淋巴细胞的快速募集。血液中循环的淋巴细胞与被称为“高内皮小静脉”的特异性淋巴结内皮细胞结合。这些细胞只能在特异性的淋巴组织（如淋巴结）中才能被找到。募集的淋巴细胞迁移到淋巴结内的特定区域。T 细胞位于副皮质区，而 B 细胞和相关生发中心位于淋巴结皮质。增大的淋巴结为抗原特异性免疫反应的发生提供了理想的细胞和化学微环境。最终，这些活化的淋巴细胞被释放到流出的淋巴液中，并最终释放到血液。

五、肺的基因调控

肺细胞的遗传控制对于肺的正常生长和发育具有重要意义。某些肺部疾病，如囊性纤维化和 α_1- 抗胰蛋白酶缺乏症，与遗传有着明显的关联。在这些疾病中，种系发生了遗传变化或突变。因为基因的改变是可遗传的，所以基因水平的异常存在于人体的每个细胞中。

更常见的是，肺部疾病的遗传关联是分散的。例如，导致肺癌的大多数基因变化发生在原本正常的细胞中。环境中的有毒物质或感染性暴露会导致获得性或体细胞突变。这些遗传变化仅存在于受影响的细胞中。

（一）多基因“命中”导致癌症的发生

遗传变异和获得性遗传变异的潜在相互作用最初是通过视网膜母细胞瘤的流行病学研究描述的。视网膜母细胞瘤患者的疾病家族史被发现为阳性（遗传性视网膜母细胞瘤）或无明显家族史（散发性视网膜母细胞瘤）。Knudson [1] 的统计分析表明，遗传性或散发性视网膜母细胞瘤需要多个基因突变（或“打击”）。从出生就患有种系视网膜母细胞瘤（*Rb*）基因突变的人已经有过一次突变。任何在 *Rb* 基因中获得第二次突变的视网膜细胞，都可以发展成视网膜母细胞瘤。因此，具有这种种系突变的人比没有这种突变的人更容易患上癌症。在这种遗传易感性背景下，视网膜母细胞瘤常在生命早期发生，并且通常与其他恶性肿瘤有关。

相反，出生时视网膜并未发生 Rb 基因突变的人，需要两次基因突变才能够发展为视网膜母细胞瘤。由于肿瘤形成需要更高的要求（图 7–1），散发性视网膜母细胞瘤患者常在生命的更晚阶段表现出该病，并且该病与其他癌症产生关联的可能性较小。这些观察结果表明，将细胞转化为恶性肿瘤细胞的必要基因的命中率是可以先天获得，并且被遗传的。

Rb 肿瘤抑制基因的研究支持了多种突变打击的基本概念。*Rb* 基因的克隆表明，在 *Rb* 肿瘤中，*Rb* 基因的两个等位基因均被灭活——这一发现与肿瘤发生所必需的两次打击理论一致。肿瘤发生中的突变打击通常意味着核苷酸碱基对的正常序列发生变化。这种变化的范围可以是一个核苷酸碱基对，也可以是整个基因或基因组的缺失。在肺部非小细胞癌中，≤ 30% 的肿瘤中发现 Rb 蛋白缺失或异常。Rb 蛋白表达异常的水平与非小细胞肺癌的分期之间也可能存在相关性。在一项研究中，Xu 及其同事 [2] 发现，异常的 Rb 表达在 20% 的 Ⅰ 期、Ⅱ 期患者，以及 60% 的Ⅲ期、Ⅳ期患者中能够被观察到。

潜在的遗传突变发生机制有几种。在正常细胞，每个有丝分裂周期中，46 个染色体的 DNA 均稳定复制。当体细胞的 DNA 发生损伤时，有几种 DNA 修复机制可确保 DNA 复制的保真度。在老化过程中易于观察到 DNA 修复机制的破坏。这种遗传不稳定性还与长时间暴露于职业和环境致癌物有关。例如，香烟烟雾可能会破坏 DNA 修复机制。

肺癌的普遍特征是，肿瘤细胞中染色体的数目异常或排列异常。染色体非整倍性是遗传不稳定的总体表现，通常通过细胞遗传学分析或流式细胞术检测。大部分遗传信息可以被倒置、复制、删除或转移到另一条染色体上。这些排序经常导致可能与恶性肿瘤相关的基因被破坏。肺癌中最常见的染色体异常是 3p 染色体缺失。在

90% 以上的小细胞肺癌和约 50% 的非小细胞肺癌中观察到 3p 染色体的丧失。Angeloni [3] 指出 3p 染色体的缺失可能会导致肺癌的发展，因为许多紧密聚集的肿瘤抑制基因存在于 3p 染色体上。

体细胞基因突变的另一机制是病毒 DNA 的插入。DNA 病毒将其本身与基因组 DNA 合并。病毒 DNA 常会导致细胞死亡。然而，偶然情况下，病毒 DNA 能够将正常细胞转化为癌细胞。诱导癌变的病毒，包括与淋巴瘤及 SV-40 相关恶性间皮瘤相关的 Epstein-Barr 病毒。

（二）癌基因

癌基因是在正常细胞中表达的一类基因。但是，这些基因的过度表达或突变可能与生长失控和肿瘤发生有关（表 7–4）。一般而言，癌基因是显性的，配对等位基因之一发生单一突变足以促进癌变。癌基因的一项实用性定义是：一个引入细胞后能够导致细胞转化的基因。也就是说，该细胞具有癌细胞的某些表型和生长特征。

对癌基因的描述起源于癌症相关病毒的研究。这些病毒与猴子、鸡、啮齿动物和猫等动物的细胞转化有关。癌基因的经典定义是具有正常对应物的急性转化反转录病毒携带的致癌基因（同系物），被称为原癌基因。Cordell 及其同事 [4–6] 和 Bishop [5] 的工作表明，劳斯肉瘤病毒中的癌基因不是真正的病毒基因，而是一种已经存在的由劳斯肉瘤病毒的原种复制和修饰的细胞基因。复制并修饰的病毒基因被用于转化动物细胞。原癌基因是根据最初携带它们的病毒进行鉴定和命名的。例如，*Ras* 是大鼠肉瘤病毒的癌基因 [2]，而 *Src* 是劳斯肉瘤病毒的癌基因。尽管对 RNA 肿瘤病毒的研究没有发现与人类癌症的因果关系，但对动物反转录病毒的研究对致癌基因身份已经提供了关键的见解。

表 7–4　常见癌基因

名　称	相关癌症
Erbb2, *neu*	乳腺癌、卵巢癌、胃癌
Myc	淋巴瘤、癌
Ret	甲状腺癌
K–*ras*	肺癌、结肠癌
H–*ras*	膀胱癌
N–*Myc*	神经母细胞瘤

由致癌基因编码的，通常参与信号转导的蛋白质已经被发现。信号转导蛋白负责将信号从细胞膜传输到细胞核内进行复制。癌基因参与这些信号的转导，并为了解正常生长和调控及肿瘤发生提供了线索。当它们功能正常时，原癌基因会促进细胞生长和分裂。将这些原癌基因转化为癌基因的突变会导致正常细胞调节功能的丧失和细胞生长的失控。癌基因在信号转导中的生长促进功能解释了突变的遗传优势。无论其他等位基因的功能如何，突变的癌基因都将对细胞产生促进生长作用。

在人类基因组中约 23 000 个基因中，只有约 50 个被发现可以在体外转化细胞。在人类癌症中以突变形式发现的基因更少（表 7–5）。实际上，在人类肿瘤中仅发现了 20 种能进行细胞转化的原癌基因，而与胸部恶性肿瘤相关的甚至更少。一个与临床相关的癌基因例子是 K–*ras*，与 Kirsten 鼠肉瘤病毒癌基因同源。在多达 30% 的腺癌中发现了 K–*ras* 突变。Rosell 及其同事 [7] 发现，非小细胞肺癌患者的 *ras* 突变和 *ras* 表达的增加与存活率降低相关。

表皮生长因子受体（epiclermal grouth factor receptor，EGFR）的突变可导致该受体的过表达。EGFR 的过度表达与许多上皮恶性肿瘤有关，包括肺癌、肛门癌和胶质母细胞瘤。EGF 是细胞表面受体，是 ErbB 受体家族的成员。ErbB 受体包括 EGFR（ErbB1）、HER2/c-neu（ErbB2）、HER3（ErbB3）和 HER4（ErbB4）。EGFR 在肺部的许多细胞上表达。2004 年，使用针对 EGFR 的酪氨酸激酶抑制药可有效治疗肺癌已经被证明有效。尽管对酪氨酸激酶抑制药耐药性的发展已经出现，但是对酪氨酸激酶受体的新抑制药仍是

表 7-5 常见癌基因

名 称	频率（%）
Egfr	30～40
K-*ras*	30
Myc	10～40[a]
Erb2	25
Bcl2	25
Alk	5

a. *myc* 的表达量从在非小细胞癌中的 10% 到一些类型的小细胞癌中的 40% 不等

活跃的研究领域。

2007 年，大约 5% 的肺癌患者发现了超乎意料的基因重排[8]。遗传异常是间变性淋巴瘤激酶（ALK）与棘皮动物微管相关蛋白样 4（EML4）融合，并且从未吸烟过的腺癌患者中可以发现 EML4-ALK 融合蛋白。ALK 酪氨酸活性对于其转化活性和致癌性是必需的。因此，多种 ALK 激酶抑制药已经被引入。据报道在多达 60% 的 EML4-ALK 易位患者中发生了明显的反应。

（三）肿瘤抑制基因

细胞调节的常识性方法表明，细胞内既有生长抑制信号又有生长促进信号。仅约 20% 的人类肿瘤与癌基因有关，这一发现表明，抑制生长基因的突变或缺失在肿瘤发生中也可能很重要。视网膜母细胞瘤（*RB*）基因的发现为这种类型的失调提供了模型。正常的 *RB* 基因产物（Rb）能够限制细胞的生长和分裂。当两个等位基因都发生突变或丢失时，正常的细胞控制机制就会消失。而具有这些特征的基因被统称为抗癌基因或肿瘤抑制基因（表 7-6）。

肿瘤抑制基因存在于所有正常细胞中。当这些基因因突变而缺失或失活时，细胞表现出不受控制的生长。该观察结果得出结论，即肿瘤抑制基因通常起抑制细胞生长的作用。通常，肿瘤抑制基因对的一个等位基因就足以预防恶性转化。包含肿瘤抑制基因的染色体发生部分或者全部缺

表 7-6 常见肿瘤抑制基因

名 称	相关癌症
Dcc	结肠癌
Apc	结肠、家族性息肉病
Brca1, *Brac2*	遗传性乳腺癌、卵巢癌
P53	白血病、多种癌
Rb	视网膜母细胞瘤
WT1	肾母细胞瘤

失一般被描述为杂合性丢失。如果基因的两个拷贝都发生突变或者缺失，肿瘤抑制基因的功能发生缺失。

在具有遗传成分的癌症中，肿瘤抑制基因的一个拷贝在出生时就发生了突变。随着剩余等位基因的获得性突变，细胞生长不再受到抑制，并且可能出现肿瘤发生（图 7-1）。正如视网膜母细胞瘤的遗传形式所证实的，具有遗传性突变等位基因的人罹患癌症的风险更高，因为他们只有一个功能基因。来自各种疾病的分子数据表明，肿瘤抑制基因突变对于许多癌症的发展都有促进作用。

经过观察，最常见的肿瘤抑制基因突变是 *p53* 基因的突变。在超过一半的人类肿瘤 DNA 样本中发现了 *p53* 的突变。*p53* 基因在人类肿瘤中如此常见在一定程度上与其作用方式有关。当 *p53* 基因发生突变时，突变的基因失去抑制细胞生长的能力。它还具有主动破坏其余完整基因功能的能力。这种能力的结果是——只需要一个突变的基因拷贝即可干扰生长抑制，这种作用被描述为显性负模。Levine 和同事[9] 表明，*p53* 基因似乎还具有其他一些独特的功能，可以促进细胞增殖并抑制细胞死亡（细胞凋亡）。

在肺癌中，*p53* 与点突变有关。该点突变可能与吸烟中的化学物质有关。非小细胞肺癌中 *p53* 突变的总发生率约为 50%，在小细胞肺癌中占 80%。目前尚未发现 *p53* 突变的表达与肺癌的预后相关（表 7-7）。

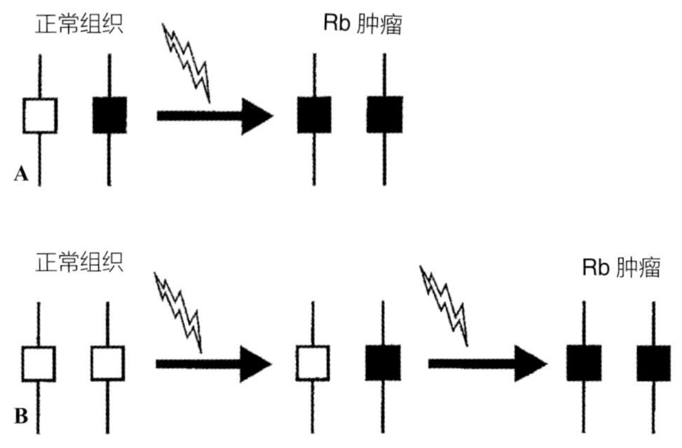

▲ 图 7-1　*Rb* 基因示意图和两次打击假说

A. 继承 *Rb* 基因突变的个体只需要一个额外的命中即可形成视网膜母细胞瘤；B. 相反，无 *Rb* 基因种系突变的个体需要影响两个基因的突变才能发展成视网膜母细胞瘤

表 7-7　人类肺癌中抑癌基因

名　称	频率（%）[a]
3p 染色体缺失	50～90
RB	15～90
p53	50～80
p16	60

a. 在几乎所有基因簇中，较低的频率反映非小细胞肺癌，较高的频率反映小细胞肺癌

随着对这些基因功能了解的深入，可能会发现肿瘤抑制基因编码负信号转导有关的蛋白。肿瘤抑制基因产物参与细胞膜信号的接收和处理，即通常起抑制细胞核内复制机制作用的蛋白。其中一个例子是通过转化生长因子 -β（TGF-β）提供的生长抑制信号。当 TGF-β 结合到细胞膜上时，大多数细胞停止生长。相反，当细胞 *Rb* 基因功能发生缺失时，它们就会失去对 TGF-β 的应答能力。即使暴露于高剂量的 TGF-β，这些细胞也不受约束地生长。

任何给定的肿瘤抑制基因的临床相关性，很可能取决于整个肿瘤细胞基因组的状况。致癌作用的多步骤模型认为，任何给定基因的突变或改变都只能作用于将细胞推向恶性肿瘤的转化过程。临床相关癌症的演变需要在不同的基因中存在多次连续的变化（图 7-2）。这些变化的共同作用才能将细胞从异常转化为恶性。

（四）囊性纤维化

囊性纤维化是一种常见的遗传疾病，约有 5% 的美国白人携带该基因的突变型。在欧洲后裔的每 2500 名儿童中，就大约有 1 名携带该基因的两个缺陷拷贝。这些儿童患有囊性纤维化疾病，导致胰腺、肠和肝功能受损。通常，该疾病最严重的后果是肺部持续感染及并发的气道损害。

多年来，临床医生认识到患有囊性纤维化的儿童汗液中盐分过多。该临床现象反映了囊性纤维化的发病机制和遗传基础。对囊性纤维化的测试和对儿童汗液中氯含量的测量，仍然是临床诊断的基础。对该病患儿盐分过多分泌的观察也提供了其遗传起源的重要线索。

1989 年，一大批协作者宣布，他们鉴定出了导致囊性纤维化的基因。可能由于该基因的产物能够调节氯的分泌，因此被称为囊性纤维化跨膜电导调节剂（cystic fibrosis transmembrane conductance regulator，CFTR）。基因测序表明，在所有囊性纤维化患者中有 70% 存在突变（尽管已知的 CFTR 基因突变有 900 多个）。该基因

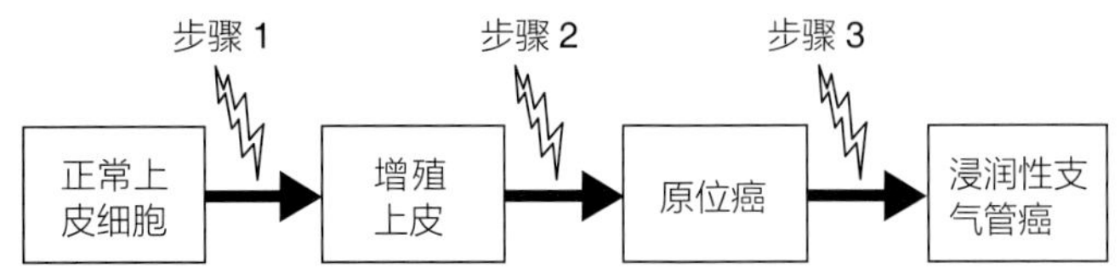

▲ 图 7-2　多次打击癌症发生假说示意图

目前尚不清楚导致人类肺癌的特定突变。根据肺癌肿瘤中观察到的异常情况，事件的序列安排如下——步骤 1：3p 染色体的缺失导致一些抑癌基因的丢失，支气管上皮细胞生长失调，甚至可能导致腺瘤；步骤 2：肿瘤抑制基因 *p53* 的缺失导致与原位癌相符细胞学改变；步骤 3：*ras* 癌基因的过表达导致浸润性支气管癌的发展。

通常被称为 F508 突变，涉及从该基因中删除三个核苷酸，并导致 CFTR 蛋白中第 508 位的单个氨基酸（苯丙氨酸）丢失。

CFTR 蛋白似乎在许多细胞的外膜形成了可渗透氯离子的通道。氯化物的穿孔运动受蛋白质的调节，这取决于细胞的代谢状况。当基因发生突变时，蛋白质产物会保留在细胞的内质网中，并且永远不会在细胞膜上表达。如果存在正常基因，则有足够数量的 CFTR 在细胞膜上表达，以促进相对正常的氯化物穿孔运动。由于囊性纤维化的隐性遗传方式，仅当两个基因均异常时，临床症状才会显现。

尽管囊性纤维化的遗传特性很明显，但其临床综合征的病因仍不清楚。气道中的黏膜下腺似乎表达大量的 CFTR 蛋白。正常 CFTR 的含量缺乏导致肺过度膨胀和铜绿假单胞菌反复感染的原因仍是未知的。对该蛋白功能的进一步研究可能为正常通气和肺部宿主防御提供重要线索。

第 8 章 肺的外科解剖 Surgical Anatomy of the Lungs

Nirmal K. Veeramachaneni 著
朱云柯 陈 楠 译

在过去的 100 年里，肺部手术已经从非解剖性结扎肺门结构和安置胸腔引流转变为微创条件下精细的解剖性切除。

肺的基本解剖单位是支气管肺段。它既是肺实质的组成部分，也是叶支气管进一步向远端细分的体现。这些支气管肺段因其在肺内的位置而得名，本章我们也将讨论肺段命名的方法。感谢 TW Shields 在本书之前的版本中对肺解剖的全面回顾。在这一版中，内容的呈现方式略有不同，以突出外科医生在肺叶切除或肺段切除时所遇到的解剖学差异。读者在阅读时，也需要不断参考本书的其他相关章节，以便更全面地理解真实的手术过程。本章的目的在于强调保障肺手术安全进行的重要解剖知识。

一、肺叶和肺裂

右肺体积较大，由上、中、下三个肺叶组成。左肺只有上、下两个肺叶。右肺通常有两个肺裂。其中，斜裂将右肺下叶与右肺中、上叶分开，水平裂将右肺中叶与上叶分开。右侧斜裂自后方起始于第 5 肋或第 5 肋间水平，向前下沿第 6 肋走行，终止于第 6 肋与膈肌交汇处附近。水平裂起始于斜裂中份，约为第 6 肋与腋中线交汇处，向前延伸至第 4 肋与软骨结合部。左肺仅有一个斜裂。左侧斜裂自后方起始于第 3 肋和第 5 肋之间，向前下走行，终止于第 6 肋或第 7 肋与膈肌交汇处附近。肺裂的解剖位置对于微创手术非常重要，因为切口的设计通常需要考虑肺裂走行的方向。

肺裂也会存在解剖变异，通常是部分或全部肺裂的发育不全。其中右肺中叶与右肺上叶前份的融合发生率超过 50%。副裂也会出现，使肺的某一部分被划分为副叶。有时，肺部影像学检查可以看到呈线性阴影的副裂，副叶的密度也可能与周围的肺组织不同。常见的副叶有左肺的后副叶、下副叶和中叶，以及右肺的奇叶。前三个副叶是由特定支气管肺段组成的真正意义上独立副叶，而奇叶不是真正独立的副叶，它是由右肺上叶尖段和后段的一部分组合而成的。奇叶的肺裂是由奇静脉与它的壁胸膜和脏胸膜组成的异常的环。在胸部 X 线片上，这个肺裂可能呈现为右侧纵隔旁一个倒置的逗号影。在胸部解剖和影像学检查中，这一变异发生率为 0.5%～1.0%。

二、支气管肺段

左右肺的每个肺叶都细分为几个单独的解剖单位，即支气管肺段。通常的结构是双肺共有 18 个肺段：右肺 10 个，左肺 8 个。最初，由于北美和欧洲的研究者都是各自发表结果，导致各个肺段的命名存在许多差异。1989 年，Nomina Anatomica 发布了肺段的解剖学命名法。Sealy 及其同事[1]在1993年对该主题进行了精彩的综述。Nomina Anatomica特别是左右上叶的节段和结构的数字名称，与在1950年由Brock[2]提出被国际命名特设委员会通过的数字名称，是不同的。因此，我们应该注意文献中关于各个节段及其结构包含其中的（支气管，静脉和动脉）的数字名称在描述上的差异。表8–1提供了当今广泛使用的命名系统的比较。由Huber提出的系统或许对于那些进行支气管镜检查的人来说最恰当。各节段的具体位置如图8–1所示。了解支气管分布的详细解剖特征和每个节段的血供对于外科医生来说至关重要。尽管每个支气管肺段的解剖特征都有固定模式，但变异是常见的。我们将分别介绍每个肺叶，并描述每个肺叶的支气管和血管的变异，以期能够向解剖性肺切除术的术者提供帮助。所描述的支气管、肺动脉与肺静脉的解剖模式和变异已经在本章的上一版本中被TW Shields主要从Birnbaum[13]的研究中选中；Bloomer、Liebow和Hales[14]，以及Boyden[15]，已经进行了更新以反映Nesbitt和Wind在其*Thoracic Surgical Oncology, Exposures and Techniques*一书中提供的数据。

三、关键结构定位

气管在第7胸椎的水平处，分为左右主支气管。与以较大的角度出现的左支气管相比，右支气管与气管的连接更加平直，这是导致气道吸入异物常常在右侧的重要因素。

在肺门的水平，支气管是最后方的结构，而肺静脉是最前方的结构。主肺动脉位于这两个结构之间。其中，了解为每个肺叶供血的肺动脉分支的位置对进行肺叶切除术或其他解剖性肺切除术至关重要。

主肺动脉位于主动脉的左侧，上行向左侧伸展（图8–2）。在左主支气管前方，分为左右主肺动脉。这两个血管向两侧走行于一条平行且稍高于肺静脉的斜线上。右主肺动脉比左主动脉长，但其心包外的长度小于左肺主动脉。尽管肺动脉

表8–1 1949年国际耳鼻咽喉科学大会召开时国际特设委员会会议通过的术语

国际术语	Brock	Jackson & Huber
右肺上叶支气管		
尖段[3]	胸段	前段
后段[4]	尖下段	后段
前段[5]	尖段	尖段
右肺中叶支气管		
外侧段[6]	外侧段	外侧段
内侧段[7]	内侧段	内侧段
右肺下叶支气管		
尖段[8]	尖段	上段
内基底段（心段）[7]	心段	内基底段
前基底段[10]	前基底段	前基底段
外基底段[11]	中基底段	外侧基底
后基底段[12]	后基底段	后基底段
左上叶支气管		
固有上叶	Apicopectoral	固有上叶
尖段[1]	尖段	尖段
前后段1和2		尖后段
后段[4]	尖下段	后段
前段[5]	胸段	前段
舌段	舌段	舌叶
上段[6]	上段	上段
下段[7]	下段	下段
左下叶支气管		
尖段[8]	尖段	上段
前基底段[10]	前基底段	前内基底段
外基底段[11]	中基底段	外基底段
后基底段[12]	后基底段	后基底段

包括5个系统中的2个，即Brock系统、Jackson & Huber系统。左侧内基底段存在的问题尚未解决，已将其完全省略。下叶支气管的第一个分支采用了Brock的尖段而不是Jackson & Huber的上段（经许可，转载自Sealy WC, Connally SR, Dalton ML. Naming the bronchopulmonary segments and the development of pulmonary surgery. *Ann Thorac Surg* 1993; 55: 184–188. © 1993 The Society of Thoracic Surgeons版权所有）

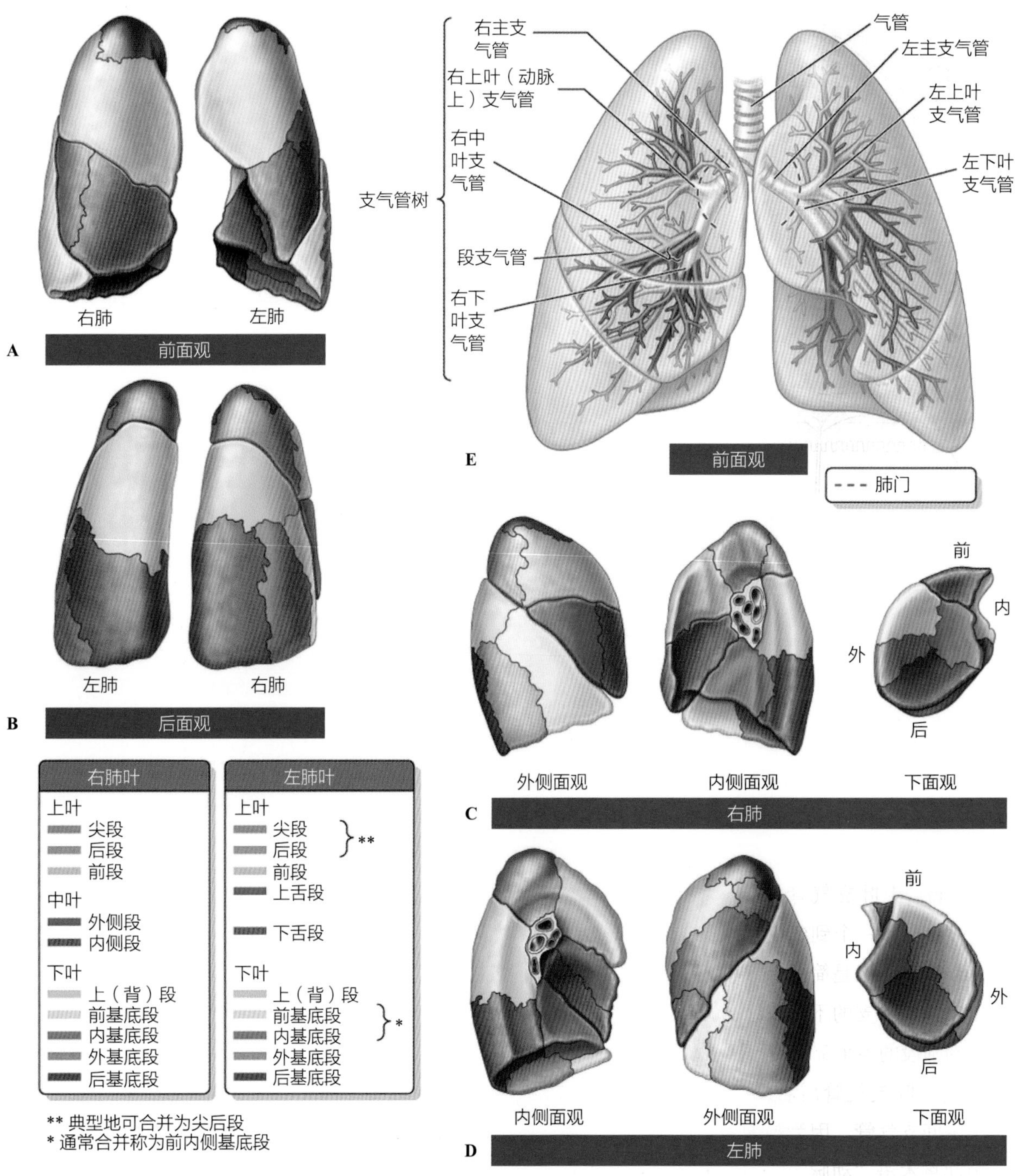

▲ 图 8-1　支气管和支气管肺段 A 至 D：在每个段支气管中注射不同颜色的乳胶后显示支气管肺段，如（E）所示

引自 Moore KL, Agur AMR, Dalley AF. *Essential Clinical Anatomy*. 5th ed. Philadelphia, PA: Lippincott Williams & Wilkins; 2014.

分支往往与段支气管伴行，但肺动脉的分支比支气管的分支变异更多。可以说左右肺动脉的各级分支没有一个标准的模式。然而，肺段动脉的典型分布还是存在的，在典型分布的基础上可以更容易地了解变异。

肺静脉引流模式具有比动脉模式更多的变异。肺静脉通常分为肺上静脉和肺下静脉两个主干。主干是由走行于段间的静脉分支以多种形式汇合而成。

四、右支气管树

右主支气管从气管到右上支气管外侧壁的长

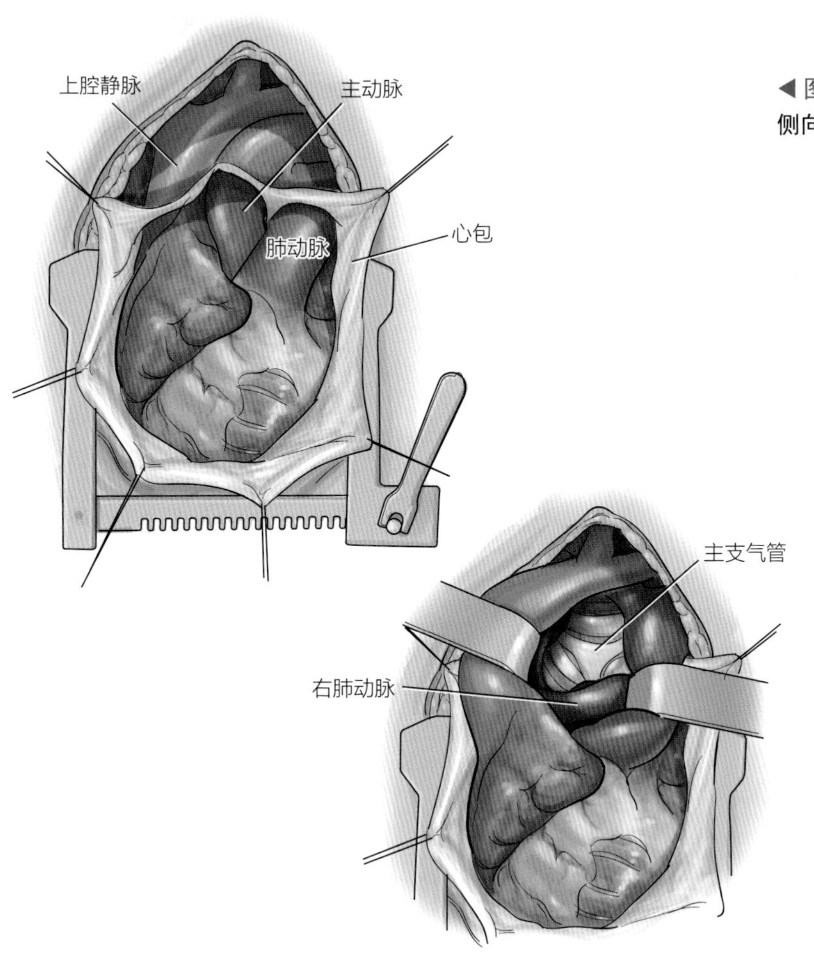

◀图 8-2　主肺动脉在主动脉的左侧向左上走行

度约 1.2cm。上叶支气管长约 1cm，依次发出 3 个段支气管——一个到尖段，一个到后段，一个到前段。分支可以是简单的三叉分支，也可以是包括 3 个主要分支的不同组合。段支气管再进一步细分到肺段的各个部分。

分出上叶支气管后右肺支气管继续向远处延伸为中间支气管，因为肺动脉主干跨过该支气管，由此将术语“动脉上”用以指代右上叶支气管。中间支气管走行 1.7～2.0cm 后，中叶支气管从中间支气管的前表面发出。中叶支气管在分支成外侧段和内侧段之前，其长度的变化范围是 1.2～2.2cm。中叶支气管发出后，下叶的上（背）段支气管起源于中间支气管的后壁。当存在段间裂时，上（背）段又称为后副叶。该支气管最常为单支走行后再分为三支，也可直接分为两支或罕见的三支。在上（背）段支气管远端，基底干支气管进一步分为内（出现肺裂时的下副叶）、前、外和后基底段支气管。内侧基底支气管起自前内侧，沿椎旁前方走行。前基底段支气管起自基底干的前外侧，距上（背）段支气管约 2cm，并进一步分成两个主要分支。外基底段支气管和后侧基底段支气管通常共用一条主干。基底段的每一个支气管通常分为两个分支（图 8-3）。

尽管存在变异，但是基本结构已如上所述。右上支气管很少会发出两个独立的分支进而形成三个支气管肺段。然而，右肺上叶支气管分支于隆嵴上方 2cm 或隆嵴水平处的气管上的情况也有发生，但十分罕见。1987 年 Barat 和 Konrad [6] 指出，依据当时的诊断方式和研究人群，发现上叶支气管由气管发出的概率为 0.1%～2.0%。而且这种情况几乎全部发生在右侧。在下叶支气管中，经常会发现亚上（背）段支气管或附属亚上

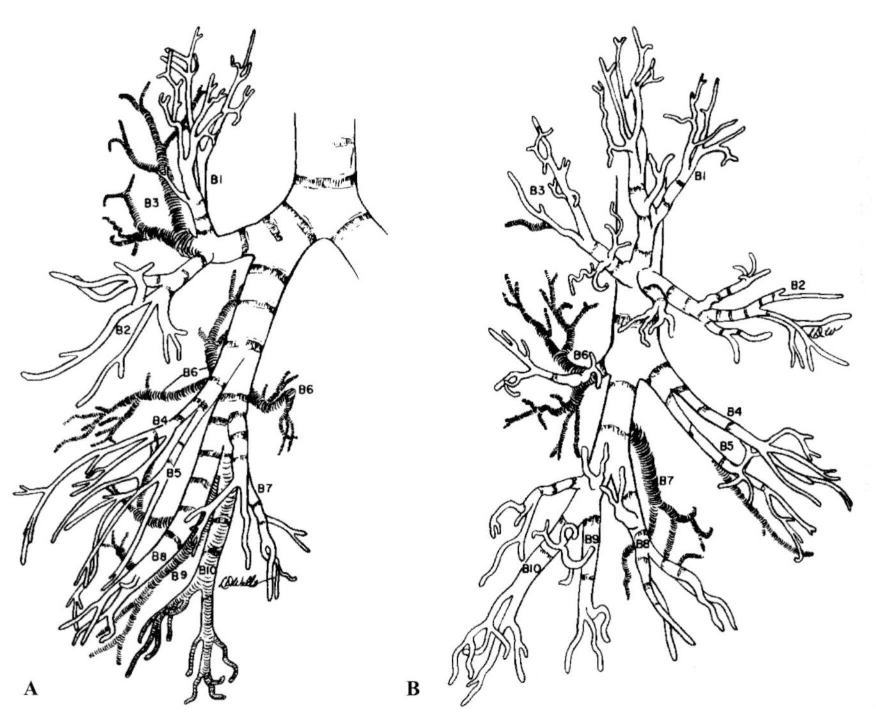

◀图 8-3　右支气管树（前视图和侧视图）。使用数字命名法的 **Boyden** 修改版本

A. 前视图；B. 侧视图（引自 Brock RC. In *The Anatomy of the Bronchial Tree*. 2nd ed. London: Oxford University Press; 1954:190–191.）

（背）段支气管的存在，通常为 1～3 支。

五、左支气管树

左主支气管长于右主支气管，其第一个分支——左上叶支气管，在气管隆嵴远端 4～6cm 的前外侧发出。该支气管长 1.0～1.5cm，分为上支和下支（舌段支气管）。其上支向上走行，下支向下走行。上支最常分支成尖后段支气管和前段支气管。有时，前段支气管在较远的位置分出，进而与尖后段支气管形成三分叉结构。下支支气管或舌段支气管（类似于中叶）的长度为 1～2cm，随后分为上、下两支，上支又进一步细分为后支和下支。

距离左肺上叶支气管开口约 0.5cm 的远端，下叶支气管主干发出其第一个分支，即上（背）段支气管。在大多数情况下，该支气管向后发出并分为两支，但也有分为三支的情况。在上（背）段支气管发出后，支气管继续移行为一段平均长约 1.5cm 的基底干支气管。该支气管随后分为前内基底段支气管和后外基底段支气管。这些分支再进一步分为数个分支进入各个肺段。

在左侧，支气管变异常常为上叶支气管的上、下支分布及下叶支气管发出的亚上（背）段支气管或附属亚上（背）段支气管的存在。这些变异大多临床意义不大，但在外科手术时却很重要。

六、右肺上叶

右肺动脉在心包外位于右主支气管的前下方和右肺上静脉的后上方（图 8-4）。第一分支是前干，是供应右肺上叶的主要血管。前干在上腔静脉后方向外上方走行并分成两个分支。前干的靠上分支再次分出一支走向尖段分支，该分支向后环绕上叶支气管，供应部分后段，也被称为返支动脉。前干的靠下分支进入前段，但也可能向尖段发出分支。每 10 人中就有 1 人的右肺上叶血供全部来自前干动脉，但大多数人还存在来自肺动脉叶间部分的一个或多个升支血管。右肺动脉叶间部分跨过中间支气管。通常，仅发出一支到上叶的升支血管。该分支通常管径较小，几乎只供应后段，被称为后升支动脉（图 8-4）。

右肺动脉系统的主要变异几乎可以出现于前

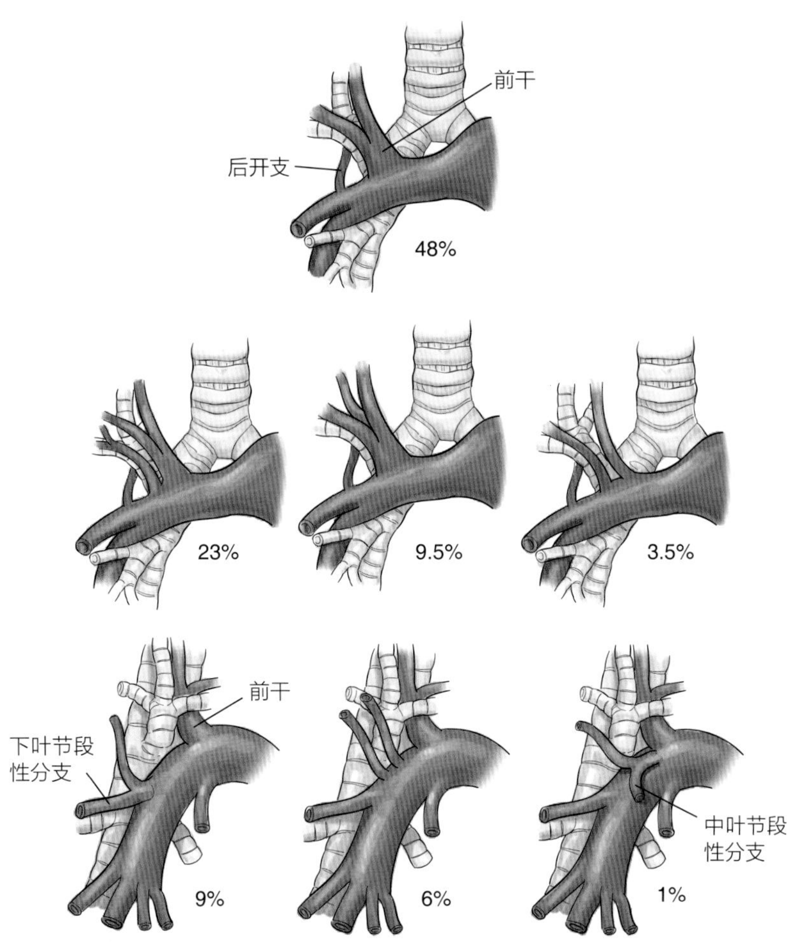

◀图 8-4 右上叶肺动脉解剖结构的变异展示

述的每一个分支。20% 的前干动脉分为两支，分别为前上干和前下干。这种情况下，返支动脉几乎总是前上干动脉的一个分支。起自叶间动脉的升支动脉很少超过一支；在前干和升支动脉之间也很少见到供应前段的动脉分支。有时，后升支动脉起源于上（背）段动脉，甚至起源于中叶动脉，这种情况十分罕见。尽管中叶动脉及上（背）段动脉通常是单支，但也可能是两支或三支。最后除了基底干的各个分支之外，亚上（背）段或附属亚上（背）段动脉可能来自于基底干或后基底段动脉。

肺上静脉位于肺动脉的前方并稍低于肺动脉。它通常由 4 个主要分支组成，这些分支引流上叶和中叶的静脉血液。从上向下引流上叶的前 3 个分支，被称为尖前分支，前下分支和后分支。后分支由中央分支和叶间小分支构成。

2002 年 Spaggiari 等 [16] 描述了右上叶后段静脉汇入到左心房的变异过程。多数情况下，引流静脉向后而非向前穿过中间支气管，变异非常罕见。然而，在 2005 年，Asai [3] 等报道右肺上叶静脉引流的变异颠覆了以往的认知。在 725 名受试者中有 5.7% 的受试者和 230 名接受右侧开胸手术的患者中有 3.9% 通过 CT 检查发现存在三种常见变异模式中的一种。这三种变异模式是肺上静脉组（55%）、肺下静脉组（41%）和上（背）段肺下静脉组（4%）。在术前或血管分支之前识别变异有助于避免在手术过程中意外损伤血管。

肺静脉异常走形的另一个例子是右上叶静脉汇入奇静脉并注入上腔静脉。Galetta 等报道了这种变异 [17]。他们在报道中指出，这种肺静脉变异非常少见，发生率为 0.4%～0.7%。Kirks 和 Griscom [18] 将静脉引流的各种变异分为四组，分别命名为心上型、心内型、横膈膜内型和混合型。Fraser 等 [19] 在他们发表的文章的第一卷第 4 章中，对影响肺静脉的发育变异及各种影像学在鉴定这些异常中的作用进行了有益的讨论。

七、右肺中叶

在后升支动脉的相同水平或其近端或远端，中叶动脉从肺动脉的叶间部分向前侧方向发出。其起始点通常在水平裂和斜裂交界处。中叶动脉通常是单支再分为两支，但其进一步的分支变异较多。

肺上静脉的第 4 支，即最下方的一支是中叶的引流静脉，通常有两个分支（图 8–5）。

尽管中叶静脉最常汇入肺上静脉，但有时它可能单独进入心包并注入心房，极少情况下会汇入肺下静脉。Sujimoto 等[20] 曾报道了两例上述变异。Yamashita[21] 已经报道这种变异发生率在 120 例右肺标本中为 4.8%，而在左肺中仅为 2.5%。

八、右肺下叶

肺下静脉位于肺上静脉的后下方。它引流下叶的血液，通常由两个主要干支组成。第一支是引流上（背）段的上（背）段静脉。另一个分支被称为基底静脉，由上基底支和下基底支组成，这些血管引流下叶的各个基底段的血液（图 8–6）。

九、左肺上叶

与右肺动脉相比，左肺动脉起始部位置更高，更靠后经行，并且在向肺发出第 1 分支之前，左肺动脉的心包外长度更长。左上叶的分支来自左肺动脉的前侧、后上侧和叶间部分。分支的数量大概从为 2～7 个，但 4 个分支最常见。通常第 1 分支起源于动脉的前侧以供应前段和尖段的一部分，并偶尔供给舌段。其供应前段的动脉分支上可能发出舌段动脉分支。通常，第 1 支动脉也可发出供应尖段的动脉的分支。左肺动脉第 2 分支（有时也会是前干的第 3 分支）会向上延伸为一支或多支供应前段，尖段和后段（不常见）的血管。该前干通常较短，并且其分支在肺动脉主干上为同一开口。在近 80% 的病例中，第 2 分支从左肺上叶支气管后方进入叶间裂。第 2 动脉分支有时会再次发出走向尖后段的分支（图 8–7 和图 8–8）。

同样，左肺动脉的所有段分支都可能发生变异。如前述，尽管发生率低于 1/10，但前干分支

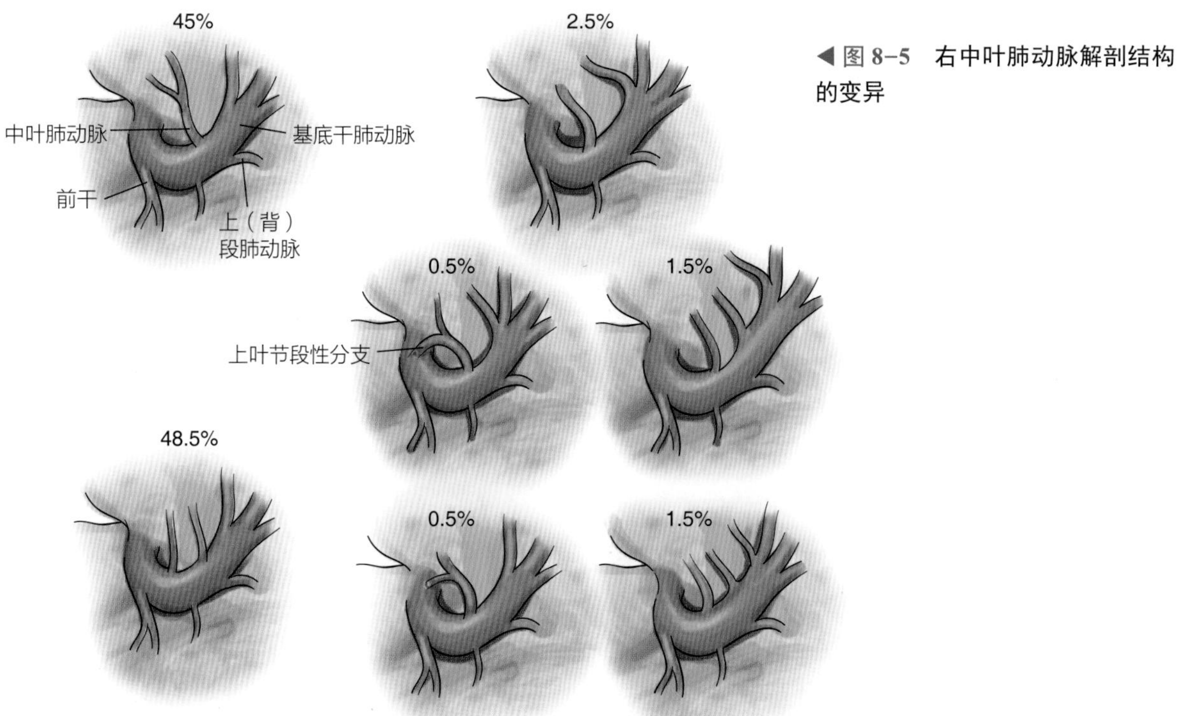

◀图 8–5　右中叶肺动脉解剖结构的变异

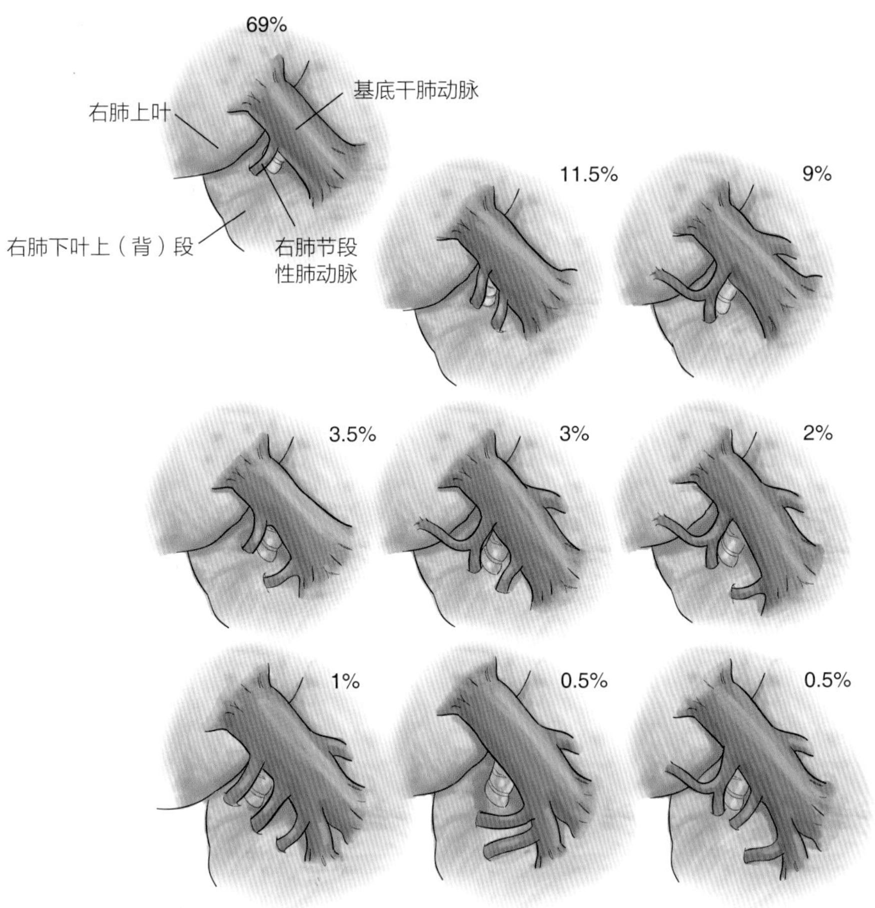

▲ 图 8-6 右下叶的肺动脉解剖结构变异

请注意，少数患者右肺上叶的后升支动脉起源于右下叶上（背）段动脉分支

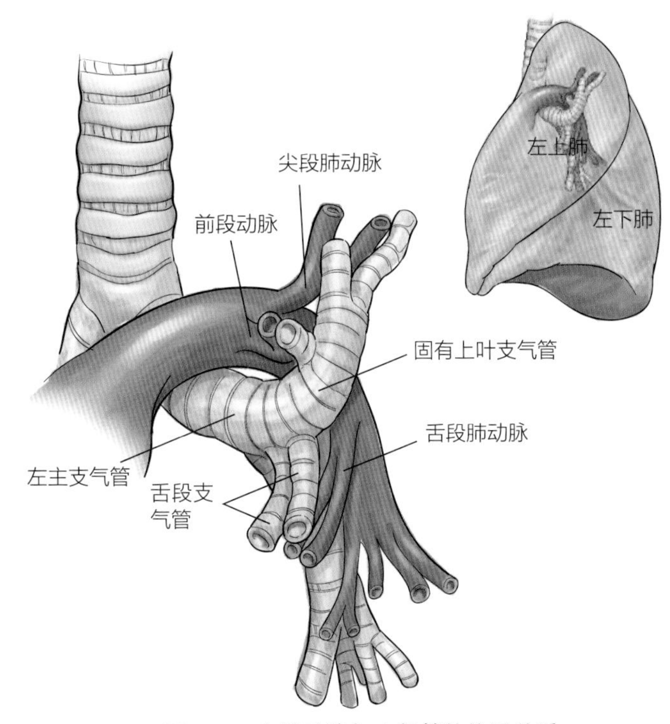

▲ 图 8-7 左肺动脉与支气管的位置关系

可以供应舌段及上叶的其他部分，甚至成为舌段的唯一血供。另一个变异是，前干第 1 分支可以仅携带供应尖段的血液；在这种情况下，前段从肺动脉的叶间部分获得动脉供血。如上所述，上（背）段动脉通常出现在舌段肺动脉分支附近，但是有 1/3 的人，其上（背）段分支可能位于舌段肺动脉起始处的远端。而两种血管可以是多根。同样，在 1/3 的人中，其舌动脉中的一个分支，或者源于叶间动脉的直接分支可能会向左上叶的前段部分供血，但前段的血供很少全部来自此分支。与右侧一样，上（背）段的动脉分支是来自基底干的单支或多支血管，或更常见的是来自后基底段动脉分支。最后，基底干肺动脉或其分支也可能发出供应舌段的动脉。

在左侧，肺上静脉紧密贴在肺动脉的前下侧面。因此，它从前方遮挡了左肺动脉向前的分支。这个引流整个上叶的静脉由 3～4 个分支汇成。第 1 分支，尖后静脉，由尖段支和后段支组成。第 2 分支主要引流前段的静脉，其可能具有 3 个分支：上分支，下分支和后分支。第 3 和第 4 分支为上舌段肺静脉和下舌段肺静脉。50% 的舌段静脉会汇合后在注入肺上静脉。但也如右中叶静脉一样，舌段静脉可能会注入肺下静脉。尽管如前所述，此变异更常见于左侧而不是右侧，但 Yamashita[21] 的数据不支持此陈述。

左上叶

当肺动脉从支气管后方进入叶间裂后，会分出供应下叶上（背）段的血管分支。该血管通常是单个再分为两支，或者极少情况下会从肺动脉主干上直接发出 3 支。最常见的是，舌段动脉起源于上（背）段动脉远端的叶间肺动脉，80% 的人舌状动脉供血由这种模式构成。在距舌段肺动脉起点不定距离处，基底干肺动脉通常分为两个主要分支。靠前的分支供应前内基底段，靠后的分支供应外基底段和后基底段。基底干及其主要分支的分布模式也是存在变异的（图 8–9 和图 8–10）。

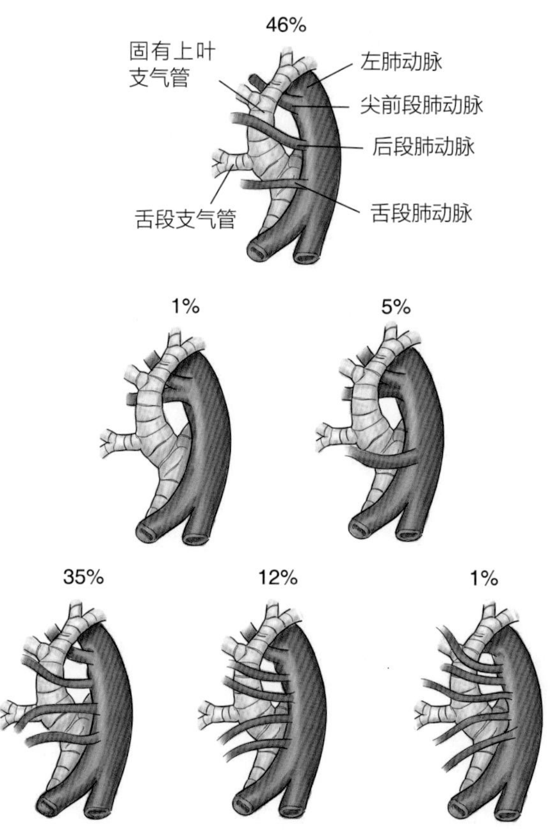

▲ 图 8–8　左上叶的肺动脉解剖可能变异很大

认识这些典型变异对于安全进行肺叶切除至关重要

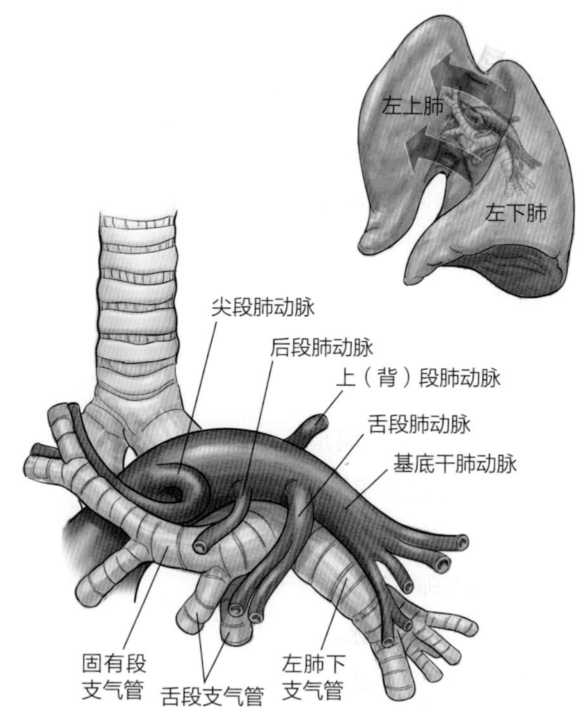

▲ 图 8–9　舌状动脉最常源于左肺动脉的远端或左肺下叶上（背）段肺动脉

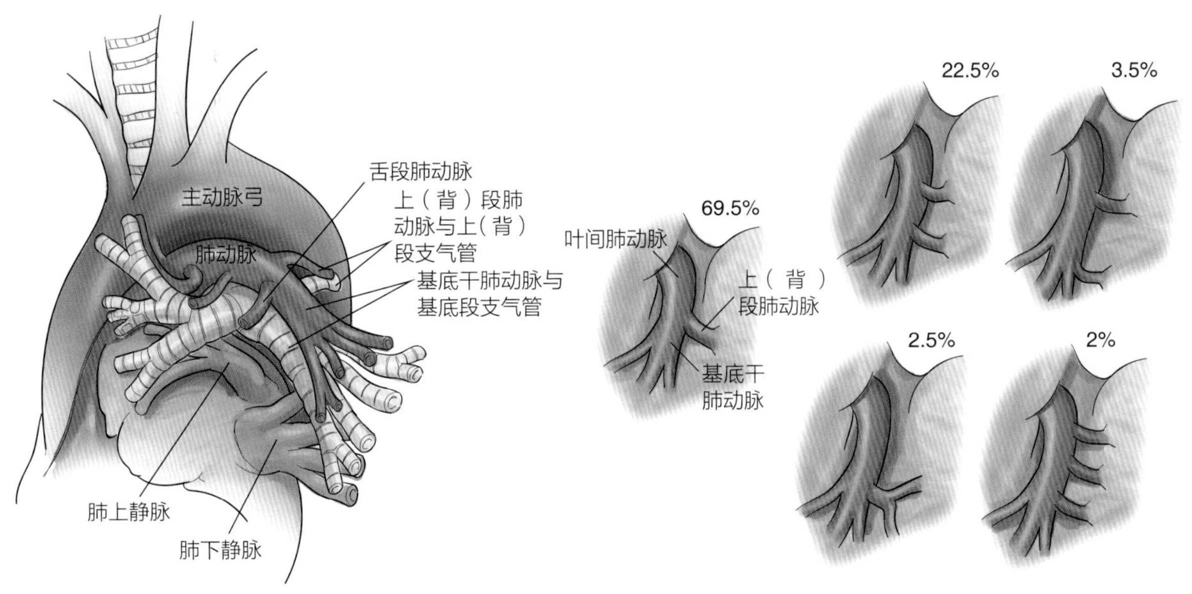

▲ 图 8-10　左肺下叶的动脉解剖结构变异度高

左下肺静脉和右侧一样，也是位于右上静脉的后下方，并分为两支：上（背）段静脉和基底段静脉。后者（基底段静脉）由上基底静脉和下基底静脉组成，这些静脉引流下叶的基底段。

十、单肺静脉畸形

在极少数情况下，左侧或右侧的肺上静脉和肺下静脉可能会在肺内或叶间裂汇合，在进入心包之前形成一条主干以引流整个肺部的血液。这种情况被称为单侧单肺静脉畸形（anomalous unilateral single pulmonary vein，AUSPV）。肺静脉通常注入左心房；但偶有次级小静脉汇入体循环静脉而注入右心房。在某些右肺单静脉情况下，来自右肺的单静脉在进入左心房前会迂回走行，从而在影像上表现出类似弯刀状影。

单侧单肺静脉畸形很少会遇到。有文献报道了 20 例具有该变异的患者。这种异常可能在两种性别中均等发生，并且最常见于成人。右肺（65%）比左肺（35%）AUSPV 多。AUSPV 通常会被误认为肺下静脉。

Meguro 等 [22] 认为，一般 AUSPV 的存在是无症状的，但对外科手术影响巨大。他们报道了当整个静脉血液是由单支肺上静脉引流的时候，在行左上肺叶切除术后，进一步行全肺切除术的必要性。

大多数 AUSPV 的患者存在影像学异常表现。主要有以下三个报道：①由 Ben-menachem [10] 和 Hasuo [23] 等报道的静脉曲张；②由 Benfield [7] 和 Gilkeson [24] 等报道的肺部肿块病变；③由 Goodman [25]、Valdez-Davila [26] 和 Cukier [27] 等描述的沿右边界似弯刀综合征样的异常阴影。还有一些 AUSPV 的其他案例 [8, 28–36]。

十一、心包内解剖

右肺动脉在升主动脉后从左向右穿过，并构成心包横窦的上边界。此时它位于上腔静脉的后方，并形成 Allison 后隐窝的上边界（图 8–11）；该隐窝的内侧和下边界是上腔静脉和右肺上静脉。尽管右肺动脉的长度比左肺动脉长，但它的位置较左肺动脉深 [13]。左肺动脉从主动脉弓下方穿过，形成了左肺隐窝的上边界。该隐窝的内侧边界由 Marshall 褶皱形成（图 8–12）。

肺上、下静脉进入心包，并部分被心包浆膜层覆盖。在右侧，这两个血管常分别进入左心房，很少会汇合成一条血管。而在左侧，有 1/4 的概率会出现肺上、下静脉汇合成一条血管后再

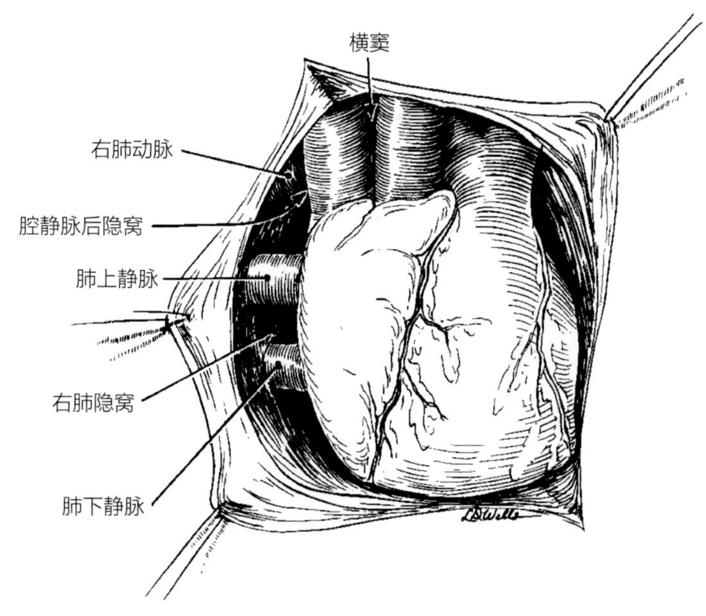

◀图 8-11　右侧心包内的解剖结构
经许可，转载自 HealeyJE Jr, Gibbon JH Jr. Intra-pericardial anatomy in relation to pneumonecto-my for pulmonary carcinoma. *J Thorac Surg* 1950; 19:864. © 1950 The American Association for Thoracic Surgery 版权所有

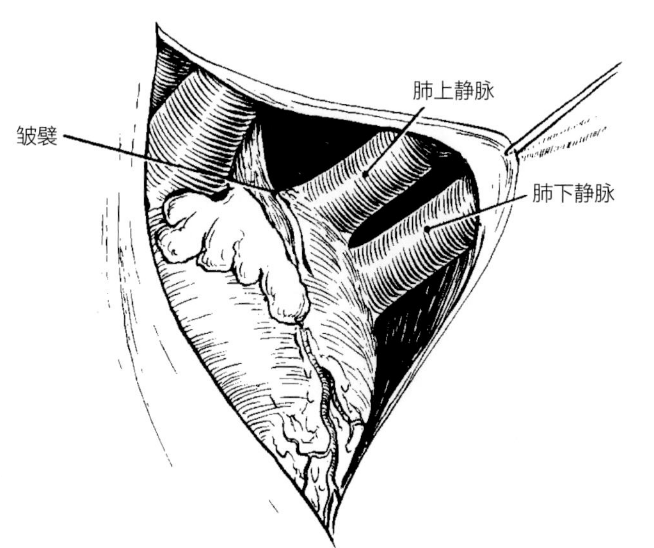

◀图 8-12　左侧心包内的解剖结构
经许可，转载自 HealeyJE Jr, Gibbon JH Jr. Intra-pericardial anatomy in relation to pneumonect-omy for pulmonary carcinoma. *J Thorac Surg* 1950; 19:864. © 1950 The American Association for Thoracic Surgery. With permission 版权所有

进入心房。

血管的心包覆盖极为重要，因为必须将这些纤维组织层分开才能显示整个血管的外周。在右侧，浆膜层自上腔静脉的后外侧延续到动脉后隐窝。此时，只有大约 1/5 的血管外周是游离的。相反，有 3/4 的血管外周在上腔静脉的横窦内侧是游离的。浆液层从动脉开始向下方经行覆盖，并在肺上静脉的上、前和下表面返折，血管后方 1/3 是固定的。然后，该浆膜层下降以覆盖大部分肺下静脉，然后向下延伸以包裹下腔静脉。在左侧，返折的浆膜心包经过左肺动脉的前下表面，大约一半的左肺动脉在心包腔中是游离的。然后，该浆膜层向下至肺上静脉，使肺上静脉在心包内只有后壁不是游离状态。随后它向下经行以包裹肺下静脉，除了一个位于后方的一小块表面外，肺下静脉几乎完全游离。

十二、支气管动脉和静脉

支气管动脉系统来自体循环，约占心输出量的 1%。它主要注入肺静脉和较小的支气管静脉系统，其右侧注入奇静脉系统，左侧注入半奇静脉系统。支气管动脉可以起自主动脉，肋间动脉以及锁骨下或无名动脉等不同的动脉。也有极少数起自胸部其他系统血管（乳内动脉），甚至是冠状动脉。

Caudwell 等 [37] 进行的最全面的解剖学研究中记录了 9 种支气管动脉的起源模式。在对 150 具尸体标本的研究中，发现有 90% 的模式是四种类型中的一种（图 8-13）；Liebow [38] 对 50 具尸体进行了支气管动脉系统的铸型，他的发现与上述作者的发现基本一致。

Caudwell 等 [37] 报道，支气管动脉的起源是在第 3～8 椎体之间，最常见的是在第 5 和第 6 胸椎之间，它们起源于胸降主动脉，极少起源于主动脉弓。大多数支气管血管的起源是单独分开存在的（占标本的 74%），两根血管起源于同一根主干的情况仅占 26%。右支气管动脉起源于主动脉的前外侧面，很少源于其后侧。在 88.7% 的标本中，右支气管动脉通常与肋间动脉血管共同发出：源于第 1 肋间的标本占 78%，源于第 2 肋间的标本占 7.3%，源于第 3 肋间的标本占 1.3%。Nathan 等 [39] 描述了这条主要的右支气管动脉的解剖结构。他们发现，右支气管动脉起源于距肋间动脉的起始点 0.5～5.0cm 的主动脉上，并向前上行至右主支气管。在沿脊柱右前外侧行进的过程中，它经过胸导管的右侧并经行食管，终止于气管的较低水平，靠近右主支气管的起点。在气管水平处，它与迷走神经交叉。在后纵隔内，右支气管动脉通常平行走行于奇静脉弓深面。

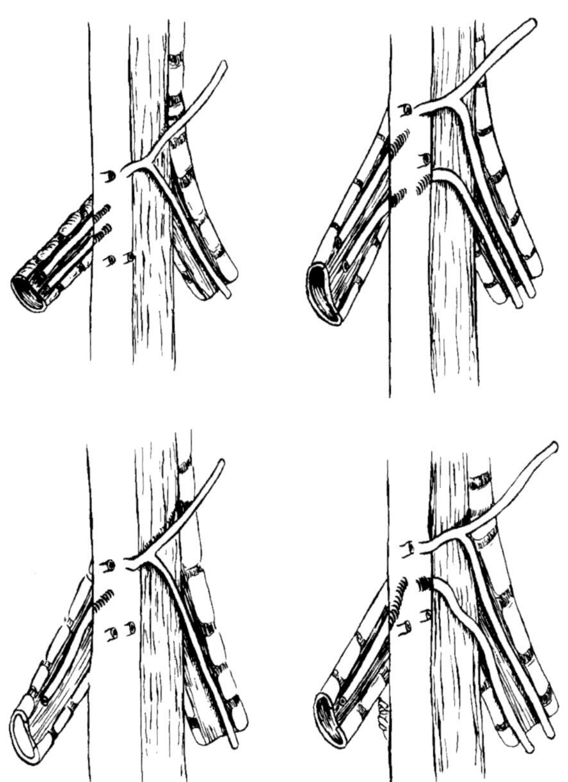

▲ **图 8-13 左右肺的四个最常见的起源部位和支气管动脉数目**

经许可，转载自 Cauldwell EW, Siekert RG, Lininger RE, Anson BJ. The bronchial arteries: an anatomic study of 150 human cadavers. *Surg Gynecol Obstet* 1948;86(4):395–412.

据 Caudwell 等 [37] 所述，左侧支气管动脉变异更大，94% 直接来自主动脉。源于肋间血管的情况仅占 4%，而且总是右肋间动脉。在大多数情况下，由主动脉发出的支气管血管从气管的后面穿过，仅在少数情况下从气管前方通过。极少数情况下，右侧支气管动脉可能紧邻气管隆嵴。如 1989 年 Miller 和 Nelems [40] 所述，在纵隔镜检查中，这种解剖位置上的血管分支可能会受到损伤。

上述研究者的这些解剖学研究已由 Olson 和 Athanasoulis [41] 及其他介入放射科医生的血管造影观察证实。1987 年，Deffebach 等 [42] 回顾了进入肺门后的支气管动脉的分布及在支气管树内的走行情况。本质上，两侧的支气管动脉在主支气管周围构成了一个连通弧。从这里开始，主要的动脉分支沿着主要的支气管扩散开来。这些血管紧紧地贴在支气管壁上，沿每个支气管大致分为前分支和后分支。与支气管一样，血管沿着支气管走行并分支。支气管壁上经常存在互通的血管网络。通常认为其 2/3 的血液供应注入肺静脉，其余的则注入支气管静脉。支气管静脉存在于支气管软骨以外膜部中。其流动的状况是向肺门周围区域的静脉丛流动，然后注入静脉或半奇静脉系统。

第 9 章 肺内淋巴系统

Lymphatics of the Lungs

Marc Riquet　Ciprian Pricopi　著

朱云柯　陈　楠　译

肺内淋巴系统对内环境稳态和抵御疾病都有着至关重要的作用。淋巴血管将液体从微循环中不断过滤并使其回流到血液循环中，以防止肺水肿的发生。淋巴系统在肺部防御和病理过程中有着重要影响[1]。在癌变过程中，肺淋巴系统的行为尚不明确：它既是防止癌症扩散的第一道屏障，同时也是癌细胞全身转移的主要途径。在治疗肺癌时，必须对肺的淋巴引流有较全面的了解。

肺的淋巴管网络广泛分布于肺内，包括肺胸膜下的疏松结缔组织中的淋巴管、小叶间隔结缔组织中的淋巴管，以及支气管旁血管鞘的淋巴管。

在肺实质中，结缔组织鞘包围着呼吸道和血管，毛细淋巴管就在这些结缔组织内形成大量的淋巴管簇。这些淋巴管被认为是在终末细支气管和呼吸性细支气管的水平上发出的，而非是在肺泡间隔的水平上发出的[2–4]。然而，Kambouchner 和 Bernaudin[5] 使用 D2-40 免疫染色法证明了一些位于肺小叶中的淋巴管是在肺泡间质中产生的，并且存在于小血管的间隙中。

淋巴管从盲端的管和囊发出。当淋巴管延伸至肺门区域时，伴随气道和血管的扩张，Lauweryns[6, 7] 和 Leak[8] 把这些淋巴管称为肺泡旁淋巴管。接着淋巴管网就流入具有更厚管壁的淋巴集合管。淋巴集合管内有平滑肌和长2～10mm 的单向阀门——瓣膜分布。淋巴液在向心方向被引流到肺门[9]。这种现象是由一个自发并且可调节的机制维持的[2]。两个瓣膜之间的节段叫作淋巴管段，相当于一个小型的泵。淋巴管中平滑肌的收缩节律类似于脉搏，其收缩可迫使淋巴液进入下一个淋巴管。淋巴瓣膜可以阻挡淋巴液的反向流动。

引流肺小叶周围的淋巴管和肺静脉一起在小叶间隔内出现。如 Steiner[10] 所述，当出现肺泡外间质水肿时，这些淋巴管可以在影像上体现为 Kerley B 线。小叶间隔内的淋巴管与支气管血管鞘内的淋巴管有多个连接。用于连接的淋巴管通常不长于 4cm，并且存在于肺门和肺小叶之间。当用于连接的淋巴管膨胀时，在影像上表现为 Kerley A 线。

淋巴组织的聚集与支气管和细支气管黏膜及淋巴集合管密切相关[11]。支气管和细支气管淋巴样组织在出生时稀疏，在婴儿期和幼儿期逐渐增多。在妊娠 7 周末，可观察到肺和纵隔有 2 条淋巴管（21mm 头 – 臀长度）[12]。在妊娠 8～9 周（42mm 冠状突起），可见纵隔内有 1 个淋巴簇，在胚胎晚期和胎儿期开始时，11～13 周可见淋巴结和更复杂的淋巴结构[11]。淋巴结目前存在于胎儿期和出生时，不仅在纵隔，也存在于主支气管和肺叶支气管的水平[13]。位于肺叶内的远端淋巴结和支气管淋巴管可能在出生后的几年内出现，就像支气管和细支气管的淋巴组织一样在环境和抗原刺激下发育[12, 14]。

一、淋巴结分布

(一)肺淋巴结

肺淋巴结分为肺内淋巴结和支气管肺淋巴结，后者又分为肺叶和肺门淋巴结。

1. 肺内淋巴结

肺内淋巴结通常位于脏胸膜下。据 Greenbreg[15]、Houk 和 Osborne[16]，以及 Ehrenstein[17] 报道，外周淋巴结可能以孤立的结节形式出现。Trapnell[18] 联合胸膜下淋巴管注射和随后的尸检肺标本的放射评估，在肺实质内发现其他肺内淋巴结。28 例注射标本中有 5 例发现肺内淋巴结，发生率为 18%。Trapnell[19] 还在尸检中发现 92 个充气肺中有 1 个外周淋巴结，发病率略高于 1%。尽管有这样的早期研究，Dail[20] 发现，约 10% 的被切除肺叶内可以发现间质内淋巴结。在 Kradin 和他的同事[21] 的报道中，65% 的样本中的淋巴结是单发的，其余的是多发的；22% 的样本有两个淋巴结，12% 的样本有 3 个或者更多的淋巴结。多淋巴结病例中 40% 位于同一叶，60% 位于双侧肺。大多数淋巴结大小为 0.5～1.0cm，很少出现较大的淋巴结。所有这些实质内淋巴结均位于胸膜 1cm 内，或毗邻胸膜，或位于小叶间隔内。除了少数例外，这些淋巴结只在成人中发现，更常见于 50 岁以上的个体，它们的发展似乎到环境的刺激有关。

在高分辨率 CT（HRCT）中，有肺部多发转移患者的一些小病变最终被证明是小的外周淋巴结。Tsunezuka 和他的同事[22] 对 48 例被怀疑有恶性病变的患者进行了胸腔镜探查，最终发现有 8 例具有肺内淋巴结：淋巴结的直径为 4～10mm，6 例位于下叶，2 例位于舌段。可在 5 例胸膜下结节发现炭末沉着。无法通过 CT 影像短期内区分肺内淋巴结和恶性病灶。在 2 年的时间里，Nagahiro 和他的同事[23] 切除了 9 例患者的 13 个肺内淋巴结，其中 3 例患者的胸部 X 线片和另外 6 例患者的 HRCT 上都发现了这些淋巴结。这些淋巴结在 HRCT 上的特点是边界尖锐，形态呈卵圆形，均位于肺下部胸膜下，间隔密度高且均匀。没有不规则的边界，虽然存在短针状体，但没有包含空洞或钙化。Nagahiro[23] 和 Yokomise 及其同事[24] 指出，这些病变必须与小的恶性结节鉴别。上述薄层 HRCT 的特征有助于避免不必要的手术，也可防止不适当的分期[24, 25]。

2. 支气管肺淋巴结

Nagaishi[27] 注意到节段性淋巴结与节段性支气管分支有关。它们也可能位于相关肺动脉分支的分支点，并延伸至第 5 或第 6 级支气管节段。

肺叶支气管肺淋巴结位于各肺叶支气管起源形成的角上，与支气管或邻近的肺血管密切相关。肺门淋巴结位于主支气管的下段或肺胸膜反折处之内相应的肺动脉和肺静脉之间。

在一项对 200 例含肺癌的肺手术标本的研究中，Borrie[28] 发现了右肺 13 处、左肺 15 处的淋巴结，后来这些淋巴结被认为是支气管肺淋巴结。

支气管肺淋巴结的数量在肺和肺内的每个位置是可变的。这些淋巴结在儿童中比成人更常见。Borrie[28] 认为，这些淋巴结在 10 岁时达到最大发育程度，然后在成年期逐渐萎缩和消失。肺部感染或恶性肿瘤的存在对可辨认的支气管肺淋巴结的数量有很大的影响。

3. 肺叶淋巴结

右肺肺叶淋巴结最常见的两个位置是上叶支气管和中叶支气管，也就是 Borrie[29] 称之为右侧支气管窝的区域（Rouviere 上侧叶间淋巴结[13]）和下叶支气管邻近的中叶支气管下区域（Rouviere 下侧叶间淋巴结[13]）。在左肺，最常见的位置是左肺上叶与下叶的夹角处。Borrie[7] 将这一区域命名为左侧淋巴池，这里发现的淋巴结与 Rouviere 左侧叶间淋巴结[13] 相对应。肺叶淋巴结的数目因人而异[30]。和肺门和纵隔淋巴结一样，它们从出生时就存在[13]。

（二）右肺肺叶淋巴结

右肺淋巴池的淋巴结与中叶支气管相关（图 9–1）。Nohl-Oser[31] 认为，在水平裂的上后端，右上叶支气管与中叶支气管夹角处有一个固有的淋巴结。支气管动脉的一个分支经过右主支气管的后部通向它（图 9–2）。另一个淋巴结在肺动脉的叶间段，该血管向上肺叶后段发出末梢上升节段支，向下肺叶上段发出上节段动脉。在下方，该淋巴结与位于下叶上段支气管上方的固有淋巴结相邻。其他淋巴结位于斜裂的底部，紧挨着肺动脉的叶间部分或其分支点。淋巴结通常比较靠前，位于上肺静脉的上叶分支之间。

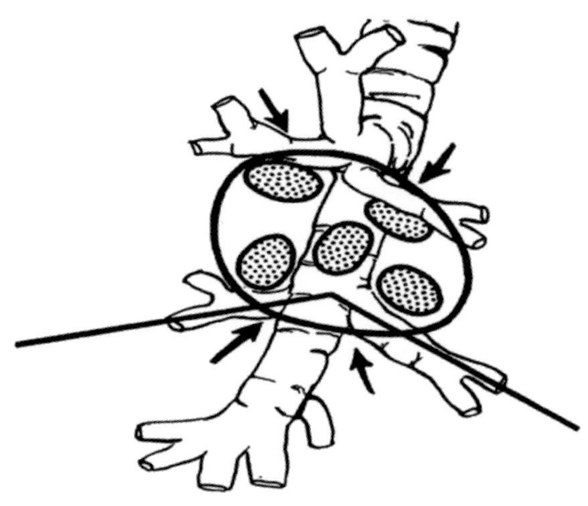

▲ 图 9–1　右侧淋巴池内淋巴结集合示意图

下叶上段支气管轴线与中叶上段支气管轴线的连线代表上叶恶性病变未累及淋巴结的水平。箭表示淋巴引流的方向

除了淋巴池中的淋巴结，根据 Borrie[28] 报道，其他叶间淋巴结可根据上、中、下叶分组。右肺上叶的淋巴结位于上叶支气管的上方，在其内后侧。位于支气管上方的淋巴结与右侧主支气管远端肺门淋巴结合并。除了中叶支气管下的淋巴结（Rouviere 下侧叶间淋巴结[13]），中叶的淋巴结位于中叶支气管外侧，靠近中叶支气管与下叶支气管的汇合处内侧。右肺下叶淋巴结及上述上、下肺池淋巴结位于尖段支气管内侧或与基底段支气管之间。淋巴结也存在于下叶支气管基底部，位于其内侧、外侧之间以及前、内基底支气管之间。

（三）左肺肺叶淋巴结

Nohl[32, 33] 和 Nohloser[32] 描述的淋巴结集合构成左侧淋巴池，位于斜裂的上下叶之间（图 9–3）。在与上叶舌段（下裂）支的起源紧邻的上叶和下叶支气管的分支点有一固有淋巴结（图 9–4）。一条小支气管动脉分支穿过左侧主支

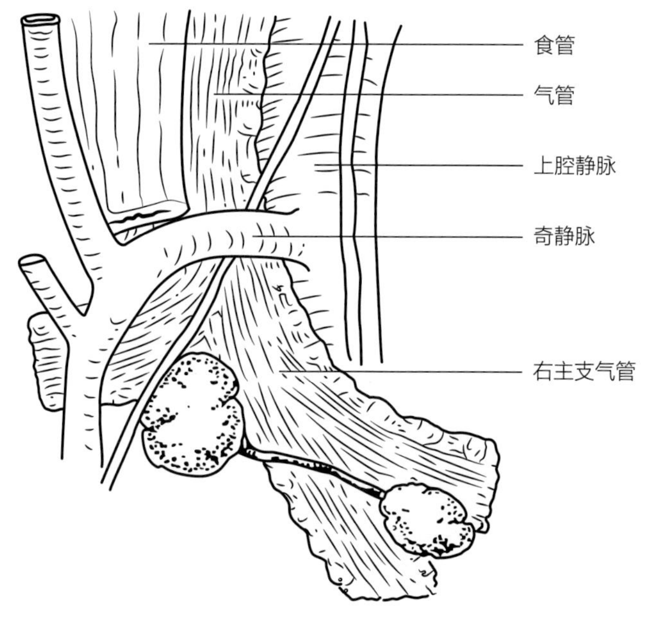

▲ 图 9–2　右侧主支气管后部，解剖时肺被向前拉示意图

隆突下淋巴结和右上叶支气管下淋巴结，可见到后一个淋巴结的支气管动脉

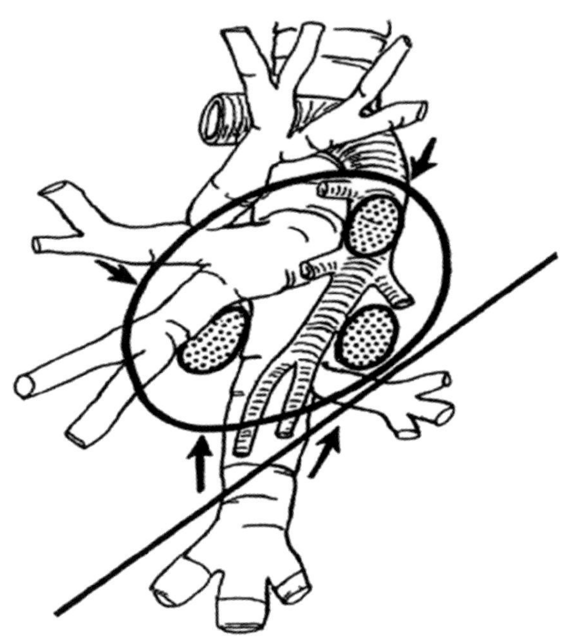

▲ 图 9-3 打开斜裂发现的左淋巴池

通过左下叶的上（尖）段支气管画出的直线代表下叶的淋巴引流的界限。箭表示淋巴引流的方向

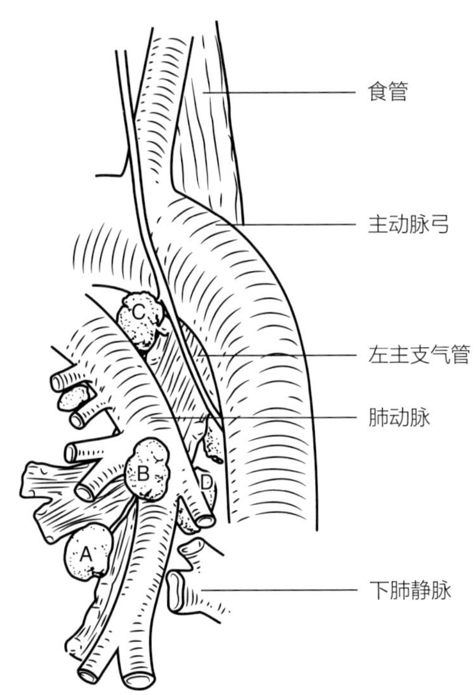

▲ 图 9-4 打开左肺斜裂最常见的淋巴结示意图

在上、下叶支气管之间有一个常见的淋巴结（A），并有一条支气管动脉通向该淋巴结。其他淋巴结（B）位于肺动脉主干及分支的角上。图中显示的是在肺动脉进入斜裂之前，肺动脉后方和上方的常见淋巴结（C）。下肺静脉上方的另一个淋巴结（D）与上面的下支气管结节相邻

气管的膜部通向左侧主支气管。在左肺动脉的叶间部分及分支形成的角上也有其他的淋巴结。另一常见淋巴结位于左侧叶间支气管的上方和后部。这个淋巴结与一个由叶间支气管及其与下叶的上段的分离部分形成的角上的淋巴结相邻。

Borrie[28] 注意到，除了存在于左侧淋巴池的淋巴结之外，左肺上叶的淋巴结位于上叶支气管的内侧、后部和外侧。淋巴结也存在于支气管的节段分隔之间。左肺下叶淋巴结多位于上节段支气管的附近：可存在于其内部、上侧、下侧，以及它和基底段支气管之间。下叶的其他肺叶淋巴结位于下叶支气管基底动脉的内侧或外侧。

肺门淋巴结

肺门淋巴结在肺叶淋巴结与纵隔淋巴结之间。通常认为位于右主支气管上的肺门淋巴结可延伸至奇静脉的下边界，但肺门与纵隔的边界不清晰。当位于气管隆嵴之外和肺胸膜鞘之内时，在右主支气管内侧的淋巴结可能被认为是肺门淋巴结，但当它们在气管隆嵴和肺胸膜鞘结构的空隙之下时，称为隆嵴下淋巴结，因此属于纵隔淋巴结。

在左侧，可以把肺门和邻近的纵隔淋巴结的解剖分离放在一个假想的平面上，该平面连接胸主动脉的升部和降部。左肺门淋巴结位于左主支气管的内、前、后、外侧，其分布的频率依次递减。前侧的肺门淋巴结在左侧肺动脉主干和纵隔的主动脉下淋巴结之间，包括位于动脉韧带部位的淋巴结，即所谓的 Bartello 淋巴结。主支气管内侧壁上的淋巴结，随着其位置的上升变为隆嵴下淋巴结。

事实上，判断肺门淋巴结是支气管淋巴结还是纵隔淋巴结仅仅是肿瘤学上的问题，在解剖学上并不重要。当这些淋巴结存在时，它们的确切位置和大小随个体而异，但无论它们在哪个位置，其解剖学意义是相同的[34, 35]。

（四）纵隔淋巴结

纵隔淋巴结位于纵隔部，包括前纵隔腔室的

前纵隔（血管前）淋巴结、支气管淋巴结、气管旁淋巴结和脏腔后侧的后纵隔淋巴结。

1. 前纵隔淋巴结

前纵隔淋巴结位于纵隔的血管前腔隙，骑跨在心包膜和大血管上行区的上侧。在右侧，淋巴结平行于右侧膈神经前方，向上沿上腔静脉至右无名静脉下方。在左侧，它们靠近肺动脉和动脉韧带的起源，位于左侧膈神经前面和周围（图 9–5）。其余的淋巴结即主动脉旁淋巴结，位于升主动脉的前方和外侧，以及由左侧膈神经和迷走神经形成的三角形的弧形区域[34, 35]。它们包括沿着左无名静脉下端的淋巴结，与左上肋间静脉汇入的区域（图 9–5）。

2. 支气管淋巴结

支气管淋巴结分三组分布于气管分支周围。左支气管上淋巴结和右支气管上淋巴结位于气管与相应的主支气管之间的钝角处。这些淋巴结位于气管前筋膜的外侧。右侧支气管上淋巴结位于奇静脉弓的内侧（下部）和右侧肺动脉上方。这些淋巴结在右侧肺门上淋巴结与右侧气管旁淋巴结之间。在左侧，支气管上淋巴结位于主动脉弓凹陷的深处。有些支气管上淋巴结与左侧喉返神经紧邻，另一些位于稍靠前的位置，与左肺动脉的韧带和根部邻接。它们与这些淋巴结的联系构成了纵隔淋巴结与纵隔前淋巴结之间的联系。

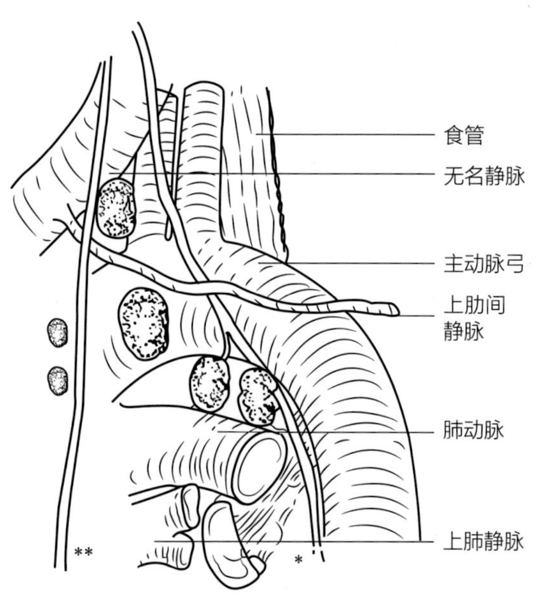

▲ 图 9–5　左侧纵隔淋巴结示意图

支气管上淋巴结与喉返神经紧邻，并与前纵隔淋巴结相邻，前纵隔淋巴结向上至左无名静脉；膈神经前小结节也在图中标示出来。*. 膈神经；**. 迷走神经

支气管下淋巴结通常被称为隆嵴下淋巴结，位于气管分叉的角处。与支气管上淋巴结不同的是，一些隆嵴下淋巴结位于气管前筋膜内和支气管心包膜外。这些淋巴结与肺门淋巴结相邻，位于左右主支气管的内侧。有些隆嵴下淋巴结位于气管分支之后和食管的前侧之间，因此与气管分支后部的淋巴结相连。Brock 和 Whytehead[36] 还描述了一个经常出现的位于气管下端前方的位置较低的气管前部淋巴结组，它连接了右侧支气管上淋巴结与隆嵴下、支气管下淋巴结[34]。

气管旁淋巴结位于气管的左右两侧，在对应的支气管上淋巴结的上方，沿着气管向上延伸。右气管旁淋巴结位于气管的前外侧和无名动脉的右侧之间。在下部，这些淋巴结与上腔静脉重叠。在上部，这些淋巴结位于无名动脉的后方和上方，位于气管中线的右侧，并延伸至胸廓上口。左侧气管旁淋巴结位于主动脉弓后，气管左侧的支气管角上方，主要位于食管与气管形成的凹陷处，沿左侧喉返神经分布。再向上，左侧气管旁淋巴结位于主动脉弓的上方，但在大血管的后面，一直延伸到胸廓上口。

3. 后纵隔淋巴结

后纵隔淋巴结可被分为两组：食管旁淋巴结和位于任一肺韧带中的淋巴结。后纵隔淋巴结被认为更常见于纵隔的下部而非上部。偶尔发现食管旁淋巴结位于气管后奇静脉弓水平。可能有淋巴结沿着气管食管沟分布，最常见于胸廓上口处[34, 35]。食管旁淋巴结组在纵隔的下部更丰富，并且更常见于左侧而非右侧。在任意一侧的肺韧带通常可见两个或更多的淋巴结。一个相对固定并且通常也是最大的淋巴结靠近下肺静脉的下边界，此淋巴结常被称为肺韧带的前哨淋巴结。

4. 在纵隔不同位置淋巴结的数量和大小

Beck 和 Beattie[37] 发布了第一个关于纵隔淋

巴结数目的报道。他们报道，在从尸检中获得的5个纵隔标本中，平均有3个淋巴结位于前纵隔，平均有50个淋巴结位于纵隔的支气管部位。对于后者，平均有16个淋巴结位于气管旁的区域。这些数据在解剖学方面具有非特异性，Genereux和Howie[38]的结果也类似。这些学者是第一批记录经CT扫描识别正常纵隔淋巴结大小的研究人员，包括Baron[39]、Osborne[40]、Ekholm[41]和Moak[42]等。在这些研究中，85%～95%的正常淋巴结＜11mm。Genereux和Howie[38]的数据与其他早期研究者的数据基本相似。Glazer和同事[43]不仅报道了正常淋巴结的大小，而且还将CT经常识别出的淋巴结数目与纵隔和隆嵴下各区域的淋巴结大小进行了关联。这些数据是通过对56例非原发性肺部炎性疾病或原发性肺肿瘤患者的CT扫描进行回顾性分析得出的。最大的正常纵隔淋巴结发现于隆嵴下区域和右支气管区域，并且右侧淋巴结通常大于左侧淋巴结。根据这些数据，我们认为正常纵隔淋巴结短轴的上限值为10mm。Kiyono和他的同事[44]进行了一项解剖学研究，他们对40具尸体上的44个纵隔淋巴结进行检验，得出了类似的结果。这些作者认为正常大小淋巴结短轴的直径在右支气管处的可能是8～10mm，在隆嵴下区域的可能是12mm。

对于淋巴结的数量，CT检查可能不能识别所有的淋巴结，特别是主动脉下和隆嵴下区域的淋巴结，并且也不能显示在肺韧带或位于下侧食管旁的淋巴结。根据Kondo和其同事[45]的报道，食管内镜超声检查探测下侧食管旁的纵隔淋巴结时灵敏度尤其高。虽然这些研究者研究的是肺癌患者，但他们能够鉴别食管旁下侧区域的淋巴结，但是在不同区域正常淋巴结的实际数目方面，数据是不完整的。再次强调，大多数（97%）被认为正常的淋巴结短轴长度小于10mm。

淋巴结的数目也因区域而异。Darling和他的同事[46]报道，99%的患者中至少有6个淋巴结来自至少3个区域。从隆嵴下和右侧支气管切除的淋巴结数量最多，中位数分别为3个和4个淋巴结。偶尔，在一些区域发现少量甚至没有发现淋巴结，结果反映了很高的个体变异性。因此，如果是极端情况，甚至可能遇到一个没有纵隔淋巴结的人[34, 35]（图9–6）。

肺癌手术中需要切除的淋巴结数量长期以来一直是一个有争议的问题。一些研究者观察到，在接受手术切除的非小细胞肺癌患者中，检查更多的淋巴结有利于正确分期并影响预后[47–49]。这些报道表明，根据研究设计、肿瘤分期和考虑到的淋巴结位置，淋巴结数目有很大的变异性。这种变异与预后价值明显相关。事实上，变异和预后价值是解剖学变异的特征，这一事实只有使用彻底的淋巴结切除术才能证明。在最近的一项研究中，1095例患者接受了肺癌切除术联合系统淋巴结清扫术，并进行了肺和纵隔淋巴结计数。对淋巴结数目的变异及其对预后的影响分析可知：切除的肺部和纵隔淋巴结的平均数目是17.4 ± 7.3（范围1～65）。更低的极差支持图9–6所示的结果。男性、右肺手术、全肺切除和淋巴结受累患者的平均数量较高。获得的纵隔淋巴结平均数量为10.7+/–5.6（范围0～49，中位数10），符合正态分布，服从高斯曲线（图9–7）。总体生存率与受累淋巴结组数目有关（单组受累的5年生存率为31.5%，多组受累的5年生存率为16.9%，P = 0.041），而与切下的淋巴结数目、切下的纵隔淋巴结的数目或阳性纵隔淋巴结的数目无关。在淋巴结受累的情况下，收集的肺淋巴结和纵隔淋巴结的平均数量要高得多[30]。

Saji和同事[50]也报道了对N_1、N_2或N_3期患者进行切除时获得的淋巴结平均数量比N_0期患者多很多。同样，Darling和同事[46]报道更高的N分期与更多的淋巴结清扫数目有关。目前对这些结果还没有明确的解释，但存在一些假说。淋巴系统是转移性肿瘤扩散的一个活跃的部分，由一系列复杂的淋巴管生成因子、趋化因子和免疫细胞亚群调节[51]。大多数次级淋巴器官（主要是淋巴结）的发育局限于胚胎阶段，但孤立的淋巴滤泡的发育可能发生于成人[52]。三级淋巴器官

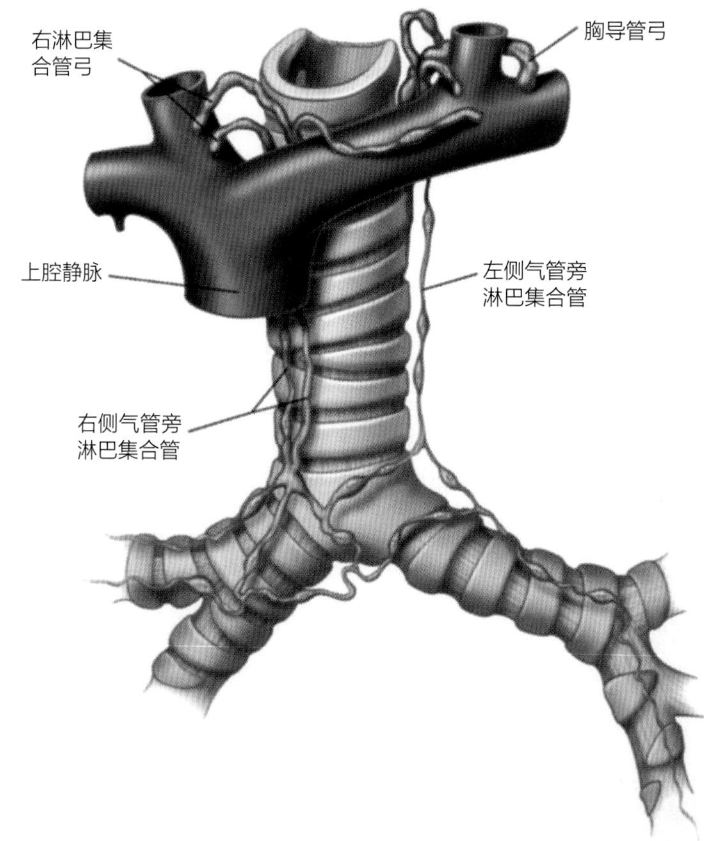

▲ 图 9–6　上纵隔右侧气管旁淋巴集合管、左侧气管旁淋巴集合管，以及进入静脉角的末端。注意没有淋巴结。突起处对应淋巴瓣膜

经许可，转载自 Riquet M. Bronchial arteries and lymphatics of the lung. *Thorac Surg Clin* 2007;17:619–638. © 2007 Elsevier 版权所有

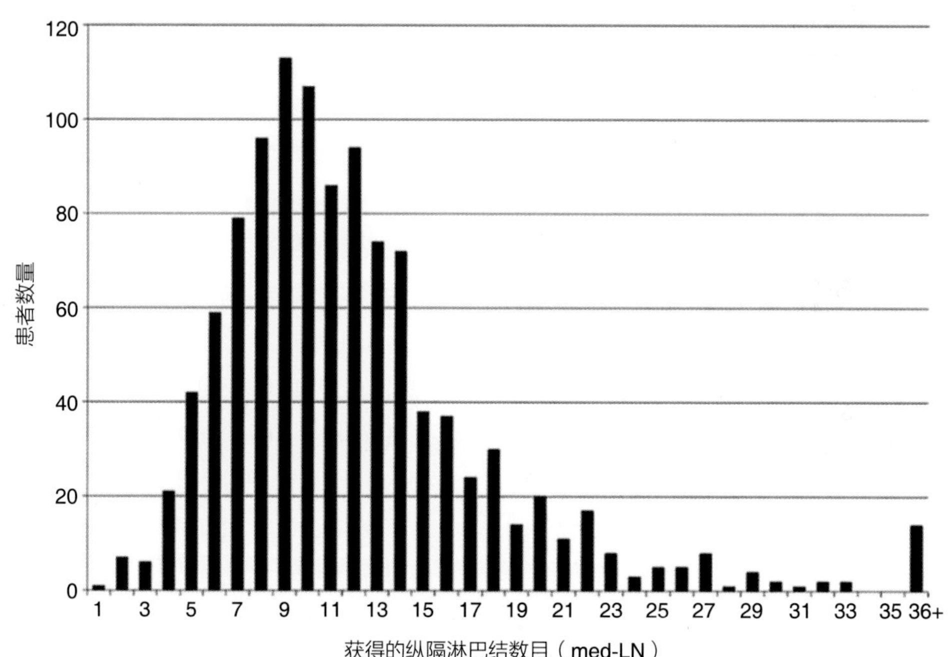

▲ 图 9–7　全淋巴结清扫术中获得的纵隔淋巴结数目的分布

经许可，转载自 Riquet M, Legras A, Mordant P, et al. Number of lymph nodes in non-small cell lung cancer: a Gaussian curve, not a prognostic factor. *Ann Thorac Surg* 2014;98:224–231. © 2014 The Society of Thoracic Surgeons 版权所有

可在淋巴发育畸形[53]和慢性炎症[54]中出现，也可由肿瘤引起。

5. 纵隔淋巴结图

Naruke 及其同事[55]建议使用解剖图谱，将上述常规淋巴结区域编号分组，以便在肺癌患者中统一记录肿瘤累及的各组淋巴结（图 9–8）。大多数日本外科医生都使用了这种绘图方法。美国癌症分期和最终结果报告联合委员会（AJC）发布了类似的图谱[56, 57]，其淋巴结组定义见表 9–1。然而美国胸科协会（ATS）在 Tisi 及其同事[58]的

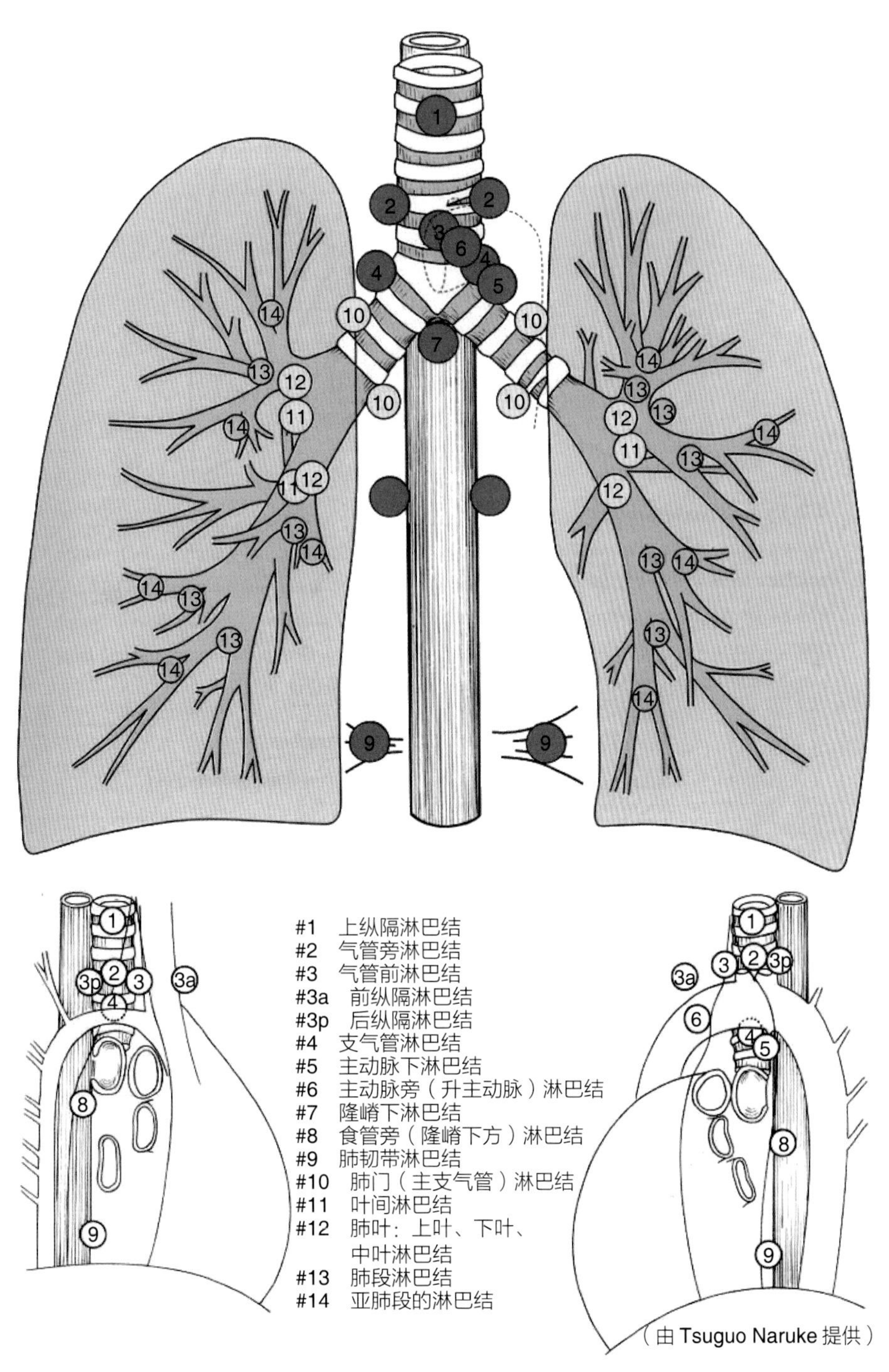

▲ 图 9–8　**Naruke 淋巴结图谱（定义详见表 9–1）**

经许可，转载自 Naruke T, Suemasu K, Ishikawa S. Lymph node mapping and curability at various levels of metastasis in resected lung cancer. *J Thorac Cardiovasc Surg* 1978;76:832. © 1978 The American Association for Thoracic Surgery 版权所有

报道中指出，在纵隔镜检查、纵隔切开术、胸部 CT 检查中，目前普遍接受的每组淋巴结的特定解剖学定义存在缺陷。

他们建议删除肺门组，左、右组，Naruke 和 AJC 图谱中的第 10 组，因为这些区域的放射学定义不明确。还建议将这些区域重新命名，左侧为支气管旁区域，右侧为支气管区域，并将其划分为纵隔区域，两个位置均在胸膜反折之外。ATS 建议使用表 9–2 中列出的解剖位置，并如图 9–9 所示。

为了解决由上述淋巴结分组和绘图造成的混乱，同时代表美国癌症委员会和国际抗癌联盟的委员会决定采用 AJC 和 ATS 修改版本的分组和淋巴结图谱。修改后的分组和图谱由 Mountain 和 Dresler[59] 发表示意图见图 9–10。表 9–3 给出

表 9–1　美国癌症分期和最终结果报告联合委员会对区域淋巴结的分类

纵隔（N_2）淋巴结	支气管肺（N_1）淋巴结
上纵隔淋巴结 1. 最高纵隔 2. 气管旁上部 3. 气管前和气管后 4. 气管旁下部（包括奇静脉淋巴结）	10. 肺门 11. 叶间 12. 肺叶 13. 肺段
主动脉淋巴结 5. 主动脉下（主动脉窗） 6. 主动脉旁（升主动脉或膈）	
下纵隔淋巴结 7. 隆嵴下 8. 食管旁（隆嵴下方） 9. 肺韧带	

表 9–2　开胸术前分期的区域淋巴结组的推荐定义

X	锁骨上淋巴结
2R	右上气管旁（无名动脉上方）淋巴结：无名动脉的尾侧缘与气管的交点与肺尖之间的气管中线右侧的淋巴结（包括最高的 R 纵隔淋巴结）（放射科医生可能依据与 2L 尾侧缘相同的边界做诊断）
2L	左上气管旁（主动脉上）淋巴结：位于主动脉弓顶部和肺尖之间的气管中线左侧的淋巴结（包括最高的 L1 纵隔淋巴结）
4R	右下气管旁淋巴结：在奇静脉的头侧缘与头臂动脉的尾侧缘与气管的右侧相交处的气管中线右侧的淋巴结（包括一些气管前和腔旁淋巴结）（放射科医生可能依据与 4L 头侧缘相同的边界做诊断）
4L	左下气管旁淋巴结：位于主动脉弓顶部和隆嵴水平之间，气管中线左侧的淋巴结，位于动脉韧带内侧（包括一些气管前淋巴结）
5	主动脉 – 肺动脉淋巴结：主动脉下和主动脉旁淋巴结，位于动脉韧带或主动脉或左肺动脉的外侧，靠近左肺动脉的第一分支
6	前纵隔淋巴结：升主动脉或无名动脉前的淋巴结（包括一些气管前和主动脉前结节）
7	隆嵴下淋巴结：出现在气管隆嵴尾侧的结节，但与下叶支气管或肺动脉无关
8	食管旁淋巴结：位于气管后壁背侧和食管中线左右两侧的结节（包括气管后但不包括隆嵴下淋巴结）
9	右或左肺韧带淋巴结：右或左肺下韧带内的淋巴结
10R	右支气管淋巴结：从奇静脉的头侧缘到右肺上叶支气管起点的气管中线右侧的淋巴结
10L	左支气管淋巴结：在隆嵴和左肺上叶支气管水平，位于气管中线的淋巴结，在动脉韧带内侧
11	肺内淋巴结：右或左肺标本中取下的淋巴结，以及在主支气管或二级隆嵴远端的淋巴结（包括叶间、叶内和段间淋巴结）

经许可，转载自 Tisi GM, Friedman PH, Peters RM et al. American Thoracic Society: Clinical staging of primary lung cancer. *Am Rev Respir Dis* 1983; 127:659.

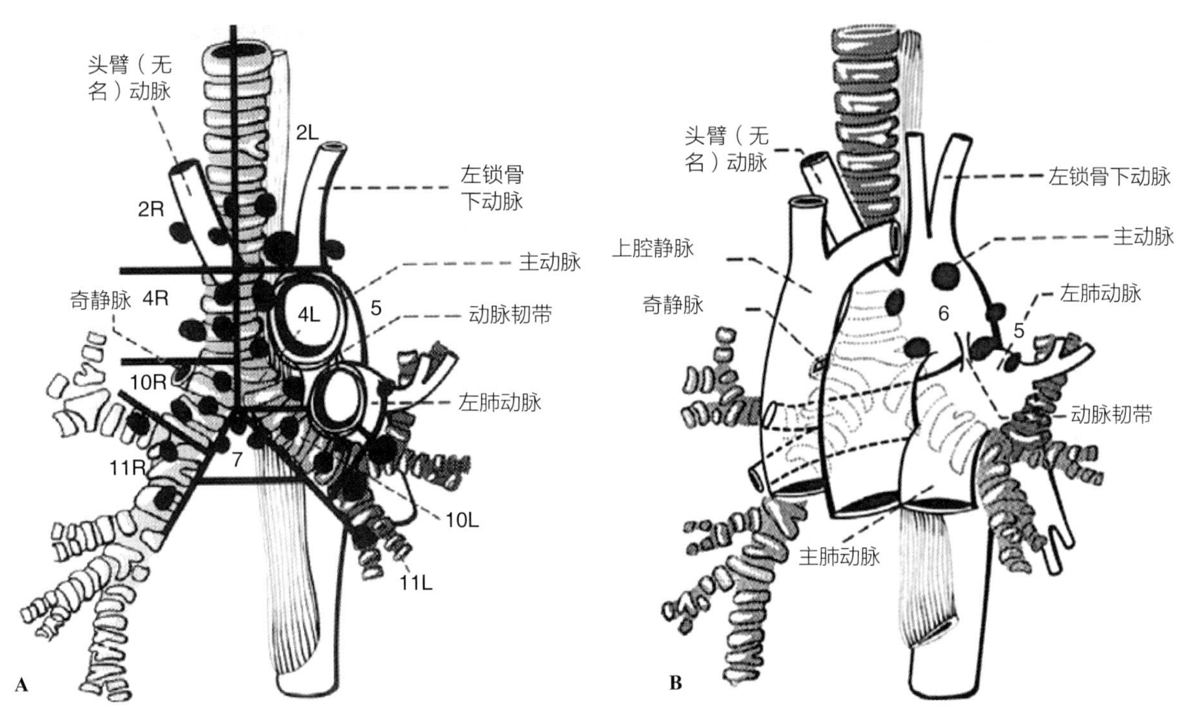

▲ 图 9–9　**A. 美国胸科学会（ATS）区域肺结节示意图（定义见表 9–2）；B. 美国胸科学会（ATS）第 5 组和第 6 组区域淋巴结的示意图**

经许可，转载自 Peters RM, et al. American Thoracic Society: Clinical staging of primary lung cancer. *Am Rev Respir Dis* 1983;127:659–694.

了每个淋巴结组的解剖学定义。Cymbalista 及其同事[60]说明了该分类在螺旋 CT 评估中的应用。

该淋巴结图谱造成了许多争议，其中许多方面都经常引起讨论。Naruke 等[61, 62]和 Asamura[63]、Watanabe[64]等及其他人都认为，第 3 组淋巴结（在气管分叉上方和向上扩展到第 1 组淋巴结下缘的前中线气管旁淋巴结）是一个很重要的独立纵隔淋巴结组，并且已被归入第 4 组淋巴结大类。然而，大多数日本外科医生仍把第 3 组淋巴结作为一个分类。3a 组淋巴结包括位于上腔静脉前表面，升主动脉前壁水平的前纵隔区域的淋巴结；3p 组淋巴结是从第 1 组淋巴结尾侧缘扩展至气管分叉处尖端下方的，位于气管后的中央气管后淋巴结。

把所有的纵隔胸膜反折处之内的淋巴结组定义为 N_2 淋巴结，把所有远离胸膜反折处的淋巴结和在脏胸膜之内的淋巴结定义为 N_1 淋巴结，这种解剖标志定义备受质疑。Asamura 及其同事[65]认为用胸膜反折来区分 N_1 和 N_2 淋巴结是不合适的，因为许多在主支气管周围的淋巴结可以被认为是 N_2 淋巴结。Okada 及其同事[66]也质疑用胸膜反折来区分 N_1 和 N_2 组淋巴结的正确性。两位作者都认为，淋巴结和主支气管的关系才更可能是决定淋巴结是 N_1 还是 N_2 组的主要特征。目前尚无明确的 N_1 和 N_2 的界限。许多报道[65–68]显示，在肺门部有单发转移（第 7、10 和 11 组）患者的生存结局可能更类似单发下纵隔淋巴结转移的患者，而不像远端的支气管 N_1 淋巴结受累的患者。实际上，这些结果以间接的方式反映出，使用静止的解剖学标志来区分 N_1 和 N_2 并不总是合适的。这样的标志不能反映该区域的淋巴解剖结构的不稳定性。近端肺门淋巴结等同于远端纵隔结，反之亦然，其位置取决于上述个体差异。重新考虑更多有价值的解剖标志可能会改善分组情况[67]。

国际肺癌研究协会（IASLC）[69]提出了一种新的淋巴结图谱，试图调和 Naruke 和 MD-ATS 图之间的差异。表 9–3 显示了对所有淋巴结组的

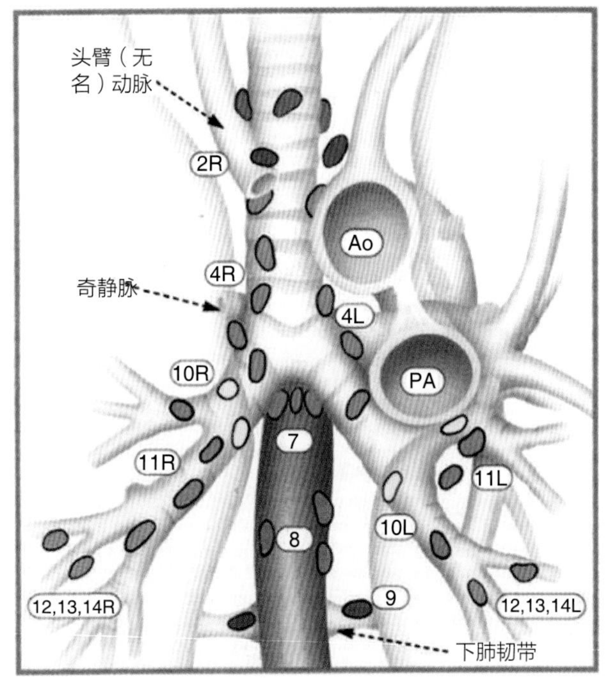

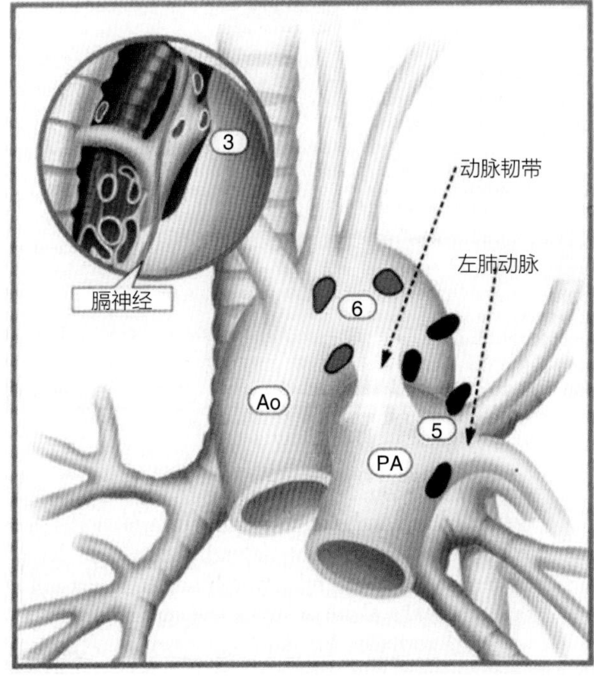

上纵隔淋巴结

1 最高纵隔

2 气管旁上部

3. 气管前和气管后

4 气管旁下部（包括奇静脉淋巴结）

N_2= 单数，同侧
N_2= 单数，对侧或锁骨上

主动脉淋巴结

5 主动脉下（主动脉窗）

6 主动脉旁（升主动脉或膈）

下纵隔淋巴结

7 隆嵴下

8 食管旁（隆嵴下方）

9 肺韧带

N_1 淋巴结

10 肺门

11 叶间

12 肺叶

13 肺段

14 亚段

▲ 图 9-10 区域淋巴结分组

上纵隔淋巴结是第 1～4 组；主动脉淋巴结是第 5 组和第 6 组；下纵隔淋巴结是第 7、8 和 9 组；胸膜内淋巴结是第 10～14 组（定义见表 9-3）。Ao. 主动脉；PA. 肺动脉（经许可，改编自 Mountain CF, Dresler CM.Regional lymph node classification for lung cancer staging. *Chest* 1997; 111: 1718. © 1997 The American College of Chest Physicians 版权所有）

新描述。采纳了大量的重要建议[69]，总结如下。关于 1～10 组淋巴结的上下边界，胸膜反折不再作为第 4 组和第 10 组之间的边界。锁骨上和胸骨切迹的淋巴结现在被认作第 1 组。重新考虑了在 Naruke 和 MD-ATS 淋巴结图中第 2 组和第 4 组之间的差异。取消了由 ATS 提出的沿气管中线

表 9–3　Naruke、MD-ATS 和 IASLC 淋巴结图谱与每个淋巴结组解剖定义的比较

日本肺癌学会图谱	MD-ATS 图谱	IASLC 图谱
	#1 颈部下段，锁骨上和胸骨切迹淋巴结	
位于胸腔内气管的上 1/3 区域边界为从锁骨下动脉的上缘或肺尖到左头臂静脉的上缘和气管中线的交叉点	位于头臂（左无名）静脉上缘水平线上方的淋巴结，在此静脉向左上升，在气管的中线处交叉	上界：环状软骨的下缘 下界：双侧锁骨，并且在中线是胸骨柄的上缘，1R 表示该区域中的右侧淋巴结，1L 为左侧淋巴结 对于 1 组淋巴结，气管的中线作为 1R 和 1L 之间的边界
#2 气管旁淋巴结	**#2 气管旁上部淋巴结**	
位于上纵隔淋巴结（#1）和支气管淋巴结（#4）之间的区域，有原发肿瘤的气管旁淋巴结可以定义为同侧淋巴结；没有原发肿瘤的气管旁淋巴结可以定义为对侧淋巴结	位于与主动脉弓上缘相切的水平线上方，第 1 组淋巴结下界下方	2R 上界：右肺和胸膜腔的顶点，中线是胸骨柄的上边缘 下界：无名静脉的尾侧缘与气管的交点 对于 4R 组，2R 组包括延伸到气管左侧界的淋巴结 2L 上界：左肺和胸膜腔的顶点，中线是胸骨柄的上界 下界：主动脉弓的上界
#3 气管旁淋巴结	**#3 血管前和气管后淋巴结**	
位于气管前，上纵隔淋巴结以下的区域（#1）。右侧界在上腔静脉的后壁之内。左侧界在头臂静脉的后壁之内 #3a 前纵隔淋巴结 右侧界位于上腔静脉前的区域左侧界在左头臂静脉和升主动脉之间的连线上 #3p 气管后纵隔淋巴结 / 后纵隔淋巴结位于气管后或气管后区	血管前和气管后淋巴结可以指定为 3a 和 3p；中线淋巴结一般认为是同侧的	3a：血管前 右侧 上界：胸部顶端 下界：气管隆嵴水平 前缘：胸骨的后侧面 后缘：上腔静脉的前缘 左侧 上界：胸部尖端 下界：气管隆嵴水平 前缘：胸骨的后侧面 后缘：左颈动脉 3p：气管后 上边界：胸部顶端 下边界：气管隆嵴
#4 支气管淋巴结	**#4 下气管旁淋巴结**	
位于气管隆嵴上方 在右侧，位于奇静脉的内侧 在左侧，位于被主动脉弓内侧壁包围的区域	右下气管旁淋巴结位于气管中线的右侧，在主动脉弓上缘切线和上叶支气管上缘横跨右主支气管的线之间，并包含在纵隔胸膜内；左下气管旁淋巴结位于气管中线的左侧，在主动脉弓上缘切线和在气管左上叶上边缘水平延伸至左主支气管的线之间，位于动脉韧带内侧，并包含在纵隔胸膜包膜内。研究人员可以将下气管旁淋巴结指定为 4s（上）和 4i（下）亚组来研究。编号为 4s 的淋巴结可以由一条横贯气管的水平线界定，并与奇静脉的头侧缘相切；如上所述，可以通过 4s 的下界和第 4 组的下界来定义 4i 淋巴结	4R：包括右气管旁结和延伸至气管左外侧边界的气管前结 上界：无名静脉的尾侧缘与气管的交点 下界：奇静脉下缘。 4L：包括气管左外侧缘左侧的淋巴结，在动脉韧带内侧 上界：主动脉弓上缘 下边界：左肺动脉主干上缘

续表

日本肺癌学会图谱	MD-ATS 图谱	IASLC 图谱
#5 主动脉下淋巴结 /Botallo 淋巴结	**#5 主动脉下（主动脉 – 肺动脉窗）淋巴结**	
位于动脉韧带（Botallo 韧带）附近。边界从主动脉弓延伸到左肺动脉主干	主动脉下淋巴结在动脉韧带或主动脉或左肺动脉的外侧，在左肺动脉的第一分支的近端，位于纵隔胸膜内	动脉韧带外侧的主动脉下淋巴结 上界：主动脉 下界：左肺动脉主干上缘
#6 主动脉旁（升主动脉或膈）淋巴结		
沿升主动脉，位于主动脉弓侧壁区域。后边界仅限于迷走神经的部位	淋巴结位于升主动脉和主动脉弓或无名动脉的前侧和外侧，在主动脉弓上缘切线下方	升主动脉和主动脉弓的前外侧淋巴结 上边界：与主动脉弓上边界相切的线 下边界：主动脉弓的下边界
#7 隆嵴下淋巴结		
位于隆嵴下方的区域，此处气管分支为两个主支气管	淋巴结位于气管隆嵴的尾侧，但与下叶支气管或肺内动脉无关	上界：气管隆嵴 下界：左侧下叶支气管的上界；右侧中央支气管的下界
#8 食管旁淋巴结（隆嵴下方）		
位于隆嵴下淋巴结下方，并沿食管分布	位于食管壁附近和中线右侧或左侧的淋巴结，不包括隆嵴下淋巴结	邻近食管壁和中线右侧或左侧的淋巴结，不包括隆嵴下淋巴结 上界：左侧下叶支气管的上界；右侧中叶支气管的下界 下界：膈
#9 肺韧带淋巴结		
位于下肺静脉的后部和下缘区域	肺韧带内的淋巴结，包括后壁和下肺静脉下部的淋巴结	淋巴结位于肺韧带内 上界：下肺静脉 下界：膈
#10 肺门淋巴结		
位于左右主支气管周围	肺叶淋巴结近端，纵隔胸膜反折远端，右侧邻近中叶支气管；在影像中，肺门影可能是扩大的肺门和叶间淋巴结形成的	包括紧邻主支气管和肺门血管的淋巴结，包括肺静脉和肺动脉主干的近端部分 上界：右侧奇静脉的下缘；左侧肺动脉上缘 下界：双侧叶间区域
#11 叶间淋巴结		
位于叶支气管之间。在右侧，分为以下 2 个亚组 #11s：上叶间淋巴结，位于上、中叶支气管的分叉处 #11i：下叶间淋巴结，位于中叶下部支气管的分叉处	叶支气管之间的淋巴结	在叶支气管起始部之间 a#11s：在右肺上叶支气管和中叶支气管之间 a#11i：在右肺中叶支气管和下叶支气管之间
#12 肺叶淋巴结		
位于肺叶分支周围的区域，分为以下 3 个亚组 #12u：上叶淋巴结 #12m：中叶淋巴结 #12l：下叶淋巴结	邻近远端叶支气管的淋巴结	邻近叶支气管

续表

日本肺癌学会图谱	MD-ATS 图谱	IASLC 图谱
	#13 肺段淋巴结	
沿肺段分支分布	肺段支气管附近的淋巴结	邻近肺段支气管
	#14 亚肺段淋巴结	
沿亚肺段分支分布	亚肺段支气管周围的淋巴结	邻近亚肺段支气管

a. 淋巴结亚组的可选符号；MD-ATS. 依据 ATS 图谱的 Mountain-Dresler 修改版；LASLC. 国际肺癌研究协会；ATS. 美国胸科学会（经许可，转载自 Rusch VW, Asamura H, Watanabe H et al. The IASLC lung cancer staging project: a proposal for a New International Lymph Node Map in the forthcoming seventh edition of the TNM classification for lung cancer. *J Thorac Oncol* 2009; 4:568–577. © 2009 International Association for the Study of Lung Cancer 版权所有）

随意分组的方法，认识到上纵隔的淋巴引流主要发生在右气管旁区域并延伸到气管中线之外，第 2 组和第 4 组淋巴结左右侧之间的边界已重新定义到气管的左侧壁（图 9–11）。取消了在 Naruke 图谱中任意指定第 3 组淋巴结为覆盖气管中线的淋巴结的方法，因为这些淋巴结无法可靠地与第 2 组和第 4 组区分开，并且通常在纵隔从右侧进行系统淋巴结清扫术中与第 4 组一起整体切除。血管前（纵隔前）3a 组淋巴结的定义已扩展到胸骨的后侧。全部的隆嵴下淋巴结，以前在 MD-ATS 图谱中标记为第 7 组，但在 Naruke 图中分为第 7 组和第 10 组，现在又定义为第 7 组，再次精确定义解剖边界。还提供了特定的边界以便于解决右侧的第 4 组和第 10 组，左侧的第 5 组和第 10 组，以及双侧第 10 组和第 11 组之间常见的分组问题。

Rusch 及其同事[69]还说明了淋巴结组的解剖学定义可能如何应用于轴向（图 9–12A 至 C），冠状（图 9–12D）和矢状（图 9–26A）的 CT 扫描的临床分期（图 9–12E 和 F）。图 9–12（A 和 B）显示了左、右侧第 2 组和第 4 组淋巴结的划分。

探索性地分析整体生存率与不同组的淋巴结受累情况，似乎使将某些淋巴结组归为“区域淋巴结”成为可能[70]。该概念是为将来的生存分析而提出的，但不适用于当前标准命名法，希望这一概念在处理跨越单个淋巴结组的大淋巴结块时，对肿瘤学家和放射学家证明其价值。

最后，值得一提的是，指定任何图谱，两名或更多的外科医生给出的解剖学解释也会有所不同。Watanabe 及其同事[64]在 Royal Brompton 医院及其他多个机构中都指出了这一点。即使整个外科手术界以单个图谱为标准，这个问题也是不可避免且难以解决的。因此，在“新淋巴结图谱”中，2R 组的尾侧边界定义可能会将 2R 组更改为 4R 组[71]，而也有影像医师批评 1～11 组的分组[72]。基于所有的这些不同，仍然有必要提出对解剖学边界进行特殊定义[73]。然而，主要问题仍然在于淋巴结图谱或提议的淋巴结分组都不能完美地代表淋巴结的解剖[56]。胸腔的解剖结构在个体之间略有不同，淋巴系统的解剖结构更是千差万别。

二、肺叶的淋巴引流

（一）支气管肺淋巴结的淋巴引流

Rouviere[13]、Bgrfie[29]、Cordier[74]和 Riquet[75]等，以及最后一位作者在 1993 年阐明了引流途径：尽管淋巴直接通过纵隔淋巴结进行引流，但肺叶的淋巴引流主要是通向支气管肺淋巴结。这种直接引流方法将在后文讨论。

根据 Borrie[28]的研究推导，右肺上叶淋巴引流一般是通向中叶支气管外侧的上叶间淋巴结之一（淋巴池），流向右上叶支气管及其内侧的淋巴结。随后引流到奇静脉或隆嵴下淋巴结近端。右侧淋巴池下部水平以下的任何淋巴结都没有发

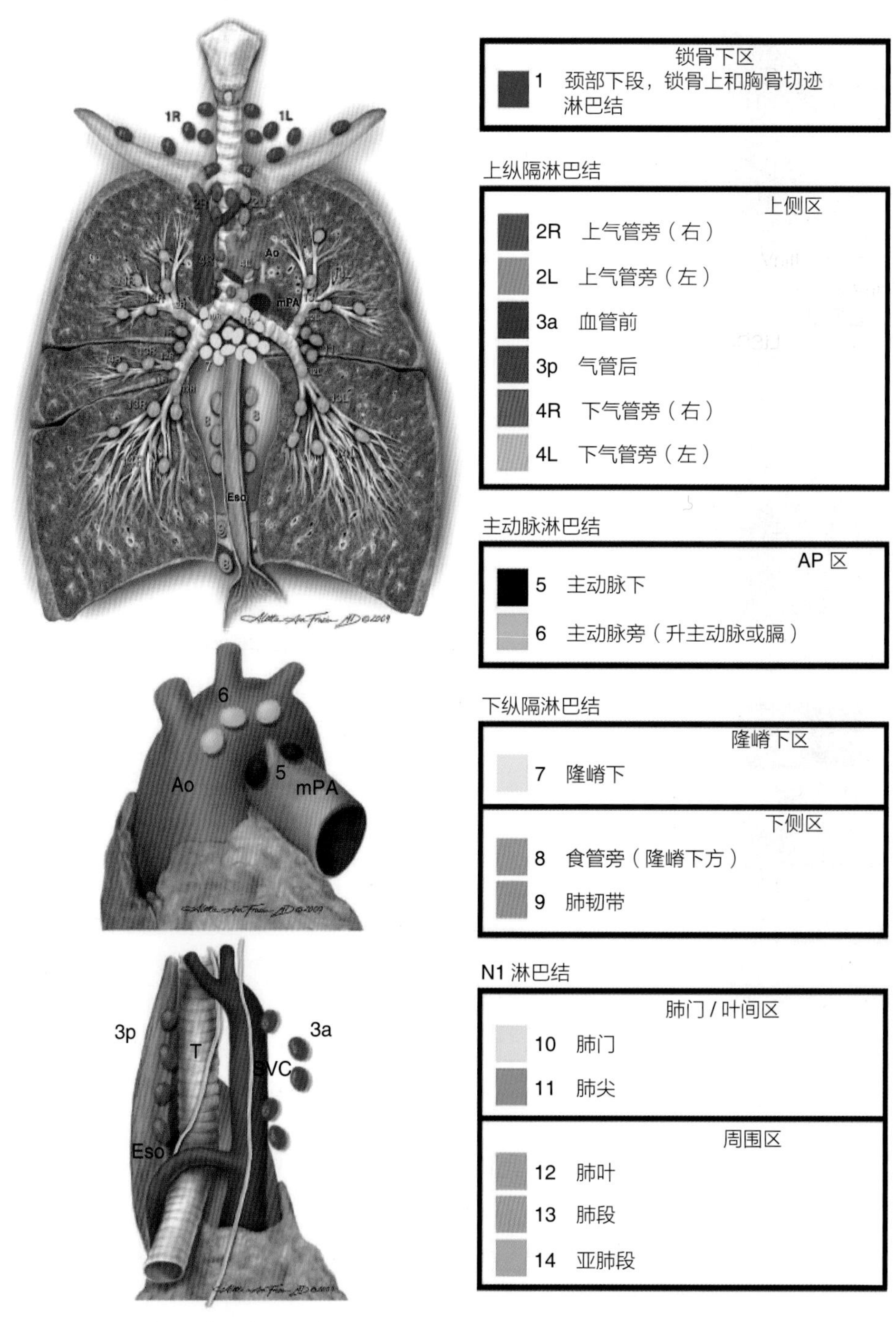

▲ **图 9-11 国际肺癌研究协会（IASLC）淋巴结图谱，包括为进行预后分析而建议将淋巴结组分为“区域淋巴结”的建议**

经许可，转载自 Rusch VW, Asamura H, Watanabe H, et al. The IASLC lung cancer staging project: a proposal for a New International Lymph Node Map in the forthcoming seventh edition of the TNM classification for lung cancer. *J Thorac Oncol* 2009; 4:568–577. © 2009 International Association for the Study of Lung Cancer 版权所有

现有远端引流，这意味着其引流发生在右肺下叶的淋巴结。

中叶淋巴管一般引流至上部区域的淋巴结，但也有被引流到下部淋巴池的淋巴结的淋巴管。Okada 及其同事[4]也报道了直接引流到隆嵴下淋巴结的情况。Watanabe[76]、Asamura[63]及其同事及 Naruke[61]后来的研究证实了这种直接引流到隆嵴下区域以及中线气管前纵隔淋巴结区域的

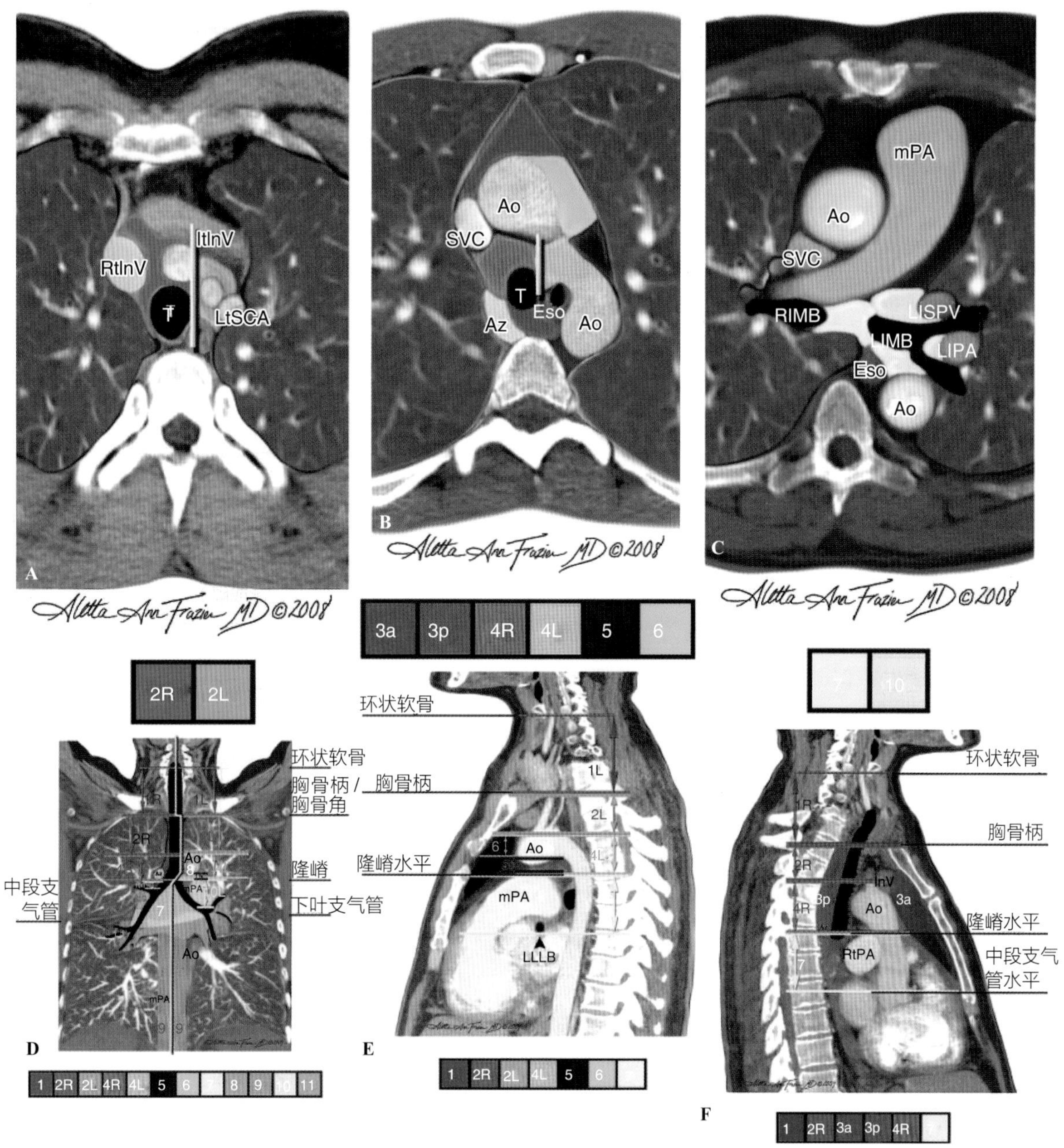

▲ 图 9-12　A 至 F: 如何通过 CT 扫描在轴向（A 至 C），冠状（D）和矢状（E 和 F）方向上将国际肺癌研究淋巴结图谱（IASLC）应用于临床分期的插图。A 和 B 示左右气管旁区域之间的边界

Ao. 主动脉；Av. 奇静脉；Br. 支气管；IA. 无名动脉；IV. 无名静脉；LA. 动脉韧带；LIV. 左无名静脉；LSA. 左锁骨下动脉；PA. 肺动脉；PV 肺静脉；RIV. 右无名静脉；SVC. 腔静脉（经许可，转载自 Rusch VW, Asamura H, Watanabe H, et al. The IASLC lung cancer staging project: a proposal for a New International Lymph Node Map in the forthcoming seventh edition of the TNM classification for lung cancer. *J Thorac Oncol* 2009; 4: 568–577. © 2009 International Association for the Study of Lung Cancer 版权所有）

情况。

右下叶淋巴主要引流到下叶间淋巴结和上淋巴池，后两者主要位于中叶支气管内侧面。但是也可能直接引流到上淋巴池的淋巴结，在行下叶切除术治疗肺癌时，必须将后者切除。Okada 及其同事[4]，以及上文中叶引流的讨论部分提到的作者都报道过，近端引流也可能直接发生在隆嵴下淋巴结。

左上叶所有肺段都可能引流到左淋巴池淋巴结，上叶支气管和左主支气管周围的淋巴结也接受该叶的引流。而 Asamura 及其同事报道，左肺上叶尖段可直接引流到主动脉下纵隔淋巴结，而舌段如果有直接引流，则一般引流到隆嵴下淋巴结 [63, 77]。

下叶的淋巴引流到下气管旁淋巴结和叶间淋巴结，这两个位置离肺门和纵隔淋巴结都很近。叶间淋巴结直接引流左肺下叶和右肺下叶的淋巴，在肺癌的下叶切除术中，即便没有累及下叶的气管旁淋巴结，也必须切除叶间淋巴结 [34, 35]。

右肺中叶、右肺下叶和左肺下叶的淋巴还会直接引流到下肺韧带的淋巴结中，这些淋巴结属于纵隔淋巴结。在 Borrie [28] 的研究中，右肺韧带淋巴结累及率为 12%，左肺韧带淋巴结累及率为 47%。

（二）纵隔淋巴结的引流

人们已经通过向没有肺部疾病的死婴和成人的尸检肺标本的淋巴管注射染料，揭示了纵隔淋巴结的引流情况 [13, 34, 74, 75, 78, 79]。一项使用类似技术的研究观察了肺癌患者手术标本的引流模式 [80]。然而大部分的研究都是基于肺癌的纵隔引流 [28, 29, 33]，而 20 世纪 70 年代前都在用类似的引流模式图 [55, 61, 63, 76, 81–86]。在没有肺部疾病的活体患者中，可以使用淋巴显像技术，Hata 和他的同事通过纤维支气管镜向不同肺段支气管中注射 ^{99}mTd 标记的硫化锑胶体或铼胶体，揭示了肺部的淋巴引流 [87]。

尽管在这些研究中，肺段和纵隔淋巴结的定义和对应位置不尽相同，每个肺叶和相应的肺段之间的引流模式却是相对固定的。肺与纵隔之间一般的淋巴引流也是相对固定的，不同学者的观点之间有一些微小的差异，而这些差异可能是因为他们的调查方法和研究对象不同造成的。

1. 淋巴引流与肺的淋巴显像

Hata 及其同事 [87] 在对正常健康个体的淋巴显像的动态研究中，估计了几种主要的左侧或右侧肺段的纵隔引流模式（图 9–13）。

2. 右肺的淋巴引流

右肺上叶的尖段和后段的淋巴管汇入肺门淋巴结，然后分别经过右侧的支气管上淋巴结、气管旁淋巴结、同侧气管旁淋巴结，最终汇入颈部

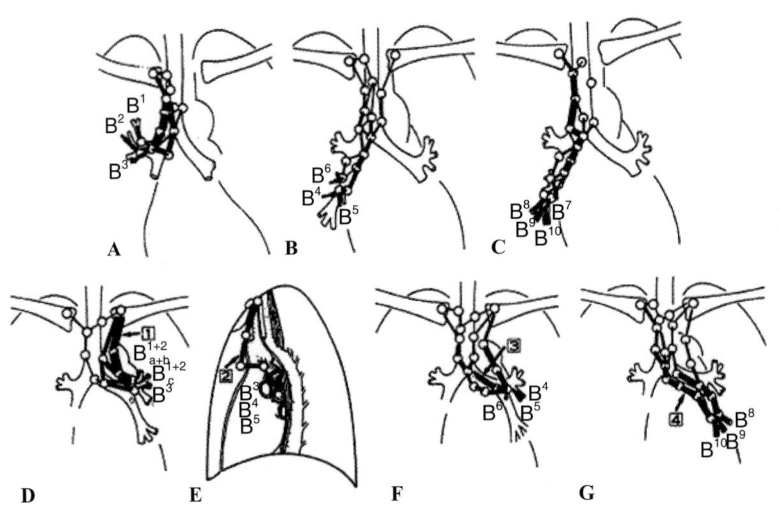

▲ 图 9–13　肺的标准淋巴引流模式

A. 右肺上叶的引流模式；B. 右肺中叶和下叶尖段的引流模式；C. 右肺下叶基底段的引流模式；D. 左肺的第一种引流模式；E. 左肺的第二种引流模式；F. 左肺的第三种引流模式；G. 左肺的第四种引流模式；具体描述见正文（引自 Hata E, Troidl H, Hasegawa T, et al. Lymphatics of the lungs. In: Shields TW, Locicero III J, Reed CE, Feins RH, eds: *General thoracic surgery*. 7th ed. Philadelphia, PA: Wolters Kluwer-Lippincott-Williams & Wilkins; 2009:87–101.）

的右侧斜角肌淋巴结。右肺上叶前段一半左右的淋巴通过上述的方式引流。另外一半汇入隆嵴下淋巴结或右侧的纵隔上淋巴结。经过隆嵴下淋巴结的淋巴液可以进一步通过气管前淋巴结和同侧气管旁淋巴结，流入右侧斜角肌淋巴结，还有一小部分的淋巴液会汇入左侧气管旁淋巴结。通往右侧纵隔前淋巴结的淋巴液，继续沿着左头臂静脉，汇入左侧纵隔前淋巴结和左侧斜角肌淋巴结。

右肺中叶和右肺下叶尖段的淋巴引流模式是相似的。大部分的淋巴液会先流入隆嵴下或右侧支气管上淋巴结，然后再流入右侧上气管旁淋巴结。一些来自右肺中叶的淋巴液还会流入隆嵴下、前气管旁淋巴结、左侧气管旁淋巴结或流入右侧前纵隔淋巴结，正如前文提到的右肺上叶前段的淋巴回流一样。

右肺下叶基底段一种主要的淋巴引流模式是通过支气管淋巴结汇入隆嵴下淋巴结，然后经由同侧气管旁上组和下组淋巴结，最终汇入右侧斜角肌淋巴结。

3. 左肺的淋巴引流

左肺的段支气管的淋巴引流通路主要有4种。第一种，主要通过主动脉弓下淋巴结，又可以分为两条路径，其一沿着左侧迷走神经流入左侧斜角肌淋巴结，其二沿着左喉返神经流入左侧最上纵隔淋巴结。第二种，淋巴流入主动脉弓淋巴结，向上沿着左侧膈神经，经前纵隔淋巴结汇入左侧斜角肌淋巴结。第三种，沿着左主支气管流入左侧支气管上淋巴结和气管旁淋巴结。在左侧支气管淋巴结处，分为两条路径：一条通过左侧上组气管前淋巴结延伸到纵隔的右侧；另一条沿气管左缘上行汇入左侧最上纵隔淋巴结。第四种，在左主支气管下走行，流入隆嵴下淋巴结，然后流向右侧支气管上淋巴结或经下组气管前淋巴结汇入右侧上组气管旁淋巴结。有些分支会向上沿着气管左缘到达左侧最上纵隔淋巴结。

不同肺段的主要的淋巴引流通路概括如下。左肺上叶尖后段最重要的引流通路是上述第一种。对于左肺上叶前段和舌段来说，第二种通路是最常见的通路，其他几种通路在这些肺段中也存在。下叶上段一般通过第一、三、四种通路进行淋巴引流。下叶基底段主要靠第四种通路引流。

4. 纵隔淋巴链

一项尸检研究[34]对343个右肺肺段和344个左肺肺段注射胸膜下淋巴系统示踪剂，结果发现淋巴的引流是通过淋巴管的输注完成的，一些淋巴管会与肺支气管和（或）纵隔淋巴结交通。在解剖学上，这些结构被称为淋巴链。在上纵隔已经发现8条淋巴引流链：在左侧和右侧各有两条主链和两条支链。在下纵隔有一条主链，两条支链（左右肺韧带链）和一组不常见的食管旁淋巴结。

上纵隔右侧的第一条主淋巴链是从气管隆嵴前侧走行到右锁骨上窝的右侧气管前和气管旁淋巴结链（RPT），包含第3组的R4和L4组淋巴结。第2组主链是位于气管后的气管食管链（TE）。两条支链则是右膈神经链（RP）和奇静脉弓链（AZM）。其中奇静脉弓链直接流入胸导管，该链途经的淋巴结难以确定。在左侧上纵隔，主动脉前颈动脉淋巴结链（AO）一般起始于动脉导管水平的一个大淋巴结（第5组），从前侧的膈神经后方和后侧的迷走神经前方，由下向上走行到颈部的肺尖。

第二条主链是左上支气管淋巴结和左喉返神经链（LSB），与右侧的AO相对应。两条支链为左膈神经链（LP）和主动脉弓链（Azao）。上纵隔几条主链的分布是对称的，气管食管链和RPT相互靠近，而主动脉弓把LSB和AO分开。Caplan[78]表示，AO几乎相当于左侧的RPT，AO和迷走神经在主动脉弓系统的胚胎发育时期，逐渐与气管分离，而转移到上纵隔的前平面。

在下纵隔，一组主要的支气管间淋巴结（ITB）排列成三簇：隆嵴下中线处为第一簇（第7组），左右两簇包绕其两侧，他们位于各自对应的支气管下。在每一侧，大部分基底段的淋巴都由同侧肺韧带链（PL）引流入 ITB，但在 40% 的标本中，一些淋巴液既不直接流入胸导管，也不经由腹内淋巴结（20%）间接流入胸导管。同侧肺与对侧纵隔链之间的交通引流比例见表 9–4。最后一条 JE 链对肺的引流比例很小。在对单侧肺的注射中，有 28% 的注射液是直接从肺流向纵隔，而非通过支气管肺途径。这一现象本章随后讨论。

这项研究后，有人进一步研究了不同淋巴结组和胸腔内各个器官的淋巴引流[88]，部分标本证实了肺的不同淋巴结组与胸导管之间的直接联通。这些联通和淋巴的连接可能是癌细胞直接进入血流的途径之一。对 530 例成人尸体尝试注射染料后，发现 390 例标本中有 115 例淋巴管直接与胸导管联通。其中 112 例个体的联通位置在纵隔淋巴结，3 例联通于右侧下肺韧带。73 例连通位点在纵隔内，40 例在胸导管弓水平，2 例在胸导管起始部。起始于右气管旁淋巴结（4R）的淋巴管分支在气管和食管右侧沿着奇静脉弓走行。34 例标本中，起始于左侧 4L 的淋巴分支直接在上纵隔流入胸导管，另外 28 例在胸导管弓水平流入。

第 5 组淋巴结的分支可以沿着主动脉弓走行（4 例标本），或通过前纵隔淋巴链流入胸导管弓。而在 18 例标本中，第 7 组淋巴结的分支在

表 9–4　纵隔淋巴链对左右肺段的引流比例

右侧上纵隔淋巴链	右肺肺段	左肺肺段
RPT	76.7%	25.9%
TE	26.5%	10.8%
RP	7.8%	<1%
AZM	7.5%	<1%
左侧上纵隔淋巴链		
AO	<1%	48.8%
LSB	24%	57.6%
LP	<1%	8.4%
AZao	<1%	5.2%
下纵隔淋巴链		
ITB	65%	41.3%
Lt. PL	<1%	7.8%
Rt. PL	9%	0%
JE	<1%	<1%

AO. 主动脉弓前颈动脉链；AZao. 主动脉弓链；AZM. 奇静脉弓链；ITB. 支气管间淋巴组；JE. 食管旁淋巴结；LSB. 左上支气管淋巴结和左喉返神经链；LP. 左膈神经链；PL. 肺韧带链；RP. 右膈神经；RPT. 右气管前和气管旁淋巴结链；TE. 气管食管链（经许可，改编自 Riquet M. Anatomic basis of lymphatic spread from carcinoma of the lung to the mediastinum: surgical and prognostic implications. *Surg Radiol Anat* 1993; 15:271. © 1993 Springer-Verlag 版权所有）

表 9–5　肺的淋巴管

胸导管	纵　隔					主动脉弓			CE	合　计
	RPT（4R）	LSB（4L）	Ao（5）	RPL（9）	BIF（7）	LSB LRC（2L）	Ao+LAM（6）	LPL（9）		
右肺	14	6	0	6	11	7	0	0	2	46
左肺	0	25	4	0	7	21	11	1	0	69
合计	14	31	4	6	18	28	11	1	2	115

淋巴结组是与胸导管相连的支流通路的起源。所有与胸导管连接的淋巴管都起源于淋巴结组，除了 3 个位于右下肺韧带内，并直接从肺与胸导管相连，中间不经过淋巴结。括号中的数字代表 Mountain 和 Dresler 制定的肺癌分期中的区域淋巴结分期。RPT. 右气管旁淋巴结；LSB. 左上支气管淋巴结；Ao. 主动脉弓淋巴结（主动脉锁骨下和颈动脉淋巴结链）；RPL. 右下肺韧带淋巴结；BIF. 气管分支处的淋巴结（支气管间淋巴结）；LRC. 左喉返神经链；LAM. 左前纵隔淋巴结；LPL. 左下肺韧带淋巴结；CE. 腹腔或心脏淋巴结。需要注意的是，表 9–5 中的 BIF（气管分叉淋巴结）和 ITB（支气管间淋巴结）在 Riquet1993 年版本中的描述是相同的（经许可，转载自 Riquet M, Le Pimpec Barthes F, Souilamas R, et al. Thoracic duct tributaries from intrathoracic organs. *Ann Thorac Surg* 2002; 73: 892–898. © 2002 The Society of Thoracic Surgeons 版权所有）

食管的右侧或左侧与胸导管相连。这些新认知是对常见的不同肺叶淋巴引流通路的补充。图 9-14 示淋巴结链与胸导管连接的模式图。必须注意的是，这些连接处损伤可能会造成乳糜胸。实际上如果一条分支有瓣膜，乳糜液从胸导管流入胸膜腔的可能性就会很小。

三、淋巴引流通路

Hata 和其同事 [87] 描述的淋巴引流通路与 Rouvière [13]、Nohl [32]、和 Riquet [34] 等的描述基本一致，但仍需强调一下之前已经提到的要点。

（一）对侧纵隔淋巴引流

右肺多为单侧引流，交叉至对侧纵隔淋巴结的情况少见。但是 Hata 和他的同事 [87] 注意到，从右肺上叶到左侧气管旁淋巴结，再从右血管前淋巴结到左侧血管前淋巴结的淋巴引流。类似的引流路径很少在右肺中叶与上叶中观察到。右肺下叶基底段很少引流到左侧的纵隔。不同链之间的引流在淋巴结链的研究中很常见。在 37.8% 的病例中，ITB 淋巴结的淋巴液可以到达 LSB 链（85.2% LSB 链的淋巴液来自右肺）。14% 的病例中，右侧气管前或气管旁链（RPT）的淋巴液可

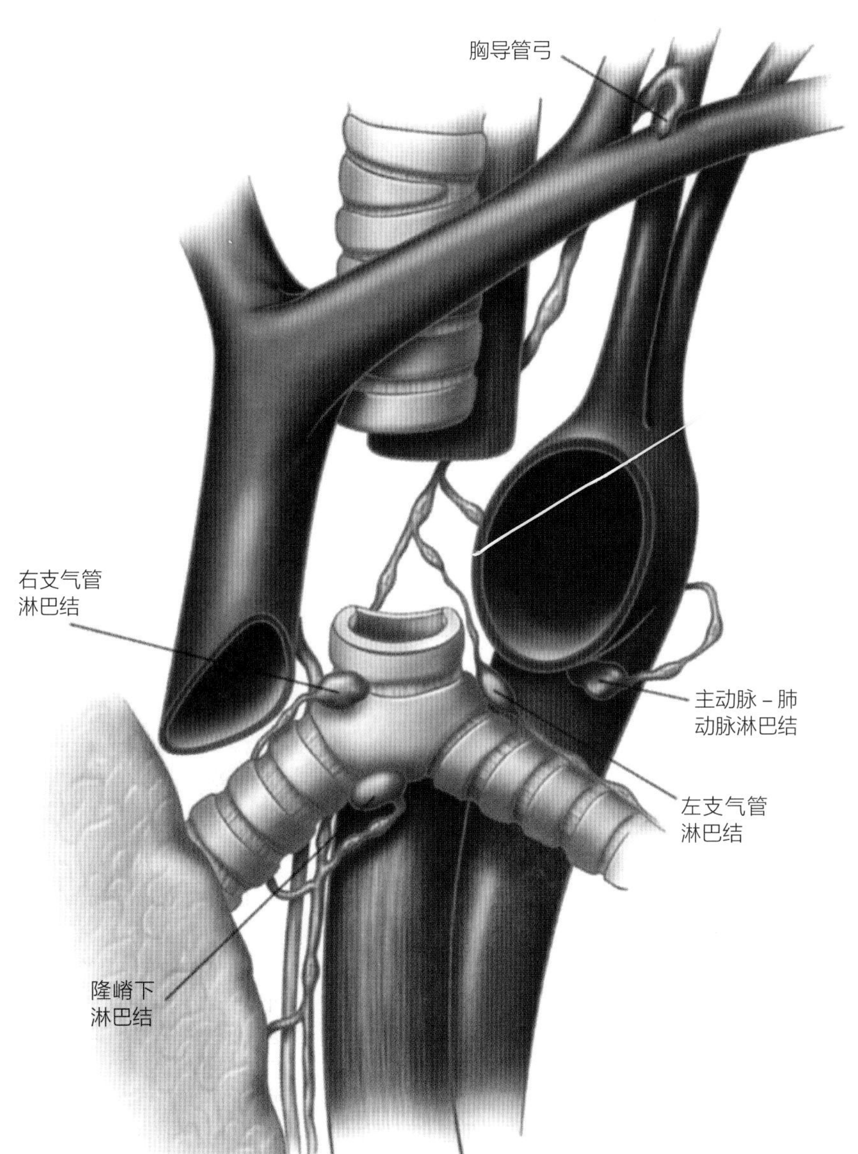

◀图 9-14 图中显示了不同淋巴链在纵隔与胸导管之间的联系和连接他们的管路发出的部分

经许可，转载自 Riquet M. Bronchial arteries and lymphatics of the lung. *Thorac Surg Clin* 2007;17:619–638. © 2007 Elsevier 版权所有

以到达 LSB 链，这种情况总是发生在从右侧注射时。

使用纵隔镜对已明确肺癌的患者进行术前检查时，同样发现从右肺到对侧纵隔的引流发生频率最小。Nohl-Oser[89] 和 Greschuchna-Maassen[90] 的研究曾报道，右肺下叶的肿瘤伴随纵隔淋巴结转移时，肿瘤的对侧转移发生率分别为 7% 和 5%。右肺上叶肿瘤伴随纵隔淋巴结转移的对侧转移率分别为 5% 和 9%。然而在对 37 例接受了颈部与双侧纵隔淋巴结清扫术的右肺下叶肺癌患者观察后，发现 19 例有颈部和（或）纵隔淋巴结受累的患者中，有 10 例发生了对侧转移（52.6%）[91]。

与之相反，左肺的对侧纵隔引流则相对常见，正如 Rouvière[13] 最初指出的那样，这些引流常常是通过隆嵴下淋巴结完成的。Nohl-Oser[89] 和 Greschuchna-Maassen[90] 的纵隔镜检查资料中，伴纵隔转移的左肺上叶肺癌患者的右侧纵隔转移率分别为 22% 和 21%。左肺下叶肺癌的对侧转移率分别为 40% 和 33%。但需要正确看待这些数据，在 Nohl-Oser[89] 的研究中有 28% 的患者同时有左肺肺癌和纵隔淋巴结转移，所以在所有左侧肺癌患者中，左肺上叶与左肺下叶肿瘤的对侧转移率不是 22% 和 40%，而是 6% 和 11%。这一结果与 Hata 和其同事[87] 的发现一致，他们的研究中，接受了双侧纵隔淋巴结清扫术的左侧肺癌患者的左肺上叶及左肺下叶的对侧转移率分别为 7% 和 11%。

（二）了解尚浅的同侧纵隔引流

下肺叶向同侧上纵隔淋巴结的引流很常见。

右肺下叶向下纵隔或隆嵴下淋巴结的引流也有发生。这一现象最初被 Rouvière[13] 发现，尽管后来被 Nohl[33] 和 Nohl-Oser[89] 忽视，最后还是被 Borrie[28]、Hata[87]、Riquet[75]、Watanabe[85] 和 Asamura[63] 等充分证实了。Watanabe 及其同事[85] 报道了 45 例右肺下叶肺癌患者 13% 的隆嵴下淋巴结转移率。Libshitz 等[82] 共同报道了类似病例 14% 的转移率。

左肺上叶上部向隆嵴下区域的引流虽然不常见，但 Hata[87]、Asamura[63] 等注意到这种引流在左上叶舌段较常见。Watanabe 及其同事[86] 对 139 例肿瘤位于左肺下叶或右肺下叶、直径 ≤ 5cm、发生纵隔淋巴结转移的非小细胞肺癌患者进行研究，发现这些肺叶的上段和基底段的肿瘤转移路径有很大的差异。基底段的肿瘤往往仅通过隆嵴下淋巴结转移到纵隔，可以伴或不伴上方淋巴结的侵犯。而上段肿瘤大多绕过隆嵴下淋巴结，发生 1 个或更多的上位淋巴结转移。基底段的肿瘤同时发生隆嵴下淋巴结和上方淋巴结转移的发生率为 81%，而下叶上段的发生率仅为 39%。作者的结论是，基底段肿瘤主要转移到隆嵴下淋巴结，而上段肿瘤最常直接转移到上纵隔的淋巴结。

（三）不经淋巴结的直接淋巴引流

在很多情况下，某一肺的淋巴管会绕过支气管淋巴结，直接引流到纵隔淋巴结。这一现象被 Martini、Flehinger[92]、Libshitz[82]、Ishid[81]、Riquet[34] 和 Asamura[77] 等观察到，并描述为跳跃式转移。右肺上叶肿瘤的跳跃式转移经常发生在支气管上淋巴结，少数发生在气管旁淋巴结，很少发生在隆嵴下淋巴结。右肺下叶的肿瘤常跳跃转移至隆嵴下淋巴结和肺韧带淋巴结。左肺上叶的肿瘤常跳跃转移至主动脉窗和隆嵴下区。左肺下叶与右侧相似，即跳跃转移至隆嵴下淋巴结和肺韧带淋巴结。Riquet 及其同事[34, 75] 对成人的尸检标本进行胸膜下注射，确认了从每个肺小叶的胸膜下淋巴丛到不同纵隔淋巴结存在直接通路，绕开了支气管淋巴结。

这些直接通路大部分位置浅表，但也有一部分穿过了肺实质。有时，这些独立存在的直接通路也会和流向支气管淋巴结的通路共存。Riquet[34] 在 1993 年的研究报道，在 28.5% 的右肺和 28.8% 的左肺中观察到了这种直接通路，在其他标本中，染料沿着经典的引流通路，流入支气管淋巴结。表 9–6 总结了 Riquet 及其同事[75] 的研究结果。

表 9-6 肺到纵隔淋巴结的直接引流通路

位置	比例（%）	占每侧肺的比例（%）
右肺上叶	36.3	-
右肺中叶	18.6	22.2
右肺下叶	22.3	-
左肺上叶	38.6	25.0
左肺下叶	21.1	-

经许可，改编自 Riquet M, Hidden G, Debesse B. Abdominal nodal connexions of the lymphatics of the lung. *Surg Radiol Anat* 1988;10:251. © 1988 Springer-Verlag 版权所有

因此同侧纵隔淋巴结的直接引流是十分常见的，但需要注意的是，对侧纵隔淋巴结的直接引流极其罕见，但它们也可能存在：有些病例报道中记载了从右侧基底段到左侧肺韧带淋巴结和从左侧到右侧气管旁淋巴结的直接引流[75]。

（四）淋巴引流的终极问题

来自双侧肺的淋巴引流最终要进入血液循环[34, 93]。下纵隔淋巴结向头侧引流至上纵隔淋巴结，隆嵴下淋巴结和肺韧带淋巴结也会汇入胸导管中。上纵隔的淋巴液继续向头端流入颈部的斜角肌淋巴结。在同一水平，上纵隔的淋巴链、右侧气管旁淋巴结、右侧气管食管淋巴结、右侧膈神经淋巴结、左侧主动脉前颈动脉淋巴结和左侧喉返神经淋巴结各自发出淋巴弓，汇入同侧的颈静脉 - 锁骨下静脉交汇处。在 10%～15% 的病例中，一些淋巴链会汇入对侧，在 40% 的病例中左侧纵隔淋巴链会汇入胸导管弓[93] 重要的是，正如之前提到的，右侧气管旁淋巴链、左侧主动脉前颈动脉淋巴链和左喉返神经淋巴链会在他们的起始处直接汇入胸导管（图 9-14）。

纵隔下部的淋巴偶尔也可能会向尾侧流入到膈肌下的主动脉旁淋巴结。Riquet 及其同事[94, 95]描述了一个从双肺基底段到腹腔旁淋巴结的直接通路。Myer[96] 之前也曾注意到这种引流途径。在这个平面，淋巴流入胸导管的起始部。

（五）淋巴引流的重要性

在一项解剖学与临床的综合研究[80]中，肺的淋巴引流链与接受手术的 N_2 期患者的预后相关。仅有一条纵隔淋巴链受累的患者（5 年生存率 27.4%）比两条及以上的淋巴链受累的患者（5 年生存率 9.31%，$P = 0.0001$）预后更好。解剖学可以解释其原因：上文提到，淋巴链可以流入颈部的静脉循环，在纵隔与胸导管相连，还可以与同侧或对侧其他的淋巴链相连（图 9-15）。

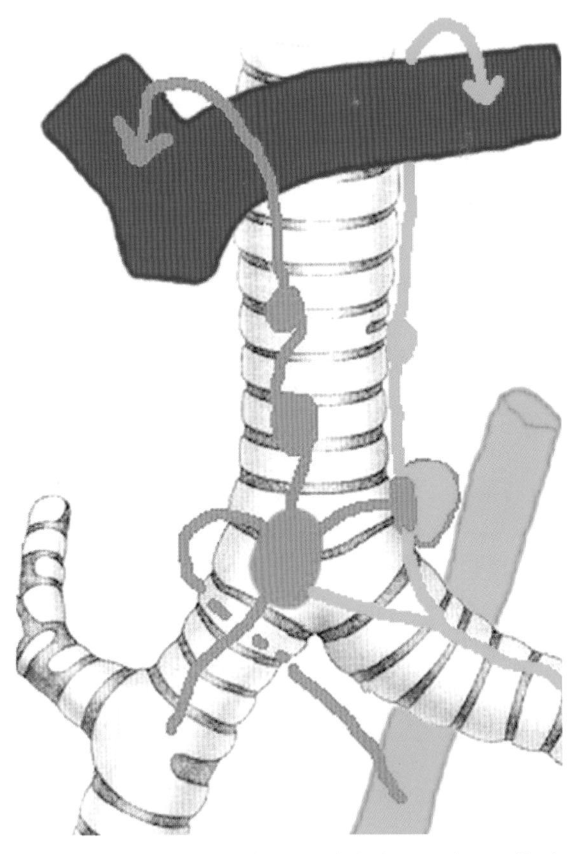

▲ 图 9-15 淋巴在一条淋巴链内流动、流入颈静脉循环、连接纵隔中的胸导管，或与另一条淋巴链相连

因此，仅有一条淋巴链受累可使疾病表现相对局限，从而可以通过手术根除。但当第二条淋巴链也受累时，一些因为大量复杂的淋巴生成因子而具有播散能力的肿瘤细胞就可以进入血液，造成全身隐匿性的转移[51]。全身转移是肿瘤相关死亡的主要原因（90% 的患者，117/130）支持这一观点[80]。上述假说是否成立仍值得商榷，但当一条淋巴链受到侵犯时，该链中具体受累的淋巴结数量便不再是重要的预后因素了，这一点似乎印证了淋巴链的潜在作用。在多篇研究[98-101]中，N_2 单组转移被认为是生存期的重要影响因素。因为大部分淋巴链都只包含一组 N_2 淋巴结，所以这也可能是支持该假说的一种解释。在 TNM 分期中，同侧颈部淋巴结和对侧纵隔淋巴结受累的情况都被划入 N_3 期。然而同侧颈部淋巴结属于同侧的纵隔淋巴链，而对侧的纵隔淋巴结属于对侧的纵隔淋巴链[35]。所以这种分组方式不符合解剖学的原理，对 N_3 期肿瘤的扩散的理解也有失偏颇。实际上，同侧颈部淋巴结的受累仍然属于 N_2 期肿瘤的表现。

在全面考虑肺部的淋巴引流时，要牢记上面提及的所有要点。淋巴引流和不同淋巴结分组的临床意义在肺部感染和肿瘤的章节中有进一步的讨论。在肺癌的早期阶段，从解剖学角度考虑每个淋巴链的引流，将每个淋巴链视为一个“功能单位”，而不是单纯的分组来考虑问题，可能会带来更大的益处。

第 10 章
肺通气和肺换气的机制
Mechanics of Breathing and Pulmonary Gas Exchange

Giuseppe Miserocchi　Egidio Beretta　Francesca Lanfranconi　著
廖　虎　译

本章介绍维持生命所必需的肺部基本生理功能。所有细胞都需要恒定的氧气供应以提供能量，并去除二氧化碳（该过程的副产品）。为了执行这一重要的重要功能，肺必须吸收大气中的气体，提取氧气并排出多余的二氧化碳。由于每等分吸入的气体中氧气量有限，因此此过程必须以可重复的效率每分钟重复多次。该过程将分两部分讨论。第一部分是呼吸力学机制，它将大气气体通过肺泡移入、移出；第二部分是气体交换进行。

一、呼吸力学机制

术语呼吸力学是指肺和胸壁的弹性及气流阻力。这些性质由肺体积和气流测量值描述并与之相关。

（一）肺 – 胸壁耦连机制

肺是弹性器官，自身易收缩。肺放气产生的力称为弹性回缩压。该压力随着肺容积的增加而增大，维持膨胀所需的压力等于弹性回缩压。肺的扩张是通过肺外的胸膜负压或气道开口施加到肺内的正压来维持的。不管施加充气压力的方式如何，肺弹性回缩压都被认为是正压并且总是向外的。

图 10–1 显示了在胸腔内膨胀的肺，包括胸壁和膈肌。胸膜间隙中的薄层液体低于大气压，可确保肺紧密附着在胸腔。由于肺和胸部回缩力相反，低于大气压的胸膜腔压是必要的：肺产生的弹性回缩力由胸部的弹性反冲力平衡。简而言之，如果在胸腔开口使空气进入胸膜腔（气胸），则肺部会萎陷，胸壁会扩张。吸气过程中，吸气肌必须拮抗弹力以增加胸扩的大小，进而增加肺的体积。

肺的弹性特性既存在于界定肺泡壁的弹性连续体中，并与其机械耦合，也存在于单个肺泡的液层中。除肺泡毛细血管内皮和肺泡上皮外，肺实质还包含胶原蛋白、弹性纤维和网状纤维构成的连续弹性网络。另外，在肺泡上皮腔表面上的液体薄膜产生的表面张力占肺回缩力的很大一部分。表面张力趋于使表面积最小化，而在气泡状的肺泡中，表面张力会随着肺泡的减小而增加。

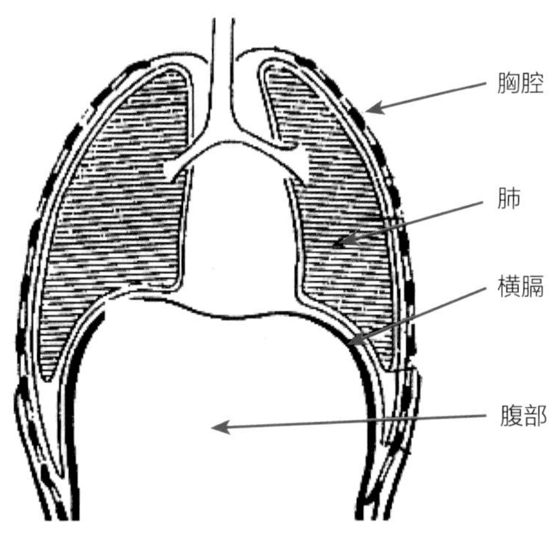

▲ 图 10–1　胸腔内的以胸壁和膈肌为界的肺部扩张示意

如果其缩小不受到阻碍，则会导致肺泡不稳定，因为较小的肺泡（具有较大的回缩力）往往会排空为较大的肺泡。肺泡内液中正常存在的脂质会降低气液界面处的表面张力，从而保护肺泡不塌陷。这种物质称为表面活性物质，可以从正常肺组织中提取出来。其在急性肺损伤、长时间肺动脉狭窄和透明膜疾病中减少或消失。不管肺膨胀程度和肺泡大小如何，表面活性物质都保持相对恒定的张力。

在肺和胸壁施加相反弹性力的机械布置条件下，分析呼吸周期中这两个结构之间的能量转移是很有意义的。图 10–2 是一张简图，可描述肺与胸壁之间的机械耦合。肺和胸壁表示为两个具有相似弹性特性的弹簧，它们施加相反的后坐力：肺向内拉，胸壁向外。弹簧由低于大气压的胸膜液压力机械连接起来（如红点所示）。该模型指的是从正常呼气结束［功能残余容量（functional residual capacity，FRC）］开始直至吸气末肺容量的变化。如图所示，吸气肌的作用导致肺部容积增加，从而使肺拉伸并相应增加其弹性势能。相反，由于伸展，对胸部也是如此。因此，在最大吸气量下，肺的弹性势能增加，而胸壁的弹性势能减少。当吸气肌舒张（失活）时，肺部存储的能量将释放，从而使呼气系统呼气并返回到 FRC，而无须正向干预呼气肌。因此，在大范围的肺通气中(最多为对照休息状态的3倍)，吸气需要肌肉做功，而呼气纯粹是被动的。从机械的角度来看，FRC 表示肺和胸壁产生的弹力之间的平衡状态。

描述呼吸系统机械特性的最简单模型是麻醉、瘫痪、插管的个体进行机械通气（图 10–3）。问题是：哪种压力适合患者通气？

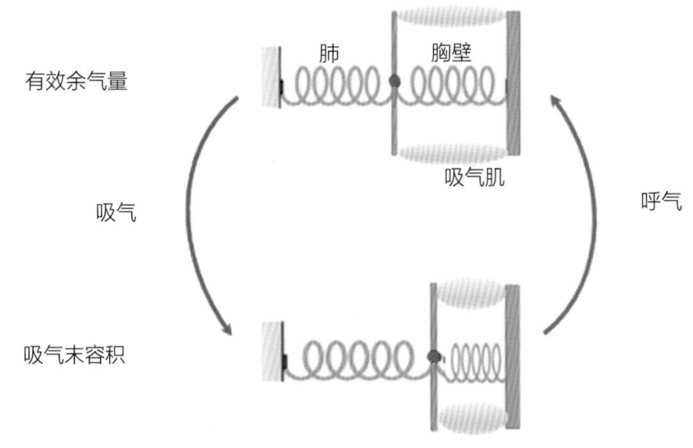

◀图 10–2　肺和胸壁之间的机械耦合可表示为两个施加相反弹性反冲力的弹簧

该图突出显示了当吸气肌导致肺容积增加时，这两种结构产生的弹力会如何变化

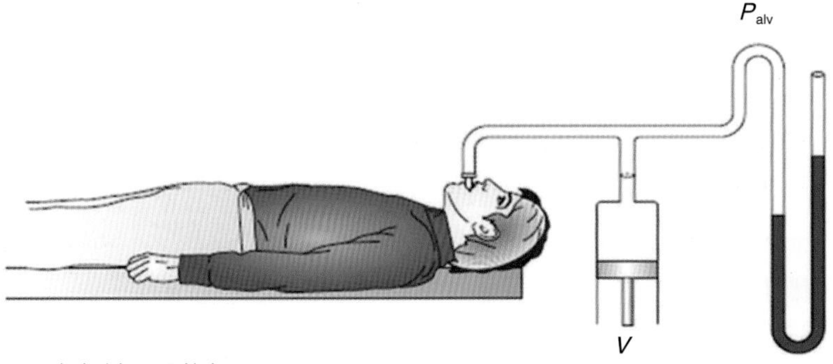

◀图 10–3　定义对经过机械治疗的对象进行机械通风所需的压力

呼吸机泵施加的总肺泡压力（P_{alv}）反映了移动肺（P_l）和胸壁（P_{cw}）所需的压力。因此，$P_{alv} = P_l + P_{cw}$

使用图中所示的设备，可以测量增加呼吸系统的体积（V）所需的肺泡压力（P_{alv}），而无须干预呼吸肌，因为受试者处于瘫痪状态。通过以低流速使肺膨胀，使流动阻力最小化，因此要施加的压力仅需与肺和胸壁的弹性回缩力相匹配，分别表示为 P_l 和 P_{cw}。依据公式 10–1 可计算 P_{alv}。

$$P_{alv} = P_l + P_{cw} \quad \text{（公式 10–1）}$$

为在公式中不同时出现 P_{cw} 和 P_l，可以定义 $P_l = P_{alv} - P_{pl}$，其中 Ppl 代表围绕肺的平均胸膜压力，并且可以从放置在食管中的导管来估计。因此，代入公式 10–1，

$$P_{alv} = P_{cw} + P_{alv} - P_{pl}$$

也就可以得到

$$P_{cw} = P_{pl}$$

因此在已被麻醉的个体中，可以在任何肺泡充盈压下从 P_{pl} 得到 P_{cw}。可以定义 P_l 为：

$$P_l = P_{alv} - P_{cw}$$

尽管食管导管被认为是有创性的，并且现在很少使用，但是它仍然是一种评估肺和胸壁弹性的非常有用的方法，能使 P_l 和 P_{cw} 与肺体积的相应变化相关。

（二）顺应性

肺和胸壁的弹性通常定义为顺应性（与阻力成反比）。该变量代表肺体积动态变化相对于 P_l 或 P_{cw} 关系的斜率。肺顺应性（C_l）是肺体积变化与相应压力变化之间的比值（公式 10–2）。

$$C_l = \frac{\Delta V_l}{\Delta P_l} \quad \text{（公式 10–2）}$$

顺应性是定义肺弹性病理相关变化的重要参数。它在肺气肿时显著增加，肺纤维化时显著降低。顺应性极大地影响呼吸工作。图 10–4 给出了在健康状况下，肺气肿或肺纤维化状况下肺的容积 – 压力关系的示例。

平静呼吸时，胸壁的顺应性与平静呼吸状态下肺的呼吸容积变化相似。胸壁顺应性也随病理状况而变化，它在肺气肿和肋骨骨折时降低。

在弹性程度变化不一致的肺部疾病中，局部

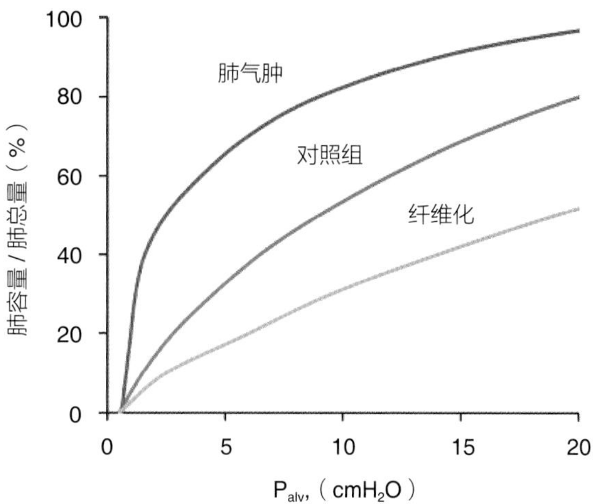

▲ **图 10–4　肺气肿和纤维化、对照组受试者中肺的容积 – 压力曲线**

关系的斜率表示肺顺应性。肺气肿导致肺顺应性增加，而纤维化则相反

通气变得不均匀。相邻的肺区域，甚至邻近的肺泡，都有不同的 P-V 特征。因此，即使从相同的胸膜内绝对压开始时，相同的压力变化也会在邻近区域产生不同的容积变化。用食管球囊测量的 P-V 特征是整个肺部的特征，是可以掩盖区域差异的平均值。弥漫性浸润性疾病，如弥漫性肺纤维化，不仅会导致吸入气体分布不均，还会导致血流分布不均，从而导致通气 / 灌注不匹配和气体交换异常。这些疾病的总体不良反应最好通过测量气体交换和动脉血气含量来评估。除了改变肺弹性回缩力的过程，还有其他方法会限制胸壁的运动，从而降低其顺应性。

胸部纵向长度的增加主要取决于膈肌的运动。膈肌运动可能受到增加腹内压等条件的限制，如肥胖、腹水、腹内肿瘤和腹部炎症。从直立位改为仰卧位也可能通过改变腹部内容物的重量限制膈肌。这些因素总体上增加呼吸的吸气功并降低 FRC。在极端情况下，肺活量和肺总量也会降低。

胸壁前后和横向宽度的变化主要受肋间肌和辅助呼吸肌的影响，并取决于肋骨的活动性。因此，导致胸部无法形变或固定的状况，例如后凸畸形或强直性脊柱炎，也可能限制扩张。

肥胖还会增加胸部的软组织质量，从而降低胸壁顺应性。此外，由于呼吸运动最终取决于呼吸肌的运动，导致呼吸肌麻痹或无力的情况会严重限制通气，并常常导致呼吸衰竭。由于测量胸壁顺应性，肌力和杠杆作用及腹腔内压力和重力很困难，习惯上测量其后果，如肺容量，气体交换、通气和灌注。这些测试的结果加上对患者临床状况的了解通常足以区分胸壁或肺的顺应性改变与神经肌肉功能不全。

（三）气道阻力

气管支气管树被建模为从气管（被认为是 0 级）开始的 23 级对称分叉。随着级数的增加，气道口径减小，但子支的数量增加，因此整个分支气管树呈指数增长（图 10–5A）；基于此几何特征，可以得出结论，气流速度沿终末气道降低。图 10–5B 显示，最大的气流阻力出现在较大的肺内支气管中，其中流动状态部分为湍流，而向下流到末端空气的流动阻力则大幅度降低，最终气流变为层流 [1]。从功能角度来看，前 16 级被称为传导区：它们的主要功能是加湿空气并将颗粒在覆盖上皮的黏多糖层中捕获。直到第 16 级，肺中所含的空气量被称为解剖无效腔。17～23 级代表呼吸区，其中肺泡 – 毛细血管膜的薄度及肺泡中的气流速度几乎降低到零，促进了扩散的物理过程。

为了产生气流，呼吸肌不仅必须扩张肺和胸壁的弹性结构，而且还必须产生克服运动摩擦阻力的力。摩擦阻力包括呼吸运动期间通过传导气道的气流及肺和胸壁内组织流动的压力损失。与在静态条件下进行弹性回缩力的测量不同，阻力是一种动态特性，必须在有气流的情况下进行测量。肺和胸腔内总气道阻力的组成部分是气道阻力、肺组织阻力和胸壁组织阻力。在大多数阻塞性肺病中，组织阻力的变化特别小，因此被气道阻力变化所掩盖。大部分呼气气流阻力通常出现在直径 2mm 或更大、更中心的气道中。

直接测量气道阻力在技术上是困难的，并且会产生可变的结果。因此，通常使用间接测量，例如呼气峰值流量（PEF）或用力肺活量（FVC）一秒用力呼气容积（FEV_1），来评估气道阻力。这些测量是在最大限度地呼气时进行的。

这些间接测量气流阻力的方法可为整个气道系统测算平均值。在慢性阻塞性肺疾病（COPD）和哮喘等弥漫性阻塞性肺疾病中，某些气道对气流的抵抗力比其他气道高，导致吸入的空气分布不均匀，通气与灌注之间的不匹配会损害气体交换。

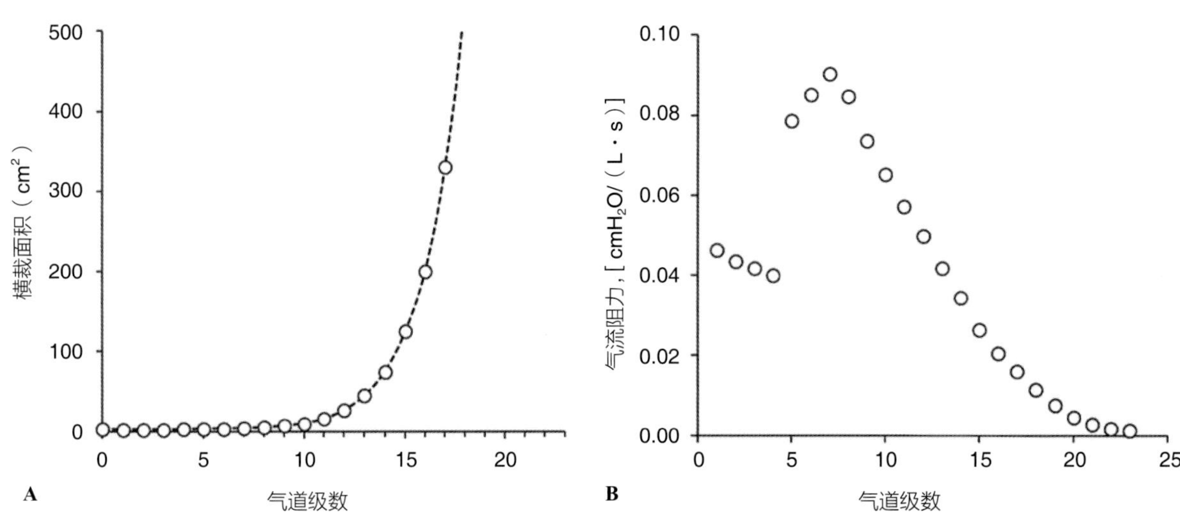

▲ 图 10–5 **A.** 从气管（第 0 级）到终末支气管气道（第 23 级）的 23 级气道的横截面积；**B.** 气流阻力与气道级数的关系

1. 呼气过程中的气道阻力

最大呼气流量主要由肺和气道的机械特性决定，通常不受力的限制。在最大肺容积下，用力呼气可以达到最大呼气流量。图 10-6 中的等容积压力 - 流量曲线说明了这一概念。这些曲线是通过在特定的肺容积上以增加的力度进行一系列主动呼气并将相应的胸膜压力绘制成相应的流速得出的。在这种情况下，胸膜压力代表与肌肉力量有关的驱动压力或作用力。这些曲线是在 3 种不同的肺容积下获得的。75%～100% 肺总量（total lung capacity，TLC）中，流量随力度增加，且不仅取决于胸膜压力，还取决于气道的通畅性和大容积时肺的弹性回缩力。在低于 75% TLC 左右的容积时，呼气流量会随着力度而增加，直到超过这一点，此后力度的进一步增加不会导致更高的流速。当胸腔气道内的呼气阻力使气体压力降低等同于弹性回缩力的数值时，就会出现气流限制。气道中出现此现象的点，即等压点，可看到胸腔内气道内的气压等于气道外表面的胸膜压。随着下游（朝向口腔）气道的阻力进一步降低，气道壁阻力（透壁压力）变负，气道容易被压缩。流量在此时达到最大水平。由于用力而导致胸膜压力的进一步增加，压缩气道并将流量限制在与它们驱动气流相同的程度。之所以发生这种动态压缩，是因为胸内气道暴露于胸膜压。

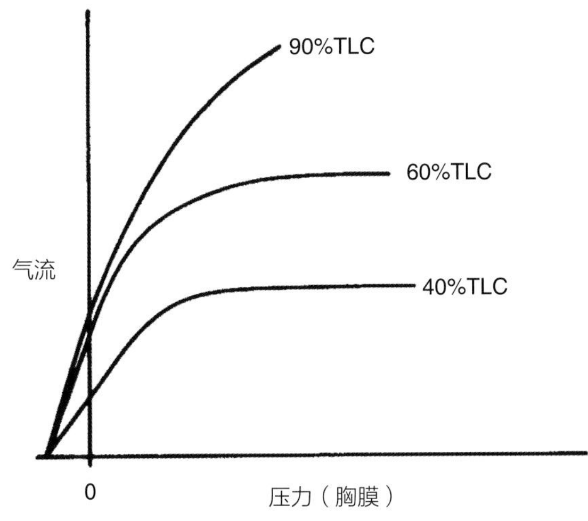

▲ 图 10-6 三种不同肺容积的等容积压力—流量曲线 TCL. 总肺活量

图 10-7 中的模型说明了这一概念。在此模型中，肺或肺泡和气道悬挂在代表胸部的盒子中。仅出于描述目的，将肺与胸壁分开，并且应将肺与胸壁之间的空间视为无气的胸膜空间。数字代表以 cmH_2O 为单位的压力。在图 10-7A 中，胸膜压力等于气道周围的压力。在此水平的肺扩张下，胸膜压与肺的弹性回缩压力相等且符号相反（+10；不存在压力梯度以产生气流），并且肺泡净压力为大气压或为 0。在主动呼气过程中（图 10-7B），胸膜压力变为正压 +10。因为肺泡压力等于胸膜压和肺回缩压之和，所以它的增加量等于胸膜压的增加。在这一点，肺泡压力（+20）和气道开口压力（0）之间的差代表产生呼气流量的总压力。因此，随着压力由于流动阻力而下降，在肺泡和气道开口之间的某个点处，气道腔内压等于胸膜压，并且此点下游的腔内压小于胸膜压。如果这种情况发生在胸腔内气段，气道周围的压力来自胸膜，则下游段会塌陷，限制流量。随着力量的进一步增加，下游部分趋向于进一步崩溃。在这种情况下，由于更大的力而导致的驱动压力的任何额外增加仅在保持塌陷段打开时被消除掉。

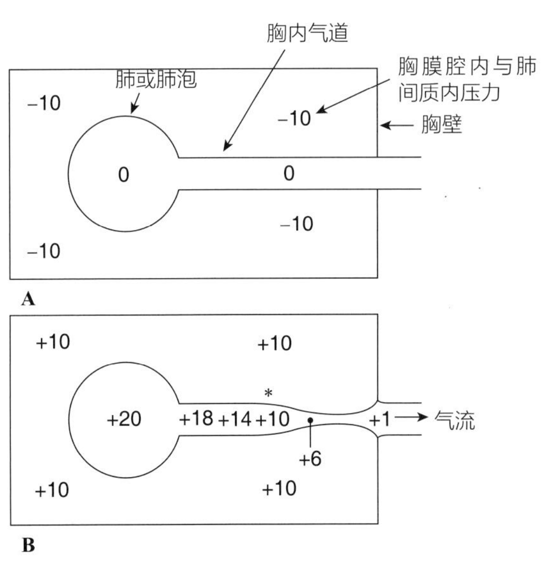

▲ 图 10-7 胸模压模型

A. 静态；B. 动态。静态反弹压力为 $+10cmH_2O$，气道从标有星号的点向下游受压

因为在大多数 VC 中，这种动态的呼气塌陷发生在最大的力气作用下，所以最大的呼气流量不受 FVC 操纵过程中力气的限制。取而代之的是，最大流量取决于肺的内在特征，例如肺回缩压和等压点上游周围气道的阻力。因此，诸如肺气肿之类降低气道和肺组织弹性的疾病往往会通过降低驱动压力和使气道更易塌陷而产生血流受限。慢性支气管炎和哮喘等疾病会通过增加上游或周围呼吸道的阻力而产生血流受限。由于在不依赖力气的 VC 范围内最大呼气量（TLC 的 75%）取决于胸腔气道的阻力特性，因此，用力呼气试验已成为检测、量化和治疗阻塞性肺疾病的有用手段。

呼气流量限制通常发生在较高肺容积的中央气道内，以及较低肺容积的较小的外围气道内。由于慢性气流阻塞被认为是从较小的、更外围气道发展至较大的气道，因此在 COPD 的早期检测中，更多的注意力集中在确定肺容量较低时最大呼气流量减少的情况。已经提出，通过在低肺容量下（如当呼出 VC 的 50% 或 75% 时）测量用力呼气量，并将其与已建立的正常标准进行比较，可以检测到最小气流限制的存在。

因此，根据最大呼气流量曲线的呼气末部分进行的测量可以在定时 VC 测量出现异常之前识别出早期呼气受限的患者。在实践中，尽管这种测量可能更敏感，但它们不像将呼气量与呼气时间相关的用力呼气的肺活量测定法［如 1s 的强迫呼气量（FEV_1）］一样具有可重复性和特异性。

2. 吸气时气道阻力

气道横截面随 PTM 和气道顺应性而变化。PTM 取决于气流方向和气道位置。对于胸内气道，PTM 在呼气时为负（收缩），而在吸气时为正（扩张）。用力呼气期间胸内气道塌陷的趋势表现为前述的气流阻塞。跨胸外气道的 PTM 方向相反：吸气时为负，呼气时为正。

吸气气流受力限制，因此与施加的力成正比。呼气气流受损的 COPD 患者，吸气量也可能下降。患有慢性支气管炎的患者和患有哮喘的患者的吸气量可能会减少，这是因为分泌物、渗出液和支气管痉挛使支气管腔变窄。当气道由于发炎的支气管壁变硬或膨胀而减少，或者由于径向牵引力降低而变窄时，吸气流量也会减少，如图 10–6 所示。然而，吸气流量减少的幅度不能提供肺气肿、哮喘和大多数其他气道疾病中慢性气流阻塞的存在或严重程度的可靠指标。

二、肺容量测定

只要保持足够的容量以允许正常的肺泡通气，单纯的肺容量轻微下降就不会限制肺功能。尽管潮气量通常随运动量的增加而增加，但给定运动量所需的通气可通过增加潮气量或呼吸频率来实现。因此，可以通过增加呼吸频率来补偿有限的肺容量。然而，在存在以气道阻塞为特征的肺部疾病时，维持通气的潮气量比频率增加的幅度要大。潮气量和频率之间的这种相互关系在本章后面的“呼吸的工作”中进一步讨论。

胸壁、肺或胸膜疾病引起的肺容量减少为疾病的严重程度提供了粗略的指导。因此，容积测量可用于确定何时进行治疗干预或评估治疗效果。肺体积测量很容易进行，其可重复性可用于对患者进行系列评估。尽管没有建议通过肺容量减少来进行特异性诊断，但简单的容量测量（尤其是 VC）与直接测量确定静态肺容量（例如肺顺应性）的机械因素一样敏感。

（一）呼吸量测定法

呼吸机械参数的精确评估，对于检查健康状态的偏离程度、慢性肺部疾病的进展，或者相反地，对药物的效果评估至关重要。这种考虑也适用于引起支气管高反应性的激发试验。

呼吸量测定法是研究肺功能中应用最广泛的研究方法。它基于两个主要物理变量：肺容量和空气流量。它们的改变反映了不同的呼吸道疾病，即那些由于气道变窄而引起呼气性呼吸困难（阻塞性综合征），以及那些由于肺 / 胸壁僵硬程度增加而引起气体流通量减少的疾病（限制性综合征）。图 10-8 显示了呼吸量测定操作过程中肺部容积的细分，这显示了缓慢（安静）的吸气直至最大容积，然后呼气至肺的最小容积的过程。

有几项特殊肺容量已经被定义。潮气量（tidal volume，V_T）是正常呼吸过程中呼吸的空气量，安静呼吸时，其大小通常约为 500ml。补吸气量（inspiratory reserve volume，IRV）是在正常呼吸结束时可以进一步吸气的最大空气量，约为 3500ml。补呼气量（expiratory reserve volume，ERV）是在正常呼气结束时可以进一步呼出的空气量（1000～1500ml）。肺活量（VC）是肺部从最大吸气到最大呼气所能转移的空气量，大多数健康成年人的 VC 约为 4500ml。残气量（residual volume，RV）是最大呼气后保留在肺中的气体体积；因此，不能通过呼吸量测定法进行测量，而是需要使用示踪气体（甲烷或氦气），大小通常 1500～2000ml。功能残气量（FRC）是呼气末在肺中残留的空气量，相当于 ERV 和 RV 的总和，约为 3000ml。肺总量（TLC）是 VC 和 RV 之和。这些值应当与相应年龄、性别、种族和身高标准化的预期值进行比较。

从图 10-9 所示的容量 - 时间、流量 - 容量曲线中，我们能够获取更多信息。这些值也针对年龄、性别、种族和身高进行了标准化。从容量 - 时间曲线、流量 - 容量曲线，我们可以得到 FVC，即在最大吸气后，尽最大努力强制呼出的空气总量，从 VC 吸气最大值呼气到 RV 值。FVC 可能小于 VC，因为强制呼气增加了呼吸道

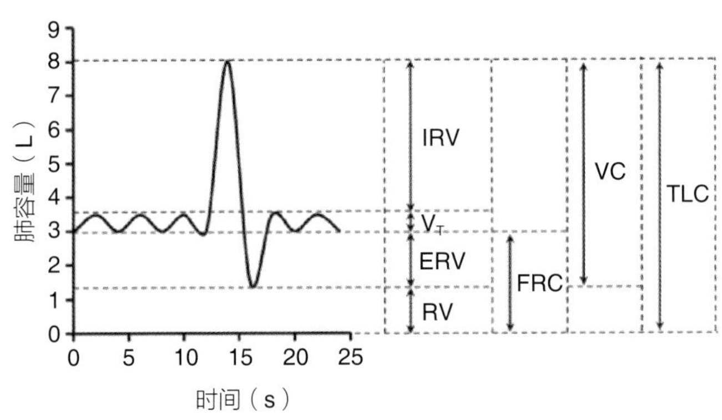

◀ 图 10-8 肺活量描记法定义肺容量的分部

VT. 潮气量（在正常呼吸中动员的空气量）；IRV. 吸气储备量（在正常吸气结束时可进一步吸入的空气体积）；ERV. 呼气储备量（在正常呼气结束时可进一步呼出的空气体积）；Vc. 肺活量（从最大吸气量降至最大呼气量肺呼出的气体量）；RV. 余气量 [肺活量在最大呼气后剩余气体；因此不能通过肺活量测量来测量。其测量需要使用示踪气体（甲烷或氦气）]；FRC. 功能余气量（呼气末残留在肺中的空气体积）；TLC. 总肺容量（VC 与 RV 之和）

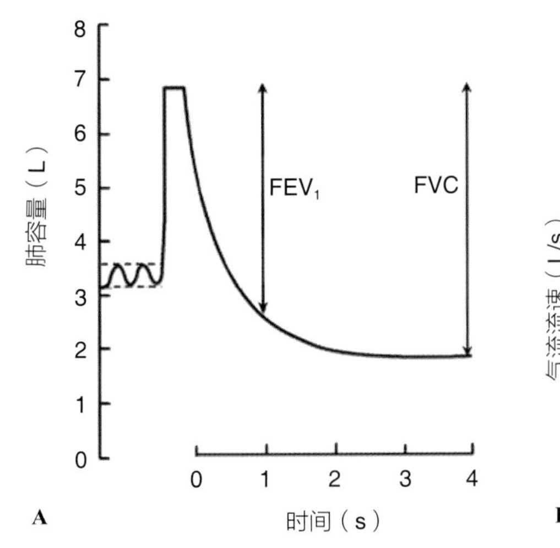

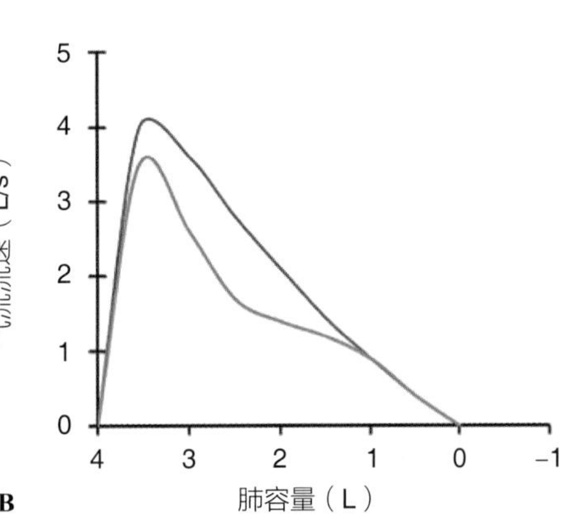

▲ 图 10-9 呼气曲线

A. 强制呼气。FVC. 强制肺活量（通过从 VC 到 RV 开始的强制动作在最大吸气后呼出的空气总量）；FEV_1.1s 内的呼气量（受试者 1s 内可呼出的空气量）。B. 从 VC 开始的呼气流量曲线。请注意，相对于健康受试者（红线）而言，阻塞性肺疾病蓝线的流量限制较大

塌陷的趋势，从而导致空气滞留。在正常受试者中，与 VC 相比，FVC 低 2%～3%，但在气流受限的受试者中，这种差异显著增加。最常用的值之一是 FEV_1 或 1s 内的强制呼气量。这是在强制最大呼气的第一秒内从 VC 的吸气状态开始，呼出的空气量。通常，其值大于预估值的 80%。

FEV_1/FVC 可能是最重要的数值。它是一项被称为 Tiffeneau 指数的无量纲索引，可以通过计算 FEV_1 与 FVC 的比（FEV_1/FVC）得到。它可以用来区分阻塞性通气障碍与限制性通气障碍。在正常和限制性通气障碍受试者中，该比值 ≥ 80%。根据阻塞性综合征中气道血流受限的严重程度，该比值会不同程度地降低。

"流速 – 容量" 循环如图 10–9 右侧所示。受试对象从 VC 水平（从最大吸气）开始用力呼气。在健康受试者（红线）中有一特征，即由于胸膜压力明显高于气道内压力，导致胸膜压力显著增加，引起气道早期压缩，进而在强迫呼气发作后不久就出现了流量限制。作为对比，这一现象在阻塞性呼吸困难的受试者（蓝线）中更为明显，因为这类患者的气道弹性更低（如肺水肿患者）。

根据肺部的压力、体积和流量的关系，可以通过测量最大呼气量来确定是否存在气道阻塞。由于最大流量是相对独立的量，并且主要取决于肺的弹回压力，并且由于肺的弹回压力取决于肺的容积，因此只需要将测得的流量与其肺容积相比较即可。这种关系称为流速 – 容量曲线，如图 10–10 所示。

关于气道阻力，应该记住，呼吸量测定法和流速 – 容量曲线，是因为气道口径降低而增加气流阻力的替代标志。直接测量气道阻力需要基于人体体积描记器或强制振荡技术的特定方法。

气流病理学的主要变化在"流速 – 容量循环"的呼气部分得到了证明，如图 10–10A 所示。胸腔内动力性阻塞（如慢性阻塞性肺疾病）通常会产生特征性的截断呼气阶段（图 10–10B）。胸腔外动力性阻塞，例如颈部气管软化主要限制吸气气流（图 10–10C）。狭窄的孔口阻塞，例如狭窄或纤维化性纵隔炎，同时限制了吸气和呼气流量（图 10–10D）。

呼吸力学的非有创性评估：强迫振荡技术。

应当注意到，从第 13 级开始的小型气道主要涉及导致气流受限的肺部疾病，但它们仅占总气道阻力的一小部分（图 10–5）。不幸的是，在肺活量测定法和体积描记法能够检测到细小气道疾病时，对小气道的损害已经涉及末端细支气管的 45% 以上。但是，强制振荡技术似乎更适合检测由进展中的病理情况引起的微小变化。

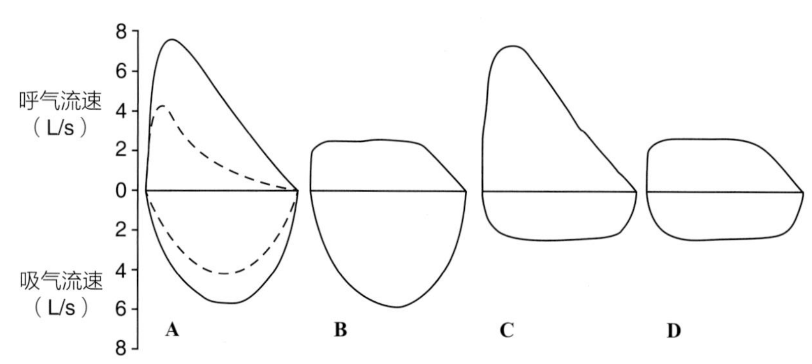

▲ 图 10–10 正常和异常流量循环的示意图

纵坐标为流速，横坐标为体积，剩余体积在右，总肺活量在左。A. 实线代表正常的流量循环；虚线代表患有阻塞性气道疾病患者的典型循环，其中气流的最大减少发生在肺活量的中低范围。B. 血容量循环显示正常呼吸时截断的呼气（Exp）阶段，表明胸腔内梗阻可变，如偏心气管内肿瘤。C. 具有正常外观的呼气阶段的截断的吸气（Insp）阶段与可变的胸腔上呼吸道阻塞（如喉部病变、声带麻痹）相符。D. 在吸气和呼气期间最大流量减少是上呼吸道阻塞的固定特征，通常在周围气道病变中可见强迫振荡技术[2]有助于评估小气道病变。该技术基于自发呼吸期间小压力波的叠加，而该压力波是由特定设备在嘴部产生的可变频率（f）（图 10–11）。

传递到肺部的压力信号的振幅（ΔP）与呼吸系统产生的脉冲流量信号［反映了总阻抗（Zrs）］之间的比例见公式 10–3。

$$Zrs=\frac{\Delta P}{\Delta V} \quad \text{（公式 10–3）}$$

总阻抗（Zrs）是呼吸系统对气流的阻力（Rrs）和电抗（Xrs）的代数和（公式 10–4）

$$Zrs=Rrs+Xrs \quad \text{（公式 10–4）}$$

Zrs、Rrs 和 Xrs 的测量是在不同的振荡频率下进行的。低振荡频率（＜5Hz）在肺部更远处传播，因此反映了整个支气管树的机械特性以及肺组织的弹性。高振荡频率（＞20Hz）在较粗的气道中衰减，仅反映中央气道的机械性能。可以通过考虑在高频和低频振荡（DR5–20）下测得的 Rrs 和 Xrs 的差异来区分中央气道的机械性能与远端气道＋肺实质的机械性能。考虑到 Rrs，这种差异反映了所谓的阻力频率依赖性，它主要取决于小气道的阻力及肺组织机械特性的不均匀性[3]。

图 10–12 显示了这种观察作用的一个例子。两名受试者在对照条件下与乙酰甲胆碱激发后，接受了频率振荡测试，该测试广泛用于评估支气管高反应性，可作为哮喘严重程度的指标。两位受试者在对照状态下的频率震荡测试中，Rrs 和 Xrs 都没有观察到明显的区别（黑点）。乙酰甲胆碱激发的条件，则导致两个受试者的 Rrs 和 Xrs 的频率震荡实验变化频率增加。然而，在受试者 A 中，Rrs 和 Xrs 基本上平行移动，而在受试者 B 中，观察到两个指标的显著频率依赖性。对乙酰甲胆碱反应方式的差异使人们能够确定激发的作用部位：在受试者 A 中，激发引起沿气道的均质收缩，而受试者 B 中，频率依赖性的增加则显示出较小的周围呼吸道更为显著的支气管狭窄[4]。

（二）呼吸功

呼吸需要呼吸肌或机械通气以产生足够的力（压力），使肺和胸壁移位并移动通气所需的空气量。这些力被用以拉伸组织、抵消重力并克服组织和气道的摩擦阻力。在呼吸频率和潮气量的最高效组合时，呼吸功最小。这一组合的具体数值，因受试者及其特定代谢要求而异。随着潮气量的增加，肺回弹力在通气功中所占的比重也变大（图 10–4 中的 PV 曲线）。随着呼吸频率的增加，额外的气流湍流，以及由于动态气道压缩而使呼气时气道变窄，呼吸道阻力也随之增加。在

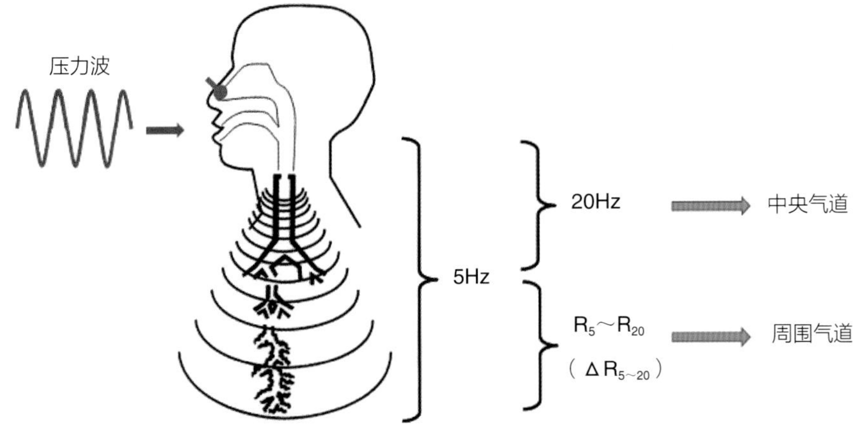

▲ **图 10–11　导出气道阻力的高频振荡技术的示意图**

最高频率（20Hz）提供了其流动阻力（R_{20}）的指标

最低频率（5Hz）提供了总气道阻力（R_5）的指标

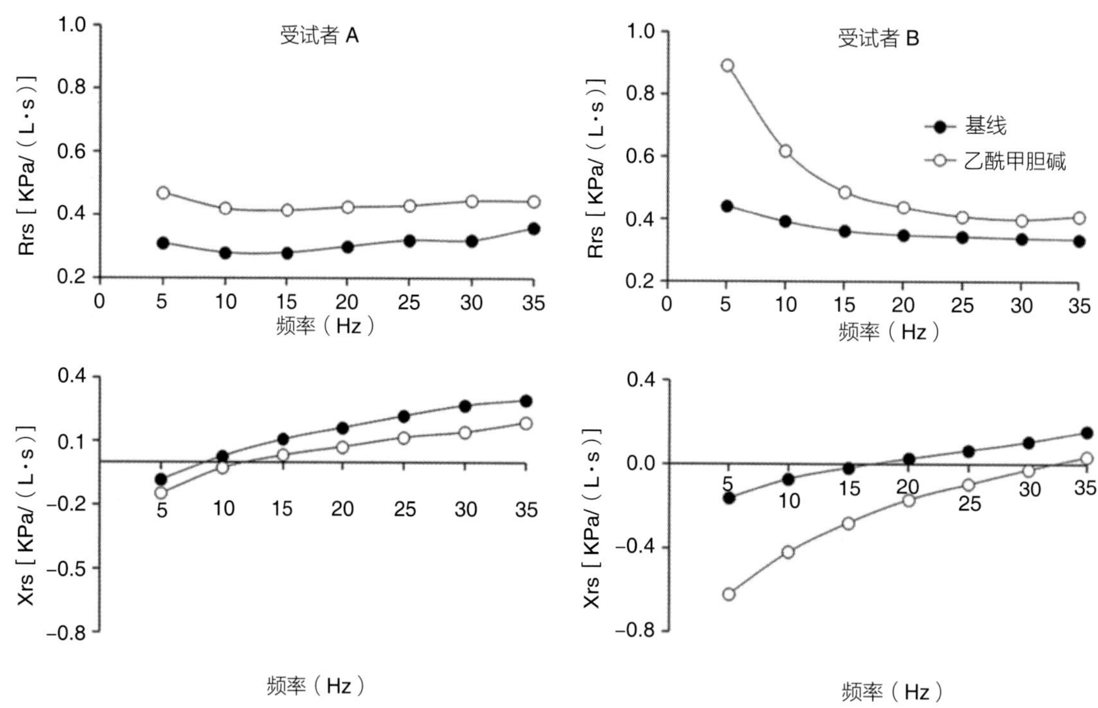

▲ 图 10-12 在对照组与乙酰甲胆碱激发后，两个受试者对频率振荡测试的不同响应

Rrs. 呼吸阻力；Xrs. 组织电抗。对照组 . 实心圆；乙酰甲胆碱数据 . 空心圆

较高的呼吸频率下，或者在气流阻塞的情况下，大于最大呼气气流所需的压力将驱动呼吸系统的速度快于其响应速度，而这种情况下就会有呼吸功被浪费。

在健康和疾病方面，人们倾向于配合潮气量（TV）和呼吸频率，以最少的功即可达到所需的通气。在正常人中，呼吸工作所需的能量很少，通气量 1L 需要大约 1ml 氧气，或耗能不到总耗氧量的 2%。在肺和胸壁疾病中，呼吸肌的氧气需求可能超过氧气输送能力，从而导致肌肉疲劳。因此，当肺部疾病导致呼吸功显著增加时，患者运动能力可能受到限制。

呼吸的弹性功可以通过压力 - 容积曲线来计算。图 10-13 为呼吸系统的压力 - 体积关系的示意图。斜率示意呼吸系统的顺应性（Crs）（包括肺和胸壁的弹性）；阴影区域表示在单次吸气过程中，将肺容量从 FRC 的状态增加至 V_T 所需要的弹性功（elastic work，Wel）。现在，我们可以估计由吸气肌提供的活化能而产生的吸气功（请参见“机械性肺胸壁耦合”部分）。

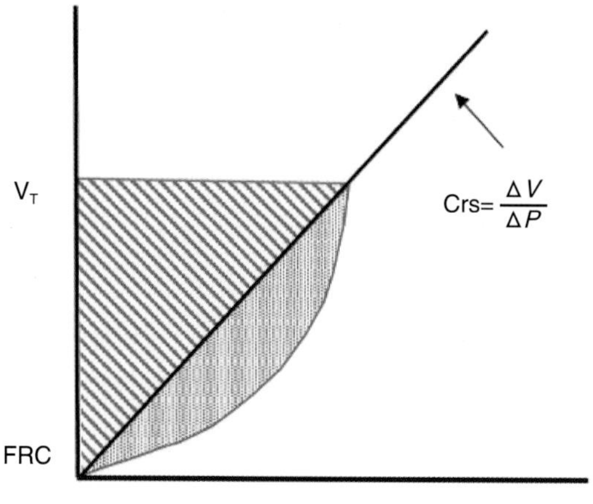

▲ 图 10-13 呼吸系统的容积 - 压力关系用于定义吸入过程中的弹性（蓝色区域）和阻力做功（红色区域）

FRC. 剩余功能能力；VT，潮气量；P_{RS}. 呼吸系统压力（在口或通过气管导管测量）；Crs. 呼吸系统顺应性（包括肺和胸壁的弹性）

单次呼吸的弹性功可以按公式 10-5 计算。

$$Wel=V_T \cdot \Delta P \qquad \text{（公式 10-5）}$$

而 $Crs=V_T/\Delta P$，图表中蓝色阴影部分表示了呼吸中的弹性功（公式 10-6）。

$$\mathrm{Wel}=\frac{1}{2Crs}\cdot V_T^2 \qquad （公式 10-6）$$

从上面的公式中可以看出，呼吸的弹性功与呼吸系统的顺应性成反比，与潮气量的平方成正比。与此相关的是，肺 / 胸腔顺应性的下降会明显影响呼吸的弹性吸气功。

要获得吸气弹力（P_{Wel}），必须将 Wel 乘以呼吸频率（RR），如公式 10-7 示。

$$P_{Wel}=\frac{1}{2Crs}\cdot V_T^2\cdot \mathrm{RR} \qquad （公式 10-7）$$

因此，当通气需求增加时，Wel 的增加更多取决于以平方形式增长的 V_T，而不取决于呼吸速率的增加。

阻力吸气功以红色区域表示，并随着流速和气道阻力的增加而明显增加。在通气量从 20L/min 升至 80L/min 的健康受试者中，吸气弹性功占呼吸总功的 60%～70%，而呼吸阻力功仍在 20% 以内[5]。

通过体育锻炼可以提高呼吸功率。图 10-14 通过分析在训练项目前后运动引起的过度换气期间的几个变量，说明这一点。在没有进行体育锻炼的情况下增加工作量（空心圆）时，通气量（纵坐标 V_E）会随着潮气量（横坐标 V_T）和呼吸频率（15～30 次 / 分）的增加而增加。

在通气量从约 10L/min 到约 70L/min 的过程中，吸气弹力增加了 10 倍（等值标记为 15～150）。训练后（空心圆），整个通气量与潮气量的关系向上移动，显示出提高呼吸效率的优势。确实，较低的 V_T 和较高的 RR，以及相应的较低的吸气力，可实现相同的通气，因此呼吸模式耗能较低[6]。

由于在做功过程中感觉到的疲劳包括呼吸性的疲劳，因此可以假设呼吸肌功率的提高可能有助于减少过度换气时的疲劳感。在这方面，重要的是，呼吸疲劳与呼吸功率输出是唯一相关的。因此，减少后者意味着减少呼吸做功的感知[7]。

肺叶切除术和全肺切除术后，呼吸功增加，因为肺顺应性下降与切除体积成反比[8]。因此，手术后应当会引起呼吸困难，并可能限制运动能力。

（三）肺泡力学机制

对肺功能至关重要的是肺泡的稳定性。实际上，肺泡的总扩张压力（P_d）是两个分量的总和，一个是肺泡壁的弹性特性（P_{el}），另一个是气血屏障组织 - 空气界面形成的表面力（P_γ）（公式 10-8）。

$$P_d=P_{el}+P_\gamma \qquad （公式 10-8）$$

根据拉普拉斯定律，发现肺泡之间的 P_{el} 发生很大变化[9]，此外，P_γ 与肺泡半径（R）和表面张力（γ）有关（公式 10-9）。

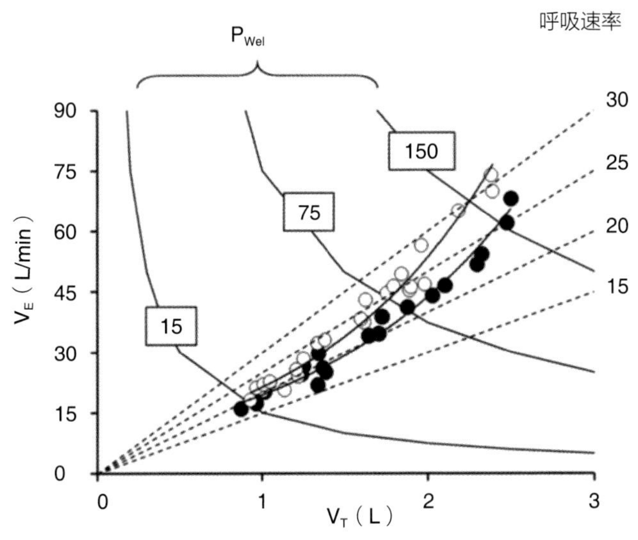

◀图 10-14　久坐的受试者在训练之前（实心圆）、之后（空心圆）通气量与潮气量关系

该图报告了等呼吸速率线（虚线等值线，15～30）和吸气弹力（P_{Wel}，连续等值线，15～150）训练后，通过较小的 V_T，较高的 RR 和较低的呼吸弹性功可实现相同的通气。因此，训练可以使呼吸效率提高

$$P\gamma = 2\frac{\gamma}{R} \qquad \text{（公式 10–9）}$$

如图 10–15，对于相同的 γ 值，较小的肺泡（A）中的 P_γ 会更大，从而促使其排空到较大的肺泡（B）中。因此，大小和机械性能不同的相邻肺泡代表了内在不稳定系统。在气血屏障表面上存在的分层表面活性剂分子[10]，提供了部分稳定性。如图所示，在较小的肺泡中，较厚的表面活性剂层会降低 γ：只要保持 γ/R 比恒定，就可以部分确保稳定性，因为在不同半径的肺泡中，Pd 相等。表面活性剂的另一个优点是它可显著降低 γ，因此可降低相应的 P_γ 值。在健康的肺中，γ 可能低至 2～10dynes/cm，远低于组织 – 空气界面的值（约 70dynes/cm）。P_γ 值低也会使 P_d 保持较低，这意味着吸气肌施加更小的压力使肺扩张。

在没有表面活性剂的情况下（如早产肺），肺泡的稳定性会受到很大损害，实际上，肺部表现为过度扩张，并伴有肺不张区域。

（四）肺力学实际应用

对于肺部力学的理解在管理和监测机械通气的患者非常有用。通气量取决于由压力梯度驱动的体积变化，但是与作用力是由呼吸肌产生还是由呼吸机产生的无关。

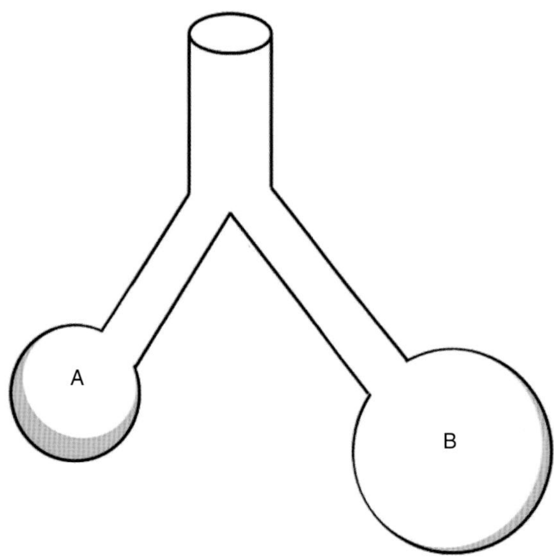

▲ **图 10–15　相对于半径较大的肺泡，较小半径肺泡中更厚的表面活性剂层可确保肺泡稳定性**

例如，在机械通气的患者中，在动态（峰值吸气）和静态（稳定吸气）条件下评估气道开口处的最大压力可能很有帮助。在给定吸气流量和潮气量的条件下，需要能够使整个呼吸系统扩张的峰值压力。在机械通气的患者中，该系统除呼吸道、肺和胸壁外，还包括机器电路和管路。峰值压力的升高可能与呼吸系统顺应性降低、气流的阻力增加或两者相关的多种情况有关。这些情况包括实质性肺部疾病、胸膜腔积液、气道分泌物、管道扭结，以及腹腔内压力增高。

平静呼吸压力反映了在没有气流的情况下，维持呼吸系统体积增加所需的力。因此，容积变化与静态呼吸的吸气和呼气末静压之间的差异，或者平台压减去添加的 PEEP（如果有）的差异，反映了呼吸系统的顺应性。静态呼吸系统的顺应性取决于肺和胸壁的机械特性。要进一步区分肺与胸壁的顺应性，需要通过食管球囊测量跨肺压。跨肺压由肺回弹力决定，而胸壁回弹力是呼吸系统和跨肺压之间的差。我们必须小心考虑与自发通气有关的压力。例如，在测量吸气末期平台期间的主动呼气力会使压力大大增加，并导致对依从性的估计偏低。

在诸如成人呼吸窘迫综合征等疾病中，对呼吸系统顺应性及其肺和胸壁成分的测量应当被重视。在该疾病中，呼吸系统的顺应性严重降低。顺应性测量可用于监测疾病进程，修改呼吸机使用策略，以最大限度地减少气压伤，调整 PEEP 以优化气体交换状态等。例如，随着新生肺泡产生，呼吸系统的顺应性和气体交换应随着 PEEP 的增加而改善，但是当 PEEP 过度扩张时，顺应性则可能会降低。另外，峰值压力与静态（无流量）压力之间的差，能够辅助估计克服气流阻力所需压力。静压峰值差的增加表明了气流的阻力增加。而对呼吸机制的深入了解对于优化危重患者的管理非常有价值。

三、肺部气体交换

在细胞层级和结构非常简单的生物体中，氧

气通过简单扩散供给。在复杂的生物体中，则需要更复杂的输送系统。人的呼吸系统通过对流（集流）和扩散的复合过程提供氧气。胸壁的肌肉和气道将大量气体带入肺泡腔。肺泡表面为 50～100m^2，为气体扩散到血液中提供了较大的面积。心血管系统将血液输送到组织，在毛细血管中，较大的毛细血管表面积可促进氧气扩散穿过细胞膜并进入线粒体。净效应是氧气从大气到线粒体的局部压力梯度的被动扩散。

生物体还需要排出代谢最终产物的机制。泌尿系统和胃肠道系统可以排出液体和固体废物，而呼吸系统则是排出二氧化碳气体的场所。而术语“气体交换”是指氧气的吸入和二氧化碳的排出。

氧气消耗和二氧化碳的产生发生在线粒体中，并随代谢状态而变化。静止时，两者都在 200～250ml/min，但是快走时可以增加到 1L/min，跑步时可以增加到 3L/min，而训练有素的运动员通常以短暂的平均速度消耗 5L/min，短时间内平均耗氧量高达 6.6L/min。

二氧化碳和氧气的相对交换量取决于消耗的“燃料”类型。碳水化合物代谢每消耗 1mol 氧气就会产生 1mol 二氧化碳。消耗蛋白质时，该比例下降到 0.8；对于脂肪，比例为 0.7。人体总二氧化碳产量与氧气消耗量之比称为代谢呼吸商（respiratory quotient，RQ）。在肺中，二氧化碳消除与氧气吸收的比称为呼吸交换比（R）。由于肺是排出体内所有氧气吸收和二氧化碳的场所，因此稳态下的肺气体交换等于组织气体交换，R 等于 RQ。

（一）气血屏障的结构

人肺由 2 亿～6 亿个单位的肺泡组成，平均直径为 30～50μm。肺泡壁、肺泡间隔，包含广泛的毛细血管网（图 10–16）。气血屏障（air-blood barrier ABB）由两种部分组成，较厚的部分包含肺实质的纤维成分；较薄的部分，由于上皮细胞、内皮细胞及基底细胞较薄，其厚度减小（约 0.5μm）。ABB 的整个表面在 100m^2 的范围，相当于每克组织约 2000cm^2。ABB 代表了呼吸气体交换的实际功能单元。

在生理条件下，通过肺泡毛细血管的血液富含与血红蛋白结合的氧气，并通过复合的扩散方式（气体溶解于在 ABB 中，并且跨越 ABB）在肺泡中释放二氧化碳。

（二）气体扩散的生物物理学

气体交换发生在支气管树的第 17～23 级，共有三个有利于扩散过程的功能：①扩散表面的扩大；②肺泡 – 毛细血管膜的厚度最小；③对流运动的最小化。后者不会干扰气体扩散，因为即使在过度通气的情况下，它们也降低到呼吸气体的扩散速度以下，这意味着对流流量增加。

对穿过 ABB 的气体扩散流定义见公式 10–10。

$$\dot{D} = D \cdot \Delta P \cdot \frac{S_A}{\tau} \qquad \text{（公式 10–10）}$$

其中 S_A 和 τ 是 ABB 的表面和厚度，P 是穿过 ABB 的气体的压力梯度，D 是气体扩散系数，并由公式 10–11 定义。

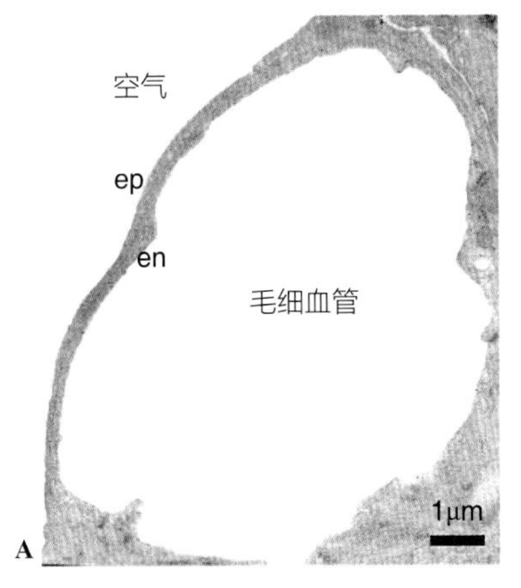

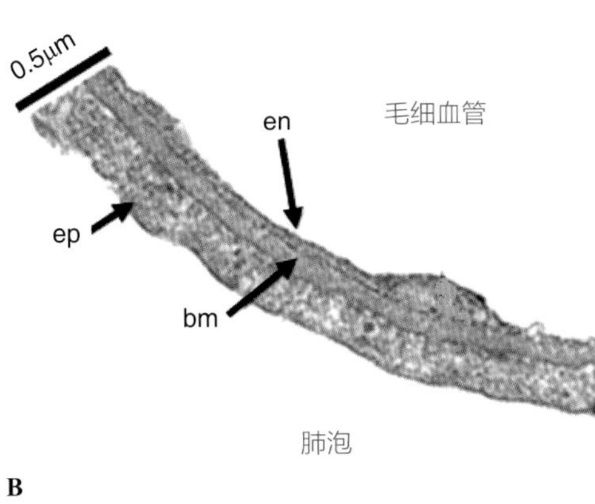

◀图 10–16　肺泡 – 毛细血管单元的透射电子显微镜图像（A）气血屏障薄层的高分辨率图像（B）

ep. 上皮；en. 内皮；bm. 基底膜

$$D=\frac{\alpha}{\sqrt{MW}} \quad （公式 10-11）$$

α 是溶解度系数，MW 是气体的分子量（在现有的问题背景下，气体为氧气和二氧化碳）。ABB 在形态学上的优势提供了非常高的 $\frac{S_A}{\tau}$ 比值，有利于气体交换。

在氧气从肺泡腔向血液流动的情况下，公式 10-11 可写为公式 10-12。

$$\dot{D}O_2=D\cdot\frac{S_A}{\tau}\cdot(P_AO_2-P_{\bar{v}}O_2) \quad （公式 10-12）$$

其中 $P_AO_2-P_{\bar{v}}O_2$ 代表维持肺泡毛细血管入口处 O_2 扩散的压力梯度，P_AO_2 是肺泡腔内的分压（约 100mmHg），$P_{\bar{v}}O_2$ 是混合静脉血中的 O_2 分压（约 40mmHg）。显然，由于 O_2 压力需要达到肺泡压力的平衡，$P_AO_2-P_{\bar{v}}O_2$ 的值沿肺毛细血管趋于下降。图 10-17A 是肺泡毛细血管功能单位的示意图。图 10-17B 显示，在生理条件下，沿毛细血管的氧气压力可以在大约 0.3s 达到平衡。图 10-17C 显示了同一时间段内的 CO_2 平衡过程。

1. 肺泡扩散特性的测量

由于目前没有可用的方法来估计 $\frac{S_A}{\tau}$，因此肺的气体扩散特性的计量仅基于气体扩散的估计值除以 ΔP 的方式进行计算。复杂的是，从 O_2 的角度来看，沿肺毛细血管的 $P_AO_2-P_{\bar{v}}O_2$ 随时间变化的动力学没有精确的概念。为了解决这一问题，由于 CO 可以以高亲和力结合到血红蛋白上，并且基本上没有分压，因此我们可以以肺泡吸收 CO 来估计肺气体扩散的能力。

用于估计肺的 CO 弥散能力（diffusion lung capacity ofco，DL_{CO}）最常用的方法是“一口气呼吸法”。DL_{CO} 的测量通常在 TLC 的基础上进行。受试者吸入给定体积的空气（含 0.3%CO）直至 TLC，屏住呼吸 10s，然后呼气至 RV。根据 CO 的清除曲线，可以从初始肺泡 CO 浓度（CO_0）随时间变化的指数衰减来确定其肺泡－毛细血管

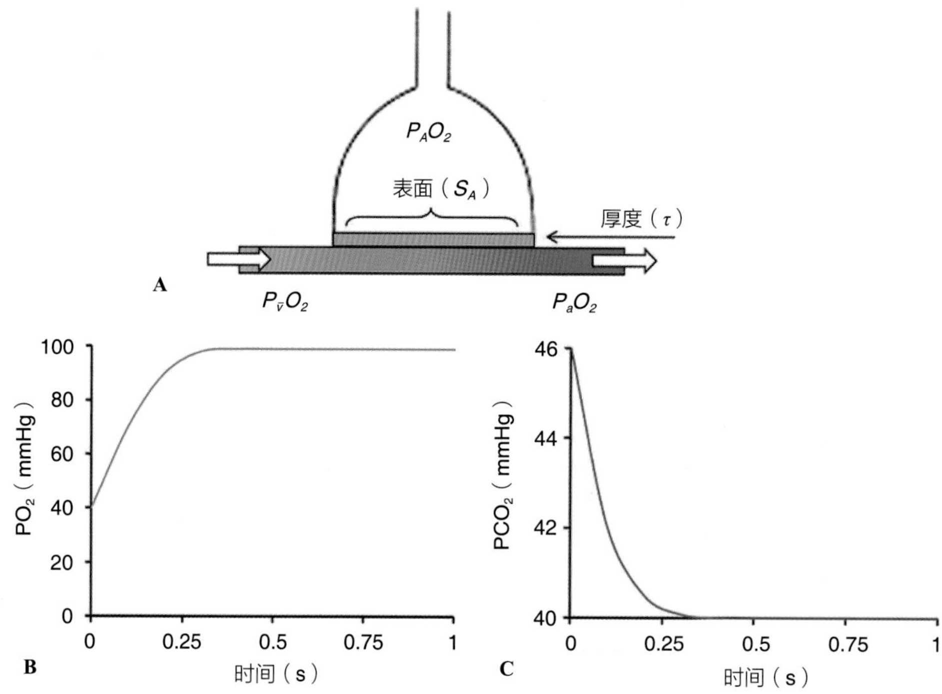

▲ 图 10-17 **A.** 肺泡－毛细血管单元示意图，显示了血液中的氧合过程以及静脉血（$P_{\bar{v}}O_2$），肺泡空气（P_AO_2）和动脉血中的 O_2 的部分压力（P_aO_2）；**B.** O_2 平衡过程的时程与肺毛细血管中血液通过时间的关系；**C.** 对应的二氧化碳平衡过程

扩散（公式 10–13）。

$$CO_t=CO_0 \cdot e^{-kco^{-1}} \qquad （公式\ 10–13）$$

其中 *kco* 是扩散系数，定义为公式 10–14。

$$kco=\ln\frac{CO_\alpha}{CO_2}\cdot\frac{1}{\Delta t} \qquad （公式\ 10–14）$$

CO_t 是给定时间 t 内 CO 的呼气分数。

CO 的吸收量表示为 DL_{CO} = ml/（min·mmHg），按照惯例，参考压力是肺泡空气中干燥气体的参考压力（大气 – 水蒸气压力；在海平面上压力为 760 – 47mmHg）。这似乎意味着肺内所有部位都充满了 100%CO，而这显然不是事实。因此，另一种无法穿过肺泡屏障的示踪剂（氦甲烷）气体被用于估计受试者的肺泡气容积（alveolar volume，VA），以每单位肺体积表达 DL_{CO}，因此可以得出公式 10–15。

$$\frac{DL_{CO}}{V_A}=\frac{kco}{P_{ACO}}=K_{CO} \qquad （公式\ 10–15）$$

其中 Kco 是传递系数（克罗格指数）。

将 DL_{CO} 与肺泡气容积归一化，可以比较不同体型的个体，并估计给定受试者内 DL_{CO} 对肺容量的依赖性。图 10–18 显示了来自多个受试者的数据。这些数据表明，在低于 TLC 的肺容量下测量时，DL_{CO} 降低，这主要是由于扩散过程中肺泡表面积的减少。数据还显示出明显的个体差异 [11]，反映了 ABB 特有的形态功能特征，对于 ABB 的扩散特性以及毛细血管对 CO 的结合的影响。

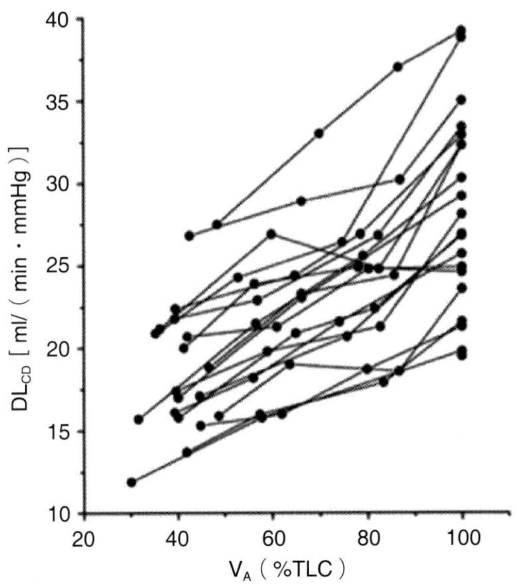

▲ 图 10–18　肺总扩散能力的个体间差异（DL_{CO}）作为肺容积（V_A）的函数；TLC. 总肺活量

2. 肺扩散的亚组分

有一种绝妙的方法 [12] 可将总体肺扩散能力划分为其亚组分，即肺泡 – 毛细血管膜扩散能力（Dm）和肺毛细血管血容量（Vc）。图 10–19 是考虑到氧气途径的扩散容量子组分的功能示意图，尽管子成分的估算依赖于 CO 的使用。

总扩散容量与其子成分之间存在以下关系（公式 10–16）。

$$\frac{1}{DL_{CO}}=\frac{1}{Dm}+\frac{1}{\theta\cdot Vc} \qquad （公式\ 10–16）$$

其中 θ 代表 CO（为方便测量血红蛋白扩散能力的气体）的化学反应速率。该方法基于对 3 种氧气混合物的 DL_{CO} 进行测量，从而可以改变 θ，以获得线性回归，如图 10–20 所示，其 Y 轴截距为 $\frac{1}{Dm}$，斜率为 $\frac{1}{Vc}$。

(1) 肺泡 – 毛细血管膜扩散能力（Dm）的个体差异：膜的扩散能力具有高度个体差异性，对运动及炎症反应也具有个体性。图 10–21A 显示

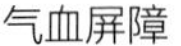

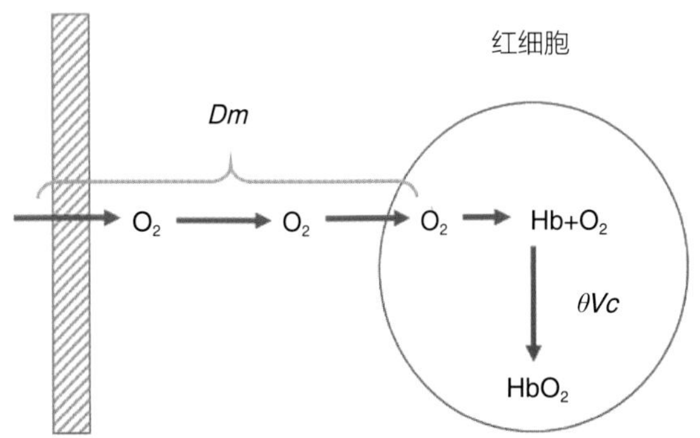

▲ 图 10–19　将总扩散容量（DL_{CO}）划分为其亚组分　膜扩散容量（Dm）和参与氧气吸收的肺泡毛细血管网中包含的血液量（Vc）。系数 θ 表示在单位时间内与血红蛋白（Hb）结合的 O_2 的量

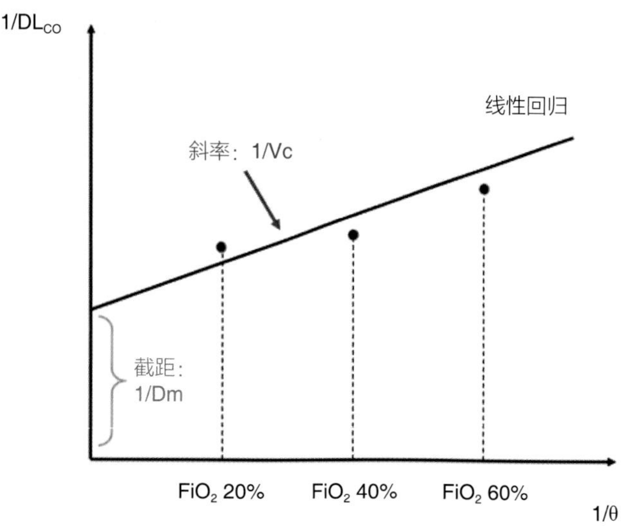

◀图 10-20　通过使用三种氧气混合物来测量 θ（CO 与血红蛋白的化学反应速率）以测得 DL_{CO} 亚组分的方法。获得在 Y 轴上的截距为 1/Dm（膜扩散能力）且斜率为 1/Vc（毛细血管血容量）的线性回归。FiO_2. 吸入氧气的分数

了与图 10-18[11] 相同受试者在不同肺泡气容积下测得的 Dm 数据。随着肺泡气容积的减小，Dm 的总体下降反映了$\frac{S_A}{\tau}$的下降。的确，由于肺实质的伸展，肺泡表面减少而隔膜的厚度增加。然而，显著的个体间差异表明了 ABB 也存在形态和功能特征上的差异。如图 10-21B 所示，通过改变肺泡的数量（N*alv*，可以影响 S_A）和肺泡间隔的厚度（τ），以调节 S_A/τ，并在减少肺体积时获得斜率谱。

(2) Vc 的个体差异性：Vc 表示肺泡毛细血管网中所包含的血液量，有助于气体交换。图 10-22 再次显示了图 10-18[11] 中同一受试者的数据。Vc 随着肺容量的减少而增加。该图显示了肺泡隔和边角血管在肺容量变化时的机械状态。总体上，肺的收缩可使肺泡间隔血管和交界血管的封闭，而在肺容积增加时则相反。请注意，Vc 的总值基本上反映了间隔血管的通畅程度，其数量大大超过了交界血管。人们可以将较大的个体间差异解释为肺泡毛细血管密度的差异。

总而言之，测量扩散亚组分是一种重要的工具，可以根据肺泡的几何形状及 ABB 的毛细血管网扩张来解释肺弥散能力的个体差异。这种

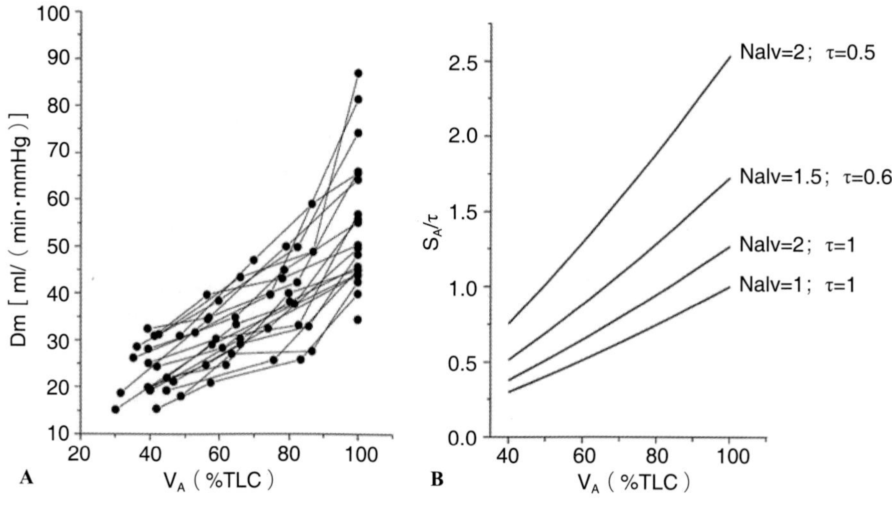

▲图 10-21　A. 膜扩散能力（Dm）随肺泡气容积（V_A）的函数而存在个体差异；B. 通过改变肺泡数目（Nalv）和气血屏障（τ）的厚度来解释 Dm 之间个体差异的数值模型

TLC. 总肺活量

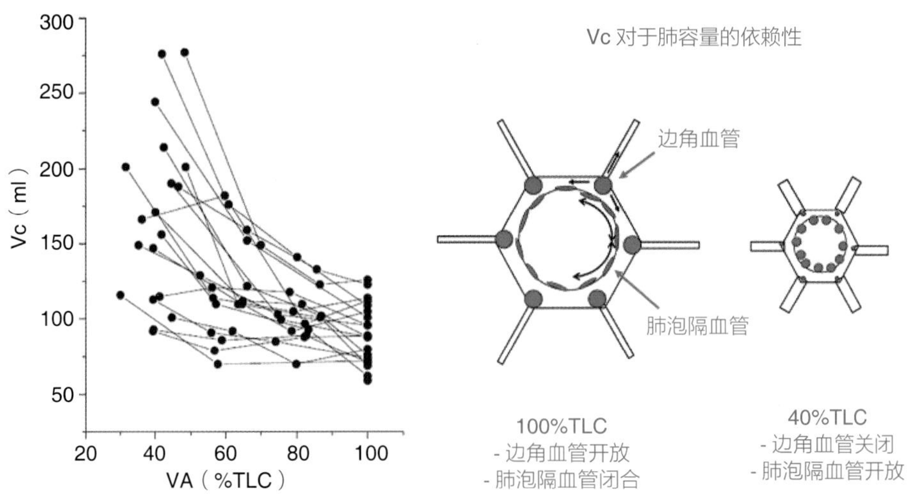

▲ 图 10-22 左：毛细血管血容量（Vc）随肺泡容量（VA）变化产生的个体差异；右：肺活量对交界和肺泡隔血管通畅的影响

TLC. 总肺活量

方法可能有助于描述在个体水平上对特定条件的适应特性（如运动或暴露于低氧环境）[13]，以及慢性肺病的演变过程。的确，DL_{CO} 的降低可能反映了由肺泡表面积的丧失（肺气肿、肺切除），或者 ABB 厚度的增加（肺水肿、肺纤维化）而导致的 Dm 降低；而肺泡毛细血管数量的减少（如肺动脉高压中的血管“修剪”）则能降低 Vc。

3. 氧气的扩散转运功能

氧气扩散能力（DLO_2）的估算仅需 O_2/CO 扩散系数之比即可得出：

$$\frac{DLO_2}{DL_{CO}} = \frac{0.0239}{0.0182} \cdot \sqrt{\frac{28}{32}} = 1.23$$

如上所述，可以将 DLO_2 估计为 $DL_{CO} \times 1.23$，表示肺对氧气的潜在扩散容量。实际上，氧气从周围空气到血液的转移涉及两个过程：扩散与血红蛋白的化学键，这两个过程是连续的。第二个过程取决于还原血红蛋白的可得性，由进入肺部的静脉血流［即心输出量（$\dot{Q}$）］连续提供。考虑到氧气的肺扩散－转运过程，适用以下质量守恒方程：

扩散的 O_2 质量 = 转运的 O_2 的质量

基于上述方程式，可以用一个简明的模型[14]来描述：血液氧合过程接近肺泡氧分压的动力学，以及血液离开肺泡毛细血管时达到的最终氧合水平。

现有一基本公式 10-13，与扩散和转运相关，并依赖于渗透机制：

$$\frac{P_A - P_a}{P_A - P_{\bar{v}}} = e^{-\frac{DLO_2}{\dot{Q}\beta}} \qquad \text{（公式 10-13）}$$

其中，P_A，P_a 分别表示：肺泡腔室、混合静脉血和离开肺泡毛细血管的血液中的氧分压。DLO_2 表示扩散容量，而 $\dot{Q}\beta$ 可以定义为由心输出量 $\dot{Q}$ 和 β 乘积决定的灌注容量，代表动脉和静脉点之间血红蛋白解离曲线的斜率。

肺毛细血管出口处的 $\frac{P_A - P_a}{P_A - P_{\bar{v}}}$ 值在区间 0～1 变化。值为 0 表示静脉血达到肺泡氧压的完全平衡，即为 $P_A = P_a$。在另一个端点，如果比值等于 1，意为分子等于分母，表示离开肺的血液，因为没有发生氧合作用，而保持静脉血的状态（如在存在分流的情况下）。该分析对于描述组织的需氧量增加和（或）发展扩散或灌注过程的局限性，影响静脉血液与肺泡空气的完全平衡的情况特别有用。图 10-23 显示了在多种情况下，健康受试者 $\frac{P_A - P_a}{P_A - P_{\bar{v}}}$（表示肺泡－毛细血管平衡的指数）的平均值与 $\frac{DL_{CO}}{\dot{Q}\beta}$ 相关。在静息情况

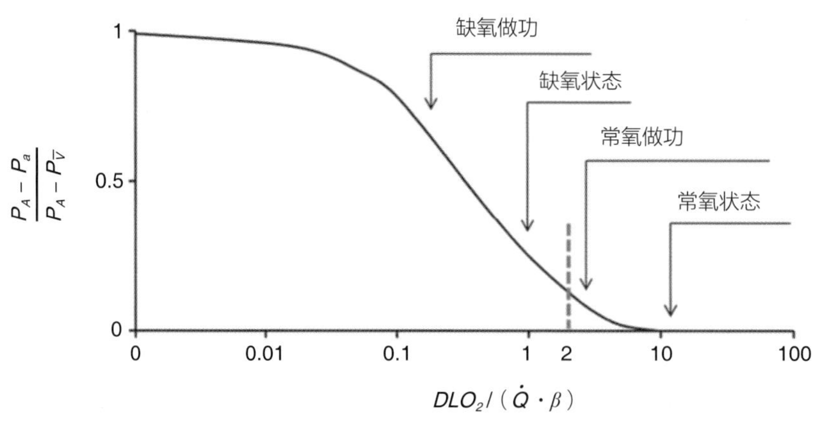

▲ 图 10-23 肺泡 - 毛细血管平衡指数（$\frac{P_A - P_a}{P_A - P_{\bar{v}}}$）随扩散与灌注能力（$\frac{DL_{CO}}{\dot{Q}\beta}$）之比变化

P_A，P_a 是混合静脉血中肺泡腔内氧气的分压，在离开肺泡毛细血管的血液中，DLO_2 是扩散容量，$\dot{Q}\beta$ 可以定义为由心输出量 $\dot{Q}$ 和 β 乘积表示的灌注容量，β 代表动脉和静脉点之间的血红蛋白解离曲线的斜率

下，$\frac{P_A - P_a}{P_A - P_{\bar{v}}} = 0$（肺泡氧压 - 血液完全平衡），$\frac{DL_{CO}}{Q\beta}$平均值为 10～12。后者的值揭示了氧气扩散的一项特征，也就是融合 - 传输系统，即与灌注容量相关的冗余扩散容量。随着组织对于氧气需求的增加（从常氧到锻炼状态），心输出量的增加导致$\frac{DL_{CO}}{\dot{Q}\beta}$值的显著降低，反过来，也导致了$\frac{P_A - P_a}{P_A - P_{\bar{v}}}$值的增加；$\frac{P_A - P_a}{P_A - P_{\bar{v}}}$反应的是肺泡气体与毛细血管血流失衡的加剧。由于缺氧，肺泡 - 毛细血管 O_2 压力梯度降低，DLO_2 降低并导致 $\dot{Q}\beta$ 的进一步降低。

因此，在缺氧状态下进行大量运动是毛细血管 - 肺泡之间的氧气扩散 - 转运不平衡的重要原因。显然，不平衡状态导致了所谓的肺泡 - 毛细血管梯度，即肺泡中与肺毛细血管外的血液之间的氧气压力之差。在下游，这种情况导致动脉血氧饱和度降低。

4. 关于氧气扩散 - 运输的功能性考虑

正如前文提到的，$\frac{DL_{CO}}{Q\beta}$的数值在健康受试者中较高，表明氧气的扩散能力，相对于灌注能力明显更强。当由于心输出量的增加而向组织的氧气输送增加时，该比值降低。在生理条件下，气体扩散并没有限制，限制血液中气体转运的因素仅与增加心输出量的情况有关（“灌注限制”的概念）。如果在病理状况下，气体交换表面积减少或肺泡毛细血管网面积和（或）增加了 ABB 的厚度，则 DLO_2 的减少将表示扩散限制的状况。显然，扩散和灌注的限制在病理条件下可能并存。

在临床情况下，$\frac{DL_{CO}}{\dot{Q}\beta}$这一比值降低至 2 以下（图 10-23），意味着肺泡 - 毛细血管梯度，以及$\frac{P_A - P_a}{P_A - P_{\bar{v}}}$比值的明显增加，这说明动脉血氧饱和度降低，并因此导致了工作能力的降低。在肺部疾病中出现扩散限制，并导致$\frac{DL_{CO}}{\dot{Q}\beta}$处于静息状态时，即使是轻量运动也可能导致这一比值降低到 2 以下。即使$\frac{DL_{CO}}{\dot{Q}\beta}$似乎有助于描述影响氧气扩散 - 转运功能的病理生理状况，但并未提供有关通气与灌注匹配的指征。

5. 肺扩散与代谢需求匹配

呼吸功能能够保持肺泡气体的部分压力恒定，因此，支持呼吸气体通过ABB扩散的压力梯度不变。这种平衡是通过通气作用维持的，通气运动可以使肺内的空气不断更新，以满足组织对氧气的需求。对于所有哺乳动物而言，肺泡通气量（V_A）与耗氧量（VO_2）之间的数值关系为：

$$VA \cong 18VO_2$$

通过动脉血，氧气运到外周组织，然后在既定的压力梯度下运到线粒体，并穿入细胞内部，然后用于氧化磷酸化。

Fick原理表示将周围耗氧量与血液中的氧气输送量相关的公式（公式10–14）。

$$\dot{V}O_2=\dot{Q}(CaO_2-C\bar{v}O_2) \qquad (公式10–14)$$

其中$\dot{Q}$是心输出量，CaO_2和$C\bar{v}O_2$分别是动脉和混合静脉血中的氧气浓度。

考虑到向组织的氧气输送是由$\dot{Q}\cdot CaO_2$定义的，可以将氧提取率定义为：与组织潜在可利用氧气相比，真正利用的氧气比例（公式10–15）。

$$O_2提取率=\frac{\dot{V}O_2}{\dot{Q}\cdot CaO_2}=\frac{\dot{Q}(CaO_2-C\bar{v}O_2)}{\dot{Q}\cdot CaO_2}$$

$$=1-\frac{C\bar{v}O_2}{CaO_2} \qquad (公式10–15)$$

图10–24的数据比较了在需要增加代谢需求的轻度运动下，健康受试者（红线）和患者（蓝线）之间的扩散限制的不同。在健康受试者中（A），O_2输送量与心输出量的斜率明显对应增加的心率，并在心率增加时保持恒定；相反，在患者中，这一比例的斜率逐渐减小，这表明由于CaO_2的减少，O_2运输量逐渐减少。在图10–24B中，可以注意到健康受试者的O_2提取率保持恒定，而在患者中，该比例逐渐增加，反映出$C\bar{v}O_2$的减少大于CaO_2的减少这一事实。因此，扩散限制会损害氧气的扩散–运输，使患者不得不通过从血液中抽取更多的氧气来面对氧气需求，从而导致静脉氧气浓度的降低。

总而言之，健康受试者随着心输出量的增加而从血液中提取相同量的氧气（约30%）；而患有肺部疾病的受试者必须提取输送至组织的70%的氧气。组织中PO_2的下降可能达到非常低的值（30～35mmHg），从而导致明显的细胞缺氧。

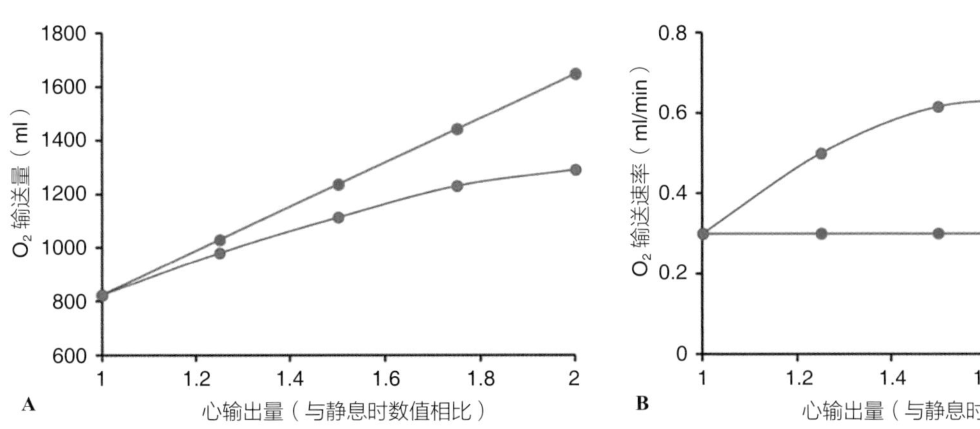

▲ 图10–24 比较健康受试者（红线）和有弥散性限制的肺疾病患者（蓝线）对需要增加代谢需求的轻度运动的反应

A. 氧气输送量与心输出量的关系；B. 氧气提取率与心输出量的关系

第三篇 胸部影像
Thoracic Imaging

第 11 章 肺和胸部的标准影像学评估
Standard Radiographic Evaluation of the Lungs and Chest

Dong-Seok Daniel Lee Mary Salvatore David Yankelevitz Claudia I. Henschke Raja M. Flores 著
徐昱扬 译

一、概述

如果没有放射学，手术是很难实施的。甚至从第一次发表“伦琴射线”开始，科学家们就开始了解这种可以观察到人体内部结构的出色工具的潜在意义[1]。临床应用 X 线的第一例报道发表在 1896 年，它显示的是肘关节脱位的影像[2]。近期在 Pubmed 上检索“放射学”这一单词产生了 1 173 057 条不同的结果。近年来影像学的发展使胸部疾病的诊断变得更加容易。本章的目的是提供胸部影像学方法的概述，以及影像学提供的一些重要信息。

（一）影像学检查方法

1. 胸部 X 线

胸部影像学评估首先应该做的就是标准 X 线成像。它可以提供胸部的概况并能快速提供诊断信息。审阅影像的各个方面（骨和软组织结构）非常重要，而不是单纯地关注肺野。在标准的胸部 X 线片上，可以识别到特征性病变。充满空气的肺可以为异常软组织提供很好的对比度。为了构建胸腔的三维信息及确定病灶是否真的在胸腔内，通常会对两个视野（正位和侧位）进行拍摄（图 11–1）。

对正常胸部解剖的认识有助于定位胸腔内疾病进程。从背侧看，一个正常的年轻人应该能把肺膨胀到第 10 肋的位置（图 11–2）。

有时候，其他视野也可能会有帮助。斜位和顶前突位的原理是体位的改变可以区分开覆盖在表面的结构。在前突位下，没有了颈椎和第 1 肋的干扰，可以更好地审查肺尖。侧卧位的图像对胸腔积液的评估很有帮助，尤其是膈下积液，因为它们不会使肋膈角变钝而容易漏诊。

2. 计算机断层扫描

计算机断层扫描（CT）从 20 世纪 70 年代问世起到现在已经发生了巨大变化。多层扫描的发展使得图像分辨率更高、采集时间更短，并且使层厚逐渐变薄，因此可以发现更小的结节。三维重建也对诊断的准确性有所帮助。计算机辅助技术允许自动识别结节和体积测量。

静脉注射对比剂可以把纵隔和肺门淋巴结从肺血管区分开来，但对肺实质病变的评估作用有限。静脉注射对比剂的主要优势是评估肺栓塞患

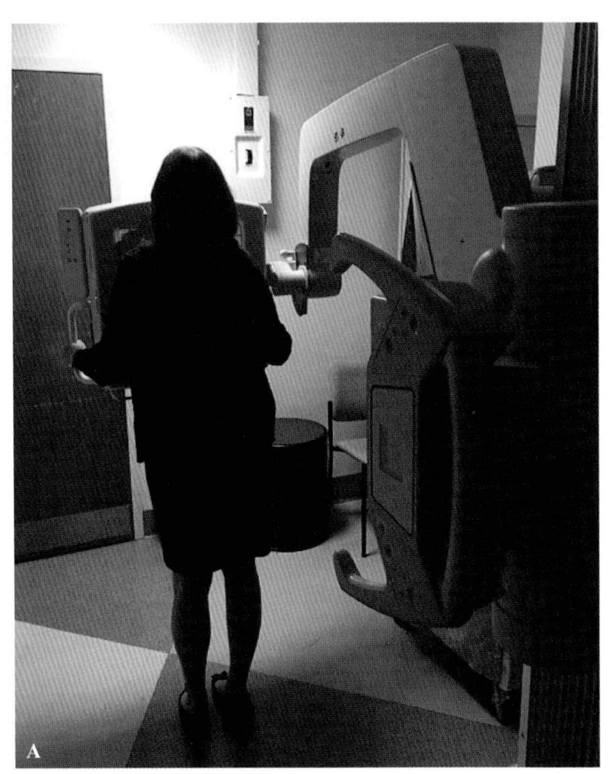
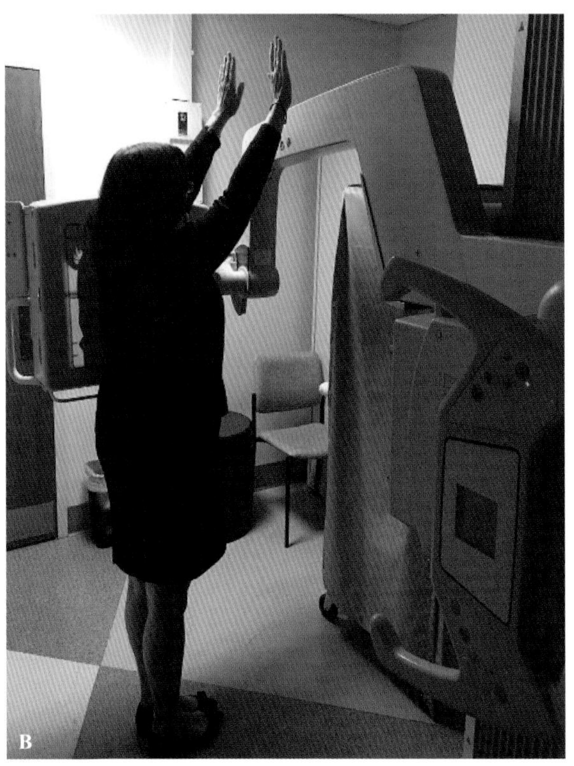

▲ 图 11-1　正位（A）及侧位（B）胸部 X 线片的正确位置

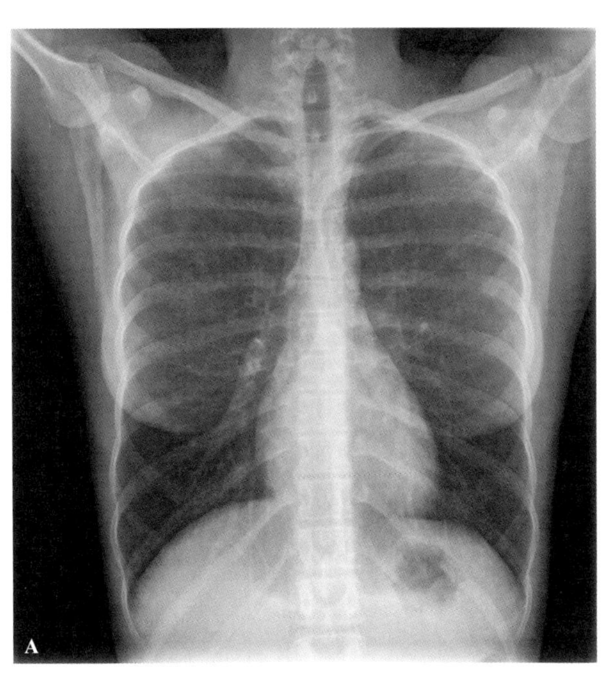
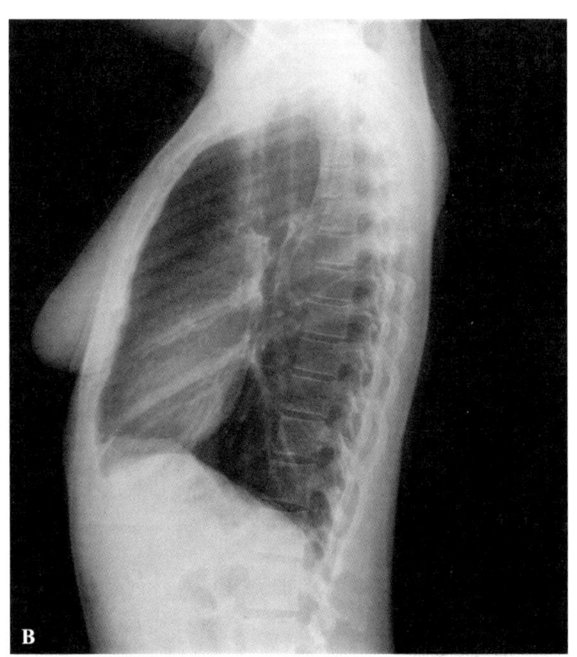

▲ 图 11-2　正位（A）和侧位（B）胸部 X 线片的最佳位置和吸气力度

者的肺血管情况。在亚段动脉的分支内可以发现栓子，因此 CT 血管造影就成为诊断肺栓塞的标准影像学检查方法（图 11-3）。

3. 磁共振成像

磁共振成像（MRI）是运用强磁场中的射频脉冲来构建详细的解剖图像。MRI 对肺实质的评

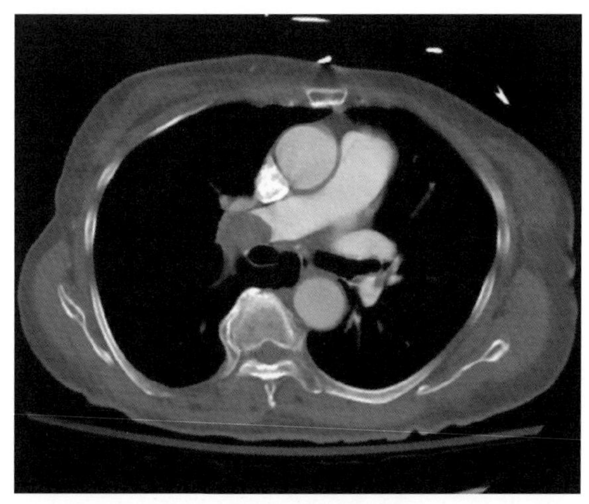

▲ 图 11-3　肺栓塞

增强 CT 显示一个大的闭塞性栓子位于右肺动脉

估作用有限，对胸部疾病的常规评估也并不能比 CT 扫描提供更多信息。然而，它相较于 CT 的优势是对软组织结构的对比度分辨率较高。它擅长区分纵隔结构并且可能有助于诊断纵隔肿块。MRI 在评估神经受累情况时要明显优于 CT 扫描，例如肺上沟瘤的臂丛及恶性神经鞘瘤的脊髓受累情况（图 11-4）。

4. 正电子发射断层成像

正电子发射断层成像（PET）是一种量化体内代谢过程的核医学影像技术。它监测由附着在生物活性分子上的正电子放射性核素示踪剂发出的伽马射线。最常见的示踪剂是 ^{18}F- 脱氧葡萄糖（^{18}FDG），它是一种注射到体内的葡萄糖类似物，在癌症的检测中发挥作用。PET 诊断恶性肺结节的敏感性和特异性分别为 96.8% 和 77.8%[3]。但是对于直径<1cm 的结节其诊断准确性有所降低[4]。^{18}FDG-PET 相较于传统的影像学方法，在诊断转移性疾病时更为准确[5]，因此成为胸部恶性肿瘤临床分期的标准影像学检查方法[6, 7]。

（二）胸腔的解剖

1. 气道、肺、胸膜

由于左侧主动脉弓的存在，胸内气管稍向右倾斜，止于隆嵴，通常位于第 5 胸椎水平。左侧主支气管走行较倾斜，而右侧主支气管走行较陡

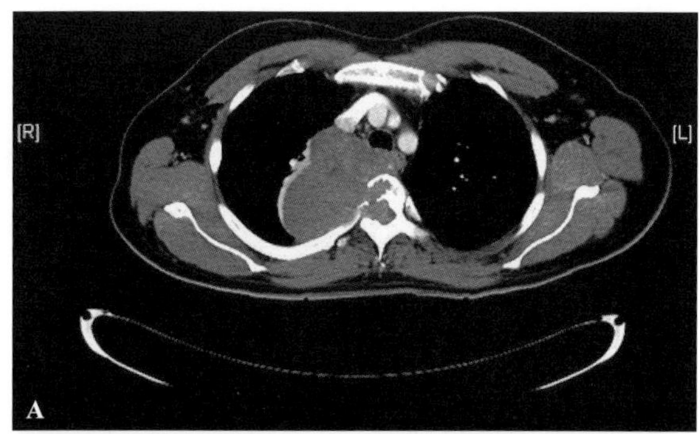

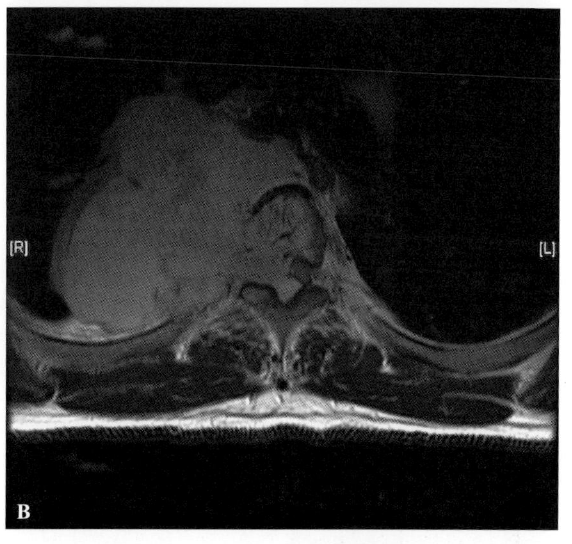

▲ 图 11-4　后纵隔肿块

A. CT 显示后纵隔恶性周围神经鞘瘤；B. MRI 显示明显的脊髓受累

直。支气管逐渐地分成更小的气管，从而形成支气管肺段的基础。肺动脉的走形和段内分布与段支气管相似。肺静脉和外周血管在常规影像上无明显区别。总的来说，下肺静脉的走行比下肺动脉更为平缓。

叶间裂把肺叶分开，其发育通常不完全。双肺都有斜裂，它们把上叶和下叶分开。肺斜裂从后方起于约 T_5 水平，斜行向下，经过肺门，在前方止于膈肌。尽管在正位图像上看不到，但在侧位图像上通常还是可以看到一部分斜裂。只有右肺有水平裂，它把上叶和中叶分开。副裂也有可能存在，其中最著名的是奇裂，是由于奇静脉走行穿过上叶形成的。其他常见的副裂包括把上（背）段和基底段分开的上副裂，以及把内基底段和下叶其他各段分开的下副裂。

2. 纵隔

纵隔分为三个部分——前、中、后纵隔。前纵隔前界为胸骨，后界为心脏和大血管。中纵隔包含所有重要器官——心脏、大血管、气管和主支气管及食管。后纵隔实际上被认为是脊柱旁沟。这三部分在侧位 X 线片上都很容易看见。由于所在空间不同，手术入路也不同，因此熟悉每个空间及其内容物非常重要。例如，颈部纵隔镜只能探及中纵隔，而前纵隔切除术可以探及前纵隔。

虽然 CT 可以发现肺实质内的淋巴结，但绝大多数可见的淋巴结都分布在纵隔和肺门。在没有静脉注射对比剂的情况下，肺门淋巴结很难和肺血管进行区分。纵隔淋巴结的大小差异很大，但是通常短径小于 10mm 都被认为是正常的[8-10]。

3. 膈肌

膈肌是一个穹形的肌肉，从中央腱膜呈放射状附着在肋骨和剑突上，把胸腔和腹腔分开。由于右侧肝脏使膈肌上移而左侧心脏使膈肌下移，右半膈通常高于左半膈。单侧或局部膈肌抬高可能见于膈膨升，荧光透视和超声检查有助于鉴别膈膨升和膈肌麻痹（图 11-5）。

（三）肺疾病

1. 肺不张

肺不张是指肺任何部分的容量减少。Fraser 和 Pare 阐述了 5 种肺不张的原因。再吸收性肺不张是由机械性支气管梗阻造成的[11]。被动性肺不张是由胸膜腔占位性病变引起，如气胸和胸腔积液。不同的是，压迫性肺不张是由于肺实质内占位性病变所引起的，如肿块和肺大疱。瘢痕性肺不张是由肺纤维化引起的。粘连性肺不张发生在支气管未闭的情况下，是由于表面活性物质异常所致。盘状肺不张是一种常见的亚型，可能是由于重力和胸膜压力的地域差异、远端气道闭锁及表面活性物质异常的共同作用而造成[12]。

可以通过肺血管充盈、支气管充气及叶间裂移位使局部透光度降低来识别肺不张。当累及更大的肺段时还会出现其他征象，包括肺门移位、纵隔向患侧移位、同侧半膈太高及肋间隙变窄[13]。剪影征也对诊断肺不张有帮助。通常，充气的肺实质和其周围的软组织存在对比差异。然而，在肺不张时，不张的肺和纵隔或膈肌的边界就会消失（图 11-6）[14]。

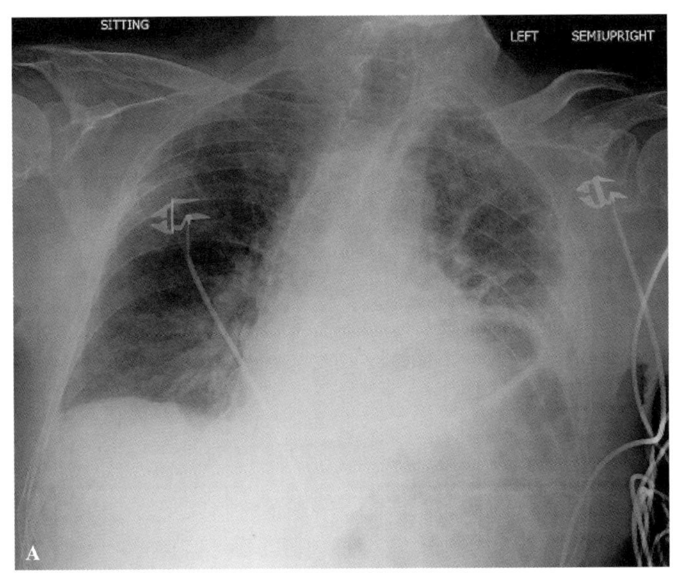

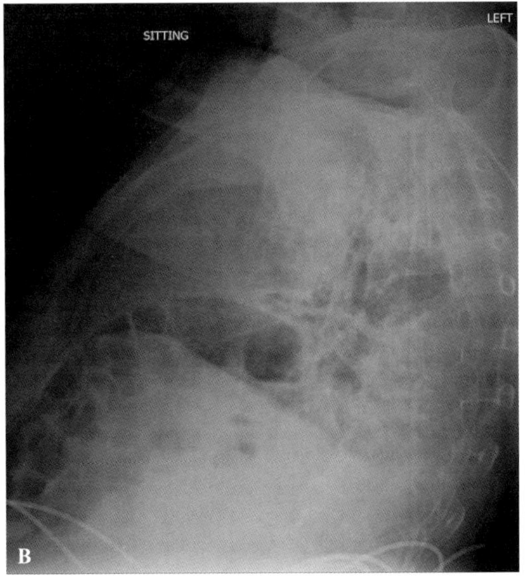

▲ 图 11-5　左侧膈膨升

正位（A）及侧位（B）X 线片显示左半膈抬高

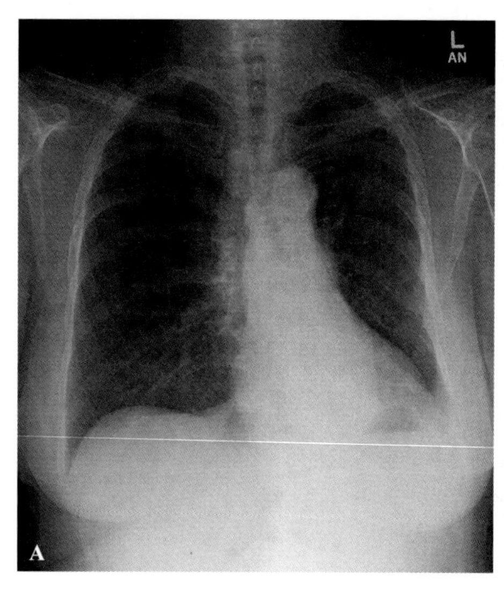

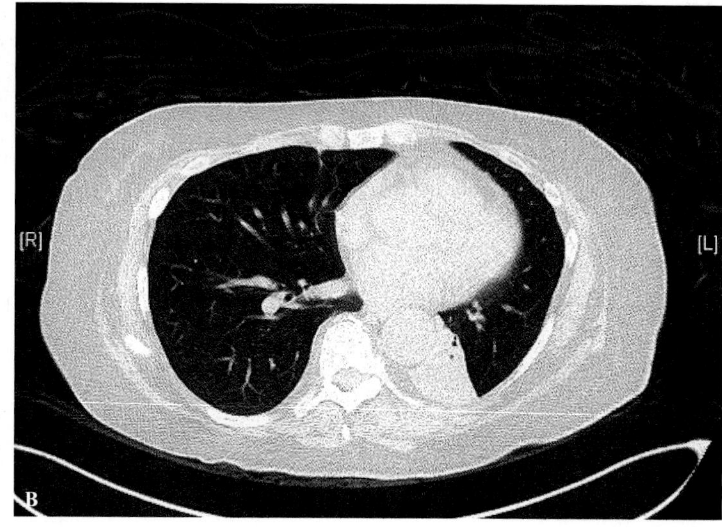

▲ 图 11–6 由于黏液堵塞引起的左下肺不张

A. 正位 X 线片提示左肺体积缩小，左半膈模糊，左侧主支气管更为陡直；B. CT 扫描提示内基底段不张

2. 弥散性肺疾病

弥散性疾病通常提示系统性疾病。识别间质型和肺泡型非常重要，这个区别有助于缩小鉴别诊断的范围。当存在肺纤维化或静脉、淋巴管扩张时，小叶间隔会增厚。Kerley 线意味着穿行于小叶间隔的肺静脉扩张 [15]。Kerley A 线由肺门向上放射，Kerley C 线相互交织成网状，多见于肺底。Kerley B 线是最常见的，其垂直延伸至肋膈角的胸膜表面。癌症的淋巴管扩散导致间质性改变，由于淋巴管扩张，小叶间隔增厚。肺门会因为肺纹理增多而变得模糊，同时由于中央结缔组织增厚会出现“套袖征” [16]。直径小于 3mm 的弥散结节可能存在，形成网状结节样改变。常见的间质性疾病包括特发性肺纤维化和结缔组织疾病，如硬皮病、结节病和慢性过敏性肺炎（图 11–7）。

相反，肺泡型疾病会导致肺的浑浊度增加。这是由于肺泡内气体缺乏，导致肺纹理模糊。Groskin 描述其典型表现为叶状或节状分布、不透明边缘模糊、结合倾向、支气管充气征及蝶状或蝙蝠翼状分布。当液体充满远端肺泡间隙时可出现支气管充气征，使支气管内空气可见 [17]。常见的肺泡型疾病包括严重的肺气肿、弥漫性肺泡出血、成人呼吸窘迫综合征及肺炎（感染性和吸入性）（图 11–8）。其他不太常见的病因包括肺泡蛋白沉积症和出血，见于肺 – 肾综合征，如 Goodpasture 综合征和 Wegener 肉芽肿。

3. 局限性肺疾病

局限性肺疾病边界不清，其内可见空洞。“结节”是指直径小于 3cm 的类圆形病灶，而“肿块”是指直径大于 3cm 的病灶。为了评估变化，如果可能的话，与既往的影像学资料比较是非常必要的。

新发结节的恶性可能性根据患者的基本情况及病灶的影像学表现不同而不同。了解患者的年龄和病史很重要。年轻的患者通常不太可能诊断为恶性肿瘤，既往癌症病史可能提示有转移瘤，有吸烟史会增加罹患肺癌的概率，近期的急性病可能提示感染。

病灶的某些影像学特征可以提供进一步的阐释。支气管肺癌的典型特征是边缘有毛刺（图 11–9）。相反，良性疾病或转移性恶性肿瘤边缘较为平滑。

良性和恶性疾病都可以有空洞。恶性结节多为厚壁空洞洞壁且形态不规则，而良性结节通常为薄壁空洞而且形态规则（图 11–10）。

多发的边界清楚的结节提示转移性恶性疾病，但也可见于全身性疾病（图 11–11）。脓毒性

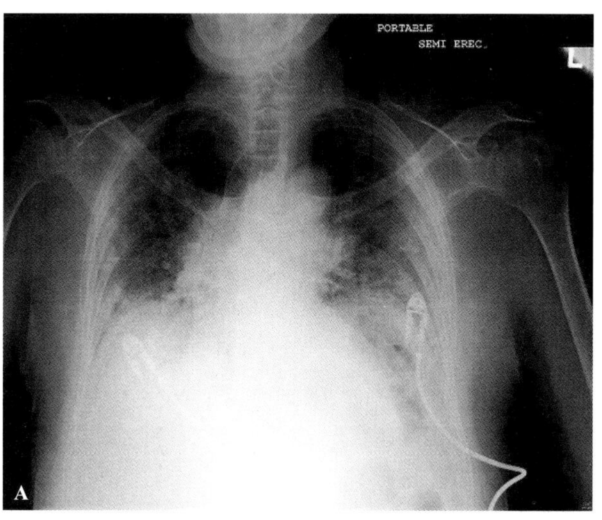

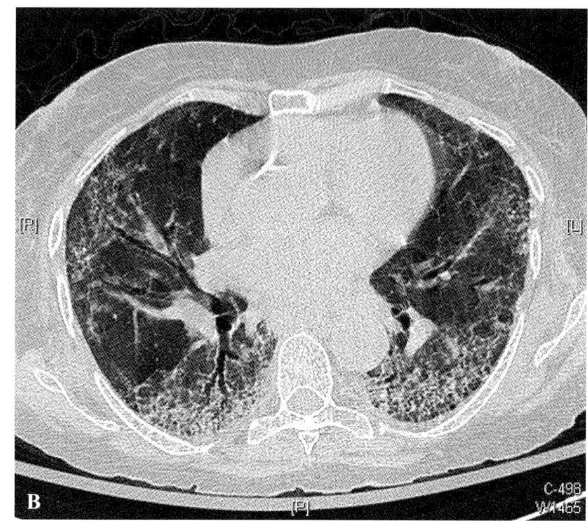

▲ 图 11-7　非特异性间质性肺炎

A. 胸部 X 线片显示肺门模糊，肺纹理增多，肺体积缩小；B. 胸部 CT 提示下叶显著纤维化，支气管血管束表现符合非特异性间质性肺炎

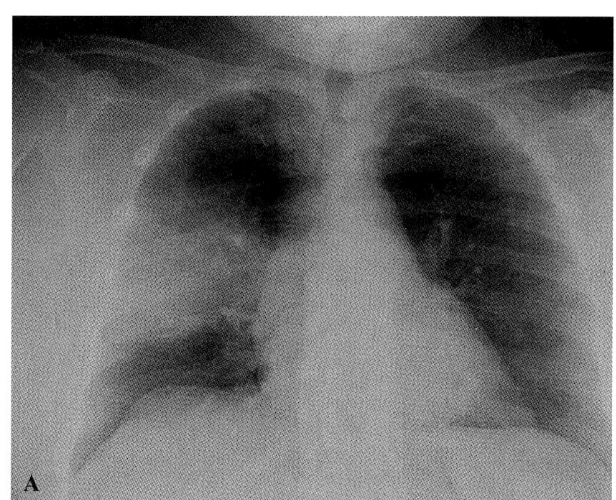

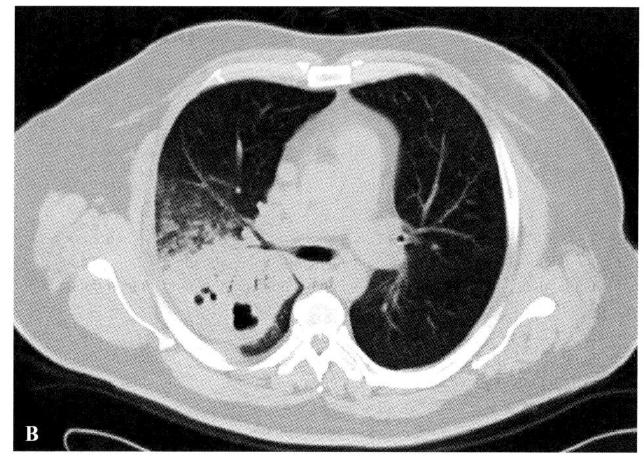

▲ 图 11-8　大叶性肺炎

A. 胸部 X 线片提示右肺上叶透光度降低伴水平裂膨隆；B. 胸部 CT

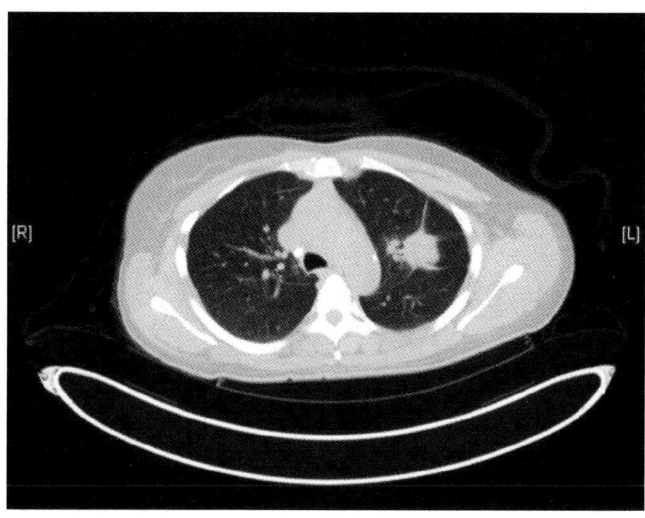

◀ 图 11-9　非小细胞肺癌

左肺上叶癌伴毛刺

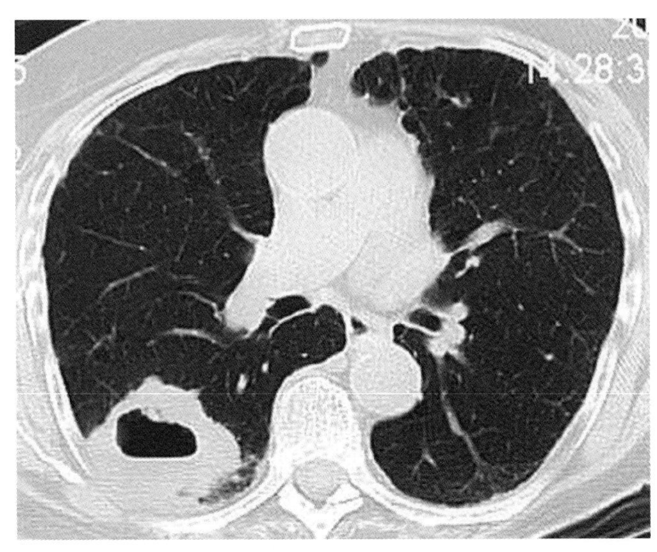

图 11-10　厚壁空洞，疑似肺癌

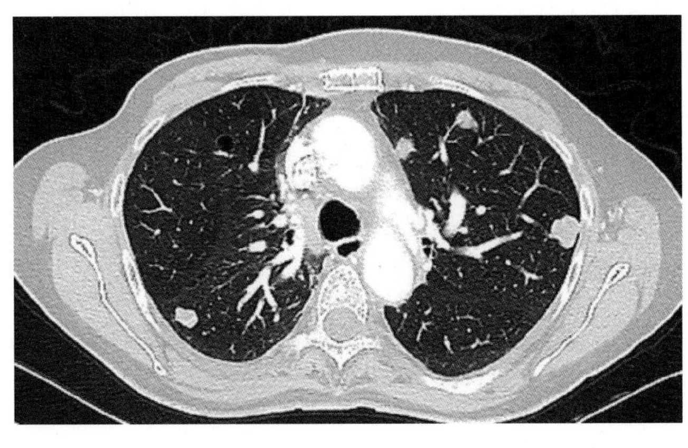

图 11-11　转移瘤
多发类圆形散在分布的肺结节，大小不等，符合转移瘤表现

栓塞通常表现为多发肺结节，但其通常会进展形成空洞。

（四）胸膜疾病

1. 胸腔积液

胸膜腔内的液体在正位片上的表现为在肋膈角的均匀浓聚，通常会有渗液曲线。少量的胸腔积液很难通过胸部 X 线发现，但只要仔细检查侧位片的后肋膈沟，即使只有 50ml 的液体也能发现。只要积液是自由流动的，它就能随体位改变而变动位置（图 11-12）。

有时候，自由流动的液体可能会聚集在叶间裂，而形成类似肿块的影像。然而，这种“胸膜肿瘤”通常是暂时的。大量胸腔积液会填满胸膜腔造成压迫性肺不张而使纵隔向健侧移位。包裹性积液是由于胸膜粘连所致，并不符合重力效应（图 11-13）。

CT 影像可以提供额外的临床有用的信息。在 CT 上可以比较容易地发现相对少量的胸腔积液和包裹性积液。单纯的渗出液 CT 密度值应该在 0～20H，与水的密度一致。然而，尤其在血胸时，胸腔积液的密度可能变得不均匀（图 11-14）。

2. 气胸

气胸通常都可以通过 X 线片得到准确的诊断。通过与空气对比，脏胸膜在胸腔内呈一条细的白线，包绕部分塌陷的肺，这种典型的征象可见于患者立位时的肺尖和仰卧位时的前胸壁。随着气胸的扩大，从侧面向下到肺底可以看到越来越多的气体。粗略看来，气胸可能和皮肤皱褶所混淆，但仔细阅片后通常很容易区分

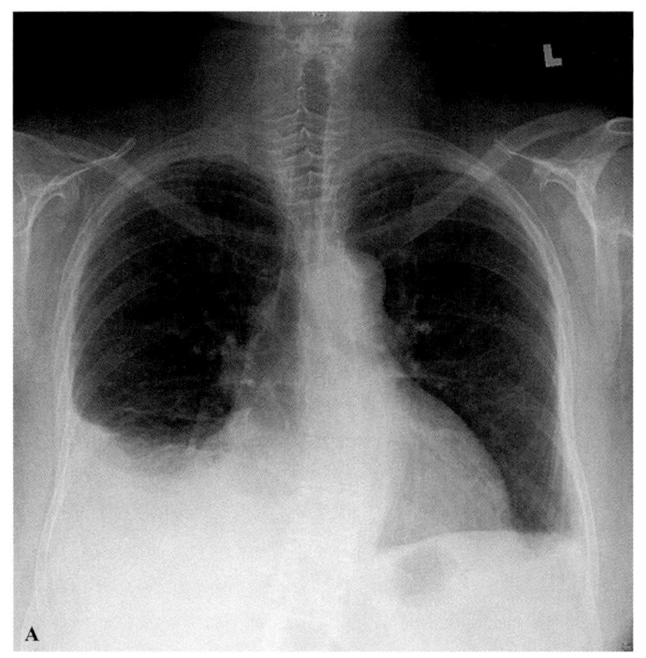

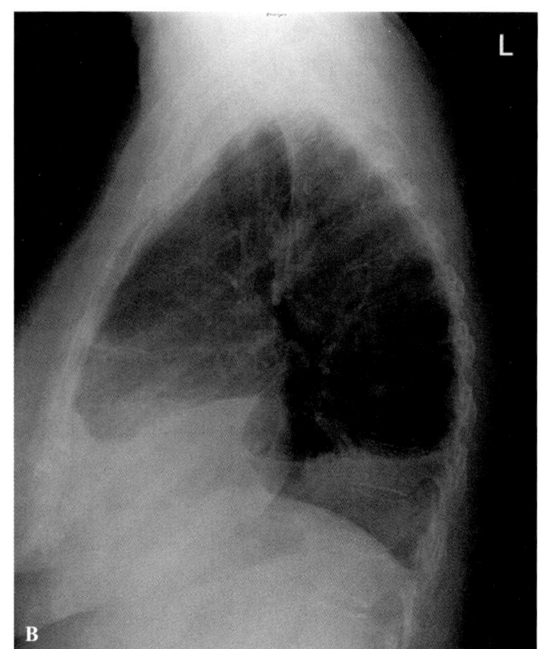

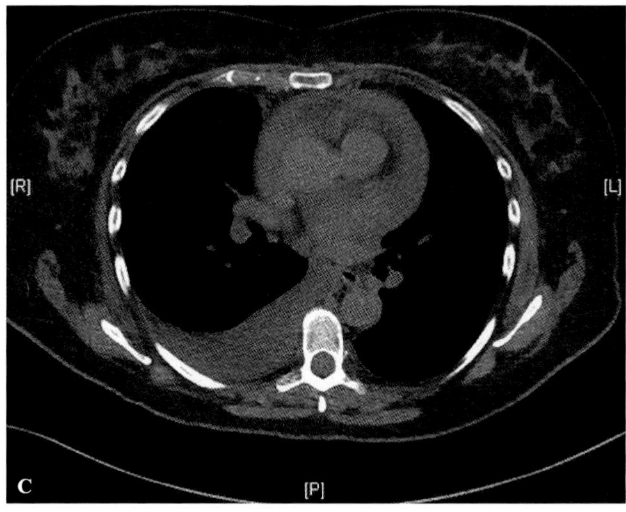

▲ 图 11-12　右侧胸腔积液

正位（A）和侧位（B）X 线片。注意右侧肋膈角变钝。除了胸腔积液，CT 扫描还提示有少量心包积液（C）

（图 11-15）。

张力性气胸发生时，胸膜腔内正压使上腔静脉及心房受压，导致静脉回流受阻，其典型的临床表现为心动过速和呼吸急促。张力性气胸的影像学表现为纵隔向对侧移位和同侧膈肌下陷。CT 扫描对于评估气胸的范围更加准确，同时 CT 的主要优势是能够鉴别包裹性积气和肺大疱性疾病（图 11-16）。

3. 胸膜增厚

胸膜增厚可为局限性或广泛性，常由炎症、纤维化和肿瘤引起，常见于肺尖和肋膈沟。胸膜外脂肪和胸膜下纤维化可能会与胸膜增厚混淆，尤其在肺尖处。广泛性胸膜增厚多与限制性疾病相关。双侧胸膜增厚倾向于良性病变。

当胸膜增厚时，在 X 线片上肺通常远离肋骨，CT 扫描呈软组织密度影，因此可以与积液区分。炎症后胸膜增厚通常会影响到肋膈沟。脓胸时，增厚的胸膜范围通常会在 12 周内逐渐缩小[18]。胸膜钙化通常提示良性疾病，如慢性良性胸膜纤维化或石棉相关的胸膜斑块（图 11-17）。

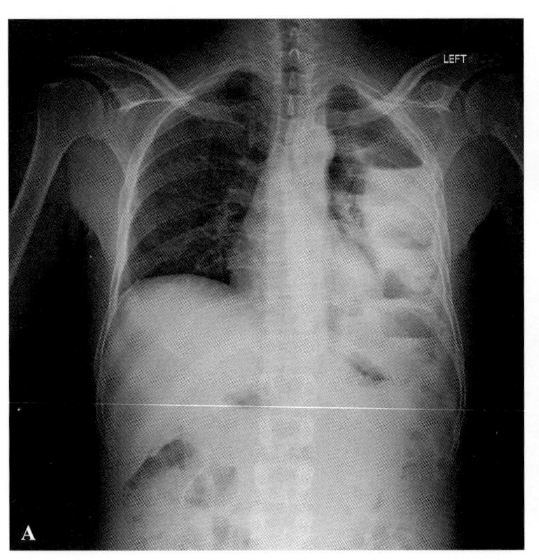

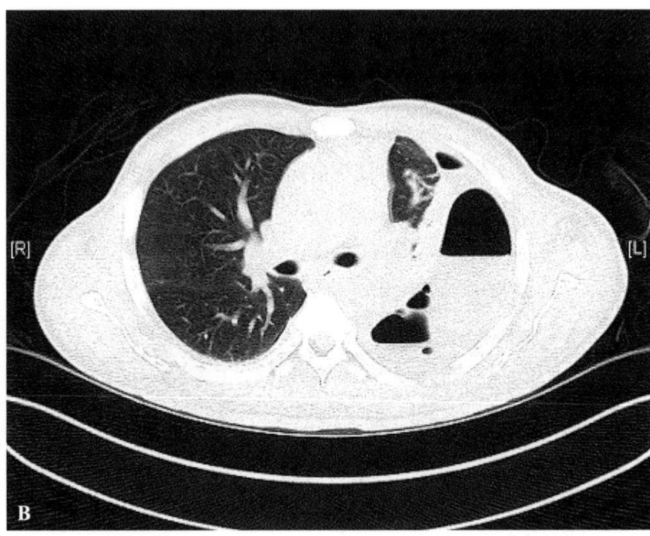

▲ **图 11-13　左侧脓胸**

A. 正位 X 线片可见包裹性气 - 液平面；B. CT 显示厚壁包裹伴肺内陷

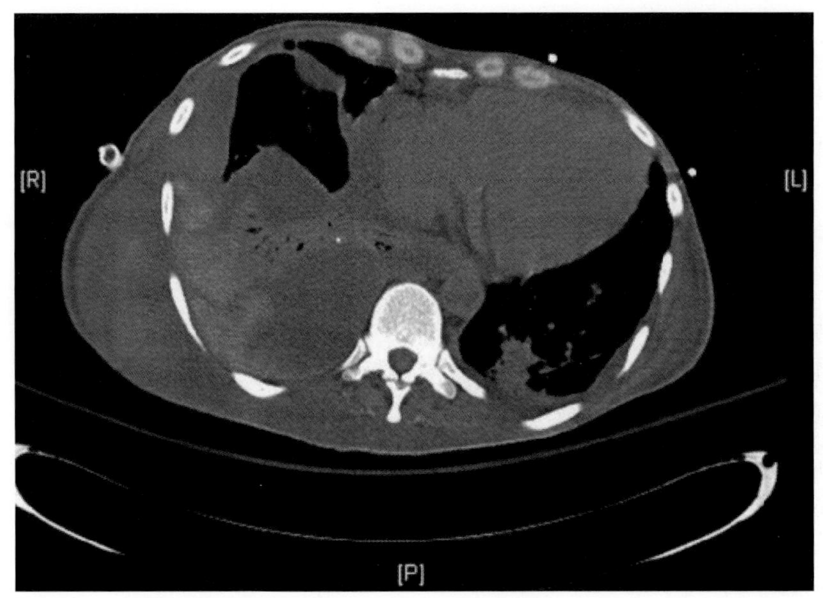

▲ **图 11-14　右侧血胸**

液体密度不均匀。还应注意其压迫了邻近肺组织致右下肺不张

恶性胸膜间皮瘤有时难以和良性胸膜增厚相鉴别。良性胸膜增厚通常轮廓光滑并且很少侵犯纵隔胸膜和斜裂[19]。相反，环状增厚、结节状、壁胸膜增厚＞1cm，以及纵隔胸膜受侵则高度提示恶性肿瘤（图 11-18）[20]。[18]FDG-PET 扫描对于决定活检的最佳位置和提供预后价值有所帮助[7]。

二、纵隔疾病

纵隔肿瘤及其相关的影像学特征会在单独的一章进行讨论。然而，我们还是要强调，说到纵隔疾病，最重要的就是定位。准确的识别受累的纵隔间隙对于缩小鉴别诊断的范围有很大的帮助（图 11-19）。淋巴结肿大可以发生在所有 3 个纵隔间隙，并且可能由各种良性或恶性的病因所致。淋巴结肿大很难通过 X 线片准确诊断，常仅表现为纵隔稍增宽。因此，CT 扫描在评估纵隔和肺门淋巴结肿大时变得很有价值。

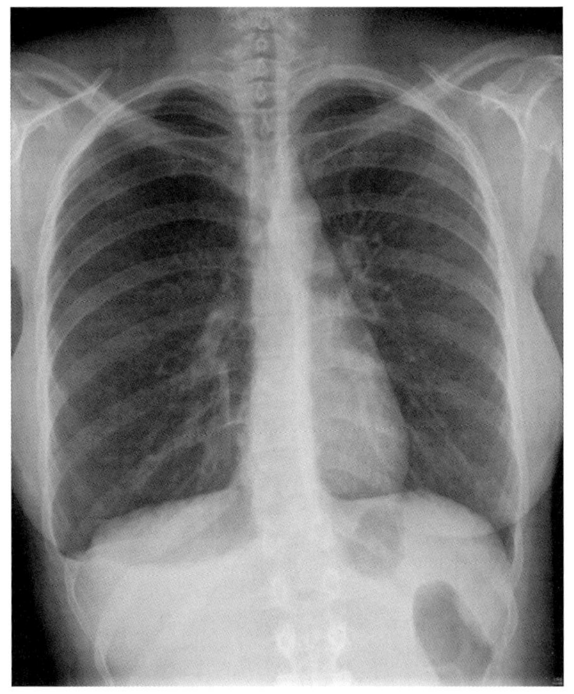

▲ 图 11-15　右侧气胸
可见脏胸膜从肺尖自外侧向肺底延伸

结节病是年轻人纵隔淋巴结肿大的常见病因，其淋巴结呈特征性分布，淋巴结呈对称性肿大，累及双侧肺门。右侧支气管旁淋巴结也常会受累，这种表现称为 1-2-3 征（图 11-20）[21]。主 – 肺动脉窗淋巴结也可能受累。孤立的纵隔淋巴结肿大不伴有肺门淋巴结受累不常见于结节病，应该及时进行鉴别诊断。此外，在转移瘤或淋巴瘤中，纵隔淋巴结通常为散在的而非单个的不规则肿块。

淋巴瘤是胸内淋巴结肿大的一种常见病因。前纵隔肿块通常是本病的唯一胸内病灶。但是，它也有可能会累及任意或全部的纵隔及肺门淋巴结。双侧受累较为常见，但是不同于结节病的是，它是不对称的，还可能引起外源性的血管结构受压。

恶性淋巴结肿大通常由转移性肺癌引起。熟悉淋巴结的站数对于准确的临床分期及指导治疗非常重要。根据原发灶的位置，肺癌有很典型的淋巴结引流途径[22]，很少发生跳跃转移。

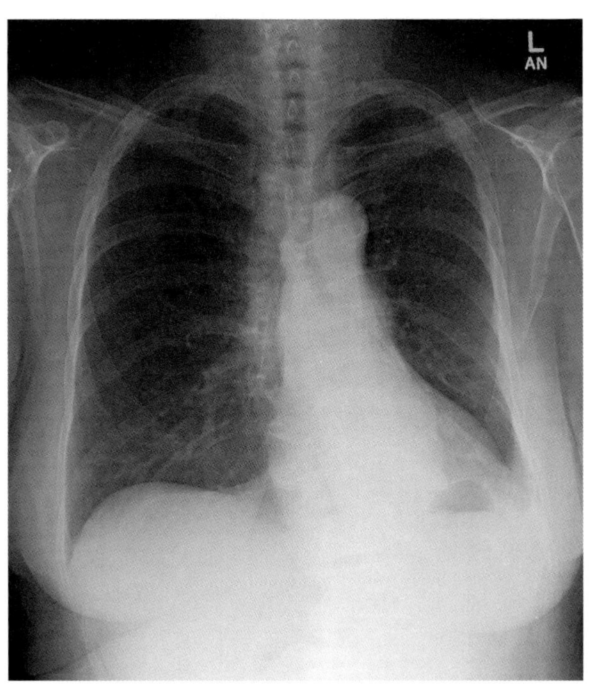

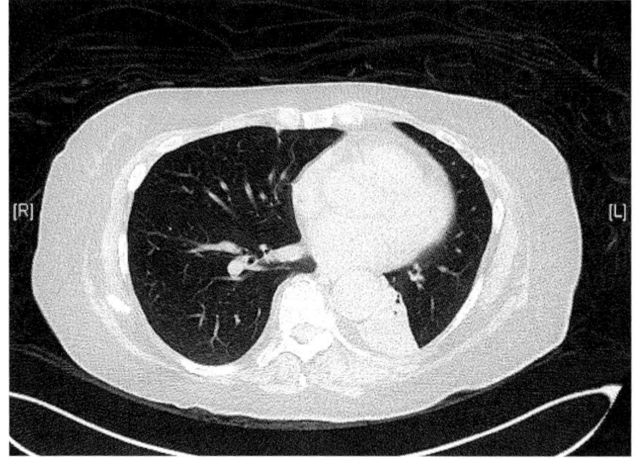

▲ 图 11-16　由于肺大疱性疾病引起的右侧气胸
鉴别肺大疱性疾病和胸腔内游离积气非常重要，CT 扫描能有所帮助

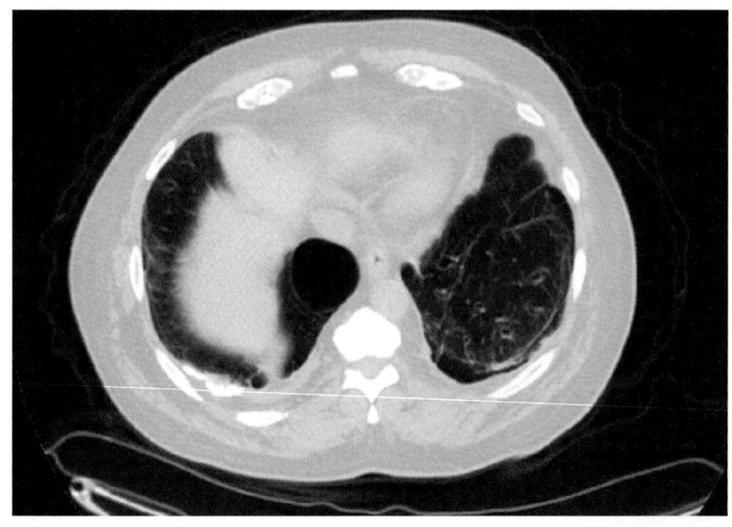

◀图 11-17　石棉相关的胸膜疾病和石棉肺

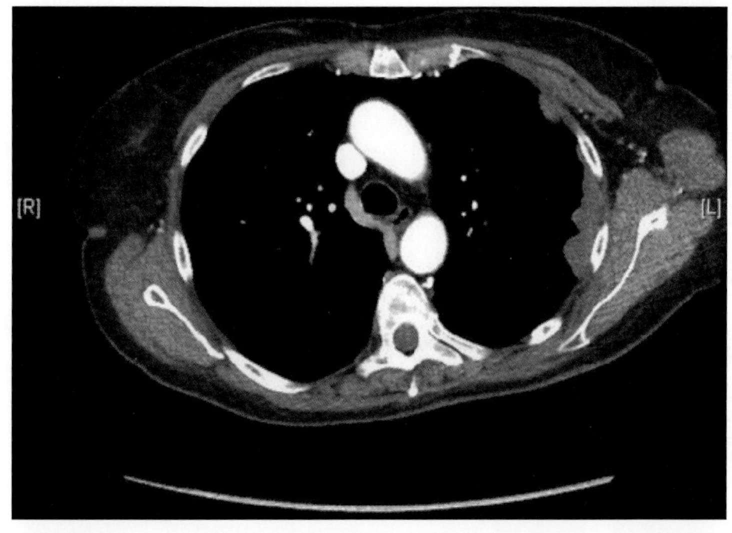

◀图 11-18　胸膜胸腺瘤

左侧胸腔的外侧可见分叶状的点状胸膜转移灶

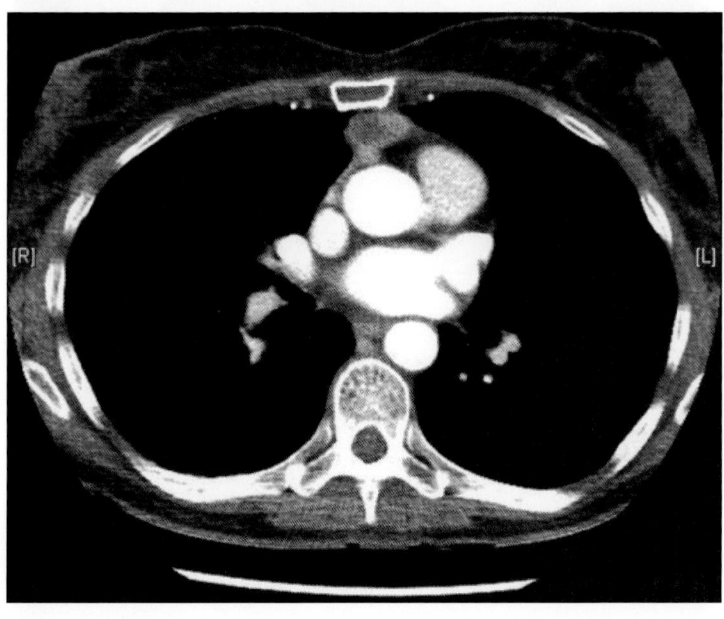

◀图 11-19　位于前纵隔的胸腺瘤

三、肺癌筛查

多排螺旋 CT 彻底地改变了肺癌的检测方法。发现更小的结节，使得疾病能在早期得到诊治（图 11-21）。国际早期肺癌行动计划的结果强调，有 85% 在筛查时诊断为肺癌的患者，都是临床Ⅰ期。对于那些在诊断之后 1 个月内便接受手术切除的患者，其好处是显而易见的——他们的预计 10 年生存率为 92% [23]。由于证据充足，美国预防医学工作组推荐年龄在 55—80 岁并且每天吸 1 包烟并超过 30 年的患者进行肺癌筛查。用于肺癌筛查的 CT 扫描也能早期发现肺气肿、冠状动脉疾病、骨质疏松及乳腺疾病。

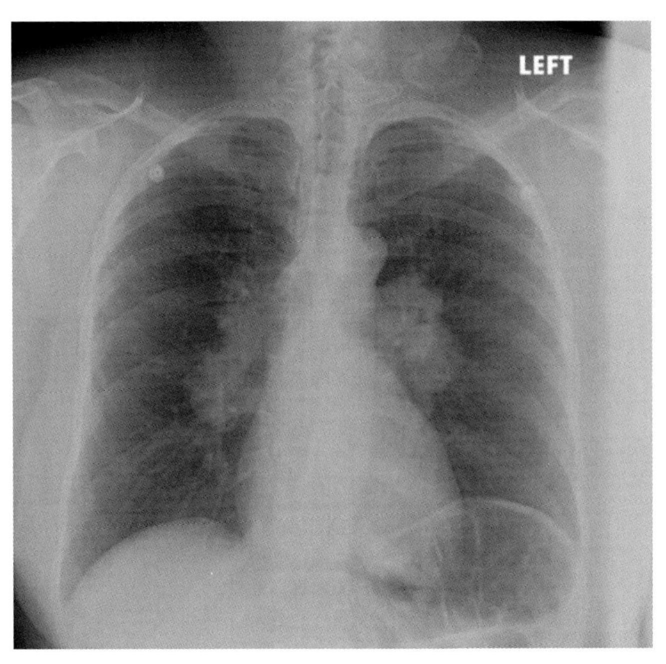

◀图 11-20　**结节病**
右侧支气管旁及双侧肺门淋巴结肿大（经典的“1-2-3 征”）

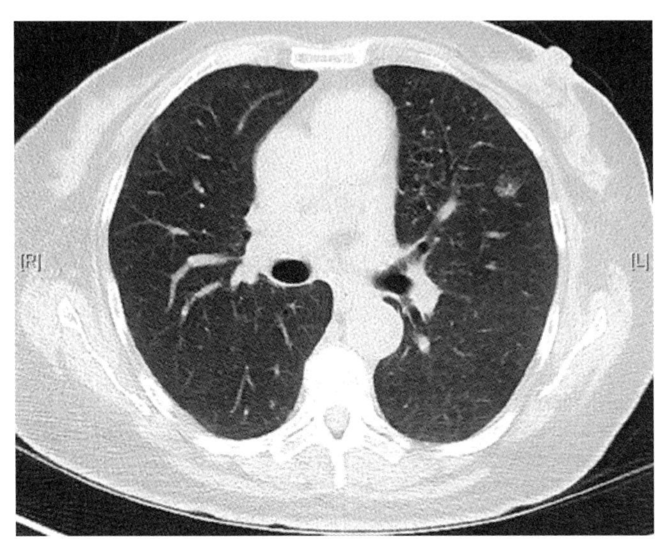

◀图 11-21　**部分实性结节，病理为 6mm 的腺癌**

第 12 章 肺、胸膜和胸壁的计算机断层扫描成像

Computed Tomography of the Lungs, Pleura, and Chest Wall

Mary Salvatore Kunwei Li Lea Azour David Yankelevitz Claudia I. Henschke 著
徐昱扬 译

病史、体格检查和影像学评估是无创性诊断胸部疾病的基础。胸部横断面 CT 是诊治胸部疾病最有效的影像学方法。为了缩小鉴别诊断的范围，必须首先确定疾病是否累及肺实质、胸膜或胸壁。在进行病理学分类之后，下一步就是运用疾病诊断的模块化方法来缩小鉴别诊断的范围，这就是本章的目的。

对于胸部 CT，有很多临床适应证，见表 12–1。胸部 X 线片的有效辐射剂量约为 0.1mSv，而 CT 的辐射剂量范围为 1～10mSv，这取决于

表 12–1 胸部 CT 的临床适应证，包括是否使用对比剂

胸部 CT 的临床适应证	是否需要静脉对比剂	鉴别诊断
胸部 X 线片异常	不需要	感染，肿块，间质性疾病
急性呼吸系统疾病	不需要	肺炎，ARDS
原发性胸部恶性肿瘤分期	需要	非小细胞肺癌和小细胞癌
评估转移性疾病	不需要	原发灶不明，血行转移，骨转移，淋巴结转移
怀疑肺栓塞	需要，血管造影	急性肺栓塞，慢性肺栓塞
怀疑肺动脉高压	需要	
先天性心胸异常	需要	
肺实质疾病的评估及随访	不需要	
气道疾病的评估和随访	视情况而定 气管肿块：需要 气管形态：不需要	
钝性和穿透性创伤	需要	
术后患者和手术并发症	视情况而定	
评估胸壁	视情况而定	
评估胸膜	视情况而定	
放疗计划	不需要	
指导经皮活检或引流	不需要	

患者的体型以及扫描方法[1]。

一、CT 对肺实质的评估

次级肺小叶完全被结缔组织间隔所包围，是 CT 能见到的肺内最小单位[2]。理解了次级肺小叶的解剖才能够准确地解释肺实质疾病。次级肺小叶形状不规则，呈多角结构，大小为 13～20mm，其外周为小叶间隔，小叶间隔则构成肺的“框架”（图 12-1）[3]，位于小叶间隔内的是肺静脉和淋巴管。肺动脉位于次级肺小叶中心，与小叶支气管伴行。肺泡围绕在肺动脉和支气管周围。

（一）肺泡疾病

一个人的双肺平均含有约 480 000 000 个肺泡，范围为 274 000 000～790 000 000 个[4]。每个肺泡的平均直径为 200μm[4]。高分辨 CT（HRCT）的分辨率为 100～200μm。因此，运用更新的高分辨成像技术可以显示肺泡（图 12-2）。

1. 密度增加

肺泡在有病理改变时最容易显示。当液体充满肺泡时，肺泡的透光度降低，如血液、脓液或水肿；而在肺气肿时，其透光度增加。

(1) 肺出血：肺血管炎时可以引起广泛性的肺出血，包括伴有多血管炎的炎性肉芽肿、Goodpasture 综合征和凝血病（图 12-3）。局部的肺出血可能由挫伤引起。咯血或创伤的病史有助于鉴别诊断。

(2) 肺血管淤血：肺血管淤血可分为轻度、中度、重度。当肺血管重度淤血时就被称为肺水肿，其肺毛细血管楔压大于 25mmHg，液体充满中央的肺泡，从而形成了胸部 X 线片上经典的“蝙蝠翼”表现：双侧肺门周围阴影，外周肺组织相对正常。外周肺组织相对正常被认为是肋骨运动所致，它把肺泡液从周围气道清除。肺泡水肿时，比蝙蝠翼征更常见的表现是边界模糊或磨

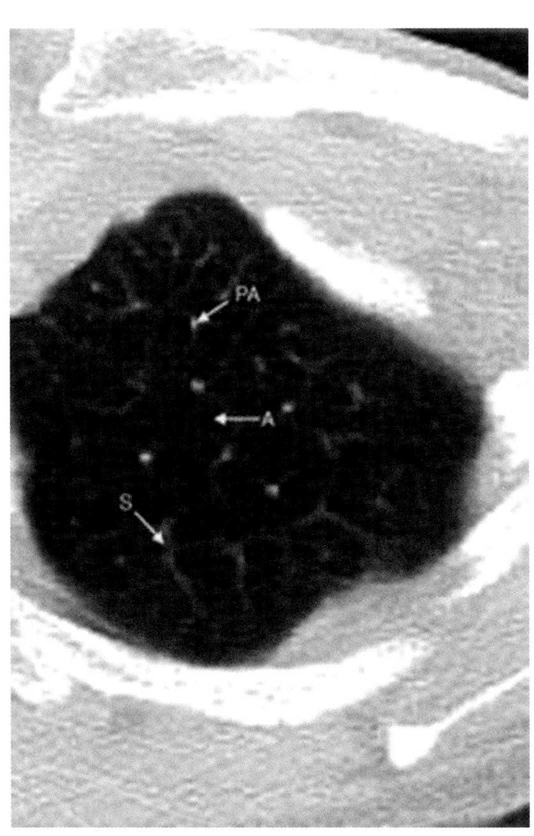

▲ 图 12-1 评估肺实质包括检查外周肺动脉（PA）、小叶间隔（S）和肺泡腔（A）

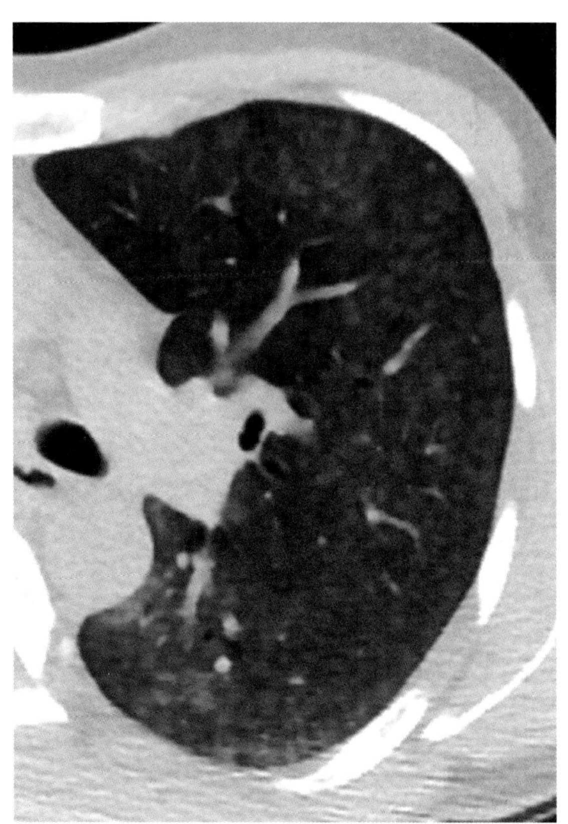

▲ 图 12-2 热水浴所致的过敏性肺炎

玻璃样密度影[5,6]。在图 12–4 中，可以看到肝硬化患者快速引流出大量胸腔积液后出现了单侧的中心性肺水肿。在图中还可以看到中央的不透光区和残留的胸腔积液。

(3) 肺炎：对于肺炎的诊断，胸部 CT 比 X 线片更加敏感[7,8]。大叶性肺炎引起的感染通过肺泡壁上的 Kohn 孔向周围蔓延，从而使感染局限于一个肺叶内而不扩散。因此，病变中央呈致密的实变影而外周受累较少的肺泡为片状实变影。大叶性肺炎不累及气道，因此会呈现经典的支气管充气征。链球菌是引起大叶性肺炎最常见的致病菌[9]。相反，支气管肺炎由于是通过支气管蔓延，因此通常是双侧散在的，如图 12–5 所示。其最常见的致病菌是葡萄球菌，其内可见空泡征[10–11]。

2. 透光度增加

以水的放射密度为 0 亨氏单位（HU）为参考，正常肺的平均放射密度为 –900HU。肺气肿患者肺的放射密度为 –950HU 甚至更低，在 CT 上表现为异常的低密度影或变黑[12]。基于在肺实质内分布的情况不同，肺气肿分为三种类型，即小叶中央型、全小叶型和隔旁型。小叶中央型肺气肿累及中心的肺泡，多发生于上叶，与吸烟有关[15,16]。小叶中央型肺气肿中心的透明核心可见动脉，可以和囊性肺疾病相鉴别。在图 12–6 的示例中，可见剑鞘样气管，其横径变窄，而前后径增大。

间隔旁型肺气肿分布于外周（图 12–7），通常仅在胸膜下有一个层厚，可能同时伴有中央型肺气肿[14]。其发生与年龄相关，通常认为是由肺质量相对较差的人的肋骨运动引起最外周的次级肺小叶张力增高所致。因此，间隔旁型肺气肿可见于肺纤维化的患者，同时须与蜂窝病变相鉴别。高瘦的体型也是其相关因素，可见于 Marfan 综合征和 Ehler-Danlo 综合征[17]。

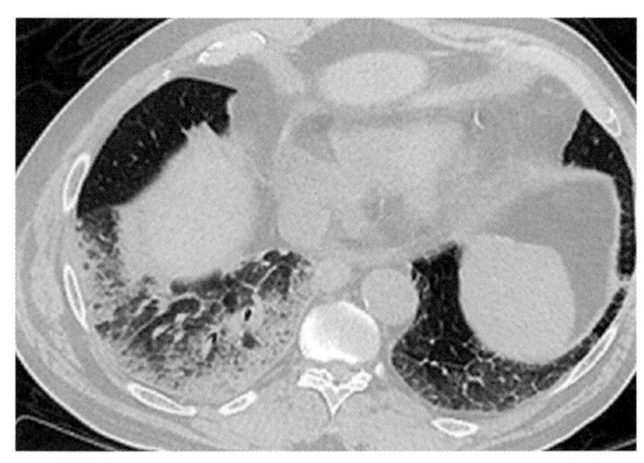

▲ 图 12–3　肺出血

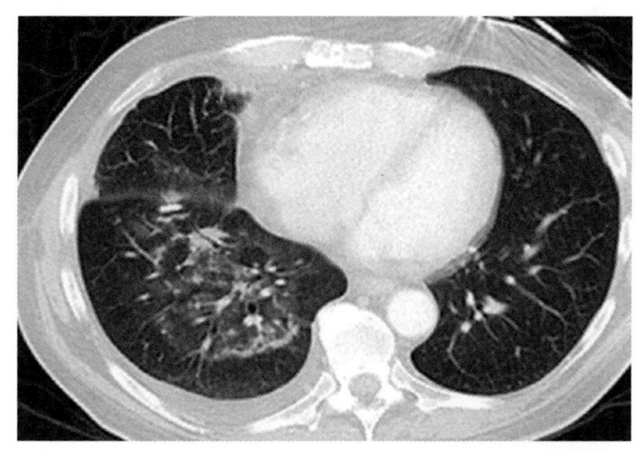

▲ 图 12–4　复张性肺水肿

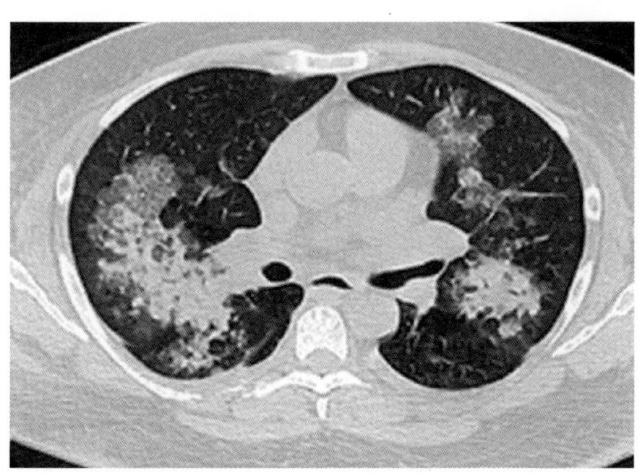

▲ 图 12–5　支气管肺炎

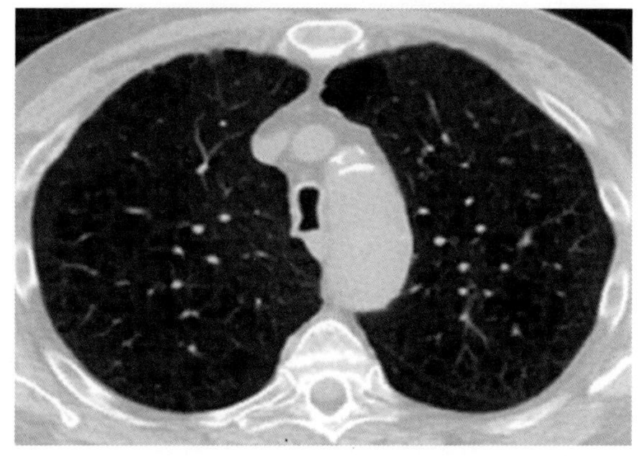

▲ 图 12–6　小叶中央型肺气肿

全小叶型肺气肿同时影响外周和中央的肺泡，与 α-1 抗胰蛋白酶缺乏有关，而使其不太常见。当有较大的含气囊腔存在时，称作大疱型肺气肿，常位于肺尖。大疱型肺气肿需要引起重视，因为它会增加气胸的风险，事实上它也很难与气胸相鉴别。“环绕征”是一个有用的征象。肺组织包绕着一个巨型肺大疱，如图 12-8 所示，而气胸则是气体包绕着肺组织。

（二）间质性肺疾病

肺间质是肺的框架，内含静脉和淋巴管。因此，间质性肺疾病、静脉性肺疾病和淋巴管性肺疾病在 CT 上都有类似的表现，需要鉴别。首先需要注意的是支气管是否有扩张。支气管扩张和小叶间隔增厚的表现支持间质纤维化；而间质增厚不伴有支气管扩张则可见于肺血管淤血及癌症的淋巴管播散。

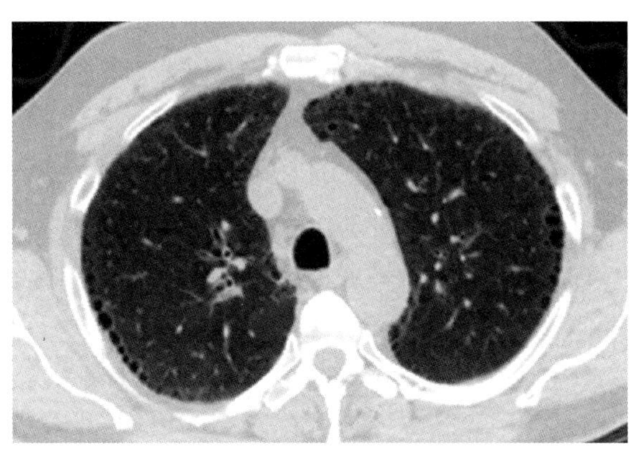

▲ 图 12-7　小叶旁型肺气肿

1. 小叶间隔增厚伴支气管扩张

间质性肺疾病种类繁多，通常可以被笼统地分为特发性纤维化和其他有明确病因的间质性肺疾病。在特发性纤维化中，最常见的是普通型间质性肺炎（usual interstitial pneumonitis，UIP），其与特发性肺纤维化有关，平均预期寿命为 3 年。美国胸外科协会制定了普通型间质性肺炎的影像学诊断标准，其中包括病变主要位于基底段胸膜下，呈网状和蜂窝状，且不伴有其他相关诊断的特征 [18]。图 12-9 是一例非常典型的普通型间质性肺炎的病例，是位于胸膜下位于基底段的纤维化，留意左肺下叶典型的蜂窝状样改变。

肺纤维化的患者由于鳞状化生，罹患肺癌的风险会增高。图 12-10 是一例发生于肺纤维化区域的右下肺鳞癌。

不是所有的肺纤维化都是 UIP。第二常见的类型是特发性肺纤维化，也常位于下叶，是一种非特异性间质性肺炎（nonspecific interstitial pneumonitis，NSIP）。不同于 UIP 的是，它不仅限于外周，而是随着支气管血管束分布 [19-21]。如图 12-11 所示，NSIP 通常与结缔组织疾病相关，如硬皮病，常见于不吸烟的中年女性 [22]。

淋巴细胞性间质性肺炎（lymphocytil

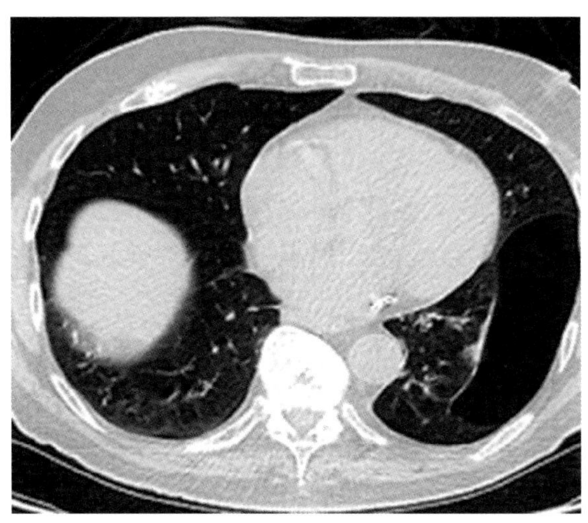

▲ 图 12-8　大疱型肺气肿

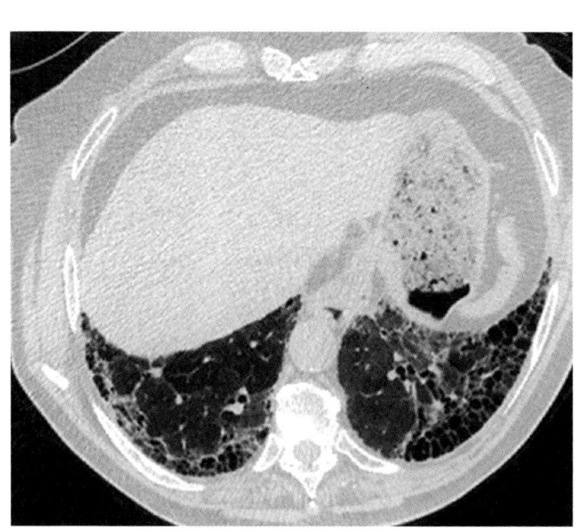

▲ 图 12-9　普通型间质性肺炎和蜂窝肺

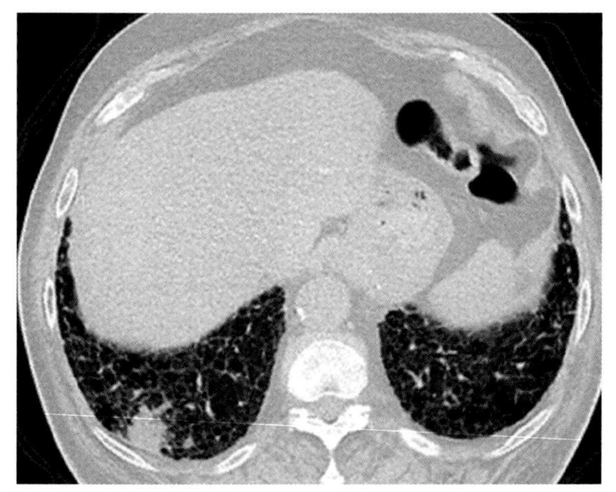

▲ 图 12-10　普通型间质性肺炎和肺癌

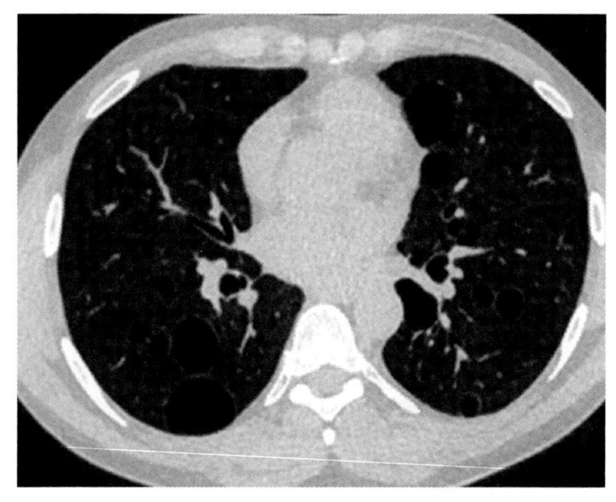

▲ 图 12-12　淋巴细胞性间质性肺炎

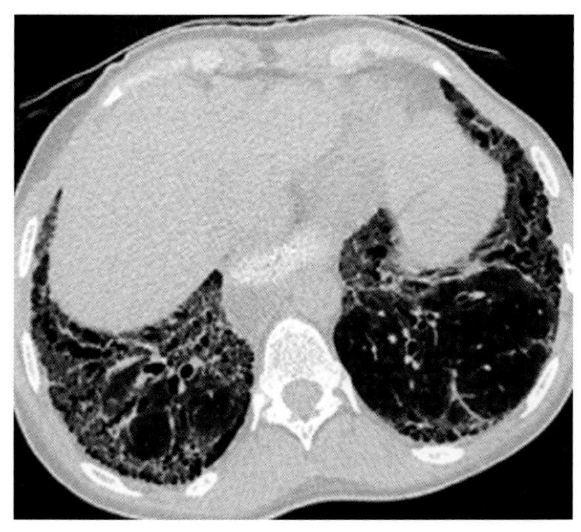

▲ 图 12-11　非特异性间质性肺炎

interstitiac pneumonia，LIP）相对不太常见，与成人干燥综合征和小儿 HIV 相关。如图 12-12 所示，CT 的主要表现为肺实质内散在的血管周围囊肿，虽然也能看到磨玻璃样影和小叶中心型结节[23-28]。在没有感染（气肿）的情况下，肺囊肿的鉴别诊断包括 Birt-Hogg-Dube 综合征、肺朗格汉斯细胞增生症和淋巴管平滑肌瘤病（lymphangioleiomyomatosis，LAM）。Birt-Hogg-Dube 综合征是一种与皮肤纤维滤泡瘤和肾肿瘤相关的常染色体显性遗传综合征。肺朗格汉斯细胞增生症与吸烟相关，囊肿形态各异，多位于上叶[29, 30]。LAM 的囊肿比淋巴细胞性间质性肺炎更多，以乳糜胸、肾平滑肌血管脂肪瘤和淋巴管平滑肌瘤为特征。LAM 常见于结节性硬化症的女性患者[31]。

隐源性机化性肺炎（cryptogenic organizing pneumonia，COP）是一种特发性的间质性肺疾病（图 12-13），表现为胸膜下或支气管血管空泡影[32, 33]。反晕征是 COP 相对特异性的表现[34]。COP 可能和肺炎混淆，当抗生素治疗对患者无效时，应考虑选用甾体类药物治疗。

呼吸性细支气管炎伴间质性肺病（Respiratory bronchiolitis interstitial lung disease，RB-ILD）和脱屑性间质性肺炎（desquamative interstitial pneumonitis，DIP）为特发性的，但已知与吸烟相关并且可以通过戒烟缓解[35-39]，常见于男性。RB-ILD 较为温和，伴有散在的小叶中心性结节。相反，DIP 会逐渐进展，大多数病例都有广泛的主要分布在基底段的磨玻璃样影，如图 12-14 所示。

慢性过敏性肺炎（CHP）是由抗原引起的纤维化，多见于鸟类爱好者，因此没有被囊括在在特发性疾病的分类中，尽管抗原通常是不确定的。与 UIP 和 NSIP 相反的是，慢性过敏性肺炎常位于上叶，随支气管血管束分布，与空气潴留相关（图 12-15）[40-41]。

结节病没有包含在特发性间质性肺疾病中，也没有明确的病因。以影像学表现为基础，肺结节病分为四期：淋巴结肿大、淋巴结肿大伴肺实质疾病、仅有肺实质疾病和肺纤维化[42-44]。与

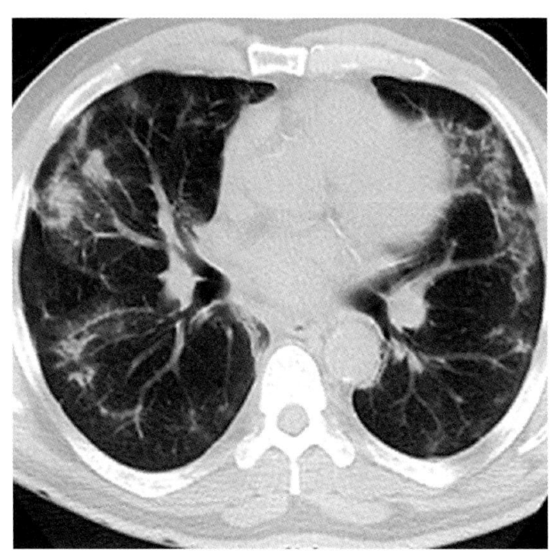

▲ 图 12-13　机化性肺炎

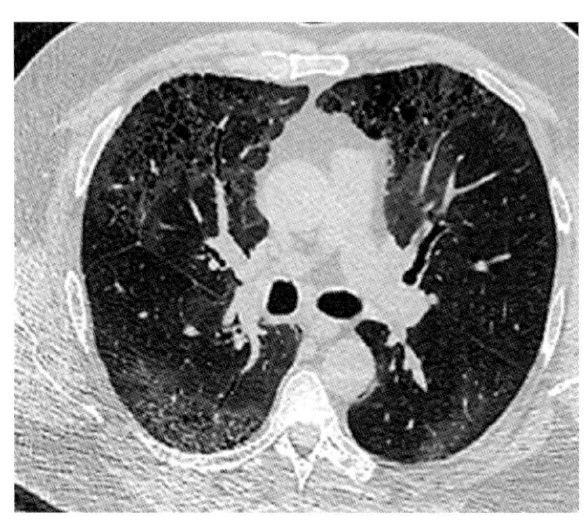

▲ 图 12-14　脱屑性间质性肺炎（DIP）

过敏性肺炎一样，结节病也常见于上叶，并随支气管血管束分布。在晚期纤维化时，结节病更倾向于累及上叶的后分，以此可与 CHP 鉴别（图 12-16）。

放射性肺炎会引起肺纤维化伴支气管扩张。当接收超过 20Gray 数月后，靶区会出现肺纤维化[45-46]。放射性纤维化表现为局灶瘢痕伴线性边缘和牵引性支气管扩张，大致与治疗平面一致，可以帮助其与肿瘤复发相鉴别。肺纤维化的形成通常需要超过 2 年的时间。注意图 12-17 中冠状面图像上肺纤维化的特征性的直边。复发性疾病征象之一是扩张的、既往明显的支气管闭塞[45]。

2. 小叶间隔增厚不伴有支气管扩张

充血性心力衰竭（congestive heart failure，CHF）是一种常见的并且需要与肺纤维化相鉴别的疾病，由于 CHF 是可逆的，因此很容易与肺纤维化相鉴别。CHF 时，肺静脉会进一步扩张，使小叶间隔相对均匀地增厚，如图 12-18 所示。磨玻璃样影表示液体溢出肺泡腔。CHF 时由于小叶间隔增厚，也可以伴有双侧胸腔的少量积液。

淋巴管癌以小叶间隔不规则的、结节状增厚为特征[47-49]。由于淋巴管癌为系统性疾病，其典型的表现为双侧病变，但由肺癌引起时除外，因为肿瘤是直接侵犯淋巴管并引起单侧的小叶间隔增厚，如图 12-19 所示。腺癌最为典型，其原发灶通常来源于肺、乳腺、胃和胰腺。

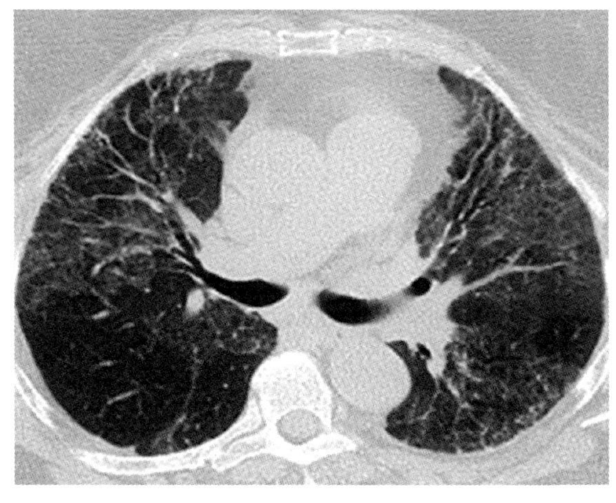

▲ 图 12-15　慢性过敏性肺炎

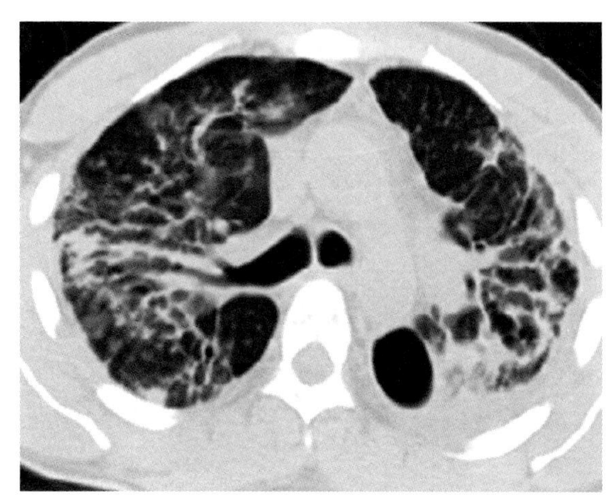

▲ 图 12-16　4 期结节病

（三）影响气道的肺部疾病

1. 气管疾病

延长插管时间会引起气管狭窄，从而进一步导致肉芽组织的生成。类似地，气管肿瘤如鳞癌或腺样囊性癌也可以引起局灶区域的气管狭窄。弥漫性的气管狭窄可能继发于伴多血管炎的肉芽肿性炎、骨化性气管病、淀粉样变、结节病、复发性多软骨炎以及感染[50]。

在 Mounier-Kuhn 综合征（即气管支气管肥大症）的患者中，男性患者的气管横径会扩张至大于 27mm，而女性患者会大于 23mm，伴有第 1～4 级支气管扩张。图 12-20 是一个柠檬状的气管示例，其横径会变宽，同时通常伴有气管软化，在呼吸时气管塌陷，与 COPD 患者剑鞘样气管相反。

2. 支气管疾病

20 世纪 50 年代，Lynne Reid 阐述了支气管扩张症这一概念。Reid 分型根据 CT 表现描述了支气管扩张症的类型。正常的支气管从气管到外周共有 11 级分支，而在支气管扩张症时，其分级会减少。圆柱状支气管扩张症是最轻微的，然后是静脉曲张样的（中度）支气管扩张症，而囊状支气管扩张症是最严重的。在囊状支气管扩张

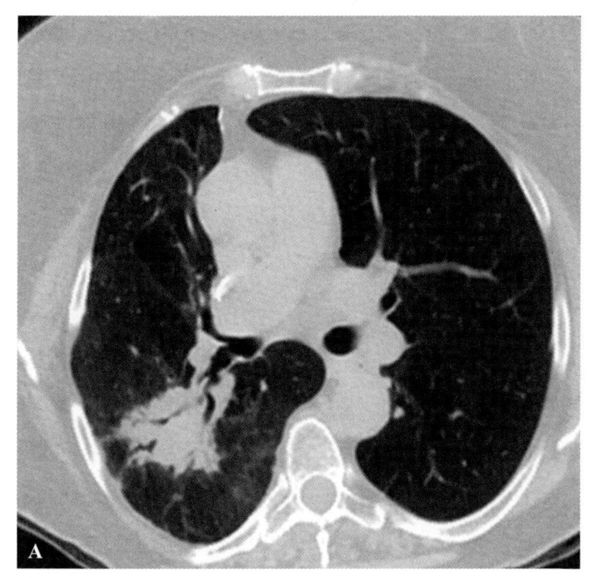

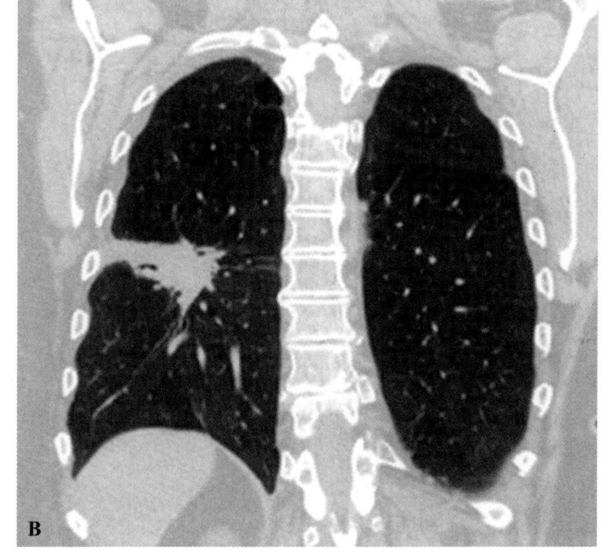

▲ 图 12-17　放射性肺炎

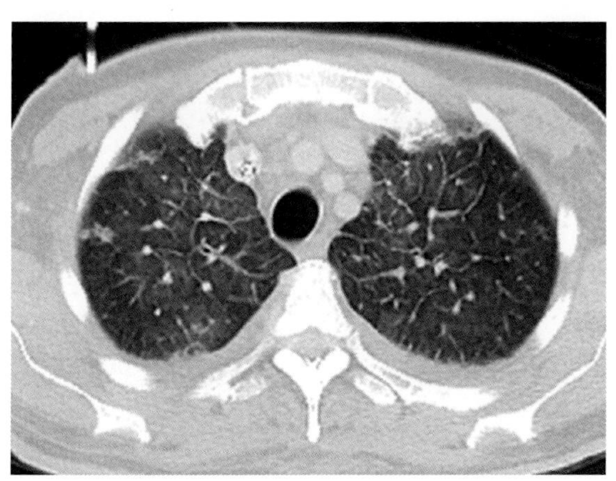

▲ 图 12-18　肺水肿

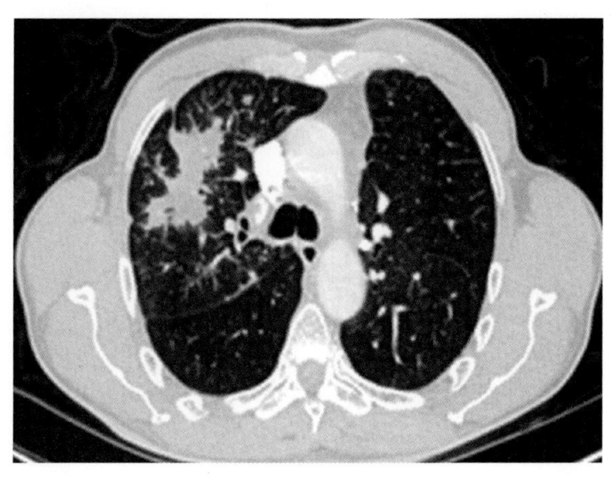

▲ 图 12-19　肺癌淋巴结转移

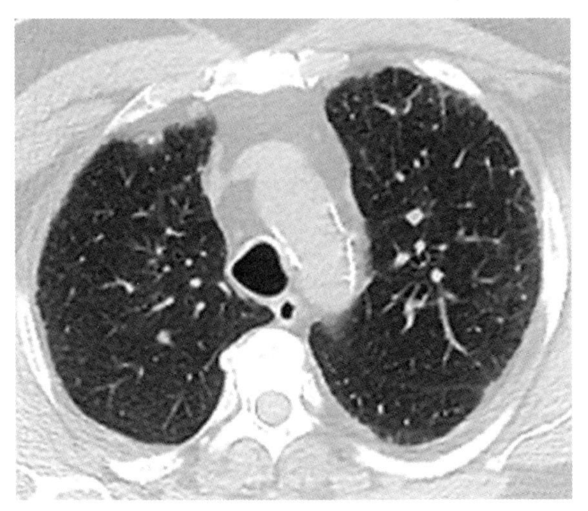

▲ 图 12-20　气管软化

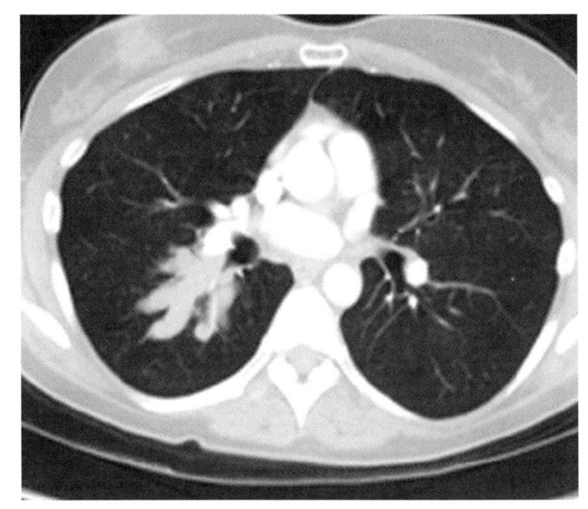

▲ 图 12-21　过敏性支气管肺曲霉菌病

症时，肺循环通过病变区域时会减少，从而引起通气 / 换气比例失调。

支气管扩张症在支气管闭锁、支气管肿瘤以及支气管炎的患者中多为局限性。当支气管扩张症为弥漫性的时候，我们可以通过判断其位于外周还是位于中央来帮助鉴别诊断。中央型支气管扩张是过敏性支气管肺曲霉菌病（allergic bronchopulmonary aspergillosis，ABPA）的主要特征，累及第 1～4 级支气管，常见于哮喘患者，表现为黏液堵塞于扩张支气管内的“手套征”（图 12-21）。

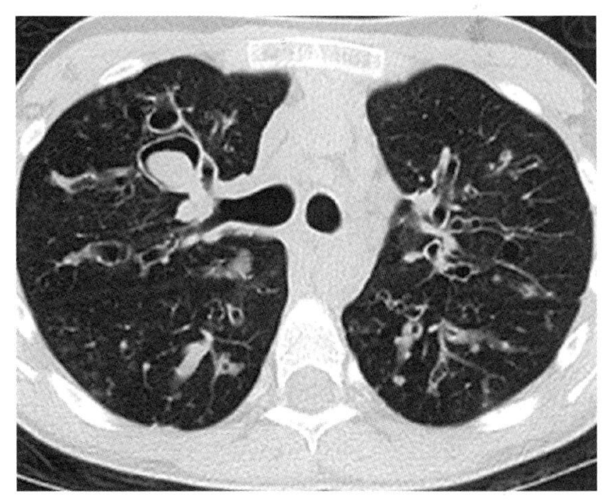

▲ 图 12-22　囊性纤维化伴菌丝体瘤

外周型支气管扩张症可以再分为上叶型和下叶型。上叶支气管扩张症通常和囊性纤维化相关。图 12-22 显示的是一名囊性纤维化患者扩张的支气管内伴有霉菌瘤（曲霉菌病）的患者的 CT 图像。

中叶支气管扩张症常见于不愿咳嗽的老年女性，与胞内鸟分枝杆菌（Mycobacteria avium intercellulare，MAI）感染有关，是一种常见的影像学表现。支气管扩张症的定义为支气管比其伴行血管大，如图 12-23 所示。

年轻患者伴有反复发作的肺炎和以下叶为主的支气管扩张症可以考虑纤毛运动障碍综合征。如果还伴有内脏反位，则称为 Kartagener 综合征。在图 12-24 中，左下叶气道壁有所增厚。

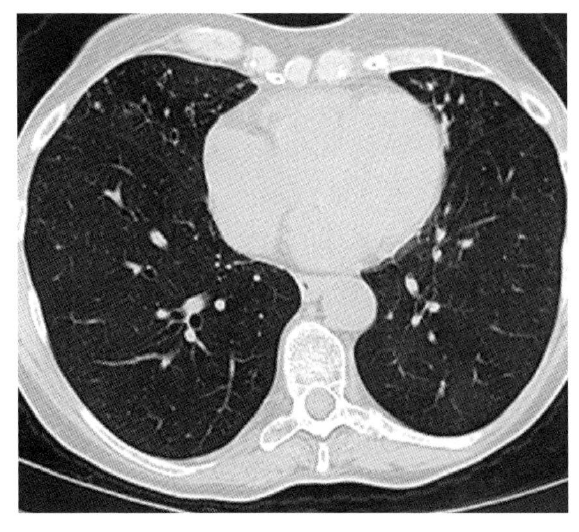

▲ 图 12-23　胞内鸟分枝杆菌

（四）影响肺动脉的肺部疾病

肺动脉在 CT 图像上最好测量，如图 12–25 所示。肺动脉的横径通常不超过 3cm。而这名患者的肺动脉横径为 3.7cm，与肺动脉高压（pulmonary arterial hypertension，PAH）的患者相当。更重要的是，肺动脉比邻近的主动脉还粗。当肺动脉与主动脉的比值大于 1 时，就可以考虑诊断 PAH。

PAH 可以是血管前性的，也可以是血管后性的。血管前性的 PAH 的病因包括慢性肺栓塞、左向右分流、固有肺疾病如肺纤维化，以及药物和毒品。血管后性的 PAH 的病因包括左心衰竭、二尖瓣狭窄或纵隔纤维化。血管后性的 PAH 肺静脉会增粗，而血管前性的 PAH 肺静脉尺寸正常，可以以此鉴别。图 12–26 显示的是肺动脉内的充盈缺损，提示急性非闭塞性肺栓塞。慢性肺栓塞更常见于外周而非中央。

一些栓子可以引起肺实质的梗死。肺实质梗死是胸膜下的楔形病变，如图 12–27 所示，被称为驼峰征，通常是异构的。当胸痛的患者有新发的肺外周病灶时，应当考虑肺梗死。与肿瘤不同的是，驼峰征会随时间而缩小。

PAH 的患者在 CT 上通常有马赛克征或肺实质的改变，需要与小气道疾病相鉴别，小气道疾

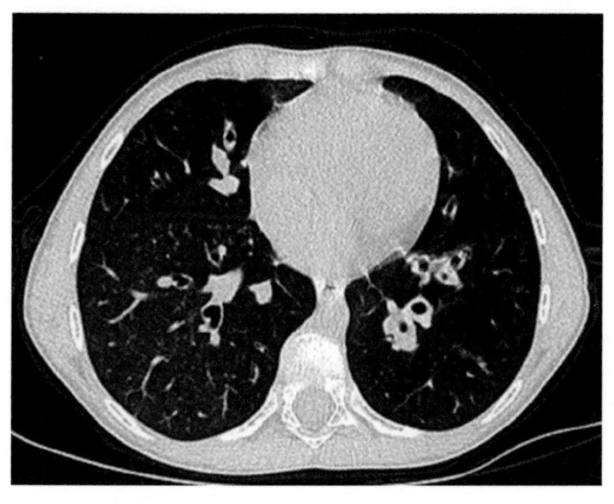

▲ 图 12–24　纤毛运动障碍综合征

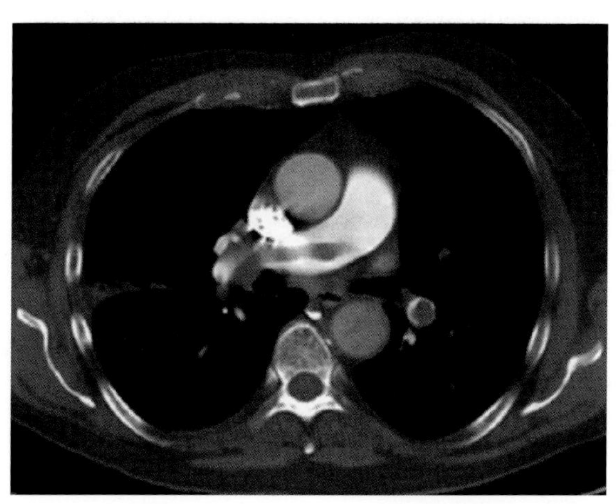

▲ 图 12–26　急性非闭塞性肺栓塞

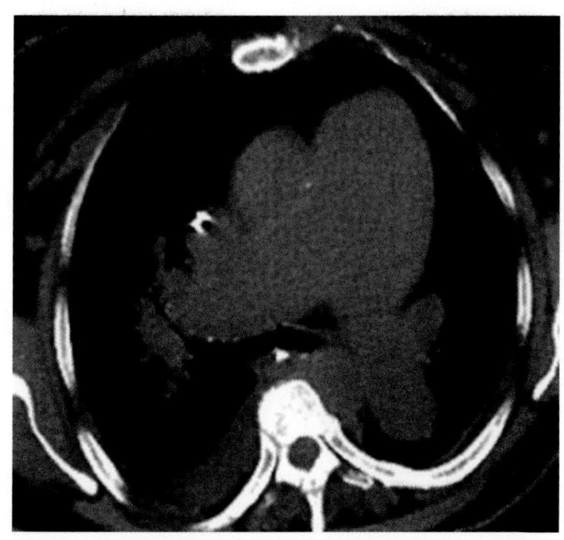

▲ 图 12–25　肺动脉高压

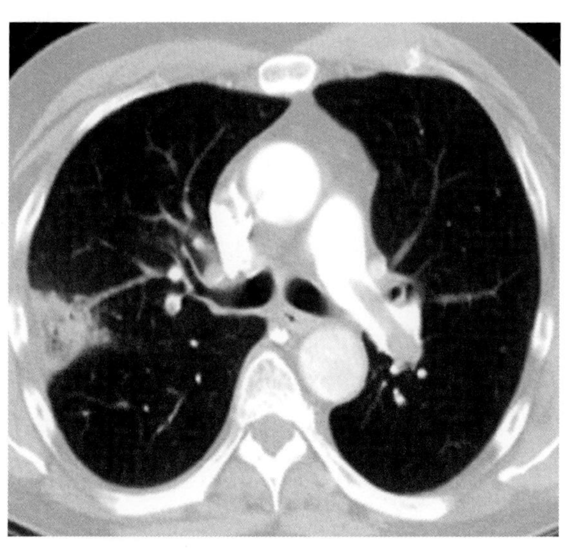

▲ 图 12–27　肺梗死后出现的驼峰征

病可以有相同的表现，但通常还伴有支气管壁的增厚。为了将小气道疾病与 PAH 相鉴别，可进行呼气相 CT 检查。如果在呼气时马赛克征更重，则考虑与小气道阻塞相关，而如果不是，则考虑是 PAH。注意图 12–28 中 PAH 患者的马赛克征。

（五）肺结节

很少会有一个结节都没有的 CT 图像，但并不是所有结节都是一样的，当评估新发肺结节的时候必须要考虑患者的危险因素。吸烟、职业暴露、既往肿瘤史、直系亲属有患肺癌、有其他肺疾病（COPD 或肺纤维化）或吸二手烟的患者，肺癌发病概率会增加。当评估肺结节时，应该考虑结节的特征，尤其是大小、数量、部位和形态，以及将目前的图像和既往的相比较。

1. 孤立结节

孤立的肺结节通常是被肺实质包绕的球形影，与淋巴结肿大、肺不张或肺炎无关。实性的、部分实性的和非实性的结节是肺结节的三种主要类型。

2. 实性结节

如果结节内的肺实质是模糊的，就被归类为实性结节。即使有非实性的边缘围绕在结节周围，这个边缘可能是源于结节周围部分体积的均值，或者代表除腺癌外的其他细胞类型中的少量鳞状成分（图 12–29）。实性结节可能会有外部或内部的囊性空间或内部空泡。

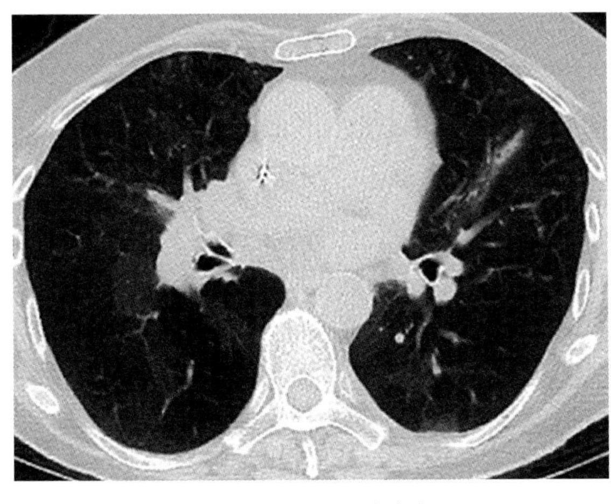

▲ 图 12–28　马赛克征

3. 部分实性结节

如果结节同时由非实性和实性成分组成，就被称为部分实性结节（图 12–30）。如果部分实性

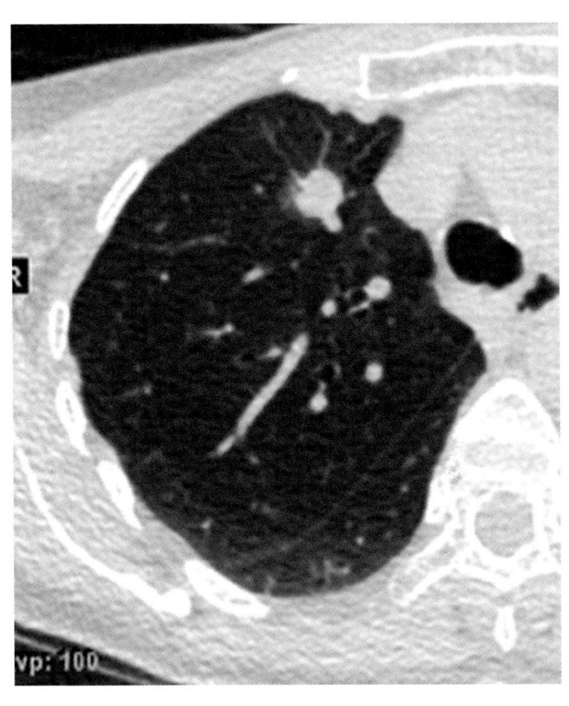

▲ 图 12–29　实性结节伴非实性边缘

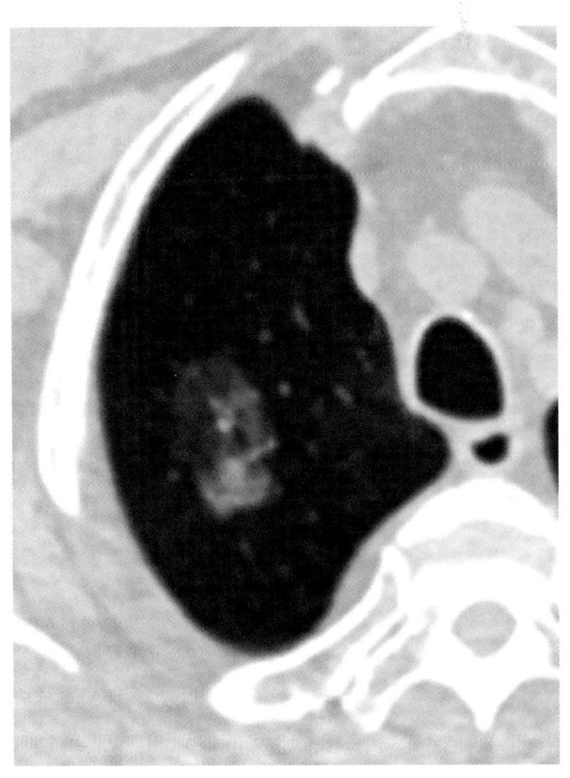

▲ 图 12–30　部分实性结节

结节确诊为腺癌，则多数为浸润性腺癌。然而，当实性成分的直径大于整个结节直径的 80% 时，就应该算作实性结节 [51]。

4. 非实性结节

如果除了穿行于结节内的血管外，肺实质可见，就被归类为非实性结节。在区分部分实性和非实性结节时，对于走形于结节内的血管，即使其表现为实性密度，也不能被算作是实性成分。非实性结节可能是惰性的腺癌，例如原位腺癌或微浸润腺癌（以前称作细支气管肺泡癌）。这类患者的 5 年生存率为 100%。数据显示大多数非实性结节是可以治愈的，尤其是通过每年一次 CT 筛查所发现的非实性结节 [52–54]。

（六）肺癌筛查的地位

在美国和全世界范围内，肺癌都是癌症相关死亡的首要原因。肺癌的 5 年生存率通常低于 15%，部分原因是大多数患者在初诊时已是晚期。宫颈癌、结肠癌和乳腺癌的筛查试验都已取得了长足发展。研究显示由每年 CT 筛查的预计治愈率高达 80% 以上，比未进行筛查时有明显改善 [55]，也成为研发肺癌早期诊断试验的动力所在。近期的数据支持运用胸部低剂量螺旋 CT 来选择性地筛查有罹患肺癌高危因素的患者 [56–58]。筛查的目的是在有症状之前发现疾病，由此达到满意的疗效。筛查可以延长预期寿命并且提高生活质量。

在肺癌的筛查中，避免不必要的检查和有创性操作的同时早期诊断肺癌，其方法至关重要。通过比较两项研究，已经证实了这一点：其中一项有明确的筛查方案，而另一项没有。对两项研究的比较显示，使用合适的筛查方法可以显著地增加 I 期肺癌的检出率进而改善预后及降低中位肿瘤大小 [59]。

制订筛查方案的重点是在第一次筛查时就发现问题所在，之后每年复查。由于通过每年复查可以发现和鉴别较小的、早期的、非侵袭性的肺癌，而这些肺癌手术切除后通常都有较高的治愈率，因此需要仔细地鉴别 [60–62]。

结节的生长也很重要。结节生长的定义如下：①无论实性成分如何，结节总体积增大；②部分实性结节的实性成分增多；③非实性结节出现实性成分；④非实性结节的磨玻璃成分密度增高 [63–66]。

胸部 CT 筛查的其他发现也需要报告，其中包括肺气肿、间质性肺疾病、纵隔肿块、乳腺肿块、冠状动脉钙化及上腹部病灶。

二、CT 对胸膜的评估

（一）胸膜增厚

在世纪之交，石棉因其新型阻燃及绝缘性能被吹捧为神奇材料。在 1970 年，石棉被列入第一批职业暴露的观察名单。共有两种形式的胸部石棉疾病：石棉相关的胸膜疾病和石棉肺。石棉肺影响肺实质产生胸膜下线和实质带。而石棉相关的胸膜疾病更为常见，引起胸膜增厚或矩形的胸膜斑块，如图 12–31 所示。石棉相关的胸膜斑块常起源于后外侧。

胸膜斑块常有钙化。单侧病变对于石棉相关的胸膜疾病并不典型，因此应当考虑其他诊断，如既往血胸。

（二）胸膜结节或肿块

石棉暴露的人群患间皮瘤的风险会增加，间皮瘤是最常见的原发性胸膜肿瘤 [67, 68]。在图

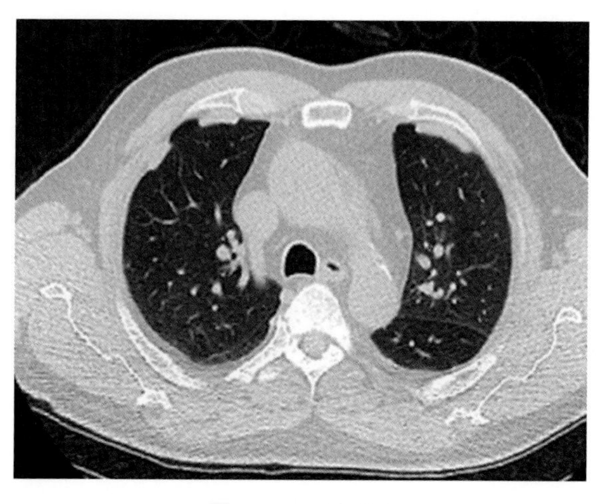

▲ 图 12–31　胸膜斑块

12-32 中，间皮瘤环向包绕左肺并使同侧肺实质体积缩小。胸膜间皮瘤的平均生存期为 12 个月，伴有胸膜外播散（胸壁及纵隔）的预后更差。在外科抉择考虑做胸膜切除术和胸膜外全肺切除术时，通过 CT 进行术前分期是必不可少的[69]。

胸膜转移灶多为类圆形，因此可以和胸膜斑块所鉴别。图 12-33 所示为一名恶性黑色素瘤伴胸膜转移患者的胸部 CT。

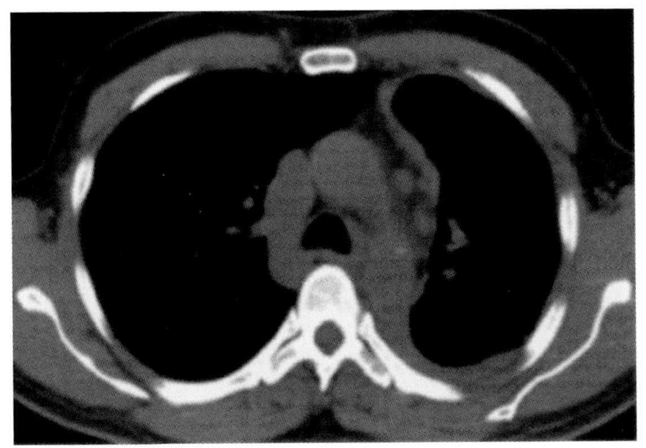

▲ 图 12-32 间皮瘤

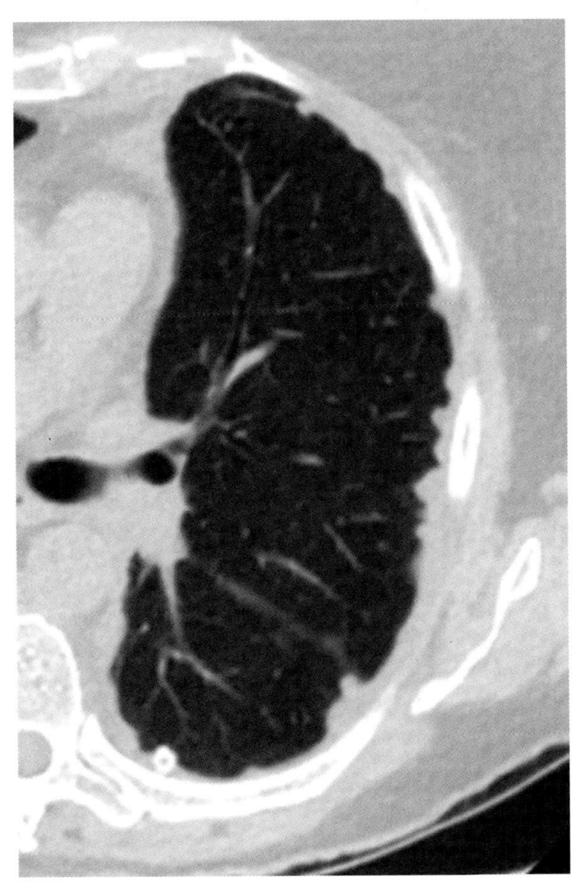

▲ 图 12-33 胸膜转移

（三）胸腔积液

大多数腔积液都和心脏疾病相关，平均放射密度位于 0～20HU。相反，当胸膜腔内有积血时，放射密度会上升至 20～60HU（图 12-34）。有时候，通过液体的非均质性可以鉴别出血的部位，或者动脉期图像上的局部密度增加可以提示有活动性出血。

（四）脓胸

包裹性的胸腔积液应当考虑脓胸，尤其当其邻近区域肺实变时（图 12-35）。胸腔积液内含有空气也支持脓胸的诊断，但并不是脓胸的特异性表现，也可能继发于活检或胸膜穿刺术等。如

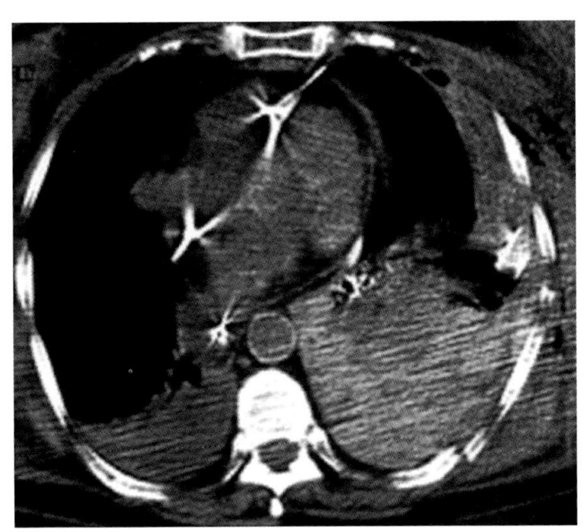

▲ 图 12-34 血胸

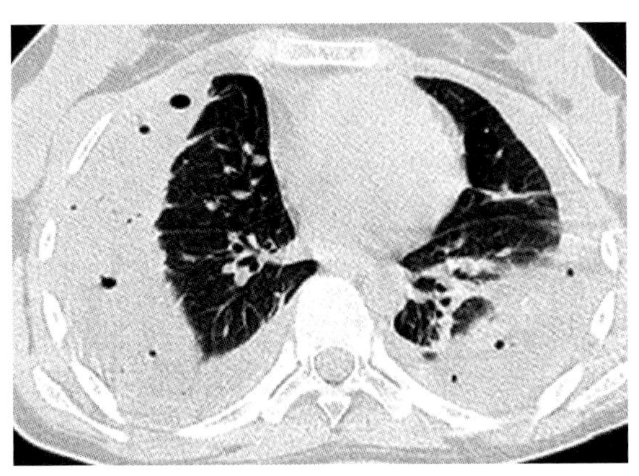

▲ 图 12-35 脓胸

果包裹的胸腔积液位于腹侧，则提示积液较为黏稠并且不容易安置胸腔闭式引流。增强 CT 显示脓胸患者的脏层和壁胸膜强化，称作“胸膜分裂征”。识别脓胸在临床上很重要，因为脓胸可能需要引流、开胸探查、胸腔镜探查或开放引流[70]。

（五）胸壁创伤

在 CT 检查时常发现肋骨骨折，患者可能会提供较为久远的外伤史。接受放疗的患者，其放射野发生肋骨骨折的风险会增加。当多根多处肋骨骨折时，患者有可能发生连枷胸，引起反常呼吸。CT 对于肋骨骨折的诊断很重要，还可以帮助连枷胸的术前评估[71]。

（六）胸壁感染

任何感染都可以蔓过胸膜侵犯胸壁，但是和肺外胸壁受累相关最常见的是诺卡菌属和放线菌。当肺炎合并脓胸不断地扩散超过胸膜并进入胸壁，则称为自溃性脓胸。图 12–36 所示为左前胸壁的诺卡菌属感染。

（七）胸壁肿块

胸壁肿瘤包括肉瘤、骨髓瘤和神经源性肿瘤。图 12–37 所示为神经源性肿瘤（神经鞘瘤），其位于后纵隔从左侧胸壁向内生长。

当长时间贫血时会发生髓外造血，骨髓无法满足造血需求而产生骨髓外的造血细胞。在胸部，通常是由于单侧或双侧椎旁邻近肋椎交界部的肿块所致[72–73]。图 12–38 所示为一名地中海贫血的患者，可见均质的椎旁软组织肿块伴异种骨髓。

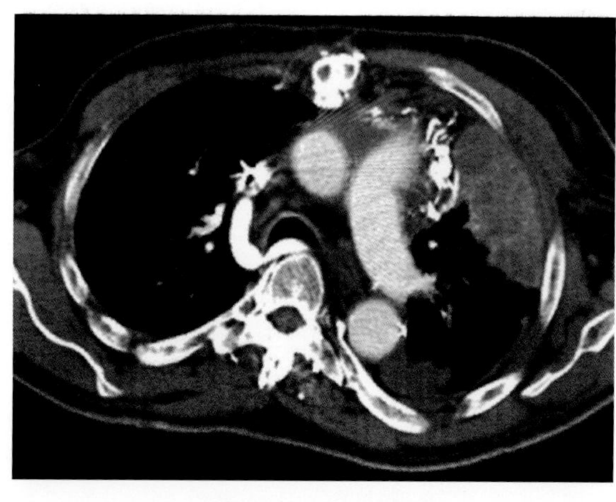

▲ 图 12–36　诺卡菌属

（八）胸壁结构缺陷

漏斗胸是最常见的胸壁畸形。漏斗胸是先天性的前胸壁缺陷，胸骨位于其典型解剖位置的后方。其常见于男性，并和脊柱侧弯相关。Haller 指数反映了漏斗胸畸形的程度，通过测量胸廓横径 / 前后径，比值大于 2.5 则可以诊断漏斗胸。

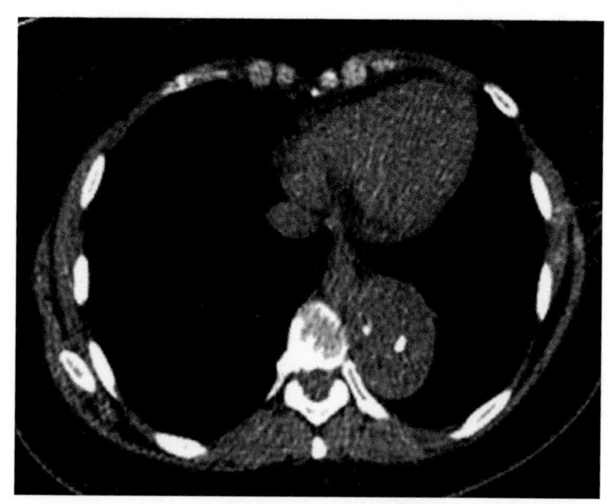

▲ 图 12–37　神经鞘瘤

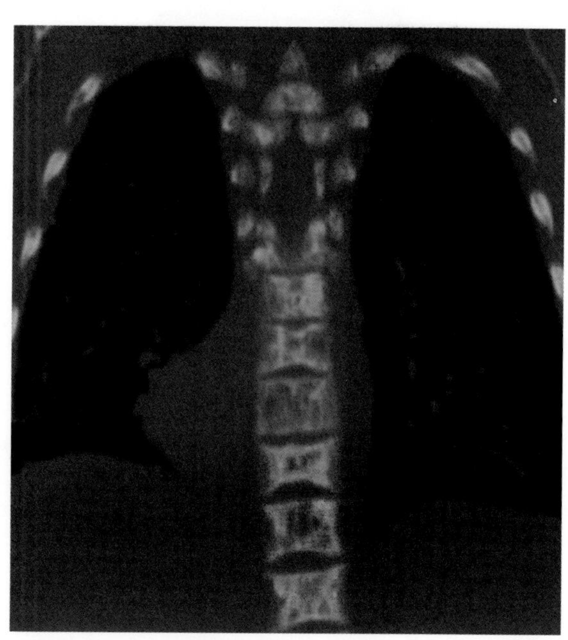

▲ 图 12–38　髓外造血

Haller 指数越大，畸形程度越大，越有可能压迫右心，如图 12-39 所示。影像学和 CT 衍生的 Haller 指数之间有很强的相关性，当 Haller 指数大于 3.5 时就需要外科矫正 [74, 75]。鸡胸与漏斗胸相反，胸骨位于其应在解剖位置的前方。

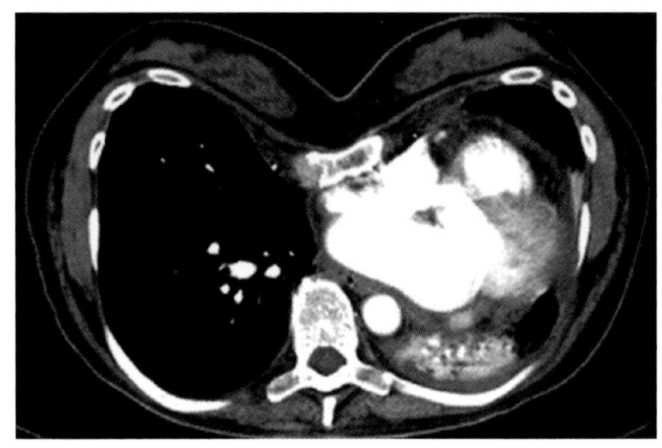

▲ 图 12-39　漏斗胸

（九）肋骨和其他部位

当看胸壁时也应该考虑软组织结构。CT 扫描时常可发现男性乳房发育，其可能与药物及肝脏疾病相关。女性的乳房实质不太容易识别但可以通过评估其密度来定性 [76]。女性的乳房密度增高会有更高的概率罹患乳腺癌 [77]。乳腺结节可以通过 CT 发现，有乳腺结节的患者需要进一步通过钼靶来定性。图 12-40 所示为左侧乳腺外上象限结节。

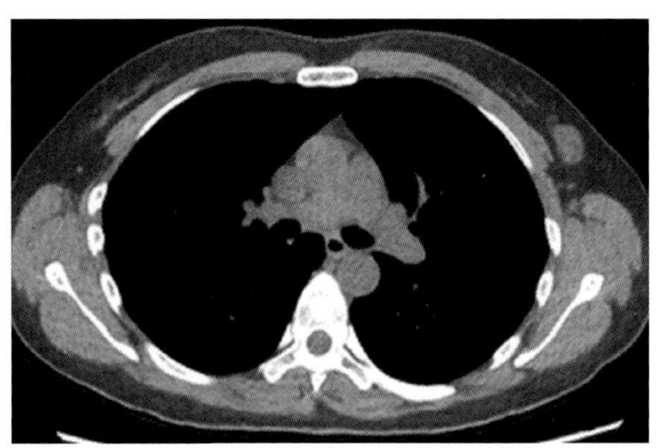

▲ 图 12-40　乳腺结节

（十）总结

胸部 CT 可以对肺实质、胸膜和胸壁进行无创的评估。对 CT 图像的系统性回顾和对异常征象的模块化评估有助于鉴别诊断。结合病史和查体，可以找到很多对于诊断、分期、预后、治疗和手术规划有着重要影响的特异性发现。

第 13 章 胸部磁共振成像 Magnetic Resonance Imaging of the Thorax

Prabhakar Rajiah　Ritu R. Gill　著
夏春潮　徐昱扬　译

一、概述

磁共振成像（MRI）是评估心胸部异常的一种重要成像方式，包括纵隔、肺、胸膜、膈膜及心血管结构。它可以作为评价某些疾病的主要成像方式，也可以作为其他疾病的解决方案，同时常作为一种补充方式，成为手术计划中多模态检查流程中的一部分。MRI 能够判断组织成分，软组织对比度好，多平面成像能力强，时间和空间分辨率高，同时能够进行宽视野成像。这种方式避免了电离辐射或潜在的肾毒性对比剂的使用。然而，某些患者可能有 MRI 检查禁忌证，尤其是体内有与磁场不兼容的金属装置的患者和有幽闭恐惧症的患者。高昂的检查费用及有限的实用性也是限制 MRI 应用的其他因素。在胸部，MRI 成像的挑战包括心脏和呼吸运动，肺部结构磁化率的异质性和搏动性血流。但是，硬件和脉冲序列方面的技术进步已克服了大多数挑战，同时提供高质量的 MRI 图像。肾源性系统性纤维化是一种衰竭性纤维化症状，与严重肾功能不全的患者中钆对比剂的使用有关，因此在本队列中限制了钆对比剂的应用。黑血成像和几种基于 MRA 和 MR 的非对比剂灌注技术可用于脉管系统和灌注图的显示。

在本章中，我们对胸部 MRI 扫描技术，以及用于胸部疾病诊断的最前沿的成像技术进行综述，阐述了 MRI 在心胸系统异常和疾病进展过程中的应用。

二、MRI 方面的技术原理和方面

MRI 成像取决于包含奇数个质子 / 中子（通常是氢）的原子核、外部磁场和射频(radiofrequency，RF）脉冲间的相互作用。在没有外部磁场的情况下，磁自旋方向是随机的。但有了外部磁场后，自旋方向则与主磁场平行或反向平行。在平衡状态下，沿主磁场（B0）方向的自旋略多，纵向磁化指向 B0 方向。在平衡状态下，x、y 平面没有横向磁化。此外，质子也以类似陀螺摆动的方式绕磁场轴进动。这个进动频率称为 Larmor 频率，与 B0 成正比。使用专用的线圈，施加射频脉冲，将导致净磁化方向不同程度的改变。例如，一个 90°RF 脉冲将纵向磁化倾斜到横向平面。磁共振（MR）信号完全来源于横向磁化，横向磁化在线圈式接收机中产生自由感应衰减和信号，然后对其进行数字化、放大、组合及傅里叶变换，产生 MR 图像。一个 180° 射频脉冲将横向磁化强度从 +x 方向旋转到 x 方向，在这种情况下称为 180° 重聚脉冲。自旋回波和快速自旋回波序列同时使用 90° 和 180°RF 脉冲。梯度回波序列采用＜90° 的 RF 脉冲，但不使用 180°RF 脉冲。T_1 是指自旋恢复纵向磁化矢量的时间，也称为自旋 – 晶格弛豫；T_2 是指横向磁化矢量衰减的时间，称为自旋－自旋弛豫。利用不同组织的 T_1 和 T_2 值不同这一特性，使用 T_1 加权和 T_2 加权序列可突出不同组织间的对比。这可以通过改变 TR 来实现，TR 是射频脉冲和 TE(the echo，TE) 之间的时间，TE 是初始射频脉冲和回波之间的时间，这是在自旋回波序列中失相位自旋重聚或通过磁梯度反转时发生的。为了定位体内这些不同的自旋，我们使用磁场梯度来进行空间编码，这是一种强度随着位置变化的磁场。通过只在单一层面内激发氢原子核，将空间编码问题简化至二维，并在一个方向上采用频率编码，而另一个方向采用相位编码，从而对在两个维度上实现空间映射。相位和频率编码步骤的数量称为矩阵，再结合扫描视野（FOV)，共同决定了 MR 图像的平面内空间分辨率 [1]。

三、MRI 脉冲序列

MRI 脉冲序列是指 RF 脉冲序列和磁场梯度序列，在特定的位置和解剖平面内，其能产生特定组织对比度的 MR 图像。例如，在传统的二维自旋回波序列中，应用 128 个几乎相同的单元序列，每个单元对应一个相位编码步骤。当梯度打开时，首先施加一个层面选择 90°RF 脉冲。然后，在 1/2 TE 时间时，施加一个 180° 重聚脉冲，这使其在 90° 脉冲之后，在 TE 时间形成回波。通过施加频率编码梯度（读出梯度）可以采集到回波信号。回波信号是不断变化的，相位编码梯度是在短时间内施加的，并且梯度场强从负值到正值呈步级性变化。下一个单元从上一个 90° 脉冲的 TR 时间后的下一个 90° 脉冲开始。该脉冲序列在 128 个单元的 90° 和 180° 脉冲回波完成后结束。基于 TR 和 TE，这个序列可以是 T_1 加权、T_2 加权或是质子密度加权。由于更强、更快的梯度场和更快速的接收器，因此梯度回波序列是超快速 [2]。

四、胸部成像 MRI 序列

根据临床情况，有几种序列在胸部成像中是可用的。一些方法可用于最小化或消除来自心脏和呼吸运动的运动伪影。心电门控同步 MR 采集在 R-R 间期接近于正常窦性节律时更可靠。对于短时间的序列，采集时通过屏气可以使呼吸运动最小化；但对于长时间的序列，可以使用其他技术，通过重设相位编码步骤来最小化呼吸运动伪影。放置在胸部或上腹部周围的风箱感应呼吸偏移并将信息传递到 MR 扫描仪，该技术在呼吸规律时表现良好。通过呼吸触发，在平静呼气期间采集图像数据。增加了采集时间，对于呼吸暂停或不规律呼吸作用不好。MR 导航是一种利用梯度回波监测膈肌位置并在呼气期间采集图像的技术。

超快速自旋回波 T_2 是一种快速序列，可用于定位及表征病变，不需要心电门控或屏气，但空间分辨率不高。平衡稳态自由进动（b-SSFP）是一种所有方向上梯度均平衡的梯度回波序列。其信号取决于组织的 T_2/T_1 比值。从胸部采集的静止图像可用于定位和定性病灶。T_1 加权和 T_2 加权图像通常使用心电门控双反转恢复（DIR）（贯穿成像体积的初始反转脉冲和第二个层面选择反转脉冲）来实现，以最小化运动伪影并且能表现为 T_1 加权或 T_2 加权。脂肪饱和通过 STIR 或三重反转恢复来实现，在 DIR 序列上再加一个额外的脉冲序列。T_1 加权（T_1W）超快速梯度回波在同、反相位上均可获得，这有助于发现微小脂肪（在反相位序列中表现为信号降低）以及鉴别胸腺增生和胸腺肿瘤。Dixon 序列具有同相位和反相位，水相和脂肪相的图像，使用单一序列可以获得几种不同类型的图像，并显示出不同的组织特征。化学位移比（Chemical Shift Ratio，CSR）通过如下公式计算：CSR=（反相位图像胸腺信号强度 / 反相位图像椎旁肌信号强度)/(同相位图像胸腺信号强度 / 同相位图像椎旁肌信号强度)。

弥散加权平面回波图像用于识别弥散受限的病变，例如在高 b 值图像上显示为高信号，在表观弥散系数（apparent diffusion cofficient，ADC）图上显示为低信号的肿瘤，ADC 图通过多个 b 值的对数法绘制。自动剪影 3D 超快速梯度回波是一种快速的三维容积序列，在对比增强（VIBE、LAVA、THRIVE）评估中有重要作用。通过增强后图像减去增强前图像来获得减影图像[3]。

多个序列可用于心血管结构的评估[4-6]。电影（cine）SSFP 图像通过分段的 k 空间采集获得，其中 k 空间在多个 R-R 间期内通过分段的方式被填充。最终得到的图像是多个心动周期采集图像的合成。这对于评估心脏形态和功能以及量化心室功能具有重要价值。这个序列需要规律的 R-R 间期。对于心律失常者，可以使用前瞻性心电触发。实时电影（real-time cine）SSFP 图像是非平均的 cine SSFP 图像，但反映了真实的心脏运动表现，可用于评价室间隔运动以及肿瘤对胸壁或纵隔的侵犯情况。速度编码相位对比序列是一种梯度回波序列，其中信号取决于像素的速度。其被用于量化不同血管结构的血流及速度。注射对比剂后，动态首过灌注图像用于评价心肌缺血。结合早期增强后 T_1W 快速自旋回波，对于评价胸部异常的对比增强情况有帮助。MR 血管造影在注射钆对比剂后采用 T_1 扰相梯度回波序列实现。图像采集的时间点是当对比剂到达目标血管后，k 空间的中间部分被填满时。时间分辨 MR 血管造影序列（TWIST）对 k 空间中心进行高频采样，并能够获得血管系统的高时间分辨率图像，同时可获得灌注图像，尤其是肺部灌注图像[7]。肺部灌注在 MR 血管造影对比增强的实质期获得，尤其是时间分辨 MR 血管造影[8]。肺部灌注也可以采用动脉自旋标记实现，无须任何外源性对比剂。局部绝热 RF 脉冲用于反转肺动脉中的血液磁化。将使用和不使用动脉标记脉冲获得的图像相减，获得肺部灌注图像。动态对比增强（dynamic contrast enhanced，DCE）MRI 是对整个或部分胸部的二维或三维容积采集，在以固定的速度注射对比剂，随时间推移多次采集以获得增强图像。获得的数据可绘制成图并计算组织和肿瘤的药代动力学参数。常用的计算指标包括曲线下面积（AUC），渗透率系数 kep，消除系数 kel 及振幅（amp）。

3D-SSFP 序列是一种容积采集，在心动周期的特定期相和使用导航脉冲检测到的呼吸特定期相上获取图像。脂肪饱和及预 T_2 用于抑制脂肪和心肌信号，以优化冠状动脉的检测。该序列可用于评价任何血管床，并且不需要静脉注入对比剂，对于肾功能障碍的患者有重要帮助。延迟强化成像在对比剂注射后 10～15min 进行，此时对比剂已从正常心肌中洗脱，但仍保留在瘢痕及纤维化组织中，该法可用于评估心肌梗死和其他类型的心肌病，对于血栓和其他肿瘤包块的评估也有帮助。心肌标记是一种 T_1 加权图像，使用饱和脉冲将网格应用于心肌，用于评估局部心肌功能和心包系带。其他评估心肌应变的方法包括特征追踪、DENSE 和 SENC。多回波梯度回波序列是在同一层面不同 TE 下获得的梯度回波序列。使用在不同 TE 下的信号强度，可获得 T_2^* 值，该值在铁沉积的患者中极低。T_1 mapping 是一项利用不同反转时间的图像获得心肌的绝对 T_1 值的技术，可定量评估心肌纤维化、水肿及淀粉样变性[9]。T_2 mapping 可以类似地利用不同 TE 下的图像获得。绝对 T_2 值可用于评估急性心肌梗死和急性心肌炎中的心肌水肿。

超极化（hyperpolarized，HP）氦（^{3}He）和氙（^{129}Xe）肺部成像在吸入超极化气体后使用专门的线圈绘制肺通气和气体交换，收集数据获得图像，用于评估肺部的微小结构。DWI 成像可以和 HP 成像结合，计算超极化气体的 ADC 值，然后用于计算肺泡的数目和大小，也可用于计算肺泡间隔的厚度[10]。氧气增强 MR 也是基于类似的原理，并且能够同时提供结构和功能信息[11]。

五、胸部 MRI 的临床应用

（一）纵隔

国际胸腺恶性疾病协作小组（International Thymic Malignancy Interest Group，ITMIG）[12]最近提出，纵隔腔的划分是在横断面图像上从胸廓入口延伸至膈肌：①前纵隔或血管前间隔包括心包前部的所有结构，包含胸主动脉；②中纵隔或内脏间隔包括从前心包的后侧延伸至距脊柱前缘 1cm 的垂直线内的所有纵隔内脏结构，包含气管和食管；③后纵隔或椎旁间隔包括脊柱前缘后的所有结构。

优化后的纵隔肿块成像方案可以表征纵隔肿块特性并评估可切除性，包括冠状和轴位 T_2W 图像，轴位 T_1W 同、反相位图像，用以评估微小脂肪及三个方位上增强前后的 GRE 图像。带心电门控的 T_1W 或 T_2W DIR 序列有助于识别纵隔血管结构的侵犯情况及制订手术计划。

（二）前纵隔或血管前间隔

MRI 用于表征纵隔肿块的组织特性以区分囊性和实性病变，以及用于手术计划以确定可切除性。通常由于 CT 扫描组织对比度差，因此很难区分肿块是实性或囊性。MRI 可帮助鉴别囊、实性病变，并且有助于区分囊性病变中的水分、出血、蛋白质物质和草酸钙。

DWI 成像可鉴别良性和恶性肿瘤，Razek 等学者提出 ADC 阈值 $=1.56\times10^{-3}mm^2/s$ 可作为区分良、恶性纵隔肿块的分界值[13]。DCE MRI 也能够通过评估峰值增强时间来表征纵隔肿块；低危胸腺瘤的峰值增强时间是 1.5min，Ⅲ期胸腺瘤的峰值增强时间是 2.5min，非胸腺瘤的峰值增强时间最长是 3.2min，因此建议 2min 作为一个潜在的分界值来区分低、高风险胸腺瘤[14]。最常见的前纵隔肿块包括胸骨后甲状腺、甲状旁腺腺瘤、胸腺病变、肿大淋巴结 / 淋巴瘤和生殖细胞瘤。其他一些病因包括肉瘤、淋巴管瘤、感染及炎性病变（如纤维性纵隔炎），也可以在这个间隔中看到。

1. 胸骨后甲状腺

胸骨后甲状腺肿块可表现为纵隔肿块，并且可能存在于前纵隔腔室；然而，大多数胸骨后甲状腺肿块都位于无名血管之后的气管旁室，因此是在纵隔的内脏间隔内。甲状腺肿从颈部延伸到纵隔，有时胸骨后甲状腺肿通过纤维隔膜与甲状腺相连。这些肿块在 T_1W 和 T_2W 图像上表现不同，并且在注射对比剂后表现为不同程度的强化。冠状面和矢状面重建有助于显示其与相邻结构的关系。在多结节性甲状腺肿中，肿大的甲状腺内可见多个含液体的病变，它们在 T_1W 图像上表现为高信号，提示含有蛋白质成分或者有出血。甲状腺恶性肿瘤的病理特征是包膜破裂、局部淋巴结肿大及脂肪层消失。目前 MRI 仍难以判断恶性肿瘤各个亚型，也难以鉴别有无钙化灶[14-16]。

2. 甲状旁腺腺瘤

如果甲状旁腺切除术后复发甲状旁腺功能亢进，则怀疑异位甲状旁腺腺瘤。MRI 不是评估异位甲状旁腺腺瘤的主要成像方式。超声或闪烁成像更有助于筛查甲状旁腺腺瘤。当闪烁造影无法定性或无法诊断时，则使用 MR 进行评估。筛查用的 MR 通常从甲状腺扫描至心底。这些病变边界清楚，在 T_1W 上为低信号，T_2W 上为高信号，强化明显。如果存在出血，这些病变在 T_1W 序列上也表现为高信号。鉴别诊断包括坏死淋巴结和甲状旁腺癌。同时也获取高分辨率的 T_1W 和 T_2W 图像用以识别喉返神经以及制订手术计划。

3. 胸腺增生

正常胸腺是双叶的，经历纤维脂肪退化，并随着年龄的增长而减小。在 30 岁以下的受试者中，正常胸腺可在 T_1 加权 MR 图像上清晰显示，由于背景纵隔脂肪信号更高，胸腺可在 T_1 加权图像上清晰显示，在反相位图像上，由于其内含有脂肪成分，其信号会降低 60% 左右，且随年龄而变化。胸腺增生时，胸腺在发生退化后增大，病因包括重症肌无力、甲状腺功能亢进，或者继发于身体的压力。已知 10%～15% 的重症肌无力患者有胸腺瘤。在这些患者中，胸腺的解剖形态保持不变，化学位移比（CSR）<0.50～0.60。CSR 为 0.80～0.90 的实性病变尚不能定性，需要随访或活检来排除肿瘤的可能[17-19]。CSR >1，则考虑是恶性胸腺上皮肿瘤。化学位移比有助于鉴别胸腺肿块，但在使用这个参数时，不同性别、年龄的人其正常胸腺可能有不同含量的胞质内脂肪。当评估胸腺囊肿或囊性肿瘤时，CSR 可能会有误导性且不适用。CSR 无法帮助诊断畸胎瘤和胸腺脂肪瘤，因为这些病变中有肉眼可见的脂肪，使用脂肪抑制序列可以更好地对其进行评估（图 13-1）。

4. 胸腺上皮肿瘤

胸腺上皮性肿瘤包括胸腺瘤、胸腺癌和胸腺类癌。MRI 可以帮助碘对比剂过敏的胸腺上皮肿瘤患者进行分期，抑制囊性病变或者使用新技术如 DW_I 序列计算 ADC 值来帮助判断其组织类别，以此帮助疾病定性和手术计划的制订[15,17]。

胸腺瘤是最常见的胸腺上皮性肿瘤，通常是包膜完整、生长缓慢的肿瘤，存在钙化、坏死和黏液样变性区域。因此，胸腺瘤表现出较低的 T_1 信号强度和较高的 T_2 信号强度，以及不均一的强化。囊性变异也曾有报道；其在 T_2W 图像上显示为高信号，类似纵隔囊肿，但有不均一的强化[15,19]。纤维隔膜在 T_1W 图像和 T_2W 图像上均呈低信号。下行性转移和胸膜转移与原发肿瘤有相似的信号特征。黑血或白血技术结合心脏门控也有助于排除纵隔血管结构侵犯，并确定可切除性。侵犯性胸腺瘤中可见膈神经受累，可使用实时成像的多激发螺旋序列评估受累情况，从而评估膈肌的矛盾运动及测量膈肌位移[20]。多平面图像有助于确定最佳分期以及对其他纵隔结构（如心包）的侵犯情况。

胸腺瘤表现为分叶状肿块，有或无包膜侵犯。与侵袭性亚型相关的其他特征包括纵隔扩张、血管包绕、局部淋巴结肿大及下行胸膜转移。已有肺、胸膜转移，甚至骨转移的报道。现有新技术，如测定 CSR 和 ADC 值以提供补充信息，并已被用于区分胸腺瘤和其他纵隔肿块。

胸腺癌在外观上与侵袭性胸腺瘤相似；但其在 T_1W 和 T_2W 序列往往表现出更高的信号强度。纵隔淋巴结肿大和胸腔积液在前者中也更为常见。囊变和出血性改变在 T_1W 和 T_2W 序列上信号强度不均匀。它们也显示出明显的不均一强化。在评价这些病变时，FOV 需要覆盖整个胸部以排除胸膜转移。

根据组织病理学上有丝分裂的程度，胸腺类癌可界定为典型的或非典型的；但在影像学图像上，它们可能与胸腺癌和侵袭性胸腺瘤非常相似。胸腺类癌相对少见，但与 MEN 综合征有关[21]。在对两者的鉴别上，影像学检查作用有限，可能仅在有包膜破裂以及与淋巴结肿大和存在转移相关的情况下才会怀疑可能是胸腺类癌。

胸腺脂肪瘤是一种常见于年轻个体的良性肿

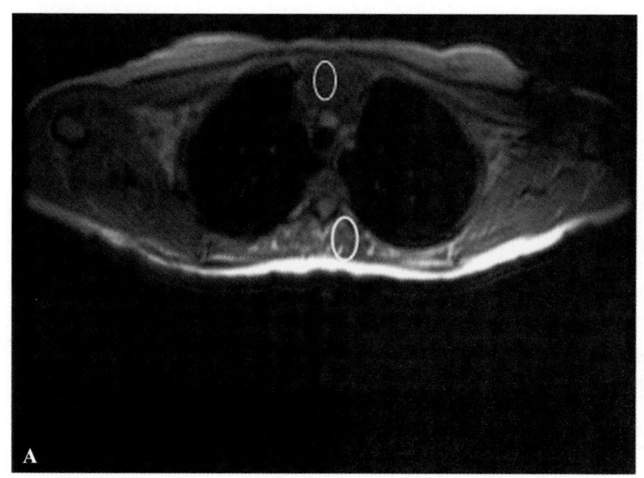

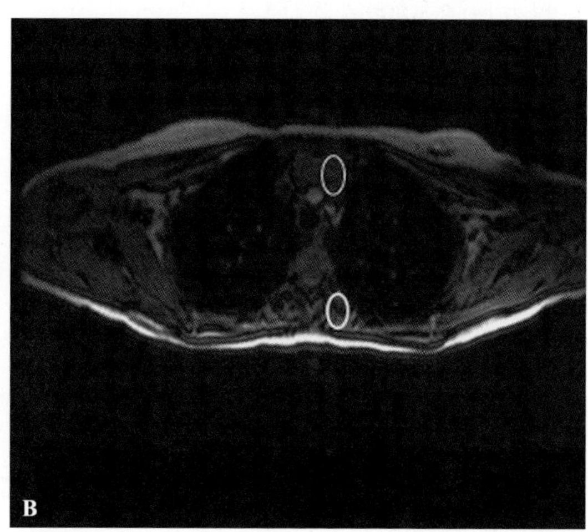

▲ 图 13-1 胸腺增生

前纵隔区域的三角形软组织病变的（A）同相位图像，(B) 反相位图像上信号下降 60%，符合胸腺增生表现［CSR=（反相位 tSI/ 反相位 mSI）/（同相位 tSI/ 同相位 mSI）=0.60］

瘤，由脂肪和一些纤维隔膜组成。它们可以长到很大的体积，甚至占据整个单侧胸腔。在 MRI 上，其在 T_1 加权和 T_2 加权图像上呈高信号强度，且无明显强化（图 13–2 至图 13–4）[19]。

5. 生殖细胞肿瘤

大多数前纵隔生殖细胞肿瘤是良性的，其中大部分为皮样囊肿和良性畸胎瘤，其内包含不同数量的液体、脂肪、软组织和钙化物。恶性畸胎瘤是最常见的恶性生殖细胞肿瘤。其他不太常见的生殖细胞肿瘤包括精原细胞瘤和非精原细胞瘤（绒毛膜癌、胚胎性癌和内胚窦瘤）；前者常见于年轻男性。这类肿瘤往往包膜完整，含有液体，脂肪、钙和软组织成分，存在 T_2 高信号且不均一强化的内部分隔；存在淋巴结肿大和包膜侵犯提示恶性肿瘤。DWI 和 DCE 技术已被用于评估对治疗的反应。MRI 在确定可切除性方面也很有用（图 13–5）[15]。

6. 淋巴瘤

原发性胸腺淋巴瘤比较罕见，大多数病例常为 B 细胞淋巴瘤，是一种非霍奇金淋巴瘤。其在 T_1W 图像和 T_2W 图像上呈低信号，存在均匀强化；可能出现坏死。T 细胞淋巴瘤也可累及胸腺，并与副肿瘤综合征有关。结节性硬化性霍奇金淋巴瘤也可表现为分叶状前纵隔肿块，伴或不伴其他部位淋巴结肿大，影像学特征有重合趋势，需结合其他临床特征和组织病理学结果才可确诊。DWI 可用于缩小鉴别诊断范围，但不同纵隔肿瘤的 ADC 值可能有重合。MRI 有助于评估治疗后 CT 扫描和 PET CT 扫描的感兴趣区域，以识别残留或复发性疾病，同时指导活检。纤维化组织在 T_1 加权和 T_2 加权图像上均较暗；与之相比，存活肿瘤在 T_2W 图像上较亮（图 13–6）[15, 17]。

7. 胸腺囊肿

胸腺囊肿可以是先天性的或后天形成的，通

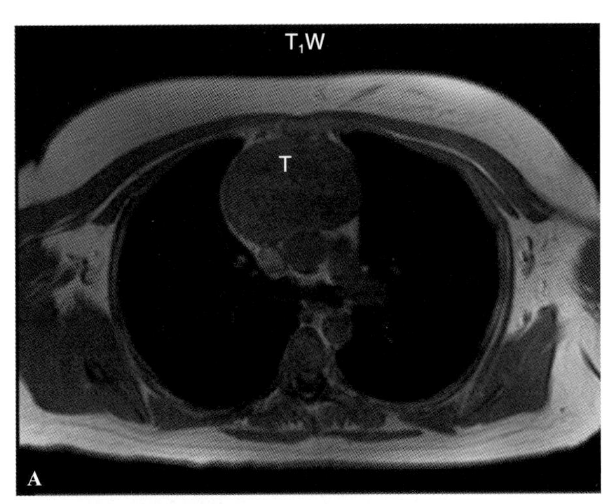

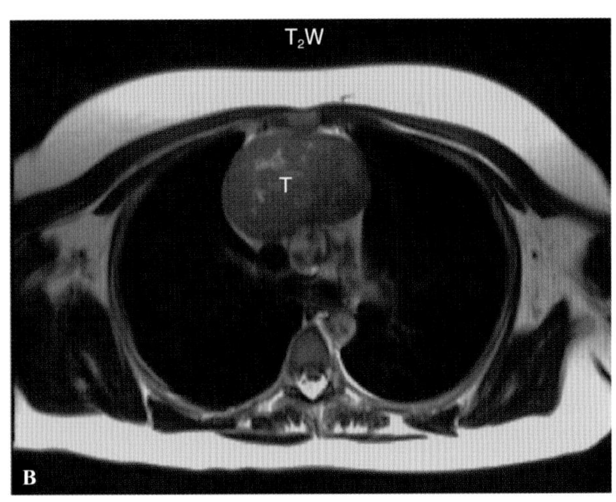

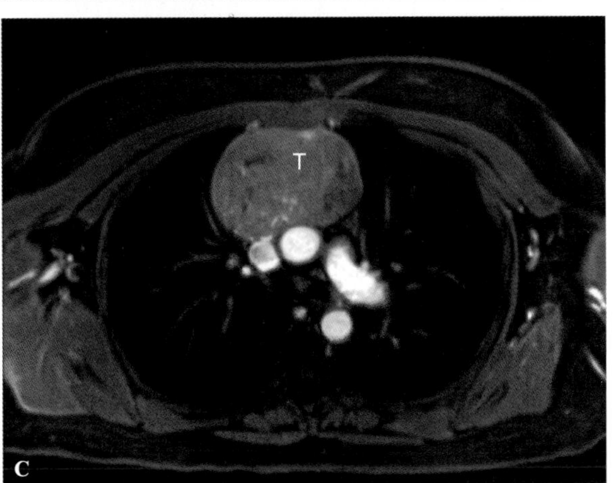

▲ 图 13–2　**胸腺瘤**

胸腺瘤为位于前纵隔的一个 5cm 肿块，A. 在轴位 T_1W 图像上与肌肉等信号；B. 在轴位 T_2W 图像上比肌肉稍高信号，伴不均一强化；C. 增强后轴位 VIBE 图像

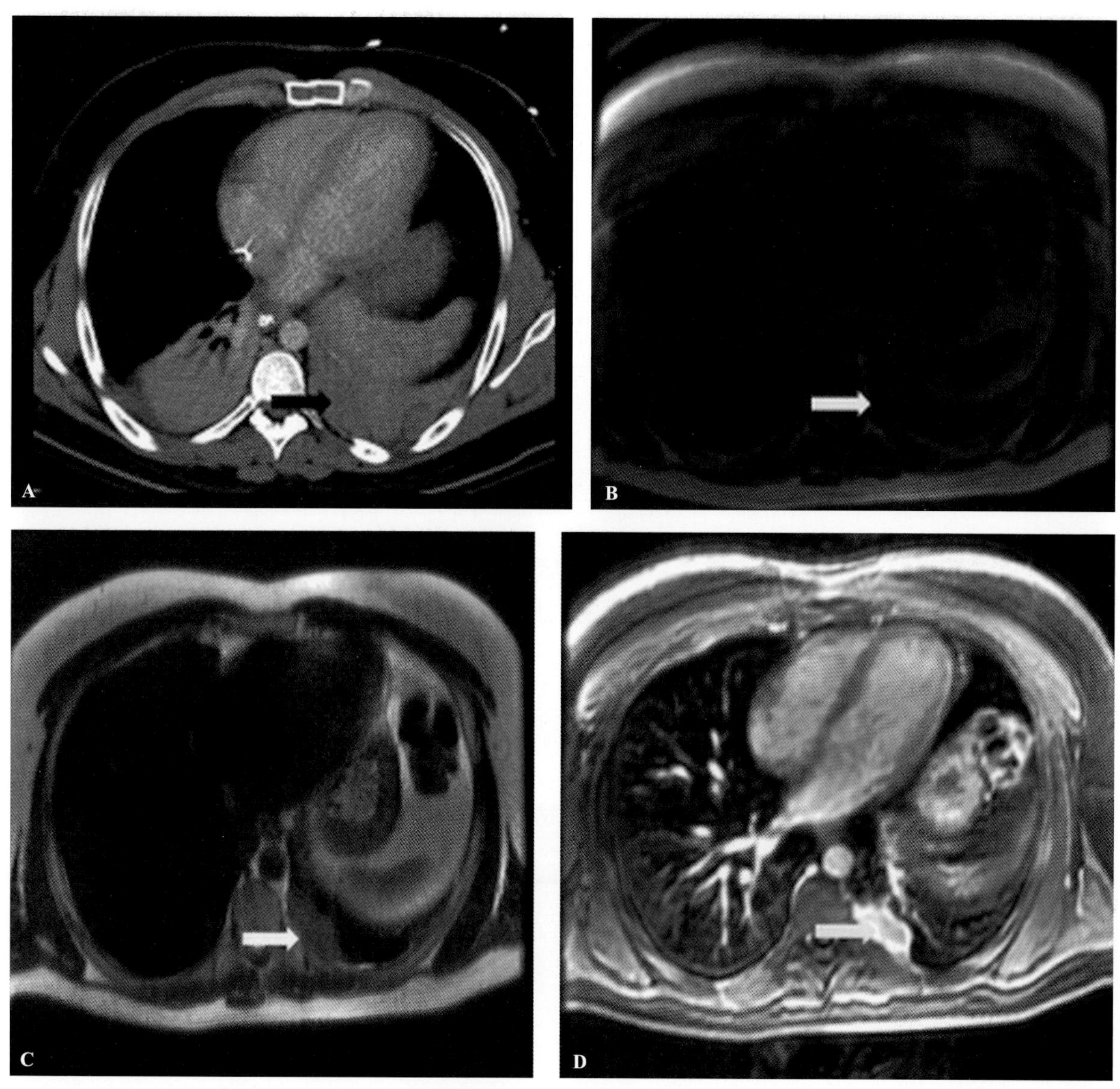

▲ 图 13-3　胸膜下行转移

A. 轴位 CT 图像；B. 轴位 T_2W 图像（低信号）；C. 轴位 T_1W 图像（等信号）；D. 增强后轴位 VIBE 图像显示胸腺瘤患者胸膜下行转移

常无症状，但可以表现为由于胸腺包膜突然扩张引起的严重胸痛。其在胸腺内被完整包裹，可与不同数量的正常胸腺组织相连，呈 T_1W 低信号，T_2W 高信号，可见包膜强化。不同数量的出血、蛋白质和脂肪在 T_1W 序列上呈高信号。无强化壁结节，且缺乏强化的内部成分指向良性胸腺囊肿而不是囊性胸腺瘤（图 13-7）[17, 20]。

8. 富血供纵隔肿块

富血供纵隔病变包括副神经节瘤、血管瘤、肉瘤和 Castleman 病。副神经节瘤呈 T_1W 等信号，T_2W 高信号，明显强化，可见坏死区域。MR 影像特征联合高血压相关，结合生化检查有助于确诊。其中大多数病变（97%）是良性的，只有很少（3%）是恶性的，后者可有转移。嗜铬细胞瘤的 MR 征象与副神经节瘤相似。Castleman 病也可表现为 T_1W 低信号、T_2W 高信号的富血供肿块。血管瘤和上皮细胞血管内皮瘤属于罕见的纵隔肿瘤，也表现为 T_1W 低信号，和 T_2W 高信

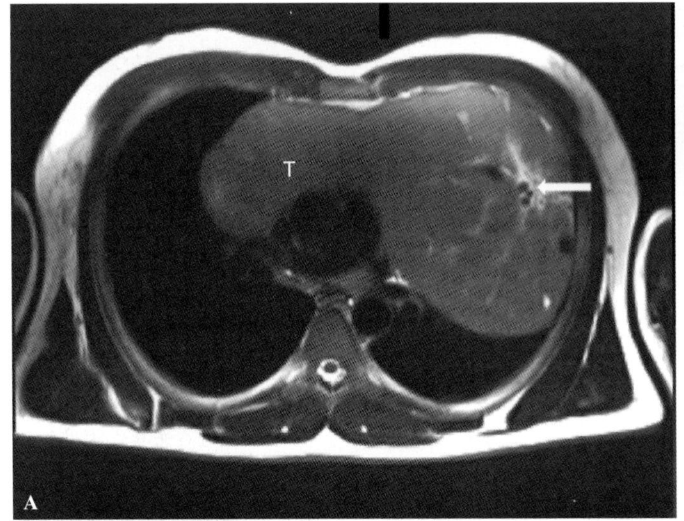

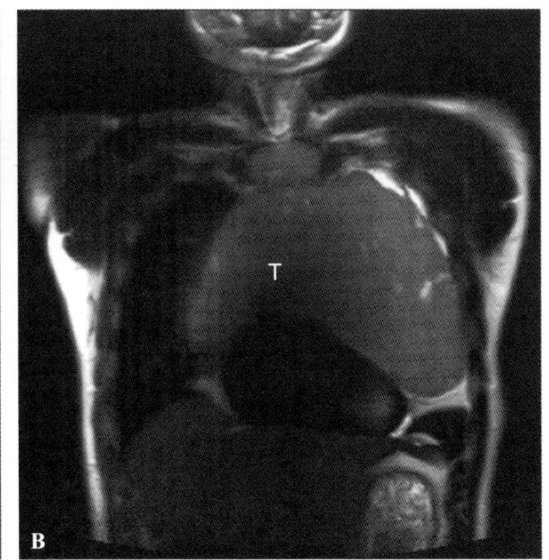

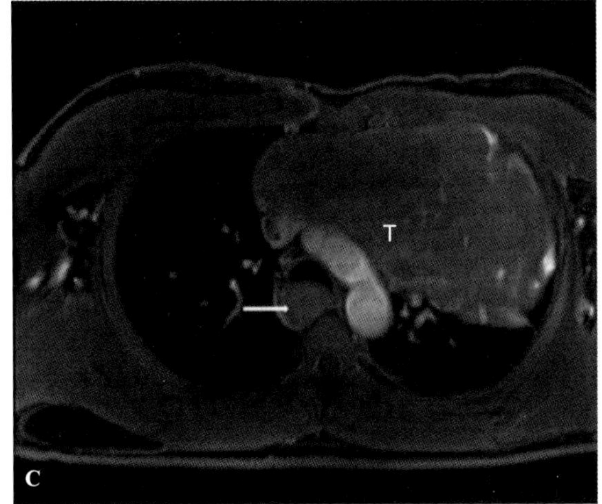

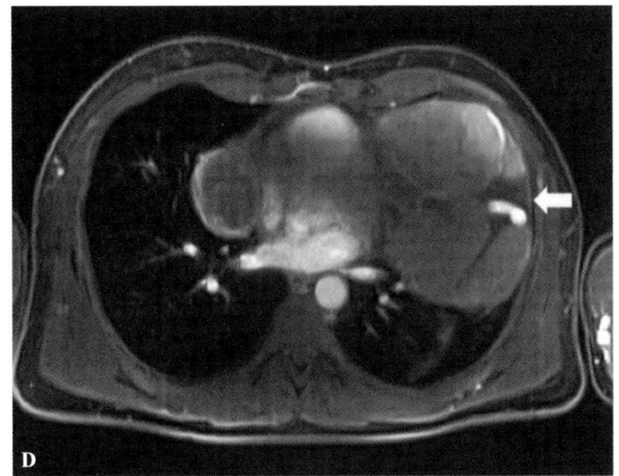

▲ 图 13-4 胸腺类癌

A. 巨大的包膜完整的前纵隔肿块，在 T_2W 图像上信号稍高；箭所示大的引流静脉；B. 冠状位 T_2W 图像显示该肿块包膜完整且保留了胸腺的形状；C 和 D. 轴位增强后 VIBE 图像显示不均一强化，侧面有大引流静脉（箭）

号增强的 T_2W 序列（图 13-8）[21, 22]。

（三）内脏中纵隔

内脏或中纵隔包括血管、淋巴结、淋巴管、气管和食管及各种神经结构。心脏和呼吸门控是必要的以减少伪影并优化中纵隔肿瘤和病理的成像。非血管病变包括淋巴瘤、前肠重复囊肿、气管和食管肿瘤、副神经节瘤、Castleman 病和良性病变，如纤维化纵隔炎、血管瘤和淋巴管瘤。血管病变包括心脏和心旁肿块及疾病、冠状动脉异常、胸主动脉疾病、心肌病和获得性心血管疾病。MR 在评价先天性和获得性心血管疾病以及主动脉创伤性损伤中也发挥着重要作用。

（四）心脏

1. 心脏和心包旁包块

尽管超声心动图是检测心脏肿块的主要影像学手段，但是 MRI 在提供有关肿块的更多信息方面更为有用[23]。心脏肿块的 MRI 扫描方案包括有助于突出肿块中不同组织特征的序列：T_1W、T_2W、STIR、弥散成像，以及早期对比增强和延迟对比增强序列。cineSSFP 序列可以评估心腔和瓣膜的肿块位置关系，也可以评估心室功能。

血栓是最常见的非肿瘤性肿块，其他为心

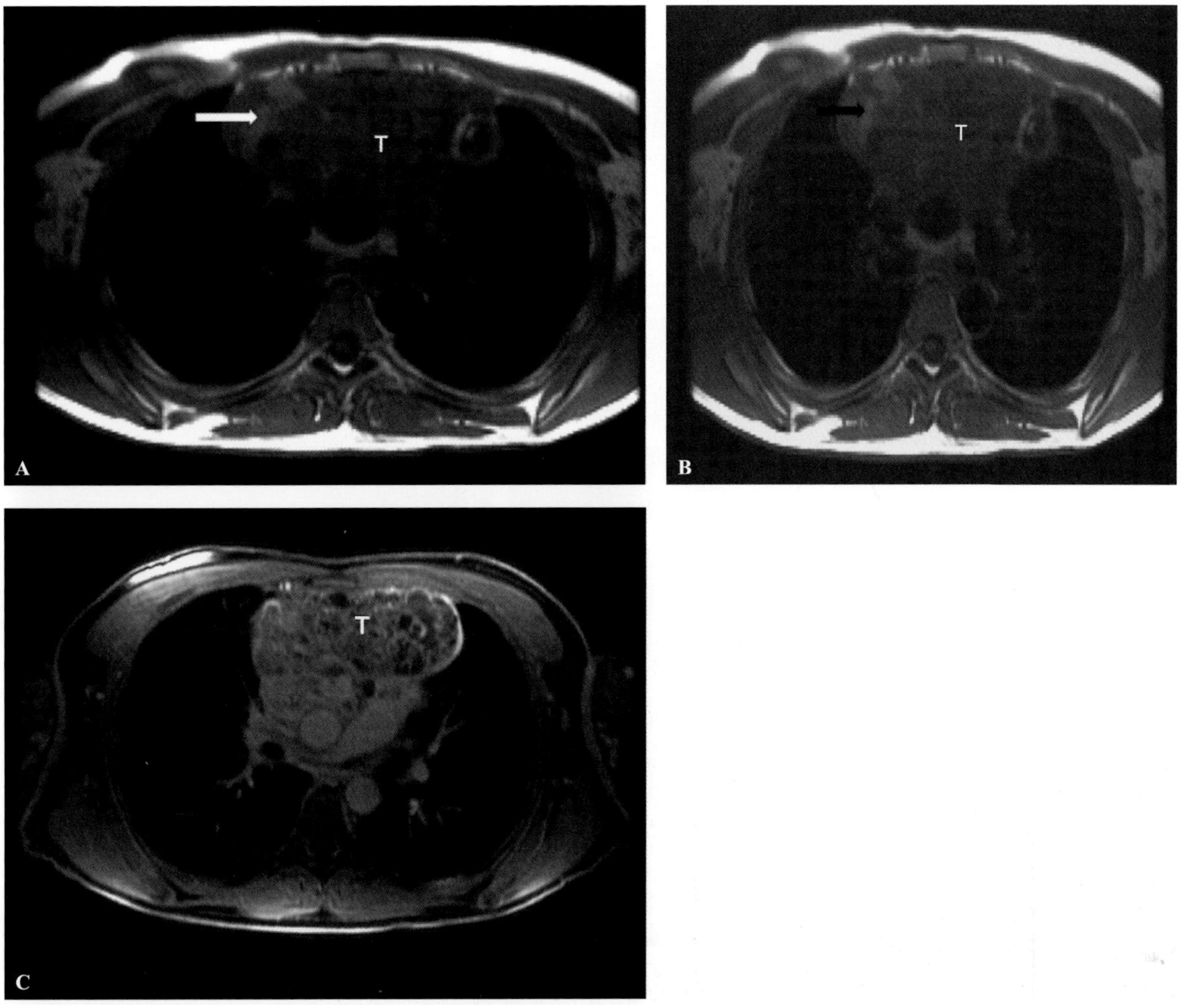

▲ 图 13-5　生殖细胞肿瘤

轴位 T_1W（A）、T_2W（B）和增强后 VIBE（C）图像显示前纵隔内巨大不均质肿块，可见脂肪和坏死区域，呈不均一强化

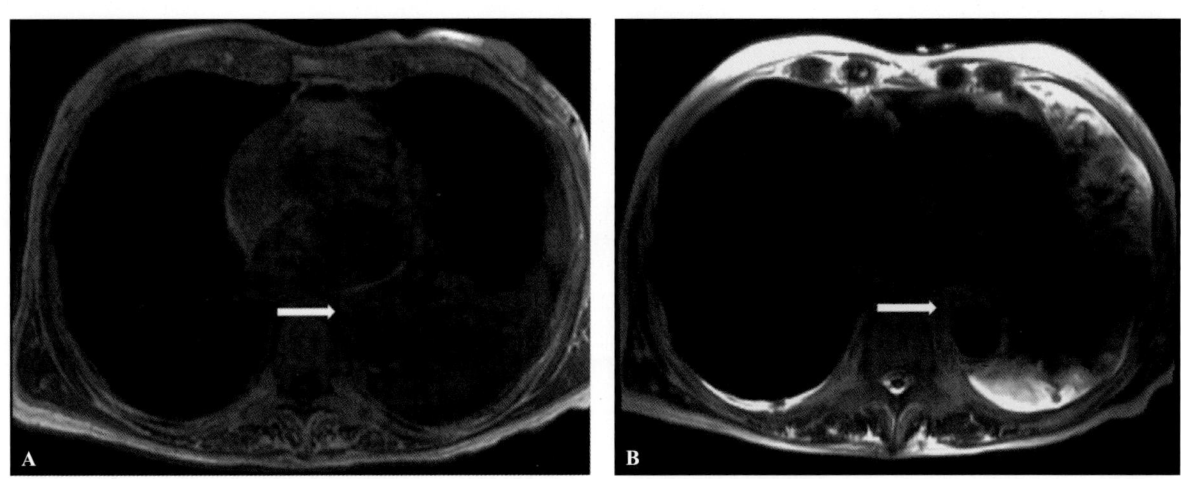

▲ 图 13-6　淋巴瘤伴左侧中部乳糜性胸腔积液

A. T_1W 轴位图像上等信号软组织肿块包绕降主动脉；B. 在 T_2W 图像上比肌肉信号高

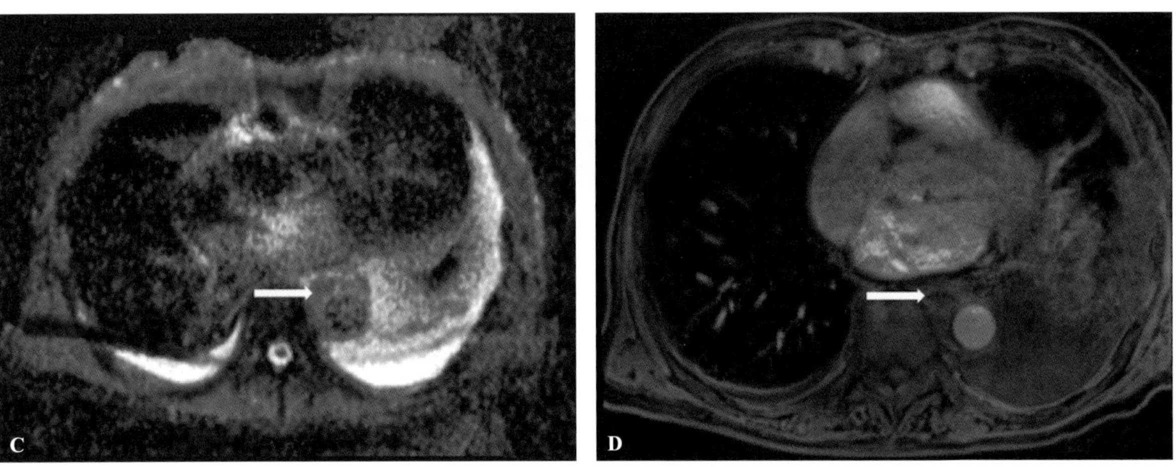

▲ 图 13-6（续） **淋巴瘤伴左侧中部乳糜性胸腔积液**

C. ADC 图上示弥散受限，ADC 值与上皮性肿瘤相当；D. 增强后 VIBE 图像示轻度不均一强化，与淋巴瘤一致

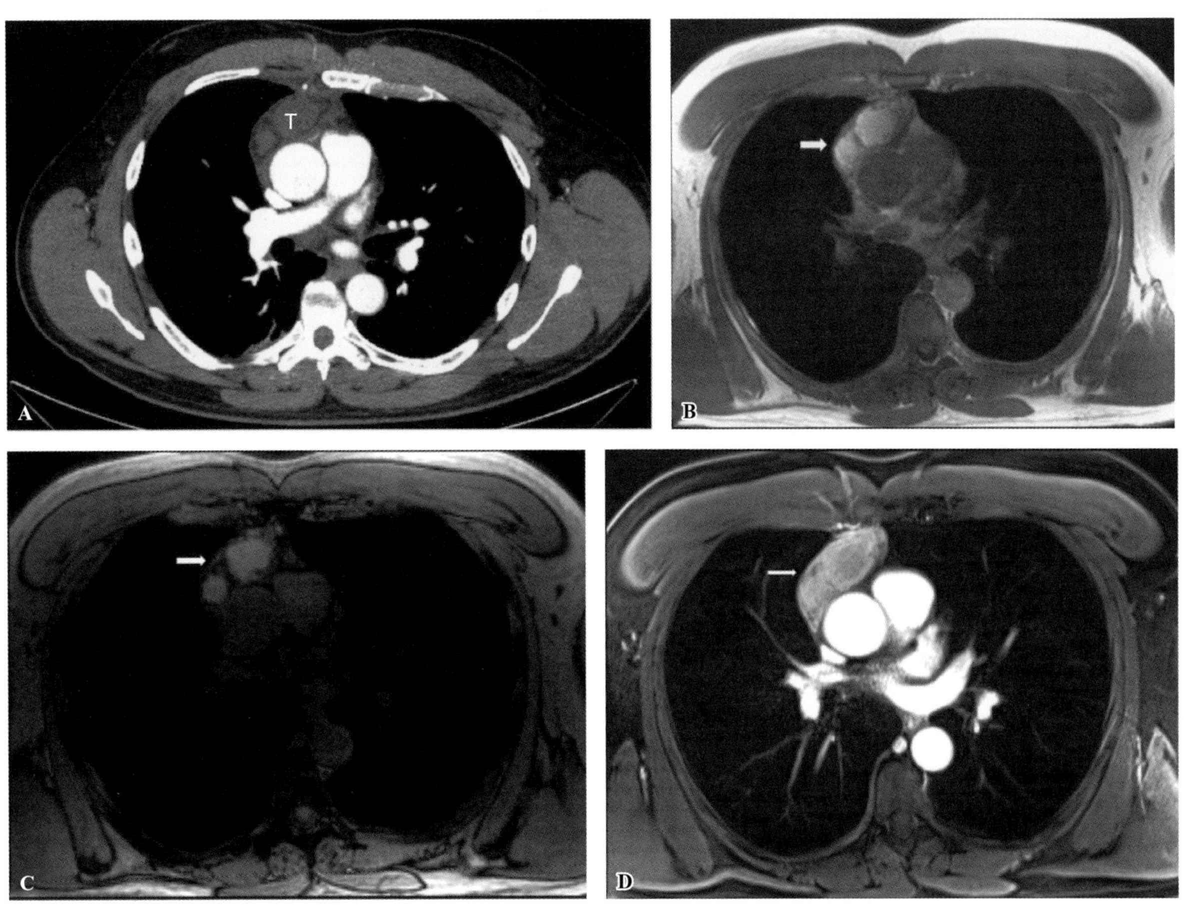

▲ 图 13-7 **胸腺囊肿**

A. 造影增强轴向 CT 后前纵隔中的低密度肿块；在 T_1W（B）和 T_2W（C）图像上为高信号；D. 在给予钆对比剂后显示轻微增强，与出血性胸腺囊肿一致

包囊肿、房间隔脂肪瘤样肥厚、赘生物和干酪样二尖瓣环钙化。恶性病变比良性肿瘤性病变更常见。继发性肿瘤比原发性肿瘤常见得多。转移瘤、淋巴瘤、白血病和肉瘤是常见的恶性病变，黏液瘤、脂肪瘤、弹力纤维瘤、血管瘤和副神经节瘤是常见的良性病变。来自肺、食管、纵隔等

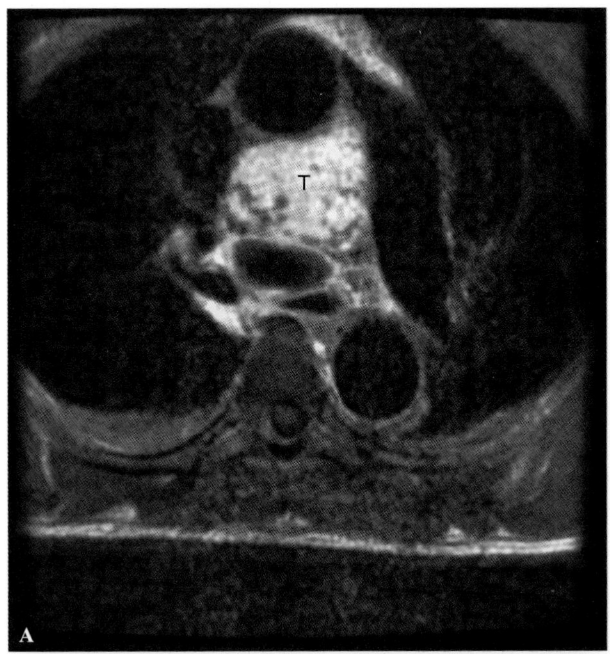

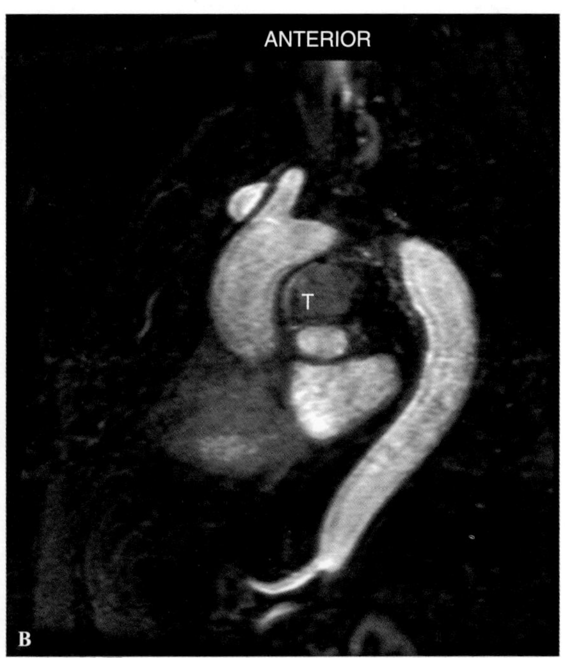

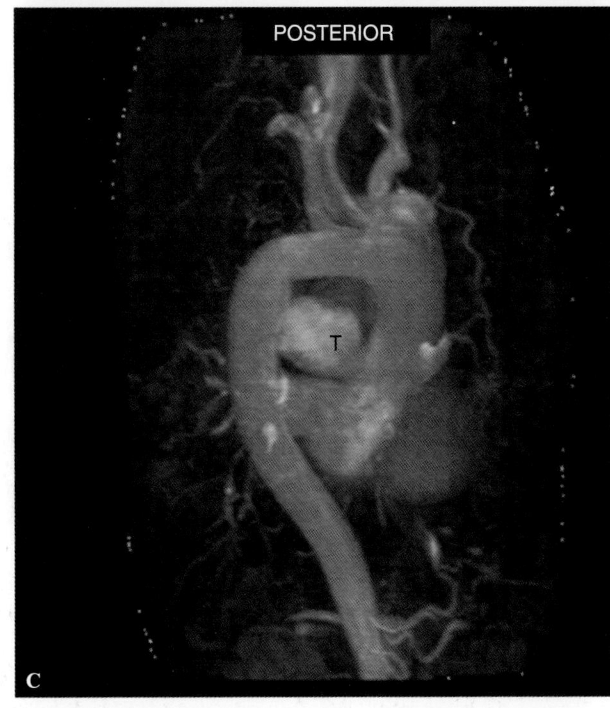

▲ 图 13-8　Castleman 病患者 58 岁，有进行性呼吸困难、咳嗽

A. 中纵隔轴向 T_2W 高信号肿块伴留空信号；B. 矢状位 T_1W 增强后 MRI 显示右肺动脉主干上方增强不均质肿块；C. 升主动脉后方，主动脉弓下方，降主动脉的前面

邻近结构的肿瘤性病变可扩展至心脏[24]。

联合应用 T_1、T_2、STIR、早期及延迟增强扫描可缩小肿块的鉴别诊断范围，特别是可区别良性病变和恶性病变。T_1 和 T_2 加权成像可确定组织特征，如脂肪、出血或液体。良性病变较小，边缘光滑，可能有柄，累及单室和单腔（心腔、心肌、心包），而恶性病变较大、不规则、基底宽、浸润性，累及多腔或多腔，伴心包积液 / 增厚[25]。黏液瘤经典地附着于卵圆窝，突入左心房（图 13-9）。脂肪瘤在所有序列中均有脂肪信号。血管瘤和副神经节瘤在 T_2 加权像呈高信号，副神经节瘤内可见流空信号。弹力纤维瘤常见于瓣膜，表面光滑，可有延迟强化。转移性病灶和淋巴瘤可表现为多发结节、单发结节、弥漫性浸润或心包积液。肉瘤是心脏最常见的原发性恶性肿瘤。血管肉瘤多见于右心房，而骨肉瘤和梭形细胞肉瘤多见于左心房。血栓在早期和延迟期均无造影增强（图 13-10），但慢性血管化血栓除外。在可疑病例中，必须区分血栓和肿瘤，延迟增强序列在更长的反转时间（如 600ms）采集。此时，只有血栓仍呈完全低信号，而肿瘤至少会显示一些信号。心包囊肿是一种含液性病变，多见于右心膈角。脂肪瘤样肥大是一种含脂肪的中隔增厚，特征性的保留卵圆窝。赘生物影响瓣叶尖端，边缘不规则[24]。

MRI 在确定邻近肿瘤（如肺和食管）对心血管结构的累及 / 浸润方面非常有用。T_1 和 T_2 图像显示肿瘤与心脏之间有无脂肪平面（图 13-11）。cine MRI 扫描可以显示肿块相对于心脏的运动，提供关于附着部位的信息。在可疑病例中，可进行呼吸自由的 real-time cine MRI 检查，以观察肿块是单独移动还是随心脏移动。cine 图像也可以显示瓣膜功能受损。

2. 心包类疾病

MRI 对评价各种心包疾病，特别是心包缩窄很有价值。心包疾病的 MRI 方案包括 T_1W 或 T_2W 黑血成像，用于评价心包形态，尤其是增厚和积液。STIR 图像用于评价心肌水肿。cine SSFP 图像评价心腔和功能特征。心肌标记用于心包栓系。速度编码序列用于评估流入和其他流动参数。延迟增强用于评价心包炎症。real-time cine SSFP 序列用于评价间隔运动和心室相互依赖[26]。

心包炎可见于几个阶段，如急性、慢性炎症和慢性纤维化性心包炎。发生急性心包炎时，有心包增厚（＞2mm），伴积液、心包水肿和延迟强化（图 13-12）；在慢性炎性心包炎中，心包增厚伴积液消退，无延迟增强。在慢性纤维化心包炎中，心包纤维化 / 钙化。由于纤维化或钙化，心包增厚，呈低信号。此外，MRI 显示了心包缩窄的生理学特征。cine SSFP 图像显示舒张期间隔反弹和舒张期充盈突然停止（图 13-13）。左心室呈管状，右心室呈圆锥形。real-time cine SSFP 图像显示了与呼气相比，吸气时过度的舒张期间隔变平 / 倒置，这是心室相互依赖的特征。心包缩窄可通过外科心包切除术进行治疗。然而，最近的研究表明，存在炎症相关缩窄（表现为延迟增强）时，强效药物治疗（秋水

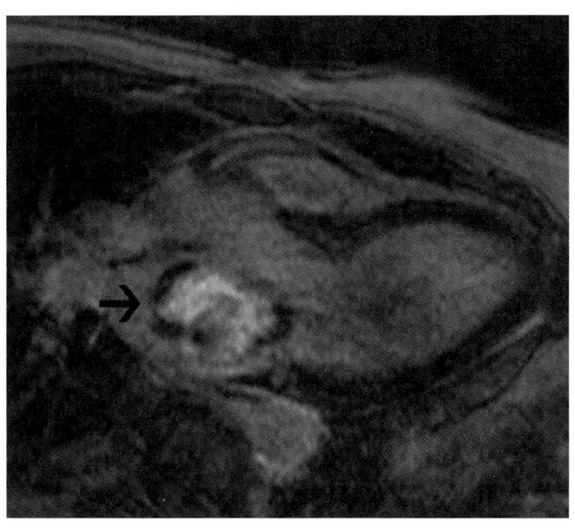

▲ 图 13-9　黏液瘤

三腔延迟增强 MRI 图像显示左心房（箭）不均匀强化肿块，附着于房间隔

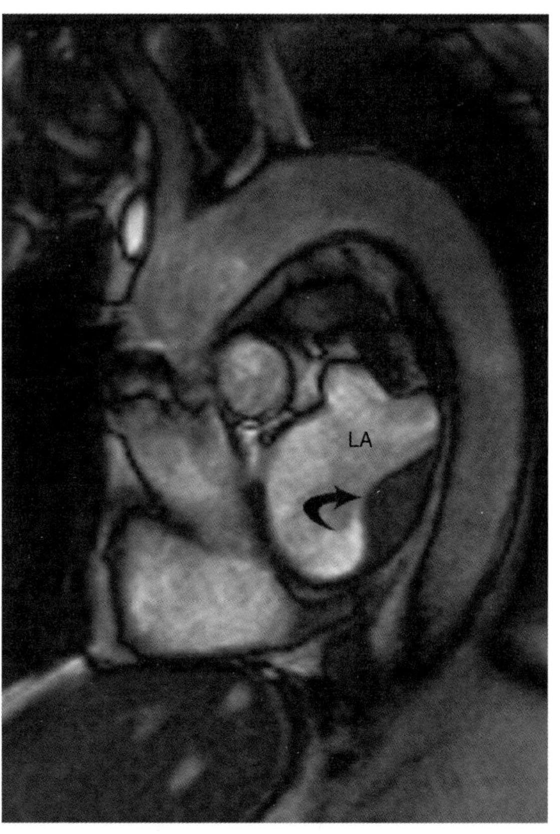

▲ 图 13-10　血栓

短轴 SSFP 图像显示左心房（LA）后壁肿块（箭），未见强化，符合血栓表现

仙碱、NSAID、类固醇）是有益的。心包积液在 T_1 和 T_2 加权成像中表现为低信号，在复杂 / 局部积液中表现为高信号。心脏压塞可见心脏前表面变平，舒张早期右心室游离壁塌陷，舒张晚期及收缩早期右心房游离壁塌陷（图 13–14），心腔受压，SVC、IVC 和肝静脉扩张 [26, 27]。

3. 心肌疾病

MRI 是评价心肌病的一种有价值的工具，不仅可用于诊断，还可用于风险分层、预后判断以及确定手术和其他干预的适宜性。MRI 也是定量心室功能最准确和可靠的方法，心室功能<35% 通常被视为 ICD 置入的指征。延迟增强 MRI 有助于检测瘢痕和纤维化，其模式可用于心肌病的诊断。无论何种病因，瘢痕的存在都是一个不良的预后因素 [28]。MRI 方案中用于心肌病的其他序列包括用于心室功能的 cine SSFP 序列（全心和局部）；用于定量瓣膜功能的速度编码序列，以及用于心肌水肿的 STIR 序列。最近，T_1 mapping 用于测定心肌 T_1 绝对值，作为心肌纤维化的指标，T_2 mapping 用于定量心肌 T_2 绝对值，作为心肌水肿的指标，两者分别比延迟增强和 STIR 图像更敏感。

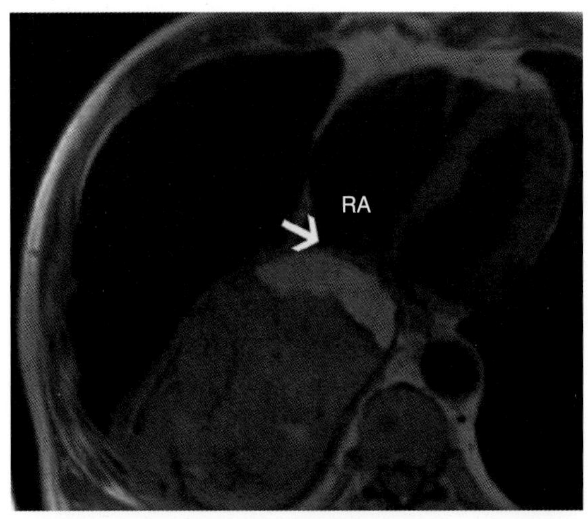

▲ 图 13–11　肺癌侵犯心脏

T_1 加权显示右肺巨大肿块（箭），侵犯心脏，尤其是右心房（RA）

心肌梗死时，在血管分布上可见心内膜下或透壁强化（图 13–15）。MRI 是诊断该瘢痕最敏感的技术，可用于诊断非典型情况下的病例。该技术还可用于检测考虑进行冠状动脉旁路移植术（CABG）的患者的存活心肌。延迟强化<50% 的心肌厚度被认为是存活心肌；而强化>75% 被认为是存活心肌，因此不适用于 CABG。MRI 还可鉴别 MI 的并发症，包括动脉瘤（图 13–16）、假性动脉瘤（图 13–17）、血栓、心包炎、游离壁破裂和室间隔破裂 [29]。特发性扩张型心肌病表现

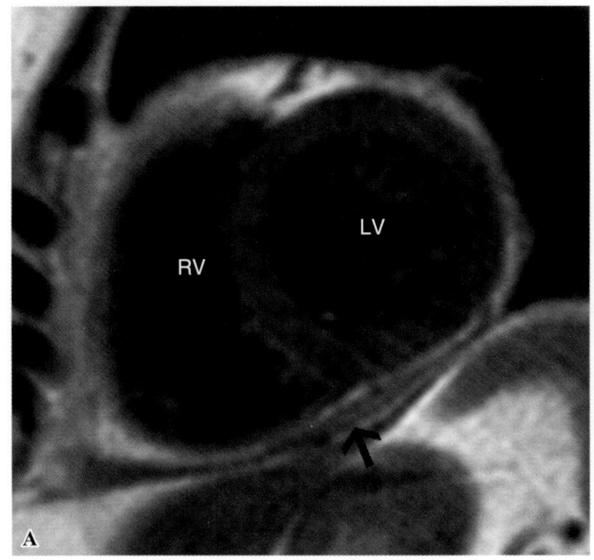

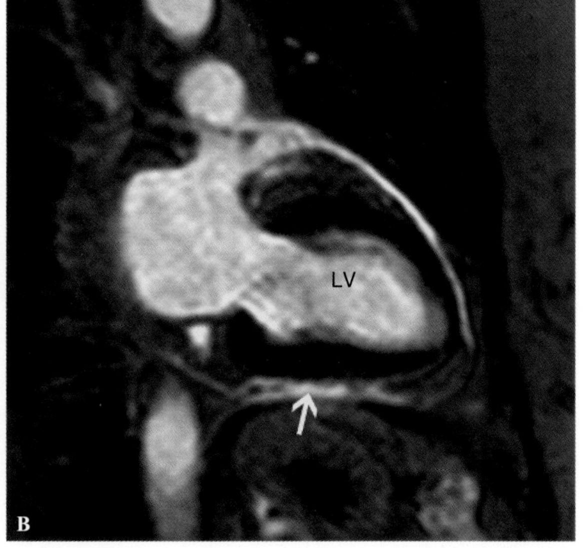

▲ 图 13–12　急性心包炎

A. 短轴 T_2 加权黑血图像显示心包环形增厚（箭）；B. 同一患者双腔延迟增强像显示弥漫性心包环形强化（箭），与急性心包炎所见炎症一致。RV. 右心室；LV. 左心室

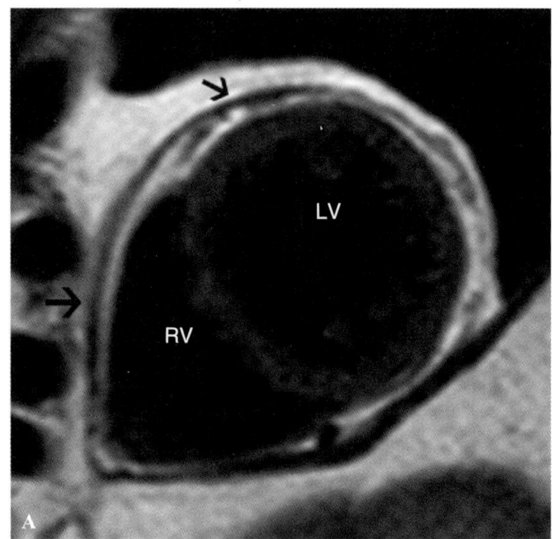

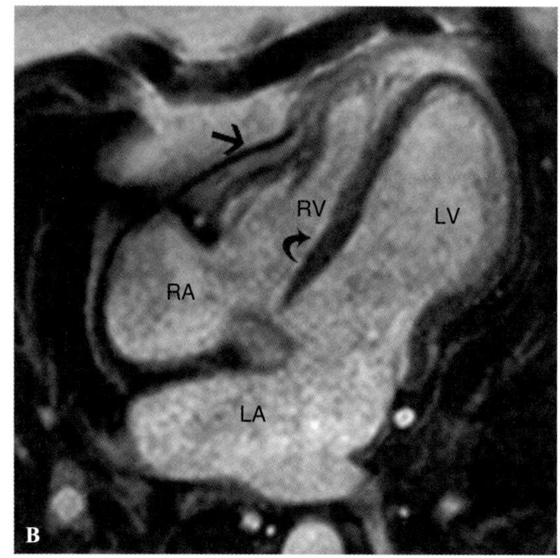

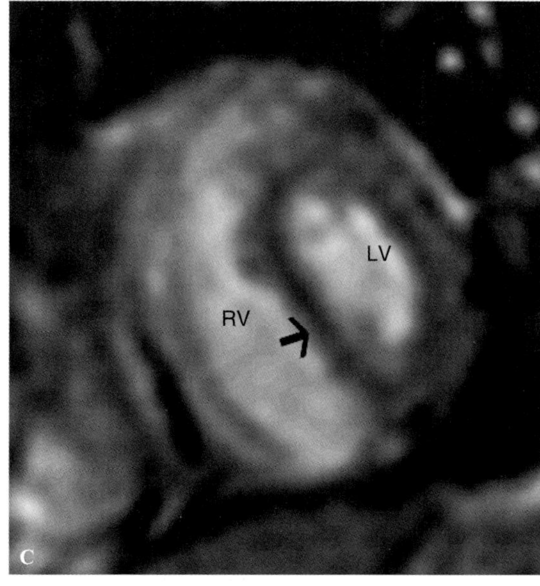

▲ 图 13-13　**缩窄性心包炎**

A. 短轴黑血 T_2 加权像显示钙化引起的心包增厚（箭）；B. 四腔 cine SSFP 图像显示心包增厚（直箭），也有心室的畸形和舒张期间隔变平（弧形箭），这是心包缩窄的特征；C. 吸气相短轴 real-time cine SSFP 成像显示吸气相室间隔在舒张期变平，这表明心室相互依赖过度，这是心包缩窄的特征。LA. 左心房；LV. 左心室；RA. 右心房；RV. 右心室

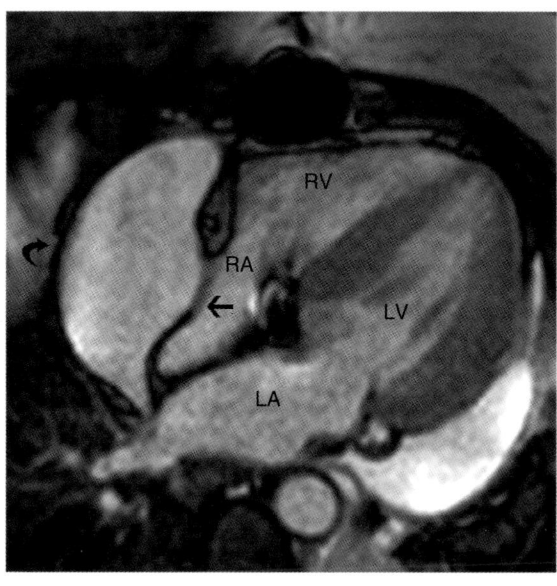

◀ 图 13-14　**心脏压塞**

四腔 cine SSFP 图像显示邻近右心房和左心室的房性心包积液（弧形箭）。右心房游离壁塌陷（直箭），符合心脏压塞。RA. 右心房；RV. 右心室；LA. 左心房；LV. 左心室

为心室扩张，整体收缩功能减退，可有线状中期心肌瘢痕。肥厚型心肌病有几种表现型，其中最常见的是不对称的室间隔增厚（图 13–18A）。心尖型、心室中段型、团块型和同心圆型较少见。MRI 显示肥厚，量化肥厚和 LVOT 梗阻，并显示二尖瓣前向运动和二尖瓣反流。MRI 还发现间质纤维化所致的延迟强化，可见于肥厚节段的片状中层心肌分布或右心室插入点（图 13–18B）。纤维化程度提示心律失常和心脏性猝死的风险，可能是置入 ICD 的指标。MRI 在肌瘤切除术的手术计划中很有用。乳头肌异常也可以产生梗阻的特征，最好的诊断是使用磁共振成像和乳头状肌皱襞治疗。偶尔，较长的二尖瓣可出现类似症状，可通过二尖瓣修复术进行治疗。急性心肌炎 T_2 加权成像中表现为心肌水肿和心肌中层或心外膜下延迟强化，通常与心包受累相关。结节病在急性期有类似的特征，表现为心肌中层或心外膜下强化（图 13–19），但在慢性期可出现壁厚变薄的透壁强化模式。左心室致密化不全表现为明显的非小梁心肌，致密化不全与复合起搏心肌之间的比值>2.3，可能显示延迟增强。心律失常性右心室发育不良（ARVD）显示右心室游离壁脂肪沉积，伴有严重收缩功能障碍（射血分数<40%）或心室扩张（舒张末期容积>110L/m^2）的主要室壁运动异常（室壁瘤、运动不能、运动障碍）。Fabry 病表现为心肌中层或心外膜下增强模式，

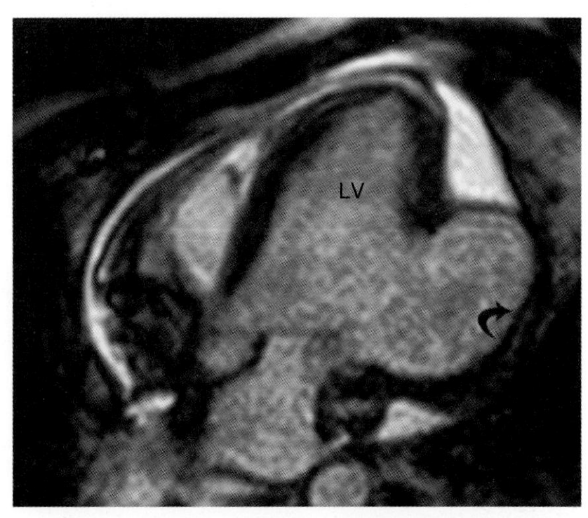

▲ 图 13–16　动脉瘤

心肌梗死患者的短轴 cine SSFP 图像显示起源于左心室（LV）侧壁的宽基底大动脉瘤（箭）

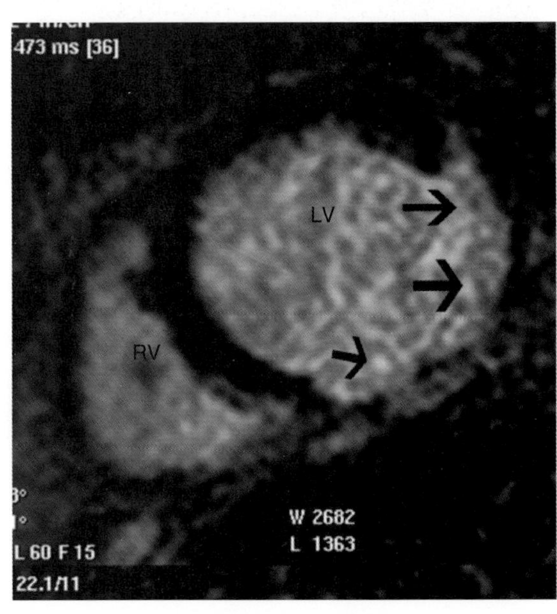

▲ 图 13–15　梗死

短轴延迟增强 MRI 图像显示外侧壁和下壁全层延迟增强（箭），与左回旋支分布的梗死一致。由于大面积全层梗死，该节段无法存活，表明该患者不合适血运重建术。LV. 左心室；RV. 右心室

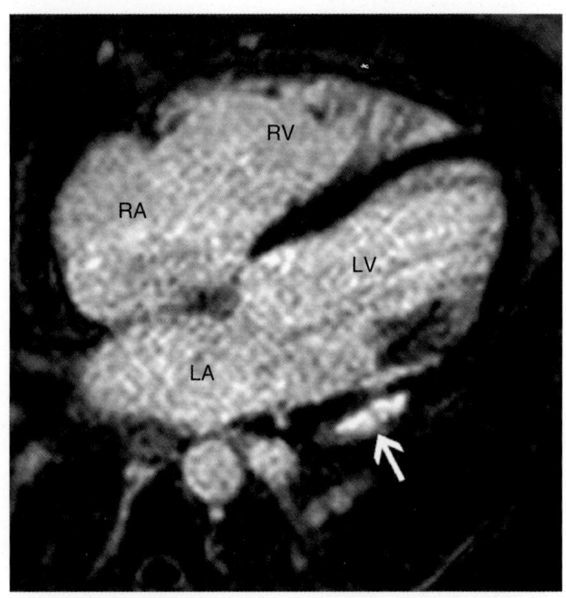

▲ 图 13–17　假性动脉瘤

冠状位 SSFP 图像显示起源于左心室下壁的窄基底假性动脉瘤（箭）。RV. 右心室；RA. 右心房；LV. 左心室；LA. 左心房

典型表现为基底下外侧段，常伴有向心性增厚。在 T_1 标测中观察到低值。淀粉样变性显示左心室向心性增厚伴双心房和房间隔增厚。脑室弥漫性心内膜下至透壁强化（图 13–20）。T_1 动力学也发生了改变，在使用 T1scout 的反转恢复图像中，心肌在血池之前消失。在应激性心肌病中，基底段剧烈收缩，而心尖段运动功能减退 / 运动不能，导致收缩性心力衰竭。可有心肌水肿，但未见延迟强化[28]。在铁过载心肌病中，心肌呈低信号，TE 值越长，心肌信号越差。这可以通过多回波梯度回波序列和计算 T_2* 进行量化[30]。

4. 瓣膜疾病

MRI 是超声心动图评价瓣膜异常的一种有价值的补充成像方法。用于评价瓣膜的 MRI 方案包括针对目标瓣膜的速度编码序列。cine SSFP 图像用于评价形态学、评价瓣膜反流 / 狭窄，以及量化心室功能和容积。如果怀疑瓣膜肿块，则增加类似于心脏肿块的附加序列。延迟增强可用于评价心肌瘢痕或心肌病。

速度编码相位对比成像可定量反流和狭窄。在 MRI 上，反流分为轻度（<15%）、中度（16%～25%）、中重度（25%～45%）和重度

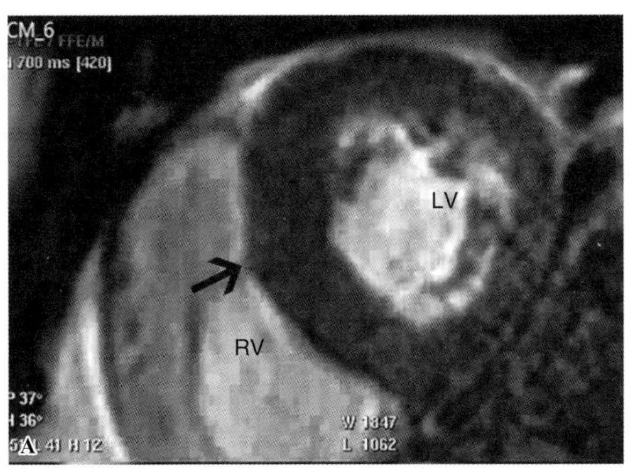

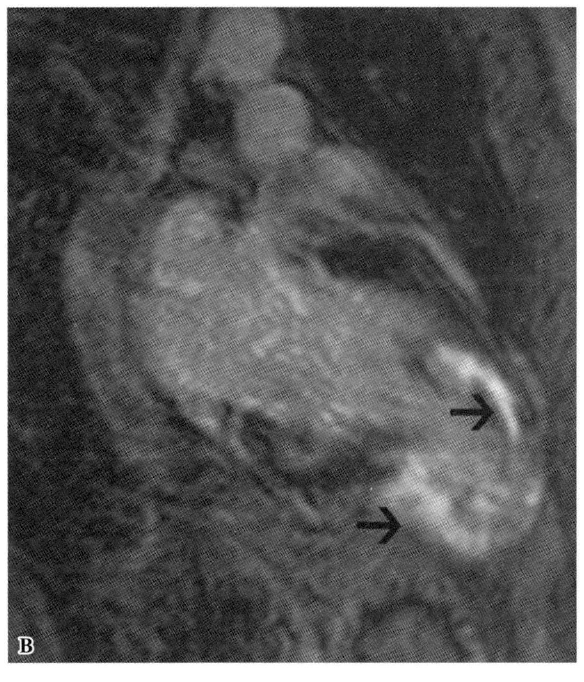

▲ 图 13–18　肥厚型心肌病

A. 短轴 cine SSFP 图像显示肥厚型心肌病，室间隔不对称增厚（箭），外侧壁厚度正常。B. 同一患者的双腔延迟增强 MRI 图像显示心尖区（箭）异源性片状中间心肌增强，这与肥厚型心肌病的间质纤维化一致。RV. 右心室；LV. 左心室

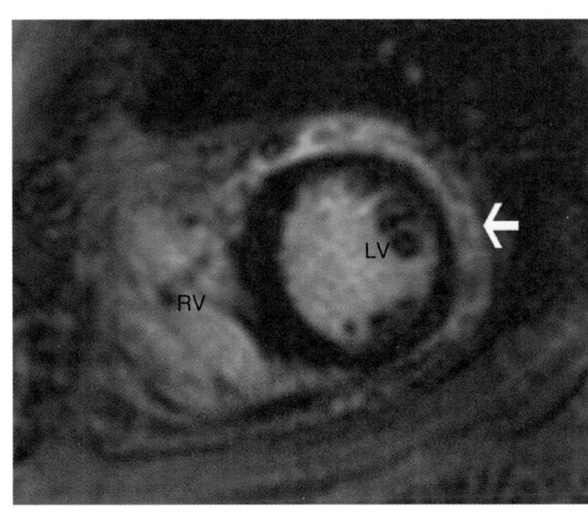

◀ 图 13–19　结节病

短轴延迟增强图像显示弥漫性心外膜下增强（箭），符合心脏结节病表现。RV. 右心室；LV. 左心室

（>45%）。测量狭窄射流的速度，并据此使用改良 Bernoulli 方程计算压力梯度，$\Delta P = 4v^2$。瓣膜病通常表现为瓣叶增厚。主动脉瓣狭窄表现为瓣叶收缩期开放受限，收缩期血流加速。瓣叶增厚、钙化，MRI 呈低信号。使用 MRI 也可精确显示瓣膜形态，包括二叶瓣、四叶瓣和单叶瓣等异常。主动脉瓣反流被视为舒张期通过主动脉瓣的逆行射流。收缩期显示肺动脉狭窄，舒张期显示反流。MRI 是定量肺动脉瓣异常中最有价值的成像方法。二尖瓣狭窄表现为瓣叶增厚，舒张期血流加速，而反流表现为收缩期反向射流进入左心房。肥厚型心肌病常可见后偏心反流束，而二尖瓣脱垂常可见前向反流束。三尖瓣狭窄病变表现为瓣叶增厚伴舒张期血流加速，而反流表现为收缩期右心房内反向血流。MRI 还评价了瓣膜异常的后果，如心室肥大、扩张和收缩功能障碍[31, 32]。

5. 先天性心脏异常

MRI 是评价各种先天性心脏异常的有价值的方法。它提供了这些心脏异常的全面解剖和功能评价，并为手术评价提供了思路。MRI 也是评价成人先天性心脏病（包括接受小儿先天性心脏病手术的成人）最有用的方法[33]。MRI 尤其适用于评价右心室容积，而超声心动图的评价方式有限。法洛四联症有右心室梗阻、右心室肥大、主动脉重叠和室间隔缺损（图 13–21）。MRI 可用于评价重度右心室阻塞（如肺动脉闭锁）患者的大型主肺侧支（MAPCA）。MRI 可用于评价和量化手术修复患者的肺动脉瓣反流、右心室扩张和右心室功能。大动脉转位可分为右旋型和左旋型。在 D-TGA 中，存在心室动脉不一致性，主动脉起源于右心室，肺动脉起源于左心室（图 13–22 和图 13–23）。MRI 在术前和术后状态下均有用，包括动脉转换和心房转换手术，包括 Mustard 和 Senning 手术。三尖瓣下移畸形（Ebstein 畸形）表现为三尖瓣隔叶顶端移位、部分右心室心房化、右心室收缩功能减低和三尖瓣反流（图 13–24）。在单心室类型的异常中，MRI 可用于描绘解剖结构并量化心室和瓣膜功能。产生单一心室生理学的异常有几种类型，包括左心发育不全综合征、三尖瓣闭锁、房室管缺损、右心室双出口和左心室双入口。MRI 也可用于评价这些患者在几个阶段使用的分流术，包括主动脉肺动脉分流术（Blalock-Taussig，改良的 Blalock-Taussig，Potts，Waterston）、Glenn 分流术（SVC 至右肺动脉）和 Fontan 分流术（IVC 至右肺动脉）。室间隔缺损可以是膜部型、肌型、入口型或出口

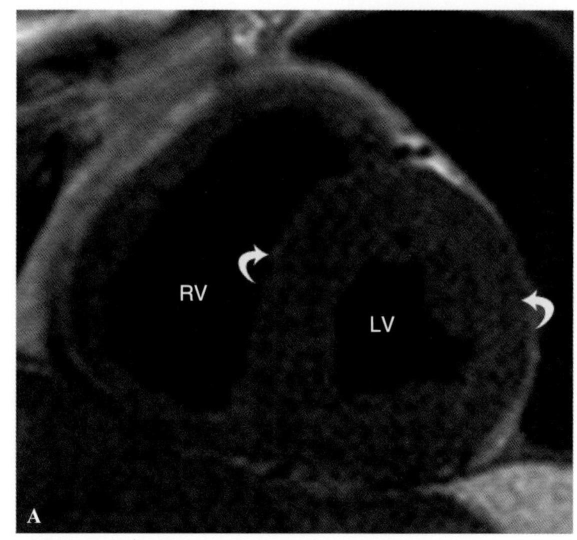

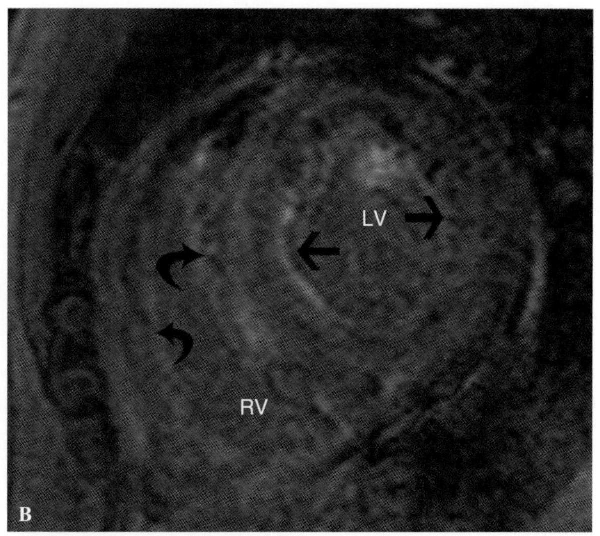

▲ 图 13–20 淀粉样变性

A. 短轴黑色血液图像显示左心室同心增厚（曲线箭）；B. 短轴延迟增强图像显示左心室（直箭）和右心室（弯箭）心肌弥漫性强化，血池暗淡，符合心脏淀粉样变性。RV. 右心室；LV. 左心室

型；房间隔缺损可以是原发孔型、继发孔型、静脉窦型和冠状窦型[34]。

6. 冠状动脉异常

MRI 是评价冠状动脉异常的良好影像学检查方法。尽管 CT 更常用于评价冠状动脉异常，但 MRI 也可有效评价冠状动脉异常，包括狭窄[35]。使用脂肪抑制和 T_2 准备的 SSFP 序列的 3D 全心导航门控自由呼吸冠状动脉 MRA 是用于评价冠状动脉异常的序列[35]。MRI 也可用于评价冠状动脉伪影异常。冠状动脉起源异常通常来自对侧冠脉窦（图 13-25）。冠状动脉的走行也可以是异常的，动脉间（主动脉和肺动脉之间）、主动脉后（主动脉瓣后）、肺动脉前（肺动脉前）或房间隔（穿过室间隔）。冠状动脉瘘中的冠状动脉可能引流至心腔、静脉或肺动脉。冠状动脉扩张是冠状动脉弥漫性扩张，见于动脉粥样硬化。冠状动脉瘤是局灶性扩张，血管直径是正常直径的 1.5 倍（图 13-26）。这通常是由成人动脉粥样硬化和儿

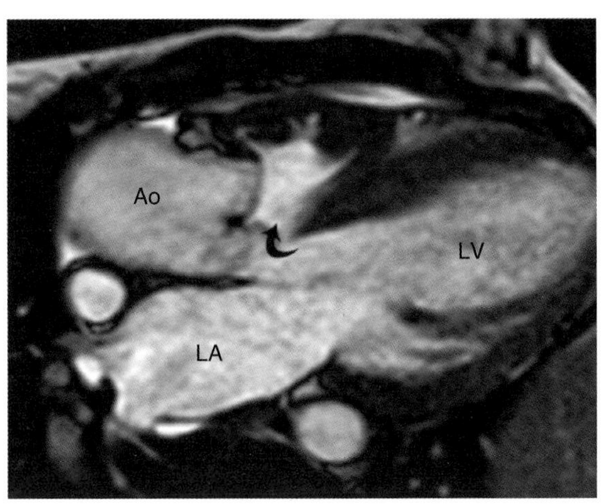

▲ 图 13-21 法洛四联症

三腔 cine SSFP 图像显示室间隔缺损排列不齐（弧形箭），主动脉根部（Ao）重叠。也有右心室肥大。LV. 左心室；LA. 左心房

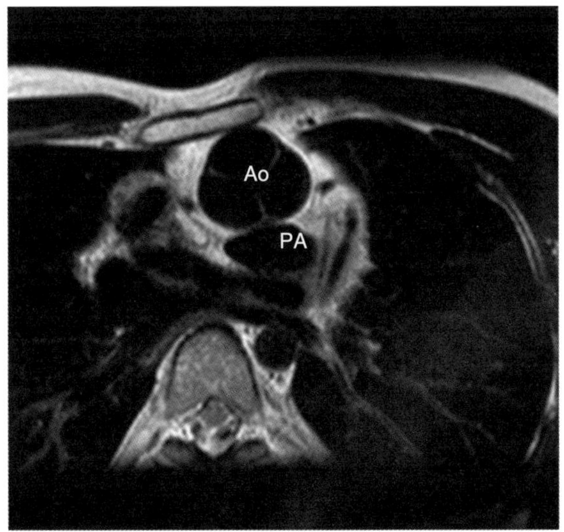

▲ 图 13-22 D-TGA 完全性大动脉错位

轴向黑色血液图像显示主动脉位于肺动脉的右前方，这是 D-TGA 的经典特征。Ao. 主动脉根部；PA. 肺动脉

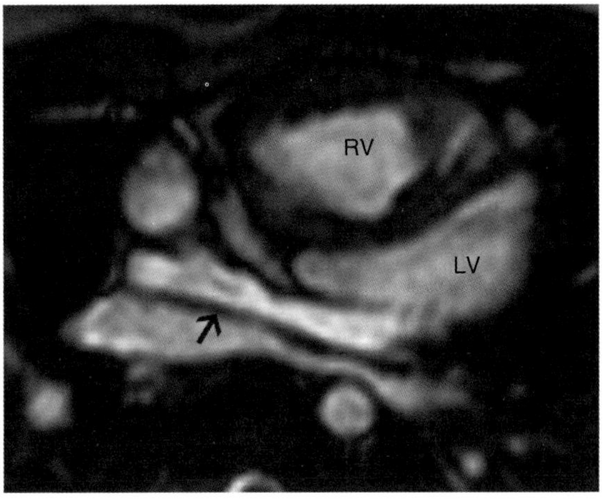

▲ 图 13-23 Mustard 术

轴向 cine SSFP 图像显示左心房中的挡板，该挡板将右心房的血流转移到左心室，并将左心房的血流转移到右心室，这显示了 D-TGA 的心房转换。RV. 右心室；LV. 左心室

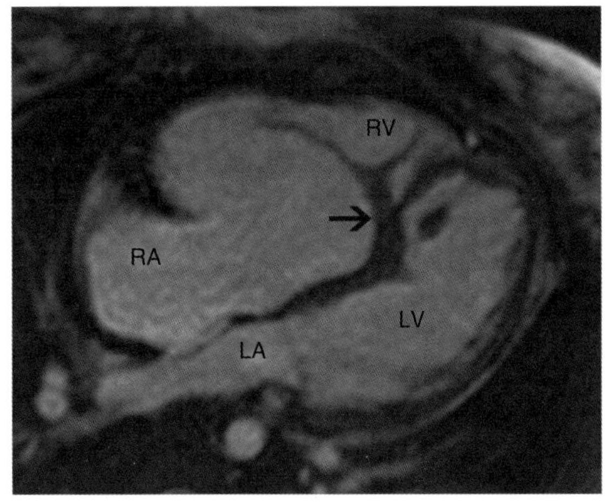

▲ 图 13-24 Ebstein 畸形（三尖瓣下移畸形）

四腔 cine SSFP 图像显示 Ebstein 畸形，三尖瓣间隔小叶的顶端移位（箭），右心室心房化。三尖瓣关闭不全导致舒张间隔出现反弹。RV. 右心室；RA. 右心室；LA. 左心房；LV. 左心室

童川崎病引起的。

（五）胸主动脉

MRI 已成为评价主动脉病变的首选方法。胸主动脉方案包括多平面 cine SSFP 图像，以评价胸主动脉和主动脉瓣。在怀疑有脉管炎的患者中，脂肪抑制或非脂肪抑制的 T_2 加权像可用于评价管壁增厚和水肿。血流定量序列用于量化主动脉血流和瓣膜异常。3D MR 血管造影用于评价主动脉解剖结构并进行测量。3D 全心脏导航门控 SSFP 序列是评价胸主动脉的一种非造影替代方法，尤其适用于重度肾功能不全患者。

在弓形分支血管模式中遇到几种解剖变异。最常见的是双血管主动脉弓（牛弓），其中有一共同干供应右头臂动脉和左颈总动脉。另一种变异是左侧椎动脉直接起源于主动脉弓。作为弓部的右锁骨下动脉异常起源较少见。在该异常中，右锁骨下动脉起源于主动脉弓远端至左锁骨下动脉的最后一支，在食管后方穿过到达右侧。迷走血管可直接起源于主动脉，也可起源于称为 Kommerel 憩室的外突部分，后者很少会形成动脉瘤。

双主动脉弓是最常见的症状性血管环，双主动脉弓起自升主动脉，交叉于气管和食管两侧，与下行的胸主动脉相连接。气管和食管环绕形成完整的环（图 13–27）。在 0.1% 的人群中会发现右侧主动脉弓。这可能具有镜像分支模式（90% 的病例与其他心脏缺陷相关）或可能具有异常左锁骨下动脉（通常与其他心脏缺陷不相关）。主动脉缩窄的特征是近端下降的胸主动脉离散变窄（图 13–28）。发育不全时，有弥漫性狭窄的弓。MRI 可精细地显示所有这些血管环，有助于手术计划。

动脉瘤是累及主动脉的一种常见获得性疾病，定义为永久性局部扩张，比正常直径高出2个标准差。动脉粥样硬化是最常见的病因。较少见的病因包括强直性脊柱炎、类风湿关节炎、风湿热、SLE、硬皮病、贝赫切特综合征、银屑病、溃疡性结肠炎、Reiter 综合征和放射治疗。动脉

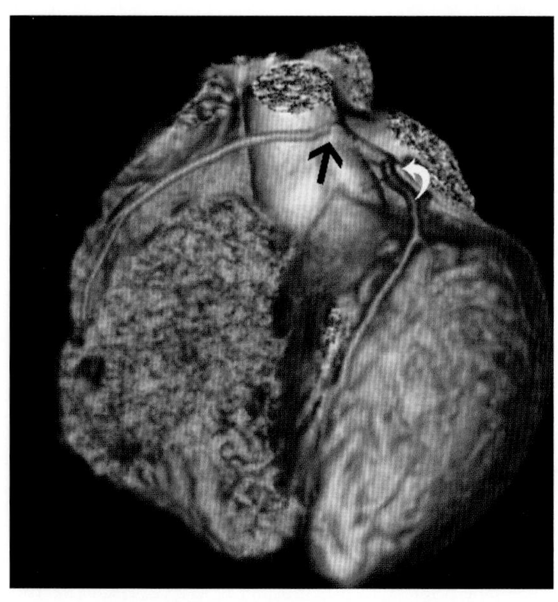

▲ 图 13–25　冠状动脉异常起源

3D 容积再现显像显示了来自左冠状动脉的右冠状动脉（箭）的异常起源

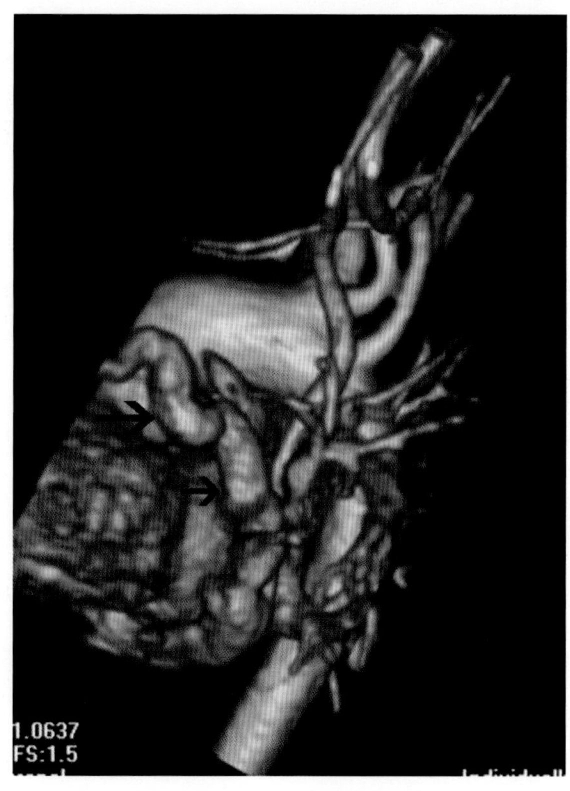

▲ 图 13–26　冠状动脉瘤

3D 容积再现 MR 血管造影图像显示了弥漫性冠状动脉瘤（箭）

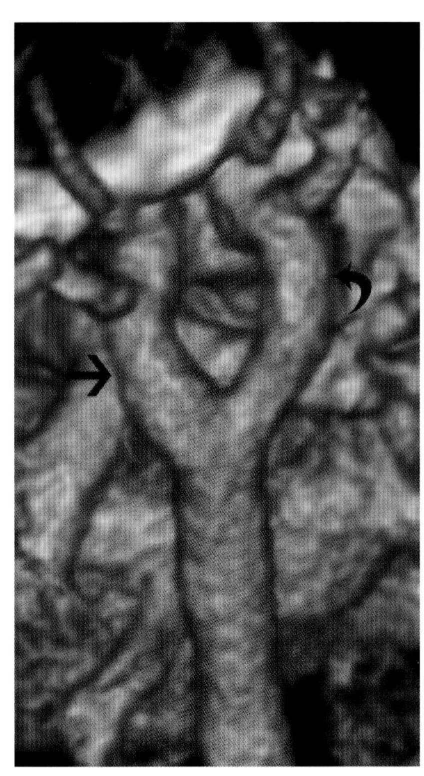

▲ **图 13-27 双主动脉弓三维容积显示主动脉后 MR 血管造影图像显示为双主动脉弓**

右（弯箭）和左（直箭）拱围绕气管和食管形成一个完整的环

瘤呈梭形或囊状累及血管壁的整个周径时，动脉瘤可呈梭形，当动脉瘤仅累及部分血管壁时，动脉瘤呈偏心性突出。如果血管内膜、中膜和外膜三层均完整，则将动脉瘤归类为真性动脉瘤；如果发生一层或多层破裂，则将动脉瘤归类为假性或假性动脉瘤。或者，可将假性动脉瘤视为包裹性破裂。升主动脉的孤立性动脉瘤，特别是在年轻患者中，应提示寻找其他病因，如马方综合征或二叶式主动脉瓣。主动脉窦动脉瘤通常是先天性的（图 13-29）。MRI 可识别、表征和准确测量动脉瘤，评估延伸至分支血管、动脉瘤与邻近结构的关系，并检测相关异常，包括主动脉瓣异常。大型胸主动脉瘤可由主动脉瓣关闭不全引起的充血性心力衰竭、气管或食管受压、喉返神经受压引起的声音嘶哑或骨质结构侵蚀继发疼痛而出现症状。主动脉环扩张是主动脉根部和升主动脉对称性扩张，窦管交界消失。升主动脉呈梨形，但弓部和降主动脉口径正常。这是由马方综合征、其他结缔组织疾病、梅毒、二叶瓣炎症

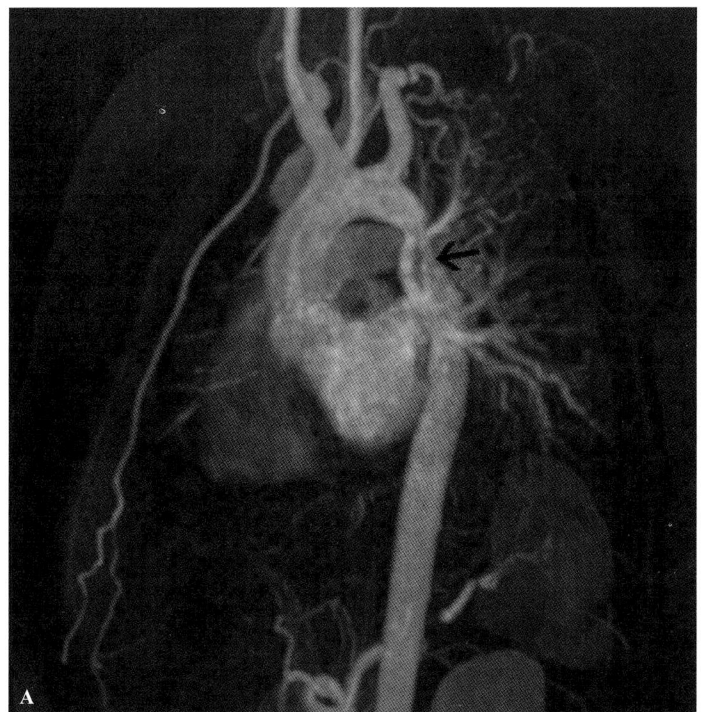

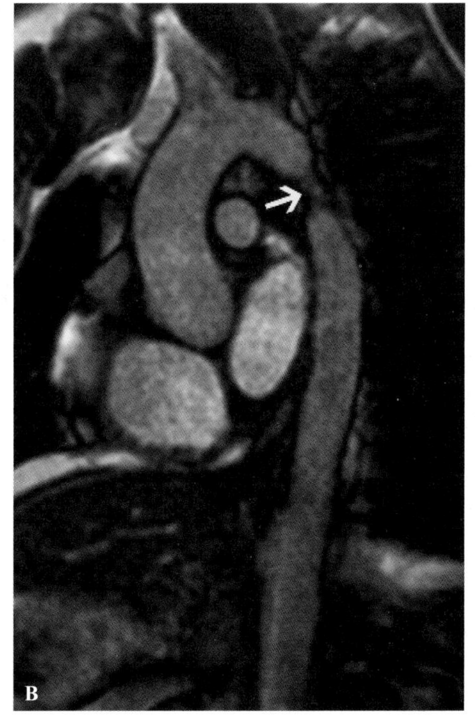

▲ **图 13-28 狭窄**

A. MR 血管造影显示近端降主动脉（箭）出现严重狭窄。纵隔和肋间区也有明显的侧支；B. 矢状 cine SSFP 图像显示近端降主动脉狭窄，在阻塞的水平出现血流加速（箭）

和主动脉炎引起的。MRI 和对比增强 3D MR 血管造影术在评价患者在考虑植入血管内覆膜支架方面是 CT 的替代检查。事实上，MR 可能是肾功能受损或对碘对比剂过敏患者唯一适合的成像方式。许多市售覆膜支架由镍钛合金支撑支柱构成，与大多数金属不同，其几乎不产生 MR 伪影。MRI 还可用于评价患者植入覆膜支架的并发症，如内漏。

主动脉假性动脉瘤可继发于穿透性创伤，作为外科并发症，或作为未经治疗的动脉瘤的并发症。术后主动脉假性动脉瘤的常见部位包括插管部位、主动脉切开处和移植物缝合线。急性和亚急性假性动脉瘤通常被认为是外科急症。真菌性动脉瘤是由非梅毒生物（包括链球菌和葡萄球菌）引起的感染性动脉瘤（图 13–30）。这些在升主动脉中更常见，呈囊状、宽颈和多发，并且可见相关软组织增厚。

创伤性主动脉损伤被视为胸部钝性创伤的后遗症。这通常会影响升主动脉，且通常是致命的，因此是存在于由于快速减速而在动脉韧带处或附近的弓中最常见的位置。最常见的影像学表现是主动脉外形畸形、内膜瓣、腔内碎片、假性动脉瘤和壁内血肿。纵隔血肿不是特异性的。假性动脉瘤是主动脉损伤的慢性表现。正常的 MRI 并不能完全排除创伤性主动脉损伤，尤其是当临床怀疑程度很高时。MRI 和 CT 可以识别主动脉撕裂部位周围纵隔脂肪中的血液，而没有这样的血液创伤性主动脉损伤的可能性则更低。对于慢性创伤主动脉瘤，MRI 可用于随访和确定是否需要手术治疗[35]。

急性主动脉综合征可由夹层、壁内血肿、穿透性溃疡或破裂引起。主动脉夹层的特点是主动脉内膜撕裂，血液漏入中膜，形成真腔和假腔。Stan ford 分类将解剖分为 A 型（75%），涉及升主动脉；B 型（25%），不涉及升主动脉。MRI 显示皮瓣、真腔和假腔（图 13–31）。并发症如血栓、主动脉破裂、血胸、纵隔血肿、血液灌流、急性主动脉反流、分支血管阻塞和终末器官缺血也可用 MRI 来评估。硬膜内血肿是由主动脉中膜自发出血引起的，通常是血管破裂所致，而较少见的是动脉粥样硬化性溃疡的穿透性出血。在 MRI 上，IMH 被视为主动脉瓣壁内异常信号的冠状区，呈圆周延伸。信号取决于血肿所处的阶段，由于急性期由于含有氧和血红蛋白呈

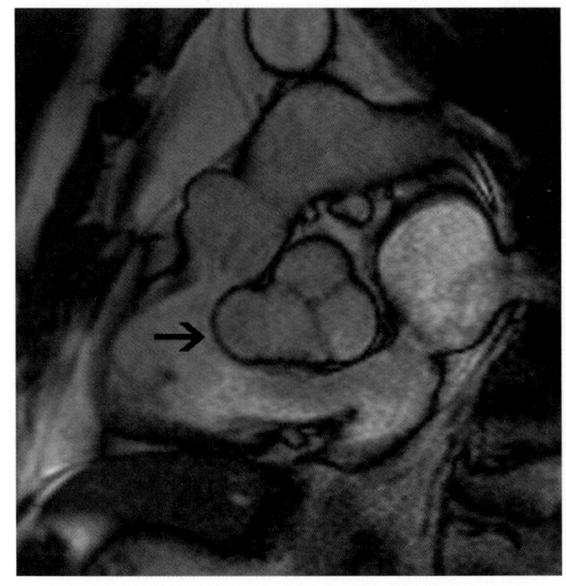

▲ 图 13–29　**Valsalva 动脉瘤的窦部**

通过主动脉瓣的短轴图像显示来自非冠状窦的 Valsalva 动脉瘤窦（箭）

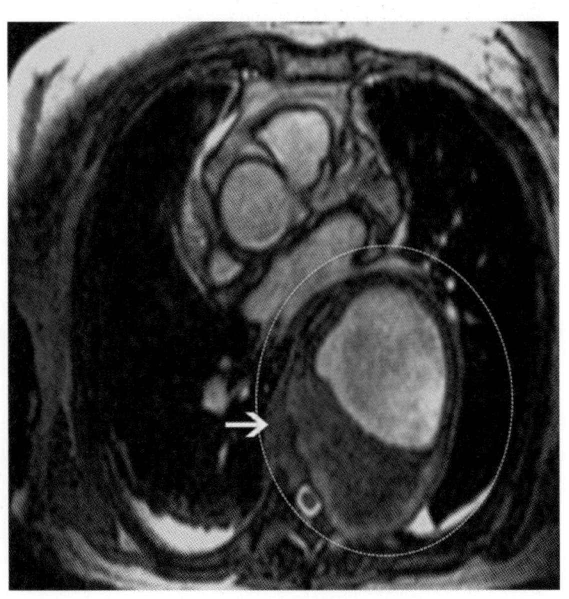

▲ 图 13–30　**真菌性动脉瘤**

轴向 SSFP 图像显示降主动脉的大真菌性动脉瘤（虚线圈），椎体被破坏

中等信号，亚急性期由于含有正铁血红蛋白呈现高信号。这也可分为 A 型和 B 型，类似于解剖型。血肿可沿主动脉延伸、破裂，或引起脑、肠系膜、血管或肾缺血[36]。

穿透性动脉粥样硬化性溃疡的特点是主动脉瓣壁溃烂，开始于内膜溃疡，但导致主动脉壁的全厚度穿透。它通常是由动脉粥样硬化引起的，常见于降主动脉。MRI 显示主动脉腔外翻（图 13–33）。主动脉壁可增厚、增强。穿透性溃疡应区别于动脉粥样硬化性溃疡，后者局限于内膜，缺乏壁内血肿，无症状。并发症包括动脉瘤、夹层、栓塞和破裂。破裂可发生于穿透性溃疡、壁内血肿解剖。它既可以被包含，也可以延伸到纵隔、心包、胸膜、胸膜外间隙、食管或支气管。破裂时，可看到血肿从动脉瘤、夹层、壁内血肿或溃疡延伸。主动脉食管瘘可见食管对比剂，主动脉可见空气[37]。

主动脉壁的白细胞和其他炎性介质对主动脉壁的反应性损伤。大动脉炎是老年患者中最常见

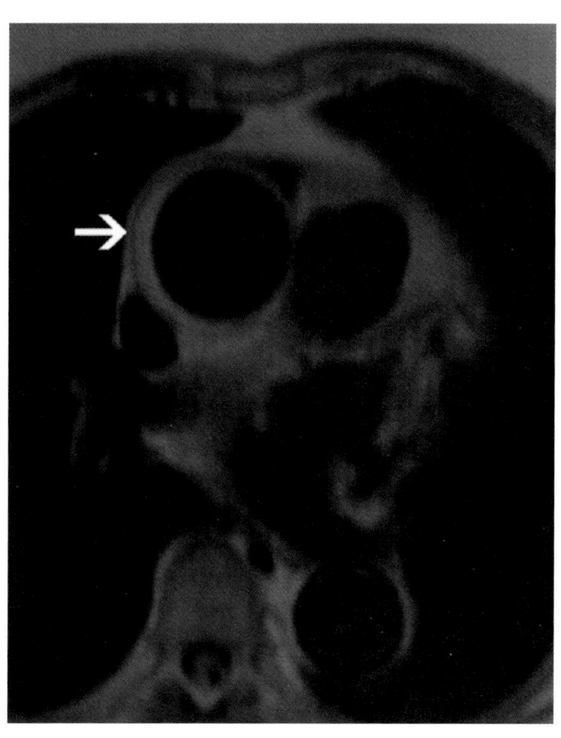

▲ 图 13–32 硬膜内血肿

轴向黑血 T_1 加权像显示主动脉外侧壁（箭）与壁内血肿同为高信号

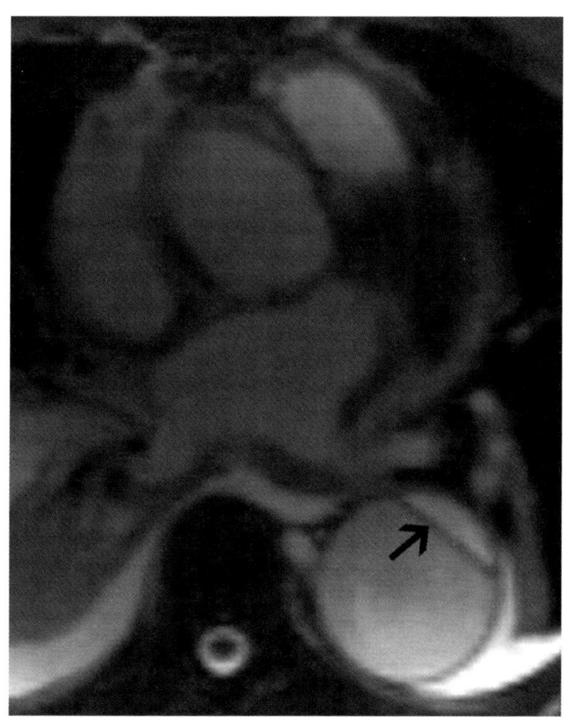

▲ 图 13–31 主动脉夹层

轴向 SSFP 图像显示 B 型夹层，带有分离真腔和假腔的瓣（箭）

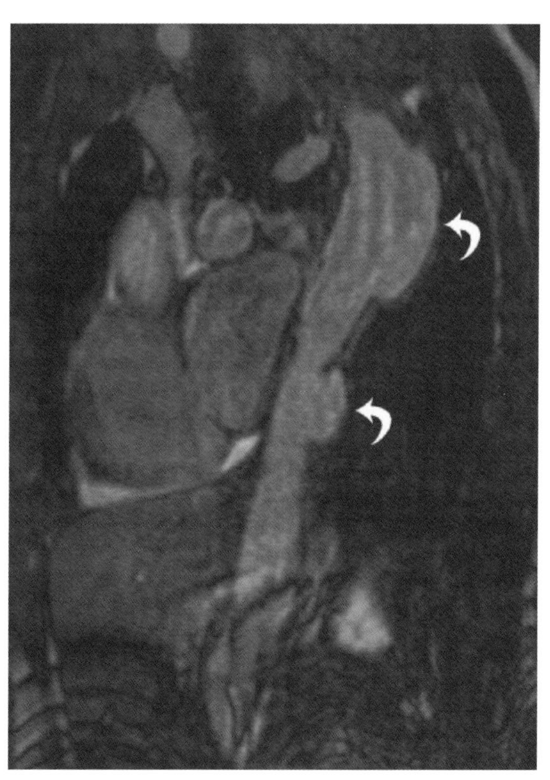

▲ 图 13–33 穿透性溃疡

矢状位 MR 血管造影图像显示降主动脉多个宽基底穿透性溃疡（箭）

的病因，而大动脉炎则是最常见的病因。在 MRI 上，血管造影可显示动脉瘤和狭窄，这些动脉瘤和狭窄是动脉炎的并发症。此外，MRI 也可能有助于评估疾病的活动性。MRI 显示急性期和慢性期壁增厚，但急性期 STIR 图像见壁水肿，而慢性期未见水肿。类似的壁增强也是活动性疾病的一个特征。马方综合征、Loeys-Dietz 综合征和 Ehler-Danlos 综合征等也影响胸主动脉 [37]。

（六）肺血管系统

MRI 是评价肺血管的一种有价值的影像学检查方法。在短轴平面和矢状面上利用 cine SSFP 图像可以对肺动脉瓣进行评价。血流定量序列用于评价和量化肺心病、瓣膜和血流异常。3D MR 血管造影在评价肺血管解剖中有一定的应用价值。使用 TWIST 等技术的时间分辨 MR 血管造影术有助于评价具有高时间分辨率的肺血管流。这不仅可以评估肺血管解剖，还可以评估肺血流动力学，包括肺灌注。三维全心导航门控 SSFP 序列是评价肺动脉的一种非对比增强检查，可用于严重肾功能不全的患者 [38]。

肺动脉高压的特征在于肺动脉压力异常升高和肺血管阻力。肺动脉高压的常见原因是心脏疾病、慢性肺病、慢性肺栓塞和分流。当排除所有已知病因时，将肺动脉高压称为原发性或特发性。MRI 显示肺动脉高压的解剖变化，包括扩张的中央肺动脉、锥形被修剪的外周肺动脉、右心室肥大和室间隔的收缩弯曲。当肺动脉直径大于 2.9cm 或大于升主动脉时，主肺动脉被视为扩张。中心肺动脉大小与肺动脉高压程度相关，尽管相关性并不完全。肺动脉高压的严重程度与肺动脉上腔内信号强度的增加有关 [38]。而在正常的患者中，在心脏收缩和舒张早期存在信号空隙，在肺动脉高压中，由于舒张期的血流缓慢，在收缩和舒张早期的管腔中存在高信号强度。MR 血管造影也可显示支气管动脉扩张。MRI 还能准确评价右心室功能，包括每搏输出量、舒张末期容积和射血量，具有重要的预后价值 [39]。心肌灌注储备减少，与右心室负荷和射血分数呈负相关 [39]。通过应变成像降低的双心室区域功能已经显示为与增加的右心室过载相关 [39]。动态 MR 血管造影可发现肺灌注异常，如外周楔形或斑点状缺损，对慢性肺栓塞的检测较为敏感。这在肺静脉闭塞性疾病的评估中也是有用的。由于压力增加，肺动脉高压患者延迟增强 MRI 可显示室间隔的右心室嵌入点的心肌中段增强。时间分辨 MRA 检测到的血流动力学参数改变已被证明与肺动脉压和肺血管阻力具有独立相关性 [40]。

肺栓塞（pulmonary embolism，PE）是第三常见的急性心血管疾病。PE 的病因通常是下肢深静脉血栓形成（deep venous thrombosis，DVT）。然而，中心静脉导管的频繁使用增加了上肢 DVT 的发生率。慢性 PE 是急性 PE 的一种罕见并发症。急性栓子组织化并结合到肺动脉壁，主要形成壁血栓栓子。慢性 PE 患者常发生进行性肺动脉高压。

CT 是肺栓塞诊断中最常用的影像学检查方法，但 MRI 具有相当的诊断准确性。扫描技术的进步，包括并行采集技术、视图共享、时间分辨磁共振血管造影，肺灌注增强了 MRI 对肺栓塞的诊断准确性。MRI 诊断 PE 的方法包括单次激发多平面 SSFP 图像、MR 血管造影和肺灌注。在 MRI 上，急性栓塞常表现为肺动脉中的中心性或阻塞性充盈缺损，部分充盈缺损被对比剂包围，或边缘充盈缺损导致血管壁形成锐角，同时血管管腔直径骤然缩窄，梗阻远端肺动脉无对比剂充盈。慢性肺栓塞的特点是肺动脉变细，呈周围、偏心充盈缺损或网状。肺灌注缺损是 MR 肺灌注过程中的楔形周边缺损。肺部梗死灶也可产生外周楔形缺陷，可发展为瘢痕、条带、结节、空腔或不规则的浑浊影。灌注的马赛克模式也可以看到 [41]。Meta 分析显示，MRI 对中央动脉和叶动脉 PE 的检测灵敏度为 100%，对节段动脉的敏感性为 84%，对亚段动脉的敏感性为 40% [42]。PIOPED Ⅲ 试验对 PE 诊断的敏感性为 92%，特异性为 96% [43]。IRM-EP 检测 PE 的敏感性为84.5%，特异性为99.1%。然而，MRI必须在一个有经验的治疗中心进行，52%的患者所接受的扫描技术不足[43]。该技术在所有机构中可能得不到广泛的利用。远端PE的敏感性有限，30%～50%的结果不确定[44]。MRI可能无法检测引起急性胸痛的肺部病变。

肺动脉瘤是肺动脉的局灶性扩张，其原因包括外伤、先天性疾病、医源性疾病、血管病变/血管炎、慢性肺栓塞、肺动脉高压、感染和肿瘤。先天性原因包括血管壁缺陷、肺动脉瓣狭窄和左向右分流。特发性动脉瘤是一种排除性的鉴别诊断。假性动脉瘤是由医源性损伤或感染引起的。肺动静脉畸形是一种先天性具有肺动脉和静脉的交通功能的肺血管异常。它们常见于下叶的周围，或下叶的大动脉和引流静脉周围。1/3的患者可见多发肺动静脉畸形，并伴有遗传性出血性毛细血管扩张症（Osler-Weber-Rendu病）。20%的患者存在一条以上的供血动脉。MR血管造影显示房室畸形，并显示供血动脉。

肺隔离症是一种罕见的先天性肺畸形，与气管支气管树没有联系。它有叶内型和叶外型两种类型。叶内闭锁被内脏胸膜所包围，而叶外闭锁则被自身的胸膜所包围。肺叶内多见于左下叶后段或右下叶。在隔膜左侧圆顶附近有90%的叶外型隔离，偶尔也在隔下。除非被感染，否则叶内型通常是无症状的；而叶外型通常是无症状的。这两种类型隔离的动脉供应均来自主动脉或其分支，最常见的是胸降主动脉。叶内隔离的静脉引流通常位于左心房；而叶外隔离的静脉引流通常是全身性的，最常见的是下腔静脉或奇静脉/半奇静脉系统（图13-34）[45]。

（七）纵隔静脉

MRI是评价纵隔静脉的一种良好方式，可显示颈内静脉、锁骨下静脉、肱二头肌静脉和SVC的静脉阻塞。MR通常能鉴别腔内血栓或肿瘤与外在压迫。相对于传统的静脉造影，MR能完全显示导致静脉外压的肿块病变。MRI评价静脉畸形的方法包括3D MR静脉造影和轴面及冠状面三维容积内插序列。SSFP图像也有帮助。肿块可以用T_1W、T_2W和扩散加权序列来评估。在怀疑胸廓出口综合征（thoracic outlet syndrome，TOS）的患者中，MRA采集需要患者体位靠中心、双手上举。MR静脉造影可用于评估先天性畸形，如持续性左SVC，异常肺静脉回流、主动脉后左无名静脉，弯刀综合征和IVC中断与奇静脉或半奇静脉的延续。肺静脉异常通常是局部的，但可以是全部的。弯刀综合征可见部分肺静脉异常，典型的在右侧，并伴有右肺发育不全。

（八）纵隔囊肿

纵隔囊肿可以是先天性的，也可以是后天的，包括支气管囊肿、心包囊肿、神经肠源性囊肿、脑膜囊肿、食管重复囊肿、胸腺囊肿、囊性淋巴瘤，以及与甲状腺肿、胰腺假囊肿有关的胶体囊肿、脓肿和血肿。通常在X线片或CT扫描中偶然发现，MR主要是作为一个解决问题的工具，以确定内容物与相邻结构的关系。单纯性囊肿T_1W呈低信号，T_2W序列呈高信号，包膜强化，内容物（出血性、蛋白质、胶体）的性质可能影响信号特征。MR在区分强化的分隔及囊壁成分方面优于CT。强化特征有助于鉴别良性囊肿和复杂囊肿。

支气管囊肿可以是肺内囊肿，也可以是纵隔囊肿，后者一般位于气管旁或锁骨下，但不能与支气管树相通[46]。比较小的囊肿通常是无症状的，但如果体积大，可以压迫相邻的关键结构，如气道或血管。与支气管囊肿相比，先前的重复囊肿靠近食管，且大多无症状，可有稍厚的壁[47]。神经肠源性囊肿和脑膜囊肿与脊柱密切相关，可与脊椎异常相关[48]。心包囊肿与心包密切相关，可在多平面图像上显示“喙征”或与心包的沟通。在心包区可以见到类似心包囊肿的包虫囊肿，这些囊肿往往为包含内囊肿和子囊内的原发囊肿，且间隔增强。这些也可以在肺中看到，很少会发生肝囊肿破裂后经膈肌扩张到肺部的情况[49]。

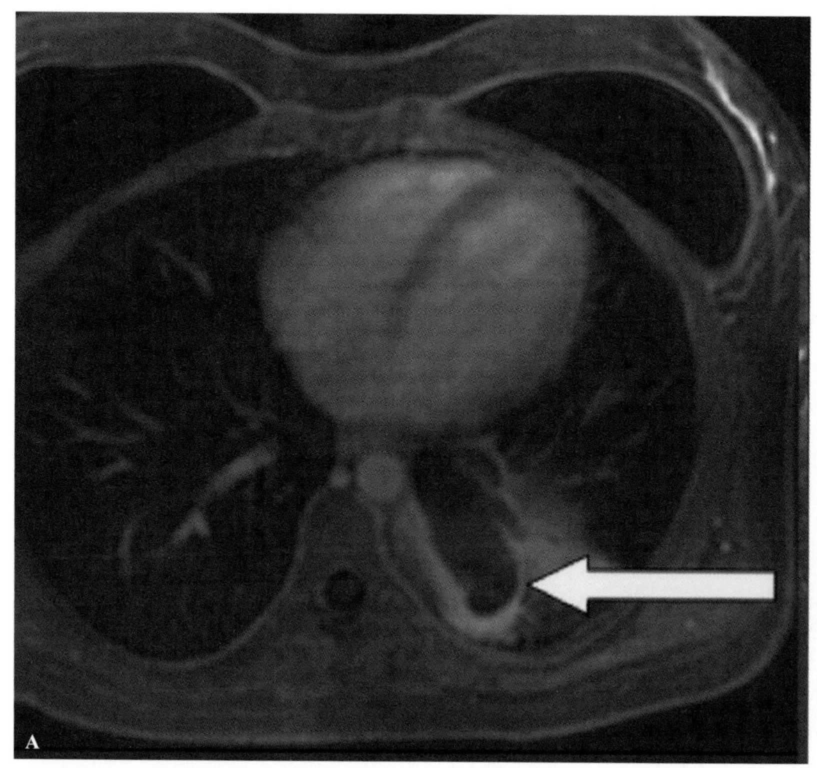
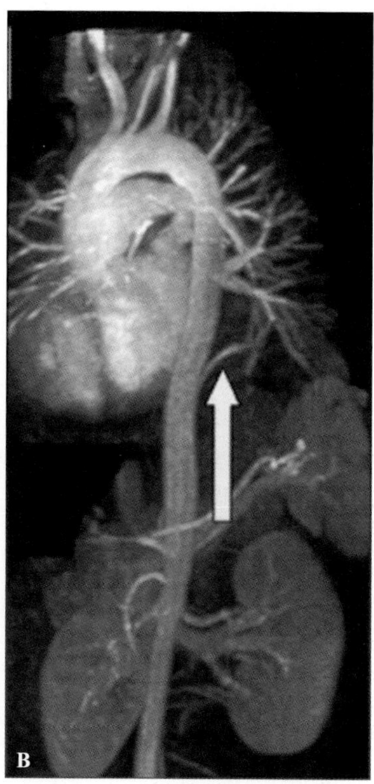

▲ 图 13-34　叶内隔离

A. 轴位后对比图像显示无强化的囊性病变，左下叶壁增强（箭）；B. 冠状斜位 MIP 图像显示主动脉直接供血（箭）

（九）后纵隔：椎体间隙

MRI 对椎旁间隙或后纵隔病变的评价优于 CT。最常见的肿瘤包括神经源性肿瘤，如神经纤维瘤、神经鞘瘤和周围神经鞘瘤；来自交感神经的神经节神经瘤、神经母细胞瘤和神经节神经母细胞瘤；与自主神经密切相关的神经外胚层细胞的副神经瘤和嗜铬细胞瘤。椎旁肿块包括常与结核和椎间盘炎有关的椎旁脓肿；淋巴瘤通常为非霍奇金淋巴瘤；髓外造血；原发性和转移性椎体肿瘤也可见[50]。

神经纤维瘤可以是硬膜内肿瘤，也可以是硬膜外肿瘤，也可以是哑铃状肿瘤，伴有神经孔的扩张。多平面图像有助于描述肿瘤的范围和邻近软组织结构的联系和压迫。CT 对骨异常的显示优于 MRI，它能提供补充性信息。在 MRI 上，神经源性肿瘤在 T_1W 序列上为低至中等信号，在 T_2W 序列上为高信号，并表现为明显的强化（图 13-35）。仅从 MR 信号特征来看，良性与恶性神经源性肿瘤的鉴别困难；然而，局部腺病和远处转移会提示恶性性质的不确定肿块。值得注意的是，从状神经纤维瘤具有侵袭性的外观，而早期的周围神经鞘瘤具有非侵袭性的外观[51]。

霍奇金淋巴瘤和非霍奇金淋巴瘤均可累及后纵隔。结节肿块可以包裹主动脉和椎体，并可作为多位腺病的一部分出现。转移淋巴结也可以发生在这个空间。原发于椎体的骨肿瘤，如骨巨细胞瘤、成骨细胞瘤和软骨肉瘤可在此空间内发生。CT 对骨的评价优于 MRI；但 MR 能显示骨髓情况，在这部分患者的手术方案制定中起着至关重要的作用，通过判断脂肪层和浸润范围来制订手术计划[50]。

嗜铬细胞瘤约 10% 在肾上腺，1% 位于纵隔，最常见于椎旁交感神经。另一个罕见的肿瘤部位是心包，尤其是在主肺动脉窗附近。纵隔嗜铬细胞瘤很难被发现，但由于其典型的 MR 信号特征（高 T_2W 信号）而能被识别。^{131}I 间碘苯甲基胍

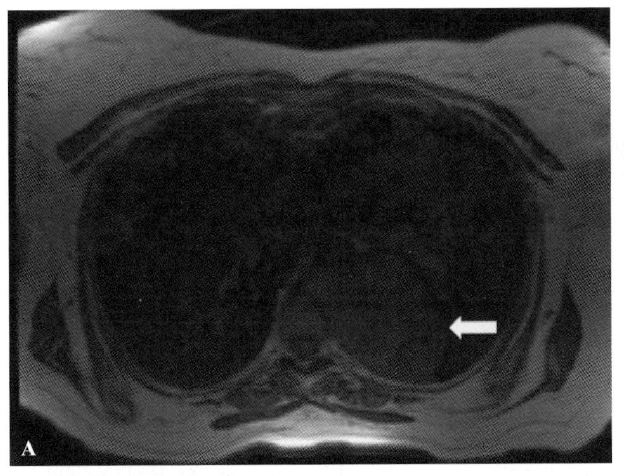

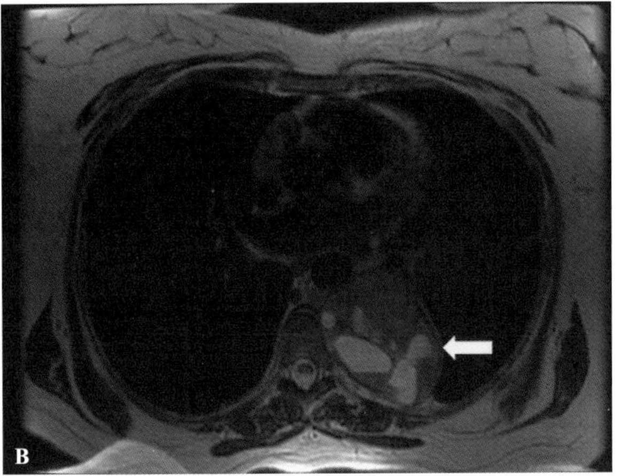

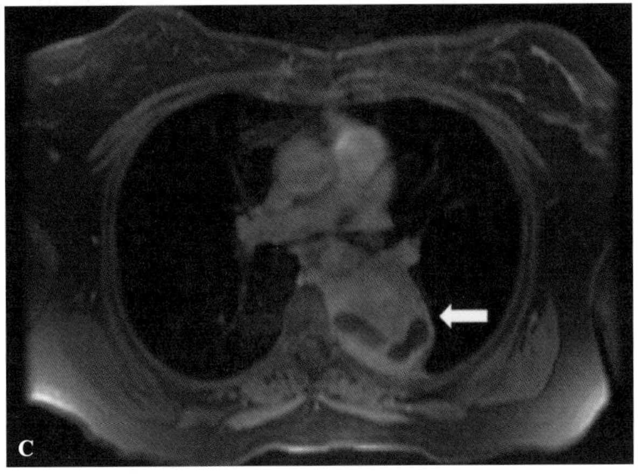

▲ 图 13-35 神经源性肿瘤

A. 轴向 T_1W 图像显示左侧椎管旁区域的低信号肿块（箭）；B. 轴位 T_2W 图像呈低信号，高信号区表现为黏液样变性；C. 增强后 T_1W 图像呈明显的不均匀强化，活检证实为神经鞘瘤

扫描是肿瘤定位的主要成像方式。虽然这些扫描具有较高的敏感性和特异性，但其解剖分辨率较低。MRI 可以作为一种辅助的方式，可用于准确定位，以指导切除 [52, 53]。

1. 肺癌

肺癌仍有很高的发病率和死亡率。据估计，仅在 2013 年，美国就将有约 228 190 例肺癌新病例（男性 118 080 例，女性 110 110 例），肺癌 159 480 例（男性 87 260 例，女性 72 220 例）约占所有癌症死亡人数的 27% [54]。美国肺筛查试验 [55] 涉及约 53 000 例重度吸烟者中肺癌死亡人数减少了 20% [56]。然而，CT 发现的大多数结节不是癌症，需要间隔随访或活检才能最终诊断，潜在的转化成为一个巨大的和技术上具有挑战性的诊断负担。DWI 和 DCE MRI 可以帮助鉴别不确定的肿块为良性或恶性。

2. 肺结节评估

大多数肺小结节是偶然发现的，通常在确定其为良性特征或当其被认为是恶性或怀疑为恶性肿瘤时予以切除。对于小于 8mm 的病灶，PET CT 可能不明确，当病变小于 1cm 时，活检可能无法做出诊断 [57]。MRI 是 CT 的一种辅助手段，有助于诊断结节的良恶性。DCE MRI 已被评估为诊断工具，并已报道 4 种类型的增强曲线 [58]。DCE MRI 诊断良恶性结节的敏感性为 94%～100%，特异性为 70%～96%，准确率达 94% [58]。DWI 的 ADC 值在鉴别良、恶性结节方面的敏感性为 70%～88.9%，特异性为 61.1%～97%。据 Mori 等报道，在 STIR Turbo-SE 上，病变与脊髓的比值信号强度较高，在鉴别良恶性病变方面的准确率高于 ADC 值（85.5% vs. 50%）[59]。因此，MR 对 SPN 的评价可能得益于在 SPN MRI 方案中包括 STIR Turbo-SE、DWI 和灌注成像（图 13-36）。

（十）分期和可切除性评估

CT 是评估肺癌的主要方式，其次是 ^{18}FDG-

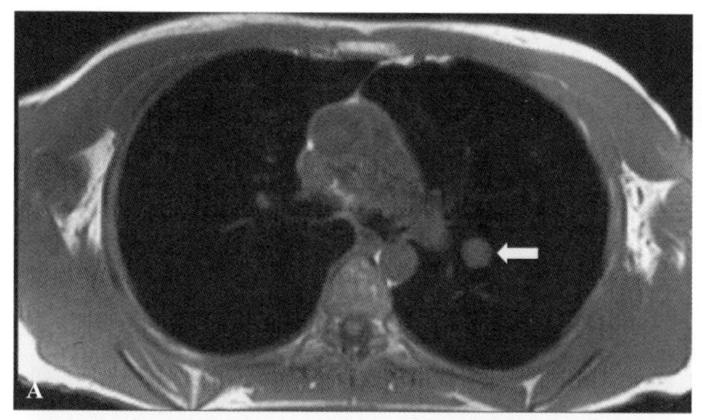

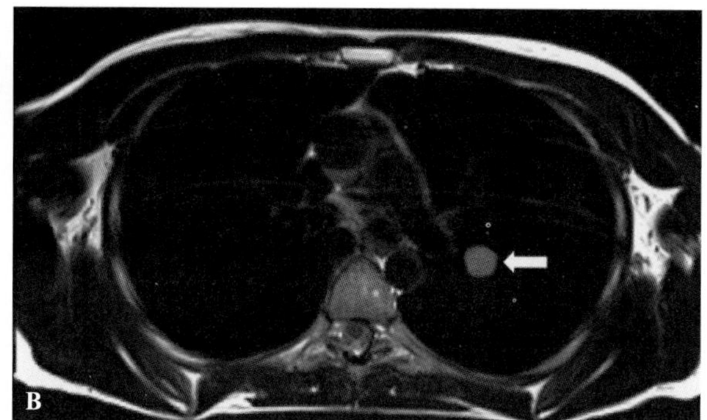

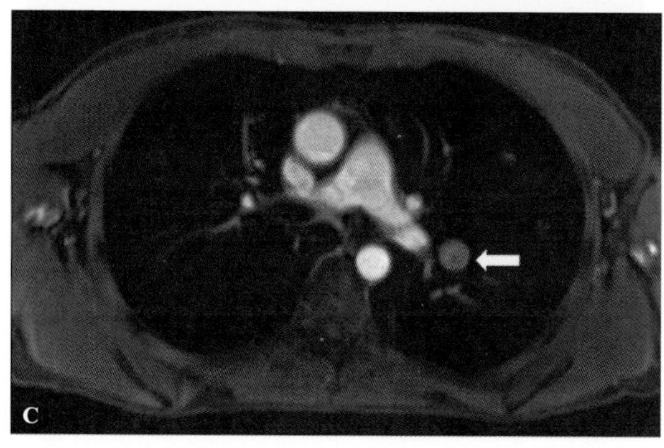

▲ **图 13-36　孤立性肺结节**

A. 轴向 T_1W 图像呈 2cm 等信号结节；B. 轴向 T_2W 呈高信号；C. 注射对比剂后显示为外周边缘强化，随后进行活检，其结果符合错构瘤

^{18}PET CT 用于治疗前分期。MRI 是一种解决问题的工具，在评估晚期肺癌的可切除性和治疗反应的某些情况下优于 CT。X 线诊断肿瘤学组显示，CT 和 MR 对肺癌的分期具有相似的诊断准确性[60]。MR 与 CT 鉴别 T_3～T_4 与 T_1～T_2 肿瘤的敏感性和特异性分别为 56% vs. 63%，80% vs. 84%。

在 MR 评价“T”分期时，最有用的序列是 T_1W 和 T_2W 轴位图像联合对比增强 T_1W 序列。动态 cine MR 成像与静态 MR 成像相结合，有助于预测胸壁侵犯。增强 MRA（CE MRA），结合 DIR 序列与心脏和呼吸门控有助于判断纵隔和肺门血管结构的浸润，也有助于描述纵隔脂肪平面。目前所有的检查技术都难以准确诊淋巴结转移，据报道 PET-CT 的假阳性和假阴性较高。虽然目前有多种检查方法，早期侵犯及微转移灶的诊断仍较为困难。几种 MR 技术已经被用来提高 MRI 的诊断性能。STIR turbo-SE 序列已被用于鉴别良性和恶性结节，与低信号的良性结节相比，恶性结节表现出较高的信号强度。自 2008 年以来，DWI 也被越来越多地用于鉴别含有肿瘤细胞的淋巴结。Ohno 等[61]比较了 STIR turbo-SE 和 DWI 的定性和定量诊断能力，发现前者具有较高的定量敏感性（82.8% vs. 74.2%）和准确性（86.8% vs. 84.4%）。使用基于超顺磁性氧化铁纳米颗粒（SPION）的 MRI 对比剂进行 MR 成像，目前正被研究用于鉴别胃肠道、前列腺恶性肿瘤和乳腺癌淋巴结转移评估。MR 在判断胸内转移方面也起着重要作用。与 CT 扫描相比，MR 更容易识别胸壁、纵隔和腹部的转移。MRI 还能更敏感地鉴别肿瘤对骨髓侵犯。在一些机构中，全身 MR 和 PET MR 被用来鉴别隐匿性胸外转移。21% 肾上腺肿块常在的肺癌 CT 检查中被偶然发现；大多数是良性肾上腺腺瘤，但约 40% 的情况无法判断肾上腺肿块的良恶性。化学位移成像由成对梯度回波 MR 图像组成，TE 值分别为 2.1ms 和 4.2ms，前者被认为是反相位；后者由于脂肪和水质子的磁化矢量的相对方向而处于同相位。用 CSI 鉴定腺瘤中的微观脂肪，比 CE、T_1 和 T_2W 序列更可靠[62]。

在大多数机构中，术后预测肺功能总是在手术切除之前评估，VQ 扫描用于评估计划切除的适宜性。近年来，肺功能磁共振成像 3D CE 灌注 MRI 和氧增强 MRI 在预测通气和灌注方面有一定的应用前景[63, 64]。治疗反应评估（RECIST 和改良 RECIST）一般是在临床试验中使用 CT 扫描进行的。^{18}FDG PET CT 还可以对胸部恶性肿瘤患者的治疗进行定量和定性评估。然而，CT 扫描是难以区分肿瘤、纤维化和炎症的。CE T_1W 和 T_2W 图像有助于鉴别纤维化和残留肿瘤。但是，活跃的纤维化、炎症和复发性肿瘤的 MRI 表现有明显的重叠。DCE MRI 和药代动学参数的计算以及 DWI 的 ADC 值在评估治疗后 MRI 扫描时得到了较好的结果（图 13-37）。

（十一）上沟肿瘤（Pancoast 肿瘤）

起源于肺尖或肺上沟的肿瘤，于 1924 年以 Henry Pancoast 医生的名字命名[65]。这些主要是非小细胞肺癌，其特征是局部侵入胸壁、臂丛和锁骨下血管，侵蚀邻近肋骨和椎体，并延伸至椎管。这些肿瘤与霍纳综合征（无汗、瞳孔缩小、上睑下垂和眼球内陷）、声音嘶哑以及与臂丛神经受累有关的症状有关。这些肿瘤在 X 线片上是容易被忽略的，评估的主要方式是 MR。CT 扫描有助于判断骨受累程度。评估此类型肿瘤最好使用臂丛扫描序列及神经血管 - 体部联合线圈。这包括三平面高分辨 T_1W 和 T_2W_1 序列、冠状 STIR 序列及增强后多平面图像。矢状位图像在评估臂丛神经孔受累时尤其有用。T_1W 图像也能更好地评估椎体的骨髓受累程度。MR 血管造影和黑血序列（如 DIR）可以用来评估动脉和静脉的完整性。治疗后 MR 成像可以帮助鉴别和量化残余肿瘤。受累程度有助于确定治疗策略，重要的是确定臂丛神经的受累程度（图 13-38 和图 13-39）[65]。

（十二）肺功能显像

1. 肺实质

CT 是评价肺实质的首选方法，由于肺实质的 MR 成像受到肺实质内质子密度低的限制，并且当施加强磁梯度时，由于体素内移相和信号丢失而进一步受到磁化率梯度的影响[66]。最近在 MRI 技术上的创新扩大了评估肺实质疾病的潜力[67-70]。这些包括极短的回波时间、超快的涡轮自旋回波获取、投影重建技术、屏气成像、心电图触发、对比剂（灌注成像、气溶胶、氧气）、钠成像、超极化惰性气体成像。一些研究正在评估磁共振的潜力：①在慢性渗透性的肺病中的急性肺泡改变；②肺结节检测和表现；③后续的肺炎检测与表现；④鉴别诊断阻塞性肺不张的肺不张及梗死；⑤肺含水量的测量。一个新兴的应用领域是囊性纤维化的评估；MR 能够通过增强的组织特征来描述囊性纤维化的解剖的特征，当与灌注成像相结合时，可先于 CT 评估炎症、感染和治疗后反应[71]。这些技术可以显示慢性支气管炎、支气管扩张和肺气肿，避免 CT 检查的电离辐射。更复杂的技术，如傅里叶分解、动脉自旋标记和质子成像正在被研究，使之能够运用于非增强的肺通气和灌注成像[72]。因此，在不使用静脉对比剂的情况下，将静态和动态 MR 成像结合起来，可以在一段时间内重复成像，而不必担心辐射暴露，还可以实现肺的功能成像。这些技术有能力提供关于局部肺功能的信息，包括通气、灌注、V/Q 比、肺内氧分压（PO_2）、气体交换、肺活量和生物力学参数，在各个肺叶甚至肺泡水平。这些技术中的大多数仍处于研究阶段，但由于它们有能力量化疾病过程，识别成像表型，帮助及早识别疾病，并有助于监测治疗干预措施，因此具有较好的发展前景（图 13-40）。

2. 肺通气成像

传统的磁共振成像在评估肺实质的价值有限，因为与其他结构相比，肺只有很少的 ^{1}H。吸入超极化气体（超极化 ^{3}He 和 ^{129}Xe）可在一次呼吸扫描中评估肺通气、微结构和气体交换。这项技术需要使用偏光镜、特殊线圈、并对小型商用常规扫描仪进行少量硬件和软件修改[69]。

激光极化的 ^{3}He 磁共振成像可以产生非常高的信号与功能显示的 ^{3}He 通气量，具有高的空间和时间分辨率，从而可以多次扫描。由于 ^{3}He 的磁性和极端化学惰性，其与 ^{129}Xe 相比具有更高

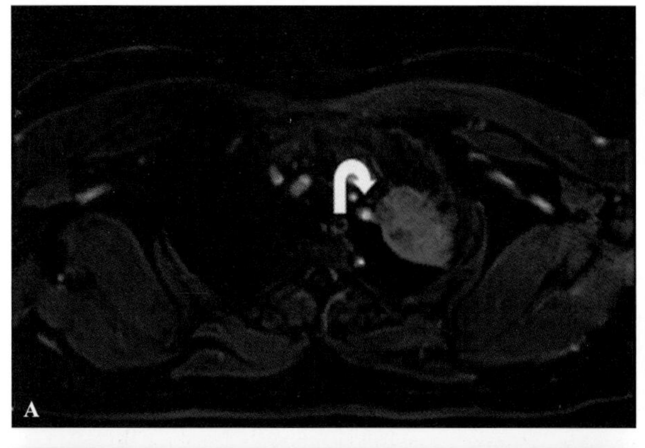

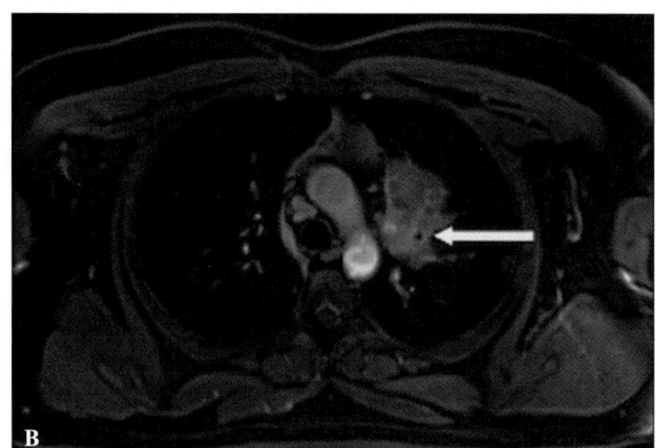

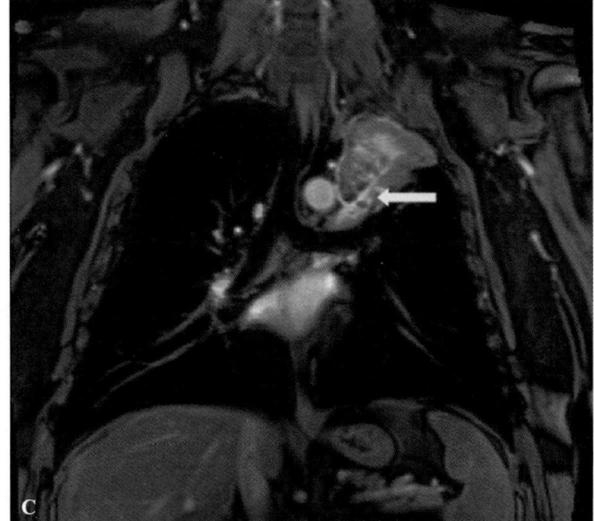

▲ 图 13-37　肺癌可切除性预测

A 和 B. 增强后轴位图像显示左上叶肿块包围左上叶支气管（直箭）。肿块不侵犯左锁骨下动脉（弯箭）。C. 冠状动脉造影后图像，显示左上叶肺动脉分支血栓（箭）。通过左上肺叶切除术成功切除了肿块

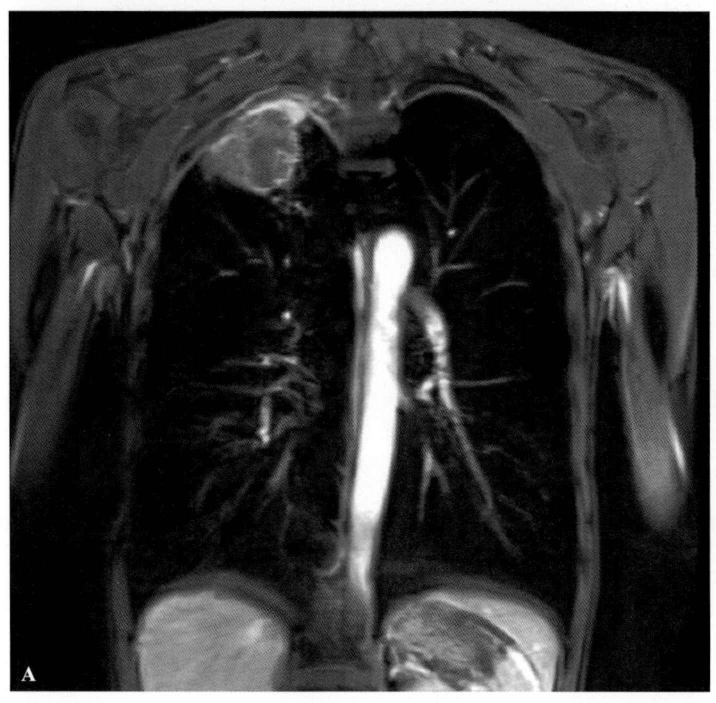

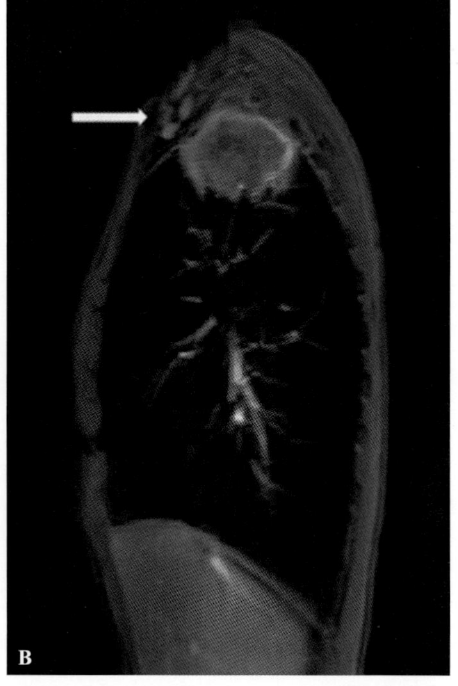

▲ 图 13-38　可切除的肺上沟瘤

右侧上沟肿瘤（A）冠状位和（B）矢状位增强后 VIBE 图像，显示一个大的增强肿块，位于右侧尖段未见胸壁侵犯，没有侵犯臂丛（箭）

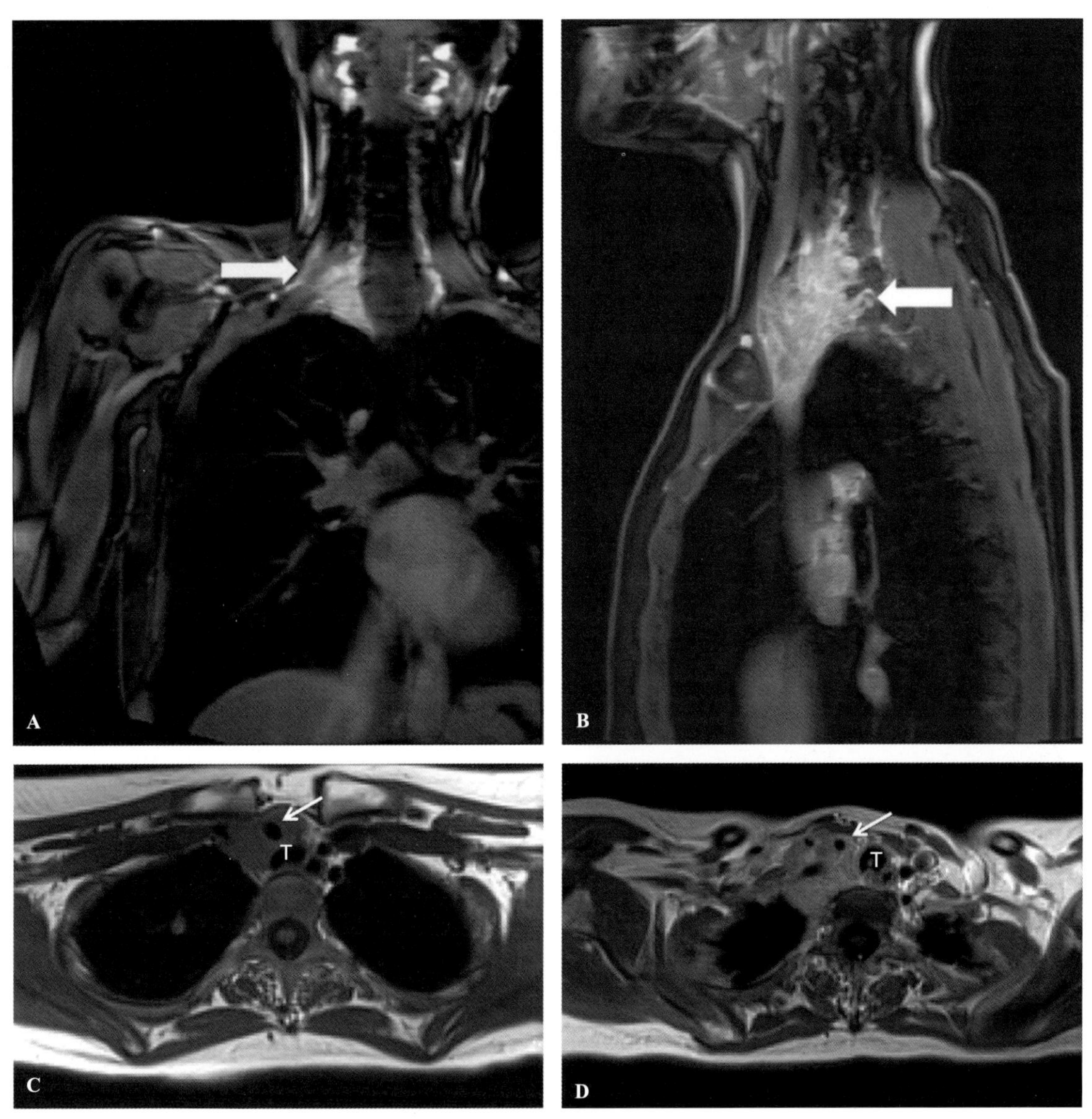

▲ 图 13-39　不可切除的肺上沟瘤

A 和 B. 右上沟肿瘤冠状面和矢状面显示一个大的增强肿块在右肺叶尖段侵犯了胸壁及右侧臂丛神经（箭）；C 和 D. 增强前后的轴位 DIR 图像显示肿瘤与气管（T）和右侧颈动脉（箭）无法分离。肿瘤被认为是不可切除的，并接受放射治疗

的极化率、更长的储存时间、更好的周围结构可视化，以及非常有吸引力的安全特性，然而由于成本的原因正被 ^{129}Xe 所取代。另外，后者允许对肺空间、隔膜和红细胞三个腔室进行成像，因此可以绘制通气和灌注图（图 13-41）。

应用 ^{3}He 磁共振成像技术生成肺部气体分布的自旋密度图像，以反映通气缺陷 [73]。由于数据采集是在吸入超极化气体后通过单次屏气来完成的，使用的是快速脉冲序列，如梯度回波或平面回波序列。此外，由于超极化核较快速的体内去极化率（10～20s）以及缺乏磁化恢复，需要特殊线圈和超快 MR 序列结合熟练和明确定义的工作流程 [67]。

在超极化气体成像中，扩散加权磁共振成像被广泛应用于计算 ADC 值。气体原子在一定时间内的平均距离由扩散系数 D 决定，主要指气体或气体混合物。对于标准条件下的纯 ^{3}He 气体（不限制壁和屏障），D 值为 2.05cm^{2}/s，在大气中的 D 值约为 0.88cm^{2}/s。然而，D 值比自由扩散预测的要小得多，而且在肺部是异质性的。这种

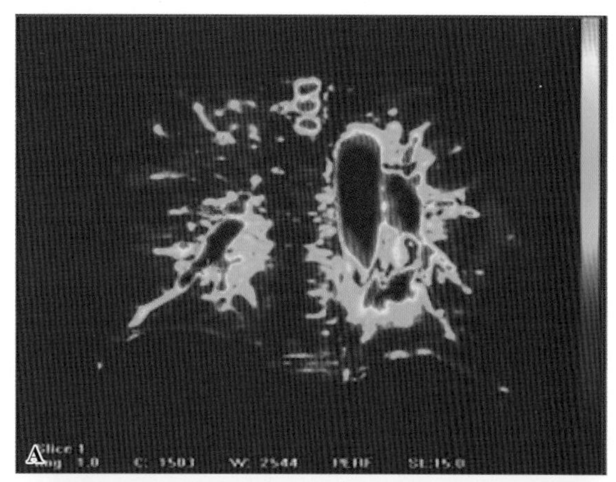

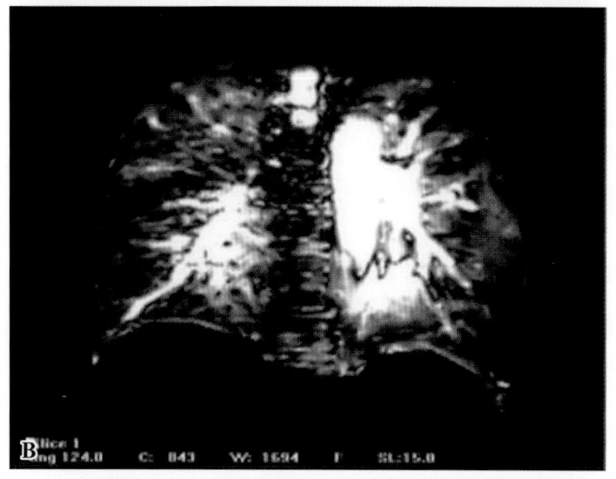

▲ 图 13-40　3T 健康受试者的傅立叶分解图像

A. 灌注图；B. 通气图

差异和异质性表明弥散会受到肺部本身结构的限制。因此，D 的测量值叫作 ADC 值。是测量的肺泡气体运动而不是跨越肺泡毛细血管膜的气体扩散，可以表征由于肺部微观结构改变导致的气体分布变化，从而间接地提供功能变化的信息。ADC 是一种敏感度较高的和可重复的参数，用于疾病的早期检测和进展，以及探测肺泡和气道大小的变化过程，因此其可用于计算肺微结构（肺泡大小和壁厚）、区域氧分压、区域吸氧和 V/Q 匹配 [74]。

氧敏成像代表了 ^{3}He MR 的另一种潜在应用。由于分子氧是顺磁性的，它可以缩短超极化 ^{3}He 的 T_1，因此不产生信号。因此，高 PO_2 的肺区域会比低氧浓度的肺区域更快地失去 ^{3}He 信号。因此，^{3}He MR 可以用来定量地绘制肺部的氧分压，以及评估局部的氧摄取情况，V/Q 肺泡 - 毛细血管氧转移可以通过测量屏气时局部 PO_2 的减少来评估。由于肺动脉阻塞或明显的弥散缺损而导致肺泡内的氧摄取被中断，可使用氧敏感的 ^{3}He MR 技术检测到异常高的 V/Q 区域 [64, 71]。

氧分子具有弱顺磁性，也可作为 MR 的介

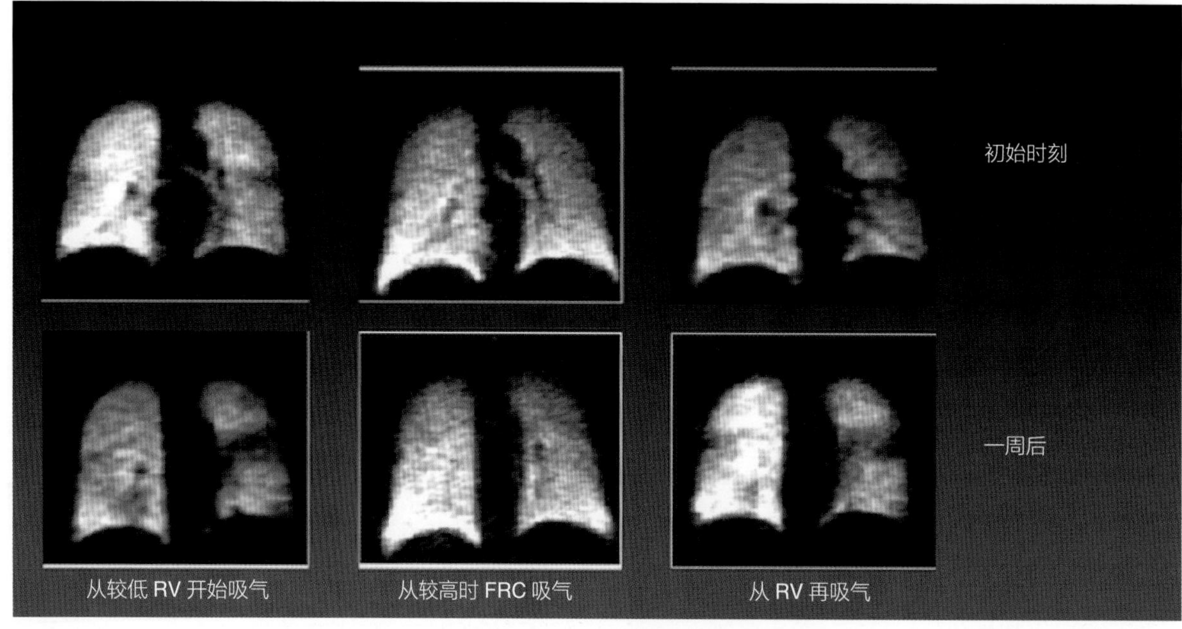

▲ 图 13-41　超极化氙气扫描显示“开启体积”效应

吸气时可见一个通气缺陷开始于一个较低的肺容积（RV），当从较高的肺容积（FRC）开始 ^{129}Xe 吸气时，通气缺陷消失。一周后的重复扫描证实了可重复性

质来评估质子 MRI 的通气情况。氧气从肺泡扩散到毛细血管中并与血红蛋白结合，导致血液 T_1 的降低，从而使 T_1 加权序列上的肺信号增加。将用室内空气获得的图像与用 100% 氧气获得的图像相减，可获得氧增强的 MR 肺扫描图像。与直接从气体本身获得信号的超极化氦不同，利用分子氧作为通气剂获得的信号是由其对肺泡毛细血管血和其他间质水的顺磁效应产生的。

超极化 ^{129}Xe 极易扩散到间质组织和肺泡血液中；因此，磁共振波谱技术可以分别测量肺泡气体、间质实质和肺泡毛细血管血液中的 ^{129}Xe 信号。通过跟踪气体从肺泡扩散到血液或间质，超极化 ^{129}Xe 扫描可以在一次检查中描绘出区域通气、灌注和 V/Q。此外，气体从空气空间转移到毛细血管的动力学可以用来计算许多其他参数，包括肺泡壁厚度、毛细血管血容量、平均肺泡通过时间和肺灌注。这些技术仍处于研究阶段，应用于临床中还需要改进工作流程和提高患者的依从性。

3. 肺灌注

可以使用超快速 TE- T_1 加权序列来评估肺灌注，给予钆对比剂并多次扫描获得 2D 或 3D 图像，同时跟踪对比剂在组织中的通过情况。从动态对比度增强研究中获得时间 - 强度曲线拟合成一个 γ- 变量函数，可以计算血流参数如峰值时间、表现平均运输时间和血容量。这些半定量灌注指标可用于计算肿瘤的治疗反应[74]。定量肺灌注联合 MRA 可以提高 MR 检测肺栓塞的准确性，评估肺栓塞对肺实质功能和血流动力学结果影响。动脉自旋标记是另一种新兴的灌注成像技术。这种方法不需要外源性对比剂[75]。相反，局部绝热 RF 脉冲被用来逆转肺动脉内血液的磁化。通过将使用和不使用动脉标记脉冲获得的图像相减，可以获得肺的灌注图像。虽然由此产生的空间分辨率低于钆增强技术，动脉自旋标记技术可以提供几乎实时的体积成像的肺灌注。此外，由于没有注入对比剂，也不涉及电离辐射，因此扫描可按需要经常重复。动脉自旋标记为研究各种干预或药剂对局部肺灌注的影响提供了一个非常有力的工具（图 13–42）。

4. 肺力学成像

几项磁共振研究评估了肺力学。容积磁共振图像数据集的高时间和空间分辨率可用于获得局部而非全部肺量参数和肺力学的测量。潜在的

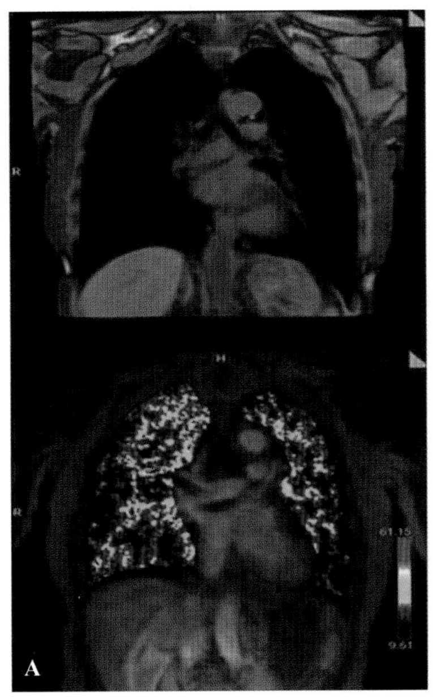

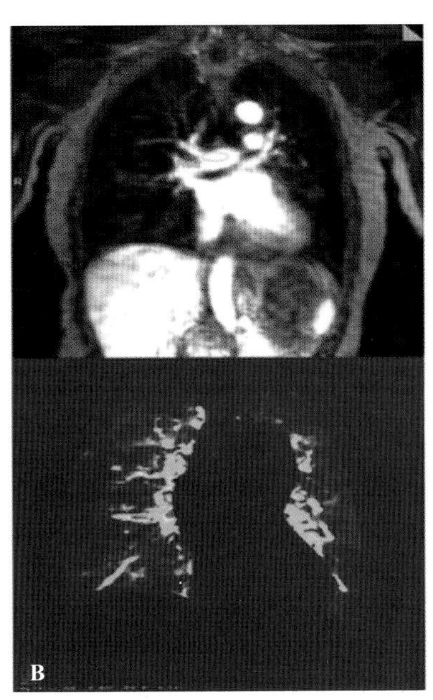

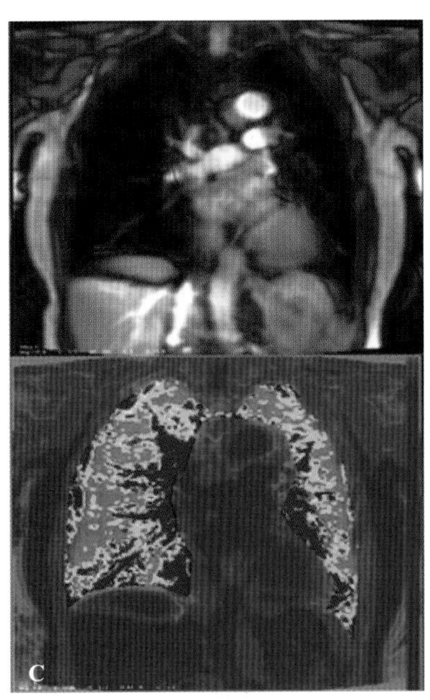

▲ 图 13–42 同一患者给予钆剂后 3 T 时的肺灌注及灌注图

A. 通气图；B. 灌注图；C. 给予钆剂后的灌注图

应用包括绘制肺纤维化或肺气肿患者的异常区域图。有两种 MR 方法被用来量化组织变形和局部肺膨胀：组织标记跟踪肺的运动和矢量图的位移，这些矢量图来自于以肺血管和实质结构为固有空间标记，在呼吸过程中获得的一系列图像[76]。使用这些新技术绘制局部肺力学图可以在成像之外添加以前无法获得的独特功能信息。

（十三）胸壁

磁共振成像在评估胸壁肿瘤时是有价值的，因为与 CT 扫描相比，它具有更高的空间分辨率和对比度。除皮肤外，大多数胸壁原发肿瘤来源于间质。脂肪抑制技术有助于鉴别胸壁肿瘤。在评估骨肿瘤时，磁共振常被用作 CT 扫描的辅助手段，它是一种多学科方法，结合了患者的人口统计学特征、骨矿化模式、范围和病理学[77]。部分骨组织和软组织肿瘤在 MRI 上有特征性表现；然而，管理常常需要多学科的方法。在 T_1W 和 T_2W 图像上可能存在信号特征的相似，并且大多数病变表现为不同程度的强化，因此限制了进一步的诊断。良性和恶性的鉴别可以通过评估脂肪层、邻近结构的侵犯和有无包膜的存在来实现。MR 可以帮助描述胸壁病变内的脂肪、液体和固体成分。Akata 等使用动态快速场回波序列（短重复时间 = 8ms，短回波时间 = 3ms，翻转角度 =100°），患者深呼吸时连续采集的 25 张图像来评估肿瘤对胸壁的侵犯[78]。cine MR 也被用来研究胸壁动力学。

TOS 由锁骨下血管和臂丛在胸腔和腋窝的重叠构成。TOS 可分为：神经源性、血管性、动脉性或混合性。动脉性 TOS 常与骨异常相关，如颈肋、外生骨疣和骨痂形成。然而，静脉 TOS 是由第 1 肋[79]、锁骨、锁骨下肌、前斜角肌和肋间锁骨韧带对锁骨下静脉的重复损伤引起的，被称为 Paget-Schroetter 综合征。典型的 TOS 方案包括 3D MRA、平衡期静脉造影术和包括手臂的外展和内收等动作 T_2W 图像，以及在动脉和静脉期的三个平面内多相位采集对比后图像[80]。平衡相位图像有助于识别静脉血栓、狭窄的存在，并有助于表征外部肿块。T_1W 和 T_2W 序列高分辨率成像有助于识别纤维束和异常韧带[80]。一个详细的 TOS 评估将包括在过度外展时受影响血管的细节、动静脉管腔的狭窄程度、位置、压迫的原因和其他相关发现（图 13–43）[81]。

（十四）胸膜疾病

原发性和继发性胸膜病变可以通过 CT 和 PET CT 进行评估，MRI 通常作为辅助手段来帮助确定病变特征，预测可切除性，并评估治疗反应。磁共振的重建能力与组织表征能力相结合，使胸膜液可以分为渗出液和渗出物，并区分液体与固体胸膜肿块。在 MR 上，胸腔积液与渗出液的区别取决于是否存在特定的形态学特征（胸膜增厚、“裂性胸膜征”、定位、结节、内分隔和注射钆对比剂后的强化）[82]。DWI 是一种新兴的技术，越来越多地用于根据细胞密度和含水量对渗出液和肿块进行分类。随着团块细胞度的增加，含水量降低，ADC 值降低。因此，与渗出液相比，漏出液的平均 ADC 值为（$3.42 \times 10^{-3} \pm 0.76 \times 10^{-3}$）$mm^2/s$，高于渗出液，后者的平均 ADC 值为（$3.18 \times 10^{-3} \pm 1.82 \times 10^{-3}$）$mm^2/s$[27]。因此，使用 $3.6 \times 10^{-3} mm^2/s$ 的阈值，可以从渗出液中辨别出漏出液，敏感性为 71%，特异性为 63%[83]。

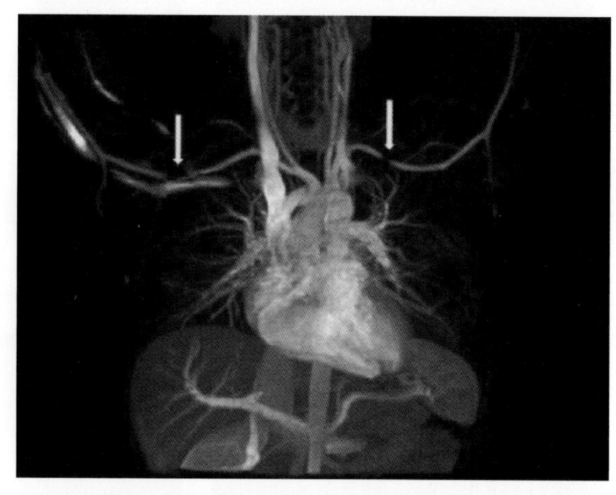

▲ **图 13–43　外展位冠状面 MIP 图像**

显示双锁骨下动脉狭窄（箭），与胸廓出口综合征一致。通过比较上臂和下臂所获得的 MR 图像来诊断

磁共振还可用于评价血胸和乳糜胸，既可用于栓塞前胸导管的定位，也可用于鉴别胸导管。胸导管在轴位 T_2WI 图像上显示最佳。

慢性胸腔积液和胸膜增厚可导致相邻肺区塌陷，称为“圆形肺不张”，可在一段时间内保持稳定甚至生长。它在 CT 扫描中往往有一个非常典型的“彗星尾巴外观”；然而，低分辨率和潜在的形态学改变会引起对潜在恶性成分的担忧，并导致不必要的有创性手术。通过绘制肺实变的信号强度曲线，并与正常肺比较，DCE MRI 可用于描述圆形肺不张[84]。圆形肺不张的信号强度曲线与正常肺及肺动脉血流相似，在洗脱期斜率较大，与肿瘤相比相对信号增高[84]。胸膜增厚可继发于许多原因，如结核分枝杆菌感染、脓胸、创伤、药物暴露、胶原血管疾病和石棉暴露。MRI 可以帮助鉴别恶性胸膜增厚与良性胸膜斑块，良性胸膜斑块在 T_1W 和 T_2W 加权序列上信号强度较低，并且在注射钆剂后表现出轻微或无增强，并能识别相关的解剖特征，如胸膜外脂肪肥厚、弥漫性胸膜增厚和胸膜积液。DWI 和 DCE 联合常规 MRI 可提高鉴别的准确性。

（十五）胸膜肿瘤

累及胸膜的恶性侵犯常常与转移性疾病有关；原发性支气管肺癌是最常见的胸膜转移性肿瘤，其次是乳腺癌（20%）和淋巴瘤（10%）。原发性胸膜肿瘤包括胸膜纤维性肿瘤、恶性胸膜间皮瘤和肉瘤。

胸膜转移的 MR 信号特征与原发肿瘤相似，但在某些情况下，转移灶更具侵袭性。因此，有更多的坏死和高细胞密度的区域。DWI 的 ADC 值可以用来表征胸膜肿瘤的组织学亚型[82]。STIR 图像有助于显示病变的范围，对胸壁侵犯的范围和切除范围的规划有很大的帮助[84, 85]。

胸膜纤维肿瘤在 MR 上有非常典型的表现，它们在 T_1W 和 T_2W 序列上与肌肉呈等信号，有坏死和黏液样变性区域（T_2W 上呈高信号），在注射钆剂后呈明显强化。恶性病变在 T_2W 上呈高信号，并伴有明显强化。ADC 值可帮助局部恶性转化。滑膜肉瘤在 T_2W 序列上表现为“三重征”，表现为低、中和高信号（图 13–44 和图 13–45）[82]。局灶性肝疝既包括先天性的，也包括术后的或创伤性的，都可以表现类似胸膜肿瘤。在这些病例中，使用肝脏特异性药物（如 Eovist）和延迟显像可以帮助鉴别两者[82]。

恶性胸膜间皮瘤（MPM）是一种罕见但侵袭性很强的原发胸膜肿瘤，与石棉暴露有关。MRI 由于其良好的信噪比和很好的显示脂肪平面，在治疗计划中起着至关重要的作用。与邻近的肌肉组织和胸壁相比，MPM 在 T_1W_1 图像上通常是中等到稍高信号强度，在 T_2W 图像上是中等高信号强度，在对比剂增强后表现为中等强化[82]。MRI 在发现早期胸壁侵犯、膈肌侵犯和血管侵犯方面优于 CT（图 13–46）。DWI 和 DCE MRI 可以进一步帮助鉴别间皮瘤的组织学细胞类型[86, 87]。上皮细胞亚型的 ADC 值高于肉瘤样细胞亚型，ADC 值 $1.1 \times 10^{-3} mm^2/s$，可作为区分这两种组织学细胞类型的分界（图 13–47）[88, 89]。灌注参数可用于量化评估这些肿瘤内的血管生成。

MRI 用于评估原发性胸膜肿瘤的可切除性，评关键区域是胸壁、膈膜、胸内筋膜、纵隔脂肪和血管受累。并行采集 MRI 技术可以量化肿瘤移动性和局部肺运动，从而评估纵隔和胸壁的侵犯。全自动校准部分并行采集（GRAPPA）、真稳态自由进动成像（true fast imaging with steady state precession，Ture-FISP）、快速小角度激发（fast low angle shot，FLASH）等技术也有助于显示纵隔腔结构（如心肌、胸壁）的细微侵犯。脂肪抑制和减影图像，特别是冠状面图像可以帮助识别细微的胸内筋膜受累[90]。

注射钆剂后的 DCE MRI 灌注扫描可用于体现肿瘤的药代动力学。信号强度曲线可以通过追踪对比剂在肿瘤内外循环中的流动来绘制，可以用来判断血供是来自主动脉还是肺动脉，或者两者兼有。药代动力学参数可以用来预测对化疗反应

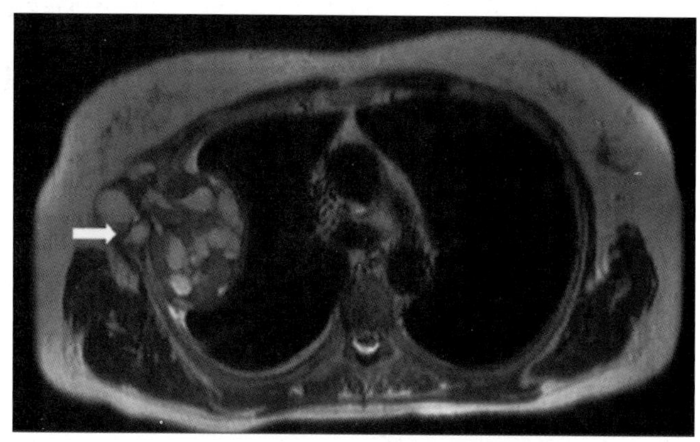

▲ 图 13-44　右侧胸膜滑膜细胞肉瘤

滑膜细胞肉瘤 T_2W 图像“三重征”：肿瘤内低、中和高信号区

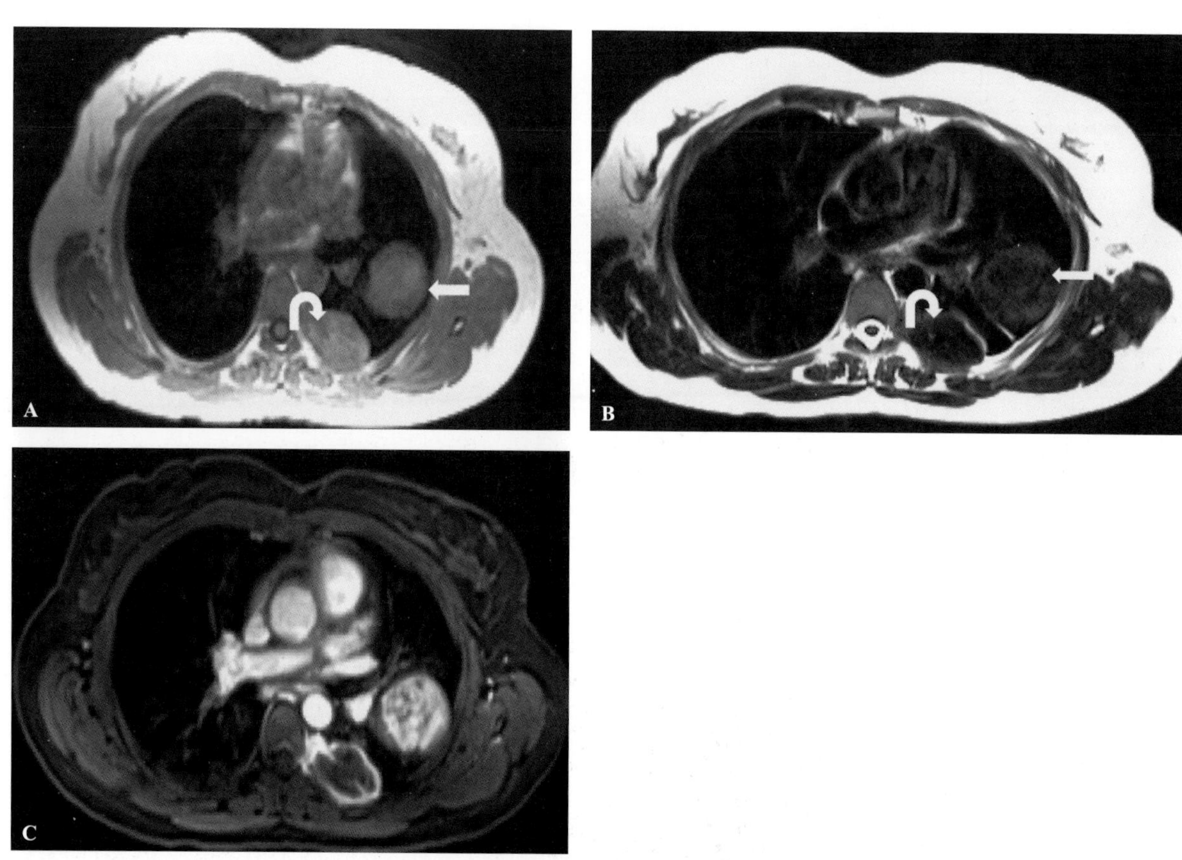

▲ 图 13-45　胸膜纤维性肿瘤

A. 轴位 T_1W 图像，显示肌肉等信号的两个肿块；后胸膜处（弯箭），裂隙处（直箭）；B. T_2W 图像上的低信号；C. 增强后 VIBE 图像上的异质强化，切除证实为胸膜纤维性肿瘤

的可能性，也可以用来评估对治疗的反应。Giesel 等[90]的研究表明，低通透系数（k_{ep}<2.6min）的患者比高通透系数（k_{ep}>3.6min）的患者对化疗的反应更小，生存优势更明显（460d vs. 780d）（图 13-48）。

（十六）膈肌

在矢状面和冠状面图像上可以很好地评估膈肌的穹顶复杂形状。屏气成像技术，如快速梯度回波和单次激发快速旋转回波序列，在提供足够

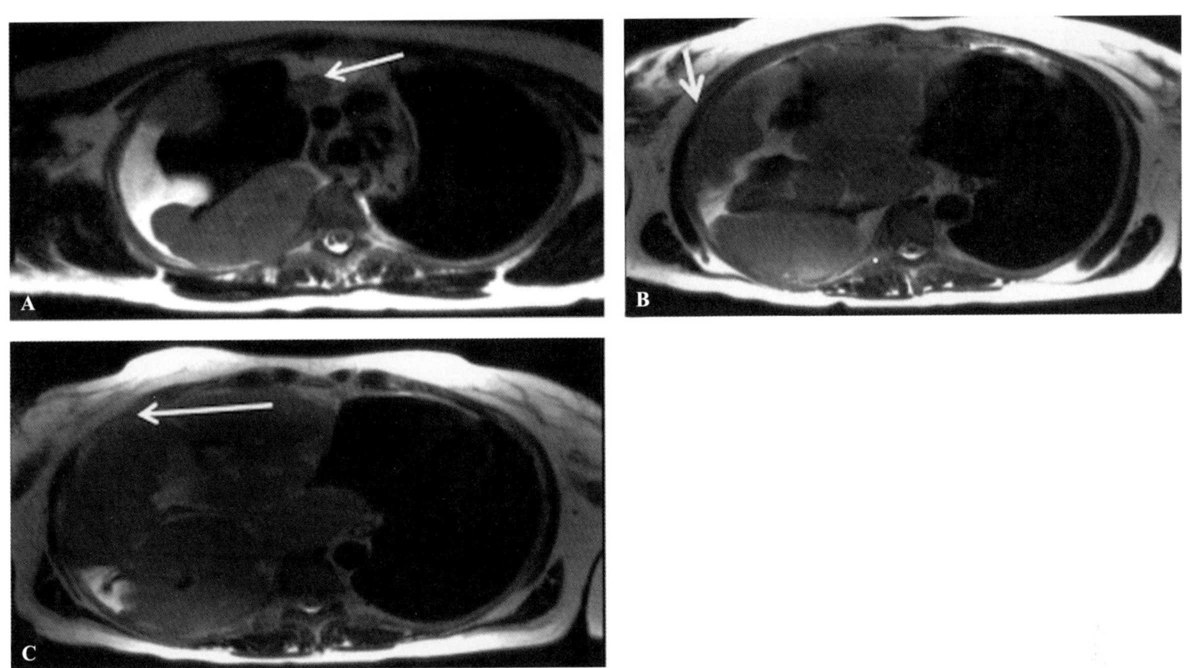

▲ 图 13-46 恶性胸膜间皮瘤

轴位 T_2W 图像显示小体积右侧胸腔积液和大分叶状右侧胸膜肿瘤，A 图箭示纵隔脂肪侵犯区；B 和 C 图箭示多灶性胸内筋膜受累区。

的软组织对比度的同时消除呼吸运动伪影。动态梯度回波图像可以用来评估膈肌的活动性，可以帮助评估膈神经受累导致的瘫痪，并判断是否适合肺缩小手术。多平面 MRI 可用于创伤性膈膜破裂和先天性膈疝的术前计划。T_1W 和 T_2W 图像可以显示横膈膜囊肿和血肿，表现疾病特征这些病变。磁共振增强可评估横膈膜受累及横膈膜延伸恶性胸腔肿瘤。矢状面图像对评估膈肌受累程度最有用（图 13-49）[91]。

（十七）PET/MR

PET/MRI 是一种新型的混合成像技术，它融合了 PET 和 MRI 两种强大的成像方式。如前所述，MRI 在没有电离辐射的情况下具有较高的组织表征、多平面成像和功能成像的能力，而 PET 能够对代谢进行高度敏感和准确的成像。MRI 还提供信号校正和 PET 扫描的解剖定位。这种新型 PET/MRI 成像技术提供了结构、功能和代谢的一站式评估，提高了吞吐量和患者舒适度。有三种不同类型的 PET/MRI 系统。在集成或并行系统中，PET 环形探测器位于 MRI 磁体内（Biograph mMR，Siemens Healthcare，Erlangen，Germany）。在序贯扫描仪（Philips Healthcare，Cleveland, OH）中，MRI 和 PET 扫描仪是分开的，但位于同一根目录下，患者在一张检查床上移动时，两者相距 10 英尺（约 3m），通过硬件融合获得图像。在另一个模型中（GE Healthcare，Milwaukee，WI），PET/CT 和 MRI 扫描仪位于不同的房间，共享患者运输系统。一张检查床在房间之间移动，图像的融合由软件提供。

在胸部，PET/MRI 有几点应用，特别是在肺癌的评估。尽管 PET/MRI 对>5mm 结节的敏感性较高，但对无 FDG 摄取结节的敏感性较低（Li Fan），因此不用于肺结节的评价。利用 PET 的代谢信息，结合 PET 和 MRI 有助于区分良恶性结节。虽然 PET/CT 是目前肺癌分期的可选成像方式之一，但 PET/MRI 也得到了越来越多的应用。对于 T 分期，PET/MRI 在评估相邻结构，特别是纵隔、胸壁、肺血管和支气管树侵犯时特别有用。PET/MRI 在 N 分期上的表现与 PET/CT 相

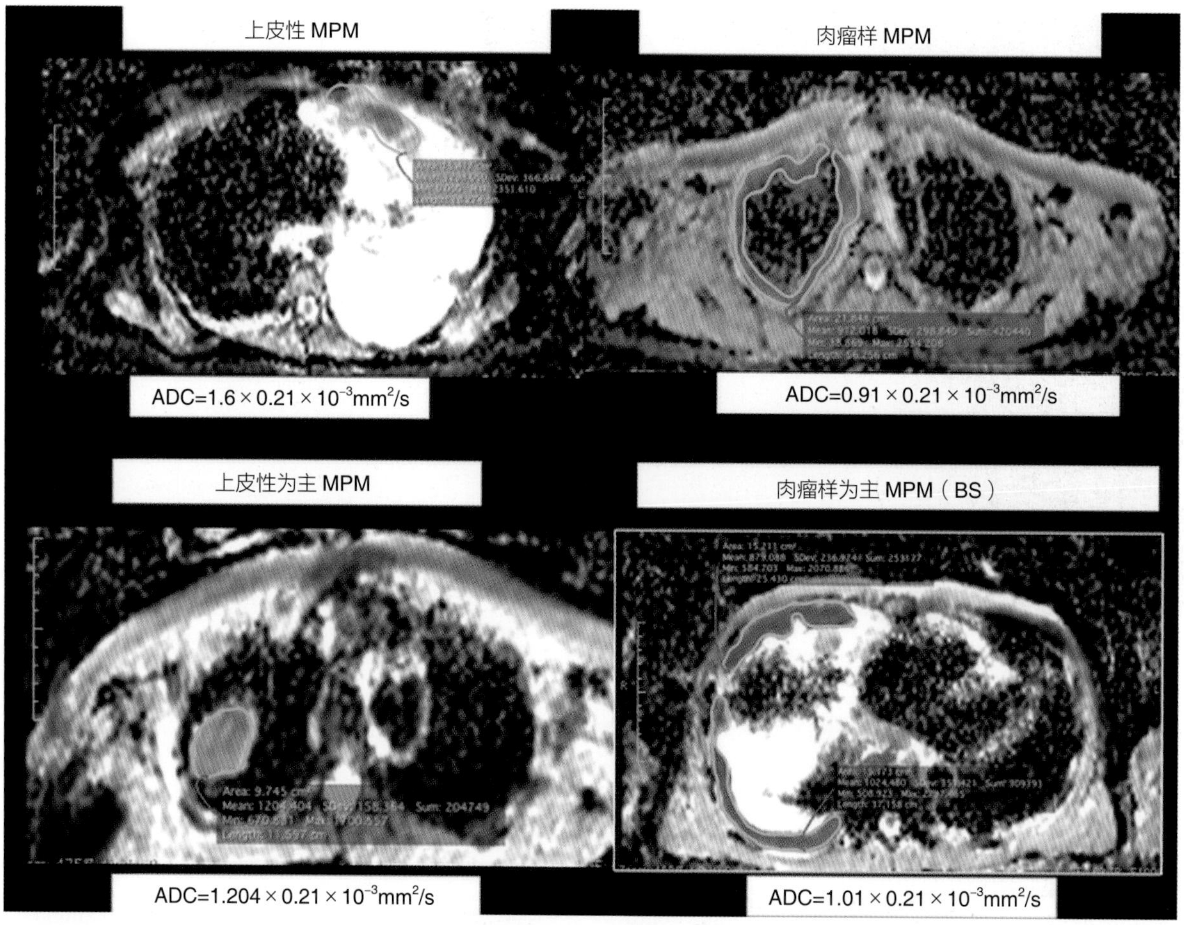

上皮性 MPM
肉瘤样 MPM
ADC=1.6×0.21×10⁻³mm²/s
ADC=0.91×0.21×10⁻³mm²/s
上皮性为主 MPM
肉瘤样为主 MPM（BS）
ADC=1.204×0.21×10⁻³mm²/s
ADC=1.01×0.21×10⁻³mm²/s

▲ 图 13-47 上皮性、肉瘤样和双相间皮瘤患者 ADC 图，显示肿瘤内扩散受限

AUC
Ktrans
Kep
Ve

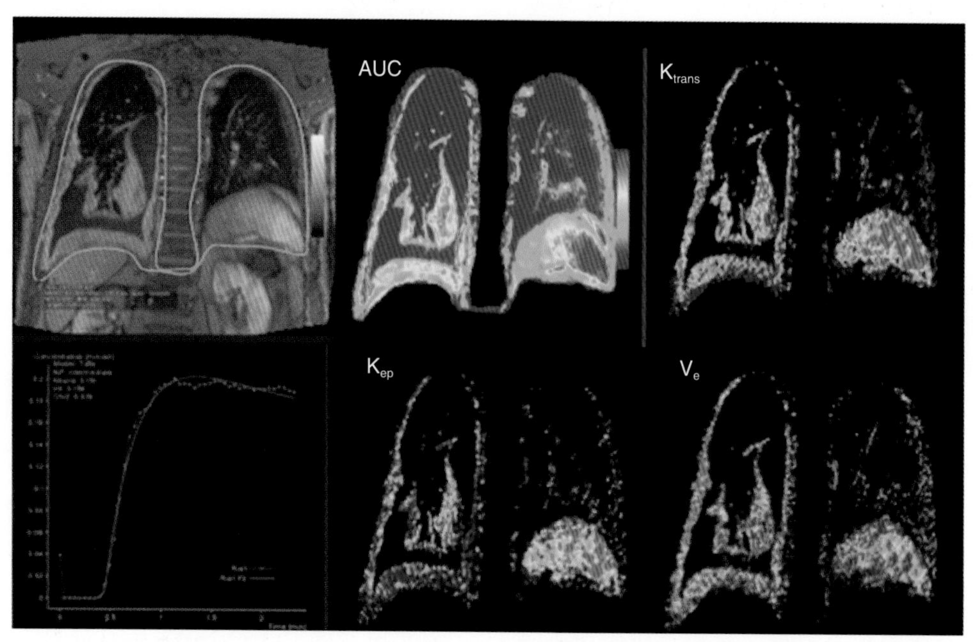

▲ 图 13-48 冠状位增强后和多参数成像描绘了肿瘤的灌注参数

MR 计算的药代动力学参数：AUC. 曲线下面积，表示血容量；k_{trans}. 转移常数（min^{-1}）；k_{ep}. 速率常数（min^{-1}）；Ve. 消除常数（无单位）

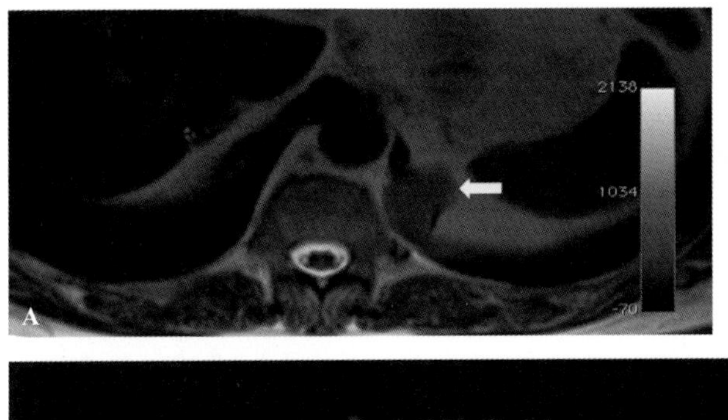
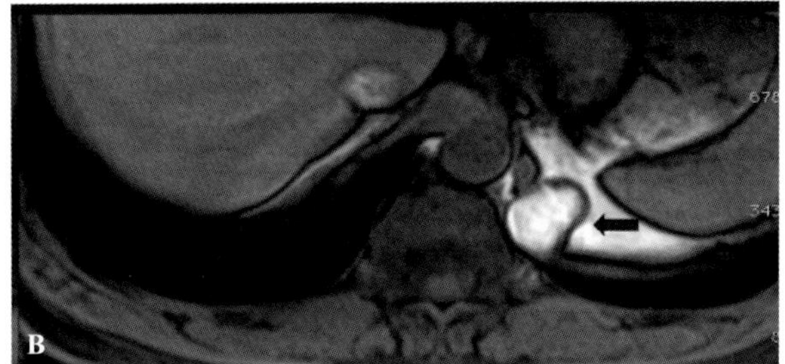
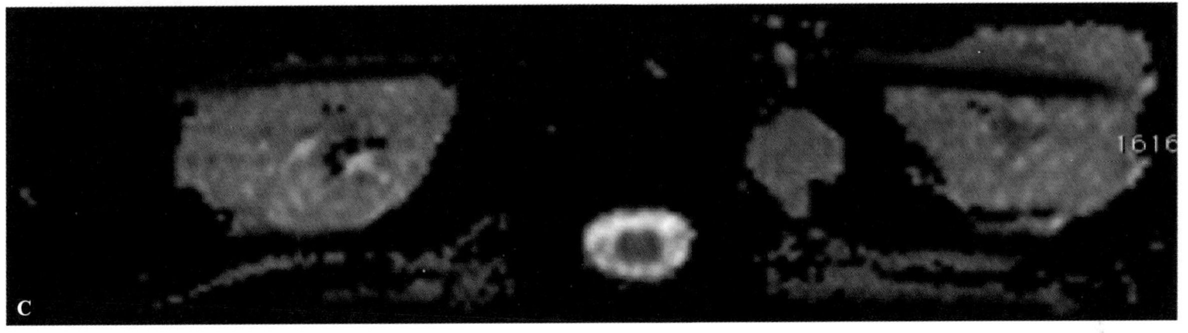

▲ 图 13-49 膈囊肿

A. 轴位 T_2W 图像显示膈肌脚低信号病变（白箭）；B. T_1W 图像显示高信号病变；C. ADC 图显示无弥散受限，符合左侧膈肌脚蛋白样囊肿表现

似[92]。PET/MRI 在 M 分期上与 PET/CT 一样好。总的来说，PET/MRI 与 PET/CT 具有相似的病变特征和肿瘤分期诊断效能[93]。PET/MRI 在评估预后、治疗反应和复发检测方面也很有用。PET/MRI 是一种非有创性的成像技术，可用于评价新型药物的药代动力学和动力学特征。PET/MRI 在纵隔肿瘤的评估中也很有用。PET/MRI 在评估儿童肿瘤病变（如淋巴瘤）时特别有用，因为无辐射且能获得的可对比信息。

PET/MRI 在心血管成像方面也有潜在的应用。在心脏和心外膜肿瘤中，PET/MRI 提供了代谢、组织特征、解剖定位和功能定量的统一评估（图 13-50）。它在局部分期和远处转移的评估中是有用的。在评估炎性疾病，如心肌炎和结节病时，可从 MRI 和 PET 中获得补充信息。动脉炎的疾病活动程度也可以进行评估。PET/MRI 也可用于心肌梗死的评估，包括灌注和生存能力的评估。PET/MRI 也可用于评估易损斑块的炎症，可通过 PET 中的 FDG 摄取情况和 MRI 的组织特征来评估。

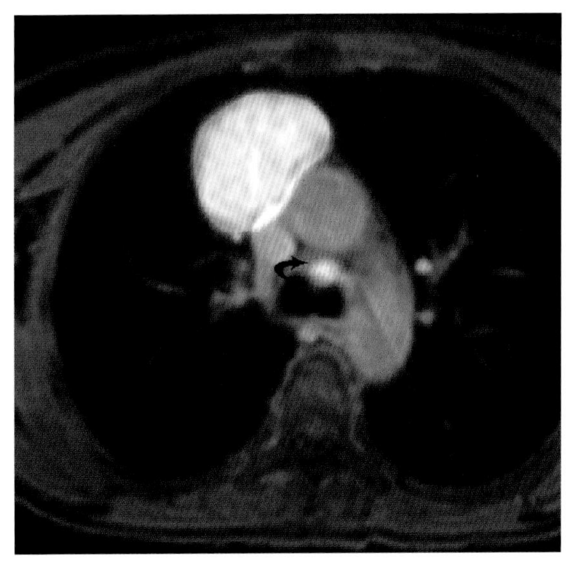

▲ 图 13-50 PET/MRI 用于肺癌

轴位 PET/MRI 图像显示右上叶有一个巨大的高代谢性肿块，侵犯纵隔。右下段气管旁淋巴结也有肿块（弯箭）

第 14 章 肺放射性核素研究

Radionucleotide Studies of the Lung

PerryGerard　AmritaK　Arneja　YachaoZhang　著
郭成林　译

一、概述

自从半个多世纪前引入放射性核素评估胸部疾病以来，核成像技术不断提供独特而有用的诊断信息。PET 扫描使放射性核素提供的许多其他诊断性研究都黯然失色（见第 14 章）。本章重点介绍核医学对多种胸部疾病的特殊贡献。

二、肺通气和灌注研究

肺栓塞（pulmonary embolism，PE）相对常见，如果患者未得到及时诊断和治疗，可能具有致死性。经典的肺栓塞三联征（呼吸困难、胸膜炎性胸痛和咯血）通常不会出现。肺栓塞的发病率约为每年 0.1%，约 10% 的患者在发病后 1h 内死亡。使用临床分级系统（如改良的 Wells 标准）评估发生肺栓塞的可能性。未治疗患者的总死亡率约为 30%。因此，做出正确诊断并采取适当治疗至关重要，可将死亡率降至 2.5%～8%。抗凝治疗虽然有效，但同样存在风险。在接受抗凝药物或溶栓治疗的患者中，大出血并发症可高达 10%～15%。因此，做出准确诊断对于改善肺栓塞患者的结局至关重要。

过去半个多世纪，肺灌注和肺通气显像一直用于 PE 诊断 [1]。这是对局部肺灌注和通气进行评估的一种安全、无创性方法。肺显像是一种使用通气和灌注显像的有价值的诊断成像检查，也可用于评价心血管和肺部疾病 [2]。

肺闪烁成像的最常见临床适应证是明确 PE 发生的可能性（图 14–1），而比较少见的临床适应证可能包括：评估 PE 的缓解程度；量化肺癌患者术前肺功能的差异 [3]；评估肺移植 [4]；评估先天性心脏或肺部疾病，如心脏分流，肺动脉狭窄和动静脉瘘及其治疗 [5]；明确是否存在支气管胸膜瘘 [6, 7]；评估慢性肺实质疾病，如囊性纤维化 [8]；评估肺动脉高压的病因 [9]。

临床医生有时将计算机断层扫描血管造影术（computed tomography angiography，CTA）作为 PE 诊断的首选方法。CTA 诊断肺栓塞的敏感性为 83%，特异性为 95% [10]。对不能耐受对比剂、肾功能差、肥胖或幽闭恐惧症患者，以及儿童和孕妇，当临床对疾病的怀疑程度较低时，肺灌注扫描可能是首选替代 CT 肺血管造影（CT pulmonary angiography，CTPA）的检查。由于肺灌注扫描检出的发病率极低，且 CT 血管造影显示发生 PE 的可能性较高，可以选择具有较高可能发生 PE 的患者进行 CT 血管成像。CT 血管成像的有效辐射剂量约高于 V/Q 扫描的 5 倍 [11]。既往接受过多次 CT 扫描的住院患者，可能无须接受 CT 血管造影检查的额外辐射风险。

^{133}Xe 最常用于通气扫描，其半衰期为 5.3d，γ 射线能量为 81keV。氙用于评估所有通气阶段，包括单次洗脱期、平衡期和洗脱期。因此，

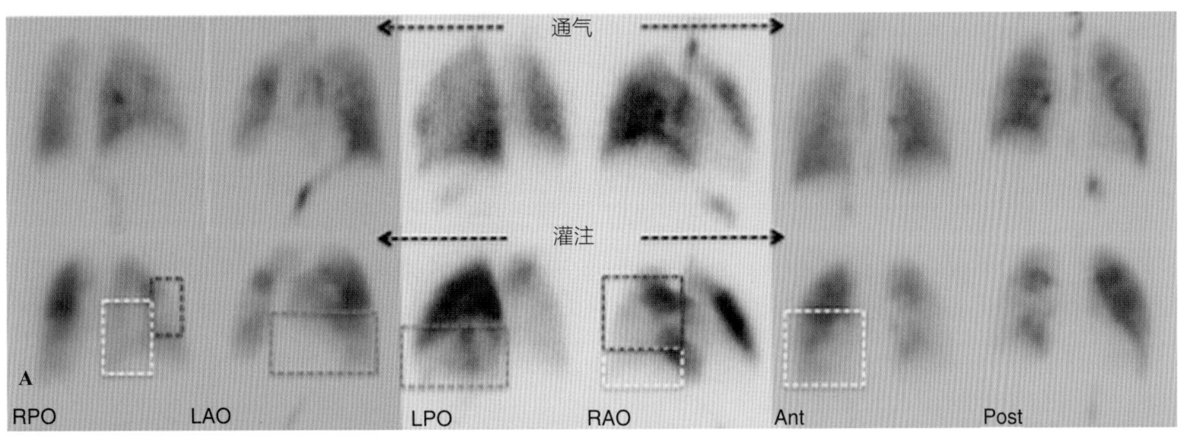

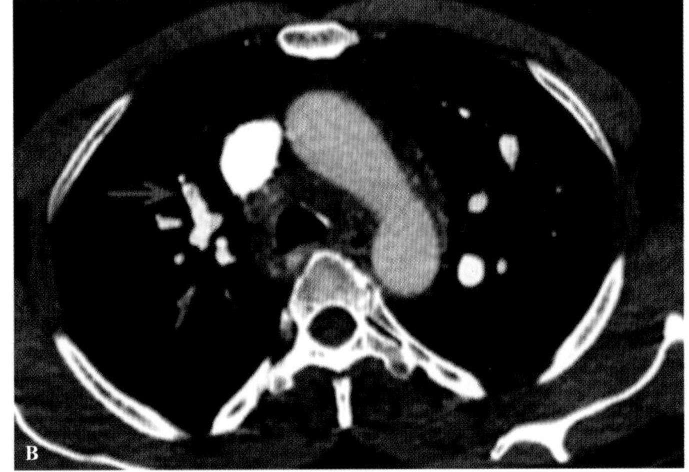

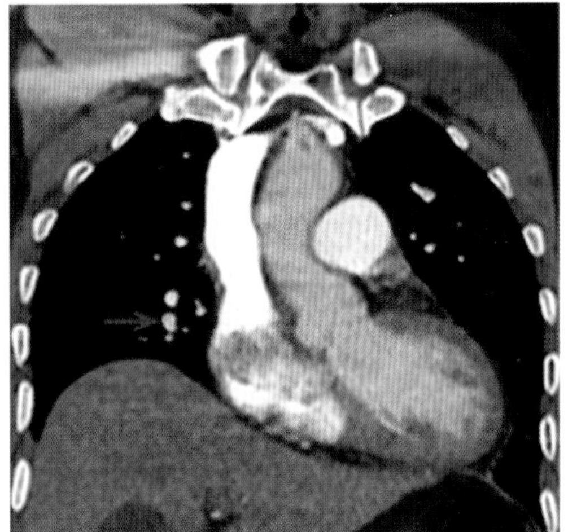

▲ **图 14-1　V/Q 扫描诊断肺栓塞**

A. 吸入 30.7mCi 雾化 ^{99}Tc DTPA 和静脉给予 3.1mCi ^{99}Tc MAA 后获得的胸部多层面成像。灌注扫描中在右肺下叶（黄色虚线）、右肺上叶（红色虚线）和左肺下叶的一个区域（蓝色虚线）观察到节段性缺损，这与通气扫描不匹配。不匹配区域与这些区域肺栓塞的一致性较高（RPO. 右后斜位；LAO. 左前斜位；LPO. 左后斜位；RAO. 右前斜位）。B. 同一患者的随访胸部 CT 显示，在供应右肺上叶（轴位图像；左）和右肺下叶（冠状位图像；右）的肺叶和肺段动脉中存在动脉充盈缺损（红色箭）。左下叶充盈缺损未显示。CT 结果与 V/Q 扫描结果一致

^{133}Xe 可用于检测和评价气道疾病。然而，由于其通常在灌注研究前后直立位观察（允许评价大部分肺段），所以存在局限性。另一种称为 ^{99m}Tc Technegas 的药物含有超细碳颗粒，但目前尚未在美国上市。迄今为止最常用的药物是雾化 ^{99m}Tc-DTPA。该药物易于获取，利用雾化器和气溶胶递送系统，在患者仰卧呼吸 3～5min 后进行，通常是将 ^{99m}Tc- 白蛋白大聚集体（MAA）栓塞入肺脏进行灌注扫描。注射的 MAA 颗粒应保持低于 500 000。对已知患有肺动脉高压，广泛性肺疾病，右向左分流心脏病，或先前进行过肺切除或单肺移植的患者，在进行灌注扫描时，建议减少 MAA 颗粒的使用数量。在妊娠患者和儿童患者中，还建议将放射活性从 4mCi 降至 2mCi。大聚合物的半衰期约为 3h。

检查前的 PE 验前概率是确定 PE 可能的重要因素，PE 的重要预测因素包括近期手术、血栓栓塞性疾病、PE 或血栓栓塞性疾病史、恶性肿瘤、高龄、低碳酸血症、低氧血症、心动过速，以及胸部 X 线显示带状肺不张或膈肌抬高。验前概率较低且 D- 二聚体测试结果为阴性可有效排除急性 PE[12]。

进行灌注显像后，通过低能大视野伽马照相机采集图像，呈现 6 个方向的视图分别为前、后、

左和右后斜，左和右侧视图 [13]。灌注扫描后进行通气扫描，获得相同的 6 个视图 [13]。将结果合并，以确定通气扫描和灌注扫描中观察到的缺损是否匹配。如果在正常通气研究中的同一区域存在灌注缺损，则表明不匹配，疑似为肺栓塞。如果两项研究均显示同一区域存在缺损，则认为发生 PE 的可能性较小。用于 PE 分级的分类可分为极低、低、不确定、正常和高概率 [14–16]。基于通气 / 灌注扫描和胸部 X 线检查结果，PIOPED 研究验证了 PE 的概率估计，灌注正常排除肺栓塞，阴性预测值为 97%。亚段或小灌注缺损，与通气匹配，伴或不伴大于灌注缺损的胸部 X 线异常，发生肺栓塞的概率较低（＜20%），而不属于高或低概率类别的扫描通常需要其他检查来诊断 PE。

自 2009 年以来，作为一种更为简单的肺栓塞通气 – 灌注扫描解读方法，三元解读和报告策略开始受到青睐。该报告策略将结局分为三类：无 PE、存在 PE 和无法诊断。该报告策略的制订是为了促进更清晰的沟通，并减少临床医生对 V/Q 扫描结果的困惑。鉴于 CTPA 诊断肺栓塞的流行率和临床医生的偏好，开发了一个类似的报告系统。三元报告系统已用于传统的 CTPA。在两种模式中，患者的验前概率高度影响 PE 的预测值和可能性。因此，对接受通气 – 灌注扫描的患者，三元报告系统正在成为一种简化和标准化的肺栓塞报告的方式 [17]。

导致肺栓塞的原因多种多样，因此，肺灌注检查应在了解临床发现的基础上进行解释，并与 24h 内获得的标准胸部 X 线检查进行比较。尽管肺栓塞患者的胸部 X 线检查结果可能是正常的，但是有些发现，如实变、肺不张、积液、肿块或心脏增大可能会混淆闪烁扫描的结果。通气 – 灌注扫描前还应考虑妊娠和哺乳状态，以尽量减少放射暴露。还应确定既往深静脉血栓形成或 PE 病史，既往闪烁扫描应提供给核医学医生审查 [2]。虽然下肢是否存在深静脉血栓不能决定是否存在肺栓塞，但超声提示下肢静脉血栓，则会使肺栓塞的可能性增加。

定量肺扫描多用于拟行肺切除恶性肿瘤患者的术前评估，同时也用于 COPD 肺减容、肺移植前和肺动脉狭窄校正（图 14–2）。这些测试与肺功能结合，在获得前、后视图和绘制左右肺周围的感兴趣区域并计算几何平均值以校正衰减后，进行检查以获得右至左的肺功能分类 [18]。但定量肺扫描的缺点是前后位成像不能对上叶和下叶进行分类评估。

三、肿瘤和非肿瘤肺疾病的放射性核素评价

肺放射性核素扫描可作为某些肿瘤、感染和其他病理发现的重要诊断工具。尽管 PET 成像的应用增加，已使其他类型放射性核素闪烁扫描应用的减少，但一些类型的扫描仍对特定疾病的病理学诊断很有价值。镓闪烁显像在某些情况下可用于感染和炎症，铊可用于 HIV 患者卡波西肉瘤的诊断，也可以与镓闪烁显像技术一起用于鉴别 HIV 患者卡波西肉瘤、机会性感染和恶性淋巴瘤。MIBG 对神经内分泌来源的肿瘤，如嗜铬细胞瘤、副神经节瘤和神经母细胞瘤的诊断很有价值。虽然 PET 成像在肿瘤学中的越来越受欢迎，从而限制了采用镓、铊和 MIBG 进行放射性核素显像的应用，但作为诊断工具，这些检查对上述情况的诊断仍具有实用性。

（一）镓闪烁显像

在游离状态下，枸橼酸镓（^{67}Ga）与血浆转铁蛋白结合，通过多孔毛细血管内皮被肿瘤、炎症和感染病灶所吸收。镓的摄取取决于细菌和巨噬细胞的存在 [19]，因为镓可以与白细胞衍生的组织乳铁蛋白和循环白细胞结合。因此，镓闪烁显像可用于多种疾病的诊断，包括不明原因发热患者的发热来源，检测肺部和纵隔炎症 / 感染，评估和随访活动性淋巴细胞或肉芽肿性炎，如结节病或结核病，骨髓炎和（或）椎间盘炎（图 14–3）[20, 21]。其检查通常在放射性同位素给药后

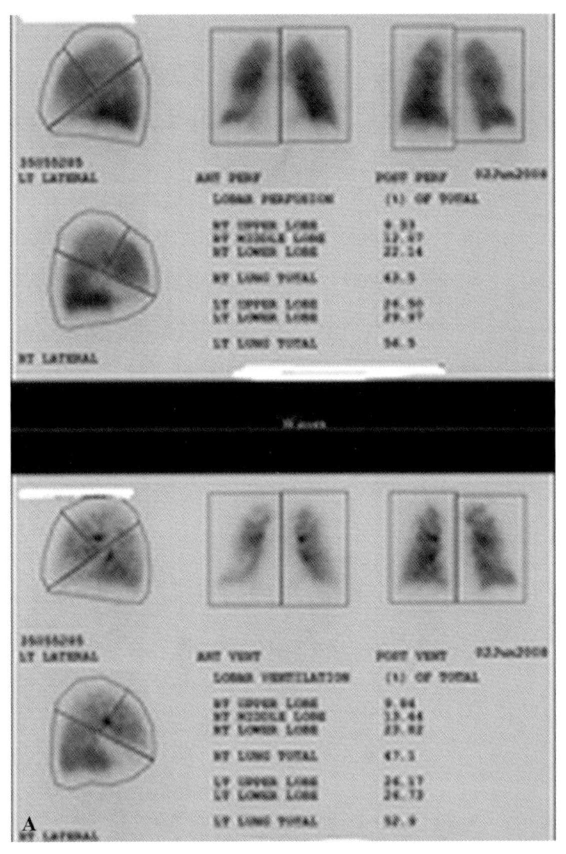

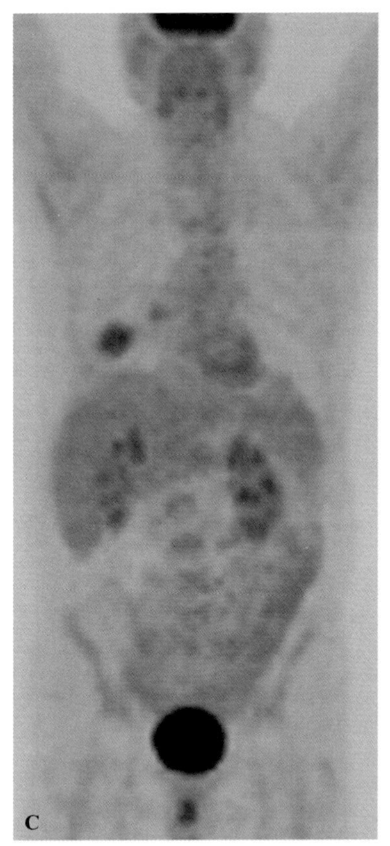

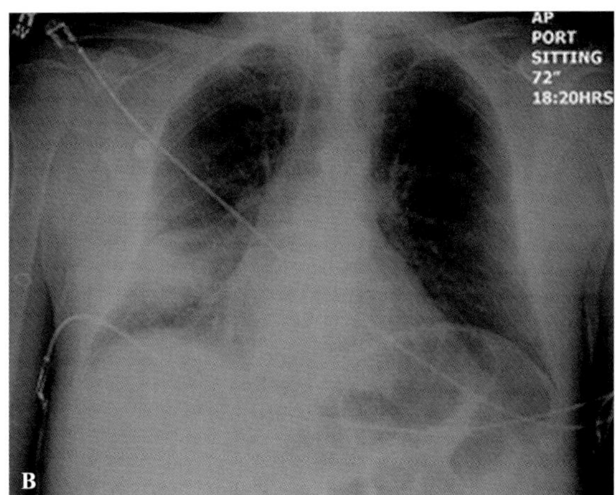

▲ 图 14-2 **V/Q 扫描显示肺功能分裂**

A. 右下叶实变患者的 V/Q 扫描。V/Q 扫描显示肺功能分裂，右肺下叶通气和灌注相对减少。通气的功能分割，右肺 43.5%，左肺 56.5%；灌注的功能分割，右肺 47.1%，右肺 52.9%。检查结果表明，右肺通气减少与右肺灌注减少不成比例。B. 图 A 中显示的 V/Q 扫描结果与胸部 X 线片显示的结果一致，证实了右肺下叶肿块。C. PET 成像显示右肺下叶摄取增加，证实如图 B 所示的病灶。此外，右肺门淋巴结摄取增加

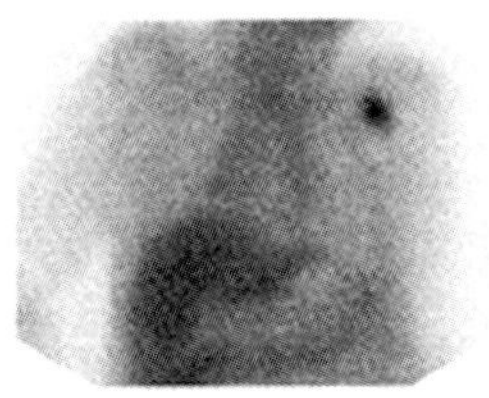

胸部 RAO 48h

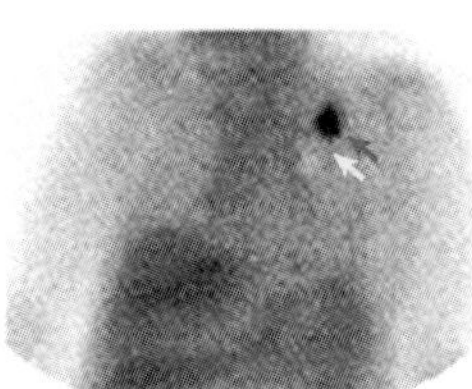

胸部 LAO 48h

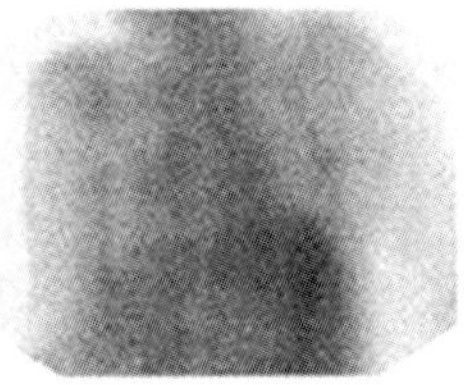

胸部 LPO 48h

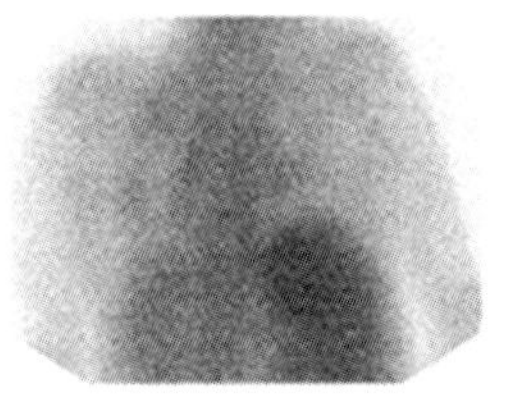

胸部 RPO 48h

▲ 图 14-3 **起搏器感染患者的全身镓扫描**

静脉内给予 6mCi 柠檬酸镓（^{67}Ga），在注射后约 48h 获得前后全身图像。植入起搏器的患者的右前斜位（RAO）视图和左前斜位（LAO）视图显示起搏器上方存在局灶性强摄取，与临床怀疑该区域感染一致（红色箭）。覆盖左上肺野的起搏器显示为局灶性示踪剂摄取缺陷（黄色箭）。RAO. 右前斜位；LAO. 左前斜位；LPO. 左后斜位；RPO. 右后斜位

18～72h 进行。

在肿瘤学中，镓闪烁显像与引入正电子发射断层扫描（PET）^{18}F- 氟脱氧葡萄糖（^{18}F-FDG）成像无关[67]。虽然早期开展了几项乐观研究，但柠檬酸镓（^{67}Ga）并不能用于肺癌诊断或分期[22, 23]。尽管过去采用镓放射性示踪剂联合 SPECT/CT 评价肺肿瘤性疾病，尤其是淋巴瘤，但随着 PET 成像被越来越多地使用，目前此方法已较少采用。镓阳性患者既往也采用镓闪烁显像进行随访，以评估其对治疗或复发性疾病的反应，但 PET 成像目前已经成为肺部肿瘤的首选检查方法。然而，对于淋巴瘤和肝癌，在没有 PET 检查时，最好采用镓闪烁显像（图 14–4）。

（二）铊闪烁显像

卡波西肉瘤是 HIV 患者中最常见的肿瘤[24]，研究发现，卡波西肉瘤累及肺部的概率为 21%～44%[25]。虽然铊闪烁扫描常用于心肌灌注成像，但在卡波西肉瘤中也呈阳性（图 14–5）。铊闪烁显像如果与镓闪烁显像联合使用，通常可以鉴别卡波西肉瘤、机会性感染和恶性淋巴瘤。卡波西肉瘤为铊

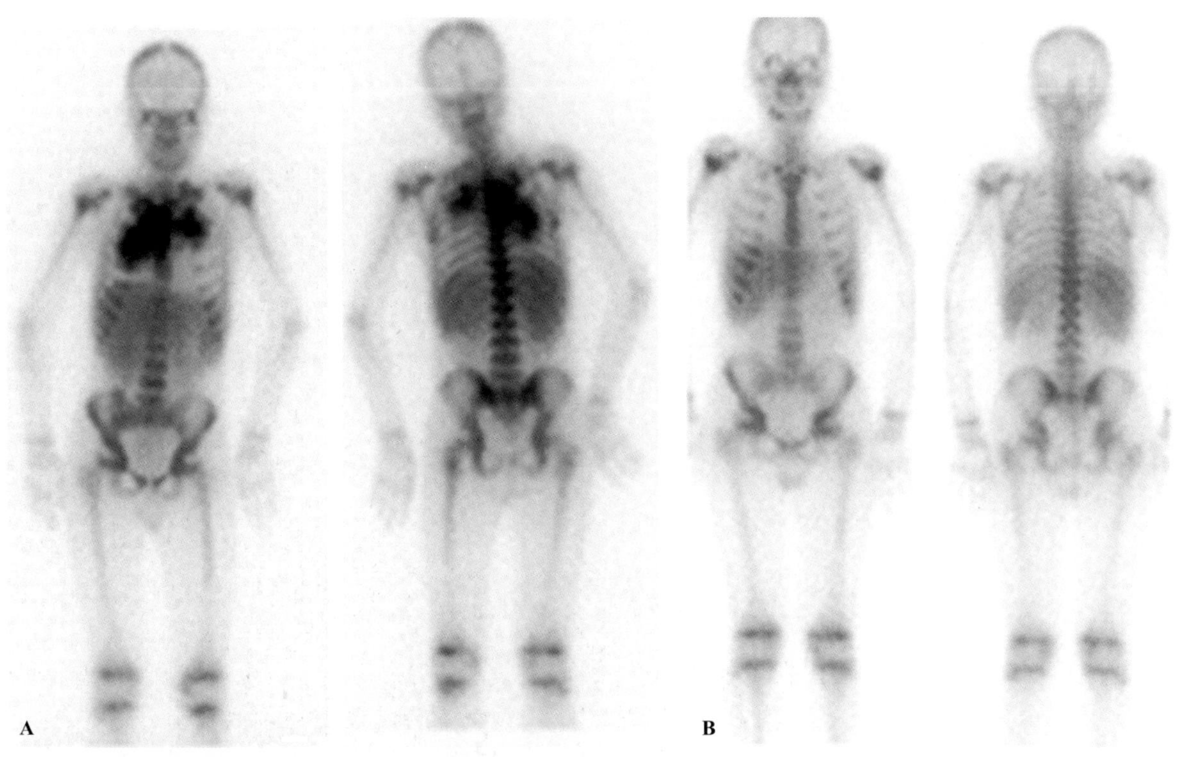

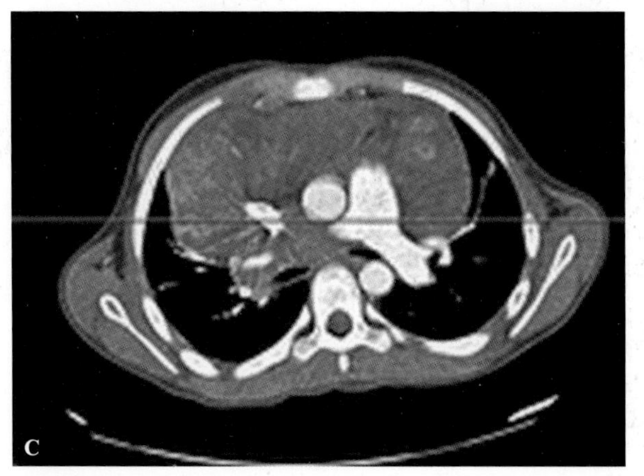

▲ 图 14–4 使用镓扫描对淋巴瘤患者进行治疗前分期和治疗后监测

A. 患者的前视图和后视图（从左至右）的镓扫描显示纵隔内摄取增加；B. 在治疗后监测中，同一无疾病患者的镓扫描显示相同部位未摄取放射性示踪剂；C. 同一患者治疗前胸部轴向 CT 扫描显示，前纵隔内巨大软组织肿块包围心包和大血管，这是淋巴瘤的特征

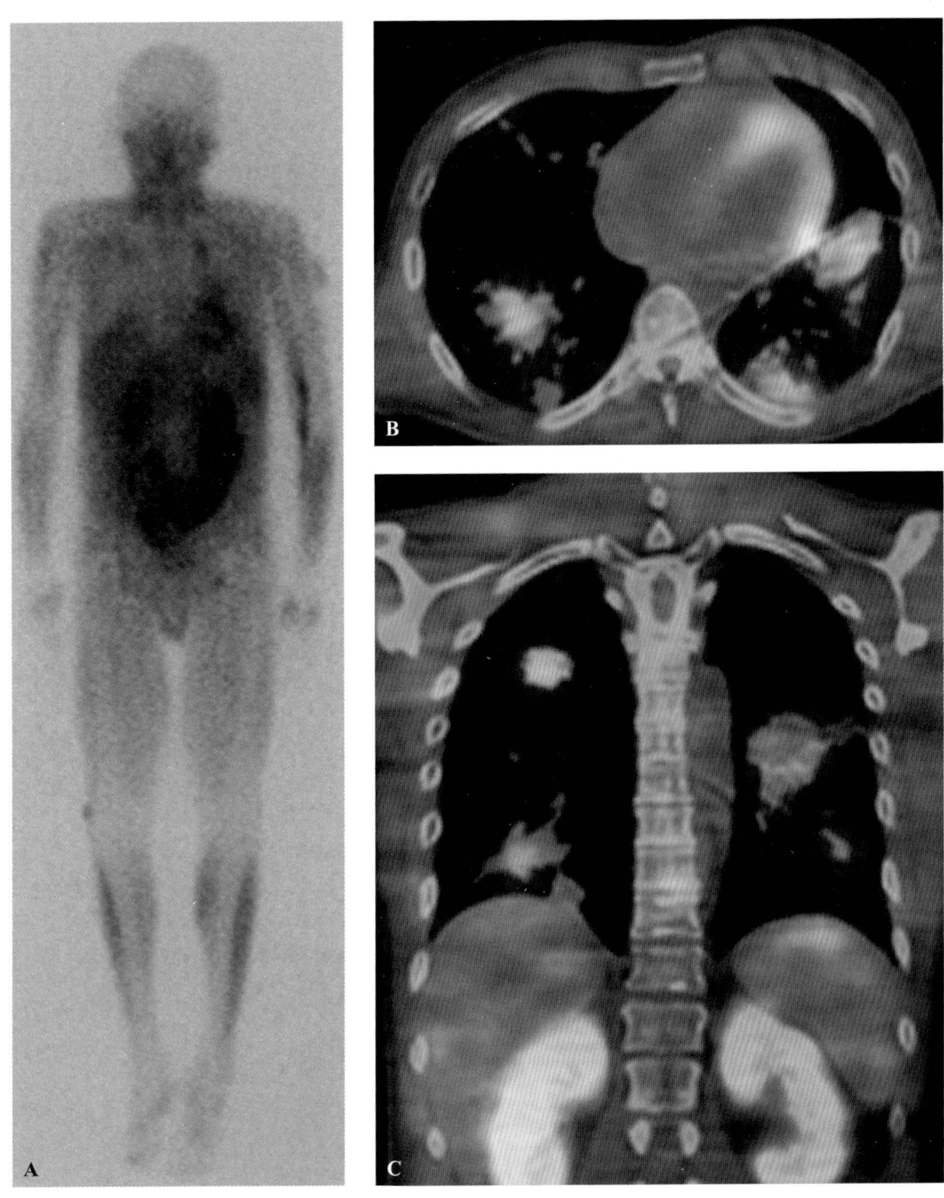

▲ 图 14-5　铊扫描

A. 卡波西肉瘤患者全身铊扫描前视图。胸部可见多个摄取增加病灶。在肠道和收集系统中可见生理性摄取。B. 心脏水平的轴向 SPECT/CT 图像显示三个病变，位于双侧后上叶。C.SPECT/CT 冠状面重建图像提供了额外的解剖学细节

阳性，然镓阴性，该结果组合对于卡波西肉瘤具有高度特异性。机会性感染为镓阳性、铊阴性。再者，恶性淋巴瘤铊和镓均为阳性[26]。

（三）MIBG 闪烁显像

MIBG 闪烁显像用于神经内分泌起源的肿瘤成像，尤其是神经外胚层（交感肾上腺）系统（嗜铬细胞瘤、副神经节瘤和神经母细胞瘤）的肿瘤成像[27]。MIBG 也在其他神经内分泌肿瘤中蓄积，如类癌和甲状腺髓样癌。MIBG 闪烁显像的非肿瘤性适应证包括交感神经支配性疾病研究，如心肌或唾液腺的神经支配[28, 29]，或肾上腺髓质的功能性研究（增生）和运动障碍研究。

MIBG 可使用 ^{131}I 或 ^{123}I 进行标记，放射性药物中首选 ^{123}I，因为它更适合 SPECT 成像，并且可以更快获得结果。然而，^{131}I 使用范围更广，且在 MIBG 治疗计划时优先使用[30]。对妊娠、哺乳或服用某些可能干扰药物的患者进行 MIBG 闪

烁扫描时，必须将风险和获益纳入临床决策。对于可代谢活性儿茶酚胺的肿瘤，患者可能正在接受 α 或 β 受体拮抗药治疗，应与转诊医生一起彻底评估是否需要为完成研究而停用这些药物，以确保检查的准确性[31]。儿童的剂量也应减少，为了防止甲状腺摄取碘，必须在给予放射性示踪剂前 1～3d 进行甲状腺阻断。

影像学解读通常建立在了解患者的临床病史、症状以及基于其他放射影像学定位的基础上，非生理部位的摄取应怀疑是神经内分泌肿瘤或转移。病灶大小、肿瘤生理功能，或药物干扰可能出现假阴性结果，而假阳性结果可能是由伪影、与其他病理过程（如肺炎）相关的摄取，如肺炎（图 14–4）或良性摄取所致[30]。

四、甲状腺

甲状腺是颈部的 H 形（包括两叶）内分泌腺，可产生调节身体多种功能的激素。甲状腺功能亢进症是由于甲状腺激素产生过多，而导致的一种致人衰弱的常见疾病，引起的多种症状包括紧张、焦虑、震颤、心悸、体重增加和肌无力。甲状腺腺瘤和肿瘤也起源于甲状腺，并导致显著的发病率和死亡率。甲状腺显像检查对甲状腺功能亢进、甲状腺癌和甲状腺炎等疾病的患者很有价值，可使功能正常及功能亢进的甲状腺组织直接可视化。甲状腺闪烁显像也广泛用于评价甲状腺切除术或放射性甲状腺消融后的残留甲状腺组织。甲状腺癌的 5 年生存率为 97.8%，因此通过甲状腺显像证实准确的治疗和随访对患者存活至关重要[32]。

放射性 ^{123}I 和 ^{131}I 均可用于评估甲状腺。结合其他诊断方式，甲状腺显像可用于确定甲状腺病变的性质从而指导治疗。放射性碘关联了甲状腺的一般结构和功能，是甲状腺组织摄取的理想性质。甲状腺滤泡细胞摄取放射性碘，机化并作为甲状腺球蛋白储存[33]。因此，甲状腺闪烁扫描是确定血清 TSH 异常患者的异常甲状腺结节或整个甲状腺功能状态的有用检查，并可用于选择结节进行细针穿刺活检。相对于“热结节”，甲状腺癌或良性结节的富集度较低，表现为“冷结节”，而“热结节”通常是自发性的，癌性可能性较低。由于闪烁扫描法产生的是二维图像，有些热结节的性质可能不确定。当正常甲状腺组织和结节在 2D 图像中重叠时，两种密度的平均值将使结节的性质不易不确定。患者在检查前，尤其是检测复发性或残留分化型甲状腺癌时，有时也给予重组 TSH（rTSH），以增强放射性碘的摄取[34]。SPECT/CT 也可使用轴向 CT 影像的附加 z 轴，对病灶进行定位。它通常与闪烁扫描法结合使用，以确定转移性甲状腺疾病的位置（图 14–6）[35]。另外，正常甲状腺异位组织也可以通过甲状腺显像进行定位（图 14–7）。

对于最大肿瘤直径＞ 1.0cm 或更小同时具有高风险病理学标准的分化型甲状腺癌，建议在消融前分期和治疗后随访时进行甲状腺显像。如前所述，SPECT/CT 有助于更准确地定位转移瘤和进行分期。

检查前的准备包括避免使用碘对比剂及其他富含碘的食物，因为它们能使甲状腺摄碘达到饱和，并干扰放射性碘的诊断和治疗应用。如果患者摄入大量碘，应延迟 4～6 周进行检查[37]。

甲状腺显像还用于监测接受甲状腺全切术后的联合或不联合放射性碘消融辅助治疗的甲状腺癌患者。

对于良性甲状腺疾病，放射性碘也可用于区分 Graves 病和毒性结节性甲状腺肿引起的甲状腺弥漫性肿大。检查结果通常用于确定放射性碘治疗的剂量，从而减轻患者的症状。放射性碘消融甲状腺使其体积缩小需要数月时间。为了立即缓解结节性甲状腺肿患者的过大甲状腺，可选择手术切除。^{131}I 是用于治疗的同位素，治疗剂量测定的阈值为 20～100mCi，而诊断性甲状腺显像检查的阈值为 2～4mCi。

了解 ^{131}I 的治疗后不良反应非常重要，甲状腺切除术后的患者出现甲状腺功能减退症，若术后尚未服用甲状腺激素，应密切随访，并在放

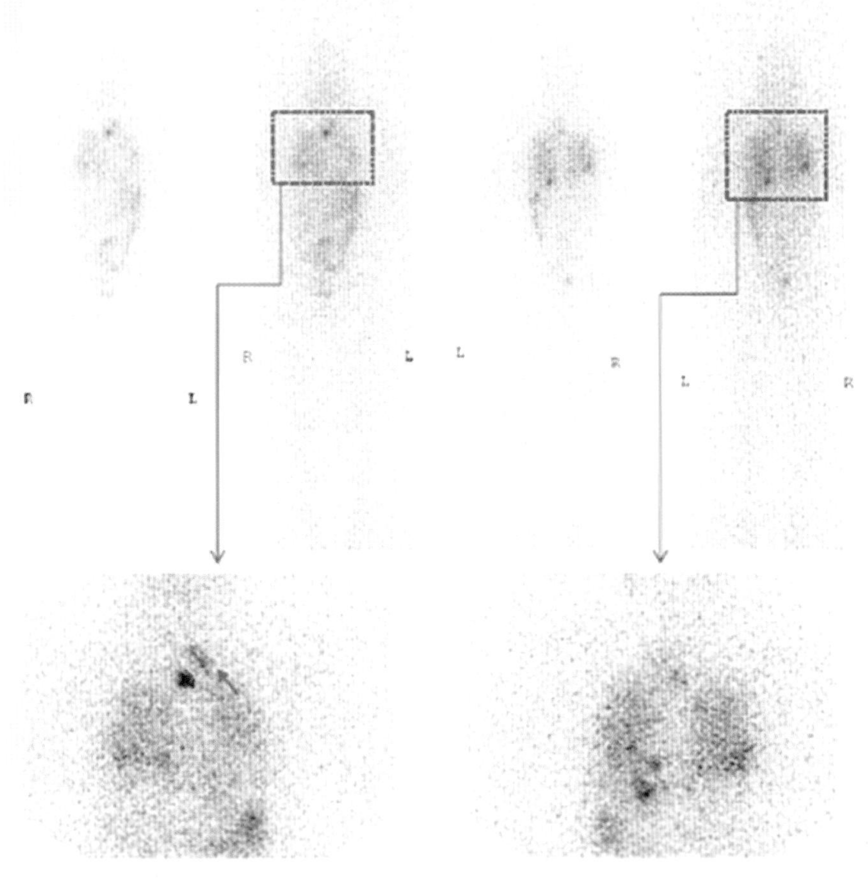

◀图 14-6 1 例近期行甲状腺全切术治疗甲状腺乳头状癌的患者的 ^{131}I 全身扫描

给予 2mCi^{131}I 后约 48h，获得图像。颈部多个摄取病灶可能代表肿瘤复发或残留组织（红色箭）。肺部存在多个摄取增加的病灶，与转移性一致

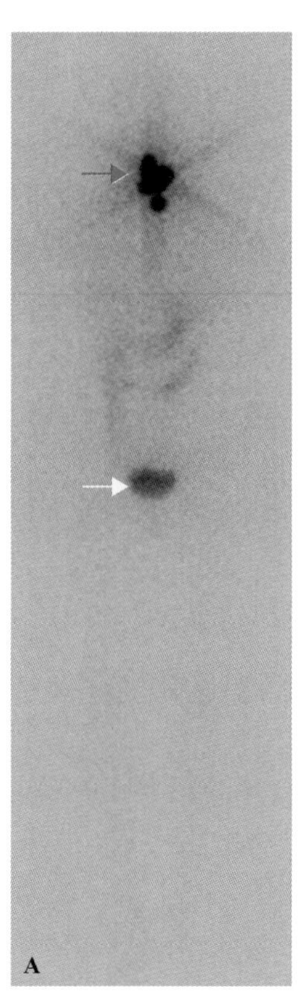

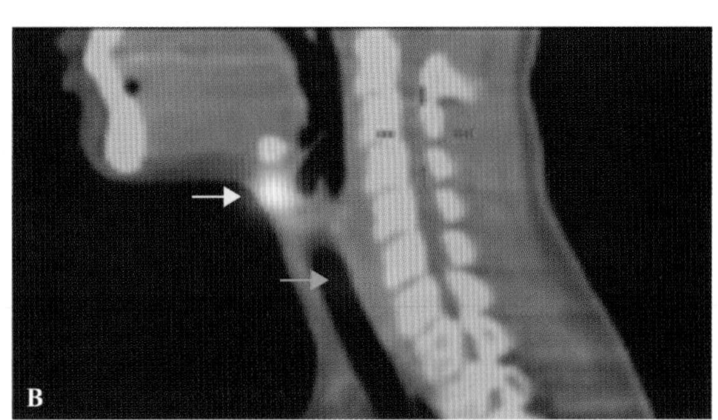

▲图 14-7 甲状腺全切术后约 1 年，疑似乳头状甲状腺癌复发患者的 ^{131}I 甲状腺全身扫描

A. 口服一粒 2.8mCi 的 ^{131}I 后，在放射性示踪剂给药后 48h 进行延迟全身甲状腺扫描。前后位视图显示颈部区域聚集多个强吸收病灶（红色箭）。泌尿系统内有生理性摄取（黄色区域）。B. SPECT 和 SPECT CT 图像提供了病变的 3D 定位和勾画。右侧颈前外侧假声带水平放射性示踪剂活性增加的强烈病灶（黄色箭）可能为阳性淋巴结。在颈部中间区域观察到第二个吸收增加区域，穿过中线，可能代表手术床区域残留的甲状腺实质（绿色箭）

射性碘治疗后采用甲状腺激素替代治疗。另一个重要的不良反应是治疗前闪烁扫描引起的甲状腺顿抑，其发生病因尚不明确，表现为诊断性扫描后剂量摄取降低现象。同时，引起其他易损器官，如口腔黏膜、腮腺和唾液腺的炎症也应警惕[38]。生殖影响可能是晚期不良反应[39]，需要注意的其他晚期不良反应为唾液腺的永久性损伤和放射所致的恶性肿瘤。这些不良反应有许多尚未确定的阈值。

五、甲状旁腺

甲状旁腺素由甲状旁腺主细胞产生，可控制钙的稳态，80% 的正常成人有 4 个甲状旁腺。大多数人的甲状腺上叶、下叶的后外侧表面有两对甲状旁腺。甲状旁腺产生甲状旁腺激素，调节钙和磷酸盐水平。甲状旁腺功能亢进是由甲状旁腺过度活跃产生甲状旁腺激素引起，可导致高钙血症。原发性甲状旁腺功能亢进症最常见的原因是甲状旁腺腺瘤[40]。80%～85% 的甲状旁腺腺瘤邻近甲状腺；然而，也有可能发生异位，如胸腺内或邻近的纵隔，沿食管或颈动脉鞘或分叉[41]。在 85% 的原发性甲状旁腺功能亢进症病例中，存在单个或多个高功能性腺瘤，其中 12%～15% 是由于增生所致，1%～3% 是癌[42]。

基于 ^{99m}Tc– 甲氧异腈闪烁扫描（甲状旁腺切除术计划的金标准术前成像方式）进行术前定位的精确度提高，甲状旁腺手术已从经颈探查发展为微创手术[43]。

甲状旁腺显像应用两种放射性同位素，^{99m}Tc– 甲氧异腈(sestamibi)或双核素或减影显像，获得早期和延迟图像的双时相显影[42]。

^{99m}Tc– 甲氧异腈（^{99m}Tc 标记的六烷基 –2– 甲氧基 – 异丁基 – 异腈）是一种亲脂性阳离子，可通过血流分布到组织中，在跨膜电化学梯度的驱动下，被动蓄积在细胞质和线粒体中[44]。甲状旁腺功能亢进时，甲状旁腺的血液供应和线粒体数量增加，静脉注射 ^{99m}Tc– 甲氧异腈后可在甲状旁腺中出现蓄积[45]，通常在 10～15min 和 1.5～3h 获得双时相图像。由于可消除背景中的甲状腺活性，延迟图像通常显示出的是改善后的信噪比。但并非所有的甲状腺活性都能提前洗脱，也并非所有的甲状旁腺病灶都会保留放射性示踪剂。有时候共存的甲状腺结节也可能保留 ^{99m}Tc– 甲氧异腈，而被误认为存在甲状旁腺病变。

研究发现，许多 ^{99m}Tc– 甲氧异腈显影的甲状腺结节同时也会蓄积高锝酸盐碘，故可以采用双示踪剂减影闪烁显像术[46]。甲状腺显像可从 ^{99m}Tc– 甲氧异腈扫描中数字减影，或直接对双时相图像进行视觉比较，以评估甲状旁腺异常（图 14–8）。

通常在初始扫描后进行 SPECT 和 SPECT/CT 成像，以提高诊断的敏感度和确定更精确的解剖位置。在异位甲状旁腺最有帮助，有助于手术计划的制订。结合功能性成像，以解剖学定位为目的的 SPECT/CT 扫描可产生更佳的研究结果。

六、生长抑素受体闪烁显像

生长抑素（somatostatin，SST）是一种小肽，是中枢神经系统和胃肠道中的神经递质，具有抑制激素的作用。SST 通过抑制肿瘤生长和血管生成，以及抑制生长因子和激素的释放，对肿瘤具有抗增殖作用。同时，SST 还可作为免疫调节剂，对炎症细胞也有抑制作用。在正常组织和神经内分泌肿瘤中已经鉴定出 5 种 SST 受体亚型[47]。已知 SST 受体高表达的肿瘤为肾上腺髓质肿瘤，包括嗜铬细胞瘤、神经母细胞瘤、神经节瘤和副神经节瘤（图 14–9）。胃肠道神经内分泌肿瘤，如类癌、胃泌素瘤和外分泌胰腺肿瘤，包括无功能神经内分泌肿瘤。垂体腺瘤和小细胞肺癌也可能高表达 SST[48]。在星形细胞瘤、良恶性骨肿瘤、乳腺癌和分化型甲状腺癌中发现少量 SST 受体。然而，甲状腺髓样癌和胰腺癌发现肿瘤可表现出不同程度的 SST 表达[49]。常用的铟（^{111}In）喷曲肽为 ^{111}In-DTPA-*D*-Phe- 奥曲肽偶联物，是一种 SST 类似物，主要与 SST 受体亚

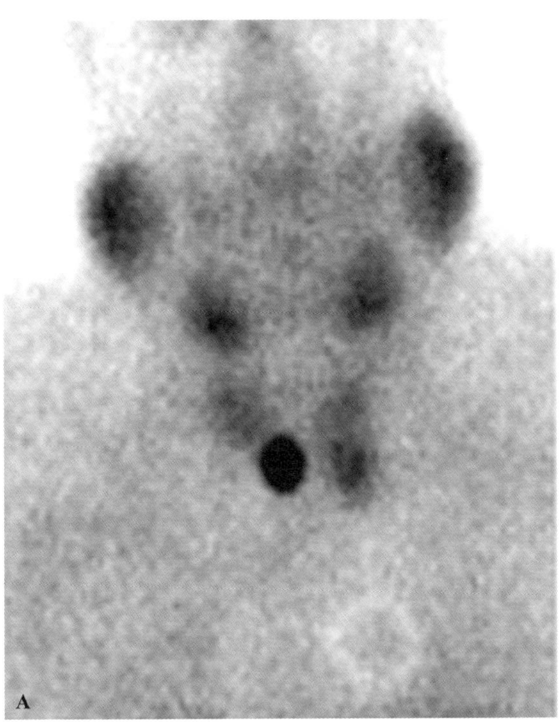

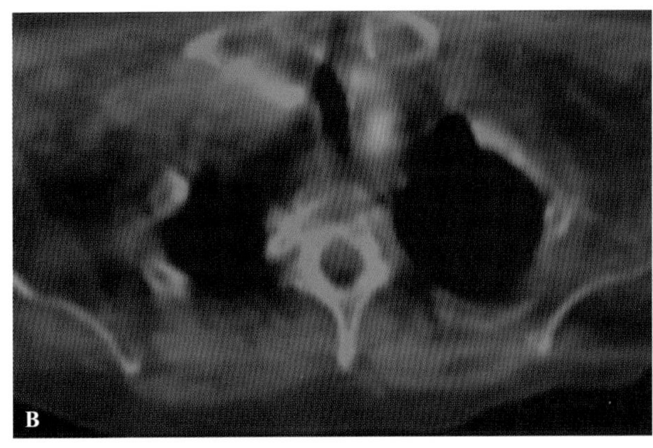

▲ **图 14-8　双同位素技术定位甲状旁腺腺瘤**

A. 使用静脉给药的 10mCi ^{99m}Tc- 高锝酸盐和 25mCi ^{99m}Tc- 甲氧异腈进行双同位素成像。注射后约 10min 和 30min，在甲状腺相进行颈部和上胸部前向闪烁成像。在注射后约 2h 的甲状旁腺相期间进行了额外的前部成像。在甲状腺摄取部分洗脱后的 2h 延迟相期间获得的影像上最容易识别（红色箭），位于甲状腺左下方的摄取病灶增多；B.SPECT/CT 图像，提供甲状旁腺腺瘤的 3D 定位，病灶位于甲状腺左后叶内

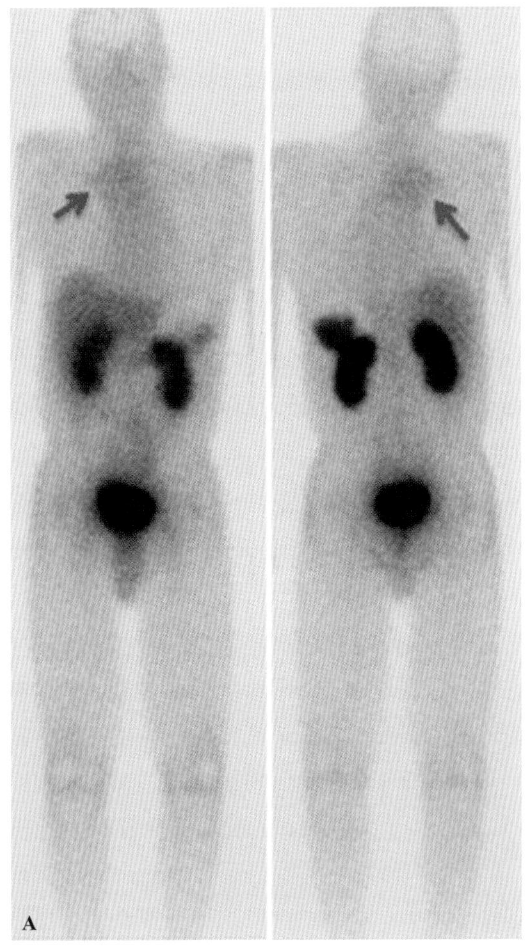

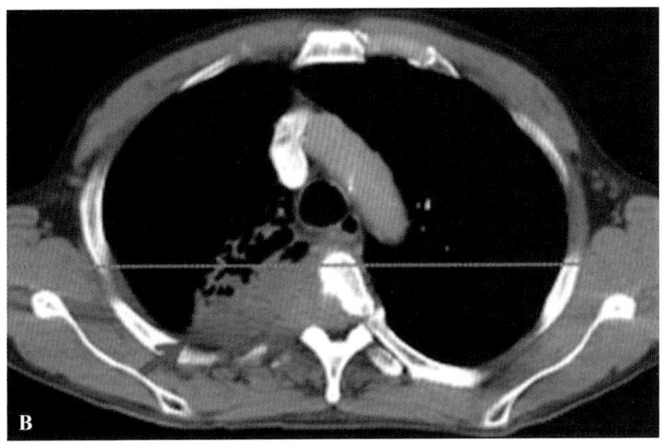

▲ **图 14-9　肺类癌患者铟（^{111}In）喷曲肽扫描**

A. 全身铟（^{111}In）喷曲肽扫描的前后位视图。右肺紧邻纵隔的铟（^{111}In）喷曲肽摄取局灶区域增加（红色箭）。对应于紧邻纵隔的后上叶肺肿块。B. 病理证实肿块为类癌

型 SST2 和 SST5 结合 [49]。因此，依赖于肿瘤类型及其 SST 的表达高低，奥曲肽扫描的限敏感性和特异性有限。自身免疫性疾病（如 Grave 病）、类风湿、感染（如细菌性肺炎）、肉芽肿疾病（如结核或结节病）和放射性炎症均可能在无已知受体表达的情况下出现不同程度的铟（^{111}In）喷曲肽摄取 [50]。偶尔，甚至在无 SST 受体的肿瘤也可显示铟（^{111}In）喷曲肽摄取。了解患者的病史对减少假阳性结果至关重要。与 SST 结合的示踪剂可通过肾脏集合系统、胆道系统和肠道清除。

美国于 1994 年批准铟（^{111}In）喷曲肽作为放射性 SST 用于诊断和治疗多种神经内分泌肿瘤。发现具有神经内分泌分化的肺肿瘤包括类癌、大细胞癌和小细胞肺癌。肺类癌占所有肺部恶性肿瘤的 1%～2%，属低至中级别肺部肿瘤；但随时间的推移可能发生淋巴结和远处转移 [52]。因此，其分期可能需要 SST 闪烁扫描。

在进行 SST 闪烁扫描检查前，应全面询问患者的病史并回顾其既往检查。在病情允许的情况下，奥曲肽治疗应在放射性同位素给药前中止。根据奥曲肽的配方的类型，停药前的时间从 1d 至 6 周不等。患者应充分补液，也可考虑使用轻度口服泻药 [53]。

注射铟（^{111}In）喷曲肽后 24h 进行平面显像和 SPECT/CT。在 4h 和 48h 也可额外增加显像，这可能有助于诊断。如前所述，示踪剂在表达 SST 受体的器官中蓄积。SNMMI 推荐的成人给药剂量为 6mCi，儿童为 0.08mCi/kg。预期每次奥曲肽扫描注射的铟（^{111}In）喷曲肽的量在大多数肿瘤中不具有临床显著药理学作用。铟（^{111}In）喷曲肽从血池中迅速清除（注射后 10min 时注射剂量的 1/3 保留在血池中，注射后 20h 为 1%）。几乎完全通过肾脏排泄，2% 通过肝胆系统排泄。

虽然铟（^{111}In）喷曲肽具有良好的生物学分布，但由于 SST 的受体类型、表达水平以及受累器官和组织的多样性不同，其敏感性和特异性存在相当大的差异。最近的研究表明，联合应用 ^{18}FDG PET/CT 可提高 SST 受体闪烁成像在肺类癌初步分期和监测中的诊断准确性 [54]。

七、放射性核素示踪法的外科应用

（一）术前肺闪烁显像和术中程序

在常规外科手术中，随着手持探测器的广泛使用，放射性核素引导的手术给手术室带来了革命性变化。固态闪烁探测器探头通过一根柔性光纤电缆与光电倍增管和相应的电子设备连接，包括数字显示和可听信号，可根据放射强度改变音调。根据预期的临床用途、感兴趣区域的大小和深度以及最常见的 γ 射线使用的放射性核素发射类型选择探头。探头检测到的放射活性以每秒计数（cps）或每分钟计数（cpm）来表示，由背景进行放射性校正。净计数率高于背景活性的 3 个标准差的斑点视为真实结果。γ 射线可在远离放射源的地方检出。因此，沉积在注射部位的放射性可能干扰活性较弱靶标的探测。为克服这一问题，应避免探头受到角度不适当的 γ 射线照射。使用时，探测器的表面应始终远离注射部位。当探头的表面垂直于活性源时，将获得准确的检测结果。应避免横扫运动，因为横扫运动会减少记录的计数，且无法准确确定放射来源 [55]。

放射引导手术在肿瘤学中具有重要应用。在胸部手术中，术前和术后闪烁扫描以及术中使用检测器可用于乳腺癌检测和分期中的淋巴结定位。放射引导下的淋巴结定位和前哨淋巴结活检（RGSLNB）依赖于淋巴引流的自然生理，通过吸收小颗粒并将其递送至局部淋巴结。放射性示踪剂可在恶性肿瘤附近注射，进一步采用手持式 γ 探针来识别前哨淋巴结。RGSLNB 最初用于乳腺癌和皮肤黑色素瘤，已获得广泛认可，目前正在包括甲状腺癌和甲状旁腺癌在内的其他类型的肿瘤手术中使用 [56]。近年来，随着介入放射学和微创手术的发展，放射引导手术也扩大到协助绘制血管和血管内放疗递药领域 [57, 58]。2000 年初，随着放射性粒子的引入，乳腺癌的定位取得了进展，可在手术前几天将放射性同位素的密封粒子置入患者体内；与传统的在计划的手术时间之前通过放射学进行的导丝定位相比，该技术减少了手术室的时间安排冲突，也改善了工作流程。

（二）辐射问题

手术室需要遵循与核医学科类似的放射性废物处置和监测方案。外科医生和工作人员的暴露辐射量取决于手术类型和使用的放射性同位素。在术中进行肿瘤或淋巴结定位时，工作人员通常会受到少量辐射。美国核管理委员会建议的最大允许暴露量为四肢每年 50 000mrem 和全身每年 5000mrem。为准确计算暴露量，以放射性引导甲状旁腺切除术中最常用的注射剂之一 ^{99m}Tc 为例，最大允许暴露量相当于每年实施数千例标准手术时间不到 2h 的甲状旁腺切除术 [60]。每 1mCi 注射量，外科医生全身剂量的总辐射计算值为 8.78～11.00μSv。由于与放射源的距离较远，手术室中的大多数其他手术工作人员的暴露量略小。手术时间至放射性示踪剂注射时间对放射剂量影响不大。考虑到以上变量，有必要由医院的医学理疗师、核医学医生、外科医生、手术室行政人员组成专门的辐射安全小组来仔细监测手术人员的暴露辐射量。

随着术中放射治疗手术方案的引入，术中瘤床递送放射治疗已引起了越来越多的关注 [61, 62]。虽然辐射剂量较高，但手术操作通常处于特殊手术室，且在手术室内佩戴铅围巾，以保护进行放射性治疗的工作人员 [63]。

手术室放射性废料的处理是辐射安全方案的一个重要组成部分。受污染的设备和含有高放射性的样本，如病理样本应该储存在指定区域，以便在处置前有足够的衰变时间。

第 15 章
胸部的正电子发射计算机断层显像
Thoracic PET CT

Perry Gerard　Neil Kapadia　Jay Acharya　著
郭成林　译

一、概述

癌症是美国发病和死亡的主要原因之一，肺癌是美国癌症相关死亡的主要病因 [1]。肺癌导致的死亡人数超过因结肠癌、乳腺癌和胰腺癌导致的死亡人数总和。2014 年，预计将有 159 260 名美国人死于肺癌，约占所有癌症死亡人数的 27% [2]。放射学的进步促使我们越来越多地使用影像学技术来指导转移性和原发性肺癌的治疗。传统的放射成像和 CT 用于评价胸部肿瘤的解剖结构，但并不能提供有关肿瘤代谢情况的信息。正电子发射断层扫描（PET）已成为肺部肿瘤及肺部不确定病变评价和分期的首选检查。在本章中，我们对 PET 和 PET CT 在胸部疾病患者评估中的应用进行了实践回顾。另外，我们将提供各种假阴性和假阳性的示例，鉴于特定的临床情况，在解释 PET-CT 时应始终考虑这些示例。

二、PET 成像原理

PET 成像中最常用的放射性同位素是 ^{18}F– 氟 –2– 脱氧 –D– 葡萄糖（FDG）。FDG 是一种放射性标记的葡萄糖分子，其原理是许多肺肿瘤会增加葡萄糖代谢。PET 已越来越多地用于各种肿瘤的诊断，分期和治疗后随访。PET-CT 已用于评估各种肿瘤，包括非小细胞肺癌（non-small-cell lung carcinoma，NSCLC）、淋巴瘤、孤立性肺结节、乳腺癌、结直肠癌和其他恶性肿瘤 [3]。

肿瘤细胞的葡萄糖摄取增加。另外，一旦 FDG 被转运入细胞，被己糖激酶磷酸化后，仍保持代谢捕获状态。因此，FDG 在摄取葡萄糖的所有细胞中均有蓄积，但在高代谢活性细胞中蓄积程度较高，如许多肺部肿瘤。这种葡萄糖的差异摄取是 PET 成像基础。获取有关 FDG 摄取活性的定量信息，并作为测量工具。

为了使 FDG 摄取活性和解剖结构之间进行精确关联，PET 通常与 CT 联合扫描。目前关于使用 FDG PET-CT 的推荐意见包括肺癌诊断和 NSCLC 局部和远处分期，评价孤立性肺结节、黑色素瘤、淋巴瘤以及食管、结直肠、头颈部和乳腺恶性肿瘤。

除 FDG 外，还有其他多种 PET 示踪剂可用于特定诊断目的。例如，^{18}F– 氟化物在骨骼系统内摄取，可提供关于骨骼转移的信息。^{13}N– 氮和 ^{82}Rb– 氯化钌等 PET 示踪剂用于心肌成像。还有一些不在本章的讨论范围之内的示踪剂。

三、标准化摄取值

PET 扫描仪可测量与 FDG 浓度相关的组织内放射强度。然而，FDG 的绝对浓度并没有多大意义，而 FDG 的相对浓度最为重要。有两个主要变量影响身体任何特定部位的放射性浓度，即给予的 FDG 初始量和 FDG 沉积的分布容积。易于测量的体重可作为 FDG 沉积的分布容积的替代值。PET 扫描期间，这些主要变量需要标准化。使用标准摄取值（SUV）来归一化这些变量，并对不同区域的 FDG 浓度进行比较。SUV 的计算见公式 15-1。

$$SUV = \frac{c(t)}{a(t)/w} \quad （公式 15-1）$$

其中 $c(t)$ 是 t 时间 PET 扫描仪在特定关注区域测量的放射浓度（kBq/ml），$a(t)$ 是在 t 时间给予患者的衰减校正活性（kBq），w 为患者体重（g）。该公式假定患者的水密度为 1g/ml。由于 SUV 是用随时间变化的变量，以及采用了随每项研究变化的变量，因此在进行疾病评估时，应避免将不同研究的 SUV 值进行比较，但 SUV 值可用于评价单次研究期间给定时间点关注区域的相对代谢活性。

四、PET CT 的适应证

PET CT 在采集高代谢异常组织方面具有较高灵敏度。然而，组织摄取增加并不是诊断的特异性指标。PET CT 的主要适应证是通过检测已知肿瘤或疾病的其他病灶以描述其范围，或在治疗过程中描述残留肿瘤负荷或治疗效果。例如，在肺癌诊治中，PET CT 适用于对确诊的非小细胞肺癌进行分期，并对接受放射治疗的患者勾画大体肿瘤体积。类似的，PET CT 用于淋巴瘤的初始分期，然后用于化疗和（或）放疗后的重新评估。尽管转移分期和治疗反应是 PET CT 的主要用途，偶尔也可用于肺结节的进一步定性，但需要结节足够大，可通过 PET（直径 8～10mm）成像[4]，或低至中度恶性肿瘤概率，实性成分直径＞ 8mm 的部分实性肿块[5]。尽管结节定性必须综合考虑患者吸烟史和病灶特征等因素，但 PET 可用于进一步对结节的代谢性情况行定性。如果结节呈高代谢，外科医生可能更倾向于手术切除；而结节呈低代谢，适合使用 CT 进行连续随访。然而，因为 PET 存在各种假阳性和假阴性，所以这种定性方法仍无特异性，我们将在本章后续进一步详细讨论。

对于确诊为肺癌的病例，PET CT 可用于寻找和定位胸外淋巴结，必要时可对其进行活检以评估是否转移，从而防止患者被排除在潜在治疗之外。如果进行了 PET 扫描，则无须进行骨扫描来评估骨转移。肺癌颅内转移在 PET 上表现为多变的摄取差异[6]，因此，不建议使用 PET CT 评估脑转移。此外，对于临床分期为 ⅠA 的患者，不需要进行 PET 扫描[5]。

五、PET CT 的技术和方案

为患者安排 PET 扫描时，需要牢记所涉及的准备工作和进行诊断扫描必须满足的要求。无法满足这些要求的患者可能无法耐受检查以及非诊断性成像，或者更差情况下，在辐射剂量不当的情况下，还可能会出现更糟糕的混淆结果。

PET CT 检查前准备的主要目的是限制正常组织（如骨骼肌）对 FDG 放射性示踪剂的生理性摄取，这有助于更好地检测肿瘤疾病内的异常摄取。成像前，患者应至少禁食 4～6h（可饮水），以降低血液中的生理性葡萄糖和胰岛素水平。含右旋葡萄糖的肠外营养和静脉输液也应停止 4～6h。给予 FDG 放射性示踪剂前应检查血糖[7]。如果血糖水平大于 150～200mg/dl，首选方法是在血糖水平控制较好的情况下重新安排检查。可以给予胰岛素，但 FDG 给药必须延迟，直至血清胰岛素和血糖水平达到平衡，这取决于胰岛素给药途径和类型。在注射和摄取阶段，患者应安静地坐着或仰卧，尽量减少骨骼肌和声带的摄取。给予放射性示踪剂前，患者还应处于温暖的房间内，尽量减少棕色脂肪的摄入。房间应安静且光线昏暗，尤其是进行脑部成像时。通常情况下，患者应安静舒适地在室内坐约 1h。影像采集前的补水和患者排尿，可避免膀胱活动增加，并可获得更好的骨盆成像。

患者必须能够受该检查。在 15～45min 的影像采集期间，患者需保持静卧位。另外，最好保持患者的手臂位于头顶之上。还必须评估幽闭恐惧症病史，以确保患者能够在扫描仪内停留规定的时间，而不移动。如果患者能够在检查的 CT 部分进行深吸气后屏气，可大大提高 PET 图像与低剂量 CT 图像匹配的准确性[8, 9]。大多数情况下进行的都是“全身 PET”扫描，即扫描从颅底到股骨近端。虽然这是治疗机构的规定，但脑和下肢的大部分区域被排除在视野之外。鉴于此，当使用 PET CT 代替骨扫描评价转移时，可能无法评价下肢和颅骨。

六、PET 成像中的生理摄取

^{18}F-FDG 遵循葡萄糖的代谢途径，因此可充当能量代谢物。FDG 通过膜葡萄糖转运蛋白转运至细胞内，随后在细胞内通过己糖激酶转化为 ^{18}F-FDG-6- 磷酸盐。此时，^{18}F-FDG-6- 磷酸盐带负电荷，无法离开细胞。另外，它无显著的酶活性。葡萄糖 -6- 磷酸酶将介导去磷酸化，这是一个缓慢的过程，在大多数肿瘤、心肌和脑组织中尤其缓慢。因此，在成像期间，注射后 60min，这些是放射性示踪剂沉积的高活性位点。脑对 FDG 具有高摄取，因为脑可代谢大量葡萄糖。脾脏、肝脏和骨髓表现出轻度生理性摄取，通常肝脏的强度略高于后两者。淋巴组织可能表现出中度摄取，特别是成人的扁桃体，在儿童的腺样体，儿童的胸腺组织也可能出现摄取。在青壮年中，胸腺组织也可显示为摄取，这可能是继发于化疗的反跳性胸腺增生后遗症[1]。

在胸部，活性存在差异，肺下部和肺后段的活性更强，可能降低这些区域的病变检测敏感性[11]。在胰岛素水平较低的空腹患者中，心肌细胞利用脂肪酸作为能量，因此心脏活性高度可变。纵隔轻度活性是生理性的。胃肠道活性的性质也各不相同。食管一般不会显示明显的摄取，除非有炎症或肿瘤。通常可见胃部轻度放射性示踪剂活性。小肠摄取为低级别。结肠摄取一般为中度，主要集中在盲肠和直肠乙状结肠区。

^{18}F-FDG 经尿液排泄，与类似物葡萄糖不同的是，这使得在泌尿系统的任何点存在放射性示踪剂活性。因此，在评价肾和尿路上皮肿瘤方面存在局限性。

骨骼肌活性也具有高度变异性，为多因素和非特异性，成像前运动，甚至轻度活动均可使结果不确定。

棕色脂肪存在时，可见颈部、锁骨上和脊柱旁区域对称活性。这通常见于儿童和青壮年。患者可以预先使用苯二氮䓬类药物降低棕色脂肪的活性。此外，在温暖房间进行检查将减少棕色脂肪对 FDG 的吸收[12]。PET 结果与 CT 的相关性有助于棕色脂肪的诊断和识别（图 15-1）。

七、胸部假阴性结果

无论肿瘤对 FDG 的亲和力如何，小病灶（小于 1cm）均可导致假阴性。此外，如果未使用适当的屏气技术，或患者对屏气无法依从，由于运动所致的成像模糊，使得 PET CT 对小结节无法显像[13]。如前所述，应遵循高血糖方案，以尽量减少周围组织竞争摄取 FDG。此外，已知许多胸部肿块的 FDG 摄取较差，可能导致假阴性。在对可能的恶性肿瘤患者进行检查时应考虑这一点。如前所述，约一半的支气管肺泡癌（bronchoalveolar carcinoma，BAC）或原位腺癌（adenocarcinoma in situ，AIS）在 PET CT 上显示假阴性。高分化腺癌和类癌也表现为低 FDG 摄取。在这些情况下，PET CT 应与其他成像方式结合使用，以确认结果，并尽量减少假阴性结果的影响。

另一种情况是对于细胞结构相对较低或产生黏蛋白肿瘤的肺部转移性病灶，可能对 FDG 不具有亲和力。包括乳腺黏液癌、胃肠道来源的黏液腺癌和肾细胞癌肺转移。所以获得患者的全面临床病史也很重要。对于近期接受过化疗的患者，肿瘤沉积物中 FDG 摄取降低，尤其是当化疗有效时，将导致代谢活跃的肿瘤细胞数量减少。尽管这可能显示治疗缓解，但即使在很少或没有 FDG 摄取的情况下停止治疗，肿瘤细胞仍可能存活，并将继续生长（图 15-2）。

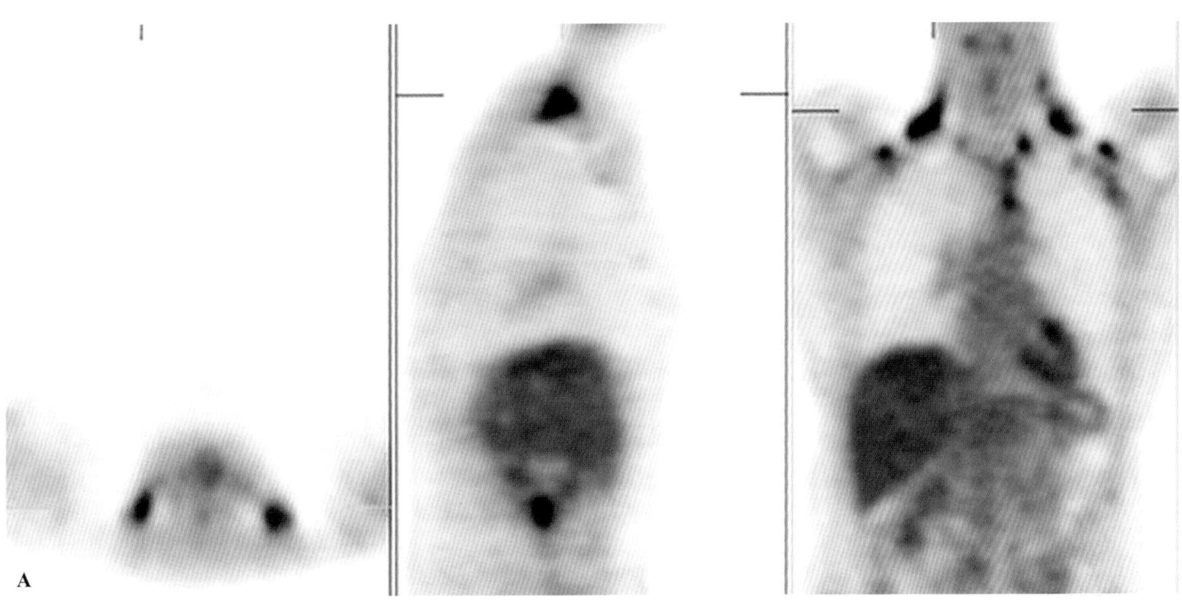

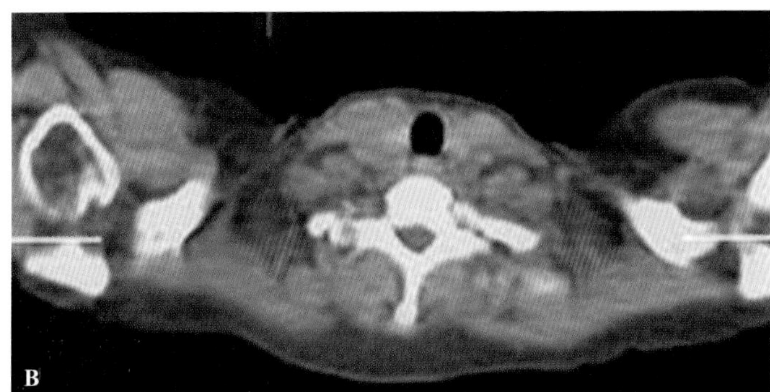

▲ 图 15-1　**棕色脂肪 FDG 摄取的典型实例**

A. 轴向、矢状和冠状位 PET 图像下颈部和上纵隔存在 FDG 摄取增加的局灶区域。苯二氮草类药物治疗或在扫描前对患者进行加热会降低棕色脂肪的活性。B. 彩色轴向 CT 重叠 PET，表明 FDG 活性位于颈部脂肪区域内，确认了这是棕色脂肪的结论

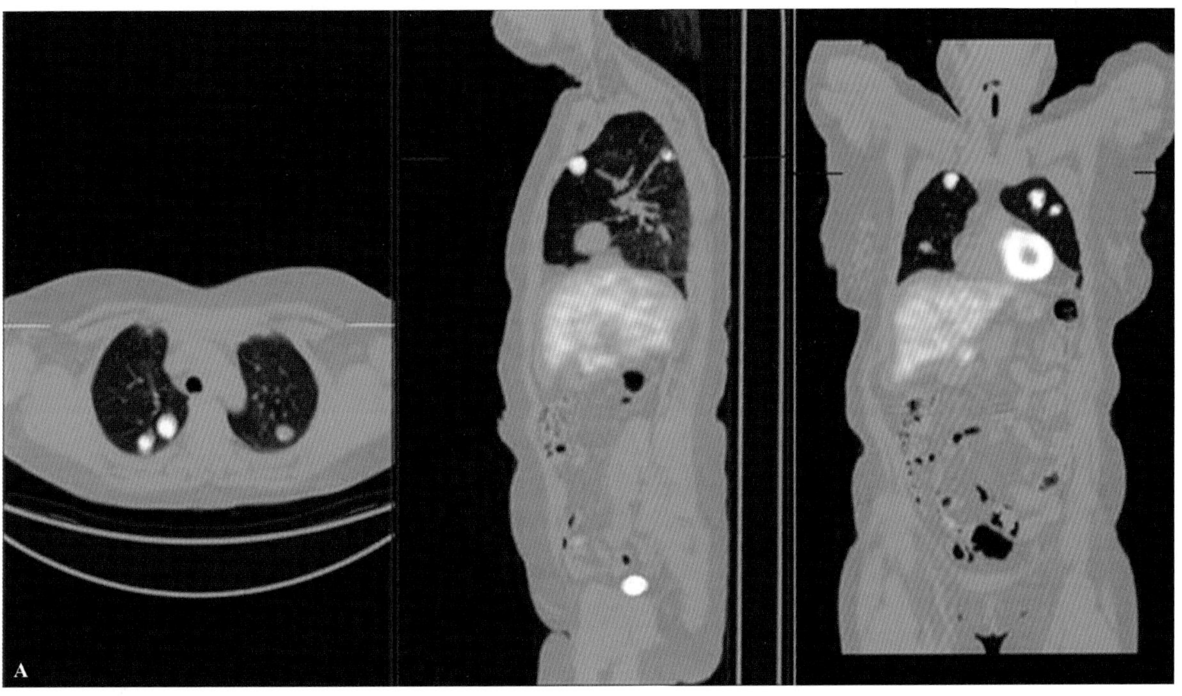

▲ 图 15-2　**一例 45 岁患者出现多发性肺转移，原发部位未知**

A. PET 与 CT 轴位、冠状位和矢状位重建图像上的彩色重叠，注意心脏和肝脏摄取正常，膀胱中尿液活性正常

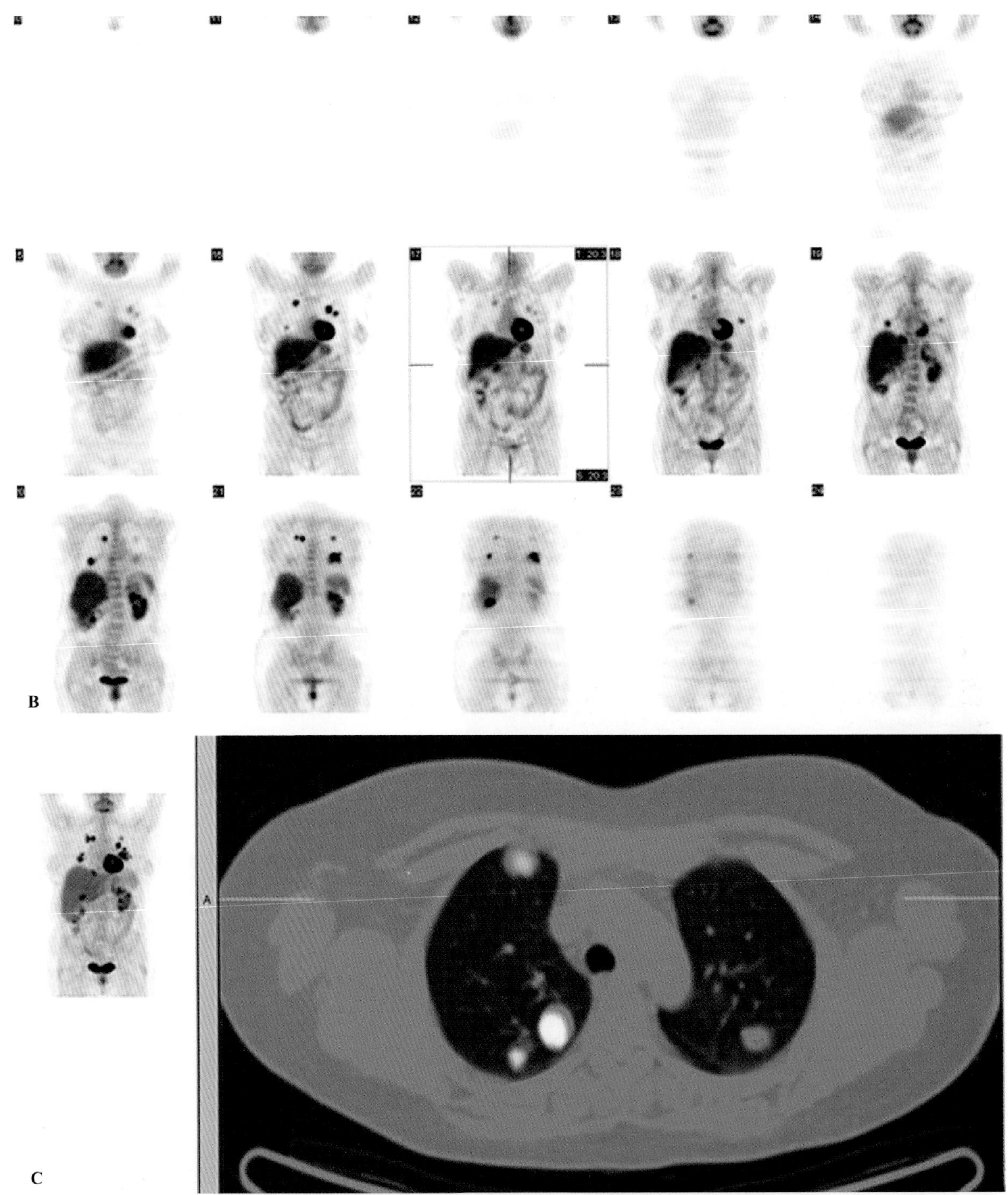

▲ 图 15-2（续） 一例 45 岁患者出现多发性肺转移，原发部位未知

B. 仅在同一名患者中通过 PET 图像的冠状面切片显示了多处肺转移，注意肠、骨结构、肾脏和脾脏内其他正常吸收区域；C. 同一患者单次 PET 上肺层面的 CT 图像上彩色重叠显示多处肺转移。虽然容易定位该患者的病灶，但肿块内的活动性增加了在更困难的病例中发现转移的敏感性

八、胸部假阳性结果

如前所述，必须遵循正确的技术，尽可能减少正常组织（如棕色脂肪）的摄取，这可能导致混淆和假阳性结果。炎症或感染部位的炎症细胞可能表现出 FDG 活性增加[14]。此外，活动性肉芽肿病变、其他感染性疾病和活动性纤维化病灶

也可能表现为 ^{18}F-FDG 活性增加，这是恶性肿瘤的假阳性 [15]。

结核病是一种可能因激活的炎性细胞刺激发生吞噬作用而导致强 FDG 摄取的疾病。已知吞噬作用可刺激单磷酸己糖分流，从而导致葡萄糖代谢增加和高 FDG 摄取，引起结节性区域活性增加。偶尔，病灶可能存在中心坏死或空洞形成，表现为相对低代谢性中心病灶，周围有高度放射性示踪剂活性 [16]。与结核相关的淋巴结病也可能在这些区域显示放射示踪剂活性增加，这在肺门和纵隔中可能特别重要。由于结核可以引起肺外感染，尤其具有混淆性，可能被误认为是转移。其他肉芽肿性疾病也可能表现为假阳性结果，如组织胞浆菌病感染。其他不典型肺部感染也会出现 FDG 摄取增加，如芽生菌病或曲霉病感染区域（图 15–3）。

结节病是一种多系统疾病，可导致发生非常特殊的非干酪样肉芽肿。结节病中 T 淋巴细胞和单核吞噬细胞聚集导致 FDG 摄取增加。在胸腔内，异常 FDG 活性增加主要见于纵隔、肺门，有时甚至在肺实质内 [17]。

本质上，任何导致白细胞浸润和炎性肿瘤标志物增殖的感染或炎症过程都将导致 ^{18}F-FDG 摄取增加。其他感染性病因，包括真菌新型隐球菌引起的隐球菌病，也可导致肺部肉芽肿性炎症。肺吸虫病是由一种食源性寄生虫导致，也表现为 FDG 摄取增加。肺吸虫病是由肝吸虫引起的，肝吸虫可穿过膈肌和胸膜进入肺内。任何原因导致的脓肿形成也表现为胸腔内放射性示踪剂活性增加。

引起 FDG PET 假阳性结果的其他 FDG 高摄取病灶是导致纤维化的病因。一个重要的例子是放射性纤维化，其中炎性细胞在急性期渗入该区

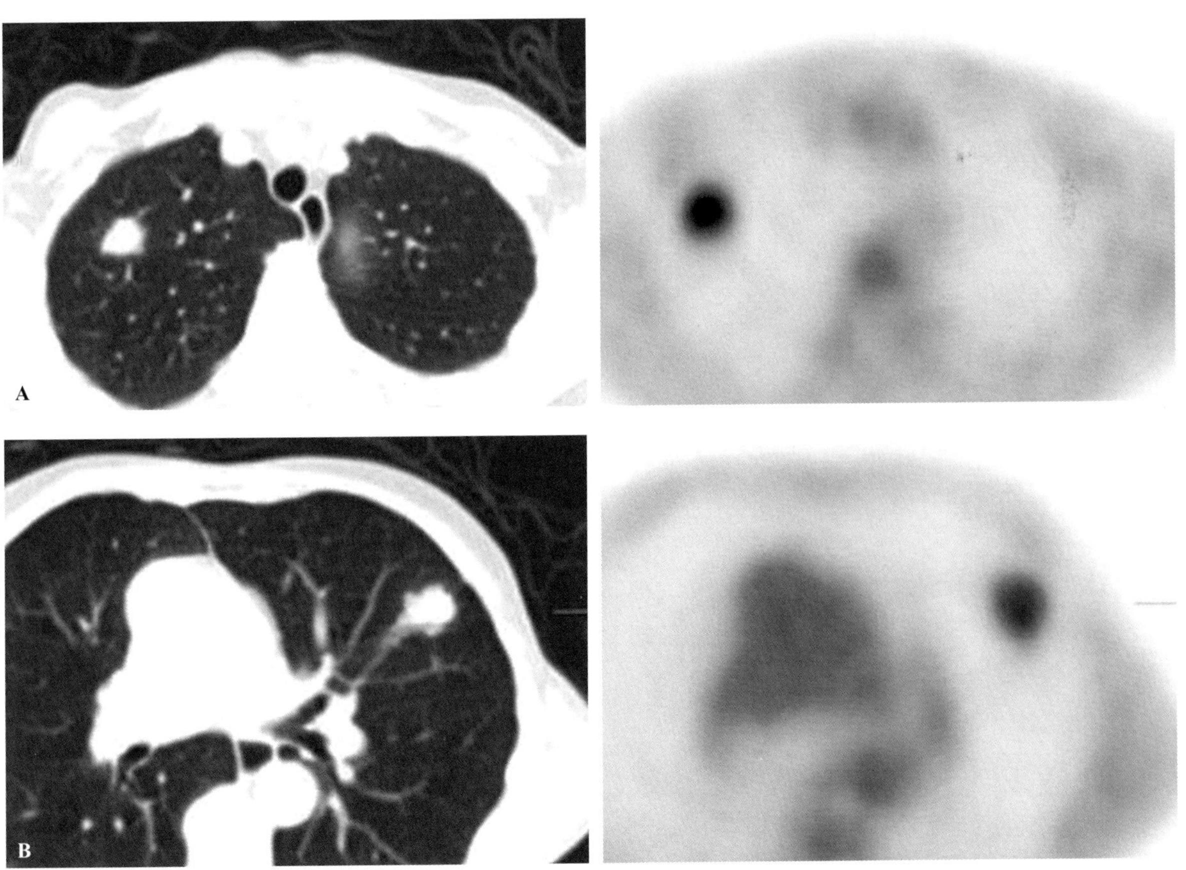

▲ 图 15–3 锥体向下轴位 CT 检查（A）及对应的 PET 图像（B）

右肺上叶和左肺上叶存在轻微小叶软组织密度肿块，表明存在 FDG 摄取。整个肺部还可见多个其他 FDG 热区包块，疑似转移。然而，该患者无原发性肿瘤，活检进一步检查证实这些肿块为结核性肉芽肿

域。尘肺病引起的纤维化，特别是在进行性大量纤维化的情况下，是 FDG PET 假阳性的另一个重要原因。

纤维化和炎症也可在近期手术中看到，在相关炎症或血肿部位的摄取增加。辐射诱发的炎症也可能产生假阳性结果。同样，滑石粉胸膜固定术也可能发生肺炎 / 纤维化，可能摄取 FDG 并导致假阳性。

在解释 PET CT 扫描时的另一个误区是由于检查中 PET 和 CT 误配而导致的定位错误。这是本章前面讨论的屏气和限制运动在成像质量上的作用。如果患者在 PET 检查和 CT 检查之间移动，距离的变化会导致定位 FDG-avid 病变的困难，特别是在肋骨或脊柱等区域，这些区域的软组织成分在 CT 图像上可能不容易看到。研究表明，浅呼吸对于肺癌的全面分期是不充分的，特别是在评估肺下叶癌时[13]。良好的技术和患者的配合是获得高质量诊断图像的首要条件。

如上所述，由于肉芽肿形成的炎症性质，结节病中存在 FDG 摄取。在活动性结节病病例中尤其如此，具有特征性 PET CT 表现模式。类肉瘤典型的 PET CT 表现为右侧气管旁和双侧肺门淋巴结摄取呈“λ 征”。虽然 FDG 摄取对做出初步诊断并不特别有用，但 PET CT 可用于监测治疗（图 15–4 和表 15–1）[17]。

九、孤立性肺结节的评估

肺内小于3cm 的肺内阴影为孤立性肺结节，根据成像特征（如钙化或边缘密度）将这些病变分为恶性或良性。大多数情况下，实性软组织密度结节的影像学特征并不特异，可通过临床信息如患者年龄和吸烟史对其风险进行分层。孤立性肺结节可由多种病因引起，包括炎症、感染和肿瘤。使用 PET CT 可发现固体软组织密度结节代谢活性的相关信息，以帮助确定其病因。例如，一名有吸烟史的患者中有两个外观相似的 1cm 软组织肺结节可通过其 SUV 值进行区分，SUV 值较高的结节更倾向于恶性肿瘤[18]，应首先进行活检。

表 15–1　PET CT 判读中的假阴性和假阳性

假阳性 – 炎症	假阴性 – 技术
• 术后血肿 / 活检 • 辐射后 • 化疗后 • 局部炎性疾病（肉芽肿性、霉菌性、分枝杆菌病） • 甲状腺炎 • 食管炎 • 急性和慢性胰腺炎 • 急性胆管炎 • 骨髓炎 • 淋巴结炎 • 近期骨折部位	• 小病灶<0.8cm • 记录错误
假阳性 – 生理	**假阴性 – 生理**
• 唾液腺 • 棕色脂肪 • 胸腺 • 哺乳期乳房 / 乳晕 • 骨骼肌和平滑肌 • 食管 • 泌尿道结构 • 月经期子宫 • 黄体囊肿	• 低级别肿瘤 • 支气管肺泡癌 • 类癌 • 肺转移癌来自： – 黏液癌（乳腺，胃肠道） – 肾细胞癌 – 浸润性导管和小叶乳腺癌

即使活检证实为非小细胞肺癌，在并发炎症的情况下，尤其是纵隔淋巴结出现摄取，也可能是假阳性。在这些情况下，当 PET CT 提示纵隔内有病理性淋巴结时，应进行纵隔镜检查和活检[19]。

胸部 PET 成像的主要应用之一为肺癌分期或随访。然而，需要注意的是，具有 BAC 特征的 BAC/AIS 和腺癌，尤其是黏液型，可能很少摄取或没有摄取，从而导致假阴性。有人研究者指出，大约 50% 的 BAC 病例会出现假阴性结果[20]。此外，如果病灶小于 0.8cm，出现假阴性结果的概率更大，高达 2/3 的病例为假阴性[21]。排除以上因素，PET 是一种有价值的分期和随访评估检查。

使用 FDG PET CT 成像进行 NSCLC 分期决定了患者的临床治疗方案。因肿瘤分期而异，治疗方案包括手术、放疗或化疗。根据 TNM 分期分类，^{18}F-FDG PET CT 有可能会成为候选治疗患

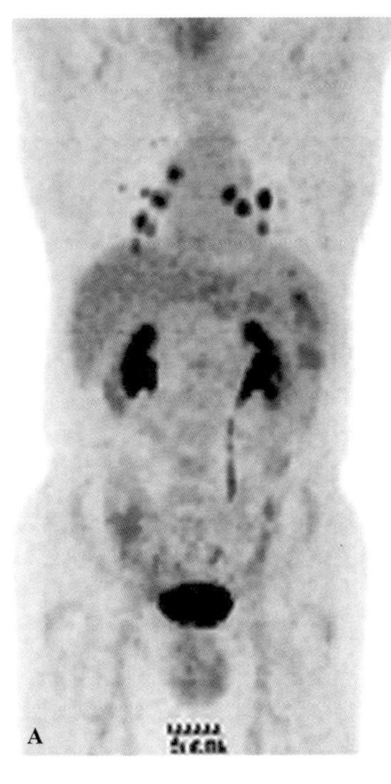
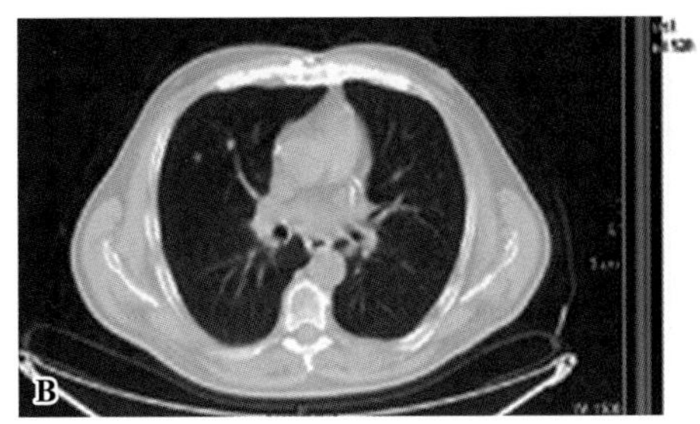
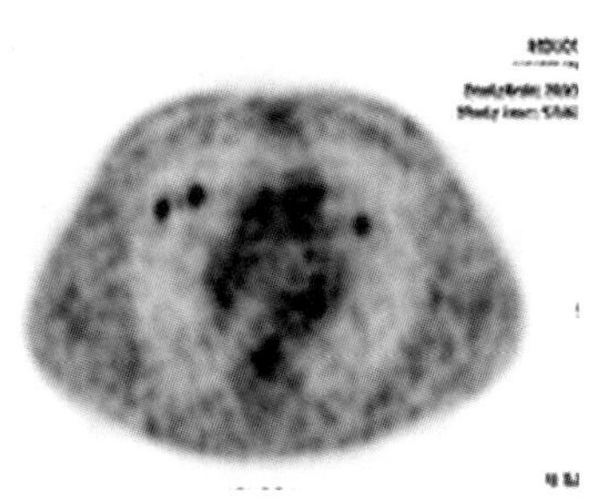

▲ 图 15-4　一例结节病患者的 PET CT 冠状投影

A. 纵隔和双侧肺门有多个"λ"形淋巴结，常见于结节病；B. 通过中肺以相同水平进行轴向 CT 和 PET 成像。除上述纵隔淋巴结外，检查的 CT 部分还允许检测肺中的肉芽肿性结节病

者 TNM 分期的一线工具 [22]。

根据肿瘤大小、邻近结构受累情况以及是否存在卫星结节（如果病灶足够大，可使用 PET/CT 进行评估）确定 T 分期，T_1～T_3 病灶是潜在可切除病灶，T_4 病变常不能手术。PET 联合 CT 可更好地预测 N 和 M 分期。与纵隔镜检查或手术分期相比，PET 和 PET/CT 的淋巴结分期（N）准确率为 56% 和 78% [23]。NSCLC 最常转移（M）至脑、肝、肾上腺、骨和肺，PET CT 是评估局部和远处转移的一种准确检查方法（图 15-5 至图 15-7）[24]。

十、淋巴瘤

FDG PET 是非霍奇金淋巴瘤（non-Hodgkin lymphoma，NHL）和霍奇金淋巴瘤患者进行分期、检测复发和监测治疗反应必不可少的检查 [25]。霍奇金病胸腔内受累较 NHL 更常见 [26]，研究表明，^{18}F-FDG PET 成像对淋巴瘤分期的中位灵敏度和中位特异性分别为 90.3% 和 91.1% [27]。与 CT 的解剖相关性相结合使 FDG PET-CT 对 NHL 和霍奇金淋巴瘤初始分期的总体敏感性和特异性分别提高到 97% 和 100%。此外，还可使用 PET CT 监测 NHL 和霍奇金淋巴瘤的治疗反应 [28]。完成一线治疗后，PET CT 检测霍奇金淋巴瘤残余病变的敏感性和特异性分别为 84% 和 100%，侵袭性 NHL 分别为 72% 和 100% [29]。

FDG PET/CT 对 NHL 和霍奇金淋巴瘤分期和再分期的优势主要在于检测到 FDG 高摄取的正常大小淋巴结（通常小于1cm）和既往 CT 评估遗漏的结外病灶。这些病变最常累及肝脏、脾脏、骨骼和皮肤 [30]。现行指南提出了以下关于淋巴瘤 FDG PET 的建议。

1. 推荐将 PET 用于 FDG-avid，潜在可治愈淋巴瘤患者的分期，如大 B 细胞淋巴瘤和霍奇金病，以更准确地描述疾病程度。

2. 对于无法治愈的非 FDG 高摄取或惰性组织学亚型（如套细胞淋巴瘤或 1 级滤泡性淋巴瘤）或 FDG 活性多变的淋巴瘤，不建议治疗前进行 PET 扫描（肿瘤内科医师正在寻求评估化疗方案或新试验药物的反应除外）[31, 32]。

尽管边缘区淋巴瘤在胸部罕见，但如黏膜相关淋巴组织（MALT）出现异质性 FDG 摄取，因为其惰性性质，可能出现假阴性 [26]。

淋巴瘤也可累及胸腺，然而，胸腺被视为淋

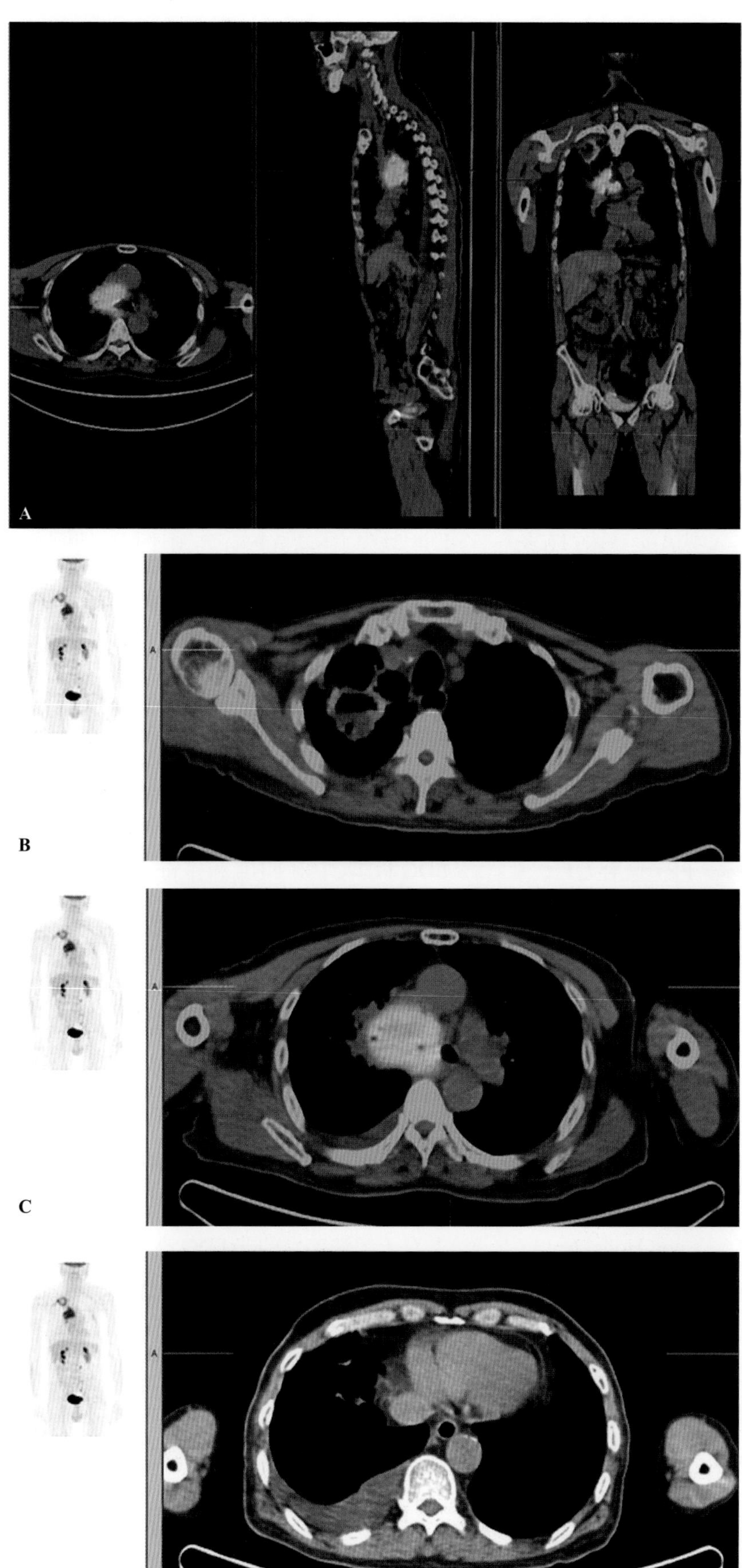

◀图 15-5　**PET CT 对肺鳞状细胞癌转移的评估**

A. 彩色 PET 与 CT 轴向、矢状和冠状位重建图像。在右肺上叶内的空洞病变中观察到外周摄取增加。随后证实为肺鳞状细胞癌。B. 在右肺上叶，空腔病变轴位层面与彩色 PET 融合，再次提示病灶周围的 FDG 活性增加，表明代谢活跃，与空洞性鳞状细胞癌一致。C. 在右肺门水平，轴位层面上融合彩色 PET。软组织密度显著增加伴右肺门 FDG 摄取增加，提示右肺门淋巴结转移可能。左肺门未显示 FDG 活性增加，表明无对侧淋巴结转移。D. 在肺底水平，轴向 CT 层面上融合彩色 PET。胸腔积液中 FDG 摄取最常提示胸膜转移[28]，然而，该病例右侧胸腔积液中没有明显的 FDG 摄取，提示为普通积液，而不是恶性胸腔积液

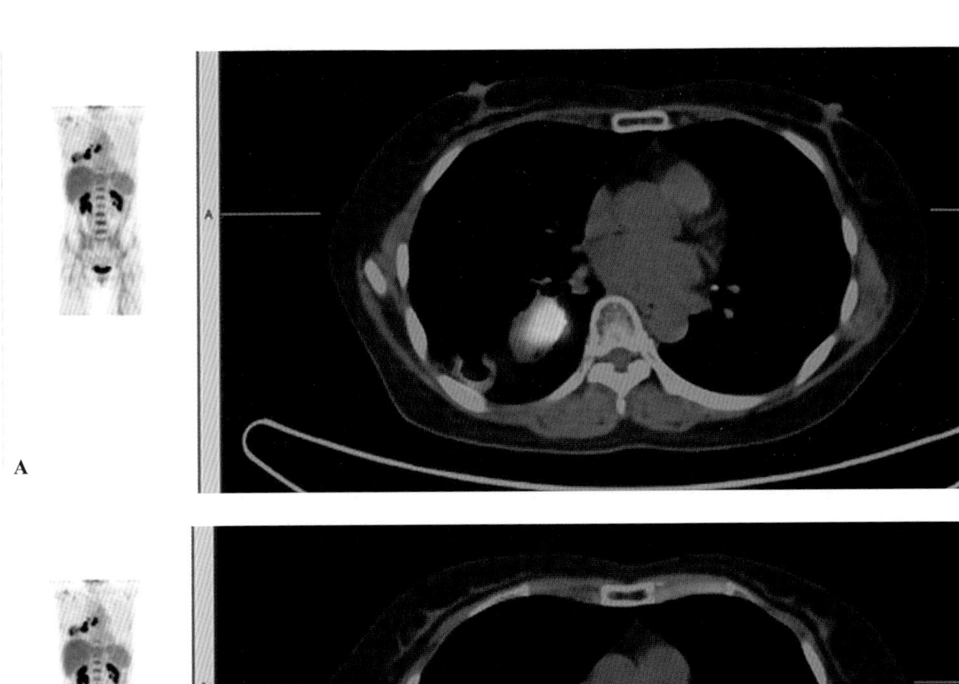

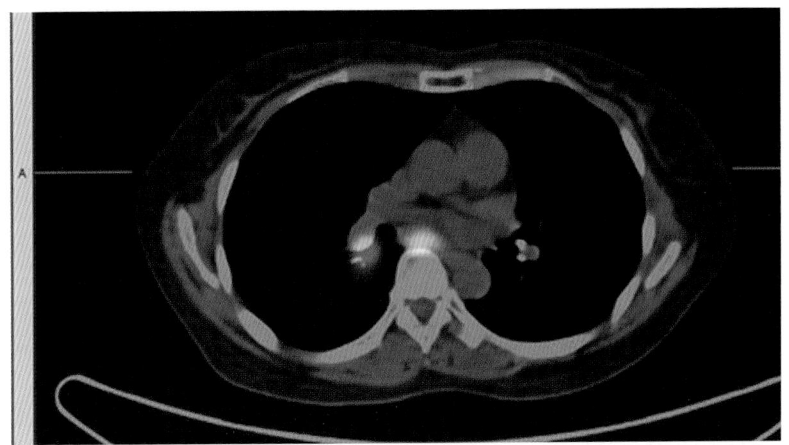

◀图 15-6　**PET 与 CT 融合评估肺鳞状细胞癌转移**

A. 在中肺水平，PET 与轴向 CT 融合。该患者为肺鳞状细胞癌，在邻近胸膜观察到 FDG 摄取，提示胸膜转移；B. 在中肺水平，PET 与轴向 CT 融合。纵隔 FDG 摄取增加，符合纵隔淋巴结转移，也会影响分期

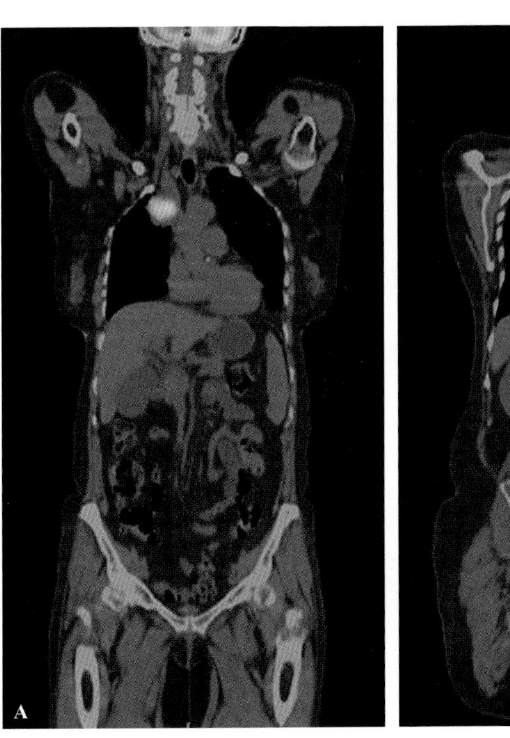

▲图 15-7　**PEC CT 评估肺癌的远处转移**

A. 冠状位彩色 PET CT 图像，右肺尖部 FDG 热区肺癌。在胸椎中部也观察到局灶性 FDG 摄取，这与骨转移高度相关

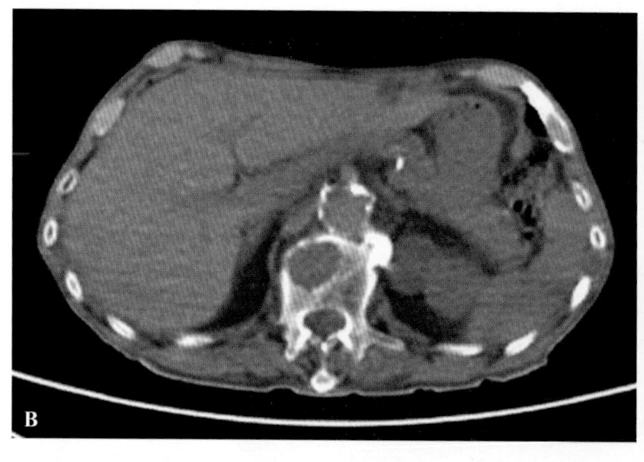

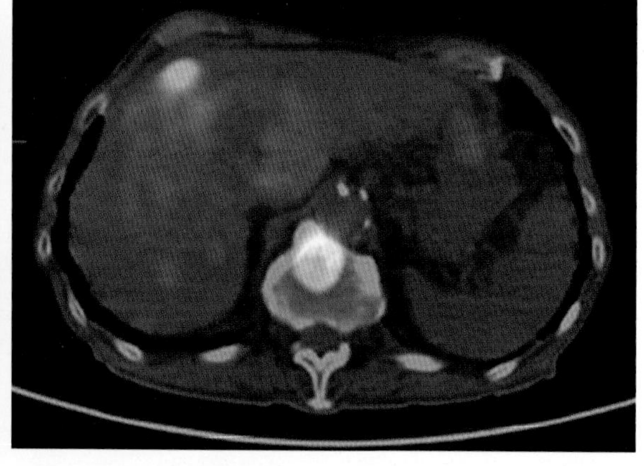

▲ 图 15-7（续） **PEC CT 评估肺癌的远处转移**

B. 同一患者在肝脏水平的轴向 CT 图像，PET 增强了病灶的敏感性。例如，在低剂量 CT 检查时，无法观察到肝脏内的 FDG 热区病灶。FDG 摄取可对肝转移进行定位，但在仅进行 CT 扫描时可能会遗漏 FDG 的摄取病灶。

巴结器官，不影响分期。在大多数已证实的霍奇金淋巴瘤病例中，胸腺 FDG 摄取活性多为胸腺增生所致 [33]。

淋巴瘤也可发生心肌和心包的浸润，但非常罕见。由于心脏存在正常的生理性 FDG 摄取，因此诊断存在困难。在淋巴瘤中，也可能观察到心包积液内的 FDG 摄取（图 15-8）[34]。

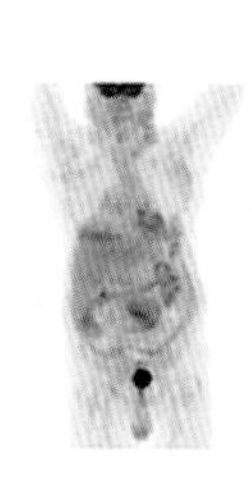
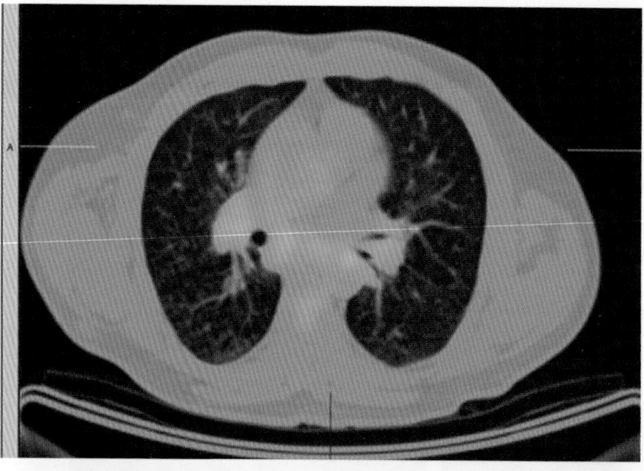

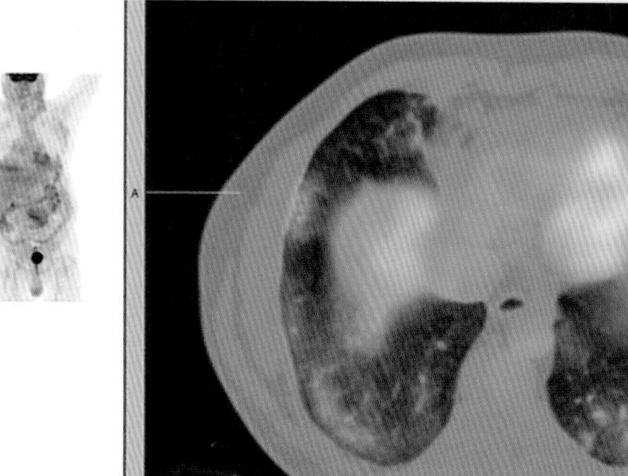

◀ 图 15-8 **PET CT 显示慢性白血病（CLL）肺门淋巴结和肺实质 FDG 摄取增加**

A. 肺门水平的轴向 CT 上融合彩色 PET，观察到纵隔和双侧肿大肺门淋巴结 FDG 摄取增加；B. 同一患者下肺水平的轴向 CT 的彩色融合 PET。还观察到散布于下叶内整个肺实质的 FDG 摄取增加。这种代谢活性的增加被证明是由于 CLL 肺部浸润所致

十一、间皮瘤

间皮瘤是与石棉暴露相关的肿瘤，起源于胸膜，通常表现出强的 FDG 摄取[35]，PET CT 研究的应用之一是尝试使用 SUV 值来区分良性炎性胸膜炎或石棉相关胸膜增厚与间皮瘤[36]。尽管不能对良性和恶性疾病进行特异性诊断，但 PET CT 可用于指导定位代谢活跃区域的胸膜活检。尽管特异性有限，但在组织诊断后，PET CT 可用于评价淋巴结转移情况，或用于分期和制订手术计划，如扩大性胸膜肺全切术。

十二、食管癌

食管癌包括鳞状细胞癌或腺癌，鳞状细胞癌通常起源于食管近端，腺癌起源于胃食管连接部附近的远端食管，与化生和 Barrett 食管相关。食管内的另一个非常罕见的肿瘤为是弥漫性大 B 细胞淋巴瘤，表现为弥漫性 FDG 摄取增加。由于大多数原发性食管癌是通过临床症状和内镜检查诊断的，因此 PET CT 在初步诊断食管癌中没有太大用途；但是，它已显示在疾病分期和评估疾病严重程度方面有效。超声胃镜（EUS）是食管癌区域淋巴结分期的最敏感检查方法，可在对Ⅲ期食管癌进行浸润深度的评估。PET CT 的肿瘤和淋巴结分期准确性与 EUS 相当。作为 EUS 的辅助手段，PET CT 可用于确定食管肿块的浸润深度和病理性淋巴结的范围。PET CT 可检测出食管原发病灶和大于0.8cm 的转移淋巴结，PET CT 还可用于检测全身转移。在食管癌患者中，转移至锁骨上、颈部和腹腔淋巴结被认为是远处转移（Ⅳ期），不适合手术治疗。此外，PET CT 的创伤低于 EUS，可用于食管狭窄导致内镜通过困难或无法进行内镜的患者[37]。

十三、PET CT 的偶然发现

尽管 PET CT 上可能没有明显的 FDG 摄取，但是仔细评估 CT 检查部分仍非常重要，因为 CT 可能会发现重要信息和（或）临床上的重要偶然发现。一项研究结果表明高达 12% 的结果提示存在第二原发恶性肿瘤[38]。此外，正如仅因其他原因进行的 CT 一样，也可能存在其他严重结果，如气胸或肺栓塞。这些结果可能会改变未来的治疗，或在临界值情况下，这些患者可能需要进一步急诊住院治疗（图 15-9 和图 15-10）。

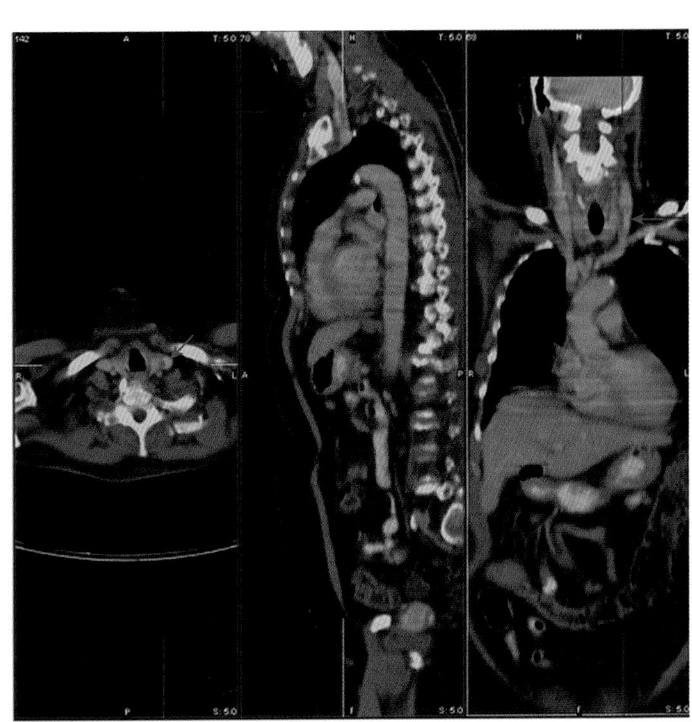

◀**图 15-9　彩色 PET 与轴向、矢状和冠状为 CT 融合重建图像**

该患者有小细胞肺癌病史，且为近期移除了 infusaport 置管。患者出现了明显的化疗反应，PET CT 为发现 FDG 摄取增加，但观察到了偶发非闭塞性左颈内静脉血栓。患者入院，暂时使用肝素抗凝

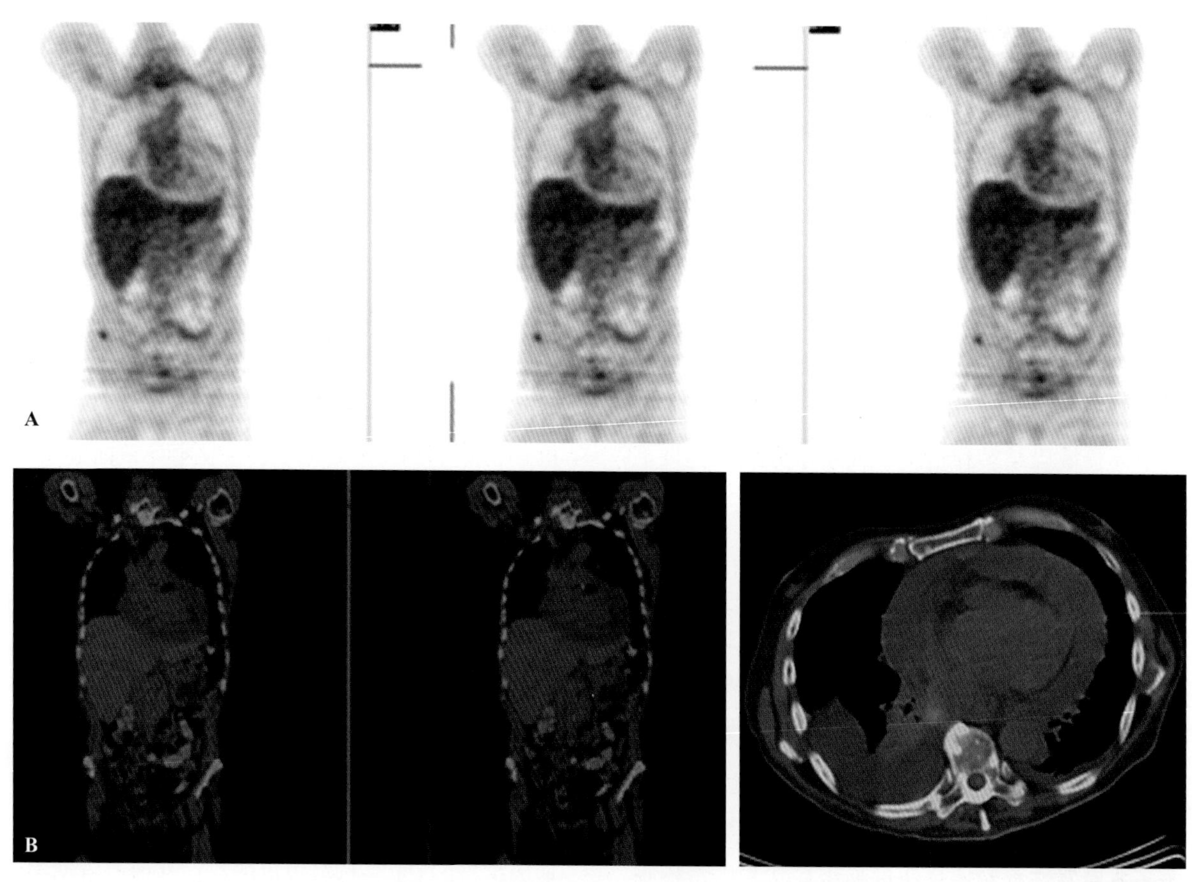

▲ 图 15-10　PET CT 发现骨转移患者心包积液

A. 多层冠状 PET 显像。该名骨转移患者（图中未显示）的心脏区域周围出现了外周感光环；B.PET 的冠状和轴向 CT 重建图像上出现颜色覆盖。心脏周围有大量心包积液。积液无明显的 FDG 示踪剂摄取，提示良性与恶性积液

第四篇　诊断程序

Diagnostic Procedures

第 16 章 肺部疾病诊断中的实验室检查

Laboratory Investigations in the Diagnosis of Pulmonary Diseases

Erin A. Gillaspie　Dennis A. Wigle　著

邓森议　译

肺部病理情况多种多样，有时诊断可能很困难。本章重点介绍有助于区分疾病类型的诊断技术。本章的安排方式是，首先讨论获取样品进行分析的方法，其次侧重于实验室处理、染色和可能有助于诊断的辅助评估。

一、液体标本

（一）痰液

气管支气管每天产生少量分泌物，这些分泌物通常由黏膜纤毛清除机制处理。分泌物由水、电解质、蛋白质、脂质和黏液糖蛋白组成。黏液的作用是用于捕获和消除吸入的颗粒。不幸的是，许多病理状态会扰乱分泌物产生和清除之间的自然平衡[1]。

痰液中含有内源性黏液、纤毛细胞、肺泡巨噬细胞和包括细菌在内的外来颗粒。痰液检查可能有助于诊断。抽样的充分性显得很重要。标本中应该有肺泡巨噬细胞，如果标本中有大量上皮细胞（＞10/HPF），则被认为是污染标本，不应进行培养[1]。

评估痰液外观是分析的第一步。健康个体的痰液清澈、半透明、黏稠，且微量元素最少。化脓性痰为不透明或灰白色、黄色或绿色，白细胞含量高。慢性吸烟者的痰中可能会有碳颗粒[1]。

痰液可进行革兰染色和培养，以帮助诊断和鉴定肺炎的病原菌，还可以进行细胞学检查以诊断恶性肿瘤。值得注意的是，像 Mayo 诊所肺部计划之类的大型研究评估了胸部 X 线片和痰液作为肺癌的筛查工具，但并未发现其在筛查中有效[2, 3]。

（二）支气管肺泡灌洗液

支气管肺泡灌洗（bronchoalveolar lavage, BAL）是另一种出色的诊断工具，可能有助于诊断恶性肿瘤、感染或间质性肺疾病。BAL 与支气管镜检查可以一起进行。患者一般需要镇静，并完成气道的支气管镜检查。支气管镜探入所需的节段性支气管中，最常使用的是右肺中叶和舌叶。生理盐水经支气管镜冲洗，轻轻吸入收集器。根据需要重复步骤以收集几份等量灌洗液，每份灌洗液通常为 20～40ml 的液体[4]。

初次灌洗能够获得气管支中最具代表的气

管上皮细胞和支气管蛋白，随后的清洗更能代表远端空隙。这些标本可以一并送去进行细胞分析[5]。

如果条件允许，应立即处理 BAL 的洗涤液，或者标本可在 4°C 补充营养的培养基（如 MEM + 25mM HEPES 或 RPMI 1640 + 25mM HEPES）中保存长达 24h[5]。

有时，必须清洗样品以去除多余的黏液。通过离心分离细胞成分，用于后续研究。细胞活力 > 90% 被认为是可用的，活力 < 80% 的样本表明存在问题。应该评估至少 400 个白细胞，以对细胞分化群体进行有意义的分析[5]。临床健康个体的“正常”BAL 已被证明含有巨噬细胞（>80%）和淋巴细胞（<15%）。

根据临床的怀疑，可对样品进行一些附加的研究。可将 BAL 液体样本送去进行定量培养或染色以检测细菌、分枝杆菌或真菌的存在。聚合酶链反应（polymerase chain reaction，PCR）方法也常被用来帮助更快速地诊断某些病原体，包括肺结核[6]。

Meyer 认为[7]，BAL 的细胞分化在疾病类型分类中也非常有用。中性粒细胞计数升高（>50%）强烈支持急性肺损伤或化脓性感染；嗜酸性粒细胞计数>25% 可诊断出寄生性肺部疾病；淋巴细胞计数>25% 强烈提示肉芽肿性肺疾病，如结节病、超敏性肺炎（hypersensitivity pneumonitis，HP）、药物反应或病毒感染；淋巴细胞计数>50% 可能提示 HP 或药物反应，但也可能支持诊断细胞非特异性间质性肺炎（nonspecific interstitial pneumonia，NSIP）。

就间质性肺疾病而言，BAL 相对于高分辨率 CT 扫描（high resolution CT scanning，HRCT）的诊断起次要作用。尽管 HRCT 在许多情况下可能是诊断性的，但在非特异性扫描中，结合细胞分析的 BAL 可能有助于缩小诊断范围[8]。

Welker 等[9]进行了迄今为止最大规模的调查，评估了 BAL 在间质性肺疾病中的诊断作用。他们研究了 1748 例患者，每例患者均接受了 BAL 并进行细胞计数。该研究证实，在结节病和常见的间质性肺炎（usual interstitial pneumonia，UIP）等常见疾病中，该疾病留下了可重现的细胞指纹，可以轻松识别。

BAL 分析已被证明是移植后监测的有用辅助手段。许多研究表明，样品中蛋白质，细胞因子和特定细胞（CD8、CD4 和 NK）的升高与急性排斥反应密切相关。但是，这不能代替对肺组织进行组织学研究的需要。在慢性排斥反应的高风险患者中观察到嗜中性粒细胞占优势（>20%），并能够预测某些亚型慢性异体移植功能障碍对治疗的反应[10]。

（三）支气管刷检

支气管刷检是另一种可与柔性支气管镜联合使用的低风险操作。用带鞘的毛刷穿过支气管镜，刷子伸入气道并在病变处轻轻摩擦，以收集刷毛内的细胞和微生物。然后，将刷子缩回并从支气管镜中取出[11]。将刷子中的内容物涂抹在载玻片上，可以将其置于 95% 乙醇中或立即风干，以便进行苏木精和伊红（hematoxylin and eosin，HE）染色，或者也可将整个刷子提交进行细胞学分析。

在第 3 版《美国胸科医师学院循证临床实践指南》中，在分析中心位置的肺部肿瘤时，比较了刷洗与活检的诊断效用。活检的敏感度为 88%，而冲洗和刷洗的敏感度略低，分别为 48% 和 59%[12]。如果可能的话，活检无疑是组织取样的最佳形式。

（四）胸膜液

人体不断产生胸膜液，以作为顶叶和脏胸膜之间的润滑剂。体重 100kg 的患者每天产生约为 300ml 的胸膜液[13]。胸膜液的体积、外观和细胞含量可以提供很多信息，有助于缩小诊断范围。胸膜液可根据 Light 标准分为漏出液或渗出液（表 16-1）[14]。漏出性积液是由于毛细血管内静水压力升高而产生的。这可能是由充血性心力衰竭、肝硬化（肝性胸水）、肾病综合征、腹膜透

表 16-1 修改后的 Light 标准

	漏出液	渗出液
外观	透明	浑浊
比重	<1.012	>1.020
蛋白定量	<2.5g/dl	>2.6g/dl [16]
液体比：血清蛋白	<0.5	>0.5[17]
血白蛋白含量差异	>1.2g/dl	<1.2g/dl [18]
血清 LDH上限	<2/3	>2/3 [17]
胆固醇含量	<45mg/dl	>45mg/dl

液体可用于多种研究，包括细胞计数、鉴别、蛋白质、LDH、胆固醇、白蛋白、比重、培养和细胞学检查。

析、低蛋白血症、尿道胸腔和上腔静脉阻塞引起的[15]。相反，渗出性积液是由于毛细血管通透性增加，细胞和液体溢出增加所致。渗出性积液的常见原因包括感染（细菌、真菌和病毒）、梗塞，肿瘤和胸膜疾病[15]。胸腔穿刺术最常用于收集胸腔积液。胸腔穿刺术是可以从胸膜腔中清除多余的液体，以达到诊断和治疗目的的小操作。采用 Seldinger 技术将小导管引入胸膜腔，缓慢施加负压并收集液体[19]。超声可以帮助定位和采样较少的积液（图 16-1）。

液体可用于各种研究，包括测定细胞计数，以及蛋白质、乳酸脱氢酶、胆固醇、白蛋白等成分的含量，进行细胞学培养和检查。

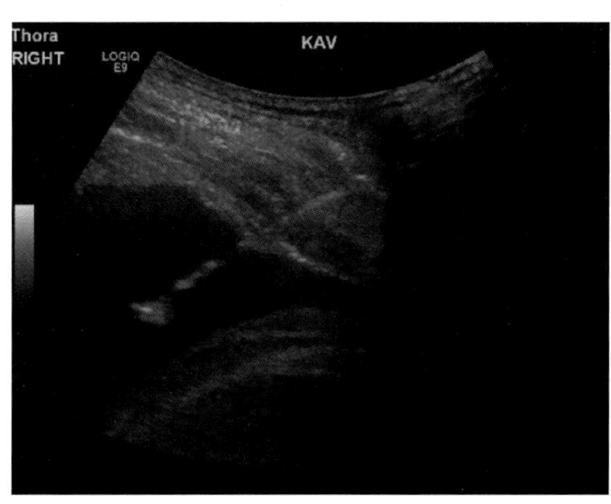

▲ 图 16-1 胸腔积液的超声检查图

在成像指导下，针头被推进到液体中

二、组织标本

组织标本与液体标本的不同之处在于，它们可用于细胞或细菌的鉴定，在某些情况下也可提供组织结构的细节。组织可通过支气管镜活检、图像引导活检或手术切除来收集。

选择活检方法时，应考虑几件事。首先是病变的位置。中央肿块更适合内镜和经支气管入路，而周围病变通常更适合影像引导活检或手术活检。某些诊断工作可能需要更大的组织体积或更多的样本，这也可能有助于指导组织取样的方法。对于肺间质性疾病，病理学家可以从严重程度不同的区域按照要求采集 3～4cm 的样本，以提供足够的信息进行诊断。如果支气管镜检查、BAL 和其他液体分析未能做出诊断，有时还需要进行组织活检。

（一）支气管内和支气管内活检

支气管内和支气管穿刺活检是一种发病率低、成本低的微创手段。与使用 BAL 和支气管刷一样，该技术可以通过柔性纤维支气管镜或刚性支气管镜进行活检。通常，收集 4～5 块组织，每个组织的直径为 1～2mm。然后，将样品送去冷冻切片或用福尔马林固定以进行永久切片分析。尽管该过程风险低，但应提前获取详细的病史并进行全身检查，以确保患者不存在麻醉或出血风险。

支气管分支内可见支气管内病变，可进行直接组织采样。活检钳通过支气管镜行进，并取出病变的样本。不幸的是，活检可能由于挤压样本而质量欠佳。更新的技术（在下面讨论）有助于减少挤压，并可以提高诊断率。

借助柔性支气管镜还可进行经支气管活检。需要进行胸部 X 线检查，并且最好在手术前进行 CT 扫描以帮助指导组织采样。影像学检查可以在手术过程中使用，以帮助定位和靶向活检的特定区域。透视检查并不能减少气胸的发生率，但已证明可以提高诊断率[20]。

冷冻活检是一种较新技术，可用于支气管内活检和经支气管活检。近 5 年研究表明，冷冻切片可实现大样本和无人工的组织切片，并能更好地保存组织和结构，这使得诊断率超过 90%[21]。Hetzel 等[22]在一项多中心研究中，将 600 例支气管内肿瘤患者随机分为镊子活检或冷冻探针活检。盲法组织学评估结果表明，95% 的患者冷冻探针能够做出明确诊断，而常规方法则为 85%（$P<0.001$）。更重要的是，包括出血并发症在内的主要并发症发病率没有差异。

与冷冻探头不同，导航支气管镜在活检之前利用成像技术能够更好地定位结节。电磁导航支气管镜（electromagnetic navigational bronchoscopy，ENB）使医师可使用 CT 扫描绘制最有效的路径，通过支气管树到达肺结节或所需的活检部位[23]。该技术对于需要经支气管采样时较难到达的结节中特别有效。Gex 等[24]进行了 Meta 分析，发现 65% 的患者获得了明确诊断，准确性为 74%，且并发症发生率不高于其他诊断技术。因此，他们得出的结论是，ENB 是安全有效的（图 16–2）。

支气管内超声（endobronchial ultrasound，EBUS）是另一种辅助技术，可用于帮助定位和指导组织的精确采样。Yoshikawa 及其同事[25]在他们的综述中讨论了使用超声治疗周围结节的优势。在每位患者中，超声图像使目标病变可视化，推进鞘管并进行活检。使用该技术成功诊断了 61% 的活检周围结节。研究表明，较大的结节（>2cm）、实性结节、右中叶或舌叶结节的诊断率较高。其他许多研究也证实了 EBUS 引导下对透视下看不见的结节进行活检具有很大优势[26]。

（二）肺细针穿刺和活检

细针穿刺（fine needle aspiration，FNA）和穿刺活检是采样肺组织或结节的替代方法，并且以类似的方式进行（表 16–2）[27]。超声通常

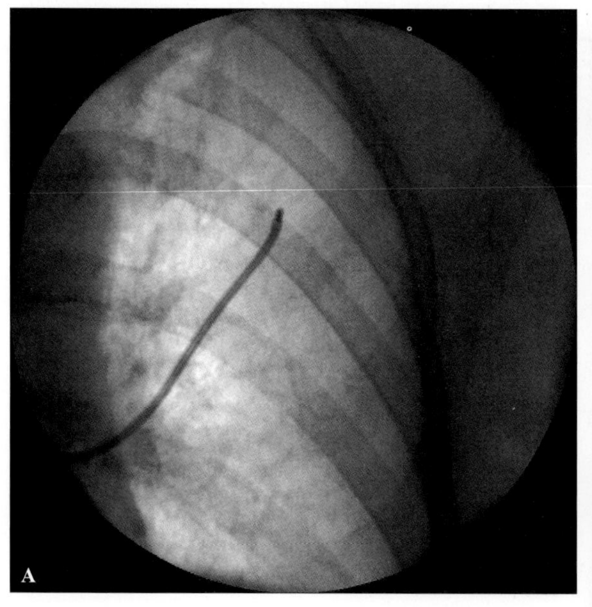

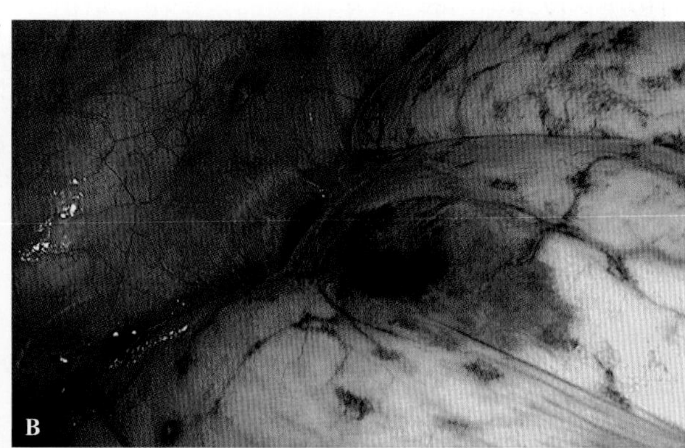

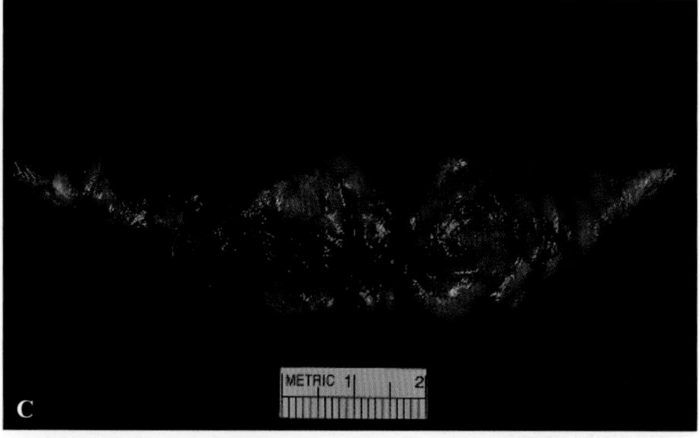

▲ **图 16–2　电磁导航支气管镜可用于向肺结节注射亚甲基蓝**

A. 将导管推进到肺实质中，并在影像学检查中确认其位置；B. 染料被注入围绕肺结节的薄壁组织中，在电视辅助的胸腔镜手术时，很容易看到亚甲蓝；C. 最终病理检查证实结节已清除，并证明亚甲蓝染料染色了结节和邻近组织。

表 16-2　肺活检诊断的优缺点

高产、可靠
恶性肿瘤、结节病、感染、移植排斥反应
低产、可靠
淋巴管平滑肌肌瘤病、肺肺泡蛋白质沉积症、嗜酸性肉芽肿病、慢性移植物排斥
非特异性、不可靠
特发性间质性肺炎、过敏性肺泡炎、尘肺

经许可，引自 Churg AM. Lung biopsy, lung resection and autopsy lung specimens: Handling and diagnostic limitations. In: Churg AM, Myers JL, Tazelar HD, Wright JL, eds. *Thurlbeck's Pathology of the Lung.* 3rd ed. New York: Thieme; 2005:95–108. © Georg Thieme Verlag KG 版权所有

用于胸膜的影像引导手术，但对实质性病变的作用较小。CT 扫描是首选的成像方式，因为它可清晰显示结节距胸壁的距离以及与相邻结构的关系。最重要的是，CT 扫描能够显示活检针在结节或异常区域内前进。多平面、格式扫描对于直径＜1cm 的病变尤其有用 [29]。CT 引导的活检报告的准确度范围为64%～97%。对于直径＜1.5cm 的病变和胸膜下结节，诊断准确性有下降的趋势（图 16-3）[28]。

通过将针头穿过胸壁进入放射学定位区域来执行 FNA。一旦确认针头位于目标组织内，就施加负压，然后轻轻推动针头并使其缩回以收集细胞。通常，使用 18～25 号针。将细胞样品直接加到载玻片上，将其风干并立即染色分析或固定在 95% 乙醇中。剩余的液体可以送去进行细胞块分析。与经支气管活检一样，经胸手术的并发症包括气胸和咯血 [28]。

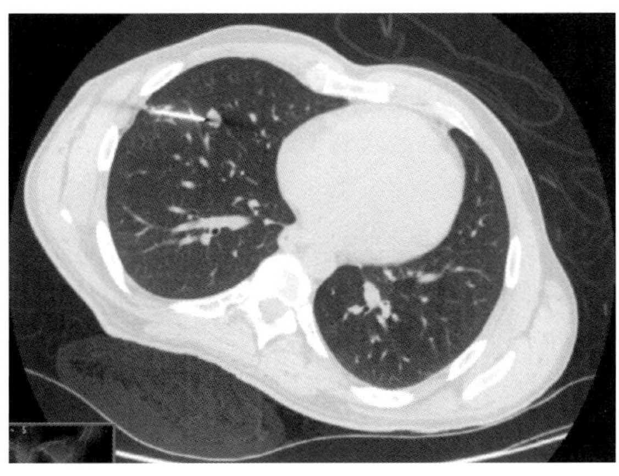

▲ 图 16-3　CT 引导的右肺小结节活检

肺穿刺活检与 FNA 具有相同的指征，可用于评估肺结节、纵隔肿块、胸膜异常和感染的诊断。活检之前的考虑因素应包括病变的位置、相邻的结构、严重的肺部疾病（肺气肿）或无法配合躺下的患者。CT 引导用于将针头（通常为 18～22 号针）推进病变区域。取下探针，使针头穿过结节或目标区域，以取走组织核心。将获取的圆柱状组织碎片送病理检查 [28]。

最常见的并发症是气胸和出血。并发症的危险因素包括病变尺寸较小、肺内针道长度、跨裂路径和较宽的进针角度 [30, 31]。

2010 年，Yao 等 [29] 从诊断能力和并发症发生率两个方面回答了 FNA 和芯针哪一种更优。Meta 分析发现良性或恶性病变的诊断准确性无差异，并发症的发生率也无差异。2014 年，Capalbo 等 [32] 再次比较了两种组织获取方法在 121 位患者中的应用。根据他们的经验，FNA 可以减少并发症的发生率，例如气胸为 18%（vs. 31%），实质性出血为 9%（vs. 34%），在病理学家能够确认组织取样是否充分情况下，FNA 的诊断准确率为 94.8%。

（三）胸膜活检

经皮胸膜活检是一种获得胸膜组织以诊断胸膜病变的微创方法。建议进行胸膜活检以评估和排除诸如肺结核、结缔组织疾病或恶性疾病（尤其是恶性间皮瘤）等传染病。胸膜活检还有助于了解胸腔积液的病因，在 20%～40% 的病例中仍不清楚 [33]。在无局灶性异常的患者中，可进行非定向活检。对于有肿块或增厚的患者，建议使用图像引导，因为它已被证明能够将诊断灵敏度提高至 86% [34, 35]。该过程的执行方法与肺活检相同，即备皮、铺无菌单、麻醉，然后开一个小切口，将针头插入胸膜腔。穿刺针的并发症包括气胸、血胸，以及膈、肺、肝或脾裂伤。沿针道种植肿瘤的报道很少 [36]。

（四）手术肺活检

在微创时代，开放式肺活检具有新的意义。标准的电视胸腔镜（video-assisted thoracoscopic，VATS）和单门 VATS 已取代开放式开胸方法来诊断肺结节。无论采用哪种方法，得到的组织量都是相似的。外科手术具有可视化整个肺，触诊异常区域并直接选择区域进行活检的能力。

在早期的经验中，比较了开胸与 VATS 入路的诊断效果之间的结局。两种方法的确诊率相当[37–39]。

在 VATS 下触诊病变比在开放状态下更有挑战性。因为外科医生无法通过切口适应手的位置，必须依靠通过端口进行单指触诊。对于较小的病灶或难以识别的毛玻璃浑浊，结节可在术前进行定位。ENB（如上所述）可用于识别和定位病变，以便在胸腔镜检查之前通过支气管镜注射蓝色染料。Grogan 等[40]在论文中描述的另一种等效方法是术前 CT 引导下用 ^{99}Tc 标记病灶。术中，可以使用与 γ 检测器连接的准直探针来分离病变。病变能够被楔出，然后评估背景计数以确认样本被去除。在 95% 的病例中，定位是成功的。

在异常离散或结节的情况下，选择活检部位进行诊断是很容易的。肺间质病变是一个弥漫性病变。选择活检部位的公认准则：①多点多次活检；②避免末期纤维化的区域；③中间异常或正常肺的区域应在邻近已确定有放射学异常的区域进行活检[41]。

通常，诊断程序仅限于楔形切除或活检。恶性肺结节的治疗通常要求解剖切除，即节段切除、肺叶切除或全肺切除。冰冻切片对指导切除量和确定切除的完整性有一定的帮助。部分标本将保留固定，特殊染色后进一步检查。这将在本章后面讨论。

三、标本分析

（一）肺细胞学

如前所述，获取细胞样本用于研究的方法有很多，包括从痰液样本和 BAL 到细针穿刺的一切过程，相关完整列表见表 16–3[42]。

表 16–3　细胞学标本

细胞学标本
胸膜液体（胸腔穿刺术）
痰
支气管冲洗
支气管肺泡灌洗
经支气管 FNA
经胸廓 FNA

经许可，引自 Respiratory cytology. Hologic, 2015. http://www.cytologystuff.com/study/nongynintro2. htm. Accessed April 15, 2015. © 2015 Hologic, Inc 版权所有

（二）切片准备

有多种方法用于评估切片前准备。触摸准备技术可将细胞抽吸液或液体直接施加到载玻片上。载玻片风干后立即染色评估，或将其固定在酒精中。通过足够的取样，可以制备出既可直接观察又可固定后进行特殊染色的载玻片。

细胞块在细胞学标本的评估中也非常有价值。在这种技术中，将细胞样品离心以产生细胞沉淀。沉淀固定在福尔马林中，用于石蜡包埋。病理学家可检查样本的结构细节并进行其他测试，如免疫组化、FISH 和 PCR。细胞块已被证明可改善细胞学的诊断能力，并且在细胞稀少的样品中特别有用[43]。

美国病理学家学院针对载玻片的制备发布了严格的标准，以保持实验室之间的高保真度，并不断提高诊断水平[44]。

（三）诊断准确性

在过去的 40 年中，细胞学方法及细胞学标本的诊断价值得到了提高。细胞学的敏感性和特异性已被广泛研究，特别是在肺癌的背景下。肺癌的诊断可以通过 50% 的痰标本、65% 的支气管灌洗及 FNA 来实现。特别是图像引导活检，有 90% 的特异性。美国病理学家学院 Q-Probe 质量保证计划报告了分析 FNA 的最大研究，对 13 000 多例细针抽吸进行了分析，诊断敏感性为 98%，特异性为 99%[45]。

（四）诊断标准

对正常组织结构的充分了解是理解异常的基础。在呼吸道样本中发现的正常细胞包括纤毛或非纤毛的柱状细胞、巨噬细胞、上皮细胞和炎性细胞。上皮细胞将表现出对感染、炎症、恶性肿瘤和治疗效果的相应变化。

感染可引起细胞形态改变，有时甚至可以观察到生物体本身。某些病毒，如单纯疱疹病毒和巨细胞病毒（cytomegalovirus，CMV）具有特征性的核内或胞质内包涵体，如果将其可视化就可以进行诊断。真菌菌丝通常可在细胞学上从外观鉴别。曲霉菌、念珠菌、隐球菌、组织胞浆菌、毛霉菌病和芽孢杆菌都具有关键的形态学特征。

（五）固体组织标本

在许多情况下，病理学家会冰冻并立即检查病理以确认是否切除、手术切缘是否阴性、标本是否充分，并确认细胞类型。进行冷冻切片，送检组织标本必须为新鲜的。病理学家会选择一部分标本，将其放在金属盘上，然后将组织嵌入凝胶中迅速冷冻至 –20°C。用切片机将样品切成 5～6μm，然后放在玻璃载玻片上，在光学显微镜下进行染色和分析。

冷冻切片的好处在于，它能给外科医生提供了足够的信息来进行适当的肿瘤切除，并允许病理学家决定应该进行哪些附加的研究来辅助诊断。

与其他检测一样，冷冻部分也有一定的不利影响。冷冻切片可能会受到采样误差的影响（采集非恶性的周边区域而不是真正的恶性部分）和错误解释。解释可能会很困难，尤其是区分转移性疾病与原发性疾病，在分化差的情况下区分肿瘤，有时还要区分肿瘤性、炎症性或反应性组织学模式 [47]。表 16–4 列出了区分原发性肺癌和转移性肺癌的病理特征 [48]。

（六）永久细胞切片

不需要快速分析或冷冻切片后残留组织的标本可以作为新鲜标本处理或放入固定剂中固定。

表 16–4　转移性疾病的病理特征

原发性腺癌和转移性腺癌的特征
• 肺原发 – 实体，腺泡和（或）支气管肺泡结构的混合模式 – 邻近非典型腺瘤样增生
• 转移灶 – 复杂或筛状结构 – 细胞学上单调或均匀的细胞 – 脏性坏死

改编自 Sienko A, Allen TC, Zander DS, et al. Frozen section of lung specimens. *Arch of Path and Lab Med* 2005;129 (12): 1602–1609.

有些研究只能在新鲜标本上进行，即微生物培养，流式细胞仪、电子显微镜和某些类型的免疫组织化学检查。因此，与病理学家讨论诊断问题和目标，以确定适当的研究并指导组织处理，这始终很重要。

将大多数实体组织样品固定在福尔马林中。标本应完全浸入固定剂中。一些研究描述了通过支气管内的一个红色橡胶导管注入福尔马林，以促进较大的切除肺膨胀，促使其更好地固定。然后将样品包埋在石蜡中作为支撑介质，然后切片。标本的制备需要 12～24h，然后进行染色。切片固定的好处是它避免了冻结的假象，并拥有更大确定性解释。多数观点认为，如果仅有少量组织可用，则永久切片固定是最佳的方式 [49]。

（七）恶性病理特征

胸外科依靠病理学家来确定肺结节和肿瘤亚型的恶性程度，以帮助指导治疗工作。本节回顾最常见的恶性肺部病变的一些特征。

鳞状细胞癌是在坏死背景下，由角化的、嗜酸性细胞质和深染的不规则形状细胞核组成。核膜增厚，细胞核增大，染色质团块致密（图 16–4 和图 16–5）。

通过对甲状腺转录因子 –1（thyroid ranscription factor-1，TTF-1）染色阴性和 p63 染色阳性，免疫组织化学可以区分这种癌症 [46]。这种方法能够模仿鳞状细胞癌的良性情况，如化学疗法或放射

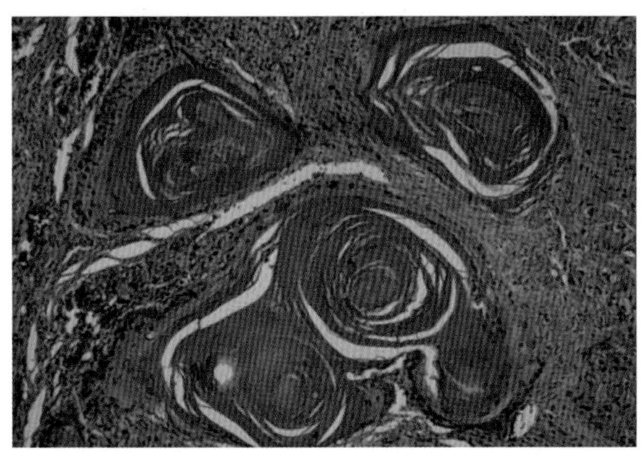

▲ 图 16-4　形成角蛋白珠的高分化鳞状细胞癌

典型的角蛋白珠在 HE 染色上呈粉红色，旋涡状，周围有上皮细胞

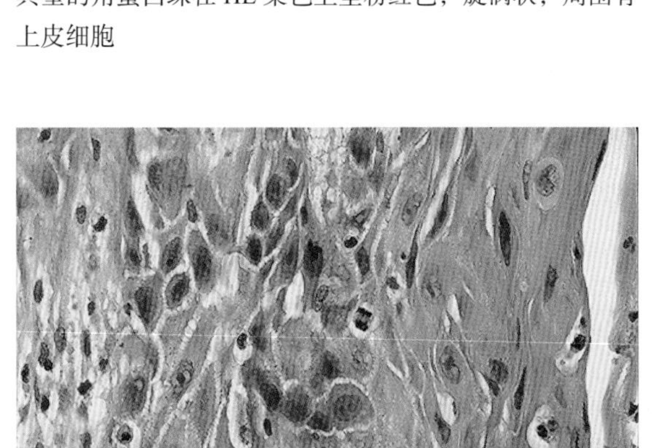

▲ 图 16-5　鳞状细胞癌

在较高的放大倍数下，鳞状细胞癌可以通过粉红色的细胞质，带有细胞间桥或桥粒的多角形细胞巢，以及明显的细胞边界来诊断

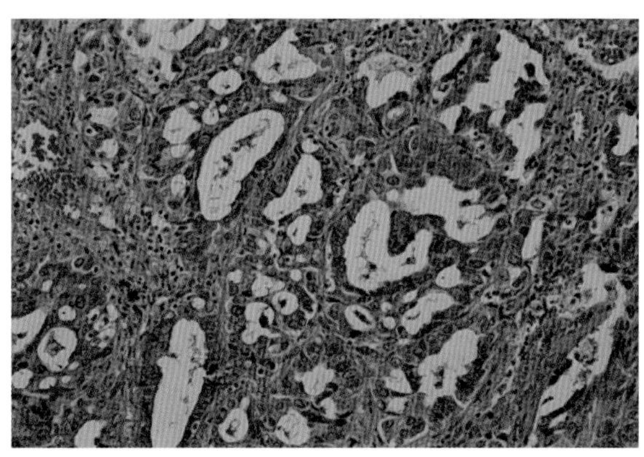

▲ 图 16-6　腺泡癌

根据病理学发现，肺腺癌有三种变体：实体型、腺泡型和乳头状瘤。注意存在大量不规则形状的腺体

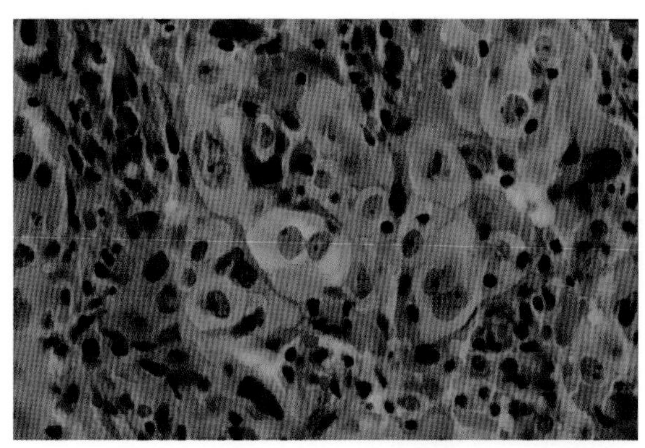

▲ 图 16-7　大细胞癌

肿瘤细胞胞质丰富，细胞核多，未见腺样分化或鳞状分化

线的治疗效果，也能模仿炎性疾病，如曲霉菌感染和肺梗死。分化差的鳞状细胞癌可能很难与其他癌症和转移性疾病区分开。

腺癌由圆形的上皮细胞簇和增大的细胞核组成。其细胞具有丰富的细胞质，其外观可呈空泡状或气泡状，细胞核内可见明显的核仁，染色质呈泡状。鉴别诊断包括反应性细支气管上皮、高度分化的腺癌或胃肠道起源的转移性腺癌。肺源性腺癌通常呈 TTF-1 阳性（图 16-6）[46]。

大细胞癌缺乏鳞癌的角质化嗜酸性细胞和腺癌的腺体特征。大细胞癌以大细胞为特征，胞质中等，核大，核仁突出。恶性细胞核包括染色质粗块、大核仁和多核（图 16-7）[46]。

类癌肿瘤是分化良好的神经内分泌肿瘤，最常见于肠道，但也可能在包括肺在内的其他器官中发现。这些肿瘤的特征在于其均匀性，缺乏突出的核仁以及粗糙、颗粒状的染色质（通常被称为“盐和胡椒”外观）。类癌具有典型的神经内分泌结构模式，包括类器官巢、小梁和玫瑰花结。典型的类癌定义为每个高倍视野中只有 1 个有丝分裂，而非典型的有 2 个或更多的有丝分裂或可能有坏死。为了帮助诊断，常见的免疫组织化学染色包括突触素、嗜铬粒蛋白 A 和 CD56/NCAM。类癌在某些情况下确实为 TTF-1 染色阳性；然而，这种染色是局灶性的和弱染色（图 16-8）[50]。

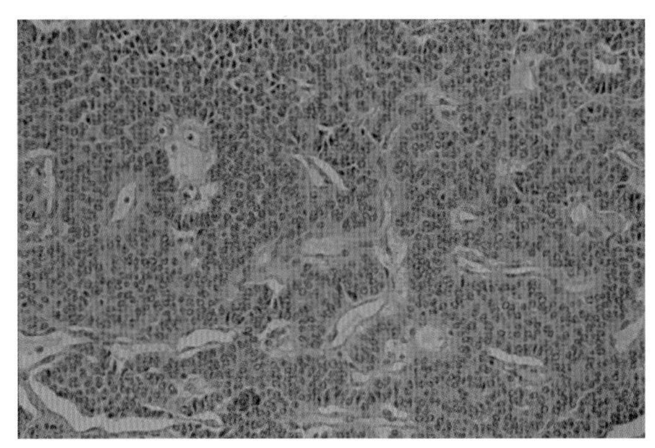

▲ 图 16–8　类癌

类癌的特征是具有盐和胡椒染色质模式且核仁较小的均匀肿瘤。细胞通常排列在巢中，周围有丰富的毛细血管网

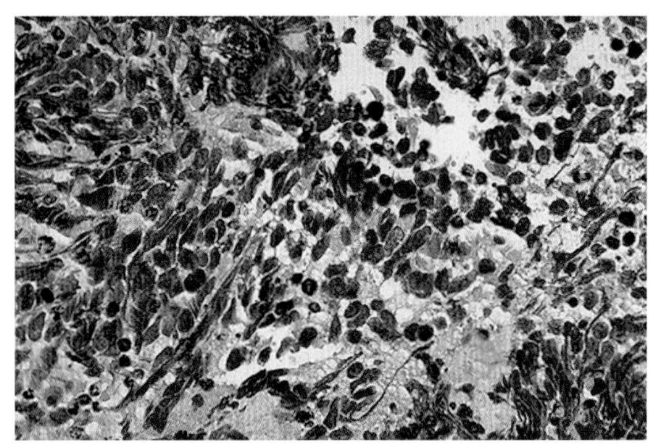

▲ 图 16–9　小细胞癌

小细胞癌的特征是小细胞胞质稀少，边界不清，核染色质颗粒细小。有丝分裂计数通常很高

小细胞癌是一种高度恶性的上皮性肿瘤。细胞学上，这种肿瘤的特征是小细胞，少量的肿瘤，以及具有精细的"盐和胡椒"染色质的小核仁。关键的形态学特征是由于簇内单个细胞的快速生长和坏死而使细胞相互模制。大多数小细胞癌对 TTF-1 和突触素呈阳性，约一半对嗜铬粒蛋白呈阳性（图 16–9）[46]。

四、特殊染色

HE 染色是组织检查的基石。几乎所有标本都要先进行 HE 染色评估。在许多情况下，这是做出诊断所需的唯一染色。特殊染色是指为确认诊断而进行的任何其他经验和组织化学染色。这些染色使病理学家可以确认是否存在特定的化学成分、细胞成分或感染性病原体，如细菌或真菌。请参阅表 16–5 来检查染色。

免疫组织化学染色

通常可以通过染色和光学显微镜检查来诊断癌症，甚至通过类型进行区分。在诊断困难的情况下，免疫组化染色可以帮助明确诊断。以下是最常见的染色。

1. 甲状腺转录因子 1

TTF-1 是同源域转录因子家族 NKX-2 的成员。这些转录因子调节Ⅱ型肺泡细胞和支气管细胞中表面蛋白的产生。TTF-1 通常保留在源自这

表 16–5　特殊染色

诊断感染和肺部疾病过程中的染色	
染　色	病原体
感染性病原体	
革兰染色	细菌
抗酸染色	分枝杆菌
罗丹明 – 金胺染色	分枝杆菌
Coates modified Fite 染色	诺卡菌和非典型分枝杆菌
Grocott-Gomori methenamine silver（GMS）染色	真菌或肺孢子虫
吉姆萨染色	肺孢子虫和弓形虫的滋养体
过碘酸希夫染色（PAS）	真菌
胭脂红染色	隐球菌
Dieterle、Warthin-Starry 和 Steiner 染色	军团菌和螺旋体
非感染性病原体	
刚果红	淀粉样蛋白
Elastic Van Gleson（EVG）染色	弹性纤维
三色染色	胶原蛋白，平滑肌，淋巴管平滑肌肌瘤病
von kossa 染色，茜素红	钙
Oil-Red-O	胆固醇，乳糜

些细胞的肺癌中，可以在甲状腺和肺部肿瘤（即腺癌、大细胞癌和小细胞癌）中检测到 TTF-1。这种染色在区分原发性肺与转移性腺癌中非常有用[51, 52]。

2. 细胞角蛋白

所有正常和恶性上皮细胞均含有细胞角蛋白（cytokeratin，CK）。存在 19 种不同的多肽 CK，其在上皮细胞内形成中间细丝细胞骨架。细胞中表达的 CK 对区域和细胞分化具有特异性，因此对 CK 特定亚型的染色可提供有关细胞起源的线索[53]。在肺癌的诊断和分析中，最重要的 CK 亚型为 5、6、7 和 20。

许多研究小组已经开始研究转移性结直肠癌与肺癌的有效病理分化。CK 7/20 的组合已多次显示出在区分肿瘤起源方面的价值。CK7 通常来源于乳腺或肺上皮，而 CK20 被发现在肠细胞中表达[54]。因此，CK7（+）/20（–）细胞代表肺源性肿瘤，反之为结直肠源性肿瘤[54, 55]。

鳞状细胞癌的研究表明，这些肿瘤始终被 CK5/6 阳性染色。因此，CK5/6 染色通常与 p63 联合用来诊断鳞状细胞癌[56]。

3. 钙网膜蛋白

钙网膜蛋白（也称为神经元特异性钙结合蛋白）是一种钙结合蛋白，属于肌钙蛋白 C 家族，在间皮细胞中强烈表达。间皮瘤中的细胞质和细胞核均呈阳性，呈“煎蛋样”的形式。研究表明，在 58%～100% 的病例中，浆液积液的钙网膜蛋白染色呈阳性。钙网膜蛋白染色常与其他染色剂结合使用，以帮助提高敏感性和特异性[57]。

4. 天冬氨酸蛋白酶

TTF-1 是肺癌免疫组化染色的主要手段。但是，如前所述，它还会对其他组织（如甲状腺）、转移性乳腺癌和神经内分泌肿瘤（如小细胞肺癌）染色。不幸的是，在分化较差的组织中，TTF-1 在细胞中的表达也较难预测[58]。因此，通过联合染色，我们发现了更多标志物来帮助诊断。

Napsin A 是一种天冬氨酸蛋白酶，参与表面活性蛋白的成熟。表达受 TTF-1 调控。Napsin 在Ⅱ型肺细胞的细胞质中含量丰富，并且像 TTF-1 一样继续在恶性肿瘤中表达。Napsin A 已被广泛研究，并被证明是极低分化肺腺癌或不明来源肿瘤的良好替代标记物[58]。该染色剂与 TTF-1 联合使用对 FNA[59]、胸膜积液[60]的组织样本都非常有效。

5. P63

P63 是一个编码 6 种不同蛋白亚型的基因，包括编码肿瘤蛋白 P63，后者是 P53 家族转录因子的一员。这些蛋白质主要在肺中表达，特别是在纤毛支气管上皮的储备细胞中表达。在鳞状细胞癌中一致发现，P63 存在高水平表达[61]。

在某些机构中，TTF-1/P63 被用作区分腺癌和鳞状细胞癌的第一道屏障。这种组合具有极好的准确性，偶尔需要额外的染色以确定诊断。这在小样本量中尤其重要，在小样本量中，组织保存对于执行其他遗传标记至关重要，这可能有助于确定治疗策略[62]。

6. 神经元特异性烯醇化酶、染色粒蛋白和突触素

神经内分泌肿瘤均表现出典型的细胞排列，即巢状、栅栏状、小梁状或玫瑰花状的可变有丝分裂，并含有胞质颗粒。在某些情况下，可以通过光学显微镜对神经内分泌肿瘤进行诊断。在其他情况下，免疫组织化学特征有助于区分亚型。

神经元特异性烯醇化酶（neuron-specific enolase，NSE）是一种糖酵解酶，可催化甘油酸酯向丙酮酸的转化，并存在于神经内分泌细胞中。小细胞肺癌患者的 NSE 水平经常升高，可以用作诊断工具并衡量疾病的进展和治疗成功率。

嗜铬粒蛋白是糖蛋白家族，通常在神经内分泌细胞的致密颗粒中发现。嗜铬粒蛋白会染色所有 4 种肺神经内分泌肿瘤亚型，包括典型和非典型类癌、大细胞和小细胞癌。具体的染色程度取决于颗粒的密度。

突触素是一种在神经细胞突触前囊泡中发现的跨膜蛋白。该蛋白质由 4 种肺神经内分泌肿瘤可变表达。这是神经内分泌分化的最具体标志之一[63]。

7. 神经细胞黏附分子

神经细胞黏附分子（neural cell adhesion molecules，NCAM）是属于免疫球蛋白家族的细胞表面黏附蛋白。这些蛋白质参与细胞黏附，并且在神经内分泌细胞和肿瘤中表达。小细胞肺癌在近 100% 的病例中 NCAM 染色呈阳性（表 16–6）[64, 65]。

特殊染色和肺癌基因组学将分别介绍。另外，在以后的章节中将描述肺癌的分子生物学。

五、分子病理学和微生物学

本章的这一节介绍了分子病理学和实验室研究的一些基本概念。本节的后半部分着重于诊断肺部感染的特定测试。

表 16–6 肺免疫组化染色

免疫组化染色小结	
标志物	染色组织
角蛋白	癌
CK7（细胞角蛋白）	癌（肺来源）
CK20（细胞角蛋白）	癌（肠来源）
TTF-1（甲状腺转录因子 1）	肺癌或甲状腺癌，小细胞癌
P63	鳞癌
嗜铬粒蛋白	神经内分泌瘤
突触小泡蛋白	神经内分泌瘤
NSE	神经内分泌瘤
CD56	小细胞癌
肌间线蛋白	淋巴管肌瘤病
S-100	黑色素瘤，恶性周围神经鞘瘤
CD45—白细胞共同抗原（LCA）	淋巴组织
CD20，CD79a	B 淋巴细胞
CD3，CD4，CD8	T 淋巴细胞
CD34	孤立性纤维瘤

（一）分子生物学术语

人类细胞由 23 对染色体组成，即 22 个常染色体和 1 对性染色体。染色体位于细胞核中，由 DNA 组成，并在“基因”中编码生物的遗传信息。在转录中，DNA 片段解开，转录因子附着在相关的 DNA 链上，特定的片段被复制以创建信使 RNA（mRNA）。重要的是，并非 DNA 的所有部分都编码基因。称为外显子的序列是可以转录为 mRNA 和蛋白质的编码区；内含子（非编码区）占 DNA 的大部分，尚未完全了解。尽管曾经被认为是非编码基因，但现在它们被认为有助于控制基因表达。转录后，mRNA 从 DNA 解离，并将信息从细胞核转移到细胞质，然后翻译成蛋白质。

分子诊断技术基于检测核酸（DNA 或 RNA）的特定序列。在肿瘤学、药理学、遗传学和传染病领域有广泛的临床应用。重要的是，在肺科和胸外科中，分子诊断技术可用于识别特定于感染源或特定恶性肿瘤的核酸序列，以帮助分类和指导治疗。

本节讨论一些可以用细胞和组织样本进行的诊断测试的基础知识。表 16–7 总结了可用的测试。

表 16–7 核酸研究

用于分析核酸（DNA 和 RNA）的技术

- 电泳分离
- 杂交
- 扩增
  - 靶标扩增
    - □ 聚合酶链反应（PCR）
    - □ 转录介导扩增（TMA）和基于核酸序列的扩增（NASBA）
    - □ 链位移放大（SDA）
  - 探针扩增
    - □ 连接酶链反应
    - □ 裂解酶 / 入侵技术
  - 信号扩增
    - □ 分支链 DNA
    - □ 混合捕获
    - □ Q-β 复制酶
- 上述方法的组合

（二）杂交和电泳

1. 杂交

可以使用三种主要测试来检测核酸序列：杂交测定、扩增和 DNA/RNA 序列分析。

核酸杂交是一种检测样品中 DNA 或 RNA 特定片段的技术。杂交对于鉴定不能在体外培养的感染源特别有用。此方法对细菌、真菌、原生动物或病毒有效，并且是三种诊断测试中最简单的一种。

有几种类型的杂交。下面描述的印迹是用限制性内切酶裂解的提取 DNA 进行杂交的例子。相反，原位杂交（in situ hybridization，ISH）是检测完整染色体上的某个片段。

杂交从解开核酸链开始，这可以通过加热、盐或其他化学物质来完成。互补探针被添加到核酸中，并允许退火到目标序列中。探测通常很短，而且是特定的。探针通常以放射活性、荧光性或抗原标记，并可通过荧光显微镜、化学发光或放射自显影来检测。

探针可以扩增或不扩增。未扩增的探针灵敏度较低，但可用于检测序列。许多作者赞成至少进行一轮扩增，以使细胞内可能具有差异表达的基因的检测质量最大化。现有的放大 DNA 靶或杂交探针的方法将在下一节讨论。

2. 电泳和印迹

电泳是一种利用电动势在凝胶中移动核酸或蛋白质的方法，并根据大小将其分离。

选择分子进行研究，并制备凝胶。通常，琼脂糖用于核酸研究，而丙烯酰胺用于蛋白质分析。可以通过改变凝胶的化学组成来控制凝胶中孔的大小，因此可以选择片段的分离程度。在大多数情况下，DNA 被限制性核酸内切酶消化以产生多个片段，然后将核酸片段或蛋白质样品装入孔中并施加电荷。因为 DNA 和 RNA 具有糖磷酸骨架，该骨架带负电荷，因此会向正电荷迁移。

电泳是对印迹进行补充，印迹将核酸或蛋白质转移到硝酸纤维素膜和标记的片段上进行鉴定。表 16-8 总结了印迹的类型。

3. Southern 印迹

Southern 印迹是一种用于检测特定 DNA 序列的方法。用限制性核酸内切酶消化 DNA，通过凝胶电泳分离，并转移到多孔（硝酸纤维素）膜上。将硝酸纤维素浸入标记有核酸的核酸探针中，以检测特定的 DNA 靶标 [66]。如果探针具有放射性，则可以通过放射自显影或通过显色底物的酶促显影进行探针检测 [67]。

（三）扩增

有几种方法可以完成放大。然而，它们都有一个共同的基础：酶被用来合成数百万个目标序列的拷贝。扩增的三种主要类型包括靶标、探针和信号 [68]。

1. 靶标扩增

靶标扩增是一种酶介导的过程，可复制核酸的独特序列，产生 108～109 个拷贝。可通过 PCR，基于核酸序列的扩增（nucleic acid sequence-based amplification，NASBA），转录介导的扩增（transcription-mediated amplification，TMA）和链置换扩增（strand displacement amplification，SDA）来实现靶标扩增。

PCR 最初由 Kary Mullis 在 20 世纪 80 年代发明的一种简单的扩增方法。加热 DNA，解开并暴露靶序列，添加 DNA 引物，并退火至 DNA 的互补链，DNA 聚合酶通过在引物的 3′ 末端添加三磷酸脱氧核苷酸来构建拷贝，再次加热溶液，从亲本链中分离出新的 DNA 拷贝。经过 30～50 个 PCR 循环后，扩增达到了 100 万倍。该技术的变化包括逆转录酶 PCR、巢式 PCR、多

表 16-8　分子研究的印迹方法

印迹的类型	
印迹类型	分子研究
southern	DNA
Western	蛋白质
Northern	RNA

重 PCR、定量 PCR 和实时 PCR[68]。

PCR 可以帮助识别感染源，尤其是需要数周才能生长的极度挑剔的生物。每个微生物都包含可以被靶向的独特 RNA 或 DNA 序列。现在许多公司都提供预先配制的混合培养基来测试特定的细菌和病毒[69]。

2. 转录介导的扩增方法和核酸序列扩增

TMA 和 NASBA 是模仿逆转录病毒复制方法的 RNA 特异性扩增物。RNA 靶标反转录为 DNA。然后，新的 DNA 序列可作为模板，借助 RNA 聚合酶合成 RNA 拷贝。复制的 RNA 最终将被检测到。该方法对结核分枝杆菌、沙眼衣原体、丙型肝炎和 HIV 的诊断特别有效[70]。

3. 链置换扩增

与 TMA 和 NASBA 相比，SDA 需要多个引物以特定顺序扩增靶序列，然后置换复制的序列（图 16-10）。具有限制酶位点的工程引物与互补靶标结合。链延伸使用巯代脱氧核苷酸碱基。然后，限制性内切酶在限制性内切位点上产生一个缺口，一个缓冲引物取代新产生的链。此过程继续进行，出现缺口、延伸和移位，从而导致放大[71]。

4. 探针扩增

探针扩增的独特之处在于产品仅包含原始探针的 DNA 或 RNA 序列。该方法利用了连接酶链反应（ligase chain reaction，LCR）。

DNA 变性成单链。两个单独的探针退火至

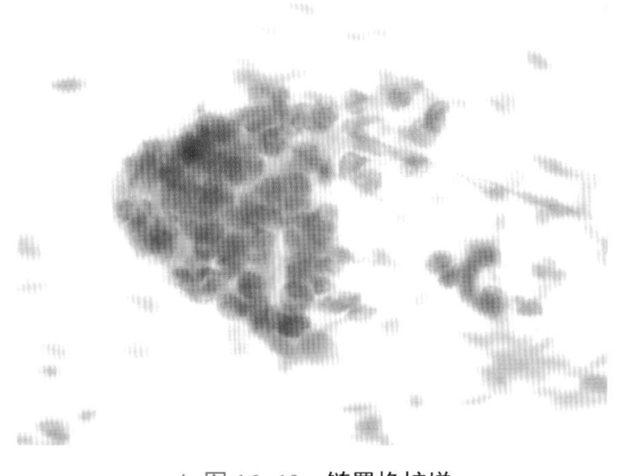

▲ 图 16-10 链置换扩增

DNA 链上两个不同但紧密的靶区域。通过 DNA 连接酶将两个探针连接在一起，形成连续的 DNA 序列。DNA 连接酶只会连接完全退火至样品 DNA 的探针。通过加热将探针与靶 DNA 分离，并重复步骤。凝胶电泳用于分离 LCR 产物，而放射自显影通常用于检测所选 DNA 或 RNA 序列的存在[68]。

5. 信号扩增

信号扩增不会增加靶标或探针的数量。相反，这种方法侧重于增加标记分子在目标序列的数量，有分支链 DNA、杂交捕获和 Q-β 复制酶三种技术。

分支链 DNA 测定始于称为“捕获探针”的单链 DNA 分子。这些捕获探针嵌入在固体支持介质中。添加一个扩展 DNA 分子，它包含两个域：第一个域与捕获探针杂交，第二个域与来自患者样本的目标分子序列杂交。目前，信号放大可以通过添加第二个扩展剂来实现，它有一个域连接到目标分子序列上，另一个序列包含用于检测酶标记的杂交位点。大多数检测依赖于化学发光法[71]。

杂交捕获测定法涉及与 DNA 靶标杂交的 RNA 探针，反之亦然。RNA-DNA 杂交被化学发光酶标记的抗体捕获。当酶被激活时，它会发出可检测的光[71]。

最后，Q-β 复制酶系统是一种来源于噬菌体 Q-β 的 RNA 依赖性 RNA 聚合酶。Lizardi 等[72]于 1988 年首次描述了该技术，该技术可扩增与靶序列杂交的特异性模板分子，然后扩增杂交探针的信号成分。

（四）血清学

血清学的基础是测试抗原或人对抗原（即抗体）的反应。血清学可用于诊断感染、监测治疗效果并确定自身免疫性疾病。研究包括酶免疫测定（enzyme immune assay，EIA）、凝集、沉淀、补体固定（complement fixation，CF）和荧光抗体。

定量是血清学的一个重要方面，可以区分既

往的感染和当前的感染。定量是通过连续稀释，并以效价报告（即 1∶4、1∶16 或 1∶256）。活动性感染会导致更高的滴度或滴度随着时间的推移而增加。

检测到的抗体种类也很重要。IgM 出现在感染过程的早期，一般会在 6 个月后消失。相反，IgG 类抗体将出现较晚并持续数年。因此，IgG 既可以代表活动性感染，也可以代表先前的暴露[68]。

EIA 或酶联免疫吸附测定（enzyme-linked immunosorbent assay，ELISA）是检测和定量样品中特定抗原或抗体的方法。该测试使用酶标记的抗原和抗体结合特定的生物分子。如果结合，色谱物质会产生可见的颜色变化，或者酶会发荧光，表明存在目标抗原[73]。

免疫双扩散，也称为琼脂凝胶免疫扩散，是一种允许检测和定量抗体和抗原的技术。凝胶板内的孔分别注入抗原和抗体。当抗原和抗体从孔中扩散时，一些会结合并形成免疫复合物，这些复合物会沉淀在凝胶中，留下一条白色的线，产生积极的视觉效果。

CF 已在很大程度上被 EIA/ELISA 和 PCR 取代，但仍偶尔用于鉴定某些真菌。

六、微生物学中的分子技术

分子技术在微生物学中的影响是无尽的。一些常见的应用包括生物体的分类、在培养物中获得的分离株的确认、病原体的早期检测、抗生素抗性的快速检测、突变的检测、产毒菌株的区分，以及病毒载量的确定。准确及时的诊断对于正确治疗的开始和预防传染病的传播至关重要。

前述技术特别适合于微生物学研究，因为它们可以鉴定每种生物独特的序列（表 16–9）。

表 16–9　难以通过培养鉴定的传染性病原体

- 不可培养的病原体
  - 人乳头瘤病毒
  - 乙肝病毒
- 挑剔或生长缓慢的病原体
  - 结核分枝杆菌
  - 嗜肺军团菌
- 不能培养的高度传染性病原体
  - 土拉弗朗西斯菌
  - 布鲁菌
  - 粗球孢子菌
- 数量较少的病原体
  - 抗体阴性患者中的 HIV
  - 移植器官中的 CMV
- 细胞内病原体
  - 病毒

（一）嗜肺军团菌

1976 年 7 月，在费城举行的年会上，美国退伍军人组织宾夕法尼亚州分部的 182 名成员感染了一种致命的肺炎，其中 18 名退伍军人死亡。深入研究后，研究人员分离出一种新的细菌，这种细菌后来被称为嗜肺军团菌。现在，军团菌被认为是免疫抑制或免疫功能低下患者发生严重或致命肺炎的主要原因[74]。

肺炎军团菌的鉴定是一个诊断上的挑战，因为该生物不能通过传统方法染色，并且不会在标准培养基上生长。军团菌需要半胱氨酸、铁和升高的 CO_2 才能在培养物中生长。即使在理想的微环境中生长，仍然需要 7～12d 才能充分繁殖以进行鉴定[75]。

诊断依赖于基于身体症状和放射学发现的临床怀疑。实验室诊断利用培养，血清学检测和快速检测检测。细菌的培养在缓冲的木炭酵母提取琼脂上进行。不幸的是，如上所述，细菌生长缓慢。血清学检测虽然对流行病学研究非常有用，但由于其依赖于高滴度进行诊断，因此已被证明在急性诊断中并不理想。因此，要进行快速诊断，临床医生必须直接检测病原体[75]。

现在，许多公司提供了使用 PCR 扩增和 ISH 进行诊断的预先准备的检测方法。直接在临床样本上进行扩增；然后添加核酸探针，并通过化学发光或荧光鉴定。研究证实，PCR-ISH 检测在 100% 的已知病例中呈阳性结果，因此此方法被认为是检测肺组织和 BAL 标本中军团菌的最佳方法[76]。

同时，还可以使用 EIA/ELISA 在尿液、痰液和血清样本中检测军团菌[75]。

（二）诺卡菌

诺卡菌是一种好氧丝状细菌，属于放线菌纲。当诺卡菌感染肺部时，可能会发展成脓肿或坏死性肺炎。可能在肺、纵隔或皮下组织中形成窦道。播散性疾病可能表现为脑脓肿。诺卡菌是一种条件致病菌，主要影响免疫抑制患者。

像军团菌一样，诺卡菌不能用常规方法染色。必须使用革兰染色或六胺银染色。诺卡菌在细菌、真菌和分枝杆菌的培养基上生长良好，但是生长缓慢。血清学测定法正在研究中。一些实验室建立了血清学检测板。但是，这在临床实践中并未得到广泛使用[77, 78]。

七、分枝杆菌

（一）分枝杆菌鉴定

分枝杆菌有 100 种不同的菌株。表 16–10[79]列出了对人类最具致病性的物种。除了确认分枝杆菌感染外，还必须对具有敏感性的分离株进行鉴定，以帮助指导治疗。不幸的是，分枝杆菌培养要求较高，使得传统的诊断方法不足以检测到病原体。

1. 结核菌素皮肤测试

Mantoux 结核菌素皮肤试验是诊断潜伏期结核分枝杆菌的传统方法。将结核分枝杆菌纯化蛋白衍生物（purified protein derivative，PPD）注射到皮肤下，并在 48～72h 内评估反应。硬结的存在和大小决定阳性程度（表 16–11）[80]。

2. 血液测试

Quanti FERON-TB Gold In-Tube（QFT-GIF）是一种血液测试方法，可有效诊断结核分枝杆菌感染。QFT 是一项体外 ELISA 测试方法，可测量细胞介导的免疫反应。特别是从对结核分枝杆菌的 PPD 起反应的致敏淋巴细胞释放出 γ- 干扰

表 16–10 分枝杆菌临床分类方案

对人类有潜在致病性的病原体
• 结核分枝杆菌 • 鸟胞内分枝杆菌 • 堪萨斯分枝杆菌 • 分枝杆菌—鳌合菌复合体 • 瘰疬分枝杆菌 • 蟾蜍分枝杆菌 • 斯氏分枝杆菌 • 海鱼分枝杆菌 • 猿分枝杆菌 • 胃分枝杆菌 • 海栖分枝杆菌 • 溃疡性梭菌 • 嗜血分枝杆菌 • 隐藏分枝杆菌

引自 Koneman EW, Win WC. *Koneman's Color Atlas and Textbook of Diagnostic Microbiology.* 6th ed. Philadelphia, PA: Lippincott Williams & Wilkins; 2006.

表 16–11 结核菌素皮肤测试说明

结核菌素皮肤测试		
在以下情况下，硬结＞5mm 被认为是阳性： • HIV 患者 • 最近与结核病接触 • CXR 纤维化改变与先前结核病相符的人 • 器官移植 • 接受免疫抑制剂的患者	在以下情况下，硬度＞10mm 被认为是阳性： • 高流行地区的新移民 • 注射吸毒者 • 高风险工作员工 • 4 岁以下的儿童 • 婴儿、儿童和青少年接触成人	所有人的硬结＞15mm 被认为是阳性

改编自 American Thoracic Society and CDC. Diagnostic standards and classification of tuberculosis in adults and children. This official statement of the American Thoracic Society and the Centers for Disease Control and Prevention was adopted by the ATS Board of Directors, July 1999. This statement was endorsed by the Council of the Infectious Disease Society of America, Sept. Am J Respir Crit Care Med 2000;161:1376–1395. http://ajrccm.atsjournals.org/cgi/ content/ful/161/4/1376

素。该测试是非特异性和间接的。潜伏或活动性感染患者的 QFT 检测均呈阳性。此外，该测试是基于对患者细胞介导的免疫反应的测量，而不是直接检测抗原[81]。

3. 痰液取样

还应收集呼吸样本进行培养。世界卫生组织建议收集两个痰标本，至少一个样本要在清晨收集。清晨样品反复被证明可以提高诊断准确性[82]。

样本也可以通过支气管镜收集。应当注意，痰具有传染性，收集时应采取适当的隔离预防措施。

（二）分枝杆菌染色

对分枝杆菌样品染色和光学显微镜检查有助于诊断。检测分枝杆菌的能力随样品类型和分枝杆菌种类的不同而不同。为了成功检测，必须通过分枝杆菌细胞壁中的脂质和霉菌酸成分吸收染色。分枝杆菌属通常是耐酸阳性的，并且可以用 Ziehl-Neelsen 耐酸技术或荧光染料（如金胺 – 罗丹明）有效染色。在光学显微镜下检查耐酸染色，在荧光下检查荧光染料。两者都非常敏感，但主要取决于标本类型、来源、涂片厚度、实验室技术人员和病理学家（图 16–11 和图 16–12）[83]。

（三）分子技术

使用 PCR 扩增核酸可以帮助快速鉴定分枝杆菌。该测定法复制核酸，直到足以被标准杂交技术检测到为止。这已成为检测分枝杆菌的常见方法。

市售的检测试剂盒的灵敏度和特异性接近 100%。美国有 FDA 批准的两项测试：增强型扩增分枝杆菌直接测试（Gen-Probe Inc.，San Diego，CA）和扩增子结核分枝杆菌测试（Roche Diagnostic Systems Inc.，Branchburg，NJ）[84]。

一些作者认为基于 PCR 的测序应被视为鉴定分枝杆菌的"黄金标准"，因为该测试可以快速、高灵敏度地进行。

美国疾病预防控制中心在 2009 年末发布了共识专家声明，其中提出了对怀疑患有结核分枝杆菌的患者进行核酸检测的建议。结论是，所有美国临床和公共卫生结核病项目均应获得分子检测，以辅助结核病的诊断，结核病核酸检测应成为标准做法。他们进一步指出，核酸检测应该始终是优先考虑的，从标本采集到检测的时间间隔应该很短[85]。

（四）分枝杆菌培养

分枝杆菌对培养环境的要求很高。标本必须从黏蛋白中释放出来，进行去污和浓缩，以使其生长不受污染。大多数样品来自非无菌场所，并且霉菌、酵母菌、细菌和非结核分枝杆菌普遍存在样品污染。首选的培养基是 Lowenstein-Jensen（基于鸡蛋）、Middlebrook（基于琼脂）和抑制非分枝杆菌生物的添加剂。将培养基在 CO_2 中孵育可提高产量。许多实验室使用一种液体和一种固体介质。将培养物在液体培养基中孵育 6 周，然后在固体培养基中孵育 6～8 周，然后才能正

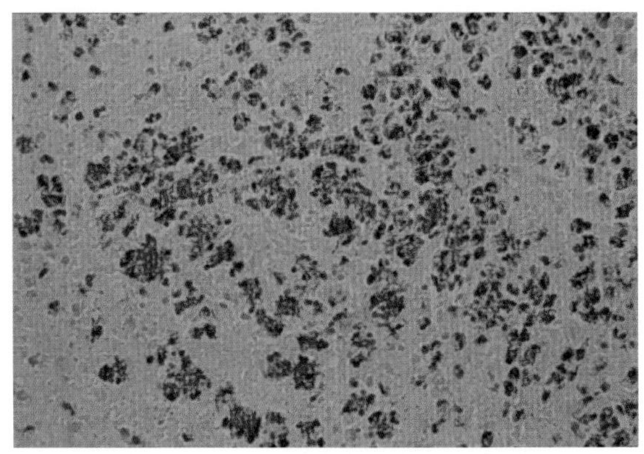

▲ 图 16–11 鸟胞内分枝杆菌胞内快速染色

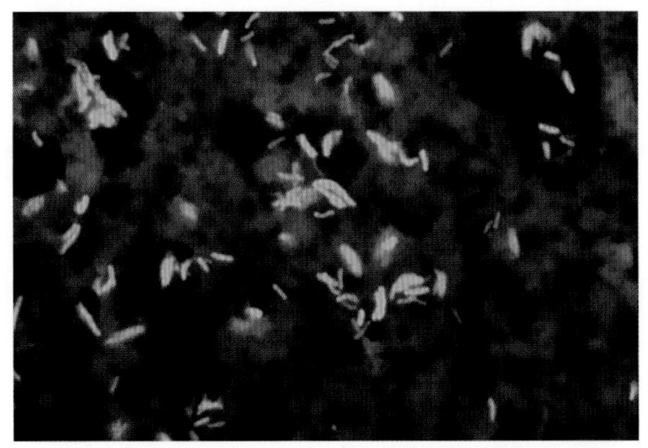

▲ 图 16–12 结核分枝杆菌的金胺 – 罗丹明染色

荧光染色剂识别并染色耐酸微生物

式认定为阴性。一旦发生生长，就会报告阳性培养物[86]。

肉汤培养基（BACTEC 460）包含带有 ^{14}C 标签的葡萄糖和抗生素添加剂。分枝杆菌代谢棕榈酸并释放 CO_2，这在 BACTEC 系统中可以检测到。该测试的快速周转时间为 3～4d，而常规培养的周转时间最少为 10～14d。该系统的缺点是需要正确处理放射性标记的样品，并不断刺穿试管隔膜以对可能会造成污染的样品瓶顶部空间进行 ^{14}C 采样[87]。

较新的 BACTEC 960 分枝杆菌生长指示管（MGIT，Becton Dickinson Microbiology Systems）依赖于荧光而不是放射性。随着分枝杆菌的生长和氧气的消耗，指示剂在波长为 365nm 的紫外线下会发荧光。

BACTEC 培养基也可以补充抗生素，以抑制污染物的生长。例如，PANTA/F 含有抗生素多黏菌素 B、两性霉素 B、萘啶酸、甲氧苄啶和阿洛西林[88]。

（五）快速分枝杆菌鉴定测试

快速鉴定测试包括通过高压液相色谱（highpressure liquid chromatography，HPLC）、核酸探针和对硝基 - 乙酰氨基 - 羟基苯乙酮进行的细胞壁脂质分析。

HPLC 于 20 世纪 60 年代后期首次被描述，至今仍广泛用于各种行业的分离和纯化。HPLC 的目的是通过分析构成细胞壁一部分的分枝杆菌酸来鉴定分枝杆菌。将样品悬浮在溶液中进行皂化，然后通过酸化分离霉菌酸并萃取。紫外分光光度计能够分析色谱图样，并将其与参考标准品（各种已知的分枝杆菌种类）进行比较[89, 90]。

诊断技术中最有前途的是核酸杂交技术。针对特定序列的核酸探针用放射性碘标记用于化学发光检测。快速测定试剂盒可用于结核分枝杆菌、鸟分枝杆菌、胞内分枝杆菌和戈登分枝杆菌（Gen-Probe. Inc.，San Diego，CA）[91]。该试验仅被批准用于肺标本。对文献结果的汇总分析显示，敏感性为 85%，特异性为 97%[92]。

还可以使用 ELISA 测试、气相色谱法和质谱法检测结核硬脂酸，以及 DNA 扩增和杂交。

八、肺部真菌感染

由于易感人群（癌症患者、HIV、器官移植、全身性炎症性疾病的免疫抑制疗法、长期使用皮质类固醇激素和糖尿病）的数量增加，因此在肺科、胸外科及危重环境中经常会发生真菌性肺部感染。检测真菌感染的意识和方法也有所提高和改进。尤其是曲霉菌和念珠菌感染上升。真菌疾病的诊断方法与分枝杆菌疾病的诊断方法几乎相同：通过可视化、培养、分子技术、血清学和抗原检测（表 16–12）。

（一）真菌特点

真菌可以在痰液、支气管灌洗液或抽吸物、胸膜液或任何组织样本进行培养。真菌生长缓慢且挑剔。样品应该在几种不同类型的培养基上进行接种培养，以尝试最大化回收。一些真菌培养需要数周时间才能变成阳性。

Sabouraud 琼脂培养基开发于 19 世纪 00 年

表 16–12　真菌感染的高风险临床状况

• 传统的免疫抑制 – 中性粒细胞显著减少 – 血液系统恶性肿瘤 – 移植 – 化疗
• 新出现的免疫损害情况 – 使用皮质类固醇 – 生物免疫抑制 – 肝硬化 – 肾功能不全 – 慢性阻塞性肺疾病 – 糖尿病
• 暴露或最近到流行性地理区域旅行
• 尽管抗菌抗生素治疗但是无法改善肺部浸润和发热
• 皮肤骨骼或中枢神经系统发现腺病

改编自 Limper AH. The changing spectrum of fungal infections in pulmonary critical care practice: Clinical approach to diagnosis. *Proc Am Thorac Soc* 2010;7(3):163–168.

代后期，唯一目的是培养真菌。该介质可以选择性促进真菌生长并抑制细菌生长。高浓度葡萄糖（4%）剧烈的发酵，随后由存在的任何细菌产生酸。培养基 pH 降至 5.6，并抑制所有细菌生长。还可直接添加抗生素（通常为抑制革兰阴性菌、革兰阳性和腐生真菌的庆大霉素、氯霉素和环己酰亚胺）来提高琼脂的选择性。因为不同的真菌会在不同的温度下优先生长，可以将板放置在室温（22～25℃）和 37℃下孵育。一种以上形式的真菌称为双态真菌，可能在不同温度下以不同形态生长。球孢子菌（*Coccidioides*）、组织胞浆菌（*Histoplasma*）和芽孢杆菌（*Blastomyces*）都是在高温下具有酵母样形态而在室温下菌丝生长的双态真菌[94]。

鉴定真菌种类的诊断标准包括外观、生长速率、菌落色素沉着、特定培养基上的生长和双态生长。可以进行显微镜检查和特殊染色[93]。

（二）显微镜检查和染色

显微镜检查可快速帮助诊断某些真菌感染，并且无须培养即可进行诊断。诊断的第一步应始终包括培养板和光学显微镜染色。

许多诊断技术和染色可用于特定真菌。黏蛋白胭脂红、过碘酸希夫染色（periodic acid-Schiff, PAS）或印度墨汁染色有助于记录隐球菌生物中存在的碳水化合物胶囊。甲基苯丙胺或氟化钙可辅助诊断曲霉菌、肺孢菌、组织胞浆菌、球孢子菌和念珠菌。瑞氏 – 吉姆萨（Wright-Giemas）和银染对诊断肺囊肿特别有用。

如果存在该生物，则可以根据基础形态进行鉴定。

（三）检测真菌的分子技术

1. 抗原检测

抗原检测依赖于对真菌壁成分的检测，这些成分会进入血液或其他微生物繁殖体的体液中。基于快速 PCR 的检测针对所有最常见的真菌感染，具有高度特异性，对诊断肺孢子虫，球孢子菌病和组织胞浆菌病非常有帮助。不幸的是，这些检测并非所有中心都可用[93, 95]。

2. 血清学检测

血清学检测旨在检测对真菌感染有反应的宿主抗体。血清学检测的诊断有用性随真菌生物而异。此外，许多患者可能会出现亚临床感染，因此在这种情况下进行阳性血清学检查意义不大。区分已解决和临床上重要的主动感染非常重要。复杂的是，真菌感染常见于免疫功能低下的宿主中，这些宿主改变了体液和细胞的免疫反应，可能会使血清学检查无效。

（四）诊断特殊真菌的注意事项

1. 曲霉菌

曲霉菌可被诊断为定植或侵袭性肺部感染。痰液或支气管镜检查联合 BAL 可以对收集标本进行评估。BAL 的诊断结果不一致，但据报道，采集足够样本，按标准进行培养和显微镜检查，BAL 的敏感性和特异性分别为 50% 和 97%。HE 染色和 GMS 染色显示曲霉具有经典的 45° 分支模式（图 16–13 和图 16–14）。

血清学检测可以鉴定体液中的曲霉抗原。半乳甘露聚糖和 β-D– 葡聚糖是特定的细胞成分，在经证实的侵袭性肺曲霉病病例中，EIA 检测敏感性为 71%，特异性为 89%（表 16–13）[96]。

2. 球孢子菌病

球孢子菌病（coccidioidomycosis）是“河谷热”的病因，在美国西南部地方流行，在免疫功能低下的宿主中可能表现为轻度、非特异性症状

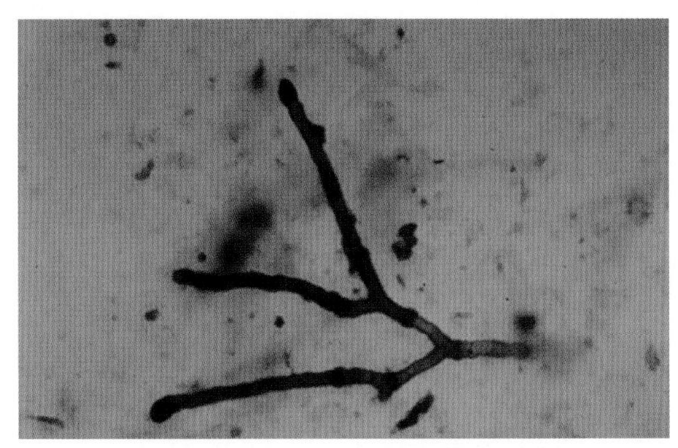

▲ 图 16–13　曲霉菌

GMS 染色可见曲霉呈 45° 的分支模式

或致命、弥漫性肺部疾病。

培养很难获得病原体，因为肺球孢子菌病通常不会以这种方式产生大量痰液和真菌。显微镜检查灵敏度低，但阳性染色显示具有多个内生孢子的小球体。

血清学是最有效的诊断手段。可以用 EIA 检测尿液、血清和 CSF 中的抗原。一旦患者传播疾病，这些测试往往最有效。

免疫分析可用于检测球孢子菌属（*Coccidioides*）的 IgM 和 IgG 抗体。IgM 首先出现表明是急性感染，随后的几个月中 IgG 开始出现升高。血清学不仅对诊断有用，而且还可以跟踪治疗反应。治疗过程中抗体的下降表明反应良好[97]。

PCR 仍处于实验阶段，但可能具有良好的前景（图 16–15）[98]。

3. 念珠菌

念珠菌感染到底表现为感染还是在肺炎发展中起作用仍有争论。在培养中分离假丝酵母（*Candida spp.*）仍是诊断难题。与定义的细菌培养阈值相反，没有区分真菌定植和真菌感染的标准。

浸润性念珠菌感染在早期诊断十分困难。多年来，已开发的“念珠菌评分”帮助医生区分哪位患者将从治疗中受益。该分数基于四个因素，即肠外营养的使用、手术、多病灶念珠菌种定植和严重脓毒症。较高的“念珠菌评分”与浸润性念珠菌病之间的线性显著关联已被反复证明为 3 分或更高[98, 99]。

念珠菌可从痰液、BAL、TBNA 或组织样本中分离出来。通常，念珠菌容易生长和被识别。在临床高度怀疑且生长不良的情况下，组织活检

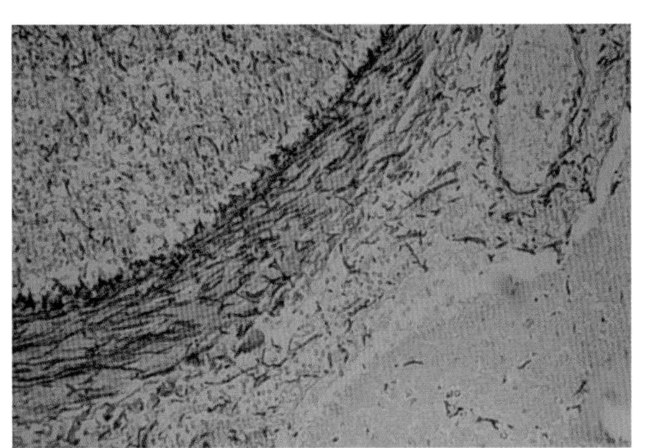

▲ 图 16–14　侵袭性曲霉

GMS 染色可以看到曲霉菌侵入动脉，成为侵袭性曲菌病

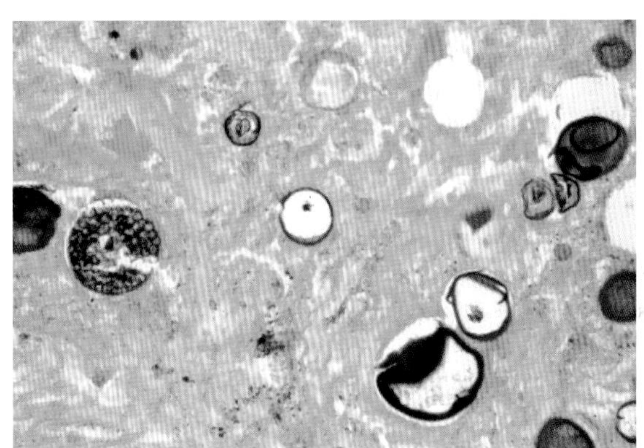

▲ 图 16–15　球虫炎

GMS 染色真菌，大小各不相同。内生孢子是左侧的结构，包含小圆形结构，小孔是右侧的折叠大圆圈

表 16–13　侵袭性肺曲霉病的诊断标准

诊　断	标　准
已验证	肺组织病理学或细胞病理学检查显示针吸或活检标本的菌丝并伴有相关组织损伤的证据或从肺部无菌操作获得的样品曲霉菌培养阳性以及与感染一致的临床或放射学异常部位获得的曲霉菌培养阳性
可能	宿主因子和真菌学证据（阳性曲霉显微镜检查或痰培养或 BAL 培养或阳性抗原测定）以及符合感染的临床标准
可能	宿主因素和符合感染的临床标准

经许可，转载自 Kousha M, Tadi R, SoubaniAO. Pulmonary aspergillosis: A clinical review. *Eur Respir Rev* 2011; 20 (121):156–174.© the European Respiratory Society 版权所有

可能非常有帮助。固定组织活检组织，包埋在石蜡中，并用 PAS 或六胺银染色剂染色，以检测与念珠菌一致的菌丝结构。血培养对浸润性疾病的诊断至关重要，据估计在 50%～70% 的病例中呈阳性[98]。

EIA 检测血清 β-D- 葡聚糖的诊断敏感性为 57%～90%，特异性为 44%～92%。由于在光学显微镜和培养可以非常有效地鉴定念珠菌，因此该检测的使用频率较低。

开发并验证了几种 PCR 检测方法，但临床意义仍在研究中（图 16-16）[98]。

4. 组织胞浆菌病

组织胞浆菌病（histoplasmosis）是流行在俄亥俄州和密西西比河流域的地方病。疾病表现取决于吸入的生物数量和宿主的免疫系统而有很大差异。肺部感染是主要表现，也可能伴有轻度肺炎或严重的急性呼吸窘迫综合征。疾病播散可能发生并危及生命[101]。

在 Sabouraud 葡萄糖琼脂培养基上进行培养，25℃下孵育。来自播散疾病患者的培养物产量最高。

细胞学和组织病理学的敏感性有限。对高度怀疑的急性病患者，应进行组织活检，并用六次甲基四胺银或 PAS 染色对组织进行染色。在组织内和巨噬细胞内可以观察到窄芽酵母。很少使用常规的 HE 染色剂。

自 20 世纪 80 年代中期以来，可以检测尿液或痰中的抗原。目前，过氧化物酶标记 EIA 是标准检测方法。尿液检测比痰液更敏感。但是，值得注意的是，该检测仅在播散性疾病中进行了充分的研究，而在急性、孤立的肺部感染中敏感性明显下降。

宿主抗体检测的研究在诊断上也有帮助，据报道其灵敏度超过 90%。不幸的是，与任何血清学检查一样，其存在一些局限性。组织胞浆菌的抗体反应需要数周才能呈阳性，免疫抑制患者中抗体反应可能为阴性，最后血清学阳性反应可能代表既往而非主动感染。

免疫扩散和 CF 是两个检测抗体对感染反应试验，用于诊断组织胞浆菌病。免疫扩散具有很高的特异性，可以定性检测沉淀的抗体 - 抗原复合物：H 沉淀蛋白条带或 M 沉淀蛋白条带。M 沉淀蛋白存在于高达 75% 的急性感染患者和所有慢性组织胞浆菌病患者中。重要的是，H 带会在 6 个月后消失，这有助于在某些情况下区分急性和慢性感染[102]。

CF 可检测针对酵母或菌丝体抗原的抗体。诊断活动性感染的需要增加 4 倍（1∶32 或更高）。较低的抗体滴度可能表明既往接触。在 95% 组织胞浆菌病的患者中，该试验呈阳性反应[102]。

由于与其他真菌的交叉反应，皮肤试验对诊断帮助不大，并且干扰后续的 CF 抗体试验，因此应避免使用（图 16-17）[101]。

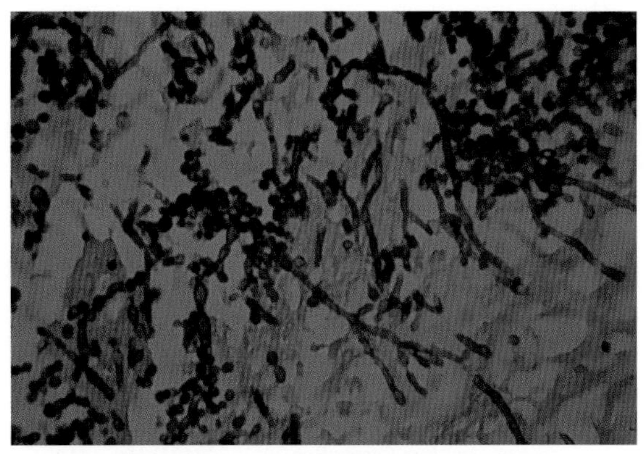

▲ **图 16-16 白色念珠菌 GMS 染色**

念珠菌 GMS 染色，可以酵母和菌丝的形式存在

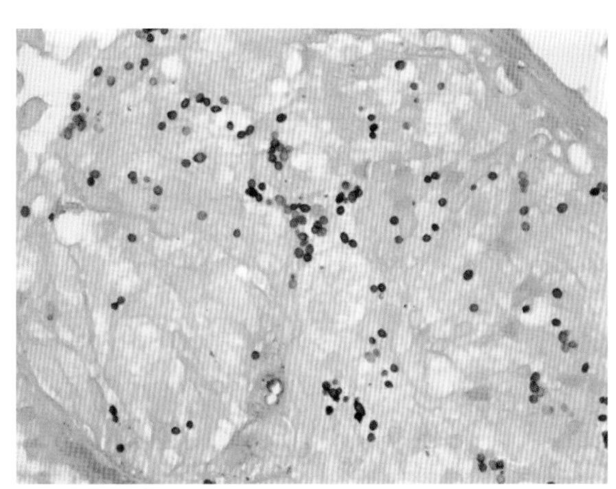

▲ **图 16-17 组织胞浆菌病**

GMS 染色呈黑色和米状

5. 隐球菌

隐球菌（*Cryptococcus*）的两个主要致病物种是新型隐球菌（*C. neoformans*）和 *C. gattii*。主要表现是肺部感染，但感染可能会扩散到身体的其他部位。播散需要免疫抑制，而真菌生物可能侵袭中枢神经系统、皮肤、肺和骨骼。

就像组织胞浆菌病一样，传统检测如培养和组织病理学也有局限性，使诊断变得困难。已产生的特异性探针可以检测组织或液体样品中隐球菌特有的特异性基因序列。PCR 可用于扩增基因组区域并进行电泳分析 [103]。

Saubolle 和 McKellar [85] 描述了乳胶凝集和 EIA 来检测散播或脑膜疾病患者的尿液、血清或中枢神经系统中的隐球菌多糖。这些检测在播散性疾病中具有高敏感性（95%）和高特异性（98%）。若感染仅限于肺部，血清抗原检测灵敏度下降到 50%（图 16–18 和图 16–19）[103]。

6. 芽生菌病

芽生菌病（blastomycosis）是另一种寄生在土壤中的真菌。患者从环境中吸入孢子中会引起肺部感染。在大多数情况下人们无症状表现，但是某些情况下，该病可能会扩散并传播。

芽生菌病最好用 GMS 或 PAS 染色。广泛发芽的酵母具有较厚的折射壁。芽孢杆菌可以从痰液、BAL、FNA 或手术切除的组织中分离。

EIA 抗原检测在尿液、血清、BAL 和 CSF 具有高敏感性（90%）。不幸的是，它与组织胞浆菌病存在交叉反应，因此应同时对两种真菌进行检测 [98]。

Martynowicz 和 Prakash [104] 试图通过免疫扩散和 CF 诊断 25 例已知的芽孢杆菌病患者。免疫扩散阳性的 25 名患者中有 10 名（40%），而 CF 阳性的 25 名患者中有 4 名（16%）。这些结果再次证实血清学检测对芽生菌病的诊断没有帮助 [105]。用于抗体检测的 EIA 具有更高的灵敏度和特异性，但处于测试阶段，不可用于临床（图 16–20）。

7. 毛霉菌

毛霉菌病（mucormycosis）是一种侵袭性的致命真菌感染，主要针对免疫受损的宿主。众所周知，毛霉菌病很难诊断，因为样本通常无法在培养基中生长。历史上，组织学一直是诊断金标准，但这需要专业的病理学家协助诊断。毛霉菌

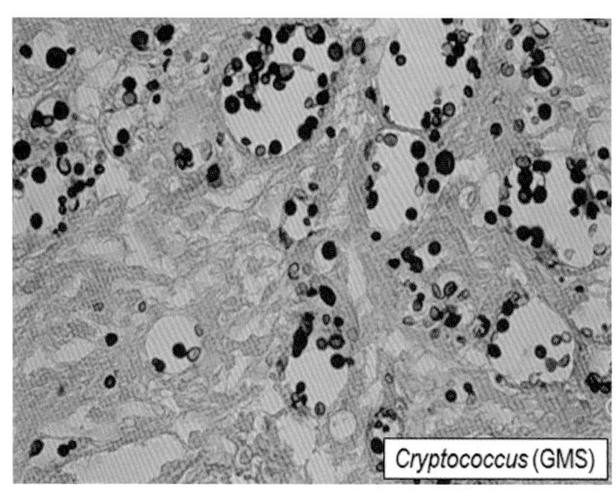

▲ 图 16–18　新型隐球菌 GMS 染色

GMS 染色呈黑色，并被厚厚的胶状胶囊包围

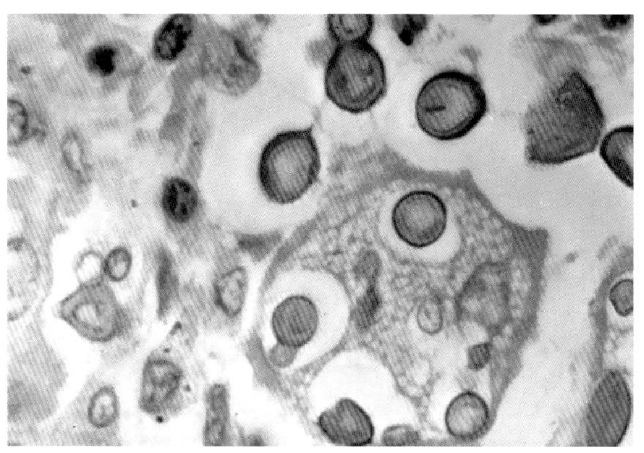

▲ 图 16–19　新型隐球菌

胭脂红染色呈红色

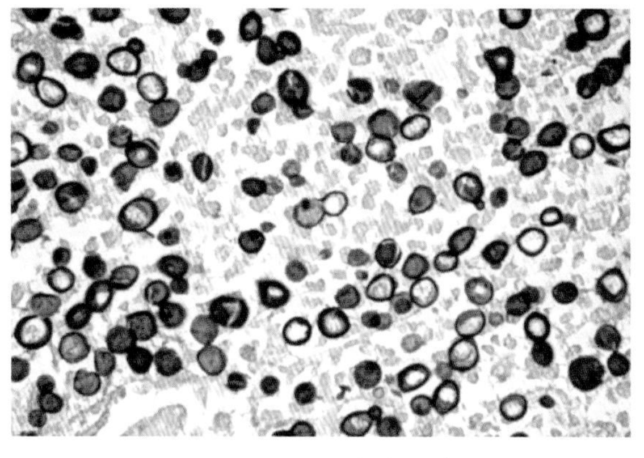

▲ 图 16–20　芽生菌病

GMS 染色芽生菌病呈圆形，广泛出芽

病的形态学特征是无色素，并具有直角分支的淡紫色带状菌丝 [98]。

Hammond 等 [106] 研究通过 PCR 测序检测样品中的毛霉菌病 DNA，显示出与培养类似的诊断敏感性。在病理学确定的病例中，PCR 更能确认毛霉菌病。不幸的是，针对侵袭性疾病的血清学检测并未显示出临床获益 [98]。

8. 肺孢子虫

肺孢子虫病（pneumocystis）是一种真菌感染，主要见于免疫缺陷的宿主，特别是艾滋病患者在接受 HAART 治疗之前。这种生物最初是由 Carlos Chagas 和 Antonio Carini 描述的，最初命名为卡氏肺孢子虫。

肺孢子虫不能在培养物中生长，因此肺孢子虫病很难鉴别，可通过呼吸道分泌物或组织确定诊断。在光学显微镜下进行六胺银染色、Gram-Weigert 染色和甲苯胺蓝染色可观察囊壁 [107]。

现在也存在基于 PCR 的诊断方法。PCR 能够正确诊断 75% 的病例中的肺孢子虫病，而传统染色的诊断准确度仅为 15%，PCR 方法诊断率提高 5 倍（图 16–21）[108]。

九、寄生虫肺感染

在美国，肺寄生虫感染并不常见。该病通常发现于到过寄生虫感染流行地区的旅行者中。免疫抑制患者患病风险最高。

表 16–14 总结了更常见的寄生虫感染和出现的症状。具体的诊断研究将在下面讨论。

（一）棘球蚴病

棘球蚴病是由棘球绦虫类的幼虫引起的。大多数感染是由细粒棘球蚴（*Echinococcus granulosus*）引起的。犬是最主要的宿主，细粒棘球蚴绦虫主要寄生于犬的胃肠道中。虫卵散落在犬的粪便中，可能污染食物，最终感染作为中间宿主的人类。这些虫卵可能进入肺部或肝脏，在那里成囊肿。

旅行史和特征性 X 线标志是诊断线索。实验室诊断更具挑战性。仅约一半的病例存在外周血嗜酸性粒细胞增多症。某些参考实验室提供血清学检测，但对孤立性肺部疾病敏感性差。

囊肿抽吸术虽然可能有助于诊断，但因为囊肿漏出可能会引起过敏反应，因此不应进行。（图 16–22）[109]。

（二）恶丝虫病

肺丝虫病是由犬心丝虫引起的。心脏丝虫生活在右心室，可能通过蚊子传播给人类。丝虫可能通过循环进入肺动脉而被清除。胸部 X 线片通

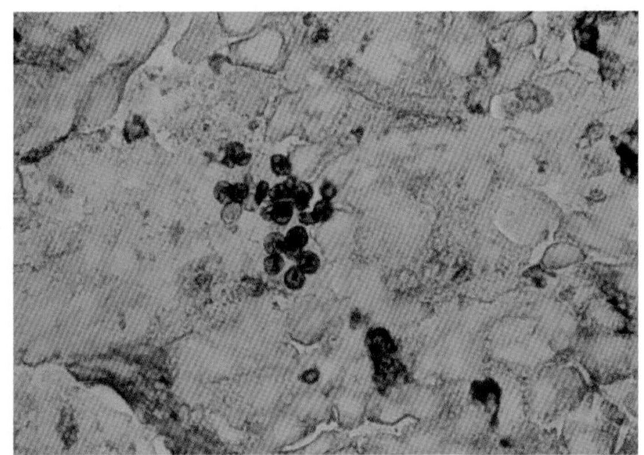

▲ 图 16–21 卡氏肺孢子虫

GMS 染色生物体呈圆形，中央变黑，似细胞核却不是

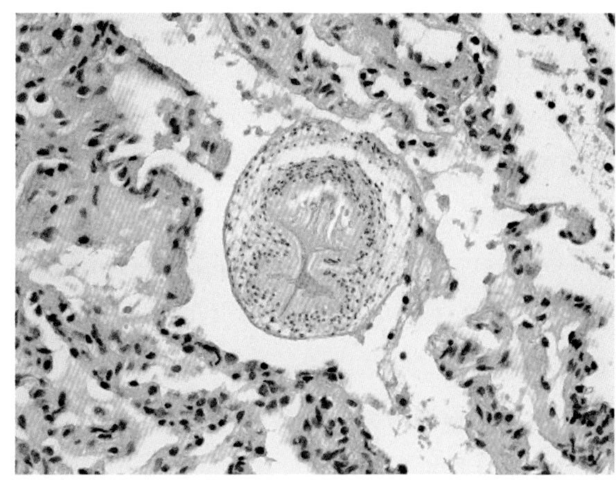

▲ 图 16–22 肺棘球蚴病

图示为囊肿切除后的原头蚴。注意特征性的中央钩，通过明视场显微镜可折射（用 HE 染色，放大倍数 400×）

表 16-14 肺部寄生虫感染综合列表

条 件	表 现	影 像	地理分布	潜伏期	研 究
棘球蚴病	压迫性胸痛 咳嗽 咯血 超敏反应	单发或多发肺囊肿 胸腔积液 气胸	地中海边界，东亚和中亚，撒哈拉以南的非洲，俄罗斯，中国，南美洲	数月至数十年	血液嗜酸性粒细胞增多罕见 显微镜下检查 棘球蚴血清学阳性率为 50%～60%
恶丝虫病	胸痛、咳嗽、咯血、喘息 发热 不适	有或没有钙化的硬币病变	报道的肺丝虫病分布在美国、日本、澳大利亚和南美洲	暴露后数年	血液嗜酸性粒细胞增多罕见 活检通常可诊断
肺吸虫病	胸膜炎性胸痛、咳嗽、发热、咯血	肺浸润合并囊性病变胸腔积液气胸	亚洲、西非、中美洲和南美洲	1～27 个月	粪便或痰中的卵 外周血、胸膜液或支气管肺泡灌洗液中嗜酸性粒细胞增多 血清学检查
阿米巴病	右上腹或肩尖疼痛 咳嗽 咳胆汁	胸腔积液、肺不张、脓胸 阿米巴肺脓肿 肝支气管瘘 肺炎	分布广泛	接触后数周到数年	中性粒细胞增多症 血清学（可能是阴性的，尤其是在早期疾病中）
蛔虫病	咳嗽、喘息、呼吸困难、胸痛、发热 Loeffler 综合征 咯血	短暂性肺浸润 细菌性肺炎 嗜酸性粒细胞性肺炎 气胸	世界范围内卫生条件差的地区（粪口途径传播）	从感染到肺部症状发作 1～2 周	幼虫在肺、胃分泌物中 幼虫迁移过程中的血液嗜酸性粒细胞增多
钩虫感染	咳嗽、喘息、呼吸困难、胸痛、发热 Loeffler 综合征	短暂性肺浸润 嗜酸性粒细胞性肺炎	广泛分布：（感染通常是赤脚接触粪便污染的土壤）	肺部表现在暴露后 10d 内开始，可以持续 1 个月以上	迁徙过程中的血液嗜酸性粒细胞增多 已被成虫感染粪便中有虫卵
弓形虫病	咳嗽、呼吸困难、喘息、哮喘或支气管炎肝大、脾大、眼部病变	肺浸润 继发性细菌性肺炎	全球分布（成年蠕虫生活在猫和犬的肠内）	数周	血液中常见嗜酸性粒细胞增多 BAL 中见嗜酸性粒细胞增多症 弓形虫血清学特征
血吸虫病	急性疾病：片山热伴咳嗽、呼吸困难、皮疹和关节痛 Loeffler 综合征、肺炎 慢性疾病：呼吸困难、肺动脉高压	急性疾病：短暂性网状结节性改变 慢性疾病：肉芽肿性肺疾病、肺动脉高压、肺动静脉瘘	非洲，南美，东南亚，中国	急性疾病：暴露后 5～7 周 慢性疾病：暴露后数年	急性疾病：常见血液嗜酸性粒细胞增多 于 6 周后痰中或 BAL 有虫卵 慢性疾病：6 周后粪便和（或）尿液中有虫卵 血清学阳性 6～12 周
圆线虫病	高感染综合征中：哮喘、ARDS、肺泡内出血	高感染综合征中：严重疾病中的肺部浸润、粟粒状结节、空域浑浊 ARDS、肉芽肿很少改变	分布全球卫生条件差的地区	急性感染后几天可能会出现肺部症状； 感染后可长达数十年发生重复感染	血液中常见嗜酸性粒细胞 粪便或十二指肠抽吸物中见幼虫，但痰中未见，除非重复感染 显微镜检查 培养 血清学检查
丝虫病	发热、不适、体重减轻	纵隔淋巴结肿大			外周血无微丝虫病 丝虫的血清学检查（IgG）

经许可，转载自 Kunst H, Mack D, Kon OM, et al. Parasitic infections of the lung: a guide for the respiratory physician. *Thorax* 2011; 66: 528-536.

常可以看到硬币状病变。

但目前尚无可靠的血清学检查方法。另外，嗜酸性粒细胞增多症仅在少数患者中存在。大多数病例在病灶切除后被诊断（图 16–23）[109]。

（三）肺吸虫病

吸虫可能通过未加工或加工不彻底的海鲜感染人类。肺吸虫病是韩国、日本、中国和东南亚其他地区的地方病。通常，患者会描述到这些地区的旅行史以及吃过生的小龙虾或螃蟹的经历。

吸虫幼虫迁移到肺实质，若 CT 扫描可以看到囊内蠕虫，则可能具有诊断意义。然而，肺吸虫病常被误诊为结核病或恶性肿瘤。

急性感染期间存在外周嗜酸性粒细胞增多，IgE 可能升高。另外，胸腔积液或 BAL 中嗜酸性粒细胞计数升高。从痰液或 BAL 中分离出的带盖虫卵可以诊断。

ELISA 测试可以检测特定的 IgM 和 IgG 抗体（图 16–24）[109]。

（四）阿米巴病

溶组织内阿米巴（*Entamoeba histolytica*，*E. histolytica*）是一种世界范围存在的原虫，可引起侵袭性阿米巴病。因为溶组织内阿米巴寄生在人体大肠内，通过粪口途径传播，溶组织内阿米巴感染在卫生条件差的地区最为常见。肺受累是阿米巴性肝病的继发性并发症。

常规血液学检查对诊断溶组织内阿米巴无效。显微镜下粪便检查可诊断滋养体。从粪便中寄生虫也可以在 Robinson 培养基上培养。不幸的是，只有大约 1/3 患者的粪便中含有这种病原虫。当脓肿被排干时，它有一个典型的外观，即虫体厚，不透明，类似鳀鱼酱的淡红色。也可以在显微镜下检查脓液中的滋养体。

非致病性的内阿米巴（*Entamoeba*）也可从粪便中分离出来，形态上与溶组织内阿米巴难以区分。因此，对寄生虫的特异性鉴定是指导治疗的必要条件。

EIA 抗体和抗原检测试验已投入市场。IgM 可在感染后 1 周即被检测到，检测灵敏度为 95%。在肠外疾病患者中抗体检测最有用。如果原样本为阴性，且仍怀疑存在，应在 7～10d 后评估第二份血清样本。抗原检测的目标是半乳糖抑制黏附蛋白（galactose-inhibitable adherence protein，GIAP），这为溶组织内阿米巴特有的。

通过 PCR 进行分子分析是用来区分致病性和非致病性的溶组织内阿米巴（图 16–25）[111]。

（五）肺疟疾（疟原虫）

疟疾是一种通过被感染的蚊子传播给人类的严重疾病。轻度疟疾可能表现出类似流感

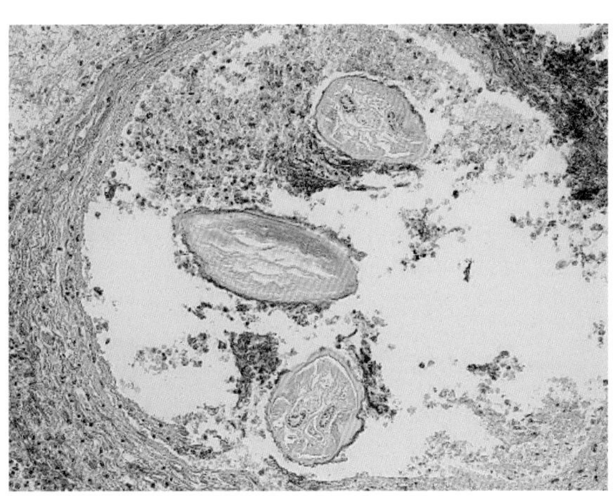

▲ **图 16–23　肺丝虫病**

图示为肉芽肿性炎症背景中可见一个线虫成虫的退化节段（用 HE 染色，放大倍数 200×）

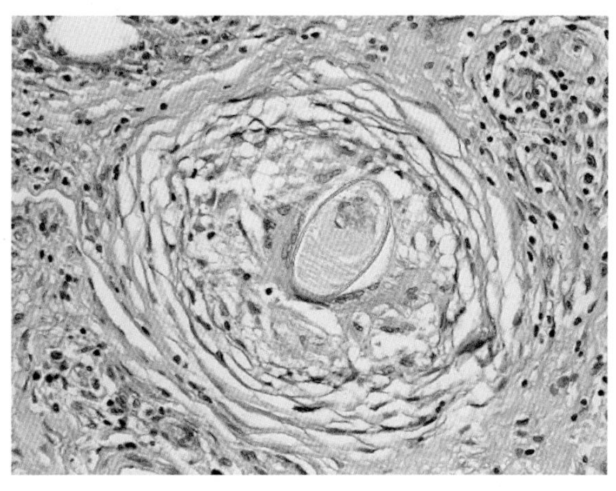

▲ **图 16–24　胸膜肺并殖吸虫病**

肉芽肿性炎症背景中可见一个黄色至棕色卵圆形但不对称的卵，壳厚，一端稍扁平（PAS 染色，放大倍数 400×）

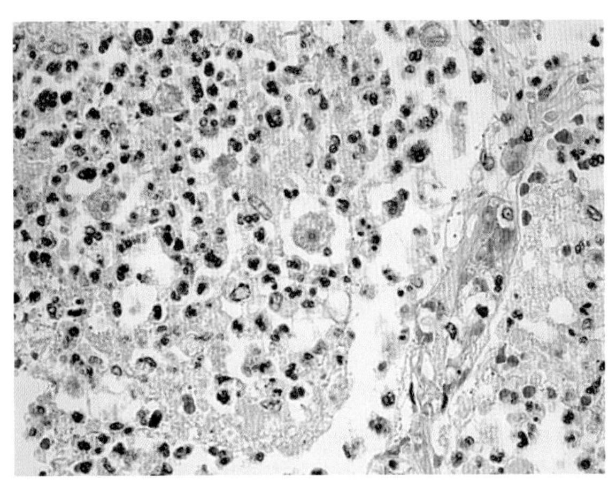

▲ 图 16-25　肺阿米巴病的尸检病例
在肺泡内大量的炎症细胞中可见阿米巴滋养体，可见丰富的泡状胞质、中央圆形细胞核和突出的核仁（用 HE 染色，放大倍数 630×）

的症状，而严重病例可能出现黄疸、肝大、脑部症状和急性呼吸窘迫综合征。根据美国疾病预防控制中心（CDC）的数据，美国每年有1500～2000 例病例。有四种疟原虫（*Plasmodium spp*）属会感染人类，即恶性疟原虫（*Plasmodium falciparum*）、疟疾疟原虫（*P. malariae*）、间日疟原虫（*P. vivax*）和卵圆形疟原虫（*P. ovale*）。

快速准确的诊断对于治疗受影响的个体和预防疾病传播至关重要。

显微镜检查吉姆萨染色的厚或薄的外周血涂片可发现该寄生虫的独特外观。这仍然是实验室确认诊断的金标准[111]。

2007 年，FDA 批准美国使用的首个疟疾快速诊断检测方法。该免疫层析测试为试纸格式，可在 15min 内提供结果。这些试剂盒检测疟原虫的独特抗原。推荐试验阳性后用显微镜进行确认[112]。

疟原虫核酸可通过 PCR 扩增和电泳检测。由于完成检查需要时间，所以一般在确诊后作为确认性检查，而非初筛检查[113]。

（六）血吸虫病

血吸虫病（schistosomiasis）是最流行的寄生虫感染之一，全世界感染者估计有 2 亿。寄生虫卵从尿液或粪便中排出，尾蚴感染人后直接穿透皮肤。吸虫通常生活在目标静脉丛中，但要到达那里，必须穿过心脏和肺部。慢性疾病状态伴有门静脉高压症和肝大，可能导致虫卵转移至肺血管，导致闭塞性动脉炎。血常规通常显示嗜酸性粒细胞增多。

此外，在粪便、尿液、痰液或 BAL 中可能会发现虫卵。终末段尿液样本可最大化检测的灵敏度[109]。

血清学诊断取决于检测抗体或循环抗原。不幸的是，血吸虫病患者的血清阴性窗口期延长。因此，早期研究可能转阴。感染后 7～12 周可检测到针对虫卵抗原的 IgG 抗体。IgG 数年保持阳性，因此在检测治疗反应方面不是特别帮助[109]。

蠕虫抗原的间接血凝素测定和可溶性虫卵抗原 ELISA，多次证明对曼氏血吸虫病（*Schistosomiasis mansoni*）诊断具有高敏感性。商用的试剂盒可以提供用于检测尾蚴抗原和成虫抗原，但敏感性较低[114]。

（七）圆线虫

圆线虫（*Strongyloides*）主要分布在热带和亚热带地区，包括美国东南部。丝状幼虫直接穿透皮肤进入血管。然后幼虫进入肺泡，可能上行进入气管，并被吞入肠道。在肠内，幼虫发育成成虫并繁殖。许多患者几乎没有临床表现，但免疫抑制患者可发展为严重感染，表现 ARDS、肺泡内出血。

血液嗜酸性粒细胞增多常见。确诊是通过粪便、体液或组织活检发现幼虫。幼虫可以在显微镜下识别，也可以培养。

抗体检测法灵敏度为 90%，然而免疫缺陷患者可能不会有较大反应，因此会出现假阴性结果[109]。

（八）肺丝虫病

热带肺嗜酸性粒细胞增多症是对在东南亚、印度、中国和非洲发现的丝虫超敏反应。它们被认为阻塞淋巴流出引发象皮病的原因。

血液嗜酸性粒细胞增多是常见的。BAL 的嗜酸性粒细胞也会升高。诊断基于丝状特异性

IgE 和 IgG 抗体的存在[109]。

（九）肺蛔虫病

肺蛔虫病（ascariasis）是一种圆蠕虫感染，通常发现在环境卫生差，有食物和水污染的地区。幼虫在感染的第二周侵入肺组织，并导致 Loeffler 综合征，表现为咳嗽、喘息、呼吸困难、发热和咯血。

嗜酸性粒细胞增多症存在于血液和呼吸道分泌物中。在显微镜下发现粪便中虫卵以进行诊断。无血清学检测[109]。

十、肺部病毒感染

上呼吸道或下呼吸道的呼吸道病毒感染是人类最常见的疾病。大多数情况下，感染为自限性。最常见的原因是流感、副流感、腺病毒和呼吸道合胞病毒（respiratory syncytial viruse，RSV）。

免疫受损的患者中，病毒感染可能危及生命。除上述病毒外，免疫功能低下的宿主还更易感染小核糖核酸病毒、RSV、CMV、疱疹病毒、水痘带状疱疹病毒（varicella zoster virus，VZV）和 EB 病毒（Epstein-Barr virus，EBV）。

（一）流感

流感病毒是正黏病毒科的 RNA 病毒。该病毒通过呼吸道飞沫在人与人之间传播。单纯性流感的特征是发热、肌痛、头痛、咳嗽、喉咙痛和鼻炎，并且会自行消退。流感可能存在继发性并发症，包括肺炎、中耳炎和鼻窦感染，或者可能存在特别强毒的病程，表现为呼吸衰竭 /ARDS、脑病、脊髓炎、心肌炎和 Reye 综合征。在 2014—2015 年流感季节，有与该病毒有关的 142 例死亡。

常规的病毒细胞培养可以在咽拭子或呼吸道样品进行。结果需要 3～10d。这是衡量所有其他检测的黄金标准。快速细胞培养将检测时间缩短至 1～3d。该方法利用单株或混合细胞系，通过离心增强细胞感染性。存在的病毒可以更迅速地检测，具有高灵敏度。

快速流感检测试验（rapid influenza detection tests，RIDT）针对甲型或乙型流感病毒核蛋白抗原。市面上有许多试剂盒，美国疾病预防控制中心和世界卫生组织都认可使用 RIDT 来辅助诊断流感。RIDT 只需不到 30min，可以用棉签或吸出液进行。这是一种定性试验，灵敏度范围为 60%～90%，特异性为 65%～99%。该检测的预测价值在流感高峰季节最有用。在一年中的其他时间，确认测试很重要。

免疫荧光抗体染色可以在拭子、清洗液或吸出液上进行。可进行直接荧光抗体染色或免疫荧光抗体染色。IFA 可提供接近 100% 的较高灵敏度[115]。

（二）副流感

副流感病毒有 1～4 型，表现为细支气管炎、哮鸣、儿童和老年人肺炎。

PCR 是检测副流感病毒的有效方法，对免疫缺陷患者尤其有效。PCR 的敏感性为 100%，特异性为 95%～98%。4 种血清型的快速、多重实时 PCR 检测是可行的[116]。

（三）腺病毒

腺病毒是一种根据衣壳抗原分类的 DNA 病毒。这些病毒也通过呼吸道分泌物传播。大多数具有免疫能力的宿主感染无症状。有些人可能会发热、喉咙痛和流鼻涕。

PCR 是检测腺病毒 DNA 的一种高特异性、高灵敏度的检测方法。实时荧光定量 PCR 通常用于检测免疫缺陷患者的病毒，也用于评估治疗反应。该检测方法是目前研究最多、最常用的 4 型腺病毒检测方法[116]。

（四）呼吸道合胞病毒

呼吸道合胞病毒（respiratory syncy-tial virus，RSV）是移植患者感染和死亡的重要原因。大多数关于 RSV 的信息来自造血干细胞受体人群。在这组患者中，80% RSV 感染进展为肺炎，总死亡率为 15%。其他高危人群包括老年人、COPD、哮喘、心脏病和癌症患者。应保持高度怀疑，并立即开始抗病毒治疗。

传统上，诊断是通过培养进行的。这仍然是用来比较其他检测敏感性和特异性的标准。不幸的是，这并不适用于所有的患者，需要一定的时间才能得到结果。

呼吸道分泌物中的抗原检测如果呈阳性，IFA或EIA方法可以挽救生命。不幸的是，随着患者年龄的增长，这项检测的敏感性降低，因为成人的呼吸道分泌物中每毫升分泌较少的空斑形成单位。对F和G糖蛋白的EIA抗体检测在培养阳性的成年人中约为85%[117]。

RT-PCR使用针对N基因的核酸探针可以帮助快速扩增和识别RSV A或B亚群。这已经在儿童中进行了广泛的研究，但在成人中鲜有报道。这是分子和血清学测试的最高灵敏度（97%）[117, 118]。

十一、疱疹病毒

疱疹病毒家族的独特之处在于，许多人携带潜伏形式的病毒。该家族包括CMV、EBV病毒、VZV、1型和2型单纯疱疹，以及6型和8型人类疱疹病毒。

病毒可能在宿主中休眠多年。每种病毒亚型都在体内的特定区域休眠：淋巴细胞内的EBV，神经节内的VSV和HSV。当免疫功能低下时，病毒可能会重新激活并导致压倒性疾病。

移植患者特别容易受到感染，因此早期诊断和治疗至关重要。多年来改进的诊断技术和更有效的预防和治疗抗病毒药物有助于降低发病率和死亡率[119]。

（一）人疱疹病毒

众多的人类疱疹病毒（human herpesvirus，HHV）血清型中，最重要的是6型和8型。

HHV6是玫瑰病毒属的成员。疾病通常表现为影响儿童发热性疾病。移植患者也有危险，但是感染发生率不到1%。症状包括肺炎、脑炎、结肠炎或肝炎。通过PCR扩增和电泳直接检测病毒核酸进行诊断。由于该病毒无处不在，因此大多数血清学检查作用有限[120]。

HHV8也被称为卡波西肉瘤相关疱疹病毒。HHV8感染是温和的，没有明显的疾病迹象。在移植患者中卡波西肉瘤的患病率约为0.5%。通过IFA和EIA检测针对病毒蛋白的抗体进行诊断[119]。

（二）单纯疱疹

1型和2型单纯疱疹病毒（herpes simplex virus，HSV）可以引起多种人类疾病，从黏膜与皮肤溃疡到ARDS。正确的治疗取决于及时和准确的诊断。

光学显微镜可用于HSV的诊断。对黏膜与皮肤刮擦碎屑进行吉姆萨、亚甲基蓝或瑞氏染色，并检测HSV细胞病变效果。这种检测方法依赖于正确的采样。不幸的是，显微镜检查无法区分HSV 1和HSV 2，通常看起来与疱疹病毒家族的其他成员相似。

细胞培养被用作一种辅助手段，就像显微镜一样，它很大程度上依赖于足够的取样。传统上，培养对需要紧急治疗的患者来说时间太长。酶联病毒诱导体系的快速培养提高周转时间，并取得了良好的效果。

直接免疫荧光法可以直接在标本上进行，特异性为100%。

FDA已批准从口腔或生殖器病变中分离的HSV 1和HSV 2进行PCR核酸扩增。许多商用的试剂盒敏感性高，但缺乏区分HSV 1和HSV 2的能力。目前尚无批准的用于检测CSF、血液或其他分泌物的方法。

蛋白质印迹分析可用于区分HSV 1和HSV 2，因为两者都有特定的抗原条带模式。不幸的是，这种方法既耗时又昂贵。

较新的方法采用ELISA来特异性检测gG-1和gG-2蛋白。敏感性和特异性接近100%，检测仅需2～3h。但是，大多数实验室没有专门的设备来进行测定。

快速ELISA可用于即时护理，可在短短

6min 内提供结果。特异性高，但由于主观视觉解释检测结果，因此缺乏敏感性[121]。

（三）巨细胞病毒

巨细胞病毒（cytomegalovirus，CMV）也称为 HHV5，是疱疹病毒家族的另一个成员。大多数发达国家，一半以上的人口已感染该病毒。传染需要通过身体分泌物、血液、器官移植或怀孕与病毒接触。免疫功能正常的患者感染一般无症状。但是，它可以引起免疫功能低下的宿主的发病率和死亡率显著升高。在移植患者中，感染可能是由于接触感染者，重新激活潜伏感染或由供体传播引起[122]。

诊断研究包括培养（可能长达数周）、快速培养外壳试验、组织活检或细胞学显微镜检查、血清学研究或分子分析。显微镜特征性地显示核内包涵体被描述为“猫头鹰的眼睛”。免疫染色和 ISH 也可以在这些样本和载玻片上进行。

核酸扩增已发展成为常用的诊断测试。扩增有助于诊断，监测治疗效果，并可预测复发。

与许多此类感染一样，挑战在于证明感染是活跃的，并不代表既往接触[122]。

（四）EB 病毒

EB 病毒（Epstein-Barr virus，EBV）无处不在，全世界 90% 的人口曾感染该病毒。该病毒引起感染性单核细胞增多症，在年轻患者中最常见，表现为发热、淋巴结病和咽炎。EBV 还与多种恶性肿瘤相关，包括非霍奇金淋巴瘤、移植后淋巴组织增生性疾病（posttransplantation lymphoproliferative disorder，PTLD）、鼻咽癌和胃癌。PTLD 影响移植肺，因此使该病毒成为胸外科医生考虑的另一重要病原体[123]。

血清学用于诊断单核细胞相关的 EBV 感染最有用。最广泛使用的检测方法是 1932 年引入的 Monospot（杂性抗体）检测，也使用间接荧光抗体检测和抗体 EIA。抗体级别和滴度将有助于确定感染是急性还是远处。感染早期血清含有病毒衣壳抗原（viral capsid antigen，VCA）IgG 和 VCA IgM。随着时间的推移，IgM 减少，IgG 抗体持续存在，EBV 核抗原增加。

ISH 可以检测感染细胞内的 EBV RNA。EBER1 和 EBER2 是感染细胞中最丰富的病毒转录本，因此是潜在感染的极佳标记。实际上，活检组织 ISH 是确定癌症是否与 EBV 相关的金标准。

蛋白免疫印迹、流式细胞术和 ELISA 均可用于检测特定的病毒蛋白。

最后，PCR 扩增不仅可以诊断感染，还可以检测病毒载量[124]。

（五）水痘带状疱疹病毒

水痘带状疱疹病毒（varicella zoster virus，VZV）以引起儿童水痘而著称，可能在以后的生活中作为带状疱疹重新激活。在具有免疫功能的患者中，VZV 很少累及肺部。然而，在免疫功能低下的患者中，VZV 肺炎可能危及生命。这可能是由于原发性感染或 VZV 重新激活引起。

VZV 的诊断可以仅根据临床表现进行。其培养需要数周才能取得阳性成果。因此，已经开发了分子和血清学检测为更及时诊断提供帮助。

抗体效价和抗体种类（IgM 和 IgG）有助于确定急性感染、既往接触和接种后免疫。

利用单克隆抗体进行免疫荧光检测和 PCR 检测已被广泛用于 VZV 诊断。免疫荧光染色可有效完成。虽然聚合酶链反应具有更高的整体敏感性，但成本和复杂性也更高，这使它成为一个不太理想检测方法。Wilson 等[125]直接比较免疫荧光染色、培养和 PCR 的敏感性、特异性、阳性预测值、阴性预测值、研究的易用性和成本。他们的结论是，只有在染色呈阴性且临床高度怀疑的情况下，才应选择免疫荧光染色并加入 PCR。

已开发出针对 VZV IgG 的新 ELISA 分析方法，来检测疫苗接种后的抗体反应[126]。

第17章 肺部疾病的分子诊断和基因组学研究

Molecular Diagnostic Studies and Genomic Studies in Pulmonary Disease

Jacob A. Klapper　Chadrick E. Denlinger　著
陈耀辉　译

一、概述

在过去的10年里，分子诊断技术的进步使我们对几乎所有恶性肿瘤（包括肺癌）的基因组学、蛋白质组学和表观遗传学的理解迅速演变。例如，在过去的几年里，对肿瘤的全基因组和外显子进行测序的成本降低了100倍（以前的成本为每个肿瘤10万美元[1]）。这些技术的进步，加上成本的降低，已经使表皮生长因子受体（epidermal growth factor receptor，EGFR）激酶激活型突变的鉴定并使用EGFR酪氨酸激酶抑制药（EGFR tyrosine kinase inhibitor，EGFR-TKI）治疗诸多患者得以迅速普及[2, 3]。

肺癌是美国最常见的癌症死亡原因，也是每年造成138万人死亡的世界性灾难，因此，更好地理解肺癌分子作用机制势在必行[4]。这项任务相当复杂，因为研究人员已经确定，肺癌中每个肿瘤可能有多达200个非同步突变。这远远超过了其他常见的恶性肿瘤，说明环境暴露和遗传易感性可以通过多种方式导致细胞永生的。这些复杂性的一个例子，科学家们已经证明，仅仅因为不同的组织具有相似的突变特征，并不意味着靶向治疗将同样有效[5]。

尽管本章的主要重点是描述分子诊断的各种方法，但准确的理解突变分析对治疗的意义至关重要。目前有6种靶向疗法用于局部晚期、复发或转移性非小细胞肺癌（non-small cell lung cancer，NSCLC）患者，预计这一数字还会迅速上升。例如，EGFR-TKI中的厄洛替尼已经证明了在无进展生存率和应答率方面有显著改善[6]。与此同时，BATTLE试验首次根据从组织活检中获得的相关生物标记物，对患者进行适应性随机治疗[7]。这类研究代表了肿瘤治疗的未来，因此胸外科肿瘤医师了解这种疾病的分子生物学是当务之急。

由于标本组织很难获得，并且采集通常涉及有创性程序，分子诊断研究似乎不可避免地会最终包括对替代标本的详细评估。例如，尽管将痰作为肺癌筛查方法的研究被认为是无益的，但新的增强分析方法可能会激发人们对使用痰作为筛查工具的兴趣[8-10]。依照同样的思路，对指示肺癌存在的生物标志物已使许多人评估血液和血浆。微阵列等技术的开发和应用极大地增强了我们了解癌症基因组的能力，并有可能在未来建立具有真正临床意义的生物标志物[11, 12]。

除了加强筛查，分子研究还可以帮助我们明确患者的组织学诊断。例如，基因表达模式是某些组织学的象征，可以帮助病理学家区分转移性结肠腺癌和原发肺腺癌。正如前面所说，这些研究最深刻的意义在于为患者选择治疗方法。随着小分子疗法的选择范围不断扩大，人们可以很容易地想到，未来癌症将成为一种慢性病，这种疾病需要对耐药病变进行活检，分析新的突变，并相应地调整治疗方法。因此，分子研究和肿瘤内的突变终会纳入体检和目前的分期系统，并且有一天可能有助于对不同阶段患者进行分层（即高风险阶段 I 与低风险阶段的区分）[13]。

本章有几个关键要素，没有对一些基本生物学术语进行解释，就无法进行这些复杂分子研究的讨论。同样，有必要提供对细胞信号传导和细胞周期的简要概述，因为从细胞膜到细胞核的各个阶段的突变都会影响细胞的死亡率。从更具临床相关性的角度来看，回顾收集组织的各个程序及其在后续基因组分析中的可靠性也很重要。接下来，对能促进我们对癌症生物学理解的这些技术突破有必要做一个广泛的概述。最后，本章将总结当前分子检测的建议，更“个性化”的肿瘤学将是什么样，以及在这个分子医学的新时代将会面临哪些挑战。

二、基因组学、表观遗传学和蛋白质组学

基因组学是研究基因组的结构和功能的学科。突变的发现及其对细胞发育的影响定义了分子生物学的这一学科。生殖细胞突变是遗传性的，而体细胞突变发生在受孕后身体的任何非生殖细胞中，这些体细胞突变通常与肿瘤的发生有关。体细胞突变的两个主要例子包括错义突变和无义突变。错义突变涉及单个核苷酸的替换，这会导致所产生的氨基酸发生变化。同时，无义突变是一种单核苷酸替换，它导致终止密码子的产生，而终止密码子的产生又导致截短蛋白的产生。已发现的体细胞突变会影响许多癌基因，如表皮生长因子受体（EGFR）和肿瘤抑制基因（tumor suppressor gene，TSG）（如 *p53*）。

随着突变分析的深入研究，科学家们对遗传异质性的认识日益提高。我们早就认识到，相似组织类型的肿瘤在不同患者之间表现不同（患者间的异质性），但现在突变分析表明，一个个体的肿瘤可以由多个不同的亚克隆组成，每个亚克隆都有其潜在的侵袭行为倾向（肿瘤内异质性）。这些亚克隆中的一些会转移，并在某些转移部位占优势（转移间的异质性）。虽然最初对靶向治疗敏感，但这些转移部位内细胞的其他突变将产生耐药性（转移内异质性）[1, 14–16]。

与基因组学不同，表观遗传学研究的是基因表达的变化，这种变化不是由于基因 DNA 序列的直接改变，而是影响该基因表达的分子事件。表观遗传学和癌症的大部分焦点都集中在基因启动子区域的变化上。启动子是基因内部或附近调节其表达的区域。研究人员一再指出，特定基因启动子区域的甲基化具有使某些基因沉默的作用。这些变化深刻地影响细胞过程，如细胞周期调控、凋亡、侵袭、上皮间充质转化和细胞周期调控。

蛋白质组学则侧重于肿瘤蛋白表达谱的分析。更好地了解蛋白质的表达是有价值的，因为它最终反映了肿瘤的表型，并为进一步的靶向治疗提供了可能。与蛋白质组学相关的技术，特别是质谱技术的最新进展，不仅拓宽了我们对这一领域的理解，还拓宽了我们对蛋白质组学如何应用于肺癌的理解[17]。

三、细胞信号

在过去的 20 年里，对人类癌症的分子分析极大地提高了我们对肺癌所涉及的细胞信号通路的理解。增殖和其他功能的动力始于细胞表面水平。肺癌细胞信号转导的一个主要例子是 EGFR，它是配体激活的受体酪氨酸激酶（receptor tyrosine kinases，RTK）ErbB/Her 家族的成员，该激酶遍布细胞膜。其他 RTK包括 AXL、MET、IGF1、HER2、ALK 和 ROS1。在正常细胞中，与 EGFR（或其他受体）胞外域结合的配体会导致受体胞质侧酪氨酸残基的磷酸化，这些残基充当“接头”蛋白的对接位点。这些衔接子随后招募“效应器”蛋白，如 H-Ras、N-Ras 和众所周知的 KRAS。当这些蛋白质与 GTP 结合时，Ras

与下游信号相互作用并启动一系列下游信号，包括 RAF-MEK-ERK（也称为 MAPK/ERK）和 PI3K-AKT 途径。在正常细胞中，每个激酶都会磷酸化其下游靶标上的酪氨酸残基。这导致蛋白质结构的构象变化和酶促起始激活。然而，在突变细胞中，信号级联反应中单个蛋白质内的点突变可导致不再依赖于上游激活事件的结构性激活。考虑到这些途径的最终目标是细胞核，不受抑制的酶激活在细胞复制和增殖中具有广泛的意义[18-20]。

四、驱动基因突变

驱动基因突变是特定的癌基因，在肺癌中被识别的频率越来越高（图 17–1）。在过去的十年里，人们逐渐了解了它们在细胞信号转导中的作用，随着更多靶向药物的出现，它们的重要性预计将迅速提高。参与细胞信号转导的许多元素的突变都与肺癌有关。*KRAS* 是在 NSCLC 中发现的第一个也是最常见的分子突变（在 30% 的腺癌和 5% 的鳞癌中发现）。在正常细胞中，在细胞外刺激诱导激活 GTP 结合形式之前，它一直保持结合和失活状态。然而，突变形式的 KRAS 对 GTP 依赖性激活不敏感，因此 KRAS 继续刺激下游效应器 RAF 和 PI3K[18]。同样，EGFR 受体的突变会导致胞质激酶结构域的 ATP 结合位点改变。其结果是通过上述途径产生了有增无减的下游信号。为了抑制这种活性，TKI、厄洛替尼和吉非替尼被研发出来，它们竞争性地抑制 ATP 与激酶结构域的结合[21-23]。与 *KRAS* 相同，*EGFR* 通常见于腺癌患者。与前两种突变

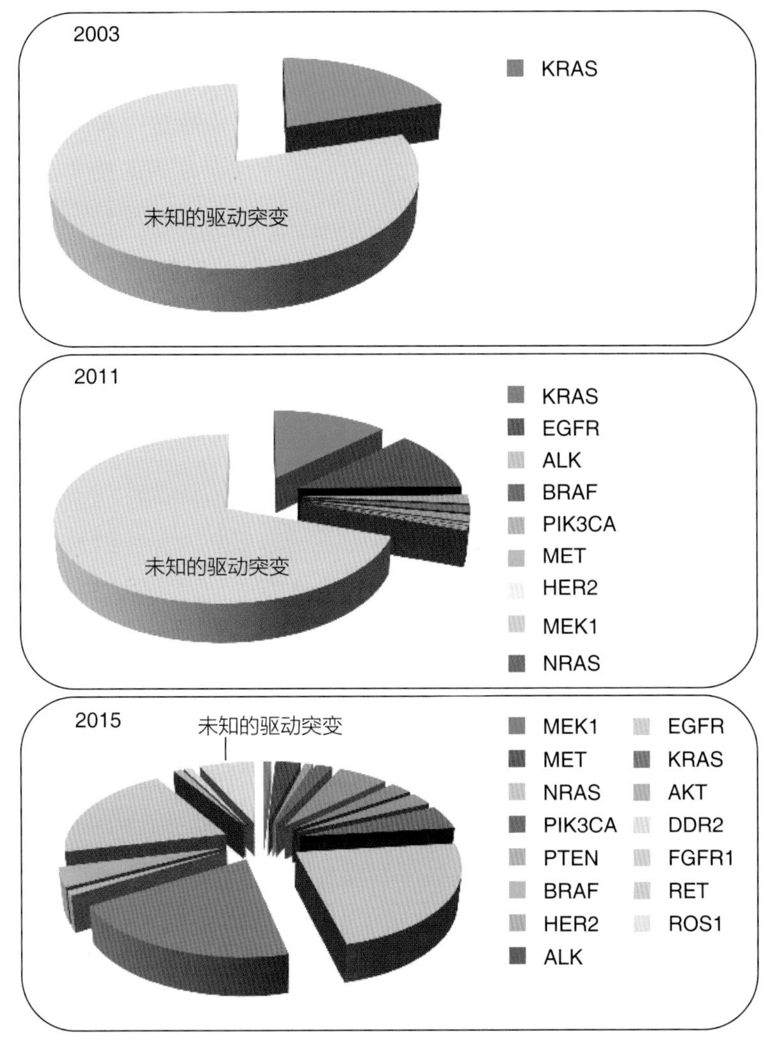

◀图 17–1　驱动基因突变进程

相比，ALK 受体的基因突变不太常见，5% 的 NSCLC 患者中发现有这种突变。基因重排导致棘皮动物微管相关蛋白样基因（*EML4*）的 5′端与 *ALK* 基因的 3′端融合，这种跨膜 RTK 是胰岛素受体家族的成员，它通过 STAT3 的下游激活传递生长信号，从而导致 MAPK-ERK 激活途径（图 17–2）[24]。

人口统计与特定的驱动突变之间已建立关联。例如，*EGFR* 基因突变在女性、亚洲人和不吸烟者中最常见 [25]。相反，*KRAS* 基因突变在有吸烟史的患者中最常见，*ALK* 基因重排与年龄较小、从不吸烟和肝转移的发生有关 [26]。

肺癌中其他不太常见的“驱动”突变涉及编码 HER2、磷脂酰肌醇 3 激酶（PI3KCA）、AKT、BRAF 和 MAP2K1 的基因。与 EGFR 一样，HER2 是一种 RTK，在 2% 的 NSCLC 患者中发生突变，同样主要发生在女性、非吸烟者和患有腺癌的亚洲人中 [27]。有趣的是，*HER2* 基因突变不存在于有 *EGFR* 或 *KRAS* 突变的肿瘤中。在 1%～3% 的情况下，*BRAF* 突变较为普遍，该基因的产物将 Ras GTP 酶连接至 MAPK 家族的下游蛋白。PI3KCA 是再生磷脂酰肌醇 –3– 磷酸的脂质激酶家族的成员。在缺乏生长因子的情况下，该基因的突变会导致蛋白激酶 B（也称为 AKT）信号通路的功能增强和激活。与此同时，*AKT* 基因编码蛋白激酶 B，当突变时会导致蛋白激酶 B 不受抑制的激活。PI3KCA 和 AKT 在肺癌中都非常罕见，患病率均为 1%。虽然 95% 的驱动基因突变是互斥的，但在有 *EGFR* 基因或 *KRAS* 基因突变的患者中也发现了 *PIK3CA* 基因突变。在考虑使用 EGFR TKI 治疗的患者中鉴定伴随的 *PIK3CA* 基因突变具有临床意义，因为这些人往往对靶向治疗具有先天抵抗力 [28–31]。

不幸的是，尽管厄洛替尼和吉非替尼等 TKI 的初始应答率比较显著，但由于其他突变的发展，不可避免地出现了对这些药物的耐药性。近年来，我们对癌症耐药的了解呈指数级增长。例如，在耐药细胞系的 *EGFR* 基因中鉴定出的 T790M［790 位密码子点突变，苏氨酸（T）被蛋氨酸（M）取代］突变可导致一种受体的表达，该受体的激酶结构域在排除了靶向 ATP 药物的情况下，对 ATP 的亲和力增强 [32]。或者，

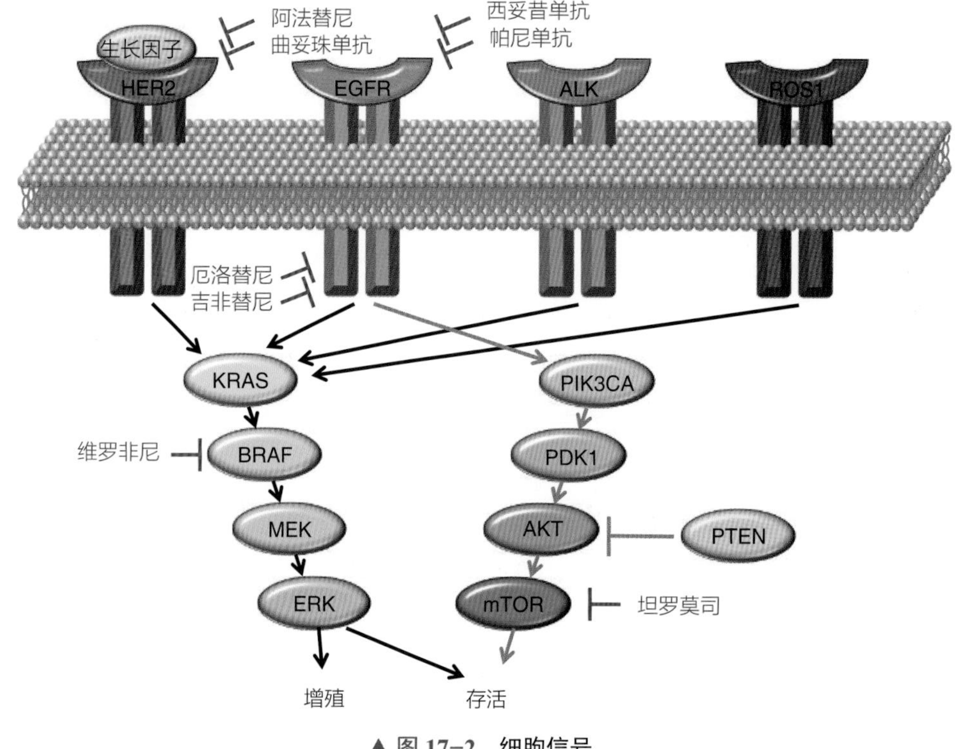

▲ **图 17–2 细胞信号**

在其他个体中，耐药性是细胞对其他 RTK（如 HER2）或第二信使（如 MET）活化增强的结果。Engelman[33] 最早发现，在对吉非替尼耐药的肺癌患者中，MET 扩增导致 ERBB3 磷酸化，进而导致 PI3K/AKT 通路的激活。最近，研究人员发现，在对 TKI 治疗无效的 *EGFR* 型突变 NSCLC 患者中，蛋白核因子 κB（NFκB）表达上调[34, 35]。

五、细胞周期

突变细胞信号转导的结果是在细胞核水平实现的，在细胞核水平上，这些通路的活性增加通过促进细胞通过细胞周期而直接影响核转录和增殖。例如，现在有大量证据表明，Ras-Ref-MEK 和 PI3K 通路的活性增加是如何促进通过 G1/S 转换的。简而言之，细胞周期有四个组成部分：M 期、S 期、G_1 期和 G_2 期。G_1 期将细胞核分裂（M 期）与 DNA 合成（S 期）隔开，而 G_2 期介于 S 期和 M 期之间。研究人员对 G_1 期的细胞信号相互作用特别感兴趣，因为许多蛋白质在进入 S 期的过程中都很活跃，其中最突出的是细胞周期蛋白依赖性激酶（cyclin-dependent kinase，CDK）。正是这些上游效应蛋白，如 Ras-Ref-MEK，靶向并促进 G1/S 转换[36, 37]。在正常细胞中，阻止细胞向 DNA 合成发展受 *Rb* 和 *p53* 等著名的 TSG 控制[38]。肿瘤抑制基因 *p16INK4a*（也称为 *CDK2A*）和 *p14ARF* 也许不太为人所知，但同等重要。前者通过阻断 CDK4/6 诱导细胞停滞或衰老，从而保护细胞免受过度活跃的 Ras-ERK 活性的影响（图 17–3）[39]。

TSG 的表达变化（如 *CDK2A* 和 *p14ARF*）无关突变，而是与以甲基化为代表的表观遗传改变直接相关。对于这些 TSG，超甲基化或在胞嘧啶嘧啶环的 5– 碳原子上向 DNA 添加甲基会导致这些基因沉默[40]。已有人提出，超甲基化的影响要么直接通过转录抑制介导，要么通过招募结合蛋白来下调或沉默 TSG 来介导[41, 42]。*CDKN2A* 的超甲基化在 67% 的腺癌和 70% 的鳞癌中广泛存在。*CDKN2A* 失活后 p16 不再被转录，导致对激酶 CDK4 和 CDK6 的抑制作用减弱。这些蛋白并未下调，而是结合和磷酸化 *Rb* TSG，继续进行细胞周期进程（cell cycle progression，CCP）[43–45]。

六、分子诊断技术

作为胸外科医生，通常需要我们进行手术治

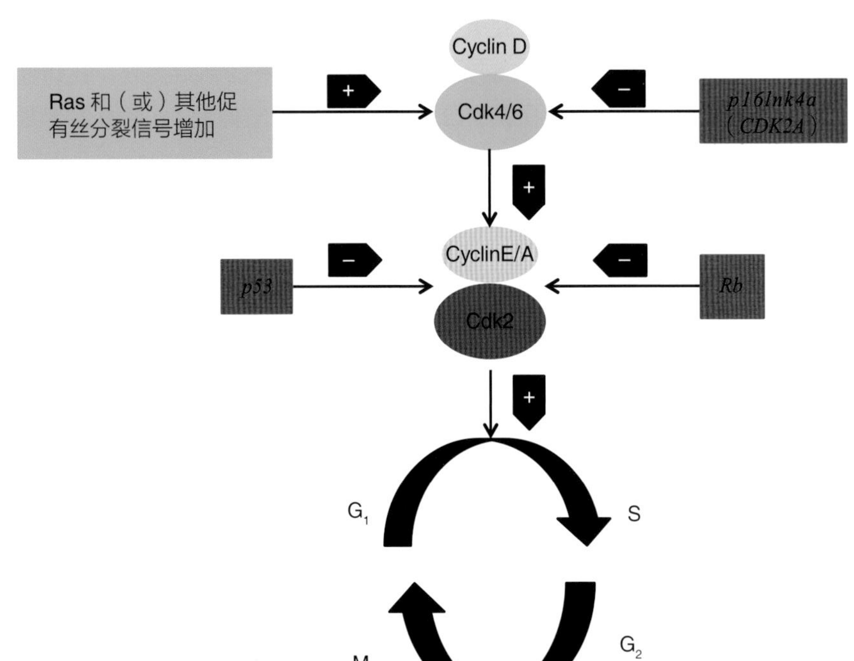

◀图 17–3　从 G1 至 S 期 DNA 合成的进展依赖于细胞周期蛋白 D 和细胞周期蛋白依赖性激酶（Cdk）的激活有丝分裂信号，如增加的 Ras 刺激 Cdk 推动从 G1 期进展到 S 期。同时，肿瘤抑制基因（*Rb*、*p53* 和 *CDK2A*）下调 Cdk 活性，从而阻止细胞周期的进展

疗或进行诊断。直到最近，活检的目的是区分癌症和良性病变，但现在情况有所不同，因为当人们想进行分子检测时，必须考虑来自各种组织获取技术的产量。最近，据肺癌突变协会（LCMC）报道，当进行肺癌的穿刺活检以分析 10 种特定的驱动基因时，25%～35% 的病例获得的组织不足，5% 的病例手术活检不充分 [46]。因此，随着对肿瘤进行完整分子评估所需的化验次数的增加，组织样本获取的充分性可能会变得更加关键。此外，外科医生必须牢记，成功的分析不仅取决于存活肿瘤的获取，还取决于正确处理和保存组织。最后，由于患者不可避免地会对靶向治疗产生耐药，外科医生应该预料到，在未来可能会被要求执行其他治疗程序以进一步研究。

作为选择合适的分子分析技术的一部分，了解“筛选”和“靶向”方法之间的区别是很重要的。例如，在第 18～21 外显子中发现了与 TKI 治疗敏感性相关的 *EGFR* 突变。然而，两种类型的突变，即第 19 外显子的缺失和第 21 外显子点突变，占所有激活 EGFR 突变的 90%。现有的筛查模式被设计用来检测外显子 18～21 的所有已知和新的突变，而靶向技术仅检测已知或常见突变。筛选的优点如前所述，而缺点往往是灵敏度较低，需要具备专业技术才能准确执行这些劳动密集型技术。相比之下，靶向治疗的吸引力在于，因为它们具有更高的灵敏度和更广泛的可用技术 [47, 48]。

对于 DNA 测序，突变必须存在于待测样品约 20% 的 DNA 中 [49]。提高测序灵敏度和特异性的尝试包括高分辨率熔解分析（high resolution melting analysis，HRMA）等技术，该技术能够在非常低的水平上检测突变基因 [50]。其他方法利用宏观解剖和激光捕获显微切割等技术提取 DNA，但这些方法非常耗时耗力。最近，研究人员开发了一种基于多重 PCR 的分析（SNaPshot），该方法可以同时鉴定几个关键 NSCLC 基因中的 50 多个突变，从而在不到 3 周的时间内完成检测。然而，这项技术的局限性在于它并不全面。例如，SNaPshot 的设计只检测 *p53* 中最常见的突变，存在低估突变的风险，并剥夺了患者获得替代疗法或重要诊断信息的机会 [51]。

甲基化特异性 PCR（Methylation-specific PCR，MSP）是最近的一项技术进步，对我们理解癌症的表观遗传机制具有重要意义。例如，关于超甲基化 *CDK2A* 的影响及其对细胞周期的调节的大部分已知信息都来自这项分析。使用非常少量的 DNA 样本（即纳克），MSP 可用于检测手术切除组织以及痰和血浆中的基因特异性启动子超甲基化 [52]。

与突变分析相反，荧光原位杂交（fluorescence in situ hybridization，FISH）用于检测基因拷贝数，而不是检测突变的存在与否。该项技术背后的基本原理包括使用荧光标记的 DNA 探针与肿瘤细胞核中的特定基因组区域结合。FISH 的一项优势是能够对非常小的新鲜冷冻或石蜡包埋组织样本进行检测。此外，许多研究表明，用 FISH 测量的基因拷贝数可以作为 TKI 的肿瘤反应和患者生存率的有用预测指标 [53, 54]。然而，EGFR 基因拷贝数并未被普遍接受为预测指标，这可能是用于执行和解释分析结果的实验室方法的不同所致 [55–57]。为了帮助标准化 FISH 结果的报告方式，Colorado 大学创建了一个有助于更明确地区分 EGFR FISH 阳性肿瘤和阴性肿瘤的“评分系统” [58]。

鉴于克唑替尼具有很高的临床益处，在筛查患者的 *ALK* 基因重排时，准确的 FISH 分析尤其重要。Weickhardt 及其同事总结了检测 NSCLC 患者 *ALK* 重排的各种技术，认为聚合酶链式反应（polymerase chain reaction，PCR）和免疫组化（immunohistochemistry，IHC）都有其局限性，FISH 分析应成为金标准。此外，他们指出，FDA 已经确定了构成阳性基因重排的成分，以便准确选择患者接受克唑替尼治疗 [47]。

标准 IHC 在突变分析中的作用非常吸引人，因为它快速、经济有效，并且其应用的技术基础设施已经存在于学术和社区环境中。不幸的是，与基于 DNA 的分子技术相比，IHC 存在敏感性和特异性的问题，因此尚未被广泛使用。已知的

IHC 检测主要集中在 *EGFR* 突变分析上。针对 19 号外显子 A746_A750 缺失和 L858R 点突变，已经开发出两种突变型特异性兔单克隆抗体。使用这些抗体，将 IHC 与直接测序进行比较的几项研究报告了类似的敏感性和特异性 [59–61]。然而，如前所述，用于检测 *ALK* 基因重排的 IHC 可靠性并不高。虽然在淋巴瘤中进行 IHC *ALK* 筛查是标准方法，但在融合蛋白表达较低的 NSCLC 中，IHC 的可靠性较低。一些机构由于其技术专长而在使用 IHC 方面取得了更大的成功，但尚未看到其他机构的成功经验 [62, 63]。

然而，研究人员早就认识到癌症的生物学复杂性，并一直在寻找能更好地分析肿瘤中全局基因表达的技术，这可能比单基因分析更有用。DNA 阵列技术（或微阵列）非常令人兴奋，因为它允许对肿瘤进行分子图谱分析，以便我们可以更好地同时了解数千种基因的表达。本质上，DNA 阵列是由多排寡核苷酸链和互补 DNA 组成，是排列在玻璃片或硅芯片上。为了完成阵列，从肿瘤组织中提取 RNA，扩增并用荧光染料标记，然后与阵列杂交。阵列上每个点发出的荧光表示 RNA 相应基因的表达。从这些阵列中获得的信息为了解肿瘤的异质性提供了有价值的见解 [11]。例如，Wigle 及其同事 [64] 使用分子图谱分析对不同的Ⅰ期腺癌进行了亚型分析，并能够识别预测不同患者生存模式的分子特征。此外，他们使用 DNA 阵列将原发性肺腺癌与结肠转移瘤区分开来。因此，该技术在组织学分类和分化方面的潜力才刚刚开始被充分认识。

组织的蛋白质组学分析在很大程度上依赖于质谱，特别是基质辅助激光解吸电离质谱（matrix-assisted laser desorption ionization mass spectrometry，MALDI-MS）和成像质谱（imaging mass spectrometry，IMS）等新技术。前者显著提高了从非常薄的冰冻切片标本中建立蛋白质、脂肪、多糖和神经酰胺图谱的灵敏度和准确性。作为 MALDI 的辅助设备，IMS 可以使用标准的组织切片生成有价值的图像，详细显示这些物种以及药物和代谢物等低分子化合物的组织分布。后一点特别有趣，因为 IMS 在评估药物对靶组织的渗透性方面可能变得越来越有用 [15, 65, 66]。

七、用于分子分析的组织获取

对于胸外科医生来说，与临床上最相关的可能是了解哪种组织取样技术可以产生足够的组织进行分子分析。显然，手术切除的标本为病理学家提供了足够的组织进行研究，但很多时候没有临床指示切除原发病灶或转移灶。在这些情况下，外科医生必须认识到哪种有创性较小的方法最有可能产生足够的组织供检测。

人们普遍认为，要进行可靠的突变检测，样本中肿瘤细胞的百分比和绝对数是未知的。此外，由于可供分析的组织较少，考虑到组织异质性，因此必须关注样品的代表性如何。在对 EGFR 突变分析的回顾中，Gately [67] 建议从 CT 引导的活检中至少采集 2 个圆柱体组织，每个细胞块至少进行 8 次 FNA 通过 / 取样，并从刷式活检中进行 8 次涂片检查。与此同时，欧洲 EGFR 研讨会小组建议理想样品应包含 200～400 个肿瘤细胞，并指出标本中肿瘤细胞的百分比应至少为 50%，才能进行准确的 DNA 测序 [68]。CT 引导的核心针活检是一种流行的非手术获取组织以进行诊断和基因分型的方法。一般来说，该技术每次活检通常会产生 500 个以上的肿瘤细胞。在欧洲工作组的研究中，有人建议至少进行 2～3 个核心检查，以获取足够的组织用于诊断。

经胸入路或支气管镜的细针穿刺（fine-needle aspiration，FNA）已被确立为获取突变分析组织的可靠方法。一般来说，使用 21 号针进行的 FNA 通常每次活检会产生 100 个以上的细胞，而 19 号针将产生 150 个以上的细胞。目前的建议是，不管针头大小，至少要进行 4 次活检。Navani 及其同事最早证明了 FNA 的可靠性；在 90% 的病例中成功完成了 *EGFR* 突变分析。总体而言，使用支气管内超声 – 经支气管针吸（endobronchial ultrasound transbronchial needle aspirate，EBUS-TBNA）进行 *EGFR* 突变检测的能力为 72%～96%[69-74]。

FNA 抽吸物也被证明在转移性病变的评估中非常有价值。例如，众所周知，*EGFR* 突变状态不是静态的，并且原发灶和转移部位之间的不一致是常见的。正如 Bozzetti 在一项对 31 例的转移性 NSCLC 患者的研究中所证明的那样，接受远处病变 FNA 后，以前 *EGFR* 阴性的肿瘤可以变成 *EGFR* 阳性。在这项特定的研究中，31 名患者中有 8 名发生了 *EGFR* 突变。因此，在评估复发或转移性 NSCLC 患者时，应强烈考虑使用 FNA，因为他们可能成为 TKI 治疗的候选对象[75, 76]。

自从最初的恶性细胞检测报告发表以来，因为获得这些标本的成本有限且存在并发症的风险，痰液分析诊断 NSCLC 一直被认为是一种潜在的理想筛查方法[77]。然而，事实证明，由于很难从痰液中持续检测到恶性细胞，因此很难证明其有效性。随着用于评估痰液的更先进技术的出现，现在人们对检查这种液体的潜在生物标志物重新产生了兴趣。正如 Hubers 及其同事[78]明确指出的那样，痰液生物标志物检测将具有一种临床应用，其用途是确定应进行筛查的高危患者（即进行低剂量 CT 扫描），诊断 CT 上发现结节的患者，以及对有半固体病变的患者进行风险分层，以确定发展为恶性肿瘤的高风险或低风险。到目前为止，这些检测方法的敏感性和特异性还不能应用于临床。尽管如此，对痰液中广泛分子环境的研究仍在迅速扩展。例如，已经在突变分析和评估 DNA 超甲基化方面做了广泛的研究，而更有限的研究已经开始关注信使 RNA、microRNA 和肿瘤相关蛋白的存在。

痰液中的 *KRAS* 和 *p53* 突变一直是许多研究的重点。尽管研究人员已经能够在确诊肺癌患者的痰液中检测到 *KRAS* 突变，但 *KRAS* 作为最终癌症发展的生物标志物的成功却并不令人鼓舞。在一项对 803 名无症状重度吸烟者的大型研究中，Baryshnikova 评估了 *KRAS* 和 *p53* 突变的频率。在随访中，有 18 位患者患了肺癌，但未检测到 *KRAS* 突变，而 15 位患者检测到了 *p53* 突变，其中一名患者继续发展为恶性肿瘤。还对 *EGFR* 突变和 *EML4-ALK* 重排进行了痰液分析，但仅取得了有限的成功。因此，对痰液的突变研究目前仍处于初期，尚无直接临床意义[79-82]。

虽然痰液的突变分析尚未被证明可用于识别高危患者，但对痰液中基因超甲基化的研究在某种程度上更令人振奋。例如，Palmisano 及其同事[83]能够在诊断前 5～35 个月的任何时间从 100% 的鳞状细胞癌患者的痰液 DNA 中检测到 *CDKN2A* 和 *MGMT* 的甲基化。在其他的小型研究中，Kersting 及其同事[84]和 Honorio 及其同事[85]在患者确诊前一年或更长时间发现了 *CDKN2A* 和 *RASSF1A* 的超甲基化。同时，在对已知恶性肿瘤患者的检查中，肿瘤与匹配痰液 DNA 甲基化的中位数符合率为 78%，提示痰液 DNA 甲基化状态可以合理地反映肿瘤的甲基化状态。

尽管该文献令人鼓舞，但没有单个基因在 100% 的肿瘤中发生超甲基化，正如 Palmisano 研究表明的那样，超甲基化并不是癌症患者独有的，因为近 20% 的非癌症吸烟者也表现出 *CDKN2A* 的超甲基化。尽管如此，研究人员仍然专注于产生能够符合临床实施可接受标准的敏感性和特异性的一组基因[86-88]。

MicroRNA（也被称为 miRNA 或 miR）是一类小的单链非编码 RNA 分子，与多种疾病过程有关，包括癌症的发生发展、心血管疾病、败血症的炎症反应和 COPD。miRs 与目标 mRNA 链互补，通过两种机制发挥其阻断功能。首先，由此产生的双链 RNA 可能会被细胞识别为病毒产物，因此会被降解。miRs 阻断 mRNA 的第二个机制是双链 RNA 无法通过翻译机制，因此该特定蛋白质的合成被终止。大量研究证明，在痰液中可以检测到 miRs，研究人员已经成功地建立了可标志肺癌的 miRs 组成。此外，现有研究表明，在痰液中可以检测到不同的 miRs 组成，并将其用于区分肺鳞癌和腺癌[89, 90]。

与痰液一样，血液和血清作为肺癌潜在标志

物的来源具有重要的吸引力。例如，Kimura 及其同事[91]指出，对吉非替尼有反应的患者中 *EGFR* 突变的水平明显高于进展性疾病的患者，提示血清可用于跟追临床反应。Andriani 评估了 64 名 NSCLC 患者血浆 DNA 的三个指标：*p53*、*FHIT* 和 3 号染色体上的微卫星突变。在这项研究中，超过 50% 的患者血浆中至少有一个遗传标记发生了改变，64.4% 的患者血浆中检测到的突变与肿瘤中看到的突变一致[92]。尽管这些报道令人鼓舞，但血液和血清分析的临床应用存在固有的局限性。与痰液不同的是，这些液体不是器官特异性的，因此在其中发现的突变可能代表了肺癌以外的恶性过程[36]。

八、目前用于分子测试的指南

由于在绝大多数患者中未发现最常见的突变（即 *EGFR*），因此制定了临床指南来选择患者进行检测。显然，患有腺癌的非吸烟女性是理想的检测对象，但对于检测每个患有腺癌的成本 / 收益存在争议。此外，对于鳞状和混合组织学患者的测试也存在争议。以下段落重点介绍了各个专业协会的最新建议。

欧洲 EGFR 研讨会小组的一份初步报告建议，筛查应仅限于突变频率较高的人。最近，欧洲医学肿瘤学会（ESMO）公布了不鼓励此类选择的指南，现在建议“所有晚期 / 复发疾病患者的非鳞状肿瘤都应该进行 *EGFR* 突变检测”。此外，他们还鼓励对那些少量或有长期吸烟史的鳞状组织病患者进行检测。对 *ALK* 重排的筛查也提出了相同的建议。相比之下，美国病理学家学会、国际肺癌研究协会和分子病理学协会制定的指南在他们的建议中更具体。虽然他们支持在所有腺癌患者或含有腺癌成分的肿瘤患者中检测 *EGFR* 和 *ALK*，但他们对单纯鳞状组织学患者的检测更持怀疑态度。然而，如果“腺癌成分”不能被排除，或者患者是年轻的非吸烟者，他们会默认对鳞癌患者进行检测[93, 94]。

除了要测试的人之外，重要的是要知道何时对 NSCLC 患者进行测试。Lindeman 建议，任何患者在诊断晚期腺癌时，或在复发或进展期时，都应常规进行 *EGFR* 和 *ALK* 检测。目前，来自多个专业协会的建议是，应鼓励 *EGFR* 和 *ALK* 检测，但不强制要求Ⅰ，Ⅱ和Ⅲ期疾病的患者进行 *EGFR* 和 *ALK* 检测[84, 85]。

那么检测其他突变或有靶向的基因改变呢？ESMO 表示，到目前为止，还没有迹象表明可以对 *KRAS*、*BRAF*、*HER2*、*ROS1* 融合基因和 *RET* 融合基因等标志物进行常规检测[84]。*KRAS* 检测是一个有趣的课题，因为它是肺癌突变协会分析的 800 多种腺癌中发现的最常见的突变，而且很容易识别[95]。不幸的是，目前还没有针对 *KRAS* 的靶向治疗方法，因此问题变成了：我们需要检测它吗？*KRAS* 与不良预后有关，但这是否足以验证进行突变分析的成本[96]？其次，尽管过去的数据表明 KRAS 可以预测对化学疗法的反应，但目前的数据并不支持这一观点[97, 98]。第三，虽然对使用 *KRAS* 选择患者进行 *EGFR* TKI 治疗感兴趣，但事实证明，仅对 *EGFR* 进行突变分析已经足够。最后，*KRAS* 测试的主要优势似乎在于，*KRAS* 突变可有效排除其他突变，例如 *ROS1* 和 *ALK*。因此，*KRAS* 的必要性仍然值得怀疑[99-101]。

除了制订治疗计划外，临床医生还乐观地认为，分子标志物检测可能有助于预测化疗的最终反应。已经提到的一些潜在的标记物包括 *ERCC1*，*BRCA1*，RRM1 和胸苷酸合成酶。不幸的是，这些标志物的预测准确性并不强，目前 ESMO 不建议对这些突变进行常规检测[102-105]。

虽然未来评估血液和痰液的新技术可能会简化突变分析，但国际专业学会目前的建议是，*EGFR* 检测应基于 PCR，理想情况下应在福尔马林固定的石蜡包埋的标本上进行。针对 IHC 的 *EGFR* 突变特异性抗体确实存在，但考虑到临床相关突变的数量远远超过抗体的数量，因此不建议将 IHC 作为主要检测方法。同样，尽管 ESMO 建议将 IHC 用于 *ALK* 突变的预筛查，但 FISH 分析应成为主要的检测手段。毫无疑问，未来将有更广泛和彻底的分析方法在临床上得以应用。下一代测序可通过一次测试即可研究大量 DNA 模板，具有真正的临床上应用潜力（灵敏度高、成本合理）[84, 85, 106]。

因为大约 50% 的 *EGFR* 突变患者的疾病进展是因为第二次突变，所以重复进行分子检测可能很重要 [27]。目前尚无标准指南，但是超过 90% 的突变是由于 EGFR 激酶结构域 20 号外显子 790 位的蛋氨酸替代苏氨酸造成的 [25]。研究者表明，在这些获得性耐药患者中，MET 扩增增加，因此这些患者可能成为二线治疗的候选者 [107]。关于适应性耐药发展的最新证据已经指出，接受 TKI 治疗的患者的细胞经历几种 RTK 的上调，这有助于克服选择性抑制。最后，有数据显示，激酶 AXL 和 MED12 的过表达可用于测量对 EGFR TKI 的耐药性 [108, 109]。

九、个性化肿瘤学与未来挑战

现代肿瘤治疗一直以细胞毒性药物为主，这些药物被设计用于一般患者群体中。到目前为止，一旦做出了癌症的组织学诊断，这些药物就会被应用，并根据后续的成像来评估反应。然而，我们在选择患者疗法的方式上正处于重大变革的风口浪尖，所有这些都归因于我们对癌症分子异质性认识的迅速扩大。因此，个性化肿瘤学的时代将有可能会取代传统的通用方法。

我们过渡到这个新时代的例证是 *Cancer Cell Line Encyclopedia*（CCLE）等实体的创建。CCLE 是一个由 947 个人类癌细胞株组成的大规模基因组数据集，它分析了 1600 多个基因的突变状态，从而创建了基因表达、染色体拷贝数和大量并行测序数据的汇编。然后，将这些信息与 479 个品系的 24 种抗癌药物的药理学特征相结合，以鉴定药理反应的分子相关性。因此，借助诸如 CCLE 等实体，就有可能创建药物反应的遗传预测因子，然后将其用于个性化患者护理 [110]。

除了个性化的患者治疗外，肿瘤的基因组特征还可能影响组织学亚型和分期。临床肺癌基因组计划（Clinical Lung Cancer Genome Project，CLCGP）和基因组医学网络（Network of Genomic Medicine，NGM）进行的一项合作研究最初回顾性分析了 1255 个新鲜冷冻的人类肺癌样本，并能够检测到各种组织亚型特有的基因组变化。例如，腺癌倾向于表达 *ALK*、*BRAF*、*EGFR*、*ERBB2*、*KRAS* 和 *STK1* 突变，而 *DDR2* 和 *FGFR1* 突变在鳞癌中更具特异性。同样有趣的是，他们发现大细胞癌没有特定于其队列的基因组改变。因此，研究人员能够仅根据基因组图谱将其中许多大细胞癌重新分类为鳞状细胞癌或腺癌。最后，NGM 前瞻性地评估了 5145 名肺癌患者的这些组织学特异性突变，发现它们与前述回顾性数据密切相关 [111]。

传统的美国癌症联合委员会 TNM 分期系统是风险分层的重要组成部分。到目前为止，当前的分期系统尚未包括对肿瘤的分子分析，但随着我们对分子突变的预测性质的更多了解，这种情况有可能改变。在过去的十年里，使用大型基因阵列，已鉴定出大量的分子标记，可将肺癌患者分为复发的低风险组和高风险组。不幸的是，这些研究中许多都是单一机构研究，可供分析的样本有限。其结果是确定了不同机构之间差异很大，几乎没有有共同点的预后标志。像 Shodden 及其同事进行的那样，大规模的多机构研究特别重要，因为他们已经证明，使用统一的数据采集和分析方法可以更可靠地生成具有临床适用性的基因表达谱。为了证明这一原理，Bueno 及其同事 [112] 在一项针对 650 例 Ⅰ 期和 Ⅱ 期腺癌患者的多机构研究中，评估了 31 种细胞周期相关基因的预后能力，这些基因的表达用于为每个肿瘤建立 CCP 评分。单独和结合患者的病理分期，CCP 是肺癌特异性死亡率的重要预测指标 [113]。

基因表达谱并不是研究人员使用当前技术预测预后的唯一方式。例如，众所周知，上皮向间充质转化的过程是恶性转变的标志。Reka 及其同事使用组织培养的蛋白质组学分析，能够产生一组在这一过程中通常分泌的蛋白质。然后使用该小组将肺癌患者分成低、中、高风险组。其他人则使用肿瘤的蛋白质组学分析来预测哪些患者最有可能从小分子治疗中受益。例如，Gregorc[115]发现，正在接受二线化疗方案治疗的晚期肺癌患者，如果他们的蛋白质组学特征不佳，则与传统的细胞毒性药物相比，他们从厄洛替尼中获益的可能性要小得多[114]。

到目前为止，基于 DNA 测序的 *EGFR* 突变足以开始 TKI 治疗。不幸的是，只有不到 60% 的 *EGFR* 突变 NSCLC 患者对这些药物有实际反应。对这些疗法的耐药性可以有多种形式，并延伸到上述 *T790M* 突变之外，这是一种众所周知的适应性耐药形式[82, 116]。最近发现，酪氨酸激酶亚家族成员 AXL 的过表达是细胞获得 TKI 耐药性的一种新机制。同样，现在有证据表明，MED12 介体复合物的丢失会导致对 EGFR 抑制剂的耐药。作为对 TKI 反应的重要调节因子，MED12 负调控 TGF-βR2，从而维持对治疗的应答。在没有 MED12 的情况下，TGF-βR2 表达上调，并产生耐药性[99, 100]。与这些适应性耐药的例子相比，先天性耐药得到了更好的理解。例如，BCL2L11 是一种促凋亡蛋白，是线粒体介导凋亡途径的一部分。据报道，在 BCL2L11mRNA 高表达的患者中，*EGFR* TKI 的应答率为 100%。相反，BCL2L11 低表达的患者显然不能完成程序性细胞死亡的过程，并且观察到对靶向治疗的不良反应。综上所述，我们对耐药性认识的增加将在未来使我们能够将可能对 *EGFR* TKI 有应答的患者与那些不太可能有应答的患者区分开来[117]。

鉴于我们对遗传改变的认识正在迅速发展，本章的某些方面在出版时可能已经过时。实际上，随着知识的发展和药物开发的激增，临床医生可能难以保持最新状态。因此，Vanderbilt 大学支持的网站 My Cancer Genome（www.mycancergenome.org）等资源已建立，以对新发现的驱动突变和正在临床试验中评估的药物不断更新。表 17-1 总结了目前已知在肺癌中发生的突变、重排和扩增。

正如 Vogelstein 在一篇对癌症基因组学和未来挑战的出色综述中所解释的那样，目前存在的小分子抑制剂旨在靶向蛋白激酶，并抑制其酶活性或与激活配体的相互作用。这种抑制对细胞信号转导有深远的影响，进而对细胞增殖产生深远的影响。不幸的是，只有 31 个癌基因是以这种方式靶向的酪氨酸激酶，而剩下的绝大多数癌基因的酶活性较低，并且与相关基因产物的相互作用更为复杂和牢固。因此，靶向这些癌基因的药物导致的肿瘤杀伤率较低。另一个需要考虑的重要挑战是实体肿瘤中 TSG 突变相对于癌基因激活突变的优势。从逻辑上讲，开发靶向这些癌基因产物的疗法更容易，而开发能够取代这些 TSG 功能的有效疗法要困难得多。那么，对于这一清醒的现实，答案是什么呢？ Vogelstein 认为，这将更好地理解下游对细胞信号的影响。因此，我们必须更好地认识 TSG 丢失对激酶活性的影响，然后针对这些途径进行相应的研究[1]。

十、结论

肺癌的分子图谱分析使人们对这种疾病的复杂性有了越来越多的认识。现在已经很好地理解了驱动基因的突变和 TSG 甲基化状态的变化在细胞的生命周期中具有广泛的意义。同时，这一新知识使临床医生可以针对患者的肿瘤采用定向疗法的形式，为患者提供更多个性化的治疗方法。从本质上讲，我们现在知道，一个人的肺腺癌与另一个人的肺腺癌并不相同，并且传统化疗可能不是理想的治疗方法。同时，诸如质谱、微阵列和下一代测序等技术的进步提供了对患者肿瘤的更深入的分析，从而有可能提供重要的预后信息。同样，这些技术最终可能使我们能够从痰液和血液等来源找出一个或一组生物标志物，这些生物标志物可以在高危患者确诊前几个月到几年内识别出来。综上所述，肺癌治疗的一个新的“分子”时代已经到来，随之而来的是新的令人兴奋的机遇，可以有效预防和治疗这种发人深省的疾病。

表 17-1 确定非小细胞肺癌的驱动突变

基 因	类 别	改变类型	频率（%）	药物临床实验	FDA 批准药物
AKT1	S/T 激酶	突变	1	哌立福新（Perifosine）	无
ALK	RTK	重排	3～7	色瑞替尼（Ceritnib）	克唑替尼（Crizotinib）
BRAF	S/T 激酶	突变	1～3	维罗非尼（Vemurafenib）达拉非尼（Dabrafenib）	无
DDR2	RTK	突变	4	达沙替尼（Dasatinib）	无
EGFR	RTK	突变	10～35	达可替尼（Dacomitinib）诺拉替尼（Neratinib）	厄洛替尼（Erlotinib） 阿法替尼（Afatinib）
FGFR1	RTK	扩增	20	普纳替尼（Ponatinib）多韦替尼（Dovitinib）	无
HER2	RTK	突变	2～4	曲妥珠单抗（Trastuzumab）阿法替尼（Afatinib）	无
KRAS	GTP 酶	突变	15～25	无	无
MEK1	S/T 激酶	突变	1	司美替尼（Selumetinib）曲美替尼（Trametinib）	无
MET	RTK	扩增	2～4	克唑替尼（Crizotinib）卡搏替尼（Cabozantinib）	无
NRAS	GTP 酶	突变	1	无	无
PIK3CA	脂质激酶	突变	1～3	无	无
PTEN	脂质 / 蛋白磷酸酶	突变	4～8	无	无
RET	RTK	重排	1	卡搏替尼（Cabozantinib）	无
ROS1	RTK	重排	1	克唑替尼（Crizotinib）曲妥珠单抗（Trastuzumab） 阿法替尼（Afatinib）	无

第五篇　肺部疾病的诊断流程

Diagnostic Procedures in Pulmonary Diseases

第 18 章 肺和气管支气管树的支气管镜检查评估

Bronchoscopic Evaluation of the Lungs and Tracheobronchial Tree

Dominik Harzheim　Felix J. F. Herth　著

沈　诚　译

目视检查气道曾经是少数熟练的外科医生使用硬质器械进行的一项检查。它几乎总是在全身麻醉下在手术室进行的。在 20 世纪 70 年代初，引入了纤维支气管镜检查，彻底改变了气道检查。在随后的几年中，柔性支气管镜几乎已经完全取代了硬质支气管镜作为首选的诊断仪器。现在，在包括医院病房、重症监护室和手术室在内的各种临床环境中，呼吸科医生、麻醉师、耳鼻咽喉科医生、重症监护专家和胸外科医生都可以利用柔性支气管镜进行检查。训练有素的胸外科医生必须对柔性和硬质支气管镜检查的各个方面都有清楚的了解，包括适应证，麻醉技术，器械选择和并发症的处理。

一、硬质支气管镜

硬质支气管镜检查的适用范围包括检查和处理阻塞性气道病变、大量咯血、异物取回、抽吸病灶性分泌物，以及采集比软支气管镜所能采集的更多的支气管内病变组织活检标本。气管病变时，应始终使用硬质支气管镜检查。活检部位的出血或组织创伤引起的水肿会阻塞管腔受损，可用坚硬的器械将其强行扩张，并通过器械恢复通气。

成人中最常用的硬质支气管镜的内径为 6～13mm，长度为 33～43cm（图 18–1）。

传统模型仅提供隧道视图，但是现代硬质支

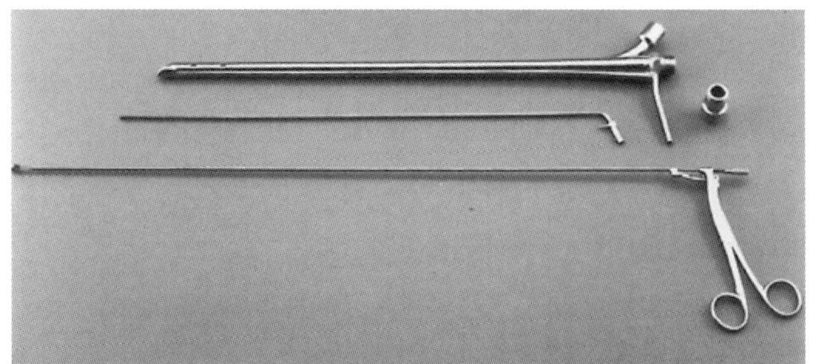

◀图 18–1　标准 8mm 硬质带光源的支气管镜、硬质活检钳和玻璃目镜

气管镜也可以与伸缩镜头一起使用。照明由卤素光源提供。一根连接光源的光纤电缆沿着支气管镜的侧壁下行，有时也贴着镜子。借助望远镜，可以在不影响可视化的情况下采集大量的活检标本。两种型号都有一个通风侧孔，可以辅助通风（图 18–2）。与硬质支气管镜相反，硬质气管镜无法进入左右主支气管，也没有侧面通气孔。

硬质支气管镜检查几乎总是在全身麻醉下进行，并伴随着所有的相关风险。尽管望远镜提供了更清晰的视野，但通过硬质支气管镜仍无法轻松完成对上叶或远端气道的采样（图 18–3）。

但是，这些缺点可以通过组合柔性和硬质支气管镜来克服。在这种方法中，硬质镜用作柔性支气管镜的导体，可快速安全地进入气管支气管树。表 18–1 列出了隔离式硬支气管镜的优缺点。

在全身麻醉下，多功能头位于硬性镜的近端，可以同时进行通气和气道固定。通气口可用于容积通气或喷射通气。喷射通气因为保证气道开放，具有自由引入器械的优势。如果进行大量通气，则必须在示波器末端安装一个有孔的盖子，以确保足够的通气。麻醉师必须连续监测通气是否充足；可能需要增加分钟通气量和潮气量。

为了通过支气管镜，将患者置于仰卧位置，头部略微弯曲，以实现口腔和咽轴的前对齐。内镜医师用支气管镜的尖端抬高会厌，用润滑的器械穿过声门进入上气管。一旦看到声带，将内镜旋转 90°，使斜角平行于声带，以防止声带受伤。通过后，镜子完成 180° 旋转，同时将镜平稳地推进到气管中段。并通过持续升高内镜尖端来避免伤害易损的气管远端壁。重要的是操作员要用拇指或示指保护患者的上牙，并且通过支气管镜的前移，而不是牙齿上的杠杆运动来观察声带。望远镜可以提供放大的视野。气管检查在支气管镜穿过声门并向下延伸至鼻腔时进行。评估隆嵴在通气过程中的清晰度和活动性。分离或固定存在软骨下的肿块。如果观察到黏膜或黏膜下的变化，则对隆嵴上的支气管黏膜进行活检。望远镜 30° 和 90° 的视角使内镜医师能够观察上叶支气管。也可以将柔性支气管镜通过适当大小的硬质器械，以查看上叶孔和所有节段性支气管（图 18–4）。

硬支气管镜检查的风险包括容易损伤牙龈和引起牙齿移位，通气不足、气道出血，以及喉部直接损伤或气管支气管树破裂。随着经验的积累，这些并发症可以降到最低。

每次使用后必须对硬性支气管镜进行消毒。在将内镜和辅助设备送去消毒之前，必须进行机

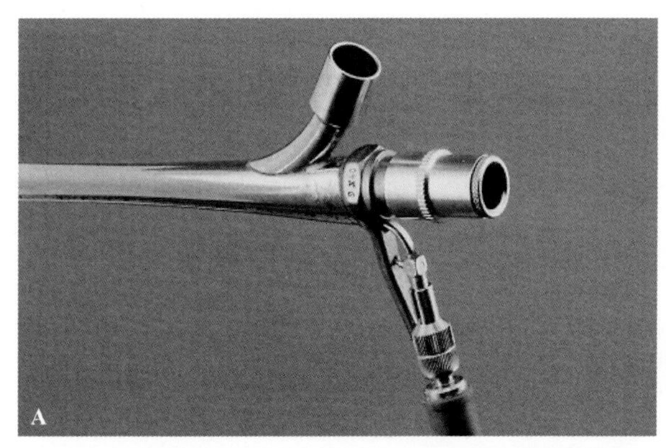

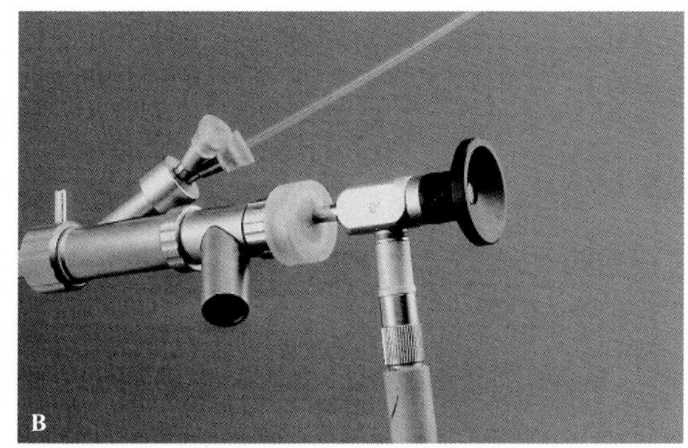

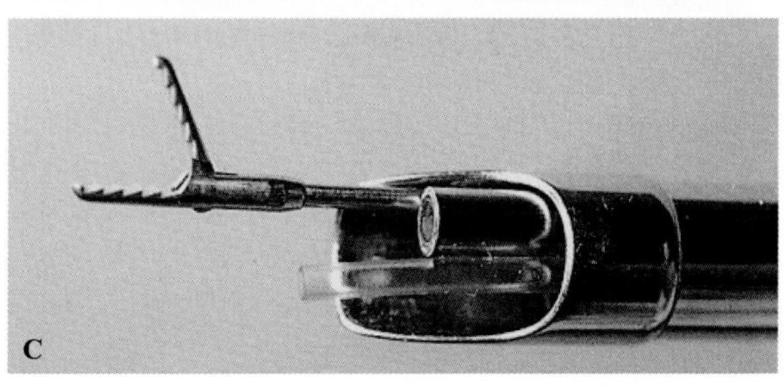

▲ **图 18–2　两种型号硬质支气管镜**

A. 装有目镜的 Jackson 通气硬性支气管镜。患者通过侧端口通气。B. Dumon- Harrell 硬质支气管镜。外科医生低头借助 Hopkins 杆观察，可以同时通过各个侧面端口抽吸并进行活检。C. Dumon- Harrell 硬质支气管镜。望远镜、抽吸导管和半硬质活检钳同时通过硬质支气管镜。一种激光纤维（钕钇铝石榴石 Nd：YAG）也可以通过而不会影响通气

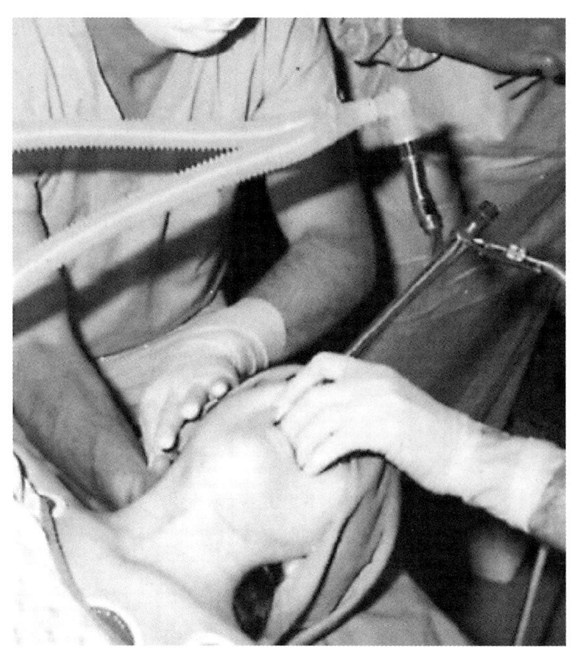

▲ 图 18-3　全身麻醉技术下进行硬通气支气管镜活检

表 18-1　硬质支气管镜

优 势	不 足
• 异物清除 • 咯血 • 婴儿内镜检查 • 扩张狭窄 • 气管阻塞 • 激光支气管镜	• 全身麻醉 • 可视化细分 • 活检段 • 周边活检上叶

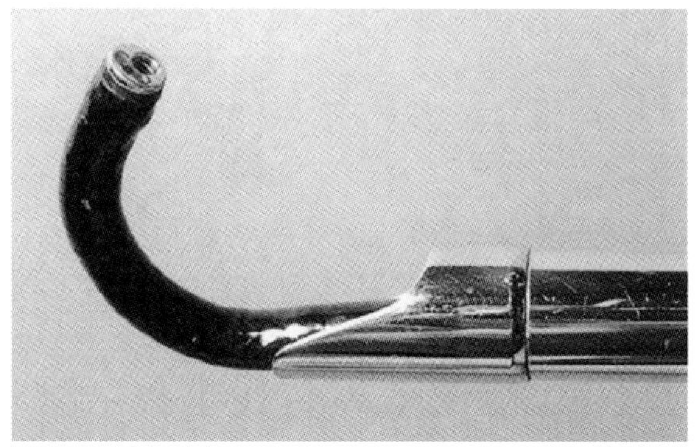

▲ 图 18-4　柔性支气管镜穿过硬质支气管镜，检查上肺叶口和硬支气管镜尖端以外的气道

械清洁，清除所有血液和黏液碎片。所有玻璃和金属部件均应进行高压灭菌，塑料盖应分开包装并进行气体消毒。

二、柔性支气管镜

理想情况下，应在医院或门诊设施的专用区域内进行柔性支气管镜检查。由于常规使用静脉镇静药，因此患者也需要恢复。在最佳的临床情况下，此类套件将使临床医生能够在荧光镜或计算机断层扫描（CT）的指导下执行程序，并有能力实施全身麻醉。检查室必须足够大，以存储所有设备、用品和配件。理想的是在内镜套件附近有一个存储区域。应常规使用特殊的固定架和存储箱，以最大限度地减少内镜破裂的风险。

配有光源、支气管镜和附件的便携式推车是进行床边支气管镜检查的便捷方法。应将其返回存储区域以进行适当的清洁和重新存放。

柔性支气管镜比单独的硬质支气管镜具有很多优势，如表 18-2 所示。可以以最小的风险获得来自周围及中央病变的诊断材料。该检查通常在局部麻醉和静脉镇静下进行，从而避免了全身麻醉的风险。残留的分泌物可以在病房的床边或重症监护室中被抽吸。可以使用侧臂适配器检查接受呼吸机支持的患者而不会损害气道。可以通过狭窄和扭曲的气道或阻塞性病变的地方。柔性支气管镜检查对于评估肺上叶的大叶和节段气道特别有价值。静态或视频摄影很容易记录发现（图 18-5）。

新的持续咳嗽或咳嗽方式改变需要在仔细排除其他原因后进行支气管镜检查。此外，喘息，尤其是一种单侧喘息而无法清除的喘息，应进行调查。即使没有影像学检查，高度怀疑的病变以及在气管和主要气道病变也往往可以被诊断出来。

可以通过无菌方式获得痰液，以评估机会性感染，尤其是在免疫功能低下的患者中。但是，如果患者疑似患有肺结核，在进行支气管镜检查之前应该检查痰标本（使用吸入盐水），以避免医护人员被污染。内镜下肺叶和节段性盐水灌洗已被证明对分泌物无法清除的术后患者有益。存留的黏稠分泌物很容易在床旁操作时被吸走，可将患者的不适感降至最低。

表 18–2　柔性支气管镜

优　势	不　足
• 患者舒适度 • 分段可视化 • 节段活检 • 周边活检 • 经支气管针吸活检 • 床边吸气 • 呼吸机支气管镜 • 旁路失真 • 摄影 • 癌症诊断增加 • 近距离放射疗法 • 激光支气管镜	• 小通道 • 分解 • 消毒

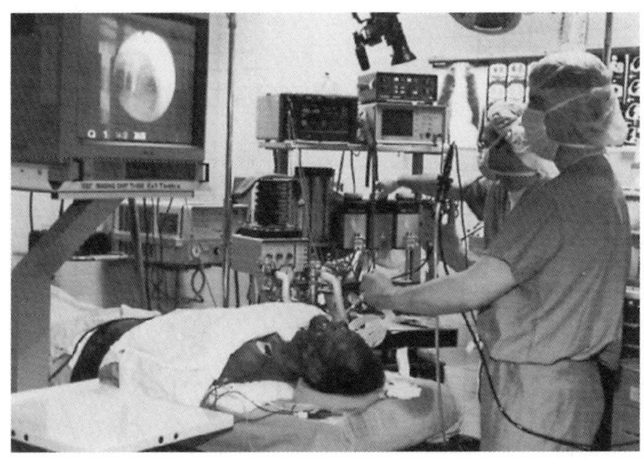

▲ 图 18–5　使用视频辅助技术的柔性支气管镜检查

尽管咯血的最常见原因是慢性支气管炎，但胸部 X 线片异常的患者常为癌症。根据 Jackson [1] 和 Poe [2] 及其同事的报道，在胸部 X 线片正常的情况下，如果患者年龄超过 40 岁，有明显的吸烟史，或有咯血发作持续时间超过 1 周以上，则应认真考虑是否为恶性肿瘤。除最常见的肺癌组织类型外，支气管类癌或炎性支气管狭窄也可能引起喘息或肺不张相关的咯血。

胸部 X 线片异常提示癌变，应仔细评估整个气管支气管树。支气管镜检查的决定应始终基于临床判断，但医师应在进行内镜检查时排除肿瘤。阻塞性肺癌可能是难治性肺炎的根本原因。应特别怀疑肺上叶浸润。支气管镜检查也可用于评估转移性肿瘤。

支气管镜检查可用于肺脓肿的诊断和治疗。如果保守疗法失败，细菌取样并通过导丝将猪尾巴管插入腔中是一种很有前景的方法 [3]。此外，偶尔会发现阻塞的肿瘤或异物。

支气管镜检查用于去除吸入的胃内容物的治疗价值仍有争议。但是，快速而有效的支气管镜检查可以支持诊断，并且可能具有治疗益处，尤其是在回收颗粒物的情况下。

吸入烟雾或腐蚀性烟雾后，支气管镜检查是评估气管支气管黏膜损害的一种安全、快捷的方法。在这些受损患者中，气道经常需要反复进行支气管镜检查以清除坏死的黏膜和分泌不足的分泌物。对这种损伤的炎性反应可能持续数天，导致气道阻塞延迟。

囊性纤维化患者有时还可能需要抽吸持续黏稠的分泌物。然而，常规的支气管镜检查曾经是这类患者的主要治疗手段，但现在很大程度上已被常规的强力理疗和黏液溶解药替代。

Higenbottam 及其同事认为，支气管镜检查对不明原因发热或肺移植后出现肺浸润患者的作用已被广泛接受 [4]。然而，对于肺移植接受者是否需要常规监测活检仍有争议。根据 Trulock 的观点 [5]，应在移植后 2～3 周、6～8 周、9～12 周、6 个月和 1 年进行常规的随机支气管镜检查。最常见的意外发现是急性排斥反应和巨细胞病毒性肺炎。

Steinhoff 及其同事认为，早期发现和治疗这些实体可降低慢性排斥反应的风险 [6]。Stillwell 及其同事等则认为，在无症状患者中，急性排斥反应或病毒感染的早期阶段感染几乎不会导致更严重的状况 [7]。然而，尽管基因和免疫学监测技术取得了进步，但纤维支气管镜检查仍然是诊断肺移植后急性肺移植排斥反应或感染的金标准 [8]。

支气管镜评估气管支气管树的另一指征是怀疑气道创伤。喘息、咯血和皮下或纵隔气肿的存在是典型的发现，但伴随的损伤（如主动脉破裂或心肌挫伤）常常掩盖了气道损伤。即使怀疑，支气管撕裂的内镜检查结果也可能非常微妙。这些损伤的早期诊断和修复至关重要。

支气管镜支气管活检、细胞学刷洗、经支气管针吸（TBNA）和支气管肺泡灌洗（BAL）很容易。内镜医师应熟悉每种手术的适应证、技术和并发症。气道出血可能是最致命的并发症。如果由经验丰富的内镜医师在适当的设施中进行检查，即使是重病和虚弱的患者也可以安全地进行支气管镜检查。

当前可用的标准柔性支气管镜的范围从儿科患者的外径为 6.2mm（3.2mm 的工作通道，用于抽吸刺激性的分泌物和血凝块），外径为 2.7mm（1.2mm 的工作通道）（表 18–3）。成人用支气管镜是最常用的一种，其外径为 5.9mm，工作通道为 2.2mm，可以清晰地观察和采样整个气管支气管树，直至四级或五级支气管（图 18–6）。前视场为 120°；偏转角上限 180°，下限为 130°。外径为 4.9mm 且仪器通道为 2.2mm，较窄的器械很容易穿过因狭窄或肿瘤而变窄的支气管，其 180° 向上偏转便于检查通常难以触及的尖亚段。

与标准柔性支气管镜相比，视频支气管镜可提供更大的图像和更高的分辨率。但是，这些图像只能用视频处理器和监视器查看。表 18–3 列出了各种可用的支气管镜。这些内镜是完全可浸入式的，并且大多数都可以高压灭菌。内镜专家应该有多种可用于诊断和治疗的多功能性的柔性支气管镜（图 18–7）。

检查

1. 麻醉方面的考虑

按照 Prakash 和 Stubbs 的建议，通常可以通过静脉途径获得通气，并且通常通过鼻导管提供氧气补充[9]。常规进行脉搏血氧仪、袖带血压和心电图监护。应镇静以使患者感到舒适和配合。

然而，在几项研究中，支气管镜检查威胁生命的并发症中有 50% 是由低氧血症、高碳酸血症和过度镇静引起的呼吸抑制引起的。因此，药剂及其剂量必须个体化。不一定在每种情况下都需要使用它们。

有时会因术前镇痛和镇咳作用而使用阿片类药物。哌替啶的消除半衰期为 3.2h，但肾功能衰竭或肝功能衰竭或两者兼有的患者的清除率降低。像所有阿片类药物一样，它可能导致呼吸抑

表 18–3 标准可视化光纤支气管镜规格

外直径（mm）	仪器通道（mm）	偏 转	视 野
2.7	1.2	130°~180°	100°
2.8	1.2	130°~180°	45°
2.4	1.2	130°~180°	95°
4.9	2.2	130°~180°	120°
5.9	2.2	130°~180°	120°
5.9	2.2	130°~180°	120°
6.2	3.2	130°~180°	120°
视频光纤支气管镜			
3.8	1.2	130°~180°	120°
5.1	2.0	130°~180°	120°
5.3	2.0	130°~180°	120°
6.0	2.8	130°~180°	120°
6.0	2.6	130°~180°	120°
6.2	3.2	130°~180°	120

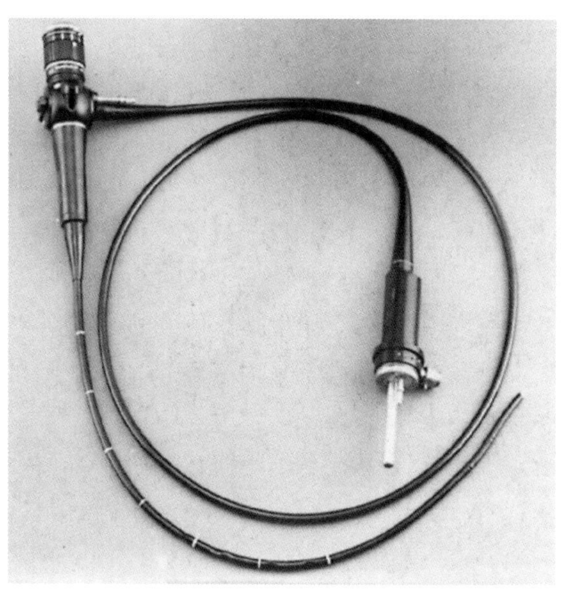

▲ 图 18–6 柔性纤维支气管镜（**Olympus BF-10, Melville, NY**）

制和低血压。每次服用阿片类药物时，都必须使用纳洛酮（一种特定的阿片类药物拮抗药）。

经常使用静脉注射苯二氮䓬类药物，可提供抗焦虑作用和顺行性健忘症。根据 Colt 及其同事报道的支气管镜检查[10]。咪达唑仑已成为首选药物，因为它是水溶性的，起效快，作用时间短，在正常受试者中消除半衰期仅为 2h。肾功能衰竭不会改变分布、消除或清除，但肝脏疾病与长时间镇静有关。建议剂量为 0.07mg/kg。地西泮不是水溶性的，即使是一过性的，也会引起严重的静脉炎。在正常患者中，其消除半衰期为 24～57h。两种药物都应谨慎使用，尤其是在老年患者和肺储备有限的患者中。呼吸抑制是苯并二氮䓬类的主要不良反应。两种药物的呼吸抑制程度相似。氟马西尼是一种特殊的苯二氮䓬类拮抗药，应在使用这些药剂的任何时间使用。由于其消除半衰期仅为 1h，因此可能需要重复给药或连续输注。据 Matot 和 Kramer[11] 报道，阿芬太尼 – 丙泊酚联合可以替代哌替啶 – 咪达唑仑，特别是对于处于危险或已知冠状动脉疾病的患者（表 18–4）。

正如 Williams 及其同事的报道[12]，一些医生继续为患者使用止涎药（如阿托品或格隆溴铵）进行预治疗，以减少分泌并抑制血管迷走神经反应。这些药物还可以使局部麻醉更加有效。但是，根据 Hasanoglu 及其同事的报道[13]，使用阿托品时，心动过速和低血压发作更为常见。根据 Colt 及其同事进行的调查[10]，只有 62% 的受访者常规使用阿托品作为处方药，而使用格隆溴铵的则少得多。

局部麻醉是纤维支气管镜检查的首选方法，但是可以考虑全身麻醉，尤其是对于胸部 X 线检查正常的患者进行长期检查以发现原位癌。有时，极度焦虑的患者需要全身麻醉。

局部麻醉最常用的药物是利多卡因（1% 和 2%）和丁卡因（0.5%、1.0% 和 2.0%）。正如 Credle[14]、Suratt[15] 和 Pereira[16] 及其同事所证明的那样，局部麻醉引起的并发症通常是由于服用过量而引起的。如果给予仔细测量的量，并且内镜医师始终保持滴注的总毫克剂量，则发病率通常会降至最低。

利多卡因是一种安全有效的药物，作用时间短，推荐剂量为每千克体重 1% 利多卡因 0.2～0.3ml，给予较大剂量但没有严重不良反应。Mainland 及其同事认为重要的是要记住，吸收和生物利用度的程度取决于组织血管、施用技术以及所施用的总剂量[17]。利多卡因应始终缓慢滴定，并且必须监测患者的精神状态改变。毒性的

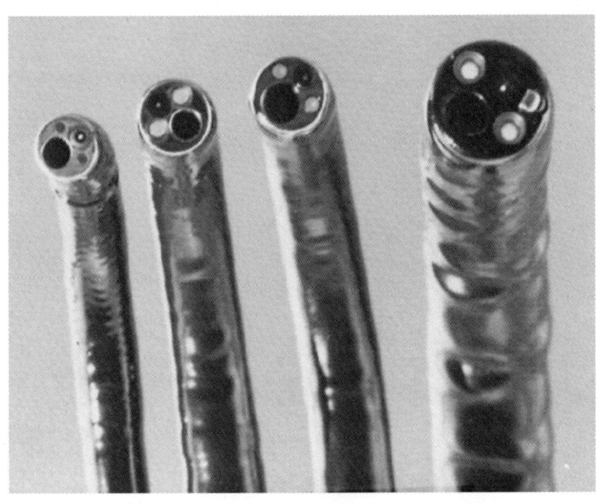

▲ 图 18–7　柔性纤维镜末端观察

从左至右：带有 2.2mm 通道的 4.9mm 支气管镜；具有 2.2mm 通道的 5.7mm 支气管镜；具有 2.8mm 通道的 5.8mm 支气管镜和具有 3.2mm 通道的 6.3mm 支气管镜

表 18–4　支气管镜检查的适应证

诊　断	治　疗	其他适应证
• 严重咳嗽 • 咳嗽改变 • 胸部 X 线片异常 • 咯血 • 喘息 • 难治性肺炎 • 痰细胞学异常 • 弥漫性肺疾病 • 机会感染 • 细菌学采样 • 转移性恶性肿瘤 • 吸入烟雾 • 小儿气道阻塞 • 支气管肺泡灌洗 • 上食管癌	• 肺不张 • 肺脓肿 • 异物 • 狭窄 • 激光	• 长时间插管 • 插管困难 • 支气管造影 • 胃抽吸 • 肺叶气道内采样 • 大量咯血的处理

第一个迹象通常是在心血管衰竭之前中枢神经系统兴奋或癫痫发作。

丁卡因是另一种有效的局部麻醉剂，但当超过 80mg 剂量时，经常会发生不良反应。作用时间延长，毒性的第一个迹象可能是突然的心血管衰竭。

苯佐卡因 – 丁卡因联合是一种常用的局部麻醉剂，起效迅速。这就是为什么它可用于快速插管，并且通常以推进剂喷雾形式给药，仅在 2s 内就能提供耐受剂量。由于剂量难以调节，并且在进行柔性支气管镜检查时应避免使用该药物。所有局部麻醉药的并发症包括高铁血红蛋白血症，由于铁从正常还原态被氧化而无法进行氧结合和转运，从而使患者出现症状。Karim 和共同研究者证实，老年人，婴儿和贫血患者特别容易受到感染 [18]。推荐的初步最终治疗是静脉注射亚甲蓝（1mg/kg）。很少需要换血疗法或血液透析。

有几种令人满意的方法可用于局部麻醉。采用鼻气管插管的方法，首先使用雾化的局部麻醉药麻醉鼻咽，然后将柔性支气管镜穿过鼻孔，直至刚好靠近假声带的水平。在清楚看到喉部的情况下，可直接对声带和气管进行局部麻醉。然后将支气管镜穿过声门，并通过气管支气管树下进行局部麻醉。

局部麻醉的第二种方法是使用雾化器用 1% 或 2% 的利多卡因对下咽进行初始喷雾。然后，使用一根短 21 号针头穿过环甲膜向气管注射 5ml 4% 利多卡因，以最大限度地减少划破气管后壁的风险。这种方法通常会发生少量出血，因此不适用于检查患者的不明原因咯血。注意在注射之前通过抽吸空气来确认针在气管腔中的位置。可以直接向假声带内注射，导致喉痉挛。当患者咳出药物时，即可实现喉头麻醉。然后在将柔性支气管镜推进时，将补充的 2% 利多卡因滴入气管支气管树中。由于局部麻醉药会抑制细菌生长，因此应注意减少吸入微生物的量。

柔性支气管镜检查在全身麻醉状态下很容易完成。在成年人中，将旋转接头连接到气管导管，并通过适配器的侧臂保持通气。支气管镜穿过适配器上的紧密安装的塑料膜片。应选择尽可能大的气管插管，以最大程度降低气道峰值压力并提供足够的通风。大多数成人支气管镜在全身麻醉期间可通过至少 7.5mm 的气管插管安装。

对于服用镇静药患者，可将柔性纤维支气管镜通过鼻子或嘴插入下咽。尽管从鼻腔插入可能使患者更舒适，并减少了患者咀嚼器械的可能性，但该方法在撤回和重新插入洁净的镜头以及清除通道内黏稠的黏液时较为困难。另外，必须在整个通道的整个长度上取出活检和涂刷细胞学标本，导致诊断材料的产量可能会下降。

另一种替代技术涉及经过气管导管通过未充气的 8.0mm 气管导管（套管）（图 18–8）。患者在这个外套管周围呼吸。这样，不会对喉咙和声门下区域造成多次伤害，同时也可以提供气道通道。套管可以使支气管镜快速撤回并重新插入。取回刷子和活检标本时，将刷子或活检钳留在支气管镜的顶端，并避免标本在管道中遗失（图 18–9 和图 18–10）。此外，在发生严重气道出血时，可以通过外套管使用大口径导管进行气道抽吸。需要注意的是，当 5.8mm 的支气管镜通过直径小于 8.5mm 的气管导管时，气流阻力会显著增加，而使用较小的气管插管会导致高碳酸血症和呼吸窘迫。

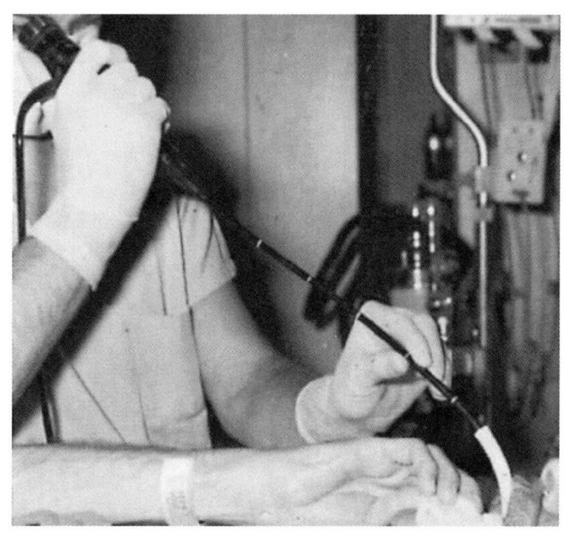

▲ 图 18–8　柔性纤维支气管镜经口腔气管插管插入

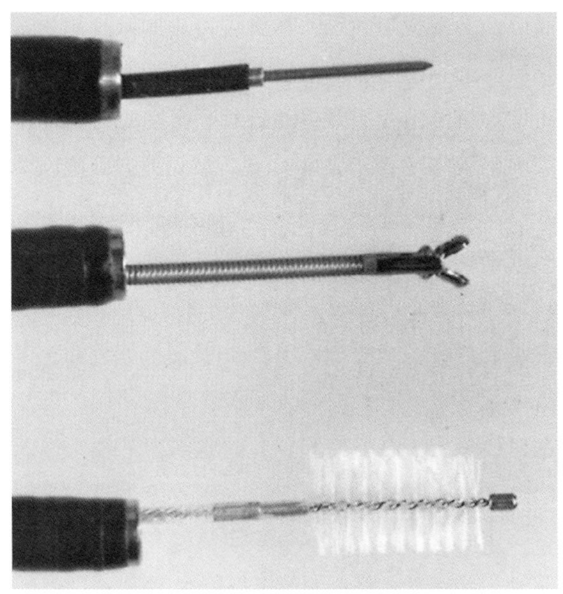

▲ 图 18-9 柔性纤维支气管镜

从上到下为 21 号的经支气管针、柔性杯活检钳和 7mm 尼龙刷

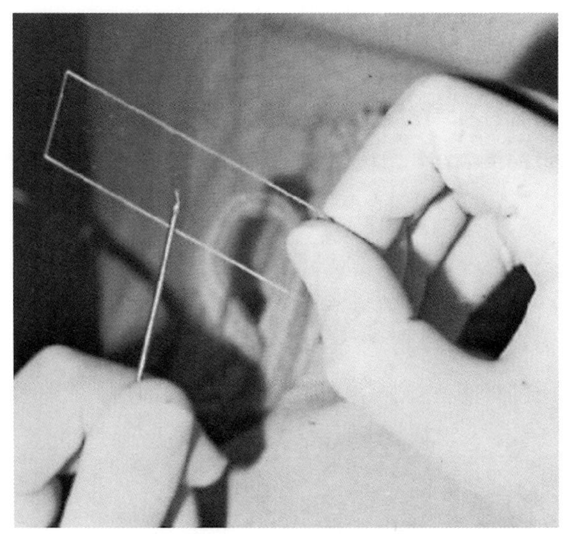

▲ 图 18-10 细胞学检查材料制备

用支气管刷将标本快速涂抹到载玻片上，将载玻片立即浸入 90% 乙醇中固定，并作为细胞学检查的材料

据 Markou 及其同事报道 [19] 在手术过程中经常观察到动脉氧减少以及心率和心脏指数的增加，因此补充氧气、血氧测量和心电图监测非常重要。

2. 内镜检查

支气管镜诊断的第一阶段是喉和声带的可视化。可能会发现意料之外的白斑、原位癌和浸润性癌。评估声带活动性是必要的。处理继发性肺癌时，喉返神经麻痹通常意味着无法进行手术。

必须系统地仔细检查所有肺叶和肺段性支气管，因为有可能会发现在胸部 X 线片上不可见的第二个病变。首先检查远离目标区域的气管支气管树，这样，可以进行完整的检查，而如果从不同位置取样，则不太可能受到交叉污染。

在这部分操作完成之后，检查转向已知疾病区域的支气管。依据分泌物和支气管黏膜的特征有发现潜在病理状况的可能。癌相关的细微黏膜异常包括黏膜增厚、不规则的支气管褶皱或皱褶，以及黏膜下血管的增加或不规则。这些发现可能与软骨环或圆形褶皱的清晰度降低、支气管狭窄或外在性支气管扭曲有关。当需要进行手术时，必须仔细观察内镜检查结果的范围和确切位置。

3. 支气管内镜下的病变

可视化黏膜变化时，可以使用各种取样工具，如镊子、刷子，经清洗或支气管针进行细胞组织学评估。即使怀疑病变是支气管类癌，也应进行活检，因为在这种病理情况下，可以在最小切除切缘的情况下进行保肺切除。该实体的鉴别诊断包括肉芽组织、息肉样鳞状癌和支气管内乳头状瘤。最常见的并发症是出血，通常可通过局部使用 1/100 000 肾上腺素、氩气血浆凝结（APC）或激光光疗（钕钇铝石榴石，Nd：YAG）来控制。有些实体肿瘤，如肾转移瘤或类癌的血管较多，更容易出血，但没有关于支气管镜检查的禁忌证。在进行支气管镜检查之前，必须确定出血的危险因素并进行相应的纠正。

通过荧光镜控制或其他导航技术如支气管内超声（EBUS）可以获得的视野范围以外的节段性病变的活检标本 [20]。使用柔性支气管镜进行的活检需要坚持和实践，尤其是当病变位于肺上叶的尖段。保证癌症诊断的准确性需要 3～4 次活检，而且更多的样本量没有显著增加诊断的准确性。如果进行活检依然不能提供诊断材料，说明病变具有大的坏死区域。在这些情况下，建议取样直至黏膜出血，以提高诊断率。每次活检后，将镊子放置在盐水中。程序结束后，添加浓缩的福尔马林溶液，使最终稀释浓度为10%。

内镜下钳夹活检是可见气道病变中最常用的采样工具。市场上有许多不同的设计和尺寸。目前，没有研究证明一种单一镊子的优势，而使用哪种镊子，首先取决于病变的位置和形状。冷冻技术的发明，使得在没有挤压伪影的情况下对更大的病变区域进行采样成为可能。特别是在病变区域平坦、明确的情况下，该技术具有重大改进。

在个性化治疗领域，由于需要取足够量的组织样本进行分子标记物测试，因此在支气管内病变取样时较少使用支气管刷、清洗[21]或针吸[22]等其他方法。

周围性病灶可能未检测到支气管内黏膜变化。在这种情况下，必须使用荧光镜引导和（或）EBUS[23]来确定正确的采样位置。理想情况下，在进行透视检查时，可以看到病变在取样时移动。

4. 肺周围病变

与支气管内病变一样，许多不同的活检工具可用于采样周围病变。如果是局部肺部疾病，则必须使用导航系统才能成功到达目标。EBUS、导引鞘、虚拟支气管镜（virtual bronchoscopy，VB）和电磁导航等现代导航技术显著提高了小病变的诊断率。通过这种方法，现在可以对2cm的肺结节进行取样，之前具有荧光镜引导的支气管镜检查报道，取样准确率为33%，现在可以61%的合并诊断率进行取样[10, 14]。尽管如此，常规和使用最广泛的引导系统仍然是透视镜引导。采用EBUS或荧光镜引导时，手术前仔细评估导致肺部病变的各个节段支气管十分的重要。将支气管镜插入所需的支气管后，再将插入采样仪器并前进到病变处。在这之上，通过荧光透视引导，操作员将采样仪器引导到病变处。支气管入路的方式对周围病变的敏感性差异很大，所有研究均显示出病变大小与荧光镜引导下方法的诊断率之间具有很强的相关性。

当涉及弥漫性肺部疾病，如结节病时，可以不使用引导系统。同样，在最近的研究中，使用冷冻活检似乎具有很好的前景，并且似乎是安全可行的[24]。将活检钳放置在肺表面附近而不是在肺表面可以最大限度地降低气胸的风险。

一旦发生出血，将支气管镜楔入分段支气管中，并进行抽吸。如果出血不能自行停止，可以使用1/100 000肾上腺素或冰水进行灌注。如果出血仍持续，则有必要对支气管段进行压塞或灌注血纤蛋白。

研究发现，5～7个经支气管活检标本可提供最佳诊断率。这些样本都应单方面采取以避免双侧气胸，并且在严重咯血时也可以帮助定位出血部位。术前应进行凝血检查和血小板计数，以识别出血风险高的患者。尿毒症患者也有发生严重咯血的高风险，必须采取预防措施。

5. 导航性支气管镜

由于诊断率低，美国胸科医师学院以前不建议使用支气管镜取小于2cm的小肺结节[25]。由于创新的导航技术、如EBUS、引导鞘、VB和电磁导航支气管镜（electromagnetic navigation bronchoscopy，ENB），拥有到更高的诊断率，美国胸科医师学会对该声明进行了修改[26]。

EBUS目前被认为是诊断外周肺病变中最实用的支气管镜导航设备。由嵌入在柔性导管中的旋转压电晶体组成，探头产生周围结构的360°超声图像，一旦达到目标病变，便可提供正确位置的实时确认。除了用于评估周围病变外，它还可以对气道壁的不同层进行详细探查，如用于原位癌的诊断。当接近周围肺部病变时，微型探针像镊子一样进入目标支气管。推进小型探头时，可以看到代表空气中充满肺泡组织的特征性“类似于暴风雪”的白色超声图像。一旦达到实体瘤，超声图像将变为具有连续高回声边缘的均匀超声图像。

当通过EBUS识别目标病变时，需要移除超声探头才能引入不同的活检仪器。这说明了

EBUS-TBB 在方法学上的局限性。厂商主要有两种选择来解决这一限制。首先，EBUS 可以与导向护套结合使用。卸下微型探头时，导鞘留在原处，为活检器械提供了良好的工作通道。另一个 EBUS 引导方法是，一旦达到目标病灶，就用荧光镜检查微型探头的位置。借助于荧光检查的引导，随后将活检器械推进到相同的位置。这种方法可能具有较短的持续时间和节省费用的潜在好处，但会以辐射负担为代价。由于荧光检查和 EBUS 引导相结合，以便以任何一种方式到达目标病变，因此很少再用荧光检查对微型探针的位置进行配准。

其他相对新颖的制导技术是 VB 和 ENB。VB 源自重建的螺旋 CT 图像，并提供类似于支气管镜检查肺部的三维（3D）渲染。VB 除了辐射暴露外没有其他不良影响，但是根据所使用的系统，需要对薄片厚度为 1.25mm 或更薄的薄层 CT 扫描。由此构造的 VB 动画使操作员可以在干预之前检查计算出的路径。在使用过程中，VB 图像与支气管镜视频同步以便于导航。特别是与超薄型支气管镜结合使用时，VB 具有明显优势，它可以到达更多的远端气道，同时在面对越来越复杂的路线可更精确地导航[27]。

与 VB 相比，ENB 通过在电磁场内指导仪器的功能提供实时导航。除了提供对周围肺部病变的导航之外，它还为纵隔和肺门淋巴结提供指导。与 VBN 一样，ENB 也需要高质量的 CT 扫描，才可以为创建气道 3D 地图提供足够的分辨率。引导系统包括 4 个主要组件，即一次性工作通道、引导导管、通过组合的 CT 图像和硬件(包括计算机，监视器和电磁定位板）提供肺部计划和导航视图的软件。定位板发出低频电磁波，产生电磁场，传感器在可转向导航导管远端 3D 定位的基础。在该过程中，将检查板放置在支气管镜台上的床垫的头端。可转向引导导管作为一个延伸的工作通道。通过其弯曲的尖端，可以通过旋转导管手柄来操纵它。

ENB 的主要缺点是伴随该过程的高成本。使用 SuperDimension 系统时，一次性使用的可定位指南的价格在 700～1000 美元。

近年来，支气管镜导航技术的发展使得在保证安全性的情况下，对周围肺部病变的诊断有了显著改善。到这个时候，支气管镜与经胸腔镜治疗小肺部病变效果类似。尽管 EBUS 已经作为一种常规使用的技术，但是 VB 和 EMN 仍然很少使用。这是由于高技术含量带来的高成本所造成的。

通过将 EBUS 与 EMN 或 VB 等导航技术相结合，可以进一步提高诊断率[28, 29]。

6. 经支气管针抽吸活检

自 20 世纪 80 年代中期以来，由 Wang[30] 倡导的 TBNA 技术在隆嵴下、气管旁淋巴结，以及内镜检查增宽的骨刺方面的应用越来越多。

通过将一根 21 号带鞘针沿支气管镜的工作通道下行而获得细胞学和组织学标本（图 18–11）。如 Mehta 及其同事述[31]，由于未能将针抽回保护性外套中，导致对柔性支气管镜严重、昂贵的维修。一旦护套超出了探头的尖端，则将 1.5cm 的针推进穿过鞘管，穿过气管或支气管壁，进入纵隔肿块或可疑淋巴结（图 18–12）。显然，在选择要采样的位置时，必须知道与气道相邻的主要血管位置。可以轻柔地吸几次针，将其重新插入相关区域。针完全抽出之后，必须避免抽吸。对吸出液的处理方法有多种，这主要取决于细胞病理学家的偏好，例如，可以通过针头冲洗 5ml 盐水

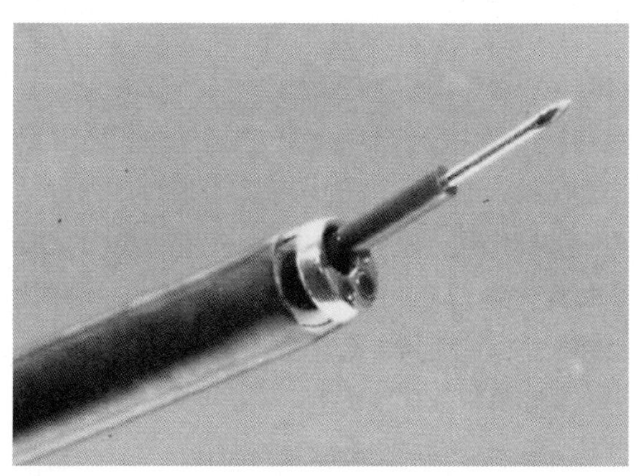

▲ 图 18–11　用支气管针抽吸纵隔和肺门淋巴结及肿块

以获得细胞学样品，然后立即离心；将得到的沉淀重悬于 1ml 盐水中。将上清液细胞悬液固定在 95% 乙醇中，并用 Papanicolaou 染色制备。将组织片段固定在 Bouin 溶液中并提取细胞块。也可以通过冲洗空气通过针头将样品直接在载玻片上划掉。

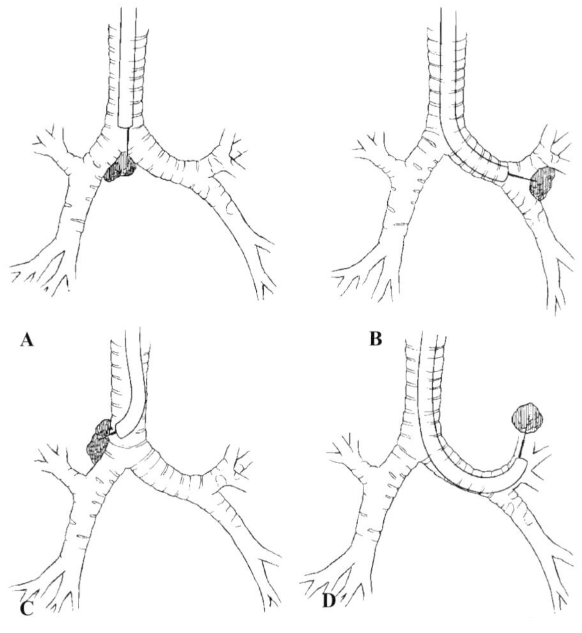

▲ 图 18-12 经支气管针抽吸活检

A. 经支气管针抽吸隆嵴下淋巴结；B. 左主支气管分叉处的肿物；C. 右气管支气管角处的结节；D. 左肺上叶中央的肿物

TBNA 应在刷或灌洗之前进行，以免污染气道，否则可能导致假阳性率增加。在可见的黏膜下或支气管周围肿瘤证据明显时进行 TBNA，可提高诊断准确性。

术前 CT 或 MRI 对精确确定病变并评估主要血管的接近程度必不可少（图 18-13）。

线性支气管内超声检查的发明改变了支气管镜活检的实践，特别是改变了支气管镜在肺癌浸润性纵隔淋巴结分期中的作用。它允许进行支气管内超声引导的经支气管针抽吸（EBUS-TBNA）并描述实施过程。与传统的 TBNA 相比，EBUS-TBNA 的取样量似乎不依赖于支气管镜医师的经验[32]。

凸形探头支气管内超声（CP-EBUS）支气管镜在尖端有一个 7.5MHz 凸形换能器，设置为 35° 向前倾斜角。视角为 80°，而视角类似于超声探头。EU-ME1 超声处理器（Olymps，Tokyo，Japan）配备了功率多普勒模式和彩色多普勒模式，从而提供了一种更安全的采样方式。超声头的外径为 6.9mm，禁止进行鼻插入。借助 2.2mm 的工作通道，可以使用专用的 21 号或 22 号针进行 EBUS-TBNA。TBNA 针具有 20° 的出口，可以通过超声和光学元件进行可视化。像传统的 TBNA 程序一样，EBUS-TBNA 可以适用于有意

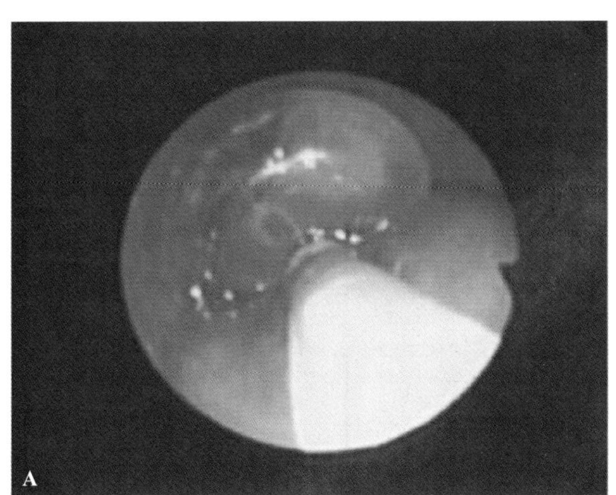

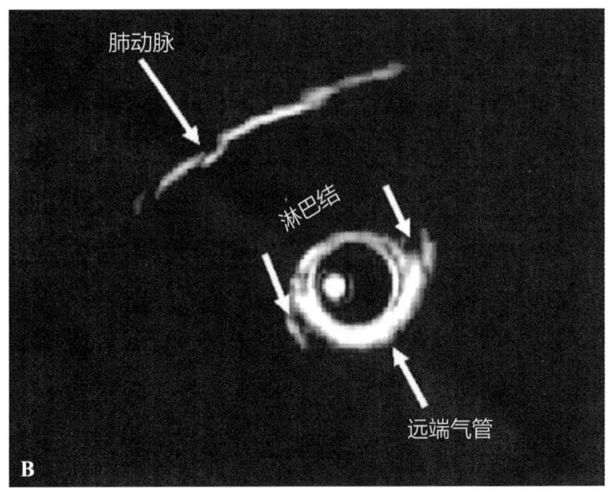

▲ 图 18-13 术前超声检查精确确定病变并评估主要血管情况

A. 通过支气管镜通过活检通道显示在超声导管远端气管中的照片。气囊膨胀以与气管的整个表面接触。由于整个气管腔都被阻塞，因此应保持通气直至检查完成。B. 对远端气管进行超声检查而拍摄的照片，显示右主肺动脉和左右气管旁淋巴结

识的镇静下在门诊患者。硬性支气管镜的使用通过全身麻醉抑制咳嗽反射以及快速无创伤地取出和重新插入探头来简化手术过程。在执行 EBUS-TBNA 时，使用了两个监视器：一个用于超声图像，另一个用于位于超声探头近端的光学器件。由于超声探头的不可见性，在扩大探头推进范围时应格外注意。为了获得所需淋巴结区的超声图像，将探头的尖端弯曲并轻轻附着在气道上。值得注意的是，国际淋巴结图谱提供的标识用于识别不同的淋巴结区。短轴直径＞ 1cm 的淋巴结呈圆形，异质性回声且不存在 hila 结构，因此值得怀疑为恶性肿瘤，应取样。

在开始 EBUS-TBNA 之前，应以系统的方式评估所有淋巴结区。采样时，为了避免污染，应始终在按 N_3–N_2–N_1 的顺序执行 TBNA。

EBUS-TBNA 可对纵隔和肺门区域进行微创、精确和安全的评估。触及范围包括颈部纵隔及肺门淋巴结。以此为依据，EBUS-TBNA 为纵隔分期的 NSCLC 描绘了纵隔镜检查的替代方法，并在淋巴瘤和结节病的诊断中提供了很高的诊断率。Annema 等的研究表明，与单纯进行手术分期相比，EBUS 结合手术分期的肺癌分期策略可提高对纵隔淋巴结转移的敏感性，并减少不必要的手术开胸手术 [11]。

TBNA 的主要术中并发症之一是轻度气道出血。纵隔感染是 TBNA 的罕见并发症。

三、支气管肺泡灌洗

支气管肺泡灌洗（BAL）是从末端细支气管和肺泡囊中回收物质的有用技术。它作为一种低风险的研究方法，可以获得了某些间质性肺病（ILD）的高价值诊断信息。在肺泡蛋白沉着症、肺泡出血、支气管肺泡癌和朗格汉斯细胞组织细胞增生的诊断中，多数情况下可以避免手术肺活检 [33]。在其他 ILD 中，BAL 提供了必须与临床和高分辨率 CT 表现。通常，纤维化疾病的特征是嗜中性和嗜酸性的 BAL，而淋巴细胞增多可以确定为肉芽肿性疾病。确定 CD4/CD8 比值在某些情况下可能会有所帮助（如结节病、超敏性肺炎）[34]。在日常临床常规中，BAL 在评估非特异性浸润、传染性和罕见恶性疾病中也起作用 [35]。

通过将柔性支气管镜的尖端楔入亚段支气管中，然后用 20～50ml 的无菌生理盐水冲洗该段并抽吸以进行 BAL。在弥漫性肺部疾病中，为了实现更好的康复，优选中叶和舌叶。注入总体积为 100～300ml 的盐水，并作为样本回收该体积的 40%～60%，这部分取决于支气管医师的耐心。据 Helmers 和 Hunninghake 的研究 [36]，在失去弹力回缩的患者中，液体的恢复较少，因为当施加抽吸力时，节段性细支气管壁会塌陷。如 Kvale 所述 [37]，除微生物学研究外，灌洗标本还被用于诊断恶性肿瘤，并获得炎症细胞和肺细胞进行研究。

BAL 是获得微生物标本的有效手段，尤其是在免疫抑制患者中。真菌、细菌和病毒培养标本很容易获得。根据 Pisani 和 Wright 的研究 [38]，在获得性免疫缺陷综合征患者中，卡氏肺孢子菌肺炎的诊断率也可以超过 85%。

BAL 的潜在不良反应包括支气管痉挛、缺氧一过性发热和一过性肺功能下降。支气管镜检查通常在数小时后发热，大部分在 24h 内消退。主要并发症很少见，但会影响患有严重肺或心脏病的患者 [39]。除了支气管镜检查外，BAL 没有其他绝对禁忌证。BAL 与死亡率无关，并发症发生率低（0%～2.3%）[13]。

（一）并发症

尽管风险相对较低，但必须权衡支气管镜检查的益处与每位患者可能发生的并发症。据 Credle 及其同事报道 [14]，在超过 24 000 例柔性支气管镜检查中，并发症发生率为 0.08%，死亡率为 0.01%。术前局部麻醉是 22 种主要并发症中的 11 种。局部麻醉剂使用更多稀释溶液，具有更高的安全性。静脉注射地西泮可抵消过量利多卡因的全身效应，应随时准备使用。老年人和虚弱的患者应使用最少的预防用药，并且必须以仔细计算所需剂量进行局部麻醉。在该患者人群中，静脉镇静的常见并发症是呼吸抑制。

需要对患者进行仔细的评估和准备，以及适当的监测设施，尽可能地减少并发症。重要参数有脉搏血氧饱和度、连续心电图监测和间歇性袖带血压读数。吸氧可以降低低氧血症的风险。恢复期已记录到呼吸抑制。Peacock 及其同事认为，局部麻醉可能导致呼吸抑制时间延长[40]。Belen[8] 和 Matsushima[41] 及其同事建议，患者在支气管镜检查后至少 8h 不得进行肺功能检查。如果患者有局部麻醉药耐受不良史或局部麻醉下内镜检查时出现困难，则可能需要全身麻醉。

大量出血是支气管镜检查的公认并发症。在手术过程中或手术之前，必须通过抗凝逆转或输注血小板来改善出血情况。但是，根据 Herth 及其同事的研究，阿司匹林不会增加经支气管活检后出血的风险[39]。柔性支气管镜检查没有绝对禁忌证。除非凝血酶原时间为正常值的 40% 并且血小板计数为 50 000/ml，否则不宜进行刷片或活检。尿毒症或肺动脉高压患者也容易出血，这类患者应避免刷片和活检。刷片前可将 1/100 000 的局部肾上腺素溶液滴入节段性支气管，以最大限度地减少出血或控制已经出现的出血。如果发生支气管内出血，则应将其插入楔形节气管以压塞内腔，从而使远端气道中的血液凝结。如果抽吸，会出现远端气道被阻塞，导致更快、更远端的凝血。

进行经支气管肺活检的患者中，多达 3% 会发生气胸。对弥漫性肺部疾病进行肺活检时，荧光镜检查可降低发生气胸的风险。如果胸膜壁层受到刺激，患者可能主诉有剧烈的胸痛。

支气管痉挛是已知哮喘患者的潜在并发症，患有严重慢性阻塞性肺疾病的患者也可能发生。严重的哮喘患者应预先服用皮质类固醇和支气管扩张药。局部麻醉不足的直接后果会出现喉痉挛。如果将外用药精确地涂抹在声带和气管支气管树上，则可以避免这种情况。

患有肝炎、人类免疫缺陷病毒、疑似活动性肺结核的患者，需要所有医护人员在处理标本时都特别注意，所有所用的器械均需经过正确的消毒，才可以进行支气管镜检查。正确清洁器械后传播的感染很少见。然而，结核病和革兰阴性菌是通过未充分清洁的柔性支气管镜传播的。

支气管镜检查后立即出现败血症并不常见，但偶尔会出现发热。精心设计的前瞻性研究表明，在支气管镜检查期间和之后发生菌血症的风险很低。尽管如此，根据 Plugin 和 Suter 的研究[42]，肺炎患者的 BAL 仍会引起败血症样临床症状。因此，考虑到风险，Dajani 及其同事[24] 报道美国心脏协会建议基础瓣膜心脏病的患者在支气管镜检查之前应接受预防性抗生素治疗，以最大程度降低感染细菌性心内膜炎的风险。该建议也适用于关节置换的患者。

双侧声带麻痹的患者不应进行支气管镜检查。支气管镜通过声门会导致水肿，导致致命的气道阻塞，需要紧急插管或气管切开术。气管阻塞患者应谨慎检查，如果气道严重受损，应避免活检或扩张气管病变，除非准备直接进行硬支气管镜检查或明确的气管手术。

（二）清洁软性支气管镜

光纤柔性支气管镜的保养和清洁已成为一个令人关注的问题。如 Sammartino[43]、Gubler[29]、Nicolle[44]、Frazer[27] 和 Agerton[3]、Prakash[45] 及其同事的报道，在没有充分清洁的支气管镜中发现了多种革兰阴性细菌、真菌生物及结核分枝杆菌，据称包括结核分枝杆菌在内的一些细菌已通过污染的支气管镜传播给患者，引起临床感染。在某些情况下，支气管镜在消毒之前没有进行充分的机械清洁。彻底的手动清洁支气管镜是至关重要的，包括使用刷毛沿器械通道刷洗，因为 Nicholson 及其同事已证明，如果没有适当的事先手动清洁，即使在 2% 戊二醛中浸泡 60min 也无法从支气管镜消除结核分枝杆菌[46]。Wheeler 及其同事发现吸水阀清洁不足的问题[47]。据 Gubler[29] 和 Frazer[27] 及其同事报道，在某些情况下，自动消毒机会出现故障。Martin 和 Reichelderfer [48] 已经编撰了清洁纤维支气管镜的指南，并对此进行了报道，但是各个治疗机构的临床实践差异很大。

四、特别注意事项

（一）异物取出

怀疑异物吸入是支气管镜检查可用于确定诊断和尝试清除的适应证。但是，在使用柔性支气管镜检查时，内镜医师必须绝对确定，更复杂的问题不是由于丢失异物、远端在气管支气管树中撞击或操作导致气道出血造成的。在这方面，Weissberg 和 Schwartz [49] 以及 Pasaoglu [50] 及其同事认为，硬质支气管镜仍然是首选的仪器，可以实现良好的显露和气道控制，尤其是在从婴儿和儿童的气道中清除异物时。Lan 和同事 [51] 以及 Mehta 和 Rafanan [52] 总结认为，抓钳、圈套器、取物篮和球囊导管都被用于通过柔性支气管镜提取异物。虽然成人患者的异物可以沿着纤维支气管镜的工作通道下行，通过各种类型的圈套器取回，但大多数异物可以使用硬质支气管镜轻松、快速地去除，尤其是在儿科。

Inglis 和 Wagner [53] 报道了结合使用柔性和硬质支气管镜在提高异物的检出率和回收率的优势，特别是当碎片停留在远端气道或上支气管中时（图 18-14）。Kelly 和 Marsh 认为，从事异物取回方面的内镜检查人员必须拥有灵活的支气管镜检查技术 [54]。

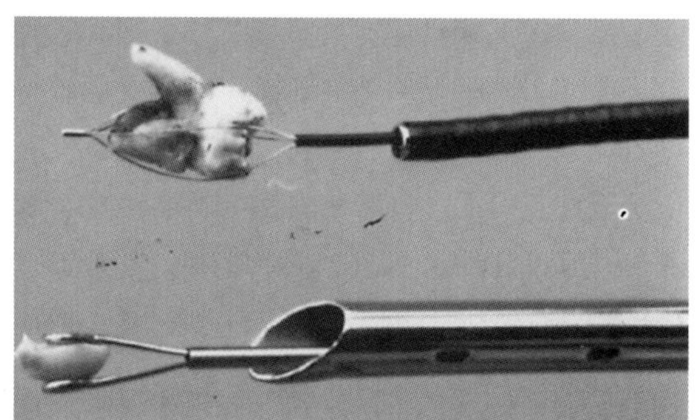

▲ 图 18-14　柔性支气管镜，带取物篮，可取回牙齿；硬质支气管镜，带取物钳，可抓花生

（二）自体荧光支气管镜

在一些中心，痰细胞学检查可用于筛查高恶性肿瘤患者。其他人则认为，应在这些患者中进行监视性支气管镜检查，因为它在确定诊断方面效果更好，并且可以确定病理位置。有时，即便胸部 X 线片正常，患者的细胞学检查结果也为可疑或阳性。在这种情况下，必须仔细检查口腔、咽、喉和整个气管支气管树，以识别早期癌的部位。

自体荧光支气管镜检查对于确定疾病的部位和发展程度特别有用。在支气管镜检查过程中，使用氦镉激光器或滤光氙气灯以蓝光照射，在支气管镜检查过程中使用光学多通道分析仪可进行体内光谱分析。严重的非典型增生和癌变区域由于上皮层增厚而使自身荧光强度降低，可以就此进行识别。相比之下，依照 Lam 及其同事的报道 [55]，正常黏膜主要出现在可见光谱中的短波长（绿色）。来自相邻正常黏膜下层的较长波长荧光的优先水平扩散，导致癌前病变或恶性上皮呈现红色（图 18-15）。

几种荧光支气管镜系统是可商购的。根据 Weigel 和共同研究者的研究 [56]，荧光支气管镜检查的最终价值取决于设备的成本，在将来，支气管镜检查因其易用性将用于筛查早期肺癌，包括已接受过肺癌根治性手术的患者。

（三）窄带成像

窄带成像（narrow band imaging，NBI）是一种相对新颖的技术，它使用窄带滤镜代替常规 RGB 宽带滤镜，以增强黏膜对比度，特别是微血管结构。组织的光吸收和散射特征与波长有关，较长的波长会更深地渗透到组织中。因此，常规支气管镜检查中使用的白光产生许多不同组织层的图像，这些图像明亮但略微模糊。相反，NBI 仅使用窄光谱的短波长蓝光和绿光。血红蛋白的最大吸收波长约为 415nm，并且正好在 NBI 的波长范围内。这就是为什么 NBI 能够大大增强微血管结构的原因。更好的可视化支气管黏膜血管

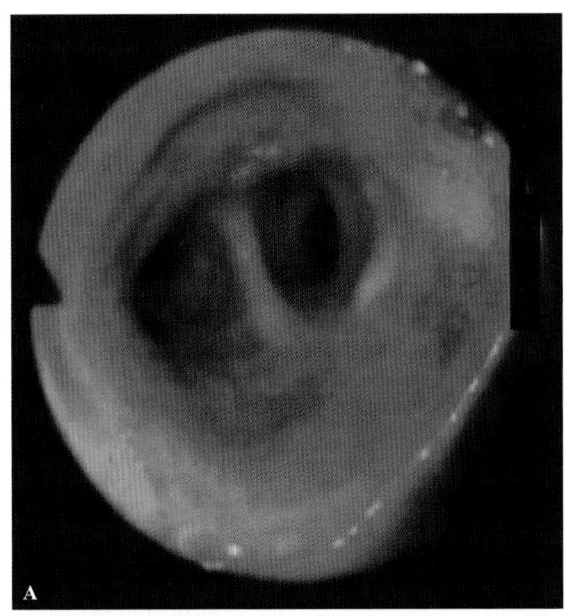

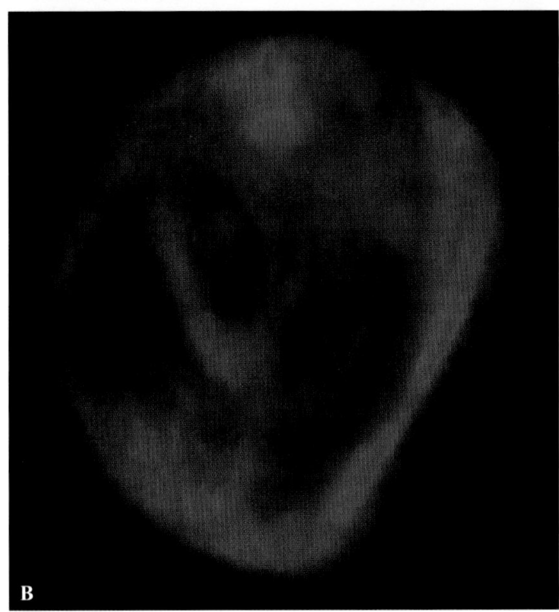

▲ 图 18-15　自体荧光支气管镜检查

A. 使用白色光源的正常出现的支气管黏膜的照片；B. 使用氦镉激光光源诱导自发荧光的同一支气管黏膜的照片

异常可改善对恶性病变和严重黏膜异型增生的检测。因此，在早期肺癌的检测中，它可以作为自体荧光支气管镜检查的一种替代方法，具有相对较高的特异性，同时准确度没有明显下降[4]。

（四）大量咯血

应使用硬质支气管镜紧急检查大量咯血（24h 内 600ml），但应在最佳条件下进行。快速、反复抽吸的气道控制很容易完成检查，大支气管可以装满肾上腺素浸透的棉絮或用球囊充气。尽管起初可以使用柔性支气管镜通过带气管的气管插管来检查大量咯血，但血凝块不易清除，并且会导致视化模糊。如 Saw 等[57]所述，必须对大咯血的部位进行定位，以准备可能需要使用的手术切除、激光消融（Nd：YAG）、支气管内压塞或支气管动脉栓塞。

借助激光光消融术（Nd：YAG），通过硬质支气管镜可进行光消融术和阻塞性或出血性病变的快速清创术，同时保持控制气道，并为清理血块和分泌物提供抽吸通道。放置硅胶支气管内支架需要使用硬质支气管镜。但是，自扩张式金属支气管支架可以通过大的气管插管完成。

五、介入性支气管镜

在过去的 20 年中，出现了许多支气管内介入手术。这些手段包括支气管内电灼、激光（Nd：YAG）光烧蚀、冷冻消融、光动力疗法（使用化学组织敏化剂，如卟啉化合物）、支气管内放置支架，以及以粒子或导管形式放置的放射性近距离放射治疗源。这些内容在本书其他部分讨论（请参阅第 113 章）。

六、小儿支气管镜

Wood 强调，对婴儿和幼儿进行支气管镜检查需要专业知识以及熟悉所有可以使用的仪器[58]。通常在全身麻醉下使用较小的 Storz 硬质仪器和观察镜对婴儿气道进行检查（图 18-16）。若使用 2.7mm 的光学望远镜可以从 3.0mm 或 3.5mm 的护套中通过，从而可以很好地观察婴儿的支气管。可以将一个小的抽吸导管向下穿过针管。分泌物很容易清理，可以用于微生物学研究。在装有观察望远镜的情况下，小型活检和异物镊子可以通过小通道进行操作。Muntz 及其同事已经分享了他们通过硬支气管镜在儿童人群中进行经支气管肺活检的经验[59]。

随着具有 3.5mm 外径和 1.2mm 通道的支气

管镜的发展，柔性纤维支气管镜已经成为儿科的实用工具。它有助于清除分泌物、帮助定位和回收异物。在保证过程尽可能快的情况下，婴儿的检查可以在镇静和局部麻醉下进行。气道狭窄和阻塞是柔性器械使用的禁忌证。

与儿童支气管镜检查有关的并发症可能危及生命，如小支气管穿孔、气胸、纵隔气肿。操作失误可能会引起喉痉挛、声门下水肿和支气管痉挛，并可能损害气道。手术后呼吸急促时，可能需要增湿，补充氧气，以及全身性使用皮质类固醇激素。

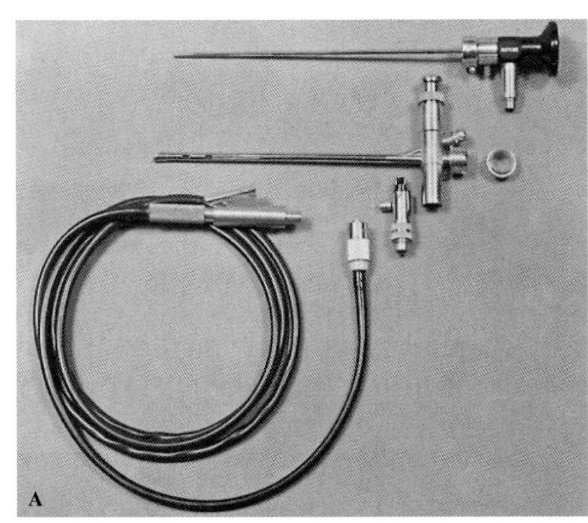

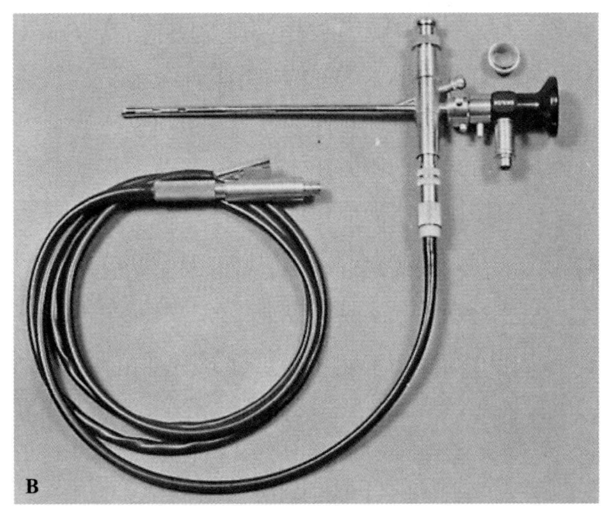

▲ 图 18-16　**直径为 3.5mm 的婴儿硬质支气管镜（Storz），带有光纤照明**

A. 组件从上到下分别为前视内镜望远镜（Hopkins）（带有可拆卸的窗口以及用于连接麻醉设备，抽吸和插入近端光的侧通道）、近端棱镜光载体和光纤照明电缆。B. 组装后的支气管镜

第 19 章 肺、纵隔和胸膜的超声和经支气管镜腔内超声检查评估

Ultrasound and Endoscopic Bronchoscopic Ultrasound in the Evaluation of the Lungs, Mediastinum, and Pleura

Basil Nasir　Moishe Liberman　著
沈　诚　译

超声波在医学上越来越受欢迎。超声已成为评价中不可缺少的组成部分，被广泛用于产科、心脏病学、急救医学和创伤救治等[1]。相比其他影像模式，这与如下超声检查的优点有关。

(1) 便携性：计算机断层扫描（CT）和磁共振成像（MRI）患者需要到一个专门的地点才能成像。而超声检查可以在床边或者在办公室进行。虽然便携式胸部 X 线片是在所有的医院常规执行，这导致了一个实质性图像质量降低。超声图像的质量取决于多种参数，如成像操作人员的技能、经验、设备质量和与患者相关的技术方面这些因素与成像地点无关。人们可以用床边测试获得高质量的图像。这对于那些被认为太不稳定而不能运送的患者或在重症监护的患者尤其有利。例如在急诊科，超声已成为评估创伤受害者的基本方法，特别是当 CT 扫描被认为不确定时。

(2) 无辐射暴露。

(3) 实时：在影像引导手术，如胸腔穿刺术或穿刺活检技术中，执行实时超声的能力尤其重要。这在支气管内和食管内镜超声检查纵隔淋巴结细针穿刺时最明显，针对能进行活检的结构，对其进行准确成像，并针刺入结构时可视化，增加了安全性和准确性，这是使用非实时图像引导技术无法获得的。

(4) 经济：在当今注重成本的卫生系统中，尽可能降低成本的能力至关重要。但是，这一点需要进一步阐明。购买用于表面超声检查的便携式超声仪的成本超过 10 000 美元。但是，一旦花费了最初的资金，执行超声波的额外费用就可以忽略不计，因为不需要额外的设备，并且此类机器的维护成本非常低。内镜和支气管内超声检查略有不同，因为维护成本高得多。

在胸部外科手术中使用超声波有许多优点。但是，使用它也有如下缺点。

(1) 取决于操作员：这是采用超声波的最大障碍之一。超声图不如 CT 图像直观，需要一定的熟悉程度、训练和经验。此外，超声的优势在于分析实时图像，这意味着要充分利用超声，外科医生需要是执行扫描的人，显然，在非常繁忙的实践中这可能是不切实际的，还存在超声检查和训练的能力问题。当前，没有标准化的方法来训练胸外科医生使用超声或评估能力。

(2) 在某些身体部位和身体类型中图像的分辨率差。

(3) 伪影的存在：尽管这似乎是超声的缺点，

但是伪影的相互作用以及对正常和异常的识别对于评估胸腔疾病非常有帮助。实际上，超声对气胸的识别在很大程度上取决于分析伪影的变化，而不是像 X 线图像那样对空间进行可视化[2]。

(4) 空腔脏器成像性能差：空气的存在使超声检查非常困难，而使用超声检查空腔脏器成像非常困难。考虑到肺部充满空气，仅凭这一事实就无法在胸部疾病中使用超声波。但是，在胸腔疾病的背景下，通常的关注点是没有空气，并且像胸腔积液和肺实变液一样被液体或固体物质代替。胸部疾病的这一特征不仅使超声成为可能，而且非常适合这种情况。

一、表面超声

成功利用超声治疗胸腔疾病的能力在很大程度上取决于操作员的专业知识。因此，对医生而言，熟悉超声原理、正常胸部解剖学的超声表现，以及用于产生超声图的设备至关重要。

（一）超声仪器

可以使用多种不同的超声处理器。大多数现代超声波扫描仪都是多功能的，可以用于多种应用程序，并能够更改设置以适应不同的情况。通常，现代扫描仪会具有不同的预调节设置，以适合操作员可以选择的每个应用程序。这是一个非常方便的功能。但是，熟悉不同的参数仍然很有益，以便能够对罕见的情况进行故障排除，在这些情况下，预调整的设置不是最佳的。无论使用哪种设备，超声的基本格式和原理均保持不变。

1. 超声模式

超声包括 A、B 和 M 型。A 型具有历史意义，是由有限用途的单晶产生的一维图像。B 型是最常见的超声检查。通过以对应于其振幅的灰度显示反射的声波来生成图像。B 型是胸腔超声检查的基本设置，几乎只有胸腔医生才会使用。M 型用于记录随时间变化的运动结构。M 模式更常用于超声心动图检查，而与胸腔内其他器官的成像相反。

2. 探头选择

探头的类型不同，每种探头都有其特定的特性，使其更适用于某些情况。最常见的探头如图 19–1 所示。线性阵列探针具有平行排列的晶体，并产生矩形视场。这些探头通常在较高的频率设置下使用，非常适合对胸壁等结构进行表面评估。曲线探针产生“饼状”图像的发散超声波束。这些对于更深的结构很有用，通常与低频扫描相关。较小的心脏探头类似于曲线探头，但占地面积较小，特别适用于肋骨之间的扫描。

3. 频率

超声波的频率决定图像的分辨率以及穿透深度。频率越高，分辨率越好，但会使扫描深度变浅。胸腔超声的典型频率设置为 3.5、5、7.5 和

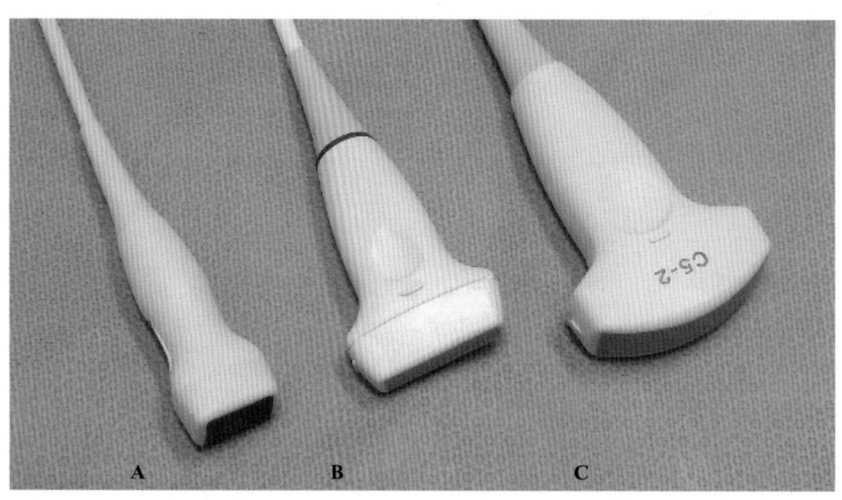

◀ 图 19–1　超声探头

A. 心脏或扇形探头；B. 线形探头；C. 曲形探头

10MHz。7 或 10MHz 设置用于需要详细分辨率而不是深度的胸壁成像，而 3.5MHz 设置更适合于检测胸腔积液和肺结节。

4. 增益

由于产生的图像取决于反射回的超声波的量，因此返回信号始终存在一定程度的衰减。机器通过放大信号来补偿这一点，放大程度就是所谓的增益。更改增益设置会改变屏幕上的黑色、白色和灰色界面。它被用于改变屏幕上不同结构之间的对比度。这是手动调整的。如果设置得太低，则会减少图像采集，并且将无法检测到某些回声；如果设置得太高，则会增加检测到的回声并造成人为噪声。

（二）正常的超声胸腔解剖

胸壁，包括皮肤、皮下组织和肌肉组织，很容易被识别为交替的回声软组织层。通过使用高频探头，人们可以分辨出胸壁的所有不同层次，直到胸膜（图 19–2）。胸部超声检查受到两个主要因素的限制：首先是肋骨的存在。肋骨吸收超声波束，从而导致更深的声学阴影，造成没有可视化结构的结果。第二个因素是充气的肺能完全反射超声波，因此，正常的充气肺的外观呈颗粒状。然而，这导致胸膜呈典型的回声线。在正常的胸部超声检查中，胸膜表现为 B 型扫描中最能产生回声的结构。使用高频探头时，可以辨别壁层和脏胸膜。两者的总厚度不应超过 2mm。最重要的结构为隔膜膜片显示为薄的回声结构，通常沿与屏幕垂直的方向走向（图 19–3）。这也可以通过鉴别肝脏或尾部的脾脏得到确认。

由于胸壁与高度反射性含气肺之间的界面，在肺部超声检查中可以看到一些伪影[3]。

1. 线

这些是在屏幕上水平定向的重复工件。它们代表了回声胸膜线的再现。它们特征性地以等于从换能器到胸膜线的距离散布，因此以正常间隔出现。这是正常的发现，表明肺表面正常。

2. B 线

这些是垂直方向的伪影线，也称为彗星尾巴伪影，从胸膜表面开始一直延伸到屏幕底部。只要有空气和流体的界面，它们都是预期的发现，

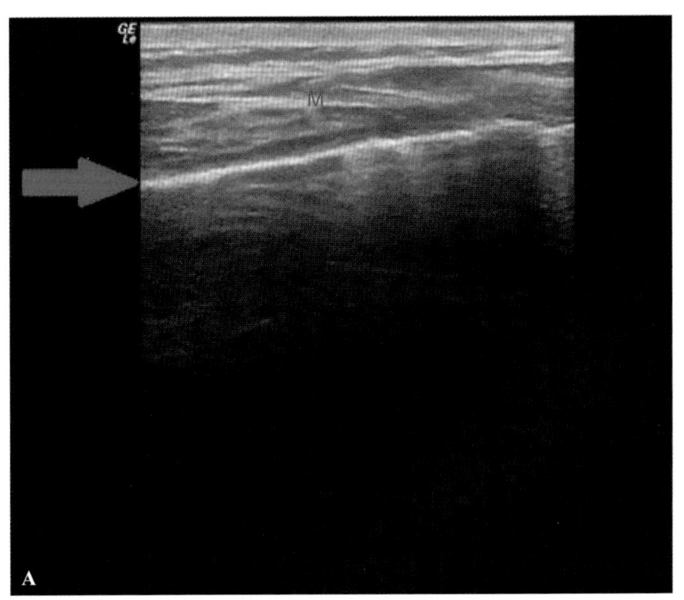

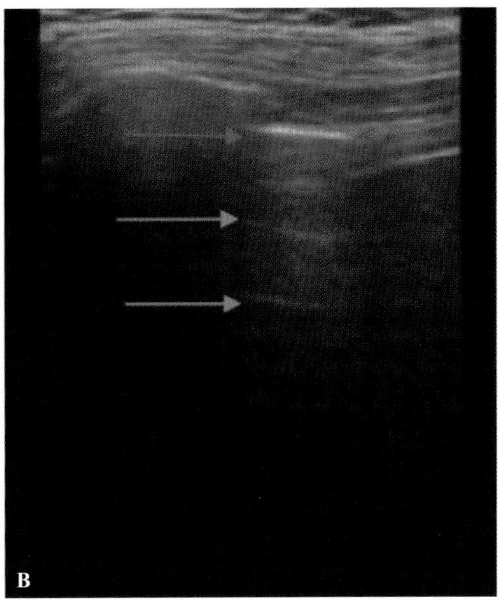

▲ 图 19–2　正常超声图像

A. 将线性探头设置在 10MHz 频率下拍摄的胸壁表面超声图。M 表示胸壁肌肉组织，被视为代表肌肉纤维的回声线的交替层。红色箭指向具有回声的胸膜线，下方有正常的阴影线。B. 也是正常的超声图像，显示了水平方向的 A 线。红色箭表示胸膜线，蓝色箭表示 A 线。请注意，所有线之间的间隔相等，这是 A 线的标志。在图 B 中，还可以注意到横断面呈椭圆形的肋，红色箭叠加在肋上。肋骨产生的界面会反射所有超声波，导致无法成像到其深处的结构

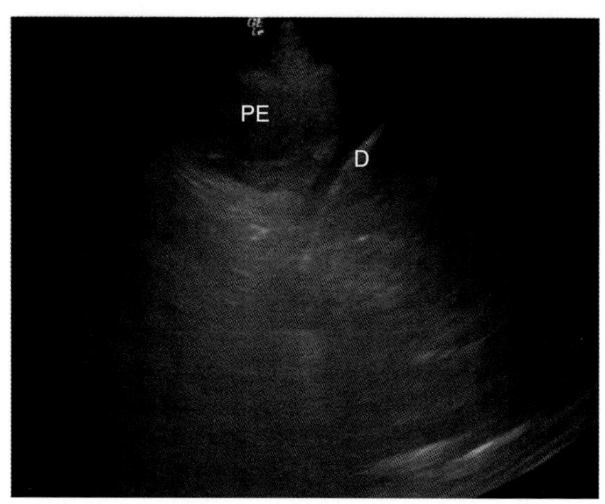

▲ 图 19-3 **超声显示隔膜：使用曲线拍摄的超声图**
探头设置在 3.3MHz。有一个小的胸腔积液（PE），增强隔膜（D）的可见度

就像肺部一样。它们也是正常发现，但是过多的 B 线表明肺水含量增加。

（三）气胸

传统上，气胸的诊断是在临床上进行的，并通过胸部 X 线片或计算机断层扫描（CT）进行影像学确诊，而超声的应用很少。然而，与胸部 X 线片相比，超声对气胸的检测灵敏度更高。然而，它们的特异性是可比的[4, 5]。尽管如此，在创伤情况之外，超声检查并非常规在评估气胸中采用。主要原因是缺乏专业知识。从 X 线片或 CT 图像中，可以看到气胸，而在超声检查中，气胸的识别取决于是否检测到与内脏至顶叶胸膜并置相关的典型伪影。如果没有适当的培训或专业知识，这可能很困难。

气胸的超声征象包括如下方面。

1. 肺滑动缺失

在胸部实时超声检查中，可以很容易地看到肺（脏胸膜）相对于胸壁（壁胸膜）的水平运动。这被称为肺滑动征。无此标志时灵敏度可达 95% 以上[6]。同样重要的是，肺滑动征的检测是一个非常可靠的信号，相对于气胸的存在，特异性大于 95% 阴性预测值接近 100%[6]。

2. B 线缺失

如前所述，B 线是由于在深层回声胸膜线附近肺部出现的伪影。B 线缺失显示该空间中因气胸而无膨胀的肺组织。尽管可以看到胸膜深处有或没有气胸的典型颗粒状外观，但 B 线的缺乏可将肺与空气区分开。当排除气胸且灵敏度和阴性预测值接近 100% 时，此信号非常可靠[7]。

3. 肺点征象

在气胸中小量或者中等大小肺部部分塌陷时，肺部将与受累部位的壁胸膜部分接触。如果存在肺点征，即 B 超显示肺与壁胸膜分开，可以在一半的屏幕上看到正常的外观，另一半可以看到气胸的迹象（肺滑动消失或 B 线缺失），这是一个诊断气胸有效的体征，但在气胸较大的患者中看不到[8]。

4. M 型模式

这是使用 M 型扫描的一种情况。正常对象在 M 型模式下的特征外观如图 19-4 所示。这是一种典型的外观，在胸膜线的水平线上从水平线变为颗粒状，称为“海滨征象”。在存在气胸的情况下，海滨外观消失，取而代之的是水平线一直到屏幕底部，这被称为“条形码征象”。这是确认气胸存在的一种非常简单的方法。

（四）胸腔积液

表面超声在胸腔积液诊断中的应用是胸科医师和放射科医生普遍认识。实际上，多种文献支持超声在检测胸腔积液方面较为可靠，甚至可能优于胸部 X 线片[9]。与 X 线片不同，超声还可以提供有关胸腔积液性质的定性数据。简单的胸水表现为无回声或低回声的区域，周围被解剖标志物（如肺、膈肌和胸壁）包围，没有相关的回声或位置[10]。这种积液如图 19-5 所示。注意到这一发现后，可以预期该液体在性质上是简单的，自由流动的，在化学分析中可能是一种渗出物。

在胸外科手术中可能还会有液体的其他非典型特征。例如，以蕨类结构的形式出现的位置可能暗示着多个流体囊，而这些流体囊可能无法通过单个管排出（图 19-6 和图 19-7）。如果在胸腔的非依赖性部分中发现了液体，则尤其如此。胸腔积液中出现分隔或涡旋状蕨类物质提示为渗出液，甚至可能是脓胸[11]。

然而，超声的价值在于能够指导胸腔积液处理的治疗方面。在一个大的、单纯的胸腔积液，无论诊断是通过 X 线片或超声，然后引流

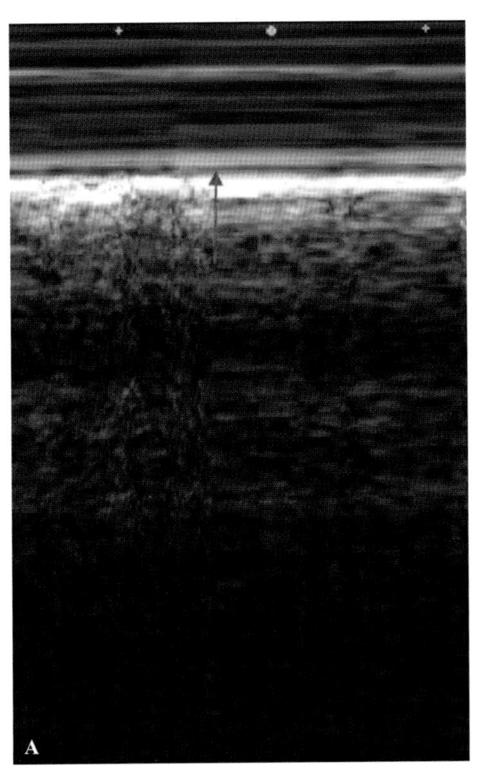

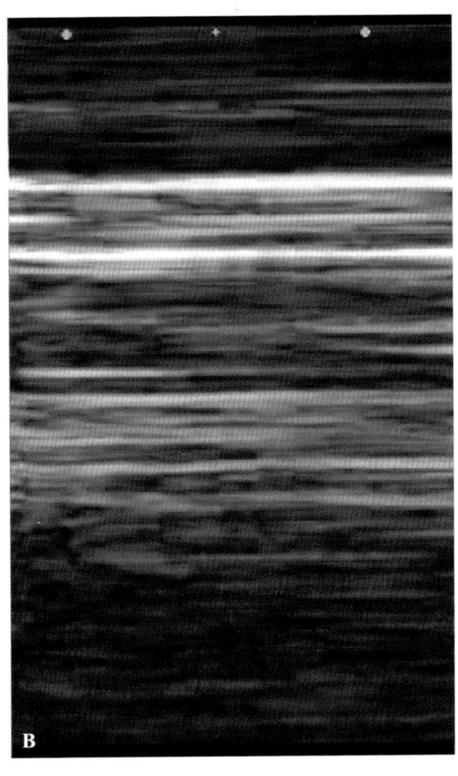

▲ 图 19-4　气胸的 M 型扫描图

图像 A 显示一名未患气胸患者的 M 型声像图，即上文所述的“海滨征象”。胸膜线回声以箭所示。这条线下的肺呈正常的颗粒状。图 B 显示气胸患者的 M 型声像图。肺组织特征的颗粒图案被线性阴影所代替，形成所谓的“条形码征象”。

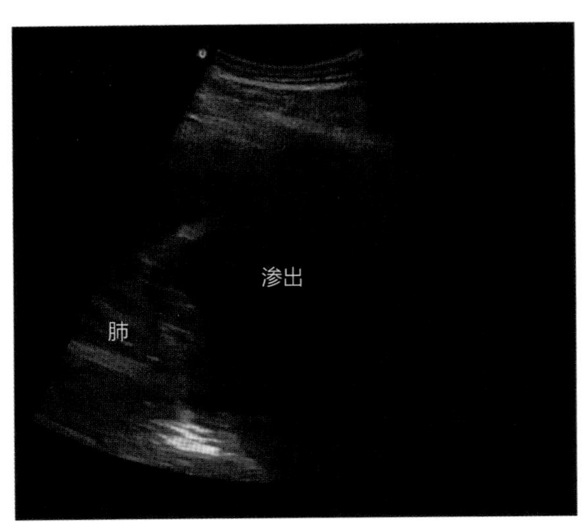

▲ 图 19-5　单纯胸腔积液：超声图

采用 3.3MHz 曲线探头拍摄。图示单纯胸膜积液，无房室积液。肺不张可在图像底部看到

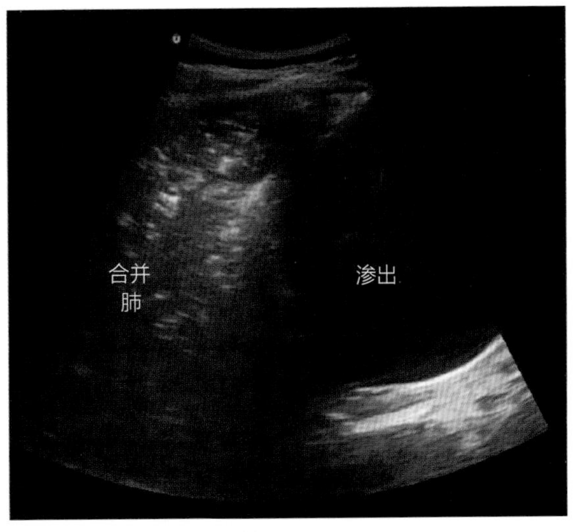

▲ 图 19-6　复杂性胸腔积液

这是用曲线探头设置在 3.3MHz 时获取的肺炎旁积液的声像图。可以看到实变的下叶具有异质外观。注意到积液，这是一个单纯的积液，包含一些碎装物，可见分层积液

是相对简单的，可以安全实现，不需要图像指导。然而，在复杂的、多腔性胸腔积液中，超声在成功引流和减少并发症方面有很大的应用价值[12-14]。

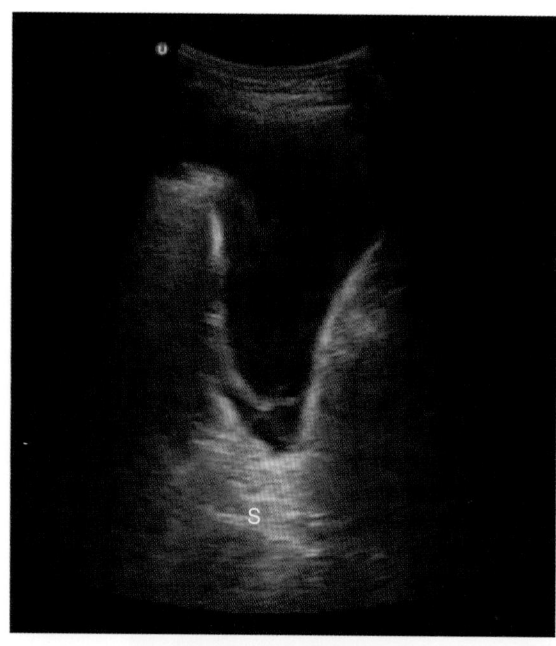

▲ 图 19-7　复杂胸腔积液

这是一个 3.3MHz 的胸腔积液超声图。在积液中可见散在的蕨类植物样结构。部分胸腔积液呈实性外观（S），如图像底部所示

（五）胸部恶性疾病

所有肺部、胸膜或纵隔恶性肿瘤的患者都需要 CT 成像作为评估的一部分。除了在某些情况下，超声诊断获益有限。在评估胸腔积液，可能有一些特异的超声影像表现可能提示恶性病因。如胸膜增厚＞ 1cm、胸膜球化、膈肌增厚＞ 7mm，都高度提示恶性疾病（图 19-8）[15]。

超声的另一个重要但不常见的作用是检测非小细胞肺癌患者的胸壁侵犯。超声检查提示胸壁侵犯包括胸膜壁层破坏、肋骨侵犯或胸膜运动伴呼吸障碍。这些发现对评价肺肿瘤侵犯胸壁具有高度敏感性和特异性[15, 16]。事实上，有研究证实[16, 17]，超声在评估这一特殊发现方面甚至可能比 CT 更可靠。

二、气管内超声

对于疑似肺癌或经活检证实的肺癌患者，其初始分期包括 CT 和正电子发射断层扫描（PET）[18]。然而，CT 和 PET 扫描的准确性欠佳。CT 在鉴别纵隔淋巴结转移方面的敏感性和特异性分别为 55% 和 81%，PET 在鉴别纵隔淋巴结转移方面的敏感性和特异性分别为 77% 和

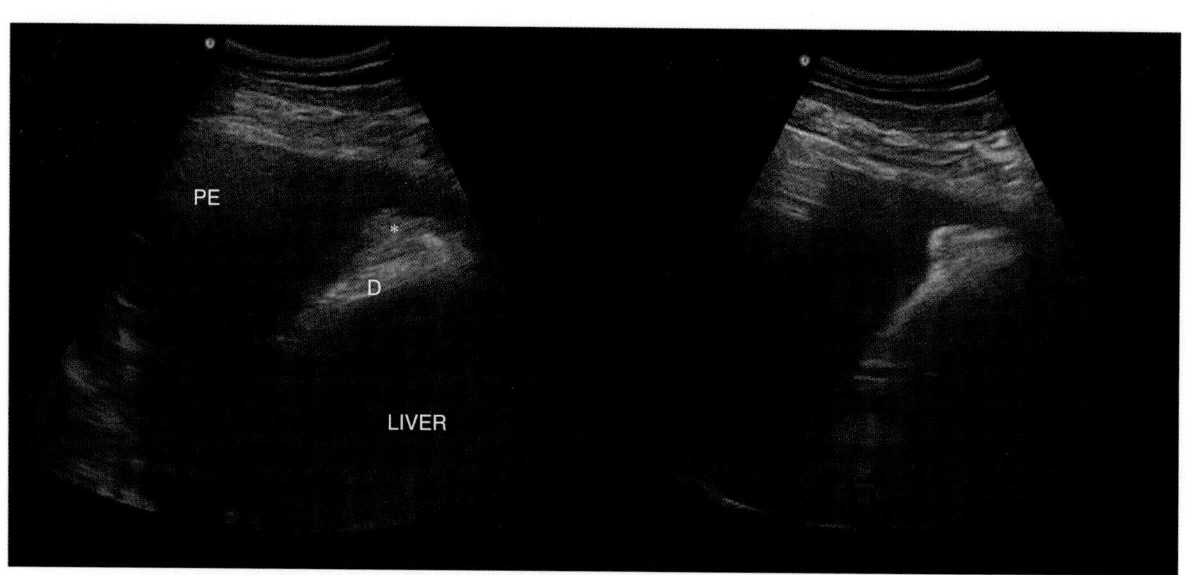

▲ 图 19-8　恶性胸膜疾病

这是使用 3.3 MHz 的曲线探头对一个恶性胸腔积液患者拍摄的超声图，有中度大小的单纯性胸腔积液（PE）。D. 横膈膜；*. 横膈膜上的恶性肿瘤沉积

86%[19]。因此，在某些情况下，有创纵隔分期的确诊是必要的。

自 1992 年问世以来，支气管内超声（EBUS）已作为一种可接受的有创性纵隔分期模式而获得普及[20]。在使用 EBUS 的最初几年中，通常采用纵隔镜检查确认阴性结果。随着越来越多的数据证明这与纵隔镜检查具有同等效果，并且在某些情况下，这些结果优于其他方法，这种做法正在逐渐消失[21-23]。表 19-1 显示了过去 10 年发表的一系列研究，这些研究证明了 EBUS 在肺癌患者纵隔分期中的准确性、阴性预测值和敏感性。在绝大多数研究中，EBUS 产生的结果可与纵隔镜检查相媲美。尽管纵隔镜检查的作用正在减弱，但在某些情况下，例如在 EBUS 标本中未获得淋巴细胞，或者癌症的预测概率高时，确诊分期仍有其作用。

此外，EBUS 在肺癌以外的疾病的诊断评估中也有作用。最著名的例子是对疑似淋巴瘤的纵隔淋巴结病的评估，困难之处在于亚型淋巴瘤通常需要的组织数量以及无法获得足够大的标本，以针技术分析淋巴瘤。但是，有一些数据表明其可用于评估可疑淋巴瘤。然而，大部分仍需要进行纵隔镜检查[50-54]。EBUS 还被证明对肺癌以外的恶性肿瘤分期有用。例如，最近的一份报告显示，约有 12% 的食管癌患者的治疗方式因 EBUS 而改变[55]。

（一）设备和准备

有两种类型的超声内镜用于 EBUS：径向 EBUS 和线性 EBUS。它们都有不同的技术和应用。

1. 径向 EBUS

径向 EBUS 微型探头能提供气道和肺实质的圆周视图。与食管超声不同，没有专用的径向 EBUS 超声内镜。径向 EBUS 是通过微型灵活的超声探头通过标准支气管镜的工作通道进行探测。探头包含旋转超声，可以生成周围结构的 360° 图像。探头也包含一个球囊尖端，可以更好地与周围的支气管壁接触并产生更好的图像。探头如图 19-9 所示。探头的分辨率通常在 20～30MHz。

2. 线性 EBUS

线性 EBUS，也称为凸面 EBUS，是最常用的 EBUS 形式。线性 EBUS 在许多方面与径向 EBUS 不同。线性回波支气管镜由固定排列的换能器以曲线形式组成。其视图与径向 EBUS 产生的围绕示波器长轴的 360° 图像相反，视野平行于示波器长轴为 60°。此外，与径向 EBUS 相反，线性超声支气管镜能够利用彩色多普勒成像和实时超声引导的细针抽吸。径向 EBUS 用于识别肺部病变，而线性 EBUS 则用于评估中央支气管周围结构、中央肿瘤、纵隔和肺门淋巴结。线性回波支气管镜可在平行于示波器长轴的平面内提供视图。

线性 EBUS 由专用示波器执行。该示波器在尖端同时具有视频（白光）观看组件和一个 5、7.5、10 或 12MHz 弯曲阵列换能器（图 19-10）。视频组件的视场朝向前斜方向与示波器的长轴成 35°。操纵内镜时必须考虑到这一点，例如，当穿过声带以校正前视现象时，EBUS 内镜的前端应位于更前方。示波器的外径通常为 6.2～6.9mm。有一个 2～2.2mm 的工作通道，用于抽吸并通过 25、22 或 21 号针进行活检。在实时超声检查下外，还有一个球囊通道，它位于支气管镜的远端，正好在换能器的近端，在实际超声检查中，这是用来填充注水球囊或生理盐水。

在内镜的球囊通道上附加一个装有水或生理盐水的 20ml 注射器和一个动脉塞。注入液体以排出通道内的任何空气。接下来，在换能器上安装一次性乳胶气球，小心确保气球包括气球通道的出口。对气球进行测试，以确保它在盐水中充气，避免气泡导致伪影影响图像质量。现在可以通过经口或经鼻进入气道。

（二）支气管内超声检查技术

本文介绍了支气管内超声检查的常用技术。

表 19-1　研究报道实时支气管内超声（EBUS）对确诊或高度可疑肺癌纵隔分期的敏感性和（或）阴性预测值

作者　年份	研究类型	病例数	N_2 期疾病的患病率（%）	阴性预测值（%）	灵敏度（%）	准确度（%）
Cornwell　2013 [24]	回顾性研究	62	5	93	67	94
Herth　2008 [25]	前瞻性观察研究	97	10	98.9	89	NA
Herth　2006 [26]	前瞻性观察研究	100	21	96.3	92.3	NA
Hwangbo　2009 [27]	前瞻性观察研究	126	26	96.7	90	97.4
Lee　2008 [28]	回顾性研究	102	30	96.9	93.8	97.9
Liberman　2014 [21]	前瞻性对照研究	166	32	88	72	91
Yasufuku　2011 [22]	前瞻性对照研究	153	35	91	81	93
Feller-Kopman　2009 [29]	回顾性研究	131	35	89.7	85	NA
Petersen　2009 [30]	回顾性研究	157	43	90	85	NA
Sanz-Santos　2012 [31]	回顾性研究	296	51	93.6	NA	NA
Nakajima　2013 [32]	回顾性研究	438	52	90	97	98
Jhun　2012 [33]	回顾性研究	151	55	84.3	91.6	93.8
Szlubowski　2009 [34]	回顾性研究	226	57	89	83.5	92.9
Bauwens　2008 [35]	回顾性研究	106	58	91	95	97
Joesph　2013 [36]	回顾性研究	131	58	90	92	NA
Lee　2012 [37]	回顾性研究	73	62	94	95	97
Cerfolio　2010 [38]	回顾性研究	72	63	79	57	83
Navani　2012 [39]	回顾性研究	774	65	88	72	NA
Kuo　2011 [40]	回顾性研究	43	65	85.7	80.6	91
Hu　2013 [41]	回顾性研究	231	67+	92	88	87
Yasufuku　2005 [42]	前瞻性观察研究	105	67	89.5	94.6	96.3
Rintoul　2009 [43]	回顾性研究	109	71	60	91	92
Cetinkaya　2011 [44]	回顾性研究	52	80	83	95	96
Ernst　2008 [23]	前瞻性交叉研究	60	89	78	87	NA
Gu　2009 [45]	Meta 分析	1299	NA	93	NA	NA
Adams　2009 [46]	Meta 分析	782	NA	NA	88	NA
Abu-Hijleh　2013 [47]	回顾性研究	200	NA	75	87	91
Dong　2013 [48]	Meta 分析	1066	NA	93	90	96
Whitson　2013 [49]	回顾性研究	120	NA	66	83	87

NA. 无数据

该手术可以在静脉注射苯二氮䓬类药物和阿片类药物的情况下进行。在这种情况下，气道麻醉对于减少患者的不适和咳嗽尤为重要。我们首先进行常规的纤维支气管镜检查。这样做的目的是为了观察气道、评估解剖异常，并提供足够的气道麻醉。通过在声带和气道黏膜上局部注射利多卡因来实现气道麻醉。在吸气前它会在气道内大约停留 1min。一旦支气管镜检查完成，气道准备就绪，就可以开始进行支气管内超声检查。

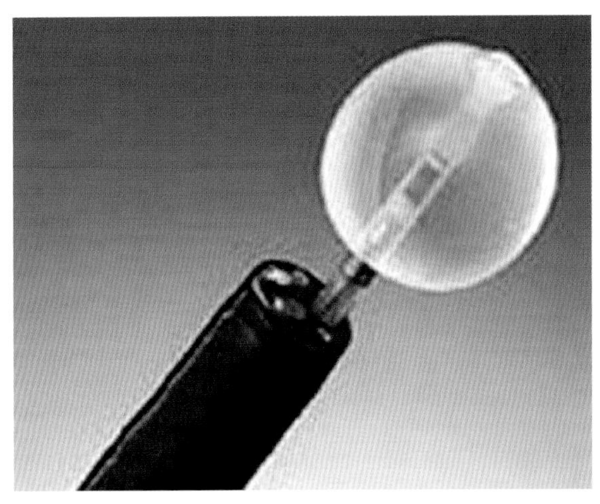

▲ 图 19-9　径向超声探头

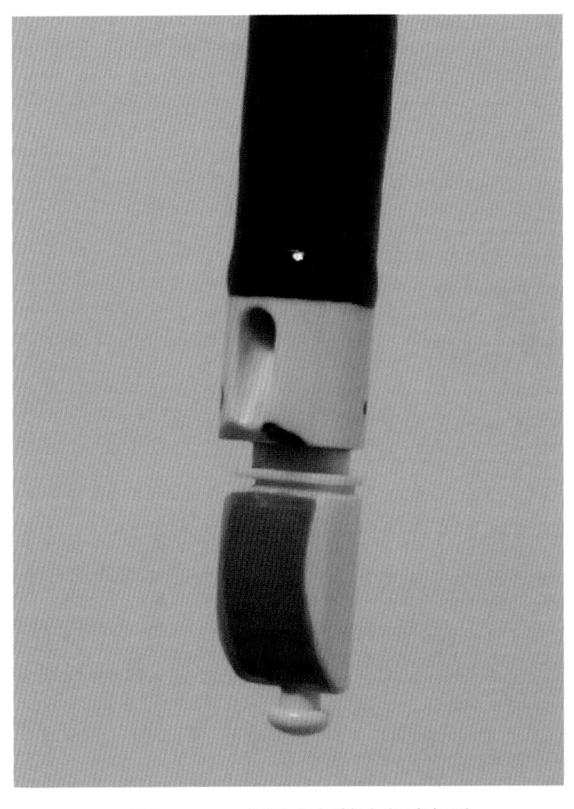

▲ 图 19-10　线性支气管内超声探头

1. 径向状 EBUS

径向 EBUS 的目的是为了能够鉴别肺实质内的肺结节或肿块，并能直接用毛刷、灌洗和细针抽吸来获得组织。因此，为了进行径向 EBUS，需要在 CT 扫描时将病灶定位在支气管肺段。候选病变还必须靠近气道，以便探头可以进入或接近气道进行鉴别。径向 EBUS 也可用于指导立体定向体放射治疗的基准位置。

一旦确定了合适的支气管肺段，纤维支气管镜或视频支气管镜就会尽可能深入到肺段。然后，将径向微型探头小心地放入鞘内，穿过工作通道，进入怀疑有病变的气道。通过特征性外观（图 19-11）确定病变后，鞘层固定在支气管镜上。活检仪器，如镊子或刷子，现在可以通过鞘从目标病灶获得样本。重要的是要知道，径向 EBUS 所形成的活检不是实时的；因此，如果在抽出探头或插入活检仪器时鞘层脱落，病灶处将取不到样。术中透视检查可以为鞘的稳定性提供一定的保障，但不是必要的。

2. 线性 EBUS

在观察视野时，应考虑视野的尖端在视野

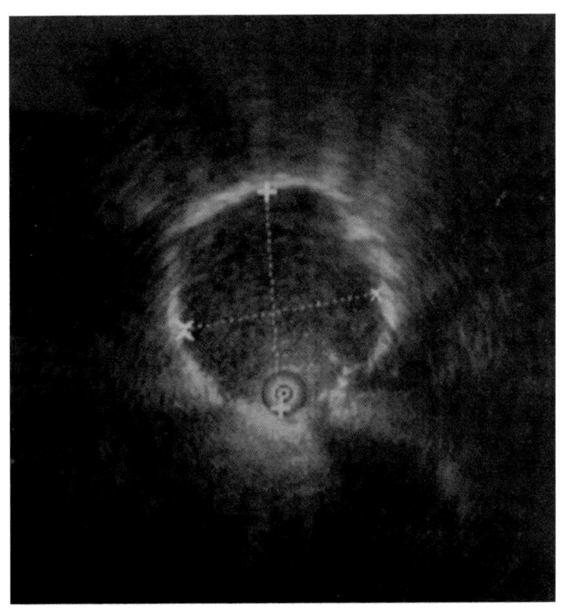

▲ 图 19-11　肺实质内结节的超声诊断

的远端和后端这一事实。例如气管插管时，当声带完全可见时，镜尖在远端和后端。因此，在声带上方需要轻微的前屈，只需要看到声带的前连合和前部分。一旦范围进入气管，可以直接进入感兴趣的区域，或根据临床情况需要进行系统评估。超声探头的尖端轻轻弯曲，使其与黏膜接触。用生理盐水使球囊顶端充气，可增大接触面。当探头接触实体结构时，应旋转显微镜以识别血管标志，血管标志和解剖标志将有助于对纵隔和肺门淋巴结及其他目标结构进行正确的分类。彩色多普勒可用于进一步识别血管结构。恶性淋巴结的超声征象包括：短轴＞ 1cm，形态圆形，边界清楚，回声不均，低回声，存在凝固性坏死征象，肺门结构显示不清。

当活检目标确定后，可以将针放入工作管道内。避免活检针受到操作人员、患者和设备的损伤是非常重要的。常用 21 或 22 号针，它被包裹在外径为 2mm 的护套中。针上插着一根针芯，瞄准目标组织，可实现实时超声引导细针抽吸。内螺纹和护套通过工作通道。确保针完全被护套包裹并锁住，以避免在穿针过程中出现意外的突出。这一步十分重要。此外，更重要的是操作者和患者相互配合以避免损害目标范围之外的组织。护套通过工作通道向前推进，直到在屏幕右上角显示出针尖为止。护套被锁定在视野之外，以确保针头被部署在视野范围之外，避免视野被破坏。如果护套进得不够远，则在将针抽出护套时，会损坏视野，如果进得太远，则会影响图像质量。一旦获得适当的位置，护套就被锁定在适当的位置。探针与目标对准，针以快速而平稳的运动刺入目标。管芯抽拉几次，以取出可能被针夹住的软骨组织。管芯可以被拉回，也可以被取下，根据操作者的喜好，可能使用吸力，也可能不使用吸力。将针头前后推进目标病灶，搅动病灶，获得组织。一旦多次通过，抽吸（如果使用）被释放和针被收回。

有许多方法来处理标本，从风干或酒精固定幻灯片或直接放入细胞学保存液中。具体的处理方法应根据病理科要求而定。

3. 纵隔侵犯分期的解剖学标志

国际肺癌研究协会（International Association of The Study of Lung Cancer，IASLC）发布的最新的淋巴结图谱是最广泛使用的肺门和纵隔淋巴结的分类方法 [56]。根据 CT 上的特殊解剖标志将淋巴结分为不同的区域。虽然在支气管内超声解剖中很难完全应用影像学标志，但 CT 可以指导准确的淋巴结组分类，提高纵隔分期。淋巴结分类系统总结见图 19–12 和图 19–13。

4. 肺门和纵隔淋巴结组

肺门和纵隔淋巴结组见图 19–14 至图 19–21。

5. 纵隔囊肿

中纵隔囊性结构并不少见，通常在胸部成像中偶然发现，无症状。偶尔，如果它们压迫邻近的结构或受到感染，可能会出现症状。这些病变的处理超出了本章的范围；然而，我们讨论了超声在其评价中的作用。虽然在大多数情况下，特别是考虑到手术入路时，CT 可能足以进行评估，但支气管内，甚至是食管内腔超声可能提供有用的信息，特别是在 CT 可能无法区分纵隔囊肿或肿块的情况下。在这种罕见的情况下，内镜超声可能有助于注意病变的回声性。所有的支气管囊肿，以及相当比例的食管重复囊肿和心包囊肿都可以通过支气管内超声显示出来。图 19–22 显示了一个右侧气管旁间隙一个简单的支气管源性囊肿。如果病变具有典型的外观，那么它可以被安全地标记为纵隔囊肿，不应该进行活检。在这种情况下，医生可以可靠地认为这是支气管源性囊肿，并根据临床情况进行切除或观察。如果肿块的回声信号高于单纯囊肿的信号，则可以考虑活检。考虑到笔者对这些囊肿感染发生率增加的个人经验，我们倾向于避免对这些病变进行针穿刺活检。受感染的纵隔囊肿可以将无症状的问题转化为有症状的问题，并且肯定会使这些原本良性的病变的处理复杂化。因此，我们通常将活检用于临床上和影像学上无法与恶性肿瘤区分的病变。

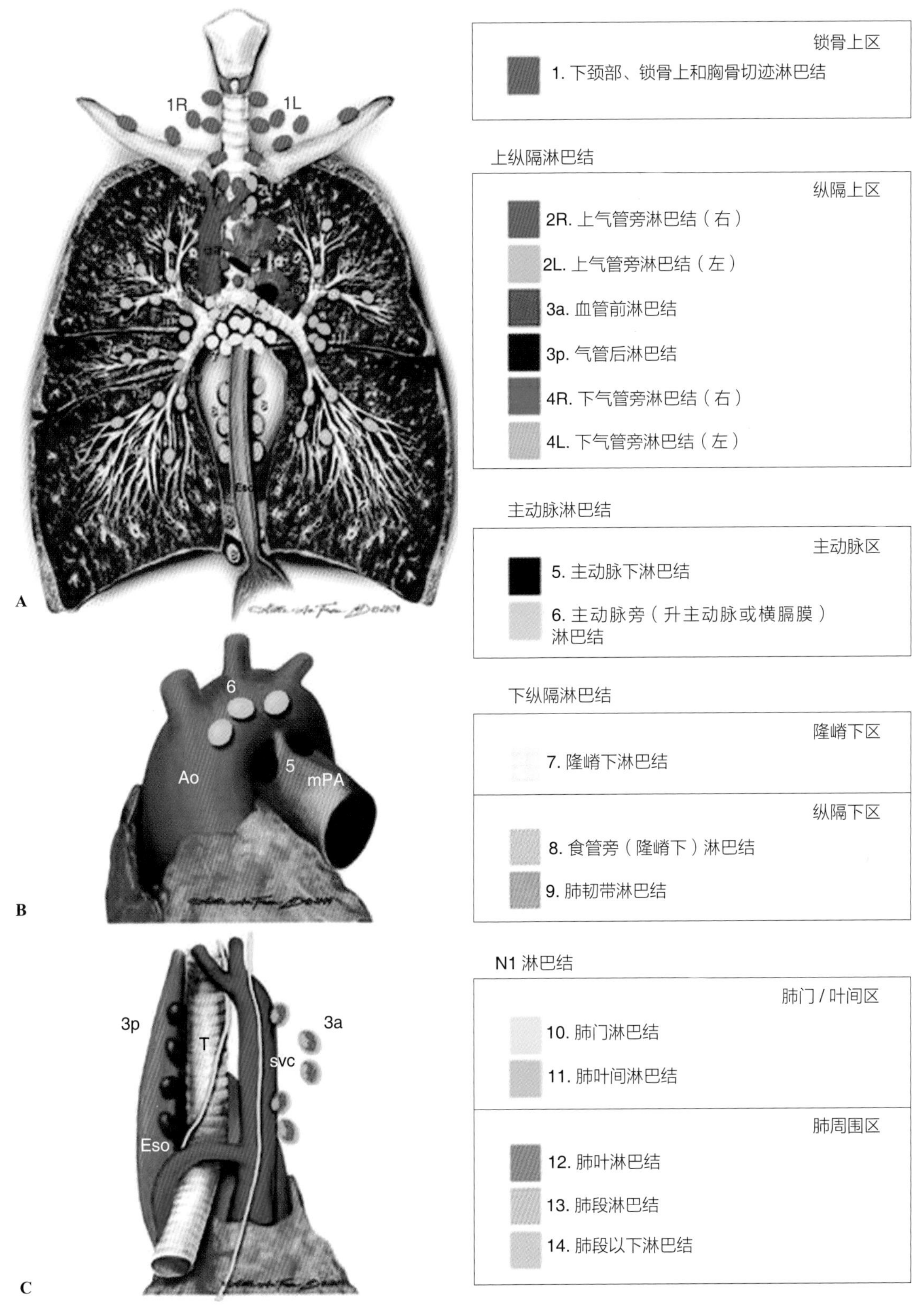

▲ 图 19-12　国际肺癌研究协会（IASLC）淋巴结图谱

A. 前面（腹前面）；B. A-P 区（主肺动脉区）；C. 左侧面。mPA. 主肺动脉；Eso. 食管；Ao. 主动脉；T. 气管；SVC. 上腔静脉［经许可转载自 Rusch VW, AsamuraH, Watanabe H, et al. The IASLC lung cancer staging project: a proposal for a new international lymph node map in the forthcoming seventh edition of the TNM classification for lung cancer. J Thorac Oncol 2009;4(5):568–577. © 2009 International Association for the Study of Lung Cancer 版权所有］

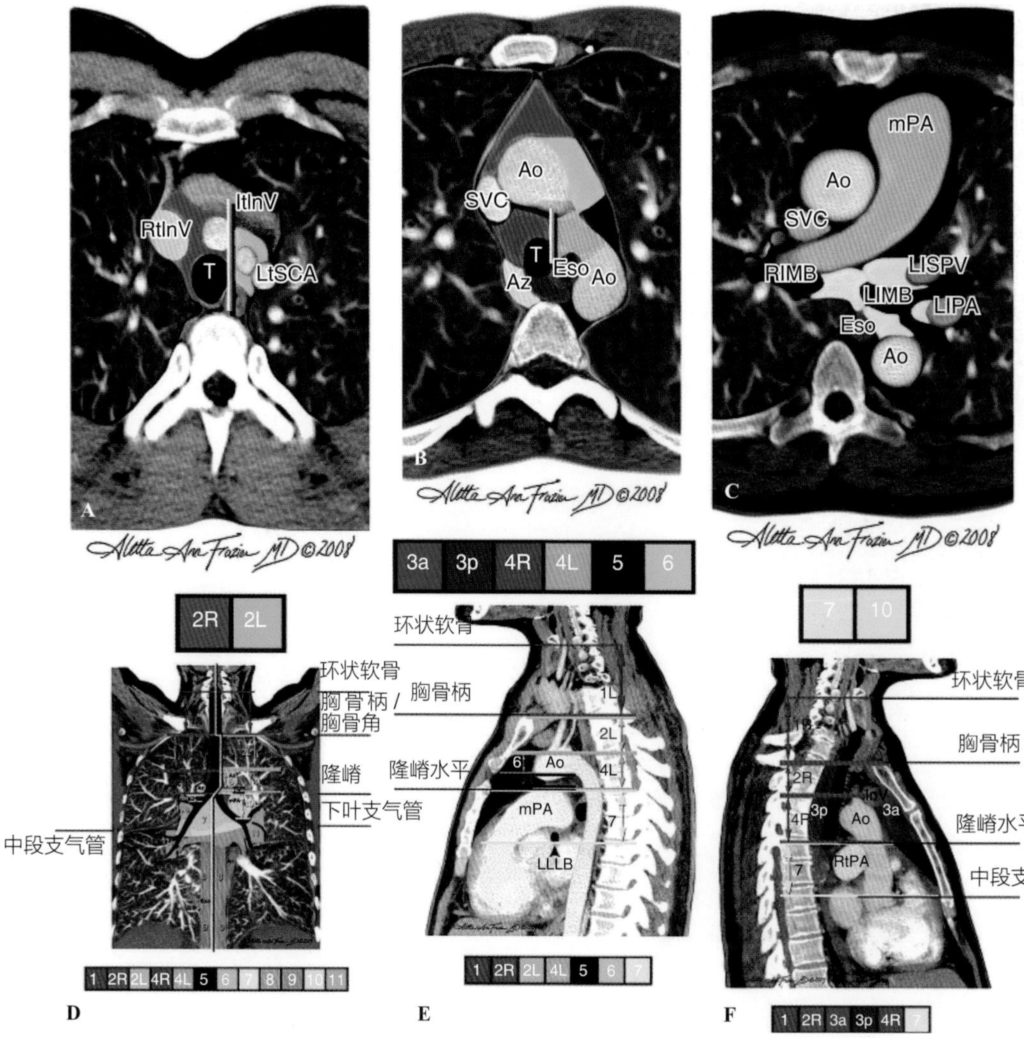

图 19-13 基于解剖标志的 IASLC 淋巴结 CT 图谱

A. 第 2 组淋巴结，左右支气管旁淋巴结的分界为气管左侧壁的切线（竖线）；B. 第 3、4、5、6 组淋巴结；C. 第 7 和 10 组淋巴结；D. 第 1、2、4、5、6、7、8、9、10、11 组淋巴结；E. 第 1、2、4L、5、6、7 组淋巴结；F. 第 1、2R、3、4R、7 组淋巴结。RtInV. 右无名静脉；LtInV. 左无名静脉；LtSCA. 左锁骨上静脉；T. 气管；Ao. 主动脉；SVC. 上腔静脉；Az. 奇静脉；Eso. 食管；mPA. 主肺动脉干；RtMB. 右主支气管；LtMB. 左主支气管；LtSPV. 左上肺静脉；LtPA. 左肺动脉；LLLB. 左下叶支气管；InV. 无名静脉；RtPA. 右肺动脉［经许可，转载自 Rusch VW, Asamura H, Watanabe H, et al. The IASLC lung cancer staging project: a proposal for a new international lymph node map in the forthcoming seventh edition of the TNM classification for lung cancer. *J Thorac Oncol* 2009;4(5):568-577. ©2009 International Association for the Study of Lung Cancer 版权所有］

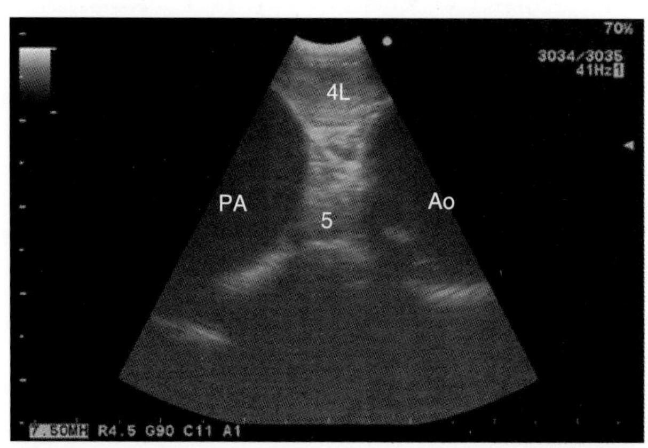

◀图 19-14 EBUS 示左下段气管旁淋巴结（4L）及主动脉肺窗（5）淋巴结

这些淋巴结是通过扫瞄左侧外侧壁时，通过扫瞄镜进入左侧主支气管，并向后牵拉进入气管来识别的。这些淋巴结位于肺动脉上缘和主动脉下缘之间。图示肺动脉（PA）和主动脉（Ao）

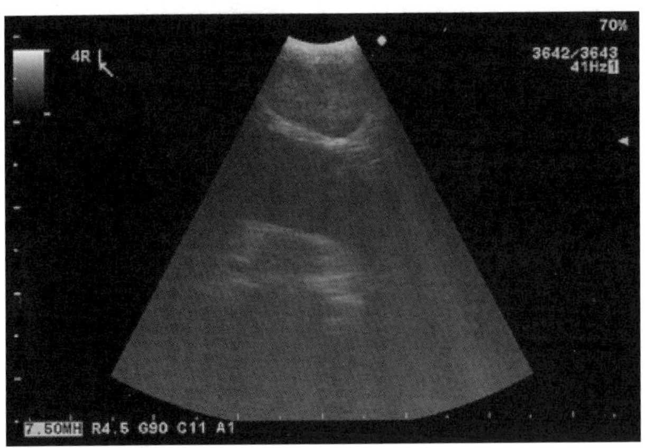

◀ **图 19-15　EBUS 示右下段气管旁淋巴结（4R）**

纵向平面上的上腔静脉在超声探头远端的无回声结构。该淋巴结是通过将示踪器进入右侧主支气管并在近端缩回气管，同时扫描气管的右侧壁或前壁来识别的。奇静脉是一个圆形结构，穿过右侧主支气管上方的气管支气管角。根据超声标准，4R 组巴结应位于奇静脉下边界的头侧，可作为肺癌分期的 4R 组淋巴结。下面的任何一个淋巴结都是 10R 组的淋巴结。这种区别非常重要，因为它区分了可能可切除的 N_1 疾病和可能不可切除的 N_2 疾病

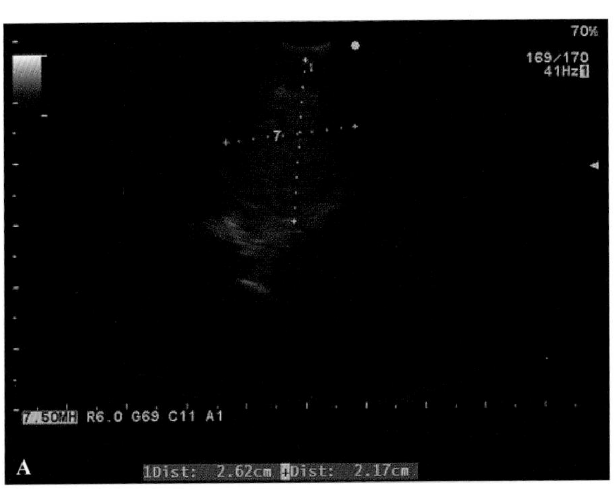

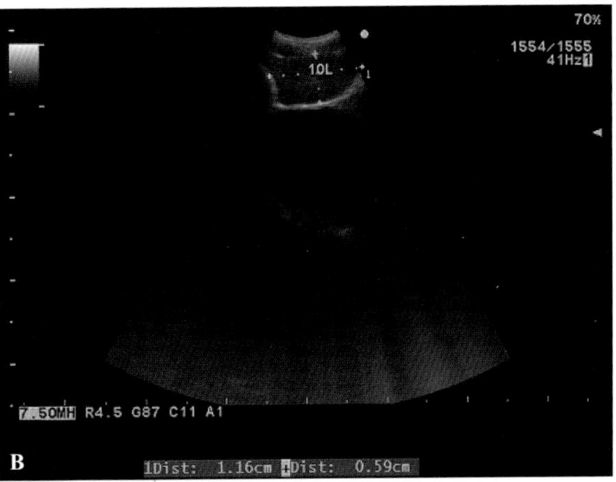

▲ **图 19-16　隆嵴下淋巴结（7）和肺门淋巴结（10L）**

A. 隆嵴下淋巴结（7）。这个淋巴结是通过进入主支气管并在中间和稍前方扫描来识别的。后向扫描可识别食管，可通过壁层的存在将其与胸膜下淋巴结区分开。B. 这是 10L 组的肺门淋巴结。该淋巴结是通过将内镜置于左侧主支气管并沿周向扫描来识别的。淋巴结通常在内侧。肺动脉可见于淋巴结的远端的无回声结构

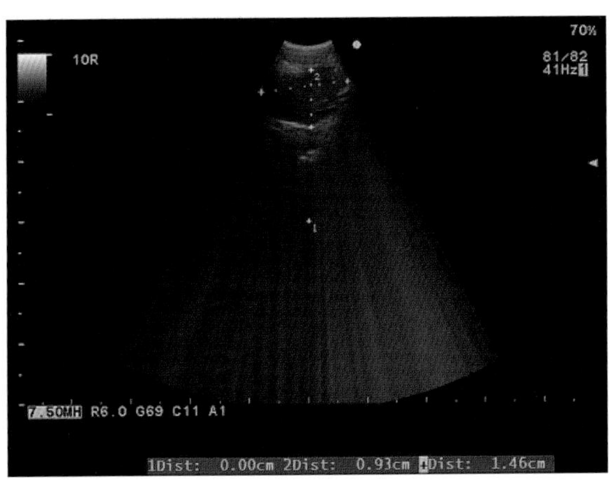

▲ **图 19-17　EBUS 示右肺门淋巴结（10R）**

该淋巴结是通过放置在右侧主支气管的镜下进行周向扫描来识别的。识别奇静脉和右侧气管旁淋巴结很重要，可将两者区分开

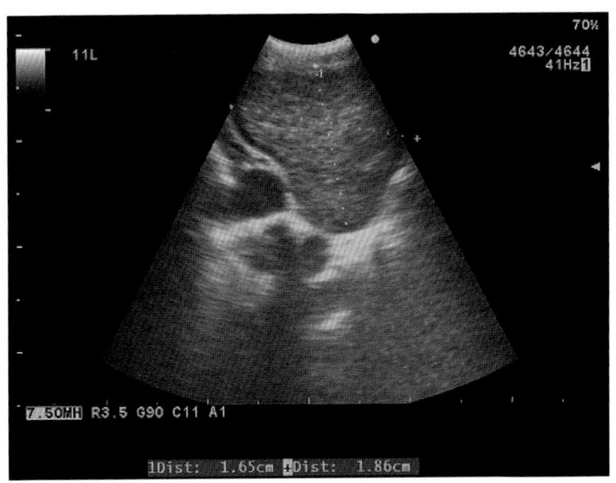

▲ **图 19-18　左肺叶间淋巴结（11L）**

将探头压在左侧第二隆嵴上，在左肺上叶和肺下叶支气管开口之间，可见此淋巴结。在淋巴结的远侧和下侧可见肺动脉分支

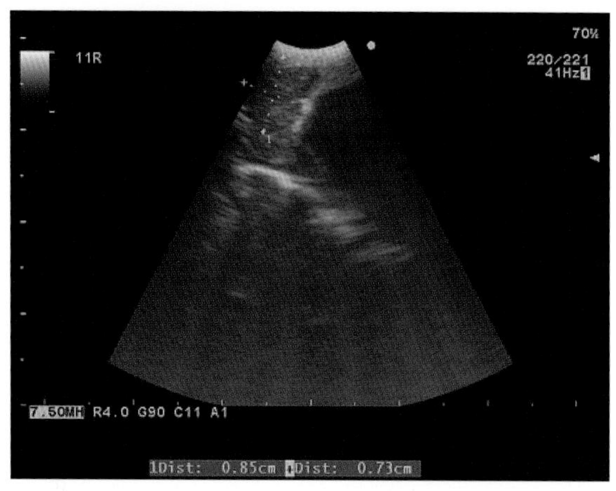

▲ 图 19-19　EBUS 示右肺叶间淋巴结（11R）

将内镜压在右肺上叶支气管孔和中间支气管（11s）之间或中部叶支气管孔和基底节其余部分(11i)之间的黏膜上，可见该淋巴结。肺动脉位于淋巴结的头侧

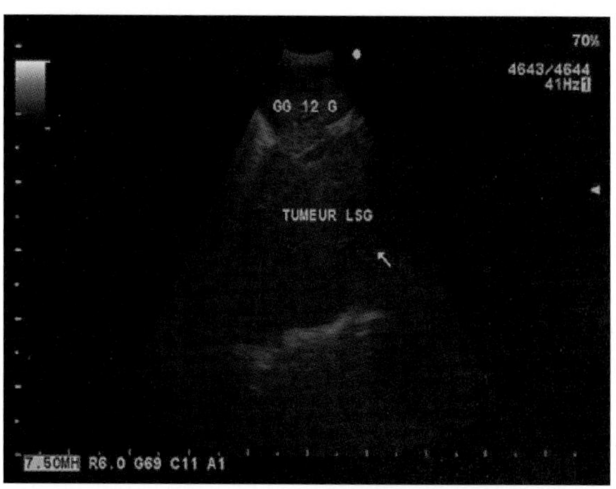

▲ 图 19-20　EBUS 示左肺叶淋巴结（GG 12G -12L 淋巴结）

将视野楔入下缘肺叶支气管内可见该淋巴结。在这张图片中，在淋巴结的远端有一个肺肿物（管状 LSG）。在肿块与淋巴结之间有一条白色的亮线，表明这确实是一个淋巴结，而不是肿瘤的支气管周围延伸

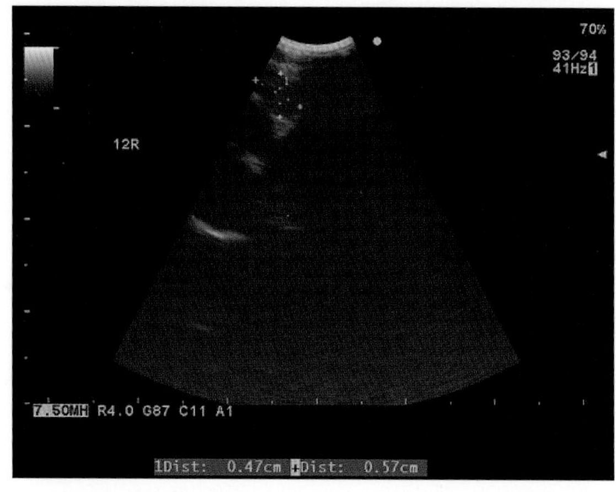

▲ 图 19-21　EBUS 示右肺叶淋巴结（12R）

右肺叶淋巴结（12R）。这是可视化的楔入范围内的右侧段支气管。淋巴结远侧的肺动脉分支为两个无回声结构。由于无法在支气管内远侧通过，可能有一部分探头没有与黏膜相对，导致图像质量下降，如图右侧所示，由于右肺叶支气管短，当试图可视化右肺叶淋巴结时这种情况常见

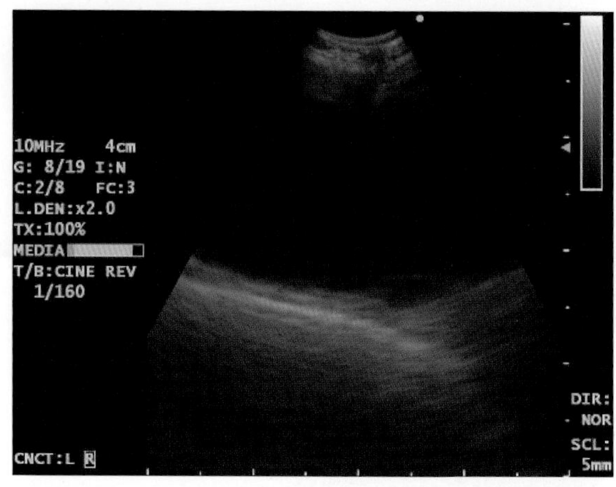

▲ 图 19-22　右侧气管旁支气管源性囊肿的支气管内超声图像

这是一个无分隔无特殊液体的单纯性囊肿。切除后证实为支气管来源囊肿

三、腔内超声

术中超声（IOUS）的使用在其他学科，如肝脏和胰腺手术中也得到了很好的应用。但术中的使用在胸外科领域没有得到足够的重视，其原因与浅表超声不常用的原因相同。在胸腔镜检查下对肺结节的定位是有益的。在以开胸为肺切除主要手段的时期，外科医生依靠触诊来鉴别有恶性肿瘤危险的肺结节。随着越来越多地使用胸腔镜，外科医生触摸肺部的能力减弱。在寻找小结节时，这可能会导致开胸手术的高转化率。据报道，转化率已超过 50%[57-59] 已有多种肺部结节定位的方法，包括术前用金属线、线圈或放射性示踪剂进行定位[57-60]。

据文献报道，腔内超声（VATS-US）已作为在胸腔镜检查中定位肺结节的一种方法。与其他方法相反，这是一种不依赖于术前准备程序的实时方法，如放置定位线或注射染料。这项技术依赖于一根长尖端超声探头的通过，该探头专门用于微创手术。这些是肝胆外科医生在腹腔镜手术中使用的相同探针。放置好气道后，肺完全放气，进行胸腔镜检查。一个无菌、腔内、10mm VATS-US 5～10MHz 线性探头，带有一个可弯曲的末端，附着在超声处理器上，通过一个端口被引入，用来检查目标区域（图 19-23）。

内镜下 VATS-US 探头的连接常常有助于在较后或较深的位置识别结节。无菌超声凝胶或水可以用来帮助不容易定位的结节尝试超声诊断，探头触及结节表面后可直接显示结节所在位置。另一个充分性征象是肺实质内结节下有高回声影（图 19-24 和图 19-25）。结节定位后可在胸腔镜下行楔形切除。

这项技术已被证明是一种可靠的手段，以确定肺结节在胸腔镜检查[61]。Khereba 等的一项研究中，纳入了 43 例小结节（范围为 2～20mm，平均为 11mm）患者，并进行了胸腔镜检查。直

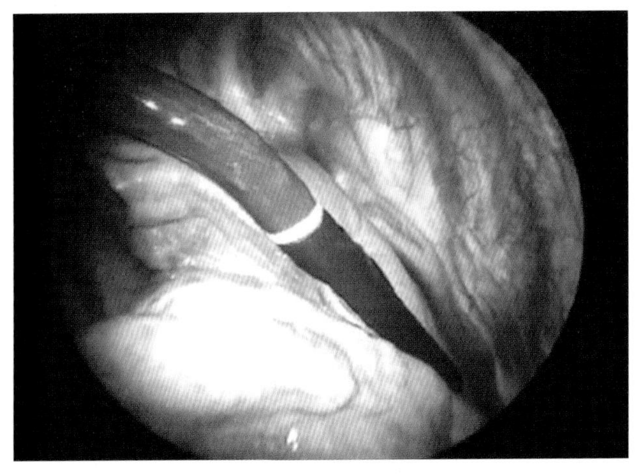

◀ 图 19-23　具有可活动尖端的腔内超声探头

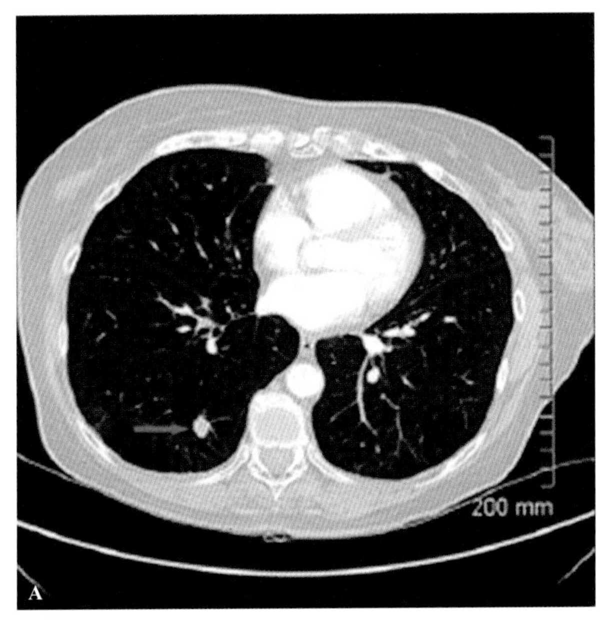

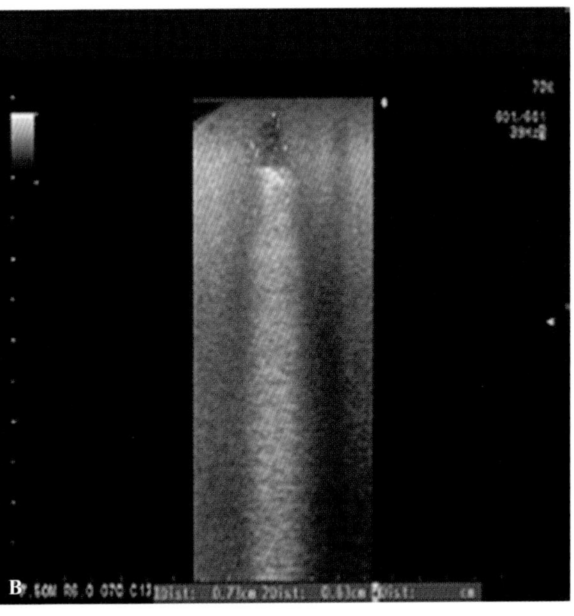

▲ 图 19-24　肺实质内结节的 CT 和超声图像（一）

A. 术前计算机断层扫描图像显示，肺结节（箭）位于右下叶，直径 10mm；B. 相应的胸腔镜手术中超声图像中的结节

接观察影像学、触诊、VATS-US 等方法鉴别结节。VATS-US 鉴定出其中 93% 的结节。更重要的是，同样的研究表明，中转开胸的比例率可以降低，43% 的病例使用 VATS-US 避免了开胸手术。其他多项研究也证实了这项技术的可行性 [62, 63]。

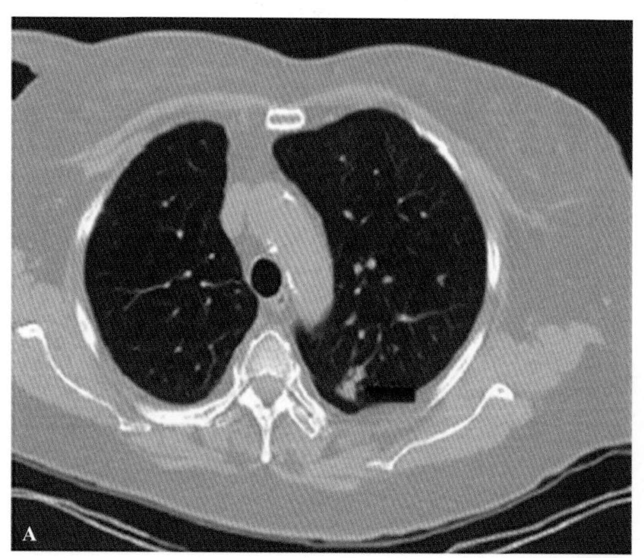

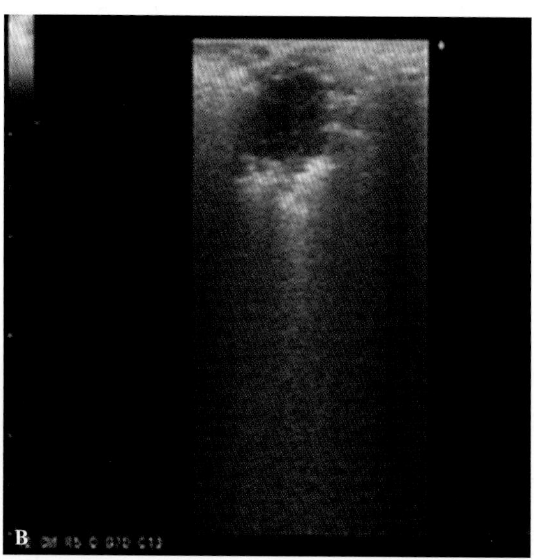

▲ **图 19-25　肺实质内肺结节的 CT 和术中超声图像（二）**

A. 术前计算机断层扫描图像，显示左肺上叶毛玻璃样阴影，小而不规则，伴孤立成分（箭）；B. 相应的胸腔镜手术中超声图像中的结节

第 20 章 纵隔镜检查

Mediastinoscopy

Toni Lerut Paul De Leyn 著

沈 诚 译

一、概述

目前大众普遍认为波士顿 Brigham 妇女医院的 Dwight Harken 医生在 1954 年首次提出了纵隔镜检查技术[1]。

他所描述的技术实际上是受到了 Daniels 在 1949 年提出的用于诊断胸内疾病的斜角淋巴结活检技术的启发[2]。

具体操作过程中，将普鲁卡因浸润皮肤后，在锁骨上做一个水平切口，通过去除覆盖在前斜角肌和膈神经上的脂肪垫和淋巴结显露该肌肉和神经。将胸锁乳突肌向内侧回缩，通过钝性剥离进入上纵隔（图 20-1）。

当遇到硬的、固定的肿块或难以摘除的淋巴结时，可使用 Jackson 喉镜或带光源牵开器，并使用喉活检钳在直视下获得组织。

Harken 技术虽然被认为是评估上纵隔的极有价值的方法，但从未被广泛接受。该方法被认为技术上困难，需要丰富的经验，并有严重并发症风险。此外，有时这一程序必须双侧进行。

因此，Radner[3] 建议通过胸骨上切迹的切口对气管旁淋巴结进行活检。

然而，斯德哥尔摩 KarolinsKa 学院的 Eric Carlens 博士于 1959 年在《胸腔疾病》上发表了

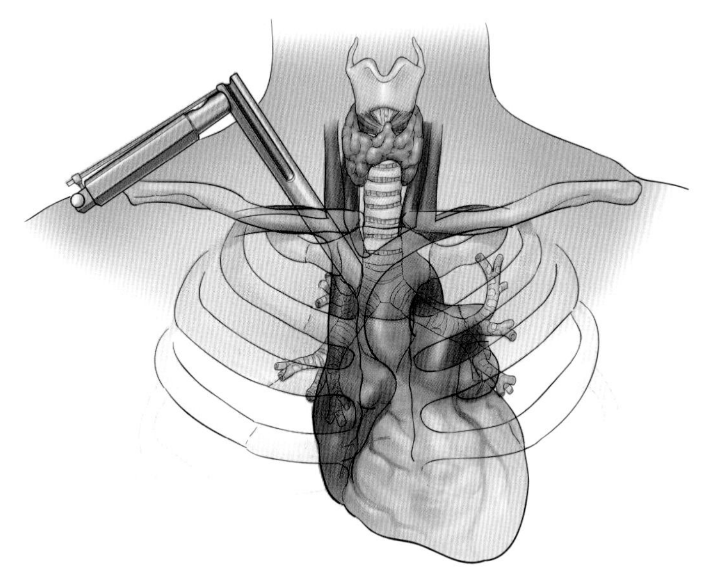

▲ 图 20-1 **Harken 纵隔镜检查技术**

《纵隔镜检查：一种检查和组织活检的方法》[4]。文章强调了该技术在肺癌和其他恶性肿瘤的诊断和分期方面的全部意义和相关性。

他所描述的纵隔镜检查（图 20–2）基于的原则是，通过胸骨上切迹的切口进入上纵隔。将软组织沿中线向下至前壁切开后，可引入手指触诊，并可向下至隆嵴进行解剖。

然后介绍了一种特殊设计的仪器，它类似于儿童食管镜，侧面有一个狭缝，在直视下对组织进行活检。另外，在直视下止血可以得到保证。

Carlens 对这项技术的描述多年来基本没有改变，胸外科医生至今沿用。

然而，人们普遍认为 Griff Pearson [5] 博士在北美以及后来在欧洲和世界其他地方普及了纵隔镜检查，将其作为肺癌的基本分期工具。

正如 Pearson 博士所说："……我是在培训结束后拜访卡罗林斯卡学院时认识 Carlens 博士的。Carlens 最近报告了他在纵隔镜检查方面的创新技术，并向我介绍了手术过程和仪器。"

作者报告了他们在 1963 年首次使用这种技术的经验，并对有经验的人可以安全地定期对气管旁和隆嵴下区域的淋巴结进行活检感到满意。此外，很明显，纵隔镜检查可以鉴别上纵隔淋巴结的转移性肿瘤，而这些转移性肿瘤在普通胸部 X 线片上并不明显。

我们开始评估这一术式在确定患者具有明显的有利和可切除的病变可操作性方面的价值。"[5]

到 1972 年，Pearson 博士和多伦多小组报告了一个更大的实验。他们指出 [6]，随着纵隔镜作为一种分期工具的引入，只有可能完全可切除的非小细胞癌和已证实的同侧 N_2 期疾病的患者才可以进行手术。这部分患者约占所有纵隔镜检查阳性病例的 20%，其余 80% 不再适合手术治疗。

在随后的一篇具有里程碑意义的论文中，Pearson 博士和他的同事们报道了在纵隔镜操作中发现的一个有利的、被选择的 N_2 期疾病患者亚组，其可切除率为 64% 和 5 年生存率为 9% [7]。

这种较差的可切除率和其他组证实的较低的长期治愈率导致了更普遍接受的观点 [8]，即所有 N_2 期疾病患者不应进行切除。纵隔淋巴结累

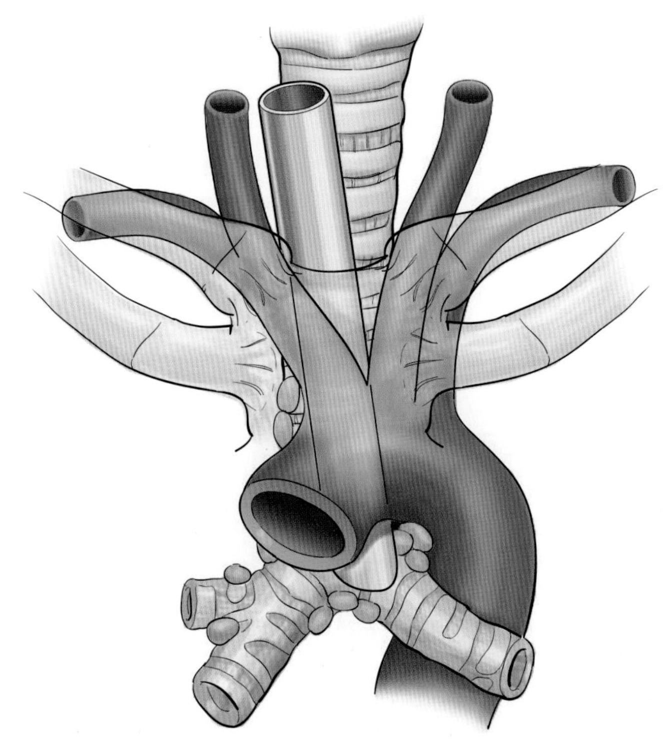

▲ 图 20–2　原出版物中纵隔镜检查的 Carlens 技术

及程度对预后的重要性导致了以 Naruke 博士和 Mountain-Dressler 博士命名的国际使用的淋巴结图谱的发展，并在 IASLC 国际会议上进一步完善多学科共识（图 20-3）[9]。

20 年前，有两篇文章指出，诱导化疗加肺切除比单纯切除生存率更高 [10, 11]。最近对 13 个

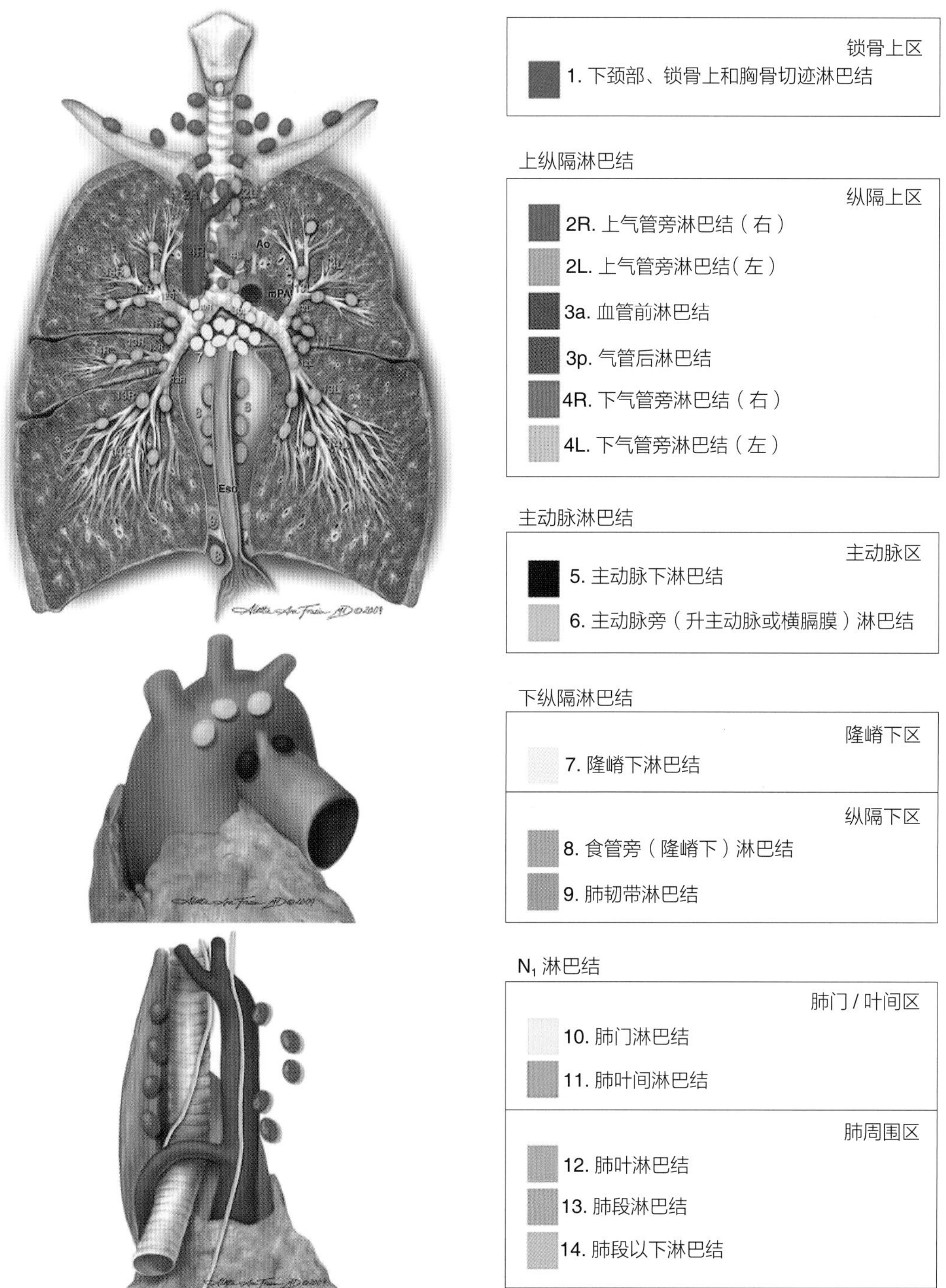

▲ **图 20-3 IASLC 对原出版物 Naruke Dressler 图谱进行了修改**

Ao. 主动脉；mPA. 主肺动脉；SVC. 上腔静脉；T. 气管；Eso. 食管。[经许可，转载自 Rusch VW, AsamuraH, Watanabe H, et al. The IASLC lung cancer staging project: a proposal for a new international lymph node map in the forthcoming seventh edition of the TNM classification for lung cancer. *J Thorac Oncol* 2009;4(5):568–577.© 2009 International Association for the Study of Lung Cancer 版权所有]

随机临床试验的 Meta 分析证实了这些数据[12]。

因此，诱导治疗的适应证必须以淋巴结疾病的病理证据为基础，其中纵隔镜检查起着关键作用，这一点现在已被广泛接受。

尽管纵隔镜检查是纵隔淋巴结分期敏感性和特异性最高的检测手段，但随着 PET/CT 扫描的引入和无创内镜分期方法的日益广泛使用，如 EBUS（经支气管超声引导细针穿刺）和（或）EUS（经食管超声引导细针穿刺），其作用受到了挑战。

为了在肺癌分期过程中整合现有的影像学、内镜和外科技术，欧洲胸科协会（ESTS）于 2007 年发布了指导方针[13]，并在 2014 年更新了术前纵隔分期[14]。

简言之，拟定以下建议。

1. 纵隔淋巴结分期的最低要求

作为最低要求，应探查和活检下列淋巴结：①左右下段气管旁淋巴结（4R 和 4L 组）；②隆嵴下淋巴结（第 7 组）。

如有，右、左上段气管旁 2R 和 2L 组也应活检。当需要确定后续治疗策略时，应活检淋巴结位置 10R（奇静脉下）和 10L（左肺动脉上缘下）。

对于左侧肿瘤，如果对改变治疗策略至关重要，则应对第 5 和第 6 组进行活检。这同样适用于纵隔下淋巴结（第 8 和第 9 组）。如果期望从影像学研究中发现囊外（不可切除）淋巴结疾病，可以对这些淋巴结组进行活检。

2. 初级纵隔淋巴结分期

PET 或 PET-CT 显示纵隔淋巴结转移和可能的远处转移。

(1) 如果符合以下 3 个标准，可以进行直接手术：CT 或 PET 未发现可疑淋巴结，肿瘤 ≤ 3cm（ⅠA 期），且位于肺外 1/3 处。

(2) 如果 CT 示纵隔淋巴结增大或 PET 示纵隔淋巴结阳性，组织证实是必要的。当淋巴结增大时，有 FNA 的 EBUS 和 EUS 是首选，因为它们的侵袭性小，并且这种结合具有很高的敏感性，可以用来确诊纵隔淋巴结疾病。如结果为阴性，应行纵隔镜检查。毋庸置疑，内镜分期与手术分期相结合的准确性最高。对于左上肺叶肿瘤，如果因病变改变了治疗策略，可以通过前纵隔切开术、电视胸腔镜手术（VATS）或扩大颈纵隔镜检查对主动脉肺窗淋巴结进行手术分期（如果 CT 和（或）PET-CT 阳性）。

(3) EBUS 或纵隔镜活检应至少满足下列一个条件：中心病灶、疑似 N_1 淋巴结转移、肿瘤 ＞3cm（主要为腺癌）、伴有高 FDG 摄取。

选择纵隔镜检查、淋巴结活检或切除，或内镜分期 EBUS/EUS 与 FNA 取决于当地的可用技术和必要的专业知识，以坚持最低要求的分期。

如果纵隔淋巴结分期经纵隔镜检查呈阴性，患者可进行手术治疗。同样，如果探索的节点数和每个节点的针道数符合既定要求（见下文），则可在 EBUS/EUS 阴性后进行手术。

（一）纵隔镜检查技术

1. 禁忌证

绝对禁忌证的颈部纵隔镜检查是非常罕见的。

(1) 全麻禁忌证。

(2) 极度驼背。

(3) 皮肤气管切开术（喉切除术后）。

上腔静脉综合征、既往的胸骨切开术、甲状腺肿大、既往放疗史和既往纵隔镜检查非纵隔镜检查禁忌。但既往放疗或纵隔镜检查，由于强烈的纤维化和粘连，使本次操作更加困难和耗时。

2. 手术操作

在全身麻醉下，气管内插管位于口腔的左下角（对于左利手外科医生，则插管在右下角）（图 20-4）。

颈部在一定程度上保持过度伸展，在肩膀后面放一个肩垫，保持头部稳定。胸部的前部分也是手术领域的一部分，在紧急情况下这个体位可行正中胸骨切开术。外科医生站在或坐在患者头部后面（图 20-5）。

第一步是在离手柄一指宽处做一个 2～3cm

的横向切口。气管前肌在中线处垂直分离，显露气管前表面，甲状腺峡部向上收缩。然后将气管显露并切开气管前筋膜，以便继续在纵隔深部解剖。

外科医生示指沿气管前平面向前伸，示指背紧贴气管前壁。此时，仔细触诊纵隔是否有淋巴结病（图 20-6）。这种触诊非常重要，因为与可视镜头相比，气管前淋巴结更容易触诊（图 20-7）。通常情况下，主动脉弓在患者的左侧，无名动脉穿过手术区域的顶部。

手指向下延伸至隆嵴平面后退出，将纵隔镜引入并推进（图 20-8）。纵隔镜前面的平面使用金属装置沿手术通道进行钝性剥离。始终观察气管或主支气管，以确保安全（图 20-9）。远离气道是血管损伤的诱因，必须避免。小的出血血管可以自行凝固；为了做到这一点，可使用两种不同类型的吸引器，一种是完全由钢制成的，在患者外部的吸入装置上有一个标准的电烧灼头；另一种是用塑料板覆盖一个带有烧灼装置的金属杆，并允许使用烧灼脚踏板。

由于存在左侧喉返神经，必须非常小心地在左侧气管旁沟凝固（图 20-10）。

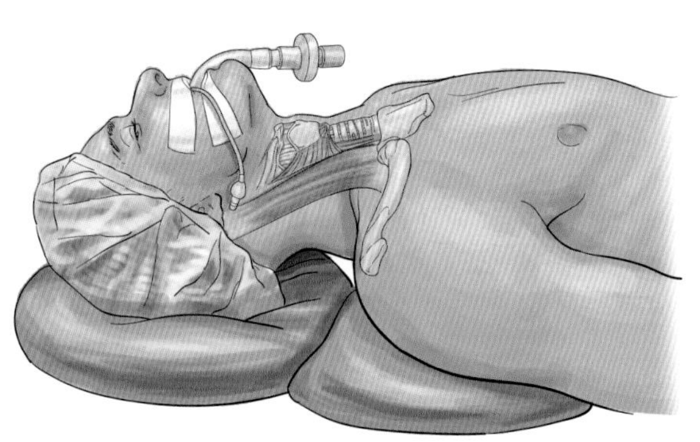

▲ 图 20-4 患者头部和气管插管的位置

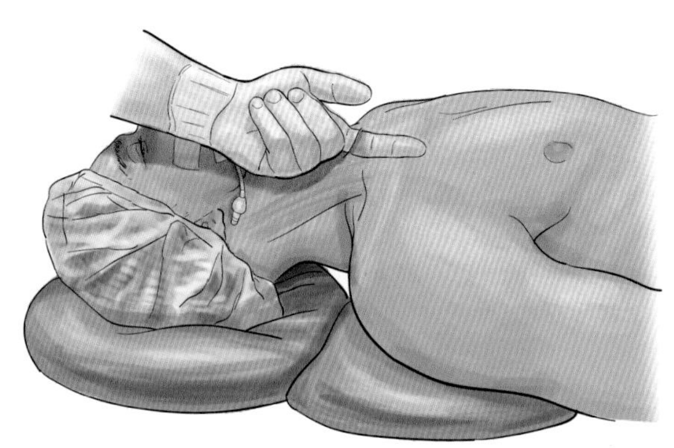

▲ 图 20-6 用示指探查气管前表面

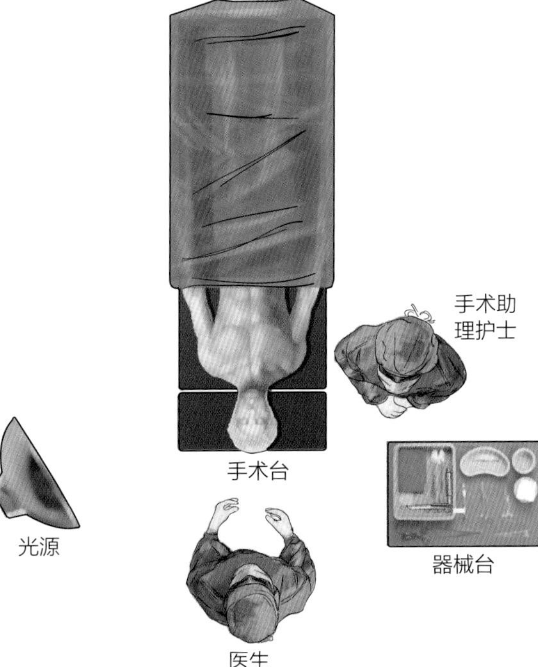

▲ 图 20-5 外科医生、器械护士及设备定位概述

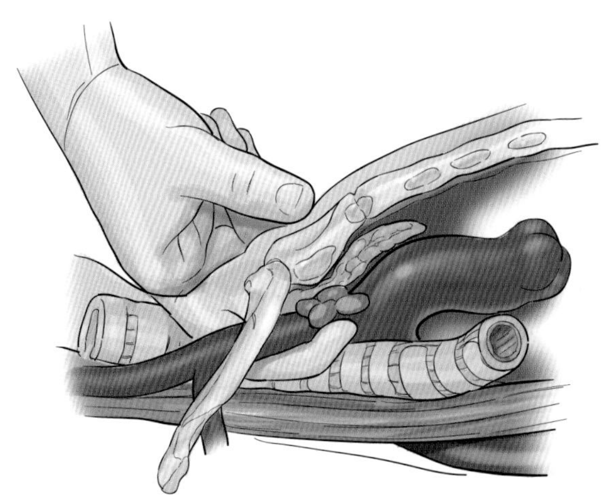

▲ 图 20-7 用示指触摸气管前淋巴结

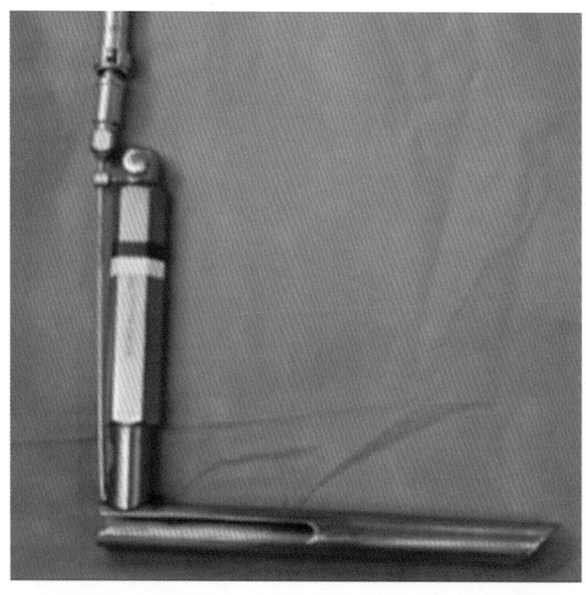

◀图 20-8　常规纵隔镜

引自 De Leyn P, Lerut T. Conventional mediastinoscopy. *Multimedia Man Cardiothorac Surg* doi:10.1510/mmcts.2004.000158; © 2005 European Association for Cardiothoracic Surgery 版权所有。经 MMCTS Editorial Office 许可，由 Copyright Clearance Center 重制后转载

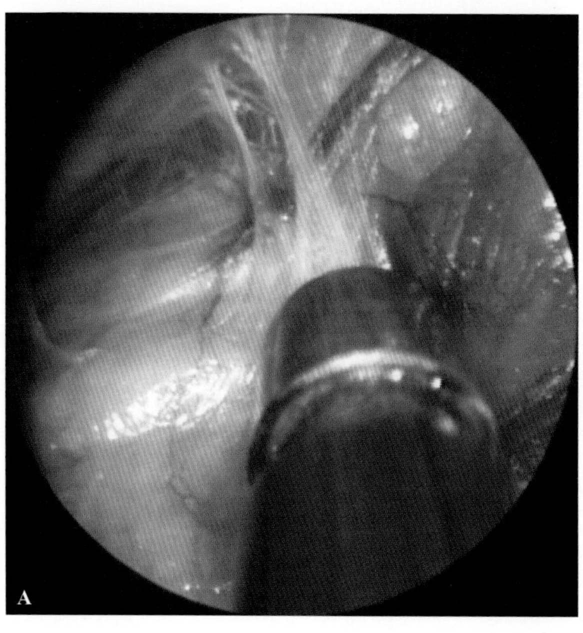

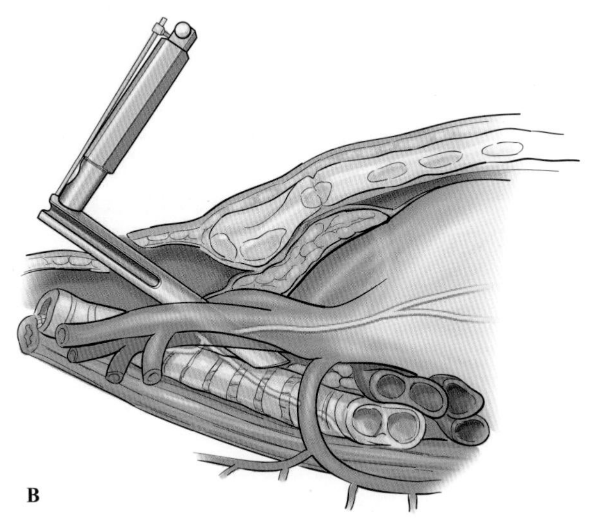

▲图 20-9　气管前表面小血管分叉和粘连的分离

图 A 引自 De Leyn P,Lerut T. Conventional mediastinoscopy. *Multimedia Man Cardiothorac Surg* doi:10.1510/mmcts.2004.000158; © 2005 European Association for Cardiothoracic Surgery 版权所有。经 MMCTS Editorial Office 许可，由 Copyright Clearance Center 重制后转载

在对淋巴结进行活检之前，应尽可能拨动淋巴结，以确保所见结构是淋巴结，而不是主要血管。用抽吸装置很容易进行剥离。常用方法是首先确定左右主干支气管，然后系统地解剖隆嵴下间隙、同侧气管旁间隙和对侧气管旁间隙。

如有疑问，可在负压吸引下用长吸针穿刺淋巴结，以确保活检组织不是血管。然而，若解剖标志结构的明确识别，淋巴结不需要过多拨动。根据这些提示，对奇静脉或肺动脉进行一次偶然的活检是非常罕见的。

用活检钳钳住淋巴结（图 20-11）。如果在施加牵引力时遇到阻力，则必须注意该节可能与相邻的血管粘连，如奇静脉、肺动脉第一分支或无名动脉粘连。用力过猛的牵拉可能导致血管撕

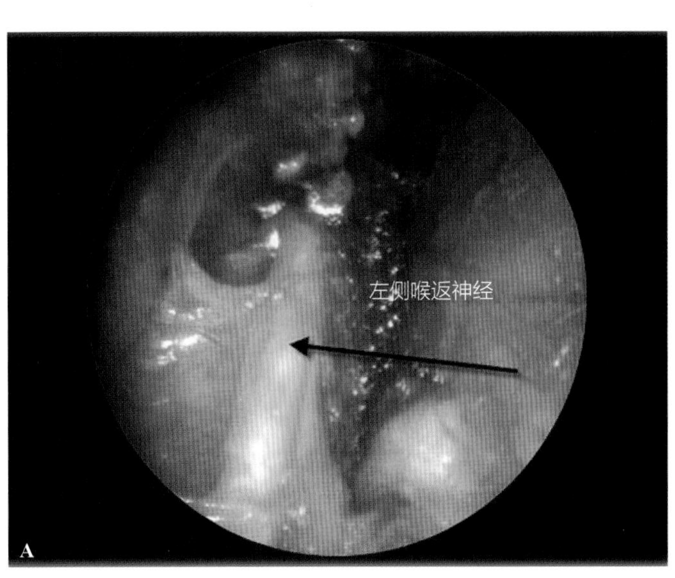

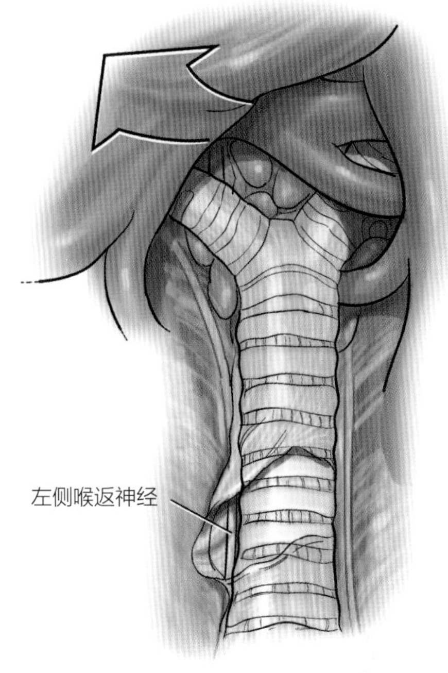

▲ 图 20-10 左侧喉返神经

图 A 引自 De Leyn P, Lerut T. Conventional mediastinoscopy. *Multimedia Man Cardiothorac Surg* doi:10.1510/mmcts.2004.000158; © 2005 European Association for Cardiothoracic Surgery 版权所有。经 MMCTS Editorial Office 许可，由 Copyright Clearance Center 重制后转载

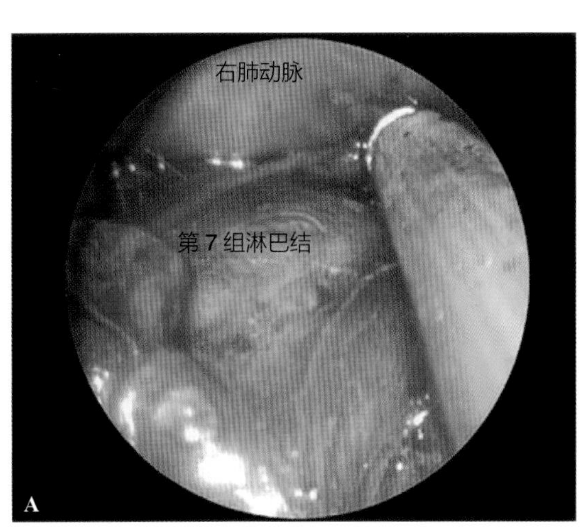

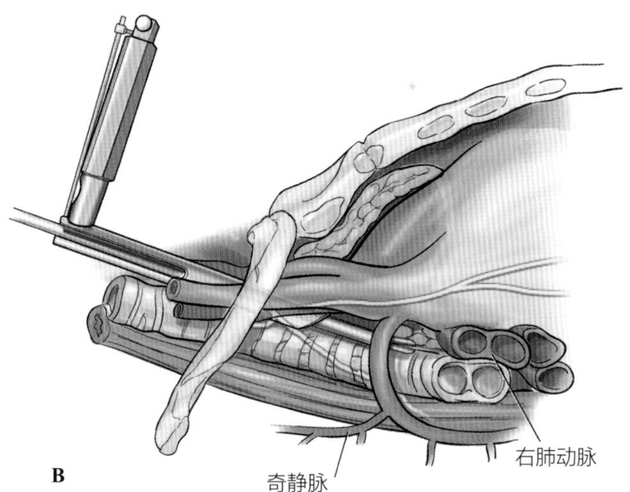

▲ 图 20-11 隆嵴下淋巴结（第 7 组）的视野和活检

图 A 引 自 De Leyn P, Lerut T. Conventional mediastinoscopy. *Multimedia Man Cardiothorac Surg* doi:10.1510/mmcts.2004.000158; © 2005 European Association for Cardiothoracic Surgery 版权所有。经 MMCTS Editorial Office 许可，由 Copyright Clearance Center 重制后转载

裂和大出血。

3. 经颈纵隔镜检查可达淋巴结组

使用颈纵隔镜检查，以下淋巴组［根据 Mountain/Dressler modification from the Naruke/American Thoracic Society-North American Lung Cancer Study Group（ATSLCSG）map］可以取样：最高的纵隔淋巴结（第 1 组），左侧和右侧上气管旁淋巴结（2L 组和 2R 组），左和右

下气管旁淋巴结（4L 和 4R 组）、隆嵴下淋巴结（第 7 组）。

标准的颈椎纵隔镜检查不能对后隆嵴下淋巴结（第 3 组）、食管旁淋巴结（第 8 组）、下肺韧带淋巴结（第 9 组）、主动脉下淋巴结（第 5 组）和主动脉旁淋巴结（第 6 组）进行活检（图 20–9）。

气管周围的淋巴结通常最先活检，而隆嵴下淋巴结最后活检（图 20–8）。这可能是外科医生的观点，因为隆嵴下淋巴结周围有密集的血管，更容易引起出血，故遵循这一顺序。

（二）结束

纵隔通常不需要引流。带状肌用一条缝线缝合即可，皮下间断缝线可将无效腔消除。可根据外科医生个人习惯缝合皮肤，并无特殊要求。

并发症

活检点的小出血灶可以电凝止血。出血最常见的原因是由贯穿隆嵴下区域的支气管动脉分支受损。如果有损伤，使用吸引器暂时施加压力，或使用可吸收止血纱布垫暂时填压 5～10min 即可止血，也可以使用血管钳处理。

其他可能受伤的血管有奇静脉或肺动脉右上支。在手术室里应预备有长条的大纱布包用以止血。然而，在某些情况下，有可能出现纱布填塞不能解决的出血，如主动脉或无名动脉损伤。在这种情况下，用纱布填塞纵隔或用外科医生的手指或纵隔镜压迫出血部位，然后决定是否进行胸廓切开术或胸骨切开术来止血。术式选择取决于出血的位置和肿瘤切除的位置。当出血来自右肺动脉第一分支或奇静脉时，可选择右侧开胸。在其他情况下，通过胸骨切开术止血是控制出血的最佳方法。

另一个有损伤危险的结构是左侧喉返神经。声带麻痹可导致声音嘶哑和咳嗽不佳，从而增加术后肺部感染的风险。

在左侧气管支气管角水平进行活检时应非常谨慎，需仔细观察神经，尽量避免损伤，并且在这一特殊区域应尽量避免使用电灼。如果预期会有永久性的神经损伤，可以考虑用甲状软骨成形术来矫正声音嘶哑，并避免进一步的肺部并发症，例如可以考虑用抽吸术。

对气管或主支气管的损伤是可能的，可以通过留下一个小的引流管来处理。通过纵隔镜可以缝合撕裂。

食管损伤可能发生在解剖隆突下或左侧气管支气管间隙。如果在纵隔镜检查时没有发现损伤，术后立即出现的疼痛和纵隔气肿应考虑食管损伤。如果撕裂很小，并且在手术时被发现，简单的引流、禁食和短期的抗生素治疗可能是有效的措施。如果在术后一段时间内怀疑有食管损伤，必须进行内镜检查或水溶性对比剂，以确定诊断。小范围内的损伤可以保守治疗，但如果纵隔有游离的对比剂泄漏，立即通过右胸切开术或电视胸腔镜下进行修复，这是首选的治疗方法。

并发症很少见，通常不会危及生命，除非在同一时间安排其他或更大范围的手术。在患者病情允许的情况下，可以在门诊进行纵隔镜检查 [15]。对于有经验的医生，颈部纵隔镜检查无死亡率和最低发病率。在对 2 万多例病例的回顾中，并发症不超过 2.5%，死亡率低于 0.5%，所有并发症中只有 0.1%～0.5% 被认为是主要的，其中最重要的是严重出血，可能危及生命 [16]。

一项研究对 4000 例连续纵隔镜检查进行了分析，结果显示死亡率为 0% [17]。4 例患者出现需要立即干预的大出血。1 例经纵隔镜切口出现纵隔引流物，经诊断为食管损伤，后经保守治疗数日，瘘口愈合。1 例经内镜下缝合左主干支气管裂口。

（三）扩展纵隔镜检查

左上叶肿瘤可转移至主动脉下（第 5 组）和主动脉旁淋巴结（第 6 组）（图 20–12 和图 20–13）。这些淋巴结不能通过常规的颈椎镜进行活检。1965 年 Specht[18] 已经描述了扩展或“扩大”纵隔镜检查技术，该技术后来被 Ginsberg 等 [19] 普及。这种技术是纵隔切开术的另一种选择，纵隔切开术是在前第 2 间隙进行的，通常用于定位这些淋巴结。扩大纵隔镜检查的优点是只通过一个切口活检所有相关的淋巴结，节省了额外的切口——纵隔肌切开。在此过程中，纵隔镜呈前向左倾斜，使其穿过主动脉弓进入主动脉 - 肺窗（图 20–12）。从纵隔镜切口，通过钝性剥离主动脉弓，在无名动脉和左侧颈动脉之间，在无名静脉的后方或前方形成一个通道。然后斜插入纵隔镜，使其尖端到达主动脉下间隙，脂肪组织内可见淋巴结（图 20–13）。

对于有经验的操作人员而言，这是一项高准确性和低发病率的检查 [20]。需要说明的是，与传统的纵隔镜检查相比，这种检查操作更少，也更加简单。

（四）前纵隔切开术（Chamberlain 术式）

左前纵隔切开术，也称为 Chamberlain 手术（图 20–14）[21]，可以安全地进入位于主动脉肺窗的第 5 组淋巴结。在这个手术中，在胸骨外侧的第 2 或第 3 肋骨水平处做一个横向切口。注意不要损伤乳腺内动脉。切口向下穿过肋间肌，可以通过手指检查左肺门和纵隔的第 5 组和第 10 组

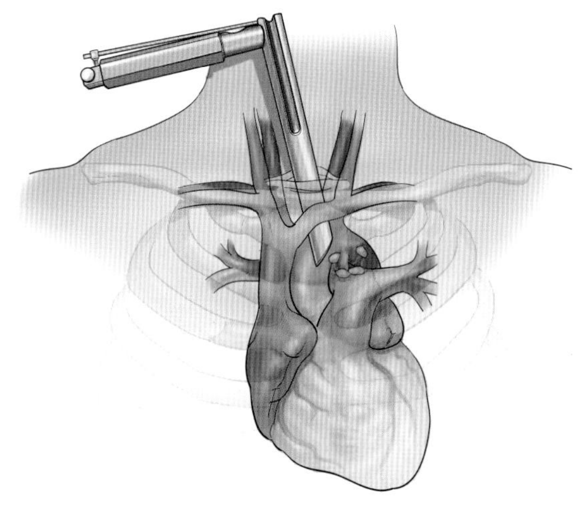

▲ 图 20–12　将纵隔镜从主动脉弓上方无名静脉引入无名动脉左侧

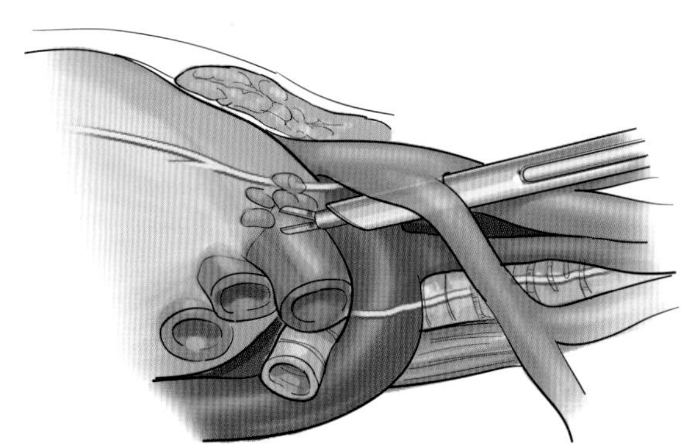

▲ 图 20–13　第 5 组淋巴结活检方案

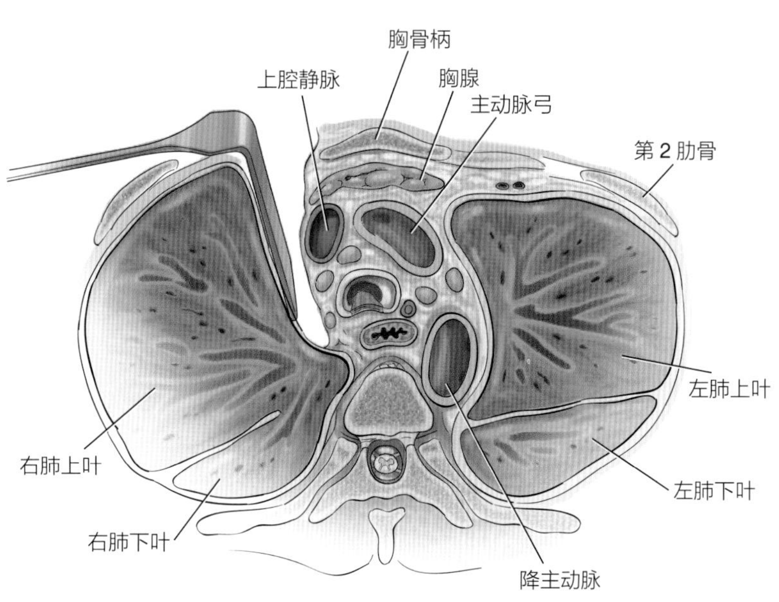

▲ 图 20–14　Chamberlain 术式

淋巴结。操作是按照与前面描述的标准纵隔镜检查相同的方式进行的。当左侧膈神经沿着纵隔胸膜在肺门前方穿过时，必须格外小心，以确定位置并避免损伤左侧膈神经。

（五）二次纵隔镜检查

Palva 等首次描述了二次纵隔镜检查，在发表的一篇文章中包含 1188 份纵隔镜检查报告，其中有 6 例（0.5%）为二次纵隔镜检查[22]。

然而，主要是在过去的 10 年中，二次纵隔镜检查得到了进一步的关注，最常见的适应证是客观的肿瘤反应评估和局部晚期肺癌诱导治疗的降低分期[23-25]。

其基本原理是基于对累及纵隔淋巴结（N_2 或 N_3）的患者进行诱导治疗后，对纵隔进行精确分期至关重要，因为纵隔淋巴结下分期的确定是这些患者非常重要的预后因素。虽然有文献报道[25]，持续性 N_2 期疾病患者在接受肿瘤切除治疗后的长期生存率，但由于可切除性和长期生存率较低，这些患者大多不会从手术中获益。

虽然 PET 扫描在纵隔初级分期的准确性较高，但其在诱导治疗后纵隔重建的准确性却大大降低。

据报道，提供组织学的内镜技术可以用来代替二次纵隔镜检查。然而，EBUS-TBNA 的阴性预测值为 20%～78%[26, 27]。这些结果强调了对阴性的 EBUS 行再次检查，应通过有创的外科纵隔镜检查来确认。

因此，胸外科医生将需要越来越频繁地行重复纵隔镜检查。一些作者已经证明重复纵隔镜检查是可行的，其准确率为 85%，灵敏度为 73%[28, 29]。

然而，二次纵隔镜检查镜检仅在特定的有经验治疗中心使用，由于严重的纤维损伤而不被广泛采用[30, 31]。

最近更新的 ESTS 术前指南建议，在诱导治疗后，首先进行 EBUS/EUS 联合 FNA 评估肿瘤反应，但是需要强调的是阴性的 EBUS 应通过有创操作来确认性质[14]。

考虑到纵隔镜检查在初级分期的准确性较低，纵隔镜检查的时机（在基线或重建时）仍存在争议。

（六）技术

患者的体位与纵隔镜检查相同，整个胸骨完全显露，以备需要进行胸骨切开术或肋间开胸术。主切口重新打开。通常，甲状腺峡部甚至整个甲状腺会附着在气管上。头臂干与气管前表面有纤维性粘连形成。需要进行严格的解剖，以找到气管前表面。

左侧继续解剖分离（图 20-15）直到左侧气管支气管角显露。在这个间隙中，从右侧下方以逆行方式进行钝性分离，直至将气管的前表面与附着的大血管结构分离开。最初可以通过纱布钝性分离完成。一旦获得了足够的空间，这可以通过手指来继续分离。手指操作过程中注意小心谨慎，避免头臂动脉损伤。将气管前空间释放，使视野恢复到正常位置。致密的纤维化和粘连导致对所有淋巴结的彻底探查变得非常困难，甚至无法探查。为了到达隆嵴下区域，需将肺动脉推开。粘连可以用内镜剪分割开，当隆嵴前有大量

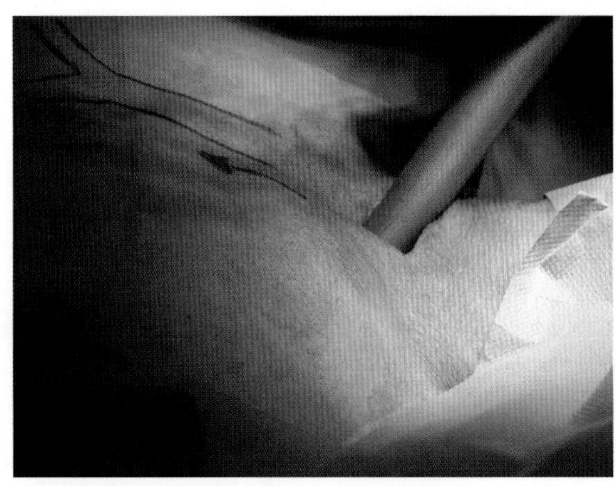

▲ **图 20-15　矫正镜检查**

图中显示的是指向气管左前外侧的镜（经许可，引自 De Leyn P, Lerut T. Conventional mediastinoscopy. *Multimedia Man Cardiothorac Surg* doi:10.1510/mmcts.2004.000158; © 2005 European Association for Cardiothoracic Surgery 版权所有

纤维粘连时，最好尽量解剖左主支气管，从该处可以对隆嵴下间隙进行解剖和活检。

（七）电视辅助纵隔镜

传统的颈部纵隔镜设备要求外科医生在被动的位置操作。只有主刀医生只能用单只眼从器械上看到手术视野。当学员从教师手中接过操作时，教师不可能控制或指导学员的动作；因此，如何避免重要器官的损伤，如何规避风险的教学是十分困难的。近年来，电视和视频辅助技术的发展开辟了新的前景。

Lerut 于 1989 年开发电视纵隔镜这项技术，并在 1993 年 1 月于圣安东尼奥市举行的第一届国际胸腔镜外科国际研讨会上提出这一概念，引起国际胸外科界的关注，其研究成果随后发表在《胸外科年鉴》（The Annals of Thoracic Surgery）上[32]。这一段描述了如下的最初经验和技术的合理性。

“纵隔镜检查是一项相当难教住院医师的手术，因为整个手术必须通过一根尺行管来完成。最近，我们与 Storz 公司（德国 Tuttlingen）一起开发了一个纵隔镜的雏形，它可以扩展到视频摄像机和电视监视器。纵隔镜检查是用和往常一样的仪器进行的，但整个过程可以显示在电视屏幕上。这使更多的人能够观察到手术的技术层面，这显然是在教授如何进行手术方面的一个优势。此外，记录活检标本的采集过程和地点（例如，是否只是简单的活检或整个淋巴结的完全切除）。这些额外的视觉信息可能与讨论囊内或囊外淋巴结受累的问题有关，从而更好地理解和使如何进行纵隔镜检查和评估纵隔镜检查标准化。除了电视辅助纵隔镜外，胸腔镜下的主肺动脉窗探查探索可能成为经典的前纵隔切开术的替代方法。”

随后，不同的作者和公司进一步发展和完善了电视纵隔镜的仪器（图 20-16）。

目前有几种常用的模型，即上述的 Lerut 电视纵隔镜（图 20-17）和 Linder Hurtgen 改良镜（K Storz）（图 20-18），其中与 Linder Dahan 纵

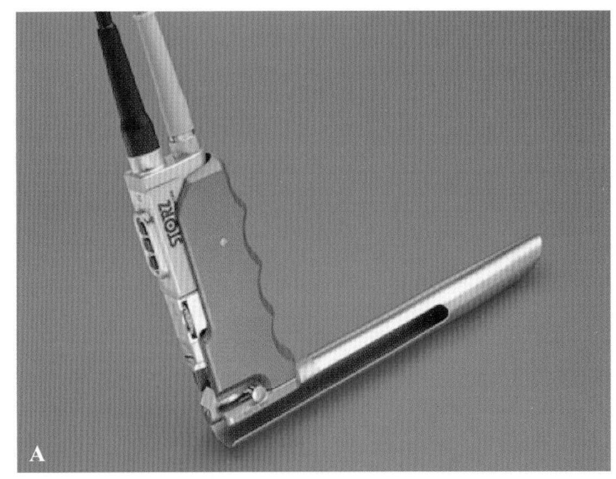

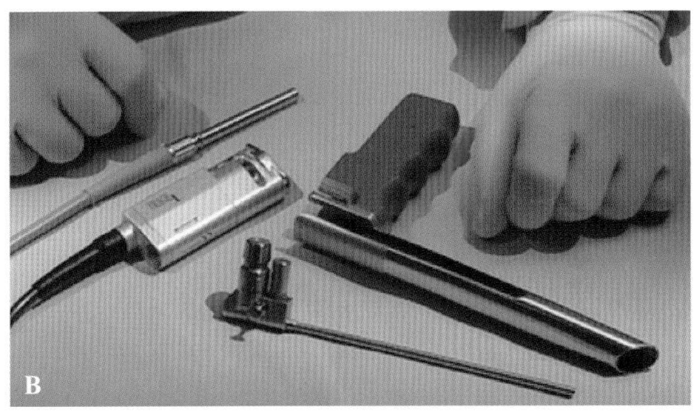

▲ **图 20-16　A 和 B. Lerut 纵隔镜**

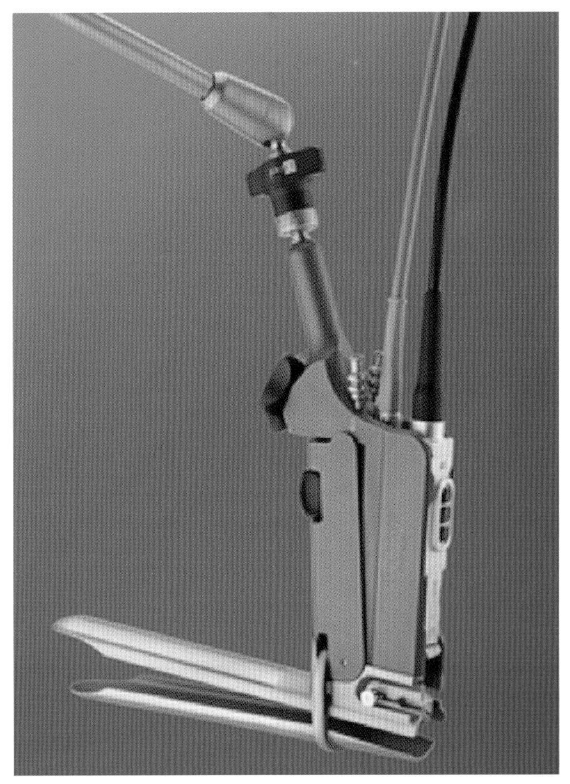

▲ **图 20-17　Linder-Hurtgen 改良镜**

隔镜（Wolfe）（图 20–18）最为相关。

电视纵隔镜检查的技术和方法与传统纵隔镜检查并无不同。并发症发生率与经典纵隔镜检查后的并发症发生率相似[33–38]。

Call 等报道了 183 例广泛的电视纵隔镜下淋巴结清扫术（VAMLA），其中 3.2% 为短暂性复发神经麻痹，1% 为持续性复发神经麻痹，0.5% 为纵隔乳糜，0.5% 为气胸，0.5% 为血肿[35]。

优点

(1) 更好的成像（图 20–10）：屏幕上的放大图像提供了更详细的图像（图 20–19）。由于成像细致，主刀医生可进行更准确和广泛的解剖。由于解剖标志更容易被观察到，并发症可能得到更好的预防，或者当并发症发生，更容易被控制（图 20–9，用电视纵隔镜拍摄的照片）。

(2) 双手准备（图 20–20）：Hurtgen 等[37]研究表明，通过所谓的视频辅助纵隔，即电视纵隔镜，采用双路切除，完全淋巴结清扫术（VAMLA）是可行的。通过电视纵隔镜的辅助，

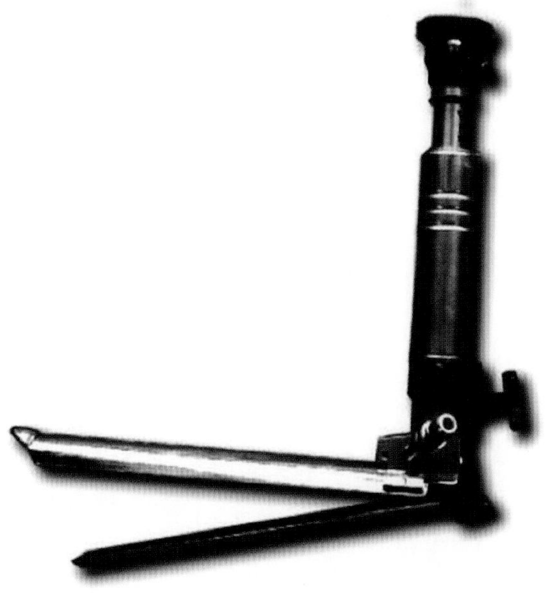

▲ **图 20–18　Linder-Dahan 纵隔镜**

经 European Association for Cardiothoracic Surgery.许可，转载自 Leschber G, Holinka G, Linder A. Video-assisted mediastinoscopic lymphadenectomy (VAMLA)—a method for systematic mediastinal lymphnode dissection. *Eur J Cardiothorac Surg* 2003;24(2):192–195.

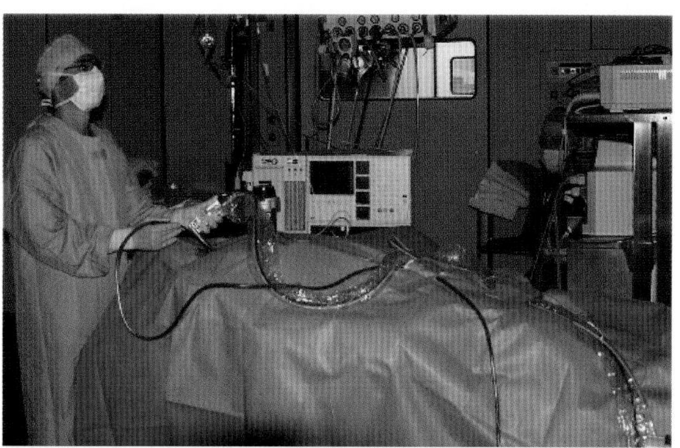

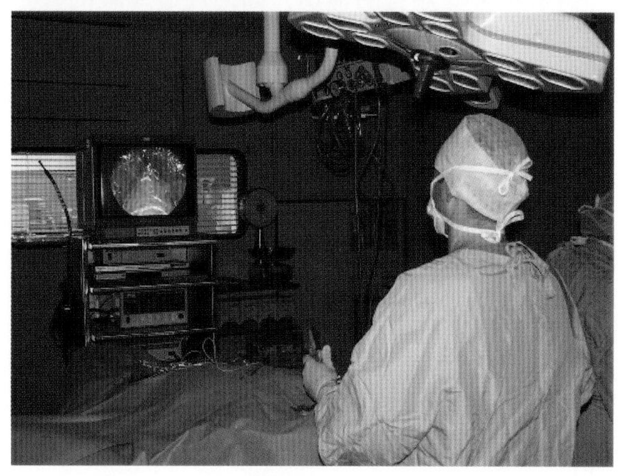

▲ **图 20–19　通过放大效果增强图像质量**

经许可，转载自 De Leyn P, Lerut T. Videomediastinoscopy. *Multimedia Man Cardiothorac Surg* doi: 10.1510/mmcts.2004.000166. © 2005 European Association for Cardiothoracic Surgery 版权所有

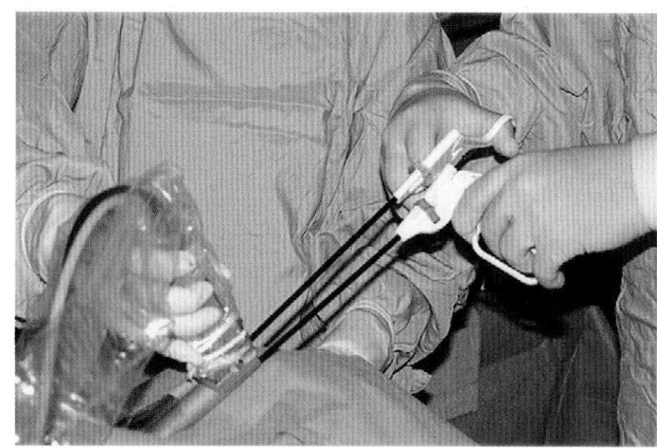

▲ **图 20–20　在视频图像的引导下，通过视内镜行双路解剖**

经许可，转载自 De Leyn P, Lerut T. Videomediastinoscopy. Multimedia Man Cardiothorac Surg doi:10.1510/mmcts.2004.000166.© 2005 European Association for Cardiothoracic Surgery 版权所有

提高了淋巴结清扫的敏感性和阴性预测值。

(3) 教学（图 20–21）：最近的一篇文献表明[39]，与传统纵隔镜相比，电视辅助纵隔镜的学习曲线较低。这项研究报告说，经过一个短的学习曲线，学员能够识别所有的淋巴结组，获得相应的组织学样本，并在没有直接帮助的情况下，对超过 80% 的病例进行了操作。无并发症报告[38]。

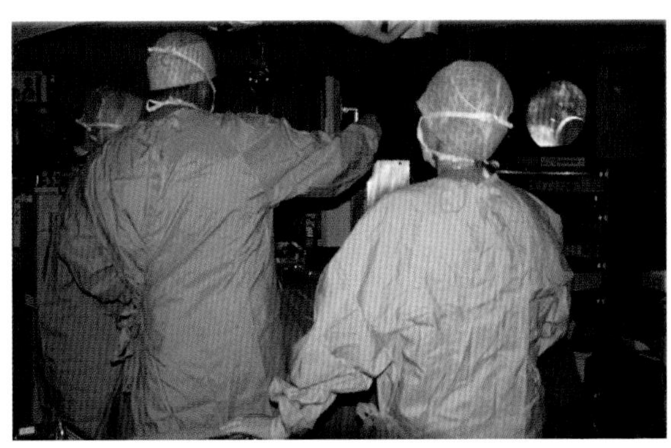

▲ **图 20–21 通过可视化屏幕上的围术期视野来指导住院医生**

引自 De Leyn P, Lerut T. Videomediastinoscopy. Multimedia Man Cardiothorac Surg doi:10.1510/mmcts.2004.000166. © 2005 European Association for Cardiothoracic Surgery 版权所有

(4) 标准化：纵隔镜检查被认为是肺癌分期的关键步骤。然而，在执行过程中有很大的变化。电视纵隔镜检查在国际上的广泛使用可能有助于更好地理解和规范这一过程。在临床病理讨论过程中，对手术过程进行录像可能有助于做出更准确的判断。

（八）结论

随着不断的技术改进，操作人员的经验积累，特别是电视纵隔镜的引入，导致了新技术的产生，例如，VAMLA 电视辅助纵隔镜下淋巴结清扫术或 TEMLA 经颈纵隔扩大淋巴结切除术切将在下一章中描述，尽管拥有其他有前景，非有创性分期工具纵隔镜检查在肺癌和其他原发性或继发性胸部恶性肿瘤的分期诊断中仍然是一个“关键角色”。

然而，这些在无创性和有创性纵隔分期方面的新进展所带来的主要信息是，这些进展使所有与肺癌有关的信息更加接近。这种多学科的肺癌诊断和治疗方法是自 2000 年开始以来向前迈出的最重要的一步。

第 21 章 经颈纵隔淋巴结切除术 Transcervical Mediastinal Lymphadenectomy

Gunda Leschber 著
沈 诚 译

一、概述

对于原发性肺肿瘤患者，不仅需要通过淋巴结活检确定分期，还需要在行解剖切除术之前切除所有纵隔淋巴结。这可以通过经颈纵隔淋巴结切除术实现。

2002 年，Hurtge 等 [1] 首次在电视辅助纵隔镜下行纵隔淋巴结切除术，并且创造了一个新的术语 VAMLA，即视频辅助纵隔淋巴结切除术。凭借丰富的视频辅助纵隔镜检查经验，他试图将肺癌患者纵隔镜检查的敏感度提高到与开放性淋巴结切除术同等水平。在他看来，这主要取决于淋巴结组织的切除量；因此，他开发了一套完整的，针对每个节点包括其相邻脂肪组织的切除技术。在检查之后的开胸手术中，他没有发现残留的纵隔淋巴结。Hurtgen 声称："VAMLA 尤其适用于鉴别 N_2 期以内的疾病实行新辅助治疗的可行性。"

笔者团队和其他作者认为，VAMLA 对于电视辅助胸腔镜肺叶切除术的淋巴结清扫有一定优势，特别是隆嵴下间隙的淋巴结 [2-4]。

正如 Witt 团队 [5] 在 2006 年声明的那样，完整切除纵隔淋巴结可更准确地进行术前分期，以获得更多的组织用于病理检查。

当前 ACCP [6] 和 ESTS [7] 的指南已经表明，纵隔淋巴结增大或者代谢水平活跃（PET 阳性）代表了患者的纵隔浸润分期，即使还没有通过 VAMLA 或常规纵隔镜检查来确定。欧洲胸科医师协会的指南支持纵隔镜检查，但仅推荐在临床试验中使用 VAMLA，因为没有足够数据证明 VAMLA 优于其他分期技术 [7]。

在笔者的实践中，我们对计划行电视辅助胸腔镜肺叶切除术的患者实施经颈纵隔淋巴结切除术。与单独的电视辅助淋巴结切除相比，VAMLA 联合电视辅助胸腔镜肺叶切除术可以实现彻底的、快速的淋巴结切除 [2]。其他人也在同一领域发表了类似的结果 [3, 4, 8]。Witte 和同事们 [9] 发现，与单独 VATS 肺叶切除术的系统性淋巴结切除相比，VAMLA 没有增加总手术时间。他们的研究报道显示，联合 VAMLA 和 VATS 肺叶切除的两步法的中位总手术时间是 200min（125～263min），而 VATS- 肺叶切除术的淋巴结切除术的中位时间是 202min（135～275min）。Kim 和同事们 [8] 的报道指出用于 VAMLA 的时间是 38.0 ± 12.3min。

Witte 等的研究中显示 VAMLA/VATS 组切除的纵隔淋巴结（平均 6.4 组 [5-9]）几乎是 VATS 组（平均 3.6 个 [2-6]）的 2 倍。纵隔样品重量也同样存在差异：VAMLA/VATS 组为 11.2g（2.7～21.4g），VATS 组为 5.5g（0.6～15g）[9]。

在北美，通过 VAMLA 取出的淋巴结标本在根治性切除之前就立即行冷冻切片检查，而德国和其他一些欧洲国家的胸外科医生经常把所有的淋巴结组织都送去做永久性手术组织病理学检查。根据笔者的经验，如果在 VAMLA 的几天内进行手术，不会干扰到 VATS 肺叶切除术，但是间隔超过 7d 会由于形成粘连而使解剖更加困难[1]。与病理学家达成一致，对于在纵隔镜检查/VAMLA 后 24h 内完成病理学检查很重要。这样一来，纵隔镜检查后 2d 即可进行 VATS 肺叶切除术。其他作者，如韩国首尔的研究小组[8]，也是在 VATS 肺叶切除术之前执行 VAMLA。两种方法都有好处：一侧采用单步程序，但是有可能在发生 N_2 或 N_3 疾病时不可避免地进行不必要的手术。两种方法的手术成本尚未计算。

关于 VAMLA 的学习曲线，类似于电视纵隔镜，除了必须熟悉如下所述所有纵隔解剖。刚开始时应该小心谨慎（肺动脉和腔静脉），但优点是可以自我控制关于后续 VATS 的完整性。

通过纵隔镜进行颈纵隔淋巴结清扫术，选用与纵隔镜检查相同的手术方法（切口长度、器械）（参见第 20 章）。

二、经颈纵隔淋巴结清扫的思考

1. 建议使用电视纵隔镜，因为与传统的直接视觉相比，视频屏幕上的纵隔结构看起来更大、更详细，并且辅助学员可以从每个程序学习。这是一个完美的教学工具，在手术过程中，随着每个淋巴结组的切除，所有的解剖学标志逐渐显露，有助于对纵隔解剖更好地了解。

此外，运营团队的所有成员都可以在预测和准备下一步的流程中发挥更积极的作用。特别是，一旦麻醉师熟悉了程序，他们就能更好地预测剩余手术时间。最终，VAMLA 将麻醉时间更短，患者周转更快。

2. 值得注意的是，纵隔镜摄像头向下的角度呈 30°（图 21-1）。这意味着腹侧的解剖结构通常在纵隔镜检查中不太容易观察到。在整个过程中需要特别注意，肺动脉是主要的腹侧结构。变焦模式的激活会导致摄像机缩小手术视野的整体视野，可能会导致意外伤害。因此，重要的是保持更开阔的视野（摄像机在电视屏幕的整个视野），并保持正确的摄像头方向，并保持摄像机嵌入式箭头应位于 12 点钟的位置（图 21-2 A 和 B）。

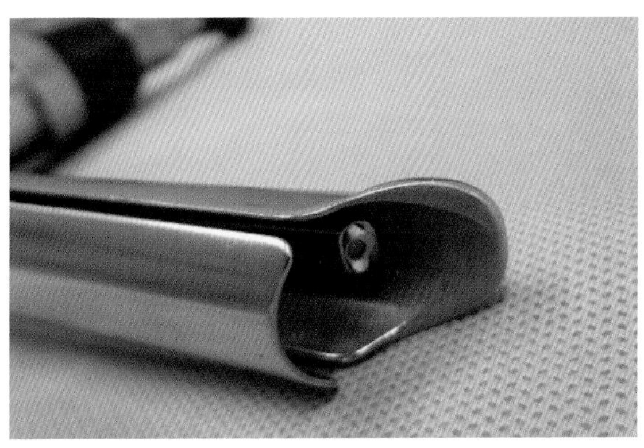

▲ 图 21-1　向下 30° 的纵隔镜镜头

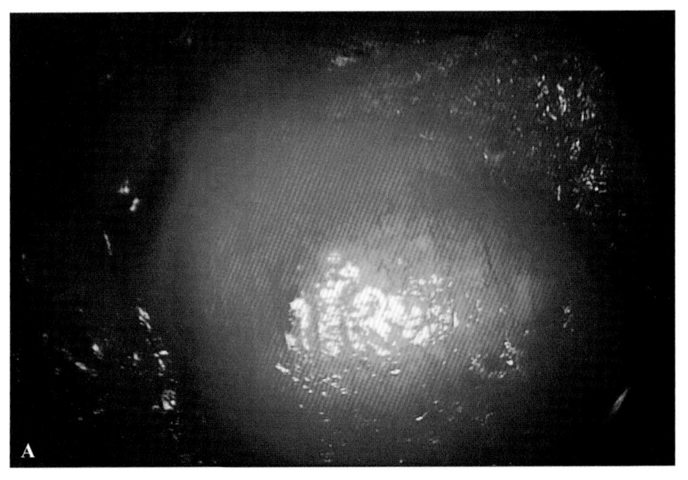

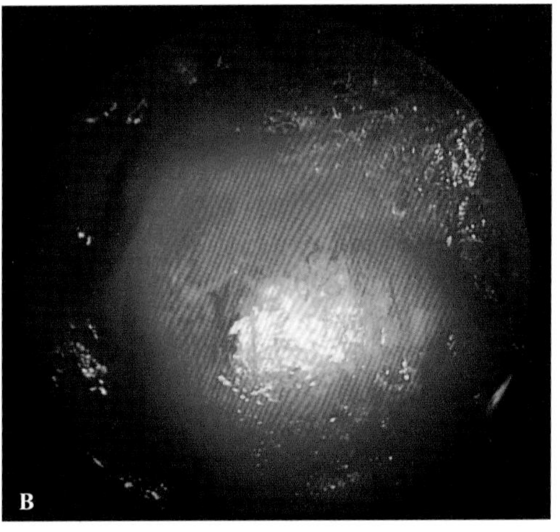

▲ 图 21-2　纵隔镜视野

A. 带有纵隔镜变焦功能的视频屏幕，部分视野损失；B. 没有变焦功能，在 12 点钟方向箭示摄像机的完整视野最后，请记住纵隔镜中的摄像头位于上橄榄状上叶片的下方，如果不小心，上叶片可被推入比视野范围更广的结构中（图 21-3）。

3. 一些外科医生更喜欢使用机械相机支架进行电视纵隔镜检查。优点是只要摄像机支架处于固定位置，则手术视野完全稳定，甚至不需要辅助医生。但是这也存在着问题，尤其是在更具挑战性的情况下或有出血时，视线可能会被血液弄模糊，需要立即清洁。根据笔者的经验，纵隔淋巴结清扫术最好在控制镜头的外科医生辅助下进行。助手必须熟悉纵隔解剖和手术步骤。遇上问题时，人的反应比机械设备更加灵活。

4. 为了在纵隔内创造一个工作空间，建议使用带有可扩展叶片的纵隔镜（图 21-4）。这允许同时使用多种器械对不同的纵隔结构进行双手解剖。此外，不可扩展的纵隔镜范围太狭窄，无法调节仪器角度。

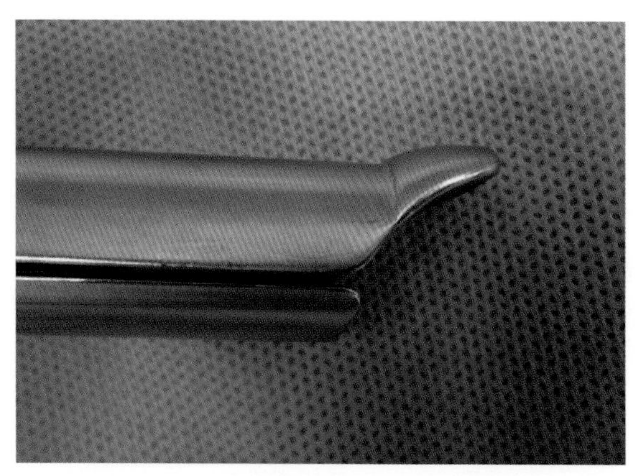

▲ 图 21-3　纵隔镜尖端，上叶片呈橄榄状

5. 使用带有弯曲尖端的器械（抽吸装置）是有益的。因为它可以在手术过程中提供更好的角度，也符合淋巴结的形状。带有绝缘柄的双极剪刀还有助于减少相邻组织的灼伤风险，尤其是喉返神经。常规纵隔镜检查相同的设备也可以在 VAMLA 中使用（图 21-5）。

6. 在手术前，应进行彻底的 CT 扫描和 PET-CT 评估来熟悉解剖结构的变化，甲状腺结节可能延伸到胸骨后间隙，并确定其是否具有代谢活性。SUV 值高的淋巴结在 CT 扫描上不一定增大，另外，淋巴结肿大并不总是显示 PET 活性。

7. 一般而言，如果淋巴结被完整无损地切除，出血的发生率就会降低。供应的血管可以被分离、修剪或烧灼。如果对潜在的血管有任何疑问，活检或切除之前应通过针吸确认。

三、步骤

电视纵隔镜在一个足够大的颈部横向切口（2～3cm）处引入，一直解剖到气管前筋膜。纵隔淋巴结肿大有时是可以触诊到的，可以手动进行部分分离，特别是在右气管旁区域。

在右侧操作时，可以识别出头臂动脉（无名

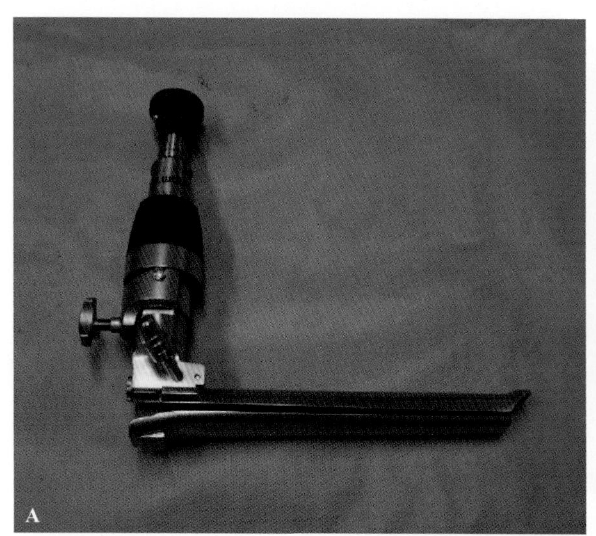

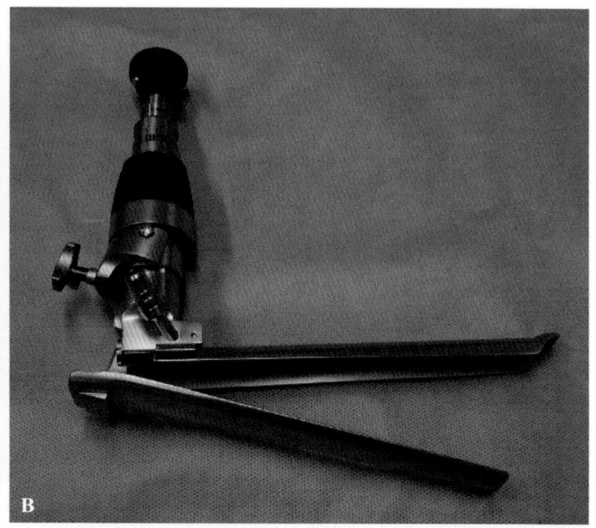

▲ 图 21-4　纵隔镜关闭（A）和打开（B）

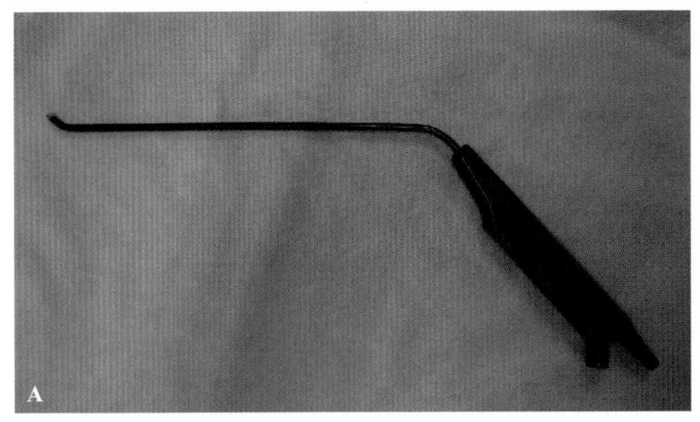

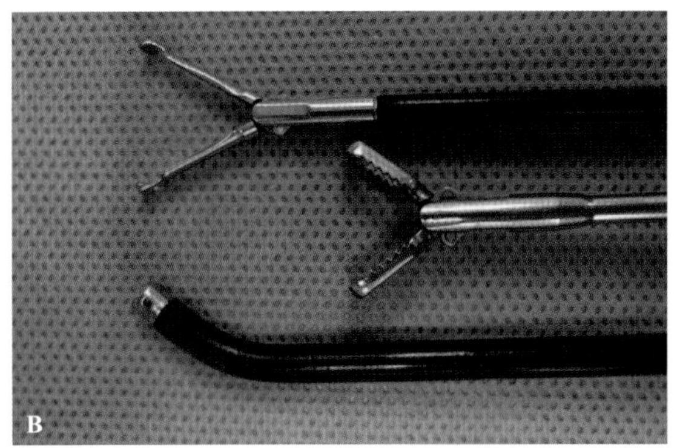

▲ 图 21-5　**A.** 弯曲尖端吸引装置；**B.** 用于纵隔镜检查的器械尖端，从上至下依次为 Babcock 钳、抓钳和吸引

动脉）的交叉位置，并从动脉下缘开始手动分离游离的组织。这一步可以为更完整地清扫右气管旁淋巴结和周围脂肪组织做准备。在主动脉上的起始部追踪头臂动脉。老年患者存在动脉硬化斑块时，触诊一定要当心，如果操作不当，可能会使斑块变得松动，从而导致脑卒中或短暂性脑缺血发作。

插入纵隔镜时，重要的是要滑入气管前筋膜，因为这有助于纵隔镜的引导。气管的前表面软骨环是一个完美的导向标志。尤其是在解剖结构比较复杂的时候（图 21-6）。用抽吸装置向下推动气管前和气管旁组织，逐渐显露操作空间，允许视野向前推进。持续此操作直至支气管分叉处，显露主支气管。右侧气管支气管角比较容易辨识，因为此锐角比左侧气管支气管角角度更小，而左侧接近垂直。淋巴结通常会在右侧区域。

一旦确定了右侧的气管支气管夹角，就将纵隔镜移回中线以识别气管隆嵴，肺动脉横穿其腹侧。用抽吸装置、解剖器或双极解剖剪刀轻柔地剥离动脉可以从隆嵴上抬起。镜头向后推动，露出固定装置尖锐或钝化的横面（图 21-7）。有时此区域的小血管需要电凝或者夹闭，但通常不会遇到较大的血管。一旦分离了中线两侧的粘连，就显露了足够的空间可以推进并实现纵隔镜的功能，并深入到隆嵴下的空间。但是请记住，摄像机都是以 30° 向下看（背侧），大多数纵隔镜上

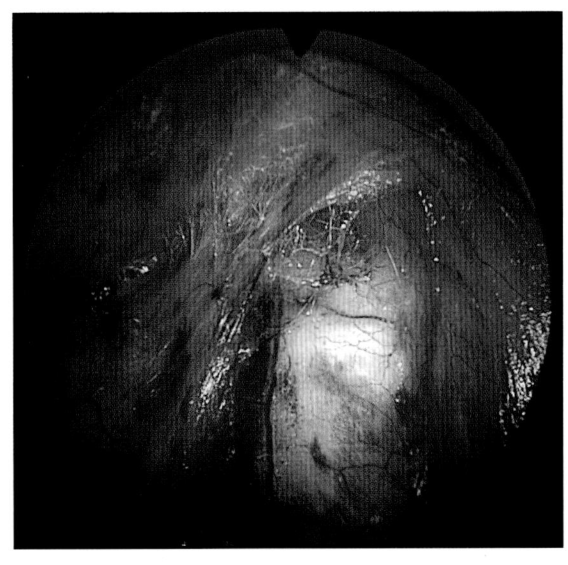

▲ 图 21-6　分离气管最初的视野

覆盖在气管上的纤维组织，软骨环呈白色

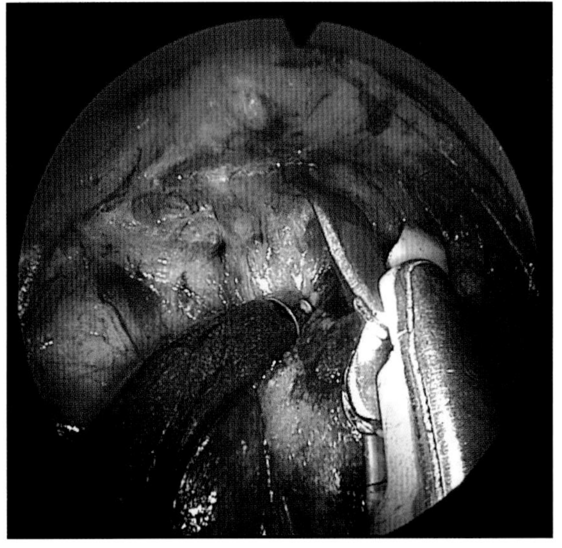

▲ 图 21-7　肺动脉下方的第 7 组淋巴结剥离

用吸引器将淋巴结推向左主支气管，而用双极剪刀解剖粘连

长叶片。一旦大意，就可能意外伤害到腹侧结构，如肺动脉。轻柔的动作降低了对组织的剪切力，并降低了损伤的风险，尤其是在相邻结构已被游离的情况下。

四、第 7 组淋巴结

第 7 组淋巴结位于隆嵴下方区域，常嵌在脂肪组织中。如果将肺动脉和隆嵴之间的区域显露，清扫第 7 组淋巴结会变得更容易（图 21–8）。

在大多数情况下，支气管动脉会从左侧发出，穿过供应隆嵴下淋巴结的左主支气管（动脉供血来自右侧的情况较少）。电凝后通常将血管夹闭或切断。

解剖直接从主支气管内侧壁的隆嵴水平（左右）开始。用一只手抓住第 7 组淋巴结最主要的部分，另一只手用双极剪刀或钝性剥离。将淋巴结向内侧或推向另一侧，以便于支气管壁的分离。

值得注意的是，此处淋巴结额外动脉供应也源于支气管动脉。分离过程中多用夹子放置在解剖组织的远端并用剪刀横切。如果将淋巴结过多拉向纵隔镜，则可能会有撕裂这些动脉的危险。

用纵隔镜轻轻抬高肺动脉以扩大工作空间，这有助于清除整个隆嵴下间隙。但是，在移动带有开放叶片的纵隔镜时，必须非常小心，在复位前最好关闭装置。

还有一个额外的技巧，通过将解剖组织向下（尾部）推动而不是将其拉入纵隔镜，这样可以使我们在隆嵴下拥有较大的操作空间（图 21–9）。大的组织很容易遮挡视线或者导致镜头模糊。必要时可以去除一部分淋巴结，可以更好地显露隆嵴下区域。

当淋巴结充分脱离，左侧支气管壁时，纵向的食管也很容易在背侧识别出来。食管淋巴结的清扫应尽可能少的电切，因为高温可导致食管壁灼伤。整个游离结束后，隆嵴下区域的结构将清晰可见：两个主支气管为侧边界，肺动脉为腹侧边界和食管为背侧边界（图 21–10）。

五、第 10L 组淋巴结

纵隔镜现在转到左主支气管外侧（图 21–11）。使用纵隔镜和吸盘沿支气管壁进行剥离。纵隔镜本身向左转，这可以增加操作的空间。如前所述，如果肺动脉已游离，这里最远端的淋巴结就是 10L 组淋巴结（肺动脉上缘以下）。当剥离脂肪组织上的淋巴结时，必须特别小心，

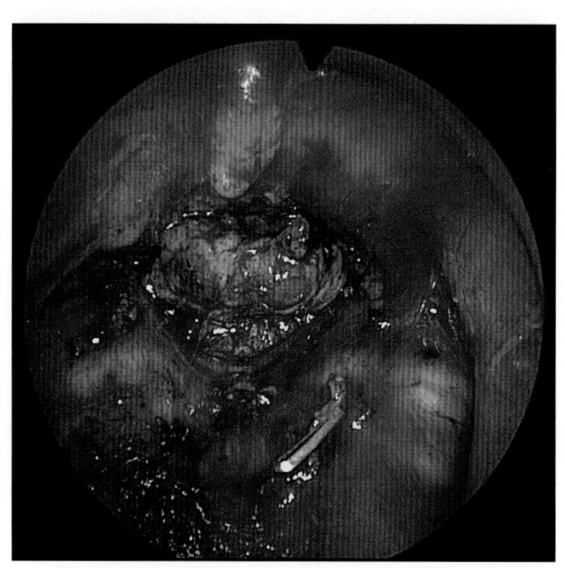

▲ 图 21–8　从隆嵴完全剥离的多个第 7 组淋巴结、主支气管和肺动脉（夹子固定在解剖支气管动脉上）

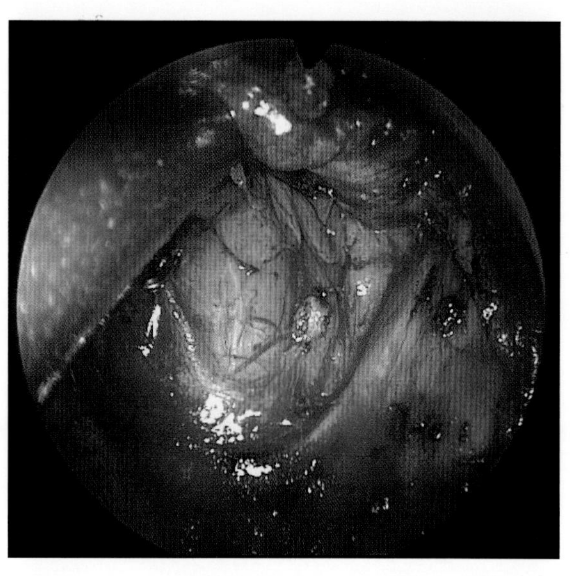

▲ 图 21–9　向上提起至肺动脉，从食管处剥离第 7 组淋巴结

避免撕扯或热效应，因为附近的喉返神经很容易受损。尖端弯曲的吸引器在这里特别适合取出淋巴结。也可以一个装置分离附近组织，另一个装置去除淋巴结（图 21–12 和图 21–13）。

六、第 10R 组淋巴结

下一步，将纵隔镜稍微抽出并移到右侧，继续进行第 10R 组淋巴结清扫。沿着右主支气管的外侧缘操作，很快就会发现右上叶支气管的起始端与其相邻的 10R 淋巴结组织，腹侧可见右肺动脉，头方向可见奇静脉。两者血管应小心处理。可从头颅侧行或交替行上叶支气管淋巴结清扫，奇静脉可作为 10R 组淋巴结显露的标志。夹持周围组织，然后剥离淋巴结是安全可行的。

当淋巴结组织完全切除后，奇静脉下缘全部显露（图 21–14）。

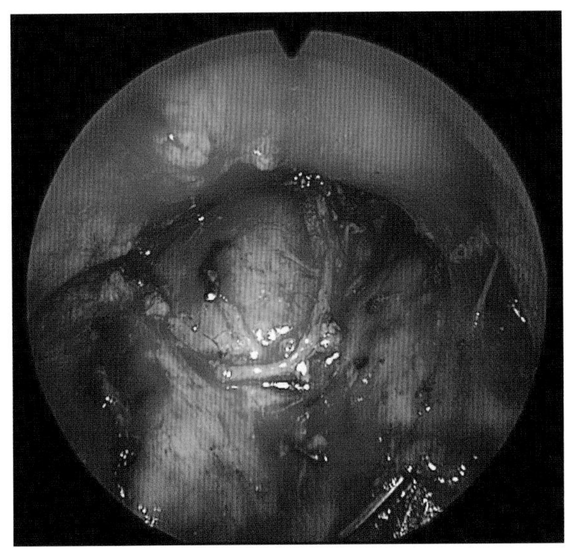

▲ 图 21–10　**第 7 组淋巴结组织完全清扫**

清扫后隆嵴下腔背侧可见食管，腹侧可见肺动脉，两个主支气管为侧界。可见适用于小血管的夹子

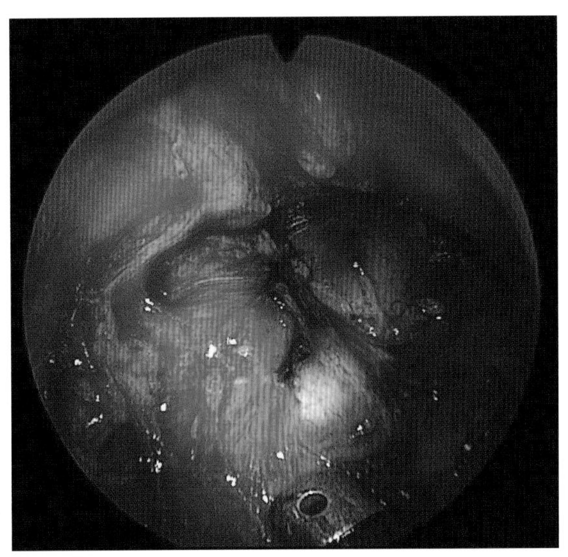

▲ 图 21–11　**第 10L 组淋巴结清扫前的左主支气管，左肺动脉在腹侧交叉**

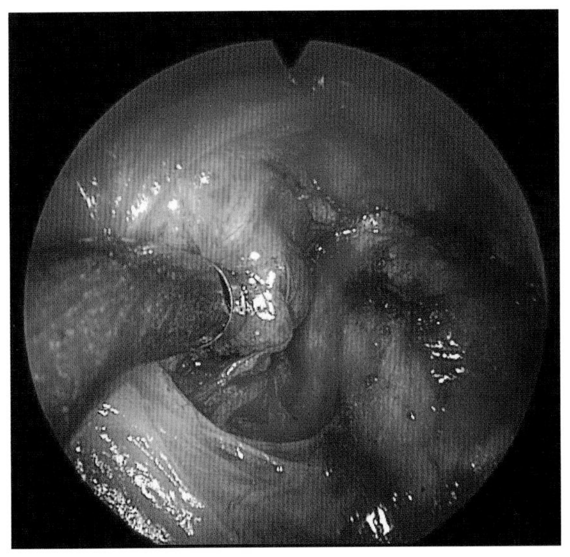

▲ 图 21–12　**分离第 10L 组淋巴结**

10L 组淋巴结位于左肺动脉下方左主支气管的外侧边界上

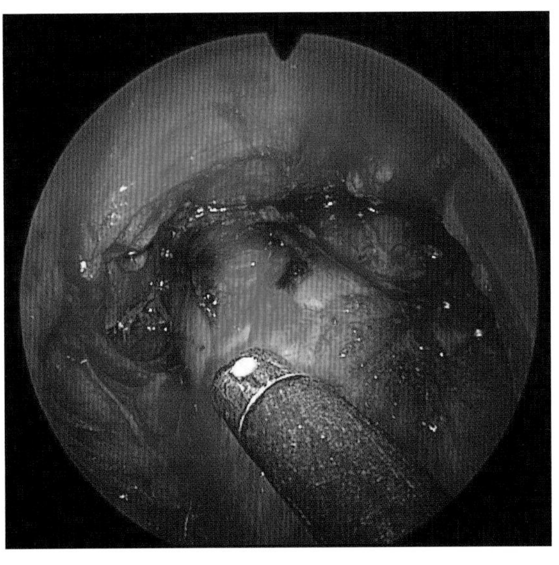

▲ 图 21–13　**分离第 10L 组淋巴结后的左主支气管**

如果该部位淋巴结钙化（即结核后），应避免过度牵拉淋巴结，因为淋巴结和静脉壁之间的紧密粘连可能导致奇静脉与上腔静脉汇合处破裂。这种并发症可导致大出血，有时甚至需要开胸手术来修复损伤。

七、第 4R 组淋巴结

纵隔淋巴结清扫术中最具挑战性的是右侧气管旁淋巴结的清扫。根据 2009 年新的淋巴结分类[10]，肿瘤学中线已经转移到气管的左缘。这意味着所有从右侧延伸在气管的左缘的淋巴结被称为淋巴结第 4R 组。大多数患者在这个区域有相当多的脂肪组织，其中含有嵌入的淋巴结。完全切除后，最终显露出以下结构：气管为内侧 / 背侧缘，上腔静脉为腹侧缘，纵隔胸膜为横侧缘。下（尾侧）缘由奇静脉组成，上（颅侧）缘是头臂动脉（无名动脉）的交叉点。

有两种方法来解剖这个间隔：要么从奇静脉水平的尾侧向上开始，要么从头臂动脉水平的头侧向下解剖。两种方法都有下述优点。

如果从尾端的奇静脉开始，再沿着该血管与上腔静脉汇合。将静脉从脂肪组织中分离出来，显露胸膜和右肺（图 21–15）。关键操作是抓住奇静脉上缘的脂肪组织，用吸盘或双极剪刀从胸膜上连续剥离粘连。沿着胸膜和腔静脉向上，形成了一个包含淋巴结的大脂肪填充间隙。值得注意的是，解剖的可视化可能会受到组织体积的影响；为避免这种麻烦，可能需要淋巴结的部分切除。但是，如果淋巴结被破坏可能会发生弥漫性出血。最后，头臂动脉下缘显露。内侧的气管分离也将很容易进行。

也可以在头臂动脉的下缘开始剥离。这样可以将淋巴结和脂肪组织向下推离镜头和纵隔镜。这个方法中的难点在于显露上腔静脉，但是胸膜仍然很容易显露；此外，作为内侧缘的气管也很好显露。

这两种方法的结合通常能够实现良好的结果（图 21–16）。

八、第 4L 组淋巴结

左侧气管旁区（4L）淋巴结清扫通常从左侧气管支气管角开始。在肺动脉上缘以上，淋巴结也常嵌在脂肪组织内。需要特别注意喉返神经通常位于气管附近。直径约 1mm 的纵向结构可以作为它的鉴别点。偶尔也发现迷走神经心脏分支起源于喉返神经，其直径则更小。清扫左侧气管

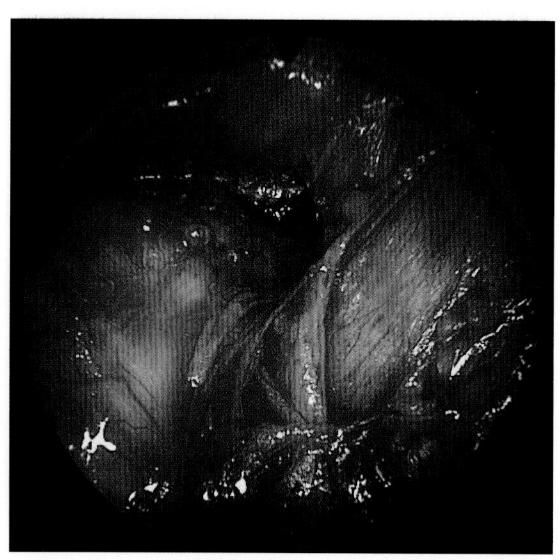

▲ 图 21–14　右气管支气管角、右主支气管和奇静脉，位于右肺动脉下第 10 R 组淋巴结

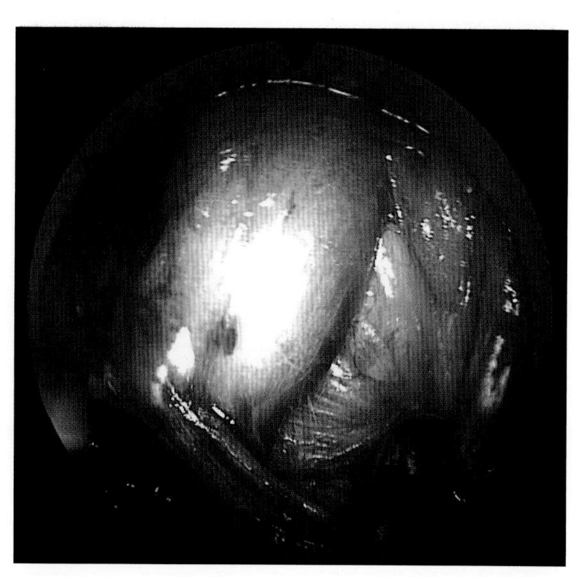

▲ 图 21–15　切除第 4R 组淋巴结时奇静脉上缘胸膜和肺透光

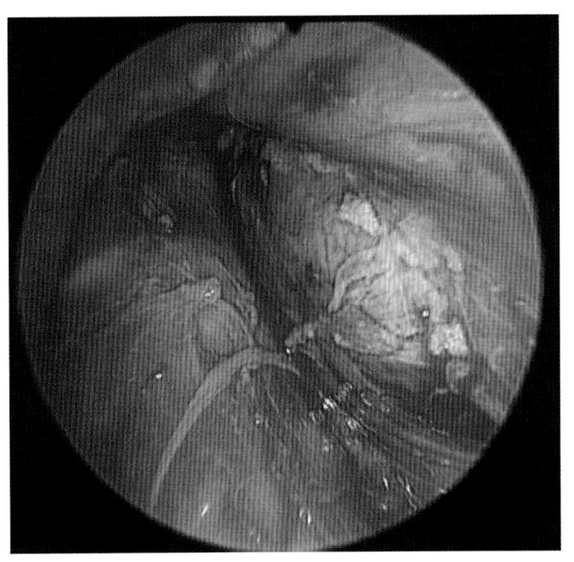

▲ 图 21-16 最后视图：切除第 4R 组淋巴结后的上腔静脉、肺动脉和右侧胸膜

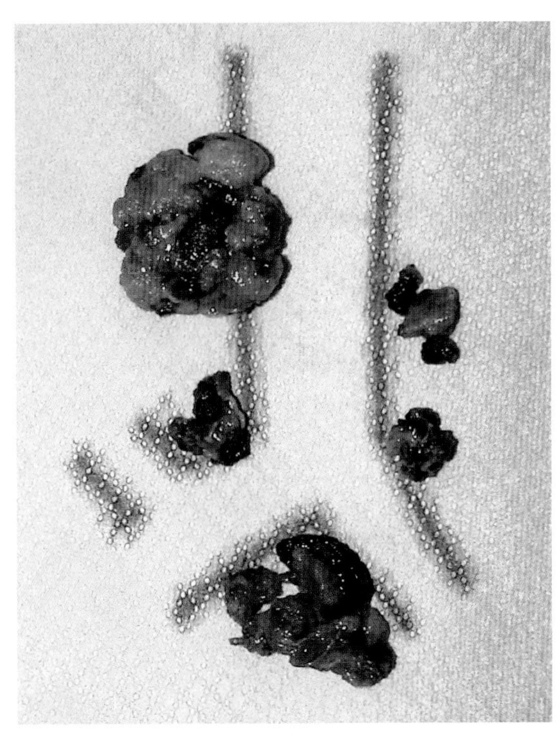

▲ 图 21-17 经颈纵隔淋巴结清除的病理样本

旁区淋巴结及脂肪组织时，应保留神经结构，慎用电灼。此处淋巴结供血较少，因此，与电凝相比，更倾向于使用填充物或夹子。

一般来说，气管左侧的淋巴结比右侧少。我们必须牢记一点，根据新的淋巴结分类，只有严格位于气管左缘外侧的淋巴结被划分为第 4L 组。

九、第 2R+L 组淋巴结

如果在这些位置发现肿大或 PET 显示阳性的淋巴结，应行淋巴结清扫术。一般来说，应避免切除这些很少肿大的淋巴结。它们位于无名静脉交叉口的上方（无名静脉的下缘是这个腔室的界限）。在右侧，同样需要特别注意避免损伤喉返神经。

十、总结

经颈纵隔淋巴结切除术完成后，对手术野的最后一次检查清楚地显示了解剖标志：气管、两个主支气管、右侧上叶支气管的起源、食管、奇静脉、上腔静脉和右侧胸膜。

一个完整的纵隔淋巴结切除术的结果是大量的淋巴结嵌入脂肪组织，如图 21-17 所示。

不建议使用止血填充物。此外，也没有必要进行常规的引流。如果在剥离过程中打开胸膜，在此过程中保持足够麻醉和肺充气，保证纵隔镜取出。经颈纵隔淋巴结切除术后不需要常规胸部 X 线片检查。

十一、并发症

在我们对超过 250 例纵隔淋巴结切除术（VAMLA）的经验总结中，没有发现任何死亡病例。这与当前的文献报道是一致的。随着经验的增加，术后恢复得到不断改善。最常见的并发症包括复发性神经麻痹或血管病变。Witte 和同事们 [5] 在 2000—2004 年发表了关于 144 例 VAMLA 的经验总结。他们注意到并发症发生率从上半阶段的 5.3% 下降到下半阶段的 2.6%。并发症的发生率相当于传统纵隔镜检查，这可能是由于纵隔结构更清晰可见 [11, 12]。

最常见的并发症是暂时性左侧喉返神经麻痹 / 发声困难，约占总并发症的 3.0%，但永久性喉返神经麻痹发生率要低得多（1%）[13]。Turna 和同事在一系列文献报道中提到，9% 的术后声音困难，但没有对永久性神经麻痹的发生率发表评论。

十二、结果

在迄今为止发表的最大的 VAMLA 系列之一中，Call 和同事证明[13]，VAMLA 在假定为临床 N_0 的患者中检测到较高比率的未被怀疑的 N_2 和 N_3 病例。所有患者在接受 VAMLA 手术前都有完整的术前分期，包括胸部和上腹部的 CT、PET 扫描和支气管镜检查（但没有 EBUS/EUS），然后进行 VAMLA 纵隔的病理分期。在 N_0 的情况下，计划行 NSCLC 肺切除术。

在研究的 151 例患者中，18% 的患者经 VAMLA 检查发现未检出 N_2 或 N_3 疾病：cN_1 肿瘤（CT 或 PET）占 40.7%，cN_0 和肿瘤＞3cm 占 22.2%，cN_0 和肿瘤＜3cm 占 6.4%。作者得出结论，除了终末期，侵袭性纵隔分期应纳入肺癌患者的分期算法。

对于小肿瘤，VAMLA 仍被推荐为与 VATS 肺叶切除术联合的切除前淋巴结清扫术。

Kim 及其同事[8] 指出，TNM 阶段最困难的方面仍然是淋巴结状态。而 VAMLA 使用微创方法在淋巴结状态的诊断准确性和手术根治性方面与开放淋巴结切除术相当。他们推荐 VAMLA 作为计划行微创切除的肺癌患者的补充。

在分析左侧肿瘤患者时，他们将 VAMLA/VATS 与单纯使用 VATS 进行肺叶切除和纵隔淋巴结切除术进行了比较，并对切除的淋巴结和手术进行了比较数据。在 VAMLA/VATS 组中，VATS 的手术时间明显较低，但是如果增加 VAMLA 的手术时间（在 VATS 之前立即进行），则两组之间没有差异。这再次证实了 Witte 早先的发现[9]，还确认了每组切除的淋巴结总数。在 Kim 的研究中，VATS 组纳入 225 名患者，VAMLA/VATS 组纳入 424 名患者，切除的淋巴结数分别为（29.7 ± 10.8）vs.（23.0 ± 8.6）（P＜0.001）。在特别重要的第 2、4、7 淋巴结组，差异最为显著：（13.2 ± 6.9）vs.（6.6 ± 4.5）（P＜0.001）。在 VAMLA/VATS 组中，从 cN_0 上升到 pN_2 或 N_3 的病例数更高，而在 VAMLA/VATS 组中，从 cN_1 下降到 pN_0 的病例数也更多。这个没有达到统计学意义。作者的结论是，在微创肺切除术中纵隔淋巴结完全切除与 VAMLA 互补[8]。VAMLA 还能减少 VATS 的单肺通气时间和简化了培训学员的程序。VAMLA 被视为一个优秀的教学方法，它实现了培训的标准化[2]。

2013 年，Turna 和他的同事们第一次发表了他们关于长期生存的数据。他们研究了 433 例切除的非小细胞肺癌患者，这些患者在肺切除术前接受了常规纵隔镜检查（n = 344）或 VAMLA 检查（n = 89）（79%：21%）。所有患者均行相同的分期检查（包括 PET-CT 扫描），患者临床特征及临床 T 分期分布无统计学差异。选择标准的纵隔镜或 VAMLA 是由外科医生决定的。VAMLA 发现的 N_2/N_3 疾病比标准纵隔镜检查多（40.4 vs. 16.2，P＜0.001）。这些患者被排除在进一步的手术之外。在 97.6% 的病例中，VAMLA/纵隔镜检查与肺切除手术之间的时间间隔小于 30d。VAMLA 患者的生存率始终较好，并保持与患者特点和临床 T 期匹配的倾向性。VAMLA 的 5 年生存率为 86.5%，高于普通纵隔镜检查的 49.5%[4]。笔者在我们的患者中也发现了同样的趋势（nonpublished 数据）。

十三、经颈扩大纵隔淋巴结清除

2005 年，波兰的 Zielinski 小组开发了另一种经颈纵隔淋巴结切除术技术（transcervical extended mediastinal lymphadenectomy，TEMLA）[14]。该技术是在常规纵隔镜检查路径的基础上发展起来的 TEMLA，额外使用了胸骨提升器和胸腔镜[14]。这允许从第 1、2、4（4R 和 4L）、3、7、5、6 和 8 组淋巴结处切除淋巴结。一个 5～6cm 的颈部切口是必要的，以实行广泛的分离所有的血管，可以看清楚喉神经的长度、胸腺组织和进入主动脉肺窗口。与 VAMLA 一样，可以完全切除所有纵隔组织（淋巴结和脂肪组织）。大量的淋巴结被切除，这与 Hata 等在 1994 年描述的双侧纵隔剥离术中根治术效果相当[15]。

TEMLA 因需要长时间的手术而损伤较大；超过 2h 的时长导致有些患者不适合做额外的手术。TEMLA 和 VAMLA 的敏感性、阴性预测值（negative predictive value，NPV）、准确性、特异性和阳性预测值（positive predictive value，PPV）无差异，但两者都优于常规纵隔镜检查：敏感性为 0.96，阴性预测值均为 0.98，准确性为 0.99，特异性和 PPV 均为 1[13]。

目前，波兰集团仍然是这项技术的唯一出版商；因此，由于它的有创性，它是否会被广泛接受还有待商榷[16]。

第 22 章
有创性检查
Invasive Diagnostic Procedures

Michael Lanuti 著
沈 诚 译

一、概述

有创性检查常用于评估从良性到恶性的多种疾病。尽管在过去的几十年里，计算机断层成像、磁共振成像和正电子发射断层成像技术有了很大的进步，但有创性检查对于准确诊断或分期胸部肿瘤方面是至关重要的。这些检查包括纵隔镜检查、前纵隔切开术（Chamberlain 式）、经颈纵隔镜检查、斜角肌活检、胸腔穿刺术和电视辅助胸腔镜诊断。关于支气管内超声（EBUS）和内镜超声（EUS）的深入讨论将在其他地方讨论。

二、纵隔镜检查

传统上，经颈纵隔镜检查是纵隔淋巴结分期的金标准。然而，EBUS 作为纵隔镜检查的一种替代性手段，已被越来越多的患者所接受。纵隔镜检查技术由 Harken 等 [1] 于 1954 年开发，然后由 Carlens 于 1959 年提出，随后 Pearson 也在 1965[2] 年提出这项技术。Carlens 和 Pearson 认识到，纵隔镜不仅用于肺癌分期，而且还用于诊断淋巴瘤、胸外转移性疾病变、感染性病变和结节病。它是目前所有淋巴结取样准确性（包括 EBUS 或 EUS 纵隔淋巴结取样）比较的标准。今天使用的纵隔镜是对原有器械的改进，具有远端照明、斜角末端和用于器械的侧向缝隙（图 22–1）。纵隔镜对肿大的纵隔淋巴结的诊断有 100% 的特异性和 90% 的敏感性，因而已得到了广泛认可。在已确诊或疑似患有肺癌的患者中，常规使用纵隔镜检查可以改变多达 25% 的患者的治疗计划。大型研究证实假阴性率为 5%～8%[3, 4]。纵隔镜检查的假阴性率也可能归因于外科医生对结节进行清扫或取样的效果。理想情况下，应常规检查 5 组淋巴结（2R、4R、7、2L 和 4L）（请参阅图 22–2），并从每个组至少采样一个淋巴结，除非相应区域检查后无淋巴结。与传统的纵隔镜相比，电视纵隔镜通过光学放大和可视化的改善，敏感性（92%）和假阴性率（7%）均有所改善[5, 6]。

由于许多肺癌治疗中心选择性地使用纵隔镜，因此常规纵隔镜检查仍存在争议。由美国外科医生学会发起的一项全国性调查，对 729 家医院（31% 的教学或大学医院，38% 的社区癌症中

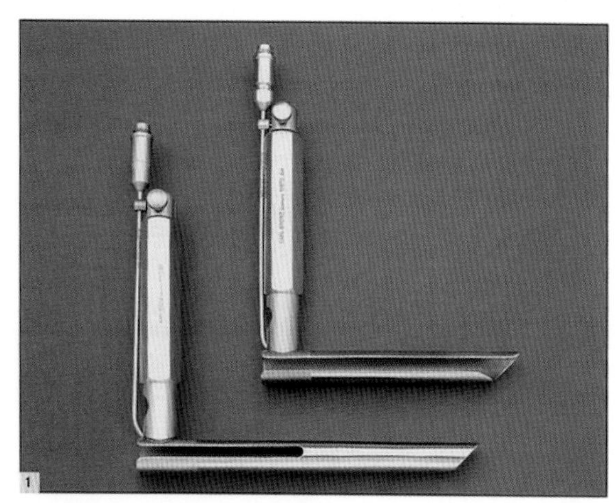

▲ **图 22–1 Carlens 纵隔镜（© KARL STORZ SE & Co. KG Germany）**

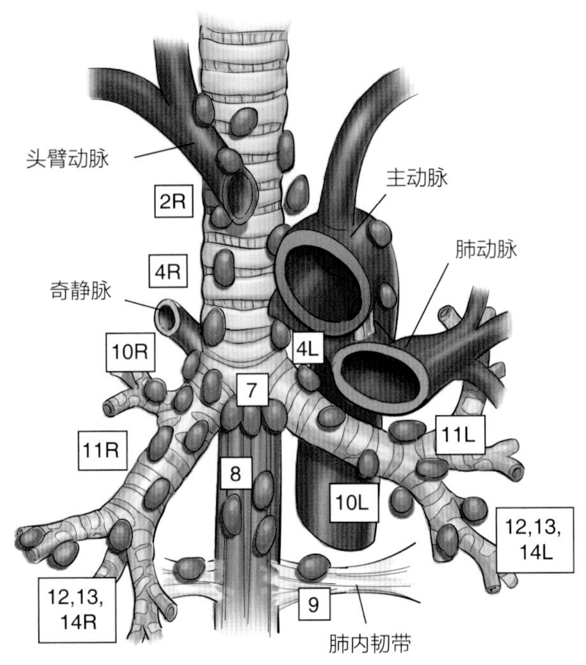

◀图 22-2　根据美国胸科协会提出的区域淋巴结分布图 **Mountain-Dresler** 修改版

经许可，改编自 Mountain CF, Dresler CM. Regional lymph node classification for lung cancer staging. *Chest* 1997; 111: 1718–1723c.©1997 The American College of Chest Physicians 版权所有

心，46% 的综合社区癌症中心）中的 11 668 例首次性肺癌手术治疗的患者[7]，在这些手术患者中，只有 27% 的患者在术前用纵隔镜进行了纵隔评估，并且只有 26% 的患者接受了分期 PET 检查。在教学医院和社区医院的肺癌治疗中，有创性检查用以纵隔分期的使用不足现状令人警醒。另外更麻烦的是，在手术过程中，只有 42% 的患者在纵隔水平进行了淋巴结取样。

（一）禁忌证和适应证

纵隔镜检查可用于任何可疑肺结节肿大（CT 短轴测量>1cm）、^{18}F- 脱氧葡萄糖（FDG）阳性的纵隔淋巴结（N_2 和 N_3）、外周≥ 3cm 的肿瘤、中央型肺肿瘤、肺上沟肿瘤、需要腔静脉或气管切除的 T_4 期肿瘤。若需行全肺切除术的患者，需在术前行有创性检查以明确纵隔分期。若合并实体器官寡转移的患者，在行全肺切除术前强烈推荐有创性检查，以明确纵隔分期[8]。T_1 肿瘤组织学具有侵袭性（即大细胞神经内分泌癌、肉瘤、小细胞癌或多形性癌）也应行纵隔镜检查。外周型 T_{1a}～T_{1b} 肿瘤（肿瘤直径≤ 3cm）伴 PET 阴性纵隔淋巴结可不必常规行纵隔镜检查[9]。美国国家综合癌症网络（NCCN）建议对≥ 1cm 实体肿瘤和≥ 3cm 非实体肿瘤进行纵隔淋巴结病理评估，目前尚存争议[10]。2013 年，美国胸科医师学会和欧洲胸外科医师学会认为 EBUS 已成为肺癌分期的首选方式[11, 12]。在三个前瞻性研究（其中两个是随机对照试验）中，我们评估了 EUS 纵隔淋巴结活检与 EBUS 联合应用对肺癌分期的影响[13-15]，在纵隔内镜分期中，EUS 纵隔分期与 EBUS 是互补的。两者联合分期的敏感性为 68%～94%，阴性预测值为 91%～93%，优于单纯 EBUS 或 EUS。如果在病理发生改变或 FDG 阳性的纵隔淋巴结中，EBUS 或 EUS 导向的活组织检查均为阴性，则仍建议进行纵隔镜检查。

纵隔镜检查绝对禁忌证较少，除了严重的后凸畸形或颈椎融合导致无法伸展颈部而无法行纵隔镜检查。纵隔镜检查的相对禁忌证包括甲状腺肿大、主动脉弓严重动脉粥样硬化疾病、椎动脉（易受颈部延伸引起局部缺血的影响）或无名静脉可导致栓塞性脑卒中。喉切除术后气管末端造口与颈部放射联合，可能会出现解剖困难，并增加颈部伤口感染的风险。有纵隔镜检查史会造成气管前组织纤维化粘连，使纵隔镜复查更加困难。

尽管有这种现象，但在大多数情况下，重复纵隔镜检查是可行且安全的，并且可以在诱导治疗后谨慎使用纵隔复查[16]。在分离无名静脉与气管时必须特别小心，并在直视下进行锐性分离会比在初次纵隔镜检查中使用的钝性分离安全。许多外科医生建议对怀疑患有 N_2 淋巴结阳性的局部晚期肺癌（Ⅲ A 期）的患者行 EBUS 定向活检，作为进行诱导前纵隔淋巴结取样。尽管纵隔镜检查是一种有用的诊断工具，但在使患者处于严重出血或其他并发症风险的情况下，可能无法保证其安全性。

（二）方法

纵隔镜检查是一种门诊手术，需要在医院环境中进行，以有效控制出血的可能性。患者平躺在手术台上，头部放在床的顶端（图 22-3）。建立气管内全身麻醉后，可以通过甲状腺袋或肩部下翻来伸展颈部。脉搏血氧计或桡动脉插管可用于监测无名动脉受压情况（观察波形强弱），以便在较长时间内确保右侧颈动脉的血供不受影响。大多数外科医生会将整个胸骨区域作为手术领域，以备在遇到严重出血情况下行正中胸骨切开术。如果患者以前已经做过胸骨正中切开术，可以考虑在紧急性出血的情况下进行右侧或左侧前胸切开术。纵隔镜检查可以通过标准镜直接观察（图 22-1）或通过电视纵隔镜放大视图（图 22-4）。电视纵隔镜既可以直接和通过监控观看，而且由于所有的手术参与者都可以观察，因此便于教学。如前所述，电视纵隔镜检查已被证实比传统纵隔镜检查能改善淋巴结取样效果[5]。通过分离的颈阔肌向下至带状肌（胸骨舌骨肌和胸骨甲状肌）。甲状腺峡部很少与气管分开。气管触诊有助于识别软组织中线，其中带状肌肉（图 22-5）可以垂直分离，直接进入气管前表面（图 22-5A 和 B）。中线通常有一个脂肪层。图示可以看到气管前壁（图 22-6C），可以通过

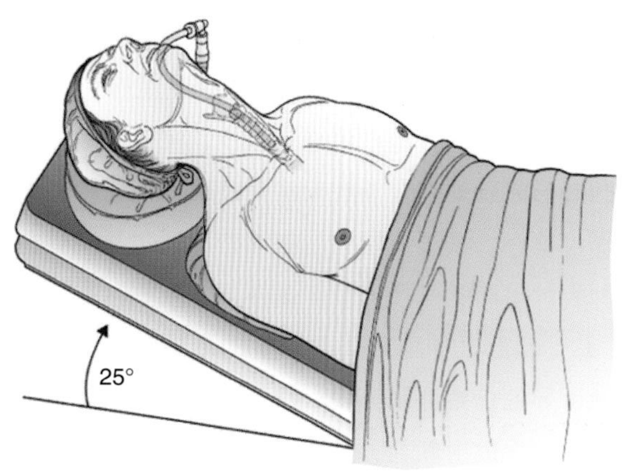

▲ 图 22-3　全麻气管插管纵隔镜检查体位

患者的肩膀抬高，头放在靠枕处

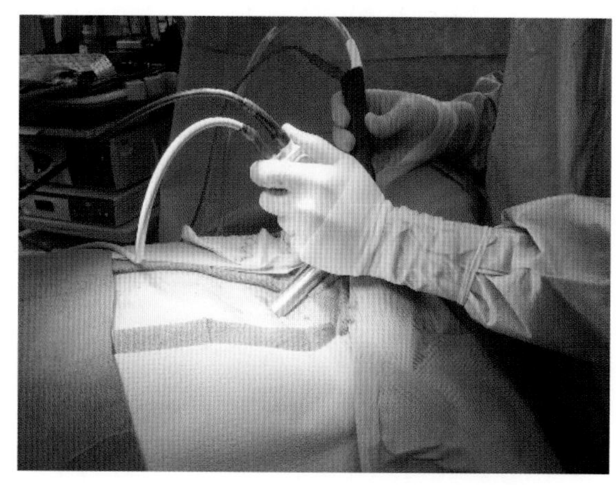

▲ 图 22-4　带吸引器和电凝的电视纵隔镜

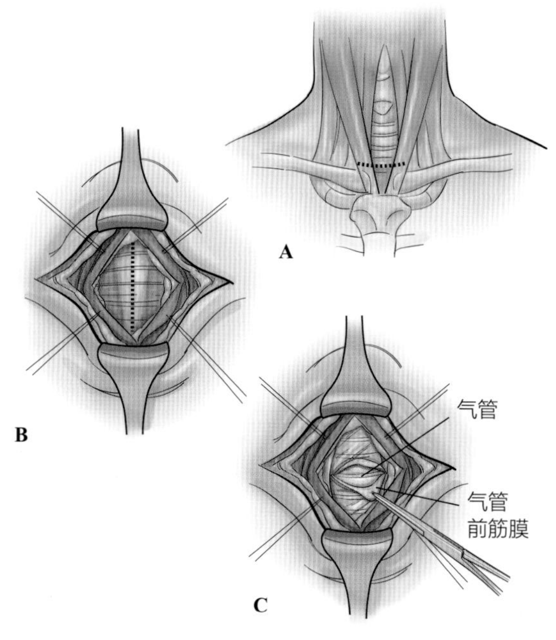

▲ 图 22-5　纵隔镜检查

A. 颈部小切口刚好在胸骨切迹处；B. 颈阔肌分裂后，显露带状肌以识别中线；C. 气管前筋膜被锐性分离并抬高，以显露气管

用 meztenbaum 剪刀钝性扩张开或通过示指插入来建立通道。手指钝性分离（图 22-6D）通常可以触及无名动脉搏动，使用纵隔镜时容易压迫该动脉。沿气管继续进行手指分离过程中，外科医生可以感受组织阻力和纵隔淋巴结的纹理（图 22-7）。必须在手术早期就评估胸骨切迹上方的

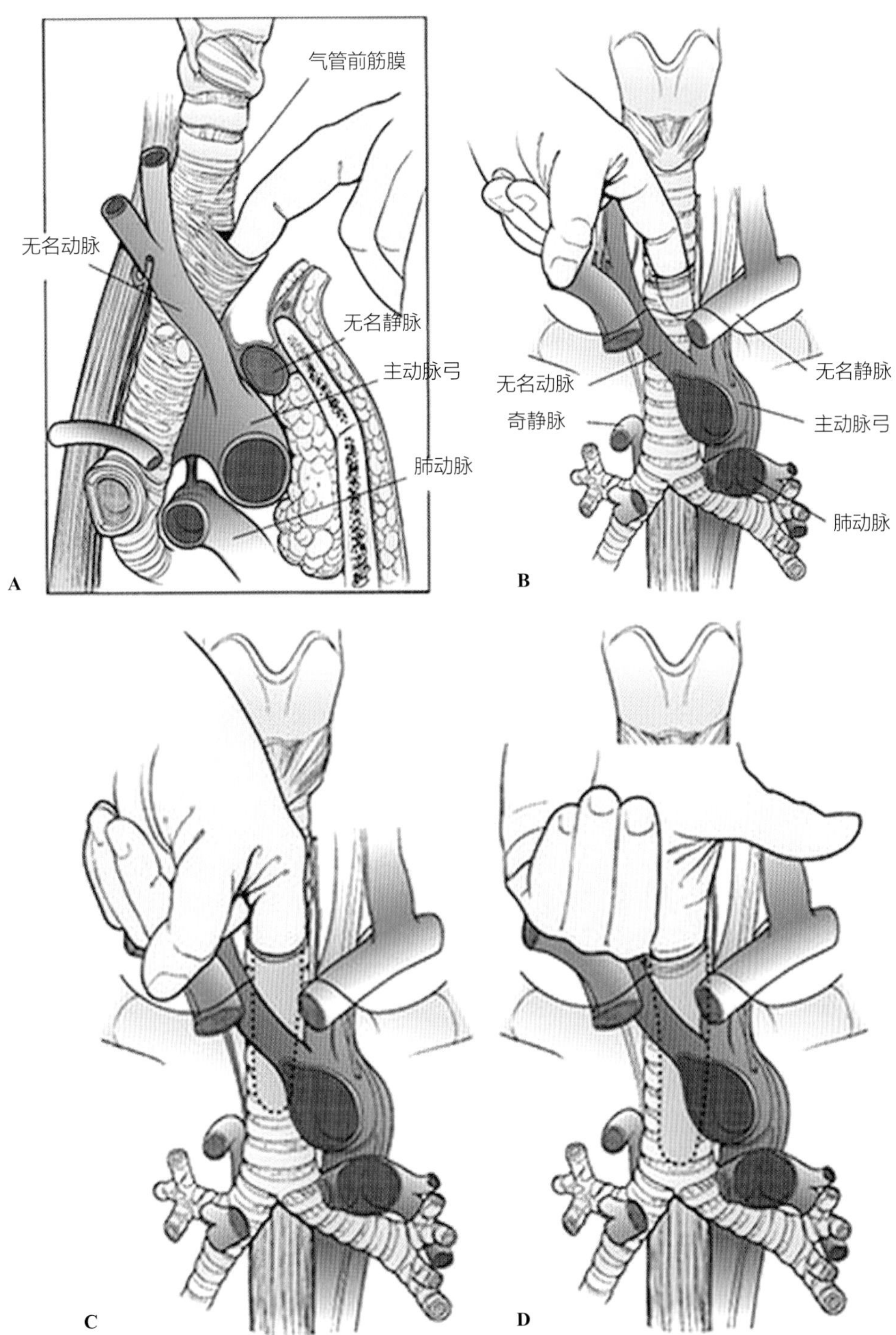

▲ 图 22-6　手指剥离形成气管前平面的矢状位图（A）和冠状位图（B）；对无名脉（C）进行数字触诊，同时对隆嵴（D）进行额外的尾侧剥离

引自 Mediastinoscopy and other thoracic staging procedures. In Kaiser LR, Kron I, Spray T, eds. *Mastery of Cardiothoracic Surgery.* Philadelphia, PA: Lippincott Williams & Wilkins;2014:14–27.

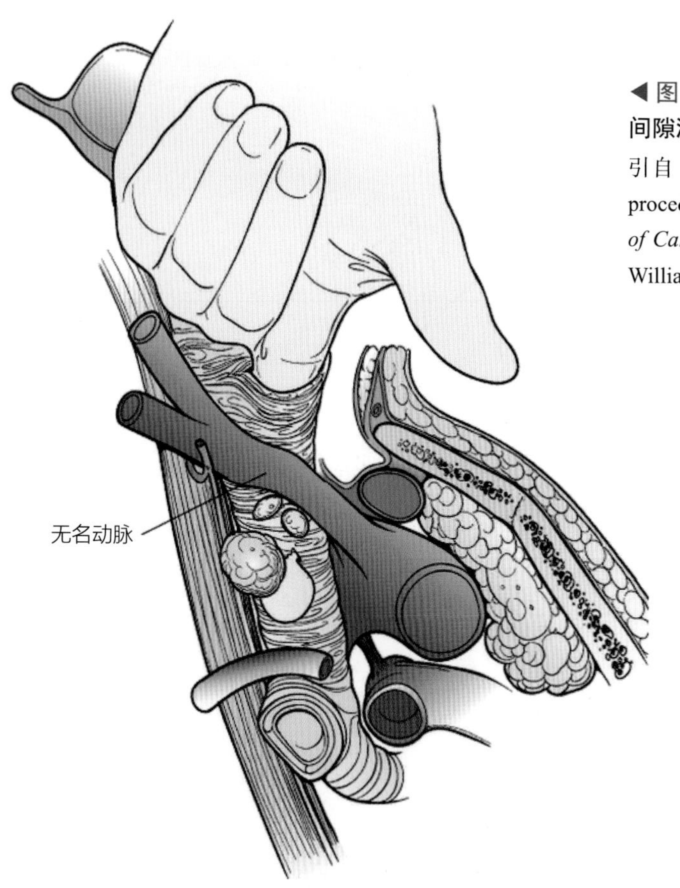

◀图 22-7　手指斜位钝性切开气管前筋膜进入含间隙淋巴结

引自 Mediastinoscopy and other thoracic staging procedures. In Kaiser LR, Kron I, Spray T, eds. *Mastery of Cardiothoracic Surgery*. Philadelphia, PA: Lippincott Williams & Wilkins;2014:14–27.

区域，因为颈部伸展可能会将无名动脉抬高到颈部底部，锐性分离或烧灼可能会伤及该部位。

纵隔镜可插入气管前，常通过吸引器和电凝钩直接分离纤维粘连至肺表面（图 22-8）。操作过程中，只有当仪器前方无阻力或视野清楚情况下，才能将器械向前推进。术中外科医生可以探查整个气管和主支气管的长度。在图 22-9 中所示的各组淋巴结位置，相同淋巴结组所示颜色一致，术中需仔细识别周围的解剖标志，以识别各组淋巴结。取气管支气管角附近标本时要特别小心，因为右侧接近奇静脉和肺动脉干上支，左侧接近喉返神经。右肺动脉干高于隆嵴，在隆嵴下淋巴结活检止血的同时，可能因烧灼而损伤。所有的解剖和淋巴结活检都应该靠近气道。静脉的蓝灰色结构有时会被误认为是矽肺结节。若术中实性或血管性质结构识别困难，则使用 20G 或 22G 脊柱穿刺针和 10～20ml 注射器进行抽吸以识别（图 22-10A）。在取活检标本前，应切除部分目标淋巴结（图 22-10B），以减少出血。如果空间足够，可以用杯状活检钳抓住淋巴结，在直视下进行牵引（图 22-10C）。如果不能通过轻柔的拉动和扭转来获取淋巴结，则需要进行进一步的解剖，或者可以在允许范围内增加一件器械来分离附着的淋巴结，或者稳定淋巴结基底部，以避免牵拉损伤邻近的血管。常规纵隔镜检查的目的是淋巴结采样，而不是进行淋巴结清扫术。在肺癌淋巴结取样时，重要的是对多个淋巴结进行取样。通常采样多组淋巴结（第 2、4、7 组）（图 22-2 和图 22-9）。值得注意的是，第 10 组是肺门淋巴结（N_1），根据定义位于胸膜内，不能常规应用常规纵隔镜检查技术采样，该组淋巴结常通过 EBUS 来获取。术前对原发肿瘤的对侧淋巴结取样对于诊断有 N_3 期肿瘤（ⅢB 期）的患者是至关重要的，因为这些患者的手术治疗效果不佳，需改变治疗策略。所有标本用数字标记以避免出错，使病理报告更加可靠。医务工作者应将

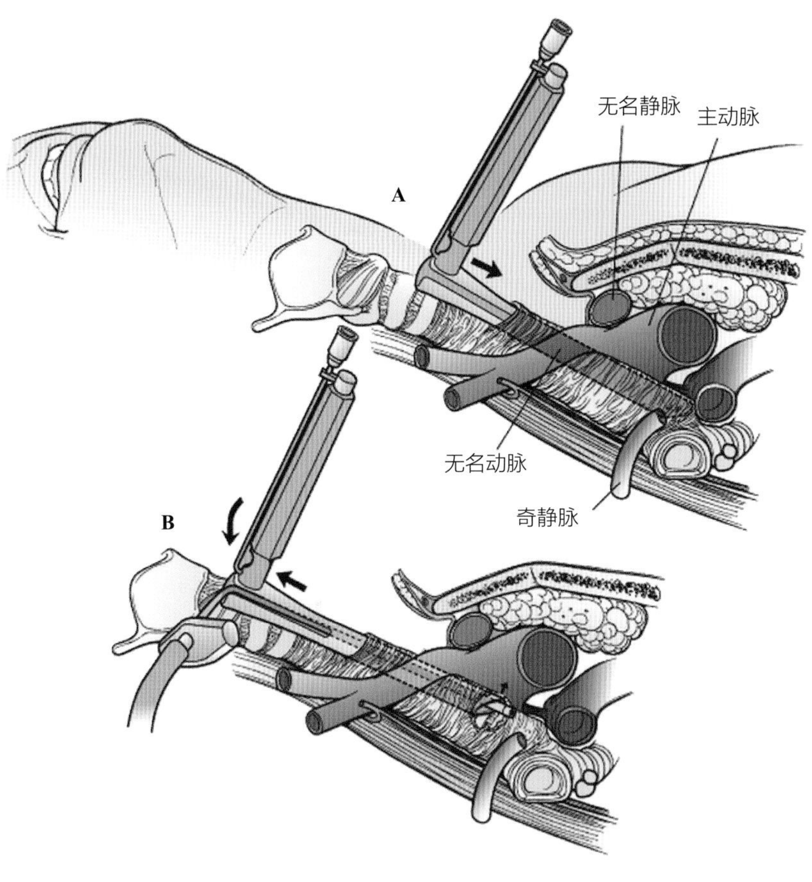

◀**图 22-8 纵隔镜进入气管前隧道（A），注意邻近结构。采用吸灼术（B）进一步扩大气管前平面，显露隆嵴和双侧主干支气管**

引自 Mediastinoscopy and other thoracic staging procedures. In: Kaiser LR, Kron I, Spray T. *Mastery of Cardiothoracic Surgery*. Philadelphia, PA: Lippincott Williams & Wilkins; 2014:14–27.

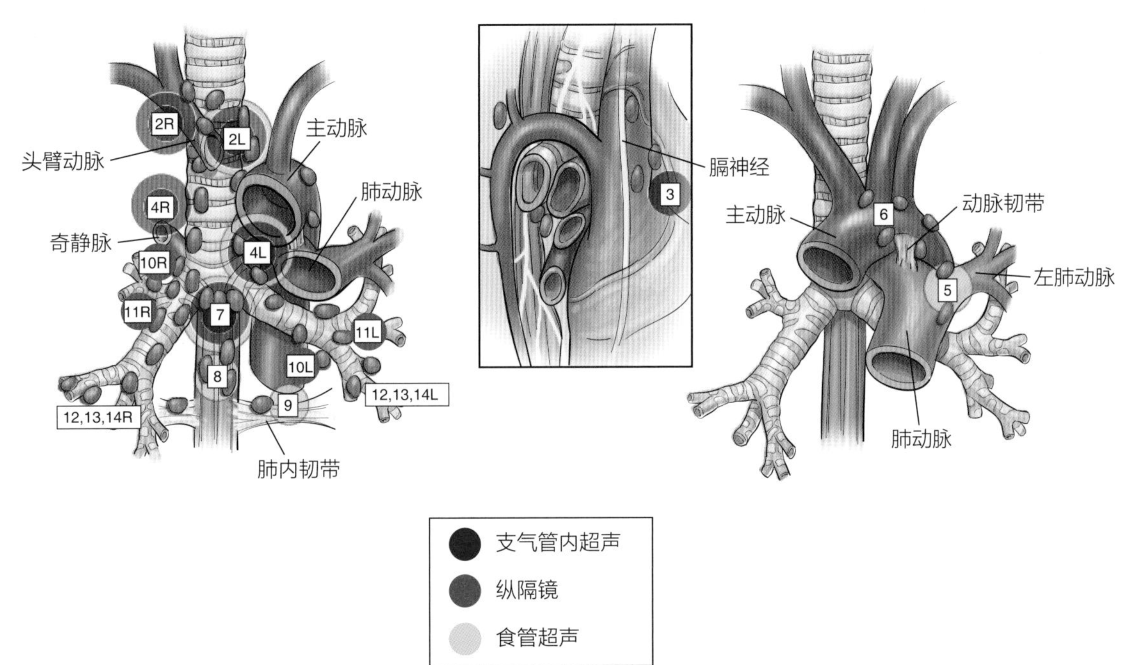

▲**图 22-9 根据分期方式［纵隔镜检查、支气管内超声（EBUS）、食管超声（EUS）］的可达性绘制区域淋巴结图谱**

经许可，改编自 Modified from Mountain CF, Dresler CM. Regional lymph node classification for lung cancer staging. Chest 1997; 111: 1718–1723c. © 1997 The American College of Chest Physicians 版权所有

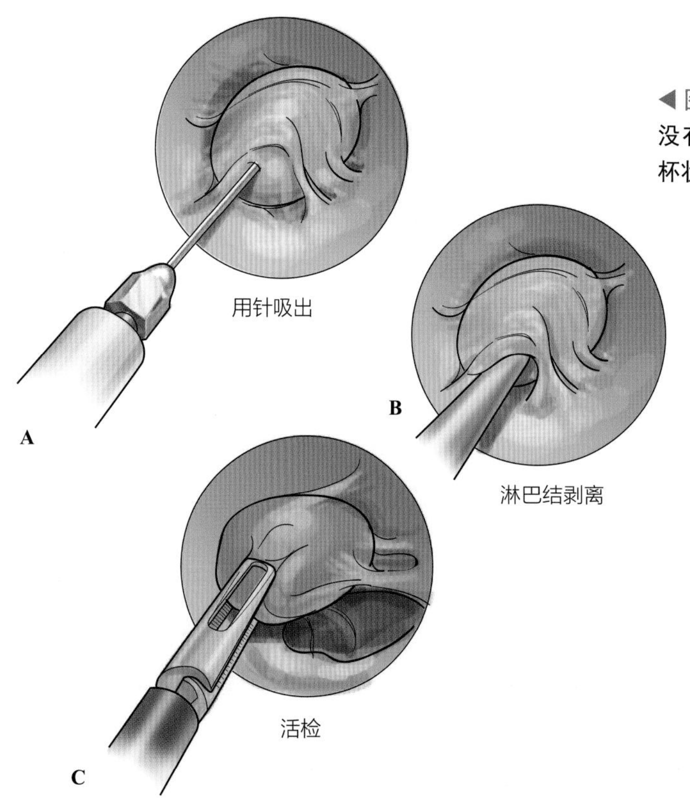

◀图 22-10　**A.** 确定组织并用针吸出，以确保没有血管结构；**B.** 游离清扫淋巴结边缘；**C.** 用杯状钳取活检

这种行为逐渐变为职业习惯，因为它可以提高工作效率，成为所有医务人员之间的通用语言，并在进行临床研究时提供更准确的数据。

一些机构已经开发了用于纵隔淋巴结清扫的视频设备和技术。这些技术使用可以让纵隔视野更加开阔的双侧 Dahan-Linder 纵隔镜。镜头可以用稳定装置固定，可以让主刀医生在电视图像的引导下进行双手操作。电视纵隔镜下淋巴结清扫术（VAMLA）可切除隆嵴下淋巴结、右侧气管旁淋巴结、右侧气管支气管淋巴结和气管前淋巴结，以及对左侧气管旁淋巴结和气管支气管淋巴结的取样。与 VAMLA 相关的资料显示，经证实的纵隔切除术对肺癌分期的敏感性为 93%～96%，特异性为 100%，假阴性率为 0.9% [17, 18]，而相关并发症发生率约为 6%。

（三）并发症

大样本研究示纵隔镜检查的并发症发生率极低（表 22-1）。虽然在纵隔镜检查中可以观察到大出血，但大多数出血是轻微的，可以通过外科材料（氧化纤维素）、短暂填塞或部分切除纵隔来控制。有时，止血钳可用于可见小血管的表面，特别是在隆嵴下区域，那里是支气管动脉的主要部位。为了避免喉返神经的热源性损伤，在左侧气管旁间隙的任何区域都不使用电灼。如果出现明显出血，应将纵隔镜放置至少 10min，然

表 22-1　纵隔镜检查的并发症

- 死亡率＜ 0.2%
- 主要并发症≤ 1%
  - 术中大出血
  - 喉返神经麻痹
  - 脑血管意外事件
  - 食管穿孔
  - 纵隔炎症
  - 术后纵隔出血
  - 气管支气管损伤
  - 膈神经麻痹
  - 胸导管损伤
  - 静脉空气栓塞
- 次要并发症≤ 2.5%
  - 气胸
  - 喉返神经麻痹
  - 伤口感染
  - 轻微出血
  - 自主反射性心动过缓

后缓慢取出。手术前应准备好手术室的血液供应以及其他设备。如果出血仍在继续，则重新填塞填充物，并开始进行正中胸骨切开术或开胸手术。胸骨正中切口是最通用的切口，适用于血流动力学不稳定、无名动脉、主动脉弓或右肺动脉损伤。如果有必要的话，可建立体外循环，以控制主要血管的出血。在大出血控制后进行肺切除是胸骨正中切开术的一个缺点。右胸切开术常用于较常见的奇静脉损伤和较少见的上腔静脉损伤。如表 22-2 [3, 4, 19] 所示，大量研究证实纵隔镜检查的低发病率和低死亡率。纵隔镜检查最常被低估的并发症是由复发神经损伤引起的左侧声带麻痹。而引起神经损伤的主要原因是镜下牵拉和局部热源性损伤 [20]。食管损伤是非常罕见的，可以在左下气管旁或隆嵴下间隙的有创性活检中发生。这种损伤可能无法立即识别，患者术后可能出现纵隔积气、纵隔炎症或胸腔积液，应进行食管造影以诊断，处理方法应与其他创伤性食管损伤相似。当侵犯胸膜壁层时可观察到气胸，通常不伴有实质性损伤。这可以在手术中使用一根可柔性橡胶导管来处理。在移除纵隔镜后，在拔管的过程中，用 valsalva 手法将胸腔内的空气排出。如果有明确的肺实质损伤，必须行胸阔造口术并安置闭式引流。

1. 纵隔胸膜镜

在纵隔胸膜镜检查中，使用标准纵隔镜进入胸膜腔。在右侧手术中，胸膜在无名动脉后方打开，而在左侧，在左侧颈总动脉和左侧锁骨下动脉之间进入。除了胸膜活检、液体取样和滑石胸膜固定术外，还可以获得小的上肺叶活检 [21]。但是，考虑通过上叶癌的胸膜穿刺活检或感染而播散至清洁纵隔区域的风险，在 CT 引导下穿刺活检可能是更好的选择。

2. 扩大颈部纵隔镜手术

扩大颈纵隔镜检查是由少数胸外科医生实施的一种方法，因此并不是胸外科教学的常规部分。它被设计成对标准的经颈纵隔镜检查结果为阴性的左上肺叶肺癌患者进行分期。Ginsberg 等 [22] 设计了一种接近主动脉旁（第 6 组）和主动脉肺旁（第 5 组）淋巴结的方法。该方法通过一个标准的颈部切口，在主动脉弓上方、无名动脉和左侧颈动脉之间形成一个隧道（图 22-11）。纵隔镜斜插至主动脉下间隙。腹主动脉下间隙和腹主动脉旁间隙因受到胸壁骨质的限制，常常分离困难。除无名动脉、颈动脉可能损伤外，左侧主肺动脉、左侧喉返神经、左侧膈神经也可能损伤。另外，可以通过前纵隔切开术或 VATS 来改善视野，从而达到这些淋巴结区域。

三、前纵隔切开术或前纵隔镜术

McNeill 和 Chamberlain 在 1966 年描述了这一过程，并经常用于代替肺癌分期的经颈纵隔镜检查。这是一种针对肺癌或需要诊断的前纵隔肿块的血管前淋巴结（第 6 组）或主动脉肺前淋巴结（第 5 组）肿大的门诊手术。主动脉肺窗的淋巴结主要接受左上叶的淋巴引流，分为 N_2 个淋巴结。值得注意的是，左上叶淋巴结不仅流向邻近的主动脉下和前纵隔，还流向同侧的气管旁淋巴结。前纵隔切开术也可用于右侧，可通向两侧的上肺门、肺和胸膜。除了淋巴结分期外，该术

表 22-2　接受纵隔镜检查的肺癌患者的发病率和死亡率

研　究	N	肺癌例数	阴性例数（%）	并发症例数（%）	死亡例数（%）
Lemaire et al.（2006）	2145	1019	56（5.5）	23（1.07）	1（0.05）
Park et al.（2003）	3391	NA	NA	14（0.04）	0
Hammoud et al.（1999）	2137	947	76（8.0）	12（0.06）	4（0.2）

NA. 无数据

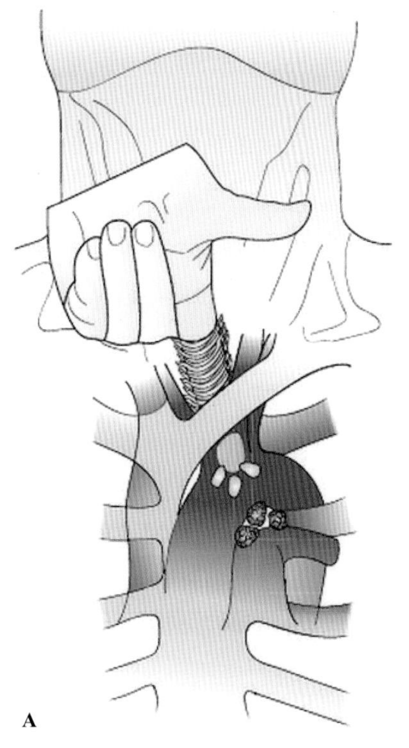

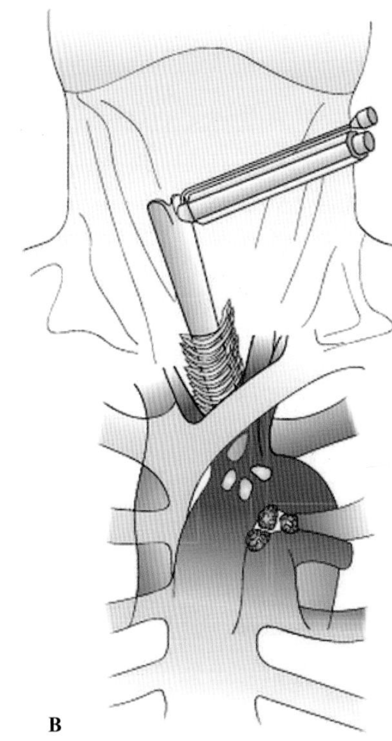

◀**图 22-11　扩大颈纵隔镜检查**

A. 建立主动脉弓上的隧道；B. 用标准纵隔镜到达主动脉－肺窗（引自 Mediastinoscopy and other thoracic staging procedures. In: Kaiser LR, Kron I, Spray T. *Mastery of Cardiothoracic Surgery*. Philadelphia,PA: Lippincott Williams & Wilkins; 2014: 14–27.）

式还可评估纵隔、肺血管和膈神经的侵犯情况。当 CT 表现表明进行纵隔切开术时，在肺癌分期中，通常先于纵隔镜检查。

（一）禁忌证

胸骨切开术史不是禁忌证，但值得注意，因为胸内筋膜通常在左侧打开，有时在右侧打开，特别是在心脏血管重建手术中。然而，如果存在左乳内动脉旁路移植术，一般不应进行该手术。为了在重复胸骨切开术时保护移植物，许多心脏外科医生常打开胸膜将其向外侧覆盖。这将动脉放置在肺门的前面，基本上沿着膈神经行进，并且容易受损。其他可能损伤的结构包括迷走神经、肋间动静脉、上肺静脉、主肺动脉和主动脉。

（二）方法

该手术需要全身麻醉和单腔气管内插管。它可以通过在左胸骨边界的 5cm 横切口在第 2 或第 3 间隙进行[23]。胸肌的纤维被分开以显露软骨。虽然最初的描述建议切除第 2 肋软骨（图 22-12），但这可以通过使用纵隔镜来避免（图 22-13）。纵隔是在切开胸内筋膜后进入的。必要时可结扎乳内动脉和静脉，但通常可缩回并保留。虽然胸膜外平面可以延伸到第 5 或第 6 组淋巴结，但这并不总是可行的。可进行手指钝性剥离，使结缔组织松弛；然而，纵隔镜改善了向内视野，可观察到主动脉、肺动脉和介入间隙。评估该区域的结构情况、侵袭情况和淋巴结肿大情况。迷走神经和膈神经有时可以沿着主动脉弓和喉返支的位置确定。当需要进入胸膜腔取样一个纵隔肿块可疑胸腺肿瘤，并伴有胸膜传播的风险时，应尽可能避免。在胸腺肿瘤的明确手术治疗中，纵隔切开术部位常被切除（全层），以减少纵隔切开术时肿瘤细胞植入导致局部肿瘤复发的可能性。当纵隔切开术与颈纵隔镜检查同时进行时，将颈部切口打开，以便对主动脉－肺区进行双向触诊（图 22-14）。在触诊过程中，外科医生绘制一个正常和异常结构的触觉图谱，并开始采样肿大的淋巴结。当使用杯状钳进行活检时，纵隔镜有助于改善视野情况。如果进入胸膜腔，可以使用从创口边缘取出的弹性橡胶导管排出胸腔气体。在伤口闭合后，采用 valsalva 手

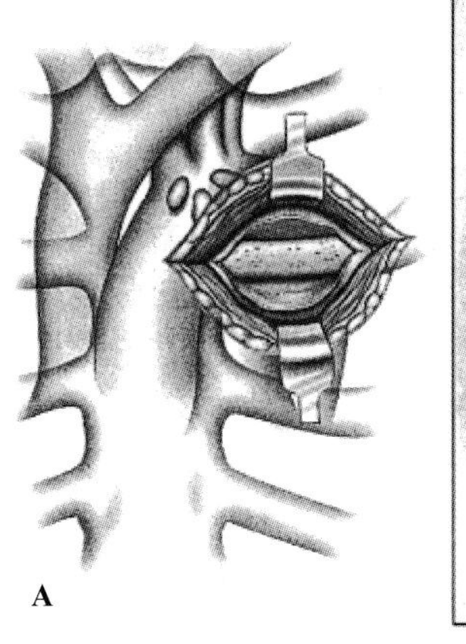

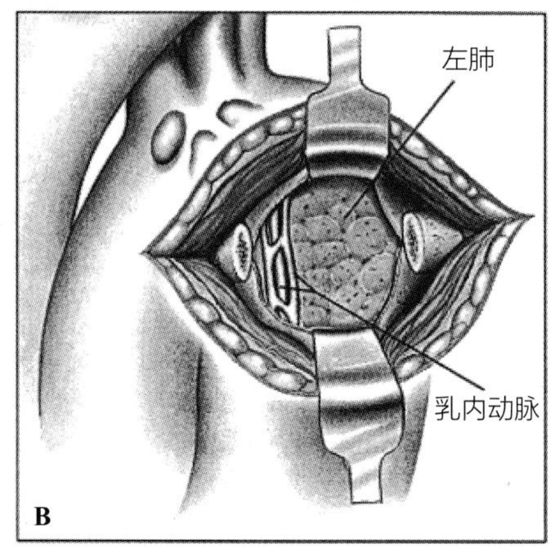

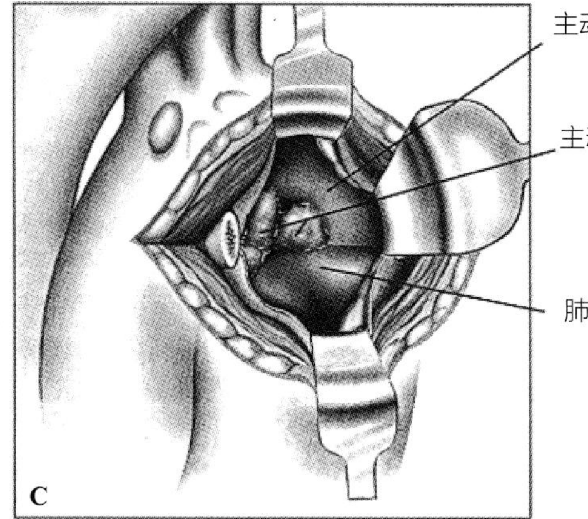
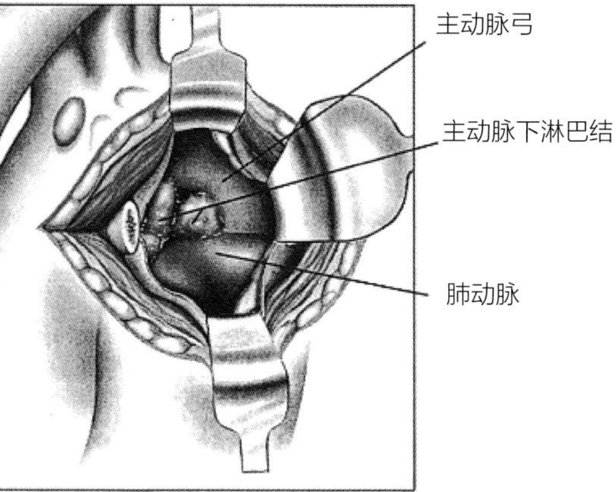

◀图 22-12　前纵隔切开术

A. 横切第 2 肋软骨；B. 去除软骨；C. 显露胸内筋膜，再显露纵隔胸膜及乳内动脉、静脉（C）主动脉下淋巴结（第 5 组）肿大

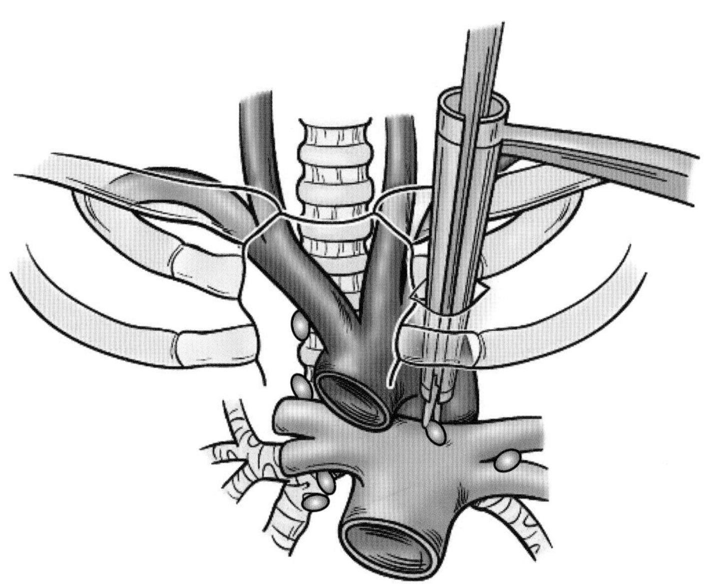

◀图 22-13　前纵隔镜检查

纵隔镜通过胸骨旁切口置于第 2 肋间隙，允许进入主动脉肺淋巴结（经许可，引自 Pearson FG, Cooper JD, Deslauriers J, et al. *Thoracic Surgery*. 2nd ed. New York: Churchill Livingstone; © 2002 Elsevier 版权所有）

法抽走胸膜空气（取出导管时，将肺内压调节至 25～30cmH$_2$O）。

（三）并发症

这里的潜在风险是无意中对左主肺动脉或主动脉弓进行活检或对膈神经或喉返神经造成损伤。在 151 例病例回顾性调查中[24]，前纵隔切开术的并发症发生率为 6.8%，无死亡率。纵隔切开术后乳糜胸罕见，但已有报告。充分的视野是必要的，如果不能实现，可以通过间断肺通气条件下，额外的切口增加胸腔镜以补充视野。

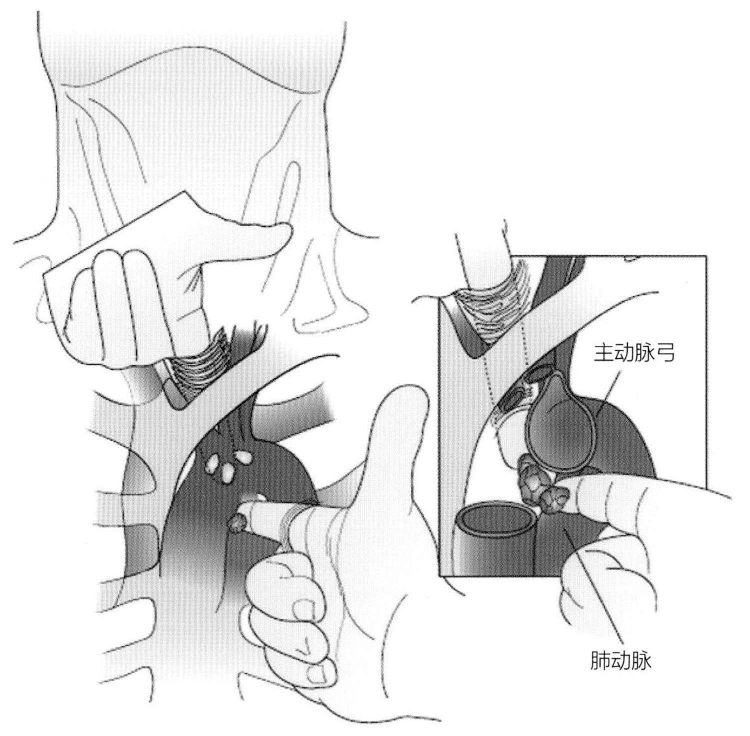

◀图 22-14 颈前纵隔联合切开术时对主动脉 - 肺区的双向指诊

经许可，引自 Mediastinoscopy and Other Thoracic Staging Procedures. In: Kaiser LR, Kron I, Spray T. *Mastery of Cardiothoracic Surgery.* Philadelphia, PA: Lippincott Williams & Wilkins; 2014:14–27.

四、斜角肌活检

斜角肌活检是一个开放的手术，可用于对肿大淋巴结或侵犯斜角肌三角的肿物进行取样。活检中需行斜角脂肪垫切除术，即切除该区域中所有带有结节的结缔组织。由于超声引导的穿刺活检的出现，斜角肌活检已很少使用。

（一）适应证

在广泛采用 CT 和 PET 之前，据报道，不平整脂肪垫活检的阳性淋巴结率为 3.5%[25]～20%[26]。随着 CT/PET 成像和超声引导下细针穿刺（FNA）技术的出现，当影像学研究提示淋巴结受累时，主要采用淋巴结活检来判断肺癌分期，但 FNA 不能作为诊断手段。如果淋巴结可触及，斜角肌淋巴结活检可有助于诊断淋巴瘤。尽管结节病可以在 98%～100% 的病例中通过纵隔镜检查得到诊断，但是盲目斜角肌淋巴结活检的诊断率足够高，以至于当通过支气管镜检查和其他临床证据无法诊且无法进行全身麻醉时，该方法可以代替纵隔镜检查。可触及的斜角肌结节活检通常可在门诊手术室完成（图 22-15D）。

（二）禁忌证

尽管对斜角肌淋巴结活检没有绝对的禁忌证，但在有或没有接受颈部放疗的肿大腺病和结外肿瘤浸润的情况下，会发生愈合不良、恶性细胞伤口播种和乳糜瘘的可能。在这种情况下，一般应避免进行开放式活检，而应进行针刺活检。

（三）方法

脂肪垫切除术是为了便于显露相应解剖结构的，但并非必要。在存在肿大的淋巴结的情况下，可以在局部麻醉下通过标准方法（即切开或切除淋巴结进行活检）对异常组织进行采样。颈部伸展，头部转向对侧。可在胸锁乳突肌的头端之间和锁骨上方约 2cm 处切开一个 4cm 的切口（图 22-15A），沿胸膜向深部分离。头端肌肉向相反方向缩回，或肌肉整体向内侧缩回。肩胛舌骨肌向上回缩。斜角肌三角形的边界是颈内静脉、锁骨下静脉和肩胛舌骨肌（图 22-15B）。前斜角肌及其表面的膈神经构成了解剖的深缘。从

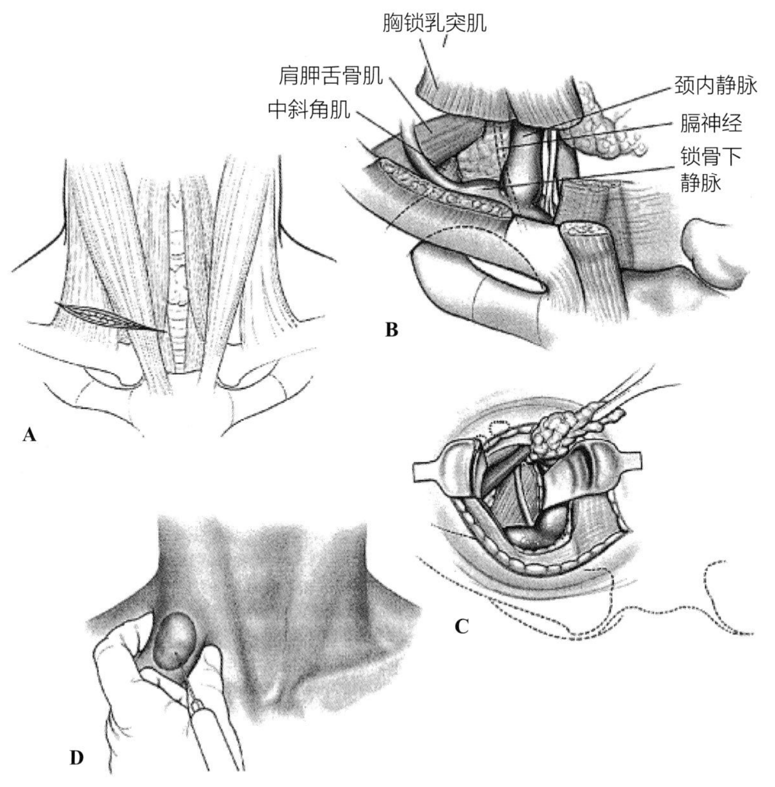

◀图 22-15 斜角肌淋巴结活检

A. 胸锁乳突肌的皮肤切口；B. 斜角三角形的解剖；C. 切除脂肪垫，显露前斜角肌和膈神经；D. 备选方案：经皮穿刺抽吸肿大淋巴结

这些结构中将脂肪垫向上切开（图 22-15C），将可见的淋巴管剪断或结扎。颈横动脉起源于锁骨下，向下进入脂肪垫时，可结扎该动脉以避免出血。在左侧，胸导管在进入锁骨下静脉的上段附近。如果胸导管有损伤，必须小心结扎。当进行纵隔镜检查同时进行斜角肌活检时，纵隔镜切口向适当的一侧延伸 1～2cm，并形成皮瓣。然后，可通过向前缩回肌肉或在插入时将其横切，将斜角三角形伸到胸锁乳突肌胸骨头的后方。

（四）并发症

这种手术的死亡率可以忽略不计。对主要血管的损伤较少见。颈静脉可以很容易修复，但锁骨下损伤可能需要锁骨切除近端和远端控制，并在必要时切除锁骨。可以通过避免在脂肪垫深处进行烧灼来预防膈神经损伤。乳糜瘘可能是一个棘手的问题，通常是由切开活检后的淋巴结引起的，而不是主要淋巴通道的损伤。气胸可能是由于损伤了胸膜顶所致，而肺穿刺的情况较罕见。静脉空气栓塞在任何经颈手术的过程中都有可能发生。

五、胸腔穿刺术

胸膜腔每天产生和排除约 1L 胸腔积液[27]。这种平衡的破坏会导致胸腔积液，并引发多种可能的病因。在积液病因不明的情况下可进行诊断性胸腔穿刺术（最多 100ml 液体）。治疗性胸腔穿刺的目的是清除足够的液体以缓解症状、治疗感染或使肺部的放射学评估更准确。大剂量引流可能与较高的并发症发生率有关，但数据显示[28]，抽吸超过 1000ml 的患者中，仅有 0.5% 的患者出现复张性肺水肿。如果在正位胸部 X 线片上看到胸腔积液，通常胸腔积液约 250ml 时在直立胸部 X 线片上表现为肋间膈肌变钝。侧卧位胸部 X 线片可确定积液是否流动。胸部 CT 和超声检查提高了胸腔积液诊断的敏感性和准确性，可通过影像学和查体结果决定针吸部位。在临床检查中，胸腔穿刺术的最佳部位通常是在叩诊钝性明显处两指宽处。小的积液可以在超声引导下抽吸，CT 扫描在处理复杂积液时也很有用。

（一）适应证和禁忌证

当胸腔积液的病因不明时，应采用胸腔穿刺术进行诊断或治疗性评估。恶性胸腔积液可反复引流；然而，应该考虑胸膜融合术（如果肺没有被纤维剥离所包裹）或留置胸膜导管进行更明确的治疗。唯一的绝对禁忌证是严重的出血征象。在存在轻度凝血异常的情况下，胸腔积液取样是安全的[29]。如果凝血结果不超过正常的 2 倍，并不会增加出血风险。虽然低血小板计数不会增加风险，但与正常肌酐患者相比，高于 6mg/dl 的肌酐可使血红蛋白下降更多。

（二）方法

患者通常是取坐位，身体前倾，手臂向前支撑在一个高的支架上。身体虚弱、卧床不起的患者常采用侧卧位，积液一侧向下。虽然仅用针和注射器就可以抽吸胸腔积液样本，但目前大多数胸腔积液的抽吸方法是使用一套包含局部麻醉、治疗巾、针和注射器、引流导管和用于液体抽吸的真空容器（治疗性胸腔穿刺术）。针可以与三通旋塞连接，从而保证多次抽吸而不用显露针头。首先叩诊胸腔以确定胸腔积液的程度。在皮肤和皮下组织中注入局麻药后，在肋骨上缘正上方插入 18G 或 21G 针，以避开肋间血管和神经（图 22–16），并进入胸膜壁层。然后将针头插入积液中，抽取样本。导管也可以采用导线和自定装置技术。在大多数情况下，针是在脊柱外侧几英寸的后方插入的。如果吸入的是空气而不是液体，表明入口位置可能太高，应尝试较低的肋间隙。如果没有发现空气或液体，则可能是入口位置太低，胸壁对针头而言太厚，或者液体太黏稠。这些问题可以通过移动到不同的位置，使用更长的针头，或使用更大的针头来解决。如果胸腔穿刺术仍然不成功，需要重复成像或在超声引导下介入。

积液的特征如外观和气味有助于诊断。脓胸或厌氧感染以带有恶臭的脓性液体为特征，而无嗅的乳状外观可能提示乳糜性积液。血或浆液性

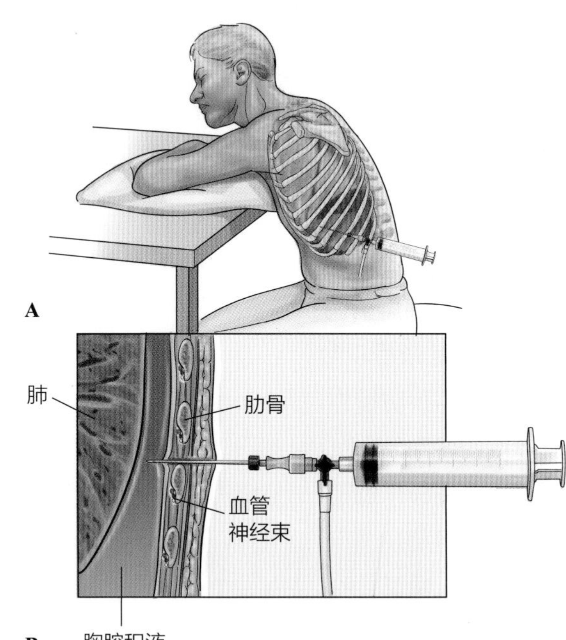

▲ 图 22–16 **A. 胸腔穿刺术的标准端坐姿势；B. 在所触诊的肋骨上缘进行针吸**

液体提示恶性肿瘤、结核或外伤。可以检测胸膜液的化学成分，进行细胞计数和鉴别。如果怀疑有恶性肿瘤，可进行细胞学检查，还可进行细菌培养以排除感染。化学分析包括测量 pH、比重、葡萄糖、总蛋白、乳酸脱氢酶、甘油三酯，有时还测定淀粉酶。胸膜液中总蛋白和乳酸脱氢酶（LDH）的浓度与血浆中的含量直接相关。在胸腔穿刺术时需要血液样本来确定相对的血清和胸腔积液浓度。重点判断胸腔积液是漏出液还是渗出液，感染和肿瘤是渗出性积液的主要原因。

（三）并发症

气胸是胸腔穿刺的最常见并发症。一项研究中显示，在过去的 12 年中，一家医院的 9320 例住院胸腔穿刺术患者中，术后气胸的发生率不到 1%[30]。研究还表明，医源性气胸与清除＞1500ml 液体（$P<0.0001$）、单侧手术（$P=0.001$）和多个针头穿过皮肤（$P=0.001$）显著相关。超声引导已被证明可以降低气胸的发生率，在 605 例患者中，超声引导的气胸发生率为 2.5%[28]。肋间血管损伤出血很少见，但在肋间动脉曲折的老年患者中更容易发生[31]。血管迷走神经介导的心动过缓

和低血压也可能发生。罕见的并发症包括上腹部器官（肝脏或脾脏）损伤出血、针道肿瘤植入和胸膜腔感染。在治疗性胸腔穿刺术或由于气胸导致的肺快速扩张后，复张性肺水肿是罕见的但潜在的严重并发症。肺的重新扩张，导致黄嘌呤氧化酶上调，随之而来的自由基损伤以及内皮细胞和Ⅱ型肺泡细胞的凋亡与水肿的发展有关[32, 33]。肺的重新复张后现数天至数月易出现的大量积液。建议的预防措施包括最大限度地降低胸腔穿刺术期间的胸膜内负压，限制每次手术中的排液量，以及在操作过程中出现频繁咳嗽或胸痛时终止操作。但是，关于可以安全排出的液体量尚无共识。有人建议，除非实时检测胸膜腔压力，否则引流量应限制在1～1.5L[34]，但其他报道未发现引流量的上限。在实践中[35]，应仔细观察患者的临床症状并观察其低阈值，并在适当时候停止穿刺。

六、电视辅助胸腔镜诊断

电视辅助胸腔镜手术（VATS）是胸膜疾病、间质性肺疾病、孤立性肺结节的诊断工具，已成为胸外科医师必备的技术手段。VATS在肺癌的诊断和治疗中起着重要的作用，包括对局部晚期肿瘤T分期的评估和难以到达、可疑阳性的胸内淋巴结的取样。尽管人们普遍认为胸腔镜的诞生要归功于20世纪初期的瑞典内科医生Hans Christian Jacobeus，但Hoksch等[36]认为这种技术可能早在半个世纪之前就已经存在了。早期胸腔镜主要用于胸腔内疾病的诊断。随着20世纪80年代高分辨率视频内镜系统的出现和选择性单肺通气技术的发展，这种模式在临床实践中更加成熟。这些新元素的融合极大地促进了旧的胸腔镜技术在胸腔疾病常规治疗中的应用，演变成今天胸腔镜的现代应用。

（一）方法

VATS传统上是在全身麻醉下使用双腔气管内插管或支气管封堵器选择性单肺通气。局部麻醉下的电视辅助胸腔镜手术是一种被一些研究者报道过的替代方法[37]，但没有被广泛采用。在没有合适大小的双腔气管内管的儿童中，常用一个小的单腔管插入对侧主支气管以替代。成功置入双腔气管内管后，将患者置于略微向后倾斜的最大屈曲侧卧位，以防止髋关节阻碍胸腔镜下行运动（图22-17）。外科医生和助手的位置取决于术前影像显示的病理部位。电视显示器的位置使外科医生和助手在手术时直视前方。5mm或10mm胸腔镜使用0°或30°镜头和三芯片CCD摄像机。胸腔镜和较小直径的器械（如直径2mm的针镜仪器）在美国也已成功地应用于诊断程序[38]。观察口位于后腋窝线第8或第9肋间隙处（避开左侧心尖）。后孔位于下叶边缘与膈肌接触的地方（与肩胛尖端相一致，图22-18）。一旦进入胸膜腔内，应确定肺门和主要肺裂的位置，固定视野。可以考虑使用0.25%～0.5%丁哌卡因在直接胸腔镜辅助下行神经传导阻滞麻醉。第三个腋窝端口位置应该放置在目标病灶上方呈三角状。当触诊不确定结节位置时，应该毫不犹豫地扩大任何一个切口位置（图22-19）。有许多不同的胸腔镜器械可以使用，但一个标准的抓持钳可以无创牵拉肺组织及清除术中血凝块。肺活检采用标准胸腔镜线性吻合器。去除可疑结节的另一种技术是精确剜除烧灼技术，该技术最初由Perelman描述，后来由Cooper[39]等提出。一些术者主张根据在胸腔镜辅助诊断中，更早地拔出胸腔引流管。

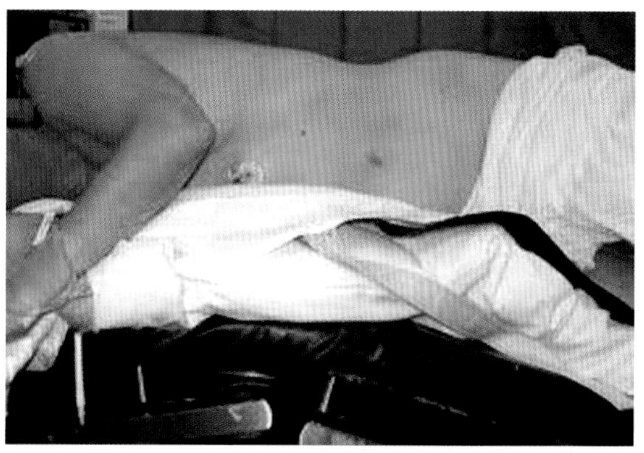

▲ 图22-17 VATS的正确定位

尽量弯曲，稍微向后倾斜，以防止髋关节阻碍胸腔镜下行

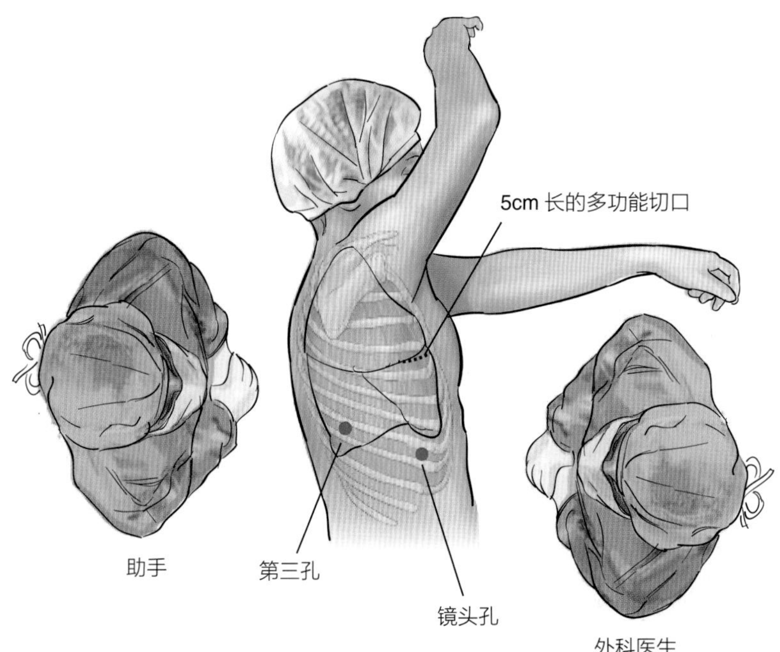

◀ 图 22-18 VATS 的标准切口位置

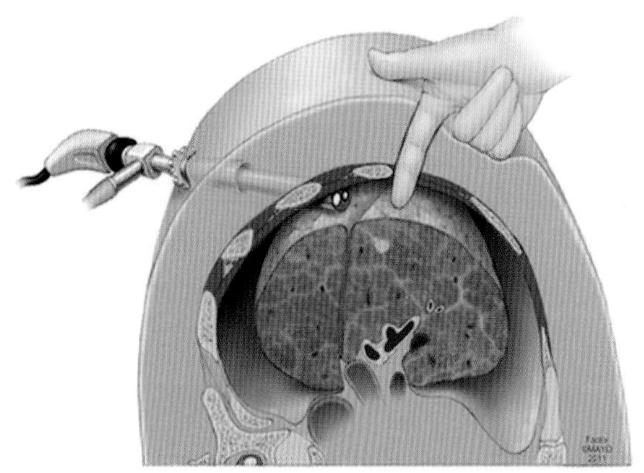

▲ 图 22-19 三切口 VATS，单指触诊单个肺结节

（二）VATS 在胸膜疾病中的应用

1. 胸膜腔积液的诊断

如果常规方法如胸腔穿刺术或经皮胸膜活检不能对有症状的胸腔积液做出诊断，则胸膜腔镜可提供胸膜腔的额外评估。渗出性积液很少有明确的组织学诊断；然而，渗出性积液需要进一步研究，以排除恶性肿瘤、胶原血管病和结核病等。胸腔镜在胸膜疾病中的诊断效果甚至可能比开胸探查更有效，因为胸腔镜能更好地显示胸腔的情况。VATS 允许所有胸膜表面（包括纵隔、膈膜和脏胸膜）充分显示，并可进行活检。这有时可以通过少于传统的 3 个切口来进行。对于单孔手术，活检钳可以与电视辅助胸腔镜通过相同的端口插入，到达目标病灶。在患者手术时，若已安置胸腔引流管，引流管部位的切口可以作为一个单独的切口，避免额外的切口。胸膜活检可通过插入仪器端口的内镜活检钳进行。若诊断为恶性间皮瘤，仅胸腔积液的诊断率为 4%～20%，因此应行全层胸膜活检以证实病变延伸至肋间肌。如果胸腔积液的病因被确定为恶性，可以选择进行滑石粉注入的化学胸膜固定术。关于诊断性胸膜腔积液疗效的文献非常多，并且在 95%～100% 的病例中，诊断性胸膜腔积液的阳性诊断率一致。1991 年 Menzies 和 Charbonneau 对全世界 1500 例不确定胸膜积液的 Meta 分析证实[40]，胸膜积液诊断准确率为 90%，发病率仅为 3%。VATS 的使用使外科医生能够诊断不确定的胸膜积液的不常见原因，包括持续性漏气、乳糜胸或与腹膜透析或膈肌损伤相关的胸膜腹膜瘘的位置和修复。

2. 胸膜腔感染的诊断

脓胸通常是由于肺炎旁胸腔积液的重复感染

发展而来。该过程遵循这样的顺序，通常经过渗出性期、纤维脓性期组织和坏死期。VATS 可以替代纤维蛋白溶解疗法用于胸膜腔感染[41]，可用于治疗性分解纤维脓性期的定位并实现脱壳，从而产生更多的组织用于微生物学分析。如果要对分枝杆菌病进行鉴别诊断，可以使用 VATS 进行胸膜组织活检，以提高微生物学效力，因为众所周知，分枝杆菌很难从胸腔积液中培养出来。出于诊断目的，从胸膜或脏胸膜表面抽吸出的胸水和渗出性剥离也被提交进行微生物学和病理学检查。在结核病仍很流行的地区，还必须进行微生物学研究以排除抗酸杆菌。

3. 肺间质病变的诊断

放射影像学上的肺部浸润很常见，鉴于放射病学特征相似的多种可能病因，肺部浸润可能会带来诊断困难。尽管可以在适当的临床背景下得出推断，但有时需要组织活检来确认诊断，以保证治疗效果。这些诊断可能包括过敏性肺炎、弥漫性肺泡损伤、非特异性间质性肺炎、普通间质性肺炎和肺部炎症等。由于通常获得的标本较小，因此经皮或支气管镜活检技术对于此类患者诊断价值有限。VATS 取代了传统的开放式肺活检作为一种诊断工具，可用于获取大量组织以提高病理学阳性率。对于不能耐受单肺通气的患者，仍考虑通过有限的开胸术进行开放式肺活检。这些患者通常是重症患者，需氧量高和气道压力增高的机械通气，从单腔转换为双腔气管插管可能是危险的。VATS 因减少了术后并发症发生率和患者的痛苦，往往具有更大优势。许多研究还表明，VATS 活检的大小和质量不逊色于开放手术，并且诊断准确性极高，并发症发生率低，住院时间短，引流管带管时间更少[42, 43]。

根据术前影像学检查所示结果，选择与前述的基本三角定位胸腔镜技术，以对可疑的最大病理部位进行活检。如果双侧疾病中所有其他因素均相同，则首选右侧入路，因为肺额外裂和肺叶边缘改善了肺边缘取样的技术可行性。楔形切除活检中是使用直线胸腔镜缝合器，其中切除肺的厚度可能需要相应匹配的器械。如果怀疑有恶性肿瘤，需要对切口进行保护，可以将样品放入内获取标本的塑料袋中。活检标本的数量取决于临床需要。但是，已发表的单中心研究表明，第二次活检标本不一定与第一次活检不同[44]。

外科医生应该清醒地认识到，对急性或慢性间质性肺疾病的患者进行肺活检可能会带来很大的手术风险。在 80 例接受肺活检的患者中，Warner 等[45]的报道显示仅有 66%（53/80）的患者诊断为阳性，只有 70% 的患者改变了治疗方法。另外，19%（15/80）的患者出现了与活检相关的并发症，只有 24 人顺利出院。在最近的 32 例间质性肺疾病非特异性诊断的 VATS 肺活检中，30d 死亡率为 0%（90d 死亡率为 5%），但并发症发生率为 66%[46]。因此，临床判断对于选择此类患者进行外科手术的时机至关重要。

（三）VATS 与孤立性肺结节

孤立性肺结节“硬币样变”定义为直径≤ 3cm 的单一肺内肿物。随着胸部 CT 对肺部症状的应用和国家肺癌筛查试验中低剂量 CT 胸部对肺癌筛查的采用，肺部结节的患病率大大增加[47]。在未被证实之前，增大的孤立性肺结节被认为是肿瘤。PET 的应用大大减少了对肺部结节的活检。虽然可以考虑 CT 引导的细针穿刺作为一种诊断方式，但阴性活检结果很少能明确排除恶性肿瘤。VATS 在几乎所有病例中都能提供准确的组织诊断，但如果在冰冻切片上得到确认，也能对原发性肺癌进行分期。VATS 也可以作为一种治疗方式，在进行诊断性 VATS 的同时进行治疗性肺切除。

许多研究已经证实 VATS 对肺结节的诊断准确性始终在 95% 左右。除了具有较高的诊断准确性外，使用 VATS 对孤立性肺结节进行活检的死亡率也非常低[48]。一般来说，根据术前 CT 胸部所确定目标病灶，三个切口呈三角形排列，以便术中探查病变部位。并不是所有的病变都能在脏胸膜表面直接显示出来，所以几乎所有病例必须进行触诊。用肺叶钳可以将肺部探查到的部分带至指尖触诊。为了彻底触诊整个肺，可能需要松解任何胸膜粘连和肺韧带。

直径＜1cm 或距胸膜表面＞10mm 的实性肺结节可不必再在术中进行定位。但在 VATS 中很难触摸到磨玻璃影结节。如果从术前 CT 表现怀疑为磨玻璃影结节，建议医生通过多种定位技术在术前对病变进行标记，包括导航支气管镜引导的亚甲蓝注射 [49]、CT 引导的放射性同位素注射 [50]、基准标记插入 [51] 或钩针插入 [52]，肺结节定位的另一种替代方法是术中 VATS 超声内镜检查。在单一机构研究的 46 例患者中，有 20 例（43%）肺结节未通过常规方法检测到，并在术中超声中成功鉴定，从而避免了在这些患者中进行开胸手术的诊断 [53]。在某些情况下，可能需要解剖节段切除术或肺叶切除术，深部病变不适合单纯的楔形切除。标本取回应始终包括使用标本袋，以保护切口部位免受潜在的肿瘤播散。

（四）VATS 与肿瘤分期

现代肺癌分期方式包括诊断性胸部 CT、CT-PET、纵隔镜、支气管内和（或）纵隔淋巴结超声内镜活检、头部 MRI、胸腔镜及开胸手术。为了避免无效的开胸手术或无疗效的肺切除，VATS 可直接显示胸腔，并可用于在肺切除前排除隐匿性胸膜转移。它也可以用来更好地评估肺肿瘤的 T 分期情况（即胸壁、纵隔或心包侵犯）或允许同侧纵隔或肺门淋巴结取样。胸腔镜手术在诊断胸膜转移的有效证据可以追溯到 1996 年，当时胸腔镜手术前肺癌分期中有 2/39（5%）患者由于胸腔镜手术的发现而无法手术 [54]。如果发现胸壁侵犯，胸腔镜可以指导开胸手术范围，进一步明确胸壁切除肿瘤的边缘。

（五）禁忌证与并发症

诊断性 VATS 的禁忌证包括由于先前的机械 / 化学胸膜固定术或炎症过程而不能耐受单肺通气或胸膜闭锁者。诊断性 VATS 危及生命的术中并发症很少见，医院的整体死亡率（0.5% vs. 3.6%）和中转开胸率（2% vs. 13%）很低。VATS 令人担心的并发症之一是在输血或复苏前无法控制的血管损伤。良好的切口选择和细致的技术可以缓解这种情况。外科医生应准备用 5～10mm 的海绵棒压塞止血。通常，与将单独的后外侧胸廓切开术相反，将前部实用切口扩展至前胸廓切开术是最好的方法。重要的是要注意，大多数出血可以通过直接填塞控制，紧急情况下可中转开胸止血。外科医生还应与麻醉师沟通，以准备输血，并在发现重大血管损伤后在房间内交叉配血。另一个严重的情况是对胸腔镜切口部位施加过大的压力，这可能与肋间神经损伤相关，从而导致严重且长期的术后疼痛。

第六篇　胸外科学的历史和先驱者

Preoperative Assessment of the Thoracic Surgical Patient

第23章
胸外科手术患者的一般风险评估

General Risk Assessment of Patients for Thoracic Surgical Procedures

Alessandro Brunelli　Cecilia Pompili　Michele Salati　著

车国卫　译

一、概述

手术风险是一个难以准确定义的概念。患者、患者的家人、外科医生、医院管理人员和付款人对手术风险的认识都可能有所不同。他们通常会用不同的标准来衡量手术的成功与否。外科医生主要关注的是客观和可即时测量的终点事件，通常为住院时间、死亡率和并发症等。患者及其护理人员通常更关注其剩余功能和生活质量。他们在术前咨询中最常问到的问题之一是“我是否能够恢复到当前的日常生活方式？”

目前，我们还没有可靠的风险模型或预测公式可以有效地预估肺肿瘤切除后与身体和情感成分相关生活质量的下降。然而，永久残疾和丧失独立生活的能力仍然是外科手术候选人主要担忧的问题，甚至超过了死亡和并发症[1]。与死亡率等客观结果相比，这些概念更难以估计和风险分层，因为它们具有高度的主观性，并且传统上用来估计死亡率或发病率的客观因素并未表现出与生活质量生理或心理方面的相关性[2]。

二、患者对手术风险的认识：共同决策过程中剩余生活质量的重要性

对健康状况的认识仍然是影响患者决定是否接受手术最重要的因素。这个选择主要是通过对癌症治愈的可能性与剩余生活质量的衡量来决定的[3]。然而，生活质量很难根据客观因素来预测，因此，医生没有足够的证据来有效地告知患者这方面的信息。但这点又非常重要，因为在共同决定是否手术时，这对于患者的态度明确至关重要[4]。

共享决策（Shared decision making，SDM）的概念适用于在没有专业背景的情况下为患者提供2种或多种医学上的合理选择。为了制定SDM指南或将此概念整合到现有的决策算法中，近20年来有越来越多的研究发现医生与患者在包括肺癌管理在内的很多临床领域内对决策理念都缺乏一致性[5]。大多数研究表明，患者和医生之间没有充分地交流顾虑和治疗策略。

为了进一步加强医患交流、患者参与和知情同意，几种针对每个患者结果概率的计算机交互算法应运而生。有助于治疗决策的在线工具已对临床医生的决策产生了积极影响，针对晚期 NSCLC 的工具也正在被开发[6]。英国的综合医学委员会（General Medical Council）发布了一份文件，重点关注 SDM 流程的核心作用，加强患者对自己医疗方方面面的责任感，并与医生一起做出最适合他们的治疗决策（http://www.gmc_uk.org/guidance/ethical_guidance/consent_guide_index.asp）。同样，医学研究所（Institute of Medicine，IOM）将吸引患者参与和支持患者决策的过程认定为护理的重要环节[7]。在考虑治疗目标，例如选择非积极（可能效果较差）治疗手段来提高生活质量时，患者参与治疗决策的制订则尤为重要。实际上，生活质量在这种以患者为中心的护理中起着双重作用：首先，患者需要掌握有关肺切除术后剩余生活质量的完整信息，以便针对肿瘤治疗做出最佳决策。其次，患者需要了解这种共同的决定最终是否以及如何改善术后的生活质量。但目前仍需进一步的研究来解决这个问题。

SDM 是一个仍然需要深入研究的多因素影响过程。SDM 的核心价值仍在于它有助于促进患者对治疗过程的了解，其最终目的在于提高患者的依从性和对治疗的满意度。但近年来，这种策略也被认为是减少过度医疗和治疗成本的工具[8]。有趣的是，最近的 Cochrane 系统评价发现，与未参加 SDM 的患者相比，参与 SDM 的患者中有 20% 选择了有创性较低的手术和更保守的治疗[9]。但是，在该系统评价中，仅有少数研究证明了在临床护理中实施 SDM 可以节省医疗成本。

肺癌患者通常会选择规避风险，直到肿瘤进展而没有其他替代疗法时。当这些因素影响治疗决策时，他们通常会愿意接受很高的术后并发症和与手术相关死亡的风险[1]。另外，患者也逐渐了解和意识到永久和长期残疾的风险：癌症治疗对日常生活的影响程度是对于患者而言是最重要的治疗结果之一。因此，了解外科手术治疗后剩余生活质量的相关信息非常必要，尤其是在有不同治疗方案的情况下。

老年肺癌患者数量和肺癌筛查方法的增多正在逐渐改变患者在手术决策过程的参与情况。对手术风险的解释常常需要我们综合考虑老年患者的认知能力。与年轻患者相比，老年人更倾向于通过宗教支持来应对与癌症诊疗相关的压力，并在决策过程中考虑到与健康相关的生活质量。

Salati 及其同事[10]发现，尽管老年肺切除术候选人在运动测试中表现较差（表明身体状况较差），但与年轻患者相比，他们在 QoL 问卷上的术前心理综合评分较高。这表明尽管老年人对自己的身体状况比较担心，但他们也更愿意面对肿瘤和肿瘤手术的挑战（图 23–1，改编自图 23–3）。

此外，医疗保健的转变使患者在医疗决策中的作用越来越明显，我们需要对患者理解健康相关信息的负担进行调查，以便于患者做出充分知

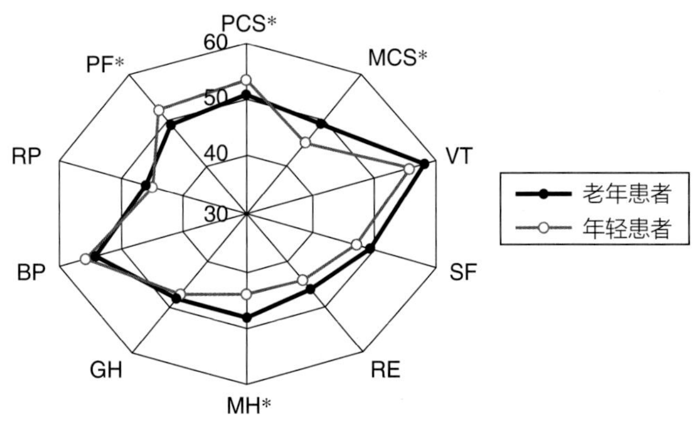

◀图 23–1　老年患者与年轻患者的术前 SF36v2 生活质量域雷达图

*. 两组之间有显著差异（$P < 0.05$）。PF. 身体功能；RP. 由于身体问题造成的角色限制；BP. 身体疼痛；GH. 一般健康意识；VT. 能量和活力；SF. 社交功能；RE. 由于情感问题导致的角色限制；MH. 心理健康；PCS. 躯体健康状况；MCS. 心理健康状况［经 European Association for Cardiothoracic Surgery 许可，转载自 Salati M, Brunelli A, Xiume F, et al. Quality of life in the elderly after major lung resection for lung cancer. *Interact Cardiovasc Thorac Surg* 2009; 8(1):79–83.］

情的选择。另一个需要调查的方面是因贫困、缺乏教育或语言障碍而处于不利地位患者的 SDM，因为他们很可能在没有真正理解风险和收益的情况下做出决策。最近的一篇综述研究了理解和使用数字信息的能力，以及其与认知、健康行为和医疗结果的关系[11]。作者发现，许多人缺乏对维持健康行为和做出明智的医疗决定至关重要的基本数字技能："计算能力不足会扭曲对风险和收益的认识，降低药物依从性，减少获得治疗的机会，且不利于交流手术风险。"

对许多人而言，信息传输增加患者责任感这一事实可能会在情感上影响决策过程。SDM 中我们需要告知患者成本与收益之间的权衡问题。这样做的问题之一是认知超负荷，太多的信息可能会导致更糟糕的决定，尤其是当癌症患者情绪不稳定时。通过家长式的方式承担对患者护理的责任，应针对患者的情绪和认知状况量身定制最合适的共享信息内容和形式[12]。

有研究表明，患者参与 SDM 可以提高治疗后的生活质量。例如，在乳房再造手术中，与家长式决策相比，无论是采用知情方法还是共享方法，决策过程积极参与的患者总体满意度和身体状况评分均较高[13]。

然而，目前还没有足够的证据来验证这一理论。最近，NELSON 筛查试验结果表明，在知情和不知情情况下做出参加肺癌 CT 筛查决定的受试者中，筛查期间的 QoL 并没有明显差别[14]。

三、外科医生的看法：手术风险的客观评估

（一）心脏风险评估

解剖性肺切除术后发生严重心脏相关不良事件（如室颤、肺水肿、完全性心脏传导阻滞、心脏骤停或住院期间心源性死亡）的概率约为 3%[15, 16]。部分原因是许多肺癌手术患者的吸烟史而导致的潜在心血管并发症，这增加了其围术期心血管并发症的风险。实际上，最近一项分析监测、流行病学和最终结果 – 医疗保险数据的研究表明，在冠状动脉支架植入术后 1 年内进行肺癌切除的患者与未进行手术的患者相比，主要心血管事件发生率（9.3% vs. 7.7%，$P < 0.0001$）和死亡率（4.9% vs. 4.6%，$P < 0.0001$）明显更高[17]。

总体而言，关于心脏风险和肺癌手术的现有文献较少。因此，目前受推崇的大多数建议都是从腹部或血管外科手术中推断出来的[15, 18]。目前，已有两项公开发表的关于心脏风险评估和肺切除术候选人治疗相关的指南，分别由 ERS-ESTS 联合工作组和美国胸外科医师学会（American College of Chest Physicians，ACCP）发布[19, 20]。这两项指南非常相似，并且主要基于 ACC/AHA 关于围术期心血管评估和非心脏手术护理（2007）指南修订[18]。简单来说，两项指南都建议使用评分系统来预估发生严重心脏不良事件的风险。ERS-ESTS 指南建议使用 Lee 等最初于 1999 年发布的 RCRI[15]，而最近更新的 ACCP 指南建议使用重新修订的 RCRI 版本，即所谓的胸科 RCRI（ThRCRI）（图 23–2）。

RCRI 是基于 6 个因素的四级心脏风险评分系统，包括冠心病、脑血管疾病、胰岛素依赖型糖尿病、充血性心力衰竭、血清肌酐水平＞2mg/dl 和高危手术病史。所有因素权重相同，每存在一个因素时积 1 分。尽管美国心脏协会 / 美国心脏病学会（American Heart Association/American College of Cardiology）[18]、欧洲心脏病学会 / 欧洲麻醉学会（European Society of Cardiology/European Society of Anesthesiology）指南以及 ERS-ESTS 工作组已将 RCRI 列为所有接受肺癌根治性治疗患者的首选心脏风险评分工具[18, 19, 21]，但该评分最初仅应用于一小部分胸科手术患者。最近，Brunelli 等重新修订了适用于大多数肺解剖性切除术患者的 RCRI[16]，以期获得更加适合胸外科患者的评分工具。于是，他们提出了简化的加权评分系统，其中最开始的 6 个因素只有 4 个被证明与不同体重患者发生严重心脏不良事件的风险明显相关（冠心病史，1.5 分；脑血管疾病，1.5 分；血清肌酐水平＞2mg/dl，1 分；肺切除

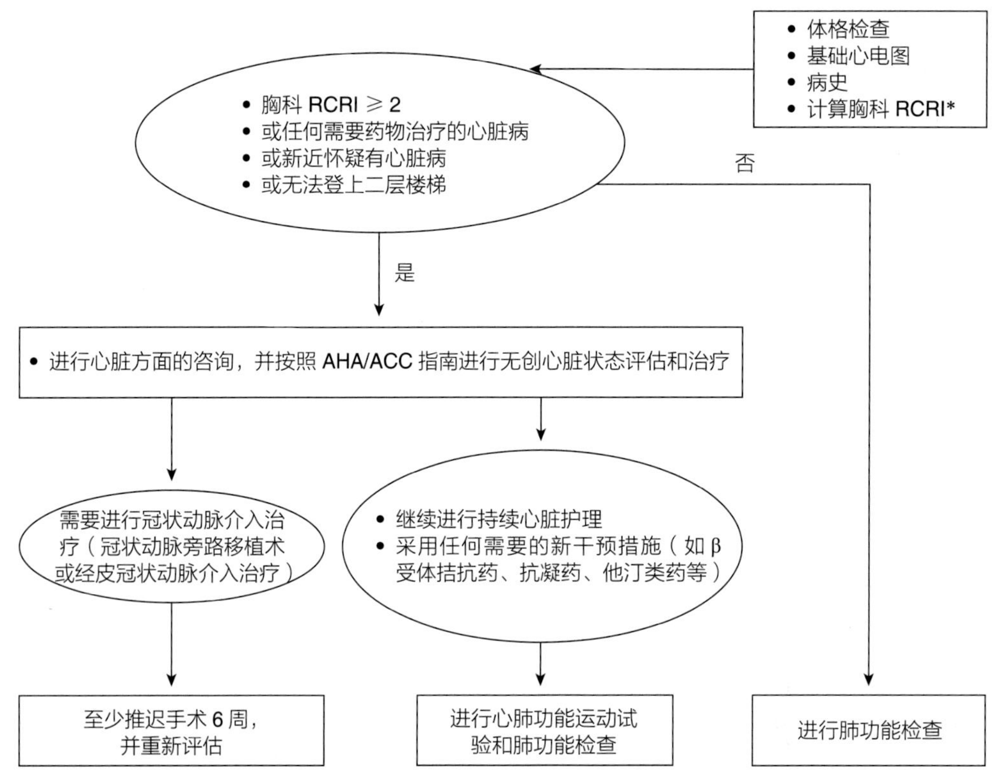

▲ 图 23-2 美国胸科医师学会对肺切除患者心脏风险分级方法

经许可，引自 Brunelli A, Kim AW, Berger KI, et al. Physiologic evaluation of the patient with lung cancer being considered for resectional surgery: Diagnosis and management of lung cancer, 3rd ed: American College of chest physicians evidence-based clinical practice guidelines. *Chest* 2013;143(5 Suppl):e166S-e190S. © 2013 The American College of Chest Physicians 版权所有

术，1.5 分）。研究结果发现，该评分系统的总得分为 0～5.5 分，被称为 ThRCRI，在胸科患者中比传统评分的预测价值更高（c 指数，0.72 vs. 0.61，P=0.004）。D 级患者（得分 > 2.5）的重大心脏事件风险为 23%，而 A 级患者（得分为 0）的风险为 1.5%（图 23-3）。

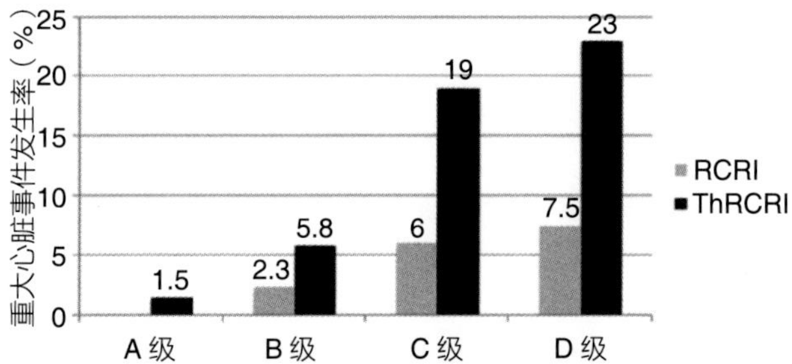

▲ 图 23-3 改良心脏风险指数和胸科版改良心脏风险指数对术后主要的心脏相关事件进行危险分层

ThRCRI 随后被多项研究所验证[16, 22]。最近，该评分已通过 STS 数据库在大量人群中进行了测试和验证[23]。在超过 26 000 例接受肺解剖性切除术的患者中，严重心血管并发症的发生率为 4.3%。未发生严重心血管并发症的患者 ThRCRI 评分仅为发生并发症患者的一半（0.6 vs. 1.1，P < 0.0001）。评分越高发生严重心血管并发症的风险越高（A，2.9%；B，5.8%；C，11.9%；D，11.1%；P < 0.0001）。

对于运动能力有限的患者，若 ThRCRI > 1.5、已知或怀疑伴有心脏病，建议按照 AHA/ACC 指南进行无创性心脏评估[18]，从而发现需要采取积极措施控制心力衰竭、心律失常或治疗潜在心肌缺血的患者，尽管其比例相对较低。对需要手术的患者而言，无论计划何种手术，都应在术前适当地采取积极的心脏干预措施。实际上，对于运动耐力尚可和修订版心脏风险指数（RCRI）＜2.15的患者，不建议进行详细的冠心病评估[18, 24, 25]。此外，原本不需要接受手术的患者在进行了术前预防性冠状动脉血运重建后围术期的风险似乎也并未降低[26]。

同样地，采用新的干预措施（如β受体拮抗药）来预防缺血风险也有很大争议。POISE研究小组的数据表明，尽管围术期常用的β受体拮抗药能够降低心血管死亡和非致命性心肌缺血的风险（HR=0.84），但实际上也会增加脑卒中（HR=2.17）和死亡的风险（HR=1.33）[27]。因此，对于尚未服用β受体拮抗药的缺血性心脏病患者，不建议采用这一干预措施。

最后，心肺运动试验（cardiopulmonary exercise test，CPET）已被证明是检测运动诱发性心肌缺血的有效工具，其诊断准确性与单光子发射计算机断层扫描心肌灌注研究相似[28, 29]，甚至优于ECG压力测试[30]。因此，我们认为CPET这项无创性检查，可以有效地检测和量化冠心病风险较高患者的心肌灌注缺陷程度。

（二）并发症评分系统

评分系统通常被用于我们的专业领域中，以预测患者某些临床结局发生的可能性，从而实现风险分层。其主要的局限在于缺乏针对每个患者的准确性。

评分系统在估计某些患者人群的死亡率方面可能是准确的，但无法确定术后单个患者的死亡可能性。因此，它们不能用作外科手术选择的工具，而只能辅助评估发病率和死亡率的风险，这在术前咨询中可能是有帮助的。在我们的专业领域中有几种合并症评分系统。以下是被研究的最多且最常用的。

1. Charlson合并症指数（Charlson Comorbidity Index，CCI）

CCI是量化与患者多种病理状况相关死亡风险的评分。它最初是由Charlson及其同事于1987年提出的[31]。他们研究了几种基础合并症对559名患者入院后1年内死亡率的影响。结果发现有17种疾病与该死亡率有关。根据它们对死亡风险的独立影响程度来加权（以单个数值表示）。各项疾病状况值的总和表示患者的CCI。在该患者群中，与CCI相关的死亡风险分别为CCI=0，风险=8%；CCI=1，风险=25%；CCI=2，风险=48%；CCI＞3，风险=59%。自发布以来，CCI已被广泛用于内外科和重症监护领域。

2003年，Birim等首次将CCI应用于胸外科，以回顾性评估205例肺切除术后早期并发症发生的风险（其中仅4例为楔形切除，25%为全肺切除）[32]。在单变量和多变量分析中评估了几项基线资料（包括CCI），其目的是识别与严重并发症（定义为可能威胁生命的术后状态）相关的因素。对于15.6%发生了严重并发症的患者，唯一的预测指标只有3～4级的CCI。

他们还使用CCI来预测433例接受肺癌根治性切除术患者（肺叶切除占66%，全肺切除占30%，楔形切除为4%）（ⅠA和ⅠB期患者占90%）的晚期结局[33]。还分析了CCI以及一些术前、手术相关因素，从而验证他们与长期生存率和无病生存率的关系。结果表明，CCI可以预测与年龄、手术方式和肿瘤分期相关的长期和无病生存率。此外，CCI 1～2分时死亡风险增加1.4倍，而CCI＞3时死亡风险增加2.2倍。同年，Moro-Sibilot等对588例肺切除术后病理分期为Ⅰ期的NSCLC患者进行了回顾性研究，进一步论证了上述结果（肺叶切除为84.2%，全肺切除为9%，肺段切除为6.8%）[34]。他们发现，CCI得分＞2与5年总生存率降低相关，HR为1.81。两年后，Wang在426例Ⅰ期原发性肺癌患者中发现了同样的联系（肺叶–双肺叶切除91%、全肺切除3%、楔形–肺段切除6%）[35]。在年龄

＞ 65 岁的 IB 期患者中 CCI ＞ 2 的患者长期生存率较低（HR=1.7）。

2. 计算死亡率和发病率的生理和手术严重程度评分（POSSUM）

Copeland 等在 90 年代初提出了用于估算死亡率和发病率的生理和手术严重程度评分，可作为普通外科手术护理质量的评分系统[36]。POSSUM 是生理评分（评估患者的 12 个基本特征）和手术严重程度评分（评估 6 个手术因素）的总和，结果表明，POSSUM 分值越高，发病率和死亡率越高。

1999 年，Brunelli 等探究了 POSSUM 在胸外科的临床价值，将其应用于 250 例肺切除患者（36 例楔形切除、160 例肺叶切除和 54 例全肺切除）[37]。POSSUM 评分确实可以预测手术结果，观察和预测的并发症发生率之间无显著差异。此外，通过其他术前因素调整 POSSUM 评分，有可能建立一个校正模型，该模型在发生概率为 0.7～1.0（并发症发生概率较高）的并发症中显示出的观察值和预测值（涉及 7 种并发症）之间呈现出完美的一致性。他们还比较了 2 个不同时间段 POSSUM 的预测价值（1992—1994 年期间的 362 例患者，而 1995—1997 年期间的 439 例患者）[38]。POSSUM 预测的前 3 年并发症发生率显著低于观察值（预测的发生率为 24.3%，而观察到的发病率为 19.6%，*P*=0.01），表明它的临床价值还有改善空间。在之后的 3 年内，预测和观察到的发生率没有明显差异（预测发病率 19.1% vs. 观察到的发生率 20.5%，*P* = 0.8），表明它的预测价值得到了提高，证明 POSSUM 评分可作为胸外科手术的内部审核工具之一。

3. EVAD 评分

在 2003 年，Ferguson 和 Durkin 提出了一个新的评分来预测肺切除术后并发症和死亡的风险[39]。该评分是基于 15 年内某单中心 400 名接受肺切除术患者人群的数据得出的。主要采用了 3 个术前参数（年龄、FEV_1% 和 DL_{CO}%）来建立加权的单个评分，然后将其合并以获得 EVAD 评分。并在同一中心 1996—2001 年接受大面积肺切除术的不同人群中对 EVAD 进行了测试，以评估其与几种术后结局（肺部并发症、心血管并发症、心肺并发症、感染性并发症、其他并发症、非致命性并发症和死亡）的相关性。该评分系统能够预测除感染性并发症和死亡以外其他所有类别并发症的风险（图 23-4）。还将 EVAD 评分与其他风险评分（POSSUM 和心肺风险指数）进行比较，发现 EVAD 在上述所有类别并发症风险的量化方面都更好。

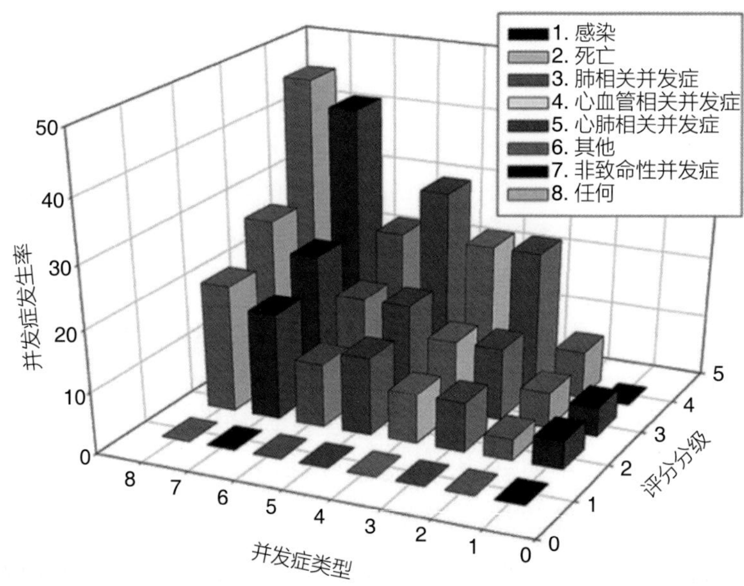

◀**图 23-4 根据 EVAD 评分和并发症类型比较并发症发生率**

经 European Association for Cardiothoracic Surgery. 许可，转载自 Ferguson MK, Durkin AE. A comparison of three scoring systems for predicting complications after major lung resection. *Eur J Cardiothorac Surg* 2003;23(1):35–42.

EVAD的局限在于没有独特的阈值能够将高风险患者与低风险患者区分开，并且只有中等区别能力（c指数＜0.8）。

4. **胸科评分**（Thoracoscore）

根据法国心胸外科学会数据库（Epithor）收集的数据，胸科评分是用于预测各种胸外科手术后医院内死亡危险程度的指数（肺叶切除为24.1%，全肺切除为6%，楔形为43.4%，纵隔镜检查或其他纵隔手术为26.1%）[40]。它是基于对10 122例患者的分析得出的（死亡率为2.1%），其有效性已在第二组5061例患者中进行了检验（死亡率为2.4%）。多因素分析确定了与死亡率相关的几个因素，并将其纳入预测院内死亡的模型中，包括年龄、性别、呼吸困难评分、ASA评分、表现状态分类、手术等级、诊断组、手术步骤和并发症评分。这9个因素中每个因素的比值比都用于预测死亡风险。该模型能够可靠地评估院内死亡的风险（c指数0.85），并且在分析的所有风险类别中，预期死亡率与观察到的死亡率之间相似性非常高（相关系数0.99）。

自从2006年第一次报道后，其他研究者尝试在不同的条件下验证胸科评分，获得有关其预测胸外科手术患者死亡风险价值的明确结果。Chamogeorgakis及其同事进行的一项研究证实，在1675名胸外科手术患者中，改良胸科评分与早期和中期死亡率之间存在明显相关性[41]。大多数患者接受的是肺切除术（37%）或其他纵隔手术（32%），尽管也包括胸膜和心包（16%）、食管和胸壁（10%）的手术。早期的总死亡率为3.2%，2年死亡率为21.4%。

改良胸科评分剔除了呼吸困难评分（该回顾性队列中未提供此参数），但改良的胸科评分是与住院（OR=1.2，$P < 0.001$）和2年死亡率相关的独立影响因素（OR=1.12，$P < 0.001$）。新模型预测患者术后早期结局的能力非常好（c指数0.84）。他们又在第二项研究中验证了之前的结果，该研究中使用改良的胸科评分来预测另一组患者的术后死亡率[42]。并前瞻性地纳入了155名患者（21%为楔形肺切除术，21%为胸壁和胸膜手术，15%为肺叶切除术，14%为颈部和纵隔手术，8%为心脏小手术，6.5%为肿瘤活检，5%为气管手术，4%为全肺切除术，3%为胸外伤，2%为食管手术），其住院死亡率为5.2%。同样，胸科评分预测死亡率的能力也很高，其预测死亡率为4.9%（c指数为0.96）。

另外，两项不同的研究提出了胸科评分在应用于特定患者亚组时的局限性。2012年，Bradley等在来自单个中心703名手术患者的前瞻性队列中验证了胸科评分与术后并发症和死亡率之间的关联[43]。作者仅分析了肺切除手术后的患者（肺叶切除术为55%，楔形切除术为22%，全肺切除术为10%，袖式切除术为3%，探查术为4%），并且大多数手术（91%）是针对原发性肺癌实施的。肺部并发症发生率为16%，术后死亡率为2%。胸科评分与死亡率无明显关联（P=0.11），但与肺部并发症的发生有关（P=0.002）。然而，胸科评分预测死亡率和并发症的能力很低，ROC曲线以下的面积分别为0.68和0.64。

由Qadri等报道的另一项研究显示，胸科评分在预测某单中心10年内收治的243例接受肺切除术肺癌患者的早期死亡率方面表现不佳[44]。总体死亡率为4.5%，之后5年内呈下降趋势（1998—2002年死亡率为5%，2003—2008年死亡率为3.8%），而基于胸科评分的预测死亡率为8%。此外，根据增加的胸科评分值将整个人群分为四个风险组(低风险，胸科评分0～3；中度，3.1～5；高，5.1～8；非常高，＞8），结果发现高估了低分值人群的风险，并且低估了高分值人群的风险。

最后，在2011年，Bernard根据Epithor的数据再次开发了精确的风险模型，以预测肺切除术后的院内死亡率，法国胸外科数据库也被用于胸科评分的探究[45]。与之前Falcoz等的分析相反，该研究组仅纳入接受肺叶切除（73%），全肺切除（17%）和局限性肺切除（10%）的肺癌患者[40]。在这 18 049 名患者之外的 690 名患者的总死亡率为 3.8%，肺叶切除为 3%，全肺切除为 7.7%，局限性肺切除为 2.4%。多因素分析纳入了一些术前基线资料、患者合并症和切除类型，由此发现了以下与医院内死亡显著相关的参数：年龄、性别、ASA 评分、表现状态、FEV、BMI、侧面切除、肺叶切除、全肺切除、扩大切除、Ⅲ期疾病、Ⅳ期疾病和并发症。作者还开发了 2 个偏差校正的风险模型，模型 1 使用合并症参数作为影响结局的特定条件；模型 2 使用合并症参数作为病理状况的总和（与类型无关）。两种风险模型在预测院内死亡率方面均表现良好，模型 1 的 ROC 曲线下面积为 0.784；模型 2 的 ROC 曲线下面积为 0.78（图 23–5）。结果使用 bootstrap 技术进行内部验证，而不是在另一组患者中测试模型。尽管两个风险模型都可靠，但作者还是偏向于使用第二个模型，因为它似乎更具成本效益。

5. ESOS

2005 年，Berrisford 及其同事代表欧洲胸外科医师协会和欧洲心胸外科医师开发了一种新的模型，用于预测首次进行肺切除术患者的院内死亡率[46]。分析是根据欧洲数据库中 3426 名患者的数据（楔形切除 / 肺段切除占 26%，肺叶切除占 59%，全肺切除占 14%，肺减容占 1%）进行的，这些数据来自 14 个不同国家的 27 个胸外科医疗单位。总死亡率为 1.9%（66 例患者），在全肺切除组中观察到最高的死亡率（4%）。为了确定与院内死亡率相关的基线特征，利用 60% 的人群进行了 logistic 回归分析且创建了模型，并在其余 40% 的患者中进行测试。预测院内死亡的模型基于年龄、呼吸困难评分、ASA 评分和手术方式等因素。初始模型显示中度风险患者的死亡率被低估，高风险患者的死亡率被高估，因此进行了改进以开发第二个模型。这一研究仅针对肺癌患者（占初始研究队列的 85%）开发，被称为欧洲社会客观评分（European Society Objective Score，ESOS）。ESOS 是基于年龄和 $ppoFEV_1$ 的风险模型，在测试组中预测死亡率与观察死亡率高度一致（图 23–6）。

3 年后，Brunelli 等代表 ESTS 和临床优化委员会发表了一篇论文，文中 ESOS 被用来评估 3 个不同的欧洲胸外科医疗中心的表现[47]。回顾性分析了接受肺切除术的 695 例患者（578 例肺叶切除和 117 例全肺切除）（A 组 264 例，B 组 262 例，C 组 169 例）。这些中心收治患者的死亡率分别为：A 单位 2.3%，B 单位 2.6%，C 单位 4.1%，而作者研究发现 ESOS 预测的死亡率与观察到的死亡率一致，证实了 ESOS 在预测院内死亡率方面的可靠性。此外，他们提出，尽管观察到的死亡率最初有所不同，但所有中心的数据均符合 ESOS 的预期结果，表明在不同胸外科单位的患者人群中，危险因素和死亡率也有所不同。

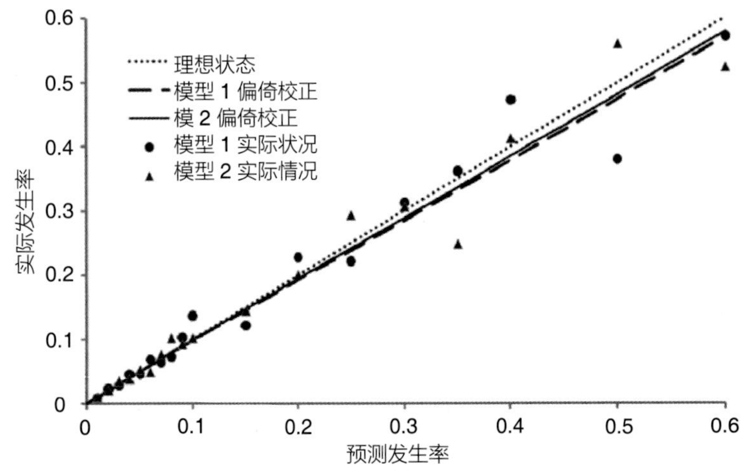

◀**图 23–5 基于 Epithor 开发的两个模型分析肺癌术后观察及预估院内死亡率的校正图**

经许可，转载自 Bernard A, Rivera C, Pages PB, et al. Risk model of inhospital mortality after pulmonary resection for cancer: a national database of the French Society of Thoracic and Cardiovascular Surgery (Epithor). *J Thorac Cardiovasc Surg* 2011; 141 (2):449–458. © 2011 The American Association for Thoracic Surgery 版权所有

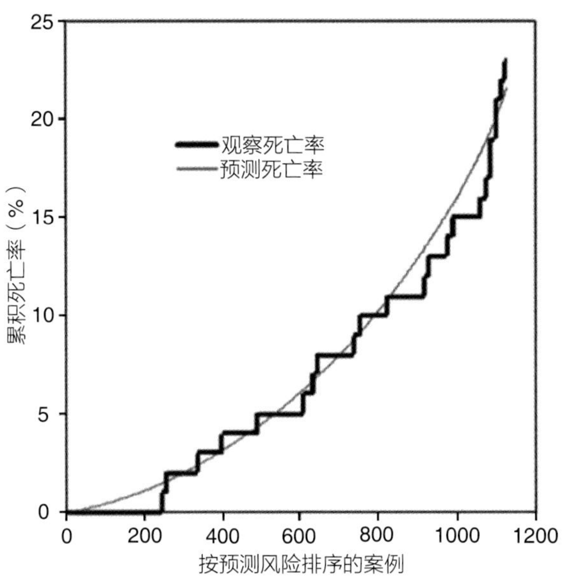

▲ **图 23-6 累积观察死亡率与 ESOS 预测死亡率的比较，病例按预测风险增加排序**

经 European Association for Cardiothoracic Surgery 许可，转载自 Berrisford R, Brunelli A, Rocco G, et al. The European Thoracic Surgery Database project: modelling the risk of in-hospital death following lung resection. *Eur J Cardiothorac Surg* 2005;28:306–311.

四、外科医生对手术风险的看法：本能与逻辑之间的微妙平衡

除了使用客观的措施和测试，外科医生还强烈依靠他们的“格式塔”理论（gestalt）来评估单个患者的风险。然而，医生对风险的评估并不能一直保持较高的准确性和可重复性[47–50]。通常，外科医生往往高估了健康患者发生并发症的风险，而低估了病重患者的风险。他们还倾向于选择性地、前后不一致地使用客观信息和术前测试的结果。外科医生在面对复杂且不确定的信息时，常依靠他们的临床推理技能做出治疗决策。但临床推理技能受经验、暴露信息、内部偏倚及所有外科医生的临床格式塔的影响。

临床格式塔理论或快速判断是医师积极将临床看法组织为逻辑结构的理论[51]。这是模式识别的能力，即使在缺乏完整信息或存在大量复杂或冲突数据（即客观参数）的情况下，也可以做出临床决策。本质上，临床格式塔理论是解决问题的启发式过程，它使用思维捷径来减轻认知负担[52]。目前，有文献表明，经验能够对决策的准确性产生积极影响，并且经验丰富的临床医生确实具有更好的模式识别能力[52]。

在最近的一项调查中，Ferguson 等发现，经验丰富有执业资格的外科医生比实习生更能准确地估计胸外科患者的手术风险[53]。Malcolm Gladwell 在他的《Blink》一书中描述了依靠本能和快速模式识别对复杂问题做出快速判断的能力[54]。我们的无意识能够基于非常有限的经验片段，在环境和行为中找到相应的模式。因此，在最近的一项研究中，Dijksterhuis 等指出，在做出选择或决定之前进行彻底的、有意识的思考并不总是有利的[55]。有趣的是，经过有意识的思考，简单的选择会产生更好的结果。然而，如果潜意识进行思考，则对于复杂问题中的选择（当需要考虑许多不同的变量时）会更好。该假设在一项消费者选择研究中得到了支持，该研究发现在不考虑周全的情况下做出决策时，消费者更倾向于购买复杂产品。这个概念并不是新概念，最初是由 Sigmund Freud 提出的。他发现，在做出次要的决定时，考虑所有利弊是有利的，但在至关重要的更复杂的事务中，他坚信决定应该来自于下意识。

患者对手术的选择和风险估计是复杂的过程，需要同时考虑客观和主观上的多个因素。需要通过对每位患者进行有和无意识分析的正确搭配来仔细维持信息和理解、本能和逻辑之间的平衡。

经验和知识（信息）能够提高我们的快速判断能力。最近的一项研究则证明了这一点，该研究要求专家和非专家在有或无意识的思考后预测足球比赛的结果。下意识思考的专家胜过所有其他参与者，并且比有意识地思考的专家更擅长应用诊断信息[56]。但是，我们对此必须谨慎，因为格式塔在经验和理性方面都可能存在许多错误，无论经验和能力水平如何。统计风险分析和风险预测模型的使用能够增加知识水平，从而使人们能够对单个患者进行更准确、偏差更少的快速认知分析。

第 24 章 手术风险的肺生理评估 Pulmonary Physiologic Assessment of Operative Risk

Diego Avella Patino　Mark K. Ferguson　著
车国卫　译

胸科手术后发生并发症在临床上并不罕见，而它们的出现与多种因素有关，包括采用的手术类型，手术方法以及患者的身体状况等。肺部并发症的发生与长期住院、较高的住院治疗费用和手术死亡率增加有关，因此，我们临床上应尽可能减少此类并发症的发生，同时如若发生，亦应及时、有效地处理。

通过有效预测患者术后并发症风险，医护人员能够选择合适的患者进行手术，同时告知患者手术相对风险，从而使之获得手术计划的相关的知情同意。风险分层有助于筛选可能从术前心肺康复中受益的患者，以减少并发症的发生，并指导患者到能够更好地管理较高手术风险的医生或医疗中心处就医，并为那些被认为肺部并发症风险增加的患者分配更多的术后护理资源。

肺部并发症的发生以及肺部、食管、上腹部手术后的手术死亡风险已被证明与患者的术前肺部状况有关。确保在手术前已经对患者进行了适当的肺生理评估是主治医生的责任。在历史上，外科医生一直是发展基于肺部生理状况的风险分层标准的领导者。长久以来，这些努力已经形成一种可以帮助治疗医生根据一些重要的测试来量化并发症相对风险的算法。但是，不应仅凭数字来为每位患者提供建议，临床判断仍然是成功进行外科手术护理的最重要因素。

一、手术对肺功能的影响

手术的类型和手术切口对肺功能有不同程度的负面影响，这在功能减退的程度和恢复的时间进程方面已经得到了很好的描述。数十年来，功能性残余容量（functional residual capacity，FRC）被认为是与大多数手术类型后发生的肺部并发症相关的最重要的指标。FRC 是正常呼气末期的肺容量，它的组成部分是呼气储备量和残余量（residual volume，RV）（图 24–1）。术后 FRC 降低与许多因素有关，包括全身麻醉、腹腔内压力升高的状况（如肥胖、腹水和仰卧位），其中最重要的是用于操作的切口类型和位置[1-3]。

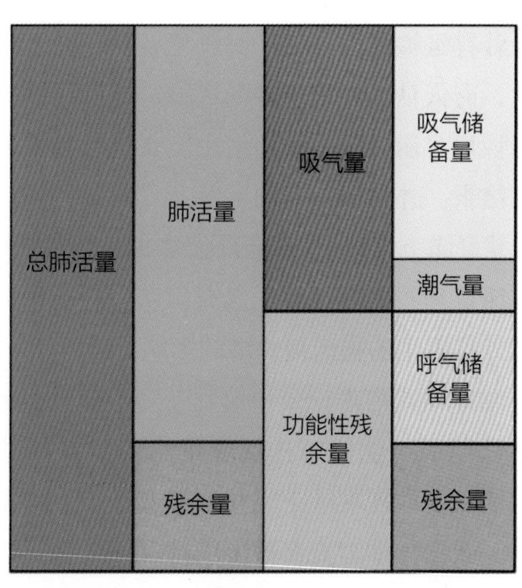

▲ 图 24–1　肺容量测量及其相互关系

了解 FRC 与肺闭合气量（closing volume，CV）的相互作用是了解术后肺部并发症的关键。CV 是由于呼吸道关闭而导致呼气期间来自肺部相关部分的气流停止的肺部体积。促进 CV 增加的因素包括年龄增长、吸烟、液体过多、支气管痉挛和气道分泌物的存在。在正常情况下，FRC 约为总肺活量（total lung capacity，TLC）的 50%，CV 约为 30%。FRC 降低或 CV 升高会导致气道过早闭合和肺不张 [4, 5]。后续导致的通气 / 灌注不匹配引起缺氧，分泌物的积聚导致肺炎，这两者都可能导致呼吸功能不全 [3]。

下腹部手术后 FRC 降低 10%～15%，上腹部手术后 FRC 降低 30%，而胸外科手术后 FRC 降低 35%。在不涉及腹部或胸部的手术后，FRC 通常不会发生明显改变。腹部手术后 FRC 的减少归因于腹壁肌肉功能障碍和膈肌功能受损，同时上腹部切口会导致膈肌和肺功能显著降低 [6]。开腹手术相对于腹腔镜手术对患者造成的不良影响更大 [10]，同时对肺功能的扰动也更明显 [7–9]。腹腔镜上腹部手术在手术后的最初 6h 内，最大膈肌压降低超过 50%，并且在 24h 内部分恢复 [11, 12]。与上腹部腹腔镜检查相比，腹腔镜下腹部手术对膈肌活动和肺功能的影响更低，这也说明，即使是微创手术也会引起膈肌和通气功能障碍，其影响程度取决于手术的部位 [12, 13]。

术后疼痛似乎不足以解释上述这些变化，尽管术后有足够的镇痛效果，但疼痛仍在发生 [14]。相反，有人认为这是反射抑制膈神经输出的原因 [15]。已显示硬膜外阻滞可改善上腹部手术后的膈肌功能，这一结果支持了阻断传入神经抑制膈肌活动可能会改善预后的观点 [16, 17]。

胸骨切开术对胸壁力学和术后肺功能的影响与开腹手术类似，可能导致肺部并发症 [18–21]。就术后肺功能而言，部分胸骨切开术似乎与完全胸骨切开术相比并没有任何明显优势 [18]。患者术后早期通常会出现限制性模式，表现为 FRC 降低，以及吸气和呼气压力受损 [22]，患者术后 6 周呼吸压力恢复正常，但 FRC 和其他通气参数仍然降低。胸骨正中切开术后的早期由于限制性和不协调的肋骨扩张而出现限制性通气障碍，而术后 3 个月这种情况缓解 [23]。与使用大隐静脉移植相比，使用内乳动脉移植物进行冠状动脉血供重建对胸壁力学的损害更大 [24]。总体而言，研究表明，胸壁力学的结构改变和向肋间肌的血流减少是胸骨切开术后限制性通气改变的原因，这可能与肺部并发症的发生有关。

由于胸壁运动受限、膈肌活动受损和肺实质可能丧失，开胸手术是导致术后发生肺部并发症潜在风险最高的手术方式。开胸手术后膈肌功能障碍的发展类似于上腹部手术所伴随的功能障碍 [25]。硬膜外镇痛并不能改变开胸手术后的膈肌功能障碍，这点也与上腹部手术的情况类似 [25]。开胸切口在手术后短暂时间内显著降低了大多数通气参数，在术后第 1 天即出现急剧下降（图 24–2）。直至术后第 2 周后，才部分恢复，但术后近 3 个月持续缓慢改善。与开胸手术相比，胸腔镜手术在术后即时肺功能下降幅度较小 [26–29]，这可能在减少术后并发症方面起保护作用 [30]。这种优势在术后第 1 周仍然存在，之后在肺切除手术中开胸手术和腔镜手术的结果相似。许多作者指出，根据切除的肺组织量，大范围的肺切除术会永久性地降低肺活量和扩散能力。肺叶切除也对术后肺功能有影响 [31]。术后 6 个月

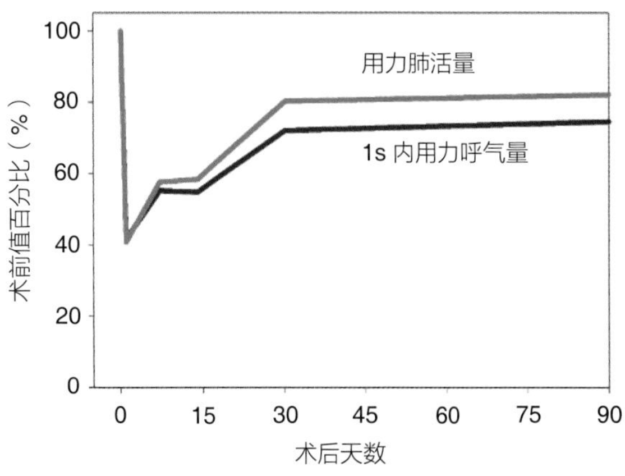

▲ 图 24–2　开胸后前 3 个月内用力肺活量（FVC）和 1s 内用力呼气量（FEV_1）的变化

数据来源于参考文献 [25–27]

至 1 年进行测量时，肺段切除或楔形切除使肺功能降低不足 10%，肺叶切除或双叶切除导致肺功能降低 5%～15%，而全肺切除使肺功能降低 20%～40%[32–52]（图 24–3）。

二、肺切除术后肺部并发症和死亡率的预测因素

许多检查已被用于识别与肺切除术后术后肺部并发症相关的因素（表 24–1）。目前已有许多算法来对这类患者进行术前评估。

（一）肺容积测量

肺容积的测量（包括 TLC 和 RV）可用于评估拟行肺切除的手术患者。当 TLC 因限制性过程而减少，RV 因阻塞性疾病中的空气潴留或多因素综合作用而增加时，肺活量（VC）降低（图 24–4）。认识到哪些因素与降低 VC 相关，可能有助于评估术前患者，而没有 RV 的测量是不可能做出这种区分的。原因在于 RV 不能通过常规肺活量测定获得，需要氦平衡、氮气冲洗或体描箱法技术来完成。

限制性生理会导致 VC、TLC、RV 和 FRC 减少，这在肺纤维化、结节病、肌无力和疾病、胸壁畸形、大面积获得性膈疝以及广泛的胸膜纤维化所致的肺部感染尤为明显。对于受限的肺，包括胸膜剥脱术可能有助于解决限制性问题，从而改善术后的肺活动度。通过膈疝的手术矫正亦

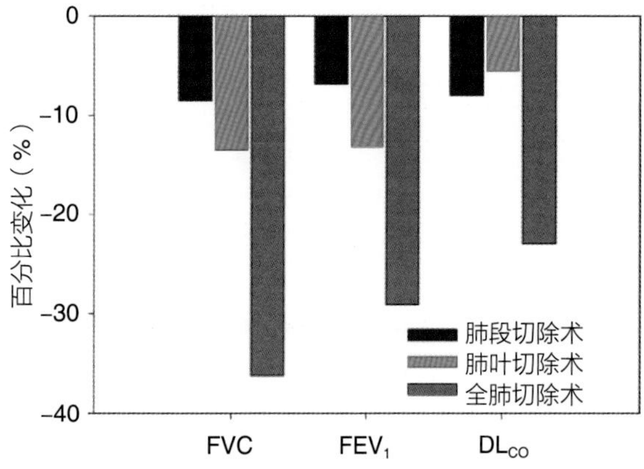

▲ **图 24–3　不同类型肺切除术后用力肺活量（FVC）、1s 内用力呼气量（FEV_1）和肺一氧化碳弥散量（DL_{CO}）的永久性改变**

数据来源于参考文献 [32–42, 44, 45]

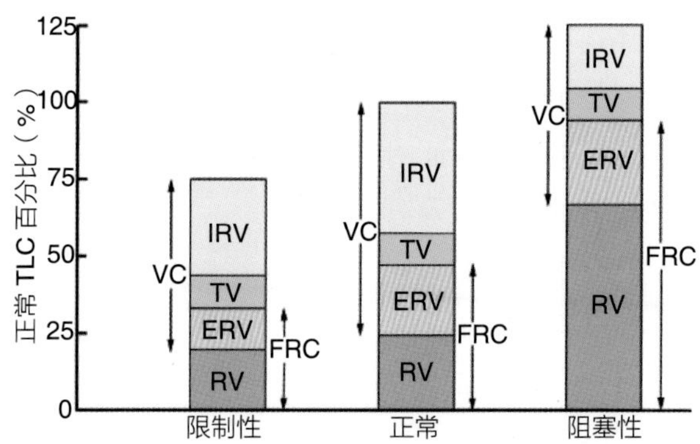

▲ **图 24–4　与肺部疾病相关的肺容积相对变化**

TLC. 总肺活量；VC. 肺活量；RV. 残余量；FRC. 功能性残余量；IRV. 吸气储备量；TV. 潮气量；ERV. 呼气储备量

表 24–1　心肺功能试验在胸外科术前评估中的应用

测　试	肺功能	气道阻力	气体交换	肌肉强度	心排血量	努力和动力
FVC	●					
FEV_1	●	●				
FEV_1/FVC		●				
MVV	●	●		●		●
爬楼梯或穿梭步行	●		●	●	●	●
DL_{CO}			●			
Peak VO_2	●		●	●	●	●

FVC. 用力肺活量；FEV_1. 1s 内用力呼气量；MVV. 最大通气量；DL_{CO}. 肺一氧化碳弥散量；Peak VO_2. 峰值摄氧量

产生类似的效果。胸外科手术不会改善导致限制性生理过程的其他疾病，这凸显了这些患者接受大型胸外科手术的潜在风险。

阻塞性生理学过程会导致 VC 降低，但 TLC、RV 和 FRC 会随之增加。它存在于肺气肿、慢性支气管炎和哮喘中。在发生反应性气道疾病的患者中，使用支气管扩张药，以及在严重的情况下吸入或全身使用类固醇可以显著改善阻塞性生理状态，从而使胸外科手术更加安全。在高度选择的异质性肺气肿患者中，切除最受影响的肺区域可能导致 VC 的增加。在大多数其他情况下，异常测量值相对固定，并且大型肺部手术可进一步降低 VC。

（二）肺量计

在 19 世纪中期，普通人群的 VC 与死亡率之间的关系被发现。到 20 世纪中期，各种肺活量测量已用于肺切除术后患者的生理评估。在 20 世纪 50 年代初就证明了测量 1 秒内用力呼气量（FEV_1）的实用性及其与阻塞性通气异常的相关性[53]。随后，死亡率和呼吸功能不全与 FVC 和 FEV_1 的降低明确相关[54]。

FEV_1 最先是在 1973 年被确定为患者不能耐受大切除的预测因素[55]。随后其他人描述随着 FEV_1 降低，不耐受肺切除的患者比例也随之增加[56]。1975 年的一项研究报道支持 $FEV_1 < 2.0L$ 和 MVV < 50% 的一般指导原则，认为这预示着大肺手术的潜在风险增加，且该报道建议对这些患者进行更多的生理学研究[57]。在随后的 20 世纪 60—70 年代，使用呼气量的定时测量成为评估肺切除术候选患者的标准方法。

（三）预测的术后功能

肺闪烁显像最初是在 20 世纪 50 年代发展起来的，用于研究肺通气的区域分布，并在 20 世纪 70 年代初首次用于评估术后功能，特别是在肺切除术的患者中[57–59]。通过将未切除肺的功能百分比乘以术前肺功能测量值，可以得到术后肺功能预测值（图 24–5）。随后一种利用肺闪烁显像评估肺叶切除术患者术后功能的技术问世，该技术通过将术前 FEV_1 乘以受影响肺的功能百分比，再乘以将要切除的肺段百分比，计算出功能的预期损失[32]。

1980 年，灌注被证明在评估术后肺功能方面比单纯通气或通气与灌注相结合更具优势[60]。通过术后肺灌注的百分比乘以术前肺活量值，能够得出术后预测值。术后肺功能计算值与实际测量值相关性高，误差率小于 10%（图 24–6），而这种准确性也被许多其他作者证实[61, 62]。

作为评估术后肺功能的一种手段，肺闪烁显像得出了研究者之间不同的可操作性建议临界值。许多作者认为，术后 FEV_1 小于 800ml 或 1000ml 作为肺切除的排除标准[57, 58]。尽管没有确凿的证据支持这一指导原则，但一些外科医生仍然使用术后预测的 800ml 至 1L 的 FEV_1 作为区分肺切除术的普通风险和高风险患者的界限。更精确的预测算法描述如下。

术后肺功能的计算，最初是在 1975 年采用简单的公式，而不是生理试验[63]。所有功能性和非功能性肺段均用于预测术后 FEV_1（ppo）的计算，

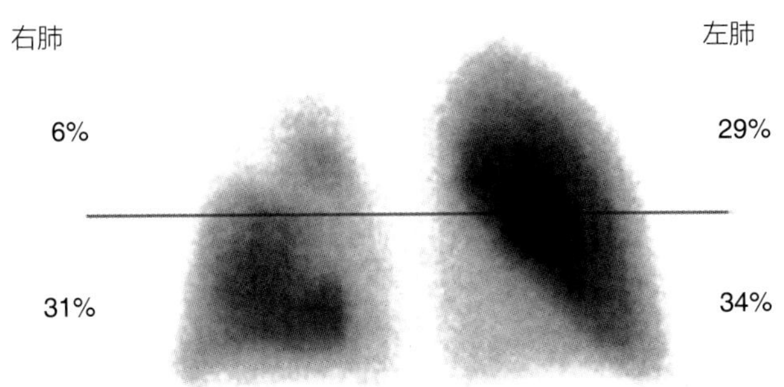

◀图 24–5　右肺上叶近端肺癌患者的定量灌注扫描图像（前视图）

示踪剂按照肺上下区分布

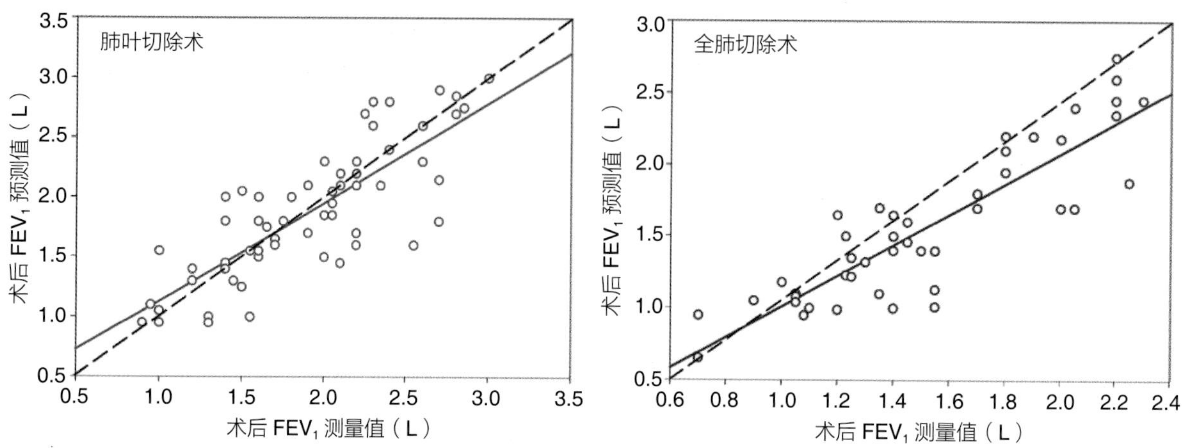

▲ 图 24-6 肺叶切除术（左）和全肺切除术（右）患者术后 FEV_1 计算值和测量值的比较

实线用线性回归法计算，虚线代表同一直线。数据来源于文献 [35, 60, 66, 70]

预测的 FEV_1 与实际的 FEV_1 之间的相关性很高[60]。使用该技术，预测术后 FEV_1 为 900～1000ml 的患者术后发病率增加[64, 65]。已有研究证实，在接受肺切除术的患者中，预测的术后 FEV_1 和 FVC 与测量的 FEV_1 和 FVC 之间存在良好的相关性[35, 39, 66, 67]。然而切除术后预测值可低估或高估 FEV_1 达 250ml。在一些研究中，预测值与测量值之间存在差异的部分原因可能是在估计术后功能时包含了非功能段[68]。

改进的计算术后肺活量预测值的技术使用功能节段数为分母，切除术后剩余功能节段数为分子，以计算术后预测值[69]，非功能性的部分（由于近端癌的阻塞或由于炎症过程的实变或破坏）不包括在公式 24-1 中。

Postop = *Preop* ×（*Postop segments*/*Preop segments*）

（公式 24-1）

其中，*Postop* 为术后肺功能值；*Preop* 为术前肺功能值；*Postop segments* 为切除后剩余节段数；*Preop segments* 为术前的功能肺段数。在估计术后功能方面，这种计算方法优于使用所有肺段的计算方法[70]。

使用定量计算机断层扫描（CT）估计相对肺功能作为计算术后预测功能的手段，与肺灌注显像和肺段百分比损失的计算方式在预测术后功能具有相似的准确度[70, 71–73]。随着这项技术的改进，它在预测术后肺功能方面可能比肺段计数法或肺灌注显像更准确。目前，定量 CT 或闪烁显像评价肺灌注与解剖方法评价肺段切除或肺叶切除术后功能相似，而解剖方法评价肺切除术后功能的准确性不高。在某些临床情况下，先前的肺手术或中心性的恶性疾病可能会改变目标肺的通气和（或）灌注。在这些情况下，定量通气 – 灌注（VQ）扫描可能比其他技术更能准确地估计术后肺功能[74]。

（四）肺活量表示为预测的正常值的百分比

使用绝对值而不是相对值来预测风险的缺点很容易被证明，例如，对于身材矮小的老年女性，术后 FEV_1 为 800ml 代表预测正常值的 48%；而对于身材高大的中年男性而言，仅代表预测正常值的 21%。肺切除术后肺部并发症和死亡率的显著增加与术前 FEV_1 较低有关，但与术后预测（ppo）FEV_1 较低更密切相关[75–78]。ppoFEV_1 < 60% 与肺切除术后肺部并发症的发生率增加有关[76, 77, 79, 80]。在 ppoFEV_1 < 30% 的患者中，呼吸系统并发症的发生率可能高达 41%[80]。而在多项观察性研究表明，在肺切除术后，ppoFEV_1 每降低 10%，发生肺和心血管并发症的风险就会分别增加 10%～30%[77]。此外，ppoFEV_1 的降低与再入住重症监护室和长期住院的风险增加有关[77, 81]。

在选择肺功能较低的患者进行肺大部切除，必须谨慎使用肺活量测量值。在中重度慢性阻塞性肺疾病（COPD）患者中，低 FEV_1 可能无法准确预测术后并发症的风险。在一些患者中，切除受 COPD 影响的肺实质可能有利于呼吸力学的改善，并在手术后立即产生明显的有益效果[82-85]。计划切除的范围以及手术入路（开放式与微创式）也必须被视为肺功能术前解释和风险评估的一部分[86]。多项研究表明，术前 FEV_1 为 26%～45% 的患者死亡率（1%～5%）和并发症发生率（15%～25%）均较低[83, 85]，术后 $FEV_1 < 30\%$ 的肺切除术后的预后也在可接受的范畴[87]。

大多数评估肺功能对术后预后影响的研究都是在开胸行肺切除术的患者中进行的。经胸腔镜肺切除术的整体生理影响要小于开放性切除术。在一项回顾性研究中，比较胸腔镜和开胸肺叶切除术，术前 FEV_1 是开胸患者而非胸腔镜患者的并发症发生的独立预测因子[78]。相反，无论采用何种手术方式，ppoFEV_1 被认为是肺切除术后呼吸系统相关并发症的预测因子[88]，提示此术后预测值是估计接受开胸或胸腔镜肺切除术患者风险的有效指标。

与肺功能正常的患者（图 24-7）相比，经肺活量测定，FEV_1 或 FEV_1/FVC 比值较低的严重阻塞性肺病患者的肺功能丧失百分比较低[48, 89-91]。这些患者中有很大一部分可能患有异质性疾病，经切除大部分病变肺组织后，术后肺功能和呼吸症状反而得到改善。我们使用绝对限度来确定哪些患者应排除在肺切除手术的考虑范围之外，这一点应综合考虑高风险患者术后功能预测相对不准确的可能性。

（五）肺弥散功能

确定肺一氧化碳弥散量的最重要因素（DL_{CO}，也称为转移因子或 TL_{CO}）是肺毛细血管床的体积或表面积。肺泡丢失导致 DL_{CO} 减少最常见于肺气肿，但其他因素，如血管炎、栓塞性疾病和间质炎性疾病也可能导致毛细血管丢失，从而降低扩散能力。减少气体进入的过程，如肺泡充盈和通风不均，也会导致 DL_{CO} 减少。低血红蛋白可导致摄气减少，而充血性心力衰竭伴血红蛋白或红细胞增多可导致摄气增加。这些因素理论上可影响 DL_{CO}，但在计算 DL_{CO} 时通常会加以校正。根据肺活量测定的研究，许多肺癌患者肺气肿的程度与 DL_{CO} 的减少不成比例，这表明存在常规肺活量测定无法检测到的亚临床肺气肿变化[92]。

术前肺功能评估应包括肺活量和 DL_{CO} 的测量。这些参数表征了两个独立的呼吸器官功能。肺活量测定的改变代表了肺容积和气流限制，而 DL_{CO} 则主要描述肺泡毛细血管膜的功能。肺活量测定值和 DL_{CO} 之间的相关性相对较差，认为肺活量测定正常的患者也一定会有一个正常的 DL_{CO} 是错误的（图 24-8）。超过 40% 的 FEV_1 >

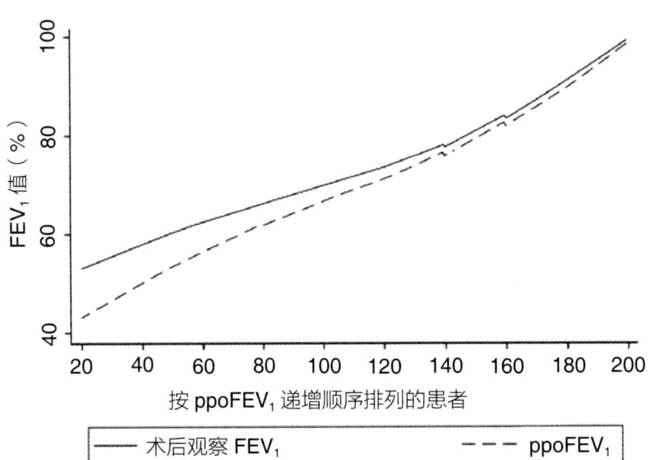

◀ **图 24-7 术后 1s 用力呼气量（FEV_1）值（虚线）相对于 3 个月时观察到的值（实线）的预测值（ppo）**

经许可，转载自 Brunelli A, Refai M, Salati M, et al. Predicted versus observed FEV_1 and DL_{CO} after major lung resection: A prospective evaluation at different postoperative periods. *Ann Thorac Surg* 2007;83:1134–1139. © 2007 The Society of Thoracic Surgeons 版权所有

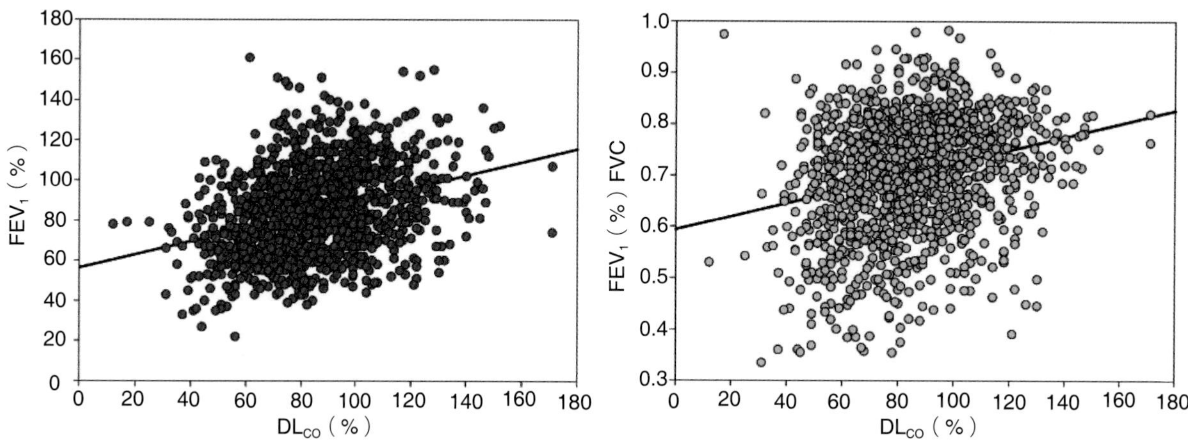

▲ 图 24-8　**DL_{CO} 与 FEV_1（左面板）和 FEV_1/FVC（右面板）比值之间的相关性，说明 DL_{CO} 与肺活量测量之间的相关性较差**

80% 的手术患者的 DL_{CO} < 80%，在一些正常肺活量测定的患者中，DL_{CO} 甚至 < 40% [93]。分析表明，肺活量测定和 DL_{CO} 是肺切除术后预后的独立预测因子 [94]。

肺切除术后 DL_{CO} 显著降低 [95-98]，楔形切除术平均降低 20%，肺叶切除术平均降低 30%，全肺切除术平均降低 41%。肺切除术后 DL_{CO} 的常规评估建议最初发表于 1963 年 [99]，总的来说，肺切除术后肺弥散能力并没有像肺活量测定值那样慢性下降，患者对运动的耐受性似乎比预期的要好。这可能是由于在运动期间动员后 DL_{CO} 的能力，即使在肺切除术后也能保持。

在 1970 年，低扩散能力与肺切除术后手术死亡率之间的重要关系被首次记录并报道 [101]。后来的研究证实了这一点，其中 DL_{CO} 每降低 10%，死亡率风险就会增加 20%～35% [102]，DL_{CO} 也被认为是肺切除术后肺部并发症的独立预测因子，提示术前 DL_{CO} < 60% 是术后并发症的高危指标 [103, 104]。

使用以正常百分比表示的预测术后 DL_{CO}（$ppoDL_{CO}$）可提高估计术后呼吸并发症和死亡率的准确性 [105]。与 $ppoFEV_1$ 一样，DL_{CO} 每降低 10%，术后并发症的风险就增加 10%～20%（图 24-9）[77, 81]。

低扩散能力不仅可以预测术后并发症，还可以预测肺切除术后第一年内因长期吸氧和呼吸问题再入院的可能性 [106]。一直以来，低 DL_{CO} 都被认为与肺气肿患者的长期生存率下降有着紧密联系 [107]。最近的一项大型回顾性分析表明，由 $ppoDL_{CO}$ 和 $ppoFEV_1$ 测量的术后肺功能预测值是肺切除患者全因死亡率的重要独立预测因子 [108]（图 24-10 和图 24-11）。

使用 DL_{CO} 临界值来排除患者考虑大肺切除术，应根据短期和长期肺功能仔细考虑。肺叶切除术后 1 周的 DL_{CO} 预测值比预期值低 12%，但在术后 3 个月的 DL_{CO} 预测值比预期值高 10%。全肺切除术后，术后即刻预测值相对准确，但

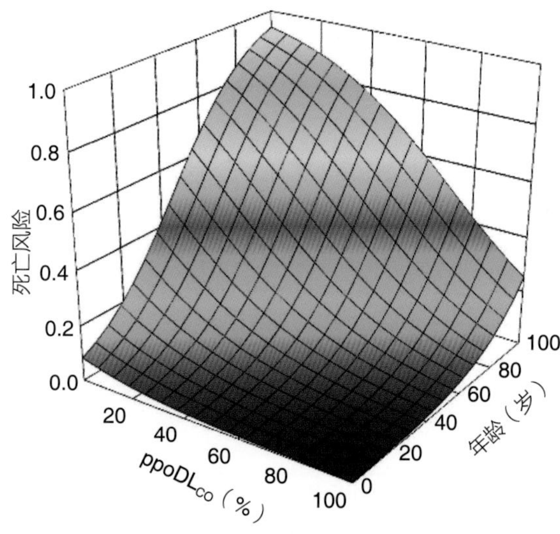

▲ 图 24-9　**肺切除术后扩散能力（$ppoDL_{CO}$）、年龄和死亡率之间的关系（参考文献 [53] 中的数据）**

3 个月时却低估了 17% 的真实 DL_{CO}[48]。肺切除术后肺泡扩张，导致毛细血管表面积和血容量增加[109]。术后 DL_{CO} 预测的准确性也受潜在肺部疾病程度的影响。在初始肺功能较差的患者中，术后 DL_{CO} 的估计相对准确，而在肺功能相对正常的患者中，术后 DL_{CO} 常被低估（图 24–12）[48]。这与术后肺活量测定的预测值和实际值的关系相反。

最近的证据表明，即使在没有 FEV_1（%）测量下的重要气流受限的患者中，ppoDL_{CO} 也是心肺并发症的重要独立预测因子[93, 102]。在没有 COPD（定义为 FEV_1/FVC 比值＜ 0.7）的患者中，DL_{CO} 是术后肺部并发症的重要决定因素[81]。事实上，在这组患者中，DL_{CO} 损伤比是否合并 COPD 更能预测肺部并发症（图 24–13）[102]。因此，建议在所有肺切除患者中测量 DL_{CO}。拟行肺癌切除的患者在手术前接受新辅助化疗的可能性越来越大，而最近的证据表明，在维持肺活量

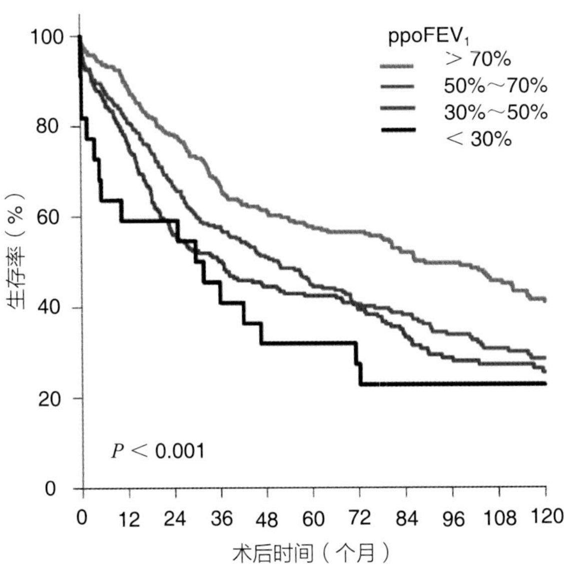

▲ 图 24–10　**ppoFEV₁（%）与生存率的关系**

经许可，引自 Ferguson MK, Watson S, Johnson E, et al. Predicted postoperative lung function is associated with all-cause long-term mortality after major lung resection for cancer. *Eur J Cardiothorac Surg* 2014;45:660–664.

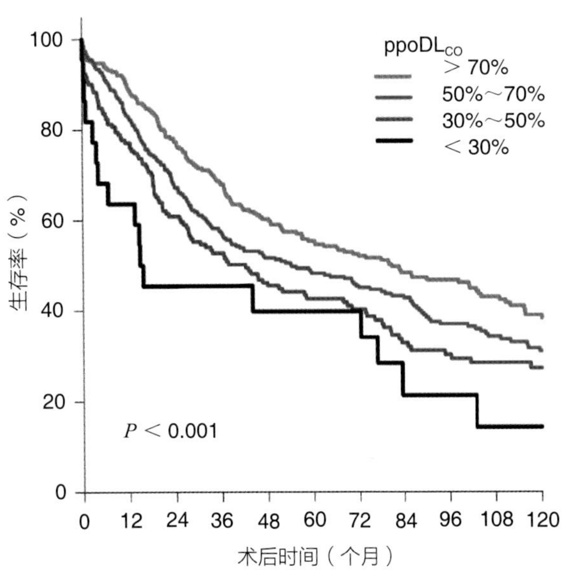

▲ 图 24–11　**ppoDL_{CO}（%）与生存率的关系**

经许可，引自 Ferguson MK, Watson S, Johnson E, et al. Predicted postoperative lung function is associated with all-cause long-term mortality after major lung resection for cancer. *Eur J Cardiothorac Surg* 2014;45:660–664. © European Association for Cardiothoracic Surgery 版权所有

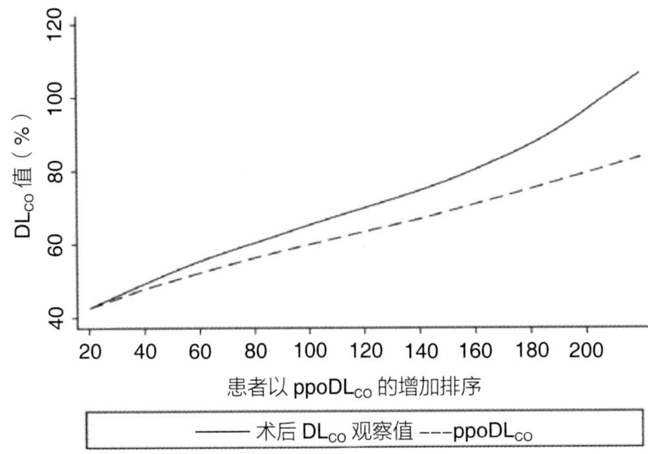

◀ 图 24–12　**术后 3 个月时相对于观察值（实线）的预测术后（ppo）弥散能力（DL_{CO}）值（虚线）**

经许可，转载自 Brunelli A, Refai M, Salati M, et al. Predicted versus observed FEV_1 and DL_{CO} after major lung resection: A prospective evaluation at different postoperative periods. *Ann Thorac Surg* 2007;83:1134–1139. © 2007 The Society of Thoracic Surgeons 版权所有

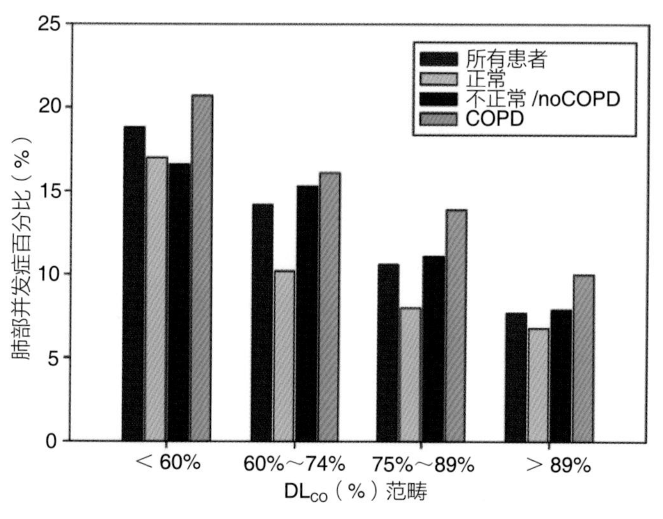

◀图 24-13 与 DL_{CO} 和慢性阻塞性肺疾病（COPD）相关的肺切除术后并发症的发生率

引自 Ferguson MK, Gaissert HA, Grab JD, et al. Pulmonary complications after lung resection in the absence of chronic obstructive pulmonary disease: The predictive role of diffusing capacity. J Thoracic Cardiovasc Surg 2009;138:1297 1302.

值的情况下，肺癌患者的诱导治疗可导致 DL_{CO} 减少 15%～20% [50, 110–112]。对 DL_{CO} 的影响可能是由辐射或化疗诱发的肺炎所致，限制气体在肺泡毛细血管膜上的扩散。改善这一过程通常需要足够的时间使潜在的炎症消退，帮助恢复肺泡膜的弥散能力。

（六）运动能力和氧消耗

20 世纪 40—50 年代，人们认识到肺切除术后运动能力下降 [97, 113–116]。功能障碍程度与患者年龄增加、MVV 降低和 RV 增加有关。运动能力的降低也与运动时肺动脉高压的程度有关。肺切除术后运动耐量降低的原因是多方面的。随着肺组切除织量增加，肺变得更硬，弹性反冲压力也同样升高。因此，呼吸功增加，用以将血液从工作端肌肉分流到做呼吸功的肌肉 [117]。与术前评估值相比，最大耐受能力降低，这与肺动脉压和肺血管阻力在运动中的增加有关 [36]。同样，运动期间外周血管阻力和外周动脉血压升高，这些变化与心输出量和每搏输出量的减少有关，运动时动脉血氧饱和度降低，则可能是因为弥散能力降低 [100, 118]。这些变化在全肺切除术后最为明显，但在肺叶切除术后发生明显变化的比例较小 [41, 43, 119]。有趣的是，在大多数情况下，通气障碍并不限制运动耐受性 [40]。而在接受肺切除术的患者中进行运动训练可以导致最大耗氧量、耐力和外周组织氧摄取的增加 [120]。而与此相反，正常人进行运动训练后，心脏和心搏指数却没有增加。

术前心肺运动试验（CPET）的基本原理是识别接近心肺功能边缘的患者，以便预测手术风险和术后运动耐受状态。它能够较正式地评估心肺储备是否能够耐受手术后的存活以及其潜在的并发症。$ppoFEV_1 > 60\%$ 或 $ppoDL_{CO} > 60\%$ 的患者被认为是包括肺切除术在内的主要肺切除术的低风险患者 [84, 121]。当 $ppoFEV_1 < 60\%$ 或 $ppoDL_{CO} < 60\%$ 时，建议对患者进行运动能力评估。运动测试量化了许多人认为的功能能力的最佳指标，即运动期间的最大耗氧量或峰值 VO_2。运动测试相对于传统测试（如肺活量测定和扩散能力测量）的潜在优势在于，大多数决定性能的成分都是进行评估测量后获得，包括通气功能、气体交换、心功能、心肺调节等。运动测试的缺点包括需要昂贵的资源来进行技术上要求较高的测试，以及需要大量的耐心、努力和合作，以获得可靠的结果。

在临床实践早期，常以测试患者是否能够完成固定运动内容的形式来判断患者是否能够承受肺切除手术。任务包括登上指定数量的台阶或楼梯、步行 6min 测量所走的距离等内容。这些类型的评估目前被频繁使用，具有一定的临床价值[122-125]。它们虽然能够对患者的运动负荷进行一些量化，并与基于实验室的评估（图24-14）有很好的相关性，但无法对患者耐受手术能力不足的潜在原因进行评估[126]。

运动试验中最可靠的方法包括评估最大运动期间的最大耗氧量（峰值 VO_2）[127, 128]。这需要测量氧摄取量、二氧化碳输出量、分钟通气量、血压、心电图和脉搏血氧饱和度，并通过使患者在自行车功量计或跑步机上进行有症状的增量运动来完成测试。最大运动试验的使用在20世纪80年代中期被引入临床，在随后的20年中发表的大量研究普遍支持其在预测肺切除术后手术发病率和死亡率方面具有实用性的观点（表24-2）[105, 129-136]。

美国胸科医师学会（American College of Chest Physicians，ACCP）、欧洲呼吸学会（European Respiratory Society，ERS）及欧洲胸科医师学会（European Society of Thoracic Surgeons，ESTS）的指南支持这样一个概念，即峰值 $VO_2 < 10ml/(kg \cdot min)$ 表明患者有极高的肺切除风险，而峰值 $VO_2 > 20ml/(kg \cdot min)$ 通常被认为是患者发生并发症的风险较低[121, 137]，介于两者之间的区域则是中等相关风险。一些分析最大运动试验潜在效用的研究表明，低峰值（$VO_2 < 15ml/(kg \cdot min)$）和更高峰值 VO_2[$> 15ml/(kg \cdot min)$]的患者术后心肺并发症和死亡率的发生率具有显

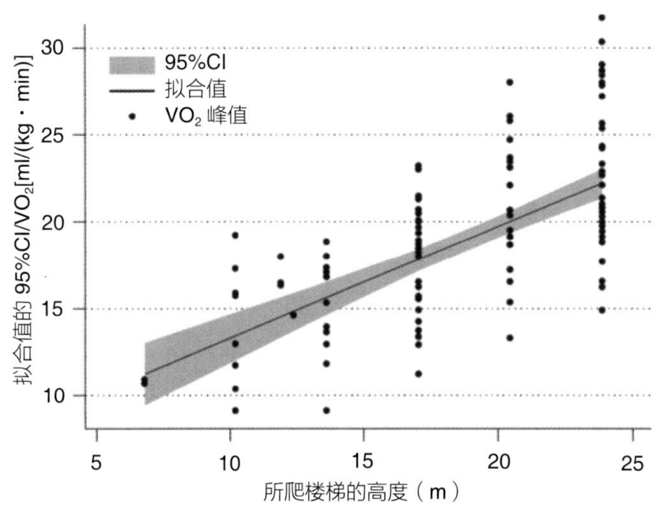

◀图24-14 爬楼梯高度与测量耗氧量（VO_2 峰值）之间的关系

经许可，转载自 Brunelli A, Xiumé F, Refai M, et al. Peak oxygen consumption measured during the stair-climbing test in lung resection candidates. *Respiration* 2010;80:207–211.

表24-2 按运动期间耗氧量峰值（VO_2 峰值）分类的术后心肺并发症发生率

作 者	年 份	患者数	低 VO_2 峰值	正常 VO_2 峰值	P 值
Epstein[88]	1993	42	8/14	10/23	0.19
Walsh[89]	1994	25	7/20	3/5	0.18
Bolliger[90]	1995	80	8/17	8/63	0.002
Pate[91]	1996	9	2/4	0/3	0.25
Wang[92]	1999	40	5/12	8/28	0.42
Wang[66]	2000	57	11/15	8/42	< 0.001
Brutsche[93]	2000	125	11/17	20/108	< 0.001
Bayram[94]	2007	55	11/28	0/27	< 0.001

低 VO_2 峰值：$< 15ml/(kg \cdot min)$；正常 VO_2 峰值：$> 15ml/(kg \cdot min)$

著差异[105, 127, 131, 138]。一些前瞻性研究结果也表明，峰值 VO_2 是肺切除术后并发症的独立预测因子[121, 134]。

预测的术后峰值 VO_2 和峰值 VO_2（以占预测值的百分比表示）被认为是肺切除术风险分层有效参数[127]。峰值 VO_2 低于预测值的 50%～60% 与并发症和风险死亡率增加相关[127, 131, 138, 139]，低于预测值的 35% 被普遍认为是主要解剖性肺切除术的禁忌证[136]。通常，VO_2 峰值＞20ml/(kg·min) 或高于预测值的 75% 被认为是指患者在任何类型的解剖性肺切除术（包括全肺切除术）中处于正常风险[135, 140, 141]，目前一致认为，VO_2 峰值在＜10ml/（kg · min）或高于预测值的 35%，患者的死亡率显著增加[140, 141]。据文献报道，VO_2 峰值低于预测值的 40% 时，患者术后并发症的概率接近 90%[138]。

除了前面描述的高技术 CPET，临床上经常使用所谓的“低技术”固定运动挑战，使医生能够评估拟行肺切除术的患者。典型的运动内容包括爬楼梯、6 分钟步行测试和穿梭步行测试。在 20 型（400m）和 25 型（450m）的穿梭机间行走能够类比于 VO_2 峰值＞15ml/（kg · min）[142, 143]，或爬楼梯 22m 或以上时也能提示其 VO_2 峰值＞15ml/（kg · min）[137]。相反，爬楼梯 12m 以下并进行较大范围的肺切除的患者，其总成本显著高于其他患者，术后心肺并发症的发生率和死亡率也更高[124]。

神经肌肉疾病、外周血管疾病、截肢、关节炎和病态肥胖等多种共存病限制了 CPET 在术前评估中的应用。但同时与能够进行测试的患者相比，这组患者的死亡率更高[122]。

（七）血气

尽管许多资料引用了 PO_2 和 PCO_2 的建议参考值，旨在区分肺切除术患者的正常风险人群和高危人群，但这些值的来源尚不清楚。在常规肺切除术的早期，一些作者或者没有提及血气测量，或者认为它们在评估手术风险方面没有什么价值[54, 56, 144–150]。

高碳酸血症，定义为 PCO_2 ＞ 45mmHg，通常是肺泡通气不足的结果。大多数高碳酸血症患者的 FEV_1 严重降低，在肺切除术后死亡和严重并发症的风险增加。因此，有充分证据支持应该识别出这些高碳酸血症患者，且并不需要额外收集关于手术风险的信息。许多研究无法证明 PCO_2 升高与肺切除术后呼吸系统并发症或死亡率之间的显著关系[57, 65, 75, 101, 103, 151]。以上发现也必须注意以下事实：在大多数报道中，患者最初是根据术前血气分析选择作为手术候选者的；高碳酸血症到 45～55mmHg 水平并不影响肺减容术后的预后[152]，而另一项研究中的 PCO_2 升高与肺减容术后的不良预后相关[153]。

动脉血氧水平的情况同样不确定。在早期研究中，同时有肺动脉高压和动脉低氧血症（PO_2 ＜ 45mmHg）的患者被视为不能手术[57]。随后的研究未能证明相对低氧血症（PO_2 ＜ 65mmHg）与肺癌开胸术后死亡率或 PO_2 ＜ 75mmHg 与术后主要并发症之间的关系。一些作者认为，动脉低氧血症（PO_2 ＜ 50～60mmHg）是肺切除术的禁忌证。然而，在肺手术后有或没有肺部并发症的患者中，PO_2 值只有一个微小的差别[134]。在一项报道中，缺氧至 45～55mmHg 对肺减容术后并发症没有显著影响[152]，而其他人则认为降低氧分压与肺减容术后的不良结果有关[153]。

健康人群在运动期间通常会增加动脉血氧饱和度。大约 50% 接受低技术运动测试的 COPD 患者运动时动脉血氧饱和度降至 85% 以下，步行时的血氧饱和度低于自行车运动时的血氧饱和度[154]。在爬楼梯运动中氧饱和度下降＞ 4% 是增加手术风险的另一个标志，并且比饱和降至 90% 以下能更好地预测预后[155]。

大幅升高的 PCO_2 或减少的 PO_2 有可能导致大范围肺切除术后发病率和死亡率的增加。然而，由于现有的临床转诊和患者选择过程，可能难以确定有关安全手术的确切的参考值。

（八）肺动脉压力

肺动脉压力和肺血管阻力的增加在肺切除术的早期被认为是对手术的正常反应[97, 116, 156–158]。随后的研究工作量化了这些变化，认为肺切除术后运动期间肺动脉压增加近 10%，肺血管阻力增加近 35%，这些变化与运动能力下降有关，但临床耐受性良好[36]。然而，这些变化幅度也提示了患者先前存在有严重的与肺切除术的严重不良后果风险相关的潜在肺部疾病。伴随着这种变化的长期障碍和高死亡率促使了肺切除术前肺血管状态评估的发展。几十年来，肺切除术前通过测量静息时的肺动脉压力和单侧肺动脉闭塞运动时的肺动脉压力来评估肺血管的顺应性[159]。术中评估单侧肺动脉闭塞时的肺动脉压力也被许多外科医生在进行全肺切除术前常规应用[148, 160]。通过气囊漂浮导管可完成肺血管顺应性的评估。最近，连续波多普勒超声心动图测量肺动脉压被用于肺动脉压的可靠替代方案[161, 162]，肺癌肺切除术后的肺动脉高压与临床不良结局的高风险相关[163]。

肺切除术后在静止状态下、运动时或单侧肺动脉阻塞时，肺血管阻力或肺动脉压力异常升高与手术死亡率高有关[148, 160, 164, 165]。肺动脉扩张等异常，提示肺动脉高压的存在，常在术前 CT 上表现明显。肺血流动力学的有创性评估几乎完全被弥散能力和峰值 VO_2 的评估所取代。事实上，在预测肺切除术后并发症方面，评估更全面的参数，如弥散能力，可能优于测量肺血流动力学[166]。肺切除术患者的肺血流动力学异常通常是严重的潜在肺部疾病所致，而不是肺动脉或其主要分支的异常。因此，大多数潜在肺部疾病严重到危及肺血流动力学的患者表现出肺活量、弥散能力和峰值 VO_2 的严重异常。在少数被认为存在肺血流动力学异常的主要原因的患者中，超声心动图或右心导管插入术被推荐应用。实质性肺动脉高压是肺切除术的强烈禁忌证。

三、风险评分

肺切除术后总的发病风险相对较高。大量有关肺切除术的预测性危险因素已被确定。这些因素有助于风险评估算法的研究，用以术前计算单个患者的并发症风险。识别此类风险将有助于将患者进行风险等级划分，以帮助选择合适的肺切除患者。被确定为高风险的患者可从术前心肺康复中获益，从而可能降低并发症的发生率，被判断为风险升高的患者可以安排更多的资源进行术后护理。风险分层也使外科医生之间和机构之间的结果比较成为可能，以保证质量。

目前已经建立了多种预测模型，目的是确定哪些患者在肺切除术后有更高的发病率或死亡率。退伍军人事务国家系统质量改进计划（Veterans Affairs National System Quality Improvement Program，VA NSQIP）[126]、欧洲社会主观评分（European Society Subjective Score，ESSS.01）和欧洲社会客观评分（European Society Objective Score，ESOS.01）[167]的研究纳入了一些人口统计学和临床变量，但大部分患者缺少肺功能数据。

英国胸科学会建议测量 FEV_1 和 DL_{CO}，以评估所有患者的呼吸系统发病率[168]。研究者通过对胸科医师学会（STS）数据库中接受肺切除术的 18 000 多名患者进行分析，建立了预测肺切除术后不良结局的模型，但由于缺乏 DL_{CO} 数据，近 40% 的患者未纳入此变量[169]。

肺切除术后发生的肺部并发症与肺活量测定、患者年龄和弥散能力密切相关。这些指标被合并到呼气容积、年龄、弥散能力（EVAD）评分系统中，该系统比心肺风险指数（CPRI）和死亡率和发病率（POSSUM）的生理和手术严重度评分更准确地预测肺部并发症（图 24–15）[170]。EVAD 结合 Charlson 共病评分，与医生对术后并发症的估计有很好的相关性[171, 172]。

另一个预测模型使用术前化疗史和 DL_{CO} 降低将肺部并发症的风险分为三类[173]。这个模型预测能力一般是一个简单实用的评分模型，且尚

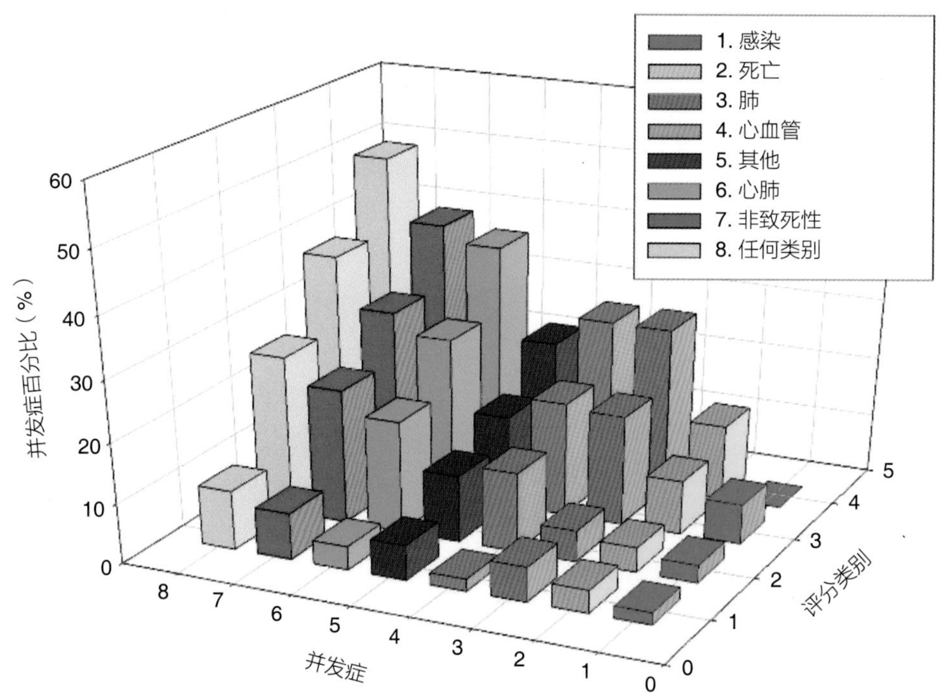

▲ 图 24-15 根据 EVAD 系统的风险和并发症分类，肺切除术后并发症的发生率

基于术前肺活量测定、弥散能力和年龄；详情见正文（数据引自参考文献 [170]）

未得到其他研究验证。

四、风险评估算法

目前已有两项主要的研究建立了综合风险评估算法，用于肺切除术前评估肺功能。ERS 和 ESTS 在 2009 年制订了临床指南，ACCP 在 2010 年也完成了类似的工作[140, 141]，两者都强调在评估肺功能之前应首先进行心脏风险评估，并依据美国心脏病学会和美国心脏协会（ACC/AHA）的建议进行干预的重要性。一旦从心脏角度确定患者处于低风险状态，就会进行肺功能评估。两种算法都包括肺功能测试和 CPET。欧洲指南使用术前 PFT 值，而 ACCP 指南考虑术后预测值。欧洲指南建议所有术前 FEV_1 或 DL_{CO} < 80% 的患者进行 CPET。ACCP 指南包括对 $ppoFEV_1$ 或 $ppoDL_{CO}$ 预测值为 30%～60% 的患者进行爬楼梯或穿梭行走。一种用于预测肺切除患者在确定其心血管状态后风险的算法是根据这两组指南建立的（图 24-16）。

2009 年实施 ERS/ESTS 指南前后对 670 名匹配患者进行的病例对照研究表明，发病率和 30d 死亡率有所下降，但未达到统计学意义[174]。原因之一可能是公布的指南对患者的评估不完整。2009 发表的一项对欧洲外科医生的调查显示，尽管有 74% 的医生认为 DL_{CO} 是预后的重要预测因素，但只有 36% 的医生例行测量 DL_{CO}[175]。

五、评估其他手术的风险

在本章的前面部分，我们总结了在胸部或上腹部大手术后膈肌功能的改变，以及由此引起的肺功能的短期紊乱。尽管已经产生了大量关于这一主题的数据，但除了标准肺切除术之外的胸部手术的危险因素还没有明确的定义。同样，与肺部并发症相关的腹部手术的危险因素仍不清楚。在前瞻性研究中，高碳酸血症和肺活量测定值降低都不能预测除肺以外的胸外科手术后肺部并发症的风险增加[176-178]。除去本章前面概述的肺切除候选者的评估，以及可能的食管切除候选者评估外，一般胸外科患者的恰当的术前生理评估尚未确定。

目前，也有很多研究对食管切除术的生理学评估作了较详细的探讨。评价食管切除术患者的动力在于术后肺部并发症的发生率高。根据回顾性研究，食管切除术后肺部并发症风险增加的生理学预测因素是高龄和 FEV_1 降低。有肺部并发症的患者的 FEV_1 明显低于无此类并发症的患者（88% vs. 99%）[179]。对接受食管切除术的患者进行回顾性研究，发现患者年龄、FEV_1、DL_{CO}、表现状态（Zubrod/ECOG）、血清肌酐、当前吸烟情况，经胸肺切除术是主要肺部并发症的独立预测因素 [180]。在发生肺部并发症的患者中，手术死亡率增加了 10 倍。这些发现已经在一个更大的单中心机构研究中得到验证（图 24–17）[181]。也有证据表明，运动期间耗氧量的测量可能有助于预测并发症，但这项检查需要进一步的验证 [28]。对国家癌症数据库（NCD）中接受食管切除术的患者进行回顾性分析发现，男性和 COPD 是手术死亡率的预测因素。对于 30d 死亡率，术前 1 年内吸烟和术后 6 个月内体重下降超过 10% 的患者，其 OR 值分别为 2.3 和 2.1。

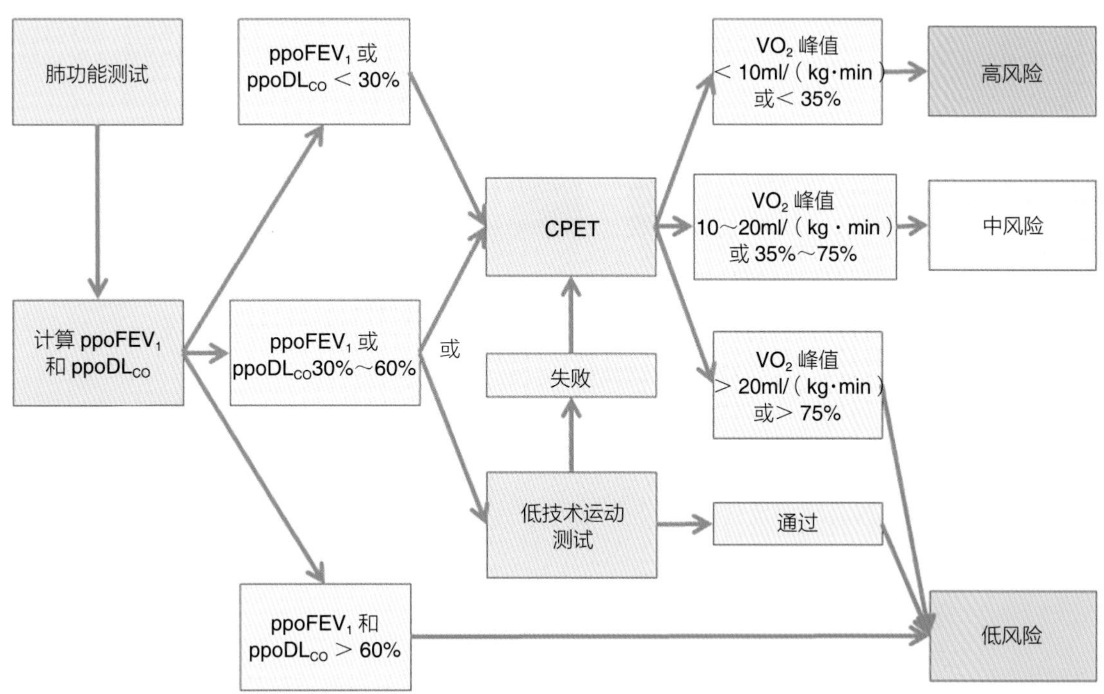

▲ 图 24–16 **评估患者是否适合进行肺切除的推荐算法**

$ppoFEV_1$%. 预测的术后 FEV_1 正常值的百分比；$ppoDL_{CO}$%. 预测的术后弥散能力正常值的百分比；CPET. 高技术心肺运动试验；峰值 VO_2. 单位为 ml/（kg · min）下的 VO_2 值 [经许可，改编自 Brunelli A, Kim AW, Berger KI, et al. Physiologic evaluation of the patient with lung cancer being considered for resectional surgery: diagnosis and management of lung cancer, 3rd ed: American College of Chest Physicians evidence-based clinical practice guidelines. *Chest*. 2013; 143 (5 Suppl):e166S-e190S. © 2013 The American College of Chest Physicians 版权所有]

六、总结

肺生理评估对于评估接受肺切除术或食管切除术患者围术期风险非常重要。确定高风险患者后可以通过心肺康复来降低风险，并促使与患者和家属的知情讨论，改变手术建议或方法，并提供机会增加围术期医疗资源，以成功治疗此类患者。在肺切除术前常规的术前肺评估已经有了公认的算法，尽管这些算法的实现很慢。针对其他过程的预测性肺相关测试的额外研究是有必要的。

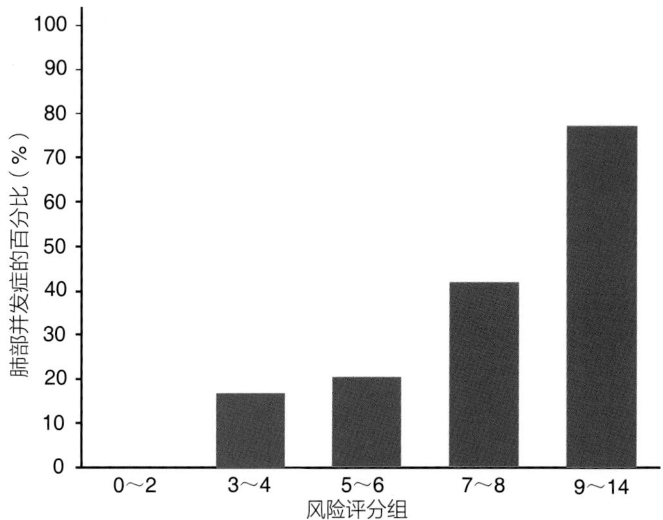

◀图 24-17 依据风险评分下的食管切除术后肺部并发症的发生率

经许可，引自 Reinersman J, Allen MS, Deschamps C, et al. External validation of the Ferguson pulmonary risk score for predicting major pulmonary complications after oesophagectomy. *Eur J Cardiothorac Surg* 2015; 49(1): 333–338.

第七篇　普胸外科手术患者的术前准备和麻醉管理

Preoperative and Anesthetic Management of The General Thoracic Surgical Patient

第 25 章 普胸外科手术患者的术前准备

Preoperative Preparation of the General Thoracic Surgical Patient

Traves D. Crabtree & Seth B. Krantz　著

蒋　伟　译

概述

接受胸外科手术的患者面临着许多独特的因素，这些因素影响着他们的康复，同时也影响外科医生给患者提供良好手术结果的能力。由于胸腔是骨性结构，通常需要行肋骨扩张开胸术，或在使用胸腔镜的情况下需要几个肋间切口，这些切口会对肋间束施加一定程度的力。在许多需要行胸部手术的患者中都存在肺切除术后的生理改变、食管手术的营养状况以及吸烟引起的常见并发症。了解这些，做好患者的术前准备，有望改善胸外科患者的预后。

术前"准备"虽然与术前评估相关，但并不是它的同义词。对这些患者的正确评估在其他地方有非常详细的讨论，内容涉及肺功能的评估、心脏风险分层和再评估，以及对患者表现和营养状态的评估。被视为存在高风险的患者，特别是肺功能受限的患者常被拒绝手术，或者在明知自己在术后并发症发生率和死亡率风险增加的情况下仍然接受手术。这样的评估和风险分层对于促进选择合适的患者和帮助确保患者获得更好的结果至关重要。然而，人们越来越关注于手术前后这些危险因素的改变，并重新关注手术前可以采取的干预措施，以提高患者获得积极结果的可能性。这些策略包括术前肺功能康复、戒烟、营养不良的治疗等。本章将首先强调开胸手术的一般风险和风险的相关因素并简要回顾评估方法，最后，本章将重点讨论为患者准备开胸手术的术前干预。

（一）术前风险评估

对患者耐受手术能力的适当评估是为患者做好术前准备的关键。本章后面讨论的许多干预措施，如肺康复和营养补充，可能并非对每名患者都有利，因此区分谁的并发症风险较高以及谁可能从术前干预中受益至关重要。大多数接受胸部手术的患者都应该接受正式的肺功能测试。这包括容积循环肺活量测定，以评估是否存在任何阻塞性或限制性缺陷及气体交换问题，并应包括静息动脉血气[1]。

术前 $FEV_1 < 60\%$ 的患者出现不良后果，如肺炎、气管切开术、持续性漏气和胸腔插管的风险增加[1]。肺功能处于切除指标界值边缘的患者应接受定量通气灌注扫描，仔细复查 CT 扫描，不仅要确定累及哪个肺叶，还要确定累及哪个解剖节段。这可以更准确地估计计划切除的区域对当前肺功能的影响，从而更准确地估计它们的术后功能。可能在当前时代未得到充分利用、对心肺风险的一种敏感测量方法是评估心肺运动试验，其中要测量运动中的最大摄氧量（VO_2 max）。VO_2max < 10ml/（kg・min）的数值使患者术后并发症的风险非常高，通常被认为是切除术的禁忌证，VO_2 max > 15ml/（kg・min）提示低风险，而介于两者之间的患者术后并发症的风险为中等。

在大多数胸外科手术患者中，病史和体格检查应包括对任何并发心血管疾病的全面评估。有呼吸困难和疲劳症状的患者，特别是肺功能相对正常的患者，应进行冠状动脉疾病和（或）充血性心力衰竭的评估，通常应行药理学应激试验、超声心动图检查，对那些无创检查提示潜在的可逆性缺血的患者进行心导管治疗。

营养不良是增加围术期并发症的一个危险因素，在 COPD 患者中尤其重要，COPD 患者由于呼吸功增加而分解代谢增加。癌症患者一般也是如此，尤其是食管癌患者由于吞咽困难而营养摄入量降低导致营养不良。围术期体重下降超过 10% 与食管切除术后长期生存率降低有关。下文将更详细地讨论，严重营养不良的患者应考虑补充营养[2]。

（二）肺切除术

正如预期的那样，肺切除术的不良后果发生风险与被切除肺的多少和潜在的肺部疾病直接相关。肺切除术后并发症的主要是肺炎、持续性漏气并留置胸腔引流管、呼吸衰竭和气管造口，以及支气管胸膜瘘。减少这种风险的措施包括：①切除较少的肺，但这可能会影响肿瘤的有效切除；②提高患者的切除耐受能力。改善患者手术适应性的主要方法包括戒烟和参加正式的肺康复治疗，以便减少持续性的肺损伤。

（三）肺康复

肺康复一般是指改善患者的肺功能状态和运动能力的正式程序。美国胸科学会和欧洲呼吸学会发布了 COPD 和慢性肺病患者的运动和肺康复联合指南，对一系列条件下的肺康复数据进行了极好的总结[3]。表明功能结果改善的一些最好证据来自国家肺气肿治疗试验（NETT）[4]。在该试验中，肺功能明显下降（平均 FEV_1 为 26%）的 COPD 患者接受了肺减容手术（LVRS）。在随机试验前，所有患者都被分配到一个正式的肺康复治疗程序中，完成并遵守该程序才能接受随机化试验和治疗。康复不仅注重运动能力和肺功能的改善，而且注重心理健康和营养评估与优化。该计划内容丰富，在 6～10 周的时间里包括 16～20 个疗程，锻炼计划包括耐力练习、柔韧性和力量训练。总体而言，尽管测量的肺功能测试没有明显变化，但运动能力和生活质量有了显著改善。重要的是，超过 50% 的患者在临床上有显著的运动能力和呼吸困难症状的改善，这是由他们的临床医生来进行评估的。最值得注意的是，未进行过任何肺部康复的患者获益最大，这一人群可能与新近因肺癌进行肺切除术的患者相似[5]。其他几项研究也显示 COPD 患者的功能结果有类似的改善，同时肺功能测试也有改善[6-8]。不幸的是，这些研究是在普通 COPD 患者群体中进行的，而不是在接受肺切除术的患者中进行的。虽然它们显示肺康复改善了肺功能，但它们在改善围术期结果方面的适用性是有限的。

与肺功能不良相关的手术风险增加并非普通胸外科所特有。在接受冠状动脉搭桥术的患者中进行了一项最大规模的研究，旨在观察术前肺功能和康复及其对预后的影响。接受冠状动脉搭桥术被认为是患者肺部并发症的高风险因素（根据病史，如糖尿病和吸烟，结合 PFT），这些患者被随机分到一个肺康复计划试验中，这项计划专注于提高吸气肌力（吸气肌力疗法，IMT）或常规护理。他们观察了 299 名患者，发现 IMT 组患者的肺部并发症、肺炎和住院时间显著减少[9]。发生并发症的患者总数减少近 20%，绝对肺炎减少率为 10%。减少一项术后肺部并发症和一次术后肺炎所需的治疗次数分别为 6 次和 10 次。只有那些 IMT 有明显改善的患者才显示出并发症发生率减少。与常规护理组相比，接受术前康复治疗的患者也显示住院时间缩短。关于因康复计划时间过长而导致的手术延误，这是下面讨论的几项肺癌患者研究中的一个问题，但重要的是要注意，在至少 2 周的康复中，肺康复组和接受常规护理的组在等待手术的时间上没有显著差异。

术前肺康复对接受肺切除术的患者的影响的研究主要是病例对照和队列研究，虽然也存在几个小的随机试验研究。将恶性肿瘤肺切除患者纳入标准化康复计划的主要阻碍因素之一是诊断明确的恶性肿瘤患者需延迟手术。来自 Mayo 诊所的 Benzo 等[10]报道了 2 项同时进行的随机试验，采用了 2 个不同的术前康复方案。第一个试验是基于美国胸科学会和欧洲呼吸学会联合指南的特定时间（4 周）方案。肺功能减退（$FEV_1 < 60\%$ 无症状，或 $FEV_1 < 80\%$ 有明显呼吸困难）的患者可接受肺癌解剖切除。主要是因为患者担心该康复项目的时间长度以及需要延迟癌症手术，所以招募效果很差，在 18 个月的招募期内，只有 9 名患者被随机分配到这个实验中。这种对肺癌延误手术的恐惧已经在几项研究中观察到，并且是更广泛地采用术前康复的主要障碍之一。最近对国家癌症数据库中临床Ⅰ期非小肺癌患者的分析表明，在诊断后 8 周以上进行手术是预后较差的独立风险因素。这些患者的病理分期较差，30d 生存率降低，总体中位生存率较差[11]。这在多元分析和倾向性匹配比较中都被发现是正确的。虽然倾向性匹配不能控制所有变量，但这表明延迟治疗的癌症相关结果存在真正的生物学差异。短期延迟 2～4 周是否会看到类似的结果尚不清楚，但在将患者纳入任何术前康复计划时都要考虑这一点。第二项研究报告使用了一个较短的 10 个疗程方案，重点是上肢和下肢耐力、力量训练和吸气肌训练，类似于上述接受冠状动脉搭桥术的患者的试验。在这 10 个疗程中，作者还提供了心理支持和鼓励，以帮助提高患者对术后状态的期望。虽然试验规模很小（治疗组 10 例，对照组 9 例），但作者证明留置胸腔引流管的总天数（9d vs. 4.7d）有显著改善，需要 7d 以上胸腔引流管引流的患者（63% vs. 11%）更少。在呼吸衰竭、肺炎或是否需要治疗性支气管镜检查方面两组之间没有显著差异，但在这两组患者中这些事件的发生数量都非常少。

在一项前瞻性队列研究中，一些肺切除患者得到了最显著的改善，该研究在术前将患者纳入了一个多学科计划，该计划包括身体肌肉训练，同时强调用支链氨基酸进行营养补充，并由外科医生、物理治疗师、营养师和护士定期对每名患者的进展进行小组审查。康复治疗计划长度是可变的，以方便患者在何时接受手术的灵活性，但范围在 2～5 周[12]。将这些患者与只接受术前体力康复和训练病史的队列患者进行比较。该研究样本量很小，有病史的组有 21 名患者，干预组有 29 名患者，但结果令人震惊。术后并发症发生率的绝对风险降低了 20%，高危患者（Charison 共病指数 ≥ 2）仅需治疗 2.5 周，绝对风险就降低了 40% 多。相对于当前的研究，两组的高并发症发生率（27% 和 47%）减弱了绝对风险降低的意义。部分原因可能是由于更严格的并发症分类，尽管它仍比大多数文献报道的解剖切除而非全肺切除的患者高出几倍。接受多学科护理的患者在肺活量和 FEV_1 方面也有显著改善，而接受传统治疗的患者则没有。术前肺准备的营养方面是此研究的独特之处，它建立在先前数据的基础上，这些数据表明 COPD 患者缺乏支链氨基酸，而接受营养补充的心力衰竭患者、创伤患者和糖尿病患者的预后得到改善。此研究的作者认为，营养成分可以让患者从体育锻炼中获得更大的益处，尽管这仍是推测性的。尽管如此，在一系列的疾病过程和外科治疗中，营养不良与预后不良密切相关，这可能是接受肺切除术患者术前准备的一个重要方面，特别是那些慢性肺疾病营养不良的高危患者。

在一个小型随机试验中，还进行了针对多学科团队参与的多个改善领域的改善，该试验结合了体育锻炼、营养、戒烟和患者教育。该实验没有规定干预时间，也没有为了参加该项目而推迟手术时间。参加的平均次数为 4 次，研究证明 6 分钟步行测试有显著改善。术后肺部并发症和住院时间有减少的趋势，但两者均无统计学意义。尽管如此，这些研究总体上表明，一个全面的术前计划，不仅注重体育锻炼，同时注重营养评估和补充，以及实施患者教育和多学科评估，而无须延迟手术，这可使患者肺功能得以改善并减少术后并发症。老年患者（在上述研究中年龄＞ 70 岁）、中重度 COPD 患者（研究中的定义各不相同，但可以肯定的是，所有 FEV_1 ＜ 60% 的患者，以及 FEV_1 ＜ 75% 的患者，他们要么在劳累时呼吸困难，要么在 COPD 中使用支气管扩张药），以及有严重的并发症的（CHF、糖尿病）患者从术前肺功能康复中获益最大。在进行任何肺切除术之前，都应该考虑将这些患者纳入肺康复项目中。

（四）戒烟

吸烟仍是肺部疾病的主要危险因素，也是胸部手术患者，尤其是肺切除术患者围术期并发症的主要危险因素之一。吸烟对术后肺部并发症的影响是多因素的，但它与肺功能下降、FEV_1 和 DL_{CO} 降低、黏液分泌增加，以及其他相关并发症，如心血管疾病有关。早在1944年的研究就发现吸烟者术后肺部并发症的风险增加。最近针对肺切除的研究也显示了类似的结果。Barrera 等 [13] 前瞻性地研究了 300 名因癌症接受肺切除术的患者，发现与不吸烟者相比，吸烟者预后明显更差。吸烟者总体肺部并发症发生率较高（19% vs. 8%），肺炎发生率较高（11% vs. 3%），住院时间延长。两项大型回顾性研究显示，吸烟者在延长住院时间、增加术后肺部并发症和增加围术期死亡率方面的结果相似，吸烟是肺癌患者总生存率下降的独立预测因子 [14, 15]。几项研究表明，戒烟可以降低肺癌死亡的风险。正如预期的那样，吸烟者戒烟越早，受益就越大，但无论如何，所有的戒烟都与降低肺癌死亡风险相关 [16]。戒烟还可以提高肺癌患者的总体生存率。在一项对 1155 名肺癌患者的研究中，与不吸烟者或戒烟者相比，活跃吸烟者的死亡危险比为 1.37。考虑到吸烟与许多并发症相关，并且这可能影响这些患者的治疗方式，作者调整了 18 种并发症条件和治疗类型。在控制了这些因素后，他们仍然发现与不吸烟者或前期吸烟者相比，吸烟者死亡风险显著增加 [17]。

鉴于这些发现，长期以来，人们对促进术前戒烟很感兴趣，希望能降低吸烟对肺切除术患者的风险。虽然戒烟的细胞效应几乎立即发生，但肺功能的改善，即使是在小气道水平的改善也可能需要数周甚至数月的时间。虽然非吸烟者明显比吸烟者有更好的预后，但是有吸烟史的患者数据不太有说服力，戒烟需要多久才能达到预期结果的改善目前尚不清楚。对近 8000 例肺切除术的回顾性分析显示，戒烟患者的死亡率和并发症发生率显著降低，但这种改善是渐进的，即使是那些在手术前戒烟超过一年的吸烟者，其围术期死亡率和主要肺部并发症的风险也比不吸烟者高 [14]。在先前讨论的对 300 名来自 Memorial Sloan-Kettering 医院患者的前瞻性分析中，也发现了类似的结果，吸烟者与不吸烟者之间存在显著差异，但吸烟者、最近戒烟者和已戒烟者之间无显著差异（主动吸烟、戒烟不到 2 个月和戒烟超过 2 个月）[13]。Nakagawa 等 [18] 对 288 例肺切除术患者的回顾性分析显示，戒烟 9～12 周后，术后肺部并发症的发生率开始接近但尚未降低到不吸烟者的水平。

有人担心，如果戒烟离手术太近，反而会增加肺部并发症的风险，而非带来好处。在短期内，戒烟可能与痰量增加有关，痰量增加与纤毛运动和巨噬细胞活性改善有关。对小气道功能的研究显示，大部分患者获得改善的时间为 6～12 个月，但一般情况下，戒烟后 4～6 周就会有所改善。基于此，有人提出，在戒烟后的前几周，术后肺部并发症可能反而会增加。两项针对肺切除患者的回顾性研究显示与早前的研究结果一致，持续吸烟者比已经戒烟的患者术后肺部并发症明显增加。重要的是，“近段时间刚吸烟的患者”或那些在手术后 1 个月内戒烟的患者比持续吸烟者的并发症发生率更高（图 25–1）。最佳戒烟时间约为 2 个月，这些患者表现出与从不吸烟者相似的并发症发生率（图 25–2）[18, 19]。其中最大的研究之一表明，肺部并发症发生风险反常增加的是患者曾接受过冠状动脉搭桥术。在这项双盲的前瞻性研究中，术前 2 个月内戒烟与术前 2 个月以上戒烟患者相比，肺部并发症增加 4 倍。6 个月后，发生肺部并发症的风险与不吸烟者相同。根据这些研究，许多外科医生建议患者在术前不要立即戒烟 [20]。这具有重要的临床意义，这可能会更大范围地阻止患者戒烟，因为通常很难要求患者及其家属和医生去延迟手术，特别是如上述术前肺康复所讨论的那样长达 2 个月的戒烟时间。然而，最近的研究称这种反常的戒烟后风险增加是有疑问的。具体而言，Mason 等 [14] 的大型回顾性研究和 Barrera 等 [13] 的前瞻性分析均显示，近期戒烟后，术后肺部并发症或死亡率无

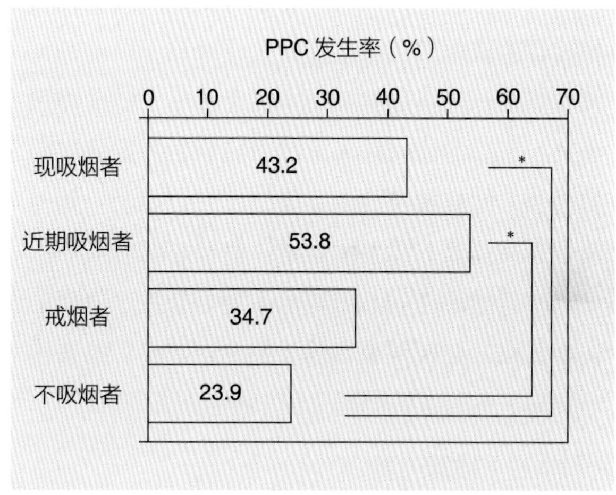

▲ **图 25–1　肺手术患者术后肺部并发症（PPC）的发生率**

该图显示了 4 组吸烟情况患者 PPC 发生的百分比。*. 代表与从不吸烟者相比，其 $P < 0.05$[经许可，引自 Nakagawa M, Tanaka H, Tsukuma H, et al. Relationship between the duration of the preoperative smoke-free period and the incidence of postoperative pulmonary complications after pulmonary surgery. *Chest* 2001;120(3):705–710. © 2001 The American College of Chest Physicians 版权所有]

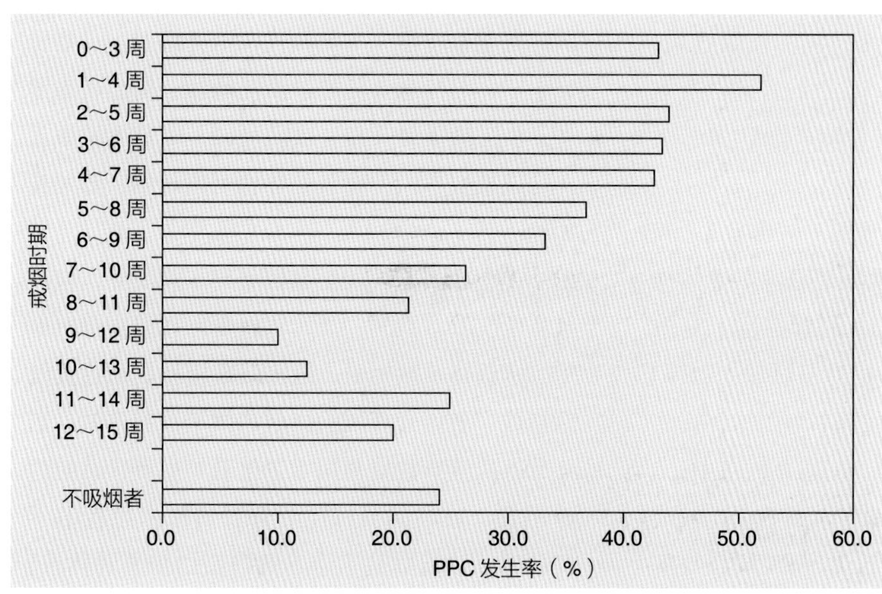

◀ **图 25–2　现在吸烟者、最近吸烟者和曾经吸烟者术后肺部并发症的发生率超过 4 周移动平均数**

经许可，引自 Nakagawa M, Tanaka H, Tsukuma H, et al. Relationship between the duration of the preoperative smoke-free period and the incidence of postoperative pulmonary complications after pulmonary surgery. *Chest* 2001;120(3): 705–710. © 2001 The American College of Chest Physicians 版权所有

显著增加。在这些研究中，所有的戒烟都是有益的，但是如上所述，随着时间的推移，戒烟所带来的并发症的发生率改善变得非常缓慢，戒烟患者并发症的发生率从未接近过从不吸烟的人。总体而言，没有一个单一的时间节点可以预测术后并发症的临床改善如何。

关于目前最好的临床指南，现有文献的研究表明，我们应积极鼓励肺癌患者戒烟。人们对自相矛盾的戒烟后风险增加的关注来自于以前的回顾性研究和来自冠脉搭桥术后患者单一的前瞻性研究。最近的研究并未显示出戒烟后并发症风险的增加。同样重要的是，新的研究也表明，何时戒烟至关重要，将手术推迟一段预定的时间不太可能改善结果 [13, 14]。戒烟的主要好处在于患者的长期生存，会改善患者的长期生存结果，且在整个胸部手术患者的护理过程中都应鼓励戒烟。

（五）戒烟工具

促进戒烟的有效手段多种多样，总体包括心理社会咨询、尼古丁替代品和药物治疗。大多数正式的戒烟计划结合了某种形式的咨询和尼古丁替代疗法。最近的一项 Cochrane 系统评价发现，为了在手术时成功戒烟，短期干预计划和更密集的计划都成功地让患者实现了戒烟。关于长期戒烟（即在 1 年内戒烟），只有更密集的方案更合适，包括在 4～8 周期间每周面对面的咨询，以及尼古丁替代疗法，才能带来持续的戒烟效果。简短的干预措施，例如包括一次性的咨询以及尼古丁替代疗法，这些都没有长期戒烟计划那么成功。

可用的主要药物是安非他酮（welbutrin）和伐尼克兰（Chantix）。安非他酮是尼古丁受体拮抗药，伐尼克兰是弱激动药，两者都优于安慰剂。在一项由行业赞助的随机对照试验（RCT）中相比较，伐尼克兰 1 年的戒烟率为 23%，安非他酮 14.6%，安慰剂 10.3%。在这项研究中，3 组参与者都接受每周戒烟咨询 [21]。对 3 个比较药物戒烟的随机对照试验的 Meta 分析发现，与安非他酮和尼古丁替代疗法相比，伐尼克兰的益处相似 [22]。

（六）食管切除术

1. 营养

食管切除术、无论是经食管裂孔切除术，Ivor Lewis 食管切除术，三孔（McKeown）食管切除术，还是微创的食管切除术，仍然是所有手术类型中并发症最高的手术。大多数报道表明系列并发症超过 30%。这些患者通常在局部恶性肿瘤患者中由于癌症恶病质和吞咽困难造成营养不良 [23]。现在的患者肥胖率越来越高，在大多数情况下，在进行任何外科手术前都需要新辅助化疗和放疗。虽然这可能改善他们的吞咽困难率，但它对患者有一定的负担，并可能降低已经虚弱患者的状态，进一步增加手术的并发症发生率。最佳术前准备对改善这些患者的手术结果至关重要。

营养不良无疑与大多数大手术尤其是食管切除术后患者的预后更差有关。对于因癌症而接受食管切除术的患者，营养不良和癌症的免疫效应相叠加提高了这一风险 [24–26]。不良的营养状况与脓毒症、吻合口瘘、肺部并发症、机械通气、创伤愈合和死亡的发生率有关。癌症患者，尤其是晚期癌症患者，常表现出明显的体重减轻和恶病质 [25, 26]。恶病质患者的这种脂肪减少和肌肉萎缩的原因是饮食摄入不足和代谢消耗增加。一些研究表明，癌症患者的能量消耗增加、炎症状态增加、C 反应蛋白升高、血沉增加，以及热量摄入不变或减少 [26, 27]。食管癌伴吞咽困难的患者尤其如此。

测量营养状况的工具因研究不同而异，包括基本的实验室检测，如血清白蛋白和前白蛋白水平、术前体重减轻量，或多因素模型，如营养风险指数、老年营养风险指数和微型营养评估。老年营养风险指数最初用于量化老年患者常见的营养不良，也被证明可预测食管切除术患者的不良预后。该指数基于患者的白蛋白水平和体重，与122名接受食管切除术患者的肺并发症增加有关[25]。如前所述，作为临床表现的一部分，患者经常有明显的体重下降，患者术前体重下降超过10%则与围术期死亡率增加有关。

优化术前营养状况目前面临的挑战包括需要决定采用哪种评估工具最有效，采取哪些干预措施，以及如何衡量有效的改善。患者对于食管切除术的选择与否取决于术前体重减轻的程度、吞咽困难程度和患者的动机。对于体重下降超过10%且完全吞咽困难而又表现欠佳无法进行新辅助治疗的患者，使用经皮胃造口管或空肠造口术进行肠内喂养是理想的治疗方法。对于PEG或空肠造口管是否更优越存在一些争议。PEG的优点包括可以避免剖腹或腹腔镜手术、患者能够接受丸状食物，以及比较容易操作。通常人们会担心胃造口管会破坏胃。然而，根据作者的经验，这些导管几乎从未出现过较大的弯曲，在食管切除术时也不难处理。空肠造口管的主要优点是，它使接下来要进行的食管切除术更有效，因为喂养通道已经就位。另外，对于没有明显体重减轻的患者，或者只对固体食物难以下咽的患者以及在其他方面比较适合新辅助化疗放疗的患者，不需要特殊的干预。大多数患者在开始诱导治疗后，其吞咽情况有明显改善，因此不需要放置喂食管或支架也可以给患者补充营养。目前，针对食管癌患者的营养指南是有限的，但是患者每天至少应摄入25kcal/kg和1g/kg蛋白质。咨询注册营养师，特别是专注于癌症患者营养补充工作的营养师，应该成为围术期营养计划的一部分。在这些患者中，特别是那些有严重吞咽困难的患者，另一种选择是放置食管支架。支架可减少吞咽困难，提高PO摄入量。支架的缺点是会导致疼痛，尤其是在肿瘤体积较大的患者中，因为支架会对肿瘤施加径向力。如果长时间放置支架，支架可能发生移位，甚至可能发生侵蚀。一般来说，我们的做法是鼓励对没有液体吞咽困难的患者补充液体营养补充剂，而这些患者在其他方面足够适合进行诱导治疗。对于有严重吞咽困难的患者，食管镜检查结合Savory或Maloney扩张器扩张通常可以为大多数患者提供足够的吞咽改善，以维持高能量流质饮食。体重减轻较明显且状态较差的患者可考虑接受肠内治疗。笔者并不经常在术前使用支架。

2. 功能性结果

食管切除术对短期和长期的生理和心理影响都不小，患者对这些变化的准备，特别是吞咽功能的心理准备，是这些患者术前准备的重要部分。近50%的食管切除术患者报告有术后吞咽困难，另外有50%患者需要进行扩张，超过50%的患者会有一定程度的呕吐和反流。这些症状可通过饮食调整得到缓解，医生应在术前和出院前指导患者进食应少量多餐，选择高蛋白、低碳水化合物的饮食[28]。同样重要的是要提醒患者吞咽功能不是决定食管切除术后生活质量的唯一因素。一些研究观察了食管切除术后的生活质量，发现与管状胃有关的问题，即吞咽困难、呕吐和反流，并不是生活质量下降的主要原因。短期内，生活质量下降的主要原因是围术期并发症和身体虚弱[28-30]。从长期来看，大多数生活质量降低的问题是由情感因素带来的，如患者对持续性癌症导致的健康状况不佳的看法。大部分生活质量的损害发生在围术期，生活质量通常在6～9个月内恢复到术前水平（图25-3）[31]。可供患者使用的资源包括食管切除术支持小组和论坛，为患者提供愿意担任同伴咨询师的食管切除术患者名单，从患者的角度发表食管切除术的出版物（表25-1）[29, 31, 32]，以及营养学家就术后饮食调整提供的术前咨询[33]。帮助患者在手术前做好准备可能有助于改善他们的长期健康状况。

（七）纵隔

胸腺切除术

纵隔肿块切除术的准备主要是指重症肌无力患者行胸腺切除术。正如在其他章节更详细讨论的那样，重症肌无力患者的胸腺切除术的主要适应证是胸腺瘤患者或没有胸腺瘤但至少有中度全

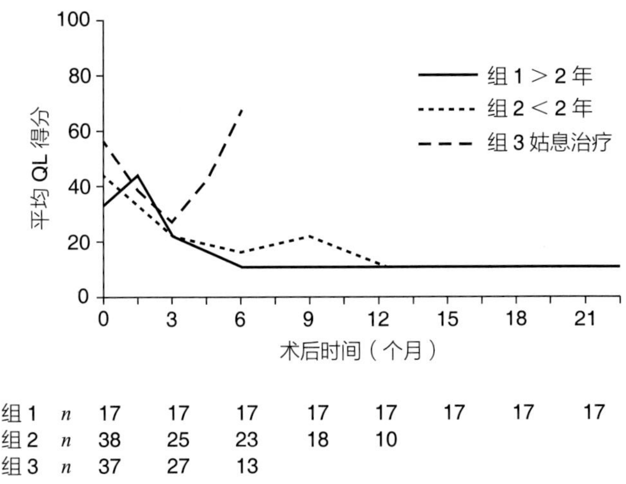

◀ **图 25–3 根据存活 2 年以上、存活不到 2 年的患者和仅接受姑息治疗的患者的中位吞咽困难评分进行分层。越高分者相当于有更多的症状**

引自 Blazeby JM, Farndon JR, Donovan J, et al. A prospective longitudinal study examining the quality of life of patients with esophageal carcinoma. Cancer 2000; 88(8):1781–1787. © 1988 by John Wiley Sons, Inc. Reprinted by permission of John Wiley & Sons, Inc 版权所有

表 25–1 食管切除术后患者生活质量的观察

能适当地进食并享受这一过程
能适度地饮酒
能够在社交上做到以上两个方面
能够保持体重平稳
能以正常姿势舒服地睡觉
没有疼痛感
能够生活自理
能够参与运动或其他爱好
性欲未受损害

引自 Kirby JD. Quality of life after oesophagectomy: The patients' perspective. *Dis Esophagus* 1999;12(3):168–171. © 1999 International Life Sciences Institute 版权所有

身性疾病的患者。肌无力危象是指由于病情加重而需要机械通气的患者。这通常是发生感染的结果，但也可能因为手术而加速这种危象的发生。当胸外科医师为胸腺切除术会诊时，肌无力危象患者在神经科医生的护理下在 ICU 中插管的情况并不少见。胸外科医师不应采用紧急方式对这些患者进行手术，尽管多年来的结果表明胸腺切除术对 MG 的好处很多。无胸腺瘤的胸腺瘤患者 5 年内的缓解率为 20%～50%，15 年时达到 67%。手术不是治疗肌无力危象的有效方法，不应期望立即好转[34, 35]。接受胸腺切除术的 MG 患者在进行任何外科手术前都应先对神经系统状况进行改善。这包括对胆碱酯酶抑制药、皮质类固醇、血浆置换和 IVIG 的滴定。1977 年首次引入血浆置换术治疗肌无力。早在 1985 年，就证明了术前血浆置换术的有效性，胸腺切除术前行血浆置换术的呼吸衰弱患者，术后机械通气和 ICU 天数显著减少[36]。这导致一些人认为重症肌无力胸腺切除术患者术前应行血浆置换[37]。血浆置换术的风险包括出血，因为血浆置换术需要充分抗凝，心律失常，包括感染在内的并发症，以及与体外血浆置换有关的低血压。这使人们对术前选择性血浆置换术的应用产生了兴趣[38]。在对 164 名患者的回顾性研究中，一组（74 名）患者接受了常规切开术，而另一组（90 名）患者仅预测为长期机械通气风险增加的患者进行切开术。常规组与选择组的并发症发生率由 26% 降至 9%，两组间机械通气、ICU 住院时间或住院总时间无差异。

在医学上应对患者疾病进行优化，并在必要时使用抗胆碱酯酶抑制药和皮质类固醇。如果认为术后呼吸系统并发症的风险增加，患者应接受术前血浆置换术，以降低循环抗体水平。术前应放置胸段硬膜外麻醉，避免神经肌肉阻滞。通过适当的术前评估和准备，与患者的神经科医生和麻醉师互相配合，重症肌无力胸腺切除术应该能够在术后机械通气和肌无力危象风险最小的情况下进行。

（八）总结

随着外科手术、麻醉和术后护理的加强，胸外科手术后的结果继续改善。手术前对患者进行优化常常被边缘化甚至忽视，因为担心这样做可能会延误手术、难以协调或无法改善结果。但这并不正确。数据显示，术前准备通常可以在不延误手术的情况下完成，不会给患者和术者带来过多负担，这样做可以改善围术期的结果。充分的肺康复、戒烟咨询和营养评估在所有接受胸外科手术的患者中都发挥着作用。它们应该被视为患者护理中不可或缺的一部分，也是改善胸部手术结果的有效策略。

第 26 章 麻醉管理

Conduct of Anesthesia

Brian P. Barrick　著
蒋　伟　译

胸外科患者除肺功能受损外，通常还伴有其他严重的并发症。麻醉医师除了能够处理此类患者外，还必须掌握大量胸外科麻醉操作所独有的生理学、技术和设备方面的知识。

胸外科手术涵盖许多方面，涉及气道、支气管树、胸壁、纵隔和肺实质。本章主要关注需要单肺通气（one-lung ventilation，OLV）的手术，如肺切除术。本章还将讨论呼吸生理学以及在胸外科开展的其他一些手术中的麻醉注意事项。最后，我们会讨论术后镇痛，这也是麻醉处理中不可或缺的一环。

一、理想麻醉的特点

胸外麻醉师必须掌握关于气道、胸腔和支气管解剖、肺生理学、气体交换、气道和肺隔离装置、心肺相互作用及疼痛管理的知识，才能实现为胸腔外科手术患者麻醉的所有目标。理想麻醉的一些特点将在本章后面详细说明。

- 麻醉诱导期间的血流动力学（hemodynamic，HD）稳定性。
- 使用适当的设备和技术固定气道并优化手术显露。
- 氧合维持（分流最小化）和每分通气量（消除二氧化碳）。
- 调节呼吸机参数来最大限度地减少气压伤和空气滞留，并采用保护性呼吸策略来避免急性肺损伤（acute lung injury，ALI）。
- 滴定药物以维持足够的麻醉深度，维持血流动力学稳定性并优化低氧性肺血管收缩（hypoxic pulmonary vasoconstriction，HPV）的作用。
- 体液管理以优化终末器官灌注，并减少胸腔内手术发生急性肺损伤的可能性。
- 应用适当的药物和技术，在术中启动疼痛控制，以及术后维持镇痛和最佳呼吸功能。

二、呼吸生理

本章后面将讨论一些与定位、麻醉诱导和麻痹有关的生理变化。

（一）自觉呼吸的清醒患者

通气的分布随胸部位置而变化。胸膜压力可以认为是“较小的负压”（< 7.5cmH_2O），主要由于重力的作用，从肺尖到肺底部逐渐增加[1]。这种差异导致肺尖部肺泡比肺底部肺泡张得更开。因此肺底部肺泡单位顺应性更好，在单位压力的变化中膨胀得比肺尖部肺泡更多。这导致大部分通气分布在肺底区域[2]。

正常肺的血流灌注分布主要取决于重力，随着血液在胸部上升而下降。West 等[3]根据肺泡、肺动脉和肺静脉压力之间的关系将肺分为三个区域。在 1 区（肺尖），肺泡压力超过肺血管压力，且血管相对塌陷。在区域 2 区和 3 区中，首先是肺动脉压（pulmonary artery pressures，PAP），然后是肺静脉压超过肺泡压，因而血流灌注相对更多。

肺底部血流的增加比通气的增加更快。因此肺尖部肺泡相对过度换气（通气 / 血流比＞1，或 V/Q＞1）而肺底部肺泡过度灌注（V/Q＜1）。肺部不平衡的通气 / 血流比对动脉 PO_2 的影响比 PCO_2 更明显。CO_2 扩散性更强，可以通过过度换气的肺泡排出。但是，这些相同的肺泡不能排除更多的氧气，因为在该区域氧合血红蛋白的解离曲线相对平坦（PO_2＞90）[4]。

当清醒的患者处于侧卧位时，血流的垂直梯度是相同的，导致流向依赖（下方）肺的血流多于非依赖（上方）肺。当右肺位于下方时，这种作用会被放大，但平均作用是使 60% 的血液流向下方的肺[5]。重力对胸膜压力和通气分布也有相同的影响[6]。下膈膜在胸腔位于更高的位置，因此曲线更锐利且比上膈膜收缩更有效。下方肺的血流灌注增加超过通气增加（如上所述），所以通气 / 血流比没有显著改变[4]。

（二）侧卧位，全身麻醉

全身麻醉的吸入诱导不会引起灌注分布的显著变化，但会引起通气分布的变化。

主要的变化是继胸壁张力下降后出现的双肺容量 [和功能残气量（FRC）] 的下降。向下方的肺的压力 – 容量曲线向下移动到低平的部分（不利的），而向上方的肺的压力 – 容量曲线移动到较低但陡峭的部分（有利的）[2]。最终结果是大部分通气切换到了上方的肺[4]。

瘫痪和有控制的通气会导致肺部更大的通气和灌注分布不均，原因主要有以下几个：①瘫痪时，下膈肌不再对通气在肺内的分布有作用[7]；②纵隔靠在肺部下方，腹部内容物推动下膈向头侧移位；③弯曲的手术台对胸部受力部位施加更大的压力，这进一步降低了下方肺的 FRC。

当未受压部分的胸部被切开后可以消除胸壁的收缩效应，这导致上方肺进一步扩张。上述变化导致通气良好但灌注不良的上方肺形成无效腔而通气不良但灌注良好的下方肺形成分流，这可能导致严重的缺氧。不过，开胸手术中的辅助氧合、通气和手术显露的方法将在下文讨论。

三、单肺通气与缺氧性肺血管收缩

在胸部手术中，为了便于显露，手术肺通常不通气。结果导致所有流向上方肺（不通气）的血液都是分流。除此之外，还有解剖分流及下肺肺不张区域的血流。临床经验和研究都表明，单肺通气期间动脉血氧饱和度较低，而肺泡 – 动脉的氧气分压较高[4, 8]，而只要保持几分钟的通气，动脉的 CO_2 浓度受到的影响就较小（如上所述）。

如果没有代偿机制来减少分流，约 40% 的右心输出的血将流向不通气的肺。幸运的是，机体存在许多代偿机制，即由于重力的存在增加了流向下方肺的血流；手术中压迫肺血管以及肺动脉分支的结扎也进一步减少了这种分流；肺部严重病变的区域可能已经存在血流限制。在这些因素的影响下，启用单肺通气不会像预期的那样引起动脉氧合的剧烈变化[4, 9]。

到目前为止，对肺血管系统影响最大的机制是低氧性肺血管收缩。肺毛细血管前小动脉对肺不张 / 缺氧的正常反应是血管收缩[2]。低氧性肺血管收缩背后的机制尚不清楚。尽管肺动脉平滑肌在体外已经显示出这种反应，但肺小静脉和毛细血管似乎也起到了作用[10]。目前，已被研究的能引起血管收缩的介质主要包括电压门控钾通道[11]、前列腺素[12]、钙通道[13]和一氧化氮[14]。在没有抑制这种反应的药物的情况下，通过非通气肺的血流量可以减少高达 50%，这意味着约 20% 的右心排血量将进入该肺，而没有低氧性肺血管收缩的情况下则为 40%[8]。麻醉剂和血管活性药物对低氧性肺血管收缩的影响不仅在表 26–1 中有总结，而且在本章后面也进行了讨论和参考。

一般来说，肺隔离的指征可分为绝对指征和相对指征。绝对指征分为三类：第一个涉及预防一侧肺污染对侧肺的疾病过程；第二个是控制

表 26-1 各种麻醉药和血管活性药物对低氧性肺血管收缩的影响

挥发性（吸入性）麻醉药	以剂量依赖的方式抑制 HPV，但在≤ 1 MAC 时无临床意义
静脉注射诱导剂（硫喷妥钠、异丙酚、氯胺酮）	对 HPV 无明显影响
右美托咪定（α_2 受体激动药）	当用作输液时，更大的肺血管阻力作为丸剂不会对氧合产生不利影响
麻醉剂（芬太尼、吗啡，可能还有瑞芬太尼）	对 HPV 无明显影响
血管收缩药（去氧肾上腺素、肾上腺素、多巴胺）	在常压下收缩肺血管，可能与抑制 HPV 的效果相同。
大多数血管扩张药（硝酸盐、钙通道阻滞药、β 受体激动药）	非常重要的 HPV 抑制药
阱屈嗪	未显示对 HPV 有影响
胸部硬膜外麻醉（局部麻醉药）	未显示影响犬的肺血管张力，可能从低氧区转移血液（增强 HPV）
吸入一氧化氮	在通气良好的区域扩张血管（与增强 HPV 的效果相同）

通气，这里的目的是在传统的双肺通气发生大的空气泄漏或张力性气胸因而可能危及生命的情况下，转移病变肺侧的通气（表 26-2）；第三种是单侧支气管肺灌洗，用于治疗原发性肺泡蛋白沉积症。

所有的外科手术都属于单肺通气的相对指征，并可进一步分为高优先级和低优先级。高优先级适应证是一种技术上具有挑战性的手术，可从肺门或胸主动脉的广泛显露中获益。另一个指征是电视辅助胸腔镜手术（VATS）。如果手术肺通气，手术视野的可视化几乎是不可能的。然而，应该注意的是，如果单肺通气被证明很困难或不可行（因为严重的缺氧或气道压力过高），则应该转而采用开放手术（可以将手术牵引放在肺部进行显露）或放弃该手术。较低优先级的适应证包括手术技术要求较低且更易于牵引或肺填塞的手术[15]。表 26-2 总结了单肺通气的 15 种适应证[16]。

表 26-2 肺隔离 / 单肺通气的适应证

绝对适应证	防止患侧肺疾病影响健侧肺（如咯血、脓胸） 从患侧肺转移通气［如支气管胸膜瘘（BPF）、大疱性疾病、气管支气管破裂］ 支气管肺泡灌洗（例如用于治疗原发性肺泡蛋白沉着症的灌洗）
相对适应证：高优先级	肺切除术 肺上叶切除术 电视胸腔镜手术（VATS） 胸主动脉手术
相对适应证：低优先级	肺中下叶切除术 胸椎前部显露 食管切除术

引自 Pedoto A, Heerdt PM, Yao FF. Bronchoscopy, mediastinoscopy, and thoracotomy. In: Yao FF, ed. Anesthesiology: Probl em-Oriented Patient Management. 7th ed. Philadelphia, *PA: Lippincott Williams & Wilkins*, 2012:32–49.

四、双腔气管内导管

在 20 世纪初期，由于没有呼吸道装置，患者要保持自主呼吸，但进行胸外科手术时很快就会失代偿，因此仅能开展快速手术，如脓胸引流、浅表切除术等。气管插管后，患者的存活率大大提高，因而控制性正压通气也成为胸外科手术的标准流程。但为了能开展复杂费时的胸外科手术，需发展允许非手术肺选择性通气的技术以维持静态手术视野、血流动力学稳定，并保持对侧肺无污染。

Bjork 和 Carlens [17] 提出了第一种实用的方法实现肺分离，后来 Robertshaw 和 Carlens [18] 改进了这一方法。尽管现在已经有多种其他设备在临床使用，但双腔气管内导管（ETT）仍可谓是胸外科的支柱。它可以使手术肺迅速放气，这一装置只要放置于适当的位置就能保持相对稳定，并且可以较轻易地为手术区域注入氧气，或向手术区域施加持续气道正压（CPAP）。

基本的左侧双腔ETT（用于大多数手术）由支气管腔和气管腔组成，支气管腔应放置在左主支气管下方，而气管腔可以放置在隆嵴附近并可用于右肺选择性通气。此外，它还包含两个套囊，透明的套囊应放置于在管腔开口上方的气管中，蓝色的应在支气管开口上方，从而可以成功完成肺隔离。成人ETT的尺寸分别为35F、37F、39F和41F。Mallinckrodt Broncho-Cath（笔者最熟悉的品牌）还为儿童患者提供尺寸为32和28F的ETT。Rusch（Teleflex，Morrisville，NC）还生产26 F的ETT。

选择合适尺寸的双腔ETT十分重要。套囊放气时，支气管腔周围应有空气渗漏且渗漏必须不超过3ml，这样才能密封。ETT太大会损坏气管支气管树。而现在也认识到，放置的双腔ETT太小亦会导致问题。当患者的体位发生改变（仰卧位至侧卧位）时，小型ETT更容易移位。需要在支气管套囊中增加空气以防止渗漏，而这会向支气管黏膜施加更大的压力。小型ETT有很大可能会被推得太远，以至于将用于两个肺的潮气量输送到一侧肺甚至单个肺叶，导致气压性创伤[19]。

尽管选择适当大小的双腔ETT很重要，但目前并没有统一的标准。许多从业人员发现将37F ETT用于成年女性，39F ETT用于成年男性的效果较好。笔者的意见为身高< 63英寸（160cm）的患者使用35F ETT，而身高> 72英寸（183cm）的患者使用41F ETT。曾有研究试图将左支气管宽度（合适大小的ETT）与易于测量的临床参数相关联，但却几乎从未成功。Hannallah及其同事[20]发现，成年男性中年龄和身高与支气管大小几乎不相关，而女性中则不然。他们继续通过计算机断层扫描（CT）测量左支气管直径，并根据这些结果提出了建议。Brodsky及其同事[21]根据气管直径的测量结果提出了双腔ETT尺寸选择的建议。Brodsky和Lemmens[22]后来发现气管宽度与左支气管宽度之间存在相关性。尽管未在此处列出，但Brodsky和Hannallah都建议39F ETT普遍适用于女性，而41F ETT普遍适用于男性。

许多医生在选择ETT的大小时仍参考患者身高。在最近的报道中，Slinger[23]发现胸部麻醉师之间缺乏共识，因而提出可综合身高和性别进行ETT尺寸的选择，他建议37F ETT对于大多数女性是最佳选择，而41F对于大多数男性是最佳的。尺寸合适的左侧ETT支气管管腔尖端应比左主支气管的宽度小1～2mm，但由于此信息不是包装说明书的一部分，并且制造过程的不同可能会导致其尺寸的微小变化，因此对于每根导管，都必须进行单独测量[24]。

（一）左侧双腔气管内导管的放置

首先通过喉镜放置双腔ETT。与单腔ETT相比，双腔管更粗且刚性更大，导管附带有支气管芯。握住导管，使支气管腔朝前，然后可以弯曲尖端以控制单腔ETT的弧度，并建议在支气管套囊上涂抹少量水溶性润滑剂。笔者还建议将其浸入无菌盐水中或置于地氟醚蒸发器旁边（在包装中）加热，以软化试管并使气道受伤的风险降至最低。

Ovassapian[25]先前曾描述过笔者的首选放置方法，在能观察到喉部的状态下，将导管小心地放置在口腔中，避免牙齿撕裂气管套囊。当它穿过声带时，必须有人时刻注意着支气管套囊。一旦看到第一个套囊，便由助手移除探针。然后将导管逆时针旋转90°后，继续前进，直到透明气管套囊穿过声带为止，这样做的目的是使支气管腔高于隆嵴。

支气管镜插入支气管腔，隆嵴应清晰可见，气管的前部和后部可分别通过是否存在软骨环来识别定向。如果不确定气管导管在右主支气管还是左主支气管，可以退出气管导管直到清楚地看到隆峭，然后开始检查左主支气管。支气管镜保留在左主支气管内，并作为管芯使导管可推进到位。退出支气管镜，然后进入气管腔（图 26–1）。

应该要看到支气管腔向下通过左主支气管。使用 Broncho-Cath 支气管导管时，应在隆峭上方看到支气管腔上的黑色不透光环（在支气管镜下反射呈灰色或白色），充气支气管套囊的上缘应几乎看不见。为确定另一支气管为右主支气管，右上叶支气管和中间支气管的分叉应在距隆峭约 1.5cm 处，观察右上叶支气管可以发现 3 段支气管。一旦确定了正确的位置，膨胀支气管套囊并开始单肺通气。另外，也可以在侧卧位后进行单肺通气，这样重力可将血流转向通气的肺，并使分流最小化。无论选择哪种方法，一旦患者处于侧位，就必须重新确认插管位置，还应重新检查支气管腔，以检查是否有错位和可能的肺叶阻塞。

另一种确定插管在正确位置的方法是胸部听诊。一开始先进行气管套囊充气，管子通过一个特殊的塑料接头连接到呼吸回路上，气管导管的

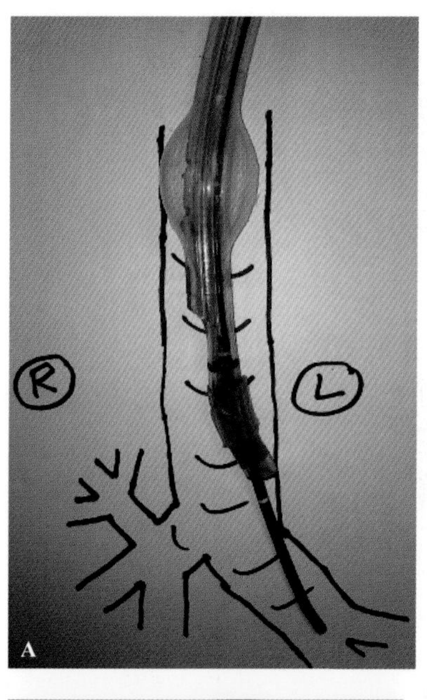

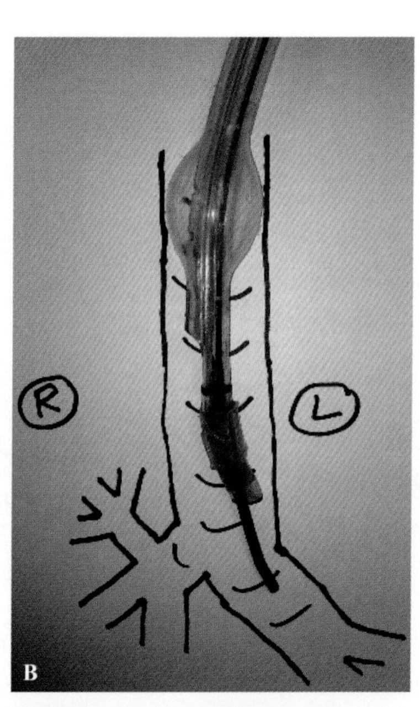

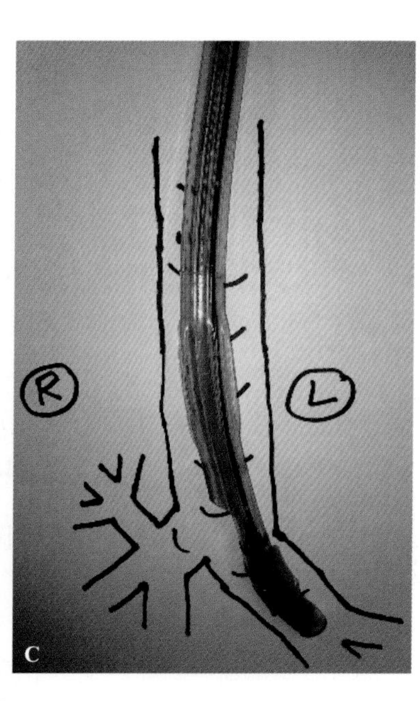

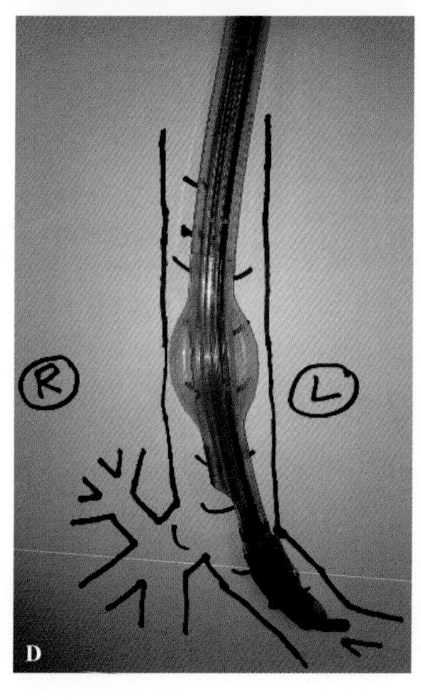

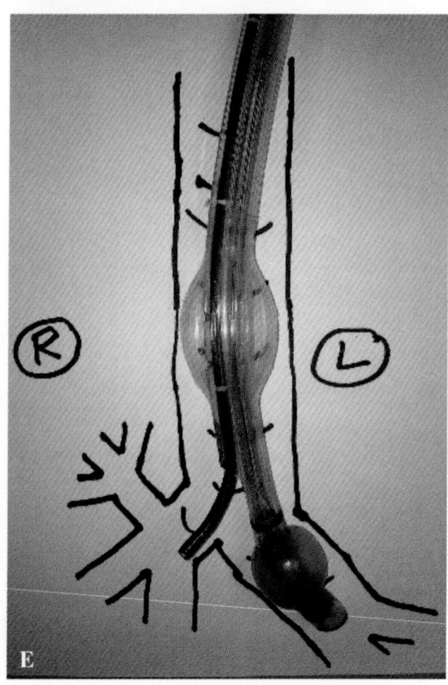

▲ **图 26–1　纤维支气管镜放置和左侧双腔管定位示意图**

A. 纤维支气管镜通过支气管腔进入左主支气管，评价左主支气管的通畅性、长度、解剖及左上叶支气管开口的位置；B. 退出纤维支气管镜，其尖端位于左上叶支气管起点上方 10mm 处；C. 气管套囊放气，导管越过纤维支气管镜进入左主干支气管，直到视野中看到导管超过纤维支气管镜尖端；D. 纤维支气管镜向前推进到支气管腔外显示左上叶支气管；E. 纤维支气管镜通过气管腔检查支气管套囊的位置和右主支气管开口

放置如上所述进行确认。一旦完成，支气管套囊充气不超过3ml。如果管道和支气管管腔之间的连接紧密时，应该听到右侧清晰的呼吸声，而左侧没有，不对称的胸部抬高也应该出现在右侧。同样，当与气管腔的连接紧密时，应该听到呼吸声，并在左侧看到胸廓上升[24]。应该注意的是，随着我们的患者群体变得更加肥胖，听诊和观察单侧胸廓上升作为气管导管放置指标已经不太可靠。

（二）右侧双腔气管导管插管

在绝大多数需要肺隔离的手术中，左侧双腔气管导管插管优于右侧。因为右上叶支气管的起点距隆嵴约1.5cm，因而右主支气管短得多。相比之下，左主支气管在距隆嵴5cm处分叉，在放置左侧导管时可提供更大的安全范围[26]。右侧导管可能更容易错位，导致右上叶阻塞（当右侧为手术侧时，不适当的放气）和肺不张（如果需要右侧通气时）。

然而，有时很难或不可能使用左侧导管，一个典型的例子是左主支气管的腔内肿瘤。其他情况包括外生肿瘤压迫左主支气管或扭曲的左侧解剖结构，左主支气管已有在位的支架，或有左侧气管支气管破裂[27]。其他可能的适应证包括单侧左肺移植或左肺切除。如果在这些情况下进行插管，可能需要拔出左侧导管，以防止干扰吻合或支气管吻合术。记住，如果支气管套囊拔得太远，这可能会导致失去足够的密封或隆嵴阻塞。

所有右侧导管在支气管腔远端附近都有一个额外的缝隙，以便可以进行右上叶的通气和（或）减压。笔者所在机构使用的Mallinckrodt Broncho-Cath导管有一个单角度的梨形套囊，包含支气管槽的近端，允许单个套囊对右上肺叶和支气管中间层的足够密封。其他制造商通过将两个套囊合并到支气管腔中，一个靠近支气管缝隙，一个靠近远端[24, 28]。

放置右侧气管可能会更困难，在这一过程中应使用纤维支气管镜[29]。在有意地将气管内的导管浅置后，镜下推进至右主支气管。如果隆嵴和右上叶支气管之间的范围超过1.5cm，可以放置右侧导管[30]。然后，可以在右上叶支气管处于视野范围内时将导管推进，或者将导管退出，直到其尖端刚好位于最远管腔的远端，然后将它们一起推进到右主支气管。无论采用哪种技术，都必须能够通过支气管缝隙看到右上叶及其3段支气管，以确保正确的位置。然后，检查镜可以沿着气管腔向下推进，检查左侧解剖结构，并检查是否有支气管套囊突入。与正常一样，一旦患者处于侧卧位，就必须重新检查导管的位置，如果位置不理想，则必须反复在操作过程中再次检查（图26–2）。

五、其他肺隔离装置

尽管双腔管提供了一种可靠的方法进行绝对的肺隔离，但它并不适用于所有情况，最明显的是直接喉镜检查困难或因困难气道而不能行喉镜检查的患者。双腔气管导管比单腔气管导管更坚硬，具有更大的外周长，且比单腔气管导管更长。尽管有在意识清醒的患者中成功在光纤插管下放置双腔气管导管的报道，但由于上述原因，即使对熟练的麻醉师来说，这也是一项极其困难的操作[31]。有一些其他的替代方法。一种是先用一根单腔导管和一个困难气道装置进行插管，然后使用周长至少为14F、长83cm的替换装置将该管替换为双腔管[32]。另一种方法是使用将要在接下来进一步讨论的支气管阻塞装置中的其中一种。

在许多情况下，患者在手术后会保持通气，长时间放置双腔管有几个缺点。外周径较大和支气管腔较长增加了气道损伤的机会。小管腔（39F及更小型号的导管＜5mm）意味着需要更高的峰值气道压力来进行充分的通气，而肺痰清理也将很困难。在运输到重症监护室之前，双腔管最常被更换为单腔管。对于已经有单腔导管的危重病患者，以及那些手术中可能需要大量液体和血液制品（导致面部水肿，使气道更难管理）的患者，可以适用支气管阻塞器来避免换管。

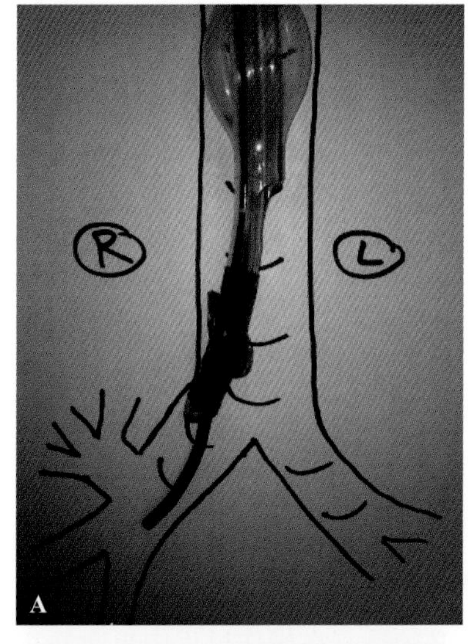

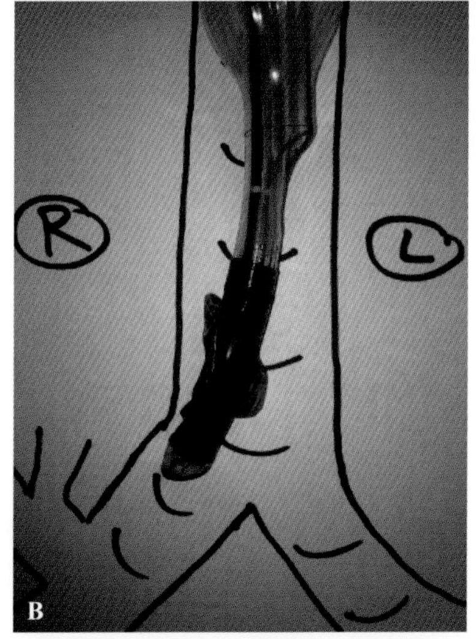

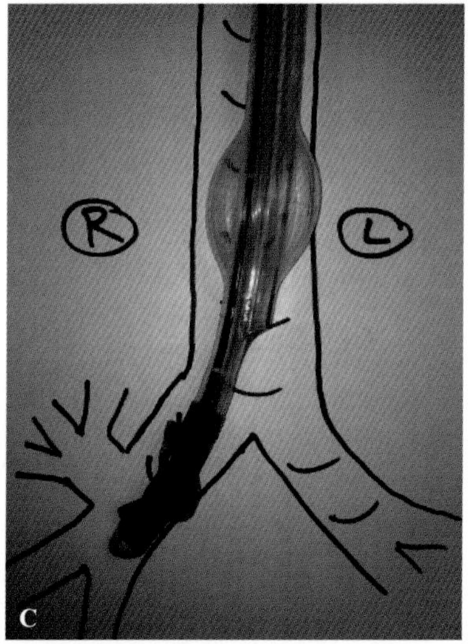

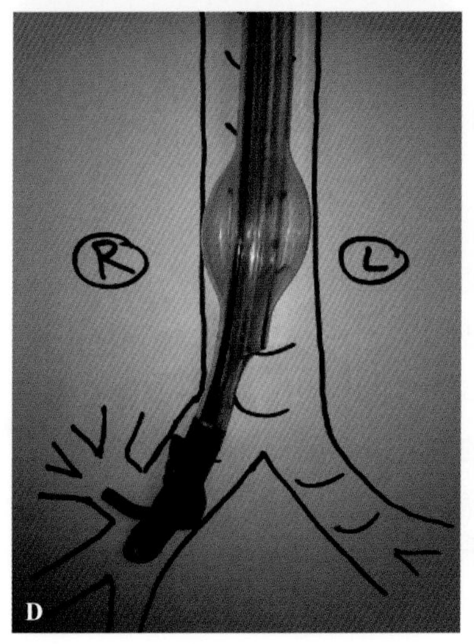

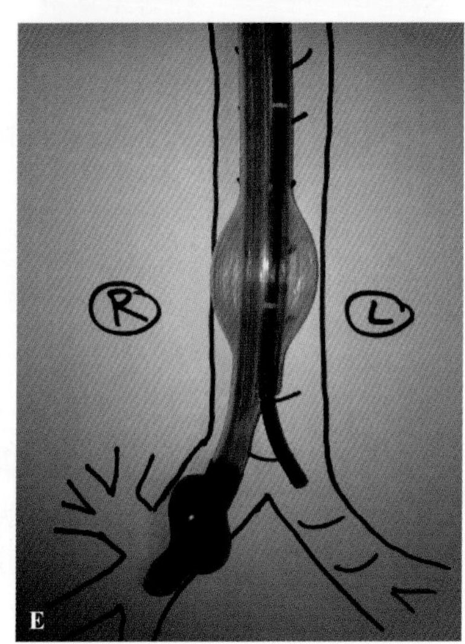

▲ **图 26-2　纤维支气管镜放置和右侧双腔管定位**

A. 纤维支气管镜通过支气管腔进入右主支气管。评估右支气管的通畅性、长度和解剖结构；B. 纤维支气管镜在支气管腔内、退出，纤维支气管镜的尖端被放置在右侧 90° 旋转的支气管套囊缝隙的近端，并且前端成角度朝向气管的侧壁；C. 导管和纤维支气管镜一起进入右主支气管，直到通过支气管套囊的缝隙可以看到右上叶开口；D. 纤维支气管镜通过右上叶支气管内的支气管狭缝向前推进 2～3mm，显示右上肺的 3 个肺段；E. 纤维支气管镜通过气管腔检查支气管套囊的位置和左主支气管的开口

（一）Fogarty 取栓导管

Fogarty 取栓导管是最早被描述用作支气管内阻塞的器械之一[33, 34]。成人最常用的尺寸是 8F，末端有一个 14ml 容量的气囊。导管包含一个金属丝，这使得它相对坚硬。导线没有延伸到球囊的远端，因此尖端柔软，不易造成支气管损伤[35]。该导管可以通过气管导管到达预定的支气管，或者可以直接通过喉镜检查将导管穿过声带，使之与气管导管并排，从而管腔不会受损（对小气管导管更是如此）。尖端 30° 弯曲将有助于导管的放置[35]。

与所有支气管阻塞器一样，建议纤维支气管镜检查以确认放置到所需支气管中。如果导管要在气管导管内使用，则应使用带可调节隔膜的适配器（如 Arndt 多端口适配器），以允许通过光纤镜，并在导管周围提供密封，允许无明显渗漏的通气[35]。使用 Fogarty 导管进行肺隔离有几个缺点。与其他支气管阻塞器不同，它没有与肺相通的空腔，所以术侧的缩肺严格来说是吸收性肺不张，需要很长时间，对术侧肺应用 CPAP 也是不可能的。球形气囊不是用来隔离肺的，球形低容量高压球囊可能会对支气管黏膜施加大量压力，但目前尚无此类并发症的病例报道。导管移位常与患者体位改变或手术操作有关。与其他支气管阻塞器一样，建议在患者体位改变（例如从仰卧到侧卧）后，用纤维镜确认位置（图 26-3）。

（二）Univent 导管

Univent 导管于 1982 年推出，是一种有两个管腔的管子：一个较大的管腔用于通气，另一个较小的管腔用作合并支气管阻塞器械的通道（图 26-4）[36]。管腔的尺寸基于通气管腔的内径，内径为 6.0～9.0mm。通气管腔大于阻塞器通道，呈椭圆形，几乎呈 D 形。因此，当我们提到单管的内径时，是指较大尺寸的直径。较小的通道有一个合并的 2mm 可移动的阻塞器，可以推进到所需的支气管或在不使用时退出。这个通道增加了前后径，应该注意的是，Univent 管的外径通常比单腔管的外径大。例如，8.0 单腔气管内导管的外径为 10.8mm，与此形成对比的是 8.0 Univent 导管，其外径为 13.5mm，前后径从左到右为 11.7mm[25]。

有人认为，由于其体积和解剖角度的减小，与双腔气管导管相比，插入 Univent 导管的气道损伤的可能性较小[37]。虽然笔者未能找到支持这一说法的研究，但是这些结构特征必定会使导管在喉镜检查困难的患者中更容易插入。然而，如果在插管失败后需要纤维支气管插管，Univent 导管可能过于僵硬和笨重，无法在一个范围内操作进入气道。因此笔者建议使用传统的单腔气管

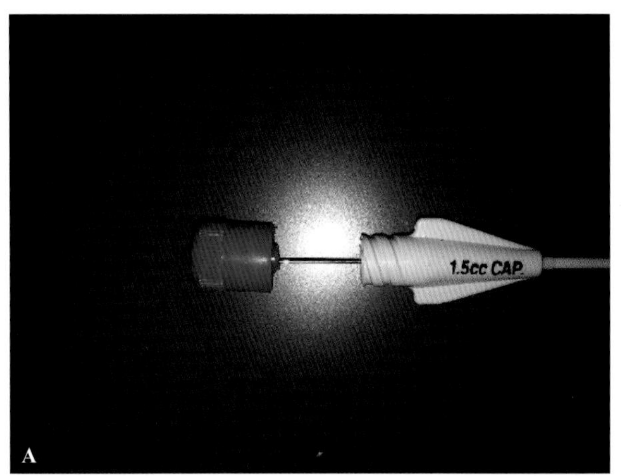

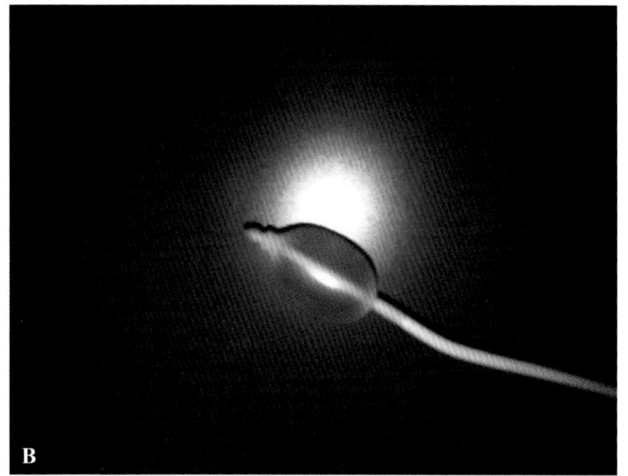

▲ 图 26-3　FGARTY 导管和 Fogarty 导管

A. FGARTY 导管的近端显示刚性的，可更换的钢丝针；B. Fogarty 导管远端。气球用 3ml 空气充气。注意相对球形的形状

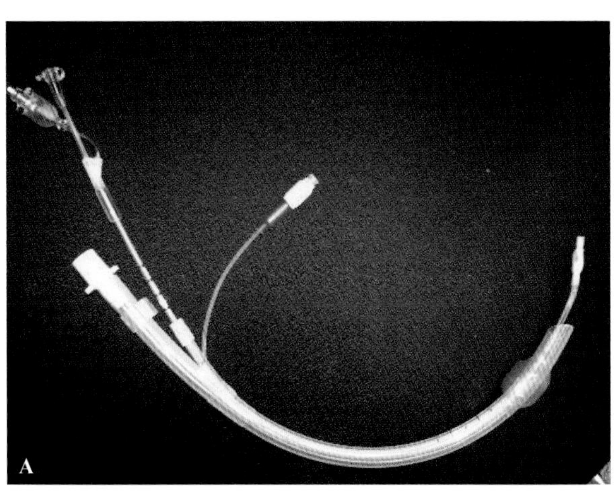

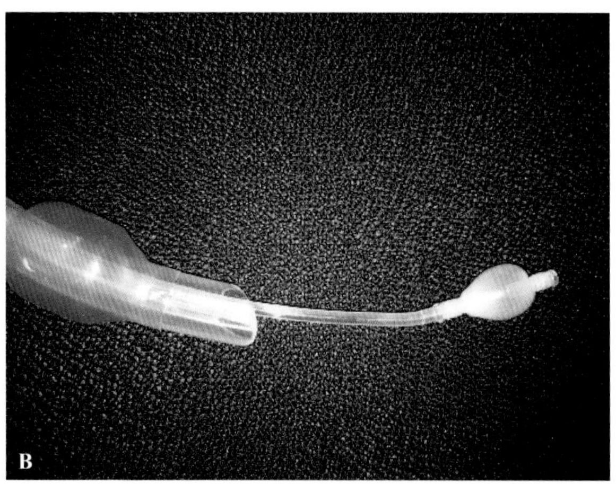

▲ 图 26-4　Univent 导管

A. 可伸缩的阻塞器稍微超出了显示管的远端。阻塞器的引导球囊有一个比气管导管袖口的引导球囊小的注射器；B. 用 3ml 空气充气的阻塞器特写。注意，它的形状比 Arndt 袖带略为球形，可能对孤立的支气管施加更多的压力

导管插管，并使用下面描述的一种独立支气管阻塞器。

这一阻塞器具有高容量、低压力的套囊，需要 4～8ml 的空气来实现主支气管的闭塞，约 2ml 空气来实现选择性肺叶阻塞[24]。阻塞器在其近端处有一个塑料抓握[35]，以便于引导进入所需的支气管。像其他的阻塞器一样，这种装置有一个中空的腔，可以被动地或通过吸吮的方式使肺放气。如果 3mm 内径的单腔气管导管的连接器一开始已经放置，它也允许进行 CPAP[38]。如果事先放置 3mm 内径的单腔气管导管的接头，它还允许给予持续的气道正压[38]。Univent 的用途相对而言十分广泛，有报道在气管切开患者中使用[39]，以及在肺叶袖状切除术中促进患者的通气[40]。阻塞器有一点僵硬，但可以在使用中重置。Univent 管的主要优点是，在实际使用结束后，可以收回支气管阻塞器，并且该管可对术后通气依赖的患者进行常规通气。

Univent 通过喉镜放置。支气管通道相向前，因此具有较大前后径的 Univent 需要纵向通过声带。一旦穿过声带，这个通道向要隔离的支气管方向旋转 90°。将纤维镜推进到通气管腔的远端，以观察阻塞器的放置情况。与其他支气管阻塞器一样，如果要将右上叶包括在隔离物中，则可能需要通过范围内的抽吸将其放气。使用塑料手柄扭转阻塞器的能力可能有助于放置。阻塞器应在所需支气管下方 3～5mm 处，并用足够的空气进行充气，以防止明显的泄漏。

除了已经提到的，Univent 还具有其他潜在的缺点。回想一下，Univent 具有一个椭圆形的管腔，其横截面面积小于具有相同内径的单管腔气管导管的横截面面积。随着管直径的减小，通气管腔进一步缩小。实际上，Sliner 和 Lesiuk[41] 在较小的（内径＜7.5mm）Univent 管中显示出不成比例的更高的抗气流阻力。还必须记住，支气管阻塞器可在术后移回气管。支气管袖带的意外充气可能会导致通气困难或呼吸停止[42]。如果在运送到重症监护室之前切断通向阻塞器的引导气囊，可避免这种并发症。气胸作为另一种并发症已经被报道[43]，但似乎这是因为最初插入左主支气管的管子因整个插入而导致支气管创伤。其他并发症包括将 3.5mm 的 Univent 管的阻塞气囊和一条塑料条的断裂，从管的近端进入患者的气道（这是可以恢复的），可能是因为连接器的滑动接头比通气管腔大一点[44,45]。

（三）线导型支气管阻塞器

目前临床麻醉中更常用的是线导型支气管阻塞器。Arndt 等[46] 在 20 世纪 90 年代后期研发了第一个此类设备。该设备带有 7F 或 9F 导管，长度分别为 65cm（7F）和 78cm（9F），导管表上刻有插入长度标记；其中较细的导管（0.4mm）用来远端球囊扩张，而较粗的导管用于肺通气或者 CPAP。此外，还有一个 5F，50cm 的支气管阻塞器供儿童使用。该支气管阻塞器最初的设计是将导管与一个与 Fogarty 导管相比具有更大的接触表面积的高容低压的椭圆形球囊结合（图 26–5）[35]，但目前使用的球囊是更偏向球形的。Campos[35] 推荐在右中间支气管使用球形球囊来阻塞除了右上肺以外的右肺，而使用椭圆形球囊来阻塞左肺。如果使用椭圆形球囊来阻塞右肺，那在给隔离球囊通气之前应该给右上肺抽气。可以通过外科医生在完成开胸后手动压缩气球或者通过纤维镜向右上肺支气管吸气来完成右上肺的萎陷。

该设备应放置在常规的单腔 ETT 中。它带有一个具有 3 个端口的多路气道转换接头：一个接头带有可调节隔板的隔膜，以便阻塞器通过时在周围形成气密环境；一个用于纤支镜通过，最后一个另外与呼吸机管道相连。推荐至少将 7.0mm ID ETT 与 7F 导管配合使用，8.0mm ID 管与 9F 导管一起使用[35]，值得注意的是，该管应与 3～4mm 的纤支镜配合使用。在较大的管腔中有一根柔性尼龙线，该线在阻塞器的顶端绕成环形构成一导引圈，所形成的导引圈与纤支镜相匹配，起到同时推进纤支镜与阻塞器的作用。

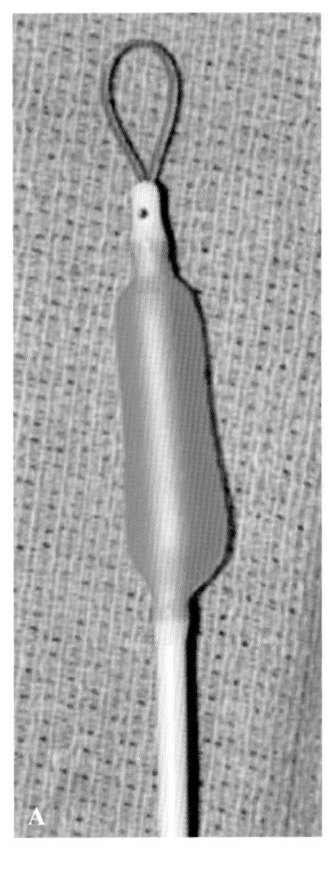

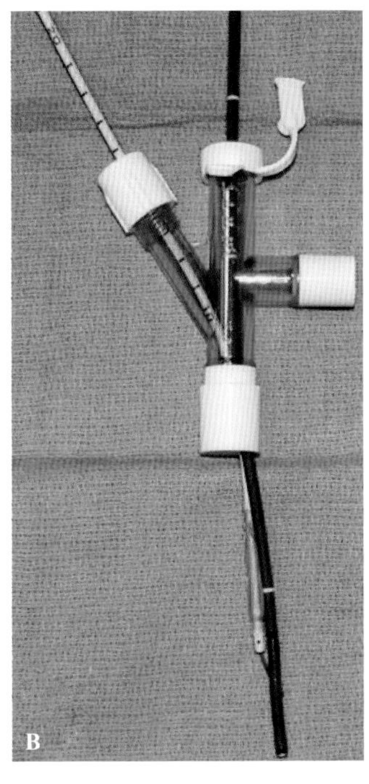

◀ 图 26-5 **Arndt 支气管阻塞器**

A. 可伸缩的阻塞器，稍微超出了管的远端以便显示。阻塞器的引导球囊有一个比气管导管袖口的引导球囊小的注射器；B. 3ml 空气充气的阻塞器的特写。注意，它的形状比 Arndt 袖带更为近似球形，这可能对孤立的支气管施加更多的压力

在为患者插入阻塞器之前，建议先将阻塞器与纤支镜分别与多路气道转换接头相连接，再将呼吸机导管与多路气道转换接头连接，少量的水性润滑剂可涂抹于阻塞器的套囊上。为避免损伤球囊，在操作前应将球囊完全萎陷并且将阻塞器的多路气道转换接头完全打开。此外纤支镜在与 ETT 上的转换接头连接之前应先穿过尼龙导引圈。笔者倾向于通过在近端施加牵引力来完成纤支镜与尼龙导引圈的连接。在为患者放置气管阻塞器时，应使用高流量通气来补偿纤支镜与阻塞器周围的气体的泄露。正如前文所提到的，纤支镜与阻塞器是同步插入气管中的，而这需要两名医务工作者同步配合完成。在插入后，纤支镜与阻塞器之间的套子可以松开，使得阻塞器可以继续前进，可以到导引圈和球囊越过纤支镜的远端。随后将纤支镜缩回至隆嵴，并使用 6～10ml 气体给套囊充气。球囊的远端应该至少在目标支气管隆嵴的下方 5mm。在患者的体位从仰卧位转为侧卧位时应重新检查确认阻塞器的位置。有一项研究表明相比于其他阻塞器（DL ETTs 和 Univent），Arndt 阻塞器更容易发生异位，但可能由于样本量的原因，该项研究在统计学上无明显的差异 [47]。与此同时，随着麻醉师对于不同型号的支气管阻塞器有了更多的使用经验后，这已不是一个问题 [48]。

当导管到达指定位置后，尼龙导引圈将被取下。此时与 Fogarty 导管相比，使用较大的管腔来为目标肺抽气更具优势。同时若患者发生严重的缺氧，我们也可以用该管腔对目标肺进行 CPAP。一小型单腔连接器 ETT（3.0mm）可用于将其连接到 CPAP 输送设备。若在取下导引圈后发现阻塞器发生异位，我们可以通过该管腔重新放入导引圈并按照之前的步骤来固定纤支镜与阻塞器。该阻塞器可能的严重并发症是隆嵴上方的充气球囊压迫气道造成整个气道的阻塞。尽管目前尚未有该案例的报道，但若在实际操作中发现气道压力的骤然升高仍应立即采取相应措施。

如前所述，与其他肺隔离装置相比，对于胸外科与非胸外科的麻醉师来说，Arndt 线导支气管阻塞器平均需要更长的时间来进行正确的定位，也更可能造成阻塞器的错位 [47, 49]。但是与其他技术相比，专为单腔 ETT 配套而设计的支气管阻塞装置在正确使用时，可提供与其他技术相当的手术条件，因此在麻醉师的“武器库”中占

有一席之地。同时该支气管阻塞器为那些气道困难或者患者气道或预期的术后通气依赖的患者提供了安全而有效的替代方法[50]。

（四）尖端旋转型支气管内气道阻塞器

Cohen 尖端旋转型支气管内阻塞器（Bloomington，IN）具有 Arnd 阻塞器的许多特色。该阻塞器是一条 9F、65cm 长的导管，并且带有用来肺通气与 CPAP 的高容低压的球囊与 1.6mm 的内腔。与此同时，该阻塞器还配有多路气道转换接头用于纤支镜的配套使用。但是该阻塞器的远端没有一个与纤支镜直接相连的导引圈，而是在导管的近端有一与塑料轮相连接的尼龙尖端。该塑料轮最多在一个方向上最多选择 90°（在阻塞器的远端）。

此外，还有一个 2cm 的外部套筒可以用来夹住阻塞器并将其扭矩到所需的支气管。尽管没有配上示波器，器械仍应放置在直观的下方，示波器放置在隆嵴上方。远端尖端可以被可视化，并指示尖端偏转的方向[51]。

这种阻塞器具有 Arndt 阻塞器的许多优点。中央腔允许肺放气和 CPAP 应用。一个额外的优点是相对容易重新定位，如果需要，它可以用于贯序肺隔离[52]。与 Arndt 阻塞器一样，建议使用 8mm ID ETT 与阻塞器一起使用，以便对阻塞器进行操作，同时使用 4mm 纤维光学镜[52]。有一项研究报道表明，轮组件与阻塞器分离[53]，这表明对多次操作轮可能会导致设备故障（图 26-6）。

六、新型支气管内阻塞器装置

人们一直在寻求生产一种比双腔气管导管体积更小（气道损伤可能性更小）的肺隔离装置，提供足够的肺隔离，并且可以更容易地由非胸科麻醉医生放置。下面将讨论最新引入应用的两种装置。

EZ 阻塞器（Teleflex）于 2010 年投入使用（图 26-7）[54] 这是一个具有分叉的（Y 形）7F 装置，设计用来“跨越”隆嵴[15]。在每个肢体的顶端都有一个球形的气囊，使用者可通过适当的气囊充气来隔离任一肺。与其他阻塞器一样，纤维支气管镜应用于初始定位，并用患者侧卧位重新确定位置。最近的一项小型研究表明，与尖端偏转阻塞器相比，错位发生率较低[55]。最近的两项随机

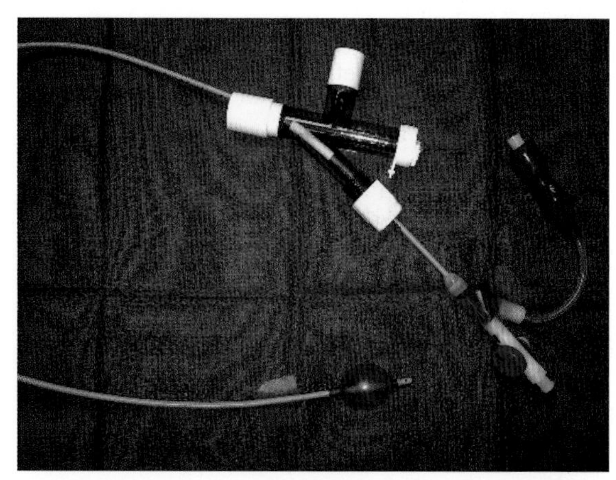

▲ 图 26-6　尖端旋转型支气管内气道阻塞器

通过 Arndt 型多端口接合器和单腔气管导管（ETT）放置的 Cohen Flextip 导管。注意近端的滑轮组件。阻塞器（最远端）的端口比 Arndt 阻塞器的端口形状更近似球形

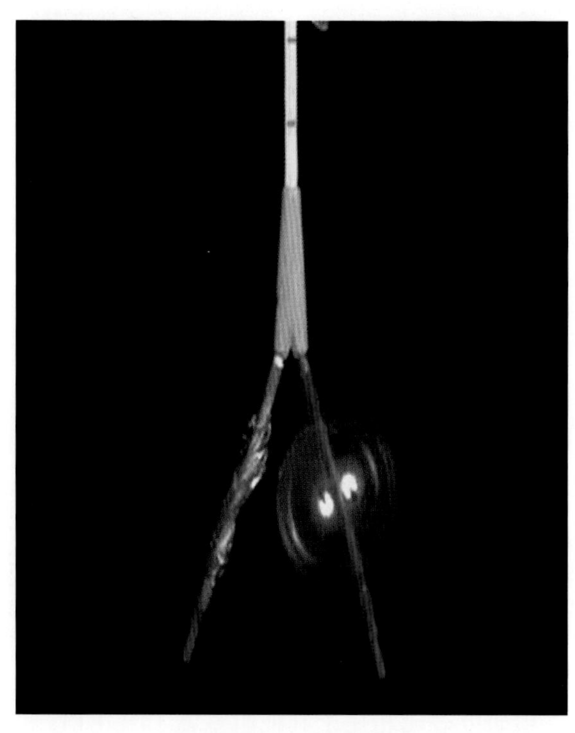

▲ 图 26-7　EZ 阻塞器

EZ 阻塞器有 2 个中空腔和 2 个袖口，允许隔离其中任一肺。这个装置是用来跨在隆嵴的

试验表明，EZ 阻塞器提供了与双腔气管导管相当的肺隔离[56, 57]。而后一项研究也表明，患者咽喉疼痛的发生率较少，术后支气管镜下气道刺激和（或）出血的证据较少[57]。一个最近的病例报道详细描述了不能分离右肺引起的担忧，如果右上肺叶支气管口近端和（或）支气管中间段短，该装置可能不是最合适的[58]。

Uni 阻塞器（Teleflex）是一种独立的硬度更强的阻塞器，在其远端有固定的“曲棍球棒”角度（图 26–8）[15]。与导丝引导或尖端偏转阻塞器不同，它允许放置扭矩控制，在其近端没有轮组件，最近一项对 104 名患者的随机试验发现，各种类型的阻塞器（包括单一阻塞器）提供了与左侧双腔气管导管相当的肺隔离。研究者指出，阻塞器需要更为频繁地重新定位，特别是导丝引导阻塞器[48]。

七、单肺通气管理

由于各种原因，单肺通气（OLV）时可能会出现组织缺氧、通气不足和血流动力学（HD）不稳定等情况。设定通气参数时，须考虑缺氧性肺血管收缩（HPV）、吸收性肺不张、O_2 和 CO_2 的扩散能力、肺组织发生气压伤的风险以及肺体积对静脉回流的影响。

即便是最健康的患者，OLV 时也有显著的肺内分流率。氧中毒，最早见于血氧分压长期升高的患者，已成为OLV操作中值得探讨的话题[16, 59]。即便显露于高氧状态下的时间更短暂，老年患者氧自由基的清除率也比年轻患者低[60, 61]。应根据具体情况考虑在 OLV 期间使用新鲜的高氧气体，以平衡由于缺氧导致的终末器官缺血和氧中毒的风险。笔者目前的做法是仅在肺部手术早期使用纯氧。手术肺的脱氮，不仅可以防止管道置入和管道位置确认的过程中出现的缺氧，肺的放气会更加迅速，从而改善手术视野[62]。一旦分离肺组织，即把纯氧更换为氧气 / 空气混合物，使血氧饱和度达到 90% 及以上。在正常的心排血量和血红蛋白水平下，该做法可保证足够的组织氧供。如果情况发生变化，则可能需要增加氧饱和度以避免对终末器官的损害。

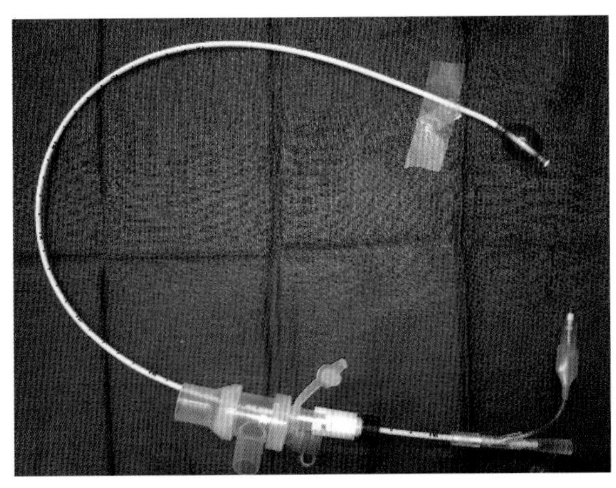

▲ **图 26–8 Uni 阻塞器**

Uni 阻塞器在其远端具有固定的偏折，这意味着可通过近端的扭矩控制来放置

过去人们将 OLV 每分通气量设定为一个固定值，以消除与两肺正常通气时产生的几乎等量 CO_2。因此对于依从性良好的患者，将潮气量设为 8～12ml/kg 是值得推荐的做法。近期文献表明，虽然使用高潮气量通气后，严重缺氧的发生率远低于过之前，但可能术后肺水肿发生率增加[63, 64]。高潮气量也会引起肺血管阻力升高，并降低肺部 HPV，导致不通气的肺组织血液分流增加，存在氧合降低的风险[10]。近来的文献建议将潮气量设为 5～8ml/kg（某些情况下可能不够），同时配合适量的呼气末正压（PEEP）和 30cm HO_2 的定期补充呼吸，以免发生肺周期性过度扩张和肺不张，两者在以前的治疗方案中较为常见（尽管急性肺损伤很常见）[61]。

对于大多数人而言，碳酸血症（$PaCO_2$ 为 40mmHg）意味着潮气末 CO_2 为 30～35mmHg。如果潮气量减少，则呼吸频率将增加以维持正常的每分通气量。然而增加呼吸频率意味着呼气时间缩短，对于气道阻力增加或呼气阻抗增加的患者而言，发生过度充气的风险增加。这种现象也称为“呼吸堆积”（或自发性呼气末正压通气），可导致气压伤，继发于胸腔内压力增高的静脉回流减少和 HD 不稳定。限制 / 管理这种现象的方法包括增加呼吸循环的呼气部分，暂时将患者的呼吸机断开以便充分呼气，以及有意降低呼吸频率。允许性高碳酸血症对多数患有肺顺应性相关疾病（如急性呼吸窘迫综合征）的重症患者是可以接受的[65]。

与患有肺顺应性相关疾病的重症患者类似，单肺通气（OLV）的患者也更能适应高碳酸血症。实际上，一定程度的高碳酸血症可以通过两种机制提高组织氧供。一方面，高碳酸血症可激活交感神经系统，进而心排血量增加。另外，血中 CO_2 分压升高，氧合血红蛋白解离曲线右移，可释放更多氧气[66]。高碳酸血症的程度仍存有争议，大多数人认为，常规来说，血 pH 不应低于 7.20，否则可能导致肺血管收缩不佳、非特异性脑血管扩张及心律失常等情况，而单纯性呼吸性酸中毒的 $PaCO_2$ 为 65mmHg[67]。对于 OLV，笔者推荐使用压力控制通气（PCV）。PCV 的潮气量是受压力控制的，可降低发生气压伤的风险，这是通过调控气道峰值压力实现的。而在流量控制通气（VCV）过程中，气流量是固定的，可在吸气末达到气道峰值压力。相反，PCV 过程中，气流量是逐渐减少的，整个吸气期间，气道峰值压力保持恒定，可充满更多的肺泡单元。然而，2007 年的一项研究表明，对于 OLV，PCV 与 VCV 的氧合没有明显的差异[68]。

该研究也表示，当潮气量维持在 9ml/kg 时，PCV 的峰值压力较低。需要注意的是，麻醉医生对 PCV 的使用应该更谨慎。在使用 PCV 期间，如果患者出现肺顺应性改变，气道分泌物增加或置入双腔气管导管（ETT）等情况，不改变峰值压力可能会导致潮气量降低。VCV 通气时，肺顺应性降低会导致峰值压力升高，超过警戒线（通常为 40mmHg）时可发生警报。而 PCV 的峰值压力不随肺顺应性改变，因而不会有警报提醒麻醉师。

一般来说，OLV 的峰值气道压力更高，不过通常不会比两肺通气时高出 50%[30]。这主要是因为 ETT 的管腔对成年人的潮气量来说太小。即使是 41F DL ETT，其中每个管腔的内径也仅为 5.4mm[24]。应用气道平台压力评估肺泡所承受的压力更合理。气道平台压力是在吸气末的短暂停顿期间测得的，期间整个气道 – 肺泡系统中的压力大体一致。对危重患者而言，为避免使用呼吸机引起的肺损伤，30～35cmH_2O 的气道平台压力是可以接受的[65]。但是大多数的麻醉系统达不到该数值。对于大多数患者，笔者建议 OLV 的峰值压力不超过 30cmH_2O。

八、单肺通气中的缺氧

当患者发生低氧血症（血氧饱和度＜ 90%）时，我们的处理应基于以下两点：①血氧饱和度是突然下降还是逐渐下降的；②血氧饱和度降低的同时，气道峰值压力和（或）血流动力学（HD）有无变化。如果血氧饱和度突然降低，且伴有其他参数的改变，可能的原因包括 ETT 管位不正，气道黏液或血液堵塞，以及对侧张力性气胸。如果 FiO_2 增大到 1.0，且 ETT 摆放正确，则可能是 OLV 初始设定的问题。DL ETT 的可能会出现位移，通常向上移动，其气管套囊可接近隆嵴的位置。ETT 的位置应通过光纤瞄准镜进行确认，然后再吸痰清理气道。对于伴有大疱性疾病、血氧饱和度降低、气道压力增高和 HD 受损的肺气肿的患者，应警惕对侧张力气胸的发生。但是，在尝试对对侧胸膜腔进行针刺减压之前，应与外科医生进行讨论。

假设上述问题不存在，可以将缺氧的原因和解决方法分为两类：有通气的肺中的通气 / 血流比例失调（V/Q 失调）和无通气肺中的血液分流。在笔者的算法中，除非出现严重缺氧（持续氧饱和度≤ 85%），通常会首先发生 V/Q 失调。对非手术肺的干预将在不影响手术区域的基础上使氧合度适度增加。如果可能，将潮气量增加到 8～10ml/kg 可以减少肺不张面积。可通过添加少量 PEEP 来实现 FRC 和 V/Q 比例的增加。但是，过度的 PEEP 会增加对该肺中血流阻力。这将导致血液流向无机械通气的肺部，从而恶化氧合情况。人们普遍认为，PEEP 的理想水平为 5～8cm

H_2O[16, 69]。Slinger 及其同事[70]表明，如果 PEEP 外加压力将肺容积增加到肺顺应性曲线低拐点（开始于陡峭部分），则它可以改善氧合作用，这提示 PEEP 仅能为一部分选定的患者带来潜在获益。另一项研究表明，FiO_2 为 0.5、初始 PaO_2 较低，并因此被判断为低 FRC 的患者，与初始 PaO_2 较高的患者相比，使用 PEEP 可使动脉血氧提升更多[71]。综上所述，FRC 正常或超常的患者（常见于严重阻塞性疾病）可能无法从增加的 PEEP 中获益很多，并且可能更容易为其所害，包括动态空气潴留。

如果增加潮气量和适度 PEEP 的使用不能改善氧合，或出现严重的缺氧，那就必须要解决血液向术侧肺分流的问题了。一种有效的方法是将 CPAP 应用于无通气肺区域。即使是低水平的 CPAP 也可以在 OLV 期间显著改善氧合[72]。CPAP 可使非依赖的肺区域中的肺泡膨胀，并使他们参与氧合过程。10cmH_2O 的 CPAP（无须伴随的依从性 PEEP）对血流动力学没有明显影响[73]。CPAP 应在大潮气量的呼气阶段启动，以发挥其最大作用。因此，CPAP 能够使手术肺有一定程度的膨胀[16]。据记载，在具有正常顺应性的肺区域，使用 5～10cmH_2O 的 CPAP 导致的肺膨胀尚不足以影响手术[4, 15]。然而，手术团队的合作是必需的。为此，已有不少相关器械被报道[4, 74]。作者使用了一个连接到 DL ETT 或支气管阻塞器的非通气肺腔的 Mapleson F 回路。它包含接触患者的氧气流入道，通向呼吸气囊的波纹管，以及在气囊末端的可调限压阀。阀门的选择性闭塞可以限制氧气的释放，并提供持续的正压通气。如有必要，该气囊还允许使手术肺间歇性手动通气（图 26-9）。

如果这些措施无效，则可通过结扎肺动脉分支来中断流向手术肺的血液。确实，当在肺叶切除术或肺切除术中结扎肺动脉时，经常会观察到动脉氧合增加。这将极速降低血流分流比例，但可能会因肺血管阻力增加而增大右心负荷。在某些情况下，可能需要间歇性地为手术肺通气。当

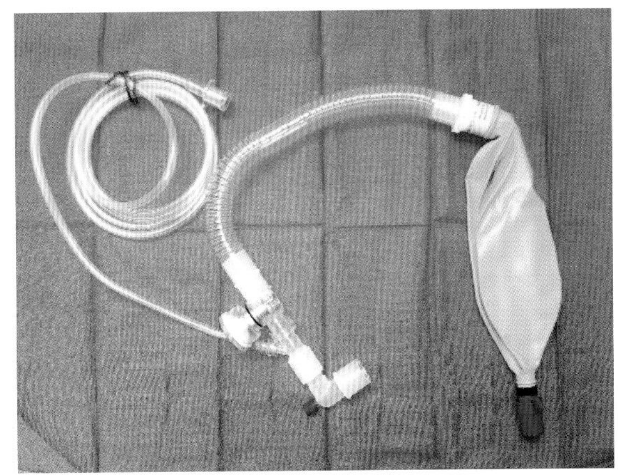

▲ 图 26-9 **Mapleson F 回路**

用于胸外科手术中非通气肺的持续性正压通气（CPAP）较小的透明塑料管连接于氧源作为进气管，较大的螺纹管作为出气管，其末端有可调节阀门用于调节 CPAP 气压水平

然，这需要手术人员的配合，并且在 OLV 优先级较低的手术中可能更为实用。

九、麻醉的实施

胸外科麻醉可以使用多种麻醉技术。外科医生使用的局麻、区域麻醉、全身麻醉以及区域麻醉和全身麻醉相结合的镇静术都可用于胸外科或相关的手术[15, 75-77]。迄今为止，最常用的技术是全身麻醉。这为患者提供了一个舒适的环境，允许进行肺部分离以改善手术条件，并可以根据手术需要灵活调节时间。具体的手术要求和患者的身体状况决定了具体的用药、监护仪和气道管理技术。

（一）诱导用药

苯二氮䓬类药物在术前通常以小剂量用于麻醉诱导前的抗焦虑作用。它们还有助于减少术中知觉的发生率[78]。苯二氮䓬类药物的主要不良反应是呼吸抑制，尤其是在围术期服用麻醉药的患者中。在老年人、重症患者或有呼吸困难的患者中，应仔细权衡服用苯二氮䓬类药物的风险与益处。

抗唾液酸受体可用于支气管镜检查，食管镜检查或已知或疑似困气道患者的清醒状态下纤维

插管中。格隆溴铵是抗胆碱能药和有效的抗唾液酸药。格隆溴铵的 4 级结构可防止其穿过血脑屏障，从而降低中枢神经系统不良反应和镇静的可能性[79]。必须权衡格隆溴铵的毒蕈碱阻断作用（以及随后的心率增加）与心动过速的风险，尤其是在具有缺血性心脏病危险因素的患者中。

在开胸手术之前，通常会放置并测试硬膜外导管。应在麻醉诱导前将其放置以监测患者是否出现感觉异常。术中通过导管输注局部麻醉药会减少所需的麻醉药和阿片类药物的量，但可能是术中低血压的来源（请参阅下述“区域麻醉和疼痛处理”）。

（二）全身麻醉药

可以通过静脉药物或吸入剂诱导全身麻醉。当自发通气可能会有好处时，可使用吸入诱导，例如在患有纵隔肿块或气道病变而不能使用正压面罩通气的患者中。目前，七氟醚是最有效的面部诱导药。它是目前市场上所有刺激性最低的药物，并且因其血液溶解度低而与血液具有快速的平衡阶段[80]。

当确定气道损害最小且无自发通气时，全身麻醉的静脉内诱导是最常见的技术。通常，神经肌肉阻滞药（NMBD）用作静脉注射诱导的一部分，以产生肌肉松弛作用并促进插管。使用 NMBD 并非总是必要的，甚至是相对禁忌的（如重症肌无力）[81-83]。

常见的静脉内诱导剂是丙泊酚（1～2mg/kg）[84]、依托咪酯（0.3mg/kg）或氯胺酮（1～2mg/kg）。异丙酚因其快速作用和清除作用，非常适合诱导。据说依托咪酯比丙泊酚对全身血管阻力（SVR）和心肌收缩力的影响要小，并且在诱导下血压的下降幅度较小。氯胺酮会产生精神的不良反应，通常在术前使用苯二氮䓬类药物可减轻或消除这种不良反应。氯胺酮具有拟交感神经特性，可产生心动过速，在冠心病患者中可能相对禁忌。然而，它能有效地产生一种适合插管的解离状态。与其他静脉内诱导剂不同，氯胺酮具有镇痛作用，是有效的支气管扩张药，不会导致呼吸抑制[84, 85]。这在某些患者人群中可能是有利的。

阿片类药物通常在诱导时给药，以减弱对插管的交感反应，并为手术切口提供止痛基础。芬太尼 2～5μg/kg 用于在插管时减弱血压升高。对术中和术后立即镇痛情况，芬太尼的总剂量为 5～10μg/kg。氢吗啡酮的效力不及芬太尼，但作用时间更长，可以静脉内或硬膜外给药。吗啡是一种长效的阿片类药物，可能诱导临床上重要的组胺释放和血管舒张[86]。阿片类药物尚未显示对分离的动物肺组织中的 HPV 有明显影响。芬太尼尚未通过静脉或硬膜外给药对 HPV 产生临床影响[87]。

（三）维持麻醉

麻醉全身麻醉最常采用吸入剂进行。诱导后，任何吸入剂都可维持[77, 88-90]。地氟醚极难溶，在肺泡和血象之间达到快速平衡，易于滴定。异氟烷是一种有效，便宜和可靠的试剂。它具有比地氟醚更少的交感神经刺激作用，并且因其缺血预处理特性具有心脏保护作用[91]。七氟醚是一种有效的维持剂，与异氟烷非常相似[88]。所有吸入剂均以剂量依赖的方式损害 HPV。并且在 OLV 期间分流较大的患者中使用有限[90]。

吸入麻醉药对 HPV 的影响尤其令人关注。异氟烷以剂量依赖的方式抑制 HPV，因此在 OLV 期间氧合受损至少是一个理论问题[92]。Benumof[69] 用 Domino 及其同事[93] 的研究表明，异氟烷最低肺泡浓度（MAC）（或 1.15%）会抑制 HPV 21%（或约 1/5）。效果是将流向不通气肺的血流量从心排血量的 20% 增加到 24%。假设 FiO_2 为 1.0，这会使动脉 PO_2 从 280mmHg 减少到 205mmHg[4]，但动脉饱和度仍然很高（＞97%），血液中的氧含量也不会少很多。实际上，从 20 世纪 80 年代开始的临床研究表明，与静脉注射药物（据信不会抑制 HPV）[94, 95] 相比，异氟烷和氟烷即使在动脉 PO_2 中也没有显著差异[96-98]。七氟醚和地氟醚也没有显示出地氟醚对氧合作用的剂量依赖性作用，与异氟烷相同，均无统计学意义。作者推测，这些药物尤其是对不通气的肺所产生的心排血量下降可能抵消了对 HPV 的抑制作用[98]。

在间歇性通气或共享气道或开放空气的情况下，吸入剂可能不适合，那么全静脉麻醉（TIVA）是可选择的方法[81-83]。尽管吸入剂通常无助于减少氧合作用（如上），对于有严重缺氧风险的患者使用 TIVA 是合理的。TIVA 的目标是完全相同的，即适当的镇静防止觉醒、适当的镇痛作用和最佳的手术环境（一个静止的患者）。异丙酚连续输注是实现 TIVA 的极好方式。根据患者的年龄，身体状况和已经进行的其他麻醉量，输注量在 50～150μg/（kg・min）的范围内会达到良好的状态[82-84]。

异丙酚在术中用于输注时对 HPV 无抑制作用[97, 99]。氯胺酮也用于 OLV 的连续输注[100]。与丙泊酚不同，氯胺酮可维持心排血量和全身血管紧张度，使其成为血流动力学不稳定患者的良好药物。目前还没有证据显示它可导致 OLV 期间动脉氧合的明显减少。

TIVA 期间经常使用的另一种药物是瑞芬太尼，这是一种非常有效的，快速代谢的合成阿片类药物。它在化学上与芬太尼有关，但具有被非特异性组织酯酶水解的酯键。这使该药物的半衰期为几分钟[86]。瑞芬太尼没有记忆删除特性，因此不适合用作唯一的 TIVA 药剂。但是，与丙泊酚合用会产生显著的麻醉条件。瑞芬太尼在 1μg/kg 的负载剂量后，每分钟 0.1～0.3μg/kg 的剂量产生出色的镇痛作用。瑞芬太尼几乎不提供术后镇痛作用，因此必须在手术结束时服用长效阿片类药物或开始硬膜外输注[78, 81-83]。瑞芬太尼对 HPV 的作用尚无研究，根据笔者的经验，它并未导致 OLV 缺氧，因此可以合理地假设其作用与其他阿片类药物相似。雷米芬坦的半衰期非常短，因此也非常适合其他应用。它可以用作推注药丸，以钝化 HD 对喉镜和插管的反应。它也可以用作吸入麻醉剂的输注液，从而减少了麻醉所需的吸入剂数量。如果长效也很理想，对于特定患者并不需要全身性阿片类药物镇痛，尤其是如硬膜外输注将作为术后主要的镇痛药，则尤其如此。

TIVA 通常通过使用较小剂量的多种快速作用和快速代谢的药物来实现。异丙酚、瑞芬太尼和术前苯二氮䓬类药物（咪达唑仑）的组合是典型的 TIVA 方案。这样可使麻醉师从每种药物中获益，同时最大限度地减少大剂量单药的不良反应。

右美托咪定是一种较新的静脉麻醉药。这种 α2 受体拮抗药具有镇静和镇痛作用（阿片类药物的集约效应）。它能够被迅速清除（半衰期为 2h），镇静作用强大，且没有明显的呼吸抑制。因此，该药物可用于需要或希望自主呼吸的情况。标准方案是在 10min 内给予 1μg/kg 的负荷剂量，然后以 0.2～0.7μg/（kg・h）的速度给药，具体取决于所需的镇静深度。该药物主要的不良反应是血压降低，比较少见。根据病例报道，心动过缓患者偶尔会出现停搏[101, 102]。动物研究显示，推注该药物后肺血管阻力增加[103]。最近的一项小型研究表明，右美托咪定输注与吸入地氟醚联用不会对 OLV 期间的氧合产生不利影响[104]。

在某些患者中可以使用血管活性药物来维持心肌的收缩和（或）血管紧张度。血管收缩药，如去氧肾上腺素、多巴胺和肾上腺素，收缩肺常氧区域血管的效果显著[105, 106]。虽然这些药物可能不能直接抑制 HPV[107]，但净效应是将血流转移到低氧区域，减少了氧合。大多数血管舒张性药物可以直接抑制 HPV，或是具有与抑制 HPV 一致的临床作用[10]。这些药物包括一氧化氮供体硝普钠和硝酸甘油[108, 109]、钙通道阻滞剂[13]，以及 β 受体激动药，如多巴酚丁胺[107] 和异戊烯醇[107, 110]。但是，吸入一氧化氮可能会使肺部通气区域中的血管扩张，与增强 HPV 的效果相同[10]。肼屈嗪没有显示出抑制 HPV 的作用[111]。

（四）液体管理

肺外科手术期间的液体管理是一个不断发展的领域。尽管最新，设计更好的研究为该问题提供了重要线索，但前提是特异性疗法的选用取决于所执行的特定手术、患者的用药状况，以及手术急性体液容量改变的来源和严重程度。列出决定特异性液体疗法的所有变量是不可能的。本节将讨论肺切除术液体管理的公认策略。

等渗晶体液安全性强，无输血或过敏反应的问题，同时具有经济性。然而，肺外科手术在液体管理方面存在独特的问题。由于各种问题（心源性、淋巴引流受损、炎症、肺毛细血管通透性改变），肺部容易出现容量超负荷[64, 112, 113]，术后肺水肿是肺切除术的严重并发症，具有较高的发病率和死亡率[64]。影响因素包括患者先天易感性、切除范围（肺切除术＞肺叶切除术＞楔形切除术）、手术时间，以及围术期前 24h 内给予的晶体液剂量[15, 114]。有报道要求在手术中将晶体液限制在 2L 以下，并且在开始的 24h 内将其限制在 3L 以下[64]。

液体管理中的一个新兴原则是尽可能限制整个围术期的晶体补液用量。先前的输液方案考虑到维持输液速率、用晶体液替代血管内和血管外（不可知的），以及“第三空间”的体液损失。最近的文献对第三空间的存在提出了质疑[115]。此外，人们认识到存在于毛细血管腔侧的内皮糖萼层（EGL）在介导体液进入血管外空间的过程中起着重要作用。应用晶体补液破坏了该层结构，导致更多的液体渗出。胶体似乎不会引起这个问题[116]。研究表明，在胃肠道手术中，晶体限制性治疗也可以减少术后肺部并发症[113, 117, 118]。限制晶体补液量，保持足够的 HD 参数和组织氧合，可以最大限度地降低急性肾损伤的风险[119, 120]。维持尿量大于 0.5ml/（kg・h）的重要性较低[15]。

目前关于肺切除术的文献指出，应仅使用晶体液来代替血管外液体丢失（维持）和（或）作为必要输注的载体。血管内体积丢失应以胶体或适当的血液制品 1∶1 替代。使用哪种胶体是一个有争议的问题。笔者的研究使用了 5% 的白蛋白，一种效果显著的血管内容积扩张药。应指出的是，输注白蛋白存在潜在的过敏反应，并且白蛋白与钙的螯合可导致低血钙。研究表明，合成胶体，如羟乙基淀粉（HES）溶液可有效扩大血管内体积[121]。然而，研究显示，大剂量使用 HES 会导致血小板功能障碍，可能在手术后增加失血量[122]。HES 与重症和术后患者的急性肾损伤有关[123, 124]，但其他来源对此表示怀疑[125]。

肺外科手术中的输血是值得讨论的问题。随着时代发展，ABO 血型的不相容性、过敏反应和传染性疾病的传播已大大减少，但是胸外科患者特有的其他风险仍然存在。输血相关的急性肺损伤（TRALI）是一种严重的急性输血并发症。免疫因素（与含血浆产品中的供体白细胞抗体有关）和患者特异性因素（由于手术或重症而引起的天然血管内皮损伤和黏附分子形成）在并发症的发生中起作用。最终导致血管渗漏和肺水肿急性发作，具有较高的发病率和死亡率。血库正在研究减少 TRALI（中和 HLA 反应性抗体，优先选择男性和未生育女性）发生的策略[126]。虽然白细胞减少的红细胞堆积在发达国家中更常见，输血与切除肿瘤的复发相关的可能性仍然存在。最近，一项对超过 6400 例患者进行的 Meta 分析表明，即使考虑到癌症类型和分期，异基因输注与肺癌术后患者的早期复发和较差的生存率相关[127]。

综上所述，最近的研究结果表明，胸外科患者应采用限制性输液和输血方案。尽管如此，输液与血液成分治疗的风险和益处必须针对每个患者进行个性化评估。例如，老年或贫血患者可能需要在术中输血，而并发症较少的年轻患者可能会更好地耐受较低的血细胞比容，对于类似的失血量则无须输血。术前贫血的治疗策略（促红细胞生成素、铁疗法等）可限制失血（手术技术、抗纤溶疗法），在某些情况下可采血（对于癌症患者，可使用细胞保存器和适当的过滤器）帮助降低输血需求[128]。

（五）术中监控

美国麻醉医师协会（ASA）对所有由麻醉医师护理患者的标准监护至少包括心电图、脉搏血氧饱和度、温度、血液压力，以及通气 / 气体交换。在插管患者进行全身麻醉的情况下，通过增加通气断路警报、潮气末 CO_2 和吸入的氧气感应量来监测通气和氧合[129]。超出 ASA 标准的监控取决于手术的有创性、患者的身体状况、放置 / 使用监控器的风险，以及根据患者的体位或手术干预收集的数据是否可靠。

涉及 OLV 的患者经常使用直接连续动脉血压测量（动脉管路）。这样可及早发现 HD 变化并轻松进行动脉血气监测。一个不断发展的关注领域是使用脉压变化（PPV）和搏动量变化（SVV）计算动脉线描迹。与中心静脉压（CVP）或肺动脉嵌压（PAOP）相比，这些工具的有创性小，可在术中和重症监护室中评估血流的反应性。在正压通气的情况下，脉压和（或）搏动量的逐次大幅度变化（> 10%）表明患者血管内耗竭，可能与容积有关。如果被动抬腿可以降低 PPV 或 SVV 和（或）改善 HD，则可以证明这一点。初步研究表明，与 CVP 或 PAOP 相比，其敏感性和特异性更高[130]。尽管有证据和相反的说法，但最近的一些研究表明，SVV 可用于 OLV 病例。但是，当潮气量大于 8ml/kg 时，用作流体反应性阈值的 SVV 百分比则小于常规值[131, 132]。

肺动脉导管（PAC）在大型肺切除术，肺移植或严重心脏病患者可能有助于决策。例如，在肺移植过程中 PAP 的升高可能会十分有助于指导治疗，例如提示即将发生的右心衰竭（移植前）或示意供体到受体肺动脉吻合（移植后）。此时建议转换为体外循环（CPB）[133]。在肺动脉“测试钳位”期间 PAP 的显著升高可能预示着即将发生的右心室损伤。PAC 还会生成大量其他数据，但可能很难解释。最近，经食管超声心动图（TEE）单独或与 PAC 结合使用，被用于更好地解释数据并指导术中管理[134–136]。

TEE 在心脏监测中提供了定性的数据。除心室容积和整体功能外，TEE 还可以用于监测并发症，如局部缺血（心室壁运动异常）、全身气栓塞、肺静脉肿瘤扩展、肺动脉“测试钳”期间的右心室应变，以及肺栓塞的后遗症[137–139]。TEE 可以估计 PAP 和左心室舒张末期压力；它也可以利用多普勒技术测量心排血量[140]。当需要进行广泛的心脏监护时，仍可能需要使用 PAC，但是 TEE 在某些情况（如食管静脉曲张）或外科手术中（如食管切除术）是禁忌的。

十、镇静

ASA 将镇静定义为对患者的护理，以使患者能够减轻焦虑和体验最大的舒适感[141]。在适当监测的环境中提供镇静药物（较小剂量的咪达唑仑、输注小剂量丙泊酚或右美托咪定等），以产生一定程度的放松，甚至失去知觉。但是，患者应具有保持自发通气，保持气道反射，并保持能够在最小刺激下被唤醒的能力。镇静是适合较小手术（如浅表活检、支气管软镜检查和胸部引流管放置）的适当技术[15, 76, 89]，通常需要局部麻醉。例如，在放置胸管时仅使用镇静药并不能解决镇痛的需要。在使用镇静药的同时，切口处进行局部麻醉，可以使患者获得良好的疼痛控制、减轻焦虑并与外科医生更好地配合。

普遍的误解是，镇静是一种较温和并且安全的麻醉方法，如果仅使用镇静而不是全身麻醉，外科医生可以对体弱的患者实施手术。与此相关的误解是，如果患者在手术过程中不舒服，则应简单地加深镇静程度。更为恰当的分析是，镇静是具有特定目标的独特的麻醉护理类型。如果患者在镇静下不能耐受手术，将镇静药加量将其转换为全身麻醉，通常会导致气道不受控制，增加呼吸、通气不足及 HD 受损风险。最重要的是，必须在手术前切实评估技术的局限性。若手术的有创性很小，并且适当地使用了局部麻醉，则镇静能被很好地耐受。无论患者的一般状况如何，更具有创性的手术都可能需要全身麻醉或采用适当的气道管理和监测的技术。这将降低体弱患者镇静过度以及可能的气道风险。

十一、除开胸肺切除术外的其他特定手术麻醉

（一）支气管镜

诊断性支气管软镜检查通常通过镇静和气道局部麻醉来完成。全身麻醉也可以促进更多的支气管镜检查，特别是进行活检。通气可以是自发的也可以是受控的，这取决于患者的疾病。根据病变位置，气道管理可以通过 ETT 或喉罩气道（LMA）来完成。接近声带的声门下气管内病变可通过 LMA 轻松达到，ETT 适合于远端气道病变。支气管内超声引导下（EBUS）纵隔结构（如淋巴结）标本采集技术的出现，增加了麻醉师对支气管软镜检查的参与，并减少了对纵隔镜（下述）的需求。

TIVA 可能带有短效 NMBD，是支气管硬镜检查的首选技术。喷射通风经常在这些情况下被使用。喷气呼吸机并不是连接到蒸汽装置，从而消除了吸入剂的给药能力。此外，由于缺少气体分析仪因而无法通过呼气来检测 CO_2。通气是否充分的评估通常是通过胸廓起伏的程度及是否维持氧饱和度来判断。

（二）纵隔镜

与支气管镜结合使用时，采用大单腔气管内插管的全身麻醉使支气管镜易于进入。在纵隔镜检查中，患者监测的重点是跟踪右桡动脉脉搏来检测头臂动脉的压迫。通常，动脉置管用于此目的。但是，笔者的做法是在右手使用脉搏血氧仪监测动脉压迫，但在左桡动脉放置动脉导管进行连续压力监测。如果动脉导管位于右侧而头臂动脉又受损，则会失去桡动脉脉冲波形，同时失去血气取样和密切监测血流动力学的能力。脉搏血氧仪检测动脉压迫具有良好的敏感性，如果动脉受到损伤或损害，则比设置第二动脉导管更易建立血氧测量的新位点。

（三）电视胸腔镜手术（VATS）

VATS 通常是通过全身麻醉和 DLT 完成的。在开胸手术中，动脉置管通常用于整个手术期间的血压和动脉血气监测。VAST 应用于镇静下自主呼吸患者已被报道过，但不作为本文的讨论内容[75, 76]。VAST 最初用于局部手术（如楔形切除、胸膜固定术、脓胸引流等）。现今，一些更复杂的手术（肺叶切除术、纵隔肿块切除术）也常规使用胸腔镜。在此，良好的肺隔离是最为关键的，CPAP 可能会扭曲手术野。如果出现急性失血，则需要建立可靠的静脉通路，必要时需转为开胸手术。

（四）前纵隔肿块

纵隔肿块手术的麻醉取决于手术的目的。对于诊断性活组织检查，局麻镇静对于患者和外科医生都是可接受的和安全的[142]。肿瘤切除则需要全身麻醉、动脉置管。如果有心脏损害的症状，可能还需要有创式的监护仪。

前纵隔肿物患者麻醉前的主要问题是声门下气道塌陷和不能通气。各种方法[143–145]，包括吸入诱导维持自主通气、股动脉插管预诱导，以及建立体外循环都已被报道过。具体方法取决于气道塌陷的可能性。

肺活量测定对气道塌陷以及术中并发症的预测价值很低[5, 146]。CT 显示 50% 或更大的气道压力只能轻微地提高预测价值，但这仍是潜在的术后呼吸并发症的良好预测因素。重度呼吸困难、端坐呼吸、上腔静脉压迫和气管移位的影像学证据是潜在心脏和呼吸系统并发症的预测因素[144, 145]。术前应行经胸超声心动图（TTE）检查，从而准确诊断肿块对 HD 损害的严重程度。

呼吸或循环危象的标准抢救措施如下：①让患者保持侧卧位或俯卧位；②使用硬支气管镜打开阻塞物远端的压缩气道；③建立体外循环；④实施紧急胸骨切开术并直接抬高肿瘤。在有严重症状的罕见病例中，CT 显示严重压迫（>

50%），且超声心动图显示心血管压迫时，经股动脉建立体外循环是一个明智的初始方法。CPB不是一个好的救援措施，因为它需要的时间太久。如果认为CPB有潜在的必要，则应该提前进行插管 [144, 145]。外科医生和麻醉师之间应该良好沟通，这对初步管理和可能的应急计划至关重要。手术室应该有必要的设备（硬支气管镜，必要时可使用体外循环机），诱导时主治医生应该在场 [144, 145]。

（五）气管隆嵴重建术

可通过吸入或TIVA维持麻醉，具体取决于手术部位。上气管手术可能需要喷射通气，这造成吸入维持的困难 [103, 147, 148]。隆嵴重建时外科医生可以在手术台上直接对肺进行无菌插管，因此使用吸入剂就能够维持麻醉 [149–151]。偶尔也会使用CPB维持氧合。尽管现代的CPB机器都带有连接新鲜气流的麻醉汽化器 [147, 149]，但TIVA在CPB案例中是一种可靠的方法。综上，外科医生和麻醉师必须要有周密的计划和清晰的沟通。

十二、局部麻醉和疼痛管理

所有切口中开胸切口被认为是最痛苦的。呼吸作用以及几乎任何上半身的运动都会刺激引发疼痛。急性肺损伤是这些患者身上发现的最常见的慢性肺病，使得疼痛管理具有临床挑战性。外科医生和麻醉师必须努力开发治疗这些患者的方法，降低有创性，更积极地治疗疼痛。

治疗开胸术后疼痛是最有效的方法是用局部麻醉药阻滞神经传导。关于最有效的局部麻醉方式在文献中引起了广泛的争论。局部麻醉有多种途径，即胸段硬膜外导管、胸膜外导管、胸膜下导管、肋间神经传导阻滞（内外入路）和胸膜内导管局部药物注射 [152–155]。胸段硬膜外麻醉广泛应用于笔者的机构。胸段硬膜外麻醉与镇静或全身麻醉联合运用，能够产生致密的感觉阻滞，减少手术时的交感神经压力，并限制对系统性阿片类药物的需求。这种方式不仅可以实现术中镇痛和麻醉，而且通过放置硬膜外导管，可以在术后维持较长时间的镇痛（见下文）。有严重呼吸衰竭的患者多不能耐受阿片类药物的呼吸抑制，在这种方式中可能受益匪浅。硬膜外麻醉 [77, 81, 89]，如上所述，能阻断交感神经输出到相应区域。Ishibe及其同事的研究证明，犬在胸段硬膜外麻醉时，心率和心排血量降低，肺血管张力在基线或肺叶低氧时不受影响。硬膜外麻醉促进血液从缺氧区转移，提示无不良反应，可能增强缺氧性肺血管收缩 [156]。

另一种在胸部麻醉中的应用的局部麻醉技术是单发椎旁或肋间神经传导阻滞。这些阻滞只在局部麻醉药停留在注射部位时有效。这项技术需要封锁4～5个椎体水平来麻醉整个手术领域，在术前可能需要花费几分钟执行。椎旁阻滞理论上的好处是只有1/2的胸腔被阻塞，对于肺功能非常差的患者可能是有意义的。单针椎旁阻滞可能是较轻损伤的手术（如局限性胸壁切除术、乳腺切除术等非胸外科手术）的首选技术 [152, 157]。

椎旁导管在许多机构中使用。除了仅阻塞受累的一半胸部，也会降低进行重大交感神经切除术和导致血流动力学损害的风险。放置一个椎骨水平的导管可以提供3～4椎骨个水平的镇痛效果，使其在成为多个单发阻断的替代选择方面具有显著吸引力。通过放置椎旁导管进行局部麻醉的方法同时还可避免靠近神经间隙，这也是椎旁导管麻醉与硬膜外镇痛麻醉相比的一个潜在优势。有些学者将胸腔硬膜的状态看作开胸手术后疼痛的评判“黄金标准” [158, 159]。然而，究竟是选择硬膜外还是椎旁导管方法进行局部麻醉，还是要取决于医学专家的手术技术、患者的具体情况（例如存在硬膜外麻醉的禁忌证、凝血功能异常等）以及患者自己的选择。

最常用于神经传导阻滞的局部麻醉药包括利多卡因、丁哌卡因和罗哌卡因。由于利多卡因起效快、阻滞感觉运动神经效果好，因此其常用于起始麻醉。丁哌卡因则需要更长的时间才能开始发挥其阻断作用，但丁哌卡因与利多卡因相比，其维持阻滞的时间更长，对运动的阻滞作用也比利多卡因少。由于丁哌卡因有较高的脂质溶解度和对心肌电压门控钠通道较高的亲和力，其还有着潜在的心脏毒性。但是事实上在术后硬膜外镇痛所需的丁哌卡因的剂量是远低于硬膜外麻醉的毒性剂量的。罗哌卡因是一种纯 S 异构体，对神经传导阻滞具有与丁哌卡因相似的起效时间和持续时间 [160]。在临床研究中，与丁哌卡因相等毫克剂量的罗哌卡因产生心脏毒性的潜力更小 [161]。即使如此，目前临床剂量的罗哌卡因和丁哌卡因都是局部麻醉时好的且安全的选择 [162]。对于硬膜外麻醉的患者，在经硬膜外导管注入麻醉药进行局部麻醉前，需对患者采取止痛措施，以便让他们能够适应后续麻醉药物的作用，还需要根据情况改选其他麻醉药物，或者加用其他辅助药物，以及对质量差的导管进行测试排除故障。

无论采用何种局部麻醉方式，我们还应考虑到其他一些疼痛的处理原则，如多模式疗法和先发性镇痛，尤其是对于对持续置管麻醉有禁忌证的患者 [163, 164]。其中先发性镇痛可以减少局部麻醉为患者带来的害处，其操作起来也就像在胸腔切开之前进行外部肋间神经传导阻滞一样简单。此外在胸腔切开之前进行胸腔硬膜外麻醉给药，还可以减弱机体对手术切开操作产生的交感反应。开胸术后患者应用的酮咯酸或布洛芬等抗炎药物也具有明显的阿片样物质的保留作用。对于开胸术后的患者而言，对乙酰氨基酚也是一种简单而有效的辅助镇痛方法 [165]。加巴喷丁和普瑞巴林也被发现是可以减轻急性疼痛，并对多种手术有阿片效应的药物 [166]。总而言之，积极的疼痛治疗和全面的评估对于开胸手术患者都是需要的。

十三、总结

麻醉方式是可以根据患者的医疗情况和医生的需求进行选择的。一个特定手术中的麻醉方式是许多方面信息的综合。在麻醉过程中，麻醉师可根据有创和无创监测结果进行液体管理及选择合适的血管活性药物。患者的疼痛管理对于外科医生和麻醉师来说仍是挑战。对患者采取积极的疼痛管理显然对术后患者的舒适度、安全性和满意度都有着很大的影响。

我们可以在不同的手术中重复使用已被证实有效且安全的麻醉方案。但是本章的重点并不是列出诸多的麻醉方法，而是要阐述麻醉医生用于制订处方麻醉计划的基本原理和背景知识。清楚地掌握手术要求和患者身体状况，可以使麻醉师制订出非常具体的麻醉方案。外科医生和麻醉师之间的良好沟通，也可使患者得到最佳的医疗过程及效果。

第八篇　肺切除

Pulmonary Resections

第 27 章 胸部手术切口

Thoracic Incisions

Dominic Emerson　M. Blair Marshall　著

刘伦旭　陈　楠　译

一、概述

术前规划是胸外科手术成功的关键。由于胸部三维解剖结构复杂。手术操作空间有限、误差限度微小，以及并发症多且复杂，胸外科术前规划可能比其他任何外科都重要，也更困难。入路的选择是术前规划的一部分，因为如果操作孔或切口位置不正确，原本可以迅速完成的切除可能变得冗长，并带来更高的并发症风险。随着胸外科手术向微创技术发展[1]，特定手术的入路方式选择越来越多，这对患者和外科医生都有益。本章将详细介绍传统胸部手术方法和许多现代微创方法。

二、患者体位

历史上，开胸手术患者的体位一般有两种，即仰卧位或侧卧位。随着微创技术的出现，患者的体位变得更加复杂，而正确的患者体位便于医生进行手术操作。因此，笔者团队的惯例是主治医生或有经验的高年资住院医生在场并参与这个环节。选择最适体位包括两方面：一是在尽可能符合外科医生的人体工程学的前提下，确保体表有合适的位置做切口（确保孔与孔之间，以及孔与操作部位之间有适当的工作距离）；二是保证 3 个孔呈三角形，以避免相互干扰操作及重力的影响。让毗邻结构在重力作用下离开操作视野通常是有帮助的，因为在关键部位操作时往往会需要更频繁地吸血。为了更好地描述患者的体位，笔者引入了旋转角度这一概念，仰卧位为 0°，侧卧位为 90°，俯卧位为 180°，本章将一直使用这个概念来描述。需要注意的是体位的角度只是一个大致范围，在不同的个体中可能需要调整倾斜度。为了协助摆放体位，可塑型的装有豆子的定位袋（Universal Medical，Norwood，MA）可以给患者提供很好的支撑，尤其是难以摆放的体位，一般在除仰卧位外所有情况下常规使用豆袋。

（一）仰卧位（0°）

仰卧位常用于纵隔镜检查、其他经颈入路、经口有创性操作，以及需要正中切开胸骨的纵隔入路（图 27–1）。对于纵隔镜检查和经口有创性操作，充分伸展颈部是手术成功的关键（图

27–2）。对于胸腔内实质的切除，最常用的是胸骨横断切口（所谓的“半蛤壳式”入路）和蛤壳式切口。此外，经胸廓上口切除肺上沟瘤手术的入路也要用到这个体位。

（二）半仰卧位（30°～45°）

这种体位在前纵隔 VATS 入路中最常用，包括胸腺切除术或前纵隔肿块切除术。在这些手术中该体位的显露情况很好。对于肺实质的切除，除了诊断性楔形切除或前侧开胸手术外，很少使用这种体位（图 27–3）。

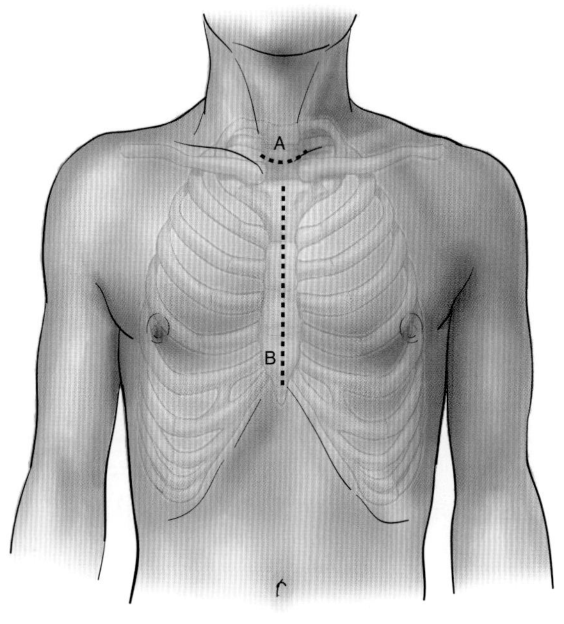

▲ 图 27–1　仰卧位

A. 仰卧位示纵隔镜检查位置；B. 胸骨正中切开位置

（三）侧卧位（前侧 80°～90°，后侧 90°～100°）

很重要的一点就是，取决于手术的具体需求，侧卧位可能采取更靠前或靠后的入路。传统的后外侧入路适用于后外侧，这仍然是这个切口的最佳入路。然而，在微创手术中，靠前的入路有以下几个优点：①胸廓前侧的肋间隙更宽，此处做切口可以减轻对肋间神经的损伤；②因为背阔肌靠后，在腋窝处做切口，可以不累及背阔肌；③就器械操作孔而言，瘢痕位于腋窝比位于后侧胸更美观，更能被人接受。因为这些优点，笔者团队的惯例是采取前外侧卧位进行大部分的微创手术。除了在 VATS 手术入路中被普遍采用外，笔者还推荐腋前线的开胸手术入路，其主要优点是保留了肌肉而且较美观。

笔者团队也采取后侧 90°～100° 的体位，主要用于后纵隔的病理学检查，包括后纵隔肿物和食管病理学检查。对于肺上沟瘤的后侧入路，这个体位有助于将后侧胸壁一直显露到颈底部。

无论是前侧入路还是后侧入路的体位，手臂都置于与肩约呈 100° 的位置，肘部呈 90° 屈曲，以便于将手臂移出操作区域并打开腋窝（图 27–4）。

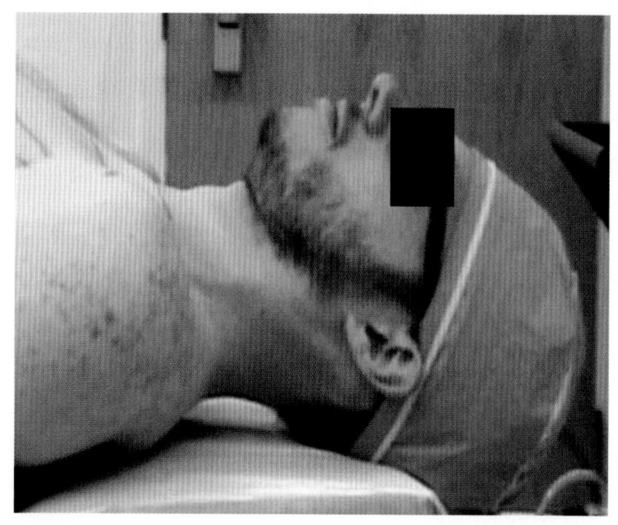

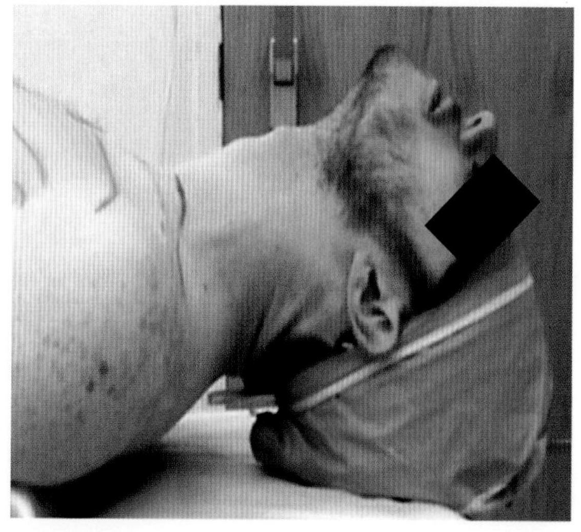

▲ 图 27–2　充分伸展的颈部

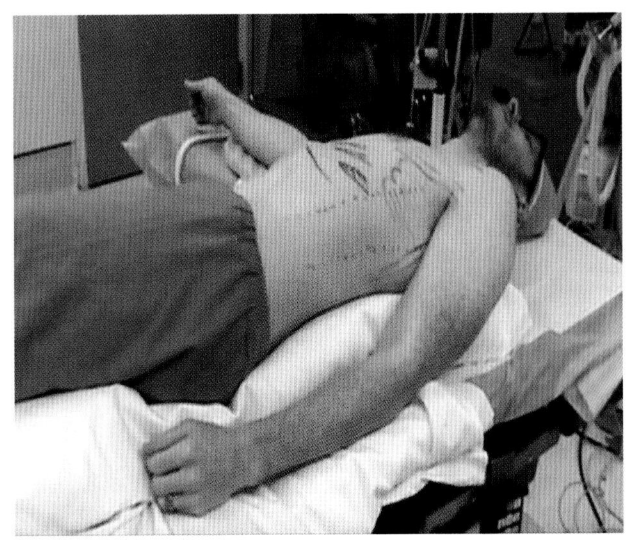

◀ 图 27-3 左侧入路的半仰卧位

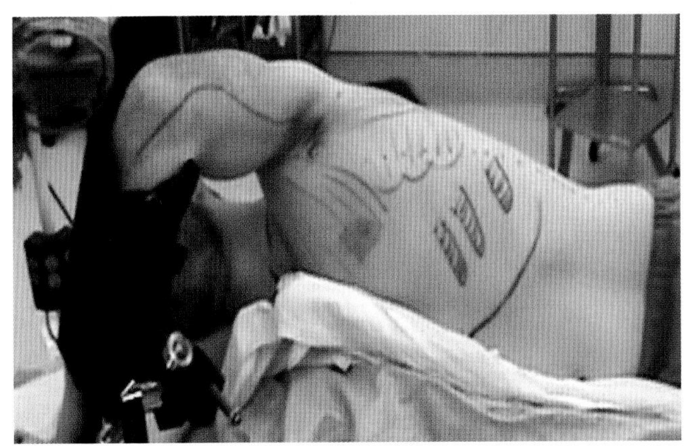

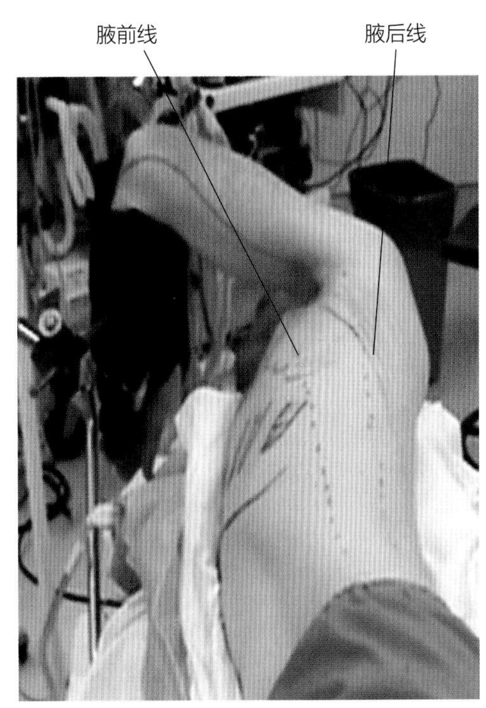

▲ 图 27-4 左侧卧位的右胸入路

绿线表示尺神经走行

三、预防损伤

体位摆放不当或衬垫不当可能导致患者的严重损伤，并引发医疗纠纷[2]。在铺巾之前确认体位摆放安全是至关重要的，笔者团队的惯例是在铺巾之前与麻醉医师口头核对体位摆放正确。关键的支撑部位包括肩部，应该在腋窝下紧邻放置一个腋窝滚轴或豆袋来支撑胸部以避免臂丛损伤。所有的支撑点都要垫好，尤其要注意肘部和尺神经（图 27–4）。此外，在膝盖之间放一个枕头有助于缓冲该部位的压力，减少没有支撑物的髋部张力，头部应用枕头垫高来保持颈部中立位（图 27–5）。

除了与体位相关的损伤外，患者还应预防深

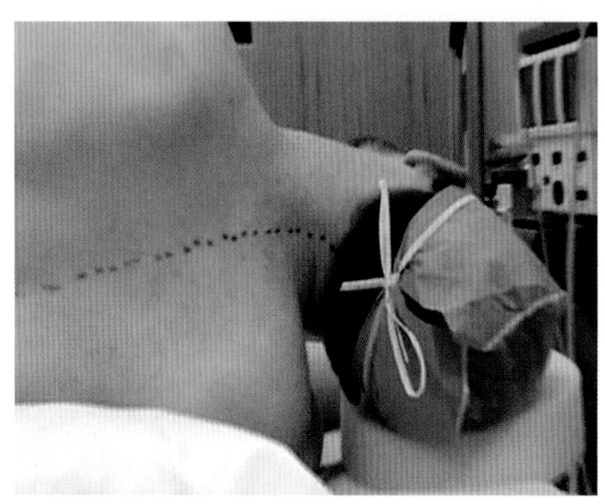
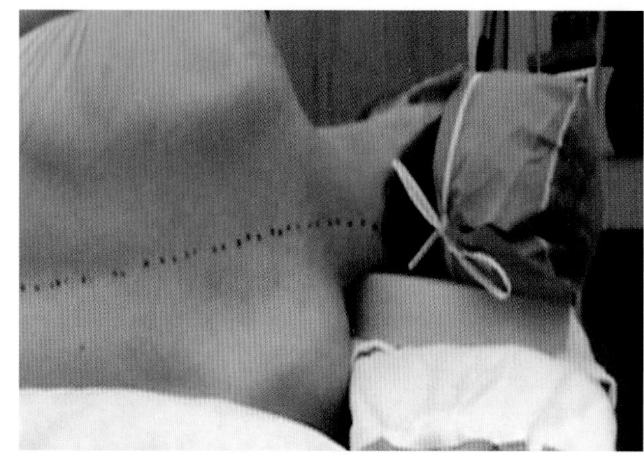

▲ 图 27-5　侧卧位的颈部支撑

静脉血栓形成，包括序贯压迫装置和围术期常规使用肝素，尤其是恶性肿瘤患者 [3]。

四、胸腔镜手术

（一）传统三孔入路位置

当微创胸外科刚开始发展的时候，绝大多数的手术都采用同一个打孔模式，即 2 个操作孔和 1 个镜头孔构成三角形（图 27-6）。通过这种排列方式，可以对整个肺表面触诊。因此，这种模式如今仍被大部分肺实质切除手术采用，只是做了些许调整。确定打孔位置时也要考虑标本的预期大小。前侧和下侧肋间隙较宽，为减少肋间神经的损伤，最好选择最前侧、最下侧的孔取出标本。但是如果最初计划的活检可能转为肺叶切除术的话，则会改变策略，将前上侧孔作为器械操作孔，该孔将扩大切开并由此取出标本。为便于进行一些特殊的病理检查，也可对孔的位置做出其他调整，如将操作区域置于 3 个孔的中心位置。在这些过程中，患者采取上述的前外侧卧位。笔者目前使用打磨掉管口的金属套管针（Trocar），避免干扰套管针的倾斜度。对于需要建立人工气胸的病例（见后文），使用一次性腹腔镜穿刺鞘。随着更好的器械和镜头问世，孔的尺寸也在减小，笔者团队目前主要使用 3mm 和 5mm 的孔。大多数 5mm 仪器也支持 3mm 尺寸，并且适用同一个镜头，较大的 10mm 镜头并不比 5mm 设备占优势。较小的孔不仅切口尺寸小，患者疼痛较轻，还可以在有限的肋间隙下进行更自由的操作。小切口的明显劣势就是吻合器的使用，因为吻合器无法穿过 5mm 孔，也不能经该孔取出大标本。

（二）VATS 楔形切除

切口位置的选择可能是成功进行微创胸外科手术的最重要因素。传统 VATS 楔形切除会做 3 个切口，一个位于腋前线第 7 或第 8 肋间（用于放置摄像镜头），两个操作孔分别位于腋前线第 4 肋间和距离肩胛骨后侧两指宽的地方（图 27-6）。这种切口排列可以让术者触诊到全肺表

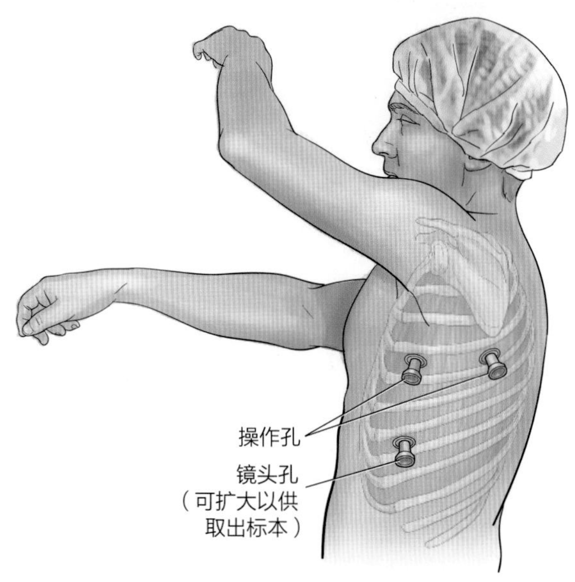

▲ 图 27-6　传统的 VATS 楔形切除三孔入路模式

面，便于发现肺表面下的结节。如今，我们常使用器械来触诊结节，因此调整了孔的位置，便于吻合器从前侧孔伸入，减少了后侧孔的器械数目，也减轻了对肋间神经的损伤；切口的位置也会根据病灶位置而略有不同。总而言之，切口设置必须给术者的手提供充足的操作空间，且需考虑到胸部的复杂解剖结构。

（三）肺叶切除术

对于大多数肺叶切除术，三孔的配置就足够了。一些医疗机构习惯增加或减少一些孔，调整后的配置也有不错的效果。通常，三孔最开始用于楔形活检（当有指征时），然后将最上侧的孔扩切为器械操作孔。前下侧孔位于腋前线的第 7 肋间，后侧孔与肩胛下角对齐，位于其下两个肋间。将器械操作孔置于肺门正上方，在肺上静脉水平进行上肺叶切除，在肺裂下方进行下肺叶切除（图 27–7）。这个位置在解剖过程中可以更轻松地接近血管结构，必要时也便于转为开胸手术。吻合器可以从器械操作孔或前下侧孔打钉，在大

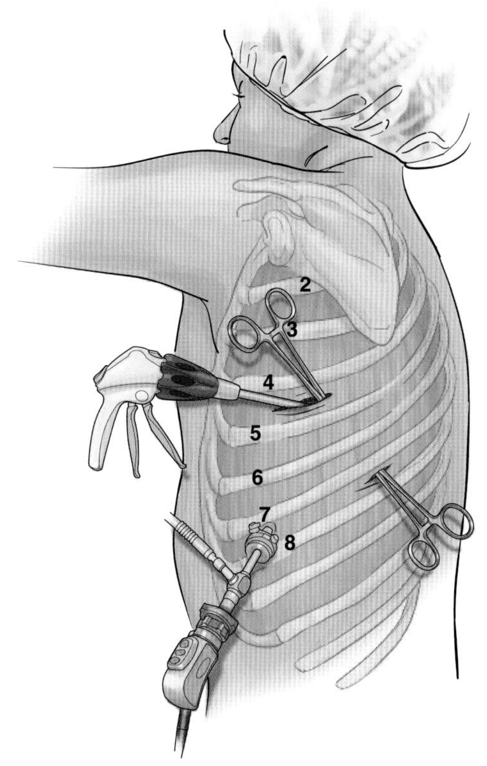

▲ 图 27–7　**标准 VATS 肺叶切除术切口模式**

多数情况下都是最佳的角度。大部分切除操作是将镜头置于前下侧孔进行的，但也可根据需要将镜头移至其他孔来获取最佳视野。比较特殊的是，隆嵴下纵隔淋巴结清扫时镜头被移至后侧孔。

（四）特别情况

1. 二氧化碳充气

二氧化碳充气技术过去只被用于腹部手术，但越来越多的胸外科手术中也开始使用 CO_2 充气。笔者发现该技术在多种情况下都很有用，并提倡该技术的应用。在没有双侧肺隔离通气的患者中，胸部充气通常足以提供操作空间。这可能适用于需要实施一侧肺切除但不可行单肺通气的患者。另一个优点是在胸腔镜手术期间协助排烟。当采用这种技术时，保持充气压力低于腹部手术的充气压力是很重要的，一般充气压不得高于 10mm Hg，因为胸腔较高的压力会阻碍静脉回流，并可能导致血流动力学损害 [4]。

2. 单孔微创胸外科手术

单孔入路是微创胸外科手术中的一个相对较新的发展 [5]。该方法需要带关节的器械，并且比传统的 VATS 手术更具挑战性。手术方法与传统 VATS 手术相似，患者采取侧卧位，在腋前线上的目标肋间（通常为第 5 肋间）上做 2～3cm 的切口。在做好切口后，将镜头和带关节的器械插入同一个孔，通常将镜头置于两个器械之间。虽然减少切口可能带来减轻疼痛及快速康复等潜在益处，但这尚未得到充分证实，对单孔技术的进一步研究正在进行中。

（五）开胸入路

1. 特定切口的位置

个别手术特定切口的详细信息将在相应的章节中介绍。这里只对一般的常用切口进行讨论。

2. 后外侧开胸手术

后外侧开胸可能是胸外科中使用最广泛的入路，尽管 VATS 已成为常规术式，但开胸技术仍在发展。这种方法的主要优点在于视野好，但这是以耗费更长的时间做切口及横断大量肌肉为

代价。这种方法中，患者采取侧卧位，切口位于第 4～6 肋间的中间，具体取决于病灶位置。典型的切口始于腋前线或刚好在腋前线的前方，并顺着肋间隙沿曲线至肩胛下角下方，并延伸到脊柱和肩胛骨内侧缘之间（图 27–8A）。用电刀分离背阔肌，必要时分离斜方肌的下侧。在前侧，分开前锯肌最后侧附着的筋膜，保留肌肉并向前牵开。

在确定了目标肋间后，用电刀将肋间肌从下肋上缘分开，最后进入胸腔。然后将一根手指插入胸腔，评估目标肋间附近的胸腔是否存在粘连，并根据切口的长度将肋间肌分为前后两部分（图 27–8B）。接着置入一个肋骨牵开器，注意避免过快地撑开肋骨牵开器，以免导致骨折。增加一个垂直于切口的 Balfour 牵开器有助于撑开肌肉和软组织。

经切口前后一侧或两侧放置胸腔引流管后，逐层缝合切口。先用可吸收的较粗缝线拉紧肋间隙，如 1 号或 2 号 Vicryl 线，将缝线以 8 字形放置在与切口相邻的肋骨周围。注意避开下肋骨下缘的神经血管束（图 27–9A）。在此之后，连续缝合法缝合两层肌肉筋膜层，最后缝皮（图 27–9B）。

3. 经腋窝（保留肌肉）的开胸手术

经腋窝（保留肌肉）的开胸手术是一种适用于大部分开胸手术的方法。在需要 VATS 转开胸手术时，该术式也是一些医生习惯采用的方法。这种方法的主要优点是可以保护肌肉，从而降低失血量和做手术切口的时间。因此，该术式越来越多地应用于开胸手术。

做经腋窝（保留肌肉）开胸手术的切口时，患者应采取上述的前外侧卧位。切口位于腋前线中央，位于第 4 或第 5 肋间之上，具体视病灶位置而定（图 27–10A）。为了美观，最好做一平行于腋线前的切口。经切口分开皮下组织至其深部的肌肉。根据切口长度的不同，需要钝性提起并牵开一定量的背阔肌。不同于后外侧开胸术，该部分肌肉并未被离断。前锯肌也沿着肌纤维方向分开并被钝性提起，以显露目标肋间（图 27–10B）。而在后外侧开胸手术中，肋间肌会被离断以进入胸腔。随后，将牵开器置于后外侧入路，因为没有离断肌肉，故有必要使用一个 Balfour 牵开器来撑开软组织和肌肉。

关闭切口的方式类似后外侧切口，在肋骨周围使用较粗的 Vicryl 线，并在此之上逐层连续缝合。

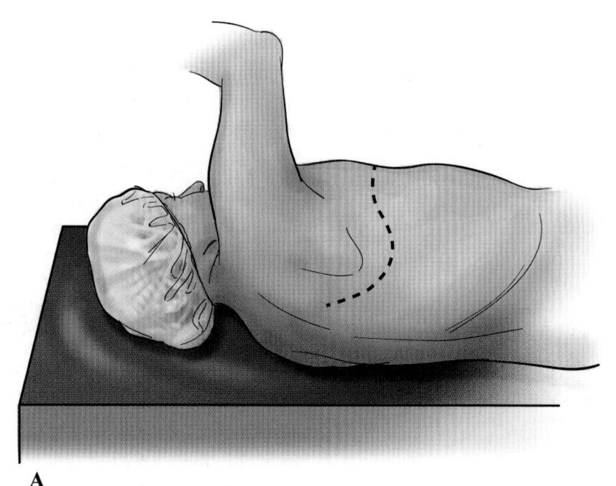

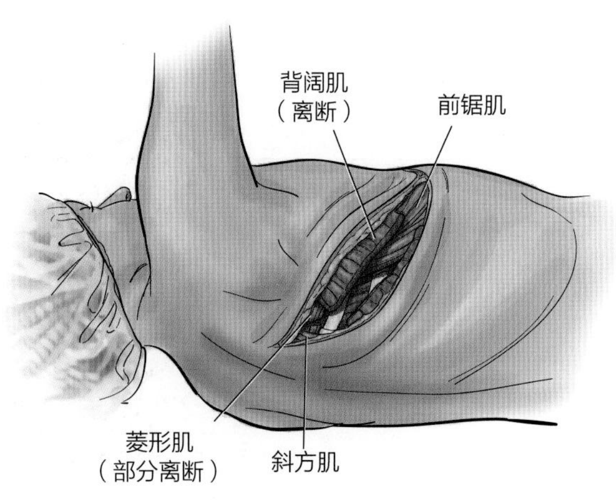

▲ 图 27–8　后外侧开胸手术

A. 典型的切口始于腋前线或刚好在腋前线的前方，并顺着肋间隙沿曲线至肩胛下角下方，并延伸到脊柱和肩胛骨内侧缘之间；B. 在确定了目标肋间后，用电刀将肋间肌从下肋上缘分开，最后进入胸腔

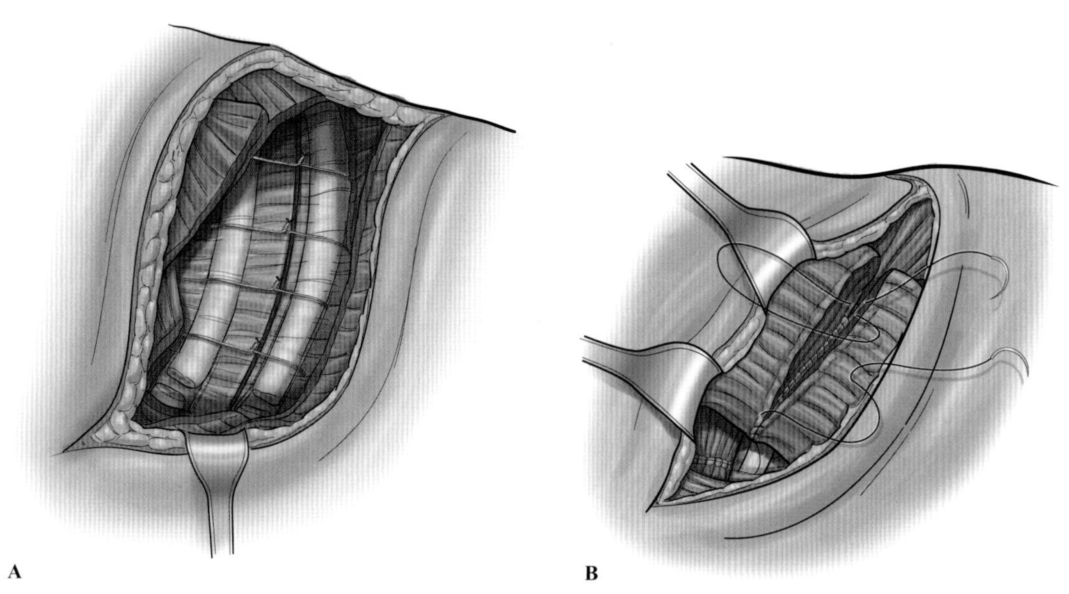

▲ 图 27-9　关闭开胸切口

A. 必须小心避免下肋骨下缘的神经血管束；B. 连续缝合法缝合两层肌肉筋膜层，最后缝皮

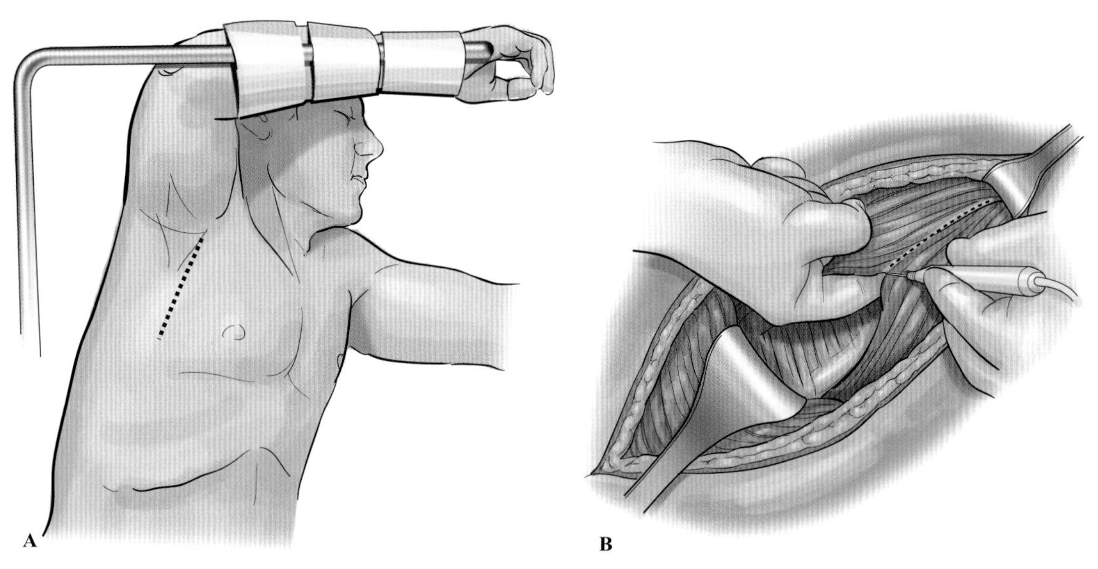

▲ 图 27-10　经腋窝（保留肌肉）的开胸手术

A. 患者采取前外侧卧位，切口位于腋前线中央，第 4 或第 5 肋间之上，根据病灶位置而定；B. 钝性提起并牵开一定量背阔肌和前锯肌，以显露肋间

（六）肺上沟瘤入路

肺上沟瘤手术采用前侧颈胸切口及半蛤壳式切口。此项手术难度较大，需要仔细进行术前规划，细致的操作和充分的显露才能保证手术的成功进行，并避免损伤邻近解剖结构。

前侧颈胸入路需患者采取仰卧位，充分伸展患者的头颈，头转向健侧，通常在患者的肩下垫一个滚轴或充气枕头。从胸锁乳突肌上 1/3 处做一个 L 形切口，切口转角位于胸骨柄，然后走向外侧，沿锁骨下缘约 4cm 水平走行，止于三角肌 – 胸大肌间沟（图 27-11）。在这里提起一个颈阔肌皮瓣，显露锁骨上脂肪垫，并评估淋巴结是否属于 N_3 期；然后游离胸锁乳突肌前缘，显露颈内静脉；再分开第 1 肋间隙，辨认并结扎乳腺内动脉。最后，沿前正中线向下切开胸骨柄，并在胸骨柄正中处垂直于正中线横切，形成 L 形，注意保留胸锁关节。离断第 1 肋软骨，以便于牵拉和显露；游离锁骨后表面，使锁骨下肌肉与锁骨下血管保持连接；然后再小心缓慢地牵开骨肌瓣。可根据需要顺着纤维方向分开胸大肌。

需要扩大显露或进行胸壁切除时，切口下缘的位置可移向尾侧，通常称为“半蛤壳式入路”。此方法中，胸骨的 L 形切口可延伸至目标肋间隙（图 27–11）。如上所述，在切开胸骨之前，应先分开肋间隙并结扎胸廓内动脉。关闭切口前需要连接胸骨，再如上所述关闭开胸切口，然后逐层缝合皮肤。

（七）后侧入路

后侧入路是后外侧开胸切口的延续，扩切肩胛下角与后正中线之间的切口（图 27–12），分开斜方肌和菱形肌，提拉肩胛骨离开胸壁，随后可对第 1 肋和胸廓出口进行操作（图 27–13）。

（八）正中胸骨切开

正中胸骨切开是最常用的心脏手术入路，也同样适用于多种前纵隔肿块切除。这种方法的明显优势就是快速打开胸腔，而且术后恢复过程没有其他开胸方法那么痛苦。对于肺实质切除，该切口很难显露后侧肺门结构，尤其是左侧胸腔。然而，目前该方法仍可用于双侧同时转移瘤的切除。患者取仰卧位，双臂收拢，肩部垫起以伸展颈部。从颈静脉切迹到剑突尖端作一个垂直切口，然后用电刀向深部分离至胸骨骨膜，然后在骨膜中线上刻划。离断锁骨间韧带，结合钝性分离和电刀锐性解剖，显露胸骨后侧上方的间隙（图 27–14）。游离剑突周围结构，钝性打开胸骨后的空间。随后用锯开胸骨，轻轻牵开胸骨切缘，并涂抹骨蜡以控制骨髓出血，用电刀烧灼控制骨膜出血。在切除双侧转移瘤时，可以使

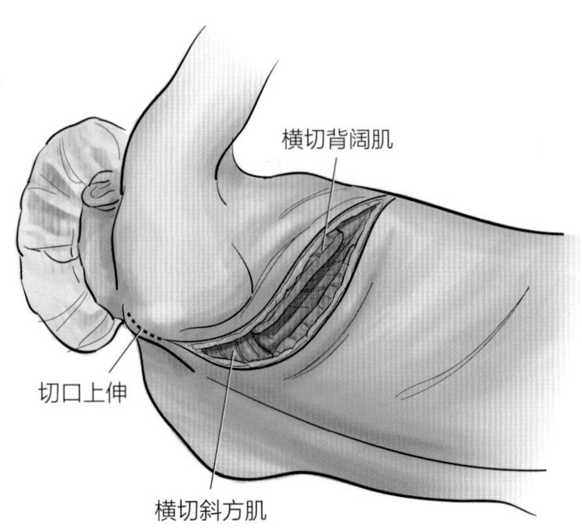

▲ 图 27–12　肺上沟瘤后侧入路

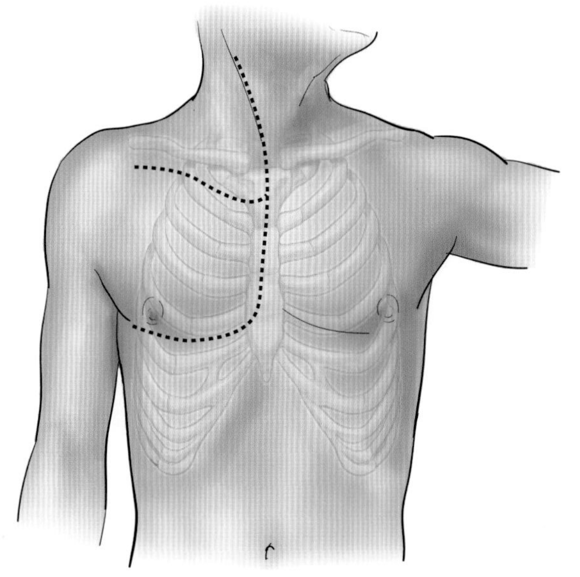

▲ 图 27–11　肺上沟瘤前侧切口的位置

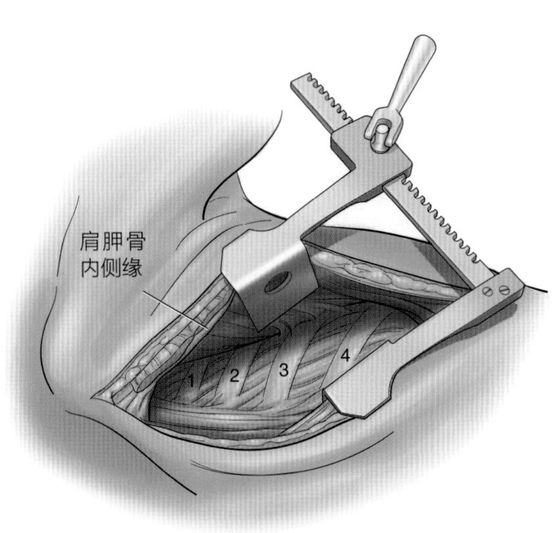

▲ 图 27–13　肺上沟瘤后侧入路，图示提起的肩胛骨

用 Rultract™ 牵开器抬高胸壁，扩大显露正在操作的一侧，随后操作对侧时再其移到对侧。手术

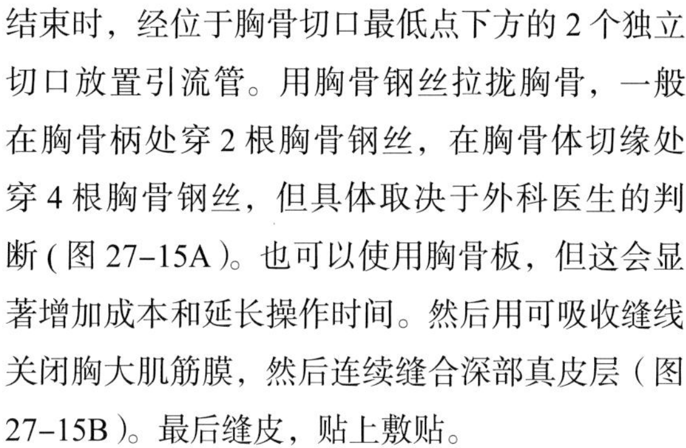

结束时，经位于胸骨切口最低点下方的 2 个独立切口放置引流管。用胸骨钢丝拉拢胸骨，一般在胸骨柄处穿 2 根胸骨钢丝，在胸骨体切缘处穿 4 根胸骨钢丝，但具体取决于外科医生的判断 (图 27–15A)。也可以使用胸骨板，但这会显著增加成本和延长操作时间。然后用可吸收缝线关闭胸大肌筋膜，然后连续缝合深部真皮层（图 27–15B)。最后缝皮，贴上敷贴。

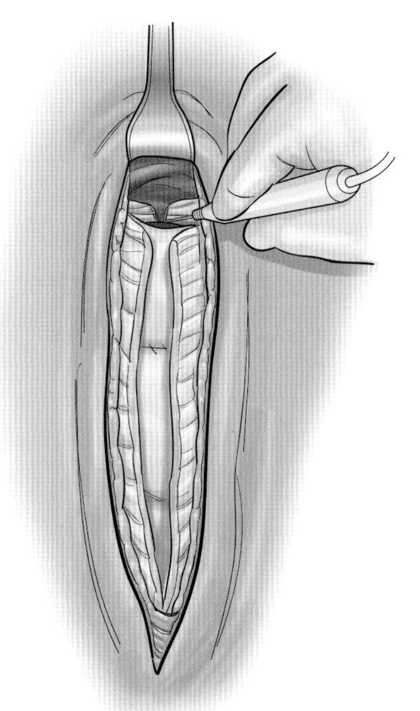

▲ 图 27–14　离断锁骨间韧带

五、总结

微创胸外科手术的出现改变了我们对标准胸廓入路的看法，由于操作受到限制，所以采取最佳体位和选择合适的切口变得更为重要。虽然可通过微创技术治疗的疾病类型在不断增加，但熟悉传统的开胸手术仍是当代胸外科医生专业技能的重要组成部分。随着该领域的不断发展，治疗疾病的新技术也会层出不穷，但上述的基本技术一直都会是任何操作的核心。

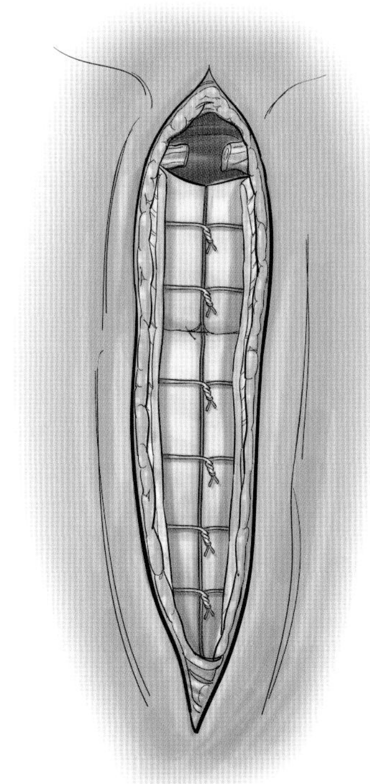

A

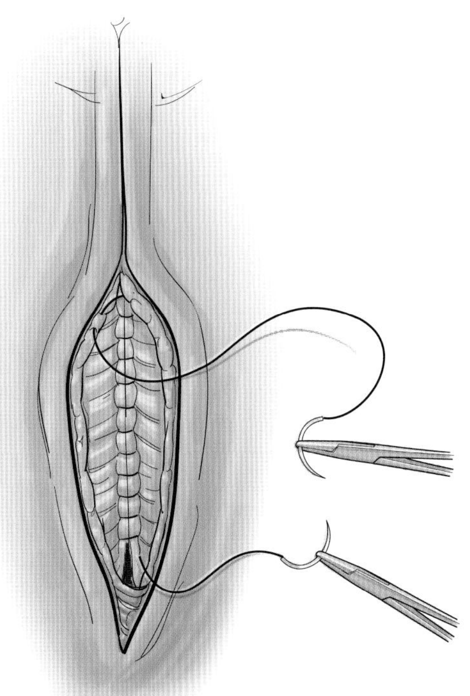

B

▲ 图 27–15　关闭胸骨切口

A. 用胸骨钢丝拉拢胸骨；B. 连续缝合深部真皮层

第 28 章 肺叶切除术
Technical Aspects of Lobectomy

Stanley C. Fell　Malcolm M. DeCamp　Richard H.Fleins　著
刘成武　译

通过解剖肺门完成肺叶切除术，最早是在1940年由Blades and Kent [1] 报道的，用于支气管扩张症的外科治疗。现在，肺叶切除术最常用于肺癌的治疗。近年来，电视辅助胸腔镜肺叶切除和机器人肺叶切除已成为许多治疗中心的常规术式，主要用于早期非小细胞肺癌（NSCLC）的切除（第32章）[2-4]。其肿瘤学疗效与开胸肺叶切除相当。然而，由于患者可能经历过感染、放疗、创伤，或者有解剖变异，这些因素均可能导致手术无法通过微创途径来完成。因此，通过开胸手术来完成肺叶切除是每个胸外科医生必备的基本能力。本章内容将介绍开胸肺叶切除术的关键技术要点，包括肺叶松解和游离，解剖肺裂，以及血管和支气管的解剖和处理。

后外侧开胸切口可使外科医生更易显露和操作，是肺叶切除的常用切口。其他切口类型包括前外侧开胸切口、正中胸骨劈开切口（不适用于左肺下叶）、不切断肌肉的侧胸壁切口、腋下开胸切口。后侧开胸切口最早是由Overholt和Langer [5] 描述，用于肺结核和支气管扩张症的手术治疗。此切口要求特殊的手术床，并且患者需处于俯卧位，因此早已弃用。

一、肺叶的游离

对于上叶切除和中央型肿瘤的切除常经第5肋间进胸。对于下叶外周型肿瘤，可通过第6肋间进胸。若遇到胸膜粘连，可考虑切除第5肋骨，再经肋床进胸或从胸膜外进行松解游离。无血管的网状粘连可通过手指或剥离子钝性分离；含新生血管的粘连可用电凝游离。与壁胸膜贴合紧密的炎性或病变本身所致粘连可以从胸膜外进行游离。游离过程中须倍加小心，避免损伤胸膜外的重要结构，例如右侧的奇静脉及其分支，左侧来源于主动脉的肋间动脉，以及双侧胸顶处的重要毗邻结构。

当肿瘤与壁胸膜贴附紧密时，是否需行胸壁切除尚存争议。针对这种情况，Trastek及同事 [6] 推荐对肺和受累胸壁进行整块切除。而对于无明显胸痛症状且术前没有明确胸膜外侵犯证据的情况，McCaughan等 [7] 则建议可先尝试经胸膜外切除。如果经胸膜外分离很容易实现，则不必行胸壁切除，因为这种情况下肿瘤往往只是侵犯了脏胸膜而已。如果发现肿瘤与胸壁融合固定，经胸膜外游离无法分离，则必须整块切除受累胸壁。经胸膜外入路进行切除并不影响远期预后。

肺叶游离后即可切开肺门周围的纵隔胸膜，评估病理，必要时进行淋巴结采样。

二、解剖肺裂

肺裂不全常由先天性肺实质的融合、炎症或病理性的跨叶侵犯所致。沿着叶间平面，通过局部锐性与钝性相结合进行解剖，一般均能辨认到叶间肺动脉。准确辨识到肺动脉分支后，便可用切割缝合器打开肺裂。在用切割缝合器打开肺裂之前，务必确保进入需保留肺叶的动脉分支不被误断。对于完全融合的肺叶，也可改变解剖顺序，通过提起支气管以段间静脉为标志进行分离。但这种方法可能会切断一些小血管或导致漏气而需要修补。在使用切割缝合器完成操作时，应保证肺容量减少和余肺扭转的可能性降到最低。

单肺通气麻醉和切割缝合器的使用有助于肺叶切除术的实施，尤其是在胸腔镜手术时，但也不能过于依赖这些方法。在无法获得双腔气管插管，插管无法放置到位，或发生插管移位的情况下，外科医生需具备在肺部分膨胀的状况下解剖肺门、肺裂的能力。通过麻醉医生手控通气能限制肺的扩张和膨胀时间，为手术医生提供更好的显露。

三、肺叶血管的处理

娴熟掌握肺叶切除术的关键在于对肺动脉解剖、分支变异情况有全面了解，以及进行合理的解剖（详见第 8 章）。与易损伤的、深埋在肺裂里并与段支气管伴行的肺段动脉相比，肺静脉及其附属分支则韧性更强，且很容易在肺门的前上方和后下方找到并处理掉它们。偶尔还会遇到心包外肺静脉共干的情况。

要想安全解剖肺动脉及其分支，就必须准确找到血管鞘膜，并在鞘膜内进行解剖。解剖时最好用剪刀沿着血管的长轴进行。当血管被显露出一定长度之后，拎起鞘膜的一边，用滚动的方法将血管与血管鞘分离，从而有利于直角钳或 Semb 钳顺利穿过血管下方并将结扎线带过去。在没有将血管锐性分离前就冒然使用血管钳很容易引起出血。若血管游离长度不够，则可能导致结扎后没有足够的空间来切断血管。如果段血管分支太短，不方便处理，可以用电凝切开肺实质向远端肺实质内继续分离，以获取足够的血管显露长度。

支气管的闭合常根据具体情况选择 3.5mm 或 4.8mm 钉脚的切割缝合器进行处理。有些情况下需采用手工缝合，例如在处理支气管腔内肿瘤时，为了保证切缘位于肿瘤近端，此时需要手工切开支气管然后再行缝合。常用的缝线包括丝线、聚乳酸或聚丙烯材质的缝线。手工缝合的程序包括，用大小合适的有齿支气管钳在肿瘤近端夹闭支气管；在支气管上下切缘处各缝一针固定线。切断支气管时注意用 Semb 钳保护血管。缝合时的针距和边距均为 3mm。某些外科医生会选择水平交叉褥式缝合。在没有单肺通气的情况下，从支气管的中点处开始缝合有助于减少漏气发生。外科结的使用有助于降低软骨带来的张力，将结打在膜部针眼处有助于减少漏气的发生；而牵引线则打结在切缘上即可。支气管残端的覆盖保护对于存在活动感染或既往曾行放疗的患者而言是有好处的。有些外科医生喜欢常规采用壁胸膜或心包脂肪垫对下叶或中下叶双叶切除后的支气管残端进行包埋，但也有人认为这其实没必要。对于上叶残端可选择性进行包埋，例如合并化脓性感染、免疫抑制，以及术前或术后行放疗者。而中叶切除后则可完全不必包埋，因为支气管残端本就处于胸腔中部，很容易被上下叶的肺组织覆盖。

标本移除后，往胸腔内倾注盐水，并通过正压通气以检验支气管残端闭合是否良好，同时还可锁定肺实质的漏气点并加以修补。大多数情况下，放置一根前端带侧孔的引流管至胸顶即可[8]；而在肺复张不佳、胸膜外切除、大量出血和胸腔有感染的情况下，则需在腋前线单独造口放置两根引流管。下管沿膈肌放置到后胸腔，上管则沿肺门前方放达胸顶处。关胸后，引流可接 10～20cm 水柱的负压吸引，也有外科医生认为仅需接上水封引流即可。当引流液≤ 250ml/d 且无漏气时，即可拔除引流管。

四、右肺上叶切除

右肺上叶的肺门结构解剖较其他肺叶均更为复杂，而且动脉变异更常见。在约 80% 的个体中，右上肺叶前段与中叶部分甚至完全融合在一起，以至于水平裂发育不全。要完成上叶切除就不得不在此区域做类似于肺段切除的解剖。

首先围绕右肺门将纵隔胸膜沿着上腔静脉外侧、奇静脉弓下方、右主支气管后方和迷走神经前方（见于胸膜下）切开，最后切开到中间支气管平面。在肺门前方，则是在膈神经后方切开纵隔胸膜达肺上静脉水平（图 28–1A）。用脱脂棉制作的剥离子将奇静脉推向上方，显露出右主支气管的上缘和起源于它的右上叶支气管。在奇静脉与上腔静脉交角的下方常有淋巴结存在。而在这颗淋巴结下面则是右肺动脉的上缘。将肺动脉表面的结缔组织解剖开后就可以看到上干动脉。

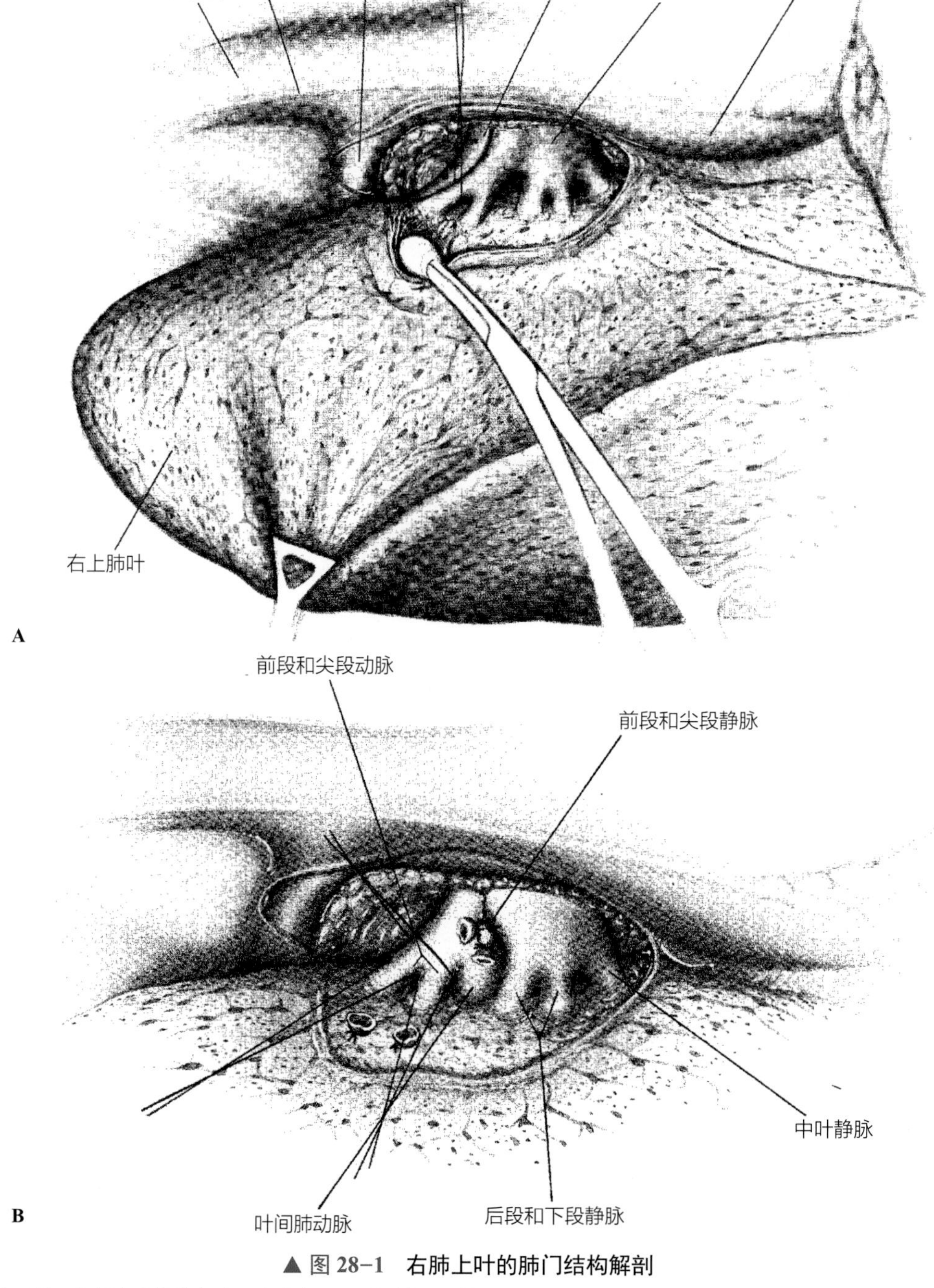

▲ 图 28–1　右肺上叶的肺门结构解剖

A. 右肺门前面观，离断尖段静脉有助于肺动脉上干的解剖；B. 结扎前的肺动脉上干，前段和尖段静脉离断后显示叶间肺动脉干

然后，解剖上干动脉的尖段和前段的分支。尖段的静脉常横跨过前段动脉的表面，处理动脉前可以很方便地先将其结扎离断（图 28–1B）。上干动脉的近端以 0–0 丝线双重结扎，而远端可以结扎或夹闭。然后将其离断，离断时确保断面与近心端结扎线有 3～4mm 的距离，而远心端则为 1～2mm 即可。若断面离结扎线太近，在接下来的解剖过程中甚至术后均有发生结扎线脱落的风险。若肺段动脉分支较短，可用直角钳撑开并以电凝切开部分肺实质，以获取足够的血管长度。也可用专门针对血管的切割缝合器（钉脚高度 2.0mm）同期闭合、离断血管。

在离断上干动脉后，尖前段的静脉干也将被解剖并离断。叶间动脉就在上叶和中叶静脉干的深面，解剖时须倍加小心。

右上肺其余的动脉供应来自于后升支动脉，这支动脉在 90% 的患者中均可见到。在整个右肺上叶切除过程中，后升支动脉的解剖是最困难的。有 3 种入路供选，既前入路、经斜裂入路和反向入路。

肺上静脉正好位于肺动脉下干的前方，因此，经前入路的方法需要在肺上静脉 3 个分支中的后分支和下分支间进行分离。随后进一步解剖叶间动脉，因为后段动脉恰好在下叶背段动脉的近端自叶间动脉的前缘发出。在解剖时，常有可能发生后升支动脉或叶间动脉撕裂损伤，因此有时需要将右肺动脉主干的近端控制后再行解剖。

若斜裂发育完整，从斜裂入路去解剖后段动脉也是可以的，否则也很容易发生动脉损伤。通过反向入路来完成解剖既安全又快速。

反向入路显露后升支动脉则是从肺门后方开始着手。用 Allis 钳牵拉迷走神经便可看到其分发至右肺上叶的分支。将这些分支离断（图 28–2A）。在迷走神经分支的深面可见到支气管动脉，将其夹闭离断，随后解剖右上叶支气管的下缘。在上叶支气管和中间支气管分叉处均有淋巴结存在。将该淋巴结向右上叶远端解剖便可将右上叶支气管的下缘清理出来。不要急于用血管钳

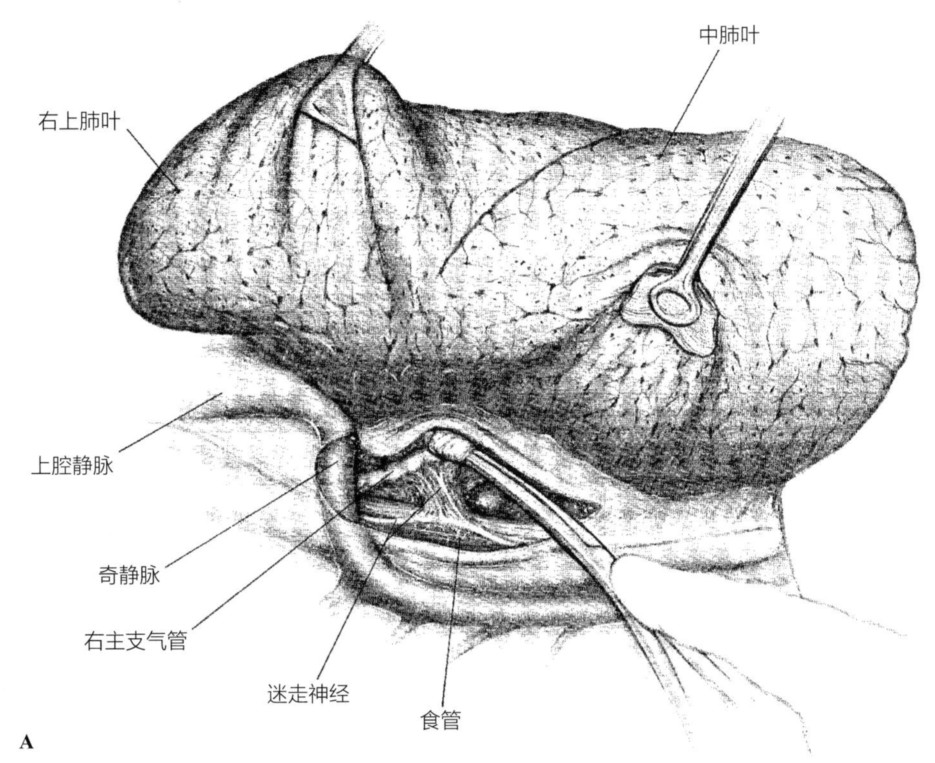

▲ 图 28–2　反向入路显露后升支动脉
A. 打开纵隔胸膜后，右上肺叶肺门后面观，支气管后方的迷走神经分支尚未离断

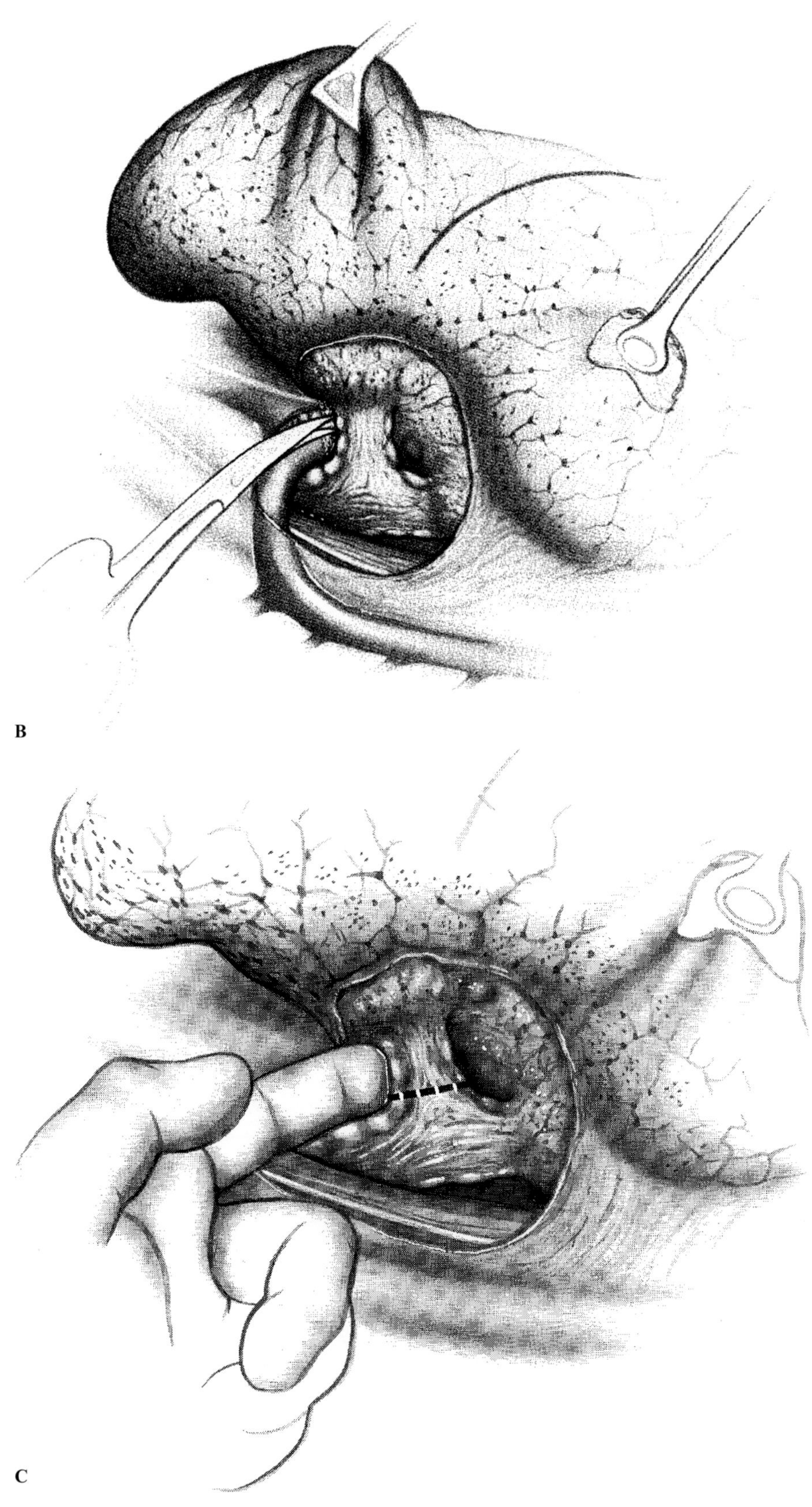

▲ 图 28-2（续） 反向入路显露后升支动脉

B. 右上肺支气管解剖完成后；C. 用手指将支气管与叶间动脉分开

沿上叶支气管下缘的内侧去掏支气管，否则很容易造成后升支动脉撕裂损伤。而应当用剪刀将支气管内侧缘的结缔组织和淋巴结向远端解剖（图28–2B）。不要完全剥离支气管表面的筋膜，因为这些筋膜中富含支气管愈合所需的血供。接下来，可用手指沿支气管前缘探过到达支气管的下缘（图28–2C）。然后再用直角钳安全地掏出右上叶支气管。可用Semb钳进一步撑大支气管周围的间隙，以便4.8mm切割缝合器的放置。对于支气管的处理，采用切割缝合器闭合离断或者手工缝合均可。如果采用缝合器处理，支气管动脉往往被一并钉合在一起。用Allis钳提起支气管残端，再用有齿的支气管钳替换掉Allis用作牵拉。向内侧旋转支气管钳的手柄便可将支气管残端提起，从而有利于肺裂的解剖。轻轻地牵拉支气管残端，之后便可很容易地将肺组织和淋巴结与叶间动脉分离开，辨认后升支动脉并结扎离断（图28–3）。偶尔会额外有一支供应前段的动脉发自此处的叶间动脉。也有后段动脉发自上干动脉的情况，但非常少见。

接下来处理肺裂。可先适当通气使中、下叶肺适当膨胀，以此辨别出未通气的上叶与中下叶间的界限，用锐性分离的方法沿段间静脉分离，也可使用切割缝合器，或者两者相结合的方法完成肺裂的处理（图28–4）。支气管和后段动脉都离断后，再用切割缝合器处理斜裂就非常安全。而如果事先没有辨识到后段动脉就贸然去处理肺裂，很容易造成出血。向内牵拉支气管钳并在直视下沿叶间动脉进一步解剖，很快便可看到肺上静脉的中段及它的3个分支中的后支、下支。这时候，术者可鉴别这些分支和下干动脉之间的关系（图28–5A）。接下来，可看到后支、下支静脉汇合后的主干，以及中叶静脉汇入肺上静脉的分叉处。双重结扎上叶静脉的后支、下支，并离断。当然，如果游离长度足够，也可用切割缝合器处理。此时不必过分强调中叶漏气的问题，仔细辨别段间静脉即可。段间静脉就是解剖平面的标志。

移除标本后，向胸腔内灌水并检查支气管

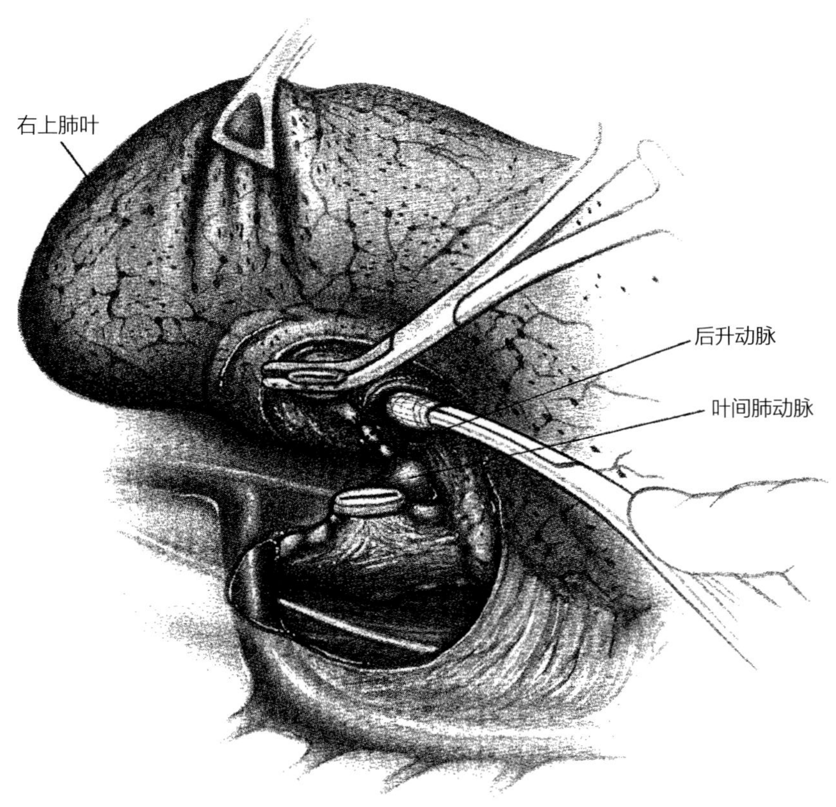

▲ 图 28–3　支气管闭合离断后向内牵拉右上肺，以利后升支动脉的解剖

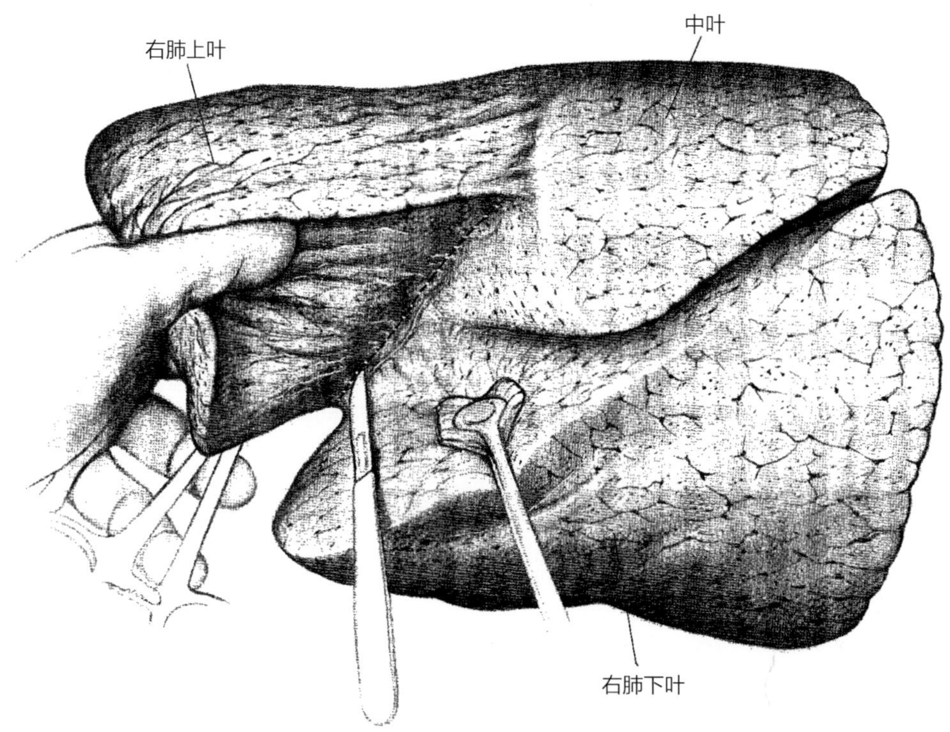

▲ 图 28-4 锐性与钝性相结合打开斜裂，必要时可使用切割缝合器

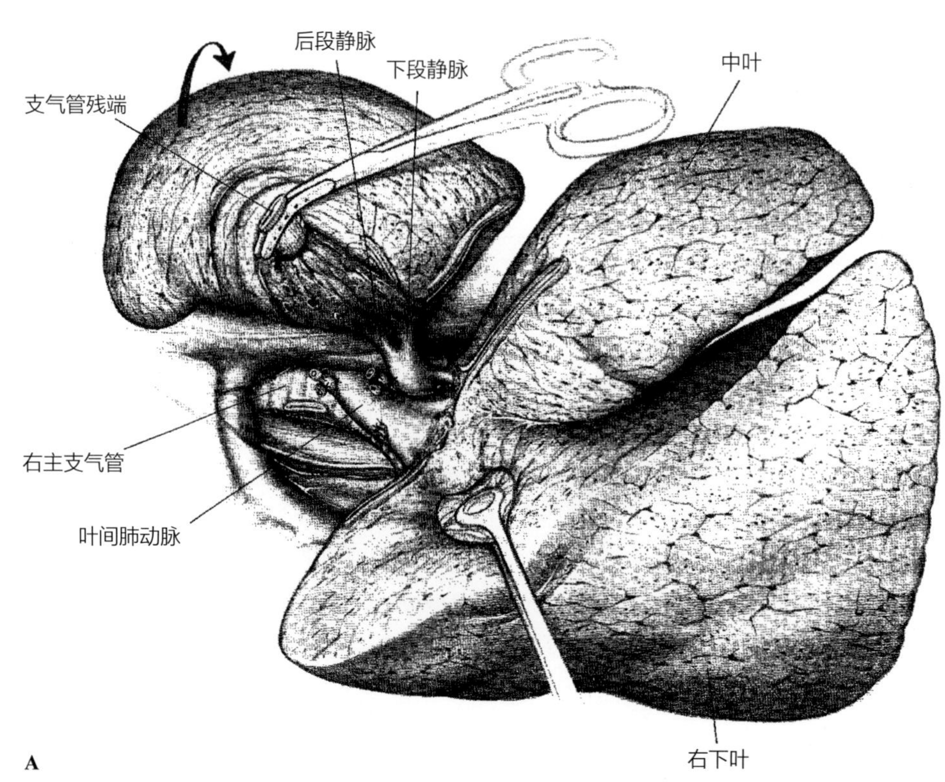

▲ 图 28-5 辨认、肺上静脉和下干动脉之间的关系，移除标本后，处理肺裂

A. 向内侧牵拉上叶肺，打开水平裂显露肺上静脉的中间干，注意该静脉的深面便是叶间动脉，辨认并保留中叶静脉

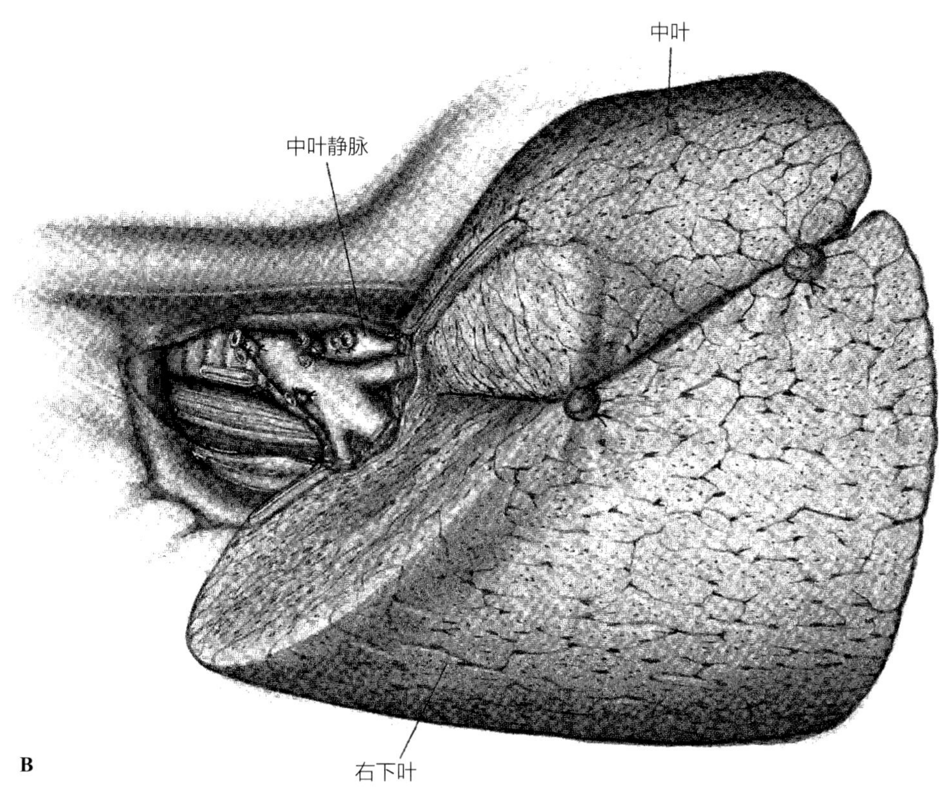

▲ 图 28-5（续） 辨认、肺上静脉和下干动脉之间的关系，移除标本后，处理肺裂
B. 用丝线将中叶和下叶的边缘固定在一起

残端闭合情况。松解肺下韧带，以便下叶能有效填充上叶切除后留下的空腔。由于中叶和下叶间的斜裂通常是发育完全的，因此上叶切除后是有可能发生中叶扭转的。可以用 Allis 钳轻轻夹住中叶和下叶的边缘，沿斜裂方向用 3-0 丝线进行 8 字缝合，将中叶、下叶缝合在一起（图 28-5B）。也可用TA-30直接将其订合在一起，但花费较高。

五、中叶切除术

中叶切除主要常用于外周型的小肿瘤。过去还用于中叶综合征的治疗。肺裂发育不全，与动脉和支气管致密粘连的增生或钙化淋巴结，均使得中叶切除变得非常困难，常常需要控制近端肺动脉后才能解剖。

很多时候，如肿瘤跨肺裂侵犯，切除中叶时常需将上叶或下叶一起切除（双叶切除）。中叶、下叶切除也常用来治疗支气管扩张症。

中叶、上叶切除时，支气管需分别处理，而中叶、下叶切除时，则紧贴右上叶支气管远端离断中间支气管。打开斜裂，将下叶向后方牵拉（图 28-6A）。沿着中叶后缘与斜裂交接处向深面解剖，当看到淋巴结时便表明已到达叶间动脉位置。在鞘内向近端解剖，找到中叶动脉（图 28-6B）。通常情况下，中叶动脉有两支，第一支发自叶间动脉前缘，常与向后发出的背段动脉分支相对应；进一步再沿叶间动脉向近端解剖可发现第二支中叶动脉，极少数情况下还有第三支。偶尔还可见到由中叶动脉发出供应上叶的分支。结扎离断中叶动脉后，可将手术床往后摇，以便解剖肺门前方，在此可以游离结扎汇入肺上静脉的中叶静脉（图 28-7）。处理完中叶静脉后，中叶支气管的显露就比较简单了（图 28-8A）。在碰到解剖困难的情况下，从肺门前方开始中叶切除会更快一些。先将中叶静脉游离并切断，紧接着便可显露后方的中叶支气管，支气管可用切割缝

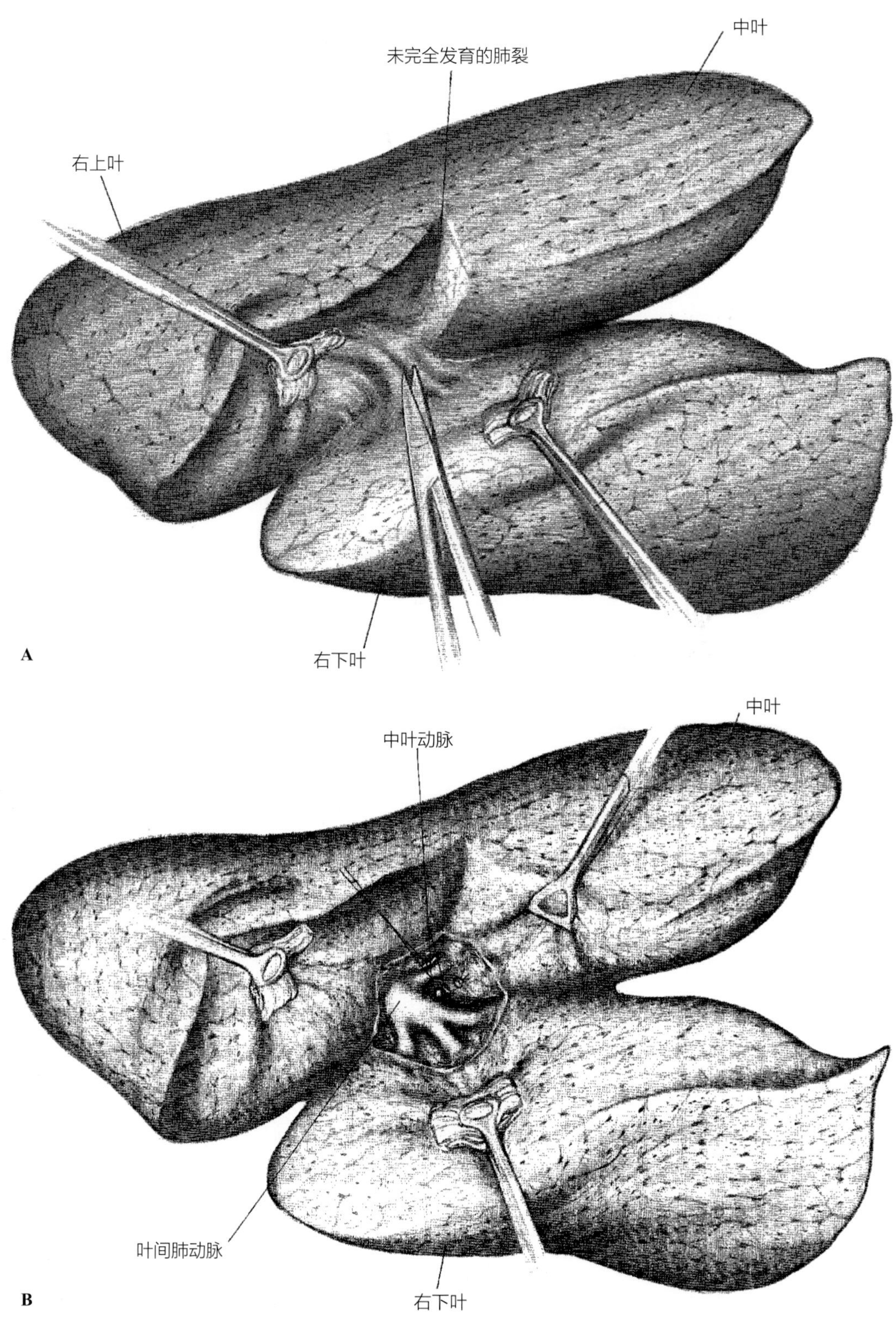

▲ 图 28-6　于斜裂与水平裂交界处解剖显露叶间肺动脉及其分支

A. 打开斜裂，将下叶向后方牵拉；B. 在鞘内向近端解剖，找到中叶动脉，中叶动脉的一个分支已离断

合器直接闭合离断或先锐性切断后再间断缝合残端。向头侧提起支气管残端便可显露出中叶动脉分支，并结扎离断。中叶切除时，手工缝合会使用比切割缝合器更容易一些。

中叶支气管残端深埋在肺组织中，并不容易判断残端是否可靠。接下来用支气管钳拎起中叶支气管残端，并借助差异通气的方法，锐性和钝性相结合沿段间静脉分离，便可完成肺裂的处理（图 28-8B）。处理完肺裂移除标本后（图 28-8C），可用打结或缝合的方法将上叶的创面和

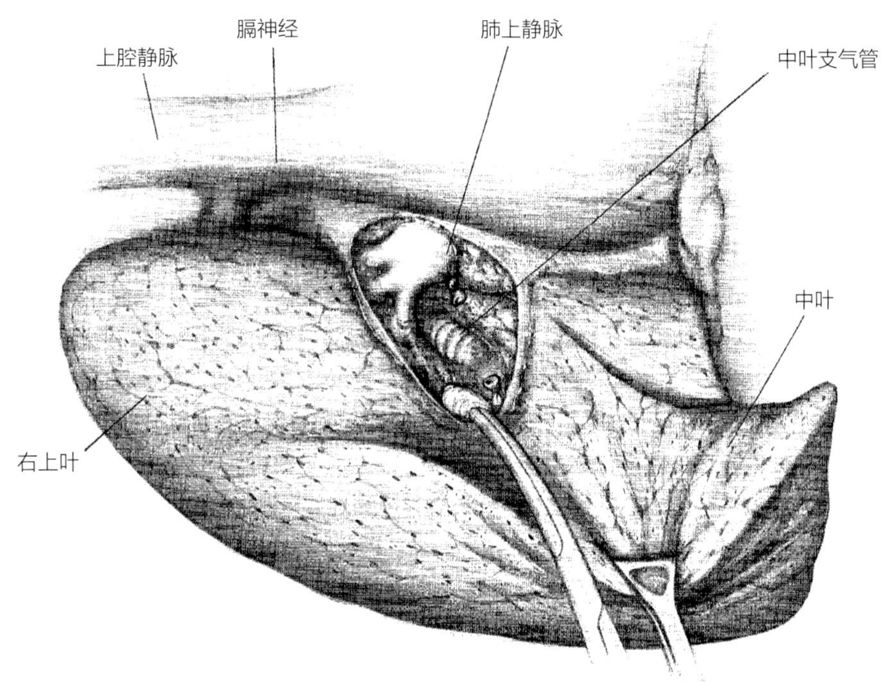

▲ 图 28-7 打开肺门前方纵隔胸膜，游离并离断中叶静脉

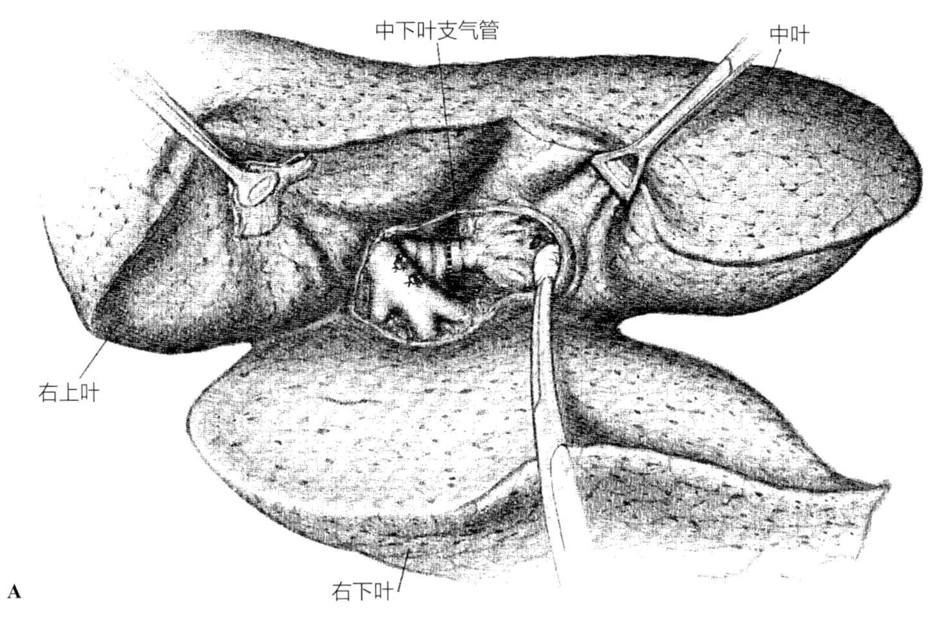

▲ 图 28-8 中叶支气管离断，肺裂处理和移除标本

A. 辨认中叶支气管，展示中叶支气管离断的位置

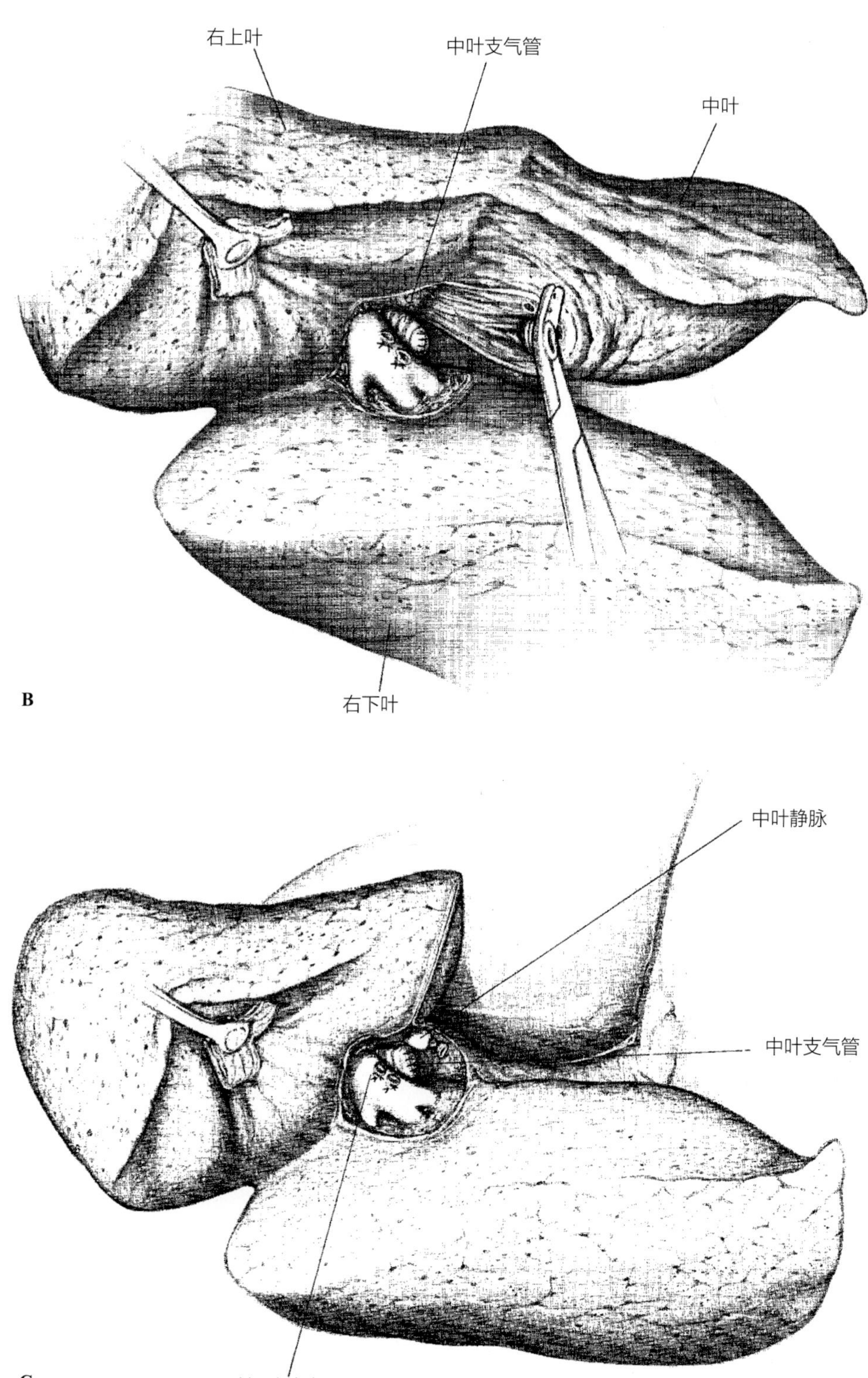

▲ 图 28-8（续） 中叶支气管离断，肺裂处理和移除标本

B. 牵拉中叶支气管并膨肺，以利水平裂的处理；C. 中叶切除后的肺门

下叶贴合到一起以防漏气。

六、右肺下叶切除术

将上叶和中叶向前方牵拉，并向后牵拉下叶，显露并打开斜裂。叶间动脉就位于斜裂与水平裂交界处的深面（图 28–6B）。在清楚显示叶间动脉之前就盲目尝试打开下叶背段和上叶后段之间融合的叶间裂是不明智的。需先打开叶间动脉表面的脏胸膜并解剖叶间动脉。辨认清楚发自叶间动脉前内侧缘的中叶动脉。与中叶动脉相对应的发自叶间动脉后外侧缘的即是背段动脉。极少数情况下，也有上叶后段动脉发自背段动脉的情况。下叶背段动脉有时有两个分支。通常先在中叶动脉和背段动脉起始部的远端游离并离断基底段动脉（图 28–9）。基底段动脉可能会有一段距离共干的情况，而后再分发出两支，一支供应前内基底段，另一支则供应后外基底段。有时基底段的 4 个分支会在中叶动脉远侧各自发出，这种情况下需要进一步切开一部分肺实质才能显露出足够的血管长度，以便进行结扎合离断。处理完基底段动脉后，便可去处理背段动脉了，但注意保护上叶后段动脉。

将下叶向前上方牵拉。切开肺下韧带，到达下肺静脉下缘处淋巴结所在的位置（图 28–10A）。沿下肺静脉表面（此处没有明显的结缔组织）打开后纵隔的胸膜，直达中间支气管平面上方。解剖下叶支气管下缘和肺上静脉之间的软组织间隙。清除下肺静脉前缘表面的组织。用手指作为引导，以 Semb 钳分离下肺静脉（图 28–10B）。扩大下叶支气管和下肺静脉之间的间隙，方便放置血管切割缝合器阻断下肺静脉。由于下肺静脉心包外的部分比较短，不建议通过结扎的方式处理，因为结扎线容易松脱。为了有足够的血管长度以便处理，可用一把 Sarot 钳紧贴标本夹闭静脉后，再通过血管线缝扎的方式或血管切割缝合器来离断（图 28–10C）。也可以分别结扎背段静脉和基底段静脉。然后解剖下叶支气管。由于中叶支气管和背段支气管往往发自中间支气管的同一平面，因此，背段支气管和基底段支气管可分别处理，以避免中叶支气管闭塞。用

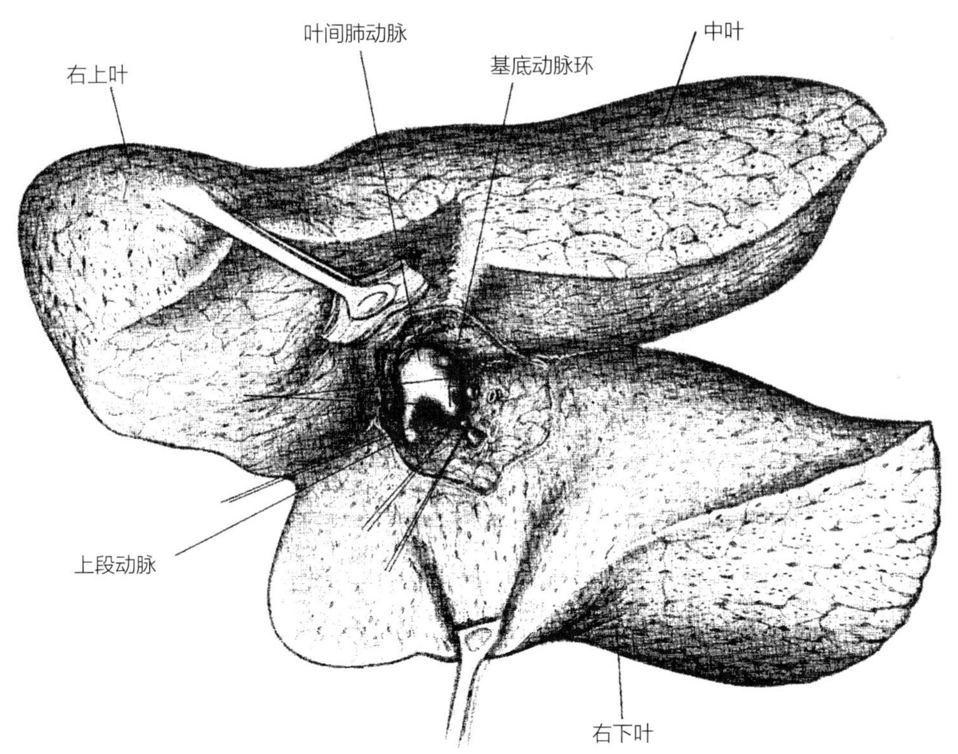

▲ 图 28–9　右肺下叶的动脉供应，显露中叶动脉起始部，打开斜裂后份以利背段动脉的解剖

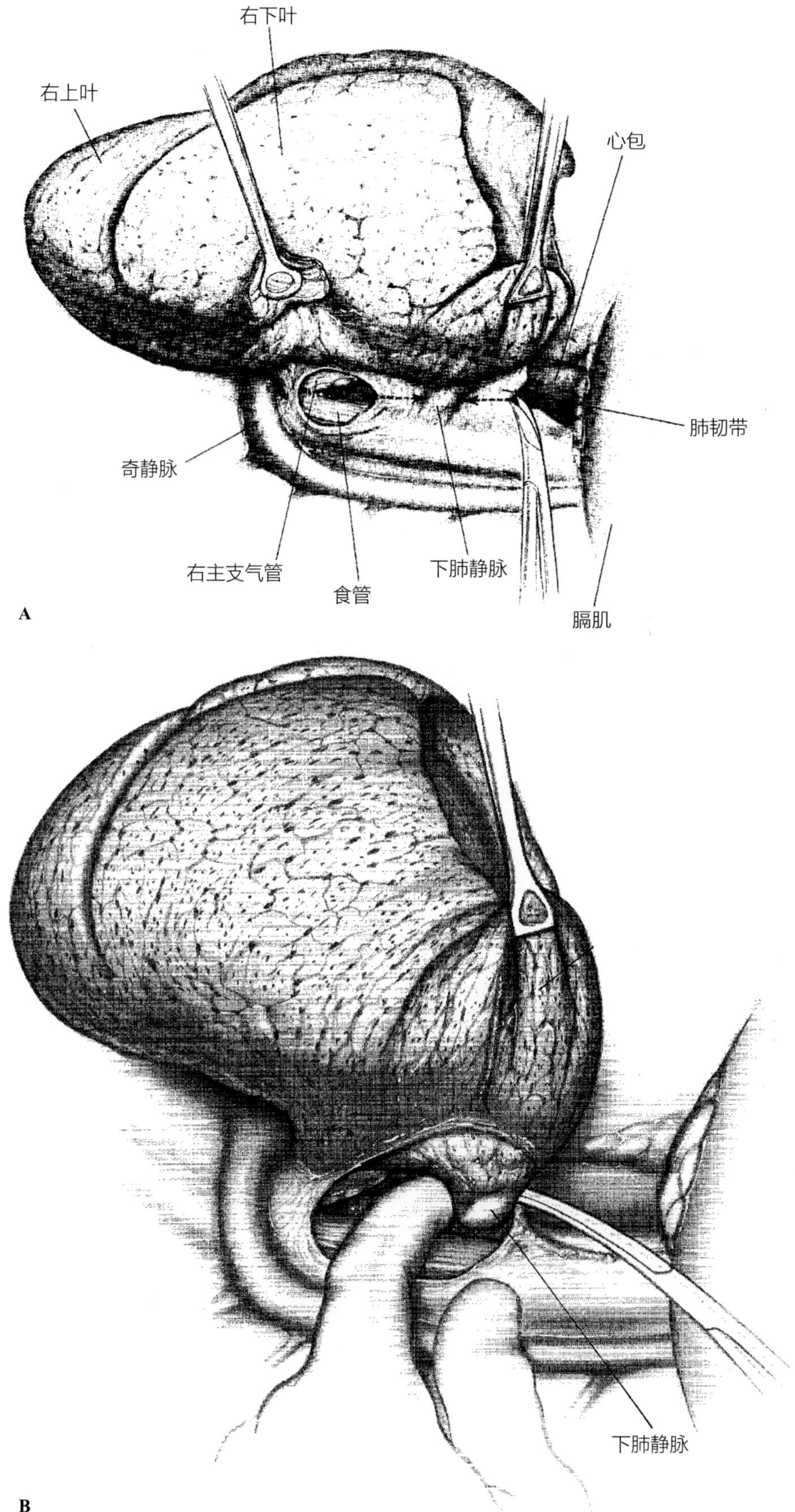

▲ 图 28-10　**A.** 将肺向前牵拉；**B.** 离断肺下韧带

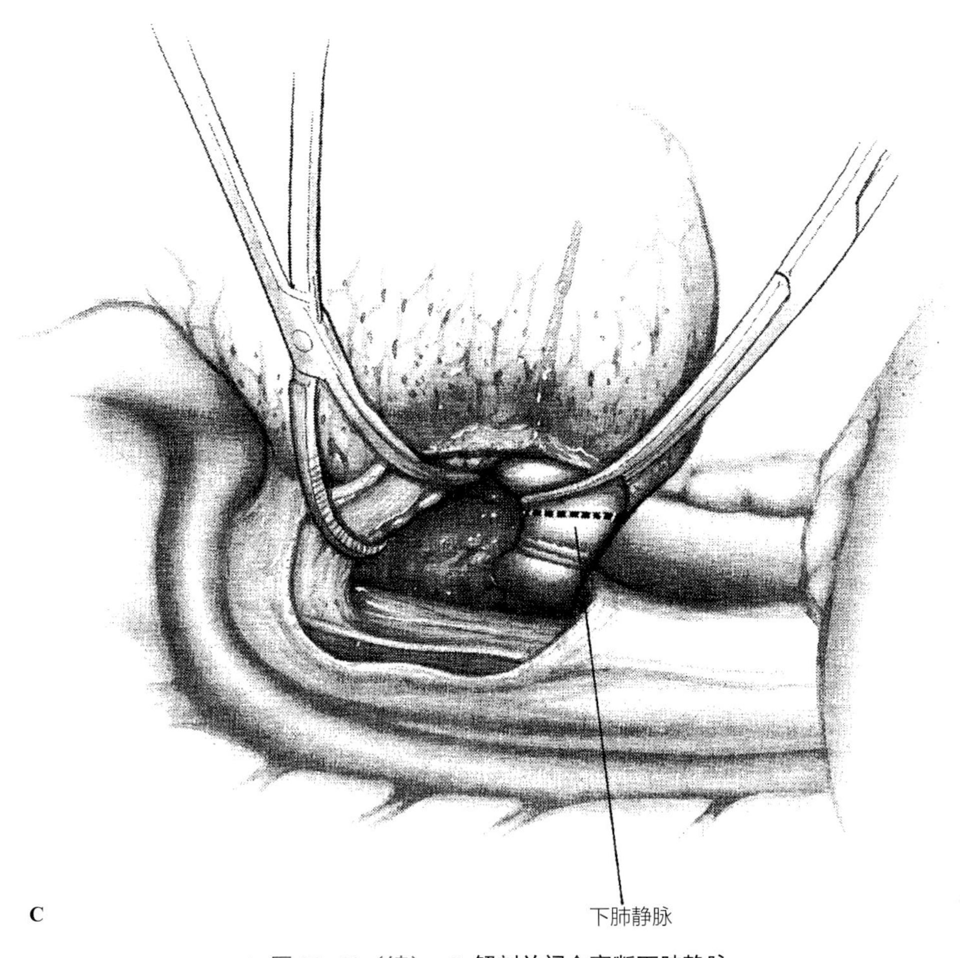

▲ 图 28-10（续） **C. 解剖并闭合离断下肺静脉**

4.8mm 钉脚的切割缝合器略微倾斜一点去闭合离断下叶支气管可有效避免中叶支气管狭窄（图 28-11A 和 B）。建议先用切割缝合器夹闭下叶支气管，膨肺后验证中叶支气管是否通畅，之后再击发切割缝合器离断支气管。如果仍不能确定，在击发前还应再借助细的纤维支气管镜通过双腔气管导管的右侧支进入支气管腔加以确认。虽然左下叶支气管和舌段支气管间亦同样存在类似的解剖，但发生中叶支气管闭塞的风险要远高于舌段支气管。同样，左下叶支气管也可以选择缝合的方式加以闭合。

七、左上肺叶切除术

左上肺叶切除术中最常见的解剖变异类型是肺段动脉分支数量，常有 3～8 支。

首先将肺往后下方牵拉，切开肺动脉表面的纵隔胸膜（图 28-12A），这是为了在必要时方便控制左肺动脉主干的近端。辨认清楚膈神经后，继续沿肺上静脉内侧、膈神经后方、心包外侧打开纵隔胸膜（图 28-12B）。在肺门后方，打开纵隔胸膜至支气管下缘。胸膜下可见的迷走神经是进行肺门后方解剖的后界（图 28-13）。肺动脉绕过支气管上方时会形成一个弓形凸面，将该处肺动脉表面的结缔组织都妥善清理掉。切断迷走神经肺支后便可显露左主支气管的上缘，此处操作时须注意保护左侧喉返神经。用剥离子将肺动脉和左主支气管分离开。而在前方，辨认清楚肺动脉与肺上静脉之间的间隙，用同样的方法将肺动脉从鞘膜中分离出来，随后便可用手指绕过肺动脉（图 28-14）。不用手指事先绕过肺动脉便擅自使用血管钳是极其错误的做法，而且非常危险。手指绕过肺动脉周围间隙后，便可用 Semb 钳引

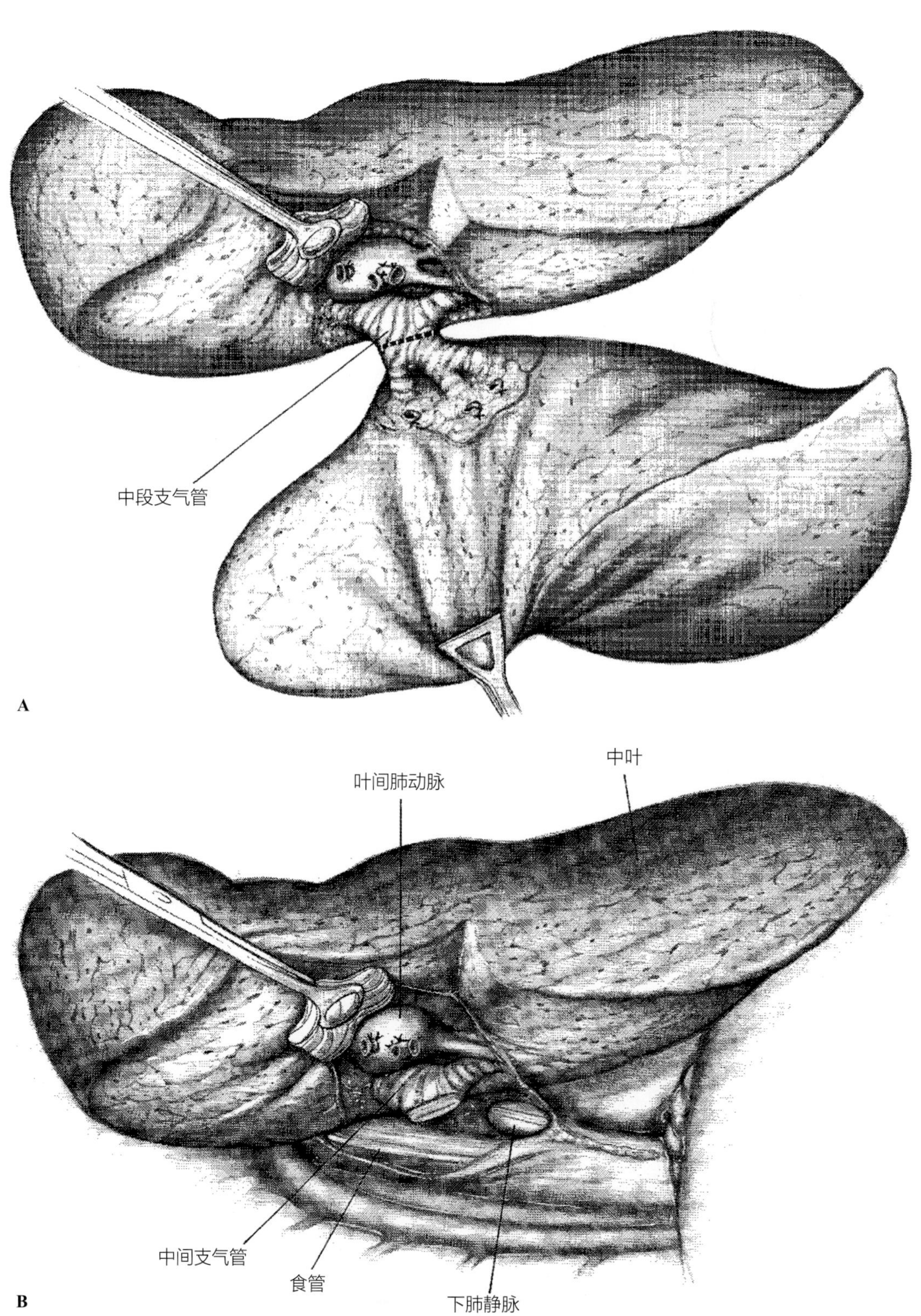

▲ 图 28-11　斜向横断右肺下叶支气管以保证中叶支气管的通畅
A. 中段支气管；B. 斜向横段右肺下叶支气管

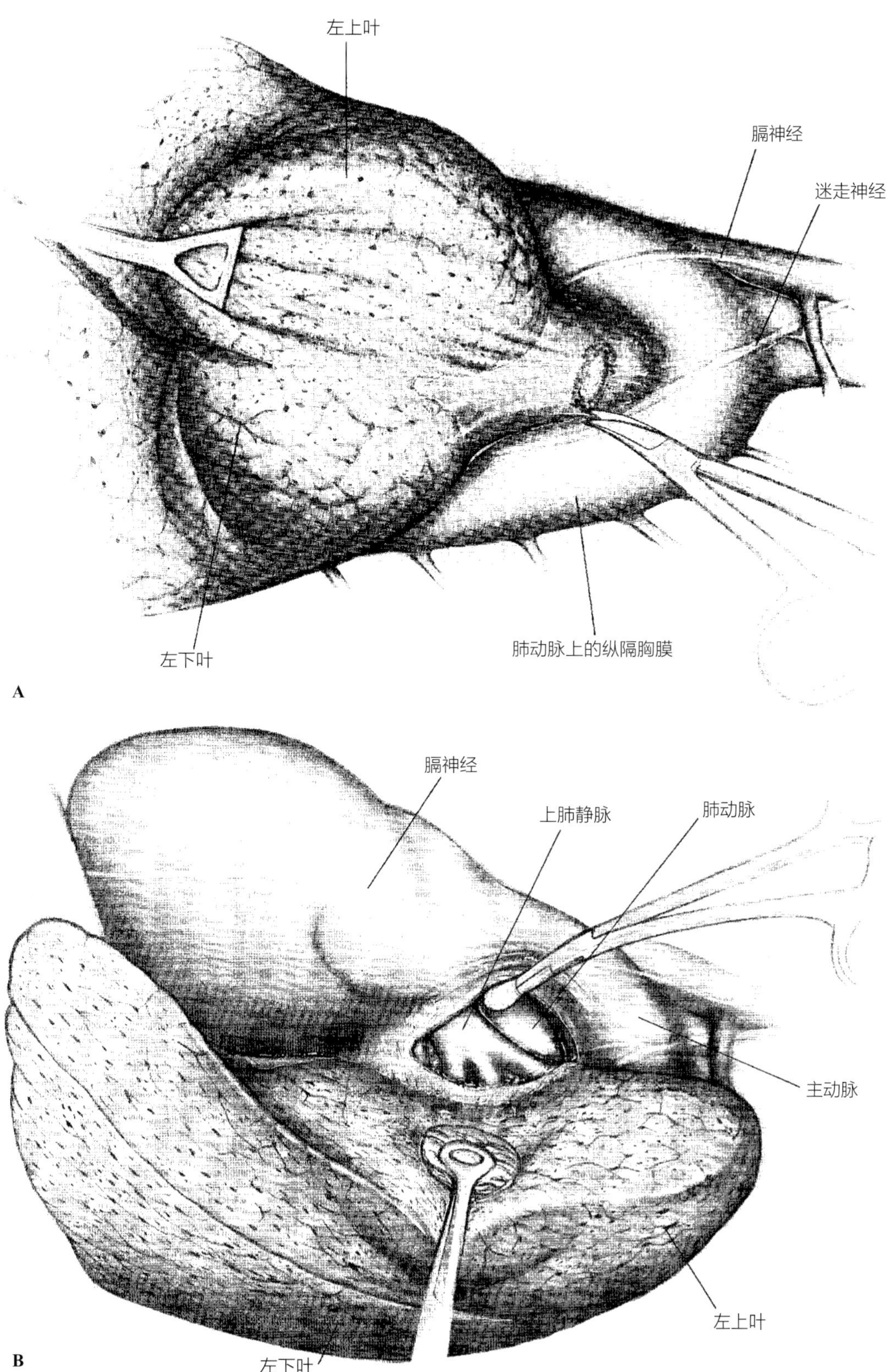

▲ 图 28-12 切开纵隔胸膜并在鞘膜内解剖肺动脉，辨识清楚肺动脉与上肺静脉之间的间隙

A. 将肺往后下方牵拉，切开肺动脉表面的纵隔胸膜；B. 辩以清楚膈神经和肺动脉与上肺静脉之间的间隙

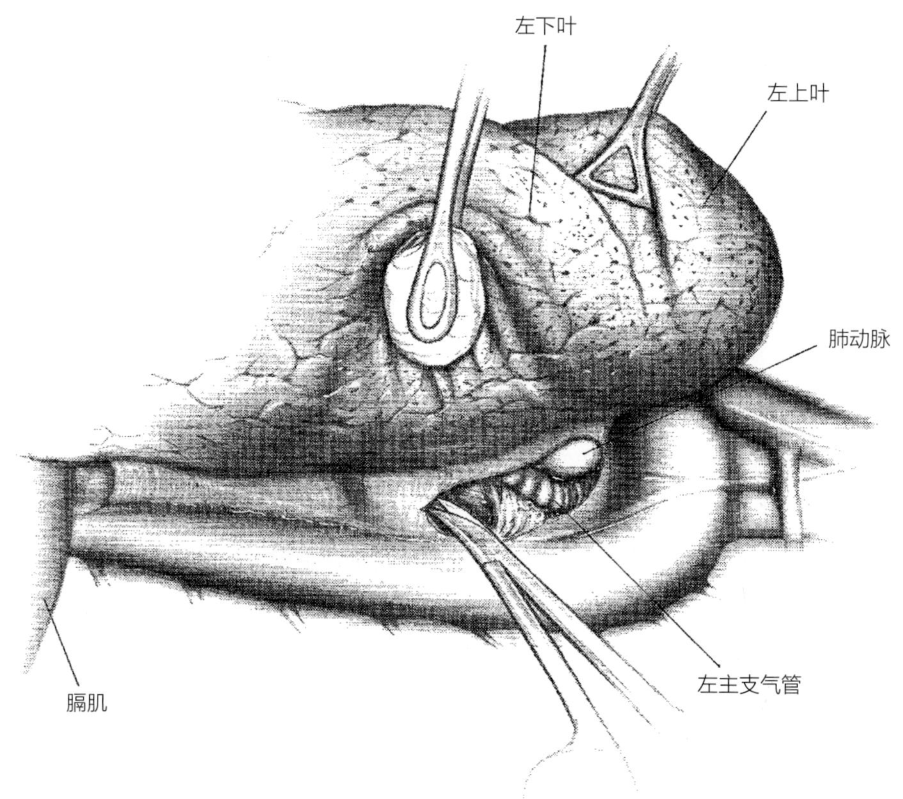

▲ **图 28-13** 于迷走神经内侧解剖左上肺门的后方

导橡胶血管夹或者血管套带穿过血管下方。除了血管套带之外，还应留置一个 Rumel 止血带，若术中发生血管损伤时能及时阻断肺动脉。

随后将肺往前牵拉，在斜裂处解剖肺动脉（图 28-15A）。必要时还可将斜裂后份用切割缝合器打开，但打开斜裂前必须清楚辨认肺动脉分支位置。将肺动脉解剖至其绕过上叶支气管部分的中点处。随着肺裂的打开，可以看到后段的动脉，其正好位于背段动脉的对面（图 28-15B）。继续往远端解剖可看到 1～2 支舌段动脉。当看到基底段动脉的分支时，对于动脉的解剖就完成了。向下牵拉下叶并将左上肺向上牵拉进行显露，接下来便可以游离并离断舌段动脉。顺时针旋转左肺上叶，紧接着结扎并离断后段动脉。继续这样处理掉左上肺其他的动脉分支，直到到达尖前干动脉的位置。尖前干动脉的解剖游离是左上肺叶切除过程中最具挑战的一步。它是左肺动脉的第一个分支，往往仅走行很短一段距离便分为尖段和前段的动脉，且极易损伤。尤其在肿瘤较大时，牵拉显露时务必轻柔，以免造成血管撕裂或血管外膜剥离而导致大出血。当尖前干动脉不易显露和分离时，尤其是碰到大肿瘤或中央型肿瘤时，建议先控制左肺动脉近端后再行处理。当肿瘤太靠近其根部时，应该先处理完上叶支气管和肺上静脉后再最后处理这些血管分支（图 28-16）。如此，即便发生动脉损伤，也能很容易地先移除标本，有利于后续处理。损伤发生时，可先通过收紧预先放置的止血带来控制出血，再使用血管阻断钳完全阻断左肺动脉干。不建议使用仅能部分阻断肺动脉的阻断钳，因为这种血管钳容易滑脱而且还阻碍后续显露和修补。

通常情况下，先结扎和离断尖段静脉有助于尖前干动脉的显露。在肺动脉完全游离后，要将肺动脉从上叶支气管旁适当推开，以检查其内侧是否有变异分支存在。这个步骤有利于后续支气管的离断。

将肺向后方牵拉，切除肺上静脉表面的结缔组织。沿支气管前壁解剖游离肺上静脉的后壁。

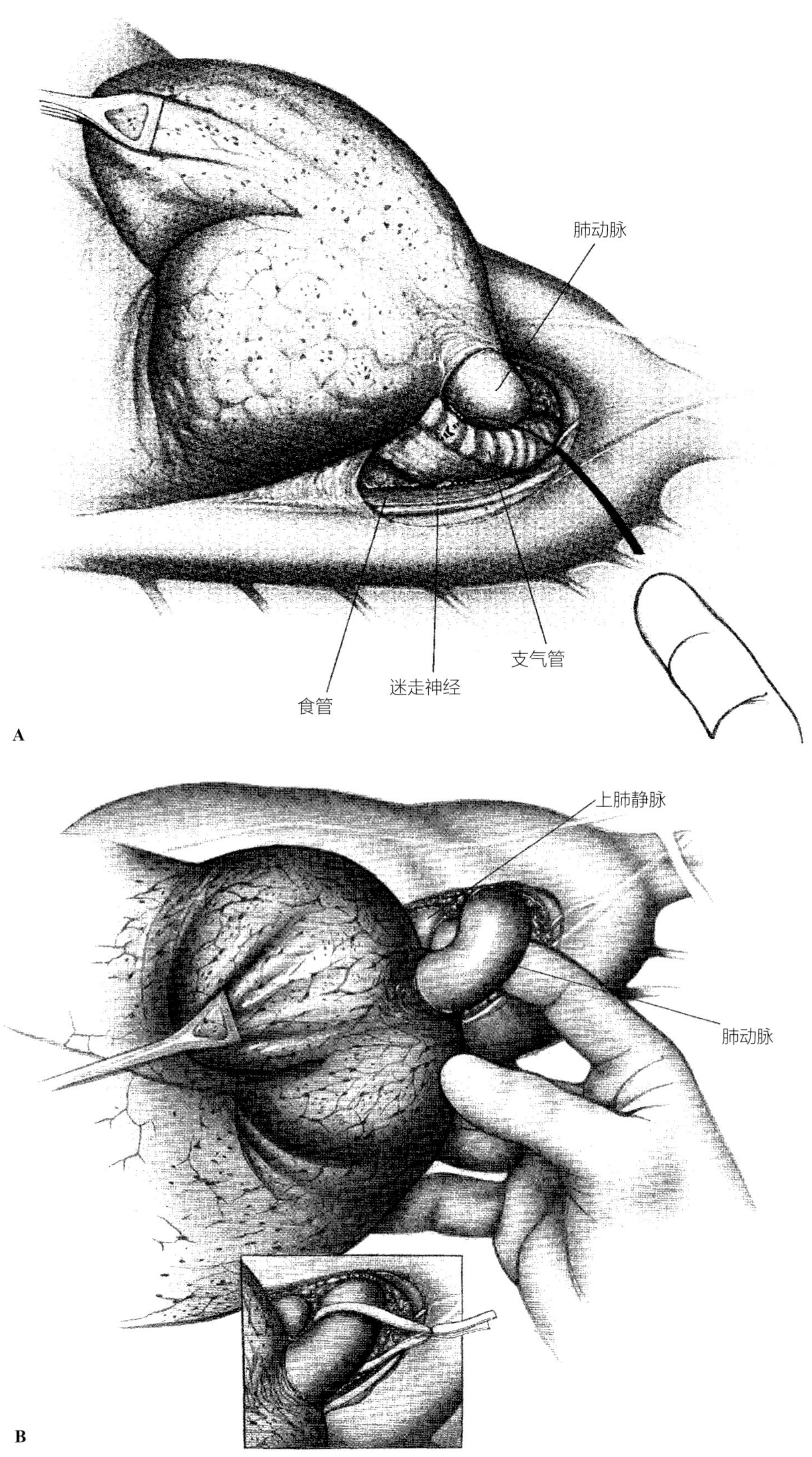

▲ 图 28-14　解剖左肺动脉使之与左主支气管分开，并用橡胶带套扎

A. 将肺动动脉与左主支气管分离；B. 用于手指环绕肺动脉周围间隙后，用橡胶带套扎肺动脉

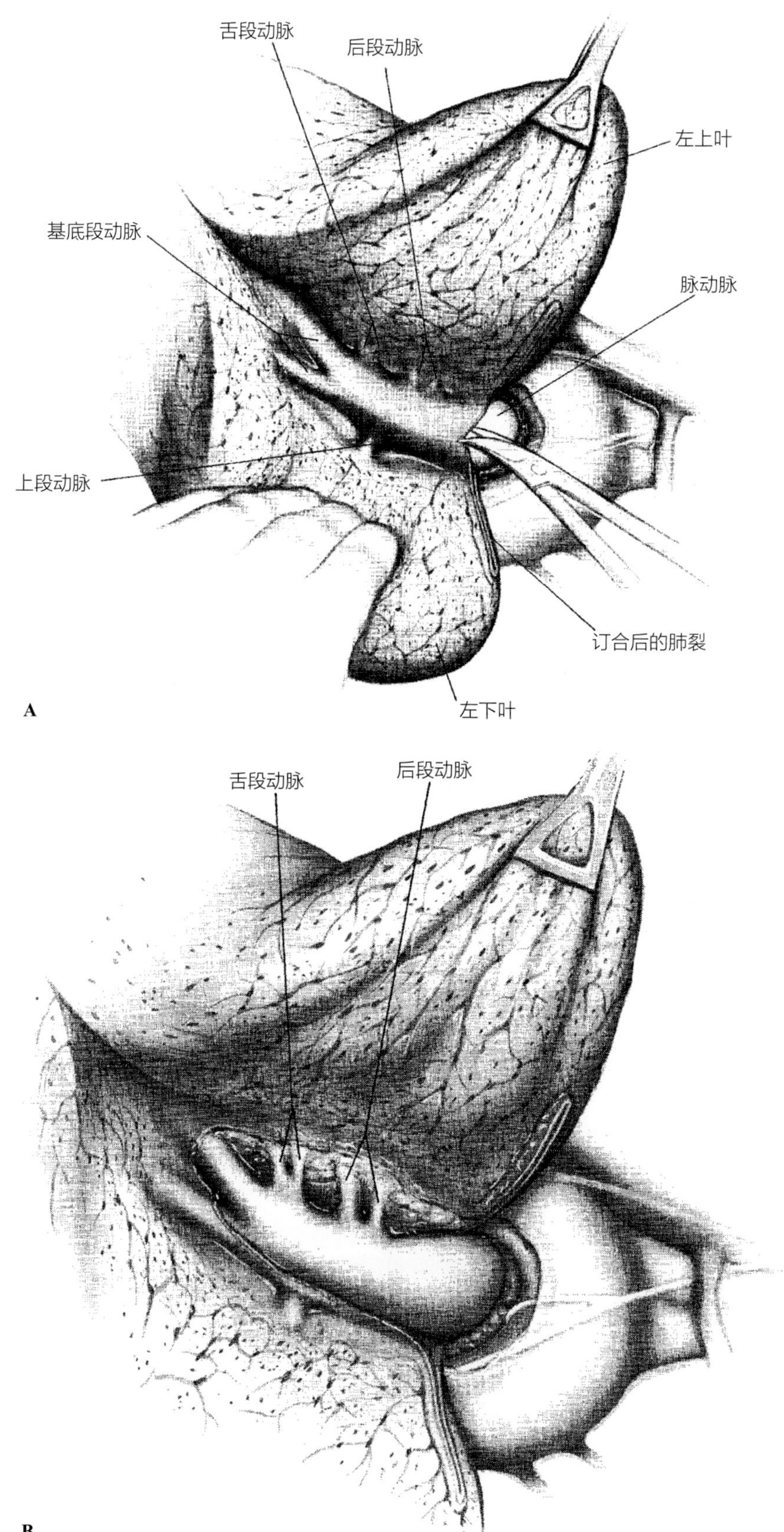

▲ 图 28-15　打开斜裂后份显露各肺段动脉分支

A. 将肺往前牵拉，在斜裂处解剖肺动脉；B. 肺裂打开后可见后段动脉位于背段动脉的对面

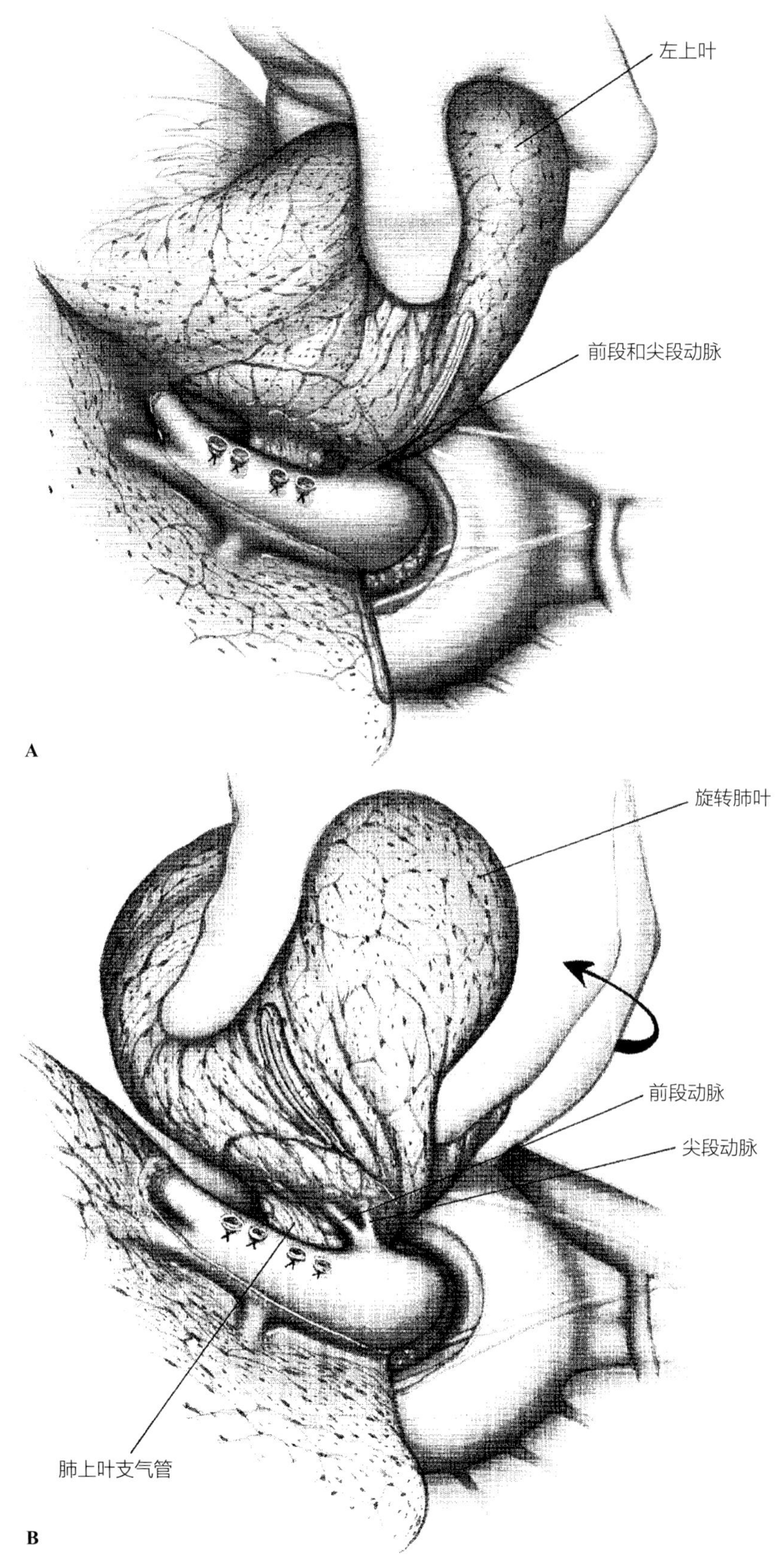

▲ 图 28-16　离断舌段及后段各动脉分支后，旋转左上肺叶以利于尖段和前段动脉分支的解剖

A. 将左上叶向上牵拉显露后离断舌段动脉分支，结扎并离断后段动脉分支；B. 顺时针旋转左肺上叶以利于尖段和前段动脉分支解剖

通常会有 3～4 个分支汇入肺上静脉，用线将它们套出。由于肺上静脉的心包外部分较短，不适合结扎，因此适合使用血管切割缝合器进行处理。如果没有切割缝合器，则可以先分别结扎各个分支，并以血管钳夹闭近端，再离断血管，最后缝合近端血管残端。通常，从后方去离断支气管会容易相对容易一些。为了能在恰当的位置离断支气管，需要事先将肺动脉往后方拨开，找到舌段支气管与下叶支气管之间的间隙，并进一步清楚显露左主支气管的分叉（图 28–17A）。先用切割缝合器将上叶支气管夹闭，再膨肺以确认下叶支气管通畅，最后再击发。切断上叶支气管时，可用一把 Semb 钳隔在支气管和肺上静脉之间，以保护肺静脉。支气管处理完后，用支气管钳拎起标本侧的支气管残端便可显露出肺上静脉的后壁（图 28–17B）。随后，用之前所介绍的方法处理肺上静脉（图 28–17C）。最后，松解肺下韧带，以便左肺下叶能向上移动，能更好地填充上叶切除后留下的胸膜残腔。

八、左肺下叶切除术

假如斜裂发育完整，左下肺叶切除将是所有肺叶切除中最简单的，血管变异很少见。将肺往前方牵拉，从支气管平面打开纵隔胸膜至肺下韧带，同时松解肺下韧带。将左肺上叶往前上牵拉，左下肺叶自然向后下移动，便显露出了斜裂里的肺动脉（图 28–18A）。最好是从斜裂的后份开始打开鞘膜并解剖肺动脉。若斜裂处存在粘连，则可以通过剥离子从肺实质中钝性解剖出叶间肺动脉，并建立一个隧道。后续用切割缝合器或血管钳将上叶后段与下叶背段分离，从而更进一步显露出叶间动脉。至于前内侧的斜裂，在处理完支气管后是很容易处理的。背段动脉一般在上叶后段动脉发出的平面以下一点发自叶间动脉的后外侧。从叶间动脉的中点处继续向远端解剖便可见到舌段动脉的起始部，而舌段动脉是要保留的。接下来，继续解剖基底段动脉及其分支。有时可以在舌段动脉起始部的远侧双重结扎基底段动脉

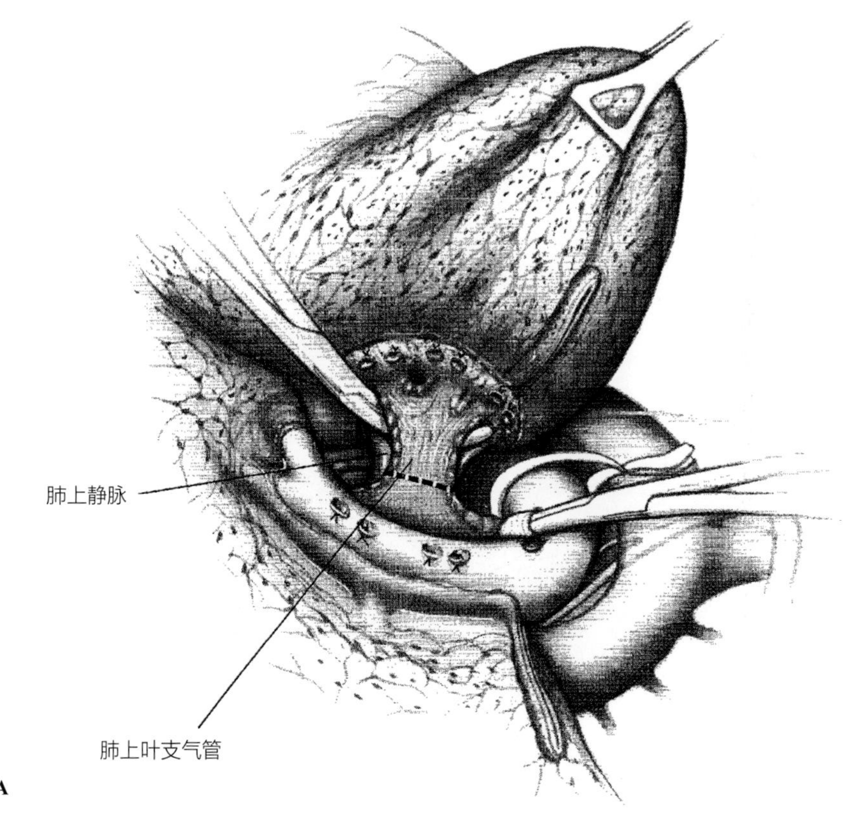

▲ 图 28–17　**A.** 滚动法将肺动脉从左上肺支气管上推开，显示支气管横断位置

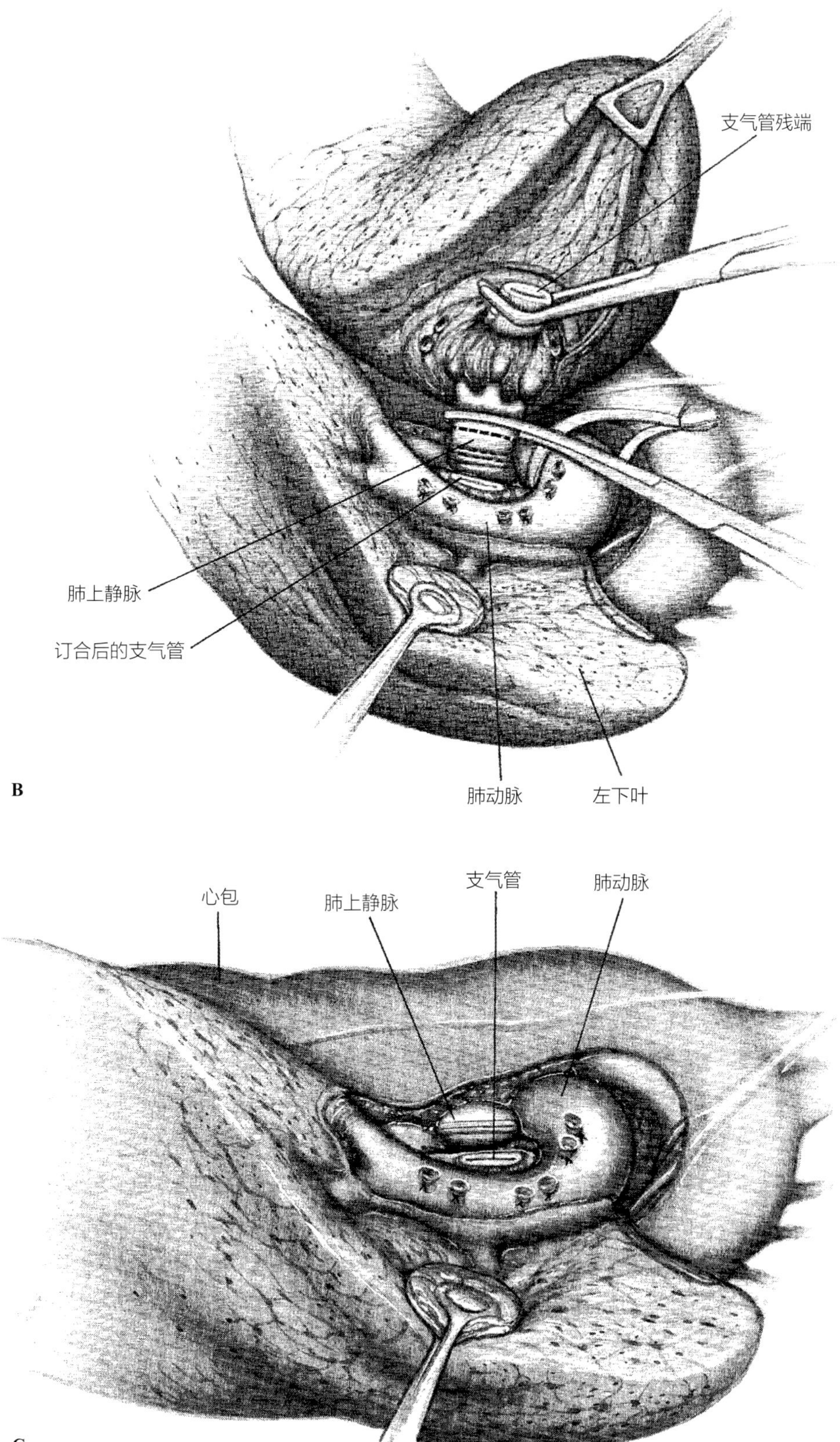

▲ 图 **28-17**（续） **B.** 闭合离断左上肺支气管，闭合左上肺静脉，远端以 **Sarot** 钳夹闭阻断；**C.** 左上叶切除后的肺门

干，但大多数时候基底段各动脉需分别结扎处理以保证近端有足够的残端长度（图 28-18B）。

清除下肺静脉表面的结缔组织，显露其背段分支和基底段的 3 个分支，同时确认支气管与静脉之间的间隙（图 28-19A）。左下肺静脉的心包外段较右侧要长，因此选择双重结扎处理是可以

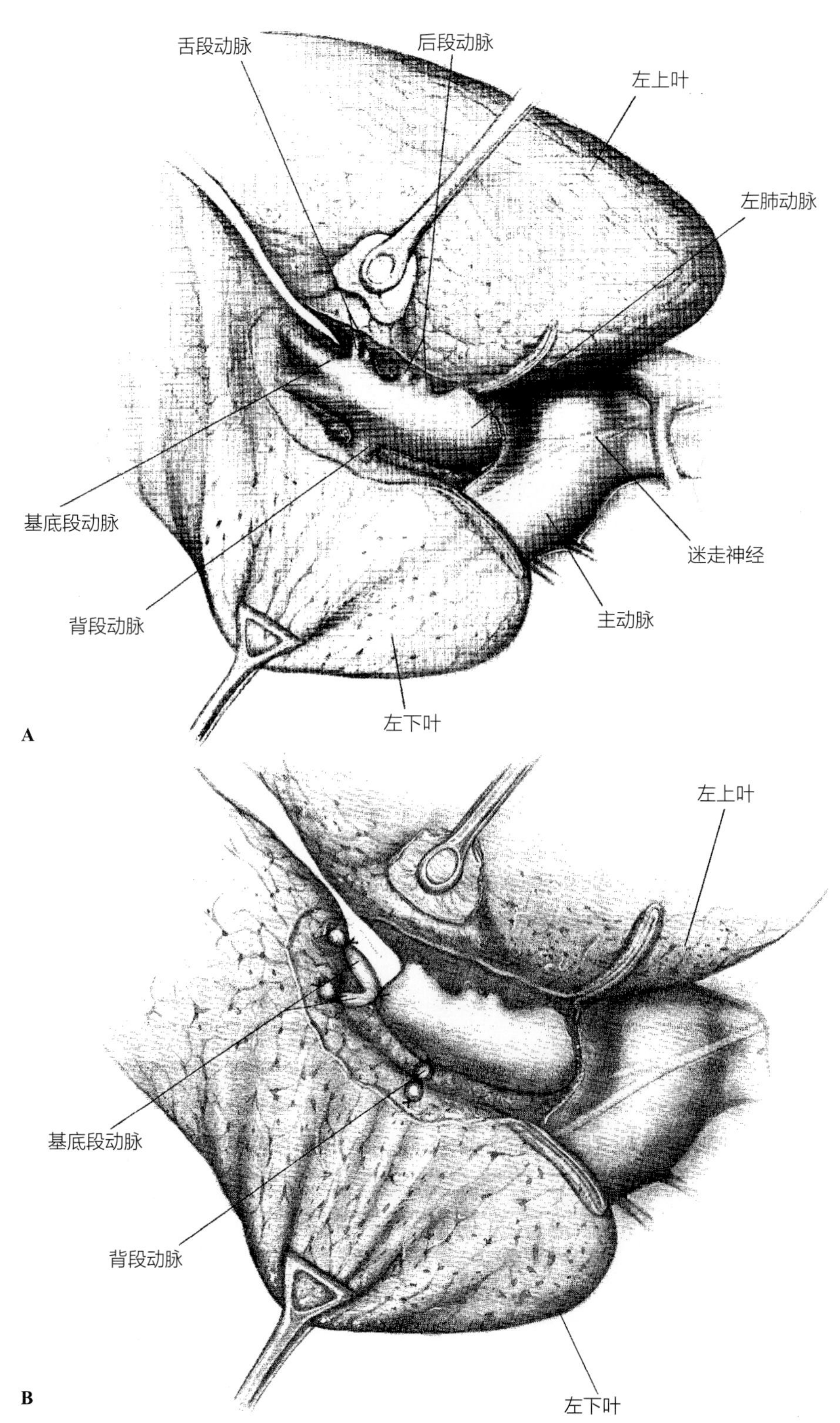

▲ 图 28-18 **A.** 打开斜裂显露肺动脉各分支；**B.** 结扎背段动脉，显露舌段动脉后结扎离断基底段动脉

的。当然，最简便的方法是采用切割缝合器（直线切割缝合器或胸腹缝合器）直接订合近心端。当采用胸腹缝合器时，最好在切断血管前先移开缝合器，检查缝合是否满意。也可以用血管钳夹闭静脉后离断，再缝合残端。当游离血管长度不够时，还可用 Sarot 钳或其他防滑钳尽量靠近标本侧夹闭静脉，以获得更多血管长度，方便术者处理（图 28-19B）。

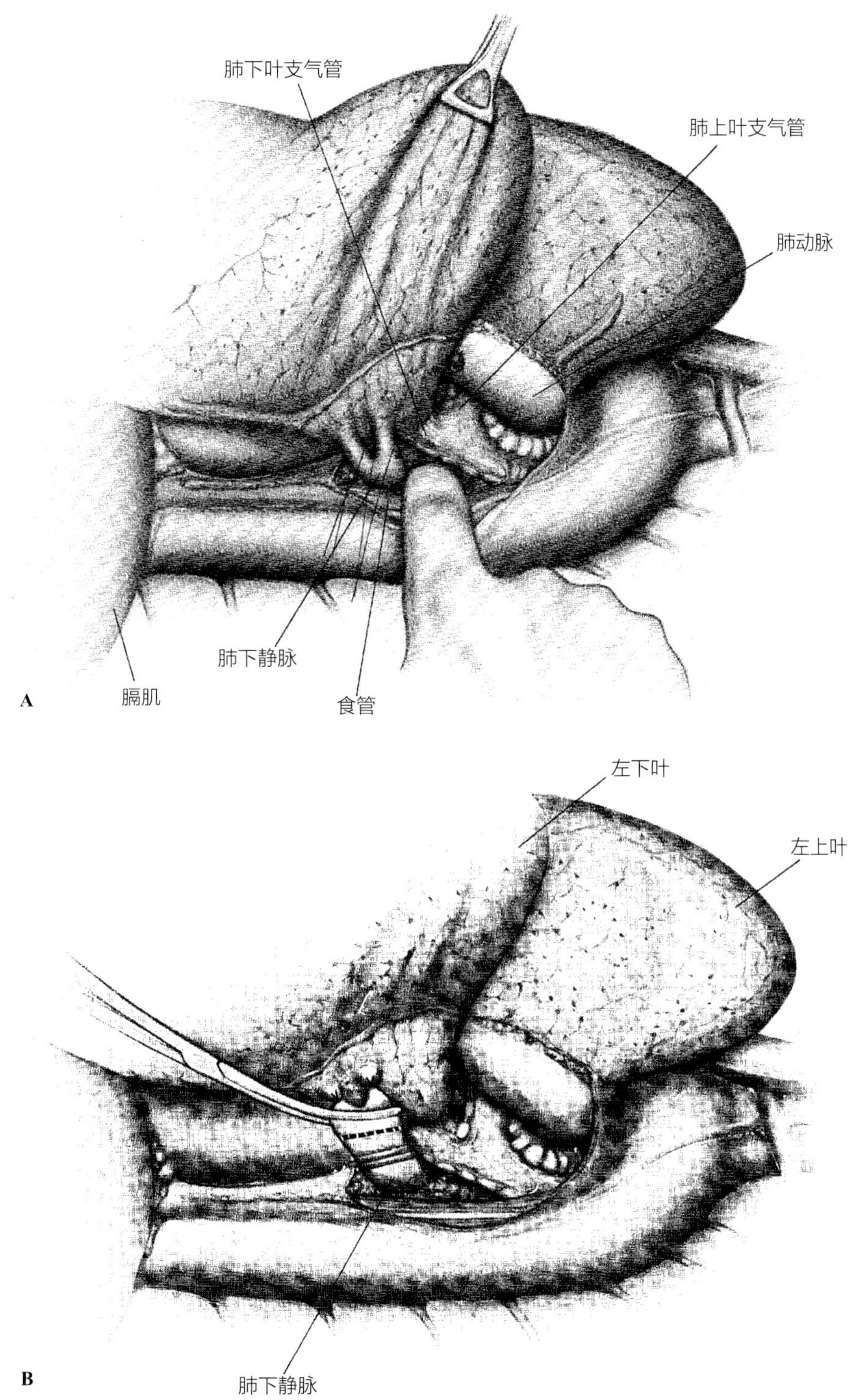

▲ 图 28-19 **A.** 明确肺静脉与下叶支气管之间的间隙；**B.** 下肺静脉已闭合离断，横断前以 **Sarot** 钳夹住远心端

清除支气管周的结缔组织，解剖上下叶支气管分叉。处理下叶支气管时，务必紧邻上叶支气管的远侧进行，以防残端过长形成盲袋，可以使用切割缝合装置处理，也可以用前述手工缝合的方法处理（图 28–20）。

九、声明

感谢 Montefiore 医疗中心 Feldesman 胸外基金的支持。

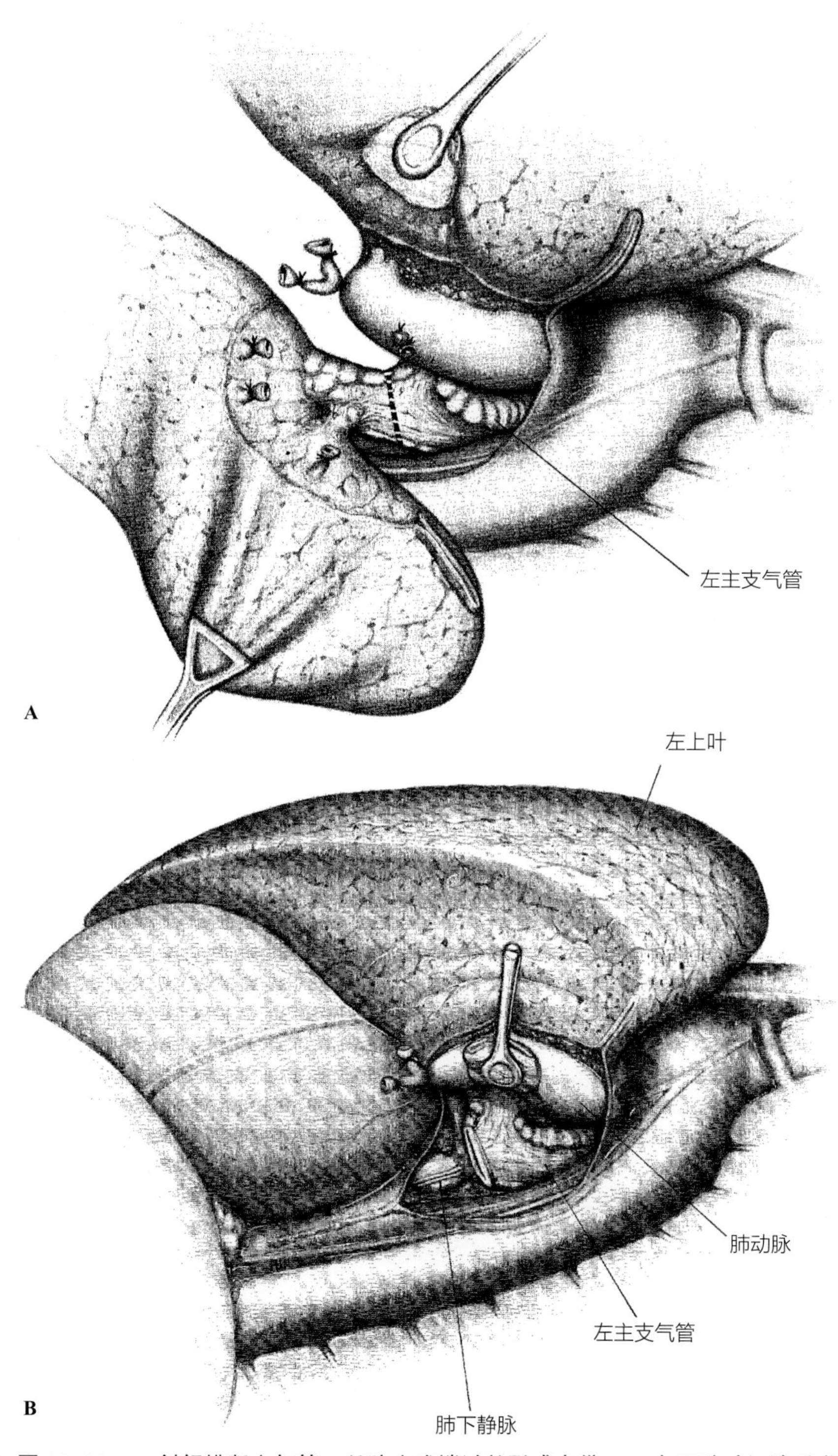

▲ 图 28–20 **A.** 斜行横断支气管，以防止残端过长形成盲袋；**B.** 左下肺叶切除后术野

第 29 章 全肺切除及其改良

Pneumonectomy and Its Modifications

Stéphane Collaud, Philippe Dartevelle　Elie Fadel　著

蒲　强　译

一、概述

全肺切除是指一侧肺的解剖性切除。全肺切除后患者死亡率为 0%～26%，与病例选择、手术经验、围术期管理有关[1, 2]。全肺切除后整个胸膜腔没有充填，因此，与其他解剖性肺切除相比，全肺切除在围术期管理上有其特殊的考虑。本章将重点阐述病例选择、手术方法及围术期管理。

二、历史

世界首例成功的一期左侧全肺切除由 Evarts Graham 在 1933 年成功实施。患者 James Gilmore 是一位 48 岁的内科医生，术前活检确诊为左上肺癌[3, 4]。计划实施左上肺肺叶切除。术中发现肿瘤侵犯左肺下叶支气管。Graham 决定进行左全肺切除。他使用导管阻断整个肺门观察突然阻断肺动脉对患者的影响，又担心后续会出现肺动脉血栓形成。通过观察，发现患者情况稳定，Graham 随即使用铬肠线对整个肺门进行大块结扎的方式实施左全肺切除。因担心左全肺切除术后左侧胸腔空间过大，Graham 切除 7 根肋骨进行胸廓成形，并放置胸腔闭式引流管。切除的肺组织病理检查提示病变为 T_2N_1，ⅡB 期。术后 Gilmore 继续工作，并存活 30 多年，最终死于心脏及肾脏疾病。而 Evarts Graham 医生却于 1957 年死于广泛转移的晚期肺癌。

三、全肺切除的指征

通常情况下，全肺切除用于治疗肿瘤较大的中央型肺癌。此外，也用于治疗同侧不同肺叶的同时性肺重复癌，肺癌跨叶侵犯，以及肺门部肿大淋巴结与支气管、血管致密粘连。有时，全肺切除也用于治疗一些肺良性疾病，如慢性感染（结核、非典型分枝杆菌感染、支气管扩张、真菌病）所致的肺毁损，原发性肺肉瘤或肺转移瘤（如结肠、肉瘤、泌尿生殖道肿瘤肺转移）。一侧残肺全切（术侧既往有解剖性肺切除史）通常用于治疗同侧第二原发肺癌或第一次肺癌切除后局部复发[5]。

四、术前检查

手术患者的选择非常重要。因此，术前必须对患者肿瘤的分期和全身情况进行仔细评估。

术前应该对纵隔淋巴结进行分期，可以采用包括正电子发射断层扫描（PET/CT）、纤维内镜下经支气管 / 食管超声引导针吸活检（EBUS/EUS-FNA）、纵隔镜检查或术中淋巴结采样。多组 N_2 淋巴结转移是全肺切除的禁忌。

除了常规解剖性肺切除需要进行的全身情况的评估以外，全肺切除的术前检查还包括肺灌注显像，以评估右 / 左肺灌注比。在选择性的患者中，还需通过右心导管实施单侧肺动脉闭塞评

估[6]。在笔者单位，单侧肺动脉闭塞的指征包括心肺功能受限，术前经胸超声心动图怀疑为肺动脉高压，或肺灌注扫描显示病变肺持续大量灌注。通过球囊闭塞主肺动脉 5～10min，模仿全肺切除术后的血流动力学。全肺切除的绝对禁忌证包括一侧肺动脉主干阻断后平均肺动脉压升高 5mmHg，或出现肺动脉高压（静息状态下肺动脉压≥ 25mmHg）。术前仔细筛选合适的全肺切除的手术病例，包括使用右心导管及单侧肺动脉球囊闭塞评估作为术前评估的一部分，在笔者单位，与用于肺叶切除术前评估比，更能降低全肺切除围术期死亡率（数据未发表）。

伴有支气管阻塞、继发性肺不张、低氧血症的患者不是全肺切除的禁忌证。事实上，这些情况可以引起肺分流（肺灌注和不通气），当肺动脉阻断后，全身氧合足以改善。

五、外科解剖

左、右主支气管始于隆嵴处，并由此分别进入左、右胸膜腔。左、右主支气管长度分别约为 5cm 和 2cm。这个数值上的差异很好地解释了为什么右侧肺癌比左侧更容易侵犯气管隆嵴；也可以解释为什么隆嵴右全肺切除可以经右胸完成，而隆嵴左全肺切除需要经前正中切口完成。右侧主支气管很容易显露，而左侧主支气管天然的被纵隔的多种结构所包埋。这种差异就导致了右侧全肺切除术后支气管胸膜瘘的风险高于左侧全肺切除。

肺动脉总干分为左、右主肺动脉。右侧主肺动脉走行于心包内，主动脉下方，上腔静脉后方，出心包后向右肺上叶发出第一个动脉分支。右肺动脉可以在心包内，主动脉和上腔静脉之间进行阻断，也可以在心包外，发出第一分支之前的区域进行阻断。左侧主肺动脉在进入肺门前行走于主动脉弓下方，左主支气管前方。其心包内段短，因此心包内切除左主肺动脉通常受到一定限制。

通常情况下，左、右肺静脉均分为两支汇入左心房。因为右肺静脉较左肺静脉短，故右肺肿瘤更容易侵犯左房。左房切除可以在切开心包以后实施。

膈神经经肺门前方由上而下地走行。右侧膈神经比左侧更靠近肺门。因此右侧肺门部的肿瘤比左侧的更容易侵犯膈神经。

右侧喉返神经绕右锁骨下动脉，左侧喉返神经绕主动脉弓，因此右侧喉返神经可能被上段气管旁淋巴结侵犯，而左侧喉返神经更容易被起源于主肺动脉窗的淋巴结或肿瘤侵犯。

六、全肺切除

全麻诱导后，采用双腔气管插管或一侧支气管气囊阻断进行单肺通气，通常使用左侧双腔气管插管。但在实施左全肺切除时必须注意，闭合左主支气管前需要将气管插管退回到气管内。左肺切除术时，可首选右侧双腔气管插管。

手术通常采用侧卧位，经第 5 肋间开胸进行。对于肿瘤侵犯肺动脉近心端或肿瘤侵犯左心房，术中需要体外循环或左肺癌侵犯隆嵴的患者，前正中开胸是首选的入路。

进入胸腔后，应该首先探查肿瘤的范围和可切除性。应仔细探查胸膜腔，如有必要可进行活检，以排除胸膜腔种植转移。肺门纵隔的扩散也需要进行评估。另外，还需探查肿瘤是否侵犯主动脉弓、心脏、上腔静脉、食管或气管。大血管或纵隔结构受侵导致无法整块切除，是全肺切除的禁忌证。最后，还需要再次仔细评估全肺切除的必要性。有时，术中评估发现可以实施其他保留肺组织的切除方式，如支气管 / 肺动脉袖式切除[7, 8]。由于袖式切除能提供与全肺切除相当的局部控制效果，同时术后早期和长期的治疗效果也优于全肺切除，因此，应努力尝试并实施袖式切除[8]。

在切开肺门周围一圈的纵隔胸膜后，可以从肺动脉开始解剖肺门结构，然后解剖肺静脉和支气管。事实上，优先控制肺动脉能在远端血管（包括肺动脉和肺静脉）损伤后减少出血。然而，后续的切除范围及方式主要取决于术中发现。可遵循的黄金法则是，逐一解剖和切除肺门结构，最后将病肺留在受侵犯的结构上。例如，当肿瘤侵犯左心房时，先处理肺动脉和支气管，将受侵犯的肺静脉或左心房留到最后处理，最利于切除。

肺动脉可以在外膜下进行游离，可以用拇指和示指进行钝性游离，或利用器械进行游离，使肺动脉的外周都得到充分游离。如果之前没有阻断肺动脉主干，在切断肺动脉之前需要阻断后观察患者的血流动力学。肺动脉阻断后出现血流动力学不稳定，是全肺切除的禁忌证。如果肺动脉长度有限，不足以阻断，可进一步向近心端解剖。右全肺切除时，解剖和游离多从肺上静脉开始，这样可以更好的显露右肺动脉主干，以方便解剖。为了增加游离肺动脉的长度，或者在近心端获得良好控制，可以在上腔静脉后、心包内解剖肺动脉，或者在上腔静脉和升主动脉之间进行解剖。左全肺切除时，需要切断动脉韧带，但须注意避免损伤左侧喉返神经。如果需要，可以在心包内解剖获得更长的肺动脉。可以在膈神经后方、肺上静脉汇入心包处切开心包，向上延伸至肺动脉的前下边界。可使用锐性解剖的方法，将肺动脉和心包反折分离。如果需要解剖肺动脉的起始部，操作应相对小心，避免损伤肺动脉主干，否则会导致右心室流出道阻塞[9]，损伤后需要在体外循环下完成修补手术。至此，肺动脉就可以安全地切断了，通常可用切割闭合器进行离断，也可以在两把血管阻断钳间切断肺动脉，再用血管缝线（如 5–0 血管缝线）将残端缝合。

切开肺下韧带至肺下静脉下缘，在获得足够的长度后，可以切断肺静脉。静脉的离断可以采用前述处理肺动脉的方法，也可以用 0–0 丝线分别结扎静脉的近心端和远心端，然后切断。这种情况下，近心端结扎还必须用缝扎来加固，避免因结扎线滑脱而出现大出血。

血管处理后支气管的显露就更容易一些。此时，只有支气管与病肺连接。轻轻牵拉肺就有助于支气管周围组织的解剖，支气管周围的淋巴结应该推向肺一侧，与切除的肺一起取出。支气管的解剖范围在近心端不能超过切割或者缝合的位置。过分裸化支气管，将影响支气管的愈合，甚至出现支气管胸膜瘘。在切断支气管之前，需要将双腔气管插管或封堵器退回到气管里。多数情况下，使用手术刀切断支气管，移走病肺。手工缝合支气管残端时，笔者倾向联合使用 Sweet 法和 Overholt 法[10, 11]。支气管残端缝合可以由膜部和软骨部交界区开始，使用 3–0 polyglactin 将膜部与软骨部进行间断缝合（图 29–1A）。缝线打结后，再将残端沿长轴，膜部朝内折叠，用 2–0 polyglactin 间断缝合加固（图 29–1B）。这样做的目的是将支气管膜部侧完全覆盖，因为膜部是最容易出现支气管胸膜瘘的部位。最后将缝线打结（图 29–1C）。虽然笔者并不喜欢，但如果肿瘤距隆嵴较远，也可以使用支气管闭合器对残端进行机械闭合。支气管残端试水阴性以后，可以用局部的组织瓣将残端覆盖加固，因为残端裸露是围术期并发症的危险因素[12]。可选的组织瓣包括胸膜、奇静脉（图 29–2）、心包脂肪垫、心包和肋间肌瓣。最后再进行纵隔淋巴结清扫。

全肺切除术后引流方法多样，主要目的是调整纵隔位置，避免纵隔移位。纵隔移位可能导致呼吸困难、心律失常、心脏疝出或低血压。纵隔位置的调整可以通过导管的抽吸、间歇性的引流胸腔或其他可获得的可调整引流方法。如果使用导管抽吸的方法，可以放置一个带三通的 8～12F 的引流管在胸腔，实现纵隔位置调整。关胸后，将患者放置为仰卧位，使用注射器抽出患侧约 1L 气体后，再拔除气管插管。根据术后胸部 X 线片上纵隔的位置，决定再从胸腔抽出一部分气体还是增加一部分气体调整纵隔到合适位置，之后再拔除胸腔引流管。间歇性胸腔引流（笔者更倾向于这种方法，它可以避免反复穿刺增加胸腔感染的机会）可使用 28～32F 的胸腔引流管置于胸腔，引流管常规夹闭，并接水封引流瓶，无须负压吸引。每 8 小时开放一次胸腔引流，观察有无出血。通常商品化的引流装置由 3 个腔室构成，包括 1 个收集室和 2 个水下阀门，用于控制正压和负压。最终维持胸膜腔内的压力为 -13～1cmH_2O。

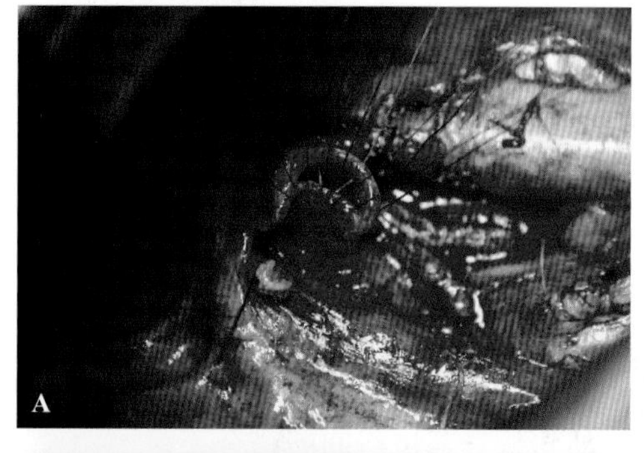

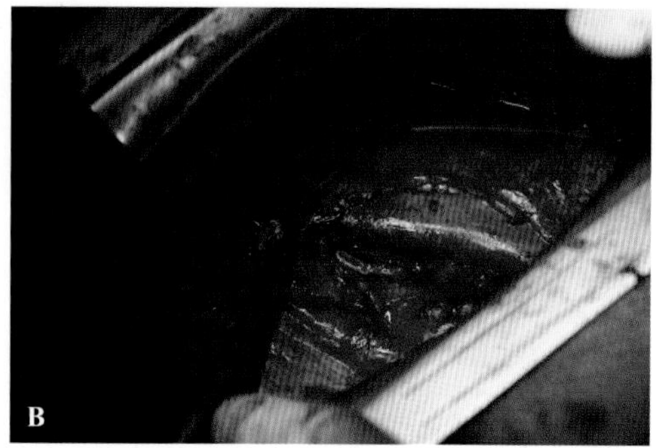

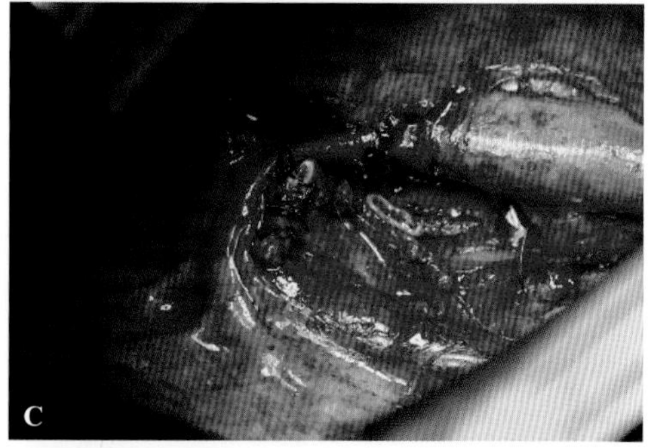

▲ 图 29-1　手工缝合支气管残端

A. 由膜部和软骨部交界区开始，使用 3-0 polyglactin 将膜部与软骨部进行间断缝合，闭合支气管残端；B. 将残端沿长轴，膜部朝内折叠，用 2-0 polyglactin 间断缝合加固，使支气管膜部侧完全覆盖；C. 缝线打结后

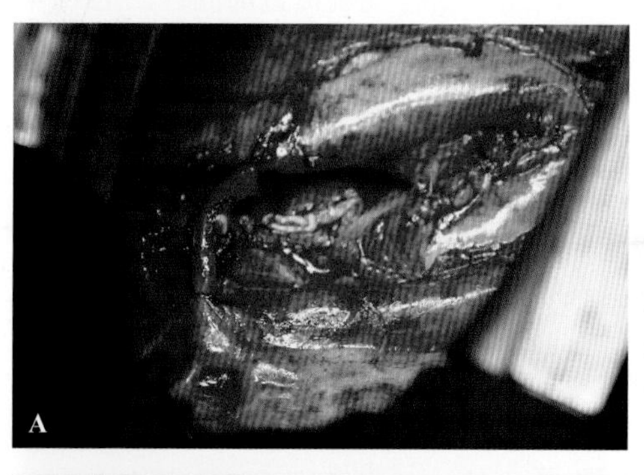

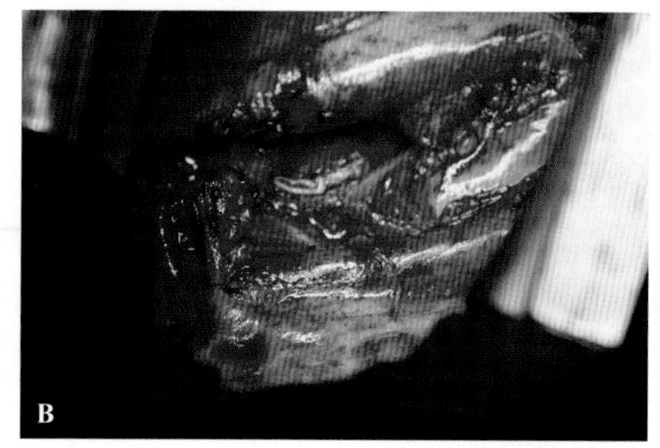

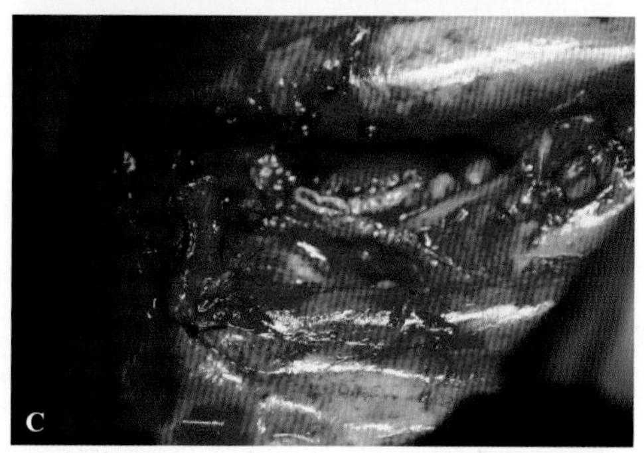

▲ 图 29-2　制作奇静脉瓣

A. 结扎静脉并保留足够长度；B. 于上腔静脉侧切断奇静脉，并沿长轴切开奇静脉，使其能覆盖支气管残端；C. 将奇静脉瓣缝合固定在支气管残端

全肺切除的技术改良

根据术前影像学表现或术中发现，全肺切除术的同时，还可切除邻近受侵犯结构。受侵的胸壁应和肺一起行整块切除，并保证切缘阴性（图 29-3）。肿瘤侵犯心包、主动脉弓、上腔静脉、左心房、隆嵴或食管浅肌层不是手术切除的绝对禁忌证。如果评估肿瘤能彻底切除，并获得阴性切缘，则应该考虑手术切除。

1. 上腔静脉切除

大部分可切除的侵犯上腔静脉的肺癌都需要全肺切除（图 29-4）[13]。最优的入路为后外侧开胸第 5 肋间入胸。在解剖肺门结构并评估可切除后，就可以准备阻断上腔静脉。静脉注射肝素 50U/kg，平均动脉压维持在 90mmHg，以保证足够的脑灌注压力。离断奇静脉，将上腔静脉分别在头臂静脉交界处和其与心房交界处阻断。首先吻合近心端，使用 5–0 polypropylene 对静脉和人工血管进行端端吻合。远端吻合口也使用 5–0 polypropylene 进行端端吻合，吻合前应该冲洗人工血管并排气。在取出阻断钳之前也应该排气。在进行上腔静脉重建之前应做好计划，尽量缩短静脉阻断时间。至此，全肺切除完成（图 29–5）。人工血管可利用纵隔胸膜进行覆盖，并用 3–0 polyglactin 固定。

上腔静脉重建一般使用聚四氟乙烯（PTEE）人工血管。血管大小一般选择直径为 18mm 或 20mm。如果右侧头臂静脉受侵犯需要置换时，一般选择直径 12mm 或 14mm 的人工血管连接左头臂静脉和上腔静脉或右心房，将右头臂静脉结扎后旷置即可。人工血管置换后，建议术后立即开始终身的抗凝治疗，以保持人工血管通畅。

2. *左心房切除*

肺癌可沿肺静脉生长侵犯左心房（图 29–6）。因为右侧肺静脉较左侧短，因此肺癌侵犯左心房在右侧更常见。后外侧切口，第 5 肋间进入胸腔后，首先评估肿瘤的可切除性。切开心包，沿肺静脉探查肿瘤侵犯的长度。如果肿瘤是可切除的，就可以解剖并切断肺动脉。之后用血管阻断钳夹闭左心房（图 29–7）。观察血流动力学是否改变，因为阻断后左心房容量减小可能引起低血压。如果血流动力学没有明显变化，可使用手术刀切断左心房，将肿瘤和全肺一并摘除，

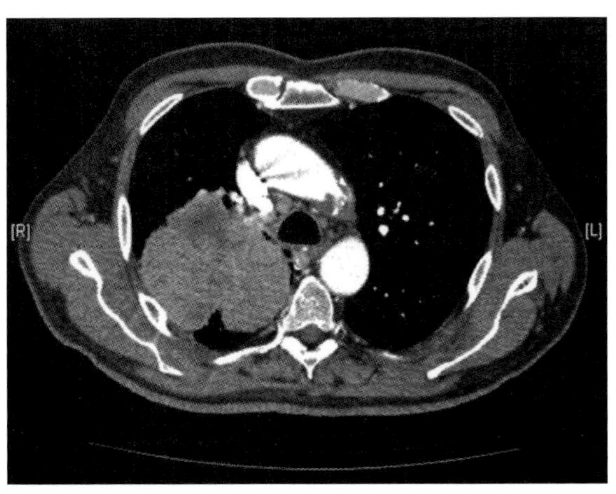

▲ 图 29–3　**CT 显示肺癌侵犯胸壁，需行右全肺切除及胸壁（第 4 肋）切除**

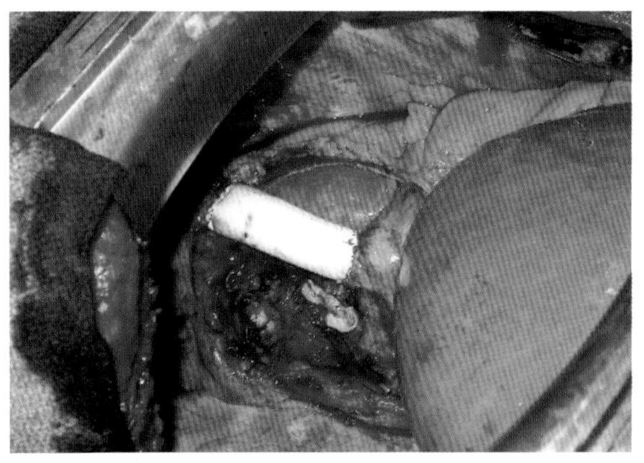

▲ 图 29–5　**扩大全肺切除后的术中图像，显示上腔静脉切除重建（18mm PTEE 人工血管）**

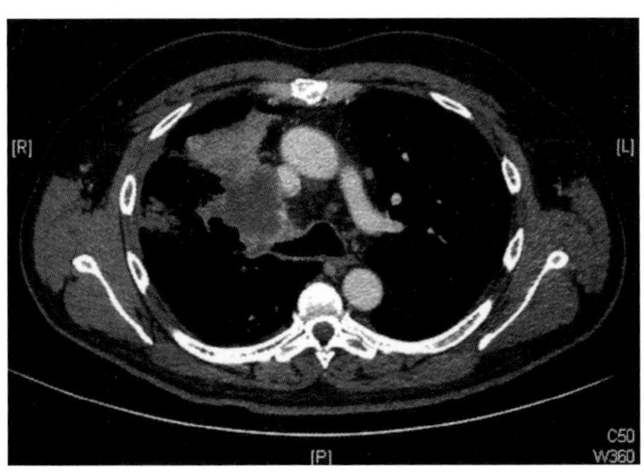

▲ 图 29–4　**CT 显示肺癌侵犯上腔静脉，需行右全肺切除，上腔静脉切除重建**

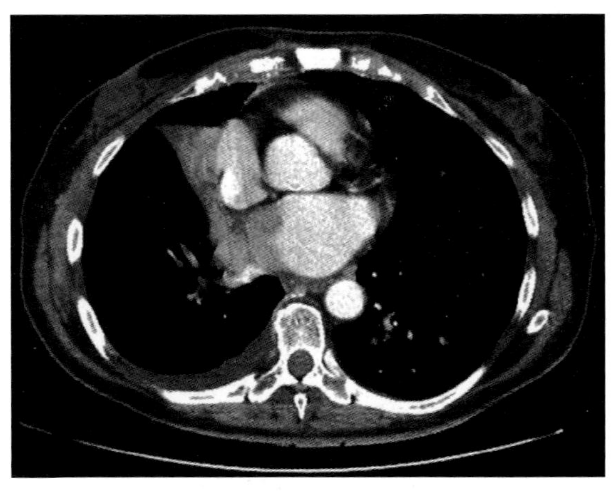

▲ 图 29–6　**CT 显示肺癌侵入左心房，需行右全肺切除，部分左心房切除**

切开时需要保证足够的切缘（图 29–8）。缝合左心房切缘之前，可在切缘两端分别缝线，以防阻断钳滑脱引起危险。用 4–0 polypropylene 连续缝合左心房切缘。取出血管阻断钳（图 29–9）。解剖离断支气管后即完成全肺切除（图 29–10）。

多数左心房切除都无须体外循环。但如果肿瘤碎屑或癌栓脱落进入体循环的风险较高时，如癌栓长，已长入左心房内时，笔者倾向于患者仰卧位，前正中开胸建立体外循环的情况下进行手术。选择上下腔静脉和主动脉建立体外循环。阻断主动脉并灌注心脏停搏。心脏停搏后，在保证切缘的位置切开左心房，切除肿瘤。左心房切口可以使用 4–0 polypropylene 连续缝合关闭。如果直接缝合后左心房容量过小，可使用心包补片扩大左心房容量。

在气管隆嵴受侵时，需要实施袖式全肺切除。该部分内容将在其他章节进行描述。

七、术后管理及并发症

根据已有的报道，全肺切除术后并发症发生率为 10%～60%[2]。全肺切除术后除了需要遵循其他解剖性肺切除术后的监测和处理原则外，还有一些全肺切除所特有的并发症需要及时地认识和处理。以下针对这些特殊并发症进行介绍。

（一）全肺切除术后肺水肿

全肺切除术后肺水肿（postpneumonectomy pulmonary oedema，PPO）是一个排除诊断，是一种非心源性、非感染性肺水肿，是保留肺表现出的成人呼吸窘迫综合征的一种形式[14]。全肺切除

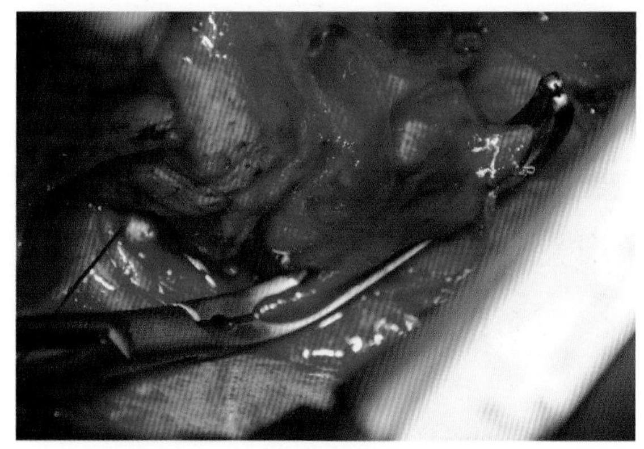

▲ 图 29–7　血管阻断钳阻断左心房

可以看到肺下静脉已经用切割缝合器离断

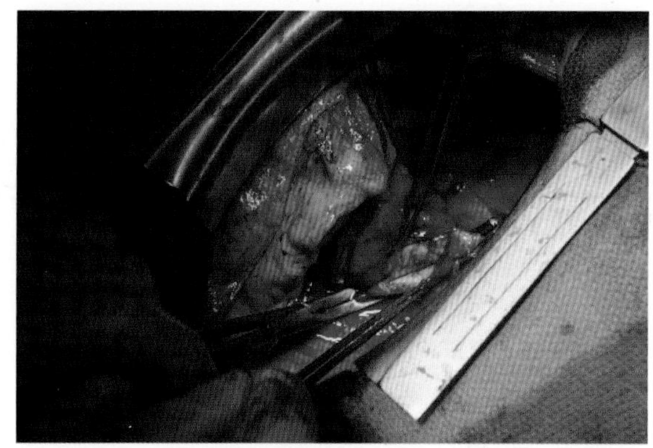

▲ 图 29–8　术中照片显示肺癌已长入左心房内

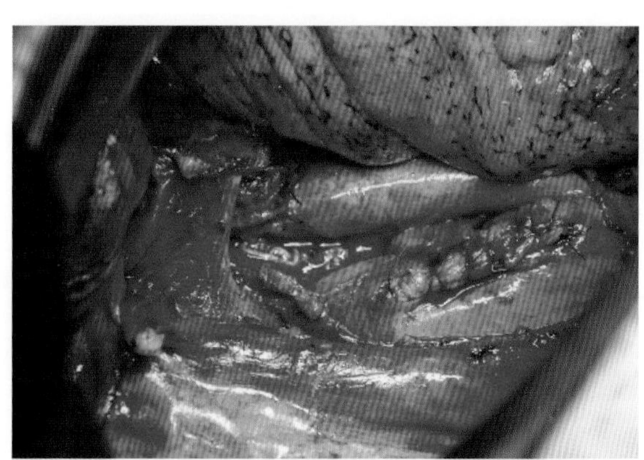

▲ 图 29–9　4–0 polypropylene 连续缝合关闭左心房切口的创面

可以看到病肺支气管还没有离断

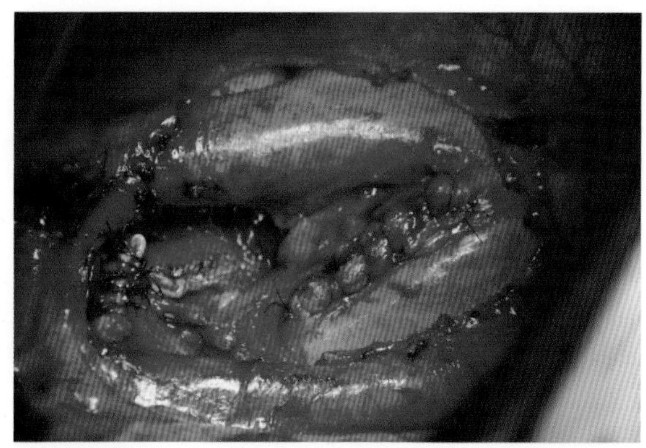

▲ 图 29–10　术中照片显示右全肺切除后的创面

可以看到支气管残端、肺动脉残端、左心房残端和肺下静脉残端

的患者中2%～5%会发生PPO[15]。尽管有一些先进的治疗手段，PPO的死亡率仍然很高。

尽管PPO的病理生理变化尚不清楚，现有的证据表明，肺灌注流量增加、随后净滤过压升高、毛细血管容积受限、内皮损伤、淋巴系统截断及过度通气是PPO主要的原因[16]。预防是避免PPO发生关键，主要措施是术中限制通气压力和限制静脉输液量。同时术后调节型的引流装置也建议用于减少术后肺过度通气的发生[17]。

重症的治疗包括输液量的精确管理和保护性通气。部分患者可能需要体外膜肺支持。小样本研究提示吸入一氧化氮可能有用[18]。糖皮质激素对本病的作用还存在争议，同时，糖皮质激素可能影响支气管残端愈合，引起支气管胸膜瘘，因此不推荐使用。

（二）全肺切除术后脓胸

全肺切除术后脓胸(postpneumonectomy empyema，PPE）可分为早期脓胸和晚期脓胸。术后90d内发生的为早期脓胸，90d以后发生的为晚期脓胸。早期PPE的症状包括烦躁、胸痛、发热、呼吸困难和体位依赖性咳嗽。晚期PPE的症状通常较温和，包括疲劳或厌食，大部分没有发热。应进行纤维支气管镜检查评估有无支气管胸膜瘘。胸部X线片或胸部CT可显示纵隔向健侧移位，以及气-液平面下降（发生支气管胸膜瘘时）和胸膜强化。诊断性胸膜穿刺或手术活检可确立诊断。

治疗上，根据脓胸的不同类型（早期或晚期）、患者全身情况和不同机构的治疗经验，有多种方案可选。治疗策略包括营养支持（若有必要），外科引流联合抗生素治疗，以及全肺切除后空腔清创。外科引流和清创可以通过胸腔开放引流实现，如Clagett开窗；也可以通过在手术室反复进行清创和空腔内壁搔刮实现，这种方法被称为“PPE加速治疗”[19, 20]。支气管胸膜瘘的治疗要根据术中探查支气管残端的实际情况决定。如果支气管残端过长，建议通过反复缝合缩短残端；如果残端较短，建议先缝合瘘口，再利用肌瓣或大网膜瓣加固残端；如果支气管残端瘘大，可以使用“降落伞技术”，利用大网膜瓣覆盖闭合瘘口。总之，PPE是一种严重的并发症，死亡率高达50%[20, 21]。

（三）全肺切除术后综合征

全肺切除术后综合征的经典描述是全肺切除术后晚期（数月至数年）出现的继发于纵隔移位的持续加重的呼吸困难[22]。严重的纵隔移位和扭转将导致有症状的气管受压（图29-11）[23]。右全肺切除术后更容易出现这种情况[23]。最好的治疗方法是开胸置入生理盐水填充假体，使纵隔复位（图29-12）[22, 24]。

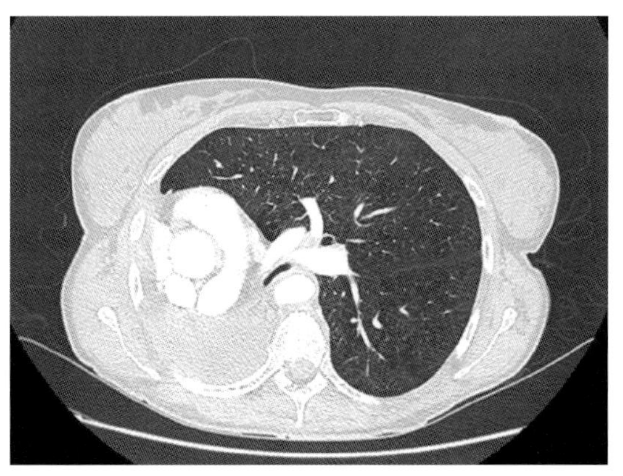

▲ 图29-11 肺癌右肺切除术后2年CT表现为极度纵隔移位和旋转

注意左主支气管压于主动脉上

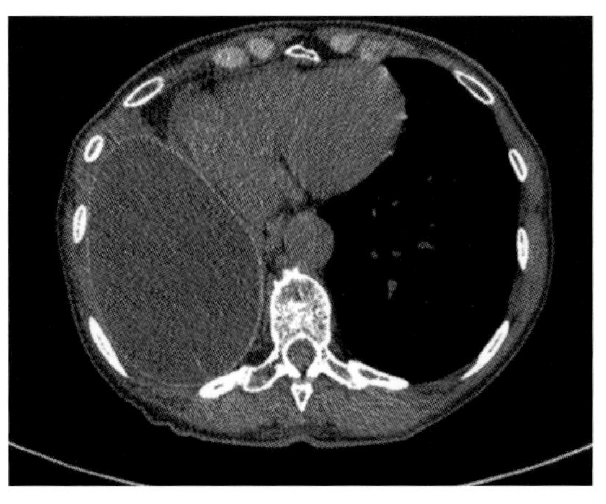

▲ 图29-12 纵隔复位术后的随访CT

可以看到生理盐水填充的假体将纵隔维持在生理位置

第 30 章 袖式肺叶切除

Sleeve Lobectomy

Paul De Leyn，Herbert Decaluwé 著
蒲 强 译

袖式肺叶切除是指切除部分主支气管连同受累的肺叶支气管和相关的肺组织，最常见和最简单的袖式肺叶切除是袖式右上肺切除（图 30–1）。图 30–2 显示袖式肺叶切除的不同类型。

袖式肺叶切除是全肺切除的一种替代方法。与全肺切除相比，袖式肺叶切除的并发症发生率和死亡率更低，而远期治疗效果相似。

1947 年，Price-Thomas [1] 为一名支气管腺瘤患者实施了世界上第一例袖式肺叶切除术。Allison [2] 在 1959 年报道了世界上第一例成功的肺癌袖式肺叶切除，并首次报道了肺癌袖式肺叶切除术中肿瘤浸润的邻近肺动脉切除和重建。1960 年，Price-Thomas [3] 总结了在肺癌患者中选择性实施袖式肺叶切除的作用。Paulson 和 Shaw [4] 通过总结 18 例良性和恶性肺肿瘤实施袖式肺叶切除的结果，强调了袖式肺切除术在肺功能保留上的重要性。

一、手术指征

袖式切除主要适用于肺癌，支气管类癌，其他支气管肿瘤，创伤或炎症后良性支气管狭窄，肺移植后支气管并发症，急性创伤性气管破裂，以及肺转移瘤侵犯主支气管的情况。原发性肺癌切除术中 6%～8% 是袖式切除。

肿瘤位于肺叶根部，或肿瘤侵犯主支气管时，标准的肺叶切除术无法实施，袖式肺叶切除术就成为可选的方法（图 30–1）。术前支气管镜检查可以直视观察支气管开口部位肿瘤的情况，以确定是否需要实施袖式肺叶切除术。如果术中冰冻切片分析发现支气管切缘阳性或肿瘤在管腔外扩散侵犯主支气管，就需要比标准肺叶切除更广泛的切除。转移淋巴结（癌细胞已突破淋巴结包膜）可能侵犯叶支气管起始部的支气管壁，这时需要切掉一部分主支气管。在这种情况下，支气管镜检查可能是正常的。术前影像学检查可能提示有淋巴结转移，但是否有侵犯支气管必须经冰冻切片证实。第二原发性肺癌的切除需要保留肺组织，袖式肺叶切除术可以避免全肺切除。

典型性类癌是袖式肺叶切除的理想指征。这种肿瘤通常侵犯支气管的范围有限，所以切缘可以相对地离肿瘤近一些。远期治疗效果也很好。黏液表皮样癌和腺样囊性癌也可进行袖式肺切除。当然对这些病变的手术治疗，还必须彻底切除相关的淋巴结。

Kato 和同事们 [5] 报道了结核性支气管狭窄的各种袖式切除的方法。胸部钝性损伤可能导致支气管破裂；如果急诊时没有明确诊断，患者在数月或数年后可能出现支气管的良性狭窄。这类狭窄一般靠近叶支气管起始部，或者位于主支气管，而袖式切除是一种理想的治疗方式。多数支气管断裂是胸部穿通伤或钝性伤的结果，需要对

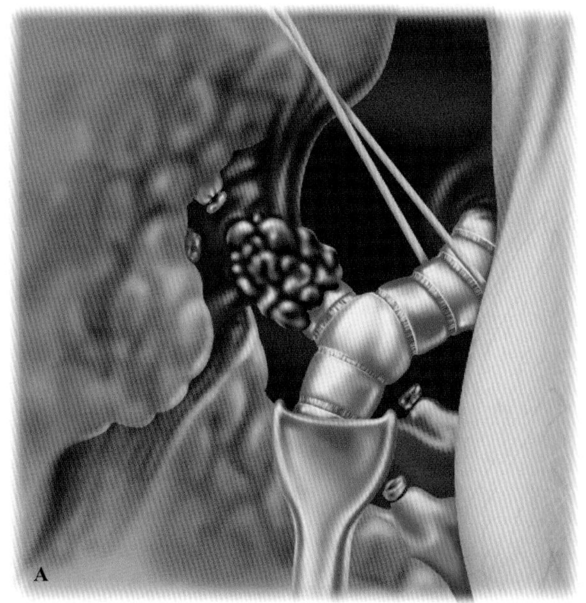

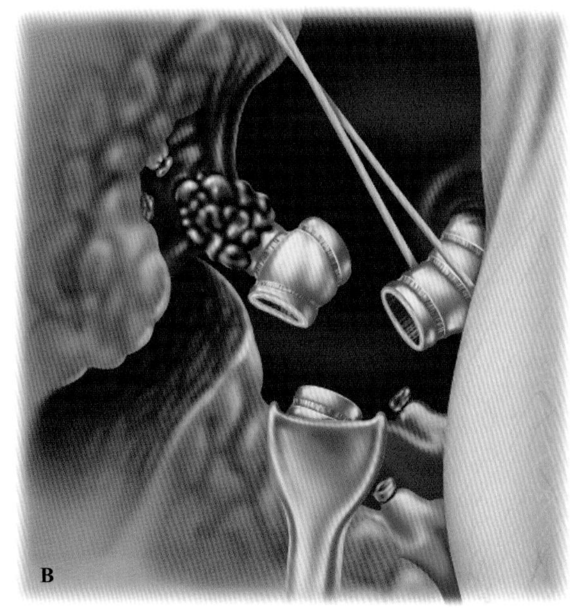

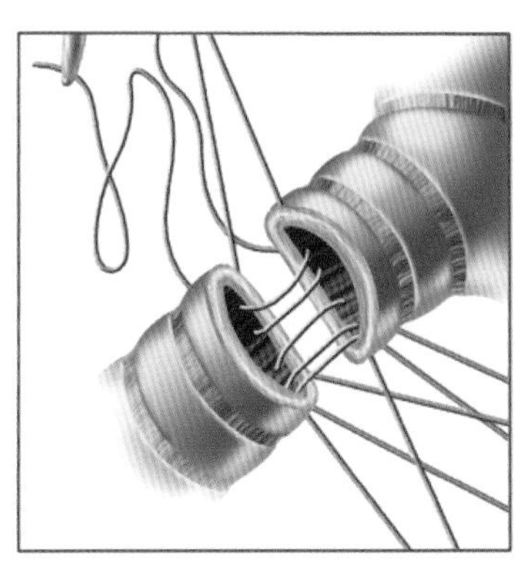

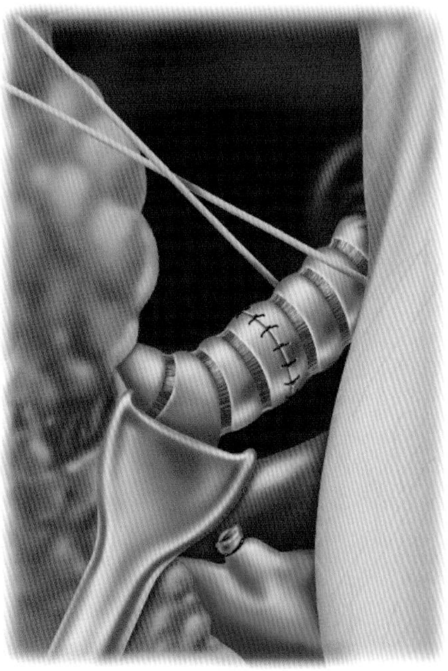

◀图 30-1　最常见的支气管袖式切除的袖式右上肺切除示意图

A. 右主支气管已套带牵拉，已结扎的右肺上叶的静脉和动脉分支；B. 肺叶、叶支气管及其起始部气道连同部分右主支气管一并被切除；C. 间断缝合将中间支气管和右主支气管端端吻合

撕裂的支气管进行清创，再将有活性的组织进行缝合，即修复破口。袖式肺叶切除术也可用于创伤性肺实变的治疗。另一个指征是肺移植术后支气管狭窄或裂开。在左侧，左主支气管可以在不切除肺组织的情况下进行再吻合。在右侧，往往需要进行袖式右上肺切除。

手术切除良性肿瘤时需要尽量保留肺组织，包括错构瘤、大脂肪瘤、神经鞘瘤和颗粒细胞成肌细胞瘤。转移瘤可以侵犯主支气管，这时也可以进行袖式肺叶切除。

二、支气管袖式切除的外科技术

标准的双腔气管插管是单肺麻醉的最好选择。支气管内气囊阻断也可用于单肺麻醉，但需要在支气管镜的引导下才能放置到位，同时由于气囊的存在，术前、术中的操作也更麻烦。准确的定位和移位的可能性是术中需要关注的问题。

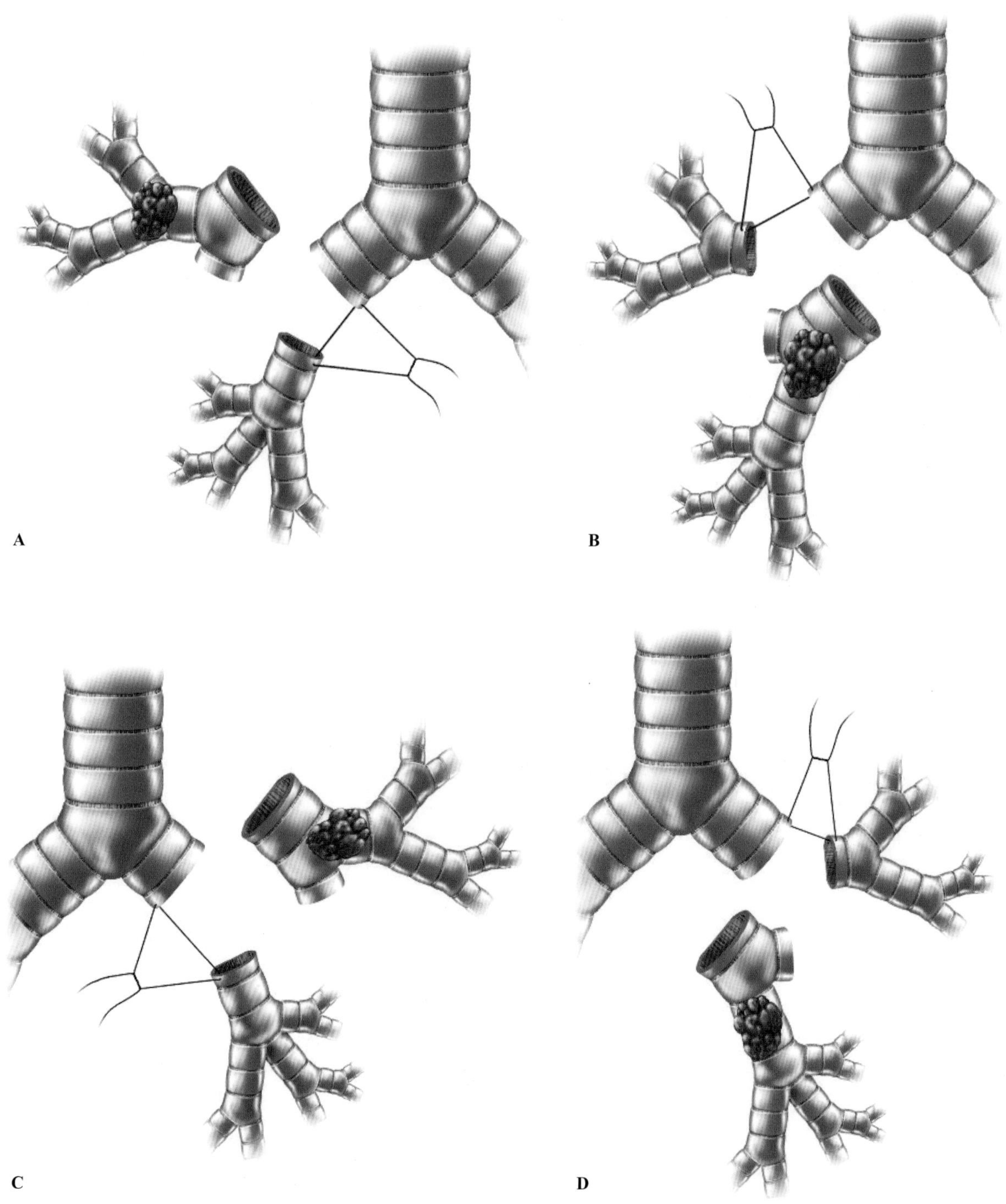

▲ 图 30-2 对于不同位置的肿瘤可实施的标准袖式肺叶切除术

A. 袖式右肺上叶切除；B. 袖式右肺中下叶切除；C. 袖式左肺上叶切除；D. 袖式左肺下叶切除

术中未氧合血通过患侧未通气的肺造成无效肺循环，可能导致低氧血症。增加吸入氧流量（FiO_2）和每分通气量最大限度地减少缺氧。很少有需要通过阻断手术侧的肺动脉来改善氧合的情况。改善氧合的辅助手段还包括手术侧肺的喷射通气或持续气道正压通气（CPAP）联合非手术侧肺间断正压通气。麻醉医生必须熟悉所有这些技术手段。

后外侧切口是最常用的切口，能为袖式肺叶切除提供良好的显露。此外，前外侧切口也能很好的用于该手术，且术后疼痛更轻，故被一些外科医生所青睐。经第5肋间进入胸腔进行支气管袖式切除是比较合适的。开胸的同时可以游离制作带蒂肋间肌瓣，最后用来覆盖支气管吻合口。肌瓣应该在撑开肋骨之前进行游离，以避免肋间血管挤压而影响血供（图30-3A和图30-3B）。袖式肺叶切除也可以在胸腔镜下完成，但多限于肿瘤小且易于解剖的患者。胸腔镜下袖式肺叶切除通常都由经验丰富的胸腔镜医生完成。

首先解剖肺动脉进入病肺的各个分支，以确认手术可以顺利完成。如果肿瘤距肺动脉分支太近，建议先对近端肺动脉主干进行控制。新辅助治疗可造成明显的组织纤维化，使正常的解剖层次消失。肿瘤可能侵犯肺动脉壁或大的分支的起始部（图30-4）。这种情况下，最好同时进行肺动脉袖式成型或补片血管成型，细节参看VogtMoykopf和同事所描述的内容[6]。肿瘤跨肺叶出现大范围的侵犯是支气管成型肺切除的禁忌证，因此，如果患者肺功能可以承受，建议实施全肺切除。

对于恶性肿瘤，均应实施系统性淋巴结清扫[7]。淋巴结清扫应该在支气管吻合之前完成，这样才能避免牵拉或操作影响吻合口。在探查确认能够实施袖式肺叶切除后，就可以按标准程序完成病肺血管的处理，然后就只剩支气管的处理。

以后外侧切口入路袖式右上肺切除为例，介绍袖式肺叶切除的手术过程。主支气管的近端和远端进行全周解剖，使这些部分和周围组织游离，并套带牵拉（图30-5）。右主支气管和中间支气管套带。切断右肺上叶支气管（图30-6）。该例患者已经通过冰冻切片明确支气管切缘是阳性（图30-7）。避免在膜部或软骨部进行不必要

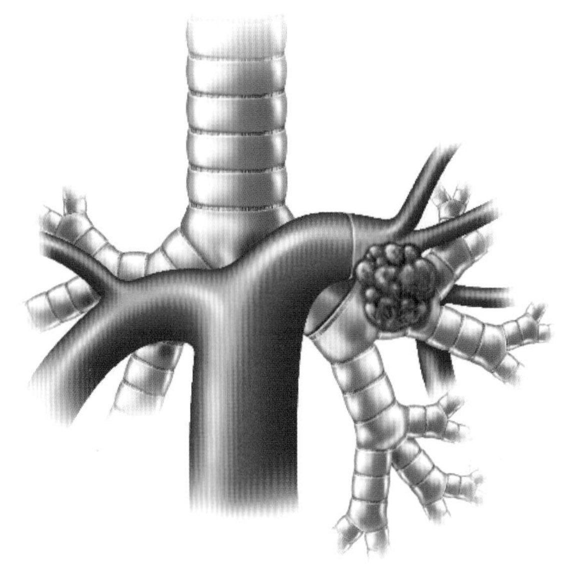

▲ 图30-4　当肿瘤侵犯叶支气管起始部和肺动脉第一支起始部时，应实施支气管肺动脉双袖式肺叶切除术

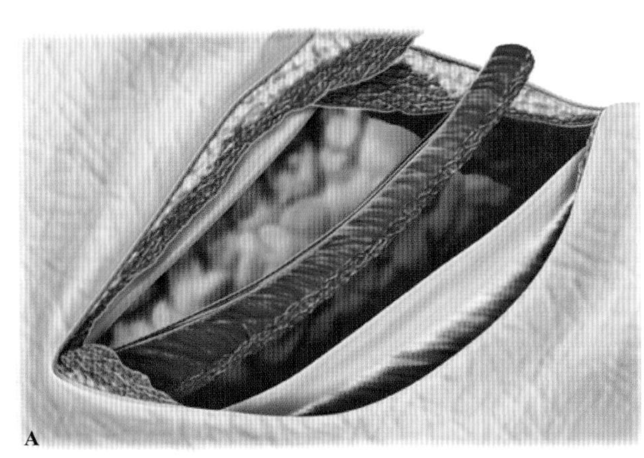

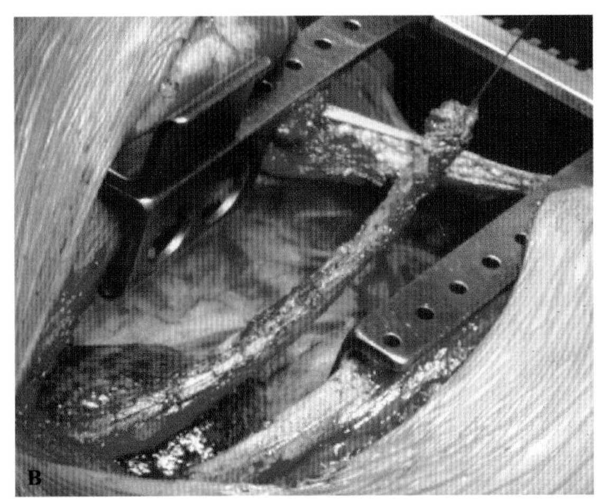

▲ 图30-3　A. 在肋骨撑开之前获取肋间肌；B. 在肋骨撑开之前获取肋间肌

肋间肌在前份离断，再从肋骨表面游离

的解剖。直接切断主支气管和远端的中间支气管，尽量避免支气管吻合口并发症的发生。中间支气管（图 30–8）和右主支气管（图 30–9）被切断。图 30–10 显示右主支气管和中间支气管管径的差异。对支气管的远、近残端进行冰冻病理检查，确保残端阴性。如果镜下残端阳性表明需要切除更多的支气管。吻合口必须保持无张力。按照 VogtMoykopf 和同事描述的具体方法[6]，可以通过切开肺下韧带和切开肺下静脉周围的心包来降低吻合口的张力。

支气管端端吻合技术如下图所示。这是一例袖式右上肺叶切除。笔者建议间断缝合进行端

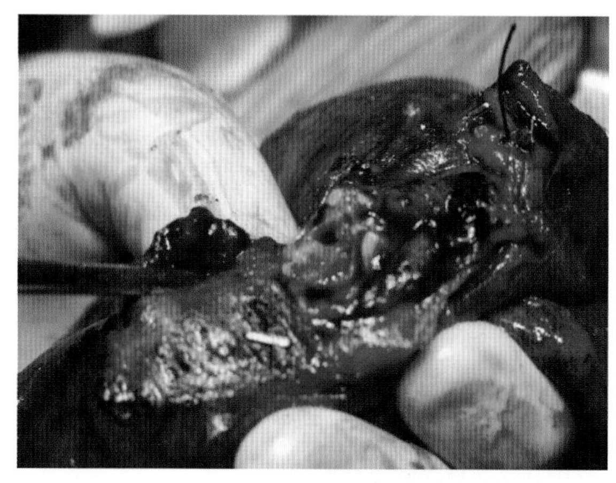

▲ 图 30–7　术中冰冻切片已证实该病例支气管残端阳性

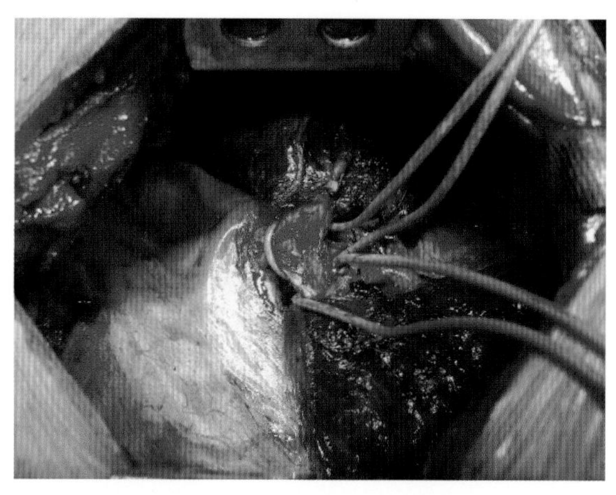

▲ 图 30–5　袖式右肺上叶切除示例

手术通过后外侧切口进行(第 5 肋间)。右主支气管和中间支气管游离后套线

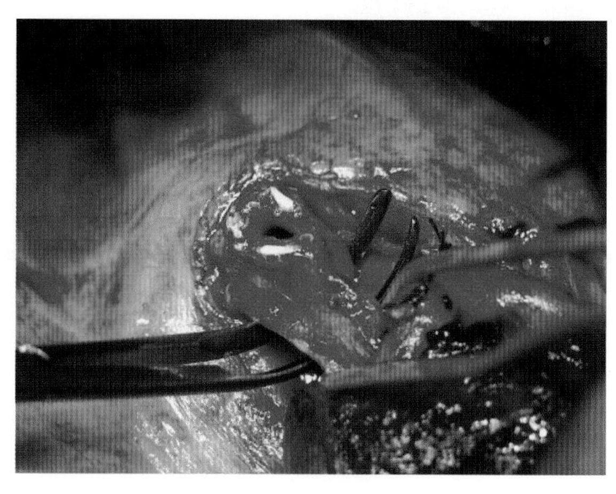

▲ 图 30–8　横断中间支气管

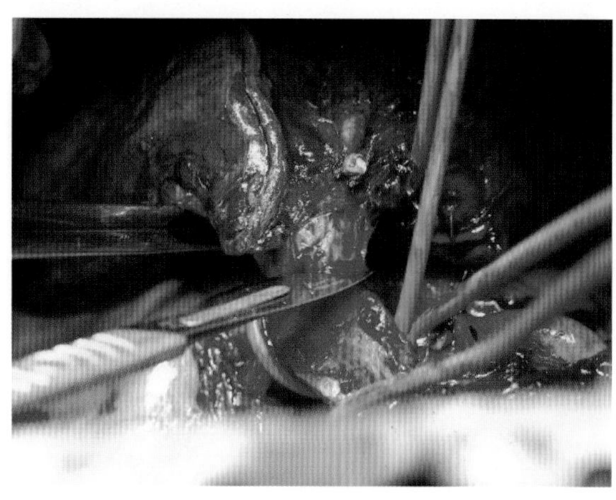

▲ 图 30–6　用手术刀切断右肺上叶支气管

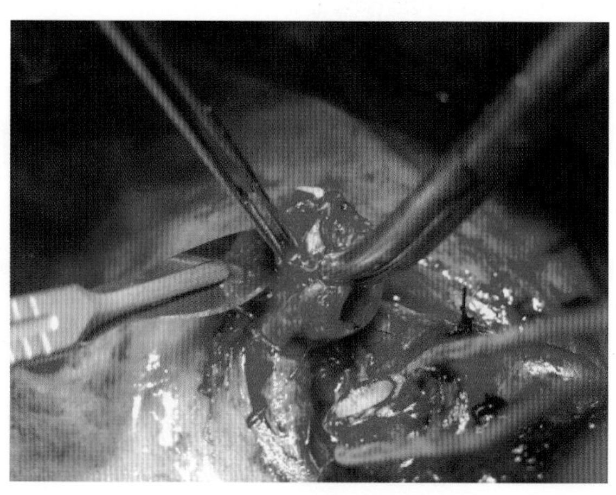

▲ 图 30–9　横断右主支气管

端吻合，采用单股可吸收聚二氧烷缝线（PDS，Ethicon公司），软骨部分用3–0，膜部用4–0。吻合由深面的膜部－软骨部交界处开始，先在此处缝合两针（图30–11），然后打结（图30–12），然后分别沿软骨部和膜部进行间断缝合。先缝合软骨部再缝合膜部。缝合完毕后再进行打结。所有的节都打在管腔外，这样可以减轻下一个节的张力，并提供位置参考（图30–13至图30–15）。也有医生推荐使用Polyglactin缝线。

每个病患者的右主支气管和中间支气管管径都有差异。间断缝合有利于调整针距，减少管径差异对吻合的影响。为了使两侧的管径更匹配，在缝合管径较大的主支气管时，针距可以适当地比管径较小的中间支气管侧大一些。可以将管腔大一侧的膜部折叠缝合后再与管腔小一侧的膜部进行缝合，使管腔的不匹配进一步得到纠正。笔者不建议通过楔形切除近端支气管软骨部来缩小管径，减少管腔的差异，因为这种技术会增加支

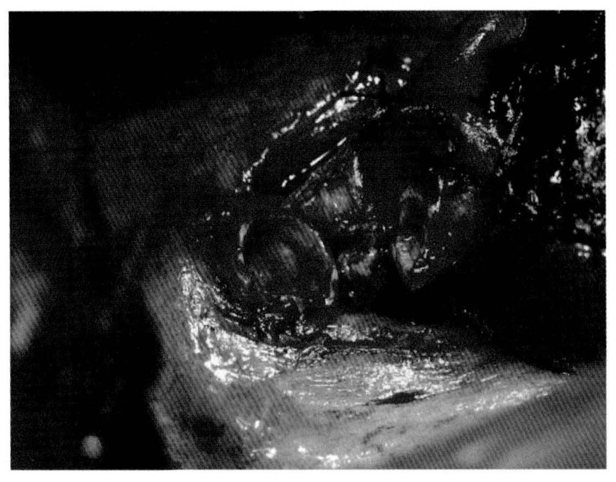

▲ 图30–10　右主支气管和中间支气管切断后

本图显示两侧支气管管腔不匹配

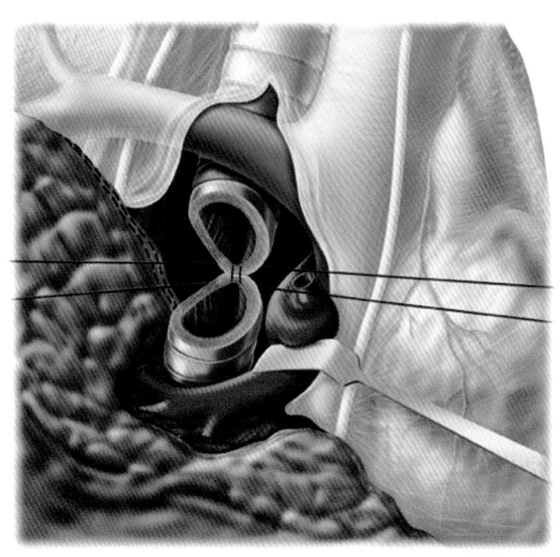

▲ 图30–12　将之前缝合的两针打结

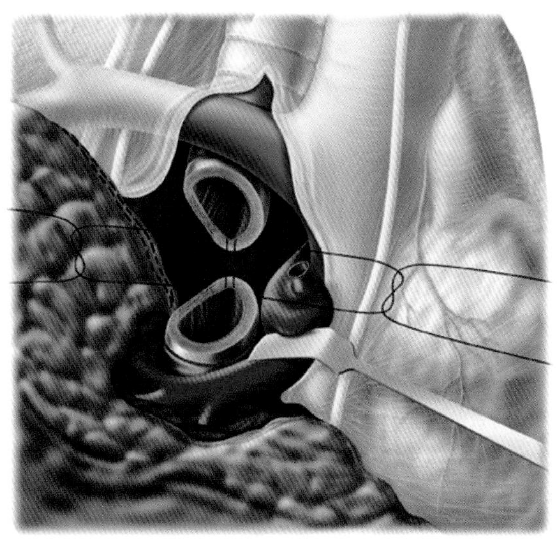

▲ 图30–11　笔者袖式肺叶切除时支气管吻合方法示意图（以袖式右肺上叶切除为例）

首先在最深部缝两针（膜部软骨部交界部）

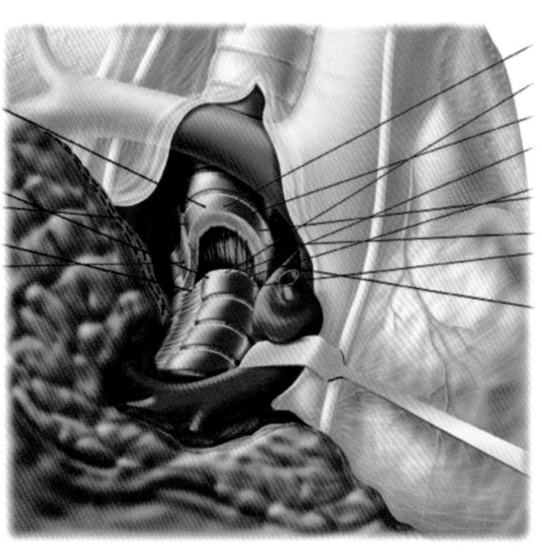

▲ 图30–13　使用可吸收的单股缝线间断缝合进行吻合

软骨部缝合使用3–0缝线，膜部缝合使用4–0缝线

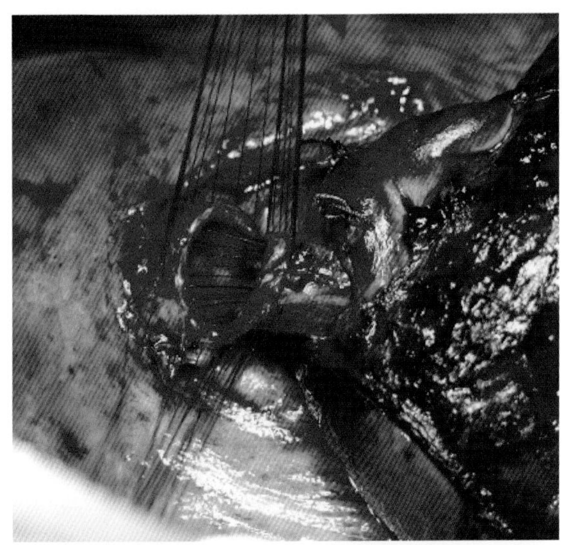

▲ 图 30-14 使用可吸收的单股缝线间断缝合进行吻合
软骨部缝合使用 3-0 缝线，膜部缝合使用 4-0 缝线

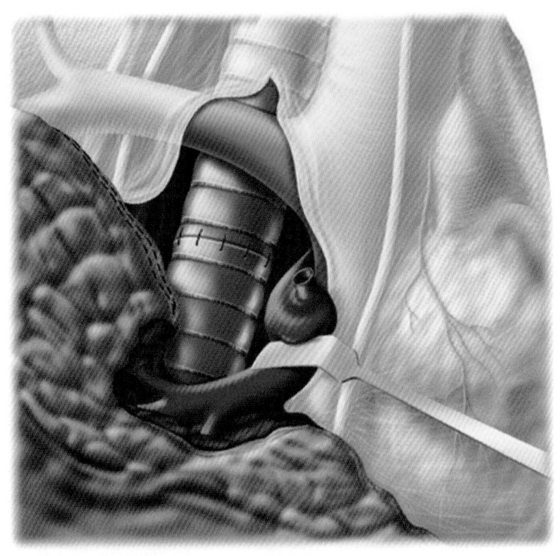

▲ 图 30-15 缝线打结后剪线

气管开裂和坏死的概率。笔者倾向于使用肋间肌瓣或心包脂肪瓣包埋支气管吻合口。由于曾有报道肋间肌瓣全周包埋后肌瓣骨化引起支气管狭窄（需行全肺切除）[8]，笔者仅使用肋间肌瓣包埋吻合口约 240° 的范围。肌瓣将肺动脉与支气管吻合口隔开，降低支气管动脉瘘的发生。组织瓣覆盖还可以减少小的支气管瘘的风险。支气管吻合口的保护仍是一个有争议的话题，稍后再讨论。吻合完成后，生理盐水淹没支气管吻合口，膨肺，气道压力在 20～30cmH_2O，观察是否有漏气。小的针眼漏气不会引起严重问题，但切缘处的漏气需要用 5-0 聚乙醇缝线再次缝合。如果肺的膨胀和萎陷都很容易，表明吻合口的口径足够大；如果肺萎陷困难，说明可能存在吻合口扭曲或狭窄。

当吻合技术没有问题时，术中我们无须行支气管镜检查。术后若有必要（如肺不张、新出现的大量漏气），应在患者出院前，随时安排支气管镜检查。

三、胸腔镜袖式肺叶切除

肺动脉袖式切除技术：血管成型常与支气管袖式肺叶切除联合完成。由于左肺动脉第一分支与左肺上叶支气管在解剖位置上相邻，肺动脉成型最常见于左上肺切除时。

完成肺门和纵隔解剖后，进一步评估肿瘤的范围和切除可行性。首先解剖肺动脉主干、肺上静脉和肺下静脉并套带，以利于控制出血。直线切割闭合器可以用来处理肺动脉主干，但必须评估是否会造成肺动脉狭窄。更好的做法通常是用心包片或牛心包片进行血管成形，以确保肺动脉管腔通畅。切线切除通常不包括在血管重建的范畴，尽管有些文献也把这部分病例纳入了分析报道。

肺动脉管壁部分切除，补片重建可以用于动脉分支对侧管壁未受侵的情况（图 30-16 和图 30-17）。自体心包是首选的重建材料。通常切除膈神经前方的心包。这样可以获得较大的心包补片（图 30-18 和图 30-19）。心包的缺损通常都不需要闭合。切除的肺静脉残端也可以用来制作补片。但这种情况下，补片相当小。自体心包在缝合过程中容易收缩和卷曲。可以在 50ml 生理盐水中加入两滴 20% 戊二醛，将自体心包放入固定数秒，使其变硬，利于缝合操作。

吻合口的小出血通常很快自行停止。用纱布块轻轻压迫可以帮助止血。

如果肿瘤侵犯广，需要切断肺动脉，就需要

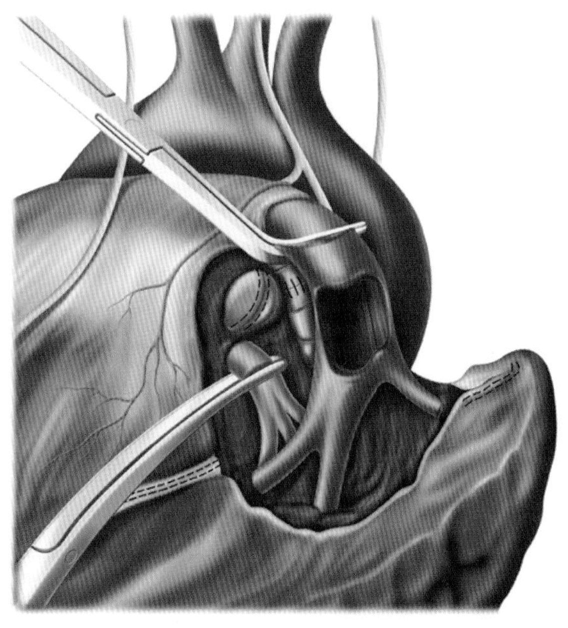

▲ 图 30-16　**肺动脉管壁部分切除，补片重建可以用于动脉分支对侧管壁未受侵的情况**

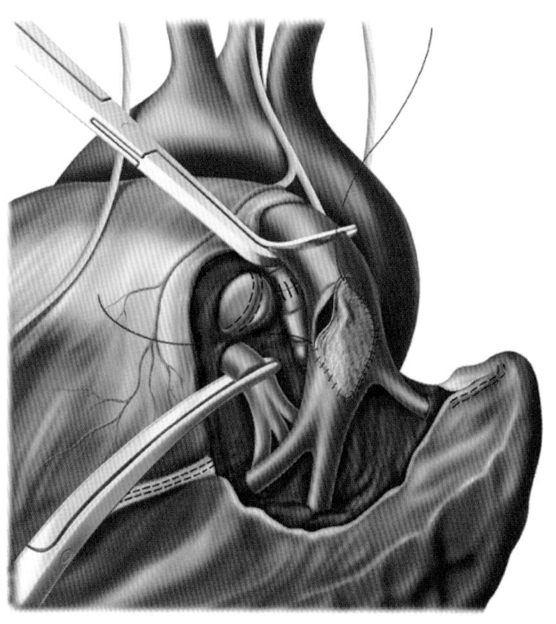

▲ 图 30-18　**自体心包是肺动脉补片重建的首选材料**
吻合使用 5-0 或 6-0 的 Prolene

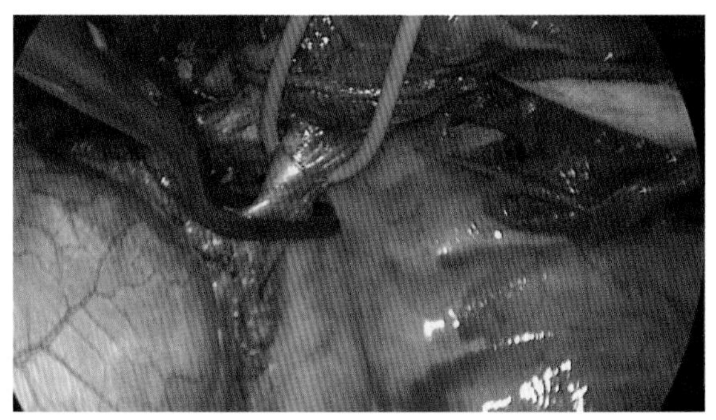

▲ 图 30-17　**左上肺切除，首先离断左肺上静脉**
阻断肺动脉主干和肺下静脉。避免用阻断钳夹闭叶间肺动脉

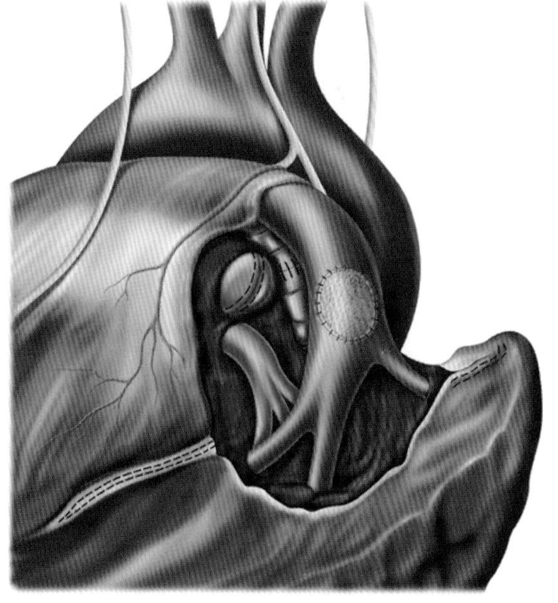

▲ 图 30-19　**肺动脉补片重建后**

实施端端吻合术（图 30-20 至图 30-22）。少数情况下，可能需要对切除的肺动脉进行管状重建。

整个过程（约 80% 的左上肺切除患者，以及所有的袖式肺动脉切除的患者涉及这个术式）先从离断肺上静脉开始。肺动脉袖式切除可单独实施，也可与支气管袖式肺叶切除联合实施，动脉的吻合用细的单股不可吸收缝线（Prolene 5-0 或 6-0）进行连续缝合（图 30-9）。动脉的吻合需要在支气管吻合完成以后实施，以尽量减少牵拉或误伤血管吻合口，并且动脉离断以后可以给支气管吻合提供良好显露。肺动脉阻断前，静脉注射 5000U 肝素钠以预防血栓形成。主肺动脉使用 Satinsky 夹闭进行阻断。很重要的一点是，不要夹闭肺裂间肺动脉，而是阻断肺下静脉（图 30-17）。离断肺动脉以后，远心端会因为回流而出血，在阻断肺动脉和肺下静脉以后出血就

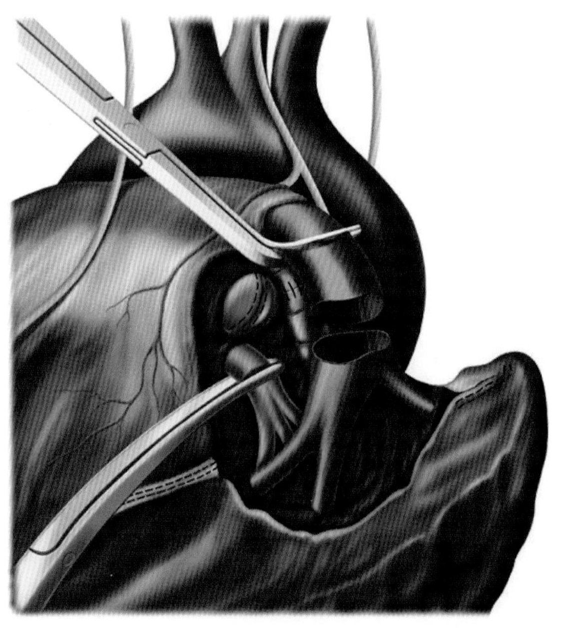

▲ 图 30–20　需要肺动脉离断的病例，已做好肺动脉吻合的准备

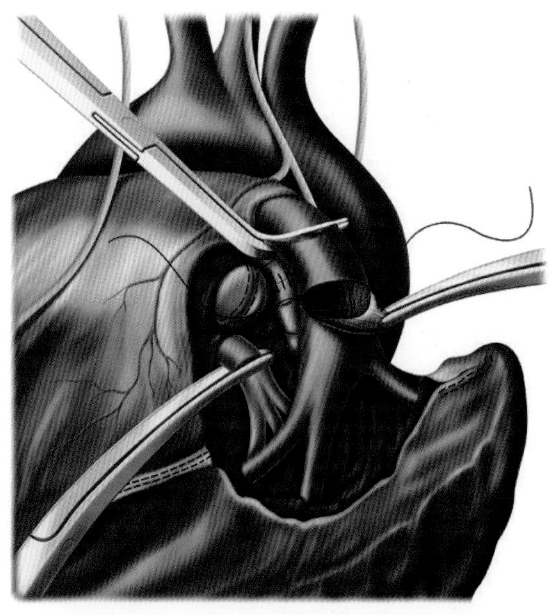

▲ 图 30–21　肺动脉端端吻合使用 5–0 或 6–0 的不可吸收单股缝线

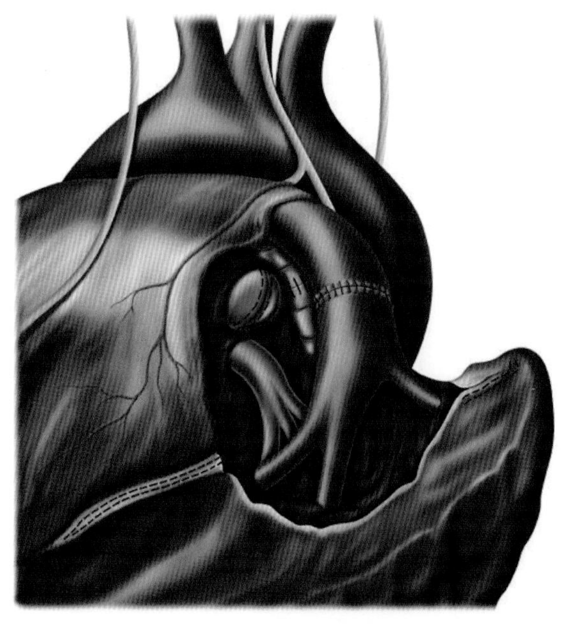

▲ 图 30–22　肺动脉端端吻合完成

可以止住。这样手术视野里就没有血管阻断钳，也减少了对肺动脉的牵拉。通过切开肺下韧带和肺下静脉周围的心包可以使下肺的活动度增加。因为肺动脉壁组织脆弱，吻合起来有一定难度。尤其是后壁位置深，吻合起来更有难度。吻合采用 5–0 或 6–0 单股不吸收缝线连续缝合。通过开放肺下静脉的阻断钳进行肺和吻合口排气（回流）。使用鱼精蛋白中和肝素。笔者通常会在肺动脉和支气管之间直接置入肋间肌瓣进行隔离。

术后开始低分子肝素抗凝治疗。

四、术后处理及并发症

袖式肺叶切除后最严重的术后并发症包括肺不张、肺炎和支气管裂开。一篇多中心的包含 1125 例袖式肺叶切除的报道中，Tedder 及其同事 [9] 注意到肺炎和肺不张的发生率分别是 6.7% 和 5.4%。这些与分泌物的堆积、吻合口处黏膜损伤出血及纤毛功能丧失有关。早期的活动和物理治疗能降低这些并发症的发生。气道分泌物过多或反复出现肺不张时需要进行支气管镜检查，如果有必要可以每天进行一次。

术后并发症的危险因素包括 FEV_1 低于 40%、肺动脉高压、冠心病、未戒烟、右侧手术和双肺叶切除。年龄、性别、新辅助治疗、血管袖式切除，以及术后支气管残端镜下阳性对术后并发症没有显著影响 [10]。

袖式肺叶切除术后并发症发生率和死亡率主

要取决于吻合口的愈合情况。术后进行支气管镜检查的指征包括吻合口区域持续粗糙喘鸣，胸部影像学提示持续残腔，肺叶实变，或术后持续漏气超过7d。笔者在患者出院前均会安排支气管镜检查。术后7～10d仍存在的持续漏气提示可能存在吻合口部分裂开，需要纤维支气管镜检查吻合口的情况。镜下黏膜变成灰白色，提示有支气管坏死；也可能观察到支气管吻合口裂开部位的分泌物来回运动。吻合口裂开在4～5mm时，可以通过延长胸腔引流时间进行保守治疗。这对于术中使用组织瓣包埋吻合口的一部分患者是有效的。胸腔积气增加，漏气量增加都表明吻合口裂开范围扩大，需要进一步干预。可以尝试对吻合口进行再次缝合，并再次用新鲜肌瓣包埋吻合口，但很多患者往往需要进行全肺切除。必须仔细判断，因为患者必须能够承受全肺切除。Kawahara [11] 和 Van Schil 及其同事 [12] 报道，全肺切除死亡率为15%～20%。Tedder 及其同事 [9] 报道了支气管并发症的发生率，该报道纳入1125例支气管袖式切除病例，其中吻合口狭窄为4.8%，吻合口裂开为3%，吻合口瘘为2.5%。在最近的一系列研究中，新辅助治疗并没有增加支气管吻合并发症。在这些研究中，支气管吻合口并发症发生率为6.4% [10]。

支气管吻合口的保护仍是一个有争议的话题。Kutlu 和 Goldstraw [13] 不主张包埋支气管吻合口，认为尽可能保留支气管周围组织，可避免任何组织瓣包埋支气管吻合口。Rea 和同事 [14] 发现带蒂组织瓣包埋支气管吻合口对患者30d死亡率无影响。Storelli 和同事 [15] 报道了103例未进行吻合口组织瓣包埋的支气管袖式肺切除的结果，未发现支气管吻合口裂开，中间支气管狭窄发生率为1%，但均不需要外科干预。

外科技术的进步使得晚期并发症（如吻合口狭窄、支气管扭曲）也相应减少。按 Kutlu 和 Goldstraw [13] 的描述，吻合口狭窄可以通过支气管扩张和支架植入术成功处理。最近一篇来自 Marseille 的报道，随访了108例袖式切除的患者 [16]。该中心常规使用肋间肌瓣对吻合口进行包埋并进行序列纤维支气管镜随访。第一次支气管镜检查安排在术后一周内进行，之后是术后30d、60d，或者出现任何临床或影像学异常需要进行支气管镜检查时。吻合口狭窄是最常见的并发症，共9例，其中7例为纤维性狭窄，2例为软化性狭窄。吻合口裂开7例，肉芽增生阻塞4例。总共23例接受纤维支气管镜下治疗。仅1例吻合口并发症因支架植入失败接受全肺切除。该项研究中吻合口并发症发生率为21.3%，仅13%需要内镜下处理。吻合口并发症高发生率可能和该中心的常规序列支气管镜随访相关。

术后咯血是一个值得关注的并发症，可能预示着支气管动脉瘘。应该尽快安排纤维支气管镜检查，观察吻合口情况并明确出血部位。通常需要全肺切除来避免这种致命的并发症。

因为支气管动脉灌注下降，淋巴系统的破坏和副交感神经切断，术后早期袖式切除保留肺功能会有所下降。灌注减少的情况可能持续2～3周。Khargi 和同事 [17] 评估了109例袖式肺叶切除术前术后的肺功能，证实术后4月袖式切除保留肺的肺功能完全恢复。Deslauriers 和同事 [18] 研究袖式肺叶切除对肺功能的影响，结果显示袖式切除保留的肺组织的肺功能保留完好，患者术后通气和灌注都仅有轻微下降。Gaissert 和同事 [19] 评估了患者术前术后的肺功能，他们的研究结果显示，手术侧肺恢复到了预期肺功能状态。

五、肺癌袖式切除术后死亡率

Tedder 和同事 [9] 报告了1125例袖式肺叶切除的回顾分析结果，死亡率为5.5%。有证据表明，随着治疗经验的增加死亡率会有所下降。Terzi 和同事 [20] 肺癌袖式肺叶切除的总体死亡率为11.2%（18/160）。其早期（1965—1993年）死亡率为14.6%；后期（1994—1999年）死亡率为6%。在近期的一些病例序列报道（表30-1）中，死亡率波动在1%～12%。最近的一项Meta分析[21]显示，袖式切除（n=876）术后死亡率为 3.5%。根据现有的近期数据，我们可以认为肺癌袖式肺叶切除术的死亡率应低于 5%。

六、肺癌袖式肺叶切除后长期生存率和局部复发

袖式肺叶切除术后的远期结果报道差异较大，一些研究将类癌纳入分析，而类癌的预后比肺癌好得多。此外，临床分期的方法也不统一，不是所有患者都接受了纵隔镜检查，新辅助治疗和术后辅助治疗也不一致。

近年来（2000 年以来）关于 5 年生存率和局部复发率的报道已列入表 30-1。5 年生存率波动在 39.7%[27]～57.8%[28]。目前证据表明，生存率取决于病理分期，主要是肺门和纵隔淋巴结是否受累。Tronic 和同事[22]报道了 184 例肺癌袖式切除患者完整随访的结果。5 年和 10 年的生存率分别为 52% 和 33%。5 年生存率在 N_0 患者中为 63%，N_1 患者为 48%，N_2 患者为 8%。没有 N_2 患者存活超过 10 年，以上生存率的差异有统计学意义。该研究是一项临床分期准确的较大样本的报道，其结果提示细致筛选合适的手术患者可取得较好的治疗效果。袖式肺叶切除术后局部复发率一般在 7.8%～32.6%。

部分外科医生认为全肺切除的彻底性更好，尤其是那些 N_1 和 N_2 的患者，因此袖式肺叶切除应用于治疗 N_0 患者或全身情况不太好的患者。Ferguson 和 Lehman[31]对 860 例袖式肺叶切除和 746 例全肺切除进行了 Meta 分析。尽管袖式肺叶切除的局部复发率有 20%（全肺切除为 10%），但 5 年生存率较全肺切除更好一些（51.4% vs. 49.01%，P=0.6）。利用质量调整寿命年（QALYs）分析，袖式肺叶切除术非常有优势，且比全肺切除术具有更佳的成本效益比。

一篇最新发表的 Meta 分析[21]纳入 12 项研究，包括 3 项配对研究和 1 项前瞻性研究。876 例袖式肺叶切除，2108 例全肺切除。术后早期死亡率在袖式肺叶切除组为 3.5%，与全肺切

表 30-1　袖式切除术后死亡率、并发症率和长期生存率（2000 年后数据）

研　究	出版年份	病例数	术后死亡率（%）	早期吻合口并发症	5 年生存率（%）	局部复发率（%）
Tronc and colleagues[22]	2000	184	1.6	1	52	22
Rendina and colleagues[23]	2000	145	1.4	1.4	37.9	NR
Terzi and colleagues[20]	2002	160	11.2	7.5	NR	NR
De Leyn and colleagues[24]	2003	77	3.9	2.6	45.6	16.8
Ludwig and colleagues[25]	2005	116	4.3	6.9	39	NR
Kim and colleagues[26]	2005	49	6.1	2	53.7	32.6
Yildizeli and colleagues[10]	2007	218	4.1	6.4	53	14.4
Rea and colleagues[27]	2008	199	4.5	5.3	39.7	116
Deslauriers and colleagues[18]	2004	184	1.3	1.6	58	22
Yamamoto and colleagues[28]	2008	201	1.4	3.3	57.8	12.9
Merritt and colleagues[29]	2009	196	2	2	44	17.9
Konstantinou and colleagues[30]	2009	45	2	0	57（4 年）	NR
Storelli and colleagues[15]	2012	103	2.9	1	63	7.8

NR. 未报道

除组的 5.7% 相似。但在每组超过 50 例的研究中，袖式肺叶切除的术后死亡率为 3.0%，而全肺切除的死亡率为 5.7%，表明差异有统计学意义（OR=0.55）。合并的局部复发率在袖式肺叶切除组为 16.1%，全肺切除组为 27.8%，差异无统计学意义（OR=0.91）。在 10 项报告了生存率的研究中，总生存率的融合风险比（HR）为 0.7，袖式肺叶切除组更优，差异具有统计学意义。袖式肺叶切除组 5 年生存率为 50.3%，全肺切除组为 30.6%，肺动脉重建组为 38.7%。PN_0 或 PN_1 患者 5 年生存率差异表明了合并风险差异（袖式肺叶切除 vs. 全肺切除）为 0.21（95%CI:0.07～0.36），PN_2 患者为 0.06（95%CI：0.10～0.21）。以上结果显示，与全肺切除相比，在选择性的患者中，袖式肺叶切除联合或不联合肺动脉重建，并不增加并发症发生率和死亡率；袖式肺叶切除，即便联合肺动脉重建也能获得更好的远期疗效；更彻底的手术方式，如全肺切除，即使在分期较晚的患者中，也不是最优的手术方式。

七、支气管袖式联合肺动脉重建的治疗效果

1952 年，第一例肺动脉切线切除并缝合由 Allison [2] 完成，他还在 1959 年完成了第一例袖式肺动脉切除。20 世纪 70 年代和 80 年代，只有少数几个治疗中心积累了有用的经验。其中最有意义的一项研究由 Vogt-Moykopf 在 1986 年发表，该研究包含 37 例动脉袖式切除。该研究的远期治疗效果可接受，但术后死亡率高达 14%[32]。

目前袖式肺叶切除联合肺动脉重建是治疗非小细胞肺癌的可行术式。Rendina 和同事 [23, 33] 介绍了肺动脉袖式切除中几个特殊的技术。他们总结 145 例治疗经验，其中 56 例行了肺动脉重建。术后死亡 2 例，并发症发生率 12.8%。5 年生存率在肺动脉和支气管联合重建的患者为 38.6%，仅肺动脉重建的患者为 36.4%。他们认为支气管血管重建在肺功能和长期生存率上与标准肺叶切除相当。与全肺切除术相比，袖式切除后保留肺叶对肺功能和生活质量有显著影响。心脏相关的随访也证实了袖式肺叶切除保留了正常灌注的肺叶，在右心功能和心脏形态学方面的优势。

之前已经列出了一些这项技术的优势证据，对近期发表的一些研究也进行了筛选。表 30–2 简单列出了近期研究的早期和晚期结果。

八、其他肿瘤的袖式切除

支气管类癌是少见的神经内分泌肿瘤。典型性类癌主要见于健康人和年轻人。类癌起源支

表 30–2 报道肺动脉重建相关研究的结果

作 者	病例数	并发症发生率（%）	死亡率（%）	5 年生存率（%）
Rendina and colleagues [33]	52	13.4	0	38.3
Shrager and colleagues [34]	33[a]	45	0	46.7
Lausberg and colleagues [35]	67	NA	1.5	42.9[b]
Nagayasu and colleagues [36]	29	27.6	17.2	24.2[b]
Cerfolio and Bryant [37]	42	26	2.3	60
Alifano and colleagues [38]	93[c]	29	5.4	39.4
Venuta and colleagues [39]	105	28.5	0.95	44
Mean	60.14	28.25	3.91	42.21

a. 仅切线向切除；b. 支气管血管联合重建的总生存率；c. 切线向切除（n=88）；NA. 无法获取（引自 Ibrahim M, Maurizi G, Venuta F, et al. Reconstruction of the bronchus and pulmonary artery. Thorac Surg Clin 2013;23:337–347. © 2013 Elsevier 版权所有）

气管，可沿支气管壁扩张，是支气管袖式切除的良好适应证（可能切除肺）。切缘可距肿瘤较近，远期治疗效果非常好。在很多序列报道中报道的结果是非小细胞肺癌和类癌的共同结果。Lowe 和 Sabiston [40] 报道了 112 例类癌患者的支气管成形术的结果；100 例患者（96%）存活超过 5 年。Fadel 和 collagues [41] 报道了类癌袖式切除 100% 的 5 年生存率。全组典型类癌 25 例，非典型类癌 5 例，其中 Ⅰ 期 22 例，Ⅱ 期 8 例。1 例术后 78 个月死于心肌梗死，其余 29 例在术后 10 年是均无复发。非典型类癌更具侵袭性，袖式切除的同时须彻底切除淋巴结。支气管黏液表皮样癌和腺样囊性癌也可采用袖式切除治疗。Nowak 和 collagues [42] 报道了 13 例无须切除肺组织，仅行支气管成形术治疗的支气管内类癌的结果。没有明显的手术并发症或死亡。中位随访 6.3 年，无局部复发。

九、良性病变

在气管支气管良性病变的治疗中，袖式切除术是非常重要的，因为袖式切除能保留更多肺组织。车祸可能导致叶支气管起始部的主支气管撕裂，袖式切除是很好的治疗选择。需要对支气管残端进行修整，保留活性组织用于吻合，无张力吻合是非常重要的。后期远端主支气管可能出现支气管狭窄，并可累及叶支气管。在这种情况下，袖式肺叶切除可保留远端肺组织；如果远端肺没有感染，它将在术后发挥正常功能。肺结核较为罕见，但偶尔可能会出现与此炎症过程相关的支气管狭窄。术前必须进行抗结核治疗，并尽量控制狭窄部位的炎症。韦格纳肉芽肿病和结节病患者也可出现肺组织或支气管损害，部分患者也可通过袖式切除治疗。良性病变的手术方法与肿瘤的手术方法相似，治疗结果令人满意。

第 31 章 气管袖式全肺切除

Tracheal Sleeve Pneumonectomy

Laura Donahoe　Marc de Perrot　著
马　林　译

一、概述

气管袖式全肺切除术是针对肿瘤累及气管支气管角、隆嵴、下段气管或肺的一种扩大切除方式。非小细胞肺癌是其主要的手术适应证，但其他恶性肿瘤偶尔也可以行气管袖式全肺切除，如类癌或腺样囊性癌。在过去 20 多年中，随着气管外科和支气管袖式切除技术的不断发展，在经验丰富的医疗中心，气管袖式全肺切除已经成为较为安全的手术方式。仔细选择患者和详细的术前评估是手术效果得到保障的前提。

二、历史

1946 年，Belsey 成功完成了一例下段气管和隆嵴的侧位楔形切除成形（lateral wedge resection），并利用异体组织进行了重建[1]。1950 年，Abbott 报道了 4 例行右全肺切除的患者并施行下段气管侧壁的部分切除，对右侧主支气管的残端行横向缝合[2]。虽然 4 例患者均在术后存活，但存在严重的气管扭转和梗阻，Abbott 认为跟过度的纵隔移位有关。1959 年，Chamberlain 等[3]、Gibbon[4]、Hardin 和 Fitzpatrick[5] 成功地切除了累及隆嵴的支气管原发恶性肿瘤，到 1963 年，Grillo 等第一次全面的报道了隆嵴切除和重建方法[6]。1966 年，Thompson 等[7] 分别报道了隆嵴左全肺切除和隆嵴右全肺切除，并使用肠线行残肺主支气管与气管下段的端端吻合[8]。在同一年，Mathey 等[9] 报道了他们在气管袖式全肺切除术中的经验，并提出环形的隆嵴切除要优于非环形的隆嵴切除。其他有意义的气管袖式全肺切除术报道来自于 Eschapasse 等[10]、Perelman 等[11]、Jensik 等[12]、Deslauriers 等[13]、Dartevelle 等[14, 15] 和 Tsuchiya 等[16] 学者。在早期气管袖式全肺切除术的死亡率可达到 30%，但经过不断的技术改进，Dartevelle 的团队[14]，以及 Mathisen 和 Grillo 医生[17] 分别在 1988 年和 1991 年首次证实气管袖式全肺切除术治疗支气管原发恶性肿瘤的风险可被控制在一个可接受的范围内（表 31–1）。

三、术前评估

气管袖式全肺切除术成功的关键是仔细的患者选择和对病变细节的评估。要确保所有的患者都能承受手术和手术带来的肺功能损失。术前评估包括胸部 X 线片、胸部计算机断层扫描（CT）、肺功能测试、动脉血气分析、肺通气弥散测试、心电图和心脏超声检查（图 31–1A 和 B）。正电子发射断层扫描（PET/CT）也可作为这类患者的常规评估（图 31–2）。动态心肺功能评估可以用于肺功能处于临界状态的患者。手术是个有选择的过程，患者需加强术的术前准备，包括物理疗法、深呼吸训练和戒烟。术前应改善气道梗阻、支气管痉挛和治疗并发的肺部感染，术前停

表 31-1　气管袖式全肺切除术的大样本量研究结果

第一作者	发表时间	研究时间（年）	病例数	手术死亡率	5 年生存率（总体）	5 年生存率（N_0）	5 年生存率（N_1）
Deslauriers[13]	1979	1969—1977	16	31%	NR	NR	NR
Jensik[12]	1982	1964—1981	30	29%	13%	NR	NR
Dartevelle[14]	1988	1966—1986	55	11%	23%	NR	NR
Mathisen[17]	1991	1973—1991	21	8%	19%	NR	NR
Dartevelle[15]	1995	1981—1995	55	7%	40%	NR	NR
Roviaro[25]	2001	1983—1999	59	8%	25%	NR	NR
Mitchell[19]	2001	1973—1998	35	20%[a]	38%	51%	32%
Porhanov[36]	2002	1979—2001	162	16%	25%	32%	32%
Mezzetti[35]	2002	1979—1999	27	7%	20%	50%	12%
Regnard[37]	2005	1983—2002	60	8%	26%	38%	38%
de Perrot[18]	2006	1981—2004	100	8%	44%	50%	55%
Eichhorn[38]	2013	2000—2011	64	3%	31%	70%	35%
Shin[39]	2014	1996—2011	19	0%	66%	57%	50%

a. 根据他们的经验，过去 10 年的手术死亡率是 10%；NR. 未报道

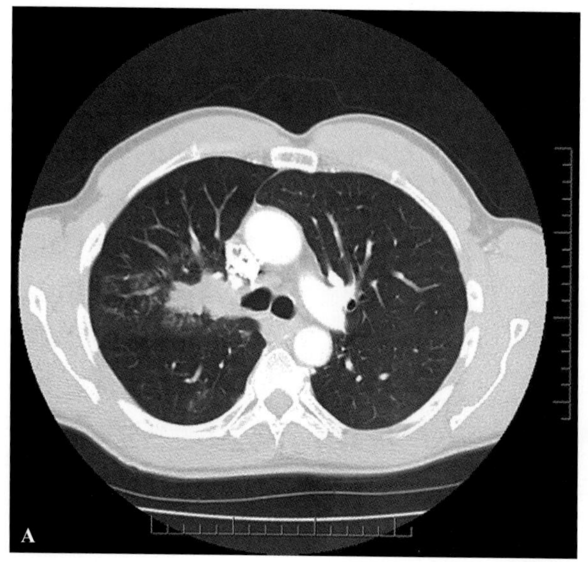

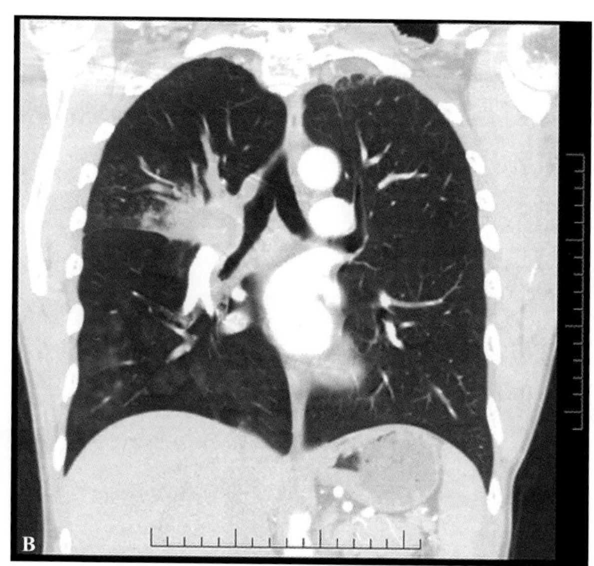

▲ 图 31-1　CT 显示右肺上叶肿瘤延伸至隆嵴

A. 横切面；B. 纵切面

用类固醇类药物。

软质和（或）硬质支气管镜对于评估病变长度、切除后气道的剩余长度和是否能完成无张力的重建均有重要意义（图 31-3）。除了用常规检查来排除胸腔外转移外，对于支气管原发恶性肿瘤，为了排除 N_2 或 N_3 病变，术前或术中施行支气管腔内超声、引导的经支气管针吸活检（EBUS-TBNA）或纵隔镜活检术来对纵隔淋巴结进行评估，也是有必要的。

起源于右肺上叶前段的肿瘤如果累及隆嵴，术前还需要加做上腔静脉造影和肺动脉造影，因为如果肿瘤侵犯右上肺动脉，常常间接提示肿瘤已经侵犯了后方的上腔静脉（SVC）。经食管超声检查常用来评估蔓延到后纵隔的肿瘤，特别是与食管和左心房关系密切的肿瘤。

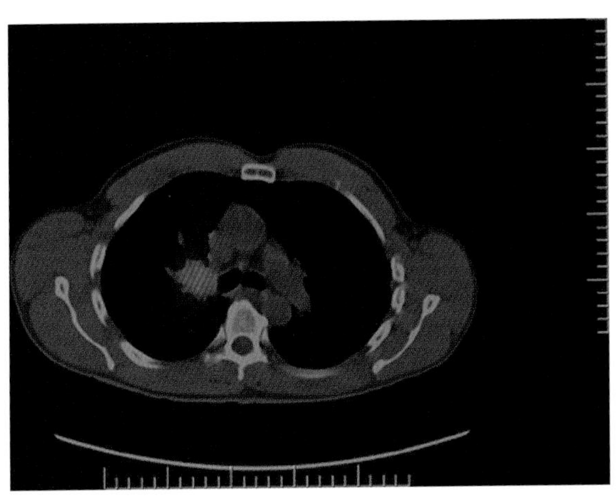

▲ 图 31-2　**PET/CT 扫描显示右肺上叶肿瘤代谢活跃**

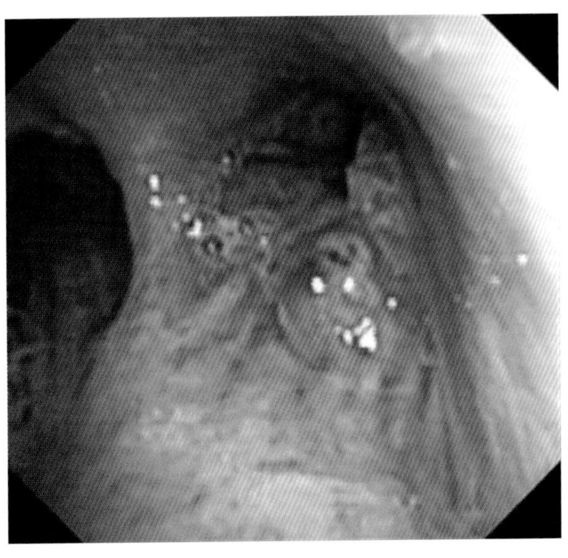

▲ 图 31-3　支气管镜检查显示右主支气管肿瘤

（一）适应证和禁忌证

对于支气管原发的恶性肿瘤，隆嵴切除的适应证包括 2 种情况：肿瘤累及同侧的主支气管并且距离隆嵴的距离小于 1cm；肿瘤累及下段气管的侧壁、隆嵴或对侧主支气管。这种术式多适用于右侧的肿瘤，因为左侧的肿瘤蔓延到隆嵴又没有广泛侵犯主动脉弓下组织的情况是非常少见的。通常认为，气管下段到左侧主支气管的安全切除范围为 4cm。由于主动脉弓的阻挡左主支气管的上提距离是有限的，强行吻合会造成吻合口张力过高。

合并有 N_2 或 N_3 病变的隆嵴切除术后患者的长期预后较差，因此术前纵隔镜发现纵隔淋巴结转移是手术的禁忌证 [18, 19]。这类患者可以行术前诱导治疗，但术前诱导治疗会增加手术难度，且会增加气管袖式全肺切除术的死亡率和并发症发生率。

侵犯上腔静脉不是手术的绝对禁忌，尤其对于那些可以在切线位上行上腔静脉部分切除的患者。气管袖式全肺切除合并上腔静脉人工血管置换的病例非常少见，其长期预后也有待考证。有报道，其 5 年生存率为 10%～20% [20, 21]。

（二）麻醉

术中需要麻醉医生和外科医生之间的密切配合，这样才能在得到充分手术显露的情况下维持足够的通气。特别是在行隆嵴切除的时候。Abbott [2] 推荐使用长的单腔气管插管直接跨过隆嵴插入左侧的主支气管，而 Bjork 等 [22] 则强调使用双腔插管。然而双腔气管插管比较坚硬和粗大，很难引导至隆嵴的远端。Grillo 等 [6] 建议使用无菌的台上插管。El-Baz 等 [23] 提倡使用高频喷射通气，提供每分钟 100～150 次的低潮气量通气。McClish 等 [24] 建议使用导管进行持续的高氧流量通气，但这样会造成二氧化碳潴留。Roviaro 等 [25] 描述了一种 45cm 的细长气管导管，这种导管带有自充气套囊，在气管意外撕裂的情况下可以防止漏气。

大多数的外科医生倾向于选择使用与 Grillo 等 [6] 描述类似的技术。麻醉医生使用加长、加强的小号气管插管，跨过隆嵴到达对侧的主支气管，以完成单肺通气。一旦隆嵴被切除后，即行对侧主支气管台上插管，并连接一套无菌的麻醉通气系统（图 31–4）。外科医生可以间断地移除台上插管，以精确完成吻合。务必仔细吸出进入对侧主支气管中的血液，以保护对侧的肺组织。对通气侧肺进行再膨胀时，操作需要轻柔，避免过度膨胀造成的肺损伤。这样也会降低发生术后肺水肿的风险。一旦吻合口的后壁完成缝合后，手术台上插管将被移除，将经口气管插管插入远端支气管，以继续维持通气。隆嵴切除术应尽量不在体外循环下进行。如果对侧出现肺水肿或大出血，体外循环可能是有帮助的。

绝大多数的隆嵴切除术是不需要使用体外循环的，在某些特别困难的隆嵴全肺切除病例中，体外膜肺（ECMO）是一个维持氧合的较好选择。体外膜肺通常用于成人急性呼吸衰竭，但在越来越多的临床情况下，其可用于对患者的氧合支持，例如急性气道梗阻情况下的硬质支气管镜检查或运用于肺移植 [26, 27]。在过去几十年间，随着体外氧合器和 ECMO 回路的发展，ECMO 使用的并发症在不断减少。这些技术和材料的进步包括使用聚甲基戊烯中空纤维 hollow-fiber polymethyl pentene（PMP）氧合器，离心泵，具有组织相容性内衬的管路，以及基于双腔导管（Avalon Elite，Avalon Laboratories，Rancho Dominguez，CA）的静脉 – 静脉 veno-venous（V-V）的 ECMO 回路 [28–29]。在隆嵴全肺切除术中，ECMO 的支持可以不需要台上插管即可获得持续而稳定的氧合，而且可以使气管支气管的吻合变得更加容易。隆嵴全肺切除过程中，V-V ECMO 或 V-A veno-arterial（V-A）ECMO 支持可通过中心静脉或股动静脉插管完成。ECMO 相对于体外循环的一个最大优点是，在转流过程中肝素的使用量相对较小。ECMO 只需要 50U/kg 的肝素起始量，并保持 ACT 在 180～200；而体外循环则需要 400U/kg 的肝素起始量，并保持 ACT 超过 480。

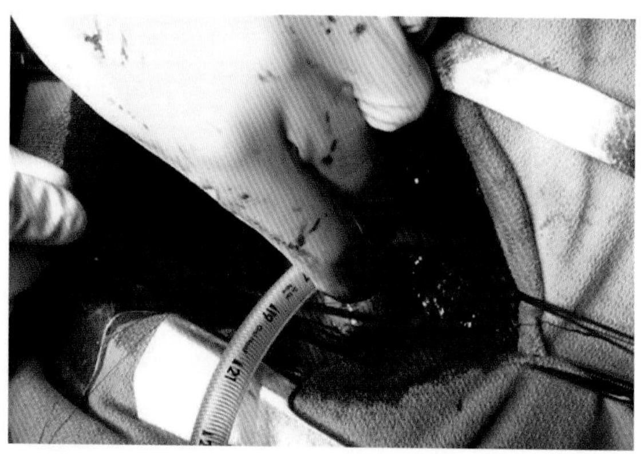

▲ 图 31–4　用无菌气管插管连接无菌呼吸管路系统
经过手术野对左肺进行间歇性通气。可安全地间断拔除插管，进行吻合

目前已经有少量 ECMO 辅助成功的手术病案报道，其中还包括隆嵴切除的病例。V-A ECMO 被报道用于隆嵴全肺切除和隆嵴右上肺袖式切除术 [30, 31]。还有 3 例报道了使用 V-V ECMO 辅助施行了隆嵴切除重建 [32, 33]。由于 V-V ECMO 辅助在维持患者心功能和只需要单根静脉插管方面的优势，在不久的将来 V-V ECMO 将为困难隆嵴全肺切除提供更安全的支持。

（三）外科技术

右侧气管袖式全肺切除术：对于支气管原发的恶性肿瘤，右侧气管袖式全肺切除是最常见的一种隆嵴切除术式。右侧气管袖式全肺切除的入路是常规右侧后外侧第 5 肋间切口。进胸后沿气管、右侧主支气管和食管纵行切开后纵隔胸膜。解剖肺门和食管，并把食管牵向后方。游离奇静脉，以增加气管下段的活动度。游离气管仅限于预计切断的平面进行套带牵引。如果要施行全肺切除，则应该先切开上腔静脉和肺动脉之间的心包反折。在探查未结束之前，不要施行不可逆的切除步骤。如果上腔静脉没有受到侵犯，则应该在心包外起始部将肺动脉和肺静脉分别切断，并只保留主支气管。接下来准备好台上插管。气管和对侧主支气管的切缘应该光滑平整。在气管和左主支气管的切缘保留完整的气管软骨环尤其重要（图 31-5）。术中经常先切断气管，这样可以更好的显露左侧主支气管。然后再水平切断左主支气管，以避免由于主动脉弓的限制造成右侧吻合口的张力过高（图 31-6）。此时通过台上插管对左肺行间断通气。为达到无张力吻合的目的，切除范围应该控制在从气管下段到左侧主支气管之间的 4cm 范围内。气管和主支气管切缘均应该做冰冻活检。是否切除更多的气管、主支气管或残留部分肿瘤，都应以达到无张力吻合为前提来决定。在开始重建之前应该对气管和左主支气管的前方进行游离，以减少吻合口张力。主动脉弓对左侧主支气管活动度有一定的限制，但通过钝性游离主支气管前方和主动脉弓下的组织还

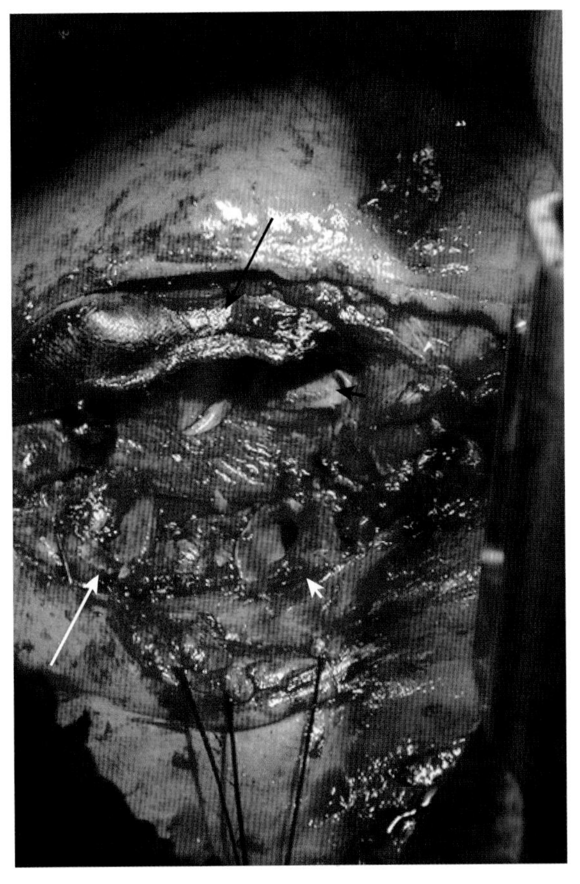

▲ 图 31-5　术中视图显示气管（白箭）和左主支气管（白箭）的完整环形切口。注意打开心包，以便于显露，在主动脉腔静脉间沟（黑箭）离断右肺动脉，并进行上腔静脉的部分切除（黑箭）

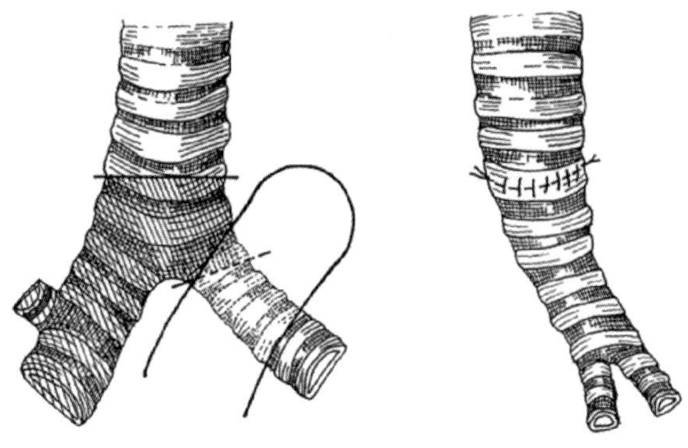

▲ 图 31-6　右侧气管袖式全肺切除术的前位视图显示，气管和左主支气管的横断面应几乎平行，以减少吻合口右侧的张力。主动脉横跨在左主支气管上方，会增加吻合口的张力

是必要的。支气管后方的组织应该完整保留。吻合时，气管残端和左主支气管残端应该分别保留 1～2cm 的环形游离缘，以便于吻合。隆嵴下的肿大淋巴结应该切除，但隆嵴周围的软组织应该尽量保留，以保证吻合口的血供和对侧肺的淋巴引流。吻合完成后，将气管插管退到吻合口上方的适当位置，避免气管插管尖端对吻合口的损伤，再进行吻合口的气密检测。最后用周围组织对吻合口进行包埋。

如果计划行上腔静脉切除，血管手术应该在游离气道之前进行。分别在头臂静脉的交汇处和腔静脉心房交界处阻断上腔静脉，然后游离肿瘤。切断腔静脉后有利于在主动脉－腔静脉沟中游离并切断右侧肺动脉主干。上腔静脉重建可以选择 18 号或 20 号的聚四氟乙烯（PTFE）无螺纹人工血管。PTFE 人工血管应该用聚维酮碘纱布覆盖保护，以免重建气道时受到污染。

（四）左侧气管袖式全肺切除术

左侧气管袖式全肺切除术中吻合困难的原因主要来自主动脉弓的阻挡，并使得这一术式在技术上非常具有挑战性。有几种方法可优化其术中的显露。一步法游离主动脉弓常常优于两步法。手术入路包括左侧后外侧切口、胸骨正中切口或蛤壳状切口。每种切口均有其自身的优缺点。

左侧后外侧切口可以对左侧胸膜腔和后纵隔

提供极好的显露。而对隆嵴和气管下段的显露则有限。左后外侧切口要显露隆嵴，需要通过游离主肺动脉窗，或牺牲掉前几支的肋间血管，以游离主动脉弓，并使其向前翻转（图 31–7）。蛤壳状切口可以对气管支气管树和左侧胸腔进行很好好的显露，然而这个切口需要打开对侧胸腔，所以需要选择肺功能储备好的年轻力壮患者。

胸骨正中切口有很多优势，其对气管支气管分叉有极其好的显露，引起更少的切口疼痛，相对于侧开胸切口导致更少的通气受限。在对隆嵴切除和重建的同时，可以通过台上插管对左侧肺通气来维持氧合。胸骨正中切口的主要缺点是其对胸腔粘连的游离和后纵隔的显露有限。有的学者建议可以同时加做左前外侧切口来辅助显露后纵隔[34]。

胸骨正中切口取得良好显露的关键是对升主动脉到主动脉弓及头臂干进行充分的环周游离，以此来使主动脉和左肺动脉干有足够的活动度，最终很好地显露隆嵴和左主支气管（图 31–8）。心包的前侧部分必须垂直打开至膈肌。术中显露出无名血管，并从升主动脉游离至头臂干，以此来将升主动脉牵向左侧。值得注意的是，需要使用带垫的器械对主动脉进行保护性牵拉（图 31–9）。剥离双侧肺动脉，并打开其后侧的心包，可以显露出气管支气管角（图 31–10）。上腔静脉也需要从心包上游离下来，并向患者的右侧牵开（图 31–11）。如果预计要切除左全肺，

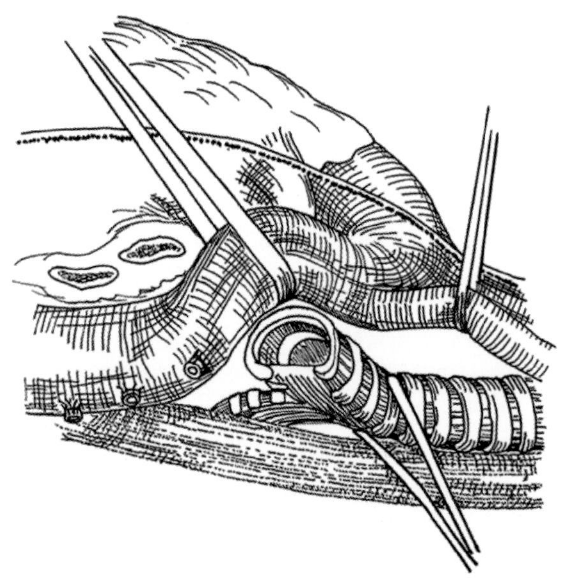

▲ 图 31–7 在左侧气管袖式全肺切除术中，经左侧开胸，在牺牲最初的几支肋间血管后，可向前游离并翻起主动脉弓，充分显露隆嵴

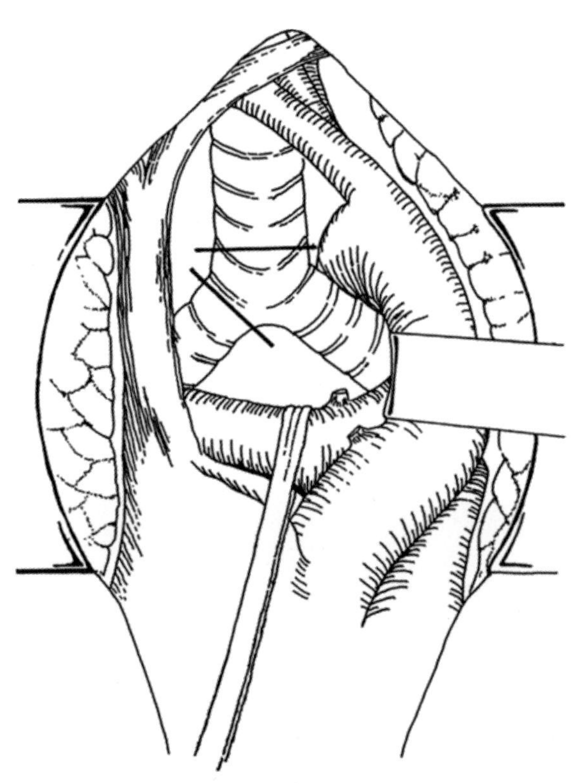

▲ 图 31–8 通过胸骨正中切口显露隆嵴需要行升主动脉的大范围环形游离，直至主动脉弓和头臂干，使主动脉和肺动脉有充分的活动度

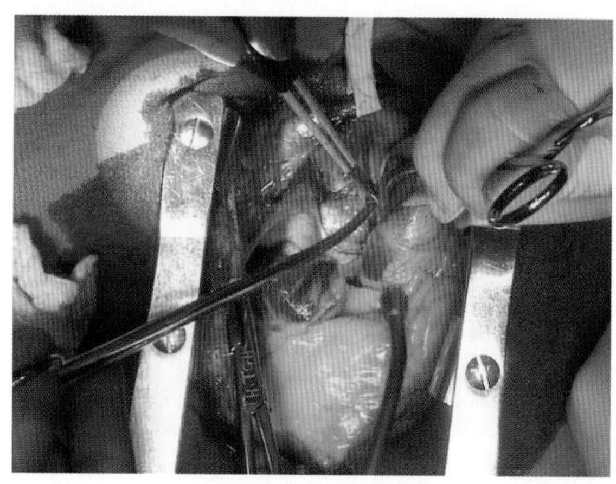

▲ 图 31–9 使用脱脂棉包裹的器械将主动脉牵拉至患者左侧，以便分离覆盖在肺动脉上方的后心包，然后可以解剖出主动脉和右肺动脉之间的间隙

则需要小心，不要损伤右侧的膈神经和右侧肺动脉。在胸骨切口的边缘打开左侧纵隔胸膜，显露左侧胸腔并行左全肺切除。解剖肺门显露左侧肺动静脉。如果必要可以沿肺门切开前后心包来辅助显露肺动静脉，以便于切断。心包的切开应该仅限于肺门周围，术后应该对其进行缝合，避免心脏疝入左侧胸腔。切断气管下段和右侧主支气管后，可以移除左侧全肺，并行气管和右侧主支气管的端端吻合。有的时候，可以在行吻合的过程中对左侧主支气管行台上插管通气。在手术结束前应关闭左侧胸膜腔，其目的是维持左侧胸膜腔积液的占位效应，防止纵隔摆动。吻合口可以

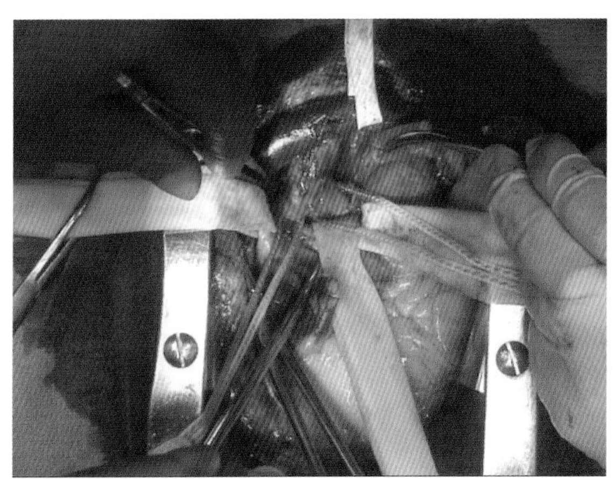

▲ 图 31-10　完全游离隆嵴，并将左右主支气管套带牵开

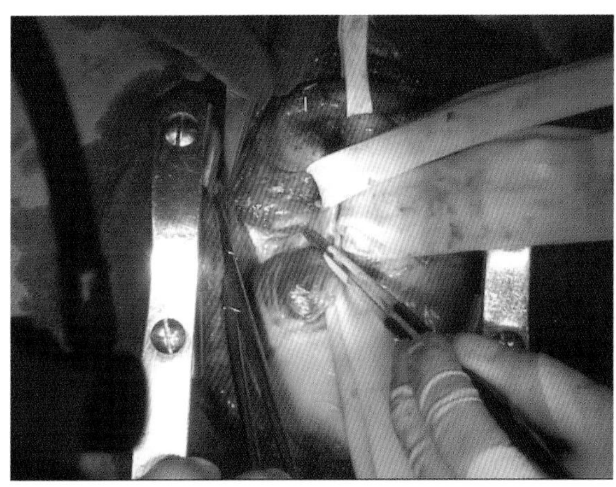

▲ 图 31-11　上腔静脉向患者左侧牵拉，显露后心包、右主支气管和右肺动脉

使用周围的组织进行包埋并关闭心包前壁。左侧胸腔和心包腔应该分别放置引流管。

（五）吻合技术

气管支气管吻合的常用方法是使用可吸收缝线的间断端端吻合技术。为了避免在吻合口的最深处进行间断缝合，可以在吻合口的后壁使用4/0 polydiaxone（PDS）缝线行连续缝合（由外科医生决定）。其代表性的术式包括，在右侧气管袖式全肺切除术中使用连续缝合来吻合气管左侧壁的软骨环和左侧主支气管；在经胸骨正中切口的左侧气管袖式全肺切除术中连续缝合气管和右侧主支气管的膜部。连续缝线的两端分别和另外两根PDS缝线进行打结，并把结打在支气管腔外。然后使用4/0 PDS或3/0薇乔缝线对吻合口的剩余部分进行间断缝合，并调整打结位置来消除吻合口径不一致带来的差异。在右侧气管袖式全肺切除术中，膜部的打结应该放到最后进行，避免过度牵拉和撕裂的可能。

吻合口并发症的发生与气道切除和重建时的外科技术密切相关。仔细解剖和精准缝合可以减少对吻合口的创伤，避免吻合口缺血。另外，行右侧气管袖式全肺切除术时，气道切除应该控制在隆嵴附近的4cm范围内。由于主动脉弓的阻挡，左主支气管的向上活动度受到很大限制，过度上提可能会引起吻合口张力过大。术中还需要小心保护好左侧喉返神经。

（六）松解方法

气管前组织的松解（通常是在行纵隔镜的时候完成）可以减少吻合口的张力。在重建之前，游离右侧或左侧主支气管的前壁可以使远端的活动度有所增加。气管袖式全肺切除术中没有必要行肺门松解，咽部和上咽部松解不会对隆嵴水平的吻合口带来益处。在这类患者中行下颌缝合固定也没有必要。

（七）术后处理

手术后常规使用支气管镜来检查吻合口的完

整性并吸出多余的气道分泌物。所有的患者都应该在手术间拔除气管插管或在到达恢复室后尽快拔管。术后镇痛选择硬膜外镇痛或患者可控的按需镇痛。

在术后的近期需要适当的胸部物理治疗，间或需要通过纤维支气管镜反复吸痰。临时的气管切开可以减少术后呼吸过程中的生理无效腔量，利于直接吸痰，因而适用于术后残余肺功能处于边缘状态或不能配合治疗的患者。气管切开应该及早施行，以防并发症发生。

术后最严重的并发症是发生非心源性肺水肿。肺水肿常常发生在术后的第一个 72h。发生原因不详，但通气造成的气压伤和术中液体的过量输注可能是主要的危险因素。通过手术野直视下进行左肺间断通气并进行缓慢的肺复张尤为重要。其他危险因素包括术前的酒精滥用、术后的隐形误吸和（或）淋巴回流受阻。一旦发生，只有很少的患者能康复。限制静脉输液、利尿、纤维支气管镜吸痰、无创通气等措施的运用可能会避免患者再次气管插管，以及逆转这一过程。

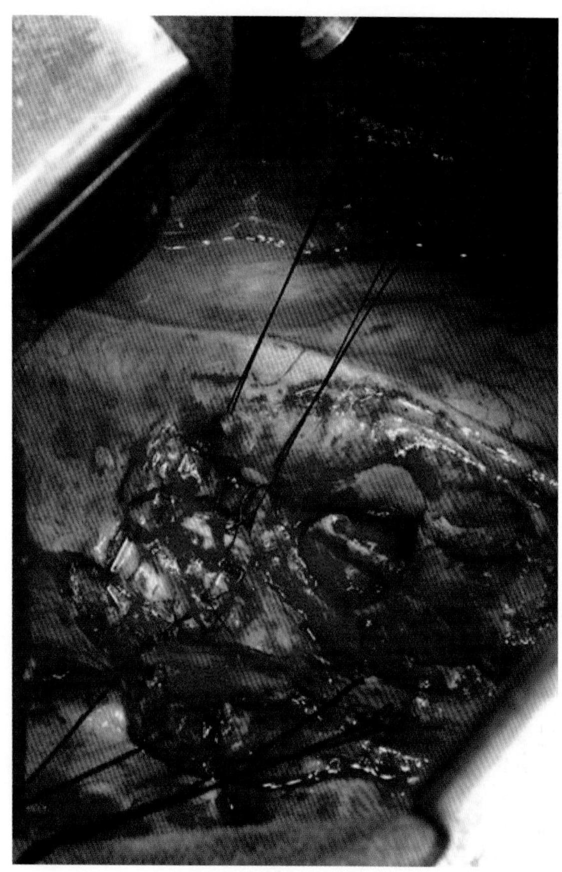

▲ 图 31-12　右侧主气管袖状肺切除术后，气管与左主支气管的最后吻合完成

支气管胸膜瘘是另一个致命并发症，预防措施包括：运用支气管镜早期密切观察气管支气管吻合口缺血和狭窄情况；一旦有吻合口愈合不良，及早行气管切开。如果出现吻合口瘘，则需要通过气道插入单腔气管插管，越过至瘘口远端，目的是维持残肺通气和防止误吸。对侧全肺切除后的残腔应该进行闭式引流，以及使用开放式胸廓造口术，以消灭污染的胸膜腔。

（八）结果

随着时间的推移和技术的进步，气管袖式全肺切除术治疗支气管原发的恶性肿瘤的预后越来越好。最近的多项研究表明，在有经验的中心隆嵴切除的安全性是能够保证的，而且长期预后是令人欣喜的。近期报道的手术死亡率为 7%～10%；没有纵隔淋巴结转移的病例 5 年生存率能达到 53%；10 年生存率能达到 31%（表 31-1）[18, 19, 35]。有淋巴结转移的病例，无论是 N_2 或 N_3，其 5 年生存率只有 12%～15%（图 31-13）。因此纵隔淋巴结转移应该作为隆嵴切除的相对禁忌证。以上结果可以看出，术前常规纵隔镜分期尤为重要。在笔者所在的中心，术前行支气管腔内检查的同时会进行 EBUS 评估。因此，如果术前选择纵隔镜评估，则检查时间应该选择与隆嵴切除手术邻近，避免纵隔镜检查后产生的瘢痕影响气管的活动度。纵隔镜游离气管前方后近期手术可以增加气管的活动度，并减少吻合口的张力。另外，如果纵隔淋巴结为阴性，则医生应该为适合手术的患者提供治疗机会。气管袖式隆嵴切除术也应该是这类患者的首选治疗方法。

术前的诱导治疗是否能使 N_2 的患者受益还有待研究。术前的诱导治疗如果能控制转移的纵隔淋巴结，则有可能提高术后的生存率。虽然传

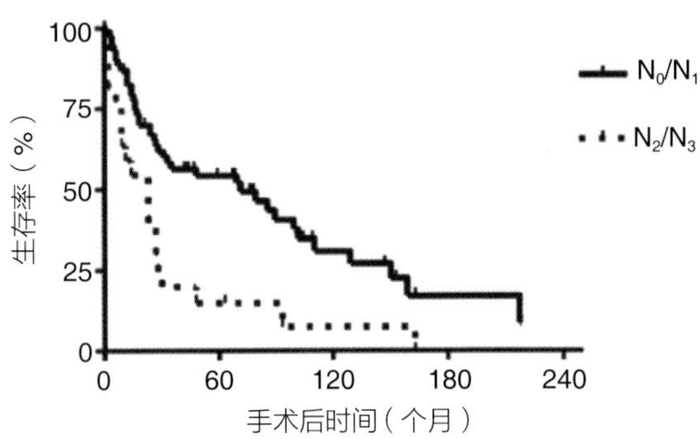

▲ 图 31-13 **图 31-13 支气管癌隆嵴切除术患者的生存率分析**

PN_0/N_1 患者的生存率明显高于 PN_2/N_3 患者。PN_0/N_1 病患者的估计 5 年生存率为 53%，而 PN_2/N_3 疾病患者为 15%。对数秩检验 $P = 0.0009$（经许可转载自 de Perrot M, Fadel E, Mercier O, et al. Long-term results after carinal resection for carcinoma: does the benefit warrant the risk? *J Thorac Cardiovasc Surg* 2006;131:81–89. © 2006 The American Association for Thoracic Surgery 版权所有）

统的观点认为全肺切除已是综合治疗的禁忌证，但随着术中技术和术后管理的进步，进行过诱导治疗的患者也许可以耐受手术。然而不得不承认，其术后并发症也会增加。

四、结论

综上所述，气管袖式全肺切除术可在有经验的中心安全进行，而且患者的预后令人欣喜。没有纵隔淋巴结转移的支气管原发恶性肿瘤，行隆嵴切除时不需要行术前诱导治疗。然而，在术前行纵隔镜检查尤为重要，因为 N_2 病变的不良预后是隆嵴切除的相对禁忌证。

第 32 章 肺段切除术和肺局部切除术 Segmentectomy and Lesser Pulmonary Resections

Chi-Fu Jeffrey Yang Thomas D'Amico 著

刘成武 译

虽然肺叶切除是大部分肺癌患者的标准手术方式，但亚肺叶切除同样可为部分原发或继发性肺恶性肿瘤患者提供相似的疗效，并且手术风险更低。对于原发性非小细胞肺癌（NSCLC）患者，亚肺叶切除适用于心肺功能处于临界状态及周围型小肿瘤的患者，尤其适用于那些以磨玻璃样病变为主要表现且高度怀疑为原位腺癌或微浸润腺癌者。在部分转移瘤患者中，转移瘤切除可能起到延长患者生存的作用，此时，所切除的肺组织还可以更少。

一、肺段切除术

肺段切除术通常指解剖性地切除单个肺段，但有时候也会切除相邻的两个肺段，例如舌段切除。肺段切除术需单独处理肺段的动脉、静脉和支气管。重要的是，肺段切除时需解剖至肺段支气管的起始部，并切除整个肺段支气管所支配的肺组织及其周围的各站引流淋巴结。从这点上来讲，在肺癌中，肺段切除比非解剖性的楔形切除更具肿瘤学优势。肺段切除最初是用于肺结核、支气管扩张和其他化脓性肺病变的外科治疗。随着抗结核化疗和用于化脓性疾病的广谱抗生素的发展，肺段切除术在美国应用越来越少；但是，在部分欧洲、亚洲国家以及与美国邻近的墨西哥和南美洲，肺段切除术仍然是外科医生处理此类疾病的主要手段。

肺叶切除术是 NSCLC 的标准术式，但仍有部分外科医生不断在论证肺段切除术应用的实用性，例如 1973 年 Jensik 和同事的报道 [1]，1974 年 Shields、Higgins 和同事 [2]，以及其他一些胸外科医师的报道 [3-6]。截至目前，仅有一项关于肺叶切除对比肺段切除的随机对照试验报道，该研究来自于肺癌研究学组（Lung Cancer Study Group，LCSG），由 Ginsberg and Rubenstein 于 1995 年报道 [7]。该研究对比了肺叶切除和亚肺叶切除的结果，在亚肺叶切除组中包含了肺段切除和楔形切除。亚肺叶切除组的局部复发率是肺叶切除组的 3 倍。

值得注意的是，LCSG 研究纳入患者的时间是 1982—1988 年，自此之后，随着一些系列技术发展，学界对于肺段切除术的兴趣又重新燃起 [8]。首先，随着高分辨薄层计算机断层扫描（CT）的应用，发现了越来越多的小肿瘤（＜ 2cm）和一些侵袭性相对较低的腺癌类型，如原位腺癌、微浸润腺癌（以前曾被称为支气管肺泡细胞癌）[9-11]，而 LCSG 试验并未评估此类肿瘤外科切除的结果 [7]。其次，自 1995 年后，新的分期手段不断涌现，改善了解剖性肺切除适应证的选择 [7]。最后，外科医生们不断推动着电视胸腔镜手术（video-assisted thoracoscopic surgery，VATS）和机器人手术的发展，并积累了越来越多通过这些手段进行肺段切除的经验。这些新进展使得越来越多的研究开始关注开胸手术、胸腔镜手术和机器人手术肺段切除术的应用，以治疗精心挑选的小肿瘤患者，尤其是那些心肺功能处于临界状态的患者[8]。

这些研究中最重要的当属Okada及其同事[12]，以及Landreneau及其同事所做的研究[13]。Okada及其同事开展了一项多中心研究，对比了肺段切除（305例）和肺叶切除（262例）在原发性肺癌≤2cm患者中应用。虽然两组患者基线水平相当，且均可耐受肺叶切除，但这并不是随机对照试验。肺段切除与肺叶切除相比，5年无疾病生存率和总生存率均无显著差异：肺段组分别为85.9%和89.6%，肺叶组分别为83.4%和89.1%。

最近报道了一项回顾性倾向性配对研究，比较了单中心肺段切除和肺叶切除在Ⅰ期NSCLC且肿瘤≤3cm患者中的应用[4]。每组分别纳入312例患者。与肺叶切除相比，肺段切除组在局部复发率、远处转移率及总体复发率方面均无显著差异。两组5年生存率亦无显著差异（肺段切除组为54%，肺叶切除组为60%，P=0.26）。在亚组分析中，笔者还发现，两组中T_{1a}（≤2cm）、T_{1b}（2～3cm）或T_{2a}（3～5cm）不同亚组患者的复发时间亦没有显著差异。

其他研究也表明，肺段切除与肺叶切除相比，在无复发生存率及总体生存率方面均无显著差异[14, 15]，即使在合并更严重的并发症、肺功能较差[16-18]、年龄＞75岁[19]，以及较大肿瘤（2～3cm）[16]的患者中亦是如此。

但并不是所有近期的研究均支持肺段切除具有与肺叶切除相同的肿瘤学疗效。Deng及其同事[20]的一项回顾性倾向性配对研究发现，在T_{1a}肺癌中两组生存率无显著差别，但在T_{1b}肺癌中肺叶切除具有更好的总体生存率和无疾病生存率。不过，其研究意义受限于T_{1b}亚组中肺段切除组样本量过小，仅有31例患者。

此外，也有系统评价在Ⅰ期NSCLC中研究了肺叶切除与肺段切除相比较[21, 22]，或肺叶切除与亚肺叶切除相比较[23]。结果表明，对于整体Ⅰ期NSCLC而言，肺叶切除具有明显更佳的远期生存，但在ⅠA期病例中，肺段切除或楔形切除可达到与肺叶切除相当的远期疗效。然而也有研究显示，即使对于ⅠA期患者，亚肺叶切除的远期生存仍显著差于肺叶切除[24, 25]。上述研究的局限性在于，研究结果均基于回顾性的数据分析，且通常没考虑肺段切除和肺叶切除两组患者中并发症的情况。这些研究经常未考虑到外科医生在选择病例时可能存在的偏倚，例如，在面对那些合并疾病多且肺功能较差的患者时，外科医生往往更倾向于选择肺段切除，而对身体情况较好的患者则倾向于选择肺叶切除，通常行肺段切除的患者往往被认为是不适合行肺叶切除，才被迫选择了肺段切除。

为解决这些研究缺陷对结果带来的影响，Cao及其同事[26]做了一项Meta分析，纳入12项研究，这些研究所纳入的亚肺叶切除病例均为经过意向性选择的小结节肺癌，而非不适合做更大范围切除只能选择亚肺叶切除的病例。笔者发现，行意向性亚肺叶切除的患者预后与行肺叶切除者相当。在另一项比较肺叶切除、肺段切除及楔形切除的Meta分析中，Zhang及其同事[27]同样发现，意向性亚肺叶切除可以获得与肺叶切除相当的远期生存。

基于以上这些研究结论，我们认为对于肿瘤≤2cm的临床Ⅰ期NSCLC，且具有以下特征之一者可考虑行肺段切除。这些特征包括以磨玻璃成分为主的结节，具有高危因素而不宜行肺叶切除（包括肺功能受限，既往有肺切除史，体力状态差，或伴有其他不利预后的因素）。但在行肺段切除时需确保切缘≥2cm，并进行全面的肺门及纵隔淋巴结评估[28]。

（一）胸腔镜肺段切除术

多个研究表明，胸腔镜肺段切除术对于Ⅰ期NSCLC是安全可行的，与开胸手术相比具有更低的围术期死亡率，具有相同或者更好的远期生存[29-34]。胸腔镜手术术后住院时间更短，费用更低，包括心肺并发症在内的总体并发症发生率更低，以及胸腔引流管留置时间更短[8]。

同时还有研究证实，虽然胸腔镜肺段切除比肺叶切除更加复杂，但两者结果相似。两者在手术时间[35-39]、总体并发症发生率[35-41]、局部复发率[35-38, 40, 41]、5 年无复发生存率[35, 36, 41, 42]及 5 年总生存率[35, 36, 41-43]等方面均无显著差异。此外，肺段切除组患者术后住院时间与肺叶切除组相当[35, 36, 38, 40]，甚至更短[37, 39]。

上述引用的研究都或多或少具有一些局限性。有些研究没有肿瘤大小的数据[37, 38, 44]。其他一些研究中肺叶切除组的肿瘤明显更大[35, 40-43, 45, 46]，而肿瘤大小是影响 NSCLC 预后的一个重要因素[36, 47]，导致这些研究结果的意义大打折扣。不过，Zhong 及其同事[36]的研究中胸腔镜肺段切除与肺叶切除两组在肿瘤大小、组织学、术前合并疾病及肺功能等方面均匹配良好。笔者研究发现，两组在局部复发率、无疾病生存及总体生存方面均无明显差异。

（二）纵隔淋巴结清扫的可行性

对纵隔淋巴结的评估是肺癌行肺段切除术中非常重要的部分。Mattioli 等[48]发现开胸肺段切除和肺叶切除时所切除的 N_1 和 N_2 淋巴结数并无差别。而在比较胸腔镜肺段切除与肺叶切除时，有三项研究结果显示两者在淋巴结清扫总数及站数方面均无显著差异[36, 39, 40]，但也有一项研究结果提示肺段切除术所清扫的淋巴结更少[35]。在比较开胸或胸腔镜肺段切除时，一项研究发现两者清扫淋巴结无明显差异[29, 39]；而另一项研究认为胸腔镜手术清扫淋巴结更少[32]。

此外，在一项利用国家级数据比较开胸和胸腔镜手术行解剖性肺癌手术的研究中发现，行肺段手术的患者中，胸腔镜手术组 170 例患者发生术后淋巴结升期（由 CN_0 到 PN_1）的比例为 4%，而在开胸组 280 例患者中这一比例为 5.3%[49]。笔者们认为这个差异可能是由于病例选择偏倚造成的，而随着胸腔镜手术经验的积累，腔镜手术完全能实现同等效力的淋巴结评估。虽然在该研究中，作者们并未发现胸腔镜手术和开胸手术在纵隔淋巴结评估方面存在差异，但是他们在分析时同时纳入了肺段切除和肺叶切除，这极大地影响了该研究的意义[49]。

基于以上有限的数据显示，似乎可以通过肺段切除术实现充分的淋巴结清扫，但外科医生的经验很重要，尤其是在行胸腔镜肺段切除时。关于肺段切除术中淋巴结评估还需要更细致的研究。

（三）复发及预后的预测

Koike 等报道了两个关于亚肺叶切除后预后及复发预测因子的研究。第一项研究发现，年龄＞ 70 岁、男性、高分辨 CT 上肿瘤实性成分占比＞ 75%、淋巴管浸润均是独立不良预后因素[50]；第二项研究纳入了行肺段切除或楔形切除的病例，发现四个局部复发的独立危险因素：楔形切除、镜下切缘阳性、脏胸膜受侵和淋巴管浸润[51]。而影响疾病特异性生存的因素为吸烟状态、楔形切除、镜下切缘阳性、脏胸膜受侵和淋巴管浸润。

在一项由 Okada 等[52]报道的关于 CT 和正电子发射断层扫描（PET）在 $T_1N_0M_0$ NSCLC 中的研究显示，SUVmax 值是一个重要的预后预测指标，且 SUVmax 值≤ 1.5 可作为选择楔形切除的依据。

（四）其他方式的微创肺段切除术

1. 全胸腔镜和单孔胸腔镜肺段切除术

一些病例数较少的队列研究报道全胸腔镜肺段切除术[53-60]，该技术无须加开切口，标本通过其中一个操作孔取出（可在手术结束时将切口扩大），以及只通过观看视频显示或腔镜器械进行操作[61]。还有一些研究报道了单孔胸腔镜肺段切除术，所有操作均通过一个切口完成[62-65]。初步看来，单孔胸腔镜肺段切除是安全可行，但还需更多研究证实，且并未比标准的胸腔镜手术显现出更多优势。

2. 机器人肺段切除术

一项全国性的数据回顾显示，机器人肺切除

术的比例已从2008年的0.2%上升到2010年的3.4%[66]。大多数机器人手术为肺叶切除术，但机器人肺段切除术也有小幅增加。最近有几个研究报道了机器人肺段切除术也拥有不错的短期效果，围术期死亡率为0%[66-71]。前期数据显示，机器人肺段切除术是安全可行的，但仍需期待长期结果的报道，以及其和胸腔镜及开胸肺段切除术对比的研究结果。

3. 肺段切除在良性疾病中的应用

随着城市地区结核感染的死灰复燃和非典型耐药菌的出现，肺段切除术还可用于治疗感染性疾病，在切除病变的同时还能最大限度地保留患者的肺功能。在Takeda等[72]对肺结核的治疗中，采用单独肺段切除或联合其他方式切除的比例达到了17%，而在Vashakidze等[73]的报道中，肺段切除用于治疗耐药结核的比例更是达到了35%。Agasthian等[74]和Ashour等[75]分别用肺段切除治疗了13%和16%的支气管扩张症病例。肺段切除还可用于肺曲霉菌病及其他肺部真菌感染的治疗。Massard等[76]和Temeck等[77]发现肺段切除术用于真菌性疾病的治疗并发症发生率很高，但与其他肺切除方式并无明显差异。

先天性疾病也可采用肺段切除治疗。Nuchtern和Harberg[78]采用肺段切除治疗肺内囊肿。Sapin等[79]采用肺段切除治疗了1/3的先天性肺腺瘤样病患者。胸腔镜入路肺段切除对于先天性肺疾病的治疗也是安全可行的[80-82]。

（五）生理效应

与肺叶切除相比，肺段切除能更大限度地保留患者肺功能[45, 83]及运动能力[45]，但这种作用会随着时间的推移而慢慢淡化。初步来看，胸腔镜肺段切除也能更大限度地保留患者肺功能[37, 45]和运动能力[45]，但还需长期随访来验证。

（六）围术期结果

大部分的研究结果表明，肺段切除和肺叶切除之间在并发症发生率和死亡率方面并无显著差异。胸腔镜肺段切除与开胸肺段切除相比，其术后30d死亡率也并无差别（胸腔镜组为0%～7%，开胸组为1.7%～7.7%）[29-32, 34]。近期研究显示，肺段切除与肺叶切除在围术期并发症发生率和死亡率（如术后30d死亡率：肺段组为0.0%～1.2%，肺叶组为0.0%～2.5%）方面也无明显差别[13, 15, 20, 36]。

（七）肺段切除技术

当前最常用的还是开胸手术，采取全身麻醉单肺通气。行肺段切除术时，最开始的步骤和其他肺切除一样。外科医生必须对肺实质的支气管和肺动脉解剖非常熟悉，方能成功完成肺段切除术（图32–1）。辨认肺门结构，并打开肺裂时，在右侧，支气管是肺门结构里面最靠后的，而右上肺的动脉分支是最靠上的肺门结构。在肺裂中可以显露出肺动脉，并可以看到肺动脉主干移行至下叶。此外，还可以看到分别发自叶间动脉前、后侧缘的中叶动脉和下叶上段动脉分支。这些分支与叶间动脉干往往构成一个十字交叉。通常还可以见到发自叶间动脉而供应部分上叶后段的后升支动脉。

在左侧，肺动脉从左主支气管上方跨过之后成为肺门里最靠后的结构。位于肺门最前上方的是尖后段及前段动脉。在后方常还可发现一支独立的后段动脉，在斜裂或稍靠上的位置发自肺动脉干。在斜裂处，可见向前发出的舌段动脉和向后发出的下叶上段动脉，这两支动脉与肺动脉的移行干形成一个十字交叉。

行肺段切除术时，需结扎、离断动脉和支气管。对于感染性疾病行肺段切除时，最好先离断支气管，以防止其内的分泌物流向正常支气管树。肺段切除时是应该先断支气管还是先断动脉，一直存在争议，在20世纪30—40年代争论尤为激烈，Grismer和Read也对此进行了详细的描述[84]。但是，如今在美国，对于不同结构的处理则主要依据需切除的肺段具体解剖特点而定。行右肺上叶的尖段和前段切除时，往往先断动脉，动脉翻起来后便可定位支气管。而右上

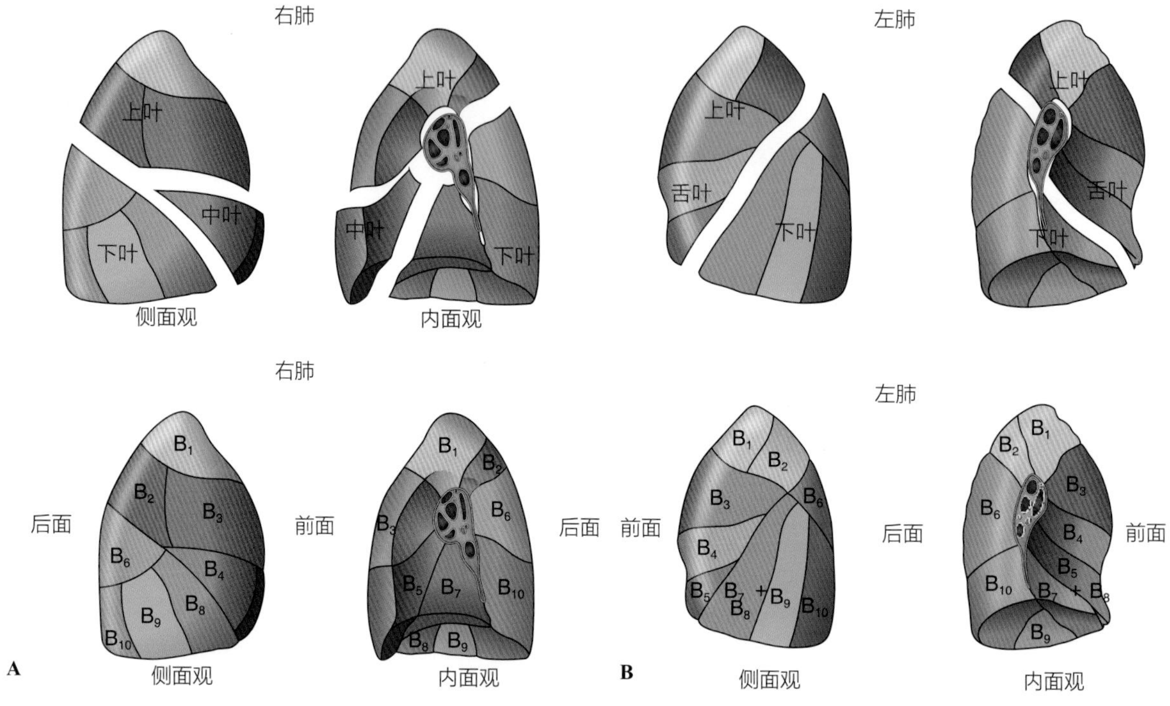

▲ 图 32-1　肺实质的支气管和肺动脉解剖结构

A. 右肺肺段解剖，右上肺叶：尖段（B_1）、后段（B_2）、前段（B_3），右肺中叶：外侧段（B_4）、内侧段（B_5），右肺下叶：上段（B_6）、内基底段（B_7）、前基底段（B_8）、外基底段（B_9）、后基底段（B_{10}）；B. 左上肺叶：（固有段）尖后段（B_{1+2}）+ 前段（B_3）、上舌段（B_4）、下舌段（B_5），左肺下叶：上段（B_6）、前内基底段（B_7+ B_8）、外基底段（B_9）、后基底段（B_{10}）（经许可，引自 http://www.cfmedicine.com/htmldocs/cftext/physiotherapy.htm#rlungs. © cysticfibrosismedicine.com. 版权所有）

肺后段切除时，从后方先离断后段支气管则更加容易，然后再处理后段动脉，因为后段动脉可能深埋在肺实质内，且由于其他肺段动脉分支的阻挡，从前入路往往不易游离。

在左侧，支气管处于中间位置，动脉分支则更易首先被游离出来。离断支气管前，务必通过差异通气的方法使所需切除的肺段塌陷或膨胀，以辨认段间交界面。但需注意的是，保留肺段也可能由于侧支交叉通气而膨胀。自从有了双腔气管插管后，很容易通过膨肺的方法使整个肺膨胀起来，再夹闭所需切除的支气管，以使其他需保留的肺组织萎陷。此时即便有侧支循环导致部分气体流失，所需切除的肺段仍能更长时间地保持膨胀状态。一旦肺段支气管得到确认，即可离断。支气管近端的闭合可使用机械缝合器，也可通过可吸收缝线间断缝合。通常残端无须包埋覆盖。

当支气管和动脉处理完后，提起支气管残端，逆向切除靶肺段。段间平面的处理可先用剪刀或电凝切开胸膜，再通过手指钝性剥离，或通过直线切割缝合器处理。段间静脉是段间平面的标志，可有效引导段间平面的处理。而从肺段内直接出来并汇入斜裂处的静脉分支可依次单独离断。

移除肺段标本后需仔细检查段间创面，并妥善止血。膨肺后可在段间创面上盖上海绵，5～10min 后再次检查创面。段间平面的处理如果够仔细的话，通常只会有少许的漏气发生。这种漏气一般在肺膨胀后短期内便可停止。而小的支气管损伤导致的漏气必须妥善处理，这种漏气可能持续很长时间且很难自止，还有可能会引起术后胸膜腔残腔或感染等问题。虽然现在有很多的防漏气材料可供选择使用。但是，只要在处理段间平面时找准解剖平面并精细处理，漏气往往不会很明显。

1. 胸腔镜肺段切除

胸腔镜手术可用于任何肺段的切除，患者体位呈正侧卧位（图 32-2）。最常见的肺段切除为

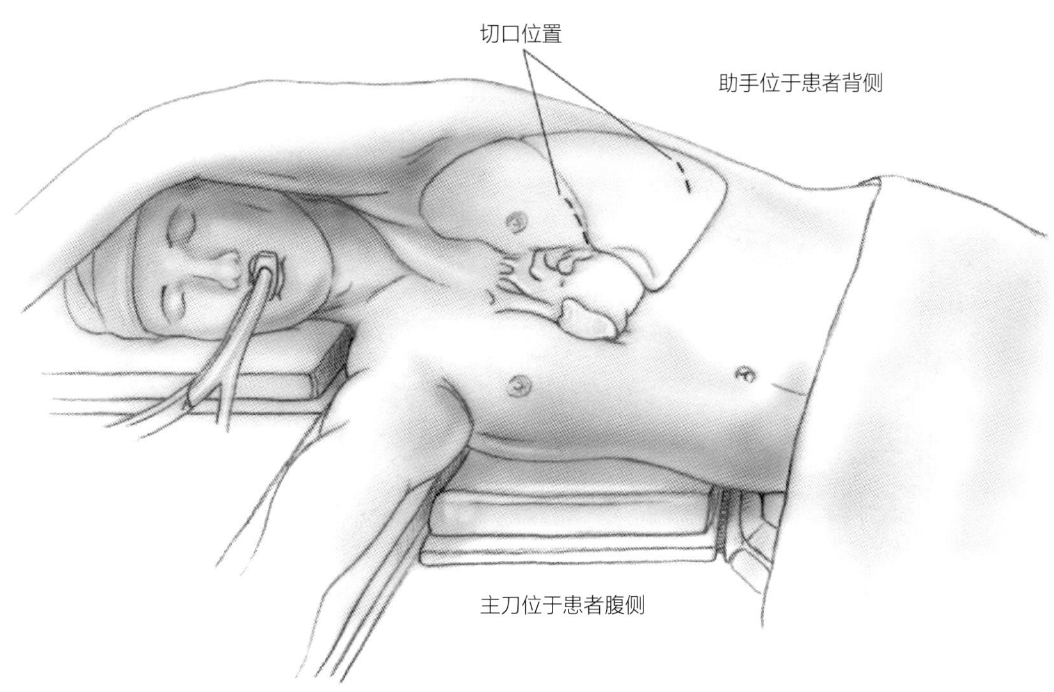

▲ 图 32-2　**体位和切口布局。患者取正侧卧位，切口①腋后线第 7 或第 8 肋间；②前胸壁第 5 或第 6 肋间**

经许可，转载自 Pham D, Balderson S, D'Amico TA. Technique of thoracoscopic segmentectomy. Oper Tech Thorac Cardiovasc Surg 2008; 13 (3): 188–203. © 2008 Elsevier 版权所有

左上肺固有段切除、舌段切除、右上肺后段切除、上段切除和基底段切除（单个或多个）。无法通过腔镜实现完整切除是唯一的禁忌证，对于恶性肿瘤，肺实质切缘至少应大于肿瘤直径[85, 86]。

胸腔镜肺段切除时，对肺段支气管和血管的处理方式与开胸手术相同。但胸腔镜肺段切除时往往先从处理静脉开始，然后再处理支气管或动脉。处理顺序主要依据不同段的解剖特点而有所不同。肺实质的切割则是通过切割缝合器完成。当肿瘤靠近段间裂时，需行双段甚至三段联合切除。标本则通过装入保护袋后再取出胸腔。

2. *技术层面的考虑*

最常见的肺段切除是下叶的上段切除，见图 32-3 至图 32-5。首先解剖下肺静脉，辨认并游离上段静脉（图 32-3）。用切割缝合器离断上段静脉分支后，便可辨认上段支气管，并同时切除 12 组和 13 组淋巴结（图 32-4），随后离断上段支气管。辨认及离断上段动脉后，便完成了（图 32-5）段门结构的处理。最后沿段间裂完成肺实质的分割。

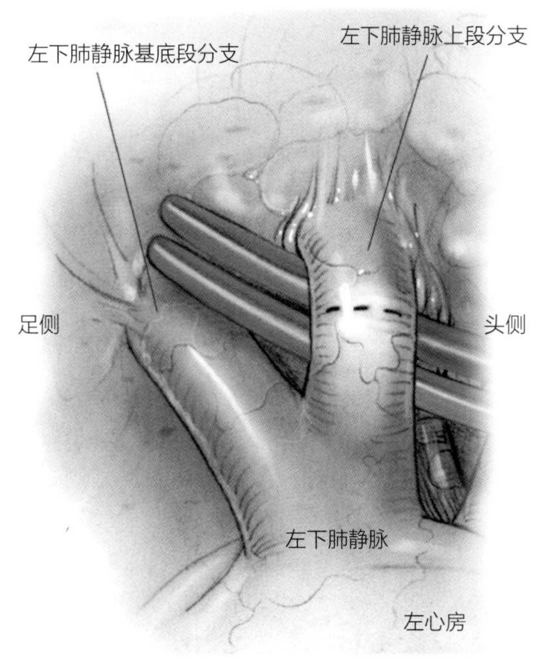

▲ 图 32-3　**下肺静脉（后面观），行上段切除时，先解剖游离下肺静脉，辨认分离上段静脉。将左下肺静脉的上段解剖并闭合离断**

经许可，转载自 Reprinted from Pham D, Balderson S, D'Amico TA.Technique of thoracoscopic segmentectomy. Oper Tech Thorac Cardiovasc Surg 2008;13(3):188–203. © 2008 Elsevier 版权所有

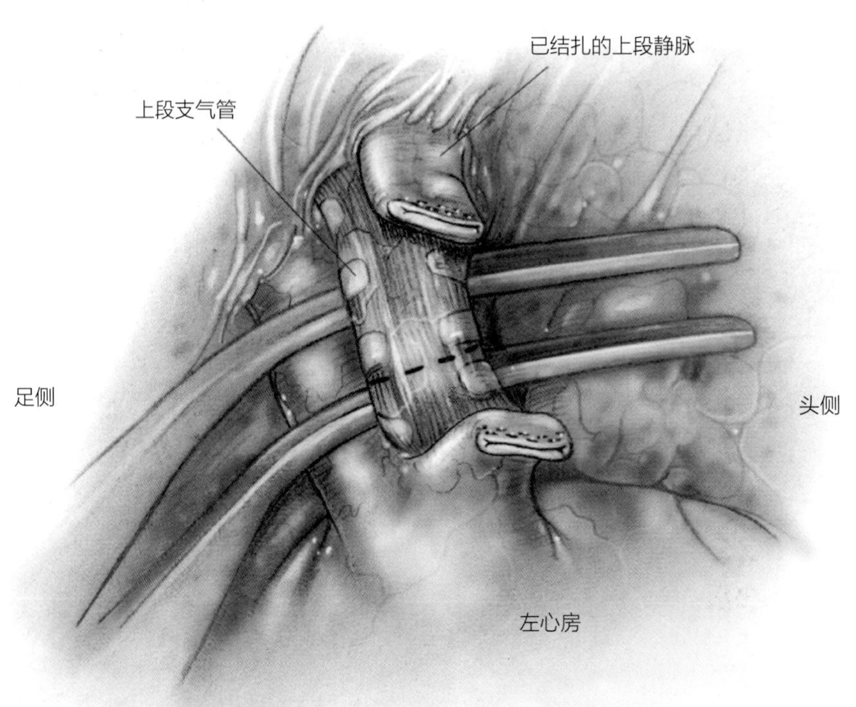

▲ 图 32-4 左下肺上段支气管（后面观），以切割缝合器闭合离断上段静脉后可见各段支气管，显露并闭合离断上段支气管，保留基底段支气管

引自 Pham D, Balderson S, D'Amico TA. Technique of thoracoscopic segmentectomy. Oper Tech Thorac Cardiovasc Surg 2008; 13 (3): 188–203. © 2008 Elsevier 版权所有

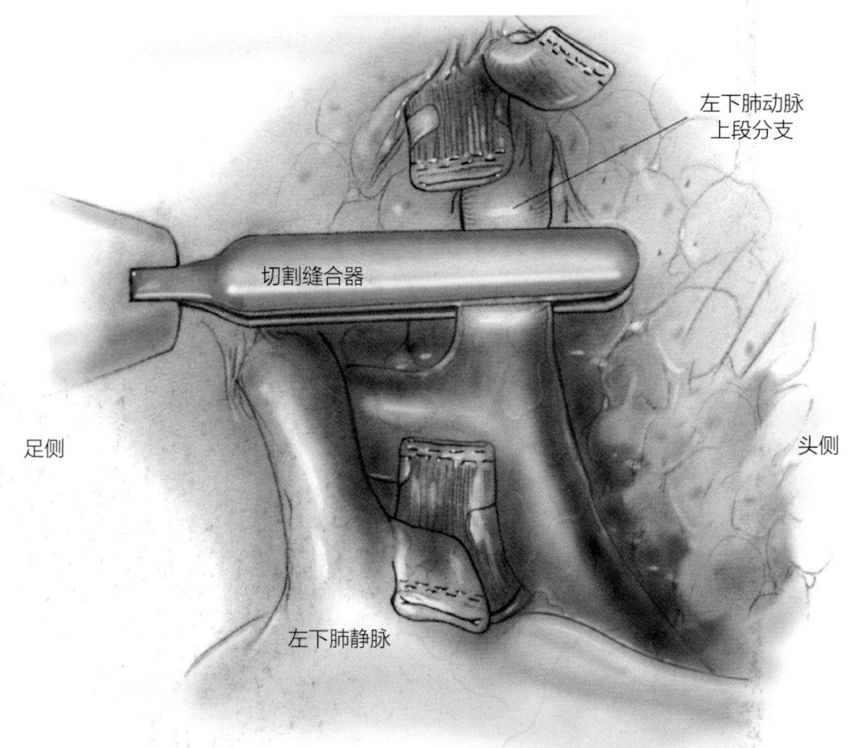

▲ 图 32-5 左下肺上段动脉（后面观），进一步辨认并离断上段动脉分支，完成肺门部的解剖

引自 Pham D, Balderson S, D'Amico TA. Technique of thoracoscopic segmentectomy. Oper Tech Thorac Cardiovasc Surg 2008; 13(3):188–203. © 2008 Elsevier 版权所有

对于下叶肺，有时也可以仅切除整个基底段而将背段保留。首先解剖下肺静脉，然后辨认和处理基底段静脉，保留上段静脉分支（图 32–6）。再打开斜裂，显露肺动脉各分支（图 32–7），最后辨认并离断基底段支气管，并同时切除支气管旁的淋巴结（图 32–8）。

对于上叶而言，常行多段联合的亚肺叶切除（舌段切除或保留舌段的上叶切除）。舌段切除时先打开斜裂，常采用能量器械或切割缝合器处理，以降低术后漏气的风险。随后解剖游离出舌段静脉，并结扎处理。接下来便是处理舌段支气管及舌段动脉，处理顺序无特殊。舌段动脉可为一支或多支。最后分割舌段与固有段之间的肺实质，完成舌段切除。保留舌段的上叶切除（也称为固有段切除）则由打开后纵隔胸膜开始，这样有利于后段动脉的显露，以及后续在肺门前方的解剖。接下来转到肺门前方，完成固有段静脉干的解剖和处理，切忌将舌段静脉一并切断。随后便是处理尖前干动脉。在后纵隔充分解剖游离的情况下，尖前干动脉的处理就显得格外容易。接下来进一步解剖固有段支气管，清除 10 组、11 组和 12 组淋巴结，再离断。固有段和舌段间肺实质的界限一般不难辨认，处理也较容易。

胸腔镜肺段切除已被证明是可行的[85, 86]，但有关肺段切除的具体技术则一直存在争议。在许多病例中，以段门解剖作为标志有助于辨认肺段的边界。此外还有许多方法可用于协助确认段间边界。闭合靶段支气管后再让同侧肺短暂通气膨胀来区分段间交界是较为常用的一种方法[85]。另一种方法是由 Okada 等[87] 报道，在单肺通气的基础上，通过支气管镜引导进行靶段支气管的选择性喷射通气，使靶段膨胀，从而确定段间平

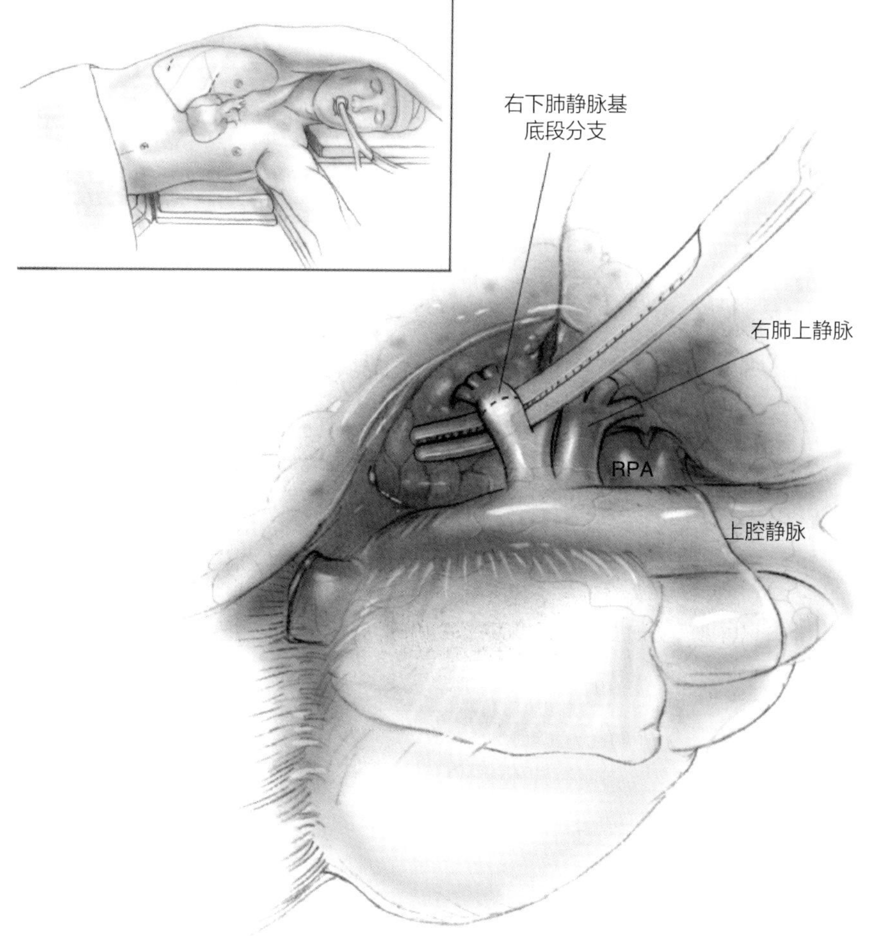

◀ **图 32–6 右下肺静脉基底段分支（前面观），基底段切除中，游离切断肺下韧带后由前入路找到基底段静脉并闭合离断**

经许可，转载自 Pham D, Balderson S, D'Amico TA. Technique of thoracoscopic segmentectomy. Oper Tech Thorac Cardiovasc Surg 2008; 13(3):188–203. © 2008 Elsevier 版权所有

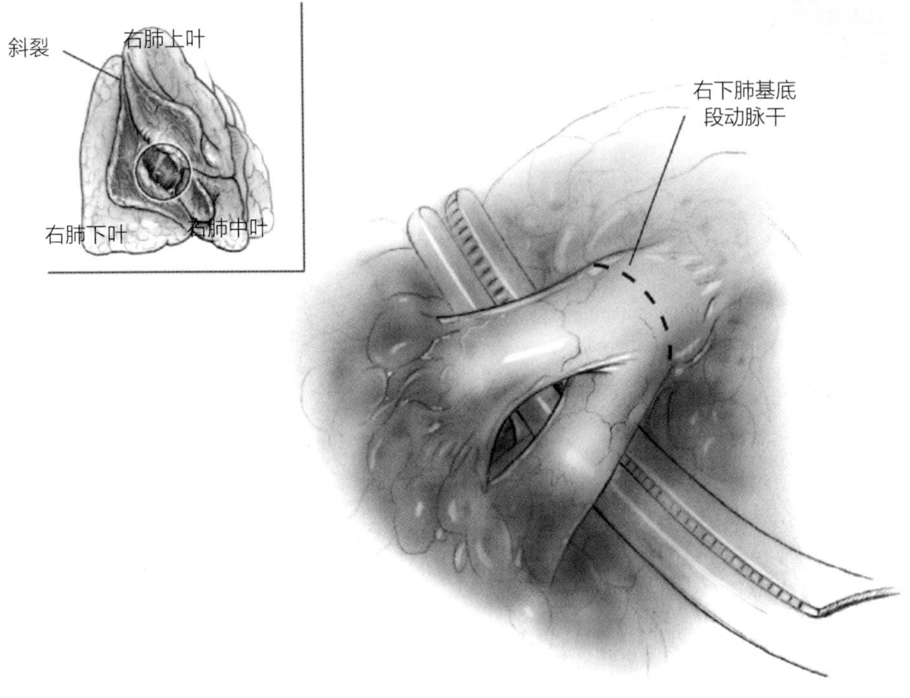

◀图 32-7　右下肺基底段动脉干。打开斜裂辨认基底段动脉并闭合离断

经许可，转载自Pham D, Balderson S, D'AmicoTA. Technique of thoracoscopic segment-ectomy. Oper Tech Thorac Cardiovasc Surg 2008; 13 (3): 188–203. © 2008 Elsevier 版权所有

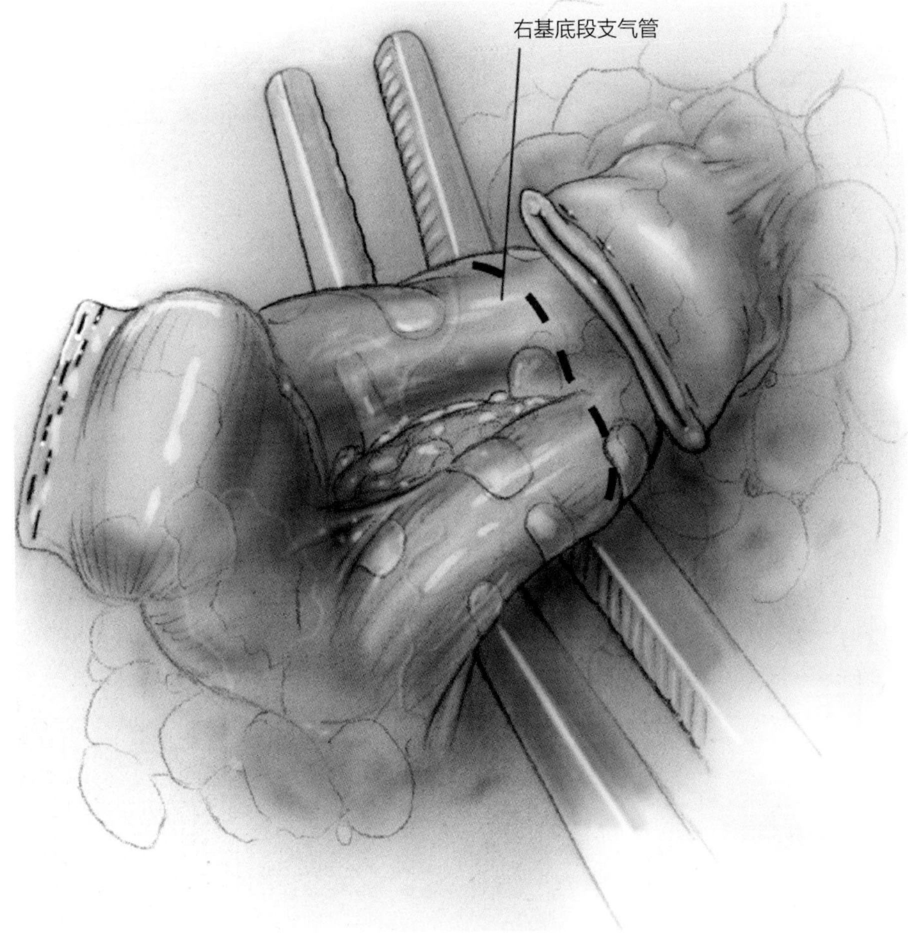

◀图 32-8　右下肺基底段支气管。由前入路解剖找到基底段支气管并闭合离断

经许可，转载自Pham D, Balderson S, D'Amico TA. Technique of thoracoscopic segmente-ctomy. Oper Tech Thorac Cardiovasc Surg 2008; 13 (3):188–203. © 2008 Elsevier 版权所有

面。区分出段间平面后，肺实质的分割可通过不同的方法实现，如切割缝合器[85]或电凝切割[12]。

在严重肺气肿的患者中使用肺膨胀通气的方法有许多缺点，术侧肺可能过度膨胀而影响观察及操作视野[88]。另一种可选的段间平面确认方法无须通过膨肺来实现，它是通过注射吲哚菁绿，再借助红外腔镜系统来观察肺段间的界限[88-91]。此外，吲哚菁绿还用于机器人肺段切除术中段间平面的辨认[92]。近期还报道了一种通过向靶段支气管内注射亚甲蓝来辨认段间平面的新方法[93]。

为进一步改进并完善肺段切除的技术，一些外科医生还采用多层螺旋 CT 血管造影的技术，以协助评估肿瘤与肺段结构之间的关系，并协助解剖肺血管及确认切除边界[58, 94]。

在某些肺段中，小肿瘤的定位是极具挑战的，当肿瘤≤ 1cm 且远离脏胸膜时尤其困难。可用于小肿瘤定位的方法包括局部注射放射示踪剂[95]、钩针和弹簧圈[96, 97]，局部注入不透光的标记物然后进行术中透视[98, 99]，以及在导航纤支镜引导下注射染料[100]。也有一些外科医生展示了其他一些定位方法，在大多数患者中取得成功，并无须依赖上述定位技术[85]。

Fernando 等[101]报道了美国外科医师学会肿瘤学组（ACOSOG）关于近距离放射治疗研究的 Z4032 随机对照试验。该研究中，作者比较了亚肺叶切除联合近距离放射治疗与单纯亚肺叶切除的疗效，发现近距离放射治疗并未能降低局部复发率。作者认为近距离放射治疗可能仅对那些切缘不足的患者有一定作用。

目前已有临床前试验和正式临床试验研究了能量器械用于血管结扎的作用[102, 103]。胸腔镜肺段切除术中一个挑战便是肺动脉的处理，尤其是右上肺后升支动脉的处理，由于传统切割缝合器功能头太大，使得这项操作更为困难，Nicastri 等[102]在猪体内进行的试验表明，超声刀可成功凝闭 76% 的肺动脉和 92% 的肺静脉。还有研究的前期结果证实，在解剖性肺切除术中使用 LigaSure 双极组织融合系统处理肺动脉和静脉分支是安全有效的[103-105]。但还需要纳入更多病例及依据长期随访的研究结果来证实该技术在人体肺血管中的可行性。

二、非解剖性肺切除

患有继发性肺恶性肿瘤的患者是理想的转移瘤切除候选病例，常采用非解剖性切除。这部分患者可能有多个病灶或后期再新发病灶。解剖性切除需要切掉较多未受肿瘤累及的具有正常功能的肺组织，这会导致患者氧气依赖或无法脱离呼吸机支持，从而严重影响患者生活质量。

转移瘤切除术可为患者带来相当大的生存获益，当然不同肿瘤类型之间远期生存率亦有所差别：骨肉瘤高达 50%[106, 107]，软组织肉瘤达 52%[108, 109]，非精原细胞性生殖细胞癌为 94%[110]，肾细胞癌为 45%[111]，乳腺癌为 75%～85%[112, 113]，黑色素瘤为＞ 20%[114]，结直肠癌为＞ 50%[115, 116]。需要指出的是，这些有关转移瘤切除术后长期生存的报道中包含了亚肺叶切除和肺叶切除，其中大部分为楔形切除。

（一）NSCLC 中楔形切除对比解剖性切除

多项研究报道显示，在Ⅰ期 NSCLC 中，肺段切除比楔形切除具有更低的复发率以及相同或更好的远期预后[117]。与楔形切除相比，肺段切除切缘更大[118, 119]，清除淋巴结更多，术后淋巴结升期率更高[119]，并且减少了局部复发风险[51]。

截至目前，有两项研究比较了胸腔镜楔形切除与胸腔镜肺段切除和肺叶切除。但是研究中楔形切除组的肿瘤更小[41, 46]，或者患者合并疾病更重[46]，这也影响了研究结果的可靠性。在具有更高匹配性的研究结果出来前，尚不能对胸腔镜楔形切除在Ⅰ期 NSCLC 治疗中的作用妄下结论。

基于上述研究结果，对于考虑行亚肺叶切除的 NSCLC 来说，肺段切除是更好的选择。但有部分外科医生支持在周围型具有支气管肺泡癌特征的腺癌[120]或以磨玻璃成分为主的临床ⅠA 期腺癌[121]中选择楔形切除术。事实上，近期已有研究结论支持在肿瘤≤2cm 的临床ⅠA 期肺癌中更多关注楔形切除的地位[121-125]。Tsutani 等评估了 610 例磨玻璃成分＞50% 的临床ⅠA 期患者的治疗结局，发现各组 3 年无复发生存率并无显著差异，其中肺叶切除组为 96.4%，肺段切除组为 96.1%，楔形切除组为 98.7%。同样地，Schuchert 等[125]也发现，对于≤1cm 的肿瘤，行楔形切除、肺段切除或肺叶切除后，三组间在无复发生存率和总体生存率方面均无显著差异。Altorki 等[122]评估了国际早期肺癌行动计划（I-ELCAP）中ⅠA 期 NSCLC 行肺叶切除和亚肺叶切除治疗的疗效，发现各组之间生存亦并无差异。在亚肺叶切除亚组中，楔形切除占了绝大部分（37/53）。而且这项研究纳入的是一项计划性筛查项目中无症状密切随访的患者，术前资料纳入质量控制严格（包括合并疾病、肺气肿、冠状动脉钙化等情况），且采用倾向性评分进行了良好的配对[122]。近期另外两项基于人群的研究，使用了国家癌症研究所的监测、流行病学和最终结果（SEER）登记数据，结果发现，对于肿瘤＜1cm 的患者[124]或年龄＞65 岁、肿瘤≤2cm 的患者[123]而言，局部切除和肺叶切除的远期疗效并无差异。

（二）围术期结果

非解剖性的部分肺切除术后很少发生并发症。即使发生并发症，也大多为胸腔积液或与胸膜相关的问题。持续性的胸腔积气发生率可达 10%。但绝大多数患者均没有症状也无须特殊处理。良性炎性疾病行部分肺切除术后死亡率几乎为 0%。Saltman、LoCicero[126]及 Tovar 等[127]报道，可采用胸腔镜手术来进行此类手术，甚至在门诊便可完成。

对于肺癌来说，有两项国家级的研究报道了楔形切除的围术期死亡率。一项是基于美国胸外科医师协会数据库，由 Linden 等[128]报道，研究通过倾向性评分配对的方法比较了Ⅰ和Ⅱ期 NSCLC 行楔形切除（3733 例）和解剖性肺切除（3733 例）患者的并发症率和死亡率。楔形切除术后死亡率为 1.2%，解剖性切除术后为 1.9%（P=0.01），楔形切除术后并发症率为 4.5%，解剖性切除术后为 9.0%（$P < 0.01$）。笔者进一步分析发现，死亡率的获益主要见于肺功能检测 FEV_1＜80% 预计值的患者中，而并发症获益则无关年龄、肺功能或切口类型[129]。

一项由 Rosen 等报道的研究，是基于美国国家癌症数据库的数据，发现 NSCLC 患者楔形切除围术期死亡率反而更高，为 4.2%；而肺段切除和肺叶切除的围术期死亡率分别为 3.6% 和 2.6%。这种差异可由各组间基线不平衡来解释，楔形切除组的患者比其他两组患者病情更重一些[130]。该研究还纳入了不少的Ⅲ期和Ⅳ期患者。

（三）技术

可用于非解剖性肺切除的方法很多，如开胸或腔镜用的切割缝合器、电凝和激光。具体技术则大同小异。

不管采用上述哪种方法，均可以通过不同的切口入路来完成，如常规后外侧开胸或正中开胸同时行双侧病变切除或微创胸腔镜手术。大部分患者采用后外侧开胸切口的体位，双腔气管插管，全身麻醉。进入胸腔后，先全面探查以确保没有病灶被遗漏掉。若患者有多个转移病灶，应分别妥善处理。

行楔形切除时，最好采取 U 形切除而非 V 形切除，这样能更好地确保足够的切缘。操作时不要关注节约切割缝合器钉舱，以免适得其反。有两种方法备选。先于距病灶数厘米的位置平行切割两枪。多个制造商的开胸或腔镜用切割缝合器均可选用。然后提起病灶，在近端切缘处再切割一枪或两枪，即可完成楔形切除。也可以先沿病灶一侧先切割一枪，然后提起病灶边缘，再依次围绕病灶进行切割。最后一枪时切割角度往往不同。在胸腔镜下手术时，往往选择第二种做法。这种做法一般需要 3～5 个钉舱，但能确保切缘足够且规整。随着腔镜技术的应用，后续将要介绍的这些技术已经基本上被完全替代了，但它们仍有存在的价值，偶尔也会用到。

电凝也可以用来切除病灶，它既切且凝。此技术最初是由 Urschel 所报道[131]。先在病变表面的肺实质上做一线性切口，显露病灶。通过牵拉和反向牵拉，再沿病灶深面进行电凝切割，即可完整切除病灶，保留下所有正常的肺组织。要完成这个操作，电凝的功率需至少达到 70W。在此功率下才能很好地凝闭组织及一些中小血管。该方法主要的缺点是在电凝切割的过程中，电刀头容易和肺实质粘在一起。

Cooper 及其同事提出了另外一种可选方法是双极电凝法[132]，即做好牵拉显露后，用双极电凝钳夹持少量组织进行依次凝闭。稍粗的血管或支气管需单独结扎处理。这种方法对其余肺组织损伤小，漏气也少，效果不错，但比较费劲和耗时，且对＞ 1mm 的血管均需单独结扎处理。

另一种切除工具是钕：钇铝石榴石（Nd:YAG）激光，它是一种非常好的切割和凝闭工具。其中一个优势便是这种激光工具无须接触组织便可完成切割，从而不存在功能头与组织粘在一起的问题。当功率设置为 40W 时，它便可以安全凝闭 ≤ 2cm 的血管和 ≤ 1cm 的支气管。它会产生大量的烟雾，这些烟雾必须经过负压过滤装置排除。此前有报道描述了该方法[133]。适当牵拉显露后，用激光完整切除病灶。由于激光烧灼的过程中会导致组织挛缩，因此烧灼时最好在距病灶 1～2cm 的范围进行。对于比较粗大的血管，若激光凝闭不了则需要单独结扎处理。理论上讲，由于激光的渗透作用，采用激光的另一个优势是可以消灭病灶周围 4mm 以内的微转移灶。当然，该方法有一个缺点，即激光切割后在切缘肺组织留下的瘢痕在术后数个月均存在，并在影像上清晰可见。因此，术后应不定期的行胸部 CT 扫描检查，监测局部是否有复发。

三、亚肺叶切除的患者选择

基于文献证据，肺段切除是 ≤ 2cm 周围型肺癌的可选方式，前提是保证切缘不能小于肿瘤直径。此项技术尤其适合于高龄、体状态差或心肺功能储备差的患者。随着高分辨 CT 应用增多，越来越多的含气磨玻璃样结节被检测出。这些特征的结节大多为支气管肺泡细胞癌、原位腺癌或微浸润性腺癌[11]。Asamura 等[11]发现，薄层 CT 上肿瘤实体成分占比＜ 50% 是提示微浸润性腺癌的可靠影像指标。对于具有这些特征的肿瘤，如为 CT_{1a} 期，肺段切除或具有宽切缘的楔形切除便已足够；如为 CT_{1b} 期，则推荐采用肺段切除。

四、局限性

上述大部分研究均为回顾性，并存在选择偏倚。此外，许多研究中各组间术前基线特征并不完全匹配，有些研究甚至没报道支气管肺泡细胞癌、原位腺癌及微浸润性腺癌的患者比例。准确描述组织学类型对于有关亚肺叶切除的研究非常重要[8]，这一点在 Nakayama 等[134]报道的 63 例行亚肺叶切除的临床 I A 期腺癌患者结果得到了检验。该研究中，依据高分辨 CT 上肿瘤影消失率将肿瘤被分为“含气型”（46 例）或“实体密度型”（17 例）。术后证实，46 例含气型肿瘤中有 38 例为支气管肺泡细胞癌，而实体密度型中均为非支气管肺泡细胞癌。含气型肿瘤 5 年生存率明显优于实体密度型（95% vs. 69%，$P < 0.0001$）。

为了减少治疗方案选择时偏倚和混杂因素的影响，急需随机对照试验。此外，今后的回顾性研究应将各种可能的混杂因素尽量匹配后再行分析，可以采用分层或多因素回归分析，以及采用倾向性评分配对的方式实现。

五、未来的研究

行肺切除术后的 I 期 NSCLC 患者中有高达 11.5% 的患者可能会再发生原发性肺癌[40, 137]。因此未来研究的一个重要方向为，需要评估已行肺段切除或肺叶切除的患者将来是否还能够耐受二次手术。胸腔镜肺段切除一方面比开胸肺段切除创伤更小，另一方面比胸腔镜肺叶切除更多地保留了肺功能。因此理论上来讲，胸腔镜肺段切除术后的患者能更好地耐受二次手术[8]。

将来的研究还应该纳入淋巴结清扫的站数和类型或淋巴结的具体数目等数据。此外，外科医生的经验也是影响肺段切除结局的一个考量因素。

目前有两项大型的随机对照试验（CALGB 140503 和 JCOG0802/WJOG4607L）正在进行[138, 139]，这些试验结果能让我们更好地认识局限性切除术在 NSCLC 治疗中的作用。CALGB 140503 试验是由肿瘤临床试验联盟发起，旨在评估≤ 2cm 肿瘤患者随机接受局限性切除术或肺叶切除术后的结果，而至于选择胸腔镜入路还是开胸入路，则由外科医生自行决定[140]。JCOG0802/WJOG4607L 试验则是由日本临床肿瘤学组和西日本肿瘤学组共同发起，旨在评估≤ 2cm 浸润性肺腺癌（以 CT 实体 / 肿瘤占比 25%～100% 来界定）随机接受肺段切除或肺叶切除后的结果[138]。还有一项正在进行的Ⅱ期临床试验（JCOG0804/WJOG4507L），该试验纳入了肿瘤≤ 2cm 且在影像学上表现为非浸润性或微浸润性腺癌的患者，这些患者将接受大楔形切除或肺段切除[141]。这些试验结果将更好地阐释肺段切除和楔形切除在 NSCLC 中的作用。

六、声明

感谢 Joseph LoCicero Ⅲ医生在此书本章节前一版中的贡献。本章节中保留了此前版本关于技术和良性疾病切除的描述。也感谢 John Deng 对本章节编写的协助。

第33章 肺部疾病的机器人辅助手术

Robotic-Assisted Surgery in Pulmonary Diseases

Richard S. Lazzaro Andrew Brownlee Laurence N. Spier Mark R.Dylewski 著

朱云柯 陈 楠 译

一、概述

自20世纪80年代初以来，为改善微创手术（minimally invasive surgery，MIS）的局限性，开发出了多种外科机器人。1985年，PUMA 560型机器人最早被广泛用于外科手术，最初是用于定位脑组织活检的针头。此后不久，其他亚专业也开始应用其他的机器人（Probot，泌尿外科，1988；Robodoc，骨科，1992；Zeus，妇科，1998）[1-3]。1994年，最佳定位自动内镜系统（Automated Endoscopic Sys-tem for Optimal Positioning，AESOP）是美国食品药品管理局（FDA）批准的首款用于腹腔内手术的机器人设备。2000年，达·芬奇机器人系统问世，该系统由斯坦福研究所和美国航空航天局（NASA）开发。原型机最初是为军方设计的，目的是给战场上提供即时的远程手术平台[3]。

2001年，Melfi等首次报道了机器人肺叶切除术的系列病例（n=5）[4]。2002年，Melfi等进一步报道了系列手术病例，共24例肺叶切除术（左肺下叶11例，右肺下叶9例，右肺中叶3例，右肺上叶1例）。笔者详细介绍了机器人肺叶切除术的操作步骤，概述了患者体位、切口位置、器械使用和避免碰撞的方法。24例患者中，2例中转开胸手术[5]。2006年，Park等发表了34例机器人肺叶切除术的回顾性病例分析，包含了所有类型的肺叶切除术，所有患者均为R_0切除，中位住院时间为4.5d[6]。

随着机器人手术平台发展，现在已能够连接到二级控制台，用于提供指导和监督。达芬·奇系统可以通过控制台之间切换一或多种器械，以及远程辨认关键的解剖结构和识别动作，可作为指导和教学的辅助手段。

外科医生在远离手术室和患者的位置控制机器人称为远程手术。在加拿大的一系列手术中，一组外科医生通过控制台在距手术地点400km处完成了机器人手术。信号经商业化的光纤网络传输，其延迟时间（135～140ms）尚可接受[7]。同样地，远程监控也可以让有经验的医生远程提供实时指导。目前此项技术已经投入使用，未来将成为全（美）国和国际手术指导项目的平台[8]。最后，使用画中画和叠层技术（如融合成像）将实时机器人手术和术前影像整合，极可能使辨认关键结构和病灶轮廓变得轻松而高效。

二、肺叶切除术的发展

肺叶切除术仍然是早期非小细胞肺癌（non-small-cell lung carcinoma，NSCLC）治疗的标准外科手术方法[9]。经后外侧开胸，精确地在肺门解剖，并单独结扎、离断肺门结构（支气管、动脉和静脉），并进行淋巴结采样或完全清扫术（笔者更喜欢后者）评估淋巴结的手术是最传统、普及度最高的手术方法。在 20 世纪 90 年代初期，随着电荷耦合装置（charge coupled device，CCD）的发展以及 Walker、Mack、Landreneau、Lewis 等的远见和不懈努力，电视胸腔镜肺切除术治疗早期 NSCLC 的方法得以问世 [10–12]。

编号 CALGB 39802 的临床研究建立并规范了 VATS 肺叶切除术的操作技巧，该研究确立了五项原则 [13]，在不牵开肋骨的情况下，器械操作孔切口不得超过 8cm；肺门结构的离断以及血管、支气管的独立吻合应与淋巴结取样或清扫结合进行；最后，肺叶切除术标本必须放在不透水的标本袋里 [13]。Whitson 等 [14] 对 VATS 与开胸肺叶切除术进行系统回顾的结论是，与早期 NSCLC 患者的开胸手术比较，VATS 肺叶切除术可降低发病率并提高生存率。

对 VATS 的适用情况和肿瘤学有效性的担忧促使研究人员评估了多个数据库，以阐明潜在问题。例如，NSCLC 外科手术期间淋巴结评估的范围和有效性已经争论了很多年，并可能会持续下去。但事实上，淋巴结评估和清扫的范围更多地取决于于外科医生，而非手术方法（开胸、VATS 或机器人手术）。最终，Gopaldas 等 [15] 调查全（美）国住院样本数据库获得 VATS 肺叶切除术的采用率为 5.9%，而在 STS 数据库为 20%。尽管 VATS 出现已有 20 多年，且也有报道显示其益处和改善预后，但早期 NSCLC 的 VATS 采用率仍然受到对较小的 T_1 与 T_2 肿瘤的选择偏好影响，淋巴结升期率更低，且早期 NSCLC 患者采用率显著低于 20%。

Dylewski 和 Lazzaro [16] 之前报道过机器人 VATS 手术平台进行全肺切除的潜力，有望提高微创手术（MIS）的采用率和淋巴结清扫术的适用性。根据经验，相比于 VATS 肺叶切除术，可以使机器人手术器械相关增加的成本最小化，克服这个困难 [16]。Adams 研究了标准化机器人肺叶切除术对微创腔镜全肺切除术的安全性和采用率的影响。他阐明了机器人肺叶切除术与 VATS 肺叶切除术结果相当，且机器人手术结局更有利（住院时间、置管时间、漏气发生率）。此外，机器人肺叶切除术依赖于可重复的微创肺叶切除术平台，适用于各类患者。无论外科医生是否具有 VATS 手术经验，它都可以由具有不同背景，技术的外科医生操作 [17]。机器人手术的学习曲线很难定义，但却是讨论热点。显而易见，团队共同努力有助于学习曲线最小化，并让 3D 可视化、双手解剖和高自由度的好处最大化。

关于成本，与 VATS 肺叶切除术相比，机器人肺叶切除术成本增加，但低于开胸手术成本。因此，考虑机器人手术成本时，应该与开胸手术相比较。

三、机器人肺叶切除术围术期结局

Takagi 等 [18] 简要总结了机器人肺叶切除术的围术期预后。笔者在 Medline 检索了截至 2011 年 4 月的文献，确定了 7 项符合纳入标准的研究。该文章报道，机器人肺叶切除术的平均手术时间为 215min，而 VATS 肺叶切除术和开胸肺叶切除术的平均时间分别为 222min 和 216min。此外，机器人肺叶切除术到中转开胸手术率为 9.4%，高于 VATS 的中转开胸手术率（8.1%）[18]。

Kent 等回顾了 2008—2010 年的州立住院患者数据库（SID），并比较分析了开胸手术、VATS 和机器人肺叶切除术。共纳入了来自 8 个州的 33 095 名患者。22 238 例患者接受了开胸肺叶切除，12 427 例患者接受了 VATS 肺叶切除，430 例接受了机器人肺叶切除。由于机器人肺叶切除术是一项新兴技术，与已发展数十年的 VATS 肺叶切除术相比，机器人手术问世时间很短，因此大多数肺切除术都是通过开放手术进行的。然而，机器人肺叶切除术的死亡率较低（0.3% vs. 1.2%VATS 和 2.6% 开胸，P=0.003）；住院时间较短（6.0 d vs. 6.4d VATS 和 8.0d 开胸，P=0.001）；住院时间延长率较低（4.6% vs. 7.6%VATS 和 9.9% 开胸，P=0.003）；并发症发生率更低（43.4% vs. 49.5%VATS 和 50.6% 开胸，P=0.036）；并发出血无差异（表 33–1）[19]。

表 33-1　机器人肺叶切除术围术期结局

研　究	病例数（n）	中转开胸（%）	并发症（%）	死亡率（%）	住院时间（d）
Ninan and Dylewski [21]	74	2.6	12.2	0	3
Gharagozloo et al. [22]	100	1.0	21.0	3.0	4
Lazzaro et al. [23]	128	0.78	15.6	0	4.19
Cerfolio et al. [24]	119	11	27	0	2.0
Kent et al. [19]	403	—	43.4	0.2	5.9
Park et al. [25]	325	8	25.2	0.3	5

Paul 等基于 2008—2011 年的全（美）国住院患者样本，比较了机器人肺叶切除术与胸腔镜肺叶切除术的有效性。笔者发现，与 VATS 相比，机器人肺叶切除术并发症发生率较高（50.1% vs. 45.2%，P=0.05）；医源性出血发生率高（5.0% vs. 2.0%，P=0.05）；费用更高（成本 / 费用比）（$22 582 vs. $17 874，$P$ = 0.05）。尽管本研究报道了并发症发生率增加，并且与 VATS 相比，机器人肺叶切除术的死亡率有所改善（0.7% vs. 1.3%，P=0.15）。虽然在这项研究中机器人肺叶切除术的医源性出血率更高。但是笔者认为，随着手术经验积累，医源性并发症的发生率可能会降低 [20]。尚无关于失血，输血率和中转开胸率的报道。

四、淋巴结切除术

对于Ⅰ～Ⅱ期 NSCLC 以及ⅢA 期患者的多模式治疗，手术仍然是很重要的部分。肺叶切除术的手术方法（开胸、VATS、机器人手术）的肿瘤学充分性或等效性不仅通过获得 R_0 切缘来验证，也可由淋巴结清扫范围和随后的淋巴结升期及生存率来验证。完全纵隔淋巴结清扫术是大多数学术医疗中心肺癌切除术的标准治疗手段 [26]。Wright 等 [27] 发表了 NSCLC 手术随机对照试验 Meta 分析结果的研究报道，认为接受了完全纵隔淋巴结清扫术的患者死亡率显著低于接受系统淋巴结采样的患者。随后的 ACOSOG Z0030 研究是一项针对 N_0 或非肺门 N_1，T_1 或 T_2 期 NSCLC 患者进行的随机试验，研究肺切除术中纵隔淋巴结采样与完全淋巴结清扫术对生存率的影响 [26]。纳入 1023 例经过严格的纵隔和肺门淋巴结采样，并经冷冻切片确认淋巴结阴性的患者，随机分为无进一步淋巴结清扫组或完全纵隔淋巴结清扫组。尽管第一步的淋巴结采样很严格，但 N_0 或非肺门 N_1，T_1 或 T_2 期 NSCLC 患者完全纵隔淋巴结清扫并无长期生存率优势，笔者还是建议所有可切除的 NSCLC 患者均应进行完全纵隔淋巴结清扫。Z0030 研究中严格的淋巴结采样并未推广到美国接受 NSCLC 肺切除术的大多数患者，据 Little 等 [28] 报道，仅有 57.8% 的以手术作为初始治疗的肺癌患者进行过任一纵隔淋巴结评估。

Boffa 等 [29] 在 STS 数据库的综述中已广泛评估了与 VATS 肺切除相关的淋巴结清扫术合理性。他发现与开胸手术相比，VATS 肺叶切除术后 N_1 淋巴结升期发生率较低。尽管 Denlinger 等发现，通过 VATS 切除的淋巴结总数少于开胸切除术（7.4 vs. 8.9），N_2 淋巴结切除数也更少（2.5 vs. 3.7）[30]，但笔者们不得不在进行 VATS 肺叶切除术时，更仔细地进行淋巴结评估，以减少两种术式取下淋巴结数目的差异。

Wilson 等 [31] 对三个中心接受了机器人肺叶切除术或肺段切除术的 302 名患者进行回顾性分析，结果显示，病理性淋巴结升期发生率为 10.9%，与 VATS 相似，低于开胸手术。但是，在评估临床 T 分期的肺门淋巴结升期时，笔者指出，机器人切除术优于 VATS 切除术，相当于开胸手术。Lee 等[32]报道，进行 VATS 和机器人手术的淋巴结升期发生率相当（15.2% vs. 13.2%，P=0.72），这与 Boffa 等[29]报道的开胸手术中的 N_1 升期率相似（9.3%）。Lee 还指出，较高的 T 分期是淋巴结分期的重要预测指标（PT_{1a} 为 7%，PT_{1b} 为 13%，PT_2 为 31%，$P < 0.001$）。总之，较高的 T 分期预示着淋巴结病理阳性的发生率更高，淋巴结评估的范围和适当性更多取决于外科医生，并且可以克服所选手术方法的潜在局限性，无论开胸、VATS 或机器人手术[29, 31-32]。

五、肿瘤结局

Park 等纳入了三个机构在 10 年内的 325 例患者，分析了机器人肺叶切除术的长期肿瘤结局。遵循 CALGB 共识中的技术，机器人手术的中转开胸率为 8.3% 且发病率较低，轻症并发症发生率为 21.5%，总并发症发生率为 25.2%。据该报道，ⅠA、ⅠB 和Ⅱ期患者的 5 年总生存率分别为 91%、88% 和 49%。笔者得出的结论为，特定分期的生存率是可接受的，并且与先前 VATS 和开胸手术结果一致[25]。

六、成本

通常认为成本的增加是不选择机器人肺叶切除术的原因。VATS 外科医生常因机器人的器械固定成本以及一次性器械的成本而避免采用机器人手术。尽管 VATS 肺叶切除术目前比开胸手术更节省成本，但早期对 VATS 肺叶切除术的分析显示，其成本比开胸肺叶切除术增加了 3190 美元。在 VATS 肺叶切除术的早期经验中，其高费用被视为普及该方法的障碍，但这个问题最终被克服[33]。

随着经验累积，技术、制造业和竞争的升级，VATS 肺叶切除术的成本已经降低，现在通常认为它比开胸手术节省成本。2010 年，Duke 大学的 Burfeind 及同事等[34]对胸腔镜手术与后外侧开胸手术进行了成本最小化分析，评估了 113 例患者（37 例接受了后外侧开胸手术，69 例接受胸腔镜肺叶切除术）。与开胸手术相比，胸腔镜肺叶切除术可节省 2035 美元（$P < 0.0012$）。笔者评论，将 VATS 肺叶切除术应用于美国新诊断的可切除肺癌（约 50 000 例），每年将节省约 1 亿美元的成本[34]。

Park 和 Flores[35]回顾了所在机构开胸肺叶切除术、仅 VATS 肺叶切除术与机器人辅助 VATS 肺叶切除术的经验。Park 指出，开胸手术比仅 VATS 手术的费用增加了约 8000 美元；与仅 VATS 手术相比，机器人肺叶切除术的成本增加了 3880 美元[35]。此外，对机器人肺叶切除术的成本进行更细化评估将进一步阐明这一问题。但是很明显，VATS 肺叶切除术采用率有限，并且尽管有了机器人平台，安全实施的机器人肺叶切除术仍将进一步提高 VATS 肺叶切除术的采用率，如果将机器人从开胸手术转换为 VATS 平台，则可以节省整体医疗成本。如果机器人技术能够以安全、适当的方式促进微创方法的普及，而这是 VATS 尚无法实现的。与传统的开胸手术相比，所有潜在的好处都证明成本增加是合理的[36]。

七、肺切除手术

Dylewski 于 2011 年报道了 200 例接受完全基于端口的机器人肺切除术的经验，其中 154 例患者接受了肺叶切除术。他们进行的复杂微创手术切除包括亚肺叶切除、解剖性肺段切除术（n=35），双叶切除术（n=4）、袖式肺叶切除术（n=3）、带整块切除的肺叶切除术（n=3）和全肺切除术（n=1）。总体 60d 死亡率为 1.5%，而并发症发生率为 26%[37]。此外，Lazzaro 和 Spier[23]介绍了 128 例接受机器人肺叶切除术的经验。由多名外科医生在 128 位连续的患者中评估了在单中心由机器人辅助进行的 VATS 肺叶标准化手术的可行性和安全性。研究中患者无死亡，总并发症发生率低于 15%。利用指导模式和联合外科医师的重点协助，成功地进行了机器人肺切除术，而发病率、死亡率和淋巴结评估均无明显差异。

八、讨论

局部晚期肺癌的治疗已从全肺切除术发展到肺叶切除术，又从开胸手术发展到 VATS 手术。CALGB 指南提出了 VATS 肺叶切除术的标准定义，表明肺叶切除术的宗旨在于微创，即解剖切除、淋巴结评估和单独结扎解剖结构；也包含避免肋骨扩张和小尺寸切口。然而，自 1991 年首次进行 VATS 肺叶切除术以来，医生们注意到了与开胸手术相比，VATS 肺叶切除术具有更好的预后（老年人可以更好地耐受，疼痛少，恢复更快，炎症反应少，并发症少，死亡率降低，I 期患者的 5 年生存期有改善趋势）。然而现实情况是，在 STS 数据库中，VATS 肺叶切除术的采用率不到 30%，且对 T_1 期肿瘤有选择偏倚，并且减少的淋巴结总数和区域与降期有相关性。

尽管 VATS 肺切除术平台自 1991 年以来就被用于临床实践，且被广泛认为是安全的，相对于开胸肺叶切除术具有更好的预后（例如，房颤、肺不张、持续性漏气发生率低，住院时间缩短，出血少和输血率低），应被视为肺切除术的“金标准”[38]，但尚未为大多数外科医师所接受，目前仍只被少数外科医师用于早期肺癌患者的治疗。一般认为，阻碍 VATS 肺叶切除术普及的原因是术中控制出血的能力和外科医生的经验。许多外科医生在接受住院医师培训后了解了 VATS 技术，并且当前的受训人员（以 ABTS 胸腔镜为中心）至少需要进行 10 次大型 VATS/ 机器人解剖切除术[39]。

对机器人肺叶切除术与较成熟的 VATS 肺叶切除术的早期经验进行的比较分析的结果表明，机器人肺叶切除术总体上是安全的，虽然可能会增加并发症，并且成本高于 VATS 肺叶切除术的成本费用比率，但与其他肺切除的方法相比，可减少住院时间和死亡率。

尽管有些中心可以对更晚期的肿瘤进行胸腔镜肺叶切除术和包括重建在内的复杂切除术，但事实是大多数手术切除病例都是通过开胸手术完成的。然而，机器人辅助肺叶切除术有望进一步使 VATS 手术被更多的患者和外科医生采用，使之适用于更多疾病。模拟器的开发、影像的完善、影像与视频图像的融合（外科医生看到的影像）是发展以图像为导向手术的好机会，并可以在有机器人协助或无协助的情况下进一步提高 VATS 的采用率和安全性。

九、机器人肺切除术手术技巧

右肺上叶切除术：术前核对是为了确认患者、手术术式、影像学、适应证，以及术前评估和优化。在切开之前静脉内注射抗生素。利用下肢增压靴预防深静脉血栓。在双腔气管插管后，将患者置于左侧卧位。将腋窝垫放在腋窝根部。支撑住患者右臂，并通过放置在患者前后的垫板来固定患者的位置。

准备好患者及体位，执行术前核对，以确认成像和患者的体位摆放，进行支气管镜检查。开始单肺通气，并依据 10s 原则[40]进行打孔，进入胸腔。此时，CO_2 的起始压力为 8mmHg。与麻醉团队进行沟通，以防止偶发的静脉回流减少继发低血压。当机器人停靠在切口上时，将另外 4 个切口置于视野下。依据 10s 原则将镜头孔以及机器人手臂的主臂左右两侧放置在下肺静脉的尾侧。这种开孔方法确保了下肺韧带的可视化，以及肺门和上纵隔的完整可视化，方便游离。通过基于内部解剖结构的标准化对接策略，可以通过机器人完成任何切除。外科医生坐在机器人控制台，在视觉引导下伸入器械，开始操纵机器人进行切除。同时由床边外科医师提供床边协助。床边外科医师需要接受培训，并熟悉机器人器械和内镜吻合器的更换。控制台医生或手术医生与团队（床旁外科医师、洗手护士、巡回护士和麻醉师）进行有效沟通很重要。

常规进行纵隔的影像学分期，但无论是通过支气管内超声（EBUS）、纵隔镜检查，还是在手术中探查，都不应取代手术评估纵隔淋巴结。

在斜裂中找出肺动脉，利用双极电凝和内

镜吻合器从前至后打开后侧斜裂。确定后升动脉和尖段动脉之间的空间对于安全分开肺裂至关重要。用第四只机械臂握住的海绵将肺向前牵拉，从而使纵隔胸膜显露在实质边缘的后方。利用海绵被动牵拉使肺部显露，而无须物理抓持住肺，防止了肺损伤。分开纵隔胸膜，向前切开至支气管，有助于在右上支气管的尾端和中间支气管之间完全打开肺裂。通常在此步骤中切除肺门淋巴结，这有助于动脉解剖及与内镜吻合器包绕，因其显露了更多动脉分支。对于非机器人 VATS 肺叶切除术，需要进行充分解剖游离，以使外科医生能够伸入吻合器。进行机器人 VATS 肺部切除术时，肺门淋巴结清扫术和打开肺裂的操作模仿了开胸手术技术，并可能是某些机器人肺切除术支持者认为的淋巴结清扫增强原因。解剖后，可以打开后侧斜裂。接下来，注意力集中于扩大中叶静脉汇合到上肺静脉之间的空间上。这一步最好用双极电钩从前侧操作。静脉后方是肺动脉，包括右肺中叶分支。将上叶静脉从汇合处向肺实质切开，有助于分离水平裂，并让右肺中叶动脉远离实质。这有利于内镜吻合器将水平裂切开。打开肺裂增强了解剖的可视程度，便于手术解剖。值得注意的是，非机器人 VATS 肺切除术通常是通过不打开肺裂技术完成的，该技术可避免在肺裂处解剖肺动脉，已被认为是在非机器人 VATS 肺叶切除术中最大限度减少出血的技术，但也使这种手术经常出现切除淋巴结数目减少的情况。

彻底的肺门淋巴结清扫术为病理学评估提供了更多的淋巴结，并确保对机器人外科医生进行动脉结构解剖的出色可视化。肺门淋巴结被送去进行冷冻切片分析。解剖游离后升动脉，并用血管内吻合器分开。接下来，将上叶静脉解剖游离并用血管吻合器隔离，注意保留中叶静脉。上叶静脉的离断便于对肺动脉干分支的解剖。该分支为最后被离断的血管结构。

用内镜吻合器将上叶的支气管夹住，并确认中下叶的通气。恢复单肺通气，用支气管吻合器打钉，离断上叶支气管。将标本放入袋中，并在扩大切口后通过辅助切口取出。当进行纵隔的系统性淋巴清扫时，立即将标本送去评估切缘病理。

机器人解剖性肺切除的术式允许外科医生复制开胸手术。右中叶切除、右下叶切除、左上叶切除和左下叶切除均以相似的步骤进行。左侧操作则要求将机器人的第四臂放置在患者后侧，但是打孔遵循 10s 原则。这些术式的机器人操作步骤与开胸手术技术如出一辙。

第34章 电视辅助胸腔镜肺楔形切除术、肺叶切除术和全肺切除术

Video-Assisted Thoracoscopic Surgery for Wedge Resection, Lobectomy, and Pneumonectomy

Miriam Huang　Mark W. Hennon　Todd L. Demmy　著

刘伦旭　译

一、概述

电视辅助胸腔镜（Video-assisted thoracoscopic surgery，VATS）肺切除术目前已被学界广泛接受，其术后生存结果和传统开胸手术相近[1]。研究者发现接受VATS肺叶切除和开胸手术的ⅠA期肺癌患者3年和5年生存率相似[2]。与接受开胸手术的患者相比，VATS还具有一些显著优势，包括更佳的疼痛控制、更短的胸腔引流管留置时间、更短的住院时间（尤其老年患者）、更轻的炎症反应和更为美观[3, 4]。接受VATS的患者通常系统性应激反应更轻，且更好地保存了细胞免疫功能[5]。同时，VATS肺叶切除术降低了房颤、肺不张、持续性漏气、肺炎和肾功能衰竭等并发症的发生率[6]。VATS相比于开胸手术的这些优势都能转化为资源效益，既能降低治疗费用，也能减少患者的整体花费[7]。

但外科医生们仍对VATS的最佳技术、困难的学习曲线、肺叶切除术治疗肿瘤的有效性，尤其淋巴结评估等方面仍较为关注[8]。这些问题都是潜在的阻碍VATS推广的原因。美国胸外科医师协会数据库提供的数据显示，虽然VATS有着诸多优势并已有超过20年的发展历史，但其在美国的普及率仅约为50%[9]。

VATS的适应证和禁忌证也随着技术和器械的进步而不断演变。直径＜3cm的周围型肺癌是最初的首要适应证[10]。但是目前适应证进一步拓展，VATS亦可用于直径更大的肺癌和中央型肺癌，绝对禁忌证范围进一步缩小[11]。但是，VATS仍不可应用于伴有严重胸膜纤维板形成以及无法进行选择性通气的患者。

随着相关技术在过去30年间的不断发展，对经验丰富的医生来说，使用新辅助化疗、肿瘤侵犯胸壁、需要进行袖式切除等情况已不再是开展VATS手术的阻碍[12]。与开胸手术相比，VATS允许更多的患者接受辅助化疗，从而展示出其改善局部晚期非小细胞肺癌（non-small cell lung carcinoma，NSCLC）患者生存情况的潜力（表34–1）。

二、定义

尽管不同学者或机构对VATS肺叶切除术的定义有一些差异，但定义主要来源于CALGB 39802可行性试验中的共识定义，即基于2个约1cm的切口和一个4～8cm的操作切口，手术禁止肋骨牵开[10]。一般而言，VATS肺叶切除术具

表 34-1　VATS 解剖性肺切除术后结果

参考文献	患者数	VATS 例数[a]	中转开胸率（%）	死亡率（%）	并发症发生率（%）	中位住院时间（d）
Yim[77]	216	189	0.9	0.5	21.9	6.8[b]
Walker[78]	178	159	11.2	1.8	NR	6
Iwasaki[79]	140	100	NR	0	NR	NR
Roviaro[80]	344	253	23.1	1.03	7.7	NR
McKenna[81]	1100	1067	2.5	0.8	15.3	3
Onaitis[44]	500	500	1.6	1.2	NR	3
Swanson[10]	111	96	10.8	2.7	9.4	NR
Shaw[81]	180	142	9.2	0.6	29.9	4

*NR. 未见报道；a. 其他切除术：肺段切除术或全肺切除术；b. 平均时间

有以下特点：①使用腔镜设备显示胸腔内结构；②不进行肋骨牵开；③单独解剖静脉、动脉和支气管；④小于 8cm 的操作切口；⑤标准淋巴结采样或清扫[10]。外科医生可根据自身习惯调整入路切口的数目和大小，是否吹入二氧化碳，胸腔镜类型，肺门结构分区，以及一般的器械或用品（缝合线、切割吻合器、电刀及超声刀等）。最后，胸腔镜肺叶切除术应达到与开胸手术相同的安全性和肿瘤治疗效果。以有意的、可控的方式进行中转开胸不应被视为手术失败。

本章将讨论楔形切除术、肺叶切除术和全肺切除术技巧，以及每个解剖性肺叶切除术的术中失误补救技巧[13]。表 34-2 提供了有关器械、牵拉和显露的指南。本书会提供视频截图概要，完整版本视频可在网络上获取（http://www.ctsnet.org/sections/videosection/videos/2013_video-atlas-thoracopic-lobectory）[14]。作为一种学习工具，任何微创肺叶切除术方法遇到的困难都可以通过表 34-3 中“F”口诀来解决。

三、电视辅助胸腔镜楔形切除

对肺实性结节或非实性病变［磨玻璃影（ground glass opacity，GGO）］行非解剖性 VATS 楔形切除术是一种有潜力的诊断和治疗方法。在健康患者中，VATS 楔形切除术的并发症发生率和死亡率极低；而且，该方法免去了术前影像引导下经皮穿刺活检。对身体状态差和肺储备功能降低的虚弱患者而言，肺楔形切除术是原发性 NSCLC 的最佳治疗方法。然而，在伴有潜在的肺实质疾病（尤其是肺纤维化）时，楔形切除术后的并发症发生率和死亡率可能较高[15, 16]。

外科医生将术前影像（如 CT）与术中所见肺解剖位置相结合，以定位结节。随着高清视频成像技术的改进，加上器械的精细化，往往可通过 VATS 切口用手指触诊对结节进行成功定位。在难以识别结节的情况下（小 GGO，结节＜ 5mm，或距离胸膜表面＞ 2cm），还可用其他方法进行结节定位。

四、楔形切除术中高难度靶点的定位

对于识别潜在的难以定位的肺结节，Mack 等[17]最先报道的术前放置 CT 引导的定位针仍是一项有效手段。该过程通常需要介入放射科室的协助。在存在多个结节的情况下，放射科与外科医生之间的有效沟通是至关重要的。该方法缺点

表 34-2　VATS 术中可能问题及解决方案

问　题	可能解决方案
镜头	选用腋中线第 8 肋间隙
前侧操作孔	使用镜头、针头或数字化引导 从第 6 肋间隙进入，越向前，与斜裂对齐情况越佳；保持前切口尽可能靠前，以改善吻合器的伸入角度
辅助孔	长度 4～8cm（通常为 5cm）的切口，通过镜头、针头或数字化引导
上叶	利用腋前线第 4 肋间隙显露，和解剖上叶静脉和动脉分支
下叶	尝试在腋中线第 5～6 肋间隙叶间肺动脉表面；若切口延长，注意不要损伤胸长神经
镜头操作	选择另一个镜头孔或入路切口放置镜头 使用 30°或软式胸腔镜 在进行 VATS 肺叶切除术前，对扶镜助手进行充分培训 使用 5mm 镜头，以便与其他器械共用入路
患者体位	采取头高卧位，以降低横膈 倾斜手术台，以将肺组织移出术野 将患者置于手术台靠后位置，或将手术台向后转动，以改善前侧的视野
牵拉	试着在横膈的坚固部分（肌腱）上进行内缩缝合，将其拉出镜头视野 使用 5mm 的牵开器穿过解剖工具旁边的工作孔，将横膈推出视野 也可以另开一个 5mm 操作孔 将吊索套在肺门周围，通过辅助孔拉住 通过前操作孔使用 5mm 环形肝牵开器将整个肺提起，以显露剩余的肺门结构，但需确保已经没有血管连接 使用有角度的器械 使用扇形牵开器
对肺操作	适度气道抽吸或钝性压迫，以实现肺塌陷 解除肺门附近的粘连 经辅助孔显露肺门 尝试游离肺裂 减少潮气量，使纵隔下降，以增大有效操作空间 考虑使用人工气胸，以帮助肺塌陷 为避免在手术中翻转右中叶，在右上叶切除术中不要过早分离水平裂
切口	使用儿科牵开器或 Weitlaner 牵开器，扩张伤口软组织（不撑开肋骨） 改变手术台位置，以改善视角 增加切口的长度（微创切口应≤ 8cm） 使用切口保护套或微创牵开器（如 HealthPoor 或 Alexis）
保持镜头清洁	换一个镜头孔 避免胸腔负压使液体流到镜头上 通过器械入口喷洒生理盐水清洁镜头 将纱布一角放入镜头孔用于吸引渗血，再放入穿刺鞘 使用带角度的镜头 用棉头涂药器伸入胸腔内清洁镜头
一般原则	第一步先从肺门处切开胸膜 先处理静脉，然后动脉，最后支气管 通过辅助孔或其他切口使用 EndoKittner（花生米）牵开器 用缝线拴住花生米的绵头以防脱落 如果困难，可使用不同的切口显露或牵开 尝试分开部分或全部的肺裂 再加一个（尽量靠后的）切口，便于显露左侧第 7 组淋巴结 尽可能多地使用带弧度的器械

续表

问　题	可能解决方案
一般原则	先做所有靠后侧的切除，避免在前侧切除后再把肺向前翻转 经镜头旁使用另一个小剖面器械（如 EndoKittner）帮助解剖或显露
下肺韧带	使用 30° 镜头俯视视角 从前内侧切口开始使用电钩烧灼，然后在辅助孔结束 从前内侧切口牵拉横膈 避免烧灼到心包或膈神经
斜裂结构	在解剖允许的情况下，通过器械操作口直视或镜头视野进行解剖 从中间切口用牵开器将肺门移到切口下方
肺门前上侧	尝试 30° 镜头或 0° 镜头 使用小剖面的牵开器将多余肺组织移出视野 上叶切除术中，离断上肺静脉后再对上肺动脉进行操作 右上叶切除术应保留中叶静脉分支
肺门后侧	使用 30° 镜头居中观察
器械不易绕到血管背后	使用花生分离器增加血管的可操作长度 使用标准型号或大号直角钳 从前内侧切口伸入直角钳 分开肺裂，以增加操作空间 从不同切口观察切除部位
一般原则	将带关节的切割缝合器伸入解剖结构后方时，将其带角度轻微旋转以便于通过 使用硅胶带将解剖结构轻轻提起，为器械打开通路 将带有额外的法兰的 8～14F 红色橡胶导管固定在切割缝合器的砧部，先用大号直角钳牵引导管通过，再用导管引导砧部，避免用力拉导管或使导管与砧部脱离，推砧部时，导管会自动引导其通过解剖结构 去除解剖结构上多余的组织 切除前确认范围内没有其他未见到的、不需切除的结构 针对目标结构使用合适规格的钉仓
上肺静脉	从镜头孔伸入切割缝合器
下肺静脉	从内侧切口伸入切割缝合器
非典型肺动脉分支	从镜头孔或内侧切口伸入吻合器
斜裂肺动脉	从内侧切口伸入切割缝合器 注意避免将上段动脉误判为下叶动脉
支气管	确保没有遗漏未切除的动脉分支 从镜头孔（上叶）或内侧切口（下叶）伸入切割缝合器 使用红色橡胶导管（或类似的装置，如 Diamond-Flex）环绕远端支气管，经器械孔牵拉显露近端支气管，以进行分离 从器械孔伸入开胸使用的支气管闭合器（标准型或带关节型，如 TA-30，4.8mm），通过镜头引导，使用带有 15 号刀片的长柄手术刀切开支气管；也可以使用红色橡胶导管引导这类吻合器环绕支气管 切割缝合器夹住支气管，吻合器打钉前复张残余肺
胸腔有粘连	用钝性钳子从镜头孔开始钝性分离，分离出一个“袋状”结构 分离出“袋状”结构后，插入镜头。通过镜头把疏松的粘连分开；将操作孔置于游离胸膜腔的“袋状”结构中 从操作孔放入电刀和其他解剖工具 使用带角度的器械 将两个孔间的粘连分开，把两个孔联通后，操作较为容易 从上侧孔向下侧看，将肺与横膈分离
轻微出血	放置止血材料，翻转周围组织对其进行压迫，然后去其他区域操作几分钟 使用生物密封胶，如纤丝

续表

问　题	可能解决方案
轻微出血	使用 transcollation（如 Aquamantys™）技术 使用超声刀、双极电刀或其他能量装置封密脆性组织 如有疑问，可扩大操作切口以控制出血
较严重的出血	如果在拆吻合器时发生出血，将吻合器当作钳子重新夹住血管 预估出血风险较高时，在肺动脉近端套上双圈套带（圈套器） 使用花生牵开器来填塞或折闭出血部位 大量出血需转为开胸手术时，用环钳夹住纱球止血 用肺组织（由卵圆钳夹住）填塞出血点，替换海绵棒，为中转开胸留出空间 适当时使用血管夹（标准型或内镜型） 用 4–0 丙烯线缝合，用小夹子固定线结 避免用血管钳直接钳夹出血部位，使用高级止血海绵，如 TachoSil™ 或 Evarrest™
难以将肺叶装入标本袋	用较粗的缝合线将袋口拉成三角形，然后从镜头孔、内侧切口或额外切口将线头拉住 三角形袋口的一角可用器械通过切口夹住；另外，也可用 5mm 的三角形肝脏牵开器撑开袋口 先标本较小一侧塞入袋中，用两把器械交替将标本的其余部分滚入袋内，保证一直有器械夹持住标本 将袋子灌满生理盐水，保持标本袋开放 确认装入的肺叶无误 将标本袋边缘缝合到标本取出装置的自扩张环上 调整标本袋方向，避免其他组织妨碍装袋 大的切除标本用大的标本袋来装［如 8 英寸 ×10 英寸（20.3cm×25.4cm）］
难以将标本袋拉出切口	先从袋中吸走液体（如果有），在提拉过程中，确保袋子处于开口状态，以便排出气体和液体 将切口上的牵开器或保护套取下 调整袋口裂隙与肋间平行 重新调整袋中的标本位置，使标本较小一侧靠近开口 交替拉扯袋口裂隙的两侧（或作圆周运动），可能需要几分钟才能挤出标本 对抗牵引，以保持胸部固定 极少情况下，皮肤或肋间切口需要扩张
一般原则	试水鼓肺 在漏气处重新钉合、缝合或使用密封胶 持续气道压力 20cmH_2O 时，检查残端是否漏气 通过液体流动来探查漏气 关胸时检查水封腔的漏气速率或请麻醉师评估漏气情况 使用足够大的引流管，有利于不加负压时的气体引流 考虑使用内侧切口置入第二根引流管 必要时创建更长的胸壁隧道，便于引流管走行 在较斜裂处或肺门前侧的浅表位置找到肺动脉，并在分离前将其作为肺实质下缘的解剖平面 使用深度较大的钉仓吻合支气管，使用 60mm 钉仓一次性完成切割，避免在支气管上二次打钉 使用数字化胸腔引流管系统追踪间歇性漏气，分辨真正的漏气和残腔
残腔较大	将下肺韧带游离 考虑肺尖膨胀 如果漏气严重，可以考虑使用气腹
皮下气肿	考虑缝合局部组织或在操作切口内侧缝上补片，以避免胸膜腔气体进入胸壁组织（因为肋间隙不会像开胸手术那样被关闭）
术后镇痛困难	行经胸膜或后肋间神经做传导阻滞，以达到预防的效果 通过胸腔引流管进行局部麻醉 避免器械对切口的压榨，避免牵开肋骨 使用酮咯酸或其他非甾体止痛药，而麻醉药非首选

经许可，改编及更新自 Demmy TL, James TA, Swanson SJ, et al. Troubleshooting video-assisted thoracic surgery lobectomy. *Ann Thorac Surg* 2005;79(5):1744–1752; discussion 1753.

表 34–3　微创肺叶切除术的六个"F"原则

原　则	示　例
游离全部粘连，全部肺叶（Free all adhesions, all lobes）	• 用能量装置分离粘连，减少渗出 • 对于胸腔二次手术的患者，将膈肌与胸壁粘连游离开可以增加操作空间
寻找其他操作点或观察点（Find some where else to work or view）	• 观察、游离胸膜及淋巴组织 • 如果近端解剖困难，可以在需要解剖的结构远端游离 • 换一个更适合观察的镜头孔
分离肺裂（Fissure division）	• 肺裂部分分离（从外侧向内侧） • 肺裂全部分离（采用钝性钳或"隧道法"）
翻转解剖划分的顺序（Flip order of anatomical divisions）	• 采用最后再处理肺裂的方法
增加器械（Fill the port/access incisions）	• 使用额外的器械（多角度腔镜抓钳，血管环）进行"牵引 – 反牵引"，辅助辨认解剖结构
寻求新的解剖平面（Fresh planes）	• 打开心包
下压膈肌（Flatten the diaphragm）	• 用牵引器下压横膈以增加操作空间

在于分离术侧肺时可能出现针头移位或游走。此外，在从放射科转运到手术室的过程中，患者可能会发生气胸并出现呼吸窘迫。对于具备术中 CT 检查能力的机构，可以在手术室当场进行钩针引导定位和 VATS 手术，从而简化过程以避免风险。与 Gill 等 [18] 一样，笔者所在机构也已改用 T 形扣件用于肺结节定位，而非 Kopans 钩针，因为前者的移位发生率更低。

磁导航支气管镜检查亦可用于术中识别难以定位的肺结节 [19]。这种新技术可通过专门的软件创建患者气道的三维影像模型，在导航下将专门的支气管镜伸到可疑结节附近，进行亚甲蓝注射，或在目标肺实质中放置参考标记物。此后，可通过胸腔镜探查、术中透视或超声检查来决定切除方式。该方法的优点是气胸风险低、效率高（结节定位操作和胸腔镜手术可在同一地点进行），并且在有多个肺结节的病例中更实用。其缺点在于，肺靶区可能存在非特异性染色。

亦有研究肯定了术中超声定位结节的实用性 [20-22]。研究中在肺表面局部应用了关节式 10mm 腹腔镜超声探头（B-K Medical，Herlev，丹麦）和耦合剂。准确定位后，可以通过标准的楔形切除术切除结节。该方法的潜在缺点是操作者需学习超声影像解读；但该方法可使患者承受的风险最小化。在连续 54 例接受 65 个肺结节经胸腔内超声辅助切除术的患者中，16 个结节仅靠胸腔镜无法识别，而术中超声能够定位和识别其中的 15 个结节 [22]。作为对上述物理定位技术的补充，放射性示踪剂也可以用于引导探针定位病灶 [23, 24]。

五、何时单独进行 VATS 亚肺叶切除术

心肺储备功能不足通常是避免肺叶切除的一个决定因素。目前一项美国全国性的随机试验正在进行中，目的是评估楔形切除术对小于 2cm 的周围型小肿瘤的治疗效果 [（CALGB）140503]，并将最终回答关于亚肺叶切除术是否适合所有周围型小肿瘤患者的治疗。对于有磨玻璃样结节的患者，必要时最好采用尽量多保留肺的方法，以便将来进行多次切除。对于 NSCLC 患者而言，肺段切除术效果优于非解剖性楔形切除术，15mm 的健康组织切缘可降低小于 2cm 肿瘤的局部复发风险。与楔形切除术相比，适用肺叶切除术的特点包括肿瘤直径＞ 2cm 和 PET 扫描的高摄取。开展肺叶切除术前也应考虑胸膜侵犯、微乳头亚型、血管淋巴管侵袭或气道播散等病

理特征[26-30]。

六、VATS 楔形切除的进展

可以采用标准的多孔入路、改良的单孔入路或完全的单孔入路进行 VATS 楔形切除术[31]。目前实施单孔入路 VATS 越来越多，并有望降低并发症发生率。对实现单孔入路而言，小剖面（5mm）镜头、小剖面抓钳和具有柔性边缘的标本袋（Ponsky，US Endoscopy，Mentor，OH）都是非常实用的。

在部分经过挑选的病例中，无须全身麻醉、双腔插管、正压通气的清醒胸腔镜手术已被证明是可行，并且有潜在益处[32-33]。对于全身麻醉较危险或不可采用全身麻醉的患者来说，清醒状态下的胸腔镜手术可能是最理想的方案。这种方案可以减少患者在手术室停留时间，且术后恢复更快。在一项研究中，随机分为两个治疗组的 60 名患者中，30 名接受硬膜外麻醉的患者住院时间较短，麻醉满意度评分较高，并且没有死亡病例[32]。

七、降低 VATS 楔形切除术后并发症发生率

尽管 VATS 楔形切除术风险较低，但肺功能受损和有严重肺实质病变的患者术后仍可能出现较长时间的漏气。将防漏气材料应用到直线切割吻合器上或使用肺密封胶可以有效减少漏气[34]，覆盖肺尖部的胸膜或行胸膜固定术也可以减少持续漏气时间[35]。数字化引流装置能够准确监测漏气流量，也可以让胸腔引流管的管理变得简单[36]。如，数字化引流装置（Thopaz，Medela，Inc.，McHenry，IL）可以提供一个时间 – 流量记录，避免了传统系统评估漏气时的主观性（图 34–1）。如果对漏气的主观评估是妨碍患者早期出院的主要问题，那通过消除这种主观性，就可以有效缩短患者的置管时间和住院时间。

八、VATS 手术中的麻醉

VATS 手术患者一般采用双腔气管插管或封堵一侧支气管的单肺通气；患者取侧卧位，上臂置于低于腋窝一只手的宽度水平；手术床处于折刀位，其最高点位于髂嵴和剑突之间，以使肋间隙充分展开。在主要神经周围进行填塞，并且避免对其进行牵拉，可减少神经损伤。与精通胸外科麻醉的麻醉师合作有助于有效地置入气管插管，维持有效的肺隔离。最开始进行支气管镜检查可评估镜下可见的病变，甚至可能改变手术的决策。可视支气管镜（而非只供单一操作者观察的光纤镜头）有助于团队相互沟通。同时，在外科医生应用吻合器或经胸腔镜对气道进行操作时，独立的气道可视化系统也允许麻醉师向其展示气道解剖情况。如果开放胸腔时肺仍然膨胀，可以采用诸如同侧支气管吸引、注入 CO_2、抽空计划切除的肺大泡、压迫局部肺组织等操作来促进肺塌陷。应确保较细的支气管镜设备随时可用，以调整移位的气管内导管，并观察手术切除之后引起的气道改变。与开胸手术不同，VATS 不需要硬膜外麻醉；VATS 手术中，需对多个平面进行肋间神经传导阻滞，以及在术后每 6 小时经引流管口旁在胸膜下滴注 20ml 的 0.5% 罗哌卡因，这些处理可减少引流管相关的疼痛[37]。

九、VATS 肺叶切除术的方法

VATS 根据术者习惯不同而有不同的切口位置，重要的是要了解每种方法都有各自的优缺点，这涉及解剖结构的显露、术者的手术经验和术者脑海中构建的解剖结构。在任何情况下，考虑到所选择的方法所固定的器械限制、解剖结构显露情况的不同，手术方法都需要做出调整，否则可能导致严重的并发症。一般来说，解剖结构显露不佳是最常见的因素[38]。随着外科医生的技术成熟，当患者的解剖或病理生理学特点影响了首选术式的实施时，掌握一种以上的手术方法（如开胸手术）可以让手术更快、更安全地实施。表 34–4 对不同手术方法进行了分类。

胸膜镜手术技术随着科技进步而不断发展。

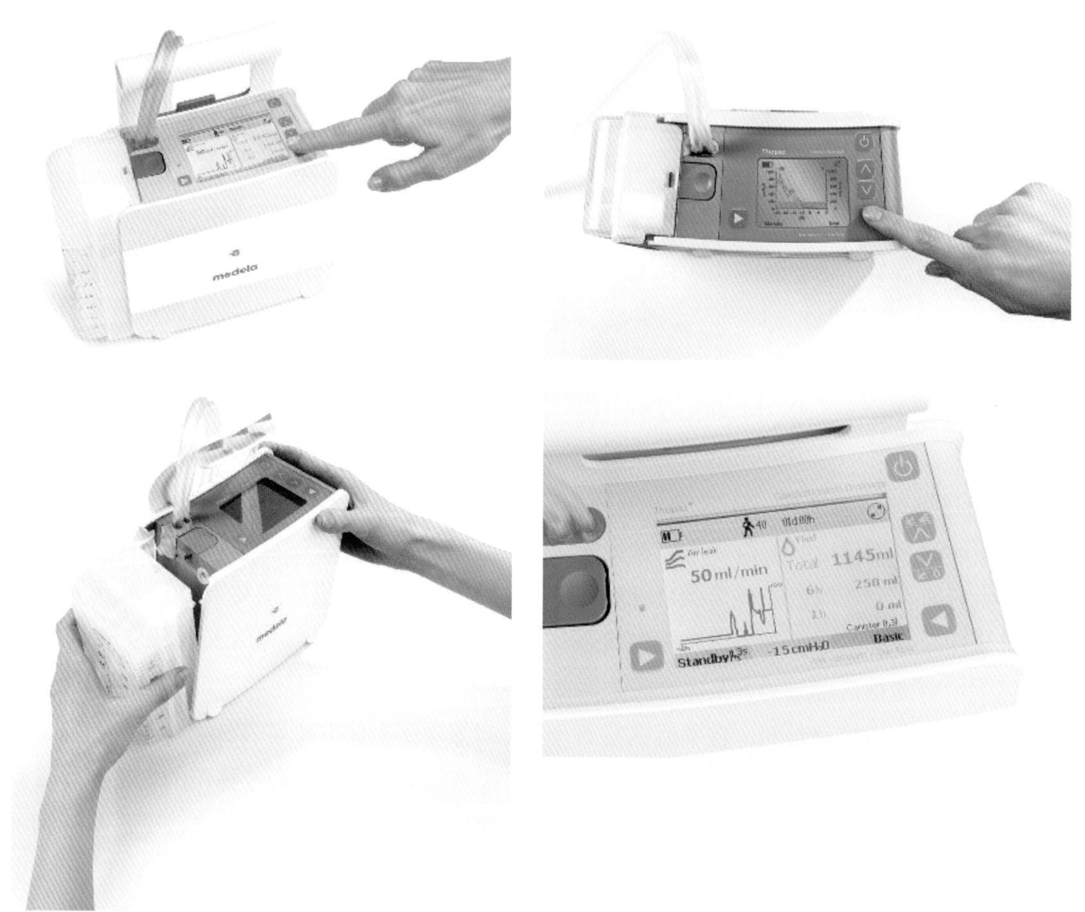

▲ 图 34-1 数字化，便携式，胸腔引流装置（Thopaz，Medela，Inc.，McHenry，IL）
允许患者术后早期运动，并显示实时和图形化的流量跟踪数据，有助于胸腔引流管的管理（图片获瑞士 Medela AG 公司许可使用）

图 34-2 对比了不同种类的切口设置，它们既有相似之处，也有不同之处。随着时间的推移，手术轴发生了改变（此处用于描述肺门结构的划分方向），切口的尺寸逐步缩小、数量逐步减少[39, 40]。在带关节的吻合器发明之前，早期的三孔 VATS 入路包括一个位于肩胛下角前方的后侧孔[41]，目的就是使两个 10mm 孔和一个 3～6cm 的操作孔围成一个三角形，镜头孔置于腋中线的第 7～8 肋间，操作孔置于腋前线（肋间隙更宽）第 4～5 肋间。后视入路的优点就是对于后侧肺门有一个良好的视野，而便于支气管和肺动脉分支的分离[41]。

随后对三孔法进行改进，以适应操作轴的变化；操作轴由脐指向肩胛骨，而非从臀部到头部。将摄像口向前移，并将后侧孔放低以使吻合器接近肺门血管。此外，扶镜手和主刀医生站在同一侧，以提高协调性[42]。这种方法的倡导者发现，因其最类似于开放的前侧入路，这种技术更容易被外科医生采用；又因为主刀医生和助手站在同一侧，此方法更利于教学。此方法的优点包括四个方面：①直接在肺门和肺大血管上方做切口；②如果需要中转开胸，手术切口的位置和外科医生的位置可以保持不变；③允许对所有肺叶采用相同的入路；④允许通过轻推而不是拉扯来完成肺组织的牵引[43]。此外，将胸腔镜手术切口移至前侧较宽的肋间隙可以减少器械对肋骨的损伤，从而减少疼痛。但需注意的是，这样做需要考虑吻合器的插入角度，以保证吻合器可以

表 34-4 VATS 肺叶切除术的方法

技 巧	术 者	一般顺序	切割吻合时的推荐入路	备 注
后侧视野 3～4 孔[41, 78]	Walker/ Edinburgh	最后处理 支气管	后侧孔 • 上肺静脉 • 上叶动脉 • 中叶动脉、静脉 操作孔 前侧孔 • 下肺静脉 • 下叶动脉 • 下叶支气管	• 首次报道的 VATS 肺叶切除术 • 从后侧观察结构，从前侧操作器械 • 模仿开胸手术 • 对后侧结构观察视野好，如左肺上叶肺段动脉
后侧 3～4 孔	McKenna/ Cedars-Sinai	最后处理 支气管	后侧孔 • 上肺静脉 • 上叶动脉 • 中叶动脉、静脉 • 左肺上叶支气管 操作孔 • 右肺上叶支气管 • 水平裂 前侧孔（锁骨中线） • 下肺静脉 • 下叶动脉 • 额外的左肺上叶动脉 • 斜裂 • 下叶支气管	• 大部分操作采用开胸手术器械完成 • 从下侧孔进行观察 • 非关节式吻合器需直线对齐才能伸入操作，对孔的角度要求很高
后侧 3 孔	Swanson/ Brigham	最后处理 支气管	后侧孔 • 上肺静脉 • 上叶动脉 • 中叶动脉、静脉 • 上叶支气管 操作孔 前侧孔 • 下肺静脉 • 下叶动脉 • 下叶支气管	• 从下侧孔观察，后孔用于牵拉、切除和吻合器（非关节式） • 模仿开胸手术
前侧 3 孔	Authors	最后处理 支气管	下侧孔 • 上、下肺静脉 • 上叶动脉 • 上叶支气管 操作孔 • 水平裂 前侧孔 • 中叶动脉、静脉 • 下叶动脉 • 下叶支气管 • 斜裂	• 从下侧孔观察，必要时从前侧孔观察上叶前侧 • 大部分操作用带关节的吻合器完成 • 模仿开胸手术（分离肺裂）

续表

技 巧	术 者	一般顺序	切割吻合时的推荐入路	备 注
后侧 3 孔	Flores/Mt. Sinai	最后处理肺裂	后侧孔 • 上肺静脉 • 上叶动脉 • 上叶支气管 • 肺裂 操作孔 • 下肺静脉 • 中叶动脉、静脉 • 下叶动脉 • 下叶支气管 • 肺裂	• 从下侧孔观察 • 吻合器从操作孔伸入，尤其是分离肺裂时
前侧 2 孔 [83]	D'Amico/Duke	最后处理肺裂	下侧孔 • 上肺静脉 • 上叶动脉 • 上叶支气管 前侧孔（操作孔） • 中叶动脉、静脉 • 下肺静脉 • 下叶动脉 • 下叶支气管 • 肺裂	• 从下侧孔观察，观察前上侧结构时转换为操作孔 • 从前侧向后侧操作，避免前后反复牵拉肺 • 根据具体结构，吻合器可从任意一孔伸入
改良单孔 [46]	Duke	最后处理肺裂	• 镜头置于辅助切口 • 所有器械通过一个孔	• 全部从辅助切口进行观察 • 所有的切除都通过这个孔 • 需考虑镜头相对于切口内其他仪器的位置
单孔 [40]	Gonzalez-Rivas/Coruña, Spain	最后处理肺裂	• 所有器械通过一个孔	• 全部从单孔进行观察和操作 • 需要双手操作及助手的配合 • 镜头位于切口后侧 • 操作器械与吻合器位于切口前侧

垂直地从肺门结构穿过（图 34–3）。

两孔 VATS 一般在腋中线的第 7 或第 8 肋间开一个 10mm 的镜头孔 [44]，在第 5 肋间开一个 4～5cm 的前侧器械操作孔。在两孔 VATS 的发展过程中，最大的挑战就是缺少后侧孔。因此从不同切口牵拉肺，以便于调整吻合器角度，这是至关重要的。为了实现这一点，需要经常移动镜头至操作孔，利于解剖结构的牵拉和分离。Duke 大学的研究人员推广的类似方法需要的另一项创新是，在分离了其他所有肺门结构之后，再分离肺裂。

微创胸腔镜手术向单孔手术的转变被认为是一种自然而然的变化。Rocco 和他的同事们 [45] 在 2004 年提出，在腋前线第 5 肋间开一个 3～5cm 的切口。当所有的操作人员和助手都能自如地在同一个操作孔共用器械，单孔胸腔镜手术团队就会将镜头也移到同一个切口。单孔操作有两个主要缺点，即镜头与多个手术器械在同一切口抢位置（需要考虑镜头位于切口的位置），以及引流管放置于单孔的较大切口处。改良的单孔胸腔镜手术 Duke 法在手术切口附近的同一肋间作一个 5mm 的对口切开，这使得镜头可以与手术器械独立开来，也给放置引流管提供了切口 [46]。

笔者采用标准的前侧三孔入路行肺叶切除

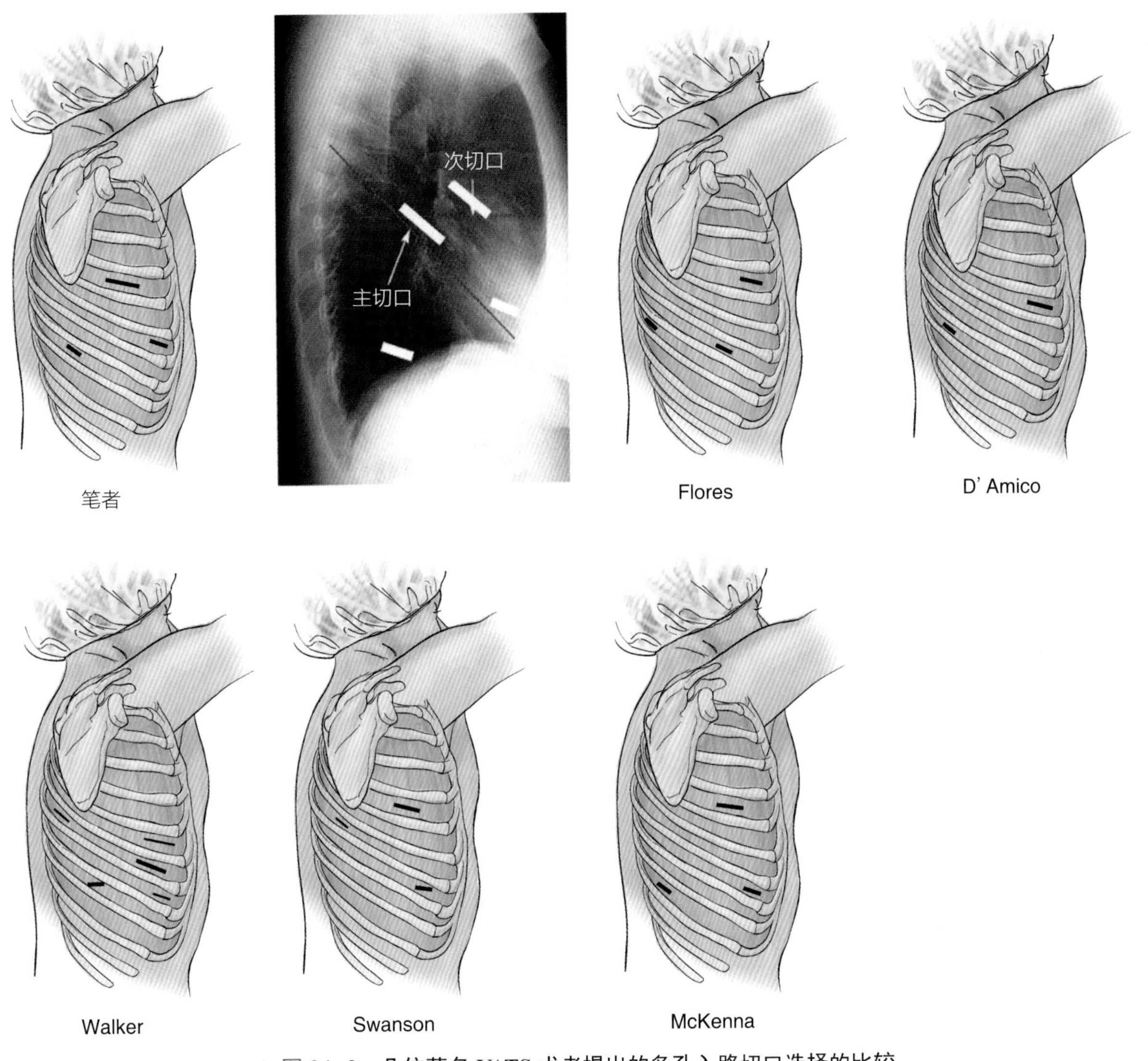

▲ 图 34-2　几位著名 VATS 术者提出的多孔入路切口选择的比较

需要注意的是，在操作肺门发出的管状结构时，前上侧肺门附近的操作孔与下侧孔有普遍相似性，它们通常与肺裂走行对齐，故通过其观察和分离解剖结构时存在优势。X 线片提示更大的操作孔有助于游离肺下叶或上叶与前上肺门间的斜裂。Walker 示意图中两条前侧的细线代表了最初的切口设置，但被合并成一条较粗的线，形成了三孔入路

术，最开始在第 7～8 肋间上开一个 12mm 的后外侧腋窝切口，以便伸入镜头。镜头进入胸腔后进行初步探查，评估是否存在转移或 VATS 切除的禁忌证。然后在镜头引导下，在第 6 肋间尽可能靠前侧开一 12mm 切口。该前侧操作孔与斜裂对齐，便于利用吻合器将不完整的肺裂与相邻的肺门结构分开。该方法把分离支气管的操作放在最后，故为模拟开胸手术。

大多数外科医生认为，将切口放置在肋间隙的中间位置可以减少器械扭转和创伤对神经血管束的损伤，从而减少术后疼痛或神经痛的发生率。因为后侧的肋间隙更紧，更容易受到神经损伤，故一般需要避免行后侧切口。此外，可以先行肋间神经阻滞预防疼痛，然后再做切口。当决定行肺叶切除术，根据计划切除肺叶的情况，沿着标记的腋中线第 4 肋间（通常位于上肺静脉上方）作 4cm 的切口（图 34-2）。笔者团队作了一个 4cm 的切口，使用 Weitlaner 牵开器或切口保护套（Alexis，Applied Medical，Rancho Santa Margarita，CA）来撑开软组织，而并不牵

开肋骨。小切口保护套提供的牵开有时会限制一些腔镜器械，而这取决于软组织的扩展度（图 34-4）。胸壁软组织撑开的开口对于防止抽吸造成的胸腔真空是很有必要的，可以避免肺在胸膜腔中复张。

与开胸手术相比，小切口可能对病灶触诊造成困难；然而，操作腔镜器械将肺向切口牵拉，有助于确定肺部病变位置。像上文提到的，定位结节的其他辅助手段，如术中超声、γ 探头追踪放射性示踪剂、导航支气管镜下放置基准标记物、染料注射或 CT 引导的钩针定位等，也可用于辅助定位。

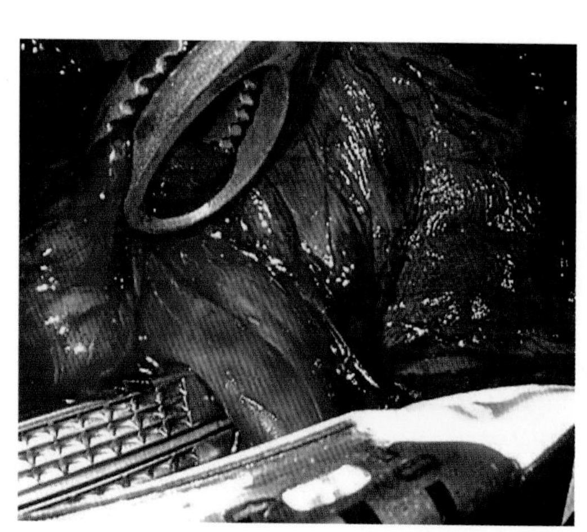

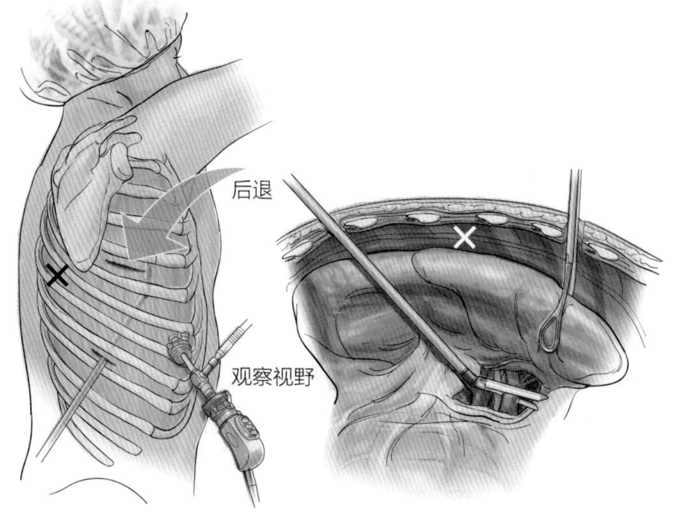

▲ 图 34-3　**将吻合器从关节处弯折，使之与肺门结构垂直接合，并保证其安全通过**

从冠状面来看看适用切割缝合器处理右肺上叶结构时的情况，为了给切割缝合器留出空间，牵引钳被移到了主操作孔。需要注意的是，当切割缝合器移动到胸腔前份时，需要弯折关节头以便于处理肺门结构。在有关节头的切割缝合器发明之前，需要增加一个后侧切口来实现这个角度（× 标记位置）

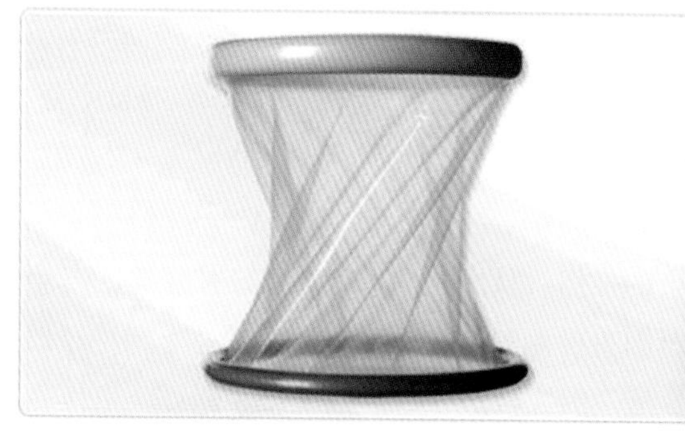

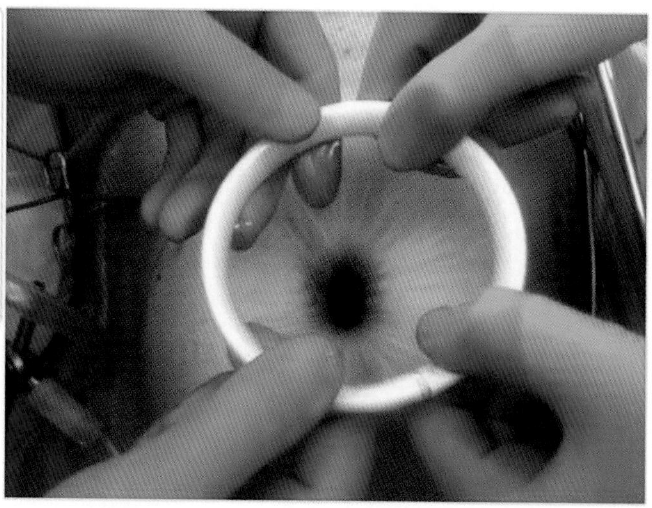

▲ 图 34-4　**直视胸腔**

这种小型的、自动固定的切口牵开器为切口提供了环绕的、非创伤性的牵开，但有时会对一些腔镜器械造成限制，这取决于软组织的扩展度（Alexis，Applied Medical，Rancho Santa Margarita，CA）（图像使用经 Applied Medical 许可 © 2017 Applied Medical Resources 版权所有）

十、胸腔镜手术器械

在笔者所在的机构，我们使用带有可转向的 5mm 或 10mm 镜头，以便从各种角度进行观察（图 34–5）。随着高清视频摄像系统的发展，即使同时将多个带角度的、低剖面（5mm）腔镜牵拉器械放置在一个孔，也可以获得良好的视野（图 34–6）。这个可转向的成像系统也可选择进行 3D 成像，后者已被证明可以减少手术时间，目前是笔者所在机构操作复杂病例时的首选。外科医生站在患者前侧，从器械操作孔开始切开。在处理难以操作的解剖结构时，器械操作孔便于使用器械、提供了直视的通道，在必要时便于控制出血。用于钝性剥离的可选择器械包括 Rochester 钳、Harken 钳、儿科 Yankauer 吸引头及 EndoKittner“花生米”状血管剥离器。这些带角度的钳子容易通过解剖结构周围，以便于后续的切割缝合，并可用钳子适当撑开间隙以使切割缝合器通过。我们选择的内镜下切割缝合器包括关节式、直式或尖部弯曲式；内镜下直线切缝吻合器，如 Endo GIA™（Covidien、Norwalk、CT），为脆弱的血管提供了更好的可操作性（图 34–7）[47]。有一种技巧是将红色 Robinson 导管的断端固定在切割缝合器的砧部，以引导其绕过解剖结构（肺裂、支气管或血管）。有一类非乳胶的红色橡胶导管更硬，更适合引导器械循着路径通过。因为对组织的操作或意外将吻合器夹在血管夹上可能导致血管撕裂，故应避免用血管夹夹闭脆弱的肺动脉分支。

十一、技术比较

表 34–4 对现有方法进行了分类和比较。广义来说，大部分现有的技术可以分为最后处理肺裂法（可能在 VATS 中更常见）和模拟开胸的最后处理支气管法。先描述分离肺裂，最后处理支气管。最后处理肺裂法则作为常见技术的替代选择来描述。最后处理肺裂法因其速度快、易学习且适用于多种情况而较受欢迎。然而，笔者已经

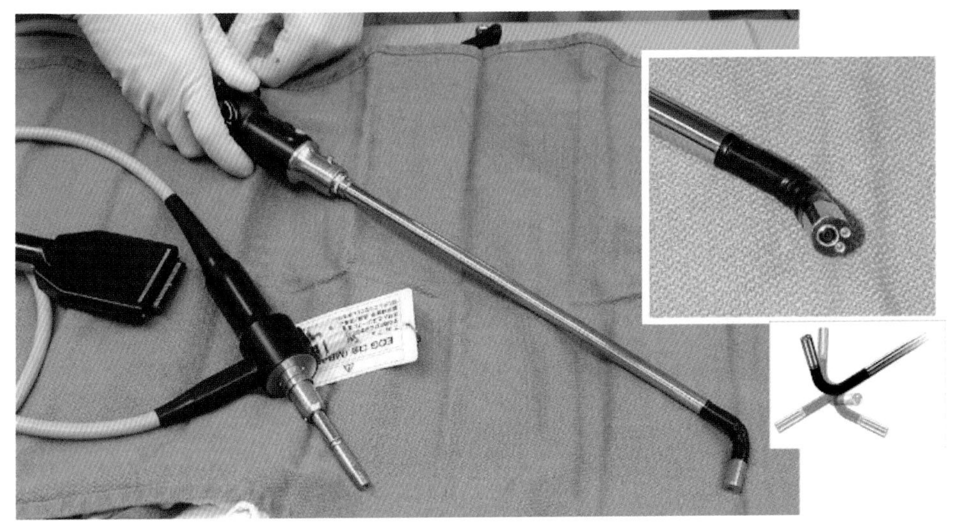

◀图 34–5　灵活的胸腔镜镜头可从各个角度观察（Olympus，USA）
图像经 Todd L. Demmy MD 许可

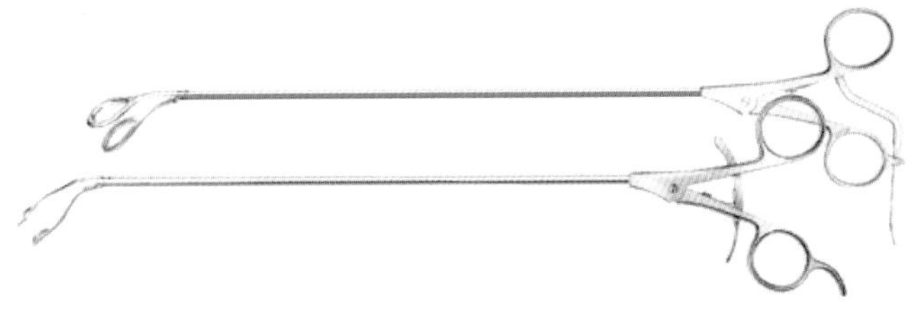

◀图 34–6　多角度、低剖面（5mm）的腔镜牵拉器械可以置于同一个单孔
图像经 DUFNER Instruments 许可

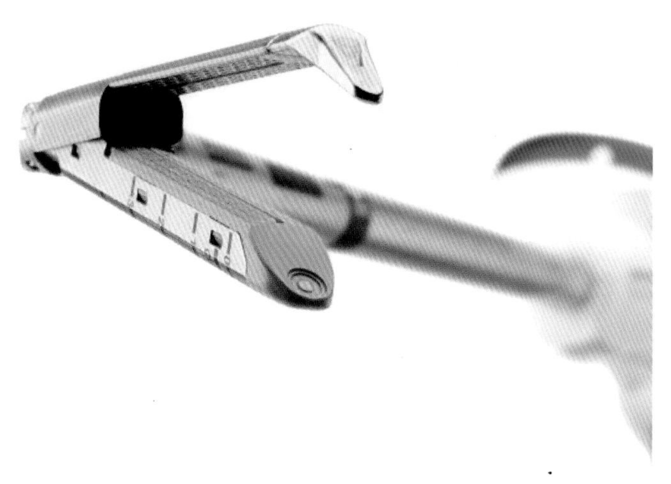

◀图 34-7 带弧度的吻合器头部可以提高绕过血管的可操作性（**Endo GIA™, Covidien, Norwalk, CT**）

Medtronic 版权所有

探索出了在特定的病例中能够更好地显露肺裂和模拟开胸手术步骤的方法。随着低剖面镜头和抓钳技术的改进，最后处理肺裂法变得更加简易，但是一些精通 VATS 的术者仍使用开胸手术器械来操作 [48]。笔者将上述这种方法应用于局部晚期癌症患者，确认了该法在整个人群中的高度可靠性 [49–51]。正如微创手术出现以前那样，为了适应手术的需要，现在的外科医生仍需要熟悉多种手术方法。

十二、特定的 VATS 肺叶切除的技术

手术的初始操作和切口是相似的。在探查胸腔并评估是否有转移性病灶后，首先将肺下韧带游离到下肺静脉水平。尽管每个特定的肺叶都应该有一个手术入路计划，但外科医生必须保持灵活性，并时刻注意解剖结构的变异。上肺叶切除的一般方法是进行肺门解剖、打开后纵隔胸膜，以确定“着陆区”，然后从前向后推进。

十三、右肺上叶切除术

右肺上叶切除术的术式虽然是可变的，但有一种方法是首先解剖和分离上肺静脉，然后分离上肺动脉前干，分离水平裂和斜裂以靠近后侧的后升支动脉，最后处理上叶支气管。在将镜头对准肺门之前，笔者习惯先把覆盖在右上叶支气管下方、肺裂下方肺动脉干上的胸膜分离开。这样就可以对“着陆区”进行解剖，方便后续构建一个“隧道”。随后，将镜头对准肺门，钝性剥离肺门前方的胸膜，注意避免损伤膈神经。然后分离上肺静脉周围组织，注意辨认并保护中叶静脉。为了防止意外离断常见的肺静脉分支，应单独辨认下肺静脉。然后用血管套带环绕上肺静脉，并留出空间使吻合器从靠后下侧的孔伸入。当肺静脉被离断，即可辨认肺尖的动脉分支，上肺动脉前干也同样进行离断（图 34–8）。然后在肺裂中找到肺动脉，将肺牵拉到胸壁，从静脉汇合处对齐，用切割组织的钉仓对水平裂进行部分切割吻合。用大号钝性直角钳，从前侧肺门沿着肺动脉上缘形成一个无血管平面，并从斜裂中之前离断的肺动脉区域退出。用红色 Robinson 导管作引导，将吻合器穿过水平裂并将其全部分离开，从而显露出肺动脉的走行。如果方便，可以将后侧的升动脉和任何剩余的常见分支显露出来并离断，这一步也可以等到肺裂的其余部分分离后进行。后侧肺裂的分离从中部肺裂开始，将钝性钳安全地从下侧伸到后升支动脉附近，并沿动脉后方，朝之前打开的上叶支气管下方的后侧胸膜开口推进。这把钳子可用于引导切割缝合器的砧部通过这个通道，然后用较深的钉仓切割支气管（仅剩的结构）。一般不常规进行肺固定术，但如果中叶较软塌，斜裂完整，可以用非切割缝合器将中叶与下叶吻合，以防止扭转。

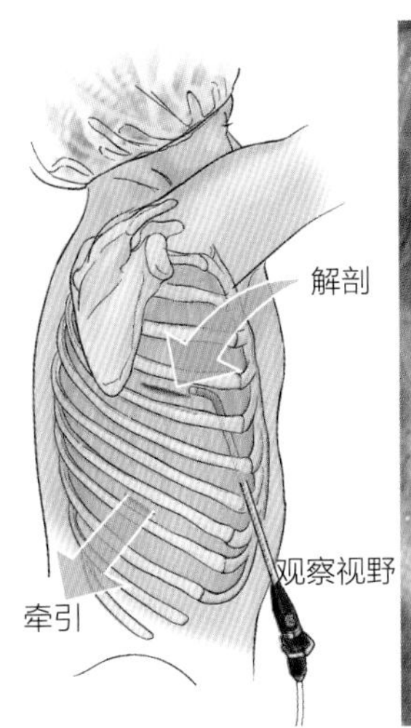

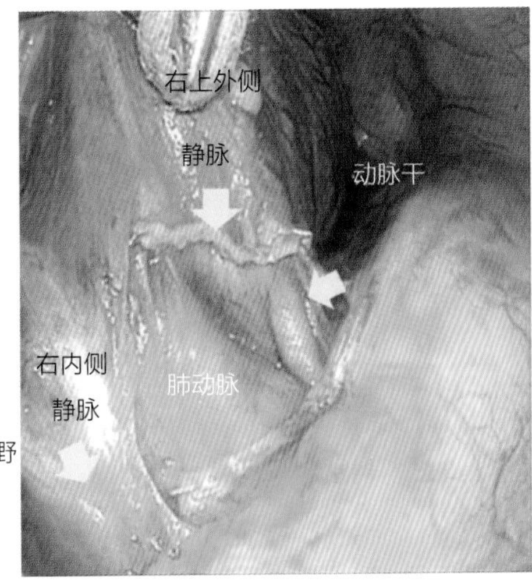

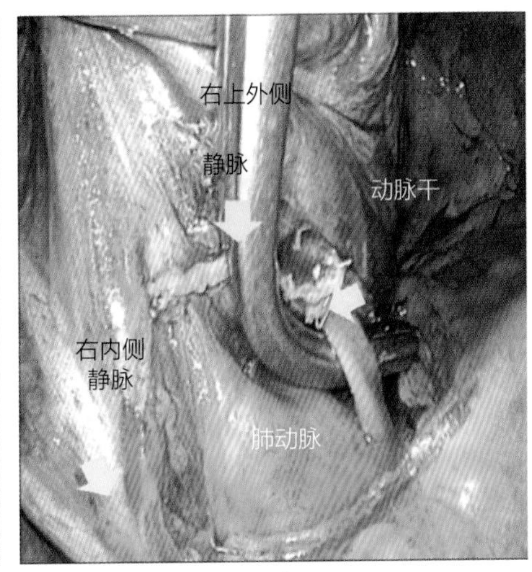

▲ 图 34-8　**右肺上叶切除术前侧视野，显示显露的肺动脉走行**

当肺静脉离断后，即可看到肺尖的动脉分支。当上肺动脉前干被离断后，即可在肺裂中辨认肺动脉

右肺上叶切除术常见的技术变化

当使用上述技术时，前侧是分离静脉、动脉干和在肺动脉走行上分出通道的最佳位置。通过前侧孔观察的同时，可经后下侧典型的镜头孔对肺进行牵拉、伸入吻合器。施行两孔手术时，镜头同样也可置于前侧器械操作孔，发挥上述这种优势。

如果外科医生倾向于最后处理肺裂，则可将镜头置于从后向前看的视角，在离断静脉之前或之后，使用长血管钳来解剖和离断右肺上叶支气管。这样可以显露动脉干并将其分离。接下来是后升支动脉的分离（有时在最后处理肺裂法中更具挑战性），最后处理肺裂。

十四、右肺中叶切除术

类似于右肺上叶切除术，沿着肺门前侧解剖胸膜，以辨认上肺静脉。把肺向后牵拉，辨认中叶与上叶静脉的汇合点，用带角度的钳子游离中叶静脉。然后将安装了血管钉仓的吻合器通过后侧孔伸入，将中叶静脉离断。中叶支气管随之显露，可经器械操作孔将其游离。通常支气管周围有较大的淋巴结，将其清扫有助于分离支气管及其深部向中叶走行的肺动脉分支。一般来说，在支气管和动脉离断后，最后处理肺裂法较为简单可行。

右肺中叶切除术常见的技术变化

对于上述技术，大部分的手术可以通过从前向后看的视角来完成，就像上叶切除术中离断静脉的视角。但有时，在离断支气管前将肺裂分开是有用或必要的（如双叶切除术）。中叶静脉被离断，但剩余的上叶静脉被游离并用血管吊索牵住，以显露正在操作的动脉。少数情况下，中叶的动脉分支可在肺裂中被显露、游离和离断，特别是当其快被全部离断时。可使用 45mm 的吻合器钉仓对水平裂进行部分分离（由外而内），以便于显露、游离和离断中叶动脉。镜头直视肺门时，即可辨认肺动脉的走行，用大号的钝直角钳，从前肺门入，从斜裂靠近肺动脉处出，沿肺动脉上缘制造一个平面，在肺动脉旁的主肺裂退出（类似于上述的上叶操作方法）。当水平裂分离后，即可显露通向中叶的肺动脉分支。在将中叶动脉离断后，分离中叶和下叶之间的斜裂，最后显露及离断支气管。

十五、右肺或左肺下叶切除术

把肺牵拉到头侧，游离下肺韧带后，将前侧及后侧胸膜分别游离（肺向相应的反方向牵拉），以游离肺下静脉。当肺叶向上（侧方）牵拉时，可以在此时游离并离断下肺静脉。如果肺裂已接近完全分离，且肺动脉走行明显，可先将其离断。应注意确保上叶的动脉供应没有变异，如后升支或舌段动脉在较远端发出，可能在无意中被离断。要解剖隐藏在不完全发育肺裂内的动脉，有几种方法可以分离肺实质：首先，打开上叶支气管下方的后侧胸膜，创建一个“着陆点”，正如上述中的右上叶一样（后侧肺门在斜裂的止点）。在左侧的话做类似的解剖游离，以显露位于上段动脉上方和后侧肺门区域的肺动脉。在这两种情况下，可将略带弧度的钝性血管钳经器械操作孔伸入，从叶间动脉表面的叶间裂进入，再从之前分离出的着陆区穿出，轻轻撑开一个通道。为了实现这一点，在肺裂两边的上叶和下叶的后部各放置一个牵引钳，以产生最佳的牵引力和反牵引力。当斜裂打开后，通常能充分显露肺动脉干，辨认其前内侧，在分离开斜裂剩余部分后，可将其离断。如果中叶与下叶（或舌段与下叶）之间连接较长且不完整，则以“由外向内”的方式对前侧斜裂进行切割吻合。这个步骤非常重要，因其大大增加了肺实质的游离度，并简化了肺裂的分离。此步骤完成后，打开前侧肺门到肺裂止点处的胸膜，从而形成一个内侧“着陆区”，引导同一个血管钳从肺动脉的前内侧界的无血管平面进入，并从“着陆区”穿出。第三，在右侧，需要注意避免误断中叶支气管。当动脉显露后，需要认真辨认可能需要特殊处理的常见变异。右侧（后升支或中叶）或左侧（舌段）远端的反常动脉或共干可能需要单独结扎其基底段和上段分支。当动脉和静脉被离断后，用厚组织钉仓（4.0mm 或更长）的切割缝合器离断支气管。将支气管向尾侧牵拉便于切割缝合器的放置，注意不要混杂上叶或中叶的段支气管。

下叶切除术的常见技术变化

下肺叶切除术的最优视角一般是镜头置于传统的后下侧孔。如果肺叶中肿瘤较大，挡住了动脉或支气管的视野，可经内侧孔进行显露。下肺叶操作较普遍的方法是最后处理肺裂法，即按如上所述方法离断静脉。然后肺继续向上牵拉，显露出中叶或舌段支气管以外的气道。紧贴支气管进行游离，可以避免损伤支气管深面的动脉。抓持住离断支气管的断端向上牵拉，可增加对动脉的显露，保证其安全离断。在外科医生熟悉通过此入路观察动脉之前，需要注意避免出血或夹闭通向上叶的分支。当其离断后，只剩下肺裂，采取中等厚度（3.5mm）吻合器钉仓进行分割。同样的，抓持住离断支气管的断端有助于引导吻合器进入正确的通道。

十六、左肺上叶切除术

就像在开胸手术中，较多的动脉分支变异和较短的左肺动脉干（血管易损伤并难以控制）会让切除手术变得充满挑战性。与右肺上叶切除术类似，手术从前侧肺门胸膜的游离开始，从前内侧孔观察，从后下侧孔牵拉肺叶。沿着上肺静脉和肺动脉前干进行分离，确认没有共同的静脉干后，将上肺静脉游离并切断。然后将注意力转向进入左上叶的尖段动脉分支，抓持住离断静脉的标本侧，并将其牵拉远离纵隔，让动脉分支更好地显露。同样，淋巴组织的切除或支气管的离断（最后处理肺裂法，见后述）也有助于显露动脉分支。当进行了其他部分的离断后，动脉游离程度更好，再回到这部分进行操作会变得更容易。下一步是辨认斜裂中的肺动脉，然后按照上述的下叶切除术和下节所述的方法分离后侧肺裂和前侧肺裂。肺动脉显露后，剩余通向左上叶的分支，包括舌段支、后段支和尖前段支（如果之前没有离断）既可被离断。随之显露的左肺上叶支气管可以用较厚的吻合器钉仓进行离断。

左肺上叶切除术常见的技术变化

从前侧孔视角来看，大量的左肺上叶动脉分支被部分解剖结构（由于交叉的支气管）遮挡，术者自然会有两种反应：一种是从后侧孔视角来看，因其没有多余结构的阻挡，故有助于显露（Walker）。器械仍然可以经较宽的前侧孔伸入并完成切除。另一种普及的则是最后处理肺裂法，使用较深的吻合器钉仓将中间阻挡的支气管离断，并在静脉离断后将支气管远端牵拉远离纵隔。如果在处理肺动脉分支之前离断支气管，用钳子游离支气管时应注意避开附近的动脉。然后，将尖前段、后段、舌段动脉分支离断，处理肺裂。同样地，这个顺序可能会根据解剖结构的显露情况而变化。用抓钳钳住标本侧断端，以调整切割缝合器切开肺裂。一直到外科医生习惯不同于开胸视野的腔镜视角之前，都需要注意避免误断上（背）段动脉、缩窄或离断主支气管。

十七、肺裂解剖方法

有些胸腔镜外科医生通过分离肺裂区的肺实质来显露肺动脉，这样操作所导致的术后漏气情况也是可以接受的。也有其他医生采用最后处理肺裂法，在离断支气管、血管结构后，再使用切割缝合器来分离。另一种“无肺裂”技术是在肺动脉和肺裂之间建立一个通道（类似于前面描述的下肺叶切除），然后用切割缝合器将其离断，之后再离断支气管、血管结构，完成切除[52]。

如果肺动脉在肺裂内不易接近，可选的方法包括两种：①将肺向前牵拉并分开后侧肺门处的胸膜反折，辨认肺动脉（左）或中间支气管的起始点，创造一个可供离断后侧斜裂（右）的通道；②采用最后处理肺裂法。该方法中，依次辨认和分离后侧胸膜反折、动脉、支气管和静脉。因为这些结构通常在游离肺下韧带后即可显露，故对于下肺叶切除来说是直截了当的[41]。虽然最后处理肺裂法是施行下叶切除术的一种方法，但该方法可能使术者难以辨认与较大肿瘤相邻的复杂解剖结构。

十八、标本的取出

肿瘤沿切口种植的风险虽然低但却客观存在（图 34-9）。笔者采用腔镜组织取出系统（Anchor Products Company，Addison，IL）取出标本，以防止肿瘤的污染。首先取出标本较狭窄或可压缩的部分，再引导标本其余部分取出。然后将保留的肺浸在水里复张，以评估支气管残端和肺实质是否漏气。如果肺实质有损伤，一些外科医生选择使用如 Progel（Davol，Bard Inc.，Warwick，RI）胸膜密封胶来缓解可能的持续漏气。当然，2-0 的含铬 8 字缝合也可用于止血和修补漏气。术后胸腔内留一根 28F 引流管，对于出血或漏气风险低的患者，则可以使用更细的导管（低至 18F），以减轻置管带来的不适。

当在取出标本有困难时，可以在标本袋内重新调整标本方向，使肺和肿瘤呈更易取出的流线型。外科医生应轻轻地作环状牵拉，可仔细辨认并适当分离切口的肋间肌，必要时可扩大皮肤切口。万不得已时，离断前侧肋骨以防止骨折。对于发生肋骨骨折或离断的患者，可用可吸收固定板（BioBridge，Acute Innovations，Hillsboro，OR）进行肋骨内固定。为避免肋骨损伤，一些外科医生会作剑突下切口或肋缘下切口来取出标本[53-54]。

十九、淋巴结清除

在切除肺前，初步清扫淋巴结（右侧第 10 组，或左侧第 5 组和第 6 组）让游离血管变得更安全。在可能发生隐匿性 N_2 期转移，且纵隔镜、EBUS、其他手术分期方法不可行，或在诱导治疗前的病例中，在切除肺实质前行淋巴结清扫，外科医生可以根据淋巴结转移情况选择放弃原手术计划并采用新辅助疗法或根治性放化疗法。当上肺叶被切除后，应进行气管旁和隆嵴下淋巴结清扫，对于下肺叶切除应进行第 7 组和第 9 组淋巴结清扫。为了接近右侧第 4 组淋巴结，首先要抬起并切开位于奇静脉上侧的胸膜。可使用环钳提起胸膜和气管旁淋巴结，并沿上腔静脉和气管进一步解剖。向前牵拉肺以显露隆嵴下区域，切开中间支气管上侧的胸膜，注意避免损伤食管和迷走神经。在左侧，沿着上肺静脉的上缘切开胸膜，将淋巴结提起以游离肺动脉周围组织，注意保护在主肺动脉窗内可见的喉返神经。在第

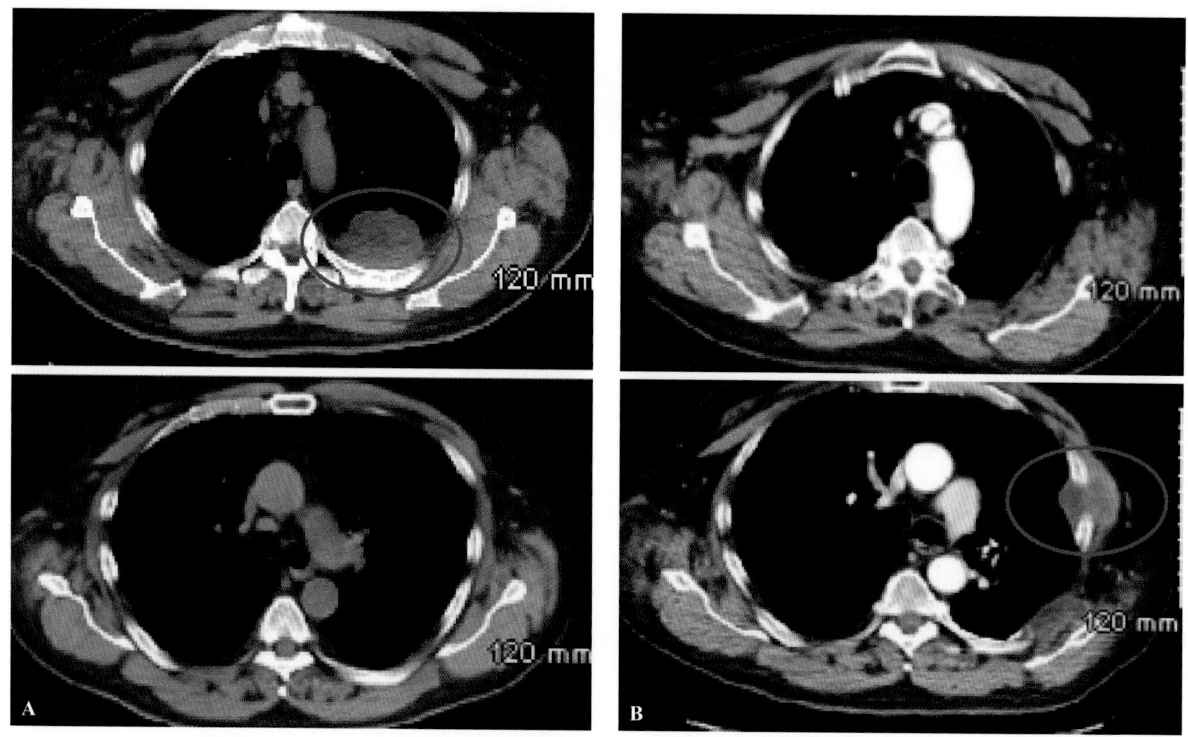

▲ 图 34-9　**67 岁男性，胸腔镜左肺上叶切除术治疗肉瘤样癌，术后 13 个月的影像检查证实在之前的手术切口处发现癌症复发**

A. 切除前的原发恶性肿瘤；B. 切口处复发肿瘤（图片由 MD. Elisabeth U. Dexter 提供）

96 章中，我们对开胸和 VATS 淋巴结清扫的理论基础和方法进行了全面的阐述。

目前，许多关注 VATS 肺叶切除术对肿瘤治疗效果的研究正在进行中，尤其在纵隔淋巴结的充分评估方面[55]。在研究 VATS 是否可以达到与开胸手术相同的淋巴结评估效果方面，最近的一项 Meta 分析得出结论，尽管两种方法都可以评估相同的淋巴结组数，但 VATS 切除的总淋巴结和纵隔淋巴结数目较少[56]。然而，与开胸手术相比，VATS 并未导致较差的生存结果。这与 1999—2004 年美国肿瘤外科医师学会（American College of Surgeons Oncology Group，ACOSOG）Z0030 随机临床试验的研究结果一致，该研究对比了 N_0～N_1 期 NSCLC 的系统性纵隔淋巴结采样与纵隔淋巴结清扫的预后。两组患者的总生存期、无疾病生存期及复发率无显著差异。该研究的亚组分析结果显示，两组间总淋巴结切除数目无统计学差异[57]。另一种关于淋巴结评估差异的解释是，在大型数据库中，VATS 和开胸手术之间存在病例选择的差异，且这种差异很难在登记中量化。根据本章开头所列的 VATS 纳入标准，这是因为较大的中央型肿瘤更容易发生淋巴结肿大转移，不太可能行 VATS 手术切除。

二十、术中并发症

一个已知的 VATS 术中潜在的主要并发症就是血管出血，且腔镜手术入路限制着止血操作。对于预期手术难度大的，或在大的动脉分支附近操作比较频繁的病例，可能需要先游离并包绕肺动脉主干，以便出血时快速地从血管近端控制出血。应首选较粗的硅胶血管悬带，而非 Watanabe 等推荐的丝线[58]。当然，术前计划应考虑任何情况下中转开胸。一个较明智的做法是事先准备好海绵棒，经操作孔伸入，轻轻压住以暂时控制出血，以便做出是否需要开胸的决定。大多数小血管损伤都会停止出血，采取适当措施止血后进行评估，再继续经胸腔镜完成手术。一般应从血管近端控制出血，不建议在损伤部位夹住肺动脉，因为这可能扩大损伤。其他方法包括，从不同的角度接近肺动脉，无论是从肺裂内还是从心包侧。另一个有用的技巧是用牵拉肺组织压迫出血点来替代绵棒，以防止棉棒直接填塞出血点造成的损伤。这使得术者可以从一个不同的切口压迫出血点，让器械操作孔空出来，可将后者扩展为开胸切口。最后，目前有几种高级的止血材料（如 Tachosil™ 或 Evarrest™）可以暂时封住 5～6mm 的动脉损伤，为后续操作的计划和准备争取更多时间。

其他术中并发症包括相邻肺组织的损伤，导致需要长时间处理的术后持续漏气。术中必须密切观察并避免损伤近端气道、食管和喉返神经，因为这些损伤在术后很难恢复。

二十一、术后常规护理

VATS 术后患者通常不需要入住 ICU，笔者所在的机构采用过渡监护室，以实现胸外科患者的术后护理 [59]。关于胸腔引流管的处理，文献报道各不相同 [60]，笔者的团队选择最初放置 28F 胸腔引流管，加 10cm H_2O 负压吸引。无漏气且引流通畅者（建议 24h 内少于 400ml），可以拔管。到目前为止，笔者团队在数字化胸腔引流技术方面积累了令人满意的经验，因其提供的客观证据表明，即使在医生未能在床旁监视漏气的时间段内，也没有发生漏气 [36]。除非有临床指征，否则应避免在拔除胸腔引流管后进行胸部 X 线检查 [61, 62]。如前述，最初的术后疼痛可由患者自控的静脉麻醉泵镇痛，也可采用对乙酰氨基酚静脉给药、胸膜内注射罗哌卡因。通常在拔管第二天，便可过渡到口服止痛药。

除某些情况外，例如经颈部纵隔淋巴结扩大清扫（TEMLA）、高龄（＞ 75 岁）、有头颈手术或放疗史，或发现声音嘶哑并怀疑喉返神经损伤的患者，一般的患者应该以较清淡的流质饮食开始，逐步耐受后再正常饮食。如有上述高危因素的患者，可常规进行语言病理学筛查、和喉镜声带检查。术后积极鼓励患者下床步行，用肺活量仪器锻炼肺功能。除非出现临床症状，术后第 1 天无须查血常规或胸部 X 线片。

二十二、术后结果

在回顾了 VATS 肺叶切除术后的生活质量（QOL）指标后，笔者的一项 Meta 分析显示，与开胸手术相比，VATS 手术后标准化 QOL 得分更高，患者体力改善更早，能更早恢复工作 [63]。此外，基础肺功能差且有并发症的体弱患者更可能耐受 VATS，并因此有机会进行根治性肺切除术 [64]。目前最大规模的 VATS 队列研究之一报道的并发症发生率和死亡率分别为 15% 和 0.8%，最常见的并发症是房颤和长时间的漏气 [48]。

二十三、胸腔镜全肺切除术

很容易理解，采用微创方法切除全肺的速度比较小的肺叶或亚肺叶切除要慢。导致该术式操作慢的原因较多，包括担心肺动脉干平面的血管损伤，肺门与肿瘤相邻且难以解剖，以及经 VATS 切口难以取出较大的标本。

尽管存在这些困难，但一些医疗中心的报道展示了 VATS 全肺切除术的可行性和安全性 [65–73]。由于缺乏大量病例队列，现有证据可能无法明确说明胸腔镜全肺切除术的优势。但如果能够坚持无瘤原则，则有望将 VATS 肺叶切除术的某些优势转化到切除更复杂的肿瘤 [3, 48, 74, 75]。随着外科医生经验的积累、器械和视频成像技术的不断发展，之前的 VATS 手术排除标准正在受到挑战。

二十四、术前准备

胸腔镜全肺切除术的术前评估与开胸全肺切除术的评估相同。标准心肺评估包括肺功能测试、超声心动图、肺灌注测试，以及在有指征时进行心肺负荷测试，以确保患者有足够的耐受全肺切除术的心肺储备。

二十五、胸腔镜全肺切除术的注意事项

在肺切除术中，对纵隔淋巴结进行手术分期，可以使肺门的解剖操作更加容易且安全。在进行纵隔镜检查或 TEMLA 时，可游离至主支气管周围，这让后续肺动脉与支气管的分离更加安全容易。在离断两条肺静脉中的任何一条之前，先将其解剖和游离，有助于减少游离肺动脉时可能发生的肺部充血。有时常需要在心包腔内进行肺静脉的游离。

钝性游离支气管与肺动脉干时，需要特别小心。完成此操作后，将红色橡胶导管置于两个结构之间，引导切割缝合器安全地穿过动脉（图 34–10）。为了方便切割缝合器通过，在红色橡胶导管通过后，还需注意清理支气管周围可能限制器械通过的组织。在切割缝合器击发之前，先预夹并监测患者血流动力学是否稳定，以确认是否误夹住了主肺动脉。

解剖支气管时，使用 5mm 腹腔镜柔性肝脏牵开器（Diamond-Flex，CareFusion，San Diego，CA）协助显露。该器材使得术者可以仅用一个

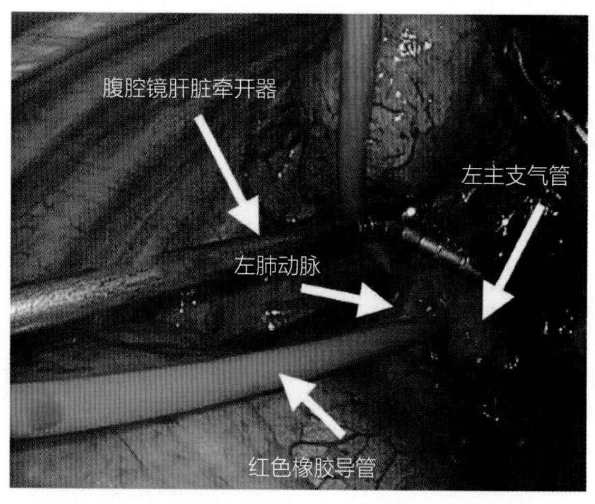

▲ **图 34–10　将红色橡胶导管置于两个结构之间，引导吻合器安全地穿过动脉**

为了方便吻合器通过，在红色橡胶导管通过后，注意去除可能限制器械通过的支气管周围组织（图片由 ToddL. Demmy MD 提供）

小剖面的器械向上牵引体积较大的肺实质，以安全、彻底地解剖主支气管，避免被肺部和较大的肿瘤阻挡（图 34–11）。常规覆盖支气管残端可降低发生支气管胸膜瘘的可能性。可以通过多种方法来覆盖，包括旋转胸膜瓣、胸腺、心包脂肪垫、肋间肌瓣和右侧的奇静脉。

与开胸右全肺切除术一样，术后呼吸衰竭的风险也很大，但是单纯从技术角度来讲，由于右肺动脉干和右主支气管近端较容易显露，全肺切除术的难度较小。与右全肺切除术相比，左全肺切除术后呼吸衰竭的风险较小，但左肺解剖的技术要求可能更高。由于左肺动脉干长度较短，可能需要进行心包内游离，以安全地控制近端血管。首先将肺静脉游离并切断，然后再集中精力将左肺动脉干与支气管游离开。

二十六、结果

笔者所在机构的研究结果表明，在富有经验的中心进行 VATS 全肺切除术安全可行。在总计 107 例全肺切除术中，其中 67 例是通过 VATS 进行的，研究结果显示，尽管术前合并症更多，病理分期接近，但与开胸手术相比，VATS 全肺切除术患者术后 1 年疼痛改善更加显著。笔者注意到Ⅲ～Ⅳ期肺癌患者的中位生存期有所改善，因此有必要进一步研究和改进全肺切除技术 [49]。

二十七、总结

VATS 肺切除术已发展成为一种安全有效的肺癌治疗方法。对于可以耐受解剖性肺切除手术的早期肺癌患者，肺叶切除术仍然是标准治疗方法，因为其比楔形切除术具有较低的局部复发率和较长的总生存期。该可能会随着时间的推移而变化，可能取决于一项进行中的比较肺叶切除与亚肺叶切除效果的随机试验的结果即研究（CALGB）140503 [76]。随着在肺癌高危人群 CT 筛查的广泛应用，VATS 在诊断和治疗中的适应证将进一步扩大。手术切除对于早期肺癌的根治仍然至关重要。VATS 手术治疗肺癌与开胸手术

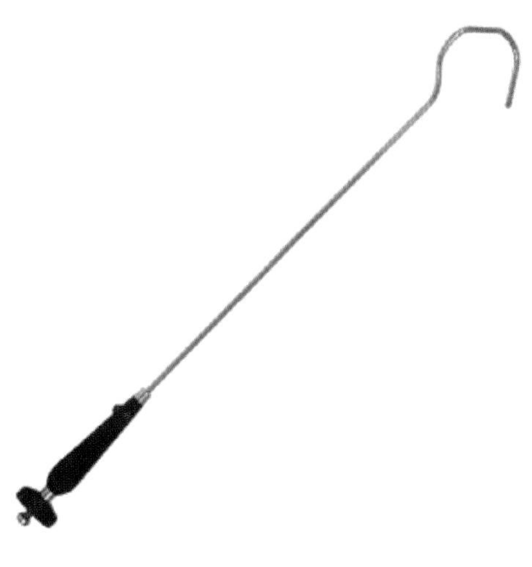

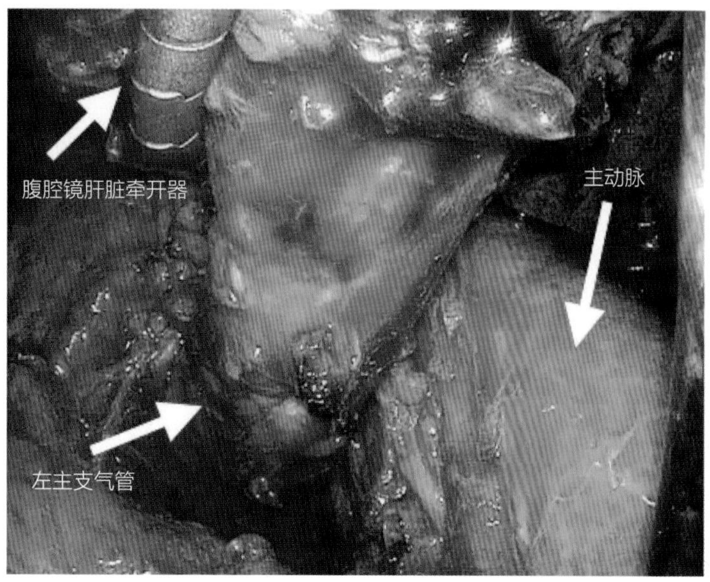

▲ 图 34-11 解剖支气管时，使用 5mm 腹腔镜柔性肝脏牵开器（Diamond-Flex，CareFusion，San Diego，CA）协助处理标本

图片由 Todd L. Demmy MD 提供

的长期生存率相当，并具有更低的并发症发生率和其他优点，如更好的疼痛控制和术后康复。正如人们对技术进一步发展的期望，比较 VATS 与开胸手术效果的争论逐渐转向比较 VATS 与机器人辅助手术的效果，并在安全性，成本和肿瘤功效方面进行了相似的考虑。

声明

特别鸣谢 Thomas A. D'Amico、Raja M. Flores、Diego Gonzalez-Rivas、Robert J. McKenna、Scott J. Swanson 和 William S. Walker 所做的贡献。

笔者注

可以在《心胸外科年鉴》网站“Masters of Cardiothoracic Surgery：Video-atlas of thoracoscopic formal lung resections emulating traditional open techniques,”中查看其他解剖肺切除术的全长和高清视频。annalscts.com/article/view/483/57984 或在 Cardiothoracic Surgery Network（CTSNet）网站，“Video Atlas of Thoracoscopic Lobectomy”，http://www.ctsnet.org/sections/videosection/videos/2013_video-atlas-thoracoscopic-lobectomy.[14]

第 35 章 单孔电视辅助胸腔镜肺叶切除术

Uniportal VATS Lobectomy

Diego Gonzalez-Rivas　Alan D. L. Sihoe　著

马　林　译

一、概述

如果传统的电视胸腔镜手术（VATS）优于开胸手术是由于减少了胸壁切口的创伤[1, 2]，那么同理，如果切口越少，创伤就越小。单孔胸腔镜的优势在于进一步减少胸部操作孔，将所有的创伤都限制在一个肋间[3, 4]。

虽然单孔胸腔镜技术目前已经可以适用于任何的胸科手术，范围覆盖了从简单的楔形切除到复杂的重建手术，但其被运用的最广泛的领域是解剖性肺叶切除[3, 4]。这一节将介绍单孔胸腔镜肺叶切除术的基本技术，以及手术的安全性、效果，并展望其未来的发展方向。

值得注意的是，不少学者还在使用“single port VATS”这一术语。笔者认为这一术语和“uniportal VATS”是相同的含义，在本节中可以交替使用。

二、单孔胸腔镜基本技术

（一）术前准备

单孔胸腔镜手术患者的选择标准和传统的多孔胸腔镜相同[1–3]。虽然笔者认为单孔胸腔镜手术并没有患者相关的手术禁忌证，但需要不同的外科医生自己评估是否能安全顺利地完成每一台手术。总体上来说，初学者在早期的学习曲线中倾向于选择简单的手术病例。这些简单病例的特点包括没有局部侵犯的小肿瘤；CT 能提示肺裂完全发育；没有 CT 可见的纤维化或钙化的淋巴结；患者的胸壁较薄，且肋间隙较宽；既往手术侧胸腔没有病变或接受过手术操作[3, 4]。

麻醉采用常规全身麻醉，双腔气管插管单侧肺通气。推荐加用局部神经传导阻滞麻醉，这样能够在术后非常有效地抑制疼痛（例如采用长效局部麻醉药行椎旁阻滞麻醉）[5, 6] 再结合单孔胸腔镜手术，能让患者在术后几乎感觉不到明显疼痛。最近，不插管麻醉技术已经被报道，而且其能与单孔胸腔镜技术联合实施[7, 8]。早期经验表明，不插管麻醉能促进患者的快速康复，但更长期的安全性和效果有待于在其他更多的治疗中心得到验证[9]。

手术体位和传统胸腔镜相同（图 35–1）。全侧折刀卧位，以便于更好的分开手术侧的肋间隙。在单孔手术中不会出现传统胸腔镜手术中髋部阻挡镜头活动的情况[1–4]。

由于单孔胸腔镜的切口相对靠前，故术者站在侧卧的患者前方操作才符合人体工学。胸腔镜的主显示器放置在主刀医生的对侧（如在患者的背侧）。关键是保证胸腔镜镜头—切口—显示器在一条轴线上[3, 4]。当行肺上叶切除时，主刀医生是由头侧向足侧解剖，显示器就尽量向患者的头侧摆放；当行肺下叶切除时，主刀手术的方向轻微的偏向足侧，显示器就稍微地向患者的足侧

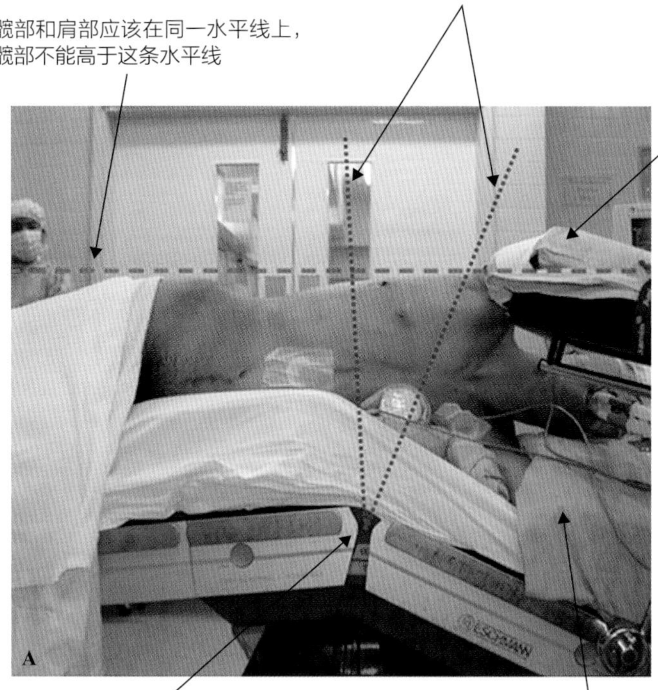

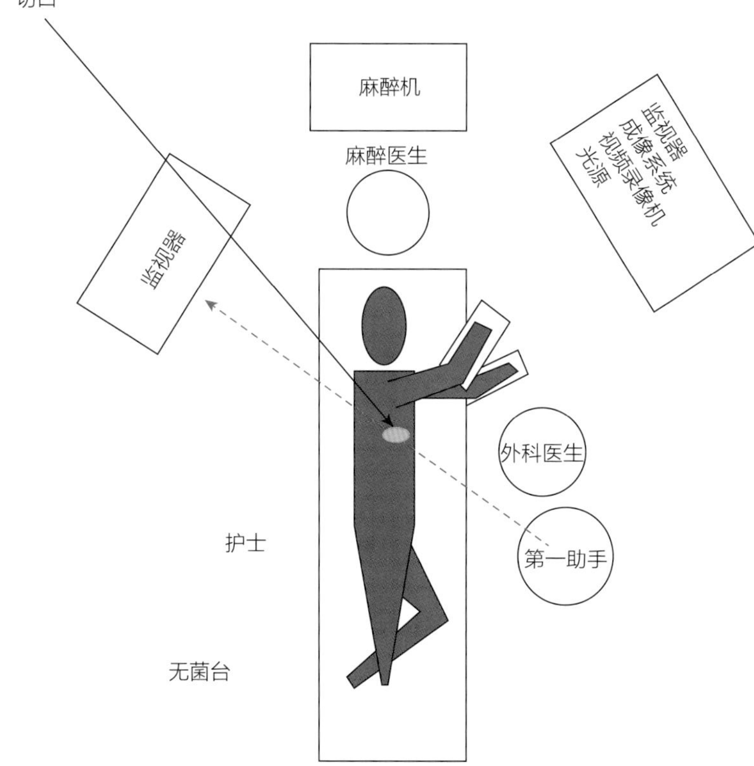

◀**图 35-1 单孔 VATS 肺叶切除术体位**

A. 按照传统的三孔 VATS 手术方法安置患者体位：完全侧卧折刀卧位。屈曲水平应与切口部位相对应，以允许该点肋间隙自然增宽至最大（蓝线）。屈曲应足以使肩和髋处于同一水平线（红线）上。在髋部宽大的女性中，达到这一要求尤其重要，因为髋关节可能会干扰镜头和器械的活动。注意患侧上肢的位置，使肘部比肩部更靠近头侧，这样就不会干扰外科医生的操作。健侧上肢的肘部屈曲，不要超出手术台边缘，否则会干扰外科医生和助手的站位。B. 手术人员和监视器的基本定位允许镜头（助手），通过切口与主监视器形行成一条“轴线”。外科医生沿该轴线工作，他/她的手在轴线的两侧接近切口进行操作。这确保外科医生的视觉和运动轴相同，有助于手眼协调，减少镜头和器械之间的“干扰”。当外科医生和助手均沿同一轴线观察时，也不太可能出现助手遇到“镜像”等视觉问题

[引自 Sihoe AD. Uniportal video-assisted thoracic (VATS) lobectomy. Ann Cardiothorac Surg 2016; 5(2): 133–144. © Beth Croce 版权所有]

摆放。扶镜助手站在主刀医生的同侧，并在上文描述的轴线上移动镜头的视野。对于大多数的肺叶切除，助手站在主刀医生的后方并面向患者的足侧，但在肺下叶切除时，助手站在面向患者的头侧更方便。一些外科医生认为，让助手站在主刀医生的对侧，并将显示器放置在麻醉医生所在的位置更为方便和舒服[10]。这样做的优点是可以减少主刀医生和助手之间的相互干扰。缺点是主刀在做下叶切除时面对患者的足侧却要看向头侧的显示器。同样，对于助手来说也不方便，因为其视野的移动和镜头的移动是矛盾的，故这种配合策略需要一个经验相对丰富的助手。

在学习曲线的早期，主刀医生可以使用自己原来的传统胸腔镜器械来完成单孔胸腔镜手术[3, 4]。使用熟悉的手术器械和技术可缩短学习曲线，减少尝试新技术带来的恐惧感，并可让外科医生在处理一次意外情况后就更加有信心。单孔胸腔镜的专用器械可使手术更加简单、舒服。然而，面对种类繁多的商业化单孔器械，主刀医生应该首先选择一种适合自己的手术流程和方式，在充分领会到其中的特点后再根据这些特点来选择适合自己的单孔胸腔镜专用器械。

在开展单孔胸腔镜手术之前，外科医生应该谨慎确定自己术中中转开胸的标准。外科医生很容易迷失于技术本身而忘记评估此种做法对患者带来的危害是否大于获益。整个手术团队都应该在中转开胸前评估在单孔下处理每个部分所需的时间（如动脉 / 静脉离断或处理胸腔镜粘连）或出血量。一旦超过了标准就需要果断地中转开胸。

（二）基本原则

单孔肺叶切除的第一原则是切口选取在腋前线和腋中线之间的第 5 肋间隙（图 35–2）。这个稍微靠前的切口处于人体胸壁肋间隙最宽的位置[3, 4, 11]。如果切口太高(在第 4 肋间行上叶切除) 可能处理肺门血管要容易一些，但是手术器械进

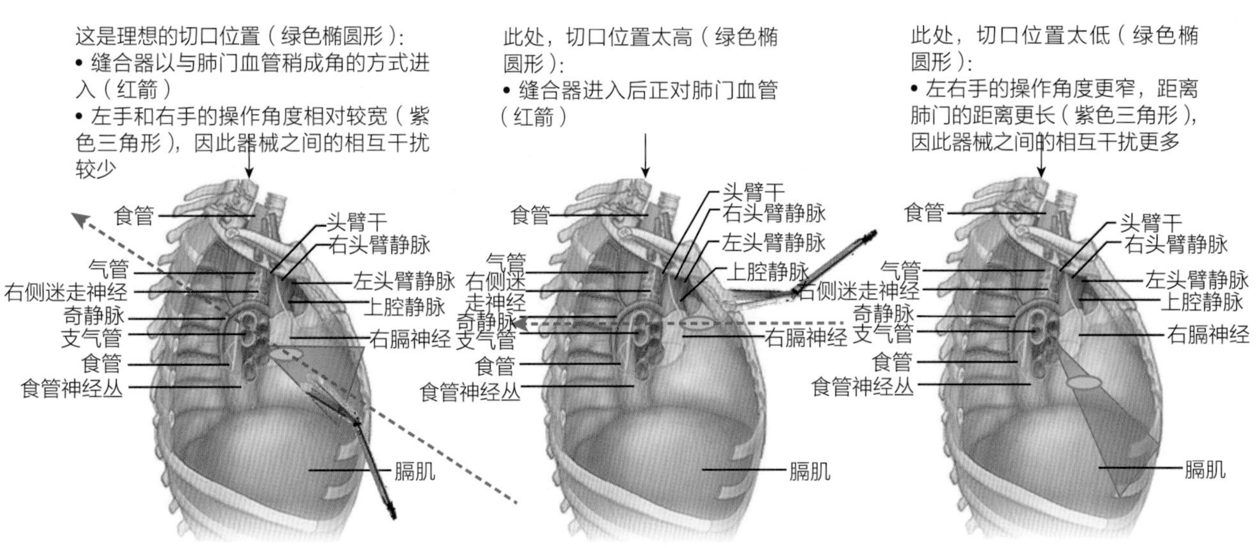

▲ 图 35–2 正确选择单孔切口的重要性

● 正确（左）：第 5 肋间隙的单孔切口可轻微成角接近肺门结构（红箭），有助于吻合器从尾侧向头侧方向穿过肺门血管（见病例描述）。同时，左右手器械可通过伤口在一个相对宽大、舒适的范围（紫色三角形）接近肺门

● 过高（中间）：如果单孔切口过高，操作轴直接进入肺门（红箭）。尽管解剖不是问题，但缺乏角度意味着缝合器不能轻易地围绕肺门离断血管，而是直接撞击切口后方的肺门结构

● 过低（右）：如果单孔切口过低，操作轴为缝合器在肺门血管上提供了一个良好的入路角度。然而，切口远离肺门，通过单孔插入器械到达肺门的弧度变得非常窄。双手使用器械解剖肺门变得极为棘手，可能存在相当多的器械之间的干扰

[引自 Sihoe AD. Uniportal videoassisted thoracic（VATS）lobectomy. Ann Cardiothorac Surg 2016;5(2):133–144. © Beth Croce 版权所有]

入切口以后会正对肺门，以至于闭合器穿过肺门结构的时候角度太小，可能会戳伤后方的组织结构。如果切口太低，也许闭合器穿过肺门结构的角度会更好，但是器械到肺门的距离更长导致孔内的器械在操作的时候相互的宽容度降低，还会导致镜头与器械之间的相互干扰。

值得注意的是，即便在最有经验的单孔胸腔镜术者中，手术切口的位置也有微小的不同。有的切口设计更靠后并接近腋中线，这样是为了方便从后向前处理肺门结构。随着手术经验的增加，有的术者也尝试上叶切除使用第5肋间切口，中叶或下叶切除使用第6肋间切口。然而，上述的第一原则对大部分的患者具有普遍适用性，也推荐单孔胸腔镜的初学者使用。

经典的单孔胸腔镜切口为3～4cm，但在需要更长一点的切口时（如初学者操作、切除大肿瘤或处理后胸壁患者等），也不会对患者造成明显的伤害[3, 11]。对于大肿瘤切除术而言，标本的取出受限主要是受到肋间隙的影响，而不是切口的大小（切口具有一定的延展性）。一个简单的技巧就是切除前胸壁的一段肋骨而不必强行撑开肋间，这样就可取出大标本[12]。使用8字缝合就能简单地把这段切下的肋骨回植到患者的胸壁。

对于肺的牵拉，我们推荐使用腔镜环钳，须小心操作，避免使用暴力引起肺组织撕裂[3, 11]。肺组织撕裂的后果是引起术中肺出血和术后漏气。最好牵拉的肺叶是需要切除的病肺，而不是需要保留的健肺。也可以使用吸引器和海绵棒来辅助牵开肺组织，这种模式更加无创，但对牵拉的方向控制较差。

当术者站在患者的前面时，单孔切口就好像是一个垂直于胸壁的锁孔（图35-3A）。通常一个3cm的单孔切口可放置胸腔镜镜头以及需术者双手操作的器械，其从上到下的排列类似红黄绿三色交通信号灯的排列模式[4]。胸腔镜镜头相当于红灯的位置，术者的左手和右手器械分别对应黄灯和绿灯的位置。这是理想的排列形式，因为人的眼睛位置总是高于其手。在上方的镜头能很好的观察到进入切口的左右手器械，给术者很自然的手眼配合感觉。对于助手来说，把镜头放置在切口的最上方（患者的后侧）将给镜头提供一个稳定的支点，避免因镜头晃动带来的视野混乱。这种模式适用于绝大多数的常规肺叶切除术。有经验的术者会在特殊情况下口头要求其助手将镜头放置于黄灯或绿灯的位置。例如，观察左上肺支气管的时候，镜头处于绿灯的位置将更有帮助。

助手需要随时保持镜头的视野处在相对正常的解剖位置，保持光纤垂直朝向天花板（图35-3B）。术者可以用三种方式来指挥助手调整视野[3, 4]。第一，控制镜头的进出来调整全景和局部视野。这需要助手控制镜头在切口的进出而不是控制镜头视野的放大和缩小，其原因是后一种调整方法会打乱术者已经习惯的手眼配合模式。第二，镜头视野能被上、下、左、右调整。这意味着助手通过调整镜身方向来达到目标视野，而不是通过转动光纤，因为这样会影响术者对景深的判断。第三，助手能领会术者的意图，转动光纤从各个方向看清楚组织结构。术者可以通过钟面图来辅助定位。对于使用光纤连接在镜身上的常规胸腔镜而言（图35-3B），12点钟视野意味着将光纤保持在镜身的最上方；3点钟视野表示将光纤移动到镜身的右侧，因此30°的视野是从右向左看的。依靠上述方法，术者可以口头指导扶镜助手看清肺门的全部结构。

（三）手术技术（右肺上叶切除）

下面将逐步描述如何使用单孔胸腔镜进行解剖性右肺上叶（RUL）切除。该手术是展示单孔胸腔镜肺叶切除术技巧的理想方法。进行其他肺叶切除的方法将单独在下文描述。

如上所述准备患者后，首先使用胸腔镜探查胸腔，游离胸膜粘连，排除手术的禁忌证（如非预期转移）。如果术前未获得病理学诊断，则可在允许的情况下对原发病灶进行活检，并送冰冻切片分析[13]。

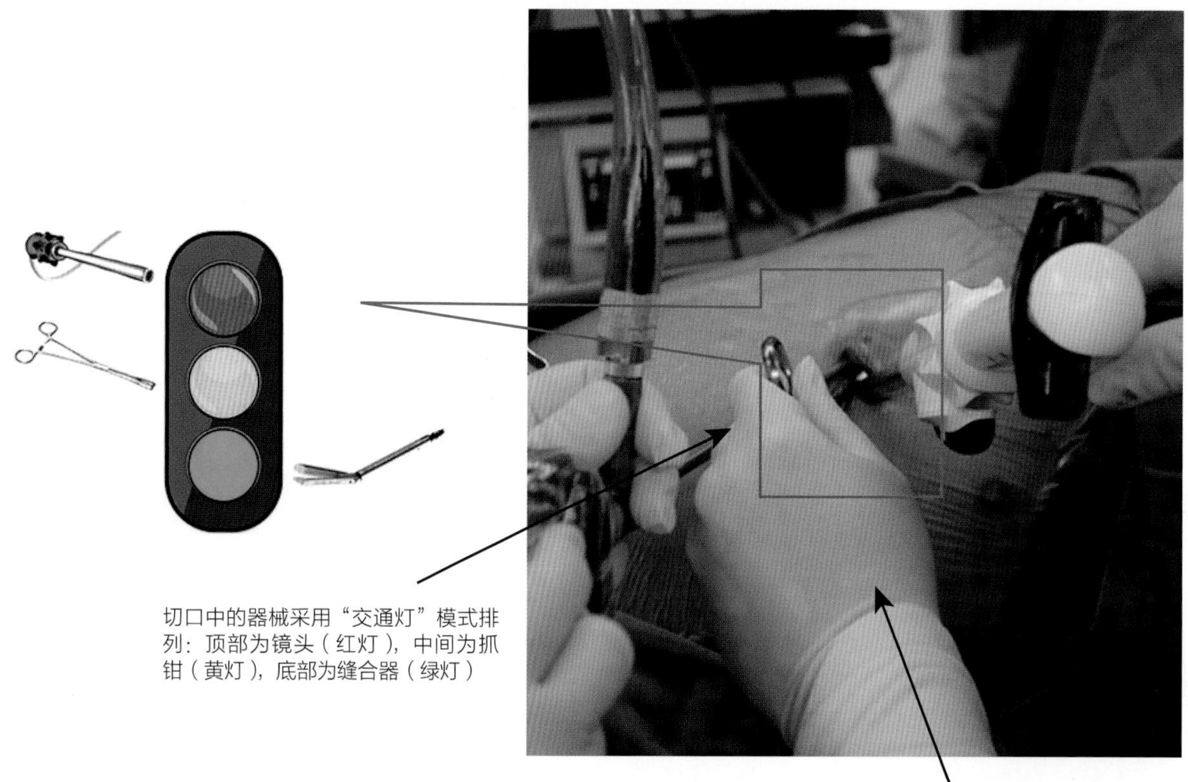

▲ 图 35-3 单孔胸腔镜操作原则及助手配合

站在患者面前，外科医生和助手通过单孔观察就像面对一个垂直的狭缝，有足够的空间容纳胸腔镜和两件器械，依次排列。在这种“红绿灯”配置下，电子胸腔镜应保持在顶部“红灯”位置，在“黄灯”和“绿灯”位置插入左右手器械。这一配制可使监视器的视野始终处于操作器械的上方，就像人类的眼睛高于手的水平一样。偶尔可以将内镜重新定位到“黄色”或“绿灯”位置以获得特定视角。利用这种交通信号灯图像，外科医生可以口头与助手沟通来准确调整胸腔镜的视野［引自Sihoe AD. Uniportal video-assisted thoracic (VATS) lobectomy. Ann Cardiothorac Surg 2016;5(2): 133–144. © Beth Croce 版权所有］

对于上叶，根据 RUL 静脉和肺动脉干之间的距离，我们有两种选择来开始游离：①当两个结构之间的距离足够宽时，我们可以遵循选项 A，即首先解剖并分离静脉，然后分离动脉；②当距离过窄，或直线切割缝合器置入角度对于切断静脉不是最佳的选择时，推荐策略是选项 B，即首先解剖并分离动脉，然后分离静脉。

1. 选项 A：静脉优先处理

(1) 肺静脉：向后外侧牵开肺，显露上肺静脉（图 35-4）。打开静脉表面的纵隔胸膜，并使用锐性和钝性分离相结合，将静脉表面的筋膜剥离至外膜下层[3, 4, 11]。长的 Metzenbaum 剪刀（用于扩开外膜）和长的弯头吸引器（用于钝性分离）可用于此操作。在此过程中，识别并保留来自右肺中叶（RML）的静脉至关重要。

在 RUL 显露的肺静脉后面穿过长弯钳（如 90° Rumel 钳）。在静脉后方轻轻反复打开和闭合弯钳有助于扩开静脉后方的空间，以便于切割缝合器通过。弯钳可用丝线或弹力吊带将静脉轻轻牵开。

带有旋转头的切割缝合器使离断血管更容易。沿 RUL 肺静脉左侧（尾侧）插入吻合器较薄的“钉砧”。如果继续直接插入缝合器，钉砧将撞击后方结构（尤其是肺动脉），无法完成离断。因此，一旦钉砧在静脉左侧“啮合”，就将肺牵向头侧，这一动作会扩大静脉后方与动脉之间的空间。同时，缝合器也轻轻顺时针旋转，使钉仓头不直指肺门，而是朝向更偏向头侧的方向。在监视器上，现在可以看到吻合器的头部几乎平行于纵隔“底部”，并且缝合器图像从左到右穿过屏幕（从尾侧朝向头侧）。在这个方向上，吻合器可以很容易地通过静脉后增宽的空间。当吻合器钉砧的头端从静脉后完全露出时，可以闭合和击发缝合器。

在吻合器角度不适合通过 RUL 静脉的情况下，应先离断动脉，以便于肺叶旋转和将缝合器穿过静脉。

(2) 肺动脉（肺动脉尖前干）：随着 RUL 被牵拉向外后侧，可见右肺动脉干从右向左越过监视器下方几乎水平地 走行在静脉离断前所处的位置（图 35–4）。可见 RUL 肺动脉尖前干从动脉干垂直（外侧）向上延伸至 RUL。

采用与解剖肺静脉相同的方式，以锐性和钝性相结合的方法分离肺动脉尖前干（图 35–5）。再次使用弯钳绕过动脉干尖前后方，打开和闭合有助于在后方形成空间以便缝合器通过钉砧。

在胸腔内打开带旋转头的缝合器，沿 RUL 肺动脉尖前干左侧（“足”侧）插入较薄的“钉砧”钳口。一旦钉砧在动脉左侧“啮合”，再将肺略微向前并向头侧牵拉，以牵开动脉后方与支气管的空间。同时，也轻轻顺时针旋转吻合器，使钉仓头不直接指向肺门，而是朝向更偏头侧的方向，以避免被后方的支气管阻挡。相对微妙的旋转动作通常足以使钉砧避开后方的支气管并伸出。缝合器应平稳击发，避免撕裂或撕脱动脉（在击发过程中被吻合器紧紧夹住）的粗暴、急促动作。另外使用弯头钉仓可使手术更容易，但可能更昂贵。

完全避免使用缝合器可进一步降低手术成本[3, 4, 10]。如果肺动脉尖前干不太粗，可以使用聚合物血管结扎夹夹闭动脉。笔者倾向于近端放置两个结扎夹。远端可以用另一个夹子夹闭，也可以使用能量器械（如超声刀）简单地凝闭和离断。另一种方法是简单地使用丝线结扎血管（用手指打结或推结器打结），并在结扎线之间分离血管。这对于单孔胸腔镜手术相当方便。

2. 选项 B：动脉优先处理

当缝合器离断 RUL 静脉的角度困难时，最好的策略是先开始解剖并离断肺动脉尖前支（单孔法提供了肺动脉的直视视野）（图 35–6）。一旦离断动脉，应游离叶间动脉周围的软组织，以便于离断静脉时肺叶的旋转和缝合器的插入。最好将缝合器的弯度设置到最大。此外，尤其是在完成学习曲线过程中使用弯头缝合器非常有帮助的，特别是在离断上肺静脉的过程中。

(1) 支气管：一旦尖前动脉干被离断，RUL 向外后侧牵拉使在动脉干原位置后方的 RUL 支气管清晰可见（图 35–5）。通过这种牵拉，RUL 支气管在从奇静脉下出现后不久即从右主支气管垂直（外侧）上行。

寻找 RUL 支气管左侧（“足”侧）边界的标志是其与中间支气管分界的黑色叶间淋巴结（图 35–5）。切除该淋巴结（图 35–7）时偶尔有点出血，因为淋巴结容易渗血，但通常不会出现不可控制的大出血。一旦淋巴结被清除，长弯钳可沿 RUL 支气管的左（“足”侧）缘穿过，从其后方绕过。

将缝合器插入胸部，并沿 RUL 支气管左侧（“足”侧）插入较薄的“钉砧”钳口。少数情况下，缝合器钉砧的穿出可能会被后方的脊柱阻挡。如果发生这种情况，可使用相同的技巧将肺向前和向头侧旋转，通常足以使钉砧避开后方的脊柱并伸出[3]。缝合器应在闭合时检测中叶和下叶是否可复张，即使似乎“明显”夹闭了正确的 RUL 支气管，也应该完成以上步骤以避免误切断右侧主支气管。

也可通过切断支气管然后缝合近残端来避免使用缝合器。这偶尔用于需要行支气管成形或袖式切除术的肺叶切除术中[14–16]。

(2) 肺动脉（后升支）：一旦 RUL 支气管被

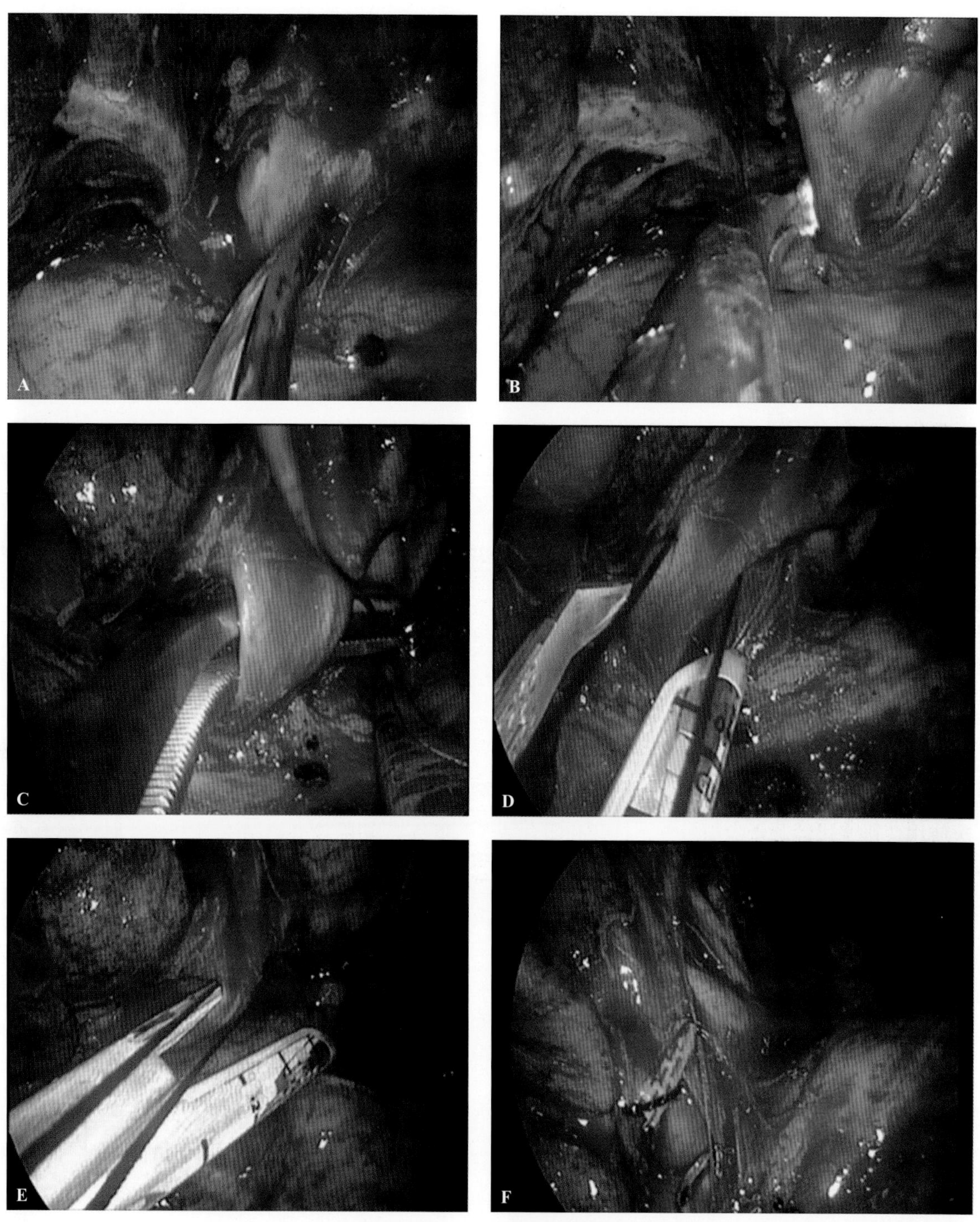

▲ 图 35-4 **RUL 肺静脉解剖**

A. 肺向外侧牵拉，在监视器上 RUL 肺静脉从 RUL 垂直向下走行（纵隔作为水平"底部"），长 Metzenbaum 超声剪用于在静脉表面打开胸膜并在外膜下层剥离。RML 静脉在左侧清晰可见，予以保留。B. 使用长弯头抽吸器或（本病例中）安装在弯头器械上的"花生米"状脱脂棉在静脉周围和其后方进行轻柔的钝性分离；C. 使用弯钳游离静脉后方。然后用其轻轻地打开和关闭，扩开后面的空间。最后用其引导丝线穿过静脉后方并牵引，便于吻合器随后的通过。D. 缝合器较薄的钉砧由足侧插入静脉的后方。需注意，如果缝合器在该方向上进一步推进，会撞击静脉后方的所有肺门结构。E. 将钉砧置于静脉左侧，向头侧和向前牵拉肺。这扩大了静脉后的空间。同时，顺时针旋转缝合器的钉仓侧。吻合器头部与"地板"平行。在这种角度下，钉砧从左向右（尾端向头侧）的方向推进，从静脉右侧的后方露出，不会再撞击任何结构。F. 分离静脉后，再次将 RUL 向侧面牵拉，现在可以清楚地看到肺动脉在切断静脉的后面 [引自 Sihoe AD. Uniportal video-assisted thoracic（VATS）lobectomy. Ann Cardiothorac Surg 2016; 5(2):133–144. © Beth Croce 版权所有]

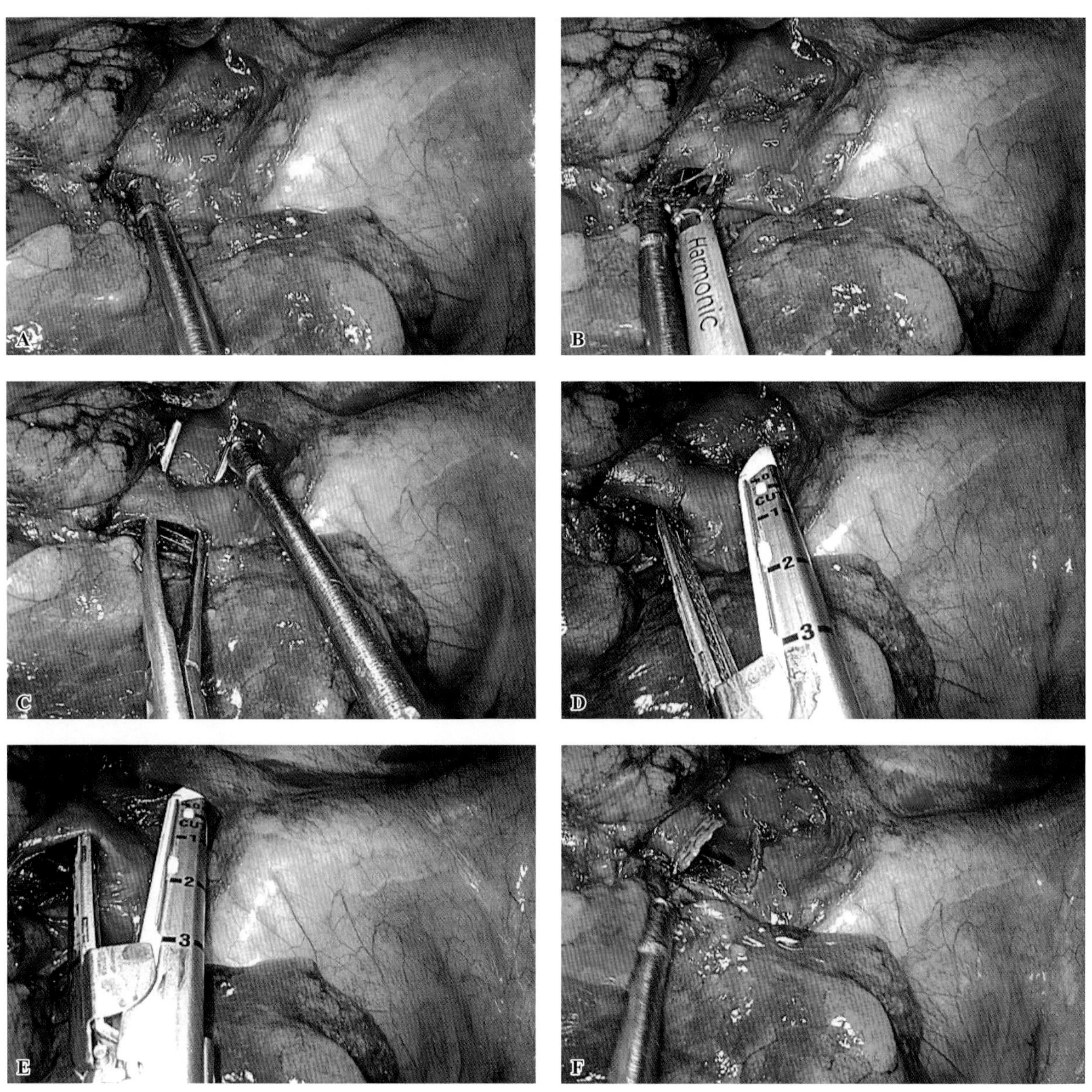

▲ 图 35-5　**RUL 肺动脉干解剖（A 方案，分离静脉之后）**

A. 肺向侧方牵拉，在监视器上显示 RUL 肺动脉尖前干垂直向上进入 RUL。使用长弯吸引器在尖前干周围和后方进行轻柔的钝性分离。B. 可使用能量器械切开肺动脉干周围的外膜。C. 使用胸腔镜弯钳穿过动脉后方的间隙，然后轻柔地打开和关闭，扩开动脉后方的间隙，便于缝合器随后的通过。D. 缝合器较薄的钉砧侧从血管的左侧（足侧）插入动脉后方。需注意，如果缝合器朝该方向进一步推进，其会撞击动脉后方的 RUL 支气管；E. 将钉砧置于动脉左侧，并向头侧和前方略微牵拉肺，这扩大了动脉后的空间，同时也可巧妙地顺时针旋转缝合器的钉仓侧。在这种角度下，钉砧可由前向后及略微的由左向右（尾端 - 头侧）推进，钉砧将从动脉右侧的后方露出，不再撞击任何结构。F. 动脉分离后，再向侧面牵拉 RUL，可以在离断的动脉后面清楚地看到 RUL 支气管。注意 RUL 支气管左（足）侧的黑色淋巴结是支气管分叉的恒定标志 [引自 Sihoe AD. Uniportal video-assisted thoracic（VATS）lobectomy. Ann Cardiothorac Surg 2016;5(2):133–144. © Beth Croce 版权所有]

离断，RUL 向外后的牵拉使起源于叶间动脉的肺动脉后升支更好地显露（图 35-8）。随着这种牵拉，后升支从叶间动脉垂直向上发出并进入 RUL。

以上文所述的相同方式解剖后升支动脉（图 35-8）。再次使用弯钳或直角钳在分支后穿过，扩张有助于形成后方空间。应注意的是，扩张必须轻柔。在没有上叶支气管承受张力的情况下，

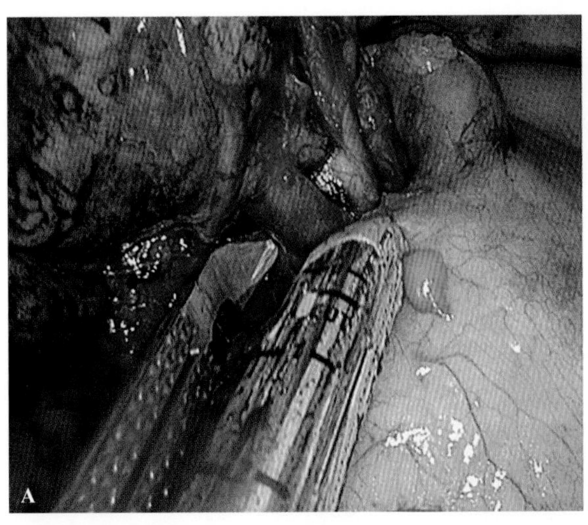
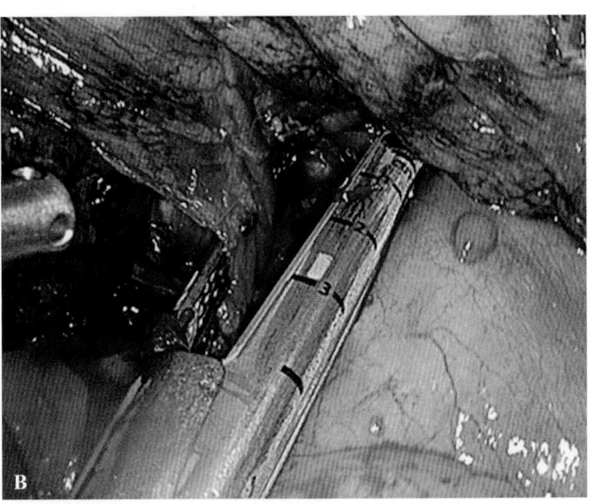

▲ 图 35-6 肺动脉尖前干解剖（B 方案，离断静脉前）

A. 肺向侧方牵拉，在监视器上显示 RUL 肺动脉干垂直向上进入 RUL。直视下可很好的显露和游离动脉，然后使用关节头缝合器离断。B. 动脉横断便于插入缝合器离断 RUL 静脉，使用弯头缝合器操作更容易

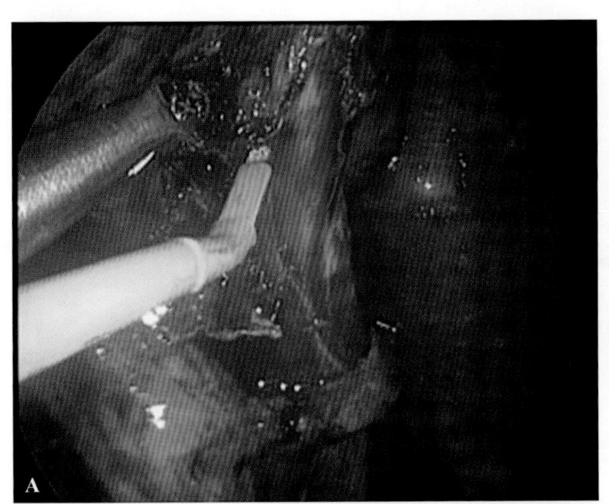
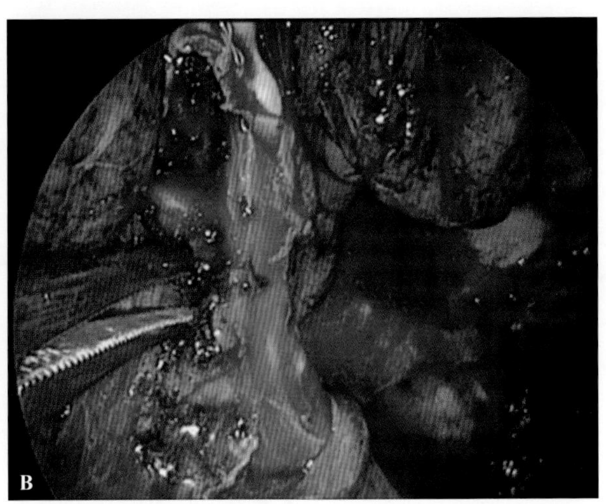
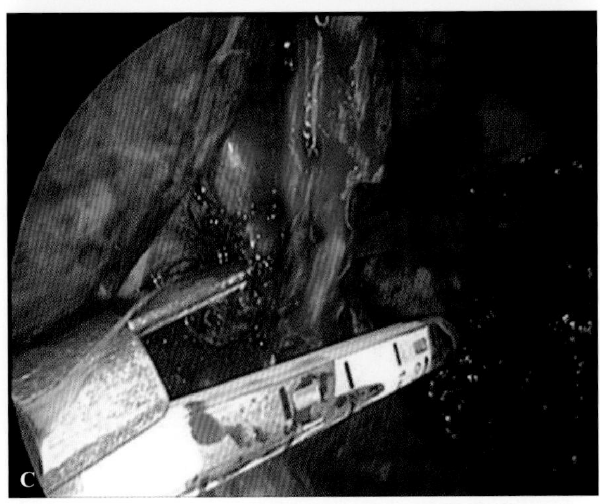

▲ 图 35-7 RUL 支气管解剖

A. 切除 RUL 支气管左侧（足侧）的淋巴结；B. 切除该淋巴结后可安全插入腔镜弯钳以从前向后和轻微的从左向右（从尾侧向头侧）方向穿过 RUL 支气管后方；C. 缝合器以相同的由前向后和轻微的左向右（从尾侧至头侧）方向插入。此时，该方向几乎直接正对单孔切口，通常无须使用弯头钉仓。需注意，此处缝合器的插入方向与图 B 中的 Roberts 钳几乎相同 [引自 Sihoe AD. Uniportal video-assisted thoracic (VATS) lobectomy. Ann Cardiothorac Surg 2016;5(2):133–144. © Beth Croce 版权所有]

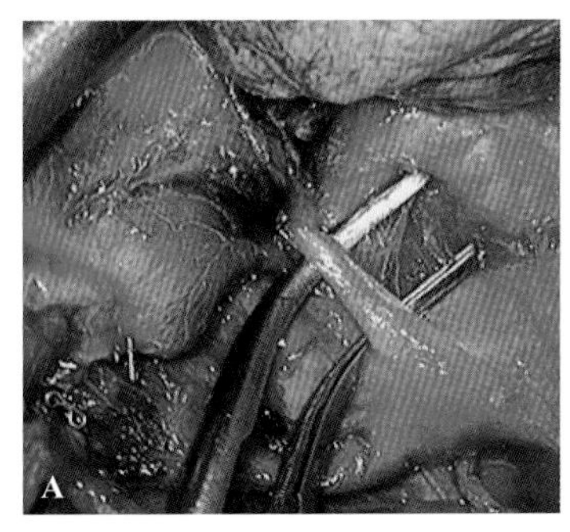

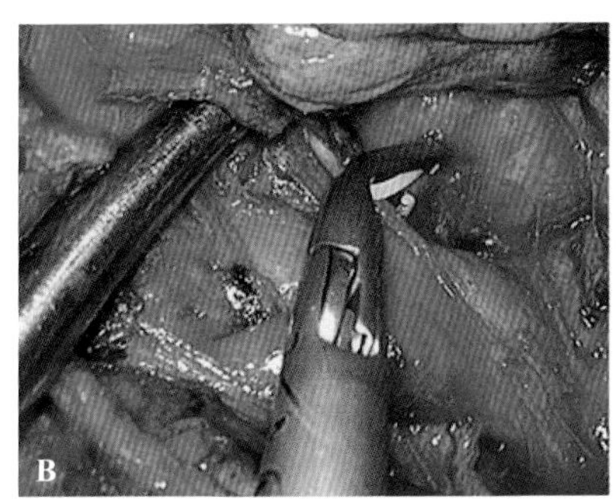

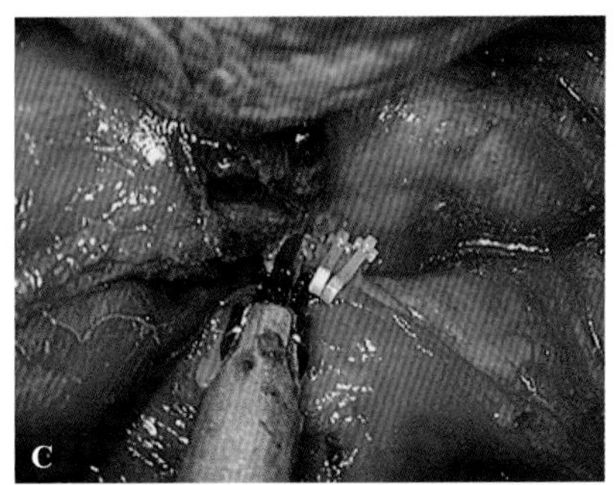

▲ 图 35–8　**RUL 肺动脉后升支解剖**

A. 分离 RUL 支气管后，继续向侧方牵拉 RUL，使小的 RUL 肺动脉后升支横向显露，可见其由叶间肺动脉向 RUL 发出。可以使用能量器械、腔镜弯钳或长 Metzenbaum 手术剪在该血管周围小心解剖。B. 缝合器穿过这样的小血管会有撕脱或撕裂的风险。通常使用聚合物血管结扎夹（其施夹钳更精细），可能更适合结扎动脉分支。使用 45° 胸腔镜专用施夹钳有助于释放夹子。C. 上行动脉分支近端双重夹闭。然后可使用能量器械（在这种情况下使用超声刀）在远端离断，同时进行凝闭和切割

如果分离过程中过度牵拉，会导致这些小分支撕裂和撕脱，从而导致大出血。

后升支可以用缝合器离断，也可以在聚合物血管结扎夹之间离断[3, 10]。除了节约成本的考虑外，使用这些结扎夹还有其他优点，因为施夹钳通常比吻合器更薄，从而降低了缝合器粗暴地通过时可能导致的血管撕裂 / 撕脱的风险。使用特定的 45° 胸腔镜施夹钳有助于单孔胸腔镜处理后升支（图 35–8）。近端使用两个夹子，远端可以用另一个夹子钳夹，但最好简单地使用能量装置（如超声刀）进行离断，以避免在下一步切开肺裂的时候对缝合器产生干扰（图 35–8）。

(3) 肺裂：最后将 RUL 与右肺中叶和（或）下叶分离就能完成肺叶切除术。将肺裂处理作为肺叶切除术期间的最后一步被称为“fissureless”（或“fissure last”）方法，并且据文献报道，其与传统 VATS 手术相比较术后漏气的问题较少[5, 17, 18]。

在一些患者中，肺裂几乎是完全发育的，可以简单地使用能量器械（如电凝钩或超声刀）切开。在其他病例中，肺裂可由不完整或缺失的叶间裂或由致密的炎症后粘连融合而成。在这种情况下，最好使用缝合器切开（图 35–9）[3, 17, 18]。通过单孔插入缝合器，以前后方向啮合肺裂。检查缝合器的外侧，确保其走行在两个肺叶之间的肺裂中。更重要的是，必须检查缝合器的内侧，以确保不会意外钉合其他重要结构（如中叶肺静脉或叶间肺动脉）。如果在手术早期使用了聚合物血管夹，还必须确保击发前这些血管夹均未卡在缝合器钳口中，否则可能引起血管撕裂或引起击发故障。

通常，肺动脉后升支非常细小，建议单独结扎。但在某些情况下，有些外科医生选择不单独解剖和分离，而是将后升支连同肺裂一起钉合[3, 4]。如果这样做，击发后应小心检查缝钉是否有明显出血或渗血。

(4) 结束工作：如果已证实或怀疑为恶性肿瘤，在从单孔中取出之前，应始终将切除的肺叶置于标本袋中。如果不这样做，不仅会有肿瘤种植在伤口的危险，而且随着肿瘤拉出切口的时候，肿瘤内容物可能溢出到整个胸膜腔。可使用商品化的内镜手术专用标本回收袋，但通常价格昂贵。廉价的简易替代品包括手术手套、一侧切开的静脉输液袋或带拉链开口的无菌塑料袋，取出后再将样本送至实验室[3–5, 10]。使用后者，袋上的链状缝可以在胸腔内将标本袋撑开（图 35–10），然后使用环钳握住袋子口的一侧，而另一个环钳抓住切除的肺叶并将其送入袋中。最后，在将切除肺叶从切口中拉出之前，应保证标本袋口处于切口外（与传统 VATS 相同）而袋底部仍在胸腔

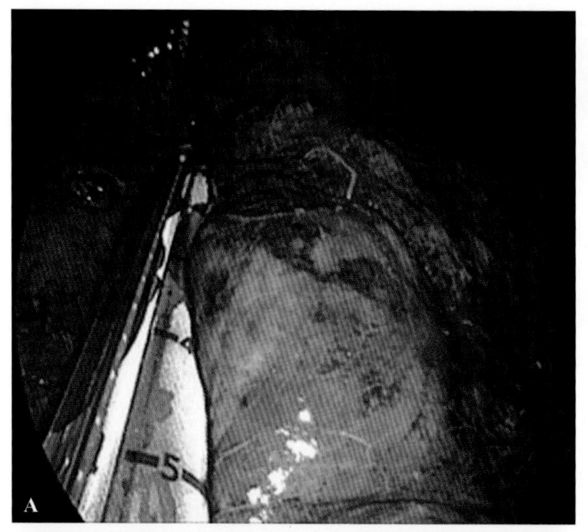

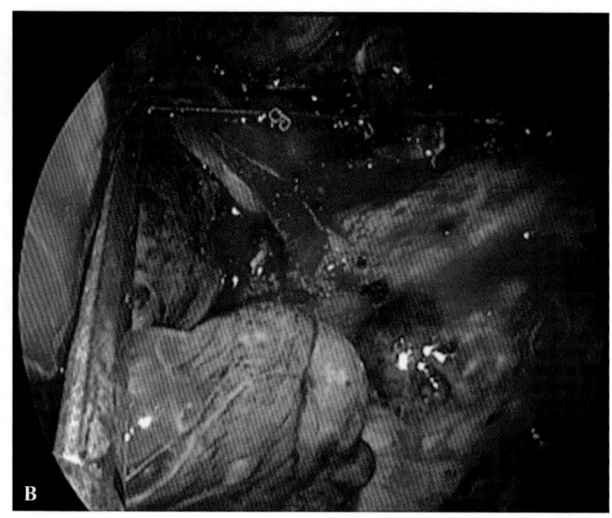

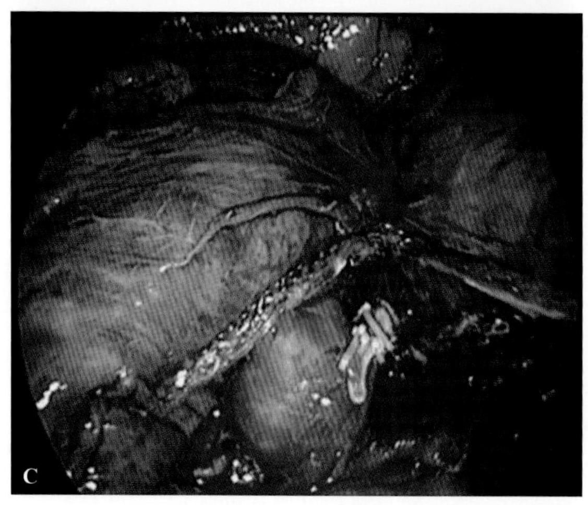

▲ **图 35-9　使用缝合器切开叶间裂（"fisureless"策略）**

A. 从单孔由前向后插入缝合器。右肺侧面的图像显示，缝合器正好位于 RUL 和 RML 之间的叶间裂处，未明显偏向任何一个肺叶。B. 在击发前将肺向足侧和侧面牵拉，应查看钉仓的纵隔面。确保吻合器未夹闭在重要结构上：RML 肺静脉和叶间肺动脉。C. 击发后，RUL 和 RML 分离，两侧的缝合线完整。检查叶间肺动脉和后升支结扎夹的完整性。以同样的方法切开斜裂后份以完成肺叶切除术 [引自 Sihoe AD. Uniportal video-assisted thoracic (VATS) lobectomy. Ann Cardiothorac Surg 2016;5(2): 133–144. © Beth Croce 版权所有]

内，以备收集任何可能的溢出物。

如上所述，对于较大的肿瘤，可以使用前侧肋骨切断术，便于通过相对较小的单孔切口取出较大的标本[12]。

对于所有恶性肿瘤病例，必须进行系统性淋巴结清扫。右侧 2R、3a、4R、7、8R、9R 和 10R 组淋巴结均可通多单孔胸腔镜完成清扫，几乎所有的患者都应该清扫第 4R 和 7 组淋巴结（图 35–11）。

然后应多次使用温热无菌注射用水彻底冲洗胸膜腔。试水后根据外科医生的判断来修补漏气位置。喷洒生物蛋白胶可用于修补广泛的肺实质漏气[3]。术后持续性漏气会抵消单孔胸腔镜给患者带来的快速康复效果[5, 6]，因此术中很好地处理漏气对于单孔胸腔镜外科医生尤为重要。

20～24F 胸腔引流管直接通过切口置入并固定（图 35–12）。引流管是否置于切口的前侧或后侧并不重要。然后应以缝合传统 VATS 中操作口相同的方式在胸腔引流管周围做分层缝合。皮下气肿可顺引流管与组织之间的间隙扩展到皮下，因此仔细缝合切口各层组织对于预防皮下气肿非常重要[3, 4]。引流管周围最外层皮肤不能缝合过紧，因为这可能引起引流管周围皮肤坏死，导致引流管拔出后切口裂开甚至导致切口感染。

（四）术后处理

单孔胸腔镜手术只有通过执行专门设计的术后临床路径才能发挥其在快速康复中的作用[19]。这应包括围术期管理的所有方面，包括胸腔引流、镇痛、早期活动、理疗、调查，以及与患者

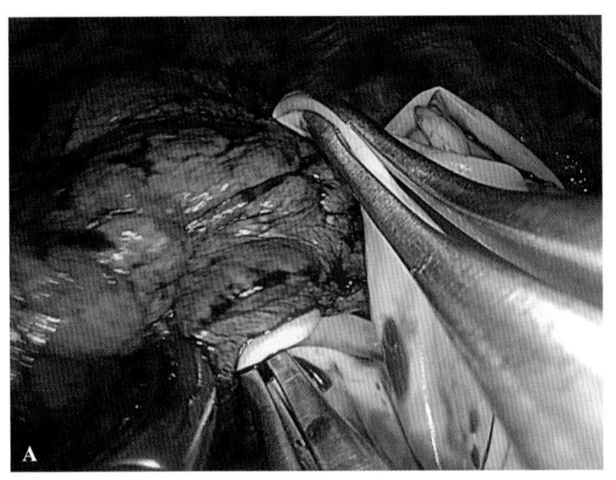
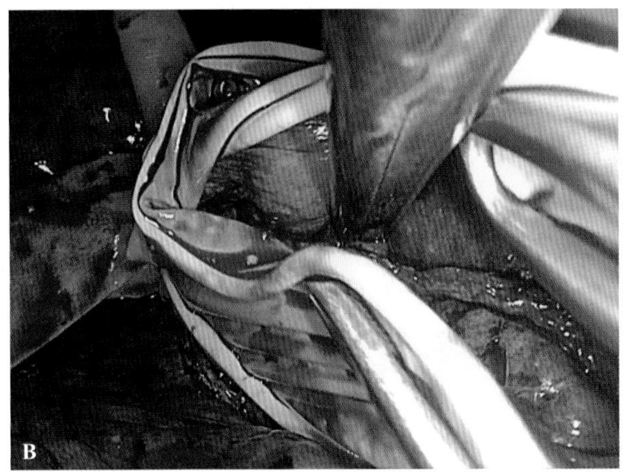

▲ 图 35-10　胸腔镜下回收标本

A. 将一只普通的外科手套插入胸部。使用一对腔镜环钳分别握住袋口的上下两端，同时使用另一个环钳抓住切除的肺叶并将其送入袋中；B. 首先将袋口从切口中拉出。然后将切除的肺叶直接从袋中拉出。当切除的肺叶通过单孔切口时会受到挤压，标本袋的完整性可防止肿瘤或肺内容物溢出进入胸膜腔

和家属的沟通等等。执行这种途径，高风险患者的住院时间和并发症发生率可能会显著降低[19]。

如果在切开皮肤前未给予丁哌卡因注射进行椎旁神经传导阻滞，可在伤口缝合时给予局部麻醉药的肋间神经传导阻滞[3-5, 19]。术后患者定时口服镇痛药，如扑热息痛（对乙酰氨基酚）1g，每6小时一次；在突发性疼痛需要辅以口服曲马多50mg，每4～6小时一次。不推荐使用肠外阿片类药物。如上所述，采用单孔VATS加局部神经传导阻滞，几乎不需要使用肠外阿片类药物。避免这些药物的使用可使患者在术后数小时内更快地恢复完全饮食和活动[6, 19]。

笔者倾向于常规将胸腔引流管与数字胸腔引流系统连接，因为这弥补了单孔手术可能获得的优势[2]。最初施加15cmH$_2$O的负压，以促进肺完全复张。肺完全扩张能确保即使仅放置一根胸腔引流管，胸腔内也不会出现积液滞留的问题。然后在术后第一天早晨将数字引流系统的负压降低到8cmH$_2$O，这个压力近似于在传统水封引流系统上无抽吸的自由引流状态。笔者认为数字引流系统可能有助于迅速停止任何可能存在的小漏气[19-20]。当在数字系统上测量的6h气流＜40ml/min且在此期间无漏气“尖峰”时，可移除胸腔引流管。如果数字引流系统不可用，并且必须使用传统的水封系统，可以使用与上述相同的负压吸引方案，但是在24h没有检测到漏气时则将拔除引流管。在确定何时拔除胸腔引流管时，引流量和颜色不再被视为主要的考虑因素。

（五）其他肺叶

1. 右肺中叶（RML）

基本方法类似于右肺上叶（RUL）。手术中的大部分时间均将RML向侧后方牵拉，允许从前方接近肺门结构。采用由前向后单向入路，分离顺序通常是肺静脉、叶支气管、肺动脉、肺裂（斜裂通常发育良好，但水平裂可能需要使用缝合器离断）。

RML切除的挑战在于肺门结构是最接近单孔切口的。对于体型较小的患者，将缝合器整个头部插入胸腔内肺门结构中，并在其中操作略有困难。关键点是用左手牵拉调整肺的位置，轻轻将肺从切口下方移开，以便右手或惯用手有更多的空间插入缝合器或操作解剖器械。

2. 右肺下叶（RLL）

向头侧和外侧牵拉RLL，显露下肺韧带。一旦分离后，下肺静脉即可套带然后离断。缝合器夹闭肺静脉时偶尔会撞击脊柱，从而妨碍其完全夹闭静脉。顺时针方向牵拉肺并旋转缝合器头

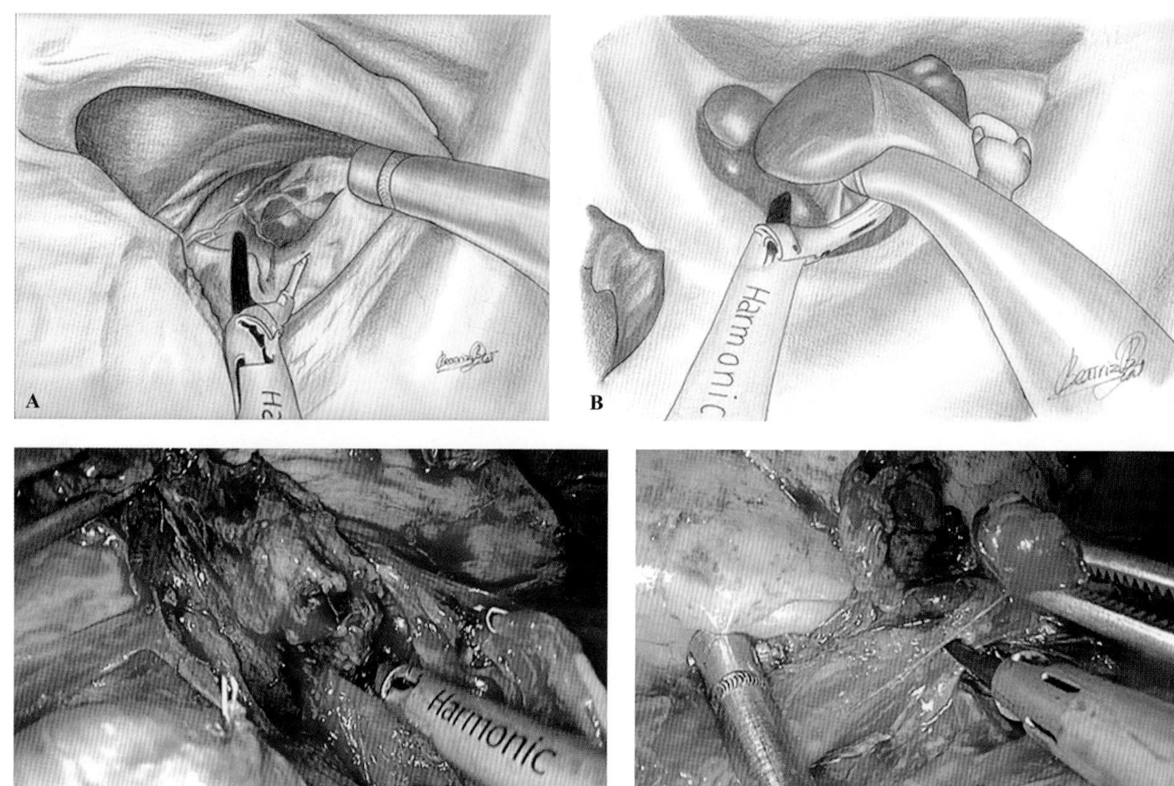

▲ 图 35-11 肺恶性肿瘤肺叶切除术后常规行同侧所有纵隔巴结的系统性清扫

能量器械的使用尤其有助于保持术野清洁和淋巴结的整块切除。左手置入弯曲的长吸引器，右手操作能量器械，以便于双手操作来完成无抓持淋巴结清扫。在清扫过程中利用吸引器轻柔地牵拉淋巴结并保留完整的淋巴结包膜，以便更好地进行病理分析。同时切除两组（2R 和 4R）淋巴结（图 35-11A 和 B）。右侧气管淋巴结（4R）被游离。患者应取反 Trendelenbur 卧位，保持肺自然下垂（无须牵拉肺）。奇静脉下方的胸膜必须被打开并剥离，然后将淋巴结和脂肪组织从远离上腔静脉、膈神经和迷走神经的地方游离出来。长弯吸引器的头端用于牵拉上腔静脉并显露视野（图 35-11A）。淋巴结"块"的下端从奇静脉弓下入路进行游离。然后打开奇静脉弓上方的纵隔胸膜，将淋巴结整块翻起，使用能量装置（在这种情况下，使用超声刀）将其从纵隔中（图 35-11B）剥离。完成该操作后可见底部的气管。接下来打开纵隔胸膜并向上牵拉显露 2R 和 4R 的整块淋巴结（图 35-11C 和 D）。解剖隆嵴下淋巴结（7）时，手术台向前旋转通常足以将其显露。在"红灯"位置放置电视胸腔镜，并使用 12 点钟自上而下的视角，通常可观察到隆嵴淋巴结的全貌。用吸引器牵拉淋巴结，然后使用能量器械将其剥离并行创面止血。建议操作中显露左主支气管（图 35-11C）。在解剖隆嵴下淋巴结时，助手可使用海绵条牵开肺来改善 7 组的显露，这将提供极好的视野，并允许外科医生用双手操作。必须格外小心以牵开食管和迷走神经，以避免对其造成损伤（图 35-11D）。对于左侧主 - 肺动脉窗和血管前间隙的操作，头高脚低位对显露也有改善。解剖时应避免损伤喉返神经。为了正确显露淋巴结的最深处，使用长弯头抽吸器非常重要，特别是在清扫 4L 和 7L 的显露操作中

（尖端转向头侧方向），使缝合器从尾端向头侧更平行于脊柱穿过下肺静脉，可避免撞击脊柱。

分离静脉后，RLL 向足侧稍牵拉，打开 RLL 与 RML 之间的斜裂。显露肺裂中的肺动脉，通过锐性和钝性结合分离（如 RUL 所述）、套带牵引和使用缝合器离断下叶动脉，叶间（11R）淋巴结是几乎所有患者中均存在的，它是 RLL 和 RML 肺动脉之间分叉的标志。

一旦下肺动脉干离断，RLL 向侧后方牵拉，可见 RLL 支气管从中间支气管垂直上升至 RLL。从右向左方向插入缝合器将其闭合并离断。

3. 左肺上叶（LUL）

采用与 RUL 相同的技术离断肺静脉，然后分离动脉。使用上述旋转技巧，使用带关节头缝

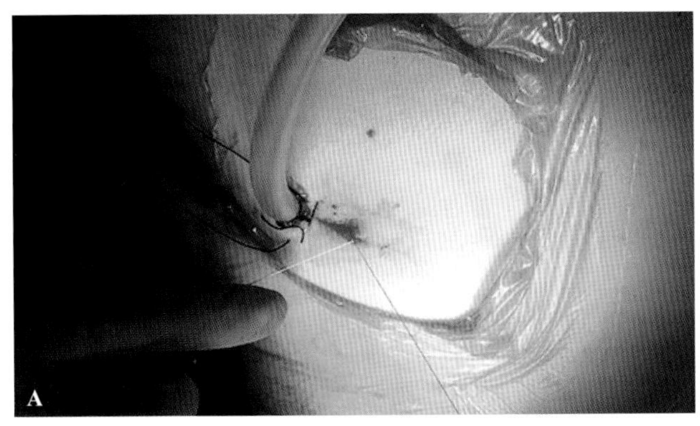

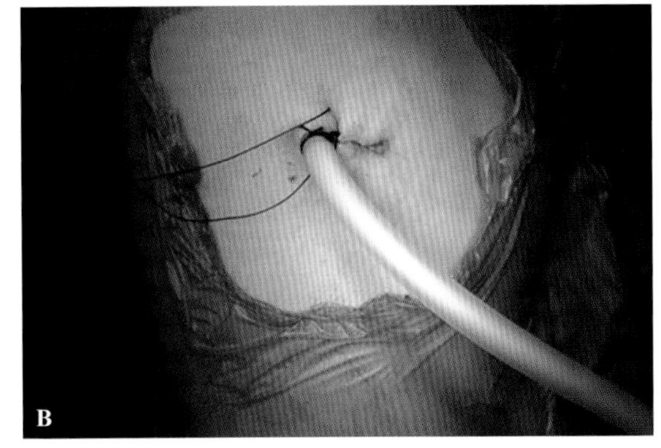

▲ 图 35-12 放置胸腔引流管和关闭切口

A. 胸腔引流管（在这个病例中使用的是一种便宜的美国产引流管，尺寸相当于 24 F）置于单孔切口的一端，并用丝线固定。注意已经在胸腔引流管的位置上预置了一根缝线（长黑线）：这是为了在胸腔引流管移除时关闭切口。单孔切口的其余部分逐层闭合；B. 肺叶切除术结束时切口的美容效果令人非常满意。在任何情况下，伤口本身都非常小，但是应该小心牢固的缝合深层切口，而且胸腔引流管周围最外侧的皮肤缝合不应太紧。这是为了尽可能降低胸腔引流管周围皮肤坏死的风险，一旦皮肤坏死可能会导致切口裂开或长期不愈合 [引自 Sihoe AD. Uniportal video-assisted thoracic (VATS)lobectomy. Ann Cardiothorac Surg 2016;5(2):133–144.© Beth Croce 版权所有]

合器离断静脉通常没有问题。一旦分离静脉，则在其后可见肺动脉尖前支动脉至 LUL。向侧方牵拉 LUL 会使这些分支垂直向上到达 LUL。这些动脉分支可以采用 RUL 切除中描述的方法进行离断。但是，这些动脉分支通常较细且较短，使用聚合物结扎夹更加方便，可避免缝合器强行穿过血管时发生撕裂和撕脱。如果首先离断静脉存在困难，可先离断尖前支动脉。解剖上肺静脉与肺动脉之间的间隙，以便更好地显露这些分支。它们被离断后，可顺利的游离开支气管和静脉周围的组织间隙，从而增大静脉后方的空间，以便于用关节头腔镜缝合器将其离断。

尖前动脉和上肺静脉的离断可以使 LUL 被更好的牵拉向侧面，从而更好地显露 LUL 叶支气管。使用直角钳分离支气管时应非常小心，因为分离过深可能损伤叶间肺动脉及 LUL 剩余的动脉分支（舌段动脉或后段动脉）导致灾难性出血，所以必须始终保持分离钳与支气管后壁紧密接触。叶间裂前份的分离 / 离断通常有助于进一步改善支气管分叉的显露。

一旦离断支气管后，向侧面牵拉 LUL 将显露剩余的肺动脉分支。这些分支的数量是可变的，以之前描述的方式进行解剖。再次使用长弯钳穿过分支后部，打开和关闭弯钳有助于形成后部空间。应该强调的是，操作应该轻柔，此时必须格外小心牵拉的肺叶。在没有支气管支撑的情况下，解剖这些小分支时如果用力过度，会导致血管撕裂和撕脱，引起大出血。分支可以用缝合器离断，也可以在聚合物血管结扎夹之间离断。建议使用胸腔镜 45° 施夹钳夹闭小分支，降低缝合器粗暴通过可能导致的血管撕裂 / 撕脱的风险。

对于叶裂发育不完整的肺上叶，另一个选择是首先切开叶间裂，其方法是在上下肺静脉之间用隧道法切开叶间裂，以识别支气管和动脉。将缝合器的钉砧置于动脉上方，离断斜裂的前份，这样允许肺叶有更大的活动度（便于从不同的角度离断静脉）。

4. 左肺下叶（LLL）

使用上述与 RLL 切除相同的方法，向头侧方向牵拉左 LLL、游离肺下韧带，以及解剖和离断下肺静脉。然后将 LLL 向脚侧牵拉，从斜裂内游离叶间肺动脉。识别并保留 LUL 舌叶的动脉分支，用缝合器或聚合物血管结扎夹离断 LLL 各动脉分支。将 LLL 向侧后方牵拉，然后使 LLL 支气管垂直向上至 LLL。游离出一定长度后，从前后方向插入缝合器将其离断。在这种情况下，必须注意避免损伤支气管后方头侧的叶间肺动脉。

通常情况下，叶间裂可能发育不全，无法从肺裂中解剖出肺动脉。在这种情况下，分离静脉后，继续向头侧方向牵拉 LLL，从尾侧至头侧方向显露 LLL 支气管，然后解剖并游离。离断支气管后，LLL 保持相同方向的牵拉，同理从尾侧向头侧方向解剖叶间肺动脉，离断下叶动脉各分支。然后使用缝钉离断叶间裂完成肺叶切除术。

三、单孔胸腔镜肺叶切除术的证据

（一）单孔胸腔镜的安全性和可行性

2004 年 2 月—2015 年 10 月，发表了超过 120 篇有关单孔 VATS 的报告，其中超过 90% 为病案报道和简单的临床经验总结 [7, 8, 11, 14–16, 21–24]。尽管这些文章被认为是较弱的“证据”，但相当多的这类报道在证实单孔入路用于多种胸部手术的安全性和可行性方面起到了积极作用。

这些报告几乎一致得出结论，单孔 VATS 安全可行，手术或围术期并发症发生率较低 [4, 11, 16, 24]。此外，这些报道已经证明单孔胸腔镜技术能够安全地在肺切除术中应用，且适用范围不断扩大，从肺段切除术到复杂的袖式和双袖式切除术 [14–16, 24]。在同一时期，没有明确的报道显示单孔胸腔镜肺叶切除术对患者产生不良影响。全球各医疗中心越来越多地将单孔 VATS 作为肺叶切除术的首选方法，进一步证实以上观点 [3, 4, 21, 25]。

反对单孔 VATS 的人经常认为，由于所有手术器械均与胸腔镜共用相同的切口，手术灵活性和安全性将受到影响。然而，根据目前报道的大量临床经验，现在可以合理地得出结论，使用单孔 VATS 的安全性已得到充分证实。单孔 VATS 的目前的病案报道和临床经验报道数量与 20 世纪 90 年代中后期传统多孔入路 VATS 相似，而后者正逐渐被接受成为开胸手术的“替代疗法” [1, 5]。

（二）单孔胸腔镜与传统胸腔镜的对比

目前的主要争议点为关于单孔 VATS 相对于其他手术入路（尤其是传统的多孔 VATS）的任何假定“优势” [21]。

单孔 VATS 肺叶切除术的支持者认为如果传统多孔 VATS 在尽可能减少手术入路创伤方面优于开胸手术 [4, 11, 25]，则进一步减少此类入路创伤应产生更大的获益。因此，从理论上讲，将切口数量从 3～4 个减少到只有 1 个，可以在以下两个关键结局中获益。

- 并发症发病率（包括疼痛、感觉异常）较低 [11, 25, 27–30]。
- 术后恢复加快 [11, 25, 27, 28]。

有学者进一步指出，第三个好处是单孔 VATS 提供的视野和操作模式允许外科医生使用更符合人体工程学的手眼配合方式进行手术 [31]。这在理论上允许通过调整术中参数来对于传统 VATS 进行改进。

通过对现有文献的分析可以验证以上单孔胸腔镜的潜在优势。

在撰写本节时，7 个研究小组发表了 8 篇对照研究，比较了单孔 VATS 与传统多孔 VATS 在肺癌解剖性肺切除方面的差异 [32–39]。总结见表 35–1，所有 8 项研究均为回顾性的观察研究，发表于 2015 年，其中 7 项来自亚洲。在这 8 项研究中，有 3 项是配对研究，其余是非配对比较。所有研究均侧重于简单的术后临床结局。这些研究均未进行中期或长期随访，也未研究术后生存率，无论是总体生存率还是癌症相关生存率。在以上研究中均未进行样本量估计 [40]，这进一步增加了对单孔胸腔镜对比传统胸腔镜效果优势的怀疑。

1. 术中参数

在提供该方面数据的 7 项研究中，2 项研究发现单孔 VATS 的手术时间短于传统 VATS（分别为 170min vs. 191min 和 3.0h vs. 3.5h），失血量更少（分别为 53ml vs. 95ml 和 56ml vs. 78ml），并且淋巴结清扫个数更多（分别为 27 个 vs. 22 个淋巴结和 28 个 vs. 25 个淋巴结）[34, 36]。然而，这两项研究均来自同一治疗中心。另一项研究

表 35-1　单孔与多孔 VATS 肺叶切除术比较的研究总结

研　究	单孔病例数	多孔病例数	研究设计	手　术	疼痛和并发症	术后恢复
McElnay（2015）[32]	15	95	回顾性观察	—	疼痛评分 –ND 麻醉镇痛 –ND 并发症 –ND	胸腔引流 –ND 住院时间 –ND
Chung 等（2015）[33]	90	60	回顾性观察	手术时间 –ND 淋巴结切除个数 –ND	并发症 –ND	胸腔引流 –ND 住院时间 –ND
Liu 等（2015）[34]	46	46	倾向性匹配	手术时间 – 单孔较快 术中出血 –ND 淋巴结切除个数 –ND	疼痛评分 – 单孔更低 并发症 –ND	住院时间 –ND
Zhu 等（2015）[35]	33	49	回顾性观察	手术时间 – 多孔较快 术中出血 –ND 淋巴结切除个数 –ND	疼痛评分 – 单孔更低 并发症 –ND	胸腔引流 –ND 住院时间 –ND
Liu 等（2105）[36]	100	342	回顾性观察	手术时间 – 单孔较快 术中出血 – 单孔更少 淋巴结切除个数 – 单孔更多	并发症 –ND	住院时间 – 单孔更短
Hirai 等（2015）[37]	60	20	回顾性观察	手术时间 –ND 术中出血 –ND	疼痛评分 – 单孔更低 麻醉镇痛 – 单孔更少 感觉异常 – 单孔更少 并发症 –ND	胸腔引流 –ND 住院时间 –ND CPKmax—ND CRPmax—ND
Shen 等（2015）[38]	100	100	倾向性匹配	手术时间 –ND 术中出血 –ND 淋巴结切除个数 –ND	并发症 –ND	住院时间 –ND
Mu 等（2015）[39]	47	47	倾向性匹配	手术时间 –ND 术中出血 –ND 淋巴结切除个数 –ND	并发症 –ND	胸腔引流 –ND 住院时间 – 多孔更短

ND. 无差别；CPKmax. 术后肌酸磷酸激酶的最大水平；CRPmax. 术后 C 反应蛋白的最大水平［经许可，转载自 Sihoe AD. Reasons not to perform uniportal VATS lobectomy. J *Thorac Dis* 2016; 8 (Suppl 3) :S333–S343.］

显示，单孔 VATS 的手术时间更长（180min vs. 151min）[35]。其余 4 项研究未发现两种方法在术中参数中存在差异。因此，当前的临床数据并未一致显示单孔 VATS 在术中参数方面的任何优势或劣势 [21]。目前，使用单孔方法在视野、人体工学和手眼配合方面的优势尚未得到可测量证据的证实。可能需要使用更详细的结局指标进行进一步的研究检验。

2. *疼痛和并发症*

在两项研究中发现单孔 VATS 的术后疼痛评分较低（分别为 3.6 vs. 5.5 和 2.4 vs. 4.2），其中一项研究进一步指出单孔 VATS 术后止痛药的使用时间更短，感觉异常的发生率更低 [35, 37]。然而，在其余所有 6 项研究中，单孔 VATS 在术后并发症发生率方面并无任何优势。无研究发现单孔患者的总体并发症发生率较传统胸腔镜低。

因此，目前有关单孔 VATS 术后疼痛优于传统多孔 VATS 的证据有限。只有 2 项研究支持这一观点 [35, 37]，其余研究显示无差异。在两项研究中，疼痛的主要评估工具是简单的数字量表，要求患者对疼痛进行主观分级，评分为 0～10 分。该量表虽然被广泛使用，但本质上是主观的，受到混杂变量的影响，如个体患者的疼痛阈值和疼痛评分的环境（静息、运动等）[5, 21]。在此类小样本队列研究中，该问题甚至更严重。此外，在这两项研究中均表明单孔方法的“优势”，无证据表明术中镇痛（如区域神经传导阻滞）或术后镇痛在所有患者中是标准化的。因此，在这些混杂变量的影响中无法肯定结论的可靠性。然而，应当指出的是，无研究显示单孔 VATS 比传统 VATS 差。

3. 康复

在一项研究中，术后住院时间单孔手术较短（6.0d vs. 6.8d）；而在另一项研究中传统多孔 VATS 术后住院时间较短（6.8d vs. 5.4d）[36, 39]。在其余所有 6 项研究中，单孔 VATS 在胸腔引流时间或住院时间方面无任何优势。

上述研究者们认为，单孔肺叶切除术后的住院时间更长是因为胸腔引流部位的伤口愈合较差引起的[39]。尽管如此，他们并未提供说明关于引流管位置切口不愈合的实际数据，无论如何，这只是指出了单孔法的另一个潜在弱点，可能使任何快速恢复的假设变为空谈。但是，住院时间的问题最终是一个复杂的问题，也涉及许多混杂变量，包括患者的信心、对准备提前出院的社会文化影响，以及对提前出院（或延长住院时间）的经济考虑[5, 21, 41]。

此时似乎可以合理地得出结论，单孔 VATS 声称的优势没有得到对比研究中可用（有限）证据的充分支持[21]。公平地说，这些研究也表明，单孔入路并不比传统 VATS 差，尤其是在术后即刻疼痛方面，单孔 VATS 有轻微的优势。目前唯一明确的结论是，需要进行进一步的研究来回答有关单孔入路优势的问题。

（三）未解决的问题

在 20 世纪 90 年代早期传统的多孔 VATS 作为一种新型的开胸术“替代疗法”逐渐发展成熟，如今已成为肺癌治疗的一种成熟、主流，甚至是首选方法[1, 5, 42]。在这样做的过程中，常规 VATS 需要多年的患者及系统的临床证据积累以说服批评者，并确立其在主流治疗中的作用。该积累发生在以下五个阶段。

1. 安全性和可行性

在 20 世纪 90 年代的传统 VATS 肺叶切除术早期，出现了很多病例报道，此后越来越多的大样本研究逐渐证明 VATS 肺叶切除术是可行的，并可合理、安全地开展[43–46]。世界各地不同治疗中心的类似报道均强调该技术本身是一种合理的、可重复的技术[47–49]。

2. 简单优势

20 世纪 90 年代中期，对手术入路创伤的简单结局指标（包括减轻疼痛、降低粗略的并发症发生率和加速康复）的测量显示，传统 VATS 优于开胸术。证据来自 VATS 队列与既往开胸术队列的病例比较[50]，病例匹配研究[51]，以及早期尝试的随机对照研究[52]。

3. 可量化获益

更可靠的结局测量（包括经验证的生活质量问卷、患者活动、肩关节功能、炎症标志物）是必需的，以无可辩驳的结果证实，传统 VATS 比开放手术造成的系统破坏和生理干扰更小[53–58]。

4. 治疗充分性

对于传统 VATS 而言，最重要的问题是证实其与开放手术（当时的金标准）的治疗效果相当。在肺癌手术中，等效的淋巴结清扫被用作完全切除的替代指标[59–61]。至关重要的是，在 20 世纪 90 年代末和 21 世纪初，多个大型临床研究之后进行的一系列质控良好的系统评价和 Meta 分析结果表明，传统 VATS 后的肺癌生存率不仅等同于开放手术，而且在早期肺癌的生存期方面甚至可能略有优势[42, 62, 64]。

5. 可持续性

除了安全性、获益和疗效外，研究继续比较传统多孔 VATS 与开胸术在临床实践中的可持续性相关问题，如成本效益和学员的教学效果[4, 5, 65, 66]。

单孔 VATS 肺叶切除术要获得与传统 VATS 相似的认可度，需要以上类似证据的积累。

对于单孔 VATS，前两个阶段已在上文讨论过。全球许多治疗中心关于单孔 VATS 的病例报道和病例系列报道以及多年的经验一致证实了其安全性和可行性。另外，小规模的对比研究尚未得出关于第二阶段中简单获益单孔 VATS 优于传统 VATS 的决定性结论，尽管随着未来几年发表的进一步研究报道可能发生变化[21, 32–39]。

除了这两个阶段以外，目前关于其他阶段中单孔 VATS 肺叶切除术的证据还很少。

对于第三阶段，上述研究中仅有一项研究考察了炎症标志物[37]。测量了肌酸磷酸激酶和 C 反应蛋白的术后最大水平，但在接受单孔和多孔 VATS 的患者之间未观察到差异。

对于第四个阶段（也可以说是最重要的阶段），单孔 VATS 肺叶切除术开展的时间还不足以得出癌症术后的生存数据。上文讨论的传统多孔 VATS 经验表明，采用该技术后 5～10 年，才出现足够大样本量、质控良好的队列研究[5, 21]。关于肺癌手术的充分性，可以将淋巴结清扫数量视为公认的替代指标。在上述 6 项对照研究中纳入了该参数，其中 2 项（尽管均由同一组作者完成）发现单孔组的淋巴结清扫个数较多[34, 36]。值得注意的是，6 项研究均未显示单孔组的淋巴结个数更少。

（四）手术技巧

1. 保持人体工程学位置和屏幕的正确摆放，以避免疲劳。

2. 始终将镜头保持在切口后部。

3. 助手必须牵拉肺叶，允许外科医生进行双手操作。

4. 为了更好地显露术野，手术台可以在手术的某些步骤中移动，尤其是在淋巴结清扫中。

5. 在上肺叶切除术中，如果动脉与静脉之间的间隙足够宽，可以先离断静脉。当吻合器离断静脉的角度不佳时，先离断尖前干动脉有助于离断静脉。

6. 在离断静脉时使用结扎带或吸引器辅助缝合器通过是避免损伤上叶动脉的关键操作。

7. 在肺裂不完全发育的病例中，可通过隧道法显露动脉，首先通过上下静脉之间的间隙，然后在上下叶支气管之间游离。在隧道视野中创建一个安全通道允许将缝合器的钉砧置于动脉上方，分开斜裂的前份。

四、单孔胸腔镜近期的发展

过去几年中单孔 VATS 的主要进步与手术技术的改进和新技术的运用密切相关（更好的缝合器和能量器械，以及 3D 和超高清腔镜系统）[69]。过去几年中获得的经验允许修改单孔技术，以开发容易处理上叶静脉和支气管的技巧（这两种结构都是最难分离的结构），使用能量器械进行肺门解剖，并控制大部分术中出血[70]。单孔方法也通过仅使用弯曲的长吸引器和能量器械（先进的 VATS 器械）来辅助进行根治性淋巴结切除术，以及完成复杂的气管－支气管和血管重建术。此外，单孔手术可结合非插管技术，也可通过剑突下或肋缘下切口用于解剖性肺切除术。

（一）不插管解剖性肺切除术

非插管手术的主要优势包括非插管患者术中保留了自主呼吸，以及避免全身麻醉和单肺通气导致的围术期并发症[71]。

非插管单孔手术的纳入标准包括可避免常规开胸手术并发症和降低插管全身麻醉风险的所有患者[72]。

在清醒或非插管患者中运用单孔技术可将手术和麻醉的有创性降至最低[73]。我们将这些单孔流程称为“无管化 VATS”：单个 3cm 切口，无气管内导管，无尿管，无中心静脉，无硬膜外麻醉。

我们认为在高危患者（如老年患者或肺功能较差的患者）中运用全身麻醉气管插管非常重要。建议仔细选择患者，尤其是在学习曲线期间。不插管肺切除术的主要禁忌证为预期为困难气道的患者、肥胖（体重指数＞30）、致密和广泛的胸膜粘连、血流动力学不稳定患者、ASA＞Ⅱ级和大肿瘤（＞6cm）[72]。

由于避免了气管插管、机械通气和使用肌肉松弛药，所以麻醉药的不良反应极小，使得大部分患者都能进入快速康复流程，从而避免留在重症监护室。此外，由于术后应激激素和与机械通气相关的促炎症介质减少，在接受单孔 VATS 的非插管患者中围术期手术应激反应可能减弱。通过鼻导管或面罩提供氧气（6～9L/min）。药物管理是基于瑞芬太尼和丙泊酚的靶控输注，在麻醉前 15min 预先给予咪达唑仑（0.15～0.25mg/kg）和阿托品（0.01mg/kg），在手术期间根据外科操作对机体的不同刺激程度实时调整输注速率。在解剖过程中建议使用迷走神经传导阻滞，以抑制肺牵拉和肺门操作时可能引起的咳嗽。

在未插管患者的单孔手术中，建议在胸腔镜下进行椎旁神经传导阻滞或肋间浸润麻醉[72]。避免胸部硬膜外阻滞（避免阿片类药物）可以促进快速康复和恢复手术当日的日常活动。

非插管 VATS 解剖性肺切除术必须由经验丰富的麻醉医生和单孔胸腔镜外科医生进行（熟练操作，对复杂或晚期病例经验丰富，并通过 VATS 控制出血）。在一些无法预测的困难病例中，有时需要术中转为全身麻醉。麻醉医生必须熟练掌握经支气管镜插管术，在侧卧位能将双腔插管或支气管内阻塞器放置到位[70-72]。

（二）出血控制

单孔 VATS 的学习曲线伴随术中并发症的增加，如术中出血[76, 77]。这是学习任何新手术方法所固有的，并且是在学习曲线期间紧急转为开胸术的最常见原因[78]。

在过去几年中，通过单孔 VATS 技术获得的经验、为该方法专门设计的手术器械及高清腔镜系统的改进有助于改善结局和降低术中出血的中转率。轻微出血通常不会引起太多问题，通过压迫和使用能量器械或封闭胶很容易通过单孔方法控制[79]。但是，如果采取的措施不适当，轻微的出血可能成为严重并发症，因此必须仔细处理[80]。

当发生大出血时，必须首先进行出血点压迫。为此，建议始终准备好海绵棒，如果可能，将其固定在胸腔镜钳上（图 35-13）。有时，使用肺实质作为压迫出血点的第一反应是有用的。同时，重要的是抽吸周围的血液，以便对出血点有一个良好的检视，并显露出一个良好的视野，为修补破口作准备。我们始终推荐最初压迫 1～2min，如果出血未停止，第二次压迫 3～4min[80]。

在使用海绵棒初始压迫后，我们认为优选弯曲的吸引器压迫出血部位。吸引器可以模仿手指压迫止血的功能，而且可以吸走多余的出血。这能够更好地评估破口。此外，弯头吸引器不干扰单孔缝合操作和胸腔镜视野[81]。

通过检视血管残端长度并用以上措施无法控制出血，则需通过直接缝合、使用封闭胶或使用聚合物血管夹进行止血。我们不建议在孔中直接使用胸腔镜钳钳夹，因为这样可能会扩大破口。如果压迫后出血未停止，可使用无损伤器械（如环钳）夹闭动脉并止血，类似操作作为胸腔镜下缝合修补血管的前一步非常有用[80]。

为了通过单孔方法修复缺损，双手操作非常关键，将腔镜镜头保持在后位，将操作器械保持在前位。这样我们就有了非常直接的视野，我们可以重现与开放手术类似的操作模式。根据笔者的经验，在矢状面操作时，单孔操作的空间特征有助于出血的修复。缝合肺动脉的首选方法是左手在胸腔镜下使用长弯吸引器（压迫并保持出血部位清晰），右手使用持针器[81]行“吸引器侧压止血法”（图 35-13）。

（三）重建技术

单孔 VATS 方法的最新进展之一是可以实施困难的支气管血管重建技术。受益于单孔 VATS 技术的发展和经验，有经验的专家可以实施最复杂的重建手术，包括双袖手术、保留支气管的肺切除术，以及气管或隆嵴重建术等[82-84]。

切口选在第 4 或第 5 肋间隙，更靠前（腋前线），便于持针器平行于肺门结构，缝合模式类

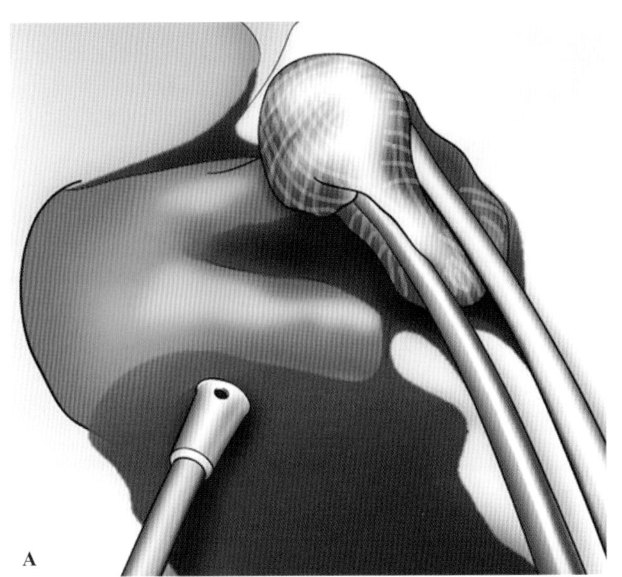

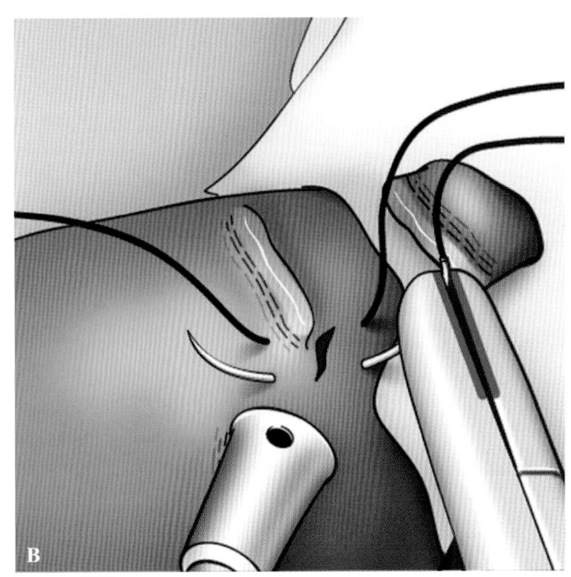

▲ 图 35-13 出血控制

A. 大出血后的首选操作是压迫。海绵棒必须随时准备好。一旦压迫出血部位，必须同时使用长弯吸引器吸出血液；B. 双手操作缝合破口，弯头抽吸器可用于压迫出血部位，与开放手术中的手指功能相同，并可吸走破口周围的血液保持出血点视野清晰

似于开胸手术。使用单孔 VATS 进行支气管缝合时，将镜头保持在切口后部非常重要，双手操作在镜头下方（双手操作器械）。在此，我们应用了与开胸手术相同的原则，即眼睛在上，直视双手进行操作。对该方法的几何解释是促进单孔方法进行袖式重建的一个重要因素[85]。因此，在专家手中，吻合可以从直立的角度完成。由于脂肪组织可能干扰缝线，因此对于肥胖患者操作时可使用切口保护套。手术台位置的调整有助于显露，从而更容易进行吻合（手术台朝向外科医生旋转 45° 可将剩余的肺叶保持在前胸部，使支气管缝合更容易，尤其是膜部）。

袖式吻合可以间断或连续缝合。通过 VATS 间断缝合可能更加复杂和耗时。首选方法是使用连续缝合，使缝线移动以及打结更容易。我们有 3 种选择：聚对二氧环己酮、PDS 3/0（我们需要两根线，打结 3 次）（图 35-14），或用双头针的单股 prolene 3/0（我们可以用一根线完成所有的吻合，完成 365° 的重建后仅打结 1 次）（图 35-15）。单孔胸腔镜下缝合后外科医生在胸腔外打结，然后用胸腔镜下的推结器将其推入胸腔[82]（图 35-15）。吻合也可以通过使用一种新型可吸收倒刺缝线进行，V-Loc™ 伤口闭合装置（Covidien-Medtronic，Minneapolis，MN，USA），其在保持缝线强度和牢固性的同时避免打结[85]。

对于双袖手术，对于肺动脉干使用胸腔镜阻断钳阻断，对于血管远端使用 bulldog 钳阻断是最合适的选择[86]。动脉阻断钳置于切口的前部，镜头始终位于后部。这使得支气管和动脉吻合更舒适[87-88]。

VATS 下保留肺的支气管袖式切除术和重建术在技术上比标准 VATS 袖式肺叶切除术更具挑战性。VATS 袖式肺叶切除术后的支气管吻合操作不太复杂，因为肺叶切除后，显露两个支气管末端进行缝合的空间更大[89, 90]。

累及气管或隆嵴的肿瘤需要与麻醉医生密切合作。通过单孔 VATS 进行该操作，有三种选择来维持术中肺通气：使用术野内气管插管[82, 91]，通过高频喷射通气[82, 92]，甚至在有经验的麻醉医生主持下行保留自主呼吸麻醉[93]。喷射通气的导管可通过气管内导管置入，由于用于通气的导管直径较小，它不干扰膜部的吻合（图 35-16）。这样我们就不需要术野内插管。在需要术野内插管的情况下，将无菌气管插管回路传递至术野，并

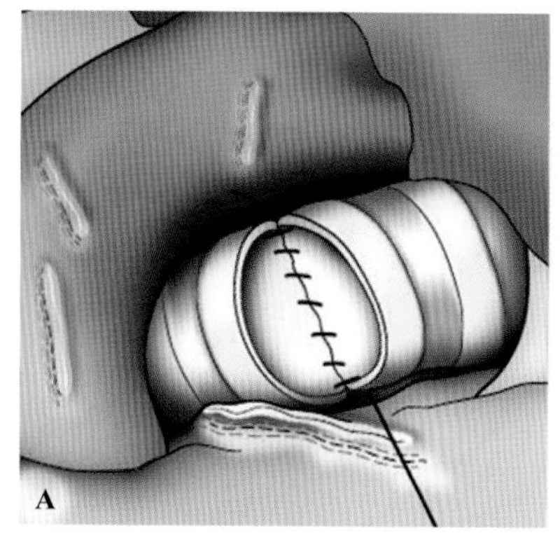
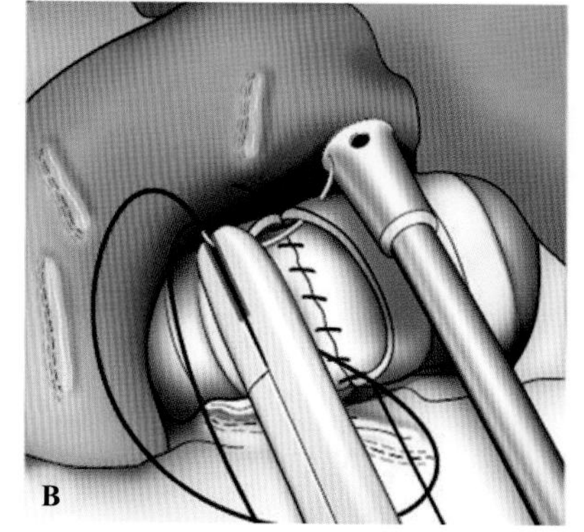
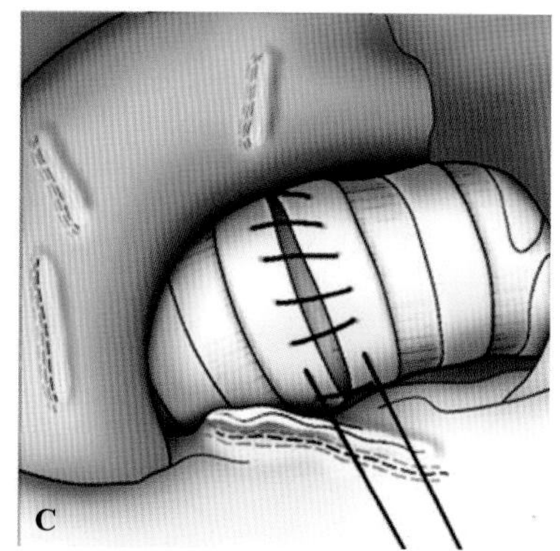

▲ 图 35-14　左肺上叶切除支气管袖式成形，吻合使用双线法

A. 首先在膜部采用连续缝合完成后壁吻合；B. 在前一次吻合的正前方开始另一针连续缝合，完成吻合的前半部分；C. 两个线结都打在支气管吻合口的前壁

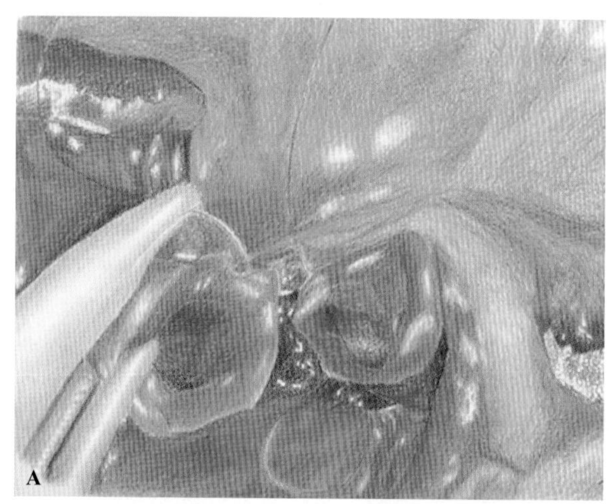
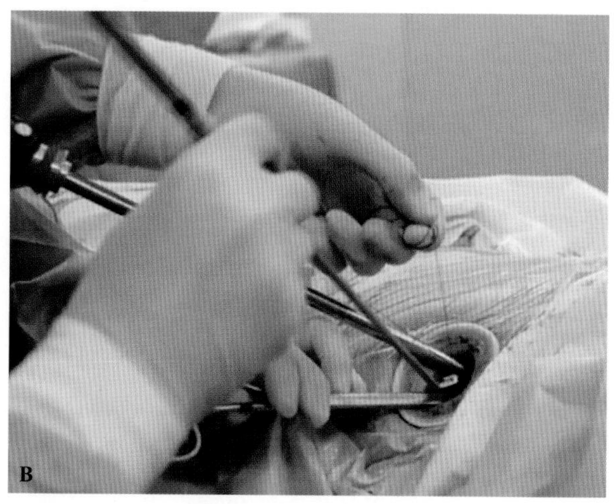

▲ 图 35-15　袖式成形连续吻合

A. 图显示右肺上叶切除支气管袖式成形中，仅使用带两根针的单线完成的连续吻合。一针从右主支气管边缘开始连续缝合，另一针缝合在中间支气管上。先吻合内侧壁（由后向前连续缝合），再吻合侧壁。完成吻合后将线的两头进行打结。B. 图显示胸部以外的操作，左手持线，右手使用胸腔镜推结器打结

准备行对侧单肺通气（通过相同的切口或增加第二个小切口）。

（四）剑突下入路手术

单孔入路的最新创新包括使用剑突下或肋缘下入路进行大范围切除术（图 35-17）[94]。避免切口通过肋间隙可能是减少术后疼痛的另一个潜在优势，但还需要进一步研究证实这种方法的疼痛降低程度 [95]。在过去几年中，这种方法已用于不同的胸部手术，如心包开窗术、胸腺切除术、肺转移瘤切除术或双侧楔形切除术 [96, 97]。Liu 于 2013 年报道了首例经剑突下单孔纵隔淋巴结采样加胸腔镜肺叶切除术治疗肺癌 [98]。最近，上海市肺科医院团队报道了该技术纳入的最大样本量经验，并显示了良好的术后结局 [99]。

在剑突下入路手术中，必须切除剑突和心包脂肪组织，以确保良好的显露并减少对器械的干扰。虽然根据笔者经验，无须使用胸骨牵开器，也可改善入路的空间。肋缘下入路减少了对左侧心脏的压迫，避免了剑突的切除。

这种方法有几个局限性，例如对大出血的处理，尤其是发生在后纵隔的出血。当需要紧急转

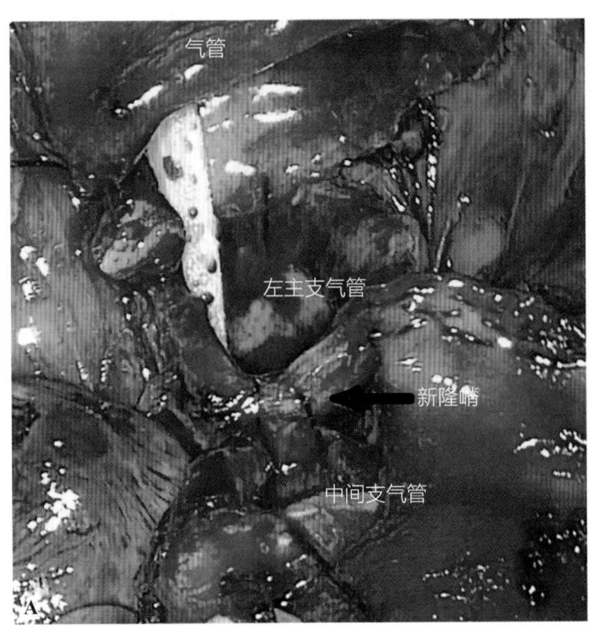

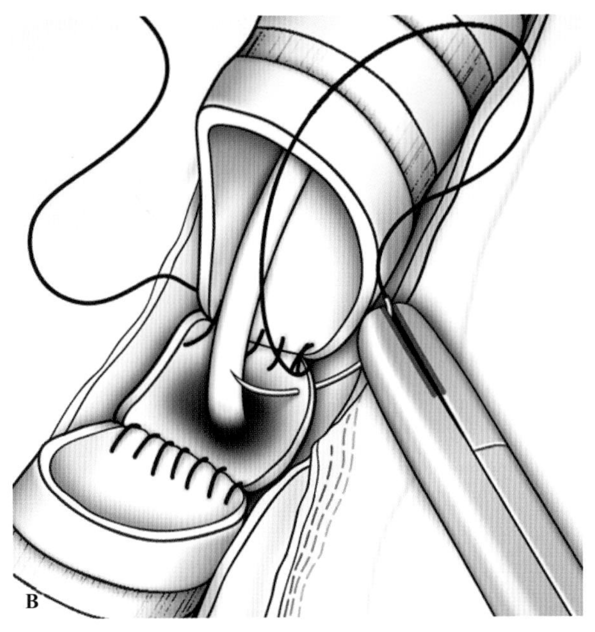

▲ 图 35-16 手术图像（A）和绘图（B）显示右肺上叶切除术和隆嵴切除重建术（左肺高频喷射通气）

左主支气管外侧壁与气管外侧壁吻合。然后用左主支气管和中间支气管重建新隆嵴。通过前后连续缝合完成吻合 [经许可，转载自 Gonzalez-Rivas D, Yang Y, Calvin NG. Advances in uniportal video-assisted thoracoscopic surgery: pushing the envelope. Thorac Surg Clin 2016;26(2):187–201. © 2016 Elsevier 版权所有]

为开放手术时，扩大剑突下切口不太可能有用，应额外进行侧开胸术[98]。

此外，通过剑突下入路很难实现完全淋巴结清扫术，因为其提供了有限的后纵隔显露[100]。剑突下至肺门部呈斜行走向且距离较长，因此单孔手术中的器械干扰问题将比经胸廓入路更明显（图 35-18）。心脏跳动时，尤其是左侧手术期间，器械也会受到干扰。但是，基于过去几年中获得的经验，这种新技术可能通过改进器械和胸腔镜，或通过引入机器人技术而得到广泛应用。还需要进一步研究来证明单孔剑突下入路与经胸单孔入路的适用性并比较临床结局，以证明该技术有明确的获益。

（五）单孔胸腔镜的展望

单孔技术最近发展为一个概念，可以称为“uniportal advanced VATS”。这种发展可以描述为使用最少数量的器械进行手术的一种方式。一个切口可引入多个器械，这种方式减少了器械对多个肋间隙的压迫。双手操作器械是关键，需要使用两种特定器。左手持长弯不锈钢 Dennis 吸引器，右手持能量器械，两种器械的配合能够快速有效地显露，以及分离和止血（图 35-11）；此外，使用外部带关节的摄像机支架可在不需要助手的情况下牢固、稳定地操作胸腔镜。在我们看来，未来的技术发展以及使用单孔入路获得的经验将有利于这种由单个外科医生进行的手术，能够优化医院资源（图 35-18）。

总之，单孔方法与器械行业合作并开发新技术可以进一步扩大微创胸外科手术的适应证。我们期待着技术的进一步发展，例如更窄的缝合器，适用于所有血管和肺裂的闭合设备，精细的胸腔镜器械，以及无线遥控和单孔机器人平台。不久的将来单孔方法可能会成为全球解剖性肺切除术的标准外科术式。

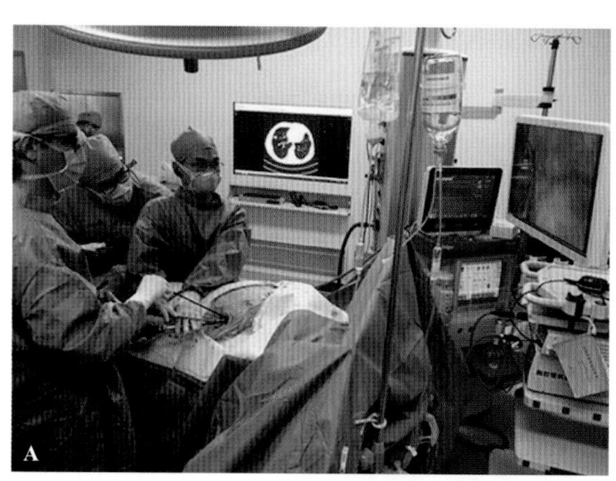

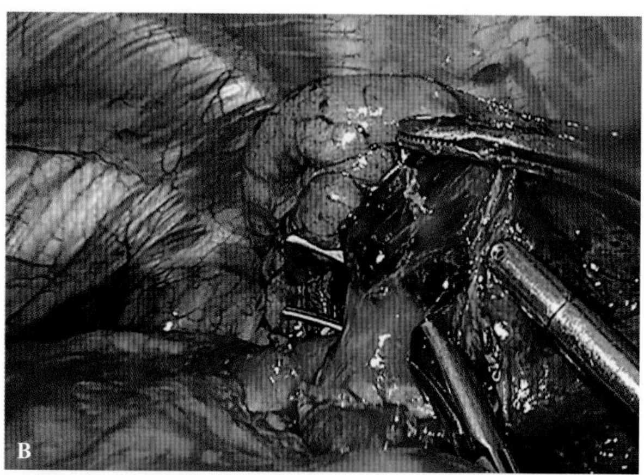

▲ 图 35-17　剑突下单孔肺叶切除术

A. 患者取半卧位（45°）。外科医生站在患者的前侧，助手位于另一侧（患者的后侧），避免影响主刀医生操作；B. 手术图像显示：剑突下单孔保留舌段的左上肺切除术中固有段支气管的解剖

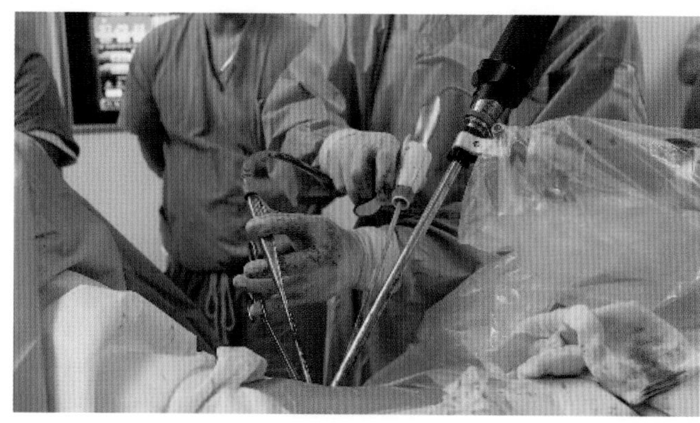

◀ 图 35-18　单人单孔手术

关节臂支撑胸腔镜镜头。外科医生使用双手操作模式：左手握住两个器械（肺组织抓钳和长弯吸引器用于暴露），右手使用能量器械进行解剖

第 36 章
清醒状态下非气管内插管的经胸膜手术
Awake, Non-Intubated Transpleural Surgery

Ze-Rui Zhao　Calvin. H. Ng　著
廖　虎　译

一、概述

在过去的 10 年中，非插管胸外科手术（non-intubated thoracic surgery，NITS）已经得到了深入的研究。这种手术方式相较于全身麻醉具有潜在优势，避免了会产生的气管插管、机械通气和全身麻醉药物相关的明确并发症与不良反应。尽管仍然需要阐明 NITS 选择患者的标准及其麻醉护理，但大量的报道表明，越来越多的胸科中心对 NITS 有兴趣，并且可以安全地进行 NITS，并得到非常良好的成果。

二、NITS 在自主通气下的病理生理学

医源性气胸会使术侧肺的肺容量下降，以保证有充足的手术操作空间。这导致了肺部一系列氧合、通气过程的生理变化。胸膜腔内负压的丧失，导致术侧肺持续性塌陷和纵隔移位，从而减少了总肺容量。在此过程中，塌陷的肺继续被灌注，导致从右向左的肺内分流，这增加了低氧血症的风险。低氧肺泡处的肺小动脉收缩，以及流向工作肺的血流分流弥补了这种不良影响，每当 PaO_2 降至 70mmHg 以下时，都会改善氧合 [1]。重力也会增加工作肺中的血流量，改善通气 – 灌注匹配。此外，用于胸膜硬膜外麻醉（thoracic epidural anesthesia，TEA）的麻醉药，如丙泊酚，与挥发性麻醉药相比，其对血管收缩反应的抑制作用较小。

与全身麻醉相比较，因为膈肌功能得以保留，NITS 对工作肺的功能残气量影响较小（图 36–1）。并且，在呼气阶段，自主呼吸的肺将一部分空气呼入术侧肺，再呼出刚刚充满非工作肺的部分空气，这被称作反常呼吸（图 36–2）。再呼吸的二氧化碳所引起的高碳酸血症可能由于交感肾上腺作用而导致心输出量的净增加，且高碳酸血症也会引起脑血流量增加。轻度至中度高碳酸血症也可导致呼吸急促的发生。有证据表明，短暂性高碳酸血症（< 55mmHg）是可以较好地耐受 [2]。

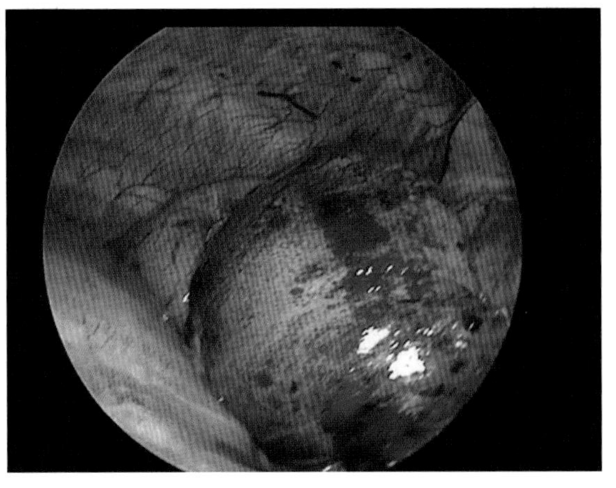

▲ 图 36–1　非插管单侧门静脉 VATS 右下叶楔形切除术治疗结直肠癌转移。值得注意的是，患者自发呼吸并伴有膈肌运动

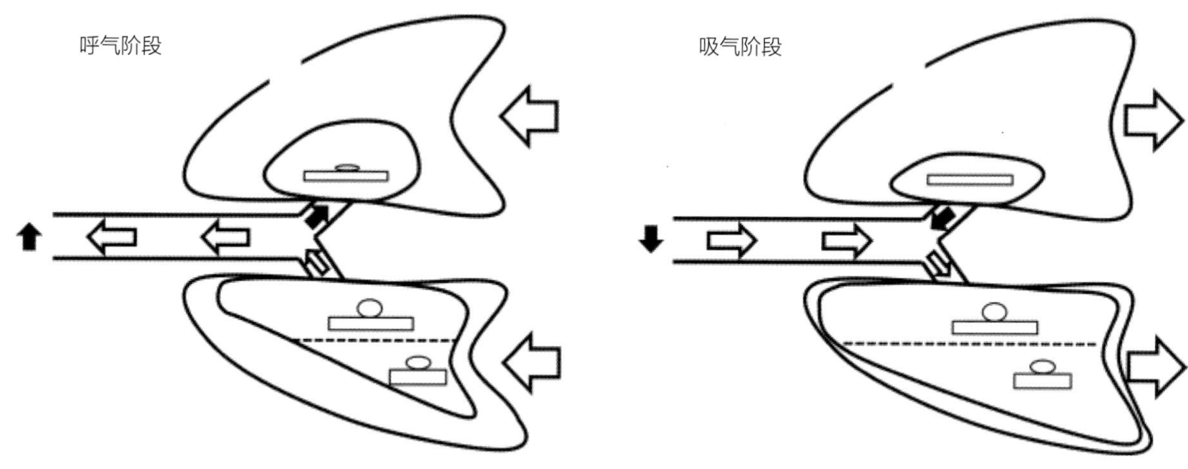

▲ 图 36–2　卧位的手术气胸的通气（椭圆形）和灌注（矩形）变化

黑色箭表示轻度呼吸和纵隔移位 [改编自 David P, Pompeo E, Fabbi E, et al. Surgical pneumothorax under spontaneous ventilation-effect on oxygenation and ventilation. Ann Transl MED 2015; 3(8):106.]

Pompeo 等研究了清醒患者侧卧位时，由手术气胸引起的肺活量变化，并报道：在相对正常的肺中，FEV_1 下降了 52%、49% 和 30%，FVC 下降了 45%、46% 和 34%；而在已经患病发生功能障碍的肺部，患有间质性疾病和肺气肿的肺通气的损害较小。此外，这些患者在手术性气胸中发生的低氧血症程度更低；在相对正常的肺、间质性肺和患有肺气肿的肺中，PaO_2 相对于吸氧比的下降分别为 91mmHg、74mmHg 和 38mmHg。存在通气阻塞和过度充气的患者通气障碍较少，这可能是由肺塌陷程度较轻和呼气时间延长所致 [3]。这些发现也支持了在具有肺功能受损的患者中使用 NITS 这一具有吸引力的想法。

三、NITS 的优势

NITS 的主要优势在于：避免了与全身麻醉及单肺通气相关的围术期并发症。机械通气可能经由促炎性介质引起气压伤、容积伤、肺不张创伤和生物伤 [4–7]。此外，全身麻醉与肺炎、心功能受损，以及在重症肌无力患者中残余神经肌肉阻滞的高风险有关 [8–10]。尽管有许多策略已明确可以降低与气管插管有关的风险 [11, 12]，但是在没有气管插管的情况下进行清醒麻醉可以避免并发症，例如由于双腔管移位引起的缺氧、工作肺过度充气、肺复张导致的肺水肿和呼吸机诱发的肺损伤（图 36–3）。此外，气管内的装置可能引起局部并发症，其中气管、支气管破裂最为棘手，其死亡率高达 22%，尽管这种情况很少见（1/20 000）[13]。在单肺通气期间，由于肌肉麻痹，工作肺发生肺不张很常见，而对侧肺的肺不张可能会严重加重肺内分流，并增加局部炎症反应 [14]。此外，NITS 中的区域麻醉可能降低免疫抑制和神经内分泌应激水平 [15]，这体现了与全身麻醉相比有潜在益处。

四、NITS 的禁忌证

Pompeo 博士的团队是探究 NITS 中最为积极的先行者之一。他们证实美国麻醉协会评分>

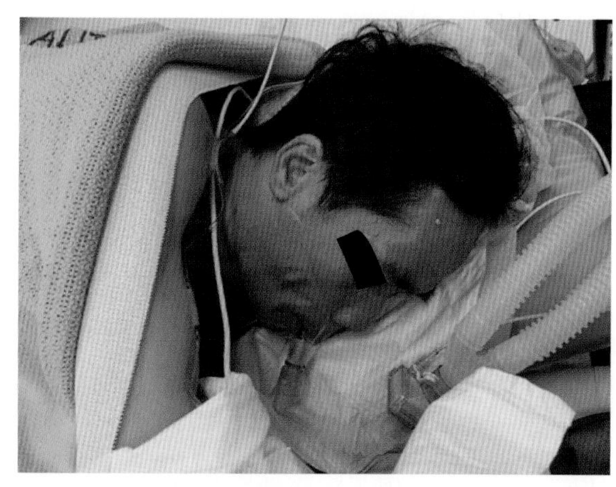

▲ 图 36–3　患者行非插管 VATS 肺部切除术后，通过喉罩进行气道保护

3、严重肥胖，以及动脉血 $PaCO_2 > 55mmHg$ 应被列为 NITS 禁忌证[16]。Gonzalez-Rivas 等[15]，以及 Mineo 和 Tacconi[13] 提出了更为严格的排除标准，可以分为患者、麻醉医生及外科医生相关因素（框 36–1）。需要强调的是，这些意见来自于经验丰富的麻醉中心的专家，最终是否行 NITS，还取决于麻醉医生和外科医生的经验。

五、NITS 中的麻醉

可以在应用局部麻醉的情况下进行较小的胸腔镜手术，例如局部伤口浸润或者选择性肋间神经阻断。大型胸腔手术通常需要采用复杂的麻醉技术。TEA 阻断 T_2～T_{10} 可以对双侧胸壁和胸膜腔产生持久的作用，尽管支气管平滑肌张力和气道高反应性可能会增加，但它可用于更广泛、持续时间更长的手术[17]。此外，硬膜外导管可用于术后自控镇痛。相比之下，阻断单侧交感神经系统的椎旁阻滞，可以提供与 TEA 相似的疼痛缓解作用，但是不良反应更少[18]。也可在 T_4～T_5 水平插入用于局部麻醉的导管，因为椎旁间隙没有解剖分隔。在自主通气下进行解剖性肺切除时，在肺门周围进行的手术操作可能诱发无法控制的咳嗽，而这是一种安全隐患，尤其是在进行精细的血管解剖时。有效的预防措施包括，通过雾化吸入或在胸膜表面喷洒利多卡因，这能够使胸内星状神经节或迷走神经传导阻滞，并提供约 3h 或更长时间的抑制作用[19]。然而，这些预防咳嗽的措施并非总是必需的，通常取决于患者、麻醉医生使用的麻醉药的类型及用量。（图 36–4）此外，由于有人认为，迷走神经传导阻滞可能会抑制术后早期排痰所需要的咳嗽反射，部分外科医生认为在胸膜表面喷洒局麻药可能是一种更具吸引力的选择。

框 36–1 非插管胸外科手术禁忌证
患者相关因素
对局部麻醉药过敏；凝血障碍（国际标准化比值＞1.5 或当前使用抗血小板疗法）；血流动力学不稳定；反流风险增加（禁食＜6h；术前缺氧（$PaO_2 < 60mmHg$）或者高碳酸血症（$PaCO_2 > 50mmHg$[a]）；神经学紊乱；肥胖（身体质量指数＞30[b]）；持续性咳嗽或者呼吸道分泌物过多；脊柱畸形或脑水肿（如果使用胸腔硬膜外麻醉）
麻醉医生相关因素
任何使用区域麻醉技术的禁忌证；气道管理困难
外科医生相关因素
广泛的胸膜粘连；缺乏经验和合作的外科团队；既往同侧胸外科手术

a. 在 Pompeo 的标准中＞55mmHg[16]；b. 在 Mineo 的研究中＞35[13]

需要注意的是，有经验的手术团队可能会将这些技术结合起来。例如，Gonzalez-Rivas 等[15] 提出了一种麻醉方案，该方案使用 TEA 与超声引导的迷走神经与膈神经传导阻滞，在完全清醒状态下进行大型胸科手术麻醉。不插管单孔胸腔镜手术（video-associated thoracic surgery，VATS）的患者是否需要镇静尚不清楚[15]。然而，镇静剂一般应用在时间较长的手术，首选使用催眠水平以下的短效药物（如瑞芬太尼）[20]。镇静剂的好处之一是瑞芬太尼能够在手术过程中减弱咳嗽反射。但是此类药物也有可能导致呼吸抑制，加剧高碳酸血症，特别是患有慢性阻塞性肺疾病的患者。在这种情况下在进行 NITS，麻醉监护显得非常重要，监测的指标包括呼吸频率、呼出 CO_2 的分压（如潮气末二氧化碳图）和脑电双频谱指数（图 36–5）。

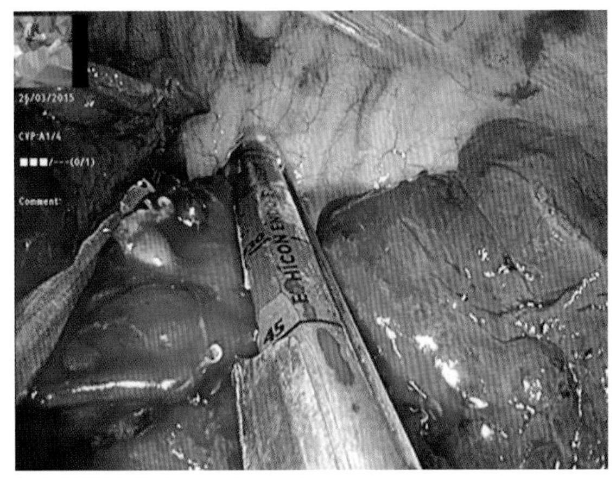

▲ 图 36–4 左上叶切除术治疗早期非小细胞肺癌。肺部萎陷良好，即使没有使用迷走神经传导阻滞，肺门处理也没有引起明显的咳嗽

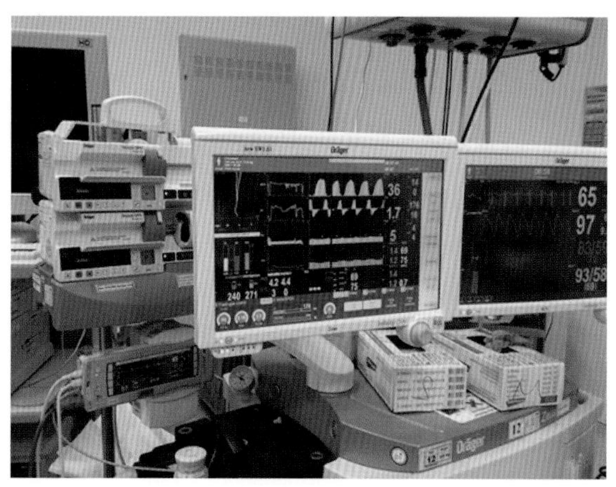

▲ 图 36-5　不插管自主呼吸麻醉下 VATS 手术过程中的麻醉护理监测

六、NITS 的适应证与手术效果

（一）小型手术

越来越多的报道表明了 NITS 在诸如滑石粉胸膜固定术、纵隔活组织检查等小型手术中的可行性[15]。一项小型随机试验显示，与全身麻醉相比，自发性气胸患者，清醒状态下行 VATS 肺大疱切除，可以缩短住院时间，并降低手术相关费用[22]。Mineo 和 Pompeo 的团队 2006 年报道了一种新型清醒状态下，非切除肺减容技术，该技术对肺气肿最严重的肺进行折叠，与插管手术相比，清醒状态下手术术后 6 个月与 36 个月的生存率相当，围术期死亡率降低（0.0% vs. 3.2%），并发症发生率降低（22.0% vs. 52.0%），并且住院时间也更短[23]。在重症肌无力患者中进行非插管胸腺切除术的基本原理是避免使用肌肉松弛药，这将降低术后肌无力和呼吸衰竭的风险，从而加快患者康复速度。据报道，清醒状态下经胸骨下入路行腔镜胸腺切除术的患者在术后数小时内即可进食、饮水和下床活动[24]。术中胸膜破裂的患者，可通过鼻胃管在胸膜破口处进行持续性负压吸引，这有利于肺的被动扩张。

2004 年，Pompeo 等报道了 60 例单发肺结节行 VATS 楔形切除的资料，他们将患者其随机分为全身麻醉组和清醒手术组。两组之间的中转开胸率和手术可行性相当。在清醒组的患者，麻醉满意度更高，动脉氧合的变化及对护理的需求更有优势。重要的是，清醒手术患者组的住院时间较短（47% vs. 17% 的患者在 2 天内出院）[25]。之后，Tsai 和 Chen[26] 将 NITS 的应用扩展至双侧周围型结节的楔形切除，避免了反复地进行单肺通气，减少了血流动力学障碍的风险。Rocco 及其团队[27] 在实现日间手术治疗肺结节的目标方面取得了更进一步的进展，他的研究小组首次报道了清醒状态下，通过光纤引导，使用 Fogarty 球囊选择性地阻塞目标肺实质而进行单孔 VATS 肺楔形切除术。手术案例为右肺中叶；手术耐受性良好，术后第一天拔出胸腔引流管，整个过程在门诊进行的。

（二）大型手术

在非插管情况下，大型手术技术要求更高，因为它频繁地在肺门操作、出血风险相关更高，并且所需的手术时间更长。Al-Abdullatief 等[28] 在 2007 年首次报道了应用 TEA 及星状神经节阻滞的大型胸科手术。79 例的病例中包括 11 例解剖性肺切除，总体中转开胸率为 11%，其中只有 5 例患者在术后进入了重症监护室。因此，一些研究者提出，为了改善患者术后体验，缩短住院时间，减少术后并发症，可以在 VATS 解剖式肺切除中应用非插管技术（表 36-1）。尽管许多研究支持采用 TEA，但是胸腔内肋间阻滞也能够提供令人满意的术中和术后效果[29]。

最近，Gonzalez-Rivas 等[17] 报道了首例非插管式单孔 VATS 右中叶切除术。手术采用局部肋间浸润而未行迷走神经传导阻滞的麻醉方案，患者术后 36h 出院。该团队随后还报道了他们的单孔不插管肺切除术的初步经验，并取得了可喜的结果。在他们的病例系列中，30 例患者中只有 2 例（6.6%）需要插管（一个是由于出血，另一个是由于膈肌运动过度）；但仍然可以使用单孔 VATS 完成操作[15]。

七、中转插管

来自 15 个机构，纳入 1400 名患者的研究结

表 36–1 非插管胸腔镜手术进行解剖性肺切除

文 章	数 量	手术方式	麻醉方式	镇 静	氧气供给	转换率	HS	并发症率	对照组[a]
Chen 等[30]	30	肺叶切除	TEA+ 迷走神经传导阻滞	是	F	10%	5.9	10.0%	是
[b] 相同的：麻醉，手术时长，失血量，淋巴结；有提升的：并发症，禁食，HS									
Wu 等[31]	36	肺叶切除	TEA+ 迷走神经传导阻滞	是	F	2.8%	6.7	25%	是
[b] 相同的：失血量，并发症，HS，淋巴结，手术时间；有提升的：麻醉时长									
Chen 等[29]	217	肺叶切除（n=189） 肺段切除（n=28）	TEA 或肋间神经 + 迷走神经传导阻滞	是	F	肺叶切除：5.8% 肺段切除：7.1%	—	—	否
Guo 等[32]	15	肺段切除	TEA+ 迷走神经传导阻滞	是	F 或 L	0%	5	13.4%	否
Hung 等[33]	21	肺段切除	TEA+ 迷走神经传导阻滞	是	F	4.8%	6	4.8%	否
Liu 等[34]	26	肺叶切除	TEA+ 迷走神经传导阻滞	是	F 或 L	4%	9.5	6.7%[c]	是
[b] 相同的：失血量，胸腔引流管插入时长；具有提升的：抗生素使用时长，插管时长，HS，禁食，呼吸相关并发症									
Liu 等[35]	136	肺叶切除（n=116） 肺段切除（n=20）	TEA+ 迷走神经传导阻滞	是	F 或 L	7.0%	7.4 6.0	8.6% 15%	是
[b] 相同的：失血量，胸腔引流管插入时长，并发症，手术持续时间，淋巴结；有提升的：引流，禁食，HS									

a. 将应用全麻作为对照组；b. 将结果与插管全麻进行对比；c. 包括其他小型手术；HS. 平均住院时长；TEA. 胸椎硬膜外麻醉；F. 面罩；L. 喉罩

果显示，由 NITS 转中转为全麻的比例＜ 9%[13]。中转可能的原因包括与手术相关事件，例如过度粘连（0.69%）和出血（0.34%），以及麻醉相关问题，如纵隔移位（0.34%）、低氧血症（0.27%）、顽固性咳嗽（＜ 0.10%）或高碳酸血症（＜ 0.10%），并且大型手术的风险更高。中转的决定应当是由外科医生和麻醉医生共同做出。在纤维支气管镜引导下为侧卧位患者插管是一项具有挑战性的任务，但许多经验丰富的麻醉医生都能完成[30]。在中转过程中，通过外科切口插入胸腔引流管，并且用透明防水薄膜覆盖切口，可以使手术侧的肺复张，达到最佳的氧合作用，并减轻纵隔移位。

八、结论与未来展望

已证明 NITS 在几乎所有形式的胸腔手术中都是可行的，并可能减少围术期并发症，加快术后恢复。为了确定从该方法中获益最大的患者人群，以及 NITS 的长期结果，需要进行大型的多中心随机试验[36]。此外，随着未来超微创 VATS 技术的发展[37]，从逻辑角度来看，NITS 必将会成为创伤最小手术方式的进展之一。

第 37 章
包含胸壁和纵隔的肺癌扩大切除
Extended Resection of Pulmonary Carcinoma Including Chest Wall and Mediastinum

Kelvin lau　著
马　林　译

一、扩大切除的背景

（一）历史和分期

自 1933 年 Evarts Graham 首次成功地进行了肺癌全肺切除术以来，手术成为治疗局限性肺癌的主要手段。然而，侵犯到肺外的肿瘤，包括骨性胸廓，长期以来被认为是不可切除的，直到 1947 年 Coleman[1] 首次报道了 5 例侵犯胸壁的肿物切除与外加肺切除（包括 4 例全肺切除）和区域淋巴结清扫术。

局部晚期肺癌包括两个不同的组，即直接侵犯邻近器官组和非系统性扩散组，最常见的是局部淋巴结（淋巴源性）扩散。前者通常以根治为目的进行局部治疗，而后者需要全身治疗。本章涉及的是直接侵犯邻近肺组织的局部侵犯性癌的外科治疗。

直到最近，部分学者对外科手术在局部晚期肺癌治疗中的价值仍存在疑问。随着手术技术的进展和适应证的拓宽，以及更多的预后数据，其作用变得越来越明确，这反映在分期系统的变化上。早期 TNM 分期系统在 20 世纪 60—70 年代发展起来，作为解决肿瘤局部进展的描述并被统一定义，肿瘤扩展到单个叶以外的归为一类（T_3）。在第 4 版 TNM 分期系统中，Cliff Mountain[2] 注意到肿瘤学家的观察结果，即某些亚组的患者优于一般不可手术的患者，因此 T_3 分类被细分为 T_3 和 T_4，T_3 代表那些适合切除的肿瘤（如侵犯胸壁）；T_4 代表“不可切除的局部晚期 NSCLC”（如侵犯心脏），因此认识到肿瘤的可切除性与较好预后之间的关系。

随着手术、麻醉、影像学和重症监护技术的进步，扩大切除术的预后与可切除病灶的范围一样在不断改善。肺的大多数邻近结构在某种意义上已经是可以被切除和重建的。TNM 分期系统的后续修订发现，一些局部侵袭性肿瘤的结果优于其分期的预期结果。这导致 $T_3N_0M_0$ 肿瘤的分期从第 6 版的Ⅲ a 期变为Ⅱ b 期，$T_4N_{0\sim1}M_0$ 从第 7 版的Ⅲ b 期变为Ⅲ a 期。同样，在最新的分期数据库中，与距隆嵴＞ 2cm 的肿瘤（T_2）相比，以前归类为 T_3 的距隆嵴 2cm 内的肿瘤无预后差异，因此上述 T_3 病变在现行第 8 版 TNM 中已被修订为 T_2。这些以临床数据为基础的分期变化不仅反映了对肺癌生物学行为更好、更多的理解，还反映了这些疾病亚组治疗预后的改善。

（二）预后

局部晚期肺癌的手术切除率较低。在大多数注册研究中，T_3 或 T_4 病变的切除率仅为 4%～10%[3-5]，预后的数据主要是从小型、回顾性、描述性研究中得出的。

可切除的 T_3 和 T_4 病变预后良好，通常超过疾病分期预测的结局。一般而言，T_3 期疾病手术是安全的，住院死亡率为 3%，5 年生存率超过 40%。影响预后的主要预测因素仍然是淋巴结的转移和切除的彻底性[5, 6]。其中，切除的彻底性是外科医生可掌控的，是长期生存的关键决定因素。在一系列研究中，不完全切除的长期生存率与未接受切除的患者相似[7]。由于累及重要器官，T_4 期病变的切除更具挑战性，手术死亡率相应增高到 4%～9%[3, 4, 8]。5 年生存率一般为 20%～30%，但随着时间的推移，结果不断改善，许多 T_4 肿瘤的 5 年生存率达到 40%～50%[3]。

然而，T_3 和 T_4 疾病代表了一组异质性强和非重叠的患者，涉及不同的解剖结构和不同的手术，使其很难对个体患者的病例进行有意义的外推。此外，许多论文报道了手术治疗Ⅲ期疾病的结果，但其中包括不同比例的 N_2 和 N_3 病变。这些数据难以比较和归纳哪种治疗策略更好。

（三）术前评估

T_3 和 T_4 肿瘤切除是非常复杂的手术。通常需要全肺切除术，并且与传统肺切除术相比具有更高的死亡率和并发症发生率。由于这些肿瘤的侵袭行为，它们也更容易在术后复发。由于这些是风险较高的手术，不太可能对患者产生治愈效果，所以谨慎选择患者和密切关注围术期护理至关重要，因为这样能确保潜在的获益超过风险及取得良好的预后。

术前准确评估可切除性非常重要。可以避免临床分期过早导致的肿瘤无法切除和临床分期过晚导致患者失去了治愈性治疗的机会。根据受累的邻近器官，需要不同的方法来准确评估其受累程度。T_3 肿瘤侵犯胸壁的范围通常通过计算机断层扫描（CT）进行充分评估，准确率非常高。肺上沟瘤还可能需要磁共振成像（MRI）评估锁骨下血管和臂丛神经是否受累，以预测手术切除概率和制订计划切除及重建方案。心脏受累需要心脏磁共振来评估心肌受累的程度。

在临床分期为 T_4 的患者中，许多患者存在广泛的转移性疾病，不到 10% 的患者可以接受手术切除[4]。众所周知，对于可疑侵犯的患者，放射学识别真正纵隔侵犯的能力不可靠，临床分期通常使疾病分期过晚而不是分期过早[9]。例如，如果肿瘤与重要器官存在毗邻关系，通常无法区分非侵袭性改变、炎性粘连、纵隔胸膜或心包表面受侵及其下的实质器官受侵。即使肿瘤向血管内突出或延伸，影像学上也很难分辨出肿瘤的浸润边界。正在开发的新放射学技术，可以帮助改善 T 分期评估的准确性[10]。如果出现疑似局部晚期侵犯的临界疾病，应该考虑使患者获益的可能性并进行手术；替代方案可能会使患者失去完全切除和获得治愈的机会。在大宗病例水平上，施行这种策略伴随着手术风险的升高，但患者预后改善的幅度会更大[11]。

淋巴结转移和不完全切除是导致术后不良预后的两个重要因素。与 N_0/N_1 病变相比，N_2 淋巴结转移的死亡风险增加 1.5～2 倍[4, 5]。在缺乏比较 T_4N_2 病变和非手术治疗的随机数据的情况下，这类患者的处理存在相当大的差异，可选择的治疗方法包括从直接手术、诱导治疗、筛选对手术反应良好的患者，到根治性放化疗。然而，全面的纵隔评估至关重要，可以避免给患者带来不必要的无效治疗和增加死亡率。尽管 PET-CT 阴性足以对早期肺癌进行纵隔分期，但在术前许多中心仍然进行了常规 EBUS 和纵隔镜检查，以此对 T_3 和 T_4 肿瘤患者有无纵隔淋巴结受累进行病理学证实。然而，重要的是要意识到，中央型原发肿瘤可能会被意外地活检到，从而导致淋巴结转移的假阳性诊断[12]。

（四）争议观点

1. 诱导治疗

术前诱导治疗已用于增加手术完全切除率和淋巴转移的降期治疗，在某些情况下使不可切除病变变为可切除病变。虽然有一些随机对照研究

揭示了诱导治疗在 N_2 病变中的作用，但有局部侵袭的 T_3 和 T_4 病变与 N_2 并不相同。尽管如此，T_3 和 T_4 病变直接手术治疗的长期随访结果令人失望，5 年生存率为 20%～50%，而且，在手术时发现大量的淋巴结阴性 T_3/T_4 期患者术后有淋巴结转移 [13]，因此，许多中心将诱导治疗作为综合治疗的一部分，以尝试改善预后。

诱导治疗的方案因单位而异，可能涉及化疗或放化疗。即使在这些治疗模式中，化疗方案和放疗剂量也各不相同。一方面，放疗存在剂量效应关系，另一方面，高剂量放疗后的手术风险更高，因此初始放疗方案仅限于约 45Gy 的低剂量。随后的研究表明，高剂量术前放疗 60～70Gy 后进行手术，即使是全肺切除术，手术风险也是可接受的，而且可以获得较高的病理学完全缓解率 [15-17]。这是否能带来长期获益尚不清楚，最近的几项 Meta 分析报道在诱导治疗方案中添加放疗并无长期生存获益 [18-21]。

诱导治疗，尤其是高剂量放疗会引起组织纤维化和正常的解剖层次消失、放射性肺炎和组织愈合不良，因此会导致手术并发症的增加，包括：术中解剖困难和出血，以及增加支气管胸膜瘘和呼吸衰竭的风险。尽管如此，细致的手术和精心的围术期护理可帮助预防大部分并发症，并有多个外科原则可遵循。

在开胸术时应考虑切取肋间肌瓣以加固支气管残端。应在较低的功率设置下使用电凝器取下皮瓣，以避免对肋间血管造成损伤。保护好后方的血管蒂并尽量向前方游离，以免包裹支气管残端时产生张力。在操作过程中，应将其置于湿纱布中保持湿润，以避免干燥 [22]。

预阻断肺动脉主干可使解剖粘连的肺动脉分支更安全。支气管解剖时应小心，确保切缘足够的情况下避免过度游离使残端缺血，残端应如上文所述用带蒂肌瓣加固。在检测支气管是否存在漏气后，将肌瓣的胸膜面与支气管残端贴合，并围绕残端周围的软组织进行固定。

肺保护方案是必要的，应从良好的镇痛开始，包括在大多数情况下使用的胸部硬膜外麻醉。在可能的情况下，应避免使用支气管成形术和血管成形术进行肺切除。此外，在手术中很难鉴别无活性的肿瘤与瘢痕组织。如有疑问，应通过冰冻切片评估切除范围，以确保切缘阴性，特别是在可以避免行全肺切除术的情况下，应避免过度切除。术后应注意避免补液过量，尤其是许多 T_4 病变切除需要全肺切除。硬膜外麻醉引起的低血压和少尿应该通过滴定输注和使用血管加压药来改善，谨慎使用补液疗法。

淋巴结阴性的 T_3 和 T_4 病变诱导治疗可取得额外获益仅在观察性研究中有报道。Lococo 等报道了 71 例的 $T_{3\sim4}N_0$ 非小细胞肺癌回顾性研究，比较了接受诱导放化疗后手术与先手术的患者。诱导治疗可使 85% 的患者实现 T 分期降低，但 5 年生存率无差异。然而，笔者注意到，诱导治疗组的患者在就诊时病情更严重 [13]。同样，Andersen 等将来自美国国家癌症数据库的 3791 名 $cT_3N_0M_0$ 患者数据进行了分析 [21]，发现诱导治疗虽然增加了完全切除率，但并不能提高长期生存率。

2. 全肺切除术

在肺切除术中，全肺切除术的发病率和死亡率最高 [23]。累及肺门和纵隔的局部晚期肿瘤经常需要行全肺切除术。同时，全身治疗显示可提高部分局部晚期疾病患者的总生存率。增加诱导放疗以剂量依赖的方式进一步提高了病理学完全缓解率，已被用于改善术后患者的预后，并确保最终未接受切除的患者不会延迟进行局部治疗。然而 [24]，诱导治疗会影响组织愈合和肺功能，并且可能对手术效果产生不良影响，这些原因是导致诱导治疗不被广泛采用的原因。

在早期的文献报道中诱导治疗后全肺切除术围术期并发症发生率和死亡率都较高。Fowler 等 [25] 报告 40 例患者在同步放化疗后接受切除手术，放疗剂量为 60Gy。在接受全肺切除术的 7 例患者中，死亡率为 43%。随后的一系列报道也证实了其高死亡率和并发症发生率的结果，尤其是右全肺切除术后[26-29]。使用较高剂量放疗时风险似乎也更高。这些结果得到了多中心随机对照研究证实。在EORTC 08941研究中，诱导化疗后，将不可切除的N_2病变患者随机分配至手术组或放疗组。诱导化疗后的全肺切除术患者的死亡率为7%[30]。其结果与INT 0139研究相反，在该试验中，接受同步化疗和45Gy放疗的N_2期病变患者被随机分配至手术组或进一步放疗组，在同步放化疗后接受全肺切除术的患者的死亡率为26%[31]。这些结果使一些人得出结论，在诱导放化疗后应避免全肺切除术。相反，如果预计行全肺切除术，应避免术前放疗。

诱导放化疗后全肺切除术引起并发症和死亡的主要原因为呼吸衰竭和支气管胸膜瘘。Fowler报道在高剂量诱导放化疗至60Gy后接受全肺切除术的患者中，71%发生了肺部浸润改变，26%发生了支气管胸膜瘘。因此采取了几项策略来降低这些风险：①仔细地选择患者；②精细化的放疗技术以降低总体肺毒性；③重视围术期护理，包括通过限制液体摄入来避免液体过量、利尿和维持液体负平衡，以及对支气管残端的加固。

在过去几年中，许多不同的研究报道了诱导放化疗后全肺切除术的可喜结果，表明这一治疗方法可以安全实施。在一项小样本研究中，Sonnett及其同事[32]报道了在高剂量放疗（平均61.8Gy）后6例全肺切除术患者无死亡；Steger及其同事[33]报道了78例在36～45Gy序贯放化疗后的全肺切除术研究，30d死亡率为5.1%，90d死亡率为7.7%。在更大样本量的研究及其首次发表的随访结果中，全肺切除术的死亡率高达11.3%（右全肺切除术为23.9%）[26]，Barnet等[34]（2011年）重新回顾了他们近10年的结果发现，在70例全肺切除术患者中，采用50Gy照射术前诱导放化疗后的手术死亡率在这一时期内显著改善至4.3%（右侧全肺切除术为3.3%）。同期，Weder[35]（2010年）报道了一项针对176例诱导治疗后全肺切除术（包括78%的扩大切除术）的双中心研究，其中80%的患者接受诱导放疗剂量为45Gy。90d死亡率为3%。

诱导放化疗后全肺切除术的长期疗效仍不明确，尽管其病理学完全缓解率和完全切除率均较高，但5年生存率仍只有20%～40%。然而，由于不同研究之间的异质性，尤其是T_3、T_4、N_2和N_3患者在不同研究中所占的权重不同，解释这些结果非常困难。此外，不同中心、国家和大洲之间的治疗方案存在显著差异，导致缺乏长期的证据来证明高剂量放疗所带来的完全缓解率和完全切除率与长期生存之间的相关性。虽然目前手术可以在高剂量放疗后安全进行，但仍需要证明的是，这种高风险策略带来的生存获益具有合理性[24]。近期一项Meta分析探讨了放疗相对于单纯诱导化疗的生存期获益改变，该分析结果质疑了放疗对长期生存带来的价值[18, 20]。

二、胸壁切除

1947年Frank Coleman描述了7例肺癌侵犯胸壁的患者，其中5例接受胸壁切除加肺切除术（4例全肺切除术和1例“姑息性肺叶切除术”），并发现未治疗患者的预后极差。笔者总结的治疗经验为“成功的治疗包括胸壁的肿物切除并确保切缘阴性，全肺切除和区域淋巴结清扫术”[1]。70年来，相同的治疗原则仍然是完全切除术和区域淋巴结清扫术。

肺癌侵犯胸壁较为罕见，发生率占肺癌的5%[36]。临床上还无法可靠地预测胸壁侵犯。重度疼痛提示胸壁受累，但并非发生在所有患者中[37]。当肿瘤向肋间隙明显扩展或有骨质破坏时，影像学检查更敏感，但肿瘤与胸壁接触时，可以是邻近而无侵犯，也可以是非特异性炎性粘连，或者是侵及壁胸膜或侵及胸壁肌肉。影像学检查（如CT、MRI和PET-CT）可用于确定邻近结构（如脊柱和膈肌）的受累情况，但对于评价紧邻胸壁的肿瘤侵袭性既不敏感也无特异性[38]。鉴于胸壁浸润的存在和确切深度不妨碍手术，因此对手术决策的关注程度低于手术策略本身。

肿瘤侵袭胸壁的病例中淋巴结转移是预后极差的表现。在第 8 版肺癌 TNM 分期系统中，T_3N_0 仍为Ⅱb 期疾病，而任何淋巴结受累分期将升级为Ⅲ期，N_1、N_2 和 N_3 受累分别对应Ⅲa、Ⅲb 和Ⅲc 期的预后。$T_3N_0M_0$ 患者完全切除后的 5 年生存率为 40%～50%，而 N_2 患者的 5 年生存率为 4.6%～15%。因此，用 PET-CT 和纵隔淋巴结采样仔细评估有助于鉴别 N_2 和 N_3 疾病患者，为后续进行诱导治疗或根治性放化疗提供依据。

胸壁联合肺切除术与单纯胸壁切除术或单纯肺切除术比较，手术并发症更多，手术死亡率约为 6% [36]。胸壁的完整性在通气中起重要作用，因此胸壁切除术联合肺切除术后常合并呼吸障碍。事实上，胸壁切除会导致显著和持久的限制性通气障碍 [41]。11%～25% 的患者出现呼吸功能系统并发症，其中 40% 以上为 4 级或 5 级，占该手术相关死亡率的 70%。这些在肺切除联合胸壁切除术中发生率更高 [42–44]，呼吸功能损害的程度与胸壁切除的程度成正比 [44, 45]。仔细选择肺功能良好的患者，注意术前优化手术方案、疼痛控制、术后理疗和支气管灌洗等措施对尽可能减少这种呼吸系统并发症至关重要。

尽管对侵犯胸壁的 T_3N_0 肿瘤进行了完全切除，但该组的 5 年生存率仍为 40%～50%，在完全切除后控制远处复发仍是治愈的关键。诱导放化疗可以改善肺上沟瘤的长期预后，其结果是鼓舞人心的 [46]，侵入胸壁的肿瘤是否也能从诱导治疗中获益的问题自然被提出。肺癌侵及胸壁但未累及肺上沟的诱导治疗目前尚缺乏证据，然而，最近一项来自日本的Ⅱ期试验提供了一些令人鼓舞的信息，报道在诱导放化疗至 40Gy 后，侵犯胸壁的 $T_3N_{0/1}$ 肺癌的 5 年总生存率为 63% [47]。

完全切除后辅助放疗的作用存在争议。在完全切除的情况下，有些人质疑局部放疗是否能有助于疾病控制。毕竟，2/3 的复发为远处转移，放疗可能无法有效地控制远处复发。放疗是否能带来获益仍存在争议 [37, 48–50]。此外，在回顾性研究中存在内在偏倚，复发风险较高的患者更可能接受辅助放疗。

（一）术前规划

术前应明确胸壁切除和重建的大致范围，准备好重建假体。如果需要广泛的软组织覆盖，术前应与整形外科医生讨论手术方案，这样对于协调手术步骤和在开胸术中保护潜在的皮瓣免受损至关重要。

麻醉策略与肺切除术相同，使用双腔管或支气管封堵器行肺隔离。应考虑局部阻滞麻醉，如硬膜外置管麻醉，尤其是肿瘤位于非常靠后的位置，无法放置肋间或椎旁置管麻醉。

大多数侵犯胸壁的肺癌都是向后胸壁发展的，患者取侧卧位经后外侧开胸。在少数情况下肿瘤侵及前外侧胸壁，患者可取患侧垫高位，经前外侧入路开胸。

（二）手术器械

胸壁切除需要在远离肿瘤的位置显露和分离肋骨。用骨膜剥离器从肋间肌骨膜下剥离肋骨，可用不同角度的肋骨切割器和环形肋骨刀离断肋骨。对于向后胸壁扩散的肿瘤，在锐性分离肋横韧带后，可通过骨膜剥离器或 Cobb 剥离器将肋骨头从椎体上钝性翘起并切除 [51]。

第 1 肋形态独特，即粗大、平坦且紧邻锁骨下血管。可使用直角工具第 1 肋剪或 Gigli 骨锯来分离该肋骨。

胸腔镜下胸壁切除术中肋骨的离断可通过胸腔镜切口实施，利用器械通过腔镜开放的切口进行分离，也可使用胸腔镜肋骨切割器在胸腔镜下行肋骨切除。胸腔镜下第 1 肋切割器也可用以胸廓出口综合征手术。

胸壁切除后，胸壁缺损的重建取决于缺损大小和所用材料。可选方案包括小缺陷的简单补片修补、聚丙烯网状甲基丙烯酸甲酯复合物（polypropylene mesh-methyl methacrylate composites）的刚性修补和人工肋骨的混合修补。较新的材料包括生物材料，其理论上的优势是随着时间的推移被身体自身的组织所取代并融入体内，从而能更好地抵抗感染。侵及胸壁的肺癌很少侵及骨性胸壁外软组织，因此很少涉及广泛的胸壁软组织切除。然而，在一些罕见情况下，可能需要通过带蒂或游离皮瓣覆盖软组织，并且可能需要与整形外科医生密切合作。

（三）手术策略

大多数肺和胸壁联合切除术可通过后外侧开胸入路。术前仔细设计切口，以达到足够的切除范围，远离肿瘤进入胸膜腔，以免破坏肿瘤，使整块切除成为可能。然后通过切口触诊肿瘤，沿清晰的边缘进行胸壁切除。虽然完整切除是影响该手术最重要的预后因素，但对于所需的最小切除范围尚无共识，不同作者推荐了不同的最小切除范围为1cm～4cm[37, 52, 53]一般而言，对于肺癌，大多数作者主张切除范围超过肿瘤上下未累及的肋间隙，以及肉眼肿瘤边缘前后至少1cm，以确保显微镜下边缘阴性[37, 52]。开胸术前可进行胸腔镜探查，以评估可切除性。胸腔镜下更好的视野也便于在直视下选择进入胸腔的肋间和胸壁离断的部位。

在胸壁切除术后，将分开的胸壁及与之相连的肿瘤和肺组织一起放入胸腔。然后以标准方式通过胸壁缺损的创口进行肺切除。

取出标本后，再考虑胸壁缺损重建。一般情况下，小于5cm或有肩胛骨保护的缺损不需要重建。但是，如果缺损位于肩胛骨尖端附近，则需要重建，以防止肩胛骨与缺损部位的撞击和卡压。较大的胸壁缺损需要重建，以防止连枷胸引起反常呼吸和显著的胸腔容积缺失。

重建后，胸膜腔需要充分引流，特别是随后通过重建区进行置管引流是一项挑战。在伤口处可形成浆膜瘤，使用开窗重建和抽吸引流有助于减少浆膜瘤的形成。

（四）手术技巧

在某些情况下，如果肿瘤仅侵犯壁胸膜，在胸膜外与肌肉层之间存在明确的界限，则可以在胸膜外切除肿瘤，而无须进行全层胸壁切除。但这种方法存在争议。尽管一些学者报道当仅有壁胸膜侵犯时，胸膜外切除患者的长期生存与全胸壁切除患者相当[7, 40, 54, 55]，但另外一些学者发现该技术的预后较差[49]。虽然不可过分强调完全切除在判断预后中的重要性，但是在对切除的彻底性有任何疑问时，应考虑全层胸壁的整块切除。

随着肺切除术越来越多地通过胸腔镜进行，胸壁切除术也越来越普遍。这种入路可切除肋骨，并通过切除窗取出标本，其优点在于无须牵拉肩胛骨或撑开肋骨，因此在理论上可减少手术创伤。而且还可以与开胸的方式混合进行，即通过胸壁切除后留下的创口行腔镜肺切除术[56]，或在全胸腔镜下通过主操作孔或剑突下切口取出标本[57, 58]。在全胸腔镜下也可以通过操作孔使用传统肋骨剪或Gigli锯对骨性胸壁进行切除，或者使用专用的胸腔镜肋骨切割器和剪刀以及高速钻等工具[59, 60]。能量器械用于包括肋间肌在内的软组织分离和骨性胸廓以外的软组织解剖[57]。胸壁切除后，可直接通过胸壁创口、胸腔镜操作孔或通过胸壁穿刺打孔缝合重建胸壁[57]。

胸腔镜联合肺和胸壁切除术的报道仍然很少，研究也很少，且无长期随访结果。在一项肺胸壁联合切除术的回顾性研究中，17例患者接受VATS切除术，与另外30例开放性切除术的患者相比，尽管重症监护和住院时间更短，但总体并发症发生率或90d死亡率无差异[61]。然而，这两组死亡病例的原因却不同相同，接受开放切除术的患者死于呼吸系统并发症的概率更高。

当胸壁缺损面积较大或靠近肩胛尖时，可采用各种不同的材料重建胸壁。对于需要重建的缺损阈值大小，没有循证学证据。事实上，有些学者并不常规重建胸壁[37, 62]但大多数学者建议任何超过5cm或超过10cm的后胸壁缺损，或者涉及相邻的4个或4个以上的肋骨缺损都应进行重建[42, 63]。

重建的主要目的包括通过预防反常呼吸运动、减少胸腔容积损失和防止肺组织胸壁疝来保护呼吸功能，以及保护胸壁内重要器官和防止肩胛骨下陷。理想的重建材料被认为应该具有刚性和延展性，以防止反常运动，同时符合胸廓形状，组织相容性好，允许正常组织长入并防止感染，以及具有射线的可穿透性，便于术后的放射学随访[64]。上述过程可以通过刚性假体或将非刚性假体拉紧穿过缺损来实现修补。早期假体采用自体组织如肋骨、植骨和筋膜，但这需要额外的切口，并且有可能出现的供区相关并发症[65]。

非刚性重建包括肌瓣和假体，其中包括聚丙烯和聚乳糖补片及膨化聚四氟乙烯。肌瓣具有组织相容性和抗感染的优势，适用于胸壁稳定性好的较小缺损[66]。补片为多孔补片，可减少血清肿形成并允许组织长入，而膨化聚四氟乙烯是一种较厚的材料，防水密封性更好，可以防止粘连形成和组织长入[67]。

胸壁修补术最可怕的并发症之一是假体感染，可能需要移除假体才能控制感染。这在溃疡性和感染性胸壁肿瘤中更值得注意，而在肺癌侵犯胸壁中比较罕见。因此，在胸壁重建中使用生物假体的问题引起了大家广泛的关注。可吸收补片已被用于感染区域，因为随着时间推移，补片会被再吸收，因此不需要移除。生物假体是经过脱细胞处理的动物或人体组织，保留了胶原基质，允许组织和血管长入。随着时间的推移，假体融入身体组织中，进一步分解细胞外基质，同时原来的基质被再吸收，从而避免了异物引起的慢性感染问题。材料的预修饰（如通过交联胶原纤维）可以改变生物假体在体内保留的持续时间。目前市场上存在多种假体，它们的组织和种属来源、强度和体内持久性均不同。早期的结果确实表明，生物假体可以放入感染区域；相反，用于胸壁重建的生物假体在感染后也可以不进行移除[68, 69]。

刚性重建允许假体根据胸壁结构进行预塑形，更好地保留胸腔体积和形状，因此更常用于大型缺损修补，而带张力的非刚性假体可能会因缝线边缘产生的切割而陷入胸腔。前胸壁切除术后刚性假体还可以起到保护胸腔内器官的作用，而且前胸壁重建避免使用非刚性假体所产生的凹形缺损，可以达到美容效果。对于使用刚性假体进行修复何种尺寸的缺损也无循证证据和建议[70]。一些学者建议对 10cm 以上的后胸壁缺损或 5cm 以上的前胸壁和侧胸壁缺损使用刚性假体。最常用的刚性假体由夹在两层聚丙烯补片之间的一层甲基丙烯酸甲酯组成，在术中制备并塑形为胸壁缺损的形状[71]。切除边缘的部分甲基丙烯酸甲酯结构，保留上下两层补片的游离边缘，允许缝线穿过。刚性结构的缺点包括呼吸受限、重复呼吸运动导致的疲劳性骨折和硬质材料碎片进入胸腔。该补片的改进型包括以交叉线方式编织甲基丙烯酸酯，以允许更好的液体引流和改善组织向假体结构内生长[43]。这种假体也可能增加修复的灵活性。

用于固定肋骨骨折的骨接合系统也可以在胸壁重建中使用，主要差异是使用假体金属板来桥接间隙。现有的肋骨接合系统包括使用专用环抱工具（StraTos，MedXpert，Germany）或螺钉（DePuy Synthes，USA）固定在肋骨残端上的预成形金属假体，以及定制的 3D 打印钛金属假体[72]。这些接合系统的优点是更好地模拟肋骨，理论上允许更自然的呼吸运动，从而更好地恢复胸壁的解剖和生理功能[73, 74]。在重塑胸壁轮廓的同时，无须在每个单独的肋骨水平进行固定。由于金属之间存在间隙，通常需要加入网状物或软组织覆盖物，可以放置在金属的内侧面或假体的内外双侧[53, 75]。在假体外侧放置覆盖物可防止肩胛骨在金属上卡住，尤其是在有软组织缺损的情况下。

钛板接骨术重建肋骨的短期疗效较好，与围术期活动的减少有关[53]，然而，最大规模的一项随访结果显示植入物断裂和移位的发生率较高，44% 的患者需要再次手术。治疗失败的中位时间为 6.6 个月[76]。这印证了基本的骨科原理，即在不存在连接的情况下，即使是最坚固的金属最终也会断裂[77]。值得注意的是，24 名植入物断裂的患者中只有7名出现症状，7名患者的胸部X线片上无法确认植入物断裂，只有通过CT扫描才能观察到。这强调了密切CT随访的重要性，以及需要改进技术和材料工艺以提高此类重建的质量和耐久性。

（五）手术难点

获得令人满意的切缘对确保胸壁完全切除至关重要。对于向后胸壁延伸的肿瘤，无论切除或不切除横突，将肋骨与其椎体止点离断都有必要[51]。如果肿瘤侵犯脊柱，可能需要进行椎体切除术。

整体切除最常见的顺序是胸壁，然后是肺切除。有的情况下肿瘤侵犯胸壁可以对肺形成一种很好的牵拉显露，在这种情况下，可以首先进行肺切除术，尤其是在胸腔镜下操作时[56]。在累及脊柱或大血管等邻近结构时，行不可逆的复杂切除前，需要周密的计划并与其他专业（如脊柱外科）协调，设计适合特定病例的策略，以便在确保准确评估可切除性的同时简化操作。

重建特别困难的区域是肋缘或胸腹交界区域，此处重建失败很常见[78]。该区域切除也可能累及膈肌和腹壁，重建需要在预制假体时更有创造性，并且需要整形外科医生的早期参与[79]。

对于胸腔镜下胸壁和肺切除术，远离肿瘤设计操作孔和优化两种切除术的流程至关重要，使用其他操作孔作为镜孔探查有助于确定切口的最佳设计位置。切除胸壁后，重建假体可以通过操作孔或另外的胸壁穿刺切口进行原位缝合[57]。

另一个有争议的领域是全肺切除和胸壁切除术的联合应用。许多报道证实了在全肺切除术中联合胸壁切除术的高风险，死亡率高达44%[43]，一些学者建议避免实施这种手术[40]。但其他一些中心也报道了该手术方式的良好结果。Cardillo及其同事报道，全肺切除联合胸壁切除术的总体死亡率为2.9%，右侧手术的死亡率为7.1%。他们将其良好的结果归因于筛选那些肺功能接近正常的患者实施手术，以及该手术中心丰富的经验[80]。

三、肺上沟瘤切除

侵入胸廓入口的肿瘤有不同的名称，包括Pancoast肿瘤、肺上沟瘤和胸廓入口肿瘤。Henry Pancoast于1924年首次通过临床影像学确认胸廓入口占位为实体肿瘤[81]，并将其定义为肺尖肿瘤，合并以下三联征：放射到手臂的肩部疼痛、Horner综合征和手部肌肉萎缩。阿根廷外科医生Tobias[82]随后证实肿瘤的性质为支气管肺癌。在此之后，不同侵袭程度和范围的肺尖肿瘤被称为“Pancoast肿瘤”。为了避免混淆并便于在临床上比较研究结果，Detterbeck[83]提出了Pancoast肿瘤的定义，即包括累及第1肋水平以上的胸廓顶部的肿瘤，至少有壁胸膜侵犯，无论是否存在症状。

相关专业的手术方法和技术的进步，如脊柱外科器械的改进，使得这些以前被认为是不可切除的肿瘤能够得到根治性治疗。单纯放疗的效果较差[84]，但早期研究中放疗联合手术治疗显示了令人满意的结果，5年生存率为34%，10年生存率为29%[85]。具有重要意义的Southwest Oncology Group试验9416（Intergroup 0160）进一步发现诱导放化疗至45Gy后行手术切除的综合治疗价值，完全切除率达到76%，总体5年生存率为44%，完全切除率为54%[46, 86]。这些结果在其他一系列研究[87–89]中得到证实，目前许多指南将诱导放化疗联合手术治疗作为标准方案。然而，采用这种治疗策略，80%的治疗失败病例是由于出现远处复发，研究者尝试通过巩固辅助化疗来改善全身控制。然而，诱导放化疗和手术后辅助多西他赛的Ⅱ期临床研究发现，仅45%的患者能够完成治疗过程，而远处复发仍然是一个未解决的问题[90]。

（一）术前规划

术前评估包括肿瘤侵犯的准确范围。CT有助于显示骨性结构（包括胸壁和椎骨）的受累情况，而MRI能更准确地评估软组织结构（包括血管和神经）[91]。T_1 神经根受累并不妨碍切除，因为 T_1 和 C_8 神经根融合成为臂丛神经下干。然而，T_1 和 C_8 神经根同时切除将导致手部肌肉麻痹和爪形手，因此通常是手术禁忌。为了达到彻底切除肿瘤，可以切除同侧的锁骨下动脉和术前影像学检查确保 Willis 环的完整性。

病理诊断很重要，因为有文献报道非恶性肿瘤，特别是特殊感染也可以表现为 Pancoast 肿瘤，因此在开始综合治疗前确诊为恶性非常重要。如果诊断为肺癌需进行准确的分期，但锁骨上淋巴结受累可能只代表局部侵犯，其预后优于 N_3 淋巴结转移，因此不一定是手术禁忌 [83]。

胸廓入口前后径可能仅为 5cm，但其中包含许多关系密切的重要结构，且进入该区域的空间有限。更复杂的是，一些结构的切除能引起长期后遗症。通常可以方便地将间隙细分为 3 个，以指导手术入路。前方间隙以前方的胸骨柄和前斜角肌为界限，包含锁骨下静脉和膈神经。中间间隙以前斜角肌和中斜角肌为界限，包含锁骨下动脉和臂丛神经干。后方间隙由脊柱延伸至后斜角肌，包含椎骨、臂丛神经根、交感神经链和星状神经节 [92]。后方间隙区的肿瘤采用后入路可能较好，而主要侵犯血管结构的肿瘤采用前入路较好。对于侵犯广泛的肿瘤，可能需要联合入路；对于需要椎体切除的肿瘤，可能需要分阶段手术，采用单独的脊柱和胸部入路。早期与神经外科医生或脊柱外科医生讨论将有助于确保肿瘤能完全切除，同时将并发症发生率降至最低。

胸廓入口肿瘤的第一种手术入路为后侧入路 [93]。通过肩胛旁延伸的后外侧开胸切口（Shaw-Paulson 切口），将脊柱和肩胛骨之间的切口向上延伸至颈根部，可像常规开胸术一样进入胸部，同时将肩胛骨从胸壁上抬离，提供进入后方间隙的极佳入路。可以显露锁骨下血管，但在这一狭窄空间内控制、切除和重建血管比较困难，前入路的显露更好。如果需要行脊柱切除和内固定，可在接近中线处做肩胛旁切口，以便显露脊柱 [94]。对患者进行双腔气管插管并行单肺通气，患者取侧卧位。如果需要使用脊柱内固定器械，手术台可能需要与脊柱保持水平。

对于显露前方和中间间隙，倾向于采用前入路，这种入路也能很好地显露脊柱前部。Masaoka 等 [95] 首次描述了使用经胸骨开窗切口的前路手术。而 Dartevelle [96] 提倡经锁骨入路，切除锁骨内侧半部分，直接显露胸廓入口。然而，如果锁骨不能可靠地重建或恢复，这种切口可能导致畸形和残疾。Grunenwald 和 Spaggiari [97] 提出经胸骨柄入路，通过切断第 1 肋软骨和肋锁韧带，将锁骨、胸骨柄和胸锁乳突肌的骨肌瓣一起掀起来显露胸廓入口，使这一狭小的空间得以良好显露。

对于前侧入路，患者取仰卧位，肩后垫高以抬高手术侧，颈部后伸并转向对侧。如果需要一个单独的切口以进入后部脊柱或进行开胸术，在完成胸廓入口切开后，患者可重新更换为侧卧位。

（二）手术器械

对于后入路手术，胸壁切除需要使用肋骨切割器。第 1 肋切除使用 Gigli 骨锯最为安全。肋骨后端可用骨膜剥离器或 Cobb 剥离器钝性撬开。对于前入路，分离胸骨柄或锁骨需要骨锯。

如果需要切除锁骨下血管，患者应在夹闭血管前进行肝素化。通常可以原位吻合血管，但如果间隙过大，吻合口处于张力状态，可以使用人工血管置换，如 PTFE 血管。

胸廓入口肿瘤切除通常不需要胸壁重建，除非切除的胸壁延伸至第4肋以下。在这种情况下，补片修复可防止肩胛骨撞击或卡压。

（三）手术策略

根据肿瘤的位置和涉及的结构，决定采用前入路、后入路或联合入路。如果椎体侵犯明显，与脊柱外科医生或神经外科医生行术前讨论对制订策略至关重要，包括使用哪种手术入路和顺序。一般而言，在进行肺切除术前，应将肿瘤从肺尖和胸壁整块游离。与楔形切除术相比，首选解剖性肺切除术，因为后者的长期预后更好[98]，但偶尔可能需要先楔形切除术，以便于取出肿瘤，随后再完成肺叶切除术[99]，或者由于患者的肺功能决定需要保留更多的肺实质而行的一种折中手术。

（四）手术技巧

1. 后入路

手术先行后外侧开胸术，以便在扩展到完整的 Shaw-Paulson 切口之前评估可切除性[99, 100]。将开胸切口向后上方延伸至肩胛骨内侧缘与棘突之间，达到颈根部。分离背阔肌和斜方肌下半部及肩胛骨的肌肉附着点，包括菱形肌和后锯肌。开胸手术时放置肋骨撑开器，其中撑开器的一个叶片置于切口的肋骨上缘，另一个置于肩胛骨下，将肩胛骨从胸壁上抬离，来显露胸廓入口（图 37–1）。切断前锯肌上段纤维，切断第 1、2 肋骨，显露锁骨下血管和臂丛神经（图 37–2）。

然后将注意力集中在胸壁切除术上。进胸切口应该选择在肿瘤下方的肋骨间隙，通过胸廓切开术触诊肿瘤，以确定距肿瘤较远处的肋骨离断部位。切除的前缘首先进行肋骨的离断和肋间肌及其神经血管束的结扎。在第 1 肋骨处，将胸壁瓣压低，以更好地显露第 1 肋骨，在直视和保护锁骨下血管的情况下，通过直角钳绕过第 1 肋，引导 Gigli 锯或使用第 1 肋剪切断第 1 肋。

切除后胸壁时，将椎旁肌从肋脊沟中掀起，显露横突。由下向上开始逐步离断肋骨。锐性分离肋横韧带，将肋骨与肋横韧带和肋椎关节分开，用骨膜剥离器或 Cobb 剥离器钝性分离肋横韧带和肋骨头部的辐状韧带。随着肋骨的离断，显露肋间肌肉血管神经束并进行安全结扎，以防止脑脊液漏或颅腔积气。每根肋骨重复上述步骤。注意第 1 肋骨，因为 T_1 神经根沿着肋骨颈

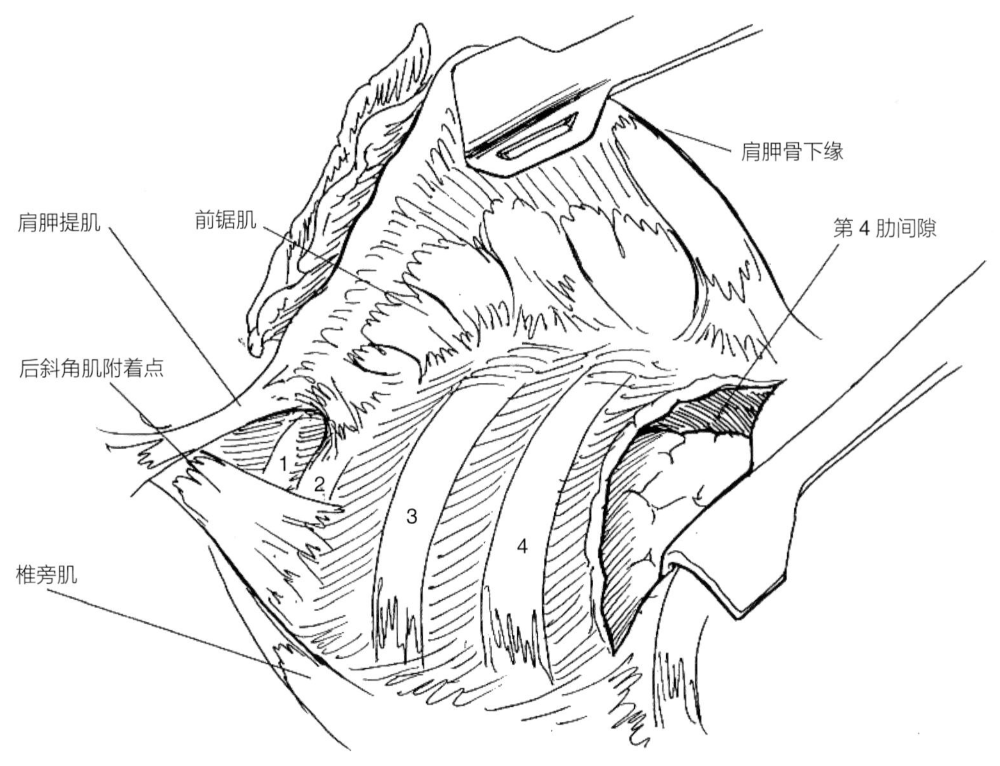

▲ 图 37–1　后（Shaw-Paulson）入路切除肺上沟瘤（一）

开胸切口向后延伸至肩胛骨与脊柱之间，继续向上延伸至颈根部。然后将肩胛骨从胸壁上抬离，以便到达肺尖部（引自 Nesbitt JC, Wind GG, Deslauriers J, et al.Thoracic Surgical Oncology: Exposures and Techniques.Philadelphia, PA: Lippincott Williams & Wilkins; 2003.）

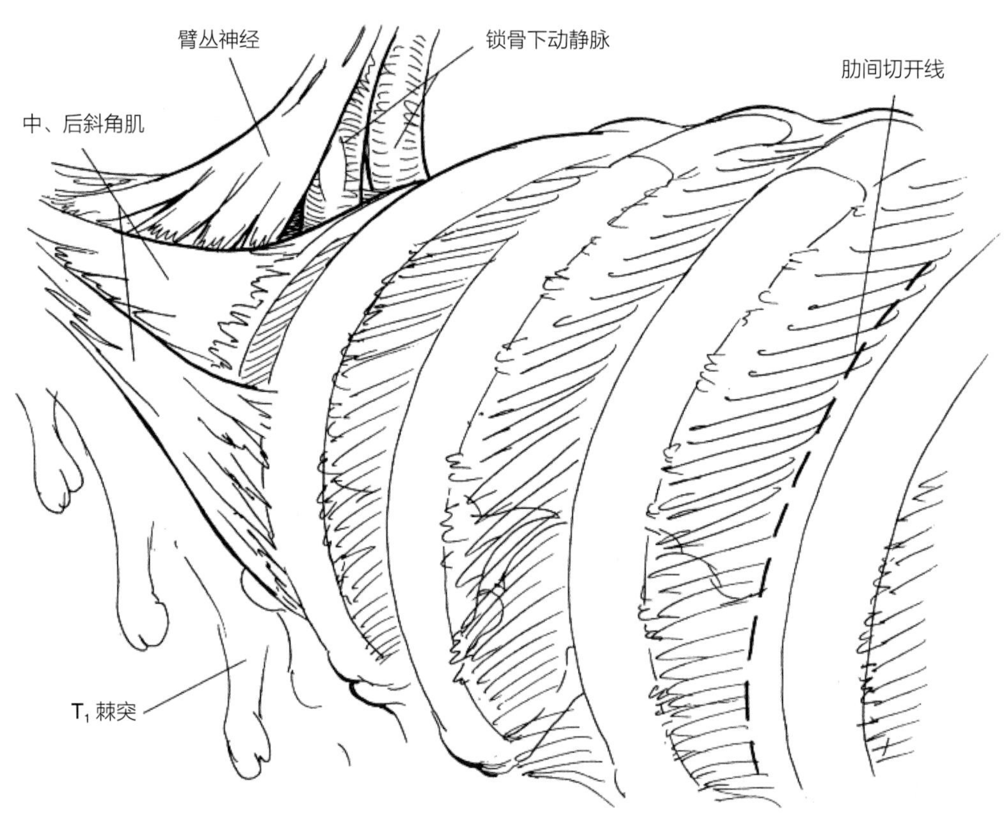

▲ 图 37-2 后（Shaw-Paulson）入路切除肺上沟瘤（二）

分离前斜角肌及其止点后，可见神经血管束出现在第 1 肋上方（引自 Nesbitt JC, Wind GG, Deslauriers J, et al.Thoracic Surgical Oncology: Exposures and Techniques.Philadelphia, PA: Lippincott Williams & Wilkins; 2003.）

的内表面向上延伸，以连接 C_8 神经根。根据是否受累，可保留或切除 T_1 神经根。如果要将其分离，必须首先牢固结扎椎间孔的近端，以防止脑脊液漏或颅腔积气。如果要保留 T_1 神经根，可用骨刀离断肋横突关节处的第 1 肋，在 T_1 根部可以清楚显露时，再切除余下的肋骨头。

完成胸壁切除后，沿胸膜外和椎前平面向脊柱侧分离，到达星状神经节所在的椎体，如果受累可以一并切除，然后再与切除的肺组织一起整块取出。

2. 前入路

Dartevelle 经颈入路 [96]，切口呈 L 形，自胸锁乳突肌前缘延伸，向后弯曲绕锁骨头部延续于锁骨下方 [97, 99, 101]（图 37-3）。切口的后半部分可放置在不同的位置，以便随后配合开胸手术切口进行肺切除。离断胸锁乳突肌和胸大肌在胸骨柄和锁骨上的附着点，充分显露锁骨内侧部分。在第 2 肋间进胸，以便探查在分离锁骨前确保肿瘤的可切除性。保护锁骨下血管并将其与锁骨后表面充分游离，以便使用骨锯安全离断锁骨。然后离断锁骨与胸骨柄的连接。这样可以显露第 1 肋和锁骨下血管。

Grunenwald 经胸骨柄入路 [97]，采用从胸锁乳突肌前缘延伸至胸骨柄的 L 形切口，然后在第 2 肋上缘向侧方的三角胸肌间沟延伸（图 37-4）。游离胸锁乳突肌，显露颈内静脉及其与锁骨下静脉的汇合处。在胸骨切迹处找到胸骨柄后方的解剖平面。然后切开第 1 肋间隙，结扎并分离乳腺内血管。然后可在胸骨切迹与肋间隙之间穿过一根手指，保留胸锁关节并锯开胸骨柄（图 37-5）。在胸骨柄残端周围套带缠绕，将骨肌瓣向上牵开，露出下面的第 1 肋软骨。分离肋软骨和剩余的肋锁韧带，从而使皮瓣容易抬高，显露第 1 肋和锁骨下血管（图 37-6）。

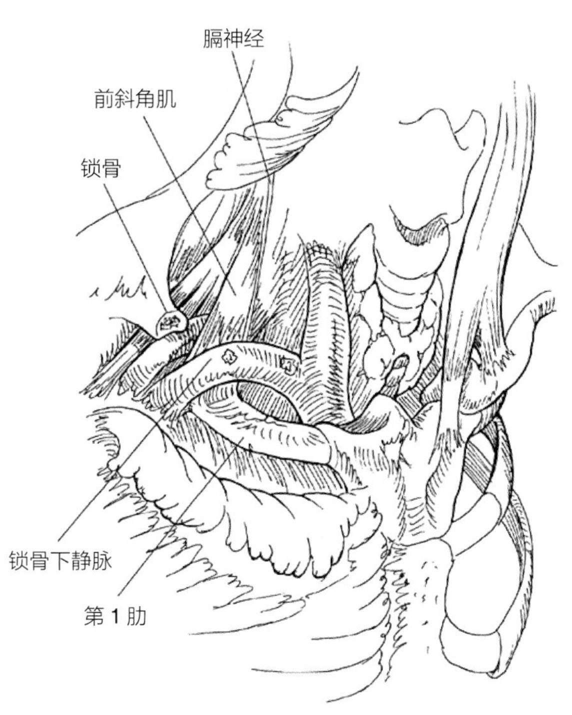

▲ 图 37-3 前（Dartevelle）入路（一）

将锁骨中段上的肌肉止点游离后再将其离断，可直接显露胸廓入口和锁骨下血管以及臂丛神经（引自 Nesbitt JC, Wind GG, Deslauriers J, et al.Thoracic Surgical Oncology: Exposures and Techniques. Philadelphia, PA: Lippincott Williams & Wilkins; 2003.）

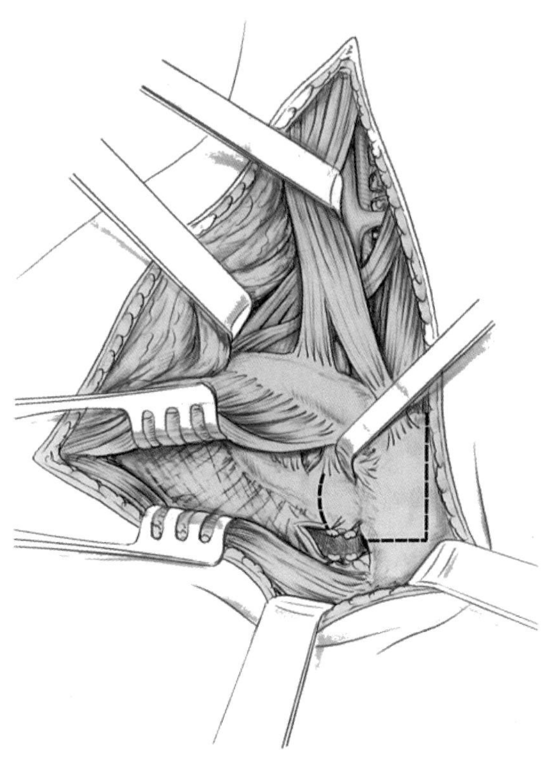

▲ 图 37-5 前（Grunenwald）入路（三）

游离胸锁乳突肌至胸骨切迹，进入第 1 肋间隙。行胸骨柄外侧象限截骨术 [经许可，引自 Grunenwald D, Spaggiari L. Transmanubrial osteomuscular sparing approach for apical chest tumors. Ann Thorac Surg 1997;63(2):563-566. © 1997 The Society of Thoracic Surgeons 版权所有]

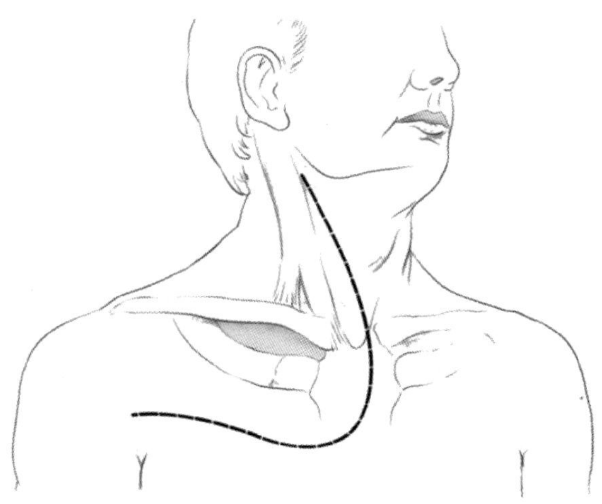

▲ 图 37-4 前（Grunenwald）入路（二）

采用经胸骨柄保留骨肌瓣的入路，沿胸锁乳突肌前方作 L 形切口，并沿肋间隙侧向翻转，最常见的是第 1 肋间隙 [经许可，引自Grunenwald D, Spaggiari L. Transmanubrial osteomuscular sparing approach for apical chest tumors. Ann Thorac Surg 1997;63(2):563-566. © 1997 The Society of Thoracic Surgeons 版权所有]

解剖胸廓入口，然后从前向后进行切除（图 37-7）。游离锁骨下静脉，切除斜角肌、锁骨上、前三角脂肪垫及淋巴结送病理。在左侧显露并结扎胸导管。如果锁骨下静脉被肿瘤累及可结扎离断，无须重建，其结果通常为自限性的同侧上肢静脉淤血。在前斜角肌上确定膈神经并套带保护，如果肿瘤未累及前斜角肌则将其附着点从第 1 肋骨上切断，如果肿瘤累及前斜角肌，则可在肿瘤上缘切断前斜角肌。然后显露锁骨下动脉，如果动脉受累，则将肿瘤连同锁骨下动脉两端游离。对患者进行肝素化，并夹闭和分离动脉。可以切断动脉的分支以帮助锁骨下动脉活动。

然后远离肿瘤在前方分离第 1 肋骨。这样可以使肿瘤块向下牵开，显露第 1 肋的后份和臂丛神经。如果 T_1 神经根未受累，则向锁骨下动脉游离第 1 肋骨，再在直视下切除剩余的第 1 肋骨

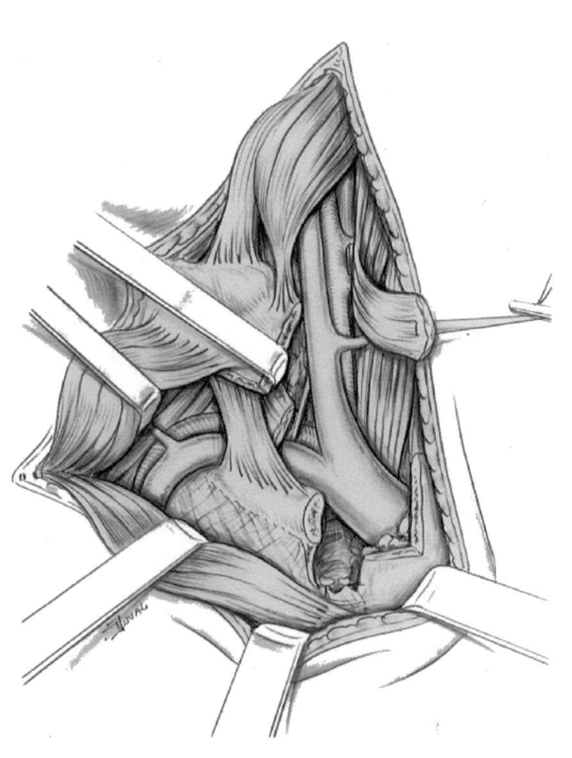

▲ 图 37-6　前（Grunenwald）入路

然后切断第 1 肋的肋软骨，使骨肌瓣从胸廓入口上抬离 [经许可，引自 Grunenwald D, Spaggiari L. Transmanubrial osteomuscular sparing approach for apical chest tumors. Ann Thorac Surg 1997; 63(2):563-566. © 1997 The Society of Thoracic Surgeons 版权所有]

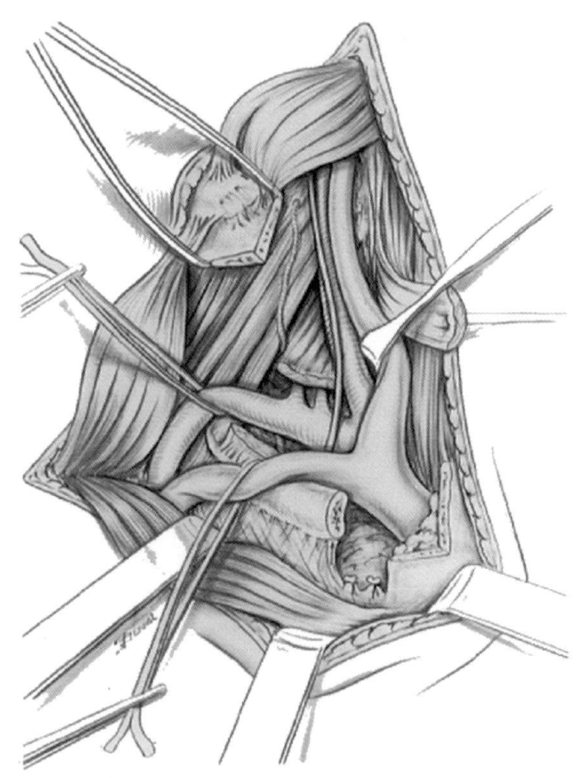

▲ 图 37-7　前（Grunenwald）入路（四）

分离前、中斜角肌，显露锁骨下血管和臂丛神经 [经许可，引自 from Grunenwald D, Spaggiari L. Transmanubrial osteomuscular sparing approach for apical chest tumors. Ann Thorac Surg 1997; 63(2):563- 566. © 1997 The Society of Thoracic Surgeons 版权所有]

头。但是，如果神经与肿瘤粘连，则需要将其从肿瘤上剥离。如果 T_1 神经根受累，则在根部结扎受累的 T_1 神经根，在其与 C_8 神经根融合之前的部分连同肿瘤一并切除。然后继续在椎前平面分离，直至星状神经节（如果受累则一并切除）和肋椎关节（如果受累则离断关节）。如果椎骨明显受累，可能需要单独的后侧入路来整块切除肿瘤。

锁骨下动脉的重建方法包括切除后原位吻合及人工血管置换术。然后进行肺切除术。这可以通过已有的切口实现，也可能需要一个单独的切口。

（五）手术难点

术中注意保护膈神经、迷走神经和喉返神经。膈神经与前斜角肌关系密切，在分离斜角肌前应仔细辨认。迷走神经在颈内静脉内侧的颈动脉鞘内下降，然后穿过锁骨下动脉前方。右侧喉返神经在此发出，绕过锁骨下动脉，上行于气管食管沟内，而左侧则下降入胸腔，在动脉韧带下向上绕行。因此在解剖颈静脉，分离和显露右锁骨下动脉，以及牵拉气管食管分离椎前筋膜的时候均要小心不要损伤喉返神经。

应密切注意在椎间孔处结扎神经根，以尽可能减少脑脊液漏的发生。在胸外科患者中，该并发症的治疗涉及长期腰椎引流和卧床休息，并将增加这些患者发生肺炎和呼吸衰竭的风险。另外，颅内积气可能是由进入硬膜囊的空气引起的。如果形成张力，可能危及生命，并且难以诊断。

C_8 和 T_1 神经根融合形成 C_8～T_1 干。当被肿瘤掩盖时，神经根的确定将变得非常困难，可能会把臂丛神经下干误认为成 T_1 神经根。因此，切断 T_1 [99] 之前，必须清楚地辨认出 C_8 和 T_1 神经根。

有时肿瘤会累及锁骨下动脉近端。在这种情况下，可能需要切除锁骨下动脉直至主动脉起始部，并行人工血管置换术。如果无法进行置换，可以行颈动脉–锁骨下动脉搭桥术 [102]。

四、椎体切除

侵犯椎体的肺肿瘤很少见，其中大部分为肺上沟瘤。直到最近，这些肿瘤才被认为是不可切除的，这依赖于脊柱外科器械的进步并可以通过内固定来维持切除后的脊柱稳定性。DeMeester 等 [103] 描述了通过 Shaw-Paulson 切口经后路切除横突和切线位椎体切除术而不进行内固定，然而，2 名累及皮质骨的患者未实现完全切除，最后得出结论，该入路不足以治疗侵入椎体的肿瘤。Grunenwald 随后描述了一种三切口入路，胸廓入口的手术经颈前入路，随后进行胸壁和楔形切除的后外侧开胸术，然后进行脊柱的后入路手术切除整个椎体和稳定脊柱，最终切除整块肿瘤。接下来取自体锁骨植骨进行前柱重建。病理证实达到完全切除 [104]。然而，患者需要使用 6 个月的支具来促进植骨融合。这项研究确立了椎骨切除的可行性和原则：连同肺和椎骨的整块切除，并同时使用器械维持脊柱稳定。

椎体切除是一种有创性手术，需要与脊柱或神经外科医生合作。有两种技术用于切除椎骨中的肿瘤：整块切除和病灶内切除。后者通过在肿瘤内钻孔切除肿瘤，有人担心这违背了肿瘤学原则，显然使用该技术很难证实已实现了完全切除。与其他肺癌一样，长期预后的主要影响因素是完全切除，毫无疑问，结果确实表明整块比病灶内切除的长期预后更好 [105]。

肺联合椎体整块切除的预后良好。在来自多个中心的数据对 135 例患者进行的汇总分析中，接受整块切除的患者总体 5 年生存率为 43%，完全切除的患者达到 48% [105]。

（一）术前规划

早期与脊柱或神经外科医师合作对于计划每例患者的手术策略至关重要，每次手术通常需要 2～3 个切口来完成。

椎体切除术应提供脊髓神经监测。

（二）手术器械

除常用的肺切除器械外，椎体切除还需要脊柱外科手术器械、钻头、内固定装置和图像增强器。

（三）手术策略

仅侵犯脊柱和后胸壁的肿瘤，后侧入路可能就足够了。根据受累的脊柱节段，中线脊柱切口可与后外侧或 Shaw-Paulson 开胸术切口分别或联合实施。但是，如果锁骨下血管受累，可能需要单独的前入路切口。根据每个病例和个人偏好，可按照任一顺序执行前路和后路手术 [107–110]。也可以通过前入路切口进行肺切除，从而避免单独的后外侧开胸术 [108]。

（四）手术技巧

根据肿瘤侵袭范围，可能需要半椎体切除术或全椎体切除术。由于松质骨受累呈弥漫性，任何侵犯椎体的征象均应行全椎体切除术治疗。相反，只有肋脊沟和神经孔受累时，才行部分或半椎体切除 [108]（图 37–8）。

半椎体切除术采用同侧椎板切除术，随后仔细结扎神经根和节段性血管，以避免脑脊液漏。然后从椎管朝向胸腔开始行椎体截骨。如有需要，可使用椎弓根螺钉和钢板进行后路固定。经前路切口，将椎体与食管、主动脉等中线结构分离，在脊髓、肿瘤与胸内脏器之间直视下向前继续截骨，完成预计切缘的半椎体切除。然后用植骨和腹侧内固定术稳定前柱 [109]。

进行全椎体切除术之前先进行双侧椎弓根切开术和椎板切除术。仔细结扎节段神经。再行待切除椎体上下的椎间盘切除。完成后路固定后，将椎体推向前方，游离周围结构，并与肺肿瘤一起整块切除。然后使用融合器假体进行前路稳定和内固定术[109]。

另一种方法是首先进行前入路，切除肺和胸壁，包括从纵隔器官之间分离椎体。然后是经后侧入路，将椎旁肌从肋脊沟上剥离，在切除节段及上下节段进行广泛的双侧椎板切除术，并在健侧继续切除包括椎弓根、横突和后侧的一段肋骨。这样做是为了让健侧椎体围绕脊髓旋转进入胸腔，以便在手术后期取出。患侧将椎弓根及横突与肿瘤整块保留，肋骨向外侧剥离至离断处。然后在健侧完成后路固定。仔细结扎节段神经，经后路切口松解椎块，向前推动并向患侧旋转，向外侧整块取出（图 37-9）[108]。

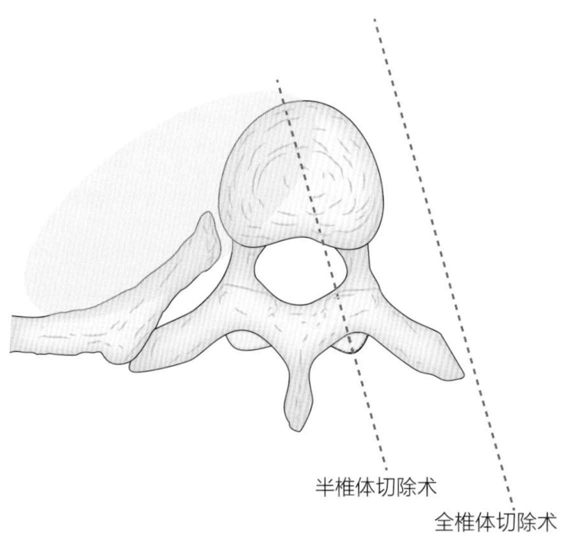

▲ 图 37-8　椎体切除（一）

切除范围取决于侵袭范围。如果椎体未受累，则进行半椎体切除术即可；然而，如果椎体受累，则可能需要进行全椎体切除术才能完全切除［经许可，引自 Oka S, Matsumiya H, Shinohara S, et al. Total or partial vertebrectomy for lung cancer invading the spine. Ann Med Surg (Lond) 2016; 12:1–4. © 2016 Elsevier 版权所有］

（五）手术难点

椎体切除和内固定术最好由熟悉这些手术的脊柱或神经外科医师进行，以确保患者获得最佳疗效。术后与脊柱或神经外科医师密切联络有助于确保早期发现并发症并进行及时治疗。

五、膈肌切除

肺癌侵犯膈肌比较罕见，占所有切除肺癌的比例＜0.5%[111–115]。膈肌切除在技术上很容易，手术死亡率较低，尽管通常完全切除，但患者的长期预后较差。膈肌完全切除的肿瘤 5 年生存率约为 20%。Inoue 等在 1998 年首次提出膈肌受侵应按 T_4 病变处理。IASLC 在其最新数据库中证

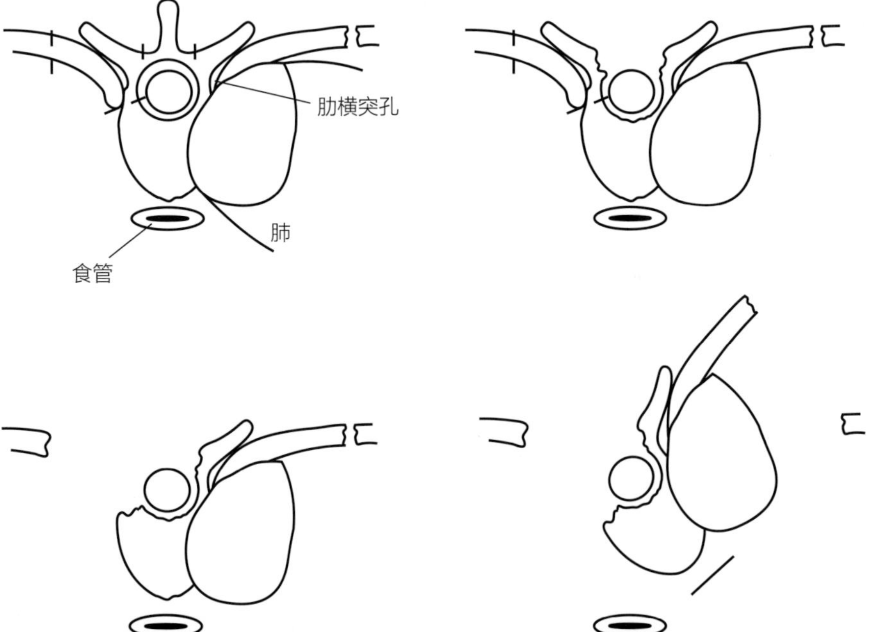

◀ 图 37-9　椎体切除（二）

在行脊柱后路切除术之前先开胸进行胸椎前路部分切除，然后可以围绕脊髓旋转运动整块切除标本［经许可，引自 Gruenwald DH, Mazel C, Girard P, et al. Radical en bloc resection for lung cancer invading the spine. J Thorac Cardiovasc Surg 2002;123 (2):271–279. © 2002 The American Association for Thoracic Surgery 版权所有］

实了膈肌受侵预后极差，并在第8版修订版中将膈肌侵犯修订为 T_4 [116]。

（一）术前规划

一般影像学识别膈肌侵犯并不容易，术前仅有一部分病例可以确定膈肌受侵[115]。当怀疑膈肌受侵时，MRI可提供有关浸润和经膈肌扩散的进一步信息。

麻醉和手术设置与标准肺切除术相同。术前插入鼻胃管行胃减压，尤其是左侧手术，可有利于膈肌修复。手术后，鼻胃管自由引流，术后当天禁食，有助于最大限度地减少术后呕吐和膈肌修复后的张力。

（二）手术器械

膈肌切除不需要特殊工具。缺损最常见的修复方法是使用不可吸收缝线（如聚丙烯）间断缝合进行修复。有报道可使用直线切割缝合器进行修复，但是有修复失败的可能[117]。

在大多数研究中，超过一半的修复为原位缝合，而其余缺损需要用补片修复[113, 114, 118]。各种补片已被用于重建，包括心包补片、Vicryl补片、PTFE和生物补片[113, 118, 119]。尽管它们不太常用，Rocco等却发现补片修复是影响预后的重要因素。他们推测，由于膈肌中广泛的淋巴网络，需要补片修复来达到更广泛的切除，避免由这些淋巴网络引起复发。

（三）手术策略

在胸腔镜或开胸术时探查胸腔，以评估是否存在膈肌侵犯及其程度。在肿瘤周围切除膈肌。在一些中心，边缘常规送冰冻切片检查。如果膈肌边缘可以缝合，缺损可以使用0号或1号不可吸收缝线间断缝合。如果缺损较大，可采用不可吸收缝线间断或半连续缝合进行补片修补。

（四）手术技巧

完全切除是一个影响预后的重要因素，大部分文献报道不完全切除的患者无长期存活率。因此，应以较宽的切缘进行膈肌切除术。Rocco等[113]提出未受累膈肌边缘应达5cm，并采用补片修补。

（五）手术难点

侵犯膈肌的肿瘤也可靠近或侵犯邻近结构，最常见的是侵犯心包和胸壁，可能需要联合切除和重建其他器官[118]。膈肌缺损通常与切除的心包或胸壁缺损相连续，可延长同一膈肌补片覆盖其他缺损。关闭心包缺损时，补片不宜过紧，以防心包缩窄或填塞。补片还应开窗间断缝合，以允许心包滑液自由引流，同时防止心脏疝出。

膈肌切除术中需要注意的其他结构包括右侧的下腔静脉和左侧的食管。无论在膈肌切除靠近这些结构时，还是在重建膈肌时均应小心，避免使其狭窄。

六、心包切除

肿瘤可从脏胸膜直接延伸侵犯心包壁层，或作为更广泛纵隔侵犯的一部分，与其他结构如SVC或心房的侵犯同时发生。心包侵犯单独发生时在第8版TNM分期系统中归为 T_3。

（一）术前规划

侵犯心包的肺癌很可能需要全肺切除术。同时，心包侵犯更常与淋巴结受累相关，因此术前应尽量明确分期[120]。

麻醉要求与肺切除术相同。术中经食管超声心动图可用于评估肿瘤对其他心脏结构的侵犯。心脏监测包括使用心电图、中心静脉压和动脉血压。

同时切除肺和心包通常在胸腔镜下或通过开胸术完成。为此，患者取侧卧位。

（二）手术器械

心包切除不需要特殊工具。如果需要修补心包，可使用多孔假体补片（如polyglactin或聚丙烯补片）进行缝合。

（三）手术策略

心包侵犯术前难以明确诊断。进入胸腔后，对可切除性进行全面评估，特别是对胸膜播散的评估。可尝试将肿瘤从心包上剥离，有时心包上仅附着薄层粘连，在这种情况下可将其直接分离。如果心包被侵犯，则在进行肺切除之前打开心包评估心包内的可切除性。

（四）手术技巧

如疑有心包侵犯，则远离肿瘤打开心包，进入心包腔探查有无心外膜侵犯。在没有心脏侵犯的情况下，在远离肿瘤的边缘分离心包。如果肿瘤侵犯膈神经可能需要将其切除。可整块切除盘状附着于心包的肺肿瘤。然后再闭合心包缺损。

（五）手术难点

在切除膈神经的情况下，应考虑同期行预防性膈肌折叠术，这可能有助于减少术后肺部并发症[121]。即使在接受全肺切除和膈肌切除术的患者中，同期的膈肌折叠也可能有助于防止反常运动以及增强呼吸功能，也可避免因为呼吸衰竭不得不再次行膈肌折叠术[122]。

如果存在较大的心包缺损，尤其是在全肺切除术后，可能导致心脏扭转或疝形成。这种危及生命的并发症的死亡率为 50%[123]。多见于右侧，但左室绞窄可发生于左侧。症状表现为心律失常、突发心力衰竭或患者有濒死感，需立即开胸复位。上文已经描述了预防疝形成的不同方法，包括广泛打开左侧的心包、将心包边缘固定到心脏上和用壁胸膜补片修补缺损、补片假体（如 polyglactin、聚丙烯和 PTFE 补片）和自体皮瓣（如阔筋膜和隔膜）等行心包修补[122, 124]。补片具有简单易得的优点，并且是多孔的，因此允许引流心包滑液。带蒂膈肌瓣以心包膈动脉或膈下动脉为中心，大小可根据心包缺损的大小调整[125]。膈肌瓣的优点是同期折叠膈肌，修补膈肌缺损，代偿膈神经切除。任何补片的大小都应该舒适地让心脏跳动，不要太紧，以避免影响心脏收缩。补片或皮瓣应间断缝合至心包边缘，以进一步引流心包积液，避免心包填塞。应注意避免将补片缝合过紧，尤其是在腔静脉附近，以避免腔静脉狭窄。

七、上腔静脉切除

随着上腔静脉（SVC）的修复和置换技术进步，侵犯 SVC 的肺癌现在被认为是可切除的。多项研究表明其围术期死亡率为 10%～14%，在无淋巴结受累的患者中长期存生存率为 30%[3, 126, 127]。

肿瘤可以直接浸润或受累纵隔淋巴结侵犯累及 SVC。虽然一些研究认为后者是可切除的，但[128] N_2 期患者的预后不佳，5 生存率低至 6.6%[129]。术前诱导治疗可以控制淋巴结转移并使疾病降期。

几乎可以肯定的是切除 SVC 会牺牲右侧膈神经，尽管在许多情况下，由于肿瘤侵犯，膈神经已无功能。考虑手术的患者应具有足够的肺功能以耐受术后膈肌麻痹，应考虑术中行膈肌折叠术。现有疾病影响对侧膈神经是手术禁忌证[130]。

（一）术前规划

从麻醉角度考虑的一个重要因素是确保头颈部静脉回流和静脉通路的通畅。与麻醉团队进行早期讨论，确保 SVC 夹闭后药物和液体通路可以通过身体下半部分的静脉回流至关重要。

夹闭 SVC 可减少静脉回流，引起全身低血压，同时因脑静脉引流减少而使颅内压升高。这两个因素共同降低了脑灌注压。需要用血管收缩药和液体扩容维持体循环血压和脑灌注压[126, 130]。即使术前血管紧张素转换酶抑制药已停用 24h，研究表明钳夹 SVC 后血流动力学不稳定也与其有关，因此术前应考虑停用这些药物更长的时间[132]。

SVC 切除可通过开胸术或胸腔镜侧胸入路，但通过胸骨正中切口的前侧入路提供了 SVC 和无名静脉的极佳显露，并允许完全控制，尤其是对于复杂重建。肺切除术的前入路方法已被详细描述过[133]。当需要同时进行支气管成形术时，侧开胸更具优势。

根据每种结构被侵及的范围和可切除性，可在肺切除之前或之后切除或重建 SVC。采用经胸骨入路，首先进行 SVC 切除和重建可以更好地显露肺门，而 SVC 切除可能是侧开胸入路中分离和重建的最后一个结构。

（二）手术器械

血管套件应提供不同尺寸的侧壁血管钳和直夹型血管钳，以及允许圈套血管的圈套器。

腔静脉分流术尤其适用于 SVC 长时间夹闭在奇静脉下方水平的情况，以减少 SVC 阻塞导致的脑水肿[134]。体外循环（cardiopulmonary bypass，CPB）一般是没有必要的。

如果切除了超过血管周径的 1/6，则需要修补 SVC 缺损，以防止狭窄和腔静脉阻塞。可使用自体或牛心包或假体补片。当环周切除 SVC 时，需要置入人工血管。曾经使用过的血管替代物包括术中制备的隐静脉或心包代替 SVC，但目前已经出现了商品化的人工血管可供使用。通常使用直径为 20mm 的人工血管以避免腔静脉狭窄[135]。

（三）手术策略

SVC 切除和重建可在肺切除之前或之后进行，具体取决于个体情况和手术入路。评估 SVC 受累的程度，确定切除范围及是否需要补片重建或置入移植物的需求。对于累及小部分圆周的肿瘤，可以使用侧壁钳，在不阻断的情况下进行切除，对于侵犯更广泛的肿瘤，可以在阻断 SVC 的情况下进行切除。小缺损可以直接闭合，或者如果预期切除后会出现狭窄，可以使用心包补片进行重建，而环周切除需要使用移植物进行重建。

（四）手术技巧

进入胸腔后，探查是否有手术禁忌证，如胸膜受累。SVC 的根部是在心包内，因此在升主动脉和 SVC 之间打开心包，并向上延续到 SVC 和主动脉之间的反折处。将 SVC 和主动脉周围游离并套带，并将其拉开。在它们之间是右肺动脉主干和隆嵴（图 37–10）。

向上游离上腔静脉，尽可能显露两条无名血管。在浸润区域的上下套带，然后可以评估肿瘤浸润的范围，以确保足够的切缘。然后在心包内

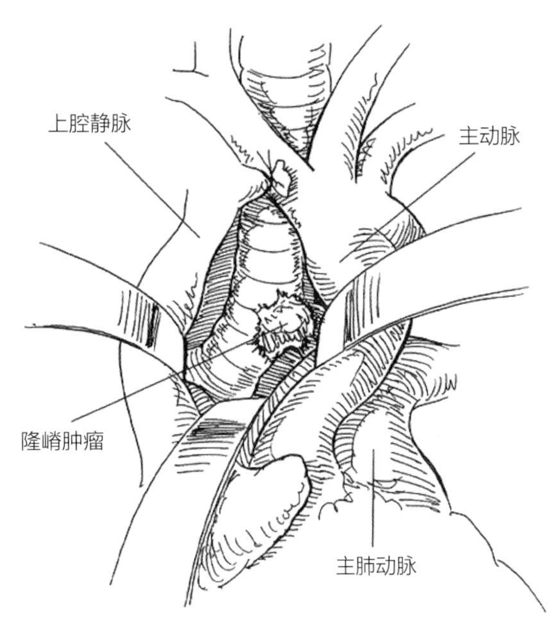

▲ **图 37–10　心包内 SVC 和隆嵴手术入路**

引自 Nesbitt JC, Wind GG, Deslauriers J, et al. Thoracic Surgical Oncology: Exposures and Techniques. Philadelphia, PA: Lippincott Williams & Wilkins; 2003.

或胸膜腔内游离肺动脉、静脉和支气管，并确定可切除性和切除范围。

根据 SVC 的横向和纵向累及范围，SVC 切除可以有不同的方法处理[130]。如只有小面积受累，可应用侧壁钳钳夹并切除受侵区域保证切缘阴性（图 37–11）如果切除区域小于周长的 1/6，则可以通过直接缝合或使用血管吻合器进行直接闭合。横向缝合缺损也将有利于保持血管的直径不至于狭窄。但是，如果涉及更大的范围切除，直接闭合可能导致 SVC 极度狭窄，可能需要静脉或心包补片修补（图 37–12）。

凡完全环周受累，切除重建前应同时控制病变近端（可在无名静脉处）和远端的 SVC（图 37–13）。如果可能，应在奇静脉上方阻断 SVC，以保留部分上半身静脉回流至心脏，并维持血流动力学稳定[132]。慢性 SVC 狭窄患者可建立侧支引流，对 SVC 阻断耐受良好；但尚未出现侧支循环的急性 SVC 阻塞患者不能耐受 SVC 夹闭。预计 SVC 会长时间夹闭的患者可能需要腔静脉分流术（图 37–13）或在 SVC 切除前置入替代

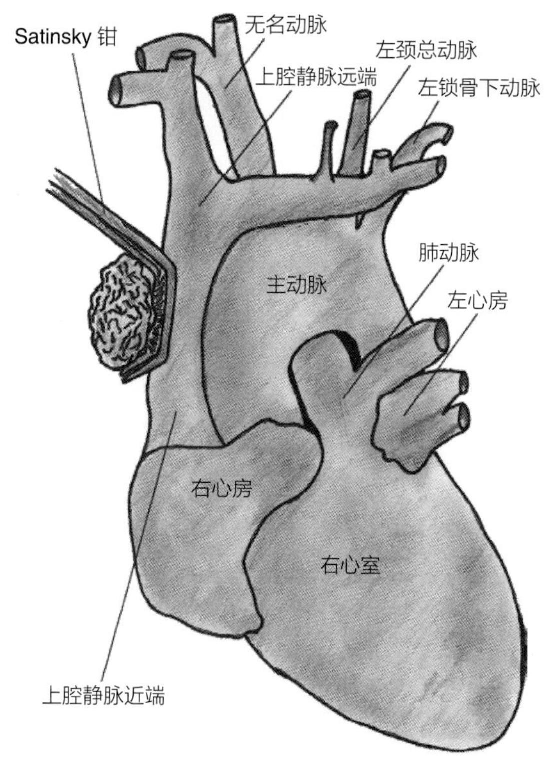

▲ 图 37-11 **SVC 切除：累及小面积 SVC 的肿瘤可通过应用侧壁钳切除**

经许可，引自 Garcia A, Flores RM- Surgical management of tumors invading the superior vena cava. Ann Thorac Surg 2008; 85(6): 2144–2146. © 2008 The Society of Thoracic Surgeons 版权所有

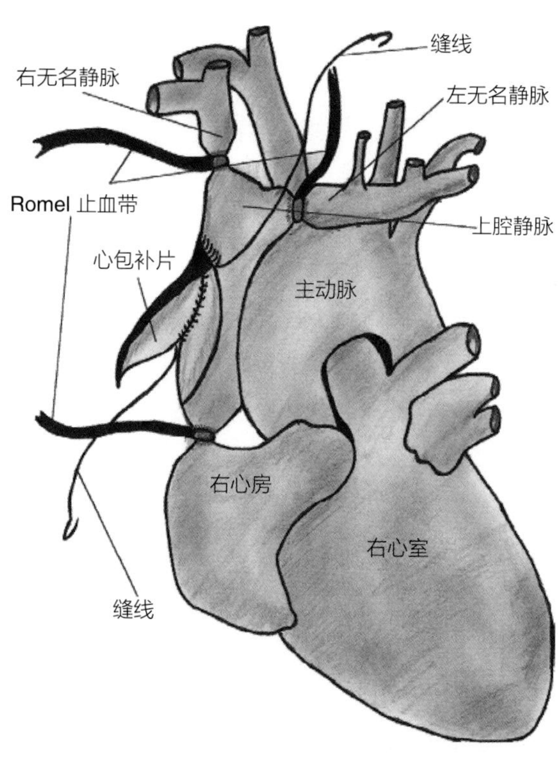

▲ 图 37-12 **SVC 切除：累及上腔静脉 1/6 周径以上的肿瘤可能需要补片修补防止狭窄**

经许可，引自 Garcia A, Flores RM- Surgical management of tumors invading the superior vena cava. Ann Thorac Surg 2008;85(6):2144–2146. © 2008 The Society of Thoracic Surgeons 版权所有

血管 [131, 136]。夹闭前可在左无名静脉与右心房之间置入人工血管，使 SVC 安全切除（图 37-14）。

如肿瘤同时累及无名静脉，可通过一侧或双侧无名静脉进行重建。当对双侧静脉进行置换时，已报道一侧人工血管血栓形成，并不会出现 SVC 阻塞的表现。通常可阻断其中一条静脉，仅需重建另一条无名静脉。对这样的操作患者似乎耐受性良好，仅出现一过性和自限性的单侧手臂肿胀 [139]。

各种移植物假体已被用于 SVC 重建。理想的人工血管具有长期通畅性，可防止血栓形成和扭转，易于操作，并且随时可用。自体组织替代血管包括；大隐静脉和管状心包片、生物组织（包括牛心包或颈静脉）和非生物导管（如 PTFE）[126, 140–142]。

据报道，植入物通畅率为 0%～86%，存在一定的差异，影响通畅率的 [142, 143] 因素包括多个植入物或 Y 形植入物和左无名静脉植入物，但报道未对假体进行直接比较研究 [144]。

（五）手术难点

上腔静脉梗阻后进行分流。在之前没有 SVC 阻塞的灵长类动物研究中，术中夹闭 SVC 60min，观察到侧支循环的形成，然而这种情况导致的脑内病理改变的非常少 [131]。一些外科医生提倡，只要体循环动脉压足以维持脑灌注，可以在不分流的情况下进行短时间的 SVC 阻断，时间为 35～60min。但是，对于阻断时间较长的患者，应进行分流。

分流管可以是腔内的，也可以是腔外的 [136, 145]。腔内分流管可能难以置入、难以在分流导管周围操作，并可能形成血栓 [146]。腔外分流管可以术

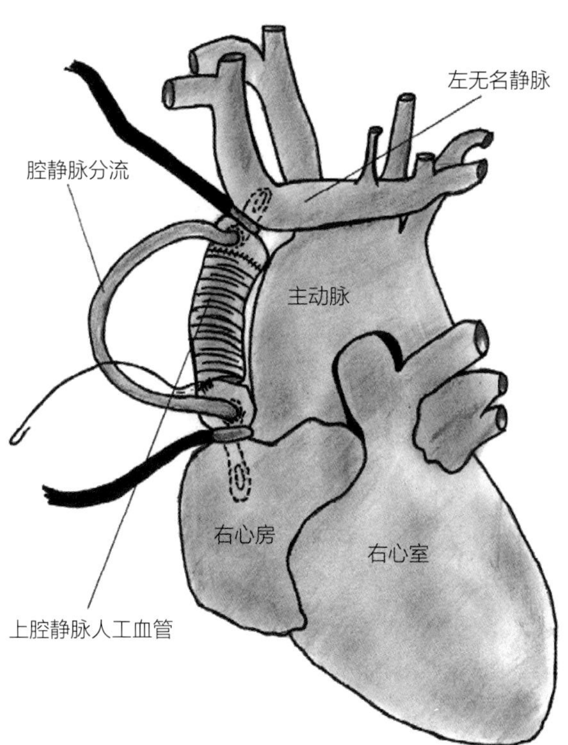

▲ 图 37-13 **SVC 切除：上腔静脉切除人工血管重建**

可使用分流管（腔内或腔外）维持头颈部静脉引流

经许可，引自 Garcia A, Flores RM-Surgical management of tumors invading the superior vena cava. Ann Thorac Surg 2008;85(6):2144–2146. © 2008 The Society of Thoracic Surgeons 版权所有

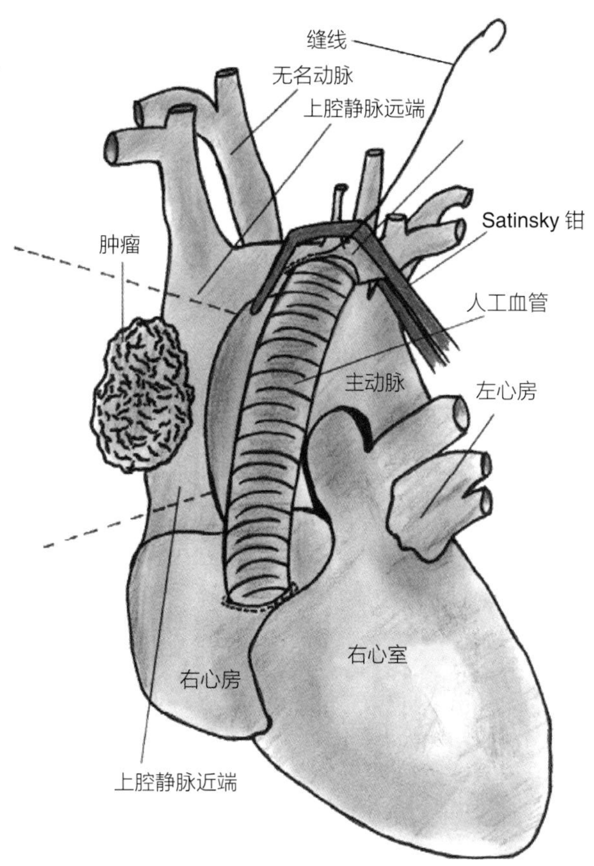

▲ 图 37-14 **SVC 切除：上腔静脉阻断前，在无名静脉和右心房之间建立一个人工血管通道，允许头颈部静脉回流**

经许可，引自 Garcia A, Flores RM- Surgical management of tumors invading the superior vena cava. Ann Thorac Surg 2008; 85(6):2144–2146. © 2008 The Society of Thoracic Surgeons 版权所有

中放置在胸腔内，或者在术前放置在颈静脉和股静脉之间[145]。

置入人工血管时应使血管保持一定的张力，以避免扭转。如需与右心房吻合，通常在右心房侧壁进行，以避开房室交界处的窦房结。

术后通常需要抗凝治疗，但术中肝素化仅有部分学者常规使用[126, 139]。建议置入人工血管后进行长期抗凝治疗，但直接吻合或小补片修复不需要长期抗凝治疗。

八、左心房切除

沿肺静脉延伸的肺癌可侵犯左心房。侵犯心房的真正 T_4 肿瘤不仅侵犯了肺静脉，还侵犯了心房肌；但偶尔侵犯下肺静脉的肿瘤需切除心房肌，以保留足够的边缘。右肺静脉与左肺静脉相比较短，故侵犯以右侧多见。左肺静脉也毗邻其他重要结构，包括降主动脉和食管，这些结构经常受累，这使得侵犯心房的左侧肿瘤不易切除。

左心房切除术仍然是一种罕见手术，在少数回顾性研究中报道了其结果。尽管如此，已发表的数据却令人鼓舞，手术死亡率为 0%～16%，5 年生存率为 10%～46%，其中还包括很大一部分患者接受了全肺切除术并有淋巴结转移[147]。

（一）术前规划

对于这种包含肺和心脏的扩大切除术，选择患者的选择对取得良好的效果至关重要。理想的患者为年轻、并发症少或无、肺功能良好，以及无心脏病史。由于靠近双侧肺静脉，大多数侵入心房的肿瘤需要全肺切除术，良好的肺功能储备至关重要。

术前应仔细评估肿瘤侵犯范围。用心脏磁共振研究心房侵犯的程度，特别注意房间隔、右心房壁、二尖瓣和肿瘤与对侧肺静脉的距离。超声心动图有助于排除心房内血栓和评估心室功能。这些中央型肿瘤也常侵犯周围结构，包括腔静脉、隆嵴和主动脉，这些应在手术方案当中预计。

N_2 或 N_3 患者预后极差，术后长期生存是例外，而不是规律。因此，准确的分期至关重要，术前为 N_2/N_3 疾病患者提供诱导治疗。一些研究者提出在诱导治疗期间应避免放疗，以减少心房切除后放疗导致的心脏毒性[148]。

患者采用单肺通气全身麻醉。置入中心静脉和动脉血压监测。术中的食管超声心动图有助于评估心房内肿瘤的范围、血栓的存在和心房钳夹期间的心脏功能。它还可以帮助引导阻断钳的放置。

通常不需要 CPB，但可以在需要广泛心房切除和心房壁补片重建的特殊病例中使用。

肺及心房联合切除最好经后外侧开胸入路，患者取侧卧位。

（二）手术器械

血管套件应提供不同尺寸的侧壁钳和直阻断钳。用聚丙烯缝线缝合心房切口。广泛切除后，可使用心包补片重建心房壁缺损。

（三）手术策略

开胸术后，打开心包并探查肺门，以评估肺静脉、心房、肺动脉和支气管的可切除性。一旦确定可切除性，肺切除可继续进行，最后一步是左心房切除。切开心房间沟，形成左房袖。向上牵开肺，在肿瘤近端的心房上放置阻断钳。在阻断钳外侧离断心房，用聚丙烯缝线连续缝合离断的心房边缘。再进行淋巴结清扫。

心房闭合后，应闭合心包并行心包开窗，以避免心脏疝形成，尤其是在全肺切除术和心包填塞术后。

心律失常在心房切除术后很常见，术后应考虑预防心律失常[149]。

（四）手术技巧

Filaire 及其同事[150]详细描述了肺切除术的心房间沟解剖技术，而后 Söndergaard 描述使用环扎缝线闭合房间隔缺损。简而言之，游离起始于左右心房之间界限清楚的 Söndergaard 沟（图 37-15）。这是存在于左心房前壁和右心房上壁之间的狭窄空间内，朝向由小血管和心房间肌纤维穿过的间隙。将其分开以达到解剖的极限，即主动脉根部和原始隔膜的边缘。该操作可在距离肺静脉约 40mm 处形成左房袖。

然后跨心房袖放置血管阻断钳如 Satinsky 钳等，留出距肿瘤足够的切缘（图 37-16）。先将阻断钳留在原位，以评价血流动力学结果，并可进

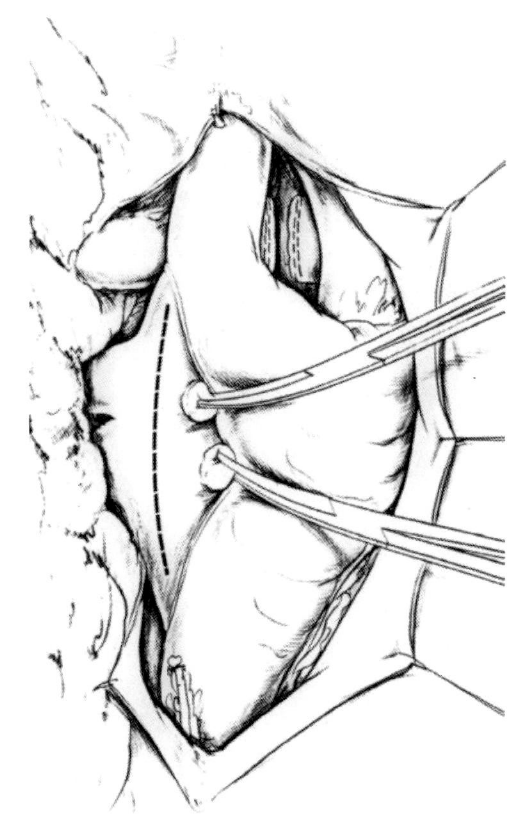

▲ 图 37-15　左心房切除术：沿 **Sondergaard** 沟分离左房与右房

经许可，引自 Spaggiari L, D' Aiuto M, Veronesi G, et al. Extended pneumonectomy with partial resection of the left atrium, without cardiopulmonary bypass, for lung cancer. Ann Thorac Surg 2005;79(1):234-240. © 2005 The Society of Thoracic Surgeons 版权所有

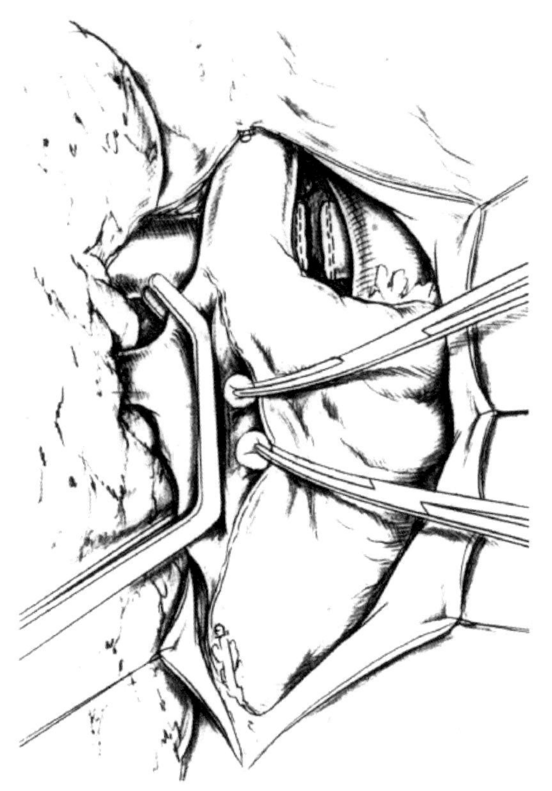

▲ 图 37-16　左心房切除术：游离后左房袖的平均长度能达到 4cm，再用阻断钳远离肿瘤边缘钳夹

经许可，引自 Spaggiari L, D' Aiuto M, Veronesi G, et al. Extended pneumonectomy with partial resection of the left atrium, without cardiopulmonary bypass, for lung cancer. Ann Thorac Surg 2005;79(1):234–240. © 2005 The Society of Thoracic Surgeons 版权所有

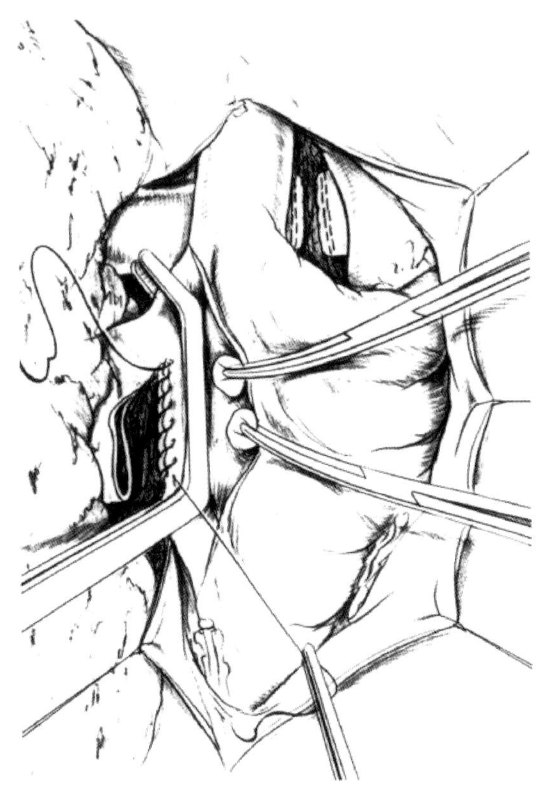

▲ 图 37-17　左心房切除术：随后连同肿瘤整块切除部分左心房，并关闭心房切口

经许可，引自 Spaggiari L, D' Aiuto M, Veronesi G, et al. Extended pneumonectomy with partial resection of the left atrium, without cardiopulmonary bypass, for lung cancer. Ann Thorac Surg 2005;79(1):234–240. © 2005 The Society of Thoracic Surgeons 版权所有

一步利用经食管超声心动图评估。一旦钳夹部位边缘足够，且患者血流动力学稳定，可在钳夹处离断心房，关闭心房（图 37-17），或者可以使用直线吻切割缝合器。

左侧切除类似，但没有心房间沟，因此可以切除的心房袖长度较短。

如果肿瘤突向腔内并延伸至心房深处，可以用阻断钳跨越肿瘤，并固定住肿瘤。然后在钳夹外侧做小的心房切口，阻断钳短暂放松，通过阻断钳将肿瘤拉出心房（图 37-18），或者可以通过建立 CPB，在直视下行心房切开术 [8]。

切除的边缘可送术中冰冻切片以评估切除的彻底性，然而这种策略并不是绝对准确的，尽管采用了这种策略，仍有许多病例出现不完全切除 [151]。

（五）手术难点

分离心房间沟时应小心，避免穿破心房。需要注意的其他结构包括窦房结动脉（可能起自回旋支并穿过房间隔顶部）和供应房室结的 Kugel 动脉（在顶部锐性分离过程中存在损伤风险）[150]。这些血管的损伤可导致心律失常。

文献中大多数心房切除术病例是在无 CPB 的情况下进行的。事实上，高达 1/3 的心房容积可以切除，而不需要重建 [8]。CPB 的反对者认为，需要抗凝治疗，伴随出血风险；与很多并发症相关，如卒中、全身炎症反应和血管渗漏，在全肺切除术的情况下可导致危及生命的肺水肿；并有可能通过 CPB 引起肿瘤细胞全身播散。如果可以达到足够的切缘，则不需要 CPB；但是，

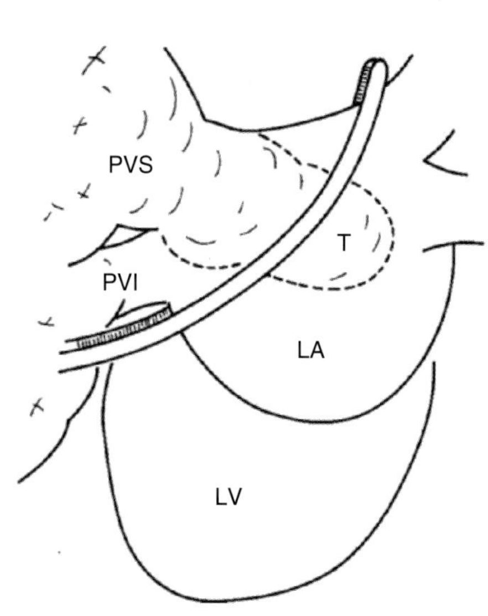

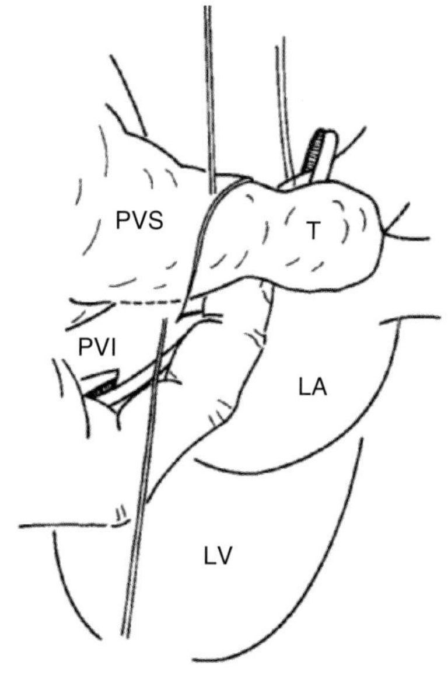

◀**图 37-18　左心房切除术：如果肿瘤向左心房腔内延伸，可在心房切开后从半闭合血管钳中用手指将肿瘤抠出**

PVS. 上肺静脉；PVI. 下肺静脉；LA. 左心房；LV. 左心室［经转载，引自 Tsuchiya R, Asamura H, Kondo H, et al. Extended resection of the left atrium, great vessels, or both for lung cancer. Ann Thorac Surg 1994;57(4):960–965. © 1994 The Society of Thoracic Surgeons 版权所有］

在手术时如果切缘阳性，并且缺乏 CPB 则意味着无法进行进一步切除 [149]。大部分研究中未使用 CPB 进行心房切除术 [8, 148, 151]，另一些研究中，使用了常规策略，如果在未使用 CPB 的情况下无法切除，则为患者提供放化疗替代手术 [149]。

如果使用 CPB，用于扩大肺切除术的体外插管策略是多种多样的，可以通过开胸或通过股血管建立 CPB [152, 153]。阻断主动脉，打开左心房，以便直接探查。整块切除肺和肿瘤，切缘至少 5mm，然后一期关闭心房或用心包补片修补，排气，患者脱离 CPB [147, 154]。CPB 的优点是心房切开后可以在直视下手术，可确保足够的手术切缘及尽可能减少肿瘤和血栓栓塞。CPB 下还允许切除和修复侵入房间隔、右心房的肿瘤及需要心房补片修复的大肿瘤。一项系统评价得出结论，选择性或计划性地使用 CPB 不会对长期生存产生不良影响 [155]；然而，在可能的情况下，应避免泵吸和自体输血 [153]。

九、隆嵴切除

处理累及隆嵴的肿瘤对胸外科医生是一项挑战，累及隆嵴的手术与高并发症发生率和死亡率相关。虽然在 20 世纪 50 年代有零星的隆嵴切除和重建的报道，但关于气管和隆嵴手术的系统研究被归功于 Hermes Grillo。在他跨越 30 年时间的隆嵴切除系列手术中，手术死亡率从 16.1% 降至 9%，他将其归因于吸取手术的经验教训以及麻醉和重症监护管理的改善 [156]。

（一）术前规划

患者评估与肺癌患者相同。所有隆嵴肿瘤患者均应由外科医生进行支气管镜评估。除了获得诊断外，还对腔内肿瘤的切除范围进行了全面评估，并进行活检以确定任何显微镜下的疾病扩展程度。CT 扫描以评估肿瘤腔外部分的累及程度。综合判断是否可以通过无张力吻合达到完全切除。一般情况下，肿瘤累及隆嵴以上 4cm 内的气管，行隆嵴切除后气管与支气管之间可以无张力吻合。事实上，超过 4cm 的距离行隆嵴切除吻合，其吻合口相关并发症发生率将增加 2 倍 [156]。通过气管前和肺门松解以减少吻合口张力。尚未发现喉松解对隆嵴切除术有帮助。

术前准确分期很重要。隆嵴切除术是一种具有显著风险的高度有创性手术，纵隔淋巴结受累的患者预后极差，应尽一切努力在术前识别这些患者。还应进行 [157] 纵隔镜检查以评估腔外扩散和准确分期，但应在手术当天进行，因为它有助于气管松解，而避免了纵隔镜手术过后气管周围的纤维化和瘢痕形成。

通气策略与手术操作本身同样重要。术前应与麻醉医生讨论手术和麻醉策略，包括诱导、插管、肺隔离和术中操作。预期会出现意外事件的备选方案。如果气道内有肿瘤阻塞，插管前可能需要硬质支气管镜检查或减瘤术。尽管双腔插管受到一些人的青睐[158]，但超长加强气管插管在这类手术中最常用，并且易于操作[159]。术中可能需要台上通气，与麻醉团队的良好沟通对于准备更换通气系统和调整气管插管至关重要。高频喷射通气是另一种有用的辅助措施，但应特别小心以避免气压伤，尤其无意发生在通气导管与通气侧肺形成密闭回路，且空气无法逸出时。

隆嵴切除术中极少需要CPB，主要用于非计划性急诊手术[156, 157]。CPB中的抗凝治疗存在肺出血和危及生命的呼吸衰竭风险，应限制其广泛使用[160]。然而，近年来人们对不需要抗凝的无泵体外系统产生了兴趣[161]。该系统允许无法接受常规插管或通气的患者实施手术。此外，它还允许采用更有益的肺保护性通气策略，减少对剩余肺造成的医源性气压伤和容积创伤。考虑到袖式全肺切除术后相当大比例的患者发生术后肺水肿（一种死亡率为90%的并发症），这是一个特别有吸引力的想法[156]。

隆嵴切除和重建可通过胸骨正中切口、蛤壳状切口和后外侧或前外侧开胸进行[162]。胸骨正中切口通过后心包显露隆嵴（图37-10），但显露有限，需要牵开SVC、主动脉和右肺动脉。右侧开胸术可充分显露胸内气管、隆嵴（包括近端左主支气管）和整个右肺。通过左侧开胸术显露隆嵴更具挑战性，可能需要游离主动脉弓和施加相当大的牵引力；因此，最好通过双侧开胸术或通过第3或第4肋间隙的蛤壳状切口进行左侧袖式全肺切除术。

患者仰卧位进行纵隔镜检查、胸骨正中切开术和蛤壳状切口、侧卧位进行开胸术。第4肋间隙侧卧位开胸术为隆嵴提供了极好的显露。

（二）手术器械

设备和仪器与常规的硬质或纤维支气管镜以及肺切除术相同。

可能需要台上通气和喷射通气系统，在手术侧设置无菌加强气管导管或细喷射通气导管、呼吸机管路和连接器。

（三）手术策略

涉及隆嵴的最常见手术是袖状右全肺切除术。袖式左全肺切除术比较罕见，因为左主支气管更长，肿瘤在主动脉弓下尚未侵犯重要结构而延伸至隆嵴的情况非常少见[163]。另一种可能需要行袖式左全肺切除术的情况是左全肺切除术后支气管残端阳性。局限于隆嵴的肿瘤可以通过隆嵴切除和重建进行切除，这需要保留双肺并将气管和重建的隆嵴行无张力缝合。

在手术当天进行硬质支气管镜检查，以确认肿瘤的可切除性并预计切除范围。可以在支气管镜下，先切除部分肿瘤，再使用加强加长气管插管在支气管镜引导下迈过肿瘤。

然后进行纵隔镜检查。沿气管前间隙游离气管，不破坏外侧节段性血供。探查肿瘤在腔外的侵犯范围。淋巴结送冰冻切片病理检查。

1. 袖式右全肺切除术

袖式右全肺切除术（图37-19）最容易通过右侧开胸进行。

对可切除性进行评估，尤其是肺门肿瘤可能侵犯邻近结构，包括SVC和主肺动脉。分离奇静脉并进行淋巴结清扫，以便于分离肺门结构。解剖出肺门结构并套带牵引。分别在肿瘤上下适当的距离分离出气管和左主支气管，注意不要过度游离破坏血供，最后将其套带牵引。分离左主支气管时尤其注意保护喉返神经，喉返神经位于主动脉弓下的反折与气管食管沟在左主支气管角相接处。一旦确保可切除性，则对结构进行离断。有条件时，先离断血管，然后向外侧牵开肺，显露隆嵴和左主支气管，进行离断和重建。根据个体情况决定手术的具体步骤。

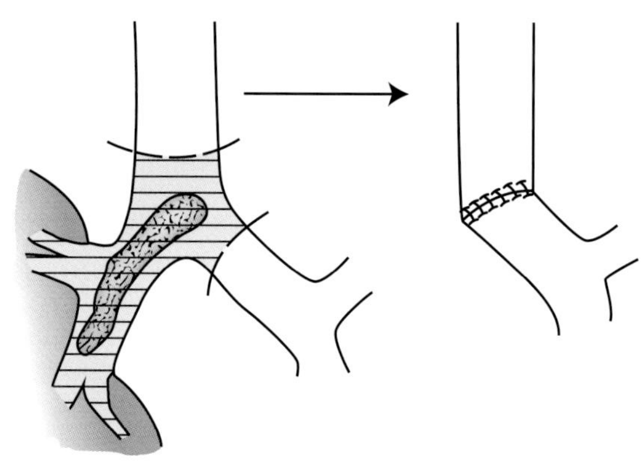

▲ 图 37-19　袖式右全肺切除术

引自 Mitchell JD, Mathisen DJ, Wright CD, et al. Clinical experience with carinal resection. J Thorac Cardiovasc Surg 1999; 117 (1):39–52; discussion 52–53.

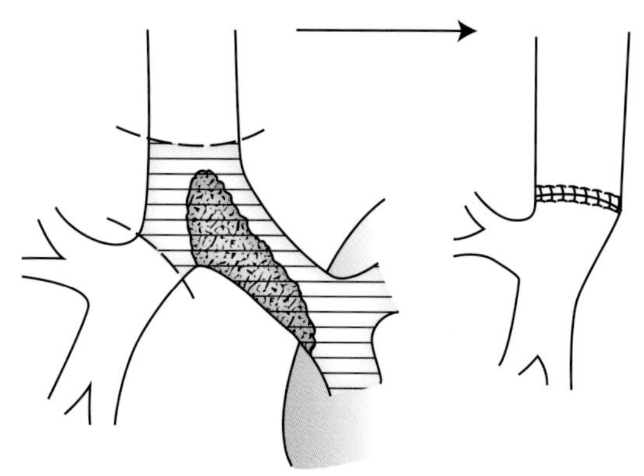

▲ 图 37-20　袖式左全肺切除术

引自 Mitchell JD, Mathisen DJ, Wright CD, et al. Clinical experience with carinal resection. J Thorac Cardiovasc Surg 1999; 117 (1):39–52; discussion 52–53.

在左主支气管和气管离断位置以上的一个软骨环放置牵引缝线，如 2–0 薇乔线。首先分离左主支气管，以便进行台上通气。回拉气管插管，行左主支气管插管，并接台上插管通气。然后离断气管，取出标本，标记气管支气管切缘。并进行支气管切缘的冷冻切片，阳性切缘时需要评估进一步切除后吻合口张力引起的吻合失败风险。在气管和左主支气管上第一针缝线对侧进行进一步缝合牵引。如果尚未进行纵隔镜检查，此时可用手指游离气管前平面，以增加气管的活动性。

接下来是气管与左主支气管残端吻合重建。颈部屈曲，使气管向下接近主支气管残端。牵引缝线被拉在一起，两个残端对合。然后行吻合口后外侧壁缝线牵引。然后移除台上通气，将气管插管推进至左主支气管，以利于吻合口后壁和近侧缝合。牵引缝线打结，然后是吻合缝线打结，测试吻合口是否漏气并包埋。

2. 袖式左全肺切除术

行袖式左全肺切除术（图 37–20）由于主动脉弓遮挡，比袖式右全肺切除术更具挑战性。如仅需切除较短的气管和右主支气管，可经左侧开胸牵开主动脉进行手术。替代方案包括在第 4 肋间隙进行蛤壳开胸术，提供了进入半胸和隆嵴的最佳入路，以及胸骨正中切开术，通过该入路可对隆嵴进行良好地显露，但需要牵拉心脏大血管以显露肺门血管，这可能导致血流动力学不稳定 [157]。解决这一问题的一个方法是在胸腔镜下进行肺门游离和血管离断 [164]。或者，使用双侧开胸两阶段手术 [165]。在该策略中，采用传统左全肺切除术保留阳性支气管切缘。然后从右侧单独切除隆嵴并重建。

如上所述评估可切除性。经左侧开胸，游离主动脉弓。沿迷走神经向下游离喉返神经。分离动脉韧带，在弓周围套带牵引。然后分离左主支气管近端，注意不要损伤喉返神经。继续在气管和右主支气管上分离，注意与右主支气管邻近的右肺动脉。在这两个结构周围穿过套带，将隆嵴牵向前方。将 2–0 薇乔牵引缝线缝合在气管左侧和右主支气管上，超出切割线一个气管软骨环。仔细离断右主支气管，将气管导管退回气管，对右主支气管插管行台上通气。然后离断气管。取出标本，并为病理医生标记切缘。在气管和右主支气管上的第一针牵引线对侧再缝一针线做牵引。

开始吻合预置缝线，必要时适当牵拉牵引缝线和主动脉以便显露。当缝合完大部分远侧和后壁缝线后将气管插管送入右主支气管，移除台上通气，以便缝合剩余的近侧和后壁缝线。颈部屈曲，减少气管和支气管残端的距离。牵引缝线打结后进行吻合口缝线打结，检测吻合口是否漏气，然后进行包埋。

3. 隆嵴切除术

对于局限于隆嵴的肿瘤，无须行肺切除术的隆嵴切除可能就足够了。在可能的情况下，将延长的加强气管插管越过肿瘤插入左主支气管。隆嵴切除术最常见的入路是经右侧开胸。

如上所述评估可切除性，并离断奇静脉。分离下肺韧带，在肺门周围的心包上做U形或环形切口进行肺门松解，以便于把右主支气管向气管上提行无张力吻合。切开右主支气管和远端气管。套带将气管向外牵开，以利于显露和分离左主支气管，注意不要伤及喉返神经。左主支气管也行套带牵引。

通过支气管镜确认气管和支气管的切除范围，注意在隆嵴上超过4cm的切除将导致吻合口张力增加和吻合口裂开的风险。气管和支气管残端仅适当的游离，以保留其血供。将2-0薇乔牵引缝线缝合在超出预期横断线的上一个软骨环上。

先离断右主支气管后退出气管导管，再离断左主支气管。另外，如果行右主支气管插管，则先离断左主支气管，使台上通气建立后再退出气管导管，离断右主支气管。最后横断气管，并为病理医生标记切缘。然后屈曲颈部使气管向下移动进行重建。

隆嵴的重建有多种形式（图37-21），取决于每个气道残端之间的移动性和切除长度。最常见的形式是气管与左主支气管端端吻合，右主支气管与气管侧壁端侧吻合（图37-21A）。但如果切除长度较小，且气管可无张力到达左主支气管边缘，则可通过缝合左右主支气管内侧缘重建隆嵴，再将气管与新隆嵴进行吻合（图37-21B）。

如果切除的气管长度过长，无法与左主支气管进行无张力吻合，可将气管与右主支气管端端吻合，左主支气管与中间支气管端侧吻合（图37-21C）[166]。由于端侧吻合口显露不良、左主支气管和中间支气管之间的尺寸差异以及在这种情况下难以使用台上通气，这是一种更加困难的吻合方式。

（四）手术技巧

气管、支气管的血供呈节段性，由两侧进入气管壁，分支至黏膜下层[167]。气管吻合口缺血坏死后果严重，其死亡率为44%[157]。因此，气管切缘的游离残端距离不应超过1～2cm。

在进行吻合时也必须非常小心，因为并发症和死亡均来源于吻合口问题。在Grillo的隆嵴切除系列病例中，17.6%的患者发生了吻合口并发

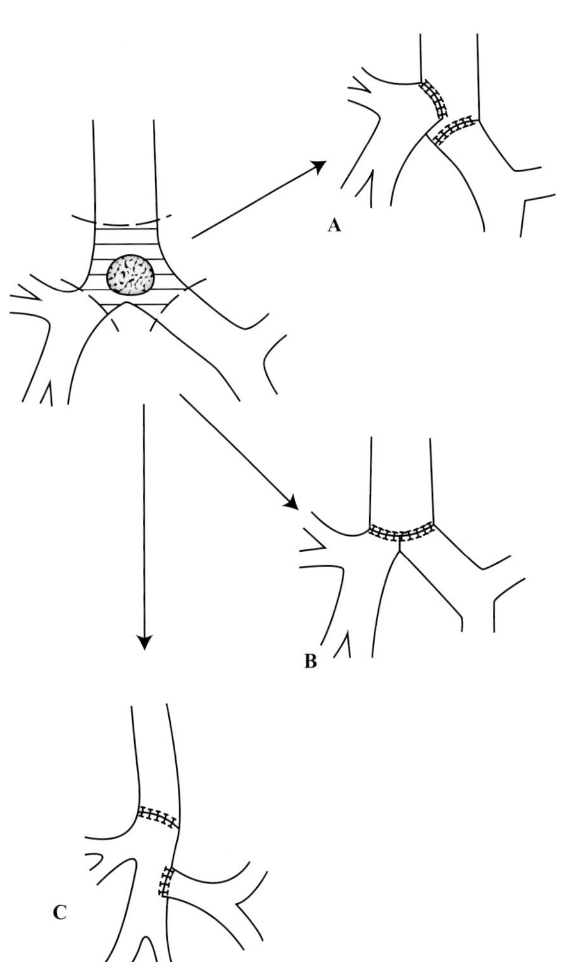

▲ 图37-21 隆嵴切除术

根据切除的气管和支气管的相对长度，可采用多种方法进行重建，最常见的有三种：A. 左主支气管与气管端端吻合，右主支气管与气管外侧壁端侧吻合；B. 重建新隆嵴；C. 右主支气管与气管端端吻合，左主支气管与中间支气管端侧吻合［引自Mitchell JD, Mathisen DJ, Wright CD, et al. Clinical experience with carinal resection. J Thorac Cardiovasc Surg 1999;117(1):39-52.］

症，死亡风险为 44%。上文已经描述了进行气管支气管吻合的各种方法。两种最常见的方法是环形间断缝合和半连续缝合。没有证据表明哪种方法更优，但是应使用可吸收缝线，因为不可吸收缝线有形成肉芽肿的倾向 [168]。

采用间断缝合方法，从中线向后开始，每隔 4mm 用 4–0 薇乔缝线，边缘相距 3～4mm，不打结。应小心缝合，因为完成吻合后的任何漏气都可能需要拆除缝线并重复整个吻合过程。完成一半的缝合后，撤除台上通气，将气管插管推入远端气道。现在可以毫无阻碍地缝合前壁。颈部屈曲，使两端靠拢，牵引缝线打结。可以使用牵引缝线使吻合口旋转，将缝线打结点朝向外科医生，使其能够在直视下打结。开口大小的差异将导致一定程度的套叠，这不会影响愈合。

其他吻合方法包括在吻合口最深处用 4/0 聚对二氧环已酮缝线（PDS）连续缝合，两端间断缝合打结。吻合的剩余部分使用 3/0 PDS 或 3–0 薇乔间断缝合，以纠正尺寸差异 [157]。接下来，颈部屈曲，牵引缝线打结，然后是吻合缝线打结，膜部的缝线最后打结，以避免撕裂。端侧吻合是用椭圆形支气管切开术完成的，侧壁吻合口应距离另一个吻合口至少 1cm 或两个软骨环，完全位于气管的软骨部分内。

支气管侧切口的长度应与对侧支气管残端的宽度相同，但支气管侧切口的宽度应稍小于对侧支气管残端的前后径，以便对侧支气管可以撑开支气管的侧切口。如上所述进行端侧吻合 [160]。

（五）手术难点

隆嵴切除术是一种高度有创性操作。死亡率随着经验的积累而下降，但在有经验的医生手中仍然保持 7%～10% 的死亡率。最可怕的两种并发症是吻合口并发症和肺水肿。必须密切注意仔细解剖和重建吻合口，使用肺保护性通气并避免患者液体超负荷。应尽可能减少气管两侧的解剖，因为这样可能导致残端缺血以及左侧喉返神经麻痹（两者均位于气管食管沟内）的风险。

气管和支气管壁薄，软骨环脆性高、延展性差。在打结吻合缝线时必须小心，不要过度拉紧缝线，否则可能会切断软骨或气管膜部。如膜部有小的撕裂，可采用邻近食管覆盖缺损 [162]。

十、结论

近年来随着技术取得的巨大进展，局部晚期肺癌的扩大切除成为可能，长期预后的改善值得期待。随着我们经验的积累以及围术期管理和新手术技术的改进，这些手术的风险大大降低。胸外科与其他专业的同事密切合作，从麻醉医生到重症监护医生，从神经外科医生到整形外科医生，对确保我们的患者获得最佳治疗方案和最好的预后至关重要。

第 38 章 肺上沟病变的手术切除

Surgical Resection of Superior Sulcus Lesions

Dominique Grunenwald 著

林　锋　曾　珍　译

“肋骨在脊柱两侧向后弯曲形成了一个的深沟，即肺沟[1]。”

胸部上沟是肋椎沟，其上界限是第 1 肋骨。它是肺实质的 Pancoast 肿瘤起源的典型位置。来源于肺上叶的周围性肿瘤也可能侵犯第 2 和第 3 肋骨、肋间神经、臂丛神经下根、锁骨下血管、星状神经节和邻近的椎体，从而产生特征性的神经学表现（图 38–1）。1924 年肺上沟肿瘤作为胸腔内肿瘤的新发现被首次报道[3]，Pancoast 于 1932 年对肺上沟肿瘤临床和影像学发现进行了报道[2]。在同一时期，Tobias[4] 指出，这种特定的临床综合征通常是由发生于胸腔入口处的支气管癌引起。

胸腔入口在解剖学上包括以下三个腔隙（图 38–2）。

(1) 前部：位于胸骨和前斜角肌前缘（前斜角肌）之间；该空间包括颈静脉和锁骨下静脉，以及沿前斜角肌前缘走行的膈神经。

(2) 中部：从前斜角肌到中斜角肌（中斜角肌）的后缘；该空间包括锁骨下动脉及其分支和

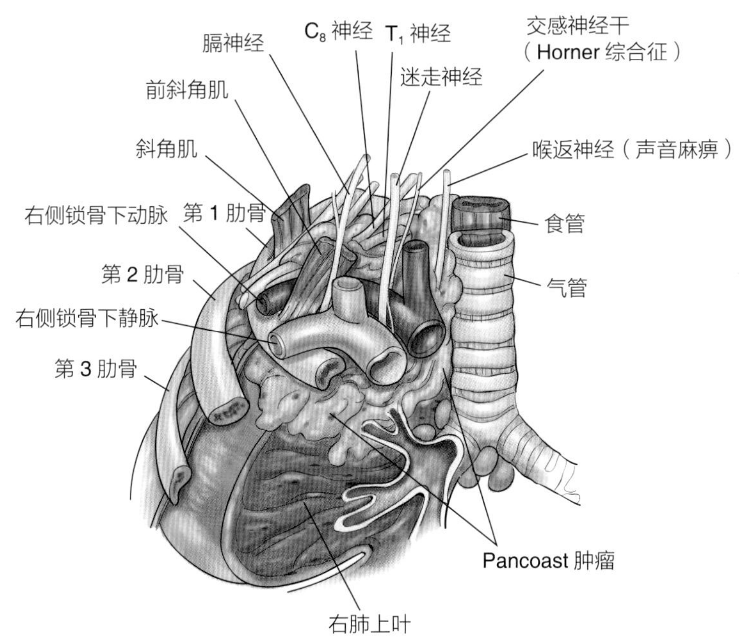

◀ **图 38–1　右上叶上沟肿瘤起源于右上叶**

Pancoast综合征：胸顶部支气管肺癌、Horner 综合征、肩痛

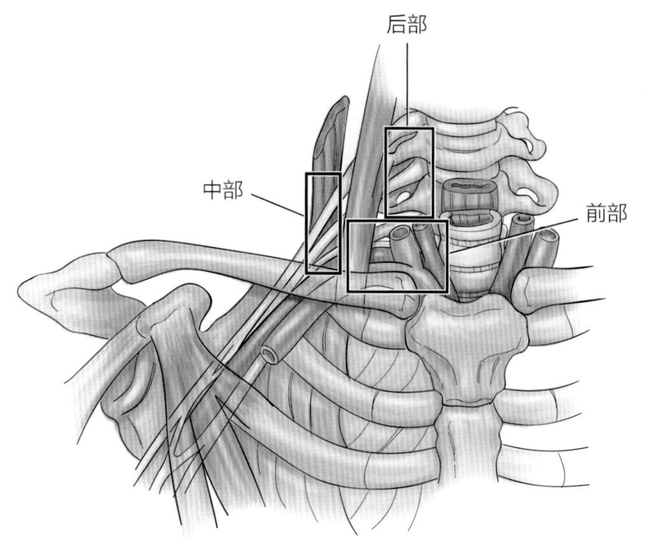

◀图 38-2 胸腔入口的手术解剖：前、中和后部

臂丛神经。

(3) 后部：位于中斜角肌后方；这个空间包括起自锥孔的臂丛神经根、星状神经节、椎骨横突上的小关节和椎体。根据这种解剖结构，只有后沟上肿瘤会引起典型的“Pancoast 综合征”。尽管如此，起自胸腔入口的支气管肿瘤也可能侵入前中部并侵及血管结构（图 38-3）。

局部控制作为肺上沟肿瘤的首选治疗，为肺上沟肿瘤患者提供了最大的生存机会[5]。也许通过外科手术可以实现对可切除肿瘤的最佳局部控制，前提是遵守肿瘤学原则完成切除手术[6, 7]。实际上，胸顶部肿瘤是复杂的疾病，由于它们发病率极低，因此从未进行随机试验研究。因此，它们代表了多模式策略的理想临床模型。如最初所述，完整的“Pancoast-Tobias”综合征包括疼痛、Horner 综合征、骨骼破坏和手部肌肉萎缩[2, 4]。这种临床疾病转变最高程度的解剖肿瘤扩展范围普遍超出任何外科手术的范围。幸运的是，这种症状通常引起临床关注，从而能在早期阶段进行诊断，而此阶段的患者仍可从手术切除中受益。

治疗这种复杂疾病意味着若干挑战。适当的局部控制概念应涵盖所有相关结构：肺、胸膜、肌肉、肋骨、锁骨下血管、神经、臂丛和椎骨。完全切除有时需要多学科外科团队的共同努力，而这很大程度上取决于胸外科、神经外科或骨科及血管外科方面技能。由于临近脊髓、食管和臂丛，辅助放射治疗受到限制。此外，该病远处复发转移率高，尤其是脑转移，提出系统控制的问题[8]。

从历史上讲，从最初 Pancoast 肿瘤的提出到

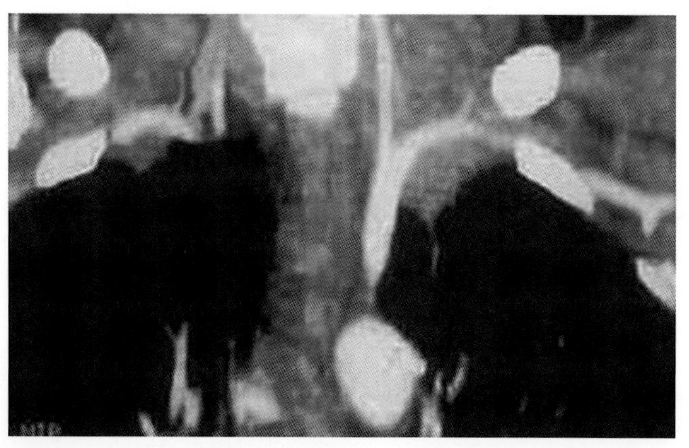

◀图 38-3 左上沟的磁共振成像显示左锁骨下动脉完全被肺部顶端肿瘤包围

1953年，该病被认为无法手术，也不可治愈。然后，Chardack和Mac Callum[9, 10]报道了一例接受根治性切除术和术后放疗的患者，该患者存活5年无复发无转移。随后，Shaw和他的同事[11]报道了他们在18例患者中的经验，这些患者在术前放疗后接受了手术切除。

在这篇论文之后，1975年Paulson发表了一篇重要的文章，详细介绍了61例术前放疗后联合扩大切除治疗的原发性肺上沟癌患者的经验。值得注意的是，并不是所有的患者在治疗前都被诊断为癌症，有些患者在病理检查中只有瘢痕和肺结核。Paulson[12]在他的论文中报道5年生存率和10年生存率分别为34%和29%。切除标本中的淋巴结状态、肿瘤范围、细胞类型和术前放疗对标本的病理影响都被认为是重要的预后因素。有趣的是，Paulson还强调了该手术的禁忌证，即血管结构受累和臂丛神经广泛侵犯。通常的手术入路是扩大的后外侧开胸，限制进入锁骨上区域。

20年后，Mathey和Cormier提出了一种方法来切除侵犯胸廓入口的肺肿瘤[13]。该手术是通过前路经胸椎入路进行的，包括切除锁骨的内半部分，安全显露和根治性切除侵犯颈部结构的非小细胞肺癌[14]。锁骨下血管和臂丛很容易被解剖。然而，为了切除第2肋骨下的胸壁，需要进行额外的后胸廓切开术[14]。作者得出结论，这种方法"绝对禁忌证"是治疗椎体受累的肺上沟肿瘤[14]。

几年后，人们描述一种完全不同的前入路手术方式，完全保留了锁骨：经胸骨柄入路[15]（图38-4）。这项技术不仅可以很好地进入肺门上方，还可以进入C_4～T_3椎体前部。当报道经胸骨柄入路技术对肺癌侵犯锥体进行整块椎体切除术时，该技术克服了最后一个障碍[16]。经胸骨柄颈胸前方入路的发展使得无须常规开胸手术即可进行胸部扩大切除术，必要时包括部分或全椎骨切除术[17]。

一、经典的后"Paulson方法"

扩大后外侧开胸手术（图38-5）[11]。做一个长的肩胛旁切口，从肩胛骨的上方开始，在肩胛骨的下端延伸至腋前线。完全分开背阔肌，斜方肌的下部分也需要完全分开，最好保留上半部分，用于支持肩胛带的功能。在完成前锯肌和小菱形肌的分离后，可以提升肩部来显露胸廓的顶点。可以使用拉钩或不对称的牵开器来扩张肋骨和肩胛骨下角之间的空间（图38-6）。根据胸壁受累的程度，可以通过第3、第4或第5肋间隙进入胸膜腔进行探查。评估浸润的程度，以及要切除的肋骨数目和前缘（图38-7）。分开肋间血管和被结扎的第1肋骨，这样肿瘤所在的胸腔后部就被向下拉。这种手法的目的是显露肿瘤附

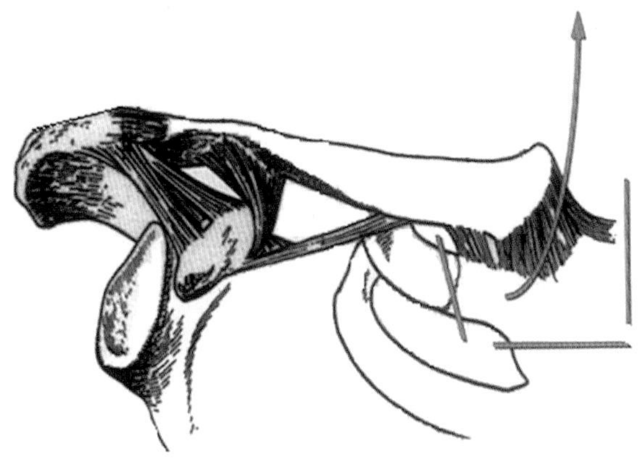

▲ 图38-4 经胸骨柄入路包括第1肋软骨分离后的L形胸骨柄切断术。整个锁骨、胸锁关节及胸锁乳突肌都得以保留

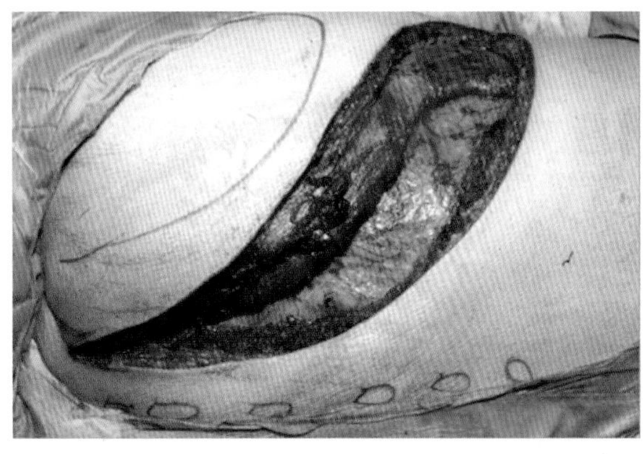

▲ 图38-5 根据Shaw及其同事的描述，后外侧大切口，从肩胛骨棘起，围绕肩胛骨下端向上延伸至腋前线

引自 Shaw RR, Paulson DL, Kee JL. Treatment of the superior sulcus tumor by irradiation followed by resection. Ann Surg 1961;154:29–40.

近的颈部结构，以便解剖和切除侵犯部位。这是手术中最困难的一步，也是 Paulson 方法的实际局限，因此前路手术更可取[15]。事实上，在这样一个稀疏的空间里，即使是小心翼翼地分离锁骨下动脉及其分支也是有风险的，而且臂丛根部的可见度也不令人满意。当臂丛被松开时，有时在 C_8 根被分开后，第 1 肋骨上的肌肉腱突被锐性地分开，解剖向后延伸到横突，向下至椎板。在这一点上，后骨附着必须脱位。胸棘肌从上肋骨和横突分离到椎板，使肋横突关节显露出来。然后打开肋横关节，肋骨从下到上断开（图 38–8）。每一节肋间神经在椎间孔内结扎和分离（图 38–9）。如有必要，可用骨剪切断横突。如果未累及，则肋骨头与椎体关节突分离。最后，切断肋头辐状韧带，使浸润的胸壁与肺上叶一起被拉入胸腔内。标准的肺上叶切除术与纵隔淋巴结清扫术同时进行，但不分离胸壁与肺（图

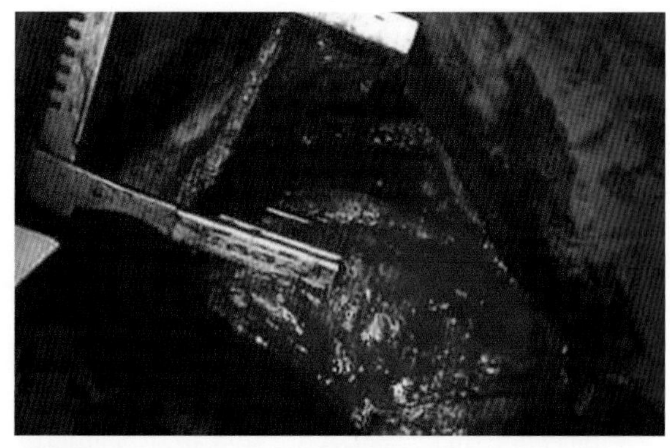

▲ 图 38–6　将叶片不对称的牵开器置于肋骨与肩胛骨下角之间的肩胛骨胸廓间隙内，以显露胸廓顶点，或者也可以使用固定在手术台上的拉钩

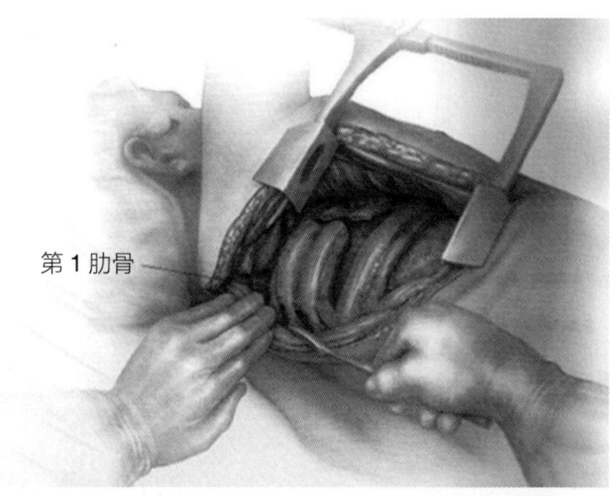

▲ 图 38–7　第 3 肋间间隙切口，分离第 2 和第 3 肋骨前段，显露肋横突关节

经许可引自 Cuadrado DG, Grogan EL. Management of superior sulcus tumors: posterior approach. Oper Tech Thorac Cardiovasc Surg 2011;16:154–166.© 2011 Elsevier 版权所有

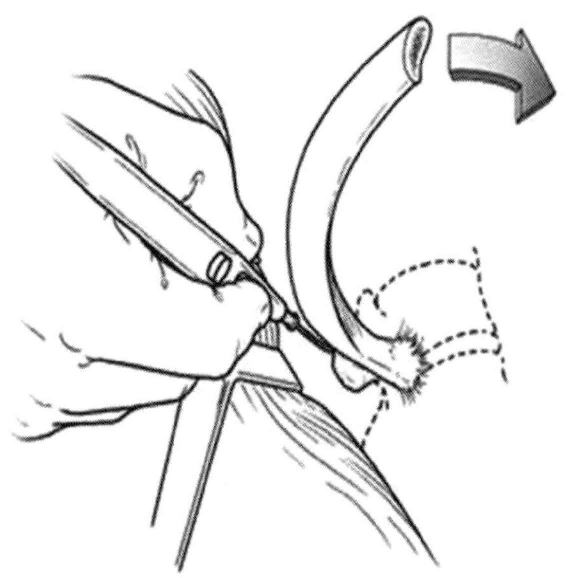

▲ 图 38–8　打开肋横关节打开，从低到高断开肋骨

引自 Asamura's operative thoracic surgery. Tokyo: Kanehara & Co. Ltd.; 2011.

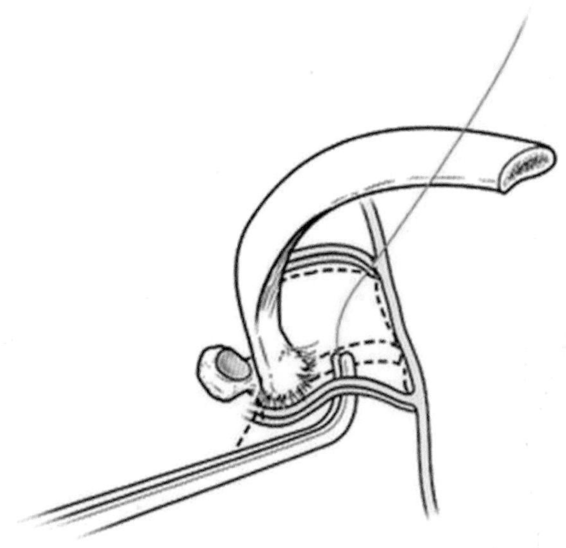

▲ 图 38–9　在每一节段，将肋间神经在椎间孔处结扎后分开

引自 Asamura's operative thoracic surgery. Tokyo: Kanehara & Co. Ltd.; 2011.

38–10）。建立适当的胸膜引流，一般来说，胸部缺陷由闭合的肌肉正确覆盖。有时需要筋膜下的Jackson-Pratt抽吸引流术。

在Shaw及其同事的初步报道中[11]，该技术是在患者完成术前放疗后1个月进行，患者在大约2周的时间内接受30～35Gy剂量的放疗。1975年，Paulson根据他15年的经验指出，锁骨上血管和椎体受累是绝对手术禁忌[12]。然而，在本病中，前血管受累并不少见，尤其是锁骨上静脉和分支的侵犯；在这种情况下，由于Paulson手术入路的局限，术中损伤很难得到处理（图38–11）。

20世纪90年代，人们提出了一种分两个阶段的颈胸联合入路，以改善锁骨下血管的控制，并为切除手术提供便利条件，包括颈前部切开，随后后外侧开胸进行肺切除。该手术的颈部步骤是根据先前描述的一种技术设计的，用于接近颈纵隔血管，包括切除锁骨内侧一半的部分和第1肋骨，从而允许安全显露胸廓入口及其内容物（图38–12）。所谓的“Dartevelle入路"，通过切除肩胛带的前部，通常会导致严重的术后肩关节活动度和颈椎姿势的改变（图38–13）[15]。这些由肩胛不稳定引起的缺点，由于胸锁乳突肌的分离会进一步恶化，进而导致畸形、疼痛和颈椎不稳定。避免这种疾病的唯一方法是保持胸锁关节的完整性，因为任何重建锁骨的尝试都会导致胸锁关节形成或肩胛强直（图38–14）。

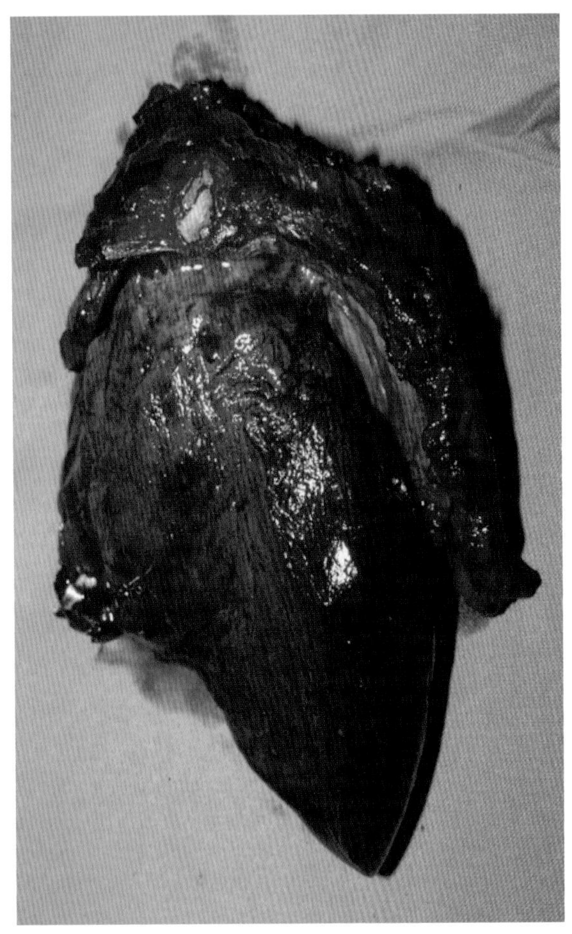

▲ 图38–10 肺上沟肿瘤经后外侧入路整块切除（“**Paulson**”入路）：胸壁仍与肺上叶相连

二、经胸骨柄保留骨骼肌入路

这项技术是基于通过L形切口分割胸骨柄，从而保留胸锁关节（图38–15）。切除第1肋软骨可以使骨骼肌活动，并通过悬吊手部“边缘”逐步升高。通过这种方法，在切除第1肋骨前部后，如果需要，还可以切除第2肋骨甚至第3肋骨后，可以进行标准的肺上叶切除术，进行肺门、隆嵴、气管旁和同侧锁骨上纵隔上淋巴结清扫。手术的颈部步骤是将肿瘤从颈部组织结构中分离出来，必要时切除和重建血管，并将其与外

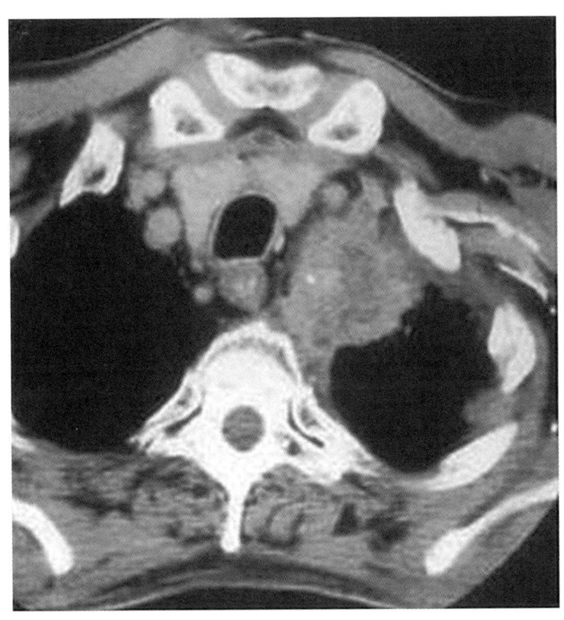

▲ 图38–11 如果累及锁骨下血管，从后入路难以处理剥离过程中的血管损伤

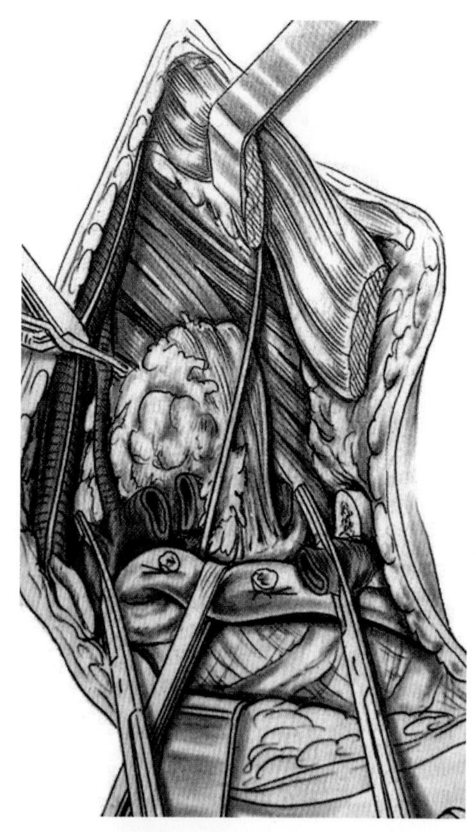

▲ 图 38-12　经锁骨入路，包括切除锁骨内侧一半部分

引自 Dartevelle PG, Chapelier AR, Macchiarini P, et al. Anterior transcervical-thoracic approach for radical resection of lung tumors invading the thoracic inlet. J Thorac Cardiovasc Surg 1993;105:1025–1034. © 1993 The American Association for Thoracic Surgery 版权所有

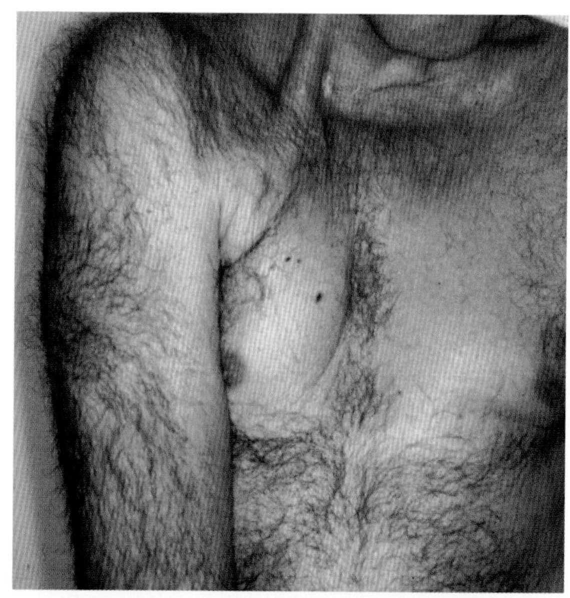

▲ 图 38-13　经锁骨入路术后的变化

引自 Grunenwald D, Spaggiari L. Transmanubrial approach to the thoracic inlet. J Thorac Cardiovasc Surg 1997; 113:958–961. © 1997 The American Association for Thoracic Surgery 版权所有

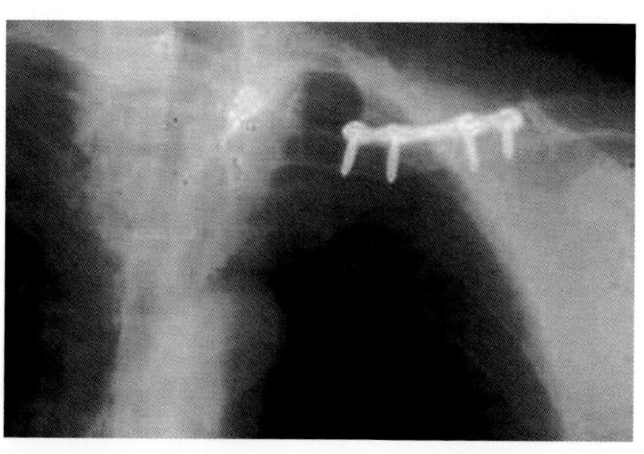

▲ 图 38-14　重建锁骨后，由于分离胸锁韧带而导致胸锁关节脱位

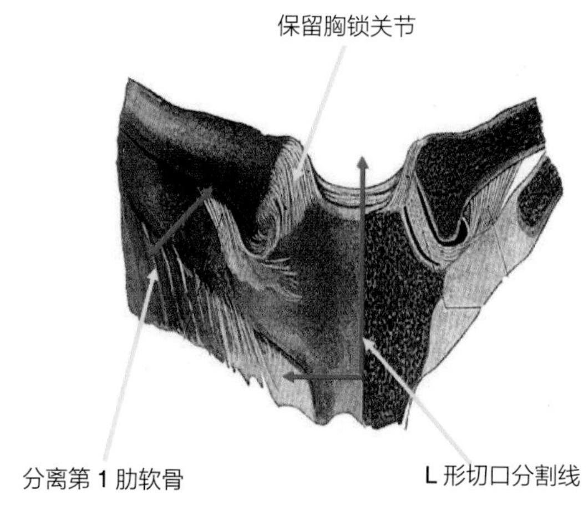

▲ 图 38-15　经胸骨柄入路的原理

胸壁分开。重要的是，在计划的椎体切除术中，要将椎前平面剥离出后纵隔器官（大血管、主动脉和食管）。这种方法提供了一个很好的进入锁骨上区域和上纵隔的通道，同时保留了整个颈部肌肉组织（图 38-16）。后者包括胸锁乳突肌，它是颈椎稳定性的一个主要组成部分，特别是因为斜角肌要与肋骨分离，而且斜方肌对肩部运动很重要。

患者取仰卧位，用垫子抬高肩膀。头部转向计划切口的对侧。重要的是，手术区域准备扩展自乳突延伸到胸腔的下半部，并从腋对侧前线延伸到同侧的腋中线。将台式牵拉器安装在同侧肩外侧，以便于上肢收回以后将边缘牵开。皮肤切口从颈部开始，沿着胸锁乳突肌的前缘；然后穿过中线向下到胸骨切迹，在第 2 肋间隙处回到同侧三角胸肌间沟。为了便于显露胸骨柄，必须让皮肤切口位于胸骨切迹外至少 1.5cm 处（图 38–17）。从胸锁乳突肌的前缘切开胸锁乳突肌的内侧，以显露颈内静脉（图 38–18）。胸锁乳突肌附着在胸骨柄和锁骨的内部，对颈椎的稳定性很重要。这在计划椎体切除术的病例中尤为重要。完全分离和动员锁骨下静脉、颈内静脉，通过分离其分支上至右头臂静脉、左无名静脉。切口的水平部分需沿第 2 肋骨走向，穿过保留的胸大肌，以保留呼吸功能和上肢力量的重要肌肉。接下来，小心地在乳房内血管外侧打开第 1 肋间间隙。乳房血管会尽量避免从胸肋边缘钝性剥离以保护后方膈神经。在这一点上，分离和切除第 1 个软骨，可以保留坚韧的肋锁韧带。第 1 软骨的分离需要使用坚固的肋骨剪切器（Collin 或 Gluck）（图 38–19）。现在可以通过手指钝性剥离来游离胸骨柄的深部表面，并使用电锯进行 L 形胸骨柄分割，分离 25% 的胸骨柄，保护胸锁关节（图 38–20）。随后，轻轻抬起通过肩锁关节与肩胛骨连接的骨肌瓣（图 38–21）[18]。皮瓣通过围绕胸骨柄边缘的花边逐步缩回，并固定在台式牵拉器上（图 38–22）。在这个操作过程中，必须注意锁骨下静脉的小血管，并仔细地结扎（图 38–23）。这个步骤烦琐但必要，因为在这个时候，可能很难控制锁骨下静脉出血。一旦锁骨下静脉从其分

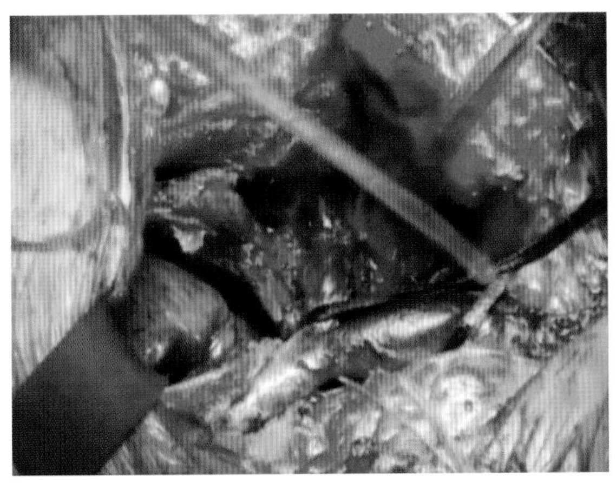

▲ 图 38–16　经胸骨柄入路的纵隔视图

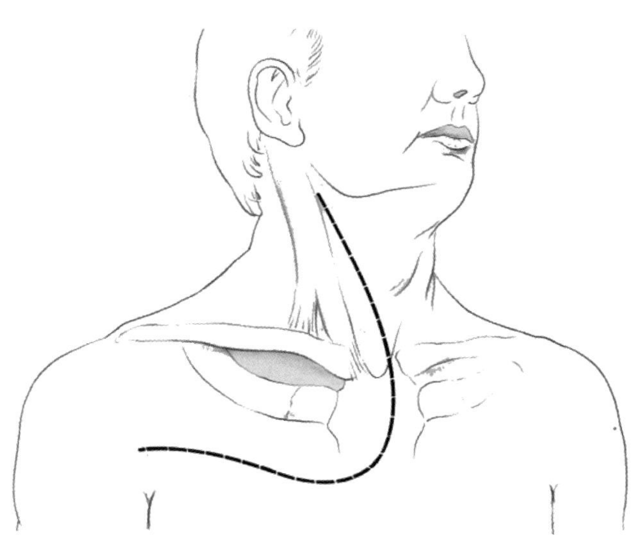

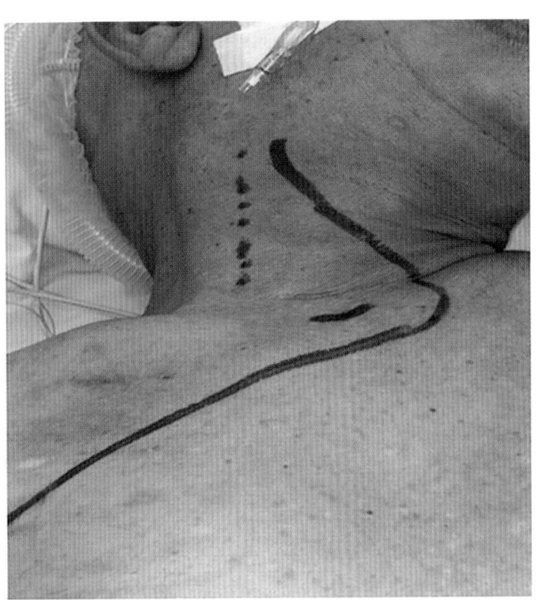

▲ 图 38–17　经胸骨柄入路：患者仰卧位；头部转向计划切口的另一侧。皮肤切口围绕着胸骨窝

引自 Grunenwald D, Spaggiari L, Transmanubrial osteomuscular sparing approach for apical chest tumors. Ann Thorac Surg 1997;63(2):563–566.

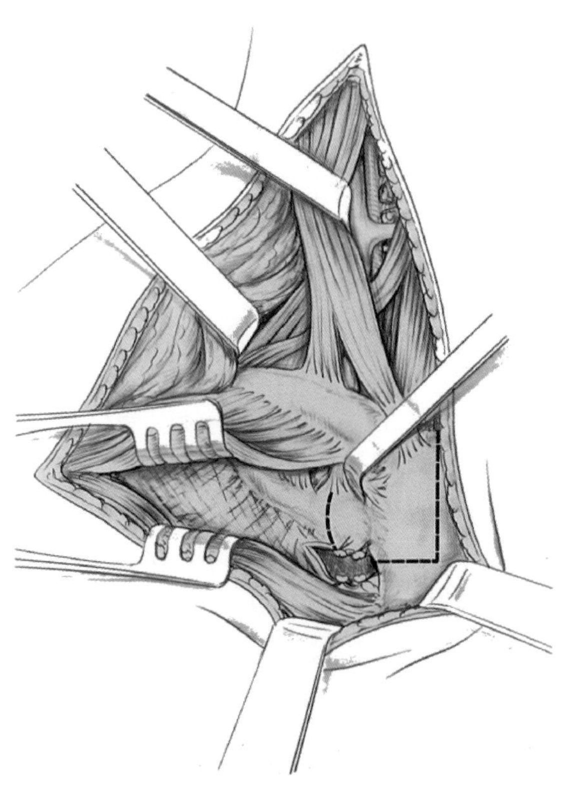

▲ 图 38–18　经胸骨柄入路

从胸锁乳突肌前缘切开胸锁乳突肌内段，分离颈内静脉。胸锁乳突肌连接着胸骨柄和锁骨的内部。在乳房内部血管的外侧小心地打开第 1 肋间，这些血管在这个图上是结扎的。但更好的方法是从胸肋前侧钝性剥离，以尽可能地保留乳腺血管 [引自 Grunenwald D, Spaggiari L. Transmanubrial osteomuscular sparing approach for apical chest tumors. Ann Thorac Surg 1997;63(2):563–566. © 1997 The Society of Thoracic Surgeons 版权所有]

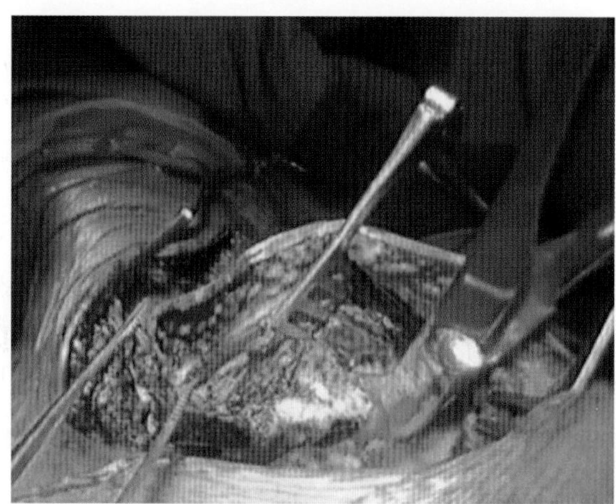

▲ 图 38–19　第 1 肋软骨向外分为肋间锁骨韧带，具有较强的肋骨剪切（左侧）

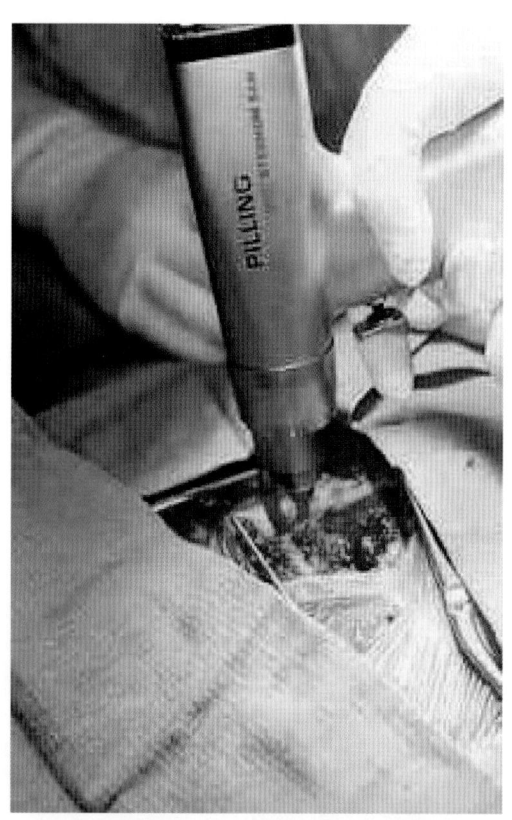

▲ 图 38–20　胸骨柄的 L 形分割

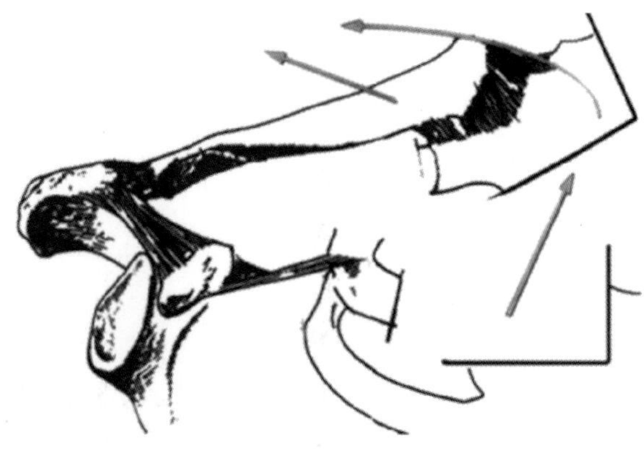

▲ 图 38–21　横贯入路

在胸骨柄和第 1 肋软骨分离后，仅通过肩锁关节与肩胛骨相连逐渐升高骨肌瓣，仅通过肩锁关节与肩胛骨相连（引自 Grunenwald D, Spaggiari L. Transmanubrial approach to the thoracic inlet. J Thorac Cardiovasc Surg 1997;113:958–961. © 1997 The American Association for Thoracic Surgery 版权所有）

支完全分离到腋窝静脉，“活动门”就可以打开，提供一个通向胸入口前腔室、上纵隔和胸腔的绝佳入口（图 38-24）。

胸腔镜通过肋间隙引入，可验证术前关于胸壁和脊柱疾病扩展的检查结果。一旦确认可切除，就必须确定锁骨下血管受累情况。当肿瘤侵犯静脉时，将切除锁骨下静脉。近端控制通常在 Pirogoff 静脉汇合处和右无名静脉处及左无名静脉处进行。由于所有分支都已结扎并分离，因此只需在颈内静脉和腋静脉上进行远端控制。在左侧，胸导管一般被分开并仔细结扎胸导管，从其汇合处向上，形成左颈内静脉和左锁骨下静脉的联合角（图 38-25）。膈神经沿两侧前斜角肌前表面走行，然后进入锁骨下静脉后、锁骨下动脉前的胸廓入口（图 38-26）；在这里，它穿

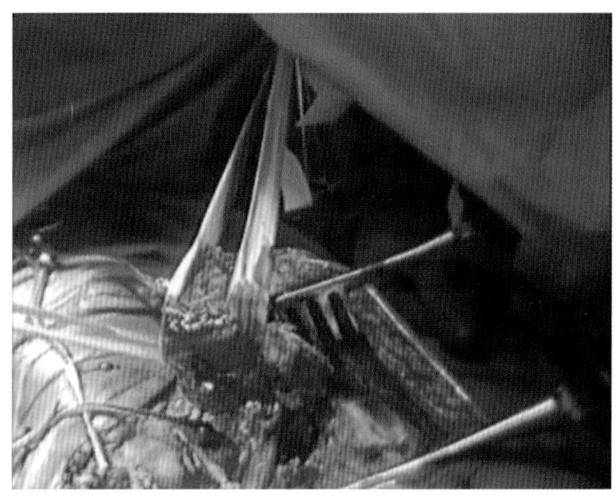

▲ 图 38-22 皮瓣通过胸骨柄边缘周围逐步回缩，并悬吊在台式牵拉器上

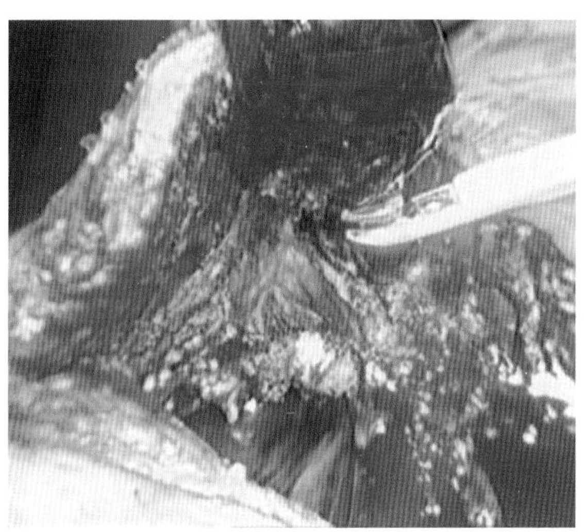

▲ 图 38-23 锁骨下静脉的微小分支必须谨慎结扎

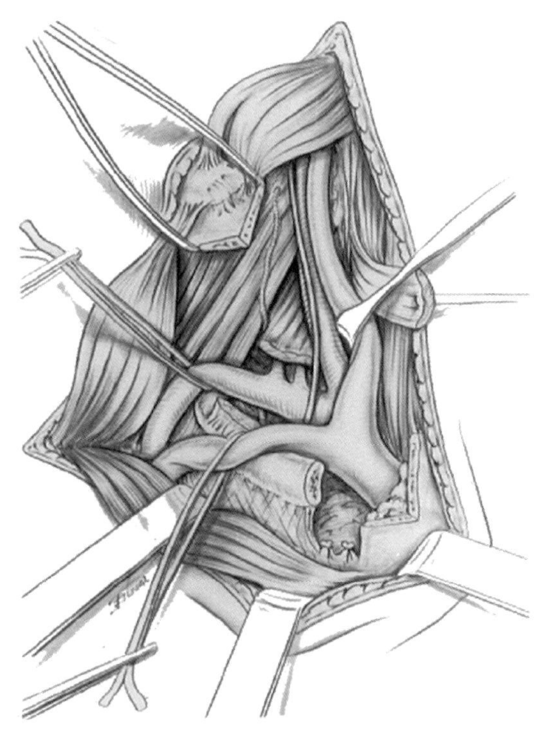

▲ 图 38-24 “活动门”的打开提供了一个通向胸入口前腔室的绝佳入口

引自 Grunenwald D, Spaggiari L. Transmanubrial osteomuscular sparing approach for apical chest tumors. Ann Thorac Surg 1997;63:563-566. © 1997 The Society of Thoracic Surgeons 版权所有

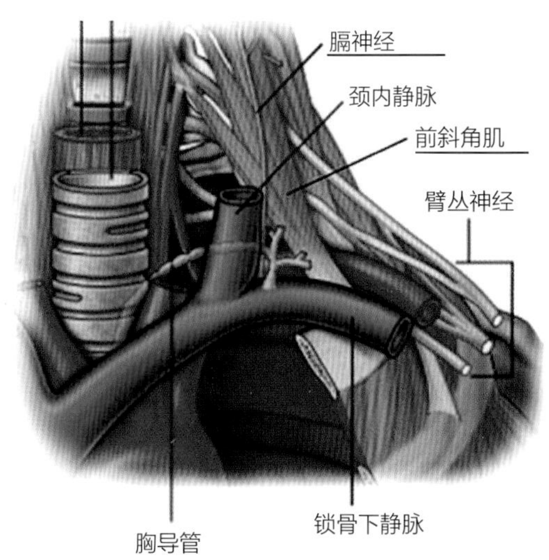

▲ 图 38-25 左侧为胸导管末端结扎并切开，以接近中腔室

过乳内动脉前方。如果膈神经被前肿瘤浸润，根据术前评估决定是否切除膈神经。如果膈神经仍能正常工作，这个艰难的决定必须考虑到切除的好处和术后呼吸衰竭的风险之间的平衡。当存在明显的膈神经麻痹时，可将其侵犯的神经分离为上下两部分，并分离前斜角肌的分支。这样就可以进入胸廓入口的中间腔室，包括锁骨下动脉和臂丛神经。在右侧，动脉的控制是通过仔细分离头臂动脉干、颈内动脉和颈外动脉及远端腋窝动脉的起始部分来实现的（图 38–27）。锁骨下动脉的所有分支都需要在肿瘤包块之外进行分离。然后，根据锁骨下动脉弓的长度，采用假体旁路或端端吻合重建动脉。锁骨下静脉的置换术必须使用环形增强聚四氟乙烯管，因为切口闭合时存在扭曲的风险（图 38–28）。在左侧，如果需要，必须同时控制左侧颈内动脉和进入胸腔的锁骨下动脉。在远端，以与右侧相同的方式，在肿瘤包块周围结扎和分离大量的分支后，尽可能远地解剖腋窝动脉（图 38–29）。很明显，去除这个区域的所有脂肪组织可以进行完整的淋巴结清扫。此时，中斜角肌从第 1 肋骨分离，提供进入胸廓入口后腔室的通道，包括臂丛神经根和脊柱的骨结构（图 38–30）。锁骨下静脉和动脉收缩后，暴露出臂丛和根部极佳的视野允许评估实际神经受累情况，并根据需要做出舍弃部分最终决定，以实现完整切除。已知舍弃切断 C_8 神经根后都会导致尺骨瘫痪。即使计划进行部分或全部椎体切除术，这一步只是探索性的，因为神经根分离将在正中后切口进行。如果椎间孔未被侵犯，完整的切除将需要切断肿瘤累及的肋骨关节。在这一步之前，必须进行肺上叶切除和纵隔淋巴结清扫。为此，在胸腔下部引入套管针。使

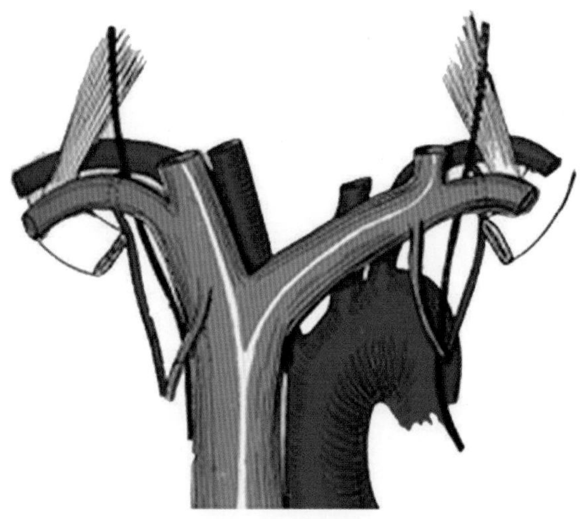

▲ **图 38–26 两侧膈神经沿前斜角肌前表面走行，在锁骨下静脉后和锁骨下动脉前向下进入胸廓入口。在第 1 肋间隙的水平，它位于乳房内血管的后方。在这一点上，不损伤乳腺血管可以保证膈神经的完整性**

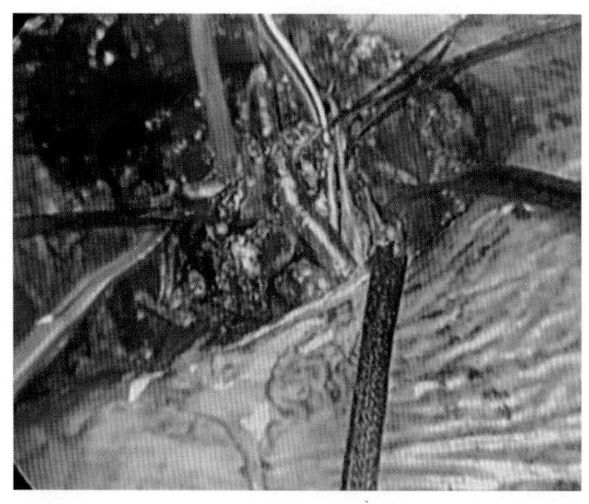

▲ **图 38–27 分离前斜角肌（右侧）后，显露中室**

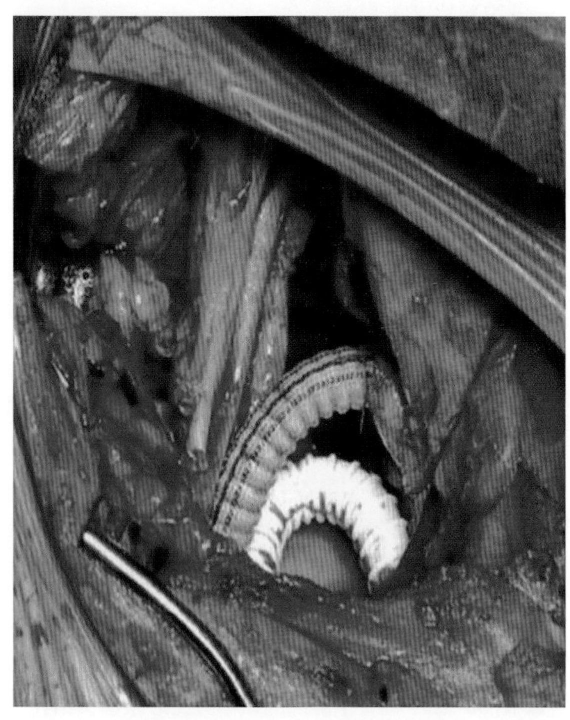

▲ **图 38–28 锁骨下动静脉置换术**

用血管吻合器，可以通过前路或下套管针的方法将大叶上动脉分离（图 38-31）。同样，控制并分离上肺静脉（图 38-32）；大叶切除的肺门部分与上大叶支气管的切除技术相同。尽管有时很困难，但通过前切口分离裂隙。为了确定裂缝，肺叶须重新充气，从而限制了吻合器的使用空间。打开裂缝通常需要多次使用一个线性切割吻合器。肺上叶从纵隔和肺附着点分离，但仅靠胸壁受累固定（图 38-33）。如果肿瘤很小，通常将肺上叶的肿瘤切除保留安全边缘；这一操作可切除其余的肺叶，从而极大地促进随后的纵隔和后壁剥离（图 38-34）。在这一点上，可以通过病灶外途径切除向上扩展的肿瘤。胸壁切除从最低肋骨开始，距离胸膜粘连切除向前至少 5cm，

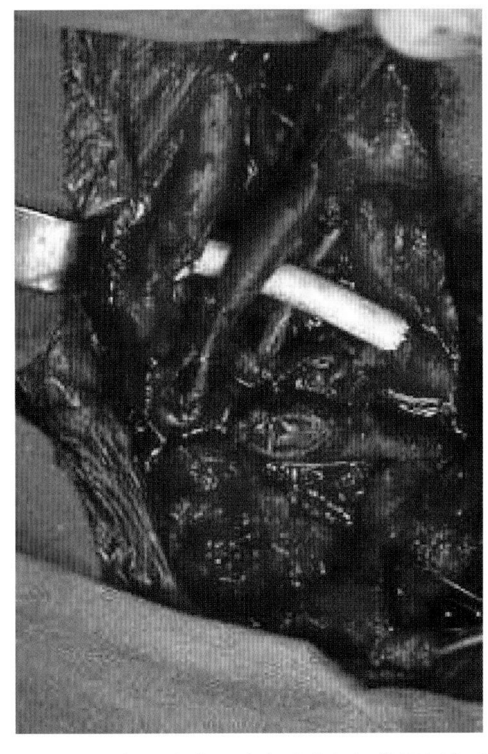

▲ 图 38-29 左颈动脉和腋窝动脉之间的解剖旁路

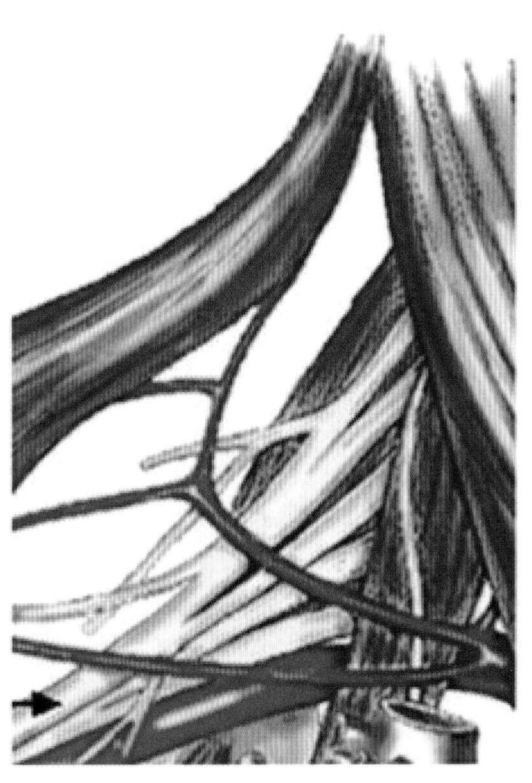

▲ 图 38-30 胸廓入口的后方包括臂丛神经根

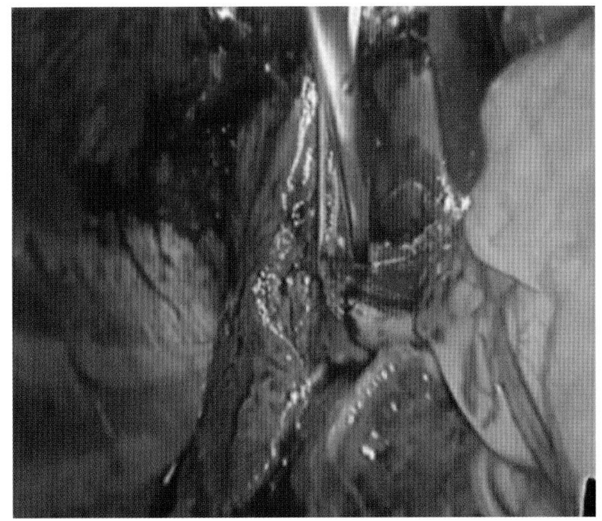

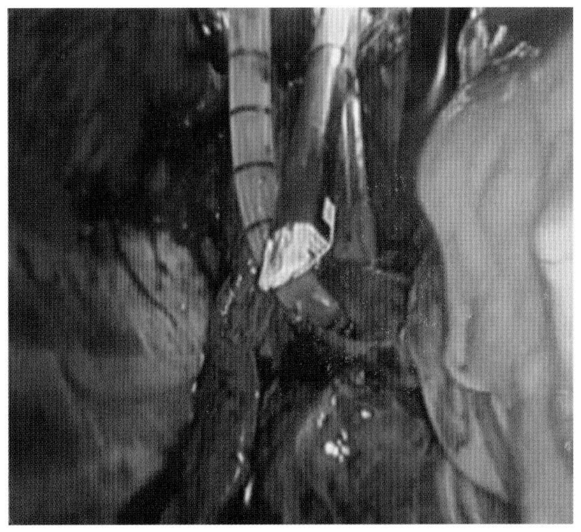

▲ 图 38-31 大叶上动脉易于控制，可通过前入路分割。可见根尖部肿瘤仍附着于肺上沟

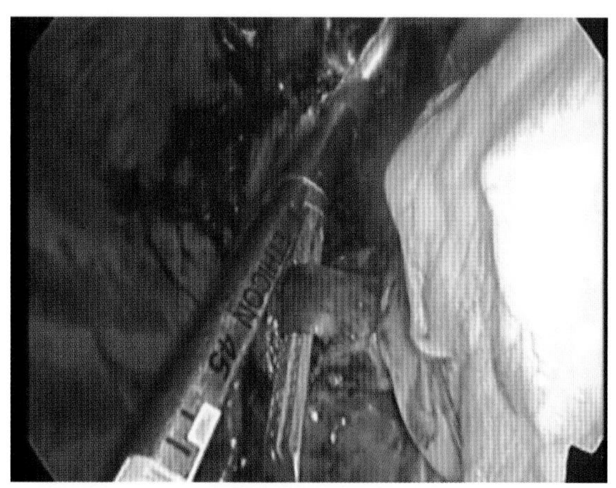

▲ 图 38-32　分离右上肺静脉

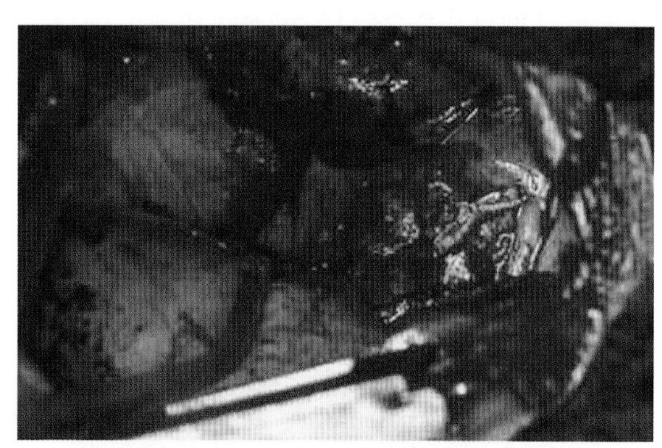

▲ 图 38-33　肺门和纵隔淋巴结切除术。肿瘤仍附着在胸壁上

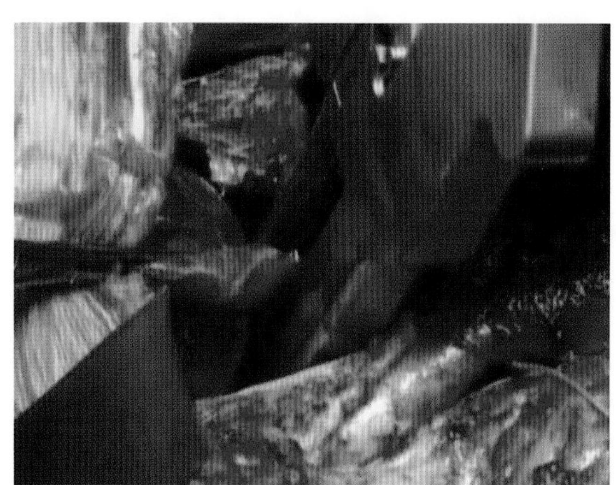

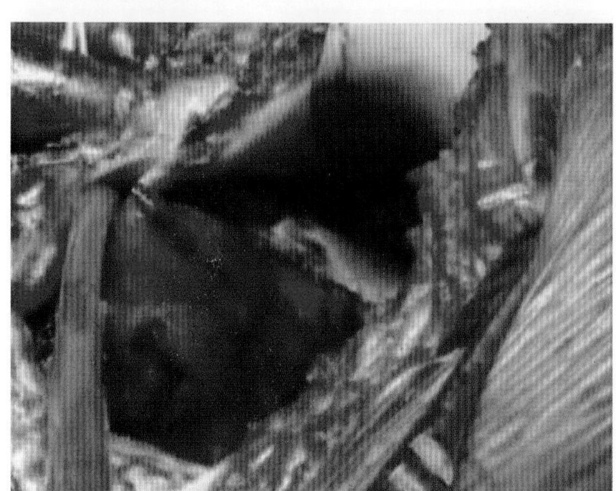

▲ 图 38-34　肺上叶肿瘤部分通过正常肺实质与其余肺叶分离。后者从胸腔中取出，便于之后的纵隔与后壁剥离

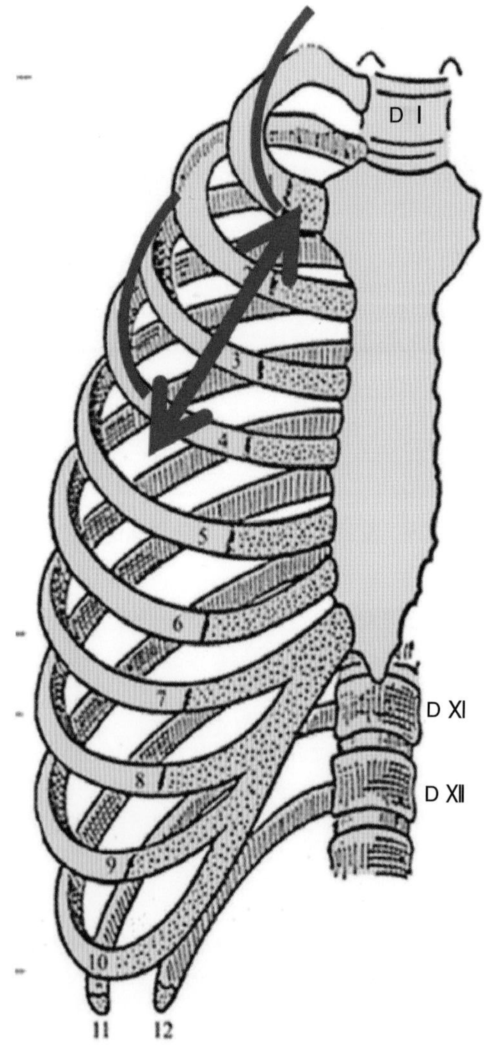

▲ 图 38-35　胸壁自最低肋骨开始切除

向后脱离肌肉向上至肋横关节（图 38–35）。这可能通过前述方法切除大部分的肺上叶。前路切除术通过单独结扎和分割肋间血管来进行，将起至第 1 肋侧肋弓的前软骨经胸骨柄手术分割。随后，第 1 肋骨的上边缘从肌肉附着点横向分离出来（图 38–36）。运动骨瓣的前位脱位使肩胛下肌和胸壁之间的疏松组织钝性分离，并延伸至后斜角肌，通过电灼法对第 2 肋骨的插入部分分割。之后，依据计划，切除方式有所不同。在无脊柱附着的情况下，切除不包括椎体切除。在这种情况下，胸壁切除术是从前面通过胸腔进行。经胸骨柄入路的直接正面视图视野可使切除的肋骨首先从椎体小关节，然后从横突分离（图 38–37）。一般来说，肋间神经需要小心地结扎和分割，手术过程中注意肋间血管，它们可能导致大量出血。一旦发生出血，尝试使用止血网填充物比不确定的结扎更有用。锁骨下血管的轻微收缩可以很容易地识别出从椎孔中伸出的臂丛神经根。如果不被肿瘤生长包绕，必须尽量回避。一旦整块标本脱离了任何附着物，通过前入路检索就很容易了。最后仔细检查止血情况后，从下胸廓插入一根胸腔引流管并关闭切口。一般情况下，当胸廓切除少于 5 根肋骨时，不需要重建。胸骨柄连接术非常简单，只需两根单独的钢丝（图 38–38）。

三、椎体切除术

长期以来，任何大小的肿瘤侵入椎体都被

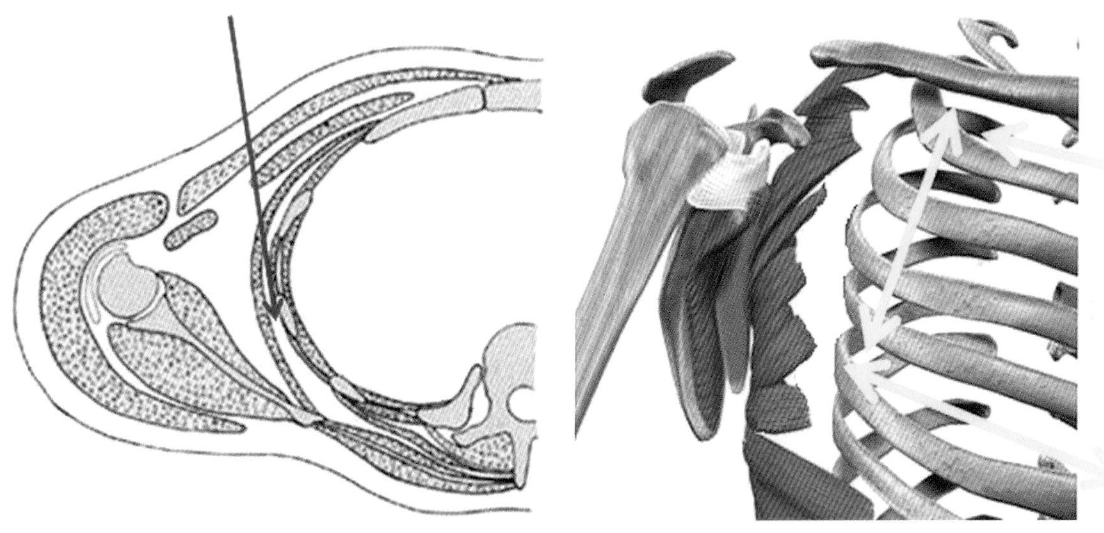

▲ 图 38–36　切除标本的前缘向上分为两部分，从胸膜未侵犯处向上 5cm，直到第 1 肋骨。第 1 肋骨的上边缘从后面的肌肉附着点分离，直到横关节（右后视图）

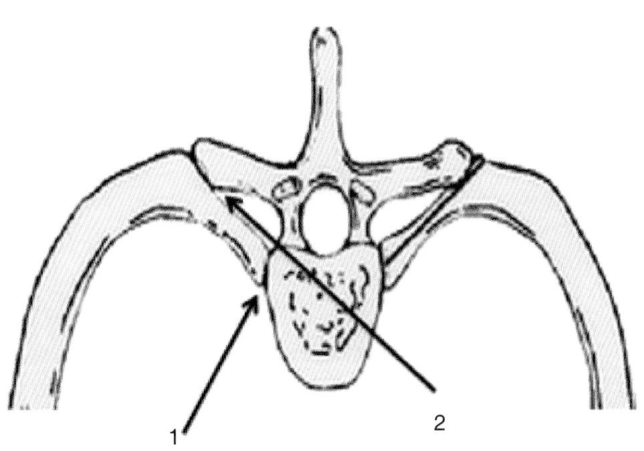

◀ 图 38–37　切除的肋骨先从关节椎体面（1），然后从横突（2）

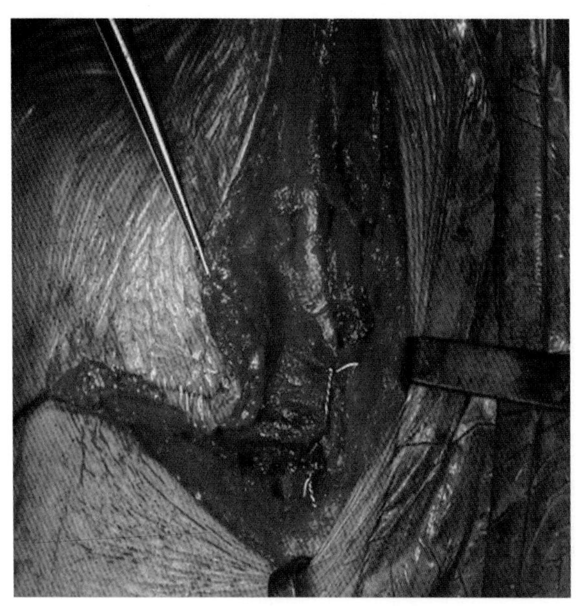

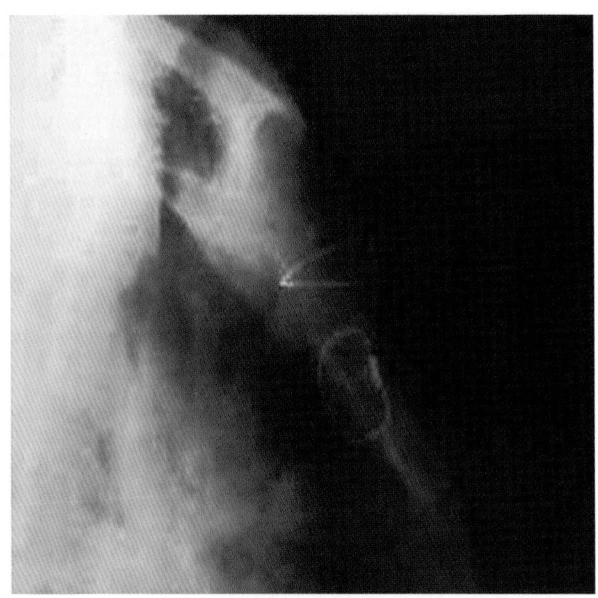

▲ 图 38-38　闭合操作非常简单，只需将两条单独的钢丝插入胸骨柄内即可

认为是不可切除的[12, 14]。根据第 7 版和第 8 版的 TNM 分期，T_4 肺肿瘤与 N_0 和 N_1 淋巴结被归类为Ⅲ A 期[19]。T_4 非小细胞肺癌侵犯椎体的潜在可切除性已被确认，因为在适当选择的患者中，完全切除后的存活率较长[20-25]。

（一）患者选择

除了对任何主要肺切除的常规可操作性评估，选择标准还包括病理组织切片证实 N_2 状态，以及下列证据：椎体附着物或侵犯的影像学结果，没有 C_7 之上臂神经丛侵犯，脊髓前动脉未受累，无椎管入侵，无食管浸润。此外，计划切除的椎体范围不应超过 3 个。影像学评估包括胸部三维 CT 扫描，胸部和脊柱的 MRI，脑 MRI 检查。全身氟脱氧葡萄糖正电子发射断层扫描（FDG-PET），支气管内超声探测（EBUS），如果需要，纵隔镜检查用于支气管内超声探测阴性情况。此外，根据 CT 和 MRI 发现，食管镜、脊髓动脉造影和椎动脉造影可以完成切除前评估。在术前评估之后，要对手术可切除性及切除类型（全椎体切除或部分椎体切除）做出最终决定。当发现明显侵犯椎体松质骨时，需要进行全椎体切除术（图 38-39）。否则，若肿瘤仅附着于脊柱（T_3），MRI 上有无高信号，或轻微侵犯椎体皮质（T_4）时，行部分或半椎体切除即可。事实上，椎体侵犯可分为三种亚型：① 1 型包括与椎体密切接触但未累及椎体骨膜的肿瘤（图 38-40）；② 2 型包括侵犯椎体侧方的肿瘤（图 38-41）[25]；③ 3 型包括累及椎体松质骨的肿瘤（图 38-42）。对于 1 型肿瘤，即 T_3 肿瘤，我们提出一种连同皮质整块脊椎骨切除术，目的是将肿瘤的切除边缘延伸至周围骨，就像胸膜侵犯的周围性肺癌附着在胸壁上。椎体切除和椎体重建术的改进需要更激进，并试图将早期局部复发风险

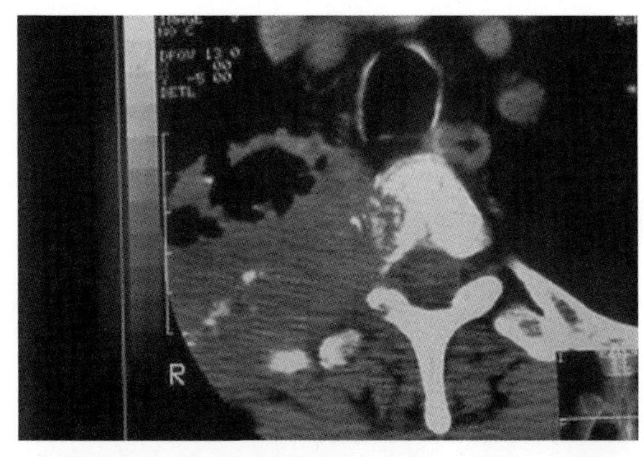

▲ 图 38-39　当发现明显侵犯椎体松质骨时，需要进行全椎体切除

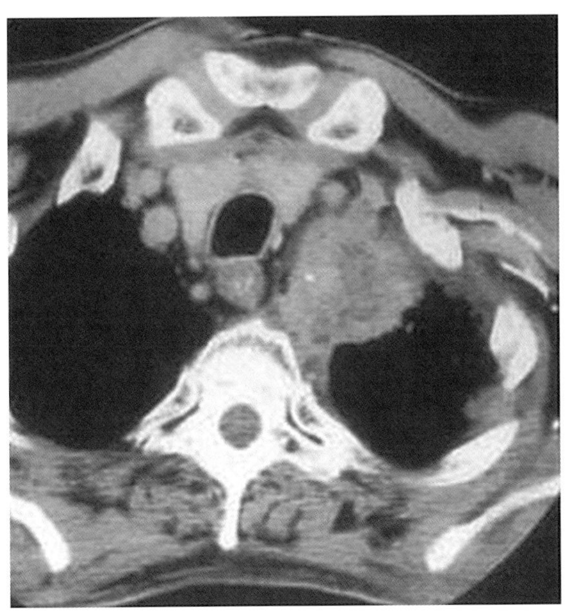

▲ 图 38-40 1 型肿瘤附着于脊柱（T_3），伴有或不伴有高信号。为了避免不完全切除（R_1），需要进行部分椎体切除术

降至最低。对于 2 型肿瘤（T_4 期疾病），有限的切除不太可能实现充分局部控制，这些病例将接受部分椎体切除术。3 型肿瘤（T_4 期疾病）需行椎体整块切除术。

（二）1 型肿瘤：部分椎体切除术

一些肿瘤与椎体间有直接路径的病例，可以从前方经前路进行整体斜行轻度皮质截骨术（图 38-43）。然后肋椎关节脱位后，紧接着肋横关节脱位，标本脱离附着体，并通过颈胸入路取出，不需要任何后入路或椎体重建。

（三）2 型和 3 型肿瘤：整块椎体切除术

1. 第一步，前路手术

无论何种类型的椎体切除术，手术过程都是以同种方式开始。最初，按上面描述的方式行经

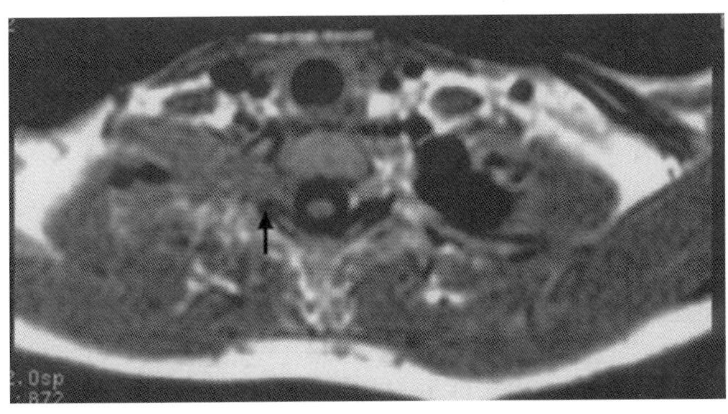

◀ 图 38-41 2 型肿瘤侵犯椎体侧面

经许可，引自 Fadel E, Missenard G, Chapelier A, et al. En bloc resection of non-small cell lung cancer invading the thoracic inlet and intervertebral foramina. J Thorac Cardiovasc Surg 2002;123 (4):676–685. © 2002 The American Association for Thoracic Surgery 版权所有

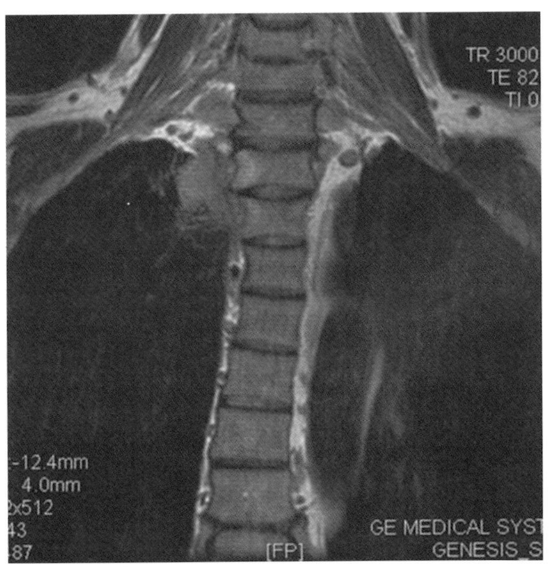

▲ 图 38-42 3 型肿瘤累及椎体松质骨

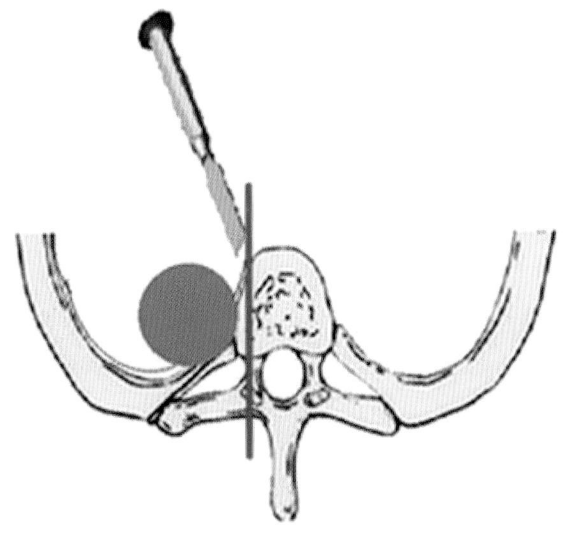

▲ 图 38-43 部分经前路脊椎骨切开术

胸骨柄入路[16, 17]。一旦锁骨上区域被完全切开，便可从前方进行常规的肺叶切除和纵隔淋巴结清扫，使肿瘤从附着的胸尖分离。如前所述，胸壁向前分割，钝性胸外剥离主要在胸内肿瘤扩展的下方和横突后方进行。为从胸腔中取出病变，在上肺上叶的健康部分应使用线性切割吻合器。这样更容易到达后纵隔，在远离前脊柱位置分离和活动主动脉、大血管、食管和气管（图 38–44）。在钝性剥离过程中，通过触诊食道可以帮助识别食管。事实上，因为是在非血管平面中进行的，这个区域的手指分离是相当简单的，且非创伤性。因此，椎体自肿瘤侧向上到对侧胸，缓慢渐进地从周围软组织中剥离，使对侧胸膜从体侧面推开。这种解剖必须在计划的脊椎切开术上下至少延伸一层。为避免后入路探查时对纵隔的损伤，尤其是在椎体重建时，在脊柱和后纵隔之间插入一个强保护的假体组织（2mm 聚四氟乙烯补片）（图 38–45）。然后按照前面描述的方法关闭前路，通过下口置入胸腔引流管，放于胸腔后方。

这一阶段之后，患者使用头部固定器俯卧位翻转，以便进入后切口（图 38–46）。术中常用诱发电位来监测脊髓功能。

2. 第二步，后路

(1) 椎体整体切除术（3 型肿瘤）：切口位于内侧（图 38–45）。从肌肉和纤维组织中剥离脊柱。解剖毗邻受累椎体自肋骨中线向两侧延

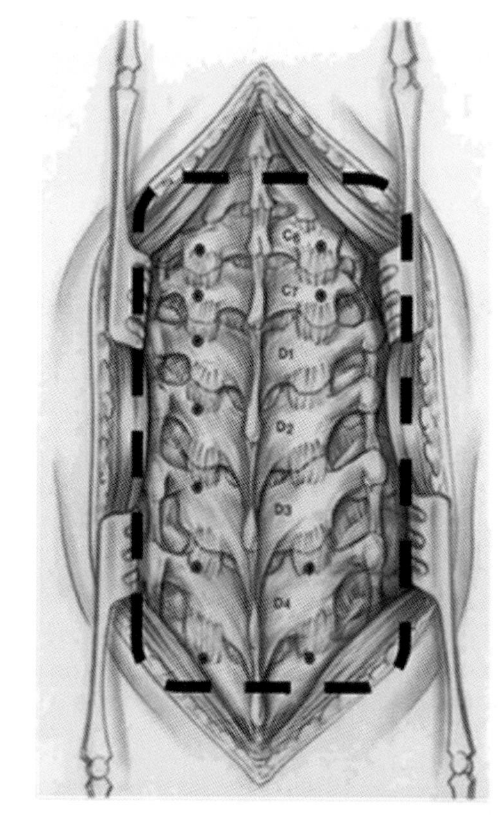

▲ 图 38–45 后纵隔与脊柱之间插入聚四氟乙烯补片，以避免探查后固定时的螺钉损伤。后视图显示补片的适当位置，主要覆盖脊柱前方、两侧和垂直方向

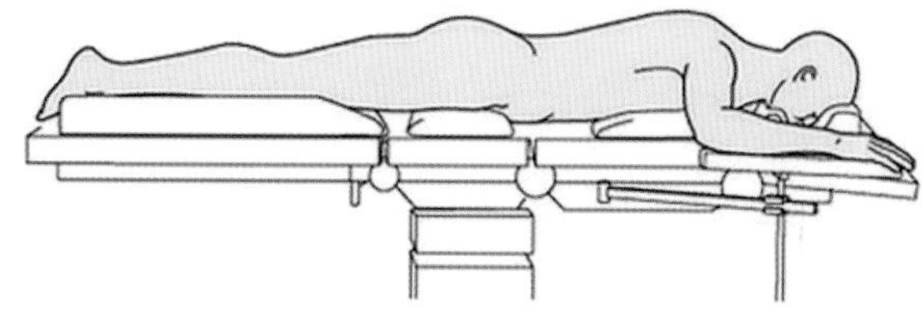

▲ 图 38–46 俯卧位，头部固定器，以便进行后切口

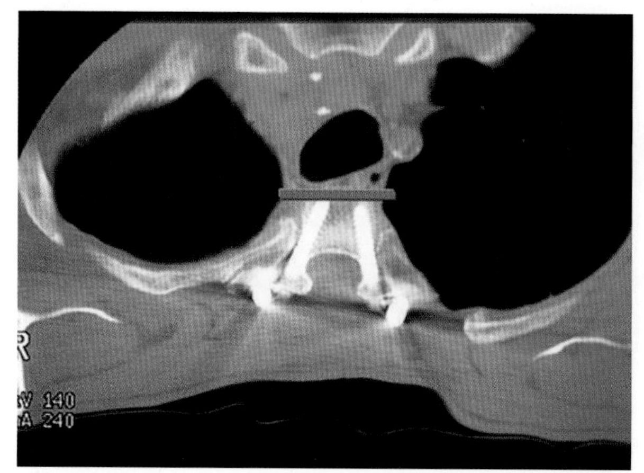

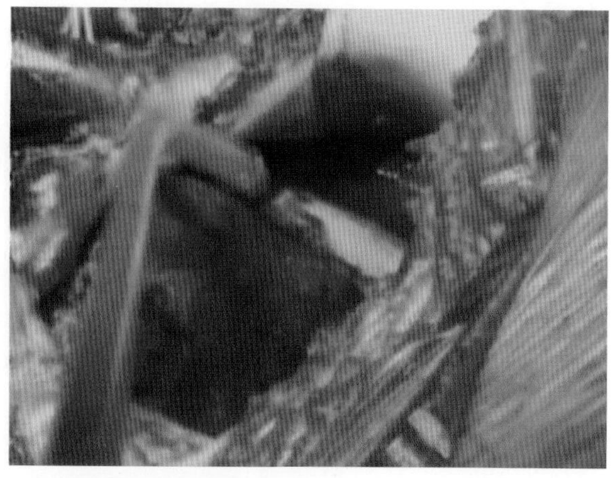

▲ 图 38–44 主动脉、大血管、食管、气管与脊柱前壁分离和活动

伸5～6cm（e）。双侧椎板全切术在累及椎体水平（e）进行，向任何方向延伸一个椎体水平（图38-47）[26]。它向肿瘤对面的小关节面、横突和椎弓根远侧延伸。在健侧，肋椎关节脱位后，累及椎体水平（e）和相邻上下水平的肋骨被横切。此时，脊髓位于无保护的伤口中央，根向外侧伸出（图38-48）[26]。在肿瘤侧，胸壁包括横突、椎弓根和肋骨，仍附着在计划椎体切除术水平上的椎体上。肋骨的皮下剥离一直延伸到轮廓外平面，该平面在手术前步骤中已经被分离，并可以识别之前从前部进行的远端肋骨切除区域。通过找到仍然保护后纵隔的强假体组织，可以识别之前通过前路入路分离的前椎体平面。用可延展的牵拉器将肺和后纵隔放在一边（图38-49）[26]。现在可以遍及整个椎体。仔细识别与切除相邻的椎间盘，并在两侧用静脉针标记。脊柱稳定是在全椎体切除术前在单侧后板和椎弓根用螺钉固定，切除两侧2～3个椎体（图38-50）。将进入肿瘤侧方的神经根切开，并将椎管内与脊髓相邻的神经根结扎后，使用Gigli锯从前到后的切开脊椎（图38-51），锯至椎体的后1/3处[26]。在脊髓附近，直视下用骨凿从后向前切开剩余的骨（图38-52）[27]。这是切割脊髓前面大脊椎纵向韧带的最好技术。然后将手术标本，连同胸壁、肺上叶、肿瘤本身和椎体，向前平移，绕脊髓旋转，并向外侧整块切除（图38-53）。用椎弓根螺钉固定对侧钢板，固定脊柱并稳定脊髓。采用自体骨移植物（腓骨）、大块冷冻骨板或充满松质骨的网箱进行椎体重建（图38-54）。后部的伤口容易愈合。在骨融合发生之前，建议使用塑料保护衣，在其保护下，术后10d可以进行早期行走。

(2) 部分椎体切除术（2型肿瘤）：当肿瘤仅

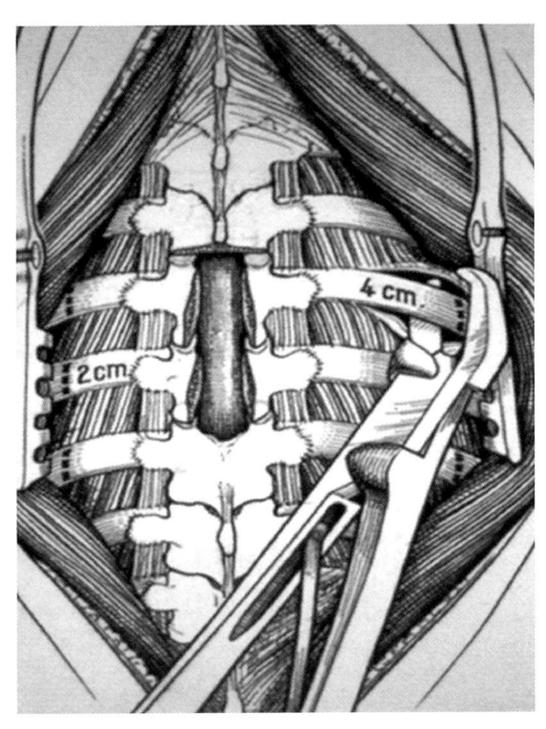

▲ 图38-47 双侧椎板全切术在肿瘤椎体水平（e）进行，同时向任一方向延伸一个水平

经许可，引自 Roy-Camille R, Mazel C, Saillant G, et al. Treatment of malignant tumors of the spine with posterior instrumentation. In: Sundaresan N, Schmidek HH, Schiller AL, et al., eds. Tumors of the Spine. Philadelphia, PA: WB Saunders; 1990:473–487. © 1990 Elsevier 版权所有

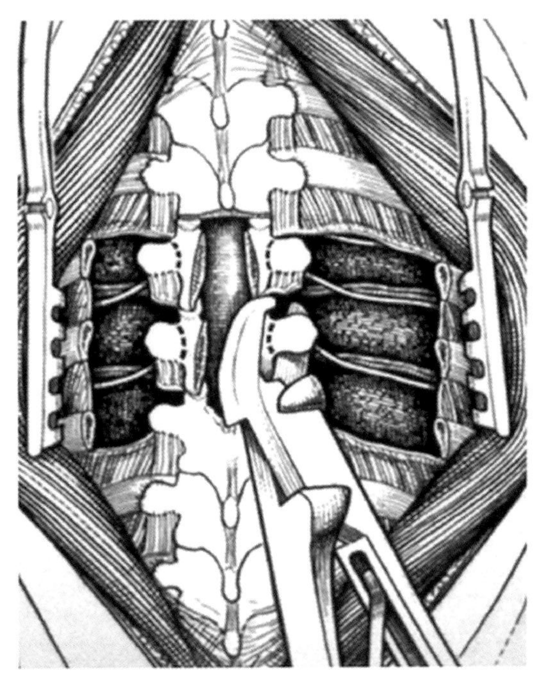

▲ 图38-48 椎板切除术在小平面、横突和肿瘤对面的椎弓根上向外侧延伸。在健侧，肋椎关节脱位后，分离肋骨

经许可，引自 Roy-Camille R, Mazel C, Saillant G, et al. 等。Treatment of malignant tumors of the spine with posterior instrumentation. In: Sundaresan N, Schmidek HH, Schiller AL, et al., eds. Tumors of the Spine. Philadelphia, PA: WB Saunders; 1990:473–487. © 1990 Elsevier 版权所有

附着于脊柱侧面，且未越过椎体本身的 1/3 时，不需要完全切除椎体。如果只涉及椎间孔（e）和肋椎间沟，则只需要通过部分椎体切除术或半椎体切除术来实现扩大和完全切除（图 38–55）。鉴于肿瘤手术的原则，可以提供足够的无肿瘤组织边界。第一步，也就是前面所说的前路手术。无须进行双侧椎板切除术和肋骨处理。在肿瘤一侧的小关节处切除骨沟后，近端结扎后识别并分离相应的神经根（图 38–56）[28]。在截骨前将板和椎弓根螺钉植入肿瘤的另一侧以稳定锥体，这与全椎体切除术相同。然后从椎体后部到前部进行斜向截骨（图 38–57）[28]。截骨是通过脊椎峡部在脊柱的上下部横切完成的。通过这种方式，根据垂直截骨术的倾斜度，可以切除椎骨的可变部分。在插入第二个椎弓根后钢板之前，用螺钉将自体骨侧向固定在剩余的椎体上以进行重建（图 38–58）。

世界各地都有关于肺癌脊柱受侵的部分椎体或全部椎体切除术的报道。例如，在得克萨斯大学 MD 安德森癌症中心，手术理念与上述技术理

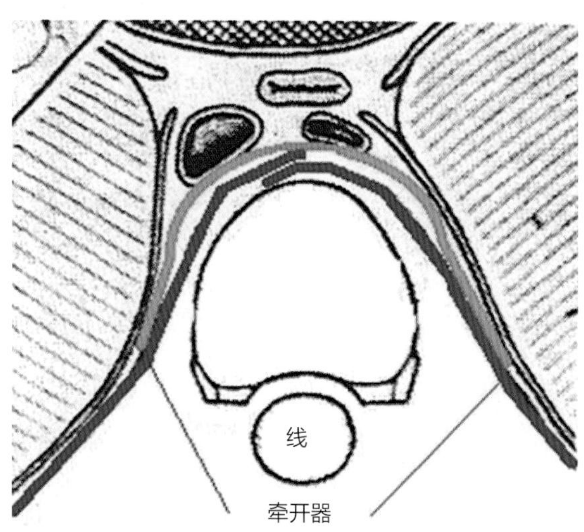

▲ 图 38–49 用可塑牵拉器保留肺和后纵隔（蓝色）；见（绿色）聚四氟乙烯贴片插入椎前平面

经许可，引自 Roy-Camille R, Mazel C, Saillant G, et al. Treatment of malignant tumors of the spine with posterior instrumentation. In: Sundaresan N, Schmidek HH, Schiller AL, et al., eds. Tumors of the Spine. Philadelphia, PA: WB Saunders; 1990:473–487. © 1990 Elsevier 版权所有

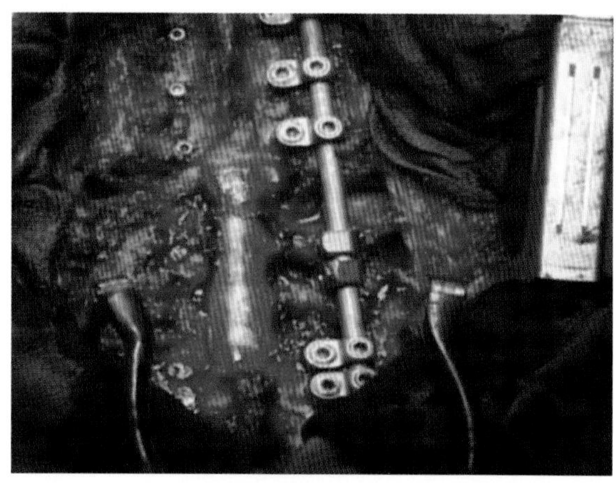

▲ 图 38–50 采用单侧后板和椎弓根螺钉在术前稳定脊柱，切除两侧取 2 ～ 3 个椎体

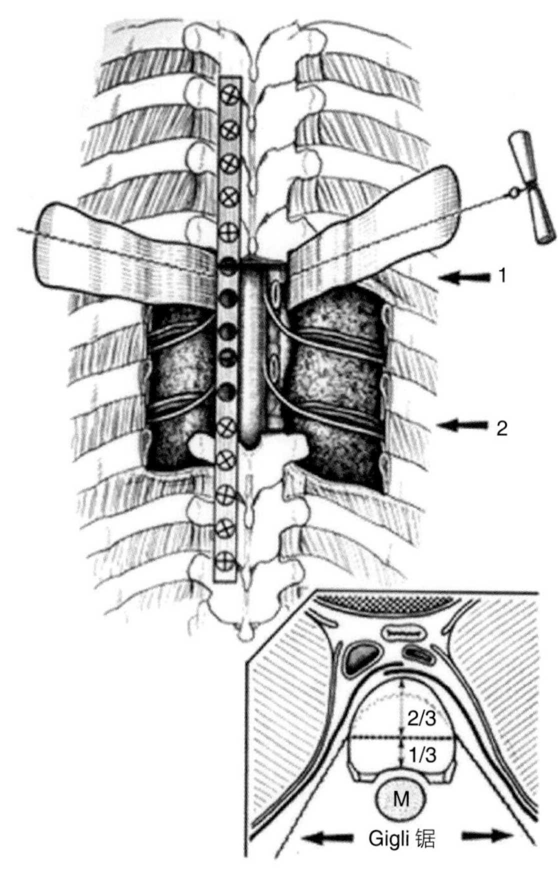

▲ 图 38–51 将进入肿瘤侧方的神经根切开，并将椎管内与脊髓相邻的根结扎后，使用 Gigli 锯从前到后切开脊椎，至椎体的后 1/3 处

经许可，引自 Roy-Camille R, Mazel C, Saillant G , et al. Treatment of malignant tumors of the spine with posterior instrumentation. In: Sundaresan N, Schmidek HH, Schiller AL, et al., eds. Tumors of the Spine. Philadelphia, PA: WB Saunders; 1990:473–487. © 1990 Elsevier 版权所有

念截然不同[20]。考虑到在大多数情况下，病灶的中心往往位于胸入口的后方，笔者建议采用后外侧入路。患者被放置和固定在一个精确的侧方位置，以避免脊柱的任何旋转畸形。经典切口是从 T_1 棘突中线开始向上和向后延伸的后外侧开胸。对于扩散至锁骨下血管或臂丛的肿瘤，最好采用前颈部剥离和后外侧开胸联合手术。对于侵袭椎体大部分的肿瘤，需要后路固定，增加中线切口，注意确保切口角度尽可能宽，以避免皮肤坏死（图 38-59）。然后进行椎板切除术，必要时将神经根从硬膜囊中分离出来。肋骨前段切除后，肿瘤随胸壁移动。在小肿瘤的病例中，最初通过使用线性切割吻合器从受累的肺叶分离出正常肺实质，有助于纵隔结构的可视化，并在肺功能允许的情况下进行解剖性的肺叶切除。根据术前 MRI 检查结果，肿瘤和胸壁在相关肋骨的横突关节脱位后被切除，或者在横突处整块切除。笔者认为，随着大部分肿瘤远离椎体，通过最佳的可视化效果，可以更仔细地评估剩余椎体受累的程度。用高速磨钻、刮匙和咬骨钳去除骨成分。脊柱用可扩展的钛笼重建，并根据患者的特殊解剖结构进行调整，也可以填充骨芯片促进骨融合。这种重建需要通过使用不同的器械对脊柱进行后侧稳定来完成。

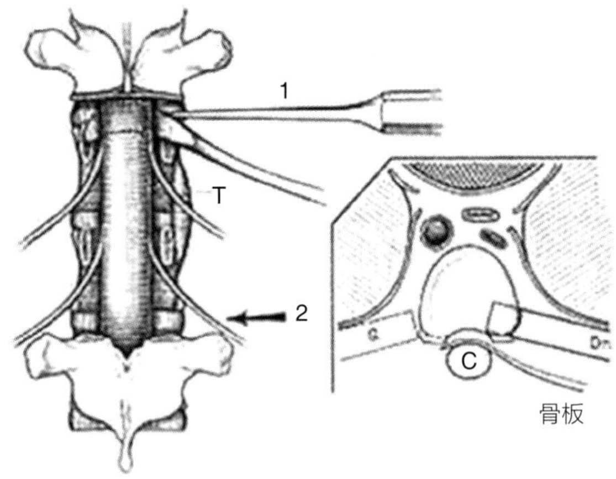

▲ **图 38-52　直视下仔细地用骨凿切开邻近脊髓的后部。看到保护脊髓的骨板**

引自 Roy-Camille R, Mazel C. Vertebrectomy through an enlarged posterior approach for tumors and malunions. In: Bridwell KH, De Wald RL, eds. The Textbook of Spinal Surgery. Philadelphia, PA: Lippincott; 1991:1243–1256.

四、结论

在过去的 20 年里，肺上沟肿瘤的手术策略有了很大的改变。手术入路从极具破坏性的后外侧开胸扩大到经胸骨柄入路，扩大了手术切除此类肿瘤的适应证，取得了长期满意的效果。在这些具有挑战性的病例中，成功与否取决于切除的

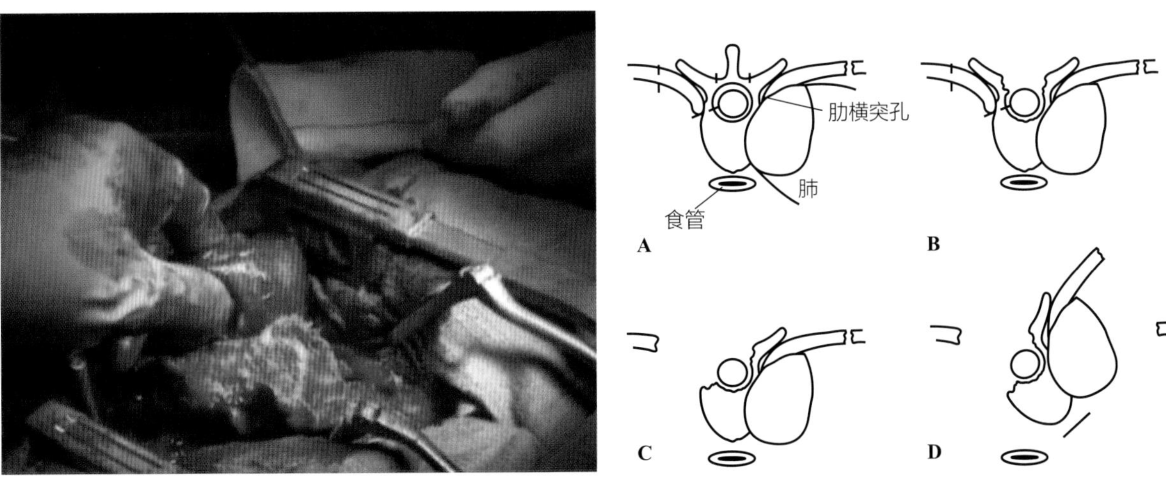

▲ **图 38-53　手术标本，连同胸壁、肺上叶、肿瘤本身和椎体，向前平移，绕脊髓旋转，并向外侧整块切除**

引自 Grunenwald D, Mazel C, Berthiot GGrunenwald D, Mazel C, Berthiot G, et al. Total vertebrectomy for en bloc resection of lung cancer invading the spine. Ann Thorac Surg 1996;61(2):723–726. © 1996 The Society of Thoracic Surgeons 版权所有

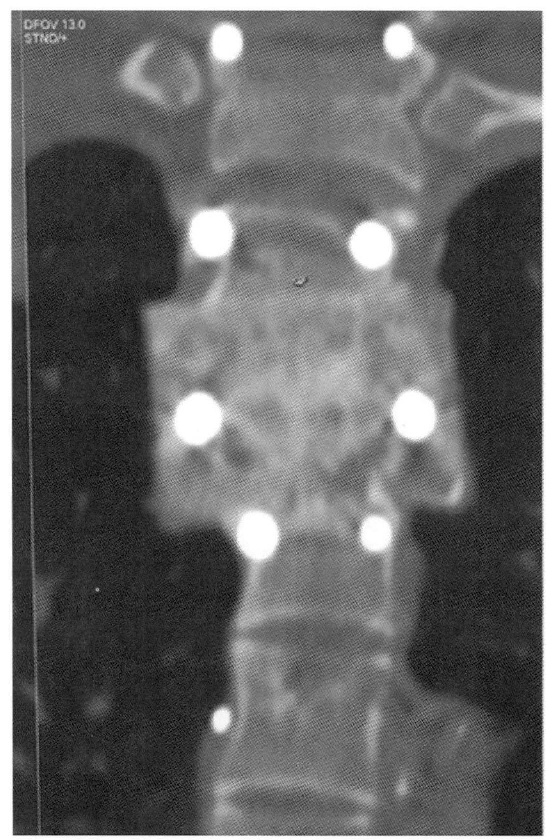

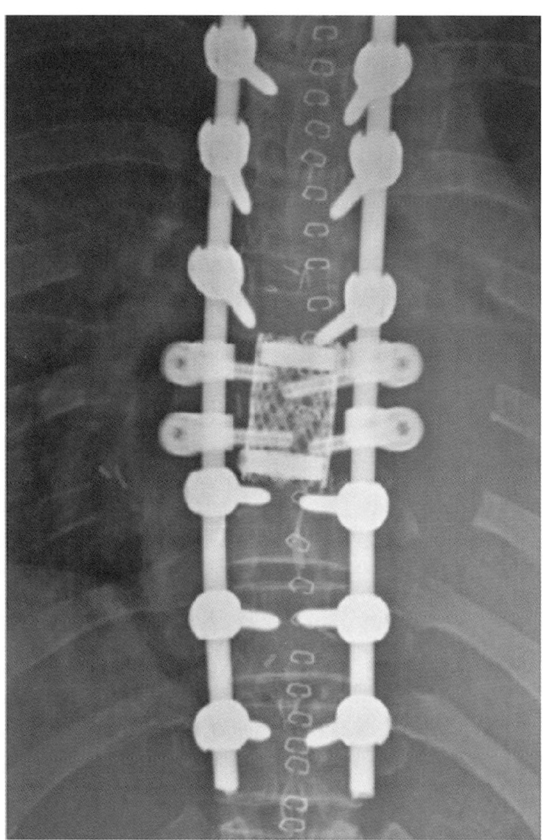

▲ 图 38-54 采用自体骨移植物（腓骨）、大块冷冻骨板（左）或充满松质骨的网箱（右）进行椎体重建（图片由 **Mazelc** 提供）

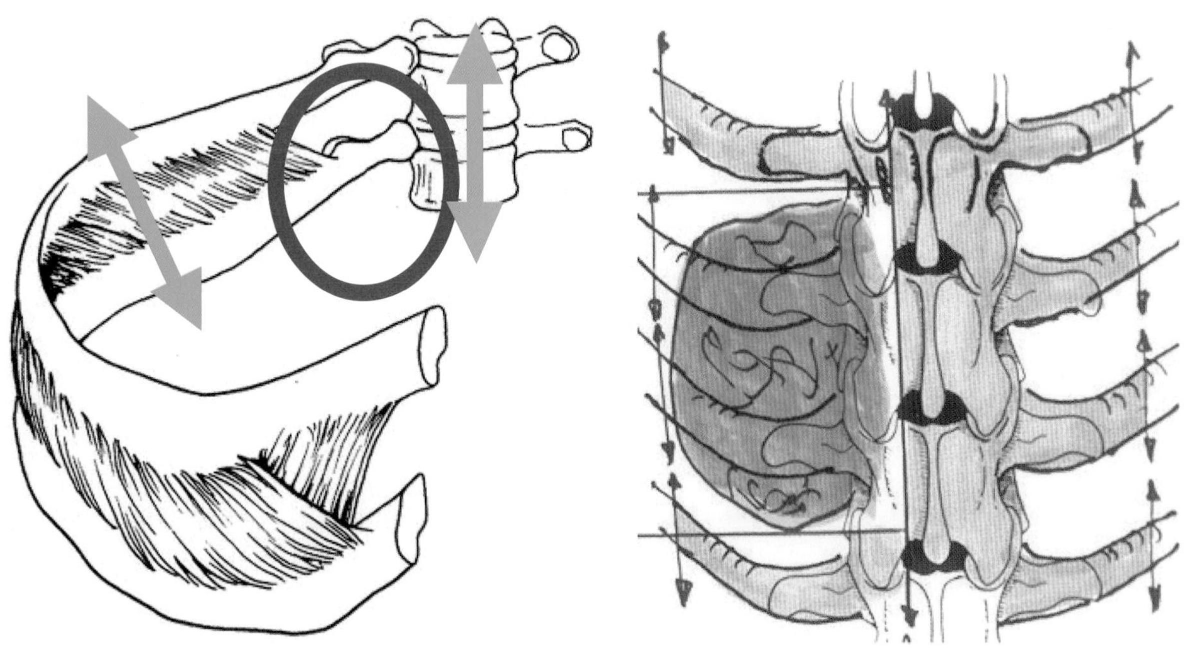

▲ 图 38-55 肺癌脊柱受侵整块半椎体切除术的原理（图片由 **Mazelc** 提供）

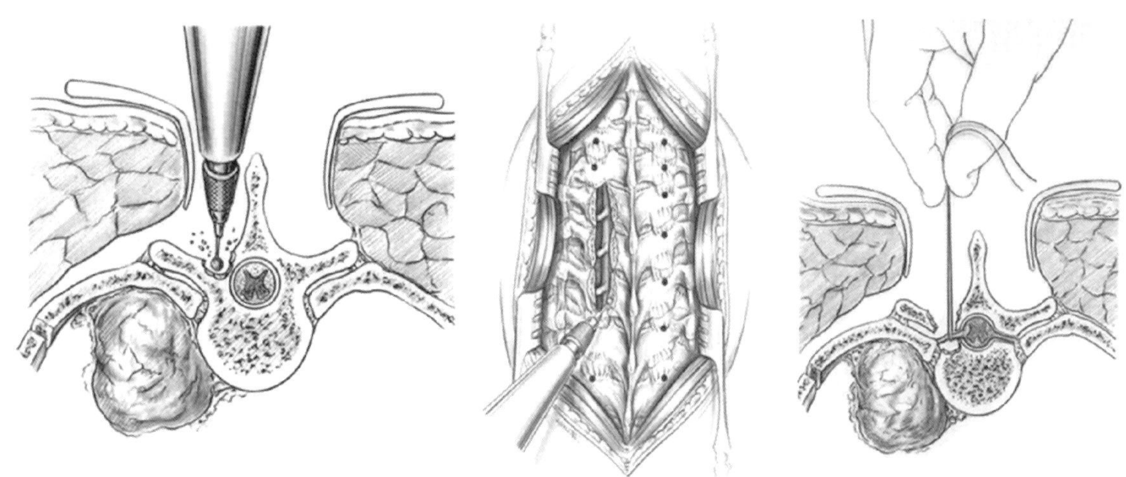

▲ 图 38-56　半椎体切除术：肿瘤侧小关节处切出一条骨沟，近端结扎后，找到相应的神经根并将其分离

引自 Mazel C, Grunenwald D, Laudrin P et al. Radical excision in the management of thoracic and cervicothoracic tumors involving the spine: results in a series of 36 cases. Spine 2003;28:782–792.

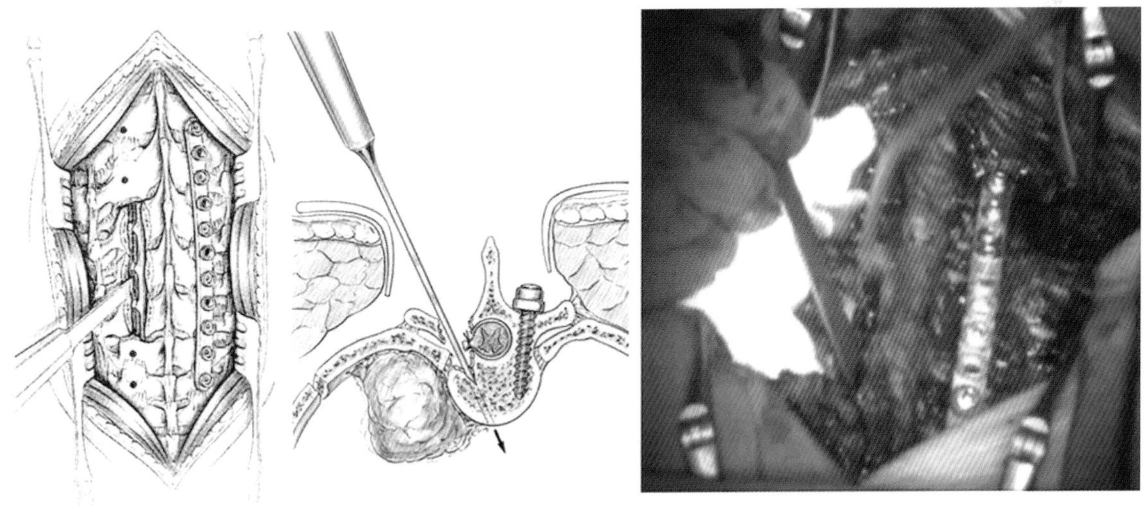

▲ 图 38-57　从椎体后侧面到前侧面斜向截骨

引自 Mazel C, Grunenwald D, Laudrin P, et al. Radical excision in the management of thoracic and cervicothoracic tumors involving the spine: results in a series of 36 cases. Spine 2003;28:782–792.

完整性，也取决于椎体切除的程度。在大多数病例中，需要进行复合重建，包括联合骨移植、稳定和（或）人工椎体重建。

根据发表的一系列报道，这些具有挑战性的手术切除的结果令人鼓舞，特别是在多模式策略的背景下，5 年总生存率接近 50%。然而，在德国病例系列中，观察到 40% 的发病率，但没有术后死亡率。来自加拿大组的患者中 38% 接受放化疗后，平均在重症监护病房 15d（1～140d），住院死亡率为 6%[23, 24]。这些结果证实了一个有经验的团队合作来管理这些极其复杂的过程是绝对必要的。

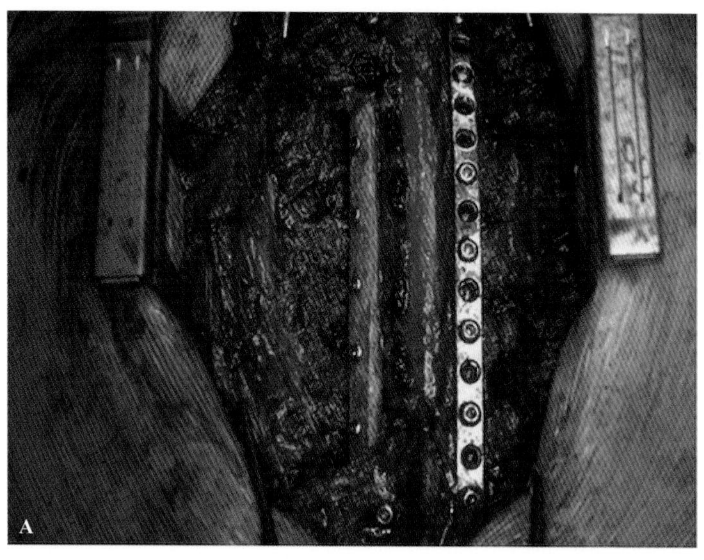

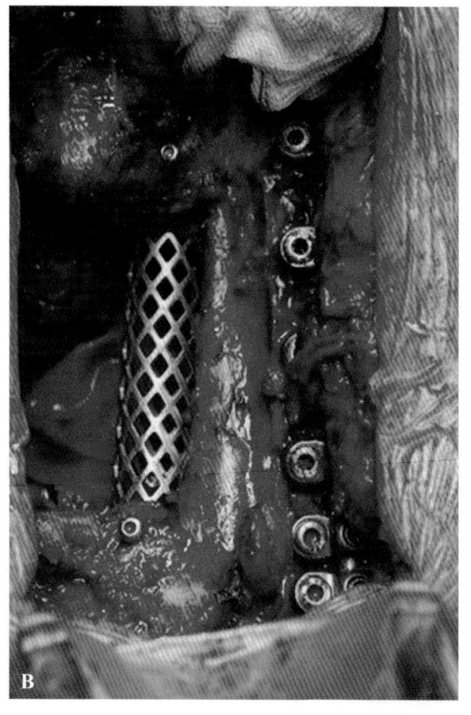

▲ 图 38-58 重建采用第二根经椎弓根后板（A）、网箱和自体髂骨移植物（B）（图片由 C. Mazel 提供）

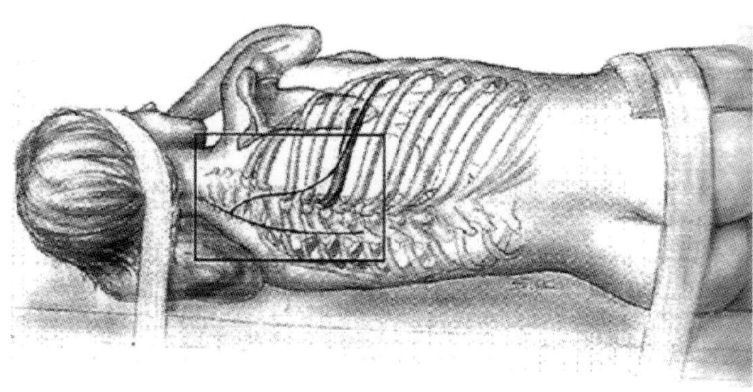

◀ 图 38-59 后外侧开胸和后正中切口联合手术的体位，与得克萨斯大学 MD 安德森癌症中心手术相同

经许可，引自 Martin LW, Walsch GL. Vertebral body resection. Thorac Surg Clin 2004;14:241–254. © 2004 Elsevier 版权所有

第 39 章 漏气和胸膜腔残腔的处理

Management of Air Leaks and Residual Pleural Spaces

Cameron Wright 著

林 锋 曾 珍 译

肺切除术后的漏气不可避免且非常普遍。在一项前瞻性研究中，有 71% 的患者在手术结束时皮肤缝合前出现漏气，89% 患者在皮肤缝合后到出院之间出现漏气[1]。在该研究中，最后一次漏气的平均时间为 52h，中位时间为 28h[1]。大部分肺部漏气在肺切除术后几天内迅速消失。持续性漏气的定义是一个本质上具有任意性的移动目标。当前常用定义是术后漏气超过 5d，由胸外科医师协会普胸外科数据库（STS GTDB）和欧洲胸外科医师学会数据库所使用。另一种定义是，漏气是患者在肺切除后仍留在医院的唯一原因，该标准可能在胸腔镜手术（VATS）患者中更有效，因为在 VATS 肺切除术后，住院时间短且通常少于 5d。但是，此标准在数据库数据收集方面存在问题，因此不经常使用。STS GTDB 目前报道，肺叶切除术后持续性漏气（＞ 5d）的发生率为 10.5%，楔形切除术后为 4.1%[2]。

一、持续性漏气的风险因素

多项研究已经明确延时漏气的危险因素。包括肺气肿、使用类固醇、肺上叶切除、双肺叶切除和胸腔粘连。最近一项对 768 例接受肺叶切除术的患者的研究表明，持续性漏气的发生率为 13%[3]。持续性漏气的独立预测因素是低 FEV_1 和粘连。Okereke 及其同事[4] 的一项研究报道了 319 例通过开胸手术行肺叶切除术的患者。漏气的发生率为 58%，在左肺下叶切除术后发生的频率较低，并且和手术医生相关。漏气持续时间的第 50 个百分位数是 3d，第 90 个百分位数是 7d。图 39–1 显示了本研究中 186 例患者的漏气持续时间[4]。漏气与并发症和延长的住院时间相关。Liang 等的研究报道了 352 例接受各种肺切除术的患者。持续性漏气的发生率为 18%。持续性漏气会使中位住院时间增加 4d。持续性漏气的多因素预测包括严重的放射性肺气肿、病理性肺气肿、FEV_1 ＜ 80% 和肺叶切除术。持续性漏气的患者的再入院率要高得多（25% vs. 4%）。持续性漏气的患者比没有漏气的患者并发症多（平均每名患者 1.3 种 vs. 0.42 种），其中大多数是肺部疾病（90%）。对持续性漏气的再次手术是很少见的，因为大多数人最终都会采取保守的处理措施。

二、术中注意事项

预防

显然，处理持续性漏气的最佳方法是预防。细致的外科技术和对肺的精细处理仍然非常重要。过度地钳夹和显露肺组织很容易撕裂脏胸膜，从而导致漏气。钝性剥离紧密粘连的胸腔也很容易撕裂脏胸膜，因此，锐性或烧灼性剥离最好用于致密的粘连。在对肺裂和肺门的分离应非常小心，因为这些区域一旦受损，漏气很难

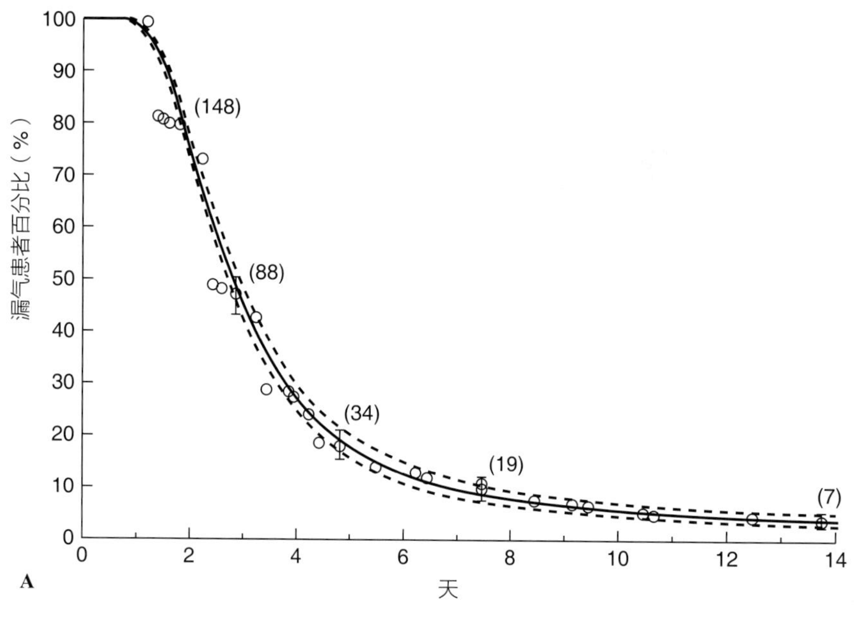

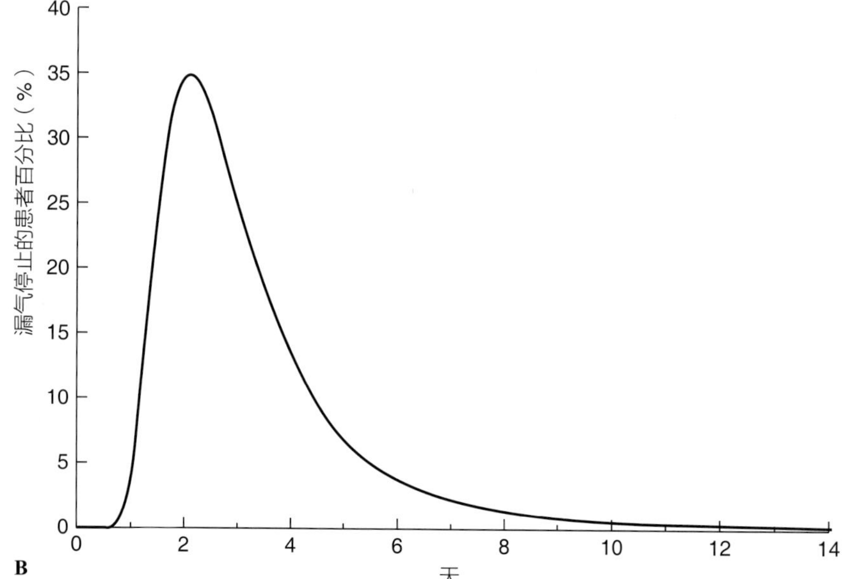

◀图 39-1　**186 例患者的漏气持续时间**

A. 漏气患者的百分比。纵轴是 68% 的置信度限制。括号中的数字表示漏气的患者。B. 概率密度函数，显示漏气停止的患者百分比（经许可，引自 Okereke I, Murthy SC, Alster JM, et al. Character-ization and importance of air leak after lobectomy. Ann Thorac Surg 2005;79:1167– 1173. © 2005 The Society of Thoracic Surgeons 版权所有）

缓解。只有肺裂真正发育完整，才能经肺裂切除肺叶。绝大多数患者的肺裂不完整，应通过吻合器完成。多项研究表明，"无裂肺叶切除术"可减少持续性漏气的发生率[5]。同样，肺段切除术通常最好采用切割闭合器完成而非老式开放解剖技术。通过重新充气的方法检查剩余的肺是否漏气，如有漏气可通过缝合、缝钉闭合或应用密封胶来改善。几项研究已经检查了根尖胸膜帐篷的有效性，尤其是在肺上叶切除术后。许多随机试验已经完成，近期这些试验的 Meta 分析也已发表[6]。评价了 5 项试验，包括 396 例患者。使用胸膜帐篷可减少漏气时间、胸腔引流时间和住院时间（图 39-2）。

三、封闭

许多封闭剂用于改善肺切除术后的漏气。理想的封闭剂应易于应用，无论是针对渗血还是漏气，易于黏附到肺部，可靠地彻底封堵漏气，顺应性好，无毒，抗感染，可生物降解并在数周后完全降解。Rice 和 Blackstone 近期以循证医学的

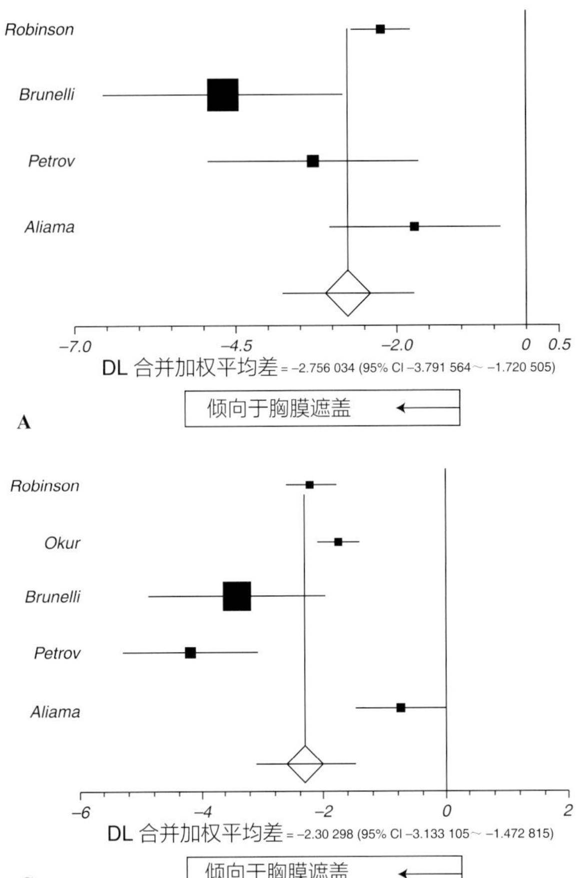

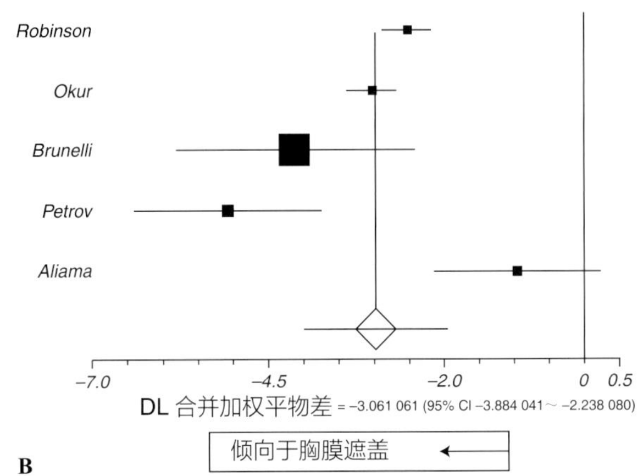

▲ **图 39-2　森林图显示在伴或不伴有胸膜帐篷的情况下，肺上叶切除后漏气持续时间（A），胸腔引流持续时间（B）和住院时间（C）的加权平均差。实心正方形表示平均差异，水平线表示 95% 置信区间（CI），菱形表示 DerSimonian-Laird（DL）加权平均差**

经许可，引自 Uzzaman MM, Robb JD, Mhandu PC, et al. A meta- analysis assessing the benefits of concomitant pleural tent procedure after upper lobectomy. Ann Thorac Surg 2014;97:365–372. © 2014 The Society of Thoracic Surgeons 版权所有

方式回顾了肺部手术中封闭剂的用途和功效。结论是，迄今尚无可靠的有效封闭剂[7]。笔者回顾了他们的结论，但对于那些对个别研究的细节感兴趣的人，请参阅他们的手稿。基于纤维蛋白的封闭剂的设计最初是用于控制表皮的擦伤血液渗出，适应证扩大到包括漏气控制。迄今为止，已有 7 项随机对照试验表明，纤维蛋白封闭剂的使用可减少漏气发生和持续的时间，但胸腔引流或住院时间没有改变。戊二醛 – 白蛋白封闭剂仅在一项小型（52 例患者）随机试验中进行研究，结果表明，对于减少漏气率和漏气时间、缩短胸腔插管时间（1d）和住院时间（1d）获益不大。戊二醛的毒性已经引起了人们的关注。聚乙二醇密封剂的工作原理是在肺表面的缝隙中形成化学键。已有 5 项关于聚乙二醇密封胶的随机试验。总体而言，漏气的速度和持续时间有所减少，但胸腔引流天数或住院时间并没有明显减少。纤维蛋白包被的胶原蛋白绒被开发为局部止血剂，也被推广用于控制空气泄漏。已有 5 项关于胶原蛋白绒的随机试验，报道结果不一。一些研究报道称，漏气率和漏气持续时间减少，而对胸腔引流持续时间和住院时间没有太大影响。所有这些研究均以平均漏气持续时间为主要结果。因此，可以假设进行这些研究，不是为了强调封闭剂在高风险患者中最有用，而是为了减少持续性漏气的发生率，因为大多数漏气可以自行快速封闭。

最近报道了一项关于密封剂试验的 Meta 分析，该试验研究了持续性漏气减少（> 7d）的结果，并提出了各种密封剂的优势[8]。包括 13 项试验，涵盖 1 335 例患者。4 项纤维蛋白胶试验（210 例患者），4 项合成封闭胶试验（50 例名患者），2 项胶原蛋白贴剂试验（354 例）和 4 项支撑物试验（271 例患者）。混合效应大小为 0.55（95%CI 0.39～0.79），如图 39-3 所示。

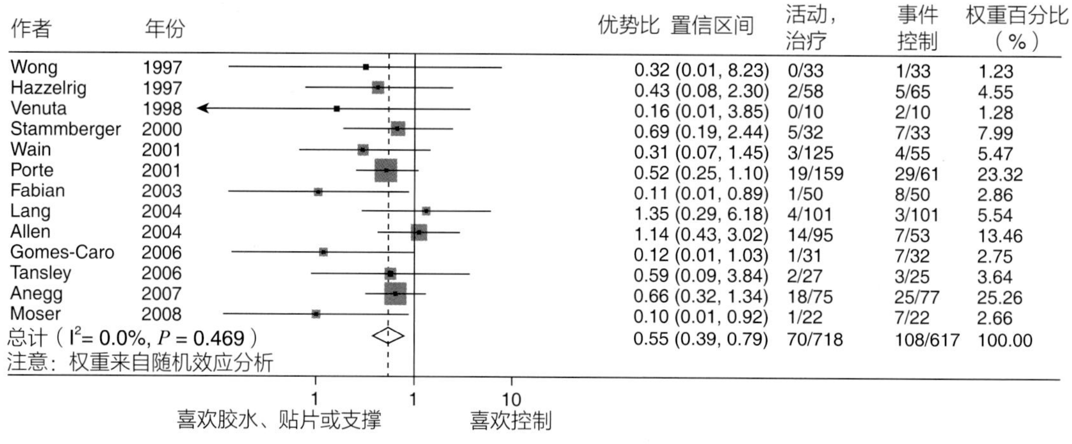

▲ 图 39-3 漏气超过 7d 结果的 Meta 分析森林图

经许可，引自 Malapert G, Hanna HA, Pages PB, et al. Surgical sealant for the prevention of prolonged air leak after lung resection: Meta-analysis. Ann Thorac Surg 2010; 90:1779–1785. © 2010 The Society of Thoracic Surgeons 版权所有

四、吻合钉缝合

据报道，使用牛心包带和 PTFE 带（聚四氟乙烯）可进行吻合钉缝合，主要用于患有严重肺气肿且肺体积减小的患者进行肺减容术（LVR）。Rice 最近的报道中总结了这些试验中的证据[7]。有 3 项小型随机试验报道了 LVR 患者吻合钉获益非常有限。一项对国家肺气肿治疗试验（NETT）的二级分析报道指出，在主钉固定支架上减少气漏没有益处[9]。两项小型实验报道，在肺切除术后使用吻合钉的受益很小，其他方面无益处。牛心包带与异常并发症相关，包括晚期感染、咯血和假瘤形成[7]。

五、胸腔引流管理

肺切除术后胸腔引流管理不规范，尽管许多胸外科医师默认的将胸腔引流器置于 20cm 的吸力位置，直到漏气消失然后转为水封。这种做法无证据支撑。Cerfolio 和 Bryant 最近回顾了有关胸腔引流管理的文献[10]。他们分析并报道了许多有关胸腔引流管理的有用研究。研究表明，只要将胸部 X 线片显示肺部保持完全充气，少量到中等的漏气可以安全地将胸腔引流管进行水封。引流管置入水封中的患者可以更快地解决漏气问题。Brunelli 及其同事还撰写了大量有关漏气的文章，并报道了一项有趣的试验，比较漏气时夜间水封与吸力[11]。基本理论是，白天的水封变化多。试验表明，夜间吸气有利于封闭漏气。迄今为止，最大的试验报道将 500 例肺切除后患者随机分配至 15cm 的吸力和水封[12]。在进行解剖性肺切除的患者中，持续性漏气率从水封的 17% 降低至吸引时的 10%。因此，似乎在漏气较小的情况下进行水封是合理的，但中等或较大的漏气应具有一定的吸力 —— 无论是在夜间还是连续的。

六、数字引流装置

传统的胸腔引流系统是相对简单的塑料盒，将经典的 3 瓶装置融入一次性的大量生产的廉价设备中。较旧的盒子在吸气控制室中装有水，这导致床头设备嘈杂，从而使患者感到不适。更现代的阀门具有干式可调节的吸气控制阀，该阀无声。漏气的大小只能粗略判断——连续，仅呼气，以及穿过水封腔的空气团的大小。看护者不知情的情况下，引流管可能会扭结或堵塞。一种新型的数字引流装置叫 Thopaz（瑞士 Baar，Medela）已获得 FDA 批准，并已在欧洲和美国使用，这似乎在管理肺切除术后胸膜腔排空方面向前迈近了一步。Thopaz 可以使用连续数字显示漏气量，并且可以准确地看到漏气被密封的时间，便于清除胸腔积液。吸力会根据漏气量和引流量自动调节。如果管道阻塞，设备会发出警报。通过对该设备进行总体评价进行了一些随机试验并得到了普遍好评。Brunelli团队报道了最近的一例大型病例[13]。数字设备组191名患者，停止漏气的平均时间为1.0d，相对于2.2d（$P < 0.0001$），胸腔引流时间从4.7d减少到3.6d（$P < 0.0001$），住院时间从5.6d减少到4.6d（$P < 0.0001$）。尽管引流收集室是一次性，但该装置且非相对昂贵。与传统的胸腔引流系统不同，必须对护理人员进行如何使用和排除设备故障的培训。一些外科医生评论说，如果保留该装置用于解剖学切除，该装置将更具成本效益；如果患者患有肺气肿，则切除较少。

七、术后胸膜固定术

几种药物已用于胸膜硬化，主要用于恶性胸腔积液。最常用的两种是多西环素和滑石粉，其中滑石粉更有效。滑石粉还被用于治疗肺气肿患者继发性气胸后的漏气和肺切除术后的漏气。硬化症的优点是通常可以快速控制漏气，从而无须胸腔引流就可以使胸腔积液流动和排出。Liberman及其同事报道了一系列的肺切除术（1393例患者），导致了78例持续性漏气（> 5d）[14]。滑石硬化被用于41例患者，其中40例成功。硬化后平均漏气时间是2.8d。滑石硬化可引起胸膜疼痛、发热，但很少引起全身性炎症反应。据报道，在一些小型随机试验中，血凝块可有效地封闭肺切除术后患者的漏气。据报道，最近一项试验旨在确定继发性气胸持续漏气患者的血凝块所需的血液量[15]。将患者分为4组，自体血液量不断增加组：A组0.5ml/kg、B组1ml/kg、C组2ml/kg和对照组D组1ml/kg盐水。各组的成功率分别为A组27%、B组82%、C组82%和D组9%。因此1ml/kg似乎是用于胸膜硬化的合理量的自体血。

八、气腹

基底胸膜腔在双肺叶切除术后尤为常见，这可能与持续性漏气有关。由于胸膜间隙对漏气封闭很重要，因此明智的做法是抬高膈膜以减少空隙并使膈膜与肺脏胸膜相对。这可以在手术中通过用注射器在膈膜下注入空气或在膈膜下放置一个小的导管来实现。术后也可以局麻下置入导管。通常注入约500ml的空气，拍胸部X线片来观察结果。因为空气会逐渐吸收，所以如果有必要，可以每天注入空气。许多报道表明，这种操作可能有时在解决棘手问题是有用的技术[16]。图39-4说明了在较大基底胸膜腔的患者中使用气腹。

九、支气管内瓣植入

通过支气管镜插入的新型单向支气管内瓣膜已用于治疗肺切除术后持续的漏气。据报道，小型病例系列报道该方法的治疗总体效果良好。最近的一份报告得出了通过数字漏气监测，确定将瓣膜置于哪个节段支气管效果最佳，并达到干预的结果[17]。内镜检查发现有13例患者出现漏气，10例患者缓解。瓣膜植入后的空气泄漏量从871ml/min降至61ml/min。患者住院康复后，可以通过支气管镜将其移除。

十、修复

二次手术处理长时间肺泡漏气并不常见。Liberman及其同事[14]的研究报道了78例长时间的漏气，只有1例（1.3%）需要二次手术。二次手术时，若渗漏部位不明显，通常将肺浸入盐水中，便可轻易发现渗漏位置。根据实际情况，可以吻合、缝合或用封闭剂密封该区域。应将胸腔积液放置在最佳位置以排空胸膜空间。手术结束时应考虑使用滑石硬化。若还存在空间问题，可以考虑转移肌肉填充和封闭空间。

十一、门诊处理持续性漏气

人们越来越倾向于将持续性漏气的保留胸腔引流管的患者送回家中进行门诊治疗[18]。此类患者的漏气量必须较小，且胸部X线片显示合理的胸膜附着并有能力在家处理胸部引流管。通常，

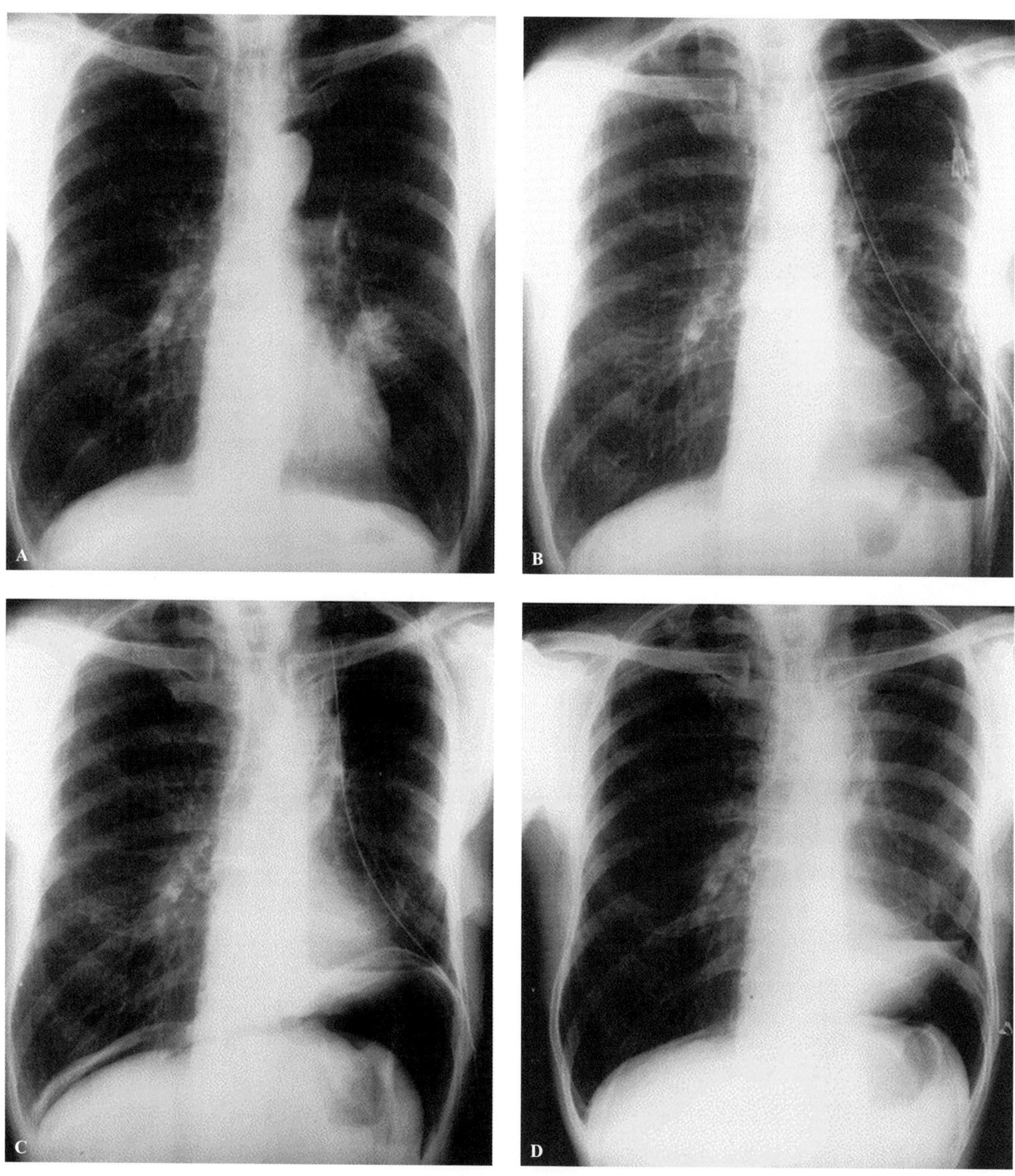

▲ 图 39-4　**A.** 胸部 **X** 线片显示位于舌段的肺癌，肺气胸和胸壁气肿改善很明显。该患者接受了左肺上叶切除术。术中可以预见空间问题。**B.** 同一位患者的术后胸部 **X** 线片显示出顶端和底部的胸膜间隙和液平面。注意到大量漏气。**C.** 腹膜内注入空气 **4d** 后的胸部 **X** 线片。所有残留的空间均被清除。**D.** 去除胸膜引流后的胸部 **X** 线片。残留的气腹仍然存在

经许可，引自 DeGiacomo T, Rendina EA, Venuta F, et al. Pneumoperitoneum for the management of pleural space problems associated with major pulmonary resections. Ann Thorac Surg 2001;72:1716–1719. © 2001The Society of Thoracic Surgeons 版权所有

在医院安置胸腔引流装置，并在短期进行影像学观察和患者教育。如果该试验成功，患者出院每周进行一次门诊随访，直到封闭。随后在门诊拔除胸腔引流管。有多种阀门和引流系统可供选择，从原始的 Heimlich 阀门到紧凑的阀门 / 小型排水容器（Atrium Pneumostat），再到可以通过吊在肩膀上的较大阀门 /500ml 塑料容器（Atrium Express）。笔者更喜欢后者，因为该设备有胸腔引流收集装置，并且能够检查是否漏气。再入院率极低（2%～8%），最可能的原因是脓胸 [18]。

十二、残留胸腔

肺切除后残留胸膜腔并不少见，尤其是在肺上叶切除术或双肺叶切除术后。无持续性漏气通常是良性，很少有临床症状。随后的影像学显示这些空间填充液体随着时间延长而缩小。肺切除后的胸膜间隙与下肺的填充程度有很大的差异。肺切除后的胸膜间隙最小化，存在三个因素：纵隔向手术侧移位，抬高同侧膈膜和过度扩张剩余肺。肺受胸膜剥脱或间质性肺疾病的限制将明显限制同侧肺的扩张量。胸部 X 线片不能显示肺切除后残留的胸膜间隙。尽管标准的便携式胸部 X 线片不会显示任何大小的残留胸膜腔，但胸部 CT 可以显示胸膜腔中存在大量气体。如果在肺切除后怀疑感染位置分隔合并持续性漏气，很有必要进行胸部 CT 扫描。根据位置和放射学专业知识，该空间通常首先通过超声或 CT 图像引导。一旦确认感染，在底部位置进行开窗胸廓造口术引流排空。可以对空间进行冲洗和填塞，或者用真空辅助封闭（VAC）处理清理空间并促进肉芽组织生长 [19]。因为长时间引流后胸膜空间会融合，开窗胸廓造口术后肺不会塌陷。可通过抗生素冲洗 / 封闭（Clagett 手术），肌肉成形术和（或）胸廓成形术来封闭空间 [20, 21]。

第九篇　普通胸外科手术患者的术后管理

Postoperative Management of the General Thoracic Surgical Patient

第40章　术后护理的一般原则

General Principles of Postoperative Care

Jason P. Shaw　著

薛　磊　金煜翔　译

肺和食管手术会对患者产生巨大的生理压力。为了获得最佳治疗效果，围术期护理是十分关键的。这从患者手术前一段时间开始，直到患者出院后很长时间才结束。

一、术前准备

（一）患者的认知和生活质量

正如Cykert等[1]指出的那样，患者最关心的是大手术（如肺切除术，食管切除术或胸壁切除术）后的恢复情况。他们担心自己的身体活动受到限制，只能坐在床上或椅子上，需要他人在日常生活活动中提供全面的协助。他们似乎并不担心术后肺不张、肺炎、3d的机械通气甚至死亡。但是，患者在术后不参与康复训练可能会导致术后肺不张和肺炎，继而可能导致严重的呼吸系统损害，并且一些患者希望避免这种可怕的结果。根据Wright及其同事的研究[2]，延迟出院最常见的问题包括疼痛控制不当、持续性漏气、严重的恶心、发热、虚弱和心律不齐（表40–1）。在手术当天患者应积极进行术前准备，以防止引起身体机能受限的并发症。

术后生活质量是胸外科患者重要的预后指标。微创外科手术中的许多最新进展都推进了这一目标。一些作者甚至提出，肺癌手术后的生活质量可能与长期生存率有关[3]。术后护理应以促进患者早日恢复功能为重点。由于患者对术后恢

表40–1　延迟出院的常见原因

原　因	百分比（%）
疼痛控制不足	28
持续性漏气	19
严重反酸	17
发热	16
虚弱无力	12
心律不齐	7

经许可，改编自Wright CD, Wain JC, Grillo HC, et al. Pulmonary lobectomy patient care pathway: a model to control cost and maintain quality. Ann Thorac Surg 1997; 64: 299–302. © 1997 The Society of Thoracic Surgeons 版权所有

复期的期望会影响生活质量观念，因此坦诚的术前讨论是成功恢复过程的关键要素。

（二）术前教育

为了使患者能够更好地参与术后护理，应该向患者及其家人提供充分的信息。当患者和家人都知道该期待什么时，他们会在出现问题时做更好的准备。外科医生应对预期的结果和术后问题，以及应对这些问题的常规措施，与患者及其家人进行坦率的交流。此类讨论有助于患者和家人了解到术后恢复过程可能出现的问题，需要采取积极措施来实现最终康复目的。

诸如 Turner 和 Williams [4]，以及 Hekkenberg 及其同事 [5] 的研究表明，患者可能只记住所讨论内容的一半，因此可能需要重复告知以确保患者充分了解围术期的过程。这些讨论应包括对住院后情况的规划。将社会服务作为术后的恢复计划，将有助于患者从医院环境顺利过渡到社会环境中。

（三）术前肺功能训练

如果外科手术是择期手术，则短时间的准备（最好是 3 周）可能有益于改善患者的身体状况，尤其是在进行肺部准备，有意识地锻炼和改善营养方面。1979 年，Gracey 及其同事 [6] 研究了 157 例即将进行大手术的患者。他们执行了当时使用的肺术前准备标准程序，发现不仅并发症显著减少，而且术后肺部并发症与手术切除范围有关。但他们没有得出具体结论。

1999 年，Debigare 及其同事 [7] 研究了肺减容术的术前准备工作。由于许多患者距离医院很远，因此研究人员设计了一项家庭训练计划，其中包括刺激性肺活量测定、肌肉锻炼和有氧训练。该计划从详细的教学和随访开始，并通过每周打电话给每位患者并填写记录表来确保训练效果。结果，6 分钟步行测试、生活质量感知、峰值工作率、峰值耗氧量、耐力时间和肌肉力量显著增加。因此得出的结论是，如果允许延迟手术时间，则这种训练是有益的。

（四）吸烟

戒烟一直被认为是准备手术的重要问题。但是，有证据表明吸烟的效果在戒烟后仍会持续很长时间，因此长时间的术前准备对术后的功能改善是非常必要的。肺部健康研究小组已经发表了许多有关戒烟影响的报道。Anthonisen 及其同事 [8] 报道了上述一组研究的结果，该研究涉及已停止吸烟的有早期慢性阻塞性肺疾病的个例。他们在一年后肺功能的改善最明显。关于戒烟的早期影响尚无定论，因为研究者的第一个观察点是干预后 3 个月。

Hannan 及其同事在一项对吸烟后戒烟的大鼠的研究中发现 [9]，吸烟显著降低了肺泡巨噬细胞的流动性，但在戒烟后 18 周内持续提高。Jeffery 及其同事 [10] 研究了暴露于烟中的大鼠的气管表面上皮和纤毛运动功能。他们发现腔内黏液中纤毛的数量增加，并且存在Ⅳ型（即局质分泌）和Ⅴ型（即顶质分泌）分泌细胞。他们还发现通过点计数确定，纤毛覆盖的气管面积显著增加。

Verra 等 [11] 研究了吸烟者、有吸烟史者和不吸烟者的个体纤毛。他们指出，吸烟者和有吸烟史者的轴突超微结构异常百分比要高于不吸烟者或对照者，这种状况似乎在戒烟后仍持续很长时间。轴突超微结构异常是多态性的，是获得性超微结构改变的特征。这些结果表明，长期吸烟可能导致异常纤毛数量增加，这可能导致黏液清除功能受损。

Bertram 和 Rogers [12] 指出，戒烟 2 年的吸烟者可发生上皮恢复。Andersson 及其同事 [13] 研究了有吸烟史者的支气管肺泡灌洗液，发现吸烟者 Clara 细胞分泌蛋白增加，并且在戒烟后长达 12 个月仍保持升高。尽管缺乏确凿的证据，仍建议患者在手术前尽可能长时间戒烟。

一些数据表明，戒烟会导致更高的术后并发症。这是由于患者在戒烟早期气道分泌物会增加。然而，在 2005 年 Barrera 及其同事 [14] 在

Sloan-Keltering 癌症中心研究了接受开胸手术的吸烟者。他们发现最近戒烟者与持续吸烟者之间的肺部并发症没有差异。只有＞ 60 年烟龄的患者和扩散能力明显下降的患者才有更高的肺部并发症风险。研究者认为在手术前随时停止吸烟都是安全的。

（五）营养

术前营养补充仍然存在争议。术前营养评估不能通过任何一项简单的测试来完成。最好的评估是体重减轻和营养摄入充足。1977 年，Fogliani 及其同事 [15] 宣布，他们可以为食管癌患者提供足够的营养，并使用平均 2000～2600kcal 的碳水化合物和脂质及 12～14g 的氮组成的饮食使他们恢复正氮平衡。Lim 等 [16] 使用全肠外营养来达到正氮平衡，但指出这至少需要 4 周的时间。尽管存在这种差异，但患者术前准备的目标是全力保持营养，以防止在手术前的额外体重下降，并在患者准备好后立即安排手术。

（六）药物治疗

术前药物应一直持续到手术当天。唯一的例外是抗凝药物，使用华法林、低分子量肝素、普通肝素或氯吡格雷的患者应在手术前足够长的时间停药，以使这些药物的作用降至最低。停用阿司匹林是个人偏好，对于肺和食管手术，没有证据表明阿司匹林会增加出血。也没有证据表明术前短期支气管扩张药可以改变手术结果。

二、术后管理

（一）手术操作

其他章节讨论了围术期处理和麻醉的进行，但是有几点需要强调。麻醉的管理要对患者进行充分的术前准备，以使他们能够在手术结束后快速顺畅地恢复意识。避免使用长效麻醉药十分重要。麻醉师应谨慎对待液体，使补液量高于损失的晶体 500～750ml。疼痛控制对于患者的早期运动极为重要。不管采用哪种方法（硬膜外、连续丁哌卡因输注，患者自控镇痛或联合使用），目标都是持续缓解疼痛，以使患者能够参与肺部康复并尽早运动，而不会受到镇痛方法的限制。

（二）术后住院治疗

患者应到有复杂胸外科手术经验的医院。应当监测初始情况，术后护士与患者的比例应足够高，以允许根据需要进行评估和干预，并有足够的人员进行早期动员。每个机构对人员配备比率的定义都不同，但是理想的护士与患者比率为 1∶2。自动进入重症监护室是浪费资源。最近发现呼气末二氧化碳监测的自动监测系统可能在早期发现术后并发症中发挥作用 [17]。

（三）胸腔引流系统

现在外科医生有几种不同的胸腔引流方法。尽管实际的导管选择超出了本章的范围，但是大多数外科医生都会放置一根或两根胸导管进行胸腔引流。这些胸导管连接到水封瓶，该系统仅允许单向排水，部分设备设置成收集液体。这些设备使用各种阀门或液体来建立单向系统。所有的收集系统都在外科医生需要时在管子上提供吸力。过去这些设备的制造受美国测试与材料协会 [18] 公布的单一美国标准约束，该标准规定了胸膜和纵隔引流的最低安全性和性能标准。2003 年该标准被社会撤回，并由国际标准组织制定的有关抽吸装置的三个标准取代 [19–21]。这些新标准较为宽松，在全球范围内应用。

过去所有胸腔引流管都被置于 20cmH_2O 的吸力下。近年来普遍使用负压吸引的可行性受到质疑。几名研究人员包括 LoCicero [22]、Cerfolio [23] 和 Wain [24] 及其各自的同事都认为，如果在没有负压吸引的情况下使肺完全复张，患者也将会很好地康复。现在有更多人偏好胸导管吸引。

不管胸导管的类型如何，是否使用负压吸引装置，都必须每天对引流管是否通畅，有无漏气、可否充分引流进行评估。检查胸导管和水封瓶是否有血凝块或堵塞，以确保通畅。通过“挤压”胸导管来清除障碍物。这是由于胸管阻塞时患者胸腔内压力增高，打开胸腔引流管后胸腔内压力冲击可清除管内堵塞物。如果这不起作用，则可以将导丝在胸腔引流管内移动以去除血凝块，抽吸导管也可用于相同的目的。

功能正常的胸腔引流管，当患者安静地呼吸时它会显示其中的液体波动。在床边与患者交谈时可能会观察到这一点。良好的呼吸变化表明胸腔引流管功能正常。在那些带有水柱的水封瓶中，液位的有限变化可能提示部分堵塞，并且可能需要进一步增加负压。胸腔引流管的放置位置应使其不卷曲，水封瓶放置在较低位置以收集液体。水封瓶位置较高会阻碍液体流动，并可能导致胸腔引流管中产生正压，液体回到患者体内。

通过观察排水装置上的水封瓶来评估漏气情况。在安静地呼吸时应首先关闭胸腔引流瓶负压评估是否有漏气，接下来要求患者咳嗽并观察水封瓶，最后使用负压吸引再次观察水封瓶。已经设计了几种分级系统。通常漏气的特征在于产生漏气所需的力和漏气量。最小的漏气是仅通过抽吸产生的间歇性泄漏，最大的泄漏是连续的空气泄漏。当前正在评估的较新设备以数字方式显示漏气量。

应每8小时测量引流量，以便可以估计引流量是增加还是减少。护士通常每8小时轮班记录一次引流，并提供最后三班的每日总引流量。另外应注意引流液的特性。液体性质从血性变成浆液性通常是一个好迹象。从浆液性变为化脓性意味着潜在的脓胸。在计划拔除胸腔引流管时，引流必须显著减少至外科医生可接受的水平。尽管尚无科学的确切数字来确定胸腔内每天产生的液体量，但方便的方法是每天3ml/kg或每8小时1ml/kg。对于普通患者，这将达到每天240～300ml。

胸腔引流管和引流系统旨在保持肺部扩张并防止形成空腔。一旦漏气停止并且引流量降至可接受的水平，引流系统便完成了其功能，应将其拆除。在成本控制时代，这可以在手术后的任何时候进行。Wain及其同事[24]指出，对于大范围的肺部切除术，拔除胸腔引流管的平均时间为4.5d。

为了缩短肺切除术后的住院时间，最近进行了很多努力。为了降低成本，Southey及其同事使用数字化胸管。虽然成本降低了，但再次入院率为30%。一种类似的策略表明，在医保患者中可适度节省成本[25]。Drahush等认为采用微创技术，切割闭合器和胸腔引流管标准化方法的肺切除术可能会缩短术后住院时间。不管采用哪种方法，拔除胸腔引流管的时间是一个取决于术者的变量，并且仍然可以显著减少。没有科学证据表明在手术后2d必须胸腔引流管接负压，2d液面无波动才能将其拔除。

（四）药物治疗

鼓励患者在手术期间服用华法林以外的其他药物。大多数药物可以在术后安全地停用几天，直到恢复正常的新陈代谢和肠功能。没有使用预防药物的指征。正如Mangram及其同事[26]在疾病控制与预防中心发起的预防手术部位感染的指南中所报道的那样，围术期使用抗生素进行肺部或食管切除术应个体化。他们指出应将预防性抗生素用于预期感染率高的手术中，或用于发生严重后果或威胁生命的手术（如果发生感染），并应根据已发表的建议选择抗菌药物，以针对特定手术和最常见的病原体进行选择。实际上，Luchette等[27]在Meta分析中发现，支持紧急开胸手术和放置胸腔引流管使用预防性抗生素的数据极少。他们只建议使用24h的抗生素。LoCicero[28]进行的一项调查显示，很少有外科医生在开胸手术中使用预防性抗生素。最近一篇综述指出可能有证据表明在胸腔内可以使用预防性药物[29]。然而，在“手术暂停”或“手术超时”时要求使用抗生素，预防性抗生素仅对心脏、血管、骨科和结肠手术有必要。目前尚无关于清洁的肺外科手术的研究。

缓解疼痛是开胸手术患者术后护理的重要组成部分。患者应尽可能地减少术后疼痛。良好的疼痛管理除了使患者感到舒适之外，也可以使患者充分参与术后康复。从监护室转运至普通病房后，深呼吸，咳嗽和下床活动都有助于预防不必要的并发症。缓解疼痛的方法不在此处详细介绍。没有确定的科学研究可以回答哪种疼痛管理策略是最好的问题。正如 Savage 和同事 [30] 指出的那样，在选择开胸手术后疼痛处理的方法时，胸外科医师和麻醉医师必须考虑以下几点：①医师的经验，熟悉程度及个人并发症发生率；②所需的局部和全身性疼痛控制程度；③是否存在特定止痛技术和药物的禁忌证；④是否有适当的设施用于患者评估和监测开胸手术。无论采用哪种缓解疼痛的方法，都应有助于患者早期参与康复。如果疼痛控制方法通过限制活动能力或改变心理能力来防止这种情况，则应考虑另一种方法。

（五）院内肺康复

在术后早期，开胸手术后最显著的潜在并发症是肺炎。导致肺炎的重要危险因素是肺不张，这是开胸手术后的常见问题，只有在患者的配合下才能将概率减到最小。多年来，已经尝试和研究了多种预防肺不张的技术。

Stock 及其同事 [31] 对上腹部手术后的患者进行了连续气道正压通气（continuous positive aornay prcbcem，CPAP），肺活量测定和咳嗽 / 深呼吸的试验。他们发现 CPAP 增加功能残气量的速度比其他方法更快，但患者的耐受性较差。他们还发现咳嗽 / 深呼吸和肺活量测定是等效的技术。Ferreyra 及其同事 [32] 在 2006 年对腹部手术后的 CPAP 进行了一次有趣的 Meta 分析，发现该技术比“标准”疗法更好，尽管该技术没有经过仔细定义。

1991 年，Hall 及其同事 [33] 报道了上腹部手术后进行的肺活量测定法或胸部物理疗法的试验。他们发现尽管他们更喜欢胸部物理疗法，但是两种技术之间并没有什么区别。但是大多数医院已取消了呼吸治疗师常规的术后护理，而且护士太忙也无法有效地执行此任务。1998 年，Chumillas 及其同事 [34] 指导患有严重肺气肿的患者进行家庭锻炼，包括肺活量测定和咳嗽 / 深呼吸，结果发现术后结局得到改善，并发症更少。2006 年，Pasquina 及其同事 [35] 回顾了在腹部手术中使用物理疗法的现有文献。他们发现 35 个试验几乎没有差异。结论是腹部手术后常规使用呼吸物理疗法似乎是不合理的。

2007 年，Freitas 及其同事 [36] 回顾了接受冠状动脉搭桥手术的患者的肺活量测定数据。他们只发现了小型且控制不良的试验。他们的结论是：“鉴于所研究的患者人数少、方法学缺陷以及所纳入试验的报道不充分，应谨慎解释这些结果。需要进行严格的试验，以确定那些可以从肺活量测定中受益的患者。”

在几项描述性研究中，已对普通胸外科患者进行了院内肺康复，包括患者主动的肺活量测定或胸部物理治疗。这些研究集中于结果参数，例如术后并发症、住院时间、住院费用和肺功能。2005 年 Varela 及其同事 [37] 发现，与仅使用肺活量测定法相比，常规使用肺部物理疗法可减少术后并发症，如肺炎和肺不张，并因为住院时间的减少而降低住院费用。1991 年，Weiner 及其同事 [38] 得出结论，在 COPD 患者术前和术后使用肺活量测定法和特定的吸气肌肉训练可显著提高肺功能。在 2000 年，Gosselink 及其同事 [39] 进行了一项随机对照试验，比较了单独的胸部物理疗法与胸部物理疗法加肺活量测定法。尽管这项研究的证据不足，他们没有发现术后肺部并发症的差异。

预防肺不张的最有效方法仍然是术前进行咳嗽 / 深呼吸和肺活量测定法的家庭锻炼，并在术后进行适当的疼痛控制以继续进行同样的锻炼。由于护理人员和其他专业人员的工作量很小，只能提供少量的照顾，因此家人应在定期时间内支持患者努力训练。

（六）术后物理治疗

简单的操作，例如让患者起床坐在椅子上和及早下床活动，可能有助于预防肺不张和静脉血栓栓塞等并发症。除了肺康复以外，物理疗法对于预防依赖性至关重要，尤其是对于老年患者，并且可以促进运动和独立性。物理治疗师的早期评估也可能有助于患者出院后的日常活动。

（七）预防静脉血栓栓塞

在接受胸外科手术的高危患者中，应采取预防术后静脉血栓栓塞的措施。预防方法包括使用气动小腿压迫装置和低分子肝素或普通肝素。静脉血栓栓塞性疾病的风险可以根据患者和手术因素进行分析，如 Wain 和他的同事概述的[24]常见危险因素列在框 40–1 中。如表 40–2 所定义，大多数接受胸腔手术的患者属于高危人群。这些患者的小腿血栓形成率为 20%～40%，肺栓塞率为 2%～4%，死亡率为 0.4%～1.0%。2006 年，Mason 及其同事[40]发现，由于恶性肿瘤而接受了肺切除术的患者术后静脉血栓栓塞的发生率为 7.4%。2007 年，美国临床肿瘤学会指南建议，开胸或胸腔镜检查持续时间超过 30min 的肿瘤患者应接受药理学上的血栓预防性治疗，包括低分子肝素或普通肝素。根据 2015 年 ASCO 指南，

框 40–1　术后发生深静脉血栓形成的常见危险因素

- 年龄（> 40 岁）
- 持续不动（> 4h）或瘫痪
- 既往有深静脉血栓形成或肺栓塞
- 肥胖
- 高凝状态
  - 凝血因子 V 突变
  - 蛋白 S 缺陷
  - 蛋白 C 缺陷
  - 抗凝血酶Ⅲ缺陷
  - 抗磷脂抗体或狼疮抗凝剂
  - 高同型半胱氨酸血症
- 大手术或骨折（特别是腹部、盆腔、下肢）
- 恶性肿瘤
- 静脉曲张
- 心力衰竭
- 心肌梗死

表 40–2　术后静脉血栓栓塞事件风险等级的分类

风险等级	下肢静脉血栓（%）	近端血管栓塞（%）	临床肺栓塞（%）	致命肺栓塞（%）	有效预防策略
低：年龄< 40 岁且无临床危险因素的患者接受简单的小手术	2	0.4	0.2	0.002	无有效预防，早期活动
中：年龄在 40—60 岁且无其他危险因素的患者进行任何手术；年龄< 40 岁且无其他危险因素的患者行大手术；有危险因素的患者行小手术	10～20	2～4	1～2	0.1～0.4	LDUH（q12h），LMWH（≤ 3400 U/d），GCS，或者 IPC
高：无额外危险因素的> 60 岁患者或有额外危险因素的 40—60 岁患者的大手术；心肌梗死患者；有危险因素的患者	20～40	4～8	2～4	0.4～1.0	LDUH（q8h），LMWH（> 3400 U/d），或者 IPC
最高：年龄> 40 岁，有静脉血栓栓塞、恶性疾病或高凝状态的患者行大手术；选择性下肢重大骨科手术、髋部骨折、脑卒中、多发伤或脊髓损伤的患者	40～80	10～20	4～10	0.2～5.0	LMWH（> 3400U/d），磺达肝癸钠，口服 VKA（INR 2～3），或者 IPC/GCS +LDUH/LMWH

经许可 LDUH. 低剂量普通肝素；LMWH. 低分子肝素；GCS. 分级加压袜；IPC. 间歇气动压缩；VKA. 维生素 K 拮抗药（引自 Geerts WH, Pineo GF, Heit JA, et al.[42] © 2004 The American College of Chest Physicians 版权所有）

接受重大肿瘤手术的[41]患者应在手术前进行预防，并持续至少 7～10d。预防应在术前或术后尽早开始。

尽管有 ASCO、NCCN 和 ACCP 的建议，但对高危住院患者的血栓预防指南的依从性仍然很低。药物和机械预防的联合治疗可能会提高高风险患者的疗效。

（八）术后营养

在手术过程中，液体管理旨在限制可能产生间隙水肿的游离水，从而限制氧气的扩散能力。手术后这一理念继续存在。稳定的患者应接受每小时 0.5ml/kg 或更少的维持液。在最初的 24～48h 内，排尿量将较少。必须控制液体摄入量或防止大剂量晶体输入。在术后的第一天，患者可以开始正常饮食，没有液体限制，并且可以停止使用营养液。于食管切除术的患者，应在麻醉后护理室以 10ml/h 的盐水开始空肠注入。如果可以耐受过夜，则可以使用肠内营养，每 8h 增加一次，直到患者的营养量达到计算的目标。

（九）心肌梗死

开胸手术后心律失常和缺血是术后常见问题。Groves 及其同事[43]监测了 82 例行大手术的患者的心率。他们发现开胸手术后患有无症状性心肌缺血的患者数量增加了一倍。缺血患者的平均术后静息心率为每分钟 93 次，而没有缺血的患者平均术后静息心率为每分钟 82 次。他们指出，有 12% 的患者发生了房性心律不齐，均与心肌缺血无关。

（十）心律失常

由于心律失常在心脏手术术后更为常见，因此大多数已发表的研究和指南都针对该组患者。但是对于一般的胸外科患者来说，这些策略是相似的。表 40-3 简要概述了最常用的药物。2006 年 Dunning 及其同事[44]代表欧洲胸心外科手术协会和指南委员会发表了指南，并提出了一种经过修改的治疗算法，如图 40-1 所示。由于房性心律失常更为常见（开胸术后很少发生室性心律失常），因此在此讨论其处理方法。如标准高级心脏生命支持方案中所述，房性心律失常的治疗主要取决于血流动力学不稳定患者的复苏。对于表现出室性异位、心动过速或两者兼有的患者，纠正电解质异常和排除心肌缺血的原则应该是最重要的。

一旦确定了房性心律失常的诊断，首先要评估患者的血流动力学稳定性。另外应该保持氧合作用，评估体液平衡，并评估血清钾浓度。如果患者发生晕厥或收缩压低于 80mmHg，则可以选择化学转化或同步电复律。对于直流电转换，通

表 40-3　常用的抗心律失常药

药　物	分类[a]	负荷剂量	维持剂量
腺苷	无	6～12mg 快速静推	无
地高辛	无	1.0～1.5mg	0.125～0.25mg/d，口服或静推
普鲁卡因	ⅠA	17mg/kg	2mg/min，静滴
索他洛尔	Ⅲ	80mg 2 次 / 日	120mg，2 次 / 天
伊布利特	Ⅲ	1mg 静推超过 10min	无
胺碘酮	无	150mg 静推超过 10min	每 6 小时 1mg/min，每 18 小时 0.5mg/min，800～1600mg/d
地尔硫䓬	Ⅳ	0.25mg/kg 超过 10min	5～10mg/min，静滴

a. Vaughan-Williams 分类

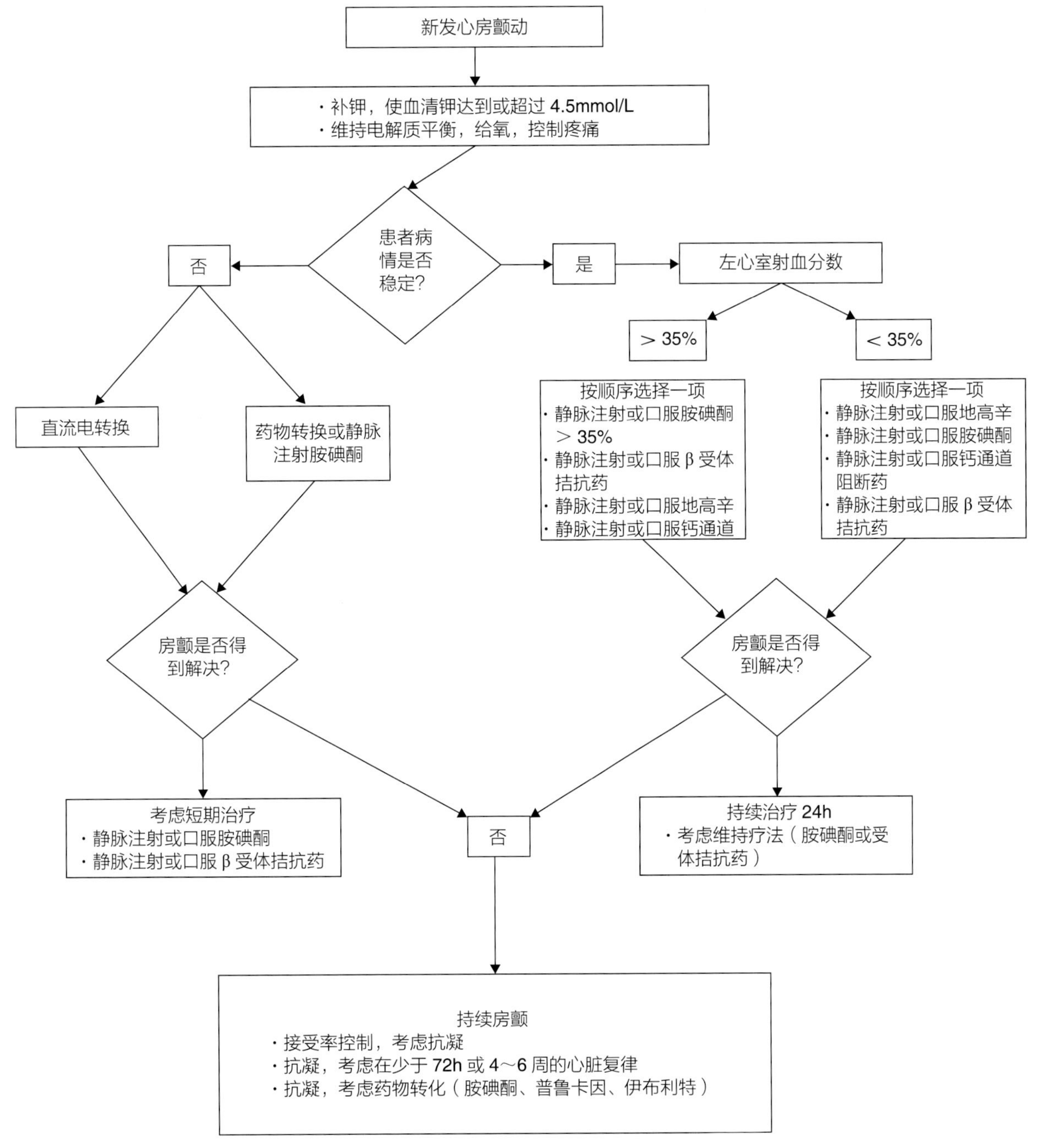

▲ 图 40-1　**术后房性心律失常的处理规则**

经许可，引自 Dunning J, Treasure T, Versteegh M, et al. Guidelines on the prevention and management of de novo atrial fibrillation after cardiac and thoracic surgery. Eur J Cardiothorac Surg 2006;30:852–872. © European Association for Cardiothoracic Surgery 版权所有

常第一次为 200J 传递冲击，随后分别以 300J 和 360J 传递冲击。

如果患者的血流动力学稳定并得到维持，则应控制心室率，使心室更好地充盈并达到最佳射血分数。地高辛、维拉帕米、地尔硫䓬和美托洛尔等药物均可抑制房室结传导，在这时最有效。但是许多胸外科患者表现出支气管痉挛。因此 β 肾上腺素受体拮抗药是相对禁忌的。由于这些原因，胺碘酮已成为最常见的药物，其次是地尔硫䓬、索他洛尔和地高辛。计量的详细信息在表

40–3 中列出。如果这些药物无效或患者的血流动力学状况恶化，应立即进行同步心脏复律。一旦达到速率控制，就可以在接下来的 24h 内将药物更改为等效剂量的胺碘酮口服。

在这段时间内，应检测并补充电解质，例如钾和镁。通过心电图检查排除心肌缺血。在没有这些因素的情况下，术后房速性心律失常的自然病史是自我终止。因此通常只需要一两天的速率控制即可。如果患者在接下来的 24h 内自发地恢复为正常的窦性心律，则可以停药，无须进一步治疗。但是如果患者在 24h 后仍处于速率受控的纤颤或扑动中，则应在执行超声心动图检查后尝试进行心脏复律，以排除心内血栓的存在。这是从抗心律不齐药物进行化学心脏复律的试验而开始的。不幸的是，目前还没有一种药物能证明术后房颤或心室扑动转变为窦性心律方面的有效性。IA 类药物（如普鲁卡因胺和奎尼丁）的转化率约为 30%，与安慰剂相似。IC 类药物，例如氟卡尼和普罗帕酮，转换率较高（40%～60%），但在最近患有心肌梗死的患者或已知射血分数下降的患者中禁忌使用。新的Ⅲ类药物依布利特具有非常高的转化率，约为 60%，但与高复发率和恶性室性心律失常（如尖端扭转性室速）的出现相关。较老的Ⅲ类药物 D– 索他洛尔可有效将房颤转化为窦性心律，但 D– 索他洛尔的外消旋混合物及 L– 索他洛尔具有显著的 β 受体拮抗活性，在胸外科患者中相对禁忌。

胺碘酮已成为最受欢迎的复律药物，特别是因为它在心室功能低下的患者中相对安全。尽管长期使用胺碘酮会引起肺纤维化，但术后房颤是短暂且有自限性的，因此对胺碘酮的使用是有限的。通常的剂量是静脉内给药：30～60min 内 5～7mg/kg，然后连续静脉内或分次口服 1.2～1.8g/d，直到总剂量为 10g。通常的维持剂量是每天 100～400mg。它的短期和长期毒性包括心动过缓、视觉障碍、恶心、静脉炎（如果静脉给予胺碘酮）和便秘，以及肝、眼、肺、甲状腺和神经系统毒性。尖端扭转性室性心动过速比多非利特、依布利特或索他洛尔少见。

如果患者由心律失常转换为窦性心律，术后应继续口服抗心律失常的药物持续至少 30d。如果心律失常持续存在，那么这个患者应该使用肝素抗凝，然后用华法林维持。可以在此时使用电复律。在超声心动图的指导下，适当地测定抗心律失常药物的血清水平。

通常如果患者出院后控制心室率并进行充分的抗凝治疗，房颤将自发地转变为窦性心律。但是如果患者在术后 30d 后仍处于房颤状态，则应向他们提供门诊电复律，前提是他们在进行治疗性抗凝。

（十一）实验室检查

除了特殊条件外（如糖尿病的血糖水平或肾功能不全患者的血尿素氮），不需要常规的实验室检查。其他针对特定适应证的检查可能包括严重出血的血细胞计数或慢性利尿药使用的血清钾水平。同样不应定期进行胸部 X 线片检查。不必每天和每次对胸腔引流系统进行操作（如常规停止使用负压）时都拍胸部 X 线片。如果术后立即进行的 X 线片显示肺部复张良好，漏气很小或不存在，并且体格检查没有变化，则无须重复进行 X 线片检查。一般而言患者术后平均 X 线片可以少于 3 个。

（十二）临床护理指南

一些机构已经启动了所有专业人员遵循术后患者管理指南。这样的方案已经成功地用于心脏外科手术患者。1997 年 Knott-Craig 及其同事[45]报道，标准的术前使用洋地黄，积极的围术期肺部治疗，皮下注射肝素和静脉弹力长袜可减少开胸手术患者的术后并发症。同年 Wright 及其同事[2]使用一年前收集的数据对患者的管理进行改进。该指南详细说明了患者和护理团队要实现的每日目标。每天详细介绍的项目包括评估、测试顺序、物理治疗、药物、饮食、氧气治疗、患者教育、社会服务和病例管理、疼痛管理、胸腔引流管管理和伤口护理。理想的患者情况使得临床无经验的人能够迅速了解患者的整体护理情况。他们注意到住院时间和住院费用大大减少。Zehr及其同事[46]在约翰霍普金斯医院也能得出类似的结果。Cerfolio及其同事[47]使用临床指南研究了500名患者，发现患者满意度提高了。

（十三）预防再次入院

术后管理的目标是消除或最小化导致不良结果的常见问题的影响。除了死亡以外，对不良结局的一种衡量是再入院率。正如Handy及其同事[48]所指出的，该比例远高于大多数外科医生愿意承认的比率。上述作者对374例患者进行了手术，死亡率为2.1%。在366例出院患者中，有69例（18.9%）再次入院，共113次。表40-4列出了重新入院的原因。到目前为止，重返医院的最常见原因是肺部并发症（27%）。51%的患者被重新接纳为住院患者；其余的是急诊科评估。住院患者和急诊科再次住院之间的患者在诊断、手术范围、术后并发症、住院时间或再次住院的原因均未发现显著统计学差异。接受较大切除术（如全肺切除术和肺叶切除术）的患者入院率更高。此外该研究还发现，重新入院的全肺切除术患者在研究的5年中死亡率有所增加。297名不需要再入院的患者中有12名（4.0%）死亡，而69名再次入院的患者中有8名（11.6%）死亡。在此基础上结合笔者的个人经验，许多机构已经开发了患者护理途径来解决发病的主要原因。

表40-4 开胸手术后再入院最常见的原因

原　因	比例（%）
肺部并发症	27
伤口问题	14
心脏并发症	7
深静脉血栓	3
神经系统并发症	1
精神原因	1
泌尿系并发症	1
其他原因	16

（十四）准备出院

如果术后护理实施得很好，则患者应该可以回家。但是不可预见的事件可能导致计划让患者回家之前要去进行康复治疗。对患者准确的安排取决于他们的病情和康复程度。在短期快速护理康复治疗中，患者每天必须至少能够进行6h的康复，并且住院时间不得超过5d。成熟的护理机构可能会收治那些每天只能进行几小时康复但平均住院时间为21d的患者。长期的急救设施接受病情严重且具有康复潜力的患者（包括使用呼吸机的患者），并允许他们平均停留25d。

从急性护理机构或其中一间康复机构出院后，经常需要家庭护理。这种护理可以检查患者的总体健康状况、营养保健、呼吸保健和伤口护理。

在出院前做好充分的计划可以确保顺利、快速地回到家中。

第 41 章 胸外科手术患者的通气支持

Ventilatory Support of the Thoracic Surgical Patient

Jonathan C. Yeung　Lorenzo Del Sorbo　Shaf Keshavjee　著

薛　磊　金煜翔　译

一、概述

外科技术、麻醉管理和呼吸机技术的显著发展使复杂的肺部手术变得司空见惯。虽然大多数胸外科手术患者在术后立即拔管，但不可避免地有些患者需要术后呼吸机支持。胸外科医生对呼吸机支持策略及其启动和终止的理解对于这些患者获得最佳结果非常重要。

（一）定义

机械通气是一种人工维持生命的手段，旨在应激状态下辅助或替代肺和呼吸肌功能。有创性机械通气是指通过导管（经喉气管插管）或绕过（气管切开）上呼吸道将呼吸机导管接入声门下方。无创机械通气是指通过可保持上呼吸道通畅的接口提供支撑。

呼吸机支持的主要目标是保护呼吸道，减少呼吸工作并改善气体交换，直到可以安全恢复到正常的无辅助呼吸功能为止。

（二）指征

插管并开始机械通气在很大程度上是由临床决定的。文献中已提出关于机械通气中断的各种阈值生理参数以支持机械通气的决定，但这些值不能代替临床判断[1]。例如，表现出明显的呼吸急促、辅助肌肉活动、张口呼吸及精神状态变化的患者，不论客观标准如何，都将迫切需要呼吸机的支持。相比之下，患有慢性阻塞性肺疾病的患者可能会满足许多这些阈值生理参数，但并不需要机械通气。最终，三种主要情况表明需要进行插管：气道维持或保护失败，供氧或通气失败以及临床病程恶化。

1. 气道维持或保护失败

气道保护失败是插管和机械通气的主要指征。术后气道受损可能源于多种病因，包括喉头水肿、喉痉挛、咽反射消失和阻塞。通常应由有复杂气道处理经验的医生对这类患者进行评估。在单纯的气道阻塞情况下，基础肺功能正常，仅采用气管插管机械通气来缓解增加的气道阻力。

2. 供氧失败

供氧不足最终导致组织缺氧。由于我们尚没有可靠的实时组织氧合测量方法，因此将血液氧合用作替代指标。在生理上，低氧血症可能由以下原因引起：肺泡 PO_2 降低，通气/灌注（V/Q）不匹配，从右向左分流，弥散障碍和低心输出量[2]。在术后由于过度镇静引起的换气不足可能会导致肺泡 PO_2 降低。可以通过机械通气控制呼吸频率来纠正此问题。在 V/Q 不匹配时，肺部某些区域的灌注比通气更好，而某些区域的通气比灌注更好，也就是说，当 V/Q 匹配不为 1∶1 时，会有一些“浪费”的通气或灌注。在空气和血液之间没有匹配的相互作用情况下，肺泡对毛细血管氧扩散的有效性会受到影响。虽然这在正常肺中有一定程度的发生，但如果明显增加，就会变成病理性。在一端，肺泡有通气但未灌注，这就是所谓的无效腔。在另一端，肺泡被灌注但未通气，这被称为分流，它可以是结构或生理的。当血液从心脏的右侧流到左侧而不通过肺部时，就会发生解剖性分流。当血液在没有任何氧合的情况下穿过肺部时，例如在完全肺不张的区域，就会发生生理分流。在这两种情况下，结果都是无氧的血液会与含氧的血液混合，从而稀释并减少离开心脏的血液的总含氧量。当血液绕过充气的肺部时，FiO_2 的增加不会改善氧合。在术后，V/Q 失配主要是由于肺不张或肺水肿导致的肺功能残气量丧失。机械通气可以通过正压使部分塌陷的肺单位扩张进而增加功能残气量，从而帮助改善生理分流和 V/Q 匹配。弥散障碍是指氧气向血液中扩散能力的降低。这可能是由于肺泡－血液界面的障碍，例如先前存在的肺纤维化或肺水肿的发展。机械通气允许输送更高浓度的氧气，从而增加了穿过肺泡－毛细血管屏障的氧浓度梯度。

3. 通气障碍

在通气障碍时，肺泡通气量不足以排出产生的 CO_2 量。这导致 $PaCO_2$ 升高，血液 pH 降低。$PaCO_2$ 升高 pH 低表示急性高碳酸血症，而高 $PaCO_2$ 升高 pH 正常提示更慢性或代偿性高碳酸血症，这不那么令人担忧。并发代谢性酸中毒的患者可能仍具有正常或较低的 $PaCO_2$，但 pH 连续下降表明通气疲劳且不足。因此血液 pH 也是一个重要的变量。

临床上，高碳酸血症可表现为呼吸困难、呼吸急促、出汗和（或）神志不清。通气不足的根本原因是呼吸系统的神经肌肉能力和呼吸负荷之间的不平衡。神经肌肉问题包括镇静过度、膈神经损伤和麻药反应。胸外科医生可以在术后观察到重症肌无力控制不佳是另一个导致换气不足的原因。由肺部疾病、胸壁疾病或心血管功能障碍引起的呼吸负荷增加也可能导致换气不足。连枷胸、胸壁切除和气道阻塞是胸外科手术阻碍充分通气的例子。最后，心血管功能障碍损害了肺灌注，从而导致 V/Q 比例失调并增加了肺泡无效腔，这是术后情况下可见的病因。严重的肺栓塞可引起类似的效果。

在呼吸系统受损时，身体健康的患者可以通过增加呼吸频率和促进辅助呼吸肌呼吸来维持适当的通气以应对呼吸困难。最终这些患者会感到疲倦，从而导致急性呼吸衰竭。在这些患者中尽早开始机械通气有助于避免出现不稳定情况。借助呼吸机提供的机械支持，身体可以将呼吸肌中的血液重新分配出去，以支持其他重要器官。的确，气管插管和机械通气已显示可减少 20% 的总体氧气消耗[3]。机械通气患者可减少氧气消耗，另外应注意当解除机械通气时可能会增加氧耗[4]。机械通气还可以通过增加肺功能残气量来增加通气量，从而增加参与机械通气的肺泡数量。

（三）肺呼吸机参数概述

1. 呼吸机管理

各种参数可以控制机械通气。它们包括流量、潮气量、吸气与呼气时间之比（I∶E）、呼气末正压（PEEP）、呼吸频率和 FiO_2。

(1) 流量：流量是指气体的吸气流量。它以 L/min 为单位计算，从吸气开始时开始，到吸气结束时停止。峰值流量是呼吸机在吸气期间输送的最大流量。流速不足会导致血流不同步，患者会感到不适，并开始使用辅助呼吸肌以尝试增加吸气量。流量（L/min）通常是相对于时间在 x 轴上绘制的。这称为流量时间曲线。

(2) 潮气量：潮气量是每次呼吸所带走的气体量。这可以根据压力函数直接控制或间接控制，下面将进一步讨论。

(3) 吸气时间：吸气时间是在呼吸循环的吸气阶段所花费的时间。吸气时间直接由压力控制的通气方式确定，或者受潮气量和以体积为目标的通气量下吸气流速影响。通常较长的吸气时间可通过增加平均气道压力，并为气体从较高顺应性肺泡重新分配至较低顺应性肺泡提供时间来改善氧合。然而患者不太可能接受更长的吸气时间，并且通常需要更深的镇静作用。

(4) 吸气与呼气比（I：E）：I：E 是吸气时间与呼气时间之比。吸气是一个主动过程，而呼气是被动的，并且取决于肺和胸壁的动力。

(5) 呼气末正压：PEEP 是呼气末施加到呼吸道的正压。这有助于通过扩张肺泡来改善氧合。PEEP 的生理学水平将防止肺功能残气量正常的患者肺泡塌陷。较高水平的 PEEP 可用于保持受损肺的气道通畅，防止肺泡塌陷并帮助肺泡复张。PEEP 增加会使胸腔内压力升高，导致前负荷降低。内部 PEEP 或自动 PEEP 在下一次呼吸前呼气不完全时发生（图 41–1）。由于之前的气体未完全呼出，因此会发生渐进的气体捕获，导致呼气末期肺泡压力升高。应尽可能减少内部 PEEP。解决方案可以包括减少潮气量和增加呼气时间，以允许完全呼气。

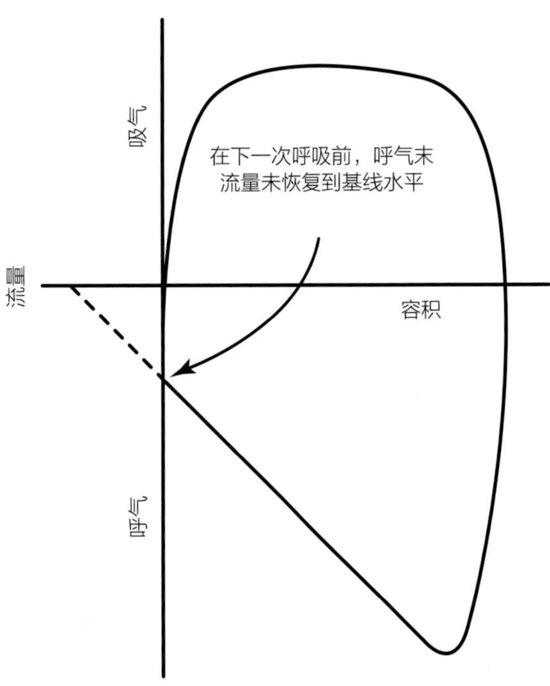

▲ **图 41–1　流量 – 容积循环显示空气滞留和自动 PEEP**

经许可，引自 Waugh JB, Deshpande VM, Harwood RJ. *Rapid Interpretation of Ventilator Waveforms*. Englewood Cliffs, NJ: Prentice Hall. © 1999 Jonathan B. Waugh, Vijay M. Deshpande, Melissa K. Brown and Robert Harwood 版权所有

(6) 呼吸频率：每分钟的呼吸次数决定了呼吸频率。它可以直接设置在呼吸机上，也可以由患者在辅助通气模式下的触发力来确定。

(7) 氧气 FiO_2：FiO_2 是通气中输送的氧气量。它的范围为 21%（室内空气）～100%（纯氧）。为了减少吸收性肺不张和高氧损伤，应采用最低的 FiO_2 以满足氧合需求。

2. 呼吸机动力学

根据最简单的理论模型，可以将呼吸系统简化为串联的电阻组件和弹性组件的组合。肺和胸壁是弹性组件，而气道、气管导管和呼吸机回路是阻力组件[5]。因此，施加到呼吸系统以产生潮气量的压力由两个因素决定：克服阻力负荷或气道阻力，以及克服弹性反冲力（负荷）的压力。

克服阻力负荷或气道阻力的压力受气体的黏度和密度、长度、管腔半径、呼吸机流速和流型影响。这可以用泊肃叶定律数学表示：$\Delta P=8\mu LQ/\pi r^4$，其中 ΔP 是压力损失，L 是管道的长度，μ 是动态黏度，Q 是体积流量，r 是半径。在临床上，可以通过最小化气管插管长度和最大化直径来操纵管腔长度和半径的变量。显然，患者的呼吸道长度是恒定的。气体混合物的黏度和密度也基本固定。一个独特的例外是氦氧混合气（Heliox），它是氦和氧的混合物，因为它的密度比空气中的氮和氧更轻。该混合物可用于严重的气道阻力状况，例如哮喘或气管狭窄以辅助气流。但是，它很少用于插管患者。气道阻力中相关较多的变量是管腔半径和流量。管腔半径代表一个关键因素。如泊肃叶定律所述，气道阻力和管腔半径的 4 次方相关。因此，支气管收缩、分泌物堆积或其他阻塞会显著增加气道阻力。临床操作（如频繁吸痰和使用支气管扩张药）对于降低气道压力很重要。流速是另一个可操纵的变量。流速应保持尽可能低，以满足患者需求。流速太低会由于流量非同步性而增加呼吸作用，而流速太高则会导致湍流远离层流，从而增加阻力。

呼吸系统的弹性负荷取决于肺泡和胸壁的弹性。这些解剖成分决定了呼吸系统的弹性，代表了呼吸系统扩张的弹性阻力。弹性越高，达到一定的呼吸系统膨胀所需的压力越大，即潮气量越大。例如，当肺泡充满液体时，它将抵抗扩张，从而增加肺弹性。引起肠胃压力升高的胃肠道肠梗阻会抑制膈肌运动，同样会增加胸壁弹性。

在呼吸机上，测得的气道压力包括峰值吸气压力（peak inspiratory pressure，PIP）和平台期压力，峰值吸气压力是呼吸机在吸气期间传递到肺部的最高水平，平台期压力代表无流量时的气道压力（图 41–2）。PIP 代表气道阻力和呼吸系统顺应性的总和。相反，由于在流量减小到 0 时测量平台期压力，气道压力和肺泡压力将相等，因此平台期压力仅反映呼吸系统的弹性。应常规测量气道压力，以避免对肺造成气压伤。不同压力的趋势可能提示气道压力增加的原因。例如，在稳定的平台期压力时气道压力增加表明大型气道或呼吸机管路中的阻塞增加。

顺应性是弹性的倒数，它是通过容积变化除以压力变化来计算的。类似于将气道压力分为峰值压力和平台期压力，顺应性分为动态顺应性和静态顺应性。动态顺应性表示气流中的肺顺应性，它由 Vt/（PIP-PEEP）计算。静态顺应性表示无气流时的肺顺应性；Cstat = Vt/（Pplat-PEEP）。与气道压力一样，最好将顺应性测量做为监测患者的趋势。如果动态顺应性增加，但静态顺应性保持不变，则问题可以定位到气道。相反，在肺泡实变增加的情况下，动态和静态顺应性都会降低。由于患者的体位可能会影响膈肌运动和胸壁顺应性，因此为了使顺应性测量具有代表性，需要对患者的体位进行标准化。

（四）呼吸循环的组成和定义

通气呼吸循环有四个主要阶段。触发是从呼气到吸气的转换。可以设置为完全由呼吸机控制，也可以设置为患者在辅助通气方式下所做的吸气努力。吸气是呼吸机给患者的肺充气的阶段。循环是从吸气到呼气的转换。时间、输送量、流量下降或压力等参数可用于触发循环。呼气是允许患者肺部排气的阶段，在很大程度上是被动过程。通过调节这些变量可区分不同的通气模式。通气有两种主要模式：以压力为目标的通气和以容积为目标的通气。呼吸是吸气和呼气的

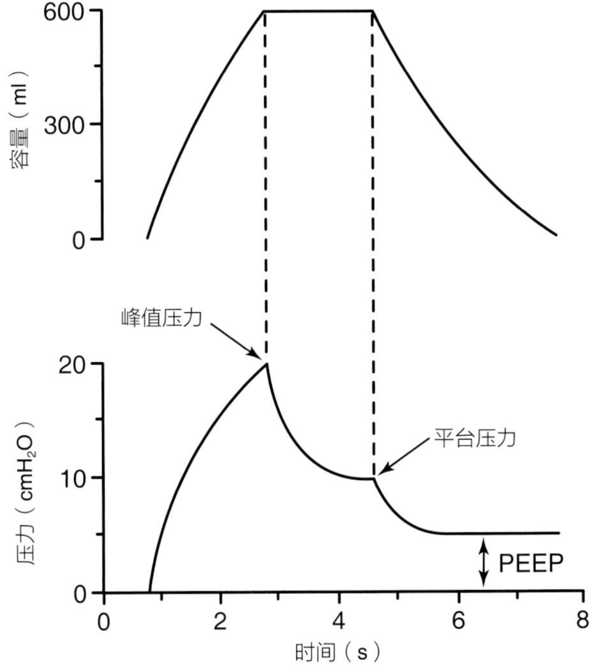

◀**图 41–2 机械通气时潮气量与气道压力的关系。平台期压力是通过"吸气末屏气"来测量的，以使气道压力达到一个恒定的值**

经 Taylor and Francis Group, LLC, a division of Informa plc. 许可，引自 Tobin MJ, Danzker DR. Ventilatory support: who, when, how? In Miller TA, ed. *Physiological Basis of Modern Surgical Care*. St Louis: Mosby-Year Book, 1988. © 1988 Taylor and Francis Group, LLC 版权所有

循环。辅助呼吸是指机械呼吸机为呼吸工作提供一些帮助的呼吸。自发性呼吸是患者触发并循环呼吸，可以由呼吸机辅助也可以独立完成。强制呼吸是呼吸机触发并循环呼吸。

容量控制和压力控制策略

在以容量控制为目标的策略中，以气道压力作为因变量来保证潮气量。每次呼吸均按照预定的流量时间曲线（波形和峰值流速）进行，曲线下的面积定义了容积。容量控制模式的输出由以下四个设置定义：吸气流量 – 时间曲线、潮气量、呼吸频率和 I/E 比值或吸气时间。临床医生设置峰值流量、流量曲线、潮气量、呼吸频率、PEEP 和 FiO_2。除非达到预定的安全压力极限，否则在设定的潮气量释放后吸气结束。最常见的流量曲线是方波曲线，它在设定的时间内提供恒定的流量（图 41–3）。为了减少气压伤，已经开发出了具有减速或正弦吸气流量波形的其他流量时间曲线，但没有证据表明一种波形优于另一波形[6]。气道压力取决于呼吸机的设置和患者的肺力学。潮气量多或高峰值流量会增加呼吸道压力，并恶化肺顺应性。以容量控制通气的主要优势包括可提供可预测的 V_T、流量和灵活调整肺容积，以及保证预设的每分通气量（MV）[7]。

在压力控制的策略中，以潮气量为因变量来确保气道压力。临床医生设置目标（最大）吸气压力水平、吸气时间、呼吸频率、PEEP 和 FiO_2。目标压力和吸气时间用于确定何时终止呼吸。气体迅速流过呼吸机回路，以将回路（和气道）增压至设定压力目标。测量气道压力的快速反馈机制可在达到目标时减速。一旦达到目标，就调整流量以在设定的吸气时间的其余时间内保持稳定或"方波"压力分布。因此，流量波形将显示减速模式。当肺泡压力与目标压力匹配时，气体流动将停止（图 41–3）。因此，吸气时间是重要的因素。吸气时间过短会导致肺泡和回路压力达到平衡之前停止流动。吸气时间过长将导致呼吸停止之前由于肺泡压力和回路压力的平衡而导致流量停止，从而在不增加潮气量的情况下增加平均气道压力。要评估吸气时间，可以持续

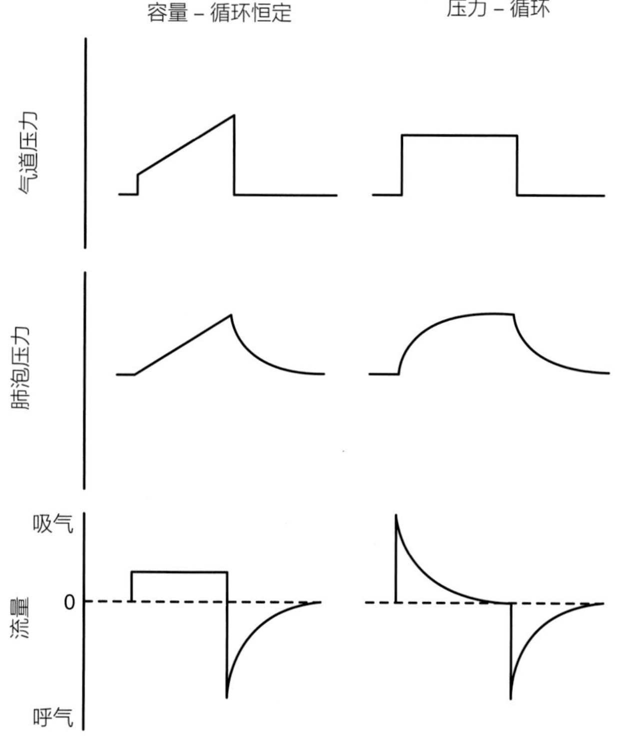

◀**图 41–3　理想化的气道压力、肺泡压力，以及在容量循环通气（吸气流量恒定）和压力循环通气时的流量跟踪**

经许可，引自 Marcy TW, Marini JJ. Control mode ventilation and assist/control ventilation. In Stock MC, Perel A, eds. Mechanical Ventilatory Support. Philadelphia, PA: Lippincott Williams & Wilkins; 1997.

保持吸气。如果尚未达到平衡，则会观察到气道压力下降到压力控制目标以下。如果吸气时间过长，观察流量 – 时间曲线将看到一个零流量的周期，可以缩短吸气时间，以最大限度地提高静态顺应性的潮气量。患者的肺力学也会影响最终的潮气量。肺顺应性降低会导致潮气量降低（进而导致每分通气量降低）。以压力为目标的通气的主要优点包括能够更好地控制平均气道压力，以及在具有不同顺应性的肺泡单位之间更好地分配气体。

各种研究已经检查了以容量为目标或以压力为目标的通气是否有优势。总体而言，两种通气策略均没有明显的生存获益。一些研究显示了容量模式的优势，包括较低的平均气道压力[8-10]和改善的分流[11]。其他研究显示了压力通气的优势[12, 13]，包括一项研究表明，由于较高的峰值流量，气体在呼气末期的分布有所改善[14, 15]。但是，在由于大量漏气（例如，胸膜切除术）而导致大量吸气量减少的情况下，以压力为目标的策略可能是有利的，因为通过漏气导致的大量气量损失会导致"持续吸气"，无须呼气循环。

（五）模式

1. 机械控制通气

在机械控制通气中，患者的通气完全由呼吸器驱动，无须患者自主通气。因此患者不能自主呼吸，在有呼吸动力的患者中，可能出现呼吸机不同步，需要深度镇静。输送的潮气量可以是压力定向的，也可以是容量定向的（图 41–4）。

2. 辅助控制通气

在辅助控制通气中，呼吸可以由呼吸机或患者触发。呼吸机通过患者的微小吸气动作来感知患者触发的呼吸。临床医生通过设置呼吸频率和潮气量或目标压力来确定最小的每分通气量，这取决于需要的容量模式还是压力模式。患者可用呼吸机呼吸增加每分通气量，每个患者自主呼吸完全由呼吸机支持。由于呼吸总是得到充分支持，呼吸频率高的患者有呼吸性碱中毒、静脉回流和心排血量减少的风险。此外，在设置触发灵

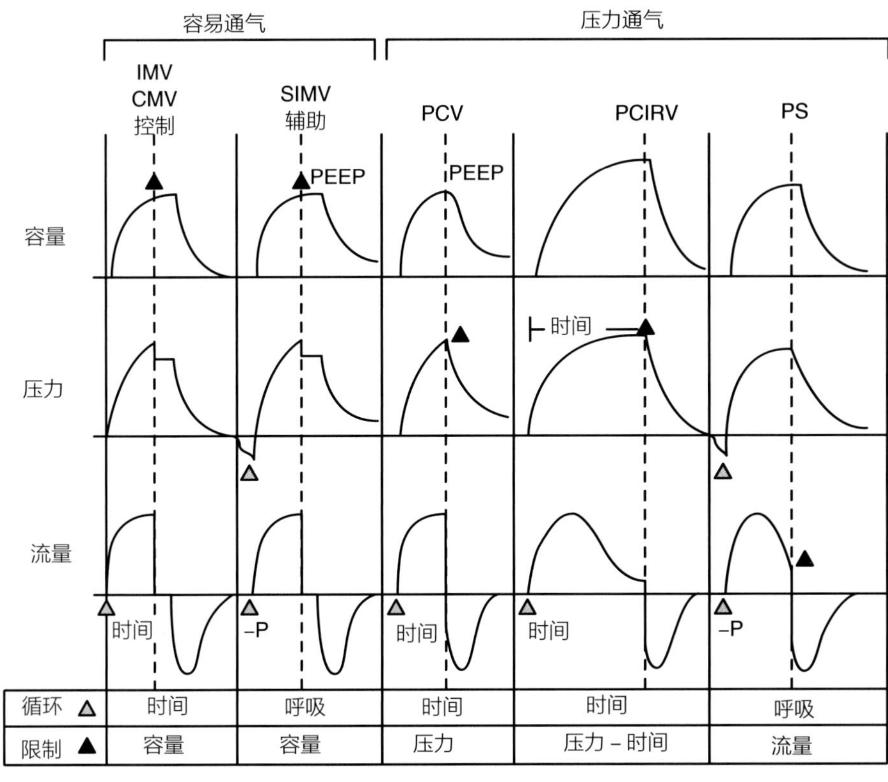

◀图 41–4　**机械通气时气流、气道压力和肺活量的模式**

气体流量（周期 Δ）是由患者施力或设定的时间周期起始。当一个预设的容量、气压或者气流完成时，吸入气流便停止（限制 Δ）CMV. 连续机械通气；IMV. 间歇性强制通气；PCIRV. 压力控制反比通气；PCV. 压力控制通气；PEEP. 呼气末正压；PS. 压力支持（经许可，引自 Bartlett RH. Respiratory physiology and pathophysiology. In: Bartlett RH, ed. Critical Care Physiology. Boston; Little, Brown, 1996. © Robert H. Bartlett 版权所有）

敏度时需要小心。灵敏度过高会导致呼吸机的自动循环，而灵敏度过低则会导致误吸气和呼吸消耗增加（图 41–4）[16]。

3. 间歇指令通气

间歇指令通气（intermittenl mandatory ventilation，IMV）类似于辅助控制通气，临床医生确定最小的每分通气量，患者能够呼吸高于设定的频率以增加每分通气量[7, 17]。主要区别在于患者自主呼吸不需要完全的呼吸机支持，当需要自主呼吸时可选择辅助气道压力。在这些自然呼吸中，呼吸频率、流量和容量是由患者的呼吸强度、力量和肺部结构决定的。由于这些都不是完全支持的呼吸，IMV 的目的是让患者在使用呼吸机时锻炼呼吸肌肉组织。然而这并没有被证明是真实确切的[18–20]。为了防止机械呼吸与自发呼吸叠加，同步间歇指令通气（SIMV）被开发出来，使患者的呼吸（达到规定频率）与机械支持呼吸同步。和之前的模式一样，IMV 和 SIMV 机械通气可以根据容量或压力进行调整（图 41–4）。

4. 压力支持

与以往的通气方式相比，压力支持通气是一种完全自发的通气方式。患者决定呼吸频率、吸气流量和吸气时间，也就是患者控制触发和循环的时间。在这种模式下，临床医生设置吸气压力水平、PEEP 和 FiO_2。当患者触发呼吸机，呼吸机将提供一个快速的流量，达到预设的压力限制。患者可以自由地继续呼吸，只要他们愿意，当流量下降到预定的峰值吸气流量百分比或设定的流量数值时，呼吸循环将停止，这取决于呼吸机软件；因此，潮气量会随着患者努力程度，吸气压力水平和肺的特征而改变。这种模式被认为在机械通气时可为患者提供更自然的呼吸模式（图 41–4）[21, 22]。

（六）先进的通气模式

1. 压力释放通气

这种通气模式的设计是为了帮助氧合困难的急性肺损伤患者[23]。它的目的是增加平均气道压力，同时最小化气道压力峰值的增加，也就是说，这种模式的目的是补充塌陷的肺泡。在这一策略中，1987 年由 Stock 和 Downs 首次描述，长时间的高持续气道正压被用来扩张肺泡和保持足够的肺容量[24]。这避免了在传统的通气策略中肺的重复扩张和塌陷。自主呼吸发生在这个高压阶段，因此允许患者控制他们的呼吸频率，增加舒适度和同步性。虽然理论上可以在高压阶段使用正压通气，但这种额外的支持会将气道压力增加到危险水平，并导致损伤性肺扩张。在一个时间循环内较低的气道压力在短时间内用于通气。这种模式是一个反相通气的例子，在这里吸气的时间大于呼气的时间；即 I∶E 比值＞1（图 41–4）。

2. 高频通气

这种通气模式结合了非常高的呼吸率（＞1 次呼吸 / 秒）以及比生理无效腔更小的潮气量[25]。高频通气有四种类型：高频正压通气、高频振荡通气、高频射流通气和高频冲击通气。然而，高频振荡通气是目前临床上最常用的方法。在高频振荡通气中，呼吸通过振动的膈膜片进行。呼吸频率设定为每分钟 200～900 次，并设置一个高平均气道压力（也称为恒定扩张压力）来扩张肺泡。短频呼吸是为了防止肺泡过度膨胀，而高平均气道压力是为了防止肺泡的重复塌陷和恢复。因为振动的膈膜向两个方向运动，呼气是活跃的。潮气量与振荡频率有关。随着频率的降低，传递的潮气量增加，因为较长的呼吸周期允许振动膜在给定的功率下有较大的摆动。

气体在高频通气中的输运尚不完全清楚[26]。提出了多种机制：①由于潮气量接近生理无效腔，气体前缘可能到达近端肺泡，通过整体流动促进气体交换；②每个肺单位扩张率的顺应性和阻力不同，在吸气之后，气体从快速扩张肺单位到慢速扩张肺单位的再分配，导致区域气体运动，称为摆动呼吸；③吸气和呼气之间的不对称导致了对流流动现象，高速吸入的气体沿较小的气道集中下行，使气体更靠近气道壁，缓慢移动的呼出气体因此沿外壁从肺泡流出；④跳动的心脏可以通过影响周围的肺组织来增强气体交换，这被称为心源性混合；⑤湍流区允许外侧对流混合；⑥层流允许外侧扩散混合；⑦可通过非气道连接发生侧支通气。

最近的两项随机对照试验研究了高频振荡通气在急性呼吸窘迫综合征人群中的作用。由于发现住院死亡率增加了12%[27]，震荡试验提前终止。高频振荡通气组比常规通气组需要更多的血管加压素，这表明高频振荡通气时较高的胸膜腔内压导致了右心室负荷的大量增加。同样，高频振荡通气组所使用的高气道压力可能导致了进一步的气压性创伤。OSCAR试验是一个类似的多中心试验，将高频振荡通气与普通呼吸机通气进行比较[28]。在这项研究中，两组的30d死亡率相似。他们的高频振荡通气组使用的气道压力低于振荡试验，这表明气压性创伤可能是振荡试验结果较差的原因之一。

3. 神经调节辅助通气

机械通气的主要功能之一是减轻呼吸肌的负荷，允许气体交换，直到可以改善呼吸衰竭。长时间的机械支持可能导致膈肌萎缩和功能障碍，而允许膈肌用力的模式可能导致患者–呼吸机不同步。神经调节辅助通气的设计是为了更好地同步呼吸机支持与患者的神经呼吸驱动。Sinderby等[29]开发了一种带电极的鼻胃管，允许膈肌肌电图信号采集。膈肌的电活动被发送至呼吸机，在那里它通过传递与膈肌电活动成比例的压力来协助自主呼吸。直到电活动降低30%，压力才释放出来。由于这是一种新的策略，只有小规模的研究可用。Colombo等[30, 31]和Patroniti等[31]将正压通气水平与匹配的神经调节辅助通气水平进行比较，发现神经调节辅助通气避免了过度辅助的风险，避免了患者–呼吸机不同步，并在高辅助水平下改善了患者–呼吸机的相互作用。如果呼吸中枢、膈神经或神经肌肉连接被破坏，这种有希望的通气模式显然不能被利用。此外，对插入鼻胃管有禁忌的患者不能使用这种通气方式。

（七）无创机械通气

无创通气（non-invasive，NIV）是指无须气管插管或气管切开即可实施呼吸机支持。自从鼻部正压通气应用于阻塞性睡眠呼吸暂停患者，无创正压通气得到越来越多的应用。无创通气的优点包括保留气道防御机制，维持完整的上呼吸道，增加患者的舒适度和灵活性。已经设计了各种各样的接口来输送加压气体进入气道。常见的接口类型包括鼻式和口鼻式（面罩）系统。不舒适导致的漏气会减少肺泡通气和患者与机器之间不同步。因此，应该提供各种各样的接口，以便找到一个最大限度地减少漏气的接口。一般来说，面罩类型的系统比鼻腔系统更好，因为鼻腔系统要求患者保持嘴巴紧闭。然而，戴面罩时呕吐确实有误吸的风险。此外，专门为无创通气开发的现代机械通气机具有相当大的补偿漏气的能力，这解决了与无创通气使用相关的许多实际问题。

在无创通气期间可以使用不同的通气方式。持续气道正压（CPAP）在吸气和呼气时都提供恒定的正压，并可恢复塌陷的肺泡，导致功能残气量升高。相比之下，无创压力支持通气是一种真正的通气方式，需要使用呼吸机。吸气的努力触发呼吸机提供一个减速流量，以满足压力支持水平。一旦流量下降到一定程度，通气支持就停止了。该设置也称为BiPAP，因为使用了两个级别的压力：吸气压力（压力支持）和呼气压力（持续气道正压水平）。患者配合这项技术这是很重要的，因为漏气可以促进患者–呼吸机不同步，导致呼吸做功增加。选择合适的设备，指导患者，不断调整呼吸机的设置是无创通气成功的必要组成部分。

无创通气可以减少呼吸做功，增加呼气末肺容积，改善氧合，被认为是避免拔管失败后气管插管的有效方法。然而，在不同的患者群体中，关于无创通气的疗效有非常不同的结果，这可能是由于在不同的临床环境中导致呼吸衰竭的不同病理生理机制及其对无创通气的反应导致的。

在普通 ICU 人群中，无创通气在两项临床试验中均失败，未能显示出应用于拔管后呼吸衰竭患者的任何益处[32, 33]。相反，在术后报道了应用新技术，特别是持续正压通气技术取得良好效果。一项研究探讨了 96 例冠状动脉搭桥术后恢复的患者，随机分为两组，一组接受持续正压通气或无创通气（每 3 小时通气 1h），另一组在术后前 2 天每 2 小时进行 20min 的刺激肺活量测定。无创通气和持续正压通气显著改善氧合、肺活量和用力 1s 呼气容积，但在减少肺不张方面没有任何效果，这三组（12%～15%）相似[34]。在胸外科人群中，一项随机试验证实了无创通气在预防术后再次插管方面的有效性。本研究随机选取 48 例肺切除后呼吸衰竭患者，接受包括吸氧、物理治疗和支气管扩张药在内的治疗。与对照组相比，在无创通气中需要间歇指令通气的显著降低（21% vs. 50%）。有趣的是，与对照组相比无创通气组的死亡率也更低（13% vs. 38%）[35]。最近，一项大型多中心随机临床试验表明，在预防或解决胸心外科患者术后急性呼吸衰竭方面，无创通气并不逊色于通过鼻导管加热和加湿的高流量氧气输送[36]。

（八）机械通气的不良影响

1. 呼吸机所致肺损伤

虽然机械通气往往可以挽救生命，呼吸机本身对肺的损伤，特别是在预先存在肺损伤的情况下，是一个主要问题。在早期机械通气的经验中，唯一关心的是呼吸肌的休息和气体交换。此后不久，人们认识到机械通气本身可以启动和加剧通气过程中存在的肺损伤。从广义上讲，有两种主要的机制可以解释呼吸机引起的肺损伤：肺泡过度膨胀和肺泡反复的开放闭合[37]。

从概念上讲，肺泡过度膨胀是简单的，人们可以把过度膨胀想象成类似于气球的拉伸和爆裂。另一种损伤是由于当肺单位不足时肺泡反复的复张和塌陷。这被称为肺不张或周期性肺不张。肺泡的反复开放和塌陷可通过影响表面活性物质的功能、上皮脱落和透明膜的形成而造成损伤。然而，从任何一种机制来看，物理性损伤都只是肺损伤的一个组成部分。机械损伤的继发性传播是由肺本身分泌促炎介质引起的，可导致进一步的炎症反应，如微血管破裂、细菌移位和全身炎症反应。

呼吸机引起的损伤可能是呼吸窘迫综合征患者最担心的。呼吸窘迫综合征是一种急性炎症性肺损伤，其特点是肺血管通透性增加，导致肺内液体增多，通气组织减少，即肺内已存在促炎环境。胸外科手术并发症等多种不同的情况都会诱发 ARDS，因此对呼吸窘迫综合征的合理支持和治疗具有重要的临床意义。呼吸窘迫综合征首先是肺损伤，所有患者都需要机械通气，而在这一人群中，机械通气相关性肺损伤最为明显。现在已经确定低潮气量通气策略对这部分患者是有益的（图 41–5）。多中心试验随机分配了 861 例呼吸窘迫综合征机械通气患者接受低潮气量通气（初始潮气量为 6ml/kg）或常规机械通气（初始潮气量为 12ml/kg）[38]。低潮气量通气组死亡率较低（31% vs. 40%），无通气天数较多（12d vs. 10d）。低潮气量策略一般耐受良好，但通气不足可导致呼吸性酸中毒。目前尚不清楚这对 ARDS 肺损伤有什么影响；然而一些动物研究和试验分析表明，呼吸性酸中毒实际上可能对呼吸机引起的肺损伤有保护作用。

虽然传统上认为呼吸机诱导的肺损伤在临床上仅发生在呼吸窘迫综合征患者，但近年来，机械通气对健康肺的损伤作用也被证实。在一个大型多中心随机临床试验，400 名腹部手术患者在麻醉期间，接受无 PEEP 和潮气量 10～12ml/kg 常规机械通气，或者 6～8cmH_2O PEEP，潮气量 6～8ml/kg 保护性机械通气和每 30 分钟一次的肺复张策略[39]的分别治疗。在手术后干预 7d 内，采用肺保护策略治疗的患者肺内和肺外并发症明显少于高潮气量通气的患者，住院时间明显短于高潮气量通气的患者。

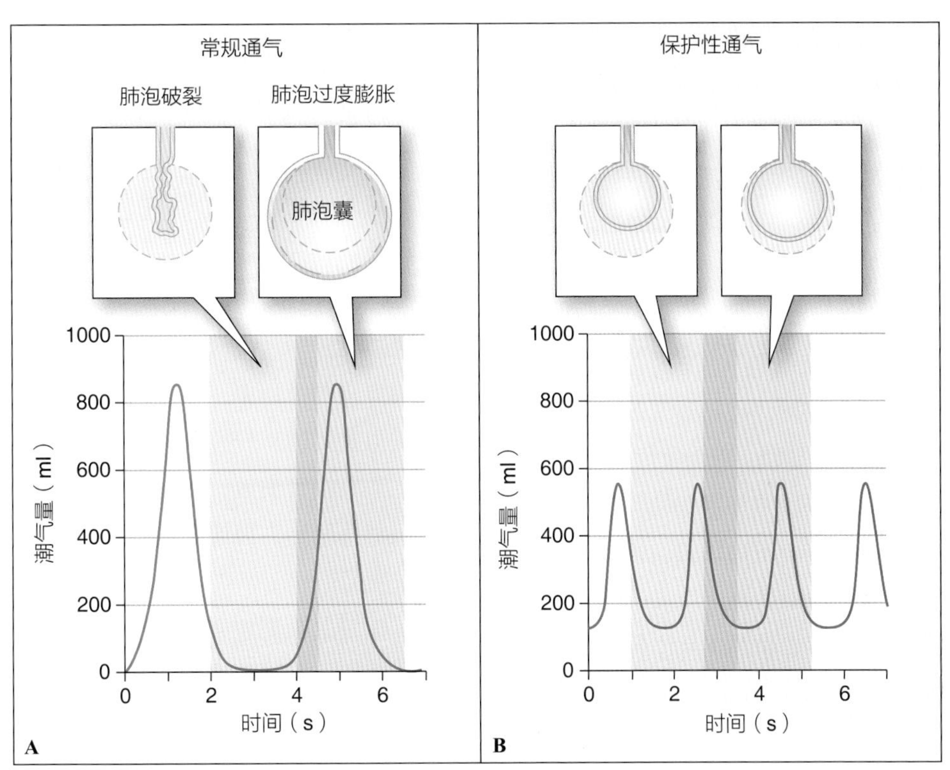

▲ 图 41-5 **在一个 70kg 的 ARDS 患者中，常规通气在潮气量为 12ml/kg 和 $0cmH_2O$ 水柱的呼气末正压（A）时，可导致肺泡在吸入高峰时过度膨胀，在呼气末肺泡塌陷。与之形成对比的是，6ml/kg 的保护性通气和 $5cmH_2O$ 的呼气末正压（B）通过提供低潮气量和适当的呼气末正压可限制肺泡的过度膨胀和塌陷**

经许可，引自 Malhotra, A. LowTidal-Volume Ventilation in the Acute Respiratory Distress Syndrome. *N Engl J Med* 2007; 357: 1113–1120. Adapted from Tobin MJ. Advances in mechanical ventilation. *N Engl J Med* 2001;344:1986–1996. © 2001 Massachusetts Medical Society 版权所有

有趣的是，在进行胸腔镜食管切除术的患者中，保护性机械通气可减少肺部并发症和肺部炎症[40]。在左肺通气期间，患者随机接受低潮气量（5ml/kg 和 $5cmH_2O$ PEEP；$n = 53$）或常规潮气量（8ml/kg；$n = 48$）。在保护性机械通气策略组中，术后 18h 收集的肺泡灌洗液中的 IL-1β、IL-6 和 IL-8 表达明显降低。此外与高潮气量治疗组相比，该组肺部并发症的发生率明显降低。

2. 肺炎

每个机械通气患者都有发生呼吸机相关性肺炎（ventilatorassoci-ated pneumonia，VAP）的风险，VAP 的定义为插管 48h 后发生的肺炎。据报道，感染 VAP 的风险在第一周为 3%，第二周为 2%，随后几周为 1%[41]。与所有的肺炎一样，当细菌进入无菌的下呼吸道时，VAP 就会发生，并且能够击垮宿主的防御系统从而导致感染。对于绝大多数 VAP，这些感染是由口咽细菌吸入肺部引起的[42]。气管插管患者尤其危险，因为气管内插管损伤了咳嗽反射和黏液纤毛清除，这对清除健康患者吸入的细菌很重要。气管套管不一定能防止误吸。受污染的分泌物堆积在套管上方，慢慢地在套管周围移动，在气管上定植，并在导管上形成生物膜。正压通气进一步推动细菌进入肺部。其他感染源包括受污染的吸引管、远处感染的直接血液学传播和从胃部吸入受感染物质。危重患者的免疫功能障碍增加了这些感染源。现在市场上有各种各样的新型气管插管来解决这些问题。利用改进的套管形状和材料设计了气管套管，防止套管周围的微量误吸。还设计了一种具有声门下吸引口的气管套管，以帮助排出套管上方的分泌物[43, 44]。最后，镀银的气管套管被用来帮助阻止生物膜的发展[45]。在一项大型随机多中心的研究中，在接受了镀银气管套管的患者中，微生物学证实 VAP 可延迟发生和降低发生率[46]。然而，在 ICU 和住院时间上没有发现任何差异。还需要进一步的研究来评估这些新设备的临床和成本效益。

3. 心脏和循环的影响

肺并不是孤立存在的，机械通气的效果也不是。正压通气的启动将导致心脏前负荷下降[47, 48]。呼吸机供应的正向肺泡压力将增加肺容量。这将对心脏施加压力，增加心室内压力。因此，静脉回流将减少，从而减少前负荷。在心功能正常的患者中，这会导致心排血量和血压下降，但这可以通过静脉输液将其降至最低，这有助于恢复足够的静脉回流和前负荷。

后负荷也受到正压通气的影响。机械通气可增加或减少右心室后负荷。当肺容量低于功能残气量时，肺血管阻力增加。通过正压通气达到功能残气量可以降低肺血管阻力，从而导致右心室后负荷的整体降低。另外，当肺容量达到或超过功能残气量时，正压通气进一步增加肺泡毛细血管的静水压力，从而增加肺血管的阻力，进而增加右心的后负荷。正压通气一般可减轻左室后负荷。由于增加的胸膜腔内压压迫心脏，左心室的跨壁压力增加，从而减少后负荷。

因此，根据患者的心脏功能，开始正压通气可能是有益的（如心源性肺水肿），也可能是有害的（如低血容量）。

4. 膈肌功能障碍

除了呼吸机感应肺损伤、呼吸机相关性肺炎和心血管不良反应，有越来越多的证据表明间接强制通气对膈肌也可能是有害的。机械通气引起的膈肌不活动导致膈肌无力、萎缩和损伤，这些与通气支持时间有关。膈肌纤维在不活动时会蛋白水解，这在决定膈肌萎缩和力量丧失方面起着重要作用。这被定义为呼吸机相关性肺损伤膈肌功能障碍[49–51]。

（九）停止机械通气

最终，机械通气的目的是使肺恢复良好的独立功能。理想情况下，这发生在机械通气常见不良反应发生之前。然而，决定何时可以安全拔管往往是困难的。除了要有足够的肺功能，停止呼吸机还需要有足够的肌肉力量和呼吸动力。如果呼吸强度较弱，呼吸负荷过重，肌肉会衰竭。在开始停止的过程中，了解开始机械通气的最初原因是很重要的。只有纠正了这一原因才能考虑拔管。如果拔管失败，机械通气时间、ICU 和住院时间都会增加，因此准确预测拔管成功的时间至关重要[52]。

需要三项测定来评估患者是否可以脱离呼吸机。首先，从心肺角度来看，患者应保持稳定。充足的氧合作用（$P/F > 200$, $PEEP \leqslant 8cmH_2O$），血流动力学稳定性和基础条件改善是必要的。其次，进行一项试验以证明患者可以在几乎没有呼吸机支持的情况下呼吸，这被称为自发性呼吸试验。最后患者需要证明他们可以保护自己的呼吸道。评估气道分泌物的数量，咳嗽强度和精神状态均有助于此判断。

各种参数已被用来成功预测停止呼吸机。肺活量为 10～15ml/kg，潮气量为 5～8ml/kg。肺活量通常很难测量，因为它需要患者的大力配合。因此，研究表明肺活量不能准确预测脱机结果[53]。每分通气量（MV）和最大自主通气（MVV）也是预测脱机效果的参数。最大自主通气是尽最大努力超过 1min 可以呼出的气体体积。MV 和 MVV 之间的差异表明，如果需要，患者的通气储备可维持正常的 $PaCO_2$。$MV < 10L/min$ 和最大自主通气翻倍的能力与成功脱机相关。然而这需要患者的大力配合。

肌肉力量是脱机的另一种评估方式。可以通过测量最大吸气压力（MIP）来测试呼吸肌肉功能。健康的年轻男性可以产生 $-120cmH_2O$，女性 $-90cmH_2O$ 的压力。为测量插管患者的这一因素，可在回路上连接一个单向阀，使患者可以自由呼气，但要靠压力计吸气。通常，MIP ＜ $-30cmH_2O$ 与成功拔管有关，而 MIP ＞ $-20cmH_2O$ 与无法维持自主呼吸有关[54]。这些值通常具有比正向预测能力更好的反向预测能力。

最近 yang 和 Tobin[54] 所描述的快速浅呼吸指数（rapid shallow breathing inder，RSBI）。根据他们的经验，尽管脱机失败中可能由于每分通气量，但每分通气量、潮气量和呼吸频率的成分可能结合在一起，导致无效的气体交换（图 41–6）。RSBI 的计算是用呼吸频率除以潮气量（f/VT）。当阈值小于 105 时，f/VT 比值的阳性预测值 0.78，阴性预测值为 0.95。这种方法很容易衡量，而不依赖于患者合作。

一旦患者感觉准备好脱机，就进行一次自然通气试验，通常持续约 2h。一项随机试验发现，30min 或 120min 的自主呼吸试验在确定可进行拔管的作用是相等的，但是 2h 的试验仍然是大多数自主呼吸试验的标准[55]。T 管、持续正压通气和压力支持通气是不同的自主呼吸试验策略。T 管试验是最古老的策略。患者与呼吸机断开连接，并与氧气 / 空气连接一段时间。考虑到气管套管仍在原位，因此呼吸做功比拔管后要高。因此，使用 5～$8cmH_2O$ 的持续正压通气或压力支持通气来缓解这一额外的阻力被认为能更好地预测呼吸机脱机。虽然 Brochard 等[20] 证明了压力支持通气比 T 管试验更优越，但西班牙肺衰竭协作组研究却没有显示出任何差异[56]。自动插管补偿是一种新型的呼吸机技术，它支持患者持续的、自动计算吸气压力的大小，以补偿气管内插管所增加的与流量有关的阻力[57]。然而，虽然在自主呼吸试验中使用自动插管补偿试验已经被证明是安全的，但是并没有发现额外的优势[58]。因此，目前还不清楚自主呼吸试验的最佳策略是什么。事实上一些人认为 T 管试验是最好的，因为来自气管套管的额外阻力可模拟通过水肿的上呼吸道进行呼吸[59]。

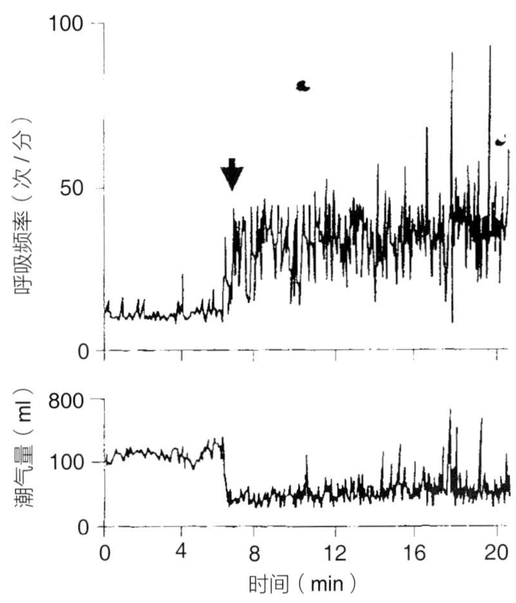

▲ **图 41–6　反映脱机尝试失败的患者呼吸频率和潮气量的呼吸趋势图**

箭头表示恢复自主呼吸的点。快速浅呼吸几乎在拔管后立即出现［引自 Tobin MJ, Perez W, Guenther SM, et al. The pattern of breathing during successful and unsuccessful trials of weaning from mechanical ventilation. Am Rev Respir Dis 1986; 134 (6): 1111–1118.］

没有明确的标准来确定自发性呼吸试验是否成功。高碳酸血症或缺氧显然意味着失败，但其他更主观的标准，如心动过速、躁动、焦虑和出汗仍取决于医生的临床评估。西班牙合作小组公布了他们研究的失败标准（呼吸频率超过 35 次 / 分；动脉血氧饱和度低于 90%；心率超过 140 次 / 分或持续增加或减少 20% 以上；收缩压在 180mmHg 以上或 90mmHg 以下；烦躁、出汗，以及焦虑或呼吸做功增加的症状（辅助肌肉的使用、反常的胸腹呼吸、肋间收缩、鼻孔扩大呼吸），这对临床医生是有帮助的[18, 55, 56]。

呼吸机脱机指南

为了更好地为拔管做准备，已经制订了每日评估方案来确定准备拔管的患者。大多数治疗方案从每日的镇静中断开始，以达到最佳的清醒状态。患者通常已经有足够的氧合（PaO_2 ＞ 60mmHg, FiO_2 ＜ 0.5, PEEP ＜ 8）和 RSBI ＜ 105。如果达到某些标准，使用压力支持、持续正压通气或 T 管试验，自发性呼吸试验达到 120min 将被尝试停止。一般来说，这些脱机方案可以由护士或远程终端系统驱动，而不是医生。最近的研究表明，这种脱机方案是更好的，因为医生经常被其他任务分心[60]。因此，也许在将来，停止机械通气将由计算机驱动。事实上，最近的一项试验表明，电脑程序优于医生指导的呼吸机脱机程序[61]。

（十）呼吸支持辅助策略

体外生命支持

直到最近，患者的通气支持需要使用患者自己的肺进行气体交换。这就造成了呼吸机对肺的进一步损伤与患者需要充分的氧合和通气之间的冲突。因此在呼吸衰竭时，将气体交换的负担从肺移开，可以改善肺的恢复[62-64]。最近有呼吸道病毒暴发，体外生命保障系统在心肺支持中的应用得到了更新。体外膜肺氧合是在体外循环实现这一目标的一种策略。体外膜肺氧合技术类似于心脏手术中使用的体外循环。血液从患者体内排出，并通过膜氧合器泵入，使血液氧合并去除 CO_2。一般来说，氧合主要取决于血流量，而 CO_2 的消除主要取决于气体流量。不同配置的体外膜肺氧合循环可用于呼吸衰竭的患者。对于单纯呼吸衰竭，静脉 – 静脉体外膜肺氧合可用于膜氧合器对静脉血进行氧合并返回静脉系统。最近，一种支持 4～5L/min 血流量的双腔管被引入，允许仅通过右颈内静脉进行体外膜肺氧合[65]。这有助于患者在体外膜肺氧合时能够移动，减少条件限制。对于除了呼吸衰竭外还需要心脏支持的患者，可以使用静脉 – 动脉体外膜肺氧合，即血液从静脉流出并重新注入动脉的配置。

使用体外膜肺氧合并非没有风险。出血是体外膜肺氧合常见的并发症，需要全身抗凝和循环诱导的血小板功能障碍。血栓栓塞也是一个主要的潜在并发症。血栓形成和随后的栓塞在静脉 – 静脉体外膜肺氧合中是危险的，而在静脉 – 动脉体外膜肺氧合中则是毁灭性的。其他技术困难也会发生在插管过程中。

体外膜肺氧合最初用于随机对照研究证实有益的新生儿[66]。在成人中尚未建立启动体外膜肺氧合的标准，而且历史研究表明该技术的效果不佳。CESAR 试验随机选择 180 例患者考虑接受体外膜肺氧合治疗或常规治疗，结果显示接受体外膜肺氧合治疗的患者存活率更高[67]。随着 2009 年甲型 HINI 流感病毒的流行，世界各地的许多中心都将体外膜肺氧合纳入了他们的治疗中。在这些观察性试验中，澳大利亚和意大利分别有 68 例和 60 例患者的生存率分别为 75% 和 68%[68, 69]。在英国，使用和没有使用体外膜肺氧合的患者的存活率分别为 24% 和 53%。这与法国的一项研究相反，该研究表明接受体外膜肺氧合治疗的患者没有生存益处[70, 71]。一项国际随机试（NCT01470703）目前正在招募重症急性呼吸窘迫综合征患者进行体外膜肺氧合治疗。这将更好地确定体外膜肺氧合对难治性急性呼吸窘迫综合征患者的疗效。体外生命支持仍然是一个新兴的领域，它的作用可能会随着技术的进步而发展。

二、结论

胸外科患者的通气支持仍然是常见的。外科医生需要熟悉不同的通气方式，以更好地完成术后管理。

第 42 章 胸外科手术的并发症

Complications of Thoracic Surgical Procedures

Benjamin D. Kozower 著
黄伟钊 胡艺缤 译

一、概述

随着手术技术和围术期管理的进步，胸外科手术并发症的发病率和死亡率也得到明显改善。在 20 世纪 80 年代早期，肺癌研究组曾报道了全肺切除术和肺叶切除术的死亡率分别为 6.2% 和 2.9%[1]。20 年后，Allen 及其同事[2]在一个多机构随机试验中报道了死亡率分别为 0% 和 1.3%。在另一个大宗的系列研究中，全肺切除术的术后 30d 死亡率和住院死亡率分别为 0.5% 和 0.8%[3]。考虑到患者接受胸部手术干预的复杂性不断增加，这些结果是相当了不起的。尽管接受食管切除术患者的死亡率已经有所改善，但是相比于其他高风险手术自然较高，最近有报道指出已经近高达 9%[4]。过去被认为不能手术的患者，如肺功能不全或高龄的患者，现在都有理由被考虑进行外科手术治疗[5-7]。尽管手术结果令人鼓舞，降低了手术死亡率，但胸外科患者术后并发症仍然是一个重大挑战。并发症的发生率依然很高，多个系列研究报道其并发症发生率为 30%～40%[2, 8-10]。其中食管切除术后总的并发症发生率也很高，无论开放手术还是微创手术，其发生率均超过 50%[11-14]。这些并发症最终对患者生活质量造成很大的影响，甚至比技术方法选择所造成的影响更大[14]。

降低并发症风险的措施应始于术前，对患者的个体化药物治疗、并发症、营养、戒烟和患者教育进行优化。为了减少术后并发症，术前戒烟 4～8 周可以得到最大获益，但是其实在任何时候戒烟都仍然是有价值的[15, 16]。那些肺功能处于临界状态的患者可通过肺部康复治疗来提高肌肉力量和运动耐量[17, 18]。营养状态是一个重要的术前指标。具有重要意义的退伍军人事务部的研究和其他的研究都发现，低蛋白血症与营养不良相关，是术后发病率和死亡率的最强预测因子[19-22]。这强调了术前仔细准备对于改善患者预后的重要性。熟练地减少和处理并发症常常需要多学科的支持。这种参与和关注是至关重要的，因为并发症会直接影响许多结果，如再入院率、资源利用率和生活质量[14, 23-26]。本章概述胸外科手术后常见的并发症及其处理。

（一）漏气（肺泡 - 胸膜瘘）

最常见的术后并发症之一是肺泡 - 胸膜瘘或漏气，其定义为节段支气管远端肺实质与胸膜腔之间的连接[27]。相比其他的限制出院的因素（如未达到最佳标准的疼痛控制或恶心），漏气的存在可以延长患者的住院时间[28, 29]。据报道，与持续性漏气相关的死亡率高达 12%，这可能是由于它与其他严重的肺部并发症相关，如肺不张、肺炎和脓胸等[29, 30]。漏气的发生率因手术方式和术后天数的不同而不同。Cerfolio 和他的同事[31, 32]报道了术后第 1 天和第 2 天的漏气发生率分别为 25% 和 20%。多数轻微漏气会自然停止。根据研究，持续性漏气的定义也有所不同，但一般认为，如果术后第 4 天及以上仍存在漏气则定义为持续性漏气，占 5%～15%[32, 33]。美国胸科协会（The Society of Thoracic Surgeons，STS）数据库中，在漏气时间超过了必要的住院时间时，才将其定义为持续性漏气。较低的 1s 用力呼气量（FEV_1）预测值、肺气肿、囊性纤维化、胸腔引流管放置欠佳等因素会导致漏气的风险增加，与其他肺叶切除术相比，上肺叶切除和双叶切除术也会增加漏气的风险[34]。一些新的外科技术可用于预防术后漏气。术中识别肺实质漏气或许是可行的，方法是将可疑漏气的部位浸入生理盐水中，观察萎陷肺组织缓慢再充气过程中的漏气情况。胸膜补片、心包支撑的切割闭合器和非肺裂入路的手术方式都已经被证明是有效的[35–37]。此外，纤维蛋白密封剂和各种不同的胶都已被使用并得到不同的效果。

只要漏气持续存在，胸腔引流管通常都需要继续保留。轻微的漏气最好将患者的胸腔引流管连接水封瓶（被动吸力），然而出现新的气胸或气胸加重则需要增加主动抽吸[38]。早期接入水封瓶可以促进漏气的缓解[31, 33, 39]。水封是安全的，即使伴随有气胸存在；我们需要认识到缺氧加重、皮下气肿、气胸扩大是接入负压吸引的指征[40]。虽然有些作者赞成将胸腔引流管置于较强的抽吸力处以解决漏气问题，但我们根据现有的数据认为仅需要最低的吸力即可（通常为 –20～–10cmH_2O）[34]。

仔细调整位置欠佳的胸腔引流管、使用血块补丁或支气管内活瓣装置也已被认为是可行的。血块补丁是将患者自体的 50～100ml 全血通过胸腔引流管灌注入胸腔形成的[41–43]。这可能需要多次注入，但同时可能会增加脓胸的风险；然而，最近却有文献认为使用血块补丁为一种安全有效的选择[34, 44]。最近，支气管内单向活瓣被认为是治疗持续性漏气的可行选择[45, 46]。这些设计最初被成功地用于治疗肺气肿和远端支气管胸膜瘘（bronchopleural fistulas，BPF）。这些活瓣装置的扩展应用为术后持续性漏气提供了一个额外的处理办法。有作者越来越多地使用这种方法来缩短住院时间，并让患者在门诊进行随访，检查是否存在漏气，并拔除他们的胸腔引流管。

罕见情况下才需要通过手术方法来闭合漏气。据报道，术中可以使用纤维蛋白密封剂和胶水来封闭漏气，也可使用脱脂棉、心包或聚四氟乙烯条作为垫片进行缝合[47]。幸运的是，大多数有持续漏气的患者可以通过门诊设备[如 Heimlich 翼瓣引流管（Heimlichvavle）]安全出院回家，并且可以在诊所中移除[33]。

（二）支气管胸膜瘘

支气管胸膜瘘是肺叶或肺段支气管与胸膜间隙之间形成的交通。与肺泡 – 胸膜瘘相比，BPF 常常需要手术或内镜介入来解决。BPF 的发生率因手术方式的不同而不同，据报道，右侧全肺切除术的 BPF 发生率高达 8.6%，左侧全肺切除术的 BPF 发生率则为 2.3%，肺叶切除术后 BPF 发生率为 1%，肺段切除术后 BPF 发生率为 0.3%。然而，也有一些据报道结果显示该发生率可高达 20%[49, 50]。这种差异可能归因于某些特定的危险因素，例如潜在的肺部疾病（良性与恶性）和手术方式。已经明确了有多种增加 BPF 风险的危险因素，包括术前放疗、化疗、感染性肺疾病、免疫抑制、糖尿病、外科医生缺乏经验、支气管残端过长、支气管残端过度去血管化、支气管切除缘残余肿瘤、残端张力过高、右侧全肺切除和气管插管时间延长[48, 51–53]。

BPF 的发生可能是早期或晚期并发症。新发的或大量的漏气往往是早期的临床表现，应该引起高度的怀疑和进一步检查。

晚期表现为发热、乏力、呼吸困难、咳嗽伴化脓性或浆液性痰液、新发大量的漏气、X 线片上新出现的胸膜腔包裹或气液平面[49]。治疗主要取决于患者的情况，即是否存在脓胸及瘘口的大小和位置。如果早期观察到瘘口可能是由于技术错误造成的，则有必要进行再次手术探查[49]。需要充分的胸腔引流管引流是必需的，以预防或引流脓胸，也可防止对侧污染。当怀疑有感染性病原体或出现脓胸时，需要适当地应用抗菌药物。在机械通气患者中，减少呼气末正压（PEEP）、潮气量和呼吸频率是减少瘘口气体流量的重要措施[49]。

BPF可以通过支气管镜检查确诊；如果内镜检查没有发现瘘，可以使用5～10ml内碘酮和生理盐水1∶1的稀释溶液进行支气管造影检查来进行确诊[55, 56]。有时一些远端的瘘口可能需要采用球囊导管，系统地封堵各段支气管以帮助寻找BPF的位置。CT扫描也可能有助于确定BPF的病因诊断以及判断是否需要手术干预。在文献中已经报道过多种黏合剂、生物胶和线圈，并报道了它们在小瘘管治疗中的成功应用[49, 56]。它们可以在支气管镜检查时直接应用。然而，哪一种材料更优，目前尚无共识。

随着新设备和新技术的不断完善，内镜封堵术已经成为一种更有吸引力的选择。支气管内活瓣最初被设计用于治疗肺气肿，但现在发现在治疗持续性漏气和远端BPF中也能起一定作用[45]。封堵器装置最初是为经导管封堵心脏缺损而研发的，也被证明对BPF有用。该装置由两个镍钛合金网片、一个中央连接器和网片内部的聚酯纤维织物组成，以帮助封堵瘘口和让组织向内生长。它们已被成功地应用于各种不同大小的缺损，包括主支气管[50]。

BPF治疗的主要方法是手术干预。当需要手术治疗时，应完成对缺血坏死的组织进行清创并行一期缝合。闭合支气管残端的同时，可以用带血管蒂的肌瓣或网膜对其进行围绕和加固[48, 54]。

脓胸会进展成为一个难以应对的挑战。治疗上可能需要长期开放引流或分期闭合脓腔。对复杂性瘘管，有报道称，可先采用Eloesser术式对无效腔进行引流，后期再用大网膜填充封闭[57]。

（三）心房颤动

心房颤动是肺切除术后常见的并发症，多个研究结果表明，其发生率约为20%[58-61]。全肺切除术后房颤的发生率可能高达40%[59, 62]。大多数房颤发生在术后3d内，术后第2天为高发期，超过95%的病例在第1周内症状消失[59]。危险因素包括高龄、男性、既往心律失常史、充血性心力衰竭、COPD、术中输血、肺切除类型（右肺切除）和切口类型（蛤壳状切口）等[59, 61, 63, 64]。

文献中已经对诸如相关的发病率、死亡率、住院时间延长和费用等医疗预防有所关注。证据表明预防性镁、钙通道阻滞药和β受体拮抗药可以减少房颤的风险；然而，β受体拮抗药可能会增加肺水肿的风险[59, 64-66]。地高辛可增加房颤的发生率[59, 65]。对于血流动力学稳定的术后发生房颤的患者，使用短效β受体拮抗药（艾司洛尔）或钙通道阻滞药（地尔硫䓬）可以立即控制心率。如果患者血流动力学不稳定，心脏复律是必要的。在任何情况下，应解决可纠正的触发因素。这些包括电解质异常、体液平衡、影响心肌收缩力的儿茶酚胺类药物、出血、败血症和气道问题。胺碘酮是一种有效的控制心率和转复窦性心律的选择。应该密切监测胺碘酮的剂量，特别是对全肺切除术患者，因为已经报道了急性呼吸窘迫综合征会有剂量蓄积[66]。关于心房纤颤预防和管理策略，美国胸外科协会（AATS）的2014年的指南里提供了详细信息[66]。

当房颤持续时间超过48h，发生血栓栓塞事件的风险达到最大。如果患者反复房颤或房颤持续超过48h，应开始抗凝治疗[59, 68]。超声心动图应证实是否存在心房血栓，因为不应在血栓存在的情况下进行心脏复律。如果术前无房颤病史，一般术后3个月即可停用抗心律失常药物、心率控制药物和抗凝药物[68, 69]。约15%的胸外科患者会发生室性心律失常；然而，持续性室性心律失常或血流动力学的损害是罕见的[59]。

（四）心肌梗死

对于围术期心血管问题，胸外科手术通常被认为是一种中等风险的手术；而其中紧急进行的、手术时间长，并伴有大量液体转移或大量失血的则属于高风险手术。胸外科围术期心肌缺血和心肌梗死的发生率分别为 3.8% 和 1.2%。然而，有心肌梗死病史的患者发生围术期心肌梗死的风险可能高达 17%[59]。不同报道的发病率存在差异，除了上述与手术和患者相关的因素以外，还取决于诊断方法的敏感性和特异性[72]。据报道，围术期心肌梗死的死亡率高达 70%[59]。

术前运动试验结果异常和术中低血压是缺血性事件发生的重要预测因素[73]。根据 Lee 量表，其他重要的考虑因素包括缺血性心脏病、充血性心力衰竭或脑血管疾病史、糖尿病、术前肌酐水平大于 2.0mg/dl，以及患者的功能状态[74-76]。

β 受体拮抗药是否能减少围术期心血管事件的总体发病率和死亡率仍是有争议的。Cochrane 最近的一篇综述指出了当前关于这个问题的文献中相互矛盾的结果[77]。然而，β 受体拮抗药在减少心律失常和急性心肌梗死中的作用已被证实，因此考虑在胸外科手术中应用是有一定价值的[77]。

心肌梗死的风险在术后 3d 内达到高峰[72]。在这个时间段里液体交换增加、术后疼痛、儿茶酚胺激增、血栓形成风险增加[72, 78]。心率和血压升高会增加心肌对氧的需求，并可能造成供需失衡。怀疑术后发生心肌梗死的患者应及时用相关生物标志物（肌钙蛋白、肌酸激酶 –Mb）、心电图进行评估，并根据先进的心脏生命支持方案进行治疗。如有需要，应给予氧气、吗啡和阿司匹林，以及主动脉内球囊反搏（IABP）、正性肌力或加压支持[72]。如不存在出血危险，应开始抗凝治疗[72]。

在持续缺血的情况下，可能需要心导管术和其他相关的干预措施。

（五）肺功能不全

虽然对于边缘呼吸储备的患者可以进行胸外科手术，但术后肺功能不全是常见的并发症[5, 79, 80]。肺部并发症通常在术后 3d 内随着呼吸功能的损害而逐渐发展[81]。几组数据显示肺部并发症的总体发生率为 20%～30%[29, 82-86]。慢性阻塞性肺病和肺纤维化会使肺切除后呼吸功能不全的发生率增加[87, 88]。年龄大于 75 岁、体重指数（BMI）大于 30、美国麻醉学协会（ASA）评分大于 3、吸烟史、大范围的手术切除、手术时间延长、术后需要机械通气等也被认为是重要的因素[29, 84, 89-91]。关于术前肺活量测定在预测术后肺部并发症中的价值，目前的数据是相互矛盾的[29, 92-94]。考虑临床表现、术后肺功能预测、运动耐量等因素可能更有帮助[5, 29, 92]。

Leo 及其同事[83]开发了一个多因素评分量表，以帮助识别那些有较高肺部并发症风险的患者。严重程度与患者的胸部 X 线片、呼吸困难、供氧、支气管分泌物质量、咳嗽和听诊等参数有关[83]。

肺不张和分泌物存留可导致肺功能不全。如果情况严重，可能需要重新气管插管。患者需要积极的肺部排痰护理、下床活动、鼻气管抽吸、雾化器治疗，以及足够的疼痛控制，使患者能进行适当的咳嗽和促进肺功能恢复。患者可能在放射学检查发现有可疑的浸润之前就出现呼吸窘迫的症状。积极的治疗可以降低并发症的发病率和死亡率[95]。

（六）急性呼吸窘迫综合征

急性呼吸窘迫综合征（acute respiratory distress syndrome，ARDS）的特点是急性起病时 $PaO_2/FiO_2 < 200mmHg$，在没有肺毛细血管楔压（PCWP）升高的情况下，胸部 X 线显示弥漫性双侧浸润[96, 97]。急性肺损伤（ALI）定义为 $PaO_2/FiO_2 < 300mmHg$[96]。这一定义最近得到了扩展，将 72h 以上 ARDS 患者作为弥漫性肺泡损伤比例较高的特别严重人群[98]。重要的是排除其他混杂诊断，如心功能不全、血栓栓塞和可能需要其他干预措施的输血反应。本章就急性肺损伤和急性呼吸窘迫综合征的病理生理和治疗作一简要综述。读者可以参考第 112 章进行深入讨论。

肺切除术后ARDS的发生率各不相同，全肺切除术的ARDS发生率高达15%，肺叶切除术的约有3%，部分肺叶切除术的为0.9%～4.1%[99-105]。肺切除术后发生ARDS的死亡率显著[106]。Kutlu和同事[103]报道的一个研究中的1139例接受肺切除术的患者，ARDS/ALI发生率为3.9%，总死亡率为72.5%；右侧全肺切除术的死亡率100%，左侧全肺切除术的死亡率为50%，其他更小范围的肺切除术式也有0.7%～7.4%的死亡率。据最近的多个系列报道，死亡率正在下降，降至40%～45%，这可能是由于给予保护性肺通气策略和ICU管理更多关注的结果[107-109]。

文献中有大量的工作致力于鉴别ARDS发展中的危险因素。年龄、慢性阻塞性肺病、心脏病、围术期补液过多、手术切除范围、手术时间、失血等都被发现会增加风险[99-105, 107, 110, 111]。然而，术前肺活量测定和动脉血气并不能预测ARDS[112]。Kor和同事报道了一个多中心高危外科患者的外科肺损伤预测模型（SLIP-2）。在他们的研究中，7.5%的高危患者发生了ARDS[113]。ARDS的预测因子分别为高危主动脉手术、高危心脏手术、急诊手术、肝硬化、非住院地点、呼吸频率增加、$FiO_2 > 35\%$、$SpO_2 < 95\%$[113]。

ARDS产生多种炎症反应，涉及多种细胞因子和介质。令人失望的是，临床试验一直未能确定抗炎药是否具有生存益处。前列腺素、前列环素、表面活性物质、利索茶碱、一氧化氮、酮康唑、鱼油、N－乙酰半胱氨酸和皮质类固醇都不能显著改善死亡率[114, 115]。目前的治疗包括支持性护理和预防进一步的损伤。多项研究已经确定了呼吸机引起的损伤是损伤的来源之一，通过剪切力影响肺泡壁和小气道[114]。虽然已经使用了神经肌肉阻断药，但其使用的风险和获益仍有争议[114]。

保护性肺通气包括预测值为6ml/kg的潮气量，维持平台压＜30cmH_2O和最小的呼气末正压[116]。数据上支持这种通气策略，即使在非肺损伤的患者中应用，也可以阻止其向ARDS发展[117, 118]。在这些通气参数下可能导致高碳酸血症，但这是允许的，并且在某些情况下可能是有益的[119-121]。高碳酸血症增强低氧性肺血管收缩，增加局部肺泡通气，增强通气/灌注（V/Q）的匹配[112-124]。

在严重低氧血症患者中，俯卧位通气已证明改善了预后，降低了跨肺压力梯度，在不增加气道压力的基础上使肺萎陷的区域得到恢复，从而改善了氧合[125]。值得注意的是，对于ARDS的肥胖患者，俯卧通气比非肥胖患者更有效[126]。如果患者采用上述这些通气策略治疗仍失败，可能需要使用体外膜氧合（ECMO）。在严重成人呼吸衰竭（CASAR）的试验中，常规呼吸机支持与ECMO支持比较得出积极的结果，支持在此类患者中使用ECMO作为干预措施[125]。ARDS的液体管理是另外一个需要考虑的因素。肺切除术后肺血管阻力增加，剩余肺血流量增加，在肺切除术后肺淋巴管破裂的情况下，可能一定程度上加重液体和蛋白质的渗出和流失[127-130]。另外，ARDS的血管和上皮通透性也增加。保守的液体管理可以减少使用呼吸机的天数，但对于脓毒血症或血流动力学不稳定的患者可能具有挑战性[131]。

（七）肺水肿

肺切除术后的肺水肿是一种严重且可能致命的并发症，尤其是对肺切除术后的患者。发病率为2.5%～4%，死亡率接近50%[99, 102, 132-135]。肺切除术后一系列的生理变化可导致肺水肿的发生。内皮通透性增加、肺微循环梯度增加、淋巴引流中断均有作用[130, 136]。肺反复的萎陷和恶性膨胀还会造成缺血再灌注损伤[130, 134]。

为了防止肺水肿，肺保护通气策略和避免过量的液体是必不可少的[132, 134]。一般来说，前24h内总的体液平衡不应超过20ml/kg，排尿量不应大于0.5ml/（kg·h）[132]。可以使用利尿药来维持适当的体液平衡。新鲜冷冻血浆与水肿的发生有关，如果可能应尽量避免[135]。关于皮质激素的潜在益处及诱导化疗或放化疗是否会增加风险仍存在争议[2, 100, 104, 137–139]。如果患者对常规治疗无反应，则应排除其他可能的原因，如心功能不全、血栓栓塞或败血症；超声心动图、血液培养、CT 扫描和放置 Swan-Ganz 气囊漂浮导管可能对此有帮助。

（八）肺炎

根据具体的诊断标准，肺切除术后肺炎的发病率为 2.2%～20%[29, 91, 140–142]。其死亡率约为 7.5%[29, 140, 143, 144]。发病因素包括切除范围（全肺切除术＞肺叶切除术）、ASA 状态评分、延长插管时间、肺储备功能受损、目前吸烟状态和肺不张[29, 84, 145, 146]。肺不张因咳嗽、膈肌功能障碍、胸壁不稳定和疼痛控制不足而加重[147, 148]。这会产生通气与血流灌注比值（V/Q）不匹配，导致低氧血症，随后肺泡巨噬细胞功能受损，从而最终可能导致肺炎[149]。

当新发的、持续的肺部浸润并出现脓性分泌物、发热、白细胞增多、氧需求量增加和支气管肺泡灌洗（BAL）培养＞104cfu/ml 时，可考虑肺炎的诊断[29]。支气管镜检查有助于获得准确的培养标本。X 线检查改变常常滞后于其他体征，首先根据经验选择抗生素，然后根据培养结果缩小范围（图 42–1）。在整个治疗过程中，应坚持积极地肺部排痰、离床活动、控制分泌物、适当的疼痛处理和雾化治疗[150]。

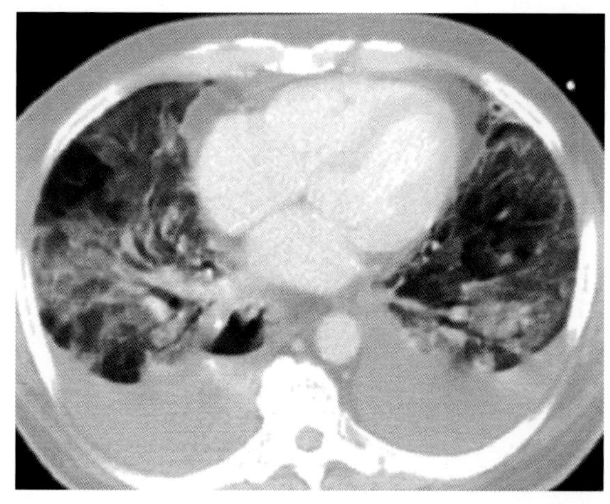

▲ 图 42–1 **Iivr-lewis 食管切除术后双侧磨玻璃样混浊、实变和胸腔积液与肺水肿及肺炎状态一致**

（九）脓胸

在肺切除术病例中，2%～15% 可发生脓胸，总死亡率为 26%[54, 86, 110, 151–153]。全肺切除术发生脓胸的风险是其他肺切除术的 3 倍[152]。脓胸可能发展为早期或晚期并发症，大多数发生在手术后 4 周内，并经常与 BPF 或持续性漏气相关（26.3%）[154, 155]。患者有发热、乏力、咳嗽带有浆液性痰液，或者 X 线片上出现新的液平。CT 扫描有助于诊断和指导制订可能的手术计划。如切除范围（全肺切除术和双叶切除术＞小叶切除术）、BPF、营养状态受损、免疫抑制和感染性肺部疾病等因素会增加发生脓胸的风险[48, 51–53, 155, 156]。

脓胸的治疗包括使用抗生素、胸膜腔引流，以及对胸膜包裹的无效腔进行开放引流，然后用抗生素溶液或肌瓣填塞。细菌繁殖通常是葡萄球菌、链球菌或肺炎球菌，因此应选择适当的抗菌药物覆盖其范围。不幸的是，这一严重的状态往往意味着长期的住院和重复的手术。

如果诊断为早期渗出期，胸腔引流管引流和抗生素溶液冲洗能有效治疗脓胸[155, 157, 158]。如果发现大的支气管胸膜瘘（BPF），或者脓胸是组织性或纤维脓性的，则需要手术治疗。切除一段肋骨，将皮瓣缝合至脓肿的空腔（胸腔开窗造口术后），并反复换药，可完全引流[154, 159, 160]。开窗胸腔造口术是在 CT 扫描所确定的脓胸无效腔最依赖的部位上完成的，是治疗肺切除术后脓胸的有效方法[152, 154]。平均需要 5 个月的时间来完成消灭胸膜的无效腔和随后的胸壁缺损的闭合，这可能需要肌肉移位（背阔肌或胸大肌）来完成[154]。

Clagett 术式包括开放的胸腔引流、闭合任何已确认的 BPF、坏死组织的清创术及抗生素溶液填充后的二次闭合[161]。Pairolero 和同事[162]后来报道了一例 Clagett 手术，包括使用肌肉移位来关闭 BPF。最近描述了一种床旁改良的 Clagett 术式，它可能对适当选择的患者有用[163]。开窗胸腔造口下进行坏死组织清创术，应用聚维酮碘经胸腔引流管进行胸腔灌洗直到引流液革兰染色检查为阴性，或者用抗生素溶液填充胸膜腔后闭合也是另一种治疗方法[155]。如果在开窗胸腔造口术等干预措施后发生感染复发，可能需要更多的有创手术。

（十）高胸腔引流管引流量

胸外科手术后拔除胸腔引流管的阈值差异很大，而且直到最近，还缺乏文献报道[33, 164]。一般情况下，管道放置在适当的位置，直到引流量为150～250ml/d[165]。发生在胸膜壁层的生理性液体滤出量约为350ml/d[166]。另外，胸膜腔的吸收能力可达2L/d[166, 167]。

"大量引流"胸腔引流管可定义为引流量＞250ml/d[168]。胸腔引流管管理的重要组成部分不仅包括引流液的量，还包括引流液的性质。血性、乳糜性液体或脑脊液（cerebral spinal fluid，CSF）等性质异常时应进一步检查[164, 168]。由大脑蛛网膜胸膜瘘引起的大量的胸腔引流管引流很少见，通常伴有头痛、恶心和意识模糊等症状[169]。胸腔积液中存在乳糜可以通过甘油三酯水平＞110mg/dl或苏丹红脂肪染色阳性来证实[170, 171]。

Cerfolio和Bryant[168]报道了2077例择期肺切除患者的胸腔引流管拔除经验。假如引流未见乳糜、无漏气，引流量高达450ml/d仍可拔除胸腔引流管。他们出院的平均时间是术后第4天，60d再入院率为5%，与其他患者无明显差异。在需要再次入院的患者中，只有0.55%的患者出现渗液症状[168]。Bjerregaard和同事[172]得到了类似的结果，支持了大量的引流液的胸腔引流管拔除的可行性。这些结果表明，尽管并非普遍采用，但每天引流出400～450ml的液体拔除胸腔引流管可能是安全而适当的[33, 168, 172, 173]。

（十一）乳糜胸

乳糜胸是含有乳糜微粒和脂肪的淋巴液漏入胸腔[174]。据报道，肺叶切除术后乳糜胸的发生率为0.04%～2%，全肺切除术后为0.7%～1%[175, 178]。食管癌切除术后，发生率为3%[179, 180]。相关的发病率和死亡率很高，死亡率高达50%[181, 182]。大型肿瘤、N_2组淋巴结转移、接受新辅助治疗、右侧手术、纵隔淋巴结切除术的患者损伤风险增加[178, 179, 182, 183]。

胸导管沿椎体走行，从右侧进入主动脉裂孔，在大约第5胸椎体处向左侧扩张，向上进入纵隔（图42-2）。然而，在多达45%的病例的走形变异，可能导致损伤[180, 184]。在纵隔淋巴结清扫或下胸段食管牵拉活动时可能发生损伤，乳糜液常常漏入右胸。

乳糜胸可能是早期或晚期的并发症。大多数乳糜胸需要治疗（导管结扎或栓塞）。如果胸管引流量少，可谨慎尝试保守治疗[175, 177, 178, 182, 185]。当胸腔引流管引流多或引流液呈乳白色时，可怀疑胸导管损伤。这通常在管饲喂养或开始经口进食后加重。乳糜由淋巴液（淋巴细胞、免疫球蛋白）和脂质（乳糜微粒、甘油三酯）组成。当甘油三酯水平＞110mg/dl或苏丹红脂肪染色阳性，细胞计数显示淋巴细胞占优势时，可以确定胸腔积液中存在乳糜[170, 171, 182]。乳糜不含纤维蛋白原，即使是很小的导管或其分支的撕裂也很麻烦，因为它们无法自行闭合[180, 182]。淋巴管造影可以帮助诊断，特别是如果涉及主胸导管（图42-3）[170]。如果发现大的损伤，手术结扎导管和胸膜固定术是最合适的初步处理方法。这是外科手术损伤胸导管后需要经常用到的方法，为了防止持续性渗漏，应该在诊断后尽早进行。

乳糜漏量少（＜450ml/d）的患者可以通过限制或停止口服摄入和监测胸腔引流管引流，以确保减少引流量。肺膨胀完全，以及胸腔中没有积液是很重要的。一旦确定胸腔引流管引流减少超过48h（＜450ml/d），可以进行低脂或中链甘油三酯（medium-chain triglyceride，MCT）饮食2周[178, 180, 182]。如果引流量低于450ml/d，留置胸腔引流管的门诊患者也可以进行该步骤[178]。奥曲肽给药（注射或皮下注射）可能是有益的辅助手段，但价格昂贵[177, 178, 180, 186]。当引流液不足200～300ml/d时，患者可以尝试脂肪餐[177, 178, 180, 182]。在此期间应继续监测营养（白蛋

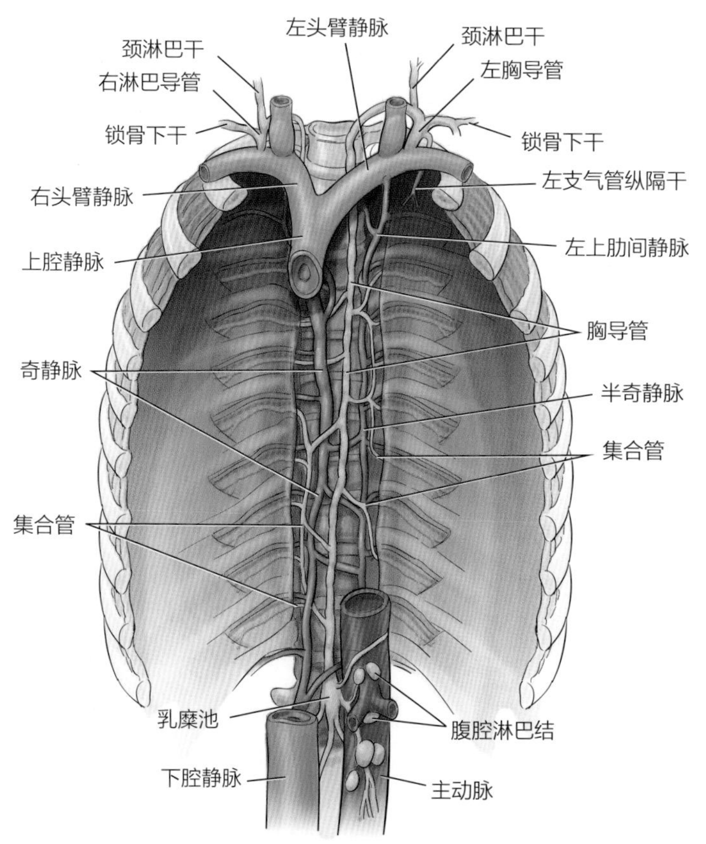

◀ 图 42-2 胸导管解剖

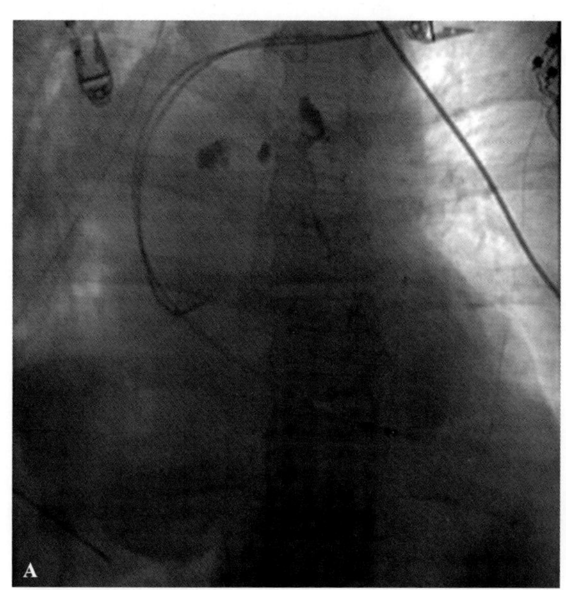

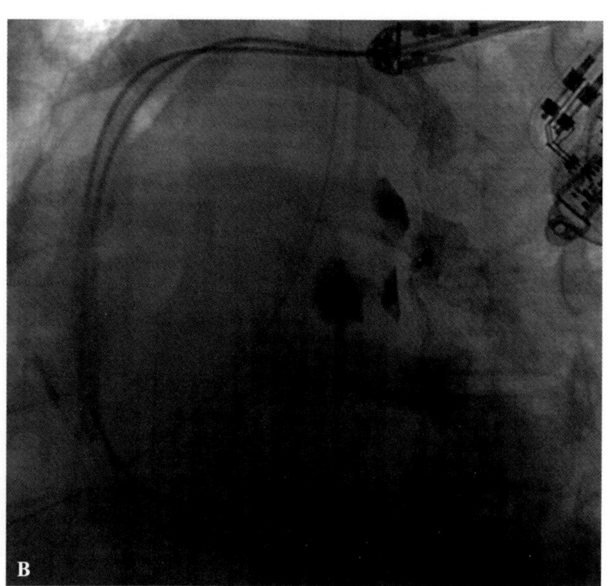

▲ 图 42-3 淋巴管造影显示由主动脉周围（A）和腹周（B）络脉供应的隆嵴处有淋巴管渗漏。通过开胸，膈上导管结扎和胸膜固定术来治疗

白、前白蛋白）、电解质和白细胞计数。

乳糜胸如果没有得到适当的诊断和治疗，就会出现严重的发病率和死亡率。持续性乳糜胸可导致中性粒细胞减少、淋巴细胞减少、抗体丢失、感染/败血症、白蛋白丢失和营养不良[184, 187]。据报道，持续性乳糜胸的死亡率高达 50%，在免

疫系统已经受损的患者中，最常见的是由淋巴细胞衰竭和营养不良引起的败血症[180, 181]。

当胸腔引流管引流量多（ > 1L/d）或保守治疗失败时，常常需要立即进行手术干预[180, 182, 183, 188]。应及时做出再次手术的决定，因为延误会进一步增加患者的死亡率。如果大量的引流持续超过2～5d，手术干预是可取的[177, 182, 189–191]。术前给予油脂 / 乳脂可能有助于术中发现泄漏。在再次手术时，如果发现泄漏，可以缝合，然后进行导管结扎和胸膜固定术，以帮助清除潜在的胸膜腔隙[180, 182, 183, 188]。经皮栓塞术是另一种方法，可用于经适当选择的患者，特别是当胸导管结扎术不能解决乳糜胸的时候[192]。

（十二）出血

开胸手术和肺切除术后大出血并不常见，但可能是由于止血不充分或是未发现的胸壁血管以及支气管动脉的损伤，或者先前结扎的血管再次破裂[2, 33, 90]。Allen 和同事[2]发现因大出血而需要输血的比例为2.4%，需要再次手术的比例为1.5%。

由于围术期的失血量应该是最低限度的，如果有需要输血或有100ml/h的血液引流超过2h，应及时考虑重新探查[29]。大量的血液引流需要立即引起注意，并需确定出血来源。初次手术时应细致地止血，双重结扎血管，关胸前再次检查出血，以减少迟发性出血事件发生。增加肺血管吻合器的使用可以降低术后出血的风险。应特别注意下肺韧带、淋巴结清扫区域的支气管动脉和小供血血管所在的隆嵴下区域。肺实质切除术后可能发生出血，应在关胸前进行检查。可能会存在凝血功能障碍，应予以纠正并保持体温正常。如果血肿没有被适当清除，患者将来会有发生脓胸或肺受压的风险。

（十三）吻合口瘘

食管癌切除术后吻合口瘘是一种严重且可能致命的并发症。吻合口瘘可被定义为一种全层的胃肠道缺损，它导致口腔分泌物和胃液从间置管道或吻合口的破损处外渗[182]。吻合口瘘的发生率因吻合部位的不同而不同：颈部为12.3%，而胸腔内吻合为9.3%。即使在病例数量多的中心，总的发生率也能达到8%～13%[194–197]。有一些改良的技术报道了更低的发生率[197–200]。虽然发生率正在改善，但胸内渗漏可急剧发展为致命的纵隔炎，死亡率可达20%～35%[201–204]。因颈部吻合口瘘导致的纵隔炎却是比较少见的。

Kassis 和同事[193]在对STS数据库的详细分析中发现了几个吻合口漏的预测因子。他们发现肥胖、心力衰竭、冠状动脉疾病、血管疾病、高血压、类固醇、糖尿病、肾功能不全、烟草使用和手术时间超过5h是吻合口瘘发生的重要因素[193]。值得注意的是，肺功能差、急诊或再次手术、新辅助治疗和术中输血并没有增加这一风险[193, 205]。

考虑认为食管切除术后血供是发生吻合口瘘的重要因素。食管的血供呈节段性，各分支间有一定的距离，这使食管吻合口存在愈合不良和缺血性坏死的危险[182, 205]。胃代食管依赖于胃网膜右动脉，其受损可能导致局部缺血和吻合口破裂[182]。管状胃应游离适当的长度以避免张力，并注意尽量减少对吻合口近端部位的损伤，将有助于保护管状胃的再血管化[206]。避免长时间的低血压，以维持上述部位得到充分的灌注。此外，浆膜层缺失和脆弱的外纵行肌层可能与吻合口瘘发生率有一定关系[205, 206]。

胸部食管胃吻合口受到胸腔内负压的影响，胃液可能回流至缝线或吻合器钉线处[182]。胸膜腔的污染使患者面临强烈的炎症反应、呼吸系统损害和血流动力学不稳定的危险；这是一个潜在的致命组合[182]。可以根据胃的大弯曲度制作管状胃，从而减少酸性分泌物，促进管胃的机械定位[182]。使用全胃代食管时可能出现胃扩张和排空延迟，增加吻合口瘘的风险[207, 208]。然而，一些作者仍主张用全胃代食管以改善血液供应，也避免形成额外的缝合线[209, 210]。近期的文献报道，通过比较吻合器机械吻合与手工缝合吻合、微创食管切除术与开放食管切除术、前纵隔路径重建与后纵隔路径重建，发现他们在吻合口瘘的发生率上并无明显差异[205, 211]。然而，一些相互矛盾的数据仍然存在，不同吻合技术的吻合口瘘的风险仍然存在争议[206, 212, 213]。

吻合口瘘的治疗取决于吻合口的位置和瘘口的严重程度。打开颈部切口可充分引流颈部吻合口瘘，局限性的吻合口瘘可通过调整饮食进行保守处理[11, 182]。相反，管状胃的坏死需要及时手术干预，包括切除坏死组织和颈部改道，然后分阶段用结肠或空肠进行重建[11, 206, 214]。一般情况下，严重的渗漏和坏死会出现在术后 72h 内，并表现为脓毒症、大量的积液或可疑的胸腔引流管异常引流[205, 206]。颈部吻合口瘘特征是术后第 5 天出现伤口红斑、引流和发热[205]。胸内吻合口漏具有潜在的隐匿性，仅表现为低热、乏力和白细胞增多，但如果未被发现，可恶化为败血症和多系统器官功能衰竭[194, 211]。与渗漏相关的其他临床特征包括吻合口周围积液、颈部切口处血肿或浆液样积液、脓肿、脓胸、纵隔积气和气胸[206]。对比食管造影将有助于鉴别和定位瘘口的位置。CT 扫描和食管内镜检查黏膜也可能有帮助（图 42–4）[205, 214]。

处理严重的非包裹性的吻合口瘘包括早期应用广谱抗生素、液体复苏和手术干预。局灶性坏死可以通过清创、修复和带血管蒂的组织的支持来修复[194, 205, 215]。对于任何有症状的非包裹性的胸腔内吻合口瘘，手术探查都是必要的[205, 215]。病变广泛时需要把受累的管状胃取下、清创和切除坏死组织，将剩余部分放回腹部，颈部改道分流和使用宽的胸腔引流管引流。一旦患者后期在临床症状上有所改善，则需重新建立消化道的连续性；然而，这往往是一个复杂而艰辛的过程[205, 214, 215]。

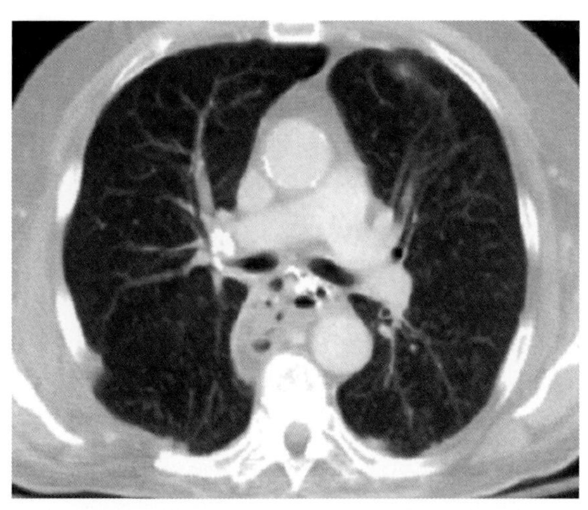

▲ 图 42–4 食管胃吻合口瘘表现为腔外气体

无症状的包裹性颈部吻合口漏可以不需要手术干预；患者可能需要额外多吃几天全流质饮食或禁食，通常不需要抗生素[216]。如果存在蜂窝织炎，大的包裹性有红斑及波动感的颈部吻合口瘘将需要切开引流、填塞伤口和使用抗生素[205]。通常在 2 周内解决；如果不能迅速得到改善，就应该怀疑存在更严重问题并需要进一步检查，如下行性纵隔炎或远端梗阻[217]。无症状的包裹性胸腔内吻合口瘘可以通过非手术方法得到成功治疗[202, 215]。金属、塑料和硅树脂支架已经被报道用于处理包裹性胸腔内吻合口瘘[218, 219]。当纵隔或胸膜污染相对局限时[218, 219]，支架可能是一种安全且耐受良好的选择，并与这些区域的适当引流一起使用（图 42–5）[218]。支架取出的时间各不相同，但一般会保留数周以减少狭窄的发展[218]。总的来说，需要再次手术的已经不那么常见了，即便是胸腔内的吻合口瘘[202, 215, 218–221]。大多数的吻合口瘘可以单纯引流，也可以引流同时使用支架。识别真正的吻合口破裂或管胃坏死仍然是至关重要的，因为这是有明确手术指征的。

（十四）食管狭窄

那些遭受过吻合口瘘的患者常常有食管狭窄的风险[194, 216, 222]。Briel 和同事[194]发现 47% 的吻合口瘘患者发展为食管狭窄；然而，78% 已知狭窄食管的患者之前没有发生过吻合口瘘。食管切除术后狭窄食管的发生率差异很大，为 10%～50%[200, 213]。出现这一大的浮动区间，部分原因可能是患者对诸如吞咽困难等症状的报告存在差异，同时也缺乏一个明确的权威的定义[223]。

术后吞咽困难可能提示与狭窄以外的因素有

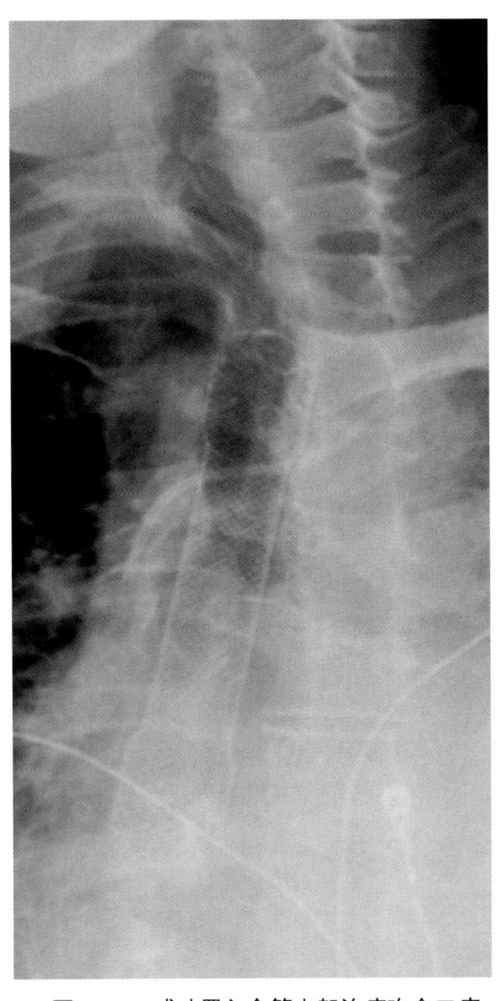

▲ 图 42-5 成功置入食管支架治疗吻合口瘘

关，症状包括水肿、颈部切开导致的肌肉或神经损伤、声带麻痹等，并可能无须特殊干预，随着时间推移可逐渐消失[182, 205, 223, 224]。多达32%的诉有吞咽困难的患者可能没有吻合口狭窄[224, 225]。对疑似狭窄的初步评估应包括食管造影或内镜检查。当有吞咽困难同时伴有食管造影或食管镜检查发现的吻合口变窄时，可判断为吻合口狭窄[194, 223, 226, 227]。在注重血供和组织处理方面，发生狭窄的风险与上述吻合口瘘相似。管状胃的缺血在狭窄发展中起着重要的作用，然而，那些明确有缺血患者并不是全都出现这种并发症[194]。数据上有些矛盾，但不同的吻合技术在狭窄的发展上似乎没有区别[211, 223, 228, 229]。然而，一些新的改良方法可能将显示出更好的结果[197, 200]。

食管切除术后的前12个月，食管吻合口直径增加，甚至可能增加1倍，因此有些狭窄可以在不干预的情况下逐渐缓解[198, 230, 231]。吞咽困难在此期间得到相应的改善。大部分吻合口狭窄出现在食管切除术后2～6个月内[197, 200, 228]。逐步的连续扩张可以解决许多持续性症状。通常需要在多个阶段、每个阶段行2～5次的扩张，以达到充分的改善症状[197, 200]。扩张后穿孔是罕见的，狭窄的手术修复也是很少需要的[194, 223]。食管癌切除术后一年以上发生狭窄应高度警惕肿瘤的复发，并应行进一步检查[182, 223]。

（十五）神经损伤

1. 喉返神经（recurrent laryngeal nerve，RLN）损伤

肺切除术后喉返神经损伤发生率约为0.7%[2]。而食管癌切除术后的损伤发生率各不相同，经食管裂孔或“三切口”的食管切除术因颈部的分离和牵拉而发生率较高[232, 233]。Ivor-Lewis食管切除术后的损伤率为0.9%～ 4.8%，而经食管裂孔的手术损伤率为11.2%～ 14%[196, 234, 235]。总发病率可能被低估，因为在手术后并不常规评估声带功能。在肺切除手术过程中，左肺上叶的游离及清扫主 - 肺动脉窗中的第5组淋巴结时，喉返神经有损伤的风险。

喉返神经控制喉部的所有肌肉，但环甲肌除外，对声带功能至关重要[236]。因此，喉返神经损伤可能导致声音嘶哑、不能咳嗽、误吸和吞咽困难；双侧喉返神经受累可能会危及生命，因为可能会失去一条通畅的气道[232, 236]。然而，患者也可能保持无症状。可通过喉镜来观察声带进行诊断。

虽然损伤可能不是永久性的，但它与术后并发症的发病率显著相关。喉返神经损伤与更高的肺部并发症（吸入性肺炎）发生率、理想体重下降、肺活量和功能状态降低、吞咽功能障碍导致窒息和呛咳有关[237, 238]。41%的患者在受伤后1年内功能恢复，49%的患者在受伤后2年内功

能恢复[238]。患者出现说话困难的平均持续时间为5.7 个月[238]。语言治疗可能有用，但最终可能需要明确的外科干预[236]。为防止对喉返神经的损伤，应仔细进行颈部解剖和显露，精确放置牵开器或止血钳，并避免过度烧灼，以防止产生热损伤[236]。在肺切除术中，在左上肺叶切除时，在靠近肺实质、离纵隔和第 5 组淋巴结处较远的地方进行解剖可以减少损伤。

早期耳鼻咽喉科介入是有益的，特别是已知的术中损伤。喉成形术有助于声带恢复到中线位置、改善声门的闭合[239]。也有多种材料可选择用于喉内注射以实现声带回复到中线位置。干预对改善咳嗽、清除分泌物、预防肺炎有重要意义。

2. 膈神经（phrenic nerve）损伤

膈神经损伤是心脏手术的一个相关并发症，但在其他类型的胸外科手术中也存在风险[239-242]。

发病率随因术式而异，据报道，心脏手术的发病率为 10%～85%[243, 244]。对神经的损伤可能是由于过度地牵拉、压迫、肿瘤的侵犯、肺部粘连的游离或淋巴结清扫等直接损伤造成的[239]。

膈神经是膈肌唯一的神经，因此胸部 X 线片显示膈神经损伤表现为新发的单侧膈肌抬高。损伤可以通过超声或动态透视来证实，显示膈肌在吸气时呈反常运动[245, 246]。由于与这种反常运动相关的呼吸障碍，膈神经损伤使患者面临肺不张、肺炎、二氧化碳潴留和难以停止机械通气的危险[239]。

心脏手术中出现膈神经的冷冻损伤一般无须特殊干预即可痊愈；其他原因造成的神经损伤也可能自行改善，但可能需要长达 18 个月至 3 年的时间[239]。没有症状的患者可能不需要进一步治疗。然而，对于呼吸窘迫的患者可以通过膈肌折叠手术来防止持续的肺不张[239, 247]。这个手术稳定了瘫痪的膈肌，让健侧肺做更少的工作，减少对肺部的压迫，改善了整体肺部的力学[239]。折叠术的应用可以在不干扰膈肌功能恢复的情况下作为更有效的补充，随着时间的推移，膈肌功能可能会改善[239]。

二、结论

术后并发症的最佳处理方法是减少已知的危险因素，选择合适的患者，并及时发现并发症。处理策略不断演变，多学科治疗能够降低发病率和死亡率。

第十篇 胸 廓
The Chest Cage

第 43 章
胸壁畸形
Chest Wall Deformities

Charles B. Huddleston　Yosef Jose Greenspon　著

寇瑛琍　译

一、概述

整体而言，胸壁畸形比较普遍，会产生各种不同的外观，尽管通常是良性的，但可能会产生威胁生命的生理障碍。为了便于组织，可以将它们分为漏斗胸、鸡胸、波兰综合征、胸骨缺损，以及难以归入其他四个子集的异常疾病。

二、漏斗胸

迄今为止，漏斗胸是最常见的胸壁畸形。每200例活产儿中约有1例发生，通常在出生后不久出现。其特征是胸骨下半段的后部凹陷及其附着的肋软骨的后部弯曲。胸骨上有7根或8根肋骨。第11和第12肋骨通常是“浮动的”，其他肋骨融合到其上面的肋骨上，这就是所有12根肋骨。当肋骨从脊柱向后弯曲到胸骨前方时，它们由硬骨组成并延伸至肋骨交界处。在这个尖锐的过渡点，它们在到胸骨的剩余距离内变成软骨。下部3～4根肋骨通常位于胸骨水平。年龄较大的儿童和成人，肋骨的硬骨部分可能会变形。胸骨柄、胸骨上部和第1～3根肋骨很少出现部分畸形。它们可能是不对称的，在这种情况下，随着胸骨向右旋转，通常右侧比左侧凹陷更深。漏斗胸的病因尚不清楚，尽管它似乎与肋骨和胸部器官（心脏和肺部）的生长不平衡有关。绝大多数（85%～90%）出生后不久就出现，男孩比女孩多见，比例为4∶1[1]。它通常发生在患有结缔组织疾病的儿童中，例如马方综合征（60%发病率）、Loeys-Dietz综合征和Ehler-Danlos综合征[2, 3]。因为漏斗胸与先天性膈疝和膈肌发育不全之间的联系，存在先天性横膈膜问题[4, 5]。梨状腹综合征通常与漏斗胸有关[6]。漏斗胸与脊柱侧弯也有关联[7]。一些家庭的发病率似乎有所增加，大约1/3的患者家庭成员存在胸壁畸形[1, 8]。

已经提出了多种评估畸形严重程度的分级系统[9–13]。在大多数情况下，Haller指数是最常用的严重程度评估方法。它是通过将胸部横径除以凹陷最低点到胸骨前的距离而得出的。尽管最初是从胸部的计算机X线断层图（CT扫描）获得的测量结果来描述的，但这可以通过胸部X线片进行评估（图43–1）。正常值约为2.5。在严重的情况下，该值可能大于 6.0。不对称度量通常很难量化来表示畸形的严重性，尽管有系统描述可以做到这一点 [13]。除了通过分配数字来实现一定程度的客观性之外，这些指标还没有用于其他任何方面，例如手术指征。

（一）临床表现

引起儿童就医的最常见原因是畸形本身的出现。症状通常分为三大类中的一种或多种：疼痛、运动不耐受或外貌。疼痛通常位于胸骨凹陷处或周围。它通常尖锐且短暂，持续不超过几分钟。它可能随机发生，也可能与运动有关。运动不耐受一般为中等程度。通常，非常健康的运动员会注意到他们的成绩比同龄人差一些，但高于平均水平。自然的外表常常令人担忧，因为这对青少年有影响，他们经历了人生中经常遇到麻烦的时期，无论以何种方式“不同”都会带来不必要的关注。另外，有些人将其用作吸引积极关注的方法，例如在深夜电视节目中出现“我可以用我的身体做的有趣的事情”（图 43–2）。

阳性体征

当然，在身体检查中最明显的发现是前胸壁的凹陷（图 43–3）。这通常涉及胸骨的下半部分和相邻的肋骨。它可以横向延伸到锁骨中线。下方肋缘通常向外展开。当胸骨不对称时，通常随其从左向右旋转，使右部凹陷更深。肺部声音通常很清晰，可能有收缩期杂音，在某些患者中，只有在坐位或直立时才能听到。

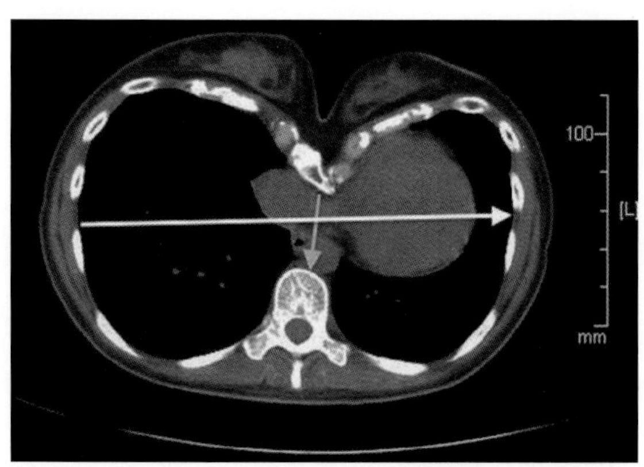

▲ 图 43–1　胸部 CT 扫描的画面

Haller 指数是通过测量胸部内部横向尺寸并将其除以凹陷最低点时从胸骨后部到脊柱前部的距离来计算的。还要注意在该图中，胸骨对右心房、三尖瓣和右心室的压迫

（二）病理生理学

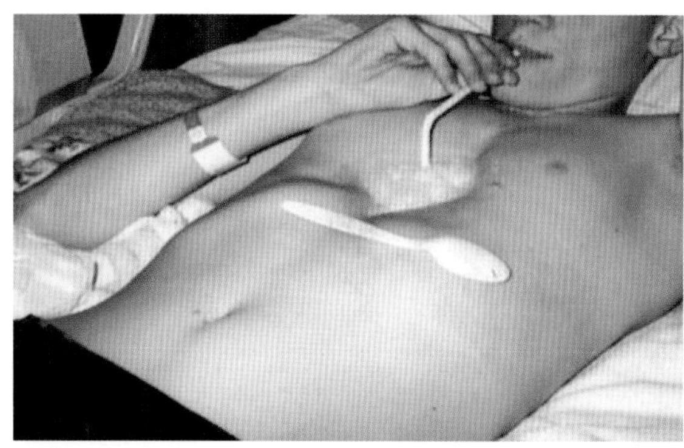

▲ 图 43–2　此图所示的患者发现其胸壁畸形有一定的用处

他正喝麦片粥里剩余的牛奶，以结束早餐。为了修复他的漏斗胸，他牺牲了这种便利条件

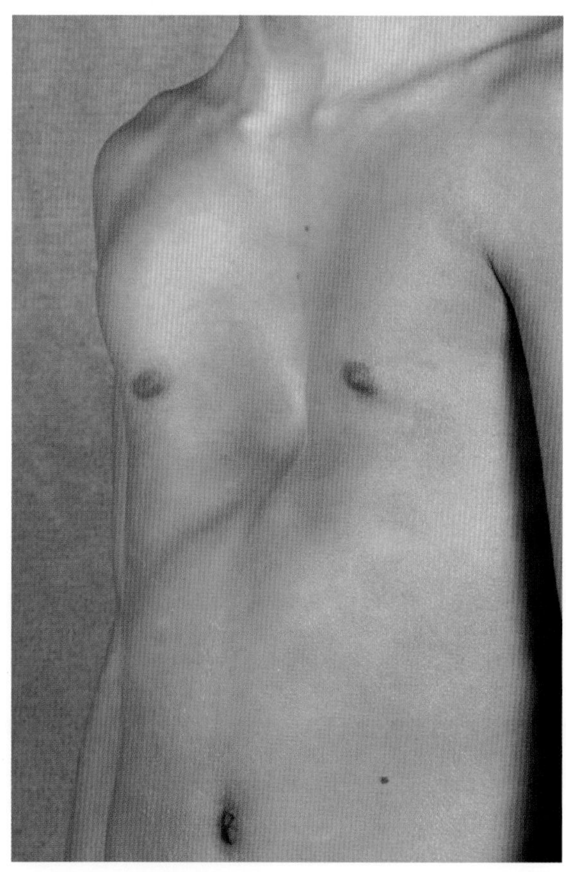

▲ 图 43–3　该患者有一个明显的严重的漏斗胸，前胸壁对称性凹陷，累及胸骨下 2/3 和前肋软骨

许多医生（和一些保险公司）认为，漏斗胸不会对心脏或肺部造成损伤。这与许多外科医生的观察结果相反，这些外科医生注意到在那些主要抱怨的患者中，手术后的耐力得到了改善。自1913年Sauerbruch进行的最早的一次手术以来[14]，就一直试图证明某种程度的心肺功能的客观改善。Sauerbruch的患者是一位瑞士制表师的19岁儿子，他无法容忍在其父亲的公司工作一整天。这可能不是特别紧张的工作。从他的漏斗胸修复恢复后，他工作了很长的时间也不累。许多心肺测量的研究已经证明或否定了漏斗胸会引起心脏和（或）肺功能的某些客观减退，而修复可改善这一观点。

1. 肺功能研究

许多研究者已经通过修复前后的肺功能研究对这些患者进行了评估[15-26]。就修复时间而言，研究对象的年龄存在一些差异。修复的选择也有所不同，有些接受“广泛的”Ravitch手术，而另一些则无须广泛的手术。最近，被称为Nuss手术的微创性漏斗胸修复是最常用的手术。通常，这些患者的肺活量为术前预测值的80%～85%。一秒钟的呼气量（FEV_1）也处于预测值附近。修复后的肺功能研究表明最终肺活量和FEV_1有一些变化。有趣的是，以Nuss手术为主要手术方法的研究倾向于在肺活量和FEV_1方面有所改善，而在进行Ravitch手术的研究中则没有。但是，无论采用何种手术方法，术前和术后肺功能检查之间的差异均不显著。因此，观察到的耐力改善与之相关的可能性不大。迄今为止，规模较大的研究之一是Kelly等[27]进行的多中心研究，对327位患者进行研究，其中182位患者经历了完整的随访方案。尽管大约15%的患者接受了Ravitch手术，但大多数患者都接受了Nuss手术。肺功能检查略有改善，但确实达到统计学意义。肺活量从预计的88%上升到93%，FEV_1从预计的87%上升到90%。总肺容量从预期的94%增加到100%。尽管实际增长不是很多，但所有这些在统计上都是有意义的。相对较小的（虽然是显著的）增加似乎不太可能导致与运动有关的症状得到实质性改善。

2. 运动测试

早已认识到，向后移位的胸骨可压迫右心室的前壁[28]（图43-1）。此外，在修复后，这种压迫通常可以得到解决[29]。问题仍然在于如何将其转化为心血管功能改变。漏斗胸患者的心脏功能研究包括心脏导管检查、核医学研究、耗氧运动研究和超声心动图。

3项在心脏导管插入术中进行运动的研究一致证明，与仰卧位和对照组的心输出量相比，漏斗胸胸壁畸形患者在直立运动时的心输出量减少[30-32]。在所有3项研究中，仰卧时，相同心率下心输出量始终较高但修复后以类似方式对患者进行研究时，直立运动心输出量与正常对照组相似。对运动能力的一些研究使用核医学技术。Peterson等在休息和直立自行车运动期间进行了放射性核素研究，以评估左右心室的容积和功能[33]。他们发现术前和术后左心室射血分数或心脏指数的值没有差异。他们的确发现左心室舒张末期容积和每搏输出量指数增加。手术修复漏斗胸畸形后，右心室舒张末期容积指数显著增加。这表明手术可能会减轻胸骨对心脏的压迫。患者在运动耐受性和整体运动表现方面有主观的改善。

由于其便利性和无创性，超声心动图已被频繁地在漏斗胸患者中研究。患有严重的漏斗胸的患者通常不会出现异常。具体而言，可以看到三尖瓣水平的右心室压迫和撞击。右心室大小通常异常（低于正常值），并且在修复后似乎会增加。这是修复后运动时心输出量增加的机制[34-38]。尽管有些人在修复前后使用超声心动图来评估心输出量，但由于难以计算术前和术后左心室容积而受到批评[39]。二尖瓣脱垂已成为患者心脏超声心动图检查的一些研究重点[40-42]。有人认为两者之间存在某种联系，修复可能会从体质上治疗[38, 43]。修复是否会改善这些症状中所起的作用尚不确定，因为二尖瓣脱垂不能本身会导致心输出量的减少；只有在存在明显的二尖瓣反流的情况下才会发生这种情况。二尖瓣脱垂的诊断在一定程度上也有些主观性，并且取决于术者。因此，我们将对二尖瓣脱垂和漏斗胸的关系持怀疑态度。

为了将生理学与解剖学异常联系起来，还进行了对漏斗胸患者的无创性运动研究。研究的变量包括最大耗氧量和运动耐力。漏斗胸患者的数值低于对照组，并在修复后改善至与对照组相似的水平[44, 45]。

在过去的 10 年中，有关漏斗胸的生理影响以及修复是否能缓解其生理影响这一令人困扰的问题并未真正改变。至少 3 组研究者对现有文献进行了 Meta 分析。其中一个结论是，患有漏斗胸的患者的心功能和心肺状态受损，导致运动能力下降[46]。另一个结论也对漏斗胸手术效果给出了肯定意见，但影响较小[47]。第三个结论是，就心脏性能而言，修复没有益处[39]。笔者的观点是，对于那些运动耐力降低的症状的患者，可能会有一些益处。并且其益处来自减轻右室前壁被胸骨后部压迫的效果。至少 2/3 有症状的患者主观注意到病情好转。

3. 心理 / 生活质量问题

毫无疑问，严重的漏斗胸会导致青少年的生活质量下降[48–52]。尤其男孩会受到较大影响。他们可能会避免在公共场合游泳，或者总是在游泳时穿衬衫遮住胸部。在学校更衣室或体育馆里脱衣服会有压力。除了这些主观的抱怨外，标准化测试的分数还显示出明显的身体形象、自尊心等问题。修复不仅可以改善这些方面，还可以提高生活质量问卷的分数。尽管漏斗胸可能引起与胸壁畸形对心肺的影响有关的症状，但青少年由于其外观的影响而寻求治疗更为普遍。

4. 评估

所有患者均应接受标准病史和体格检查。马方综合征与漏斗胸的关系表明，对这些患者进行评估时，应该对这一诊断持怀疑态度。标准的胸部 X 线片通常足以计算 Haller 指数。胸部计算机断层扫描或磁共振成像可提供畸形的详细信息，尤其是在存在某些不对称性的情况下。它允许对 Haller 指数进行更精确的计算，并演示是否存在心脏压迫。是否应将其视为这些患者标准检查的一部分尚有争议[53]。肺功能检查可能具有指导意义。

超声心动图不一定能确认心脏受压，因为由于畸形，常常难以获得图像。它将筛查任何有关马方综合征心脏表现的证据。此外，当患者出现运动不耐受的症状与畸形的程度不成比例时，这是一个有用的工具，可以排除其他更恶性的原因，如肺动脉高压或肥厚性心肌病。

5. 手术修复

自从 Meyer[54] 和 Sauerbruch[14] 进行首次手术以来，多年来提出了各种外科手术方式。Ravitch 采用目前以他的名字命名的手术方式，通过切除所有变形的肋骨和软骨来修复漏斗胸，将剑突与胸骨分开，并进行了胸骨横截骨术[55]，用克氏针或粗丝线将胸骨固定在矫正过的位置。Baronofsky[56] 和 Welch[10] 改良了这一手术方式，强调了保留软骨膜及其与胸骨的连接的重要性。这提供了肋骨再生的细胞机制。手术的最后主要改良是使用穿过胸骨或其下方放置的支撑物，以提供支撑，同时等待肋骨的再生[57–60]。支撑物通常在矫正后的 6～12 个月内移除。这些支撑物一般是金属的，但最近的生物可吸收支撑物[61]，是切除的肋软骨之一，Marlex 网已被使用[62]。没有证据表明它们比更传统的金属支撑物更具优势。随着时间的流逝，一旦材料吸收，胸骨凹陷就会再次发生。需要长期随访以比较这些不同的支撑方法。基本原始方法加上这些改良手术的结合是当外科医生使用“Ravitch 手术”修复漏斗胸时最常用的手术。

提出的另一种用于治疗漏斗胸的方法是所谓的胸骨翻转。在该手术中，将受影响的肋软骨分开并移动胸骨。然后切断胸骨的异常部分，旋转 180°，再重新连接到上胸骨。在某些系列中，保留乳腺内动脉以维持向胸骨的血液供应[63–65]。在其他系列中，胸骨基本上是一种骨移植物[66]。这些周转程序的优点是不需要支撑。有证据表明胸骨在后期随访中是可行的。但是，作为游离移植物，如果发生感染，并发症可能是灾难性的。

胸壁的外观可以改变，而无须处理骨骼畸形。可以将缺损的硅橡胶模具成型并植入皮下空间下以填充空隙。与采用更标准的修复方法相比，这种方法通常具有非常令人满意的美容效果，并且疼痛更少。但是，这不会对心脏前壁的压迫以及所产生的任何生理紊乱产生影响。此手术的最佳人选是生理紊乱最小但身体形象较差的患者。然而，硅橡胶模具仍有感染和挤压的风险[67, 68]。

一种非手术的方法也被用来治疗漏斗胸。该过程包括使用吸盘对前胸壁的患处施加真空[69, 70]，将吸盘或真空罩放在胸壁上并密封。真空是使用手动泵施加的。将其在不同时间放置在同一位置，通常每天两次至少 30min，需要的治疗时间较长。从现有文献中很难得出总体长期结果。通过这种治疗，胸部的早期外观似乎很好，有些甚至可能使胸骨持续隆起。但是，在 Haeckner 的报道中，似乎只有 13% 的患者在接受 18 个月的治疗后效果良好。这是一种有趣的方法，但随访效果有限，且效果不佳，获得的收益不足 25%。

所描述的另一方法涉及磁铁的使用。一个植入胸骨，另一个放在外部支架上。这个概念是每天长时间使用会使胸骨向外分散到更正常的位置[71]。治疗完成后，移开磁铁。插入和取出都是门诊程序。迄今为止报道的结果有限，并且该过程目前被认为是实验性的。

Nuss 和他的同事在 20 世纪 90 年代描述了一种“微创”的方法来矫正漏斗胸[72]。此过程涉及在胸部两侧的大约最深处凹陷点水平进行切口。一把大止血钳穿过一侧经胸骨后方，再穿过另一侧。将预制棒拉出，使凹面朝外。然后将其旋转 180°，使胸骨和受影响的肋骨向外突出。预制棒固定在两侧，放置约 3 年。大概到那时，肋骨和前胸的重塑墙已经完成；此时将预制棒移除。该技术被称为“Nuss 手术”或“漏斗胸微创修复术”（MIRPE）。尽管最初对于在成人中使用此技术存在一些担忧，但有多个系列描述了在 21 岁以上的患者中成功进行 Nuss 手术的情况[50, 73]。

所描述的针对漏斗胸的其他手术包括 Robicsek 手术和 Leonard 手术。这两个都是 Ravitch 手术的改良。在 Robicsek 手术中，将聚丙烯网放置在胸骨下方，并在其上缝制软骨膜护套。然后将其连接到外部支架[74]。在 Leonard 手术中将一根带护套的金属丝从胸骨下穿过皮肤，然后连接到一个外支架上[75]。

目前，绝大部分针对漏斗胸的手术都是 Nuss 手术或改良的 Ravitch 手术。过去的几年中对原始方式进行了改良，尽管在过去的 20 年中，Ravitch 手术没有发生实质性的变化。几乎没有时间评估原始 Nuss 手术改良的影响。然而，文献中存在足够的资料用于比较。两种手术方式之间肯定存在显著差异。切口位于不同的位置——Ravitch 位于中线或乳房下，Nuss 位于双侧胸壁。采用 Nuss 手术的撑杆停留时间更长——3～4 年，而 Ravitch 则为 6～12 个月。哪种手术更好？这两种手术的多个报道的汇编已经出版[76]。结果见表 43-1。手术时间显然有利于 Nuss 手术。进行 Nuss 手术时，静脉止痛药和（或）硬膜外麻醉药的时间会更长，并且住院时间通常会更长。Nuss 手术的次要和主要并发症的发生率更高。Nuss 手术最麻烦的并发症是支撑杆的移位。通过在胸部的一侧或两侧使用“杆稳定器”，可以对手术进行改良，以减少这种情况。Ravitch 手术中使用的支撑杆也可能脱落。一般来说，这是少见的。该研究汇总中报道的发生率相似，主要是因为一项研究的发生率为 50%。大多数报道的发生率低于 5%。在 Nuss 手术中有心脏受伤的病例报道，危及生命。胸腔镜检查作为 Nuss 手术的辅助工具来指导导杆的放置，减少了心肺意外损伤的发生率[77, 78]。

通常，漏斗胸手术是对在其他方面完全健康的个体进行的，他们的这种情况不会造成生命危险。因此，必须将手术风险保持在最低水平，当

表 43–1　Nuss 手术和 Ravith 手术的比较

	Nuss 手术（儿科）	Ravitch 手术（儿科）	Nuss 手术（成人）	Ravitch 手术（成人）
手术时间（min）	86（65～198）	166（84～282）	94（65～198）	191（165～217）
失血量（ml）	29（4～90）	111（80～200）	—	—
并发症（%）	38（4～98）	12.5（1.3～63）	21（0～100）	8
支撑杆位移（%）	6.6（0.8～33.3）	6.4（0～50）	6.1（2～25）	0
硬膜外持续时间（d）	2.5（0～3）	0.6（0～1.3）	3（2.8～3）	0
停留时间（d）	6.1（3.1～10）	5（3.1～6.2）	7.3（4～10）	2.9
非计划中的再手术（%）	6.3（0～23）	5.3（0～17）	5.3（0～42）	3.3（1～10）
好 / 极好（%）	95（83～97）	96（83～99）	88（64～92）	91

然死亡率也应基本为 0%。文献报道详细地检测了 Nuss 和 Ravitch 手术的并发症。见表 43–2。大多数中心的早期经验中，Nuss 手术的主要并发症较多，部分原因是“学习曲线”。在减少并发症方面也起着重要作用，使用胸腔镜检查可避免心脏和心包受损，以及在外侧胸壁上使用稳定器将支撑杆固定在肋骨上，从而避免支撑杆旋转或移位。在经验丰富的手术中，两种手术并发症的发生率几乎没有差异。尽管机构之间的差异很大，但住院时间几乎相同。同样，患者经历的疼痛相似，但不同机构之间的疼痛管理也有所不同。因此，将这两种手术在同一机构中进行比较是最有意义的。至少有 3 项这样的研究存在 [79, 80]。与 Ravitch 相比，所有研究均显示在 Nuss 手术后静脉和硬膜外药物控制疼痛的持续时间略长。所有这些还显示，Nuss 手术的住院时间略长。

有病例报道，Nuss 手术的并发症相当严重，危及生命。如上所述，已经报道了多次心脏穿孔。Leonard 及其同事报道了一例在支气管撕裂肺血管时切除支气管出血的病例。他们还报道了双侧胸锁关节脱位 [81]。据报道旋转 90° 的支撑杆侵蚀主动脉继发性心包填塞 [82]。下腔静脉的急性阻塞可能是由于下腔静脉前壁的心包张力所致 [83]。当支撑杆部分旋转时，由于渗入乳内动脉而发生了严重的出血 [84]。

修复后的晚期结局通常非常好。当患者在修复后 1 年以上被随访时，两种手术的满意程度均为 90%～95%。但是，确实会复发。由于缺乏真正的长期（＞ 10 年）研究，因此很难确定发病率。据报道随访 2 年 [82]、6 年 [85] 和 10 年 [86]，Ravitch 手术的复发率在 2.7%～7.8%。大量证据表明，修复时年龄较小（青春期前）是复发的危险因素。患有结缔组织疾病（如马方综合征）的患者也有较高的复发风险。Nuss 等在 2002 年发表了一篇评论，有 329 例患者的复发率约为 8% [87]。与 Ravitch

表 43–2　Nuss 和 Ravitch 手术的并发症比较

类　型	Ravitch 手术（%）	Nuss 手术（%）
主要并发症		
心脏穿孔	0	0.5
支撑杆移位（需要重新操作）	1	2.5
感染（需要移除支撑杆）	0	1.0
次要并发症		
气胸	1.5	8
胸腔积液（需要引流）	1	8
围心腔损伤（无心包损伤）	0	4
肺不张	2	3
长时间疼痛（需要再次入院）	0	2
肋间肌破裂	0	9
金属过敏（需要去除支撑杆）	0	2

手术相似，他们发现在6岁以下进行修复与较高的复发率相关。另外，较早地移除支撑杆，尤其是在修复后不到一年的时间，会增加患者的复发风险。

Ravitch手术最令人困扰的晚期并发症可能是“获得性Jeune综合征”或胸部营养不良。这些患者出现严重的限制性胸壁畸形。Haller首先指出了这一点，他报道了3名年龄较大的儿童，他们接受了早期和广泛的漏斗胸Ravitch手术。他们的前胸壁生长不良，并且有上胸壁过度生长的证据，这是最初手术时未触及的区域。结果导致胸中部出现条带状狭窄，并伴有明显的胸壁运动和肺功能受限[88]。这主要发生在年龄较小的肋骨广泛切除术的儿童中。限制性胸壁畸形可能是由于前胸壁生长紊乱引起的[89]。Martinez等。在动物模型中证实了这一点，其中切除了6周龄兔子的前肋软骨，并在随后的5个月内观察其生长情况。在这段时间里，生长明显受损。如果保留肋软骨交界处，则对生长的损害较小[90]。治疗后天性窒息性胸肌营养不良非常困难。一种建议的手术方法是切除两侧肋骨，进行胸骨中线切开术，将切除的肋骨制成的永久性支撑杆，将胸骨对半分开[91]。

一些特殊情况值得具体讨论。马方综合征和类似的结缔组织疾病患者可能患有最严重的胸壁畸形。用Ravitch或Nuss手术修复已成功，但复发率高于其他正常儿童[92, 93]。应该考虑使用永久性支撑物来维护胸部。稳定性或将金属支撑物延长放置时间以免复发。通常，在这些患者中，心脏修复和胸壁修复是同时进行的。在这种情况下，Nuss手术不适用。

虽然由Nuss等[94]的早期建议与成年人时代相比，成人中心最显著的差异是其前胸壁的硬度更大[95]。较厚的金属棒克服了这一障碍[96]。Ravitch手术也已被用于成人漏斗胸修复手术，取得了很好的成功[97]。

上述任何一种方法都可能导致胸骨凹陷的复发。不管最初的手术程序如何，Ravitch和Nuss手术均已用于复发性漏斗胸修复术[98]。这些操作通常比最初的手术困难。通常会使用更多的支撑杆件来处理变形不佳或完全没有的肋骨。一般而言，再手术与初始手术具有相似的风险特征和结果。

（三）手术技巧

图43-4中描述了Ravitch手术过程。男孩的切口通常是胸骨下中线切口，对于女孩，采用双侧乳房下切口，必须谨慎行事，以免影响乳房的生长发育[99]。剥离术通常是从中线到锁骨中线将胸大肌和腹直肌从受累肋骨上抬起。然后从胸骨切除受累的肋软骨至肋软骨交界处或到一个使肋骨轮廓更正常的点。这是在软骨下膜完成的，将软骨膜鞘尽可能地保留在其位置上。一旦胸骨恢复到正常位置，肋骨可以再生。由于剑突通常指向前方，因此将其移除。移除后，可轻松进入胸骨后方的纵隔。解剖到胸骨开始向后倾斜的水平。然后进行闭合楔形截骨术，切除一段小楔形胸骨，使胸骨的后部保持完整。然后进行胸骨后青枝骨折手术，以使胸骨可以像在铰链上一样旋转到正常的解剖位置。如果胸壁不对称导致胸骨旋转（通常向右），则将胸骨旋转回原位。从一侧到另一侧，在胸骨后方距胸骨远端约2cm处切开。选择不锈钢支撑杆在此水平放置以支撑胸骨。支撑杆应足够长，以位于横向留在原处的肋骨上。支撑杆可能需要稍微弯曲以适应前胸壁的正常弯曲。然后通过缝合将支撑杆的任一端固定到软组织上。闭合楔形截骨术采用不可吸收缝合线固定。然后预留时间确保止血。一些外科医生在闭合前将引流管放入胸膜下腔，笔者不这么认为。一些医生打开右胸膜间隙，留下一根胸腔造口管。我们发现没有必要。胸肌层在中线闭合，将其附着在胸骨骨膜上。

Nuss手术如图43-5所示[72]。检查以确定最大的胸骨凹陷程度。从双腋中线穿过凹陷点画出一条穿过胸部的前线。另外，在凹陷部位的内侧的肋间部位是双侧标记的，因为这里是横杆进入胸部的地方。在腋中线正前方的胸壁的任一侧做

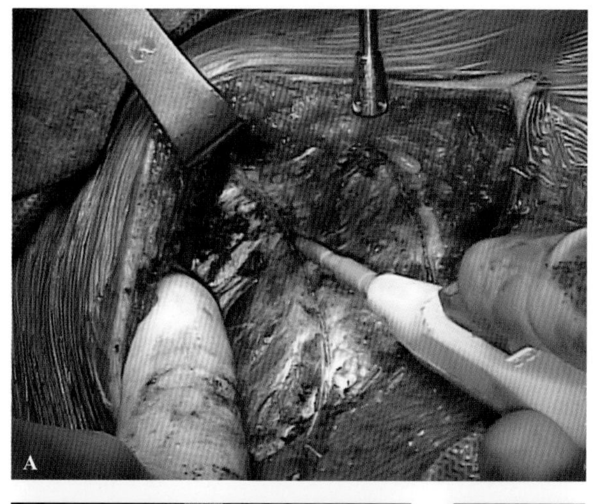
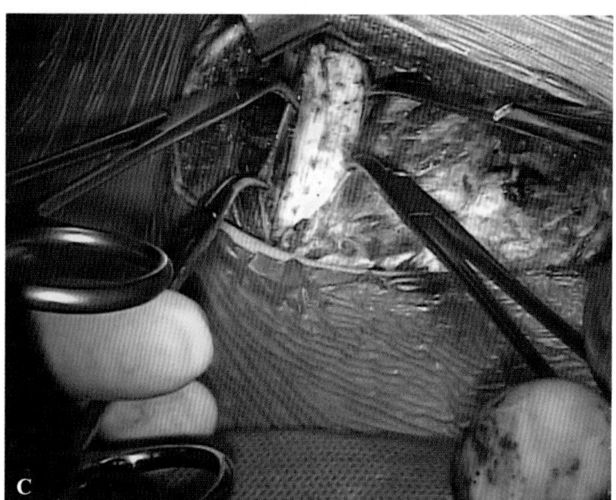
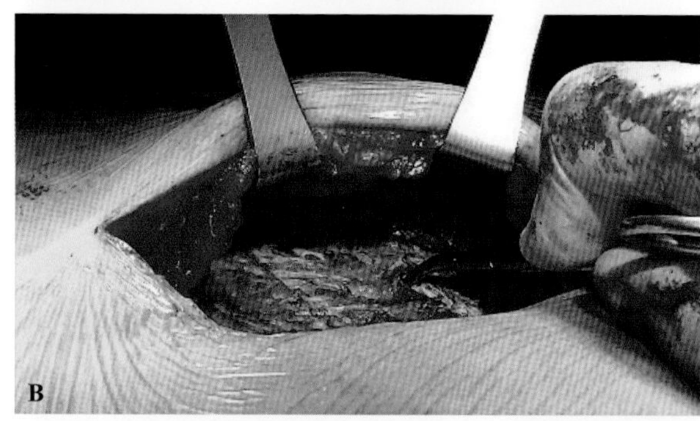
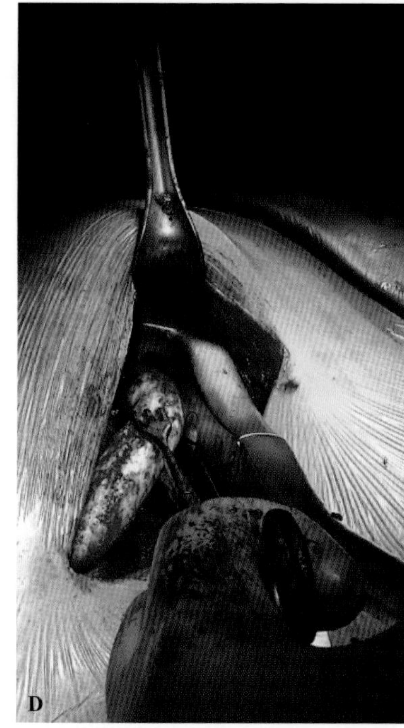
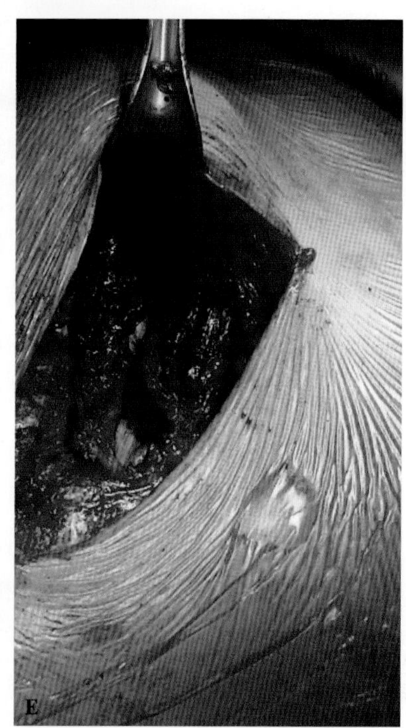
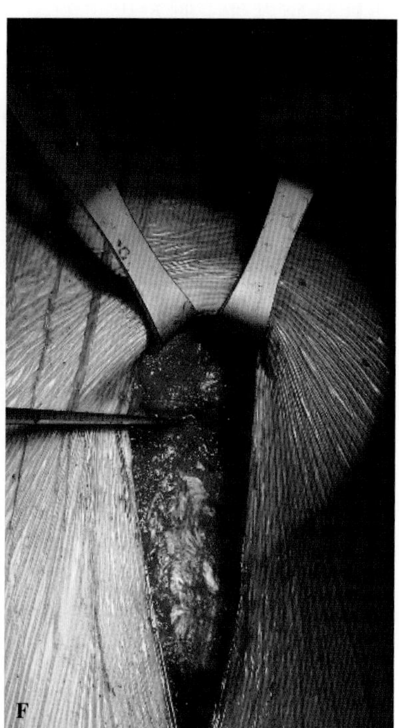

▲ 图 43-4 **Ravitch** 手术过程

A. 显露前肋软骨后，电灼软骨膜；B. 从胸骨到肋骨交界处或肋骨处于更正常的位置，使用细齿止血器将肋骨的软骨部分从软骨膜鞘中剥离；C. 在适当的平面上时，会露出珍珠白色的肋骨，偶尔将肋骨分割会使移除更加容易；D. Sauerbruch 肋骨切割器特别适用于在解剖的远端范围内分割肋骨；E. 这样会留下一个空的软骨膜间隙，肋骨将从中再生；F. 在胸骨向后倾斜的位置，去除胸骨前部的一小块楔形。为此，我们使用标准的骨凿和骨锤

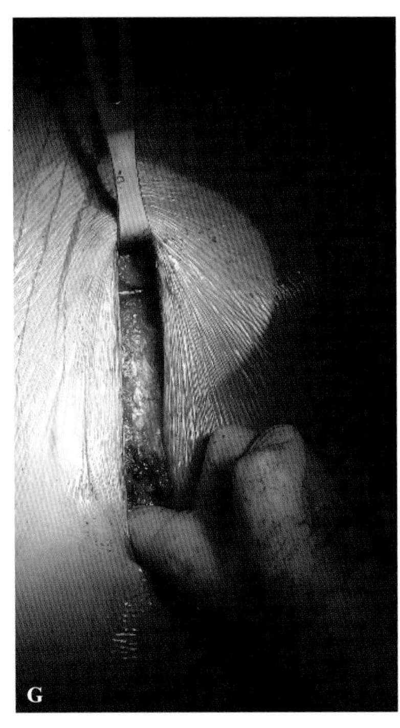

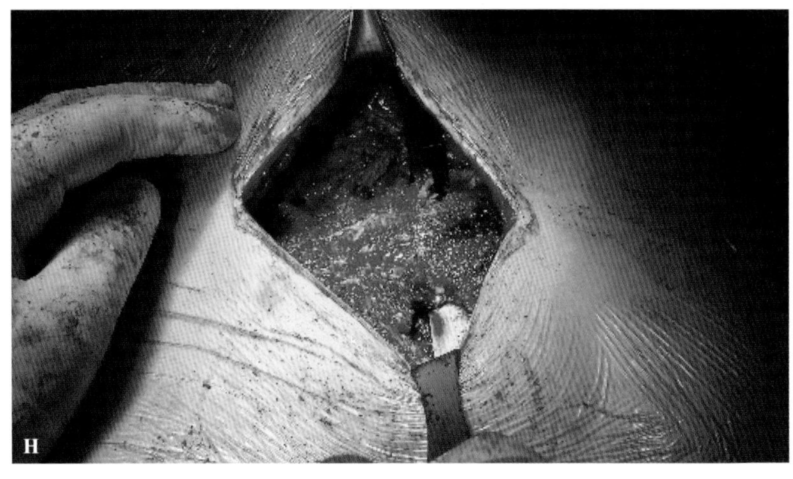

▲ 图 43-4（续）　**Ravitch 手术过程**

G. 移除剑突，以允许进入胸骨后方的纵隔。进行胸骨后的青枝骨折手术，使胸骨的下端向前（就像在铰链上一样）进入正常位置，然后用穿过胸骨的重缝线固定该闭合的楔形截骨；H. 支撑杆穿过胸骨后靠近下部的位置，以使支撑杆的端部靠在肋骨上，肋骨横向保留

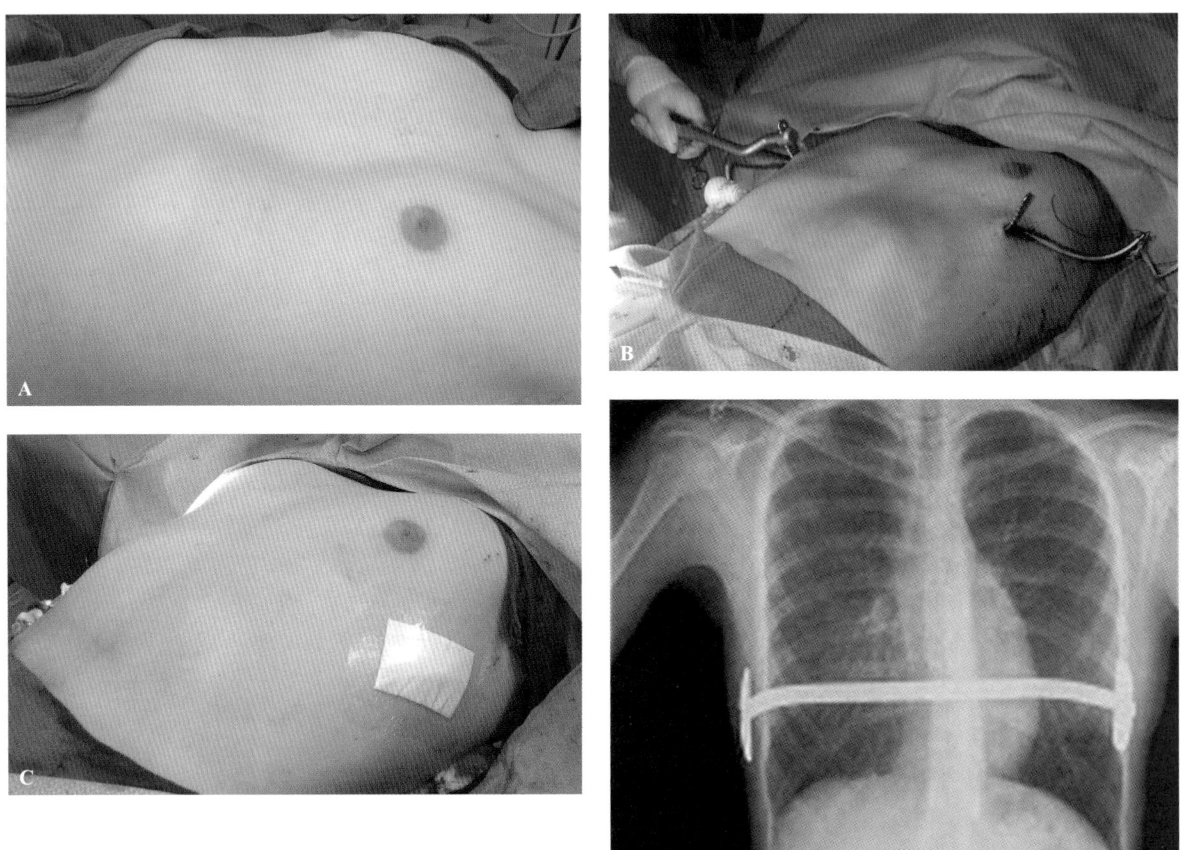

▲ 图 43-5　**Nuss 手术过程**

A. 接受 Nuss 手术的患者的术前外观，这是对称变形；B. 在胸部的每一侧切一个切口。预制支撑杆与 S 形器械一起通过切口突出。使用附接到支撑杆右侧的工具将支撑杆旋转 180°。这将使胸骨和下胸壁外翻；C. 将稳定器连接至杆，然后连接至相邻的肋骨和（或）软组织；D. 胸部 X 线片的最终结果

切口，并在先前标记的肋间部位的水平制作双侧皮下隧道。切口的方向可以是横向的，也可以是沿着乳房下折痕倾斜的。利用右外侧胸壁切口的下界，将一个 5mm 的胸腔镜插管插入到右胸部腋中线上稍向前处。在胸腔镜引导下，进入胸膜腔，并使用 S 形器械在胸骨和心包膜之间形成一个间隙。继续使用器械的尖端以对侧肋间部位的方向进行解剖。小心使用该器械操作，以允许其通过左胸腔并从左胸腔外侧切口退出。有人提倡用较小的剑突下切口抬高胸骨的技术。器械退出左胸切口后，将一条脐带胶布带贴在其尖端上并拉到右胸。然后，将预成形的支撑杆穿过胸骨后方的胸部，使其从两侧伸出。再将其旋转 180°，这样，胸骨和前胸部就能伸展到位。稳定器用于将横杆横向固定到胸壁，以防止横杆旋转或移动。在某些病例中，远端胸骨的严重后角提示插入第二根支撑杆。在这些情况下，稳定器固定在每根杆上但在相反的两侧。

所有这些操作和改良都具有相似的术后管理。给予预防性抗生素 24h。通常在最初的 24～48h 采用硬膜外方式止痛，然后根据患者的具体情况静脉内或口服麻醉药。可以使用引流管，也可以不用。可使用胸廓切开术导管，也可以不用。笔者的方法是采用硬膜外麻醉 48h，然后口服麻醉药，辅以患者自控镇痛并静脉注射吗啡。不使用引流管。

每个过程都有其优点和缺点。应告知患者并允许其参与决策过程。两种手术均获得了极佳的结果，并发症的发生率极低，并且与 Nuss 手术相关的异常麻烦的并发症罕见。

三、鸡胸

这种畸形包括前胸壁的前突，通常累及胸骨的下半部分。受感染的肋骨内侧向外突出。两侧前外侧胸壁可能凹陷。可能存在不对称。在此概述中，鸡胸已被细分为框 43–1 [100] 中列出的四种解剖学类型。其中最常见的是胸骨体突出型。这些患儿胸部的侧面向内压缩，迫使前胸部隆起，形成楔形或像船的龙骨一样（因此称为 carinatum）（图 43–6）。第二和第三种类型实际上位于同一位置，但有些旋转。左胸骨旁区域更常见的是向前隆起的区域。第四种类型被称为软骨膜突出型（图 43–7）。胸骨柄的下部向前方突出，胸骨下部向后突出，基本上是鸡胸和漏斗胸的结合体。这在 Noonan 综合征中偶尔可见 [3]。

（一）病因学

如同漏斗胸一样，关于因果关系的普遍观点与肋软骨的相对过度生长有关，导致肋骨向前隆起。相对对称或不对称与肋骨生长不均匀有关。可能存在某些遗传因素，因为至少有 25% 的患者发现了胸壁畸形的阳性家族史。在男孩中比女孩中更常见，并且与脊柱侧弯和肩高不同有关。它很少在出生后不久被注意到，而是在童年的青春期才引起注意。在快速增长时期，情况通常会变得更糟。与软骨柄突出相比，这种罕见的软骨柄畸形在出生后不久就出现了。随着胸骨生长板的早期闭合，胸骨通常很宽。

临床表现主要与胸部外观有关。胸骨的向外位置可能会导致一些疼痛。这些患儿往往难以入睡，他们可能会在晚上翻身时醒来。运动不耐受通常与任何形式的鸡胸无关。与鸡胸相关的疾病包括与骨骼、软骨或结缔组织异常形成有关的任何疾病，如马方综合征、Loeys-Dietz 综合征和成骨不全症 [101, 102] 一些最严重的胸骨畸形与这些情况有关。

（二）病理生理学

这种畸形不会产生任何实质性的心肺异常。与漏斗胸不同，心脏的前表面没有受压。甚至软骨膜的形式也没有足够的胸骨后移导致这种情况。同样，肺功能检查通常也是正常的 [18]。鉴于运动

框 43–1　鸡胸分类

- 胸骨体突出型
- 胸骨旁区的单侧不对称突出
- 胸骨旁区单侧不对称突出，另一侧对侧凹陷
- 软骨膜突出型

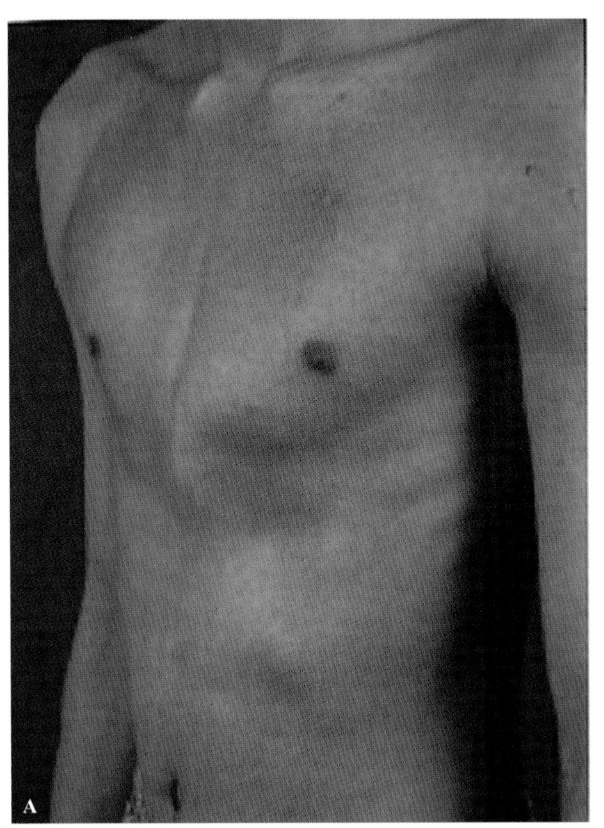

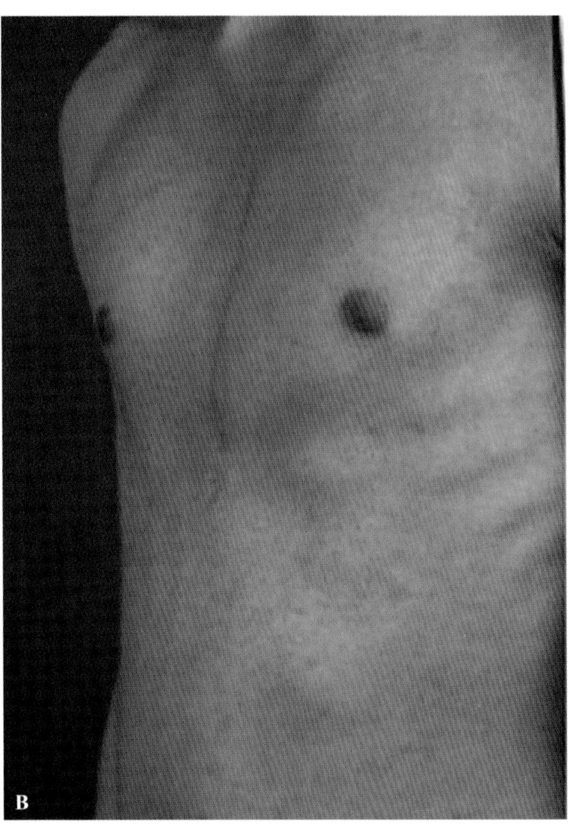

▲ 图 43-6　**A.** 一个典型的鸡胸外观，有点不对称，外侧胸壁有些凹陷；**B.** 修复 6 周后胸部的外观

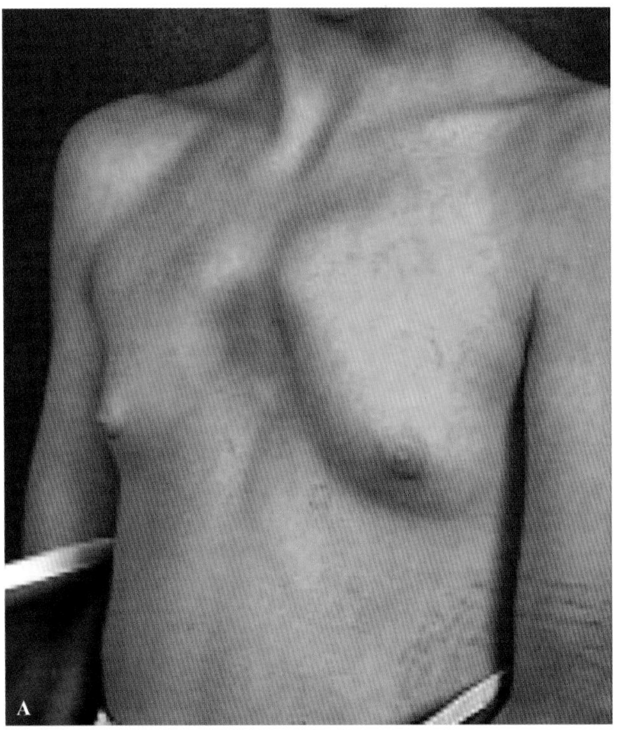

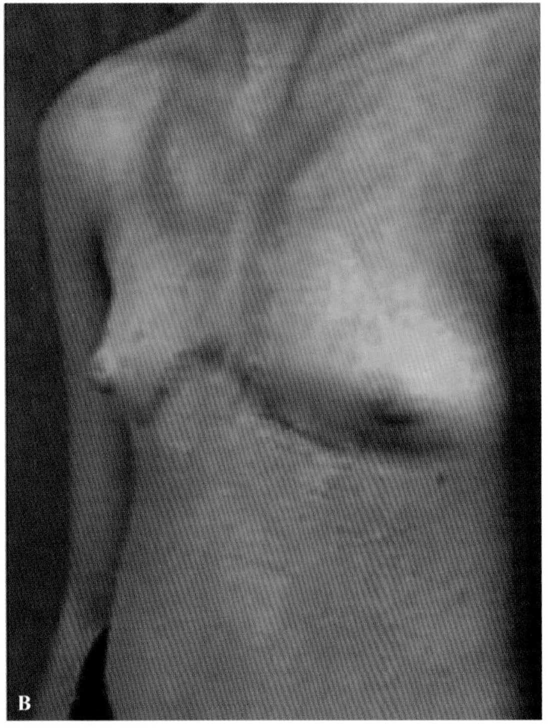

▲ 图 43-7　**A.** 一名患有软骨膜软骨肉瘤的患者，注意上胸骨的前部和下胸骨的后部偏差；**B.** 该患者在修复 6 周后的外观

相关症状的相对缺失，研究人员除了粗略地评估心肺功能以外，几乎没有兴趣进行其他研究。

（三）治疗

治疗的适应证完全取决于患者胸壁外观困扰的程度。这没有生命危险。治疗方法包括矫形支具和手术。

Haje 和 Bowen 于 1992 年将矫形支架作为一种合法的治疗方法进行了介绍 [103]。自那时以来，许多人报道了他们自己的机构使用各种支架执行其基本功能的结果，即重塑前胸壁以形成对称、平坦的外观 [104–107]（图 43–8）。大多数人认为使用这种治疗方法的年龄上限为 16 岁。尽管它对胸骨体突出型漏斗胸最有效，但对不对称的类型也有效。支具由经验丰富的矫正医生进行安装，以对前突提供适当程度的压迫，并在背部施加反压。支具几乎要整天穿着，因此可以预计，在去除支具后，胸壁的皮肤会出现发红的区域。戴上支具，大多数患儿可以安稳地入睡。治疗的总时间为 1～2 年。当胸部发生能接受的扁平化时，支具可以仅在维护阶段的睡眠期间佩戴。这种治疗方法最常见的问题是患儿不配合，发生率为 10%～33%。几乎所有的依从性患者将注意到病情改善。治疗的失败或复发发生率约为 5%。并发症很少见，并且大多与皮肤问题有关，这些问题可通过暂时停用支具而解决。肺功能测试不受这种治疗的影响 [108]。Martinez-Ferro 提出了一种为外部支撑过程提供客观性的尝试。他评估了压迫胸骨形成一个相对平坦的胸部所需要的压力。胸壁越硬，矫正所需的压力就越大。然后，这既涉及与支具相关的疼痛，也涉及顺从性和最终成功的可能性。设计了可以测量施加压力的支具 [109]。

已经采用了多种技术来校正鸡胸。这些措施包括切除部分或全部胸骨 [110]，方法是将腹直肌横断并重新附着在胸骨头 [111, 112]，最后进行异常的肋软骨胸骨横切术 [113]。尽管在某些修复术中建议使用金属支撑杆，但通常没有必要。

还已经描述了一种微创手术。像在 Nuss 手术中那样放置金属支撑杆，除了将支撑杆置于胸骨的前方，并施加连续压力以重塑胸壁形状外 [114]。这本质上是一个外部支撑的“内部”版本。

（四）手术技巧

笔者推荐并最常使用的技术是使用开放式修复技术，该技术是通过对 Ravitch 和 Welch 手术修复鸡胸的改良方式进行的。皮肤切口与漏斗胸修复术一样，受影响的肋软骨以软骨下膜的方式切除。由于剑突通常向后倾斜，因此将其切除。这也可以容易地进入胸骨下区域以将其从纵隔直接切开。在胸骨向前倾斜的水平上进行胸骨前横截骨术。进行胸骨后部的青枝骨折手术，并将胸骨向后倾斜，就像在铰链上一样。胸骨的间隙由有适当形状的切除的部分肋软骨填充，将其缝合到位。胸腹肌和腹直肌在胸骨上闭合，将肌肉附着在骨膜上，以帮助消除潜在的间隙。一些人建议使用放置在胸骨前方的金属支撑杆将其固定，就像放置在胸骨后方的漏斗胸修复术的支撑杆一样。我们还没有发现这是有用或必要的（图 43–6）。虽然可以在肌瓣与胸壁之间放置引流管，但我们发现只要止血良好，这几乎是没有必要的。使用预防性抗生素和疼痛控制措施与漏斗胸修复相似，但总体而言，鸡胸修复后的疼痛似乎不如修复前的疼痛强烈。

当存在不对称性时，有必要旋转胸骨以达到适当的位置。如果不对称包括胸部对侧凹陷，建议使用胸骨支撑。对于软骨柄型隆嵴的患者，需要更广泛的修复。通常会切除更多的肋骨（上至第 2 肋骨）。需进行两次胸骨截骨术——一次用于说明上胸骨的前突，一次在下方，说明胸骨的后突。这些截骨手术是根据之前描述的漏斗胸和鸡胸手术进行的。这些允许对准胸骨的上部和下部。必须用金属支柱支撑下端（图 43–7）[113]。

医院的住院时间为 3d 左右，并发症发生率较低，约为 4%。气胸占大多数，很少需要胸腔穿刺。复发也很罕见，尤其是在青少年时期的儿童进行手术时。但是，对于先天性骨骼、软骨和结缔组织

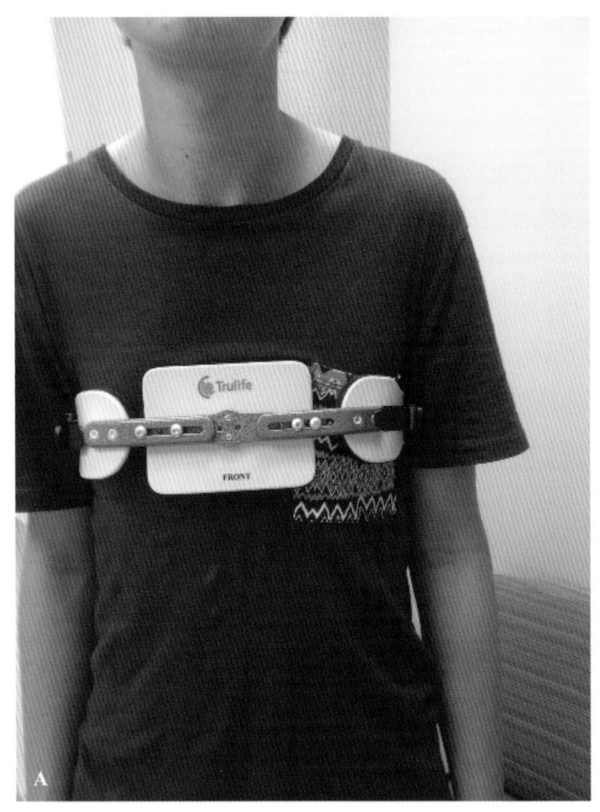

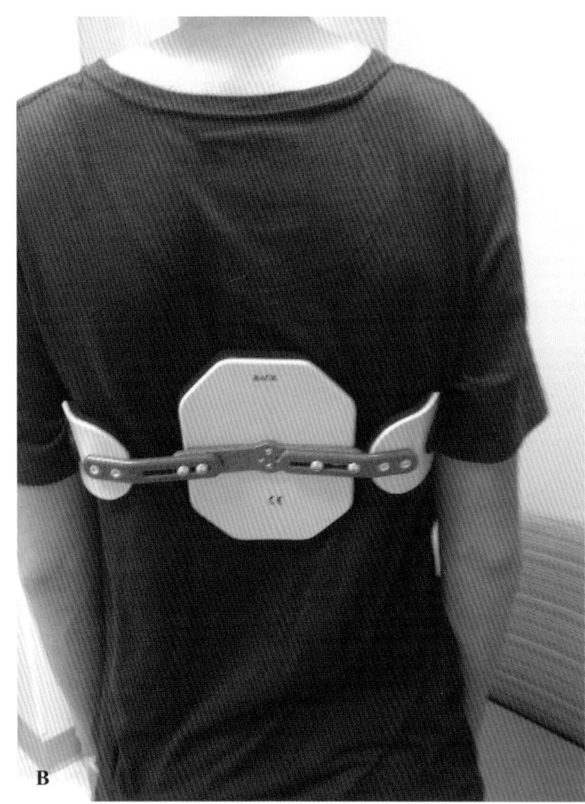

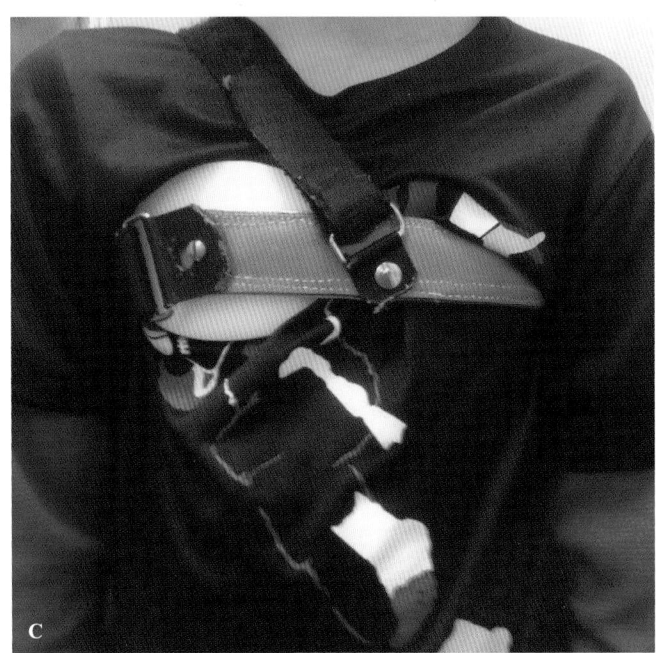

◀图 43-8　**A 和 B.** 这个患者戴着一个典型的支具，用于矫正治疗胸大肌，有前后垫对胸骨提供稳定的压力；**C.** 这是一个为不对称的隆嵴畸形患者定制的装置

异常的患者应格外小心。在这些患者中，应考虑对胸壁提供永久性金属支撑。

四、波伦综合征

1841 年，在英国医学文献中出现了前胸壁肌缺失的患者的描述[115]。Alfred Poland 是伦敦盖伊医院的医学生，当时他将其提交发表。该综合征包括胸壁一侧（通常为右侧）结构的不同程度缺失，同时伴有同侧并指。Froriep[116] 在德国文献中描述了该综合征，其中他描述了一位女性，没有乳房、第 3 肋和第 4 肋、胸大肌和小肌以及部分锯齿肌的缺失。当波兰的 Clarkson（也是盖伊医院的一员）将这一术语应用于他的类似患者的资料，“波伦综合征”这个名字就保留在波兰的出版物上[117]。这种综合征非常罕见，大约每 30 000 人中就有 1 例[118, 119]。该综合征可能包括乳房发育异常，胸骨头胸大肌和胸小肌发育不全，第 2～5 肋骨和肋软骨完全缺失。从发育不全到完全没有乳房和乳头，乳房受累几乎是普遍的（图 43–9）。将这种畸形范围分类的合理方法是分为简单形式和复杂形式（表 43–3）。尽管胸部畸形令人困扰，但相关的上肢畸形更为严重。这种情况约占所有病例的 2/3[120]。手部畸形包括手指发育不全和融合，通常涉及中央 3 个手指（图 43–10）。它也可能与 Mobiu 综合征有关，后者是双侧或单侧面神经麻痹和眼展神经麻痹[121]。波伦综合征的病因尚不清楚。有些人建议孕妇吸烟的可能性会增加 2 倍[122]。据估计，男性吸烟的可能性是女性的 3 倍，但由于乳房受累，女性更倾向于寻求医疗救助[123]。

手术矫正的适应证取决于胸壁受累的程度。在“简单”的形式中，胸壁缺损包括乳房和胸肌，单纯的手术治疗是美容性的，包括放置肌皮瓣、脂肪转移和修复术。当肋骨缺失时，需要进行结构修复，同时进行肌皮瓣修复等。在这两种情况下，一般建议推迟修复到完成生长。这一建议的一个例外是在肺疝导致呼吸窘迫的情况[124, 125]。仔细的 CT 或 MRI 成像将提供胸壁缺陷的详细信息，以及任何可能用于修复的同侧肌肉的共存缺

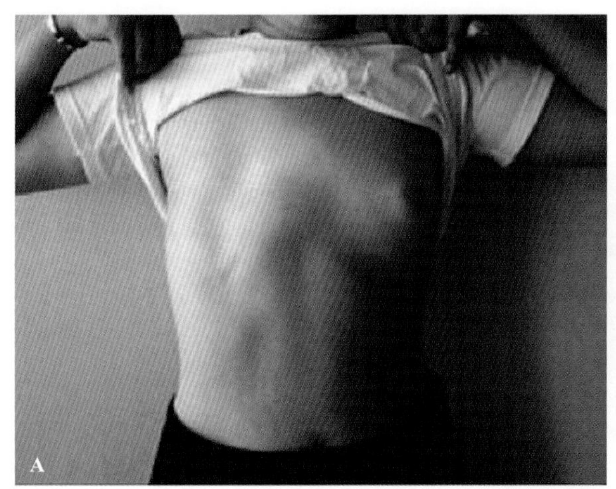

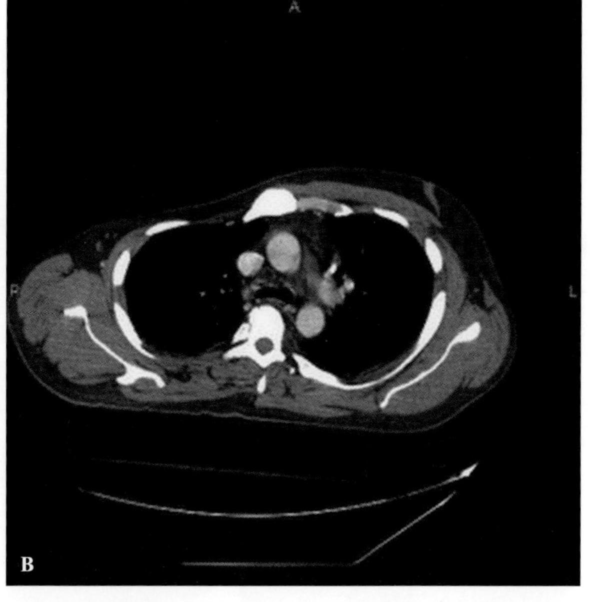

▲ 图 43–9 **A.** 该患者患有波伦综合征，右侧的乳房与大部分右前胸壁肌肉组织缺失；**B.** 这是波伦综合征患者的 **CT** 扫描的轴向图，显示前胸壁肌肉组织及下层肋骨缺失

表 43–3 波伦综合征

类 型	乳 房	肌 肉	胸 壁	上 臂
简 单	较小的	胸大肌 / 小肌缺失	胸毛缺失	轻微缩短
	乳头 / 乳晕向上移位，颜色较浅	前锯肌可能缺失	肋骨完整	可能的并指
复 杂	未发育或缺失	胸大肌和锯齿肌缺失	偏小	较小的
			2～6 肋骨不存在	手指过短

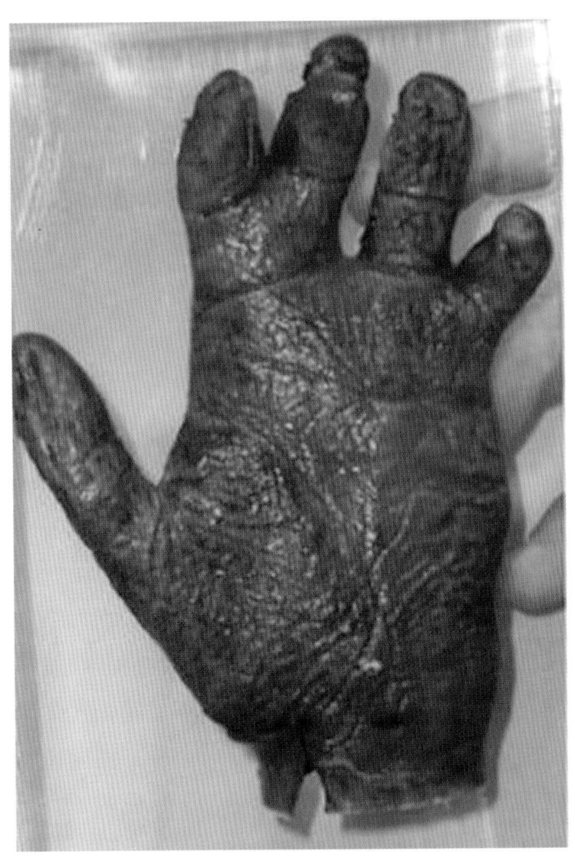

▲ 图 43-10 这是波兰最初描述的患者手的图片。尽管手有明显的风化外观，但第二和第三手指有明显的并指

陷。使用涉及背阔肌的肌皮瓣时应谨慎，因为这将因该肌肉功能的丧失而造成一定程度的残疾。

五、胸骨缺损

这些胸壁畸形很少见，但表现却异常突出。它们是胸骨腹侧融合失败的结果。可以大致分为四组：胸骨裂、胸心异位、胸腹心脏异位和颈心异位。

（一）胸骨裂

心脏通常在结构上正常且处于正常位置。半胸骨的上部未融合，但在胸壁上方皮肤完好无损[126]。这些儿童在功能上是正常的，很少有任何其他先天性异常，可能的例外是颈面部血管瘤。最常见的临床表现是皮肤肿胀伴哭喊。这通常非常引人注目，但很少有临床意义。修复通常可以通过胸骨半部的重新来完成。婴儿胸骨和胸壁的柔韧性使其易于操作而不会压迫肺或心脏。当胸骨分开较宽时，或者在胸部不太柔韧的较大的婴儿和儿童中，滑动或放松的外侧截骨术可能有助于使胸骨愈合。修复网状材料或肌肉瓣也已用于填补缺损。另一种方法是将骨膜从胸骨的两部分从外侧抬高至内侧，将其翻转并在中线处缝合。然后是通过在此放置软骨移植物来加强[127]。通常情况下，初级修复一般不复杂，不需要修复材料时，可以在婴儿期进行修复。

（二）异位心

从字面上看，这意味着心脏错位或移位。该术语是希腊语（ectopia）和拉丁语（cordis）的不寻常组合，有时会合并为医学实体。尽管从技术上讲这可以描述心脏的任何位置不当，但该术语适用于部分或全部心脏位于胸腔外并且可能或可能不被包膜包裹的情况。在大约 20% 的情况下，心脏被包膜覆盖，另外 80% 的部分或全部心脏仅被非常薄的膜覆盖。显然，这是在产房中可以注意到的更为戏剧性的事件之一，也就是让裸露的跳动的心脏显露于所有存在的事物中。病因不明，但可能与羊膜破裂和绒毛膜或卵黄囊破裂有关[128]。妊娠的第 3 周或第 4 周，对应于心腔形成的时间，这可能解释了与此相关的心脏畸形的高发率。超声可以很容易地在产前进行诊断。如上所述，有三种形式。

（三）胸心异位

这些婴儿严重缺乏通常会覆盖心脏的中线组织。心包也没有。心脏向前旋转。绝大多数患者存在先天性心脏异常，其中法洛四联症是最常见的，尽管其他许多异常也会发生（表 43-4）。通常存在腹部缺损。由于产前发育期间全部或部分心脏的外部位置，导致胸腔内总容积减少[129]。因此，单纯的心脏容积减少和皮肤缺陷的初期闭合几乎总是导致衰竭压迫心脏静脉回流受损。总体计划是稳定这些患者，覆盖心脏，重建胸廓以包裹心脏，最后修复心脏缺陷本身。这可能需要很多阶段[130, 131]。治疗的第一步是用潮湿的无菌

表 43-4　先天性心脏病变伴心脏异位

	胸（例）（*N*=58）	胸腹（例）（*N*=100）
法洛四联症	13	13
左心室憩室	0	29
伴法洛四联症		1
伴 VSD±ASD		13
TGA 伴有肺动脉狭窄或闭锁或 VSD	5	4
动脉导管未闭	6	0
VSD±ASD	13	14
VSD 伴肺动脉狭窄	0	2
动脉干	3	4
主动脉缩窄 ±ASD	3	0
单心室异常	6	8
二腔心	3	4
三房心	2	0
双出口左心室	2	2
双出口右心室	1	2
主动脉瓣狭窄，VSD	0	1
Eisenmenger 复合病	0	1
右锁骨下动脉异常	1	0
双侧上腔静脉	1	1
正常	2	4

ASD. 房间隔缺损；TGA. 大动脉转位；VSD. 室间隔缺损

纱布覆盖心脏，然后在出生后不久进行更彻底的覆盖。聚四氟乙烯（PTFE）材料适合用作筋膜替代品，尽管存在侵蚀和显露的风险。在某些情况下，可以充分调动皮瓣以闭合 PTFE 贴片。如有必要，可以使用厚度不等的皮肤移植物或尸体皮肤移植物。否则，可能需要更复杂的肌皮瓣[132]。肋骨软骨移植可能是重建缺损胸廓的必要条件。心脏修复的时机取决于具体的心脏异常和临床表现。实际上，这些婴儿的死亡率极高。但是，即使在第一阶段，也有个别成功治疗案例报道[133]。

（四）胸腹心脏异位

这与胸心异位有四个不同之处：①心脏被薄膜覆盖；②心脏没有向前旋转；③有一个大的腹壁缺陷；④隔膜有缺陷。这种覆盖心脏的“薄膜”可能是有色素的皮肤，但是很薄以至于是透明的。cantrell 五联症与此归为一类，是五个先天性异常的集合：①前膈肌缺损；②上腹壁中线缺损；③前心包缺损；④先天性心脏畸形；⑤下胸骨缺损。腹壁缺损通常是脐疝。其他类型包括腹裂、腹直肌分离或腹疝。与心胸异位一样，相关的心脏异常是常见且相似的。但是，左心室憩室的发病率异常高（表 43-4）。在许多情况下，这是心脏唯一的外部部分。憩室对整体心室大小和功能的重要性尚不清楚。可以简单地将其切除并用皮瓣覆盖剩余的显露心脏。不幸的是，这个憩室有时对循环很重要。因此，对这种方法应该非常谨慎。偶尔，心脏可以完全位于腹腔内，大血管通过横膈膜到达适当的目的地。

在胸腹外翻中，比在胸外翻获得成功的修复和长期生存更为普遍。与胸外翻一样，修复必须首先集中在心脏和腹腔上方的皮肤缺损的闭合上，并且包括对脐疝和膈肌缺损的修复，以及对心脏的覆盖。先天性心脏病变的修复通常是单独进行的，尽管有成功的病例报道，先天性心脏缺陷的单阶段修复包括胸壁和腹壁缺损的修复[134, 135]。

（五）颈心异位

这是在所有类型的心脏异位中最罕见的一种，约占所有病例的 3%。它可能发生在完全完整的胸骨和皮肤上。这几乎是普遍致命的。

六、窒息性胸廓发育不良（Jeune 综合征）

1954 年 Jeune 等发表了一个婴儿的病例报道，该婴儿的胸部狭窄而僵硬，并伴有多个软骨异常，出生后不久因呼吸功能不全而死亡[136]。最显著的特征是狭窄的钟形胸腔和腹部隆起。胸部在横断面和矢状面均较窄。肋骨较短、较宽，并且处于水平位，而不是通常的倾斜位置（图 43–11）。这可能限制了呼吸时肋骨的运动。肋软骨交界处的镜检表明，软骨内骨化紊乱且进展缓慢，导致肋骨长度缩短。其他骨骼受累是常见的，包括四肢短、锁骨固定位置升高、发育不全的髂骨组成的小骨盆。主要问题是肺生长不良[137]，胸壁运动受限，导致肺功能障碍。如 Jeune 所述，大多数婴儿早死[138]。它以常染色体隐性遗传，并且与 7 号染色体上的特定基因突变有关[139]。

最近，人们提倡针对那些幸存下来的病情更严重的婴儿进行手术。这些手术的总体目标是扩大胸腔并允许适当的肺部扩张。所采用的技术包括胸骨切开术和胸骨半分离术[140]、侧胸扩张术[141]、和垂直可扩张钛肋骨术（VEPTR）[142, 143]。尽管有一些幸存者，但死亡率仍然很高。胸部扩张不能解释肺芽不足的情况，这是这些患者的潜在问题，但可以进一步生长之前进行缓解。大多数接受成功手术的婴儿已在婴儿期早期存活；因此，这些系列是一些精选的患者组。尽管如此，手术干预确实为提高预期寿命和改善生活质量提供了希望。

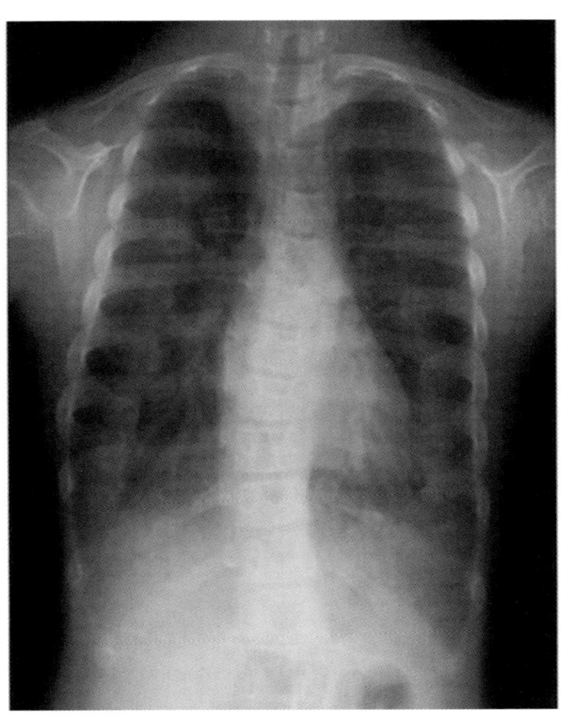

▲ **图 43–11 Jeune 综合征患者的经典胸部 X 线片**
请注意，非常宽的肋骨和狭窄的长胸部的水平方向

如上所述，存在一种“获取”形式的窒息性胸廓发育不良，与使用 Ravitch 手术进行早期和广泛的漏斗胸修复术有关。除胸部受限外，这通常还伴有某种程度的畸形复发。纠正此问题的手术包括使用前角改良夹板来重新进行原始的胸部修复[88]。提倡的另一种方法与针对先天性 Jeune 综合征的描述相似。正中胸骨切开术是在胸骨两半之间放置多根肋骨移植物，以分离胸骨，增加胸腔总直径[144, 145]。

七、JarCho-levin 综合征

这种异常最初是由 Jarcho 和 Levin 在 1938 年描述的，它由多个交替的半椎体组成，这些半椎体非常小，并且在大部分或整个胸椎和腰椎中相互靠近[146]。必要的肋骨之间非常接近，肋骨空间非常小（图 43–12）。肺部发育不正常，导致限制性胸壁畸形和肺萎缩。这是一种常染色体隐性遗传疾病，有证据表明 15 号染色体上的 MESP2 基因发生了突变。这种疾病在波多黎各裔人群中更为常见[147]。这种罕见的疾病可分为两种亚型：胸段脊柱侧弯病（STD）和肋段脊柱侧弯病（SCD）[148]。STD 患者存在椎体异常、严重变形和肋骨融合。由于胸部限制性更强，他们预后较差，而 SCD 患者肋骨发育不良和椎体异常各不相同。在存活至婴儿期的儿童中，CT 扫描计算的肺容积约为正常的 28%[149]。这些未能存活到婴儿期的儿童中，许多患儿的肺活量可能更小。治疗这方面的工作通常涉及使用 VEPTR 设备，尽管这被认为是有点争议的[142]（图 43–13）。这些装置允许周期性的扩张以允许生长。

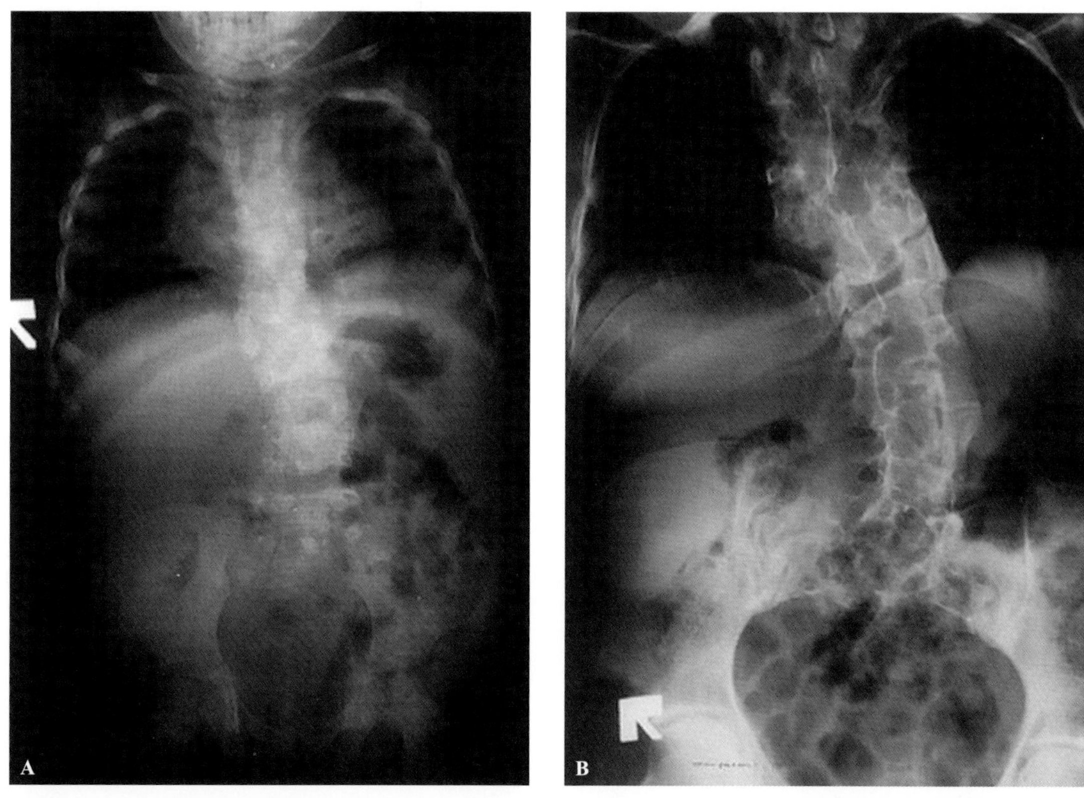

▲ 图 43-12　这些胸部 X 线片中描绘了患有 Jarcho-Levin 综合征的患者。椎体异常，几乎没有椎间隙。肋骨彼此靠近，肺部容积显然很小

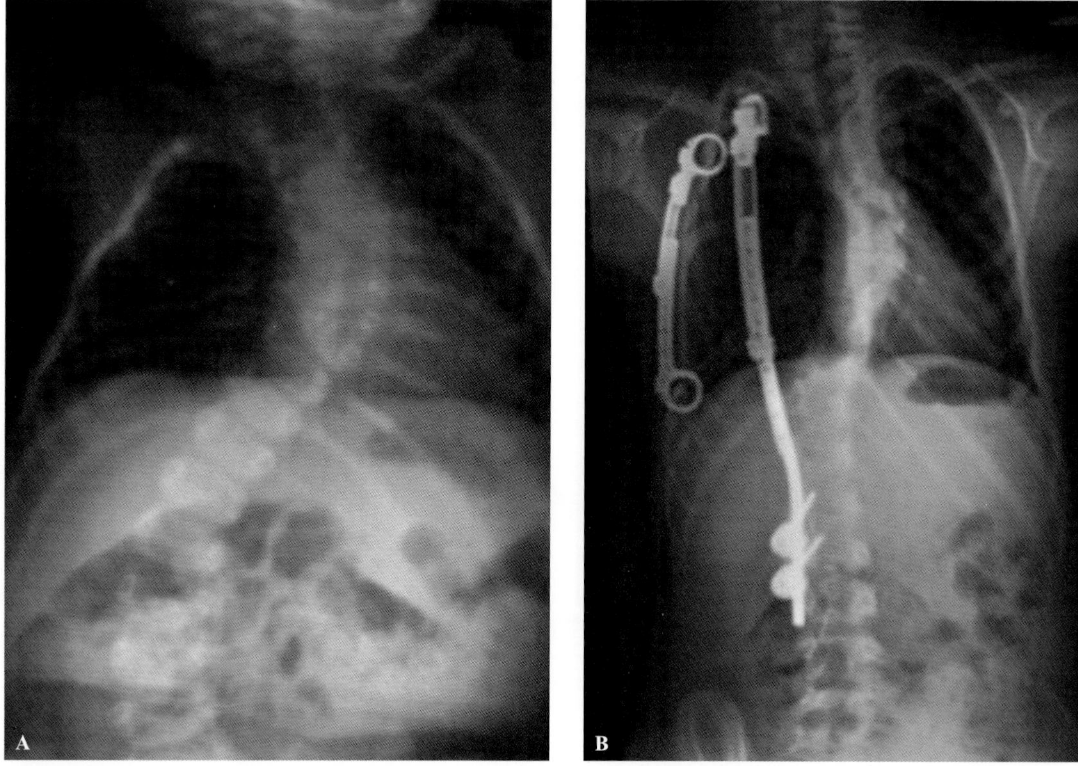

▲ 图 43-13　该先天性脊柱侧弯伴 Jarcho-Levin 患者接受了 VEPTR 治疗，以矫正脊柱，扩大肋间间隙并由此扩张胸腔

第 44 章 胸壁疝

Hernias of the Chest Wall

Nigel E. Drury Pala Babu Rajesh 著

寇瑛琍 译

肺疝最早由 Roland 在 1499 年描述[1]，在 1845 年被 Morel-Lavallée 分类[2]，定义为肺实质通过胸壁、膈肌、纵隔或胸廓出口缺损而移出胸腔[3]。在文献中，报道的胸壁疝病例少于 400 例，其中大多数涉及通过肋间隙的疝。当前的分类根据其病因将肺疝分为先天性或后天性，后者包括创伤性、自发性或病理性疝（框 44-1）。在获得性疝中，继发于钝性胸部创伤的疝是最常见的。

框 44-1 胸壁肺疝的分类

- **先天性**
  - 锁骨上
  - 肋间
- **后天性**
  - 创伤性
    - 钝性创伤
    - 穿透性创伤
  - 自发性
  - 病理性

引自 Morel-Lavallée A. Hernie du poumon. *Bull Soc Chir Paris* 1845–1847; 1 : 75–195.

一、肺疝的病因

（一）先天性疝

先天性胸壁疝很少见，仅限于病例报道和小范围研究[4]。它们出现在胸腔入口处或肋间隙，这种情况比较少见。锁骨上疝是由于胸膜筋膜的圆锥形纤维穹顶与深颈椎筋膜（Sibson 筋膜）融合而减弱或消失导致[3]。突出的肺进入斜角肌和胸锁乳突肌之间的颈部。另外，由于肋间肌发育不全并伴有胸膜筋膜无力，先天性肋间肺疝可能发生在前侧，肋软骨交界处，或者发生在侧面。

（二）创伤性疝

1. 钝性损伤

对胸廓的非穿透性损伤可导致多处肋骨骨折，胸内筋膜、肋间肌和肋软骨断裂，从而产生缺陷，可发生急性或慢性肺疝。如今，创伤性肺疝的主要原因是在汽车碰撞时遭受压迫伤害，特别是在那些受到安全带约束的乘客中[5]。这种常见病因使其被认为是潜在的肺损伤。“安全带综合征”[6]。肩带会根据乘员在车内的位置在任一方向上斜向穿过胸部。沿肩带的路径发生损伤，最常见的是胸骨旁胸壁疝，这是由于多个部位的肋软骨分离导致的缺损（图 44-1）[6, 7]。相关损伤包括胸骨、锁骨和肋骨骨折，包括连枷节骨折、气胸、肺挫伤、肺裂伤和肝损伤等并发症[8]。老年人由于肌肉量少，胸壁顺应性降低，心肺储备有限，骨质减少，胸壁损伤及其并发症的风险增加[9]。但是，引入先进的安全功能装置，例如碰撞安全气囊和通过预紧器和载荷限制器[10]来调节向乘员的能量传递的约束装置[10]，可能会降低胸壁受伤的总体发病率。后排座位的乘客和那些使用较旧车辆的乘客将缺乏这些现代功能，仍面

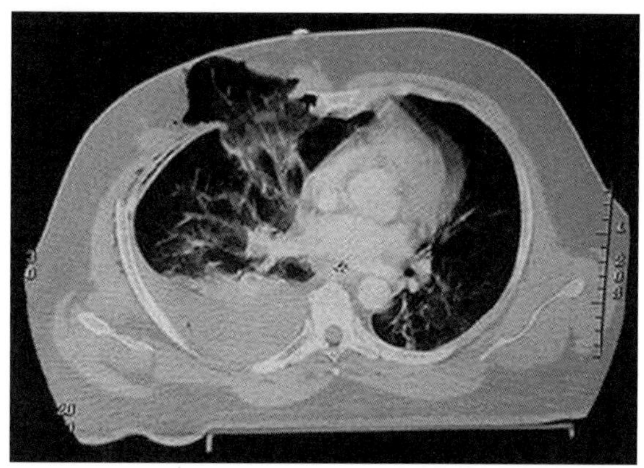

▲ 图 44-1 胸部 CT 显示在高速机动车碰撞中与安全带约束有关的右胸骨旁肺疝，肋骨骨折和血胸

经许可，引自 Rice D, Bikkasani N, Espada R, et al. Seat belt-related chondrosternal disruption with lung herniation *Ann Thorac Surg* 2002; 73:1950–1951. © 2002 The Society of Thoracic Surgeons 版权所有

临更大的风险。

2. 穿透性创伤

肋间疝可能发生在胸部刺伤或枪击伤的部位，但更多是由于开胸手术或胸腔镜手术切口引起的。总体而言，在接受胸外科手术的患者中，有极少数发生术后肺疝，术后脐疝的原因是无法充分闭合切口而无法牢固地靠近肋骨以密封肋间隙[4]。当因感染、伤口愈合延迟或肋周缝合线断裂而致缺损时，肺可能通过缺损而疝出（图 44-2）[11]。在 Mayo 诊所报道的大量的胸壁疝文献中，Seder 及其同事[12]发现肥胖、慢性阻塞性肺疾病（COPD）、口服类固醇和糖尿病是不良组织愈合的潜在危险因素，导致开胸手术后胸壁裂开和疝突出。初次胸壁手术的早期或晚期失败可能会导致慢性疝的发展，例如在重建胸壁或修复漏斗胸之后[13]。

与直觉相反，在胸腔镜检查[14, 15]或小切口开胸手术[16]后发生疝更为常见，而不是正式的后外侧开胸术，这可能是由于缺陷的闭合不够细致（图 44-3）[4]。有几组报道称，微创心脏手术术后发生疝[17, 18]合并左乳内动脉（LIMA）易导致局部缺血和伤口愈合不良[19]，以及肋软骨骨折或撕脱导致胸壁不稳定[20]。此外，由于肋间肌无力、萎缩和破裂延迟，在 LIMA 收获经胸骨切开术后出现慢性咳嗽的患者中也有肺疝的报道。

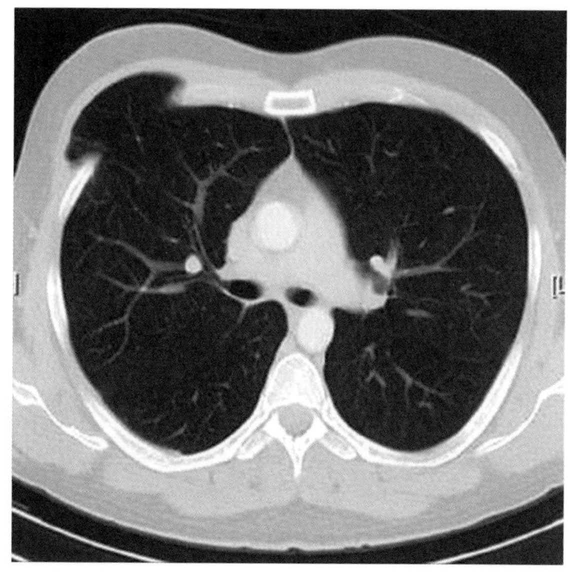

▲ 图 44-2 胸部 CT 显示在开胸后，肺实质从前胸壁缺损处突出

经 European Association for Cardiothoracic Surgery 许可，引自 Athanassiadi K, Bagaev E, Simon A, et al. Lung herniation: a rare complication of minimally invasive cardiothoracic surgery. *Eur J Cardiothorac Surg* 2008;33:774–776.

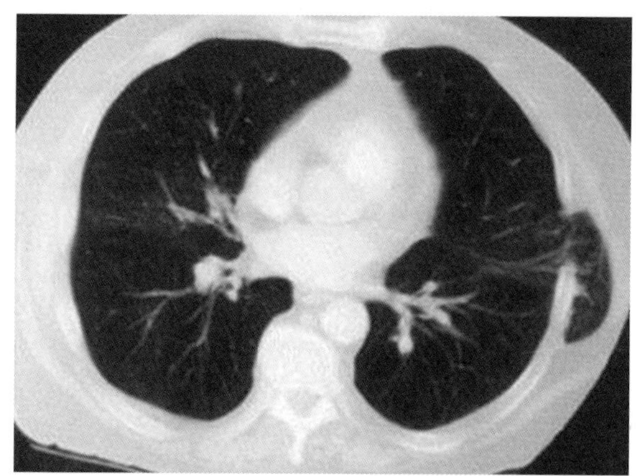

▲ 44-3 胸部 CT 显示先前的胸腔镜检查端口处的胸壁缺损导致舌突突出

经许可，引自 Temes RT, Talbot WA, Green DP, et al. Herniation of the lung after videoassisted thoracic surgery. *Ann Thorac Surg* 2001; 72:606–607. © 2001 The Society of Thoracic Surgeons 版权所有

（三）自发性疝

自发性肺疝发生在胸腔局部无力的部位而

没有前期损伤，并且是由胸腔内压力的突然升高引起的、例如咳嗽、打喷嚏、唱歌、提重物或吹响乐器[3, 22]。这些疝几乎总是发生在肋骨交界处的内侧，那里仅存在一层肋间肌，最常累及下肋骨，通常伴有肋骨或软骨骨折[22, 23]。在文献中，Brock 和 Heitmiller 发现，自发性前肺疝在两侧胸部的发生频率相同，并且似乎是在咳嗽、打喷嚏或异常运动发生的。文献中描述的患者仅是男性，通常是吸烟者，有潜在的肺部疾病史，并且可能是肥胖者[22]。Weissberg 和 Refaely[4] 报道了一名 COPD 中年女性自发性锁骨上肺疝。但尚不清楚这是真正的自发性肺疝还是先天性肺疝的晚期表现。

（四）病理性疝

任何导致胸壁局部区域破坏的情况都可能导致随后的肺疝。Munnell[3] 描述了许多这样的病理，包括胸壁或乳房脓肿、脓胸、原发性或继发性恶性肿瘤侵犯胸壁，以及结核性骨炎。然而，这些疾病通常在发病早期通过外科手术或放射疗法进行治疗，使得进展为胸壁破坏和疝的发展主要限于无法获得医疗保健的地区。

二、临床表现和处理

通常根据病因，胸壁肺疝的表现是可变的，从严重症状的急性发作到初次受伤多年后出现症状。某些先天性疝实际上可能是成年后首次出现[4]。尽管影像学对于术前确认和手术评估必不可少，但通常仅根据病史和体格检查即可诊断。

（一）症状和体征

临床上，肺疝可能没有症状，但最常表现为柔软的皮下软组织肿块，当胸腔内压力升高时，肿块会增大。症状包括疼痛和（或）压痛（占病例的 50%～85%）、呼吸困难、咳嗽以及在疝的部位出现间歇性肿胀[4, 12]。起病可能是隐匿性的，或者可能在急性咳嗽、打喷嚏或便秘时立即发作[22]，虽然肺部嵌顿非常罕见，但发生时通常会出现严重的疼痛和呼吸道不适[24]。患者可能有近期或过去的外伤史或胸外科史、慢性肺病、肥胖、糖尿病、吸烟、使用类固醇、慢性感染或恶性肿瘤[3, 12]。没有可识别的并发症的患者罕见。异常症状包括吞咽困难或神经根性臂痛，原因是神经根受压伴锁骨上疝[25]。

胸壁突出的迹象包括咳嗽或用力时鼓胀，通常在胸廓内有推动力或明显的缺损（图 44-4）。胸部手术瘢痕的存在也可能为基础诊断提供线索。继最近或急性创伤，可能会出现局部损伤迹象，包括胸廓“安全带迹象”，即沿约束线的整个胸部线性皮肤瘀斑[6]。可能伴有同侧气胸，外科皮下气肿，血胸或胸腔积液导致听诊时空气进入减少。

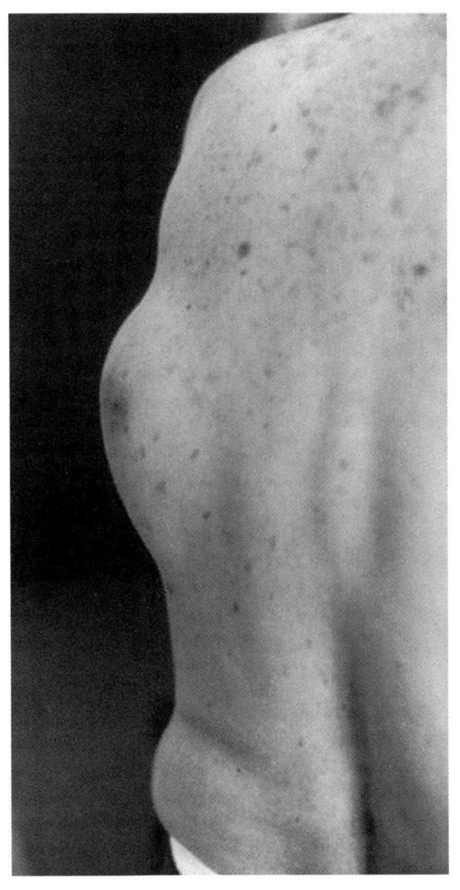

▲ **图 44-4　去除胸膜引流以治疗脓胸后，由于潜在的肺疝引起的胸壁凸起**

经许可，引自 Weissberg D, Refaely Y. Hernia of the lung. *Ann Thorac Surg* 2002; 74:1963–1966. © 2002 The Society of Thoracic Surgeons 版权所有

（二）诊断

胸壁疝的诊断应通过放射学检查确认。标准位和侧位 X 线片对确定术后随访中鉴别肋骨的分离仍然很有价值[11]。然而，计算机断层扫描（CT）是首选的研究方法：在患者进行 Valsalva 动作时快速获取图像被认为是黄金标准[14]。可以由部分肺实质通过缺损突出到胸廓之外来诊断胸疝。CT 可为手术计划提供有价值的信息，尤其是在进行多平面图像重建时（图 44-5），以描绘胸壁缺损的大小和位置，肺突出的程度，相关损伤的存在，并排除可能的并发症，例如绞窄。荧光检查和超声检查等其他方式也可用于诊断肺疝。当严重的胸部创伤患者太不稳定而无法运送到 CT 扫描仪时，后者在急诊室中尤其有用[26]。

（三）治疗

肺疝的治疗取决于症状、部位和大小。无症状肺疝，尤其是胸腔入口处的锁骨上疝，无须干预。手术的主要指征是疼痛、疝囊体积增大，以及即将发生的嵌顿症状，例如难以减轻疝[4]。嵌顿风险在小的、刚性的缺损中增加，应及时进行早期干预。美容手术也可能是合理的。

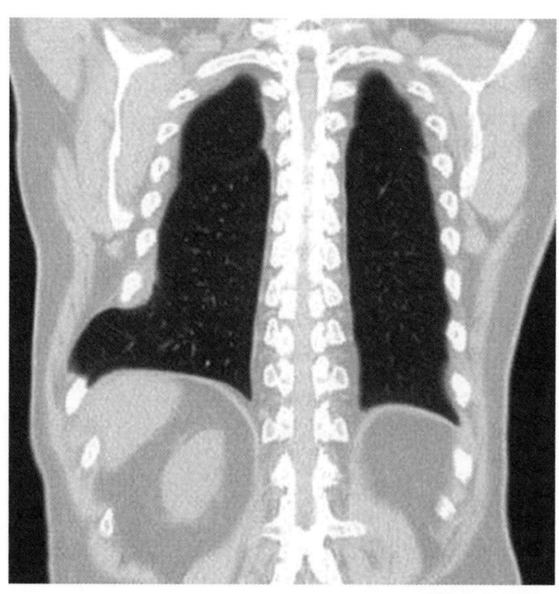

▲ **图 44-5　冠状位 CT 重建显示右肺外伤性外伤**

经许可，引自 Wiens S, Hunt I, Mahood J, et al. Novel fixation technique for the surgical repair of lung hernias. *Ann Thorac Surg* 2009; 88:1034–1035. © 2009 The Society of Thoracic Surgeons 版权所有

大多数锁骨上肺疝无症状，但偶尔可能会出现症状，应进行修复。首选经胸入路，因为其复发风险要比经颈入路[27]低，并且可以接受胸腔镜修复[28]。如果胸腔（Sibson）筋膜完好，则存在必须切除的疝囊，在修复缺陷之前将其剥离；如果没有这样，则仅指示在疝复位后缝合缺损。已经报道了直接缝合修复[28]和用生物胶增强牛心包补片[25]。

相比之下，几乎所有肋间肺疝都需要修复，包括成年期出现的先天性疝[4]。患有慢性疝和多种并发症（包括晚期肺病和病态肥胖）或拒绝手术的患者应考虑保守治疗手术。黏合剂可减轻症状，但大多数黏合剂会随着时间的推移而持续扩大，应继续接受临床和影像学检查。

已经描述了许多使用开放式[3]或胸腔镜检查[29]，或两种方法的组合修复胸壁疝的技术。在初始评估时，应检查突出的肺实质部分，以确定它是否发生绞窄并坏死；如果不可行，则应使用吻合器将受影响的组织切成楔形。小的胸壁缺损通常可通过直接缝合并用包膜或肋骨内缝合线固定相邻肋骨而闭合[4, 11]。较大的缺损需要使用自体组织或合成补片来关闭疝口。Munnell[3]提倡使用由肋间神经血管束形成的肌筋膜组织皮瓣，可能抬高骨膜皮瓣甚至移除相邻肋骨。尽管这种方法具有避免异物和潜在地降低感染风险的优势，但周围的组织通常也受到了损伤，并且质量或活动性不足以帮助修复。胸腹疝修补术的现行实践（如腹部疝外科手术）通常包括使用合成补片，桥接肋间隙并固定在缺损边缘周围（图 44-6）[31]。报道包括高密度聚乙烯（Marlex）、聚乳酸（Vicryl）、聚丙烯（Prolene）、聚对苯二甲酸乙二酯（Dacron）、聚四氟乙烯（PTFE，Teflon）和膨体 PTFE（Gore-Tex）。还可以使用复合材料，例如填充有甲基丙烯酸甲酯水泥的 Marlex 夹层补片[19]。在伤口闭合期间，可能需要在补片上调动肌肉和皮下组织，为修复提供保护。在他们的系列中，Seder 及其同事[12]对 18 例患者进行了首次修复，对 9 例患者进行了人工补片修复，两组之间的围术期并发症无差异。实际上，由于补片导致纤维囊的形成，因此如果被感染则需要后期切除，剩余的囊通常足以防止疝复发。最近，细胞外基质补片已被用于修复包括疝在内的胸壁缺损。这些提供了一种支架，可以被受体细胞浸润，从而导致修复过程中的整合[32]。已经报道了其他技术，包括使用不锈钢丝[6]或钛棒、钢板和螺钉[33, 34]，但是刚性固定与柔性网状修复相比，优点尚未确定，并且使用此类设备可能比简单的替代方法更昂贵[12]。

综上所述，胸壁疝根据病因分为先天性、创伤性、自发性和病理性。疼痛是主要症状，应手术修复，最常见的是使用合成补片。

三、声明

我们感谢已故的 Thomas W. Shields，在其书的第 7 版中关于肺疝的章节构成了本章的基础。

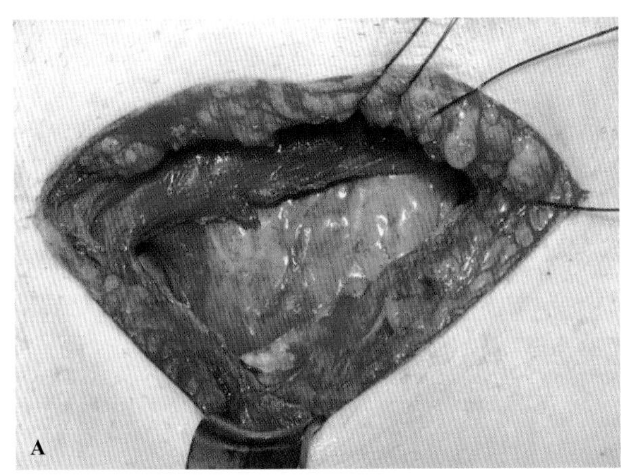

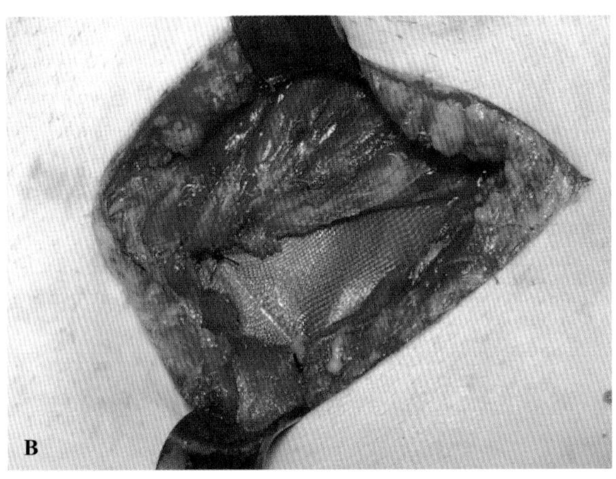

▲ 图 44-6 图 44-2 中所示的胸壁缺损（A）的术中照片，以及间断缝合（B）将 Vicryl 补片固定在肋骨边缘

第 45 章 胸壁感染
Infections of the Chest Wall

Edward J. Bergeron　Robert A. Meguid　John D. Mitchell　著
寇瑛琍　译

一、概述

需要手术咨询的胸壁感染相对较少。它们可能是由于直接接种胸壁引起的，其次是感染组织的连续扩散，血行播散，先前的胸壁创伤或器械造成的。胸壁感染可能发生在软组织、软骨和骨骼中。传染性病原体可以是细菌、真菌或病毒。表 45–1 列出了造成胸壁感染的常见病原体。胸壁感染可能是坏死性的，也可能不是。由于微妙的，非特异性的体征、症状和表现，以及其临床稀有性，可能难以诊断胸壁感染。它们可能表现为分散的肿块、浅表感染或鼻窦引流。有效治疗胸壁感染的范围包括抗生素给药，所有失活组织的广泛切除，以及随后用血管分布良好的软组织的覆盖。这取决于感染的类型、大小和位置。及时进行诊断和治疗对减少相关的发病率很重要。笔者对这些感染及其相关的检查和管理进行了系统的综述。

二、坏死性胸壁感染

坏死性胸壁感染是典型的侵袭性感染，通常是需要早期抗生素治疗和积极的手术清创。这些感染中的大多数以广泛的组织坏死和伴随的气体产生为特征，发生在术后或胸壁外伤之后。据报道，在进行胸腔镜开胸引流术，脓胸引流术，伴有胸膜污染的 Boerhaave 综合征的手术治疗及腹腔镜胃底折叠术后的胃疝，会发生坏死性胸壁感染 [1]。表 45–1 包括了造成坏死性胸壁感染的常见病原体。据报道，总死亡率高达 73% [2]。

坏死性感染可侵犯组织平面，因为它们不包含通常的宿主防御机制。当感染侵及腹部、会阴和下肢时，这种感染更为常见并被认为是严重的。但是，坏死性感染可发生在身体的任何地方，包括胸部。坏死性胸壁感染具有扩展到胸膜

表 45–1　导致胸壁感染的常见病原体

坏死性细菌性胸壁感染	非坏死性细菌胸壁感染	真菌感染	寄生虫感染
• 拟杆菌属 • 梭状芽胞杆菌属 • 肠杆菌科 • 梭菌属 • 消化链球菌属 • 金黄色葡萄球菌 • 表皮葡萄球菌 • 化脓性链球菌	• 放线菌属 • 布鲁菌属 • 流感嗜血杆菌 • 分枝杆菌属 • 丙酸杆菌属 • 铜绿假单胞菌	• 曲霉菌属 • 毛霉菌属 • 芽孢杆菌属 • 根霉菌属	• 噬人瘤蝇 • 棘球绦虫 • 利什曼原虫属

腔的独特潜力。这可能导致呼吸力学受损，相关的死亡率为 59%～89%，大约是其他部位发生坏死软组织感染的 2 倍[3-5]。

免疫功能低下的患者，包括糖尿病患者、坏死性感染的发生率最高。表现通常与伤口在床边的外观“不成比例”。体格检查可见皮肤红斑、水疱、瘙痒、肿胀和硬结，并伴有水样渗出物。如果感染已全身扩散，则可观察到发热、发冷、低血压、心动过速和精神状态改变。及时识别和后续治疗对于防止患者死亡至关重要。

坏死性胸壁感染可能是由单一生物体引起的，如链球菌或产气荚膜梭菌。然而，在坏死性胸壁感染中单菌感染占少数。由需氧和厌氧细菌组成的多微生物感染更为常见，并且大约占报道病例的 2/3[6]。这些细菌协同作用，造成暴发性感染和坏死。大多数报道的病例从邻近区域（包括腹壁，颈部和四肢）沿组织平面扩散。

坏死性胸部软组织感染的胸部 X 线片可能显示皮下气肿，但正常现象更常见。非对比计算机断层扫描（CT）成像可用于描绘相关的皮下气体和液体集合，并排除胸膜腔受累（图 45-1）。

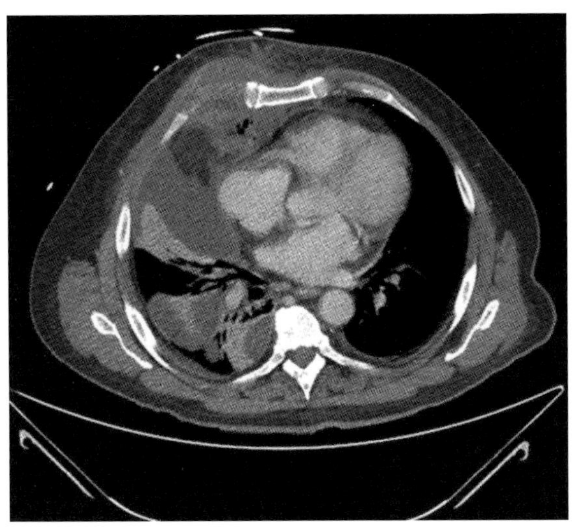

▲ 图 45-1　**一名 68 岁的糖尿病患者在园艺时胸壁受损，并造成了胸腔内气体形成和感染，累及右第 4、第 5 肋骨和软骨及邻近的脓胸周围的软组织。注意气泡，复杂的积液，软组织肿胀并延伸到右侧胸膜腔。这是治疗与一系列广泛的清创，胸大肌推进皮瓣和随后的皮肤移植**

T_2 加权磁共振成像（MRI）可能显示出与感染相关的水肿性软组织或积液。在出现症状和体格检查的基础上，应增加对坏死胸壁软组织感染的临床怀疑。不应因为影像学检查结果不佳而延迟治疗。

剧烈的厌氧性蜂窝织炎通常表现为皮肤红斑、水疱、瘙痒，并可进展为快速的临床恶化，变成感染性全身性休克。尤其是捻发音，与厌氧菌感染有关，包括拟杆菌和肽链球菌。感染会在受感染的，血管形成不良的组织中出现大量气体。患者通常会抱怨剧烈疼痛，只能有限地活动，这有助于区分坏死性蜂窝织炎与坏死性筋膜炎。治疗通常要求适当地全身性使用抗生素和手术清创。

免疫功能低下的患者坏死性胸壁蜂窝组织炎可能是由真菌感染引起的。具体而言，曲霉菌属和芽孢杆菌属可能导致血管入侵，随后发生血管血栓形成。应采用与坏死性细菌感染相同的方式进行治疗，包括广泛切除活组织并使用适当的抗真菌药，通常为基于吡咯的药物（即伊曲康唑、伏立康唑）或两性霉素 B，取决于严重程度。

肌坏死通常是有氧和厌氧感染的混合体，可能涉及梭菌。尽管通常在下肢和直肠周围区域发现，但也有报道发生在胸壁[7]。

胸壁坏死性筋膜炎很少见，但通常是致命的。与感染相关的坏死累及浅筋膜和深筋膜。可能存在相关血管的血栓形成。也可能存在全身毒性，需要立即进行复苏，使用抗生素和积极的手术清创。

所有坏死性软组织感染均须采取相似的积极疗法，无论其位置如何。应当尽早使用广谱全身性抗生素，对可行组织进行积极的手术清创术，以及进行目标明确的复苏，而这通常需要进行有创血流动力学监测以维持最终器官的灌注。为了获得传染源的控制，经常需要每天至隔日进行定期的手术清创。冰冻病理检查可以确认切除范围不超过坏死未受累的组织。

对所有失活的组织进行彻底清创后，当患者

血流动力学稳定时，可能需要重建胸壁。通过重复清创术产生的缺损往往很大，并且实际上可能是完整厚度的。此外，经常需要重建胸壁结构的完整性以帮助呼吸力学。在经典的伤口愈合中，纤维化可能有助于结构完整性。然而，在坏死性感染中，感染的快速发作不允许潜在的纤维化发展。由于存在感染的风险，通常禁止使用假体补片以保持结构完整性。因此，尽管尸体和其他生物基质缺乏其修复假体的力学，但它们已成为骨骼重建的有吸引力的选择。完成骨骼重建后，必须覆盖血管化的软组织。这种软组织覆盖也是困难的，不仅因为需要修复的缺损面积大，还因为胸壁肌肉的感染，在更经典的胸壁重建中通常使用组织瓣。重建方法和替代方法将在本章后面讨论。

三、非坏死性感染

与非坏死性感染相比，胸壁非坏死性感染更为常见，且发病率较低。它们通常对非手术治疗有反应，但是对它们的表现和治疗的了解对胸外科医生很重要。随后讨论非坏死性胸壁感染，包括常见和罕见的感染。

脓肿

软组织脓肿可能发生在身体的任何地方。胸壁下和肩胛下脓肿是胸壁特有的。这是由于存在巨大的潜在空间。尽管这些可能是原发性感染，但更常见的是与开胸手术相关的继发性感染。局部疼痛、发热和白细胞增多是常见的症状。胸部放射线检查通常会显得正常。静脉造影 CT 成像可用于描绘脓肿，显示边缘增强。及时、彻底的外科引流和采用培养导向的抗生素是主要的治疗方法。首次手术时应进行手术引流和组织清创术。随后，笔者每天使用 2～3 次连续的干湿敷料换药，最初使用 Dakin 溶液或稀氯衍生物溶液，随后在伤口清洁时再加生理盐水。或者，在逐渐脱机的疼痛控制或镇静下，每隔一天更换一次负压伤口治疗敷料，可用于无持续感染迹象的伤口管理。

1. 胸壁放线菌病

胸壁放线菌病是一种罕见的胸腔感染[8]。放线菌是一种革兰阳性厌氧菌，常见于健康的人和动物口腔菌群中。放线菌病是一种慢性疾病，以肉芽肿或脓肿为特征，最终发展为引流性鼻窦，排出细菌性菌落，并出现“硫颗粒”。放线菌病有三种主要形式：①颈面部（最常见，65%）；②腹部（20%）；③胸腔（15%）。

胸腔形式通常是由于口腔卫生差的患者吸入而导致的。胸部放线菌感染随后在肺实质内发展，并可通过胸膜发展，需要从胸壁排出。胸部放线菌病可能并发咯血、全身扩散、慢性引流窦或脓胸[9]。

放线菌病的血源性传播很少见，但发生时通常起源于胸部。这种疾病的传播形式可能导致远处脓肿，包括大脑。由放线菌引起的局限性胸壁感染，不累及肺部，很少见，常被误认为局部晚期原发性胸壁肿瘤。

可通过分离培养物中的放线菌来诊断放线菌性胸壁感染。但是，该生物体很难在培养基中生长。因此，这可能会导致假阴性。通常需要进行外科活检，以提供用于病理性粒状微菌落或“硫颗粒”的组织病理学确认。对胸壁放线菌病的治疗是对病变区域进行切开、引流和清创术及长期的青霉素治疗[10]。

2. 结核性脓肿

在结核感染中有少数的肺外结核感染。胸壁结核感染仅占肺外结核感染的 10%[11]。然而，近几十年来，结核病死灰复燃，这主要是由于免疫抑制条件的扩散，以及从发展中国家到北美移民的结果，导致这是一个更常见的实体[12]。

胸壁结核性脓肿对胸骨边缘有强的倾向性。但是，它们可能还涉及肋骨、肋软骨交界处、肋椎关节和椎骨。有人认为，倾向于胸骨边缘是继发于原发性肺部受累的内部乳腺淋巴结感染的结果。然后，感染的淋巴结呈干酪样，侵蚀胸壁，并导致可见的“肿胀”。胸膜感染的坏死的淋巴结中干酪样物质称为“冷脓肿”。压力坏死导致结核病造成骨侵蚀。由肉芽组织引起或连续扩散导致骨感染。

多药全身疗法是结核感染的主要手段。然而，冷脓肿的治疗包括增加积极的外科清创术及广泛切除骨和受感染的软组织，以防止复发[11, 13]。通常进行胸骨肌瓣重建，如下文所述。

3. 脓胸

脓胸是由未引流的潜在胸膜感染引起的。这种感染通常是多微生物的，是未经治疗的脓胸的直接延伸，该脓胸穿过胸壁进入胸部的浅表组织。胸部的体格检查和轴向X线影像学检查（如胸部CT影像学检查）将有助于明确诊断（图45–2）。明确的治疗包括抗生素给药，脓胸的外科引流，以及从必需品部位穿过胸壁对需要的部位清除坏死组织。自发性脓胸引流通常是不充分的治疗。

四、真菌感染

胸壁真菌感染是可能发生的。如前所述，由曲霉菌属和须霉菌引起的感染可能会导致软组织坏死，因为它们会侵入血管，从而导致血栓形成。原发性直接感染或散播性感染可能导致曲霉菌的胸壁感染。通常表现为硬斑，进展为皮肤坏死性溃疡。根据组织学评估，曲霉菌的胸壁感染

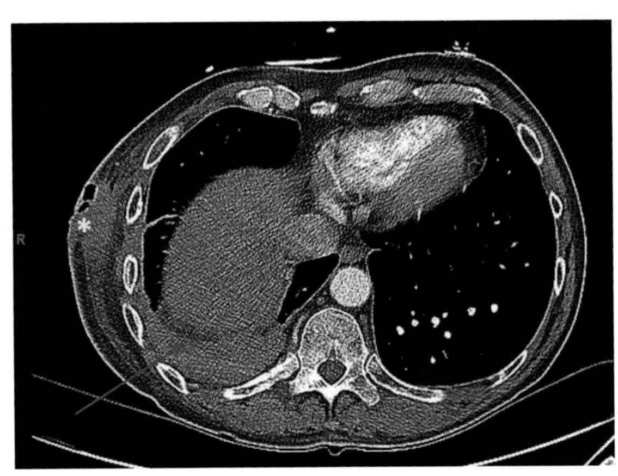

▲ 图45–2 脓胸的CT扫描成像

正确定位的脓胸（箭）与胸壁直接连通（*），与必需脓胸一致

的特征是分支的菌丝。芽孢杆菌在组织学上表现为基础广泛的非分隔菌丝。与胸壁感染有关的其他生物包括毛霉菌或根霉菌菌种。治疗需要通过冰冻病理检查对外观正常、无肉芽肿的组织进行手术清创，同时进行并长期进行抗真菌化学治疗。

五、寄生虫感染

寄生虫感染可能涉及胸壁。尽管在北美很少发现这些疾病，但居住在流行地区或从流行地区迁出的患者可能会出现这些疾病。几种不同的寄生虫可引起胸壁受累，下面将进行讨论。

利什曼病是由原生动物寄生虫利什曼原虫引起的，通过毒蝇咬人传播。它在阿拉伯半岛、亚洲、非洲、南美、中美洲和南欧的部分地区很流行。感染可表现为咬伤后数周至数月发展为皮肤溃疡。诊断基于临床历史，包括旅行接触史和身体检查。可以用氟康唑、米替福辛或喷他脒等药物治疗。具体的药物治疗取决于获得的利什曼原虫的种类、感染的类型以及获得疾病的位置。外科手术通常用于皮肤病变的美容治疗[14]。

蝇类寄生幼虫感染软组织可累及胸壁。蝇蛆病是一种寄生在活体中的寄生虫。这方面的一个例子是由非洲中部和东部特有的蝇蛆蝇属（嗜人瘤蝇或斑蛇）的噬人蝇属（*Cordylobia anthropophaga*）感染[15]。诊断基于临床病史，包括旅行接触史和身体检查。这种严重感染的治疗方法是通过切开和清创术或取出术消除寄生虫幼虫，然后用抗寄生虫药如伊维菌素进行治疗[16]。

棘球蚴病，或绦虫棘球蚴形成的包虫囊肿，可发生在肋骨。棘球蚴是非洲、南美洲和亚洲一些地区的特有种。尽管通常会侵害肝和肺，但很少会发生骨骼受累。肋骨受累占骨棘球蚴病的8%[17]。人将肠球菌的卵作为偶然宿主摄入。这些卵穿透小肠壁并血行扩散，通常扩散到肝和肺部，但很少扩散到胸壁。卵释放出胚，然后长成囊肿。这些囊肿通常每年长出5～10cm，并且可以在宿主中存活很多年。在囊肿内发育子囊肿和

原囊肿。存在多发性胸膜肿胀，该病可进展为松质骨破坏并扩散至椎体。

包虫病的诊断是基于临床历史，包括旅行接触史和体格检查。包虫囊肿的影像学检查包括超声、CT 和 MRI，显示充满液体的囊肿。通过血清学检测（包括酶联免疫吸附试验和间接血凝试验）可以完成诊断的确认。囊肿的穿刺活检可能导致子囊肿和原囊的扩散，因此是禁忌的。治疗方法是对具有阴性切缘的囊性病变进行整体手术切除，以及通过外科手术或化学方法对其他葡萄胎囊肿部位（如肝或肺）进行灭菌。在诊断或手术期间囊肿破裂可能导致疾病传播。治疗前后给予阿苯达唑或甲苯达唑化疗，术后持续 1～6 个月 [18]。

六、肋软骨感染

跨越肋软骨到胸骨的肋软骨感染是由于细菌或真菌（较少见）对组织的接种而引起的。大部分肋软骨感染是由外科手术引起的，但可能发生在穿透性创伤后或通过体内其他感染源的血行播散。在外科手术病因学中，大多数肋软骨感染是在进行心脏手术的正中胸骨切开术之后出现的。另外，开胸和胸腔引流术已被确定为诱发外科创伤导致肋软骨感染。值得注意的是，剑突软骨的感染可能导致两侧胸壁和肋软骨感染。

肋软骨感染通常表现为前胸壁进行性不适或疼痛，伴有触诊时局部压痛、低热、白细胞增多、红斑覆盖，以及很少有鼻窦引流。在患者曾经接受过手术或对该区域受到过创伤的情况下，由于受累肋骨不愈合而导致的不稳定可能会超出合理预期的治愈时间。通过次要伤口愈合后，受感染的软骨可能仍显露在狭窄的颗粒状伤口床上。随着上覆的软组织和皮肤出现肉芽，慢性感染的软骨会发展成引流性窦道。

通过令人信服的病史和体格检查及影像学指导局部治疗，结合临床怀疑来诊断肋软骨感染。在对患者进行采访时，通常可以引出胸壁外伤史，如手术史。此后通常是劳累时胸壁疼痛的前驱期，逐渐发展为疼痛，几乎不能活动和呼吸。伴随发热（如果有的话）通常是低度的。体格检查显示邻近感染附近的胸壁有压痛。实验室检查对于白细胞增多，红细胞沉降率（ESR）和 C 反应蛋白（CRP）升高可能是值得注意的。MRI 是首选的成像方式，因为它可能表明在 CT 扫描中无法很好地看到组织水肿。

肋软骨感染的治疗需要靶向抗生素的使用和感染组织手术切除相结合。鉴于难以确定大多数肋软骨感染的病原体，应建立针对性使用革兰阳性细菌（如金黄色葡萄球菌和表皮葡萄球菌）的广谱抗生素。当症状持续存在，或者通过体格检查或 X 线影像学检查发现仅用抗生素难以治愈感染时，应进行手术治疗。手术治疗包括切除受感染的软骨和周围受感染的软组织。由于 7～10 肋软骨是连续的，因此涉及该肋软骨任何部分的感染通常需要单侧切除整个肋弓以实现控制。清创时应将感染组织的样本送去进行革兰染色和培养。

广泛切除肋软骨感染导致的胸壁缺损的处理取决于缺损的程度。根据笔者的经验，大多数由于治疗肋软骨感染而导致的缺陷并非全层，保留了大多数皮肤、肋间肌和软骨膜。这些通常可以通过局部软组织移位，湿 – 干敷料或负压敷料处理，并持续使用抗生素。

七、胸壁骨髓炎

原发性胸壁骨髓炎最常与社区静脉药物注射和外伤性接种有关。继发性胸骨骨髓炎与心胸外科手术并发症有关。患者通常表现为局部胸壁疼痛，伴或不伴低热。体格检查时，他们可能有局部胸壁压痛、红斑、软组织肿胀，偶尔有覆盖感染骨的窦道形成（图 45-3A）。实验室研究可能表明轻度白细胞增多或白细胞计数完全没有升高，以及 ESR 和 CRP 升高。

可以在普通的 X 线片、超声检查、CT 扫描、MRI 或核医学骨扫描上看到骨髓炎和感染骨周围组织的相关变化。CT 扫描和非对比 MRI 成像对指导治疗和规划手术。影像学检查可能显示受感染的骨骼周围有积液、水肿或空气，并且与骨髓炎相一致的骨骼变化（图 45–3B 和 C）。

如果可能的话，应在使用抗生素之前进行骨活检和伴随的血液培养。可以通过穿刺活检或开放式手术活检来进行骨活检。但是，阴性培养物不应解除临床对感染的怀疑。图像引导的经皮穿刺活检对骨髓炎的最新综述显示，鉴定特异性微生物的可能性很低。少于 10% 的活组织检查结果为鉴定存在的病理微生物和治疗方法提供了更多信息[19]。成功治疗慢性胸骨骨髓炎需要使用靶向抗生素，对感染和血管形成的组织进行广泛的手术清创术，随后进行肌皮重建（图 45–3D）。下文讨论了常见的胸壁感染的例子。

八、胸骨骨髓炎

原发性胸骨骨髓炎与静脉内药物滥用相关，而继发性胸骨骨髓炎发生在胸骨切开术后的患者中占 1%～3%。继发性胸骨骨髓炎最重要的危险因素是心脏手术后出血过多再次手术。术后胸骨感染的其他危险因素包括糖尿病、心输出量低以及在冠状

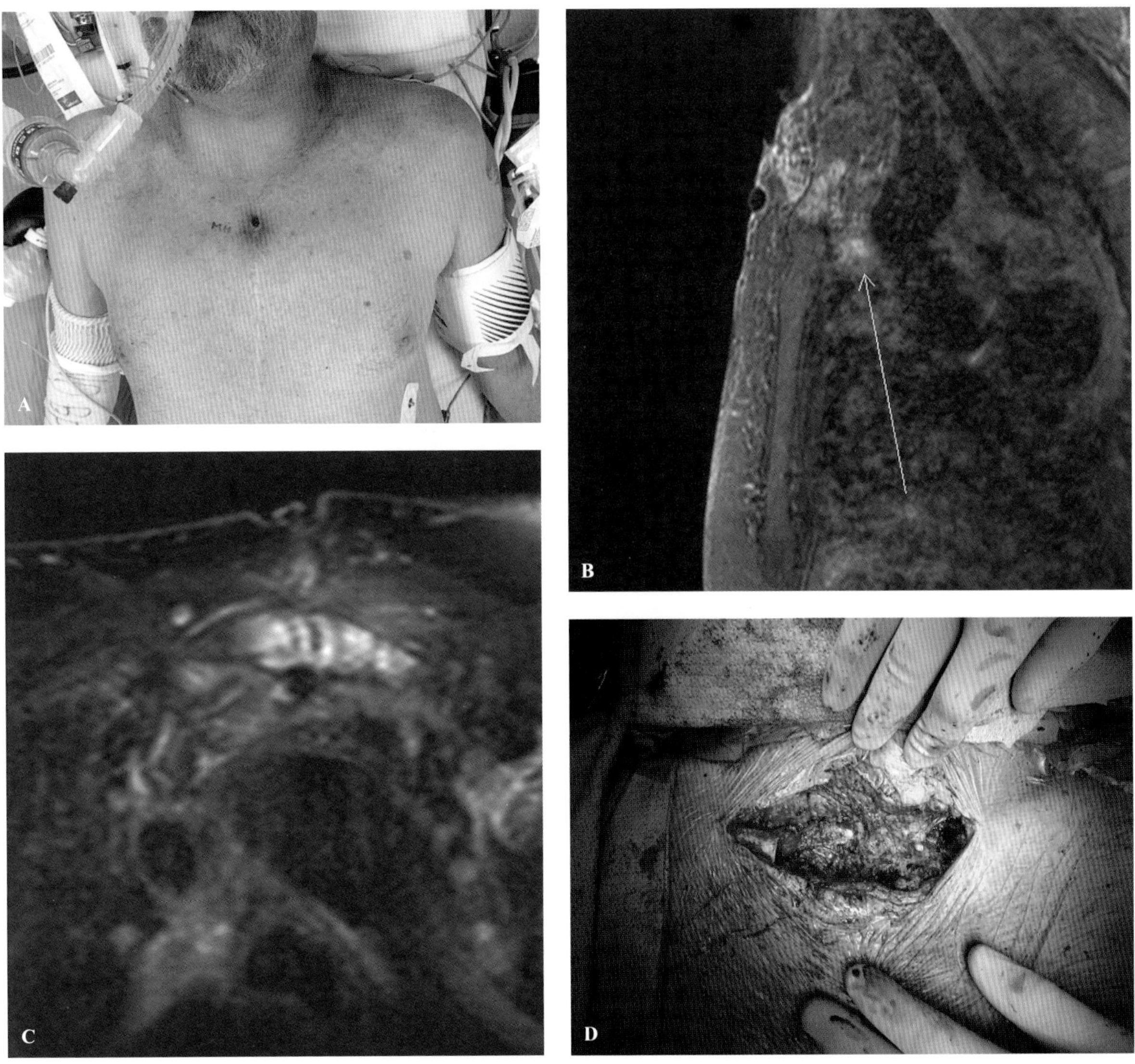

▲ 图 45–3　胸壁骨髓炎

A. 胸骨切开术后的慢性窦道，用于心脏外科手术，伴有潜在的手腕和锁骨骨头性骨髓炎；B. 来自 MRI 的矢状 T_1 加权图像，显示低信号，同时手法增强，T_1 低强度异常增强，从胸骨后部进入前纵隔，直至胸骨关节水平；C. 来自 MRI 的轴向 T_2 加权图像，显示了金属的高度增强；D. 对受累的骨和上面的软组织进行完整的手术切除（图片由 R. Meguid 提供）

动脉搭桥术中使用双侧乳内动脉移植物[20]。

可能在胸骨关节处出现积液。在先行胸骨切开术的情况下，患者可能有不稳定的胸骨，并伴有血液引流。影像学检查结果可能包括胸骨切开术畸形愈合、胸骨金属丝或闭合装置断裂或撕脱[21]。双侧胸大肌瓣皮瓣扩张术最常用于胸骨切开术后骨髓炎的软组织覆盖[22]。

九、肋骨骨髓炎

肋骨骨髓炎比胸骨少见。通常由于局部疼痛、压痛和发炎而被诊断出，伴或不伴有慢性持续性引流窦。肋骨骨髓炎最常见是由于金黄色葡萄球菌的创伤性种植，继发于创伤或手术。在影像学检查中，应识别出任何持续性引流窦的胸膜内感染（图 45-4A 和 B）。在肋骨骨髓炎的情况下，我们遇到了实质性胸膜瘘和异物，例如不可吸收的缝线导致了慢性感染。根治肋骨骨髓炎通常需要切除所有受感染的骨，治疗瘘管病因和局部软组织覆盖，然后长期使用抗生素。

十、胸锁关节的骨髓炎

胸锁关节由胸骨柄外侧切口，锁骨的内侧下

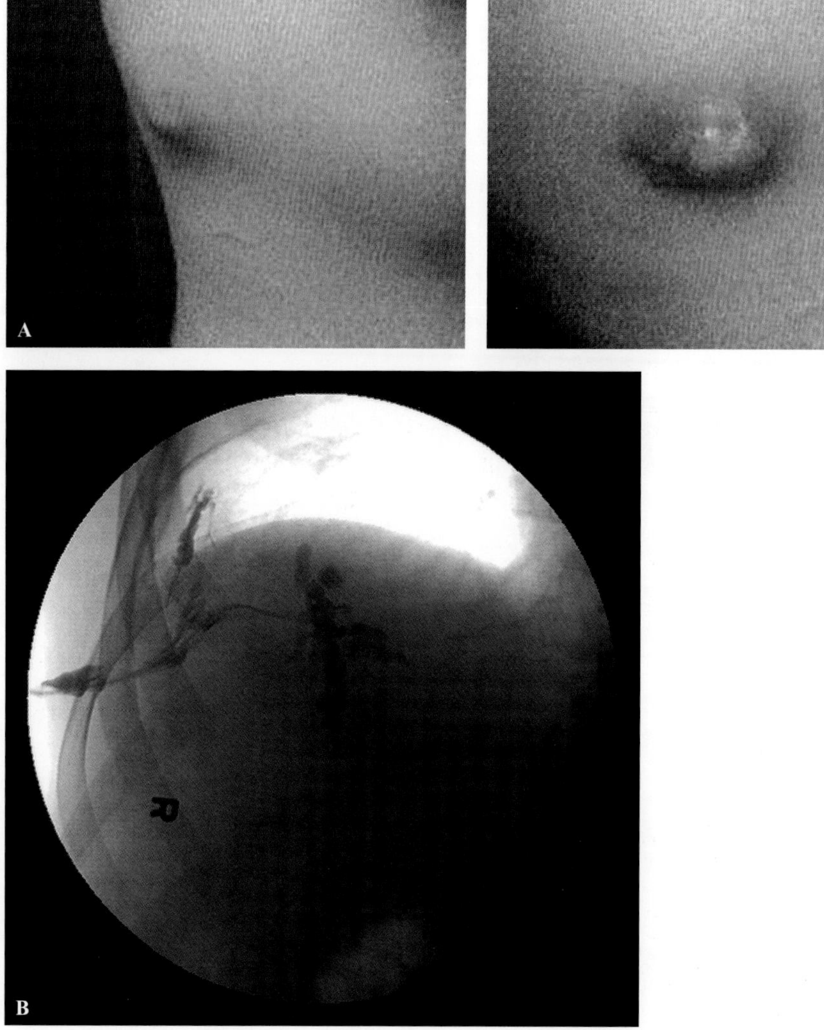

▲ 图 45-4　**A.** 右侧胸腔镜胸膜固定术治疗自发性气胸后 **9** 年，经过长时间的胸腔穿刺术，出现了潜在的肋骨骨髓炎引起的慢性窦道，随后进行了两次胸膜切开术，并对该血友病患者的右胸复发性血肿和脓胸进行了探查和剥脱术；**B.** 窦道的正弦图。对该患者进行了手术治疗，切除了下面受感染的肋骨，清除了相关的上层软组织，局部覆盖了组织前皮瓣，并延长了培养导向的抗生素疗程（图片由 **R. Meguid** 提供）

头部和第1肋的肋软骨组成。它是滑滑关节，具有最小的软组织覆盖率。胸锁关节感染仅占化脓性关节炎的2%。然而，由于关节囊无法扩张，有20%的胸锁关节感染患者可能会发展出与锁骨有关的脓肿[23]。静脉使用药物、包括糖尿病和长期使用类固醇在内的免疫抑制、慢性血液透析、锁骨下静脉导管和局部创伤（包括手术）都是导致胸锁关节感染的诱因[24]。短颈或在胸锁关节下部进行气管切开术易导致胸骨柄和胸锁关节的骨髓炎（图45-5A）。在接受放射治疗的女性乳腺癌患者中，在放射治疗数十年后也可能出现迟发性胸锁关节感染性关节炎。辐射引起的皮肤变化和相关的上肢运动受限被认为是导致感染发展的原因[25]。胸锁关节的感染性播散通常是通过血源性途径进行的。但是，直接连续传播感染可能会导致化脓性胸锁关节。金黄色葡萄球菌是人群中普遍存在的主要生物。据报道，铜绿假单胞菌在静脉注射吸毒者中更为典型[26]。然而，最近的证据表明，金黄色葡萄球菌仍然是普通人群和静脉注射吸毒者的主要病原体[27]。的治疗，因为胸锁关节感染靠近胸膜腔、纵隔和头臂结构，胸外科医生在处理胸锁关节感染中起着核心作用。

化脓性胸锁关节感染绝大多数（95%）是单侧的。右侧的发生率略大于左侧。患者的表现包括胸锁关节疼痛伴有或不伴有肩部疼痛，其中65%可能伴有发热。物理检查结果包括局灶性压痛伴关节肿胀、皮肤红斑和相关硬结，具体取决于感染程度[27]。

胸锁关节感染的影像检查可能很麻烦。在感染的早期，普通的X线片和超声波检查是不可靠的。CT扫描是首选的诊断影像，可帮助胸外科医生确定胸锁关节感染与剩余胸壁和胸膜腔的空间关系。CT扫描还可以对亚急性就诊的患者的锁骨关节相关骨质侵蚀和硬化进行成像，并可能从更多的慢性感染中形成新的骨。但是，骨扫描和MRI可能更好地显示出骨髓炎的体征（图45-5A至D）。超声可用于关节积液、关节滑膜增大以及相关的软组织集合[28]。对于原因不明的胸锁关节感染，应进行超声心动图检查，以确定是否存在瓣膜赘生物，并在血液中播散细菌。

化脓性败血症性关节炎的治疗部分取决于感染的程度。可以通过医学上使用广谱抗生素和去除潜在的播种源（即中心静脉导管）来治疗没有包囊外积液或骨破坏的胸锁关节感染[27]。当关节有限感染或需要组织病理学标本进行诊断并指导抗生素治疗时，切开引流就足够了。但是，简单的切开引流不可能解决感染问题[24, 29]。通常需要手术清创才能进行充分治疗。当存在长期的抗生素治疗后，关节周围积液、脓肿、骨破坏或持续感染时，通常需要对关节和涉及的软组织进行整块切除，或者对所有不可行的组织及其相关结构进行分段清创术。

切除受感染的胸锁关节的步骤如下：①做曲棍球切口，在锁骨的内侧向外延伸，并向下延伸至第1肋间隙，以进入胸锁关节；②所有受累组织广泛清创，并且从蜂窝织炎区域切除活的胸肌和胸锁乳突肌纤维；③骨髓炎区域外侧的锁骨在周围显露，注意保护下方的锁骨下静脉和动脉；④用摆锯将锁骨在炎性肿块外的侧2cm处切开，并切除锁骨头；⑤用咬骨钳和（或）刮匙清创剩余的受累软组织、胸锁关节和邻近的胸骨柄。对软组织和骨骼进行微生物评估和培养。将切除范围限制在胸壁的一半对维持胸壁稳定性很重要。如果累及第1肋的肋软骨和其内侧部分，可用肋骨剪将其分开，尽管这种情况很少见[24, 29]。

有时需要连续进行锁骨感染清创，以确保清除所有失去活力和感染的材料被移除。在清创期间，使用Dakin溶液的临时负压敷料或干湿敷料非常有用。显露的锁骨和胸骨柄可以覆盖局部高级的软组织，包括颈部的束带肌或胸大肌上部，并可以通过二次愈合治愈。产生的大多数伤口对负压敷料反应良好。有时，产生的缺陷很大，需要更复杂的软组织覆盖才能闭合。患侧胸肌推进皮瓣位置良好，可以覆盖缺损。清创术后同时给予长期抗生素治疗。尽管受感染的胸锁关节清创具有侵袭性，但术后肩部功能通常可以很好地

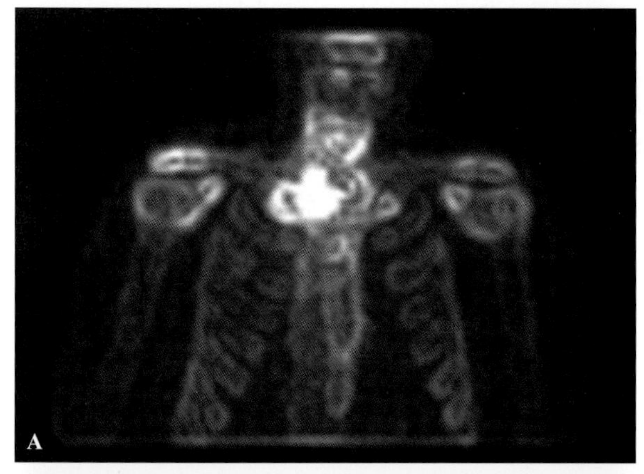

◀图 45-5 在一名 70 岁的男子中，他的气管切开造口长期留置，出现了右锁骨内侧和邻近胸骨柄的骨髓炎，并伴有周围组织发炎

A. 进行了增强核医学扫描；B. 在 T_1 加权对比后 MRI 上，显示融合的 T_1 低信号增强信号涉及右锁骨内侧 1/3 和右胸锁关节内积液，伴有突出的关节囊和滑膜增强，注意右锁骨内侧头较左侧的差异增强；C. 在 T_2 加权造影前 MRI 上，显示增强了右锁骨头部骨髓内的 T_2 超强信号；D. 在轴向 CT 扫描图像上显示出骨硬化，但缺乏明确的骨髓炎指征。该患者接受了右锁骨内侧 1/3 和邻近胸骨柄的切除，以及邻近软组织的清创术，使用负压伤口治疗延迟了继发闭合。同时，他接受了长期的培养指导抗生素治疗

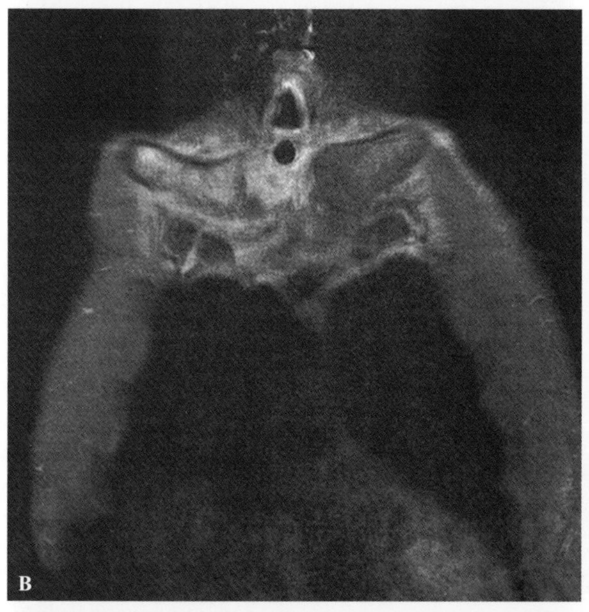

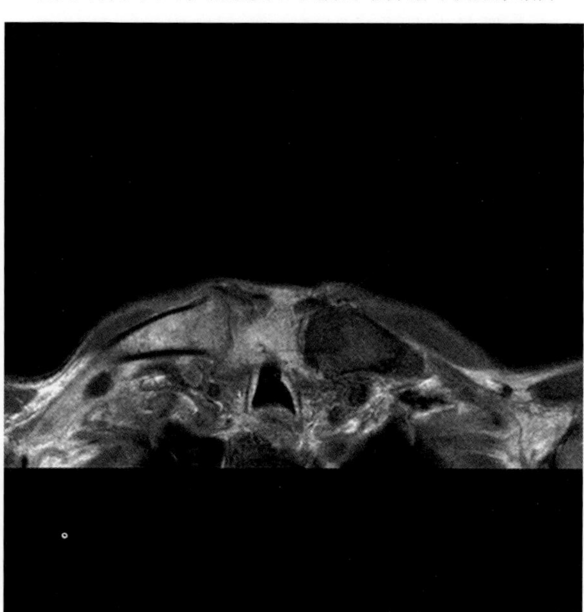

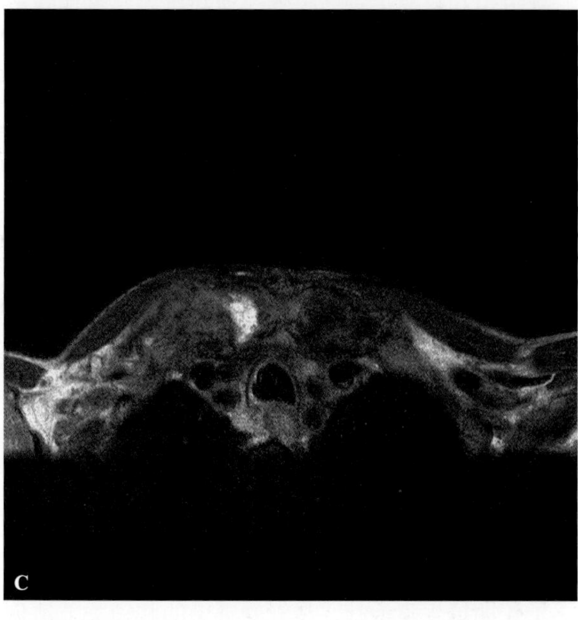

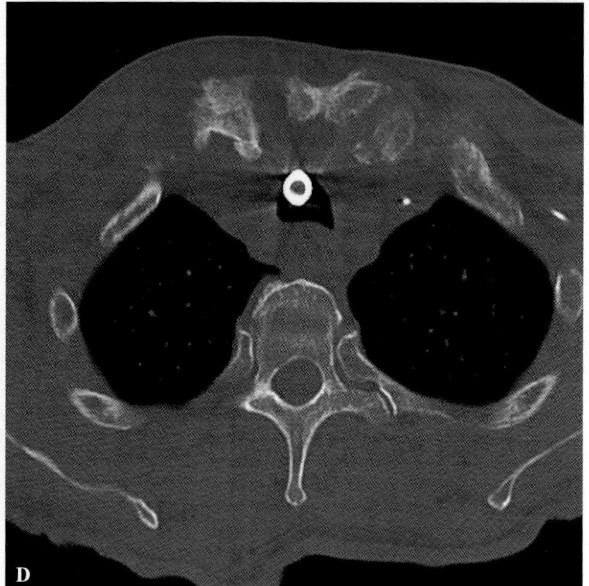

保留，并且大多数患者报告其长期正常的上肢表现。

在一系列26例胸锁关节感染患者中，患者报告疼痛是最常见的症状，其次是感染的胸锁关节肿胀[29]。其中5例患者有外伤史，一半患者报告为持续性或近期感染。手术引流后，患者接受抗生素治疗的中位数为42d。4名患者曾经接受过切开引流，并且大多数患者的伤口培养均为阳性。单侧清创术是最常用的治疗方法，允许最终使用患侧胸肌瓣进行覆盖和闭合。

胸锁关节的非典型感染也可能发生。胸锁关节可能会发生脊柱外结核性关节炎[30]。胸锁关节的结核感染可能具有特征性的影像学表现，包括炎性肿块、脓肿壁钙化和无新骨形成。还可能发现该炎性肿块压迫锁骨下血管。微生物学和组织学研究对于做出明确的诊断是必要的。治疗方法是对更常见的胸锁关节感染，采用针对结核的长期化疗。

布鲁氏菌胸锁关节炎很少见，但已有报道[31]。布鲁氏菌是在家养动物中发现的革兰阴性兼性厌氧菌。它在中美洲、地中海、中东和亚洲的部分地区很流行。食用受感染的肉和牛奶可能导致人感染。肌肉骨骼受累是人类感染的常见表现。感染是全身性的。少数病例发生胸锁关节感染（2%～5%）[32]。明确的诊断需要微生物鉴定，或者抗体血清学。治疗方法为使用6～12周的链霉素和多西环素或四环素，以从骨骼中根除该微生物。很少需要手术清创术。

SAPHO综合征（滑膜炎、痤疮、脓疱病、骨质增生和骨炎）是化脓性胸锁关节感染的重要鉴别诊断。它是一组复杂的肌肉骨骼疾病和相关皮肤状况下的关节和皮肤炎症过程定义，没有感染[33]。SAPHO是非感染性胸锁关节炎，并且由此产生的相关性骨炎是无菌性炎症浸润的结果。胸锁关节是SAPHO综合征中最常见的骨骼受累部位（占病例的63%～90%）。典型的SAPHO综合征出现在原本健康的青少年和青壮年中，长期复发。骨痛是骨炎和骨质增生的典型症状。CT扫描和MRI不能区分SAPHO综合征与其感染性化脓性关节炎。骨扫描和最近的正电子发射断层扫描（PET-CT）是诊断典型SAPHO的特别有用的模式，其典型表现包括胸骨锁骨关节、骶髂关节和脊柱炎症。这些已通过受累关节穿刺和骨活检的阴性培养得到证实[34]。

SAPHO综合征的治疗基于非甾体抗炎药（NSAID）治疗。在某些情况下，可以添加痤疮丙酸杆菌的抗菌治疗。如果患者在接受NSAID治疗1个月后出现持续性症状，则应添加双膦酸盐和更积极的抗炎药的试验。仅当炎症对骨骼力学产生不利影响时才进行手术治疗，这种情况在脊柱和长骨受累比在锁骨下关节中更为常见[35]。

十一、胸壁感染所致伤口的处理

（一）负压伤口治疗

事实证明，负压伤口疗法或真空辅助闭合技术已广泛应用于复杂伤口，尤其是胸部伤口[36]。这些负压敷料通过不断提供创面环境，增加血液流量，排出多余的液体、减少组织水肿，同时去除细菌来加速伤口愈合并最终闭合伤口[37]。负压的程度和时间可根据设备的不同而变化。这些设备提供的负压伤口疗法已显示可改变创面细胞的细胞骨架并触发细胞内级联反应，从而增加细胞分裂，肉芽组织的形成，最终促进伤口愈合[38]。该技术仅用于软组织显露的小伤口，且不会进入胸膜腔。有时，在清除胸骨伤口感染后，使用负压伤口疗法来稳定和延缓开放胸骨（图45-6）。在后者中，笔者发现负压伤口敷料促进了肉芽组织的形成，为随后的软组织皮瓣重建提供了基础。

负压伤口敷料的广泛且不断增加的应用，加上禁忌证少，并发症发生率低和相对可移植性，使它们成为现代伤口护理的支柱。他们通常在门诊治疗，非常适合亚急性和慢性伤口。通过这种门诊管理，患者可以恢复日常活动，并可以选择安排任何后续的手术重建。已证明在胸部使用负

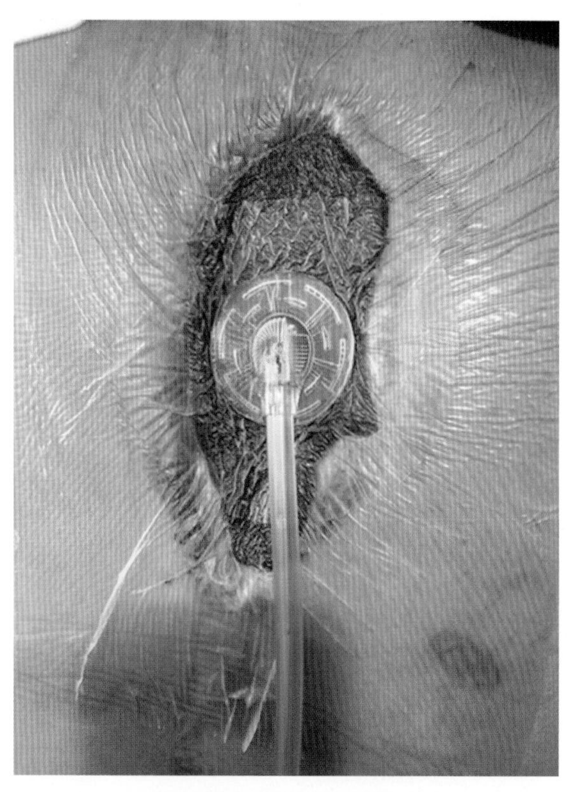

▲ 图 45–6 在胸骨裂和通过正中胸骨切开术进行心脏手术后发生骨髓炎后进行负压伤口治疗的示例。这种方式通常用于胸壁感染的现代管理（图片由 A Babu 提供）

压伤口敷料可减少住院时间，减少所需的清创术次数，降低后续伤口感染的发生率并增加原发性伤口愈合的发生率 [39]。开胸切口的负压敷料，包括经胸膜内应用甚至与心脏直接接触的负压敷料已被证明是安全的 [40]。负压伤口敷料的广泛和成功应用使其成为当代胸壁伤口治疗中越来越多的工具。

（二）生物胸壁重建

如上所述，胸壁感染的外科清创术可能导致胸壁大而不同厚度的软组织缺损。产生的缺陷可能对伤口的重建、闭合和处理提出挑战。人们努力覆盖由于治疗自体组织感染而导致的大而全厚的胸壁缺损，从而最大限度地减少了。自身成为感染病菌的异物。尽管对胸壁重建的深入审查不在本章范围之内，但可以结合使用肌皮、肌肉和网膜瓣、皮肤移植物和游离骨移植物进行软组织重建。背阔肌和前锯肌等肌肉可以用来覆盖显露的肺和纵隔结构，因为大网膜可以通过横膈膜进入胸部。来自健侧无菌部位的自体肋骨可以用作大缺损的游离移植物，代替金属修复物。首选使用胸大肌前移和旋转皮瓣治疗前部缺损，双侧胸大肌前移瓣覆盖并稳定胸骨缺损。对于外侧和后侧缺损，背阔肌和前锯肌通常相当大并且可以移动以提供覆盖。然后，这些肌肉瓣可以在必要时接受皮肤移植。使用假体组织［例如钛，Gore-Tex（WL Gore & Associates，Inc.，美国特拉华州纽瓦克）或聚丙烯网片（Marlex，Chevron Phillips Chemical Company LLC，美国得克萨斯州伍德兰兹）］进行延迟重建可能使感染彻底清除。

十二、小结

胸壁感染涉及多种表现形式，包括广泛的蜂窝织炎、鼻窦引流和离散肿块。原因广泛，但包括直接的胸壁损伤、胸壁接种全身感染和胸壁手术干预。结果受诊断的速度、确定性治疗的开始、病原体、感染程度和免疫抑制程度的影响。传染性扩散到胸膜腔和纵隔的可能性可能具有毁灭性后果，使胸壁感染比其他解剖区域伤口更严重。随着越来越多的病情复杂的患者进行心胸外科手术，尤其是在免疫抑制患者中，胸壁感染已成为心胸外科医师必须熟悉的一个实体。

治疗的主要方法是通过对失活和感染的组织进行手术清创术并给予适当的抗生素治疗。根据组织切除的程度，可能对呼吸力学产生有害影响。如果不再存在天然的健康组织，则剩余的伤口创面需要良好血管化的软组织覆盖。可以通过负压伤口疗法或重建胸壁来实现伤口管理，并小心防止感染进一步扩散。

第 46 章 胸廓出口综合征

Thoracic Outlet Syndrome

Dean M. Donahue　Asishana Osho　著

徐智杰　林一丹　译

一、概述

胸廓出口综合征（thoracic outlet syndrome，TOS）是由于臂丛神经、锁骨下静脉和锁骨下动脉中至少一种结构受压迫而引起的一系列症状。虽然神经和血管压迫可能会同时存在，但它们会产生不同的临床症状。胸廓出口内经常产生压迫的解剖区域是斜角肌三角、肋锁间隙和喙突下间隙。由于缺乏诊断神经源性 TOS（neurogenic TOS，NTOS）的客观标准，其确切的发病率尚不清楚。据估计，在美国，每 1000 人中有 3～80 人出现 TOS[1]。原发性锁骨下静脉血栓形成的发病率为每年 1/10 万～1/5 万[2]。动脉性 TOS 是最不常见的，在已发表的 TOS 病例中的发生率为 1%～6%[3-5]。有多种潜在的致病因素可导致 TOS 的发生（框 46-1）。

框 46-1　胸廓出口综合征的病因

解剖学
- 神经血管压迫的潜在部位
  - 斜角肌三角
  - 肋锁间隙
  - 喙突下间隙

先天性
- 颈肋及其筋膜残余
- 发育不全的第 1 肋
- 斜角肌发育异常
  - 前斜角肌
  - 中斜角肌
  - 最小斜角肌

异常纤维束带
- 锁骨分叉
- 第 1 肋外生骨疣
- 第 7 颈椎横突肥大
- 肩甲舌骨肌异常
- 颈横动脉异常走行
- 臂丛神经后固定
- 扁平锁骨

外伤性
- 锁骨骨折
- 肱骨头脱位
- 上胸部挤压伤
- 肩带肌突发意外动作
- 颈椎关节强直和颈椎损伤

动脉粥样硬化

二、胸廓出口综合征的历史

这种现在被称为 TOS 的疾病的外科治疗始于 1861 年的伦敦，Holmes Coote 切除了一根颈肋来治疗上肢的疼痛[6]。随着 20 世纪初影像学的发展，通过影像学技术诊断“颈肋综合征”变得可行。1912 年，T. wingate Todd[7] 在一项研究中报道了一种在颈肋不存在的情况下发生的 TOS 的情况。由于颈肋切除的技术难度大，Adson 和 Coffey[8] 提出在有症状的颈肋患者的治疗中采用斜角肌切除术。斜角肌切除术的普及衍生出一个新的名词“斜角肌综合征”，特指原先被称为没有颈肋的“颈肋综合征”这一部分患者[9]。术语 TOS 是 Peet 在 1956 年首先提出。Clagett[10] 在

1962 年描述经后入路切除第 1 肋时，再次提出了第 1 肋切除在治疗 TOS 中的作用。David Roos 医生[11]提出了另一种手术方法，他报道了 15 例患者通过腋下入路进行第 1 肋切除。Roos[12]随后描述了他在解剖过程中观察到的各种“带”和“纤维”，这些都有可能导致 TOS 症状的发生。这些结构后来被 Makhoul 根据胚胎学资料重新分类[13]。

三、解剖

了解胸廓出口区域的解剖复杂性对 TOS 患者的治疗至关重要。虽然该区域需要整体考虑，但有三个不同的部位需要特别考虑。它们从内侧到外侧分别是斜角肌三角、肋锁间隙和喙突下间隙。前斜角肌和中斜角肌之间的区域称为斜角肌三角有时是不恰当的。这两块斜角肌之间存在异常交通肌束较为常见，这是因为斜角肌作为一个共同的肌群在胚胎发育早期就开始存在了。这个肌群起源于 C_3～C_7 椎骨的横突，然后广泛延伸至第 1 肋和第 2 肋的后外侧。该斜角肌群随着躯体发育，伴神经血管束沿主干向外拉出而分成不同的肌肉。这些肌肉通常不会完全分离，在不同肌肉之间保留肌肉和筋膜的交通束，这可能导致对臂丛神经干的压迫或刺激[13, 14]。

C_7 椎骨的骨骼异常，包括颈肋和偏长的横突，占据了胸廓出口内的空间，当神经血管结构穿过该空间时，可能受压迫。除了骨骼异常，上述结构和下方的第 1 肋之间的纤维和肌肉附着也可能导致压迫。对多项研究的分析表明，颈肋的患病率为 0%～3%，偏长的 C_7 横突患病率为 2.2%～21%[15]。

胸廓出口的任何外科手术都需要膈神经的解剖学知识。该神经在左右两侧遵循相似的路线，位于前斜角肌的前侧，从外侧缘延伸至内侧缘。它通过前斜角肌插入第 1 肋。当膈神经离开胸腔入口并进入上纵隔时，它位于锁骨下动脉的前方，锁骨下静脉和颈内静脉的汇合处的后方。

异常情况，如锁骨骨折的畸形愈合，可能导致肋锁间隙受压，这似乎在静脉性 TOS 的发生中发挥了重要的作用，尽管 NTOS 也可以在这种情况下发生。这个部位的锁骨下静脉被锁骨和第 1 肋及肋锁韧带、锁骨下肌和前斜角肌所包围。肩胛骨喙突的深处是喙突下间隙，胸小肌起自第 3、4、5 肋的前胸壁，延伸至喙突。胸小肌、背阔肌和胸大肌之间的异常可能有助于腋弓的发育。这种解剖异常可能进一步导致臂丛神经穿过喙突下间隙时受到刺激[16]。

四、临床表现

（一）神经性胸廓出口综合征

NTOS 是臂丛神经受压和（或）刺激的结果。NTOS 是 TOS 最常见的原因，在接受疼痛评估的患者中约占 90%。疼痛是最常见的临床症状。它通常位于颈部后外侧和斜方肌上部区域，可能累及锁骨附近区域、肩胛骨内侧区、上胸部和腋窝。疼痛也可能放射至上肢，这可能是广泛性的，但经常局限于手臂和手的内侧，偶尔也局限于外侧。枕部头痛少见，疼痛可放射到面部或耳部。

大多数患者会注意到感觉症状的改变，包括手臂和手的感觉异常。这些可能是广泛性的，但多局限于上肢的内侧，特别是手的第 4 指和第 5 指。这个区域的麻木也可能以与感觉异常相似的分布出现。运动症状也可能出现，包括不明确的上肢无力或疲劳，以及手协调性减弱。少数患者表现出血管舒缩不稳定的现象，包括皮肤变色和上肢温度差异。患者的症状经常因手臂活动而加重，特别是那些需要重复运动或手臂抬高的运动。

（二）静脉性胸廓出口综合征

静脉性胸廓出口综合征（venous TOS，VTOS）也被称为锁骨下静脉自发性血栓形成或 Peget-Sohroetter 综合征。这是由于肋锁间隙内的压迫造成锁骨下静脉损伤进而形成血栓。通常是由于重复使用手臂造成的，尤其是在高举过头动作中。这些患者出现上肢肿胀和皮肤变色，并经常抱怨手臂感觉沉重。疼痛不常见，但当疼痛出现时，可描述为手臂的广泛疼痛或沉重感。在胸肌区、肩部和上肢近端可见皮下侧支静脉。

（三）动脉性胸廓出口综合征

动脉 TOS 由锁骨下动脉损伤引起，通常是由骨发育异常如颈肋或 C_7 椎骨的横突偏长引起的。动脉损伤始于压迫，然后发展为狭窄后扩张、动脉瘤形成、溃疡合并附壁血栓形成和上肢远端栓塞的任意组合。

五、评估

（一）神经性胸廓出口综合征

对 NTOS 的评估需要从详细的病史和体格检查开始。目前还没有公认的诊断标准，诊断是需要考虑相关的鉴别诊断（框 46–2）。患者的症状和体格检查结果仅仅表明 NTOS 可能存在，需要注意的是它们也可能是由其他病因产生的。鉴于此，经验不足的医生诊断时最好随诊一段时间，相应的诊断依据随着时间的推移变得更加确切。NTOS 的鉴别诊断很广泛，必须对颈椎、肩部或胸壁的其他疾病进行全面的评估[17, 18]。

提示可能存在 NTOS 的体格检查包括锁骨上、锁骨下和（或）喙突下间隙触诊。在锁骨上和锁骨下区域的臂丛上进行 Tinel 征测试。

框 46–2 神经压迫的鉴别诊断

颈椎
- 椎间盘破裂
- 退行性疾病
- 骨关节炎
- 脊髓肿瘤

臂丛
- 上沟瘤
- 创伤（体位性麻痹）

周围神经
- 卡压性神经病变
- 腕管（正中神经）
- 尺神经（肘）
- 桡神经
- 肩胛上神经

医源性神经疾病

创伤

肿瘤

需要对上肢进行彻底的感觉和运动评估。神经支配的手内在肌，特别是指内收肌的肌力减弱可能表现出来。对手臂进行位置测试，包括上肢张力测试，以确定患者的症状反应。各种上肢位置测试也被用于评估手臂处于“紧张”位置时的脉搏消失情况。然而，在 3 名无症状志愿者中发现了 1 例脉搏消失，这限制了其作为诊断依据的用途[19]。

除了病史和体格检查之外，对于诊断测试的作用还没有共识，但是笔者经常采用针对 TOS 特异性多期增强的 CT 扫描方案。多平面重组的高分辨率磁共振成像对某些患者是有帮助的。虽然没有以随机对照的方式进行彻底研究，但在我们的研究中超声引导下将肉毒杆菌毒素注射到前斜角肌和胸小肌中，大多数患者的症状得到了缓解。神经传导研究偶尔被报道有助于 TOS 的诊断。有报道称，神经传导速度降低和前臂内侧皮神经异常是 NTOS 病的标志[20, 21]。这一发现在我们的项目中没有重现，这些研究在评估患者症状的其他潜在原因方面经常发挥更大的作用。

（二）静脉性胸廓出口综合征

疑似锁骨下静脉血栓形成的患者可用锁骨下静脉的无创多普勒检查，但假阴性和假阳性结果都可能出现。静脉对比造影是最确切的检查方法，并且可以进行导管导向的溶栓疗法。溶栓治疗后，复查静脉造影以评估有无顽固的锁骨下静脉狭窄。有创的球囊静脉成形术通过挤压位于球囊与附近锁骨和第 1 肋之间的血管壁可能导致静脉的进一步损伤。对于顽固的高级别狭窄，可以用最小的（6mm）球囊扩张来重建临时血流。VTOS 也可能是凝血功能紊乱的结果，在没有明显狭窄的情况下，应进行血栓形成倾向的评估。血管压迫的其他潜在原因列于框 46–3。

六、神经性胸廓出口综合征的初步治疗

物理治疗是大多数 NTOS 过度肥胖患者的

框 46-3　血管压迫的鉴别诊断

动脉性
- 动脉粥样硬化
- 动脉瘤
- 闭塞性疾病
- 血栓闭塞性脉管炎
- 栓塞
- 功能性
- 雷诺现象

反射性血管舒缩营养不良
灼痛：血管炎、胶原病、脂膜炎
血栓性静脉炎
- 纵隔静脉阻塞
- 恶性
- 良性

一线治疗。虽然没有标准化的方法能获得一致有效的结果，但常见的治疗目标包括解决斜角肌适应性缩短，以及颈部屈肌和上胸部伸肌无力的问题。物理治疗还可以解决膈肌呼吸不畅（可能会增加斜角肌的活动）的问题。通常，在患者注意到症状改善之前，可能需要几个月的专科治疗。

对 NTOS 进行手术干预的决定是困难的，在手术适应证方面也没有共识。没有既定的方法可遵循，每个患者的手术决策是基于他们评估的总体结果和非手术治疗的进展而做出的。影像学上发现的解剖异常，如颈肋或 C_7 横突偏长，即使出现症状，也不能作为手术的绝对指征。高达 25% 的患者会通过适当的理疗而改善。影像可以识别斜角动脉受压或手臂处于中性位置时肋锁间隙变窄。有上述影像学发现的患者如果通过持续的物理治疗不能改善，通常是很好的手术病例。

我们的项目使用超声波引导下将肉毒杆菌毒素 A 注射到前斜角肌和胸小肌中[22]。大约 70% 选择接受注射的患者症状会得到改善。在症状改善的“窗口”期，患者可以更积极地参与他们的物理治疗程序。如果患者症状出现进展，可以每隔 3 个月重复注射一次。注射肉毒杆菌毒素后症状改善的患者，在积极的物理治疗后出现复发症状，通常会获得较好的手术疗效。对 NTOS 来说，成功的外科手术结果取决于胸廓出口有创减压过程中的准确诊断和技术精度的结合。

七、静脉性胸廓出口综合征的治疗

锁骨下静脉溶栓后持续狭窄通常是外科手术的指征。不建议尝试球囊扩张治疗这种狭窄，以避免造成静脉的进一步损伤。应严格避免在这种情况下使用血管内支架。

准确的手术时机尚无定论。笔者建议对持续性静脉狭窄患者早期但不是立即进行外科干预。其他策略包括大约 3 个月的口服抗凝治疗，然后进行手术减压，尽管这种延迟似乎没有明显的优势。溶解疗法后残余狭窄最小的患者，如果仍无症状，可密切观察上肢静脉充血症状的发展。

八、动脉性胸廓出口综合征的治疗

动脉 TOS（arterial TOS，ATOS）是一种罕见的疾病，表现为锁骨下动脉血栓形成或胸廓出口动脉瘤形成。这几乎仅见于骨发育异常患者，如颈肋或 C_7 椎骨的偏长横突。虽然技术上不属于 TOS 的范畴，腋动脉的损伤也可能发生在肱骨头向前压迫动脉的投掷运动员中。ATOS 锁骨下动脉受损是手术的指征。这包括切除 C_7 骨畸形、第 1 肋和锁骨下动脉切除和移植重建。

九、外科治疗

手术介入 TOS 的决定可能很困难。诊断医师的临床经验应与对 TOS 诊断正确的总体相平衡。除了最明确的病例外，所有患者都应积极地尝试非手术治疗。

胸廓出口减压可通过经腋路或锁骨上切口进行，后者是笔者的首选。在 VTOS 病例，一些外科医生仅采用锁骨下切口。更复杂的 VTOS 病例，偶尔需要静脉重建，或者 ATOS 病例，通常需要锁骨上和锁骨下联合切口。在过去，复发性 NTOS 的再次手术是通过后路进行的；现在这种方法已基本上被淘汰。

1. 锁骨上入路胸廓出口减压

NTOS 胸廓出口的外科减压有时可能仅去除

前斜角肌[23, 24]。但这只适用于少部分患者。笔者建议同时采用肋骨切除、斜角肌切除术和臂丛神经剥离术进行完全解压。较大的异常骨结构，如颈肋或 C_7 的偏长横突也与第 1 肋一起切除。锁骨上入路可实现所有这些手术目标。

患者采用改良的半坐卧位，用折叠治疗巾术侧肩部抬高，以打开肋锁间隙（图 46-1）。麻醉师在诱导过程中应该只使用单一剂量的短效神经肌肉阻滞药，在其余过程中避免使用。这就允许使用电神经刺激器来帮助识别神经结构并在手术结束时确认它们的功能。从胸锁乳突肌的外侧缘开始，在锁骨上做一个 4～5cm 的切口。在游离斜角肌脂肪垫的过程中，保留肩胛上动脉和颈横动脉。识别前斜角肌，并通过锐性解剖和双极电灼术小心地将膈神经从该肌肉中剥离（图 46-2）。前斜角肌几乎从斜角肌结节切除到臂丛上干以上的区域。前斜角肌和中斜角肌之间的肌带连接通常在外科手术中能见到。这些肌带通常围绕锁骨下动脉和臂丛神经干，应与前斜角肌一起切除。切除该肌肉有助于显露臂丛神经和第 1 肋的后侧面。胸廓出口的慢性压迫可能导致臂丛神经干周围的瘢痕形成。在这种情况下，可能需要进行神经松解术。应该非常小心，并在放大的情况下进行，以避免破坏神经外膜及切断神经干。松解神经干，特别是中、下神经干，可以改善进入第 1 肋后侧和外侧的通道。如果松解上干，必须注意肩胛背神经（源自 C_5 脊神经）和肩胛上神经。在下神经干的松解过程中，观察到 T_1 脊神经从第 1 肋下方开始，然后与 C_8 脊神经合并。在臂丛神经干之间操作时，使用双极电灼术将中斜角肌直接分割到第 1 肋上方（图 46-3）。少量的肌肉留在肋骨上，以避免骨膜下切除。切除过多的中斜角肌可能会损伤胸长神

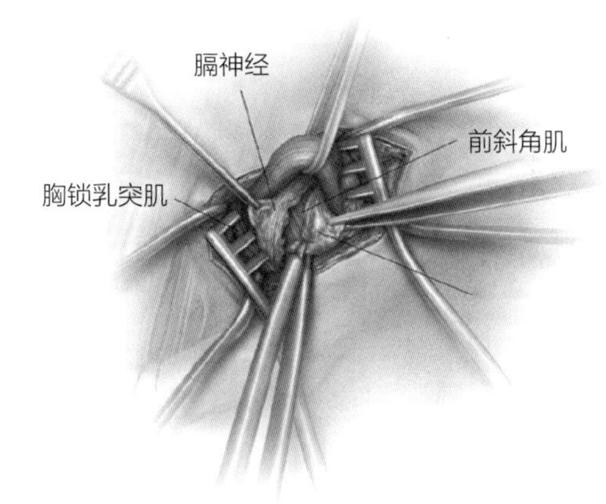

▲ 图 46-2　膈神经位于前斜角肌的前表面。双极电灼术时小心地将其内侧剥离

经许可，引自 Donahue DM. Supraclavicular First Rib Resection. *Oper Tech Thorac Cardiovasc Surg* 2011; 16(4):252–266. © 2011 Elsevier 版权所有

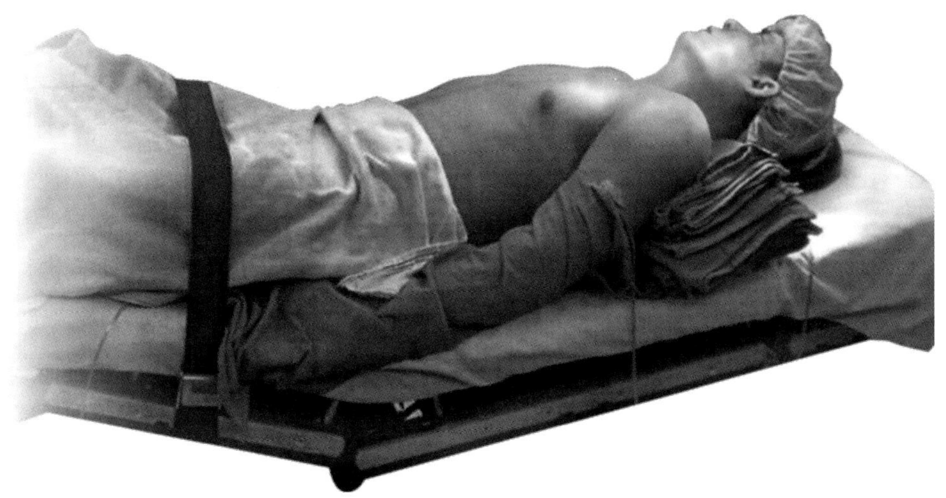

▲ 图 46-1　改良的半坐卧位，将肩膀抬起放在折叠的治疗巾上，以打开肋锁间隙

经许可，引自 Donahue DM. Supraclavicular First Rib Resection. *Oper Tech Thorac Cardiovasc Surg* 2011; 16(4):252–266. © 2011 Elsevier 版权所有

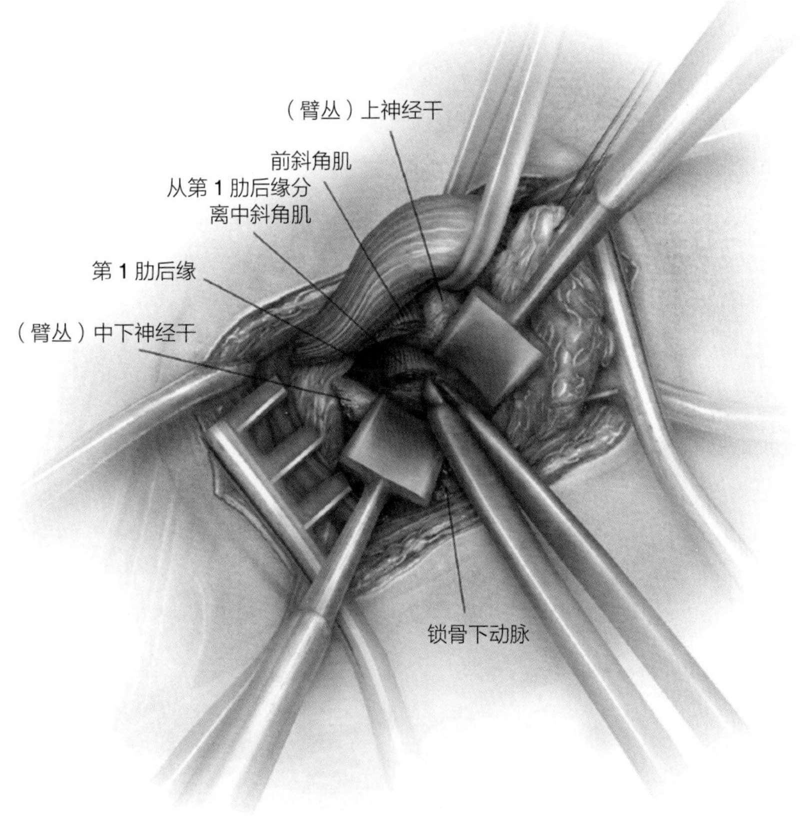

◀**图 46-3　从第 1 肋骨的前表面和上表面向后分离出的中斜角肌纤维。小心地牵拉臂丛的中上干可提供这样的显露（视野）**

经许可，引自Donahue DM. Supraclavicular FirstRib Resection. *Oper Tech Thorac Cardiovasc Surg* 2011; 16(4): 252–266. © 2011 Elsevier 版权所有

经或肩胛背神经。胸膜从第 1 肋的下表面钝性分开（图 46-4）。然后用双极电灼术将肋横突韧带切断，使肋骨与横突分离，在肋骨颈用咬骨钳切割分开（图 46-5）。肋骨在斜角肌结节的内侧被分开，剩余的软组织附着，包括肋间肌和前锯肌纤维，用双极电灼仔细切开，完整地切除肋骨。对于 VTOS 患者，应进行环周剥离以去除锁骨下静脉周围的瘢痕组织。

放置一个封闭的抽吸引流管，通常在术后第 1 天或第 2 天移除。大多数患者住院一两个晚上，早期下床活动和颈部和手臂的活动范围的锻炼应立即开始。前 6～8 周应避免颈部和上肢肌肉组织的阻力运动。

对于 VTOS 病患者，抗凝治疗通常在术后第 2 天开始，并持续总共 3 个月。偶尔，在术后大约 1 个月复查静脉造影。如有必要，静脉内任何残留的瘢痕组织都可以通过球囊血管成形术轻松处理。

2. 腋下入路胸廓出口减压

在一些机构，腋下入路是用于 VTOS 患者胸廓出口减压的主要外科技术，也用于在尝试非手术治疗后神经性 TOS 症状改善不佳的患者。据称这种方法较锁骨上入路有两个好处。首先是美容，因为瘢痕很容易隐藏在腋窝。其次是增加安全性，因为第 1 肋切除可以在臂丛和腋 - 锁骨下血管无明显回缩的情况下进行 [3, 25, 26]。另外，通过这种技术减少进入神经血管结构的通路可能使胸廓出口减压不完全，在笔者的实践中，这可能导致最终治疗失败和症状复发。此外，这种手术伤口往往更深，需要手术室更高质量的照明和放大倍率 [26]。

气管插管采用双腔管，如果需要，可使同侧肺塌陷，从而使手术过程中肺损伤的可能性最小化。该手术是在患者侧卧位时用对侧腋窝滚轮进行的，以提供额外的锚定。使用牵引装置将术侧前臂旋转 90°。保持外展的砝码需要 0.5～1kg，注意避免肩部过度伸展或过度外展。臂架将臂固

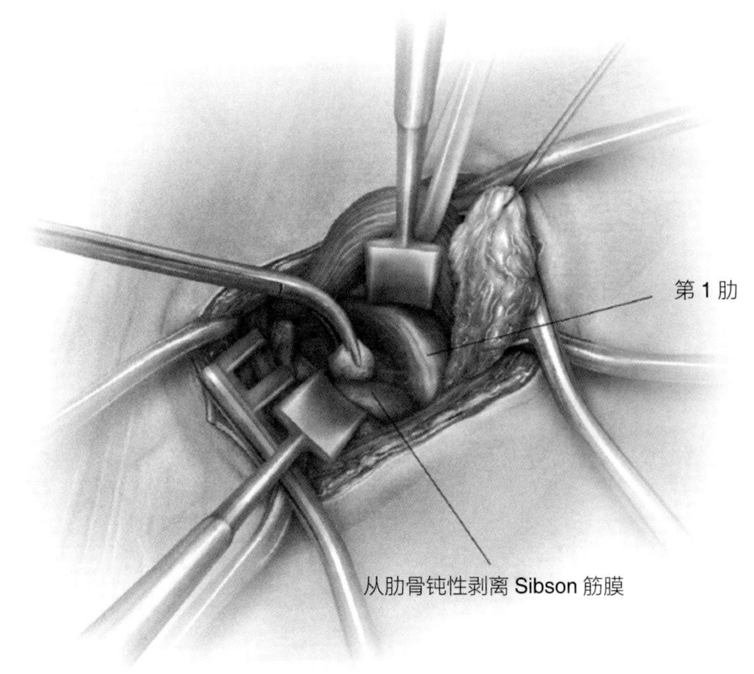

◀**图 46-4 胸膜上膜（Sibson 筋膜）从第 1 肋下缘被钝性剥离**

经许可，引自 Donahue DM. Supraclavicular First Rib Resection. Oper Tech Thorac Cardiovasc Surg 2011; 16(4): 252–266. © 2011 Elsevier 版权所有

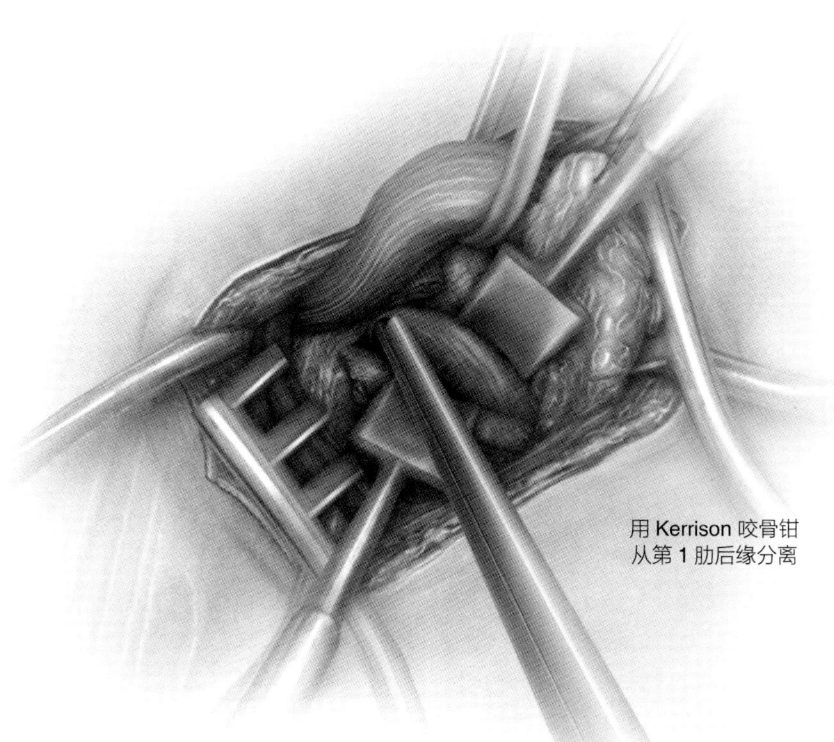

◀**图 46-5 在臂丛神经干间，第 1 肋后缘从 T_1 椎体的横突内侧被分离**

经许可，引自 Donahue DM. Supraclavicular First Rib Resection. Oper Tech Thorac Cardiovasc Surg 2011; 16(4):252–266. © 2011 Elsevier 版权所有

定在所需位置。该装置的设置方式使麻醉或辅助循环容易获得，从而可以在整个手术中进行调整，以优化手术，并在必要时提供手臂的间歇放松[26]。

从腋窝区的背阔肌和胸大肌之间做横向切口（图 46-6），切口垂直于胸壁，因有肋间臂神经走行于第 1 肋间隙及相邻的皮下组织，手术过程中应避免损伤此神经，该神经可以小心地前后牵拉

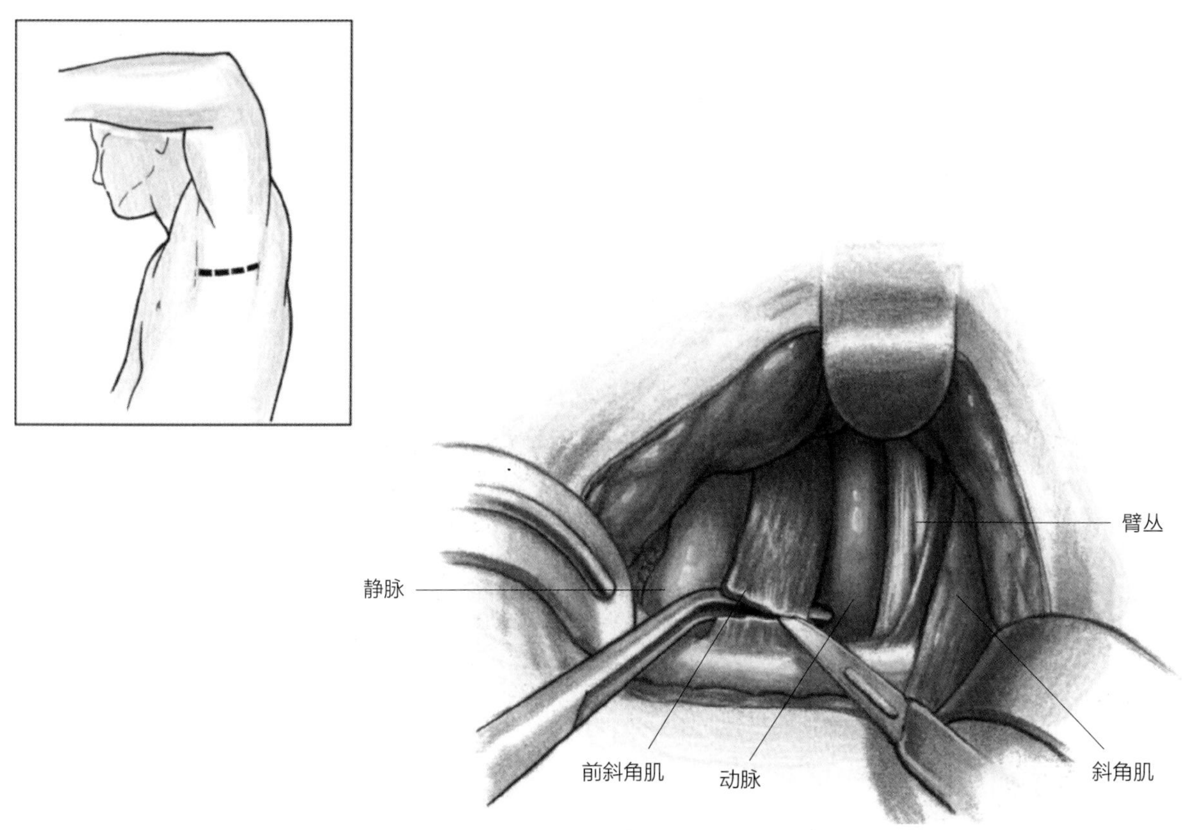

▲ 图 46-6　切口：切口位于细线以下的腋窝处，位于胸大肌前方与背阔肌后方之间（插图）

切口直接进入胸壁而不必斜向第 1 肋。当遇到胸壁时，向上剥离到第 1 肋，识别出位于第 1 肋和第 2 肋之间的肋间臂神经。该神经可通过前后牵拉进行保护（该神经的损伤可导致术后半年至 1 年上臂内侧部分皮肤麻木不适）。用 Shaw-Paulson 骨膜剥离器进行第 1 肋的骨膜下剥离，进而发现前斜角肌。在其后面放置一个直角钳，注意不要损伤锁骨下动脉或静脉。斜角肌在第 1 肋的插入处附近被分开（可防止膈神经的损伤，膈神经在这一层与肌肉分离）

以进行保护（该神经的损伤可导致术后半年至 1 年的上臂内侧部分皮肤麻木不适）。在胸壁水平，沿胸外筋膜向头侧分离至第 1 肋，使用牵引器和直角分离器以充分显露术野，必要时可使用胸腔镜辅助照明并起局部放大作用。在第 1 肋外侧仔细剥离出血管神经束，分离出斜角肌，使用骨膜剥离器游离第 1 肋的中份，并显露前斜角肌附着点，用直角钳保护锁骨下静脉后，于附着点离断前斜角肌，并向上分离前斜角肌至颈部，使其充分与 Sibson 筋膜分离。对前斜角肌的处理需紧贴第 1 肋，以避免损伤膈神经，后者伴行于前斜角肌且在第 1 肋水平开始远离前斜角肌。

分离前斜角肌后，使用咬骨钳切除第 1 肋呈三角形的中段部分（图 46-7），该三角形的顶点应在斜角肌的结节处，以避免损伤血管。分离肋锁韧带，继续游离第 1 肋前份至肋软骨关节处并切除，此处需尤其注意分离可能存在的粘连以解除静脉压迫。如果存在颈肋，则需在切除第 1 肋中分时处理其与第 1 肋的连接（其余的颈肋在切除第 1 肋后段时处理）。第 1 肋后分的切除在水平方向上（图 46-8），分离中斜角肌（不切断），需注意保护沿中斜角肌后缘走行的胸长神经，从关节处水平切断第 1 肋后份。需注意彻底切除肋骨头和肋骨颈，可减少再生纤维软骨刺激局部神经而导致的治疗失败可能性（图 46-9）。使用咬骨钳修整肋骨时，应注意避免损伤 C_8 及 T_1 神经根，在手术结束前应完成这些神经根（包括 C_7 在内的）和臂丛的松解术。

在患有上肢疼痛综合征（包括反射性交感神经营养不良）的患者中，可以通过同一切口同

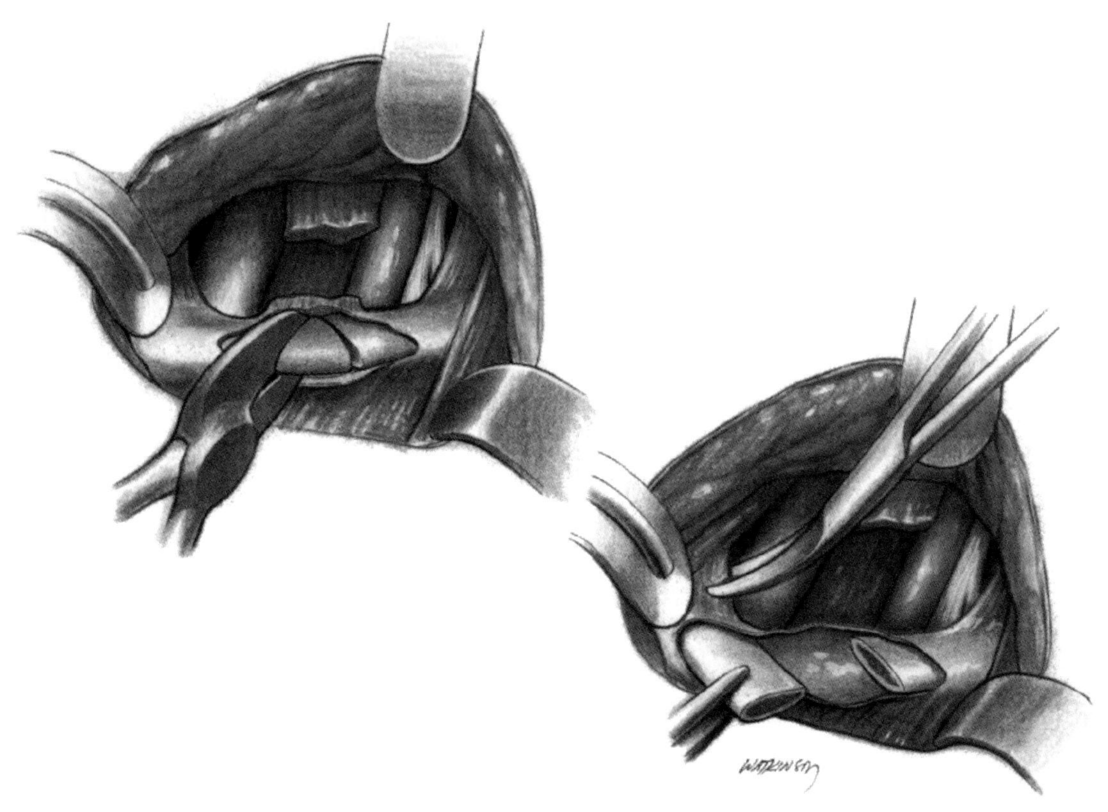

▲ 图 46-7 **剥离：在斜角肌被分离后，第 1 肋在骨膜下被游离并与胸膜分离**

在无血管区去除肋骨的三角形部分。去掉的三角形的顶点在斜角肌结节处。肋骨的前部是通过分离肋锁韧带，并从骨膜下切除肋骨至胸骨的肋软骨来移除的

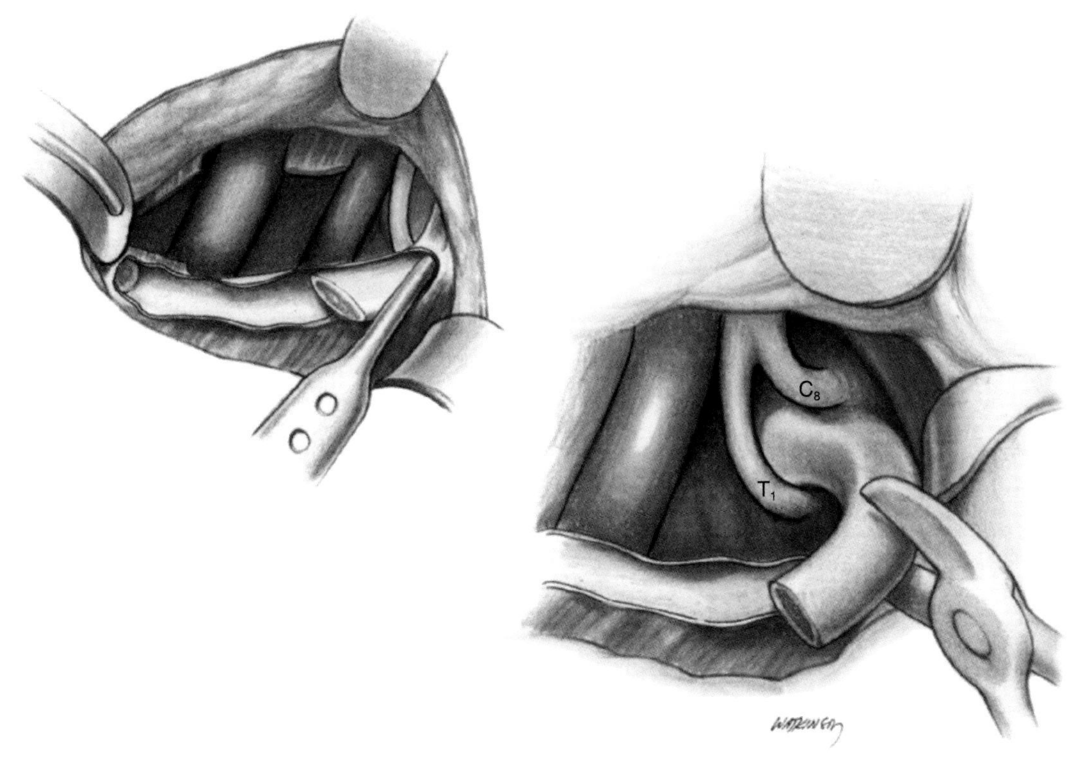

▲ 图 46-8 **肋骨后分切除：肋骨的后半部分从骨膜下分离到横突，在该处用一对肋骨剪进行分割**

肋骨可以用 Urschel-Leksell 加强咬骨钳从后面切除。在从肋骨分离中斜角肌时，应注意避免损伤 C_8 和 T_1 神经根

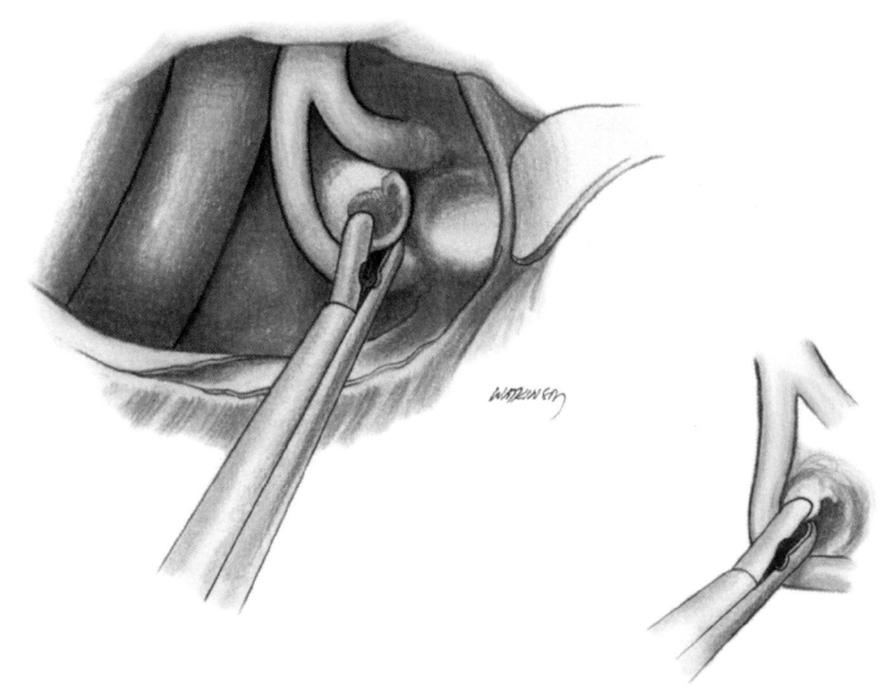

▲ **图 46-9　肋骨头和肋骨颈的切除：在显露出横突关节后，用一把 Urschel 加固垂体咬骨钳切除肋骨的头和颈部**
重点是要切除整个肋骨头和肋骨颈，以尽量减少再生。注意不要损伤下面的 T_1 神经根或上面的 C_8 神经根。完成第 1 肋切除后，对 C_7、C_8、T_1 神经根及臂丛中下干进行神经松解术。由于电视胸腔镜具有放大和亮度调节的功能，可用于此。中斜角肌和前斜角肌被切除到颈部，这样它们就不会重新附着到 Sibson 筋膜或胸膜上

时进行背交感神经切除术，尽管其作用是有争议的，但尚未证实[26]。在手术进行时，首先要从椎骨上分离胸膜来识别交感神经干。在切断 T_1 神经节之上和 T_3 神经节之下的交感神经链（以及切断与每个肋间神经根的灰色和白色交通支）之后，神经节在 T_1 和 T_3 处被大面积分割以去除交感神经链。冰冻切片证实切除的组织中存在神经节细胞。放置胸腔引流管进行引流，随后缝合皮下组织和皮肤（手术过程中不分离主要肌群）。术后住院时间为 2～3d，出院时唯一的活动限制是 3 个月内不进行举重。

十、胸腔镜和机器人胸廓出口减压术

通过胸腔镜和机器人手术治疗 TOS 的原则与通过开放手术治疗 TOS 的原则基本相同。切除整个第 1 肋和对斜角肌进行充分减压是必要的，要小心避免对关键神经血管结构的无意损伤。Ohtsuka 等[27]描述最初的胸腔镜（VATS）技术包括用双腔管插管（用于单肺通气），随后将患者置于侧卧位。两个术者都位于患者的前面。胸壁上切 3 个小孔进入胸腔：2 个操作孔位分别位于前侧第 3 肋间和后侧第 5 肋间，腔镜孔位于外侧第 6 肋间。对这种初始技术进行了多种改良，包括术者的站位（一些外科医生现在更喜欢让第一助手站在患者后面）[28]和孔的位置选择（一些外科医生使用单个 4～6cm 的腋下切口，而没有额外的孔）[28, 29]。在插入镜头时，一些关键结构，包括锁骨下血管、臂丛神经、内乳动脉和交感神经链应被识别，以便正确定位和最大限度地提高安全性。

手术技术包括使用超声刀从第 1 肋解剖壁胸膜和肋间肌[27]。接着，使肋骨脱离所有关键结构，包括前方的锁骨下静脉、锁骨下动脉，然后是后方的臂丛神经。胸腔镜下的骨膜剥离器用于进行肋骨的环周隔离，然后使用内镜骨切割器分割肋骨的中部[30]。沿着肋骨中点分割，可操作围绕其内侧和外侧附着物的活门形态。在这个初始阶段，对关键结构的保护是必要的，可以通过在

肋骨横切后，在静脉前开始分离额外的斜角肌附着物，并在切割过程中在肋骨后面放置升降器来实现[31]。分割后，肋骨的前部和后部通过其中一个操作孔移除。然后使用胸腔镜咬骨钳切除胸骨前方和肋软骨后方连接处任何残余的肋骨。胸腔镜手术后，在关胸前放置胸腔引流管。

随着机器人外科技术应用的日益扩大，一些中心现在正在使用机器人技术为 TOS 患者进行外科手术[32]。体位和入路均承袭胸腔镜的方法，孔位设计略有变化。镜头安置在第 5 肋间的最低位孔[32]。电凝钩和抓钳分别通过第 4 肋间隙内侧和外侧孔安置。第 4 个较小的切口可以在镜头孔尾部安置，用于必要时放置肺叶牵开器。手术是在头侧进行的，特别注意锁骨下动脉和静脉之间的区域，这通常是第 1 肋最薄的部分，最适合分割。解剖后，收回机械臂，以便使用骨切割器进行胸腔镜肋骨切割[32]。然后机械臂被重新引入，用抓钳替换另一个电凝钩。两臂在交替下进行切开和分离肋骨头侧结缔组织和斜角肌。肋骨的内侧首先从胸骨附着物中去除，然后从肋骨的外侧切开斜角肌，随后从肋颈附着点脱位。标本从机器人一个端口中取出。关胸之前放置胸腔引流管（可安置或不安置隧道疼痛导管）[32]。

VATS 和机器人技术的支持者认为，这些方法可以更好地观察，而不需要剥离臂丛和锁骨下血管，这些血管只从头向第1肋骨延伸。据报道，迄今为止，小系列的结果与接受开放性修复的患者群体的结果相当[33]。机器人技术相对于开放手术和 VATS 方法的另一个好处是，包括在有限的操作范围内具有更好的可操作性。然而，笔者认为，进入神经血管束对于最小化失败的可能性是很重要的，不幸的是，通过目前的机器人和电视胸腔镜手术的入路受到限制。机器人 TOS 手术迄今为止主要应用于静脉疾病患者，但在 TOS 的其他类型中可能不那么成功。此外，机器人手术的成本可能还没有被可视化和可操作性方面的潜在好处抵消。

第 47 章 脊柱手术的经胸腔前入路

Transthoracic Approaches to the Spine

Christopher W. Seder　Michael J. Liptay　著
徐智杰　林一丹　译

一、概述

脊柱的手术入路包括前路和后路两种形式，在一些病情比较复杂的患者中，根据病变的位置、患者的身体状况和术者的习惯，还可以选择同期或分期的前后联合入路。1956 年前胸入路被首次报道用于根治性治疗 Pott 病 [1]，1957 年有学者报道了通过正中开胸入路处理位于 C_7～T_4 位置的病变 [2]。在接下来的 50 年里，许多文献报道了经胸腔前入路的优势，公认为处理位于下颈椎、胸椎和上腰椎病变的一种可靠手术入路。传统经后正中切口行椎板切除术处理脊柱前部病变可导致后部韧带结构损伤，并有损伤节段神经的可能。

经胸腔前入路通常用于治疗胸椎盘疾病，包括骨髓炎、椎体肿瘤、椎体骨折和重大脊柱畸形。神经外科医生和骨科医生通常需要胸外科医生的协助来完成胸椎的前路经胸腔显露。深入了解脊柱解剖结构及其与胸内结构的关系是安全实施经胸腔前入路手术的必要条件。术前胸外科医生需要与脊柱外科医生共同对患者进行评估，判断患者心肺功能能否耐受经胸腔手术，并选择显露最佳的安全手术入路。

1993 年，电视胸腔镜手术（VATS）首次被报道代替传统的开胸手术用于脊柱前路手术中 [3]。自那时以来，随着内镜设备的技术进步和外科微创手术经验的增加，胸腔镜脊柱外科手术也得到越来越广泛的运用。与开胸手术相比，胸腔镜手术可以更加清晰地显露 T_1～T_{12} 多节段椎体的前侧方，减少组织损伤，减轻术后疼痛，改善术后肺功能，缩短住院时间并减少并发症 [4–7]。

（一）脊柱经胸腔前路手术适应证

经胸腔前入路手术的适应证包括治疗疼痛、复位和稳定畸形、手术切口美容、感染引流、脊髓减压以缓解神经症状。儿童和成人具有不同范围的脊柱疾病（框 47–1），脊柱畸形常见于儿童，脊柱退行性病变、脊柱感染性病变和脊柱肿瘤性病变则常见于成人。但是先天性疾病、神经肌肉

框 47–1　脊柱前胸入路手术适应证

椎体或椎间盘的破坏性疾病

感染性疾病
- 结核感染
- 化脓性感染
- 寄生虫感染

恶性肿瘤
- 转移性恶性肿瘤
- 邻近的原发肿瘤累及
- 脊柱原发肿瘤

退行性椎间盘疾病：椎间盘突出

外伤
- 骨折脱位
- 压缩性骨折

脊柱畸形
- 脊柱侧弯
- 脊柱后凸
- 脊柱前凸

功能紊乱、半椎体骨折、假性关节炎、舒尔曼病和肿瘤发展到一定程度也可以造成脊柱畸形。相比之下，在成人中，常见的前路手术适应证包括椎间盘突出（30%）、脊柱转移性疾病（27%）、感染性疾病（22%）、脊柱畸形（12%）、骨折（6%）和脊柱原发肿瘤（3%）[8]。

原发于肺、肾、乳腺、胰腺或甲状腺的恶性肿瘤最易发生脊柱转移[9-10]。少数情况下，相邻肿瘤直接侵犯椎体，包括肺癌（主要是肺上沟瘤）、神经源性肿瘤（神经母细胞瘤、神经节神经母细胞瘤、神经纤维瘤）、肾母细胞瘤和肉瘤（脂肪肉瘤、软骨肉瘤）。相对于脊柱转移性肿瘤，脊柱原发性肿瘤很少见，包括骨肉瘤、浆细胞瘤、软骨肉瘤等。合并有脊柱不稳定的创伤性损伤造成当前或即将发生的神经系统损害，也是经前路进入下颈椎、胸椎和胸腰椎的适应证[11]。

（二）术前准备

术者在经胸腔前入路手术前需全面评估患者的手术风险，获得患者详细的病史资料并对患者进行全面的体格检查是术前评估的第一步。术前基础实验室检查应该包括全血细胞计数、血清电解质、白蛋白和转铁蛋白水平；这些检查结果将有助于外科医生对患者的营养状况做出准确评估。通常情况下癌症患者的营养状况可能很差，这会影响患者术后伤口的愈合并增加术后感染的风险；此外，破骨性脊柱转移病变患者可能会出现高钙血症，诱发围术期心律失常；为确保手术安全，术前应该积极纠正上述异常。另外术前肺功能检查和血气分析是必不可少的，因为经胸腔前入路手术术后并发症大多数是肺部疾病[10, 12]。同样，术前全面评估心脏状况对预防术后并发症的发生也是很关键的。

对于血供丰富的肾细胞癌或甲状腺癌之类的脊柱转移性肿瘤，一些术者建议行术前栓塞[13, 14]。但是术者必须充分权衡发生危及生命的术中出血与栓塞潜在并发症（如主动脉夹层或主要脊髓动脉闭塞导致神经功能受损）两者之间的风险比[10]。

1. 麻醉

经颈前路（C_7～T_2）手术的患者可以采用单腔气管插管的全身麻醉；但是对于经开胸或胸腔镜前入路（T_2～L_2）的手术患者，则最好采用单肺通气或双腔气管插管，或者支气管阻滞药，同时术中助手需要协助牵拉肺组织，更加充分地显露脊柱。如果在前路手术后进行后路手术，则需在变换体位之前将双腔管替换为单腔管，因为在俯卧位时患者经常会发生面部和气管水肿。在某些脊椎手术中失血量可能很大，术前应开放足够数量的大口径静脉通路；如果预计术中会有大量失血，则应使用血液回收装置以最小化输血要求。

2. 体位

同其他所有胸外科手术一样，适当的患者体位对经胸腔前入路脊柱手术至关重要。术中通常需要进行透视定位来确定目标脊柱节段，因此，应使用可透视的手术台。在患者摆体位期间，胸外科医生和脊柱外科医生应同时在场。经颈前路或者胸骨柄入路处理位于C_7～T_2的脊柱病变时，患者应仰卧位，双臂两侧收拢，将头部从术侧轻轻旋转至对侧，并用硅胶头圈固定。经开胸或者经胸腔镜前入路处理位于T_2～T_{12}的脊柱病变时，患者应侧卧，其肩部和臀部垂直于地面，这有助于保持脊柱稳定并在胸腔镜中按照正确的解剖位置成像。目标椎体应该定位于手术台可活动的位置上，术中如果有需要的话，可以通过调节手术台来增加椎体间隙。患者处于麻醉状态时，对压力点用适当的柔性材料填充可以避免手术副损伤；例如使用腋窝卷来保护臂丛神经。术中应使用豆袋或类似的柔软材料将患者固定在手术台上，以免术中移位。小腿可以伸直，而大腿应该屈曲以松弛腰大肌；手臂应以解剖位悬挂，以最大限度地减少骨科或神经损伤的发生。经下胸或者胸腰联合入路处理T_{12}～L_3的脊柱病变时，患者应俯卧位，其臀部与手术台平行；必要时，旋转患者90°以进入腹膜后腔。

如有必要，术中须监测体感诱发电位[15]。

术前患者神经系统有损伤时，应在摆放体位之前放置检测体感诱发电位的导线，以确保在手术操作中不对患者造成二次伤害。体感诱发电位还可以用于引导胸外科医生在显露脊柱时结扎节段血管[16]。

（三）外科解剖基础

胸外科医生在显露脊柱之前必须对相关解剖结构有透彻的了解（译者注：肋骨后端膨大，称肋头，肋头和椎体肋凹组成肋头关节）。除第 1、11 和 12 肋头关节囊覆盖同一水平椎间盘后外侧部和一部分神经孔外，其余肋头同时与同一水平上肋凹和上一水平的下肋凹组成关节（图 47–1）。交感神经链在上胸部走行紧靠肋骨颈，在下胸部则紧靠椎体侧前方走行，手术过程中，通常游离交感神经链至背侧，使其远离椎体。

主动脉弓通常位于 T_4 椎体平面，下行为降主动脉沿着胸椎体左缘走行。虽然胸导管走行变异很多，但多数情况下胸导管走行于主动脉内侧和椎体前方，从右侧或左侧进入脊椎都可能损伤胸导管。外科医生经右胸入路时还会遇到走行于椎体前外侧的奇静脉系统。

下颈椎血供来源于发自椎动脉、甲状颈干、肋颈干的根动脉。胸腰椎血供主要来源于在相应肋间发自降主动脉后侧的成对节段动脉（图 47–2）。成对节段动脉沿椎体的腹侧水平走行，到达椎间孔后，每条动脉发出一条背支，沿脊神经后支走行。从节段动脉背支发出的脊支血

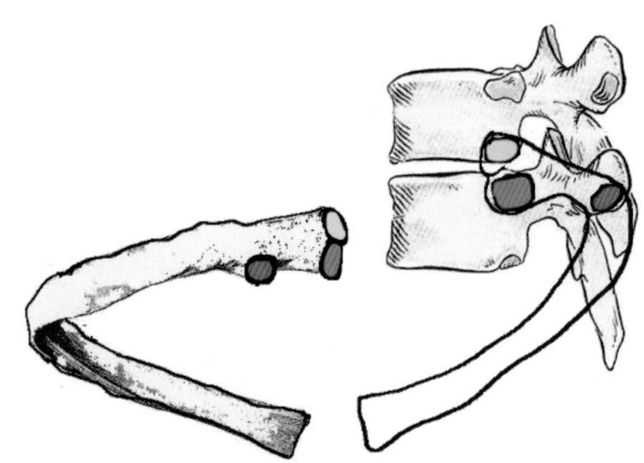

▲ **图 47–1　肋头关节（由 Gary W. Chmielewski 博士供图）**

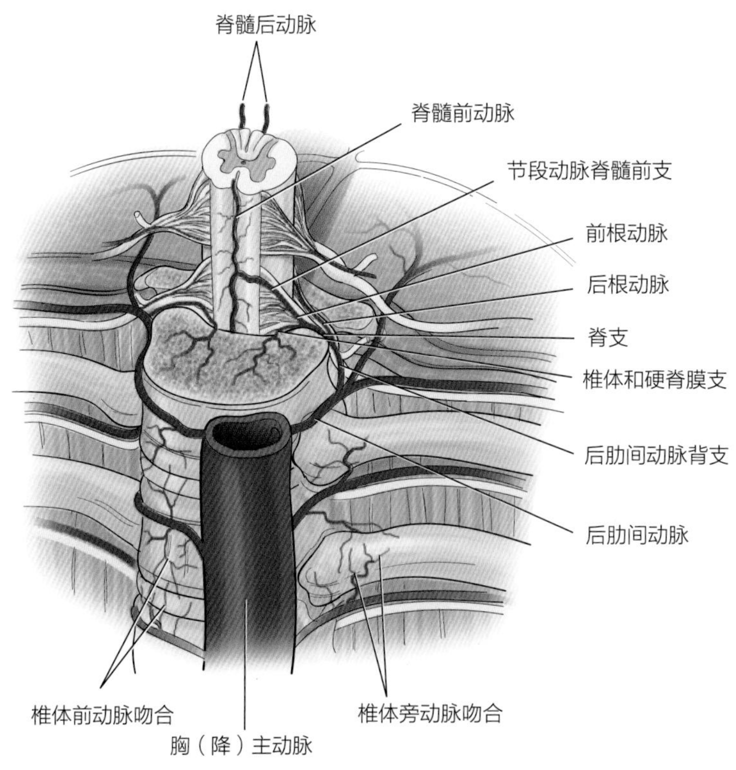

▲ **图 47–2　椎体和脊髓的血液供应**

管最终在脊髓表面形成 3 个终支：脊髓前动脉和成对的脊髓后动脉。脊髓前动脉滋养脊髓的前 2/3，因此，脊髓前动脉损伤或者其主要的供支血管损伤可能会造成灾难性的后果。

显露胸椎时，应尽量靠近主动脉结扎节段动脉，并尽可能少地结扎节段动脉，以保证来自其他肋间血管的侧支吻合动脉代偿离断血管区域的血供，防止局部缺血。相比于颈椎和腰椎椎体间丰富的侧支吻合，T_4～T_9 椎体之间侧支循环则不发达，也是脊髓最窄的区域 [17]。这段区域被称为“脊髓血供危险区”，损伤该区域的滋养血管可能会导致截瘫。Adamkiewicz 动脉是腰段脊髓前动脉和脊髓后动脉最大的供支血管，在 75%～80% 的患者中发自于左侧 T_7～L_4 椎体的节段动脉，最常见于 T_8～T_{10} 水平。术前行选择性血管造影或磁共振血管造影可以避免损伤 Adamkiewicz 动脉，从而预防截瘫 [18]。对于在下胸椎手术前是否必须通过术前血管造影使 Adamkiewicz 动脉可视化尚存争议，许多外科医生认为这是不必要的 [19]。

脊髓、椎骨和周围组织的静脉血回流至椎管内和椎体表面的静脉丛（图 47–3），最终经肋间静脉和腰静脉回流至腔静脉和奇静脉。胸外科医生在显露脊椎时通常会遇到椎管外前静脉丛，鉴于其广泛的侧支循环网络，必要时可将相应静脉离断，而不会产生不良影响。

膈肌肋部在前部附着于第 7 和第 8 肋的内侧，在后外侧附着于第 9～11 肋。在后方，膈肌形成内侧和外侧弓状韧带，分别横跨腰肌和腰方肌，左右膈肌脚分别在腰椎前外侧延伸至 L_2 和 L_3 椎体（图 47–4）。

（四）手术入路

脊柱外科医生通常基于自己的专长、经验、病变位置、患者身体状况、可能出现的并发症等具体情况决定选择前入路、后入路或是前后联合入路。前入路可直接显露除对侧椎弓根和后部以外的所有脊柱部位。同后路手术相比，前路手术有许多优点，包括手术出血少、感染风险低及需要更短的节段固定装置 [20]。许多脊柱外科医师优先选择前路手术治疗 T_4 以下的胸椎间盘突出症，因为它可以更加安全彻底地进行脊髓减压 [21]。另外，经前入路椎骨骨折修复术后的复发率也更低 [19]。另外由于脊椎转移瘤常发生在椎体中，因此通常首选采用前入路来处理。后路椎板切除术

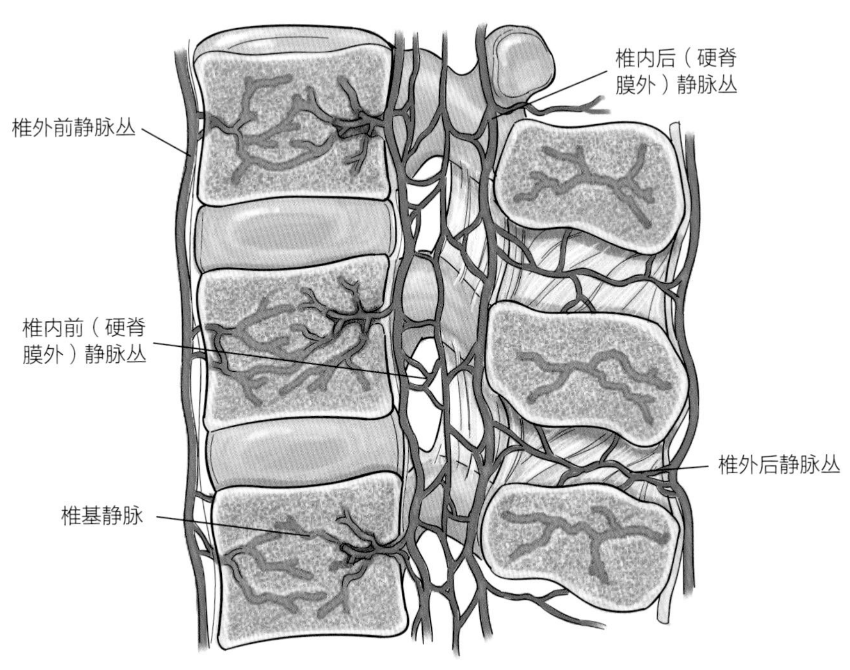

▲ 图 47–3 椎体及脊髓静脉回流

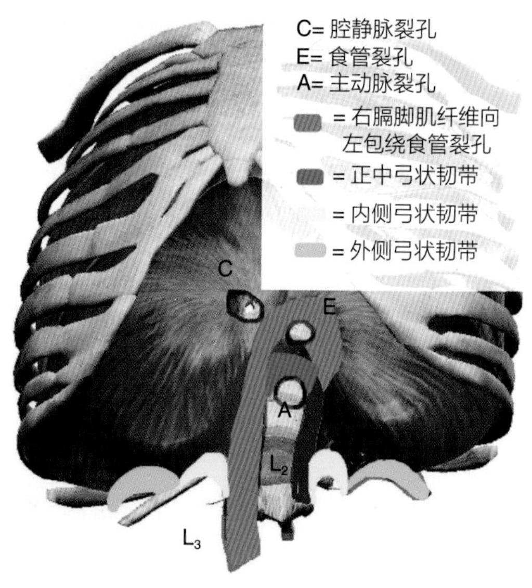

▲ 图 47-4　膈肌的解剖

也能处理椎体肿瘤，但是，这需要移除脊柱的支撑元件，可能会导致脊柱不稳定 [10]，仅在患者无法耐受经胸前入路手术时才考虑采用后入路 [23]。但是经胸腔前入路术后如果发生胸腔脑脊液漏，处理难度会很大 [24]。

大多数经胸腔前入路是通过标准的后外侧切口完成的，但行后外侧开胸术需要离断肌肉和撑开肋骨，另外也可以通过前外侧开胸术进行显露胸椎 [25]。前外侧开胸通常需要截断部分肋骨来“开窗”，但不需要撑开肋骨，从而减少了肋椎关节和肋间的压力（图 47-5）[26]。当处理如脊柱侧弯等需要显露多节段椎骨和椎间盘的疾病时，胸腔镜手术可能是最适合的，在侧胸壁的多个端口可以将 T_4～L_1 椎体和椎间盘呈串联显露出来。当病变局限于一个或两个椎骨时，开胸手术或胸腔镜手术都可以考虑。

手术入路的选择通常还需要考虑脊柱受累的程度和长度。在治疗脊柱侧弯和其他畸形时，应从侧弯顶点一侧进胸 [27]，切口位于侧弯顶点位置的上一肋骨或同一水平肋骨上，可将肋骨作为游离移植物直接切除，或者必要时作为带蒂移植物保留。除非伴有动脉瘤，通常情况下主动脉很容易看到，肝脏的遮挡增加了经右胸显露 T_{10}～T_{12} 椎体的难度。

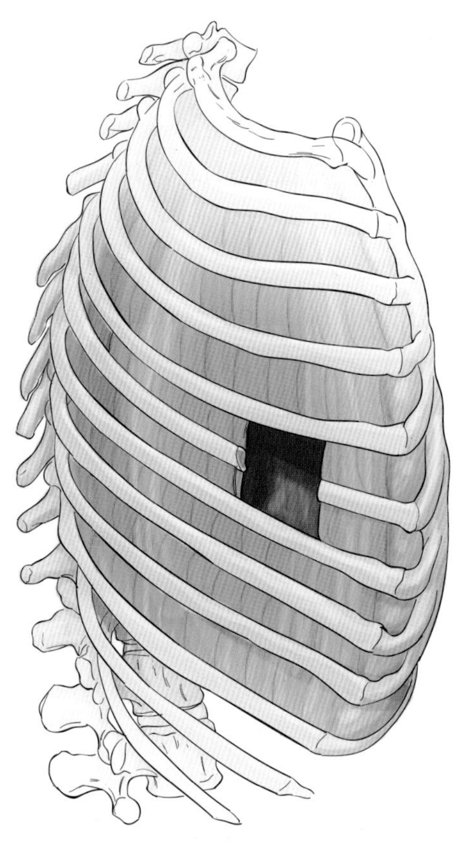

▲ 图 47-5　胸部前外侧“开窗”术

开胸或者经胸腔镜进入胸腔，单肺通气后可以看到萎陷的肺组织，用电刀打开相应椎体位置表面的纵隔胸膜，显露出节段动脉。靠近主动脉结扎离断节段动脉，以防止损伤肋间后动脉侧支构成的脊髓前动脉，确保节段动脉的远端不回流至椎管形成血肿。在神经孔附近操作时，必须使用双极电凝，以避免造成脊髓前动脉栓塞和脊髓损伤。在腰椎区域游离组织时应特别注意避免损伤腰静脉。如果显露 T_{12}～L_3 节段，通常需要打开膈肌，膈肌切口选择在肋部附着缘外 1～2cm，以避免严重的肌肉去神经化，并在分离的膈肌上使用标记缝线，打开膈肌后小心地将腹膜向前推，以避免损伤输尿管和其他腹膜后内容物。操作完成后用间断的 1 号丝线或聚丙烯缝线沿着标识夹重新缝合膈肌。

处理 C_7～T_2 的病变最好选择颈部切口联合胸骨上部正中切口（胸骨切开至第 4 肋间隙）；处理 T_2～T_6 病变通常选择右开胸切口；处理

T_6～T_{12} 病变通常选择左开胸切口；处理 T_{12}～L_6 病变通常选择左侧胸腹联合切口。

1. C_7～T_2 椎体的显露

沿胸锁乳突肌前缘切口联合上段胸骨正中切口（胸骨切开至第 4 肋间隙）可以很好地显露位于 C_7～T_2 的病变（图 47-6），用儿科胸骨牵开器显露胸骨边缘，多数情况下，无须进行胸骨切开术即可显露 C_7～T_1 椎体。剥离胸锁乳突肌在胸骨的附着点，向侧方牵拉颈动脉鞘，向下方牵拉被环绕的无名动脉，将咽、甲状腺和食管轻轻推向内侧。术前放置鼻胃管可以帮助术中更好地识别食管。避免在气管食管沟内使用锐性的金属牵引器，以防损伤喉返神经。除非有经左颈部切口手术的禁忌证，多数情况下选择左颈部切口，因为左侧喉返神经进入气管食管沟的位置更低，经左颈部切口手术，喉返神经损伤的概率更小。在脊柱后凸畸形患者中，如有必要可将左侧无名静脉离断，手术完成后应在切口深处放置引流管，逐层缝合切口。

进入上段胸椎的另一种入路是高位后外侧开胸切口，皮肤切口起至 C_7 椎体旁，沿着肩胛骨内侧缘至肩胛下角，分离胸壁肌肉组织（背阔肌、斜方肌、菱形肌、大圆肌和小圆肌），用肩胛撑开器提起肩胛骨显露出胸廓，经第 2 肋间隙进入胸腔，必要时将第 2 或第 3 肋切除会获得更好的手术显露。渐进性地用肋骨撑开器打开肋间隙，单肺通气肺萎陷后将肺组织牵向一侧，用电刀打开覆盖椎体的纵隔胸膜。从右侧进胸时，须将奇静脉分支结扎后离断，用钝性分离或用电刀将食管和奇静脉游离出来，在胸膜前部缝合褥式牵引线将食管和奇静脉向前方牵拉，显露椎体。

处理累及脊柱的大型颈胸交界处肿瘤可以采用“半蛤壳状切口”路径，该路径主要缺点是需要在相对较深手术视野中操作，手术难度较大，但运用该术式处理位于 C_4～T_3 椎体水平的病变被证明是安全可行的[28]。

2. T_2～T_6 椎体的显露

处理位于 T_2～T_6 水平的病变一般选择右后外侧开胸入路，经与脊柱病变同一水平肋骨的上缘进胸。例如，经右侧第 4 肋间隙的切口显露 T_4 和 T_5 椎体间的椎间盘。右肺萎陷后将肺组织拉向内侧即可显露脊柱。如果病灶偏向左侧、病灶

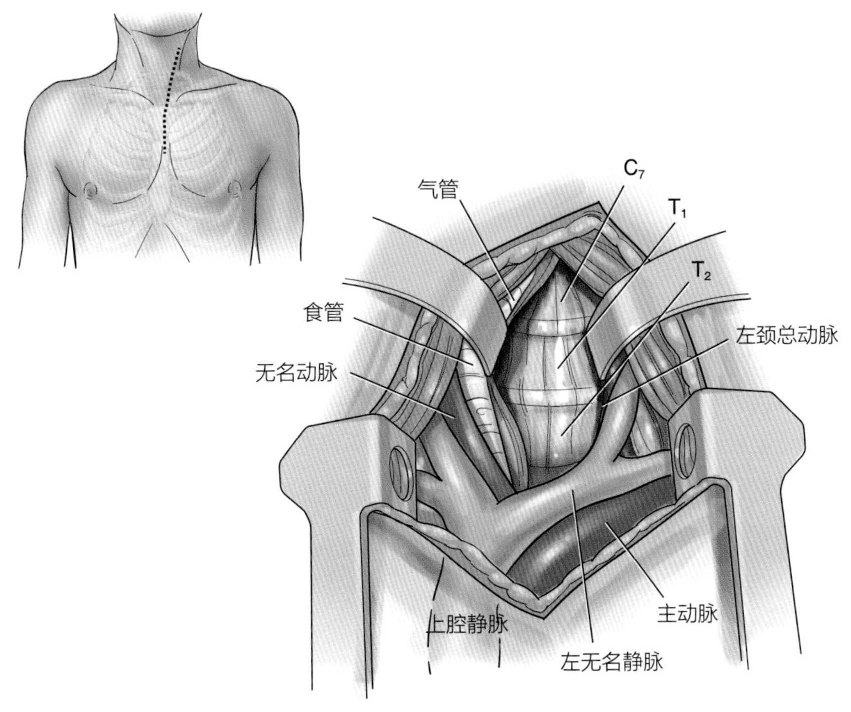

▲ 图 47-6　下颈部切口联合上端胸骨正中切口显露 C_7～T_2 椎体

累及左肺或其他左侧胸腔内结构、脊柱侧弯患者左侧肋间隙更宽，或者右侧胸腔有既往手术史，则选择左侧胸腔入路。纵向切开病变所在位置上方和下方各至少一个椎体水平的壁胸膜，与所有方法一样，术中可以运用影像学透视脊柱定位针的方法确定病变所在平面。按照上文描述的方式在靠近椎体一侧结扎节段动脉可以降低损害脊髓前动脉的风险。完成脊柱手术后，放置一根 28F 胸腔引流管后逐层缝合切口，术后满足常规标准后拔除胸腔引流管。

3. T_6～T_{12} 椎体的显露

处理 T_6～T_{12} 水平的病变一般选择左后外侧开胸入路，经与脊椎病变相应水平的肋间隙进胸。如果术中需要进行肋骨移植，则在进入胸腔时获得带蒂肋骨移植物。切除第 10 肋可以更好地显露胸腰段脊柱。进入胸腔后，单肺通气，松解下肺韧带，从左主干支气管位置打开纵隔胸膜至下肺静脉，将左肺向前拉，必要时可牵拉主动脉以更好地显露椎体。因为离断肋间动脉可能会引起术后并发症，除非必要时，应尽量不要结扎肋间动脉。如果病变累及 T_6 以下的多节脊柱节段，术前应行脊髓血管造影以明确 Adamkiewicz 动脉的走行路径。术中可用无损伤钳夹闭该区域的节段性血管，同时监测体感诱发电位的变化来判断离断该节段动脉后有无神经系统的损伤，指导结扎节段动脉。膈肌在此水平上遮挡脊柱，用海绵棒或水平褥式缝合的方法将其压向腹腔。Bookwalter 牵引系统（Codman、Raynham、MA）和湿的剖腹手术纱垫可用于牵拉肋骨、肺、膈肌和腹膜后结构。完成脊柱手术后，放置一根 24F 胸腔引流管后逐层闭合切口。

4. T_{12}～L_4 椎体的显露

对于下段胸椎和延伸至 L_3～L_4 的胸腰椎交界区病变通常采用左侧胸腹联合入路，切开膈肌。在脊柱侧弯或脊柱后凸等畸形中，选择凸侧进胸。另外，左胸入路避免了术中牵拉肝脏和下腔静脉。患者取胸部 45° 倾斜侧卧位，髋部和腹部平行于手术台，从腋后线到直肌鞘的外侧做一个弧形切口，切除第 10 肋后进入胸腔。如果病变仅限于 L_1 椎体，将膈肌推向前外侧，显露脊柱；如果需要显露 L_2～L_4 椎体，则需要距膈肌外周附着部 1～2cm 环形切开膈肌，为避免进入腹腔，切口应从膈肌脚由后向前推进，切开腹外斜肌、腹内斜肌和腹横肌的外侧纤维，向内侧牵拉腹膜和腹膜后结构，要特别注意输尿管的位置。脊柱显露后，结扎离断相应节段动脉就可以获得满意的椎体显露术野。

（五）胸腔镜（VATS）入路

近年来电视辅助胸腔镜手术（VATS）在越来越多的脊柱疾病中得到了推广运用。VATS 入路的适应证和开胸入路的适应证相同，包括脊柱侧弯、骨折、椎体感染和恶性肿瘤。VATS 入路可以显露多节段椎体，特别适合脊柱侧弯的治疗。VATS 入路的唯一绝对禁忌证是患者不能耐受单肺通气。VATS 入路的优势在于减少了周围非病理结构的损伤，这样可以减少呼吸系统并发症，减轻疼痛，减少失血，缩短恢复时间和住院时间 [29, 30]。此外，传统开胸手术难以到达的高位和低位胸椎都可以通过 VATS 看到。除了 VATS 经胸膜腔入路外，有一些术者还报道了 VATS 胸膜外入路和 VATS 椎旁入路 [31, 32]。

全身麻醉后，将患者置于稳定的侧卧位，进入胸腔前开始单肺通气。通常首选右胸入路，因为在右侧胸腔，心脏和主动脉基本不遮挡脊柱。术前在患者病灶所在椎体水平下方放置乳胶垫以增大手术侧椎体间隙。同其他 VATS 肺外科手术相似，术者站于患者腹侧，镜孔位于腋后线第 7 肋间，最好选用 30° 胸腔镜，因为它可以从多个角度显示椎体。进入胸膜腔时应特别小心，避免损伤胸腔内结构。其余的套管置入应在胸腔镜直视下完成，套管的数量和位置会依据术者的习惯和所要完成的手术有所不同，主操作套管通常放置在腋前线上。术中根据需要变换正反头低足高体位可以帮助显露椎体。同开胸手术一样，用电凝法打开覆盖在脊椎上的胸膜，应尽量保留节段血管以防止脊髓缺血。对所有离断的血管需充分电凝或用止血夹夹住，及时控制轻微出血，干净的手术视野对于保持胸腔镜可视化至关重要，对不易控制的大血管出血应及时开胸止血。脊柱手术完成后，放置一根24F胸腔引流管后逐层缝合切口[33]。

VATS入路脊柱外科手术的并发症同开胸手术类似。VATS入路所特有的并发症很少见，包括套管损伤和器械压迫肋间神经引起术后疼痛和感觉迟钝等[34]。术中应及时识别并处理硬脊膜破裂，对于较大的硬脊膜破裂必要时行开胸修补术。

（六）手术并发症和死亡率

经胸腔前入路手术的死亡率为0%～8.2%[10, 35]。手术死亡率主要取决于疾病的严重程度、患者选择的治疗方案及患者的年龄，恶性肿瘤患者和骨髓炎患者术后死亡率最高[10, 11, 16]。经前路治疗脊柱骨髓炎会增加手术并发症的发生率并延长住院时间，死亡率高达25%[11, 16]。但是，总的来说，经胸腔前路脊柱手术被认为是一种安全有效的手术方式。在一项纳入了1223例行前路脊柱融合术患者的研究中，仅报道了4例死亡（0.33%）和2例（0.16%）完全性截瘫[36]，这两例截瘫患者都实行了前路椎体次全切除术和支撑骨置入术，但在行内固定之前，支撑骨向后移位压迫了脊髓。

前路手术后并发症的发病率为9.8%～42.7%，基本上都是呼吸系统疾病[16, 35]，包括肺功能障碍、气管内分泌物潴留、肺不张、肺水肿、成人呼吸窘迫综合征、胸腔积液和气胸。术后应进行积极的肺功能康复训练，包括早期运动（除非脊柱需要制动固定）、主动咳嗽、深呼吸和诱发性肺活量训练法。术后适度的疼痛控制对于促进上述活动至关重要，因此，许多术者主张使用椎旁肋间神经传导阻滞和非甾体类抗炎药（nonsteroidal anti-inflammatory drug，NSAID）来减少麻醉药的用量[16]。

心脏并发症包括心律不齐、心肌梗死和充血性心力衰竭。小心地结扎肋间血管，避免损伤胸导管，熟悉主动脉、食管和脊柱之间的解剖关系，可以减少血管并发症、乳糜胸和食管损伤的发生。尿路感染、脑血管意外、胃肠道并发症（主要是肠梗阻）、伤口感染和撕裂在很多患者中均有报道。前、后入路显露腰椎都有可能损伤输尿管，输尿管通常附着在腹膜后部，显露腹膜后结构时将输尿管推向前方加以保护。

在腹膜后操作时有多根神经存在损伤的风险。走行于腰椎两侧的腰交感神经链中神经节的数目在不同患者中变化很大，游离腰交感神经链时损伤腰交感神经干会导致肢体温度调节异常，受影响侧肢体的一过性变暖；第1腰神经（第1腰椎和第2腰椎之间）发出的髂腹下神经和髂腹股沟神经沿着腰大肌的外侧缘向回肠起始部走行，生殖股神经走行于腹股沟内侧和外生殖器区，在前路脊柱手术中均有可能损伤上述神经。术中应当精细操作，避免这种并发症。

第 48 章 胸壁肿瘤

Chest Wall Tumors

Daniel G. Nicastri　Gunturu N. Swati　Elbert E. Williams　Raja M. Flores　David R. Jones　著

胡　智　林一丹　译

胸壁肿瘤的发生、表现有多种形式，包括原发性肿瘤、相邻肿瘤（肺、纵隔、胸膜或乳腺）的局部扩展、转移性肿瘤、感染性和炎性疾病。胸壁肿瘤，无论是原发性还是转移性，可能源自或累及胸部骨骼的任何部分，如肋骨、胸骨、肩胛骨和锁骨。

一、发病率和部位

原发性胸壁肿瘤相对少见，约占所有胸部肿瘤的 5%，所有原发肿瘤的 1%～2%[1]。

在胸壁肿瘤切除的大宗病例研究中，其中两份来自 Memorial Sloan Kettering 癌症中心，40% 的胸壁肿瘤是由肺癌直接侵犯导致（图 48–1），10%～20% 来自乳腺癌，30% 是胸壁原发性肿瘤[2–4]（表 48–1）。原发性胸壁肿瘤仅占所有新诊断癌症的 0.04%[5]，其中约一半为良性，一半为恶性[6]。

在原发性胸壁肿瘤中，良性肿瘤占 21%～67%。最常见的良性病变是骨软骨瘤，软骨瘤和骨纤维异常增生症[2, 4, 7–10]。但在 Mayo 诊所记录中，硬纤维瘤被认为是良性的，最常见的良性病变是神经鞘瘤、硬纤维瘤和软骨瘤[10]。然而在胸

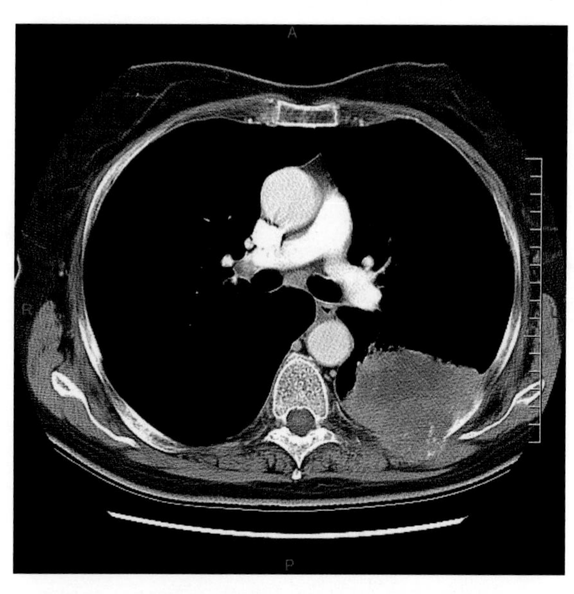

▲ **图 48–1　来自邻近恶性肿瘤或转移灶的侵袭比原发性恶性胸壁肿瘤更常见**

这是一名 63 岁女性，肺鳞状细胞癌侵犯第 5 和第 6 肋骨

表 48–1　胸壁肿瘤切除的大宗病例研究

作　者	年　份	例　数	肺癌［例（%）］	乳腺癌［例（%）］	原发肿瘤［例（%）］	转移肿瘤［例（%）］
Martini	1987	317	127（40）	36（11）	83（26）	71（22）
Mansour	2002	187	75（38）	43（22）	53（27）	16（8）
Weyant	2005	304	99（38）	26（10）	79（30）	100（38）

壁，硬纤维瘤的局部复发率高，因此常被认为是低度恶性肿瘤。在各类原发性恶性肿瘤中，最常见的是恶性纤维组织细胞瘤、软骨肉瘤、横纹肌肉瘤和脂肪肉瘤[4, 7–10]。

胸壁肿瘤可起源自或累及胸部骨骼的任何部分，包括肋骨、胸骨、肩胛骨和锁骨。表48–2所示为原发性胸壁肿瘤分类。在所切除的胸壁肿瘤中，原发骨性和软骨性肿瘤约占55%，其中45%来自软组织[11]。胸壁病变最常累及肋骨；胸骨、肩胛骨和锁骨的原发性病变不常见，但大多为恶性。源自照射野的原发性胸壁肿瘤相对少见，Schwarz和Burt研究显示351例原发性胸壁恶性肿瘤患者中，有21例（6%）曾受到过放射线照射[12]。

肿瘤的位置可以为诊断提供线索。例如，软骨瘤和软骨肉瘤常发生在前肋软骨交界处。原始神经外胚层瘤（primitive neuroectodermal tumors，PNET）或Askin瘤和血管外皮细胞瘤常毗邻后方脊柱。

二、诊断与评价

（一）评估和管理

胸壁良性肿瘤的患者平均年龄为26岁，恶性肿瘤患者的平均年龄为40岁。多数胸壁肿瘤的男女之比约为2∶1，而硬纤维瘤的男女之比为1∶2[13]。

胸壁肿瘤最常表现为可触及的肿块。原发性恶性胸壁肿瘤通常体积大、可触及、生长迅速，良性肿瘤则多无症状，偶然发现。患者普遍表现为疼痛，常因肌肉骨骼疾病或神经炎接受治疗。软组织肿块通常是无痛的；而良、恶性骨病变则因骨膜破坏，疼痛症状明显。Burt及其同事报道：无论有无肿块，49%的软骨肉瘤患者，95%的尤因肉瘤患者和78%的骨肉瘤患者均有疼痛症状[11]。

如果肿块影响脊髓或臂丛等神经结构，可能出现感觉异常和无力。在嗜酸性肉芽肿、尤因肉瘤和淋巴瘤中，如出现发热、不适、疲劳、出汗和体重减轻等全身症状，常提示感染或转移。

表48–2　原发性胸壁肿瘤分类

原发性	良　性	恶　性
骨		
骨	骨样骨瘤、成骨细胞瘤	尤因肉瘤、骨肉瘤
软骨	软骨瘤（内生软骨瘤）、软骨母细胞瘤、骨软骨瘤	软骨肉瘤
骨纤维	纤维性结构不良	
骨髓	嗜酸性肉芽肿	孤立性浆细胞瘤
破骨细胞	动脉瘤样骨囊肿、骨巨细胞瘤	
其他	骨间质血肿	
软组织		
脂肪	脂肪瘤	脂肪肉瘤
纤维结缔	硬纤维瘤（纤维瘤）	纤维肉瘤、恶性纤维组织细胞瘤
肌肉	平滑肌瘤、横纹肌瘤	平滑肌肉瘤、横纹肌肉瘤
神经纤维	神经纤维瘤、神经鞘瘤（神经鞘瘤）	Askin瘤（原始神经外胚层瘤）、恶性神经鞘瘤、神经纤维肉瘤、神经母细胞瘤
血管	血管瘤、淋巴管瘤	血管肉瘤
其他	—	淋巴瘤

尽管胸壁肿瘤患者普遍存在肿块和（或）疼痛，但 Sabanathan 及其同事报道，超过 20% 病例是在胸部 X 线例行检查中偶然发现的，而今计算机断层扫描（CT）扫描发现了更多的病例 [14]。

通过完整的病史和体格检查进行初步评估，尤其注意恶性肿瘤史、放射线显露史和家族性疾病（如 Gardner 综合征或 von Recklinghausen 病）是否存在。在有胸壁照射史的患者中，坏死性溃疡是常见的症状。

胸部 X 线片可显示骨侵蚀、溶骨性病变、纵隔淋巴结病和广泛肺转移。在确定病变生长速度方面，过去影像技术作用有限；但胸部 CT 是最佳影像定位和评估方式，有助于鉴别骨、软组织、胸膜和（或）纵隔受累程度和肺转移情况。磁共振成像（MRI）可以帮助评估肌肉受侵犯的程度，与附近血管的关系，和（或）对脊柱的影响。但对钙化灶和肺部病变的评估，CT 仍优于 MRI。正电子发射断层扫描（PET）或 PET-CT 联合扫描对原发性肿瘤非常敏感，尤其对肉瘤（100%）、淋巴结转移（95%）和骨表现。PET 分期优于常规 CT 和（或）MRI[15]。

（二）活检

根据病史、体格检查和影像学检查，精心设计对周围组织的损伤最小的活检，对胸壁肿瘤诊断非常重要。有三种常见方法：针穿活检、切开活检和切除活检。

1. 针穿活检

笔者提倡尽可能针穿活检。针穿活检的好处包括组织损伤最小，操作简便，门诊并发症发生率低。细针穿刺术（FNA）用于怀疑有转移的恶性肿瘤患者。但对于原发性骨或软骨性胸壁肿瘤，需要大量组织进行病理诊断，不推荐使用 FNA。经皮穿刺活检是诊断原发性胸壁肿瘤的可行选择，并且被广泛应用于原发性骨肿瘤活检。在大型机构中，诊断准确率可达到 90%[16, 17]。

2. 切开活检

当针穿活检无法确诊或原发灶＞ 5cm 时，应进行切取活检。皮肤切口方向十分重要，以便在有限切口将病灶切除，并有利伤口愈合，避免因溃疡和感染延误治疗。不应过多游离皮瓣，肿瘤的深面，尤其是胸膜腔，应保持完整，以防止肿瘤细胞的扩散。

3. 切除活检

较小的病变（＜ 5cm）可通过切除活检诊断，优势是能整块切除病灶，获得充分的样本确定组织类型；如有必要，可尽早给予辅助治疗。对于小的（＜ 5cm）原发性肿瘤的切除活检应保证最小切缘（1～2cm），切除前还应考虑后续是否需要更大的手术切除范围。尽量保护软组织层次，以备肌皮瓣使用，胸壁闭合通常不需要重建。若病变是良性，或者考虑采用非手术治疗（化疗、放疗或放化疗），则无须进一步手术。若病变为原发恶性肿瘤，应行根治性切除术，扩大切缘（＞ 4cm），并适当重建胸壁 [17]。切除活检中过度解剖组织，可能影响随后的广泛切除。

（三）术前评估

完整的医学评估还应考虑前期治疗对切除或重建的影响。术前接受放射治疗后，皮肤和软组织常呈纤维化改变，可能限制局部皮瓣重建。胸、腹部的瘢痕提示局部皮瓣蒂受侵犯或破坏。例如，患者行同侧乳房切除术，联合淋巴结清扫或辅助放疗，则不可能使用标准的背阔肌皮瓣。评价胸背神经和胸长神经的功能也有助于保证背阔肌和前锯肌的血管蒂的完整性。

多学科介入对许多胸壁肿瘤治疗相当重要，治疗前应进行多学科会诊。涉及胸壁切除，应进行术前肺功能检查。对于骨肉瘤、横纹肌肉瘤、尤因肉瘤和其他小细胞肉瘤，需由肿瘤科医师评估诱导化疗的可能。对于孤立性浆细胞瘤的患者应行放射治疗。术中与病理科医师的沟通对于确定切除范围，病变的恶性程度和分期至关重要。根据切除程度和重建设计，还要考虑整形手术和神经外科手术。

（四）手术治疗

胸壁肿瘤切除的首要手术原则是保证切缘阴性的根治性切除（R0）。对于高度恶性肿瘤，切缘应达到4cm；低度恶性肿瘤，切缘应达到1～2cm。硬纤维瘤理论上不是恶性肿瘤，但其侵袭性强，切缘应尽量达到4cm。侵袭性恶性肿瘤可能需要切除整根肋骨；同时根据肿瘤的位置，将肋骨关节处向后或向前切除。对于肋骨病变，应切除所受累的全部或大部分肋骨、相邻部分的肋骨及所有附属结构，包括胸膜、肺、心包、胸腺或膈的部分。

三、原发性骨肿瘤

原发性胸壁骨肿瘤并不常见。Dahlin 和 Unni[18] 总结了6034例骨肿瘤患者，胸壁骨肿瘤只有355例（5.9%）；其中85%发生在肋骨，15%发生在胸骨；几乎都是恶性（89%），且胸骨肿瘤比肋骨肿瘤更可能呈恶性（96% vs. 88%）。最常见的良性骨肿瘤是骨软骨瘤、软骨瘤和骨纤维性结构不良。最常见的原发性恶性骨肿瘤是软骨肉瘤、尤因肉瘤和骨肉瘤[2, 10, 11]。

原发性胸壁肿瘤的鉴别诊断范围较广，最好根据其来源组织，即骨或软组织，以及良恶性进行分类（表48-2）。原发肋骨肿瘤占所有原发骨肿瘤的5%～7%[19, 20]，但占骨恶性肿瘤的50%，占胸壁良性骨肿瘤的大部分。肋骨肿瘤可源自骨骼、软骨、骨髓、血管或神经结构。骨软骨瘤和骨纤维性结构不良是最常见的肋骨良性病变[19]，而软骨肉瘤和骨肉瘤是最常见的肋骨恶性病变[21]。尤因肉瘤是儿童最常见的肋骨恶性病变[20]。

（一）良性骨肿瘤

胸壁最常见的良性骨肿瘤为骨软骨瘤（30%～50%）、骨纤维性结构不良（30%～50%）、软骨瘤（10%～25%）、动脉瘤样骨囊肿（10%～25%）和嗜酸细胞肉芽肿。表48-3总结了肿瘤类型和治疗方法。

1. 骨软骨瘤

尽管骨软骨瘤并不常见，但它是最常见的良性骨肿瘤，约占所有良性骨肿瘤的50%，占原发性肋骨肿瘤的2.7%～8.5%[22]。骨软骨瘤起源于肋骨干骺端的骨皮质，侧面突出生长；儿童时期开始生长直至骨骼发育成熟，男性发病率是女性的3倍。病变可能向髓内生长，无明显症状，或者向外生长呈明显肿块。骨软骨瘤的好发部位与软骨瘤和软骨肉瘤类似，常发生于肋软骨连接处，通常仅凭影像即可诊断。骨软骨瘤CT上表现为矿化透明软骨帽伴随点状或絮凝状钙化。骨质影像与其所在部位干骺端的骨质结构融合，是CT或MRI鉴别要点（图48-2）[23]。多发性病变提示家族性骨软骨瘤病。骨软骨瘤组织学特点：

表48-3 骨源性胸壁良性肿瘤治疗

肿 瘤	发病率（%）	发病高峰（岁）	常见部位	治 疗	恶变倾向
骨软骨瘤	30～50	10—20	肋软骨交界处	切除	是
骨纤维性结构不良	30～50	10—30	肋骨后外侧	有症状或需要明确诊断可切除	不常见
软骨瘤	10～25	10—30	前肋	切除但需2cm的切缘	是
嗜酸细胞肉芽肿	10～25	—	全身性	放疗	否
动脉瘤样骨囊肿	5	0—20	脊柱及肋骨后外侧	对有症状的病灶予以切除	否
骨瘤	—	0—20	脊柱	射频消融	否

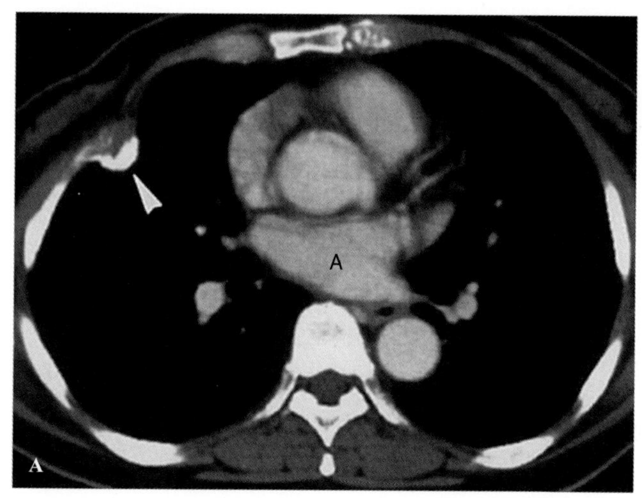

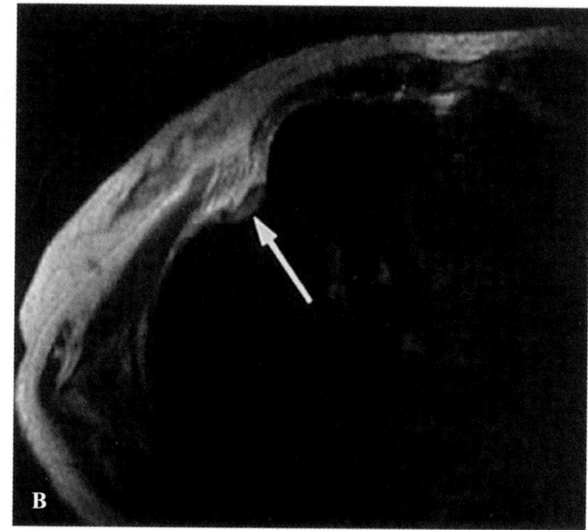

▲ 图 48-2 **A. 胸部 CT 显示心房（A）和肿瘤高密度钙化（图 A 箭头）；B. 轴向 T2 加权序列显示软骨帽（图 B 箭）**
引自 Tateishi U, Gladish GW, Kusumoto M, et al. Chest wall tumors: radiologic findings and pathologic correlation: part 1. Malignant tumors. Radiographics 2003；23:1491–1508.

软骨帽像骨骺一样朝向茎部或基部骨化[1]。恶性转化表现包括疼痛、骨侵蚀，不规则钙化或成人 2cm 以上、儿童 3cm 以上的增厚软骨帽[23–25]。

因为骨软骨瘤具有典型的影像学表现，除非有症状或增长，否则不建议切除。但须密切观察，因为软骨帽的增长提示恶变可能。软骨瘤发展为软骨肉瘤与软骨帽的厚度相关，其中大于 2cm 怀疑癌变[19, 23]。当患者出现症状或病变进行生长时，应手术切除同时保证切缘阴性，以确保准确诊断。手术切除可缓解症状，充分评估其病理，并将恶变风险降至最低[26]，目前尚无手术切除后复发的报道。

2. 骨纤维性结构不良

骨纤维性结构不良是一种发育性骨骼疾病，其正常骨髓和松质骨被纤维间质和未成熟骨所替代，约占胸壁良性肿瘤的 30%。病变通常出现在肋骨侧面或后部[18]，好发年龄为 10—30 岁，男女发病率相当。多数病例（70%～80%）仅累及一根肋骨[19]；多发病变见于 Albright 综合征（多发性骨囊肿、皮肤色素沉着和女性性早熟）。

病变组织呈缓慢生长且无明显症状，而后增大导致引起局部压迫或病理性骨折。影像学典型表现为骨小梁粗大，肥皂泡状膨胀伴磨玻璃状改变，骨皮质变薄（图 48-3 和图 48-4）。同时还可见到不规则钙化[19]。在组织学上，病变缺乏粗骨纤维向板状骨的转化，而是由不规则针状的骨结构组成，表现为鱼钩状骨小梁；同时偶见“汉字”样的钙化[27]。病变组织恶变并不常见，除非有症状或诊断不确定，一般无须切除。

3. 软骨瘤

软骨瘤占所有良性肋骨肿瘤的 15%，通常

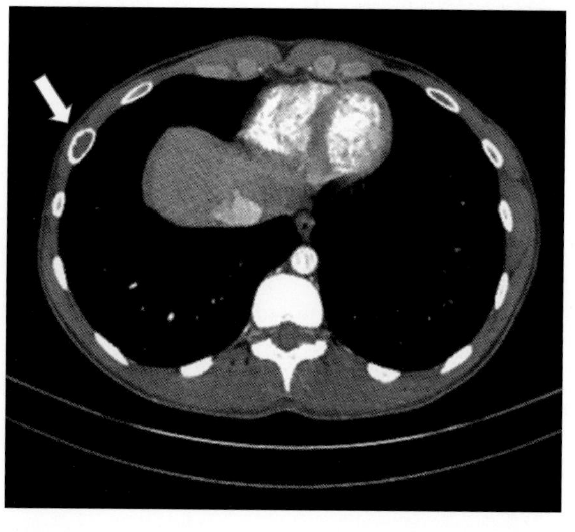

▲ 图 48-3 **扩张性病变为纤维性结构不良表现（箭所示病变）**

发生在10—30岁，男女发病率无差别[22]。X线片表现为生长缓慢、界限清楚的溶骨性病变，具有轻度扩张和明确的硬化边缘。在胸部，它们通常位于肋软骨交界处（如骨软骨瘤）和肋骨的前部。CT和MRI常常可观察到基质点状钙化和扇状骨皮质（图48-5）。镜下可见透明软骨结节，软骨细胞内可见小而浓缩的细胞核，与低度软骨肉瘤难以鉴别。因此，所有可疑的软骨瘤均被视为恶性病变，建议首次广泛切除，推荐切缘为2cm[24]。

4. 动脉瘤样骨囊肿

动脉瘤样骨囊肿是良性病变，但具有局部

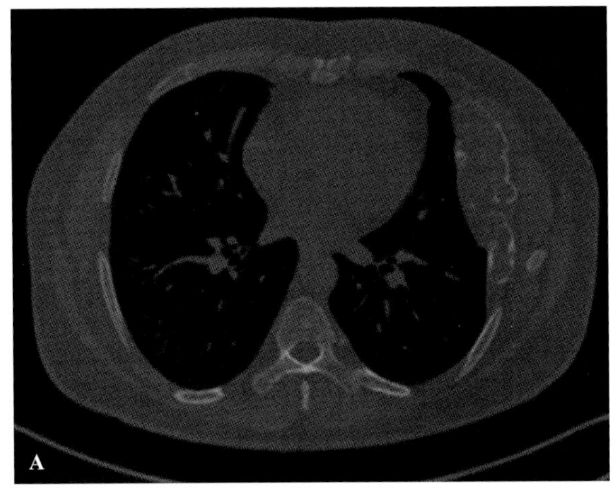

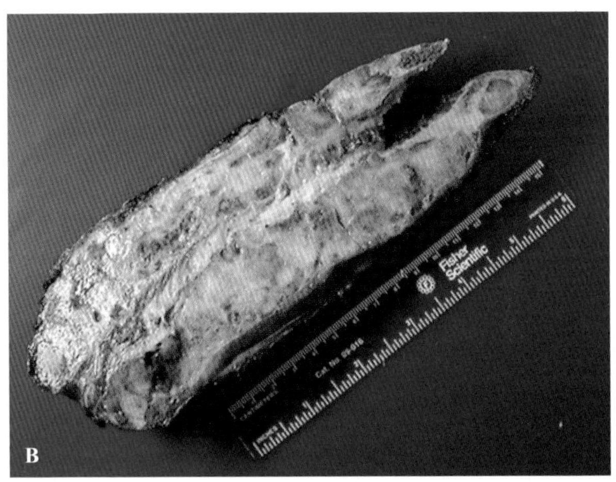

▲ 图48-4 一名45岁男性，左侧第5、6肋骨纤维性结构不良

A. CT显示病变呈膨胀及不规则改变；B. 肉眼可见切除标本中病变延伸至软组织（图片由Dr. Robert Jones提供）

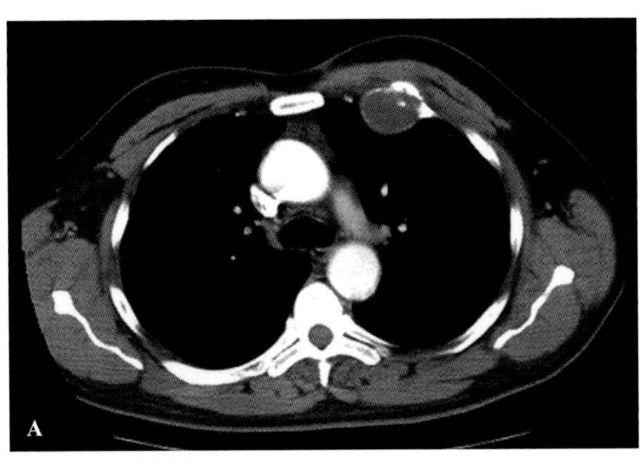

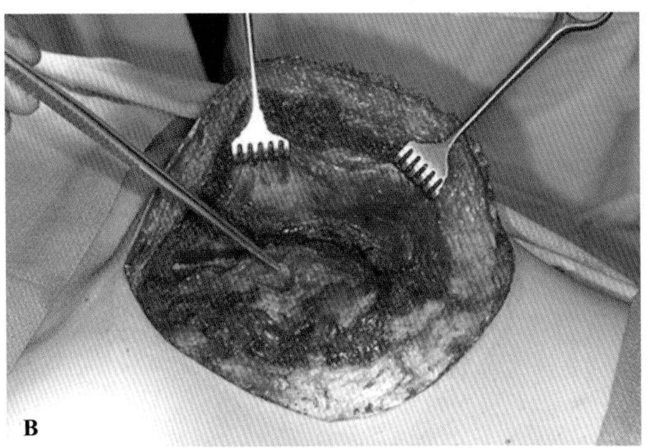

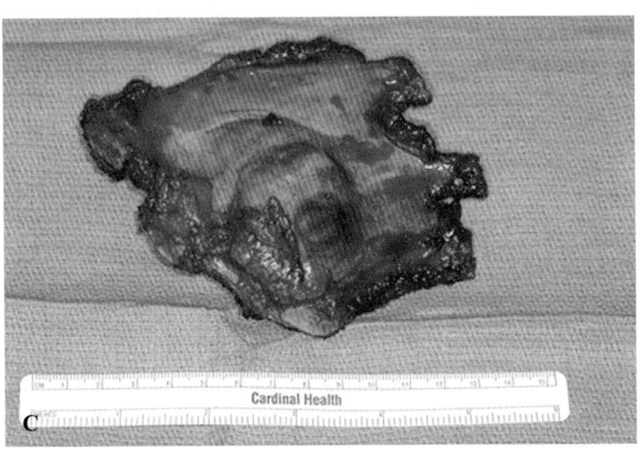

▲ 图48-5 一名61岁男性，软骨瘤累及左前肋骨

A. CT上，肿块内可发现钙化；B和C. 左侧半蛤壳状切口切除肿块及上、下肋骨（图片由Dr. Robert Jones提供）

侵袭性、膨胀性、囊性溶骨性表现，约占所有原发性肋骨病变的 5%[28]。大多数患者（75%）发病年龄在 20 岁之前。病变最常累及脊柱，以及肋骨的后侧面。在早期，病变局限于骨皮质内。然而，病变会随着软组织的扩张逐渐侵蚀骨骼，这很难与肉瘤相鉴别。MRI 可显示肿瘤内分隔状出血性囊肿，并伴液平；在单纯性骨囊肿、巨细胞瘤和成软骨细胞瘤中也可以观察到这种影像学表现。显微镜下，这些肿瘤有充满血液的腔隙，壁层没有内皮细胞。穿刺活检往往无法明确诊断，有必要行开放活检，完全切除仅适用于有症状的病变。

5. 嗜酸细胞肉芽肿 / 朗格汉斯细胞组织细胞增生症

嗜酸细胞肉芽肿，也称为朗格汉斯细胞组织细胞增生症，是前壁不常见的肿瘤。它其实是一种网状内皮系统疾病而非肿瘤，属于“组织细胞增生症 X”范畴，包括 Letterer-Siwe 病（婴儿）和 Hans-Schüller-Christian 病（儿童）。这些肿块表现出全身症状和体征，如发热，全身乏力、体重减轻、淋巴结肿大、局部胸痛以及质地较脆的孤立性肿块、具有典型的溶骨性表现。影像学上病变呈膨胀性表现伴骨膜反应和皮质的不均匀破坏，出现扇状骨内膜。头骨最常受累，但有 10%～20% 的患者有肋骨病变[29, 30]。镜下可见透明软骨结节，软骨细胞内有小而浓缩的细胞核。诊断方法为穿刺或开放活检获取样本后，电镜下辨识 Birbeck 颗粒。相反，切除活检可用于诊断和治疗孤立性嗜酸细胞肉芽肿患者。多发病变的患者可采用低剂量放射治疗[31]。

6. 骨样骨瘤和成骨细胞瘤

骨样骨瘤是良性成骨细胞瘤，通常出现在 20 岁以前，并且好发于脊柱。典型的症状是夜间疼痛，非甾体抗炎药和水杨酸酯类药物有一定作用。

影像学上，CT 显示（＜ 1cm）X 线透亮区，称为瘤巢，周围有较厚骨硬化边缘[1]。这些肿瘤部位骨显像剂摄取增强，MR 上显示软组织水肿。病理学上，瘤巢在其中心处含骨样物质，在纤维血管间质中形成骨小梁。

成骨细胞瘤是罕见的良性成骨细胞肿瘤，被认为是骨样骨瘤继续发展形成。它们通常会发病于肋骨的后外侧段。影像学检查发现明确的溶骨性病变（＞ 2cm），轻度扩张伴明显的硬化。组织学上，成骨细胞瘤的特征是纤维血管基质中相互连接的骨小梁。

两种病变的通常采用射频消融治疗，很少需要手术切除。

（二）恶性骨肿瘤

恶性肋骨病变的特点、治疗及预后因素见表 48–4。

1. 软骨肉瘤

软骨肉瘤是最常见的胸壁恶性骨肿瘤，占原发性恶性骨肿瘤的 30%，好发于胸前壁[32]。尽管大多数软骨肉瘤被认为新发，但可能是良性软骨瘤的恶变，因为两者有相似的临床表现——前胸壁疼痛，质地坚硬，生长缓慢，前胸壁固定肿块[5]。这些肿瘤通常出现 20—40 岁[23]，男性发病率稍高[30]。10% 的患者在就诊时有同时性或异时性肺转移[24]。影像学检查（图 48–6），CT 经常显示低密度分叶状软组织影伴钙化[23]。

明确诊断依赖病理学依据，但对高分化软骨肉瘤和软骨瘤需大量组织加以鉴别。病理表现可从正常软骨组织到明显的恶性特征，如肥大的、不典型的多核细胞，上述表现在肿瘤周围更明显。肿瘤组织表现为软骨基质中细胞增加，而细胞密度、有丝分裂和细胞异型性决定了肿瘤分级。

手术切除是主要的治疗手段，而化疗基本无效。低度恶性肿瘤切缘为 2cm，高度恶性肿瘤切缘为 4cm（图 48–7）。放疗仅针对不可切除或切缘阳性患者，但很大程度上是无效的。切缘的状态是局部复发最重要的预测因素：切缘阴性患者的复发率为 4%，而切缘阳性患者的复发率为 73%（10 年生存率分别为 47% 和 92%）[34]。与延长生存期相关的其他因素包括：无转移、无复发、年龄＜ 50 岁[35] 和肿瘤分级[36, 37]。软骨肉瘤切除疗效和预后因素研究报道见表 48–5。

2. 骨肉瘤

骨肉瘤占胸壁恶性肿瘤的 10%～15%，常见于肋骨、肩胛骨和锁骨[24]。发病高峰在 10～20 岁。危险因素包括环境诱因，如高氟显露、农场居住，以及遗传易感因素（恶性肿瘤家族史、青春期早期，与其他肌肉骨骼异常的相关，以及多种出生缺陷疾病）[38]。此外，视网膜母细胞瘤（13q14 号染色体上的 RB1 突变）发生骨肉瘤的风险是普通人群的 500～1000 倍。Li-Fraumeni 综合征（p53 突变）的风险增加了 15 倍。

胸部 X 线片常表现出典型的“日光射线”征象：与骨皮质成直角的钙化骨，以及边界不清的侵袭性破坏过渡至正常骨。CT 上可见典型的大而密度不均的肿块，可见骨质破坏区（图 48–8）。反应性新骨形成引起的骨膜三角形隆起，在 X 线片上表现为 Codman 三角征。病理性骨折很少见。肿瘤常呈分叶状，并通过骨皮质延伸至毗邻软组织。显微镜下，主要成分可能是骨、软骨或纤维。肿瘤细胞呈梭形、上皮样，或者小而圆，伴骨样基质钙化[25]。

表 48–4 胸壁恶性骨肿瘤的治疗及影响预后因素

肿 瘤	发病率（%）	发病高峰（岁）	常见部位	手 术	化 疗	放 疗	生存率（%）	影响预后因素
软骨肉瘤	30	20—40	前胸壁	低度恶性肿瘤切缘范围为 2cm，高度恶性肿瘤切缘范围为 4cm	无效	适用于切缘阳性或无法切除	58～96[a]	切缘、转移灶、复发、年龄、肿瘤恶性程度和大小
骨肉瘤	10～15	10—20	肋骨、肩胛骨、锁骨	化疗后切除	新辅助化疗	无效，仅用于切除不完全	15～27[b]	切缘、对化疗的反应、肿瘤负荷、转移灶
尤因肉瘤	5～10	10—20	—	化疗后切除	新辅助化疗	—	＞60[b]	对化疗的反应、转移灶
孤立性浆细胞瘤	—	—	—	不推荐	无效	唯一有效	40～60[b]	多发性骨髓瘤的进展

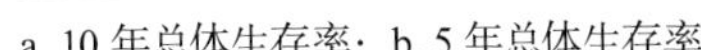
a. 10 年总体生存率；b. 5 年总体生存率

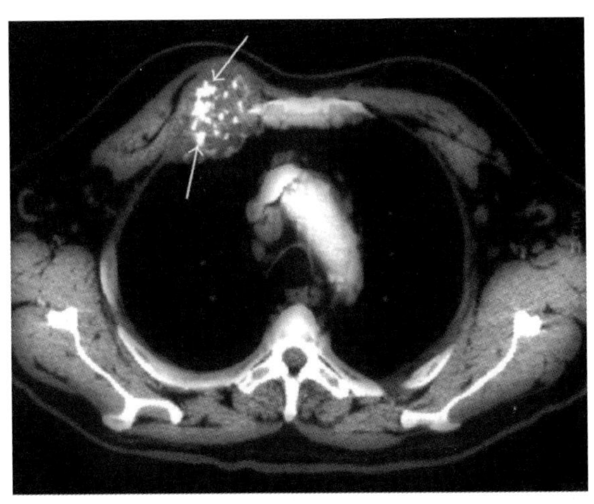

▲ **图 48–6 断层扫描显示前胸壁软骨肉瘤**

可见明显的软骨样基质矿化伴斑状钙化（箭所示病变）（引自 Rascoe PA.[33]）

胸壁骨肉瘤较罕见，目前治疗尚无标准共识。四肢骨肉瘤由于同期转移发生率高，切除前常采用新辅助疗法，但对胸壁骨肉瘤的治疗尚不清楚。治疗应包括广泛切除联合化疗[30, 39]。与其他肉瘤一样，R_0 切除与生存率提高相关。骨肉瘤对放射线不敏感，一般对切除不完全的患者采用。即便采用诱导疗法，胸壁骨肉瘤 5 年生存率仍为 15%～27%，而四肢骨肉瘤为 65%～75%[40]。许多患者初诊时就已经发生转移，因此需要对肺、

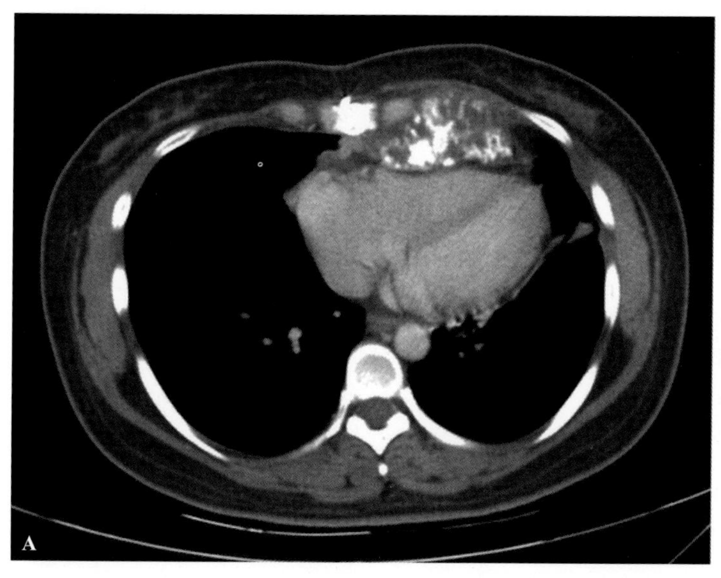

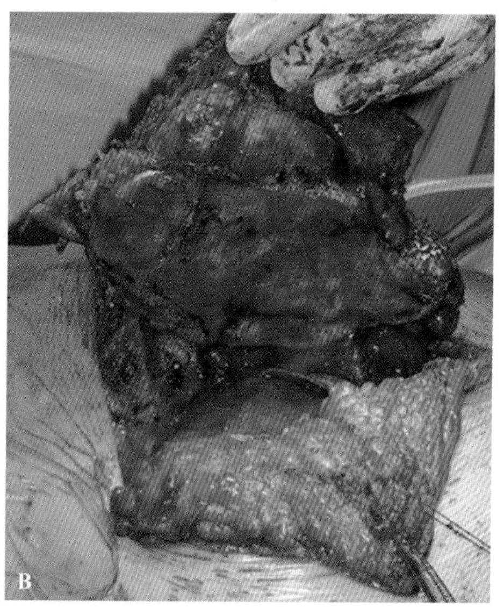

▲ 图 48-7　**31 岁，女性软骨肉瘤，累及左前胸壁和胸骨**

A. CT 显示肿块内有高密度钙化；B. 术中可见从深面切除的肿块累及胸壁（图片由 Dr. Robert Jones 提供）

表 48-5　软骨肉瘤切除术后结果和影响预后的因素

作　者	年　份	患者（*n*）	生存率（%）	影响预后的因素
McAfee	1985	96	96[a]（广泛切除），65[a]（局部切除），14[a]（姑息性切除）	与生存率相关：肿瘤分级及直径
Burt	1992	88	64[b]	与生存率相关：转移，年龄 > 50 岁，切除不完整，局部复发
Widhe	2009	106	92[a]（宽切缘），47[a]（病灶内切除）	与局部复发相关：切缘和组织学分级；与转移相关：组织学分级，肿瘤大小，局部复发
Marulli	2014	89	70[c]，67.1[b]，52[d]，57.8[a]	与生存率相关：切缘阴性，肿瘤分级，年龄 ≤ 55 岁，直径 ≤ 6cm

a. 10 年总体生存率；b. 5 年总体生存率；c. 5 年无病生存率；d. 10 年无病生存率

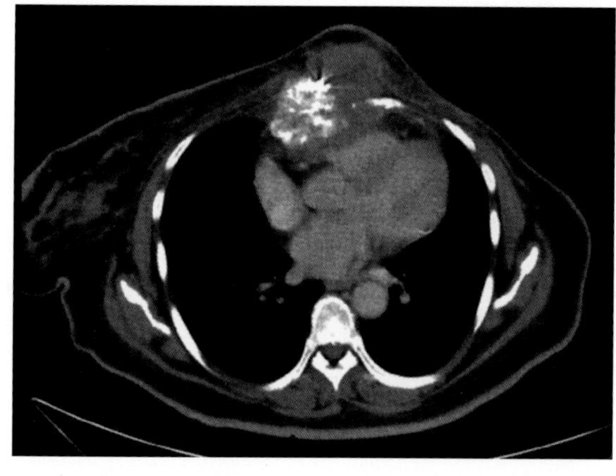

▲ 图 48-8　**CT 显示一名 58 岁女性，骨肉瘤累及胸骨**

图片由 Dr. Manjit Bains 提供

骨骼和肝脏进行影像学检查。目前来看，肺转移患者预后不良，其 5 年生存率接近 0%[2]。最近，通过辅助和新辅助治疗，骨肉瘤患者的 5 年生存率为 15%～20%。无确切转移的患者生存率可能接近 50%[11, 24]。肿瘤负担、转移情况和对化疗的敏感性是总体生存率的预测指标[24]。

3. 尤因肉瘤

尤因肉瘤与原始神经外胚层肿瘤（PNET，也称为 Askin 肿瘤）一起，表现小圆形细胞的高度恶性肿瘤，具有共同的染色体（t11;22）（q24;q12）[41]。尤因肉瘤和 PNET 具有类似的临床病理特征，PNET表现出更多的神经分化。约15%的尤因肉瘤[30]和50%的PNET出现在胸壁，占恶性胸壁肿瘤的5%～10%，常发生在10—20岁。放射学特征类似成骨肉瘤、骨髓炎或其他骨肿瘤。溶解和再生区域穿透样破坏，骨膜隆起和骨膜下新骨形成的多层，可导致骨表面的洋葱皮样外观（图48-9）。尤因肉瘤的磁共振图像中，T_1加权图像和T_2加权图像的信号增强[23]。切取活检可明确诊断，可见小圆形的蓝色细胞，胞质稀少，过碘酸希夫染色阳性。具有“菊形团”样神经源纤维核心的卵圆形结构，仅在PNET发现，因此被用来与尤因肉瘤鉴别[44]。

对局部病灶广泛切除前一般给予诱导化疗。切除范围应包括疾病化疗前的病灶范围，化疗效果不佳提示局部复发。接受化疗联合手术治疗的患者5年生存率＞60%[45]。对于出现局部转移的患者，5年生存率从100%降至30%[24]。对于肺、骨或骨髓转移患者，双侧全肺照射可提高无事件生存率[46]。

4. 孤立性浆细胞瘤／骨髓瘤

孤立性肋骨浆细胞瘤不常见，占原发性胸壁恶性肿瘤的6%，占浆细胞瘤的3%[47]。这种医学意义上的肿瘤，实际是弥漫性多发性骨髓瘤的孤立性表现。骨髓瘤常见于40—70岁，2/3的患者是男性。年轻的患者，孤立性浆细胞瘤比多发性浆细胞瘤更多见。大多患者主要表现为疼痛，不伴有肿块。影像学上可见溶骨性病变伴骨皮层变薄，并经常出现肋旁混杂密度影。病理性骨折常见。为证实其局部病灶，可能需要进行全面的检查，包括骨髓穿刺及尿液和血液免疫电泳。组织学上表现为大片浆细胞，核仁突出，呈典型的风车状外观[48]。

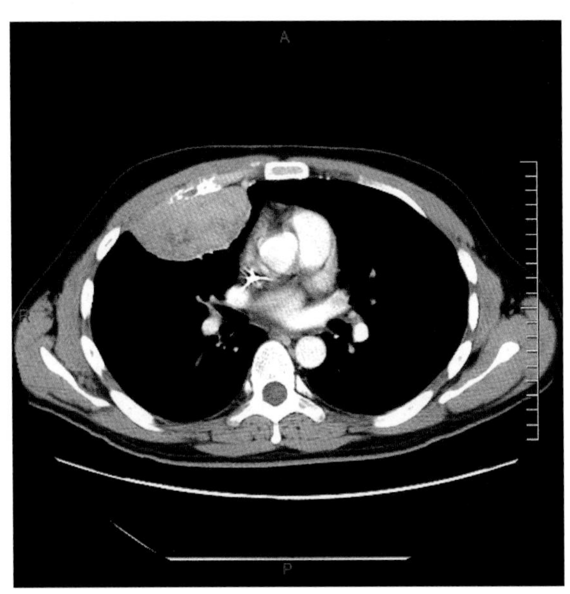

▲ 图48-9　一名34岁男性，尤因肉瘤侵犯第3和第4肋

与尤因肉瘤一样，外科医生的主要任务是通过针穿活检、切取或切除活检确定诊断。孤立性浆细胞瘤的首选标准治疗方式是广泛的放射治疗[49]。但当放射治疗难以治愈时，特别是为了减轻疼痛的情况，可考虑更广泛的手术切除。多发性骨髓瘤的进展是影响生存预后的主要因素。

四、胸骨、肩胛骨和锁骨的肿瘤

原发性和转移性胸壁肿瘤可累及胸骨柄和胸骨。典型的良性病变包括胸骨软骨瘤、骨囊肿和血管瘤。来自Memorial Sloan Kettering癌症中心报道，软骨肉瘤是最常见胸骨的原发性恶性病变，其次是骨肉瘤、浆细胞瘤和淋巴瘤[35]。上述疾病占骨和软骨性肿瘤的14%。而涉及胸骨的转移性肿瘤通常起源于乳腺、甲状腺或肾脏。胸骨肿瘤的治疗需要通过局部（＜50%）、次全或全胸骨切除术来完成[50]，其总体生存率与肿瘤的组织学类型和分级有关。在我们最近报道的78例胸骨切除术患者中，R_0切除是一个独立的预后因素[51]。

肩胛骨是原发性骨肿瘤的常见部位。Memorial Sloan Kettering癌症中心报道，31%病例中肩胛骨是恶性骨和软骨肿瘤起源部位[35]，以软骨肉瘤、尤因肉瘤和骨肉瘤最为常见。治疗常选择广泛性手术切除。在肩胛部肿瘤中，弹力纤维瘤值得注意。它作为一种良性肿瘤，常位于前锯肌深部肩胛骨下角处。弹力纤维瘤发生于中年妇女，生长缓慢，以右侧肿瘤为主，双侧约占66%[52]。患者常于出现症状后就诊，症状包括疼痛和活动受限。如果症状缓解或诊断不明确，建议彻底手术切除，但这种病变没有恶变可能。

五、原发性软组织肿瘤

原发性软组织肿瘤可能起源于任何类型的胸部细胞，可能是良性或恶性的。主要良性肿瘤包括纤维瘤、脂肪瘤、巨细胞瘤、神经源性肿瘤、血管瘤和结缔组织肿瘤（表 48–2）。累及胸部骨组织的神经性肿瘤包括神经鞘瘤和神经纤维瘤。神经纤维瘤可作为孤立的病灶或与 von Recklinghausen 病（神经纤维瘤病）相关。神经瘤通常作为孤立的肿瘤出现，类似于神经纤维瘤，但与神经纤维瘤病无关。尽管肉瘤样变性可发生于神经纤维瘤，小部分发生于神经鞘瘤，但总体上良性病变的恶变并不常见，上述疾病均可通过局部切除来治疗。

恶性软组织病变，特别是软组织肉瘤约占所有原发性恶性胸壁肿瘤的 50%。然而术前鉴别是很困难的。诊断不明确时，与骨病变一样，广泛切除周围结构组织是首选的治疗方法。

（一）良性软组织病变

累及胸壁的主要良性软组织肿瘤有纤维瘤、脂肪瘤、巨细胞瘤、神经源性肿瘤、血管瘤和结缔组织肿瘤。良性周围神经鞘瘤包括神经纤维瘤和神经鞘瘤。神经纤维瘤起源于周围神经；在多达 60% 的病例中，神经纤维瘤可能与 I 型神经纤维瘤病、多发性神经纤维瘤或多发性内分泌瘤有关 [42]。虽然神经纤维瘤和神经鞘瘤可能发生肉瘤样变性，但总体上恶变并不常见，均可通过局部切除治疗。术前对其良恶性鉴别十分困难。因此存在疑问时，首选的治疗方法是广泛切除肿瘤及周围的结构。

值得注意的是，弹力纤维瘤作为一种良性肿瘤呈缓慢生长。通常出现在肩胛下区，表现为边界不清的纤维肿块，尽管很少见，但好发于中年女性 [53]。临床表现为疼痛，并在 CT 和 MRI 上具有典型表现（图 48–10）。建议进行 CT 引导下的穿刺活检，并对有症状的病变予以切除。

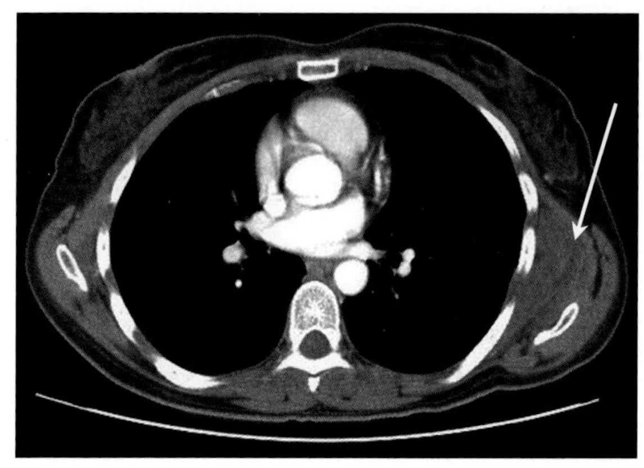

▲ 图 48–10　**一名 45 岁女性，左肩部包块，弹力纤维瘤**

（二）恶性软组织病变

恶性软组织病变的治疗及其预后因素见表 48–6。胸部软组织肉瘤的组织学具有多种形态，包括恶性纤维组织细胞瘤、血管肉瘤、平滑肌肉瘤、滑膜肉瘤、梭形细胞肉瘤、横纹肌肉瘤、纤维肉瘤、脂肪肉瘤和未分化肉瘤等。软组织肉瘤的主要治疗方法是手术切除，切除范围要宽。低度恶性肉瘤应保证 2cm 切缘，而高度恶性肉瘤推荐 4cm 切缘并切除肿瘤上下的肋骨。硬纤维瘤虽是良性，但呈侵袭性生长临床表现，所以也包括在本节中。

1. 硬纤维瘤

硬纤维瘤，又称纤维瘤，发生于肌腱膜结构，被认为源自肌成纤维细胞或成纤维细胞。10%～28% 的病例发生于胸壁 [43]。组织学上是良性的，但是由于其向邻近结构呈浸润生长并引起压迫性症状，常视为恶性病变。发病高峰在 20—30 岁。家族性腺瘤性息肉病的患者中可以发现硬纤维瘤，这与 *APC* 基因的突变有关。

大多数硬纤维瘤发生在腹壁，但胸壁和肩背部是腹外疾病的常见部位 [44]。肿瘤起源于肌肉和筋膜，沿组织面延伸，包裹血管在内的周围结构 [54]。发病初期无症状，涉及胸廓入口的硬纤维瘤可引起感觉异常、感觉过敏和运动无力，并伴有进行性神经压迫。

表 48-6　软组织起源的恶性胸壁肿瘤的治疗及预后因素

肿　瘤	手　术	化　疗	放　疗	5 年总体生存率	预后因素
硬纤维瘤	切除需保证 4cm 切缘	辅助化疗（阿霉素）	应用于无法切除，局部复发，或切缘阳性	93%	切缘
恶性纤维组织细胞瘤	切除	无效	无效	38%	—
滑膜肉瘤	切除	—	辅助放疗	约 50%	—
横纹肌肉瘤	化疗后切除	新辅助和辅助化疗	新辅助和辅助放疗	60%～75%	转移灶
纤维肉瘤	化疗后切除	新辅助治疗	应用于切缘阳性	约 55%	—
脂肪肉瘤	切除	无效	无效	约 60%	切缘和肿瘤分级

在 CT 上（图 48-11），根据胶原蛋白含量的不同，硬纤维瘤有着不同的外观，通常增强时与肌肉类似 [55]。强烈建议使用 MRI（图 48-12）观察周围浸润情况 [56]。

组织学上，分化良好的成纤维细胞和纤维细胞均匀分布，没有有丝分裂相或坏死，常可观察到肿瘤呈指状突起，浸润到周围组织范围超过本体。基于镜下表现，且硬纤维瘤不容易转移，因此一些作者认为它们是良性纤维瘤病 [57, 58]。

如果技术上可行，手术切除是标准的一线

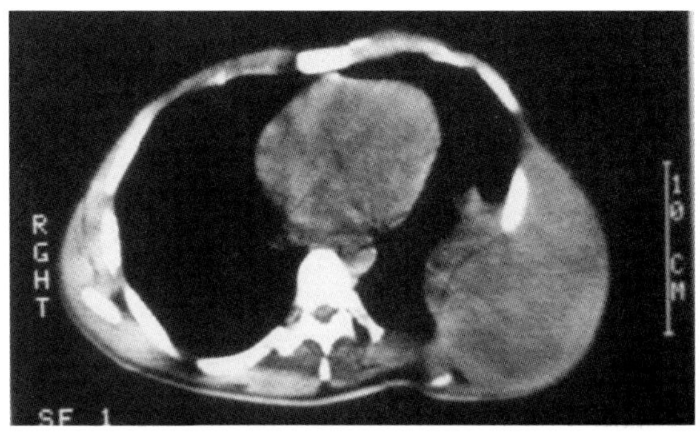

▲ **图 48-11　一名 21 岁女性，局部复发的硬纤维瘤累及左侧胸壁**

图片由 Dr. Manjit Bains 提供

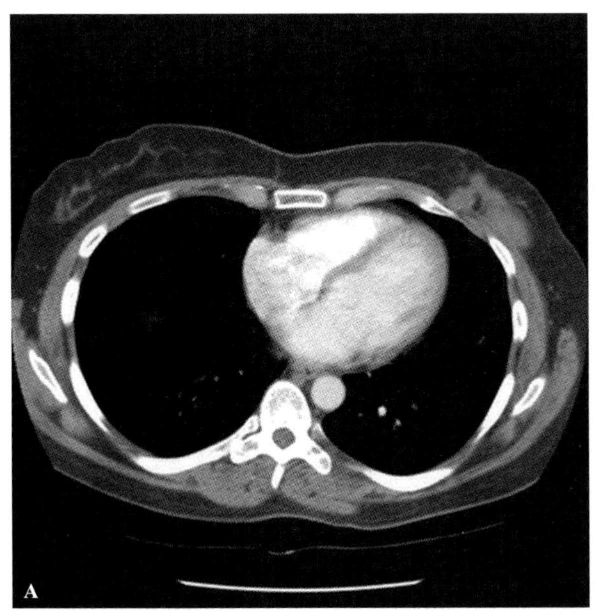

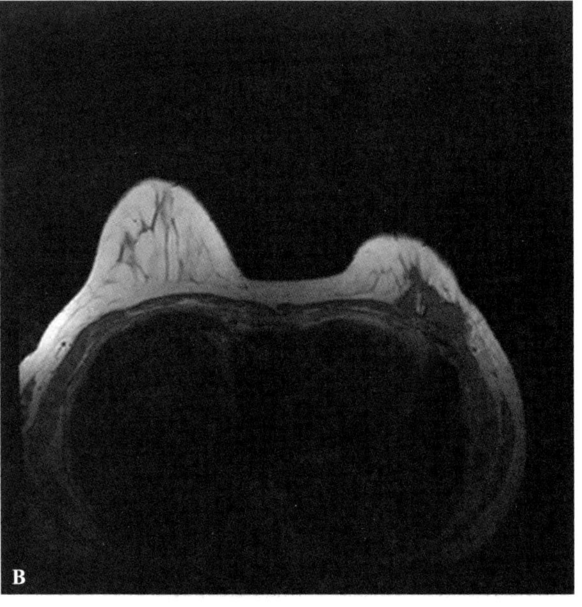

▲ **图 48-12　A. 轴位 CT 显示左侧胸壁硬纤维瘤；B. 非增强磁共振成像 T_1 序列**

图片引自 Povoski SP, Marsh WL, Spigos DG, et al. World J Surg Oncology 2006; 4:32.

治疗方法。但对于稳定的、无症状的硬纤维瘤，观察也是可以接受的治疗方法。硬纤维瘤的复发率很高。Abbas 等报道的硬纤维瘤 5 年复发率为 37%，手术切缘阳性的患者复发率增加到 89%[60]。复发病灶可再次切除，多次复发患者可考虑辅助放疗或靶向治疗。放射疗法通常用于无法切除，局部复发或边缘阳性的患者，但其疗效仍不确定[61]。术中近距离放疗可在肿瘤接近重要结构时采用。与乳腺癌患者相同剂量的他莫昔芬，已被证明对硬纤维瘤有疗效，可用于需要全身治疗的患者[62]。伊马替尼作为一种选择性的酪氨酸激酶抑制药，也显示出了治疗前景，在一项研究中 1 年无进展生存率为 66%[63]，另一项研究中 2 年无进展生存率为 95%[64]。鉴于硬纤维瘤的自然病史较长，需要更长时间的随访来确定伊马替尼的真正疗效。

2. 软组织肉瘤

胸壁的软组织肉瘤相对少见，包括纤维肉瘤、脂肪肉瘤、恶性纤维组织细胞瘤、横纹肌肉瘤、隆峭性皮肤纤维肉瘤和血管肉瘤。Burt 及其同事观察了超过 40 年软组织肉瘤病例后发现，原发性胸壁肉瘤仅占 6%[11]。男性发病率是女性的2倍。大多数原发性胸壁肉瘤都发生在成年期。横纹肌肉瘤除外，它在儿童和成人（＜ 45 岁）中最常见。通常无症状，好发于前胸壁，具有广泛的组织学特征（表 48–2）。

3. 恶性纤维组织细胞瘤

恶性纤维组织细胞瘤发病率呈双峰型分布，分别是 50—70 岁和 20—30 岁。组织学分型有多形性、巨细胞性、黏液样和炎症性，其中黏液样亚型的预后最好[65]。治疗采用扩大切除，因为放疗和化疗无效，5 年存活率是 38%[66]。局部切除后复发率高于 30%[67]，在 30%～50% 的患者在确诊时中就已发现转移灶[66]。

4. 滑膜肉瘤

胸壁滑膜肉瘤十分少见，但在青春期至成年早期出现。影像学上表现为明确界限的非均质肿块，并具有骨皮质破坏、肿瘤钙化和对胸壁肌肉组织的浸润的特点。由于囊性内容物出血和坏死，MRI 上显示液平面。滑膜肉瘤由两种形态不同的细胞组成：上皮细胞和纤维肉瘤样梭形细胞。鉴于该肿瘤的罕见性，治疗方法的选择存在争议。一种方法是手术切除，然后进行辅助放疗，也可以在术前放疗。另一种则是使用确定的化疗方案治疗，因为 50% 的滑膜肉瘤对化疗敏感[68]。5 年生存率约为 50%[42]。已知的预后因素包括年龄、Her-2 表达、R_0 切除和对化疗的反应[69, 70]。

5. 横纹肌肉瘤

横纹肌肉瘤是儿童第二常见的胸壁恶性肿瘤。组织学亚型包括胚胎型、腺泡型和多形性。治疗需要广泛的切除，继之放疗和化疗，尽管只有 10% 的患者的病灶能被完全切除[42]。因此有时可使用诱导化疗和放疗加以治疗。腺泡型以前被认为是一个阴性预后因素[71]；然而，最近的证据表明，总体生存率不受组织学亚型、完整手术切除与否或肿瘤大小的影响[72]。5 年生存率是 60%～75%[72, 73]。

6. 纤维肉瘤

纤维肉瘤好发于成年人，影像学上表现为坏死和出血的异质团块，具有局部复发和转移的特点。神经纤维肉瘤，又称恶性神经鞘瘤或恶性周围神经鞘瘤，常与神经纤维瘤病（1/3 的神经纤维瘤病患者[37]）有关，通常在 30—40 岁时发病，表现为疼痛性肿块。治疗上诱导化疗后切除，切缘阳性的患者加以术后放疗[37]。5 年生存率为 55%。

7. 脂肪肉瘤

脂膜肉瘤常见于 40—60 岁的男性。治疗上局部广泛切除，5 年生存率为 60%[66]。但其局部复发率很高，化疗和放疗作用不明显。切缘状态，肿瘤分级和组织学特征均与生存时间有关[74, 75]。

（三）放射相关性肿瘤

胸壁放疗诱发肿瘤的病例最常见于乳腺癌放疗的患者。这种现象十分少见，并且随着放疗技术的进步，逐渐减少。目前，胸壁放疗相关性肿瘤占所有原发性胸壁肉瘤的 4.8%～6%[12, 76]。第二大原因是淋巴瘤患者接受放疗后出现胸壁肉瘤。放疗与原发性胸壁肉瘤发生之间的中位潜伏期可达7～12年[12, 77]。放疗相关性肿瘤包括骨肉瘤、平滑肌肉瘤、恶性纤维组织细胞瘤及未分化肉瘤，但其确切致癌机制目前尚不清楚。照射野病灶与该区域的新生病灶，其治疗效果相当，广泛切除术后存活率相似。长期生存时间似乎更取决于是否完整手术切除[78]。因此，这类患者应该按照新发病理肿瘤类型，实施相应的治疗。

（四）转移灶与乳腺癌复发

手术切除对于胸壁转移灶或乳腺癌局部复发的作用是有争议的，因为前者反映了全身性疾病，而后者则是针对乳腺癌本身。无论转移病灶或局部浸润性疾病（来自乳房或肺），大多数胸壁肿物均可发生在胸壁骨骼或包绕肋骨、胸骨、肩胛骨或锁骨周围的软组织。这类病例大多不太可能治愈，但多数人认为当患者出现症状或有溃疡性病变时，姑息治疗是最佳选择[79, 80]。

Anderson及其同事提出了以下治疗性切除的标准：①胸壁是唯一的病变部位；②局部病变得到控制；③完全切除且能保证切缘是阴性[81]。然而，Pairolero和Arnold系列研究称：胸壁转移瘤的切除术后5年生存率可能低至20%，41%的患者中位随访时间为31.5个月[7, 9]。Incarbone和Pastorino总结了许多小样本研究，治疗性切除5年生存率为35%～58%[82]。在特定的情况下，局部治疗失败的积极手术干预，除了可能带来潜在治疗获益，还可减轻疼痛，美观伤口，控制局部病变。然而，包括放疗在内的其他手段对于胸壁转移灶或局部复发可能更合适。

第 49 章
胸壁重建
Chest Wall Reconstruction

Kei Suzuki　Leila Jazayeri　Babak J. Mehrara　David R. Jones　著
寇瑛琍　译

一、胸壁重建的历史

第一次成功完成胸壁切除术的报道是在 1878 年，由 Holden 进行的部分胸骨切除术。然后，在 1898 年，Parham 对具有肺部肿瘤的整块胸壁进行了切除 [1]。随着气管内插管、闭合胸腔引流和更好的抗生素的出现，胸壁切除的成功率进一步提高。第二次世界大战期间，在控制胸壁创伤的稳定技术方面取得了进步。然后这一新知识被应用到恶性肿瘤切除术后的胸壁稳定中。Bisgard 和 Swenson 首次在胸骨切除术后重建时使用肋骨移植 [2]。此外，Watson 和 James 使用筋膜深层移植物来修复骨骼缺损 [3]。

第一个用于胸部软组织重建的肌瓣于 1906 年问世，当时 Tansini 描述了使用背阔肌瓣覆盖乳腺根治术后的前胸壁 [4]。第二次世界大战后期，在胸壁软组织重建方面也取得了其他进展。Pickrell 等开发了治疗复发性乳腺癌的技术和方法 [5]。Maier 描述了用局部皮肤皮瓣闭合大的胸部缺损的方法 [6]。1950 年 Campbell 使用带蒂的背阔肌皮瓣重建全厚度的前胸伤口，并用一层中厚皮片覆盖肌肉 [7]。此外，Kiricuta 是第一个描述大网膜移位以重建胸壁缺损的人 [8, 9]。

但是，直到 20 世纪 70 年代这些皮瓣才被广泛应用，Mathes 和 Nahai 开展了大量工作，确定了几个肌肉和肌皮瓣的血液供应。一旦做到这一点，就可以覆盖越来越复杂的胸部伤口，从而使胸外科医生可以更积极地在胸壁肿瘤的治疗中进行切除术。因此，McCormack 及其同事 [10] 和 Larson 及其同事 [11]，以及 Arnold 和 Pairolero [12–19] 的报道将积极切除胸壁肿瘤定义为立即重建为护理标准。最近，其他合成材料和生物材料也已问世，进一步扩大了外科医生在胸壁重建中的医疗设备。

二、重建方法

重建胸壁的主要目标包括五项：①清除无效腔；②恢复骨骼刚度；③预防肺疝及肩胛骨嵌塞；④保护底层器官；⑤维持美容效果 [20]。对胸壁的一般重建方法应考虑三个主要方面：胸膜腔、骨骼支持和上覆软组织。胸壁缺损一般可分为局部厚度缺损或全层缺损。局部厚度缺损可维持胸膜腔和骨骼支持，但缺乏上覆软组织的某些成分。如果可能，这些缺陷应在基本上没有张力的情况下闭合。如果局部缺损太大而不能进行一次闭合，但裸露的缺损具有健康的血管床，则可以采用植皮术进行重建。但是，由于轮廓变形和颜色匹配性差，较大的部分厚度缺陷的皮肤移植可能会导致不良的美学效果。另外，当使用术后放射疗法时，皮肤移植伤口具有更高的并发症风险。在这些情况下，应考虑局部皮肤推进皮瓣或肌皮瓣。如果需要全厚度的重建，则必须决定重建是仅涉及骨骼结构还是与上覆的肌肉组织结合。

胸壁重建将在三个独立的部分中讨论：①胸膜腔；②骨骼支撑；③软组织覆盖。

（一）胸膜腔的管理

恢复胸膜腔的目的通常涉及恢复气密性密封以产生足够的负压以进行呼吸。第二个目标是消除肺切除术后的无效腔，以防止积液或脓胸。通常需要血管化的组织来封闭支气管胸膜或气管食管瘘以产生气密性密封。血管化的组织还用于填充胸腔内无效腔。良好的局部皮瓣选择包括胸外肌，例如背阔肌、前锯肌和胸大肌[16]。此外，带蒂的大网膜瓣[21]可以通过节段性肋骨切除或通过肺切除患者横膈膜形成的隧道进入胸腔。然后将这些缺损通过胸腔引流管闭合引流，并覆盖适当的抗生素。气密性密封和骨骼支撑对于维持胸壁力学至关重要。如果进行胸膜腔感染手术，在脓胸腔成熟之前就开始治疗成功率更高。保留胸腔成形术或胸壁完全塌陷并封闭剩余的胸膜腔是慢性脓胸的最后手段。

（二）骨架管理

通常，应重建所有可能引起自相矛盾的全层骨骼缺损。对于小的缺损（＜5cm）或位于肩胛骨后方第4肋之上的缺损，仅用于软组织闭合。对于胸壁缺损较大（≥5cm）或涉及3根以上肋骨的缺损患者，建议进行刚性重建。在决定使用哪种材料时，应考虑两个因素：①位置：前、侧、后（若为后位，肩胛骨覆盖或不覆盖）；②要修复的缺损大小。本质上，重建需要假体来稳定和覆盖[22, 23]。

有多种材料可用于重建胸壁的骨骼框架。在从大量材料中进行选择时，必须考虑如Le Roux和Shama[24]所确定的理想假体的质量：①刚性以保护底层器官并防止反常运动；②惰性允许纤维组织向内生长并减少感染；③可延展性使其可以符合所需的形状；④放射学在随访期间提供参考。尽管没有关于重建方法或所用材料的标准，但图49-1显示了笔者用于重建全厚度胸壁缺损的通用算法。

1. 网格和补丁

网格具有易于处理、持久的耐受性及再生组织向内生长的优点。它们的渗透性可防止血清肿的发生。但是，它们不能提供足够的强度，并且不能成形为精确的胸壁形状。合成网和生物网都已被描述用于胸壁重建。

可用的网片和贴片包括聚丙烯（Marlex、

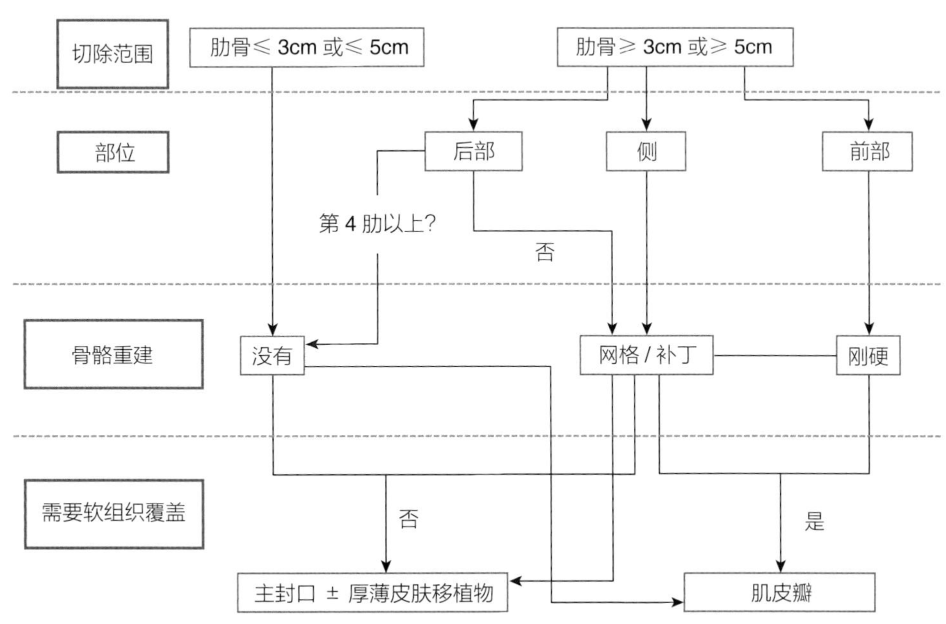

▲ 图49-1 全厚度胸壁缺陷管理算法。决策的依据是切除范围、位置以及骨骼重建和软组织覆盖的需要

Davol & Bard、Cranston、RI & Prolene、Ethicon、Somerville、NJ）、聚酯（Mersilene、Ethicon）和聚四氟乙烯（PTFE）软组织贴片（Gore-Tex & Gore-Dualmesh、WL Gore & Associates、Flagstaff、AZ）和针织网（Gore-Tex，WL Gore & Associates）。Vicryl（polyglactin-910）网（Ethicon）是一种具有惰性、非抗原性、生物相容性且吸收缓慢的材料，其最终品质是其在有感染风险的患者中使用的主要原理[25]。Marlex 网在一个方向上是刚性的，而在另一个方向上是可扩展的。它可以很好地结合到胸壁中，因为它可以使组织向内生长，并且成本低廉。PTFE 的优点是可以防止流体和空气在重建的胸壁上流动。

根据 Wiegmann 等的最新研究[26]，尽管人造网状材料具有更高的抗撕裂性、顺应性和较低的细菌黏附率，但与生物网状材料相比，这些材料具有更高的细胞毒性。尽管这些发现很有趣，但这项研究的临床相关性有限，因为该分析是在体外进行的，并且无法充分评估组织掺入或生物学修饰的变化。但是，通常公认的是，当直接放置在内脏上，手术部位已辐射或有细菌污染迹象时，人造网可能会增加并发症发生率。由于这些原因，污染伤口禁止使用人造网布[27]。如果在这种情况下需要假体，则生物网布可能是更好的选择，尤其是对于长期依赖呼吸机的患者。

生物网，例如牛心包（Tutomesh、Tutogen Medical、Alachua、FL）、猪真皮（Strattice，LifeCell Corp、Bridgewater、NJ）和无细胞真皮基质（AlloDerm、LifeCell Corp）具有良好的拉伸强度和弹性。由于它们最终被整合到天然组织中[28]，与合成网状材料相比，这些材料从长远来看对感染具有更强的抵抗力。基于此概念，多项研究表明，这些选择可能在皮肤裂开和网状显露风险增加的情况下有用[29-32]。但是，掺入天然组织的程度是可变的，生物网状材料可能会随着时间的推移拉伸，导致松弛和胸壁稳定性丧失。另外，尽管关于这些材料用于腹壁重建的文献很多，但是它们的用途及对胸壁重建的用途的分析受到更多限制。

2. 甲基丙烯酸甲酯

当需要进行刚性重建时，可以使用甲基丙烯酸甲酯（Simplex P, Stryker Howmedica Osteonics，Mahwah，NJ）。所谓的“Marlex 三明治”技术是在 20 世纪 80 年代引入的，此后得到了普及[10, 33]。甲基丙烯酸酯夹在两层 Marlex 网格之间，并符合缺陷的形状或轮廓；“三明治”用 Prolene 缝线固定在胸壁上（图 49–2）。甲基丙烯酸甲酯具有刚性，并允许自定义形状以重建不同轮廓和尺寸的胸壁缺损。甲基丙烯酸甲酯的缺点是：①刚性可能实际上会阻碍胸腔的生理运动；②甲基丙烯酸甲酯可能会促进周围软组织中的血清肿形成，从而增加感染的风险。基于后者的原因，我们建议在甲基丙烯酸甲酯内留一些空间，而不要形成一块厚片，以使一些组织向内生长。

另一种选择是制作新肋骨[34]。如 Dahan 等所述，将克氏针插入肋骨，在其上穿上硅胶模具并用扎带固定。然后将甲基丙烯酸甲酯注入硅胶模具中，形成新肋骨。还描述了将钛用作新肋骨[35]。我们还使用施氏针构造了新肋骨，随后将其用烟卷式引流并注入甲基丙烯酸甲酯（图 49–3）[36]。我们仍然建议在新肋骨上放置一个网眼或补片：首先是为了防止肺疝，其次是让组织向内生长。新肋骨的优势在于，与三明治技术相比，它们在提供必要的刚度的同时，减少了所需的甲基丙烯酸甲酯的量，从而允许生理性的胸廓运动，同时还最大限度地减少了与血清肿形成有关的并发症。在纪念 Sloan Kettering 癌症中心的笔者经历中，262 例接受胸壁切除和重建的患者，其重建的类型（刚性与非刚性）与术后发病率无关[37]。

3. 骨合成系统 / 钛板

骨合成系统可用于多级肋骨桥接或前胸壁稳定。该系统包括一组带直角连接器的肋骨钉。Stratos（MedXpert，Heitersheim，德国）是一种利用钛制成的系统[35]。Synthes 钛制胸骨固定系统（Synthes，Solothurn，瑞士）是另一种提供可模塑的钛制多孔板的系统，该板可容纳不同长度的螺钉，钻入肋骨或胸骨[38, 39]。

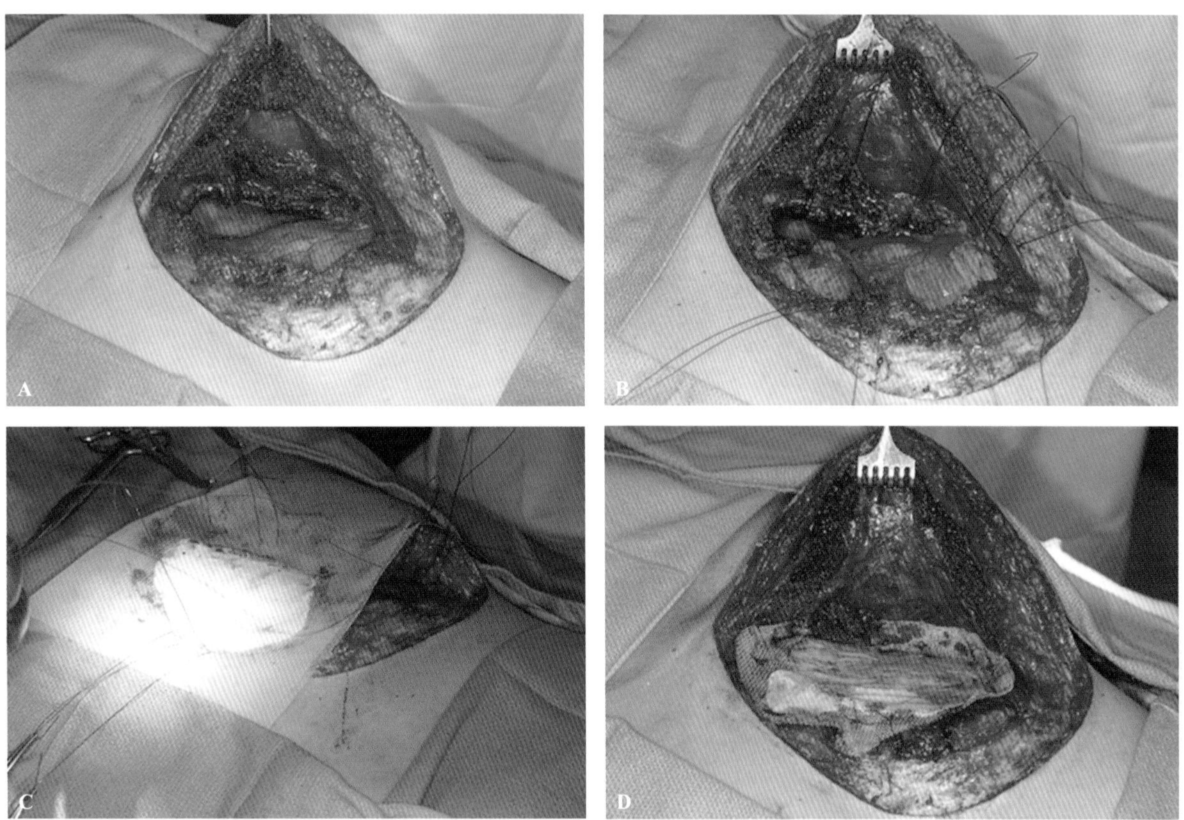

▲ 图 49-2 使用聚甲基丙烯酸甲酯的胸前壁缺损的术中图像

A. 左半蛤壳切口在左前胸壁中有一个较大的前胸壁缺损；B.Prolene 缝线放置在周围的肋骨和骨骼结构中；C. 使用“三明治”技术，在两层 Marlex 网格之间应用聚甲基丙烯酸甲酯；D. 绑紧缝合线，切除多余的网眼

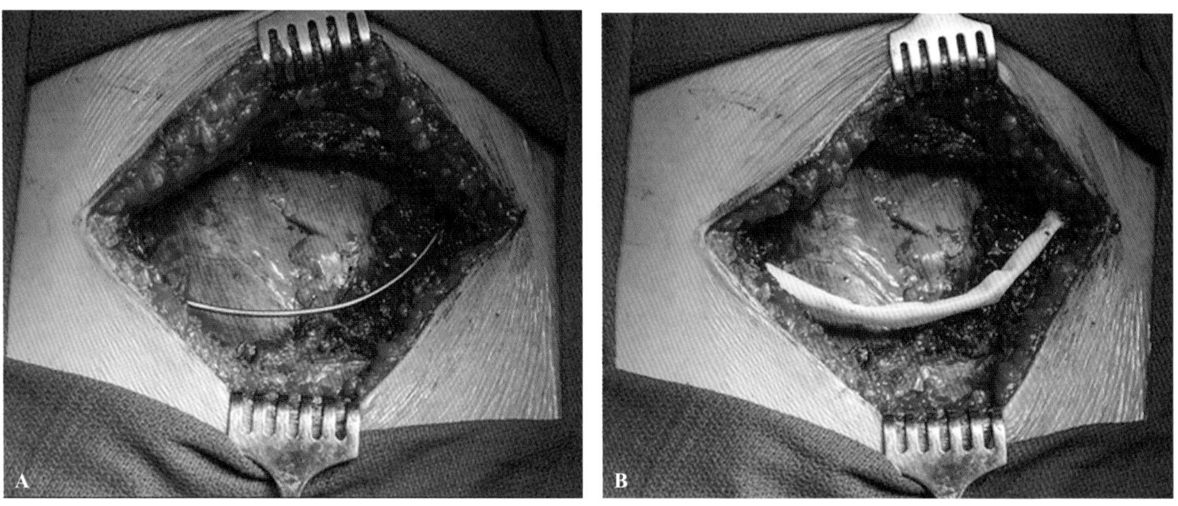

▲ 图 49-3 制作新肋骨

A. 切除肿瘤后，前胸壁出现较大缺陷，宽度约 11cm，高 9cm，将施氏针弯成符合所需的形状；B. 将烟卷式引流管切成比施氏针短的长度，然后将针穿过烟卷式引流管放置。在两侧钻孔后，将带有烟卷式引流管的施氏针放入患者体内

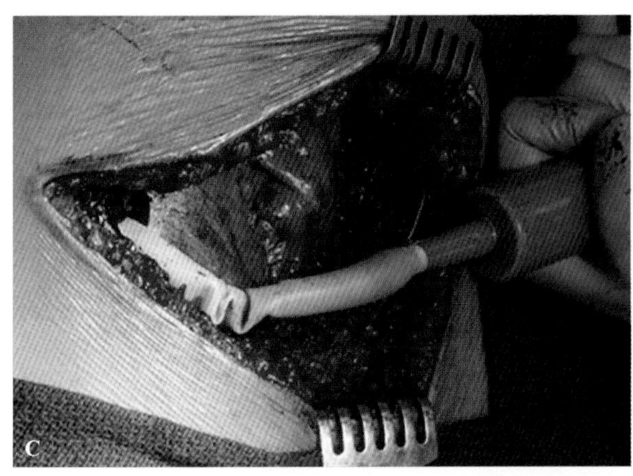
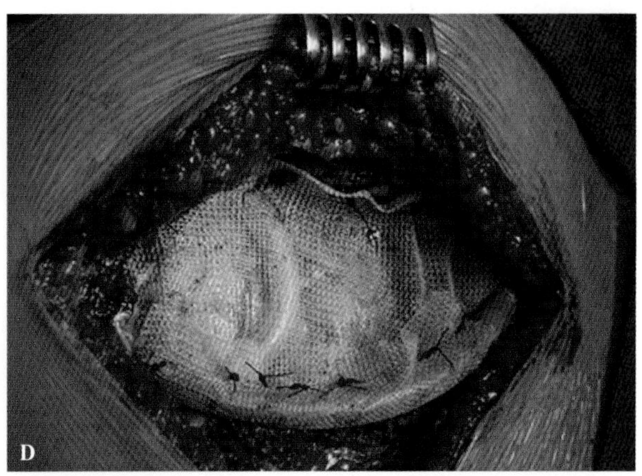

▲ 图 49-3（续） 制作新肋骨

C. 将甲基丙烯酸甲酯注入烟卷式引流管中；D. 去掉烟卷式引流管，新肋骨的制作就完成了。Marlex 网格固定在上等天然肋骨上。网格布包裹在新肋骨周围，并用 Prolene 针进行缝合

钛具有以下优点：强度和重量比是所有金属中最高的，具有与骨整合的能力和抗感染的能力。它的柔韧性也更接近于生理性肋骨运动[40]。其非铁磁特性允许患者在术后进行 MRI 检查。通常，将其他材料（即网眼和补片）用于内脏覆盖和结构支撑（图 49-4）。

4. 胸骨重建

胸骨重建给胸外科医师带来了又一个挑战。对于部分胸骨切除术（＜50% 的胸骨），应提供无刚性的网或补片重建足够的结果，同时提供最简单的解决方案。对于次全或全部胸骨切开术，建议使用刚性假体重建。传统上，胸骨重建是用网片和补片进行的，需要刚性时添加甲基丙烯酸甲酯。最近，已开发出新材料和外科技术，显示出可喜的结果。

Fabre 等在 24 例接受胸骨切开术并随后使用 Stratos 系统进行重建的患者中，没有观察到围术期死亡，只有一例伤口感染（4%）[41]。在使用 Stratos 系统的另一系列中，据报道感染率也很低[42, 43]，突出了钛假体的重要优点之一。

胸骨重建术的另一个最新进展是 Ley 假体，它是一个 0.5mm 厚的钛合金板，形状像梯子。它是灵活的并且适应胸骨外形。Pedersen 等[44]最近证实了它在胸骨软骨肉瘤切除术后的 3 例患者中的成功使用。

最近，Turna 等[45]描述了一种使用复杂软件设计的有前途的定制钛植入物。在这项技术中，使用软件 [3-matic（8.0 版）和 Magic RP（17.02 版）]，Materialize Medical，比利时鲁汶）通过 CT 图像数字化设计。

Girotti 等报道了他们称为“肋状技术”的重建胸骨缺损的创新方法[46]。在该技术中，聚酯复丝编织网（Surgimesh Pet，Aspide Medical，LaTalaudière，法国）被伸展在一个铝制胸部铸件上。然后，在网格上对不透射线的丙烯酸树脂（Mendec Cranio，Tecres Medical，意大利维罗纳）进行建模，填充铸模的胸肋轨道，然后再用甲基丙烯酸甲酯树脂（Cranioplastic Type 1-Slow Set，DePuy Synthes，Blackpool，英国）进行增强。定制的假体固定在肋骨上。笔者回顾了他们连续接受胸骨切开术的 101 例患者 29 年的经验，并比较了他们随着时间推移而发展的技术。在他们最初的 14 年经验中（1980—1993 年），有 52 例患者接受了网状假体的重建。在接下来的 10 年中（1994—2003 年），有 27 例患者接受了各种材料的刚性重建。最近，有 22 例患者接受了用肋状技术进行胸骨重建。3 组的主要并发症发生率相似（网状、刚性和肋状组分别为 21%、22% 和 27%）。感染或置换并发症导致假体取出的发生率为网状组 8%、刚性组 11% 和肋状组 0%。

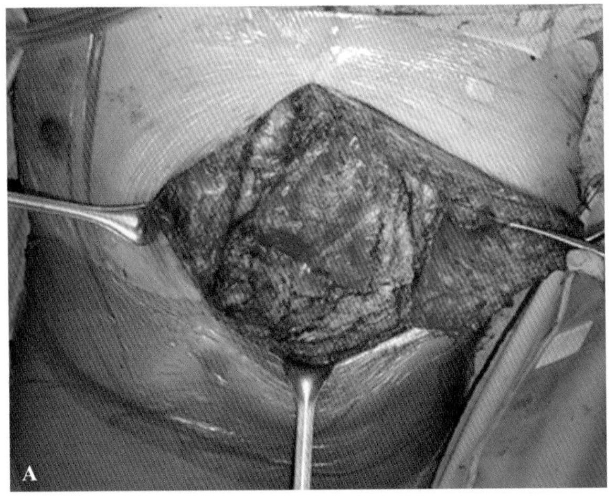

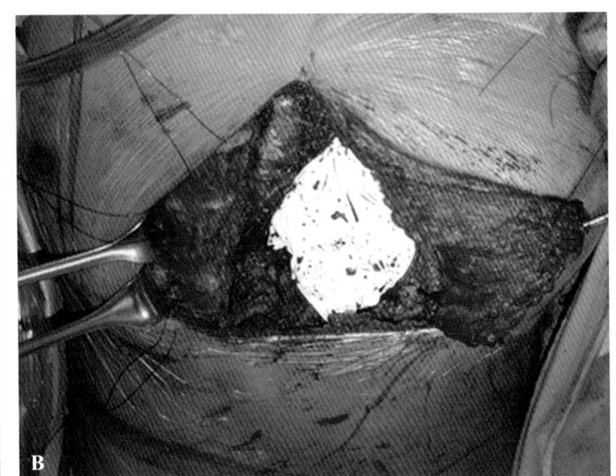

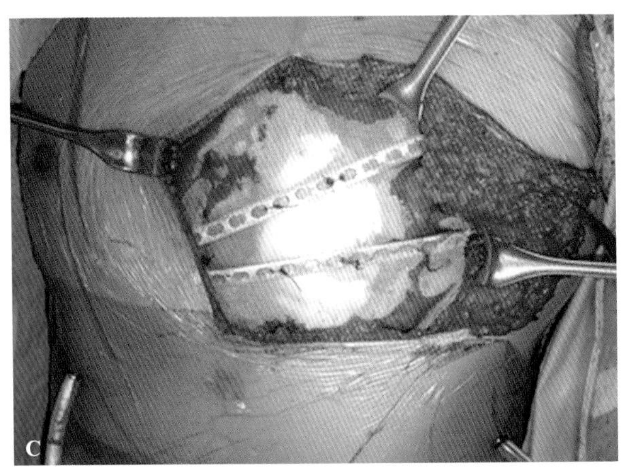

▲ 图 49-4 **A.** 切除软骨肉瘤后，发现前胸壁较大缺损。患者的头朝上；**B. Gore-Tex** 补片用于重建心包；**C.** 钛板用于提供刚性重建。然后使用 **Marlex** 补片提供更大范围覆盖

冷冻保存的同种异体移植物提供了另一种有希望的重建材料 [47]。首先由 Marulli 等描述，该技术使用同种异体移植物经抗生素溶液处理 72h 并在 80℃下冷冻保存。在 9 个月的随访期内未发现排斥或感染的迹象。在最近的 4 例患者中，Dell'Amore 等观察到，冷冻保存的同种异体移植物无手术死亡率、呼吸系统并发症和感染 [48]。该技术的主要优点包括免疫原性降低和整合性提高。移植物充当新骨形成的支架，并允许从邻近组织募集未分化的间充质细胞，随后分化为骨祖细胞 [49]。

Watanabe 等 [50] 报道了使用由羟基磷灰石和磷酸三钙组成的胸骨陶瓷假体（Ceratite，NGK Spark Plug Co，Aichi，Japan）。该假体由定制的假体骨组成，可通过假体上的切槽和孔用作紧固件来适应前胸壁缺损。这个概念是独创的，并且组件材料具有多个优点，例如能够提供用于骨骼形成，强度和生物相容性的适当模板的能力。它的主要缺点是成本高。

由于这些材料和技术只是在最近才开发的，因此缺乏长期的结果。但是，短期并发症发生率低，与传统技术相比，感染并发症更少。

（三）软组织管理

1. 肌肉移位

骨骼结构重建后，需要评估是否有足够的软组织覆盖。在需要软组织覆盖的情况下，可以使用局部肌肉瓣作为选择的组织。局部肌皮瓣通常是安全的，比自由皮瓣需要的手术时间更少，可以仅作为肌皮瓣使用，也可以与上覆的皮瓣一起使用，并且可以在需要时组合起来形成大皮瓣。网膜瓣保留部分厚度，或者在局部肌肉瓣失效或不可用的情况下作为替代方案。

2. 背阔肌

背阔肌是人体最大的肌肉。这种长而扁平的

肌肉长达 20cm × 40cm，是重建胸壁的主要力量。它具有活动性和较大体积，并到达胸部的前侧、外侧和后部的大部分。背阔肌也很容易放置在胸腔内以解决无效腔[51]。但是，对于横穿中线胸骨的缺损并不是最佳选择。

背阔肌起源于髂嵴下方和靠近中线的胸腰筋膜。它位于肱骨结节间沟处。肌肉有两条以两大血管蒂为基础的旋转弧：胸背动脉和节段性腰、胸动脉。其主要血供为胸背动脉，起源于肩胛下动脉。胸背动脉进入距腋后褶 5cm 处的肌肉下表面[52]。在肌肉实质中，动脉分为横向分支和纵向分支。根据这种解剖结构，可以将肌肉分开并单独作为横向分支上的部分背阔肌皮瓣。背阔肌部分皮瓣可降低供体部位的发病率，可用于较小的胸腔内缺损。但是，这种选择很少可行，并且可能与部分或全部皮瓣丢失的发生率增加有关。在大多数情况下，背阔肌皮瓣基于胸椎动脉和静脉，其蒂长度为 6～8cm。背阔肌的完全切除和远端离断提供了广泛的旋转弧度，能够覆盖同侧的后、外侧和前外侧胸壁缺损。然而，尽管瓣的远侧部分可以到达胸骨，但是在该区域中的血液供应在某种程度上是可变的，并且不可靠。如果在肌蒂上施加太大的张力，特别是如果肌肉从肱骨中脱离出来，则会出现问题。

或者，可以根据其二次血液供应来转移背阔肌，该二次血液是通过对源自胸和腰动脉或静脉的血管穿孔而产生的。在这种情况下，皮瓣本身会翻转，可用于在切除主椎弓根后用来覆盖背部上部中线的缺损。在实践中，这种选择很少有用，因为腰和胸穿孔器短而脆弱，从而减少了皮瓣的旋转弧度。

供体部位发病率 / 皮瓣局限性：背阔肌皮瓣的供体部位发病可能包括轮廓缺损、腋后褶皱消失，以及如果在肌肉上取一块大的皮瓣时需要植皮。轻度至中度的肩部无力以及早期也会出现一些运动障碍，通常几个月内会得到改善[53]。在某些情况下，必须进行术后物理治疗以恢复上肢的运动范围。如果先前的创伤，放疗或手术使主要的血液供应受到损害，则肌肉可由分支转移至锯齿肌[54]。以前非肌肉保留的后外侧胸廓切开术也限制了可旋转的肌肉数量。该手术可分割肌肉并阻断胸背动脉与腰、胸动脉之间的血管。然而，即使在先前的开胸手术已经横切肌肉的情况下，仍然可以基于胸背动脉和静脉来获得肌肉的近端（即完整和血管化）部分。在某些患者中，此方法可提供可用于覆盖中度表面或胸腔内胸壁缺损的实质性皮瓣。

3. 胸大肌

胸大肌瓣是上胸骨缺损的特别有用的选择。它是胸壁的第二大扁平肌，除了用于胸骨柄和胸骨上 2/3 外，还可用于重建前胸壁和外侧胸壁。

扇形的肌肉广泛起源于胸骨，长度为锁骨的一半的胸骨，并且低至第 6 或第 7 肋的肋软骨。肌肉朝着肱二头沟外侧腱插入方向会聚。其优势血液供应是胸顶躯干，它在肌肉的外侧和中部 1/3 的交界处进入肌肉的下表面。它还从内部乳腺穿孔器获取分段的血液供应。

皮瓣最常见于胸肩峰动脉并向中线旋转。肱骨的插入可以分开以扩展皮瓣的范围。触及扩展范围后，肌肉可进入清创的胸骨和纵隔伤口。对于没有无效腔的胸骨伤口，双侧胸大肌可以相互缝合。在胸腰峰蒂的基础上，皮瓣可覆盖胸骨的上 2/3。还可通过切除第 2、第 3 或第 4 根肋骨将肌肉放入胸部。胸大肌也可以基于内部乳腺穿孔器作为翻转皮瓣，从而能够覆盖上胸骨或下胸骨。在使用肌肉作为翻转皮瓣之前，应通过影像学或多普勒超声检查内部乳腺血管及其穿孔器，以确保通畅，尤其是在纵隔炎，广泛的清创术和冠状动脉搭桥术中。

供体部位发病率 / 皮瓣局限性：胸大肌可作为肌肉瓣或肌皮瓣获得健康的血管化皮肤。女性患者使用肌皮瓣可能会导致乳房变形和前腋窝皱折消失。此外，由于胸大肌是负责上肢内收和内部旋转的大块肌肉，因此该肌肉的收获或破坏可能会导致力量和运动范围降低（特别是当锁骨和胸骨肌肉头都被切除时）[55]。

4. 腹直肌

腹直肌是一条长而扁平的肌肉，可以轻松覆盖胸骨和前胸壁缺损。另外，由于可以用其上覆的皮肤来获得肌肉，因此皮瓣的大部分可以用来填充纵隔内的无效腔。获得皮瓣的技术很简单，不需要重新定位，因此在其他方法（如胸大肌皮瓣或背阔肌皮瓣）不可用或不适合重建需求时，它将成为一个不错的选择。

成对的直肌提供腹部屈曲并支撑腹内侧壁。肌肉起源于耻骨联合，并插入5～7肋软骨。肌肉长达30cm，宽10cm。它有两个主要的蒂，腹壁上动脉和腹壁下动脉。对于胸壁重建，腹直肌蒂皮瓣基于腹壁上动脉，是肠系膜下动脉（inferior mesentric artery，IMA）的延续。可以收获一块皮瓣，使肌肉垂直位于肌肉上方（垂直腹直肌皮瓣），或者如果需要额外的容量或皮肤，则横向放置（腹横直肌皮瓣）（图49–5）[56]。垂直方向的皮瓣更可靠，因为它的穿支皮瓣是沿着整个肌肉长度方向的。如果已经采集了IMA，则仍然可以在第8肋间血管上采集皮瓣。但是，这种方法确实限制了肌肉的旋转弧度，并增加了部分或全部皮瓣丢失的风险。

供体部位发病率 / 皮瓣局限性：直肌皮瓣的主要缺点是供区并发症。随着上筋膜的收获，有突出的风险，特别是在弓形线以下，腹直肌后鞘不会增强腹壁的完整性。如果可能的话，为了避免疝，可以采用筋膜保留技术，有时可能需要对腹壁用补片进行加固。对于胸骨伤口或先前进行过腹部手术的患者，也可以获取影像，以了解内部乳腺血管、上蒂和皮肤穿孔器的通畅性。

5. 前锯肌

小而扁平的前锯肌对于胸壁重建中的胸腔内覆盖特别有用。它位于背阔肌和胸大肌之间的腋中线，因此可以用其中任何一块肌肉获取，以增加任一皮瓣使用的肌肉或皮肤数量[57]。

肌肉起源于第1～8肋或第9肋，插入肩胛骨腹侧内侧缘；它由胸长神经支配。它有两个主要的分支：胸大动脉的锯齿状分支和胸外侧动脉。锯肌的上滑块由胸外侧动脉供应，而下滑块由胸背动脉的锯肌分支提供。由于这种双重血液供应，下滑

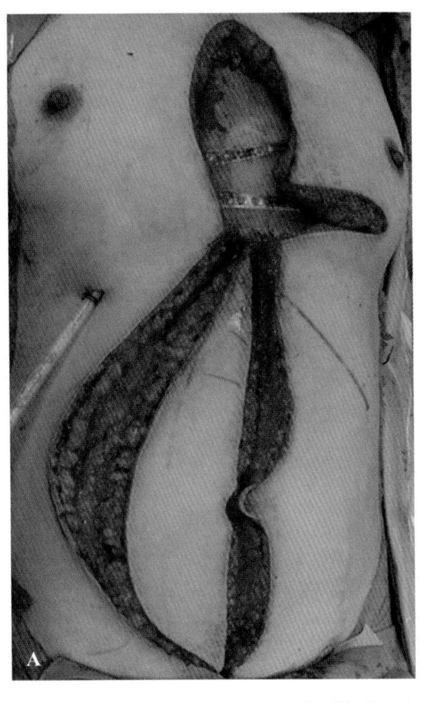

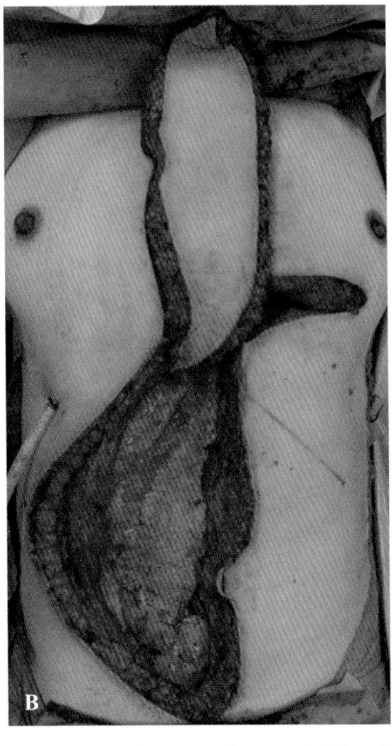

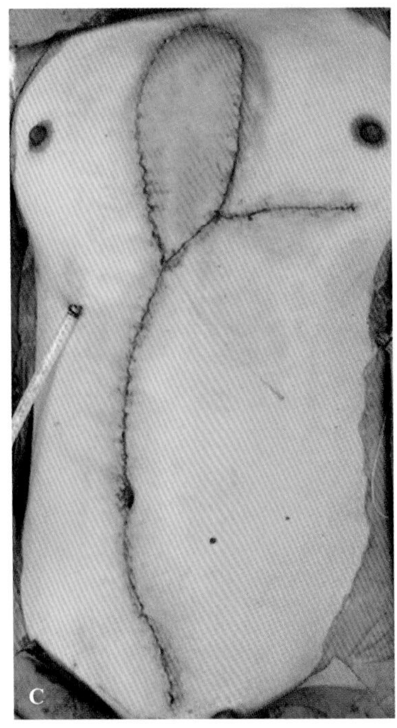

▲ 图49–5　作为胸壁切除术的一部分，牺牲了左乳内动脉

A. 右腹直肌皮瓣用于为该胸壁缺损提供软组织和皮肤覆盖；B. 从右上胃上动脉带蒂的皮瓣向上旋转；C. 旋转瓣为该患者提供了出色的效果

块可以单独取出，从而保留上 5 个或 6 个皮瓣。

供体部位发病率 / 皮瓣局限性：供体部位的发病率与肩骨的翼状有关，可以通过保留上 5 指或 6 指来避免。

6. **大网膜**

带蒂的网膜瓣由内脏脂肪组成，具有大的供血动脉和引流静脉。这种高度血管状的皮瓣可很好地在不规则表面上塑形，使其成为大剂量辐射的理想选择胸壁伤口，导致显露的骨、软骨或放射纤维化不规则表面 [58]。皮瓣的主要作用是用作皮肤移植的血管化基底，以解决前、外侧和后部的大部分厚度的胸壁缺损。当胸大肌和直肌皮瓣受损或无法使用时，它也常用于覆盖胸骨缺损。由于大网膜缺乏结构稳定性，因此通常将其与骨骼重建结合以提供血管覆盖。

大网膜具有丰富的动脉拱门，该拱门由胃网膜动脉沿胃大曲下降的优势血管衍生而来。皮瓣可基于胃网膜左右胃动脉或静脉（尽管右侧通常占优势，更易于采集）。内侧拱门可以进一步划分以增加蒂的长度。蒂的长度使皮瓣活动性和覆盖范围广，使网膜皮瓣成为用于纵隔缺损或部分厚度胸壁伤口的通用皮瓣。皮瓣通过右膈的切口移动到纵隔或胸部（允许借助肝脏防止膈疝）（图 49-6 和图 49-7）。皮瓣植入后，可以立即进行皮肤移植，也可以在最终皮肤移植之前 48h 观察皮瓣的生存能力。

供体部位发病率 / 皮瓣局限性：通过上中线剖腹手术切口收集大网膜，会增加粘连和腹壁疝的风险。此外，将皮瓣从一个腔体穿到另一个腔体会留下横膈或上腹部疝的隐性来源。在此前接

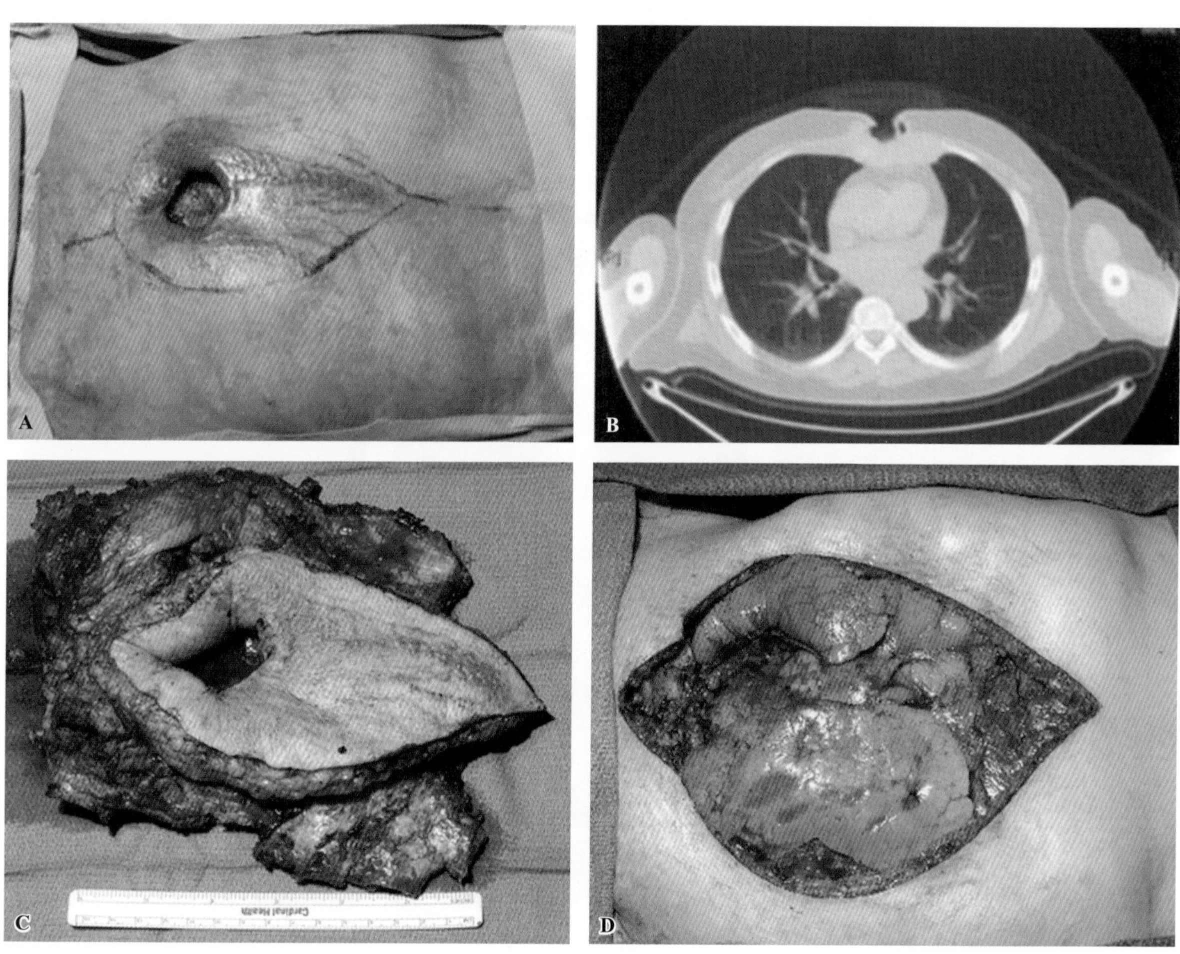

▲ 图 49-6　**A.** 患者是一名 63 岁的男性，其胸壁有转移性乳腺癌；**B.** 术前 CT 扫描显示病变位于胸骨上方；**C** 和 **D.** 病变切除导致前胸壁较大缺损

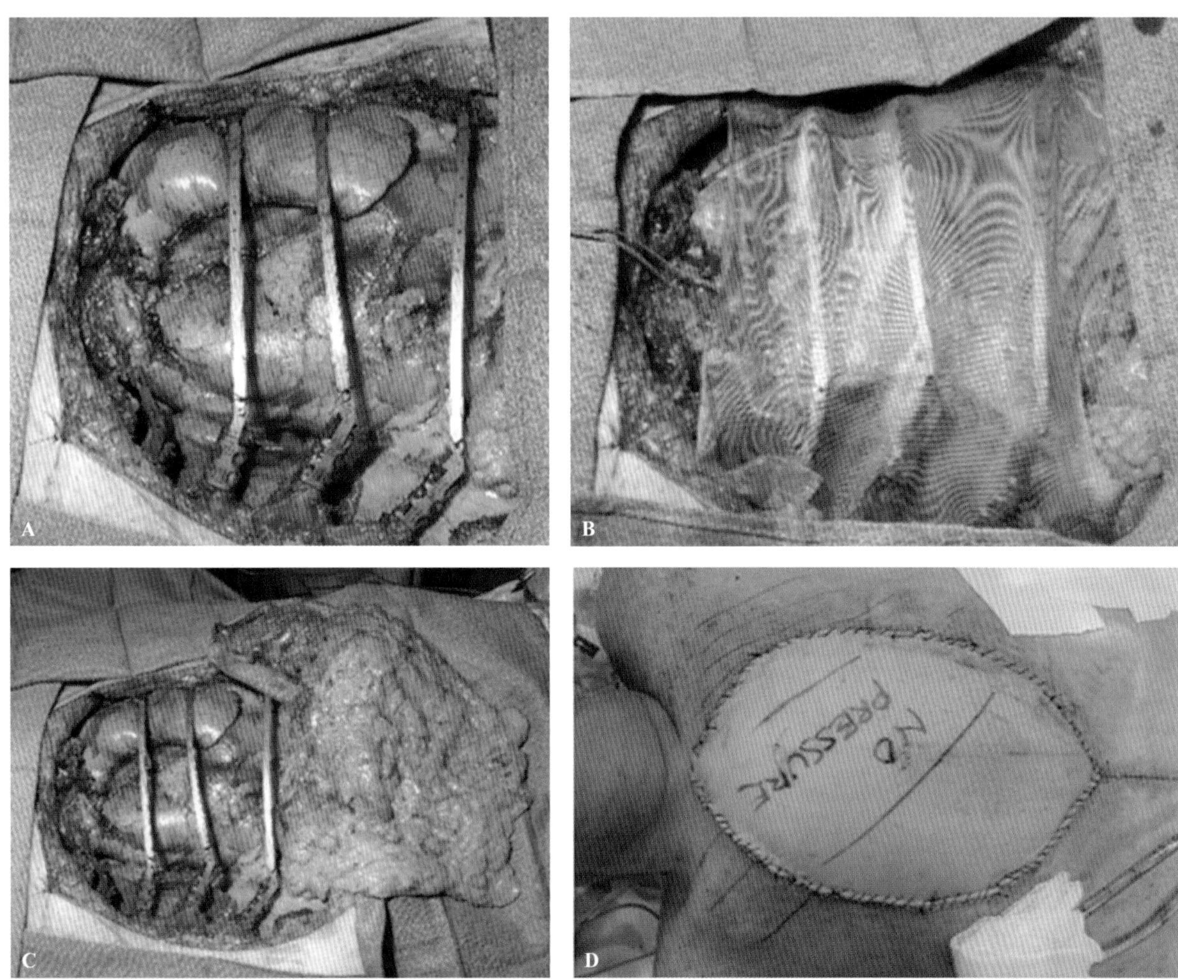

▲ 图 49-7　**A. 用钛棒进行刚性重建；B. 然后将钛棒用 Marlex 补片覆盖；C. 使用带蒂的网膜瓣覆盖软组织；D. 额外的软组织和皮肤覆盖由大腿前外侧游离皮瓣提供**

受过腹部手术的患者中，大网膜可能会结疤并黏附于腹腔内容物，因此无法使用[55]。对于营养不良的癌症患者，皮瓣也可能不足，没有达到预期或期望的表面积。

7. 自由组织转移

考虑到许多局部肌肉皮瓣（如背阔肌、胸大肌、腹直肌）以及大网膜的可用性，胸干非常适合于局部皮瓣的重建。但是，在某些情况下，局部选择不足或不可用。因此，可能需要进行微血管组织转移[59]。通常，显微外科技术的进步可改善游离皮瓣的治疗效果，同时可提高效率并减少手术时间。然而，从定义上说，这些手术要比局部皮瓣手术复杂得多，而且在大多数情况下，需要更长的手术时间和恢复时间。

胸壁重建中常用的软组织游离皮瓣包括扩筋膜张肌皮瓣（tenson fascia lata flap，TFL），股前外侧皮瓣（anterolateral thigh flap，ALT）和皮肤上各种方向的直肌。TFL 瓣提供带血管的筋膜，可用于全层缺损中的半刚性固定或代替半刚性结构。ALT 皮瓣是一种多功能的穿支皮瓣，可以从取仰卧位的患者的大腿上取下，且能使供区病灶最小化。皮瓣用途广泛，因为它可以作为筋膜皮瓣、仅筋膜皮瓣或肌肉皮肤皮瓣，因此可用于重建各种胸壁缺损，从皮肤缺损到复杂显露于胸腔内结构的缺损，再到骨骼缺损（图 49-6 和图 49-7）。此外，皮瓣具有高度的血管形成性，可以收获大量的皮瓣瓣部，适合在先前放射治疗导致大面积切除或大视野损伤的患者中重建。胸壁重建中较少使用的游离皮瓣包括肩胛旁皮瓣和胸背动脉穿支皮瓣[17, 60–62]。

（四）充满挑战的情况

感染区

据报道，胸壁坚硬重建后的感染发生率为5%～23%[22]。在存在外科手术部位感染的情况下刚性胸壁重建对胸外科医师提出了特殊的挑战。原发性胸壁感染和先前假体的感染都会导致较高的发病率和死亡率，范围为9%～47%[63]。在受感染的区域进行手术时，常规治疗包括去除或不使用修复材料。但是，这种方法使患者处于危急的呼吸状况，并经常导致长期的主要功能后遗症。由钛制成的肋骨接骨系统的可用性改变了传统的管理方式。即使手术部位受到深层感染，仍可通过一步手术保留或使用这些植入物[64]。

为了避免局部伤口并发症，可以提倡使用新材料，例如钛、冷冻保存的移植物和无细胞胶原蛋白，以减少在感染区域去除可能需要的材料。至少在具有挑战性的情况下，例如复杂的胸壁重建后重做手术，与传统材料相比，使用新材料和真空辅助闭合导致假体去除率较低（新材料为5.8%，传统材料为20%）[65]。

（五）结论

胸壁肿瘤代表了非常异质的轮廓，对胸外科医师提出了许多挑战。最好根据其起源组织（骨组织或软组织）以及它们是良性还是恶性来考虑胸壁原发性肿瘤。如本章所述，虽然手术切除是许多医师的主要治疗手段，对于患者而言，治疗方法的差异很大，具体取决于缺陷的组织学特征。胸外科医生必须了解这一广泛的领域和可用的不同治疗方案，并让合适的多学科同事参与进来。当计划进行手术切除时，与病理医生的沟通对于确定适当的手术切缘至关重要。重建胸壁带来了又一个挑战：必须根据切除计划进行规划。胸外科医师必须对丰富的重建材料和方法有足够的了解。与肿瘤的初始处理和切除一样，重建必须采取多学科方法，必要时需要整形外科医生和神经外科医生的协助。

第十一篇 膈

The Diaphragm

第 50 章 横膈的胚胎学及解剖学

Embryology and Anatomy of the Diaphragm

Thomas W. Shields 著

李 剑 译

本章是 Shields 博士撰写的众多经典著作之一。直到今天，它仍然和作者写这本书的时候一样具有重大意义。本书在此纳入此章节也是为了纪念已故的 Shields 博士。

横膈是胸腔和腹腔的解剖分隔，因此也是胸外科医生和腹部外科医生经常处理的肌性结构。先天性和获得性横膈畸形可以经胸腔或者腹部入路进行手术矫正，这取决于病变的性质、位置、合并其他胸部或腹部的畸形、相关外科医生接受过的特殊训练及手术经验。横膈作为解剖分界而存在，但并非外科之间的界限，一个有能力的胸外科医生应当能够处理包括横膈在内的各种外科问题，因此也必须能够从横膈上方或下方去处理病变。

一、横膈的胚胎学

横膈起源于未成对的腹侧部（横膈膜），成对的背侧部（胸腹膜反折）和不规则的中间背侧部（背侧肠系膜）（图 50-1）。横膈形成于妊娠第 3 周，将心包区和其他体腔分隔开来。这一部分横膈从腹侧壁向背侧生长并于妊娠第 8 周和其他横膈的组成部分一起向尾部移动到正常位置。胸腹膜反折出现在身体侧壁，位于主静脉旋

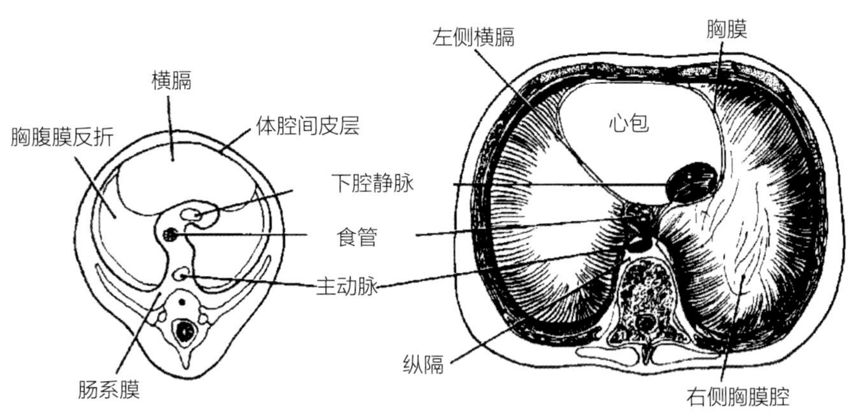

◀ **图 50-1 胚胎期横膈的组成**
引自 Shields TW. The diaphragm. In: Nora P, ed. Operative Surgery: Principles and Techniques. Philadelphia, PA: Lea & Febiger, 1972.

转进入心脏静脉窦的水平。接着向中间和部分尾部延伸，然后与横膈膜、肠系膜相连接，在妊娠第 7 周完成膈的发育；右侧的胸腹管闭合略早于左侧。膈肌纤维由第 3、4 和第 5 颈肌移行而来，伴随着各自的神经，在两层膜之间生长形成膈肌的结构。妊娠第 10 周，肠管从卵黄囊返回至腹腔，大约在 12 周肠管旋转并固定。上述变化如果没有及时出现就可能导致各种疝（伴或不伴疝囊），甚至先天性膈膨升。肠管在胸腹膜闭合前提前返回腹腔则会通过此通道（该通道又称为 Bochdalek 疝孔）导致疝的发生。疝囊不常出现，如果出现的话，则说明肠管已经在胸腹膜闭合后、膜内颈肌迁延前返回。Morgagni 疝的孔出现在早期且几乎都有疝囊，因此可能是由于缺乏颈肌向内生长所致。先天性短食管畸形则与横膈延迟闭合、肠管提前返回腹腔有关。先天性膈膨升可能由一侧或两侧的半横膈完全缺乏颈肌内生长所引起，因此事实上它是一个巨大的先天性膈疝而并非单纯的膈膨升。横膈缺失可能是由于横膈的发育异常或者其他的胚胎期因素所致。横膈也可能出现重复畸形。融合和形成的时间不同也与横膈的缺失及肺和心脏特定的血管异常有关。

二、横膈的解剖

（一）大体形态

横膈是一个穹顶状的结构，由左右两侧组成，其肌纤维分别从两侧不规则形的中央腱辐射状发出。从结构和功能上看，横膈有别于身体其他部位的肌性结构。横膈是胸腔和腹腔的肌性膈膜，是主要的呼吸肌。其穹窿的形状使腹腔的肝和脾等重要器官得到低位肋骨和胸壁的保护。正常情况下右侧的半横膈高于左侧。普遍认为是肝脏位于右侧膈下所致。可是，这一观点受到了 Reddy 及其同事的研究质疑[1]。与先前的假说不同，Reddy 等的观察支持心脏导致左侧横膈更低这一观点。

横膈的横纹肌纤维起自剑突，左右下 6 根肋骨侧壁和上 3 个腰椎的内外弓状韧带。然后肌纤维分别汇入两侧的中央腱。Rochester 和 De Troyer 及其同事认为横膈的肌部由两种不同的部分所构成：分别是较薄的肋部和较厚的膈脚部[2, 3]。尽管两种成分均受膈神经所支配，但各自的刺激活动是不同的。这种不同所引起的膈和下胸壁的运动将在第 52 章介绍。而膈脚的运动对气体交换起到的作用很小。

中央腱是一种由三叶草状的筋膜纤维紧密交织而成的薄腱膜。两侧叶形成横膈膜的穹窿，第三叶（前叶）与心包的膈面融合。

横膈肌肉部分的两条膈肌脚对食管裂孔的形成起着不同的作用。右侧膈脚起源于第 1 和第 2 腰椎体，在通过左侧的时候肌纤维分开，通常在前方和后方重叠形成整个食管裂孔。然而，Collis 和他的同事发现在他们的研究中只有一半多一点是这种排列[4]。另外的情况是左侧膈脚不同程度地参与了食管裂孔的构成，大约有 2% 的受观察者的食管裂孔主要由左侧膈脚构成。

食管裂孔位于第 10 胸椎水平，主动脉进入腹腔处中线偏左侧和腹侧的位置。下腔静脉在第 8 胸椎水平从前叶和右外侧叶穿过右半横膈的中央腱。横膈的其他生理孔道还有胸骨旁孔（即 Morgagni 孔），乳内动脉经过此孔成为腹壁上动脉。有证据表明，在一些研究对象中，在任意一侧半横膈叶内可能出现或潜在不同数目的裂孔和孔道，这种情况通常在右侧被观察到，并且一旦出现则常位于后方。Park、Pham、Urhahn 和 Gunther 的研究认为，通常情况下这些孔不是很重要，但是可能成为液体或者气体从腹腔进入胸腔的通道[5, 6]（图 50–2）。

除了自然孔道进出横膈的部位，横膈的胸侧被壁胸膜覆盖，腹侧被腹膜覆盖，而裸露的区域则被肝脏所占据。

（二）血供

横膈的主要血供直接起源于胸主动脉或起源于主要的腹壁上动脉分支（图 50–3）；静脉引流入下腔静脉。动脉血供和静脉回流（左右膈下

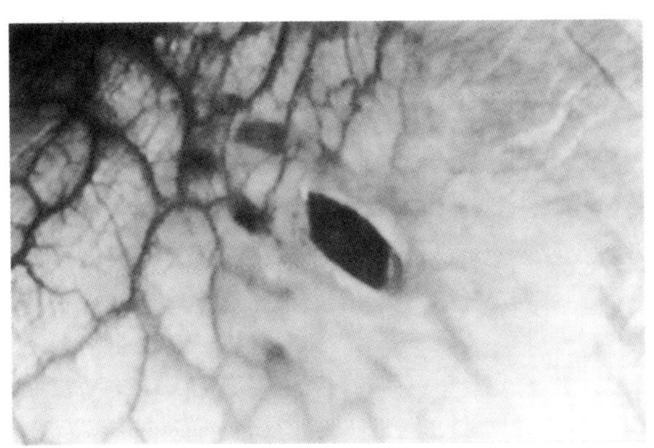

▲ **图 50-2 胸腔镜检查发现右半横膈上有一个直径约 3mm 的小孔。邻近点由内膜组织构成**

经 Japanese Association for Chest Surgery 许可，引自 Sato M, Kase K. Catamenial pneumothorax with diaphra-matic endometriosis: a case report. J Jpn Assoc Chest Surg 1997; 11:583.

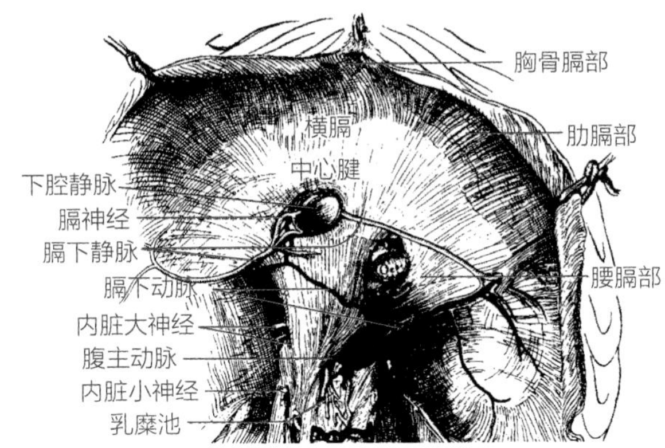

▲ **图 50-4 横膈表面的动静脉分布**

引自 Anson FJ, McVay C. Surgical Anatomy. 5th ed. Philadelphia, PA: Saunders, 1971.

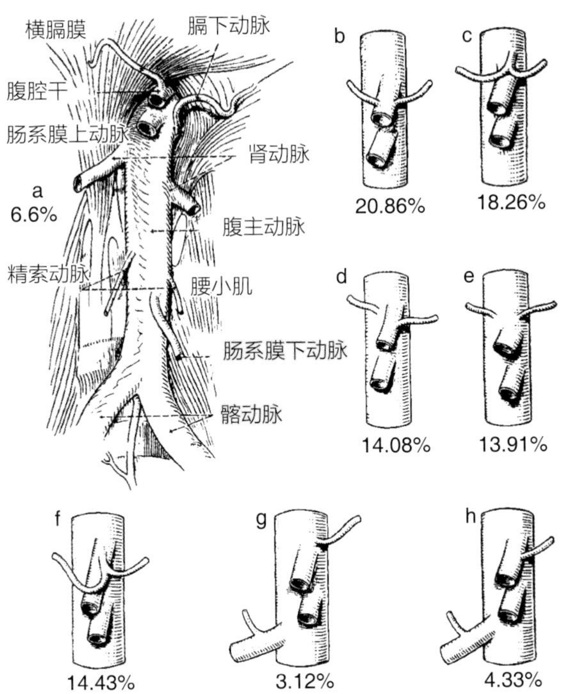

▲ **图 50-3 来源于腹主动脉的横膈血供以及膈下动脉起始部的变异**

引自 Anson FJ, McVay C. Surgical Anatomy. 5th ed. Philadelphia, PA: Saunders, 1971.

动脉）都被发现位于横膈下表面（图 50-4）。膈下动脉通常在靠近穹顶处向后发出分支，然后各分支沿着中央腱边缘走行。较细的后段分支在横膈腹侧和腰肋部下方向外侧走行，其侧支在此处与靠下的 5 根肋间动脉吻合。较粗的前段分支向上走行到中央腱的边缘，然后与心包膈动脉相吻合。横膈的静脉除了主要是沿着中央腱的后方走行汇入下腔静脉之外，其他都和动脉相似。横膈下方表面的静脉则通过左侧三角区、肝脏冠状韧带与肝脏静脉相连接。

（三）神经分布

右侧和左侧的膈神经起源于各自的第 3、第 4 和第 5 颈神经根并组成支配同侧膈肌的主要神经。每根神经的分布都与横膈的切口相关。Merendino 和他的同事描述了每根神经的走行 [7]。右侧膈神经到达横膈时正好位于下腔静脉外侧，左侧膈神经到达横膈时位于心脏左缘的外侧。一般来说，不论在横膈的上方还是下方，神经都会分出终末支。一些分布到横膈的胸膜面和腹膜面，而每根神经的绝大部分通常是穿过横膈分为 4 支然后支配不同的肌肉部分。通常情况下，两个神经分支共用一个主干，用以保证不同的距离从而使每 3 个肌肉分支由一支膈神经支配：一条位于前内侧，一条位于外侧，剩下的一条位于后侧（图 50-5）。任意一支神经的损伤都会导致受支配部分横膈的麻痹。

（四）横膈的淋巴结

横膈的淋巴结分为 3 组，第一组是位于剑突

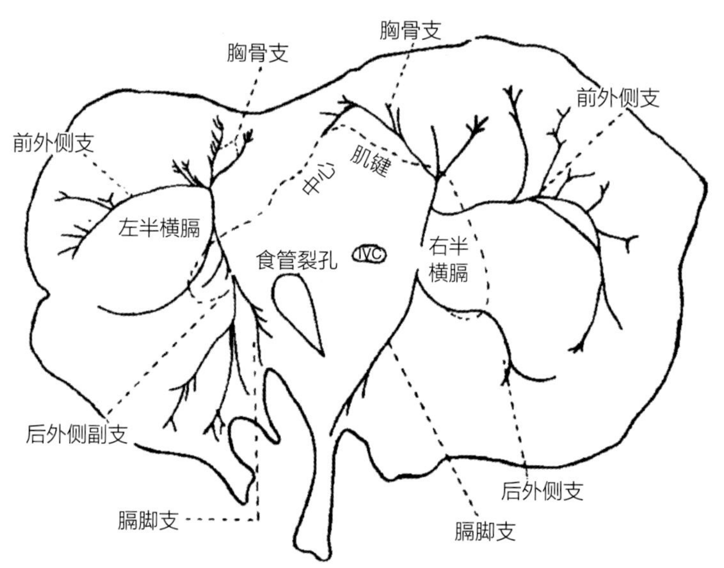

◀图 50-5　膈神经的分布

经许可，引自 Merendino KA, Johnson RJ, Skinner SH, et al. The intradiap-hragmatic distribution of the phrenic nerve with particular reference to the placement of diaphragmatic incisions and controlled segmental paralysis. Surgery 1956; 39:189. © 1956 Elsevier 版权所有

下到心包左右两侧的前侧组（心包前组），属于纵隔前淋巴结。第 2 组位于双侧膈神经附近，由于膈神经支配各自的半横膈，所以这一组淋巴结又叫作中间组或膈顶组。第 3 组称后侧组或膈脚后组，位于左侧和右侧膈脚。这些淋巴结与后壁的椎旁沟组淋巴结相连。

三、手术切口

横膈手术切口的设计必须避免损伤膈神经的主要分支。切开中央腱很少引起膈肌的麻痹（图 50-6A 和 B），但是这种路径只能显露出周围很小一部分的手术视野。横膈周围的圆弧形切口是相对较为满意手术入路，因为它能从胸腔良好地显露出腹腔内容物，也能从腹腔良好地显露出胸腔内容物，同时很少或者几乎不可能损伤膈神经的主要分支（图 50-6C）。在左侧，横膈的切口可以从食管裂孔开始，从后往前远离横膈与胸壁的附着点 2.5～3.0cm 进行切开。这时膈脚或者膈神经后支就被分开，但是造成的影响很小。这种切口通常会遇到左侧膈下动脉主要的分支，因此需要切断和结扎。切口也可以从前方开始，沿心包侧方切开，可以向后方圆弧形延长至所需长度。然后同侧的半横膈就成为一个活动的板门，并可以被牵开，以显露手术部位。外科医生可以根据需要，选择简单的间断缝合或者是用 0-0 号或 2-0 号的非可吸收线加垫片缝合切缘来关闭横膈切口。类似的切口也可以在右侧完成。

当采用胸腹联合入路时，横膈的切口可以向心包 - 横膈连接处与膈神经穿膈肌处之间居中的方向延长，并且只切断较小的胸骨神经分支（图 50-6D）。然后切口可以到达食管裂孔顶部。为了保证有充分的显露，必须从心包前方和侧方剥离膈神经和心包膈血管。一定要注意膈肌收缩时损伤到这些结构。此类切口的关闭方式和圆弧

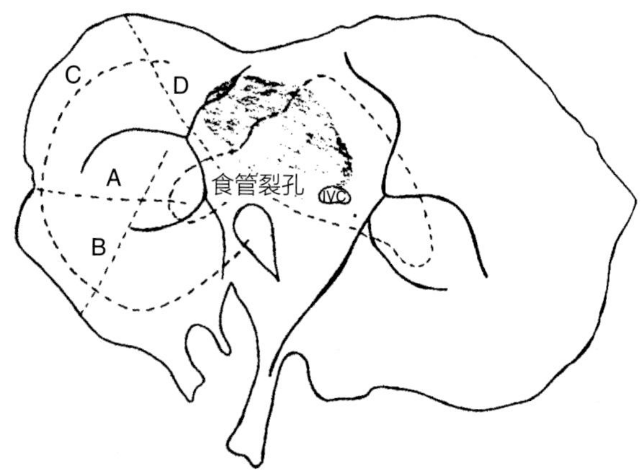

▲图 50-6　切开横膈的安全区域

经许可，引自 Merendino KA, Johnson RJ, Skinner SH, et al. The intradiaphragmatic distribution of the phrenic nerve with particular reference to the placement of diaphragmatic incisions and controlled segmental paralysis. Surgery 1956; 39:189.

形切口一样。Sicular 报道对 50 例患者采用 90 的切割吻合器进行后一种方式的横膈切开，均提供了良好的显露[8]。此外，术后临床证据还表明这些患者没有发生膈神经的损伤。尽量避免圆弧形切口或中间部切口以外的横膈切开，因为神经很可能在前外侧和后外侧发出分支。

四、横膈孔

膈膜内气孔的意义

Kirschner 在全球范围内将液体或气体通过先天性或后天性膈孔进入腹膜通道产生的临床表现归类为多孔膈膜综合征[9]。框 50–1 列出了临床病例。Kirschner 对此进行了详细地描述，但这里只讨论几个重要部分。在一些肝硬化患者中，横膈膜孔允许腹水从腹部流入同侧胸膜腔，导致肝硬化性胸水。当这些气孔存在时，胸腔积液也可能发生在腹膜透析过程中，Nomoto 和同事报道了这种并发症的发生率为 1.6%[10]。Lieberman、Peters、Mouroux 及其同事报道[11]，气孔的闭合被认为是疾病痊愈的表现之一[12–14]。Temes、Tsunezuka 和他们的同事分别报道了应用胸腔镜横膈病变切除，横膈缝合术成功治疗了肝性胸水和腹膜透析后胸水。两组研究者认为该方法可以作为治疗这些患者的首选方法。

很多人质疑横膈孔在月经性气胸病因学上的作用，但是在超过 1/3 的病例发现了这些孔，有的报道中，Stern 和他的同事发现所有被调查的患者都有这些小孔[15]，而 Lillington 和他的同事们发现 18 个患者中只有 3 个有这些横膈孔[16]。对横膈孔在月经性气胸发展中的作用的争论之一是它们不能识别腹内的空气。然而，Downey 和他的同事报道了 1 例患者在不同的时期出现过 3 次气腹并伴气胸的情况[17]，这个发现可以反驳前述的争论。Sato 和 Kasi 也提到，横膈出现子宫内膜异位时，横膈孔通常也不容易闭合[18]。在反复发生月经性气胸的患者中，有 1 例伴有子宫内膜异位症的患者施行了横膈病变切除和缝合手术，然而这例患者在术后很快就出现了气胸的复发。他们建议，患有这类疾病的患者除了接受手术治疗外，还应给予激素治疗。在释放激素类药物的选择上，Slabbynck、Espaulella 及其同事建议使用促性腺激素[19, 20]。

框 50–1　根据穿过横膈的物质进行分类的多孔横膈综合征

液体
- 自发性腹水
  - 肝硬化[a]
  - Meigs 综合征
  - 胰腺相关腹水[a]
  - 乳糜腹[a]
- 医源性腹水
  - 腹膜透析[a]
- 腹腔积血
  - 腹腔或输卵管妊娠
  - 脾破裂
  - 腹主动脉瘤破裂
  - 手术出血
  - 子宫内膜异位症[a]

气体
- 气腹
  - 月经性气胸[a]
  - 治疗性气腹[a]
  - 自发性气腹[a]
  - 腹腔镜气腹[a]
  - 诊断性气腹[a]

组织
- 子宫内膜异位
  - 月经性气胸[a]
  - 胸膜子宫内膜异位[a]
- 渗出物或分泌物
- 膈下脓肿[a]
- 肝脓肿[a]
- 胰腺假性囊肿[a]
- 胆汁胸[a]

肠道内容物

消化道溃疡穿孔[a]

a.观察到的缺损（引自 Kirschner PA. Porous diaphragm syndromes. *Chest Surg Clin North Am* 1998; 8:449.）

最后，还应注意腹腔镜探查过程中出现的张力性气胸。Heddle、Platt、Whiston 及同事、Childers、Caplinger 及同事都分别报道过这种危及生命的情况[21–23]。这必须同其他具有类似临床症状的麻醉并发症相鉴别。

第 51 章 膈的生理学及手术路径导致的膈肌麻痹

Physiology of the Diaphragm and Surgical Approaches to the Paralyzed Diaphragm

Raymond P. Onders　著

李　剑　译

本章将概述横膈的生理学，以及导致横膈膜麻痹或横膈失控的情况。本章还将回顾横膈麻痹或功能失调的手术选择，包括膈肌折叠，膈神经起搏和永久性或暂时性的肌内横膈起搏。

一、生理学

横膈是分隔胸腔和腹腔的穹窿状肌性结构。横膈的肌肉由两部分组成：一个是肋部，从肋骨向中央腱延伸形成穹顶部分；另一个是膈脚，它位于后方，比肋部更厚，与椎体相连。呼吸时，横膈肌肉收缩，穹顶部沿着中央腱下降变平，以此增加肺容量，减小胸腔内压而让空气进入肺组织。横膈没有拮抗肌，相反，呼气是被动的，并且部分受胸壁和腹部肌肉弹性回缩的影响[1-3]。最佳的横膈功能需要两侧半横膈同步运动才能实现。在正常平静呼吸时，横膈收缩所引起的吸气容积变化占比接近 70%，每次呼吸横膈下降约 1.5cm。仰卧位时，横膈收缩占每分通气量的 60%。单侧横膈麻痹会使患者直立位时的肺活量减少 20%；仰卧位时肺活量减少则会高达 40%，导致显著的睡眠障碍。在快速动眼期，睡眠相关的肋间肌张力缺失导致胸壁顺应性下降，横膈成为唯一的呼吸肌[4]。横膈麻痹则会导致严重的呼吸功能受损。

横膈膜通常受中枢神经系统的非随意控制，但人体也有通过大脑皮层自主控制横膈膜的能力。呼吸的神经控制机制仍然没有被完全理解，相关研究一直在积极地进行中。膈肌由发自 C_3～C_5 神经根的膈神经所支配。这些颈膈运动神经元可以由脑干呼吸控制中心或大脑皮层的上运动神经元非随意控制。有许多病因可以影响这个系统，导致横膈的收缩异常，损害呼吸系统，轻微的会出现呼吸急促，严重的需要有创机械通气。

控制呼吸的脑干网络具有内在的节律性活动，它依赖于各种输入，我们对这些输入将进行简要描述。前包钦格复合体是腹侧呼吸组的一部分，负责呼吸驱动并且是睡眠期间唯一的呼吸驱动。前包钦格复合体复杂神经元的缺失可能影响呼吸频率，导致中枢呼吸暂停。先天的中枢性低通气综合征是中枢部分孤立的基因缺失，它会导致患者在婴儿期和甚至一生在睡眠时需要机械通气。平静呼吸时，一些吸气神经元向 C_3～C_5 的膈肌运动神经元发出信号然后传递到膈神经，使膈肌纤维开始收缩。吸气神经元的激发以正反馈的方式募集其他吸气神经元的激发，沿着先前的通路使更多的膈肌收缩。这就是横膈能加快收缩却能平稳呼吸的原因。在吸气结束时，神经元停止发出冲动，膈肌松弛然后被动呼气。

呼吸节律的变化由来自化学感受器的输入所

调节。CO_2 是通气改变的主要刺激因素，在靠近呼吸控制组的髓质腹侧表面有一个中枢化学感受器。当血浆 CO_2 升高时，中枢化学感受器通过增加通气做出强烈反应。当血浆 CO_2 减少，例如在换气过度时，通气动力就会随着 CO_2 在肺泡中的积累而减弱。最终，随着动脉 CO_2 浓度上升，又恢复了中枢控制的通气。氧化作用通过颈动脉和主动脉体的外周化学感受器对通气起较小的作用。这些外周化学感受器通过到脑干呼吸组的感觉神经元，只对显著的动脉 PO_2 变化做出反应。当呼吸的中枢控制已经适应较高的 PCO_2 而不再驱动呼吸时，这个外周系统就成为 CO_2 蓄积的慢性肺部疾病患者更为重要的呼吸控制。如果对这些患者补充更多的氧气，他们可能会因为通气的外周刺激受限失去通气驱动而出现呼吸停止。

膈神经是膈肌生理学的重要部分，如果膈神经受损，或没有传导来自脑干的呼吸刺激，就会发生横膈功能障碍。如果膈神经被完全切断，则会出现永久的膈肌麻痹。如果缺乏神经反馈，膈肌就会转变成没有肌肉的纤维化组织。神经损伤可能会恢复。一条神经的单个轴突可以有数百个施万细胞沿着它的长度分布，微小的髓鞘绝缘段之间留下的间隙称为郎飞结。这些节点在电信号沿轴突传递的过程中起着重要的作用。施万细胞还能分泌神经营养因子，帮助刺激轴突的再生。对于像膈神经这样的长神经来说，重新生长需要相当长的时间。在膈神经损伤后实施永久性膈肌折叠之前，这一点需要慎重考虑。包括电刺激在内的肌肉活动等物理治疗形式也可以帮助受伤的神经恢复。

横膈由慢收缩肌纤维和快收缩肌纤维组成，其中 55% 为 Ⅰ 型抗疲劳慢收缩肌纤维。横膈萎缩并退变为快收缩 Ⅱb 型肌纤维的速度比任何其他肌肉群都快。机械通气早已成为呼吸衰竭的主要治疗手段，也是重症监护室的基本治疗措施。机械通气通常是一种有时间限制的疗法，停止使用后不会有不良后遗症。当横膈停止收缩时，通气量下降会对正常的呼吸生理产生不良反应，这可能导致每分通气量减少，造成高碳酸血症；也可能导致无效腔增加，造成缺氧。对动物和人类的研究表明，短时间的机械通气会导致蛋白合成减少，水解增加，其病理组织学表现为膈肌萎缩，可以有多达 50% 的膈肌在不到一天的时间内萎缩并转化为快速收缩的 Ⅱb 型纤维肌[5]。这种肌肉萎缩的严重程度随机械通气时间的增加而增加，这种情况称为呼吸机引起的膈肌功能障碍。

二、横膈功能失常的致病因素和诊断测试方法

膈肌麻痹的特征是肌肉进行性萎缩和横膈抬高。在单侧膈肌麻痹中，横膈存在着反常运动，所有这些运动都会影响横膈功能和通气。膈肌麻痹可以由肌肉或膈神经的损伤引起，损伤可以发生在单侧或双侧。横膈麻痹的病因一般可分为五类：创伤 / 手术、神经疾病、炎症、压迫或特发性[6, 7]。导致膈肌麻痹的创伤 / 手术包括肩部手术、肺移植和心脏直视手术。有 20%～25% 的心脏手术患者出现过膈肌麻痹[8]。颈部的任何钝性创伤都可能导致膈肌麻痹，包括颈部的按摩、分娩时的产伤以及放置中心静脉导管。其他具体的膈肌麻痹的病例包括糖尿病性神经疾病、肌萎缩神经痛、脊髓灰质炎、纵隔肿瘤侵犯膈神经、放射治疗和肺炎。肌萎缩性脊髓侧索硬化症（amyotrophic lateral sclerosis，ALS 或 Lou Gerhig 病）患者也可能出现单侧或双侧膈肌功能障碍，其原因可能是丧失了中央的控制，这是可以治愈的；或者丧失了颈椎下运动神经元，这是难以治愈的。

双侧膈肌麻痹的患者症状非常严重，可出现呼吸困难、端坐呼吸、高碳酸血症、头痛、睡眠困难、焦虑，并可能增加肺不张和肺炎的发生。然而，50% 的单侧膈肌麻痹患者是没有症状的。25% 的单侧膈肌麻痹患者会出现轻微的呼吸困难、疲劳和运动受限。双侧膈肌麻痹最常见的原因之一是脊髓损伤。在这些患者中，呼吸或呼吸意志控制与颈脊髓膈肌运动神经元之间不再存在

功能联系。颈脊髓损伤患者中，有 51% 可以通过暂时的机械通气治愈出院。在美国每年 12 000 名脊髓损伤的患者中，最终有 4% 需要长期机械通气治疗。呼吸系统并发症是脊髓损伤患者的主要死亡原因，而肺炎则是机械通气患者死亡的主要原因。同一损伤程度的患者在生存期上也有显著性差异。慢性长期的机械通气可能会增加患者和护理人员的焦虑。因为它改变了语言交流的模式，降低了患者的嗅觉，轮椅体积和重量的增加妨碍了患者的活动，噪音和管道也会引起患者的不安。而气管切开术增加了气道分泌物，并可能引起气管软化。

膈肌麻痹的诊断需要通过神经放射学检查。单侧膈肌麻痹时，胸部 X 线片可观察到受影响侧的横膈升高。而膈膨升、腹内压增高、肝脾大、肥胖、肺切除、肺不张和肺纤维化也可引起横膈升高。胸部 X 线检查对发现单侧膈肌功能障碍具有较高的敏感性（85%）；然而，在双侧膈肌麻痹中，两侧半横膈均升高，这与正常呼气时相似，所以使 X 线诊断膈肌麻痹变得困难[9]。Kharma 的一项研究显示，只有 21% 的双侧膈肌功能障碍患者出现了异常的胸部 X 线片表现[10]。胸部透视检查，即嗅探测试，是一种能够识别横膈运动或确认横膈麻痹的功能检查。在这个测试中，使用透视法，患者被要求吸气和呼气，然后深吸气。横膈应对称移动，正常吸气时至少向下移动 1 个肋间隙或下降大约 1cm。深吸气，横膈可以移动到 10cm[11]。单侧膈肌麻痹时，受累者可做头侧运动产生一个与横膈相矛盾的运动，而双侧膈肌麻痹时，没有真正的横膈运动。胸透诊断单侧膈肌麻痹的准确率为 88%[10]。利用超声诊断膈肌功能障碍越来越受到重视。在超声显示下，与正常功能的横膈相比，麻痹的膈肌在吸气时不能增厚。超声还可以确定萎缩的程度，但这取决于操作者的水平。

为了有效地组建膈肌并提供通气支持，膈神经必须能够通过肌肉提供传导通路。因此，脊髓和膈神经中较低的运动神经元必须是完整的，以避免肌肉失去神经支配，并在可接受的水平上刺激肌肉。所有考虑膈神经或膈肌运动点起搏异常的患者都应进行膈神经功能的彻底评估。不幸的是，许多脊髓损伤患者的脊髓和（或）膈神经根的膈运动神经元遭受到永久性的损伤。如果膈神经功能缺失或明显减弱，就不应进行膈神经或膈肌起搏。膈神经功能应通过测量膈神经传导时间和（或）如前所述的通过透视评估膈神经刺激时膈肌的运动来评估[12]。

目前完整的膈神经检测方法存在着技术上的难点及固有的假阳性和假阴性结果。在最近的一份报道中，号称膈神经研究的“金标准”与直接手术刺激膈肌相比，有 50% 的假阴性或假阳性测试结果[13]。最终一项测试是直接手术刺激膈肌，这可以通过腹腔镜直接起搏很容易地完成。大多数患者都愿意接受门诊诊断性的腹腔镜检查，看看是否能消除使用呼吸机造成的不良反应。如果在腹腔镜检查中发现膈肌是可被刺激的，则可以植入膈肌或直接起搏系统。

一旦膈肌麻痹的诊断被确认，治疗可以通过氧气支持或增强通气来完成，例如无创通气或外科手术。接下来的章节将侧重于介绍膈肌麻痹的手术治疗。

三、膈肌折叠术

20 世纪 20 年代首次报道了膈肌折叠手术。该手术的目的是将萎缩的膈肌穹窿缩小并使其变平，这仅适用于有症状的患者[14, 15]。手术禁忌证包括肥胖和神经肌肉疾病。尽管最近有关于 charcot 病患者行双侧膈肌折叠的报道，但一般来说，膈肌折叠术适用于单侧膈肌麻痹的患者[16]。多年来，外科手术技术得到了改良，现在有几种方法，包括开胸、胸腔镜和腹腔镜。

传统的手术方式是开胸折叠。通过双腔气管插管单肺通气，经第 6、第 7 或第 8 肋间隙行后外侧切口开胸。用缝线将横膈从内侧到外侧进行缝合，直到它变得紧绷和平坦。缝合技术是多样的，包括手工 U 形缝合、褥式缝合和连续缝合，也可以用有或没有网格加固的切割缝合器。折叠有时可能需要几层来加固。放置 1～2 根胸腔引流管进行胸腔引流。疼痛控制是通过胸腔硬膜外镇痛实现的，患者在拔出胸腔引流管后即可出院 [17]。

电视辅助胸腔镜手术（VATS）是一种可选择的方法，可以采用 2～4 个孔进行手术。与开胸手术相似，可以使用缝合线和（或）腹腔镜下的吻合器进行折叠。电视辅助胸腔镜手术是开胸手术的替代方法，创伤更小并且可能有效性相同。几种折叠方法包括连续缝合、间断缝合和腔镜切割缝合器缝合。电视辅助胸腔镜手术受单肺通气，胸腔或横膈上抬因素导致的操作空间减小所限制。这个技术要使膈肌达到足够的张力是更加困难的。

腹腔镜膈肌折叠可以采用 3 孔或 4 孔。患者用单腔气管插管进行全身麻醉。建立气腹后，患侧的膈肌被拉紧并向头侧移位。在患侧胸腔采用一个额外的 5mm 胸腔镜孔，利用胸腔内较小的通气控制可以使膈肌向下移位，并可以使腹腔镜下膈肌折叠更加容易。然后，在手术结束时，从该孔放置猪尾导管。折叠从后方开始，由内向外进行。与经胸入路相同，可以采用多层覆盖直到膈肌被收紧（图 51-1）。不可吸收缝线，可以带或不带脱脂棉，被用来将隔膜固定在一个稳定的位置。不同于胸腔镜，腹腔镜的优点是能很好地显示抬高了的膈肌的术野和提供足够的操作空间。它也避免了与开胸或胸腔镜相关的肋间疼痛。还可以避免单肺通气 [18]。

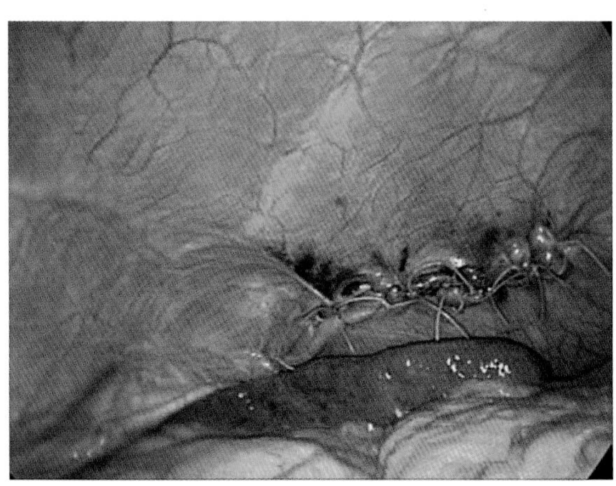

▲ 图 51-1　**两层叠瓦状的间断缝合后就完成了腹腔镜膈肌折叠**

同时进行胸腔镜检查，缝合膈肌末端，以利于完成加强缝合

所有手术的并发症包括肺炎、胸腔积液、腹腔筋膜室综合征、中转开腹（小切口手术）、腹部内脏损伤、深静脉血栓形成、脑卒中、上消化道出血、肺栓塞、心律失常和急性心肌梗死。

四、膈神经起搏

电激活膈肌，通过膈神经刺激（phrenic nerve stimulation，PNS）或在运动点直接的膈肌起搏（diaphragm pacing，DP），已被开发用于刺激膈肌，以改善几种疾病的通气功能。PNS 提供通气支持的概念可以追溯到 18 世纪。20 世纪 40 年代，一组研究人员首次证明，脊髓灰质炎患者可以通过经皮电极刺激维持通气 [19]。在 20 世纪 60 年代，重大的技术进步促进了传统 PNS 系统的发展（例如 Avery Mark Ⅳ呼吸起搏器系统，Avery 的生物医学设备，还有纽约的 Commack）。他们开发了一种能被体外电源产生的射频波激活的可植入电极 / 接收器系统。这些研究者也积累了丰富的临床经验，包括确定了患者评估方法、手术技术，以及通过刺激膈神经来调节横膈的安全参数 [20]。

目前，除了 Avery Mark Ⅳ呼吸系统外，还有另外两个 PNS 系统在世界范围内可用，它们具有许多共同的特点。电极被植入膈神经，并连接到一个内部刺激器，该内部刺激器由外部控制器通过射频连接并透过皮肤供电。低压电流通过这些电极刺激神经导致膈膜肌肉收缩。

Astrostim（Atrotech，Tampere，Finland）系统在电极技术上与 Avery 系统不同。电极是由两个相同的特氟隆织物条分别安装在两个铂按钮上。这样的四极排列将神经分成四个刺激区间，每个刺激区间都被设计成激活膈神经的一个象限。在一个由四种电流组合组成的单激发序列中，一极作为阴极，另一极作为阳极。因此，神经周围有四个兴奋区。从理论上讲，这种刺激模式是为了更接近神经的自然激活，应该加强肌肉纤维向慢收缩抗疲劳纤维的转化，从而改善横膈的耐力特性，缩短调节过程。

“维也纳膈肌起搏器”（Medimplant，Vienna，Austria）系统在电极设计方面也很独特，包括多个电极与神经的接触。需要通过显微外科技术将四个电极缝合到每根膈神经的外膜上。电极间的神经组织提供不同的刺激间隔。多达 16 种的不同的电极组合可以为每根神经被单独调整，尽管在任何设定的激发过程中只有一个电极组合被激发。与使用 Atrotech 设备一样，无论在任何设定点，只有部分神经受到刺激，从而有更多的时间恢复。这种形式的刺激，被称为旋转木马刺激，其疲劳的发生率也被认为比单极设计更少。这个系统和 Astrostim 系统都没有在美国售卖。

手术植入 PNS 可以通过颈部或胸部入路。有的中心更喜欢分两次安放电极，每次手术间隔 1～2 周。经颈部安放电极通常是通过胸锁乳突肌外侧的横向皮肤切口进行。斜角肌被分开后，膈神经就显露在中斜角肌前面。神经刺激器可与胸透观察膈肌配合来正确地识别膈神经。电极被放置在神经下方并缝合固定，然后将连接线从皮下穿通到前胸的位置。虽然经颈部放置电极是微创手术，但还是因为一些原因受到争议。例如颈部 PNS 可能导致膈肌不完全激活，因为颈髓下段的副支与位于颈下区或胸腔的膈神经主干相连接。此外，在膈神经附近的其他神经可能被激活，导致疼痛或运动受限。最后，颈部运动可能对神经 / 电极系统造成显著的机械压力，从而增加神经损伤和连接失败的风险。

经胸植入该装置是通过第 2 或第 3 肋间隙的前胸小切口来完成的。膈神经位于纵隔表面，肺门前方。电极位置是根据可到达性和将电极平放的能力来选择的。平行膈神经切开纵隔胸膜，将电极滑动到易活动的膈神经结构下，从而让膈神经位于电极半袖状的铂连接处内，然后缝合固定。只要注意手术技巧，膈神经的损伤是可以避免的。电极的另一端用胸腔引流管小心地穿过胸壁，以避免在通过时造成损伤。多余的导线留在胸腔内，以避免电极因肺扩张而产生张力。在较低的前外侧胸腔的平坦部分建立一个皮下口袋来放置接收器。

现在经胸电极置入更多的是通过常规胸腔镜手术完成，这降低了并发症的发生率[21]。患者取仰卧位，通过旋转手术床来完成双侧手术，无须再次变换患者体位。需要利用双腔气管插管，通常需要切开 3 个孔[21]。这种胸腔镜手术也适合计算机辅助机器人技术，可以增加可视化程度和仪器灵活性。据报道已有 6 例患者采用达・芬奇机器人系统（Intuitive Surgical, Mountain View，CA）手术。这些患者被置于仰卧位，并在第 2、第 4 和第 6 肋间隙打孔。将膈神经在左侧的左肺动脉水平、右侧的上腔静脉与右心房汇合处从心包解剖并游离。6 例患者中有 5 例接受了双侧电极置入，没有手术并发症发生，平均住院时间只有 2d[22, 23]。

放置 PNS 的一个潜在并发症是膈神经的医源性损伤和随后的起搏器失效。因此应仔细操作，以避免膈神经拉伸或手术时张力过高。为了防止缺血性损伤，必须保留神经束膜内的血管网。胸腔镜膈神经起搏最大的技术难点在于将电极神经极片置于神经下方并缝合到恰当位置，同时允许适当的“松弛度”以避免牵拉神经本身引起张力过大。

电极线与两个植入的射频接收器相连，射频接收器通常位于前胸壁的表面。每台接收器上都装有两根天线并连接到外部的无线电发射器。每个电极的阈值应通过逐渐增加刺激振幅来确定，直到观察到或触诊到膈肌抽搐。当数值高于这一水平时，应发生平稳有力的膈肌收缩。如果阈值很高，电极导线可能需要重新定位。起搏器放置后，通常情况至少 4～6 周不工作，目的是使电极周围的组织发生反应并稳定。

五、肌内膈膜起搏

在20世纪80年代，克利夫兰的凯斯西储大学的研究小组证明，膈膜可以在运动点直接受到刺激而提供通气[24-26]。在20世纪90年代后期，该设备已经在克利夫兰医学中心的大学医院进行了最初的活体测试，随后在脊髓损伤（spinal cord injury，SCI）患者中进行了标准的腹腔镜植入[27-30]。因为肌肉运动点电极可以被移除并可以短期使用，Onders和他的同事们开始研究它在其他患者群体中的使用情况，包括ALS患者和ICU中的临时使用。目前已应用于1800多名患者的DP系统（NeuRx RA/4 system，Synapse Biomedical，Oberlin，OH）是一种超越膈神经起搏的独特方法，最初是为了在高位四肢瘫痪患者中提供负压通气和替代机械通气而开发。

DP手术需要全身麻醉，不需要神经肌肉阻断药。短效药物如用于镇静的丙泊酚，用于疼痛的瑞芬太尼，还有吸入剂都是行DP手术患者首选的麻醉管理药物[31]。标准的4孔腹腔镜检查首先要在切口中注射大量的局麻药，以减少疼痛和术中痉挛。气腹和切开镰状韧带是为了让植入的器械更容易到达双侧膈肌。12mm的上腹壁孔用于植入仪器，并为起搏电极提供一个畅通的出口。

DP手术的下一步是膈肌的标测，这个过程确定了运动点。腹腔镜解剖器的顶端接触膈肌（图51-2中A和B）。抽搐刺激从临床工作站传递到仪器上，获得定性和定量的数据。从数量上讲，腹部压力的变化是通过连接到一个腹腔镜手术孔和临床工作站的管道来测量的。压力变化越大表明越接近膈神经的运动点，膈肌收缩越强。定性地说，就是对刺激时的横隔进行目测。

电极放置区域的选择基于是否能引起较大的收缩，强烈建议放置在后方膈肌，以促进后方肺叶的通气，减少肺不张。两个电极分别植入左右膈肌。放置两个电极在每侧膈上，以最大限度提供冗余和肌肉补充协同作用。电极是用植入仪器植入的。电极通过仪器穿入针尖（图51-3）。将仪器末端的针刺入肌肉，电极末端的聚丙烯倒钩在针退出时释放。然后将四个电极和一个阳极从皮下穿到适当的出口位置。在操作结束时进行胸部X线检查，以评估是否存在乳糜胸，这可能是由于二氧化碳从腹腔经过横膈进入胸膜腔所致。少量的乳糜胸可以自行吸收，而量较大时则需要抽出[32]。

植入的肌内电极被连接到一个4通道外部脉冲发生器（external pulse generator，EPG）（图51-4）。该刺激器提供电容耦合电荷平衡双相刺激给每个皮下电极。EPG由临床医生根据患者的

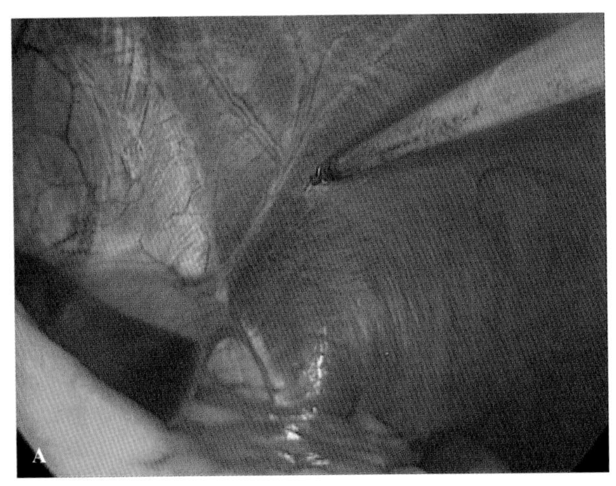

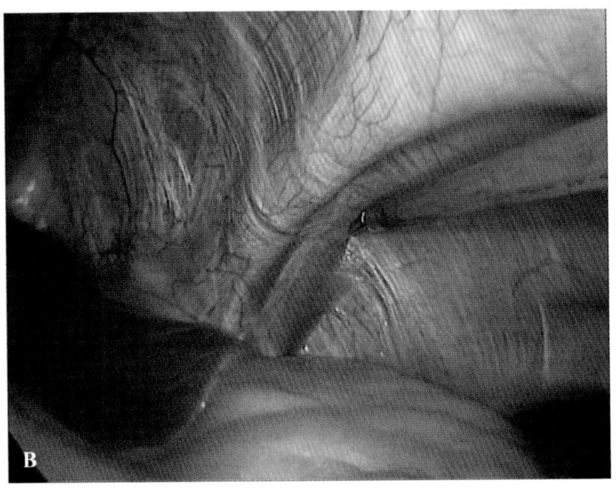

▲ 图51-2 **A.** 将腹腔镜解剖器放置在左侧膈肌上，如果膈神经完整的话，来自外部临床工作站的电脉冲会让膈肌收缩，随后的定位将显示理想的植入位置；**B.** 即便这是一个脊髓损伤、呼吸机辅助呼吸5年的患者，横膈膜也有极好的强烈收缩。膈肌调节将转化为慢速收缩的肌肉纤维用于持续膈肌起搏，以便在没有呼吸机的情况下进行通气

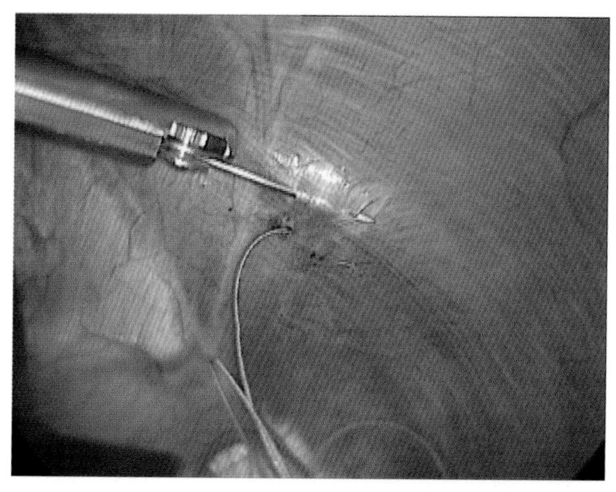

▲ 图 51-3　**植入器械将第二电极放置在左侧膈肌中**

植入器械装有膈肌起搏电极，该电极由 14 根涂有特氟隆的双螺旋形不锈钢丝构成。植入器械的针头刺进膈肌，聚丙烯倒钩固定电极

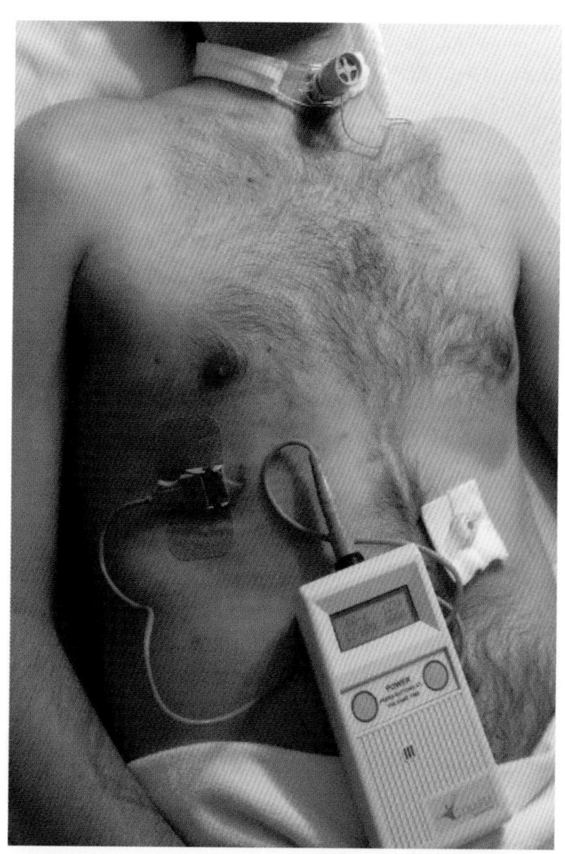

▲ 图 51-4　**4 个植入电极和 1 个皮下放置的接地电极被安放在一个块状结构中，该块状结构连接到外部脉冲发生器，通过编程该脉冲发生器可以提供膈肌调节。图片所示为膈肌起搏在患者气管造口并用 Passey-Muir 瓣封堵时提供的通气。胃造口术或胃造口按钮如本例所示，可同时放置，联合使用外部脉冲起搏不会增加感染的风险**

具体参数进行设置，包括脉搏振幅、脉搏持续时间、吸气时间、脉搏频率和呼吸频率。DP EPG 程序将提供一个潮气量，满足 15% 以上的基本需求（5～7ml/kg），这样患者可以很容易地耐受。设置将始终低于 25 的振幅、20 的频率和 200 的脉冲宽度。DP 用户只需连接并打开和（或）关闭设备。患者设置的目标是使用安全参数范围内的最高设置，在为膈肌或通气提供调节的同时不会造成患者任何不适。

电极一旦植入，该设备就可以立即用于膈肌调节。每个患者在开始使用 DP 时都应该有一个定制的调节程序，并随着时间的推移调节程序逐渐增加。患者通常从使用 30 分钟 DP 开始，每天几次，然后每 3～5 天增加一次。这种 DP 调节方案将使萎缩的肌纤维从快速疲劳的 2B 型肌纤维转变为慢收缩的 1 型肌纤维。

隔膜电极也可以通过隔膜肌电图（dEMG）来监测和指导治疗。因为电极是植入的，所以无论何时获得记录，电极定位都是标准化的，能保证记录的一致性。此外，无论哪种模式（有创和无创机械通气），都可以在正常的自主呼吸、最大吸气、睡眠和正压通气时评估 dEMG。这些记录有助于确定 DP 对积极的呼吸神经可塑性的影响。

六、结果

需要将单侧膈肌异常的患者区分为膈肌可以通过临时膈肌起搏恢复功能的患者和膈肌永久性失神经需要进行膈肌折叠术的患者。确实需要接受手术的患者仍然可以通过手术减轻症状，改善肺功能，提高生活质量 [14]。Celik 和 Celik 回顾了 12 例接受膈肌折叠手术的患者的长期数据（术后 5.4 年）[33]。在他的研究中，报道了 8 例之前因呼吸困难而离职的患者能够重返工作岗位。用力肺活量提高了 30.6%。他还报道了呼吸困难评分和放射学发现得到改善。

Welvaart 最近的一份报道回顾了手术前和手术后的肺功能和心肺运动测试。结果表明，手术

后潮气量和肺活量均有提高，呼吸频率下降。然而，运动能力在手术前后并没有显著性差异。他认为症状减轻的原因是潮气量的增加和呼吸频率的下降[34]。Groth 和他的同事报道了 25 例接受腹腔镜手术的患者。他们发现，在短期内（1 个月）及术后 1 年，肺部检查和胸部 X 线检查都有显著改善。此外，患者的呼吸生活质量评分也有了显著改善[18]。

临时膈肌起搏最近被用于单侧或双侧膈肌功能障碍的患者。Onders 和同事报道了在膈肌功能障碍患者中延长使用膈肌起搏导致症状性的肺换气不足。在这项研究中，出现呼吸系统症状时间平均为 36 个月的 21 例患者植入了 DP。这个报道中的膈肌功能失常是由胸部手术损伤膈神经（4 例），肩部手术或颈部损伤（5 例），特发性（9 例），脊髓肌萎缩（1 例），Charcot-Marie Tooth 病（1 例）和单侧横隔震颤（肚皮舞综合征，1 例）所引起。13 例患者（62%）得到临床相关的呼吸改善，4 例有部分改善。4 例患者完全脱离机械通气。在这些患者中，DP 系统被移除，再次强调了临时 DP 系统用于使 ICU 机械通气患者脱机的可能性。

单侧横膈麻痹是一种比较少见的疾病，有一半的患者没有症状。那些有症状并有可能恢复膈肌功能的患者，还有即便目前没有症状的患者，都应考虑行临时的膈肌起搏手术。如果不采用膈肌起搏，由于胸腔镜和腹腔镜膈肌折叠可以缩短住院时间，减少疼痛和并发症，并可以改善患者的生活质量，因此应向患者推荐。临时膈肌起搏可使膈肌功能恢复，随着这个能力的出现，对于那些膈肌完全失神经支配的患者，如果不适宜使用膈肌折叠，也可以保留应用膈肌折叠。临时膈肌起搏应推迟到不再具有神经再支配或恢复的机会，这可能是损伤后 18 个月至 2 年。膈肌折叠在缝合膈肌时可能因挤压而永久性损伤神经，临时膈肌起搏应保留到神经不再恢复。

膈神经起搏自 20 世纪 70 年代以来在 SCI 中取得了成功，但至今仍未得到广泛应用。DP 于 2000 年首次植入 SCI 患者体内。FDA 首次对依赖气管造口机械通气的脊髓损伤患者进行的多中心临床试验显示，所有植入 DP 的患者仅使用 DP 就能连续呼吸 4h。50% 的患者能够完全替换机械通气（mechanical ventilation，MV）。患者年龄 18—74 岁（平均 36 岁）。37 例男性中以机动车事故为主，其次为运动伤害。在起搏植入前，患者机械通气的时间从 3 个月到 27 年，从受伤到植入起搏的平均时间为 5.6 年。对于完整的膈肌运动神经元、膈神经和膈肌，从损伤到成功的膈肌刺激通气没有时间限制。从受伤到手术的时间越长，膈肌恢复所需的时间就越长。

当比较每月在家中使用便携式呼吸机维持患者呼吸的费用，包括设备的长期更换 / 租赁、医疗和护理费用,PNS 和 DP 是划算的。Onders 等[29]描述了一位成功脱掉呼吸机，然后全天起搏的 SCI 患者，每月能节省 1.3 万美元。起搏允许自然的负压通气，优先给后部的肺叶充气，增加呼吸顺应性，因此应该可以降低该患者的肺炎发病率。Hirschfeld 等[35]分析了 64 例慢性呼吸功能不全的脊髓损伤患者，其中 32 例可以接受膈神经或膈肌起搏，32 例不能[35]。

对膈肌进行起搏并允许负压通气，可以将呼吸道感染从每 100 天中 2d 减少到 0d（$P < 0.001$）。另一份报道研究了起搏患者的生活质量与使用呼吸机时的生活质量，所有患者都会向其他患者推荐使用起搏[36]。他们发现，PNS 或 DP 提高了患者走到户外、参加休闲活动和与他人交往的能力。这项研究还表明，使用起搏在嗅觉和味觉方面有显著的改善。

一项针对 DP 在脊髓损伤患者，尤其是 DP 在安置了内在的永久性心脏起搏的脊髓损伤患者的多中心研究报道于 2010 年完成。本研究表明，所有患者均能达到满足基本代谢需求的潮气量，71% 的患者能全程用 DP 替代 MV。植入 DP 时必须兼顾内部心脏起搏器，DP 设置在最大刺激值，心脏起搏器设置在最敏感值。设备之间没有交互干扰[37]。最近也没有心脏除颤器或左心室辅助装置（LVAD）相互作用的报道[38]。

DP 也已成功植入小儿患者体内。有报道称 6

例 3—17 岁（平均 9 岁）、平均体重 32.6kg 的儿童 SCI 患者成功植入了 DP，没有任何技术上的困难。儿童群体的独特之处在于生长可能需要 DP 重新编程和脊柱侧弯，这可能影响呼吸机撤离，因此需要在起搏植入前处理。与成人患者一样，儿童患者从脱离呼吸机方面也获得了同样的成功[39]。

2014 年发表了 SCI 人群中 DP 最新的令人兴奋的数据[40]。该研究聚焦于 SCI 患者的 DP 早期植入，他们的分析包括 29 例患者，其中 22 例植入起搏；7 例于手术中膈肌失神经支配而成为“无效膈”。这些横膈不能被刺激，因为下运动神经元在创伤损伤中被完全破坏。从损伤到植入起搏的平均时间为 3～112d，中位数为 33d。17% 的患者平均在 13.1d 内完全脱离 MV。一部分患者在受伤后 11d 内植入，5.7d 内脱离机械通气。部分患者（36%）伤后早期植入后恢复呼吸功能，并可脱离 DP。在脊髓损伤人群中记录 dEMG 的能力突出了 DP 电刺激和脊髓神经可塑性可使膈神经恢复功能的潜力。同样值得注意的是，对那些“无效膈”患者的早期诊断将节省大量的时间、减少挫折和花费在无效的呼吸机撤离上的金钱，也可以早期就考虑使用越来越多的神经移植技术来恢复。

肌萎缩性脊髓侧索硬化症（ALS）是一种进行性神经退行性疾病，包括 UMN 和 LMN，最终导致呼吸衰竭。膈肌起搏在这一人群中可以替代无功能的 UMN 所丢失的信号。如果一个 ALS 患者主要是 LMN，那么 DP 将不会成功，这就是术前和术中神经生理测试重要性之所在。与脊髓损伤不同的是，ALS 中的 DP 并不是为了取代 MV，而是为了延缓呼吸衰竭的发生。16 例患者初步研究的长期结果显示，中位生存期为植入 DP 后 19.7 个月，诊断后 39.5 个月，症状初发后 51.1 个月[41]。该研究显示，在所有患者中，超声评估的 DP 植入后的膈肌厚度始终大于起搏植入前。这说明 DP 具有克服失用性萎缩和增强膈肌力量的作用。此外，对 86 例患有慢性低通气并保留双侧膈神经功能的 ALS 患者的评估显示，与历史对照组相比，DP 联合或不联合无创机械通气使用可提高生存率[42]。可能获益的证据包括诊断后 16 个月生存率的提高和从无创机械通气开始额外 9 个月生存率的提高。DP 的使用对睡眠有显著改善[43]。在一组同时进行 DP 和经皮内镜下胃造口术（percutaneous endoscopic gastrostomy，PEG）的 ALS 患者中，30d 死亡率和 1 年生存率与单独 PEG 相比均有显著改善（使用 DP 联合 PEG 的患者 1 年生存率为 76%，而单独 PEG 的患者仅为 23%）。这种生存的改善可以解释为 DP 维持膈功能的能力，以及与单独的 PEG 相比能克服膈通气的镇静作用。此外，DP 可通过减少后叶肺不张增加呼吸顺应性。

2015 年发表的一项研究强调在 ALS 患者中发现有呼吸异常，这可能导致 DP 的成功[44]。ALS 患者的横膈可因反常运动而单侧升高，从而导致呼吸急促、睡眠异常及肺不张，导致肺炎风险增加。在手术中发现，一些有完整 LMN 和膈肌运动单元的患者，对电刺激有很好的反应。在这些患者中，dEMG 分析证实了一侧呼吸神经控制的丧失。随着 UMN 信号的丢失，膈肌不再收缩，导致失用性萎缩，而 DP 可以逆转这一亚组患者。

七、处理呼吸机引起的膈膜功能障碍的未来趋势

上一节展示了 DP 如何显著改善各种罕见疾病的通气。有更多的患者需要延长 MV 的临时使用时间。这些常常被称为“脱机失败”（failure to wean，FTW）的患者给卫生保健系统带来了巨大的生理学和经济负担。高达 50% 的 ICU 患者需要 MV，20% 的患者使用呼吸机 7d 以上。超过 40% 的时间用在导致气管插管 MV 的初始事件发生后，患者从 MV 脱机。导致长期机械通气（long-term mechanical rentilation，LTMV）的 FTW 有多种病因，包括心力衰竭、原发性肺部疾病和危重神经病变。除了医学病因外，MV 还有其自身的有害影响。正压 MV 导致膈肌不活

动，引起萎缩和无力[5]。由于膈肌是主要的吸气肌，膈肌功能障碍被广泛认为是FTW的主要诱因。

LTMV的1年死亡率为20%～50%，功能预后较差，中位花费为306 000美元[45]。此外，FTW患者住院时间更长（中位数为17d vs. 6d），共病率更高，花费更多。LTMV患者人数每年增长5.5%。据估计，到2020年将有60.5万患者需要LTMV，耗资640亿美元，这使得预防和治疗FTW成为一项重点。

DP已成功地用于SCI和其他原因的FTW以取代或减少MV。在SCI患者中，DP的早期植入有很大的好处，但目前还没有已知的缺点。最近对FTW患者的研究突出了一些新的治疗方法，在这些研究中通过刺激吸气减少了MV的天数。

一种新设计的临时电极被开发用于解决这一问题，并已完成了人体试验。这是一项前瞻性FDA研究（IDE#G150040），IRB批准，并被列入政府临床试验（NCT 02410798），这项研究评估了临时膈电极提供通气和刺激的可行性。在受试者主要的外科手术操作结束时，两个临时的膈肌起搏电极被放置在每个半膈的预期运动点，由于靠近膈神经，该运动点在刺激下将发生弥漫性膈肌收缩。这是在没有映射膈膜的情况下完成的，该横膈是之前使用的永久性电极的一个组件。电极从每侧的腹腔或胸腔穿出，不经过到达中心位置的隧道，这是SCI和ALS患者使用的永久性起搏系统的标准。电极通过连接线被立即连接到床边的EPG并启动横膈调节。

共有8名男性和4名女性接受了三种不同的手术：4例胸骨正中切开手术，4例腹腔镜手术和4例剖腹手术。受试者有多种并发症。在所有患者中，电极刺激产生的潮气量平均超出理想潮气量37%（0%～95%）。证实了在这组患者中，映射横膈并不需要充分的通气。通过获得每日的肌电图来分析呼吸功能和确认放置物的稳定性，直到取出。

这项研究证实，这些电极可以在患者住院期间用来维持膈肌的强度，防止萎缩。放置电极没有产生并发症，所有48个研究电极保持原位，直到在出院前被移除。床旁的48个电极全部被完整地移除。这个试验表明临时DP电极易于放置、移除，并具有良好的功能性和安全性[46]。

Smith和他的同事也报道了膈肌起搏可作为呼吸机依赖的糖原贮积症Ⅱ型患者的康复工具。在这3例患有不可逆基础疾病的患者中，他们仍然能够在使用膈肌起搏后增加潮气量。结论认为膈肌起搏对克服失用性萎缩具有康复价值[47]。

在2016年5月的美国胸科协会会议上，来自克利夫兰大学医院的研究小组报告了DP系统在一系列FTW患者中的使用情况。这是一项回顾性的研究，是IRB和FDA批准的一种非适应证治疗方法[38]。电极植入后立即使用DP系统来驱动通气，随后从MV中脱机。10例患者经腹腔镜手术植入，无并发症发生。造成FTW的主要诊断有7例患者接受正中胸骨切开术并出现急性膈神经损伤（2例心脏移植、1例左心室辅助、3例CABG、1例心房黏液瘤），还有1例吸入性肺炎、1例肝脏移植和1例特发性膈肌麻痹。干预前正压MV的平均持续时间为44d（4～148d）。10例均成功脱机。完全脱离有创通气的平均时间为15d（1～35d）。所有气管切开患者均行脱管术。在6例起搏植入了12个月或更长时间的患者中，平均存活时间34.84个月（14.4～58个月）。所有患者均住在家中，独立进行日常生活活动，并处于或接近呼吸衰竭前的功能。

结论是DP可作为FTW的一种治疗方法。本组患者的长期生存和功能明显好于标准的长时间MV患者。本报道的最后一名患者经胸骨正中切开术后膈肌功能明显障碍，仅进行了4d的有创通气。植入DP一天内就脱离了呼吸机，避免了气管切开。这表明，DP可以改变长期MV的管理模式，并应在特定的患者群体中进行更广泛的研究。扩展ICU内患者膈肌刺激的使用可以显著减少在美国进行的每年超过10万例的FTW临时气管切开术，并可能减少长期MV的负担。

第 52 章 在婴幼儿和儿童中少见的先天性后外侧膈疝及其他膈疝

Congenital Posterolateral Diaphragmatic Hernias and Other Less Common Hernias of the Diaphragm in Infants and Children

Priscilla Chiu　Jacob C. Langer　著

黎　亮　译

一、概述

先天性膈疝（congenital diaphragmatic hernia，CDH）是一种比较少见的肌膈发育缺陷。直到 20 世纪 90 年代，这种缺陷都是非常致命的，广泛报道的死亡率普遍超过 50%。在过去的 20 年里，人们共同致力于改善复苏方案、通气策略和其他干预措施。这些措施已使许多专科中心的死亡率降低到 20% 以下，但改善最严重的 10%～20%CDH 病例预后仍然是一项挑战。此外，CDH 可以通过产前超声检测到，因此，开发产前风险分层和干预措施可能改善最严重病例的产后结局，已引起临床和科研领域的广泛关注。本章将重点介绍膈的发育缺陷；影响肺和前肠的生理缺陷；CDH 患者的围产期、手术和长期预后；以及对 CDH 未来治疗提出的干预措施。

二、膈疝的分类

CDH 最常用的分类是基于膈肌缺损的解剖位置。后外侧疝或 Bochdalek（以 19 世纪捷克解剖学家 Vincent Bochdalek 的名字命名）疝最常发生在左侧，但也可以发生在右侧或双侧。膈肌发育不全包括肌性膈膜的完全缺失，与相对“良性”的膈疝［裂孔疝（hiatal hernia，HH）］或胸骨后中央区（Morgagni 疝）相比，这些异常意味着一种完全不同的病理生理和临床表现。

膈疝也可以根据病因分为先天性或后天性，后者可见于儿童或成年患者，是由医源性、外伤等原因引起。最后，膈疝也可以根据是否有囊（通常由腹膜组成）或“松弛的”膈肌（膈肌抬升膨隆突入胸腔）来分类（图 52-1）。膈肌外翻并不直接导致内脏疝入胸膜腔，手术处理通常涉及膈肌的折叠，而不是完整的修补，而真正的 Bochdalek 疝则需要修补。在这一章中，主要的重点是 Bochdalek 疝的临床表现和治疗及膈肌发育不全。

三、Bochdalek 疝和膈肌发育不全

（一）胚胎学

横膈由肌周和中央腱组成，后者是由多个胚胎结构融合形成的。横膈的胚胎起源是从动物研究中确定的，特别是在啮齿类动物中。CDH 的致畸和遗传模型的使用有助于进一步阐明妊娠早

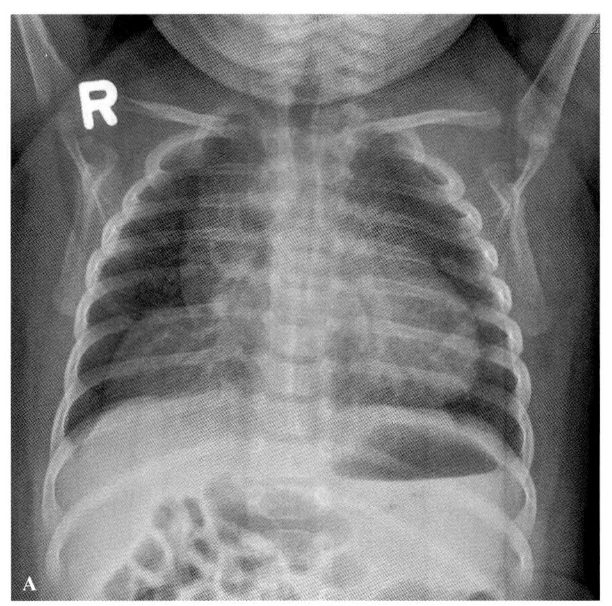

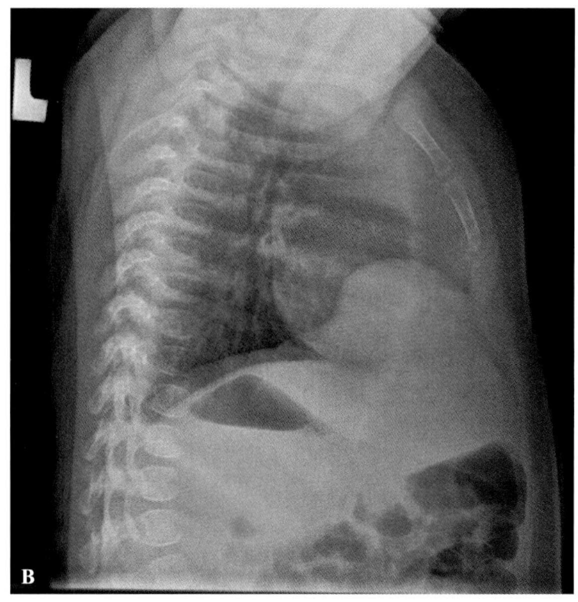

▲ 图 52-1 **胸部X线片示右侧膈肌膨隆**

A. 胸部正位片示右侧半边膈肌抬升隆起；B. 胸部侧位片示右侧半边膈肌抬升隆起

期发生的这种缺陷的起源[1]。此外，这些模型的重要发现揭示了维A酸信号通路在CDH发病中的重要作用[2]。目前关于CDH发展的理论在这里进行了总结，但在其他地方也可以得到全面的综述[3]。

在妊娠第4周之前，体腔占据胚胎的整个范围，但未分离成胸腔和腹部。在胚胎发育的第4周，中胚层的横膈前体变得明确，并向胸腹膜皱褶的外侧边缘移动并横向延伸，连接体腔间隙，形成膜性的（中央腱）和肌肉横膈。背侧和脚缘来源于食管肠系膜（因此一些研究人员和临床医生将CDH归类为前肠异常），并与胸腹膜皱褶相连，而腹壁本身在胚胎的发育和延长过程中形成腹横膈的肌周。占据着发育中膈膜上方空间的肺被认为是所有上述促成膈膜发育的因素提供了"密封剂"。这个过程在前三个月结束时完成。在本模型中，Bochdalek疝被认为是由于胸腹膜皱褶和间质未能形成中央腱和肌性膈膜而引起的。

从动物致畸模型的研究表明，CDH的侧向性取决于显露的时间；早期在妊娠期应用致畸物可导致左侧CDH，而晚期应用致畸物可导致右侧CDH。在人类病例中没有足够的数据来证实胚胎变化的时间与任何致畸显露之间的相关性，因为人类CDH的任何致畸因素尚未被确定。然而，左侧Bochdalek疝和发育不全的病例数是右侧疾病的10倍，这表明左侧横膈至少在发育过程中更容易受到这种缺陷的影响。

（二）病理生理学

Bochdalek CDH最显著的解剖特征是后外侧膈肌缺损，使腹腔脏器疝入胸膜腔。然而，Bochdalek和不发育性CDH最危及生命的特征是肺发育不全引起的呼吸功能不全和肺动脉高压。纠正前者并没有改善后者的关系，认识到这一点，成为过去20年来CDH管理理念发生许多变化的基础。

与CDH相关的肺发育不全是CDH死亡率和发病率的唯一主导因素，但它似乎不同于其他与肺发育不全相关的先天性疾病，如脐膨出[4]或波特综合征。肺动脉高压会导致右心劳损，心输出量减少。虽然其病因尚不清楚，但CDH肺的病理缺陷很多，在肺方面至少包括肺总量的绝对减少[5]、气道分支数量的减少[6]和肺动脉血管数量的减少[6]，可能是由于肺部发育中的血管生成失败[7]及这些血管的过度肌化所致[6]。

与 CDH 相关的肺发育不全可影响到两个肺，严重程度可以从轻微到生活无法自理。全肺实质和气道分支的减少导致氧合和通气障碍，这是不可逆的。因此，最初的通气策略应该以尽可能低的气道压力来优化患者的氧合和通气，因为发育不全的肺是"无法动员的"肺容积。肺动脉高压可逐渐导致右心室衰竭，除非从右向左分流减轻右心的负荷。然而，这会降低整体的氧气输送，导致进行性高碳酸血症和代谢性酸中毒。肺动脉高压仍然是新生儿 CDH 死亡的主要原因之一。

（三）相关的症状和条件

越来越多的以人群为基础的报道表明，多达 40% 的 CDH 病例具有相关的遗传、综合征或结构异常[8, 9]，尽管包括产前和产后数据的报道指出，可能致命的异常发生率为 50%[10]。在大约 10% 的病例中，CDH 患儿在出生时存在其他异常，包括心脏、泌尿生殖系统、肺部[11]、大脑或脊髓缺陷。CDH 表现为染色体非整倍性，如 13、18 和 21 三体。已知的与 CDH 相关的遗传综合征包括 Cornelia de Lange 综合征、Fryns 综合征、Matthew-Wood 综合征、Denys-Drash 综合征和 Donnai-Barrow 综合征[10, 12]。微阵列分析进一步揭示了以前没有在 CDH 患者中发现的微缺失和基因拷贝数变异[13–16]。与 CDH 表型相关的拷贝数变化和基因突变，如 GATA4 基因突变，目前正在研究中[17]。

（四）流行病学、产前诊断和护理

CDH 并不常见，需要进行人口调查才能获得疾病流行病学的详细资料。在欧洲，CDH 患病率约为每 10 万活产中 2.3 例，男性患病率更高，男女比例为 1∶0.69[8]。来自华盛顿州的数据表明，母亲的因素如妊娠前糖尿病和饮酒与 CDH 的诊断有关[18]。

常规产前超声可在妊娠 18 周时通过左侧胎儿胸腔内肠袢、肝脏和（或）胃的存在来检测左侧 CDH。右侧 CDH 的检测可能更具挑战性，因为在右侧胎儿胸腔中，没有肠疝的孤立性肝疝可能更难检测。其他间接提示胎儿 CDH 的体征包括纵隔移位、水肿和宫内发育迟缓。

产前超声诊断 CDH 改变了 CDH 管理和风险分层的现状。在产前诊断出现之前，CDH 管理的主要重点是围产期复苏和稳定，通过这一方法，临床医生可以识别死亡率相关的生物标志物，如第一次动脉血气或 pH。基于这些产后评估，努力的方向主要集中于复苏技术的改进和新生儿管理。产前诊断现在允许更全面的产前 CDH 护理，包括多学科会诊和产科计划，特别是重症病例。随着我们在产前成像和磁共振成像（MRI）的进步，许多产前标记已被确定，以预测产后结果，现在正在努力推动，以寻找存在严重疾病的胎儿进行干预。

（五）胎儿结局的产前标记：解剖学、肺–头比、O/E 肺–头比、O/E 胎儿肺总容积

考虑到 CDH 结果的严重程度，在妊娠早期开发准确的预后工具成为产前咨询和准备的重要部分。产前诊断 CDH 的预后的局限性之一是产前超声时间的可变性和 CDH 缺陷的检测。解剖特征广泛应用于 CDH 的预后，包括肝的位置、胃的位置和肺大小。简单地说，胸腔中肝[19]或胃[20]的位置与出生后预后较差相关。然而，肺大小的测量对预后的影响更为复杂。而胎儿头肺比（lung-to-head，LHR），定义为胎头尺寸与 CDH 对侧胎肺尺寸的比。自 20 世纪 90 年代以来一直用于预测与 CDH 相关的肺发育不全的严重程度[21]，由于该比例随胎龄和胎儿位置的变化，难以确保正确的评估横截面，未能标准化。通过使用诺模图（nomogram）（回顾性研究[22]）将观察到的 LHR 与预期或预测的 LHR（O/E LHR）进行比较，最终允许了这种标准化。同样，通过 MRI 计算胎儿肺总容积，可以进行胎儿肺大小的容积计算，以便与正常胎龄对照相比比较同侧肺

与CDH，将百分比报告为“观察到的超出预期”胎儿总肺容积或O/E TFLV。MRI的明显优势是可以独立于胎儿位置或超声窗口的可及性对胎儿胸腔进行多平面评估。一些中心也得到了利用胎儿肺总容积跟踪时间，生成预测生存的增长曲线[23]。通过这些方法，可以对产前CDH评估进行标准化，以确定和比较中心内、中心间和跨胎龄的胎儿预后标志物。这对于指导个别中心的产前护理、产后管理，以及在有可能的情况下参加胎儿介入临床试验的机会特别有用[24]。

（六）产前干预

虽然努力的重点是新生儿复苏，但CDH的“隐性死亡率”报道显示，最严重的肺发育不全的婴儿无法存活足够长的时间，无法运送到三级护理ICU的机构[25]。由于CDH肺发育不全在出生后基本上是不可逆的，因此在胎儿发育过程中纠正肺发育不全是重点。胎儿手术的先驱，Michael Harrison和他的团队在旧金山加州大学，设计了方案、技术和工具来解决手术和产科胎儿手术的挑战，包括术中对羊水的管理，子宫切开术后子宫出血最小化，胎儿的监测和相关管理期间和之后胎儿手术。最初的尝试集中在妊娠24周之前有产前诊断的严重的CDH病例上，以便在妊娠中期末对CDH进行开放的胎儿外科修复。然而，由于胎儿的压力、早产和有很大缺陷或膈肌不全的胎儿胸廓内肝脏难以下降，CDH的开放胎儿手术在术中及术后死亡率很高[26, 27]。

CDH胎儿治疗的后续阶段是由一种罕见的先天性缺陷引起的，这种缺陷被称为先天性高气道阻塞综合征[28]。这一缺陷导致肺的巨大扩张，因为胎儿气管阻塞就在喉的远端，它将羊水困在肺和气道中，而正常情况下，羊水可以自由地进出气管支气管树。然后在动物模型中显示，胎儿气管阻塞（fetal tracheal occlusion，FETO）可以显著增加实验CDH中肺的大小[29]，下一个挑战是开发接触胎儿的技术，在子宫内阻塞气道，并在分娩前扭转气管阻塞。恰巧，介入手术技术的引入和普及与这些发现相吻合。因此，“FETENDO”代替开放的胎儿手术成为CDH患者首选的胎儿气道手术[30]。这项技术是Harrison的团队在羊胎身上开发出来的，随后在人类胎儿身上进行了几次CDH的反复试验，最终在胎儿手术治疗的第一次随机对照试验取得成功。不幸的是，这项研究没有显示FETO对重度CDH患者的生存益处[31]。经过进一步的分析，至少有三种可能的解释来解释这一失败所带来的好处。首先，从该试验中可以清楚地看出，“标准护理”患者的生存率高于预期，为77%，而历史同期人群则为50%或更低，这表明CDH患者采用产后护理有益处。其次，在LHR阈值为1.4的情况下，FETO的纳入标准可能包括那些生存期没有问题的患者（例如，那些LHR为1.07～1.39，标准治疗和FETO组存活率均为100%），可能掩盖FETO在高危患者中的有益作用。最后，与对照组的37周足月分娩相比，FETO病例的早产发生率明显更高，FETO病例平均早产时间为30.8周，这可能抵消了FETO诱导的肺生长带来的生存优势。此外，尽管在死亡率上没有差异，FETO组的发病率可能更低。

尽管有这样的结果，在许多中心对胎儿CDH干预的热情并没有减弱，特别是在欧洲，Jan Deprest和他在比利时鲁汶的团队继续开发微创技术来完成气管阻塞[32]。目前在欧洲有两项多中心试验正在招募患者，评估FETO在中度（O/E LHR为26%～49%）和重度（O/E LHR ＜ 25%）CDH病例中的作用（www.totaltrial.eu）。然而，该试验方案受到了一些批评。在研究方案的指导下，孕妇分娩后被送回初级转诊中心护理，而产后护理可能不会被统一遵循。最后，除了死亡率和早期发病率外，对长期结果的报告不包括在内。其他中心也进行了小规模的随机试验，报道了FETO的一些好处[33]，特别是在最严重的病例中很明显，显然，FETO对CDH的作用在今后几年将继续引起人们的兴趣和辩论。

（七）围产期复苏

CDH 的产前诊断使围产期小组能够为 CDH 新生儿的分娩和复苏制订计划。这种情况下，有新生儿重症监护病房的高级围产期中心分娩与最佳生存率相关[35]，表明高等级中心可能更适合最佳的 CDH 围产期管理。

（八）呼吸道管理

在产前诊断 CDH 患者的时代，可以仔细计划和预期立即的产后护理。对于那些没有产前诊断的 CDH 病例，对 CDH 新生儿的呼吸损害进行快速和系统地处理是至关重要的。任何新生儿出现不明原因的呼吸窘迫时，应考虑胸部 X 线检查判断是否有可能诊断为 CDH。新生儿 CDH 的直接处理包括呼吸监测、插入鼻胃管进行肠道减压、静脉输液和无创输氧，如果呼吸损害明显，采用有创气管插管。必须避免使用无创正压呼吸支持，因为它会导致疝出脏器的气体进一步膨胀，而这可能会进一步加重心肺功能损害。对于那些表现出轻微呼吸窘迫症状的 CDH 患者，应避免气管插管，除非计划延长转运时间，并且只需要在选择性 CDH 修复前进行常规影像学和实验室检查。更常见的是，CDH 患者表现为严重呼吸衰竭，需要立即气管插管、液体复苏和血流动力学支持。最常用的工具来支持最严重的新生儿 CDH 是“温和通气”技术、体外膜氧合（extracorporeal membrane oxygenation，ECMO）、和（或）肺血管扩张药。

（九）呼吸机管理

直到 20 世纪 90 年代中期，机械通气不仅被用于支持 CDH 患儿的肺功能不全，而且还被用于减少动脉导管未闭的（patent duct us arteriosus，PDA）从右向左的分流，而 PDA 被认为会加重缺氧和通气不匹配。因此，通过高压机械通气以减少 PDA 的分流，可达到过度通气诱发呼吸性碱中毒的目的。目前普遍认为，这种方法是导致严重的呼吸机诱导肺损伤的原因，包括肺气胸的发展，呼吸衰竭，甚至在早期复苏期间死亡，以及 CDH 幸存者的支气管肺发育不良[36, 37]。Wung 和他的同事[38]首先发现了这个医源性问题，并提出接受较高的动脉血二氧化碳分压（$PaCO_2$）水平。

为了在 CDH 相关肺发育不全的情况下维持和保护肺功能，“温和通气”方法使用允许性高碳酸血症的最小通气策略，同时通过常规或高频振荡通气（hight-frequency oscillation ventilation，HFOV）技术维持可接受的氧合和通气水平[39]。可接受的氧合水平，特别是在因肺动脉高压而从右向左分流的 CDH 患儿中，意味着接受较低的导管后氧饱和度（> 85%），同时考虑优化血红蛋白水平以补偿和最大化携氧能力。正末呼气压（positive end expiratory pressure，PEEP）限制在 5mmHg，以减少对正常肺的气压性损伤，同时认识到不可动员的肺发育不全不能通过增加气道压力而进一步扩大。应用限压通气技术后，气胸发生率由 25%[37] 降至 5% 以下[40]。这种技术经验增加了，如当氧合水平降低，通气压力增加时，早期常规使用 HFOV 对 CDH 患者进行“温和通气”。当允许性高碳酸血症接近常规通气的阈值（pH < 7.25）时，HFOV 也是氧合可控时管理高碳酸血症和 pH 的理想通气模式。一旦通气稳定下来，患者又恢复常规通气。手术修复可以在患者恢复常规通气或使用 HFOV 时进行。

对于 CDH 新生儿的最佳通气策略仍存在大量争论。通气方式是争论的一个方面。因此，欧洲 CDH 协会进行了一项国际多中心随机对照试验（VICI 试验；http://www.trialregister.nl/trialreg/admin/rctview.asp? TC=1310），以比较传统的机械通气与 HFOV[41] 的通气效果。这是首次将 CDH 婴儿的患者生存率以及包括支气管肺不典型增生在内的肺结局的长期发生率和严重程度作为其结果纳入其研究。这项试验的结果可能会影响到所有围产期中心对 CDH 患者的通气管理。

四、体外膜氧和

自从ECMO首次在CDH人群中被证明是有益的，多个系列报道了在标准治疗失败时使用ECMO支持肺保护可以提高生存率[42, 43]。ECMO支持CDH患儿的适应证不断发展。ECMO的主要作用是在出生后肺血管反应性早期提供呼吸支持。由于肺发育不全仍然是ECMO治疗的CDH患者的主要死亡原因，很明显ECMO并不能纠正CDH潜在的肺缺陷，对于不可逆的、致命性的肺发育不全（即从未表现出正常PaO_2水平的患者）[44]可能是无效的。对于许多中心，ECMO插管通气标准包括无通气能力维持导管前氧饱和度＞85%；吸气峰压＞28cmH_2O，平均气道压＞15cmH_2O；耐压低血压；持续代谢性酸中毒或血清乳酸水平升高导致供氧不足；无法在出生后48h内100%清除FiO_2。当患者需要超过设定的通气支持水平时，使用ECMO，而不是升级正压通气的设置。入选标准还包括出生体重＞2kg、孕周＞34周、无颅内出血＞Ⅰ级、无其他先天性或染色体异常[42]。一些中心提供子宫外分娩期治疗，以支持那些CDH患者使用ECMO，这些患者的产前预后指标表明存在高风险，如合并先天性心脏病的患者[45]。但是，这种方法应该适用于高选择性的病例。

（一）其他通气辅助物（液体通气和表面活性剂替代）

其他辅助物在优化通气中的作用已被研究，但结果通常是负面的。液体通气（liquid ventilation，LV）使用全氟碳化合物（或PFC，具有高气体溶解度的惰性液体）作为儿科人群的通气策略，最初被设想用于严重早产儿肺发育不全[46]。LV的优点是气体通过液体介质而不是空气进行交换，包括通过将气－液交换界面替换为液－液界面来使肺损伤最小化，从而最大限度地减少气体交换所需的表面张力，降低肺泡压力，改善肺血流量。潮汐低压涉及从气－液界面到液－液界面的气体交换的完全替换。而部分LV只会用PFC填充肺功能残气量（functional residual capacity，FRC），而气体交换仍会发生在肺的机械通气部分。部分LV的理论优势是保护缺乏表面活性物质的肺不受气体交换所需的机械通气压力的影响，以及随着时间的推移可能通过PFC促进发育不良的肺膨胀。在评估其安全性的一项初步试验中，研究了部分LV作为治疗CDH的可能方法，以评估其安全性[47]。然而，公司对LV的支持完全从临床试验中撤出，而将LV用于CDH和其他诊断的做法被过早终止[46]。

在CDH中表面活性物质不足限制肺泡扩张或一氧化氮反应的报道[48, 49]导致了在围产期复苏中评估表面活性剂替代的试验。然而，表面活性物质治疗并没有显示出明显的提高晚期[50]、早产儿[51]或ECMO治疗[52]的CDH患者的生存率。更重要的是，有证据表明这种治疗可能会造成伤害而不是治疗CDH患儿[50]。

（二）肺动脉高压的管理

肺动脉高压患儿的治疗仍是一个挑战。这是由于异常的血管生成、小口径肺动脉、肥厚和肌肉发达的外膜层和内侧层，以及影响CDH患者双肺的产后重构失败的复杂组合所致[53]。这些缺陷背后的机制尚不清楚，这进一步增加了纠正它们的难度。CDH动物模型有助于揭示导致这些缺陷的一些关键特征和途径，包括肺血管收缩蛋白水平异常或肺功能异常动脉内皮祖细胞[54]。有趣的是，在患有严重肺动脉高压的CDH患儿中发现血浆中内皮素-1水平升高，内皮素-1是肺血管收缩和平滑肌细胞有丝分裂原的有效调节因子[55]。需要对肺血管系统缺陷进行进一步的转化研究，以挽救出生后CDH患儿的顽固性肺动脉高压。

临床上，严重的肺动脉高压可伴随低血压和右心衰竭而死亡。脉搏血氧测量监测可能显示导管前和导管后动脉血氧饱和度梯度，提示PDA或间隔缺损存在从右至左分流。使用前列腺素E1（PGE1）维持PDA足以逆转血流动力学不稳定，但不能提高总生存率[56]。在严重的、血容量过低的肺动脉高压病例中，PDA 将作为一个“压力释放”阀来释放右心负荷，保持心输出量和右心功能[39]。二维超声心动图仍然是在床边实时评估和监测肺动脉压和右心功能的最准确方法[57]。在 PDA 不可逆闭合的严重病例中，除了使用血管内支架维持 PDA 或进行膈膜造瘘外，很少使用介入心脏病学和肺动脉造影术。

在右心室压力高或右心室功能下降的情况下，需要辅助治疗来控制肺动脉高压。药物性肺血管扩张药，如吸入型一氧化氮（iNO）、西地那非（5 型磷酸二酯酶抑制剂）、前列环素和波生坦（内皮素 -1 受体拮抗药），对 CDH 患者的效用仍然是推测性的，因为迄今为止没有研究明确显示对 CDH 相关的肺动脉高压有益。对 CDH 患者进行的最大的早期 iNO 治疗的随机对照试验显示，iNO 治疗组与对照组在死亡 /ECMO 利用的联合终点上无差异[58]。尽管缺乏明确的证据，但是，iNO 在这一组患者中广泛使用，患者在使用 iNO 时必须监测高铁血红蛋白水平。

重度肺动脉高压患者的右心功能机械支持较少，部分病例尚处于实验研究阶段。使用 ECMO 支持伴有或不伴有通气障碍的顽固性肺动脉高压仍是一种选择[59]，但如果肺发育严重不良，则肺动脉高压的固定成分可能无法克服。在这种情况下，将患者从 ECMO 支持中撤离通常会伴随相关的呼吸衰竭，因此非常困难，并且该患者群体的预期死亡率很高[19]。

（三）出生后死亡的预测因素

已有大量的生物标志物和疾病严重程度的评分被证明对 CDH 的预后具有较高的准确性和临床应用价值。涵盖所有这些内容超出了本章的范围，但是值得一提的是其中一些的简单性和准确性，有助于它们在所有中心的广泛应用。

（四）氧合指数

氧合指数（oxygenation index，OI）是氧合不足的标志，很容易计算，为吸入氧（FiO_2）和平均气道压（MAP）与动脉血氧分压（PaO_2）的比值：

$$OI=\frac{MAP\times FiO_2\times 100}{PaO_2\text{（导管后）}}$$

OI 广泛应用于儿科和成人危重症护理环境中，并作为常规计算来指导通气管理，特别是在过渡到替代通气策略（如 ECMO）方面。在预测 28d 生存期方面，与肝脏位置、初级修复（见下文）和 LHR[60] 相比，一日最佳 OI 被证明具有最高的敏感性和特异性，并且似乎是跨中心预后的良好预测指标。随着时间的推移[61, 62]，OI 也可以作为一个系列标记来预测 CDH 结果[63]。

（五）修补或缺陷大小

膈膜缺损的大小与 CDH 的存活及随后的发病率密切相关，这可能是因为膈膜缺损的大小与同侧肺的大小所反映的肺发育不全的程度相关。使用加拿大儿科外科网络（CAPSNet）[64] 和国际 CDH 研究小组[65] 从多个中心生成的两个大型 CDH 人群数据库中，一致地发现了膈肌缺损的大小，反过来说，修补膈肌缺损需要的补片大小与死亡率之间的相关性。Brindle 等报道，尽管补片修复和第一天 SNAP- Ⅱ（新生儿急性生理分数 - Ⅱ）在单变量分析死亡率的重要预测因子，多变量分析显示，只有补片修复可预测预后，其调整优势比（OR）为 17.1。CDH 研究小组报道了原发性膈肌闭合（存活率为 97%）与需要修补膈肌缺损（死亡率为 14.07）的原发性膈肌闭合（存活率为 57%）的存活率差异。那些没有发育不全但仍然需要修补的患者也有更高的死亡风险（OR 5.04）。补片修复的需求也与较长的机械通气天数和住院时间有关。

（六）预后概述

所有参与 CDH 婴儿护理的临床医生都认识到，在新生儿期后出现的 Bochdalek CDH 婴儿与在产前或新生儿期出现的婴儿在生理上存在显著差异[66]。CDH 研究组报道说，30d 后出现 CDH 的婴儿有可能出现呼吸或胃肠道症状，不需要修补，并且有极好的生存率（100%）[67]。

（七）手术治疗

CDH手术治疗的目的是减少疝内容物和关闭膈肌缺损——无论是初次使用补片，还是使用不可吸收的缝线（图52-2和图52-3）。如今，最佳的管理包括手术修复的延迟，这在婴儿进入重症监护病房后不再是紧急的预期，直到20世纪90年代早期都是如此。先前认为紧急CDH修复对于改善通气至关重要，通过减少疝内容物和改善存在两个完整膈肌的呼吸力学来降低胸膜腔内压[38, 39, 68, 69]。相反，对不稳定患者的手术修复现在被推迟到心肺稳定后进行，即使手术修复推迟数周[38, 68-71]由于疾病严重程度的调整，死亡风险并没有增加[72]。延迟修理具有潜在的优点。已有研究表明，对脆弱的CDH患者进行外科修复可导致肺并发症的减少，从而导致呼吸系统恶化和

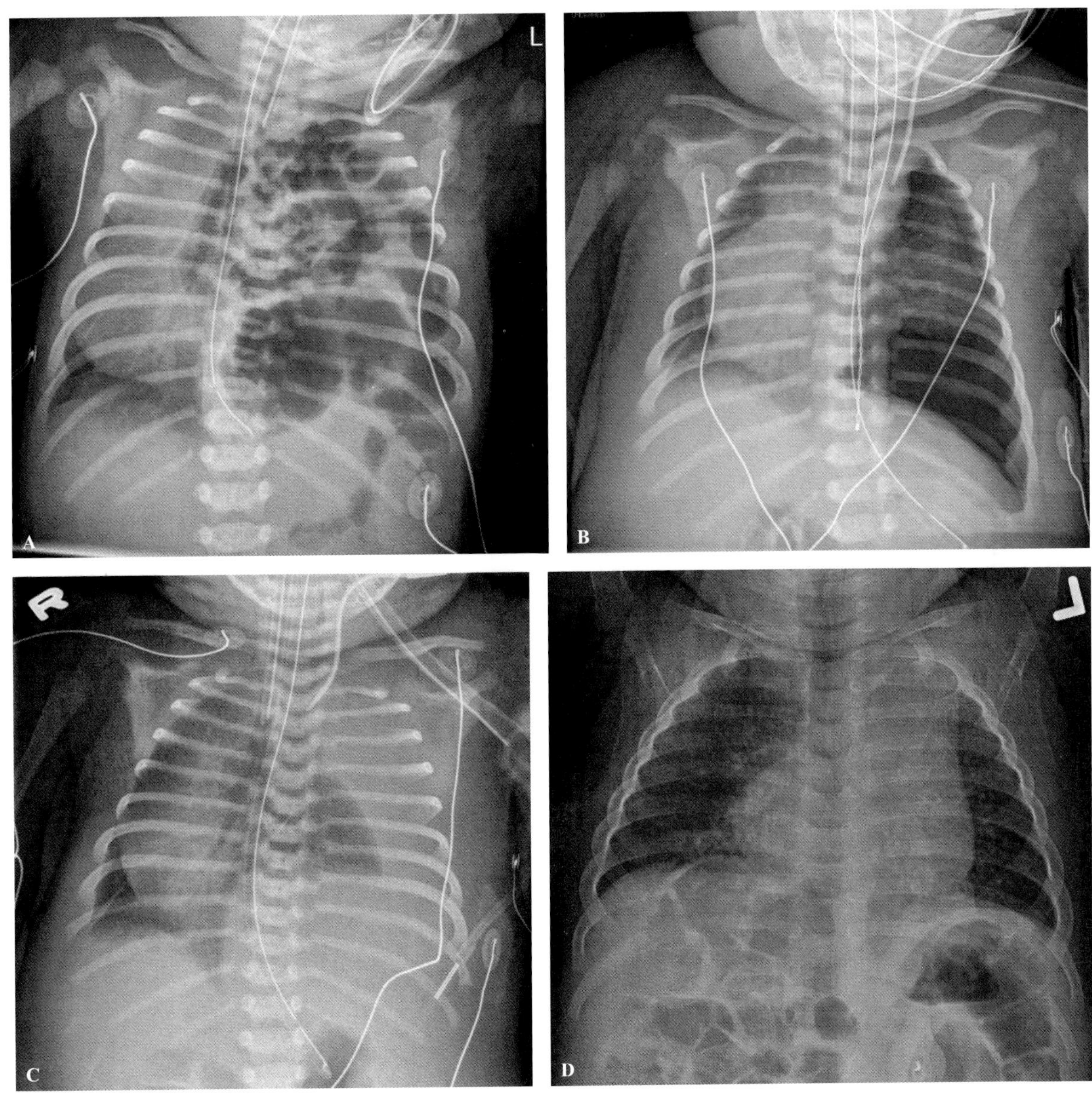

▲ 图52-2 左侧先天性膈疝胸部X线片表现

A. 修复术前胸部X线片显示肠管袢和胃（原位鼻胃管）进入左侧胸腔，纵隔向右胸腔偏移；B. 一期修复术后马上复查示，发育不良的左肺仍局限贴在肺门；C. 术后两周复查示左胸腔积液，积液乳糜试验呈阳性，提示是左侧乳糜胸；D. 在修复后9个月，患者发育不良的左肺扩张良好，充满了左胸膜腔，并且先前的移位纵隔回复正常位置

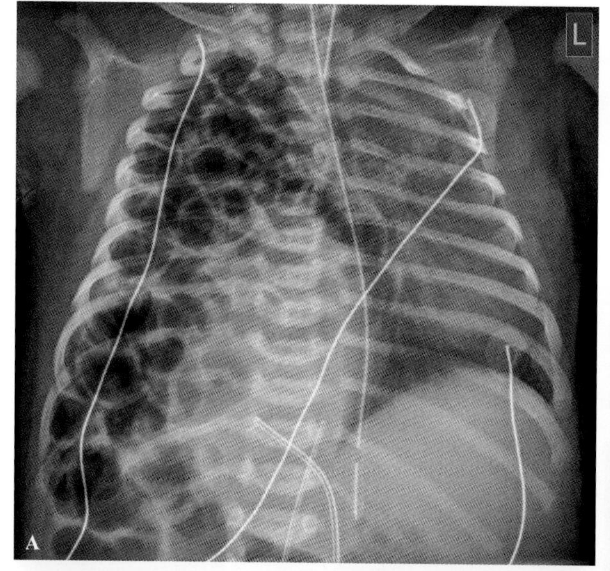

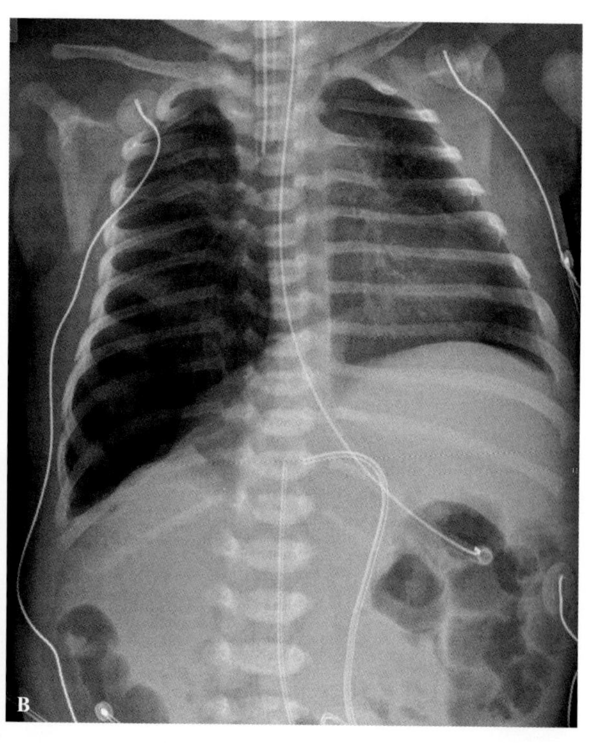

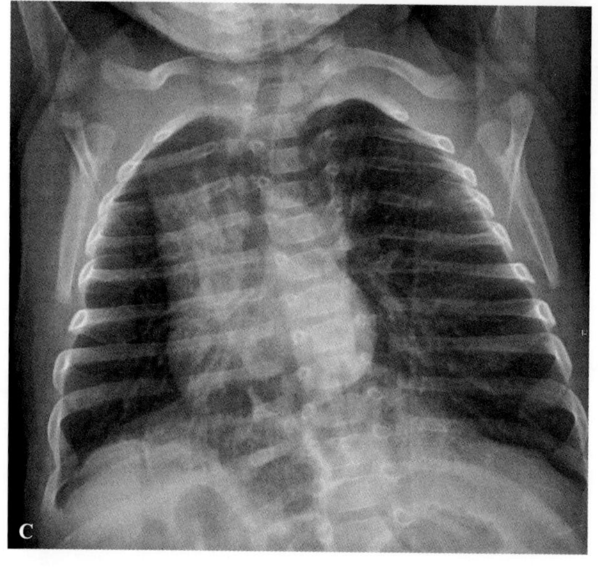

▲ **图 52-3 胸部 X 线片示右侧先天性膈疝**

A. 术前胸部 X 线片示肠襻向右侧胸腔疝出，纵隔向左移位；B. 一期修补术后即时复查的胸部 X 线片；C. 修复术后两个月复查显示纵隔正常复位

不稳定 [37]。

（八）开放与微创手术修复

随着新生儿手术中微创手术（minimal access surgery，MAS）的日益普及和技术进步，已有多个中心采用并成功应用了腹腔镜 [73, 74] 和胸腔镜 [75, 76]（图 52-4）的方法来修复新生儿的 CDH。这些方法提供了明显的优点，最小切口美容效果更好，术后疼痛最小，可能较少与传统腹部切口相关的长期后遗症，如胸壁畸形、切口疝的发展和肠梗阻。过去 10 年的报道表明，这种方法在技术上是可行的，在外观上是优越的，但长期的结果令人担忧。许多研究中心报道说，胸腔镜修补术后新生儿的复发率特别高 [76–78]。这些结果表明，这种手术方法的成功与质量保证过程可能与长期的“学习曲线”和技术挑战有关，需要质量保证过程和长期随访来验证其与传统手术管理的有效性 [77]。此外，与其他新生儿异常的胸腔镜手术相比，在基础肺发育不全的情况下，即使是低压二氧化碳充气进行胸腔镜 CDH 修复也可能使 CDH 婴儿易患高二氧化碳血症，术中二氧化碳水平和低动脉 pH 提示，使用 MAS 方法可能会对生理造成重大损害。尽管这些有争议的发现引起了人们对胸腔镜手术治疗 CDH 的安全性的关

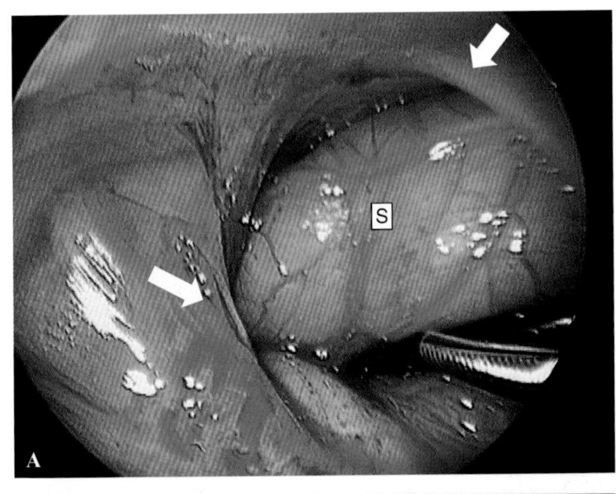

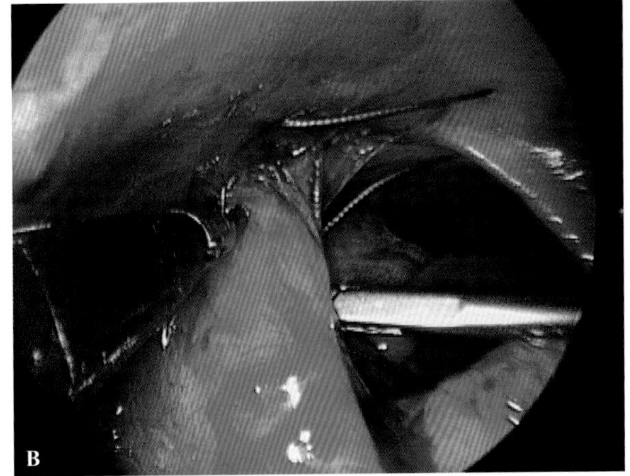

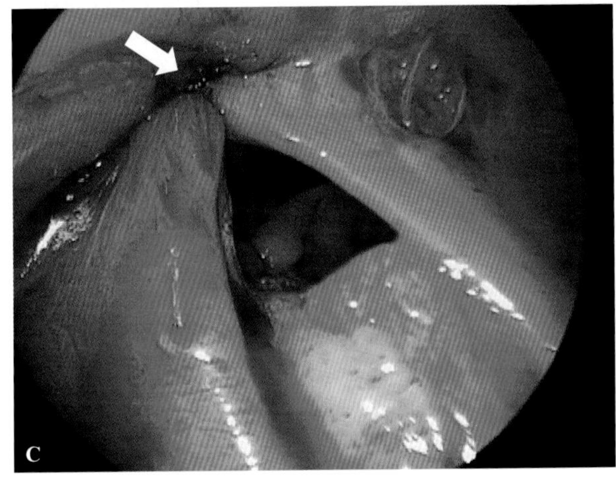

▲ 图 52-4　一例新生儿胸腔镜左侧先天性膈疝修补

A. 胸腔镜下可见左胸侧壁，胃（S）已经缩回腹部，从膈疝边缘（箭）可判断膈缺损的大小；B. 使用 3-0 Ethibond 缝线将膈肌最外侧缺损缝合，最外侧的缝线要固定在肋骨上，以确保外侧缺损完全闭合；C. 胸腔镜下显示左胸壁用 3-0 Ethibond 间断缝合（箭）关闭膈肌最外侧缘后的左胸侧壁

注，但仍需要进一步的研究来评估胸腔镜手术治疗 CDH 婴儿的短期和长期后遗症。

（九）修补与初次修复

随着工程生物合成的猪黏膜下基质（Surgisis）、脱细胞真皮基质（Alloderm）、Marlex、聚四氟乙烯（PTFE）或 Gore-tex 和腹壁肌瓣的应用，在过去的 10 年中，用于关闭大型 CDH 缺陷的选择有所增加（图 52-5）[80-87]。多个中心报道的与修补补片相关的结果一致显示，与未使用补片的患者相比，该患者组的发病率和死亡率有所增加（见早期结果部分）。更重要的是，已发表的报道揭示了与补片修复相关的长期发病率，包括补片感染、肠梗阻、膈疝复发、胸部和腹壁畸形的发生率增加[88-90]。不幸的是，使用更新的生物合成补片并没有显著改善这些结果，因为最

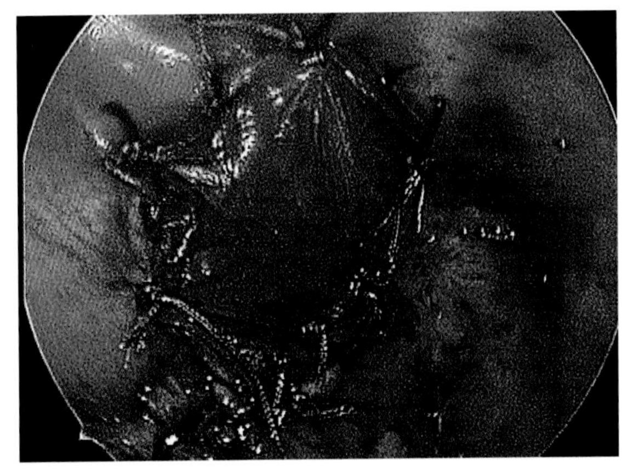

▲ 图 52-5　补片修补新生儿左侧先天性膈疝

胸腔镜下使用 3-0 Ethibond 缝线和 Surgisis 补片修补左膈肌

近的报道表明，当生物合成补片和 Gore-tex 补片进行比较修补时，膈疝的复发率和术后肠梗阻的发生率并无差异或更高[91]。

（十）ECMO CDH 修复

随着 CDH 修复的延迟和 ECMO 使用的增加，ECMO CDH 修复也变得越来越普遍[92]，尤其在病情最严重的婴儿中。到目前为止，大部分接受 ECMO 治疗的 CDH 患者在进行 ECMO 治疗的同时接受修复手术[94, 95]，需要 ECMO 支持的婴儿中有多达 85% 在修复前就已经进行了 ECMO 支持[93]。接受 ECMO 预修复治疗的患者中，54% 接受了 ECMO 修复，30% 接受了体外循环后修复，剩下 16% 的患者修复后无法存活。

接受 ECMO 过程中修复的婴儿比那些在接受 ECMO 支持之前或之后进行修复的婴儿并发症更多，死亡率更高。超过 50% 的死亡率与出血、败血症和其他并发症的发生率显著增加相关[96, 97]，导致许多人主张在 ECMO 支持停止后再进行修复[97–99]。ECMO CDH 修复最重要的并发症是危及生命的出血[92, 100, 101]。使用止血药、单丝缝合线进行修补术及减少修补过程中的抗凝治疗均可降低出血风险[92, 102–105]。

影响 ECMO 患者手术时机的另一个因素是患者的液体负荷状态。偶尔，CDH 患者需要容积复苏以使肌力支持的脱机。虽然容量负荷可能是有益的和必要的，但手术修复水肿组织可能是危险的，并有较高的 CDH 复发风险，修复后无法关闭腹腔[106]。因此，理想的是在血流动力学稳定和氧合作用得到了改善后尿液明显增多时进行修复。

（十一）并发症

CDH 患儿在初次住院和手术修复过程中可能会出现许多并发症。重症 CDH 患儿长期住院和有创监护存在感染、血栓和其他并发症的风险。除了严重疾病的并发症外，手术并发症还包括膈肌或肝脏、脾脏等实体器官的术后活动性出血。对于 ECMO 支持的患者，出血和血栓栓塞并发症可能不仅影响手术部位[101]，而且还有显著颅内事件的发生率，这是最具破坏性的急性和长期并发症[95]。

乳糜胸可能是由于在修复过程中，因淋巴管的中断手术动到膈肌或其他结构造成的（图 52–2C）[107–109]。畸形性 CDH 模型显示，CDH 缺陷本身可能与异常的肺淋巴管有关，这表明仅在手术修复期间的创伤性破坏可能与同侧胸的淋巴管渗漏无关[110]。使用补片、ECMO 或 HFOV 支架修复并在修复前需要输血的患者发生乳糜胸的风险最高。该并发症的总体发生率较低，存活率不受影响，而且在大多数有肠外营养支持和其他辅助治疗的病例中，淋巴管渗漏的非手术处理是成功的[111]。然而，乳糜胸患者的住院时间较长，中心静脉插管天数较多，且与未患乳糜胸的患者相比，其耗氧量增加。

在患者病程的早期或晚期，CDH 均存在复发可能性（见下文长期发病部分）。早期复发更可能发生在补片修复和 MAS 修复[78]患者中，只能通过胸部影像学检查来明确诊断。复发可能会引起破坏性的严重后果，应尽快手术处理。

（十二）患者的预后

早期预后

大多数 CDH 修复术后出院的患者，并不需要过多的院外支持治疗。但是，有一些 CDH 患儿可能存在一些需要家庭氧疗的心肺功能不全（缺氧和肺动脉高压的管理）、发育不良时的营养支持（管内食物补充）和规范化理疗（规范喂养和运动功能康复）等（参见下一节）。胃食管反流（gastroesophageal reflux，GER）在 CDH 婴儿中很常见，可能严重到影响发育或一些急性的危及生命的情况发生。CDH 患者 GER 时的病理生理学过程很复杂，有些时候是由于呼吸急促及吞咽相关的呼吸衰竭[112]、经修复的膈肌运动[113]，以及 CDH 患儿下食管括约肌的解剖学变化。对于不能接受药物治疗的严重 GER 患者，可能需要手术干预，包括出院前的胃底折叠术。出院后的持续护理对这类患者来说是至关重要的。目前，多学科的CDH诊所已经在多个中心建立起来，为其提供了便利条件[114–116]。

（十三）死亡率 / 死亡率风险

自2000年以来，CDH报道的机构存活率一直在70%～90%，与之前报道的50%或更低的存活率相比，这是一个显著的改善[36, 117]。然而，基于人群的一些研究仍报道了更高的死亡率，因为它们包括了在小儿外科中心以外处理的病例的死亡率。即使在过去20年取得了许多的进展，仍有10%～30%的CDH患儿死于呼吸功能不全、肺动脉高压或这些疾病相关的并发症。此外，某些CDH患者亚组的预后仍不明确。例如，目前还不清楚右侧CDH患儿是否比左侧CDH患儿有更高的死亡风险[119–121]。膈肌不发育的患者死亡率最高，约为50%。随着越来越多的中心报道了死亡率的改善，治疗CDH的临床医生面临的挑战将是如何降低最严重病例的死亡率。

（十四）大病例数和小病例数中心

CDH是一种罕见的疾病，因此，对于CDH结果是否与患者病例数有关存在争议。尽管关于大中心和小中心没有明确定义，并且CDH个体差异很大，但是一些较大的儿科中心可能每年收治超过15例CDH患儿，另一些较小的机构每年收治却很少超过1～2例。因为大中心具有更多的专业知识，可能有更多的资源来治疗这个复杂的患者群体，所以推测在较小的中心里存活率可能更低。然而美国的一些研究结果并不支持这一假说[123]。在加拿大，CDH婴儿死亡率在较大的中心（中心每年大于5个CDH病例）为21%，小中心（中心每年少于2例）为32%[124]。然而，几年后的一项后续分析未能证明大中心和小中心之间的区别，这可能是因为在最初的分析结果中，在小中心制订了质量改进措施[125]。在这些基于病例数的结果分析中，提供了重要和有价值的信息，为所有中心确定改善CDH预后的最佳实践方式。

（十五）长期结果：多系统发病率和多学科随访

现在经常报道CDH患者的长期预后。普遍关注的都是经治疗患者的多系统发病率、症状持续时间和（或）成年后的表现、是否需要医疗组织干预（如过渡护理等）。经治的CDH幸存者经历呼吸、营养、肌肉骨骼和神经疾病[95, 114, 115, 126, 127]，其中许多将随着患者的生长和发育而改善。为了协调这种护理，一些中心采用了结构化的方法来监控解剖学和功能性预后[128–131]。这些计划应注重并发症及相关问题的早期发现和治疗，以防止病情进一步恶化。此外，标准化的多学科随访计划必须成为CDH临床试验方案的一部分，以评估和告知新的治疗方式可能的益处或并发症。从这些项目收集的结构化数据可能为我们提供关于长期发病率的宝贵信息，并可用于父母和护理人员的教育，如产前咨询等。

（十六）神经系统并发症发病率

对于CDH幸存者来说，最具破坏性和最复杂的问题之一是神经系统病变。CDH存活者中神经和神经肌肉损伤报道的发生率不仅反映了最严重患者的危重疾病的严重程度，而且与在急性复苏期间或对CDH早产儿使用ECMO、肌肉松弛药和耳毒性药物有关[95, 132–135]。许多中心现在提供标准化的护理和功能评估，包括神经运动、神经认知、神经成像和其他评估，以识别和解决这些缺陷[134]。无论何种ECMO显露，都有研究提到在儿童早期和晚期持续性的言语和语言发育迟缓、运动障碍和神经认知障碍[134, 136, 137]。对老年CDH幸存者的评估也显示了学习障碍和心理障碍[137, 138]。需要多学科小组和教育专家的投入，以及家长的参与来解决和纠正CDH幸存者面临的这些挑战。

（十七）心肺并发症发病率

由于肺动脉高压是导致CDH患者早期死亡

的重要因素，很少有 CDH 存活者有持续性的肺动脉高压[139]。建议对 CDH 存活者进行常规心脏学随访，并应包括心电图和超声心动图评估，以记录右心室压力和功能。那些接受肺血管扩张药治疗的患者需要在密切监护下来指导停止治疗和解决右心室衰竭的问题。呼吸灌注扫描可以提供大量信息，但仍有一些轻微的异常结果，它们往往并不具有特别的临床和功能上的意义[140, 141]。

CDH 幸存者应进行肺功能检查来指导长期护理。婴儿肺功能检查表现为 1 岁时 CDH 肺膨胀，FRC 增大，呼气流量减少，尤其是 ECMO 治疗组[142]。不过在接受修复术的患者中，一些肺功能检查改变最终在 24 个月时恢复正常[143]。无论他们是否患有慢性肺部疾病，CDH 存活者在 5 岁前往往会经历持续的呼吸系统疾病，其中 55% 的患者会出现反复的肺部感染[144]。经 ECMO 治疗的 CDH 患者较其他诊断的新生儿 ECMO 患儿有更严重的气流阻塞，而且呼吸问题似乎随时间的推移而恶化[142]。

（十八）营养与肠胃疾病

营养不良仍然是 CDH 幸存者面临的挑战之一，因为营养不良往往会从婴儿期持续到青春期。中度至重度 GER 患者[127, 145]可以通过影像学、功能性和内镜等来检查。这些症状可以通过药物和外科抗反流治疗来控制，因为在 CDH 幸存者中已经有食管炎甚至食管癌的长期并发症的记录[146, 147]。巨大的膈肌缺损和显著的产前预后风险（产前超声检查提示肝上移）已被证明是反流症状和需要抗反流手术的预测因素[148, 149]。经口摄取厌恶（oral aversion）可能会持续很长时间，为了满足营养需求，管饲可能会持续到青春期[145]。充分实现生长各阶段的营养支持是实施和维持营养补充的关键决定因素。

CDH 患者的肠梗阻已多次报道。粘连性肠梗阻可在无 CDH 复发的情况下发生，而经补片修补后的患者比常规修补过的患者发病率更高[150]。对于这类病例的手术处理应与标准的肠梗阻病例一样进行，除非肠梗阻并发肠缺血、肠减压无效或 CDH 复发。在开腹手术中，应该确定 CDH 的复发不是梗阻的原因，以避免将来因持续性肠梗阻再次手术。

（十九）肌肉骨骼并发症发病率

婴儿剖腹手术、人工补片修补[131, 151, 152]和持续性呼吸窘迫是导致 CDH 人群脊柱侧弯和胸壁畸形的主要因素。尽管 CDH 修复后早期胸壁畸形的迹象在儿童时期可能很明显，但需要更多的长期随访数据来揭示 CDH 修复后肌肉骨骼功能变化的真实发生率，特别是在青春期这些变化变得更加明显[115, 147]。既往有 CDH 修复史的儿童不应排除采用 Nuss 手术纠正漏斗胸[153]。脊柱侧弯的治疗应包括早期的矫形咨询，尽管手术治疗往往要推迟到青少年时期。

（二十）CDH 复发

CDH 复发可有症状或无症状。常规随访应包括胸部 X 线检查（图 52–6）。症状性复发主要来自嵌顿的腹部器官，可表现为呼吸窘迫、胸痛和因肠梗阻而呕吐。在长期随访中发现，复发往往发生在儿童中后期，通过开腹手术修复的 CDH 患者的 10 年复发率低于 5%[151]。相比之下，经补片修补或经 MAS 方法修补过的患者（见前面关于 MAS 修复的章节）的复发率更高，接近 30%。所有用于 CDH 修复的补片都有其缺点，因为合成的不可吸收的单层补片与较高的复发率、粘连性肠梗阻和网片侵蚀或迁移[154]相关，而可吸收的补片与较早的甚至更高的复发率相关[91, 155]。复合补片价格较昂贵，虽然其早期预后的结果较好，但目前缺乏长期的预后结果。腹壁肌瓣的效果也不好，其复发率与合成膜片[155]相似，并且随着时间的推移，在某些患者的 CXR 上可能出现疝。最后，有一个很好的论点是，导致 CDH 复发和（或）肌肉骨骼变化的原因是技术，而不是修复的类型，因为处于高张力下紧绷的补片更有可能在生长过程中抽离胸壁导致复发，或相反地向内抽离胸壁导致胸部轮廓改变[156]。使用无张力的、穹

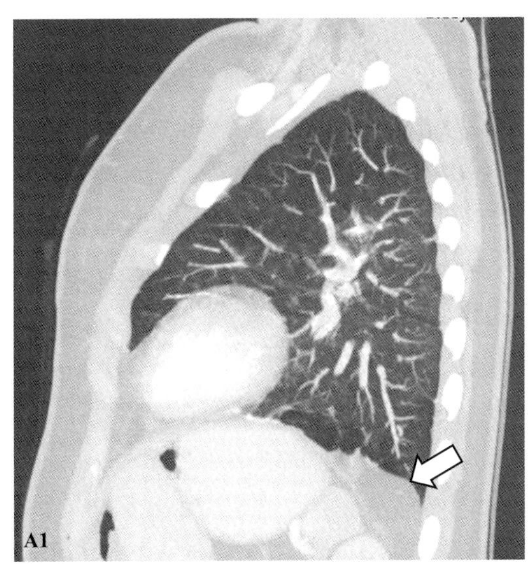

◀图 52-6　先天性膈疝复发

A. CDH 一期修复及复发；A1. 这是 15 岁修复后患者胸部 CT 扫描的矢状面图像。她没有任何症状，是在行心脏检查时胸部 CT 偶然发现复发。箭显示左侧半膈肌上方疝出的团块；A2. 在胸部 X 线正位片（左侧）或侧位（右侧）未见复发性 CDH；B. 一位 7 岁无症状患儿的胸部 / 腹部 CT 扫描冠状面片显示 CDH 补片术后复发。箭所指的是不透射线的 Gore-tex 补片和位于补片上方的肠袢；C. 胸部 X 线片示胸腔镜修补术后 11 个月左侧 CDH 复发。患者因呼吸困难和呕吐而被送到急诊科

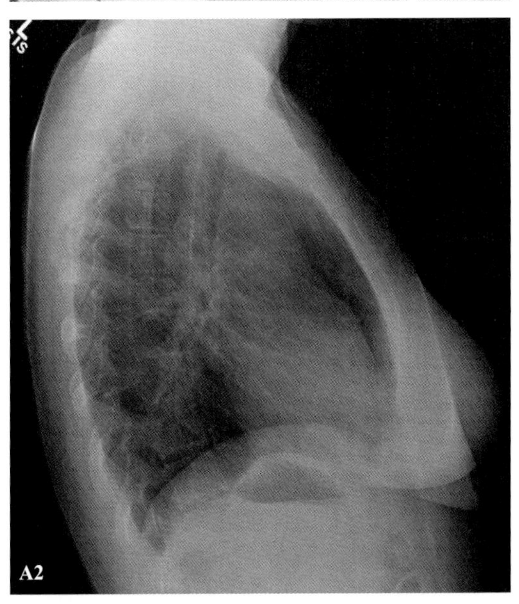

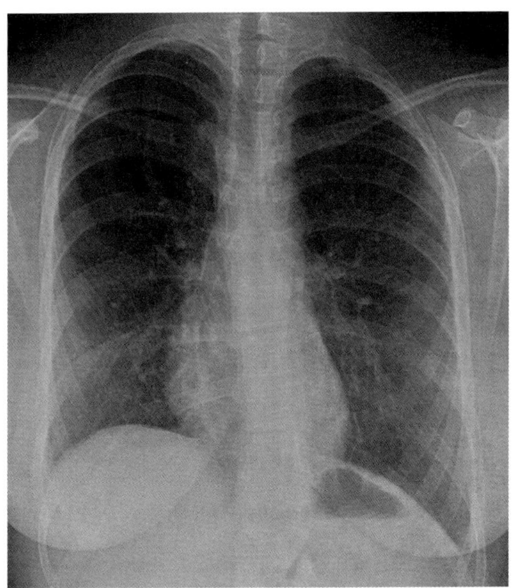

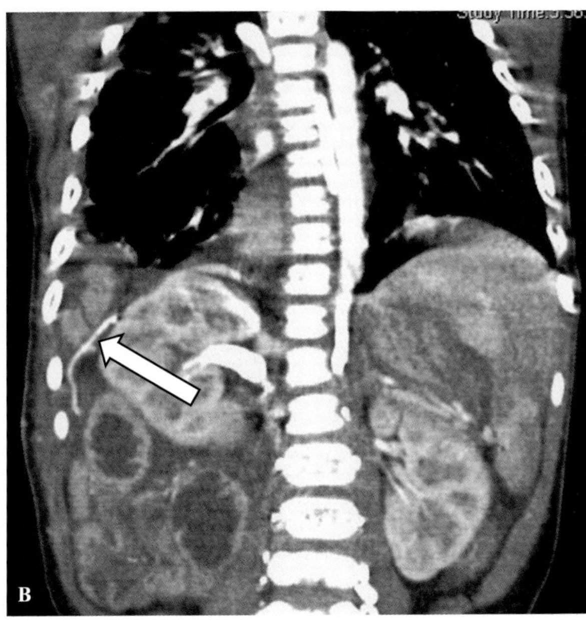

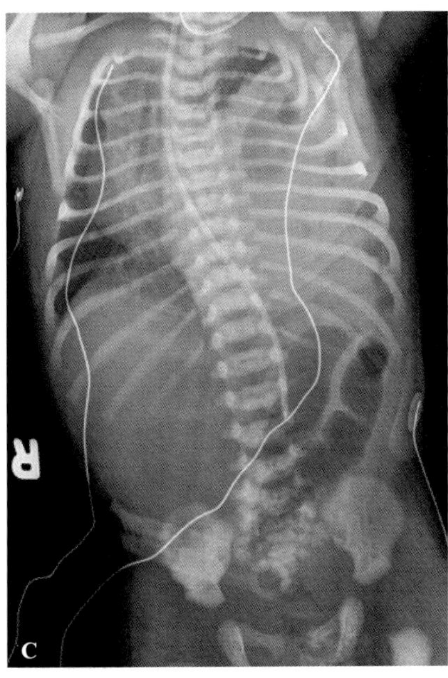

窿形状的补片修补必须进行跟踪随访，以确定该技术在预防修补术后的患者 CDH 复发和肌肉骨骼改变方面是否真的更好。

（二十一）过渡期护理

多系统疾病的存在和持续以及成年期 CDH 仍存在复发的可能性，这些都要求 CDH 患者从青少年向成人护理的正式和平稳过渡。然而，这种情况很少发生。虽然大多数 CDH 幸存者表现出有限的生理损害，但并发症如静止性 GER [157] 可持续到成年，一般建议使用内镜技术来诊断和治疗这些长期并发症。监测 CDH 的复发和肺功能也是必要的，最好在呼吸内科或胸外科进行。如果吞咽困难症状仍然存在，成年 CDH 患者的营养评估可能需要在前肠运动障碍和 GER 疾病的饮食管理方面知识的专业团队。那些有持续性肺动脉高压或呼吸系统损害的患者应进行过渡治疗。总而言之，对 CDH 幸存者成年后的协调护理应以一种有计划和按预期的方式进行。

（二十二）未来的发展方向

预后研究

CDH 护理的临床进展部分是由 CDH 登记处积累的数据推动的，其中最大的是 Kevin Lally 创立的国际 CDH 研究（CDHSG）（https://med.uth.edu/pediatricsurgery/research/research centers and programs/cdhsg/）。这一自愿数据库的最新更新包括 112 个中心和 8000 多名患者，自建立以来发表了 35 份出版物。从大量中心收集数据可能难度较大，但它支持了一种独特的能力，即在护理患有 CDH 的婴儿时处理许多床旁问题 [158]。像 DhREAMS（*Diaphragmatic Hernia Research and Exploration, Advancing Molecular Science*）这样专门的、疾病特异性的研究小组也已经形成，以协调 CDH 的基础、转化和临床研究（www.cdhgenetics.com）。

（二十三）新的胎儿疗法和再生医学

除了胎儿手术治疗外，其他新的治疗方法也被研究用于治疗产前诊断的 CDH 病例，这些病例预后不良。有一些研究者对产前类固醇促进肺成熟方面进行了评估，但没有研究显示在人体试验中有益 [159]。目前正在 CDH 动物模型中进行的研究是，产前给予促进肺和肺血管生长的其他药物，如维生素 A，西地那非和内皮素 –1 拮抗药等 [160]。

再生医学和组织工程也在临床前模型中进行了研究。目前正在研究以干细胞为基础的治疗方法在CDH动物模型中挽救肺生长缺陷的作用 [161]。间充质干细胞在促进肺成熟方面的应用在改善肺泡发育、表面活性物质水平和肺结构方面显示出良好的前景，同时，收集羊水来获取间充质干细胞用于 CDH 的可行性也在进一步研究 [162, 163]。组织工程技术方面的研究也正在进行，以再生膈肌代替人工补片。与成熟的肌细胞或脱细胞支架相比，在胎羊模型中使用胎儿成肌细胞来产生功能和结构健全的膈肌组织似乎显示出更好的效果和质量 [164, 165]。这项研究的未来方向包括使用从患者身上提取的可诱导的多能干细胞来产生膈肌补片。

五、Morgagni 疝

Morgagni 疝，以 18 世纪解剖学家 Giovanni Morgagni 的名字命名，起源于膈中线的先天性缺陷，导致腹腔脏器如结肠、小肠和大网膜进入前纵隔（图 52–7）。它甚至比 Bochdalek 疝更少见，占膈疝的不到 5%，在第 49 章有更详细的讨论。胚胎性缺陷导致的 Morgagni 疝的发病目前尚不清楚，但 Morgagni 疝可能伴有其他胸壁中线和腹壁缺陷，如脐膨出、胸骨和心包缺陷，以及先天性心脏异常等，形成 Cantrell 五联症 [166]。Morgagni 疝具有较高的其他相关器官异常情况发生率（某些系统中高达 70%），与 Turner 综合征、Noonan 综合征、Prader-Willi 综合征和唐氏综合征 [167] 等遗传综合征高度相关，提示这些共存条件具有遗传或共同的通路基础。尽管如此复杂，由于无 Bochdalek 疝所见的肺缺陷，Morgagni 疝

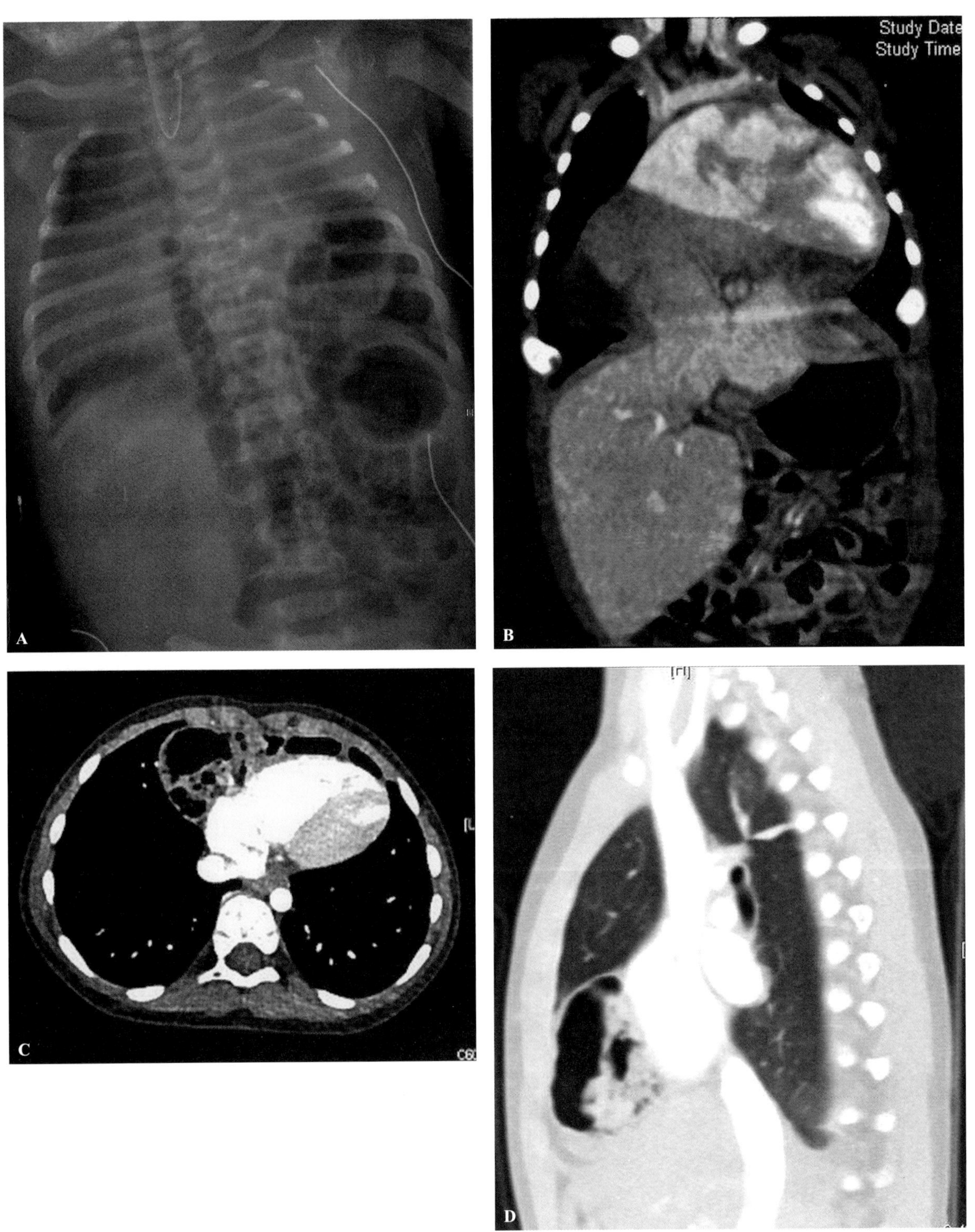

▲ 图 52-7　**新生儿和幼儿的 Morgagni 疝**

A. 该患儿出现呼吸困难和鼻胃管插入困难。胸部 X 线检查鼻胃管留置位置时发现跨越中线左右两侧的膈肌巨大缺损；B. 新生儿胸部和上腹部 CT 扫描显示肝左叶疝入右胸腔和中线；C. 一位无症状的唐氏综合征患儿偶然在胸部 CT 横断片上发现 Morgagni 疝，可见横结肠疝入胸骨后区；D. 同一位患者的 CT 胸部矢状面片显示 Morgagni 疝

患者的预后是极好的。Morgagni 疝常在新生儿期以后出现，通常在常规胸部 X 线检查后偶然误诊为其他疾病。虽然胸部 X 线检查结果准确性往往也是较高的，但最终的诊断是都通过横断面成像，如计算机断层扫描（CT）或核磁共振成像（MRI）来完成的（图 52–7）[168]。术前超声心动图排除了潜在的心脏缺陷，也是 Morgagni 疝的常规检查。

Morgagni 疝的手术修复通常通过开腹手术进行，或者最近采用腹腔镜手术进行（图 52–8）。膈肌缺损位于上腹壁和心包之间。非吸收性缝线的原位修复是最常见的修补手术，修复范围包括中线以外的大的缺陷保留修补、腹腔镜修补 [81] 或复发疝的修补 [169]，腹腔镜下入路通常需要在前腹壁做一个小的切口来取出缝线并在腹部外侧打结。Morgagni 疝的疝囊可能较大，可位于纵隔腔内或胸腔内，并可粘连于胸腔内或纵隔内结构。因此，经腹腔镜切除疝囊可能存在一定困难 [170]。

孤立性 Morgagni 疝的远期疗效很好。相关综合征患者的修复也有良好的结果 [171]，这在很大程度上取决于他们先前存在的基础疾病。复发率方面与某些系列的经补片修补的 Bochdalek 疝相似 [169]，Morgagni 疝的随访应包括胸部 X 线检查，以发现无症状的复发。

六、食管裂孔疝

HH 由肌膈脚部缺陷引起，最常见的结果是胃疝。在婴儿期这是一种罕见的疝，但其真正的发病率是未知的。与成人 HH 相似，儿童 HHs 是根据疝的程度和机制进行分类的，范围从最小的滑动（1 型）到巨大的多器官疝（4 型）。在儿童中，HH 的临床表现从影像学偶然发现的完全无症状到严重的 GER、咳嗽、呕吐或贫血 [172]。在已知 GER 的婴幼儿中，HH 的发病率约为 20% [173]。先天性 HH 往往较大，在婴儿期早期就存在，而与其他条件相关的 HH，如增加的腹内压可在儿童期后期出现。先天性 HH 可能与遗传综合征有关，如马方综合征等 [174]。与 HH 相关的其他疾病包括 Bochdalek 疝、腹裂、贲门失弛缓症 [175]、和脑室 – 腹腔分流。

常规胸部 X 线片如果在纵隔内发现充气的胃底，则提示 HH 的存在（图 52–9）。在一些严重的患者中，绞窄性 HH 可在胸部 X 线片上表现为充满液体的肿块 [176]。如果合并有 GER、吞咽困难或上消化道梗阻时也可以确定 HH 的存在。学龄前儿童出现吞咽困难时应进一步调查，如上

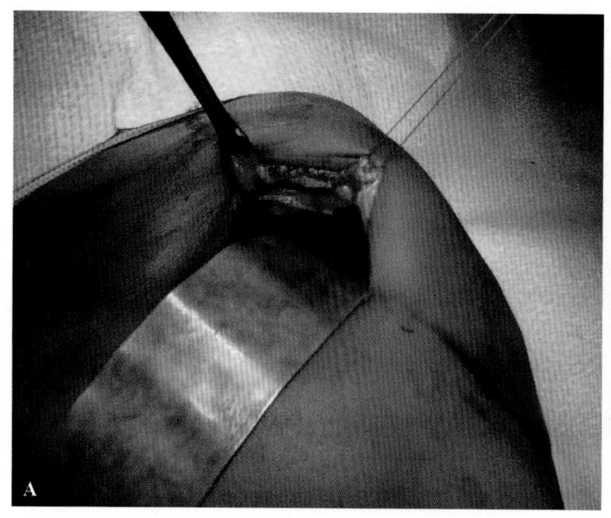

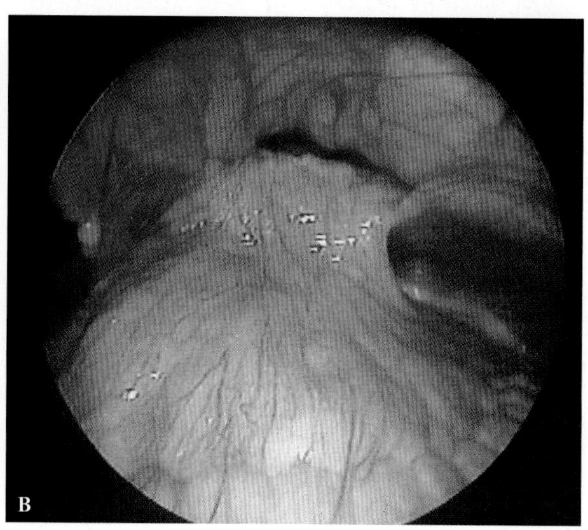

▲ **图 52–8　开腹手术（A）或腹腔镜手术（B）修复 Morgagni 疝**

A. 做剑突下切口并向左侧肋缘下延长显露位于中线的胸骨后缺损。缺损小，利用不可吸收缝线间断缝合；B. 腹腔镜下显示大网膜疝入中线疝缺损处。将大网膜还纳，用不可吸收缝线做间断缝合多针闭合缺损，并从中间小切口退针

消化道造影等，但也需要将排除摄入异物的其他鉴别诊断。胃镜及 pH 测定法是诊断 GER 的辅助手段，可能揭示 HH 的存在。

如果裂孔特别大，疝内容物很多，特别是出现嵌顿时，可能需要胸腹联合入路进行手术。疝修补可以通过开放或 MAS 技术进行，并用补片修补。与成人一样，胃底折叠并闭合疝环。虽然并不普遍要求，但一般都是手术的一部分。与成人 HH 类似，需要修补的大缺陷可以通过生物合成补片进行修补。文献中虽有关于复发的描述，但由于缺乏对儿童 HH 的终身随访，所以缺乏对复发的记载。患有 HH 的儿童预后良好，除非出现嵌顿或绞窄[172]。

七、膈膨升和膈神经麻痹

膈膨升是指膈肌异常升高和功能不良的“松

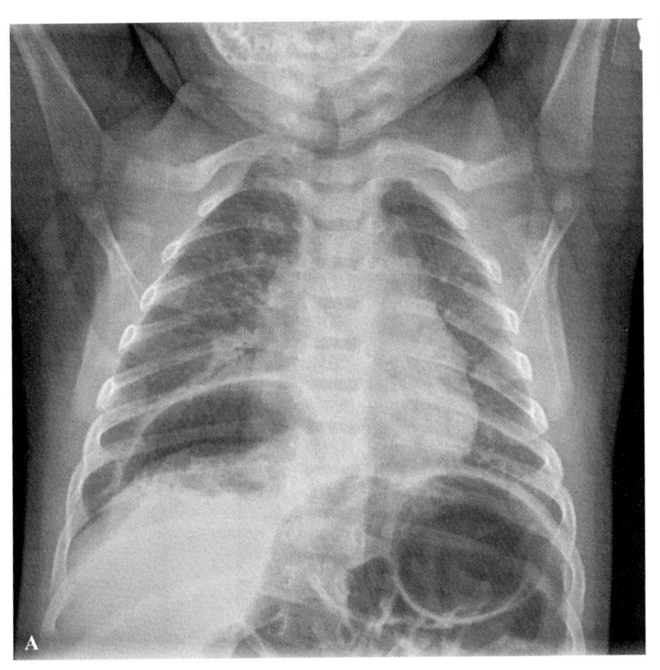
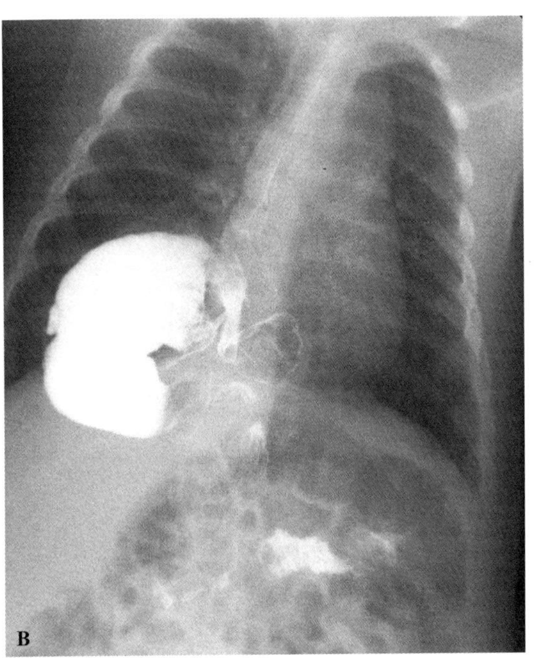
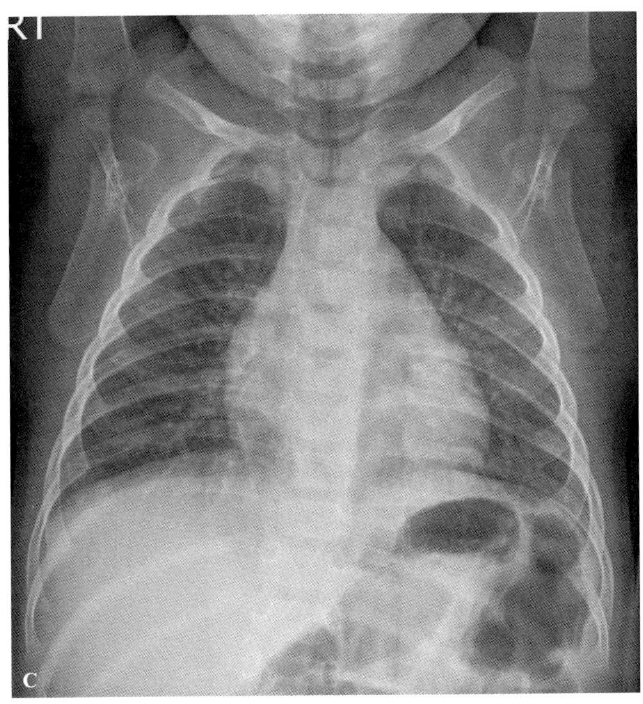

▲ 图 52-9 胸部或腹部 X 线片发裂孔疝现并通过上消化道造影证实

A. 两月大并且反复呕吐的婴儿，胸部 X 线片显示右侧膈肌上方有一个巨大的“气泡”影；B. 消化道造影显示胃大部分位于膈肌上方，幽门位于裂孔水平；C. 修补术后胸部 X 线片清楚显示，胃泡位于左上腹左侧膈肌下方

弛”状态。先天性膈膨升和伴有囊性变的 CDH 常被认为是 Bochdalek CDH 的一部分，可能与不同程度的肺发育不全有关，也可能无任何症状[177]。膈膨升可能只累及一侧膈肌（图 52–1），在少数情况下，双侧都会出现呼吸窘迫的症状（图 52–10）。膈膨升还必须与膈神经损伤后发生的膈肌麻痹相鉴别，膈神经损伤通常发生于出生创伤或心脏及其他类型胸外科手术后。膈神经麻痹与肺发育缺陷无关，如果膈神经发生神经失用而不是完全离断，通常是可逆的。呼吸功能可能因呼吸功能不佳而受到损害，可能需要气管插管和机械通气支持。如果膈肌在观察一段时间后仍未恢复，可能需要手术修复，以便成功地使患者不再依赖机械通气支持[178]。

诊断中心性或膈神经麻痹通常是在影像学上。常规胸部 X 线片可显示膈肌高度隆起，但肺野无腹腔脏器（图 52–1 和图 52–10）。超声现在常规用于记录膈肌偏移和评估膈肌功能[168]。在自然呼吸过程中，与对侧膈肌相比，膈膨升表现为一个“松软的”膈肌，其运动呈似有似无的状态。透视法也可以用来显示这些变化。有时需要 CT 成像来区分右侧膈膨升和右侧 CDH，因为在 X 线片或超声上可能会对肝脏等实体器官的疝出漏诊。

无症状、肺功能未受损的膈膨升患者可以观察和随访。然而，肺功能损害和肺容量减少需要膈肌折叠术干预（图 52–11）。膈神经麻痹手术的目的是收紧松弛的膈肌，以消除反常运动和呼吸障碍。膈肌折叠的入路可经胸腹入路，MAS 入路尤其适用于较大的婴幼儿和儿童，单侧膈肌折叠通常可迅速缓解呼吸道症状，无明显远期并发症。在膈肌边缘肌肉较少的情下，应像 Bochdalek CDH 那样来处理；应切除多余的囊状结构，并对由此产生的缺陷进行原位或补片修补。

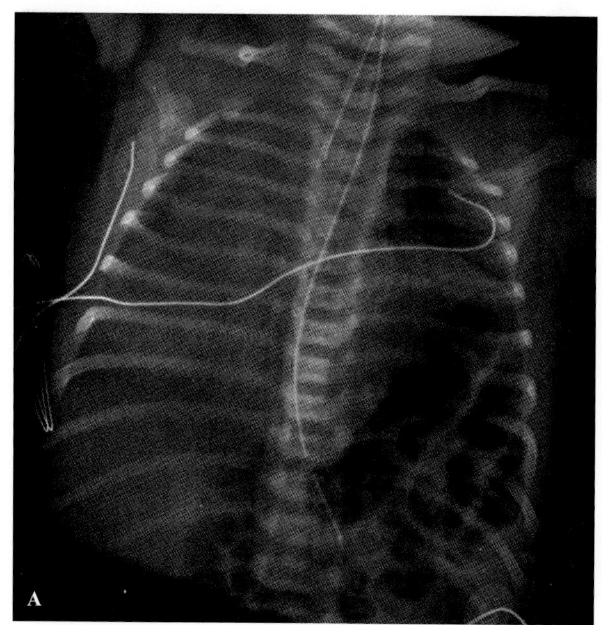

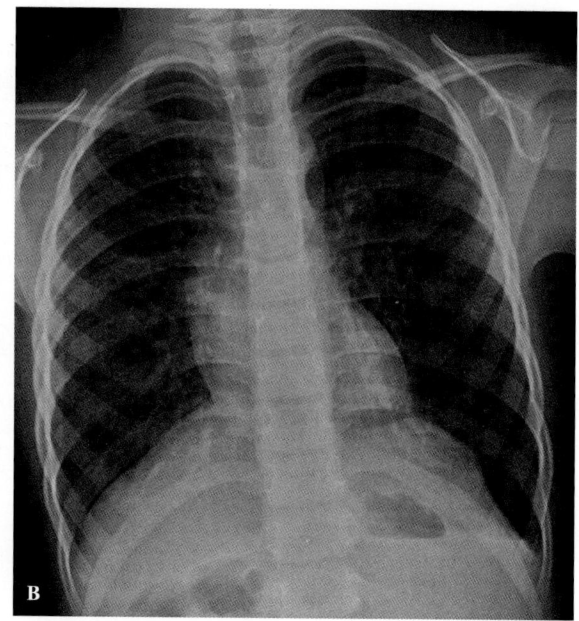

▲ 图 52–10　新生儿双侧膈膨隆

A. 胸片示有症状的新生儿双侧膈膨隆，留意肺野很小而且膈肌位于第 5 肋水平；B. 双侧膈肌折叠术后 5 年，胸部 X 线片显示膈肌平坦，双侧肺野较前明显增大

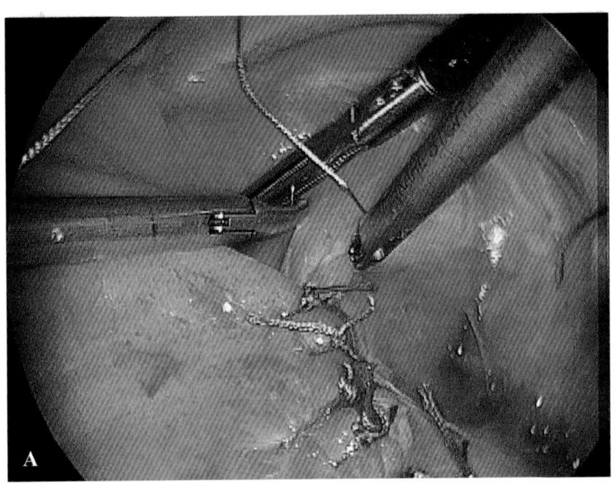

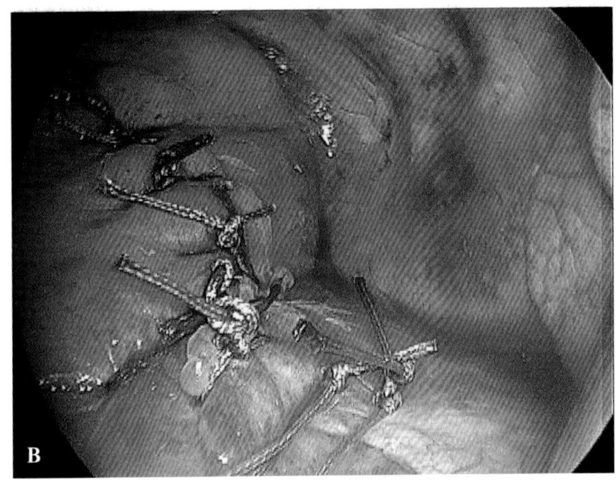

▲ 图 52-11 胸腔镜下右膈肌折叠术

A. 使用不可吸收的缝线间断缝合，缝合时使用器械将松弛的膈肌拉紧下压，以便缝合线能缝到膈肌的肌层；B. 胸腔镜下完成的折叠术外观

第 53 章
Morgagni 疝孔
Foramen of Morgagni Hernia

Federico Venuta Marco Anile Erino A. Rendina 著
张 珂 译

一、定义

Morgagni 疝（胸骨后疝）是一种不常见的膈肌疝，与腹部内容物通过 Morgagni 孔或胸骨旁裂孔疝入胸腔有关。这与胚胎生命发育过程中横膈的发育缺陷有关，从而导致位于胸骨、肋骨部位的膈肌纤维腱膜元素缺乏融合 [1, 2]。

1769 年，帕多瓦大学的解剖学家和病理学家 Giovanni Battista Morgagni 首次报道了 [3] 通过 Larrey 腔观察到这种罕见的前膈肌缺损，这是以拿破仑的外科医生 Larrey 的名字命名的，他曾描述过胸骨后入路进入心包。Morgagni 报道的是一个患者身上发现的尸检结果，这个患者死于通过这个疝口疝入胸腔的坏疽性结肠。

在 1948 年 Herrington 的第一篇报道中，Morgagni 疝占先天性膈肌疝的 1.5%（430 名患者中有 7 名）[4]。随后的系列报道发病率高达 7%[5]。这是最罕见的膈疝。这种情况可能与唐氏综合征 [6]、Cantrell 五联症、努南综合征、普拉德 – 威利综合征和特纳综合征有关 [7]。Morgagni 疝在任何年龄段都很少见，但尽管是先天性病因，但在儿童中被发现的频率比在成人中低 [7]。它们在女性和肥胖患者中更为常见。

二、解剖细节

膈从胚胎学上起源于四个结构：不成对的腹侧部分（横膈），两个成对的背外侧部分（胸腹膜或褶皱）和不规则的中间背侧部分（背系膜）。体壁肌肉有助于膈肌的发育。大约在妊娠的第 8 周，左右胸腹膜闭合并在相互之间确定分为胸侧和腹侧部分。右侧胸腹膜管比左侧更早闭合 [8]。这些结构中的一个或多个的形成或融合失败会导致多种膈肌异常。特别地，先前存在的胸腹膜缺乏融合或肌肉化会导致胸肋三角区缺损，被称为 Morgagni 孔；乳内动脉穿过该空间进入腹直肌鞘，成为上腹壁上动脉。该三角形空间位于剑突或胸骨两侧的后方和侧面，在第 7 胸肋交界处。Morgagni 疝也称为胸骨后、胸骨旁、胸骨下或胸肋下疝。按照惯例，右侧疝被称为 Morgagni 疝，而左侧疝被称为 Larrey 疝。“圆韧带”定义了两侧疝的内侧边界。

与 Bochdalek 疝相反，腹膜囊（真疝囊）始终围绕 Morgagni 疝的内容物。可能是因为心包囊和心脏覆盖了对侧缺损，通常只能在右侧观察到它们。Morgagni 疝通常与肥胖有关。在大多数情况下，疝仅包含大网膜，但也可能涉及胃（图 53–1）、横结肠（图 53–2）、小肠或肝脏。部分文献还描述了双侧疝 [9–11]。

三、临床特征和诊断

患者通常无症状。然而，胸骨后疼痛和呼吸道或胃肠道症状可能会发生 [12]。尽管成儿童通常

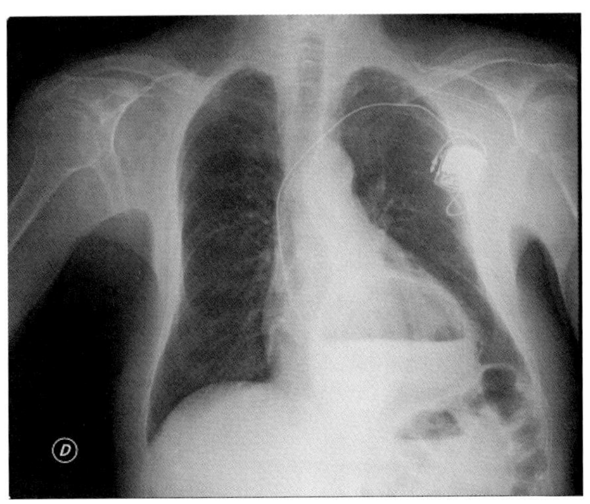

▲ 图 53-1　骨嵌顿在胸骨后间隙内的 Morgagni 疝

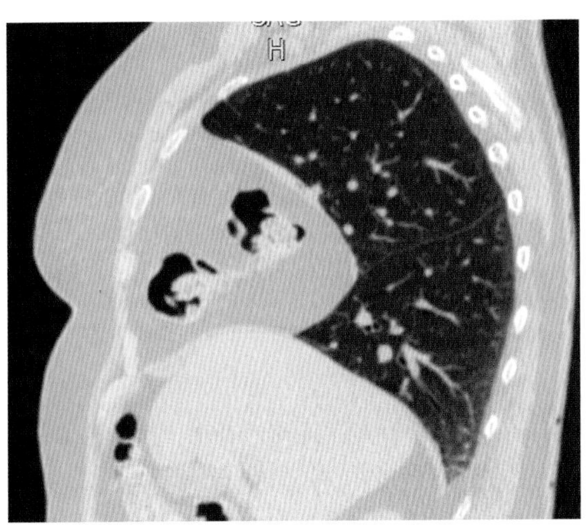

▲ 图 53-2　横结肠和大网膜位于胸骨后间隙的 Morgugin 疝

无症状，但其症状在成年人和儿科人群中分布均匀。患者经常表现为间歇性部分结肠梗阻引起的疼痛或便秘、上腹或胸骨下饱胀、右肋下不适。漏诊可能会导致严重的危及生命的并发症。

特别是，疝中阻塞的内脏因嵌顿或绞窄导致坏死虽然很少见，但与急性或亚急性症状有关[11]。呼吸困难和心悸的心肺症状较少见[13]。右肺中叶扭转也已有报道[14]。任何引起腹内压升高的疾病可能会导致症状发作或加重。运动、体育活动及创伤和怀孕[15]也可能是诱发因素[16]。症状的不连续出现可能与疝内容物进出缺损有关。

影像表现取决于突出的疝内容物。胸部 X 线片通常显示出右心旁边界清晰、均匀的阴影；在侧位片中它位于前胸骨后间隙。小疝囊被描述为“拐杖征”：脂肪的曲线堆积与前腹壁连续的脂肪线[17]。疝中仅存在网膜组织与肿块的完全不透明有关。不均匀性可能是疝肠内主要脂肪内容物或空气的成像结果[18]。当存在内脏疝时，胃肠道对比研究可确诊。确诊可通过计算机断层摄影（CT）和磁共振成像（MRI）(虽然通常不是必需的）展示通过缺损疝脂肪与腹腔网膜连续性来完成[1, 12]。

四、外科修复

建议对有或没有症状的患者进行手术治疗，以防止发生严重的并发症。经胸或经腹入路手术都有文献报道[19]。

经侧胸壁开胸的经胸腔入路可广泛显露并易于修复膈肌缺损。但是，双侧疝可能会无法同期完成手术。在膈肌的另一侧，可以考虑通过上正中线、肋下或旁正中线切口进行开放式经腹入路。有并发症的患者应首选此途径。越来越多的文献报道了腹腔镜修复案例[20-22]；这种方法可以大大减少术后住院时间[23]。无论选择哪种方法，都应清楚地识别疝的边缘并切除囊。切除囊具有以下优点：由于仅对囊进行操作，因此减少了组织创伤；由于去除了浆内膜，减少了有症状的积液机会；避免了囊本身可能复发的风险[7]。需要无张力的封闭缝合以防止复发。对于直径＜ 3cm 的缺陷，可使用不可吸收线褥式缝合进行修复。膈肌通常固定在胸骨后部和后直肌鞘上。

对于较大的缺损，当疝边界处的组织特别脆弱时，应考虑用修复材料进行修复。这包括聚丙烯网和各种复合假体，如膨体聚四氟乙烯（expanded polytetrafluoroethylene，ePTFE）和亲水性可吸收膜。通常首选双面 ePTFE，以最大限度地减少假体表面发生粘连的风险[7]。

手术修复的结果非常好。手术并发症的发生率和死亡率较低，通常在肠绞窄的患者中可观察到[7]。很少复发[24]。

第 54 章
膈肌原发性肿瘤
Primary Tumors of the Diaphragm

Min P. Kim*　Wayne Hofstetter*　Daniel Ocazionez#　Carlos S. Restrepo#　著
张　珂　译

膈肌原发性肿瘤非常罕见。最常见的良性病变是囊肿，最常见的良性实体瘤是脂肪瘤。膈肌良性肿瘤通常在有症状或担心是恶性肿瘤又没有其他无创方法解决的情况下切除。膈肌最常见的原发性恶性肿瘤是横纹肌肉瘤。原发性恶性肿瘤应基于肿瘤的大小和范围通过整块手术切除以确保切缘阴性。膈肌的切除入路和重建应以肿瘤的大小和需要重建缺损的大小为指导。

一、历史

成人膈肌在解剖学上由周边的骨骼肌（横纹肌）、大的中心纤维腱（腱膜）、弓形韧带和后面肌支组成。它还包含血管（膈动脉和膈静脉），神经（膈神经和分支）和丰富的内部淋巴网络，所有这些都可能发生肿瘤病变。膈肌上有 3 个裂孔：腔静脉、主动脉和食管裂孔。膈肌的胸侧被壁胸膜覆盖并牢固附着，腹侧分别被腹膜和肝脏裸区覆盖和占据。膈肌与胸、腹腔内脏的密切关系使得继发性肿瘤容易分别自相应的体腔侧累及膈肌，但本章将只讨论原发病灶。

膈肌主要由间充质成分组成，因此大多数原发性膈肌肿瘤起源于间叶细胞并不奇怪。膈肌原发性肿瘤是一种非常罕见的病变，由 Grancher 在 1868 年首次在现代文献中描述。在报道中，他描述了在尸检过程中发现膈肌纤维瘤 [1]。迄今为止，总共仅有约 200 例膈肌原发性肿瘤的文献报道 [2-32]。膈肌原发性肿瘤分为良性或恶性。膈肌最常见的良性病变是膈肌囊肿，膈肌最常见的良性实体病变是脂肪瘤。膈肌最常见的恶性原发病变是横纹肌肉瘤。

二、临床表现

我们对报道的膈肌肿瘤文献分析表明，这些病变男女罹患机会均等。平均出现年龄为 40 岁，最早在妊娠 32 周时出现胎儿水肿症状 [33]，最迟在 80 岁出现症状 [34]。文献中报道的大多数肿瘤是膈肌良性肿瘤，无任何偏侧好发证据（右侧与左侧对比）。病变的大小通常会影响症状的存在与否。小病灶患者存在因其他原因进行影像学检查时而偶然发现的趋势，而更大的肿瘤则会引起胸痛、气短、腹痛或腹部包块。

三、影像学检查

对疑似膈肌肿瘤患者的典型影像学检查形式是计算机断层扫描（CT）和磁共振成像（MRI）。超声也可用于诊断评估，尤其是在儿科人群中 [35]。CT 显示肿瘤的位置、毗邻结构关系以及重要组织的侵犯情况。CT 还有助于缩小鉴别诊断范围，因为许多病变可根据其衰减参数和增强特性来判断，并可区分实体瘤和囊性肿瘤。CT

*. 负责胸外科部分撰写；#. 负责影像诊断部分撰写

也有助于评估恶性肿瘤的转移性情况。与CT相比，MRI提供了更高的对比度分辨率，因此它有助于更准确地评价肿瘤内部特征[36]。几种实体瘤最初可以被影像学检查描述为腹腔内或胸膜腔内包块，并在最终切除时诊断出肿瘤[37]。

四、原发性良性肿瘤（表54-1）

（一）间皮囊肿

膈肌最常见的良性病变是囊肿，最常见的是间皮或支气管囊肿。间皮囊肿是先天性体腔残留病变，可在肾上腺、卵巢、镰状韧带、脾脏、睾丸鞘突、肠系膜和罕见的膈肌中发现[38]。囊肿可见于儿童体内[20, 38]，很少在成人体内发现[28, 39–41]。超声通常是儿童的初始诊断研究方法，其典型表现为薄壁囊性结构[20, 38]。其CT扫描显示为均匀的、非增强信号的、有良好界限的水样密度结构[20, 38]。而MRI显示为一个薄壁的囊肿样结构附着在膈肌上[20, 38]。膈肌间皮囊肿的诊断通常基于影像学检查。

在儿童中，间皮囊肿可能消退或消散，因此可能不需要对病变进行手术切除。Akinci等报道了11例系列超声随访患者，其中6例表现为消退或完全消散；另外5例患者囊肿尺寸没有任何变化（随访5个月至6年）[20, 38]。如果这些患者有症状，乙醇硬化疗法被描述为可致囊肿消散有效的治疗方法。5例患者接受了95%乙醇的囊肿内注射治疗，所有患者治疗导致了囊肿消散[38]。有症状的成人患者可能主诉胸痛、上腹部不适和（或）呼吸困难的症状，这可能是手术切除囊肿的指征。

表54-1 常见的良性膈肌肿瘤

肿 瘤	发病率
脂肪瘤	38.5%
囊肿	24%
神经源性肿瘤	18%
纤维瘤	7.3%
血管纤维瘤	4%
平滑肌瘤	3%

（二）支气管囊肿

支气管囊肿是前肠来源异常发育的疾病，通常位于纵隔或肺实质中。它是气管支气管树的异常芽，生长在一个异常的位置[42]。膈肌支气管囊肿罕见，但有一些独立的个案报道[13, 28, 43]。组织学结果发现囊肿壁衬有假复层纤毛柱状上皮，这是支气管囊肿的必要条件。其组织学特征类似于支气管壁，简单的囊肿充满黏液样物质[43]。虽然少数患者没有症状[13, 42]，但大多数患者报告有咳嗽、不适、疼痛或呃逆症状[28, 43]。有症状的患者通常囊肿非常大，导致周围结构受压。病变可能会在胸部X线片上以膈肌上方隆起肿块的形式被发现[42]。支气管囊肿的CT影像会显示线性和结节样钙化沿囊肿壁排列，而病灶内具有软组织密度（图54-1）[42, 44]。超声显示为低回声病灶[42, 44]，而MRI则显示含液体的病灶[44]。术前影像检查难以确切诊断[13, 43, 44]。在大多数情况下，将囊性病变切除以确诊、减轻症状或除外囊内恶性肿瘤[42]。但目前尚无膈肌囊内恶性肿瘤的文献报道。总的来说，良性囊肿可以被观察到，但是如果有症状或对明确诊断有疑问，则应将囊肿切除。

（三）包虫囊肿

包虫囊肿是由多见于地中海国家的棘球绦虫导致的[11]。通过食肉动物排泄的棘球绦虫虫卵可以感染各种中间宿主动物如羊、牛、鹿和人[4]。由于胚胎期六钩蚴通过肠道进入门静脉系统并在肝脏中形成囊肿，因此包虫囊肿主要见于肝脏[11]，在膈肌中很少见到它（发生率约为1%）。包虫囊肿通过血管系统种植，或者经过肝脏或肺脏直接迁移到膈肌[11]。所有确诊的膈肌包虫囊肿报道均来自希腊、突尼斯和土耳其[4, 8, 19, 45–47]。但是，对于有过包虫囊肿流行地区个人史的膈肌囊肿病患者，应将包虫囊肿包括在鉴别诊断内。大多数患者出现疼痛[10, 19]，甚至有报道发现膈肌包虫囊肿破裂[4]。诊断可通过间接红细胞凝集试验进行，其通常为阳性；超声检查则显示为一个包含多囊泡的囊肿。CT扫描可能会显示为一个包含实性和囊性成分的肿块[4]。MRI 显示为一个内部有多囊泡的囊肿样结构[19]。治疗需要通过完整的外科手术完全切除，通常需要切除囊肿、子囊肿和出芽膜，接下来切除大部分周围纤维囊并进行膈肌修复[19]。切除包虫囊肿后，应给患者一段时间的阿苯达唑治疗[19]。

（四）脂肪瘤

膈肌脂肪瘤是膈肌最常见的良性实体瘤。脂肪瘤是柔软、被包裹的脂肪瘤体。膈肌脂肪瘤有两种类型：从胸膜下成熟脂肪组织发源的无蒂脂肪瘤和胚胎学上未分化的组织学发源的沙漏状脂肪瘤[48, 49]。大多数脂肪瘤患者是无症状的。但是，大的脂肪瘤患者可能会出现咳嗽、疼痛或呼吸困难。最好影像学检查是 CT，因为这些病变表现为低衰减小于 0Hu、均质、低衰减而没有任何增强成分的组织（图 54-2）[48, 50]。在 MRI 影像上，脂肪瘤表现非增强病变，其在 T_1 加权像上表现为高信号，并在饱和脂肪序列上表现为信号缺失，证实了肿瘤的脂肪性质[51]。有时膈肌原发性脂肪瘤被误认为是 Bochdalek 疝。潜在的 CT 表现鉴别诊断是，与脂肪瘤一起的膈肌结构是完整的；而 Bochdalek 疝表现为膈肌的 V 形中断[21, 50]。文献中有膈肌原发性脂肪

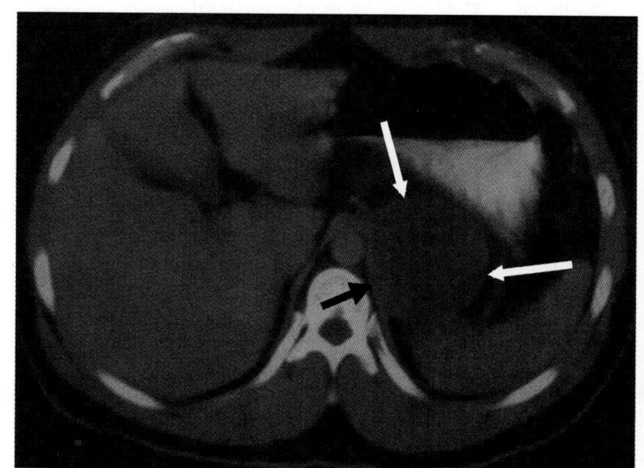

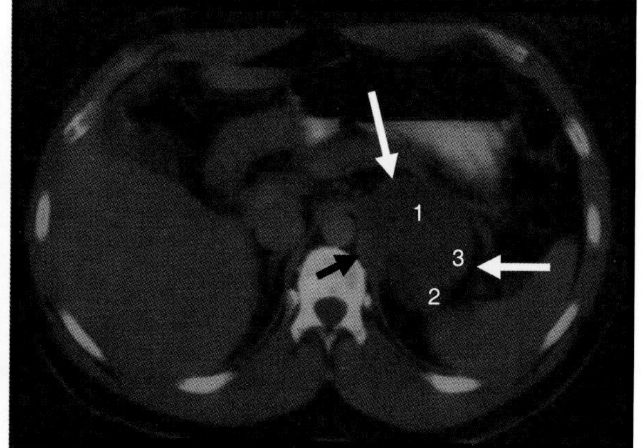

▲ 图 54-1　左上腹痛的 32 岁男性患有膈肌和腹腔内支气管囊肿

CT 显示附着在左半膈肌有明确界限的囊性病变（白箭）。病灶切除后，病理组织学检查发现，由左半膈肌（黑箭）发源、内衬呼吸道上皮的囊肿（黑箭）与支气管囊肿一致

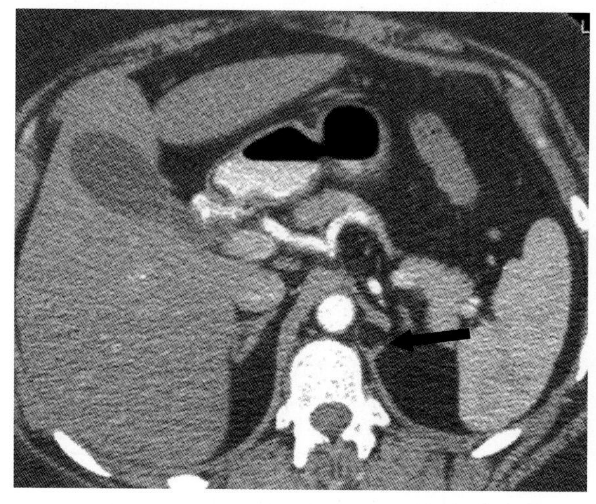

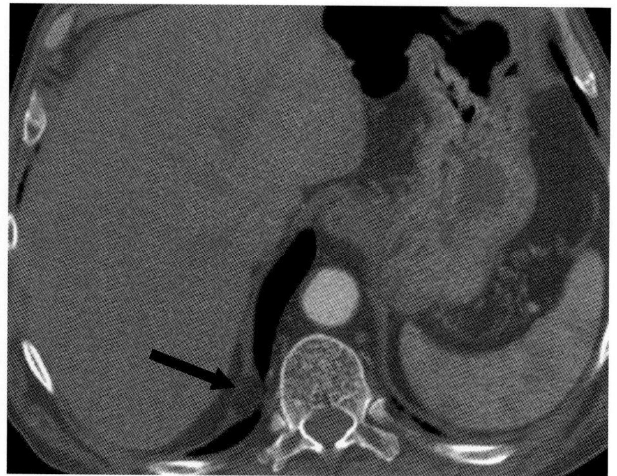

▲ 图 54-2　两例患者膈肌内不同特征性低密度的脂肪瘤（箭）患者

膈肌脂肪瘤的常见位置在膈肌的后部内侧

肉瘤的报道[52, 34]。膈肌脂肪肉瘤的CT和MRI表现为异质性、增强信号的实性病变，并伴有脂肪和结缔组织分隔[52]。病灶切除证实脂肪肉瘤的诊断[52]。有建议指出偶然发现的较小脂肪瘤患者可以观察[48]。但是，对于有症状的患者或无症状、考虑是脂肪肉瘤的患者，应切除病灶[50, 52]。值得注意的是，可能没有一种典型表现能够鉴别脂肪瘤和脂肪肉瘤，确诊需要对病灶进行组织学检查。

（五）孤立性纤维瘤

孤立性纤维瘤是一种胸膜发源的梭形细胞瘤，约80%的肿瘤是脏胸膜发源的[53]。这些病变大多数是良性的，但约有20%具有恶性特征[54]。只有几例膈肌孤立性纤维瘤的报道[35, 37, 55–57]。根据肿瘤的大小，患者表现为异常的胸部X线影像或腹部包块。CT表现为大肿块；MRI显示为一个分叶状、不均一的软组织影，其具有短T_1加权像、片状长T_2加权像信号和不均匀的对比剂增强信号[37]。接受整块切除的5个膈肌孤立性纤维瘤患者中只有一个病理上具有恶性潜能。

（六）其他良性原发肿瘤

膈肌其他孤立性原发良性肿瘤包括神经纤维瘤[14, 28]、血管纤维瘤[28]、纤维瘤[28]、血管瘤[9, 24, 58]、神经鞘瘤[2, 28]、软骨瘤[28, 59]、血管内皮瘤[28, 29]、血管平滑肌瘤[23]、内皮瘤[28]、纤维淋巴管瘤[28]、纤维血管内皮瘤[28]、纤维肌瘤[28]、平滑肌瘤[28]、错构瘤[28]、淋巴管瘤[28]、肌纤维瘤[14]和横纹肌纤维瘤[28]。在个案报道和描述性报道中，大多数患者出现疼痛或呼吸困难症状。其他病例为尸检时偶然发现。在出现症状的患者中，尽管通常很难与腹部内或胸膜病变区分开来，但CT扫描显示出其为膈肌病变。在大多数情况下，将病变切除，最后的病理证实为膈肌良性肿瘤。

五、膈肌原发性恶性肿瘤（表54–2）

表54–2　常见的恶性膈肌肿瘤

肿　瘤	发病率
横纹肌肉瘤	22%
纤维肉瘤	15%
平滑肌肉瘤	9%
尤因肉瘤	7%
滑膜肉瘤	5%
生殖细胞肿瘤	5%
血管外皮细胞瘤	4%
未分化、混合细胞性	17%

（一）横纹肌肉瘤

横纹肌肉瘤是由胚胎间充质细胞引起的恶性肿瘤，具有分化成骨骼肌细胞的潜力。横纹肌瘤的四种组织学类型为：多形性、肺泡状、葡萄状和胚胎性[5]。胚胎性是最常见的类型[60]。它可以发生在任何部位，但通常出现在头颈部区域（42%）、泌尿生殖道（34%）或四肢（11%）。它很少出现在膈肌中。关于横纹肌肉瘤的许多已知信息都来自于膈肌以外的疾病相关数据。涉及膈的少数患者大多数无症状，但有些患者表现为胸痛、咳嗽、呼吸困难、吞咽困难或腹部包块[25, 32]。在诊断性CT扫描影像上，膈肌横纹肌肉瘤表现为异质性、增强信号的膈肌肿块（图54–3）。组织学诊断通常通过影像引导活检进行。如果肿瘤情况允许且患者接受，通常建议进行切除并辅助放、化疗。对于较大的肿瘤，文献中介绍了诱导化疗后手术切除并辅助放疗的治疗方法[61, 62]。

（二）平滑肌肉瘤

平滑肌肉瘤最常见于子宫和胃肠道[63, 64]，在膈肌中发病罕见。文献中描述的大多数膈肌受累患者没有任何症状。但是当他们确实有症状时，通常表现为腹痛。在CT扫描影像上，平滑肌肉瘤表现为低密度异质性肿块；MRI示肿块为T_1低信号强度、T_2等信号强度（图54–4）。手术切除被认为是最好的治疗方法。化疗或放疗对可切除的病变没有已知的治疗益处[63]。

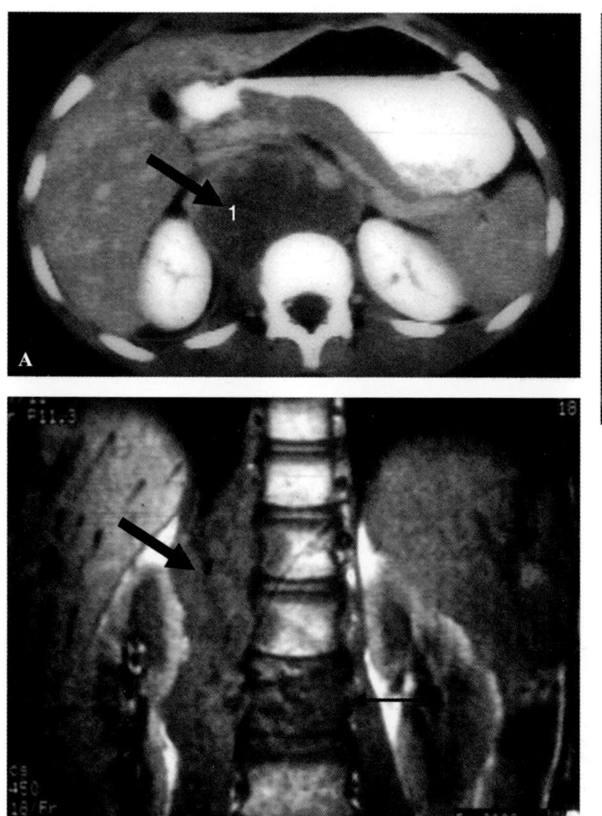

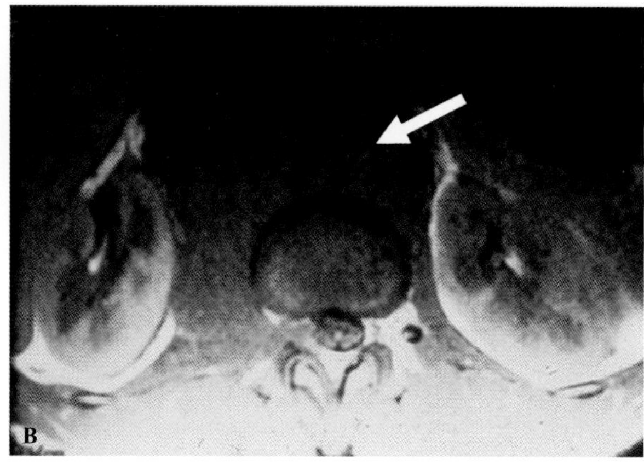

▲ 图 54-3　一例 14 岁男性的膈肌横纹肌肉瘤

有对比剂增强的 CT（A）和无对比剂的 MR 图像（B 和 C）表现为较大的软组织肿块浸润了膈脚后间隙（箭）。腰椎受累也能观察到（细箭）

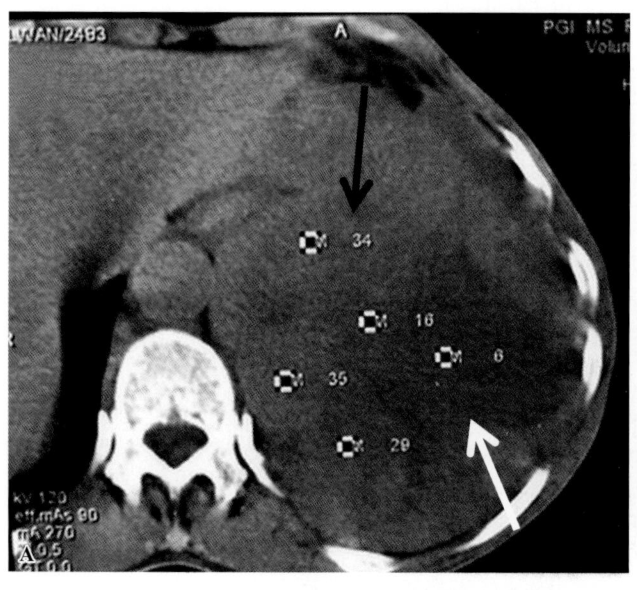

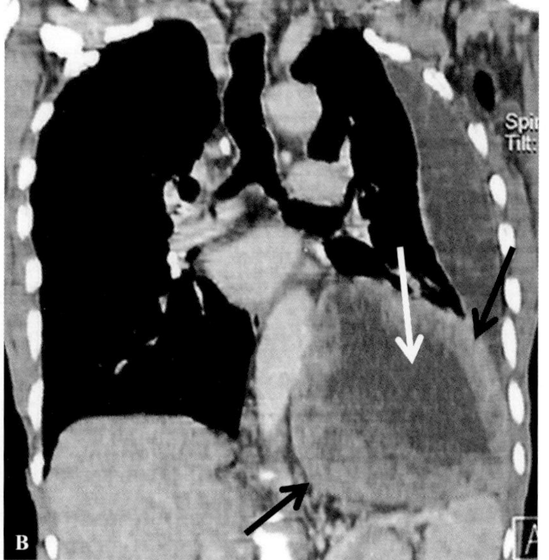

▲ 图 54-4　一例呼吸困难的 70 岁男性的左半膈肌平滑肌肉瘤

A 和 B. CT 显示左侧较大的肿块（黑箭）伴有中心坏死（白箭），矢状位 T_2 加权

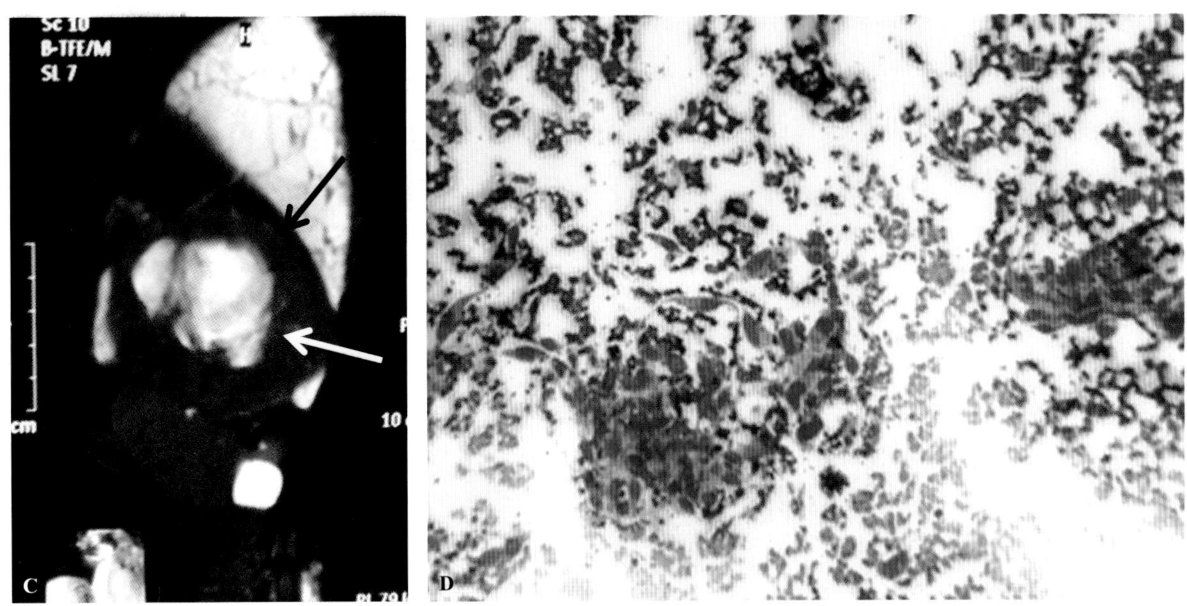

▲ 图 54-4（续）　一例呼吸困难的 70 岁男性的左半膈肌平滑肌肉瘤

C. MRI 显示信号强度高的中央坏死区，以及左胸腔积液；D. 病理与平滑肌肉瘤一致（引自 Sarita Magu M.D.Rohtak，India）

（三）膈肌的其他恶性肿瘤

膈肌的其他主要恶性病变是纤维肉瘤（图 54-5）[17, 28, 29]、神经纤维肉瘤和恶性神经鞘瘤（也被分类为恶性周围神经鞘瘤）（图 54-6）[17, 28, 29]、卵黄囊瘤[14, 29]、尤因肉瘤[18, 65]、纤维肌肉瘤[28]、血管肉瘤[7]、软骨肉瘤[29]、硬化纤维瘤[66]、生殖细胞瘤[16]、血管外皮细胞瘤（图 54-7 和图 54-8）[28, 29]、脂肪肉瘤[34, 52]、嗜铬细胞瘤[22]、多形性黏液样肉瘤（图 54-9）、恶性纤维组织细胞瘤[67]、间皮瘤[28]、混合细胞肉瘤[28]、成肌细胞肉瘤[28]、肌肉瘤[28]、滑膜肉瘤（图 54-10 至图 54-12）、血管性肉瘤（图 54-9）和未分化肉瘤（图 54-13）[28]。大多数其他类型膈肌原发恶性肿瘤应根据活检确定的肿瘤分类和影像学显示的可切除性进行治疗。在制订针对这些极为罕见病变的治疗计划时，应该利用从其他原发部位组织学类似的肿瘤病变对化学治疗、放射治疗和手术的反应知识进行推断[14]。

六、手术治疗

对于有症状的原发性膈肌良性肿瘤病变患者、可切除的恶性病变或怀疑恶性潜在可能的病变患者，适合采取手术切除的治疗方式。膈肌是一种独特的结构，手术可通过腹部或胸部入路完成。最终应根据病变的位置决定采取哪种入路。已经有文献报道了微创腹腔镜或胸腔镜入路的手术，并且入路选择似乎与病变的大小和外科医生的专业知识有关。

不管使用哪种入路手术，患者应得到膈肌病变切缘阴性的整块切除。病变的大小和切除后残留的膈肌缺损为重建提供了重要的考虑因素。对于缺损较小的患者，我们更喜欢采用不可吸收缝线间断缝合进行主要修复操作。或者，对于较大的缺损应使用某种补片重建。重建性补片的选择包括适用于膈肌重建的各种修复材料[68]。缺乏适当的修复可导致危及生命的并发症。

补片过大而膈肌重建不良会导致胸腔容积减少，进而导致症状性肺不张和（或）复发性肺炎。另外，过大的张力会最终导致修复失败和膈疝，并可能导致严重的并发症。这种情况可以快速起病或隐匿起病，因此推荐膈肌切除术后患者接受定期放射影像检查监测。

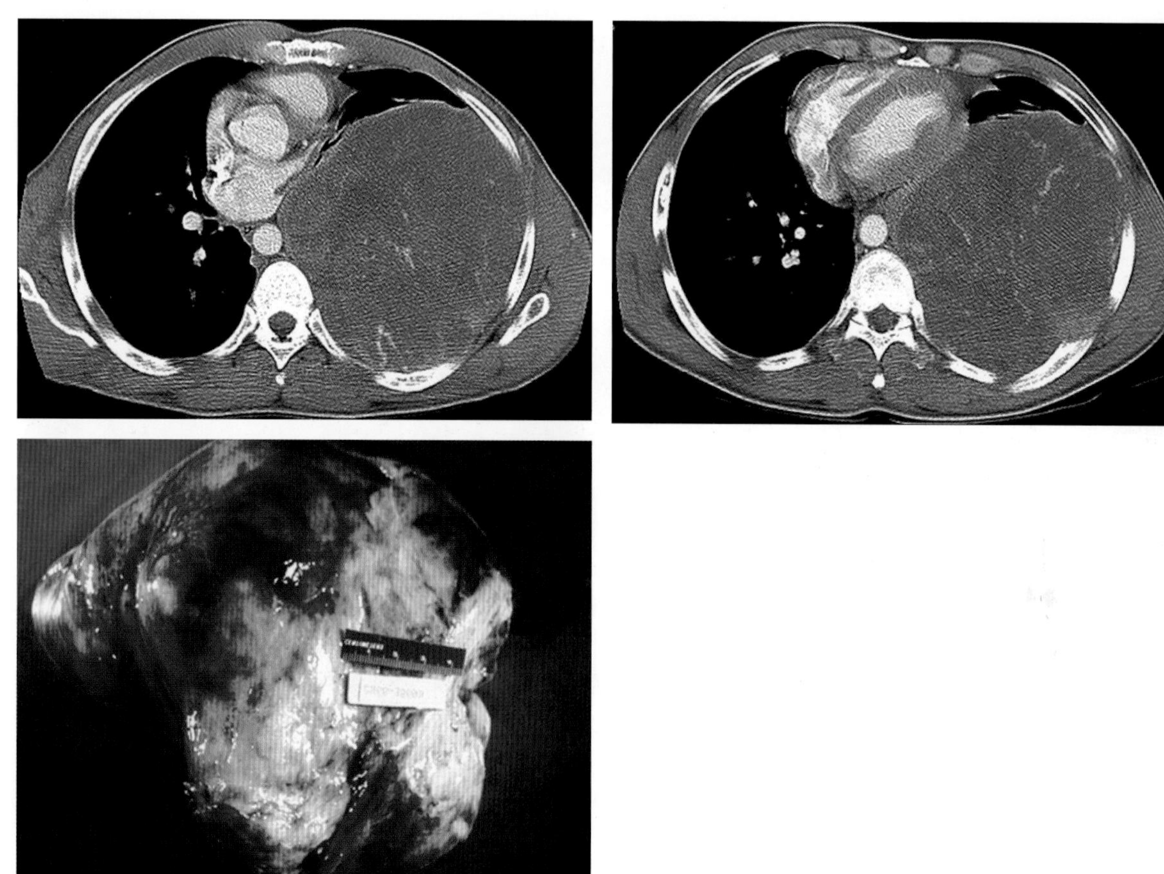

▲ **图 54-5　一例 30 岁男性的纤维肉瘤**

CT 显示为一个大的实体增强肿块。在手术探查过程中发现附着在膈肌中心肌腱上

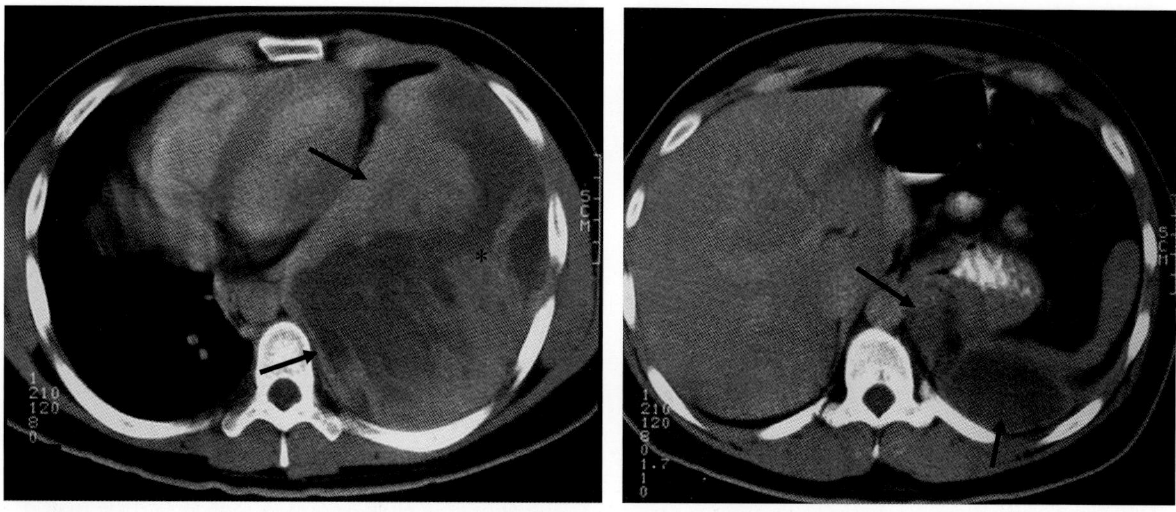

▲ **图 54-6　患有Ⅰ型神经纤维瘤病的 25 岁男性，膈肌的恶性周围神经鞘瘤**

该肿瘤以前称为恶性施万细胞瘤或神经纤维肉瘤，是由 NF_1 患者的神经源性肿瘤恶变导致的。CT 表现为较大的异质性软组织肿块（*）弥漫性累及左半膈肌（箭）

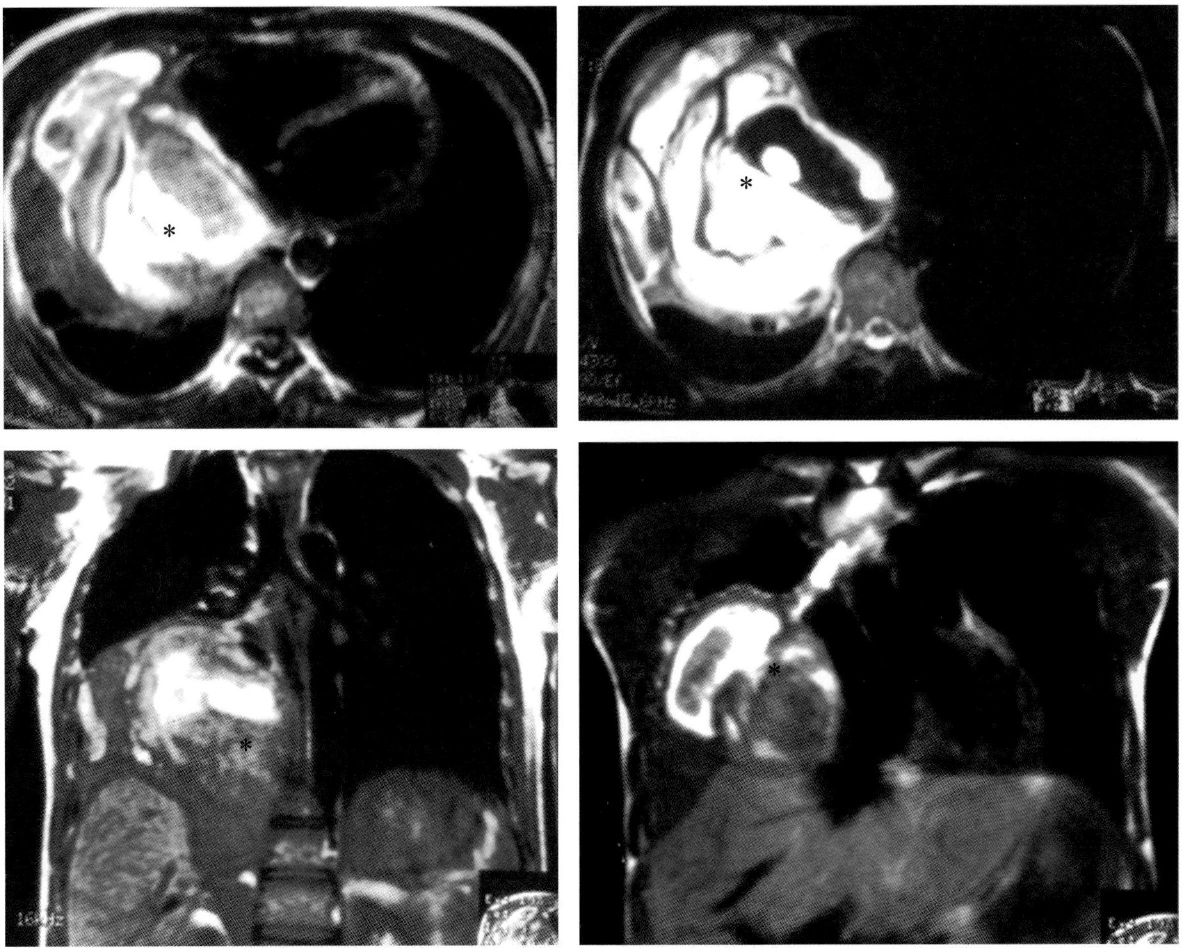

▲ 图 54-7　血管外皮细胞瘤

MRI 增强影像。大肿块（*）内部的异质增强信号强度，侵及右半膈肌、胸膜腔和纵隔

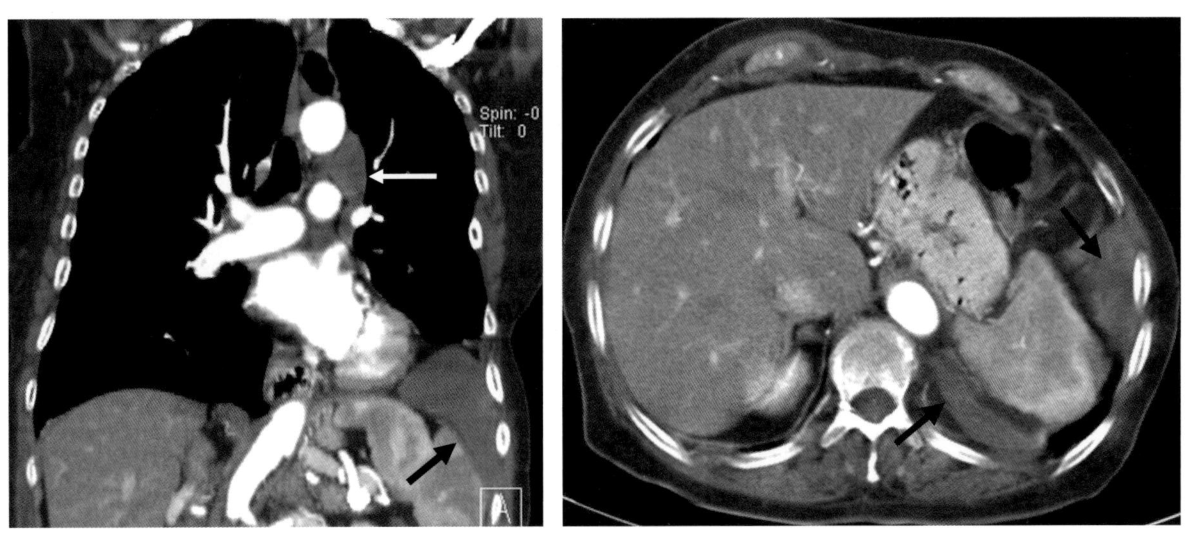

▲ 图 54-8　一例 77 岁女性患者的膈肌恶性血管外皮细胞瘤

显示了左半膈肌肿瘤块（黑箭）。AP 窗口（白箭）中也标注了转移病灶

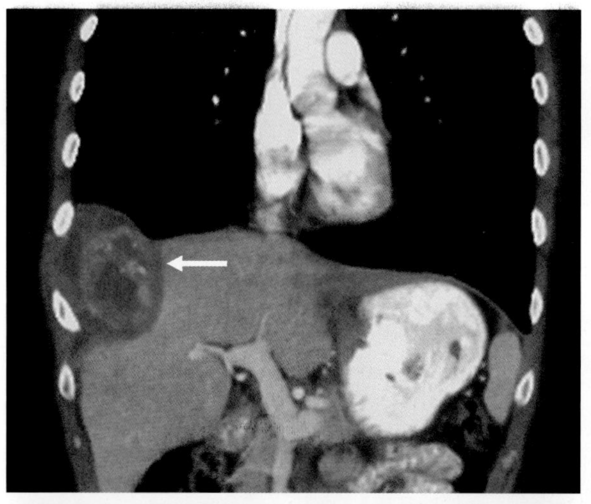

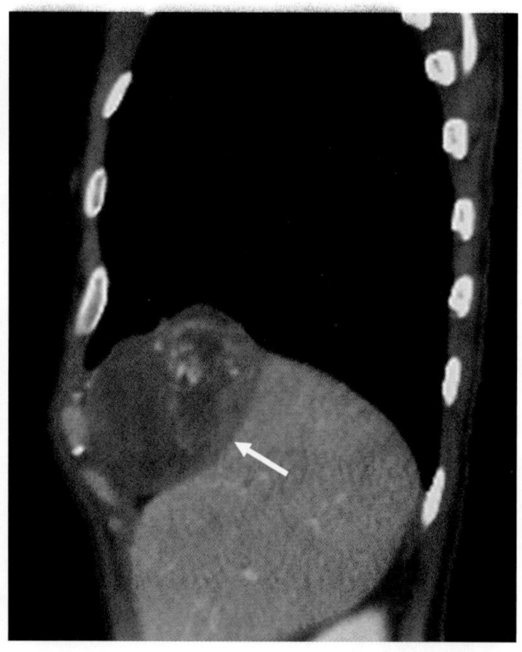

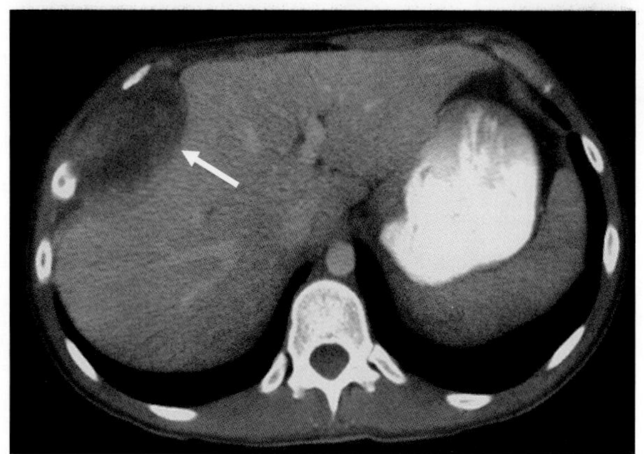

▲ 图 54-9 膈肌的多形性黏液肉瘤

对比剂增强的 CT 显示卵圆形肿块外在压迫肝脏并累及胸壁

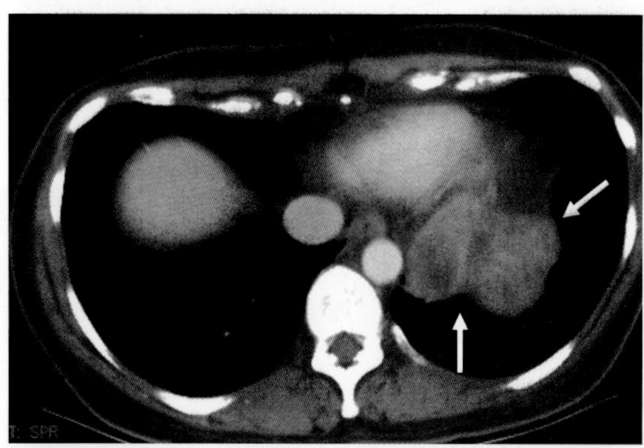

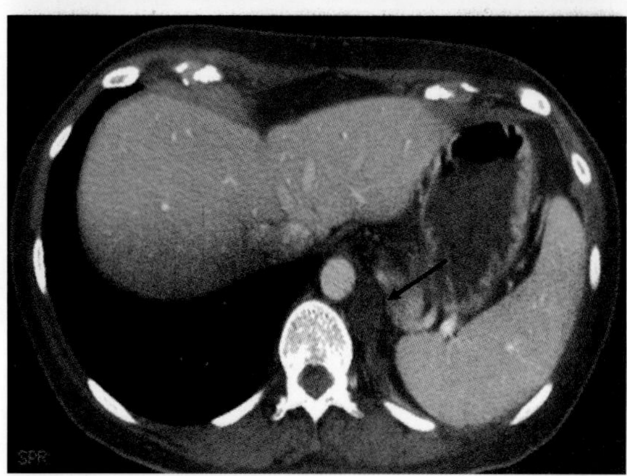

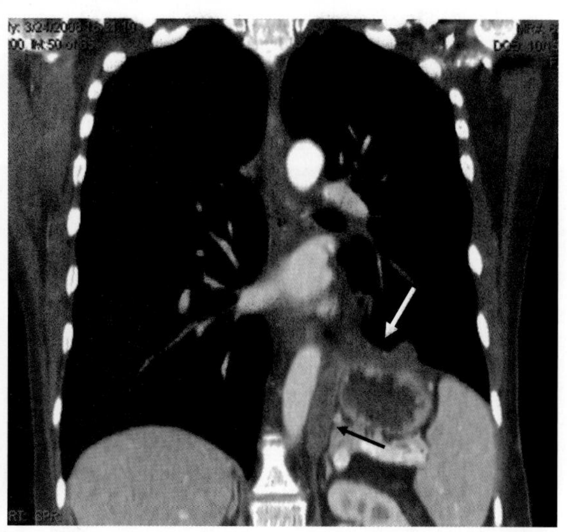

▲ 图 54-10 一例 49 岁女性患者的膈肌滑膜肉瘤

显示了一个软组织块累及左半膈肌的后部和内侧

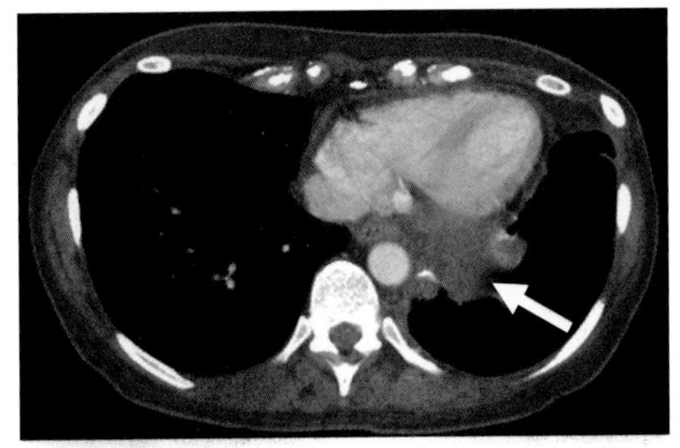

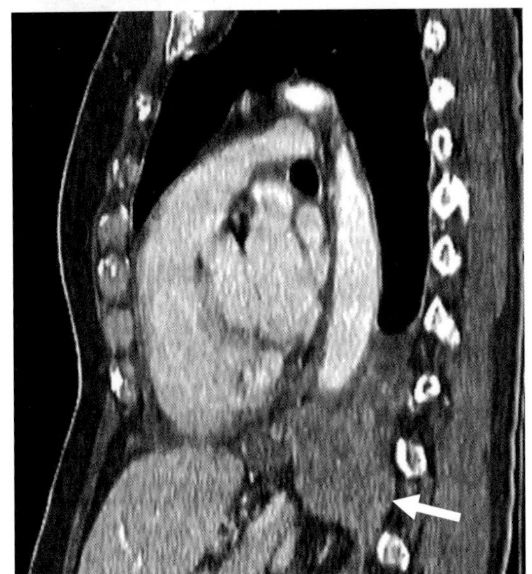

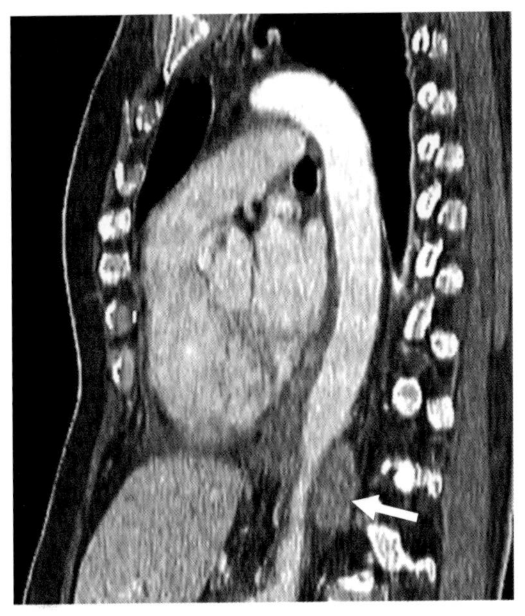

▲ 图 54-11　膈肌滑膜肉瘤复发

术后随访 CT 显示肿瘤复发，左半膈肌后部和内侧有软组织肿块（箭）

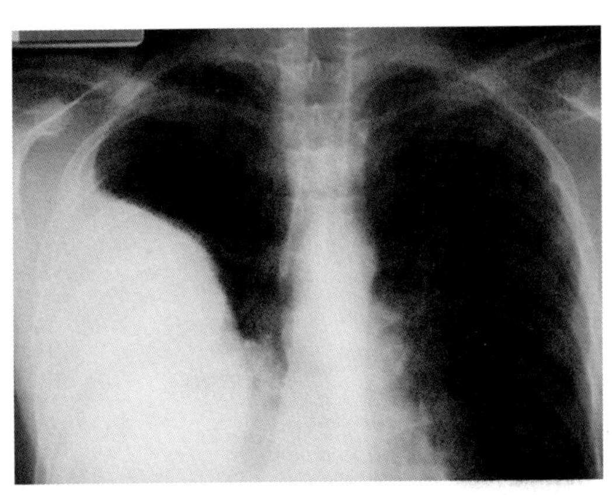

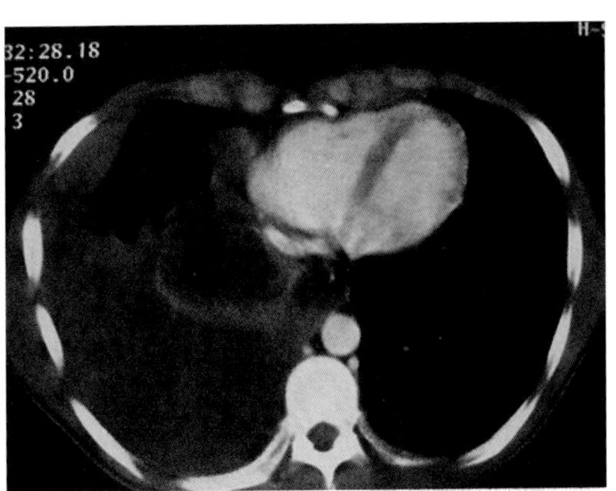

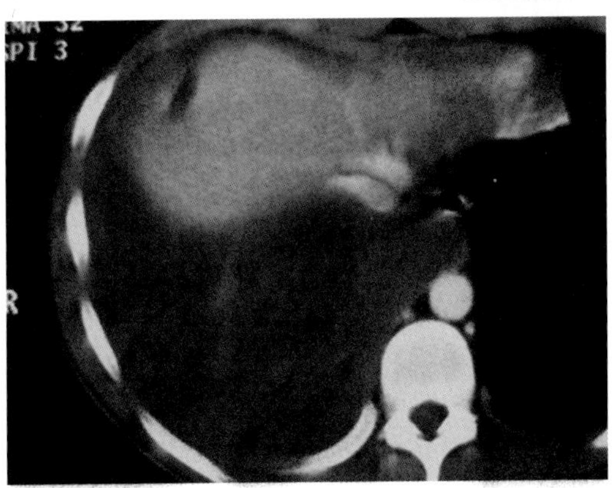

▲ 图 54-12　膈肌滑膜肉瘤

右半胸腔内有一较大的肿瘤包块。在手术探查过程中发现广泛附着于右侧膈肌

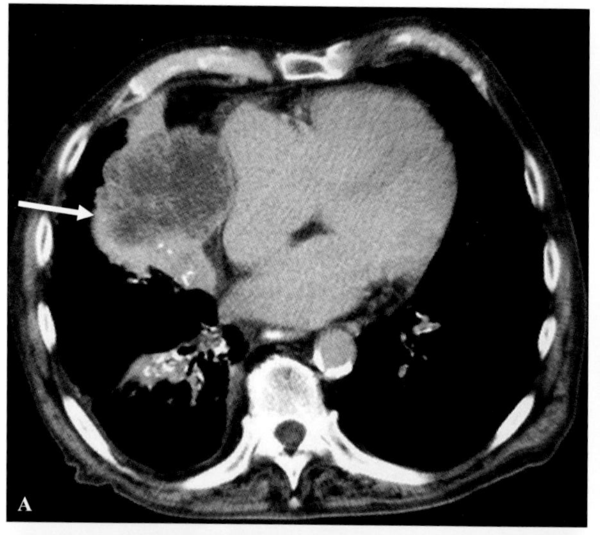

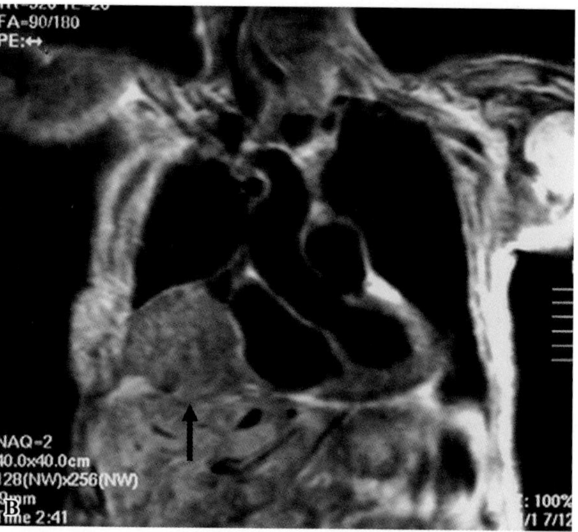

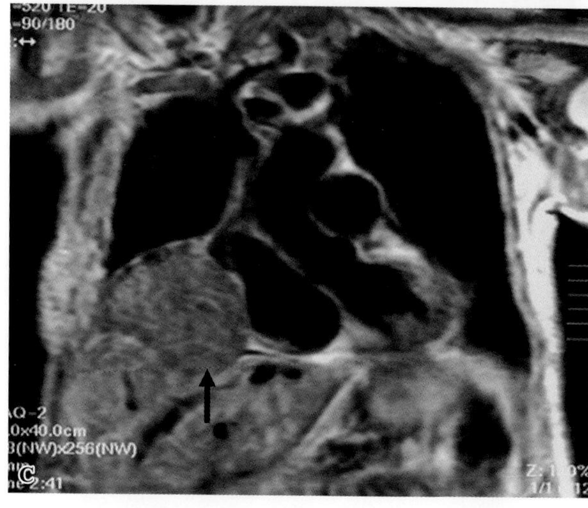

▲ 图 54-13　**一例 80 岁男性的膈肌未分化肉瘤**

CT（A）和 MRI（B 和 C）显示右肋膈角有分叶状肿块，外在压迫右心房和肝脏

第十二篇 胸 膜

The Pleura

第 55 章 胸膜解剖

Anatomy of the Pleura

Isabelle Opitz 著

王 岩 译

一、胸膜的胚胎学基础

中胚层间充质通过间质 – 上皮转化（mesenchymal-epithelial transition，MET）形成体腔内层细胞，胸膜间皮细胞则来源于体腔内层细胞。

胚胎发育过程中，中胚层分化形成侧中胚层，侧中胚层是妊娠第三周胸膜囊的早期前体之一。胸膜腔起源于原始体腔，由侧中胚层分裂为内脏层（将来发育成脏层胸膜）和体层（将来发育成壁层胸膜）。

成对的体腔被 3 个分隔分成三个部分：①心包腔；②胸膜腔；③腹腔。3 个分隔分别是：①横隔：中胚层的厚组织板，部分起到早期膈肌的作用，在腹侧将胸腔和腹腔进行不完全分隔；②成对的胸膜心包皱褶，起到分隔心包和胸膜腔，并包绕进入心脏的大静脉；③成对的胸膜 – 腹膜皱褶，与横膈一起完成对胸膜腔和腹膜腔之间的分隔。

起初，由于胸膜腔和腹膜腔的前体由成对的心包腹膜管连接，分隔并不完全。第 4 周时，喉气管从咽底开始生长。第 5 周时，两个肺胚芽开始向各自的胸膜管长入。原始肺胚芽进入到左右胸膜腔，肺胚芽的表面覆盖一层间皮，这层间皮成为脏胸膜。随着各个肺叶分离的演进，它们保留了覆盖的间皮层，这个覆盖的间皮层就变成了肺裂中的脏胸膜。胸膜腔的内层间皮变成壁胸膜[1, 2]。

肺胚芽从中部背侧长入心包腹膜管，然后迅速向尾侧生长。从背侧到腹侧的胸膜腹膜皱襞的生长导致心包腹膜管的关闭。同时，包绕大静脉和膈神经的成对胸膜心包皱褶从两侧生长。在胚胎发育的第 3 个月，随着覆盖有脏胸膜的肺胚芽的形成，标志着胸膜腔的形成（图 55–1）。

二、组织学基础

胸膜一般可以分为五层。胸膜腔内层：①间皮细胞；②覆盖有血管的结缔组织，由薄的基底层隔开；③薄的浅层弹性层；④疏松的结缔组织层；⑤深层纤维弹性层[3]。结缔组织层由不同数量的胶原、弹性纤维、毛细血管和淋巴管组成[4]。脏胸膜中的结缔组织层有两个重要功能：①有助于肺的弹性回缩，这对排出肺中的空气很重要；

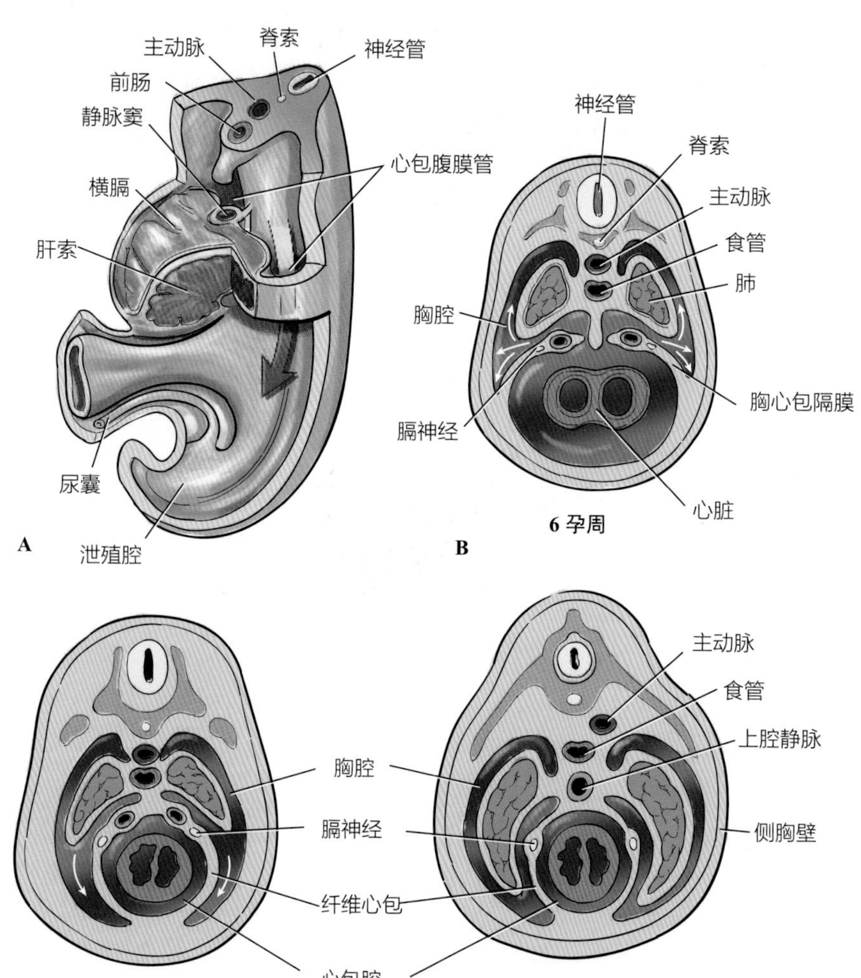

◀ **图 55-1 心包和胸膜腔的胚胎发育**

A. 从一个 5 孕周的胚胎的左前方看。颅骨和腹壁被切除。体腔管中的箭头；B 至 D. 通过心包腔横切 5 孕周（B）、6 孕周（C）和 7～8 孕周（D）的胚胎。（B）和（C）中的箭表示肺的主要生长方向（经许可，转载自 Joachim K, Albrecht MC, Dietrich L, et al. Taschenlehrbuch Anatomie. Stuttgart: Georg Thieme Verlag KG; 2011. © Georg Thieme Verlag KG 版权所有）

②限制了肺膨胀的体积，从而保护了肺[2, 5]。结缔组织中有小血管和淋巴管。

脏壁两层胸膜有相似的组织学特征，除了壁胸膜有气孔而脏胸膜没有气孔。厚度也大致相同，平均 30～40μm[6]，但脏胸膜通常稍薄。浆膜由基底膜上的单层间皮细胞和间皮下层组成（图 55-2）。壁胸膜的间皮细胞被与其下淋巴管相连的间隙隔开。

超微结构上，间皮细胞有一个相当致密的细胞质，包含核糖体、粗面内质网、核周张力纤维和中等数量的线粒体。免疫组化可以看到，间皮细胞同时表达低分子和高分子的细胞角蛋白[7, 8]。最显著的特征是存在长达 3.0μm 的长表面微绒毛（图 55-2A），这些微绒毛在胸膜的尾侧部分最为丰富[9]。通常认为这些微绒毛的具体功能是容纳富含透明质酸的糖蛋白，特别是在胸腔下半部分，以减少肺与胸壁之间的摩擦[10]。

胸膜与肺之间的边界由弹性纤维组成，这些弹性纤维与肺泡间隔的弹性纤维相连续，从而有助于将机械应力均匀地分布在整个结构中[11]。在这一层中，偶尔可以看到淋巴管。

壁胸膜有一个在脏胸膜中不存在的特殊特征：丰富的淋巴管网络集中在胸腔的后下部分，通过开口或称为“气孔”的结构，与胸膜腔直接相连。这些直径为 2～6μm 的气孔允许分解后的物质进入淋巴系统。

Kampmeier 灶，或称乳状斑，见于纵隔胸膜下段，由巨噬细胞、淋巴细胞、组织细胞、浆细胞、肥大细胞和未分化的间充质细胞组成，包围着厚的毛细血管和淋巴管，Kanazawa[12] 证明

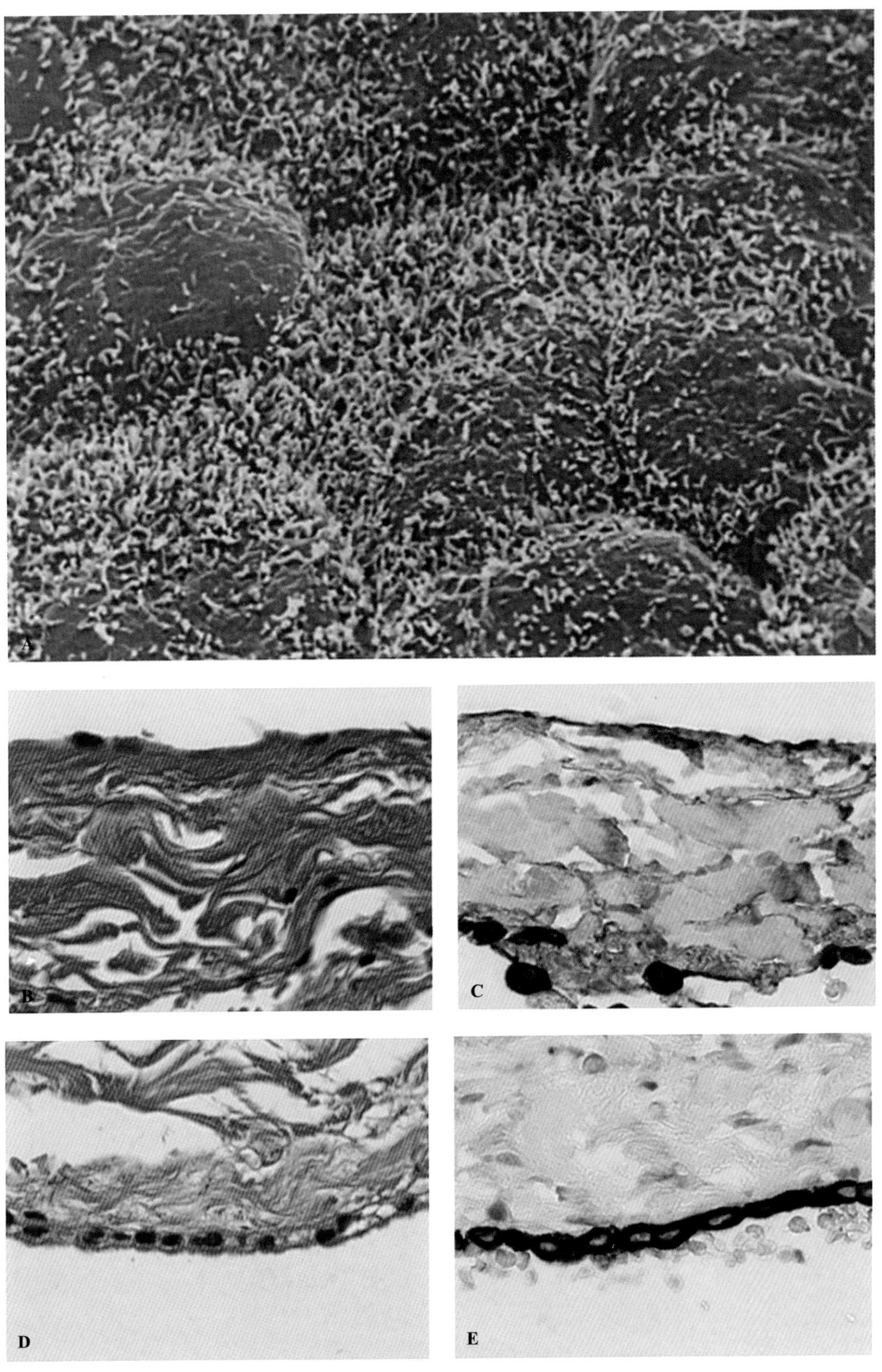

▲ 图 55-2 间皮细胞表面

A. 胸膜表面被浓密的微绒毛不均匀覆盖。间皮细胞的边界被微绒毛所遮蔽（扫描电子显微镜、壁胸膜、兔、1300×）；B 至 E. 正常脏胸膜（B. HE；C. 全细胞角蛋白；D. 壁胸膜；E. 全细胞角蛋白）

图A引自 Wang NS. Anatomy of the pleura. *Clin Chest Med* 1998；19：229–240. © 1998 Elsevier版权所有；图B至E引自 B. Vrugt，Institute of Pathology，University Hospital Zurich.

Kampmeier 灶以不同方式参与胸膜腔的防御。它们表现出吞噬活性，捕捉巨噬细胞和颗粒，表现出一定的局部吸引力，并在炎症刺激下产生白细胞，与扁桃体中的淋巴组织相似[11]。

当正常的胸膜间皮细胞层被破坏时，通过间皮细胞的有丝分裂和迁移进行修复[13, 14]。当受到刺激时，它们会收缩，但通过称为细胞桥的突起与相邻细胞保持连续性。间皮细胞经常从胸膜表面脱落，因而游离于胸腔积液中。当游离于胸膜腔时，细胞变成圆形和椭圆形[14]。它们的细胞质富含细胞器，这种状态下，它们可能转化为具有吞噬能力和红细胞吞噬能力的巨噬细胞[14]。这种转化细胞的细胞质中常有空泡。并非所有胸腔积液中的巨噬细胞都是由间皮细胞转化而来，有些是由外周血单个核细胞转化而来，有些则可能是由肺泡巨噬细胞转化而来[15]。来自间皮细胞的巨噬细胞具有免疫作用[2, 15]。

在壁胸膜下，胸壁通常可见脂肪细胞。胸内筋膜将这些脂肪细胞与肋骨内骨膜分隔开。在所谓的胸膜切除术中，胸内筋膜是外科解剖的标志。

三、大体解剖特征

除肺门外，肺完全被脏胸膜所覆盖，胸膜腔将脏胸膜与壁胸膜分隔（图 55-3）。在胸膜腔中，1～4ml 的浆液形成约 10μm 厚的一层膜，每 100ml 含 1～2g 蛋白质，1μl 含 1400～4500 个细胞，可实现多种功能[3]：它润滑两个胸膜表面，使两层胸膜在呼吸过程中减少摩擦。表面张力使肺表面与胸壁保持连接，并在两个胸膜表面之间形成一个密封带。壁胸膜覆盖胸壁（肋胸膜）、纵隔（纵隔胸膜）和膈（膈胸膜）的内表面（图 55-3）。膈胸膜和纵隔胸膜与其下方的膈和心包

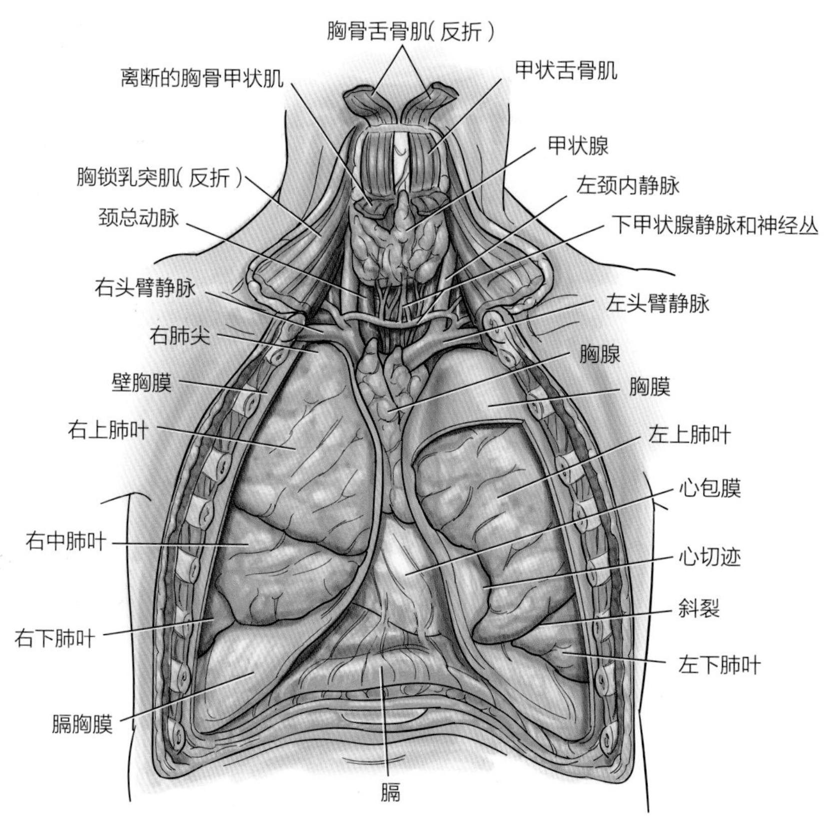

▲ 图 55-3 壁胸膜覆盖胸壁内表面（肋胸膜）、纵隔（纵隔胸膜）和膈（膈胸膜）

引自 Paulsen F, Waschke J, Sobotta J. Sobotta Atlas der Anatomie. 24th ed. Munich: Urban & Fischer；2017. © Elsevier GmbH 版权所有

紧密贴连。

与纵隔胸膜、穹窿胸膜和肋胸膜可以和其下方的组织结构分离开来不同，脏胸膜与肺实质的表面紧密结合，使内脏胸膜剥除后，留下一个有漏气和出血的粗糙表面。

这两层胸膜汇合在肺根附近，所以肺根没有胸膜覆盖，脏壁两层胸膜汇合在一起形成肺韧带，它向下延伸，将肺根附着在膈上，其内可能含有大的淋巴管。

左右胸膜腔被纵隔和心包腔完全分离。胸膜腔的穹顶（或圆顶）在第1肋上方延伸2～3cm，并延伸至锁骨下静脉和动脉下方。

胸膜反折的体表投影，见表55–1和图55–4[16]。

表55–1 胸膜和肺的边界比较

	胸骨线	锁骨中线	腋中线	椎旁线
胸膜边界	6肋	7肋	9肋	12肋
肺边界	6肋	6肋	8肋	11肋

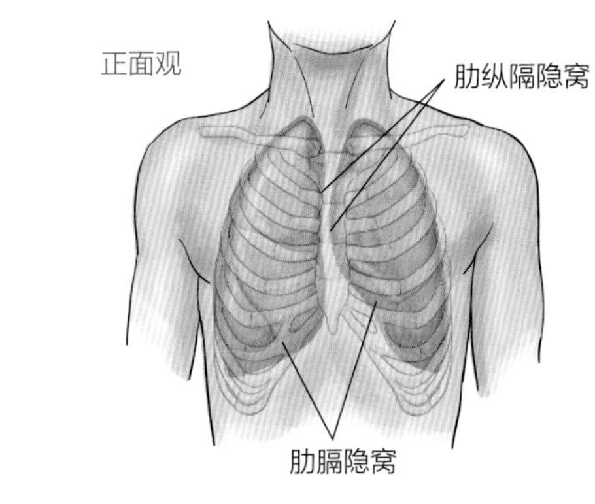

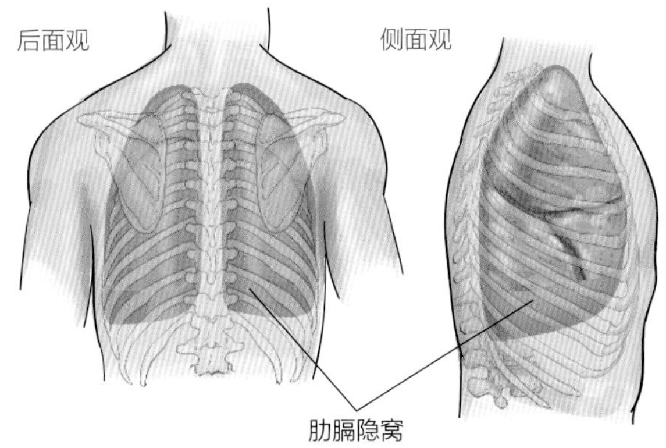

▲图55–4 **胸膜凹陷从前（A）、后（B）和侧（C）三个方向向胸壁的反折**

胸膜腔在腹侧结束于纵隔和胸壁之间，在尾侧结束于膈肌和胸壁之间，结束的部位称为胸膜隐窝，深吸气时部分肺可以进入胸膜隐窝。肋膈隐窝是最大的胸膜隐窝，位置在两侧腋中线横膈和胸壁之间深度大约5cm（图55–4）。它到达肝脏右叶后面的右侧，胃和脾脏后面的左侧，甚至可以到达肾脏的上极。肋纵隔隐窝在腹侧位于纵隔和胸壁之间（图55–4）。肋纵隔隐窝在背侧靠近脊柱，纵隔和膈胸膜之间的膈纵隔隐窝在前后方向。纵隔和胸壁（图55–4）。肋内侧裂位于纵隔背侧靠近脊柱、纵隔和膈胸膜之间的膈神经隐窝在前后方向。

四、血液供应

壁胸膜的动脉血管来源于通过乳内动脉和肋间动脉的全身循环。肋胸膜由肋间动脉和乳内动脉的分支供血；纵隔胸膜由支气管动脉、膈上动脉和乳内动脉供血。颈胸膜（胸膜穹隆）的血供来自锁骨下动脉。对于壁胸膜的大多数部位，静脉血通过肋间静脉流入支气管周围肺静脉或直接流入上腔静脉[11]。第2～11肋间前静脉流入乳内静脉，最高肋间静脉流入头臂静脉，后肋间静脉流入奇静脉系统[17]。

脏胸膜则由全身（通过支气管动脉）和肺动脉形成血供。新的研究证实支气管动脉是主要的供血来源[18]。脏胸膜的静脉血被引流到肺静脉系统。

五、淋巴引流

胸膜腔位于两个淋巴系统的交界处，这两个淋巴系统在清除胸膜腔中的液体、细胞和异物方面都起着重要作用。

在脏胸膜的胸膜下间隙，大的毛细淋巴管，特别是下叶的毛细淋巴管，形成一个贯穿基底膜的网状网络。这个淋巴网络将积聚在肺实质间质内的液体引流到叶内和肺门淋巴结（图55–5）。

壁胸膜的淋巴引流更为精细，胸膜腔和壁胸膜淋巴通道之间有直接的联系。这些通道称为

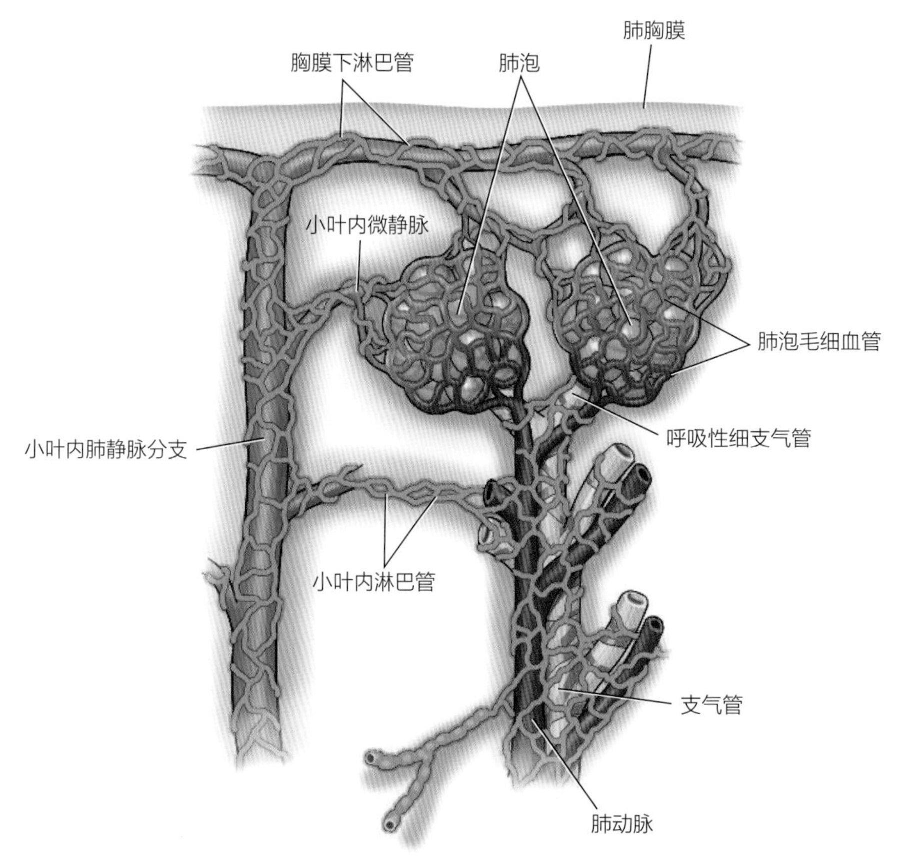

▲ 图 55-5　气道、肺动脉、肺静脉和淋巴管之间关系的示意图

气孔（见组织学），其具有孔内活瓣，汇入间皮下淋巴管网络。根据它们的位置，这些通道流入膈、胸骨后、内乳、食管旁甚至腹腔淋巴结[19]。胸膜下淋巴系统在液体的再吸收和蛋白质、颗粒和细胞的清除中起着重要作用。

六、胸膜的神经支配

脏胸膜没有躯体神经支配，壁胸膜通过丰富的躯体、交感和副交感神经纤维网络进行神经支配。支配肋胸膜的神经纤维与肋间神经伴行。膈胸膜由膈神经支配。壁胸膜对疼痛刺激敏感，疼痛可放射到体表，引起牵涉性痛。

七、声明

感谢卢卡斯·索默教授、巴特·弗鲁格特博士和克洛伊·斯皮奇格博士修改了本章，巴特·弗鲁格特博士提供了组织学图像。

第 56 章 胸膜腔内气体的吸收
Absorption of Gases Within the Pleural Space

Vasileios Kouritas　Kostas Papagiannopoulos　著
王　岩　译

一、主要考虑因素

胸膜生理

胸膜腔是脏壁两层胸膜之间形成的一个封闭空间，脏胸膜覆盖肺及肺门，壁胸膜覆盖内侧胸壁。

胸膜腔内只含有少量的液体，且在分泌和重吸收过程中保持恒定的动态平衡，它可以减少整个呼吸周期间脏胸膜与壁胸膜之间因活动产生的摩擦。由于胸腔积液不断循环，它在胸壁和肺之间产生一种力的传递，使它们之间产生机械耦合；胸壁向外膨胀的趋势对抗肺弹性回缩的趋势，从而在胸膜腔内产生负压（低于大气压力）。胸腔积液介导了这种压力。

因此，胸膜腔是一个封闭的压力室，在一个呼吸周期中压力也有变化，胸膜腔内存在适量的液体以确保润滑，但也能将肺与胸壁连接在一起。

在功能性残余容量（FRC）条件下，胸膜腔压力为 $-5cmH_2O$，以前认为在整个胸腔内压力是均匀的。但实际上，直立位时，肺尖到肺底的压力梯度为 $0.3cmH_2O/cm$，肺尖和肺底之间的平均压差为 $8cmH_2O$。呼吸过程中压力也有变化，随着胸腔的扩张（由于膈肌和肋间肌的收缩）增加肺的弹性回缩力，胸膜腔的负压从吸气开始时的最小值 $-2.5cmH_2O$ 逐渐增大。

在正常情况下，胸膜腔是密封的，其内不存在气体。

1. 描述气体原理的物理学定律

为了讨论胸膜腔的气体吸收，读者必须深入研究描述气体原理的定律。

在恒定温度下，气体的压力（P）与其所占体积（V）成反比：PV=k（常数）（图 56–1）。这个方程也被称为玻意耳定律。如果气体的质量是个变量，例如在生物体内，那么压力 / 体积关系由理想气体方程描述：PV=nRT［n 是气体物质的摩尔数，R 是通用气体常数 8.31J/（K・mol），T 是绝对温度（开氏度），V 是体积单位为 m^3，P 为压力单位 Pa］。

气体混合物中的粒子显示出很高的动能，并以随机的方式从各个方向相互碰撞，这种模式也被称为布朗运动。这种随机的运动以及随后与其他气体颗粒或表面的碰撞是造成气体压力升高的原因。现在的粒子越多，发生的碰撞就越多，因此可以观察到更高的气压。粒子之间的碰撞为粒子提供了运动所需的能量。这种运动是恒定的，向各个方向自由移动，并提供了气体扩散的原理。

道尔顿定律描述了气体在混合气体中的压力。根据道尔顿定律，在混合气体中，施加的总压力等于单个气体的分压之和。

两种气体主要构成了人类通常呼吸的室内

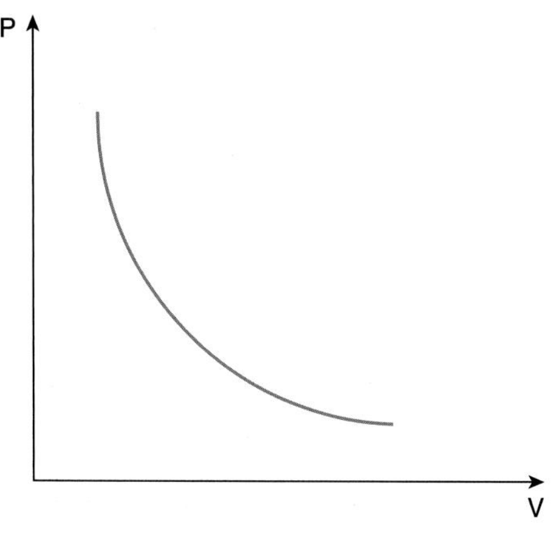

▲ 图 56-1　玻意耳定律

空气：氧气（O_2）和氮气（N_2），分别占 21% 和 79%（CO_2 也存在，但数量可忽略不计）。应用道尔顿定律，大气压力为 760mmHg（或 1037cmH_2O 或 101 325KPa；1Pa=0.01cmH_2O 或 0.0075mmHg 在海平面），由 152mmHg 下的氧气和 608mmHg 下的氮气的分压之和构成（$PN_2+PO_2=P_{atm} \rightarrow 608+152=760$mmHg）。

同样，气体在流体中也有分压。这与它们在液体中的浓度成正比，与气体的溶解度系数成反比；一个描述气体与流体分子亲和力的系数；如果气体被水吸引，那么它很容易在液体溶液中稀释，因此它的分压很低。亨利定律描述了这一原理，不同气体的溶解度系数不同（表 56-1）。

在封闭的腔室中，气体颗粒往往从高浓度的腔室移动到低浓度的腔室。粒子运动的过程被视为扩散的压力梯度（图 56-2），实际上是根据前面描述的理想气体方程，从高分压状态到低分压状态的运动。

两个扩散点 / 扩散点之间的梯度在不同气体之间是不同的，用扩散速率（D）来描述。

$$D \propto \Delta P \times A \times S$$
$$d \times \sqrt{MW},$$

式中，ΔP 为压差，A 为扩散面积，S 为气体溶解度，d 为扩散距离，MW 为气体分子量。$S/\sqrt{MW}$ 也被称为气体扩散系数，描述了恒定压差下的气体扩散速率（Graham 定律）。每种气体都有自己的系数（表 56-1）。O_2 比 N_2 吸收 62 倍，而 CO_2 比 O_2 溶解 23 倍。

这一定律的另一种表述是菲克定律，它通常描述物质在膜上的扩散，不仅对气体有效。Fick 定律指出气体在膜上的净扩散速率与部分扩散速率之差成正比。压力、膜的面积、气体的扩散特性与膜的厚度成反比一般来说，气体很容易通过脂质双层扩散，从而穿过细胞膜。根据前面提到的原理，通过水室的扩散是不同的，因此扩散与水中的扩散成正比。

2. 气体运输的生理特点

胸壁外和肺泡内的压力为大气压力（760mmHg），比胸膜腔压力（FRC 时为 5cmH_2O）更高。按照惯例，大气压设定为 0cmH_2O。

应用现在的基础科学进行实践，根据玻意耳定律，空气在胸腔容积增大后，在膈和胸壁肌肉收缩后进入呼吸系统，进而导致呼吸系统压力下降。这种压力的降低会在气道和大气之间产生一

表 56-1　与呼吸有关的主要气体系数

	扩散系数（亨利定律）	溶解度系数（Graham 定律）
氧气	0.024	1.0
二氧化碳	0.57	20.3
一氧化碳	0.018	0.81
氮气	0.012	0.53
氦气	0.008	0.95

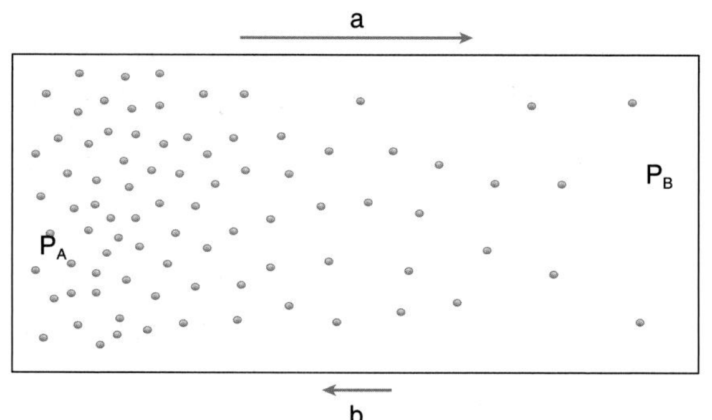

▲ 图 56-2　气体扩散的压力梯度

个压力梯度，从而使空气沿气道向下流动。

肺泡中的空气成分与环境空气不同，但两者的压力是相同的。肺泡气体成分的这种差异是由于环境空气在进入气道和在气道内流动时的增湿作用，以及肺泡内剩余空气和新进入的空气进行混合，造成了二氧化碳浓度的增加，以及由于毛细血管交换而导致的氧气的减少。必须注意的是，肺泡中的氮气压力保持相当恒定，因为它没有代谢。

因此，根据上述所有情况，到达肺泡的混合物由 N_2（571mmHg）、O_2（102mmHg）、H_2O（47mmHg）和 CO_2（40mmHg）组成，根据道尔顿定律，总气压为 760mmHg（大气压）。

肺泡与肺小动脉和小静脉有密切的相互作用，从而发生气体交换。动脉血测得的小动脉中的气体成分是 O_2（97mmHg）、CO_2（40mmHg）、H_2O（47mmHg 总是恒定的）和 N_2（569mmHg），总计 753mmHg。因此，测量了肺泡和小动脉之间 7mmHg 的压力梯度。当血液在组织中流动时，氧气被吸收，二氧化碳被释放，比率等于呼吸商 0.8。但由于 O_2 与 CO_2 溶解度的差异，O_2 浓度的变化大于 CO_2 浓度的变化。氮和水的浓度保持不变，因为它们不会在体内代谢。测得的肺小静脉气体压力和成分为 702mmHg［N_2（569mmHg）、H_2O（47mmHg）、O_2（40mmHg）和 CO_2（46mmHg）］，与肺泡内的大气压相比，压力梯度为 58mmHg。

气体在连通的腔室中会随着压力梯度从高到低的移动，理论上讲，如果体内腔室中的气体压力接近大气压，它在静脉系统而不是动脉中更容易转移。

当没有开放的连接存在时，气体会散布在组织和（或）膜上，如前面所解释的 Fick 定律所描述。例如，在正常情况下，氧气、二氧化碳和氮气扩散穿过肺泡血屏障。

如前所述，肺泡压力和胸膜腔之间的 5cmH_2O 的压力梯度可能会促使气体扩散到胸膜腔中。然而，测量到的 58mmHg（78cmH_2O）的小静脉和肺泡之间的亚大气（负）压力梯度，在胸膜腔和静脉系统之间提供了 73cmH_2O 的净压力梯度。胸膜腔内的任何气体都会持续吸收，主要通过静脉系统（图 56-3）来解释为什么胸膜腔在正常情况下没有气体。

另一种解释是基于肺泡周围的解剖层，它不允许空气进入胸膜腔。脏胸膜似乎对肺泡气体起着重要的屏障作用，这一说法可以经这样一个事实证实，即偶尔肺泡中的空气泄漏到周围的肺组织，气体会向肺门移动，出现一种被称为纵隔气肿的情况。在有高压的情况下，也就是在 Valsalva 动作中或伴有剧烈咳嗽时，空气甚至可以通过脏胸膜进入胸膜腔。

在许多研究者看来，胸膜对防止漏气的作用似乎是矛盾的，因为间皮屏障长期以来被认为是一种特别“漏气”的膜，可以让颗粒和气体不受限制的通过。

然而，现在已经证明，间皮具有流动阻力，并具有导电性和渗透性特征。如果由于任何原因，空气进入胸膜腔，随后的气体吸收率将遵循菲克定律，并取决于胸膜的延伸和状态以及混合物中各气体成分的扩散特性。

二、实际应用

气胸

1. 气胸的形成

这是日常临床实践中最重要的胸膜疾病之一。气胸是胸膜腔与周围环境或肺泡水平的气道之间连通的结果。当胸膜腔破裂时，压力梯度促使空气进入胸膜腔。

在开放性气胸中，破裂发生在胸壁，因此胸膜腔显露在 760mmHg 的开放环境中，如前所述，氧气和氮气是进入胸膜腔的唯一气体。

在发生闭合性气胸时，破裂出现在脏胸膜和其下的肺间质。胸腔现在显露在肺泡环境中，压力为 760mmHg，氧气、氮气、二氧化碳和水的不同气体混合物。如果患者在补充氧气时发生闭合性气胸，由于氧气对抗肺泡中的氮气，所以当氧气压力高于和氮气压力低于室内空气时，气体的分压是不同的，这是合乎逻辑的。

最初，气胸会不断进展，直到裂口被封闭，或者直到气体压力和成分达到特定的平衡。在此之前，气体主要根据静脉气体状态（如前所述）进出气胸袋，这是随着气胸和静脉的演变，胸膜腔之间扩散的压力梯度增大的结果。随后，气体从胸膜腔向肺泡和静脉往复运动，直到达到稳定状态（图 56–3）。

在此阶段，随着胸膜腔压力的增加，肺失去了与胸壁的机械耦合，导致肺塌陷。如果空气继续进入胸膜腔，压力的增加会使肺进一步塌陷，胸壁也会扩张。胸膜腔容积这时较正常情况下增加。

尽管胸膜腔内的压力趋于达到大气压值，但通常较小，为 755～758mmHg，除非完全开放的气胸未经治疗或张力性气胸正在形成（压力继续升高）。这种压力的形成是因为和外界大气的交通通常在完全平衡之前就被干预。此时，胸膜腔内的气体混合物与静脉系统气体混合物成分相同（图 56–3）。

然而，气胸的大小也取决于胸腔内空气的来源。O_2 和 N_2 具有不同的溶解度，具有重要意义。在闭合性气胸中，与开放性气胸相比，气体混合物中的氧气量减少，因为氧气在呼吸过程中进行了交换。而氮气的含量同样较低。由于 O_2 比 N_2 更易溶解，它将以更快的速度吸收，直到达到静脉压，而 N_2 则以较慢的速度吸收。此外，闭合性气胸时二氧化碳和水的含量会增加。

在这种情况下，进入胸膜腔的气体总量将小于气胸形成时吸收的气体量。接受氧疗的患者这一点更为明显，O_2 会对抗肺泡中的 N_2。闭合性气胸主要由 O_2、CO_2 和 H_2O 组成，不含 N_2。然而，由于氮气在血液中的浓度较高，它将易于进入胸膜腔，而大量的氧气将倾向于离开胸膜腔。此外，由于肺泡中不存在 N_2，通过静脉系统返回肺部的 N_2 将在肺泡中排出，因此整个静脉 N_2 浓度将降低。净效应是在初始阶段胸膜腔更快地吸收气体。

2. 气胸时气体的长期吸收

气胸时胸膜腔内的气体主要通过胸膜的毛

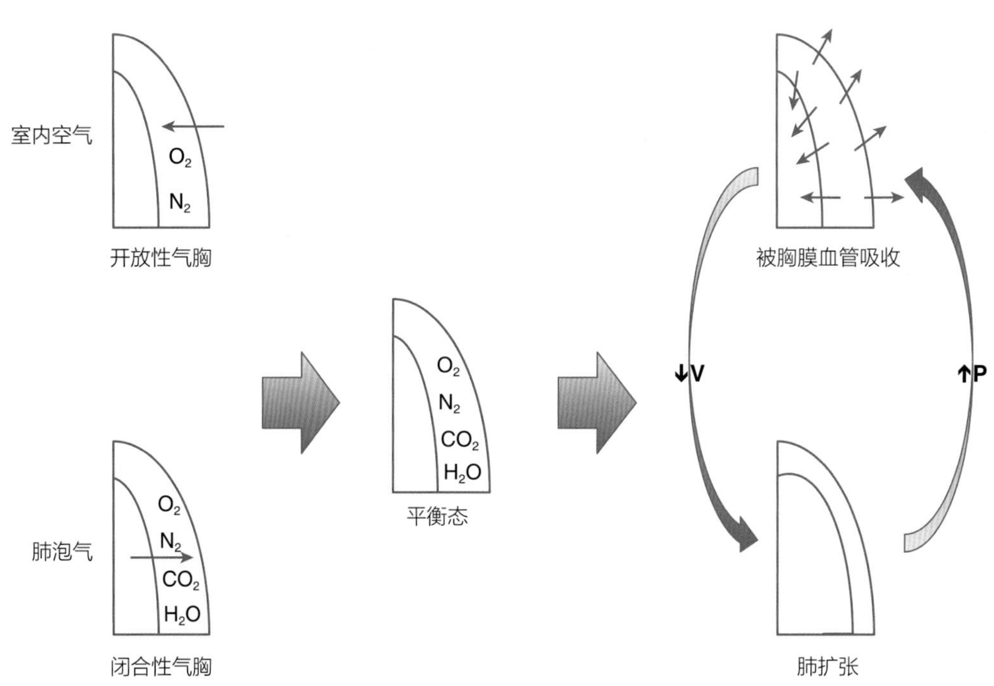

▲ 图 56–3　胸膜腔和肺毛细血管中气体的压力平衡过程，解释了气体的渐进吸收和肺的再膨胀

细血管进行自发吸收，自发吸收很大程度上是靠胸膜的静脉。胸膜小静脉内的气体分压 [N_2（569mmHg）+O_2（40mmHg）+CO_2（46mmHg）+H_2O（47mmHg）=507mmHg] 提供 58mmHg 的压力梯度。与 N_2 相比，O_2 表现出最大的梯度和更快的再吸收。气胸的总自发吸收率为每 24 小时 1%～5%。

随着气胸被慢慢吸收，肺逐渐扩大，占据胸膜腔。根据玻意耳定律，这增加压力梯度，进一步增强气胸的吸收。这个循环一直持续到肺与胸壁结合，气胸完全消失（图 56-3）。

然而，在临床实践中，大多数外科医师有时会看到肺的不完全再扩张，比如在肺切除术后。在这些病例中，由于脏胸膜增厚或肺膨胀受限，气体的吸收受到阻碍。尽管存在压力梯度，但增厚和纤维化的胸膜将导致更大的流动阻力和胸膜毛细血管吸收的明显减少。随着时间的推移，胸膜腔压力在静脉压水平下降，压力梯度消失，空气不能再吸收。由于胸膜腔内的压力现在高于正常值（等于静脉压力），液体可能从胸膜小动脉“渗出”。淋巴引流受损的壁胸膜疾病可能进一步加剧这种现象，患者在胸膜腔的永久性“口袋”内发展成一个液气胸。

相类似的情况可见于支气管胸膜瘘的患者。吸入的空气不断进入胸膜腔，胸膜腔内的气体混合物不断增加。这又增加了胸膜腔的整体压力，并阻止肺复张和与胸壁耦合。

3. 氧气治疗气胸的基本原理

气胸发作后补充氧气使氮气排出肺泡。由于肺泡毛细血管的压力梯度，氮从血液中排出到肺泡，直到其分压几乎为零。此外，小动脉和小静脉中的 O_2 水平随后升高到 100mmHg。当二氧化碳和水的压力保持不变时，静脉内的总压力等于 $PN_2+PO_2+PH_2O+PCO_2=0+100+47+46=193mmHg$，产生的压力梯度几乎是未经氧气治疗的 10 倍（图 56-3）。

如果患者在补充氧气时发生闭合性气胸，胸腔内的主要气体将是氧气。这是一个重要的事实，因为氧气是一种极易溶解的气体，会迅速从胸膜毛细血管吸收。因此，在操作过程中，有气胸风险的患者，例如影像学引导下的穿刺活检，应该接受 100% 的氧气治疗，是合理可行的。

三、特殊情况

需要注意的是，前面提到的所有计算都是按照大气是在海平面和正常条件下计算的。

需要提醒的是，大气压力随海拔高度降低，8000 英尺（1 英尺 ≈0.31m）时达到 565mmHg，11 000 英尺时达到 500mmHg。此外，按照玻意耳定律，气体在 8000 英尺时随海拔升高而膨胀 25%～33%。尽管气体组分保持不变，但随着离解曲线向右移动，饱和度下降到 90%，氧气压力降低。这些都是高空飞行过程中可能出现的情况，当气胸或肺大泡患者打算旅行时，应予以考虑。

在类似的情况下，深海潜水员如果在潜水时出现气胸，在上升至水面的过程中，气胸随着压力的降低而扩张，将面临张力性气胸的风险。

第 57 章
气　胸
Pneumothorax

Federico Venuta　Daniele Diso　Erino A. Rendina　著
崔　永　译

一、定义

气胸的定义是指气体在胸膜腔，也就是肺和胸壁之间的空腔内聚集。在呼吸过程中，脏胸膜在壁胸膜上滑动，胸膜腔通常是潜在的。当气体进入胸腔以后会导致肺部分或完全萎陷，继而发生呼吸动力学改变，可能会对肺通气和换气产生巨大影响。

二、分类

气胸可以分为以下几种类型。从病因学角度可以分为自发性（原发性或继发性）和外伤性气胸；从病理学角度可以分为开发性、闭合性和张力性气胸。气胸也可从影像学角度进行定量分类。

三、历史沿革

气胸这个名词最早由 Itard 在 1802 年提出[1]。然而，大约在该名词提出的一个世纪以前，Boerhave 在 1724 年首次报道了胸膜腔内异常气体的存在；随后 Meckel 在 1759 年描述了在尸检中发现的张力性气胸[2]；而 Laennec 则在 1819 年报道了自发性气胸的症状和体征[3]。

在 1932 年，Kjaergaard 提出了一种观点[4]，认为在年轻人和其他健康成年人中，肺尖部肺大疱破裂是气胸最常见的原因。而在此之前，人们一直错误地认为肺结核是导致气胸的根本原因[5]。直到现在，业内仍然在对气胸的相关危险因素进行深入探讨，因为形势发生了新的变化。COPD 已经成为继发性气胸（SSP）和肺间质性疾病的主要原因，尤其是最近肺孢子虫病、巨细胞病毒性肺炎和 AISD 相关性非典型性分枝杆菌感染也成了气胸的常见原因[6-9]。

很长的时间内，卧床休息一直被认为是治疗的气胸最佳选择方案，1937 年 Bigger 首先提出切除肺尖部肺大疱的概念[2]，同年 Sattler 实施了第一例胸腔镜下肺大疱切除[10]，治愈了一例气胸患者。然而，当时开胸手术仍然是金标准，1941 年 Tyson 和 Crandall 首次报道了开胸手术的治疗效果[11]。随后这种侵袭性操作逐步减少，Deslauries 等[12]在 1980 年报道了经腋下切口切除肺尖部肺大疱和肺尖楔形切除术。随着微创外科学的进展，VATS 逐步取代了经腋下入路；自从 1990 年 Levi 等[13]详细报道了肺大疱切除、胸膜摩擦和肺楔形切除术以来，VATS 逐渐成为新的气胸治疗的金标准。

自从 90 年代中叶以来，为提高手术治疗效果，减少术后复发，经证实应该在术中同时进行胸膜固定术。1941 年 Churchill 第一次采用纱布实施了胸膜摩擦术[2, 14]。1956 年 Gaensler[15]提出了壁胸膜切除术，随后在 1958 年 Thomas 和 Gebauer[16]对该术式表示支持。最近采用激光[17, 18]

和滑石粉[19]的术式也有报道。

四、发病率

该病可发生于任何年龄段的患者，有两个发病高峰：第一个位于20—30岁，第二个位于60—70岁。第一高峰通常为原发性自发性气胸（PSP），而第二高峰通常为继发性自发性气胸（SSP），主要与COPD相关，因此与慢性肺疾病的发病率平行。

在美国，男性PSP和SSP的发生率是女性的3～4倍：在男性中为18/10万～28/10万，在女性中为1.2/10万～6/10万[2, 20-22]。吸烟者的发病率高20倍，且与吸烟量相关[23, 24]。

五、原发性自发性气胸

原发性自发性气胸是指发生于没有直接的、明显的和潜在的肺疾病患者的气胸。PSP最常见的原因是胸膜下较小的肺大疱破裂，肺大疱通常位于胸膜内，直径小于2cm。肺大疱常见于上叶的尖段或下叶的背段。它们是肺泡破裂融合的结果，与相邻的正常肺组织界限清楚，位于脏胸膜内或凸出脏胸膜外。这种情况通常被认为是一种间隔旁型肺气肿，可能与尖部纤维化有关。对于肺大疱形成的原因，一个可信的解释是肺组织的弹性纤维因为蛋白酶－抗蛋白酶和氧化剂－抗氧化剂之间的平衡紊乱导致异常降解[25]。这可能与吸烟有关，虽然非吸烟人群也能发生。有人推断，肺顶部和肺底部的肺泡内压力的不同可能是导致这一结果的原因[26]。相关证据是PSP常见于瘦高体型的人群，通常与儿童和青少年的身高快速增长期有关。另外，气胸患者也有一定的基因变异[27]。

然而，尽管大量证据表明肺大疱的破裂导致PSP，并不是说就是唯一原因，因为有部分PSP患者并没有该现象[25, 28, 29]。这一概念导致了“胸膜多孔性理论”的产生，已经由胸腔镜自体增强荧光技术证实[30, 31]。

六、继发性自发性气胸

继发性自发性气胸的原因较为复杂，与多种肺疾病和非肺部疾病有关（表57-1）。

慢性阻塞性肺疾病（COPD）（图57-1）和大疱性疾病（图57-2）通常是SSP最常见的原因。气胸与这些疾病相关，常常是疾病严重性和预后预测的标志。事实上，气胸发作将使死亡率提高大约4倍[32]。

表57-1 继发性自发性气胸的常见原因

慢性阻塞性肺疾病
- 哮喘
- 囊性纤维化
- 肺间质纤维化
- 结核和其他分枝杆菌疾病
- 细菌感染
- 卡氏肺孢菌感染
- 寄生虫感染
- 霉菌感染
- 获得性免疫缺陷综合征
- 支气管肺癌
- 肺转移瘤
- 放射治疗
- 马方综合征
- Ehlers-Danlos综合征
- 组织细胞增生症X
- 结节病
- 硬皮病
- 肺淋巴管肌瘤病

文献报道SSP与原发性和继发性肿瘤有关[35]，尤其是帕唑帕尼治疗后的转移性肉瘤[36, 37]。这可能与放化疗治疗的具体机制有关[38, 39]

SSP也可出现于囊性纤维化进展期（图57-3）[33]。在这些患者的治疗计划中，决定何时进行肺移植非常重要[34]。气胸可能与获得性感染包括细菌、病毒、霉菌、寄生虫和结核等疾病具有一定的相关性，同时也可能与脓胸和膈下脓肿有关，在这些患者的治疗中，除非各种内科治疗无法控制，一般不首先尝试外科治疗。

有几篇文章报道过气胸和AIDS的关系。这可能与胸膜下的含气空腔充满嗜酸性渗出液、卡氏肺孢菌和巨噬细胞导致组织破坏和纤维化从而

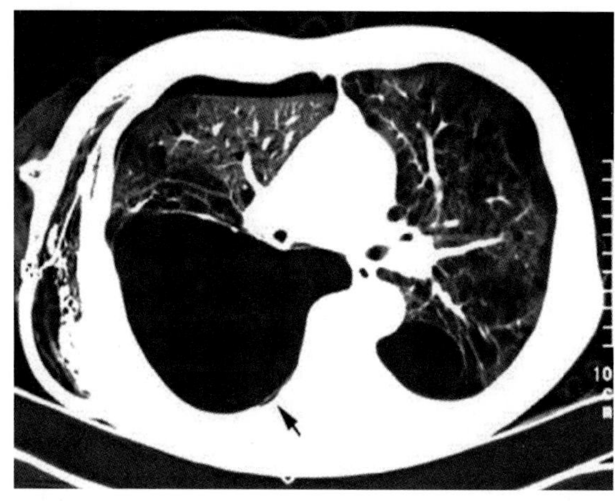

▲ 图 57-1　一例进展期肺气肿患者的继发性气胸 CT 图像

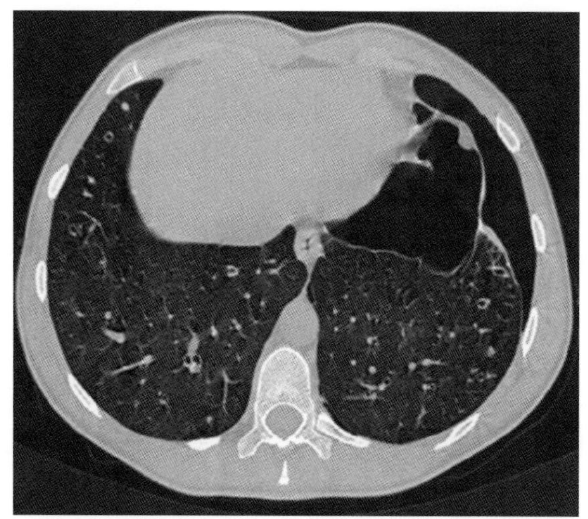

▲ 图 57-2　一例肺大疱患者的继发性气胸

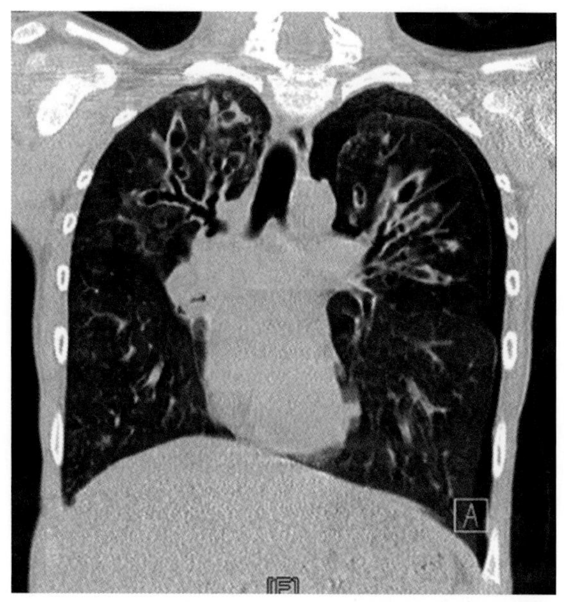

▲ 图 57-3　一例囊性纤维化患者的继发性左侧少量气胸

形成囊性病损有关[6]。

月经性气胸被定义为一种在月经来潮 48～72h 后出现的 SSP。这部分患者的气胸属于胸腔子宫内膜异位综合征（TES）的一部分，该综合征还包括血胸、咯血和肺结节。这是一种罕见的疾病，与子宫内膜腺体和基质在肺、胸膜、膈肌和支气管树内生长有关。有几种理论试图解释这一综合征的成因[41]，均未得到公认。当然气胸是 TES 最常见的临床表现[41-45]，通常为单侧性，右侧常见，常位于膈肌和胸膜上[46]。在其他方面肺子宫内膜异位症常表现为双侧性。膈肌腱膜处穿孔且常见有新生物对于解释该病的发病机理非常重要。空气可以通过先天性隔膜缺陷区域经子宫颈和腹部到达胸膜腔；另外，脏胸膜上也可有点状的子宫内膜异位灶生长，继而导致月经期空气泄漏。

气胸也可发生于怀孕期间[47]，通常是孕 26 周左右，发病率约为 1/10 000。也可因大气压剧烈变化而诱发，如雷暴天气、气温波动剧烈，尤其是干热和寒潮过后[41, 48]。

肺肿瘤高频消融治疗、针灸治疗、吸毒、胃肠镜检查、选择性或紧急性插管均有可能导致气胸[49-54]。也有文献报道单侧肺移植后，对侧有出现气胸的可能性[55, 56]。

七、外伤性气胸

胸壁的钝性伤和穿通伤均可导致气胸[57]。肋骨骨折残端可以直接向内损伤肺表面，这可能同时导致气胸和血胸。外伤性气胸也可见于爆裂伤，此时胸壁表面并无明显损伤[58]。

临床操作，如中心静脉置管或 CT 引导下肺穿刺甚至是胸膜腔穿刺术均可导致气胸这种并发症（医源性气胸）。也有文献报道，为治疗肺气肿进行支气管镜肺减容术时采用的单向支气管内活瓣也可导致气胸这种并发症[59, 60]。

潜水员发生气胸的风险较高。他们呼吸压缩气体，可以因为气压伤导致气胸，憋气后全肺充分膨胀后上升 1m 即有可能发生[61]。另外一些病例是因减压病而接受高压舱治疗，起初形成少量气胸，之后迅速加重并发展成张力性气胸[61]。

八、病理生理学

从病理生理学角度将气胸分为闭合性、开发性和张力性气胸。

闭合性气胸是指胸膜腔不与外界大气相通的气胸。气体量通常较少，可以在短期内被自然地再吸收掉。为避免发展至张力性气胸，卧床休息和监测非常重要。

开放性气胸是指胸膜腔与胸壁外相通的气胸。吸气时空气进入胸腔，呼气时排出。空气进出的孔通常位于胸壁上。然而在少见的情况下，气道损伤和肺实质损伤如果损伤部位足够大，也可导致开放性气胸。虽然与张力性气胸相比危险性略小，仍需立即进行治疗。事实上，纵隔随着呼吸循环反复移动（纵隔扑动）可以导致难治性心动过缓甚至是心脏停搏[21]。

张力性气胸通常是一种急重症（图 57–4）。在这种状况下，气体自由进入胸腔却无法排出，气体进入的部位起到了类似单向阀的作用，胸膜腔内逐步积累的气体导致胸腔内压力升高、肺完全压缩、纵隔向对侧偏移并压迫健侧肺组织。张力性气胸也可导致分流使氧气和心输出量下降，最终腔静脉受压扭曲使回心血量显著减少。无论如何，空气的集聚不足以解释所观察到的心血管系统的所有变化；心脏组织供氧不足使心搏出量无法增加。临床状态迅速恶化，表现为严重呼吸困难和“空心综合征”。迅速排出气体至关重要。

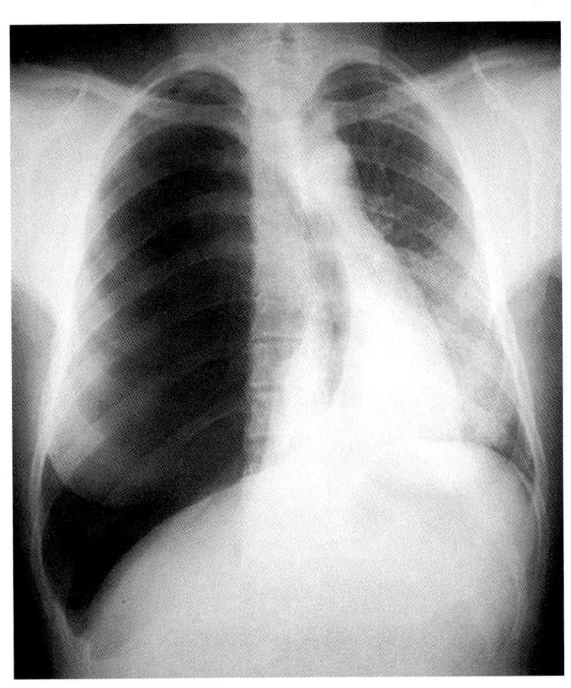

▲ 图 57–4　胸部 X 线片：右侧张力性气胸

九、诊断

最常见的临床症状是胸痛、干咳和呼吸困难。几乎所有患者主诉气胸开始时有胸腔剧烈锐痛，之后趋于稳定。在年轻患者中疼痛最为常见，而在老年的 COPD 患者中，呼吸困难则更常见。

只有当肺萎陷严重时体格检查才会有阳性发现，患者表现为胸壁运动减弱、伴有叩鼓音、患侧肺呼吸音减弱或消失。心动过速几乎一直存在。张力性气胸患者表现为呼吸窘迫、恐惧、发绀、低血压、单侧胸腔过度膨胀固定。

胸部正侧位 X 线检查通常可以证实气胸的诊断，表现为胸膜腔内存在异常气体。呼气相有助于诊断少量气胸。鉴别诊断气胸和较大的肺大疱可能比较困难，此时可以采用胸部 CT。张力性气胸的诊断依据包括患侧肺完全萎陷、心脏纵隔向健侧移位、单侧膈肌受压甚至反向、胸腔扩张肋间隙增宽、对侧肺受压、气管移位和深沟征[62]。

十、气胸量的评估

胸腔内气体的量（气胸的程度）是决定采用何种治疗方案的重要因素[25, 63–65]。胸部 X 线片是最常用的评估依据[66–68]。然而，采用这种二维成像技术胸腔内气体的总量常常被低估。有鉴于此，有几个指标和公式可以用于 X 线片和 CT 影像评估：Rhea 法[66, 69]、Light 指数[70]、Collins 公式[67]。http://www.chestx-ray.com/calculator/PTX.html. 网络上还有一种自动公式[22]。然而，所有这些模型在临床工作中并不方便应用。最容易操作的方法是 ACCP 推荐的，该方法将少量气胸定义为肺表面距胸壁小于 3cm（图 57–5）。将大量气胸定义为距离大于 3cm（图 57–6）[63]。另一种简易的分类将大量气胸定义为脏胸膜与壁胸膜完全分离，而少量气胸则为部分分离[22]。

十一、气胸的并发症

张力性气胸应该被认为是一种严重状态，需立即引流。

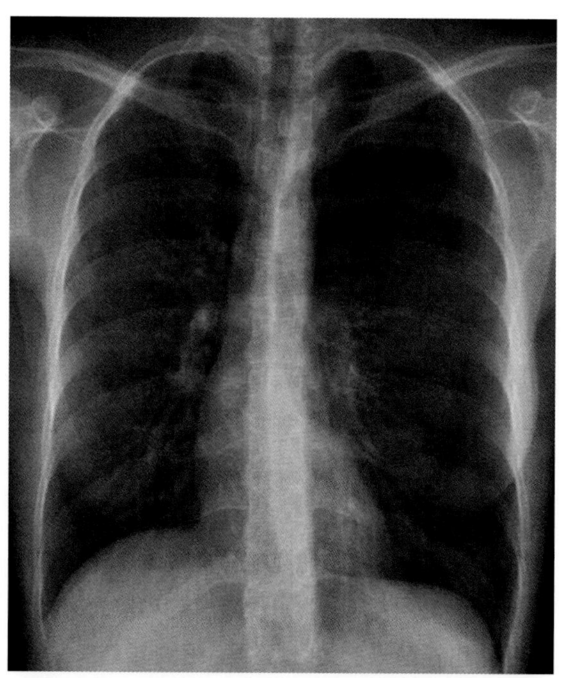

▲ 图 57-5　左侧原发性自发性少量气胸，胸部 X 线片

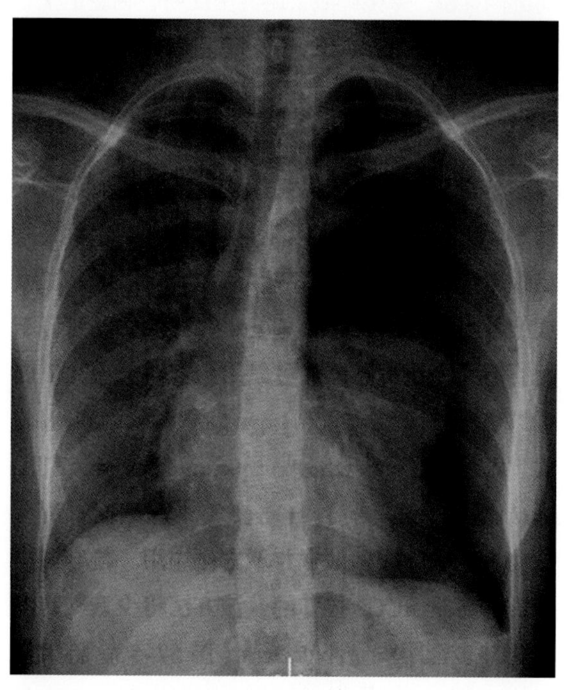

▲ 图 57-6　左侧大量气胸伴肺完全萎陷，胸部 X 线片

纵隔气肿、腹膜气肿和皮下气肿很少见，常发生于严重创伤，在大多病例中临床意义不大。然而，这些状况的存在意味着需要排除气道损伤、食管穿孔和腹腔空腔脏器穿孔。皮下气肿很少需要切开皮肤引流或皮下留置针头减压。

血气胸（图 57-7）是一种相对少见的并发症，见于有血管的胸腔粘连破裂和有血管的肺泡或肺大疱破裂。在肋间动脉损伤的外伤患者中，必须首先排除大血管破裂，尤其是有肋骨骨折的时候。因为可能危及生命，如果病情需要，引流、VATS 或开胸手术不可延误。

双侧同时气胸（图 57-8）占所有病例的 1%～15%[2]。大多患者症状明显，尤其是有基础

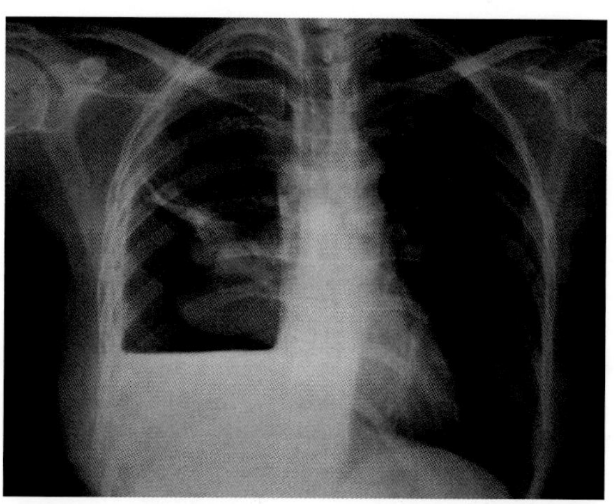

▲ 图 57-7　右侧血气胸，右下肺萎陷，同时因积血形成液平面，胸部 X 线片

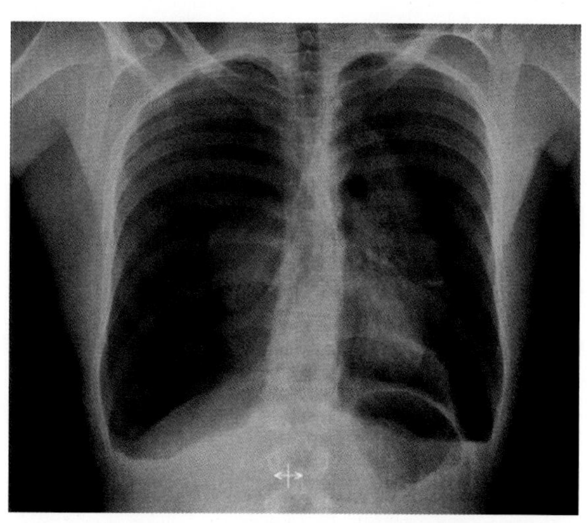

▲ 图 57-8　双侧气胸，胸部 X 线片

疾病如肺结核、肺间质纤维化、COPD和囊性肺纤维化时。

复发性气胸（同侧或异侧）无疑是气胸最常见的并发症，首次发作的气胸，如未经手术治疗，5年内复发率可高达75%[71-73]。气胸复发后，如仍未手术治疗，复发率呈指数性增长[25, 65, 74, 75]。

十二、治疗

气胸的治疗有以下几种选择：卧床休息并监护血氧水平、单纯吸氧、小孔细管置入、胸腔置管引流、VATS和开胸手术。共同目的是减少胸膜腔气体、去除引起气胸的原因（如有可能）和预防复发。治疗方案的选择依据是气胸严重的程度、患者临床状态、是否有开放性和闭合性通道，以及气胸的性质是原发性、继发性还是复发性。

对于简单、少量、无并发症、临床情况稳定、无症状的气胸患者倾向于保守治疗方案。对于这些患者，BTS指南建议卧床休息和观察[64]。吸氧有助于降低氮气占比，促进痊愈[64, 76-79]；同时可以改善通气血流比例失调导致的低氧血症。COPD患者吸氧时，应该加强监测以避免高碳酸血症。推荐至少住院24h。

对于需要干预的患者，尽管复发率相当高，BTS仍推荐针刺排气。穿刺的并发症很罕见，因为肋间动脉受到的损伤和随后的出血是封闭的。

对于中到大量的气胸，胸腔闭式引流是最常用也是最有效的方案，该方法排气方便，利于肺复张。对于有症状的患者必须置管。如有可能进行预测，胸腔引流管应根据漏气的程度来进行选择。引流管放置时应该指向胸顶。胸腔闭式引流的并发症的发生率在3%～18%[80]，各治疗中心数据不尽相同。虽然水封瓶已经足以应对大多数患者，在很多单位优先采用-20～-10cmH_2O的负压吸引，尤其是前24h，或者直至肺完全复张。然而，置管后立刻采用负压吸引有可能导致复张性肺水肿[81-84]。一般在停止漏气48～72h后拔除胸腔引流管，推荐拔管前进行胸部X线片检查。

漏气定义为置管48h后仍有气体持续性排出[22]。自发性气胸只有3%～7%的患者漏气超过7d。而SSP的患者的发生率则高达40%[64]。ACCP指南推荐PSP患者漏气超过4d，SSP漏气超过5d后需要进行手术治疗，因为长时间的等待无利于预后[63]。

PSP患者的手术指征如表57-2所示。对于复发性气胸患者，外科手术的地位无可争议[85]。而对于首次发生气胸的患者，其适应证则有待商榷。首次发作的气胸，持续漏气、肺复张困难、血胸、双侧性和职业生活方式均可能提示手术的必要性。手术的两个主要目的是去除气胸病因和闭合胸膜腔。

手术策略应根据术中探查结果进行选择，推荐采用Vanderschueren分类法[86]。

- Ⅰ型：正常，无异常发现。
- Ⅱ型：存在胸膜粘连。
- Ⅲ型：肺小疱/肺大疱直径＜2cm。
- Ⅳ型：肺小疱/肺大疱直径＞2cm。

对于肺小疱或肺大疱患者进行肺楔形切除（单处或多处）是有必要的，肺叶切除则很少采用。30%～40%的患者术中在肺表面并未发现明显异常，尤其是单一肺小疱破裂引起的气胸，术中难以探及（Vanderschueren Ⅰ型）[2]。Ⅱ型（12%～15%）意味着既往曾有气胸或胸膜/肺感染。Ⅲ型发生率为30%～40%，Ⅳ则为

表57-2 原发性自发性气胸的手术指征

第一阶段
- 持续性肺漏气
- 肺未复张
- 双侧气胸
- 血胸
- 张力性气胸
- 完全性气胸
- 职业风险
- 医疗条件缺乏独立区域
- 有单发性肺大疱
- 心理因素

第二阶段
- 同侧复发
- 异侧复发

5%～10%[2]。

首选的手术方式（VATS 或小切口开胸）仍有争议。无论是 PSP 还是 SSP，ACCP 指南都推荐胸腔镜入路[64]。然而，Meta 分析结果显示胸腔镜手术总体复发率为 5.4%，而开胸手术则为 1.1%[87]。可能有鉴于此，BTS[62] 和比利时肺科学会报道开胸手术和胸膜切除术仍然是可选手术方式[88]。为进一步减少手术创伤，最近提出了单孔和清醒状态的胸腔镜手术[89, 90]。对于双侧气胸，在术前诊断明确时，虽然同期双侧腋下切口和正中胸骨劈开均有可行，但 VATS 无疑是更好的选择[91, 92, 93]。如曾有胸腔镜手术治疗失败，也可再次尝试 VATS[94, 95]。然而，如果术中操作困难或有术中严重并发症，需要开胸时不能犹豫。

外科手术的第二个关键点是封闭胸膜腔。有几种方法可供选择，其效果相差无几。胸膜切除术、胸膜摩擦和化学刺激[17, 96–100]。肺尖部胸膜部分切除术足以使肺固定在胸内筋膜上，疗效确切，复发率低，无呼吸功能受限[15, 101]。然而据一些学者报道胸膜扩大切除则有可能产生严重的并发症。胸膜摩擦可以使胸膜腔产生安全且有效的粘连，另外这种技术也可使胸膜外界面免于受损[102]。如果患者随后需要进行后续的手术治疗，胸膜摩擦具有明显的优势。例如，对于那些可能需行肺移植的疾病如囊性肺纤维化、COPD、肺纤维化等等[33, 34]。在一篇综述文章中报道[103]，单纯胸膜摩擦术后气胸的复发率为 2.3%。

文献报道化学制剂胸膜固定术和 Nd:YAG 激光也可以达到封闭胸膜腔的目的[17]。既往人们尝试过几种制剂，如喹吖因、博来霉素、多西环素、自体血、四环素和滑石粉等[104–108]，其中滑石粉是最常用的[109]。滑石粉是一种含水硅酸镁盐，其中含有几种成分，常常用于预防恶性胸腔积液复发[110]。商业化的纯化滑石粉（译者注：不包括国内的滑石粉产品）不含有石棉成分，一般认为可以用于治疗良性胸膜疾病如气胸。它可以诱导产生胸膜粘连，应用后可能会有发热和疼痛，据报道如果应用 10g 以上有呼吸衰竭的风险[111–114]——对于年轻患者，这也是最大的顾虑。有鉴于此，建议胸内应用不超过 5g[115]。可以在腔镜手术过程中用喷雾装置或者一次性喷雾器喷洒整个胸腔。对于不适合手术的患者，可以将滑石粉融化成悬浮液经胸腔引流管注入[116, 117]。总体来说，一项对照研究发现，滑石粉和机械方法优于 Nd：YAG 激光和自体血[118]。

月经性气胸需要特别注意以下几点，肺表面上所有的可见病灶都需要切除，膈肌上所有探及的缺损都需要缝合，机械摩擦和胸膜切除也都应该实施[119]。用促性腺激素——激素释放拮抗药进行激素治疗可能达到治愈的效果，因为可能对激素水平产生系统性影响，需在手术失败后考虑[120]。

对于不适合手术的患者或者其他经过筛选的病例，单向支气管内活瓣和其他支架可用于隔离漏气的部分肺实质[121–123]。

十三、指南

目前尚无完整的随机对照试验在成人队列中对比保守治疗和有创性操作治疗气胸的疗效。因此目前的治疗指南缺乏高级别证据[124]。个体化治疗策略仍然占据主要地位[125]。英国胸外科学会（BTS）最近公布了一系列指南。在这些指南多数情况下根据气胸的量来定义(根据 BTS 分类，大量气胸指肺边界的可见边缘和胸壁之间的距离大于 2cm)。分析一系列指南并与之前的 ACCP 指南对比时[63]，我们必须考虑气胸的定量差异（ACCP 指南里大气胸定义为大于 3cm）。如果进行直接的比较，结果没有明显的相关性[126]。一项多中心前瞻性研究审核了参照 BTS 指南治疗的患者，对于那些气胸量不继续增加的患者或，BTS 指南较少推荐胸腔置管引流，而另一指南则更为鼓励置管[127]。

根据 BTS 指南

- SSP 的发病率和死亡率比 PSP 高。(D)
- 气胸通常与强体力活动无关。(D)

1. 临床评估

- PSP 可能症状轻微或无明显症状，反之，SSP 患者症状明显，即使气胸规模很小也是如此。（D）
- 呼吸急促的存在将会影响治疗。（D）
- 呼吸困难的几种症状和体征提示张力性气胸的存在。（D）

2. 影像学检查

- 推荐初诊采用标准的站立位吸气相胸部 X 线片而不是呼气相。（A）
- 采用数字成像需注意可能导致少量气胸观察困难。（D）
- 对于不确定的或者情况复杂的患者推荐使用 CT。（D）

3. 气胸的量

- 制定治疗策略时，气胸的量的重要性不及临床危害。（D）
- CT 扫描可以提供最最准确的气胸量的计算结果。（C）

4. 气胸治疗方案的选择

- 既往存在肺疾病的患者对气胸的耐受性较差，诊断气胸的同时需区分 PSP 和 SSP，以利于指导制订合理的治疗方案。（D）
- 呼吸急促意味着需要积极干预，同时进行支持治疗，包括吸氧。（D）
- 气胸的量决定了采取措施的决心，是采取积极干预的相对指标。（D）

5. 原发性自发性气胸的治疗

- 无论是 PSP 还是 SSP，无论气胸量的多少，如果有显著的呼吸困难，均需进行积极干预（A）
- 张力性气胸患者或双侧气胸患者需放置胸腔引流，也需要住院治疗。（D）
- 对于没有明显呼吸困难的 PSP 少量气胸患者，可以选择观察。（B）
- 部分无症状的 PSP 大量气胸患者，经过筛选也可选择单纯观察。（A）
- 没有明显呼吸困难的 PSP 少量气胸患者经早期门诊检查可以考虑出院。然而，对这些患者应出具明确的书面建议：如果有呼吸困难加重必须返院。（D）
- 细针穿刺和粗胸腔引流管相比效果相当，可以减少住院率，缩短住院时间。（A）
- 除非是因为技术操作难度所致，一般不重复采用细针穿刺。（B）
- 针刺排气失败后，推荐置入细胸腔引流管。（A）
- 气胸并不需要使用粗胸腔引流管。（D）
- 不需常规使用吸引。（B）
- 谨慎使用吸引，因为有复张性肺水肿的风险。（B）
- 推荐高容量低压力吸引系统。（C）
- 应该在 24 小时内转诊给呼吸科。（C）
- 在有专业医疗护理的情况下，复合引流治疗可以达到最佳效果。（D）

6. 继发性自发性气胸的治疗

- 所有 SSP 患者均需入院观察至少 24h，根据 BTS 指南关于氧气应用的原则予以足量的氧气治疗。（D）
- 多数患者需要置入细胸腔引流管。（B）
- 所有患者在就诊初期需转诊给胸外科。（D）
- 对那些有持续漏气的患者，需在 48h 内与胸外科医生共同讨论。（B）
- 不能手术的患者可以考虑胸膜固定术。（D）
- SSP 患者可以考虑采用可移动的带有单向阀的引流装置。（D）

7. 出院与复查

- 需明确告知患者，如果呼吸困难加重立刻返院。（D）
- 所有患者在治愈前需在呼吸科复查。（D）
- 治愈前需要避免坐飞机出行。（C）
- 除非患者曾行双侧胸膜切除术，术后肺功能正常并经 CT 扫描证实，否则永远不能潜水。（C）

8. 医用化学制剂胸膜固定术

- 化学制剂胸膜固定术可以用于控制难治性

或复发性气胸（A）；但是，因为手术效果更佳，该方法仅用于患者不愿进行手术或不能耐受手术时。（B）

- 化学制剂胸膜固定术应由呼吸科专家进行。（C）

9. 转诊胸外科

- 如患者有持续漏气或肺无法复张，需在早期（3～5d 内）听取胸外科医生的意见。（C）
- 对难治性气胸和复发性气胸，开胸手术和胸膜切除术仍然是复发率最低的治疗方法。（A）
- 电视胸腔镜（VATS）胸膜切除术和胸膜固定术耐受性较好，但复发率较高，约为 5%。（A）
- 外科化学制剂胸膜固定术最好采用 5g 无菌滑石粉，该方法成人呼吸窘迫综合征和脓胸均罕见。（A）

10. 张力性气胸

- 张力性气胸是一种临床急症，需高度警惕该临床状况。（D）
- 急诊可采用氧疗和急诊针刺减压。（D）
- 如果在第 1 肋间置管，标准套管可能足够长。（D）

11. 气胸和怀孕

- 怀孕期间气胸复发比较常见，对孕妇和胎儿均有来说均有风险，需要呼吸内科、产科和胸外科紧密合作。（C）
- 现代采用有创性较小的策略，怀孕期间单纯观察和吸氧通常是有效的，可选用辅助分娩和短期内区域麻醉。（D）

12. 月经性气胸

- 女性的月经性气胸容易漏诊。（C）
- 外科治疗联合激素治疗需要外科和妇科医生互相合作。（D）

13. 气胸和 AIDS

- 气胸合并 HIV 感染需要早期经肋间置管引流和转诊外科治疗，另外需进行合理的抗 HIV 治疗和 PJP 注射。（C）

14. 气胸和囊性肺纤维化

- 囊性肺纤维化发展至气胸，早期既需要积极治疗外科参与。（C）
- 胸膜处理，包括胸膜固定术，对后续操作如肺移植的不利影响相对有限。（D）

第 58 章
肺和胸膜腔的力学与流体力学
Mechanics and Fluid Dynamics of Lung and Pleural Space

Giuseppe Miserocchi　Egidio Beretta　Gabriele Simone Grasso　著
吴卫兵　译

细胞外液在肺正常发挥功能中起着非常重要的作用。本节将分成肺部力学和胸膜腔两部分进行讨论。

一、肺间质

为了更好地完成弥散过程，血气屏障应保持尽可能薄的厚度（0.2～0.3μm）（见“呼吸和肺部气体交换的机制”章节），这以组织间隙大量脱水为特征。这一过程被证实是由强大的淋巴回流和具有细胞外基质特殊结构的毛细血管内皮细胞[1]极低的微脉管通透性联合完成。其结果是维持肺间质负压（Pi）（约 $-10cmH_2O$）。负压的存在有明显的力学意义：肺的毛细血管内皮在功能上与上皮细胞壁紧紧粘在一起。

图 58–1 展示了肺间质间隙的横截面，并标记出了细胞外基质的大分子组织以及微血管 – 间质流体力学。基质包括了纤维成分和非纤维成分。纤维成分主要包括 I 型胶原与弹性纤维，非纤维成分主要包括了蛋白多糖（PG）家族的分子。串珠素（Perlecan）是一种中等分子量的硫酸乙酰肝素蛋白多糖［（HS）–PG］，分子量为 0.1～0.5kDa，存在于基底膜上，串珠素与Ⅳ型层流胶原结合，通过空间位阻控制微血管的通透性而发挥作用。多功能蛋白聚糖（Versican）是一种随机折叠的高分子量的硫酸软骨素蛋白多糖（CS）–PG，分子质量＞ 0.5kDa，存在于与透明质酸（一种随机卷曲分子）结合的间质间隙中，

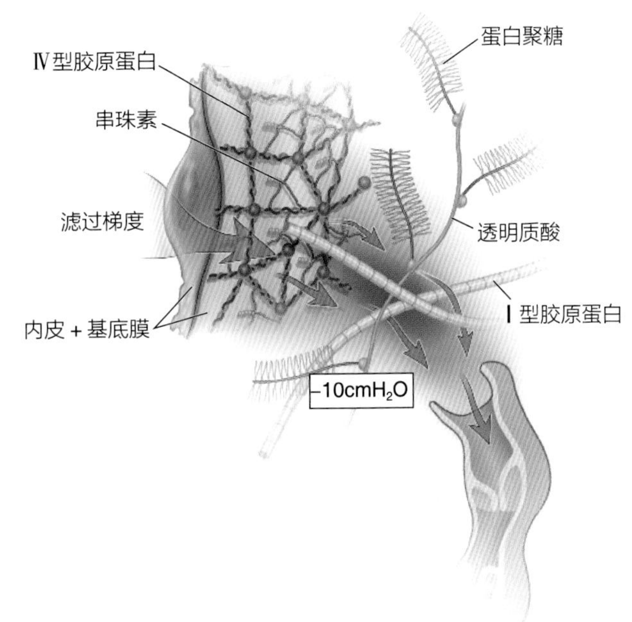

▲ 图 58–1　肺间质间隙的横截面图，显示细胞外基质的大分子组织和维持间质负压（$-10cmH_2O$）的微血管 – 间质的过滤和引流

通过与其他分子和细胞建立非共价连接提供组织的硬度[2]。此外，多功能蛋白聚糖有数个黏多糖结构（粉红色），与其他分子和水有高反应性。

二、微血管 – 间质的流体动力学

流体渗透通过生物屏障（如毛细血管内皮及胸膜间皮）可以用修正的 Starling 公式计算。

$$J_f = K_f[(P_c - P_i) - \sigma(\pi_c - \pi_i)]$$

其中 K_f 是过滤系数；P 和 π 分别是水压和胶体渗透压；下标 c 和 i 分别指毛细血管和间质室；σ 是蛋白质反射系数。

过滤系数 K_f 等于 L_p 乘以 S，其中 L_p 是水液压渗透率，S 是可滤过的总面积。L_p 是内皮细胞壁的固有通透性，反映了细胞跨膜屏障上的小孔（直径为 5nm）的分布，大部分水通过这些小孔可以自由流动。蛋白质也可以在水分子牵引下经过一个允许它们通过的孔隙系统通过屏障。蛋白反射系数 σ 定义了特定蛋白通过屏障的容易程度。σ 值范围为 0（不限制蛋白通过屏障）至 1（完全无法通过屏障）。允许蛋白质通过的孔隙较大（直径 30～50nm），但平均分布密度却较低（$0.006/\mu m^2$），因此，经水转运的蛋白质较少[3,4]。

图 58–1 中以红色箭头表示微血管滤过方向，速度为非常低的每 24 小时约 $1 \times 10^{-8}ml/cm^2$，表示在生理状态下，微血管滤过能力很低，滤过几乎完全由淋巴管完成。

三、控制血管外水的机制

肺似乎对水肿状态有相当的抵抗力，如毛细血管募集和血流量增加时，这两种情况都在供氧需求增加时发生，如运动和缺氧的情况下（见“呼吸和肺部气体交换的机制”章节）。血管外水的量实际上是被严格调控，以此来预防液体在间质间隙内聚集。至少有下列三种机制相互配合，使相对稳态条件下的血管外水量只有极少的变化[1]。

1. PG 的葡萄糖胺聚糖高度亲水，可以结合间质间隙的过多水分子以形成凝胶状结构，这导致了 PG 空间位阻的增加，相应地降低基底膜的孔隙度，从而降低微血管的通透性。

2. 特殊的 PG 组合结构使细胞外基质极度硬化[5]，从而降低了组织的顺应性。这意味着微血管滤过增加（发生在间质水肿早期的一种状态）导致血管外水的轻微增加（＜ 10%），造成间质压力显著增加（–10～$5cmH_2O$），从而减轻了进一步的微血管过滤。这是一种重要的“组织自我保护机制”，防止了肺水肿的发生。

3. 最后，有水肿危险的肺区域毛细血管前动脉会收缩。实际上，限制血流量也就限制了毛细血管的通透性。所以毛细血管前动脉收缩的机制可以说是由微血管通透性增加引起[6,7]。

四、肺水肿的病理生理

严重肺水肿是发生在数分钟内的迅猛事件。动物模型试验中，因为细胞外基质中缺少完整的 PG 成分，肺血管外液的迅速增加导致无法激发“组织自我保护机制”[5]。这些连接蛋白的分裂 / 降解实际上增加了组织基质的顺应性和微血管的通透性。PG 完整性的缺失是多因素引起的：肺实质压力的持续性增加、PG 的非共价键因与更多的水结合而减弱、组织金属蛋白酶的活化[5]、活性氧（ROS）的作用。（图 58–2）对肺组织提取物进行凝胶层析，根据分子质量将 PG 家族划分为三种类型：大分子量 PG（CS 基质蛋白聚糖，CS-PG，峰 1）、中等分子量 PG（HS-PG，峰 2）和小分子量 PG（峰 3）。

图 58–2 显示，根据引起 PG 家族片段化的主要病理生理因素，可以比较 PG 家族基于分子量的特征是如何改变的。一旦发生心源性水肿，如中间图示，主要是 CS-PG 被破坏，导致他们自身的峰 1 消失，而相应的中等分子量和低分子量 PG 升高（分别是峰 2 和峰 3），这是因为其分裂片段的不断积聚。CS-PG 的破坏导致间质硬度降低，从而丧失“组织自我保护机制”。缺氧（图 58–2 右侧图示）也引起基膜 HS-PG 大量破坏（因此峰 2 大幅度降低），所有的碎片聚集在峰 3 下。HS-PG 完整性消失是微血管通透性增加的原因之一。所有表现形式的肺水肿中，当间质完整性缺失超过阈值时，就会进展恶化成一种严重情况。促炎细胞因子（TNF-α、IL-6、凝血酶、组胺、TNF-α、IL-8 和 IL-1）在分裂阶段表达都增加[8,9]。

五、肺水肿的修复

间质水肿是组织自我修复进展和疾病恶化

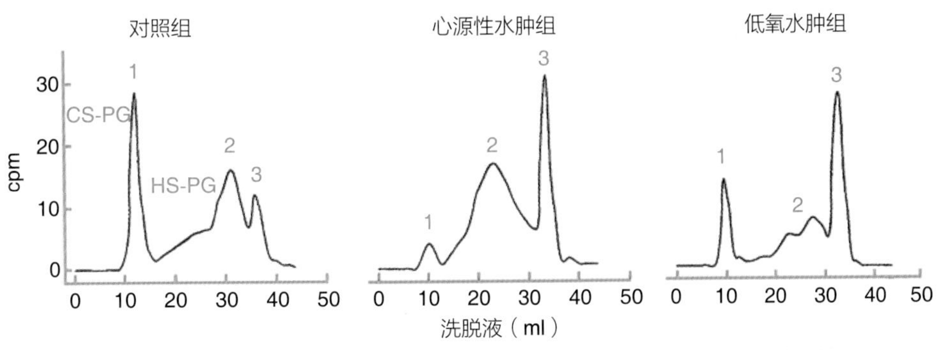

▲ 图 58-2 **肺组织提取物的凝胶过滤层析法根据其分子量可划分出 3 个主要的 PG 家族**

高硫酸软骨素基质蛋白聚糖（CS-PG，峰 1）、中等大小的硫酸乙酰肝素蛋白聚糖（HS-PG，峰 2）和最小的 PGs（峰 3）。这个数字可以与对照组（左图）进行比较，分析出 PG 家族的分子量分布是如何根据导致 PG 家族分裂的主要病理生理因素改变的。在"心源性水肿"（中图）中，主要为 CS-PG 的变化（峰值 1 消失和峰值 2 和 3 处的增加）导致"组织安全因子"的丧失。缺氧显露（右图）导致基底膜 HS-PG 的更大程度碎裂（峰值 2 的减少和峰值 3 的增加），使微血管通透性增加

之间的明显分界线。并且，水肿呈现典型的斑块状分布，显示在控制血管外水量功效上存在区域差异性。细胞激活对多种基质成分的重塑，是以质膜上信号转导平台差异表达为特征（脂筏或脂囊 [10-15]）。缺少基质碎片清除、中性粒细胞和巨噬细胞活化 [16]、活性氧的产生导致弥漫性的肺泡损伤，再加上肺泡液主动重吸收 [17] 被抑制，这些都阻止了修复过程。

间质基质的过量沉积导致肺纤维化，纤维化的进展程度部分取决于肺细胞如何与周围的细胞外基质微环境相互作用。上皮细胞和成纤维细胞（或肌成纤维细胞）有助于受伤部位基质的临时沉积，并且，维持金属蛋白酶（MMP2 和 MMP9）和相应的 TIMP 的活化平衡在该阶段尤其重要 [18]。MMP9 活化增强尤其有助于硬化基质的再沉积，这是水肿液体再吸收的关键节点 [19, 20]。上皮屏障的迅速恢复和临时基质蛋白水解作用似乎有助于抑制纤维增生。来自基质、细胞因子、趋化因子和生长因子的外源性信号如何减少修复过程中导致纤维化的反应改变还有待阐明 [21]。特发性肺纤维化的组织学类型在纤维增生过程中呈斑块状分布，保留着部分呼吸单位，但是会影响周围的组织。既然纤维化主要在发生水肿区域中出现，似乎可以提出这样的假设：慢性高渗透屏障状态是纤维增生进展的基础 [7]。

六、胸膜腔

如图 58-3 所示，胸膜腔是包裹肺表面的脏胸膜和覆盖胸腔和膈肌表面的壁胸膜之间的空隙。胸膜有一层 4μm 厚的间皮细胞，通过管腔侧的紧密连接和胸膜下基底部的桥粒相互连接。间皮细胞上可见 1～3μm 的微绒毛，密度为 2～30/μm^2，捕获高浓度的糖蛋白和透明质酸 [22, 23]。人类的脏胸膜厚度可达到约 100μm，而壁胸膜仅为脏胸膜的 1/5 左右 [23-25]。壁胸膜富含直接开口（淋巴孔）在间皮层表面淋巴管。图 58-3A 可见平均直径为 1μm 的淋巴孔（＜1μm 至 40μm），密度从肋间表面的 100/cm^2 到膈肌表面的 8000/cm^2。纵隔面上的淋巴孔呈筛孔状（Kampmeier foci）高密度分布。淋巴孔多成簇分布，并广泛地与间皮下腔隙网络相连 [22, 26]。

壁胸膜上的淋巴管引流胸液到胸膜腔，同时也引流微小颗粒，如石棉。

壁胸膜的血液供应来自于体循环系统，但静脉引流至肋间静脉 [27-29]。脏胸膜通过起源于体循环的支气管动脉供血，主要回流至肺静脉。

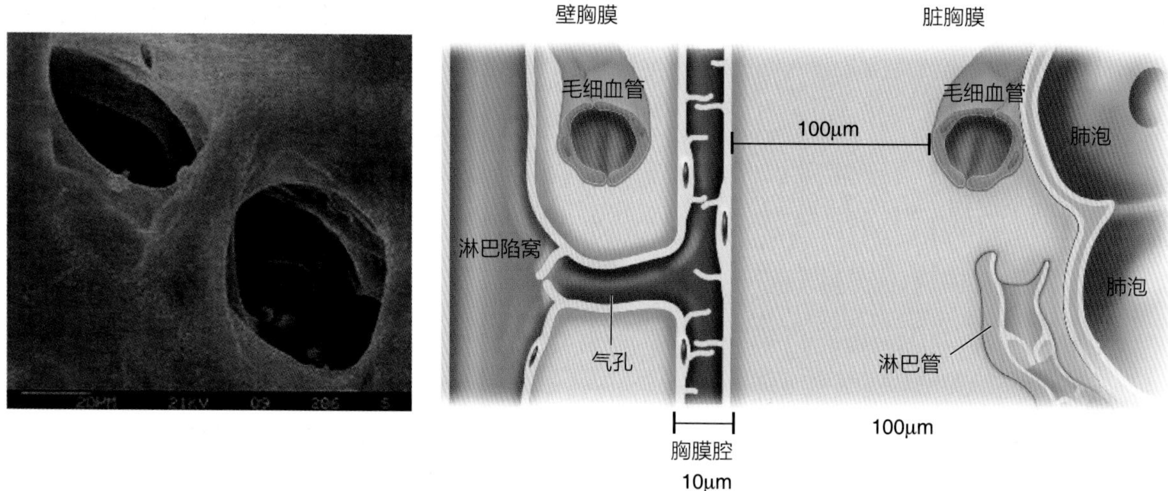

▲ 图 58-3 **A. 透射电镜图像显示的壁胸膜淋巴管孔；B. 壁胸膜和脏胸膜界定的胸膜腔示意图**

改编自 Wang NS. Mesothelial cells in situ. In: Chrétien J, Bignon J, Hirsh A, eds. *The Pleura in Health and Disease*. New Y ork: M. Dekker; 1985:23–42.

七、胸腔液压

胸腔液压受重力影响，因此，胸膜腔不同高度有不同的液压。在呼气末，胸膜腔底部压力约为 0cmH$_2$O，并逐渐向上变为负压，每升高 1 cm 增加大约 1cmH$_2$O 的负压[31, 32]。人仰卧时心脏中心水平，胸腔液压约为 -10cmH$_2$O。直立分布的胸腔液压并不是反映出静水压情况，而是连续的自顶而底部的液体流动情况。在体位的改变时会发现胸腔积液呈重力依赖性地流动。在胸膜腔内的既定高度，胸腔液压在纵隔面相比肋间区为更低的负压，从而导致液体从肋间区流向纵隔区域[33]。在吸气运动中，各个位置的胸腔液体负压更加明显，事实上，呼吸周期中的压力波动引起了胸膜间隙液体的再循环。胸膜腔内的流体阻力相对较高[34]。

八、胸膜腔液体的动力学

胸膜腔含有很少量（约 0.3ml/kg）的低渗液（蛋白含量约 1g/dl），因此生理条件下，胸膜对水和蛋白质的通透性很低。胸腔积液的更新速度约为 0.15ml/（kg·h）[35]，确保在 1h 内液体可以完成更新。

图 58-4 显示胸腔积液的过滤 / 回流过程。液体主要在较少重力依赖区域的壁胸膜产生，并主要经膈、肋、纵隔区的壁胸膜淋巴孔回流[35, 36]。液体在淋巴管初始流速为 2mm/min[31]。值得一提的是，胸腔液的压力分布不仅反映了重力对其的影响，还反映了从过滤部位到回流部位液体在胸膜内的流动[32–34, 37, 38]。数据显示，间皮细胞参与

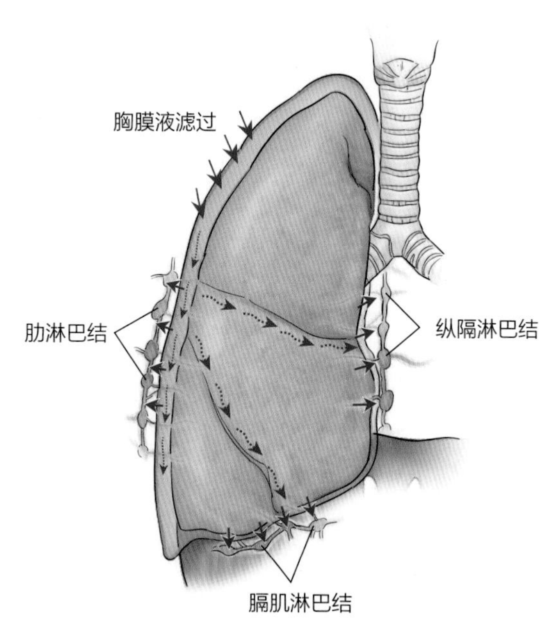

▲ 图 58-4 **显示胸腔积液的过滤 / 回流过程**

液体主要在较少重力依赖区域的壁胸膜产生，并经较多重力依赖区域的壁层胸膜回流（膈、肋、纵隔区）

的主动水运输在胸腔积液周转更新中起到重要作用，淋巴管传导率（K_l）约为壁胸膜滤过系数（K_f）的 10 倍多[36]。脏胸膜在生理情况下基本上不参与胸腔积液周转更新，主要是因为脏胸膜更厚，渗透能力比壁胸膜约小 10 倍[40, 41]。

九、胸腔液容量的控制

淋巴管引流作为一个负反馈系统，在调节胸腔液动力学[36]中主要依赖如下两个机制。

1. 强大的回流维持胸膜腔的负压状态。

2. 在渗透性增强时可以增强回流能力[35, 36]。

图 58–5 一项敏感性分析显示在微血管渗透性增高时，淋巴管回流系统是如何调控胸腔积液容量（控制变量）[36]。网格区域代表淋巴管在其容量正常（等于 1）或因功能限制而逐渐减少时所能操作的控制范围。A 点与生理条件相对应；B 点表示当渗透能力增加 10 倍时（由于如液体渗透压增加时），由于淋巴引流系统在最大范围内增加回流，胸腔液的容量甚至并没有增加至一倍；C 点表示将淋巴回流能力降低到正常值的 1/10 时（如纵隔淋巴管压迫或间皮瘤），胸腔液的体积也只会增加 1.5 倍。然而，在上述对淋巴回流限制情况下，当存在任何渗透率增加的因素，都会导致胸腔积液增多（如 D 点，超出了模型范围）。这个图表的绘制采用的是动物模型[31, 36]，因此，人类是否也是此机制，需要进一步的研究。"黑点"流行病学的发现证明了壁层淋巴管在人体中的重要作用，"黑点"即聚集在壁胸膜淋巴孔周围的微粒，如石棉纤维[42]。

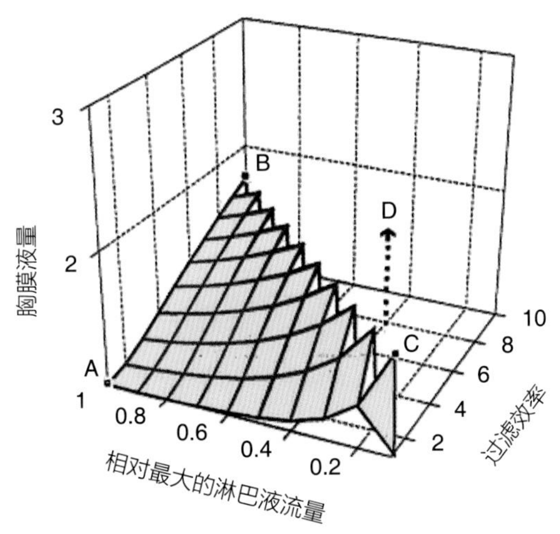

▲ 图 58–5　壁层淋巴管胸膜液量控制模型（详见正文）

十、胸腔积液的病理生理学

胸腔积液的形成常由以下机制引起：①全身毛细血管压力的增加，以及壁胸膜 / 脏胸膜通透性增加；②淋巴回流严重受限。如图 58–5 中的 D 点所示，当血管通透性与淋巴回流能力不匹配，大大超过了淋巴系统最大回流能力。这种情形下，将会产生胸膜腔积液，此时的胸膜腔积液量的增加反应滤过和回流压力的新平衡。当胸腔积液 / 血清总蛋白比值（TPR）超过 0.5 时，胸腔积液被定义为渗出液[43–45]。但这仅仅根据蛋白质浓度的临界值来定义的。

将间皮损伤程度与胸腔液中的乳酸脱氢酶（游离乳酸脱氢酶，FLDH）的绝对浓度关联起来似乎是合理的[43]。推荐诊断区别漏出液和渗出液的 FLDH 浓度临界值在 163～200U/L[43–46]，在以 0.5 为界判断蛋白质渗透率显著升高。现在解释一下各种原因引起胸腔积液的临床现象。胸腔积液在左心衰竭的患者中（Ⅳ级心功能患者中约占 15%）较为常见[47, 48]，主要是由脏胸膜通透性明显增加引起的。因此，在此情形下胸膜腔和肺血管外间隙在功能上不是独立存在的，尽管它们处于各自的生理状态下。人们已经认识到通透性增加在引起胸腔积液方面的重要性[49]。缺氧和炎症状态联合作用，增加了脏胸膜通透性。肺间质水肿，产生肺间质腔内正压，促使液体更容易进入胸膜腔。

右心房压力和中心静脉压的增加，可以增加壁胸膜毛细血管的滤过率。但是即使右心房压力超过 20mmHg[48]，也不易产生胸腔积液，这是因为壁胸膜滤过率的相应增强通过淋巴回流得以补偿。

十一、胸腔积液的恢复

胸腔积液完全恢复是一个漫长的过程，主要

是因为尽管淋巴引流可以将流速提高 20～30 倍，却仍不能与滤过率增加的速度一致。恢复时间可能从数周（心肌梗死、建立冠状动脉旁路）到数月（肺结核、石棉肺）[50]。当炎症使得滤过 / 回流比低于 1 时，胸腔积液量才会减少，这发生在微血管通透性恢复时。在初始阶段 Starling 机制原则上可以提供液体再吸收，然而由于胸膜腔的高顺应性，维持液体再吸收的压力梯度很低。在后期，随着胸液压力的逐渐降低，当 Starling 依赖性吸收减弱时，淋巴系统将逐渐有助于液体排出。

十二、胸壁与肺的连接机制

胸腔液负压（在仰卧位右心房水平为 -10cm H_2O）就像胸壁与肺之间的机械连接一样，这使得肺可以完全跟随呼吸肌运动导致的胸腔体积变化而变化。值得一提的是，在呼气末肺和胸壁反向的弹性回缩力仅约 -4cmH_2O（图 58-6），这比胸腔液负压要高，这就表示脏胸膜和壁胸膜是相互排斥的。尽管如此，两者胸膜之间仍没有相互摩擦，这是因为胸膜表面覆盖了吸附的磷脂使两者分层（图 58-6 右侧）[51]。

这些分子的尾端（图 58-7）为带负电荷的疏水端，因此脏胸膜和壁胸膜由于磷脂携带相同负电荷的排斥力而不能相互接触。因此，这些分子起到了高效的润滑作用，使得摩擦系数最小（约 0.02，与冰与冰相互摩擦相似），脏、壁层胸膜易于相互滑动。

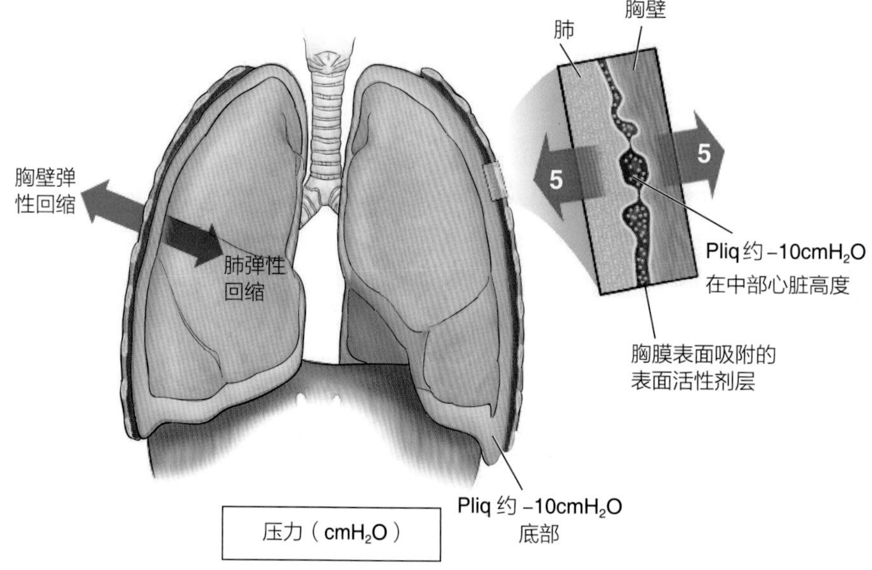

◀ **图 58-6 左边：肺 - 胸壁连接示意图，同时显示胸膜腔液压和所谓的“胸膜表面”压的区别，“胸膜表面”压定义为肺和胸壁相反的弹性回缩力；右侧：胸膜腔放大图，粉色显示表面活性剂分子层分布在胸膜表面**

▶ **图 58-7 胸膜润滑机制，为覆盖在胸膜上磷脂的疏水性尾部所携带电荷的排斥力所致**

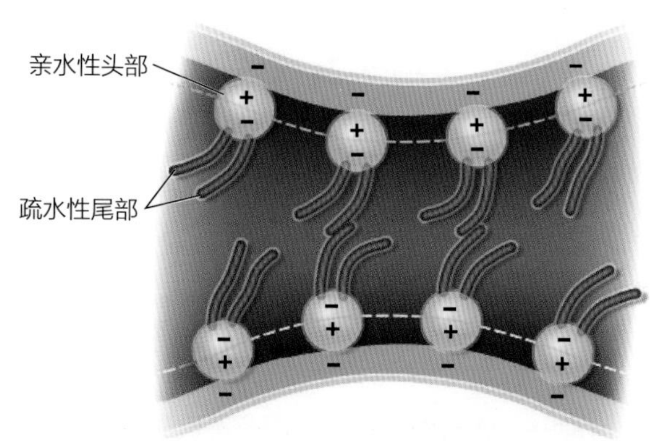

第59章 良性胸腔积液
Benign Pleural Effusion

Cliff K. C. Choong　Siddharth Padmanabhan　著
吴卫兵　译

一、病理生理学

在正常的胸膜腔中，胸腔液的产生和吸收保持动态平衡，保证胸腔液容量的相对恒定。任何时候，一个健康人的胸腔液量都约为0.3ml/kg，即70kg的健康人有约21ml的胸腔液[1]。胸腔液在壁胸膜（肋面、纵隔面、膈肌面）和脏胸膜（肺表面）之间形成了薄的润滑层。壁胸膜的微血管循环渗透出液体至胸膜腔中形成胸腔液，而胸腔液的吸收是通过壁胸膜和脏胸膜的淋巴回流完成的[2]。当胸腔液的产生和吸收不平衡时（即胸腔液生成过多、淋巴回流不足，或者两者均发生），就会产生胸腔积液。

二、流行病学

胸腔积液在临床很常见，美国每年就有超过100万名患者有胸腔积液[3]，其中，最常见的为充血性心力衰竭的患者，约50万人，肺炎旁胸腔积液患者其次，约30万人，恶性肿瘤患者约占20万人。其他原因包括肺栓塞（pulmonary embolism，PE）15万例，病毒性疾病10万例，心脏术后5万例，腹部胃肠道术后2.5万例，肺结核2500例，恶性胸膜间皮瘤2704例，与石棉显露相关的良性胸膜疾病2000例。

三、病因

胸腔积液的病因较多，包含多种临床情况[3]。首先现将胸腔积液分为良性和恶性，而本章节主要讨论良性胸腔积液。良性胸腔积液良性胸腔积液的病因最好将其视为具有“全身性”表现的内科疾病，而不是“局部”的胸膜疾病。

胸腔积液常为多种全身疾病的重要表现，即并不直接导致胸膜病变，而是全身疾病发生后并发了胸腔积液。典型例子如充血性心力衰竭，其患者有许多临床表现，如颈静脉压力升高（jugular venous pressure，JVP）、外周水肿，而胸腔积液和它们一样为临床表现之一。常见的具有胸腔积液临床表现的疾病有心力衰竭、肾衰竭、肝衰竭和低蛋白血症等，这些患者的胸腔积液常发生在双侧[4]。治疗这些胸腔积液的方案往往是治疗原发疾病，如常规的心力衰竭治疗。胸腔积液往往随着药物治疗会较好地恢复，因此很少进行针对胸腔的治疗[5]。少数情况下，患者需要进行简单的胸腔液抽吸或肋间细管引流来缓解大量胸腔积液对患者造成的影响，因为大量胸腔积液使患者的肺被压迫或萎缩，造成患者呼吸困难。这种做法常作为初期的、临时的治疗，直到给予药物治疗、原发病控制和全身系统恢复控制（如心力衰竭患者产生胸腔积液和外周水肿）[5]。

胸腔积液的第二类病因是局部胸膜疾病导致胸腔积液。局部胸膜病变包括肺炎旁胸腔积液、脓胸（胸腔积液感染）、壁胸膜炎症、乳糜胸、血胸、胸膜感染（如结核性胸膜炎）等。局部积液的患者潜在病因可能有胸膜疾病（如壁胸膜炎症）、肺病（肺炎伴肺炎旁胸腔积液）或胸膜腔问题本身（肺塌陷或肺容积减少导致胸膜无效腔被积液充盈）。

壁胸膜炎症可以导致血管舒张和血管通透性增加，导致更多的液体渗透或漏出至胸膜腔，同时炎症进展可以减弱淋巴引流的作用，导致液体吸收减少。最终因为液体渗透增加或回流减少将导致胸腔积液的产生[2]。电视胸腔镜外科手术（video-assisted thoracic surgery，VATS）下的胸膜活检的病理分析可以显示出急性病变、慢性病变或两者兼有。有时患者可能患有肺炎合并肺炎旁胸腔积液，也有患者患有结缔组织病，如类风湿关节炎，但表现为单侧胸腔积液合并胸膜炎。有些患者有石棉相关性胸膜炎，还有一些患者病因不明。

四、临床表现

最常见的临床表现为呼吸困难。气短是因为胸腔积液导致了肺的压迫和萎缩。常常累及下肺，如患者站立或坐时下胸腔积液在胸膜腔下方聚集，当患者呈仰卧位时，胸腔积液在后胸膜腔聚集。大多数胸腔积液是自由流动的，积聚在胸腔的依赖部位。进展期肺炎旁胸腔积液或脓胸的胸腔积液可以为单个或多个包裹性积液[3]。少量或中等量的胸腔积液将会压迫下肺叶，而大量胸腔积液将会压迫整个肺。大量胸腔积液偶尔会导致张力性胸腔积液伴纵隔移位等张力性表现。呼吸急促的程度，除了与胸腔积液量、肺受压和塌陷程度有关外，还取决于患者潜在的肺功能储备。对于肺功能储备不良的患者（如重度肺气肿），小到中等大小的积液可导致严重的呼吸困难。另外，肺功能储备良好的患者（不吸烟、健身、健康状态较好）即使出现大量胸腔积液也可能只有轻微的或无症状。重要的是要认识到，除了胸腔积液的机械和生理作用外，呼吸短促还可能与患者潜在的基础疾病有关，如心力衰竭[6]。

其他的症状包括咳嗽、胸壁不适或疼痛。患者通常会有潜在病因的临床表现，如心力衰竭患者并发外周水肿、JVP 升高，肝功能衰竭患者并发黄疸腹水，肺炎合并肺炎旁胸腔积液患者并发多痰和发热，血胸患者并发创伤性胸壁损伤等。有些患者并无呼吸变短症状，胸腔积液只是偶然发现的。有些患者患有咳嗽或胸壁不适，经检查后发现了胸腔积液。

临床检查会显示胸腔积液的典型检查结果。受影响的一侧会有不对称的胸部扩张减弱，触觉语颤降低，叩诊浊音或实音，呼吸音减弱或听不见[6]。这是因为胸腔积液占据了胸膜腔，使肺远离胸壁和膈肌，胸腔积液可以使肺和脏胸膜远离壁胸膜和胸壁。有时可以听见胸膜摩擦音。一般来说，少于 300ml 的胸腔积液不会被物理检查检测出来。大多数胸腔积液不会使纵隔偏离患侧。大量胸腔积液可能会引起纵隔移位和张力改变，但这种情况不常见，因为患者常在病情极度严重之前就开始寻求治疗。胸腔积液能否引起纵隔移位或者张力改变取决于胸腔的容积、原发病、胸腔液产生速度、患者的肺功能，以及病程的长短。瘦小的患者有 1000ml 胸腔积液时便会发生纵隔移位，而高大的患者因为拥有更大容积的胸腔，可能达到 3000ml 胸腔积液也不会发生纵隔移位。

五、检查

询问病史和临床检查可以给部分患者明确的诊断。有心力衰竭病史、充血性心力衰竭的临床症状以及相关全身表现的患者，他们胸腔积液的病因明确。X 线片检查可以发现心脏肿大、肺水肿和胸腔积液。血清 BNP 检测和经胸超声心动图可以进一步诊断心力衰竭。肾衰竭患者有尿毒症症状，查血尿素、肌酐升高，eGFR 降低可以确诊肾损害。肝衰竭患者可以有肝硬化病史或既往肝衰竭；临床表现包括黄疸、腹水、周围水肿和其他肝功能衰竭症状；肝功能测试将显示出明显的异常结果。肺炎旁胸腔积液有肺炎症状：咳嗽、黄或绿色痰、发热，胸部物理检查发现肺炎或胸腔积液[7]；胸部 X 线片或 CT 检查可以发现肺部实变区域和胸腔积液；炎性因子如CRP可增高；痰液培养可发现致病微生物，发热患者中可发现血培养阳性。

病史采集、临床检查、实验室检查（血常规、胸部X线片或CT）对于确诊或排除可引起胸腔积液的疾病有重要意义[3]。患有心力衰竭、肝衰竭、肾衰竭、低蛋白血症的患者需要对潜在病因进行治疗。当原发病治疗成功后胸腔积液（常为双侧）情况常得到改善，例如，超过20%的肾病综合征患者会因为有效渗透压降低，醛固酮和加压素增加，炎症介质增加之间的复杂相互作用而导致胸腔积液[8, 9]。对于排除了内科疾病的患者，需要采取周密和有逻辑的逐步检查和管理。这些局部胸膜病变的患者常有单侧的中等量到大量的胸腔积液，可能没有心力衰竭、肾衰竭或其他全身性疾病的临床表现，血常规检查可排除心脏（BNP）、肾（尿素、肌酐、eGFR）、肝（LFT）的损伤。有时需要对胸腔积液患者进行经胸超声心动图来排除心脏疾病，这对有心脏病史的患者是有用的，超声心动图研究将提供有关双心室功能和肺动脉压的有用信息。对于有心脏病史的患者，如果超声心动图显示胸腔积液与心脏无关，那么说明胸腔积液是由其他病因引起的。

CT对于评估胸腔积液很有意义，能够准确地显示出胸腔积液的量和部位，以及对邻近肺组织的压迫情况。“自由流动”的胸腔积液不被视为包裹性或多房包裹性胸腔积液。CT也可以清楚地评估患者的气道情况，而支气管内病变、支气管内肿块、气道狭窄或其他异常需要支气管镜评估以确定进一步的治疗。内源性气道阻塞或狭窄需要与大量胸腔积液引起的气道外源性压迫相鉴别。肺炎患者的CT可以观察到肺实变改变为特征的肺部感染[10]。因此这些患者的胸腔积液可能是肺炎旁胸腔积液。肺实质改变可在CT上被发现，并进行其他的病理评估。肺气肿、纤维化、肺肿块、肺空洞、支气管扩张和其他病理学可以使用CT来评估。这些结果常不可以在胸部X线片上被检查到，因为CT提供了更高的分辨率和成像清晰度。CT显示的心脏肥大可以提示潜在的心脏病，并可能需要进行进一步的检查如超声心动图。充血性心力衰竭的患者可能有肺静脉淤血、肺水肿的症状，CT显示心脏肥大伴有胸腔积液。临床症状提示患者患有肺栓塞（PE）或希望排除PE的情况下，可以进行肺动脉造影（computed tomography pulmonary angiography，CTPA）的评估。肾损伤的患者，增强CT平扫可以对胸腔内和胸腔积液进行有效的评估[8]。

如果怀疑患者患有PE，那么患者还需做一些后续的检查，如通气灌注（VQ）扫描，可以避免静脉造影和肾功能恶化的风险。合并CT平扫和VQ扫描的结果可以帮助我们做出正确的诊断并正确地处理患者肾衰竭的情况。与PE相关的胸腔积液量通常不到半侧胸腔的1/3，46%的病例中可为双侧[11]。呼吸困难的严重程度常不与胸腔积液的量成正比。

患有胸腔积液的患者，对胸膜的仔细评估是非常重要的，仔细检查可以观察到胸膜增厚、胸膜斑块、胸膜结节或较大胸膜肿块。良、恶性的胸膜病变都可导致胸腔积液。恶性胸膜间皮瘤常与既往的石棉暴露有关，转移性胸膜恶性肿瘤导致恶性胸腔积液。患有恶性胸膜间皮瘤的患者可提供石棉环境暴露史，可以在胸部X线片或CT上观察到钙化胸膜斑块，在CT上可发现在胸腔积液的同侧胸膜出现可疑的不规则胸膜增厚或胸膜肿物。患有转移性胸膜恶性肿瘤的患者可能有既往癌症治疗史或癌症转移史，CT可观察到毛刺状肿物（原发肺癌）或多个肺结节（转移癌），可能伴有胸膜结节、不规则的胸膜增厚或胸膜软组织肿物；胸腔积液细胞学检查可能探查到肿瘤细胞，但需注意的是对潜在恶性胸腔积液抽取诊断的敏感度和特异度为65%～90%[12, 13]，因此假阴性率较高；阴性的积液细胞学检查并不能完全排除恶性积液的可能，如果高度怀疑肿瘤转移，需要做进一步的介入检查。

结核性胸膜炎常引起胸腔积液，这可在CT

上见到胸膜增厚或胸膜肿物。在西方国家，这不是一种常见病，因为高危人群（如接触结核病或感染结核病风险较高的患者等）可以广泛获得现代医疗保健和相关免疫计划。然而，结核病仍然是第三世界国家或社会经济显著低下社区的一种重要疾病。3%～25% 的结核患者患有结核胸膜炎[14]。

旅行和移民也是导致现代社会结核感染和传播的因素。结核性胸膜炎患者可能与结核患者有过接触，可能近期去过结核流行的地区，或者可能是来自某个结核发病的国家。患结核胸膜炎的患者常有相关的临床症状和感染结核的检查结果（不适、体重减轻、发热、相关旅行史、皮肤和血液检查阳性及 CT 特征）[15]。

在合适的情况下，胸腔积液的抽取可以提供有效的临床信息。在单侧胸腔积液患者中，如果不确定胸腔积液的病因是原发性"系统性"疾病（如心脏或肾衰竭）还是局部胸膜疾病（如脓胸），可以抽取胸腔积液送检，区分是渗出液还是漏出液。渗出液通常由具有系统性表现的疾病产生，如心力衰竭、肾衰竭或其他疾病，需要进一步治疗潜在的原发性疾病。漏出液常与胸膜的炎症、感染或恶性病变有关。Light 标准是对这些积液进行分类的最常用方法[16]。大多数的患者有发热、咳嗽、胸痛、白细胞增多和炎性因子增多[17]。为了治疗相关疾病和处理胸腔积液并发症需要进一步检查和管理。除了对鉴别渗出液和漏出液做检查，还需将抽吸样本送检，做微生物分析，包括抗酸杆菌（acid-fast bacilli，AFB）、结核和真菌的分析。样本还需做细胞学分析，检查有无恶性肿瘤细胞。

六、治疗

有全身症状的内科疾病的治疗主要是药物治疗，如对心力衰竭、肾衰竭或肝衰竭等的适当治疗[3]。这些患者常有双侧的胸腔积液。一般来说，这些胸腔积液不需要抽吸，因为在药物治疗后会得到改善和缓解。少数情况下，如果胸腔积液量多，并且患者因肺被压迫或萎缩有明显的呼吸困难时，细针抽吸或放置细引流管引流胸腔积液，可以缓解患者的肺压缩并改善肺通气。这些患者常有双侧的胸腔积液，常选择有更多积液的一侧抽取积液。如果两侧积液等量，则选择在右侧抽取，因为右侧的胸膜腔和肺比左侧的更大，并且心脏更靠近左侧的胸壁，易造成损伤[18]。

在抽取积液之前，需要做 CT 检查或超声成像来确定积液的位置。CT 是最好的探查积液的影像学检查，可以定位积液并测定积液量，并可以检查肺、气道、胸膜、心脏和胸壁的结构。只行胸部 X 线片检查并不能确诊胸腔积液，因为有时候肺实变或者其他的病变与胸腔积液的表现相似。胸腔液引流可以在局麻情况下进行，镇静剂并非必要。穿刺引流时，超声有助于定位积液和指导穿刺点。超声可显示胸壁厚度、积液深度并指导引流的方位，以及到膈、肺和纵隔结构的距离。超声可在引流前或操作过程中使用，可通过抽吸或放置细胸腔引流管（14F 或更小的引流管）进行引流。胸腔引流可以维持更久，并且对胸腔积液的抽吸更完全[19]，还可以连接到具有负压吸引的引流装置，这样可以帮助萎陷的肺复张。

局部胸膜的病变（肺炎旁胸腔积液、脓胸、壁胸膜炎症、乳糜胸、血胸、胸膜感染）常引起单侧的胸腔积液。治疗的目的是引流渗出液并纠正积液所导致的后果（压缩移位的塌陷肺、受限制的肺、包裹性积液）以及任何相关的潜在病因，如治疗肺炎引起的积液。少量或中等量的胸腔积液首先可选择抽吸或放置细引流管，抽取的积液必须送检。良性胸腔积液的患者，如果肺完全恢复扩张或没有胸腔积液的复发，则不需要做进一步的胸膜干预[20]。如患者复发胸腔积液、肺运动受限（例如胸腔积液引流后肺复张不满意）、包裹性胸腔积液、需要进行胸膜活检来制订下一步治疗方案的患者，需要行 VATS 下的微创手术。

VATS 在诊断和治疗上都具有一定的优势，包括以下四点：①完全引流胸腔积液（治疗）；②壁胸膜的活检（诊断）；③必要情况下帮助肺重新复张和纤维板剥脱（治疗）；④胸膜炎症的治疗（治疗）。VATS 的安全性和成功率很高。当患者行 VATS 操作中，发现有严重的肺塌陷或广泛的胸膜粘连时需要进行开胸治疗。一旦早期进行引流后胸腔积复发，就需要考虑进行 VATS 手术来进行确诊治疗，而不是再次抽吸或胸腔引流，因为再次抽吸可能导致一些潜在并发症，如出血、气胸、感染、疼痛和肺萎陷。

对于大量单侧胸腔积液的患者与其讨论治疗方案（积液引流 vs. VATS），可以选择 VATS 进行确定性治疗，因为大量的胸腔积液容易复发，并且必须排除恶性病变。

患有张力性胸腔积液的患者需要立即抽取胸腔积液缓解张力影响。待病情稳定后，进行后续的检查和治疗。

七、结论

胸腔积液是常见的临床疾病，可以为良性或恶性的。良性胸腔积液可继发于心脏衰竭、肾衰竭或肝衰竭等具有“全身”表现的内科疾病，胸腔积液只是其中表现之一。胸腔积液也可因“局部”胸膜病变引起，如肺炎旁积液、脓胸、胸膜炎、乳糜胸或血胸。临床检查结合适当的血液和放射学检查在胸腔积液的诊疗中很重要。对良性胸腔积液的患者处理取决于积液产生的原因和对患者造成的影响。无论什么形式的胸腔积液，具备恰当分步治疗方案的合理方法常能导致成功的治疗。

第 60 章 肺炎旁胸腔积液、脓胸和纤维胸

Parapneumonic Effusion, Empyema, and Fibrothorax

David Waller　Sara Tenconi　著

杨　雷　译

一、概述

全世界成人和儿童胸膜感染的总发病率都在增加[1]。胸膜感染是一个常见的临床问题，在英国和美国每年的发病率约为 8 万例[2]。据报道，在英国的一项多中心随机研究中[3]，胸膜感染的死亡率上升到 22%。由于保守治疗在大约 1/3 的肺炎旁脓胸患者中似乎失败了，所以需要手术来清除胸膜腔，控制感染，这些患者的中位住院时间为 12～15d，英国和美国每年因脓胸引起的总住院费用加起来约为 3.2 亿美元[4]。

原发性脓胸是肺部固有感染的并发症（图 60–1）[5]。

继发性脓胸是由外部因素引起的，即胸部的有创性手术或外伤性损伤。高危的患者包括年轻人、老年人和那些有肺病的人，主要是慢性阻塞性肺病（chronic obstructive pulmonary disease，COPD）。此外，糖尿病、与慢性皮质类固醇使用相关的免疫抑制、胃食管反流、酒精滥用、静脉药物滥用或口腔卫生不良应视为可能的诱因。虽然胸膜腔感染的危险因素与下呼吸道感染的危险因素相同，但引起复杂胸腔积液的微生物往往与痰培养分离的微生物不同。事实上，肺和胸膜腔之间的氧水平和 pH 的差异可以解释为什么厌氧菌和链球菌是胸膜感染中最常见的病原体。自从抗生素的引入和肺炎球菌疫苗的传播以来，引起胸膜腔感染的病原菌已经发生了变化；它们还取决于地理分布和临床环境。在抗生素时代之前，肺炎链球菌是最常见的细菌，但今天金黄色葡萄球菌是最常见的导致脓胸的细菌[6]。社区获得性感染通常是由革兰阳性菌引起的；大多数是链球菌，其中米氏链球菌和肺炎链球菌是最常见的。厌氧菌培养在更易受损的患者中也呈阳性。医院获得性感染主要由葡萄球菌属或革兰阴性菌引起。不幸的是，在英国，高达 70% 的金黄色葡萄球菌医院感染是耐甲氧西林（methicillin-resistant，MRSA）的，这也引起了人们对 LRTI 和脓胸传播的关注。

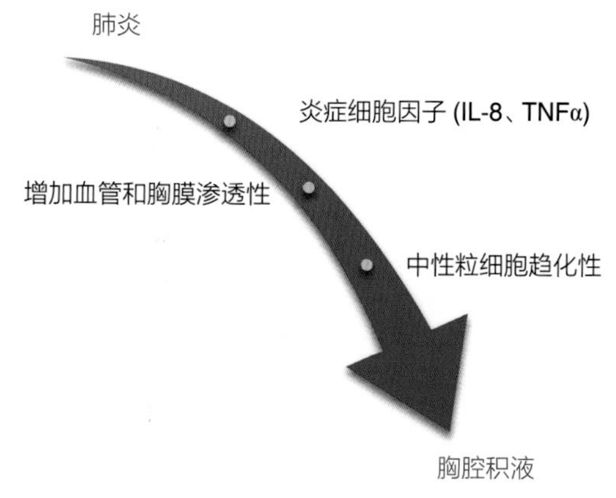

▲ 图 60–1　肺炎旁胸腔积液的发病机制

在缺乏治疗干预的情况下，胸膜感染是一个渐进的过程，能够将自分解性肺炎旁胸腔积液转变为一个与脓毒症临床和生化特征相关的“复杂”

多发分隔形成的纤维蛋白群聚集。未经治疗的胸膜感染可导致肺纤维化、半胸收缩（纤维胸）、坏死、脓液经胸壁自发引流（自溃性脓胸）或进入支气管树（支气管胸膜瘘）、心包炎、纵隔炎、骨髓炎和感染的转移性传播（例如，脑脓肿）。胸膜脓胸的临床表现可使人想起肺炎或败血症的症状，包括咳嗽、发热、呼吸急促和胸痛。诊断感染性胸腔积液的金标准是胸腔积液：渗出性胸腔积液的主要鉴别诊断是恶性胸腔积液，可通过细胞学或组织学确诊。

关于治疗的决策是复杂的，没有很好的标准化（图 60–2）。最佳治疗方案的选择取决于脓胸的病因（原发性和继发性）、疾病的阶段和患者的一般情况。高达 20% 的患者最终需要手术，以便适当清除感染并重新扩张所谓的“困肺”[7]。这是一种对患者生活质量有重大影响的情况，会导致呼吸受限综合征，肺灌注受损，最后出现呼吸困难。开胸手术是主要的外科手术，直到全世界越来越多的电视胸腔镜外科手术(video-assisted thoracoscopic surgery，VATS）经验允许考虑胸腔镜清创和切除术作为一种有效的、微创的、适应证更广泛的选择[8]。

二、肺炎和肺炎旁胸腔积液

社区获得性肺炎（community-acquired pneumonia，CAP）是一种发生在社区人群中的急性实质性疾病，与卫生保健系统几乎没有联系。CAP 是一个重要的公共卫生问题和死亡原因[9]，英国每年每 10 万人口中有 207～233 人死于 CAP。高达 20% 的受影响患者需要住院治疗，并在确诊后 30d 内出现死亡风险，这是正常人群的 46 倍[10]。

医院获得性肺炎（hospital acquired pneumonia，HAP）是指入院后至少 48h 内在医院内感染。HAP 是第二常见的医院感染，每年约占医院感染总数的 15%～20%。它是住院患者感染性死亡的最常见原因，也是重症监护病房的主要死因。呼吸机相关性肺炎（ventilator associated pneumonia，VAP）是 HAP 的一个亚型，发生在接受机械通气的人群中。VAP 定义为插管后至少 48h 诊断为

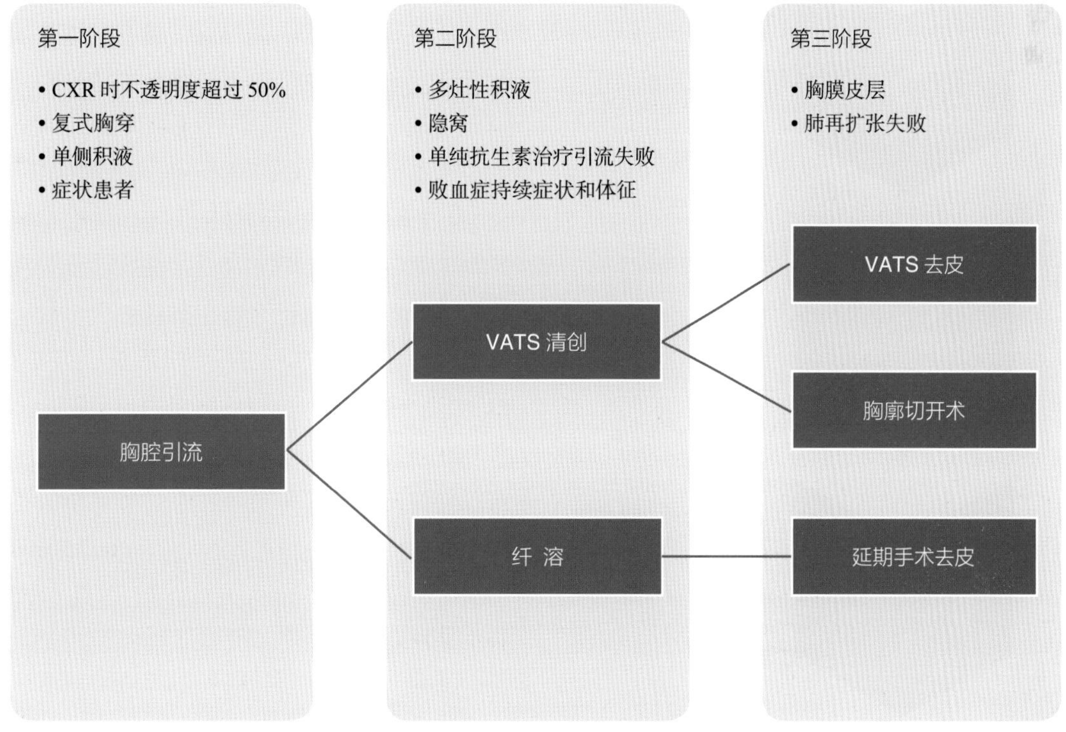

▲ 图 60–2　脓胸治疗的决策

肺炎。据报道，VAP 的死亡率高达 50%，因此建议寻找并尽可能预防所有危险因素，包括气管插管和鼻胃管、气管造口术、再插管、肠内营养、皮质类固醇、胃 pH 调节药、仰卧位、既往抗生素使用、不良的感染控制实践，以及被污染的呼吸设备、药物或水 [11]。

医疗相关肺炎（health-care-associated pneumonia，HCAP）是一种发生在社区内但与医疗环境有频繁接触的患者身上的感染。疗养院肺炎的病因和预后似乎与 CAP 不同，研究表明预后较差，多药耐药菌作为病原体的发病率较高 [12]。

肺炎旁胸腔积液（parapneumonic effusion，PPE）是一种并发 LRTI 或肺炎的胸腔积液，通常是一种渗出物，形成一个新的、不同的感染空间，伴随并常加重正在进行的实质性疾病。

脓胸合并肺炎的发展是一个动态的三步过程，在这个过程中，治疗失败会升级到随后的阶段（图 60–3）。

1962 年，美国胸科学会首次描述了这种疾病的“三期性”：脓胸的整个发展过程需要 4～6 周，包括胸腔的进行性改变、积液的出现和治疗的需要。

（一）第一阶段：渗出期

这个阶段的特点是以胸膜腔内有清晰的自由漂浮液体为特征的 PPE。病理生理学通常包括由于炎症机制、血管和胸膜通透性增加以及中性粒细胞趋化性而改变的胸膜液产生和再吸收之间的平衡。这些变化大多是由于促炎细胞因子（IL-8、TNF-α）的产生增加所致。胸膜液正常无菌，pH 和葡萄糖水平正常。

（二）第二阶段：纤维蛋白分泌期

在这个阶段，积液因形成小腔而复杂。纤维蛋白浓集性脓胸是胸膜腔内一个复杂的病理过程，表现形式多样，可为单房或多房，累及大部分或整个胸膜腔。由于纤维蛋白沉积增加，凝血

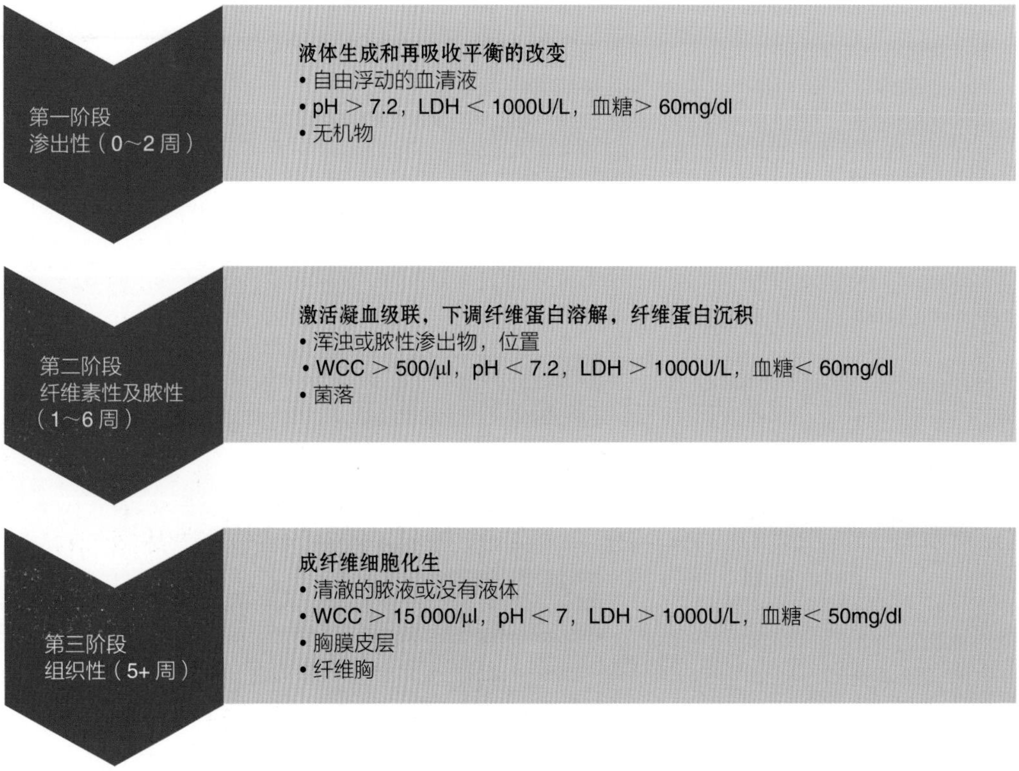

第一阶段
渗出性（0～2 周）

液体生成和再吸收平衡的改变
- 自由浮动的血清液
- pH ＞ 7.2，LDH ＜ 1000U/L，血糖＞ 60mg/dl
- 无机物

第二阶段
纤维素性及脓性
（1～6 周）

激活凝血级联，下调纤维蛋白溶解，纤维蛋白沉积
- 浑浊或脓性渗出物，位置
- WCC ＞ 500/μl，pH ＜ 7.2，LDH ＞ 1000U/L，血糖＜ 60mg/dl
- 菌落

第三阶段
组织性（5+ 周）

成纤维细胞化生
- 清澈的脓液或没有液体
- WCC ＞ 15 000/μl，pH ＜ 7，LDH ＞ 1000U/L，血糖＜ 50mg/dl
- 胸膜皮层
- 纤维胸

▲ 图 60–3　脓胸的三步动态过程

级联激活，局部纤溶途径下调，纤维性分隔便会形成。由于胸膜液有良好的化学变化（pH < 7.2，LDH > 1000U/L），微生物经常出现，因此葡萄糖水平趋于降低（< 60mg/dl）。细菌入侵可加速免疫反应，促进中性粒细胞进一步迁移，导致微生物死亡，增加二氧化碳和乳酸水平，从而引发自我维持的病理机制。

（三）第三阶段：慢性组织阶段

组织性脓胸由厚而硬的胸膜皮质引起。胸膜液经成纤维细胞趋化作用变成脓液。胸膜增厚包裹肺部，导致通气量减少和灌注－通气不匹配（限制性综合征），可导致纤维胸伴严重呼吸困难。这是未经处理的个人防护用品的最后阶段。细菌通常存在，但这一阶段的疾病是不可逆的和功能损害仍然存在，即使在根除感染。

脓胸治疗的基本原则：①系统治疗感染的潜在原因；②清除感染液体和胸膜腔清创；③肺的充分再膨胀；④改善患者状况和预防并发症的支持措施，包括物理治疗、营养支持、预防血栓栓塞。

（四）治疗

抗生素的选择是存在问题的，因为胸膜感染的细菌学与肺炎有很大的不同，当脓胸发生时，持续的治疗可能不再有效。此外，高达40%的疑似复杂积液患者没有用标准培养物分离出病原体。在一项对英国52个中心454例脓胸患者的多中心研究中，对微生物进行了分析，结果与生存率相关[13]。大多数患者有社区获得性肺炎后脓胸（87%），6%有医院获得性感染，在所有其他病例中，诊断为继发性脓胸。革兰阴性菌、金黄色葡萄球菌和混合需氧菌在1年内的死亡率均显著高于其他细菌（44%～46%）；此外，据报道，医院获得性感染在葡萄球菌属和混合型患者中的死亡率高于社区获得性感染（P=0.04）需氧菌（P=0.05）（表60-1）。根据革兰染色和培养结果进行适当的抗生素治疗是关键。在缺乏阳性培养物的情况下，应选择经验性抗生素来覆盖可能的致病微生物。青霉素联合β内酰胺酶抑制药或克林霉素（尤其是青霉素过敏时）是首选，后者或者单独使用，或者与环丙沙星或头孢菌素联合使用。氯霉素、碳青霉烯类、第三代头孢菌素和广谱抗假性青霉素（如哌拉西林）是替代药物。在所有情况下，抗生素方案应根据随后的培养结果进行调整。由于引起HAP和脓胸的MRSA感染显著增加，覆盖耐药菌株的经验性抗生素最初应包括覆盖MRSA，直到微生物学结果可用。

（五）影像学的作用

当临床症状和体征显示有胸腔积液时，影像学检查有助于证实胸腔积液是否为肺炎的并发症。此外，在结合不同的技术时，我们还可以获得有关治疗效果、需要更多有创性手术并最终指

表60-1 肺炎的微生物学

	社区获得性感染菌株	医院获得性感染菌株
	链球菌属 厌氧菌 葡萄球菌属 革兰阴性菌 耐甲氧西林金黄色葡萄球菌（MRSA）	葡萄球菌属 耐甲氧西林金黄色葡萄球菌 革兰阴性菌 链球菌属 厌氧菌
经验性抗生素覆盖	链球菌 肠杆菌科 厌氧菌	葡萄球菌 耐甲氧西林金黄色葡萄球菌 肠杆菌科
1年死亡率	< 20%	> 45%

导引流的信息[14]。

标准胸部 X 线片能探测整个胸膜腔，使用方便，可携带，对患者辐射低，并能估计液体量和指示胸腔穿刺的需要。根据美国胸科医师学会的资料，占一侧胸腔 50% 以上的大量胸腔积液、房颤和胸膜增厚的迹象都表明医疗管理预后不良，因此需要手术引流[15]。

为了评估胸膜增厚的情况，还需要进一步的研究。胸部超声（US）比 CT（图 60–4）能更好地描述间隔，比卧位造影（至少能检测 5ml 液体）更敏感，便携式超声检查在仰卧位危重患者中尤其有用[16]。事实上，便携式超声检查在急诊室和重症监护室的应用已经得到了充分的研究。Tu 和他的同事们[17]证明，在危重患者中，胸腔积液的超声表现可以提示胸腔穿刺术是强制性的还是可以安全地延期。我们提示渗出的性质或阶段。Yang 等[18]描述了在超声评估中可观察到的 4 种不同的成像模式：均匀无回声（主要是渗出性积液）、内部回声病灶不可见的复合物、复合分隔（纤维蛋白浓密期脓胸）和均匀回声（有血或脓液）（图 60–5）。

静脉对比 CT 扫描可以显示胸膜（图 60–6），扫描相邻的胸部，包括胸壁、肋骨、脊柱、膈肌和膈下间隙，是确定胸膜感染程度和潜在实质异常的理想方法，包括恶性肿瘤的鉴别诊断[19]。然而，与美国相比，感染性渗出液中的间隔不易成像[20]。

严重疾病患者难以获得高质量、无运动的图像以及 CT 扫描的高分辨率限制了 MRI 在诊断极晚期脓毒症患者脊柱或肋骨受累方面的应用，而 PET 扫描目前在脓胸检查中不起作用。

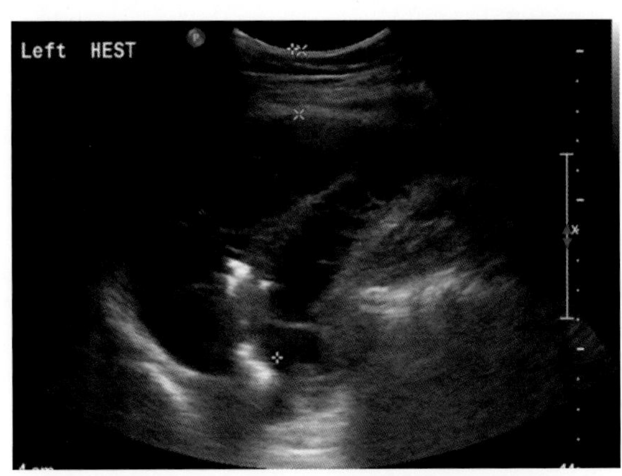

▲ 图 60–4 超声无回声胸腔积液伴间隔

影像学在指导胸腔积液经皮引流中起着关键作用：超声指导的胸腔穿刺术降低了包括气胸在内的并发症的发生率，并提高了收集的液体量[21]。

影像学在判断疑似预后不良患者是否需要手术方面的预测价值值得商榷。专家意见建议，在 CT 或 US 扫描图像上，积液内有间隔是胸腔积液引流失败的一个标志，而无房无回声积液更可能通过图像引导引流解决[22]，但这需要在盲法前瞻性研究中进行评估。事实上，以 CT 扫描为指导，说明胸腔镜清创的必要性，已经证明高达 30% 的患者术前影像学检查低估了病情，需要在术中

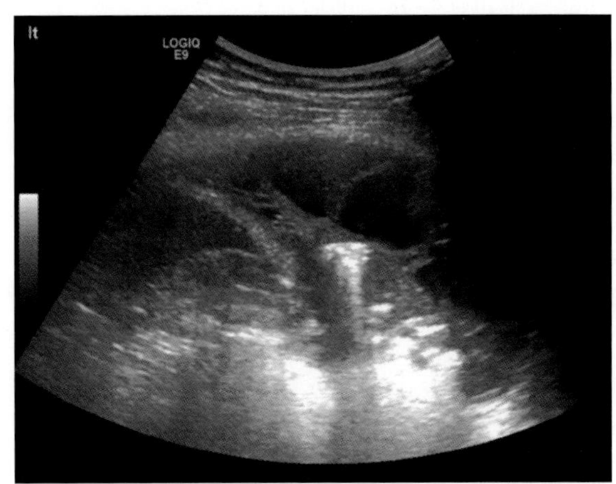

▲ 图 60–5 超声声像图胸腔积液伴肺不张

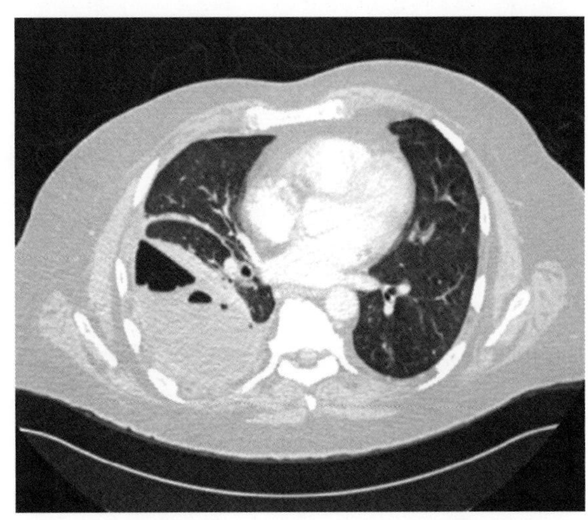

▲ 图 60–6 胸膜皮质的 CT 表现

转换为胸腔切开术[23]，以实现清创。我们在监测引流或非工作性引流的有效性方面的作用也得到了评估：使用这种无害、易于操作的程序进行实时随访，即使在危重患者中也能更好地显示，从而改善保守治疗的结果[22]。

（六）I期

PPE渗出期的症状可能因胸部感染的原因而有所不同：需氧感染通常表现为脓毒性加重，包括体温、白细胞增多、化脓性痰的产生；与厌氧或非典型LRTI相关的胸腔积液表现更为沉默。叩诊浊音，特别是胸部基底部杂音减弱，可怀疑为胸腔积液。后前位和侧位胸部X线片通常证实有胸腔积液，但如果怀疑有，超声或CT扫描有助于发现小积液，并区分胸腔积液和胸膜增厚。

在这个阶段，细菌可能不存在，对液体的分析只显示高水平的蛋白质和中性粒细胞。这种液体的感染或再吸收失败将导致脓胸的下一阶段。因此，早期诊断和治疗感染性渗出液是第一阶段PPE治疗的挑战，重点是优化胸腔取样和（或）胸腔引流位置。在早期脓胸中，尤其是当患者接受抗生素治疗以治疗潜在的肺部感染时，革兰染色和培养不能显示病原体的存在。为了确定这些患者何时需要胸腔引流，美国胸科医师学会（ACCP）在2000年提出了一个基于预后因素的不良结果评分系统[15]。对于小到中度的胸腔积液，没有胸膜感染的迹象，pH＞7.2，只有在必须进行多次胸腔穿刺时才考虑引流。如果有大量或包裹性积液、阳性培养物或pH＜7.2，则必须将不良预后的风险视为中度，因此建议进行胸腔引流，并可能进行纤溶或外科清创（图60-7）。胸膜腔肉眼脓液是一种高危疾病，应积极进行纤溶和手术治疗。英国胸科学会（BTS）指南，基于文献回顾[7, 24]，也建议在存在革兰染色或培养物、抗生素过程中临床疗效差、大量积液、pH＜7.2和脓性积液的情况下进行胸腔引流。

引流管的尺寸

胸腔引流的必要性是有争议的，不仅取决于液体的数量，而且取决于积液的特征：Heffner在Meta分析中证明，在胸腔抽吸物（pH＜7.2）中检测到的酸度增加与感染相关，准确率为92%，因此建议需要胸腔造口术[25]。在I期疾病中使用抗生素是疑似感染常规治疗的一部分，仅在本阶段，支持全身治疗的数据报告成功率约为82%。尽管如此，2010年发布的BTS循证指南建议在革兰染色或培养阳性、胸腔积液pH＜7.2、抗生素治疗过程中临床进展不佳或大量积液的情况下使用胸腔引流。一项系统的回顾性研究表明，胸腔造口术作为脓胸的主要治疗方法，失败率为40%，可能是阶段性的。在渗出期，胸腔引流管插入可获得足够的引流，而在后期，超声或CT引导下的插入可能因房颤而更有效。当进行引流时，不同系列的引流管直径会有很大的差异：不同直径大小胸腔引流管的患者的临床结果尚未在随机试验中得到解决。根据BTS指南，一个小导管（10～14F）可以成功地排出大部分胸膜感染：只要可能，手术都应该在图像引导下进行，建议用少量的生理盐水冲洗以避免阻塞[7]。传统上，较大的引流管（＞28F）用于排出脓液；然

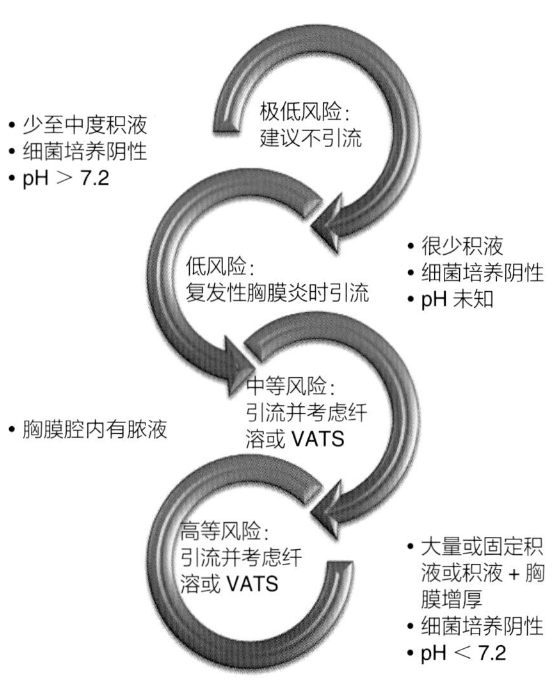

▲ 图60-7 ACCP风险分层标准

而，由于缺乏随机试验，在最佳引流量上没有一致意见。事实上，对随机多中心胸腔内脓毒症试验（MIST 1）患者使用的胸腔引流管大小的回顾显示，与引流管类型相关的主要结果（死亡或需要手术）几乎没有差异[26]。此外，对于脓性积液患者，有一个边界统计显著差异的失败率，有利于使用小口径排水管（＜ 15F）。必须注意的是，选择小口径或大口径排水管的标准并不是标准化的，但对人口统计学、细菌学和预后因素的分析显示，各组之间具有可接受的同质性。在接受小胸导管治疗的患者中，疼痛也明显减轻，特别是在插入期间和引流到位时。据报告，胸腔引流管阻塞或移位的频率与导管复位的速度相同，尽管没有显著差异，但小的胸腔引流管引流需要更换的可能性是原来的 2.4 倍[27]。

（七）Ⅱ期

脓胸的纤维蛋白丰富期可以以多种不同的方式出现，从具有已证实的细菌定植的自由漂浮的混浊液体到多房组织的清透脓液。相应的治疗方法也会有所不同，从单纯的胸腔引流到积极的外科治疗。据报道，单纯胸腔引流术有很高的失败率，而腔内纤溶或胸腔清创术的相关性仍有争议[28, 29]。美国胸科医师学会在 2000 年回顾了用无引流、胸腔穿刺、胸腔导管、纤溶、胸腔镜和开胸术治疗的二期脓胸患者，他们报道单用胸腔引流失败率为 40%，联合应用纤溶性胸腔镜引流失败率为 15%，开胸失败率为 10%，胸腔镜未成功清创。Ⅱ期胸腔引流失败的危险因素也被确定为大的、房化的或直接脓性渗出液，且为阴性培养结果[15]。

胸膜内纤溶

纤溶酶被注入胸腔，打破脓胸腔的间隔，降解坏死的碎片，从而促进多房积液的排出。2008 年，Cochrane 的一篇综述分析了 702 名随机患者使用纤溶药物与生理盐水冲洗的疗效。6 项研究表明胸膜纤溶降低了手术的必要性。尽管如此，其他研究报道说，治疗对总死亡率没有影响[30]。在多中心随机研究中，已经评估了使用纤溶药物保守治疗的作用和疗效，结果存在争议。尽管第一次 MIST 1 显示使用胸膜内链激酶没有任何益处，但使用纤溶药的强大临床和观察支持激发了 MIST 2，使用重组组织纤溶酶原激活药（TPA）和 DNase。结果表明，TPA 和 DNase 联合应用可改善感染性胸腔积液患者脓胸的引流，缩短住院时间和手术时间。腔内治疗的时机也值得商榷，但可以提倡在Ⅰ期肺旁脓胸早期纤溶，以平衡炎症过程产生的损伤，防止间隔形成[31]。重复腔内治疗的影响，以及潜在的，关于住院时间和总费用的多个引流方法尚待最终分析[32]。然而，Wait 及其同事在 1997 年发表了一个小样本的随机试验，比较了两种方法。VATS 在治疗Ⅱ期脓胸方面的成功率为 91%，而纤溶仅在 41% 的患者中起作用；其余的必须随后进行并用胸腔镜成功治疗。VATS 组的平均住院时间也较短（8.7d vs.12.8d），明显节省了成本[33]。这些建议的早期 VATS 治疗的益处尚未在更大的试验中得到验证。

（八）Ⅲ期

第三期脓胸通常发生在胸腔积液后 4～6 周，其特征是硬性皮质包裹着肺、胸壁和膈肌。累及所有胸膜表面的胸膜进行性增厚定义了一种称为“纤维胸”的情况。肋间间隙变窄和继发性肺不张导致单侧胸部体积损失，最终导致限制性通气综合征，出现通气－灌注失调，最后出现呼吸困难[34]。膈肌也可参与有限的运动，从而降低整体肺活量。除此之外，近期（通常尚未解决）潜在的实质性感染可改变肺的一致性，肺明显更为脆弱，因此由于出血、漏气和菌血症的风险增加，限制了手术操作。不过，在这个阶段，胸腔引流和抗生素可以清除液体和控制感染，但呼吸障碍需要外科手术切除纤维皮，以恢复生理。从纯纤维蛋白沉着期到形成有组织的胸膜皮质的转变在术前可能不容易确定。包括胸部超声和 CT 在内的成像技术可能无法准确识别脏胸膜的厚度，因为任何脏胸膜上都不可避免地会有一层渗出物。

因此，胸膜脓毒症的实际慢性可能不会变得明显，直到 VATS 清创完成。然后，外科医生必须评估胸腔镜下肺切除术是否可以实现全肺再扩张，或者是否需要开放手术。

1. VATS 手术对比开胸纤维板剥脱手术

比较电视胸腔镜外科手术（VATS）与开胸手术（open thoracotomy，OT）对感染性胸膜腔及术后并发症的治疗效果。Lardinois 和他的同事们回顾了 VATS 在 328 例Ⅱ期和Ⅲ期脓胸患者中的作用：VATS 方法在纤维蛋白大量渗出的患者中是成功的，在非预期的Ⅲ期疾病中的转化率为 44%[35]。因此，在保守治疗失败（入院后不到 2 周）和不涉及革兰阴性菌的情况下，建议及时转诊手术的患者采用 VATS 方法。在所有其他情况下，开放性剥脱术（open decortication，OD）应该是首选，即使是在术中发现其为脏胸膜。Waller 等在一项回顾性研究中强调了早期转诊以获得成功的 VATS 清创的必要性，该研究报告称，术前住院时间较长（23.9d vs. 16.6d，P=0.04）的患者的转诊率高达 59%，对手术结果有显著影响[36]。转换的主要原因是未能在较晚期获得满意的 VATS 剥除术和实质再扩张。最近，Tong 等提供了 420 名接受 VATS（n=326）或 OD（n=94）治疗良性胸腔疾病（包括脓胸、复杂胸腔积液和残留血胸）的患者的数据[37]。OD 组有脓胸（Ⅲ期）或术前处理的患者比例明显高于胸腔镜组（P=0.007）。在一个经验丰富的手术团队中，转换率为 11.4%，据报道，在专门的胸外科手术中，初次胸腔镜手术的总百分比高达 90%（但在混合性心胸外科手术中不到 44%），从而证实随着手术经验的增加，胸腔镜手术正变得更加有效。转换的原因没有说明；然而，笔者指出，当胸腔镜下不能完成足够的切除手术时，OD 可能是必要的。Ⅲ期脓胸行胸腔镜下剥脱术是可行的，但需要通过学习曲线进行（图 60-8）[38]。这些研究大多证实胸腔镜下剥脱术与开胸术相比，在住院时间、胸导管持续时间、术后并发症、疼痛和死亡率方面有更优的结果；然而，患者群体在不同组间的分布有所不同，需要预先开胸或术中转换的患者中晚期脓胸的发生率较高。此外，必须注意的是，当实际描述的过程是"清创"（图 60-9）时，在许多 VATS 报告中，术语"清创"的使用是不准确的。

2. 纤维板剥脱与脓胸廓清

一旦决定进行开胸手术，外科医生可以直接进入脓胸腔，完成清创，然后分别切除增厚的脏胸膜和壁胸膜（图 60-10 和图 60-11）。或者，可以尝试切除全部的慢性脓胸腔（图 60-12）。首先进入壁面胸膜外平面，直到确定腔的上半部分。

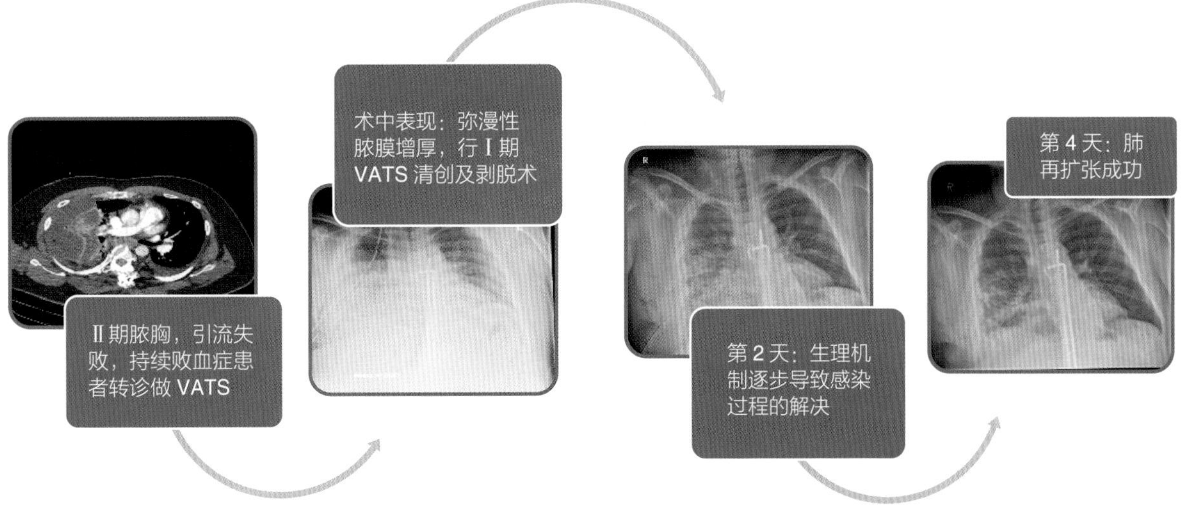

▲ 图 60-8　成功的一期 VATS 清创和剥脱术

1. 基于影像学的穿刺抽液：在脓性抽吸部位做第一个穿刺点 2. 抽及置入胸腔镜探查：胸膜渗出物的抽吸和清创可通过单孔入路进行	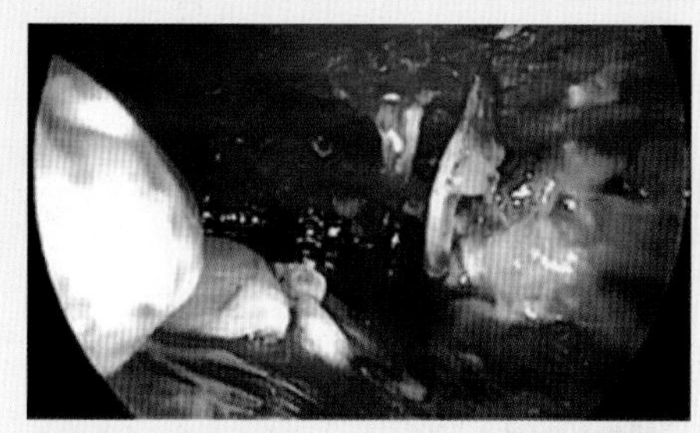
3. 第二个可选切口可以以后用来做引流部位的：半固体材料的机械清创和胸腔的冲洗 4. 对肺进行通气以评估潜在的再扩张：如果失败，进行脏胸膜剥离；持续的气道正压（cPAP）可以维持在手术肺上，以便于解剖	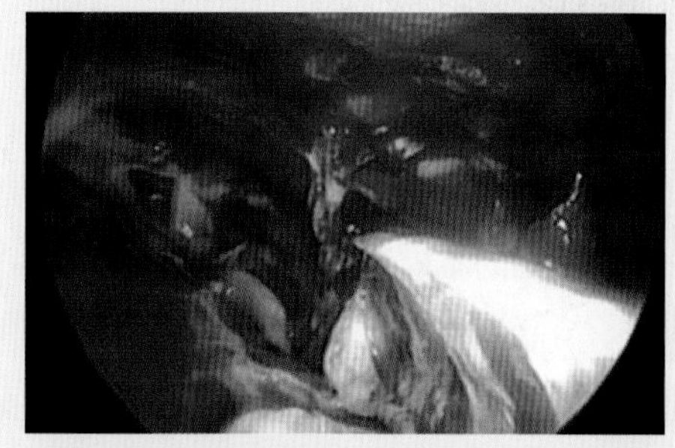
5. 第三切口：三角形切口，便于双手解剖 6. 先用刀片切开内脏皮层。抓住游离边缘，在吸引器吸管上安装较硬的质块（如"花生米"）进行钝性剥离	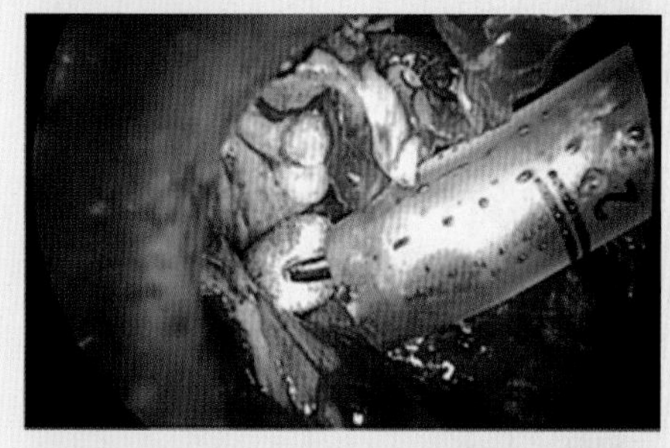
7. 沿两个方向穿过包绕的肺叶周围：头侧朝向叶裂，尾侧朝向膈肌。注：必须清理膈面病变使其复位，使下叶完全再膨胀 8. 保留顶叶切除术，直到手术结束，否则失血会影响手术视野 9. 冲洗空腔，测试再膨胀肺，考虑使用密封剂 10. 选择合适型号的引流管，经 2 个切口置入	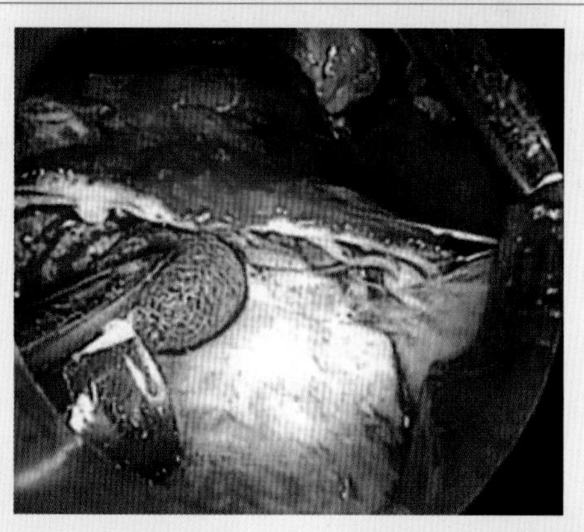

▲ 图 60-9　手术技术：胸腔镜清创 / 剥脱术

然后，通过钝性剥离，内脏胸膜和皮质之间的平面必须进入并从下到膈。毫无疑问，脓胸廓清术在技术上更具挑战性，但确实能防止潜在感染腔的意外显露。

3. 胸廓造口术

对于那些不能忍受开胸手术或切除或脓胸手术的更虚弱的患者，手术的目的应该仅仅是清创和引流受感染的腔。这可以通过小肋骨切除、胸腔造口和胸腔清创来实现。这个过程也可以在自然通风的患者身上实现[39]。

4. Ⅲ期手术时机选择

剥脱手术与围术期并发症密切相关，包括

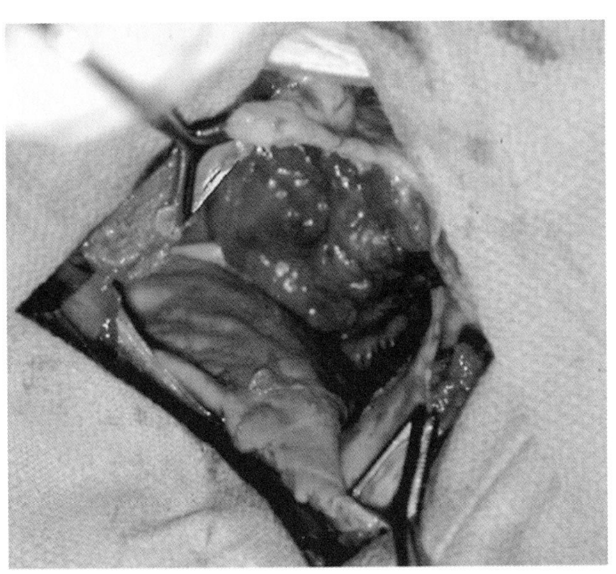

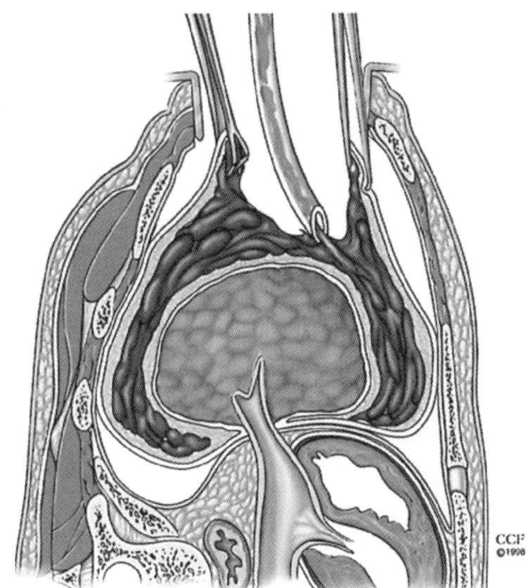

▲ 图 60-10　被打开的壁胸膜及从胸膜腔内排出积液及破碎组织

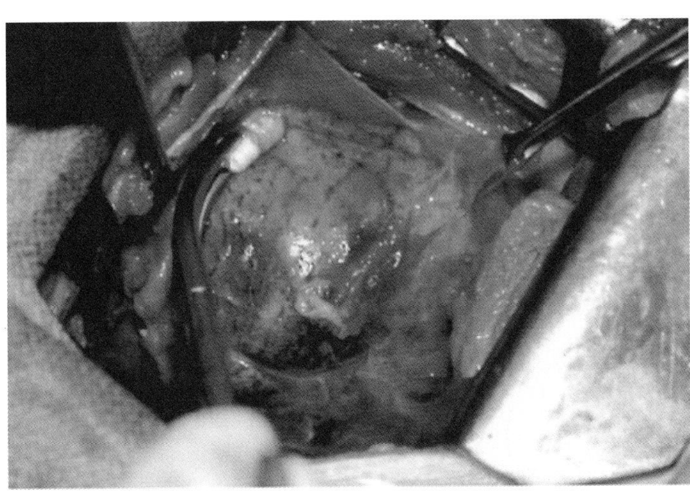

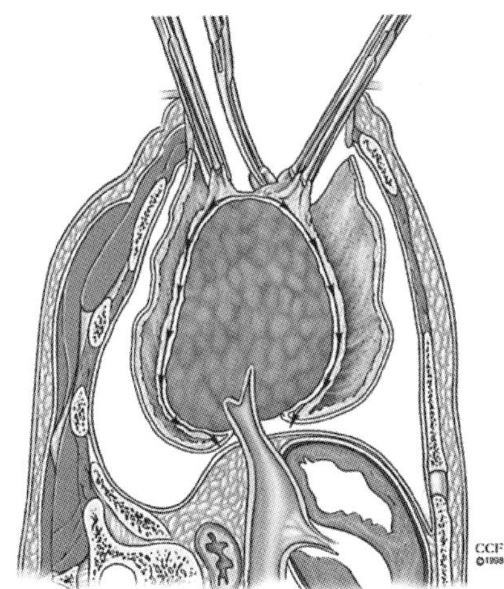

▲ 图 60-11　不同于壁胸膜剥离，脏胸膜板位于脏胸膜和纤维板之间。通过铲形器械开始切除术。夹紧并轻轻牵拉纤维板。通过 **Kittner** 解剖器或覆盖纱布的手指进行钝性分离

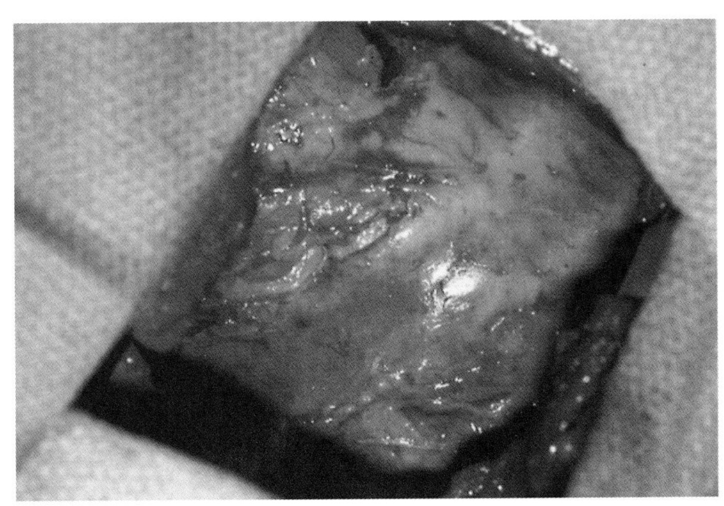

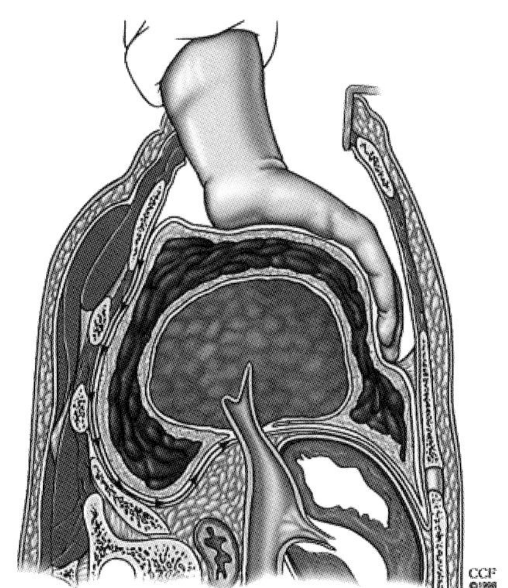

▲ 图 60-12　对于筋膜及壁胸膜之间的纤维板进行钝性分离

短暂性菌血症、低血压和持续性漏气。有证据表明，切除的必要性可能低于传统的假设[40]。切除的必要性可由下肺重塑脓胸腔的能力决定，并在感染腔清创后自然扩张。可能决定自然重塑疗效的特征包括疾病过程的持续时间和宿主炎症反应的程度。建议采用一种初始的微创策略，以清除感染部位，将平衡转移到脓胸腔的自然重塑上。更积极的 OD 可能是最好的“冷盘”。一旦复苏性清创和抗生素治疗抑制了感染过程，延迟胸壁重建手术可能不会那么病态（图 60-13）。当大脑皮层更发达，下伏的肺正在分解时，技术上也可能更令人满意。在持续性肺炎过程中，不适当的 OD 检查可导致败血症现象恶化和肺不能再扩张。可能需要进一步的引流程序（图 60-14）。重要的是要考虑到治疗并不是以剥离为目的。术后物理治疗是维持软组织再膨胀的必要手段。

（九）剥脱术对肺功能及胸壁重塑的影响

有学者对纤维板剥脱手术治疗慢性脓胸，改善肺部呼吸运动的限制的作用进行研究，以 23～104 例慢性脓胸限制性综合征患者为研究对象，采用不同的手术入路和随访时间（术后 3～

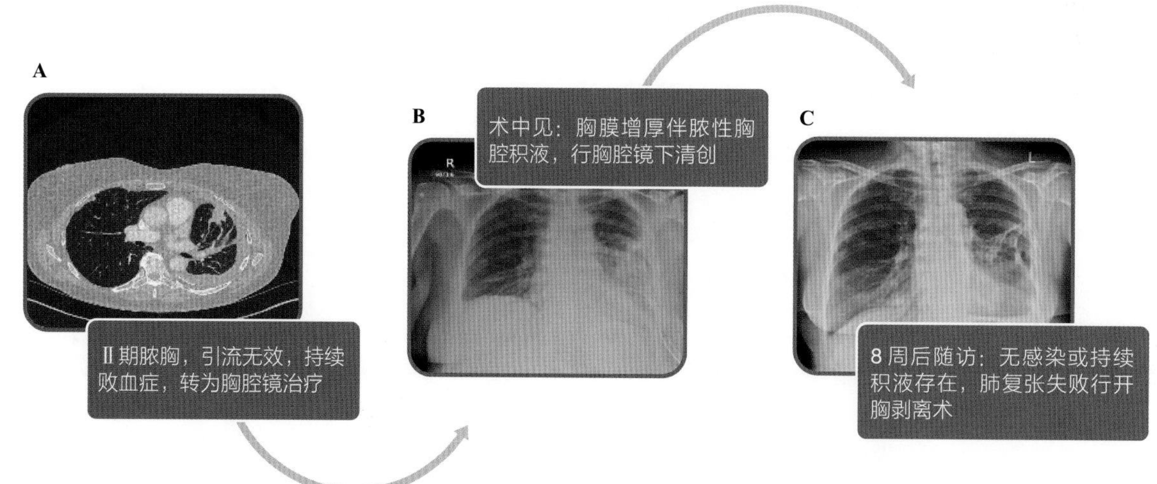

▲ 图 60-13　A. 成功的胸腔镜肺清创术；B. 脓胸症状的减轻；C. 延迟剥离以减轻限制

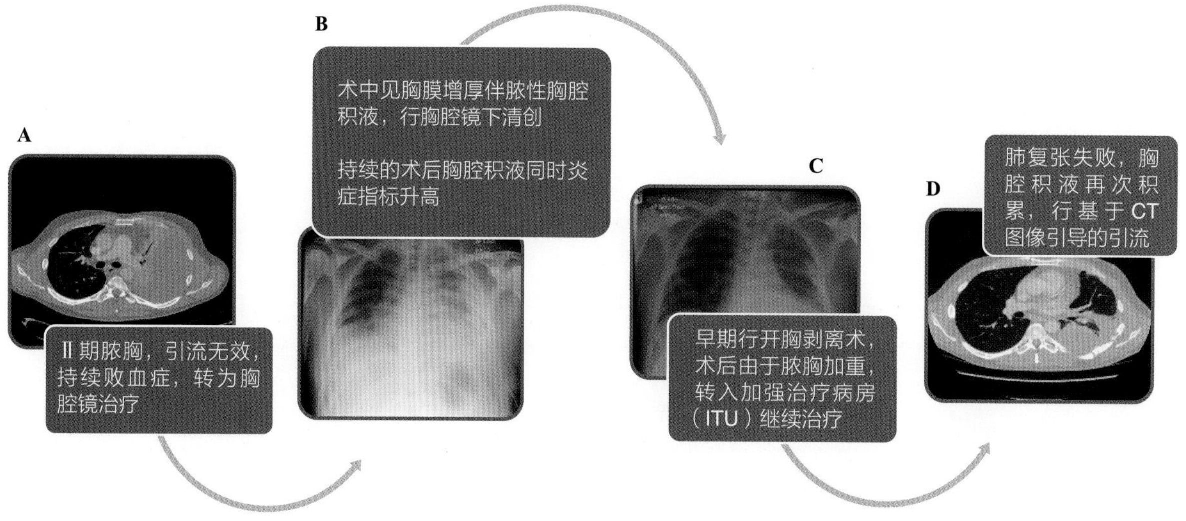

▲ 图 60-14　早期开胸剥离，肺复张失败，症状反复

58个月）对其进行回顾性分析。大多数治疗患者在OD后肺功能测试显著增加，通过CT扫描上的直径测量评估对胸壁重塑（肋间间隙扩大）的影响[41]。Yang等通过CT密度测定证实，结核性慢性脓胸患者手术和非手术肺体积的增加，是由于胸壁弹性的全面改善导致的[42, 43]。

在比较纤维板剥脱手术方法的手术路径时，胸腔镜似乎对个人呼吸困难的感觉有更好的影响，用医学研究委员会（Medical Research Council，MRC）的问卷进行评估[44]，同时降低术后发病率和死亡率[45]；然而，Chan等发现，VATS与胸廓切开术治疗的患者恢复工作的时间和对运动能力的感知没有差异[46]。

对26例表现为多房性胸腔积液、胸膜强化、纵隔移位、膈肌抬高、肋间间隙狭窄患者在35周内进行前瞻性评估，以评估灌注显像、血气值的变化，47%以上的患者术前VC、FEV_1值受损（小于70%的预测值），所有患者闪烁显像显示患侧血流灌注严重降低，88%的慢性脓胸患者术中血气参数异常。术后各项指标均有明显改善，但随访6个月仍有11例动脉血气异常。

所有的研究都表明，对于Ⅲ期脓胸，无论采用何种手术方式，切除术后肺体积和功能都有显著的改善。一个适当的和更广泛的切除似乎平衡了开胸手术对开胸手术患者的损害。事实上，如果报告正确，接受VATS手术的患者表现为早期脓胸，并接受清创术而不是切除术[46]。结果的一致性证实，与微创手术相关的自然愈合过程可以实现胸腔和实质的良好功能修复。

（十）结论

现代管理的副肺炎现象应以“预防而非治疗”为中心，但早期应鼓励微创治疗。早期影像引导下的PPE引流，可能加上纤溶药物，可能会在早期影响分辨率。如果败血症不能得到满意的解决，密切监测和早期VATS清创可防止进展到慢性阶段。即使在更长期的病例中，也不要忽视胸腔镜评估的优点，因为在没有开胸手术的情况下，通过经验可以得到改善。除极度忽视外，慢性胸膜皮质或纤维胸的发展在现代实践中应很少见。外科医生应促进感染过程和自然愈合机制之间的平衡摆动，可能需要在后期纠正生理缺陷。应避免仅根据放射学参数而采取不适当的过度有创性措施。

第 61 章 术后脓胸 Postsurgical Empyema

Lisa M. Brown　Eric Vallières　著
杨　雷　译

一、概述

据报道脓胸在胸腔镜手术和开胸手术术后的发生率是 0.4%～1.5% [1-3]。全肺切除术后脓胸的发生率较高，为 2.0%～7.5% [4-6]。在一项 328 例全肺切除术中，脓胸的发生率为 2.4% [7]。虽然这些数字相对较低，但合并肺部手术、手术或穿透伤的脓胸占所有脓胸的 30%～40%，仅次于并发肺炎的脓胸的发生率。虽然这些数字相对较低，但合并肺部操作、手术或穿透性创伤的脓胸占所有脓胸病例的 30%～40%，仅次于合并肺炎或原发性纵隔、胸壁或膈下间隙感染的病例 [8]。

围术期脓胸患者的一个重点是是否存在相关的支气管胸膜瘘（bronchopleural fistula，BPF），这在全肺切除术后尤其如此。肺叶切除术后的脓胸通常导致持续胸腔周围漏气。相反，全肺切除术后超过 75% 的脓胸是残端 BPF 引起的 [9, 10]。在非小细胞肺癌（nonsmall cell lung cancer，NSCLC）全肺切除术后 BPF 的一项研究中，有 BPF 的脓胸患者呼吸和心脏并发症的发生率明显高于无 BPF 的患者，分别为 61.5% 和 11.4%，死亡率分别为 30.8% 和 3.9% [4]。BPF 的存在是死亡率的独立预测因子，最常见的死亡原因是对侧肺的肺炎 [11]。合并肺切除的 BPF 如果发生在手术后 30d 内，则被认为是早期的，这通常具有较高的死亡率。在一项接受肺切除术的 684 名非小细胞肺癌患者中，BPF 的总发生率略低于 5%，早期和晚期的发生率几乎相等。与早期 BPF 相关的报告死亡率为 11.6%～18%，晚期 BPF 的死亡率为 0%～7.1% [12, 13]。

本文回顾了与肺叶和全肺切除术后脓胸和 BPF 相关的术前、术中和术后的危险因素。鉴于全肺切除术后这些并发症的发生率较高，以及更具破坏性的后果，大多数胸外科文献都集中在全肺切除术后脓胸，尤其是与 BPF 相关的脓胸。预防这种并发症是至关重要的；一些术前危险因素是可以改变的，而另一些则不能。最后，对术后脓胸和 BPF 的检测、治疗和转归进行讨论。

（一）术前危险因素

1. 年龄

一般来说，年龄是内科和外科患者发病率和死亡率的独立影响因素。在一篇文章中，≥ 70 岁的年龄被认为是全肺切除术后发生良性肺功能衰竭的危险因素 [12]。在另一篇文章中，年龄≥ 60 岁预测早期肺功能衰竭的发生 [13]。

2. 糖尿病

糖尿病会引起微血管病变，改变全身的血管床，包括残端的支气管循环，这可能会影响切除后的愈合。接受非小细胞肺癌肺切除术的胰岛素依赖型糖尿病患者发生术后并发症的可能性是非小细胞肺癌患者的 2.7 倍 [14]。此外，糖尿病是全肺切除术后 BPF 的独立影响因素 [12]。

3. 良性肺部疾病

良性疾病（主要是感染性疾病）行全肺切除术后脓胸和 BPF 的风险比恶性疾病大 [6]。大多数文献是基于对完全性全肺切除术的研究，因为良性疾病的初次全肺切除术并不常见 [6, 15–17]。良性疾病患者发生主要围术期并发症（包括脓胸和 BPF）的概率是肺癌患者的 2.8 倍 [18]。耐药结核和其他分枝杆菌感染的全肺切除术后最常见的并发症是 BPF，发生率在 20%～22.5% [19, 20]。最大的一项比较良性和恶性肺切除术适应证报道报告的发病率和死亡率分别为良性为 53% 和 2.5%，恶性为 38.9% 和 0.2% [21]。然而，重要的是要检查手术指征以外的因素，这些因素可能会导致良性肺部疾病患者预后不佳。在这一系列中，良性肺切除术的完成率为 37.4%，而恶性肺切除术的完成率为 7.5%。此外，37.1% 的良性疾病全肺切除术是作为紧急或急诊手术进行的，这是并发症的危险因素。恶性组中只有 1.6% 的手术是非选择性手术 [21]。

胸部感染性疾病的一个主要技术挑战是胸腔内相关的致密粘连。这通常是由于先前肺切除术留下的外科瘢痕所致 [6, 20, 22]。此外，这些粘连通常是高度血管化的，可能导致大量出血 [22, 23]。胸膜外剥离可能有利于将胸腔污染降至最低。根据这一领域的专家的说法，肺叶或肺段切除后的剩余空间通常不是问题，因为切除的肺实质明显地固结和塌陷 [20]。如果事先没有分割，最好保留背阔肌，因为它可能用作空间填充物或覆盖支气管残端 [20]。

在对感染性疾病进行肺切除术时，还有其他重要的技术考虑因素。术前应该完善诊断和支气管镜检查。此外，可以考虑在切除后、拔管前和恢复期间根据需要进行支气管镜检查。在关闭胸腔之前，建议对胸腔进行彻底冲洗，包括脉冲冲洗，然后延长胸腔置管引流，直到胸腔证实无菌为止 [15]。Schneiter 和他的同事（见下文）所描述的计划重复的甜菜碱包装也可以考虑，特别是在切除过程中有明显的溢出和污染的情况下 [24]。

4. 诱导化疗

目前尚不清楚诱导化疗是否会增加术后脓胸和 BPF 的风险。在 MD Anderson 的一系列研究中，在接受诱导化疗后再手术（肺叶切除或肺大段切除）的患者中，脓胸和 BPF 的发生率为 0%，而在仅接受手术的患者中，脓胸和 BPF 的发生率为 1.2% [25]。在两个比较诱导化疗加手术与单纯手术的随机试验中，BPF 的发生率分别为 2% 和 1.3%，而不是 1% 和 0% [26, 27]。然而，在接受全肺切除术的大量患者（n=684）中，诱导治疗、化疗或放射治疗是 BPF 的最大危险因素 [12]。

5. 诱导放射治疗

多种原因可能是诱导放射治疗后发生 BPF 及其伴发脓胸的危险因素。首先，放射治疗会导致支气管黏膜缺血 [28, 29]。然而，这种效果是可变且不可预测的，目前还不清楚哪些患者比其他患者更容易受到放射治疗的缺血效应的影响 [29]。有趣的是，诱导放射治疗后手术后 8～10d 内支气管黏膜血流量恢复 [29]。放疗后早期，水肿和毛细血管增殖抑制导致缺血，但后期，小血管纤维化是导致缺血的主要原因 [28]。其次，手术切除往往伴随着根治性淋巴结切除，这可能会进一步加剧相关支气管血管破裂造成的缺血。

（二）术中危险因素

1. 预防性抗生素

术前预防性抗生素的使用主要集中在降低手术部位感染率。然而，预防性抗生素是否能预防围术期肺炎和随后的脓胸仍然存在争议。一项来自西班牙的随机对照试验比较了头孢唑林和安慰剂，发现头孢唑林组患者手术部位感染率明显较低，分别为 1.5% 和 14%。此外，头孢唑林组脓胸（7% vs. 14%）和肺炎（4% vs. 9%）的发生率较低，这是一个临床上重要的差异，但没有达到统计学意义 [30]。来自法国的一个小组通过将预防性抗生素改为一种不仅对手术部位感染的细菌有效，而且对气道细菌定植者有效的药物，将术后肺炎的发生率降低了 40% [31]。

2. 右全肺切除术

多数研究显示右全肺切除术后 BPF 的发生率高于左肺切除术后[4, 5, 13, 32–38]，其他因素则不是[12, 39–41]。在 Mayo 诊所最大的全肺切除术（n=713 例，右 49.2%，左 50.8%）研究中，单因素分析中右全肺切除术是脓胸和 BPF 的危险因素，但当与其他危险因素比较时，右全肺切除术都不是脓胸和 BPF 独立的预测因素[5]。在另一个研究（n=267）中，除 COPD、ppoFEV$_1$、支气管残端长度、支气管残端覆盖范围和机械通气外，右全肺切除术是 BPF 的独立预测因子[4]。Darling 和他的同事报告说，右肺切除后 BPF 的发生率为 13.2%，左肺切除后为 5%，右肺切除后脓胸的发生率为 10.3%，左肺切除后为 5.9%。此外，右侧 BPF 的死亡率高于左侧，分别为 44% 和 33%[33]。

对于右全肺切除术后这种更大的风险，有几个潜在的解释。首先，右全肺切除残端比左全肺切除残端保护较少，后者在分割后缩回纵隔。其次，右侧残端的血液供应较差，因为它只由一条支气管动脉供应，而不是左侧的两条。这种血液供应可能会因为更广泛的右侧纵隔淋巴结清扫术而进一步受损。最后，右主支气管口较大，因此残端闭合可能承受更大的张力[32]。

3. 支气管残端缝合技术

50 多年前，Sweet 发表了一篇文章[42]，详细介绍了支气管闭合的原则，其中包括四个方面：①最大限度地减少对支气管末端的创伤；②一直保持到切割支气管末端的血液供应；③仔细接近支气管的切割边缘；④为支气管闭合提供足够的组织加固。随着现代订书机的使用，只要遵循这些原则，BPF 率就没有差别。肺叶切除术和全肺切除术吻合术和缝合术后 BPF 的发生率分别为 1.0% 和 5.0%[36, 44, 45]。需要认识到吻合器技术的缺陷：短支气管和增厚或钙化的支气管壁可能是手工缝合技术更合适的两种情况。

除了钉合与缝合的争论之外，还对残肢闭合进行了修改，以确保尽可能安全的闭合。支气管残端过长会导致黏液和分泌物的堆积，这会增加患 BPF 的风险[4]。出于这个原因，一些外科医生试图以完全消除残肢的方式修改闭合。关于这一概念最早的成功报道之一包括 1100 例肺切除，只有一个 BPF（术后 6 个月），由 Jack 在 1965 年发表[46]。有 450 例肺切除手术，其中许多被认为是肺结核和支气管扩张。缝合术包括将主支气管在隆嵴远端 1 cm 处分割，并修剪支气管，形成一个可活动的短小支气管瓣，与隆嵴近端齐平的对侧支气管壁缝合，避免紧张，不留残端[46]。同样，另一组通过将支气管闭合（缝合或缝合）改为隆嵴闭合，将右全肺切除术后 BPF 的发生率从 11.6% 降至 3.9%；他们假设改善可能是由于缝合线上的张力减少和更好的血液供应[32]。此外，BPF 更可能发生在支气管残端的任一边缘（内侧或外侧）[36, 45]。据报道，在吻合线近端残端的两端（以及吻合线近端间隔 2～3mm 的一排间断缝合线）上使用固定的水平床垫缝合线，可以将 BPF 的发生率降低到 1.0%[45]。

4. 支撑支气管残端

用自体组织瓣支撑支气管残端以降低全肺切除术后 BPF 发生率的有效性仍然存在争议。一项 1999—2012 年现代研究的 Meta 分析没有试图将接受支气管残端覆盖的患者与那些没有接受支气管残端覆盖的患者进行比较，因为在被认为是 BPF 高危患者中，非随机分配到治疗组，以及对支气管残端覆盖的固有偏见[47]。在接受保险的汇集患者系列中，BPF 的发生率为 6.3%，而在未接受保险的患者中，发病率为 4.0%。在 68 例接受全肺切除术的糖尿病患者中[47]，唯一一项用肋间肌瓣覆盖支气管残端的随机对照试验中，没有支气管残端覆盖的患者发生 BPF 的发生率为 8.8%，有覆盖的患者没有 BPF[48]。此外，无支气管残端覆盖者脓胸发生率为 7.4%，有覆盖者无脓胸发生[48]。最后，一项猪左全肺切除，支气管残端血管剥离，然后标准缝合的研究，研究人员进行了一半的肌瓣覆盖，并在 2 周时将它们与没有覆盖的进行了比较[49]。不足为奇的是，用肌瓣覆盖支气管残端可以恢复裸露支气管残端的血液供应，但有趣的是，在没有覆盖的情况下，支气管残端与邻近纵隔组织的直接接触可以使血液供应得到适当恢复，即使没有额外的覆盖[49]。

支气管残端覆盖的普遍做法削弱了我们科学确定它是否真的降低了BPF发病率的能力。然而，大多数外科医生都会同意，特别是在右全肺切除术后，覆盖支气管残端似乎是谨慎的，因为一些覆盖技术的风险极低，而且潜在的好处很大。覆盖范围有许多选择，包括：背阔肌肌瓣、前锯齿肌肌瓣、肋间肌肌瓣[50]、顶膜胸膜[51]、心包[52]、心包脂肪[53]、心包移植物[53]、右侧奇静脉[51]、网膜[54, 55]。在最早的使用大网膜蒂皮瓣的动物研究中，大网膜迅速地重新血管化了自体支气管移植物[56]。大网膜的这种血管生成特性是独一无二的，使其非常适合支气管残端的覆盖。然而，一个缺点是，最常见的收获方法包括剖腹手术，尽管其他人描述了使用经膈入路从胸部收获该皮瓣[57]。

最好的手术方式仍然是使用一切可能的方法来预防术后并发症。如果肺叶切除时有很大的残余空间，特别是当其与实质性空气泄漏相关时，减少空间的操作将加速空气泄漏的闭合，从而降低脓胸的风险。这些操作包括：创建胸膜帐篷（在上肺叶切除术后）[58]，并通过向膈神经注射局部麻醉[59, 60]或创建气腹（在下肺叶切除术后）[61]来抬高膈肌。

（三）术后危险因素

机械通气

全肺切除术后需要机械通气的患者发生BPF的发生率为19%[35, 37]。术后是否需要机械通气是早期BPF的独立危险因素[4]。不过，区分原因和结果是很重要的。机械通气患者的BPF发生率可能较高，因为这些患者病情危重。机械通气可能是危重疾病的替代品。

（四）诊断

对于任何偏离轨道的患者，在术后一段时间内对脓胸和BPF有较高的怀疑指数是至关重要的，尤其是全肺切除术后，相关的体征和症状可能是非特异性的，后果也很严重。典型的脓胸表现为发热、白细胞增多、影像学胸腔积液、胸腔穿刺术或胸腔造口术出现脓液。如果存在脓液，则诊断得到确认。如果没有，胸腔积液应该送去做革兰染色和培养以确认诊断。无论如何，胸腔积液应该在微生物学实验室进行分析，以便准确地制订抗生素方案。

肺叶切除术后，持续的空气泄漏通常是由于实质损伤，但对于大的和（或）持续的空气泄漏，重要的是要排除残端泄漏。或者，胸部X线片上的气胸应该引起对BPF的怀疑，并导致进一步的调查，以确定是否存在BPF（图61-1）。全肺切除术后BPF的经典表现是连续胸部X线片（图61-2）上的空气液面下降，并伴有生产性咳嗽，可能还有对侧肺的肺炎。然而，那些离手术时间很远的人往往会出现更隐蔽的临床症状，包括身体不适、低热、食欲不振或不明原因的体重下降。所有怀疑患有BPF的患者都应该接受胸部CT和柔性支气管镜检查，以做出明确的诊断。在支气管镜检查过程中，注入少量生理盐水以观察支气管残端是否形成气泡是有帮助的。如果临床怀疑仍然存在，但内镜和放射学检查结果不具诊断性，胸腔镜对全肺切除腔的评估可能允许在肺门区域被水淹没时评估肺门区域的正压通气（残端渗漏试验）。

（五）治疗

1. 肺叶切除术后BPF合并与不合并脓胸

肺叶切除术后脓胸最常与残留间隙处长时间的实质性漏气有关。管理原则包括充分引流、消除空间、抗生素治疗和时间。在保守治疗失败的情况下，选择要么是将组织转移到永久性腔中（肌瓣、胸廓成形术、网膜固定术），要么是创建开放的窗口胸腔造口术，这取决于患者的整体健康状况、并发症、营养状况、当地治疗团队的专业知识、永久性间隙的位置以及可转移的血管化皮瓣的可用性。开窗开胸造口术包括切除2～3

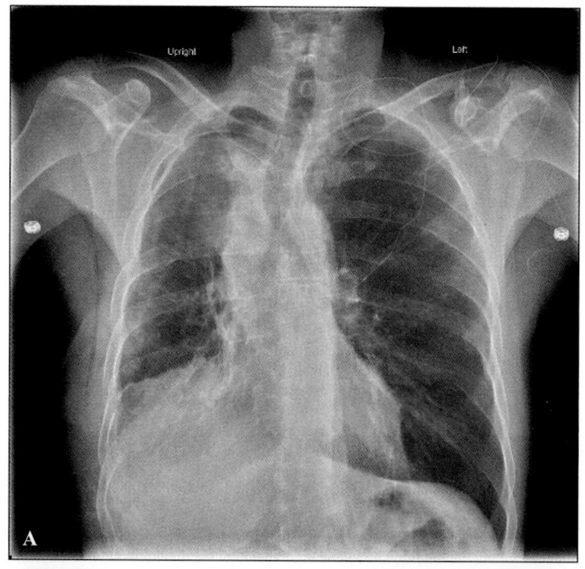

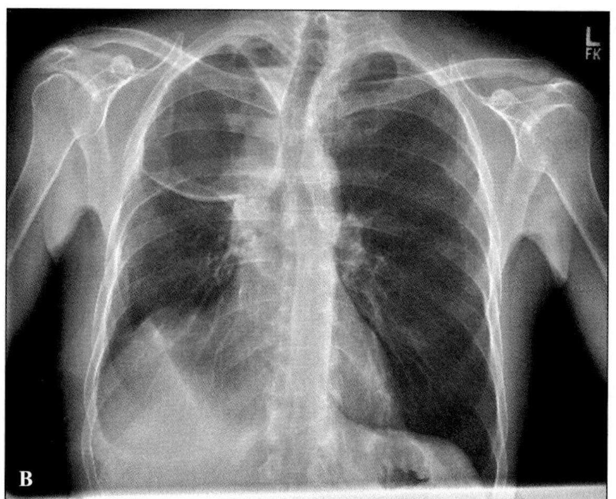

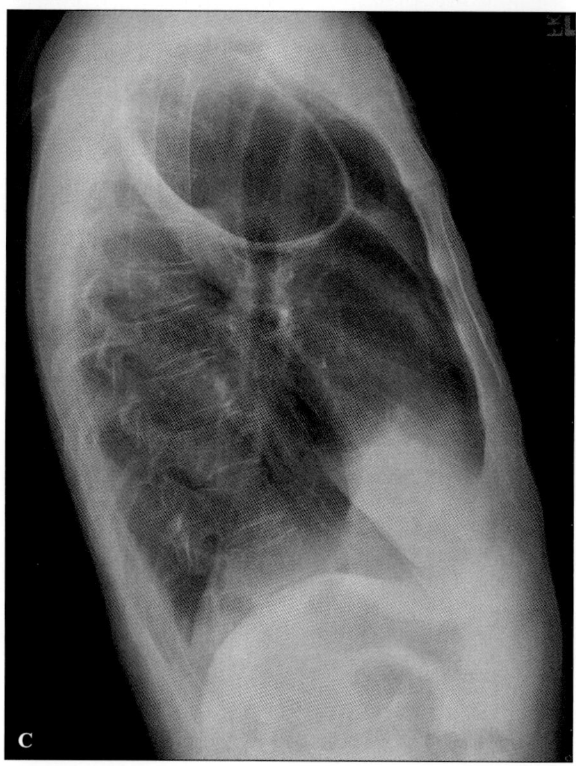

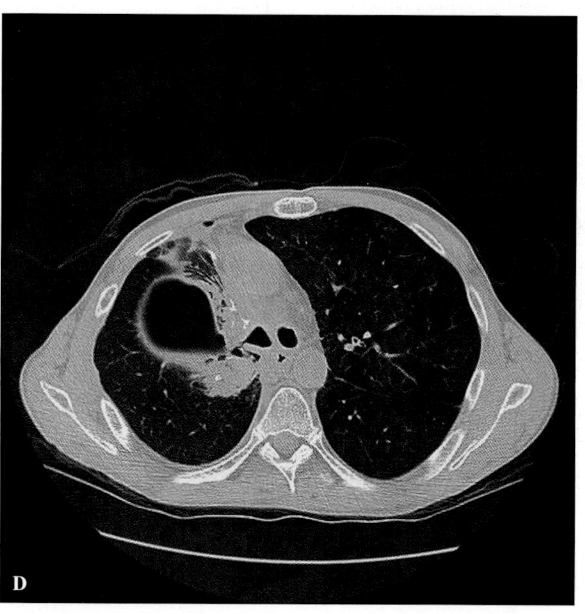

▲ **图 61-1 既往右肺上叶小细胞肺癌的纵隔放疗史的 54 岁老年男性，发现右肺上叶 5cm 的鳞状细胞癌，患者接受了右肺上叶切除加肋间肌瓣覆盖支气管残端术（$pT_{2a}N_0M_0R_0$），术后第 4 天出院**

A. 患者出院时胸部 X 线片；B. 出院后两周患者由于气胸再入院，直立胸部 X 线片；C. 侧位胸部 X 线片；D. 胸部 CT

根肋骨的一部分，沿周向破坏皮下组织，以便它们可以缝合到胸腔内筋膜（有袋手术）[60, 62]。之后，当胸腔清除所有粗大渗出物，开始形成肉芽组织时，可以尝试关闭窗口。胸部的连续计算机断层扫描对于监测感染和间隙闭塞的治疗进展和文件分辨率很重要。与慢性肺炎旁脓胸的治疗相比，很少需要剥离包裹的肺，因为剩余的肺叶没有顺应性来填充残余的间隙[63]。

关于肺部分切除术（少于全肺切除术）后脓胸的处理和预后的系列报道很少。Massera 和他

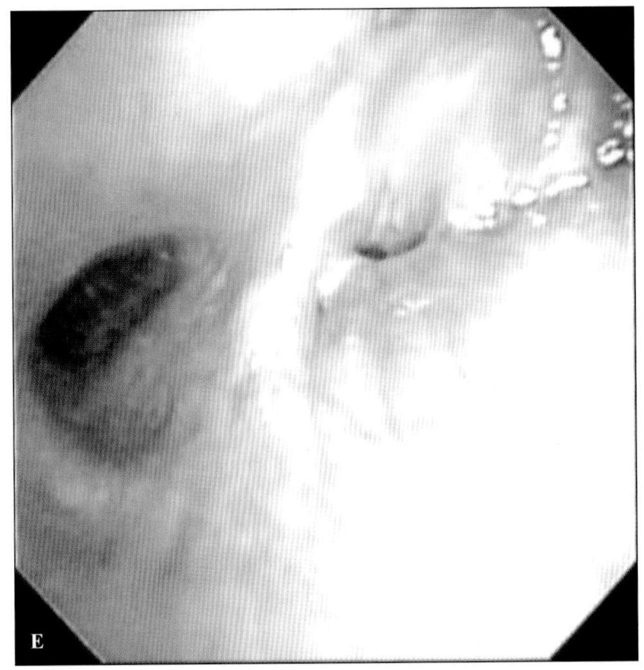

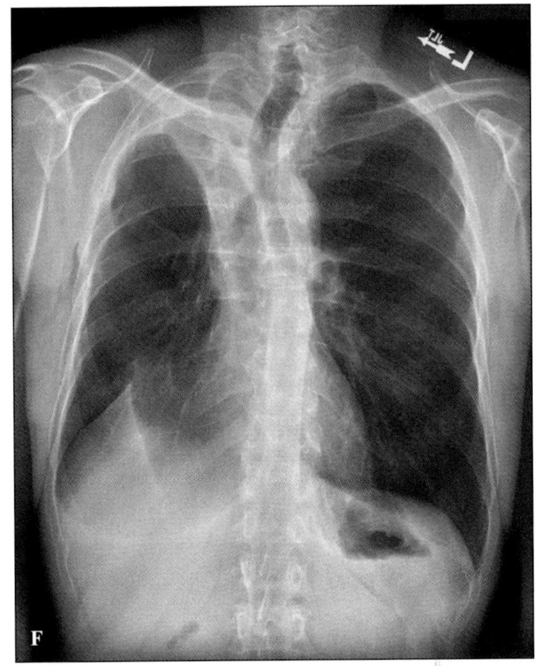

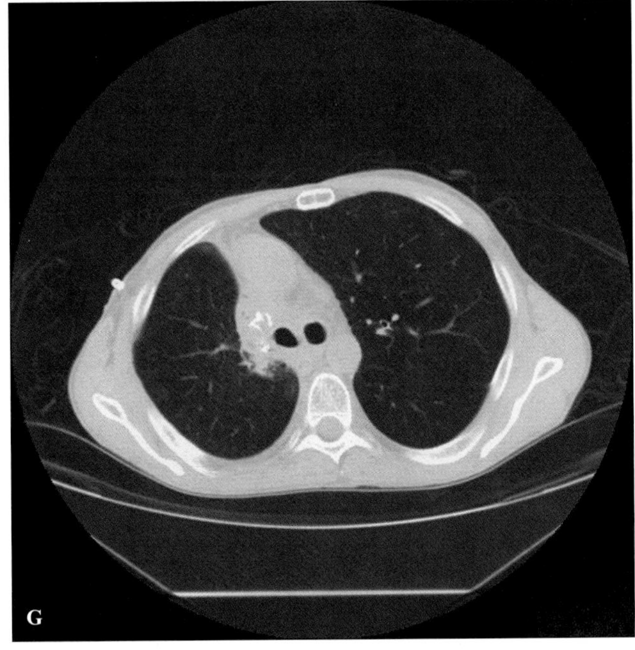

▲ 图 61-1（续） 既往右肺上叶小细胞肺癌的纵隔放疗史的 54 岁老年男性，发现右肺上叶 5cm 的鳞状细胞癌，患者接受了右肺上叶切除加肋间肌瓣覆盖支气管残端术（$pT_{2a}N_0M_0R_0$），术后第 4 天出院

E. 再入院后行支气管镜见既往正常支气管残端 2mm 破损；F. 行 CT 引导下猪尾导管修补及抗感染治疗成功治愈支气管胸膜瘘，胸部 X 线片；G. 胸部 CT

的同事分析了一小部分患者（*n*=19）[63]，这些患者在双叶切除术、肺叶切除术或节段切除术后出现脓胸；这些患者中有 5 人有相关的 BPF。14 例脓胸患者最初仅行胸腔置管造口术，其中仅 2 例患者单纯胸腔置管治疗成功 [63]。另外 5 例脓胸和 BPF 患者接受了紧急再次手术，包括闭合支气管残端和开窗开胸造口术，所有患者均经此入路痊愈。开窗开胸造口术对肺部分切除患者的成功率为 64%～90% [63-65]。

虽然完整双叶切除是右上叶或下叶切除患者的选择，全肺切除是左上叶或下叶切除患者的选择，但这些选择应该是最后的选择。延长切除时间可能会增加死亡率，也可能会阻止将来进行必要的肺切除。

2. 全肺切除术后脓胸合并与不合并 BPF

一旦怀疑伴有或不伴有 BPF 的全肺切除患

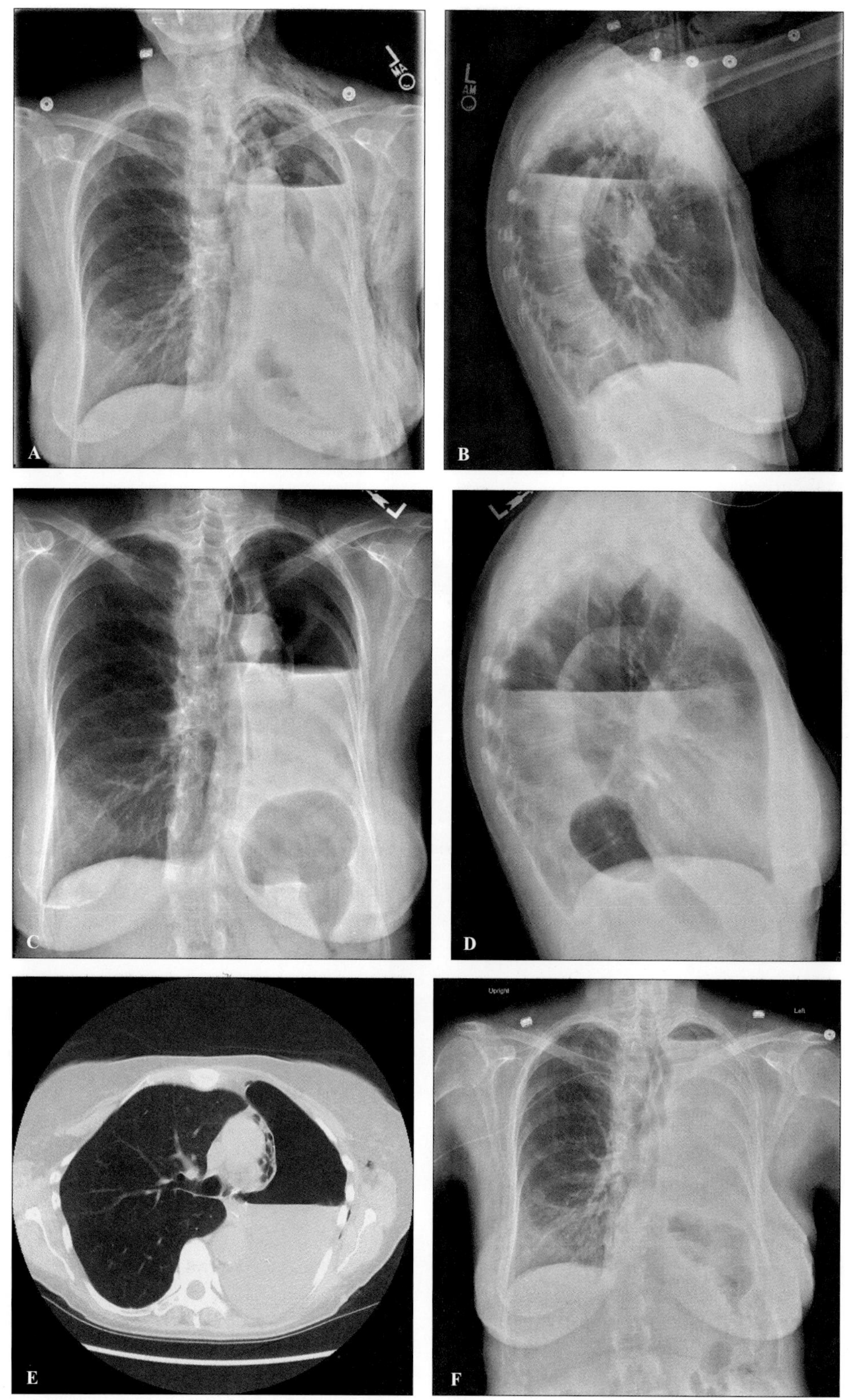

▲ **图 61-2　一位诊断为梭形细胞瘤的 70 岁老年女性接受了左全肺切除加肋间肌瓣覆盖支气管残端术（$pT_{2b}N_1M_0R_0$）**
术后第 6 天出院时的直立胸部 X 线片（A），及侧位胸部 X 线片（B），出院后 9 天定期复查，于直立胸部 X 线片（C）、侧位胸部 X 线片（D）及胸部 CT（E）中间气液平降低。患者入手术室行支气管镜未见明显支气管胸膜瘘征象。行左侧胸腔镜探查同时于生理盐水下检查支气管残端，发现一细微瘘口。再次行左侧开胸术用胸腺瓣覆盖残端，左侧胸腔充以槟榔碱浸膏。后续行一次胸腔探查确认残端封闭效果。支气管胸膜瘘封闭后胸部 X 线片见（F）

者脓胸，采取积极的治疗措施去应对与这些并发症相关的高死亡率，应该制定方案来保护剩余的肺。首先，患者在任何时候都应该直立至少45°，如果可以的话，应该卧位，剩余的肺侧向上，以最大限度地减少溢出到对侧。应将胸腔引流管放置在原开胸水平或以上的全肺切除间隙内，操作过程中应注意使患者保持在避免脓胸溢入剩余肺的位置。胸腔引流管应该放在水封上，因为抽吸可能会导致纵隔移位，特别是在最近切除的患者中。应该开始使用抗生素。

一旦全肺切除间隙排出，患者稳定下来，就应该做支气管镜检查，以评估残端的质量和长度。如果不清楚是否存在BPF，可以在支气管镜检查时进行VATS检查，在持续正压呼吸期间检查水下是否有气泡。

如果没有BPF，可以清创胸膜腔并放置引流管，以优化胸膜腔的排空。在某些情况下，如果空洞排液良好，没有严重污染，可以选择用抗生素溶液填充空隙[66]。

如果发现了BPF，对于病情稳定且对侧肺没有实变或污染的患者，早期和晚期BPF都应该采取积极的手术策略[37]。在这些情况下重新操作时需要考虑的因素有：残端开裂是早期还是晚期、缺陷的大小、支气管长度、支气管壁的质量及其血供、切除边缘是否有恶性肿瘤、纵隔是否固定以及空间的污染程度。

早期开裂可能有助于修改和修复。从技术上讲，后期裂痕的修改更具挑战性。如果主干很长，就应该缩短。如果没有，应该用可吸收的脱脂棉、单丝缝合缺损，并用组织瓣支撑。如果不能直接缝合修复，可以单独将组织瓣空降到BPF上，这一策略在重新探索晚期裂开时常受到青睐，因为解剖以修理残端可能是有风险的。修复完成后，应使用另一项盐水测试进行检查。如果胸腔干净，此时可以关闭胸腔；但是，如果担心污染，应该做引流或开窗胸造口术[67]。

如果患者不能承受较大的再次手术，在最初的胸腔置管引流后，应该有一个较低的位置来创造一个开放的窗口胸腔造口术。理想的开窗开胸造口术应该是前部足够大，便于换药。此外，窗口应该建立在胸腔最依赖的部分，但避免使窗口太低，因为全肺切除术后横膈上升，可能会堵塞窗口。有时，如果有足够的引流和持续的感染和炎症消退，小瘘可能会自发闭合。一个积极的策略，包括在脓胸被发现后立即进行早期开窗胸腔造口术可能会导致更快的消退[68]。

在虚弱的患者中，关闭BPF的手术尝试不是一种选择，在创建开放窗口胸腔造口术后，控制和关闭大的症状性BPF的新方法是部署Amplatzer间隔封堵器[69]。这种镍钛合金封堵器是为关闭房间隔缺损而设计的。将远端椎间盘展开到瘘管开口的端部之外，然后将其拉向它，同时将近端椎间盘展开在主支气管内。据报道，早期成功率超过90%[69]。

这些治疗全肺切除术后脓胸和BPF的方法已经有50多年的历史了。Clagett和Geraci在1963年最初描述了处理全肺切除术后脓胸的两个阶段的程序[62]。第一阶段为开窗开胸造瘘术，第二阶段为胸腔内注入抗生素溶液并最终关闭胸腔。这种方法是成功的，但通常会导致严重的发病率和长时间的住院。Pairolero和他的同事改进了这种手术[70]，在第一阶段关闭支气管残端，并用肌瓣加强它。本文报道28例全肺切除后BPF患者，行Clagett术一期肌瓣转位，一旦胸腔清洁愈合，胸腔内注入抗生素溶液，胸腔最终闭合，成功率为86%[70]，但其他的报道成功率较低[71]。

来自苏黎世的Schneiter和他的同事介绍了这些传统治疗方案的改进方案[24, 72]，目的是减少永久关闭胸腔的时间。在最初的报道中，20例全肺切除术后脓胸患者接受了再次开胸、根治性胸腔清创术，如果有的话，还关闭了BPF。手术结束后，胸腔内填塞聚维酮碘海绵，置入胸腔引流管5cmH_2O抽吸。如果外科医生不能直接修复BPF，他们将一个网膜蒂空降到残肢上，填充物在咳嗽或Valsalva期间提供反压力，直到皮瓣粘连。每隔48h，患者被带回手术室进行清创、冲洗和重新填充，直到胸腔大体清洁。一旦做到这一点，胸腔就充满了抗生素溶液，并关闭了胸腔。平均每例手术 3.5 次，所有患者均在 8d 内明确关胸，手术成功率 100%，前 3 个月无死亡。这种方法的优点有很多：①患者在床边不需要痛苦的换药；②临时的包扎和关闭胸腔可以防止纵隔移位和移位；③患者可以避免长时间的门诊疗程，包括日常伤口护理和与开窗开胸造口术的负担相关的心理影响。

作为这种加速治疗肺切除术后脓胸的延伸，已经出现了几个病例报告和描述负压伤口治疗（NPWT）作为手术治疗辅助使用的小系列报道[73-77]。使用 NPWT 的主要好处包括增加血流量和肉芽组织形成，以及减少伤口水肿和组织细菌计数[78, 79]。如前所述，手术治疗术后脓胸的第一步是开放手术清除和修复 BPF，包括肌瓣覆盖。即使在没有 BPF 的情况下，在严重感染和炎症的情况下，肌瓣覆盖支气管残端也可以保护残端，促进伤口愈合[75]。即使在没有 BPF 的情况下，在严重感染和炎症的情况下，肌瓣覆盖支气管残端也可以保护残端，促进伤口愈合。皮下组织和皮肤是松散的，以防止区域的丢失，因为最终目标是永久关闭胸腔。应用 -75～-50mmHg 的压力，这是在患者处于全身麻醉状态时开始的，以监测由于纵隔移位引起的血流动力学不稳定。患者在全身麻醉下每隔 2～3d 被带到手术室进行清创和 NPWT 换药。在取下前用生理盐水浸透 NPWT 海绵和无菌纱布是很重要的[74-76]。大多数外科医生在每次清创时都会送去组织培养物，但只要有足够的肉芽组织，在获得阴性培养之前成功闭合是可能的[74, 75]。在平均 19～26d 的 NPWT 天数和 5～6 次换药后，最终关胸的成功率约为 90%[74, 75]。

对于主要支气管残端裂开，特别是晚期，左侧并伴有较长残端，经胸骨经心包入路至隆嵴是理想的（图 61-3）。它提供了一个不受感染或发炎的未触及的手术区。当重做开胸手术是禁忌证或可能太危险，或在多次尝试关闭 BPF 失败后，这种显露是可取的[80]。Padhi 和他的同事们最早描述了这种方法[81]，他们通过前胸切开和分离几个肋软骨进入心包和隆嵴，而第一个使用经胸骨入路介绍这种显露方式的是 Abbrozzini 和他的同事[82]。胸骨正中切开后，上腔静脉（SVC）向右缩，主动脉向左缩，然后切开后心包。在这个阶段要注意保存尽可能多的带血管的胸腺组织，以防需要支撑残肢。隆嵴被识别，残端可以被截断并用间断缝合或缝合。如果可能，远端残端被完全切除，但如果不能做到这一点，在将其与缝合的或改良的缝合口分开后，应烧灼分离支气管的黏膜，以最大限度地减少黏液分泌。最后，用带血管的组织瓣覆盖新的残肢。如果左全肺切除术后已经发生了明显的纵隔移位，这种入路可能很困难[80]。根据 Ginsberg 25 例的经验，只有一例复发[80]。在接受过冠状动脉旁路移植术的患者中，有一组人甚至更喜欢这种方法而不是重做开

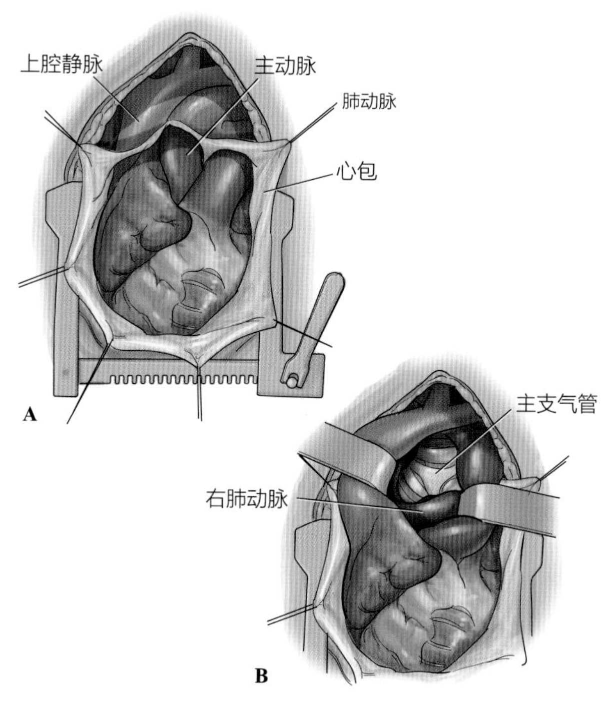

▲ 图 61-3 **A. 行胸骨正中切口，心包前侧打开并显露大血管（上腔静脉，肺动脉）；B. 扩大切口打开后侧心包，显露支气管及气管下段**

经许可，转载自 Ginsberg RJ, Saborio DV. Management of the recalcitrant postpneumonectomy bronchopleural fistula: The transsternal transpericardial approach. Semin Thorac Cardiovasc Surg 2001;13:20–26. © 2001 Elsevier 版权所有

胸手术[83]。

病程缓慢的小的BPF缺损（＜5mm）有时可以使用内镜治疗，包括纤维蛋白胶[84, 85]和硝酸银[86, 87]。纤维蛋白胶的结果好坏参半，这可能归因于该技术的细节。一组采用硬性支气管镜下刷子或激光去上皮化瘘口，BPF＜3mm用纤维蛋白封闭剂或海绵状小牛骨塑成与BPF形状相匹配，BPF＞3mm再喷纤维蛋白，BPF闭合率仅为36%[84]。当仅用于小于5mm的瘘管时，雾化纤维蛋白平均应用2.75次即可获得100%的成功率[85]。硝酸银封闭BPF的成功率为82%～100%[86, 87]。这项技术需要持续吸入黏液以确保黏膜表面干燥。涂抹器上的硝酸银（1%）然后通过支气管镜的工作通道，与瘘管的黏膜边缘摩擦，直到出现烫伤和水肿[87]。需要连续支气管镜检查，但有一组报告在平均2.5次手术后成功[87]。

胸膜外全肺切除术后带假体补片的脓胸和BPF可能是灾难性的[7]。大容量间皮瘤中心很少，因此限制了提供治疗建议的证据。在仅有脓胸的术后早期，可以使用VATS入路进行胸腔引流、清创和冲洗，而无须去除补片[7]。如果VATS不成功，患者出现较晚，或存在相关的BPF，则创建打开的窗口胸腔造口术。术后早期，膈肌和心包补片应留在原位，直到术后至少2周才能使纵隔固定[7]。使用如上苏黎世小组描述的方案，尤其是在没有BPF的情况下，可以在不需要移除隔膜和心包补片的情况下对胸膜外全肺切除腔进行消毒。

第 62 章
胸膜结核与胸膜真菌感染
Tuberculous and Fungal Infections of the Pleura

Gilbert Massard　Anne Olland　Nicola Santelmo　Pierre-Emmanuel Falcoz　著
唐　华　刘承栋　辛　宁　译

分枝杆菌和真菌特别是结核杆菌，引起的胸腔感染，在世界范围内具有很高的发病率和死亡率，且结核病（tuberculosis，TB）在西方国家的发病率也呈上升趋势[1]。胸膜结核是肺外结核的一种，多继发于其他原发感染，其诊断主要通过胸膜活检。约有 5% 的 TB 患者会出现胸腔积液。结核复发引起的脓胸很少发生在接受过充分内科治疗的患者中，但这对胸外科医生来说是一个真正的挑战。Weissberg 和 Refaely[2] 报道过的 380 例脓胸患者中并未提及真菌感染的案例。真菌性脓胸通常发生在手术或放疗后残留的胸膜腔内，但也并发于肺结核的后遗症；这些以慢性疾病和消耗为特征的病例治疗常常是困难的。随着 HIV 感染的再度猖獗以及与结核分枝杆菌的相互作用，这些病例往往是复杂且难以治愈的。

对于任何结核性和（或）真菌性脓胸，目前还没有通用的治疗指南。然而，第一步就是通过胸腔穿刺或胸腔闭式引流去除所有污染物。通常，胸膜腔引流结合药物治疗对结核分枝杆菌或真菌感染来说已经足够，不需要完整的胸膜剥脱或胸廓造口。但是，后者在长期复发感染的病例中是必要的。手术方式应选择胸膜开窗联合 Eloesser 皮瓣或其改良技术。对于活动性 TB 的患者，不应行胸膜剥脱术[3]。胸腔闭式引流术可能是急症患者的救命手段；纤维板对肺组织的限制可能会引起永久性的肺功能丧失。慢性分枝杆菌和真菌感染通常发生在肺部分切除术后或存在弥漫性纤维板，余肺扩张不足以填满胸膜腔的患者。在后一种情况下，可以通过胸廓成形术或使用胸壁肌肉的各种带蒂皮瓣以及大网膜来达到治疗的目的。

一、胸膜结核

结核性胸膜炎是在过去常见的一种疾病。然而，在第三世界国家和发展中国家，由于结核性胸膜炎的发病常与 HIV 感染相关，其发病率正在逐年上升[4]。20 世纪 50—60 年代制订的治疗原则大多数至今仍有价值[5]。Langston 和同事们认为胸膜结核可能有多种临床及病理表现方式。胸膜结核可以表现为难以发现抗酸杆菌的稀薄特异性渗出，也可以表现为痰涂片抗酸染色阳性的浓稠脓性渗出。Langston 和他的同事对胸膜感染的范围和特征以及细菌含量都进行了研究。然而为了进一步明确这一问题，我们根据病史分为以下四组进行：①原发性结核病，大约 5% 的患者（美国 4%，西班牙 23%）出现胸腔积液[7, 8]。积液通常呈浆液性纤维性，这种情况称为结核性胸膜炎。②继发性肺结核，胸膜感染转变成为真正的脓胸，以不透明的脓性积液为特征。这种结核性的脓液可以是单纯的或是混合的。在支气管胸膜瘘病例中，其他微生物可与结核分枝杆菌一同感染胸膜。③结核病萎陷治疗后继发的晚期并发症在当今并不常见，但往往表现为各种复杂的问题。治疗性气胸最后会导致胸膜腔或胸膜外腔渗液。后者可表现为无菌性渗出、非特异性脓胸或结核性脓胸。胸膜充填术可导致并发感染或填充物的移位。④据报道，HIV/AIDS 患者结核性胸腔积液的发病率为 15%～90%，而其中 CD4 细胞计数较高的患者则更容易发生结核性胸腔积液[9, 10]。特别是 HIV 患者，胸腔积液的鉴别诊断还包括胸膜卡波西病或淋巴瘤[11]。

（一）结核性胸膜炎

Jereb 和他的同事们认为[12]，肺外结核最常见的部位是淋巴系统其次是胸膜腔。如 Weir 和 Thornton 所述[13]，胸膜感染可能起源于胸膜下肺部病变内的干酪样病灶破裂进入胸膜腔内。临床表现众所周知[5]。一般的症状包括低热、乏力、体重减轻和盗汗。呼吸系统症状为干咳、胸膜炎性胸痛和因毛细血管通透性增加以及淋巴系统对胸膜腔内蛋白质和液体清除障碍导致的胸腔积液引起的呼吸困难。结核性胸膜炎通常表现为急性疼痛和干咳[12]。胸部 X 线片上可见胸腔积液（图 62-1）；计算机断层扫描（computed tomography，CT）也有助于评估胸膜增厚和胸腔积液程度（图 62-2）。其中约 1/3 的病例可见肺实质病变。在疾病的早期，75% 的患者结核菌素试验结果阳性，但根据 Berger 和 Mejia[14] 的结论，除了艾滋病患者外的几乎所有患者在 2 个月时都应该是阳性的。

阳性诊断依赖于直接胸水检验和胸膜活检，采样常需通过采用不开胸方式或电视胸腔镜外科手术（video-assisted thoracic surgery，VATS）。在对胸腔积液进行取样分析发现渗出液中蛋白大于 40g/L，白细胞计数 1～6g/L，且以淋巴细胞为主。Weir 和 Thornton 的相关文献报道，胸腔积液中脱落的间皮细胞缺失往往提示 TB[13]。而葡萄糖水平测定也并不像通常认为的那样有效。至于结核杆菌培养常需要 3～6 周，而且存在假阴性可能。根据 Berger 和 Mejia 的经验，只有 30% 的培养得到了阳性结果[14]。在 Camino 及其同事的研究中[15]，以 150U/ml 为阈值测定分枝杆菌 60 抗原的 IgG 抗体水平具有 50% 的敏感性和 100% 的特异性。Berenguer 和其同事[16] 发现传统的腺苷脱氨酶（adenosine deaminase，ADA）测定的灵敏度和特异性均较差。但是一篇关于 ADA 分析的 Meta 分析已经发表[17]。Falk[18] 指出，除非有实质性疾病的放射学证据，否则痰或胃内容物的培养结果都将是阴性。因此最可靠的检查是胸膜活检。

自 2010 年以来，世界卫生组织（the world health organization，WHO）建议广泛使用 Xpert MTB/Rif 试验用于 TB 和利福平耐药的诊断。该

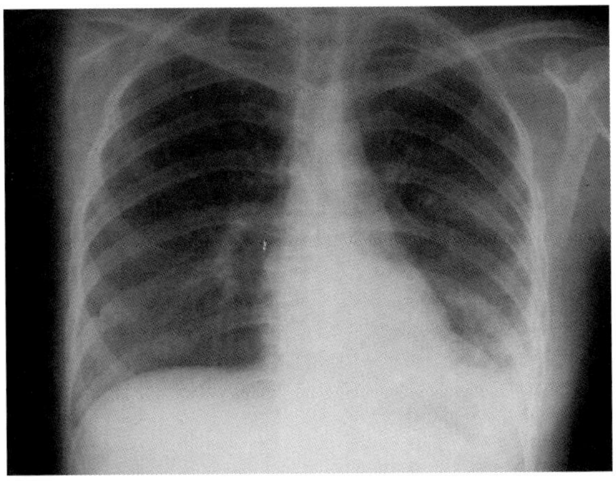

▲ 图 62-1　**23 岁女性，胸腔积液，胸膜增厚，需要活检诊断**

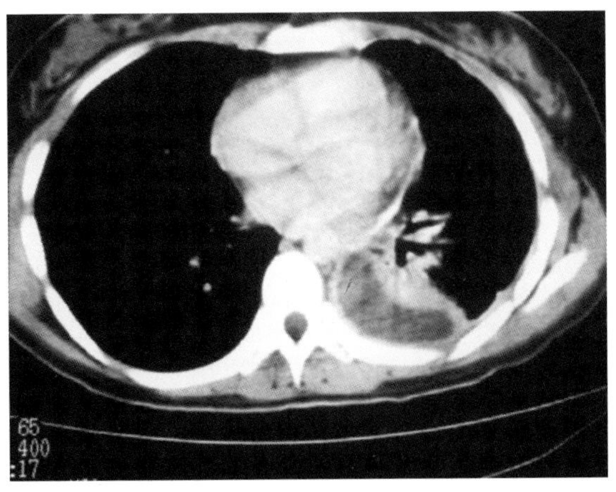

▲ 图 62-2　**CT 扫描显示胸膜增厚，胸腔积液。患者接受了 VATS 手术来行胸腔引流和活检检查**

试验是以核酸扩增为理论依据来检测 TB 和利福平耐药，2h 内即可获得结果。它是完全自动化的且不依赖于技术人员或生物学家。截至 2013 年，WHO 的最新建议为推荐使用 Xpert 试验用于诊断考虑患有肺外结核（extra pulmonary tuberculosis，EPTB）患者的特异性非呼吸系统组织，如淋巴结或胸膜活检组织[19]。

Bates[4]、Berger 和 Mejia[14] 提出，使用 Abrams 针或类似器械进行胸膜活检的阳性率为 60%～80%。Yim 认为[31]，VATS 活检因其可多次进行，提高了特异性和诊断准确性。同时，由于 VATS 胸膜活检手术风险低，当细菌学检查为阴性时，不应继续等待几周后的培养结果，而应该直接行胸腔镜活检更为合理。干酪性上皮样肉芽肿的组织学证据可提示 TB（图 62-3）。尽管只有鉴定出抗酸杆菌才能完全诊断，但 Levine 和他的同事[22] 仍建议立即开始抗结核治疗。

总之，Langston 和他的同事们[6] 定义的诊断标准在今天仍有参考价值。结核性胸膜炎诊断标准为胸腔积液结核分枝杆菌阳性，在活检或切除组织的组织中发现结核性肉芽肿。

结核性胸膜炎通常是自限的，即使不治疗也会自发吸收。通常治疗为抗结核治疗和密切观察。大多数情况下，患者的疗效都很好。然而，根据患者的免疫状态，不管是否进行了充分的抗结核治疗，渗出性物质的过度产生都可导致脏胸膜弥漫性增厚，从而导致肺不张。这种残留性胸膜疾病可能导致 TB 的复发或支气管胸膜瘘的进一步发展；因此，也应考虑胸腔引流或胸膜剥脱（表 62-1）。

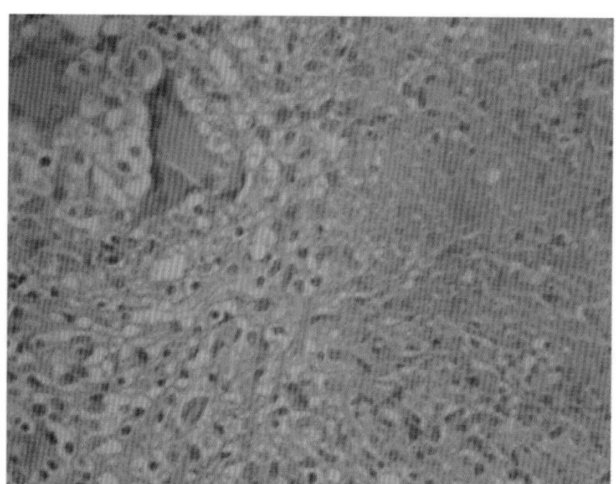

▲ **图 62-3　胸膜活检通过胸腔镜手术获得。HE 染色显示 23 岁女性多发性肉芽肿**

胸膜剥脱的适应证依赖影像学的详细检查来判断。以前，胸膜剥脱的指征是通过侧位胸部 X 线片确认的。在正位片可见但侧位片上不可见的胸膜病变在胸膜腔周围扩散，认为病变胸膜上的病变较薄。这类病例胸膜上的病变可慢慢清除。另外，不断增生形成的厚壁胸膜囊，与正位和侧位影像均可见到胸腔积液的影像学表现相一致。这种被包裹的胸膜改变除非在开始时很小，不然不可能完全自行清除。对于胸膜

表 62-1　慢性分枝杆菌或真菌性脓胸的治疗计划

Ⅰ. 剥脱术
- A. 肺可扩张性
  - 没有广泛的环状钙化
  - 无空洞或囊性支气管扩张
- B. 既往切除
  - 添加胸廓成形术或开放胸膜窗
- C. 扩大切除
  - 多药耐药现状
  - 咯血
  - 曲菌瘤
  - 囊性支气管炎 / 感染
  - 尽可能避免全肺切除术
- D. 无须扩大切除
  - 复活型肺结核，痰转阴，无症状
  - 破坏肺，耐药株
- E. 剥离过程中出现肺扩张不良时怎么办?
  - 考虑立即进行胸腔成形术和（或）打开胸膜窗
  - 可选择长时间引流加气腹
- F. 术后扩张不良怎么办?
  - 考虑延期胸廓成形术

Ⅱ. 胸廓开窗造口术
- A. 肺不张
  - 周围钙化
  - 支气管胸膜瘘
  - HIV 感染
- B. 低风险患者
- C. 合并Ⅱ A 或Ⅱ B 的既往切除
  - 考虑对心尖间隙进行单独的胸廓成形术

层较厚的病例，Langston 和他的同事[6]建议行胸膜剥脱术。而 CT 已经证实这种评估病变肺的方法。

1967 年明确规定了手术干预的适当时机[9]，目前没有充足的理由改变这些标准：①当胸腔穿刺不能产生液体或不能产生 X 线改变时提示行胸膜剥脱术；②胸膜受累的范围应相当于一侧胸廓的 1/3 或 1/4，并在后基底沟中投下清晰可辨的阴影；③应尽早进行剥离，以符合良好的判断（即，在 2～4 个月的药物治疗后）。

即使在胸膜增厚的情况下，也应考虑电视胸腔镜外科手术（VATS），因为它允许在肋脊角进行多次活检和引流，且侵袭性最小。同样的推荐依据也适用于开放手术，其目的是获得完全的肺扩张、对肺的损伤最小且没有残余空洞。Yim[21]和其他人宣布通过 VATS 技术成功地处置了个别病例。细胞培养的阳性率为 76%，组织病理学的阳性率为 100%。

（二）结核性脓胸

胸膜结核的复发对未接受主要抗结核治疗的患者是一种巨大的威胁。此外，慢性脓胸常合并支气管胸膜瘘，导致混合性脓胸或复杂的结核性胸腔积液，其特征为结核分枝杆菌和普通化脓性细菌的混合感染。用抗结核药物充分治疗后，胸膜腔内结核复发很少会继发慢性脓胸。没有任何证据表明 Garcia-Yuste 和他的同事[23]治疗的 22 位患者有持续的分枝杆菌感染。

结核后遗症的患者诊断很容易。低热、原发主诉、伴或不伴胸痛的呼吸困难次数增多是主要症状。大量痰的产生提示存在支气管胸膜瘘。胸部 X 线片上明显可见胸膜受累范围的增加。气液平面的出现也常提示支气管胸膜瘘。胸腔穿刺出脓液时应该常规送细菌和真菌培养，但对胸膜钙化的患者来说可能很难实施。

一旦确诊脓胸就应进行充分的引流。这种情况下，我们倾向于行胸膜开窗，而其他人更喜欢立即行胸腔闭式引流。正如 Treasure 和 Seaworth[24]所建议的，在有肺结核复发病史的患者中，手术前根据痰培养结果药物治疗。下一步是确定性治疗，指的是结果复杂的胸外科手术（表 62–1）。

第一个问题是确定萎陷的肺是否可复张。理想状况下更倾向于最保守的方法，即行胸膜剥脱使肺复张。CT 扫描最有助于评估萎陷的肺。包含空洞或大型囊性支气管炎的区域显然不会再扩张。相反，Mouroux 和其同事[25]，以及 Treasure 和 Seaworth[24]发现，支气管胸膜瘘并不妨碍胸膜剥脱术的进行。

第二个问题是确定是否需要进行实质切除。结核累及的肺组织相对僵硬，肺体积减小导致胸腔内残腔的形成，这是术后持续性脓胸的一个因素。因此，联合实质切除应该严格遵循由 Pomerantz[26]和 Mouroux[25]及其同事，以及 Treasure 和 Seaworth[24]报道的经典适应证：多重耐药菌、咯血风险和支气管扩张症、曲菌瘤等感染性并发症。目前的耐药标准是临床症状或影像学提示疾病进展和连续 3 个月 4 药联合治疗后痰结核分枝杆菌检验阳性。在早期阶段，直接检查涂片可能见到在细菌培养中不能生长的杆菌管型。当余肺被广泛破坏时，胸膜外全肺切除术被认为是最后的治疗手段。人们应该对这个手术的困难和潜在风险引起注意。Halezeroglu[27]和 Conlan[28]及其同事以及 Odell 和 Henderson[29]的文章得出了共同的结论，既往结核病史和并发脓胸都是肺切除术发生率和死亡率的显著危险因素。

然而，在非手术患者中，病肺出现破坏性改变的患者总死亡率将上升到 28%，中位生存期不会超过 39 个月[30]。在最近的报道中，与上面提到的自然预后相比，成人患者全肺切除术后的死亡率维持在较低的范围，平均为 2.9%[31]。而在儿科患者中没有发生术后死亡[32]。一个引人注目的点是手术患者的预后和结核病在该地域的流行情况之间的特殊关系。结核病广泛流行的国家其发病率和死亡率将处于较低水平[31, 33, 34]。

对于胸膜腔病变，胸膜剥脱后是否同时行实质切除可能导致复杂的术后并发症。如果肺完全复张，长时间的漏气最终可通过长期引流愈合。胸膜剥离后产生的持续性胸膜间隙可用肌瓣、胸腔填塞、胸廓成形术或胸膜开窗来处理。胸廓成形术虽然存在一定的风险和并发症，但在明显营养不良的患者中应充分考虑；Hopkins 和他的同事[9]指出，与准备和转移两个或三个肌瓣相比，具有稳定的且可收缩的纵隔的四肋胸廓成形术更快速且简便。与前几年直接行胸廓成形术不同，Hopkins 和他的同事更偏好先行测试余肺的可扩张性，并仅在明确有手术必要时才行二期胸廓成形术。初期即决定行胸廓开窗造口术是十分重要的，因为胸膜剥离不能在随后的病程中进行。然而，Garcia-Yuste 及其同事[23]建议，对不适合行胸膜剥脱的患者，行一期胸廓造口加二期对引流彻底的残余胸膜腔行肌肉填塞是合理的选择。这种处理方案一般适合健康状况差和胸膜广泛钙化不能剥离的患者（图 62-4）。当肺大部分被破坏但无明显症状时，二期的肌成形术可能有助于避免被迫行全肺切除术。在有结核复发病史的病例中，无论行何种手术治疗，辅助抗结核治疗都是必要的。此外，根据世卫组织的建议，在所有 EPTB 病例中都应向患者提供 HIV 检测。在合并 HIV 感染的情况下，如果患者尚未采取抗逆转录病毒治疗，则应联合结核多药治疗以提高疗效。

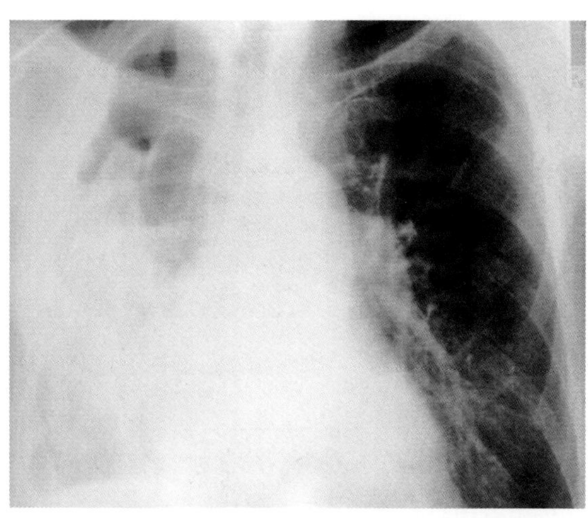

▲ 图 62-4　支气管胸膜瘘并发胸膜内气胸引起的曲霉菌脓胸。注意肺尖气胸和基底积液，确定胸腔内气液水平。可见广泛的胸膜钙化；半透明的不张肺紧靠肺门

（三）萎陷治疗后的胸膜内外晚期并发症

直到 20 世纪 60 年代初，在主要的抗结核药物问世并结束这场长期存在的瘟疫之前，唯一有效的结核病治疗方法就是所谓的萎陷治疗。这些手术的共同目标是塌陷空洞肺组织并逐渐使结核累及区域产生瘢痕组织。大多数熟悉这些治疗方法的医生都已经退休，而且只有很少接受过这种治疗的患者还活着。年轻一代的胸科医生几乎没有接触过这样的患者。

萎陷治疗的第一阶段是人工气胸。由于胸膜对胸腔内空气的自发吸收，需要每隔 2 周重新注射空气。如 Dumarest 和他的同事在 1945 年报道的那样，胸腔镜手术的第一个适应证是肺尖粘连松解以促进肺尖萎陷[35]。当广泛的肺尖粘连阻止了气胸对肺组织的充分萎陷时，胸膜外气胸是首选的治疗方法。同样，正如 Roberts 所做的那样[36]，塌陷间隙通过定期注入空气来进行维持。治疗 2～3 年后，停止空气注入，间隙将逐渐充满浆液并缩进一个小而永久的残余空间。

据 Armada 及其同事[37]和 Shepherd[38]报道，出于反复胸腔穿刺可能并发气胸和感染风险的考虑，提出了肋间肌肉骨膜填充的概念，这一概念在 1948—1955 年最为流行。在此手术中，类似于胸廓成形术从肋骨上将骨膜和肋间肌剥离，并推入胸腔内以塌陷闭合其下方的空腔。塌陷是通过将甲基丙烯酸甲酯球填充在裸露的肋骨和松解表面之间来维持的。起初骨膜外肺松解术被认为可以避免行胸廓成形术。然而，许多感染性并发症，以及频繁报道的材料迁移，均需要在几个月后移除填充物，并行胸廓成形术以消除骨膜外间隙[39]。在同一时期的芝加哥以及一些美国西北太平洋地区，开始普遍使用石蜡作为充填材料。Lees[40]和 Fox[41]以及他们的同事回顾了他们使

用这种材料的丰富经验。使用石蜡后感染性并发症很少见，但超过25%的患者在最早5～6个月到最晚10年或更长时间内发生石蜡填充物的移位。与使用合成树脂对比，移除石蜡填充物后很少需要行胸廓成形术。但随着抗结核化学治疗的出现，所有这些手段不再使用。

先前胸膜气胸部位的晚期感染性并发症表现为残留囊腔的进行性的增大或由于支气管胸膜瘘而出现气液平面。一半的患者有症状和体征，主诉发热、呼吸困难次数增多、疼痛或咯血；咳痰通常提示存在支气管胸膜瘘。而在无症状的患者中，正如作者及其同事所提出的那样，诊断需要经过连续胸部X线片监测及对比。令人惊讶的是，超过一半患者胸腔积液细菌培养的结果为阴性。此外，尽管当时这些患者没有接受适当的多药治疗，但已证实的结核性脓胸的发生率仍相对较低。Schmid和De Haller在15名患者中观察到1例结核复发病例。Massard等在28例结核患者中观察到4例复发病例。这些观察结果表明结核性脓胸是萎陷治疗的一种特殊的早期并发症，但对晚期并发症的发病率没有显著影响，这与Neff和Buchanan早期报道的数据一致。主要的假设是胸腔积液作为萎陷治疗的一种晚期并发症，实际上是邻近实质持续的一过性感染。如果假设不成立，支气管胸膜瘘的存在也可以导致曲霉菌定植区域的持续感染。

（四）治疗性气胸的并发症

晚期脓胸的治疗方式首选胸膜剥脱。由于以前没有对肺实质组织进行过切除，萎陷的肺预计是可以复张的。简单的开窗引流本身治疗效果并不令人满意，但对于虚弱和不能手术的患者来说是一种可选择的治疗手段。极端来讲，全肺切除术的风险在这种特殊情况下肯定是令人望而却步的。结核病的后遗症和脓胸都是重要的危险因素[27, 46]。此外，这些患者许多已经到了70岁，并且经常出现严重的呼吸系统或心血管疾病。胸廓成形术应限于胸膜剥离后残余空间或胸膜外解剖平面的弥漫性重度钙化的病例。

虽然大多数患者由于长时间的漏气而使病情复杂化，但是患者对胸膜剥脱仍有很好的耐受性。有症状的患者和微生物检验结果阳性的患者其引流时间增加到平均20d。这种慢性的肺不张的复张潜力令人惊讶，可以通过对萎陷的肺进行详细的CT检查来预估其复张能力（图62–5）。具体手术方式与其他任何的胸膜剥脱手术相同。简单地说，必须行双腔气管插管以防止对侧肺大量出血。在广泛钙化的情况下需要一定强度的刺激壁胸膜产生纵隔反射。理想情况下，肺的定位平面位于前纵隔隐窝。然而，当这个合适的切开平面不容易找到时，应直接进入胸膜腔，切开肺表面的脏胸膜；然后逐渐游离增厚的胸膜，并

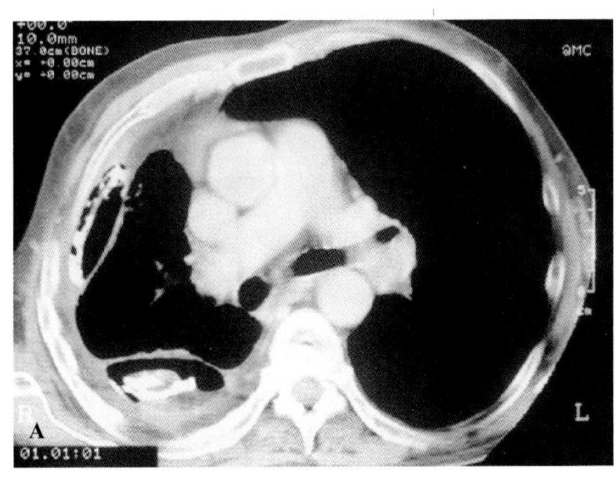

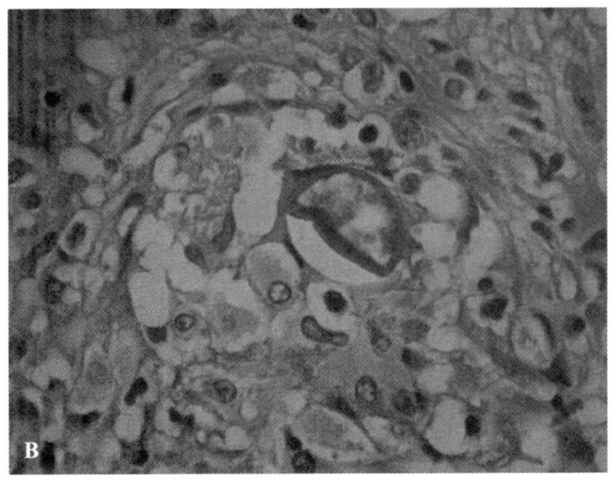

▲ **图62–5 由支气管胸膜瘘并发胸膜内气胸引起的曲霉菌脓胸。与图62–4相同的患者**

A.纵隔窗：壁层和内脏胸膜增厚，伴有广泛钙化；B.实质窗：不张肺的组织基本正常，行胸膜剥离后再扩张

从中心向外周切除。术者应该避免切除任何肺组织，因为先前结核累及的区域已经经过了许多年的瘢痕增生。由于这种肺的顺应性降低，需要强大的吸力来移位纵隔和抬高膈肌。抗结核治疗是必需的，且应该以药物敏感试验结果为指导。这类手术的术后功能恢复是有争议的。

（五）填塞治疗的并发症

大多数情况下，填塞治疗的并发症常是填塞间隙的化脓性感染或结核性感染。填塞空间的持续肿胀导致失活的肋骨受压并随后导致肋骨骨折，填塞的球体迁移到肌层和开胸瘢痕处。然后患者可以感受到球正好位于皮肤下方，从此衍生了皮肤的造瘘术[47]。此外，尽管比较罕见，仍报道了各种由于填塞球体迁移到纵隔而引起的填塞物侵蚀并发症的病例描述（食管移行、吞咽和肠梗阻；主动脉或肋间侵蚀和填塞空间的假性动脉瘤）[48, 49]。最后，另一个罕见的并发症是填塞空间正常组织恶变为组织细胞纤维瘤、软骨肉瘤或淋巴瘤[50, 51]。

对于胸腔内感染相关的并发症，标准的治疗手段为重新打开手术切口，切除失活的肋骨并移除填塞材料。在手术过程中应使用透视检查以防部分球体隐藏在钙化的组织中，确保所有的填塞球体都被移除。当主动脉受到侵蚀时，可以在外周股动脉开始体外循环，因为主动脉弓可能不容易通过单纯开胸手术钳夹住；行相应的主动脉修复甚至可能需要低温循环停止。

二、曲霉性脓胸

胸膜感染烟曲霉菌是一种相当罕见的疾病。Kearon 和他的同事[52]在详尽的文献回顾中只列出了 30 个案例。即使在肺移植的免疫缺陷环境中，曲霉菌性脓胸仍然很少见。在 Westney 和他的同事[53]报道的 31 名曲霉菌培养阳性的移植受体中，只有一例患者发生了曲霉菌性脓胸。胸膜腔被曲霉菌孢子或菌丝污染的原因可能是手术期间直接胸膜内种植，也可能是通过支气管胸膜瘘吸入了气雾化颗粒。胸膜腔为真菌的生长提供了良好的气体条件，37℃的环境温度，100% 的湿度，丰富的蛋白质可随时被真菌过氧化氢酶或糜蛋白酶消化。

胸膜曲霉菌感染表现为两种不同的临床表现。急性曲霉菌性脓胸通常很快在胸腔内手术后发生，其表现类似于其他术后胸膜感染。晚期曲霉菌性脓胸表现为类似于肺曲菌球病的腐生型慢性病程表现。

（一）急性曲霉菌性脓胸

正如 Herring 和 Pecora 所指出的[54]，急性曲霉菌性脓胸最常发生在为治疗曲菌球病而进行的外科手术之后。现在，这一观点需要通过越来越多的接受肺移植的患者进行细微的区分。在肺移植期间，大量患者可能会被曲霉菌慢性感染或定植；这些患者在肺切除过程中，支气管与胸膜想通可能会使曲霉菌进入胸膜。作为免疫受损的宿主，这些患者在随后的肺移植中也可能出现脓胸：在固体器官移植领域，肺是一个与周围世界持续接触的器官，保持移植肺功能所需的免疫抑制是最强的。曲霉菌是一种公认的在肺移植受者的随访过程中一直令人恐惧的病原体，并且可能以侵袭性曲霉菌病、胸膜曲菌感染或脓胸等方式表现[55]。

然而，在急性曲霉菌脓胸之前最常见的手术是部分肺切除，例如曲菌球病灶所在肺叶或肺段的切除。Purcell 和 Coris[56]报道的一个病例是一位患有支气管肺曲霉菌病的患者，他在经历过自发性气胸后发展成烟曲霉菌性脓胸。Nakanishi 和他的同事[57]提出，经皮将抗真菌药物灌注到真菌所在的实质腔中也是已知的导致胸膜播种的途径。

肺部分切除术后急性曲霉菌性脓胸最常见的临床表现是持续性漏气和持续的漏液；此外，发热和体重减轻也是常见表现。残留胸膜间隙的感染在标准胸部 X 线片上并不总是明显的，并且最常需要 CT 检查来确定。全肺切除术后并发脓胸的表现为所有胸科医生所熟知，如全身不适、发热、面色苍白，可以据此来确定有风险的患者。正如Icard及其同事报道的，通过白细胞计数升高和C反应蛋白持续高水平来确认存在感染[58]。胸部X线片可以显示由于胸腔积液渗出增多导致的胸腔气液水平迅速升高；以及偶发的纵隔向对侧移位。

通过对胸腔积液样本的适当分析很容易确诊曲霉菌性脓胸。血清学诊断则不太可靠，因为在疾病的早期阶段它可能是阴性的。

急性脓胸曲霉菌的治疗需要灭菌和彻底的胸膜腔清除。各种手段如经胸腔引流管胸膜灌洗、外科清创和胸廓开窗造口术等实现了令人满意的胸膜腔清洁。但是最终决定如何消除残腔取决于余肺的复张潜力。在行肺叶以下的切除后，一旦漏气封闭，肺复张是可能的。在这类患者中，保守治疗与抗真菌治疗均可治愈。根据Chatzimichalis和同事的说法[59]，类似于侵袭性肺曲霉菌病，由于急性感染的胸膜充血，伊曲康唑的组织渗透效果好，并且很容易获得足够高的局部浓度。Purcell和Coris报道了一例成功使用雾化脂质体两性霉素B治疗的病例[56]。在支气管胸膜瘘存在的情况下，预计局部组织会有较高药物浓度。

但是在接受肺叶切除术的患者中病情是不同的。显然，术中播散是由于解剖困难导致的实质组织撕裂造成的。正如Daly和他的同事指出的[60]，这意味着患有复杂曲菌球病患者的余肺预计会硬化且复张能力低下。在有利的情况下，气腹的建立会充分增加膈肌与胸膜表面的接触。倘若胸膜腔较大，积极治疗会缩短自然病程。通常认为，胸廓成形术是处理肺尖残腔的最佳方法。在患慢性疾病的消瘦患者中，肌瓣通常很薄；而且，最大的皮瓣（即背阔肌）通常在最初的开胸手术中即被切除。

肺切除术后对曲霉菌性脓胸的治疗与一般肺切除术后脓胸的治疗通常没有不同。一旦确诊必须对胸膜腔进行引流。积极治疗可以很快清除脓性物质。正如Clagett和Geraci所描述的[61]，大多数文献作者都选择了进行胸廓开窗造口术。值得怀疑的是，在这种情况下通过VATS单纯进行清理是否比快速开胸有优势。为了消除清洁后的胸膜残腔，争论是Shirakusa[62, 63]和Pairolero及其同事[64]以及Ali和Unruh[65]所提倡的肌肉填塞手术与Horrigan和Snow[66]，Grégoire[67]和Hopkins及其同事[9]所提倡的胸廓成形术的选择。

有几个建议来预防曲菌球病手术期间导致脓胸。在曲菌球病侵犯肺组织的情况下，应尽可能避免全肺切除术，因为它并发败血症的风险最高，且并发脓胸的发生率超过25%[68]。肺段切除或楔形切除也应尽可能避免，因为有高度风险可能会打开空洞而且导致含曲霉菌的内容物溢出到胸膜。文献作者们认为理想的切除应该是将包含真菌的肺组织和周围的空洞一同切除。因此，肺叶切除术是治疗曲菌球病最常见的手术。如果患者不适合解剖切除或只适合全肺切除术时，那么一个根治性但可接受的替代方案是直接通过空洞手术来切除真菌瘤，然后立即进行胸廓成形术以消除空洞。中间过程行空洞造口术可能有助于减轻炎症和脓毒症的不良反应，在为关闭造口行胸廓成形术前为恢复代谢（重新营养和功能康复）争取时间。

（二）慢性曲霉菌性脓胸

慢性曲霉菌性脓胸是因与支气管树相通的残余胸膜间隙导致的。空腔被类似于实质空洞组织的雾状真菌物质穿透。通过其蛋白水解酶对周围结构的逐渐侵蚀使真菌的进一步增殖。最常见的情况是先前因肺结核或肺癌而进行的部分肺切除。我们回顾了6例肺癌手术患者中有4例进行了辅助或新辅助放射治疗[69]，这可能是一个促成因素，这与Utley所提出观念相一致[70]。此外，如前面提到的，先前萎陷治疗有后遗症的患者中偶尔会遇到曲霉菌性脓肿。

这些患者的共同问题是伊曲康唑药物治疗可

能失败。第一个原因是，如 Chatzimichalis 及其相关人员所指出的[59]，药物在被纤维板包围的慢性病变组织中穿透性较低。第二个原因是，只要残余胸膜腔存在，就存在持续感染的可能。被迫手术是普通胸部手术中最具挑战性的情况之一。Krakowka 及其同事报道了 10 名患者在治疗过程中死亡 5 例的情况，并准确描述了曲霉菌性脓胸患者的不稳定健康状况[71]。

分别讨论手术切除后脓胸和萎陷治疗并发脓胸的临床表现。术后慢性脓胸可以在常规胸部 X 线片上发现，但通常患者是有症状的。其症状与肺曲菌球病相似：咯血、支气管瘘、呼吸困难和胸痛。胸部 X 线片显示局部液气胸表明支气管胸膜瘘或 Libshitz 及其同事注意到的胸膜后遗症的渐进性增厚[72]。真正的胸膜内巨细胞瘤并不常见。结核性胸膜炎或先前胸膜萎陷治疗遗留的残腔中并发脓胸可能是无症状的，但在连续监测的胸部 X 线片上表现为逐渐增厚的胸膜。否则会常见发热和胸痛。咳嗽和痰液的增多提示支气管胸膜瘘，其特征是胸部 X 线片上可见气液平。

阳性诊断依赖于曲霉菌的直接鉴定或血清学诊断。胸腔积液的取样仅在有液气胸的患者中是容易的。幸运的是血清学诊断是最可靠的，因为在慢性感染患者中阳性率几乎为 100%。我们目前诊断曲霉菌感染的标准为免疫电泳上至少有两个沉淀或具有过氧化氢酶活性阳性的单一沉淀。

手术后和萎陷治疗后脓胸的治疗方案不同。无论如何，可行的话应将萎陷的肺留在原位，因为术前脓胸患者行全肺切除术后死亡率和主要发病率明显增加。Halezeroglu[27] 和 Conlan[28] 及其同事以及 Odell 和 Henderson 估计这一比例接近 40%[29]。此外，根据 McGovern 及其同事的观点[73]，在这种情况下完全性全肺切除术的风险是难以承受的。在 Mayo Clinic 的经验中，癌症的完全性全肺切除术后的 9.4% 的手术死亡率而良性疾病的完全性全肺切除术后的 27.6%。同样，良性和恶性脓胸的患病率分别为 20.7% 和 9.3%，而良性和恶性支气管胸膜瘘的患病率为 17.2% 和 3.1%。因此，只有当持续的感染性病变如肺脓肿或支气管炎会危及预后时，才需要进一步切除。在极端情况下，Utley 提倡行完全性全肺切除加即刻的胸廓成形术[70]。

在脓胸术后的患者中，由于先前结核侵犯或放射治疗，剩余的肺叶通常会纤维化。因此，胸膜剥脱治疗很可能会失败。在这些营养不良的慢性疾病患者中，肌肉迁移不是最理想的；此外，如前所述，开胸手术起始的操作中通常会牺牲背阔肌。尽管 Shirakusa 和他的同事们[63] 报道的大网膜迁移已经取得了一些成功，但文献作者会在描述这种技术时增加一些提示。在营养不良的患者中，此类组织是有储备意义的。大网膜的利用使患者面临剖腹手术的额外风险。利用大网膜时应避免直接通过膈肌，以防止腹部脏器疝出。如 Jurkiewicz 和 Arnold 所建议的，无论是通过 Morgagni's 裂孔还是通过膈肝韧带，使用间接隧道是必要的[74]。

最合适的治疗措施应包括仔细刮除所有真菌侵犯组织，然后通过胸廓成形术重建胸壁。许多文献作者，如 Grégoire 及其同事[67] 建议将第一根肋骨留在原位，以避免脊柱侧弯。然而，其他作者，包括 Loynes[75]，认为脊柱侧弯是由广泛的肋骨和椎体横突切除导致的。Hopkins 等[9] 及 Horrigan 和 Snow 认为应该常规切除第 1 肋[66]。当第 1 肋被保留时，肺尖的不完全塌陷是一个应当关注的问题。当然，由于这些患者的疾病状态，这样的手术是有风险的。根据我们的经验，由呼吸道感染导致的胸廓成形术死亡率为 7%。通常由于曲菌球病空腔的血管过度增生，我们关注的患者中超过一半的人[69] 经历了围术期出血（＞ 1500ml）。Hughes 和他的同事[76] 认为术前栓塞通常不能减少术中出血，因为正如 Chen 及其同事指出的[10]，病灶周围的血管网是由多个椎弓根提供的。许多文献作者建议行广泛肋骨切除，因为超过 40% 的患者在胸廓成形术后会因持续存在的残腔产生各种问题（见下文）。

术后病程通常较长，根据笔者的经验，平均住院时间为49d；这是疾病的自然病程而不是所用手术方式影响的结果。然而，平均时长达7年的长期随访调查没有提示有反复感染的证据。胸廓成形术提供了一期治愈的可能。胸廓开窗造口术加肌瓣转移或网膜填塞术填充残余空间的治疗方案似乎没有直接行胸廓成形术那么积极，但正如Shirakusa及其同事所报道的，完成整个治疗方案至少需要6个月[62]。

对残余塌陷间隙的长期并发症的治疗始于胸腔置管术加胸腔灌洗。尽管灌注扫描显示灌注显著减少，但在大多数情况下CT扫描仍可显示一些潜在可扩张的肺实质（图62-5）。了解对脓胸行全肺切除治疗风险后[42]，笔者主张在后一种情况下行胸膜剥脱治疗。缺乏经验的外科医生在手术接近结束时看到多处漏气的余肺可能会感到害怕。予以三通道的负压引流和足够的耐心，漏气的肺最终会愈合，患者也会被治愈。应该注意，有症状体征和微生物学检查阳性的患者术后引流时间会显著延长[44]。

三、其他疾病

其他几种真菌性疾病，如芽生菌病、组织胞浆菌病、隐球菌病和孢子丝菌病，在急性肺部感染致胸膜穿孔时可能偶尔累及胸膜。AIDS患者特别容易受到这些感染。这些患者的主要问题是要进行适当的微生物学诊断。予以充分抗真菌治疗，感染应该可以控制，除引流大量积液外，则不需再行手术处理。

球孢子虫和白色念珠菌两个菌种令人关注。球孢子菌病可能导致类似结核的弥漫性肺破坏并引起类似的外科问题。而胸腔积液中发现酵母细胞则提示食管胸膜瘘存在。

（一）球孢子菌病

胸膜感染合并球孢子菌感染在文献中很少被提及。Drutz和Catanzaro[78, 79]发表的一篇综述描述了该病自然病程的两种情况。40%的感染患者会出现一种类似流感样的急性呼吸道感染。累及肺时可能出现的胸腔积液通常是无菌的。大约5%的患者会出现不可逆的肺部病变，如空洞或支气管炎。空洞破裂进入胸膜腔导致球孢子菌性脓胸或混合性脓胸。两性霉素B是治疗的基础。手术适应证与胸膜结核的治疗指南相同。急性胸膜感染合并球孢子菌感染其临床表现常常类似于结核分枝杆菌感染；通常胸膜活检是获得组织学确诊的唯一方法。

Utley报道的一个病例很好地说明了治疗慢性肺球孢子菌病合并脓胸的艰难[70]。有位患者在左下肺叶切除术治疗球孢子菌病的10年后，出现了支气管胸膜瘘合并肺部和胸膜腔的肉芽肿性感染。大咯血导致不得不进行手术干预。因为空洞在剩余的肺叶中导致必须行完全性全肺切除术。由于无法单独缝合继发瘢痕纤维化的肺门血管和支气管，因此使用了带垫片的穿透缝线来整体闭合肺门血管和支气管，并且立即行胸廓成形术以关闭胸膜间隙。

（二）白色念珠菌病

虽然多见于免疫功能低下的个体，如艾滋病患者或移植受者，Emery及其同事指出[80]合并酵母细胞感染的脓胸常提示食管瘘。通常，微生物学检验会显示合并腐生性口咽细菌或革兰阴性杆菌的感染。Jones和Ginsberg[81]认为在自发性或医源性破裂的情况下，食管胸膜瘘的诊断通常很简单。

Sehti和Takaro报道，食管胸膜瘘使大约0.5%的肺切除术复杂化[82]。尽管Takaro及其同事在1960年的集体回顾中做了相关报道，但这种并发症仍是相对未知的[83]。术中损伤引起组织撕裂或血供破坏从而导致术后组织坏死，以致形成早期瘘管，并在术后恢复期逐渐加重。食管胸膜瘘引起的脓胸可通过放置胸腔引流管来处理，通过简单观察引流出的唾液或食物残渣即可确诊。癌症复发或炎性改变可导致晚期食管胸膜瘘，而脓胸的形成常提示晚期食管胸膜瘘的存在。通过在不同的体位进行仔细的上消化道钡剂造影检查，我们常常可以观察到微小窦道的存在，特别是肺切除后遗留残腔的患者很依赖侧卧位检查[84]。任何没有癌症复发的患者只需要两个步骤即可达到治愈的目的：通过直接修复闭合食管缺损并用肌瓣或大网膜成形术加固，以及通过明确清除全肺残腔来根除脓胸。正如 Massard[84] 和 Engelman[85] 所建议的可以通过胸廓成形术或肌瓣转移来实现。

第 63 章 胸廓成形术的适应证和外科决策

Thoracoplasty: Indications and Surgical Considerations

Marco Alifano　Antonio Bobbio　Christine Lorut　Jean-François Regnard　著

崔　永　译

一、概论

胸廓成形术是治疗复杂性胸膜肺疾病的一种外科术式。切除几根相邻的肋骨后，骨膜床留出一定空间，此时，胸壁失去了硬度支撑，导致肺空洞塌陷或胸膜腔消失。骨膜床空间内的再次骨化会在几周内维持萎陷的空腔在一个新的位置。然而，即便实施的是广泛胸廓成形术，有时候胸廓萎陷常常不完全。以至于一些病例中，虽然空腔减小，但是残腔可能需要反复手术去消除。

在抗结核药物问世之前，胸廓成形术被认为是一种通过胸廓塌陷从而消除肺结核空洞的外科手段，且被全世界广泛接受。脓胸是其另一个不常见的适应证。目前，脓胸手术后合并难治性原发性脓胸引起的持续存在的残腔是胸廓成形术较为常见的适应证。其他适应证有肺曲霉菌瘤与脓胸合并坏死性肺炎的治疗[1]。

历史回顾

1. 胸廓成形术治疗肺结核

1882 年，Forlanini 观察到空洞性肺结核发生自发性气胸时患者的临床症状可改善，提出并使用人工气胸来塌陷和压缩这些空洞。由于需要频繁气胸充气而导致粘连，气胸的诱导常常失败。1913 年，Jacobeus 发明了胸腔镜下胸膜粘连术，可使肺萎陷，但是这种治疗成功率并不高，尤其对于需要反复肺萎陷的病例。其他使肺萎陷的方法如膈神经切除、人工气腹均未获得成功。早在 1885 年，de Cerenville 采用切除第 2、3 部分肋骨的术式使胸壁塌陷，覆盖在结核空洞上。1907 年，Friedrich 发明了一期切除第 2～9 肋的术式来使得病肺萎陷，之后 Sauerbruch[2] 对该术式进行改良，但由于术后难以接受的并发症与死亡率而弃用。直到 1937 年[3]，John Alexander 总结分析既往术式缺点，发明了三期手术（胸膜外胸廓成形术），最终成为现代一期胸膜外胸廓成形术(图 63-1)。几十年后，Andrews 胸廓成形术[4]被定义为基于骨膜外肋骨切除与开放因胸膜炎增厚的胸膜去填充闭合支气管瘘和残腔的手术。它代表了 Alexander 胸廓成形术的改良完善，被认为是一种可选择的手术方式。这两种术式均可以使胸壁塌陷填补空洞。随着时间的推移，胸廓成形术的适应证从肺结核转向术后脓胸的治疗。

与传统胸廓成形术相比，胸廓充填术在治疗肺结核空洞中是另一种可选择性的手术方式。术语 plombage 源自于法语动词 plomber，意思是“去封闭”。该术式主要用于病重难以承受传统胸廓成形术的患者，它的主要优势在于能够预防交互式通气，及潜在的双侧手术治疗；此外，这种术式对肺功能的长期不利影响较小。它主要从胸膜、筋膜外粘连术演变而来，但在治疗肺结核中效果欠佳。曾经，各种材料会填充在胸内筋膜及骨膜之间，包括油脂、脂肪、血液和石蜡等，常会出

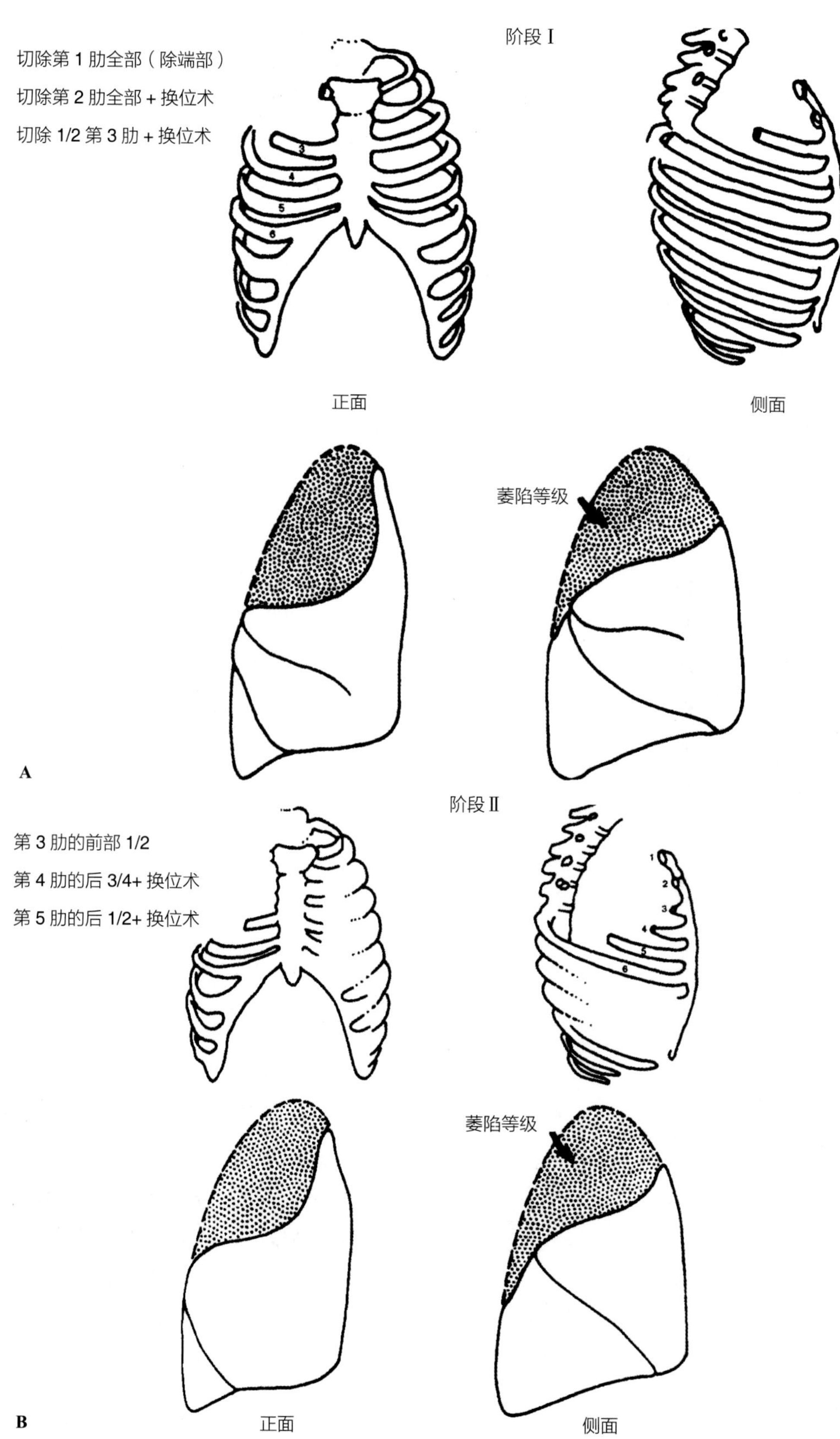

▲ 图 63-1　胸廓成形术分期治疗肺结核肺萎陷示意图

现严重的并发症。之后 Woods[5] 经过努力找到一种生物相容性材料——甲基丙烯酸甲酯微球，类似与乒乓球材质。将该材料装入塑料袋内，填充空腔后有益于预防移位，并方便以后取出（图 63–2）。后来，演变到只用聚乙烯板。虽然几十年前胸廓充填术曾一度推荐使用于治疗多重耐药结核[6]，但时至今日该术式已很少被采用。

2. 胸廓成形术治疗脓胸

关于脓胸，19 世纪末 Schede[7] 实施了胸壁广泛去骨化治疗慢性脓胸，而且该术式一直沿用至 20 世纪中期。手术伴随大量出血，死亡率达到 50%。严重的晚期并发症还有胸壁反常运动、腹壁麻痹和外观不良。手术过程开始利用胸壁软

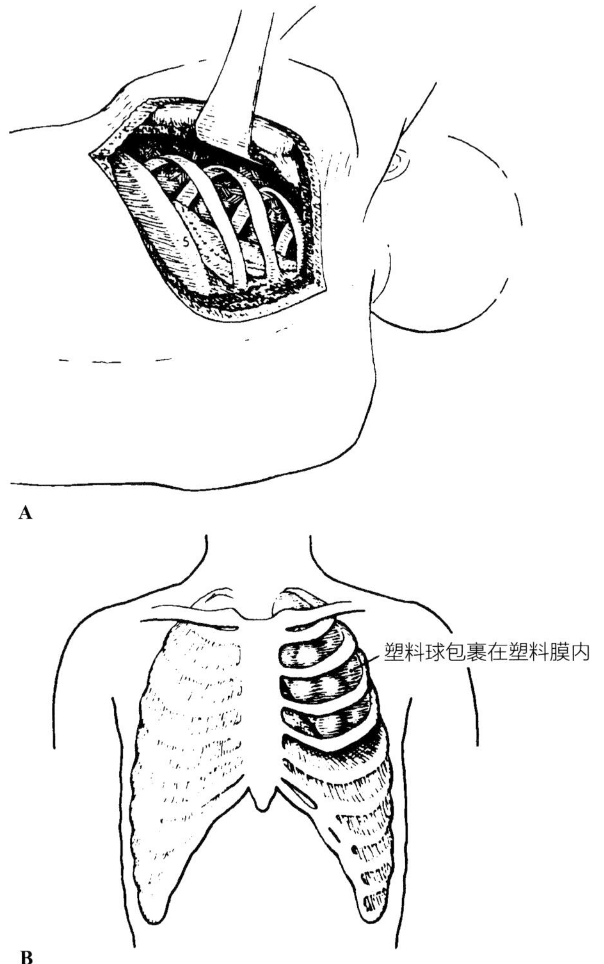

▲ 图 63–2 骨膜外充填术

A. 肋骨剥离后，骨膜、肋间神经血管束和胸膜向胸腔内凹陷；B. 充填物填入到骨膜外间隙

组织制作一个 U 形瓣膜，并可以覆盖脓肿腔隙，然后切除肋骨、肋间肌和厚壁胸膜，之后将 U 形瓣膜充分填充胸膜腔（图 63–3）。然而，由于该术式未能取得满意的效果，随之而来的是其他治疗慢性脓胸的手术方式。1990 年，Horrigan 和 Snow[8] 改良了 Schede 胸廓成形术，在引流上方关闭了胸壁，实现了伤口早期愈合与较好的外观与功能恢复。

1950—1960 年，随着抗结核化疗药物的引入，邻近肌肉移植填充胸膜残腔手术的实施，胸廓成形术治疗肺结核已被淘汰。而且，该术式被认为是一种破坏性较重的手术，因为它在解剖、功能、外观方面会遗留下严重的后遗症（图 63–4 和图 63–5）。然而，尽管声誉逊色，但一些慢性肺、胸膜严重感染病例仍需行胸廓成形术。在过去的 30 年，研究表明单纯胸廓成形术，或附加肌肉瓣膜移植充填残腔对于严格把握了适应证的患者治疗中是一种非常好的治疗手段[1, 8–16]。

二、适应证

原发性或继发性脓胸患者，且病肺难以复张时被认为适合于接受胸廓成形术治疗[8–16]。此外，在肺部严重感染或者复杂性感染病例条件下，胸廓成形术可以作为一种主要的外科治疗方式（尤其对于患有曲霉菌瘤不能接受手术的患者，该术式为唯一选择手术）或关键步骤，以消除病肺（肺空洞造口术后）或胸膜（胸腔造口术后）残腔[1]。

（一）术后继发性脓胸适应证

尽管术后脓胸在本书其他章节已详细介绍，但以下主要讨论一些特殊情况下的实践操作。因为在一些复杂的病例中，胸廓成形术是治疗其病情的关键步骤。

术后继发脓胸是胸廓成形术最常见的适应证，肺叶切除后出现脓胸的病患较为常见[12–14]。对于术后脓胸，胸廓成形术不是主要治疗方式，因为这部分患者常常伴有严重的全身和呼吸系统不良反应。另外，胸膜腔充分引流（封闭或开

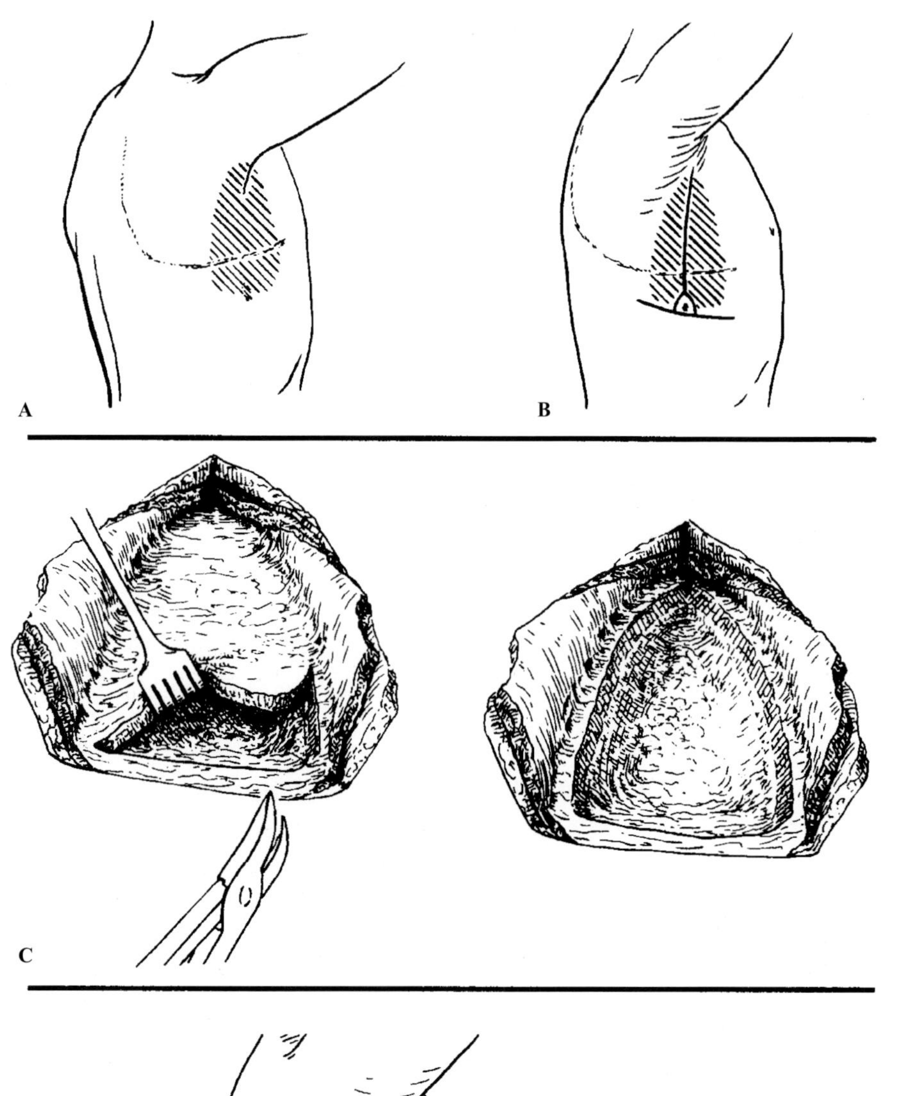

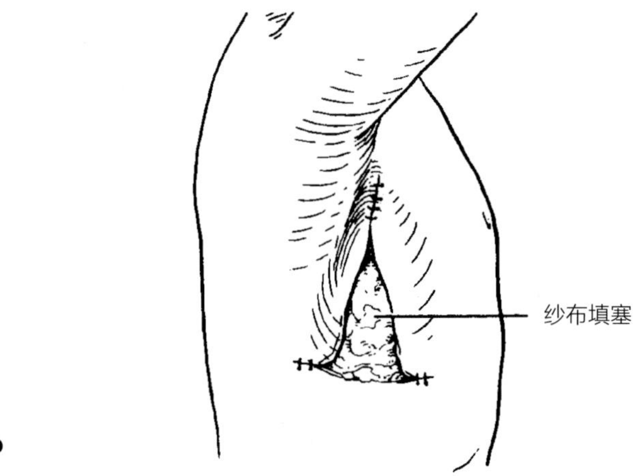

◀图 63-3 **Schede 胸廓成形术技术要点**

A 和 B. 腋中线垂直切口，切除引流窦道；C. 切开皮肤、皮下脂肪及肌层，游离好肌瓣，切下肋骨、肋间肌、肋间神经血管束，去顶脓腔，做成茶碟状，肋间血管束缝扎处理；D. 脓腔以纱布填塞，之后胸壁肌层得以贴近脏胸膜

放），加之有效的治疗后，患者身体条件改善并且病情稳定，此时，胸廓成形术通常是可以耐受的 [12–14, 17]。因此，在确诊为术后脓胸后，尤其合并支气管瘘时，常规治疗应采用胸腔开窗造口，并经肋间引流术 [12–14, 17, 18]。合理使用抗生素，必要时辅以机械辅助通气，及营养支持的使用，并积极注意预防其他并发症的发生，对于一些病患，支气管胸膜瘘可以愈合 [13]。仅仅在极少数情况下，比如合并对侧肺炎或 ARDS 时给予气管插管，有可能出现潮气量极度丧失并与机械通气不

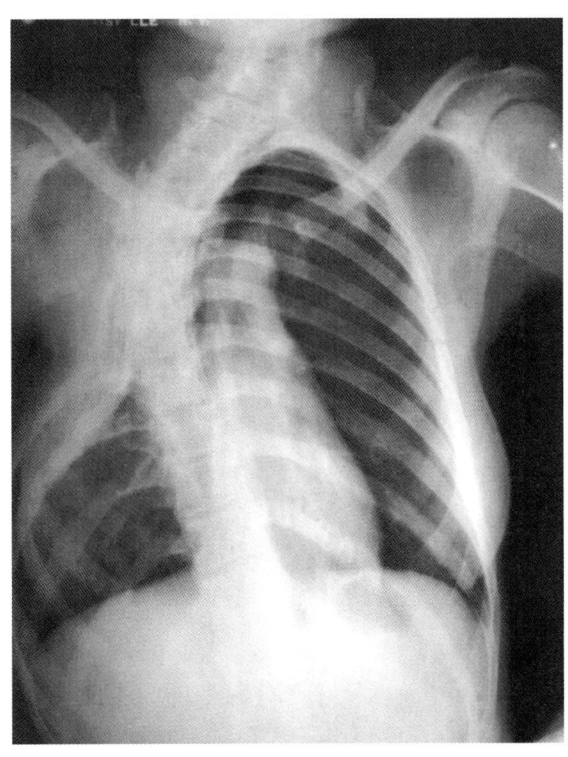

▲ 图 63-4　切除 7 根肋骨的胸廓成形术治疗肺部广泛性空洞疾病，注意脊柱侧弯

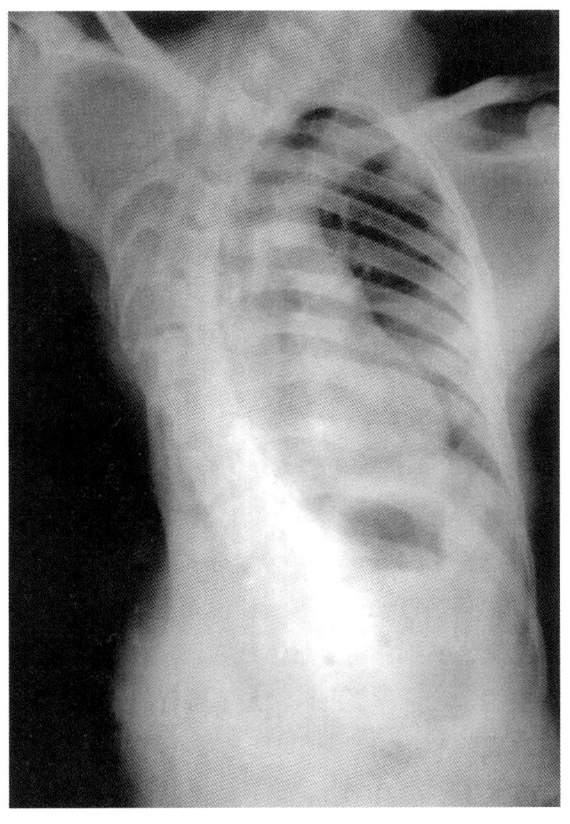

▲ 图 63-5　Schede 胸廓成形术后胸壁严重变形

兼容的严重支气管瘘，胸廓成形术辅以胸腔置管或胸腔造口开窗引流术引出胸腔积液应该成为紧急治疗措施（图 63-6）[18]。

术后脓胸未合并支气管胸膜瘘时，如果脓毒症持续存在，可以尝试胸腔镜下清创术（可能与一段时间胸腔灌洗有关）；如不能改善症状，则需行胸腔开窗造口术[18-20]。此外，大多数术后脓胸合并支气管胸膜瘘的患者均需行开窗胸腔造口术，因为封闭式引流难以控制持续性污染的胸膜腔（图 63-7）[13-18]。

一旦感染得到控制，空洞缩小，遗留残腔的处理取决于是否存在支气管胸膜瘘。在没有支气管胸膜瘘的情况下，并且如果残腔干净无污染，可采用皮瓣直接封闭残腔边缘。这种处理简单安全，但效果好坏不一（由于容易出现反复感染）。在支气管胸膜瘘存在的情况下，该法显然不适合采用[21]。据报道，肌肉瓣膜或大网膜移植填充术后残腔或封闭支气管胸膜瘘安全有效[22-29]。然而，实际临床中可能遇到特殊情况，比如全肺切除，胸腔残留腔隙过大，没有足够的肌肉组织填充，或者根本无肌肉、大网膜可使用。在这种情况下，可以采用胸廓成形术去消除残腔（图 63-7 至图 63-9）[13-15, 17, 18]。消除残腔可以是彻底的（术后即刻或术后几周），这也与封闭好潜在的支气管胸膜瘘有关（图 63-8），因此，胸廓成形术最后应该以肌肉瓣膜或大网膜移植去填充残腔（图 63-9）[13, 17, 18]。

尽管有些人针对全肺切除术后脓胸并发支气管胸膜瘘提出了更激进的治疗方法[30, 31]，笔者提倡上述多步骤的治疗策略，因为激进法限制了重病患者的手术适应证，而支气管胸膜瘘可以自发闭合[13, 17, 18]或采用内镜治疗并结合上述多步骤治疗使用[32, 33]。现有技术条件下，由于 Amplatzer 封堵器治疗支气管瘘的稳定性增加，效果显著提高，因此近些年得到了广泛的推广使用[33]。

然而，虽然全肺切除术后脓胸的多步骤治疗被认为是可行的，但是后续手术实施与否取决于患者身体条件、感染控制情况、术野解剖预

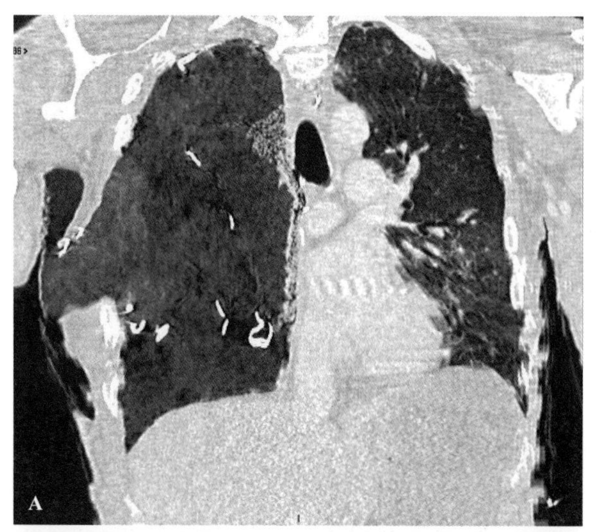

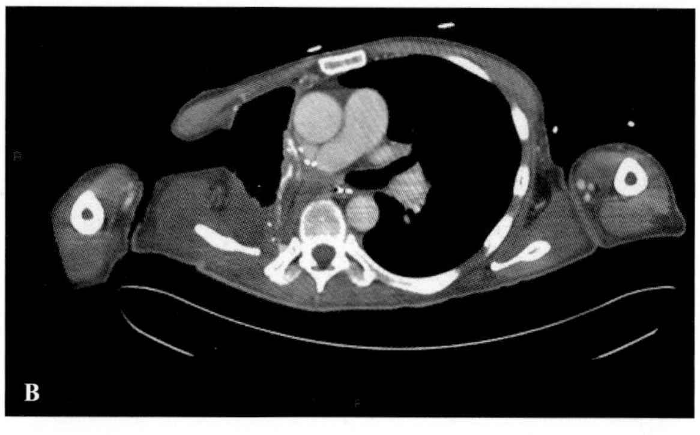

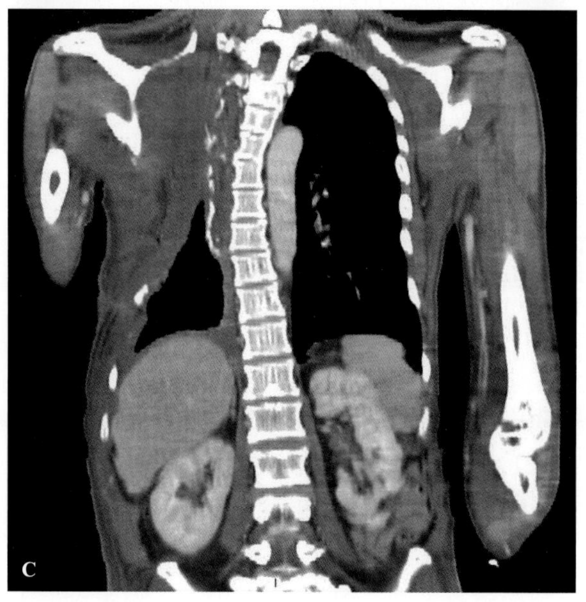

▲ **图 63-6　一例全肺切除术后脓胸，紧急情况下实施的 Andrews 胸廓成形术**

A. 最初的治疗措施是胸腔引流，之后行胸壁开窗；B. 在进行加压包扎后仍有显著的潮气量减少是 Andrews 胸廓成形术的指征，可以控制漏气并缩小全肺切除后的空腔，如在 CT 轴位所见；C. CT 冠状位所见

判、一般心肺条件，与肿瘤复发与无疾病进展间隔时间等因素。在一家医疗中心 10 年经验分享中[13]，28 例肺叶切除后脓胸患者中 19 例需行胸腔开窗造口引流术来控制感染和支气管胸膜瘘。此外，4 例患者行肌肉瓣膜移植成形术，因为仅此步骤足以消除残腔。共 13 例实施了胸廓成形术，其中 8 例附加了填充手术。剩余的两位患者仅实施了胸腔造口术，未行后续的填充手术，因为他们一般条件差，而且伴有难以控制的感染。在任何条件下，全肺切除术后的胸腔造口术不会自行闭合。在该项研究中，仅对一位患者使用了 Alexander 胸廓成形术，然而，按照各个中心的经验，胸廓成形术的选择以及在之前胸腔引流措施时机的把握不是千篇一律的[13, 14]。尽管大多数手术团队在开窗胸腔造口术后使用 Alexander 胸廓成形术，其他人也推荐在胸腔闭式引流术后使用 Andrews 胸廓成形术[12, 16]。下面将讨论这些手术措施各自的技术要点、优势和局限性。

在某些患者中，术野情况可能决定技术方案：例如在小的、晚期的、感染性的全肺切除术后空洞，开窗胸腔造口术是不可行的，Andrews 胸廓成形术后闭式引流可能是唯一可靠的手术治疗方案（图 63-10）。

在肺叶切除术后脓胸的病例中，胸廓成形术

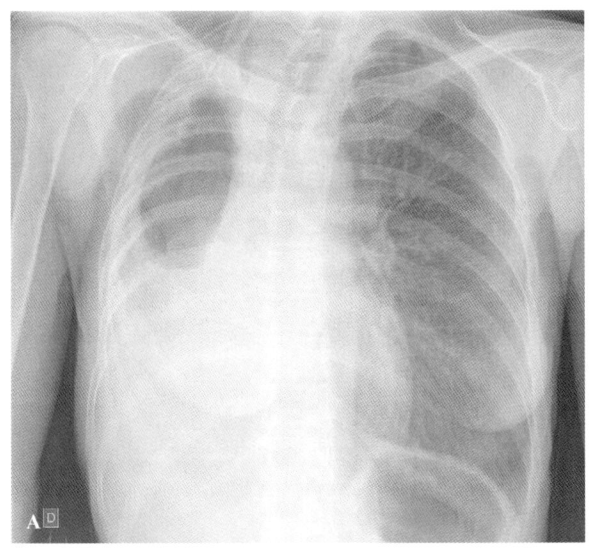

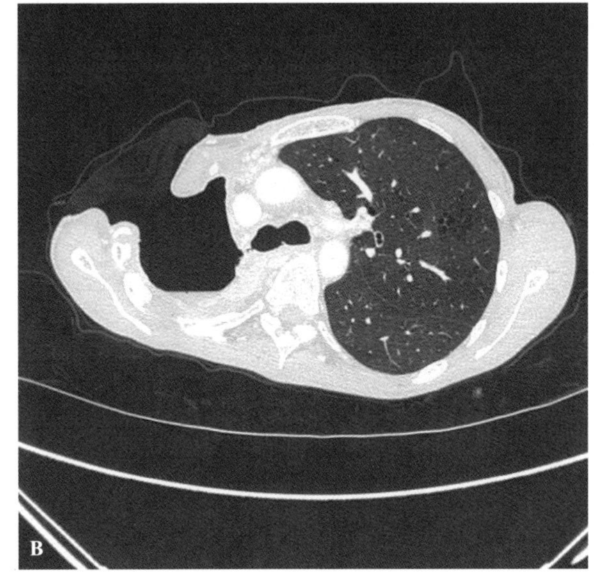

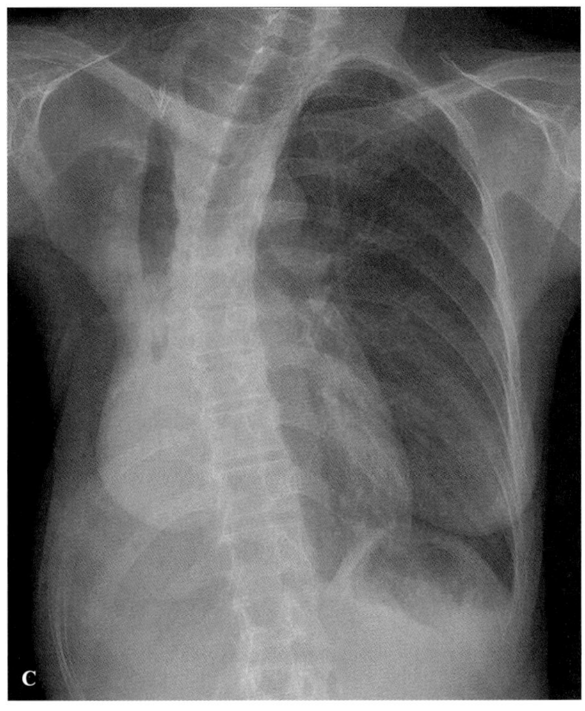

▲ 图 63-7　全肺切除术后脓胸合并支气管胸膜瘘患者的处理

A. 床旁胸部 X 线片；B. 显示了全肺切除术后残腔合并脓胸，胸腔闭式引流失败后，紧急行胸腔开窗术；C. 后续处理，包括 Alexander 胸廓成形术（详见正文）

的适应证较少，因为肺叶切除术后合并支气管胸膜瘘的病例远比全全肺切除后合并支气管胸膜瘘的病例少见，而且无瘘的脓胸属于特殊情况。由于残腔小、余肺叶膨胀，引流、胸腔镜清创、胸腔开窗造口治疗效果会更加明显。支气管镜下封堵小瘘的应用越来越多，尽管支持性证据来源于少数，局限于小样本的研究 [33]。二次开胸手术、牵拉移动肺叶显露视野、支气管再缝合，并用肌瓣包裹瘘口是一种可考虑的办法，但是此方法仅限于基本条件好的患者 [34]。还有人提出更为激进的术式，将全全肺切除后再以肌瓣包裹，但这只限于特殊的适应证 [35]。在上述 10 年外科治疗经验中 [13]，19 例肺叶切除术后脓胸患者中 17 例需行开窗胸腔造口术。2 位患者开窗胸腔造口自行闭合，7 例填充了肌瓣，8 例实施了胸廓成形术（图 63-11）。综上，胸廓成形术的比例相对较高（42%），胸腔造口术后自行闭合很少发生，单纯填充也不总是行之有效，即使是对于肺叶切除术

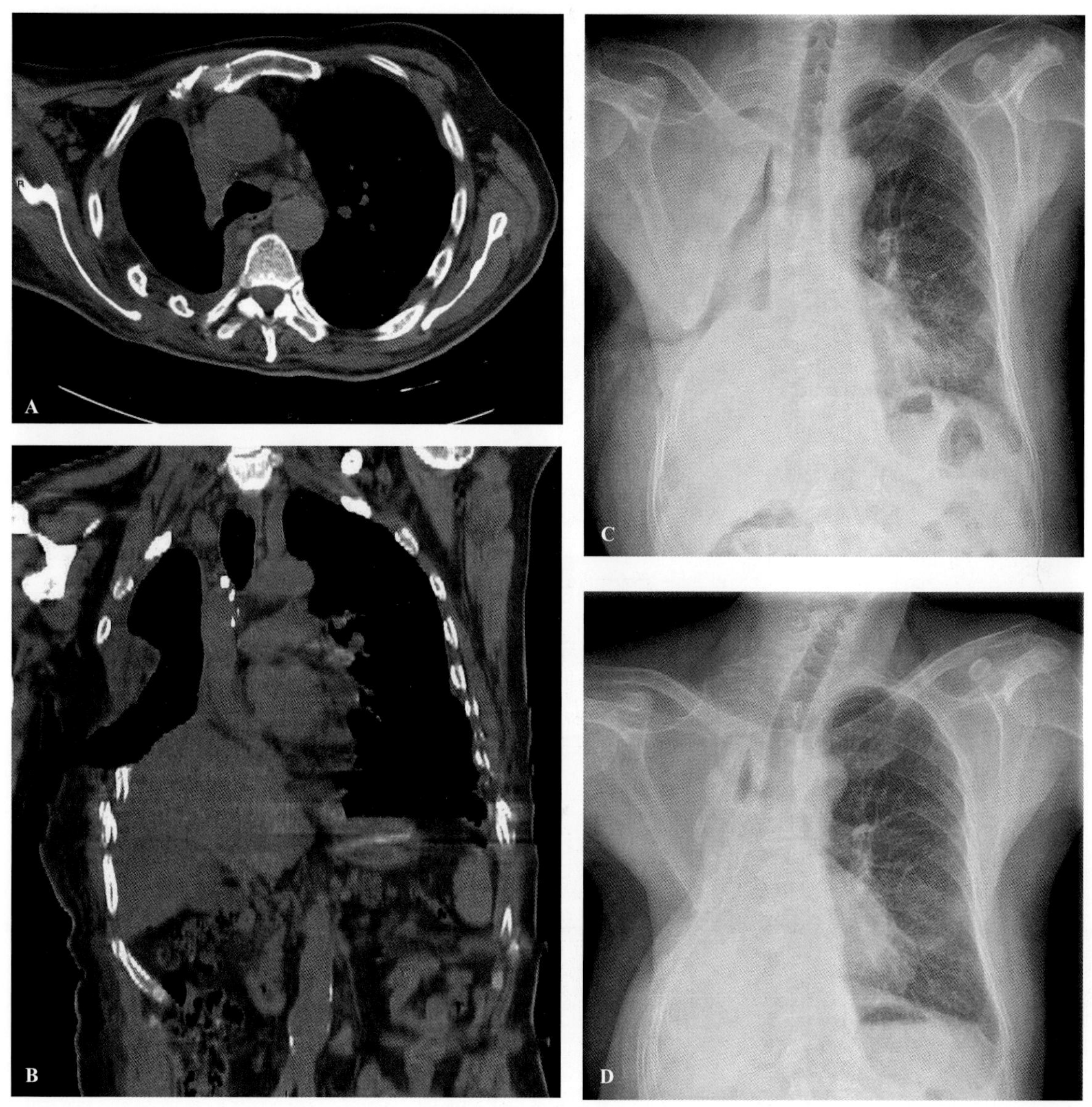

▲ 图 63-8　一例因右肺上叶切除术后出现支气管 - 血管瘘的患者而行全肺切除术，全肺切除术后发生支气管 - 胸膜瘘的患者的处理

A. 轴向 CT 扫描显示较大的支气管胸膜瘘；B. 治疗包括开窗胸壁开窗术（CT 扫描，冠状位视图）；C. 然后进行 Alexander 胸廓成形术，使胸膜腔容积迅速减少；D. 在 6 周随访时几乎完全被充满，在随后的门诊随诊中观察到胸腔完全充盈和皮肤封闭愈合

后出现的脓胸情况之下。

（二）原发性脓胸适应证

胸廓成形术在治疗原发性脓胸时是可以接受的，尽管很少见到[1, 13, 14]。事实上，如果胸膜感染无症状，尽管胸腔感染持续存在，肺也不能复张，剥离术实施失败或者因心肺储备功能差而未能实施，再或者预期肺不能复张时，可考虑胸廓成形术。在需要胸腔造口开窗术控制感染的情况下，后续的肌瓣成形术通常应被考虑，因为残腔通常很小且易于填充[25]。如果肌瓣成形术实施失败或未实施，胸廓成形术此时应该被采用（图 63-12）。

在一项近期外科研究中[13]，341 名患者因原发性脓胸实施了手术治疗，其中 216 名患者做了胸腔镜下胸膜清创术，122 名经开胸胸膜清创术

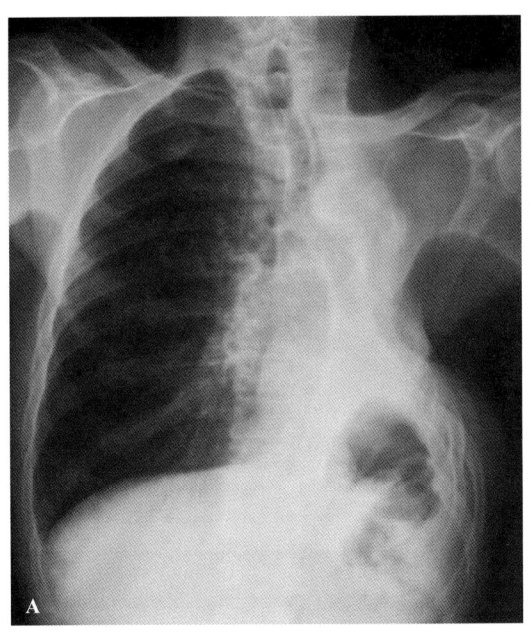

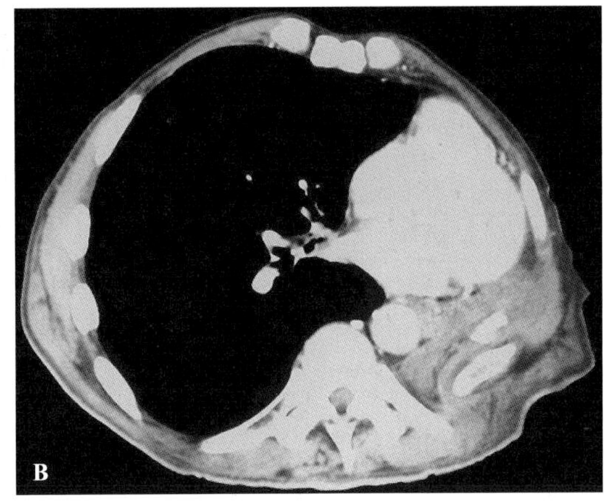

▲ 图 63-9 全肺切除术后晚期脓胸，先行胸壁开窗术，后行胸廓成形术

A. 患者胸部 X 线片；B. 移植的前锯肌填充了残腔

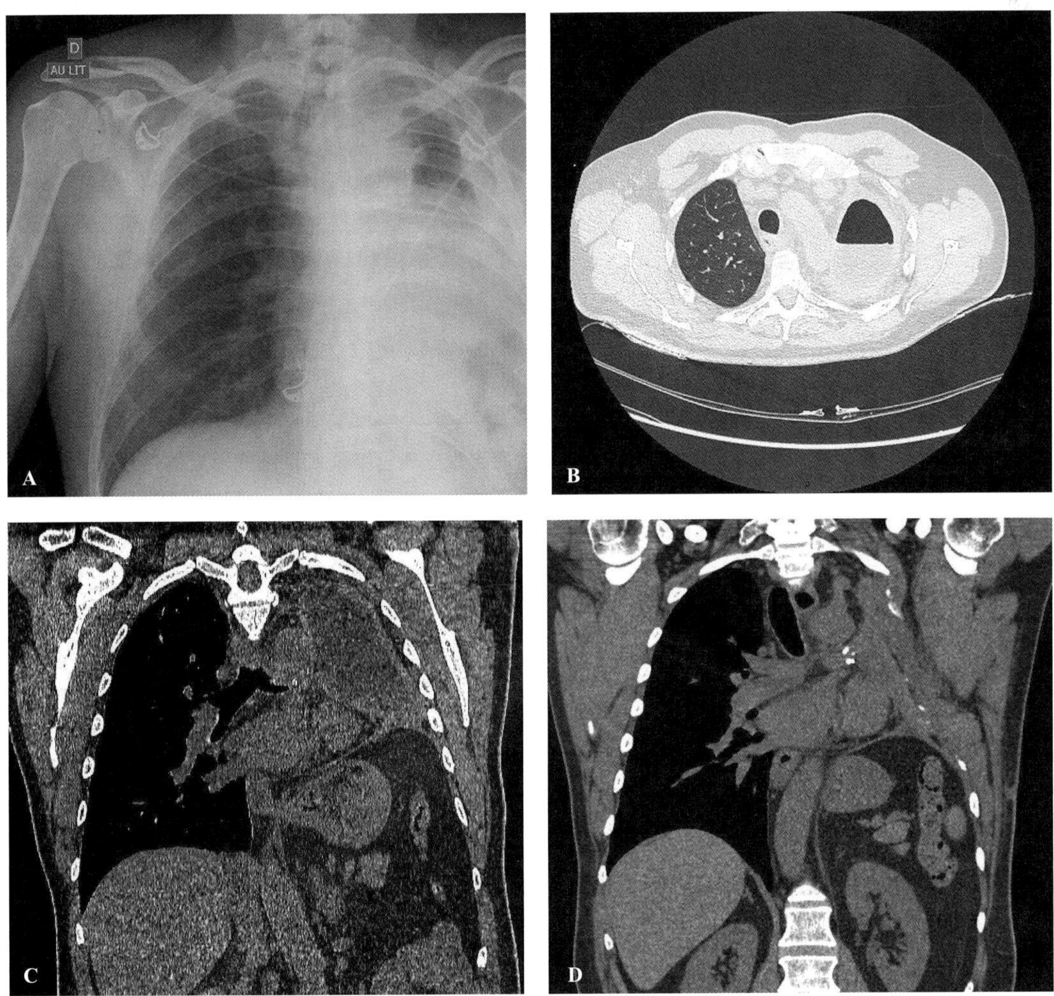

▲ 图 63-10 **A.** 全肺切除术后晚期脓胸合并持续性支气管胸膜瘘；**B. CT** 扫描，轴位图；**C. CT** 扫描，冠状面；**D.** 在关闭引流后，由于胸壁开窗术禁忌证（小、后上间隙），行 **Andrews** 胸廓成形术，快速闭塞胸膜腔并封闭瘘管

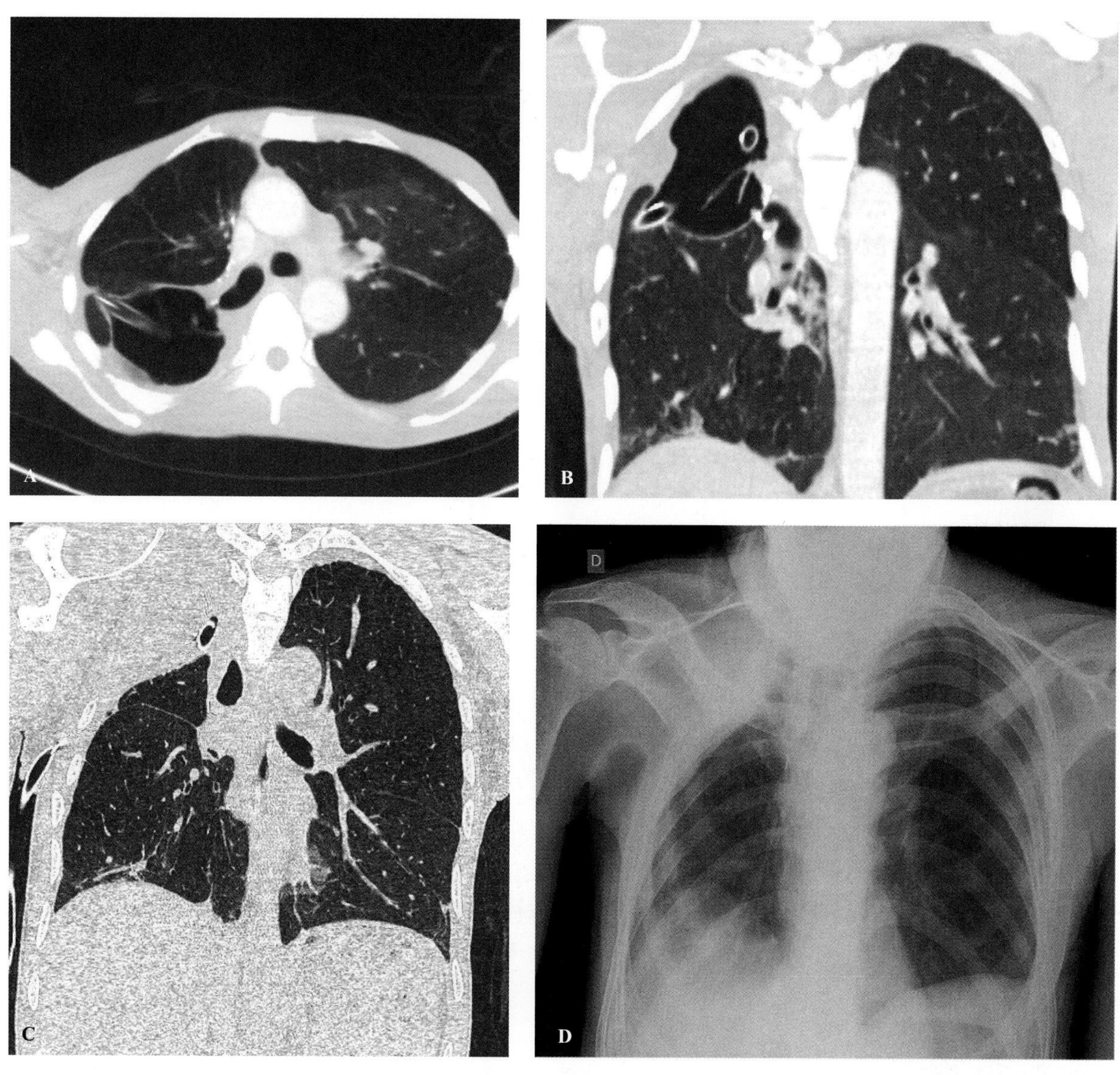

▲ 图 63-11　因曲霉菌球行右上叶切除术后出现支气管胸膜瘘，脓胸形成的处理

A. 胸腔闭式引流 CT 扫描，轴位；B. 胸腔闭式引流 CT 扫描冠状位；C. 之后行 Andrews 胸廓成形术封闭胸膜残腔和支气管瘘；D. 术后 15d 行胸部 X 线检查（正位片）

伴或不伴肺部分切除。仅 3 名患者做了胸廓成形术，其中 1 名患者与实施了肌瓣成形术有关（胸肌成形术）。

（三）肺部真菌或非真菌感染适应证

1. 曲霉菌球

肺曲霉球的最佳治疗方法是全肺切除术，但对于不能耐受手术切除的曲霉菌球患者[1]，需通过药物治疗或行非切除性手术治疗。大多数不能耐受手术切除的患者病变较大或存在双侧病变，需要进行胸腔造口术，随后行肌皮瓣移植填充。在这些患者中，如果空腔太大没有足够的肌瓣进行填充，在肌皮瓣移植前可能有指证先行胸廓成形术，以缩小空腔[13]（图 63-13）。

对于少数位于后上部的病变，又不适合行手术切除的患者，Andrews 胸廓成形术应作为首选治疗方案。这个位置是胸腔造口术的禁忌证（位于肩胛骨 – 椎骨间隙后方），但由于空间小，从而在相同的手术时间内将真菌球切除并用增厚的胸膜和肋间肌完全填充空腔（相关技术术细节见下文，图 63-14）[1]。

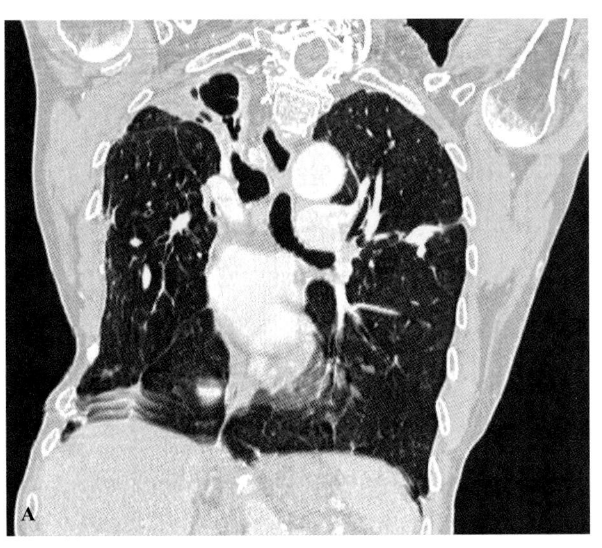
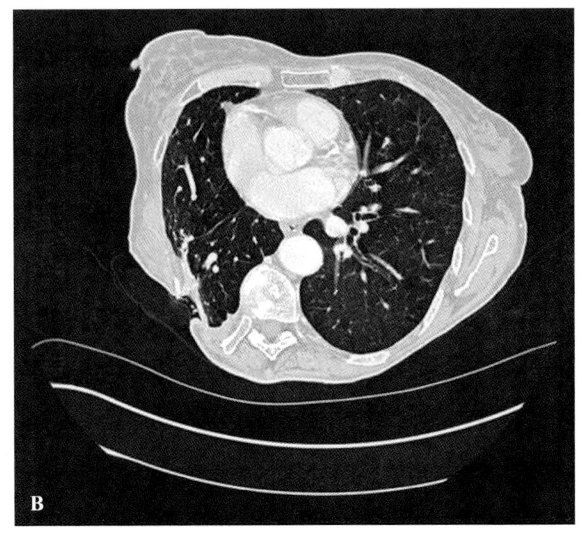

▲ 图 63-12　免疫缺陷患者的化脓性脓胸处理

由于胸腔镜清创及开放性清创手术失败，行胸壁开窗术。由于无法获得足够的肌肉或大网膜瓣，行姑息性胸廓成形术（部分肌肉瓣膜成形术）封闭胸膜腔，如 CT 扫描。A. 冠状面；B. 轴向视图

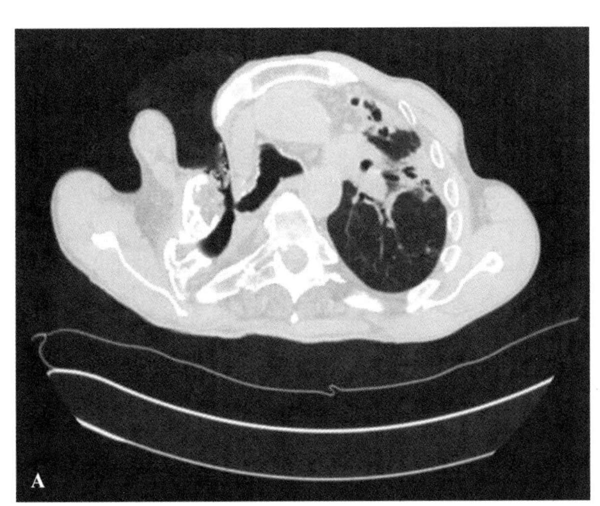
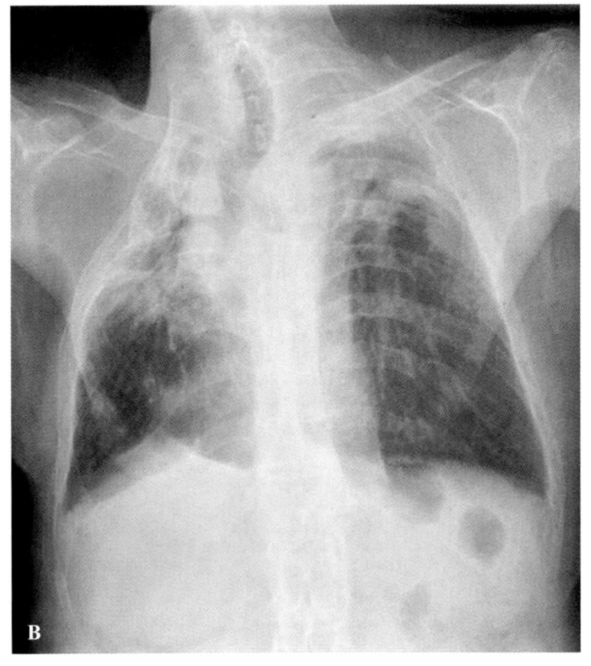

▲ 图 63-13　一例一般状况较差且呼吸功能不全的右上曲霉菌球患者的处理

A. 治疗包括空洞造口术；B. 随后进行上部 Alexander 胸廓成形术，以缩小残腔。最后，通过移植部分胸大肌瓣膜实现彻底填充

2. 多重耐药结核

耐药菌和艾滋病的出现再次引起了人们对胸廓成形术及其应用的兴趣[6]。由于疾病的程度或肺功能较差，约有 2/3 的多重耐药结核患者不能行手术切除[6]。已有小规模的回顾性研究对填充式胸廓成形术用于此种情况进行了探讨，并取得了有趣的结果[36]。

3. 坏死性肺炎

胸廓成形术还适用于因坏死性肺炎行肺坏死组织切除术后引起的持续性胸膜腔感染的治疗

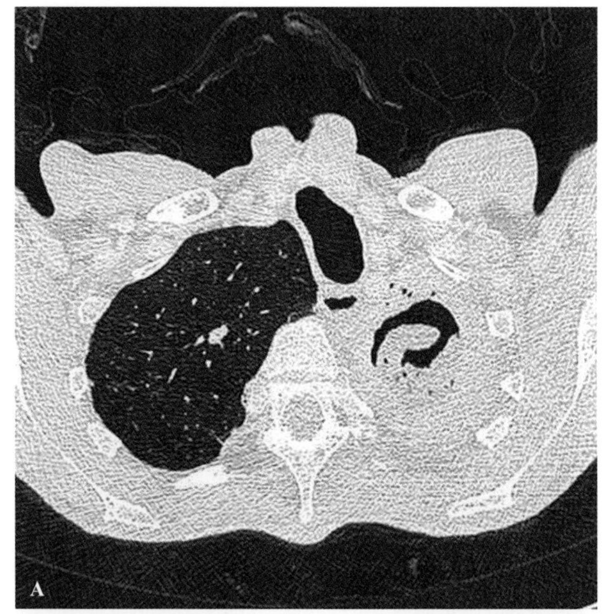

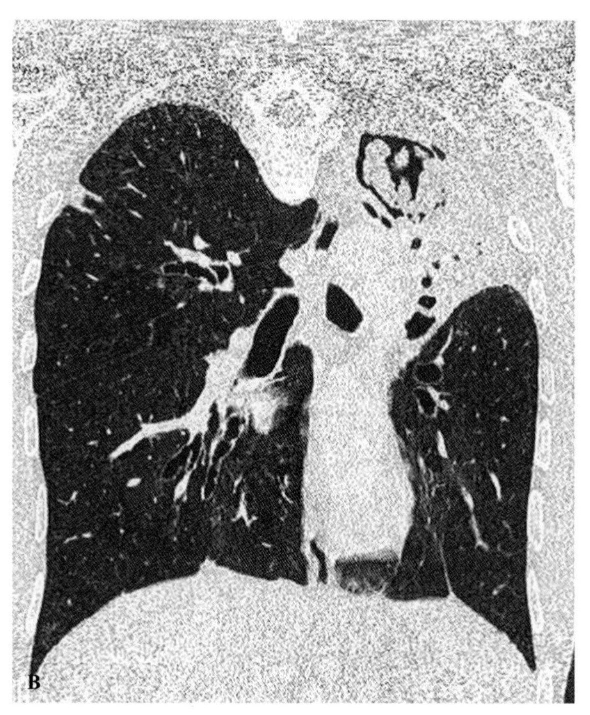

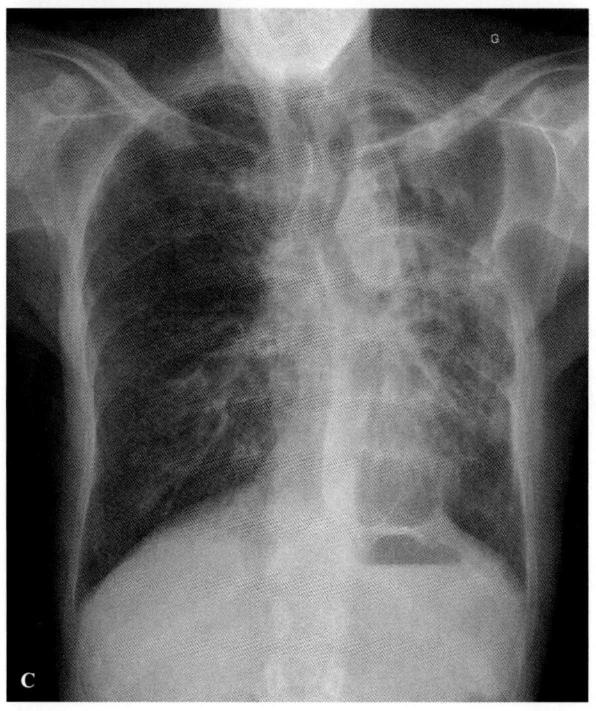

▲ 图 63-14　左上曲霉菌球患者 [CT 扫描，轴向图（A）和冠状图（B）]，肺功能储备差，禁忌行全肺切除手术。治疗包括上部 Andrews 胸廓成形术（C），真菌球切除及并封闭残腔

（包括开胸手术或胸壁开窗术）[1, 37]。如果无法进行胸腔内皮瓣移植术或 Clagett 手术，胸廓成形术可用于空洞造口术、胸壁开窗术或开胸术后消灭残腔（图 63-15）[1, 37]。

三、外科技术

随着外科手术、麻醉技术以及围术期处理水平的提高，一期胸廓成形术可以安全进行[13-18]。当患者情况比较好且心肺功能正常时，可以耐受多根（8～9 根）肋骨切除术。而对于情况较差的患者，可以分二期或三期进行胸廓成形术以减少手术创伤[3]，但这种观念似乎有些过时：如果认为患者接受一期胸廓成形术的手术风险过高，还是可以考虑其他替代的治疗方案。此外，在全肺切除术后出现脓胸（这是目前最常见适应证）时，胸廓成形术可防止胸壁反常运动。

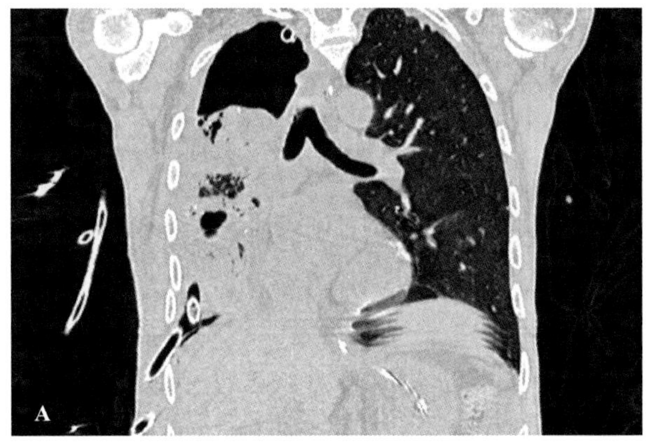

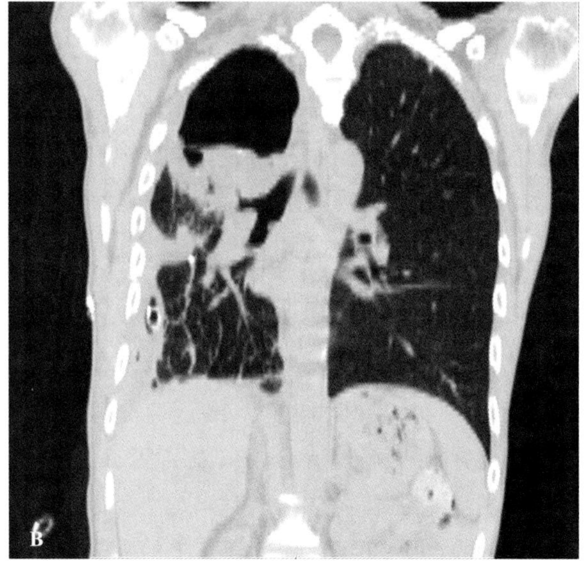

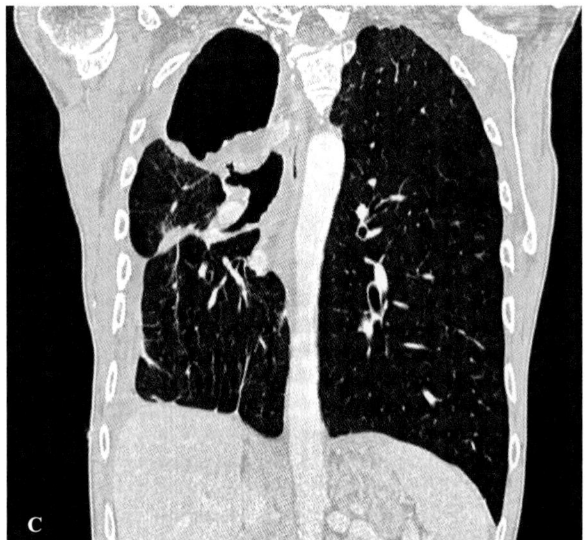

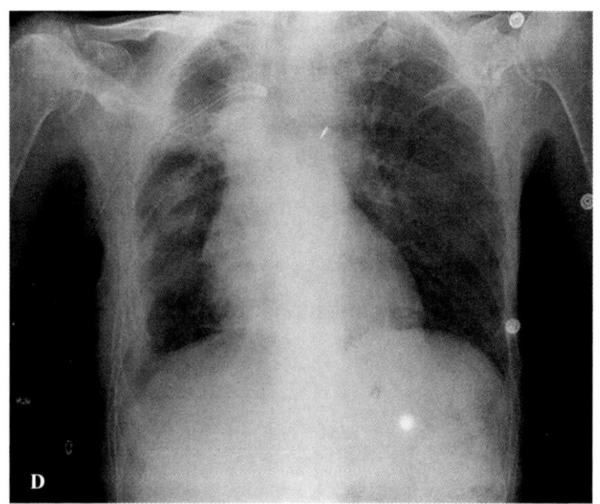

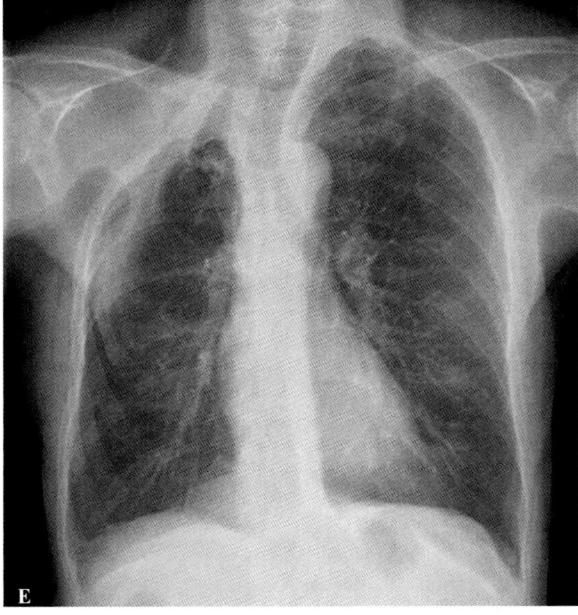

▲ 图 63-15　一例坏死性肺炎患者的处理

A. CT 扫描，冠状位；B 和 C. 经复苏、抗生素治疗和胸腔引流，仍有难治性败血症。治疗包括开放性坏死组织清除术使呼吸衰竭迅速改善，CT 扫描表现；D. 快速实现脱离机械通气和肌力药物，但尽管持续引流并抗生素治疗，胸顶感染仍持续存在；E. 上部胸廓成形术、对症治疗和快速消灭胸顶部残腔成为必要，在几周后得以完成

如果患者的感染腔已经通过胸腔引流管引流（“引流后胸廓成形”）或胸壁开窗/空洞造口术[13-18]，理想情况下应将引流管放到胸壁较低的部位，以免干扰随后的胸廓成形术。在进行胸廓成形术前须改善全身状况，并纠正脓毒血症的炎症指标。

（一）全肺切除术后脓胸的胸廓成型术

全肺切除术后脓胸，通过后入路行胸廓成形术。侧卧位，向前倾斜（“Paulson” 体位），患者的前面与手术台成 60°（图 63-16）。充分显露肩胛骨和椎骨间的区域。皮肤切口采用传统的后外侧开胸切口，在肩胛骨和椎骨区域向上延伸，直至肩胛棘的水平。已经行胸廓外侧壁的胸壁开窗术的患者，切口从原切口的后缘向后、向上延伸。

随后的操作将取决于胸廓成形术的类型：在本章中，将仅描述 Alexander 和 Andrews 胸廓成形术，因为胸膜内胸廓成形术（根据 Schede）不再用于全肺切除术后脓胸的治疗。

1. Alexander 胸廓成形术

在所谓的 Alexander 胸廓成形术中，肋骨切除是通过肌肉骨膜外的方式进行的，即仅切除肋骨的骨质部分。为了达到最佳的折叠效果，应切除前 8 根或 9 根肋骨；有时，切除少量肋骨即可：应根据术前胸部 X 线片和 CT 扫描进行仔细的个体化评估全肺切除术后胸廓的剩余残腔。

肋骨切除术应从第六肋水平开始，并逐渐向上进行，必要时可在切除前六根肋骨后，再向下继续延伸。在第六肋骨上缘的骨膜上切一个 3cm 的切口，剥离骨膜片，置入 Finocchietto 肋骨撑开器（图 63-17）。撑开肋骨撑开器，撑开器的上片抬高并固定肩胛骨，使助手得以解放出来。找到第 1 肋和第 3 肋之前的前锯肌附着点，并用电刀切开 1cm 的切口。随后，用电刀将每个肋骨外侧中间的骨膜切开，然后使用适当的工具剥离肋骨（图 63-18）。为了完成上述操作，肋骨的外侧需要使用 Farabeuf 骨膜剥离器；之后，使用 Maurer 骨膜剥离器剥离肋骨的上下边缘，最后，需要由小到大使用不同的锉刀来处理肋骨的深面。每根肋骨向后切除的极限是横突。实际

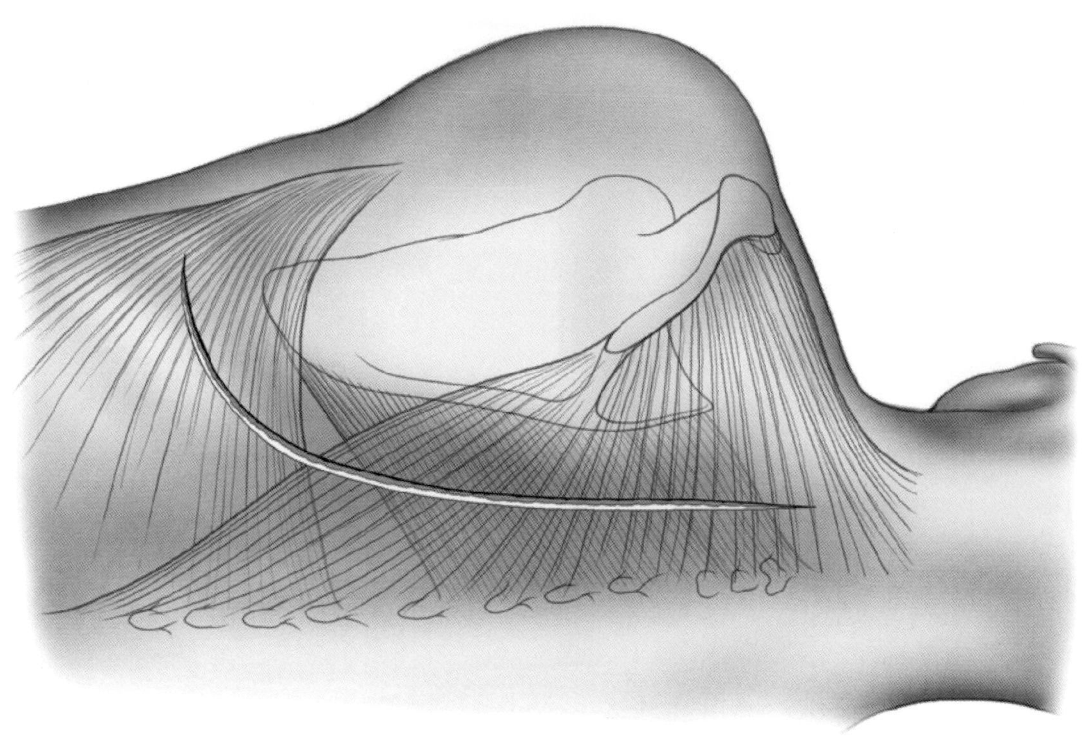

▲ 图 63-16　经胸壁肌层的肩胛旁切口

背阔肌和斜方肌的分开后，锯齿肌和菱形肌同锯齿肌间筋膜分开，从而显露出肋间隙

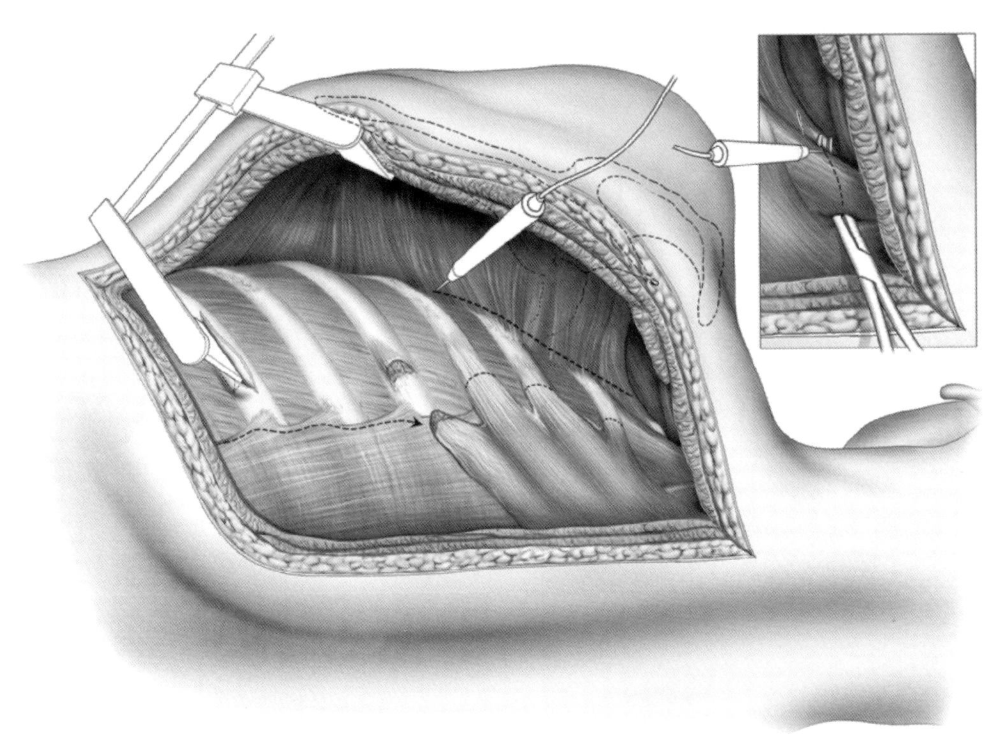

▲ 图 63-17　用肋骨撑开器抬高肩胛骨

撑开器的下叶片固定于下位肋骨的骨膜切口。用电刀从肋骨上切除前锯肌

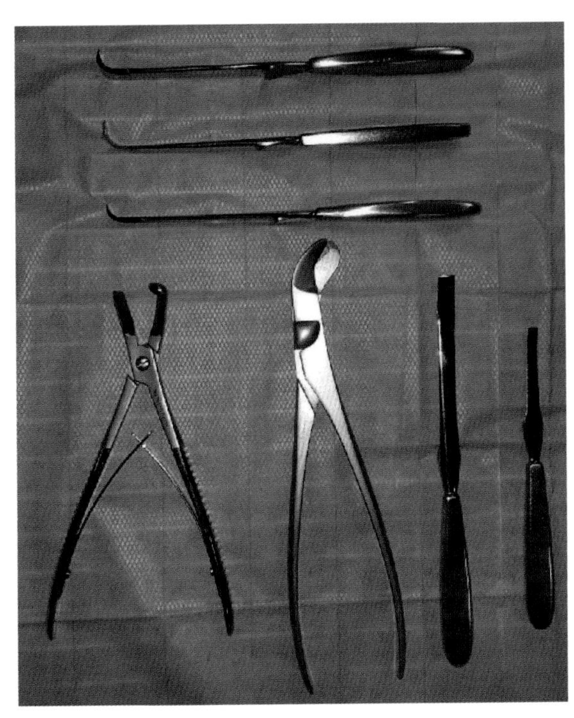

▲ 图 63-18　基本手术器械

从上到下，然后从左到右：Maurer 骨锉，大号；Maurer raspatory 小号 1；Maurer 上缘骨膜剥离器；Collin 肋骨剪；第 1 肋肋骨剪；Farabeuf 骨磨玻璃器；Maurer 肋骨下缘骨膜剥离器

上，肋椎关节的并分离无益于胸膜腔的塌陷。如果先前做过开胸手术，则肋骨切除应包括先前切除肋骨的后部。在前部，通常进行倾斜的肋弓切除术，在向上切除的过程中，切除的前肋逐渐减少，以防止过度的胸廓畸形。

在切除前两肋时应特别小心，因为它们与锁骨下血管密切相关（图 63-19）。第 2 肋通常容易触及，先将其骨膜外缘用电刀切开，然后用 Farabeuf 骨膜剥离器游离出肋骨下缘的骨性部分。肋骨上缘的骨性部分用 Maurer 骨膜剥离器及 Maurer 骨锉游离，将骨膜连同中斜角肌内束推向内侧。另一只手的示指放在肋骨下部保护骨锉的剥离，直至手指可以环绕整个肋骨。随后，用 Maurer 大骨锉游离整个肋骨的骨膜。第二根肋骨游离之后，用肋骨剪从后侧横突至距离第一根肋骨几毫米处，并在中肋弓和前肋弓之间的交界处将其剪断。随着肋骨切除术的进行，胸膜腔的塌陷越来越明显（图 63-20），从而充分显露第一根肋骨，使用与切除第 2 肋相同的技术，将其以骨

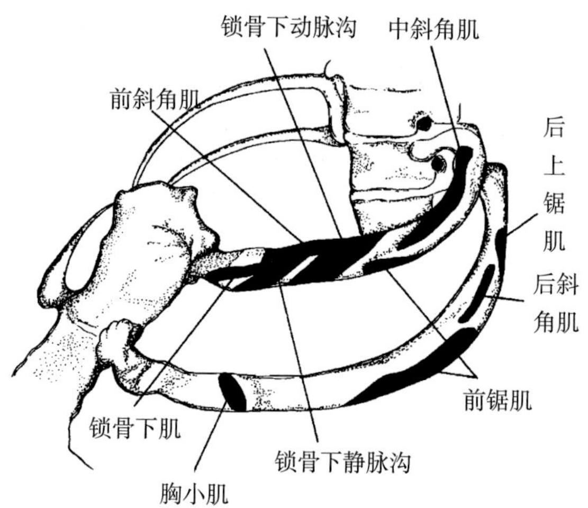

▲ 图 63-19 第 1、2 肋与神经、肌肉的关系

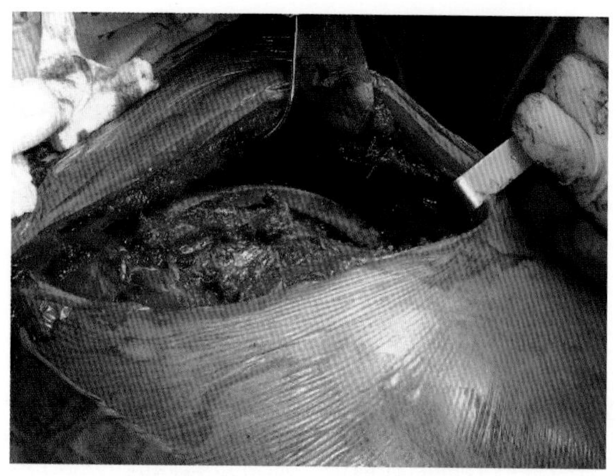

▲ 图 63-20 手术示意图

渐次向上的肋骨切除使胸廓萎陷逐渐明显，以骨膜下的切除方式切除第 6、5、4 肋

膜下的方式进行切除。在切除肋骨上面之后，将臂丛下根、前斜角肌和锁骨下血管向上牵拉，从而可以安全地向后（离肋骨 – 横突交界处几毫米）和向前（在中肋弓水平）切除肋骨的骨质部分。

是否应切除第 1 肋存在争议[10, 11]。大多数研究小组认为，切除第 1 根肋骨可以使胸顶良好塌陷，而不会引起明显的肩部异常或脊柱侧弯，在胸顶存在残腔时应切除第 1 肋[13, 38]。然而，无论是否切除第 1 肋，筋膜外的肺尖萎陷术对于胸顶部的塌陷十分重要，因此均要进行[13]。正如 Semb 所述[39]，肺尖萎陷术是将胸膜顶与软组织之间的粘连在胸膜外进行分离，以实现垂直塌陷并使软组织接近纵隔。

关于切除不同椎体的横突以使椎旁塌陷最大化的方法也存在争议[3, 8, 9]，因为这种方法可能导致严重的脊柱侧弯[40]。作者及其他术者[11, 12]，在保留横突时也能获得令人满意的后侧塌陷[13]。无论如何，在肋 – 椎骨关节附近切断肋骨时应特别小心，更重要的是应沿胸膜外平面的每层，从整个横突上剥离增厚的胸膜。

如果不需要切除第七肋即可实现塌陷，则需骨膜下切除肩胛骨的下 1/3，以避免其撞击第七肋。忽略此步骤将导致肩带运动时的疼痛，通常伴有明显的“咔嗒”声。此外，肩胛骨顶在第七根肋上会形成支撑，从而增加脊柱侧弯。Gigli 锯或电锯可以完成切除；切除角度应平行于第七肋的上缘。

一旦完成肋骨切除、胸顶塌陷和后胸膜外剥离，就可以评估胸廓塌陷的质量。大多数情况下塌陷是令人满意的，留下的全肺切除术后的小的腔隙经胸壁开窗引流（在极少数情况下经胸腔引流术引流）。在胸膜增厚伴部分钙化的增厚性胸膜炎的病例中，塌陷可能不适合引流，此时可以考虑是否改用 Andrews 胸廓成形术（见下文）。也可以选择肩胛下的空腔放置较粗的胸腔引流管引流，并且以标准方式分层缝合肌肉、皮下和皮肤关胸。

术后胸部 X 线片显示胸膜腔容积的减小，此现象将在接下来的几天中持续下去（图 63-21）。笔者通常分多次实施胸廓成形术和残腔开窗造口填塞术（如有指征），以减小状态较差患者的手术创伤[13, 17, 18]。胸廓成形术后应在患者的全身和局部情况允许的情况下尽快进行皮瓣移位术。

2. Andrews 胸廓成形术

Andrews 胸廓成形术手术的操作与 Alexander 相似，唯一不同的是在切除肋骨、胸顶松解和切开背侧肥厚的炎性胸膜后，将增厚的胸膜、胸内筋膜、肋间组织束和骨膜行“胸 – 纵隔折叠术”（见下述）以进一步充分填满胸腔并可能封闭手术相关的支气管瘘[4]。为行上述折叠术时，需经肋骨床打开感染的胸腔（图 63-22）。显露整个脓腔并

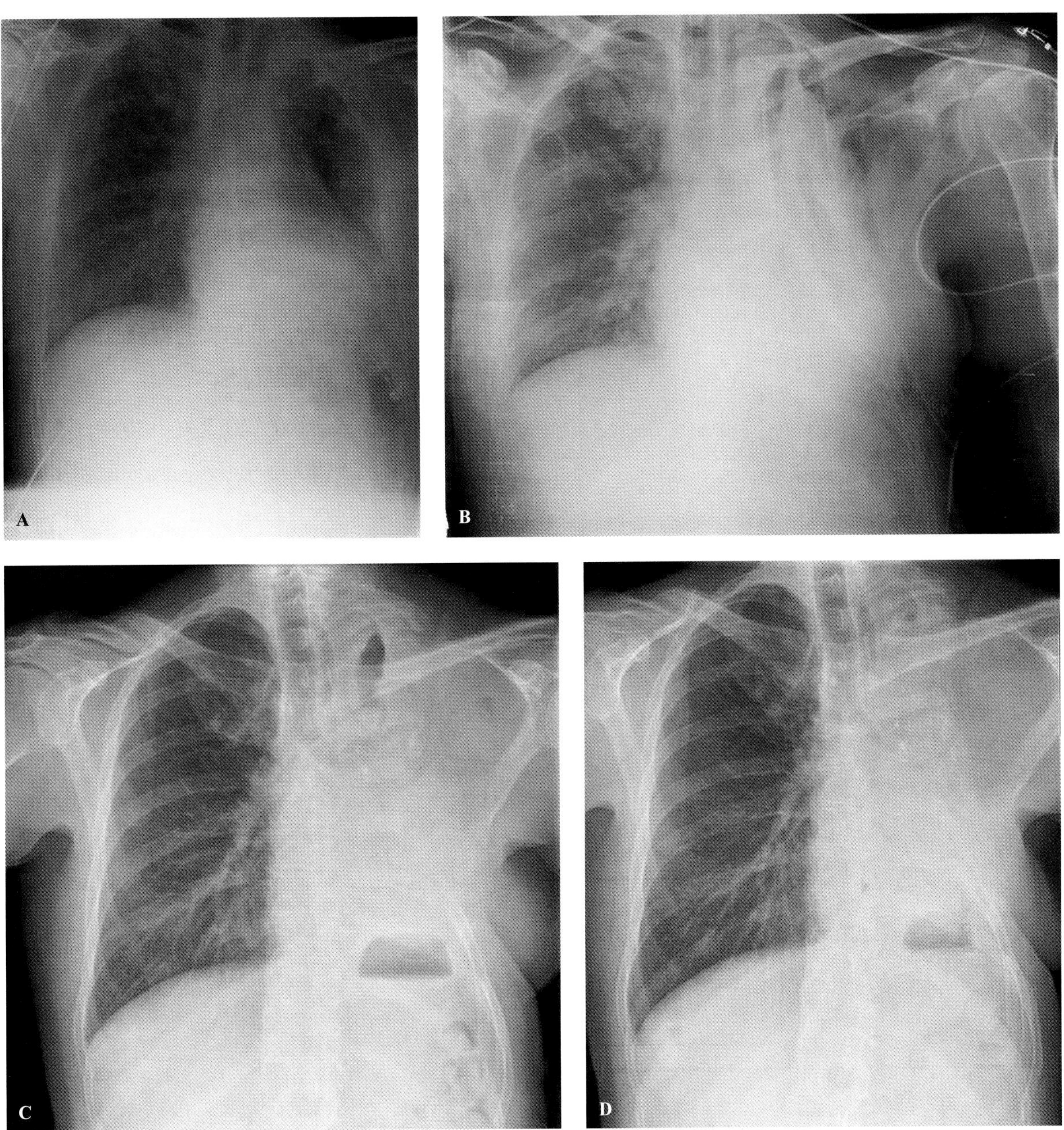

▲ 图 63-21　**Alexander 胸廓成形术治疗全肺切除术后的胸腔感染，胸腔逐渐塌陷的影像学表现**
A. 术前胸部 X 线片；B. 术后胸部 X 线片；C. 出院时胸部 X 线片（术后 12d）；D. 1 个月随访胸部 X 线片

仔细清创。在壁胸膜层面广泛的刮除炎性肉芽可更为彻底的清创。其目的是创造两个（在胸膜切口的上下）柔韧清洁的壁外组织瓣，由带血管的胸膜片、肋间肌、胸内筋膜和骨膜组成。然后将这些组织瓣并行放置于脓腔的纵隔面，并用可吸收线缝合。在有瘘的情况下，可尝试使用直接缝合支气管并以胸膜、肌肉和骨膜组织瓣加固的方法（图 63-23）。组织瓣的体积有时足以填充整个脓腔，至少可以显著减少脓腔体积（图 63-24）。

肌瓣（前锯肌或胸大肌）也可以作为补片来闭合瘘管；这种情况下，应将肌瓣缝合包绕敞开的瘘口。该操作能在很大程度上填充残腔，但是因需要充分地游离肌肉而可能导致感染在皮下或筋膜间隙蔓延 [12]。

在切口肥厚的炎性胸膜后方，肩胛下的区域与塌陷的脓腔相通，该腔隙可使用较大口径的胸腔引流管引流同时按标准方式逐层缝合肌肉、皮下和皮肤以关闭切口。

由于 Andrews 胸廓成形术使脓腔与肩胛下的区域交通，所以该手术操作增加了胸壁感染的风险[12]。实际上，问题的部分来自先前放置的胸腔引流管（未行胸壁开窗），如果没有胸壁开窗，单纯依靠引流管可能不能有效地排出脓性物。围术期有针对性性的抗生素预防性使术后前几天不允许活动肩部和手臂；在此之后，开始康复训练以保证肩部的运动。

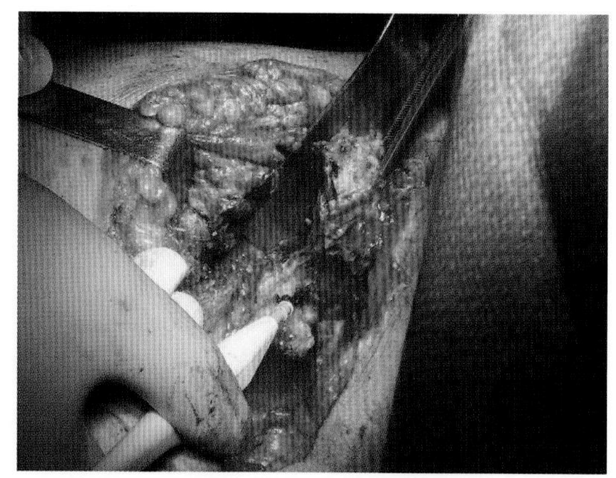

▲ 图 63-22　手术示意图

骨膜外肋骨切除术后打开炎性增厚的胸膜

（二）肺叶切除术后脓胸的胸廓成形术："定制胸廓成形术"和胸肌成形术

定制胸廓成形术的提出是在 1930 年，(在肺结核肺叶切除前进行胸廓成形术，同期或分期)，当时认为剩余的肺叶可能不能完全复张并且可以持续存在，例如同时切除肺上叶和下叶背段时[41-43]。后来，这种定制胸廓成形术（根据先前描述的技

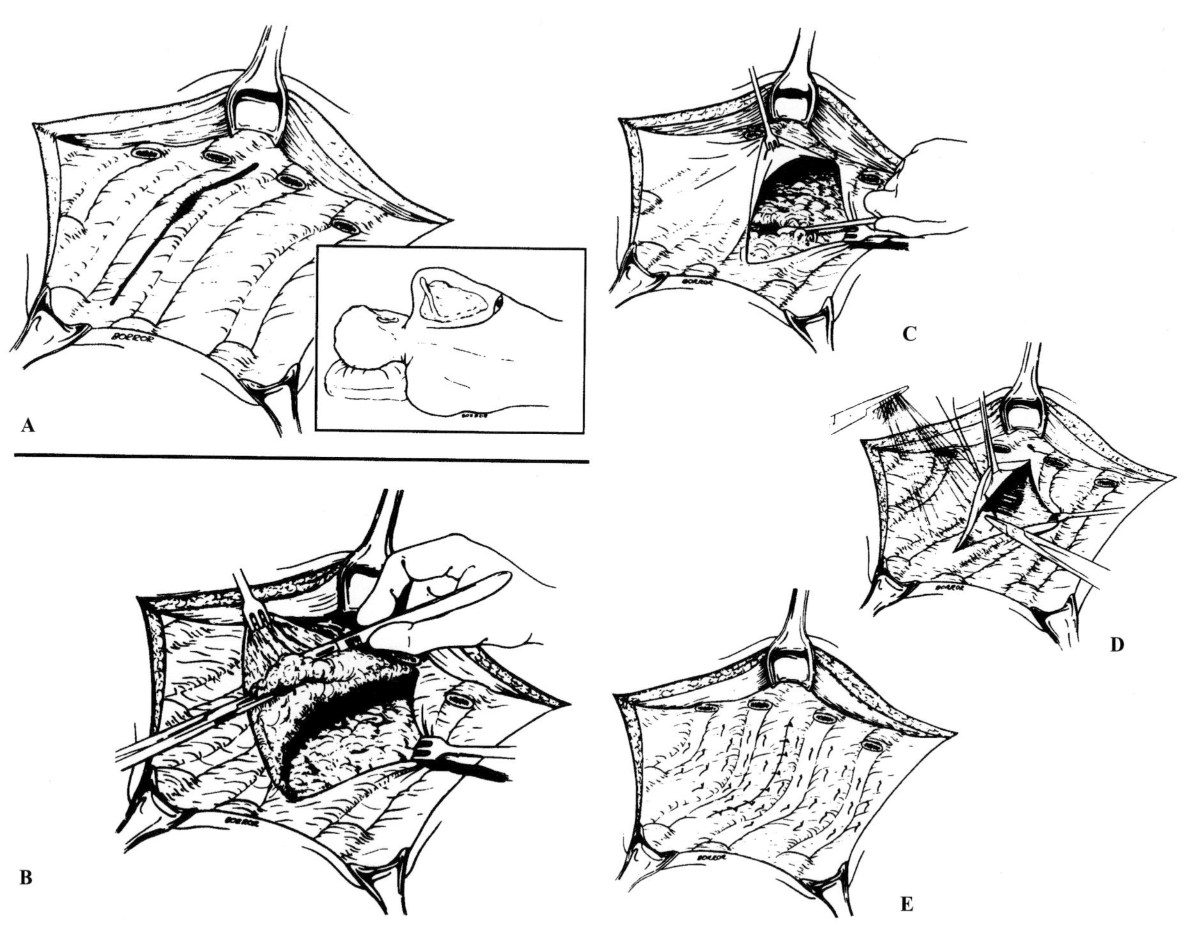

▲ 图 63-23　Andrews 胸廓成形术

A. 切除脓腔上方的肋骨，切除增厚的纤维窦道；B. 锐性分类使壁胸膜变薄；C. 纵隔胸膜刮擦；D 和 E. 缝合胸壁的组织瓣至纵隔胸膜

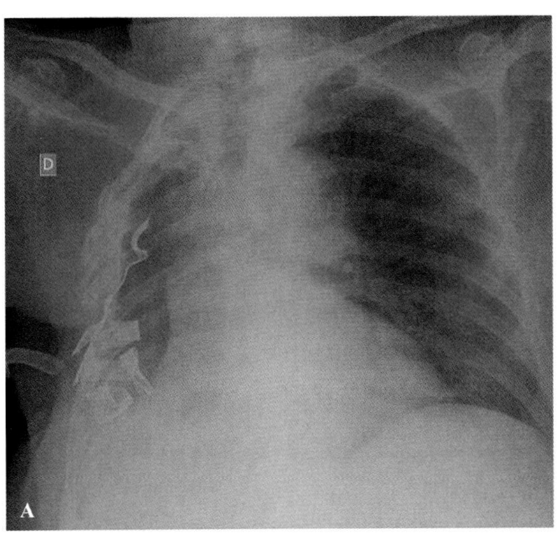

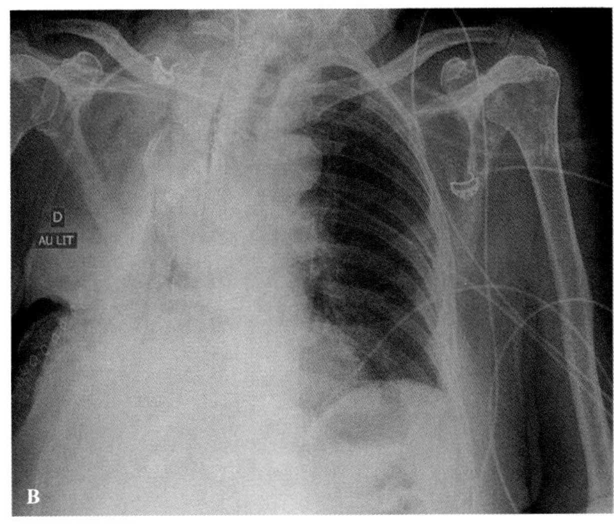

▲ 图 63-24　**A. 伴有大的支气管胸膜瘘的感染性全肺切除术后的空腔的快速闭合，需要胸壁开窗；B. Andrews 胸廓成形术的即刻效果如 X 线片所见**

术方法，前 5～6 根肋骨的骨膜下切除）逐渐淘汰。术前对是否需要行胸廓成形术无法准确预判，增加了可能无用的操作，使切除变得更加困难，同时增加了胸廓成形术后肺结核扩散的风险。同期胸廓成形术对术后通气有不良影响，容易造成分泌物黏稠不易排出、肺不张和肺炎（溺水肺）[41-43]。现在，"预防性"的胸廓成形术（肺叶切除前或是同期）已不再开展。实际上，胸廓成形术在治疗少见的肺叶切除后脓胸中较少被提及。对于术前可预判的术后肺尖残腔的问题可以通过胸膜幕或术中气腹来进行预防[44]。持续性的肺基底部的残腔也可以通过气腹来处理。

术后，如果胸顶残腔持续性感染可以采取保守性的手术，切除前 4～6 肋骨（根据局部的解剖，通过 CT 进行评估）的有限的上部胸廓成形术可能是最佳治疗选择（图 63-11）[13]。胸廓成形术手术方式的选择取决于各医疗机构的习惯，术前所观察到的塌陷程度以及相关的支气管胸膜瘘。如果塌陷看起来适合手术，并且伴随支气管胸膜瘘的风险较小，Alexander 胸廓成形术通常可作为首选。相反，如果增厚的胸膜很厚，妨碍胸廓的塌陷和（或）存在大的支气管胸膜瘘，Andrews 胸廓成形术有更大的优势，可以更好实现胸廓塌陷并且更易于术中闭合支气管胸膜瘘同时可以几乎完全的填充残腔（图 63-11）。

组织瓣皮瓣移植是处理基底部持续性感染的最佳方法，通常先进行开放引流直到引流干净。未被分离过的背阔肌通常可以提供足够大的组织填充基底部的残腔并密闭相关的支气管胸膜瘘[45]。如此前有肌肉曾被离断过，大网膜或许是个很好的选择[17]。这两种组织瓣移植手术中，如果空腔不能被组织瓣完全填充，可以同期加做局限的胸膜内胸廓成形术来消灭残腔（图 63-25）。这种术式，Garcia Yuste 及其同事[35]将其称为"胸廓肌肉成形术"，通过切除胸廓成形边缘的肋骨端和胸廓成形上下各两根肋骨，连同肋间肌、神经血管束和壁胸膜来实现胸廓成形。

任何情况下，胸腔闭式引流应持续到空腔完全闭合。

（三）原发性脓胸的胸廓成形术

当慢性脓胸持续数月之久，如没有进行有效治疗，壁胸膜会变得厚而僵硬，以致常规的胸膜外胸廓成形术很难将其贴近脏胸膜或纵隔胸膜。

在放弃了 Shede 胸廓成形术之后，Grow[46]于 1946 年、Kergin[47]于 1953 年，分别描述了一种胸膜内成胸廓形术，切除增厚的胸膜，但保留

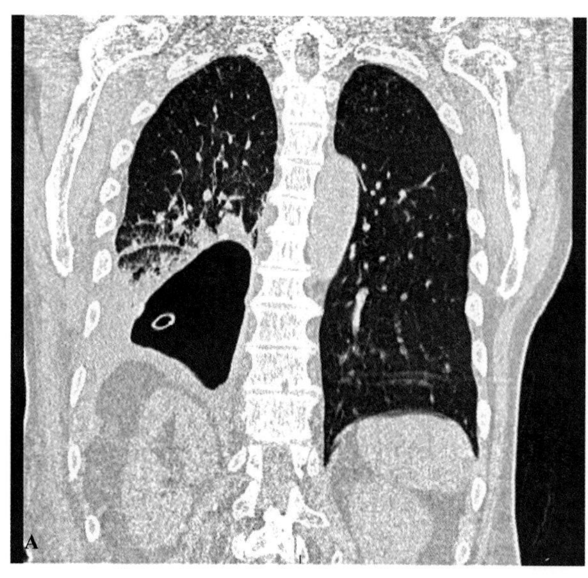
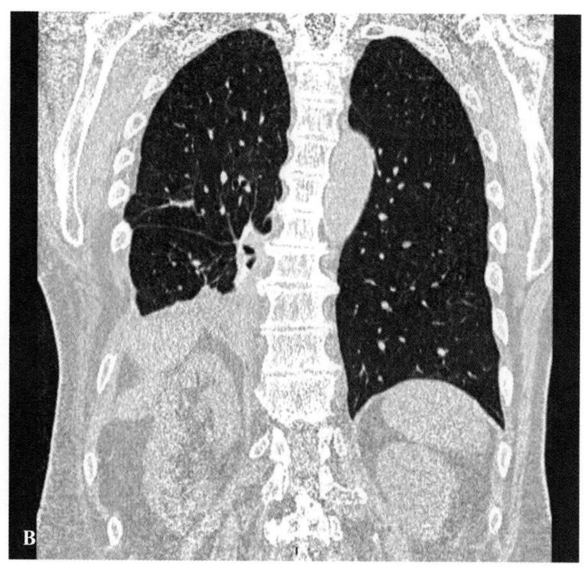

▲ 图 63-25 右肺下叶切除术支气管胸膜瘘伴脓胸患者的术前（A）和术后（B）CT 扫描（冠状位）。胸廓肌肉成形术封闭空腔和闭合瘘口

肋间肌肉和神经血管，切除残腔上方的肋骨并由此进入脓腔（图 63-26）。如 Grow 所述，手术操作包括切除足够长度和数量的肋骨以完全打开脓腔并确保距脓腔壁 3cm 以上。切除脓腔上下各 1 根肋骨。在胸内筋膜平面分离肋间组织束并使之收缩，充分显露并切除覆盖在脓腔上的增厚的壁胸膜。将肋间组织束填入胸腔。如果发现有支气管瘘，则将肋间组织束缝合覆盖在瘘口处。行胸腔引流，伤口缝合并用敷料加压包扎。如果有瘘，行筋膜外间隙和脓腔引流。

如已行胸壁开窗术，该手术通常不可行（除非是非常小的胸壁开窗）。胸廓肌肉成形术（如前所述）可以认为是最好的治疗选择，特别是保留的胸壁肌肉可以用于肌瓣转移的患者（图 63-12）[35]。

（四）肺部真菌感染和非真菌感染的胸廓成形术

1. 肺曲霉球

较大空洞合并肺曲霉球且不适于手术切除的患者需要内科治疗，在某些情况下，需要行空腔开窗术 [1, 48, 49]。这对于控制局部和全身性脓毒血症是有效的。即便长期的每日换药，但因为空腔的自然属性，肺而非胸膜，开窗的自行闭合是罕见的：事实上，空腔持续性的细菌污染包括以下主要原因。胸膜炎性增厚可能无益于空腔的闭合；通常伴有的营养不良；多发的支气管和细支气管瘘 [1]。因此，后期通常有指征进行肌瓣（通常是胸大肌，很少会用前锯肌，取决于外科解剖）填充。然而，有时会因空腔太大没有足够的肌肉瓣可供填充，常见于病情较重肌肉萎缩的患者。在进行肌瓣转位前先行胸廓成形术，可作为缩小半侧胸腔体积的中间步骤 [1, 13]。随后，根据此前描述的手术操作，可同期施行 Alexander 胸廓成形术（图 63-13）。由于胸腔通常局限于肺尖部，所以，胸廓成形术常常包括第 1～6 肋骨。术前 CT 检查可指导确定手术切除范围。

有小部分曲霉菌球的患者，可能因为其部位不可能行合适的空洞开窗，不适于上述的三步手术。这部分病例（小的后上病变）可能有同期 Andrews 胸廓成形术的指征（图 63-14 和图 63-27）。

2. 多重耐药肺结核

传统的胸廓成形术在肺结核的治疗中已经完全被抛弃了。对于多重耐药性结核，填充式胸廓成形术在几十年前就已经被提出 [6]。正如对此术

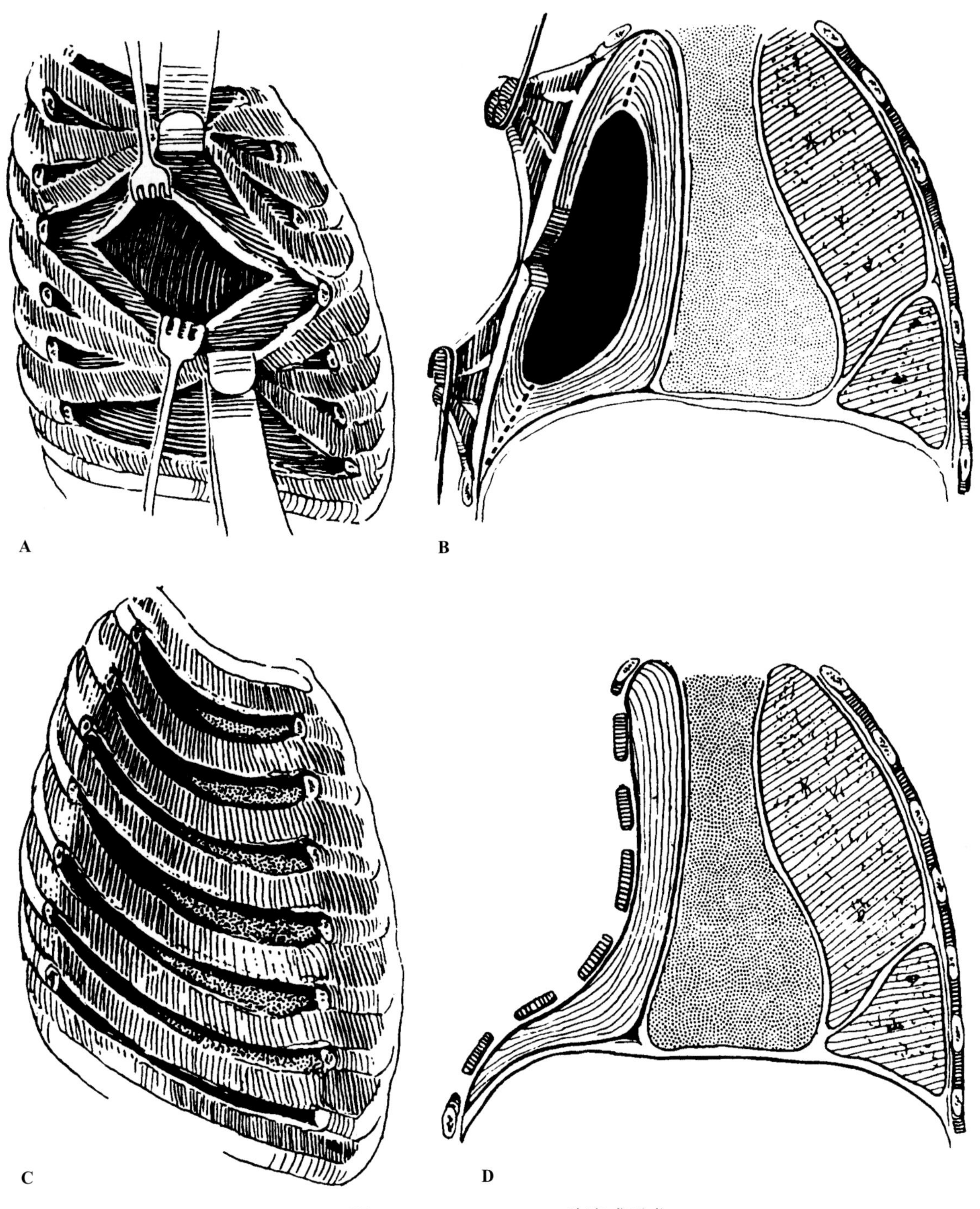

▲ 图 63-26 **Grow-Kergin 胸廓成形术**

A. 肋骨切除游离肋间束；B. 切除厚的壁胸膜；C 和 D. 肋间束填入空腔

经许可，改编自 Kergin FB. An operation for chronic pleural empyema. J Thorac Surg 1953;26:430. © 1953 The American Association for Thoracic Surgery 版权所有

式最初的描述，手术包括剥除骨膜外剥离残腔上方的肋骨，压迫软组织，然后将填充物填入已剥离的肋骨的“鸟笼”中。4～6 个月后，塌陷的骨膜外组织形成稳定的骨板，避免了反常呼吸运动。此时，移除填充材料和萎缩的肋骨，保留第 1 肋骨和横突 [5]。

Armada 及其同事 [50] 提出了一种不需要取出填充物的一期填充术。尽管 Wilson 对于填充物

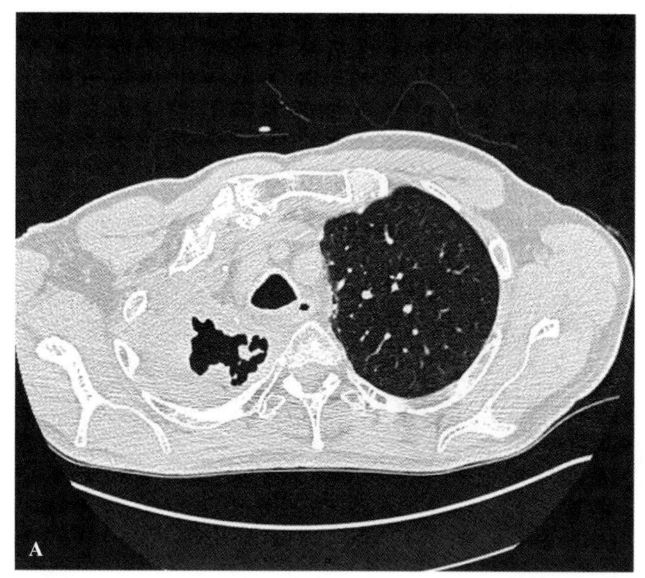

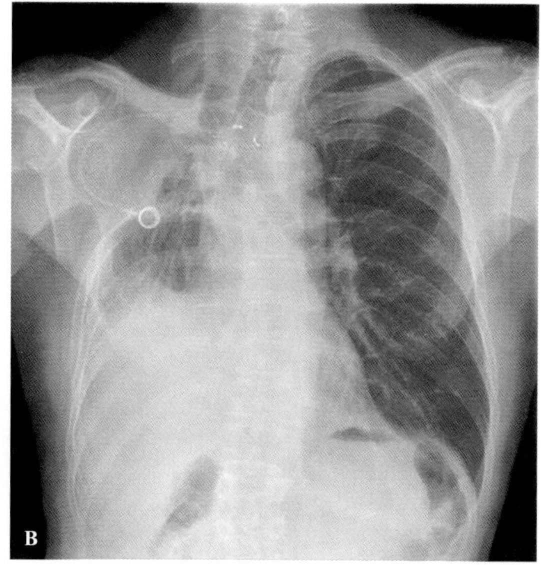

▲ 图 63-27　肺癌双肺叶切除和放化疗后合并曲霉肿患者术前 CT（A）扫描和术后（随访 2 月）的胸部 X 线片（B）。治疗包括 Andrews 胸廓成形术和真菌球清除，消灭残腔

留在原位表示担忧，但该一期手术还是被其他外科手术医师团队所接受，并且比最初的术式应用更为频繁。因此，与植入物相关的并发症在数年后得以记录下来。这些并发症包括感染、填充物移位、纵隔受压、食管或支气管腐蚀，以及肿瘤的发生[51, 52]。尽管这些并发症正变得越来越罕见，但在当前的临床实践中仍有记录，因其可能在首次手术后的几十年发生。更符合生理功能的惰性填充材料，特别是组织填充材料和乳房假体材料的发展，让肺结核的填充治疗有了显著的进步和发展，这些填充材料已成功应用在全肺切除术后综合征的治疗中，并可在体内保留数十年，且无明显不良反应[53, 54]。

四、胸廓成形术后的发病率和死亡率

胸廓成形术的术后并发症直接与潜在的基础疾病以及相关的一些其他伴随疾病，还可能与手术技术的欠缺（如锁骨下血管和臂丛神经损伤）等直接相关。积极有效的胸部物理治疗可减少肺不张和肺炎的发生。伤口感染通常不常见，通过仔细地止血和伤口引流或许可以避免肩胛下伤口的感染。

多处肋骨切除使双侧肋间肌功能上不对称，常导致脊柱侧弯和术侧凹陷（图 63-4 和图 63-5）。第 1 肋骨切除后可能导致肩带抬高，该畸形在年龄＜ 40 岁的患者中更为明显，而在＞ 60 岁的患者因为脊柱的活动性较差所以畸形较不明显。如果第 1 肋骨横突不需要切除（通常如此），则脊柱侧弯的程度在美观上更易于接受，并且通过物理治疗可缓解肩带功能异常[46]。

死亡率与潜在疾病关系更大，而非手术操作。在肺癌和支气管胸膜瘘的患者中，围术期死亡更为常见。在 Peppas 等的研究中[11]，手术死亡率为 25%（4/16）；该组 10 例患者最终感染得到了控制，因此治疗的成功率为 62.5%。而 Icard 及其同事[12] 的研究得出的死亡率为 4.3%，他们采用 Andrews 胸廓成形术治愈了 23 例脓胸患者中的 20 例。剩余的病例经二次手术后痊愈。最近，依据作者的单中心经验[13]，接受胸廓成形术的患者，术后死亡率为 3.8%：其中 1 例（间皮瘤性胸膜外全肺切除术后脓胸）因成人呼吸窘迫综合征于胸廓成形术后的 21d 死亡。术后并发症 5 例（19%），所有病例均为 5 根以上的肋骨切除的骨膜外胸廓成形。此外，2 名患者出现急性肺炎，1名出现肩胛下脓肿、肺不张和失血。

胸廓成形术成功的20例患者中，单独成形术6例，联合残腔填充术14例，总成功率为80%。在手术适应证方面，肺切除术后脓胸21例中成功17例（81%）（13例全肺切除术中11例和8例肺叶切除术中6例），所有的原发性脓胸和1例脓腔开窗术后患者手术均获成功。技术方面，肌肉骨膜外胸廓成形术的成功率为77%，胸廓肌肉成形术为100%。1例Andrew胸廓成形术，成功。联合胸廓成形术和残腔填充术在14例中均成功[13]。Hysi等报道的结果类似[15]，该单中心10年间90例全肺切除术后脓胸治疗的经验总结，所有病例均行胸壁开窗，除1例外患者的感染均得到了控制，其中7例患者胸壁开窗自行愈合，24例一直未能愈合。另外的59例胸壁开窗患者行Alexander胸廓成形术。胸廓成形术后死亡率为5%。脓胸复发3例，胸廓成形术成功（感染控制）率总体为91.5%。

Botianu等[16]报道了他们25年Andrews胸廓成形术治疗全肺切除后脓胸的经验。30例患者中，22例有同期行组织瓣转移，支气管瘘14例，后经加强后闭合。总死亡率为6.7%（2例），其中2例（6.7%）因脓胸复发而需要性开窗手术。

Krassas等[14]报道了全肺切除术后和肺叶切除术后脓胸的经验：20例全肺切除术后脓胸性胸廓成形术（其中11例合并支气管瘘）；14例曾行胸壁开窗术，12例需要行胸壁肌瓣转移。死亡率15%（3/20）。8例肺叶切除术后脓胸的患者中（常合并支气管瘘；其中1例曾行胸壁开窗），胸廓成形术通常联合胸内肌瓣转移（7/8例），无死亡发生。除1例外，所有患者（全肺切除术后和肺叶切除术后）均治愈出院，并且无继发性的肺功能损伤和肩关节损伤。

笔者团队[13]也研究了胸廓成形术后后续的问题。后期随访中，所有患者均出现不同程度的胸廓畸形和脊柱侧弯畸形，但88%的患者其胸廓形态并不严重也没有症状，并且患者表示在外形和美观上可以接受。26例中只有1例出现胸廓严重畸形，而另一例的脊柱侧弯有症状：这两例均施行了切除1～9肋的筋膜外胸廓成形术。所有患者在术后早期都有肩关节活动受限的主诉，后期随着加强机体康复训练，肩关节活动可有改善。患者普遍对术后所保留的肩关节活动功能耐受良好。仅有一个患者出现冻肩综合征，并伴有功能降低和慢性疼痛（切除了2～8肋骨）。没有患者表现出与胸廓成形术相关的进行性肺功能不全。胸廓成形术后的5年总体生存率为76%；恶性肿瘤患者全肺切除术后和胸廓成形术后的5年生存率分别为78%和80%。

五、总结

显然，胸廓成形术作为一种古老的手术，并将胸外科提升到公认的专业地位，在某些情况下仍是一种有效的手术。对于复杂的胸内残腔的问题，仍是一种安全有效的解决办法，尤其是联合其他胸腔内填充术，可以有效地控制感染。肺切除术后脓胸，主要是在全肺切除术后，可以伴或不伴有支气管胸膜瘘，仍是当前胸廓成形术的主要适应证。引用Alexander的话：归根结底，胸廓成形术用于闭合其他手术操作无法闭合的残腔[3]。

第 64 章 胸导管解剖与乳糜胸

Anatomy of the Thoracic Duct and Chylothorax

Moritz C. Wyler von Ballmoos　David W. Johnstone　著
苟云久　译

一、胚胎学与组织学

随着心血管系统的发育，在第五周结束时，淋巴系统从静脉系统[1]的内皮衍生出来形成一种双侧结构。6 个不同的淋巴囊分别于前主静脉、双侧髂静脉、后主静脉及腹膜后间隙形成。乳糜池由两个腰干和腹内干融合形成；并从这些结构开始，淋巴管沿着静脉自组织平面向外周扩散。胸导管最初是一个有着许多桥接血管的双侧结构，但通常会连接成一个独立的导管系统[2]。最终，胸导管发育为左颈静脉囊并向尾部生长，右侧胸导管沿乳糜池向后延伸，然而由于右侧导管的上部和左侧导管的下部的消失，导致胸导管跨越中线。这种成熟的模式导致了解剖学的变异；而标准模式也仅能在 65% 的人群中发现[3]。

淋巴管的毛细血管系统有一层内皮细胞，却无明显的基底膜，以至于能够吸收大分子。纤维将毛细血管固定在细胞外基质上，提供结构支撑。胸导管具有典型的 3 层结构，包括内膜、中膜和被基膜所包裹的外膜。胸导管中层结构通过导管内瓣膜频繁开闭共同推动了乳糜的回流。其他影响淋巴回流的因素有正腹内压、负胸内压，以及导管与静脉系统交界处的伯努利效应。

二、胸导管解剖

图 64-1 所示为胸导管的正常走行。胸导管是将来自下肢和左上肢的淋巴液引流到静脉系统的共同通道。胸导管位于主动脉右侧，起源于第二腰椎体（T_{10}～L_3 段）前方的乳糜池，并沿脊柱穿过主动脉裂孔（T_{10}～T_{12}），上升至食管后方、肋间血管前方、主动脉与奇静脉之间，至中线右侧（图 64-2）。在第五或第六胸椎处，导管穿过左后方至主动脉弓和左锁骨下动脉起始处，并沿着食管左侧通过胸廓入口。在离开纵隔前，导管收集来自支气管纵隔干的支流。一旦导管进入颈部，它会在锁骨下动脉、椎动脉和甲状腺颈前动脉面的 C_7 平面横向拱起。它继续延伸到膈神经和前斜角肌的表面，经过左颈动脉鞘和颈静脉后方，通常终止于前斜角肌内侧缘的左颈静脉与锁骨下静脉的后方汇合处。这种终止可以是单分支（80%），也可是多分支（20%）[4, 5]。导管在不同部位都有瓣膜，最稳定的是进入静脉系统以防止血液逆流入管的瓣膜。

来自右头颈、手臂、胸壁、右心、右肺、左肺下半部分、右膈，以及肝凸面的淋巴汇入右淋巴管。这条导管也输送来自心脏和肝圆顶以及右膈处的淋巴。右侧淋巴干主要引流至右锁骨下静脉和颈静脉的后交界处；这个管道很小，很少见[6]。

三、胸导管的主要变异

所研究的病例中，近一半存在变异，一般包括多处胸主干（25%～33%），不同的交叉水平，以及从右胸、手臂和头部引流的不同副干[3, 7, 8]。针对终末导管的多项研究表明，变异是规律：导管汇入左侧静脉的近40%，其余大多数的变异主要包括终止于左无名静脉、颈内静脉、椎体或右颈内静脉或双侧静脉（2%），以及罕见地终止于奇静脉[9]。导管也可以经过椎动脉和锁骨下动脉的后方，到达静脉末端。

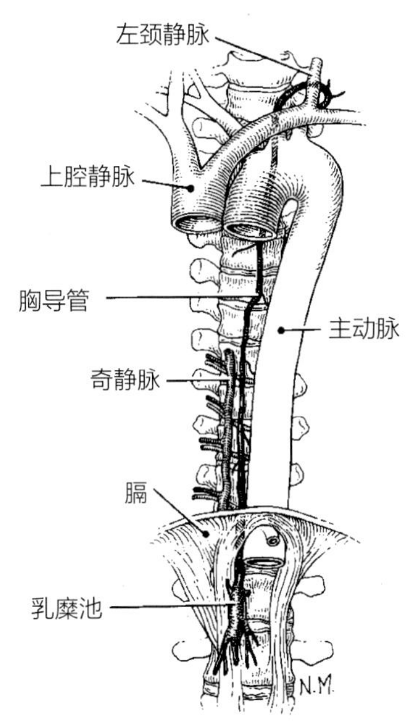

▲ 图 64-1　常见胸导管解剖模式

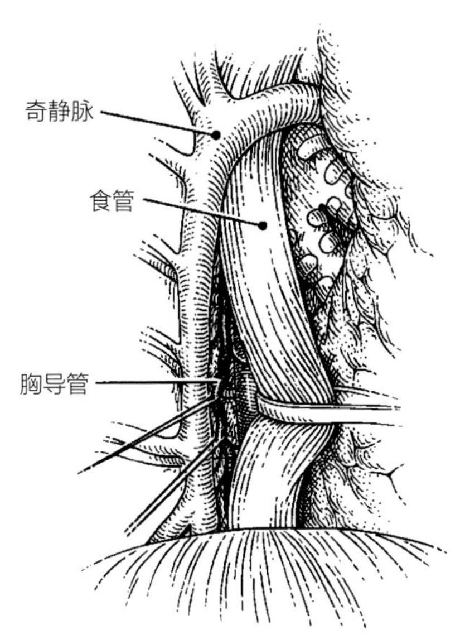

▲ 图 64-2　右侧肝上段胸导管外科解剖

四、乳糜的组成

在健康人的胸导管中，95% 的液体来源于肠道和肝脏。乳糜池和胸导管的主要生理作用是将消化了的脂肪输送到静脉系统。中、长链脂肪酸不能直接吸收入血，形成能够在乳糜中输送的微胶粒。大约 60% 摄入的脂肪通过胸导管进入静脉系统。小肠吸收的脂肪使乳糜具有典型的乳白色外观。因此，禁食时，乳糜呈浆液样。

乳糜的成分见表 64-1。脂肪、蛋白质和淋巴细胞的浓度由于摄入食物的时间、成分和数量的不同，具有很大差异。

胸导管淋巴中的脂肪由中性脂肪、游离脂肪酸、鞘磷脂、磷脂、胆固醇和胆甾醇酯组成。小于 10 个碳原子的脂肪酸直接被门脉系统吸收，因此很大程度上绕过了淋巴循环。因此，限制脂肪为短链甘油三酯的饮食，已用于减少胸导管的

表 64-1　乳糜的组成

成　分	含量（每 100ml）
总脂肪	0.4～5.0g
胆固醇	65～220mg
蛋白质	2.2～5.9g
• 白蛋白	1.2～4.1g
• 球蛋白	1.1～3.6g
• 纤维蛋白原	16～24g
• 抗凝血酶	1/4 血浆浓度
• 凝血酶原	1/4 血浆浓度
• 纤维蛋白原	1/4 血浆浓度
糖	48～200g
电解质	近似血浆
细胞成分	
• 淋巴细胞	400～6800/L
• 红细胞	50～600/L

引自 Maskell NA, Butland RJA. BTS guidelines for the investigation of a unilateral pleural effusion in adults. Thorax 2003; 58(suppl 2):ii8-ii17;Selle JG, 3rd, Snyder WH, Schreiber JT. Chylothorax: indications for surgery. Ann Surg 1973; 177(2): 245-249; Helin RD, Angeles STV, Bhat R. Octreotide therapy for chylothorax in infants and children: A brief review. Pediatr Crit Care Med 2006;7(6):576-579.

流量。摄入的脂肪在大约 1.5h 内从肠道进入体循环，在摄入 6h 后达到吸收峰值。

细胞外蛋白质、电解质和来自细胞间隙的葡萄糖在淋巴液中运输并回流到静脉系统。蛋白质的浓度约为原来的一半，电解质的浓度几乎与等于血浆浓度[10]。

胸导管淋巴液的主要细胞成分是淋巴细胞，以 T 淋巴细胞为主（90%）[11]。胸导管淋巴细胞与外周血淋巴细胞的区别在于它们对抗原刺激的反应性。脂溶性维生素、抗体、酶和尿素氮存在于胸导管淋巴液中。乳糜具有抑菌作用，可能是因为其卵磷脂和脂肪酸含量高，有效地阻止脓胸的形成。

五、胸导管生理学

据估计，胸导管中淋巴流量是 1.38ml/kg/h，介于 30～190ml/h[9]。流量会在进食饮水后，以及腹部按摩时增加[12]。肝淋巴流量会在餐后增加 150%，而基础肠淋巴流量在脂肪餐后增加 10 倍[6]。24h 内从胸导管置管患者中收集了多达 2500ml 的乳糜。饥饿或绝对卧床会减少胸导管淋巴流量。

乳糜流入乳糜管系统受肠道内食物和液体吸收的驱动，并因肠道收缩而增加。负的跨膈压梯度有助于乳糜向上流动。每 10～15 秒管壁的肌肉收缩一次，这与呼吸运动无关。导管内压力范围为 10～25cmH_2O，发生梗阻可增加至 50cmH_2O[13]。胸导管全程都有瓣膜存在，但主要位于上部，防止乳糜逆向流动。

六、乳糜胸的成因

乳糜胸是由于淋巴管撕裂造成胸膜腔内出现淋巴液；其病因可大致分为先天性、外伤性、感染性和肿瘤性（表 64-2）。

（一）先天性乳糜胸

先天性或原发性乳糜胸是新生儿胸腔积液最常见的原因[14]。它在出生时或生命的最初几周表现为呼吸窘迫。大多数病例属特发性。淋巴发育异常综合征也可导致乳糜胸。胸导管可能缺如或闭锁，或具有异常通路，包括通向胸膜腔的瘘管或拥有多个扩张的淋巴管；结局可能会导致淋巴水肿和羊水过多。产伤包括颈过伸以及上腔静脉压力升高，也可能是原因[15]。

表 64-2　乳糜胸的病因

发育异常

创伤性

- 产伤
- 钝伤
- 穿透伤
- 外科手术
  - 颈部
    - □ 淋巴结切除术
    - □ 根治性颈淋巴结清扫术
  - 胸部
    - □ 动脉导管未闭结扎术
    - □ 主动脉缩窄切除术
    - □ 食管切除术
    - □ 胸主动脉瘤切除术
    - □ 纵隔肿瘤切除术
    - □ 左肺全切术
  - 腹部
    - □ 交感神经切除术
    - □ 根治性淋巴结清扫术

诊断程序

- 腰动脉造影术
- 锁骨下静脉置管术

肿瘤

其他

引自 Chernick V, Reed MH. Pneumothorax and chylothorax in the neonatal period. J Pediatr 1970;76(4):624–632.

先天性乳糜胸一般保守治疗，预计 4～5 周内可以痊愈。多数病例中，持续的母乳喂养并没有阻止问题的解决，不过在难治性病例中可能需要 MCT 饮食或肠外营养。胸腔穿刺术可以于初步缓解呼吸窘迫；无腹水时，首选胸腹分流术；在某些情况下可能还需要胸导管结扎术和（或）胸膜固定术[15]。

（二）创伤性乳糜胸

乳糜胸可发生在钝性或穿透性创伤后。胸导管最常见的非穿透性损伤是由于脊柱的突然过伸和膈上方的导管断裂引起的。椎体的突然拉伸本身足以撕裂导管，但通常由于先前的疾病或恶性肿瘤，导管已被固定。呕吐或剧烈咳嗽也会导致胸导管撕裂[16]。胸导管的穿透性损伤不常见，且严重程度通常低于其他相关损伤。

（三）医源性损伤

在纵隔或下颈部附近进行的任何手术均可能发生胸导管损伤。以下大多数类型的胸部手术均已报道发生乳糜胸。在食管切除术、第1肋切除术、主动脉手术、缩窄修复术、动脉导管未闭结扎术、左肺切除术、后纵隔肿瘤切除术和交感神经切除术中，胸导管尤其危险。乳糜胸也可能使根治性颈淋巴结清扫术、锁骨下血管手术或插管、腹交感神经切除术和淋巴结清扫术复杂化。中心静脉插管后偶尔出现乳糜胸可能是由于静脉阻塞，而不是直接损伤导管所致[17]。

了解标准的导管解剖结构及其变异性，并在危险区域工作时保持警惕，是避免损伤的最佳策略。由于患者已经有好几个小时没有进食，而且导管淋巴是浆液性的，所以手术中常常无法识别导管损伤。一些外科医生已经提出，在术前摄入含或不含标记的含脂液体，以在术中发生损伤时识别胸导管，并在必要时便于导管结扎。T_6水平以下的导管损伤多表现在右侧，T_6水平以上的损伤多表现在左侧。

在当时的大量报道中，食管癌切除术后乳糜胸的发生率为0.5%～3.4%，并不明显取决于所选择的手术方式。Orringer等[19]报道了1085例经食管切除术患者的发病率低于1%。Dugue等[20]报道了850例Ivor-Lewis食管切除术患者的发病率为2.7%。一份关于1787例食管切除术拥有1.1%的乳糜胸发生率的报道发现，经胸入路和经食管入路无差异（分别为1237例患者中有1%和464例患者中有1.3%）[21]。对44篇已发表报道的Meta分析发现，2675例经食管切除术的乳糜胸发生率为2.1%，2808例Ivor-Lewis食管切除术的乳糜胸发生率为3.4%[22]。一些作者已经提出在食管切除术时预防性结扎导管。从几项研究（主要是回顾性研究）获得的证据来看，预防性导管结扎的有效性尚存争议，但这些证据表明，预防性导管结扎可以安全进行，而且无须显著延长手术时间[23]。Dougenis[24]等报道了255例经左胸腹入路切除的病例，预防性导管结扎的患者中，乳糜胸的发生率（2.1%）低于未行预防性导管结扎的患者乳糜胸的发生率（9%）。Merigliano等[21]报道了1787例食管切除术，自采用常规胸导管结扎的方法行胸导管切除术以来，连续有106例患者未发生乳糜胸。另一组850例Ivor-Lewis食管切除加常规导管结扎术报道乳糜胸发生率为2.7%[20]。这些比率并不比最近不采用常规结扎的大数据的比率低很多。

一项有653名患者参加的随机对照试验报道了经导管结扎后食管癌切除术患者乳糜胸发生率从2.1%下降到0.3%[25]。Shah等[26]在一个大型的单机构系列研究中发现，食管癌切除术后乳糜胸显著增加了食管切除术后的发病率、住院时间和围术期死亡率。由于它增加的手术时间少，可以安全地完成，应当考虑预防性导管结扎，特别是如果进行一个更广泛的纵隔清扫术，或者在其他手术中发现并确认胸导管发生损伤时。

肺切除术后乳糜胸少见。Mayo诊所（Mayo Clinic）的一项大型回顾性研究发现，超过1.1万名接受过胸外科手术的患者中，有47例（0.42%）出现了术后乳糜胸。其中13例患者接受了肺切除手术。Sarsam等[28]报道，在接受全肺切除术的1800例患者中，有9例（0.5%）出现了乳糜胸。Terzi等[29]报道了1744例接受胸膜肺手术后的患者，发生了13例乳糜胸（0.74%）。大多数病例发生在肺切除术、广泛的淋巴结切除术、袖式切除术或其他在肺门和气管旁区域进行广泛切除之后。

（四）肿瘤性乳糜胸

恶性肿瘤侵袭、压迫或肿瘤栓塞胸导管，可导致支管扩张破裂，形成乳糜胸，或形成更少见的乳糜性心包[32]。肿瘤约占成人全部乳糜胸的一半，恶性肿瘤是每个新发不明原因乳糜胸患者的诊断标准。淋巴瘤是最常见的罪魁祸首（近 50% 的病例），其次是肺癌和腹膜后肉瘤，但几乎所有器官系统的转移性疾病都与乳糜胸有关[33]。乳糜胸也可源于恶性疾病的纵隔放疗，可发生于治疗期间或病程后期，但不一定预示着复发。

（五）其他原因

感染（结核、真菌、纵隔炎）、丝虫病、血管病、颈静脉和锁骨下静脉血栓形成均可引乳糜胸。良性的淋巴管瘤出现于胸导管也可能产生一个或多个充满乳糜的囊腔。肺淋巴管平滑肌瘤病是一种罕见的导致育龄女性乳糜胸的疾病，同时表现为气胸和咯血。20% 的病例可见乳糜胸，是由平滑肌细胞浸润淋巴管引起[34, 35]。

继发性乳糜胸可能是由于腹部手术、恶性肿瘤、胰腺炎、胰腺假性囊肿、肝硬化或渗出性肠病造成的乳糜性腹水而引起。

七、病理生理学

如果胸导管最初渗漏仍然包含在纵隔内，纵隔增宽可能是胸部 X 线片上唯一的征象。随着纵隔胸膜破裂，淋巴液在胸膜腔内迅速聚集。

当乳糜在胸膜腔内积聚，或更罕见地在心包内积聚时，就会表现为大量胸腔积液（呼吸困难、咳嗽、低氧血症）或心包积液（心动过速、心包填塞）。这些症状通常是渐进出现的，但以张力性乳糜胸为表现的病程可能很快。没有外部引流，液体、脂肪、淋巴细胞和蛋白质就不会发生流失。胸膜腹膜分流术在婴儿乳糜胸的成功实施证明了这一点，对那些经常对潜在疾病能够做出反应的淋巴瘤患者的保守治疗也证明了这一点。然而，大量的液体从血管内内转移到血管外仍然会导致血流动力学的损害。

通常，引流对于缓解症状很有必要，而持续的乳糜胸外引流可能会迅速耗尽营养、体液、电解质和淋巴细胞储备。术后引流量可超过 2.5L/d，多数患者术后引流量超过 1L/d。由此产生的营养不良、免疫抑制和凝血障碍，除非加以纠正，否则会导致很高的发病率和死亡率。不到 50% 患者的非手术性瘘管预计在 2 周内可以自发愈合，其余患者除非通过手术关闭瘘管，否则通常会伴随死亡。

八、诊断

乳糜胸的诊断建议通过胸膜腔穿刺术以及引流管引流的方法，如果从胸膜腔引流出非凝固性的乳白色液体即可诊断。在禁食状态下乳糜一般是透明的，但在摄入脂肪后就会变成乳状。然而即使在禁食状态下，引流液的脂肪含量也是很高的，对乳糜液进行生化和显微镜下检查可以帮助确诊。生化检查乳糜液中的甘油三酯浓度一般较高，但蛋白浓度会不到血浆的一半；如果引流液中甘油三酯含量超过 110mg/dl 则有 99% 的机会变成乳糜，而含量低于 50mg/dl 的引流液只有 5% 的机会变成乳糜[36]。乳糜微粒的存在对于乳糜胸的诊断是有特异性的，如果甘油三酯含量不清楚，应寻找乳糜微粒的存在。因此在显微镜下检查引流液，若发现有乳糜微粒的存在，并且可以用碱和乙醚来清除，或苏丹 –3 染色为阳性，则能诊断为乳糜胸。革兰染色也有助于做出诊断，典型的乳糜胸会显示淋巴细胞多于中性粒细胞，但一般无细菌。如果引流液细胞计数中 90% 的淋巴细胞有差异，则基本上可以排除乳糜胸的诊断。

乳糜胸应与假乳糜胸相鉴别，后者是由于长期胸腔积液中胆固醇结晶积累所致。在假乳糜胸患者中，胸膜通常会明显增厚和纤维化[37]。假乳糜液产生最常见的原因包括慢性类风湿性胸膜炎、结核和气胸[38, 39]。乳糜液和假乳糜液可通过引流液的脂质分析来进行鉴别。在假乳糜液中胆固醇水平一般大于 200mg/dl，并且没有乳糜微粒，但常常可见胆固醇结晶[40]。如果诊断还很困难，可食用含有绿色 6 号染料的脂肪餐，若为乳糜液，大约 1h 内引流液会被染色。

乳糜胸最大特点是积液速度快。在一个 70kg

的成年人中，引流液平均每天达700～1200ml。但引流液在术后的几天内可能不多，这取决于患者的经口摄入、液体平衡以及手术的类型。胸腔引流管引流量突然增加或迅速的充满胸腔应着重怀疑乳糜瘘，应及时进行适当的相关检查。但在肺切除术后诊断乳糜胸可能要延后，因为胸膜腔内可能会没有引流或术后的一段时间内没有引流。并且胸膜腔积液的增加是可预测的，但其增长速度可能有所不同。并且患者可能会出现张力性的乳糜胸，纵隔会向对侧移位并引起相关的症状，此时往往需要高度的警惕才能及时做出诊断。

在非创伤性乳糜胸患者中，必须要寻找其根本的原因，而成人还必须要怀疑恶性肿瘤的可能性，而且还应进行完整的病史询问以及体格检查，胸腹部CT通常可用来确诊淋巴结病、纵隔肿块、肺原发肿瘤以及其他的可疑病变。

淋巴管造影虽然比较烦琐，但是可以提供相关的淋巴解剖和瘘管部位的有效信息。因为它通常是初次外科手术闭合失败遗留的残腔导致的顽固性乳糜胸的保守诊断方法。其他用于术中定位泄漏的方法还包括术前在大腿皮下注射1% Evans蓝色染料，或者在肠内注射奶油或橄榄油等脂肪源。亚甲蓝还可加到脂肪源中以突出瘘管的部位，但可能会导致纵隔及胸膜表面广泛染色。

九、保守治疗

保守（非手术）治疗乳糜胸通常是一种合适的初始策略，特别是在手术或创伤后的最初几天，或者是对潜在肿瘤（特别是淋巴瘤）治疗有效的恶性乳糜胸的患者。保守治疗的原则是保证充分的呼吸功能、闭塞胸膜腔、减少乳糜量、维持输液以及足够的营养。有25%～50%的乳糜胸患者在保守治疗后2周内能获得治愈。

闭塞胸膜腔最常用的方法是胸腔闭式引流术，这样可以复张肺并消灭残腔。但必须要密切注意引流管是否通畅、位置以及引流液中的变化，因为长时间的引流可能会导致管腔阻塞或者移位。由于乳糜液是抑菌的，所以引流管感染一般不常见。另外我们可以重复采用胸腔穿刺术或者胸腹腔分流术，但是重复的胸腔穿刺术又可导致血胸、脓胸以及包裹性积液，从而会使情况进一步复杂化。在恶性乳糜胸患者中，我们还可以采用胸腹腔分流，这样营养损失可以最小化，呼吸困难也能得到改善。在胸廓切开术为禁忌时，胸腹腔分流术是个合理的选择，而当肺被乳糜液包裹时则是最好的选择。当患者有适应证时，胸腹腔分流术是简单的、安全的、有效的，但有乳糜性的腹水则是一种禁忌证。并且约10%的患者可能会出现纤维性碎片阻塞，需要及时更换引流管。据报道胸腹腔分流术治疗小儿乳糜胸的成功率为75%～90%，而治疗成人乳糜胸的成功率则仅为80%[41-43]。这种手术只有轻微的不适感，为了能分流足够的胸腔乳糜液，皮下装置必须每日按压几百次。而这对于虚弱的癌症患者不是一个有效的解决方案。无论是使用胸腔穿刺针还是半永久性的导管，间歇的外部引流都是一种姑息性治疗。

维持营养、防止脱水与乳糜量的减少是密切相关的。其中大量的体液、电解质、蛋白质、脂肪、脂溶性维生素以及淋巴细胞的丢失会导致严重的代谢和免疫功能的紊乱。肠内营养摄入的减少（特别是饮食中长链脂肪酸的摄入），与淋巴流量的显著减少有关，而用中链甘油三酯来代替膳食脂肪是一种广泛应用的方法。短链及中链脂肪酸与白蛋白结合能直接进入门脉循环，但这种治疗策略能否成功有待商榷。任何的经口摄入都会增加乳糜的产生，但即使使用MCT饮食，内源性的甘油三酯也会产生80%的乳糜甘油三酯。因此大多数医师更喜欢完全的肠道营养和TPN作为最佳的营养支持手段，并且同时尽量减少乳糜产生的来源。

创伤性乳糜胸通常在保守治疗后2周内治愈。当胸腔引流液较少，胸腔被抽空，肺被牵张时，然后可以恢复饮食。如果患者饮食恢复正常，却没有持续的乳糜瘘，则可以拔除胸腔引流管。

乳糜性瘘管的形成可能是由于邻近胸膜腔闭塞，而并不是淋巴管本身的原因。为了加速胸膜腔闭塞，各种化学硬化剂已经应用于胸膜腔，这些药物包括抗生素（四环素、多西环素）、抗肿瘤药（博来霉素）、生物调节药（OK-432、干扰素和白介素）和滑石粉。化学性胸膜固定术可能最适于恶性乳糜胸患者，因为直接封堵漏液是不可能的，但如果没有彻底的引流和瘘管的高输出，化学性胸膜固定术则很少能成功。所有乳糜胸患者都需要积极的肺通气，必要时还需要进一步的生命支持（包括有创通气），以保证肺的充分扩张和充分的呼吸功能。正压通气模式可以减少已经接受机械通气患者的乳糜液量。

当因继发肿瘤引起淋巴管梗阻导致乳糜胸时，可通过放疗、化疗、促进局部纤维化或通过减轻淋巴管梗阻来控制乳糜瘘。只有在仔细考虑了患者的预后和胸膜腔成功闭合的可能性后，才可以开胸进行胸导管结扎手术，否则在这种情况下的结果会很差[44, 45]。对于可以行开胸术的乳糜胸患者，应行胸导管结扎和胸膜剥脱术。

笔者已经测试了几种药物干预来减少乳糜的产生，包括生长抑素、奥曲肽和依替福林。生长抑素是一种多肽激素，对胃肠道和内分泌功能有明显的抑制作用[46]。奥曲肽则减少肠道分泌物的蓄积，从而减少胸导管内液体量和蛋白质含量；它也可能直接作用于内脏体液循环以减少淋巴的产生[47–49]。生长抑素已成功地用于成人、儿童和婴儿的乳糜胸。对于术后的乳糜胸，它们可能只在初期的保守治疗中起辅助作用。与奥曲肽相比，有文献表明生长抑素的效果会更好；然而关于这两种药物的药效证据以及它们之间比较的研究仍然非常有限。依替福林则被建议作为另一种治疗辅助手段，因其对交感神经的作用可增加胸导管平滑肌细胞的收缩，从而减少乳糜瘘。

其他的保守治疗方法包括正压通气、吸入 20ppm 的一氧化氮（NO）和经皮胸导管栓塞。据报道建立正压通气和（或）NO 吸入能导致胸腔引流管引流明显减少，甚至能预防乳糜瘘。而系统性静脉高压则可能是导致持续性乳糜瘘的重要原因。NO 是一个主要的肺动脉血管扩张药，它可以通过增加心脏右侧的前向血流来降低静脉系统压力。

据报道，放射治疗已在无法忍受手术干预，并且只能姑息性治疗的术后乳糜胸患者中被报告成功应用。

十、手术治疗

乳糜胸的治疗共识是当在保守治疗失败后则需要手术干预。目前对于保守治疗失败的临床因素，仍未形成共识，但保守治疗还是被认为应统一用于任何外科方法之前。有文献提出了保守治疗的以下适应证：新生儿特发性乳糜胸和非创伤性乳糜胸。创伤性乳糜胸胸导管结扎的适应证是：成人平均每日损失 1500ml；年龄超过 5d 的儿童平均每年损失 100ml；进行保守治疗但仍持续泄漏 2 周以上以及有营养或代谢并发症的患者。如果肺被包裹住，并且与胸膜粘连而不能使用胸腔闭式引流术，那么应进行早期的外科干预[44]。Dugue 等[20]尝试预测食管癌切除术后乳糜瘘患者保守治疗成功的因素，提示若术后第 5 天乳糜瘘出量每天少于 10ml/kg，则可预测单纯药物治疗会成功（12/14 例），而在所有需要手术来结扎胸导管的患者中，其漏出量均高于此水平。而其他作者主张都应立即再次手术，因为早期自行闭合瘘管的可能性会很低[21, 27]。然而根据笔者的经验，笔者认为食管癌切除术后 5d 内的乳糜胸若仍未痊愈，则需要及时的再次探查和胸导管结扎。此时胸膜腔相对不粘连，胃也可以很容易地活动，可以很好地显露出食管上区，术后通常胸腔积液会迅速减少。

与食管切除后乳糜瘘相比，肺切除后乳糜瘘的处理更为保守。在 Mayo 诊所的研究中，89% 的食管癌切除术后乳糜胸需要再次探查，而肺切除术后仅为 38%[27]。我们必须要根据肺切除的类型来决定是否继续保守治疗或进行手术，还与乳糜引流的体积和时间以及患者的营养和免疫状况有关。在肺叶切除术后，如果残肺填满了胸膜腔且引流液不多，保守的方法可能是最合适的。而失败相关的因素包括引流量每天大于500ml和进行了广泛的淋巴结切除术[29]。而其他研究发现保守治疗初步试验的反应不能预测其最终的成功，并倾向于早期的外科干预[50]。全肺切除术后的乳糜胸通常会带来额外的挑战，因为引流系统因纵隔移位而变得复杂时，可能会出现脓胸以及会没有多余的肺组织来提供组织贴附以封堵瘘管。研究报告预测保守治疗成功的因素包括没有纵隔移位及相关症状，引流不到300ml/d，术后一周后的临床表现，淋巴管造影术没有发现明显泄漏并且不透明的淋巴系统能在颈部静脉处终止[28, 51]。

外科手术的目的是减少乳糜瘘，最大限度地扩张肺以及闭塞胸膜腔。控制乳糜胸的手术方法有直接结扎胸导管、结扎大部分胸导管、胸腔镜下结扎胸导管、胸膜切除术、应用纤维蛋白胶和放置胸腹腔分流管。如果能发现乳糜瘘的位置，应在漏口的两边用不可吸收的结扎线直接结扎。如果不能发现泄漏位置，应避免进行广泛的解剖。于右侧胸膜腔在膈肌裂孔上方进行主动脉、脊柱、食管、奇静脉和心包之间的组织的大规模结扎最容易[53, 54]。即使不能分辨出胸导管，这个手术的成功率也接近80%。传统的结扎手术是通过右胸廓切开，通过肺下韧带的第6或第7间隙进行的。壁胸膜切除术可促进胸膜腔闭塞，当引流管控制不佳时应加以考虑。如果肺被良性包裹，可能需要进行脏胸膜剥离术，并辅以化学胸膜固定术。重要的是，对于乳糜胸有不明病因或疑似恶性病因的患者，应进行胸膜和淋巴结的活检。

单侧乳糜胸应从患侧探查，但在双侧患者中，保守方法是通过右胸进入进行结扎，因为这通常能同时处理双侧。如果左侧乳糜胸持续存在，术前进行淋巴管造影可能有助于在处理左侧乳糜胸前明确胸导管解剖。通过左胸进入的胸导管解剖通常会因降主动脉而变得复杂。

自20世纪90年代初引入胸导管结扎术以来，胸导管结扎术已经成为一种治疗选择，现在被广泛推荐为初始外科治疗手段[55–57]。在手术前给肠内注射脂肪源（50ml重质奶油或100ml橄榄油）会有助于发现乳糜瘘。胸腔镜手术要在全身麻醉状态下进行并且保持单肺通气。腔镜孔放置在右腋窝中线第六或第七肋间隙，然后以30°插入胸腔镜评估胸膜间隙。在右侧第8后肋间隙的第2个孔用于分离下肺韧带。第三个孔位于腋窝前线上方，用于提拉肺的收缩。在膈上方切开胸膜。在大约60%的患者中，胸导管是在T_8和T_{12}之间的单一结构。如果胸导管很容易被判别，那么它就可以被游离解剖出来。两端剪断后一部分可以送病理验证。如果胸导管不能很好地判别，则需要在相应位置的组织中使用夹子或内镜进行大量结扎。在VATS导管结扎中的辅助手段包括使用化学胸膜融合术、胸膜内纤维蛋白胶或超声凝固，并进行胸腔引流。当患者饮食正常，乳糜引流减少时，可将胸腔引流管拔除。手术的成功率一般是在60%～100%。

随着介入放射学的发展，经皮经腹导管置管和栓塞已是治疗持续性乳糜胸安全有效的替代方法（图64-3）。它不仅对那些身体虚弱不能耐受导管结扎手术的患者有效，对那些近期接受过手术的患者也有效。但以前做过腹膜后器官手术的患者可能不适合这种方法，因为这可能会阻塞腹膜后大淋巴管和乳糜池。这种技术在有经验的中心和合适的患者当中成功率可以达到70%。

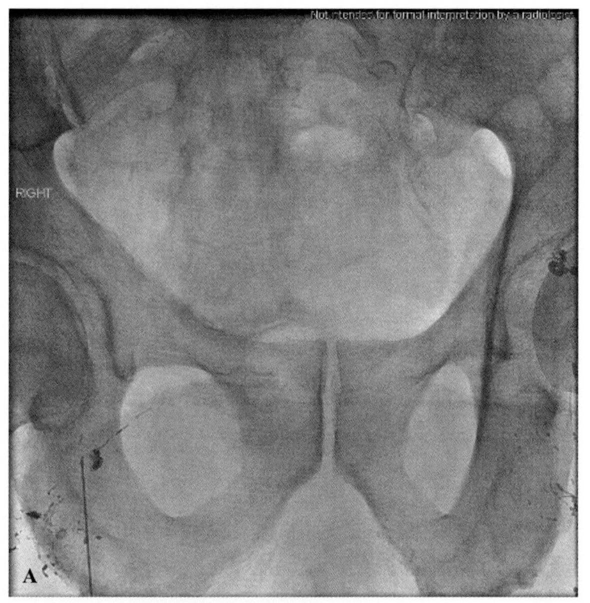

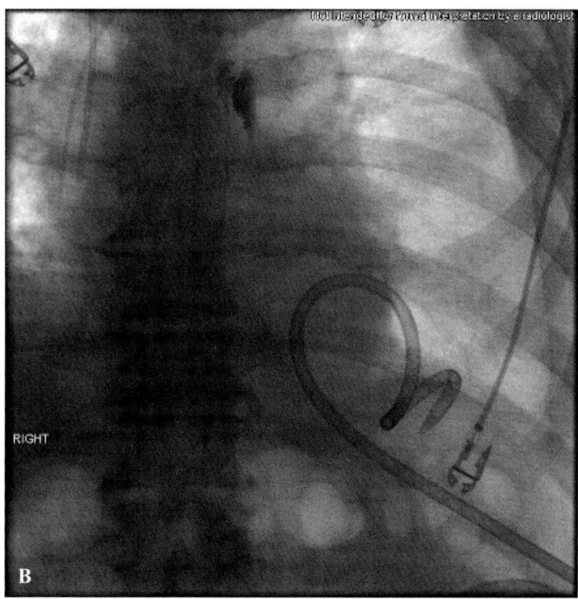

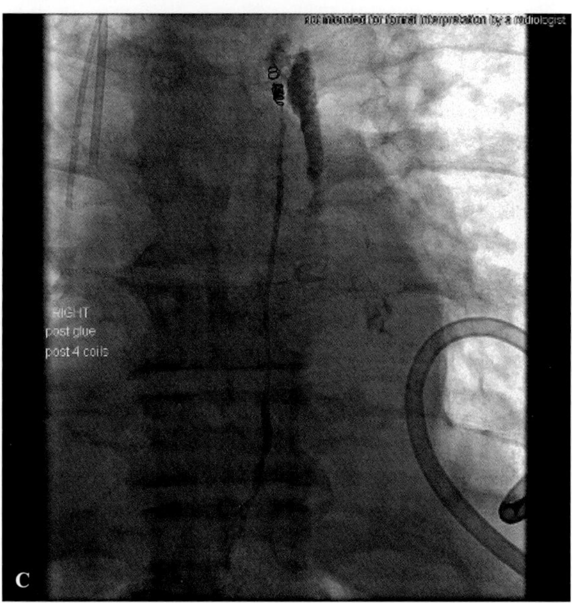

▲ 图 64-3　**A.** 在两个腹股沟区分别注射碘油，观察淋巴吸收和胸导管渗漏情况。随着时间推移，染料会进入胸导管，在本图中显示左侧出现渗漏；**B.** 胸导管微导管通过直接穿刺乳糜池，对比显示左侧胸中部有乳糜瘘；**C.** 在漏出处用弹簧圈栓塞胸导管，并在弹簧圈下方用 **n-BCA** 胶封堵整个胸导管。这可以解决食管癌切除术后导致的左侧乳糜胸并发症

第 65 章 胸膜孤立性纤维瘤和其他罕见肿瘤

Solitary Fibrous Tumors and Other Uncommon Neoplasms of the Pleura

Joel Miller Sternbach　Anjana Yeldandi　Malcolm M. DeCam　著

苟云久　译

一、概述

胸膜由胶原基质、弹性纤维、淋巴管和血管构成，它们位于单层间皮细胞之下，原发胸膜肿瘤常常原发于以上部位。这些肿瘤中约 90% 是恶性间皮瘤，剩下的 10% 中有一半由胸膜孤立性纤维瘤（solitary fibrous tumors of the pleura，SFTP）构成，另一半由其他不太常见的肿瘤构成。SFTP 常起源于间充质细胞，最常见的是由脏胸膜产生的边界清楚、有蒂的团块，大部分属良性且完整切除后一般具有一个良好的长期生存率。然而，在 10%～15% 的病例中存在潜在恶性倾向，包括异型性高、侵袭性强等特点，这些患者则需要进行一个长期随访[1]。在本书中，我们回顾了良性和恶性 SFTP 的临床表现、影像学诊断、手术处理和组织病理学特征方面的研究，并介绍了各种临床和病理评分系统，为了能更好地为术后监测方案提供参考。最后，对较少见的良恶性原发胸膜肿瘤进行了综述。

历史回顾 / 背景

在 1767 年，第一个报道原发性胸膜肿瘤的是 Lieutaud，而在 1870 年[2]，报道第一例孤立性纤维胸膜瘤的是 Wagner。Klemperer 和 Rabin[3] 在 1931 年的时候将几种胸膜来源肿瘤进行了病理学分型（如浸润型、局部间皮瘤型及间充质细胞来源的间皮瘤型）。10 年后，Stout 和 Murray[4] 描述了 SFTP 的典型组织学特征，即所谓的“无模式”模式，但他们错误地将肿瘤笼统地归于间皮细胞来源，并将其称为局限性 SFTP。随后，在对 SFTP[5-10] 的组织学和超微结构特征的进行了进一步的描述，确定了肿瘤起源于胸膜间皮内膜下的间叶组织。随着对细胞的理解、对免疫组织化学特征的阐明，以及最近对 SFTP 中一个常见驱动突变的识别，SFTP 被重新分类并命名被改写了。历史对于 SFTP 的命名此处列在了表 65-1 中，为了不和病理和临床上不同的局限性恶性间皮瘤和弥漫性恶性间皮瘤肉瘤类型相混淆，我们应该尽可能地避免使用以上术语。自从这些肿瘤在胸膜腔中被首次发现并被定性以来，SFT 也被认为几乎出现在身体的每个部位[11]。

2013 年，人们发现了胸膜、胸腔外的 SFT 和血管周围细胞瘤（hemangiopericytoma，HPC）的共同驱动突变，这从根本上改变了我们对这些罕见肿瘤发病机制的认识。Robinson[12] 和 Chmielecki[13] 及其同事利用二代基因测序技术（包括全外显子组和转录组测序）进行的研究表明，位于 12q13 号染色体上的邻近基因始终存在倒置。这种倒置导致 NGFI-A 结合蛋

表 65-1 孤立性纤维瘤的历史术语

历史术语	当前术语
• 局部间皮瘤 • 纤维性间皮细胞瘤 – 局部纤维间皮瘤 – 良性纤维间皮瘤 – 孤立性纤维间皮瘤 • 良性间皮瘤 • 胸膜纤维瘤 • 胸膜下纤维瘤 • 间皮下纤维瘤 • 间皮下瘤 • 局限性良性纤维瘤 • 胸膜纤维性局限性肿瘤	胸膜孤立性纤维性肿瘤（SFTP）
• 胸膜纤维肉瘤	恶性胸膜孤立性纤维性肿瘤
• 血管外皮细胞瘤	SFTP 的高细胞变种
• 脂肪瘤性血管周细胞瘤	形成脂肪的 SFTP
• 巨细胞血管纤维瘤	SFTP 的巨细胞变种

白 2（GFI-A-binding protein 2，NAB2）的 EGR 结合域与信号转换器和转录激活子 6（signal transducer and activator of transcription 6，STAT6）的激活域相连接。这种融合有效地将转录抑制因子（NAB2）转化为 EGR 靶基因的组成激活因子（NAB2-STAT6）。EGR 响应基因包括 *NAB2*（导致前馈循环）、胰岛素样生长因子 2（insulin-like growth factor 2，*IGF2*）、fbroblast 生长因子 2（fibroblast growth factor 2，*FGF2*）、血小板衍生生长因子 D（platelet-derived growth factor D，*PDGFD*），以及多种受体酪氨酸激酶。这一发现推动了 SFT 免疫组化诊断的更新，并为新的辅助治疗提供了一系列潜在的分子靶点。在以往认为是不同临床实体的其他肿瘤类型中，NAB2-STAT6 基因融合蛋白的鉴定，支持将以前称为巨细胞血管成纤维细胞（HPC）和脂瘤性 HPC 的物质作为 SFT 的形态变异。相似的遗传发现包括上皮样血管内皮瘤（epithelioid hemangioendothelioma，EHE）中 WW 转录调节因子 1（WW transcription regulator 1，*WWTR1*）和钙调蛋白结合转录激活因子 1（calmodulin-binding transcription activator 1，*CAMTA1*）基因之间融合的高发生率[14, 15]，特征性易位引起突触结合蛋白（synaptotagmin，SYT）和滑膜肉瘤融合[16]，滑膜肉瘤中的断点 X（SSX）以及脱脂性脂肪肉瘤中的鼠标双分 2 同源体（mouse double minute 2 homolog，MDM2）[17]。

二、良性单发性纤维性胸膜肿瘤

尽管是最常见的非间皮性原发胸膜肿瘤，SFTP 仍然罕见；迄今为止，文献报道的病例不到 2000 例，几乎都是回顾性的单中心案例[18]。

（一）临床表现

据报道，从儿童到 80 岁以下的人中都有 SFTP 病例，但大多数发生在 50—70 岁，大多数报道的男女发病率相同[19]，其余的则以女性为主[20]。尚未发现持续的致病性环境因素，例如吸烟或接触石棉。尽管以往报道多达 2/3 的患者出现胸腔内或副瘤症状[21]，但随着胸部影像学检查的不断普及，被诊断为 SFTP 的无症状患者的比例有所增加，最近的系列报道偶然发现了 50%～60% 的肿块[22]。有症状时，患者最常报告慢性咳嗽（22%～33%）、胸痛（19%～23%）和呼吸困难（11%～22%）[6, 23, 24]。据报道胸痛是由壁胸膜肿瘤引起的。很少有肿瘤体积较大的患者出现由支气管压迫和气道阻塞引起的症状，包括肺不张、阻塞性肺炎和咯血[6, 19]。罕见的案例是由于右侧大 SFTP 对心脏和下腔静脉的压迫和移位而导致心脏代偿失调[25, 29]。

（二）副肿瘤综合征

1. 肥厚性肺性骨关节炎（Pierre marie-Bamberger 综合征）

肥厚性肺骨关节炎（hypertrophic pulmonary osteoarthropathy，HPO）描述了骨骼和关节类似风湿性疾病的相关症状。除了手指和脚趾的杵状指外，HPO 的典型症状还包括关节僵硬、踝部浮肿以及偶尔的手部浮肿、关节痛和长骨（尤其是胫骨）表面的疼痛。关节和骨骼疼痛通常是双侧的，可能很严重。尺骨和桡骨的远端常受累，在这些部位最常见到骨膜增厚的影像学表现。受累顺序一般为手、脚踝、膝盖、肘部和肩膀。在影像学表现改变之前，手指会由于来自远端胫骨表面的压力而引起疼痛。尽管HPO与多种胸腔内疾病过程相关联，但由于副肿瘤症状，还被称为Pierre Marie-Bamberger综合征，这是以19世纪最初描述该症状的两位医生的名字命名[26, 27]。HarrisonPhipps及其同事[28]报告说，在Mayo诊所（Mayo Clinic）的30年间，86例SFTP患者中有23%的人发生HPO，在20%的患者中也有类似症状[24, 29, 30]。也有类似报道称，在多达20%的患者中出现了Pierre Marie-Bamberger综合征。Briselli等在对368例患者的集体评估中，HPO发生率为22%，发现该综合征更常见于较大的肿瘤（＞7cm）。HPO的临床意义在于其诊断意义而非治疗意义。大部分去除肺部病变可明显减轻关节痛和周围水肿。骨性病变的消退速度要慢得多，切除后2～5个月的影像学还是可以表现出来的[22]。原发性骨关节炎症状的出现往往提示可能有肿瘤的复发。

在非肿瘤性疾病中也可观察到HPO，这些疾病在肺循环中会引起明显的分流，已有报道称碎裂的巨核细胞可以肢体远端出现，从而刺激局部生长因子，包括PDGF和血管内皮生长因子（VEGF）的产生[31, 32]，Santini及其同事[33]证明，在服用双磷酸盐唑来磷酸盐和帕米磷酸盐后，癌症患者的VEGF和PDGF循环水平显著降低。最近，有报道称唑来磷酸盐治疗后的HPO患者骨痛得到缓解[34]，这为生长因子在HPO病理生理中的作用提供了理论支持。除了在HPO的病理生理中提示表达生长因子外[35]。Hojo及其同事[36]认为，肝细胞生长因子的异常出现是造成其发生的原因。最近使用高分辨率磁共振成像（MRI）进行的研究证实，杵状指的形成与血管过度增生相关[37]，而使用^{18}F-氟代脱氧葡萄糖（FDG）正电子发射断层显像（PET）证实了HPO作为标志物与骨膜炎的发生相关[38]。

2. 低血糖症（Dotter-Potter综合征）

低血糖与间充质肿瘤的关联被称为Doege-Potter综合征，两位医生于1930年分别报道了与纤维性胸腔内肿瘤相关的低血糖病例[39, 40]。在Briselli等的文献[21]中，对360例纤维性肿瘤进行了回顾。低血糖发生率为4%。从以往报道上看，低血糖症与较大的恶性肿瘤[6]以及有丝分裂率高的肿瘤[41]有关。然而，最近的报道[42]发现，良性和恶性SFT之间的Doege-Potter综合征分布均等。在他们的病例报告和1979—2011年的文献回顾中，Meng及其同事确定了45例SFTP与非胰岛细胞瘤低血糖症（NICTH）相关，其中22例发生在良性患者中。良性和恶性组的平均年龄分别为60.8岁和64.1岁，无性别偏好。作者指出，超过85%的病例发生在50—70岁的患者中。在报告肿瘤大小的38例病例中，有37例（97%）＞10cm。除两个病例（10%）外，两组均在切除后治愈了低血糖症，平均随访35个月（1～288个月）无复发。

与其他原因引起的低血糖一样，Doege-Potter综合征患者可表现出中枢神经系统性低糖症状。抽搐、晕厥和昏迷都可能会发生，如果不及时发现和纠正，会因严重的低血糖而导致死亡。在NICTH患者中观察到的自发性且严重的低血糖症归因于过量生产和分泌了部分加工的高分子量形式的IGF2[43] Tis激素，被称为“big-IGF2”，并且在血液水平升高或肿瘤内高浓度的情况下可以观察到，NICTH患者的多项研究表明[44, 45]，肿瘤细胞内的高浓度big-IGF2可以刺激肿瘤以及对胰岛素有反应的组织（如肌肉和脂肪）摄取葡萄糖。低血糖症以及高浓度IGF2对胰岛B细胞的直接抑制作用会降低肝葡萄糖的产生和胰岛素分泌。big-IGF2还抑制包括肝中糖异生和脂肪组织中脂解的代偿机制，导致难治性低血糖症[46]。通过将*IGF2*基因上调作为IGF2激活域靶向的*EGR*基因之一，来了解NICTH的病理生理。NAB2-STAT6融合产物，完全切除关键肿瘤可有效解决NICTH[29, 47]。

3. 其他副肿瘤疾病

已发现溢乳症与 SFTP 相关联。其病因仍不清楚。同样，据报道与临床上侵袭性胸腔内 SFT 相关的 β-hCG 的产生常伴有围绝经期症状[48]。

（三）影像特征

1. 胸部 X 线片

SFTP 的外观在大多数情况下与其他肺部肿块没有区别。大小不同的肿块通常位于肺周或叶间裂中。通常，尽管较大的肿瘤边缘清晰可见，但可能形状不规则（图 65–1）。这些肿瘤大部分起源于椎弓根处的脏胸膜，但后者的特征在胸部 X 线片上很少被发现。有时，当肿瘤位于茎上时，肿块移动可能伴随位置改变[49]，这也已经在 CT 中得到了报道[50]。这种形状或位置的改变，伴随着患者的呼吸或重新定位，高度提示肿瘤是有蒂的。

2. CT

CT 上（肿瘤）外观清晰可见，偶有分叶状肿块，并且伴有软组织侵袭［25～40Hounsfeld 单位（HU）］移位而非侵犯周围结构（图 65–1B 和图 65–2）。Cardillo 及其同事[52]发现，增强 CT 表

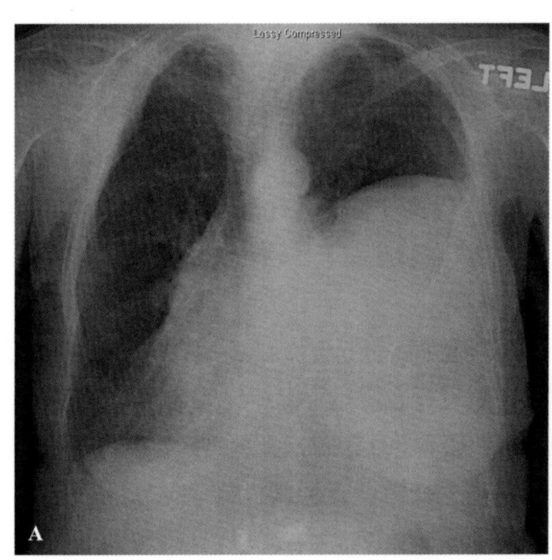

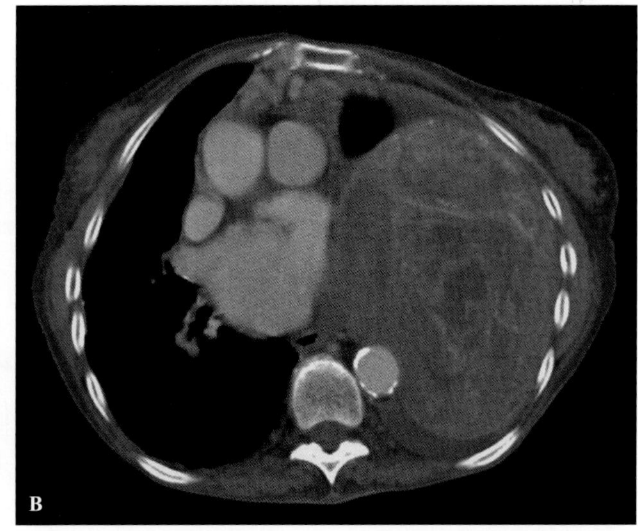

▲ 图 65–1 A. 胸部 X 线片显示胸膜左侧较大的单发性纤维性肿瘤（SFTP）；B. 来自计算机断层摄影术扫描的同一肿瘤的计算机断层摄影轴向图像显示对应于较大肿瘤的囊性变性和坏死特征的异质密度

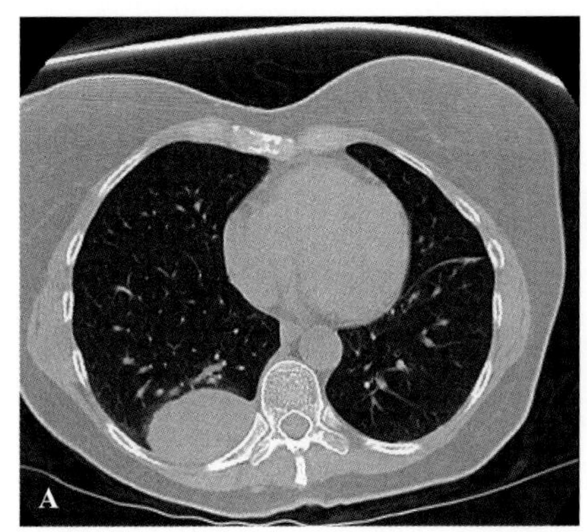
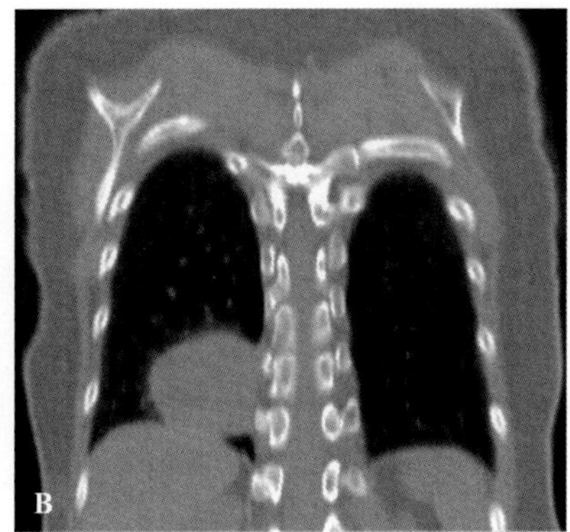
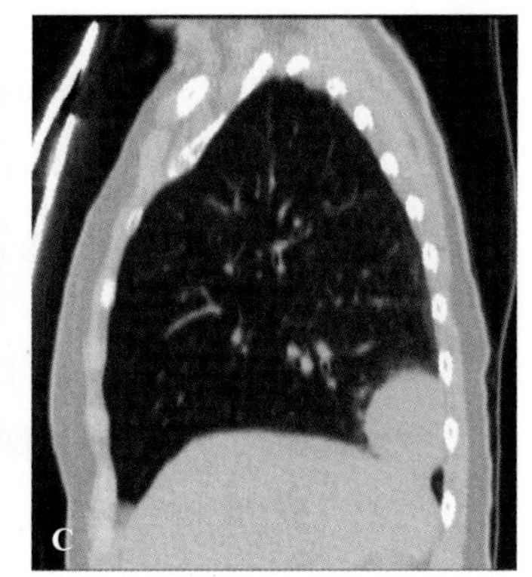

▲ 图 65–2 胸膜良性孤立性纤维性肿瘤的计算机断层扫描（CT）扫描

轴向（A），冠状（B）和矢状（C）图像显示 SFTP 来自右下叶的内脏胸膜。值得注意的是，肿块与后壁、膈肌、胸膜顶成锐角，并且肿块正在压缩而不是侵入周围右下叶的薄壁组织

现出均一的、低增强（＜15HU）则提示良性肿瘤。较大的肿瘤可能与出血，坏死和（或）囊性变性区域相关的异质性增强模式和密度相关（图65–1B）[53, 54]。鉴于淋巴结转移的罕见性，区域性腺瘤病可能存在血管蒂[18]，并有助于诊断壁及脏胸膜原发的肿瘤。

3. MRI

MRI检查包括提示肿瘤形态异质性以及增强表现。经典的SFTP通常在T_1信号上显示中低信号强度，在T_2加权序列上显示低强度信号，其中T_2加权信号强度高的区域提示出血、坏死、囊性变性或血管性增高[53–55]。MRI对于确定与胸腔周围结构的关系以及在邻接胸膜或棘突旁肿瘤的情况下确定胸腔内起源效果显著[54]。

4. PET

在SFTP诊断中使用PET的相关报道目前很少，并且研究提出了关于该方法在鉴别恶性肿瘤良性方面的实用性的争议。Cardillo等[52]在他们的10例研究中，将PET是作为术前评估的一部分。在8项"阳性"病例报道［最大标准摄取值（SUVmax）＜2.5］中，有7例在组织学上最终被确认为良性，其中一例为恶性。两项"阳性"病例研究来自一例良性和一例恶性病例，其阴性预测值为87.5%，且样本量较小。Hara等[56]报道了一种情况，其中局灶性增加的FDG摄取（SUVmax = 3.0）对应于大范围内的良性SFTP内恶性转化的离散区域。图65-3描绘了类似的情况。Kohler等[57]报道了3例阳性研究患者中FDG PET预测恶性组织学的能力，他们均在病理学分析中符合恶性标准。Dong等[58]报道了类似的案例，在CT引导下活检符合良性SFTP的患者，FDG PET摄取量增加（SUVmax=17.3），但临床上具有侵略性，包括多次实质脏器转移，最终与恶性肿瘤一致。Robinson和Reilly[59]提出，表明没有摄取FDG PET来预测良性组织学，Cortes及其同事的研究结果相似[60]。

5. 超声

超声在SFTP中的评估，尽管已经报道了关于区分膈肌腹腔侧与胸腔侧原发肿瘤的作用，但其作用还是很有限的[53]。当通过2D超声通过肋间窗观察时，基于内脏的SFTP的特征性外观是均匀的、低回声的肿块压迫邻近的肺部，脏胸膜线发生扭曲，并显示出相对于胸壁的呼吸运动[61]。

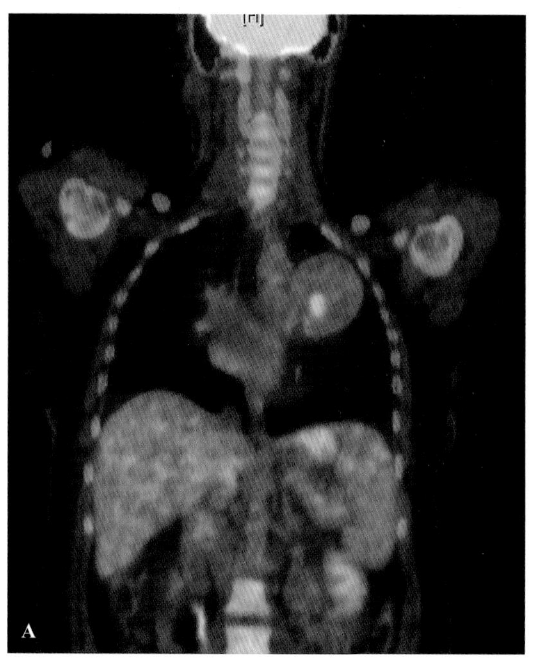

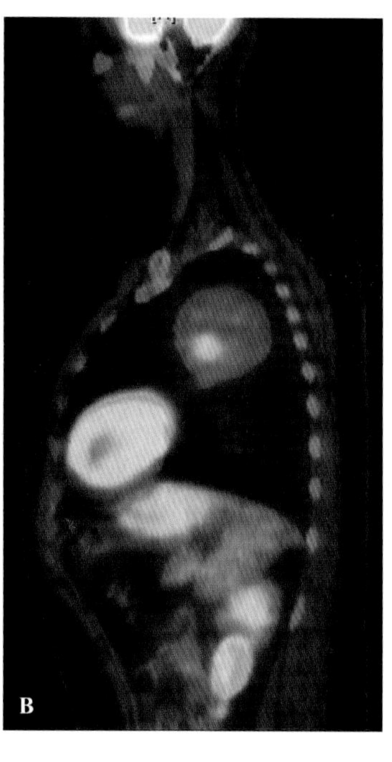

◀图65-3　**PET扫描胸膜局灶性去分化的孤立性纤维性肿瘤**

冠状（A）和矢状（B）重新格式化的图像显示了摄取增加的局灶性区域，而该摄取是由左上叶的脏胸膜引起的肿瘤

（四）诊断

SFTP 的明确诊断依赖于切除的手术标本的病理分析。细针穿刺活检（fine-needle aspiration，FNA）的发掘，对 SFTP 的诊断并不可靠，而 SFTP 的诊断很大程度上取决于特征性组织学的鉴定。虽然一些早期研究报告了诊断的实用性，但是 20 多项已发表的研究显示细针穿刺活检通常无法通过充足的组织标本来进行明确的诊断[19, 62, 63]。Cardillo 及其同事[52]发现，在 23 例患者中进行的细针穿刺活检提供了未明确的“间质性肿瘤”的一般诊断。肿瘤占 40%，其余 60% 不能诊断，这与目前其他部位原发的肿瘤的相关报道结果一致[57, 64]。有限的现有证据确实表明，穿刺活检的诊断率更高。Weynand 等[65]报道使用胸廓切针的诊断准确性为 100%。有人建议在 FDG-PET 的指导下进行穿刺活检，以提高组织取样的诊断率[66]。已有关于极为罕见的支气管内 SFT 的报告，但在 SFTP 诊断中支气管镜检查没什么特殊作用（有助于其他部位病变的鉴别诊断）[67, 68]。

（五）治疗

SFTP 的主要治疗手段是手术切除。根据位置和形态被认为是良性的肿瘤最终可能在组织学和临床上发现是恶性的，因此必须确保充分切除原发灶。尚无证据表明肺叶切除术优于局部切除脏胸膜引起的带蒂病变。围绕肿瘤根部的 1～2cm 的肺实质进行吻合钉楔形切除术通常是足够的（图 65-4）；目前已有报道称，单纯的肿瘤切除可能出现肿瘤细胞的浸润及复发，所以仅对肿瘤蒂进行简单的切除是不够的[52]。但是，如果病变位于肺实质内，则建议进行解剖性切除。有时需要肺段切除术，但是当病变位于裂隙内时，甚至需要进行双叶切除术。

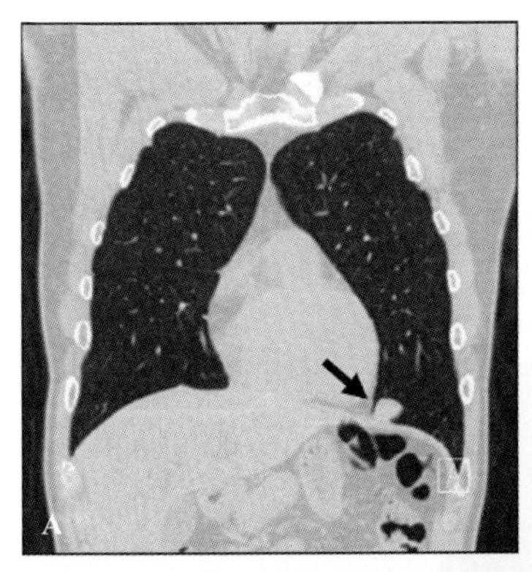

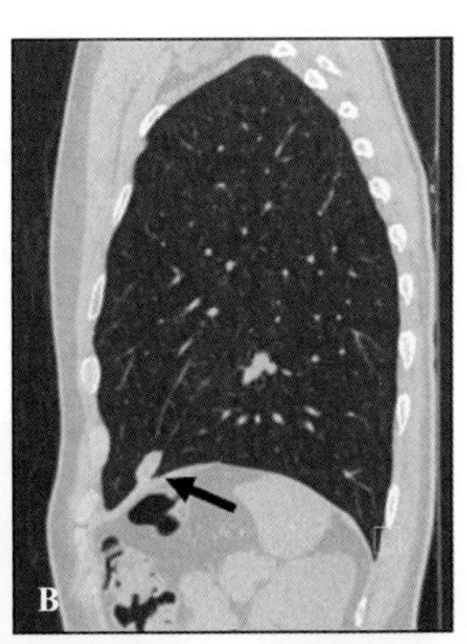

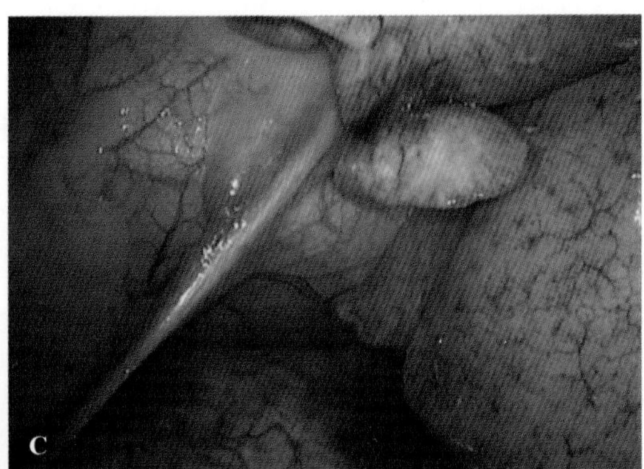

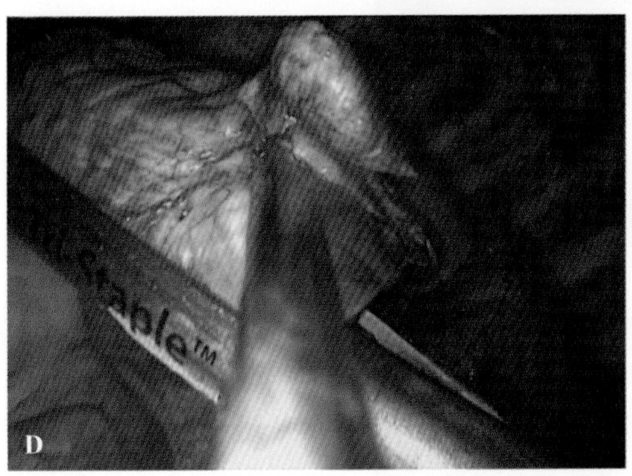

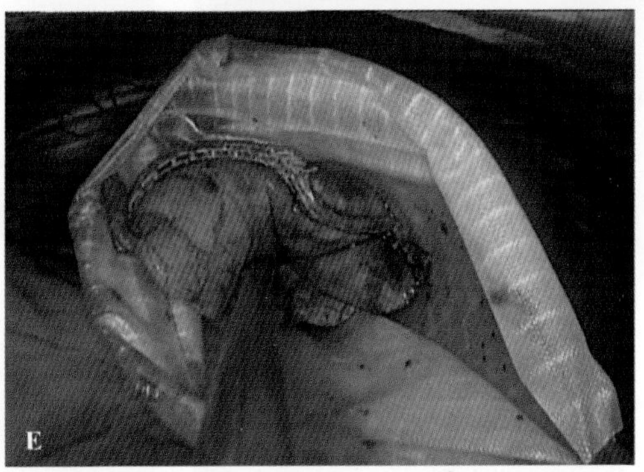

▲ 图 65-4　胸膜良性孤立性纤维性肿瘤的胸腔镜手术（VATS）切除

冠状（A）和矢状（B）重新格式化的图像显示，肿块（黑箭）似乎出现在膈肌上，并伸入左肺叶间裂；胸腔镜图像（C）显示完全从左上叶的脏胸膜处产生的肿块；以 1～2cm 的边缘进行吻合钉楔形切除术（D）；在将样本从胸腔中取出之前将其放在回收袋中（E）。最终病理与良性 SFTP 一致

纵隔、膈肌和胸膜顶的 SFT 应尽可能地广泛切除，因为这些部位通常好发恶性肿瘤。Magdeleinat 及其同事在 60 例患者中就对 11 例进行了壁胸膜引起的 SFT 根治性切除，且包括胸膜外剥离和胸壁切除 [64]。

切除可以通过标准的开胸手术来完成。然而，电视胸腔镜外科手术（video-assisted thoracic surgery，VATS）方法已成功地用于几乎所有病例的选定患者。Sanguinetti [69] 描述了在 1996 年用胸腔镜成功切除一例 SFTP 的病例。Cardillo [70] 等报道了 55 例患者中 39 例（70.9%）使用 VATS。标准开放入路为特大型肿瘤、多发同步病灶、倒置纤维瘤及明显恶性病灶患者提供选择。10 年后，同一作者的一份更新报告称，在 110 名患者中的 69 名（63%）中尝试使用 VATS，其中中转率为 14.5% [18]。Kohler 等 [57] 强调了胸腔镜手术的潜在益处，在 27 例患者中有 15 例使用了 VATS。接受 VATS 的患者平均住院时间较短（4.5d vs. 7.5d），尽管 VATS 摘除的肿瘤较小（前侧开胸摘除的肿瘤平均 4.9cm vs. 12.4cm），但前者的肿块范围在 2～9.5cm。Lu 和他的同事 [71] 在他们的 13 例病例中，也报道了接受 VATS 的 4 例患者的住院时间更短，他们都有较小的肿瘤和突出的椎弓根。总之，只要不妨碍完整切除，两种方法都是令人满意的。

需要强调的是这些肿瘤的切除必须在显微镜下完成。良性病变的复发是一个潜在的危险事件，并有可能发展成恶性肿瘤。Mahesh [72] 等在第 3 次良性肿瘤复发时记录了这种发展，而第 4 次复发转化为恶性。也有报道称在肿瘤切除部位有接触转移 [70, 73]，并强调了在切除标本时使用取物袋的重要性（图 65-4E）。

Tapias 和同事 [74] 注意到，术前栓塞大肿瘤的供血动脉（> 20cm）可以减少术中失血量，而胸腹入路有助于切除大肿瘤。Palleschi 和他的同事 [75] 报道了一个与 Weiss 和 Horton 相似的案例 [76] 也是如此，他们报道了一位 69 岁女性的左半胸切除，他们试图通过胸骨正中切开术切除一个巨大的 SFTP。作者随后采用经皮血管造影术和栓塞阻断来自左侧颈静脉干的供应血管，以便能更安全的切除肿瘤。总的来说，手术死亡率为 1% [52]，在切除体积大的 SFTP 后发生死亡是罕见的。

（六）病理表现

1. 大体特征

大多数良性肿瘤起源于内脏胸膜上的茎部，突起到胸膜腔。固定在胸膜上，向肺实质内生长的情况并不常见（所谓的倒置纤维瘤）。Yousem 和 Flynn [77] 报道了 3 例脑实质内 SFT，其中只有 1 例附着在脏胸膜上。他们推测，另外两例可能来自小叶间隔的间充质细胞，甚至来自肺组织的新生细胞。SFTP 也可能偶尔发生于腔内，也可能起源于纵隔、膈肌或胸膜壁层的肋部。这些部位的肿瘤，包括那些在腔中出现或生长到肺中的肿瘤，通常是恶性的 [70]。虽然许多起源于胸膜壁层的 SFT 具有广泛的基底，但一些较大的肿瘤可能具有血管蒂 [21]。这可能与病变血管的增加有关。即使是一些较小的良性肿瘤，肿瘤与邻近的脏胸膜或胸膜壁层之间的血管粘连并不少见，在手术时可能会造成一定影响。大体上，良性的 SFTP 呈卵形或圆形的。外表面可能是光滑的或包被的，在大约一半的病例中有一薄的膜性包膜 [6]。从单个小结节到完全填满半胸的肿块，大小变化很大。无论大小，在切除部分，肿瘤呈结节状，由致密的螺旋状纤维组织组成（图 65-5A），在 10%～15% 的病例中，可能含有充满透明黏稠稠液体的囊状结构。钙化不是特征性的，但可能偶见于肿瘤内。

2. 组织学特征

显微镜下可观察到一种或多种组织学形态。最常见的模式是 Stout [78] 所描述的“无模式”模式。成纤维细胞样细胞和结缔组织的比例不同，排列成无序或随机模式（图 65-5B）。肿瘤细胞呈梭形或饱满的卵圆形，细胞核圆呈卵圆形，核仁小。胶原蛋白和弹性蛋白束很容易识别。多形性和有丝分裂少见。第二种最常见的模式是细胞

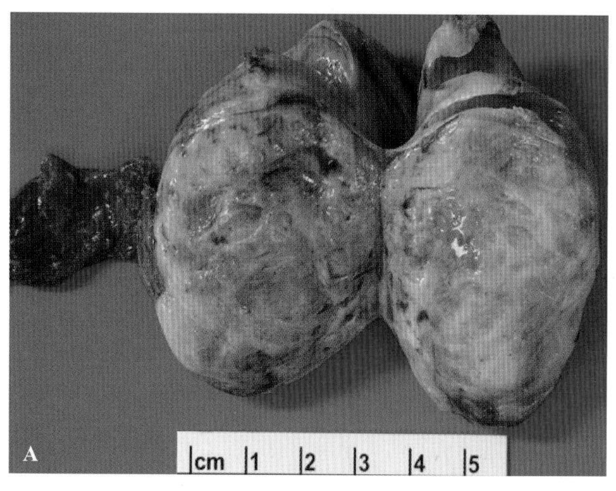

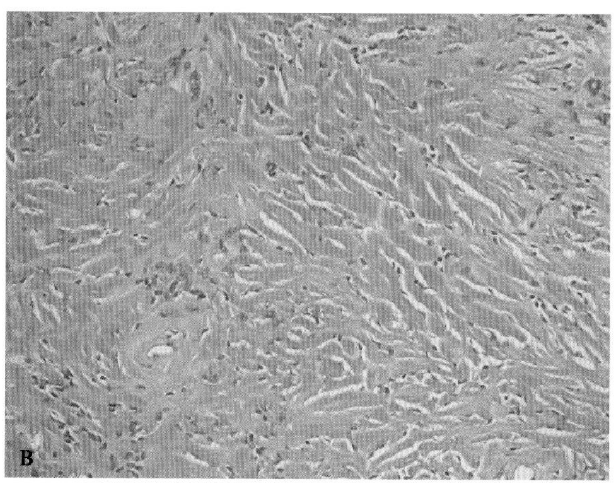

▲ 图 65–5 **胸膜良性孤立纤维性肿瘤**

A. 大体：边界清晰的肿块，最大长径为 6cm，有坚固的白色圆形切割面；B. 微观：密集的胶原束无图案，中间穿插着梭形细胞

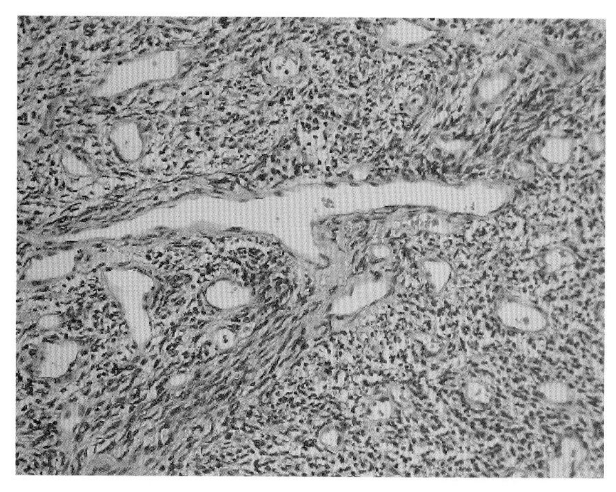

▲ 图 65–6 **良性 SFTP 的显微图像**

血管外皮细胞瘤样肿瘤细胞围绕开放的毛细血管和具有典型“鹿角”外观的中小血管

过多。其他不常见的模式总是与上述模式之一混合，被描述为鹳状、人字形、平滑肌瘤样，或神经纤维瘤样。

3. **超微结构特征**

超微结构上，在局灶性或丰富的胶原之间，可见梭形至圆形的细胞簇。梭形细胞与成纤维细胞或肌纤维母细胞的粗面内质网扩张的间充质细胞最为相似[7, 8, 10, 21, 79]。Keating[29, 80]等报道称超微结构下没有基底膜、细胞连接或微绒毛。

4. **免疫组化特征**

SFTP 和其他胸膜肿瘤的特征性免疫组化染色见表 65–2。CD34 反应性特征性地被描述为存在于造血干细胞、内皮细胞、血管肿瘤和平滑肌肿瘤中。Bcl-2 癌蛋白（一种细胞死亡的调节因子）在胸膜肿瘤的良、恶性梭形细胞以及其他部位的这种细胞类型的肿瘤中均被发现[81–83]。角蛋白反应性的缺乏、CD34 抗原和 Bcl-2 癌蛋白的阳性可将 SFTP 与结缔组织增生性间皮瘤区分开来。

自从发现 *NAB2-STAT6* 融合基因以来，多项研究评估了免疫组化染色在预测 NAB2-STAT6 蛋白融合产物存在方面的应用，大多数人认为 STAT6 的强阳性核染色是区分 SFTP 与其组织学相似性的一个高度敏感和特异的标记。最近的研究观察了 *NAB2-STAT6* 外显子融合的特定组合在确定 SFTs 的组织学、临床表现和行为中的作用[84–87]。*NAB2* 外显子 4-*STAT6* 的 2/3 融合变体与胸膜肺 SFT 和较少侵袭性行为相关[85, 86]。

Demicco 及其同事[87]在一项生长因子途径和潜在靶向生物标记物的分析中发现，不同 SFTP 形态的不同组织学表现与特定的生长因子产生模式有关，可能归因于 *NAB2* 和 *STAT6* 基因的特定组合。在高细胞变异（以前称为 HPC）中，VEGF 和 PDGF-β 占主导地位，而亚细胞（或经典）SFTP 高表达 EGFR 和转移性肿瘤高表达 PDGFR-α。SFT 中基因表达的验证性研究一致

表 65-2　原发性非间皮胸膜瘤的组织学类型

良性肿瘤	特　点
胸膜孤立性纤维性肿瘤	+：CD34，Bcl-2，CD99，STAT6（细胞核），GRIA2 –：泛细胞角蛋白，EMA，SMA，肌间线蛋白，CD31，S100
钙化性纤维性肿瘤	+：波形蛋白，SMA，CD34 钙化 / 沙瘤身体 –：S100 肌间线蛋白
肌间线蛋白性腺瘤样肿瘤	+：细胞角蛋白，波形蛋白，钙网膜蛋白 –：CEA，TTF-1，EMA，肌间线蛋白和 CD34
硬化性肺泡细胞瘤	+：EMA，TTF1，波形蛋白，天冬氨酸蛋白酶，表面活性剂蛋白 –：CEA，S100，SMA，钙网膜蛋白，CD34，WT1，CK5/6
主胸膜脂肪瘤成熟脂肪细胞无异型主胸膜神经鞘瘤	+：S100、细胞角蛋白 +/–：CD34
恶性肿瘤	**特　点**
恶性胸膜孤立性纤维膜	+：p53、bcl-2，CD99，STAT6（核），GRIA2 +/–：CD34 细胞角蛋白，β- 联蛋白
多小圆细胞瘤	+：细胞角蛋白，波形蛋白，肌间线蛋白，嗜铬粒蛋白 –：S100
局部恶性间皮瘤	+：细胞角蛋白，SMA –：CD34，bcl-2，STAT6，GRIA2
主要胸膜胸腺瘤	+：CK19，末端转移酶 –：CD34，波形蛋白、bcl-2
滑膜肉瘤	+：细胞角蛋白，EMA，bcl-2，波形蛋白，TLE1-S100，肌间线蛋白，SMA
脂肪肉瘤	+：MDM2（核），波形蛋白，STAT6 –：细胞角蛋白，SMA，肌间线蛋白
肌间线蛋白纤维肉瘤 / 纤维瘤	+SMA，β- 联蛋白，细胞周期蛋白 D1 –CD34，细胞角蛋白
上皮样血管内皮瘤	+：CAMTA1（核），TFE3，CD31，UEA1，CD34 –：肌间线蛋白，S100、细胞角蛋白
血管肉瘤	+：CD31 FLI1，*ERG*，密封蛋白 –：钙网膜蛋白，WT1，CK5/6
上皮样血管肉瘤	+：CD31 UEA1，因素Ⅷ – 相关抗原，波形蛋白 –：钙网膜蛋白，WT1
淋巴增殖性疾病	
原发性渗出性淋巴瘤	非霍奇金 B 细胞淋巴瘤
脓胸相关淋巴瘤	非霍奇金 B 细胞淋巴瘤

CD. 分化群；Bcl-2. B 细胞淋巴瘤 2；STAT6. 信号转换器和转录激活剂 6；GRIA2. 谷氨酸受体电离 AMPA 型亚基 2；EMA. 上皮膜抗原；SMA. 平滑肌肌动蛋白；CEA. 癌胚抗原；TTF-1. 甲状腺转录因子 1；WT1. 肾母细胞瘤 1；TLE-1. 类转导蛋白增强子；MDM2. 鼠双微粒体 2；CAMTA1. 钙调蛋白结合转录激活因子 1；TFE3. 转录因子 E3；UEA1. 荆豆凝集素 –I；FLI1. friends 白血病病毒整合 1；*ERG*. ETS 相关基因

显示 *STAT6* 过表达，但也经常发现 *GRIA2* 表达，这种基因序列在成纤维细胞分化中不常见。在 89%～93% 的 SFT 中发现的 *GRIA2*，它编码一种被称为 GLUR2 的谷氨酸受体亚单位，通常存在于神经系统中，并被认为通过介导细胞增殖增加而具有致瘤特性 [88, 89]。GRIA2 的阳性率已被证明可将 SFT 与其他 CD34⁺ 肿瘤区分开来，特别是去分化脂肪肉瘤和深层纤维组织细胞瘤，提示 GRIA2 和 STAT6 在解决具有难治性的诊断病例中具有潜在的互补作用。同样，Creytens 等 [90] 建议在难以区分 SFT 和脂肪肉瘤的情况下，对 MDM2 进行免疫组织化学染色。目前还没有关于 STAT6 免疫染色在 FNA 或针芯活检中应用的研究报告，但鉴于其高度的敏感性和特异性，有理由推断这一新工具将提高以任何方式进行的组织活检的诊断率。

（七）预后

几乎所有胸膜良性局限性纤维瘤的患者都能通过适当切除病灶而治愈。但 England 等 [6] 等发现 98 例患者中有 2 例复发（2%），两例患者都有可能进行第二次根治性切除。在复发的情况下，必须保持对恶性肿瘤的高度警惕。

三、恶性孤立性纤维性胸膜肿瘤

（一）发生率

恶性 SFTs 的相对发病率与良性病变的相对发病率一直存在争议。England 等 [6] 研究发现 36% 的纤维性胸膜肿瘤是恶性的，但所有 223 例都提交给了部队病理研究所进行研究。所以结果存在偏倚。更多当代的报道称恶性肿瘤发病率在 12%～14% [19, 21, 26, 70]。由于对恶性肿瘤的定义不同，这一问题将会变得更加复杂；虽然大多数研究使用的是 1989 年英国学者提出的经典组织学标准。但是临床侵袭性行为（包括局部复发、转移和周围结构的侵犯）也用来将 SFTP 归类为恶性肿瘤。

（二）临床特征

与良性 SFTP 相比，大多数恶性 SFTP 患者（约 3/4）有如下症状（表 65-3）。最常见的包括胸痛、咳嗽、呼吸困难和发热。骨关节病很少，如果有的话，多发生在局部恶性病变。然而，低血糖在恶性胸膜纤维瘤患者中比良性胸膜纤维瘤患者更常见 [6]。良性的低血糖发病率仅有 3%，而恶性为 11%。

（三）影像

恶性 SFTP 患者的影像学表现与良性 SFTP 患者相似，但病变更大，胸腔积液更常见。England 等 [6] 记录了 32% 的胸膜积液发生率，而在组织学良性肿瘤患者中，这一比例为 8%。有时肋骨侵蚀可能是由于侵犯胸壁造成的。在较大的病变中，CT 和 MRI 常常显示肿块内的异质性，反映出血、坏死和血管增多的区域。虽然在少数关于使用 FDG PET 鉴别 SFTP 良恶性的报道中出现了不同的结果，但是高代谢病变（SUVmax

表 65-3　提示恶性性质孤立性纤维性肿瘤的特征

临床特征	• 存在临床症状 • 胸腔积液 • 胸膜壁层或纵隔起源的纤维瘤实质内陷 • 无蒂形态 • 纤维粘连
影像特征	• 大小＞ 10cm • 胸壁或周围组织大面积坏死、出血 • MRI T_2 加权序列的非均匀高信号强度和对比度摄取 • FDG PET 的最大 SUV ＞ 2.5
组织病理学特征	• 经典（英国的标准） – 超细胞（重叠） – 核多形性 – 范围广泛的坏死和（或）出血 – ＞ 4 个有丝分裂 /10 个高倍镜视野 • 去分化（突变为高度恶性肉瘤）
免疫组化学特征	• CD34 表达缺失和 IGF2 过度表达 • S-100、p16、p53 或细胞角蛋白阳性染色 • MIB（Ki-67 增殖指数）>0% • 激活 AKT/mTOR 通路 • PDGFR-α 的高表达

SUV. 标准摄取值；FDG PET. ^{18}F– 脱氧葡萄糖正电子发射断层扫描；IGF 2. 胰岛素样生长因子 2；AKT/mTOR. AKT 途径哺乳动物雷帕霉素靶点；PDGFR. 血小板 T 源性生长因子受体

> 2.5）应该被警惕[18]。特别是原本普通的肿瘤内的高代谢病灶与去分化区域有关[57]。

（四）诊断

在大多数情况下，只有在切除的标本完成组织学检查后，才能做出明确的诊断。肿瘤对胸壁或胸壁内其他邻近结构的侵犯大致确定了病变的恶性性质。最初考虑为良性的 SFTP 发生复发必须认为是恶性的 SFTP（图 65–7）。

1. 大体特征

与良性肿瘤相比，恶性表现 SFTP 往往较大（> 7～10cm），多呈非典型分布（起源于胸膜壁层，位于腔隙内，或向肺实质内倒置生长），并显示坏死和出血区域（图 65–8）。

2. 镜下特征

按照 England 等[6]报道，恶性 SFTP 有如下特征：①高有丝分裂活性（> 4 个有丝分裂 / 10 个高倍镜视野下）；②细胞核重叠和拥挤的细胞结构；③存在坏死；④多形性（图 65–9）。El-Nagger 和同事们[7]也注意到恶性 SFTP 中有丝分裂计数较高。除了坏死的存在外，常见的是广泛的黏液性病变和出血。

3. 其他特征

虽然恶性 SFTP 的免疫组化特征与良性肿瘤

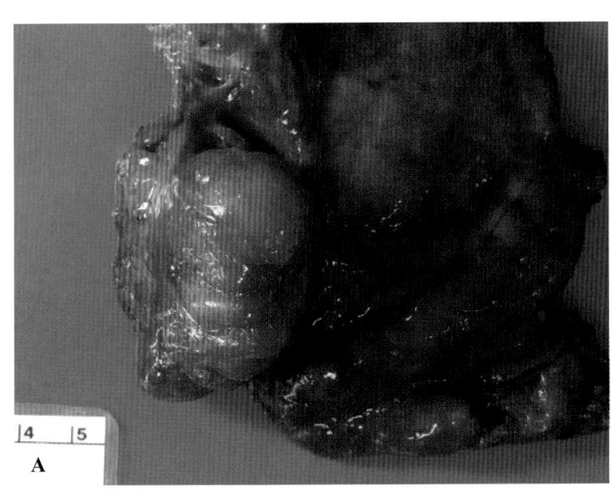

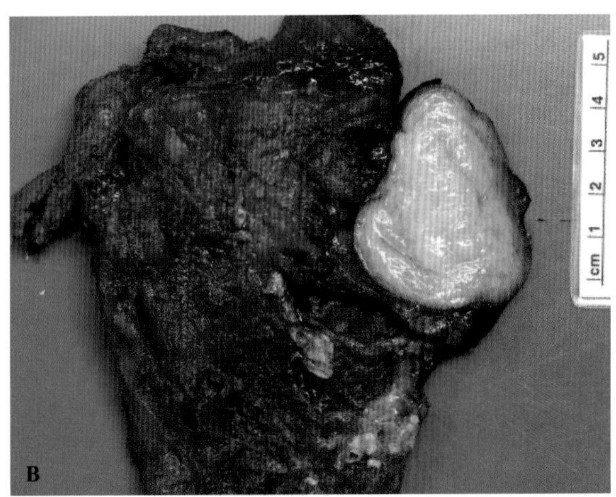

▲ 图 65–7　**60 岁妇女复发性恶性纤维肿瘤的大体形态**

A 和 B（切割面）. 初次诊断后 6 年复发的标本，显示出明显的异质性和脂肪组织的局部区域（脂肪形成变异 vs. 去分化）

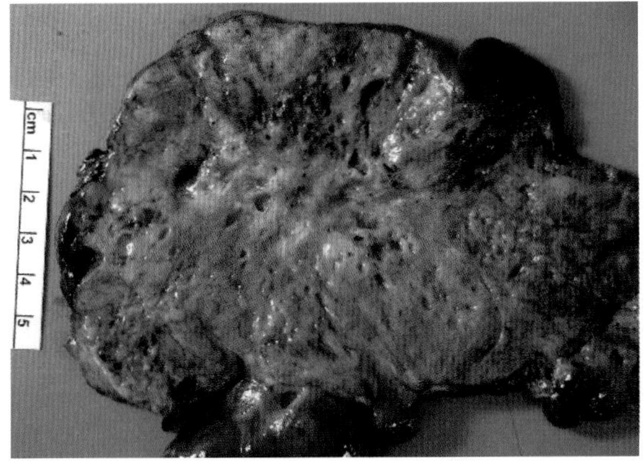

▲ 图 65–8　**15cm 恶性纤维肿瘤的大体形态**

切面可见棕黄色的肉质肿瘤，伴黄色坏死和出血。肿瘤 8 个月后复发，17 个月后死亡

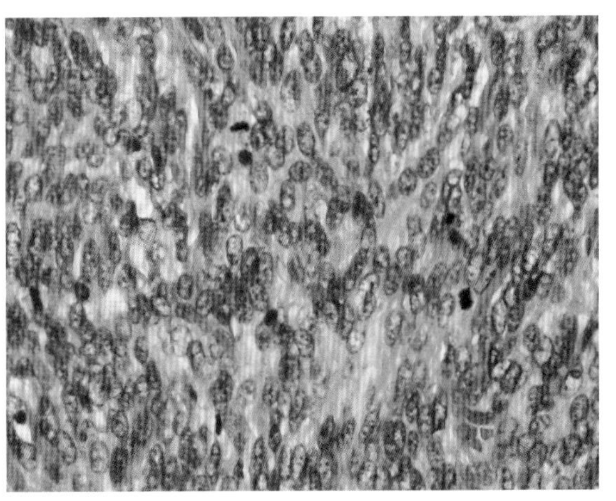

▲ 图 65–9　**胸膜恶性纤维性肿瘤的病理切片**

组织学表现为细胞多形性增加，有丝分裂象增多

的免疫组化基本相同（表 65–2），但仍存在一些值得注意的差异。首先，虽然 CD34 在大多数恶性肿瘤中存在，但也有一小部分特别是在高度恶性肿瘤中可能不存在。其次，Yokoi 和他的同事们[92]发现所有恶性 SFTP 对核 p53 染色均为阳性，p53 的表达程度高低与复发、核异型性、高有丝分裂活性及局部浸润有关。最近，p53 阳性被证明与较短的无病生存期（DFS）和较差的组织学（包括较高的有丝分裂率和核异型 / 多形性的存在）相关[86]。最后，在恶性 SFTP 中证明了细胞增殖标志物 Ki67 的染色增加[93]。例如 CD34⁻ 的或为 CD34 的不明确的恶性 SFTP，怀疑已经发生了去分化，强调了检测 *NaB2-STAT6* 基因融合或核 STAT6 的免疫组织化学染色的潜在用途[94]。

（五）治疗

包括肺和胸膜广泛的局部切除目的是为了获得阴性的病理边缘。如果可能的话，切除由胸膜壁层引起的病变应包括向下至胸内筋膜的组织。只有在受累明显时才切除邻近胸壁。为了尽可能切除，应对恶行 SFTP 的局部复发进行评估。据报道，不完全切除的恶性 SFTP 病例中复发了 7%～11%[95]。在 VATS 切除任何孤立性纤维瘤（良性或恶性）时，应避免手术溢出，每个肿瘤应通过一个袋子进行保护，为了防止肿瘤通过手术入口被取出时在胸壁的种植播散。

（六）辅助治疗

传统的细胞毒性化疗在恶性肿瘤的治疗中收效甚微；Stacchiotti 和同事[96]回顾研究了来自不同部位的恶性或未分化 SFT 的 30 例患者（包括 13 例胸膜肺）对蒽环类药物治疗的反应，并发现 20% 的部分缓解率（RR）和中位无进展生存期（PFS）为 4 个月。同样，19 名接受高剂量单药异环磷酰胺治疗的患者的 RR 和 PFS 中位数分别为 10% 和 3 个月。作者发现了在使用蒽环类药物治疗的未分化人群中有效性增加的趋势（30% 的 RR vs. 11% 的恶性 SFT）。在随后的一项研究中，作者证明了使用血管内皮生长因子受体（VEGFR）帕唑帕尼治疗一小部分恶性 SFT 患者可以提高疾病控制率[97]。在发现 NAB2-STAT6 突变之前，包括索拉非尼[98, 99]、伊马替尼[100]、舒尼替尼[101]和抗 IGF1R 单克隆抗体、Figitumumab[102]在内的靶向治疗的个案报道和一系列小样本研究描述了靶向疗法的使用情况，在大多数患者中有限的抗肿瘤作用的证据下，显示出了不同的疗效。Park 和同事们[103]发现 14 名接受替莫唑胺和贝伐珠单抗的抗 VEGFR 治疗的患者中有 11 名出现部分应答（PR），无进展生存期（PFS）中位数为 10.8 个月。Le Jeune 和同事们[104]报道了一例难治性 NICTH 的患者，患者为不可切除的转移性 SFT，经索拉非尼治疗后病情被成功控制。曲贝替定（ET-743）已经在包括黏液样脂肪肉瘤的多种易位相关肉瘤表明抗肿瘤效应，最近法国肉瘤研究小组对曲贝替定在恶性 SFTP 中的具体应用进行了综述[105]。在接受传统蒽环类或靶向化疗一线治疗失败后的 11 例 SPTP 转移患者，接受了每 3 周 1.5mg/m^2 曲贝替定作为抢救治疗，作者报告了其中 1 例患者的 PR，疾病控制率为 81.8%，无进展生存期（PFS）中位数为 11.6 个月。在最近的一项研究中，9 名接受曲贝替定作为二线或三线治疗 SFTP 的患者出现了类似的疾病控制率（78%），该研究描述了对晚期 SET 的多模式治疗[106]。

Demicco 及其同事[87]根据他们对 96 例 SFT 中生长因子和酪氨酸激酶受体（TKR 通路）的分析，发现由于特定的过表达模式、经典的低细胞性 SFTs 与表达高水平 VEGF 和 PDGF-β 的超细胞变体相比更容易受到抗 EGFR 治疗（如吉非替尼）的影响。作者指出许多肿瘤具有过度表达多种生长因子和 TKR 途径，因此药物的作用目标是更广泛的 TKR 途径，如舒尼替尼可能比更有针对性的治疗显示出更高的疗效。出于同样的原因，作者认为，结合生长因子和 TKR 抑制药的双重治疗方法也可能是有益的。临床前的研究也支持使用广泛的 TKR 抑制药的概念，与帕唑帕尼和阿西替尼相比，舒尼替尼、索拉非尼和雷古拉非尼等激酶抑制谱更广的药物在未分化的 SFT 小鼠模型中显示出更强的抗肿瘤作用[97]。

个案报道描述了体外放射治疗（放疗）的 PR[107] 和最近一项软组织的 SFT 的研究表明，辅助放疗在改善局部控制方面的潜在作用，但在提倡在不完全切除的情况下使用放疗还需要更多的研究[108]。总之，不完全切除的 SFTP 患者和恶性组织学患者应考虑纳入临床试验，评估靶向分子疗法的使用情况。未分化型 SFTP 患者对针对肉瘤成分的传统细胞毒性化疗可能有较好的疗效。

（七）预后

根据已发表的一系列小样本研究的固有特性，恶性 SFTP 在复发率（7%～30%）和长期生存率（12%～45%）中表现出广泛的变异性[6, 24, 26, 91, 96]。Boddaert 和同事们[91] 对 2000 年以来发表的其中包括最多研究数量为 700 多名患者一系列研究进行了 Meta 分析，发现恶性肿瘤组织学（按 England 标准，表 65-3）无蒂形态和不完全切除患者的肿瘤复发显著增加。在已发表的一系列研究中，少数几个共识的领域之一是临床结果的最重要的指标是在首次手术中能否完全切除肿瘤。Van Houdt 和同事们[109] 在连续 81 例接受手术的患者中发现切缘阳性部位与局部复发显著相关，高有丝分裂率和肿瘤大小＞ 10cm 与肿瘤转移的发生密切相关。此外，有丝分裂率增加和肿瘤＞ 10cm 的患者亚群总生存期最短。复发通常发生在切除部位，但可扩散到胸部或腹部的其他部位。在患有持续性或复发性 SFTP 的患者中很少见到淋巴结转移，但可发生类似于血源性转移的情况。记录到转移部位按频率依次为肝脏、中枢神经系统、脾脏、腹膜、肾上腺、胃肠道、肾脏、腹腔淋巴结还有骨骼。大多数复发性患者在未切除的情况下存活时间均小于 2～5 年[6]。

随着越来越多随访时间较长的 SFTP 案例被纳入研究，人们提出了多种预后评分系统，试图将临床病理特征与复发风险联系起来，以便提供随访指南（表 65-4）。De Perrot 等[110] 对复发风险进行了综合分析，并根据英国的标准开发了一套临床病理分期系统，该系统附带基于肿瘤形态学和病理分类的管理算法。进展期与复发风险增加相关，提示无蒂形态和（或）恶性组织学患者需要更密切的随访。Demicco 和同事们[111] 提出一种根据年龄＞ 55 岁、肿瘤大小为 5cm 递增和每 10 个高倍镜下有丝分裂数目（作为一个连续变量）来评估转移风险和疾病特异性存活的临床病理模型。根据从 0～6 的评分，患者被归类为低危（0～1）、中危（2～4）或高危（5～6）风险；低危组无转移，高危组 5 年和 10 年转移率分别为 85% 和 100%。Tapias 和同事们[74] 分析了 59 例患者 33 年期间的结果，并开发了一个包含与恶性肿瘤相关的经典组织学和临床特征的预后评分系统来预测完全切除的 SFTP 的复发风险。评分标准是：壁胸膜起源、无蒂形态、大小（长轴）≥ 10cm、多细胞性、出血或坏死，以及每 10 个高倍镜视野下≥ 4 个细胞有丝分裂。＜ 3 分的是在 20 年发展队列中患者复发率为 0%。Tapias 系统随后在 113 名患者中进行了评估，确定了复发和总体生存的预后价值[23]。Boddaert 和同事们[91] 将各种预后评分系统应用于 80 例患者的预后评分，发现 Tapias 系统具有最高的敏感性和特异性（分别为 100% 和 80%）。此外，多项研究表明，与组织学良性肿瘤相比，含有去分化区域的 SFTP 患者的转移率和疾病特异性死亡率（分别为 100% 和 43%）明显更高[111, 112]。

四、罕见的胸膜原发良性肿瘤

（一）胸膜纤维瘤的分类

Pinkard 等[113] 在 1996 年首次描述了 3 名年轻人胸膜硬化性纤维瘤的发生。在标准胸部 X 线检查上确定胸膜病变，随后在 CT 上显示钙化肿块。切除时，发现肿块无包膜，可见从壁或脏胸膜表面长出（图 65-10）。Suh[114] 和同事报道了一例 35 岁多病灶的无症状的男性病例，该男性接受开胸手术，从右侧胸部的脏和壁胸膜内，总共摘除了 16 个结节，结节大小范围为 0.5～3cm。胸膜病变患者的平均年龄为 34 岁，而儿童肢体软组织硬化性纤维瘤的发生年龄较小（平均 14.5 岁）。到目前为止报道的胸膜中有 2/3 的病例有多个肿瘤的存在，然而从来没有任何恶性肿瘤的证据被发现，完全的外科切除似乎是有效的[115]。

表 65–4　预后评分系统

特　征	系统分期		预测临床病程或复发
de Perrot[19]	病理良性的，有蒂的	0 期	复发风险为 2%
	病理良性的、无蒂的	Ⅰ期	复发风险为 8%
	病理恶性的，有蒂的	Ⅱ期	复发风险为 14%
	病理恶性的，无蒂的	Ⅲ期	复发风险为 63%，死亡率为 30%
	多发、同步性转移	Ⅳ期	
Demicco[a,111]	年龄＞ 55 岁（1 分）	0～2	低风险；无转移
	大小（5～10cm，1 分；10～15cm，2 分；≥15cm，3 分）	3～4	中度风险；5 年内转移率为 23%，10 年内转移率为 36%
	有丝分裂 /10 个高倍镜视野（1～3，1 分；＞3，2 分）	5～6	高风险；5 年内转移率为 85%，10 年内转移率为 100%
Tapias[b,74]	起源顶叶胸膜	0～2	低风险；20 岁以下转移率为 0%
	无蒂形态	3～6	高风险；15 年内复发率为 77%
	长轴≥ 10cm		
	细胞过多		
	出血或坏死		
	细胞有丝分裂＞ 3/10 HPF		

a. 在这个系列中，去分化区的存在与预后不良相关，与危险类型无关；b. 预测完全切除肿瘤的复发风险

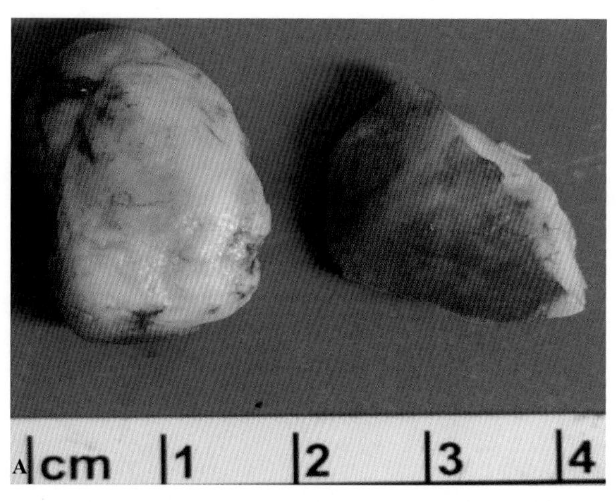

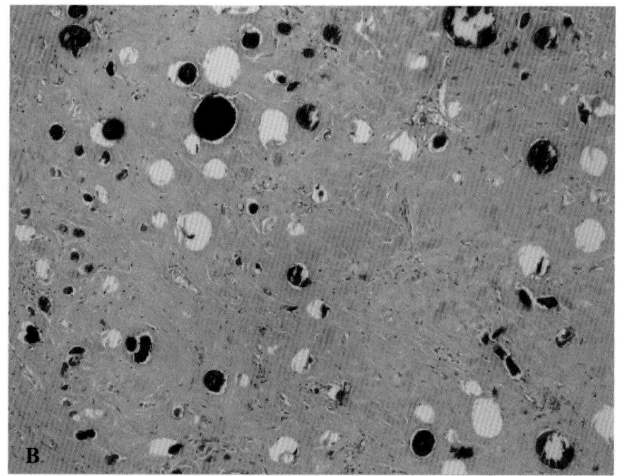

▲ **图 65–10　胸膜钙化纤维肿瘤的大体（A）和显微镜下（B）检查**

无完整包膜（A）和大多数，零散的蓝色的钙化（B）

（二）腺瘤样瘤

腺瘤样肿瘤是典型的小结节性胸膜病变，常见于影像学、术中或切除肺标本的检查发现。它们发现在脏胸膜以及肺韧带上，已报道病例中结节大小范围为5mm至2.5cm。结节由纤维基质中间皮分化的上皮细胞组成（表65-2）[116]。这些罕见的肿瘤是良性的，其温和的细胞学特性使其能够与同期恶性患者的胸膜转移疾病及恶性胸膜间皮瘤的腺瘤样生长模式相鉴别。手术似乎是根治性的，在切除后没有报告复发。

（三）硬化性肺泡细胞瘤（血管瘤）

2015年世界卫生组织分类[117]硬化性血管瘤被从“其他肿瘤”变更到“腺瘤”，标准术语为硬化性肺泡细胞瘤，反映出与Ⅱ型肺泡细胞类似的胚胎呼吸上皮细胞（圆形细胞）和类似于Ⅱ型肺细胞的立方形表面细胞的衍生和存在。相关硬化性肺泡细胞瘤总是良性的上皮性肿瘤，在肺组织中发现更普遍，但罕见的病例被发现是由胸膜产生的[118]。据报道，女性与男性比例为5∶1，发病平均年龄为46岁[119]。这些肿瘤通常在成像中为非空洞的周围结节，直径＜3cm。胸膜下肿瘤的治疗是手术切除，可以考虑摘除术或楔形切除术，预后良好。

（四）胸膜脂肪瘤

尽管是成人最常见的良性肿瘤，但原发性胸膜脂肪瘤极为罕见，文献报道的病例不足15例[120]。虽然影像学表现，如异质性可以表明为恶性成分，但难以区分胸膜脂肪瘤与高分化脂肪肉瘤，这些肿瘤不得不手术切除[121]。

（五）胸膜神经鞘瘤

来源于胸膜交感神经纤维鞘，这些良性肿瘤中只有不到20个报道[122]。由于生长缓慢，多见于青年人中，男性略占优势。已报告的患者神经纤维瘤病1型是罕见的恶性周围神经鞘肿瘤（MPNST），且有辐射暴露史[123, 124]。在良性和恶性无法确定的可能情况下，手术切除是可行的治疗方式。

五、罕见的胸膜原发恶性肿瘤

绝大多数涉及胸膜的恶性病变是弥漫性恶性间皮瘤，或者是累及胸膜表面的转移性病灶，或者是来源肺或胸壁侵犯的邻近组织肿瘤。许多转移和侵袭性损伤在其病理学特征和临床过程中与弥漫性恶性间皮瘤相似。转移性病灶包括黑色素瘤、胸腺瘤、上皮样肉瘤和来自以肺部为主的不同部位的腺癌。后者，也被称为肺的假腺瘤性腺癌[125]，常见与老年男性吸烟者有关，但最近在也有一名34岁的非吸烟者中被报道，他有继发于结核感染的胸膜病变史[126]。罕见的小细胞肺癌样胸膜间皮瘤也有报道[127]。通常需要特殊的组织学和免疫组织化学染色（表65-2）来鉴别这些继发肿瘤与真正的弥漫性间皮瘤和其他罕见的原发性恶性胸膜病变来源。

（一）促纤维增生性小圆细胞肿瘤

典型地，已经描述了腹腔内肿瘤、促纤维增生性小圆细胞肿瘤（DSRCT），尤其是在非特异性表达的年轻人中。肿瘤是由小的，低分化的细胞组成的恶性表型。具有t（11；22）（p13；q12）易位，腹部DSRCT的特点，并导致EWSR1-WT1基因融合，且在胸膜病变中被确认[128]。这些肿瘤典型地遵循侵袭性的临床进程，尽管外科切除、化疗和放疗的多模式治疗方法，但患者的预期寿命也只在数月至几年的范围内。

（二）局限性恶性间皮瘤

通常弥漫性恶性间皮瘤对免疫组织化学和超微结构具有敏感性，但在浆膜表面、结节、肿瘤的表面或肿瘤结节方面缺乏广泛和（或）微观的证据，这是后者的特征。最大的病例系列局部恶性间皮瘤描述了长期随访21例（11～122个月）[129]。在广泛的手术切除后，21名患者中的10名没有任何复发的证据，而其他11名患者出现局部复发或远处转移。然而，没有人经历过弥漫性胸膜扩散。除了报告了另一例局限性胸膜恶性间皮瘤的病例，这些病例可以不同程度地切除[24, 130–133]。

（三）原发性胸膜胸腺瘤

虽然很难与胸腺瘤扩散到胸膜表面区分，但很少报告原发性胸膜胸腺瘤的病例[134–136]。这些异位胸腺瘤很少与重症肌无力相关[137]，X 线片表现为弥漫性结节性胸膜增厚，类似恶性间皮瘤。建议完全切除原发肿瘤和胸腺，并根据组织学分级和分期进行辅助化疗和放疗[138]。

（四）胸膜滑膜肉瘤

单相和双相滑膜肉瘤都被描述为起源于胸膜的转移性疾病，尽管迄今为止报道的这些肿瘤中有＜20 例[139, 140]。在单相型中，肿瘤由圆的梭形细胞排列成束组成。在双相肿瘤中，腺上皮细胞与前述的梭形细胞交织。分子诊断有助于滑膜肉瘤的诊断。研究发现，90%～95% 的滑膜肉瘤包括 t（X;18）反式位置，导致 *SYT-SSX* 基因融合。所得到的融合蛋白产物被认为通过细胞周期的失调具有致瘤作用。SYT-SSX 易位在弥漫性恶性间皮瘤或其他与组织学相似的恶性肿瘤中未见，用逆转录 PCR、FISH 或常规细胞遗传学方法鉴定易位是最敏感、最特异的诊断方法[141, 142]。分裂 1（TLE1）信号转导样增强子的异常表达也是滑膜肉瘤的特征[143]。这些肿瘤通常发生在年轻人身上，虽然手术和化疗的多种方式可以延长生存期，但通常都是迅速致命的。

（五）原发性胸膜脂肪肉瘤

胸膜的脂肪肉瘤，被认为是由于未分化间充质细胞的残留而产生的，非常罕见。只有 15 例原发性胸膜脂肪肉瘤报道，包括黏液样的、良好分化的和淋巴细胞丰富的亚型[144, 145]。对胸膜脂肪肉瘤的治疗是完全手术切除，以确保足够的手术切缘，并防止肿瘤包膜的任何破裂。完全切除可能有效，但通常辅以放疗。

（六）胸膜和类胸膜肿瘤的纤维肉瘤

极罕见的梭形细胞肿瘤，22 例原发性胸膜肺硬化性纤维瘤，其中 12 例被确认为胸膜起源。肿瘤在家族性腺瘤性息肉病（FAP）患者中发现，并常在腺瘤性息肉病（APC）和 β- 联蛋白（β-catenin）基因中显示突变，而 β-catenin 的核表达已被证明与细胞周期蛋白 D1 基因的过度表达有关[146]。与其他部位的硬化性纤维瘤一样，原发性胸膜肿瘤表现出局部侵袭行为，在可行的情况下，广泛性局部切除是治疗的首选。在具有复发边缘的患者中，25% 的复发率表明辅助放疗或激素制剂（如他莫昔芬）的具有作用[147]。硬化性纤维瘤考虑到纤维肉瘤的低级别变体，恶性程度较高的纤维肉瘤也有报道，并与可识别的基因易位［t（7；16）（q33；p11）］有关[148]。

六、血管源性恶性肿瘤

（一）胸膜上皮样血管内皮瘤

这些罕见肿瘤中明显类似于恶性的间皮瘤的 50 种被鉴定为具有原发性胸膜起源[149]。使用全转录组测序的研究导致发现在 EHE 中存在 *WWTR1* 和 *CAMTA1* 基因融合的一致存在。发现重排具有使用 89%～100% 的 FISH 的普遍性，特异性为 100%[14, 150]。新的 2015 年世卫组织分类强调了 *WWTR1-CATA 1* 融合在 EHE 诊断中的作用[117]。最近的研究证实在 EHE 中 *WWTR1-CAMTA1* 的高发率以及 YAP 1 与转录因子 E3（TFE 3）之间的基因融合，并描述了核 CAMP 1 和 TFE 3 免疫组织化学染色在诊断这一致命肿瘤中的作用[151]。临床上，胸腔积液、症状性表现（咳嗽、咯血或胸痛）和多结节性疾病的存在与预后不良相关[152]。胸膜 EHE 典型地耐受常规的化疗和放疗，然而，存在对新型抗血管生成剂的反应的报告参差不齐[153]。虽然 EHE 通常被认为是在胸外软组织、皮肤和内脏中发现的低级到中级恶性肿瘤，但在几乎所有发表的报告中，胸膜 EHE 被描述为具有迅速致死性的[154]。

（二）胸膜血管肉瘤

慢性炎症已被认为是这种罕见的高度恶性

肿瘤的潜在的致病机制，它产生于来自胸膜内的血管内皮细胞。已报告了与慢性脓胸、结核性脓胸、尘肺、职业性石棉暴露和放疗相关的病例[154, 155]。新的标记物包括高度敏感和特异的核转录因子 Friend 白血病整合 1（FLI 1）、（FLI 1）和红细胞转化特异性相关基因（*ERG*），*ERG* 是几乎存在于所有良性和恶性血管肿瘤中，而在大多数间充质来源的肿瘤中均为阴性[156, 157]。与其他基于胸膜的血管源性恶性肿瘤一样，临床病程普遍较差。

（三）上皮样血管肉瘤

原发性胸膜血管肉瘤最常见的变化是与胸膜增厚和出血性积液相关，并与恶性间皮瘤混淆[158]。有离散的局限性胸膜病变的病例可以切除，但是肿瘤在其恶性行为上具有很强的侵袭性，患者通常在诊断后几个月内就会死亡。放疗的使用主要是姑息性的，栓塞同样可以减少出血或试图切除之前使用[159]。

（四）其他恶性肿瘤和原发性胸膜肉瘤

此外，还报道了极为罕见的原发性胸膜恶性肿瘤，包括鳞状细胞癌[160, 161]、黏液表皮样癌[162]、腺鳞癌[163]和胸膜黑色素瘤[164, 165]。其他多种恶性肉瘤，更常见于胸外部位，由于缺乏细胞角蛋白反应性而有别于弥漫性恶性间皮瘤。这些病例包括罕见的原发的胸膜骨肉瘤[166, 167]、癌肉瘤[168]、骨外黏液样和间充质软骨肉瘤[169–172]和胸膜原发性横纹肌肉瘤[173]。治疗包括在有可能的情况下完全切除，但预后一般很差。

（五）原发性胸膜淋巴瘤

虽然胸膜在淋巴瘤患者中的受累为普通的（非霍奇金淋巴瘤患者高达 16%[174]），但原发性胸膜淋巴瘤相当罕见。已经描述了两种主要类型，即原发性胸腔积液淋巴瘤（PEL）和脓胸相关的淋巴瘤（PAL）。PEL 是一种非霍奇金淋巴瘤，通常发生在 HIV 阳性患者中，其定义是存在人类疱疹病毒 –8（HHV-8）。PAL 与 Epstein-Barr 病毒的相关更为常见，但总体上可归因于胸膜中 B 细胞的慢性炎症刺激，并且最常见于日本患者中[175]。已显示使用 R-CHOP 的化疗在 25%～50% 的病例中产生完全治愈[176]。

第 66 章
恶性胸膜间皮瘤的化学治疗和替代治疗
Chemotherapy and Alternative Therapies for Malignant Pleural Mesothelioma

Federica Grosso　Giorgio V. Scagliotti　著
辛　华　译

恶性胸膜间皮瘤（malignant pleural mesothelioma, MPM）患者的预后欠佳，未经治疗的中位总生存期（OS）仅为 4～13 个月，经过治疗的患者为 6～18 个月[1, 2]。对于大多数不适合手术和联合治疗方法的患者，全身治疗和对症治疗是唯一可行的选择。

一、细胞毒化学治疗

晚期 MPM 的全身姑息治疗具有普遍性，一项小型研究观察了是否应在确诊后或症状发展时立即开始细胞毒化疗[3]，该研究表明确诊后即刻接受化疗的患者，比症状发展时接受化疗的患者生存期更长且拥有更好的生活质量。

目前尚缺乏细胞毒化疗优于最佳支持治疗（best supportive care，BSC）的医学证明。唯一一项针对主动症状控制（active symptoms control，ASC）与 ASC 加长春瑞滨或丝裂霉素 – 长春碱 – 顺铂（mitomycin-vinblastine-cisplatin，MVP）的随机研究未能证明两种化疗方案与中位 OS 分别为 8.5 个月和 7.6 个月的 ASC 相比有生存益处。接受单药长春瑞滨治疗的患者无明显改善的 OS（9.4 个月）[4]。表 66–1 总结了 MPM 最新的一线和二线化疗方案。

由于一项Ⅱ期的研究对 1965—2001 年的 MPM 进行 Meta 分析，研究显示出顺铂是最有活性的单一治疗药物[5]，因此，在一项强有力的Ⅲ期随机临床试验中，选择顺铂作为参考药物，研究表明与单独使用顺铂相比，顺铂与培美曲塞的联用是唯一显示出具有更长 OS 的方案[6]。

在这项研究中，456 名未接受化疗的患者每 3 周随机接受顺铂 75mg/m^2 加培美曲塞 500mg/m^2 或安慰剂。与单独使用顺铂相比，联合治疗的中位 OS 明显更长，分别为 12.1 个月和 9.3 个月。总缓解率（Overall response rate，ORR）和无进展生存期（progression-free survival，PFS）也更有优势，分别为 41% vs. 17% 和 5.7 个月 vs. 3.9 个月[5]。一项伴随研究强调，该联合治疗方案与生活质量和症状控制的改善相关。这些次要终点之间的差异在前 3 个周期很明显，并且在第 15 周之前仍具有统计学差异[7]。此外，随后的一项研究分析表明，接受叶酸和维生素 B_{12} 补充剂的患者生存率更高，并且这些患者的治疗相关毒性较低并获得了更长的中位治疗周期[8]。

目前尚无可以证实顺铂和培美曲塞联合治疗可以改善患者的预测生物标志物。然而一项纳入 60 例 MPM 患者的回顾性研究表明，较低的胸腺嘧啶核苷酸合成酶（胸苷酸合酶）水平与较好的 PFS 和 OS 相关[9]。

雷替曲塞是另一种胸苷酸合酶抑制药，与顺铂联用可提高患者疗效。在一项随机Ⅲ期试验中[10]，

表 66–1 细胞毒化疗方案

治疗方案	治疗顺序	ORR	PFS（个月）	OS（个月）	试验类型（发表年份）	文献
ASC 单药 ASC+MVP ASC+ 长春瑞滨	Ⅰ	NR	5.1 5.1 5.6	7.6 8.5 9.4	Ⅲ期（2008）	[4]
顺铂 + 培美曲塞 顺铂单药	Ⅰ	41% 17%	5.7 3.9	12.1 9.3	Ⅲ期（2003）	[5]
顺铂 + 雷替曲塞 顺铂单药	Ⅰ	24% 14%	5.3 4.0	11.4 8.8	Ⅱ期（2005）	[10]
卡铂 + 培美曲塞	Ⅰ	19%	6.5	12.7	Ⅱ期（2006）	[12]
顺铂 + 吉西他滨	Ⅰ	47%	25 周	41 周	Ⅱ期（1999）	[18]
顺铂 + 吉西他滨	Ⅰ	33%	6.4	11.2	Ⅱ期（2002）	[19]
培美曲塞 + 叶酸 + 维生素 B_{12} 培美曲塞单药	Ⅰ	16.3% 9.5%	NA	13 8	Ⅱ期（2003）	[20]
培美曲塞 BSC	Ⅱ	5.5% NA	3.6 1.5	8.4 9.7	Ⅱ期（2008）	[23]
培美曲塞 + 顺铂 培美曲塞单药	Ⅱ	32.5% 5.5%	NA	7.6 4.1	Ⅲ b 期（2006）	[24]
培美曲塞 + 铂类	Ⅱ	19%	3.8	10.5	观察性（2011）	[25]
长春瑞滨	Ⅱ	16%	NA	9.6	Ⅱ期（2009）	[28]
长春瑞滨	Ⅱ	15%	2.3	6.2	回顾性（2014）	[29]

ORR. 客观缓解率；OS. 总体生存期；PFS. 无进展生存期；ASC. 主动症状控制；MVP. 丝裂霉素 – 长春花碱 – 顺铂；BSC. 最佳支持治疗

250 例患者随机分配，每 3 周接受雷替曲塞 $3mg/m^2$ 加顺铂 $80mg/m^2$。与单药顺铂相比，ORR 为 24% vs. 14%，中位 OS 为 11.4 个月 vs. 8.8 个月，一年生存率为 46% vs. 40%。

生活质量数据显示，在呼吸困难方面，统计学上有明显改善，这有利于联合治疗；基线时，尽管总体生活质量欠佳，但在接受治疗的患者中，两组的总体生活质量均未恶化[11]。目前在几个欧洲国家或地区，雷替曲塞已获得批准治疗 MPM，但在美国仍然没有上市。

另外，为了改善化疗药物的耐受性，更具体地说是改善顺铂的非血液学累积毒性，在两个Ⅱ期研究中已评估了用卡铂替代顺铂的应用效果。其中一项研究纳入 102 例接受卡铂联合培美曲塞 $500mg/m^2$ 并且补充维生素的患者，ORR 为 19%，PFS 为 6.5 个月，中位 OS 为 12.7 个月[12]。在第二项研究中，有 76 例患者接受了相同的治疗方案，ORR 为 25%，PFS 为 8 个月，中位 OS 为 14 个月[13]。在这两项研究的综合分析中，卡铂联合培美曲塞在年轻患者中的治疗效果与 70 岁以上的患者相似，而老年亚组的血液学毒性更高[14]。此外，与顺铂加培美曲塞相比，对 1704 名未接受过化疗的 MPM 患者进行的大规模随访显示，卡铂加培美曲塞的客观缓解率（objective responses，OR）较低（26% vs. 21%），但 PFS 和 1 年生存率，分别为 6.9 个月 vs. 7 个月和 63% vs. 64%[15]。

尽管缺乏比较两种方案的随机临床试验的确凿证据，但卡铂联合培美曲塞可能是老年患者或不适合顺铂给药的患者的合适治疗选择。

目前一线治疗的最佳时间仍存在争议。尽管荷兰的一项非随机研究证实了培美曲塞的安全性和可持续性，研究表明直到病情进展仍然提示有生存获益 [16]，但这种方案尚未得到验证，在常规临床实践中不推荐使用。一项 CALGB 前瞻性随机Ⅱ期研究探讨了维持这种治疗的作用 [17]。

在两项Ⅱ期研究中对顺铂和吉西他滨的组合进行了测试，结果表明其具有治疗作用和症状缓解 [18, 19]。然而，在缺乏随机证据的情况下，尚不完全支持基于吉西他滨的化疗的一线使用。

在一项Ⅱ期研究中研究了培美曲塞单药作为一线治疗联合有或无维生素补充剂的方案 [20]。共纳入 64 例 MPM 患者，使用单药培美曲塞治疗的 OR 为 14%，中位 OS 约为 11 个月。43 例患者接受了维生素补充剂，结果表明具有更好的治疗耐受性，中位 OS 为 13 个月，而未使用补充维生素的患者为 8 个月。国际扩展访问计划（International Expanded Access Program，EAP）的结果证实了这些发现 [21]。在单药培美曲塞治疗的 812 例患者中，有 247 例未接受过化疗。缓解率为 10.5%，中位 PFS 为 6 个月，OS 为 14.1 个月。根据这些数据，对于临床上判断为不适合铂基双线药物的患者，培美曲塞的一线单药治疗是一种选择。然而，几乎所有 MPM 患者在一段时间后都会发展为进行性疾病，且目前尚无批准的用于治疗复发性 MPM 的方法。在病情进展时，大多数患者仍保持着良好的临床状态，总体器官功能尚可，因此可以作为二线治疗的潜在候选人。在培美曲塞的注册试验中，表明治疗与生存期延长相关（HR=0.56，95%CI 0.44～0.72）[22]。尽管该观察结果可能受到选择偏见的影响，但是仍有利于能够接受进一步化疗的患者。

在二线治疗中，对 243 例接受过治疗和未接受过培美曲塞初次治疗的患者进行了单药培美曲塞与 BSC 的随机Ⅲ期研究 [23]，培美曲塞显著改善了疾病控制率（59% vs. 19%）和中位 PFS（3.6 个月 vs. 1.5 个月），但生活质量和 OS 均未改善，这很可能是由于对照组具有更高的交叉率。事实上，BSC 组中 52% 的患者接受了研究后的化疗，这可能影响了潜在的生存获益。来自上述扩展访问计划的数据表明，在未接受培美曲塞的患者中，单独或与铂药联合使用培美曲塞是可行的二线治疗方案 [24]。一项对 153 例可评估患者的初步分析显示，顺铂和培美曲塞联用的 ORR 为 33%，而培美曲塞单药的 ORR 为 5.5%，疾病控制率分别为 69%～47%。联合用药的中位 OS 为 7.6 个月，培美曲塞单药的 OS 为 4.1 个月。在同一研究的一项较大规模分析中，对接受单药培美曲塞治疗的 396 例预治疗患者，ORR 为 12%，中位 PFS 接近 5 个月 [21]。这些研究数据表明，未接受培美曲塞作为一线治疗的一部分 MPM 患者应单独或与铂类药物联用培美曲塞进行二线治疗。

在临床上可以追求在疾病进展时单独或与铂类药物联用培美曲塞的再挑战。一项针对 31 例患者的小型研究表明，疾病控制率为 48%，中位 PFS 为 3.8 个月，中位 OS 为 10.5 个月。有趣的是，复发时间较长（＞ 12 个月）的患者二次 PFS 为 5.5 个月，而复发时间较短（＜ 12 个月）的患者二次 PFS 的中位数为 2.5 个月。在意大利的一项多中心调查中，与非以培美曲塞为基础的二线方案治疗的患者相比，以培美曲塞为基础的二线化疗治疗的患者获得了明显更长的 PFS 和 OS，且疾病控制率更高 [25]。总体而言，这些有限的实验数据表明，对于一线培美曲塞治疗后且肿瘤控制时间较长且尚无实验性治疗方法的患者，可能主要考虑使用培美曲塞再次治疗。

长春瑞滨常被用作二线药物。在一项针对 63 例经过预处理的 MPM 患者的Ⅱ期研究中，每周接受长春瑞滨 30mg/m^2 单药治疗 6 周，ORR 为 16%，中位 OS 为 9.6 个月，毒性可耐受 [26]。最近的一项回顾性研究评估长春瑞滨 25mg/m^2 每 3 周给药治疗的效果，证实 ORR 为 15%，疾病控制率为 49%，中位 PFS 为 2.3 个月，OS 为 6.2 个月 [27]，体外研究表明，*BRCA1* 在长春瑞滨诱导的细胞凋亡中起着至关重要的作用，在 144 例 MPM 样品中有 38.9% 表现出 BRCA1 蛋白表达的缺失[28]。一项Ⅱ期临床试验正在测试口服长春瑞滨对比安慰剂的疗效，通过测量 *BRCA1* 表达水平作为潜在预测因子[29]。

实际上，用于 MPM 的细胞毒疗法已经达到了平稳期，迫切需要针对通过靶向治疗以提高生存率。由于缺乏任何药物或治疗策略的研究和监管部门批准的直接证据，复发性 MPM 患者是进行临床研究以测试新药物和治疗方案疗效的理想候选研究对象。

二、靶向治疗

最近有研究表明 MPM 的发生是由于肿瘤抑制基因的缺失而不是肿瘤功能突变。根据癌症体细胞突变目录第 71 版，DMM 中最常见的突变基因是细胞周期蛋白依赖性激酶抑制药 2A（*CDKN2A*），Ⅱ型神经纤维瘤病（neurofibromatosis type 2，*NF2*）和 BRCA 相关蛋白 1（*BAP1*）[30]。最近，高通量测序技术得到了发展，为绘制遗传变异的类型和程度以及提供与潜在治疗相关性的形态学和预后参数的相关性提供了基础。通过二代测序技术对意大利 123 例晚期 MPM 患者的石蜡包埋组织样本进行了回顾性分析，以探索基因组图谱，并研究与临床病理变量和生存结果的任何潜在相关性。最常被鉴定和验证的遗传变异集中在两个主要途径中：*p53*/DNA 修复和受体酪氨酸激酶 – 磷脂酰肌醇 3– 激酶（PI3K）–AKT 途径。在 *p53*/DNA 途径中，遗传变异主要在 *TP53*，*SMARCB1*、*BAP*1 和 *CDKN2A* 中鉴定。在受体酪氨酸激酶 –PI3K-AKT 途径中，分别在 38、26 和 38 两个样品中鉴定出了已知的癌症相关突变，例如 *PDGFRA*、*KIT* 和 *KDR*。还检测到影响 mTOR 调节的两个基因 *STK11* 和 *NF2* 的突变。这项研究的结果排除了单个驱动基因中特定突变的存在，而是支持了几个非驱动基因累积突变的假设。几个关键途径中累积的突变与较短的 PFS 和 OS 显著相关[31]。NGS 和新的高通量测序技术可能为理解复杂的突变和分子提供了一个很好的机会，并且还可以识别失调的途径，从而为研究新型靶向方法提供了理论依据[31]。表 66–2 总结了目前应用治疗 MPM 的靶向治疗。

（一）精氨酸脱氨酶（ADI-PEG20）

精氨酸是细胞存活的关键氨基酸，在大部分 MPM 患者中检测到精氨酸产生过程中的限速酶精氨酸琥珀酸合酶 1（ASS-1）水平降低或为零[32]。精氨酸琥珀酸缺乏使间皮瘤细胞对精氨酸争夺敏感，并且最近提出了这种具有精氨酸降解作用的精氨酸脱氨酶（Adi-PEG20）的抗代谢策略[33]。在一项多中心随机Ⅱ期 ADAM 研究中，对 ASS1 缺乏的 MPM 患者进行了 Adi-PEG20 加 BSC 与单独 BSC 的检测，其中约 50% 的未接受过化学治疗和复发的患者均检测到了这种代谢状态。该研究达到了其主要终点，并且表明实验组的中位 PFS 有所改善，疾病达到稳定状态，G_3～G_4 的毒性反应以中性粒细胞减少、疲劳和过敏反应为主[34]。目前还在进行一项 Adi-PEG20 联合培美曲塞加顺铂的Ⅰ期研究（TRAP 研究），作为精氨酸琥珀酸缺乏症的 MPM 患者的一线治疗方法[35]。

（二）细胞周期抑制药

大多数癌细胞表现出基因组不稳定（通常带有 *p53* 基因突变），因此，在 DNA 损伤后，它们依赖于 G_2 期的存活，从而使癌细胞容易受到 G_2 期靶点药物的攻击。CBP501 是一种细胞周期抑制药，可抑制参与 G_2 细胞周期阻滞的几种激酶[36]。在体外实验中，由于 CBP501 通过与钙调蛋白的相互作用，因此 CBP501 与化学治疗的连用显示出 G_1 期癌细胞的比例增加，顺铂的细胞毒性更高。单独和与顺铂联合使用的 CBP501 的Ⅰ期试验显示，对铂类耐药的患者具有抗肿瘤活性，并且排除可控的药物相关性皮疹之外，未观察到其他毒性。最近完成了一项对未经治疗的晚期 MPM 患者进行的开放性、国际性、随机Ⅱ期临床试验[37]将 63 例患者按 2∶1 的比例随机分配至顺铂加培美曲塞联用或不用 CBP501 两组。在用 CBP501 治疗的组中，有 63% 的患者的 PFS

表 66-2　靶向治疗方案

治疗靶点	原　理	试验类型	文　献
精氨酸脱氨酶	精氨酸琥珀酸缺乏使间皮瘤细胞对精氨酸争夺敏感，Adi-PEG20 的抗代谢策略	Ⅱ期 ADAM 研究 Ⅰ期 TRAP 研究	[33–35]
细胞周期	癌细胞容易受到药物阻断 G2 期的检查点。CBP501 是一种细胞周期抑制因子	Ⅰ期 Ⅱ期	[36, 37]
NF2	*NF2* 是一种肿瘤抑制基因，编码 merlin 蛋白；merlin 缺失通过上调 FAK 表达对 MPM 增加其侵袭性	Ⅰ期 GSK2256098 研究 Ⅱ b 期 COMMAND 研究 Ⅱ Everolimu 研究	[43–45]
PI3K/AKT/mTOR 通路	mTOR/PI3K/AKT 通路对调节细胞生长、蛋白质的生物合成至关重要；体外研究表明，抑制该通路可能在间皮瘤细胞系诱导细胞凋亡	Ⅰ期	[49, 50]
酪氨酸激酶	EGFR、PDGFR 和 VEGFR 等多种生长因子经常在间皮瘤中被激活	Ⅰ / Ⅱ期伊马替尼试验 Ⅱ期达沙替尼试验 Ⅱ期吉非替尼试验 Ⅱ期埃罗替尼试验	[55–60] [63, 66, 67]
抗血管生成和血管阻断剂	MPM 患者的血清和胸水中血管内皮生长因子水平上升	Ⅲ期沙利度胺试验 Ⅰ / Ⅱ期贝伐单抗试验 Ⅱ期尼达尼布试验 Ⅰ / Ⅱ期索拉非尼试验 Ⅰ / Ⅱ期舒尼替尼试验 Ⅱ期瓦他拉尼试验 Ⅰ / Ⅱ期西地尼布试验 Ⅱ期 BNC105P 试验 Ⅰ期 NGR-hTNF 试验 Ⅱ期 NGR019 试验 Ⅲ期 NGR015 试验	[74] [75–79] [80] [81–83] [84–86] [87] [88–90] [91–93] [96] [94]
热休克蛋白 90	HSP90 可帮助其他蛋白质形成正确折叠，稳定蛋白质结构，及包括间皮瘤在内的多种不同肿瘤中肿瘤生长	Ⅰ / Ⅱ期 MESO02 试验	[99]

＞4 个月，而仅接受化疗的患者为 39%；中位 PFS 分别为 5.1 个月和 3.4 个月。但是，两组的 OS（13.3 个月 vs. 12.8 个月）没有统计学差异。

（三）NF2 抑制药

在几乎 40% 的 MPM 中，*NF2* 基因的突变或缺失可改变 *NF2*/Hippo 信号通路[38]。*NF2* 是一种肿瘤抑制基因，位于编码蛋白 merlin 的 22q12 染色体上，但其在抑制肿瘤发生中的作用仍知之甚少。merlin 的缺失会导致多种促有丝分裂

信号通路的激活，如 *HER1*/2、mTOR、ERK 和黏着斑激酶（focal adhesion kinase，FAK）。因此，假定 merlin 通过负调节多种细胞表面受体来抑制 LWBK1612 信号传导[39]。临床前数据表明，merlin 失活在 MPM 的发病机理中起关键作用，通过上调 FAK 表达来增加肿瘤侵袭性，merlin 缺乏与对 FAK 抑制药的敏感性更高相关（图 66–1）[40]。一项Ⅰ期研究纳入 23 例经过口服 FAK 抑制药 GSK2256098 预处理的 MPM 患者，并显示出 merlin 表达阴性的 MPM 患者的 PFS 更好[41]。一项Ⅱ B 期试验（COMMAND）[42] 目前正在评估口服 FAK 抑制药 Defactinib（VS-6063）作为维持治疗的方法，该研究将 Merlin 表达程度作为分层因素，并对照使用安慰剂的晚

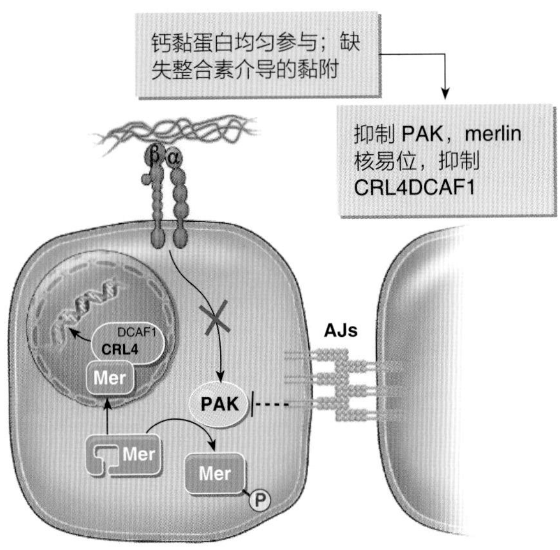

▲ 图 66-1　抑制 NF2（merlin）介导的增殖

merlin 以开放、未激活式和封闭、激活的形式出现；激活整合素受体酪氨酸激酶信号转导（与细胞基质黏附相关）导致 PAK（丝氨酸 – 苏氨酸激酶 p21）的激活。PAK 磷酸化 merlin PAK 磷酸化导致其失活，随后将其在正常细胞中清除直至细胞周期进展。当 CRL4DCAF1 不被 merlin 抑制时，它能调节通过基因表达调节致癌程序，包括 CRL4、卡林环 E3、连接酶 4、DCAF1、DDB1 和 CUL4 等相关因子

期 MPM 患者。抑制 PAK，Merlin 核易位和抑制 CRL4DCAF1。

Merlin 缺失导致 mTORC1 信号通路失调，该通路通过激活 mTORC1，使患者对雷帕霉素抑制敏感[43]。然而，一项 Ⅱ 期研究结果显示，使用 mTOR 抑制药依维莫司治疗时，显示出有限的临床活性[44]。另一项 Ⅱ 期临床试验探讨了将 merlin 选作预测生物标志物时，使用依维莫司治疗在患者中的作用。该研究于目前完成，但尚未报告[45]。

（四）PI3K/AKT/mTOR 通路

PI3K/AKT/mTOR 通过对于调节细胞生长，增殖和蛋白质合成至关重要，这些过程与肿瘤发生有关，并且据报道在多种实体瘤（包括前列腺癌、结肠直肠癌、乳腺癌和黑色素瘤）中存在关联。在一项针对 30 例未经治疗的 MPM 的探索性研究中，PI3K/mTOR 信号级联反应中伴侣蛋白的异常激活 / 表达提供了疾病的预后相关信息[46]。体外研究表明，其抑制作用可能诱导间皮瘤细胞凋亡[47]。

单独 mTOR 抑制会产生 PI3KCA 代偿性上调，使 PI3K 功能恢复，从而恢复 AKT 的下游信号传导[48]。为了克服这种耐药性机制，已经开发了两种 PI3K/mTOR 抑制药。GDC-0980 是一种抑制 PI3K，mTORC1 和 mTORC2 的小分子化合物，在 26 例 MPM 患者中的初步数据显示出 2 种客观反应[49]。LY3023414 是另一种 PI3K/mTOR 双重抑制药，目前正在一项 Ⅰ 期研究中进行评估[50]。

（五）酪氨酸激酶抑制药（TKIs）

遗传学和分子学研究证实，间皮瘤通常激活许多生长因子受体家族，例如表皮生长因子受体（epidermal growth factor receptor，EGFR），血小板衍生生长因子受体（platelet-derived growth factor receptor, PDGFR）和血管内皮生长因子受体（vascular endothelial growth factor receptor，VEGFR）[51]。

一些临床研究已经探索了针对这些受体的 TKIs 活性。在间皮瘤细胞中，PDGFR-α 和 PDGFR-β 通常过度表达，高 PDGF 血清水平被认为是不良预后的独立预测因子[52, 53]。在 26% 的间皮瘤患者中报告了 c-kit 的共表达，可作为临床评估伊马替尼的循证基础[54]。迄今为止，已经进行了单药伊马替尼的 4 项 Ⅱ 期研究，包括总共 94 例患者。结果始终显示无明显 OR，并且 PFS ＜ 2 个月，因此未进行进一步研究[55–58]。在间皮瘤细胞系中，伊马替尼增强了其对吉西他滨和培美曲塞的敏感性[59]。已有一项 Ⅰ 期试验研究了伊马替尼联合顺铂和培美曲塞治疗 70 例未经化疗的患者，中位 PFS 为 7.9 个月，中位 OS 为 8.8 个月。根据实体瘤反应评估标准，研究中出现了 1 种局部反应、3 种轻微反应、7 种稳定性疾病和 3 种进行性疾病，该组合虽然表现出一定的临床获益，但患者不易耐受[60]。一项意大利已经进行的 Ⅱ 期研究，评估了伊马替尼联合吉西他滨作为二线治疗的情况，但尚未报道结果[61]。

达沙替尼通过抑制 PDGFR 和非受体酪氨酸激酶 Src 家族，并在间皮瘤细胞系中发挥细胞毒

性作用[62]。一项Ⅱ期临床研究纳入 46 例接受过治疗的患者，通过测试其活性，发现总体疾病控制率为 32.6%，24 周时的 PFS 为 23%，未显示出 OR。对于未选定的 MPM 患者，由于无法耐受的肺毒性，停止进行进一步研究[63]。

虽然以上报道的所有研究结果均未显示出统计学意义，但在少数病例中观察到了一些抗肿瘤活性，这表明需要鉴定出一些分子生物标志物以在特定患者亚群中进一步研究。然而，目前寻找潜在的活性生物标志物仍然很困难，并且在不久的将来可行性也不高。

（六）表皮生长因子受体抑制药

EGFR 被认为是间皮瘤全身治疗潜在的靶点，因为临床前研究表明该受体在组织样品中高表达，并且其过表达与良好的预后相关[64, 65]。在一项Ⅱ期研究中，对 43 例未接受过化疗的患者进行了吉非替尼（第一代 EGFR-TKI）治疗，在 97% 的患者中检测到 EGFR 过表达。在上皮样组织学患者中仅观察到一种完全反应和一种部分反应。几乎 50% 的患者在 24 周内都达到疾病稳定（stable disease，SD），中位 PFS 为 2.7 个月，EGFR 表达的程度在预后方面没有差异。中位 OS 为 6.8 个月，低表达患者为 3.6 个月，高表达患者为 8.1 个月[66]。

在 63 例经过预处理的 MPM 患者中评估了另一种 EGFR-TKI 厄洛替尼，未观察到 OR，其中 42% 的患者 SD 持续了至少 6 周，并且与 EGFR 表达没有任何关系。中位 OS 为 10 个月[67]。在 24 例预治疗的患者中研究了厄洛替尼和贝伐单抗的组合治疗方法，未显示任何抗肿瘤活性，中位 PFS 为 2.2 个月，中位 OS 为 5.8 个月[68]。尽管 EGFR 表达水平很高，但间皮瘤中 EGFR 抑制药缺乏活性很可能与该疾病中几乎完全没有 EGFR 致敏突变有关[69]。

（七）抗血管生成和血管阻断剂

与健康受试者或患有其他恶性肿瘤的患者相比，MPM 患者的血清和胸腔积液中的 VEGF 水平升高[70]。升高的水平常与晚期肿瘤相关，并与微血管密度相关，最终与不良预后相关[71]。体外研究表明 VEGF 以剂量相关的方式刺激间皮瘤细胞，而抗 VEGF 抗体能够抑制 MPM 细胞的生长[72]。

基于这些证据，VEGF 抑制药已经形成为血管生成靶向治疗的维持策略。

沙利度胺通过抑制 VEGF，碱性成纤维细胞生长因子（basic fibroblastic growth factor，b-FGF）和转化生长因子 α(transforming growth factor alpha，TGF-α）表现出抗血管生成活性[73]。一项Ⅲ期的 NVALT 研究将 222 例具有沙利度胺一线治疗结束时达到 OR 或 SD 的患者随机分为沙利度胺治疗和维持治疗组，但未显示对 PFS 或 OS 有任何益处。沙利度胺组的中位 PFS 为 3.6 个月，而对照组为 3.5 个月，中位 OS 分别为 10.6 个月和 12.9 个月[74]。

贝伐单抗是一种阻断 VEGF 配体的单克隆抗体，在两项单臂Ⅱ期临床试验中对其进行评估，与铂和培美曲塞联用，随后维持贝伐单抗直至进展[75, 76]，与原始数据相比，两项研究均未能显示出更高的 ORR 或其他治疗结果的改善。

一项双盲随机Ⅱ期临床试验研究了 115 例未经化疗 MPM 患者，接受顺铂和吉西他滨联合或不联合贝伐单抗，但未显示出任何益处。ORR 分别为 25% 和 22%，而 PFS 和中位 OS 分别为 6.9 个月 vs. 6.0 个月，以及 15.6 个月 vs. 14.7 个月。分析表明，低 VEGF 血清水平的患者（独立于治疗组）具有生存优势，提示具有更好预后而非预测作用[77]。

目前，一项多中心随机Ⅱ / Ⅲ期研究正在研究培美曲塞加顺铂联合或不联合贝伐单抗作为初始治疗的方案。初步报告显示，三联治疗组的 ORR 为 15%，研究的主要终点是 6 个月时非进行性患者的百分比显著高于单纯化疗组（73.5% vs. 43%）[78]，初步的受益已经显示，我们迫切希望获得最终结果[79]。根据现有证据，不支持在晚期 MPM 患者中使用贝伐单抗联合化疗。

尼达尼布（Nintedanib）是促血管生成途径

的有效抑制药。一项双盲、随机Ⅱ期探索性研究旨在评估与顺铂和培美曲塞联用时该药物与安慰剂的疗效和安全性，目前已完成该研究。该研究的方法是不会发展为进行性疾病的患者可以接受使用尼达尼布或安慰剂进行维持治疗直至进展[80]。

索拉非尼（Sorafenib）是PDGFR-β、VEGFR-2、VEGFR-3、Raf和c-kit81的有效抑制药[81]，在一项Ⅱ期研究中，纳入可评估的未接受过化疗且先前接受过治疗ORR为6%的患者，结果显示中位PFS和OS分别为3.6个月和9.7个月。与未接受过化疗的患者（分别为13.2个月和5个月）相比，接受过化疗的患者的OS更长，这很可能因为患者存在选择偏倚[82]。另一项Ⅱ期试验对索拉非尼单药治疗进行评估，纳入了53例患者并用含铂化疗进行预处理，结果治疗耐受性好，但抗肿瘤活性有限[83]。

舒尼替尼（Sunitinib）是另一种可阻断PDGFR-β、VEGFR-1、VEGFR-2、VEGFR-3和c-kIT的多靶点TKI，一项Ⅱ期研究中有51例患者在顺铂和培美曲塞或吉西他滨治疗失败后接受了该TKI治疗。达到SD的ORR为12%（6例患者）和65%（34例），中位PFS和OS分别为3.5个月和6.1个月。相关的生物标志物包括间皮素、VEGF-A、VEGF-C、白介素8、sVEGFR-2、sVEGFR-3和s-kit，但它们均不能预测治疗后反应[84]。另一项以OR为主要终点的Ⅱ期临床试验未能达到进行第二步的标准，结果显示35例患者中仅有一例出现治疗反应[85]。在MPM患者中进行的一项队列研究表明，舒尼替尼37.5mg与顺铂加培美曲塞联用时，患者不能耐受，需要降低剂量，这主要是由于第一个周期后的骨髓抑制导致，并且仅显示了极低的活性[86]。

在一项Ⅱ期研究中，在47例未经治疗的患者中测试每天口服一次1250mg的VEGF和PDGFR-TKI瓦他拉尼（vatalanib），有6%的患者出现反应，有72%的患者达到SD。3个月PFS率为55%，但该研究未达到3个月PFS为75%的指定终点。中位PFS和OS分别为4.1个月和10个月。血清VEGF、PDGF、TSP-1或间皮素水平与临床结局未发现相关性，表明该药物在该疾病中没有进一步发展[87]。

一项纳入54例接受泛–VEGFR TKI西地尼布（Cediranib）预治疗患者的Ⅱ期研究显示，其ORR为9%，中位PFS为2.6个月，OS为9.5个月[88]。另一项Ⅱ期研究纳入51例先前接受≤1周期化疗的患者，在10%的SD的患者中，有34%的患者有部分反应，中位PFS为1.8个月，OS为4.4个月[89]。一项随机对照的Ⅱ期临床试验正在招募患者，目的是比较顺铂和培美曲塞联合或不联合西地尼作为一线治疗的疗效和安全性[90]。

BNC105P是一种微管蛋白聚合抑制药，可通过选择性地阻断肿瘤血管而不影响正常血管系统。其会使肿瘤产生消退，并在携带多种人类肿瘤异种移的小鼠模型中偶尔达到肿瘤清除[91]。一项纳入30例患者的单臂研究中，BNC105P作为二线晚期MPM的治疗药物，试验结果观察到一例产生局部反应（3%）和13例达到SD（43%）；中位PFS为1.5个月，OS为8.2个月[92]。

NGR-hTNF由人TNF-α与肿瘤归巢肽天冬酰胺甘氨酸–精氨酸（tumor homing peptide asparagine-glycine-arginine，NGR）组成，能选择性地结合在肿瘤血管上过表达的氨基肽酶N异构体。在一项纳入57例预治疗患者的Ⅱ期研究中，显示其ORR为2%，中位PFS和OS分别为2.8个月和12.1个月[93]。一项以培美曲塞为基础的化疗（NGR 015）预处理的患者进行的随机双盲Ⅲ期研究，比较了NGR-hTNF与安慰剂加研究者的选择[94]。尽管在意向性治疗人群中未达到改善OS的主要终点，但该研究表明，在一线化疗期间或结束后进展的患者中OS的统计学显著提高40%。这些患者占治疗人群的50%，并根据先前的无治疗间隔通过预先指定的分析进行了识别。该结果将有助于鉴定结合化疗的。

NGR-hTNF中获得最大临床益处的患者。据报道，肿瘤更具侵略性，以及化学耐药性的患者接受NGR-hTNF治疗后，其PFS延长40%，这与该亚组的 OS 改善一致。在欧盟国家和美国，NGR-hTNF 均已被批准用于治疗间皮瘤的指定药物[95]。

正在进行中的一项 Ⅱ 期随机试验（NGR 019）纳入经过一线培美曲塞联合化疗 6 个周期治疗后的患者，对比 NGR-hTNF 与安慰剂在非进行性疾病患者中作为维持治疗的作用[96]。

（八）热休克蛋白 S90 抑制药

热休克蛋白（Heat shock proteins，HSP）是细胞在应激状态下产生的回忆类蛋白。HSP90 是一种伴侣蛋白，可帮助其他蛋白质形成正确折叠，稳定蛋白质结构，抵抗热应激并协助蛋白质降解。它还稳定了包括间皮瘤在内的多种不同肿瘤中肿瘤生长和存活所需的多种蛋白质[97]。一种新型的 HSP 抑制药 Ganetespib 与多西他赛联用作为晚期 NSCLC 的二线治疗显示出有潜力的疗效[98]。一项Ⅰ/Ⅱ期的 MESO02 试验目前正在评估一线顺铂加培美曲塞联用 Ganetespib 治疗后，Ganetespib 作为维持治疗与安慰剂对比的疗效[99]。

三、免疫治疗

MPM 通常与相关性炎症反应有关，这种炎症反应部分继发于肺组织中的长期石棉累积。在一项纳入 175 例上皮样间皮瘤患者的回顾性研究中，基质成分中高度的慢性炎性细胞浸润与 OS 改善有关。这项研究首次提出了炎症反应的预后价值，同时也为研究上皮样 MPM 患者的免疫治疗提供了理论依据[100]。

大多数癌细胞中大量的遗传和表观遗传变化会导致肿瘤相关抗原的脱落，这些抗原可以被宿主免疫系统识别。另外，恶性细胞在肿瘤微环境中逃避抗肿瘤 T 细胞活性的能力是肿瘤进展的关键步骤。T 细胞对肿瘤抗原的识别取决于主要组织相容性复合物（major histocompatibility complex，MHC）对 T 细胞受体（T-cell receptor，TCR）的识别。T 细胞活化需要由 T 细胞 CD28 介导的抗原提呈细胞（antigen- presenting cell，APC）上的 B7 家族分子（B7.1 或 B7.2）共同刺激信号介导。这一过程的结果是，抑制受体（例如细胞毒性 T 淋巴细胞相关蛋白 4（cytotoxic T-lymphocyte-associated protein 4，CTLA-4）和程序性细胞死亡 1（programmed cell death 1，PD-1）被上调并在活化的效应 T 细胞表面表达，并有助于调节免疫应答抗原激活。CTLA-4 与 APC 上 B7 配体竞争结合，并在早期阶段调节 T 细胞活性，在与 CTLA-4 结合后，T 细胞的活性被抑制。PD-1 受体在活化的 T 淋巴细胞（包括浸润的肿瘤）中表达，并通过与其配体 PDL-1 和 PDL-2 的结合介导免疫抑制。肿瘤可阻断 T 细胞活化，因此可通过上调 PD-1 配体[101-103] 来逃避免疫监视（图 66-2）。表 66-3 总结了目前 MPM 中免疫治疗方法。

（一）免疫检查点

替西木单抗（Tremelimumab）是一种人源化单克隆 Ig2 抗体，可与 CTLA-4 结合，在一项重要的Ⅱ期单臂研究中，每 90 天静脉注射 15mg/kg 剂量，对 29 例具有进展性疾病的化疗耐药的或先前治疗产生的严重毒性的晚期 MPM 患者进行测试，发现在 2 例患者（7%）中观察到 OR，持续 6 个月，另外有 18 例患者持续 1 个月，在 9 例患者（31%）中达到 SD，中位 PFS 为 6.2 个月，一年和两年生存率分别为 48% 和 37%，中位 OS

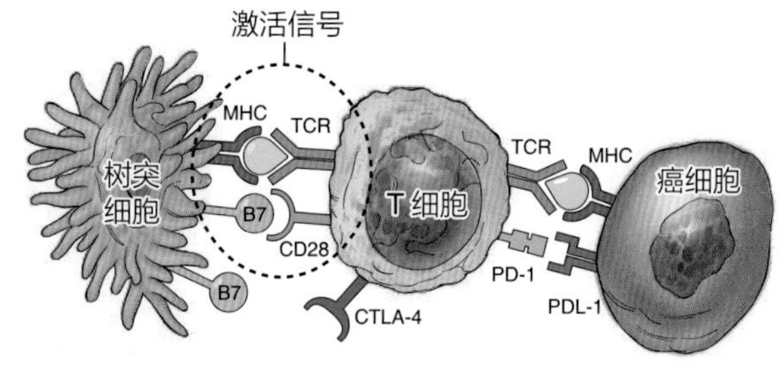

▲ **图 66-2　T 细胞对肿瘤抗原的反应由刺激性和抑制性感受器决定**

MHC. 主要组织相容性复合体；TCR. T 细胞受体；PD-1. 程序性细胞死亡 1；PDL-1. 程序性死亡配体 1；CTLA-4. 细胞毒性 T 淋巴细胞相关蛋白 4；CD28. 分化簇 28。B7 配体包括 B7.1（CD80）和 B7.2（CD86）

表 66–3　免疫治疗方案

治疗方案	原　理	试验类型	文　献
免疫检查点	MPM 通常与部分石棉引起的慢性炎症相关的反应有关。相关蛋白 CTLA-4 和程序性细胞死亡 1（PD-1）被上调并在激活的效应 T 细胞表面表达	Ⅱ期 MESO-TREM 研（2008） Ⅱ b 期 MESO-TREM 研（2012） PD-L1 表达分析研究	[104, 105] [108, 109]
间皮素靶向	间皮素在大多数上皮样间皮瘤中过表达，但在正常细胞中不表达	Ⅰ期阿马西单抗研究 Ⅱ期阿马西单抗研究 CRS-207 一线治疗研究 Ⅰ期 SS1P 研究 Anetumab ravtansine 临床前研究	[113 [115] [117] [120, 122] [123]
溶瘤病毒	溶瘤病毒具有破坏肿瘤细胞的能力，释放通过树突细胞导致 T 细胞活化的抗原	Ⅰ期研究 临床前研究	[126] [127–129]
WT1	WT1 是在间皮瘤细胞中高度表达的转录因子，WT1 肽可引起 T 细胞反应从而对抗间皮瘤细胞	Ⅱ期研究	[130–133]
肿瘤细胞裂解液疫苗	已显示自体肿瘤疫苗可产生通过肿瘤特异性免疫力使肿瘤消退	Ⅱ期研究	134–139

为 10.7 个月[104]。这项研究表明，尽管肿瘤缩小非常有限，但免疫疗法诱导的持久疗效可能会带来生存优势。93% 的患者主要发生 1～2 级治疗后出现的不良事件（皮疹，瘙痒，结肠炎或腹泻），另外其中 4 例患者（14%）出现 3～4 级毒性反应（2 例胃肠道反应，1 例观神经系统疾病，2 例肝脏疾病和 1 例胰腺疾病）。在随后一项的研究中，对 29 例经过一线铂类和培美曲塞治疗的 MPM 患者在第 1 天以 10mg/kg 的剂量使用替西木单抗进行诱导，诱导期每 4 周给药 6 次，随后每 12 周给药一次，直到疾病进展或出现严重毒性反应为止，在中位随访期为 14.5 个月时，观察到 4 例免疫相关反应，11 例患者病情稳定，中位持续时间为 7.7 个月，疾病控制率为 52%，中位 OS 为 11.3 月。1～2 级和 3 级与治疗相关的不良事件（胃肠道反应、皮肤病和发热）分别发生在 89.6% 和 3.4% 的患者中[105]。一项 2b 期多中心试验纳入 564 例晚期 MMP 和经预处理的 MPM 患者，并使用 2∶1 随机入组，替西木单抗的治疗剂量与上述研究报告一致，该研究最近初步完成[106]。

在两项回顾性研究中，使用两种不同的抗体 5H1 和 E1L3N 对 PDL-1 免疫组织化学表达程度进行分析[107, 108]。在一项研究中，对 77 例间皮瘤患者的石蜡包埋样品进行了 PDL-1 克隆 E1L3N 抗体染色，并将染色细胞＞ 1% 的肿瘤视为 PDL-1 阳性，结果显示在 20% 的患者中检测到 PDL-1 阳性，其与非上皮样组织学和预后不良相关，PDL-1 阳性 MPM 患者的中位生存期显著低于 PDL-1 阴性（分别为 4.79 个月和 16.3 个月）[108]。在另一项研究中，阳性的百分比为 40%[107]。这两项研究中，PDL-1 阳性百分比的不同可能仅是阳性的临界值差异的结果，并且与诊断抗体的技术差异有关。

由于 PDL-1 是一种可诱导的蛋白，在某些情况下可能会上调和下调，因此尚不清楚 PDL-1 的表达是否可以作为预测标记以及其表达是否会随化疗的变化而改变。这也提出了一个问题，即肿瘤样品是否可以可靠地用于评估 PDL-1 的状态。以其他癌症类似的方式，PDL-1 检测的灵敏度和特异性可能会因所用测试技术，组织样品的质量和所选的临界值而异。有趣的是，在肿瘤 PDL-1 表达阴性的 NSCLC 患者中已观察到 OR[109]。该途径的靶向治疗是 MPM 患者的主要兴趣点，并且目前正在研究中（表 66–3）。

（二）间皮素靶向药物

间皮素是一种在胸膜和腹膜间皮细胞中表达的细胞表面糖蛋白，在大多数上皮样间皮瘤中过表达，但在正常细胞中不高表达[110]。其生物学作用尚未完全了解，但它与 CA125 结合，其过表达与细胞黏附和肿瘤侵袭有关[111]。与化疗同时发生的宿主免疫衰竭相结合的中毒性免疫方法已在间皮瘤中显示出令人鼓舞的活性。目前，三种以间皮素为靶点的药物正在临床开发中：阿马西单抗（MORAb009），一种嵌合的抗间皮素单克隆抗体；CRS-207，表达肿瘤相关抗原间叶素的单核增生基因 L 减毒活血毒株；SS1P，一种重组免疫毒素。

阿马西单抗（Amatuximab，MORAb009）是针对间皮素的高亲和力嵌合单克隆抗体[112]。在一项纳入 24 例先前接受治疗的患者（包括 13 位间皮瘤）的Ⅰ期试验中，每周使用 200mg/m^2 的单药 MORAb009 治疗，具有良好的耐受性，并且 11 例患者接受了至少一个疗程后达到 SD[113]。在一项多中心Ⅱ期单臂试验中，在第 1 天和第 8 天给予顺铂和培美曲塞联合 5mg/kg 的阿马西单抗，对反应灵敏且病情稳定的患者接受阿马西单抗维持治疗直至疾病进展，该研究纳入 89 例患者，其中 56 例（62%）接受了阿马西单抗维持治疗，没有观察到与化疗重叠的毒性反应，并且有 11 例患者发生了阿马西单抗相关的超敏反应，在 33 例（40%）患者中观察到部分反应，42 例（51%）患者达到 SD。中位 PFS6.1 个月，中位 OS14.8 个月[114]。一项随机、安慰剂对照的Ⅲ期临床试验目前正在评估不可切除的间皮瘤患者服用 5mg/kg 阿马西单抗的一线治疗效果，给药方式为每周一次与顺铂和培美曲塞联用[115]。

CRS-207 是表达肿瘤相关抗原间叶素的单核增生基因 L 减毒活血毒株，经过工程改造可表达与肿瘤相关的抗原间皮素。CRS-207 刺激先天性和适应性细胞免疫，当与化疗联合使用时，可通过改变肿瘤环境以改善免疫介导的杀伤作用而协同发挥作用[116]。在一项关键的一线研究中，每 15 天有 16 例患者接受 2 次 CRS-207 诱导接种，然后最多进行 6 个周期的顺铂加培美曲塞和 2 次加强 CRS-207 疫苗接种，其中 SD 的患者每 8 周接受 CRS-207 维持接种。除可控制的输液相关的发热，寒战，低血压和恶心呕吐外，未观察到严重的不良事件。9 例患者已确认部分缓解，4 例病情稳定[117]。

SS1P 由融合到 PE38 的抗中丝蛋白 Fv（SS1）组成，PE38 是 38-kDa 部分的假单胞菌外毒素 a。与间皮素结合后，SS1P 被内吞作用活化，并通过阻止蛋白质合成和启动程序性细胞死亡来杀死细胞[118]。在临床前模型中，通过免疫组织化学测定，具有高间皮素表达的细胞显示出对 SS1P 的敏感性[119]。在对标准疗法无效的晚期表达间皮素的癌症患者进行的Ⅰ期临床试验中，每隔一天服用 3 剂 SS1P，耐受性良好。胸膜炎是剂量限制性毒性反应，最大耐受剂量（maximum tolerated dose，MTD）为 45μg/kg[120]。最常报告的不良事件是低白蛋白血症和疲劳，并且研究观察到有限的抗肿瘤活性。此外，大多数患者在一两个周期后会产生 SS1P 中和抗体。在随后的研究中，利用喷司他丁和环磷酰胺的免疫抑制疗法来消耗 T 细胞和 B 细胞。在 10 例化疗难治性 MPM 患者中，3 例主要反应，2 例持续 15 个月，2 例停药后对化疗有反应[121]。在表达间皮素的人类肿瘤异种移植小鼠模型中，SS1P 作为单一药物治疗具有一定的抗肿瘤活性。当与化疗结合时，观察到了显著的协同作用。这些临床前研究结果指导了另一项Ⅰ期试验，该试验在顺铂和培美曲塞的第 1 和第 2 周期的第 1、第 3、和第 5 天静脉注射 SS1P，并逐步增加剂量，在 20 例未接受过化疗的 MPM 患者中，观察到明显的抗肿瘤活性。在接受最大耐受剂量为 45μg/kg 的 13 例患者中，有 10 例发生腹部反应，其中 1 例达到 SD，而 2 例疾病进展。客观的放射学反应与血清间皮素，巨核细胞增强因子和 CA125 显著降低有关[122]。

Anetumab ravtansine 是一种与抗微管靶向DM4 的微管结合（BAY 94–9343）完全人源化的抗间皮素抗体。在临床前研究中，它显示出对间皮瘤细胞的选择性细胞毒性，保留了正常的间皮细胞，并且对间皮瘤细胞系和异种移植物具有明显的活性，这表明它可以作为进一步开发的有效药物[123]。总体而言，这些数据表明，免疫治疗是 MPM 中相对较新的治疗策略，其具有可控的毒性特征。进一步改善患者选择的预测因素可能会带来额外的生存优势。然而，由于在 MPM 组织中已检测到抑制有效免疫应答的细胞因子和调节性 T 细胞[124]，因此癌症疫苗与调节 T 细胞的药物联合使用或不联合化疗均可能产生协同作用。

（三）溶瘤病毒

由于溶瘤病毒具有破坏肿瘤细胞同时能够保留正常组织的能力，因此溶瘤病毒正在成为一种有潜力的癌症治疗方法，其能释放出刺激 T 细胞通过树突状细胞（dendritic cells，DC）激活的抗原[125]。已经在胸膜间皮瘤的临床前模型中测试了几种溶瘤病毒，其中目前正在研究水疱性口炎病毒、腺病毒、新城疫病毒、单纯疱疹病毒、牛痘病毒和麻疹病毒。在一组源自胸膜积液的间皮瘤细胞的临床前研究中，研究了源自埃德蒙斯顿疫苗谱系的减毒活病毒株的溶瘤活性和免疫佐剂特性。麻疹病毒菌株诱导感染的间皮瘤细胞的凋亡，这些细胞并被 DCs 高效吞噬，表现为自发成熟，且产生促炎细胞因子。此外，载于受麻疹病毒感染的间皮瘤细胞的 DCs 启动自体 T 细胞可诱导肿瘤特异性 CD8 T 细胞的增殖。一项 Ⅰ 期临床试验正在对麻疹、疱疹和牛痘病毒在 MPM 患者胸膜内的应用进行测试[127–129]。

（四）Wilms 肿瘤抑制基因 1

Wilms 肿瘤抑制基因 1（WT1）是一种在间皮瘤中高度过表达的转录因子，其免疫组织化学染色是常规使用的，作为一组用于诊断的合适标记的一部分，而在间皮瘤细胞系中，WT1 肽可引起 T 细胞应答[130]。已评估了 WT1 疫苗加 GM-CSF 在表达 WT1 的胸腔肿瘤患者中的安全性和免疫原性。接种了 9 例 MPM 和 3 例 NSCLC 的疫苗，其中 8 例患者至少接受了 6 次疫苗接种，10 例患者的免疫反应可评估。一例间皮瘤患者的疾病稳定时间持续了 3 年以上，而五例患者的免疫反应已被证明只有很小的毒性[131]。随机的Ⅱ期临床试验目前正在测试 WT1 疫苗在多模式治疗[132, 133]完成后的 MPM 患者中的辅助作用（表 66–3）。

（五）肿瘤细胞裂解液疫苗

在实验模型中，自体肿瘤疫苗显示出通过肿瘤特异性免疫而产生肿瘤消退[134]。类似地，黑色素瘤和前列腺癌患者的自体肿瘤细胞裂解液疫苗可诱导肿瘤特异性免疫，某些患者可导致肿瘤消退[135, 136]，在这些研究中，疫苗与 GM-CSF 一起作为佐剂给药，以改善 DC 的募集和分化。

在 22 例 MPM 患者中评估了皮下注射 GM-CSF 的自体间皮瘤细胞裂解液的抗肿瘤免疫，并在 32% 的治疗病例中记录了免疫学反应的实验室证据。尽管 7 例患者病情稳定，但未观察到全部或部分反应，临床上可以耐受。中位 OS 为 11.5 个月，1 年和 2 年生存率分别为 50% 和 27%[137]。

ISCOMATRIXTM 是一种颗粒状佐剂，由胆固醇、磷脂和皂苷组成，与抗原结合称为 ISCOMATRIXTM 疫苗。该疫苗对包括非人类灵长类动物和人类在内的许多动物物种中对多种病毒、细菌、寄生虫或肿瘤起源的抗原产生了强烈的抗原特异性细胞和体液免疫反应。在一项旨在评估安全性和疗效的Ⅱ期研究中，将 ISCOMATRIXTM 与肿瘤细胞疫苗加塞来昔布联合使用，以促进 DC 成熟[138]。另一项研究评估了同种异体肿瘤疫苗 K526-GM 与塞来昔布和环磷酰胺的组合，用于减少调节性 T 细胞的数量[139]。

（六）细胞治疗

1. 树突状细胞

DC 在将肿瘤相关抗原（tumor-associated antigens，TAA）提呈给 T 细胞并因此产生肿瘤特异性免疫方面起着关键作用[140]。DC 诱导 $CD8^+$ 细胞毒性 T 淋巴细胞（CTL）和辅助 $CD4^+$ 淋巴细胞的激活和增殖。基于 DC 的癌症免疫疗法的目标是通过产生能够攻击和裂解肿瘤的效应细胞来触发特定的抗肿瘤免疫。在小鼠模型中，使用肿瘤细胞裂解液作为 DC 的抗原，测试了基于 DC 的免疫疗法对间皮瘤生长的影响，并诱导强烈的肿瘤特异性 CTL 反应，从而导致小鼠的存活，观察 DC 免疫治疗对间皮瘤生长的影响，其疗效取决于肿瘤负荷[141]。

一项纳入 10 例 MPM 患者的临床研究中，评估了每 2 周一次，共 3 次皮内和静脉内自体肿瘤裂解液脉 DC 的疗效和安全性。发现疫苗接种是安全的，唯一的不良事件仅有中度发热，在 4 例患者中，疫苗接种可诱导细胞毒性 T 细胞反应[142]。

2. CAR-T

通过整合载体以表达能够使 T 细胞破坏靶细胞的嵌合抗原受体（chimeric antigen receptor CAR），可以对 T 细胞进行重定向以克服对癌症的耐受性。基因改造的自体 T 淋巴细胞确实可以通过产生细胞因子来增加抗原识别或改变免疫抑制肿瘤的微环境。如上所述，间皮素是在多种恶性肿瘤中过表达的肿瘤相关抗原，在正常组织中表达相对有限。已经开发了由表达抗间皮素 CAR 的自体 T 细胞组成的研究药物，并显示出体外和体内的活性[143]。T 淋巴细胞可通过逆转录病毒或 RNA 电穿孔进行基因修饰。确实，与病毒载体生产有关的安全性问题限制了表达嵌合抗原受体的 T 细胞的临床应用[144]。间皮素特异性重定向 T 细胞目前正在早期临床试验中进行测试[145]。

成纤维细胞活化蛋白（fibroblast activation protein，FAP）重定向的 T 细胞显示出潜在的体外活性，目前正在研究中。为了使靶点外组织毒性的风险最小化和使靶向抗肿瘤作用最大化，可以在胸膜积液中直接进行过继转移[146, 147]。

（七）光动力治疗

光动力治疗（photodynamic therapy，PDT）越来越多地用于治疗包括 MPM 在内的胸腔恶性肿瘤。这是一种非电离放射疗法，利用了光敏剂会在恶性细胞中积聚并被特定的光波长激活的原理。这种组合产生反应性单线态氧，该单线态氧可以通过凋亡、坏死或自噬肿瘤细胞死亡发挥抗癌活性。PDT 还可能诱导炎症反应，刺激肿瘤定向的宿主免疫反应[148, 149]。

通常，MPM 中的 PDT 是多模式治疗的一部分，可以与完整的手术切除和其他治疗安全地结合使用，以改善局部控制[150, 151]。

（八）胸腔内化疗

MPM 的胸内化疗（或高温胸腔内化疗）可以在减瘤术（胸膜切除术和剥脱术）后进行，以尝试去除所有镜下残留的恶性细胞。已经证明这种方法对于阑尾恶性肿瘤、腹膜间皮瘤和结直肠癌的腹膜转移有效[152, 153]。

四、结论

与其他实体恶性肿瘤不同，近几年在 MPM 患者的全身治疗方面仅取得了非常有限的进步，而对该疾病的生物学了解也非常有限。迄今为止，顺铂和培美曲塞的二联治疗仍然是唯一与临床显著改善生存和改善生活质量相关的循证全身治疗方法。对于不适合使用顺铂的患者，卡铂可能是一个合理的选择。然而遗憾的是，可用于预测生物分子标志物在临床中没有作用。

由于缺乏行之有效的治疗方法，二线治疗是一项尚未得到满足的临床需求。在选择以一线培美曲塞为基础的化疗后疾病控制时间较长的某些患者中，应考虑用培美曲塞再次治疗。长春瑞滨仍是早期培美曲塞治疗失败的患者的一种可行的缓解方案。到目前为止，已经测试了许多靶向药物，无论是单一药物还是与化疗联合使用，都具有非常低的疗效。目前正在探索新的免疫治疗方法，包括那些评估免疫检查点抑制作用的方法，并有望在 MPM 患者管理方面取得治疗进展。只要有可能，应鼓励患者参加有效的临床试验，以测试新的药物和新的治疗方法。

由于世界范围内MPM发病率的增加，因此需要更有效的治疗方法。不幸的是，尚未在MPM中检测到能够彻底改变肺腺癌治疗的致癌驱动基因突变。靶向治疗的未来发展集中在探索由肿瘤抑制基因或与疾病表型相关的其他靶点丢失而激活的途径，解决血管生成和酪氨酸激酶失活的生物疗法。尽管到目前为止有数百名患者参加了临床研究，但总体结果令人失望。

除免疫疗法外，其他潜在的研究领域包括*NF2*/Hippo途径。Merlin缺乏会导致多种途径的失调，如PI3K/mTOR、Hedgehog和FAK途径。在临床前模型中，对这些途径的靶向治疗可抑制肿瘤生长，目前临床研究正在评估这些方法。

MPM治疗的进一步进展确实需要精心设计的临床研究，以确定治疗药物在单个肿瘤分子谱上的作用。实施这类研究的一个关键点是从每个患者身上获得足够数量的肿瘤组织。由于这些原因，以及其他与诊断和分期挑战相关的原因，MPM患者应该被转到具有专业和多学科团队的中心进行治疗。

第 67 章 弥漫性恶性胸膜间皮瘤的手术入路

Surgical Approaches for Diffuse Malignant Pleural Mesothelioma

Bryan M. Burt　Shawn S. Groth　David J. Sugarbaker　著
辛　华　译

一、概述

恶性胸膜间皮瘤（Malignant Pleural Mesothelioma，MPM）是一种罕见的、具有局部侵袭性的、起源于胸膜间皮组织的快速致命肿瘤，通常与石棉吸入性接触史有关。在美国，每年有 2500～3000 例新发病例。然而，流行病学研究表明，全世界范围内 MPM 的发病率远高于估计值，并且还在不断增加[1, 2]。MPM 在男性中的发病率是女性的 5 倍，这很可能由于接触石棉暴露的原因。MPM 的临床症状隐匿，最常见的症状是呼吸困难和胸痛。

单一形式的局部或全身治疗对 MPM 效果不佳。然而，外科手术彻底切除联合化学治疗和（或）放射治疗与特定患者的长期疾病缓解率和总体生存率相关[3, 4]。专家小组在 2012 年举行的国际间皮瘤小组（International Mesothelioma Interest Grou，IMIG）会议中讨论了手术减瘤少对 MPM 治疗的作用。专家组一致认为，手术彻底切除瘤体和严格控制微转移灶在 MPM 的多模式治疗中起着至关重要的作用。此外，当认为可以进行肉眼可见的完全切除时，有达到外科减瘤目的的可能[5]。

对 MPM 的分期尚无明确共识，并且存在多种分期系统。Butchart 等在 1976 年描述的经典分期系统相对简单，仅仅对其进行相应的描述[6]。Brigham 分期系统基于胸膜外肺切除术（extrapleural pneumonectomy，EPP）的可切除性，可能不适用于接受胸膜切除或者剥脱（pleurectomy/decortication，PD）的患者[7]。而由 IMIG 提出的 TNM 分期系统是美国癌症分期系统联合委员会（American Joint Commission on Cancer staging system，AJCC）公认的 MPM 分期系统[8]。

本章中，我们描述了 MPM 的患者选择，术前准备，手术切除和重建以及 EPP 和 PD 患者的术后管理方法。

（一）患者选择

EPP 需整块切除壁胸膜、肺叶、同侧膈肌和心包，然后进行心包和膈肌重建。PD 包括切除顶叶和脏胸膜，同时保留肺叶，必要时可将心包或膈肌切除术并入 PD 中，在这种情况下，该手术被称为“扩大胸膜切除术和剥脱术”。EPP 的支持者认为其提供了完整的肿瘤切除可能并促使半侧胸阔放射治疗 [由于切除了肺叶，这与 PD 相比，显著降低了放射性损伤（因为 PD 肺叶在原位）]。PD 的拥护者认为，通过这种手术确实可以实现完全的肉眼下肿瘤切除，并且 PD 的手术并发症更少。

迄今为止，尚无确凿的证据表明，减瘤术（EPP 或 PD）中的任何一种比其他手术方式具有生存优势。在国际肺癌研究协会（International

Association for the Study of Lung Cancer，IASLC）间皮瘤大型数据库中显示，一项多中心的对 1494 例接受手术切除的患者进行了回顾性研究进行初步分析，结果发现，接受 EPP 与接受 PD 治疗的Ⅰ期肿瘤的患者相比，其具有更长的中位生存期（40 个月 vs. 23 个月），而对于晚期的肿瘤患者，接受 EPP 和接受 PD 治疗相比，没有发现统计学的生存差异（图 67–1）[4]。然而另一项对 663 例接受 MPM 手术治疗的患者进行的多中心的回顾性研究表明，与接受 EPP 治疗相比，接受 PD 治疗的患者具有更长的生存期[9]。此外，最近对 24 项研究进行的 Meta 分析未能发现接受 EPP 或 PD 治疗的患者 2 年生存率存在统计学差异[10]。显著的选择偏倚混淆了每一项研究，而且一种手术相对于另一种手术的肿瘤疗效仍未确定。

胸膜间皮瘤切除术联合肺叶切除术可能会导致更高的术后并发症和死亡率。在第一篇 MPM 的“治愈性”手术的病例报道中，Butchart 等进行 EPP 手术的死亡率为 30%[6]。自从这份初步报道以来，在近 30 年的时间里，在患者选择，手术技术和术后管理这些方面的进步大大降低了该手术的死亡率，尤其是在进行大量间皮瘤手术的中心。在已发表的最大数量的接受 EPP 治疗的 MPM 患者的文献中，有 529 例 MPM 患者进行了 EPP 治疗，其 30d 或住院日死亡率为 5%[11]。最近对胸外科医师协会数据库的分析报告进行分析，结果显示 EPP 的手术发病率为 10.5%，PD 为 3.1%，EPP 的主要并发症发生率为 25.3%，PD 为 4.6%[12]。在对 24 个 MPM 研究的 Meta 分析中，共纳入 1512 例行 PD 的患者和 1391 例行 EPP 的患者，显示 EPP 的手术死亡率为 4.5%，而 PD 为 1.7%[10]。

所有考虑接受 EPP 或 PD 的患者都需要一个完整的分期和心肺功能评估。评估从肿瘤组织

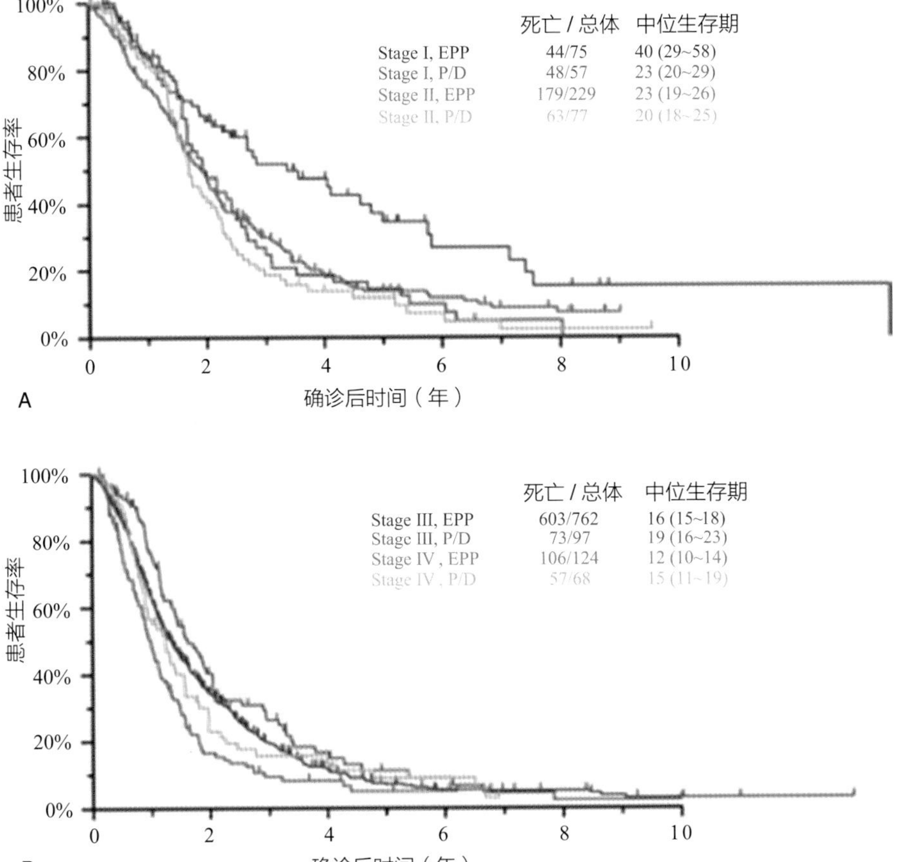

◀**图 67–1　根据治疗倾向的类型（EPP 或 P/D）和阶段显示的总生存期**

A. Ⅰ～Ⅱ期；B. Ⅲ～Ⅳ期（B）。95% 置信区间显示在括号中。EPP. 胸膜外肺切除术；P/D. 胸膜切除 / 剥脱（引自 Rusch VW, Giroux D, Kennedy C, et al. Initial analysis of the International Association For the Study of Lung Cancer Mesothelioma Database. J Thorac Oncol 2012;7(11):1631–1639. © 2012 Internat-ional Association for the Study of Lung Cancer 版权所有）

学开始，最好通过胸腔镜获得的组织样本进行评估。目前认为肉瘤样和双相组织的患者预后较差，明显差于上皮样组织的患者[3,4]。对于肉瘤样 MPM 患者，在研究方案中支持手术治疗已成为目前挑战的方向。

笔者为考虑减瘤术的 MPM 患者进行术前检查，包括胸部 CT 和静脉造影，以评估纵隔受累的程度。患者还应进行 PET-CT 评估肿瘤结节的程度，并评估是否扩展到同侧胸腔之外。在评估胸壁浸润和膈肌累及方面，胸部 MRI 可能优于其他横截面成像技术[13]。然而，我们的经验表明，在许多情况下，MRI 常常会产生误诊。相反，麻醉剂依赖性的胸壁疼痛高度提示为不可切除的疾病。由于目前影像学研究的局限性，对一些影像学证据可疑的胸壁浸润但无远处疾病转移的患者进行了研究。经检查明确显示胸壁浸润或可触及肿瘤的放射学表现无法切除，勘探时发现的胸外胸壁浸润通常也被认为无法切除。但是，在极少数情况下，如果完全的肉眼切除是可以实现的，将提供有限的胸壁切除。如果术前影像学提示有膈肌侵犯，或有明显的膈肌疾病，则应进行诊断性腹腔镜检查。最后，为了分期需进行颈纵隔镜检查。N_3 被认为是手术切除的禁忌证。N_2 的患者可以接受诱导化疗，对全身治疗有明显反应的患者可以进行手术切除。而先前的滑石粉胸膜固定术并不是手术切除的禁忌证。

为了确定患者是否适合 EPP，笔者使用表 67–1 概述了几种术前指标。1s 用力呼气量（forced expiratory volume in 1 second，FEV_1）> 2L 被认为足以进行全肺切除术。如果 FEV_1 < 2L，可进行通气灌注（ventilation-perfusion，VQ）扫描以预测术后肺功能。如果术后 FEV_1 < 0.8L，则放弃 EPP，可考虑进行 PD。

（二）胸膜外全肺切除术：技术手段

1. 右侧胸膜外全肺切除术

利用术前放置胸膜硬膜外麻醉对术中和术后进行镇痛。常规的监测手段包括自动测量记录

表 67–1 EPP 患者选择标准

疾病的严重程度	仅限于同侧半胸膈肌、心包、广泛的胸壁受累和淋巴结转移 N_2 或 N_3
体能评分	Karnofsky 分数> 70
肺功能	术后 FEV_1 > 0.8L
心功能	左心室 EF > 45%；PA 压力< 50
肾功能	Creatinine < 2
肝功能	AST < 80U/L，总胆红素< 1.9mg/dl，PT < 15s

传导，连续指尖血氧饱和度，中心静脉通路和 Foley 气囊导尿。利用肺动脉导管进行术中和术后液体管理，并且在进行术中顺铂热化疗的患者中特别有用，可以利于顺铂引起的利尿效应。进行全身诱导麻醉时，左侧双腔气管插管用于单肺通气，并将患者置于左侧卧位。放置鼻胃管以便在胸膜外解剖操作时辨别食管，并在术后即刻进行胃减压。

EPP 按以下步骤进行。切开和显露壁胸膜；胸膜外解剖，分离肿瘤与胸壁；切除全部胸膜、肺叶、膈肌和心包，并分离肺门结构；最后行胸腔淋巴结清扫术和膈肌及心包重建术。

胸膜切除术首先从后外侧胸廓切开，切口起于肩胛后端与脊柱的中间，并沿第六肋骨延伸至肋软骨交界处。沿术前计划的开胸切口切开，之前胸腔镜检查的部位包括在切口中。其他的切口需要单独切除，因为这种疾病通常会在这些部位复发。切开背阔肌和前锯肌，并切除第六肋骨。切开第六肋骨的骨膜后，显露出胸膜外侧面。胸膜外剥脱术常采用钝性和锐性剥离相结合的方法，从胸部的前外侧开始向心尖方向前进（图 67–2）。在胸部前侧，要分离出乳内动脉，并注意防止其撕脱。如果发现胸壁大范围被浸润致使胸膜外侧面消失，则应放弃手术切除。如果没有这种情况，则沿前后方向解剖胸膜外并朝纵隔和膈肌方向继续进行，以便两个胸部牵开器能够放置在最佳位置（图 67–3）。在胸膜外解剖过程中，需向解剖部位填充纱垫，以便止血。

随后行肺尖部为解剖，此步骤需要格外小心，以免损伤锁骨下血管。将肿瘤从后纵隔和上纵隔降置（图 67–4），并小心分离肿瘤与上腔静脉和奇静脉。接下来向后继续解剖，显露右肺上叶和右主干支气管。当触及鼻胃管时，小心地从食管面分离肿瘤。常规预防性结扎胸导管。在前面，用组织剪打开心包，触摸心包内空间以评估心包浸润程度（图 67–5）。如果发现重要的纵隔结构（如主动脉、腔静脉、食管、心外膜或气管）受到侵袭，则中止手术。在没有纵隔浸润的情况下，开始进行膈肌切除术。

用手指钝性分离胸壁横断面的膈肌（图 67–6）。从膈肌侧缘开始解剖，并朝着纵隔四周向前和向后进行。尽管视野不充分，但是从胸壁

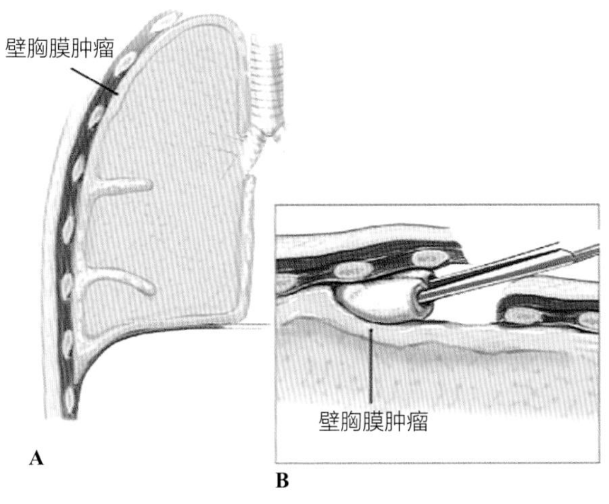

▲ 图 67–2　**A.** 右肺和胸膜的矢状切面；**B.** 从胸膜筋膜和壁胸膜之间开始胸膜切除术，钝器分离

经许可，转载 SugarbakerDJ, Bueno R, Krasna MJ, et al., eds.Adult Chest Surgery.2nd ed. New York: McGraw-Hill; 2014. © Marcia Williams 版权所有

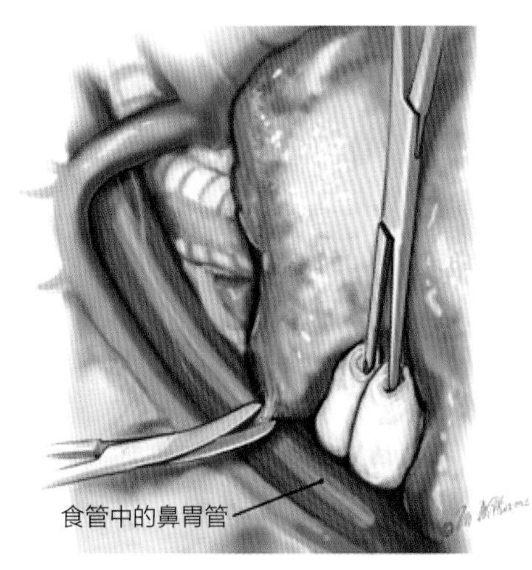

▲ 图 67–4　食管中的鼻胃管有助于分离食管，同时方便从食管切开胸膜

经许可，转载自 Sugarbaker DJ, Bueno R, Krasna MJ, et al., eds. Adult Chest Surgery. 2nd ed. New York: McGraw-Hill; 2014. © Marcia Williams 版权所有

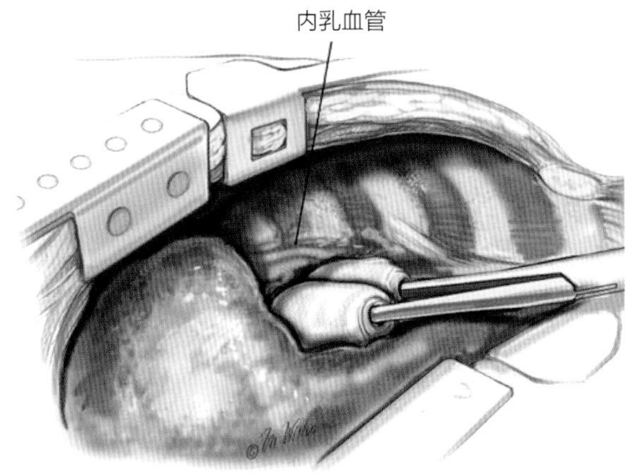

▲ 图 67–3　前后分别放置两个胸部牵开器，增加显露

经许可，转载自 Sugarbaker DJ, Bueno R, Krasna MJ, et al., eds. Adult Chest Surgery. 2nd ed. New York: McGraw-Hill; 2014. © Marcia Williams 版权所有

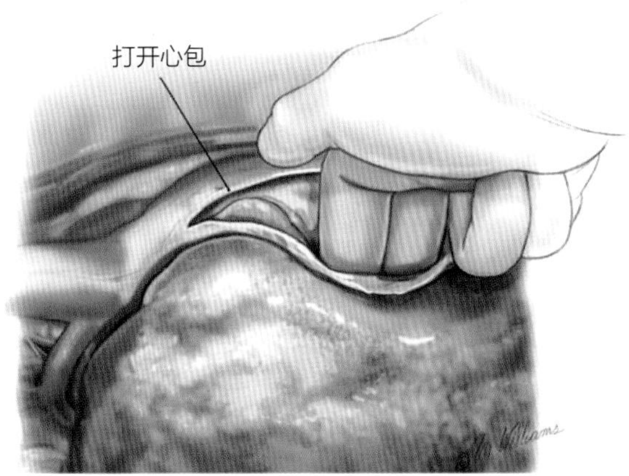

▲ 图 67–5　心包向前开放，触诊心包间隙评估心肌浸润

经许可，转载自 Sugarbaker DJ, Bueno R, Krasna MJ, et al., eds. Adult Chest Surgery. 2nd ed. New York: McGraw-Hill; 2014. © Marcia Williams 版权所有

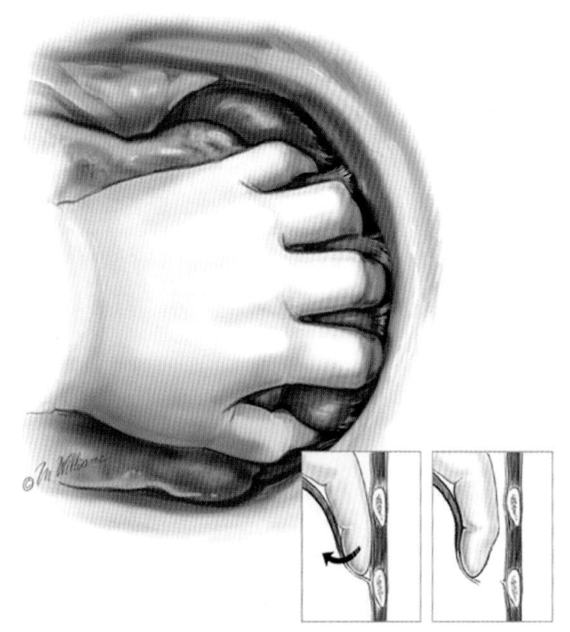

▲ 图 67-6　膈肌从胸壁附着点直接分离开

经许可，转载自 Sugarbaker DJ, Bueno R, Krasna MJ, et al.,eds. Adult Chest Surgery. 2nd ed. New York: McGraw-Hill；2014. © Marcia Williams 版权所有

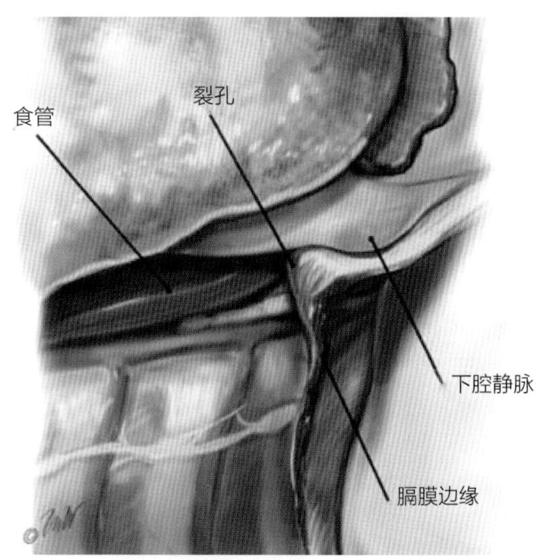

▲ 图 67-7　食管裂孔及下腔静脉周围解剖

经许可，转载自 Sugarbaker DJ, Bueno R, Krasna MJ, et al., eds. Adult Chest Surgery. 2nd ed. New York: McGraw-Hill; 2014. © Marcia Williams 版权所有

切除膈肌的方式相对不易出血。用绵棒将腹膜从膈肌上盾形分离下来，然后用电灼和放置在膈肌血管上的血管夹，分离膈肌肌肉附着点与纵隔，需注意下腔静脉和食管裂孔的部位（图 67-7）。随后将前心包内的之前切口向心包和膈肌的连接处延伸，并向心包膜的最内侧方向延伸，完整分离出膈肌，完成膈肌切除。

注意返回到心包前切口，该切口在上腔静脉上方延伸至肺门水平，在心包内切开右主肺动脉和上、下肺静脉。通常首先将肺动脉分开。但是取决于解剖结构，如何使其易于解剖，首先分离上静脉也是很常见的。将一根软导管（内镜）绕过肺动脉，以引导血管内吻合器安全通过，切断肺动脉（图 67-8）。用吻合器夹紧肺动脉，确保未损伤肺叶和心脏，并且 PA 波形也没有变化。肺上、下静脉以相似的方式切断。血管分离后，切开后心包，完成心包切除术（图 67-9）。

为避免血运重建，小心地将右主干支气管沿四周分离，并用大号钢丝支气管吻合器尽可能靠近隆嵴夹闭气管（图 67-10）。通过支气管镜检查

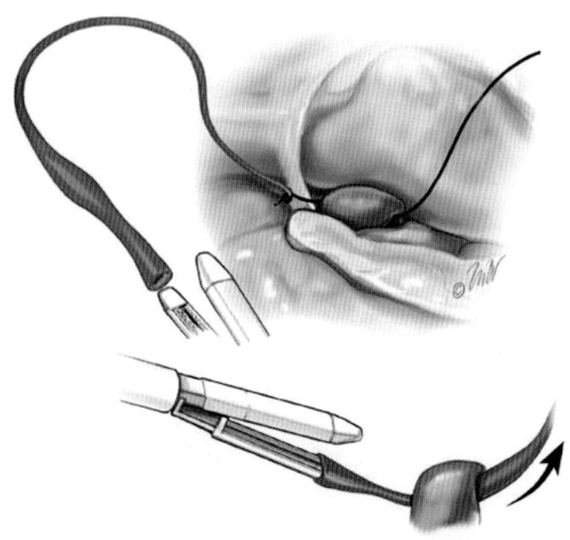

▲ 图 67-8　导管穿过肺动脉，以引导血管内吻合器安全通过，右肺动脉被切断

经许可，转载自 Sugarbaker DJ, Bueno R, Krasna MJ, et al., eds. Adult Chest Surgery. 2nd ed. New York: McGraw-Hill; 2014. © Marcia Williams 版权所有

可以看到支气管残端和对侧主支气管，以确保支气管残端较短；然后将支气管分开，从胸部取出整块切除组织（胸膜、肺、膈肌和心包），对支

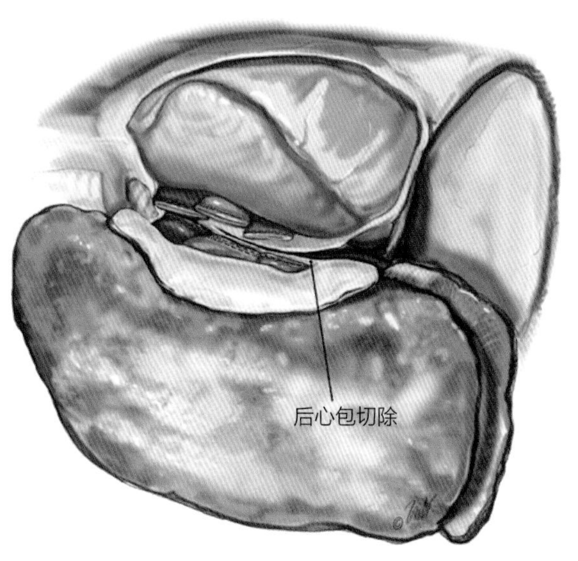

▲ 图 67-9 **右肺动脉和右上、下肺静脉已分离。隔膜和心包已切除。支气管即将分离**

经许可，转载自 Sugarbaker DJ, Bueno R, Krasna MJ, et al., eds. Adult Chest Surgery. 2nd ed. New York: McGraw-Hill; 2014. © Marcia Williams 版权所有

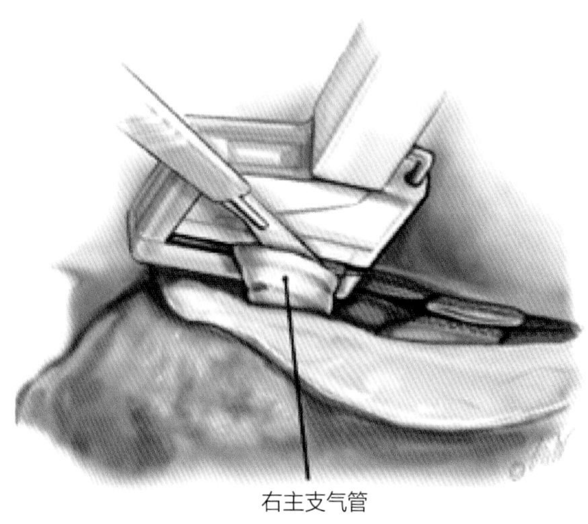

▲ 图 67-10 **右主干支气管在用粗钢丝支气管吻合器分离之前应尽可能靠近隆嵴**

经许可，转载自 Sugarbaker DJ, Bueno R, Krasna MJ, et al., eds. Adult Chest Surgery. 2nd ed. New York: McGraw-Hill; 2014. © Marcia Williams 版权所有

气管边缘进行病理学冰冻切片分析。然后进行纵隔淋巴结清扫术，并切除气管旁、下颌、食管旁和下肺韧带淋巴结，以便临床分期。

将温水注入胸腔，然后以 30mmH_2O 的压力进行充气，沿支气管缝合线检查是否漏气，利用氩离子凝固术对胸壁进行的止血。如果无法完整行手术切除，则应用金属夹标记，以利于辅助放疗。将大网膜从横结肠移出形成网膜瓣，沿胃大弯从胃外动脉的蒂部向网膜瓣供血（图 67-11）。然后将网膜瓣暂时塞入腹腔。

Gore-Tex（戈尔公司，美国亚利桑那州弗拉格斯塔夫）补片用于重建膈肌和心包膜缺损。利用两片 20cm × 30cm、2mm 厚的 Gore-Tex 双网补片重建膈肌，两片固定在一起，中间可略有重叠。补片的轮廓与半胸廓的形状一致，形成一个松散、柔软的形状（图 67-12），从而减小沿胸壁缝线的张力。这种补片不容易开裂，且腹部内容物极少突入胸腔，从而不容易影响肺切除术。膈肌补片在前面、侧面和后面均近似于胸壁，用 9 条 Ethibond 缝线穿过补片和肋间隙（图 67-13），每条缝线上穿一个 14mm 的聚丙烯纽扣，并在纽

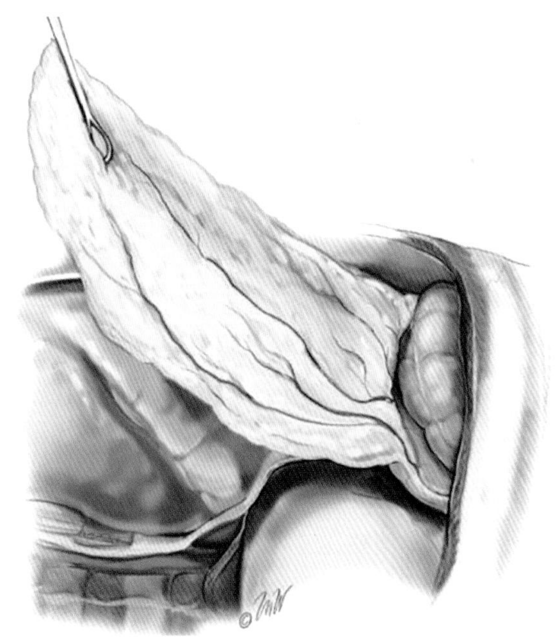

▲ 图 67-11 **收集网膜瓣，以备将来用作支气管支撑**

经许可，转载自 Sugarbaker DJ, Bueno R, Krasna MJ, et al., eds. Adult Chest Surgery. 2nd ed. New York: McGraw-Hill; 2014. © Marcia Williams 版权所有

扣周围绑紧，将补片支撑在胸壁上。沿后、中、前第 8 或第 9 肋间隙横向放置 7 根缝线，再将一条缝线穿过前 6 根肋骨的剩余部分，另一条缝线

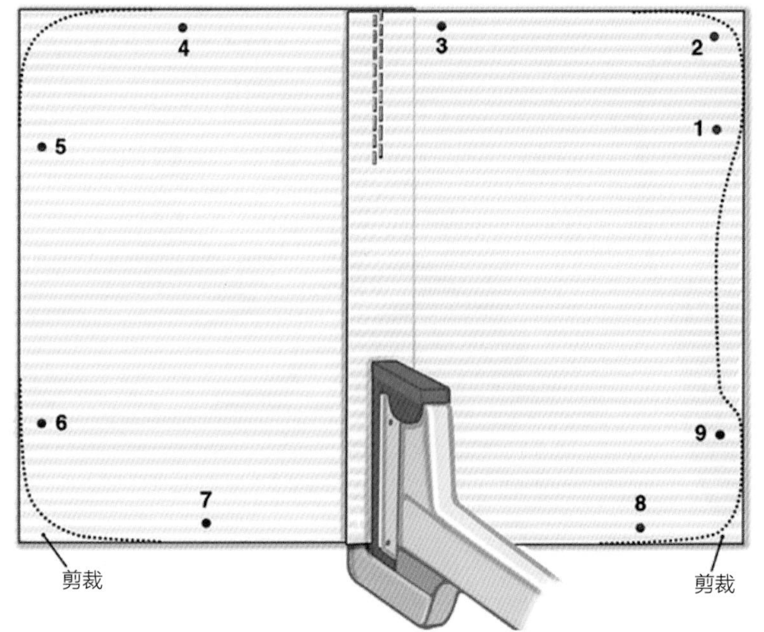

◀ **图 67-12　隔膜补片由两片 2mm 厚的 Gore-Tex 双网构成**

经许可，转载自 Sugarbaker DJ, Bueno R, Krasna MJ, et al., eds. Adult Chest Surgery. 2nd ed. New York: McGraw-Hill; 2014. © Marcia Williams 版权所有

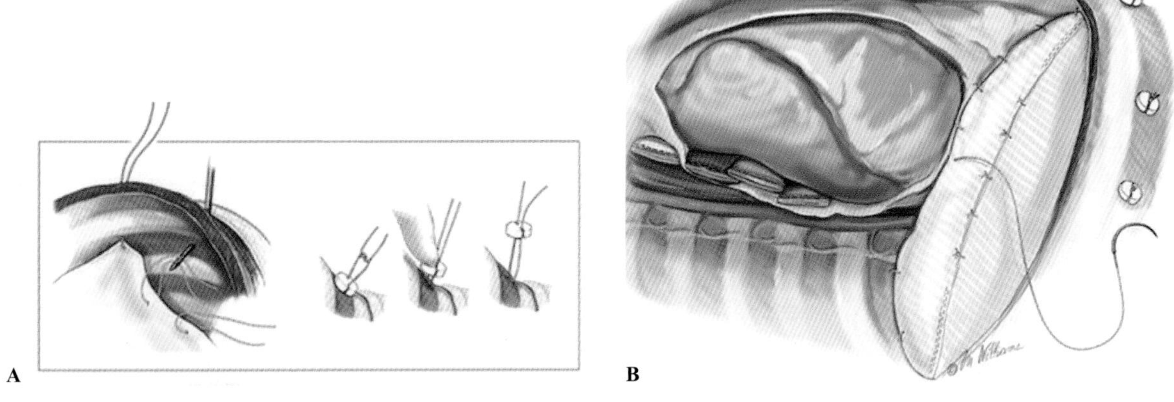

▲ **图 67-13　A. 聚丙烯钮扣（14mm）；B. 缝合线可固定胸壁**

经许可，转载自 Sugarbaker DJ, Bueno R, Krasna MJ, et al., eds. Adult Chest Surgery. 2nd ed. New York: McGraw-Hill; 2014. © Marcia Williams 版权所有

穿过前肋第 6 间隙。然后，使用腹腔镜将黏着剂穿过补片放置在补片的前内侧和后内侧，以将其固定在胸壁上。当向后固定补片时，必须注意避免在下腔静脉上过度挤压，然后在膈肌补片的中间中部开一个小口，以便网膜瓣转位进入肺切除术区域。临床中，可使用 2～3 条 Ethibond 缝线将补片缝合到心包下缘和膈肌上，此步骤可防止腹疝突入胸腔。

隔膜膜由两片 2mm 厚的 Gore-Tex 双网构成。聚丙烯纽扣（14mm）（A）用于支撑（B）缝合线，该缝合线可固定胸壁斑块。

重建心包是为了防止心脏疝入空的右半胸腔，因为这可能是一个致命的并发症。将一片 15cm × 20cm，厚度为 0.1mm 的 Gore-Tex 心包膜补片开窗以防止心包积液，并将其缝到心包边缘。先将缝线缝在后侧，然后再向前进行（图 67-14A）。将膈肌补片和心包膜补片彼此缝合（图 67-14B）。可以确定的是，心包膜补片上没有过度的张力，这既可能限制心脏收缩，又会导致补片裂开。

然后将大网膜瓣转位至胸部，用维克利缝线固定在支气管残端，形成组织覆盖并与肺动脉主钉线分离（图 67–15）。将一根 12Fr 的红色橡胶导管放入肺切除术区域，并通过单独的切口向前引出。然后以标准术式分层关闭胸腔。用三通阀连接引流管；移除男性体内的 1000ml 空气和女性体内的 750ml 空气，使纵隔位于中线。关胸后，将患者小心地置于仰卧位，以避免纵隔移位。行支气管镜检查以评估支气管残端并清除分泌物，对侧胸腔下部放置胸腔引流管，以防止术后对侧胸腔积液形成。术闭拔除气管插管。

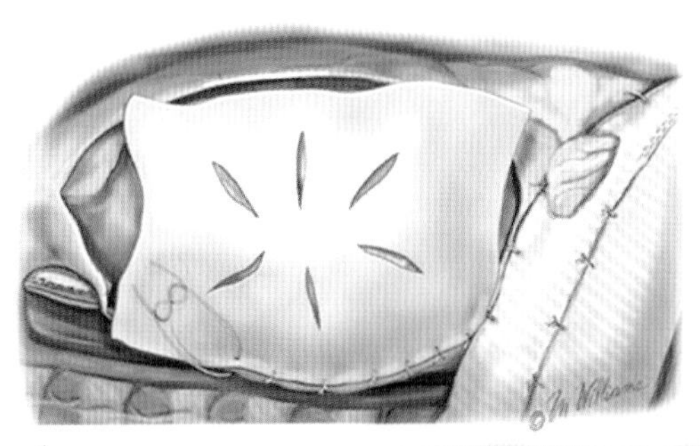

A

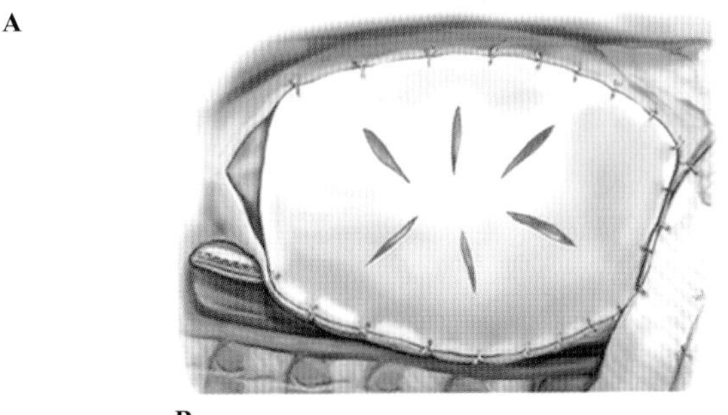

B

▲ 图 67–14　**A.** 心包膜开窗并缝至心包边缘；**B.** 将两个补片缝合到心包的切缘，并彼此内侧缝合

经许可，转载自 Sugarbaker DJ, Bueno R, Krasna MJ, et al., eds. Adult Chest Surgery. 2nd ed. New York: McGraw-Hill; 2014. © Marcia Williams 版权所有

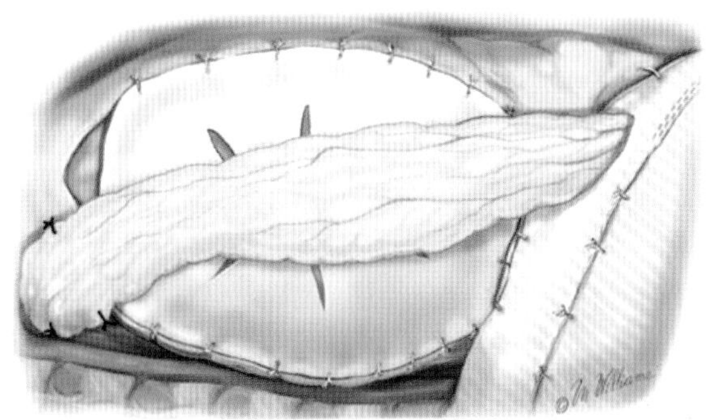

▲ 图 67–15　网膜瓣被缝合到支气管残端

经许可，转载自 Sugarbaker DJ, Bueno R, Krasna MJ, et al., eds. Adult Chest Surgery. 2nd ed. New York: McGraw-Hill; 2014. © Marcia Williams 版权所有

2. 左侧胸膜外全肺切除术

左侧 EPP 技术于右侧类似，但仍有一些关键性变化。麻醉方法的重要区别包括放置右侧双腔气管插管或左侧支气管阻滞剂。行左侧 EPP 胸膜后剥脱术中，至关重要的是进入主动脉前平面，以防止意外损伤肋间动脉干。另外，在切开主肺门和锁骨下血管，从主动脉弓撤出时，应避免损伤胸导管和喉返神经。在膈肌切除术中，如果可能，应在胃食管连接处附近留出 2cm 的膈肌肌边缘（图 67–16）。将缝线放置在膈脚边缘至人工补片上，可防止胃疝进入肺切除术区域。如果无法做到这一点，则使用腹腔镜定位装置将补片向前固定到胸壁也是有用的。

由于左主肺动脉比右主肺动脉短，因此它需要在心包外分离（图 67–17）。左主支气管应分离至主动脉弓深处，并尽可能靠近隆嵴，以确保

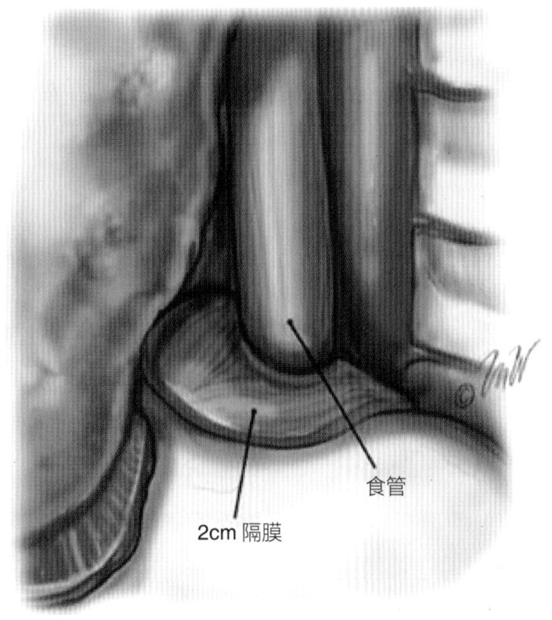

▲ 图 67–16　如果可能，在食管周围留 **2cm** 的膈膜

经许可，转载自 Sugarbaker DJ, Bueno R, Krasna MJ, et al., eds. Adult Chest Surgery. 2nd ed. New York: McGraw-Hill; 2014. © Marcia Williams 版权所有

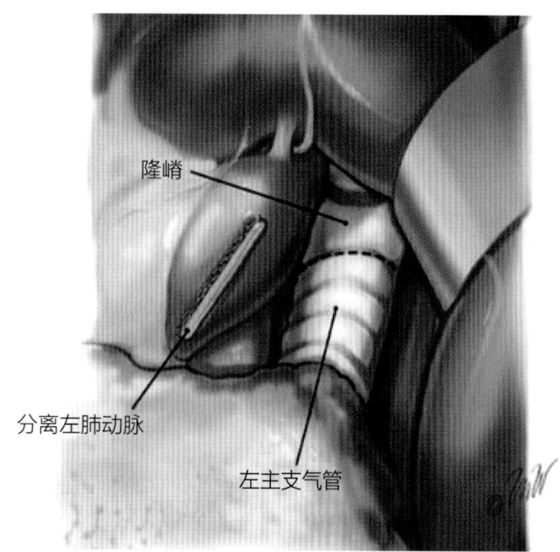

▲ 图 67-17　左肺动脉在心包外被分离，因为它比右肺动脉短

经许可，转载自 Sugarbaker DJ, Bueno R, Krasna MJ, et al., eds. Adult Chest Surgery. 2nd ed. New York: McGraw-Hill; 2014. © Marcia Williams 版权所有

切断后的支气管残端较短。左侧的纵隔淋巴结清扫术还包括第 5 组和第 6 组淋巴结。尽管与心包缺损相关的心脏疝不是左侧的问题，但仍需在左侧 EPP 后重建心包缺损，以预防限制性心包炎。与右侧相比，使用红色橡皮导管置入左半胸腔时从左侧肺切除术区域需去除的空气较少（男性为 750ml，女性为 500ml）。EPP 患者在手术室中拔管，以避免对支气管残端施加正压力。

3. EPP 患者的术后处理

手术结束后，接受 EPP 的患者将被转移到重症监护病房（intensive care unit，ICU）。需立即行胸部 X 线片检查以确认中心线的位置。获得 PA 线以确定鼻胃管和红色橡胶导管的适当位置，并评估纵隔在中线的位置。胸膜内红色橡胶导管可用于在纵隔移位的情况下抽吸空气或液体。通过该导管进行压力测量可能有助于肺切除的术后处理[14]。建议每次治疗时抽吸不超过 300ml，以避免纵隔大幅度摆动。术后第 3 天拔除引流管。患者在 ICU 中观察 2～3d 后，转移到中级监护病房。接受术中热化疗（HIOC）的患者（见下文）在开始 24h 内需接受大量的静脉输液以保护肾脏功能。否则，应将液体限制为每天 1L，持续 3～5d。必要时，输注胶体和血液制品。

预防肺部并发症（即肺栓塞和误吸）是术后处理的重点。术后胸膜硬膜外麻醉需维持 4～5d 以镇痛，每天进行积极的胸部物理治疗。患者术后第一天需卧床休息，术后第二天可坐起并双腿垂在床边，从术后第三天开始每天走动 2～3 次。术后第二天开始积极利尿，直到患者恢复术前体重。需要进行肺清洗时，应进行有意识下镇静下的床旁支气管镜检查。每日行胸部 X 线片以评估对侧肺的纵隔位置和浸润或积液。可以积极治疗肺炎，并通过置入胸腔引流管治疗对侧积液。皮下注射肝素可预防深静脉血栓形成（deep vein thrombosis，DVT），并且每 7 天行一次常规下肢超声检查，以预防 DVT。鼻胃管用于胃减压并防止误吸，通常在术后第二天拔除。随着肠道功能的恢复，可缓慢饮食。无法强烈地咳嗽或声音嘶哑提示喉返神经损伤，这将导致严重的误吸风险。此种情况下，建议使用柔性喉镜及时评估，如果发现声带麻痹，应尽早进行声带介导治疗。

二、胸膜切除术和剥脱术：技术手段

全身麻醉诱导后，准备好患者并进行手术定位，行外侧胸廓切开术，切除第 6 根肋骨，如上文针对 EPP 所述。胸膜外解剖也与上述 EPP 相似，从侧面开始并向胸部顶点前进，然后向前，向内和下方进行，以便足以置入两个胸部牵开器。然后，胸膜外剥离继续从胸壁开始分离肺叶和壁胸膜，以显露上、前和内侧肺门结构，这也如上文针对 EPP 所述。

心包和纵隔胸膜之间有时会出现一个平面。如果没有，可能提示心包有恶性侵袭，应在手术的后期整块切除心包。解剖朝向后膈肌沟进行。如果发现膈肌有表面浸润，则可以切除膈肌的部分厚度。在这种情况下，可以进入肿瘤（膈肌胸膜）和未受累的膈之间的区域，并在后肋骨角处开始进行解剖并向前进行分离。这可以通过将胸膜从膈强力回缩来实现。在许多患者中，膈肌深层受累需进行全层的膈肌部分切除或完全切除。无论哪种情况，都必须将隔膜的深部边界与腹膜分开。注意不要进入腹腔，以防止肿瘤播种。然而，通常是不可避免的，特别是出现中央腱、腹膜和任何缺损时，应立即关闭。如果需要切除的心包，可逐渐打开，利用牵引缝线可以帮助维持心脏的位置和心包的环形切除（图 67–18）。

一旦完成对肺门结构的解剖，可打开壁胸膜，并进入壁层和脏胸膜之间。然后进行脏胸膜的剥脱。某种程度上，这是该手术技术要求最苛刻且最枯燥的部分。通过锐性切开增厚的脏胸膜并开始剥脱。脏胸膜的切缘可用爱丽丝钳或环形镊子夹住，然后通过棉棒或折叠式剖腹术垫对脏胸膜上的肺实质进行剥离，需将压力主要施加在脏胸膜上。剥脱必须谨慎对待，因为这通常与疾病密切相关（图 67–19）。膨胀的肺叶使脏胸膜（肿瘤）和肺实质之间的接触面更好地显露，并最大限度地减少出血。因此，在手术的剥脱胸膜部分期间，可对肺部充气放气几次。外科医师与麻醉师之间的沟通很重要，因为在这部分操作过程中失血可能很严重，而且大多数患者需要术中输血。随后，如以上针对 EPP 所述，完成淋巴结清扫术。

送出标本后，如果需要，进行膈肌和心包的重建。如果膈肌大体上完好无损，则可以首先通过折叠将其关闭，以防止膈肌向上运动造成压缩性肺不张。使用小的 Gore-Tex 部片可以封闭较大的缺损。如果膈肌被完全切除，则按上面 EPP 所述对其进行重建。可以通过氩离子束来辅助控制从胸壁可见的弥漫性出血。由于 PD 后预计会有大量的术后漏气，因此在手术结束时适当的肺扩张对于防止持续性漏气引起的胸膜腔感染问题至关重要。放置 3 根胸腔引流管（前隔膜管、后隔膜管和沿隔膜的直角管）和顶端布雷克引流管。术后患者转移至 ICU。

胸膜切除术 / 剥脱术患者的术后处理

PD 患者的术后护理与 EPP 患者相似，但也有所不同。接受 PD 治疗的患者通常需要整夜插管，这有利于肺叶扩张并最大限度减少术后出血。由于通常在术后即刻有大量的漏气，因此用胸腔引流器持续引流以利于肺扩张。在术后的开始几天，当肺叶可不依赖于抽吸而完全扩张时，可将胸腔引管置于水封处。根据漏气的位置按顺序卸下这些引流管。有时，在门诊使用 Heimlich 治

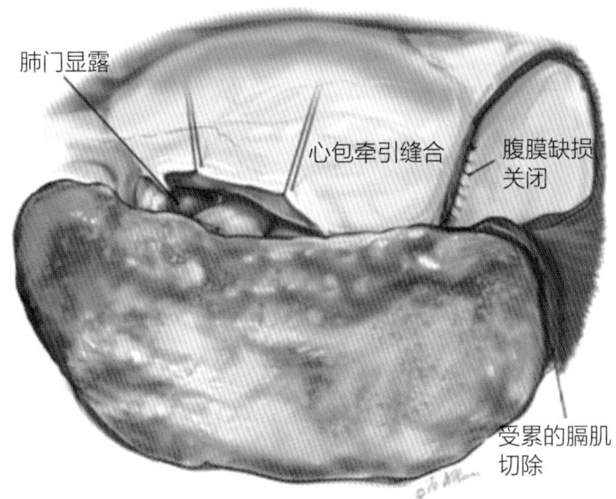

▲ 图 67–18　**壁胸膜已从胸壁剥离注意显露的肺门结构，心包上的牵引缝合线，闭合的腹膜缺损以及累及的膈肌切除**

经许可，转载自 Sugarbaker DJ, Bueno R, Krasna MJ, et al., eds. Adult Chest Surgery. 2nd ed. New York: McGraw-Hill; 2014. © Marcia Williams 版权所有

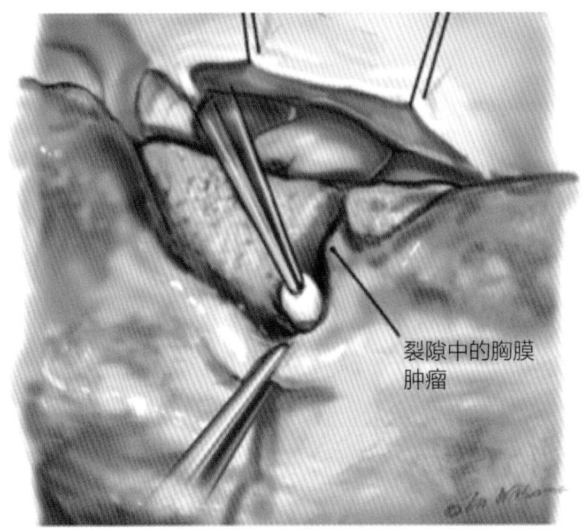

▲ 图 67–19　**必须在缝隙中谨慎进行剥脱，以去除所有病灶**

经许可，转载自 Sugarbaker DJ, Bueno R, Krasna MJ, et al., eds. Adult Chest Surgery. 2nd ed. New York: McGraw-Hill; 2014. © Marcia Williams 版权所有

疗无气胸的持续性漏气，通常在就诊后约 2 周内排出。

三、多模式治疗

MPM 的单模式治疗，无论是单独手术，单独化疗还是单独放疗，都不会对无进展生存期或总生存期产生重大影响。作为参考，采用当前护理标准一线化疗方案（顺铂和培美曲塞）治疗的患者的中位生存期为 12 个月[15]。因此，MPM 患者的治疗已演变为一种多模式方法，将手术与化学治疗或放射治疗相结合。MPM 的相关文献主要包括回顾性分析和与历史对照的前瞻性单组研究，这表明对该疾病的多模式治疗可延长无进展生存期和总生存期。

IASLC 对国际 MPM 数据库的分析报告指出了手术治疗 MPM 患者的最大生存获益。在这项研究中，仅接受手术的 207 例患者的中位生存期为 11 个月，而接受其他治疗的 1162 例的患者为 20 个月[4]。这些数据肯定会受到选择偏倚和各种预后因素的影响。例如，一项对 183 例行 EPP 的患者进行回顾性分析，在某些情况下进行了化疗和（或）放疗后，确定了非上皮组织病理学、累及胸膜外淋巴结以及广泛的局部肿瘤浸润是不良的预后因素。在该研究中，病理学显示为上皮组织，切缘阴性和淋巴结阴性的 31 例患者亚组的 2 年生存率为 68%，5 年生存率为 46%[3]。已有 6 项单中心的研究报道了关于新辅助化疗对 EPP 和术后放疗的作用[16-21]。这些试验在包括肉瘤样组织学和淋巴结转移为 N_2 的患者中有所不同。这些试验中约有 75% 的患者接受了 EPP，约 3/5 的患者接受了术后放疗。因此，很难得出可概括的结论。这些患者的中位生存期为 16.8～25.5 个月，EPP 的手术死亡率为 0%～5%。

PD 的多模式治疗可包括多种选择，如新辅助和（或）辅助化疗，术中化疗，术中或辅助放疗，以及术中光动力疗法。最近一项综述结合这些不同方式的最大获益[22]。这 374 例患者的中位生存期累计为 9～33 个月。最近，一项 102 例 PD 患者接受术中加热的聚维酮碘治疗，随后对开胸切口和引流部位进行了放疗，全身化疗的中位生存期为 32 个月，5 年生存率为 23.1%[23]。PD 后（肺保留在原位）进行辅助放疗后遇到的一个重要问题是严重的放射性肺炎。PD 后使用可调节强度放射治疗（intensity-modulated radiation therapy，IMRT）的最新经验表明，Ⅲ级或更严重的放射性肺炎在 12%～20% 的患者中发生了致命的肺炎，而仅有 3%～8% 的患者在致命性肺炎有所好转（但仍然很明显）[24]。

同侧半胸局部复发的趋势促使研究者研究其他方法以改善局部控制[25]。在过去的十年中，已经完成了一系列的高温和术中化学灌洗的Ⅰ和Ⅱ期试验，最初是使用顺铂作为单一药物。笔者合并回顾了这 3 项试验的数据[26-28]。结果，在比较组中发现患有低风险上皮 MPM 且接受手术切除和 HIOC 的患者复发间隔和总体生存期明显更长[29]。此外，接受低剂量顺铂的患者与接受高剂量顺铂相比，总体生存期和复发率估计值显著改善，这表明了剂量相关的生存获益[26]。

四、结论

恶性胸膜间皮瘤是在胸膜间皮中产生的侵袭性恶性肿瘤。以手术为中心的多模式治疗对适应的患者具有显著延长生存期的潜力。

五、声明

笔者感谢 Leslie Nobles 和 Ellie Biaghoshi 在编写本章的过程中给予的大力支持。

第 68 章 恶性胸腔积液

Malignant Pleural Effusions

Jessica L. Hudson　Varun Puri　著

蒋　峰　译

几乎所有的恶性肿瘤都会发生胸膜转移。恶性胸腔积液（malignant pleural effusion，MPE）可能预示着癌症进展或复发，也可能是癌症的最初表现。因此，MPE 成为评估癌症发病率和死亡率的重要指标。MPE 患者最常见的临床症状是运动性呼吸困难，并常伴有中度至重度胸腔积液（500～2000ml），少数患者可出现完全性半侧胸腔积液（图 68-1）。而癌症是引起大面积胸腔积液的最常见原因。在一项回顾性研究中，近 70% 的大面积胸腔积液与癌症有关[1]。MPE 患者有时会因是胸膜壁层、肋骨或胸壁受肿瘤侵犯而引起胸痛。然而，恶性间皮瘤导致的隐匿性亚急性、非胸膜性胸痛则更为常见，并通常出现在上腹部或肩部[2] 并且几乎所有的恶性间皮瘤的患者均会出现此症状[3]。而多达 25% 的恶性肿瘤患者在行胸部 X 线检查中发现了不明原因引起的 MPE[4, 5]，且相对无明显临床症状。有时可以在体格检查时发现胸腔积液，甚至发现淋巴结肿大，但常容易被忽视[4]。

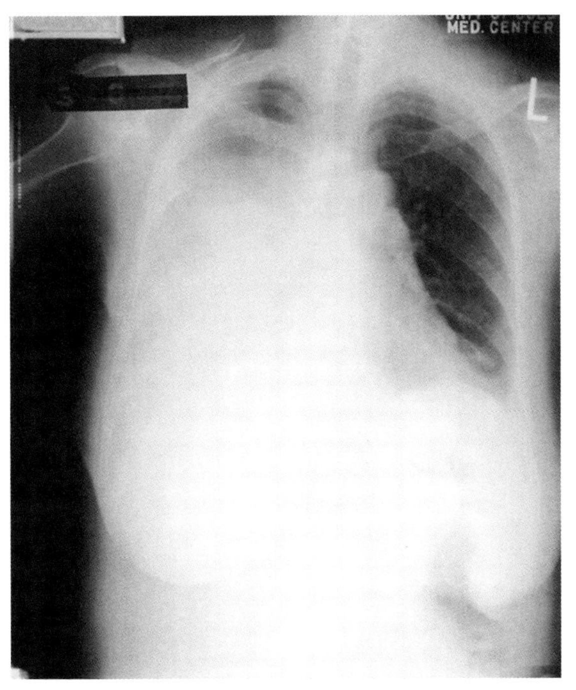

▲ **图 68-1　女性，60 岁，肺腺癌患者，胸部 X 线片显示右侧大量胸腔积液。注意对侧纵隔移位**

当在胸腔积液或组织中发现癌细胞时，胸腔积液被归类为恶性。不到 10% 的 MPE 患者在初次诊断积液性质时原发部位不明[6]。部分有癌症病史并伴有胸腔积液的患者，尽管进行了多种诊断实验，在胸腔积液或胸膜组织中均仍未发现恶性细胞。这些患者也被细分为类恶性胸腔积液，它们与恶性肿瘤有关并由其引起，但不是由于肿瘤浸润胸膜所致[7]。从临床角度来看，无论是恶性胸腔积液还是类恶性胸腔积液的处理措施主要取决于积液量及积液导致的临床症状。

肺癌是导致 MPE 的最常见原因。胸膜可因肿瘤的直接侵犯或血管栓塞而受累[8]。在实体肿瘤中，乳腺癌是最常见的原因之一，约占原发性 MPE 的 25%。淋巴瘤约占所有 MPE 的 10%，其是癌症相关乳糜胸的最常见原因[6]。卵巢癌和胃癌的发生频率紧随其后，发生率都低于 5%。虽然很少见，但弥漫性恶性间皮瘤与石棉暴露的关系已得到充分验证，并已经在第 66 章和第 67 章中讨论 [9]。

一、发病原因

肺腺癌是侵犯胸膜最常见的病理亚型，这可能是由于其临近胸膜且具有血管浸润倾向。肺癌 MPE 患者的尸检发现胸膜转移多数位于脏胸膜和壁胸膜均有转移。很少只累及脏胸膜表面，从未发现孤立的壁胸膜转移 [8]。肺癌胸膜转移的作用机制可能与肿瘤直接邻近扩散及肺动脉栓塞浸润有关。恶性细胞可能沿胸膜间预先形成或由肿瘤引起的粘连从脏层迁移到壁层，另一种理论认为，从脏胸膜表面脱落的游离肿瘤细胞黏附在壁胸膜上并增殖。当肺癌发生双侧胸膜转移时，对侧肺的转移要么是通过肝转移途径，要么是肿瘤的直接实质侵犯。一旦发生对侧肺转移，通常会发展为肺动脉浸润，随后出现栓塞。这一机制进一步由原发病灶的偏侧化和由此产生的 MPE [4] 得到验证。

胸腔积液的另一重要机制是胸腔淋巴引流受阻。淋巴系统阻塞可发生在从壁胸膜间质到纵隔和内乳淋巴结的任何部位。胸膜肿瘤侵入淋巴系统引起炎症反应导致微血管通透性增加 [10]。血管内皮生长因子（vascular endothelial growth factor，VEGF）在诱导血管的进一步渗漏中起着重要作用，其不仅在胸腔积液中表现出来，在腹水中也被证实 [11]。在实验动物模型中植入肿瘤细胞分泌 VEGF，从而导致微血管通透性增加。肺腺癌的体内动物模型显示在成功阻断 VEGF 受体后，抑制了胸膜液的形成 [12]。此外氧自由基、花生四烯酸代谢物、蛋白酶、淋巴细胞及免疫复合物也可能是致病因素 [10]。

对于沿胸部淋巴链的恶性梗阻，尸检表明纵隔淋巴结受累与大量胸腔积液之间有一定的联系 [4, 8]。此外，这些研究也发现了一些胸膜肿瘤负荷明显但无 MPE 的病例，这为淋巴结转移负荷机制提供了支持。同样，由于没有淋巴转移，肉瘤累及胸膜不会导致胸腔积液 [8]。相反，霍奇金淋巴瘤和非霍奇金淋巴瘤都与 MPE 有关，并且通过不同的机制 [13]。淋巴阻塞会导致霍奇金病的 MPE，而非霍奇金淋巴瘤 MPE 往往是由淋巴阻塞和直接的胸膜浸润共同导致的 [5, 14, 15]。在间皮瘤中，胸腔积液是一种常见的早期表现，可能是由于胸膜直接浸润导致毛细血管通透性增加以及胸膜淋巴引流受损。随着肿瘤恶化，脏胸膜和壁胸膜融合，胸腔积液减少或消失。

类恶性积液的机制则更加多样：肿瘤的直接局部作用，恶性肿瘤的全身表现和少见的因治疗导致的不良反应（表 68–1）。

胸部影像学

1. 胸部 X 线片

对于没有感染或全身炎症性疾病，一旦发现对侧纵隔移位的大量胸腔积液的患者，应高度怀疑 MPE。胸部 X 线片同时可以显示周围胸膜增厚及横膈肌抬高。除 MPE 外，还应考虑以下鉴别诊断：①同侧主支气管肺癌导致的肺不张；②恶性淋巴结引起的固定纵隔；③间皮瘤（积液混浊多为肿瘤组织伴少量积液）；④肿瘤广泛浸润的肺实变，影像学上类似大量胸腔积液。

尽管胸部 X 线片上心脏大小正常，但双侧积液也提示恶性可能（图 68–2）。然而，值得注意的是，狼疮性胸膜炎、食管破裂、肝性胸腔积液、肾病综合征和缩窄性心包炎等导致的良性积液也具有相似的临床表现 [16]。

如上所述，与肺癌相关的胸腔积液是多数位于原发病的同侧，它们也可以发生在双侧，但几乎不会只发生在对侧。除了乳腺癌外，其他原发癌症导致的 MPE 并不会只发生在同侧，双侧积液很常见。这是因为这些病例的胸膜受累通常是由于双侧纵隔淋巴结转移引起的。无论原发癌的起源如何，双侧实质转移、胸导管受累或恶性腹水均可导致双侧恶性胸腔积液 [4]。

值得注意的是，与霍奇金淋巴瘤弥漫性淋巴结肿大和实质浸润相比，非霍奇金淋巴瘤很少导致胸内淋巴结肿大，尽管其也表现为肺部疾病或

表 68–1　恶性胸腔积液的原因

原　因	注　释
肿瘤的局部反应	
淋巴管阻塞	胸腔积液的重要机制
支气管阻塞	肺炎伴积液；不排除肺癌的可能
支气管梗阻合并肺脓胸	渗出物；不排除肺癌的可能
肺部压迫	由于肿瘤广泛累及脏胸膜；通常不包括胸膜炎
乳糜胸	胸导管损伤；非霍奇金淋巴瘤导致
肿瘤的全身反应	
肺栓塞	肿瘤的高凝状态
低白蛋白血症	血清白蛋白＜ 1.7g/dl；与全身性水肿相关
治疗并发症	
放射治疗	
早期	放射完成后 6 周至 6 个月的胸膜炎；局部渗出性积液
晚期	纵隔纤维化；缩窄性心包炎
药物治疗	
紫杉醇纳米制剂	与间质性疾病有关，尤其是与吉西他滨合用时
阿他替尼	与间质性疾病相关，尤其是亚洲患者
博来霉素	与间质性疾病相关
克唑替尼	与间质性疾病有关；肺炎
环磷酰胺	胸膜心包炎
多西他赛	积液或填塞物严重滞留液体
阿霉素	充血性心力衰竭；积液
厄洛替尼	与间质性疾病相关
吉西他滨	肺水肿；肺纤维化　间质性疾病
吉替尼	与间质性疾病相关
甲氨蝶呤	胸膜炎或胸腔积液　血液嗜酸性粒细胞增多
丝裂霉素	与间质性疾病有关；急性呼吸窘迫综合征
尼伏单抗	肺炎
丙卡巴嗪	发热和寒战；血液嗜酸性粒细胞增多
长春瑞滨	与急性呼吸窘迫综合征相关

经许可，改编自 Sahn SA. Malignant pleural effusions.Clin Chest Med 1985;6:114. © 1985 Elsevier 版权所有。由 National Cancer Institute (www.cancer.gov) 补充

胸腔积液 [14, 17, 18]。有趣的是，肉瘤患者最初可能表现为气胸而不是胸腔积液 [19]。

就恶性间皮瘤而言，最初的胸部 X 线片检查可能只表现为中等量至大量的单侧胸腔积液。为了帮助区分恶性间皮瘤和癌症，我们寻求以下影像学上的线索：胸膜结节、对侧纵隔无移位并伴

有明显的大量积液、分房化倾向，以及对侧肺和胸膜有间质性肺斑块，提示其有石棉暴露史。然而，即使是一个经验丰富的放射科医生，也可能在诊断性胸腔穿刺术后才能发现胸膜增厚或胸膜结节[25]。

2. 超声

越来越多的超声检查被用来评估患者的胸腔积液和胸膜浸润情况。它提供了 CT 成像无法企及的实时动态信息。超声检查可以预测胸腔积液的恶性程度，其敏感性为 70%～80%，特异性为 84%～100%，阳性预测值为 82%～100%，阴性预测值为 79%～82%[21]。提示恶性肿瘤的特征包括但不限于：胸膜增厚大于 1cm、膈肌增厚大于 7mm，或发现胸膜 / 膈肌结节[22]。当放射科医生不知道临床症状或放射学的细节诊断不确定时，这些发现是可再现的[21, 22]。此外，超声检查可以辅助胸腔积液的抽样和定位引导放置临时或长期引流管[23]。超声引导已经被证明可以显著降低胸腔穿刺术后气胸的发生率，尤其是在积液较少时[23, 24]。然而，有人认为，超声的高阴性预测值表明了在无法实现细胞学诊断的时候，更高级的成像手段是必要的[25]。

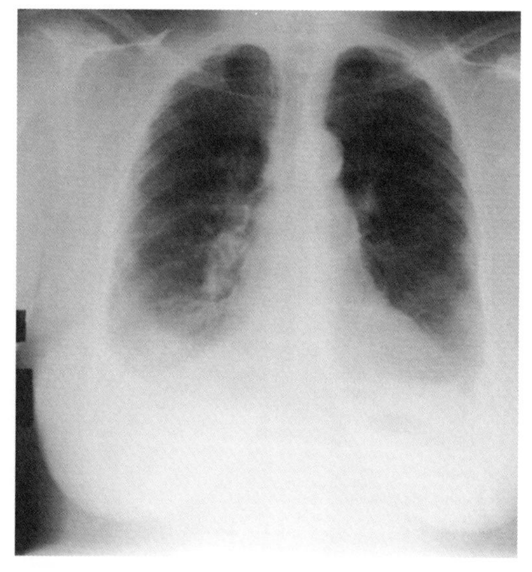

▲ 图 68-2　患者，女，64 岁，劳累后出现进行性呼吸困难，高渗性胸腔积液

胸部 X 线片检查双侧胸腔积液，心轮廓在正常范围的上限，无心力衰竭的迹象

3. 高级成像方式

大多数诊断信息可以通过计算机成像（CT）或正电子发射计算机断层扫描（PET）获得，因为它们还提供了关于原发肿瘤、转移性疾病部位和这些病变代谢活动的信息（图 68-3）。此外，CT 亦能确定引起类恶性胸腔积液的解剖学原因，如上腔静脉或支气管受压。如果在大量穿刺前进行 CT 检查，还可以对脏胸膜和壁胸

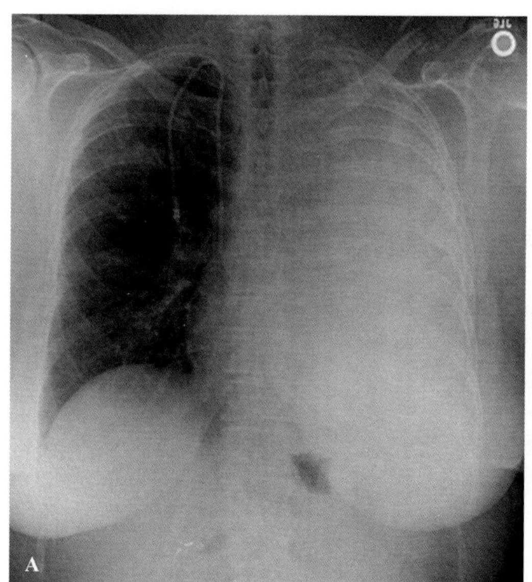

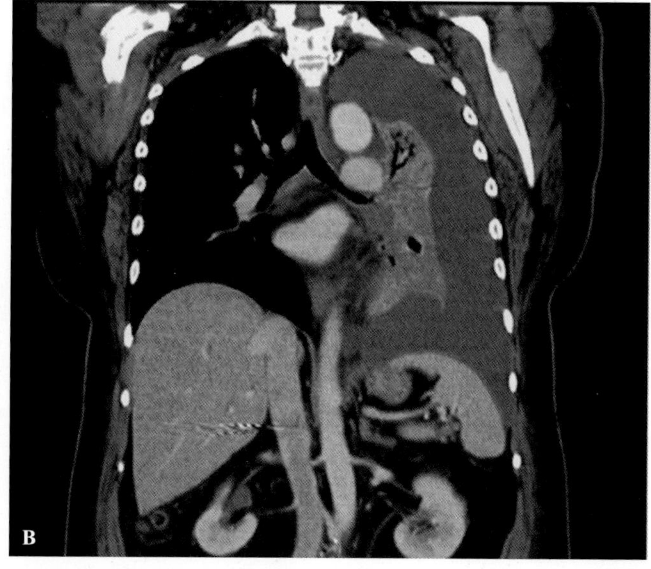

▲ 图 68-3　患者，女，66 岁，左肺鳞状细胞癌

A. 胸部 X 线片检查显示左侧胸腔积液；B. CT 成像显示同样的左侧大胸腔积液并伴左肺压迫性肺不张

膜进行评估（图 68–4）。CT 上有几个结果提示是 MPE，包括但不限于以下情况：①周围性胸膜增厚；②结节性胸膜增厚；③壁胸膜增厚大于 1cm；④纵隔胸膜受累，有原发性肿瘤的迹象。这些 CT 检查结果的特异度为 22%～56%，敏感度为 88%～100%[26, 27]。PET 对恶性胸膜疾病（图 68–5）的敏感度为 93%～100%，特异度为 67%～89%，阳性预测值为 63%～94%，阴性预测值为 94%～100%。其在对于尿毒症、肺炎旁胸腔积液和胸膜炎固定术后假阳性的风险增加[28]。

相比于 CT，虽然磁共振成像（MRI）在检测包括胸壁或膈肌在内的软组织浸润方面更有优势，但是 MRI 提供的肺实质诊断信息较少，因此 MRI 很少用于诊断胸腔积液[26, 27]。

二、胸腔积液特征

MPE 可能是浆液性，血清性或者血性的。大量血性积液提示胸膜直接受累，而浆液性渗出液意味着由于淋巴阻塞或伴有肺不张的支气管内病变引起的淋巴管通透性增加。LIGHT 等提出，在没有外伤的情况下，如果胸腔积液中的红细胞数大于 100 000/L，那么就有可能是恶性肿瘤。胸膜液每微升通常含有 2500～4000 个有核细胞，其中大部分是淋巴细胞、巨噬细胞和间皮细胞。通常，超过一半的细胞是淋巴细胞，而典型的淋巴瘤所致胸腔积液是由 80% 的淋巴细胞组成。中性粒细胞通常只占细胞计数的不到 25%，但在少数情况下，如严重的胸膜炎，可见嗜中性粒细胞占优势[29–31]。在胸腔积液中嗜酸性粒细胞增多是罕见的，在一项前瞻性研究中，它发生在 7.8% 的 MPE 患者中，但由于恶性肿瘤胸腔积液中嗜酸性粒细胞和非嗜酸性粒细胞同样普遍，因此是非特异性的[32]。

癌性胸腔积液通常是渗出性，积液蛋白浓度范围在 1.5～8.0g/dl。多达 5% 的 MPE 为渗出液；这些渗出性 MPE 多由早期淋巴管阻塞，支气管阻塞引起肺不张以及常见的伴随疾病如充血性心力衰竭等引起[29]。在积液中，除了只违反 LDH 光标准，都应该诊断为渗出液，怀疑恶性肿瘤的可能。

研究发现，大约 1/3 的 MPE 患者的胸腔积液 pH 值低于 7.30（正常范围在 6.95～7.29），葡萄糖含量低（＜ 60mg/dl 或胸腔积液与血清葡萄糖比值小于 0.5）。这些胸腔积液通常是慢性渗出，多提示大量的肿瘤负荷和一定程度的胸膜表面纤维化。据推测，进入胸膜腔的葡萄糖减少，同时异常的胸膜影响葡萄糖终末产物（包括二氧化碳和乳酸）的排出，引起局部的酸中毒。从预后看，与正常 pH– 葡萄糖含量的 MPE 相比，低

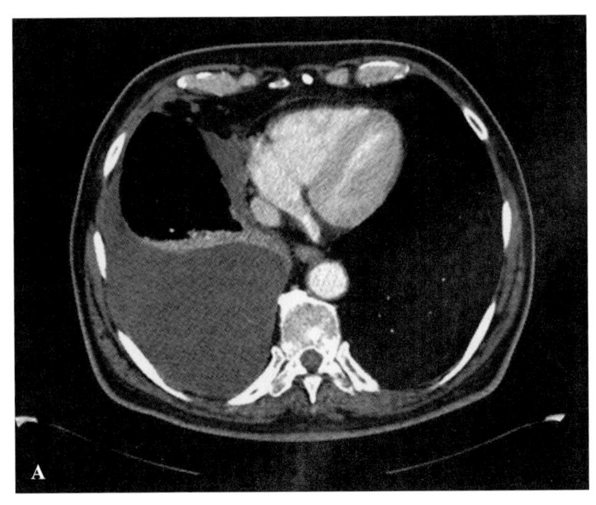

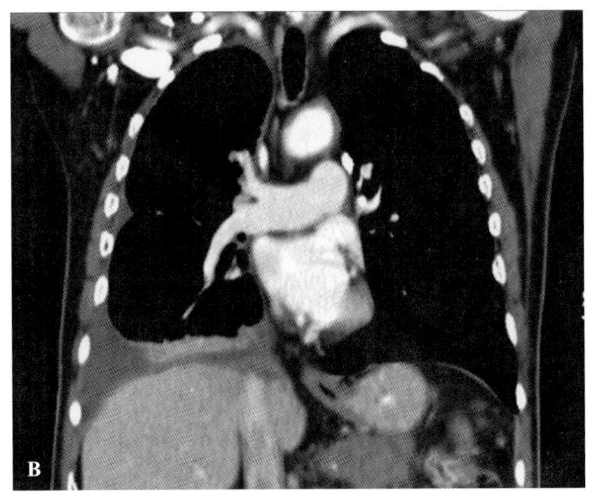

▲ 图 68–4 **患者，男，75 岁，患有转移性胰腺癌，CT 扫描的横面图（A）；冠状视图（B）**

右侧转移性中度胸膜渗出液伴有邻近的肺不张

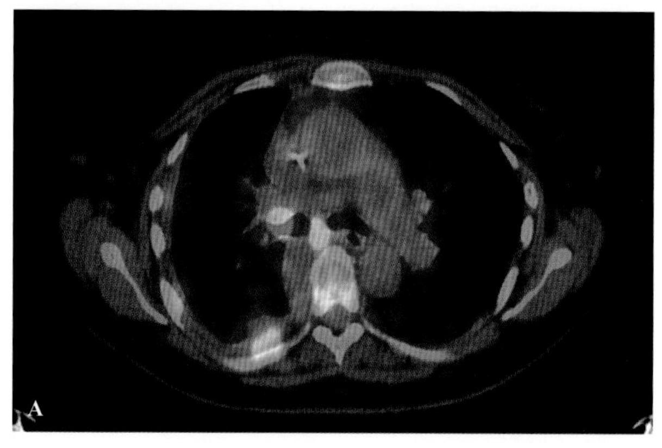

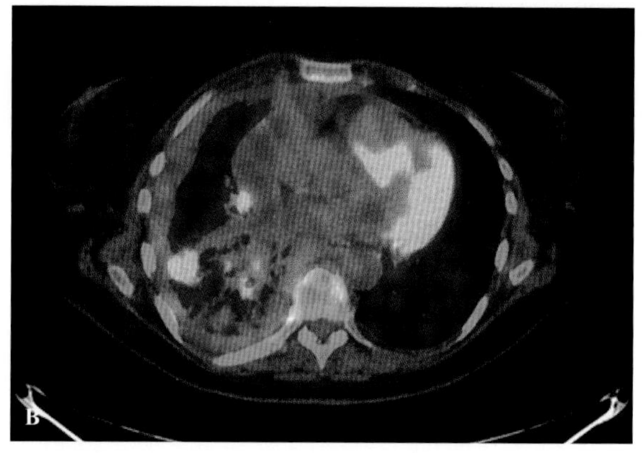

▲ 图 68-5 患者，女，60 岁，患有小细胞和非小细胞混合型右肺癌伴有分房性胸腔积液

正电子发射断层扫描 – 计算机断层扫描（PET-CT）图像融合横断面视图（A 和 B）。多发性右侧胸膜转移，纵隔淋巴结、右腋窝淋巴结和腹膜后淋巴结肿大

pH– 低葡萄糖含量 MPE 与低生存率、初次胸腔积液穿刺细胞学诊断高阳性率及化学性胸膜固定术反应差等特征具有相关性 [33]。

淋巴瘤引起的 MPE 在特征上与胸膜癌相类似，不同之处在于淋巴瘤引起的 MPE 出血较少，较少的引起胸腔积液酸中毒与低葡萄糖。与胸膜癌相比，恶性间皮瘤 MPE 的 pH 较低、葡萄糖含量较低，而蛋白质与 LDH 的含量较高 [7, 34]。然而，由于数值区间有重叠，这些数据不能独立预测或帮助区分患者是癌或间皮瘤。

（一）诊断

通过定义来看，恶性胸腔积液是指通过抽吸胸腔积液或者对组织活检明确其中含有肿瘤细胞。通常这些采样来自于胸腔穿刺术、经皮穿刺活检、电视胸腔镜外科手术或开胸手术。在已知是恶性肿瘤的胸腔积液有 50% 的阳性预测值，因此只有在获得的信息对临床分期、治疗方案有影响或者患者需要缓解症状时才会进行进一步有创操作。然而，需要注意的是，随着个性化治疗方案的发展以及恶性肿瘤靶向治疗方案的应用，胸膜肿瘤组织样本的突变分析或基因组测序可能对积液的治疗管理决策和姑息治疗提供一个机会。

1. 首次诊断技术

选择初始诊断方式的问题通常集中在对胸腔积液和胸膜组织的分析上。一项 200 多名患者的前瞻性研究比较了胸腔积液细胞学、经皮穿刺活检和胸腔镜的诊断率。细胞学诊断敏感度为 62%，穿刺活检敏感度为 44%，两种方法综合使用敏感度为 74%；胸腔镜的诊断敏感度为 95% [35]。从一系列恶性肿瘤病例的统计分析中可以看到相似的结果：胸腔积液细胞学诊断敏感度为 66%，穿刺活检诊断率为 46%，两种方法同时运用时，在 73% 患者中获得阳性诊断 [6]。胸腔积液分析的灵敏度与采样体积无关，10～1000ml 的胸腔积液具有相似的诊断准确性 [36]。对于已证实的恶性肿瘤患者，采用标准的方法进行胸腔穿刺术，细胞病理学专家认为首次胸膜液检查的诊断率高达 90%，通过分析第二次获得样本仅得到 2%～4% 的额外诊断率 [37–39]。通过对胸腔镜检查数据来看，理论上可以通过靠近中线和膈进行经皮胸膜活检，可提高检查阳性率。这是基于胸膜转移多从膈开始向肋胸膜延伸。尽管如此，一项随机对照实验显示经皮胸膜活检敏感度在 7%～72% [40, 41]。超声或 CT 引导下经皮胸膜活检术对直径大于 20mm 的病变的诊断敏感度提高到了 86%～87%，相应的有 100% 特异度，100% 阳性预测值，80% 阴性预测值为 [41, 42]。然而并不是所有机构都能利用这些诊断方法。通过数据可以得出如下结论。

(1) 诊断率取决于疾病的严重程度和是否为

原发恶性肿瘤。

(2) 胸腔积液细胞学检查比胸膜活检更敏感。

(3) 应尝试对诊断性或治疗性胸腔穿刺术的初始胸腔积液进行细胞学检测。

(4) 传统的胸膜穿刺活检对细胞学检查诊断几乎没有帮助。

(5) 虽然胸膜穿刺可以通过辅助图像引导，但是因为受限于恶性肿瘤胸膜转移方式、采样误差以及采集人的技术水平，其活检阳性率仍然偏低。

(6) 两种诊断模式敏感性范围较大，可能与标本处理不精，病理科医师的专业水平及穿刺时胸腔积液恶性程度相关。

2. 不确定细胞学或病理学结果的处理

然而，一些可疑的胸腔积液的患者，尽管重复进行胸腔积液细胞学检查或胸膜活检，仍不能确诊。此时可以选择进一步观察、胸腔镜检查或开放胸膜活检。而对于医生来说，相比不确定的诊断结果，更愿意向患者推荐有创检查来明确诊断。但与此同时，有创检查相关并发症以及对患者带来的经济负担不能忽视。有创性治疗方案中，MPE 患者不建议直接开胸探查，因为与电视胸腔镜外科手术相比，开胸术后并发症要高出电视胸腔镜外科手术 9 倍 [43]。电视胸腔镜外科手术是一种非常有效的诊断方法，发病率低，死亡率更低；它可以由经验丰富的胸外科医生操作，无须创建气胸，对于晚期肺病患者它可能有更好的耐受性。电视胸腔镜外科手术对 MPE 诊断敏感性 90%～100%。然而，电视胸腔镜外科手术检查对于非恶性的疾病诊断效果较差，因此需要评估恶性肿瘤的可能性来决定是否应用 [44–46]。重要的是，如果发现是中央型肿块甚至是支气管病变，需在胸腔镜行胸膜活检之前，进行支气管镜检查。需要支气管镜检查的特征是：大量胸腔积液不伴向对侧移位；同侧胸腔容积减少；肺损伤伴有胸腔积液或血胸。若无上述特征进行支气管镜检查对胸腔积液诊断意义不大 [47]。

当诊断未明确且胸腔积液没有消退时，可进行重复细胞学检查和胸膜活检。胸腔积液抽吸后再次增加，应高度怀疑恶性胸腔积液可能。若胸腔积液为恶性，很难自行消退。对于高度怀疑为 MPE 的患者，延迟几周的诊断对已经广泛转移不可治愈患者的实际预后几乎没有影响。而临床治疗中应该更加积极的诊断对治疗有反应的恶性肿瘤，如乳腺癌、前列腺癌、甲状腺癌、小细胞肺癌或生殖细胞癌和淋巴瘤。此外，长期胸腔积液会影响肺的膨胀，造成肺萎陷，应及时引流避免。

3. 对胸腔积液分析肿瘤标志物的诊断价值

检查胸腔积液中癌胚抗原，CA125，糖类抗原 153，细胞角蛋白 19，透明质酸，LDH 同工酶等肿瘤标志物没有实际的诊断价值。对胸腔积液的染色体分析价格昂贵，也并不是所有的实验室可以开展的，但有助于对淋巴瘤和白血病进行诊断。当考虑淋巴瘤时，流式细胞技术对以淋巴细胞为主的积液诊断有帮助，但不作为 MPE 诊断的常规 [48–50]。对于乳腺癌，测定类固醇受体可指导激素治疗。

4. 特别注意事项

恶性间皮瘤的确诊需要临床和组织学的诊断。胸膜细胞学诊断难以确定，其诊断价值有争议 [51]。即便一般恶性肿瘤可以被诊断，但对转移性腺癌与恶性间皮瘤往往难以区分。诊断性经皮穿刺针活检技术，由于获得组织量较少，很难一直获得准确的诊断，相反的还经常误诊为腺癌。高表达丰度的透明质酸经常被认为有助于间皮瘤的诊断，然而，很多间皮瘤患者透明质酸维持在中等水平，很难进一步区分恶性肿瘤与其他的炎症疾病 [52]。细胞学与经皮穿刺活检技术对恶性间皮瘤的诊断率分别为 26% 与 21%。而有经验的医师通过胸腔镜对恶性间皮瘤的诊断率为 98% [53]。然而，当进行有创操作时，间皮瘤往往会通过针道转移，术后应行预防性照射 [54]。

大多数病理学家能够对肉瘤与混合组织间皮瘤做出诊断，但很难将上皮型肿瘤与更常见的转移性腺癌区分开来。特殊的组织染色，新的免疫学技术和电子显微镜的应用有助于对上皮型间皮瘤患者的诊断（见第 66 章）。

（二）预后

MPE 的诊断预示了不良预后，尽管肿瘤治疗取得了进展，但预后仍然很差[55]。肺癌、胃癌、卵巢癌患者的在诊断为 MPE 后生存期为数周到数月不等。值得注意的是，乳腺癌患者是个例外，根据其对化疗的反应，乳腺癌患者生存范围从数月到数年不等。淋巴瘤性胸腔积液患者的生存期介于乳腺癌和其他恶性肿瘤之间[55]。在一项包含 417 例患者的 Meta 分析中，诊断 MPE 后患者的中位生存时间仅为 4 个月，6 个月时存活率为 31%，一年存活率为 18%[56]。

低 pH- 低葡萄糖的 MPE 患者的生存期明显比正常 pH- 正常葡萄糖含量的 MPE 患者（生存期接近 1 年）短几个月。因此，胸腔积液的生化指标结果将会为制定合理的姑息治疗方案提供有用的信息。然而，仅仅胸腔积液的 pH 与葡萄糖含量不能指导姑息治疗，应该与其他指标如原发肿瘤、症状表现、并发症等结合起来指导治疗[55]。

需要注意的是，虽然胸腔积液是肺癌的预后不良表现，会影响手术治疗，但其中大约有 5% 的患者为类恶性胸腔积液或其他原因引起的胸腔积液，仍有手术机会[57]。肺癌患者的类恶性胸腔积液情况包括：鳞状细胞多见、放疗后患者肺体积减小、浆液性积液、漏出液和肺炎性积液，这些患者通过手术切除仍可达到治愈。肿瘤疾病治疗团队在评估能否进行手术治疗之前，一定要明确对胸腔积液病因诊断。如果临床上难以对胸腔积液病因明确诊断，需进一步行胸腔镜检查。

（三）治疗

当一个不适合手术治疗的患者，出现恶性或者类恶性胸腔积液时，必需综合患者的一般情况、临床症状以及预期生存期来进行姑息治疗。对于非手术治疗的 MPE 患者治疗目标是肺复张。恶性肿瘤患者的肺不张可能是由于支气管内梗阻或者病变直接累及脏胸膜所引起[58]。恶性病变侵及脏胸膜时，在胸腔积液引流后会抑制脏胸膜复位，或在胸腔穿刺术或胸腔闭式引流治疗恶性积液时引起液气胸（俗称萎陷肺）。大多数无症状患者逐渐发展为进行性胸腔积液，出现呼吸困难需要干预治疗，而有少数患者达到胸腔积液渗出与吸收的动态平衡中，未进一步发展到需要干预治疗的阶段。

文献中对恶性胸腔积液的处理方法众多，范围从对无症状患者的随访观察到行开胸胸膜切除术等。根据回顾性数据分析，行开胸行胸膜剥除后术后患者发病率和死亡率高，故应尽量避免行此治疗方法[43]。对于胸腔积液积累速度比较慢、对化疗有反应、预期存活率有限（＜ 45d）的患者，治疗性胸腔穿刺术可能是唯一必要的治疗方法。对于预期生存期短、症状明显的体虚患者，综合考虑并发症与患者住院费用，相比于住院行胸腔置管术或电视胸腔镜外科手术（VATS）胸膜固定术，优先选择定期行治疗性胸腔穿刺或者胸腔放置小孔径留置导管来治疗胸腔积液。

恶性间皮瘤的治疗在第 66 章与 67 章已讲述。恰当的方案选择基于对这些患者的综合考量。

1. 化学性胸膜固定术

如果医生评估患者进行治疗性的胸腔穿刺术可以缓解呼吸困难和肺扩张，但穿刺后积液复发率及症状恢复的较快，传统的治疗标准是胸腔引流，并通过胸腔引流管注入硬化剂。一直以来，用这种方法控制有症状的 MPE 被认为是性价比最高且痛苦最小的。对治疗 MPE 的干预措施进行了成本效益分析，将结果和效用数据与医疗保险允许的费用相结合。在预期存活 12 个月的患者中，重复胸腔镜穿刺治疗的费用总计为 21 377 美元，而床边胸膜固定术和 VATS 胸膜固定术的费用分别为 13 057 美元和 19 074 美元。胸腔镜下胸膜固定术相对床边胸膜固定术的增量成本效益比 250 000 美元，因此床边胸膜固定术是具有良好预后生存期患者最经济有效的治疗选择[59]。

通常，如果患者预期生存期为几个月，病情

平稳，无明显并发症，患者胸腔积液 pH 不低于正常，那该患者可接受胸膜固定术进行治疗。然而，胸膜固定术不可用于具有肺不张的患者；这种情况最常见的是肿瘤累及脏胸膜表面，同时伴有主支气管或叶支气管阻塞，本章稍后讨论。患者胸腔积液 pH 低预示患者不良的预后生存期，而且对四环素胸膜固定术及滑石粉胸膜固定术反应较差[55, 60]。

化学性胸膜固定术成功的关键是选择及应用于合适的患者（表 68–2）。成功不是意味着胸膜的完全融合，无复发胸腔积液，而是随着胸腔积液逐渐减少，呼吸困难等症状缓解，不需要重复治疗性胸腔穿刺抽液。胸膜表面应在诱发炎症时结合在一起，并在 48～72h 保持密切接触，操作应该在胸腔引流管辅助下完成。如果胸腔积液量比较大，最初的几小时应缓慢排液，不能抽吸，从而减少单侧肺水肿的风险。如果肺组织长时间受压或有支气管阻塞、肺萎陷，最容易发生肺水肿。重点注意，上述情况下患者不适用于胸膜固定术治疗，成功率很低。患者胸腔引流管每日引出量低于 150ml 时，考虑行胸膜固定术[61]。患者肺复张后，通过胸腔引流管将硬化剂注入胸腔。

床边化学性胸膜固定术常规要求患者定时改变体位或翻身。相反，几项关于放射标记四环素的研究和 Meta 分析的结果表明，患者在胸膜内灌注后不需要改变体位，以确保胸膜融合剂的充分分布。具体来讲，当四环素注入胸腔后的几秒内即分布于整个胸腔，改变体位对增加药物分布及胸膜融合无影响[62–64]。对于滑石粉胸膜固定术，也得到证实[63–66]。因此，对于接受化学性胸膜固定术患者无须不断改变体位，从而避免增加患者额外的不适。

基于泊肃叶定律（Poiseuille law），一直以来都认为硬化剂应该通过大口径胸腔引流管注入胸腔。但是 Meta 分析统计了成功施行化学性胸膜固定术的患者发现，并没有发现大口径胸腔引流管优于小口径胸腔引流管。同时在一些图像引导导管置入和门诊胸膜固定术引流管理方案的研究中发现应用不同口径的胸腔引流管对结果无影响[63, 67–71]。体外对各种液体引流的研究表明，9F

表 68–2　胸膜固定术步骤

1. 将胸腔引流管沿腋中线朝向膈肌放置
2. 通过水封瓶控制引流液体
3. 通过 X 线片评估导管位置以及明确患者最佳引流体位
4. 胸腔引流管连接负压吸引器（$-20cmH_2O$）
5. 胸部 X 线片提示肺复张
6. 根据患者疼痛耐受情况，给予小剂量的静脉麻醉药和咪达唑仑。必要时可考虑使用硬膜外导管来控制疼痛
7. 通过胸腔引流管一次性注射 20ml 1% 利多卡因和 10ml 0.25% 丁哌卡因 *，30ml 无菌生理盐水冲洗胸腔引流管。静置 5min
8. 将 500mg 多西环素加入 30ml 生理盐水中，或者 5g 滑石粉加入到 150ml 生理盐水中后，通过胸腔引流管注入胸腔，用 60ml 生理盐水冲洗胸腔引流管
9. 如果没有漏气，胸腔引流管夹闭 2h，若无法完全安全夹闭胸腔引流管，则将 Pleurevac（胸腔引流器）抬高并固定在胸部水平以上
10. 患者不需要更换体位
11. 胸腔引流管连接负压吸引器（$-20cmH_2O$）
12. 主诊医生决定拔出胸腔引流管

*. 局麻药剂量可能需要根据患者进行调整，以避免麻药毒性

导管对于简单液体，12F 导管对于黏性液体的最大流量趋于稳定。因此，目前推荐使用 14F 导管进行化学胸膜固定术[72]。

对于硬化剂注入胸腔的最佳停留时间尚无相关研究。因为实验证实硬化剂可以瞬间造成间皮损伤，所以认为停留 1～2h 就足够了，最理想的状态就是脏、壁层胸膜尽快地紧密结合[55]。一项对 41 例患者在滑石胸膜融合术后 24h 或 72h 随机进行胸腔引流管拔除的试验显示，两组术后积液复发无差异，但住院时间差异有统计学意义（分别为 4d 和 8d）[61]。

常见得硬化剂有滑石粉、四环素、化疗药物、聚维酮碘、过氧化氢溶液、高渗盐水等，但也不仅限这几种。与单剂量米诺环素相比，许多使用多西环素治疗的患者需要多次灌注。四环素类的治疗有效性主要取决于其成纤维性，而不是抗肿瘤活性，并且是剂量依赖性的[73, 74]。一项包含 46 个随机对照实验共 2053 名 MPE 患者的 Meta 分析显示无明显证据支持某一药物的治疗优越性。然而，滑石粉的应用明显减少了胸腔积液的再积聚，被认为是效果较好的硬化剂。应用滑石粉悬液或滑石粉粉剂治疗对效果无明显差异[63, 75]。应用博来霉素与四环素，治疗效果无统计学差异。价格方面，与博来霉素相比滑石粉的价格低很多。因此，在处理恶性积液时应结合治疗成本综合考虑治疗成本。值得注意的是，滑石胸膜固定术已被证明在大口径和小口径胸腔引流管中的成功率相同[76]。

硬化剂最常见的不良反应是胸痛和发热，根据使用的化学剂的不同而有所不同[77]。滑石粉引起的疼痛程度从无疼痛症状到严重疼痛不等；然而，在大多数患者中，滑石粉的主要不良反应不是疼痛。据报道，16%～69% 的患者在应用滑石粉后出现发热，一般发生在滑石粉灌注后 4～12h，可能持续 72h[77]。

值得注意的是，四环素与利多卡因均可使用，后者常被用于缓解胸部疼痛，30～60min 即可吸收起效，但是有过敏史者严禁使用。使用时，利多卡因的用量不应超过 150mg/kg 或 3mg/kg[77]。

尽管使用滑石粉胸膜固定术具有一定的疗效，但其短期安全性一直受到质疑。既往有过关于因滑石粉或滑石浆引起呼吸衰竭的病例报道，其中一些患者因呼吸衰竭而死亡[78-80]。随后不仅在支气管肺泡的灌洗液中发现了滑石晶体，尸检时同样在肺以及其他脏器中检出滑石晶体。但是，目前尚不清楚急性呼吸衰竭是否与滑石粉从胸膜腔播散有关，或是由其他原因引起，例如过度使用镇静剂、肺扩张性肺水肿、严重并发症或终末期恶性肿瘤。研究表明，使用粒径大小不均一的滑石粉会导致更高的并发症风险，但使用医用级滑石粉尚无导致呼吸衰竭或肺炎的相关报道[63, 80-82]。一项纳入 558 例恶性胸腔积液患者的前瞻性队列研究表明，使用滑石粉胸膜固定术具有很高的安全性。该研究中，无成人呼吸窘迫综合征发生，30d 死亡率为 2%，并且围术期并发症的发生率低于 2%。最常见的不良反应为发热，发热最多可持续 4d，且需要长达 2d 的持续吸氧[83]。欧洲及北美的 3 项前瞻性对照试验对经胸腔引流管行滑石粉或滑石浆灌注治疗的疗效进行了比较。结果表明，滑石粉胸膜固定术的疗效显著优于滑石浆胸膜固定术，但两者均是安全有效的方法，并且没有一例发生呼吸衰竭[54]。目前的研究证据表明，在使用化学试剂进行胸膜固定的方法中，滑石粉在安全性上与其他化学硬化剂相比具有显著的优势。

两项前瞻性随机对照研究表明，电视胸腔镜外科手术（VATS）下的滑石粉胸膜固定术与更低的胸腔积液复发率有关。数据分析认为，术中喷洒的滑石粉确实在一定程度上产生了积极的作用。但是，由于在床旁进行滑石粉胸膜固定术相关试验的优异结果以及较好的效费比，对于满足严格床旁治疗指导条件时，尚无实施 VATS 滑石粉胸膜固定术的推荐方案[63, 75, 84]。而另一项多中心的随机对照研究表明，在原发性乳腺癌及肺癌患者的手术治疗过程中喷洒滑石粉甚至可以改善预后[75]。但必须注意的是，实施 VATS 滑石粉胸膜固定术须考虑全身麻醉的相关风险及治疗的综合效费比。

2. 留置导管的放置

恶性肿瘤造成的肺萎陷往往是由原发性胸膜恶性肿瘤或肿瘤转移灶导致的。常在行胸腔穿刺术后，因肺萎陷而进行胸部平扫后发现，影像学下往往伴有气液平面。而在该情况下，进行化学硬化剂的胸膜固定术很难取得治疗效果。恶性肿瘤造成的肺萎陷虽然不会产生明显的症状，但几乎不会自行缓解，化疗往往也收效甚微。

症状明显的伴随肺萎陷的恶性胸腔积液可通过长期放置胸膜引流管而得到缓解[70, 85–87]。倾向性评分的研究表明，长期放置胸膜引流管可有效改善呼吸困难，提高患者的治疗满意度与生活质量[88]，并且与更低的死亡率，更短的住院时长以及更少的治疗总次数相关[89]。这种胸膜引流管在门诊行局部麻醉即可放置，与传统的胸腔引流管相比，组织损伤更小。患者在家即可使用真空引流瓶进行治疗而不需要持续住院。该方法的主要优点为更低的治疗费用以及高达 60% 的胸膜固定成功率。在持续两周的置管治疗后，约 40% 的患者症状可完全缓解，50% 的患者可获得部分缓解。置管并发症的发生率大约为 15%，包括操作失败、感染，患者拒绝治疗，以及与自然病程相关的其他并发症。值得注意的是，对于操作经验丰富的医生而言，置管失败率大约为 4%，然而多达 10% 的患者经历过反复置管。约 8% 的长期置管患者会有局部反应症状。其中，自发性气胸、脓胸及无症状的局部积液的发生率可低于 4%，但是不到 2% 的患者可能会发生蜂窝织炎、导管移位或阻塞、出血、肿瘤播散或严重疼痛等较为严重的并发症[87, 90]。注意，在处理恶性间皮瘤患者时，多达 40% 的患者会发生肿瘤细胞播散，而对引流口进行预防性的局部放疗并不会减少播散的发生。总而言之，与其他创伤更大的治疗方式相比，置管引起的上述并发症被认为是可以接受的性。长期的置管通常可以有很好的耐受，并且对日常生活不会造成太大影响[70, 87, 95, 96]。我们中心目前的治疗策略是，对于肺危险症状明显的患者，会使用长期置管进行姑息治疗。

对于预期生存期非常有限的患者，常有恶性胸腔积液合并肺萎陷。常用的治疗措施包括，反复胸穿、放置胸膜管、床旁或 VATS 下行胸膜固定术。针对上述不同的治疗措施，我们结合患者的预后及生活质量进行了一项效费比的研究。纳入标准为，适合接受上述任一种治疗方式且预期生存时间为 3 个月以上。结果显示，反复胸穿是花费最低的治疗措施（约 4946 美元），但是生活质量也最差。置管、床旁胸膜固定术与 VATS 下行胸膜固定术的平均花费从低到高，分别为 6450 美元、11 224 美元和 18 604 美元。其中，置管被认为是优于胸腔穿刺并且效费比最高的治疗方式[59]。另一项相似的研究不仅针对上述的治疗措施进行了探究，还额外纳入了一种快速胸膜固定术。但是，研究结果仍表明，置管是效费比最高的治疗方式[97]。基于这些研究成果，我们认为长期的胸膜导管置管治疗可作为恶性胸腔积液合并肺压迫的一线治疗方法，但治疗时根据患者不同的个人状况，细节处也是需要略作调整的[59, 96–100]。

3. 胸膜切除术

壁胸膜切除是消除胸膜空腔以及控制胸腔积液复发的有效方法。壁胸膜切除术通常在腔镜下或者开胸进行，伴有肺萎陷时，开胸往往是更好的选择[43, 101]。胸膜切除术的手术方式超出了本章的讨论范围，但相关内容在之前的章节已有详细叙述[102]。胸膜切除术通常适用于身体状况较好，预期的生存时间在 6 个月以上，且对化学胸膜固定剂治疗无效的恶性胸腔积液患者[103]。研究发现，当肿瘤原发灶为乳腺癌或恶性间皮瘤时，治疗效果最好[43, 104, 105]，但原发灶为肺癌时，治疗效果普遍不理想[43]。胸膜切除术的常见并发症包括脓胸、出血以及心力衰竭，发生率可达 34%。术后的死亡率也较高，围术期达到 9%，3 个月内的死亡率达到了 17%[43]。需要注意的是，当同时进行胸膜剥脱术与胸膜切除术时，并发症的发生率可达到 70%，术后死亡率甚至达到 20%[43]。同时，也没有证据表明，在这种情况下，使用腔镜的效果会优于开胸。总而言之，由于较高的并发症发生率，预后不佳且住院时间较长等因素，胸膜切除术目前在治疗恶性胸腔积液中使用率较低。

在由于原因不明的胸腔积液而接受手术探查的患者中，如发现恶性肿瘤，应行伴或不伴滑石粉的胸膜摩擦固定术或者胸膜切除术，否则容易继发明显的胸腔积液。应当注意的是，尽管胸膜切除术是推荐的治疗方式，但是胸膜切除术会给患者带来更高的死亡率及手术并发症发生率[106]。所以，胸膜切除术是一种适用于少部分患者的治疗方式，需要满足 6 个月以上的预期生存时间，较好的身体状况，伴随肺萎陷且胸膜固定术对其无效等条件。在这部分患者群体中，与手术探查类似，由于开胸会带来更高的手术并发症发生率及死亡率，因此 VATS 是一种值得被推荐的治疗方式。

4. 化疗或放疗

除了在淋巴瘤、乳腺癌以及小细胞肺癌这 3 种情况下，化疗可以产生积极的作用外，化疗对其他情况所导致的恶性胸腔积液治疗效果不佳[5, 15, 107–109]。对于乳腺癌，在胸腔积液中检测激素受体，可以作为内分泌治疗疗效的参考依据的。

通常认为，放疗对于控制癌因性恶性胸腔积液的作用也相当有限。但也有一些情况例外，对于主要表现为纵隔淋巴结受累或乳糜性胸腔积液的淋巴瘤或小细胞肺癌患者，放疗常常可以取得不错的效果[110]。

第 69 章
恶性心包积液
Malignant Pericardial Effusions

David Rice　Elie Mouhayar　著
蒋　峰　译

心包积液是进展期恶性肿瘤的常见并发症，据报有 21% 的晚期恶性肿瘤患者同时伴有心包积液 [1]。尽管患者生存期更大程度上取决于原发肿瘤的病理类型，但心包积液通常预后不佳（图 69–1）。心包积液的急重症包括呼吸困难和低血压，均与心包填塞有关，需要紧急的干预措施，成功率较高。心包积液的传统姑息治疗主要是心包切开术，但是已经广泛应用的微创经皮引流技术有创性更小，如心包穿刺术导管引流和气囊心包切开术是目前的首选治疗方法 [2, 3]。

一、心包膜的解剖及生理基础

心包包括独立的两层，可分为纤维性心包和浆膜性心包。纤维性心包厚 1～2mm，是一个坚韧的致密结缔组织囊，其上部在出入心脏的大血管根部与血管外膜相移行，底部附着于膈肌的中心腱上。浆膜性心包由间皮和纤维结缔组织构成，分为脏、壁两层。壁层紧贴于纤维性心包的内面，共同构成心包膜的壁层；脏层紧贴于心肌的外面。心包腔内含有大约 50ml 液体，称为心包液。心包具有固定心的位置、抵御感染的作用。心包液起润滑作用，可减少心脏运动时的摩擦。心包腔是由波浪状的胶原束组成，在小范围体积变化时弹性较好，但在胶原纤维达到拉伸极限的时候心包会无法承受，最终导致心包内压急剧上升（图 69–2）。

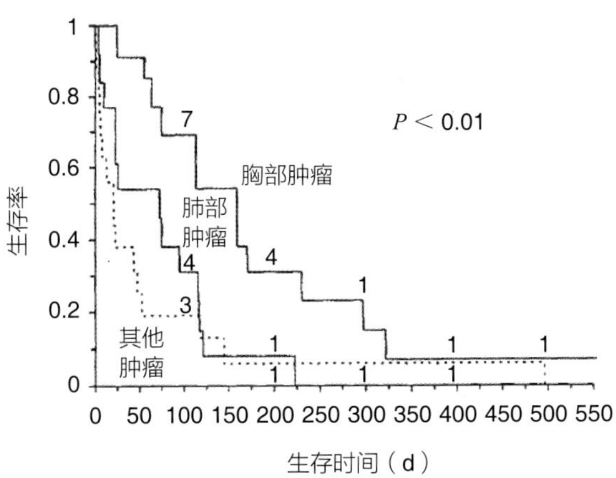

▲ 图 69–1　多种肿瘤生存曲线

二、流行病学和病理生理学

高达 18% 的造成血流动力学改变的心包积液成为恶性肿瘤的首发症状 [4, 5]。欧洲开展了一项大型回顾性研究，共纳入了 204 例心包积液的患者，其中 15% 的病例被证实病因来源自恶性肿瘤 [6]。然而北美一项研究发现，在 117 例正在进行心包积液治疗的患者中，75 例（64%）患者身患恶性肿瘤。这两项研究结果患病率不同的原因可能是因为恶性肿瘤患者的心包积液更需要治疗，这包括外科手术或者经皮心包积液引流治疗。换句话说，需要进行手术或者引流的心包积液患者罹患恶性肿瘤的概率更高。通过对 1029 例尸检结果的分析，其中 28 例合并有恶性心包积液，恶性肿瘤患病率为 3% [8]。肺癌是造成心

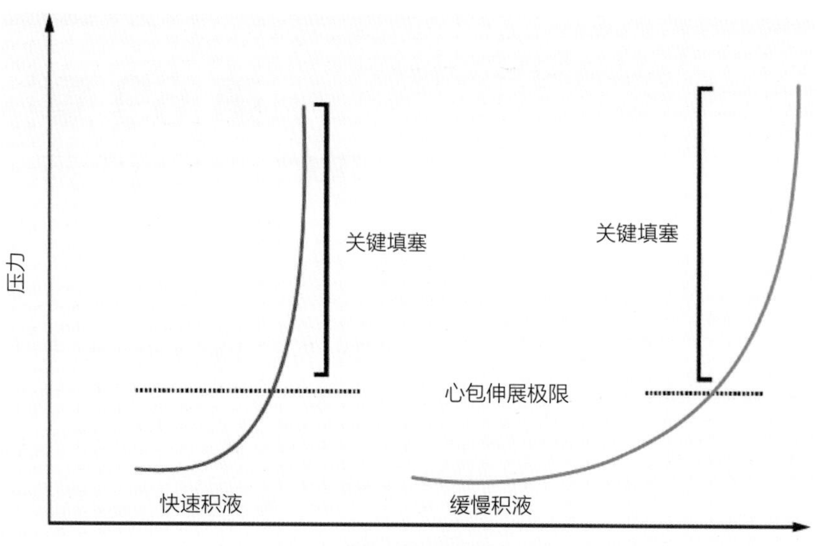

◀图 69-2 心包积液的产生速率影响心包填塞的发生风险

包积液最常见的恶性肿瘤（29%～36%）。但其他实体肿瘤，例如乳腺癌、胃肠道癌症和黑色素瘤也会转移至心包或者心脏从而导致心包积液[7, 9, 10]。恶性间皮瘤经常侵犯心包壁层可能是和心包积液的透壁侵袭发生有关。根据报告液体瘤，包括急性粒细胞白血病和淋巴瘤，心包积液的发生率在 11%～16%（表 69-1）。尽管非常罕见，但在其他疾病都排除的情况下，心包积液的病因也应当考虑那些原发于心包的肿瘤，如恶性间皮瘤、纤维肉瘤。

心包恶变可能由多种机制引起。肿瘤可以通过直接侵犯累及心包，这种情况通常在肺癌和间皮瘤患者中常见；也可以通过淋巴途径转移到心包，这种情况下纵隔淋巴结首先受累及。心包积液产生的先决条件是心外膜受肿瘤侵犯。转移性肿瘤也可以通过血液或者淋巴途径侵犯心肌，随后扩展到心外膜。心包中液体产生的确切机制可能是多因素的，包括直接侵犯间皮细胞、心包和心外膜淋巴管阻塞以及内皮细胞功能的干扰。恶性心包积液可分为渗出性和漏出性。渗出性心包积液出血风险更大，从而导致急性心功能不全。根据积液的性质可分为浆液性、渗出性、血性、乳糜性（图 69-3）。由于心包腔内积液的增长速度决定心包填塞的风险大小，像肿瘤这样的病因由于产生积液的速度更快，可能会导致心功能不全风险更大[11]。综上所述，空间相对狭小的心包腔很容易达到弹性最大值，从而心包压力急剧升高。随着液体蓄积，左右心房机心室舒张压会升高，导致最终与心包内压力相当。随着心脏舒张期容量下降，心脏内容量减少会导致脑卒中。维持有效的心输出量，会出现代偿性心动过速。心

表 69-1 117 例患者心包填塞病因统计

病　因	百分比（例数）
恶性肿瘤	64%（75/117）
肺部	36%（27/75）
乳腺	34%（26/75）
淋巴瘤	11%（8/75）
多部位肿瘤	5%（4/75）
未知原发灶	3%（2/75）
良性疾病	36%（42/117）
先天性心包填塞	45%（19/42）
尿毒症	21%（9/42）
心脏术后并发症	10%（4/42）
胶原血管病	10%（4/42）
免疫缺陷疾病	7%（3/42）
化脓性心包炎	5%（2/42）
淀粉样变性	2%（1/42）

经许可，引自 Allen KB，Faber LP，Warren WH，et al. Pericardial effusion：subxiphoid pericardiostomy versus percutaneous catheter drainage. Ann Thorac Surg 1999；67(2)：437–440.

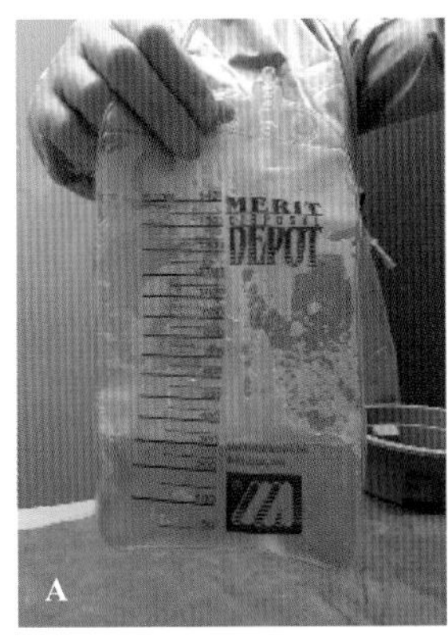
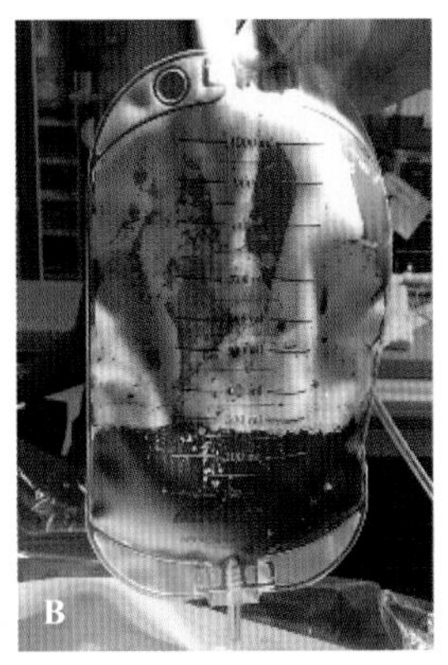
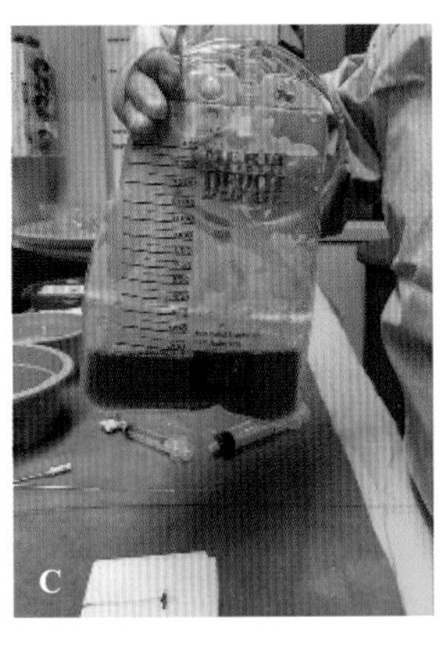
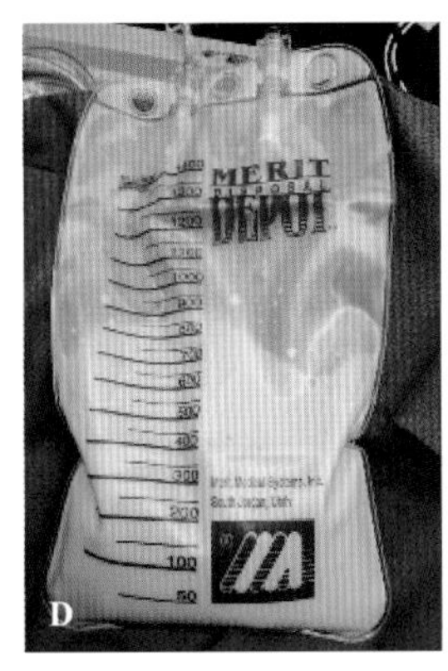

▲ 图 69-3　恶性心包积液大体形态

A. 浆液性；B. 渗出性；C. 血性；D. 乳糜性（图片由 Elie Mouhayar，MD 提供）

包填塞主要由全身静脉和右心房压力的变化体现出来。这表现为继发于固定的心容量和严重的心包填塞而引起的 y 下降的损失。当瓣膜打开时，通过三尖瓣进入右心室的血液会抵消右心房的 y 下降 [12]。临床研究发现吸气时奇脉的发生代表（吸气时收缩压下降超过 10mmHg）存在于严重的心包压塞。奇脉发生的原因是多样的，但其最重要的影响因素是由于静脉回心血量的增多而引起的右心室充盈量增加。右心室内暂时升高的室内压致使室间隔向室内压已经下降的左心室压迫，从而使心输出量进一步减少。而左心室搏出量则通过增加心动周期来代偿。

三、临床表现

除非心包积液引起明显血流动力学异常，其本身通常不会有症状。在特殊情况下，积液合并心包炎时，患者可表现为胸骨后疼痛，但是无血流动力学。大多数恶性心包积液的患者之前早被诊断为癌症，然而仍是有 18% 的患者在未被诊断为恶性疾病之前即出现以积液为首发症状。在心包积液导致心包填塞的患者中，状是呼吸困难和心动过速是最常见的症状。其他相关的症状可表现为咳嗽、呼吸急促、高血压、端坐呼吸和周围性水肿 [13, 14]。心包填塞患者的舒适体位为前屈坐位。对于无心包填塞的患者症状的患者，对于无心包填塞的患者，除了难以辨别大量积液患者的心脏搏动和心音模糊之外，体格检查通常无法发现。心包填塞的患者可能表现为经典的 Beck 三联征（Beck's triad）：颈静脉压升高、心音遥远、低血压。心源性休克的症状常常包括呼吸急促、周围性发绀、低血压及大汗淋漓 [15]，奇脉也可出现。由胸部恶性肿瘤导致的心包积液常会伴有癌症本身引起的胸腔范围内的症状和体征，如呼吸困难、咯血、胸腔积液和疼痛。

四、诊断

恶性心包积液常有心电图的异常。最常见但非特异性的改变是低电压。低电压改变也可见于肺气肿和气胸。在明显心包积液患者中可见心电交替现象（每个心搏的 QRS 波群振幅和电轴的逐搏交替）。这被认为与每次心跳前后心脏运动的夸大而引起的心脏电轴的变化有关。胸部 X 线片典型的表现为前后正位的圆形心脏轮廓，伴有肺野少血（图 69-4），心包脂肪垫也可显影。在侧位胸部 X 线片上，可见胸骨后心包脂肪垫与心外膜脂肪之间呈细线状的心包线影。在心包积液或心包膜增厚时，这条细线会变宽，如果宽度超过 2mm 视为异常 [16]。癌症患者常进行 CT 和 MRI 扫描，可以很好地显示心包积液的多少和位置（图 69-5）。这种轴位的影像对拟行心包积液引流路径的规划有很好的指导意义。此外，也可以了解心包增厚的程度，是否存在肿瘤及与肿瘤位置关系。同时存在的胸腔积液也会导致患者呼吸困难，这也可以通过 CT 影像进行评估。M 型二维超声心动图是诊断和评估恶性心包积液的首选的无创诊断方式。心包积液超声检查为心脏与心包膜之间存在低回声区，心包积液的程度和位置可以很容易诊断。当整个心搏动过程中低回声区深度始终大于 2cm 被认为是明显心包积液。积液偶尔可表现有高回声信号，但常表现为粗糙的絮状回声，这通常表示有血凝块或包裹。心包填塞的超声心动图表现为心脏收缩期右心房塌陷、舒张早期右心室塌陷、下腔静脉扩张（吸气时不会减轻）吸气时二尖瓣流速降低（显著的特征是两个峰值之间有 20% 的改变），吸气时三尖瓣流速增加（显著的特征是两个峰值之间有 40% 的改变），以及呼气开始后舒张期血流逆转和肝静脉血流增加[12]（图 69-6 至图 69-8）。

五、治疗

对于血流动力学改变显著的恶性心包积液

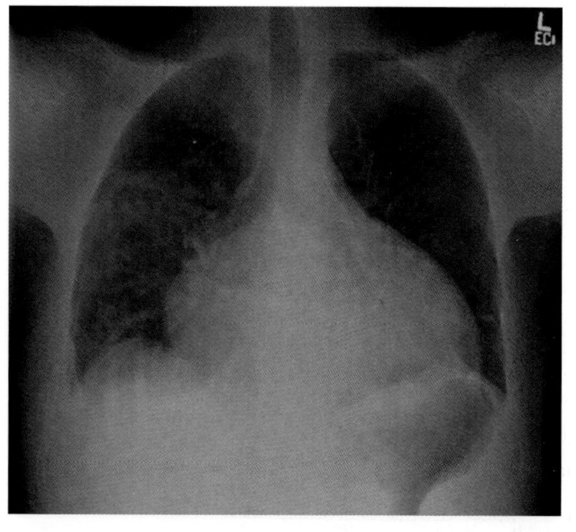

▲ 图 69-4　胸部 X 线片表现为经典的心影“烧瓶”样球形扩张

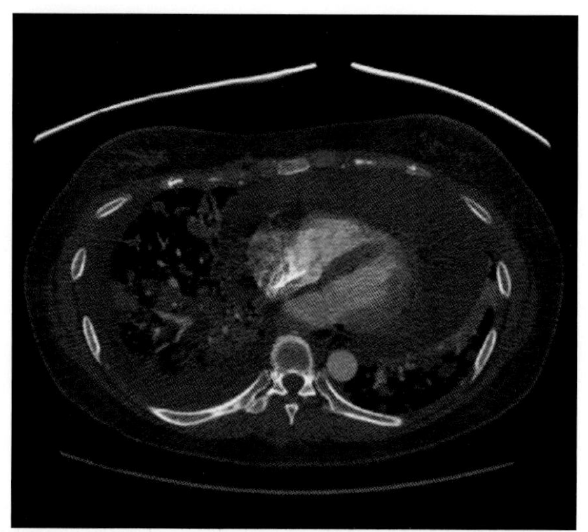

▲ 图 69-5　CT 图像表现为大量环状心包积液

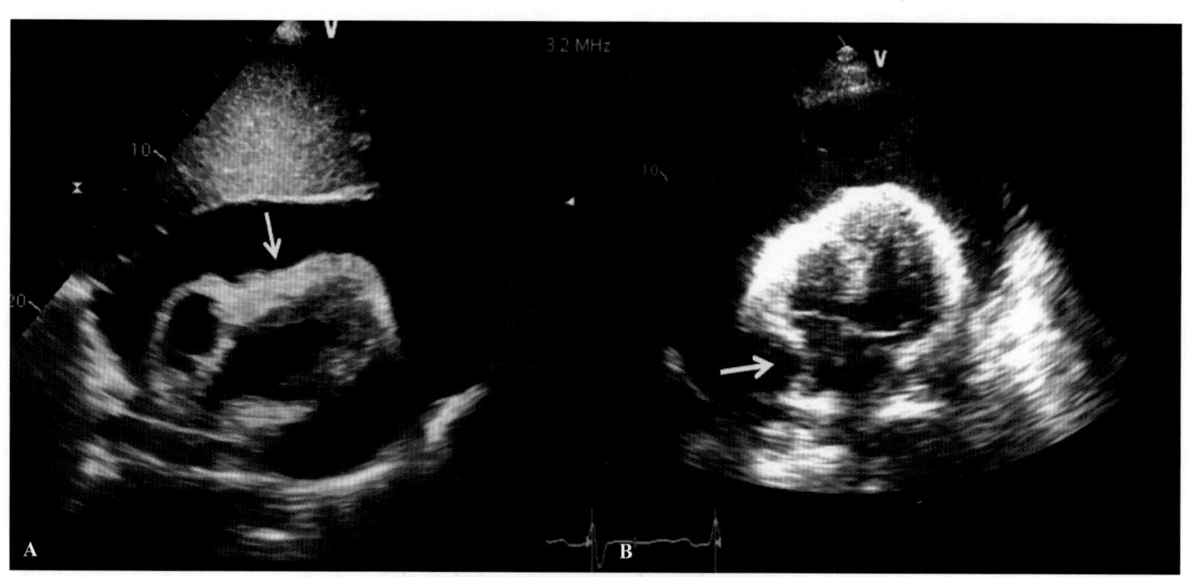

▲ 图 69-6　心包积液的 2D 超声心动图

A. 肋下视角表现为大量环状积液伴心脏舒张期右心室塌陷（箭）；B. 顶上视角表现为大量积液伴心脏收缩期右心房塌陷（箭）（图片由 Elie Mouhayar，MD 提供）

的治疗方式包括心包穿刺术、留置导管的心包穿刺术、心包穿刺联合心包内硬化疗法、经皮穿刺球囊心包切开术、开窗引流术和心包切除术（表 69-2）。治疗方式的选择必须考虑到患者病情的严重程度和症状剧烈程度，积液的位置和性状、预期寿命以及治疗医院的设备和经验。传统观念上，剑突下入路的外科开窗引流术是解决压塞的金标准。然而，新的基于导管的方法似乎具有几乎相同的疗效，而且更简单、并发症和花费更少。恶性心包积液治疗后的长期预后取决于患者潜在癌症的组织学情况。继发于肺癌或间皮瘤的心包积液的患者预后（95～204d）相较于继发乳腺癌或血液肿瘤的心包积液患者的预后（166～495d）[2, 10, 17] 更差很多。在很大程度上，这与这些肿瘤对全身化疗有更好的反应有关。

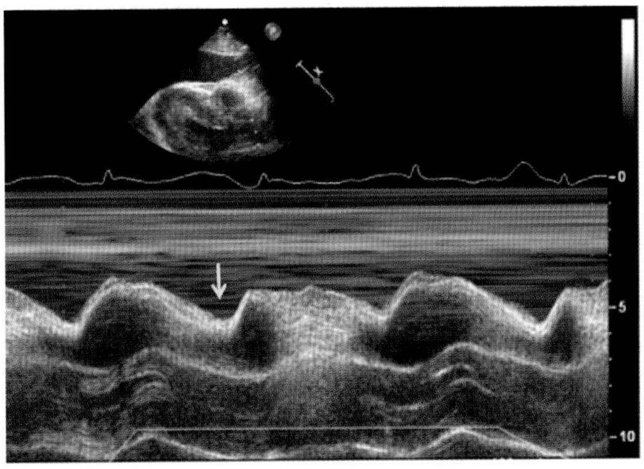

▲ 图 69-7　胸骨旁 M 型超声心动图表现为巨大的环形积液伴随心脏舒张期右心室塌陷
图片由 Elie Mouhayar，MD 提供

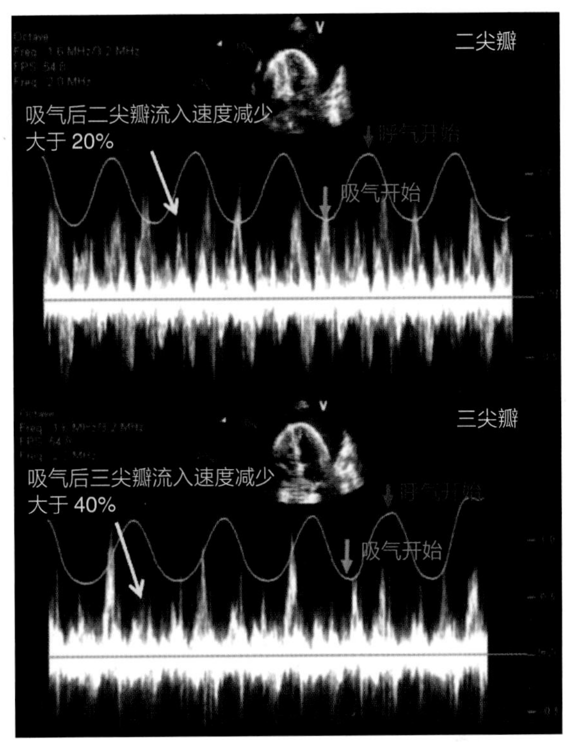

▲ 图 69-8　呼吸时压塞部位的多普勒图像
上图：吸气开始后二尖瓣流入速度降低（蓝色），呼气开始后二尖瓣流入速度增加（红色）（发现峰与峰之间有 20% 的显著改变）；下图：三尖瓣流入速度相反，吸气时增加，呼气开始后减少（发现峰与峰之间有 40% 的显著改变）（图片由 Elie Mouhayar，MD 提供）

表 69-2　恶性心包积液的治疗方式

引流形式	研究例数（n）/ 患者例数（n）	并发症（总计 %）	复发率（总计 %）
单纯心包穿刺术	2/131	4	48
经导管引流	6/78	12	45
心包硬化疗法	12/474	21	12
经皮穿刺球囊心包切开术	10/166	32	10
外科手术开窗： 剑突下 前入路开胸 胸腔镜手术	19/550	5	7

经 European Association for Cardiothoracic Surgery 许可，改编自 Jama GM, Scarci M, Bowden J, et al. Palliative treatment for symptomatic malignant pericardial effusion. Interact Cardiovasc Thorac Surg 2014;19(6):1019–1026.

六、经皮介入

（一）心包穿刺术和导管引流术

该项技术发展起源于 20 世纪 70 年代，针穿刺术可以快速地诊断和治疗心包积液。对于已经出现急性失代偿的患者，主要依靠解剖学标志结合已有影像图片进行盲穿。但是，更推荐心脏二维超声或透视实时引导下的穿刺，可减少胸腔内和上腹部器官损伤的风险[18]。最初的文献报道单纯接受穿刺治疗患者治疗后复发的可能性极高。越来越多新近的文献报道，采用留置导管放置数天，直到每日引流量小于 50～100mL 可以显著的降低复发率。

经皮心包穿刺引流术利用了从剑突下或肋间隙到心包腔的最近入路（图 69–9）。剑突下入路引发气胸的风险最低，但是有可能引起包括肝、胃和结肠在内的腹部器官损伤[19]。对于肥胖患者，剑突下入路的操作难。心尖部入路误穿入心腔的风险很低，但不适合留置心包内引流管。胸骨左缘或右缘的入路在超声引导下很有帮助，但是可能使气胸和乳内动脉出血的相关风险增高。利用小型穿刺针，例如 5-F 穿刺针组套可更好地避免出血[10]。一旦针头进入心包腔，在心脏超声引导下可利用注射生理盐水确认位置。在置入导丝之后，依次扩张入口、放置护套和多孔猪尾管[20]。导管通常放置在原位至少 3d，或直到引流量＜ 50ml 且随访的超声心动图未见残余积液。

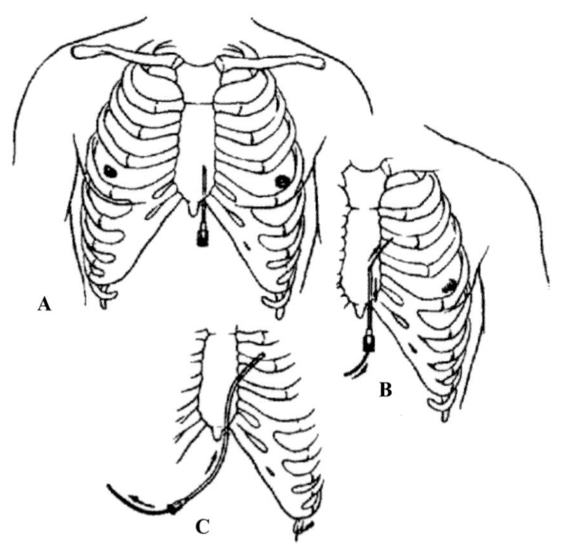

▲ 图 69–9 心包穿刺术的技巧

A. 18 号针头的进针位置；B. 导丝的入路；C. 利用导丝放置 18 号开孔导管，导管放置后撤出导丝（经许可，载自 Reprinted from Stewart JR, Gott VL. The use of a Seldinger wire technique for pericardiocentesis following cardiac surgery. *Ann Thorac Surg* 1983;35(4):467–468. © 1983 The Society of Thoracic Surgeons 版权所有）

至今为止最大的一组研究是由 Tsang 等[21]人开展的研究，报道了 257 例接受心包穿刺治疗的恶性心包积液的患者预后，其中 118 例患者仅接受心包穿刺治疗，复发率达 36%；在接受心包穿刺并置管引流术的患者中，仅有 12% 的患者积液复发。来自于 M.D. 安德森癌症中心的新进研究入组 1645 例并发心包积液的癌症患者，其中 212 例患者接受经皮心包穿刺术[10]。在 50 例仅接受心包穿刺术未留置导管或置管引流少于 3d 的患者中，积液复发率为 23%。剩下的 162 例患者接受心包穿刺联合置管引流，且引流时间大于 3d 或更久的患者中，积液复发率仅为 12%（P=0.013）。只有 5 例患者（2%）发生了严重的并发症，包括肝破裂、肋间动脉破裂、气胸以及导管在留置超过 7d 引起的导管相关感染。Patel 团队[22]进行了一项 88 例恶性肿瘤导致的心包压塞患者的回顾性研究。发现 45 例接受剑突下心包切开术的患者和 43 例接受心包穿刺联合置管引流的患者，其积液复发率很相近（分别为 13% 和 12%，$P < 0.05$）。经皮穿刺组无明显并发症，手术开窗引流组并发症发生率为 9%。

（二）硬化疗法

由于单纯心包穿刺术后复发率相对较高，一些研究评估了硬化剂的应用，其目的是诱导刺激和炎症，进而引起心包腔的纤维化和闭塞。已经研究了的几种硬化剂，包括四环素和多西环素等抗生素，以及顺铂、博来霉素、硫代替帕和丝裂霉素 C 等化疗药物[23–25]。心包内硬化治疗后的复发率一般较低（10%～12%），然而考虑到使用的硬化剂种类繁多，再加上大多数研究使用留置导管来管理硬化剂，硬化剂治疗对引流成功的作用很难评估[26, 27]。在一项比较心包引流术（经皮或手术）与心包内灌注博莱霉素（JCOG9811）的随机试验中，无渗漏失败生存率（29% vs. 46%，*P*=0.086）[28]无统计学差异。然而，在这项纳入79名患者的小样本研究中，出现了一种倾向于博莱霉素组更优的趋势。此外在引流组中有更多的患者细胞学呈阳性（79% vs. 66%），在其他研究被证明与更差的生存期相关。常见的并发症包括房性及室性心律失常、胸痛和发热，但很少有缩窄性心包炎的报道。

（三）球囊心包切开术

另一种降低心包穿刺后复发风险的方法是经皮球囊心包切开术（PBP），使用经皮放置的球囊导管，在高压下通过球囊充气，从而在心包上造成1～2cm的缺损[29]，使积液得以排出。通常情况下，手术是在心导管室透视指导下使用局麻药进行的，一般采用剑突下入路。通过心包内放置的针和导丝进入心包腔，扩张器通过导丝进入心包腔。然后将直径20mm、长度3cm的球囊扩张导管置于导丝上方，使球囊穿过心包壁层。然后用放射性对比剂手动给气球充气2～3次，这样就可以用透视法观察气球。在手术结束时，通过缺损放置心包导管，当每日排液量下降（通常每24小时少于50ml）时将导管取出。尽管是通过剑突下途径进入心包，但PBP经常会使心包与左侧胸膜腔相通，目前还不清楚这种连通的长期通畅对PBP的成功进行是否必要。报道PBP术后病情的研究大多只包括少数患者，迄今为止最大的两项研究各只有50例患者。据报道，心包积液的复发率在9%～12%[30, 31]。PBP术后最常见的并发症是胸腔积液和疼痛，还有气胸和右心室穿孔的报道[32]。

最近Virk及其同事[26]开展一项系统性Meta研究了经皮介入治疗恶性心包积液的安全性和有效性，结果表明穿刺复发率为38%，明显高于置管引流、心包硬化治疗和PBP（分别为12.1%，10.8%，10.3%）。

七、外科干预

（一）外科开窗

心包积液传统治疗依赖于心包的外科开窗。手术入路包括剑突下入路、左前小切口开胸、左右侧开胸[33-35]。手术的目的是切除心包一小部分让积液能顺利的通过剑突下皮下引流出或引流至胸腔。如前面所提及的，心包开窗是够长期有效及是否闭合可能与心外膜和心包之间形成纤维素有关。心包开窗最常用的路径是剑突下路径。可以在全麻下或局部麻醉加镇静情况下开展。剑突上腹部小切口不需要打开腹白线（图69-10）为了更好地显示心包可以锐性切除剑突或部分切除剑突。仔细分离心包腔并用钝头吸引器打开所有分隔。然后在心包腔内放置一根小口径引流管，

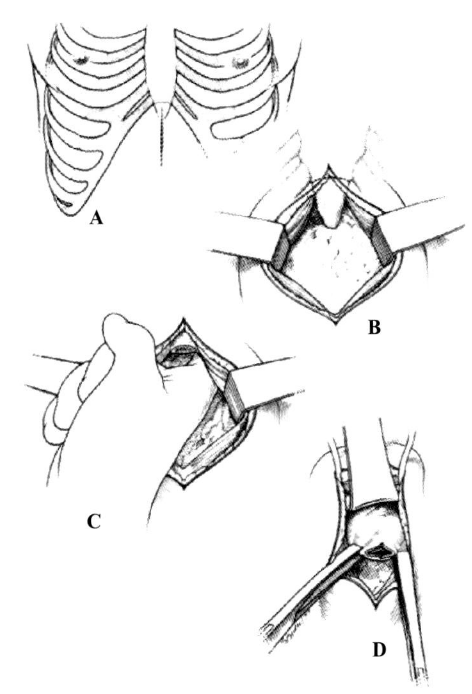

▲ 图 69-10　剑突下心包窗术

A. 切口；B. 显露剑突；C 指探；D. 夹钳间切开心包［经许可，转载自 Brewster SA, Thirlby RC, Snyder WH III. Subxiphoid pericardial window and penetrating cardiac trauma. Arch Surg 1988;123(8):937–941. © 1988 American Medical Association 版权所有］

在术后引流很少时再将其取出。确定左侧膈神经后，切除膈神经前心包 4cm × 4cm 的部分。少数情况下积液位于心脏后方，这时在膈神经后方心包开窗，然后放置胸腔引流管[36]。胸腔镜下心包开窗的方法与此类似，但仅需要 3 个 5mm 的穿刺器，疼痛也比开胸小切口要小得多。胸腔镜心包开窗需要 5mm 胸腔镜可与 5mm 的钳子、剪刀或各种能量器械来完成。对于血流动力学不稳定的心包填塞患者，剑突下入路是最快、最安全的方法。在麻醉诱导前，患者应做好准备及消毒铺巾，以防止突然循环衰竭，一旦发生，可立刻手术干预。对于低血压的患者，单肺通气（VATS）是不合适的。

在 15 项心包开窗术的汇总分析中，总成功率为 93.3%，并发症的发生率为 4.5%，复发率为 5.7%[27]。其中 10 项研究涉及剑突下入路，总体成功率为 93.2%（80.5%～100%）。3 项研究涉及 VATS 心包开窗，成功率为 90.9%（88.7%～100%）。一项研究报道了 26 例经左前胸小切口入路，成功率 96.2%[34]。心包开窗术后并发症包括心脏骤停、心肌损伤、房性和室性心律失常、肺不张和肺炎等，但发生率普遍较低（4.5%）。据报道，30d 死亡率通常在 0%～10%，但有研究报道死亡率高达 16%，这更多地与患者的基础疾病情况有关，而不是手术本身[7, 37, 38]。

有几项研究比较了手术开窗和经皮穿刺引流的效果，但所有这些研究都是基于回顾性数据，且存在选择偏差。然而，这些数据似乎表明心包开窗在控制积液方面有更好的效果。Allen 和他的同事比较了 94 例剑突下心包开窗术和 23 例经皮穿刺引流术的患者，发现心包开窗组只有 1% 的患者术后复发，而经皮穿刺引流组却高达 30%。此外，经皮穿刺引流术与较高的死亡率和并发症发生率相关（分别为 4% 和 17%）[7]。McDonald 和同事评估了 246 例有症状的心包积液患者，其中 150 例采用手术开窗引流，96 例采用经皮穿刺引流。接受手术治疗的患者中，有症状性积液复发的比例为 4.6%，而在经皮穿刺引流组这一比例为 16.5%（P=0.002）；接受经皮穿刺引流的患者，住院死亡率也显著升高（22% vs. 10.7%）[37]。Petcu 和 Droc 也发现类似的结果，接受经皮穿刺引流术的患者相比剑突下手术心脏并发症的发生率（42.6% vs. 18.8%，P=0.001）和死亡率（20.4% vs. 13.0%，P=NS）更高[39]。手术治疗的患者 1 年无积液的发生率为 92.8%，而经皮导管引流的患者 1 年无积液的发生率为 79.6%。最后，Jama 等对恶性心包积液的外科手术和非手术治疗进行了系统的回顾[27]，总结出在症状缓解、积液复发和发病率方面，心包开窗引流术优于非手术方法。然而，值得注意的是该分析不包括两项最大的经皮扩张导管引流研究，这两项研究所报道的复发率仅为 12%。最近的一次研究中，Patel 等比较了分别进行手术以及经皮引流的患者（上文提到），发现两者在复发率上无明显差异，然而经皮穿刺引流组患者的并发症较少[10, 21, 22]。

（二）心包切除术

心包切除术通常指的是心包的次全切除，通过胸骨正中切开术来治疗缩窄性心包炎，而不是心包积液性疾病。手术应该有较广泛的应用性，并且更简单、有效和微创，显然心包切除术不适合推荐用于恶性心包积液患者的治疗。来自 Mayo 诊所的一项包含了 145 名患者的回顾性研究中，50% 的患者行心包切除术，25% 的患者行心包部分切除术，剩余 25% 进行了心包开窗术。该研究发现恶性胸腔积液的患者 30d 死亡率达到 19.4%，同时这些患者 1 年生存率只有 23.4%（平均 4 个月）[40]。已经有几篇关于胸腔镜下心包切除术的文献报道，主要描述了心包的部分切除，而不是完整的心包切除[41–43]。其中一项报道称切除心包的平均面积只有 16cm[2]，仅略大于胸腔镜下心包开窗的切除面积[44]，并且复发率较低（0%～6%）。

八、结论

恶性心包积液通常与不良的总体预后相关，

但很大程度上还是取决于恶性肿瘤的类型。对于有症状的胸腔积液，姑息性治疗是很有必要的。传统上这需要手术干预，然而，现在有几种有效的、有创性小的介入疗法。由于缺乏随机性的前瞻性研究数据，恶性心包积液的最佳治疗方法仍不清楚。选择引流手术时应充分考虑手术风险、现有资源和专业知识、症状的严重程度和患者的预期寿命。恶性心包积液的推荐处理方法如图69–11所示。

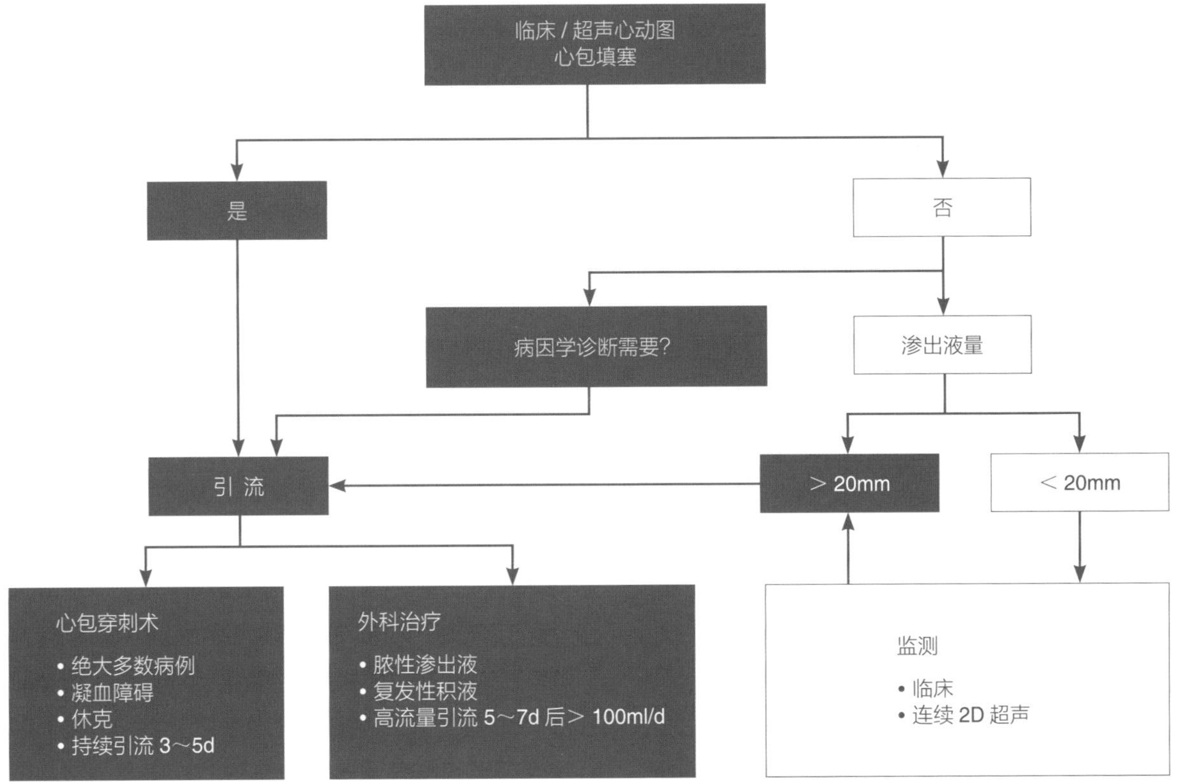

▲ 图 69–11 恶性胸腔积液的推荐处理方法

第十三篇　气管和支气管

The Trachea And Bronchi

第 70 章 气管造口术

Tracheostomy

Shamus R. Carr　Joseph S. Friedberg　著

徐　鑫　译

一、概述

从古代到流行文化，人们都能找到有关气管造口术的资料。气管造口术是最早有记录的手术之一，从古埃及[1]到 20 世纪 70—80 年代流行的电视节目《M*A*S*H》中都有提及，剧中 Mulcahy 神父的角色在外科医生 Hawkeye Pierce 的指导下进行了一次手术[2]。

尽管气管造口术已经进行了数千年，但直到 1909 年 Chevalier Jackson 医生才将开放式气管造口手术标准化[3]。开放式气管造口的技术方法基本上保持不变，而其他一些进展，如包括经皮穿刺式气管造口术[4]和改良的气管套管，则已经广泛应用。

二、气管造口术的适应证和禁忌证

气管造口术的方式很多但适应证始终相同，如跨过气道阻塞部位建立人工气道，在肺功能衰竭时可行正压通气，易于清除气道分泌物，和（或）在神经系统损害时保护气道。不过在紧急情况下，目前建立人工气道的首选方法是经声门气管插管而非气管造口，如果不能气管插管，则可以采用其他方式如可通气的支气管硬镜或喉罩。紧急情况下先建立了人工气道之后，就可以在非紧急情况下进行气管切开。然而，在一些急性情况如儿童的严重上呼吸道疾病（如会厌炎）或成人前颈部钝性损伤所致的气道阻塞，则需要施行气管切开。而在非急性情况下，气管造口术最常用于通气支持时间需要延长的患者。对于喉癌、气管狭窄或需要频繁吸痰的患者，气管造口也是治疗整体方案的一部分。对于原发性呼吸衰竭或严重脑损伤需要长期通气支持者，气管造口术优于气管插管。

除了血流动力学不稳定或在手术过程中不能耐受短时间的呼吸暂停外，对于选择性气管造口术几乎没有绝对禁忌证。不过有些情况虽然不是绝对禁忌证，但仍必须谨慎行事，包括罹患胸骨后甲状腺肿、严重脊柱后凸畸形、解剖异常、软组织感染、出血倾向，以及某些需要自主呼吸的通气方式（即 APRV）[5]。

三、气管造口术的利弊

气管造口术有许多优点。最重要的是，对

于需要长期通气者，气管造口术提供了安全可靠的通气道。它能很好地清除痰液，防止各种形式的误吸，而拔除了经声门气管插管后还改善了口腔卫生，降低了呼吸机相关性肺炎（VAP）的风险，增加了机械通气脱机的机会，有助于患者进行唇语交流，从而改善其与家庭成员和护理团队沟通的能力。由于气管套管是一种比气管插管短得多的管道，既可以降低气流阻力，又可以消除约25ml的无效腔。消除这些无效腔可能有助于肺功能边缘者脱机成功。

尽管有许多优点，气管造口术也不足之处，而不同的气管造口方式，如开放式和经皮穿刺式，也是不同的，因此需要作为知情同意的一部分供患者家属考虑和讨论。一般而言，开放式气管造口术是安全的，但术后可能会出现气管狭窄，不过长期气管插管或经皮气管造口术（PCT）后也同样可能出现气管狭窄。此外，无论开放式气管造口术还是PCT术均有发生出血或损伤气管膜部的风险。

该手术也会带来心理上的冲击。当呼吸衰竭的患者需要气管造口时，这可能会引发家庭成员的绝望感。因此，对于这些家庭需要进行宣教：气管造口术是最终康复计划的一部分，而在大多数情况下，是暂时的。

四、术前评估

安全的气管造口术始于恰当的手术评估，并要考虑到相关的关解剖毗邻。气管在胸骨切迹的后方入胸，与患者身体长轴呈45°。对于老年患者特别是那些严重的脊柱后凸者，其角度可能更大甚至可以接近90°（图70-1）。若术前未充分认识到气管进入颈部时的角度方向，则可能导致气管切开困难，并可能导致将气管套管插至纵隔内。老年和肥胖者的另一个问题是，作为标准气管造口位置的第2和第3气管环可能位于胸骨切迹下方。当这些患者颈部后仰受限时，可能会进一步加剧手术的困难。因为当颈部伸展时，气管可从纵隔上提，从而有更多的空间将气管套管置入合适的部位。颈部伸展受限的时候，遇到甲状腺峡部的可能性也会增加，可能需要断离甲状腺峡部后才能正确地进行气管造口术。

另一个需要注意的是在进行气管切开时可能会遇到的血管的位置。最常见的两条血管是甲状腺最下动脉和头臂干。甲状腺最下动脉在颈部于气管前上行，供应甲状腺下极。文献报道其损伤率低于0.5%，但若损伤则可能导致显著出血。头臂干在胸骨后横穿而过，通常距离太远而不会遇到。但是年轻患者颈部后仰之时，头臂干可以提升到胸骨切迹的水平。

考虑过解剖方面的因素后，外科医生还应该注意到一些临床上可以掌控的因素。如果患者有凝血功能障碍，应予以纠正。患者血小板计数应大于50 000/ml，没有正在接受抗血小板药物（如氯吡格雷、华法林、阿哌沙班）治疗，以及国际标准化比率（INR）应小于1.6。使用适当的血液制品有助于纠正这些临床异常。

接下来还需要进行评估患者的心肺功能是否

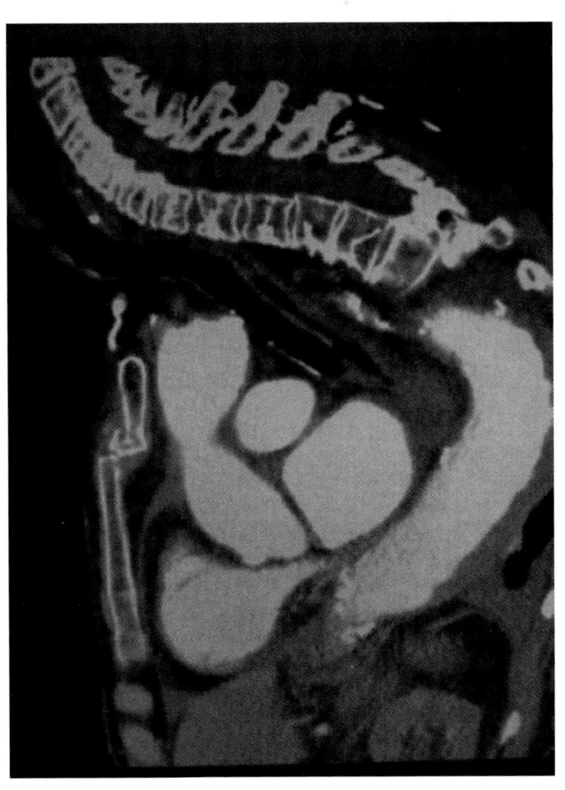

▲ 图70-1　严重颈椎后凸导致气管扭曲

能够忍受短暂的呼吸暂停。在手术进展理想的情况下，术中呼吸暂停会持续几秒钟，但也可能要长得多。如果患者给氧浓度超过 60%，则应注意气管切开的时机。

除了上述解剖因素外，还必须评估颈部局部情况，以确保颈区没有感染。对曾接受胸骨切开的患者施行气管造口术，虽然经常会担心增加并发症，但文献并不支持此观点[6]。颈部受累的烧伤患者是另一个需要关注的问题。如果烧伤未累及颈部，那么这些患者的切开可如其他气管插管患者。而对于烧伤累及颈部的患者，无论采用经皮穿刺式气管造口还是选择开放式气管造口都可以安全地实施，研究显示并不因此增加死亡率，但可能会增加呼吸道感染。建议在植皮术后 10d 以后方才行气管造口术，以减少感染并发症[7, 8]。

有些人主张对颈部和气道进行超声检查，以评估拟气管造口区域的血管或甲状腺状况，从而减少出血并发症[9]。虽然目前超声检查在医院中广泛使用，而且是安全、可重复以及无创的，但超声用于气管造口术的经验依然有限。

对于正在进行体外膜氧合（extracorporeal membrane oxygenation，ECMO）的患者需要特别注意。除了纠正 INR 和确保血小板计数大于 50 000/ml 外，谨慎起见有时可在手术过程中同时给予血小板和新鲜冰冻血浆。在笔者中心，接受 ECMO 支持的患者无论实验室检查结果如何，在手术过程中均输注 1 个单位新鲜冰冻血浆和一袋血小板。

五、手术方式

（一）标准开放式气管造口术

标准的开放式气管造口术有多种方法，以下是 Dr. Grillo 总结的技术细节[10]。

切口的选择取决于环状软骨的位置而非胸骨切迹。在切开皮肤前，请麻醉师将吸入氧浓度尽可能控制在 30% 以内，以降低气道着火的风险。沿气管方向纵行颈部切口，从中线向两侧牵开肌肉。甲状腺峡部通常位于第 2 软骨环水平。用 0 号丝线缝扎后离断甲状腺峡部，再将其与气管游离开，这样即可充分显露环甲膜至第 4 软管环之间的气管。用 11 号刀片纵行切开第 2 和第 3 环软骨环。止血后，侧向牵拉扩大切口。

麻醉师将气管插管气囊放气，术者直视监控下将气管插管向外拔，直至插管的末端刚过气管造口处的上缘。然后将大小适当的气管套管涂上水溶性润滑剂后插入进入气道。有时需要将气管撑开器留在气管中，以便气管套管易于插入。在气管切开前要测试套管的气囊以确保无漏气，置入气管套管后即打胀气囊，并接呼吸机通气。待麻醉师观察确认呼气末 CO_2 水平后，才可以拔除气管插管。用 2–0 prolene 线将气管造口处的四个角缝合在皮肤上。皮肤切口也要缝合以使周围组织能合适地包绕气管套管。最后将气管套管过带并固定在颈部。

需要注意的是，一些外科医生放置牵引缝合线后横向切开气管，或移除部分气管壁组织以形成活瓣。这些都是非必要的，实际上还可能会增加气管狭窄的风险[10]。

（二）环甲膜切开术

环甲膜切开术有两个适应证。一个是急性上呼吸道阻塞患者无法经口建立通气道的紧急情况。另一个是行微型气管造口术（图 70–2）以帮助清除气道分泌物。自从 Ciaglia 描述了 PCT 方法并被广为采用后，微型气管造口术的实施急剧下降。微型气管造口术主要适用于需要定期吸痰但又无须机械通气的患者。

这两个操作的方式基本相同。首先，在皮肤区域准备工作完成后触摸定位环甲膜。环甲膜位

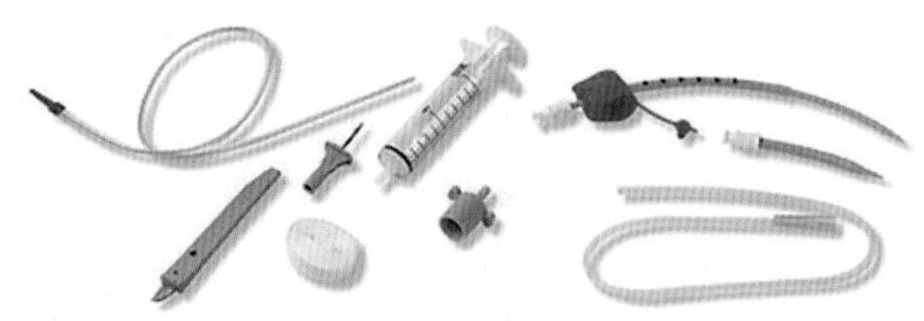

▲ 图 70–2　微型气管造口术套包
Portex®，Mini-Trach®，Smiths Medical

置固定，是容易识别的体表标志。确定环甲膜最简便的方法是先触诊喉部，颈部正中线向下，喉与第一气管环之间即为环甲膜。用手术刀正对环甲膜处切开皮肤，用电刀由浅至深切开游离颈阔肌及带状肌群。游离应沿着正中线进行，直至显露出气管。在环甲膜处，用 11 号刀片做一横切口，然后用止血钳扩张切口，直至可插入管道。如果采用经皮穿刺的方式，采用改良的 Seldinger 法则更容易置管。环甲膜的触诊定位如上述。将一根 16 号的血管留置管与装有 5ml 生理盐水的注射器连接后，置入气道。回抽见气泡则确认留置管已经进入气管。将套包中的导丝经留置管置入气管，再用扩张管顺着导丝扩张通路，之后将管道沿导丝置入气管，最后拔出导丝并将管道缝合固定在皮肤上。

（三）经皮气管造口术

虽然几十年来 PCT 有各种各样的实施方法，但目前最常用的技术是 1985 年由 Ciaglia 报道的[4]。该方法现在有一个预包装的工具套包（图 70–3），称为 Ciaglia Blue Rhino（Cook Medical, Inc., Bloomington, IN）。这项技术已经广为接受，并已在论著文章和 Meta 分析中证明，PCT 与开放式气管造口术的并发症发生率相同[11–14]。虽然能否不去手术室进行气管造口还存在争议，但事实上 PCT 可在重症监护室床边安全实施。这项技术应该在支气管镜的监控下进行。支气管镜不但可以确定最佳的气道置管位置，还可以将导丝送至右肺或左肺，对于肺部术后的患者，这样

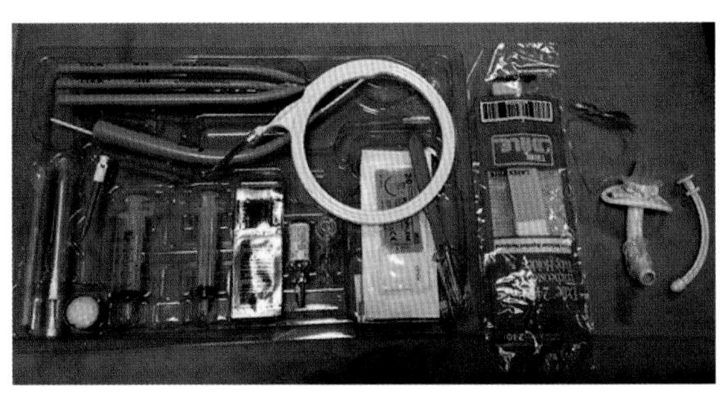

▲ **图 70–3　Ciaglia Blue Rhino 经皮气管造口术套包**
经许可，转载自 Cook Medical, Bloomington, Indiana.

在接下来用扩张管扩张的时候，就可以避免损伤新鲜的新支气管残端。此外，在支气管镜的监控下，基本上消除了操作中损伤气管膜部和 / 或食管损伤的风险，而这些损伤在盲视操作的情况下则可能发生。

按标准开放式气管造口术（肩部垫高）要求，把患者摆放到合适。然后在支气管镜监控下，将气管插管拔出至刚好低于声带的水平，再插入 22 号针头，在视频监控下确定合适的气管环水平。经环甲膜插管其声门下并发症的发生率较高，必须小心避免[15]。如果支气管镜下不能马上看到针头，可用注射器抽些生理盐水，回抽见有气泡则确定针头在气道中。一旦确定了合适的位置，就可将 15 号导管置入气道。将导管置于第二和第三气管软骨环之间，然后插入 J 导丝。导丝就位后，以导丝为中心做 1cm 的皮肤横切口。用短的 14F 扩张管沿着导丝扩张通路，然后退出扩张管。之后，将 Ciaglia Blue Rhino 扩张器装在 8F 的鞘上，沿着导丝插入，继续扩张通路直至预定大小。

此时，相应型号的气管套管已经套进插入式扩张器，涂润滑剂，将 Blue Rhino 扩张器拔出，将插入式扩张器和气管套管置于 8F 鞘上，插入气道。经支气管镜证实气管套管位于气道内，即可拔出导丝和扩张器。马上经过气管套管进行支气管镜检查，以再次确认套管位置适当，并确认该区域没有出血。此时气管插管仍在气管内，一旦确定潮气末二氧化碳，气管导管才最终可以拔出。行支气管镜检查清理气道。按前述方法将气管造口翼缘缝合到皮肤上，然后气管套管过带固定。

（四）经验和教训

气管造口术按预期进行时只是一个相对简单的案例。然而，各种各样的“意外”事件均可能发生，而当它们发生时，用资深医生的话来说，“没有哪种能像气道出问题那样狼狈了”（这句话的出处不详）。当手术没有能按设想的那样进行，如何面对这些近乎绝望的时刻，作者们愿意分享

一些处理要点。

给氧浓度保持尽可能的低是关键。总能找到某位资深的外科医生，能够聊聊关于呼吸道起火的掌故。当不能将给氧浓度降低到安全范围，就不要在术野内使用电刀。

最常见的出血部位是颈前静脉。颈前静脉很容易游离出来，用 2–0 丝线预结扎后离断。在切开气管并完成整个气管造口术流程之前，手术区域必须彻底止血。否则在气管切开的状况下，术者要此术野中试图控制出血几乎是不可能的，那时外科医生就会痛苦无比。

对于颈粗或肥胖的患者，一开始就考虑使用较长的气管套管可能会非常有帮助。在这些病例中，可在首次手术时就进行 Shiley XLT-P 气管造口术。

如果气囊不能保持住，或者通气的时候有漏气，则应考虑使用自膨胀式的 Bivona 气管套管，或者考虑使用较长套管再次进行气管造口术。

六、并发症

在术中或术后早期或晚期均有可能发生并发症（表 70–1）

表 70–1　气管造口术的术中、早期及晚期并发症

即　时	早　期	晚　期
呼吸暂停	出血	出血
毗邻结构损伤	蜂窝织炎	狭窄
出血	脱出	气管皮肤瘘
插管入纵隔	黏液堵塞	气管食管瘘
气胸	皮下气肿	气管无名动脉瘘
阻塞性肺水肿	气管炎	气管软化
	切口感染	切口感染

（一）术中

对于可择期施行的气管造口术，由于凝血异常未经纠正而导致的出血是可以避免的。如前所述，静脉出血最常见，文献报道开放式气管造口术的患者发生率约为 1%～2%，而经皮穿刺式切开者则多达 5%[16, 17]。动脉出血最常见于甲状腺最下动脉损伤，文献报道发生率低于 0.5%。

气管膜部裂伤通常是气管造口术中置入套管用力过猛造成的[18–20]。这是一种潜在的毁灭性损伤，需要立即确认和处理。这种损伤更多见于经皮穿刺式气管造口时，盲视下扩张通道的过程中，这也是为何在支气管镜监控下能大大提高该手术的安全性。如果发生损伤，治疗方案则取决于损伤的范围和位置。若损伤局限，可以重新气管插管，将气囊放在损伤的下方以防止空气进入纵隔，并防止纵隔被呼吸道分泌物污染。待 7～10d 后，患者可以再返回手术室评估损伤及愈合情况。但是，若患者的皮下气肿增多或出现败血症，则必须放弃保守治疗并立即进行评估和手术探查。有时气管损伤会一直延伸到隆凸，在这些情况下，手术修复或放置 Y 型支架都有成功的案例。

通过充分显露和识别关键的解剖标志，可以在很大程度上消除损伤邻近结构（即大血管、食管和喉返神经）。在 PCT 过程中无法直接观察到邻近结构，但是在支气管镜的引导下，仔细地进入气道中心并进行操作则可以避免这些并发症。文献报道，超声作为 PCT 的辅助手段可能会帮助，特别对于肥胖患者[21]。

将气管套管插入纵隔但又未能发现是灾难性的问题，因为无法给患者通气。除了会导致低氧血症和高碳酸血症外，套管错入纵隔还会导致纵隔气肿。若出现纵隔气肿后还是没有发现套管错入纵隔，而是进行了加压包扎，则情况会进一步复杂化并可能导致气胸。套管错入纵隔的确切发生率很难确定，但据报道发生率可高达 5%[22]。处理的关键是即刻的准确判断。确认潮气末的 CO_2 水平和（或）立即使用支气管镜检查对于确认刚刚置入的套管在气道中至关重要。高碳酸血症及其导致的并发症也可能发生在相对平稳的手术，在气管造口术后患者通气困难时，记住需要确认潮气末的 CO_2 水平[23, 24]。高碳酸血症也可能是由多种原因引起的：通气不足、长时间的呼吸暂停、麻醉药物的残余作用，或合并疾病如慢性阻塞性肺病或肥胖症，但确认气管套管放置在气管内是至关重要的[25]。

手术过程中也可能发生误吸。同样，在完成手术时用支气管镜检查可以确定是否发生了此并发症，同时还可以清除误吸物，以减轻误吸造成的损害。其他一些小的并发症，如最常见于镇静的暂时性低血压，置气管套管时肺储备不足或呼吸暂停时间过长导致的氧饱和度降低，或来源于气管或皮肤切边缘的非手术性出血，6%～10%的患者可能出现这些并发症[9, 26]。

（二）术后早期

以往认为开放式标准气管造口术和PCT术的早期并发症不同，发生率也不同。然而，对比这两种技术的10年实践表明，两者早期并发症的发生率基本相同[27]。最常见的两种术后早期并发症是出血和套管脱出。

出血最常见的原因是存在凝血疾病或正在进行抗凝治疗。这些通常可以用适当的血液制品来纠正。否则，出血是“外科性”出血，因此手术时需要进行细致的止血，特别是术后气管套管会在术区移动，若手术野止血不牢靠，则可能会引发出血。

对于刚完成的切管切开，若发生气管套管意外脱出而未立即纠正，后果可能是致命的。最安全的选项，也是默认选项，是给患者重新插管。有了一个安全的通气道之后，再评估患者是否可以更换气管套管。如果根据熟练且经验丰富的操作者判断，患者病情稳定且适于更换套管，则可以尝试这样做。最理想的方式是通过Seldinger技术完成，即用支气管镜置入气道来导引置入套管。不管是怎样做，在操作结束时必须确认气管在气道内，以避免纵隔气肿和潜在的致命的连锁反应。再次强调，对于刚完成的切管切开，若发生气管套管意外脱出其默认选择是经口再次气管插管。

气管造口术中可能发生黏痰阻塞，通常吸一吸即可处理好，有时则需要移除和更换套管内管来解决。有些气管造口术的器具中没有套管内管，在这些情况下用盐水冲洗及吸一吸就足够了。

皮下捻发感可能是套管错入纵隔或套管周漏气的征象。评估应首先确认气管套管确实在气道内。证实这一点以后，就应再检查套管的气囊。现在大多数的呼吸治疗师都会携带压力计，以便精确测量气囊的压力。如果气囊充气后不能解决问题，则有指征再做支气管镜检查。应警惕气管损伤，支气管镜检查时要对整个上呼吸道进行彻底评估。此前在即时并发症章节中讨论过气道损伤的处理。

感染是气管造口公认的并发症。尽管有人尝试过无菌式气管造口，然而一旦呼吸道开放，即为受污染病例。其原因是气道有定植菌，最常见的是葡萄球菌或革兰阴性菌[28]。如果患者的气管造口术区周围确实罹患蜂窝织炎或伤口感染，则需要认识到可能发生毁灭性的坏死性感染。如果发生这种情况，第一步是取出气管套管并经口再气管插管。然后像其他感染伤口那样进行广泛的外科清创。开始出现肉芽组织后，即可更换气管套管。

另一个值得关注的问题是在新近手术的区域附近放置气管套管，最常见的是胸骨切开术。要注意，如果气管造口和胸骨切开的组织层面相通，呼吸道分泌物就可能会进入胸骨的新鲜切口区，从而导致感染。尽管对此问题越来越关注，但已有研究尚无法预测两个手术之间的要隔多久才安全[29]。其他研究也还未能揭示气管造口术和胸骨切开术对于发生纵隔炎或纵隔伤口感染的关系[6, 30]。

（三）术后晚期

与即刻和早期并发症相比，晚期并发症几乎可以在任何时间点发生。总的来说，晚期并发症具有更大的挑战性，并且具有更高的发病率和死亡率。

术后晚期仍可能发生出血。虽然最常见的原因是气管套管长期刺激其周的肉芽组织，但也可能预示着一个更严重和危及生命的问题，气管无名动脉瘘（TIF）。因此，面对经气管造口已经一周以上的患者，应该按程序首先排除危及生命的并发症（见下文）。完成该步骤后，可用硝酸银或电刀处理气管套管周围的肉芽组织。

（四）瘘

瘘的发生是由于周围组织的坏死及溃入邻近结构。这些情况既可能在短短几天内发生，也可能在数年后发生。虽然没有哪种瘘（皮肤、食管或无名动脉）是人们想要的，TIF 是最可怕的。

（五）气管无名动脉瘘

当面对一个有可能发生 TIF 的患者时，重要的是要认识到，这可能是由于气管套管直接压蚀血管，也有可能是因为套管的气囊压迫气道进而再压迫血管。这一点很重要，因为手术方案不同，以及在决定最终处理前如何暂时控制出血也有不同。

从历史上看，TIF 出血最常见的原因是球囊压迫气管前壁进而压蚀入头臂动脉（无名动脉），文献报道其发生率约为 2%[22]。但在当今时代似乎不太常见，可能是因为现今采用低压高容气囊[31]。现在更常见的是由于气管造口位置太低，导致气管套管的角可直接压迫血管。

当留置超过一周的气管套管出现鲜红的血液时，需要立即检查气管。本建议适用于套管内或套管周有血液流出时。这可能是前哨出血，预示着几小时到几天内即将发生大出血。如果有理由怀疑存在 TIF，那么最稳妥的做法是立即齐集人员设备在手术室里进行探查修复。

如果出血已经控制，接下来最重要的是拔除气管套管并用支气管镜仔细地检查气道。应该经鼻或经口进行支气管检查，以便更全面地检查与 TIF 相关的区域。如果检查后高度存疑，就需要计划即刻行手术干预（见下文）。

如果出血持续，第一步是尽量充盈气管套管的气囊，以争取时间让患者进入手术室。如果气囊未充盈而出血从自上方，那么充盈气囊也可以防止气道内的血液导致窒息。如果充盈气管套管的气囊没有起效，则应该尝试拉起气管套管，使其将动脉抵于胸骨，或许也可能有帮助。如果还不起作用，下一步则是用手指插入气管，直接将血管按压在胸骨后壁。手指可以先沿着气管滑动进行止血，但如果这不起作用，则需要从上方插管，气管套管需要在气管导管进入远端气管并充气后取出。此时可能需要拔除气管套管，经气管造口处或经口重新插入气管插管，以便恰当地施加压力。

支气管镜对于此时的操作非常有帮助，因为支气管镜可以通过气管插管看到气管套管，这样才能在拔除气管套管的瞬间将气管插管恰当深入至气管造口位置的远端，并可以清除气道中吸入的血液和分泌物，同时检查气道从而有可能发现病变并做出诊断。此时应充分膨胀气管插管的气囊以保护远端的气道，并尽量减少流入气道的血液。值得一提的是，如果 TIF 是由于套管的气囊向前压迫气管并进一步压蚀血管所致，则可能无法进行触诊，因为手指可能无法触及。在这些情况下，充分膨胀气管插管的气囊是正确的决策。无论病因如何，都应该将患者立即送到手术室，进行术前准备消毒铺巾单以胸骨劈开，此期间要始终保持气囊的压力。

处理的关键在于床边以最小的措施控制住出血，然后，将患者紧急送手术室进行后续的评估和处理。在准备充分并进行有效处理之前，整个过程中的任何一个环节，都有可能控制不住出血而导致患者窒息。

针对这点，可在手术室进行支气管镜检查以评估 TIF 及其原因。此时气管套管已经取出，而气管插管业已就位，最好通过气管造口处入镜检查。出血最常见于甲状腺或皮下组织。如果看到 TIF，正中胸骨劈开可提供良好的显露，但也有人由于担心胸骨感染而主张部分劈开胸骨后横向进入右侧第 3 肋间[32]。最近，也有人开始提倡放置血管支架，但成功率各不相同[33, 34]。不过，因为有可能支架是置入了感染区，因此放置血管支架可能也会有隐忧。

手术处理先要胸骨正中劈开。此时，评估 TIF 是由于直接压蚀血管或压着气管前壁进而压蚀血管所致至关重要，因为手术方案不同。当气管套管角与血管直接接触可发生 TIF，此时在胸骨切迹处会有血管缺损，而气管则无损伤。因此对于直接顶穿血管的患者，气管切除是不必要的。此时，控制头臂动脉的近端和远端，评估主动脉发出的分支，以确保两侧颈动脉未共干。然后切除受损的动脉，并将其覆盖。可以在旧的气管造口处附近选择合适的部位重新气管造口，也可以经口或鼻气管插管。如果是重新气管造口，插入的气管套管必须足够长以到达原气管切口部位的远端。然后原先的切开处进行清创后关闭。最后，将组织瓣（如胸腺、大网膜、束带肌）应置入此感染区，这可能有助于防止血管断端的迟发出血，并有利于原气管造口部位的愈合。

如果 TIF 是由于气管前壁被压迫进而压迫前方的头臂动脉，重要的是要意识到需关注的区域在纵隔而不是在切管切开处。胸骨劈开后，首先要进行的步骤是将出血动脉的近端和远端上阻断钳或过阻断带来控制出血。切除血管的受损部分，并用 prolene 线缝合。气管病变处的区域此时显露良好，接下来就游离气管受损的区域。气管外科的所有手术原则都必须遵守。解剖只应在气道的前后，尽量减少对气管外侧组织的破坏，以免损伤气管其他部位的血液供应。在损伤的部位，必须紧贴在气管壁上进行游离，以免损伤神经。损伤通常只涉及一两个气管环。通常将损伤部位气管连同其上方的软骨环和下方的软骨环切除即可，能够进行无张力的一期吻合。此时，需要在无菌条件进行台上插管通气。然后将气管与食管游离开，直到计划的切缘近端，切除病变的气管之后即可重建气道。

首先，麻醉师使患者处于曲颈位。然后在气管的近端和远端切缘缝合牵引线，以保证气道能无张力地合拢在一起。缝合从气管膜部正中线开始，缝线采用 4–0 PDS 线或 4–0 Vicryl 线，针法为间断缝合，所有的缝针完成之后方才打结。缝合继续沿切缘环周推进，气管前壁的缝线依次摆放在待吻合的气管环周围。完成所有缝针后，麻醉师将经口气管插管推入，术者引导其过吻合口进入远端气道，随后拉紧牵引线，使气管在没有张力的情况下合拢在一起，然后缝线依次打结。麻醉师将气管插管的气囊放气后，胀肺至气道压 30cmH_2O 并维持，检查吻合口是否漏气。

最后，将带蒂组织瓣提至吻合口进行包埋。虽然可以使用许多不同的组织瓣，但术者更喜欢用大网膜。上将胸部正中切口延长至腹部中线切口，从胃大弯侧游离出带蒂大网膜，经 Morgagni 孔（也称为 Larrey 三角）拉入胸部。然后用 Vicryl 线间断缝合，将大网膜包埋吻合口。然后常规关闭切口。

（六）气管食管瘘

溃烂也可能向后发生而侵入食管，从而形成气管食管瘘（TEF）。通常这只发生在食管内有某种异物的时候，如鼻胃管或食管支架。气管吸痰时见到胆汁样分泌物应怀疑发生 TEF。TEF 的诊断可能很困难，但支气管镜检和食管镜检是明确诊断的主要方法。虽然诊断可能是一个挑战，但手术修复更是一个挑战

随着支架的使用越来越普遍，有时会出现“接吻支架”的状况，即气管内放置了一个支架，而在气管内也放置另外一个支架。这种方法需要小心，而且这也不应是唯一的治疗方法，除非患者接受姑息治疗或完全没有其他的选择。因为两个支架相互挤压很可能实际上会增加瘘管的大小。在气管和食管放置支架并不能解决这个问题，但它可以用来让患者和他们的家人有时间讨论一个更明确的处理方案。

手术与修补其他瘘并无不同。这两个结构需要分离，修补气管和食管瘘口，在两个放置了支架的管道之间填入带血管的组织瓣。根据 TEF 位置的不同，手术可采用颈部切口或右胸切口实施。最后，需要插入适当长度的气管套管，使其气囊位于修复部位的远端。

1. 永久性气管造口

如果 6 个月后气管造口处仍没有愈合，这是气管套管所经通道已经上皮化的缘故。处理办法可以切除此通道及内入其中的皮肤，这样气管之造口方能愈合。

2. 气管狭窄 / 软化

在使用高容低压套囊之前[35]，气管狭窄更为常见。尽管套管已经有进步，而且也认识到气管狭窄 / 软化的病因是慢性压迫气管所致，但气管狭窄仍然发生[31]。受压原因有多种。气管套管的气囊过度充气和气管套管的角度不佳，两者都有关系，尤其是对于脊柱严重后凸的患者[36-38]。在几个小时内即可发生最初的气管损伤，若未能及时察觉，损伤即可形成恶性循环，最终导致气管狭窄。对于气管造口机械通气的患者，很重要的是，医护人员要留意气管套管外接的管道系统。如果外接管道没有被摆放在适当的位置，这些管道就撬着气管套管，于是在插入处产生压力，同时因为套管是一个刚性的直角管道，这样其在气管内的顶端也可能产生压力。

也有文献报告气管造口术后远期发生气管软化的案例[39]。治疗方案包括支架置入、气管成形术、气管切除术或放置更长一些的气管套管。

七、目前的争议

（一）早期气管造口是否获益

自从最初的文献报告了早期气管造口的获益后[40-42]，很多相似的研究对此进行了探讨。其中的一些研究表明早期气管造口术在一些的情况下可能有益处，并且有人提出早期气管切开可以减少呼吸机相关肺炎（VAP）、ICU 时间、死亡率、镇静和呼吸机使用天数。如此导致了不同团队对早期气管造口的作用有不同的指南[43, 44]。

有一个问题是，关于这些广泛宣称早期气管造口术益处的报告，其研究大多数集中于特定的患者群体（如烧伤、心胸外科、卒中、外伤）[45-48]。尽管早期气管造口可能对某些特定的患者群体是有益的，但目前的文献尚不支持其在所有危重患者中广泛应用[49]。2014 年的一项研究对 14 个随机对照试验（2406 名患者）进行了 Meta 分析，结果表明在接受早期（10d）气管造口的患者中，唯一受益的方面是较短的镇静持续时间[50]。而亦预计的那样，另一个发现是早期气管造口的患者接受了更多的手术。虽然这项 Meta 分析包括了从 1976 年到现在的试验，但当笔者按年份对研究进行分组时，发现结果没有差异。这与 2005 年的一个 Meta 分析形成对比，后者发现早期气管造口显著缩短了人工通气的持续时间和在 ICU 的住院时间[51]。最近的 Cochrane Review 报告了在呼吸机通气时间和肺炎发病率上的结果各异，仅提示早期气管造口的死亡率降低[52]。然而，这可能是因为预计高死亡率的患者没有纳入，导致试验存在选择偏倚。不过即使早期气管造口术确有好处，它似乎也并不适用于头部外伤的患者，因为该组患者早期气管造口的死亡率实际上更高[53]。

（二）是否应该不在手术室施行气管造口术?

大量研究[17, 54, 55]表明，不在手术室也能安全地实施气管造口术，尤其是 PCT[56]。这需要对操作团队增加培训，但并不需要医院方面额外增加多少投入[57]。虽然气管造口术可以在 ICU 内进行，但对每一个患者都应该根据具体情况进行评估，以确定具体患者的最理想安全的造口位置。哪些患者应该在 ICU 还是手术室施行气管造口术的研究不多，但可能影响决定的因素很多。研究认为对于病态肥胖、血小板减少或其他凝血病患者，或目前正在进行 ECMO 的患者，应在手术室进行气管造口术[59, 60]，但也有一些研究持相反意见。在笔者看来，再次气管造口术是 ICU 床边 PCT 的理想病例。

八、结论

气管造口术是一种有几千年历史的常见手术。它建立了通气道，从而可拔除气管导管。虽然手术可以很简单，但仍必须仔细评估患者以减少并发症。当确实发生了并发症时，该并发症可能是轻微的，也可能重到危及生命而需紧急处理。无论是开放性和经皮穿刺的造口方法都很成熟，可以安全地进行。早期气管造口术对某些患者可能是有益的，但是否对所有需要呼吸机支持呼吸机的患者有普遍获益则尚未确定。

第71章
支气管镜下治疗
Therapeutic Bronchoscopic Procedures

Daniel P. McCarthy　Douglas E. Wood　著
徐　鑫　译

一、概述

1898年，Gustav Killian报告了“直接支气管镜检查”的早期经验，并描述了从右主支气管中取出猪骨的方法[1]。在那个年代，异物误吸可导致慢性气道并发症，其死亡率亦相当高。在胸外科医生能够安全实施肺叶切除术之前，支气管镜是取出异物的有效方法。高产而又富有创新的医生Chevalier Jackson进一步完善了Killian的技术，他开展操作培训，并撰写了支气管镜方面的第一本教科书，从而加速了支气管镜技术的发展。

治疗性支气管镜术目前仍是胸外科医师诊疗设备的重要组成部分，因此在Gustav Killian的时代，治疗性支气管镜术的出现具有革命性意义。支气管镜为那些采用传统的外科手术手段难以达到的气道病变提供了快速，微创的治疗方法。目前，有多种支气管镜介入措施来实现不同的治疗目的。本章将回顾治疗性支气管镜术的基本原理，以及最常见治疗措施的技术规范。

二、支气管硬镜和软镜的介入治疗

尽管某些介入治疗只能通过一种方法进行，但许多治疗目标可通过使用软镜或硬镜得以实现。所采用的支气管应与患者的解剖结构，疾病情况和治疗目标相适应。对于操作者而言，了解支气管硬镜和软镜各自优势和局限性至关重要。

支气管镜的硬度会影响其功能和可到达的范围。硬镜可用于切除支气管内肿瘤，扩张狭窄区域和直接压迫止血。尽管硬度增强了功能，但它限制了可观察范围。软镜则更适合评估梗阻远端的气道，并可进至段支气管观察。

工作通道的大小会影响支气管镜的用途和效率。与软镜相比，支气管硬镜可使用更大的器械和设备（如吸引管、大型活检钳、硅酮支架）。直接通过硬镜伸入软镜，则进一步增加了功能。除此之外，硬镜还可以一次使用多种器械，从而提高了工作效率。例如，当处理气道出血时，可同时从硬镜伸入止血器械与吸引管。而软镜则相反，进行吸引时必须先从工作通道中取出止血器械。

最后，硬镜还可以帮助麻醉建立有效安全的通气道。硬镜本身即可作为人工气道来实现多种通气策略。软镜则通常与气管插管或喉罩结合使用。但软镜会挤占人工气道的一部分空间与视野，并且可能需要经常退出支气管镜以改善通气。

是选择支气管硬镜还是软镜进行气道介入治疗需要综合多方面考虑。直接比较硬镜与软镜风险的数据有限，并且也很难脱离潜在疾病、麻醉策略和介入治疗带来的影响而进行讨论。两种方法的肺部并发症（气胸、呼吸衰竭、支气管痉挛）和出血的发生率小于1%[2, 3]。硬镜导致牙齿，口咽部与呼吸道的机械性损伤风险较高，但合适的方法技巧能够降低其发生率。在经验丰富且并发症发生率较低的医生看来，支气管镜的性能对选择治疗方案尤为重要。软镜适用于风险低的镜下治疗，可以在轻度镇静或无镇静状态下进行。而对于有出血或有气道损害风险的高危患者，则应采用硬镜，因其可使用多种器械并能够保证有安全的通道进行通气和供氧。许多治疗措施介于此两极端之间。如果发生严重的气道并发症，硬镜是进行补救治疗的最佳选择，前提是操作者熟练掌握其插入和使用的方法。

硬镜用途广泛效率高，可直接掌控气道，必要时还可置入软镜。由于这些原因，硬镜是气道介入治疗的首选。因此，胸外科医生必须完全熟悉支气管硬镜的设备，麻醉要求和实施技术。

三、硬镜检查的原则

（一）设备

硬镜具有三个基本组件，即镜体、操作端和视频设备（图 71–1）。

成人和儿童支气管镜的镜体长度有不同（18.5～43mm），外径亦有不同（2～14mm）。短镜（例如 33mm）可用于气管介入治疗。更长的支气管镜（例如 43mm）可用于主支气管、中间支气管和段支气管开口的处理。长的镜子通常在其远端具有侧孔，用于镜子前进至隆嵴以下时为对侧肺通气。内径通常比外径小 1～3mm。直径较小的硬镜（例如＜ 6.5mm）可用于儿科或给患有良性及恶性狭窄的成年人进行介入治疗。硬镜的远端为斜面，以利于支气管镜在各部位（例如会厌、声带、肿瘤）之间通过。

现代硬镜的操作端具有通向中央通道的多功能通道。主工作通道的近端是敞开的，通过镜体即可向前直瞄，此亦为器械的共轴通道。侧方孔道与主通道连接，不会影响视野，并可用于通气、照明和连接仪表。这些孔道可以直接集成在镜体，也可以集成在镜体的外置连接器上。必要

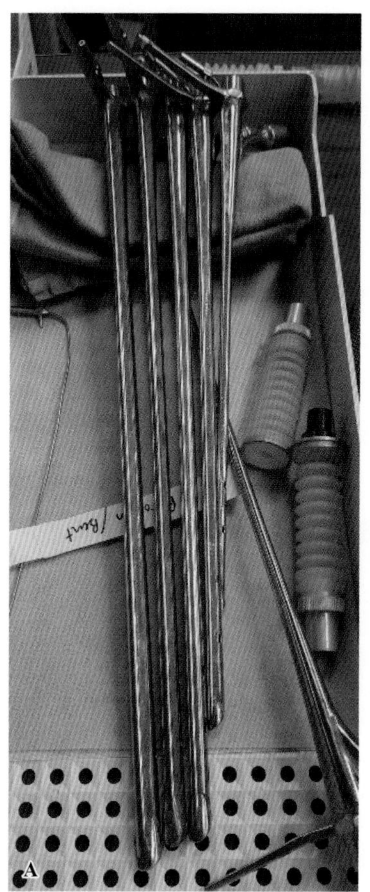

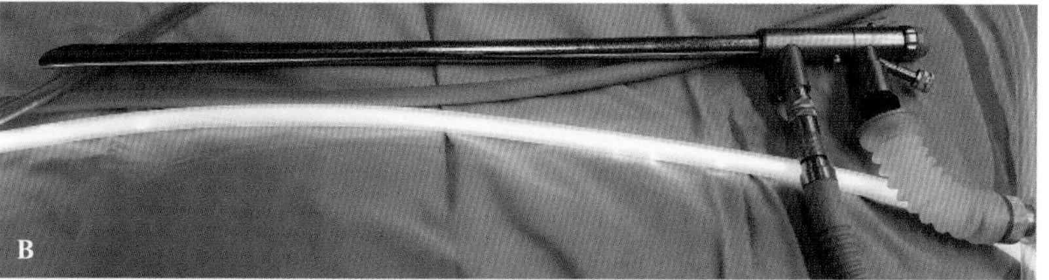

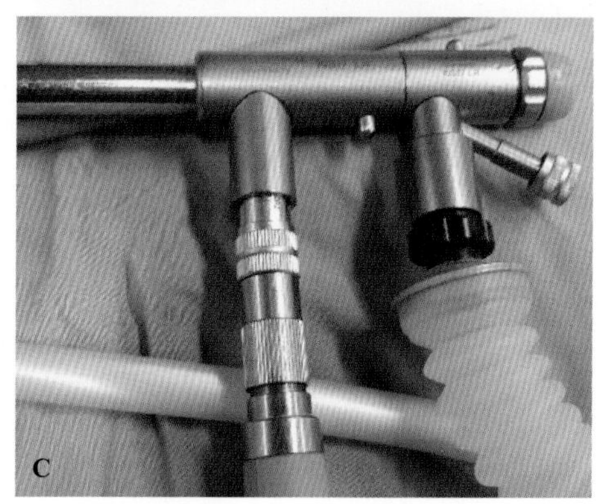

▲ **图 71–1　硬支气管镜、镜头和附件**

A. 多种直径和长度的硬镜；B. 已连接好各组件的硬镜；C. 硬镜操作端特写，含密封帽、光纤及麻醉管道连接器（图片由 Dr. Daniel P. McCarthy 提供）

时还可接气密型转换头。

最后，支气管镜通过照明和光学元件以实现视频输出。现代的支气管硬镜采用工作通道中的光纤或三棱偏光器提供视野照明。使用三棱偏光器的支气管镜不需要集成光纤通道，因此中央通道光滑而无障碍。这两种照明方式都需要外接高强度冷光源。气道内的状况可以在镜子的操作端直接观看。若将成像系统与工作通道连接，或者直接集成至镜体，则可以获得更好的放大效果和清晰度。成像可通过配备目镜实现，而更常用的采用数码成像系统，并且可以采用 0°、30°、45° 和 90° 的不同角度观察不同的气道。

（二）麻醉注意事项

支气管硬镜下治疗对麻醉管理提出了若干挑战。首先，气道病变的存在可能导致发生气道紧急情况。有症状的大气道病变可因支气管痉挛，分泌物，血凝块堵塞或肌肉松弛而转为严重的气道梗阻。标准的急救措施，例如气管插管或紧急环甲膜切开术可能没有效果。梗阻性病变的位置将决定了具体的治疗措施，包括可能手术建立气道或启动体外生命保障系统。其次，共用气道也有一些局限性：某些处理措施会暂时阻塞气道（如球囊扩张），只能够给予少量的氧气（如激光疗法）。硬性支气管镜没有完全密封，在头端周围或操作端口外可能发生大量漏气。如果不转换为封闭的通气系统，则可能无法达到足够的潮气量，但在某些介入操作的时候可能不行。呼气末的 CO_2 可能无法准确测量。麻醉师与操作支气管镜的医生必须保持密切沟通，以保证安全有效地掌控气道。

硬镜检查通常使用以下四种通气策略：自主呼吸、间断肺通气、持续通气和喷射通气。自主呼吸适合高风险气道。使用吸入或静脉内药物对患者进行轻度麻醉，其呼吸抑制最轻微。不使用肌松药以避免肌肉松弛，肌肉松弛可能导致的狭窄的大气道发生灾难性塌陷。但是，如果没有肌肉松弛的状态，则又很难插入支气管硬镜，而且轻度麻醉增加了患者对不适刺激的有意识反应和无意识反应的可能性。因此，一旦最终的人工气道建立之后，通常将自主呼吸转换为其他的麻醉策略。

间歇性和持续性通气策略都是经硬镜进行正压通气。麻醉管道直接连接至硬镜。可以用浸有盐水的纱布塞满嘴巴以将镜体周围的漏气减至最小，不过这很少用到。间歇性通气在呼吸暂停－通气之间交替进行。通过镜体或经声带放置独立导管进行供氧。动脉 CO_2 分压会逐渐增加，通常在呼吸暂停的第 1 分钟增加 4～6mmHg，随后以每分钟 2～4mmHg 的速度增加。当出现严重的高碳酸血症或缺氧时，将暂停操作，然后密闭中央通道并开始通气。这种呼吸暂停的方式需要外科医生相应中断操作，但其余活动不受限制。与之相反，持续通气的患者整个过程都进行呼吸。视野和操作基本不受干扰，操作端及进出器械的侧方孔道都需要用气密帽封闭。持续通气可防止呼吸性酸中毒和低氧血症；因此，可以很好地耐受某些需要短暂呼吸暂停的操作。由于麻醉气体不可避免地会通过不完全闭合的管路泄漏，因此，持续通气可能更适合完全采用静脉麻醉。

喷射通气无须封闭的系统即可实现连续的气体交换。高压氧气通过细导管由硬镜的侧方孔道伸入，可在支气管镜开口的近端产生高速射流。高速气流通过文丘里效应而产生负压，该负压夹带室内空气并最终在支气管镜尖端产生正压。由于弹性回缩力，肺可被动呼气。使用低频或手动喷射通气时，喷射压力可根据观察指标和胸腔起伏来调节。使用 Sanders 喷气呼吸机或类似设备调节压力和送气频率。喷射压力保持在 50psi 以下；通常压力值为 25～30psi 而呼吸频率为每分钟 10～20 次。或者，使用高频喷射通气，其送气频率为 10～15Hz。该技术以小于无效腔的体积输送氧气和空气，从而使胸部运动降至最低，其气体交换通过影响小气道的流量特点而实现。

麻醉策略的选择最终取决于医疗机构、操作团队及操作的性质。尚无直接比较硬镜操作间的各种通气策略的数据。自主呼吸是大气道阻塞病变的理想选择，但不适用于长时间的有刺激性的手术。正压通气则医生更为熟悉且易于监控，但需要使用半封闭系统，并且麻醉师和支气管镜操作者之间要配合好。喷射通气非常适合因频繁更换器械或取回样本而需要开放系统的情况。然而，许多外科医生和麻醉师对喷射通气技术并不熟悉，操作过程中的血液和分泌物会形成气溶胶而播散至现场环境和操作人员身上，并且如果没有足够的压力监测，可能会在狭窄的气道中引起气压伤。

（三）准备

从最初接触需要介入治疗的患者即开了始准备程序，并持续于整个术前，以获取完整的病例记录和患者身体基本状况。应重点注意阻塞症状、误吸、出血危险因素和是否需要吸氧。体格检查可用于预测面罩通气和插管的困难程度（表 71-1）[4, 5]。结合当前和以往的影像学进行评估，确定病变的解剖位置，确定附近是否有存在风险的毗邻结构（例如，计划消融部位附近的血管），并估计阻塞的持续时间。治疗性支气管镜检查的相对禁忌证包括插管困难，严重凝血功能异常，以及严重的通气或氧合问题。若因患者的解剖结构特点使硬支气管镜检查变得危险或不可能时，可以考虑通过喉罩进行软镜检查。由于许多气道病变患者的预期寿命有限，因此讨论患者生活质量和确定治疗目标非常重要。

表 71-1　用以术前评估困难气道的因素

面罩通气的困难因素	年龄＞ 55 岁 BMI ＞ 26 没有牙齿 蓄须 打鼾 气道梗阻
气管插管的困难因素	Mallampati 分级＞ 2 上下门齿间距＜ 3cm 甲颏距离＜ 3 指宽 短粗颈部 颈椎伸展受限 覆盖咬合或不能把下门齿咬合于上门齿前

术前准备期间，外科、麻醉和护理团队将详细讨论介入治疗计划。讨论应包括拟进行的操作、麻醉策略、辅助干预措施、处理气道紧急状况的预案以及气道起火的潜在因素。所有用于操作或可能需要用到的干预措施设备必须随需随用。

（四）体位和操作技术

患者仰卧在手术台上，并尽可能靠近床头。垫肩有助于伸展颈部，或者可以将手术床头降低。在插入硬镜之后，头部以后仰颈伸展位为最佳，但在初始插管的时候，则因头部向上的“嗅闻位置”可对齐口咽、喉部和气管的轴线以显示声带，最有利于插管。通过放置枕头或毯子增加坡度以使颈椎弯曲，并在寰枕关节处使头后仰来实现此体位。用 Yankauer 吸引器将口咽区域彻底清理干净。可以使用橡胶牙套或浸有盐水的纱布来保护牙齿。按照麻醉策略给予诱导剂和麻醉药物。在麻醉诱导之前，提前准备好紧急插入硬镜的设备。该设备至少包括几支不同直径的支气管硬镜、成像电视和粗吸引器。如有必要，可在插入硬镜之前，先经声门行上气道诊断性支气管软镜检查，以明晰解剖状况。

外科医生站在床头直接插入硬镜。可以通过工作通道直接向下查看，或接入成像系统并将监视器摆放在外科医生面前，通过观看屏幕来进行插入操作。操作者非惯用手的拇指在插管过程中保护牙齿，并以其作为旋转的支点和引导支气管镜进入。支气管镜则握在惯用手中，其末端斜面面向操作者。镜体与地面呈 90° 垂直插入到口腔中，沿舌头的后中槽指向舌根后方的空间。可以通过在观察口腔底部的悬雍垂来确认插入的深度是否足够。

然后用非惯用手的拇指向前平移镜子，下压舌根见到会厌。镜尖继续向前越过会厌露出声门。应清晰见到声带张开。将镜体旋转 90° 并缓慢推过声门。支气管镜在此旋转穿过声带前进，以最大限度地减少创伤。硬镜进入气管近端后，将其逆时针旋转以将斜面复位，然后开始通气。此时可以改变患者的体位，以便在接下来的操作过程中使患者保持舒适。

除了支气管硬镜直接插入外，也可以选用其他方式。可用 Miller 喉镜对解剖困难的患者进行检查，并依此进行插入。或在支气管镜插入并穿过会厌时，用 Macintosh 喉镜充分显露视野，类似于气管插管。对于已经行气管插管的患者，可以将硬镜贴着气管插管前进，直到看见声带。然后，缓慢回撤气管导管直至插管头端露出声带，然后在目视下将硬镜通过声带。该技术对于不能耐受长时间脱离呼吸机的患者也很有用。

硬镜插入成功后即检查气道。硬镜可对气管、主支气管、中间支气管以及段支气管开口进行诊断性评估。推进硬镜的时候，以轻柔的螺旋式转动前行可能有助于减少摩擦。如果遇到明显的阻力，应评估患者的体位或更换较小尺寸的气管镜。通常，外科医生应选择不会引起气道损伤的最大直径硬镜。为了向下检查主支气管，患者的头部可旋至对侧方向，而镜子的近端则移至患者口腔的对侧。应仔细检查气道病变，测量并记录病灶近端、远端和环周浸润范围。镜子越过病变处，直至可靠的解剖标志，例如隆嵴或段支气管起始处。可用标尺测量病灶与两个固定的外部位置之间的距离（例如，从门齿到支气管镜的侧孔）。然后缓慢撤回内镜，并以类似的方式在隆嵴、远端病变边缘、近端病变边缘和环状软骨上进行重复测量。注意避免损伤气道的膜部和软骨部。外科医师应用清晰，客观和可再现的语言清晰描述病变范围，以便于制定手术切除的计划，并为后续的检查对比提供标准。也可将软镜插入硬镜，以评估段和亚段支气管，或评估并清理部分梗阻处的远端气道。

四、气道内病变的治疗技术

许多病理变化会影响气道直径而阻碍气流通过。气道阻塞的原因可能是管腔内、管腔外或混合性的，取决于病理变化是在黏膜，气管壁还是来自气道外部（图 71–2）。有几种支气管镜技术可用于治疗气道阻塞。支持这些技术的数据几乎完全来自案例报告，没有可用于指导选择治疗方案的随机对照研究。在没有确切证据的情况下，重要的是要了解可用的支气管镜治疗大气道阻塞

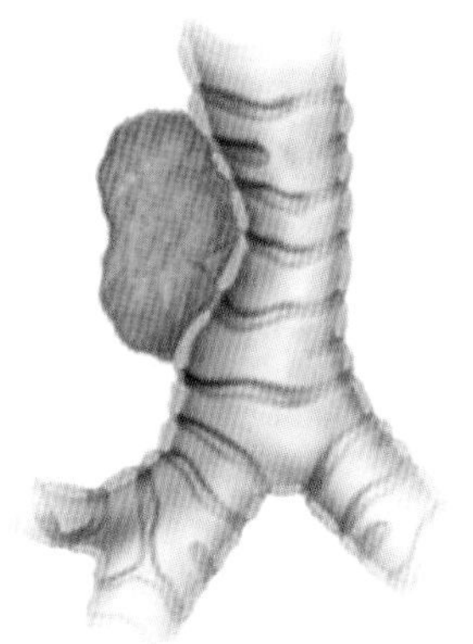

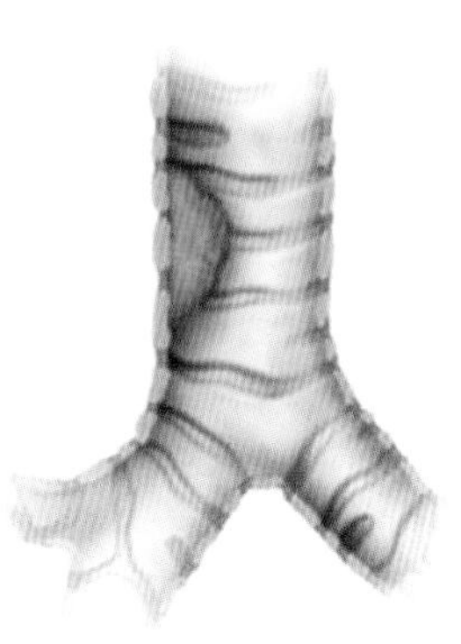

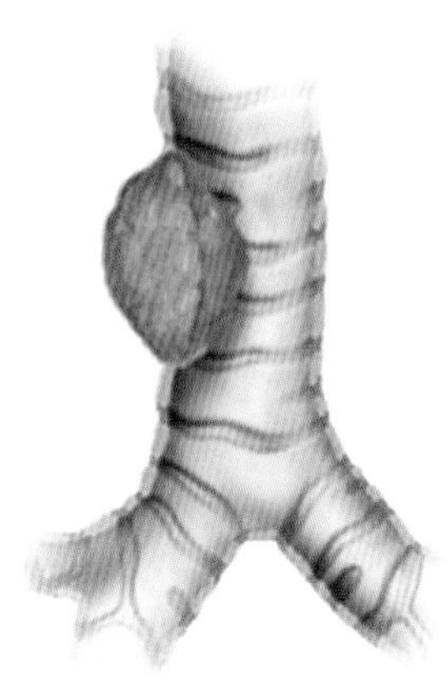

▲图 71–2　**气道病变分类，气道外病变机械外压影响气道通畅性，但未直接浸润至气管支气管壁；气道内病变导致气道梗阻，但大部分病变限于黏膜层。混合病变侵犯气道壁全层，气道内外均有病灶**

引自 Cheng AM, Wood DE.Chapter 2: Airway stenting. In: MathiesenDJ, Morse C, eds. *MasterTechniques inSurgery: Thoracic Surgery: Lung Resections, Bronchoplasty*. Philadelphia, PA: WoltersKluwer; 2014.

的优势和局限性，以便根据患者的个人特点选择合理的治疗方法。

（一）机械清除

机械清除，或称“抽芯（core-out）”，是硬镜治疗支气管内肿瘤的一项基本技术。可以采用几种方法。首先，硬镜本身即可用于清除。硬镜的尖端为斜面，可抵于大气道肿瘤的基底部接合处。然后将镜体穿过病变，如有需要，可通过来回旋转镜体以实现这一目的。硬镜运动的方向应平行于气道，以避免损伤气管壁。这项技术可以快速地重新疏通气道，并为病理分析提供大量的活检标本。其次，可以使用活检钳一点一点地清除气道肿瘤。硬镜和软镜都有许多活检钳可选用。较小的肿瘤碎片通过软镜的工作通道即可直接取出，但较大的碎片则需要夹着连同软镜一起回撤取出。使用硬镜可将肿瘤组织从工作通道中取出，或在获得足够的活检材料后用大的抽吸导管进行抽吸。最后，可以在硬镜下用微切削器进行处理。该设备是一种硬质吸引管，其远端侧面开有小口，小口处有旋转刀片露出，并由脚踏控制。工作时，负压将少量组织吸入导管通道，刀片即将组织切碎并从通道吸出。这种微切削器装置可同时进行吸引和冲洗，从而保持视野清晰。

对比其他处理方式，机械清除术有很多优势。其成本低廉，不需要复杂的仪器。处理效果立竿见影。相反，能量输出疗法由外及内的治疗效果最终可能需要在几天后才能显现出来。机械清除术的主要缺点是可能出血。轻微出血通常用硬镜直接压迫即可止血。也可以使用稀释的肾上腺素进行止血。更严重的出血可通过能量装置（如激光、电灼）进行治疗。由于存在潜在的出血可能和获取标本的挑战，因此大肿瘤的清除术最好在硬镜下进行。

（二）电刀和氩气刀

电刀和氩气刀（argon plasma coagulation，APC）都是利用电流产生组织热效应的方法。现代的高频电刀通过调制电流传输的电压和负载循环以提供不同的电流输出模式，这些模式会导致组织汽化（切割）或干燥（凝固）。

硬镜和软镜均可使用多种电刀设备。器械包括直接接触式探针、刀、镊子和套圈。将接触式探针与组织直接接触以实现灼烧。根据功率和模式设置，组织随着接触式探针传递能量的增加而产生一系列的变性、干燥和最终碳化的过程。兼具抽吸功能的探针可用于支气管硬镜下的处理。电刀由于作用深度有限且碳化的组织不导电，因此在处理较大病变中的较深组织之前，可能需要清除表面已经处理过的组织。套圈可用于切除息肉样病变，套圈器可以在病变根部展开并完全套扎后收紧。持续烧灼结合套圈器机械收缩的能够实现切除面的止血。高频电刀的电切模式在息肉样病灶的套圈切除术中很有用。最后，高频电刀可用于切开狭窄或气道病灶。与宽接触面探针相反，高频电刀的设计是组织接触面很小从而实现最大的电流强度。启用电刀的电切模式，则热扩散有限从而精确地汽化组织，但止血效果较差。

APC 是一种非接触式电刀，最适于止血及相关手术，可用于损毁微小的浅表病变。有软硬 APC 探针可供选择。这些探针内部有一个钨电极和一个用于输送离子化氩气的通道。氩气可充当电桥，组成由有效电极、患者、接地设备组成的回路。离子体氩气束能够产生较大的表面接触面积。APC 可凝结的组织深度大约为 2mm。APC 是实现大面积快速止血的理想选择，例如机械清除后残留的创面。若用 APC 治疗较厚的病变，必须清除表面组织以显露和凝结更深部的组织。

已证明在气道中使用电刀和 APC 都是安全有效的。一项回顾性研究中报告，94 例良性或恶性气道疾患患者共接受了 117 次电刀处理，94% 的患者其镜下所见得到改善，71% 的患者其症状改善，而严重并发症的发生率不到 1%[6]。不过该报告中的大部分病例还同时接受了病灶切除（60%）、支架置入（31%）或球囊扩张（25%）。

支气管内电外科手术之所以受欢迎有多个原因：与其他设备相比，该系统成本低廉；大多数医院已经具备电刀的主机，仪器设备可以重复使用，而且外科医生非常熟悉电刀这种处理方式。最后，可用的电刀器械设备多，可以治疗不同位置的病变。

支气管内电外科手术也有一定的局限性。与所有热能系统一样，存在气道着火的潜在风险，也可能因热能扩散而损伤周围的组织结构。直接接触式探针容易在组织浅表以及探针上产生或附着碳化物。从理论上讲，直接与病变部位接触可能会导致意外出血。尽管一些新的电流模式可用来增加穿透深度，但除了很小的病灶外，这些设备通常也至少需要一定程度的清除之后才能处理所有病变。

（三）激光疗法

1972 年，Strong 和 Jako 首次描述了激光治疗气道病变。从那时起，激光治疗已成为支气管内良恶性组织止血清除的常用方法。安全使用这种方法要求操作者熟悉激光能量的产生、组织效应和传输过程。

激光能量的生物学效应取决于激光和机体组织的特性。支气管镜激光治疗依赖于基本的物理原理[7]。激光是单色（单波长）、相干（单相）和单方向（单向行进）。这些特性使能量能以高功率和高精度传输。当激光到达组织时，它要么被散射反射，要么被吸收。虽然光的吸收会引起一些生物变化，但主要的影响是产生热能。在微观层面，热能导致蛋白质变性、水分蒸发和细胞壁破裂。宏观效应上，则表现为组织凝固和汽化。热效应随激光波长、使用时间、脉冲应用与连续应用及组织的光学特性而变化，随着时间的变化，这些特性也可发生变化。

支气管镜激光疗法利用激光的热能凝结或消融支气管内组织。几种类型激光已用于气道内的治疗。二氧化碳（CO_2）激光由于其穿透深度有限且输送装置体积大，仅在早期使用过，其在气道治疗中具有重大历史意义。CO_2 激光可实现供较浅且精确的治疗效果。钕：钇－铝－石榴石（Nd：YAG）激光是目前最常用的激光，具有较深的组织穿透力。Nd：YAG 激光产生的红外波长在可见光谱之外，因此该系统通常包括可视激光以帮助瞄准定位。激光通过柔性石英光纤传输到仪器的尖端，可在软镜下或硬镜下一起使用。较大的中央气道肿瘤先用激光进行烧灼，然后再机械清除。这种方法最好是在硬镜下使用，以有效去除病灶。软镜下使用，则可汽化远端小气道的肿瘤，或在球囊扩张之前或气管狭窄置入金属支架之前去除少量支气管内组织。

应重视技术细节以提高支气管内激光治疗的安全性和有效性。首先，根据期望的效果，激光光纤的尖端与组织保持可变的距离。尖端距离较长（5～10mm）有利于凝结，而距离较短（3～4mm）则易于发生汽化和碳化。除非使用直接接触的纤维，否则不要在光纤头与组织直接接触的时候启动激光，因为这会点燃与光纤头接触的含碳物质。其次，必须控制光纤头的方向，以最大限度地减少激光对组织的附带损害。应从病变的外周先开始使用脉冲激光进行治疗，工作状态时要一直指向病变中心。仅当激光平行于气道时才启动激光。Nd：YAG 激光的热效应可以深达 10mm。因此，如果光纤头指向气管壁，则可损坏气管壁本身，并增加损伤大血管、食管和其他毗邻结构的风险。由于组织热效应在接下来的 48～96h 内还会继续发展，并可能出现延迟并发症，因此应给予患者明确的出院指导意见。

第三，适当调整设备的功能以改变能量的输送，从而改变组织效应。低功率而使用时间更长，可更好地实现凝结，而要组织蒸发则需要短时间的高功率输出。重要的是，要遵循不同设备厂家对各自设备的使用建议。最后，应该改善技术以最大限度地减少气道起火的风险。高温会引起气道中的易燃物着火，例如塑料吸引管、硅胶支架、甚至是软镜本身。因此，氧气含量应尽可能保持在接近 30% 的水平，决不能超过 50%。激光的光纤头距离软镜头不足 5mm 的时候不能启动激光，并且消融应在远离气管插管或其他可燃物（包括硅酮和金属覆膜支架）的位置进行。

多个回顾性研究都证明了支气管内激光治疗良性和恶性疾病的安全性和有效性。激光治疗的最佳指征是处理大气道的恶性梗阻，大量回顾性研究证明激光治疗后 90% 及以上的患者其气道通畅性得以改善[8]。

（四）冷冻治疗

冷冻治疗技术使用温度极低的探针来产生临床效果。冷冻治疗系统由冷冻剂储罐（例如液氮或一氧化二氮），控制台和冷冻探针组成。冷冻剂在室温下高压储存。当冷冻剂在探针尖端达到压力转为大气压力时即会膨胀，由于焦耳－汤姆孙效应，从而使探针冷却到 –40℃或更低的温度。当冷冻探针与组织接触时，会导致组织快速冷冻，进而使细胞外和细胞内形成冰晶。这些冰晶对细胞内细胞器造成损害，使细胞脱水，并导致蛋白质损伤的下游效应。冷冻的直接作用是细胞死亡，并可通过微循环的改变导致间接作用（如血管收缩、内皮细胞损伤和微血栓形成）。血管的影响可以延伸到冰冻区域以外的组织。病灶组织被动或主动复温后，可以再加行冷冻治疗。组织效应随温度、冷却速率和组织固有特性而变化。多血管且水分充足的肿瘤组织对冷冻敏感，而由于水含量较低，气道的结缔组织和软骨成分对冷冻破坏相对不敏感。值得注意的是，冷冻消融的组织效应并不是立即发生坏死，而是需要在数天内逐渐显现。

冷冻疗法能用于破坏气道内组织。冷冻探针可在软镜和硬镜下使用。探针要伸得足够远，以防冻结住支气管镜的尖端。可以将探针的侧面或尖端抵住病灶，或者将探针的尖端插入病灶，以产生不同形状的组织效应。一般而言，靶组织需要进行一系列的 3 次冻融循环处理。在初始周期内，启动探针大约需要 30～60s。若采用一氧化二氮作为冷冻剂，在初始及随后治疗的循环中，其激活时间更短。一些探针具有阻抗监测器，可在冻结和解冻交替变化时可发出信号。在不具备阻抗监测的情况下，冷冻将会持续工作直到组织冰晕不再扩大，而在探针脱离组织前则持续解冻。一些硬质冷冻针可主动复温，从而减少了治疗时间。通过增加冷冻治疗循环次数，可以更大程度地破坏组织。延长冷冻时间不会增加破坏。冷冻消融导致组织坏死的深度约 3mm。为了完全消融较大的病灶，必须间隔 5～6mm 的距离进行多次冷冻消融。

冷冻疗法的特点决定了它的相对优势和劣势。冷冻疗法没有引起气道着火的风险，因此吸入氧浓度不能低于 50% 的患者亦可使用。组织会黏附在工作状态的冷冻针上，这种现象称为冷冻黏附，因此冷冻针可用于从气道中清除组织，血凝块甚至异物。最后，对于支气管树中那些对冷冻不敏感的组织，冷冻疗法理论上还具有破坏最小的优势。然而，冷冻疗法也有几个与组织延迟效应有关的不足。传统的冷冻疗法不能立即缓解气道阻塞，不适合需要立即缓解症状的患者。冷冻消融后 5～10d 需要复查支气管镜检查，以清除尚未排出的坏死组织。最后，逐渐发展的组织坏死可能导致延迟咯血。

冷冻切除技术被认为可以最大限度减少这些不足[9]。冷冻探针直接插入肿瘤组织并被启动。利用冷冻黏附的作用，回拉冷冻针以扯掉冷冻消融的组织，此时组织仍黏附于冷冻针，即可同时将其从气道中带出。冷冻切除技术文献报告，91% 的患者成功恢复了管腔通畅，轻度或中度出血率为 12%[10]。

（五）光动力疗法

光动力疗法（Photodynamic therapy，PDT）使用光和光敏剂的组合来治疗气道肿瘤。治疗首先静脉使用光敏剂，例如 Photofrin（Pinnacle Biologics，Chicago，IL），一种市售的卟啉钠。该药物是血卟啉的衍生物，具有两个关键特点：优先在肿瘤组织中蓄积；在光激发下能产生单线态氧自由基。活化的Photofrin开始引发一系列事件，最终导致肿瘤破坏。单线态氧直接或间接通过其他活性氧的产生触发细胞凋亡和细胞死亡。活化的Photofrin还会导致小血管形成血栓进而随后导致组织缺血性坏死。光动力疗法亦有可能诱导肿瘤特异性细胞毒性免疫反应。

支气管镜下PDT治疗过程持续数天。首先，在3～5min内以2mg/kg的剂量静脉注射Photofrin。大约48h后肿瘤细胞会达到摄取高峰，此时安排支气管镜下治疗效果最佳。

PDT在支气管镜下进行，使用光纤以传递波长630nm的光，该波长光与Photofrin的相互作用最佳。光纤置于气道肿瘤附近或埋入气道肿瘤内。较大的肿瘤可能需要光照数次。通过调节光纤，可以根据肿瘤的位置在特定的时间间隔（通常不超过500s）内传递特定剂量的光。尽管FDA推荐支气管镜下PDT治疗使用剂量为200J/cm，但一般在肺叶病灶中使用较低剂量（100～200J/cm），在气管疾病中使用较高剂量（300J/cm）。肿瘤在将在接下来的48h内发生坏死，因此通常需要进行多次的支气管镜检查以清除失活的组织。同时可以进行第二次光照射，而无须重新注射光敏剂。

在经过仔细挑选的患者中应用PDT是安全有效的，但一些不足之处限制了其广泛应用。PDT在浅表腔内肿瘤和部分恶性梗阻病例的治疗效果已得到证实。与其他消融方式相比，PDT还可以提供更长时间的症状缓解。然而，PDT不适用于那些需要立即缓解气道症状的患者，因为治疗导致的组织肿胀实际上可能会使症状恶化，或在治疗后的最初48h内导致严重的气道阻塞。此外，PDT不适合那些无法或不愿意避免阳光照射的患者。由于Photofrin也会在皮肤中蓄积，因此患者若在治疗后的6周内暴露于阳光下，将会有严重皮肤损伤的风险。对于某些预期寿命有限的患者，此制约与他们的护理目标不一致。最后，PDT很昂贵。光敏剂的每次用量费用为数千美元。

五、混合和外源性疾病的治疗技术

单独的消融疗法不适用于涉及气管壁或完全位于气管外的疾病处理。这些处理措施可能会导致肿瘤生长、纤维化、瘘管形成、外在压迫以及结构完整性丧失，从而影响到气管支气管壁，并可导致气管穿孔或气道塌陷。支气管镜下治疗的目标是通过机械扩张和结构支撑来重新保持气道的通畅。

（一）气道扩张

支气管镜扩张术可用于治疗不适合外科手术重建气道的良性气道狭窄，或用于暂时缓解气道狭窄患者的症状，以争取时间确定最终的治疗方案。狭窄是气道损伤、炎症和纤维性瘢痕一系列过程循环往复所致的最终结果。该过程涉及气道壁本身，因此仅去除腔内瘢痕是无效的。扩张经常需要反复施行，直到扩张的气道稳定，或刺激性的病理因素消失为止。不同气道狭窄各具特点，据此可预测其扩张成功的可能性。作为预处理，近端气管的向心性狭窄可以先使用激光或电刀精确切开瘢痕的软骨部[11]。气管切开术后继发的非对称性狭窄通常相对难以扩张，因为扩张的力量会优先转移到顺应性更好的气管膜部而不是软骨部的纤维化节段。单纯气道扩张失败的危险因素包括狭窄长度大于1cm，扩张后无症状或症状改善间隔时间短、活动性炎症、软骨破坏或恶性肿瘤相关的狭窄。

扩张可以采用硬镜或软镜技术来完成。将不同直径的硬镜以螺旋推进的方式序贯通过狭窄部位，从而直接扩张狭窄节段。在硬镜下，也可采用探条扩张器并以类似方式穿过狭窄处进行扩张。

在软镜或硬镜下也可以安放球囊扩张器。市售的球囊扩张器具有不同的直径和长度。球囊应足够长，以越过狭窄节段并防止充气后打滑，同时要最大限度地减小损伤远端较小口径气道的风险。球囊直径不应明显超过气管直径。对紧致的狭窄进行扩张时，可能需要逐步增大所使用球囊的直径。尽管气囊扩张无须全身麻醉亦可进行，但由于操作时间长和不适感，深度镇静并喉罩通气通常是有帮助的。大多数球囊导管可直接通过2或更大的工作通道前进。在插入球囊之前，先用软镜抽吸生理盐水和空气以清理工作通道，这样当球囊穿过通道前进时，就不会因通道中有附着物而影响视野。当狭窄节段紧致的时候，或预计需要使用更大的球囊时，可将导丝穿过狭窄节段。然后回撤支气管镜，将导丝作为引导球囊的轨道更换球囊。在直视或荧光镜引导下，将球囊的中心置于狭窄处，然后根据生产厂家的建议充气至预定压力。如有必要，可以使用相同或更大的球囊反复进行充气扩张。扩张后，检查气道有无裂伤或出血，并清除远端气道中残留的分泌物。

理论上不同扩张技术之间存在差异。用硬镜直接扩张的时候，远端气道可以持续通气。相反，探条扩张和球囊扩张则会在一段时间内完全阻塞气道。与球囊扩张相比，按照直径大小逐渐序贯扩张可能会减少黏膜的损伤和炎症。但是，尚无研究直接比较不同的技术方法，因此选择何种扩张方式取决于医疗机构的偏好和患者个人的决定。

对经选择的患者而言，气道扩张是安全的，可及时缓解症状，但长期疗效有限。最常见的并发症是气道裂伤，不过通常是浅表性的，很少会气道全层破裂。几乎所有患者都可立即缓解症状，少数患者一次扩张后其症状即可获得持久的改善[12, 13]。需要多次扩张的患者更有可能需要其他疗法，例如置入支架或气道内消融。症状持续缓解的时间以及所需的辅助干预措施因基础疾病的不同而异。更好地早期发现那些需要联合多种治疗方案进行治疗的患者，可能有助于提高长期疗效。

（二）气道支架置入术

对于影响气道机械完整性的疾病，支架置入术是一种重要的主要或辅助疗法。软化性气道塌陷以及单纯的外压性气道塌陷均可采用支架置入术进行治疗。支架是恶性肿瘤治疗方法的重要组成部分，这些肿瘤包括腔内腔外混合性肿瘤，或有可能短时间内复发的气道内肿瘤。当存在明确手术治疗禁忌证时，与软骨破坏相关的良性狭窄可以结合扩张术和支架置入术进行治疗。最后，覆膜支架可用于改善气管食管瘘或支气管胸膜瘘。

支架可大致分为硅酮支架，可膨式金属支架或混合支架（图 71–3，图 71–4）。硅酮支架是实性的圆筒，具有多种有助于防止移位的外表设计（双头螺栓，凸缘等）。硅酮支架外形多样，用途

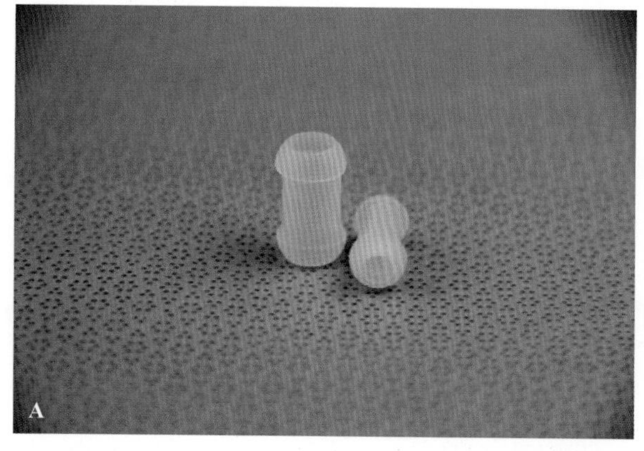

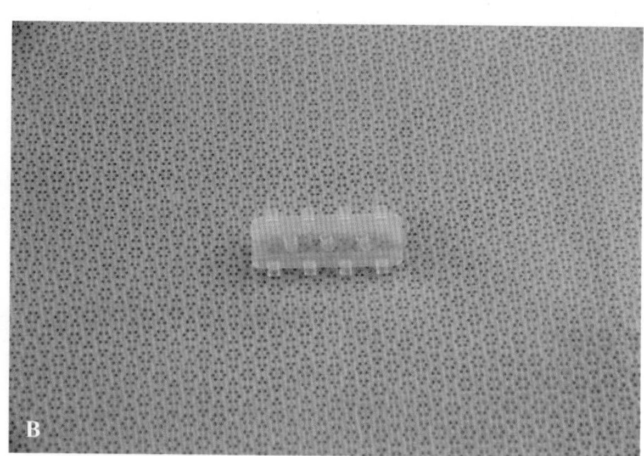

▲ 图 71–3 硅酮支架。不同外形及大小的硅酮支架

A. Hood 支架；B. DUMON 支架（引自 Cheng, Wood DE. Chapter 2: Airway stenting. In: Mathiesen DJ, Morse C, eds. *Master Techniques in Surgery: Thoracic Surgery: Lung Resections, Bronchoplasty*.Philadelphia, PA: Wolters Kluwer; 2014.）

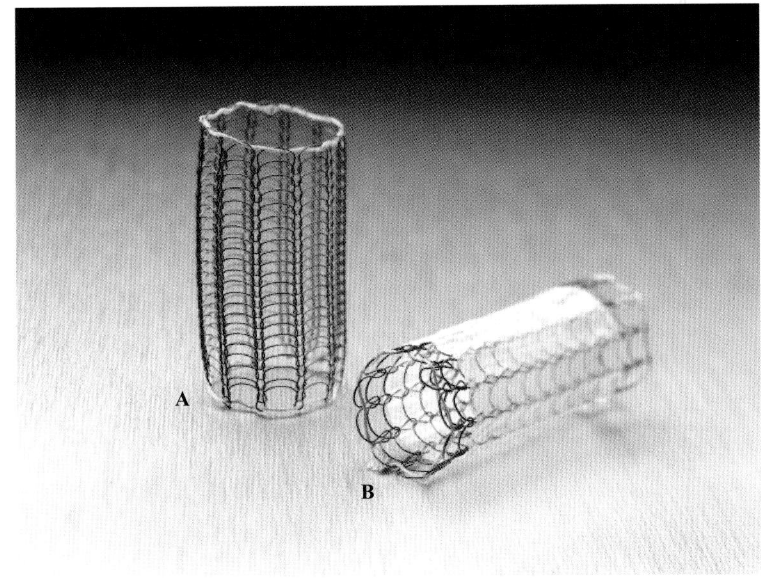

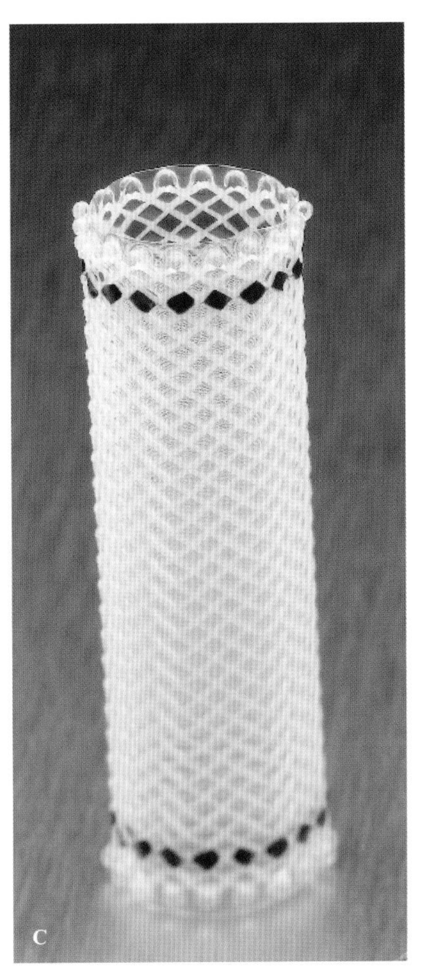

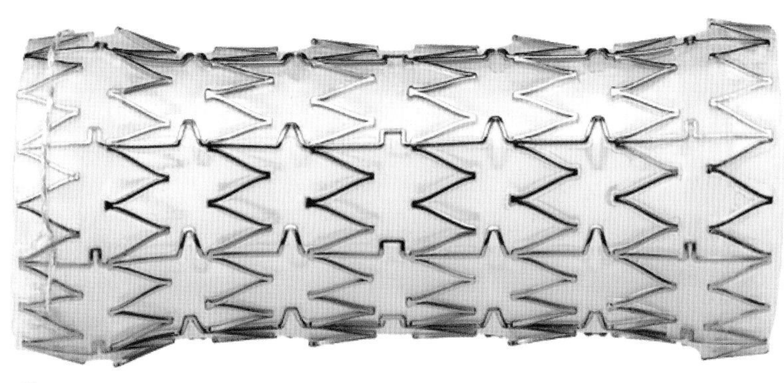

▲ 图 71-4 可膨式支架

A. 可膨式支架可以是裸支架；B. 部分覆膜；C 和 D. 或完全覆膜，覆膜程度可影响支架的组织内生率，从而影响支架移位，以及支架调整或支架取出（引自 Cheng, Wood DE. Chapter2:Airway stenting. In: Mathiesen DJ, Morse C, eds. Master Techniques in Surgery:Thoracic Surgery: Lung Resections, Bronchoplasty. Philadelphia, PA:Wolters Kluwer; 2014.）

各异。直筒支架用于气管和主支气管。Y 型支架用于治疗气管隆嵴病变。T 型管支架则用于治疗声门下狭窄，其侧管从气管切开处拉出，从而防止恶性病变或肉芽组织向内生长。硅酮支架重新放置或移除相对容易，但也就更容易移位。它们还会损害具黏膜纤毛的痰液清除作用，并导致大量分泌物潴留。硅酮支架需要在支气管硬镜下才能放置。相反，可膨式金属支架能在软镜和荧光镜下放置。这些支架可以是自膨胀式的，也可以通过球囊而膨胀释放，从而匹配不规则的气管支气管解剖结构。金属裸支架会嵌入组织中，几乎不会移位，能保持黏膜纤毛的痰液清除功能，并且不会阻塞段支气管。但是，它们通常不可能再取出，并且经常因组织向支架内生长而导致后续的支架阻塞。可膨式金属裸支架很大程度上已经弃用，其在良性疾病中禁止使用，仅限用于罹患恶性狭窄的终末期患者。部分覆膜金属支架可防止肿瘤通过支架间隙向内生长，但在其近端和远端组织可向内生长从而将支架固定住。最后，混合支架兼具上述两种支架的特性。Polyflex 气道支架（Boston Scientific，Marlborough，MA）是一种自膨式塑料支架。Aero 支架（Merit Medical Endotek，South Jordan，UT）由镍钛合金的骨架与聚氨酯的全覆膜组成。动态（Y）支架（Boston

Scientific，Marlborough，MA）是一种带有金属支撑增强固件的硅酮 Y 型支架，它模仿了气管软骨部和柔软的气管膜部。目前，支架置入术几乎都采用第三代和第四代支架。这些支架既像可膨式金属支架那样易于放置，又如硅酮支架那样能够调整、移除以及避免组织 / 肿瘤内生。

支架的选择取决于解剖结构，包括气管腔的直径和外形，以及病变沿气管支气管树的走行。金属支架和可膨式混合性支架适合复杂而不规则的恶性梗阻，而硅酮支架如果无法达到其自然伸展的形状，则可能会有部分结构折叠。当向较小直径气道置入支架时，混合支架可能更有优势，因为与实性硅酮支架相比其外形较小，从而对支架自身的管腔影响最小。病灶位于气道的解剖位置决定了是否采用直筒，Y 型或 T 型支架。这些复杂的几何形状降低了硅酮支架移位的概率。通常，支架置入术仅适用于大气道（气管、主支气管、中间支气管），因为叶支气管太短而无法充分固定支架，而段支气管又太细，如果放置支架则管腔无法获得可靠和持久的通畅。但中叶支气管是一个例外，其长度较长，如果最终无法实施外科手术，有可能适于置入支架。

选择支架最重要的决定因素是患者的基础疾病。良性疾病尽可能使用管状支架进行治疗，以便取出或调整支架位置。类似的，气道梗阻在最终实施手术治疗前，若先行内镜处理，最好使用管状支架保持效果。而治疗气管瘘时，则可以使用覆膜支架或管状支架。对于恶性肿瘤外压引起的大气道阻塞，由于金属支架的径向支撑力更佳，因此通常选用金属支架。传统上，金属裸支架仅用于缓解晚期恶性肿瘤患者症状，因为取出这些支架时发生支架断裂的可能性大，风险较高。

气道支架置入术开始之前需彻底吸干净气道分泌物并进行评估。应记录病变的位置和特点。先进行气道腔内组织清除和气道扩张等辅助操作。然后进行评估以确定支架的尺寸。通常在气管病变处置入支架，支架的近端和远端各超过病变约 1cm，以提高支架的稳定性。气道支架的大小通常应根据病变的长度而量度，以避免阻塞段支气管。支架的直径选择可利用支气管镜的直径作为参考，或使用市售的支架大小测定器来测算直径。如有必要，可将不透射线的标记物精确定位于胸部，并将 0.035 或 0.038 号的导丝推进越过病变，利用胸部标记物可对气道病变部位进行标记，从而便于荧光镜下置入支架。

可以按照支架厂家的使用说明，使用硬镜或软镜放置金属支架。支架系统中包含了各自专有的输送系统。一般来说，这些输送系统要么是一个支架扩张后可退出的鞘管，要么是一个球囊膨胀装置。因为这些系统可以通过导丝传送，所以并非绝对需要硬镜。释放支架后，还可以再行球囊扩张，以使支架与不规则的病灶相适应。

由于硅酮支架的体积大且无法完全压缩，因此其放置更具挑战性。通常可使用 3 种技术。首先，可使用市售的 DUMON 支架专用系统。该系统采用可伸缩导管和活塞装置，能够扩张、调整和释放支架。其次，可在硬镜下直接释放支架。此方法需要在硬镜外将支架安装在气管内导管或胸腔引流管上。整个装置通过声带并穿过病变位置，然后将气管导管固定好位置，同时缓慢退出支气管硬镜，从而保证在退出硬镜时支架不会移位。一旦硬镜与支架分离，即可将气管内导管和硬镜退出，然后再插入软镜，用抓钳调整支架至最终位置。或者也可以将润滑并折叠后的支架放在硬镜内，将硬镜顶端置于狭窄处的远端。在撤出硬镜的同时，用抓钳或小胸腔引流管将支架推至镜外并进入病变位置。该技术对于小于 14mm 的支架很有用。第三种也是最后一种技术是使用抓钳将折叠的支架直接放置在近端气管中。使用喉镜直接显露声门，将支架越过声带后小心置于气管。随后插入硬镜，用抓钳将支架展开并将其调整至适当位置。该技术对于放置直径＞ 14mm 或外形复杂的硅酮支架特别有用，因为支架太大则无法在支气管镜下放置。与 OTS（over-the-scope）技术相比，由于折叠式支架的外形小，因此对声带创伤可降至最小。

气道支架置入术是安全有效缓解大气道阻塞的方法。一项前瞻性单中心数据分析显示，该方法处理良性或恶性大气道阻塞，症状缓解率达到94%[14]。为维持效果，有41%的患者需要多次内镜下处理。

（三）近距离放射治疗

支气管内近距离放射治疗使用局部植入放射性粒子以缓解气道症状。经鼻置入软镜，然后将聚乙烯后装导管送达病灶部位。导管经支气管镜通道或沿支气管镜体前进。为了确保准确就位，必须清晰见到气道内的肿瘤，并且远端气道必须足够通畅，以使导管可向病变远处推进约2cm。通过支气管镜和荧光镜确认位置后，在鼻孔处将导管固定好。然后，将放射性粒子置入此后装导管，按规划进行放射治疗。治疗规划包括总剂量，分割剂量和放射野。在每个治疗过程中，放射性粒子（通常是^{192}Ir）被装入导管中并按预定时间长短进行治疗。支气管内近距离放疗通常采用10～12gy/hr的高剂量（HDR）方案，分割剂量为3～10gy，总剂量为5～40gy。每次治疗结束即拔除导管，患者可以离院返家。现在的HDR方案通常需要分割为2～4个治疗期，期间间隔为1～2周。

放射野内的组织暴露于放射性粒子的辐射下，导致DNA损伤进而引发肿瘤细胞凋亡，而健康细胞通常修复DNA损伤的能力更强，因此相对可以幸免。虽然放射野内的放射深度取决于多个因素，但通常为导管周围约1cm的范围。这种放射深度，加上不同的正常组织其放射穿透效应不同，使得近距离放射成为治疗腔外肿瘤浸润至气管壁时的合理方法。

对于不可手术的晚期气道肿瘤，气道内近距离放射治疗可能是一种有效缓解症状的方法。近距离放射疗法对控制咯血非常有效，对于减轻阻塞性症状如呼吸困难和肺炎也有一定的效果[15]。亦有病例报告采用近距离放射疗法成功减少了良性气道狭窄的肉芽组织复发[16]。

支气管内近距离放射治疗在概念中具有优势，但输送放射性粒子和治疗方面的限制使其黯然失色。首先，该治疗方法工作强度大。它需要多次疗程，每次都涉及支气管镜下导管放置、治疗规划制定和输送放射粒子。其次，治疗效果为逐渐出现，这意味着近距离放射治疗阻塞性气道肿瘤时最好与其他方法相结合，以快速改善患者症状。最后，近距离放射治疗也可导致少见但严重的并发症，包括大咯血和支气管瘘。最后，由于有效放射只限于距离导管和放射性粒子1～2cm内，因此如果气道肿瘤的腔外部分巨大，则近距离放射治疗无效。与其他姑息治疗方法相比近，距离放射治疗并无明显优势，因此不太可能成为治疗气道内恶性肿瘤的一线疗法。

第 72 章
气管的解剖和外科切除与重建技术
Surgical Anatomy of the Trachea and Techniques of Resection and Reconstruction

Pierre Delaere　Paul De Leyn　著
张　霓　译

本章是根据 Hermes C. Grillo，Douglas J. Mathisenand Moishe Liberman 所写文章修订、改编以及更新完成的。

良性和恶性病变所致的气管阻塞有相当高的发病率和死亡率。而气管插管和气管切开处插管造成的损伤是气管狭窄的一个主要原因。随着人工气道使用的增加，医源性的良性并发症变得越来越多。小的气管损伤可以在内镜下治疗，较大的气管损伤往往需要更积极的手术治疗来维持气道管腔的通畅。小于 5cm 的气管病变可以被切除后行端端吻合 [1]。更长的气管病损可以通过保守治疗，如放置气管支架的方式来维持气道通畅 [2]。气管缺损的管理是一个不断完善的领域。气管移植和气管再生技术可能会给气管部分切除后再次狭窄和长段气管受累的患者带来更好的治疗方案。

一、解剖

成年人的气管平均长 11.8cm（10～13cm），从环状软骨下缘到隆嵴上缘。通常包含了 18～22 个软骨环，大约每厘米有两个软骨环。成年男性的气管内径呈椭圆形，左右径大约 2.3cm，前后径大约 1.8cm。这些数据与个人的体型大致呈比例变动，女性气管内径较男性更小。

外科医生通常以甲状腺切除术的体位来显露气管。当颈部伸展时，气管一半在颈部一半在胸部；当颈部屈曲时，由于环状软骨降到了胸廓入口水平，气管几乎全部在纵隔内。在颈椎后凸的老年人中，这可能就是永久性位置。直立位侧面观察，可见气管紧邻食管和脊柱向后下方行走，上缘在环状软骨下缘的皮下位置，下缘至隆嵴。甲状腺峡部在前方第二气管环区域越过气管，甲状腺两叶紧靠气管，其主要血供来源于甲状腺下动脉。喉返神经位于气管食管沟内，左喉返神经需绕经主动脉弓上行，而右喉返神经需绕经右锁骨下动脉再上行，所以左喉返神经的行程更长。在靠近气管的位置，喉返神经环绕锁骨下动脉然后走行到凹槽内。喉返神经在环状软骨和甲状软骨之间进入喉部，恰好在甲状软骨下角的前方（图 72-1）。

气管前间隙通过颈部切口很容易观察到。无名静脉在气管的前方，离气管较远。无名动脉从主动脉弓发出，斜行经过气管中段到右侧颈部。儿童的无名动脉位置更高，可在颈根部触及。一些成年人的无名动脉异常偏高，当轻微伸展颈部时，其在颈根部与气管交叉。在隆嵴水平，左主支气管在主动脉弓下穿过，右主支气管在奇静脉弓下方走行。肺动脉紧邻隆嵴前方走行。在气管的两侧都覆盖有纤维脂肪组织，这些组织内含有淋巴结链。在隆嵴下方也存在着大量淋巴结。

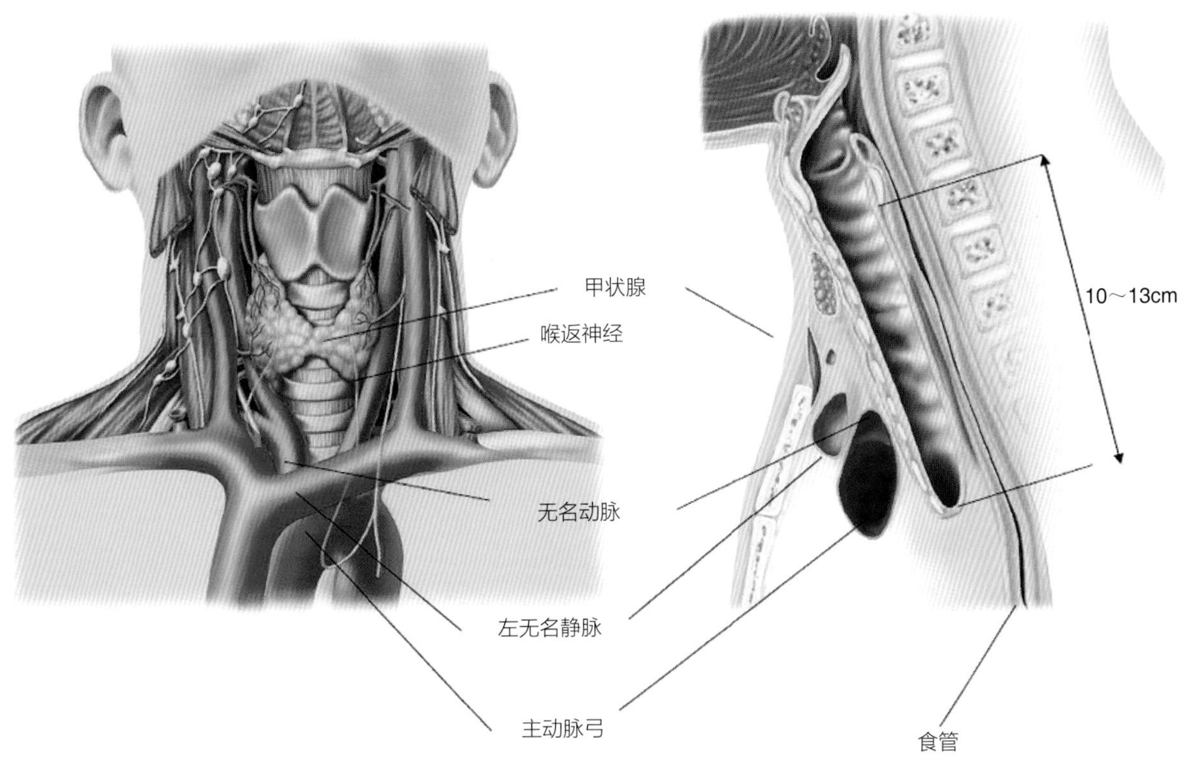

▲ 图 72-1 气管外形解剖

A. 前面观；B. 矢状观。成年人气管长 10～13cm，从环状软骨下缘到隆嵴

气管从颈部前方走行到后纵隔，且与大血管联系紧密，因此通过单个切口来显露完整的气管是非常困难的。Grillo[3] 强调在术前需明确气管病损的长度和类型，以制定手术计划。

软骨环加强了人类气管的横向牢固性，它们能延伸到气管周长的 2/3，软骨环的后壁是膜状结构。呼吸道黏膜紧密附着在气管软骨的内表面，正常状态下是纤毛柱状上皮。气管上皮的纤毛结构可以通过一种同步的波浪形模式向上清除被黏膜捕获的外来颗粒。在吸烟或有慢性咽喉刺激症状的人群里，纤毛结构可能被破坏，出现鳞状上皮化生。尽管如此，分泌物也可以通过咳嗽成功排出体外。此外，考虑到应用皮肤重建气管和管腔内支架的临床效果，尽管柱状上皮是非常重要的结构，但并非气管重建所必需的。

当咳嗽和痉挛时，气管肌肉膜状结构会明显收缩，同时软骨尖端向内回缩。软骨环的钙化多发生于老年人，局部创伤和手术也会导致软骨环钙化。正常的气管可以在疏松的纤维脂肪层内在颈部到纵隔之间滑动。

人类气管的血供是节段性的，与食管滋养血管大量共干。一般来说，气管上部的动脉多来自甲状腺下动脉的分支，下部的动脉多来自支气管动脉。动脉从气管侧面走行而来，其分支向前供应气管，向后供应食管（图 72-2）。Miura and Grillo[4] 证实了甲状腺下动脉供应气管上部，认为甲状腺下动脉通常有 3 个主要分支和一些细分支以及极细的附属血管，但这些血管是经常变异的，Salassa 及其同事[5] 也予以证实。支气管血管供应气管下部、隆嵴和主支气管。有时胸廓内动脉也会参与供应气管下段。因此手术时过多的游离气管使其与周围组织分离，容易破坏气管的血供。

二、内层黏膜创伤的愈合

（一）再生与二期愈合的对比

组织再生与气道黏膜瘢痕形成的程度取决于

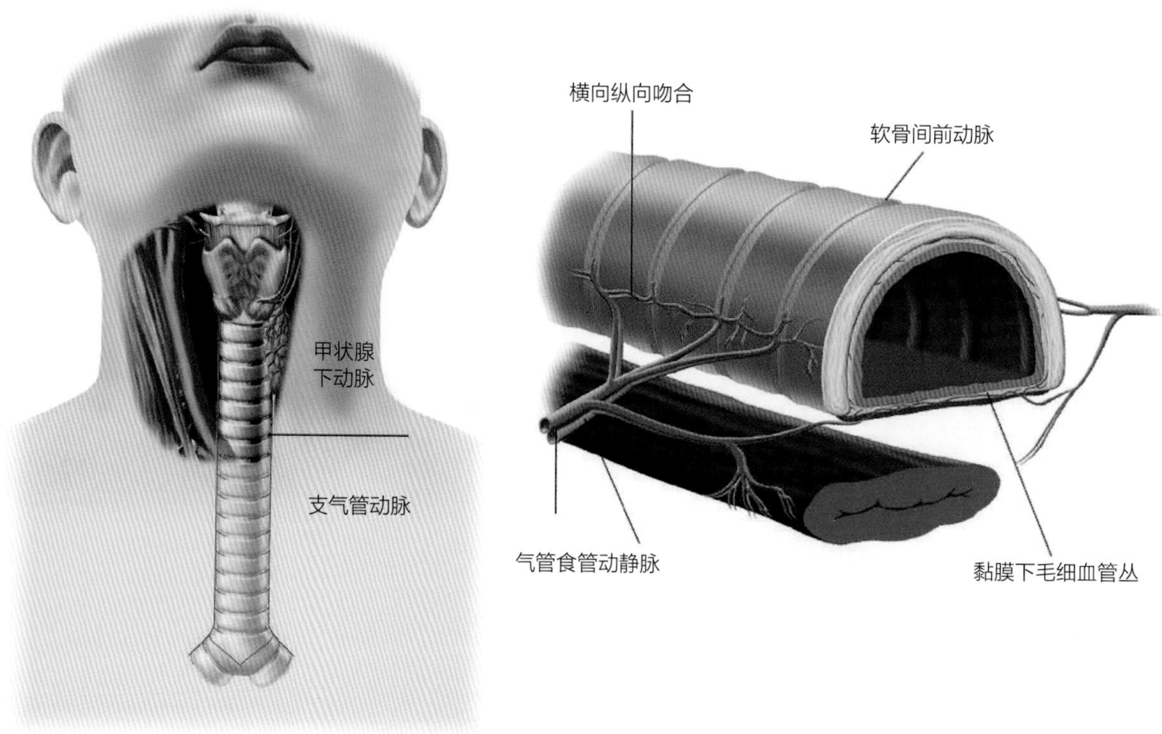

▲ 图 72-2　气管血供的示意图

气管内黏膜下血管的血管网络来自软骨间横动脉，软骨间横动脉来自外侧纵向血管联结

其遭受损伤的程度。浅表的上皮损伤可以通过表皮的再生来修复（图 72-3）[6]。一些组织有较高的增殖能力，比如气道上皮组织在正常状态下可以不断更新自己，只要上皮基底层的干细胞没有受损，受伤后可以完全再生。修复和再生过程通过以下机制完成，包括基底细胞分散和迁移，以及随后的上皮细胞增殖和分化。

（二）二期愈合

如果损伤比较严重，导致上皮和黏膜下层受损，气管愈合过程则不能仅依赖组织的再生完成。在这种条件下，主要的愈合过程是胶原蛋白的沉积，形成瘢痕。全层黏膜损伤的愈合模式阐述在图 72-4。

对于气管黏膜层完全缺失的治疗，未来应聚焦在促进黏膜的再生和减少瘢痕的形成上来。应用干细胞促进气管再生愈合的研究正在进行。目前再生医学的挑战在于完全上皮缺失时，如何克服黏膜和上皮层再生的障碍。然而，全层黏膜缺失的再生仍未实现。

三、气管重建的方法

从功能上来说，气管是一个通气的管道。基于这一认知，在涉及可手术的疾病时气管似乎是一个理想的可以被替代和重建的结构。然而从解剖结构上来讲，气管的一些特点导致其手术难度增加。这些特点包括不成对性、独特的结构硬度和长度、相对缺乏纵向弹性、邻近心脏大血管和血供的节段性。

（一）部分切除

1. 气管切除

(1) 概述：应用气管切除和吻合治疗气管狭窄是现在广泛接受的手术方法 [7, 8]，其良好的效果已被许多大规模的临床报道所证实。每个人在保证安全的情况下，可切除的气管长度是随着年

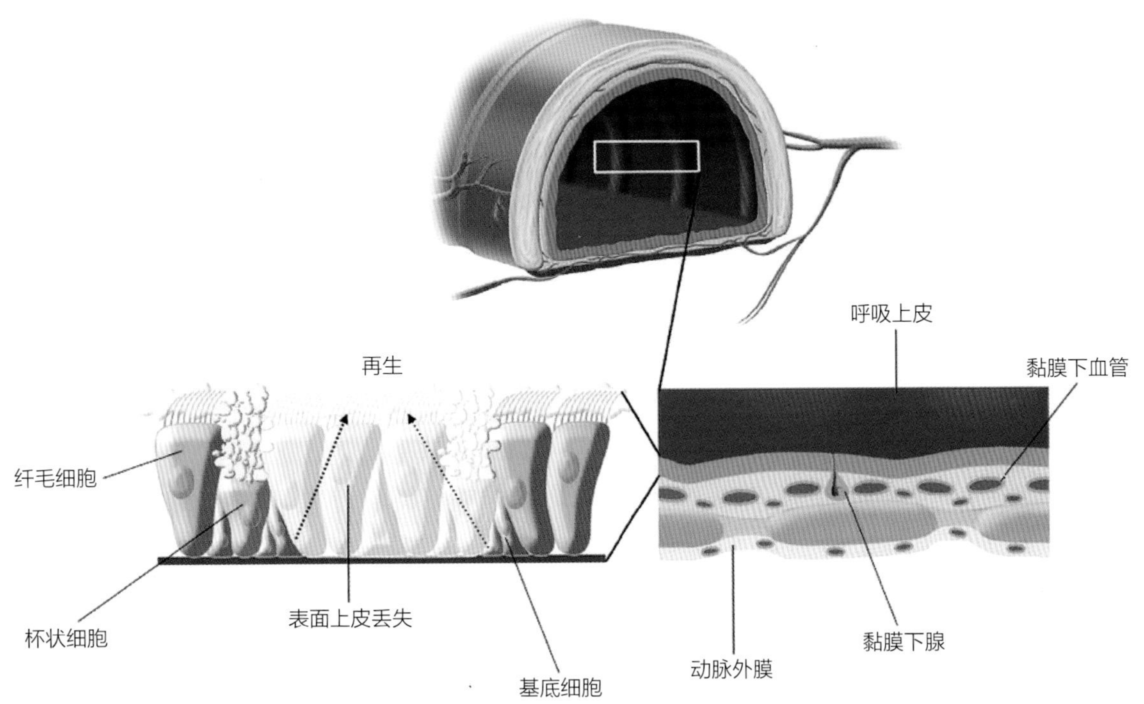

▲ 图 72-3　呼吸上皮的再生

黏膜层的基底膜支持假复层上皮，其是柱状上皮和纤毛上皮的表层，深层是椭圆和圆形的基底细胞。杯状细胞散布在上皮里分泌黏液，使气管表面润滑，并可捕获外来颗粒如灰尘和细菌。杯状细胞在气管近端占比 20%～30%，随着气管向远端延伸，杯状细胞逐渐变少。黏膜下层由包含大血管、神经和黏膜腺的疏松网状结缔组织构成。腺导管穿过全层并在表面开口。表浅的上皮损伤可以通过再表皮再生来痊愈。有强增殖能力的组织可以持续自我更新，并能够在基底膜上层受伤后通过基底细胞的增殖和分化再生

龄、姿势、体质、病变类型以及之前的气管手术病史而变化的。除非被动体位的限制和固定的颈后凸使吻合口张力升高，否则 4cm 以内的气管切除范围基本是可以接受的。尽管还没有公认的最大切除长度限制，但超过气管长度一半的手术切除很少成功。

(2) 术前准备：术前准备是气管手术成功的第一步，因为首次手术是切除气管病变的最好机会。术前临床评估包括详细的病史和体格检查。既往的治疗（如气管切除术、气管造瘘术、气管支架术）可能会使问题变得更难被处理。肺功能检查可有效地评估阻塞程度，CT 扫描和三维重建技术可以显示狭窄的基本信息，比如狭窄长度、位置和声带是否受累。纤维支气管镜可能是术前准备的最重要的部分，它可提供气管黏膜、声带（麻痹、声带固定、声门狭窄）、声带距狭窄部位的距离、位置、长度和声门的基本信息，这些都是手术计划的重要部分。

(3) 麻醉和气道管理：在气管重建手术期间气道必须一直在全面的监控下，以保证不会发生低氧状态。患者在手术过程中最好能保留自主呼吸直到手术结束，这样在术后不再需要通气支持。体外循环已经用于气管外科，但这对于相对简单的切除手术来说并不是必需的。

麻醉应该缓慢地诱导，在气管已严重阻塞的患者中尤其如此。如果良性狭窄导致气管直径＜ 5mm 则需实施气管扩张，使气管导管通过狭窄段，以防在早期手术阶段 CO_2 积聚而导致的心律失常。如果已存在气管造口，麻醉诱导就变得相对简单。

对于严重气道狭窄患者，应采用吸入诱导麻醉以保持自主呼吸。如果气道高度阻塞，则可能

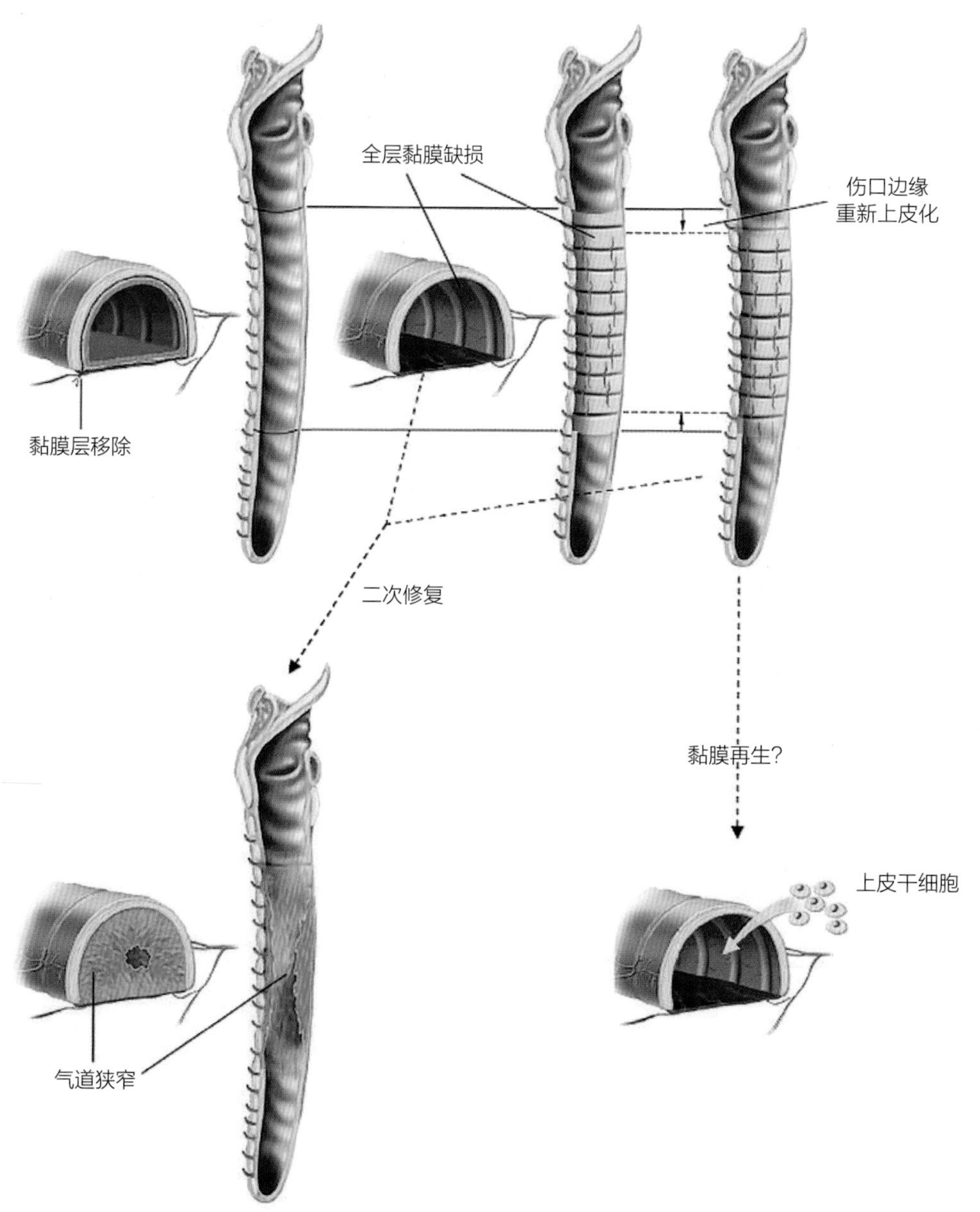

▲ 图 72-4 环状气管黏膜病损的愈合

全层黏膜的环状病损愈合模式展示如图。有颗粒组织形成，瘢痕收缩和伤缘的再上皮化（箭）。环状病损的中间裸露部分可以形成气道狭窄。吻合部位的愈合可以使数毫米的呼吸上皮长入伤缘，而其他地方的组织则裸露着。颗粒组织将长到裸露的区域上。现在通过有保留血管和软骨支持的表皮干细胞（黄色）来再生黏膜尚未实现

需要缓慢地吸入诱导麻醉，这项技术对于呼吸麻痹的患者是首选，可能需要紧急建立一个气道。对于不太严重的气道狭窄患者，可以使用全身静脉麻醉（TIVA）技术（只使用一种或多种静脉内试剂来全身麻醉），这使得气管切除重建后患者可以迅速苏醒和恢复自主呼吸。目标应该是使所有接受气管切除术的患者在手术结束时拔管。

对于狭窄非常严重，仅有非常小的气管内径的患者，使用硬支气管镜来扩张管腔是很好的方法，使其可放置合适直径的气管导管来解决手术中的通气问题。其他的方法如通过小导管高频喷射通气也是可行的。气管术后和保守治疗气管造口术后的患者越来越多，通过在远离病损位置放置气管导管这一简单的方法，患者的气道可以得

到有效的保护。总之，成功的气管手术需要有经验麻醉师和外科医生之间的相互合作。

(4) 手术技术：可在胸骨上切迹处做一个 2cm 的水平颈部切口（图 72–5）。对于胸部气管狭窄的患者，颈部切口入路是不够的，部分或完全正中劈胸是必需的。

从正中线切开颈部带状肌，缝合甲状腺峡部和两侧并保持其远离气管。插管暂时退到声门下水平，确切的狭窄部位可通过支气管镜容易地被找到。可视化的监控设备可使外科医生准确地把针插入到狭窄节段，然后用线在气管前壁做标记。

良性气管狭窄通常有致密瘢痕，手术中通常紧贴气管来避免喉返神经的损伤，特别是在环状软骨位置。避免分离和显露喉返神经，因为这会增加其受损的风险。尽早在病损下方游离气管可使气道管理更容易，并可快速地分开有瘢痕的气管节段和食管。

从气管的前后两面、近远两端分别开始手术操作，当麻醉师屈曲颈部后，通过牵拉缝线评估切除范围是否充足，或是需要更大的切除范围。

气管的血供几乎全部来自侧面的血液供应，因此侧支血管的游离必须限制在病损节段及其上下的 2～4 个软骨环，来避免手术后的缺血和继发的愈合问题。

在狭窄节段的中间横向切开气管。在气管被切开后，向外退出经口气管插管，同时插入一个无菌的、柔韧的、有外壳的气管内镜导管，跨过手术野到气道的远端。连接无菌导管至麻醉机使患者能够通气。然后从切开处向气管头尾两端逐步切割，直到到达稳定的气管环位置。如果气管断端的吻合有过大的张力，则通过逐步松解喉部

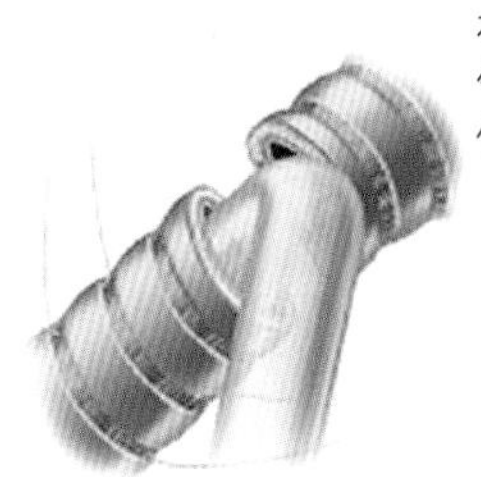

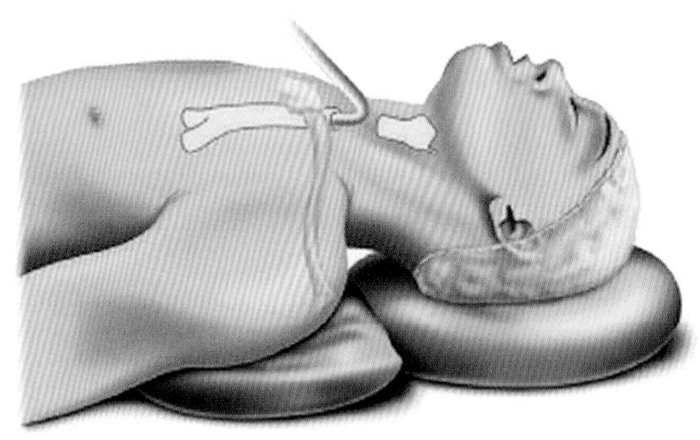

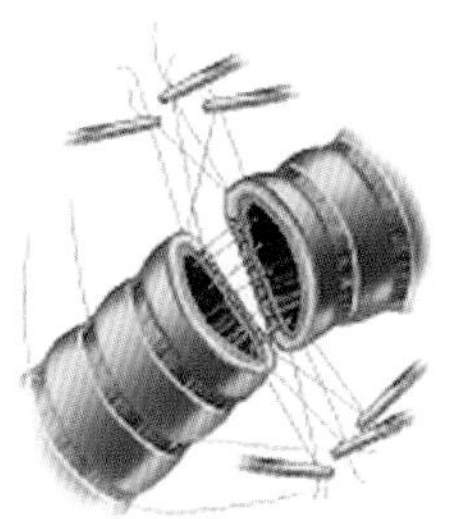

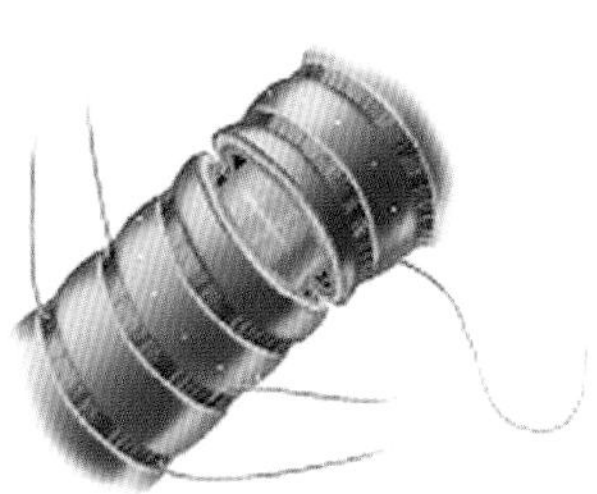

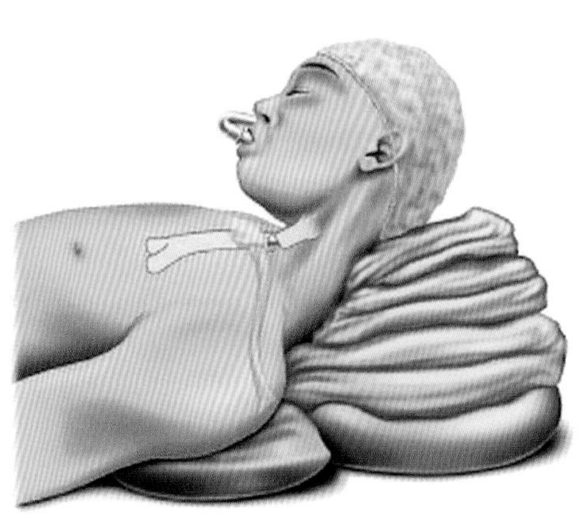

▲ 图 72–5 气管切除

和肺门来保证切除和吻合成功。

首先吻合气管后壁，将气管膜部从食管上游离出几毫米，方便用 3–0 Vicryl 针间断缝合并在气管外部打结。一些外科医生喜欢用连续缝合，因为可以得到更好的黏膜贴合[9]。接下来用 3–0 Vicryl 针间断缝合来完成侧面和前面的吻合。最后气管内导管进一步向远端伸进，拉紧吻合口缝线。

吻合完成后，把纤维蛋白胶（Tisseel）涂在缝合线上，然后放置 Penrose 引流装置。颈部屈曲可降低吻合口附近缝合线的张力，可将下颏缝合在颈部来保持颈部的屈曲状态。

(5) 结果：外科治疗气管狭窄是有效的，而且对于有经验的外科医生来说是较容易成功的。Wright et al.[10] 报道了最长随访时间的记录，吻合并发症仅有 9%，成功率高达 95%。

另一个有经验的团队报道了相似的成功率，死亡率低至 3%。这些记录明确了一些并发症的危险因素：比如切除长度超过 4cm、糖尿病、放疗术后、相关的喉气管重建。术后再狭窄是一个较难处理的并发症，多是由于吻合口张力过大造成的。

2. 环状软骨气管的切除

当上段气管的良性狭窄涉及声门下的喉部，一期切除是可行的[11]。环状软骨切除后气管与甲状软骨的吻合可以治疗声带活动正常的先天性声门下喉部的气管狭窄。切除声门下喉部的气管前部，使显露并保留后部的环状软骨板，以此来保护喉返神经（图 72–6）。上提远端的气管断端，来替代声门下喉部的气管前壁，同时用气管膜重新覆盖环状软骨板的后壁。这种方法通常能取得令人满意的效果[12, 13]。当修补成功时，通常不必在吻合口位置放置支架。

3. 滑动气管成形术

切除重建对于较短距离的先天性气管狭窄是有效的，但注意必须严格控制青少年的气管切除范围[14]。建议使用 5–0Vicryl 缝合吻合口。

长的先天性狭窄通常由完整的气管软骨环狭窄造成，可用滑动气管成形术治疗[15, 16]。从正中

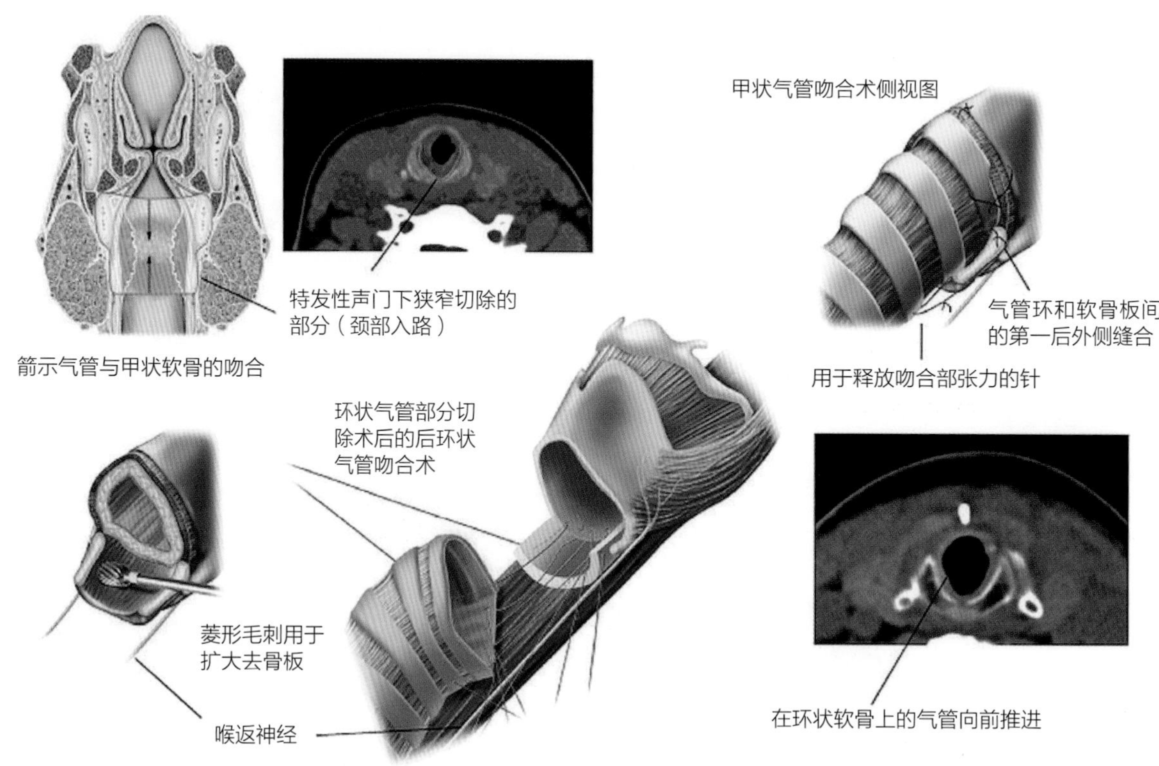

▲ 图 72–6　环状软骨气管切除

横向切开狭窄节段，狭窄上段从后面垂直切开，狭窄下段从前面垂直切开。修剪好棱角后，两端滑行到一起来吻合（图 72-7）。这样使气管周径翻倍，交叉切割的区域气管周径增加 4 倍，张力是可耐受的，并且血供充足。这种方法相比之前用软骨或心包膜修补的方法，有以下几个优点：①用气管来重建气管，可减少肉芽组织和坏死形成；②立即形成覆盖有上皮组织的管腔；③术后可以立刻拔除气管插管；④除非有肺动脉吊带畸形或其他心脏异常，否则不需要体外循环。Wright 和同事[14] 报道了此术式后气管可长期存活。滑动气管成形术不适用于后天性的长段气管狭窄。

（二）气管的组织重建

理想的用于气管重建的组织应该包含有活性的软骨并有与原本气管相似的呼吸系统黏膜覆盖，不幸的是在身体别处没有符合要求的组织。临床上用于重建的组织大都不符合上述要求，从而导致重建的结果有很大的不同。

1. 气管自体移植

气管节段的原位血管再生技术使得气管自体移植可用于在半喉切除术中气管的延长重建。气管自体移植是一个有效的气管重建的选择，但是对气管狭窄无效。

一段 4cm 的健康气管可以在血管原位形成后被自体移植到半喉部切除术部位。在自体移植之前，气管节段必须通过血管蒂再形成血管，来保证移植后的气管节段有血供（图 72-8）[17, 18]。最有利于血管再生的组织是前臂筋膜和皮下组织，这些组织移植到颈部后，其内的桡动静脉可与颈部血管相连接。而完全没有血管的气管移植体不可能再形成原位血管，因为呼吸、吞咽和咳嗽形成的剪切力妨碍了毛细血管的连接，最终将导致

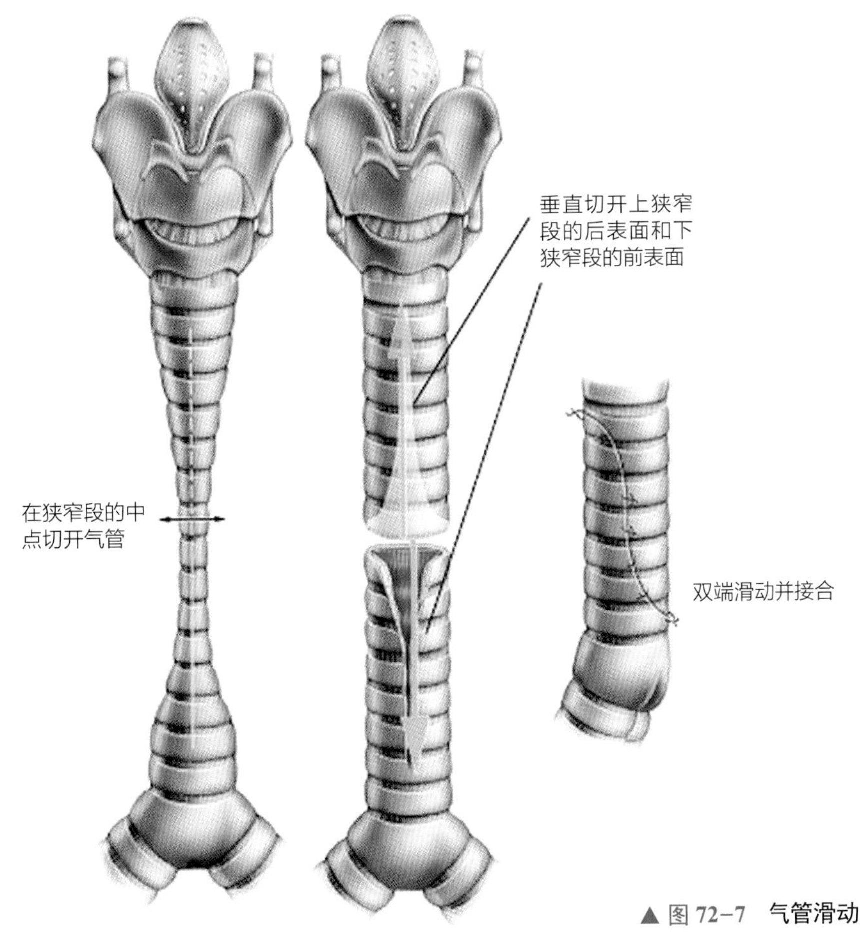

▲ 图 72-7　气管滑动成形

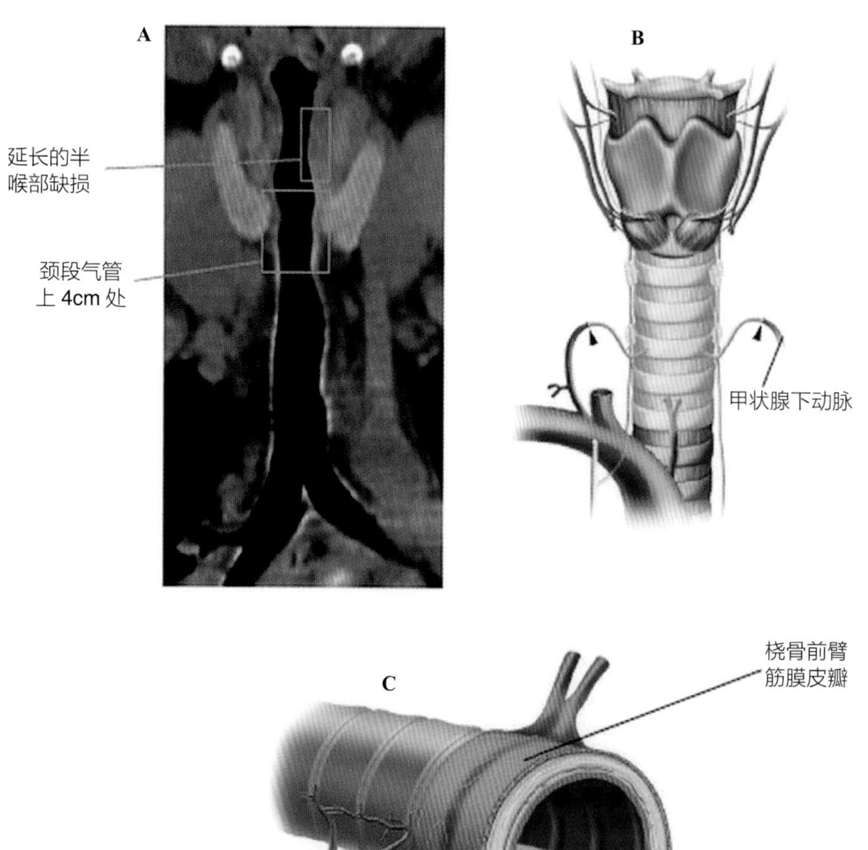

◀图 72-8　气管自体移植的原则。血管再生成后，颈段气管的上方 4cm 将重建成延长的半喉部缺损

A. 后部和气管的冠状面 CT 扫描显示颈段气管 4cm 延长的半喉部病损的修复；B. 甲状腺全切术后阻断外源性血供，保留外源性血供的颈段气管；C. 前臂桡侧筋膜皮瓣围绕颈段气管 4cm 长的一段为使血管再生成

气管节段的坏死。如图 72-9 示，原位血管再形成仅可发生在外源性血供破坏但内源血供被保留的气管节段。这类气管的内源性黏膜血供可以提供充足的血液。例如甲状腺全切术后，尽管甲状腺下动脉被完全切断了，颈部气管仍可通过内源性黏膜血供维持生命力。

在原位血管再生的数周后，筋膜覆盖的气管节段可以移植到半喉部病损位置的血管蒂上。其余的气管可以缝到重建的喉部来继续修复气管。报道显示气管自体移植可防止部分单侧肿瘤病例的喉部全切 [19-21]。这种气管移植技术根据病损的范围，可以造成程度不等的凸起（图 72-10）。

对我们来说，气管自体移植同样也是气管同种异体移植研究的指引。

2. 内膜上皮的重建

内膜修复最好的材料是有膜结构的气管，与其效果相当的是黏膜覆盖的桡骨膜筋膜瓣（图 72-11）。这种材料的优点是修补组织具有内源血供和颊黏膜的覆盖，缺点是缺少软骨支持。

对于一些长段气管狭窄和气管节段切除术后再狭窄的病例，可以纵向切开狭窄段前壁，然后应用有黏膜覆盖的筋膜瓣修补前壁缺损，使管腔扩张 [22, 23]。这个重建可以用于修复保留自然气管形态的气管前壁缺损（图 72-12 和图 72-13）。最安全的方法是在移植筋膜瓣的十天前进行黏膜移植。

3. 软骨

肋软骨移植可用于不适合做节段切除的气管短段狭窄，最主要的优点是有移植软骨支持，缺点是缺少黏膜覆盖和内源性血供 [24]。无血管的肋软骨移植物是否可以愈合是难以预测的，需要充足的血供来防止其坏死。肋软骨移植物由第 6、7 或 8 肋获得（图 72-14）。在狭窄节段做正中竖直切口，置入硅酮支架并用 Vicryl 2-0 小心缝合。

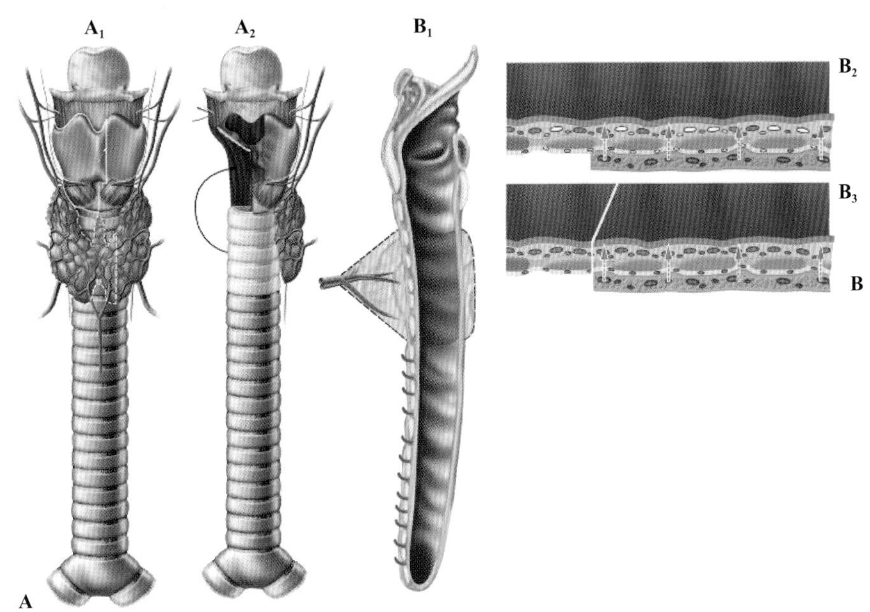

▲ 图 72-9 原位血管再生和气管自体移植

A. 可用气管自体移植重建的后部手术后的缺损范围。扩大的半喉切除术的缺损范围（A_1）。颈部气管最顶端的 4cm 可重建包括一半环状软骨的缺损重建（A_2）；B. 上段 4cm 的血管用带血管蒂的软组织瓣包裹，桡动脉血管与颈部血管吻合（B_1）。移植气管内保留的内源性血供组织气管组织的坏死（B_2）。几周后，充足的血管连接在软组织瓣和气管（红箭）之间形成，使得被包裹部分的气管内源性血供可以被切断（B_3，白线），从而保证独立节段的气管可以用自体移植的方法重建半喉部切除术后的缺损（A_2，黑箭）。只有包含气管软骨的气管才能用于自体移植，自体移植的气管血供来自于气管软骨间的韧带（红箭）

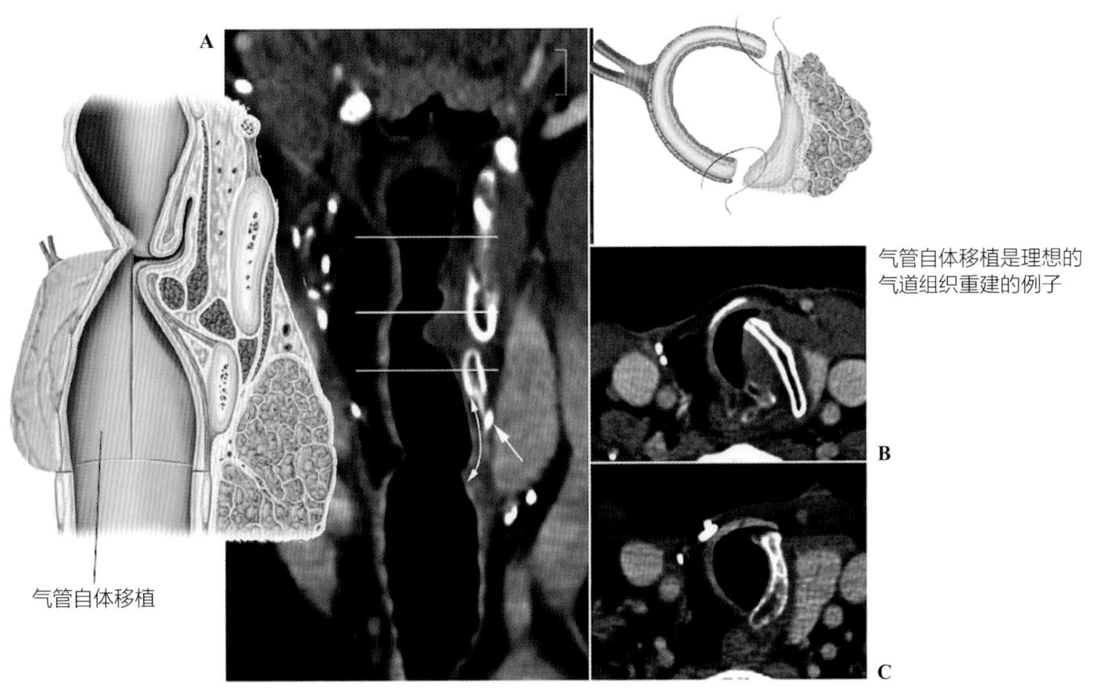

▲ 图 72-10 气管自体移植的图像

自体移植后重建喉部的冠状面（A）和轴位（B、C）扫描。气管自体移植因病损宽度造成了更多（在声门下水平，C）或更少（在声门水平，B）的凸起。这个简图阐述了怎样明确由修复组织提供的“合适的气道支撑”。双箭：靠着喉返神经的一段 1.5cm 长的颈部气管节段保持完整；箭：喉返神经到喉部的入口

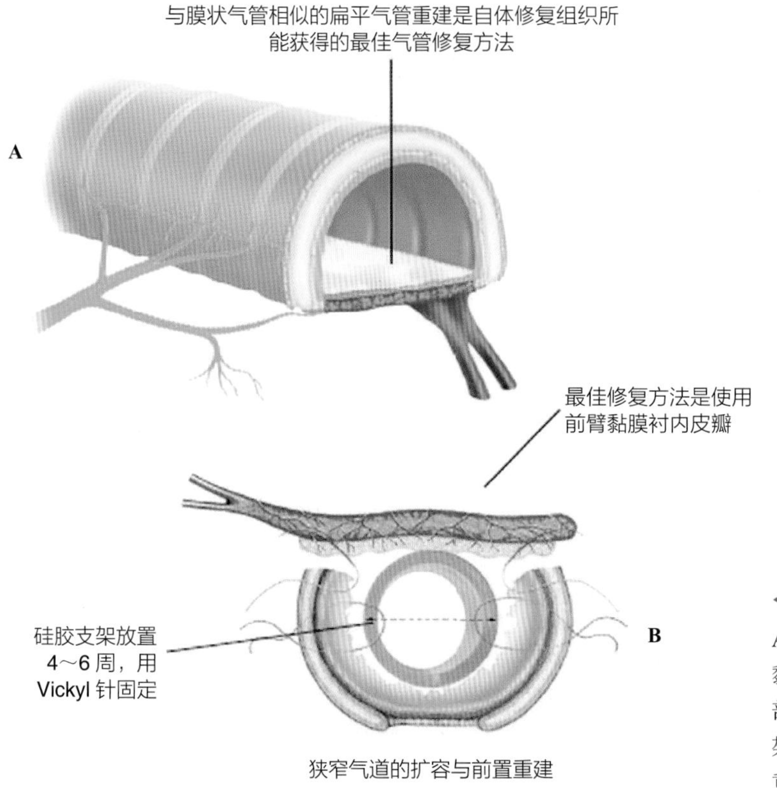

与膜状气管相似的扁平气管重建是自体修复组织所能获得的最佳气管修复方法
A
最佳修复方法是使用前臂黏膜衬内皮瓣
硅胶支架放置4～6周，用Vickyl针固定
B
狭窄气道的扩容与前置重建

◀图 72-11　上皮组织的重建

A. 应用非角质复层扁平上皮替代呼吸道黏膜上皮重建气管黏膜，其效果与气管膜部相当；B. 在扩张后的气管内放置硅酮支架，气管前壁的缺损可用黏膜覆盖的筋膜重建。支架在 5 周后通过硬质气管镜移除

将两个全层颊黏膜移植物（1.2～3.0cm）缝合在筋膜瓣上
3.0 cm
围心膜

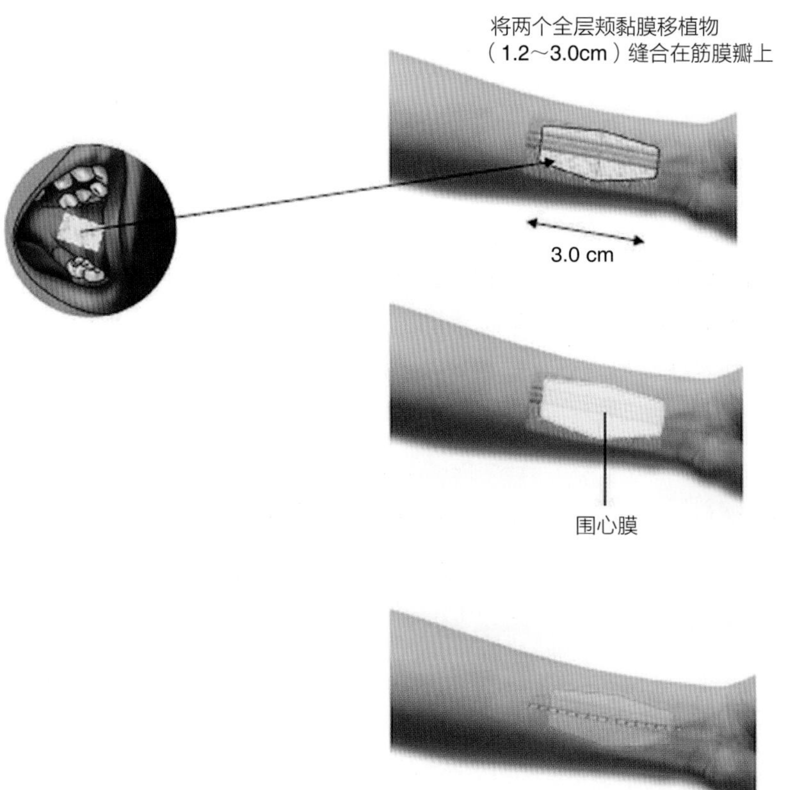

◀图 72-12　桡侧前臂筋膜的黏膜移植。通过以上处理后 10d 即可获得 1 ～ 2 片颊黏膜移植片。将一片 Gore-Tex 片放置于黏膜与皮肤之间以防止粘连

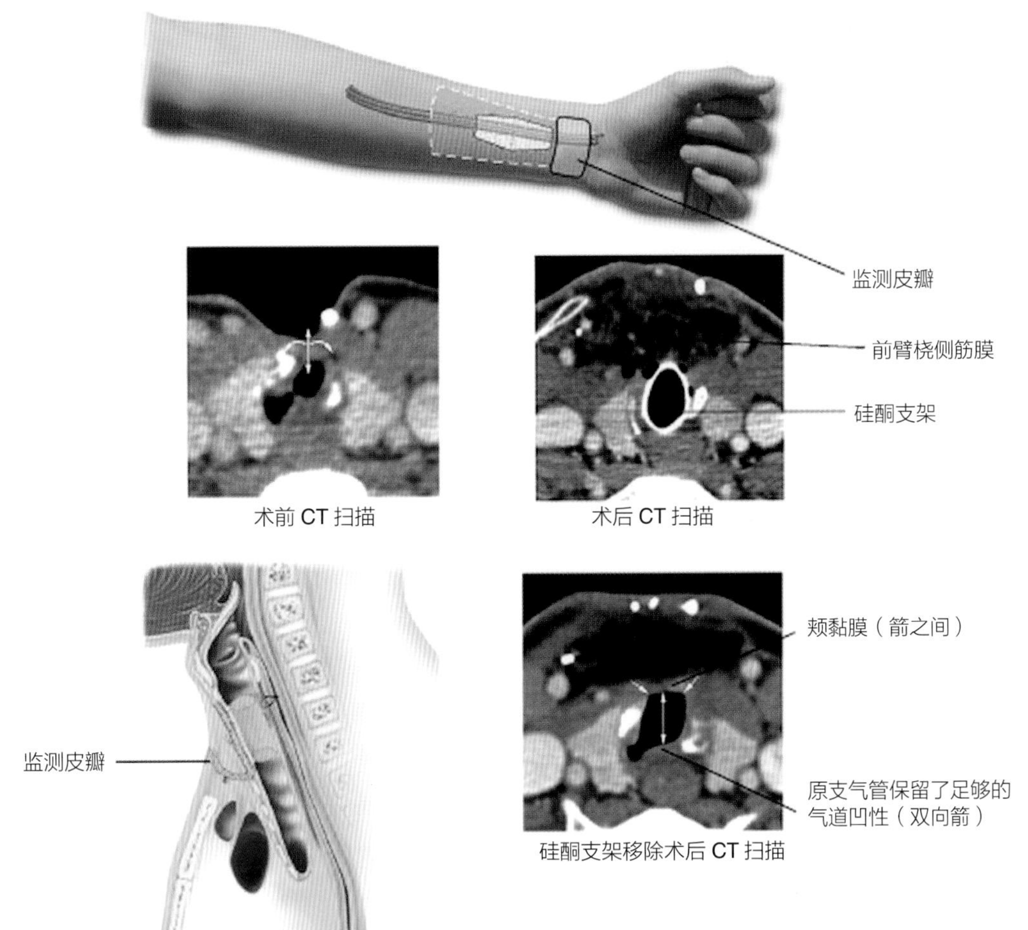

▲ 图 72-13　**用覆盖颊黏膜的前臂桡侧筋膜片修复气道**

节段切除后的吻合口处再狭窄（术前 CT 扫描）从前方（双箭）切开并延长（箭）。黏膜覆盖的前臂桡侧筋膜片缝在气道病损处。在 4～5 周内用硅酮支架来支撑重建的气道。支架用一或二针 Vicryl 线缝合（3.0 或 2.0）来防止移位。其可用硬支气管镜移除

合适的支架尺寸可使气道扩张至正常大小，使前部病损保持为移植物所需的尺寸。肋软骨被修剪成船状，移植物的软骨膜侧应该面向管腔，并用 3-0 Vicryl 缝合固定。移植物精确的植入可促进软骨周围软骨膜的再上皮化（图 72-15）。血供丰富的组织需要覆盖在软骨移植物上。如果可以的话，甲状腺侧叶可少量切除，甲状腺峡部因此可缝合到软骨移植物上，来供给重建所需的血供。硅酮支架可以在 5～6 周后通过直接喉镜移除。

（三）长段气管病损的即时修复

1. 假体气管修复

近年来，大部分用于气管替换的合成材料都在动物实验中进行了研究。这些研究表明用气管假体来替代气管壁是不可能的[25]。到目前为止几乎所有成功的假体手术都是在无菌的间充质组织观察到的，在呼吸道、胃肠道和泌尿道内并没有成功。气道的内表面属于外界，气道和假体之间的细菌污染妨碍其向内生长（图 72-16）。有血供组织（多数情况下是大网膜）来包裹假体可以延缓吻合口破裂的并发症。

2. 长段气管病损的姑息治疗

因为气管恶性肿瘤切除导致的长节段的气管病损是非常少见的。现在唯一可能立即重建这种病损的方法是通过插入硅酮支架来减少狭窄的长度。游离的筋膜皮瓣（侧边大腿皮瓣，前壁桡侧皮瓣）可暂时用来包裹硅酮支架（图 72-17）[26]。

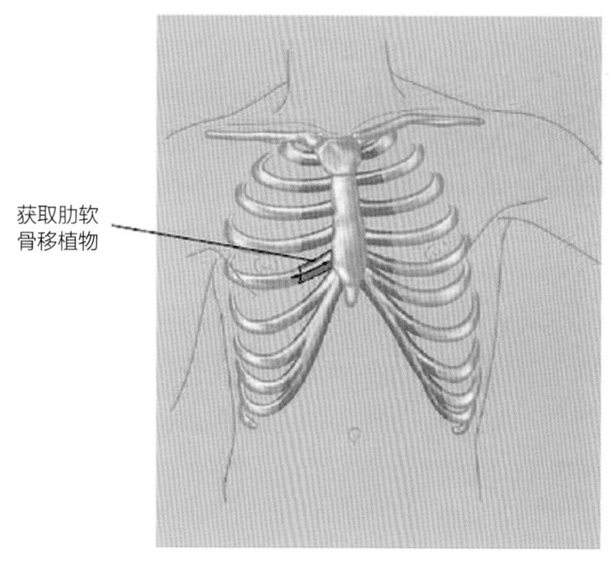

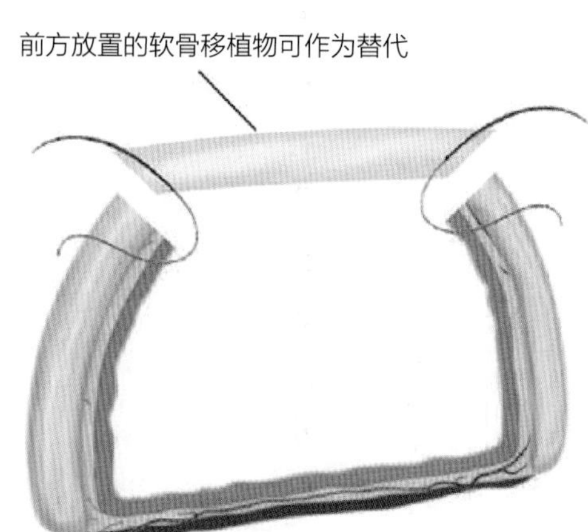

▲ 图 72-14　用软骨移植物来重建气管。肋软骨用于修补气道前部

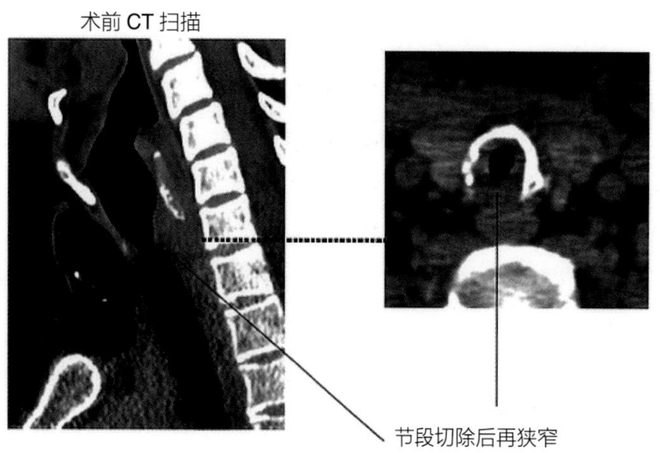

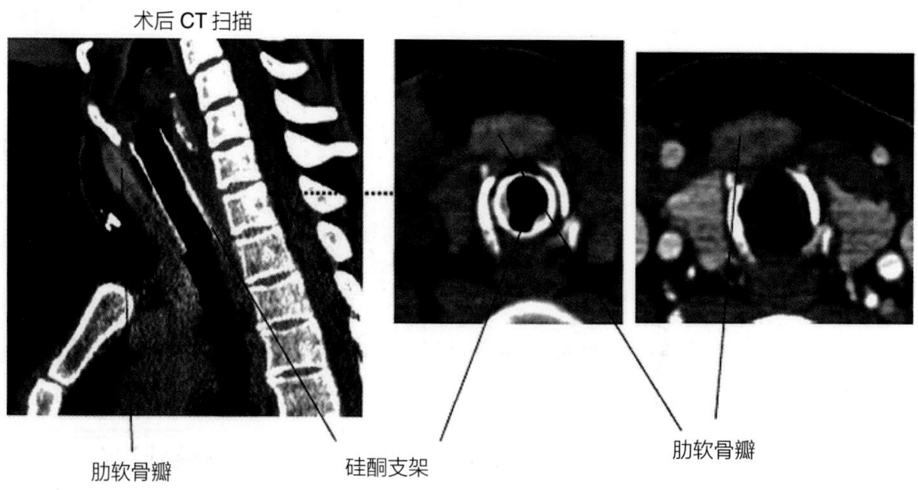

▲ 图 72-15　软骨移植物用于节段切除后的再狭窄，一根肋软骨移植物用于节段切除后的再狭窄。一根肋软骨移植物用来扩张气道

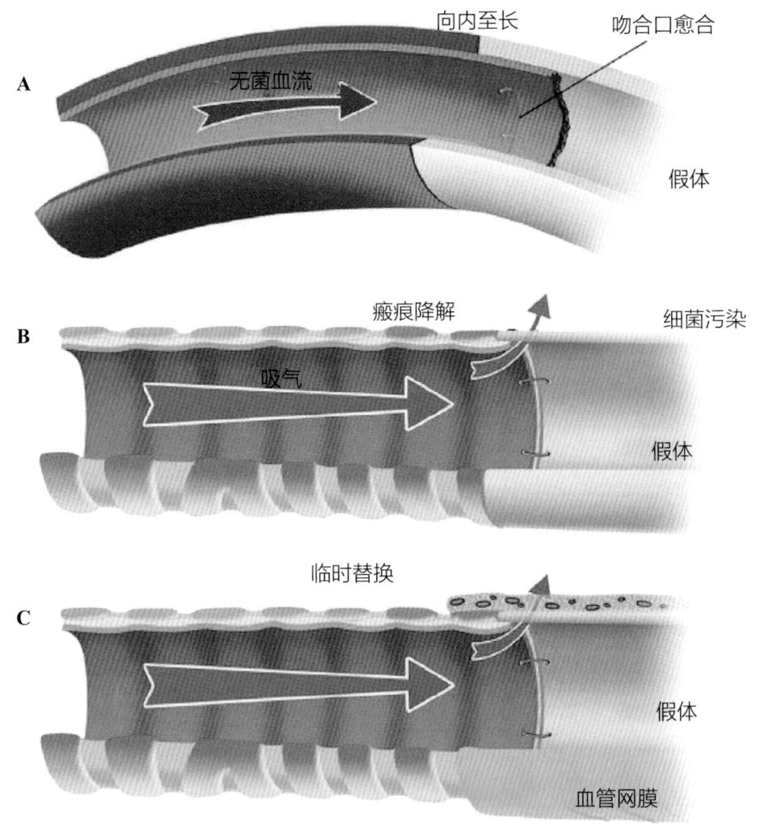

◀图 72-16　假体置换：气道和有血管的管道对比

A. 血管假体。移植物管腔内表面的上皮仅在吻合位置向内生长 1～2cm。这些内皮细胞由临近的天然的内皮细胞增殖而来，使吻合口愈合；B. 气道假体。在呼吸道，吸入空气会使吻合位置细菌感染和疤痕降解。呼吸上皮不能生长在气道假体吻合口上；C. 有气管的组织围绕气道假体。当围绕着血供丰富的组织（如大网膜）时气道假体可当作临时的气道支架。有血供组织围绕着假体可以暂时避免吻合口位置瘢痕降解的并发症

对于这种病例，气管同种异体移植可能是更好的治疗方案。

四、未来发展

（一）气管再生的尝试

自 2008 年来，气管被认为是第一个可通过干细胞人工制造的器官，并且组织工程气管已移植到数个患者身上 [27]。组织工程气管最初的设计是将骨髓细胞移植到去细胞化的气管 [28] 或人工合成的骨架上 [29]，将其当作可用于移植的气管重建材料。然而，令人失望的是即使再生气管立刻被移植到气道内，没有血供的气管也是无法存活的。切除位置的气管只有在血供被修复后才可存活，然而与其他器官和组织不同，气管血供的修复是非常困难的。

目前为止，组织工程技术还不能生成黏膜移植物，整个气管内的黏膜层再生还是不可能的（图 72-18），只有最浅层的上皮细胞可以在体外培养并形成薄层组织，因此黏膜再生的临床应用是非常有限的。

组织工程技术生产的气管被尝试移植于支架和包绕周围的富含血管组织的中间，但这样依然无法成功，多数用了人工合成或天然支架的患者在短期内死亡，少数患者通过支架多生存了几个月。合成支架可以临时修复气道，来避免急性并发症，这个技术可确保患者的气道暂时处于一个缓解期。支架必须用血供丰富的组织通常是网膜包绕，但是在短期或中期内，支架最终将导致气管缺损的边缘位置出现严重的并发症。任何类似组织工程技术生产的气管那样的组织移植到支架和包绕支架的富含血管组织的中间都几乎没有修复的效果（图 72-19）。

组织工程技术生产的无血管化的气管没有获得临床的成功，因此未来需要新的方法 [30]。

（二）气管同种异体移植

对不适合节段切除和自体组织修复的喉气管手术的缺损来说，气管移植可能是必需的。除了

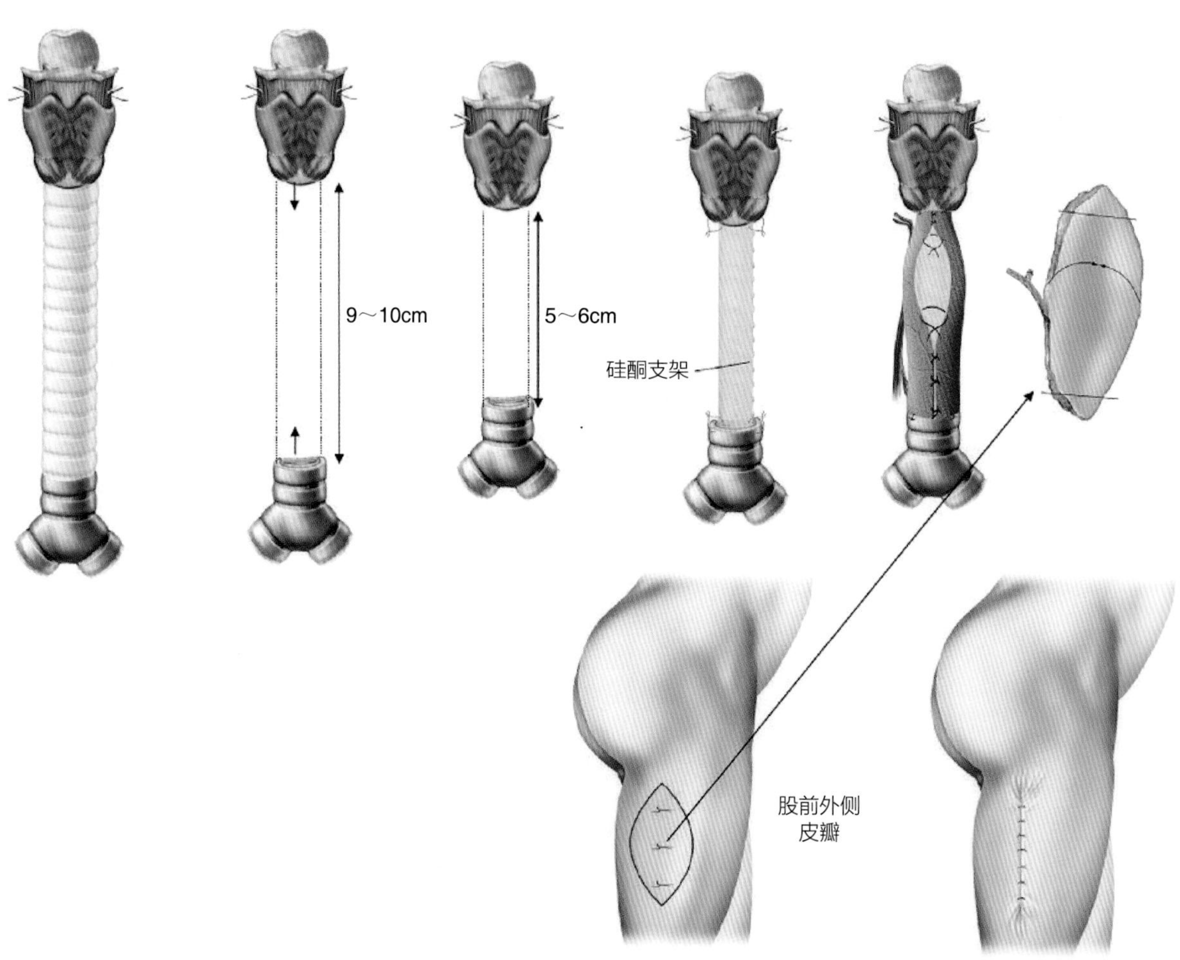

▲ 图 72-17　环状病损可通过放置硅酮支架来缩短（从 9 ～ 10cm 到 5 ～ 6cm），支架用游离的软组织薄片包绕（如前外侧大腿皮瓣）来延迟并发症

一些特殊的、文献记载不全的病例在没有恢复血供[31]或没有用免疫抑制药物[32]的情况下行气管移植以外，没有同种异体气管作为一个单独的移植物来进行移植的病例。处理免疫抑制和移植部位间的血管再生是非常重要的。第一个有活力的异体气管血管再生成是 2004 年 Klepetko 等[33]报道的，接受同一供体肺移植患者的气管移植体在网膜内血管再生成。虽然最终被移植的气管不能再被使用，但据记录它的生命力持续了至少 60d。

2010 年报道了第一例同种异体移植气管的血管再生成[34]。我们对气管异位移植的血管再生、原位移植和停用免疫抑制药的方法研究都是基于 7 例移植病例[35]。对于气管同种异体移植，我们认为“配型良好”意味着供体与受体血型相同（图 72-20）。

血管再生是气管移植成功的第一步。典型的动静脉血供包括数个小的气管食管的血管分支，但这些小血管无法直接确保气管移植的成功。现在可使移植气管血管再生的唯一可靠的办法是用一块带血管蒂的血供丰富的软组织来包绕游离的气管，使血管再生的气管接下来可以移植到气道病损部位。前臂位置包含桡动脉和静脉的筋膜和带蒂皮瓣被证实可帮助气管血管再生成[35]。为获得快速的气管外膜的血管再生成，供体气管和周围的受体血管床的完全固定非常重要（图 72-21）。

血管再生由来自筋膜瓣（受体血管）毛细血管芽的向外生长与气管节段外膜（供体血管）的结合而来（图 72-21）。与游离皮肤移植相比，气管黏膜移植有三个额外的困难：①软骨环和软骨

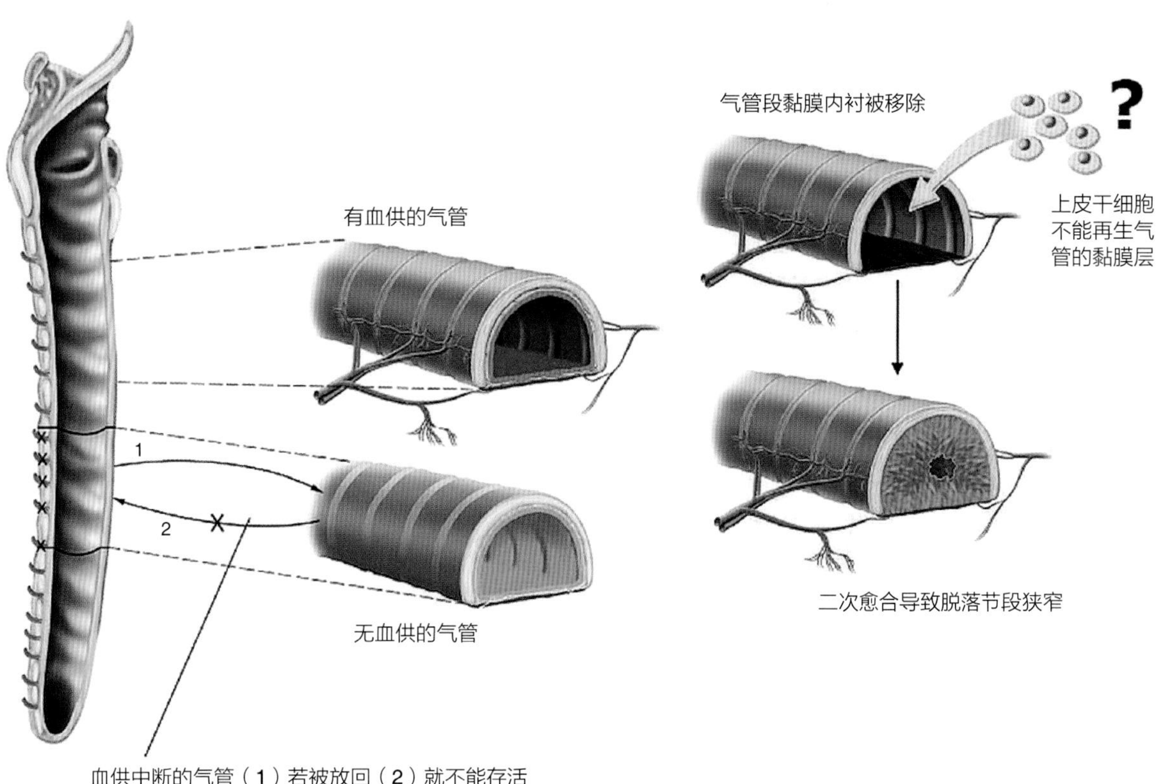

▲ 图 72-18　完整血供和黏膜覆盖对气管移植的重要性

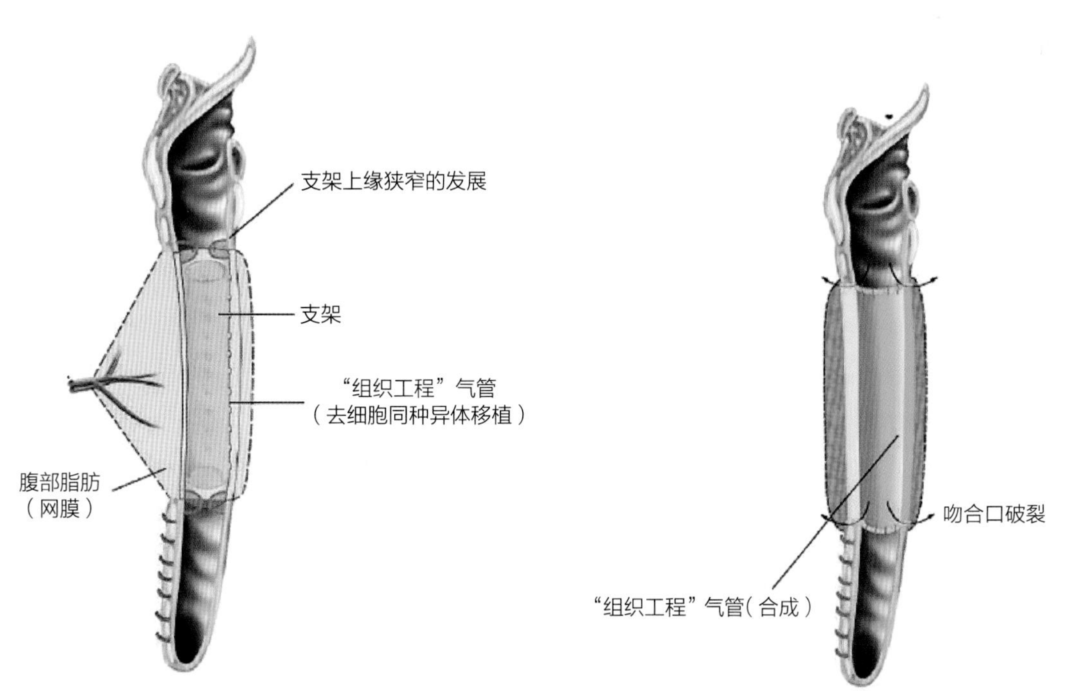

▲ 图 72-19　“工程”气管

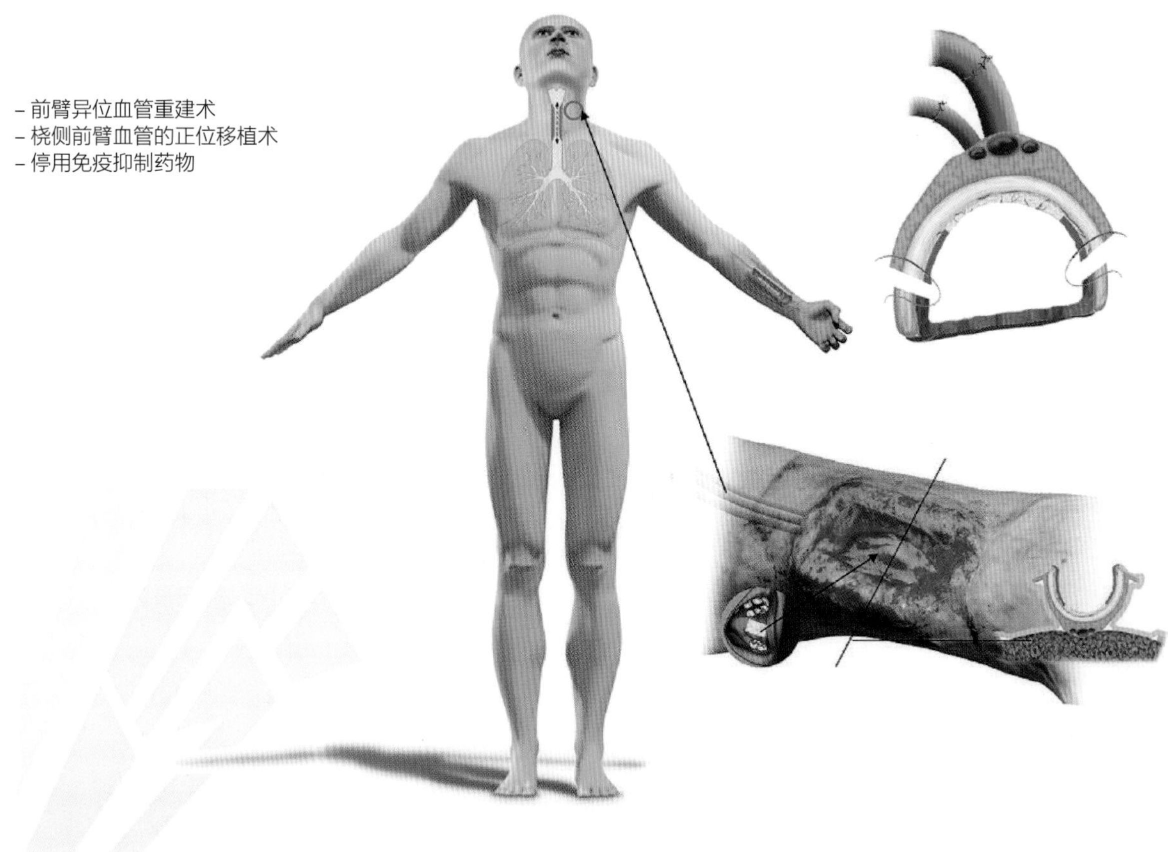

▲ 图 72-20　气管同种异体移植概述

图示为原位气管移植治疗长段气道狭窄。长段气管狭窄纵向切开（双箭）。在完全血运重建和黏膜再生完成后，以桡动脉血管蒂为蒂将同种气管移植物从前臂移植到气管缺损处。桡动脉血管被缝合到颈部血管，以促进血供重建。将软骨气管缝合于气道缺损处，以恢复气道腔的内凹性。血供重建后，可在移植的中间部位使用来受体的颊黏膜移植物，以便更安全地停用免疫抑制药物

间韧带可能阻碍气管软骨黏膜层的血管再生成；②软骨组织阻碍血管的向内生长；③无血管的气管节段黏膜层需要通过软骨内韧带重新血管化（图 72-21）。完全的血管再生和气管软骨的黏膜再生可在气管被移植后的 3 个月内完成。

气管同种异体移植是一个可以修复气道缺损的复合组织的移植，目标是提高生活质量，获益必须与长期使用免疫抑制药的不良反应相权衡。免疫抑制药物应该在免疫抑制相关并发症出现前停用。软骨组织可能因为其缺乏血供并且被周围基质保护，从而避免免疫排斥反应[34, 36, 37]。我们最初做的气管移植的患者，软骨间韧带成为天然血管向内生长的阻碍（图 72-22）。前臂植入气管的时候在软骨间做切口是非常重要的，软骨间韧带的切口可以促进血管再生成，确保受体血管向内生长到移植气管的黏膜下层。当在软骨韧带间规则地留切口时，短期内全部血管可再生成且黏膜可完全再生，这些切口使受体血管在停用免疫抑制药物后通过韧带屏障长入移植组织的黏膜下空间。

环状气道修复是切除恶性肿瘤后或气管发育不全所必需的。仅可在低度恶性的肿瘤切除同时进行气管移植，因为 3 个月的移植前免疫抑制时间很有可能造成肿瘤进展。肿瘤切除造成的环状缺损可通过包绕着血管组织的支架暂时地重建。因为不可避免的支架相关的并发症，这个重建肯定是暂时性的。对这些无瘤患者，气管移植可以考虑用作修复方案。

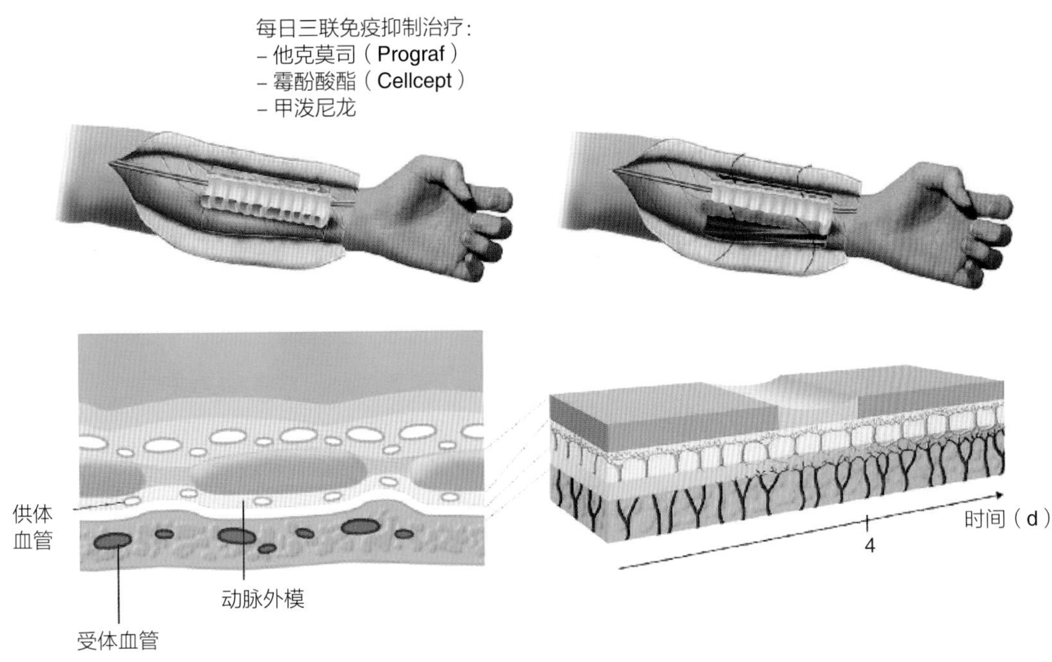

▲ 图 72-21 原位血管再生

图示给出了异位气管血运重建的最佳方法。前臂皮肤被切开并从组织中分离出来。去除膜部后，用前臂桡侧筋膜包裹气管，将前臂皮肤缝合于切开的气管上。血运重建可通过毛细血管从固有的带血管蒂组织中生长出来，与气管外膜的毛细血管结合来实现。这种结合在第 3 天就可以形成良好

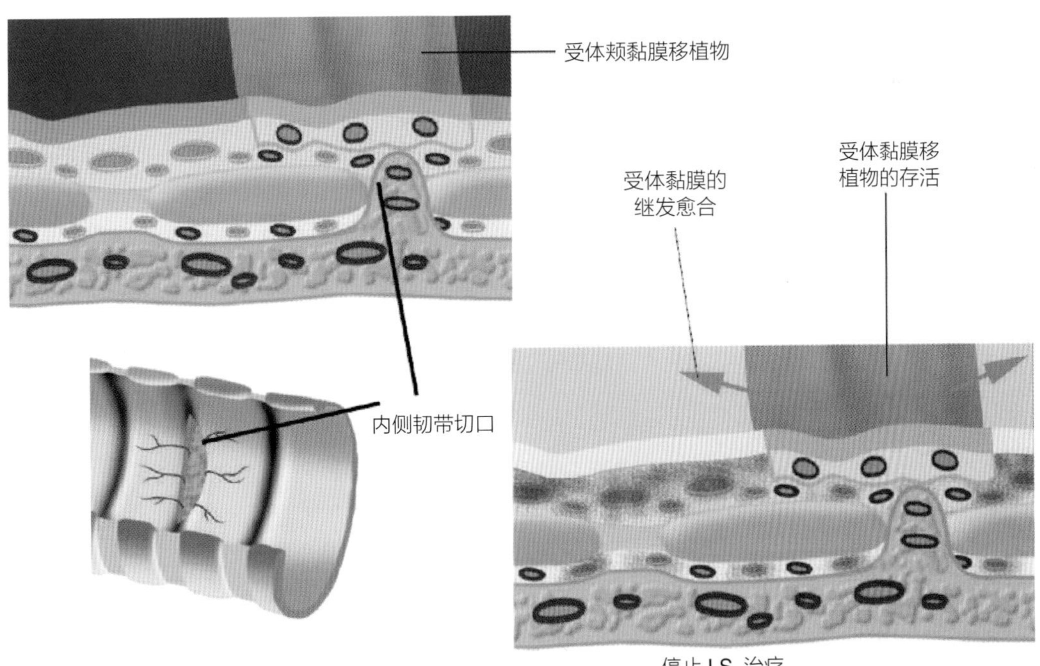

▲ 图 72-22 停用免疫抑制药物和软骨间韧带切口的重要性

免疫诱导淋巴细胞攻击微循环。炎症血管浸润导致供体血管（蓝色毛细血管）血栓和黏膜层的坏死。软骨间韧带被视为受体血管（紫色毛细血管）向内生长的阻碍，导致覆盖的黏膜坏死。全层黏膜可移植到移植物的中部，这些新生成的血管使受体移植物中部的黏膜在停用免疫抑制药物后继续存活

环状气管移植的最好方案可能是气管软骨的双侧移植（图 72–23 和图 72–24）。成年人长达 9cm 的环状气管移植可通过全长的气管和两侧主支气管来完成。

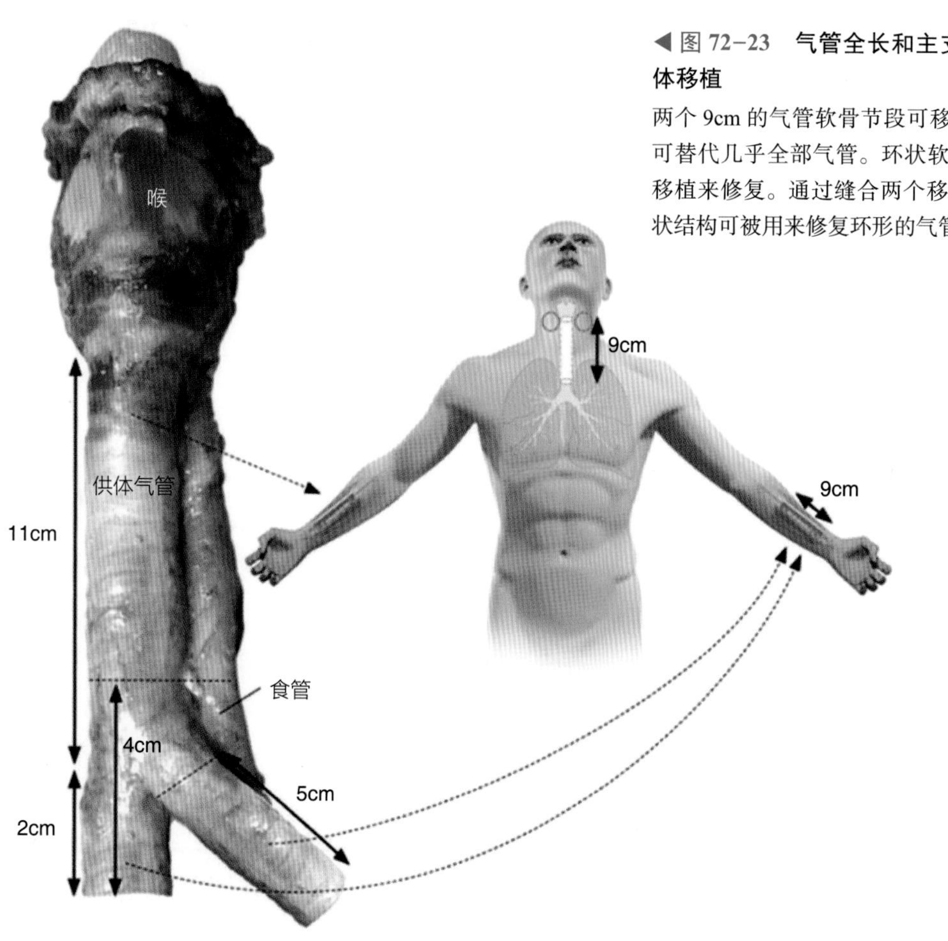

◀图 72–23 **气管全长和主支气管可以用作同种异体移植**

两个 9cm 的气管软骨节段可移植到两前臂。这些节段可替代几乎全部气管。环状软骨损伤用两侧气管软骨移植来修复。通过缝合两个移植物，一个 9cm 长的管状结构可被用来修复环形的气管缺损

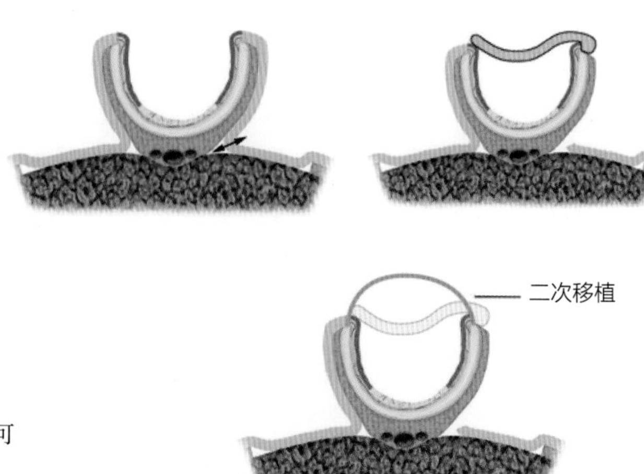

▶图 72–24 **首次移植来恢复后面和侧面的气道壁**

一部分前臂皮肤包含在前壁重建里。在第二次手术时，可用再次移植来替代前臂皮肤使气道管腔进一步扩大

第 73 章 气管非肿瘤性疾病的治疗

Management of Nonneoplastic Diseases of the Trachea

Jennifer L. Wilson　Sidhu P. Gangadharan　著

赵晋波　译

良性气管疾病通常由于感染、包括医源性损伤在内的创伤、外源性病变以及很多目前尚未完全了解的炎症原因所引起。

一、感染

（一）结核

气管结核是有症状的气道狭窄的一个少见的病因。超过 50% 的活动性肺结核患者可能有气管支气管内结核 [1]。在这些患者中，大部分的中心气道结核会进一步定位到支气管，而其中，16% 的患者会引起气道疾病。

尽管大多数的气管支气管内病变经过抗结核治疗后会完全愈合而不留任何慢性的后遗症，但是，超过 20% 的患者会出现严重的气道狭窄。这些可能需要外科手术或者气管镜下的治疗 [2]。气管镜下治疗依然是结核相关性气道狭窄治疗的基石，但是，顽固性病变依然需要手术干预。不幸的是，这些狭窄的长度或者多灶性使得外科手术的选择极具挑战性。支气管镜下的治疗通常需要多次扩张以及放置支架 [3]。对于需要使用覆膜或者非覆膜的自膨胀金属支架进行治疗需要特别注意 [4]，这是因为如果将其放置超过较长的时间，其会促进肉芽的形成，从而导致气道的阻塞及进一步的狭窄 [5]。

（二）组织胞浆菌病

组织胞浆菌病通常是在俄亥俄州和密西西比河区域的具有免疫缺陷的宿主，由于吸入感染的鸟排泄物而引起的一种真菌感染。这种疾病通常和其他几种引起气道狭窄的良性疾病非常相似，包括结核、Wegener 肉芽肿病、麻风病、三期梅毒、放线菌病、肉瘤样病以及其他真菌性疾病，如芽生霉菌病 [6]。因此，通常需要进行组织培养，并进行 Grocott 六胺银染色来分辨不同的病因。荚膜组织孢浆菌病原体通常需要在手术切除而不是培养的标本上进行特殊染色才能确定。因此，在原本考虑可能是由于此来源的患者中，只有不到 50% 的患者最终能够确定病原体。理论上讲，持续的纤维化过程是一种对于感染产物，而不是对于活的病原菌的反应。因此，诊断通常是推测性的，是建立在病理和放射学的发现，以及有暴露史和该疾病的临床表现基础上。

感染可以表现为多种症状，包括呼吸困难、咯血、阻塞后肺炎以及上腔静脉梗阻。组织胞浆菌能够引起严重的纵隔纤维化，会累及远端气管、隆嵴及主支气管，抑或其主要引起右主支气管旁，尤其气管旁以及右侧气管旁区域或者中叶旁淋巴结的肿大。这种纤维化过程可能向中心蔓延至右肺动脉，甚至是心包内的肺动脉起始部。病变可能包括气道的压迫同时伴有内部肺纤维化。位于隆嵴部的严重的组织胞浆菌病会阻塞气道。在这种病变部位，会出现原本是一侧或者双侧主支气管的部位变为中间为干酪样坏死的纤维化囊。另外一种表现为隆嵴下或者隆嵴旁致密纤维化或者钙化的淋巴结，这些淋巴结可能侵犯甚至穿透气管、隆嵴或者支气管壁。叶支气管有时也会出现支气管结石。同时也可能出现继发性的感染和出血。近来，总体来说，支气管结石主要与组织胞浆菌病相关，而不是像之前与结核相关。Mathisen 和 Grillo 已经对这些临床表现进行了精确的描述 [7]。

（三）其他感染性疾病的进程

近年来，只有很少一部分患者由于儿童时期感染白喉，而在很多年后表现为气管狭窄或者喉气管狭窄。大多数患者在婴儿期或者在幼儿期由于治疗急性病的原因而接受了气管切开，因此，很难分辨迟发的狭窄是由于该病本身或者是由于治疗引起的。在经过仔细地外科手术规划后是有可能进行重建的。

鼻硬结病是一种由累及气道和鼻咽部的鼻硬结克雷伯菌引起的罕见疾病。大多数患者来自中东、墨西哥、美国中部以及从这些地区移民到其他国家的人。这种疾病可以表现为急性的气道阻塞，在这种情况下需要行紧急的气管切开术 [8]。

毛霉菌病是一种累及呼吸道的罕见，高致死性的机会感染性疾病，患者大部分处于免疫力低下状态（白血病、淋巴瘤、实体恶性肿瘤、既往器官移植、糖尿病）。据报道，孤立性肺毛霉菌病的住院死亡率为 65%。在 3 例关于毛霉菌侵及气管的报道中，均采取了积极的手术切除的治疗方式 [9-11]。

曲霉菌普遍存在于周围环境中，因此免疫力低下的患者容易感染曲霉菌。发生曲霉菌感染可表现为腐烂、过敏或侵袭性感染，累及气管可分别表现为阻塞性支气管曲霉菌病、支气管中心肉芽肿和气管支气管炎 [12]。

二、创伤后病变

（一）钝性创伤

钝性气道损伤的诊断和治疗常常被延误。在急性期，钝性气道损伤通常表现为单侧或双侧（气管破裂）气胸和（或）大量皮下气肿。如果损伤较大，行胸腔闭式引流的早期可能会导致氧合功能的下降。此外，气道损伤还可能表现为持续性漏气，这提示我们应行支气管镜检查以评估气道损伤的程度。对于伤口已经愈合的患者，后续可能出现难治性的损伤后瘢痕。长期而言，患者可表现为反复气胸、阻塞性肺实质萎陷、反复阻塞性肺炎、哮喘和（或）呼吸困难。

不管急性期还是延迟期的患者，支气管镜都是诊断的主要方式。因为右主支气管受其他纵隔结构的保护不如左主支气管，所以大多数气道损伤发生在右侧距隆凸 2cm 的范围内 [13]。如果延迟诊断，在确诊时，气管或支气管可能会缩小到只有很小的一个开口。对于大部分患者，如果缺口仍然可见且还有症状则需要手术干预。如果已经不再漏气且只能看到很小的缺口则可以暂时不用干预。然而，这部分患者需要密切随访，观察是否有损伤后狭窄形成，如果出现症状则需要手术切除。

当只损伤支气管时，要尽可能的保住远端肺。除非呼吸道发生严重感染，否则远端肺通常都是能保住的。Deslauriers 及其团队的研究证明了再移植肺的功能 [14]。肺功能的恢复与肺损伤的时间长短成反比。

在复杂性损伤中，如果患者处于稳定状态，则待炎症和（或）感染消退后再行手术治疗是最好的选择。例如，对于气管完全断开的患者通常先采取单纯气管切开，几个月后再进一步治疗。在必要时，首先行喉重建，稳定声门的直径。然后根据 Mathisen 和 Grillo [15] 描述的方法进行喉和气管的吻合。患者能够获得尽管不是很协调但是依然有效的声音。同时最初未修复的咽食管分离在此时可以一并进行重建。

颈部气管的钝性损伤可以表现为完全或部分横断。在发生胸部气道钝性损伤时要警惕与之相关的其他损伤。在一项纳入 51 例患者的研究中发现，颈部气管损伤伴有喉返神经、食管、喉部和颈椎损伤的频率很高[16]。

（二）吸入性烧伤

吸入性损伤的损伤因素包括热气、烟雾或化学毒素。吸入性损伤是烧伤后死亡的主要原因[17]。一旦急性炎症反应消退，患者的咽部或声门上喉部只有轻微的损伤。持续性损伤一般开始于声门下沿气道向下延伸，损伤强度逐渐降低。损伤的深度和气道损伤的长度可能与所遭受的损伤因素的剂量以及其损伤潜能有关。Gaissert、Lofgren 和 Grillo[65] 对 18 例因吸入性损伤所致气管狭窄患者的研究中发现，其中 14 例存在声门下狭窄，2 例存在主支气管狭窄。

在大多数情况下，损伤是不同程度的黏膜损伤和黏膜下损伤，气管环没有被破坏。因此尤其在早期的时候，不应试图切除损伤的部分。首先，损伤的部位常常开始于声门下并累及整个喉部，几乎不可能手术切除修复。其次，烧伤的气道对早期手术的反应很差，即使病变看起来很局限，就像身体其他部位烧伤的皮肤一样（即通过大量瘢痕的重建）。通过适当放置夹板、硅胶 T 形管和极大的耐心，随着时间的推移，这些患者中的大多数人通常都能获得稳定、开放的气道。如果需要切除，应该在气道损伤的急性反应完全消退后进行。

（三）气管切除的并发症

最大的系列研究表明气管切除术的总并发症发生率为 18%，吻合口并发症发生率为 9%[18]。吻合口并发症为裂开和再狭窄，两者的发生率基本一致，从技术上考虑主要是切除长度过长和切断的血供过多导致的。气管切除术后可能会出现吻合口张力过大，尤其是成人切除气管长度的 50% 以上，儿童切除气管长度的 30% 以上。由于隆嵴的复杂性，隆嵴的切除尤其危险。

吻合口再狭窄可采用内镜下扩张治疗。小的吻合口裂开可能一般通过使用抗生素、禁声和颈部弯曲进行治疗[19]。然而，对于狭窄或裂开的再手术，可能需要游离肌皮瓣对吻合口进行修补。在一些病例的治疗中放置人工材料是最好的选择，如气管切开管或 T 管。最近，有报道称使用高压氧治疗来处理小的吻合口裂开[20]。

长期服用高剂量类固醇的患者，进行广泛的气管切除手术风险尤其大。有气道辐射史的患者（一年或一年以上给予的剂量大于 4000cGy）可因纤维化和微血管损害而导致的吻合口并发症的高发生率。在这些案例中使用大网膜包埋可以加速吻合口的愈合[21]。

在气管切除重建术后缝合材料对肉芽组织形成的影响方面还存在一些争议。有报道称气管肿瘤袖状切除术后出现继发于手术材料的难治性气管内肉芽组织形成[22]。虽然笔者个人偏向于使用可吸收缝线，如 4–0 的编织线（聚乙醇酸）或单丝线（聚对二氧环己酮），但是，其他人也报道成功应用不可吸收的缝线，如聚丙烯。

气道狭窄也可能是放射治疗和激光损伤所致。近距离放射治疗导致了许多主支气管狭窄。激光对于气管的损伤难以评估，这是由于激光经常被用于原发病灶的治疗，并且可与气管切开术同时进行，以保护呼吸道。激光损伤可以通过手术切除和重建来处理，但辐射损伤要么是手术无法修复的，要么是只有在相当大的风险下才能修复的。

（四）气管插管后和气管切开后的气道损伤

正如 Grillo[23, 24]、Andrews 和 Pearson[25] 的研究所示，即使是在使用低压大容量气管内套囊的当代，插管也会引起一系列的气管损伤（图 73–1）。Lindholm[26] 的研究显示，仅在插管 48h 后，气管内插管就可能导致喉水平的损伤：声门水肿、声带肉芽肿；尤其是声门下喉内，可出现糜烂（尤其是在杓状突上方）、肉芽组织、息肉样阻塞和狭窄。最常见的病变是引起气道阻塞的病变，但对该病变的治疗最容易被忽视。因为一个患者可能有不止一个病变，而且由于这些病变的治疗是不同的，所以精确地了解病理状态对于治疗计划是必不可少的。

气管切开位置不当、气管导管插入过程中

后方膜部撕裂、导管套囊过度充气或多种因素综合作用最终导致气道狭窄，都可能对气道造成损伤。在后凸位置行高位的气管切开所导致的环状腐蚀和环甲膜穿刺术也会导致声门下损伤。狭窄可以发展为局限性，如 A 型畸形，或环状损伤，如套囊损伤（图 73-2）。

即使气管切开术位置合适，阻塞性肉芽肿也可能在气管切开术部位或未充气的气管导管末端形成，需要进行一系列的清创。拔管后，造口部位可能收缩，导致 A 型畸形，不易采取简单扩张治疗。图 73-3 描述了 A 型畸形在气管切除术前和术后的支气管镜表现。症状性气管软化可能是由于可能存在的感染或气管切开刺激导致气管软骨变薄所致。

气管套囊引起狭窄的病因基础是多种多样的，包括套囊导致的压力性坏死，橡胶管和塑

▲ 图 73-1 气管导管套囊相关炎性病变图

A. 造口的位置和传统气管套管的扭曲效应；B. 在相应的损伤部位发展的病变。在造口处，可能会出现前端狭窄（a）、肉芽肿（b）或两者同时出现。在套囊的位置（c）出现环状狭窄。在造口和狭窄之间，可能会导致不同程度的气管软化，导致功能性闭塞（d）。在导管末端受侵蚀的部位（e），可能会发生肉芽肿。造口和导管末端均可见无名动脉损伤和气管食管瘘

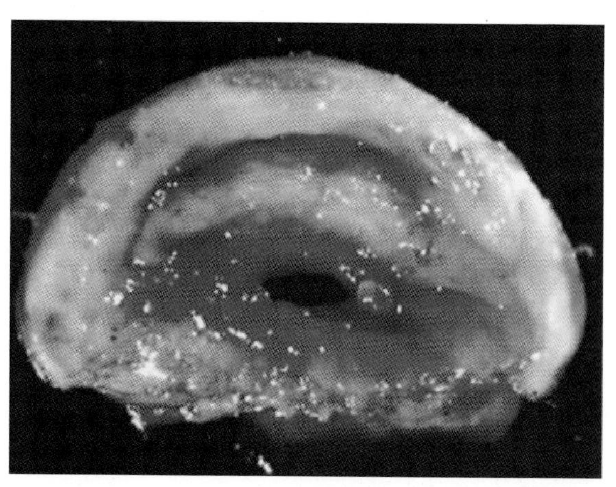

▲ 图 73-2 气管导管套囊位置大的环状狭窄

这个手术标本显示了狭窄的管腔在出现症状之前可能缩小到的程度

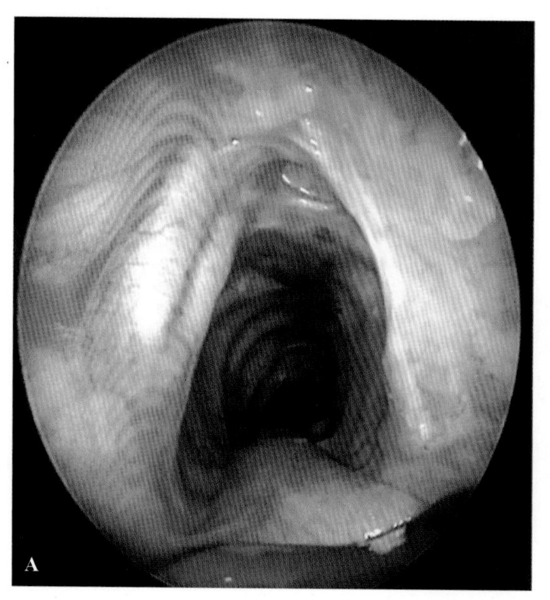

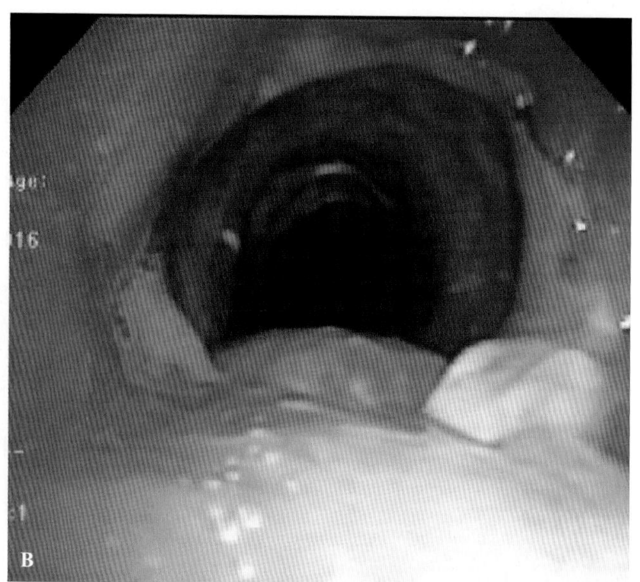

▲ 图 73-3 A 型畸形气管切除术前（A），术后（B）支气管镜表现

料套囊及导管的材料刺激性，气体灭菌、低血压和细菌感染产生的刺激性物质。在 Cooper 和 Grillo [27] 及 Florange [28] 团队对使用呼吸机和气管套囊的患者的尸检样本的研究（图 73-4），Andrews 和 Pearson [25] 关于类似患者的前瞻性研究，Cooper 和 Grillo [27, 29] 对气管套囊引起病变手术切除以及在控制条件下对这些病变的实验室复制的分析都表明压力性坏死是气管套囊引起狭窄主要原因。如果将标准套囊以在大约 25cm H_2O 的通气压力下提供密封，则套囊内压力会增加到 180～250mmHg。气管呈椭圆形，因此在密封的位置会变形。Grillo 等的研究表明如果患者的灌注压低于正常值，则更容易发生坏死。裸露的软骨坏死并最终脱落。气管壁全层损伤的修复只会导致瘢痕的形成。因为腐蚀是环状的，所以产生的狭窄也是环状的。进一步的侵蚀性损伤可能导致气管食管瘘的发生，或导致无名动脉的前方穿孔。

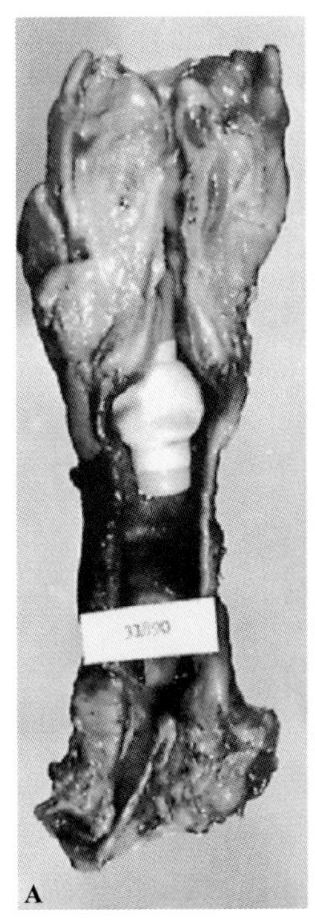

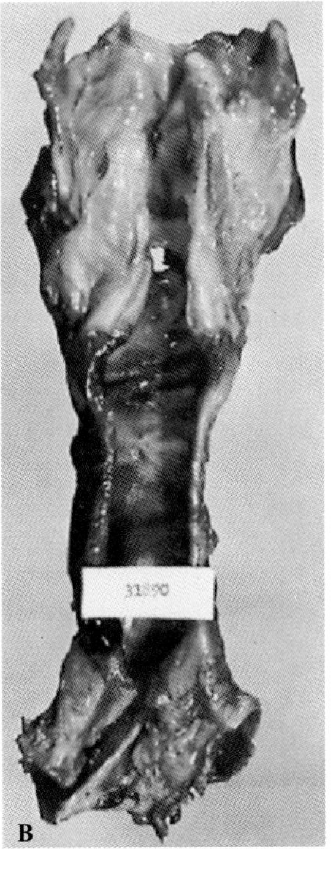

▲ **图 73-4 喉和气管尸检标本显示气管损伤由气管切开的气管导管套囊引起**

A. Portex 气管导管放置 19d。注意的是气管扩张的位置是气管导管套囊充气的位置；B. 炎性糜烂性改变可见累及多个软骨。需要注意的是：由管尖引起的远端糜烂。金属或橡胶管也会发生类似的损伤（引自 Grillo HC. Surgery of the trachea. *Curr Probl Surg* 1970; 7:3–59. © 1970 Elsevier 版权所有）

气管狭窄和软化患者表现为气道阻塞的症状和体征，包括劳累性呼吸困难、喘鸣、咳嗽和阻塞性发作。有时，患者仍处于插管时，由于在管尖周围形成肉芽而开始出现梗阻。在大多数情况下，梗阻只在拔管后出现，因为只要导管保持在原位，就会防止套囊引起的狭窄或潜在的造口狭窄。除非另有证据，任何在过去 2 年内插管超过 24h 出现气道阻塞症状的患者必须被视为有器质性阻塞。许多这样的患者因误诊为哮喘而接受了不同时间的治疗。治疗过这些病变的外科医生（通过口头交流）认为，这些错误是由于对这些病变缺乏认识，而且大多数患者的胸部常规影像学显示为正常的肺纤维组织。如果在疾病的康复过程中患者坐着不动，在症状明显之前，气道可能会收缩到 4～5mm 的临界直径。在这个位置可能会发生致命性的急性阻塞。

尽管大容量低压套囊的设计有所改进，但由于套囊的材料相对不易拉伸，如果稍有过度膨胀，大多数套囊仍会产生气管损伤。环甲膜穿刺术可导致严重或不可修复的声门下损伤。

气管插管也可能会对气管造成额外的、特别严重的损伤，包括气管食管瘘、气管内动脉瘘、声门下喉或喉气管狭窄。

气管食管瘘最常见于长时间气管内气管插管和放置胃管的患者。两个异物压迫气管和食管之间的共同壁，首先导致炎症，这种炎症会相互封闭，然后穿孔，这可能会扩大到包括气管的整个膜壁。正如 Grillo 和他的同事指出的那样 [31]，气管环状损伤通常也会伴随而来，因为这基本上是套囊引起的损伤。气管食管瘘可表现为纵隔炎、肺炎、气管中“胃”分泌物突然增加和通气患者急性胃扩张引起的严重脓毒症。

Deslauriers 等研究表明 [32]，气管的前部侵蚀可能导致气管炎。过去所见的少量前壁糜烂是由管尖或高压的气管套囊直接作用于气管壁，导致气管壁糜烂，然后侵蚀动脉。虽然仍然很罕见，但是在与动脉直接接触的低位气管切开术口的下边界发生动脉的侵蚀更为常见。这大多数发生在气管切开术位置太低的儿童和年轻人身上，因为在过度伸展时，超过一半的气管升到颈部。如果开口是相对于胸骨切口而不是环状软骨的，则气管切开的位置位于无名动脉上方。虽然气管无名动脉瘘很罕见，但是可能表现为“先兆性出血”或大出血。在气管切开处出血的治疗中，区分气管肉芽或黏膜的侵蚀和动脉瘘是很重要的。有时血管造影显示的假性动脉瘤很快发生大量出血。Wright [33] 对文献的回顾表明，在 70 例气管内无名动脉瘘手术的幸存者中，只有 40 例存活超过 2 个月。进行手术的气管无名动脉瘘患者中约有 25% 存活。大多数患者死于潜在疾病或其他并发症。最近，一个小的病例系列研究报道血管内支架移植或放置弹簧圈可作为无法进行手术患者接受最终治疗或姑息性治疗的一种过渡性治疗方法 [34, 35]。

上段气管狭窄可能与声门下狭窄有关。声门下喉部狭窄有 3 个原因。长时间放置的气管导管引起的糜烂是最主要的原因。病变的主要因素可能是对患者来说管子孔径太大。环状软骨水平是上段气管最窄的部分之一。第二个常见的原因是气管导管引起的糜烂向上穿过环状软骨影响低位喉前部。最常见于驼背和环状软骨靠近胸骨上切迹的老年患者。声门下狭窄的第三个原因是环甲膜切开术进行通气的使用。如果损伤发生在开口平面，则采用喉部的手术选择。虽然 Grillo [36]、pearson [37] 和 Pearson [38] 以及他们的团队已经设计出了一期修复的技术方式，但是声门下喉部和上气管的病变依然很难通过手术修复。目前，内镜引导下经皮气管切开术的增加是否会改变气管问题的发生率尚不清楚。

三、外源性病变

（一）甲状腺肿

颈部或纵隔的大型甲状腺肿，可能会逐渐压迫气道而引起症状。甲状腺肿的缓慢生长可能使软骨环变形而不破坏它们。当甲状腺肿被切除时，气管可能会保持变形和狭窄的状态，但临床上很少出现有意义的气道阻塞。通常，甲状腺肿的切除会导致呼吸系统症状的立即改善。然而，如果软骨因长时间的压迫而发生充分软化，切除甲状腺组织的肿块实际上会使气管因呼吸运动而塌陷。这需要通过术中支气管镜检查、术中局部检查和触诊，以及拔管后在手术室观察患者的情况来确定。目前处理这个问题的方法包括气管切开后使用套囊未充气的气管导管进行插管、当伤口闭合后插入 T 型硅胶管、立即采用特制聚丙烯塑料环支撑气管，或者像过去一样，使用气管壁上的牵引缝合线固定在内侧或外侧的固定点上。

前胸骨下甲状腺肿位于大血管的前面，因此通常不会对气管产生压迫。Katlic 及其团队的研究提示气管更易受到进入到气管和食管胸外侧的后降甲状腺肿的压迫 [39]。

（二）血管压迫

由血管压迫引起的先天性气管压迫十分罕见的，一般在专门的中心治疗。血管压迫引起的气管压迫症状包括气喘、呼吸困难、咳嗽、喘鸣和吞咽困难。气管压迫或软化可能由先天性血管环或无名动脉瘤或食管后锁骨下动脉异常引起。大多数由于单纯的血管压迫或血管环的分裂（如果有的话）引起的儿童的气管软化，都是用主动脉固定术治疗的 [40]。

右主动脉弓升高，转弯处急剧下降，在右侧下降的患者（伴有左锁骨下动脉异常，经常存在一个憩室、动脉导管韧带，以及狭窄的前后胸伴或不伴漏斗胸）可能因气管压迫而出现严重症状。有报道介绍了憩室切除、锁骨下动脉异常移植至颈总动脉的手术方法 [41]。在某些情况下，主动脉搭桥术后可能需要在分离的主动脉弓行主动脉固定术。

（三）纵隔肿块

大多数压迫气管的纵隔肿块是恶性肿瘤。在

少数情况下，位于隆嵴处的大的支气管囊肿会压迫气管。先天性气管压迫可能是由大的胸腺囊肿引起。

（四）肺切除术后综合征

如果在同侧胸腔发生纵隔移位过度则会出现罕见的肺切除术后综合征（图 73-5）。纵隔结构成角可导致呼吸道和食管的症状性压迫。以前人们认为这主要是发生在儿童的一种综合征，但是 Grillo 及其团队[42]描述了一些成年患者在肺切除后出现同样的问题。患者最常见的症状是喘鸣（56%），但也可出现感染、咳嗽、胃食管反流病、咯血、胸痛和（或）吞咽困难[43]。支气管实际上被压缩在前面的肺动脉和后面的主动脉或椎体之间。虽然无法预测哪个患者在肺切除术后会出现这种畸形，但是在右肺切除术后更常见。肺切除术后综合征可在左肺左主动脉弓或右主动脉弓切除术后发生。患者的症状可能会迅速恶化，导致完全残疾。Shen 等[43]报道了 18 例肺切除术后综合征患者的手术治疗方式，进行广泛的粘连松解术，松解纵隔，用生理盐水冲洗剩余胸腔，效果良好。

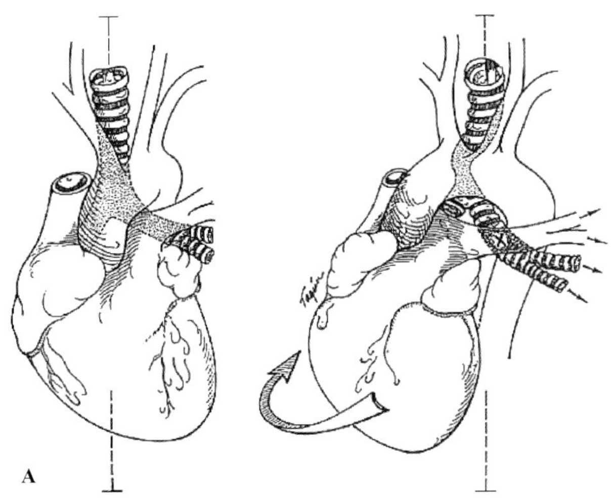

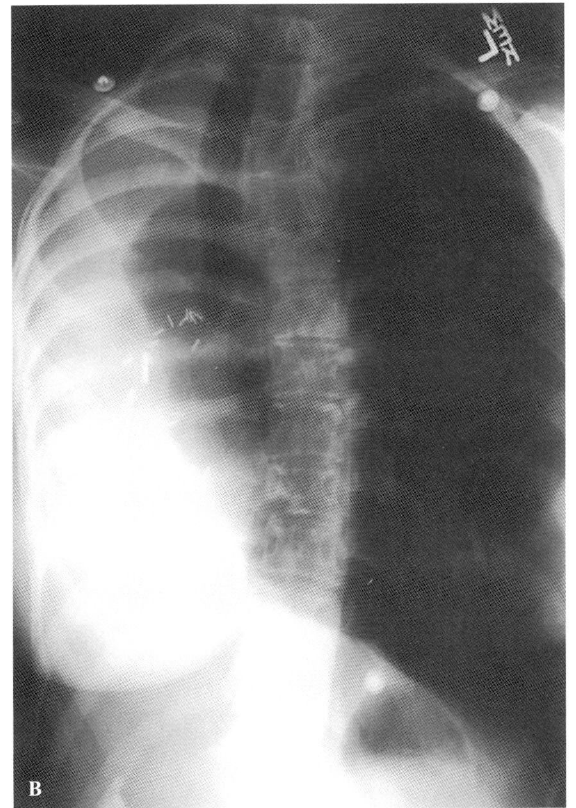

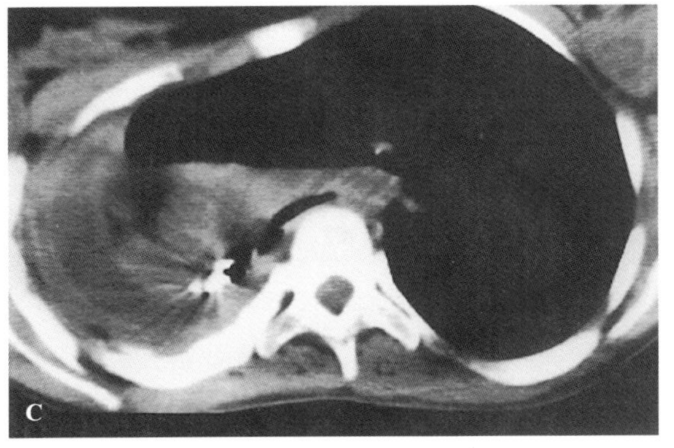

▲ 图 73-5 肺切除术后综合征

A. 图示右肺左主动脉弓切除术后心脏和主动脉弓的极端侧向位移和旋转，中线用虚线表示，气管和隆嵴向右和向后移位，左主支气管起源于隆嵴处，压缩在肺动脉和主动脉或脊柱之间，左肺右主动脉弓切除术后出现相反情况；B. 先天性囊性肺出血右肺切除术后 11 个月的 19 岁女性胸部 X 线片，注意有纵隔移位，侧位片证实心脏和主动脉弓后移，左肺疝出和过度扩张；C. 同一患者的 CT 扫描显示所述移位。隆嵴也明显移位，左主支气管压在脊柱上（引自 Grillo HC, Shepard JA, Mathisen DJ, et al. Postpneumonectomy syndrome: diagnosis, management and results. Ann Thorac Surg 1992; 54:638–650.）

四、其他病变

（一）复发性多软骨炎

复发性多软骨炎是一种非常罕见的不明原因导致的进行性疾病，没有可治愈的方法。鼻、耳软骨及气管支气管树软骨经常都会受到影响。气管的改变可能先于鼻和耳的诊断性改变若干年。当低位的气管和支气管受到影响时，这种疾病表现为进行性气道阻塞，难以清除分泌物，最终导致肺部感染。在一个最大系列研究，即 Ernst 等[44]关于 145 例复发性多软骨炎研究表明 21% 的患者有气道受累。在这个系列研究中，笔者描述了各种各样的气道病理，包括声门下狭窄（26%）、局灶性或弥漫性软化（48%）和局灶性狭窄[44]。考虑到该疾病的进行性气道侵犯，因此在气管成形术或切除术不适用或最好避免时，需要支气管镜介入治疗，包括扩张和支架置入。为了固定气道并提供一段时间的缓解，需要进行气管切开，或放置硅胶 T 型管或 T-Y 型管。

（二）肉芽肿病伴淋巴管炎

肉芽肿病伴淋巴管炎（GPA：原称为韦格纳肉芽肿）可影响因严重喉气管狭窄而导致气道阻塞的喉和气管的炎性病变。侵及的频率和程度是无法预测的。随着药物治疗的进程，可能导致明显稳定的狭窄。怀疑有原发性声门下狭窄的患者应通过血清 ANCA 筛查排除 GPA。在大多数情况下，声门下区域孤立的 GPA 最好通过支气管镜介入治疗，如扩张和类固醇治疗。这已经被证实对大多数患者实现长期气道通畅是有效的[45]。完全性的喉气管重建是可行的，但是 GPA 的患者后期需要支气管镜进行干预[46]。

（三）结节病

结节病是一种危害多种器官系统的炎症性疾病，包括肺和气管，两者都是继发于大量的纵隔淋巴结肿大引起的管腔内或外部的气管压迫。管腔内可包括鹅卵石样结石、黏膜红斑、斑块、结节、支气管狭窄、气道扭曲和细支气管炎[47]。当然，结节病的主要治疗方法是内科治疗，气道手术是很少见的，如果有手术指征才能行手术治疗。如果环状狭窄累及一个长段气管和主支气管，有时更远端的支气管也会累及。虽然由于病变的复杂性和程度不适于手术治疗，但是周期性扩张有时是有效的。

（四）气管支气管淀粉样变

淀粉样疾病在极少数情况下累及气管和主支气管，导致气管支气管树变窄引起呼吸困难和喘息。由于它的罕见性，因此没有标准的治疗方法。目前的治疗方式包括药物治疗、支气管镜干预、外照射以及极少数的小段的气管切除。

（五）骨质沉着性气管病

骨质沉着性气管病或骨质沉着性气管支气管病是一种罕见的疾病，病因不明，也无有效的治疗方案。如 Young 和他的同事所述[48]，它在病理学上表现为黏膜下钙化结节的形成，与软骨相邻但并非真正起源于软骨。病变可开始于声门下喉部，并延伸至整个气管和更远的支气管树。气管常表现为剑鞘状气管结构。它在成年人身上出现，呈隐匿性发展。随着病情的发展，患者难以排出黏稠的分泌物，以及会出现反复感染。最终，可能会出现严重的梗阻症状。然而，在一些患者中，这种疾病仍然处于潜伏期，并没有受到严重损害。如果出现气道阻塞症状则需要医疗支持和气管镜干预。

（六）气管支气管巨大症

虽然气管支气管巨大症（Mounier-Kuhn 综合征）通常在成年后才出现临床表现，但是它可能是先天性的。放射学检查显示气管明显增宽，软骨异常伸长和变形，并有憩室。软骨逐渐反曲，使憩室向上抵靠软骨，引起严重的软化。显著的呼气衰竭表现为致残性咳嗽、呼吸困难和分泌物潴留。经后路网状气管支气管成形术稳定中心气道对 Mounier-Kuhn 综合征和气管支气管软化症患者的症状可能有缓解作用[49]。

（七）剑鞘状气管

剑鞘状气管是被视为是一种不同程度的晚期慢性阻塞性肺病患者附带的畸形。1975 年 Greene 和 Lechner [50] 首次详细介绍了剑鞘状气管放射学表现。在下 2/3 的气管，也就是胸内气管，逐渐形成一种横径逐渐减小，前后径逐渐增大的结构，从而改变了气道的结构。在早期阶段，畸形不会导致不适，但是随着畸形越来越明显，软骨的后部彼此接近会引起咳嗽和深呼吸，并且患者会发现自己无法清除分泌物。气管近端颈段通常看起来很正常。目前，治疗主要是内科治疗，外科手术并不适用。

（八）特发性气管狭窄

特发性气管狭窄发生于各个年龄段，但几乎只见于女性，表现为劳累性进行性呼吸困难和喘息 [51–53]。特发性气管狭窄的患者通常发现在最上面的气管有一段短的狭窄（2～3mm），并且在许多情况下，声门下喉部也是如此。远端气管看起来很正常。患者没有外伤、感染、吸入性损伤、通气插管或其他气管或气道疾病的病史。在 Grillo 及其同事 [52] 的一个临床系列研究中，只有 3 名患者有全身症状，其中两个有轻微的游走性关节炎，一个有严重的动脉炎。许多随访长达 15 年的患者从未出现任何其他全身症状。有人认为胃食管反流病可能是导致这些患者出现气管狭窄的一个因素 [54]。

狭窄呈环形，但是病理上仅表现为慢性炎症伴黏膜下纤维化。没有累及气管软骨。特发性气管狭窄的病例与多软骨炎、GPA，或任何上述情况都不同。患者没有纵隔纤维化或涉及纵隔淋巴结肿大的病理过程。抗核胞质抗体（ANCA）检测对于排除 GPA 引起的孤立性上气道狭窄至关重要。Ashiku 和 Mathisen 的研究表明在特点上，特发性喉气管狭窄是非进行性的，成功切除后不会复发 [51]。

除了这个明确的病变外，一些患者表现为大部分的气管狭窄，或者表现为累及隆嵴或主支气管或两者均累及的炎症纤维化过程。在这一小组患者中，没有任何其他的指示性症状、体征或实验室检查结果与任何已知的疾病或综合征有关。在一些患者中，这个过程呈进展性，有时是致命的。

（九）气管支气管软化

气管软化症通常被定义为后膜的呼气性塌陷，前后径减小至少气道直径的 50%；然而，这种定义无疑与动态气道塌陷的生理正常水平相重叠 [55]。更高水平的梗阻（管腔横截面积的 80%～100%）通常会导致显著的症状，包括呼吸困难、犬吠声样咳嗽和反复感染。气管支气管软化可以是特发性的，但是与胃食管反流病、慢性阻塞性肺病、肥胖有关，也可以是医源性的如气管插管后损伤。

动态 CT 和动态支气管镜检查是评价本病最佳的客观检查方法 [56]。气管支气管软化的外科治疗需要在专门的中心进行的，气管支气管成形术对于这种患者是非常重要的。如果一个气管支气管软化症患者是潜在的手术候选者，则需要进一步检查，以评估使用永久性 Marlex 网片（气管支气管成形术）维持中心气道稳定对患者是否有利。因此，下一步是进行支架试验，在气道内放置一个临时的硅胶 Y 支架以模拟后膜稳定，进而确定手术方式。在支架放置好的情况下，重复进行 PFTs，包括 6 分钟步行试验进行评估，以及通过验证量表评估患者症状的改善。如果临床上患者对支架有反应，就可以行气管支气管成形术。这个手术是通过右胸切口进行的，包括将后膜折叠到 Marlex 网片上 [57, 58]。在对 63 例气管支气管成形术患者的回顾研究中，主观和客观的改善措施均具有统计学意义，包括 Karnofsky 表现量表、ATS 呼吸困难评分、SGRQ 生活质量测量和 6 分钟步行试验 [58]。

五、诊断研究

尽管患者在很长时间内出现咳嗽、喘鸣、喘息、反复感染以及持续数月甚至数年的呼吸困难，但发现气管内的病变常常比较晚。医生应该怀疑患者是否有成人哮喘的诊断，这将促使进一步的检查以排除气管病变。对有阻塞性气道症状但是放射学证实肺野正常的任何患者，可以利用计算机断层扫描（CT）来排除气道病变的可能。然而，支气管镜检查仍然是金标准，如果症状是进行性的或可疑的，并且 CT 没有显示患者出现症状的任何其他原因，则应使用支气管镜检查。

（一）气管放射学检查

气管的放射学研究不仅可用来证实或者排除气管病变的存在，而且还用来判断病变的位置、范围，有时还用来判断病变的性质（图 73-6）。

早期的技术，如气管层摄影术，大部分已经被 CT 扫描所取代。CT 扫描对显示肿瘤、甲状腺肿、血管病变或组织胞浆菌病的纵隔范围是非常有价值的。CT 图像也可能提示呼吸道的炎症情况，如伴有壁异常增厚的复发性多软骨炎。动态（吸气和呼气）CT 在评估气管支气管软化症患者时特别有用[59]。

如果气管狭窄患者仍放置有气管切开管，在可能的情况下应在射线照相检查期间取出气管切开管，以获取有用信息。即使一根管子已经放置了几个月，它也应该被移除，并为立即重新插管做好准备，即应提供包括吸引装置和一系列更换管在内的应急设备。Weber 和 Grillo 在 1971 年描述了气管肿瘤和气管狭窄的放射学发现[60]。

磁共振成像（MRI）是另一种可用于评估气

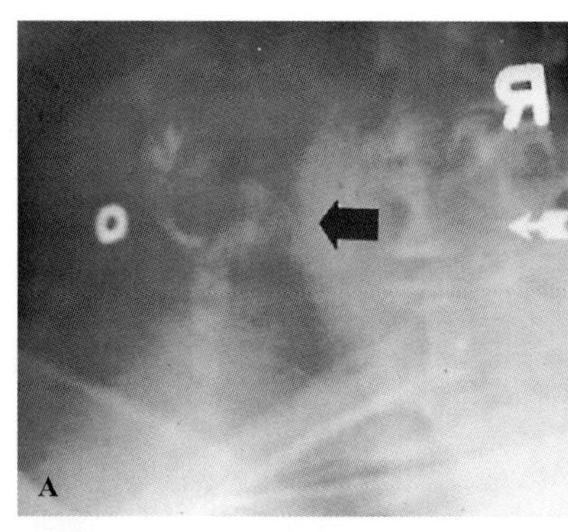

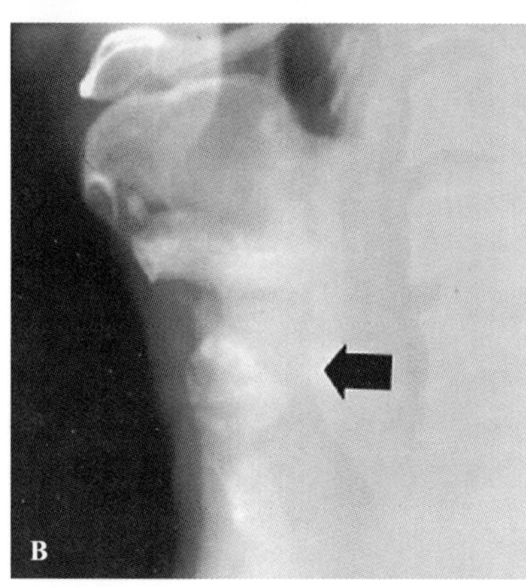

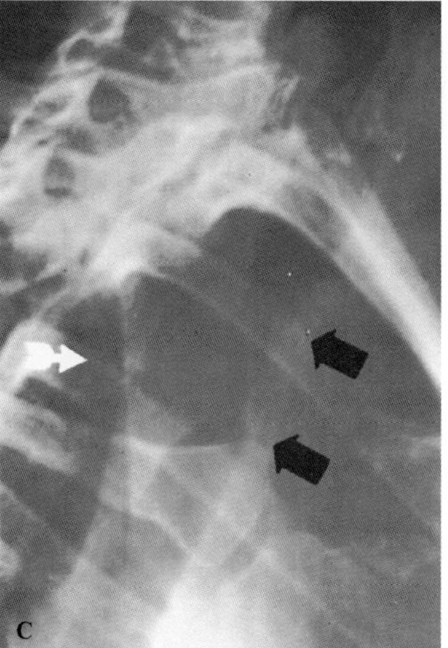

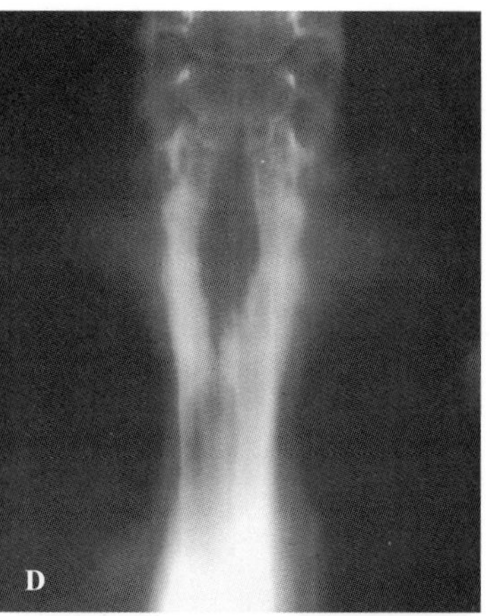

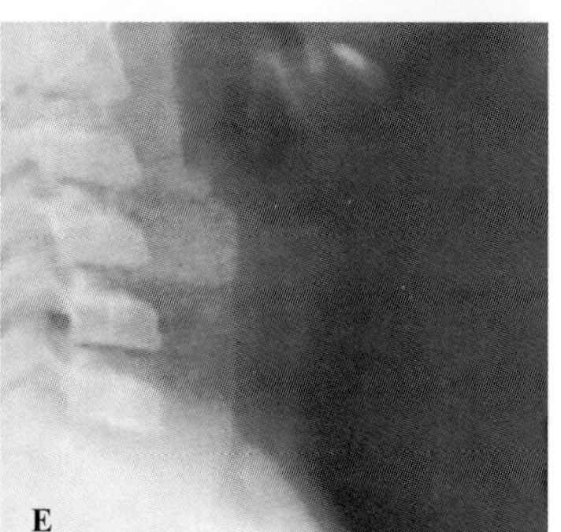

▲ 图 73-6　气管造口管导致的不同损伤的 X 线片

A. 颈部的侧位片，圆形不透明标记在气管造口处的皮肤上，黑箭指的是阻塞气管管腔的大的炎性肉芽肿，在这个高度气管有些变窄，这仅需要内镜下切除；B. 类似的图像显示前口狭窄。在箭所指的水平面可见气管前部的一个深的凹痕。这需要切除重建；C. 胸部左前斜位片。两个黑箭所示的气管中段狭窄；D. C 图的椎板造影。上段缩窄发生在喉水平是正常的；E. 颈部侧位片，过伸位，在管尖水平显示儿童气管肉芽肿。这个患儿在心脏手术后给予了套囊无充气的通气支持（B 和 C: 引自 Grillo HC. Surgery of the trachea. *Curr Probl Surg* 1970; 7:3–59. © 1970 Elsevier 版权所有）

管病理的成像方法。正常解剖结构可以根据 T_1 加权序列上不同的信号强度来区分。高信号为脂肪、透明软骨、黏膜下筋膜平面和假索，中间信号强度为杓会厌皱褶、真索和喉内肌，低信号为钙化软骨、气道和血管。

利用 CT 图像的三维重建进行虚拟支气管镜检查是一种无创性的方法，可用于评估气管和支气管病理[61]。新的影像学检查方法可用于气管的初步评价，但不能取代传统的支气管镜对气管的准确、直接的评价。Finkelstein 及其同事[62]的研究表明，虚拟支气管镜对 32 例连续性气管阻塞性病变的诊断灵敏度为 100%。

（二）支气管镜检查

几乎所有的患者都需要做支气管镜检查。当已知存在病变时，无论是肿瘤性病变还是炎症性病变，以及当所有其他病变都指向可手术矫正的病变时，最好在为病变的明确治疗做好准备后进行支气管镜检查。对于一个次全梗阻的患者，支气管镜检查可能会导致完全梗阻。把支气管镜检查推迟到确定进行手术时，几乎没有任何损失。冰冻切片可用于组织学诊断。在大多数梗阻性病变存在的情况下，手术切除是必要的。支气管镜检查是在患者全身麻醉下进行的，允许从容不迫、无创的检查和操作。

对于造口处或管端息肉样肉芽肿的患者，支气管镜检查和切除都是必需的。检查肿瘤时也要进行支气管食管镜检查。在全身吸入麻醉下，使用硬支气管镜，可上升的小儿支气管镜，扩张严重狭窄以进行紧急缓解。几乎不需要紧急手术。同样，在紧急情况下或在需要时间评估患者的情况下，用支气管镜的尖端辅助活检钳取下肿瘤组织，可以缓解肿瘤阻塞。使用这种技术很少会出现出血或梗阻。

（三）其他的诊断研究

肺功能研究证实气管阻塞性病变的患者存在高度气道阻塞。肺功能测量有时有助于证实实质性病变的存在，而且或许有助于改变手术入路的范围。阻塞性病变通常需要手术治疗。功能性研究为测量结果提供了有用的依据，特别是 FEV_1、呼气峰流量比和流量容积环。对气管分泌物和气管切开伤口进行细菌学培养。抗生素敏感性指导预防性围术期抗生素选择。

六、手术与非手术治疗

在中心气道阻塞的情况下，急诊支气管镜介导下的消融（电灼术、氩等离子凝固术、激光）和冷冻探针再通术通常是非常成功的，无须紧急手术切除[63]。切除重建是治疗长段良性气管阻塞的首选方法。经过仔细地评估、计划和执行，大多数气道病变的患者如气管插管后狭窄，在从导致狭窄的原发性疾病中康复后，可以进行手术治疗。规范操作的麻醉和前入路手术修复对患者的生理影响不大。在少数情况下，即使是相对良性的矫正手术也会因病情而无法进行。如果患者有严重的神经或精神障碍，术后无法合作，则最好推迟重建手术。选择术后无须通气支持的麻醉方式。如果术后缩短的气管需要通气支持，套囊可能会靠在吻合口上，导致吻合口裂开。

可暂时性缓解的方法有重复性支气管镜下扩张狭窄或气管切开术，使用气管造口管或硅胶管穿过病变部位以撑住气道，扩张狭窄部位。直接位于隆嵴上的病变不适合用这种方法处理。当一根足够长的管子靠近隆嵴时会引起阻塞，而 T-Y 型管或硅胶动态支架可能会导致支气管肉芽形成。然而，一般来说，使用一根管子作为永久性气道比进行一次危险的重建更为明智，因为重建有很高的失败风险。Cooper 及其团队[64]以及 Gaissert 及其团队[65]详细介绍了 T 型管在治疗复杂气道问题的使用和结果。

反复扩张和支架疗法是治疗气管狭窄的有效方法。在大多数严重的病变中，气管壁全层已经转化为疤痕组织，即使支架植入多年也不会导致永久性的恢复。当发生程度较轻的损伤时，无论是环形气管的完全性狭窄，还是气管壁的深度，有时长时间的支架固定后取出可能能使气道通畅。儿童身上有这种报道。短期内使用自膨胀金属支架应谨慎，因为它们已被证明会刺激气管内肉芽组织的形成，并可能导致气管食管瘘[5]。

即使有涂层的可膨胀支架，随着时间的推移也可能引起严重的并发症，如急性梗阻、移行、肉芽形成和狭窄。虽然对于其他方式不易处理的致命肿瘤，支架可用于肿瘤姑息治疗，但是良性疾病使用支架可将手术治愈的病变转变为不可治愈的病变，因此在有经验的中心应谨慎使用。大多数气管插管后狭窄的患者在确诊后都能成功修复。连续失败或不适当的治疗，如重复扩张或支架置入治疗长段狭窄，可使这些患者的狭窄无法修复。最近一系列研究都着眼于经内镜治疗 A 型气管狭窄，发现在不适合气管切除的患者中，长期（12～18 个月）留置支架（硅胶和自膨胀金属）的成功率仅为 63%[66]。

新的内镜技术值得进一步研究，如冷冻喷雾可建立和维持气道通畅，早期的研究结果还是有前景的[67]。

气管插管后气管狭窄的预防

通过认真选择造口位置，避免大的导管孔径，消除重型通气连接设备，以及气管切开后的精心护理，可以减少造口水平狭窄的发生率。有许多方法用于减少之前在套囊水平无法避免的气管狭窄的发生。这些方法包括使用双囊管、改变材料和灭菌技术、尝试完全避免使用套囊、使用圆盘和海绵密封代替套囊、使用垫片定期改变套囊的位置及预拉伸塑料套囊。Cooper 和 Grillo[29] 以及 Grillo[30] 等描述的大体积、低压的、顺应气管形状而不是使气管变形的套囊的发明（图 73-7）是减轻插管期间气管损伤风险的重大突破。标准的 RUSCH 套囊达到密封效果的套囊内压力是 270mmHg，而这种套囊达到密封效果的套囊内压力是 33mmHg。因此，在一个 45 名患者的随机对照试验中将低压套囊与标准套囊作了比较，其中 25 名患者使用低压套囊，另外 20 名患者使用标准套囊，在套囊放气后使用内镜观

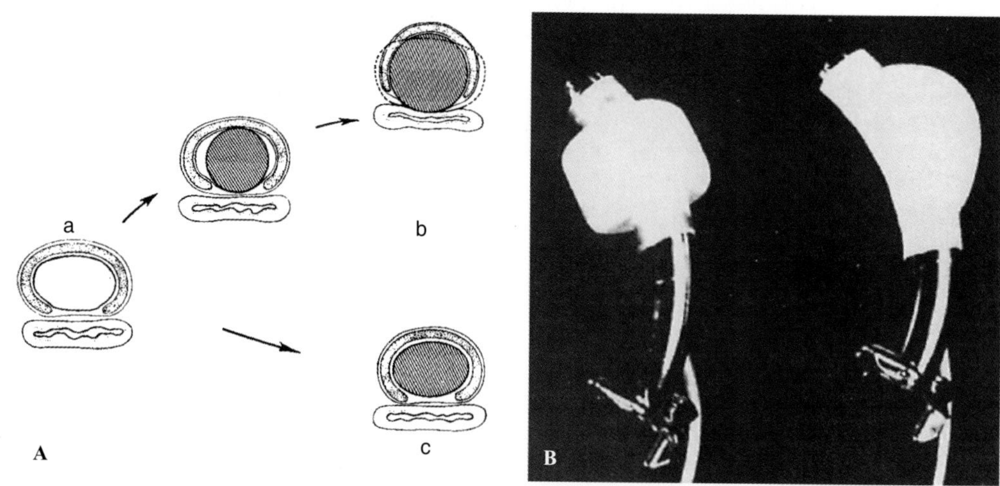

▲ 图 73-7 **A. 套囊所致的气管压力性坏死的原理图及预防原理图**

A.（a）正常气管的椭圆形形态。当传统的套囊充气时，它可能会以最宽的直径呈圆形扩张，但是这时会因为气管基本上是不规则的椭圆形而无法封堵；（b）还需要进一步的膨胀来实现密封。这时气管被套囊压迫变形，套囊内巨大的张力会被传递到气管壁；（c）用少量空气对大容量低压袖带充气。套囊符合管腔的不规则形状，在低内压下达到密封效果。相应地，传递到气管壁压力就低。B. 传统标准套囊与大容量，低压套囊的比较；左图，自发充气的大容量套囊。此时套囊壁的橡胶没有拉伸。体积足以阻塞大多数成人气管；右图，充 8ml 气体的 Rusch 套囊，有张力且形状奇特。橡胶的拉伸产生了一种坚硬的结构，它对气管施加相当大的压力，气管必须变形以达到密封（经许可，转载自 Grillo HC, Cooper JD, Geffin B, et al. A low pressure cuff for tracheostomy tubes to minimize tracheal injury: a comparative clinical trial. *J Thorac Cardiovasc Surg* 1971; 62:898. © 1971 The American Association for Thoracic Surgery 版权所有）

察时发现低压套囊造成的损伤是标准套囊的一半。所有的严重损伤均出现在标准套囊组。随着设备的改进，套囊导致狭窄的发生率明显降低，但低压套囊必须小心充气，以避免将其转换为高压套囊。如果不这样做，就会持续不断的产生需要重建的狭窄现象。虽然喉部损伤很少见，但还是应该避免行环甲膜切开术，因为这可能导致无法修复的损伤。首次发生的气管损伤通常是可以修复的，但是不适当的治疗会使某些损伤变得无法修复。

七、治疗结果

Grillo 及其团队[68] 对于插管后损伤有很丰富的经验。在他们的研究中，在 1965—1992 年初，共有 104 名转诊患者曾接受过气管重建或其他气管手术。251 名患者在的套囊部位出现插管后狭窄，178 名造口处狭窄，38 名造口处和套囊处均发生狭窄。36 名患者的气管狭窄起源不明，62 名患者累及声门下喉部，1 名患者表现为气管无名动脉套囊瘘。在这些患者中，350 名患者仅通过颈部切口进行修复重建手术，145 名患者需要增加上胸骨劈开。6 名患者需要经胸廓入路进行手术。其中 1 名患者进行了管状皮肤置换术，503 名患者共进行 521 次手术。

440 例患者的治疗效果为优或良，恢复解剖和功能正常的气道。由于呼吸道没有任何限制，因此在放射学或支气管镜检查中，吻合口基本上没有狭窄。虽然治疗效果优或良的患者没有功能性障碍，但是无论是在放射学研究或支气管镜检查都可能会有见到小的解剖性狭窄。31 例患者的治疗效果为满意，这些患者虽然能够进行所有正常的日常生活，但是气道狭窄限制他们进行一些体力劳动。

20 例患者治疗失败。失败的原因包括现有的神经性吞咽困难、心脏代偿失调需要术后通气、无法预估的喉部功能障碍和再狭窄。有 5 例患者死亡。其中 4 例患者术前出现转移，因此转移是修复重建的禁忌证，只有在没有其他治疗方式的情况下才可以进行重建。另外 1 例患者出现双侧肺炎，术后不能脱离呼吸机支持。

获得性良性气管食管瘘的治疗取决于邻近的气管是否为环状损伤，因为环状损伤总是在插管后发生，或者是否后壁瘘是唯一的气管病变，因为异物引起的瘘很常见。前者需要同时进行气管切除和食管管壁瘘口的侧壁切除。后者不需要进行气管切除，瘘口分开后气管壁和食管壁都能够得到了精确的修复。术中将健康的组织置于两个吻合口之间预防瘘的复发，如经胸入路的前束肌和肋间肌。Mathisen 及其团队[69] 治疗了 27 例气管插管瘘取得了很好的效果，其中 1 例因广泛气管切除术后吻合口裂开导致死亡。还有 3 例患者在经胸修复远端创伤瘘后死亡，这 3 名患者本身存在纵隔脓毒症的，均需要术后通气支持。在损伤后及时的判断和修复有助于成功的治疗。

Grillo 及其团队[70] 报道了 50 例一期喉气管切除术和累及喉和上气管的插管后声门下狭窄的修复。另有 30 名患者因其他原因在同一部位发生狭窄：外伤（7 例）；特发性（19 例）；其他（4 例）。远期疗效优 18 例，良 51 例，满意 8 例，失败 2 例。1 例死于急性心肌梗死。Maddaus[71] 和 Couraud[72] 及其团队也取得了类似的令人鼓舞的结果。

Mathisen 和 Grillo[15] 发现 17 例外伤性喉气管狭窄患者中，16 例气管和嗓音恢复良好，尽管其中 14 例患者最初出现声带麻痹。其中有 4 例患者需要修复食管损伤，8 例患者喉气管修补术前需行喉内手术。

Gaissert[65] 发现烧伤引起的复杂喉气管狭窄在许多情况下对长时间支架置入（平均 28 个月）反应良好，大多数患者的功能性气道和嗓音恢复正常。一部分患者声门下狭窄需要切除。最好避免早期气管切除。16 例患者中，9 例不需要气道支持，4 例需要永久性气管插管，2 例死亡（1 例死于呼吸衰竭，1 例死于其他原因），1 例失访。

在气管重建失败伴术后狭窄的情况下，最好休息较长时间，以使瘢痕和手术区愈合再进行下一步治疗。最少休息 4 个月，最佳 6 个月。在此期间，可能需要插入 T 型管或气管插管来维持气道通畅[73]。再次手术难度非常大。然而，令人惊讶的是，某些情况下原吻合口处于紧张状态的患者在第二次修复时，可以在没有明显张力的情况下重新修复局部的狭窄。然而，这并非绝对正确。吻合口张力可能导致第一次手术失败，是导致二次手术的最大原因。因此，是否二次手术很大程度上取决于患者的个人病史。

组织胞浆菌病在气道管理中几乎是不可克服的问题。在描述纵隔纤维化和组织胞浆菌病的表现时，Mathisen 和 Grillo[7] 列出了 9 例接受气管支气管成形术的患者：右胸全肺切除 4 例，胸廓重建 1 例，袖状叶切除 3 例，主支气管袖状叶切除 1 例。在这 9 例患者中，有 3 个术后死亡，1 个死于扩大切除后吻合口裂开，2 个死于术后呼吸窘迫综合征。Mitchell[74] 报道了 143 例行隆嵴切除重建术的患者，其中 16 例为各种病因引起的良性或炎症性狭窄。

Grillo[42] 报道了 11 例手术治疗成人严重肺切除术后综合征的结果；10 例纵隔复位（图 73–8）。

在这些患者中，5 例没有发展为气管软化症的患者表现良好。一例推测死于肺栓塞和 4 例发生经复位未缓解的软化性梗阻。在这些危重患者中，同时行主动脉分流术和搭桥解除气道压迫和软化气管切除术只有 1 例获得成功。显然，早期治疗很重要，最好在气管软化发生之前。之后，又有 11 名患者进行了纵隔复位，植入盐水充注式假体以防止复发。所有患者的生存质量都得到提高，没有出现气管软化。

Katlic[39] 的研究表明胸骨下或胸内甲状腺肿引起的外部压迫通常通过甲状腺切除术缓解，不需要气管手术。该研究中，28% 患者有呼吸困难，16% 患者有喘鸣，79% 患者存在气管偏曲。血流 – 容积环显示气管阻塞。没有死亡的患者。即使是年老体弱的患者也能很好地耐受该手术；只有少数需要气管支架。没有有效的内科治疗。

Ashiku 和 Mathisen[51] 报道了 73 例一期切除重建治疗特发性喉气管狭窄的研究结果：72 例中有 19 例（26%）的气道和嗓音正常，47 例（64%）

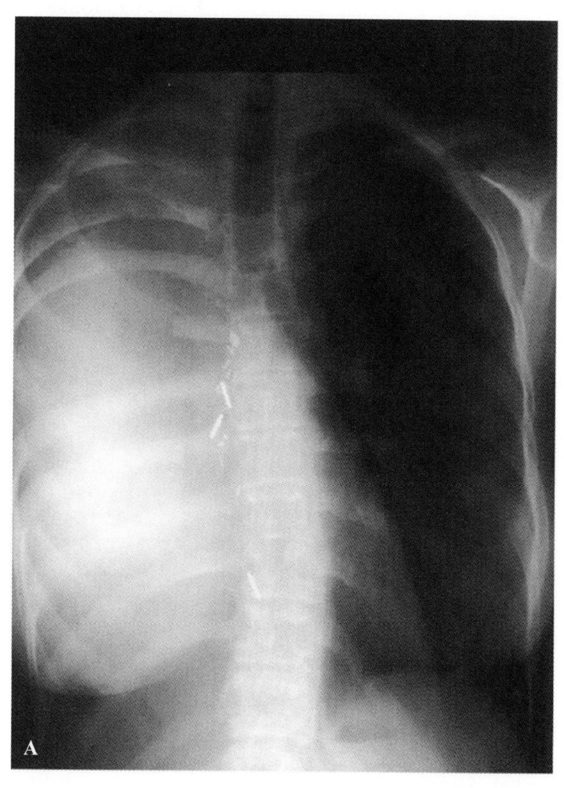

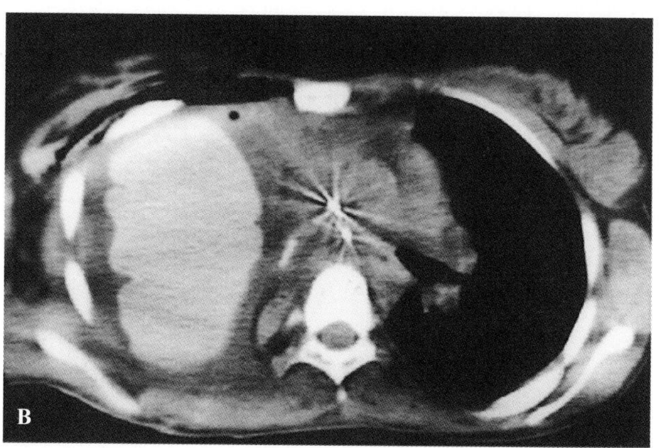

▲ **图 73–8　术后综合征的矫正，与如图 73–5 所示的同一患者，术后**

A. 后前位胸部 X 线片。气管和纵隔恢复到中线，左肺体积恢复正常；B. CT 显示纵隔解剖正常，左主支气管开放。在右半胸内可以清楚地看到维持矫正所需的假体

由于喉部重塑，发生可预见的音量或音质下降。中位随访8年，未发现疾病进展或复发，咽喉部反流可能是复发的原因。

对于严重阻塞性骨质沉着性气管病，可插入T型管或T-Y型管，固定在环状软骨到隆嵴支撑气管。因为膜壁不涉及疾病过程，所以一旦气管从前面分开，就可以将两边的前外侧壁向外铰接，形成一个大的管腔。气管壁可以再次缝合在一起。T型管可以保持在原位4～6个月，使气管在开放位置愈合。在建立了足够的气道后，将气管拔出。之前使用激光的尝试都失败了。

对1名Mounier-Kuhn综合征患者尝试使用夹板固定和缩短后膜壁，同时重塑软骨的反向曲线进行治疗，但是失败了。Mounier-Kuhn综合征患者必须插入一根永久性气管T型管。两名患者接受了类似的治疗，均取得了令人满意的姑息效果。

前面已经详细描述了针对下2/3气管支气管软化和主支气管软化的患者，可在弓形结构和多余气管壁膜扩张软骨，使用Marlex网片折叠气管后膜部来稳定气管[56, 57]。沿气管膜壁（图73-9）放置一条支架材料，其宽度与估计的正常尺寸相对应。两侧软骨的角缝在支架上，膜部也缝在支架上。将软骨两端向后拉在一起，使软骨向前拱起，重建正常的横截面结构。多余的膜壁后贴附在夹板上，使其不能向前倾而阻塞管腔。

Gore-Tex的应用（W.L. Gore & Associates, Flagstaf, AZ）取得了很好的初步效果。因为Gore-Tex不会陷入瘢痕组织，所以在几个月后渗出液可能会聚集在Gore-Tex和缝合处穿过的膜壁之间。临床上采用心包条，但是心包条的强度会随着时间而减弱。

Marlex网有足够大的孔，允许结缔组织的生长，使其与膜壁融合，提供永久性的矫正，但会对周围结构造成侵蚀。这不能纠正大多数患者所患的潜在阻塞性肺疾病，但它能提高患者的分泌能力，使咳嗽更加有效。胸腔内下2/3的气管、右主支气管、中间支气管和左主支气管都通过右胸切口用支架固定。尽管这项手术很艰巨，但近80%的患者的呼吸困难、咳嗽或反复感染症状有所改善。

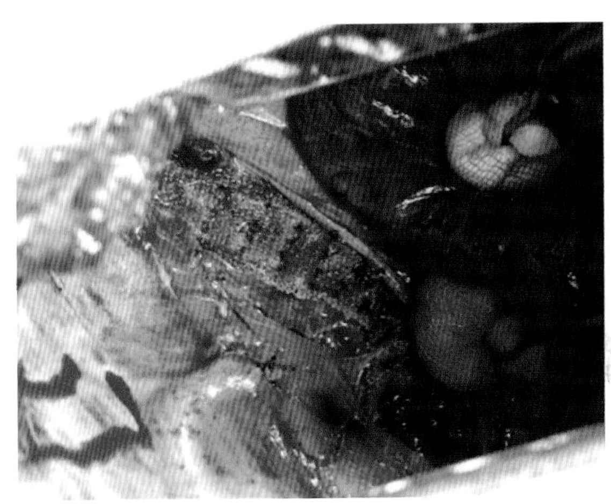

▲ 图73-9 经右胸入路，用Marlex网片进行后气道折叠与稳定治疗气管支气管软化症

第 74 章 气管的良性与恶性肿瘤 Benign and Malignant Tumors of the Trachea

Henning A. Gaissert 著

赵晋波 译

喉部和肺是呼吸系统肿瘤好发的两个常见部位，而气管位于两者之间，呼吸的层流特性保护气管免于暴露致癌物中。气管肿瘤是一种罕见疾病。气管肿瘤患者往往面对着与患其他罕见病的患者相似的问题。除非严重进展或伴有出血，气道阻塞症状通常是由于更加常见的良性结构性肺部疾病引起的。对该疾病的诊断和评估的不明确通常会延误治疗。诊疗中心对这种病的治疗往往是缺乏经验，通常不考虑手术切除，非手术治疗可以作为缺乏外科专长中心的有效替代手段。因此，最佳的管理和预后取决于一系列的因素，包括开始时对于患者症状的关注，以及是否及时转到诊疗经验更多的医学中心。

考虑到这些局限性，作为气管肿瘤最常见的类型，鳞状细胞癌通常难以得到有效治疗。这是由于它能够在几周或者几个月的时间内转移至远处。相对而言，良性和进展缓慢的恶性肿瘤是最易完全切除的肿瘤。本章就气管良恶性肿瘤的临床经验进行综述。

一、流行病学

国家疾病统计数据依赖于对病例的明确诊断与排除。由于大多数与气管肿瘤相关的流行病学研究缺乏影像学和病理学的证实，这些方法均不适用于气管肿瘤。很多肿瘤虽然称为气管肿瘤，但实际上是转移性病变。肿瘤的组织学往往在流行病学和临床研究之间存在差异，这情况最好的解释是医师和病理学家误把转移到气管的病变作为原发性肿瘤。表 74–1 显示了肿瘤在人群和临床研究上的组织学差异。这种差异存在于各个方面，但对于气管肿瘤的认识是非常必要的。在流行病学调查中，鳞状细胞癌所占的比例较大，这可能是由于肿瘤生长迅速，从而使更多无法切除肿瘤的患者出现在临床医生面前。相反，在外科手术中很少见到最易发生远处转移的腺癌和小细胞癌，这些流行病学报道中列出的百分比能否可靠是存在疑问的。一项流行病学调查结果如图 74–1 展示，其内容包括 X 线片检查和部分医疗记录。本报告中有 1/3 的病例最初被认为是原发气管肿瘤，后来被更正为转移瘤。

Manninen 等 [1] 认为芬兰每年气管肿瘤的发病率为 1/100 万。荷兰癌症登记处的一项研究证实了这一估计，发病率每年每百万人中有 1～2 名患者 [2]。美国国家癌症研究所的监测、流行病学及预后（SEER）项目的数据估计气管肿瘤的发年病率为 2.6/100 万 [3]。丹麦的 Licht 等 [4] 在经过 18 年的研究发现，气管肿瘤占所有肿瘤的 0.02%。在这些研究中，肿瘤切除率很低。在芬兰为 6.3%，丹麦为 8.2%。以至于 Licht 和同事 [4] 对外科治疗持无用态度。不出所料，所有病例的 5 年总生存率为 13%，令人失望。Honings 和同事们 [2] 通过对荷兰癌症病例的影像学进行回

表 74-1 在人群研究和回顾性研究中观察到的肿瘤类型的比较

作者	年份	时间段	病例数	鳞状细胞癌	腺样囊性癌	腺癌	小细胞癌	大细胞癌	黏液表皮癌	未分化癌	其他	诊断不明
基于人群的研究												
Kurien[31]	1981	1957—1974	97	46	3	6	5			13		26
Manninen[1]	1991	1967—1985	95	72	6	13	7			2		
Gelder[32]	1993	20 年	321	52	11	4	5	6			7	14
Yang[33]	1997	1979—1994	67	52	8	15	6		5		14	
Licht[4]	2001	1978—1994	109	63	7	10	7	2	1		10	
Hongings[2]	2007	1989—2002	308	54	7	6	11	8			14	
临床放射疗法的研究												
Chao[34]	1998	1962—1995	42	67	7	5	5			5		12
临床外科研究												
Pearson[35]	1984	1963—1983	44	20	64						16	
Grillo[36]	1990	1963—1989	198	35	40	1	1		2		21	
Regnard[10]	1995	1970—1993	208	45	31	2			2		20	
Perelman[12]	1996	1986—1995	120	17	55	1	3		1		23	
Zhengjiaiang[37]	2008	1981—2002	69	30	51	3	3		7		6	

肿瘤类型下的数字表示百分比（经 Honings J, Gaissert HA. 许可，转载自 Tumors of the trachea. In: Kuźdżał J, Praktyczna M, eds. *ESTS Textbook of Thoracic Surgery*. Cracow, Poland；2014.）

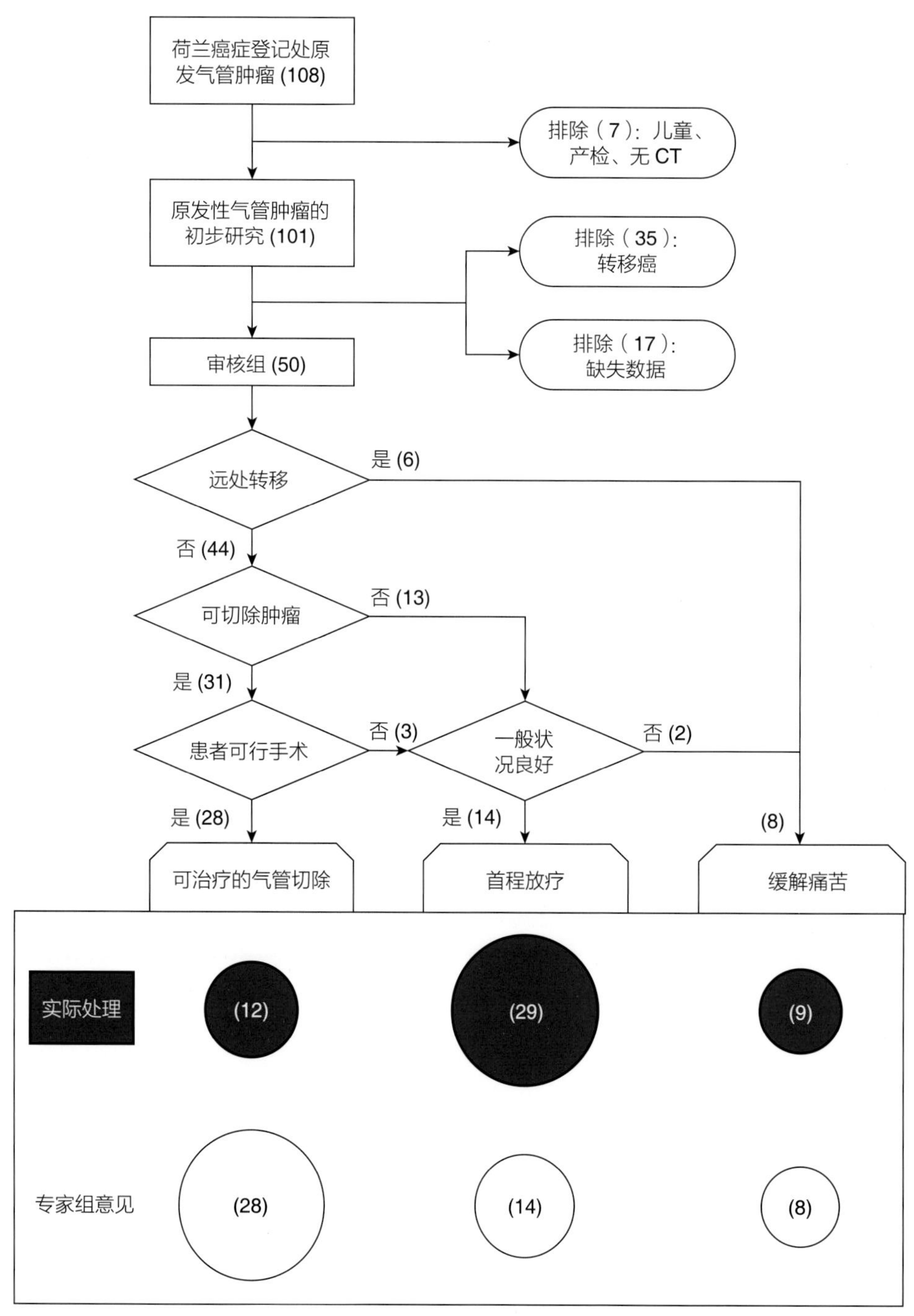

◀ **图 74-1 从荷兰癌症登记处获得的气管肿瘤的流行病学数据中影像学检查的结果**

值得注意的是，在流行病学记录中，大部分转移性病变被登记为原发性病变，而在对影像学和图表复查后对流行病学记录进行判断时，放射治疗和切除病例的比例出现了逆转［经 Springer New York LLC 许可，转载自 Honings J, Gaissert HA, Verhagen AF , et al. Undertreatment of tracheal carcinoma: multidisciplinary audit of epidemiologic data. Ann Surg Oncol 2009; 16(2):246–253.］

顾研究后认为，如果更加果断地采用气管肿瘤切除术，现有 24% 的切除率可能会增加一倍达到 56%。笔者认为专家意见改变了肿瘤切除和放射治疗的比例。

二、临床特征、诊断和外科治疗

（一）症状和表现

除了出现气道出血或窒息的症状外，初次接诊的临床医生经常将由肿瘤性气管阻塞引起的呼吸困难、喘息或咳嗽误认为是慢性阻塞性肺病的症状。然而，密切的观察和随访可能会发现与哮喘或肺气肿不一致的症状，如疾病进展迅速或成人发作型肿瘤性哮喘中的单侧喘鸣音，药物治疗无效和吸气性呼吸困难。必须警惕的是这些症状经常被临床医生所忽略，即便是那些治疗气道疾病的专科医生。

表 74-2 列出了两种最常见的气管肿瘤的症状。各组气管肿瘤的进展速度不同。图 74-2 所示的平均症状持续时间显示了鳞状癌、其他支气管原发癌或一侧为高级别肉瘤，另一侧为良性、低度恶性或腺样囊性癌之间的特征性差异。而个别肿瘤的临床病程可能会大大偏离平均水平，询问病史时这些症状能够提示肿瘤类型。超过一半的鳞状细胞癌和不到 1/3 的腺样囊性癌伴有咯血[5]，这种差异可能反映了肿瘤坏死和血管新生。在临床中，咯血提供一定的线索，从而缩短诊断时间。

诊断可治愈的气管鳞癌的机会非常少，如图 74-2 所示，几个月的随访和一个不明确的症状可能决定着是选择积极治疗还是姑息疗法不同。超过 1/4 的气管鳞癌患者曾因癌症接受过肺切除手术，这强调了大气道监测在支气管肺癌患者中的重要性[5]。

表 74-2 270 例原发性气管腺样囊性或鳞状细胞癌的临床表现*

	ACC	SCC	χ^2/P 值
症状（%）			
呼吸困难	65	50	0.014
咳嗽	55	52	0.626
咯血	29	60	＜0.001
气喘	44	27	0.003
喘鸣	21	27	0.200
嘶哑	10	13	0.495
吞咽困难	7	7	0.812
发热	7	4	0.184
其他	12	14	0.495

*. 两种肿瘤类型的病例平均分配，注意大多数鳞状细胞癌以非特异性的阻塞性症状和咯血为主要表现。ACC. 腺样囊性癌，SCC. 鳞状细胞癌（引自 Gaissert HA, Grillo HC, Shadmehr MB, et al. Long-term survival after resection of primary adenoid cystic and squamous cell carcinoma of the trachea and carina. Ann Thorac Surg 2004; 78(6):1889–1896; discussion 1896–1897. © 2004 The Society of Thoracic Surgeons 版权所有）

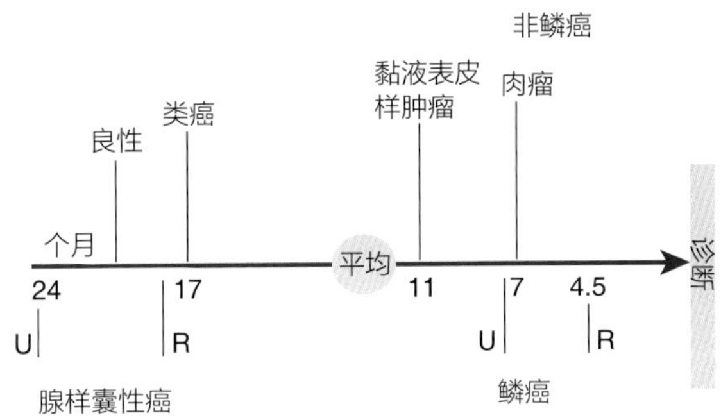

▲ 图 74-2 **在原发性气管肿瘤患者中，从症状出现到诊断的平均症状持续时间为数月，两种最常见的原发肿瘤，腺样囊性和鳞状癌，被分为可切除的（R）和不可切除的（U），注意可切除的支气管肿瘤的较短症状间隔**

经许可，转载自 Gaissert HA, Burns J. The compromised airway: tumors, strictures, and tracheomalacia. Surg Clin North Am 2010:90; 1065–1089. © 2010 Elsevier 版权所有

肿瘤生长在喉返神经附近可能引起声带麻痹，但是声音嘶哑并不是声带麻痹的典型症状。而且声音嘶哑也不能预测声门下肿瘤的声带功能障碍。25 例喉气管切除患者中，7 例无声音嘶哑但喉返神经侵犯，4 例声音嘶哑而喉返神经未侵犯[6]，声音的减弱和患者自己对声音性质变化的感知是更为敏感的反应神经功能障碍的体征。

体格检查很少是特异性的。气管听诊可能存在或者不存在哮鸣音，除非肿瘤大小或阻塞程度或两者都已经非常严重，当肿瘤缓慢发展时，患者对气道阻塞的最终耐受程度令人惊讶，患者甚至可能丧失对呼吸辅助肌群的使用意识。在这些患者中，仔细观察胸壁偏移情况可使检查人员了解这些患者的梗阻程度。

（二）诊断

各种各样的检查均有可能发现气管肿瘤，例如特征性的具有扁平和延长呼吸相的流速 - 容量曲线，或者胸部 X 线片上气管含气影的局部透光度降低。偶然发现常提示为良性或低度恶性肿瘤。图 74-3 显示了偶然发现的软骨瘤的 CT 图。相反，有些症状虽然在恶性肿瘤中更常见，但并不能排除良性或低级别肿瘤。需要寻找恶性肿瘤

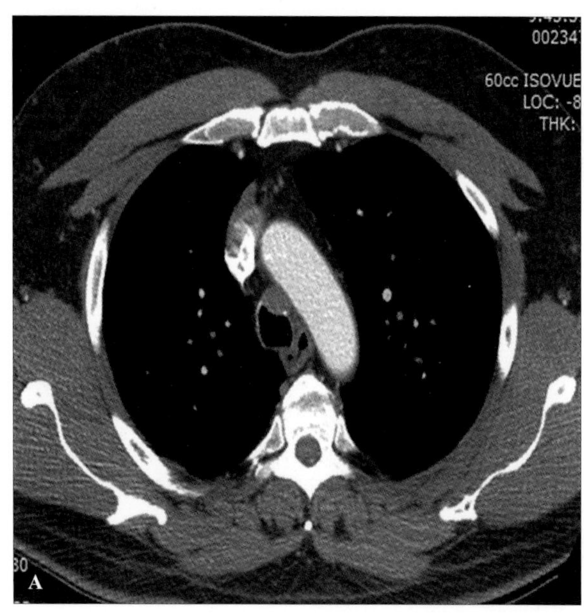

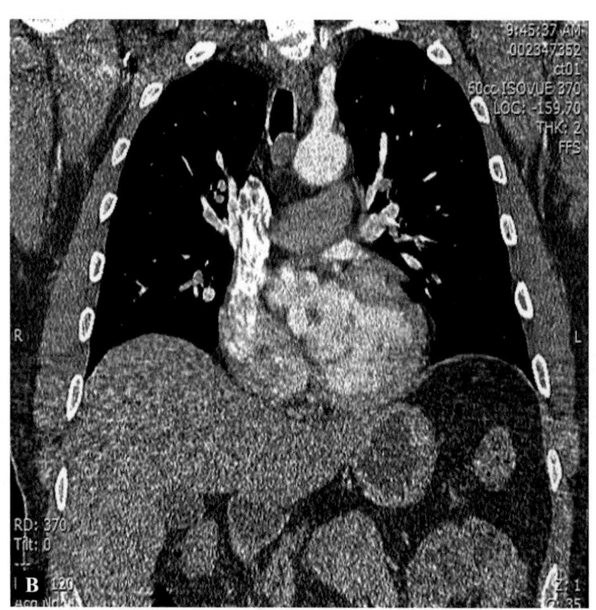

▲ 图 74–3　**58 岁男子因肋骨疼痛意外发现气管中软骨瘤**

A. 横截位；B. 矢状位

的附加信息包括肿瘤的纵向和径向范围的大小、任何血管的侵犯以及更细微的侵犯迹象，如气管壁的厚度。图 74–4 显示了位于气管和隆嵴程度的不同层面的腺样囊性癌。图 74–5 为一例鳞状细胞癌肺切除术后患者的新的气管增厚。这一细微的发现在初次阅读 CT 片子时未被发现，但在支气管镜检查中被发现。

影像学评估应该从 CT 开始，使用多源 CT（如果可用）和静脉增强显影。应当采用多源螺旋 CT 在一次屏气中获取数据以减少呼吸和心脏运动的伪影。气管的三维重建图可以评估腔内和外部的肿瘤范围 [7]。图 74–6 就是一个气管三维重建的示例图。虽然诊断资料越来越丰富且越来越容易获得，但目前支气管镜检查仍是不可缺少的。

在 CT 的阅读过程中，临床医生应将转移性肿瘤引起的气管阻塞与原发肿瘤相区别。有几个标准有助于实现这一目标。原发肿瘤很少与独立的肺部肿块相关。局部晚期腺样囊性癌的转移是较为罕见的例外情况。气管旁腺体病变很少被发现，也不会引起原发性气管肿瘤。

有无远处转与是否为原发性气管肿瘤无关（腺样囊性癌除外）。虽然食管受累难以用 CT 确认，但 CT 有助于识别肿瘤对气管周围血管结构的侵犯。

（三）气管镜

当患者接受支气管镜检查时，轴向 CT 成像已告知外科医生气管疾病的性质，内镜下评估的目的是评估声带功能，定位肿瘤与环状软骨和隆嵴的关系，确定腔道疾病的长度，并对肿瘤进行活检。

有些肿瘤，如腺样囊性和鳞癌，可浸润气管壁，远超过肉眼所见病变。位于肿瘤和“正常”气管交界处的恶性浸润可产生鹅卵石样或水肿的黏膜或异常的黏膜血管。在重要气道未被阻塞的情况下，可以在使用喉罩通气的情况下，在全麻下使用纤维支气管镜进行检查。

在有阻塞或出血的情况下，使用硬质支气管镜是合适的，它可以控制出血，同时将肿瘤核心部分取出，起到肿瘤切除和扩大气管腔的作用 [8]。虽然侵犯食管管腔的情况很少见，但是，如果患者存在吞咽困难或肿瘤不能从食管分离的情况，应当同时进行食管镜检查。

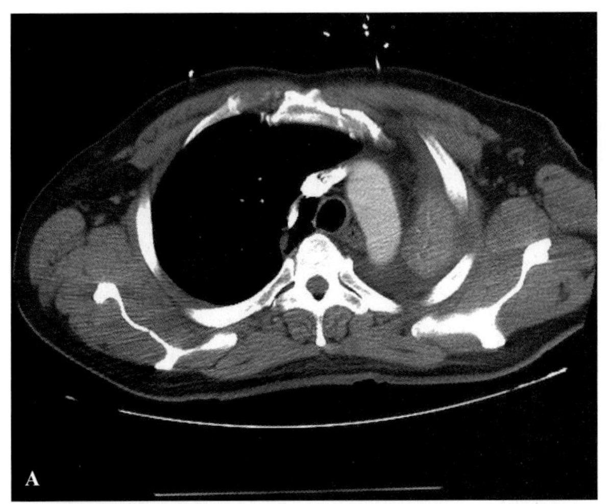

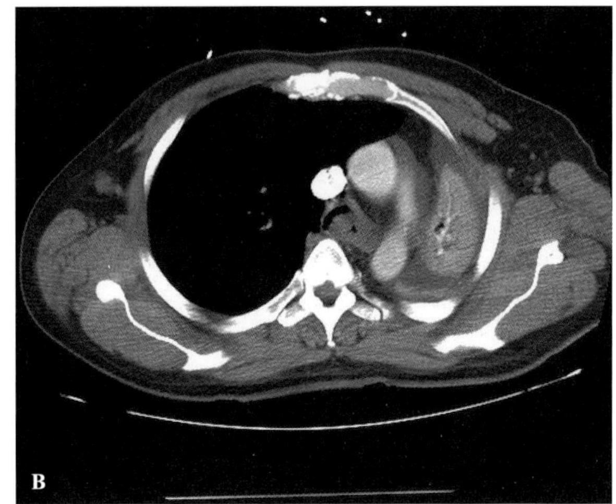

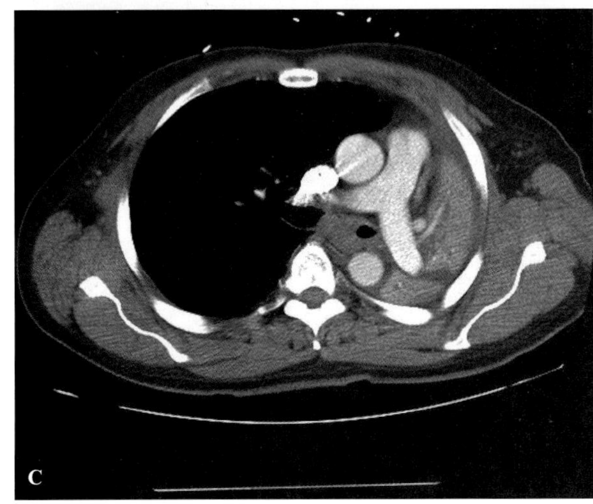

▲ 图 74-4　腺样囊性癌的下端气管和隆嵴与闭塞的近左主支气管

A. 肿瘤上方正常气管；B. 气管壁增厚，隆嵴处有腔内肿瘤；C. 右侧正常，左侧异常的位于隆嵴下方的主支气管壁

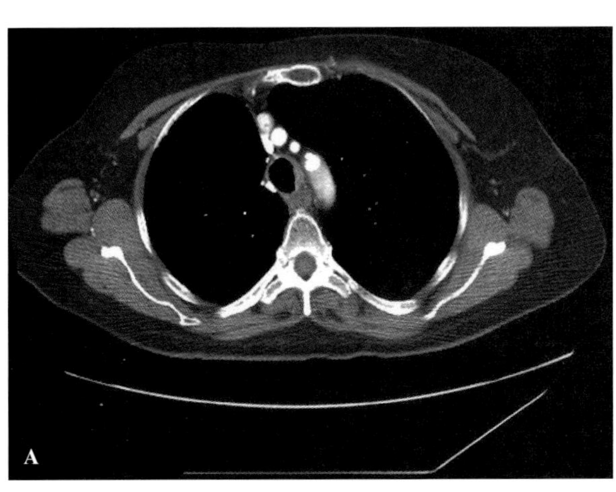

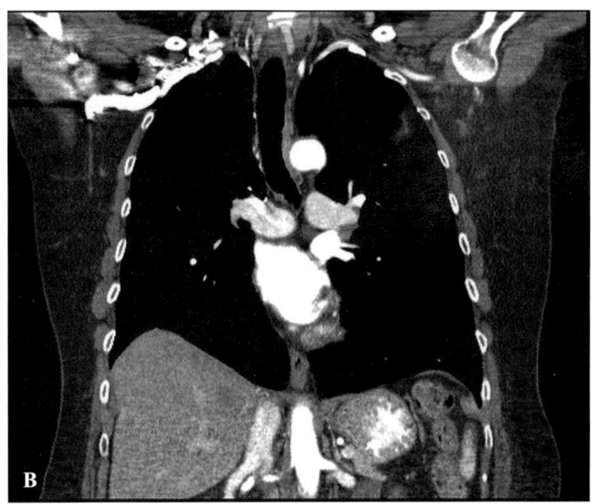

▲ 图 74-5　图中 **B** 组的主动脉弓与气管中部邻接，但没有侵犯，这是在之前的肺鳞癌切除术后的支气管镜检查中发现的。图 **A** 显示的左侧气管壁增厚，首次 **CT** 时未发现

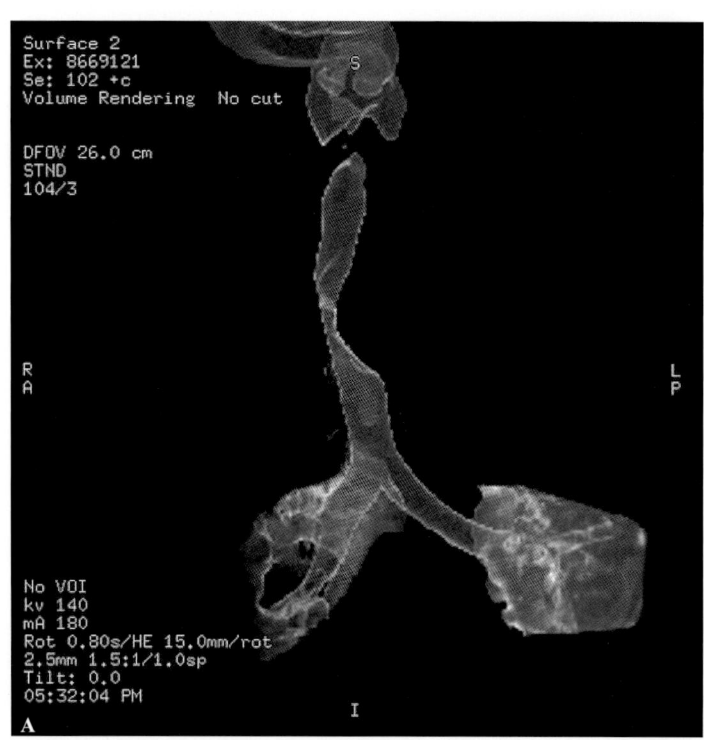

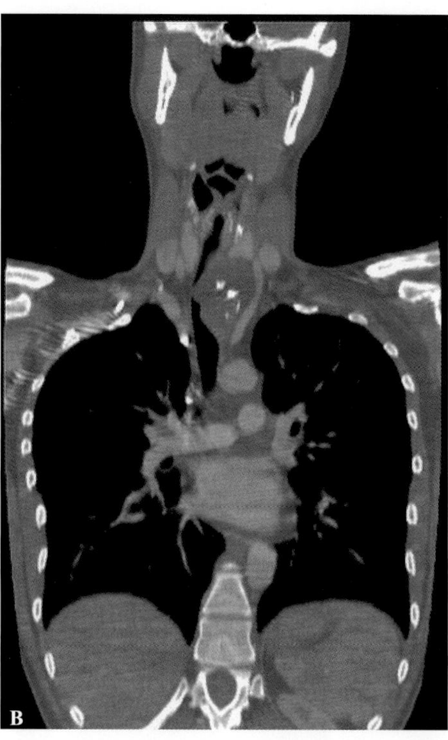

▲ 图 74-6 长度较长的腺样囊性癌的三维重建斜视图（A）与冠状图（B）的比较，因为这种三维重建提供了气管腔内情况，临床应用的治疗计划是有限的

在切除肿瘤之前，并不一定要进行活检。在有症状的患者汇总，除非患者伴有其他疾病，无法耐受手术，否则，所有局部的肿瘤都需要切除。在没有症状的情况下，对于具有良好手术耐受的患者，也推荐手术切除。活检的目的是在复杂手术前或能否进行手术切除不确定时，用于确定诊断。

（四）病理

流行病学或临床研究报告的绝大多数肿瘤是恶性的，像支气管腺瘤这样的非特异性肿瘤名称，过去被认为是良性或低度恶性的行为，这种观念现在已经过时了。肿瘤可按其起源分类：来源于支气管腺体（腺样囊性癌、黏液表皮样癌、多形性腺瘤）；来源于鳞状上皮（鳞状细胞癌、鳞状乳头状瘤）；来源于神经内分泌细胞（典型类癌、非典型类癌、大细胞癌、小细胞癌）以及来源于各种间质组织（软骨瘤、成软骨细胞瘤、软骨肉瘤；平滑肌瘤、平滑肌肉瘤等）。在所有种类中，甚至在支气管腺体来源的肿瘤中[9]，恶性肿瘤是最常见的。大多数恶性肿瘤属于两种上皮来源之一，鳞癌和腺样囊性癌。后者指涎腺起源。在流行病学研究中，鳞癌是目前最常见的肿瘤类型，而在临床病例报道中，这两种类型是相对均衡的[5, 10]，或者甚至是向腺样囊性癌倾斜的[11–13]。除了局限于气管上皮的鳞状乳头状瘤，大多数的肿瘤来源于气管壁的结构，因此需要全层切除整个气管壁以确保完全切除。表 74–3 展示了一家医疗中心 40 年来收治气管肿瘤患者的肿瘤分型。

（五）良性肿瘤

在一项单中心回顾性研究中，不到 10% 的气管肿瘤（34/360 或 9.4%）是良性的[14]。在这 34 个肿瘤患者中，有 9 个是鳞状乳头状瘤，4 个是神经源性肿瘤，3 个是平滑肌瘤，其他肿瘤由于来源于各种各样的组织来源，无法进行分类。

（六）恶性原发性肿瘤

两种最常见的恶性肿瘤是鳞状细胞癌和腺样囊性癌，由于疾病进展的显著差异，前者在人群

表 74–3　40 年来 357 例患者的 360 个标本的肿瘤组织学结果 *

恶性病变	
腺样囊性癌	135
鳞状细胞癌	135
类癌	11
典型的	10
非典型	1
淋巴瘤	2
黑色素瘤	1
黏液表皮样癌	14
非鳞状细胞癌	15
小细胞癌	5
腺癌	4
大细胞癌	4
腺鳞癌	2
肉瘤	13
梭形细胞肉瘤	6
软骨肉瘤	3
平滑肌肉瘤	1
癌肉瘤（假性肉瘤）	1
侵袭性纤维肿瘤	1
恶性纤维组织细胞瘤	1
恶性肿瘤总数	326
良性病变	
毛细血管血管瘤	1
成软骨细胞瘤	1
软骨瘤	2
纤维组织细胞瘤	1
血管球瘤	1
颗粒细胞瘤	2
错构瘤	2
纵隔血管瘤样畸形	1
炎性假瘤（浆细胞肉芽肿）	1
平滑肌瘤	3
神经源性肿瘤	4
神经鞘瘤	1
丛状神经纤维瘤	1
周围神经鞘瘤	1
典型的神经鞘瘤	1
副神经节瘤	1
多形性腺瘤	3
化脓性肉芽肿	1
鳞状上皮乳头瘤	9
多发	5
单发	4
边缘恶性血管肿瘤	1
良性肿瘤总数	34
所有肿瘤总数	**360**

*. 显示主要的恶性肿瘤。其中 3 名患者同时有着两种不同组织来源的肿瘤

研究中更为常见，后者在手术治疗中更为常见。

鳞状细胞癌是一种侵袭性快、病情进展迅速的肿瘤，常发生在气管壁以外，并有局部淋巴结及远处转移。吸烟是最常见的致癌因素，而在我们中心的经验中，一些患者的危险因素是职业性接触有机溶剂。在对 59 例切除病例的病理学回顾中，Honings 和同事 [15] 确定浸润深度和淋巴结侵犯是总体生存率的预测因子，而肿瘤分化、角化不良、棘细胞溶解和坏死不能预测生存率。肿瘤累及甲状腺的患者 5 年内无一例存活。图 74–7 为肿瘤侵及气管壁的程度，表 74–4 为病理特征对生存的影响。在马萨诸塞州总医院（MGH）研究中，360 例中有仅 15 例为非鳞状癌，并且这 15 例患者的临床表现同鳞状细胞癌非常相似 [14]。

腺癌在外科手术中极为少见，但在以人群为基础的研究中发病率排名第三，由于缺乏恰当的

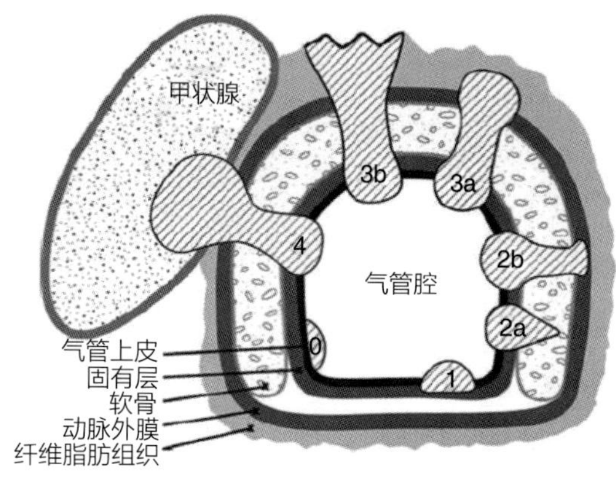

▲ 图 74-7 气管鳞状细胞癌的浸润深度

对应的表 74-4 显示了每个级别的存活率，级别定义：0，原位癌；1，固有层浸润；2a，靠近软骨或在软骨之间延伸；2b，肿瘤穿过软骨；3a，侵犯气管周纤维脂肪组织；3b，侵犯靠近软组织边缘；4，侵犯甲状腺［经 Springer-Verlag Berlin/Heidelberg 许可，引自 Honings J, Gaissert HA, Ruangchira-Urai R, et al. Pathologic characteristics of resected squamous cell carcinoma of the trachea: prognostic factors based on an analysis of 59 cases. Virchows Arch 2009; 455(5): 423–429.］

解释，大多数气管腺癌应归因于转移癌。

腺样囊性癌是一种进展缓慢的涎腺肿瘤，常表现为诊断发现邻近组织有广泛的浸润。疾病沿着神经发展，并可扩散到局部淋巴结，远处转移的部位包括肺、肝、脑和骨。然而，即使存在远处转移，也能观察到较长的生存期。在 108 例接受手术患者中，Honings 和同事 [16] 观察到，如果手术切缘阴性，且没有出现壁外疾病、神经周围生长或淋巴结转移，肿瘤切除后存活时间更长（图 74-8 和表 74-5）。图 74-9 显示了病理医师测量的切除长度与边缘状态的关系。较长的气管段切除是由较长较大的肿瘤引起的，由于外科医生试图保留气管长度以避免过度的吻合张力，因此，减少了完全切除病变以获得阴性切缘的可能性。

黏液表皮样癌主要发生于气管和支气管，在气管中，这种肿瘤通常是局限性的，小且完全切除后可获得较长生存期。在麻省总院 [14] 收治的 14 名肿瘤患者中，有 1/3 在发现时已经转移，存活时间很短。

麻省总院通过手术切除治疗了梭形细胞、软骨细胞、平滑肌和癌肉瘤在内的一组肉瘤患者。少数患者出现局部或远处复发。

典型和非典型类癌均可见于气管内。这些肿瘤完全切除后预后良好。

（七）继发性恶性肿瘤

6% 甲状腺癌患者病变会侵犯喉和气管且需要手术切除，是否侵犯喉和气管是影响死亡率的独立影响因素 [17, 18]。甲状腺癌侵犯声门下喉或气管时常伴有肿瘤的去分化 [19]。透壁性侵犯和术前声带麻痹是最常见的。许多患者曾尝试切除，但后来都又复发。因此，根治性切除是不太可能的。晚期患者行姑息性切除的目的是预防气道出血和窒息。

（八）手术治疗的原则和结果

局部气管肿瘤的治疗方法是气管节段切除。大多数肿瘤生长进入或穿过气管壁，腔内内镜切除不能达到或证明完全切除。对于高龄、预期寿命有限、严重并发症以及无法完全切除的患者，应选其他替代治疗方案。这些替代方法包括内镜下切除肿瘤、局部切除肿瘤、激光汽化或冷冻治疗，以及外照射或腔内放疗。留置气管支架可用于扩大气道腔，但有一些重要的注意事项。在准备切除的患者中，应避免使用自膨胀支架，以免损伤剩余的正常气管壁。在姑息性治疗情况下，气管或主支气管的管腔通畅可以通过支架来恢复。然而，对于生长缓慢的肿瘤，例如腺样囊性癌，姑息治疗必须考虑到延长生存期，要保护患者免受由于支架侵蚀纵隔结构而引起的灾难性的并发症。

（九）患者准备

应控制药物或并发症所产生的全身效应。由于气管吻合对任何能造成愈合延迟的因素都很敏感，因此必须停用口服或静脉注射类固醇。糖尿病患者的血糖控制应当进一步优化。吸烟是手术切除的禁忌证。在支气管镜检查中发现的阻塞性

表 74-4　鳞状细胞癌的病理特征及其对生存的影响注意原发肿瘤浸润深度和淋巴浸润与生存情况密切相关

病理亚组	数　量	百分数（%）	平均生存期（年）	*P*　值	生存率（%）	
					5 年	10 年
肿瘤分化						
高分化	14	23.7	8.8	0.164	73	55
中等分化	29	49.2	6.3		44	25
低分化	16	27.1	4.5		29	10
角化						
是	39	66.1	6.5	0.719	50	28
否	20	33.9	6.6		39	26
坏死						
广泛的	12	20.3	7.2	0.726	46	27
局灶性	28	47.5	6.1		45	26
否	19	32.2	6.2		47	30
角化不良						
是	35	59.3	6.7	0.942	51	34
否	24	40.7	6.3		39	20
棘层松解						
是	16	27.1	5.6	0.307	47	31
否	43	72.9	6.9		46	26
淋巴结浸润						
是	22	37.3	4.6	0.049	24	24
否	37	62.7	7.6		60	31
浸润深度						
0	2	3.4	n.a.	0.001	100	100
1	5	8.5	7.6		75	25
2a	14	23.7	6.0		50	25
2b	11	18.6	7.1		50	38
3a	16	27.1	7.7		53	31
3b	6	10.2	2.1		0	
4	5	8.5	1.4			
肿瘤厚度						
0.1～1.0cm	29	49.2	6.8	0.650	48	32
1.1～2.0cm	21	35.6	6.8		56	26
＞2.0cm	9	15.3	4.1		13	13
合计	59	100.0	6.5		46	27

经 Springer-Verlag Berlin/Heidelberg 许可，引自 Honings J, Gaissert HA, Ruangchira-Urai R, et al. Pathologic characteristics of resected squamous cell carcinoma of the trachea: prognostic factors based on an analysis of 59 cases. Virchows Arch 2009; 455(5):423–429. Virchows Archiv by European Society of Pathology.

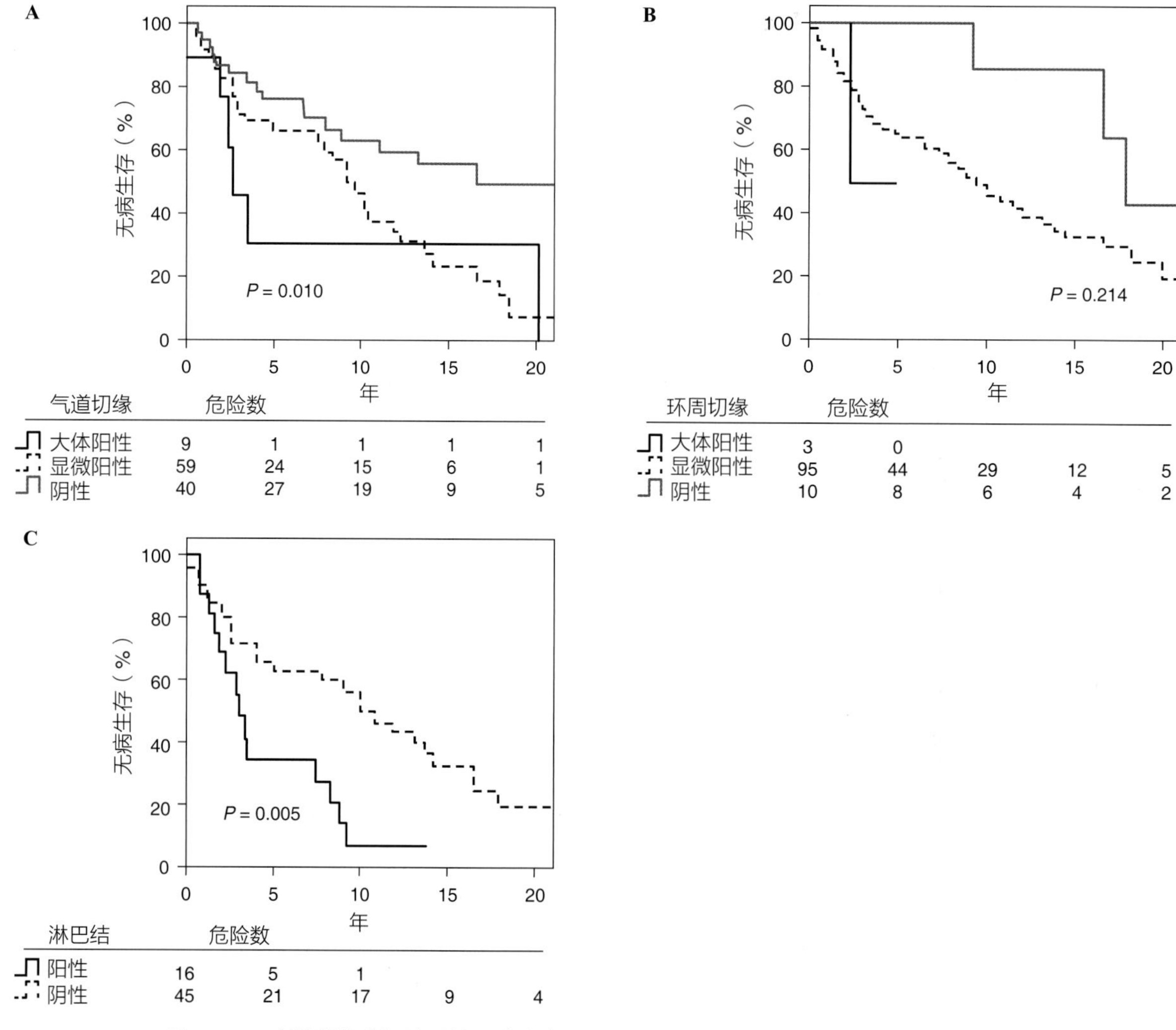

▲ **图 74-8 腺样囊性癌切除后的无病生存（A）气道切缘（B）环周切缘（C）淋巴结侵犯**

当气道或环周切缘在显微镜下显示受累或者非常接近时，尽管可能性较小，但长期生存也是可能的［经 European Association for Cardiothoracic Surgery. 许可，引自 Honings J, Gaissert HA, Weinberg AC, et al. Prognostic value of pathologic characteristics and resection margins in tracheal adenoid cystic carcinoma. Eur J Cardiothorac Surg 2010; 37(6):1438–1444.］

肺炎和脓毒症必须用特定的抗生素治疗。手术应待患者到最佳条件进行，尽量避免紧急切除。

（十）手术入路

颈部领状切口能够很好地显露声门下喉部和气管上部的肿瘤，如果需要，则可通过增加上胸骨劈开，以更好地切除气管下段肿瘤。接近隆嵴的下段气管肿瘤有两种手术入路：全胸骨劈开入路或右开胸入路。由心包半月形切口或环肺门切口可以完成双侧肺门松解。左肺门的松解更容易通过正中胸骨劈开进行。横断胸骨双侧开胸不能充分显露气管。气管切除的细节见第 72 章。

（十一）节段性气管切除

肿瘤区域应当充分显露，同时肿瘤附近气管前壁全长应当完全游离。应当记录腔外肿瘤和任何邻近结构的侵犯。病变上下端正常气管组织套带。此时，在确定为患者切除肿瘤之前应再次确认患者信息和肿瘤的所有信息。所有巨大病变切除后，必须考虑重建的可能性。在一份关于两种最常见的气管肿瘤的单中心的报告中，25% 的腺样囊性癌和 33% 的鳞状癌是不可被切除的，但仅有 21% 的不可切除的肿瘤需要开胸探查或颈部探查以确定其是否真正不可切除 [5]。

表 74-5　108 例腺样囊性癌术后生存分析无病生存率是由镜下和大体因素结合预测

病理学亚组	*N*	中位生存期		*P*	生存率（%）				中位无疾病生存期		*P*	无疾病生存期			
		年	95%CI		5 年	10 年	15 年	20 年	年	95%CI		5 年	10 年	15 年	20 年
气道切缘															
大体阳性	9	6.1	2.1～10.1	a	56	28	28	28	2.6	1.2～4.0	b	31	31	31	31
镜下阳性	59	13.3	6.7～20.0		75	65	46	33	9.7	7.8～11.5		66	48	24	7
阴性	40	20.4	15.4～25.4		86	71	64	57	16.6	6.7～26.5		76	63	56	50
根治切除切缘															
大体阳性	3	2.5	na	0.050	50			2.3	na		0.090	50			
镜下阳性	95	13.3	7.5～19.2		77	62	47	36	9.7	7.3～12.1		64	50	33	25
阴性	10	21.7	20.1～23.2		100	100	100	100	17.9	15.2～20.7		100	86	86	43
浆膜外扩大															
是	92	13.3	8.9～17.6	0.007	74	60	44	35	9.3	7.1～11.4	0.008	61	47	29	22
否	16	21.7	na		100	93	93	80	17.9	11.1～24.7		100	93	85	49
侵犯毗邻器官															
是	22	10.3	4.1～16.5	0.257	69	52	31	31	3.0	0.0～6.4	0.167	44	44	33	16
否	86	19.0	13.4～24.8		81	68	57	46	11.2	7.2～15.2		73	55	39	29
神经周围生长															
是	37	7.5	4.6～10.4	0.011	62	40	23	23	6.6	2.3～10.9	0.033	51	33	27	13
否	12	22.8	na		91	91	91	78	17.9	16.1～19.8		92	80	80	32
文献未提及	59	19.0	12.6～25.4		86	73	58	46	11.9	8.0～15.8		72	58	35	31
侵犯淋巴结															
是	16	6.1	1.4～10.8	0.017	54	32	16	16	3.0	2.1～3.9	0.005	34	7		
否	45	16.8	10.7～22.8		76	66	54	38	10.2	6.7～13.7		63	56	33	20
淋巴结未采样	47	21.6	10.2～33.0		91	80	71	71	18.4	10.8～26.0		86	71	62	47
合计	108	17.7	12.0～23.3		78	65	53	43	10.2	7.4～12.9		67	53	38	26

a. 阴性 vs. 阳性（$n = 68$）$P = 0.028$；大体阳性 vs. 大体阴性（$n = 99$），$P = 0.026$；镜下阳性 vs. 镜下阴性，$P = 0.069$；三者比较（图 . 74-1A），$P = 0.017$

b. 阴性 vs. 阳性（$n = 68$），$P = 0.005$；大体阳性 vs. 大体阴性（$n = 99$），$P = 0\ 074$；镜下阳性 vs. 镜下阴性，$P = 0.012$；三者比较（图 . 74.2A），$P = 0.010$

CI. 置信区间；na. 无法计算 95%CI

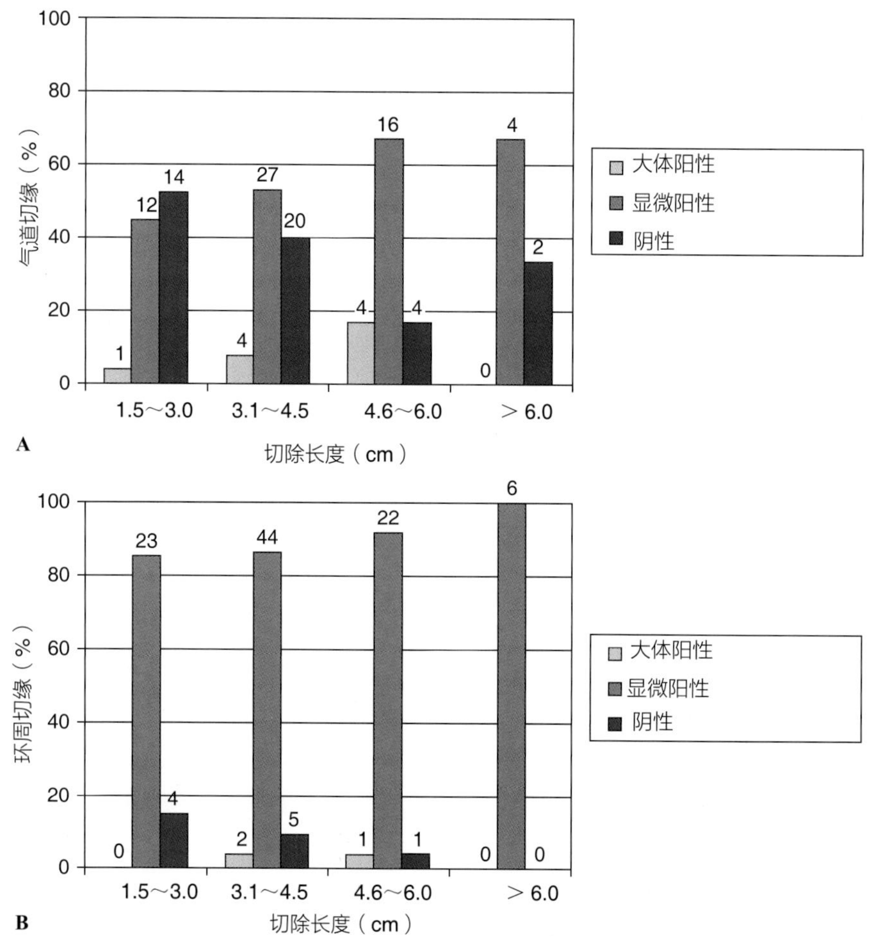

◀图 74-9 腺样囊性癌中，气管切除长度切除（A）和环周切缘（B）相对于切除范围的情况

随着被切除气管长度的增加，同时也是受到肿瘤大小的影响，获得气管切缘和环周切缘阴性的可能性减小［经 European Association for Cardiothoracic Surgery. 许可，转载自 Honings J, Gaissert HA, Weinberg AC, et al. Prognostic value of pathologic characteristics and resection margins in tracheal adenoid cystic carcinoma. *Eur J Cardiothorac Surg* 2010;37(6): 1438-1444.］

在良性肿瘤中，气管肿瘤的完全切除和吻合口的切缘阴性大都是可以实现的。多数情况下，气管肿瘤在长度达到 3cm 或以上的时，才能被明确诊断。这种情况下，外科医生需要综合考虑患者解剖结构、腔内腔外肿瘤的累及长度以及是否能够完全游离到正常气管两端，来判断肿瘤的可切除性，以避免吻合口张力过大和吻合失败。每个患者可切除范围均不相同。在气管癌中，黏膜下的肿瘤可能累及看似正常气管段。在这种情况下，安全吻合的优先级应高于肿瘤的完全切除。

镜下阳性气管边缘切除（R_1 切除）在恶性气管肿瘤中的应用价值受到质疑。由于纵隔内空间的狭小以及气管游离度的限制，肿瘤往往靠近环周和气管切缘。在腺样囊性癌中，少于 10% 的切除在正常组织与肿瘤组织之间存在大于 1mm 的正常组织，而在鳞状细胞癌中这一比例达到 60%[5]。在该研究中，59% 的腺样囊性癌患者存在任何气管切缘的肿瘤残余，而在鳞癌患者只有 18%。

支气管肺癌 R_1 切除远期生存率较差的情况同样适用于气管；气管切缘阳性鳞癌的 5 年总生存率接近 25%[5]。与此相反，腺样囊性癌进展缓慢，对放射治疗敏感。Honings 和同事观察到腺样囊性癌患者气管切缘阴性时的中位无病生存期为 16.6 年，气管边缘镜下阳性时的中位无病生存期为 9.7 年，肉眼见气管吻合口肿瘤残留时的中位无病生存期为 2.6 年[16]。在罕见的高级别肉瘤或罕见的气管支气管癌中，即使由于患者数量少而未被证实，但也可推测存在类似的情况。对于接近重要的喉结构的低度恶性肿瘤，手术应当应做出妥协，以保留发声功能。

按照分期对淋巴结进行系统清扫对肿瘤治疗来说有至关重要意义。在气管切除过程中，淋巴结清扫的主要障碍是其位于供应气管的节段性动脉血管弓的外侧[20]，沿着剩余的气道壁进行淋巴结清扫，切断供应气管的血管弓会导致吻合失败。只有处在肿瘤累及气管段附近的淋巴结可以被安全的清除。因此，关于淋巴结清扫影响生存时间的描述是不全面的。

切除过程中，通常先在靠近肿瘤的位置切开下段气管，重新建立交叉通气。切除肿瘤，包括外侧软组织和上段气管。食管肌肉如果被侵犯，需要整块切除，但邻近血管结构的侵犯被认为是不可切除的。一旦肿瘤被切除，可通过颈部弯曲，上下气管残端靠近，判断吻合处的张力。如果此时冰冻切片提示肿瘤残留，进一步切除如果可行，则可一次切除一个气管环。

（十二）手术并发症

气管节段切除重建术后主要并发症有呼吸衰竭、成人呼吸窘迫综合征、吻合口裂开、后期狭窄。手术切除隆嵴会增加并发症的风险。麻省总院（MGH）气管切除的手术死亡率为3.9%，隆嵴切除为16%，这一结果反映了手术复杂性从气管切除到隆嵴切除是不断增加的[5]。如表74-6所示，每连续十年，随着转诊中心手术经验的增加，死亡率降低，切除率增加。整个机构结果的改善得益于单个外科医生手术经验的积累。Wright和他的同事通过对901例因炎症和肿瘤接受气管切除的患者气管吻合失败的原因进行回顾性分析。不良预后的预测因子包括再手术、糖尿病、切除长度长于4cm，患者年龄小于17岁，术前行气管切开术[21]。

（十三）纵隔放疗作为辅助治疗

限制肿瘤手术切除的主要因素有，接近重要器官，可使用的气管长度较短，原发癌相关的淋巴浸润和吻合口局部复发。也是由于以上原因，部分患者术后需要根据经验和判断进行放射治疗。在1995年引入三维适形放射治疗之前，临床一直采用二维外照射治疗。2000年以后，马萨诸塞州总医院MGH采用63Gy的调强放疗（IMRT）覆盖吻合口、气管上下3～4cm、气管周围软组织，见图74-10（Noah Choi，Department of Radiation Oncology，MGH，personal communication）当吻合口存在肉眼可见的病变时，剂量可增加至66～70Gy。

除早期恶性肿瘤外，其余均选择术后放疗。由于气管吻合口张力始终存在，所以要到术后6～8周才开始放射治疗，放射治疗前必须进行支气管镜检查以确认吻合口充分愈合。

由于术前放疗会增加切除的风险，化疗可能增加气管肿瘤的炎症反应，因此，新辅助治疗无用武之地。部分术前接受放射治疗的患者中，仍有可能切除气管肿瘤。但需要采取其他措施，包括使用保护性皮瓣以提供血供并促进愈合。但是，如大家所料，吻合口狭窄和裂开的风险也会随之增加。

表74-6 原发性气管肿瘤切除的单中心经验麻省总医院40年间，从一个外科医生发展到多个外科医生 *

年 代	总病例数	ACC病例数	SCC病例数	手术次数	手术率(%)	医院死亡率（%）
1962—1971	19	7	12	13	68	21
1972—1981	54	29	25	33	61	11
1982—1991	107	54	53	71	66	5
1992—2001	88	43	45	72	82	3
总计	268	133	135	189	75	7

*. 排除了两名2002年接受手术的病例。ACC. 腺样囊性癌；SCC. 鳞癌（引自Gaissert HA, Grillo HC, Shadmehr MB, et al. Long-term survival after resection of primary adenoid cystic and squamous cell carcinoma of the trachea and carina. Ann Thorac Surg 2004; 78 (6):1889-1896; discussion 1896-1897. © 2004 The Society of Thoracic Surgeons版权所有）

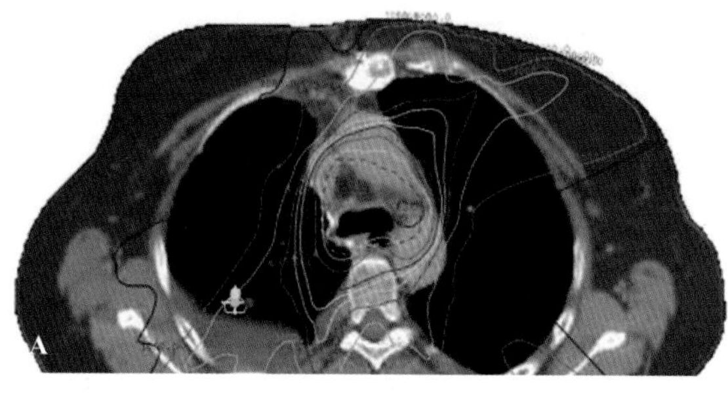
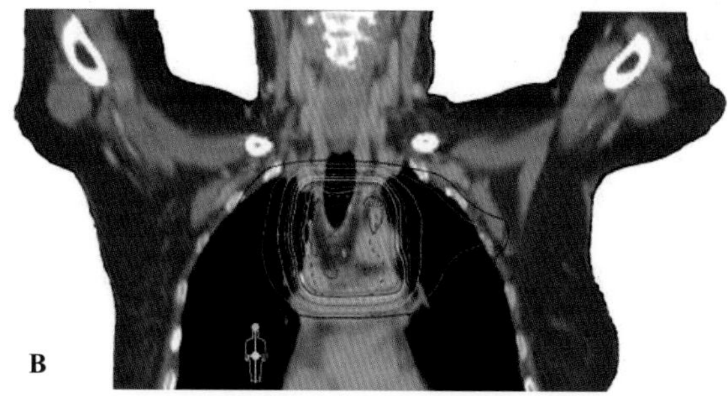

▲ **图 74-10　61 岁的患者在气管中切除淋巴结阳性的鳞状细胞癌后，接受图中展示的辅助调强放疗时治疗野的 CT 上靶区勾画，术后 4 年无复发**

A. 横断面图；B. 冠状面图（图片由 Dr. Henning Willers, Department of Radiation Therapy, MGH 惠赠）

（十四）根治性纵隔放疗

病变累及范围太广或有重要禁忌证不能行气管切除的患者可考虑根治性放射治疗。如果能将整个肿瘤包括在视野内，且无远处转移性病灶，则可采用 66～70Gy 剂量的外照射放疗。其中也有例外，腺样囊性癌由于进展缓慢，转移性差，应考虑全剂量放射治疗。

同步或序贯化疗常用于支气管肺癌的治疗。然而，没有证据表明腺样囊性癌患者能从中获益。Cheung [22] 观察 20 例鳞状细胞癌和 4 例腺样囊性癌发现其平均生存期为 5 个月。Fields 及其同事 [23] 发现在同样组成的患者队列中，5 年生存率为 25%。Maziak 及其同事 [11] 观察到 6 例腺样囊性癌患者的平均存活时间为 74 个月。Bittner 及其同事 [24] 对 20 例腺样囊性癌患者进行了中子放射治疗，观察到平均生存期为 97 个月（8 年多一点），5 年生存期为 89%（原文存在错误）由于腺样囊性癌的自然病程较长，因此，其诊断后小于 10 年的观察期所提供的信息有限。患者的平均年龄介于 40—45 岁。

（十五）内镜治疗

使用局部破坏性技术进行的内镜治疗，包括激光、微波消融、电刀烧灼、冷冻治疗，或伴有或不伴有支架植入术，适用于不适合完全切除或不需要完全切除而又需进行长期控制的患者。Kajiwara 和同事 [25] 选择了 4 例良性气管和支气管肿瘤患者，采用包括 YAG 激光、微波和高频圈套器在内的各种内镜技术进行治疗。随访 51～112 个月，未见局部复发。图 74-11 为手术切除的良性气管软骨瘤的标本照片。值得注意的是，在任何局限于腔内的治疗后留下的肿瘤的壁外范围是清晰可见的。其他两篇涉及使用自膨胀气管支气管支架 [26] 和内镜下氩等离子治疗的报道 [27] 没有报道长期结果。

（十六）手术治疗效果

良性和低度恶性气管肿瘤完全切除后预后良好。良性肿瘤切除后的总 5 年生存率为 100%，10 年为 94%；良性肿瘤、类癌性肿瘤 [14]、侵袭性纤维瘤均无局部复发 [28]。

18 例以气管、支气管为主的黏液表皮样肿瘤中，12 例切除的低级别肿瘤均未复发，无一例死亡，3 例高级别肿瘤均不可切除且均为死

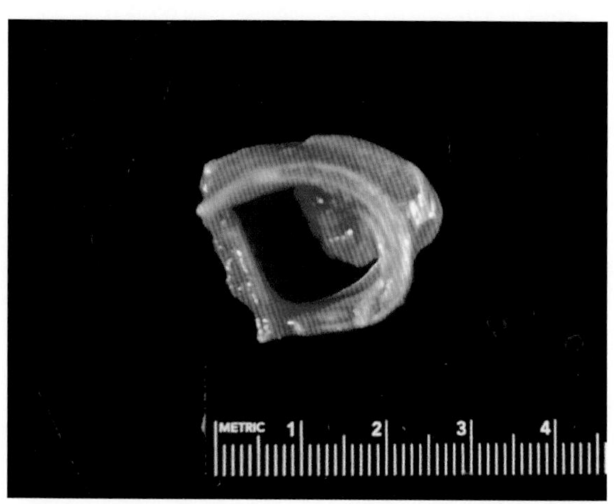

▲ **图 74-11　良性气管软骨瘤切除标本，展示腔内和腔外肿瘤范围**

图片由 Courtesy Department of Pathology, Massachusetts General Hospital 提供

亡原因[29]。5年的总存活率是100%，10年为83%[14]。长期随访期间无复发，证明切除对可耐受手术患者是一种合适的治疗方法。当手术风险高或患者年龄大时，内镜下切除是这些肿瘤的第二选择。

世界各地多个机构的研究结果显示，气管癌、肉瘤和其他恶性肿瘤手术切除后可长期存活。在最早的一项研究中，Perelman及同事[12]发现66例腺样囊性癌的5年总生存率为35.9%，21例鳞状细胞癌的5年总生存率为27.1%。最近，Maziak及同事[11]发现，32例腺样囊性癌切除术后辅助放疗5年的存活率为79%，10年存活率为51%。Regnard及同事[10]统计了法国多个胸科中心病例后发现，腺样囊性癌的5年存活率和10年生存率分别为73%和57%，鳞状细胞癌中分别为47%和36%。他们还注意到，与不完全切除相比，完全切除后存活时间更长。Zhao及同事收集了2001—2012年期间，接受手术治疗的连续82例气管和支气管腺样囊性癌患者[30]，观察到5年和10年的无病生存率分别为66.9%和11.2%。

支气管腺样囊性肿瘤的预后较差，可能是由于难以完全切除和淋巴结负荷较大所致。在Honings及其同事对接受手术的108例腺样囊性癌患者的连续分析后发现[16]，82%的患者接受了辅助放疗，中位总生存期为17.7年，中位无病生存期为10.2年。切缘阳性、壁外病变、围神经生长及淋巴结转移缩短了患者的生存期。Honings和同事[15]回顾了59例连续的鳞状癌，其中24%涉及隆嵴，14%涉及声门下喉。平均生存期为6.5年，总5年生存率为46%，10年存活率27%。鳞状细胞癌的生存与浸润深度相关性见表74-4。

在较少见的气管恶性肿瘤中，一项单中心研究发现，11例切除的非鳞状支气管源性肿瘤的5年和10年总生存率分别为60%和33%，未切除的病例无一存活超过5年。对于肉瘤，12例切除患者的总生存率分别为78%和62%。

三、结论

大多数气管肿瘤是可切除的。因此，目前所面临的挑战是提高对出现症状的认识，并减少转诊的障碍。即使是局部进展的恶性肿瘤，无论患者有无症状，手术切除后均可获得长期生存。对于伴有局限性病变的部分患者来说，手术切除加术后辅助放疗仍是首选的治疗方法。

第 75 章 血管环压迫气管

Compression of the Trachea by Vascular Rings

Carl L. Backer 著
黄海涛 译

"血管环"是指主动脉弓复合体的一组先天性血管异常，它们形成解剖"环"，该环压迫气管或食管或同时压迫这两者。Hommel 于 1737 年首次报道了一种血管环[1]，即双主动脉弓，并被 Turner 引用。几乎所有具有临床意义的血管环，均在婴儿或幼儿期出现临床症状，早期因为气管压迫而引起的气道阻塞；当开始吃固体食物时，通常会出现食管受压和梗阻的症状。

现在使用的血管环的分类是基于特定的解剖特征，尤其是主动脉弓的位置。笔者和 Mavroudis[2] 提出的该分类方案得到了先天性心脏病国际命名法和数据库项目的认可。表 75–1 总结了芝加哥 Ann & Robert H. Lurie 儿童医院过去的 65 年的经验，并罗列了外科手术中不同解剖畸形发生的相对频率。这些畸形中有一些是解剖上完整的环，或者说是真正的血管环；其他的是解剖上不完整的或部分的血管环，但由于它们都具有相似的病理生理学特征和临床症状，因此与真正的血管环归为一类。气管软骨全环也包括在内，因为它们与肺动脉吊带密切相关，并且具有类似的呼吸道症状。

表 75–1　血管环的分类和相对发生频率——芝加哥 Ann & Robert H. Lurie 儿童医院的经验

血管环	病例数
完全	
双主动脉弓	155
右位主动脉弓伴左动脉韧带	172
不完全	
无名动脉压迫	89
肺动脉吊带	46
气管软骨全环	84
合计	546

Gross[3] 首次报道了成功的血管环矫治手术，为一名 1 岁的患儿切断了导致他气管梗阻的双主动脉弓。Gross 和 Neuhauser[4] 首次报道了将无名动脉悬吊在胸骨后，成功的治愈了一位 4 月龄伴有喘息和呼吸窘迫症状的无名动脉压迫综合征婴儿。Potts 和同事[5] 在报道中定义了"肺动脉吊带"，他们成功地为一名伴有间歇性呼吸困难和发绀的 5 月龄婴儿完成了解剖畸形的矫治。Idriss 和同事[6] 首先报道了使用心包补片为一名气管软骨全环的 7 月龄患儿成功实施气管成形术。该报告也是首次成功使用心肺转流治疗气管狭窄。表 75–2 总结了这些历史性里程碑。

表 75–2　血管环手术发展的里程碑

年　份	畸　形	术　者
1945	双主动脉弓	Robert E. Gross
1948	无名动脉压迫	Robert E. Gross
1954	肺动脉吊带	Willis J. Potts
1984	气管软骨全环	Farouk S. Idriss

一、胚胎学

Congdon [7] 报告了关于人类主动脉弓系统胚胎发育的大量研究，显示在发育过程中有六对动脉弓连接了两个原始腹主动脉和背主动脉（图75-1）。第一、第二和第五动脉弓的主要部分都将退化，第三动脉弓发育形成颈动脉，第六动脉弓的"腹芽"的分支与"肺芽"汇合形成肺动脉。在右侧，第六动脉弓的背侧部分；在左侧，它持续存在形成动脉导管。

血管环的形成取决于胚胎主动脉弓复合体特定节段的保留或退化。为了帮助形象化的理解，Edwards [8] 提出了一个具有双主动脉弓系统和双侧动脉导管的图解模型。遵循传统，主动脉弓的"位置"是由其与气管的相对位置关系决定。在正常主动脉弓形成过程中，右侧第四弓退化，留下左侧主动脉弓系统（即主动脉弓的顶点在气管左侧）；如果两侧第四弓都持续存在，则会形成

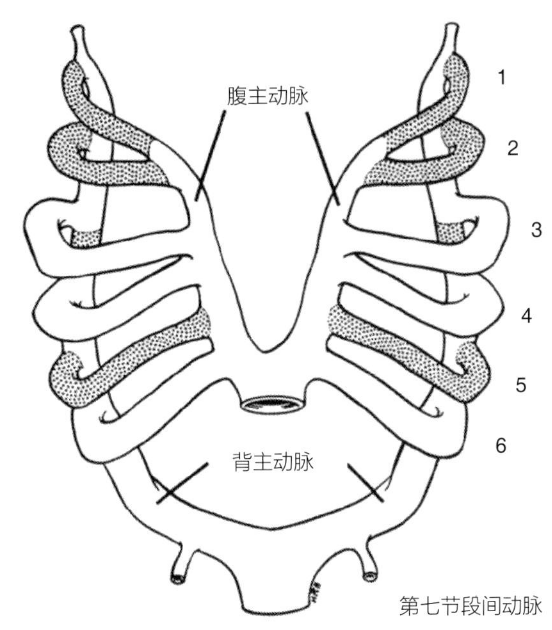

▲ 图 75-1 胚胎期主动脉弓

腹侧主动脉和背侧主动脉之间有6对动脉弓。阴影部分逐步退化，第七节段间动脉向头侧移动，形成锁骨下动脉（引自 Lowe GM, Donaldson JS, Backer CL: Vascular rings: 10-year review of imaging. RadioGraphics 11:637, 1991.）

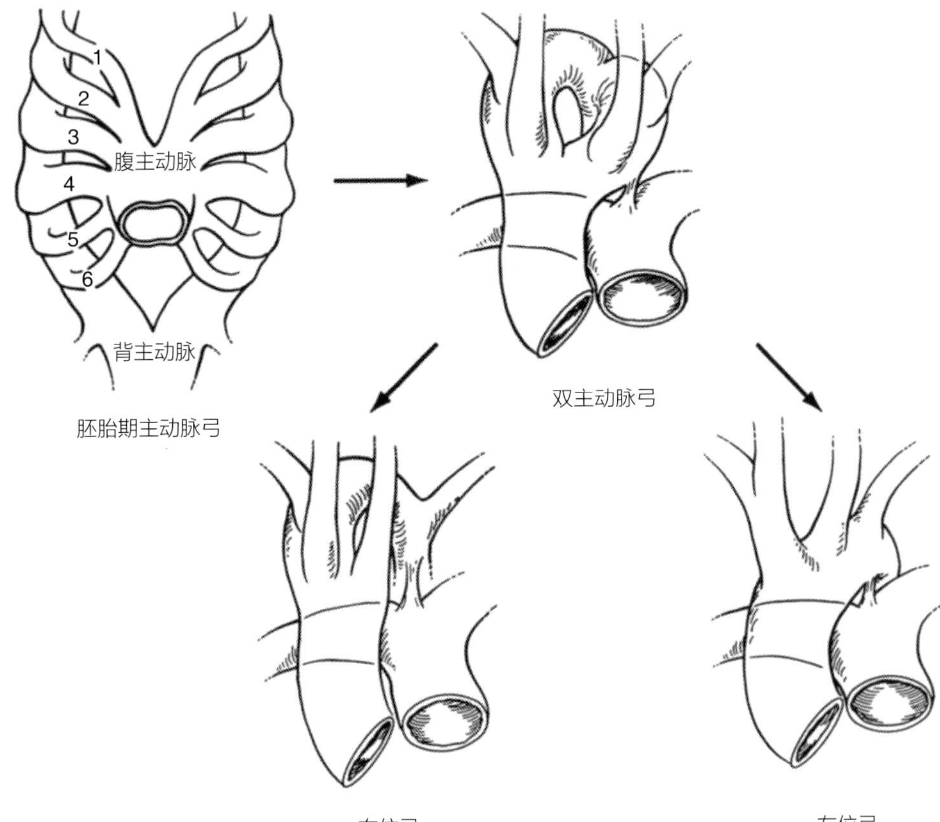

◀图 75-2 主动脉弓发育

从胚胎期的主动脉弓开始，第一、第二和第五弓退化消失形成Edward经典的双主动脉弓。如果此时发育停止，患儿就有双主动脉弓。如果右第四弓消失，则形成正常的左位弓。如果左第四弓消失，就形成了右位主动脉弓（引自Backer CL, Mavroudis C. Surgical approach to vascular rings. In: Karp R, Laks H, Wechsler AS, eds. Advances in Cardiac Surgery. Vol. 9. St. Louis, MO: Mosby-Year Book; 1997:31.）

双主动脉弓；如果左侧第四弓退化，则会发育成右侧主动脉弓系统（主动脉弓的顶点在气管右侧）。图 75–2 对此进行了解释。

二、临床特征、诊断和外科手术治疗

（一）双主动脉弓

双主动脉弓是导致气管食管压迫的完整血管环。Potts 及其同事指出[9]，患者通常在出生的第一个月就出现典型症状，包括喘鸣、呼吸窘迫和“海豹吠”样咳嗽。单纯感冒可能诱发严重的呼吸困难。升主动脉分为两个弓形结构，它们围绕气管和食管并向后汇合形成降主动脉（图 75–3）。Backer 和他的同事的研究显示[10]，在这些患儿中 2/3 是右侧（后）主动脉弓优势型，1/3 是左侧（前）主动脉弓优势型，很少出现尺寸大小相近双主动脉弓（平衡型弓）；颈动脉和锁骨下动脉对称地起源于各个动脉弓。这样就形成了紧缩的环状结构压迫气管和食管。

胸部 X 线片检查发现主动脉弓相对于气管的位置模糊不清时，应该怀疑双主动脉弓。另外，胸部 X 线片经常显示气管被压迫，这种压迫在优势动脉弓的那一侧更加明显。尽管多年以来食管钡剂造影一直是进一步诊断的首选，但目前更推荐使用增强的计算机断层扫描（CT）[11, 12]。双主动脉弓在前后位食管造影中显示为大小不等并持续存在的双侧压迹。但是，钡剂食管造影术无法显示血管环的精确解剖结构。Backer[11] 和 Lambert[13] 的文献综述显示，CT 扫描在分辨主动脉弓和大血管的血管畸形中非常准确。当两个血管弓分支均处于通畅状态并且可以被对比剂强化，双主动脉弓即可确诊了（图 75–4）[12]。

如 Lowe 及其同事所述[14]，“四动脉征”是提示血管弓解剖异常的一条线索，特别是双主动脉弓或右位主动脉弓伴有食管后方锁骨下动脉和

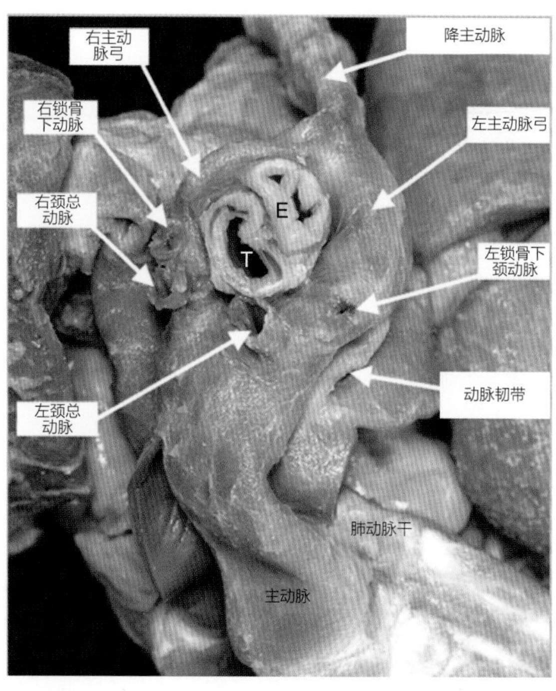

▲ **图 75–3　死于气道阻塞的双主动脉弓患儿的尸检照片**

E. 食管；T. 气管（引自 Backer CL, Popescu AR, Rastatter JC, Russell M. Vascular rings and slings. In: Da Cruz EM, Ivy D, Jaggers J, eds. Pediatric and Congenital Cardiology, Cardiac Surgery and Intensive Care. Vol. 4. London: Springer-Verlag: 2219–2238.）

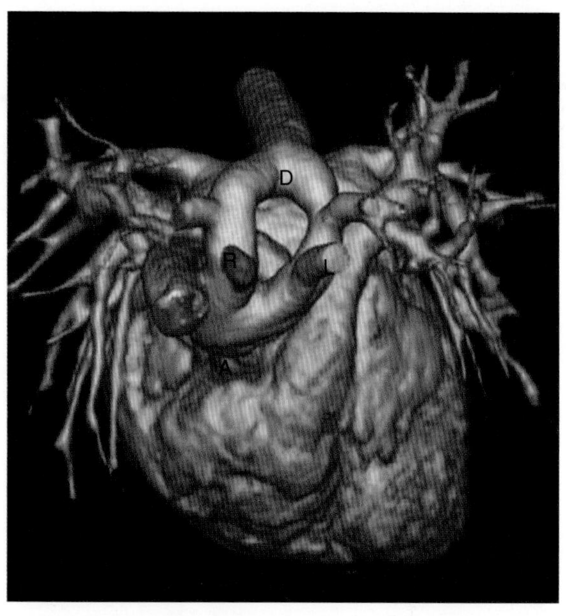

▲ **图 75–4　双主动脉弓患儿的 CT（3D 重建），与图 75–3 相同的视角。患儿有平衡的左右主动脉弓**

A. 升主动脉；D. 降主动脉；L. 左侧主动脉弓；R. 右侧主动脉弓（引自 Backer CL, Popescu AR, Rastatter JC, Russell M. Vascular rings and slings. In: Da Cruz EM, Ivy D, Jaggers J, eds. Pediatric and Congenital Cardiology, Cardiac Surgery and Intensive Care. Vol. 4. London: Springer-Verlag:2219-2238.© 2014 Springer-Verlag London Ltd 版权所有 ）

动脉韧带。“四动脉征”是从主动脉弓头侧的切面观察到的，两个背侧锁骨下动脉和两个腹侧颈动脉均匀分布在气管的周围。当两支背侧锁骨下动脉直接发自主动脉而不是头臂动脉时，则显示该征象。CT 扫描的三维（3D）重建提供了精确的解剖学细节，可以清晰地规划手术方式，从而减少了在选择切断血管环的部位和方法时出现错误的机会（图 75-4）。

如 Van Son 及其同事所述[15]，磁共振（MR）成像同样可以明确动脉弓和血管的解剖结构。MR 图像可以提供与 CT 类似的信息，而且没有电离辐射，也无须静脉内注射对比剂。然而，如果患儿在扫描过程中移动位置将出现运动伪影，从而使结果分析变得困难。MR 成像的另一个缺点是检查所需的时间长，患儿需要镇静。因此，笔者认为快速增强 CT 扫描是首选检查方法[11]。采集图像的时间不到 1s，无须镇静或插管即可轻松进行。现在仅对伴有复杂先天性心脏畸形的婴儿推荐进行心脏导管检查。

由于患儿伴有喘鸣症状，所以有时会将支气管镜作为初始检查，并且可以观察到典型的气管外压性改变。作为手术评估的一部分，所有血管环患儿均应在手术前或者更普遍的是在术中进行支气管镜检查。患者还应该接受超声心动图检查，因为有 12.4% 的患者伴有心内结构的病变[11]。

所有双主动脉弓的婴儿均应接受手术治疗。甚至轻度的上呼吸道感染而引起的黏膜水肿也可能使原本狭窄的气管进一步恶化，导致缺氧或呼吸暂停发作。正如 Midulla 及其同事[16]报道的那样，这些患儿也有主动脉夹层的危险。此外，正如 Heck[17]、Othersen[18] 和 Angelini[19] 及同事所报道的那样，通过长时间的气管插管和鼻胃管引流这些不恰当的措施来处理呼吸道梗阻，可能导致动脉弓灾难性的破溃侵蚀到食管。一个 5 月龄的患儿在术前住院 2 周期间接受气管插管和鼻胃管治疗，在手术中发现了食管有 6mm 的穿孔，这是由于鼻胃管向左侧弓的侵蚀而造成的（图 75-5 和图 75-6）。

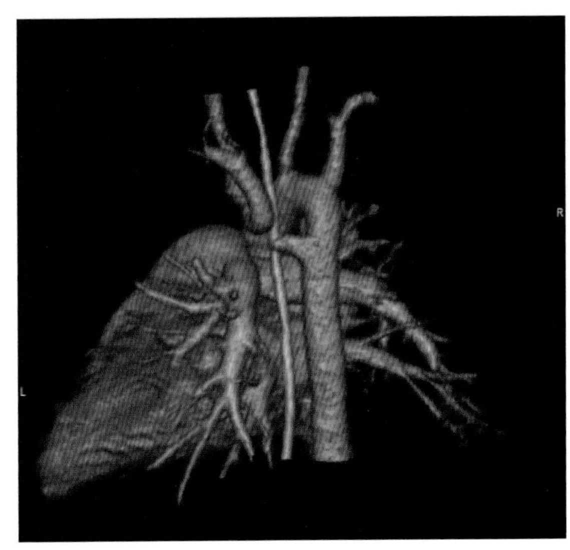

▲ 图 75-5 **CT 扫描三维重建**

5 月龄的双主动脉弓患儿，右侧弓优势型。左侧弓远端像拇指一样从降主动脉突起。血管环内的垂直结构是鼻胃管。左侧弓的前端在锁骨下动脉以远是闭锁的。左侧弓已经侵蚀进了食管（引自 Backer CL. Compression of the trachea by vascular rings. In: Shields TW, LoCicero J Ⅲ, Reed CE, et al., eds. General Thoracic Surgery. 7th ed. Philadelphia, PA: Wolters Kluwer/Lippincott Williams & Wilkins; 2009:999–1016.）

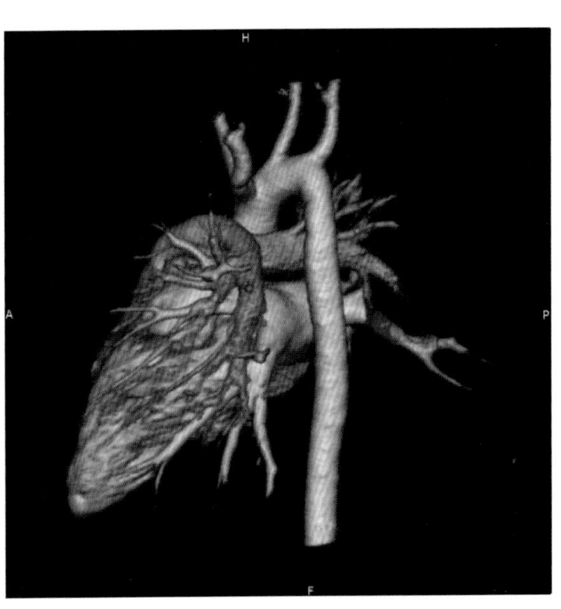

▲ 图 75-6 **这是同一个患者，经过左弓部分切除、食管一期修补、韧带分离，“环”已消失。现在的动脉弓是右位主动脉弓及其镜像分支**

引自 Backer CL. Compression of the trachea by vascular rings. In: Shields TW, LoCicero J III, Reed CE, et al., eds. General Thoracic Surgery. 7th ed. Philadelphia, PA, Wolters Kluwer/Lippincott Williams & Wilkins; 2009: 999–1016.

手术方法取决于哪侧弓占优势。当右侧弓占优势（75%）时，是经左侧开胸手术。当左侧弓占优势（18%）时，是经右侧开胸手术。当双侧弓平衡时（7%），首选左侧开胸手术。如果患者患合并严重的心内病变，则可经胸骨正中切口手术。可以使用保留胸壁肌肉的技术进行左侧开胸手术，提起前锯肌和背阔肌后经第四肋间进胸。松解双主动脉弓血管环的方法是将两个弓当中较小的一个弓切断，切断的部位通常在其汇入降主动脉的位置（图 75-7A 至 C）。最好在术

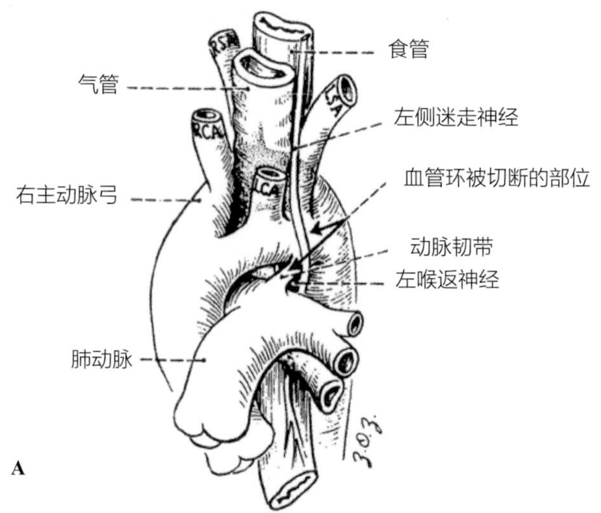

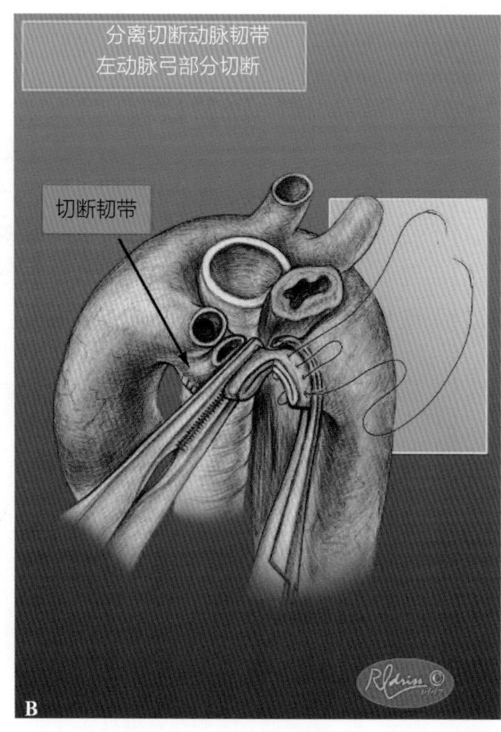

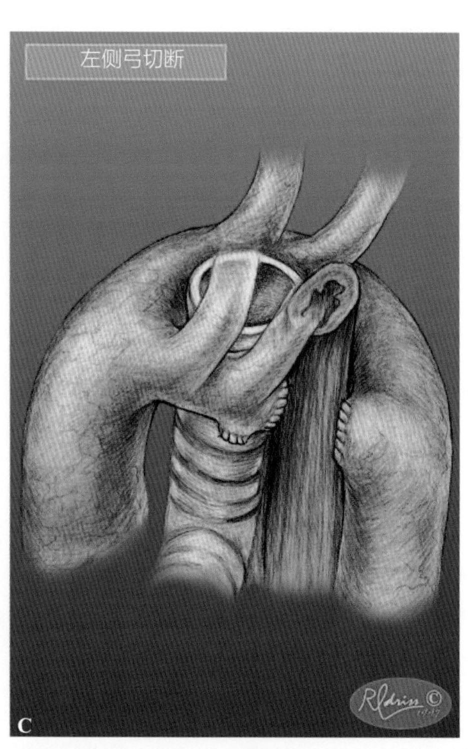

▲ 图 75-7 **A.** 双主动脉弓，右侧弓优势型。在箭所示的部位切断血管环。**LCA**. 左颈动脉；**RCA**. 右颈动脉；**B.** 左侧开胸双主动脉弓手术，切断左侧主动脉弓。在弓的近端钳夹一把 **Potts** 导管钳，在连接降主动脉的弓远端钳夹一把 **Castaneda** 钳。血管环已被部分切断，并用 **Prolene** 线缝合动脉弓的远端。动脉韧带已经被切断并缝合；**C.** 移除血管钳，完成手术。血管环的残端已经被妥善分离，食管清晰可见

引自 Backer CL, Mavroudis C. Surgical approach to vascular rings. In: Karp R, Laks H, Wechsler AS, et al., eds. Advances in Cardiac Surgery. Vol. 9. St. Louis, MO: Mosby-Year Book; 1997:41.

前通过CT或MRI成像中确定哪个弓更小。在30%～40%的患者，其较小的弓汇入降主动脉的位置是闭锁的。术中用血管钳阻断拟切断动脉弓的血流后，麻醉医生应仔细检查两侧的颈动脉和桡动脉脉搏，以确保其血流不中断。在两把血管钳之间切断血管弓，并用Prolene线缝合残端，不可只进行简单的结扎，动脉韧带也应切开。然后在气管和食管周围仔细解剖，松解任何残留的粘连带。在整个手术过程应辨别并保护喉返神经和膈神经。纵隔胸膜不要缝合，因为缝合纵隔胸膜可能导致瘢痕形成，从而使得原来由血管环引起的问题复发。术后用柔软的Blake硅橡胶引流管留置胸腔引流24～48h。外科医生应注意的一个技术要领是，在用血管钳钳夹血管环但尚未切断的时候，血管钳插入血管环与气管和食管之间的区域从而暂时性的收紧了血管环；在这种情况下，有些患者的血氧饱和度会下降，并且可能需要增加通气压力以提供足够的通气。

术后护理包括高湿度雾化以稀释分泌物，必要时在脉氧监测下氧疗，胸部物理疗法和鼻咽吸痰。应尽力早期拔管。其他有效的术后治疗包括吸入糖皮质激素、沙丁胺醇治疗和氦氧混合气。手术治疗的效果极佳（n=155），自1952年以来，Lurie儿童医院的双主动脉弓手术死亡率为零。手术患儿的中位年龄为1.2岁，术后中位住院时间为3d。正如Nikaidoh和同事报道的那样[20]，部分患儿在术后6个月到2年的时间里会有残留的呼吸噪音，但是几乎在所有患者的这种情况都会逐渐消失。

（二）右位主动脉弓

右位主动脉弓与左侧动脉韧带形成的血管环比双主动脉弓略为常见一些。但是，这种血管环通常不那么紧，患儿的特征性症状通常会出现得更晚一些（6—12月龄）。症状类似于双主动脉弓带来的喘鸣，吠样咳嗽和呼吸窘迫；在年龄较大的儿童中，可能出现吞咽困难。有一些孩子吃得很慢，经常是最后一个离开餐桌，因为他们必须学会仔细咀嚼食物以防止哽噎。在胚胎学上，右位主动脉弓可能会有不同的构型，这取决于左第四弓的确切位置或中断的位置，以及左锁骨下动脉，左颈动脉和动脉导管的分支方式。Felson和Palayew[21]指出，常见的两种变异分别是食管后左锁骨下动脉（65%）和其镜像分支（35%）（图75-8A和B）。无论哪种情况，都是动脉韧带连接降主动脉和左肺动脉而形成环形结构。尽管Da Cruz和同事报告称[22]，1/3的法洛四联症患者和永存动脉干患者伴发右位主动脉弓；但是，笔者团队未发现右位主动脉弓形成血管环时与特定心脏缺陷存在反向关联。在大多数同时具有心脏缺陷和右位主动脉弓的婴儿中，动脉韧带连接着无名动脉的镜像分支和肺动脉，因此不会形成血管环（图75-8C）。

胸部X线片可以提示诊断，可以看到主动脉弓位于气管的右侧。食管钡剂造影曾经是首选的诊断方法（图75-9A和B）。但是，与双主动脉弓一样，现在CT成像被认为是最佳的诊断方法。CT可以揭示血管环的精确解剖结构，包括作为病理学的一部分来识别Kommerell憩室。Chun及其同事[23]强调了Kommerell憩室[24]的重要性。这个憩室在胚胎学上是没有完全退化的左侧第四动脉弓的残端。憩室本身可以独自地压迫食管或气管。Fisher和同事[25]还指出，Kommerell憩室存在着憩室破裂和憩室部位主动脉夹层的可能性。如果憩室部位存在动脉瘤样扩张，应手术切除，通常还需要将左锁骨下动脉转位至左颈动脉上。图75-10显示了一位患有Kommerell憩室、右位主动脉弓、左侧动脉韧带和食管后左锁骨下动脉的患者的MRI图像。

手术方法是经左侧开胸，仔细解剖并确定主动脉弓的构型后，辨别压迫食管的动脉韧带，切断动脉韧带并用Prolene线缝合残端，松解食管周围所有的粘连带。

笔者及同事报道了所在中心的初步经验[26]，有10名患儿需要再次手术，是因为在分离切开血管环（韧带）的时候没有处理合并的Komerell

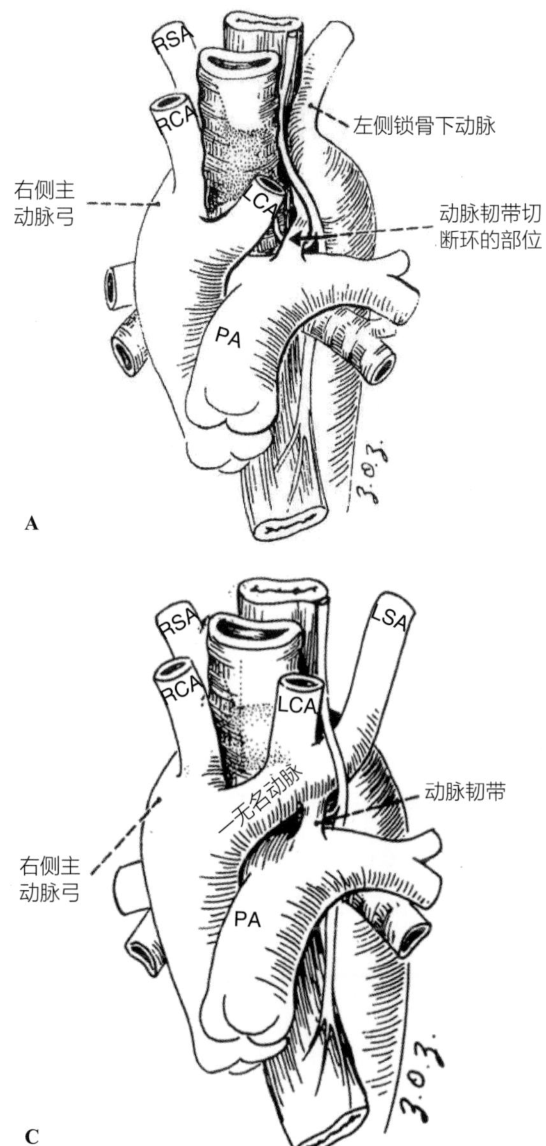

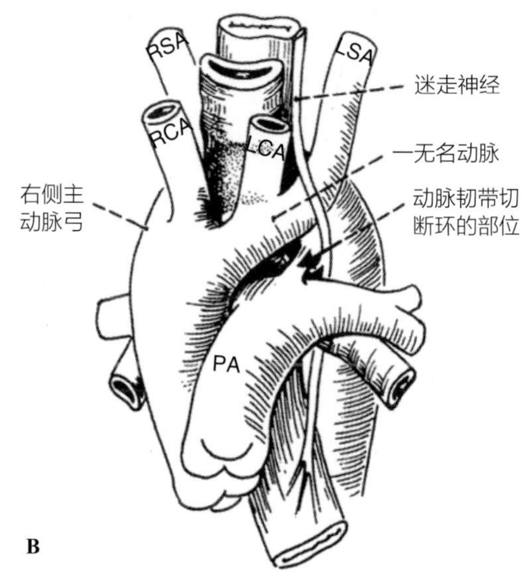

▲ **图 75-8 A. 右位主动脉弓和食管后方左锁骨下动脉，通过切断动脉韧带将血管环分开。该动脉韧带从左锁骨下动脉起始处对面的主动脉延伸至左肺动脉（PA）；B. 右位主动脉弓伴大血管镜像分支，切断降主动脉与肺动脉之间的动脉韧带来松解血管环；C. 右位主动脉弓伴大血管镜像分支，如果动脉韧带连接无名动脉与肺动脉，未形成血管环，患儿无症状**

RSA. 右锁骨下动脉；RCA. 右颈动脉；LSA. 左锁骨下动脉；LCA. 左颈动脉；PA. 肺动脉

憩室。所有患儿都是有症状的，伴有呼吸道症状或吞咽困难症状的复发。在切除憩室并将左锁骨下动脉转位至左颈动脉后，所有患儿的气道症状得以缓解（图 75-11A 至 C）。基于这些再次手术成功的经验，笔者建议将“动脉韧带切断+Kommerell 憩室切除 + 左锁骨下动脉转位”作为右位主动脉弓、左侧动脉韧带和 Kommerell 憩室患者的基本手术方法。在 2012 年的报道中 [27]，笔者及其同事已经为 20 例患儿实施了该手术。图 75-12A 和 B 显示了切除 Kommerell 憩室的术后 CT 图像。其他几个小组也报道了成功切除 Kommerell 憩室的经验，包括 Shinkawa [28]、Kim [29] 和 Luciano [30] 及其同事。

有一组非常罕见的患儿，同时合并右位主动脉弓、左动脉韧带和左胸降主动脉，即所谓的“回旋形主动脉”（图 75-13A）。Robotin [31] 及其同事报道了主动脉“解除交叉”手术来治疗这些罕见患者（468 例血管环患者中仅有 3 例）。经胸骨正中切口在心肺转流和低温循环停止下游离并切断主动脉弓，再将动脉弓的远端移至气管支气管树的前方，然后端侧吻合到升主动脉的侧壁（图 75-13B）。Robotin 报道的所有 3 名患儿均是

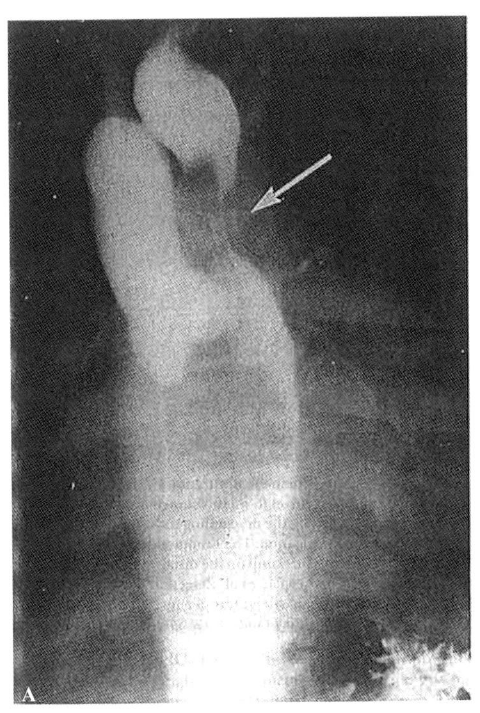
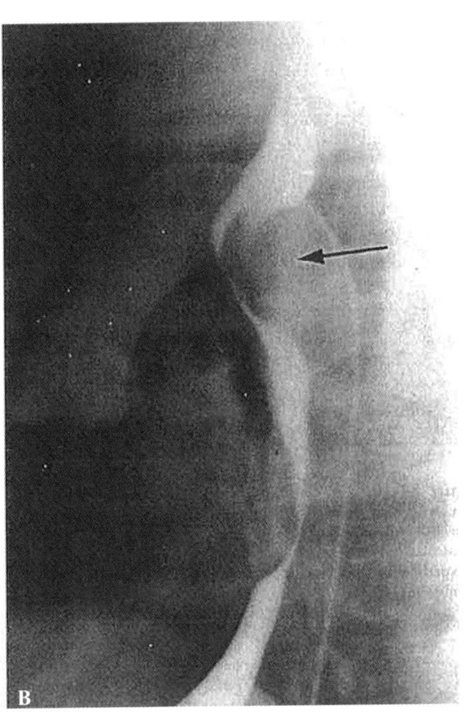

▲ **图 75-9 右位主动脉弓伴左动脉韧带，患者同时行食管及主动脉造影的前后位（A）及侧位（B）图像**

左锁骨下动脉的起始处为动脉瘤，形成 Kommerell 憩室。绷紧的韧带和憩室（箭）结合在一起严重压迫食管。特别是侧位片，显示了典型的来自后方右位主动脉弓的深凹痕（引自 Backer CL. Compression of the trachea by vascular rings. In: Shields TW, LoCicero J Ⅲ, Reed CE, et al., eds. General Thoracic Surgery. 7th ed. Philadelphia, PA; Lippincott Williams & Wilkins/ Wolters Kluwer Health；2009:999–1016.）

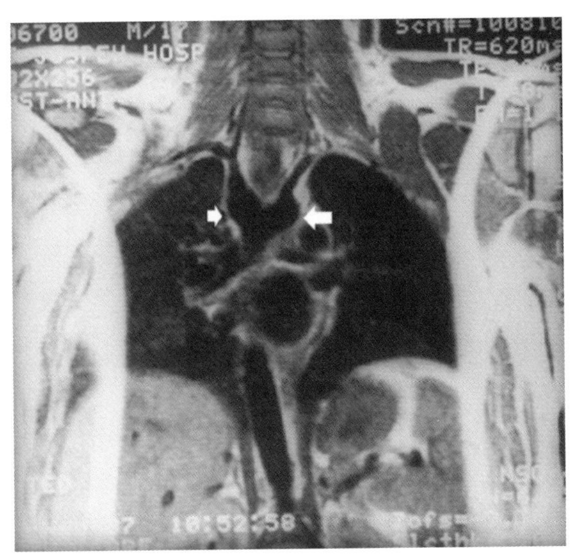

▲ **图 75-10 一位 17 岁的吞咽困难患者。磁共振成像显示右主动脉弓（小箭）和左锁骨下动脉起始处的 Kommerell 憩室（大箭）**

引自 Backer CL, Ilbawi MN, Idriss FS, et al. Vascular anomalies causing tracheoesophageal compression. Review of experience in children. J Thorac Cardiovasc Surg 1989; 97:725. © 1989 The American Association for Thoracic Surgery 版权所有

先经左胸切口离断了动脉韧带。笔者和他的同事为 6 名患者实施了主动脉“解除交叉”手术，Russell [32] 在 2013 年的文章里回顾了我们在这方面的经验。

右位主动脉弓伴左侧动脉韧带的手术治疗效果很好。自 1959 年以来，Lurie 儿童医院的一组患者（n=172）中手术死亡率为 0%。简单的结扎和切断术，术后中位住院天数为 2d；而 Kommerell 憩室切除术和锁骨下动脉转位术后的中位住院时间为 4d。类似于双主动脉弓的患者，气道症状的缓解可能需要 6～12 个月。

（三）无名动脉压迫综合征

无名动脉压迫综合征是由无名动脉在气管的前方压迫引起的。左主动脉弓“正常”，但是无名动脉在主动脉弓上起源的位置，比常见的位置一定程度上更加偏后偏左。Ardito 及其同事 [33] 描述了当无名动脉向右、向上和向后到达胸腔出口

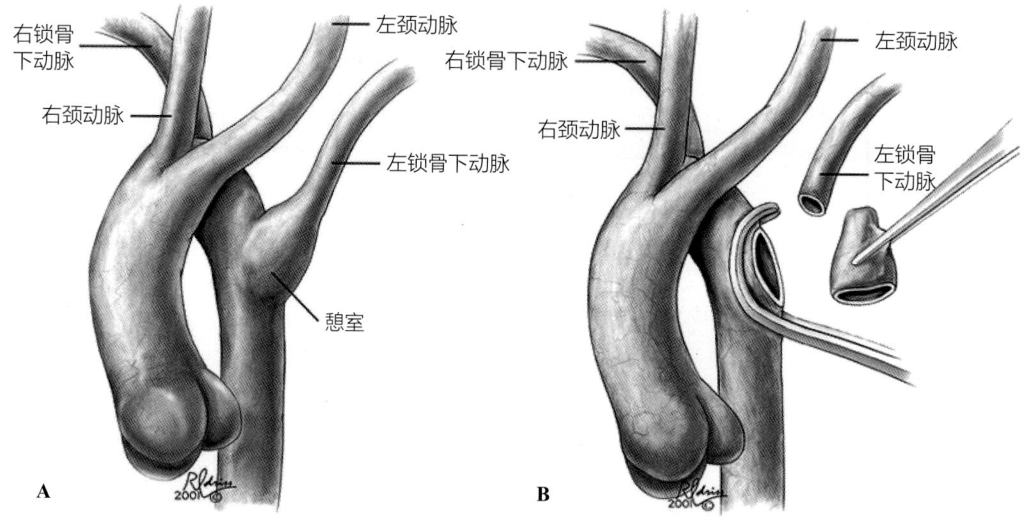

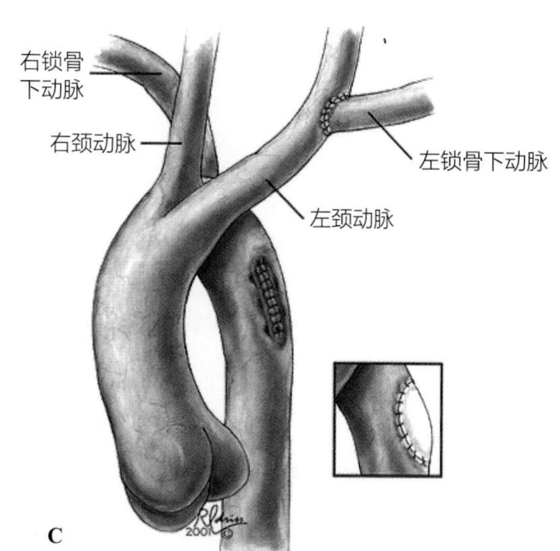

▲ 图 75-11 **A.** 右位主动脉弓、食管后方左锁骨下动脉、巨大 **Kommerell** 憩室患者的典型解剖。**Kommerell** 憩室是左第四动脉弓的胚胎发育的残余；**B.** 左胸切口切除 **Kommerell** 憩室的示意图。在 **Kommerell** 憩室的起始处上血管钳部分阻断胸降主动脉。完全切除 **Kommerell** 憩室。左锁骨下动脉远端的血管钳未作图示；**C.** 完成修补。切除 **Kommerell** 憩室后的动脉壁缺损通常是直接缝合的，或如插图所示，必要时可用聚四氟乙烯补片修补。用聚丙烯缝合连续缝合，将左锁骨下动脉吻合到左颈总动脉的侧壁

经 European Association for Cardiothoracic Surgery. 许可，转载自 Backer CL, Hillman N, Mavroudis C, et al. Resection of Kommerell's diverticulum and left subclavian artery: transfer for recurrent symptoms after vascular ring division. Eur J Cardiothorac Surg 2002; 22:64.

时，它是如何在气管前方向后压迫气管的。患儿会出现喘鸣、呼吸窘迫、发绀和进食时窒息。患儿可能会把头部保持在过伸位，以固定气管并改善呼吸。吞咽食物时可能诱发呼吸暂停或发绀，因为食物压迫了柔软的气管后部，而无名动脉压迫着气管的前方。

随着支气管镜检查从局部麻醉转向全身麻醉，在 20 世纪 70 年代后期疾病的诊断率有所增加。但是，随着经验的积累，手术的指征变得更加严格。硬性支气管镜可以进行诊断，显示在气管前方、自左向右的、搏动性的压迫，至少阻塞了 80% 的气管管腔。用支气管镜压迫气管前壁的无名动脉可以暂时阻断右侧桡动脉搏。可以通过 CT 扫描来确诊，CT 可以显示被无名动脉压扁和闭塞的气管腔（图 75-14）。应当进行胃食管反流的放射性核素检查、睡眠检查和神经系统评估，包括脑部 CT 和脑电图检查，以排除导致呼吸暂停的其他原因。患儿的钡剂食管造影检查通常是正常的。

对无名动脉压迫气管的经典处理方法是将无名动脉悬吊到胸骨的后方，Gross 和 Neuhauser 最早报道了该技术 [4]。右侧乳缘下小切口开胸手术是我们目前的标准手术路径。切除胸腺右叶，注意不要损伤膈神经。用带垫片的缝合线将无名动脉固定在胸骨后骨膜上，无名动脉从气管上抬起，同时将气管前壁拉起使得气管张开（图 75-15）。Hawkins 和同事报道了经胸骨正中切口开胸，将无名动脉切断，并在原来位置的右前方

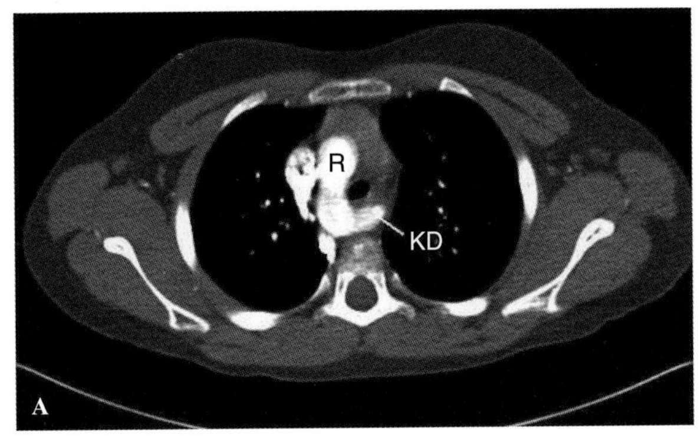

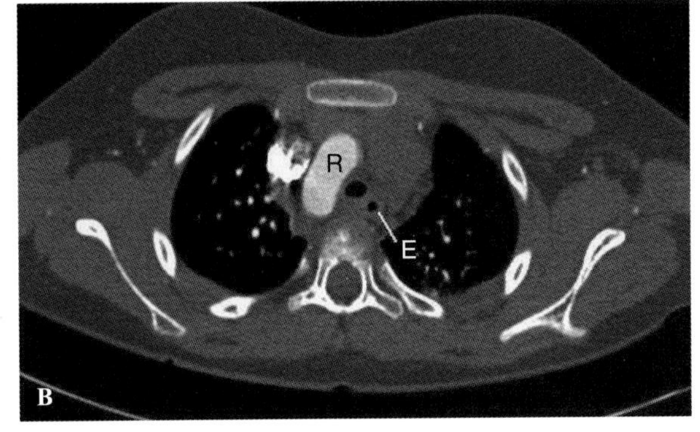

▲ 图 75-12　**A. 一名 7 岁的右侧主动脉弓（R）和左侧锁骨下动脉起始处的 Kommerell 憩室（KD）患者的 CT 图像。憩室占据了气管后方的空间。食管被憩室严重压迫而看不见；B. 图 75-12A 为患者手术后的图像。CT 影像显示，气管后方完全游离，后方的空间没有被 Kommerell 憩室或锁骨下动脉所占据。右位的主动脉弓已被松解，并向右轻微移动。现在食管（E）是可见的，是气管下方的第二个小的开口**

引自 Backer CL, Russell HM, Wurlitzer KC, et al. Primary resection of Kommerell diverticulum and left subclavian artery transfer. Ann Thorac Surg 2012; 94:1612–1617.© 2012 The Society of Thoracic Surgeons 版权所有

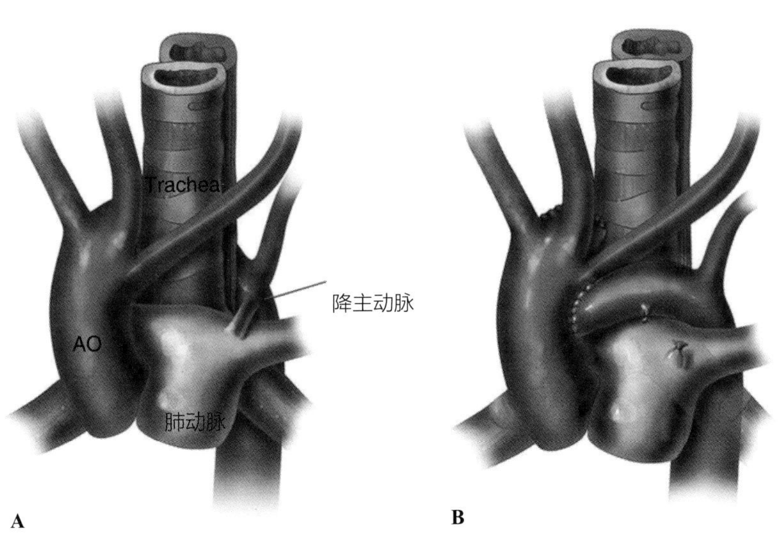

◀ 图 75-13　**A. 回旋形主动脉的解剖。右位主动脉弓（Ao）跨过右主支气管，然后在气管后侧经过食管后方，与左侧降主动脉在隆嵴上方汇合；B. 主动脉解除交叉手术。手术通过胸骨正中切口术，在体外循环下进行。在右侧锁骨下动脉远端切断主动脉弓，远端主动脉被移到气管前方，并在气管前方与升主动脉左侧壁再次吻合**

转载自 Russell HM, Rastatter JC, Backer CL. The aortic uncrossing procedure for circumflex aorta. Oper Tech Thorac Cardiovasc Surg 2013; 18:15–31.© 2013, Elsevier 版权所有

与升主动脉吻合[34]。该技术似乎牺牲了传统的无名动脉悬吊技术对气管壁的主动悬吊机制，同时还有一定的脑血管意外风险。

在 Lurie 儿童医院中，作者及其同事[35] 报道了 76 例无名动脉悬吊术（现在为 89 例），其中 2 例（3%）接受了再次手术[36]，71 例（93%）的症状得到缓解，并且没有手术相关的死亡发生。在过去，经右胸前外侧切口的无名动脉悬吊手术可以很好地解决无名动脉对气管的压迫，笔者将继续推荐这种方法。Jones 和他的同事[37] 也报道了标准无名动脉悬吊术的良好治疗效果。

（四）肺动脉吊带

肺动脉吊带是一种罕见的血管畸形，其左肺动脉起源于右肺动脉，并环绕右主支气管和远端气管，然后经过食管和降主动脉前方进入左肺门（图 75-16）。Glaevecke 和 Doehle[38, 45] 在一名 7 月龄的患有严重呼吸窘迫的婴儿的尸检中，首次发现并报道了这种畸形。Sade 和同事认为[39]，从胚胎学的角度来看，在气管支气管树发育过程中，左肺芽通过尾端毛细血管（而不是头端毛细血管）从右（而不是左）第六动脉弓的衍生物获得动脉血供，将会出现肺动脉吊带。肺动脉吊带

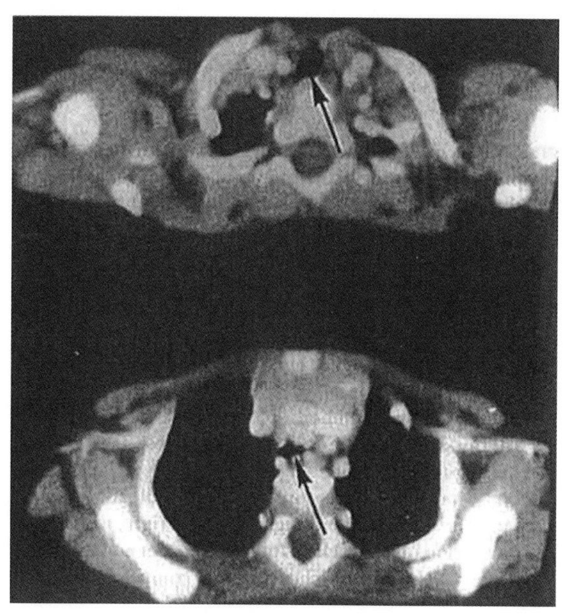

▲ 图 75-14 无名动脉压迫综合征患儿的增强 CT 扫描图像

上切面（顶部）显示正常大小的气管（箭）。下切面（底部）显示被无名动脉压迫的气管（箭）

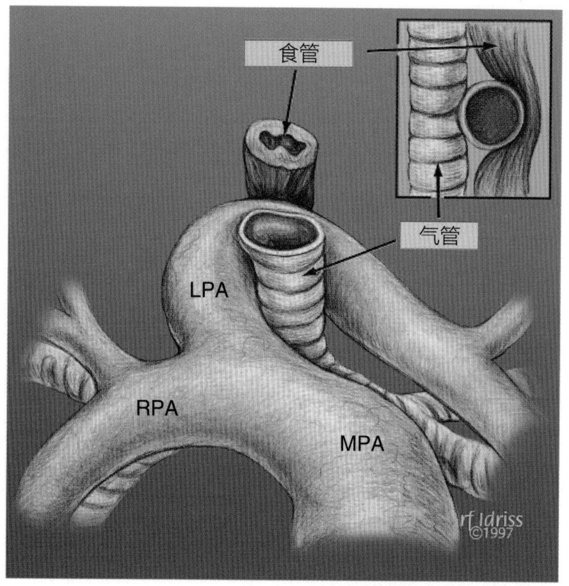

▲ 图 75-16 肺动脉吊带

左肺动脉（LPA）起源于右肺动脉（RPA），经食管和气管之间到达左肺。插图显示 LPA 与食管的侧方关系（引自 Backer CL, Mavroudis CM. Surgical approach to vascular rings. In: Karp R, Laks H, Wechsler AS, et al. eds. Advances in Cardiac Surgery. Vol. 9. St. Louis, MO:Mosby-Year Book; 1997:52.）

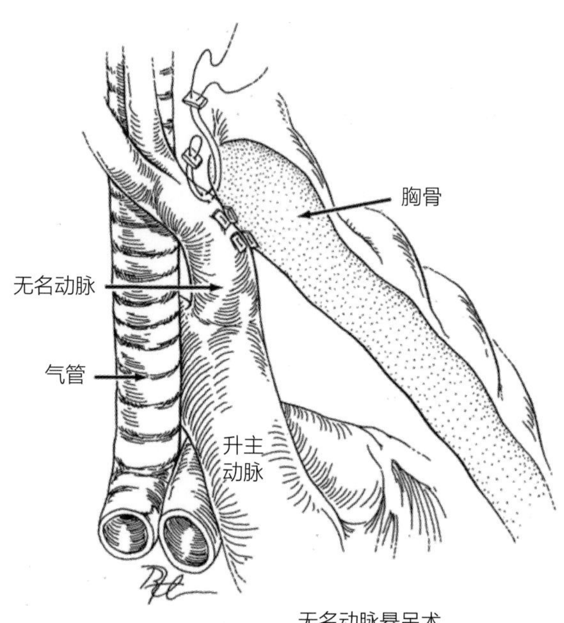

▲ 图 75-15 无名动脉悬吊术

经右乳缘下切口开胸，用带垫片的缝线将无名动脉的外膜固定在胸骨后，将无名动脉向前拉，同时将气管壁向前拉并开放管腔（引自 Backer CL, Mavroudis C. Surgical approach to vascular rings. In: Karp R, Laks H, Wechsler AS, et al. eds. Advances in Cardiac Surgery. Vol. 9. St. Louis, MO: Mosby-Year Book；1997:49.）

压迫右主干支气管和远端气管。此外，Cosentino 和他的同事[40]证实，这些患儿中的很多人还合并有气管软骨全环，Berdon 和他的同事[41]贴切地称之为“环 – 吊带”复合征。

几乎所有肺动脉吊带的患儿在出生的几个月内都出现呼吸窘迫，尤其是在合并的气管软骨全环的情况下。胸部 X 线片可能显示右肺野有单侧过度充气。钡剂食管造影可以在侧位片上显示食管来自前方的压迫；但是，钡剂造影的假阴性率很高。可以通过超声心动图，CT 扫描或 MR 成像来确诊肺动脉吊带。除非怀疑合并先天性心脏畸形，否则不再建议进行心血管造影。患者的 CT 和 MR 成像均显示左肺动脉起源于右肺动脉，环绕气管并进入左肺门（图 75-17）。三维重建精确地显示了解剖细节（图 75-18）。但是，对于气道不稳定的肺动脉吊带患者，超声心动图是我们目前首选的诊断方法。Alboliras 和同事[42]回顾了二维多普勒和彩色多普勒在肺动脉吊带患者诊断中的应用，结果7例患者全部获得了正确的诊断。许多患儿呼吸状况不佳，在床旁进行超声心动图检查比将患者转运到CT室要安全得多。所有患儿均应进行支气管镜检查以排查合并的气管软骨全环。根据我们的经验，79%的肺动脉吊带患者合并了气管软骨全环。气管造影仅适用于严格选择的患者，而且必须格外小心以免进一步损害通气功能。

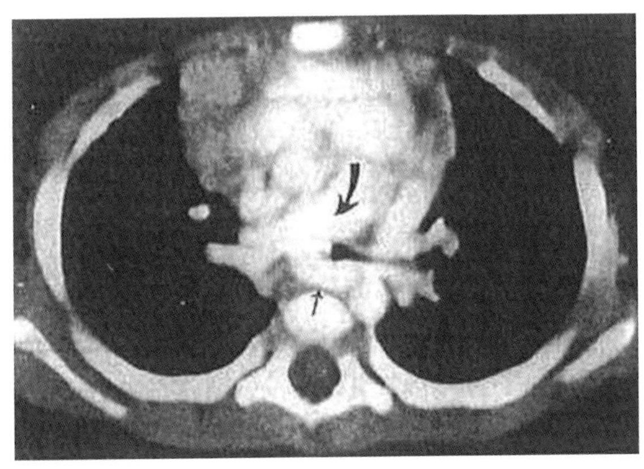

▲ 图 75-17 **一个14月龄的患有肺动脉吊带和气管软骨全环的女婴的增强CT扫描图像**

她的气管软骨全环从第四个气管环开始直到隆嵴。弯曲的箭指向肺动脉干，小箭指向左肺动脉，左肺动脉从右到左环绕着气管。注意气管软骨全环的气管腔很小

由于患儿通常呼吸状态不佳，所以在确诊后应立即进行外科手术。Potts和同事[5]在儿童纪念医院首次成功地进行了肺动脉吊带的手术治疗，手术是经右侧开胸完成的。患儿5月龄，在术前没有被明确诊断，但是觉得下段气管和右支气管被某种血管结构所压迫。Potts做出了正确的术中诊断，并考虑了几种手术方法，包括右肺切除术，最后决定切断左肺动脉并将其重新吻合到气管前方的肺动脉干上。患者至今还存活着，然而，正如Campbell及其同事[43]所报道，患者左肺动脉闭塞。Koopot及其同事[44]报道了几个经左侧开胸，并且采用了与Potts类似手术技术的病例。

笔者及其同事[45-47]主张经胸骨正中切口在体外循环下进行手术。这样可以准确的切断左肺动脉，并将其在气管前方吻合到主肺动脉干上（图75-19）。该手术不损害呼吸功能，并且有充足的时间和注意力来确保左肺动脉吻合的通

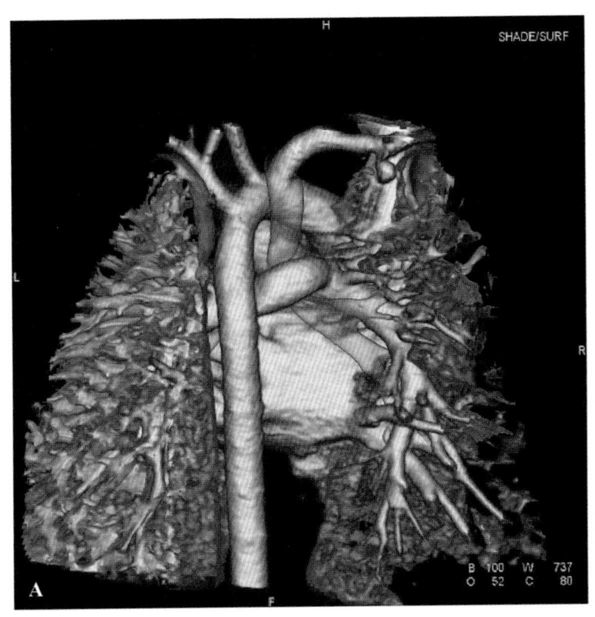

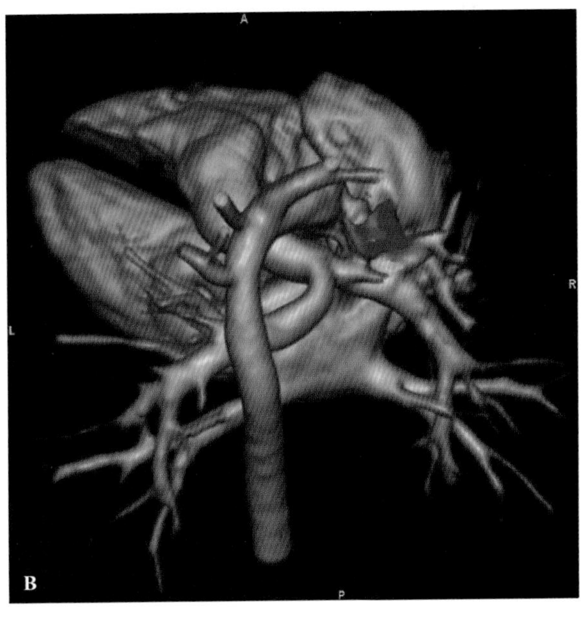

▲ 图 75-18 **三维重建（肺动脉吊带）**

A. 一名2月龄的男孩的3D重建，他有几次呼吸暂停需要心肺复苏。肺动脉吊带造成明显的气管压迫。后视图显示左肺动脉包裹并压迫远端气管和右支气管；B. 一个患者的头侧视角，移除气管影像显示左肺动脉起源于右肺动脉。在肺动脉吊带手术后，患儿不再有呼吸暂停的症状

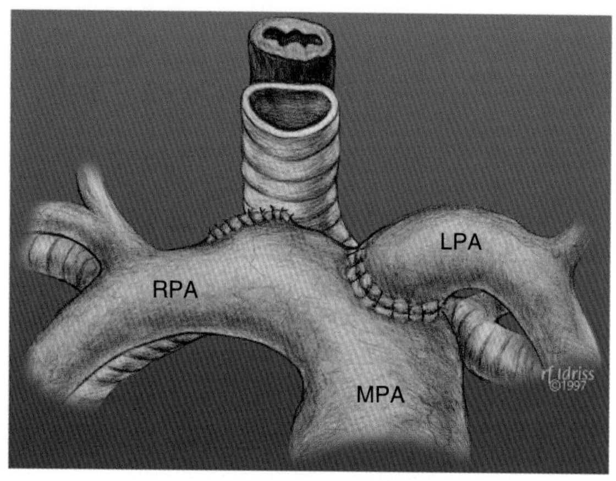

▲ 图 75-19　手术技术

手术方法是将左肺动脉（LPA）从其在右肺动脉（RPA）发出的起始处横断，然后将 LPA 在气管前方接近正常解剖形态的位置与主肺动脉干（MPA）吻合（引自 Backer CL, Mavroudis CM. Surgical approach to vascular rings. In: Karp R, Laks H, Wechsler AS, et al. eds. Advances in Cardiac Surgery.Vol. 9. St. Louis, MO: Mosby-Year Book; 1997:54.）

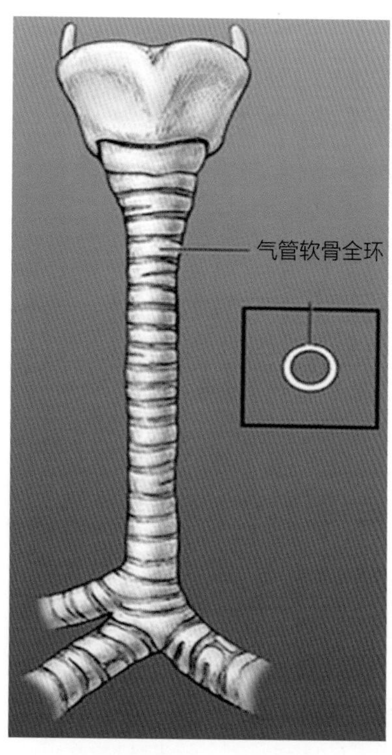

▲ 图 75-20　气管软骨全环导致从第三个气管环到隆嵴的长节段先天性气管狭窄。气管的膜性部分缺如，软骨是环周的。这个患者合并一个气管的右上叶支气管独立分支

引自 Backer CL, Mavroudis CM. Surgical approach to vascular rings. In: Karp R, Laks H, Wechsler AS, et al. eds. Advances in Cardiac Surgery. Vol. 9. St. Louis, MO:Mosby-Year Book; 1997:56.

畅。超过 2/3 的肺动脉吊带患者合并有气管软骨全环（“环吊带”复合征），经胸骨正中切口手术可以同期进行的气管成形术。自 1954 年以来，在 Lurie 儿童医院开展了 46 例肺动脉吊带手术。1985—2015 年，有 38 例患儿经胸骨正中切口在体外循环下进行手术。这些患儿中有 75% 合并有气管软骨全环。没有手术死亡，有 3 例远期死亡，所有患者均接受了气管软骨全环的气管成形术，死亡分别发生在术后 2.5 个月、7 个月和 2.5 年。所有在体外循环下修复的左肺动脉都是通畅的，核扫描显示左肺血流的平均百分比是 41%[47]。

（五）气管软骨全环

如图 75-20 所示，气管软骨全环的患儿先天性的气管膜性部分缺如，软骨呈完整的圆环状，导致气管狭窄，这通常会导致婴儿期严重的呼吸窘迫。Benjamin 及其同事[48]报道，气管软骨全环患者药物治疗的死亡率为 43%。Cantrell 和 Guild[49]将这些患者分为三类：节段性狭窄、漏斗状狭窄和广泛性发育不全。尽管形成全环的气管环的数量和狭窄程度可能不同，但是在大多数患者，气管全环从环状软骨下方的 1～2 个气管环开始一直延伸至接近隆嵴水平。硬质气管镜检查可以明确诊断并判断受累程度。支气管镜本身通常难以通过狭窄，而只能像望远镜一样向远端观察。

治疗长节段性先天性气管狭窄的气管软骨全环患儿的外科术式选择包括：心包补片气管成形术、软骨气管成形术、滑动气管成形术、气管同种异体移植术和气管自体移植术。笔者于 2010 年发表了《小儿气管手术史》[50]。1982—2015 年，在 Lurie 儿童医院有 28 例患者进行了心包补片气管成形术，22 例进行了滑动气管成形术，13 例进行了气管全环短节段的切除，20 例使用自体移植物进行了气管修复。这 83 例患者中有 27 例（33%）同时进行了肺动脉吊带手术。14 例患者（17%）

同时心内畸形矫正，室间隔缺损4例、法洛四联症3例、房间隔缺损3例、完全性房室通道2例、右心室双出口1例、肺动脉闭锁1例。目前，笔者团队首选的方法是滑动气管成形术[51]。

心包气管成形术最早是由Idriss及其同事报道的[6]。手术经胸骨正中切口，并采用体外循环作为呼吸支持。在支气管镜引导下切开气管前壁，向近端和远端延伸将气管软骨全环全部切开。将自体心包片用6–0 Vicryl缝线间断缝合在气管前壁切口以加宽气管（图75–21）。补片通常是1.5～2.0cm宽，与狭窄的长度相同。用气管插管作为支架支撑补片7～10d。Cosentino及其同事[40]报道了中期结果，Dunham及其同事[52]，作者及其同事[53]最近更新了结果，讨论了术后支气管镜在清除分泌物和肉芽组织，并在需要时进行扩张。Cheng等[54]报道了补片移植部位的纤毛假复层柱状上皮完全再上皮化，提示了其具备正常黏液纤毛流动的可能性。

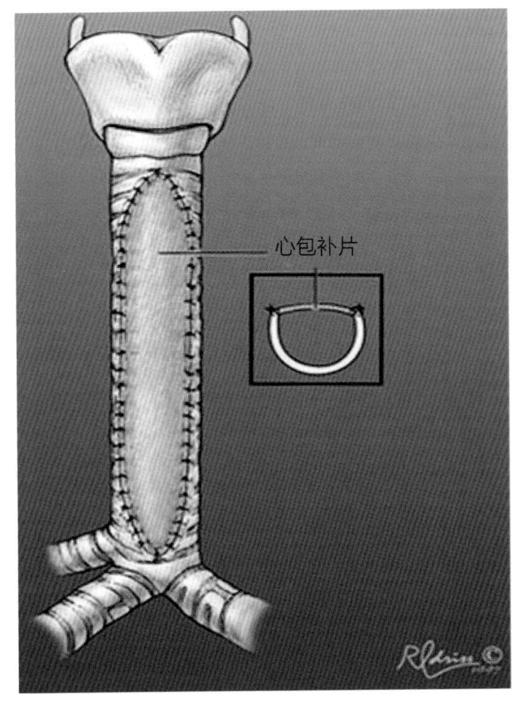

▲图75–21　如图所示心包补片气管成形术完成后，气管向前扩张，气管腔明显打开

引自Backer CL, Mavroudis C. Surgical approach to vascular rings. In:Karp R, Laks H, Wechsler AS, et al. eds. Advances in Cardiac Surgery. Vol. 9. St. Louis, MO: Mosby-Year Book; 1997:57.

笔者团队已使用心包补片技术治疗28例患者，其中2例早期死亡和4例晚期死亡。1例死于补片开裂和纵隔炎，另1例死亡与术后体外膜肺氧合的并发症。3例晚期死亡与术后残余或复发的气道狭窄有关，另1例死于肺动脉高压。笔者和同事报道[55]，其中6名患者进行再次外科手术，其中4例使用软骨移植物，2例使用心包补片。Furman及其同事[56]报道了为3名患者植入了7个Palmaz支架。Filler和同事[57]首先报道了这种在荧光引导下通过支气管镜将气囊扩张金属支架放置在气管远端或支气管近端的技术。

滑动气管成形术最初是由Tsang和同事[58]报道的，并由Grillo[59]进行了改良。经胸骨正中切口建立体外循环有助于完成手术。在支气管镜下确定气管的中部，并在此横断气管。切开下段气管的前壁，再切开上段气管后壁（图75–22A）；修整气管横断处两端的角，将两个气管开口相互“滑动”，把上段气管盖在下段气管的上面；用PDS线连续缝合完成吻合（图75–22B）。这样重建出一个新的气管，其长度是原来气管的一半，但直径却是原来的4倍。当然，患者仍具有完整的圆形气管环。Dayan及其同事[60]报道了我们在两个患儿中使用该技术的初步结果。笔者和同事现在完成了22例滑动气管成形术，其中有2例死亡（10%）。Grillo及其同事[61]报道了8例连续的成功的滑动气管成形术。Manning[62, 63]报道了80例滑行气管成形术，其中4例死亡（5%的死亡率）。Great Ormond Street医院的Kocyildirim[64]和Butler[65]也报道了101例滑动气管成形术的良好疗效，其中有12例死亡（12%）。如前所述，这是笔者团队当前首选的术式。

由于心包气管成形术的术后再手术率高，笔者团队研发了一种新的手术方法，称为气管自体移植技术[66, 67]。我们注意到，气管全环患儿的气管通常比正常人更长。因此，心包补片气管成形术的结果可能是补片很长而且缺乏内在支撑。气管自体移植手术缩短了气管，然后使用切除的气管作为补片加宽气管前壁，类似于 Jacobs 及其同事[68]报道的同种异体气管移植。

该技术同样采用胸骨正中切口，并在气管成形过程中使用体外循环作为呼吸支持。先将狭窄段气管的前壁切开（图 75-23A），通常在气管的中部切下一段气管（1.0～2.0cm），然后用 PDS 缝线间断缝合将气管上下端做后壁端端吻合（图 75-23B）。切除的部分气管作为游离自体移植物，修整边角后填补到气管前壁以加宽气管，用 PDS 缝线间断缝合到位。如图所示，完成气管修复。对于狭窄节段较长的患儿，将自体气管

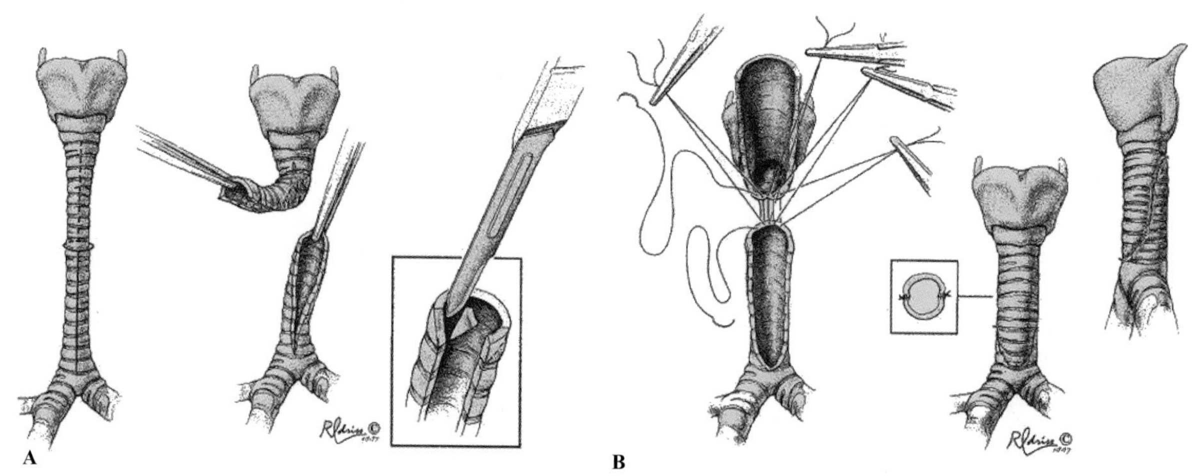

▲ 图 75-22 滑动气管成形术

A. 气管在整个气管环的中点被切断。切开上段气管的后壁，切开下段气管的前壁。修剪气管两端的角；B. 上、下气管吻合采用聚二恶烷酮缝线（PDS）间断（或连续）缝合（Ethicon, Somerville, NJ）。气管的长度缩短了近一半；管径增加了 4 倍

引自 Dayan SH, Dunham ME, Backer CL, et al. Slide tracheoplasty in the management of congenital tracheal stenosis. Ann Otol Rhinol Laryngol 1997；106:914–919.

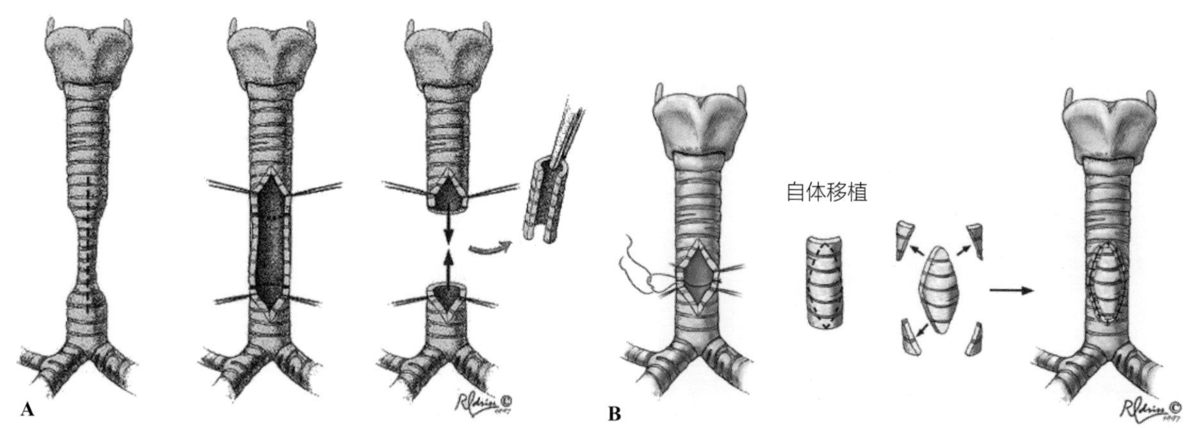

▲ 图 75-23 自体气管移植技术

A. 下段气管前壁切开 12 个气管环（8 个气管全环）。切除一段 1.5cm 的气管，基本上是气管全环的范围；B. 气管的两端在后壁间断缝合。修整自体移植物的 4 个角，使其与气管前壁的缺口相匹配，并在此处进行缝合（引自 Backer CL, Mavroudis C, Dunham ME, et al. Repair of congenital tracheal stenosis with a free tracheal autograft. J Thorac Cardiovasc Surg 1998; 115:869–874.）

移植物作为远端补片用在隆嵴和左右主支气管的交界的关键位置上，上段气管用心包补片（长度1.5～3.0cm）加宽。

笔者和同事的报道[67-69]，自1996年1月起已在20名患儿（平均年龄6月龄）中使用了该技术。仅用气管自体移植完成了14例，6例需要的心包补片。有2例早期死亡（早期死亡率为10%）和2例晚期死亡（晚期死亡率为10%）。4例需要临时性的气管切开。

13例患者接受了气管切除术。手术经胸骨正中切口在体外循环下进行。患儿中位年龄为4个月，切除的气管环数量平均为5个（2～8个环）。有1例晚期死亡，因继发肝衰竭，死于等待肝移植期间。平均住院天数为14d。Wright及其同事[70]在一个大规模研究中证明，切除超过30%的气管可能导致吻合失败。在这种情况下，如果需要切除多于6～8个环（气管的30%，气管通常有18～22个软骨环），则应改为滑动气管成形术。

如前所述，欧洲外科医生已报道使用处理过的尸体同种移植物治疗先天性气管狭窄。Jacobs和他的同事[71]报道了尸体气管的使用，新鲜获取的气管，用福尔马林固定，再用硫柳汞清洗，然后保存在丙酮中。用同种异体气管作为补片加宽狭窄的气管，并放置临时性硅橡胶气管腔内支架。Jacobs及其同事[71]报道了24例患儿（平均年龄8岁），20例存活，其中16例无呼吸道症状。其中有6例患儿是长节段的先天性气管狭窄，并曾接受过胸骨正中切口的气管手术。该技术在其中3个患儿中取得了成功。Jacobs及其同事[72]在1999年更新报道了他们的经验。

（六）迷走右锁骨下动脉

左位主动脉弓出现异常起源于降主动脉的右锁骨下动脉可能导致食管后方的压迫凹陷（图75-24）。Gross[73]将其描述为“食管受压性吞咽困难”的原因。Abbott报道[74]认为，迷走右锁骨下动脉是主动脉弓系统最常见的血管畸形，发

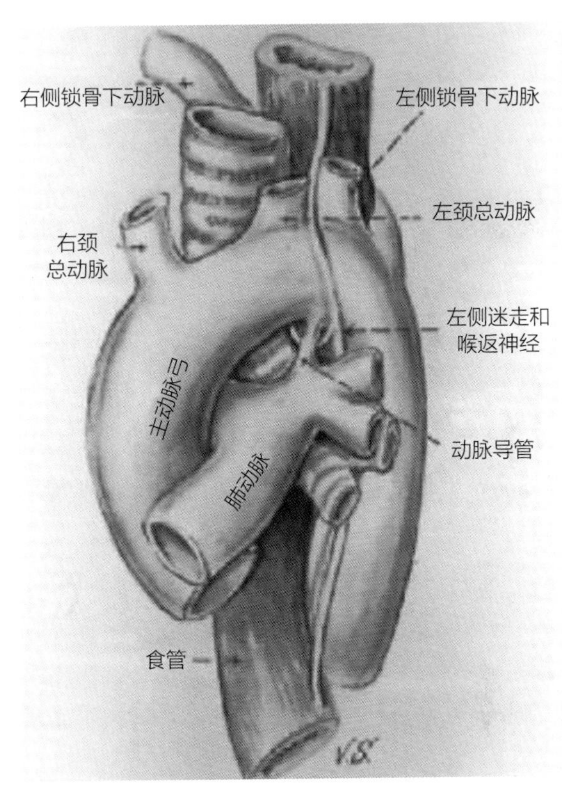

▲ 图 75-24 迷走右锁骨下动脉起源于主动脉弓的最后一个分支。动脉从食管后方一直延伸到右臂

生率为0.5%。但正如Beabout和同事[75]所证实的，除非锁骨下动脉起源部出现动脉瘤样扩张，否则通常不足以引发需要外科手术的严重症状。然而，在成年人中，迷走右锁骨下动脉的基底部可能会扩张并形成动脉瘤，压迫食管并引起吞咽困难的症状。在这种情况下，应将右锁骨下动脉切断，切除动脉瘤，并将右锁骨下动脉与主动脉或颈动脉吻合。

Pifarre及其同事[76]报道了左侧开胸的一期手术完成上述操作。最近，Van Son及其同事[77]建议通过右胸开胸进行手术。Esposito和同事[78]在全世界的文献中仅发现26例迷走右锁骨下动脉瘤，并且仅有16例接受了手术治疗。他们建议先经右颈部切口，切断动脉瘤体远端的右锁骨动脉，并将其吻合至右侧颈动脉以保持动脉远端的血流。然后将患者翻转至右侧卧位，再经左胸切口切除动脉瘤。作者们认为，这种手术方法排除了发生上肢缺血，脑栓塞和术中出血的并

发症的可能性。而作者从未切除过迷走右锁骨下动脉。

（七）罕见的血管环

颈部主动脉弓可上升到颈部，压迫气管和食管。异常的左颈动脉可能在从右向左跨越气管时压缩气管。Whitman 及其同事 [79] 报道了左位主动脉弓伴右侧肺动脉韧带和右侧降主动脉，这是导致气管食管压迫的另一个不常见的原因。Watanabe 和他的同事 [80] 指出，这种情况在全世界的文献中报道了大约 19 例。正如 McFaul 及其同事报道 [81] 的那样，这是非常罕见的血管环之一，可能需要进行右侧开胸手术才能成功矫正。Park 及其同事 [82] 指出，这些患儿通常伴有心脏畸形，如左肺动脉缺如、室间隔缺损、法洛氏四联症和大动脉转位，需要通过心脏导管检查明确诊断。食管造影也具有特征性的表现，在第二胸椎的水平，食管左后上方有外压的凹陷。

如 Dodge-Khatami 及其同事 [83] 的报道，我们的小组诊治过一名右位主动脉弓和右侧动脉韧带压迫右主支气管的患儿（5 月龄）。同时，患儿的左肺动脉缺如。由于严重的右肺过度充气和右肺大泡，需要经胸骨正中切口切断动脉韧带。

Binet 和同事 [84] 报道了一个病例，动脉导管从右肺动脉发出，穿行于气管和食管之间到达降主动脉，并伴有迷走右锁骨下动脉。动脉导管以类似于肺动脉吊带的方式压迫气管和右侧支气管。

Ben-Shachar 和同事 [85] 报道了一种 hemitruncal 吊带（hemitruncal sling）构成的血管环，右肺动脉起源于升主动脉，沿背侧颅侧方向行进，并环绕气管。

三、VATS

有报道称使用电视胸腔镜手术（VATS）进行了血管环的离断手术。据 Laborde 及其同事 [86] 报道，这是对 VATS 应用于动脉导管未闭结扎术的扩展。Burke 及其同事 [87] 报告了使用 VATS 治疗的 8 名血管环患者。血管环的解剖结构包括双主动脉弓伴左侧闭锁（3 例）和右位主动脉弓、左侧动脉韧带（5 例）。3 例（37.5%）需要中转开胸以完成手术。中位手术时间为 4h，中位住院时间为 3d，笔者的血管环患者的平均住院时间也为 3d。因此，笔者认为 VATS 技术目前尚不具备足够的优势被推荐作为常规使用。有意思的是，在 Burke 的病例中没有切断任何具有血流的血管弓。真正需要注意的问题是，对于血流通畅的血管弓一旦钳夹并切断了血管环，两个血管残端就会由于血管环上的张力而回缩。后侧残端经常回缩到纵隔内，如果钳子滑脱，出血的风险很大。并非总是可以从外部分辨出血管环的某一段是闭锁的还是开放的。笔者曾听过关于出血和低血压导致的脑损伤这类并发症的非正式报道，这为反对在这些患者中使用 VATS 技术提供了额外的证据。

四、结论

患有血管环的婴儿和儿童通常出现呼吸噪音和不同程度的呼吸窘迫。对于这些患者，需要高度怀疑血管环的诊断。我们当前首选的诊断方法是增强的计算机断层扫描（CT）。具有真正血管环（双主动脉弓、右位主动脉弓、左侧动脉韧带）的患者通常经左侧开胸手术。通过 CT 扫描预先确定血管环拟切断的部位，切断时使用血管钳钳夹和精细的血管缝合技术。如今，无名动脉压迫综合征很少被诊断出来，可以通过将无名动脉悬吊至胸骨后进行治疗。肺动脉吊带患者应进行气管狭窄的评估，并经胸骨正中切口在体外循环下进行手术。如果伴有气管狭窄，笔者首选滑动气管成形术。这些患者的成功治疗取决于胸外科、耳鼻咽喉科、麻醉科和心脏重症监护室病房之间的密切合作。

第十四篇　先天性、结构性和炎症性肺病
Congenital, Structural, and Inflammatory Diseases of the Lung

第 76 章
先天性肺实质病变
Congenital Parenchymal Lesions of the Lungs

Antonio Bobbio　Laureline Berteloot　Claude Guinet　Marco Alifano　著
戴　亮　译

先天性异常，也称为出生缺陷、先天性疾病或先天性畸形。据世界卫生组织 2014 年报道每 33 名婴儿中就有 1 名受到影响，全球每年约有 320 万婴儿有出生缺陷相关的残疾（http://www.who.int/mediacentre/factsheets/fs370/en/）[1]。这是出生后第一年最常见的死亡原因（图 76–1）。在新生儿总死亡率较低的国家，先天性异常甚至是最突出的死亡原因[2]。在这种情况下，国家和跨国卫生机构如出生缺陷监测和研究国际信息中心（http://www.icbdsr.org）、美国国家疾病和控制预防中心（http://www.cdc.gov/ncbddd/birthdefects/index.html）和欧洲先天性异常监测（http://www.eurocat-network. eu）目前正在资助和协调先天性疾病的流行病学监测、初级和二级预防、治疗和护理。

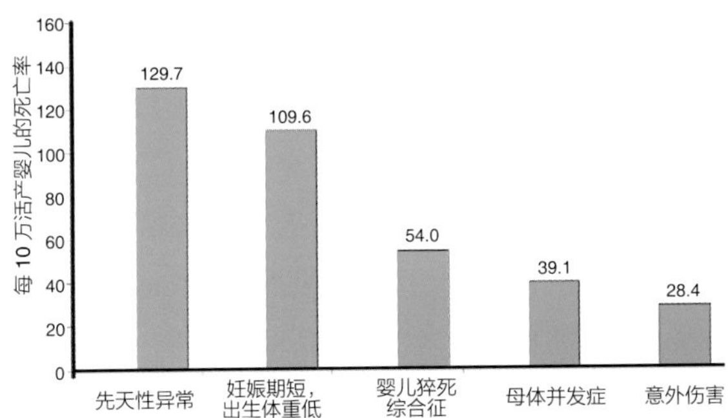

▲ 图 76–1　**2009 年美国五大婴儿死亡原因的婴儿死亡率**

改编自 Mathews TJ, MacDorman MF. Infant mortality statistics from the 2009 period linked birth/infant death data set. *Natl Vital Stat Rep*. 2013; 61(8):1–27.

涉及气管、三级支气管和肺的先天性异常是指原始肺芽发育异常的罕见疾病，至今还从未建立过该疾病亚组的特定数据库。但是，其中一些异常已纳入机构登记研究。例如，在欧洲共同体出生缺陷监测登记研究中，最常见的先天性肺异常——先天性腺瘤样囊肿畸形的发生率报告为每一万例新生儿中 1.05 例[3]。

在过去的几十年中，产前高质量和无辐射的影像检查改变了我们对原始肺芽先天性异常的发育和病程的认识（图 76–2 和图 76–3）。如 Achiron 等所述，胎儿发育系统超声监测的公共卫生政策已将一系列新的疾病纳入我们关注的范围，这些疾病通常被称为胎儿回声肺病变[4]。需要注意的是，在此临床阶段，几乎所有的病例均缺乏组织病理学诊断，并且自然病程是发展变化的。据

Laberge 等报道[5]，超过 50% 经超声诊断的先天性肺囊性畸形病例，在妊娠晚期可自行消失，并且 Cavoretto 等报道[6]，大部分肺叶外隔离病变在

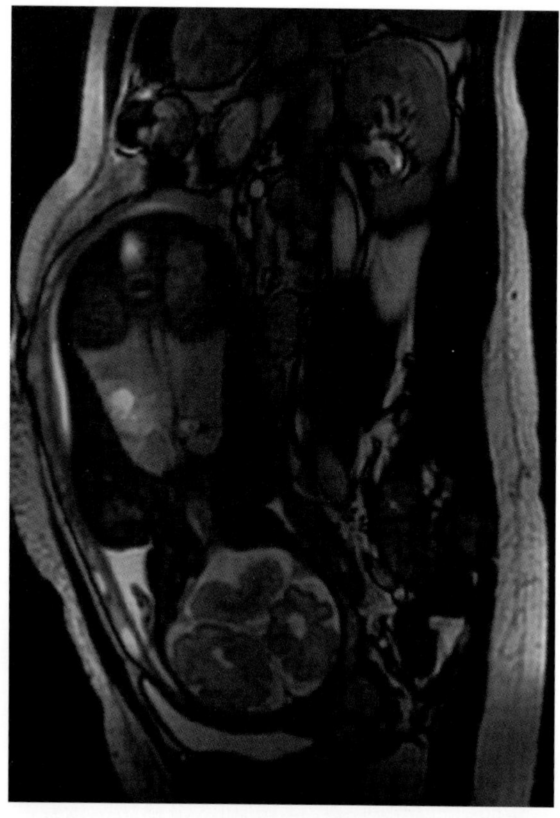

▲ 图 76–2 产前诊断为肺部先天性囊腺瘤（CCAM），磁共振成像（MRI）显示为右肺下叶高信号，内含液性囊性病变

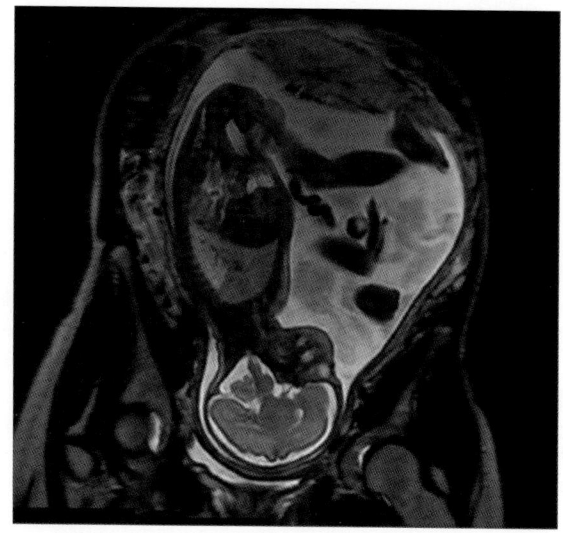

▲ 图 76–3 产前诊断肺隔离症的 MRI 图像，显示左肺下叶含有异常体动脉的高信号

出生前急剧萎缩。此外，子宫内治疗手术已成为可能，对于预后不良的胎儿畸形，已经证明胸膜羊膜分流术或胎内血管激光消融是安全有效的[7, 8]。另外，20 世纪 90 年代实施的开放性胎儿手术现在很少实施[9]。最终，一套基于临床和放射学特征的预后评分，以及与其他先天性异常的可能关联，有助于父母了解决定怀孕的风险和获益[10]。先天性肺异常早期诊断的可能性和对其自然病程的更好认识极大地影响了外科手术。在产前超声出现之前，通常只有注意到症状性异常才进行手术矫正。如今，在儿童和成人人群中，先天性异常经常是偶然发现的，治疗的类型和时机也不太一致。毫无疑问，在无症状病例中，尽管很难对每个患者进行评估，但由于 Laberge 等广泛接触到的先天性异常，最近并发感染、恶性肿瘤、气胸、咯血、血胸和梗死的风险应予以考虑[11]。然而，在过去 20 年中，胸外科医生大量采用了腔镜设备，包括腔镜下机械吻合器和血管切割闭合器，旨在减少对年轻患者这一特殊人群的手术创伤[12]。

一、气管发育不全和闭锁

气管发育不全或闭锁是指喉以下气管完全或部分缺失。该异常可能与气管食管瘘相关。Floyd 等将异常分为 3 个亚型（图 76–4）[13]。Ⅰ型（10%）包括气管部分闭锁，正常远端气管短段起自食管前壁。Ⅱ型（59%）为气管完全发育不全，支气管、分叉和隆嵴正常，隆嵴与食管相连。Ⅲ型（31%）为气管完全不发育，支气管起自食管。需要注意的是，Floyd 的分类及 Faro 等提出的分类[14] 并未全面涵盖气管发育不全的所有异常，无论是否伴有气管食管瘘。根据 de Groot-van der Mooren 等的研究，在高达 80% 的病例中，还观察到相关的心肺、胃肠道或脊椎异常[15]。在无气管支气管瘘的病例中，产前超声显示肺内和气管支气管残端异常积液，构成先天性高气道阻塞综合征（CHAOS）的影像学特征[16]。然而，如果气管发育不全合并气管食管瘘，液体可从肺经胃

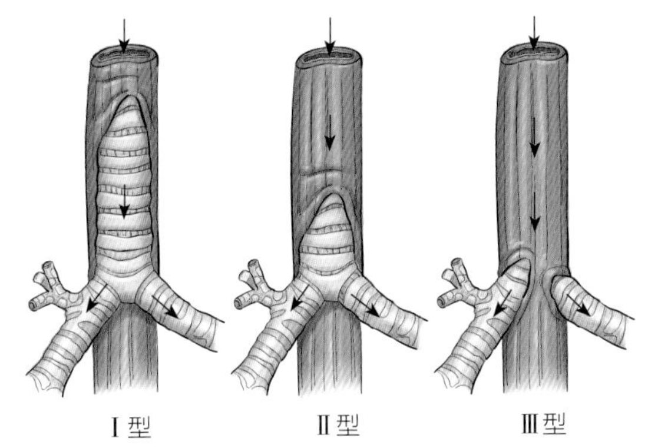

▲ 图 76-4　**Floyd 描述的气管发育不全**

Ⅰ型，远端气管通过气管食管瘘与食管相通；Ⅱ型，气管完全缺失，隆嵴与食管相通；Ⅲ型，气管和隆嵴缺失，支气管直接从食管发出

或羊膜囊排出，羊水过多很常见。产前 MRI 可能有助于提供明确诊断[17]。

如果没有产前诊断，气管发育不全可导致以急性呼吸窘迫为特征的紧急分娩。出生时，婴儿会全身发绀，无哭声。气管插管无法通过声带，另外如果气管插管进入气管囊袋中，也无法产生有效的肺通气。但是，在存在气管食管瘘的情况下，食管插管可能会暂时改善通气。有时尝试气管切开术，但通常不可能，但可以通过气管食管瘘远端的食管结扎改善肺通气。大多数患儿无法存活，而且很少有病例存活 1 年或 1 年以上。在产前诊断为气管发育不全的病例中，与表现为其他 CHAOS 的病例一样，可以计划进行称为子宫外产时治疗（EXIT）的程序，以避免急性呼吸窘迫综合征[16-18]。该手术是基于在治疗气道阻塞所需的诊断和治疗过程中维持子宫胎盘血流。分娩后存活的患者要接受多次外科手术，在患者状况良好情况下，最终使用胃、结肠或带蒂空肠移植物进行了食管重建[19]。

二、支气管异常

（一）气管憩室和支气管

气管憩室可来自气管的颈段或胸段，最终形成盲袋。真性憩室，也称为先天性憩室，当气管壁的所有层，包括平滑肌和软骨均受累时，即被诊断为真性憩室。与肺组织不相连的气管支气管被吸收或未发育，表现为气管憩室。Mounier-Kuhn 病气管壁扩张、扭曲可导致真性继发性气管憩室的形成。另外，假性憩室是通过气管壁缺损的黏膜层和黏膜下层疝出的结果，也称为获得性憩室，是因为认为其继发于气管内压升高。真性或假性憩室引起邻近结构受压或成为肺部继发感染源时，需手术切除。当气管憩室与正常段气管或肺叶相连时，称为气管支气管（图 76-5）[20]。气管支气管通常位于右侧壁气管的中远端 1/3 交界处，也称为“猪支气管”，因为它通常出现在猪和其他有蹄类动物身上。气管支气管与上叶支气管的正常分支共存时被称为“多生”支气管，当上叶支气管的分支缺失时被称为“移位”支气管。由气管支气管通气的肺实质通常具有正常的肺动脉和静脉供应。McLaughlin 等报道的常见的症状是咳嗽、喘鸣和反复肺部感染[21]。新生儿反复发作肺炎或呼吸窘迫行胸部 X 线片检查可以提示此类异常。此时，进行计算机断层扫描，以便更好地评估异常和气管支气管树的其余部分（图 76-5）。在支气管镜检查中，异常支气管通常是支气管扩张或狭窄。当观察到复发性肺炎或持续肺不张病史且有异常支气管供应该区域时，适合进行手术。尽管良性和恶性肿瘤偶尔被描述为与气管支气管相关，其因果效应远未得到

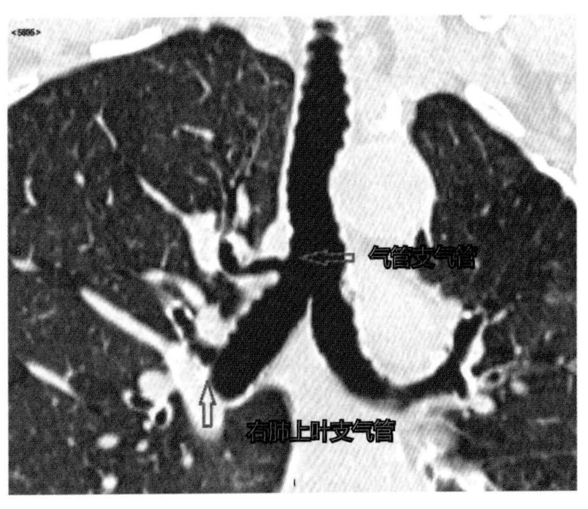

▲ 图 76-5　**CT 扫描显示起源自隆嵴上方的“移位”气管支气管**

证实。

支气管闭锁是指主支气管、叶支气管、段支气管或亚段支气管的局灶性中断。Ramsay 和 Byron 描述了首例支气管闭锁 [22]。Simon 和 Reid 报道的 3 例患者的病例系列详细描述了识别畸形的病理学标准 [23]。该病的发病原因尚不完全清楚，但在 Waddell 等的假说中，肺动脉分支向肺芽生长过程中发生的局灶性血管闭塞被认为是支气管缺损的起源 [24]。支气管闭锁作为唯一的肺畸形是罕见的，据报道在新生男性中的患病率约为 1/10 万，男女发病率为 2∶1 [25]。另外，Riedlinger 等 [26] 使用显微解剖进行病理学研究表明，所有叶外型肺隔离症，大多数叶内型肺隔离症和先天性囊性腺瘤样畸形，以及约 50% 叶性肺气肿患者都有支气管闭锁的表现，这表明肺芽异常可能具有共同的发病机制。在病理学检查中，通常观察到间断的“盲”支气管并在未闭的远端支气管段内黏液堆积。周围肺实质可能表现正常，或者更可能是过度膨胀，因为病肺内积聚有通过 Lambert 和 Kohn 肺泡间管侧支通气所困气体。根据 Jederlinic 等报道 [25]，高达 58% 的患者无症状，畸形仅为偶然发现。尽管症状可能在出生后早期出现，但在大量患者中，它们仅在 20—30 岁出现。有症状的患者主要表现为反复发作的肺部感染，最终并发咯血或更罕见的气胸。胸部 X 线片可观察到与黏液囊肿相对应的肺圆形、卵圆形或管状肺门阴影（图 76–6A）。阴影周围有过度充气和少血的肺实质带（图 76–6A）。在计算机断层扫描上，如 Lee 等 [27] 报道，发现中央肿块样阴影，密度在 10～25HU，得出黏液囊肿的诊断。CT 多平面重建有助于显示典型的管状黏液嵌塞（图 76–6B 和 C）。周围肺实质气肿，因侧支气流而膨胀，一般可见肺血管稀少。在 MRI 成像中也可观察到这些特征（图 76–7）。在并发肺部感染的病例中，支气管膨出周围有致密软组织，可见气液平面，支气管闭锁更常见于左肺上叶，罕有同一患者出现两处支气管闭锁（图 76–6）。

在无症状的情况下，应告知患者黏液囊肿感染的风险，并可计划进行简单的临床监测。另外，在出现症状的患者中，应手术切除肺的受累部分。Cappeliez 等报道的近期一系列研究，强调了胸腔镜辅助手术能够帮助此类患者缩短术后住院时间和改善美容效果，对手术的决策起了重要推动作用 [28]。而肺叶切除术是该疾病过去最常使用的术式，近年来，由于术前影像学检查中病变的界定更好，如 Igai 等报道，首选保留实质的切除术 [29]。

（二）交通性支气管肺前肠畸形（食管 – 肺或食管 – 支气管）

气道与前肠最常见的先天性交通是气管食管瘘。然而，以呼吸系统的孤立部分（如肺、肺

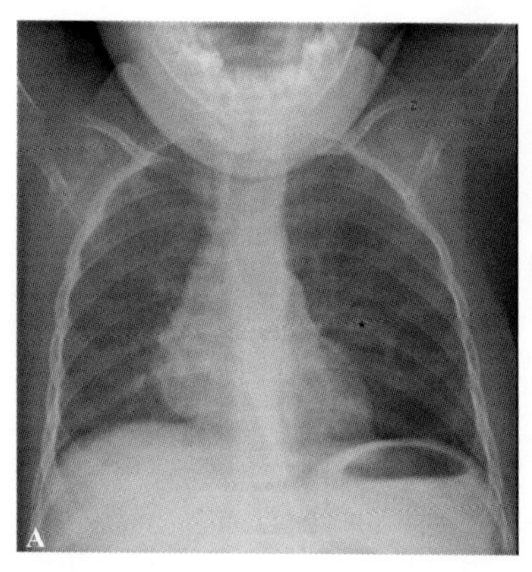

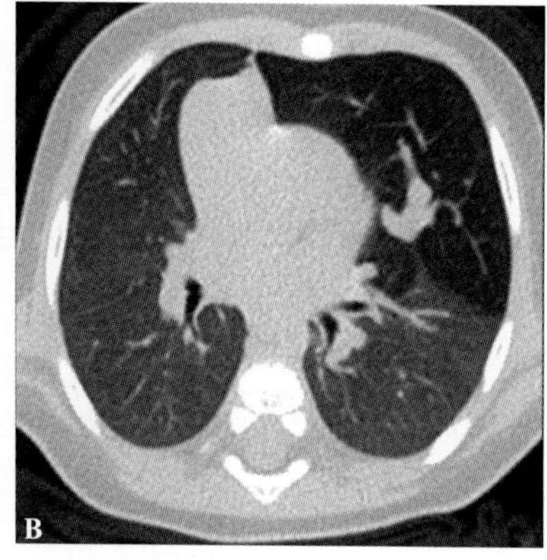

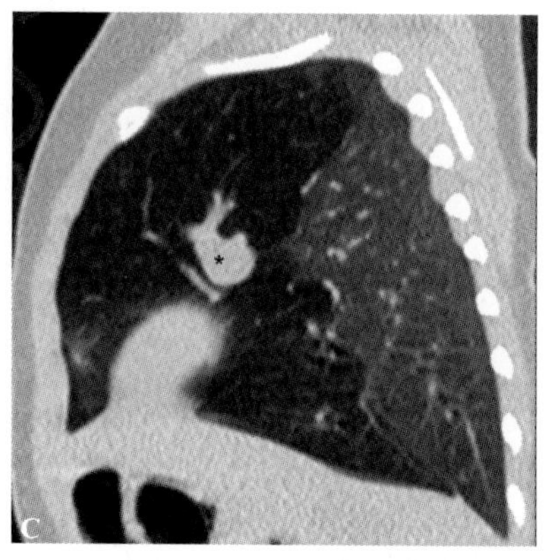

▲ 图 76–6 左肺 **B4**、**B5** 和 **B8** 节段双灶性支气管闭锁：轴向（**B**）和矢状面（**C**）中的胸部 **X** 线片（**A**）和 **CT** 扫描；左肺前部空气潴留，中心为与支气管囊肿（黑色星号）相通的支气管。**CT** 扫描更好地显示了双病灶位于在左肺舌段和左下叶前基底段（$\mathbf{B_4}$、$\mathbf{B_5}$+$\mathbf{B_8}$）

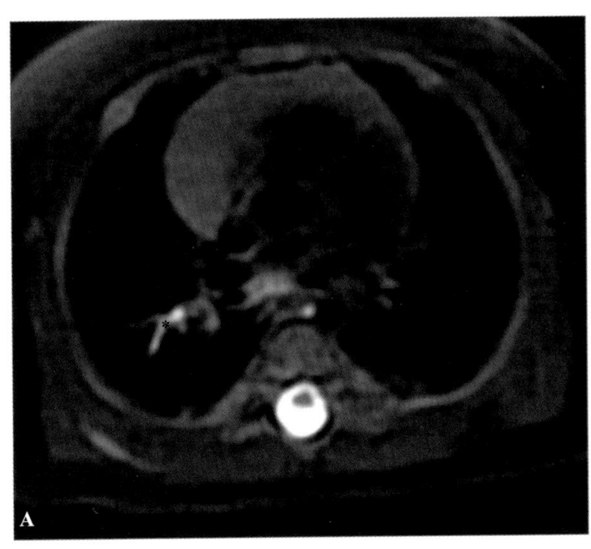

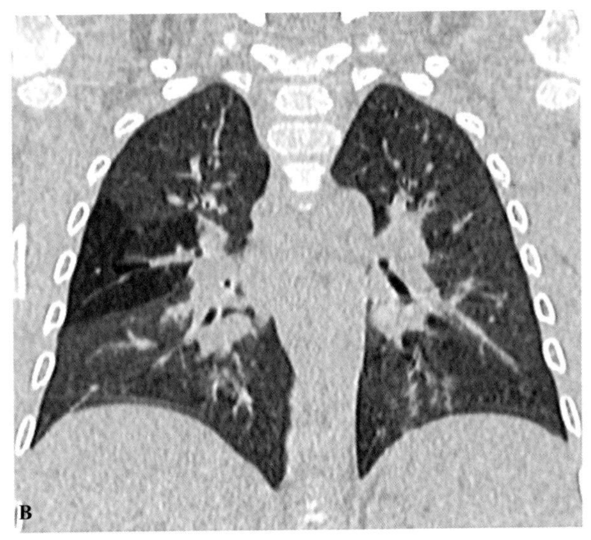

▲ 图 76-7 右侧 B_2 节段支气管闭锁：MRI T_2 加权脂肪抑制在轴面（A）和 CT 冠状实质重建（B）B_2 节段空气滞留。MRI 更好地显示低信号过度充气实质中心的支气管囊肿（黑色星号）的液性高信号

叶或一段）与食管或胃之间的瘘管为特征的更为罕见的异常确实存在。Gerle 等首先对这些异常进行了重新归类，包括前肠交通隔离，归为先天支气管肺前肠畸形[30]。最近，Srikanth 等提出了一种称为交通性支气管肺前肠畸形的四组疾病分类[31]。第一组的特征是存在食管闭锁，远端食管起源于气管，肺或肺叶起源于远端食管。第二组是指畸形又称"食管肺"，由主支气管缺失和食管与整个肺相通组成[32]。第三组表现为肺叶或起源于食管或胃的一段。该畸形又称"食管支气管"（图 76-8）[33]。第四组包括那些以部分支气管系统与食管之间简单交通为特征的病例。

应注意的是，肺隔离症偶尔可能表现为与前肠的交通。然而，全身血管供应的存在将有助于鉴别诊断。然而，这些畸形之间的界限并不总是明确的，可能会出现术语和分类的困难。交通性支气管肺前肠畸形一般在反复肺炎的检查中发现。历史上，用食管造影确诊（图 76-8），而目前进行了胃肠道造影的 CT 扫描来确定畸形。治疗以切除肺部慢性感染部分及食管缝合为主。对于食管肺，Lallemand 等报道了主支气管成功重新植入气管的病例[34]。

（三）先天性大叶性肺气肿

先天性肺叶气肿又称婴儿型肺叶气肿，或称为先天性肺叶过度充气更合适，是指肺过度膨胀，空气滞留在一个或多个肺叶内为特征的畸形（图 76-9 和图 76-11）。上叶和中叶最常受累。病理学特征为肺泡过度膨胀（肺气肿），保留了肺泡解剖结构。如 Lincoln 等[35]所详述，在大多数情况下，观察到完全发育不全或一段支气管软骨环缺失。这种异常引起典型的肺泡空气潴留和继发于止回阀现象的过度膨胀（图 76-11）。黏膜冗余和特发性支气管狭窄也被报道为支气管气流阻塞的原因。肺叶过度膨胀的鉴别诊断包括支气管阻塞的外源性原因，如异常血管或肿大淋巴结又或支气管囊肿的压迫。在年长婴儿中，还必须排除支气管内异物的存在。

在出生后早期和出生后第一年出现呼吸窘迫时，怀疑为先天性大叶性肺气肿，而在出生第二年后罕见。胸部 X 线片（图 76-9）显示半胸广泛的放射透明性，纵隔结构向对侧移位，同侧膈肌凹陷[36]。在这种情况下，胸部 CT 对肺气肿累及的解剖肺区进行了精确的定义，常可排除该病

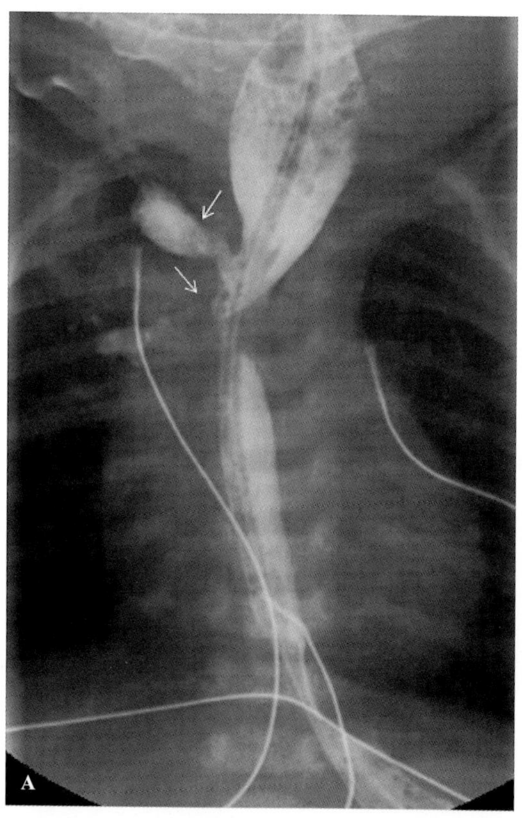
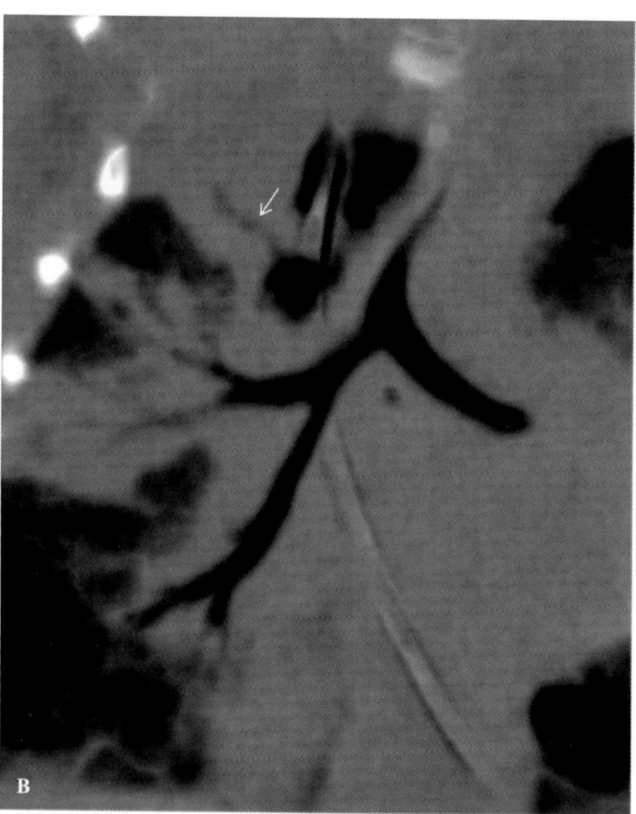

▲ 图 76-8 **A.** 食管造影，显示食管顶端支气管（黑箭）。在连接食管支气管和起源于主支气管的上叶支气管（白箭）肺实质之间也存在瘘管。冠状最小密度投影（**minIP**）（**B**）中的 **CT** 扫描显示紧邻食管支气管的肺实质无通气，右上叶存在广泛实变

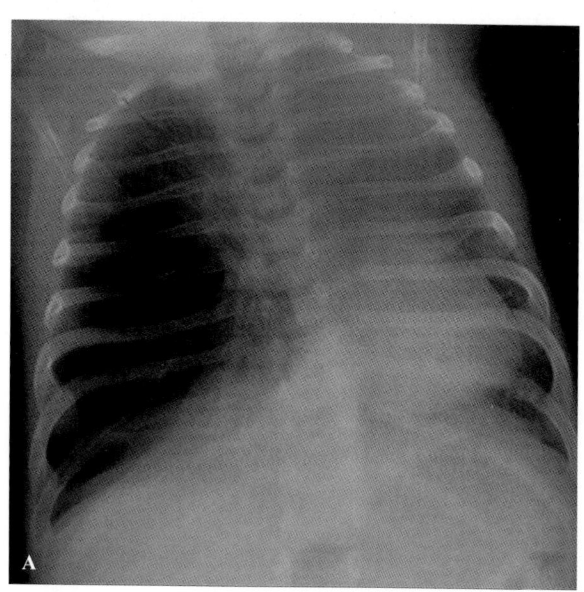
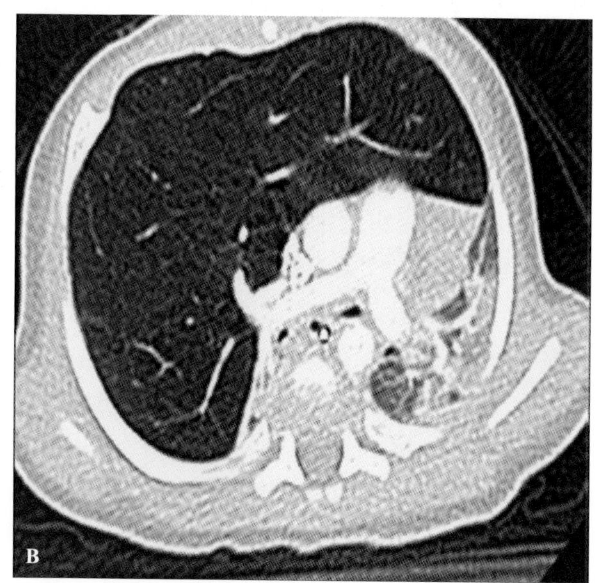

▲ 图 76-9 新生儿中叶过度充气引起呼吸窘迫

x 线（A）和轴向 CT 扫描（B）显示中叶过度充气压迫周围组织，引起纵隔移位和同侧及对侧肺不张

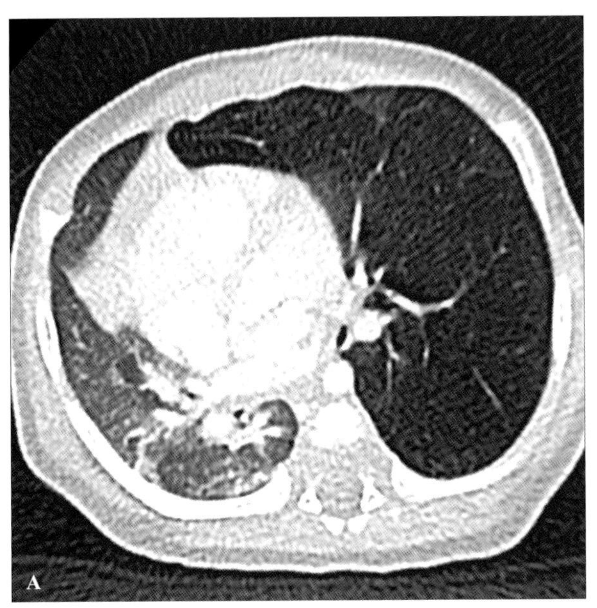

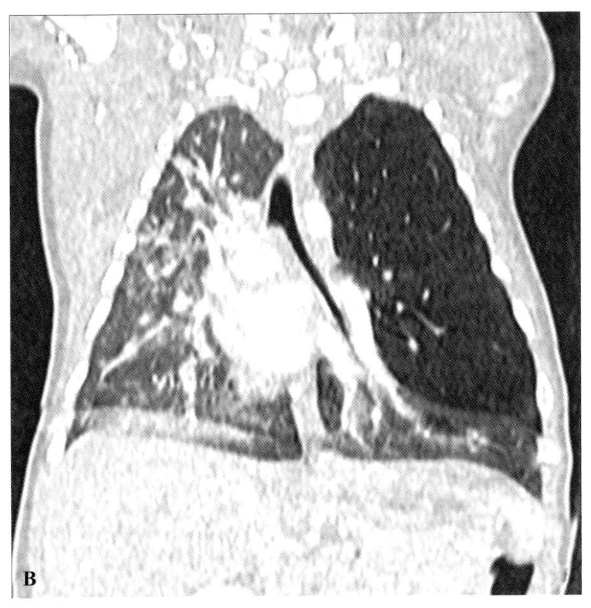

▲ 图 76-10 **6 月龄男婴左肺上叶过度充气**

CT 轴向（A）和冠状位（B）扫描显示左肺上叶过度充气压迫周围组织，引起纵隔移位。该患者无明显症状

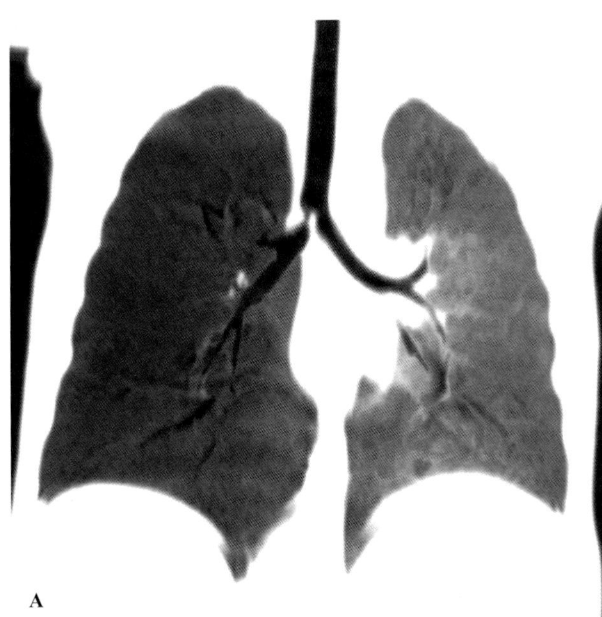

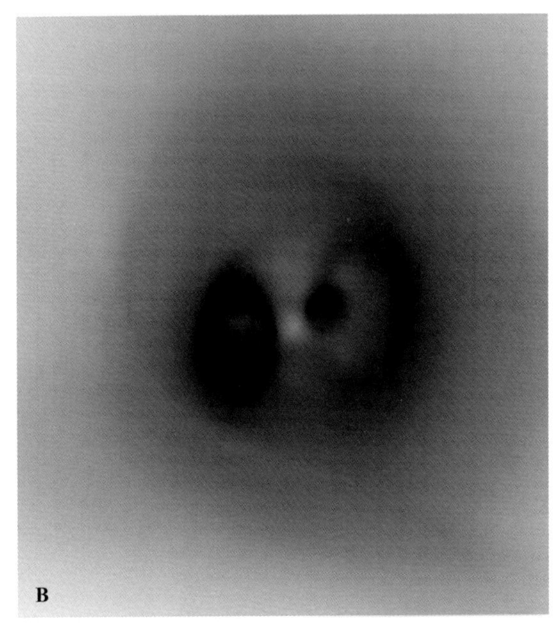

▲ 图 76-11 **一名 9 月龄的女婴因右主支气管局灶性狭窄导致整个右肺过度充气。冠状面 minIP 重建（A）CT 扫描和隆嵴水平虚拟支气管镜检查（B）**

可能的外在与内在原因（图 76-9）。相关的心脏畸形并不罕见，如 Isojima 等观察到的，扩张的异常肺动脉压迫支气管可产生肺叶气肿[37]。在这种情况下，治疗基于对异常血管的修复，有时可以避免肺叶切除术。

临床表现以发生急性呼吸窘迫综合征为特征（图 76-9）。在这种情况下，可能无法进行影像学检查确认，因为可能需要紧急干预。相反，在中度呼吸综合征的情况下，术前可进行支气管镜检查，以确定支气管畸形的部位并排除异物的存在。有症状患者的治疗以手术切除患侧肺叶为主。在急性表现为张力性肺叶内肺气肿为特征的病例中，插管和机械通气可导致肺过度充气加重并出现气体交换障碍 [38]。在胸膜腔减压所需的紧急开胸手术中，可见受累肺叶通过切口突出，提示应于肺叶切除术前行脏胸膜穿孔放气以使肺叶减压。Laberge 等强调，在临床病程较轻的患者中（图 76–10 和图 76–11），可以讨论决定治疗时机和方案；对无症状患者，由于病变常随时间稳定和（或）消退，因此可采用保守治疗 [11]。如若手术，则通常在患儿出生后第 5 个月或第 6 个月进行，患儿 2 岁后行手术治疗者罕见。

三、肺缺失、不发育和发育不全

肺组织、支气管和肺血管缺失或发育不足被称为器官发育不全或缺失即发育不全综合征。Schneider 的分类（1912 年编辑）[39] 和 Boyden 的分类（1955 年生效）[40] 根据肺缺损的程度将肺发育不足分为三类：Ⅰ型，称为肺缺失或“真性不发育”，患侧无肺、支气管或血管供应的痕迹；Ⅱ型也称“肺不发育”，有未发育的支气管，无周围肺组织(图 76–12）；Ⅲ型，称为肺发育不全，可见支气管、血管和实质结构的数量和大小不同程度的减少。

单侧肺缺失或不发育的新生儿可无症状，也可表现为呼吸急促、呼吸困难和发绀。根据 Sbokos 和 McMillan 的报道，超过 50% 的肺缺失或不发育患者在出生后 5 年内死亡，但一些患者也可能永远无症状 [41]。月龄较大的婴儿或儿童可出现类似哮喘或支气管炎的喘息。体格检查见气管及纵隔结构向受累侧移位，胸部整体形态正常。查体可能存在气道阻塞和支气管引流不畅的体征。胸部 X 线片显示肺纹理缺失和纵隔向同侧移位。CT 增强扫描需与全肺肺不张或全肺隔离症进行鉴别诊断（图 76–12）。同时，CT 扫描有助于检测心脏（主要是动脉导管未闭或卵圆孔未闭）或胸部其他血管异常。这一点尤其重要，因为如 Chou 等报道，左肺缺失患者的主要死亡原因与相关的严重心血管异常相关，而右肺缺失患者的主要死亡原因是气道并发症 [42]。由于纵隔移位且右肺缺失，则可见气管压迫并变窄。

肺发育不全可以是单侧的，也可以是双侧的 [43]，涉及一大类畸形，包括发育不全、不发育甚至一个或多个肺段或肺叶缺失。原发性肺发育不全较少见，在找不到明显病因时才被确诊。另外，继发性肺发育不全有各种确定的病因。最常见的是胸部出现占位性病变，如腹腔脏器错位、先天性膈疝、先天性囊性腺瘤样畸形或胸腔积液。其他原因包括导致小胸腔的胸壁畸形、羊水过少（可能由肾组织功能缺乏、尿流梗阻或胎膜早破时间延长导致）和阻止正常胎儿呼吸运动的

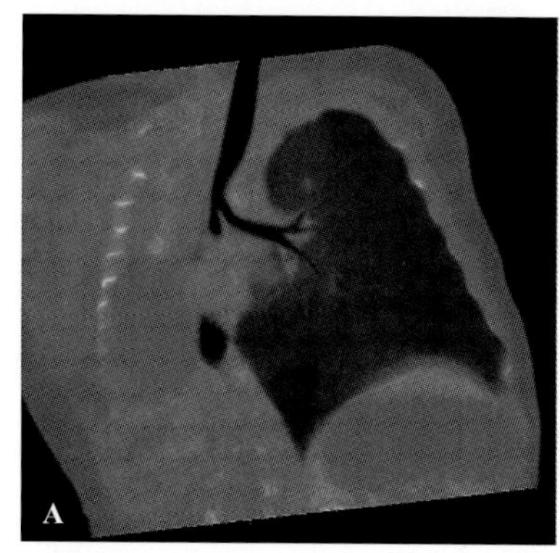

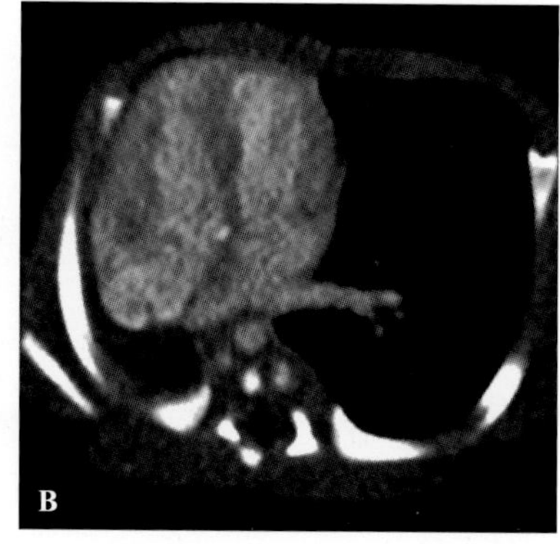

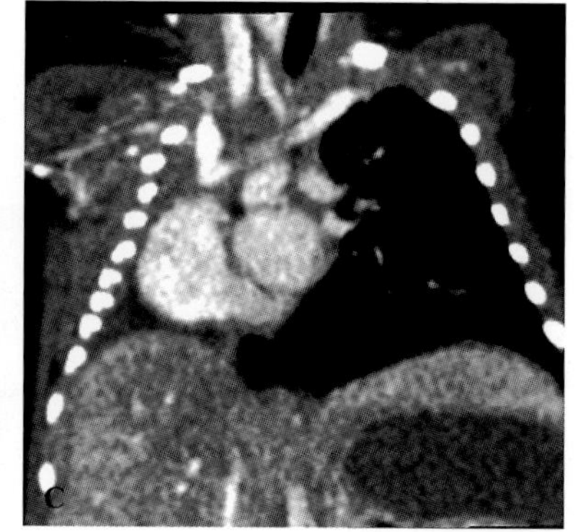

▲ 图 76–12　产前诊断新生儿右肺发育不全

MinIP 冠状位重建（A）和轴位（B）及冠状位（C）纵隔窗 CT 扫描。存在未发育的盲态支气管；无右肺实质或静脉回流。纵隔完全右移

神经肌肉疾病。

四、隔离

在 1946 年 Price 提出的经典定义中，肺隔离症对应于发育异常的肺组织，不接受正常的支气管血管供血，而是接受体循环动脉的动脉血供[44]。Boyden 回顾了从胚胎中收集的数据，提出了一个理论，即隔离肺是由一个有自己血液供应的从尾前肠分离出的肺芽发展而来[45]。Iwai 等[46]的进一步研究证实了这些发现。传统的分类区分两种主要的临床和病理类型，即叶外型肺隔离症和叶内型肺隔离症。然而，这两个类型有时可能重合。在叶外型肺隔离症中，肺发育不良组织通过其自身的脏胸膜与周围正常肺分离。叶外型肺隔离症的静脉回流常至右心房、腔静脉或奇静脉。相反，叶内型肺隔离症被认为是因为肺发育不良组织与正常肺实质有共同的胸膜，静脉回流主要进入肺静脉系统。在 Price 分类中，正常肺存在异常体循环动脉供血被称为 I 型肺隔离症[44]。

（一）叶内隔离

根据 Savic 等的研究，叶内型肺隔离症（图 76-13 和图 76-16）约占隔离症病例的 75%[47]。在高达 97% 的叶内型肺隔离症患者中，畸形发生在下叶，更常见于左侧。其他先天性异常，如骨骼系统畸形、膈疝、心脏或大血管畸形，13% 的病例合并有肺叶内隔离症（图 76-17）。约 80% 的病例中异常动脉是独立，起源于胸主动脉（图 76-13），较少见的来自腹主动脉或其分支。异常动脉的直径 1～16mm 不等，以血管动脉瘤样扩张为特征。有趣的是，异常动脉，除非起源于高压血管系统，否则以弹力纤维为主，并且即使在年轻患者中，也存在不同程度的动脉硬化改变[48]。在手术操作脆弱的血管动脉壁时应考虑这些病理特征，如果血管壁被切断，往往会向纵隔或腹部深度收缩。

在普遍的孕期超声监测时代之前，只有 1/3 的病例是在 10 岁之前发现的，而其余病例是在成年年龄出现症状时或是偶然发现的。目前，大多数隔离症是在产前超声上发现的，并通过 MRI 证实（图 76-14）。在超声下，隔离症表现为胸腔内强回声团块，接受来自降主动脉的非典型动脉供血，Cavoretto 等进行了详细描述[6]。有趣的是，对这类胎儿异常的检测和随访使人们观察到，高

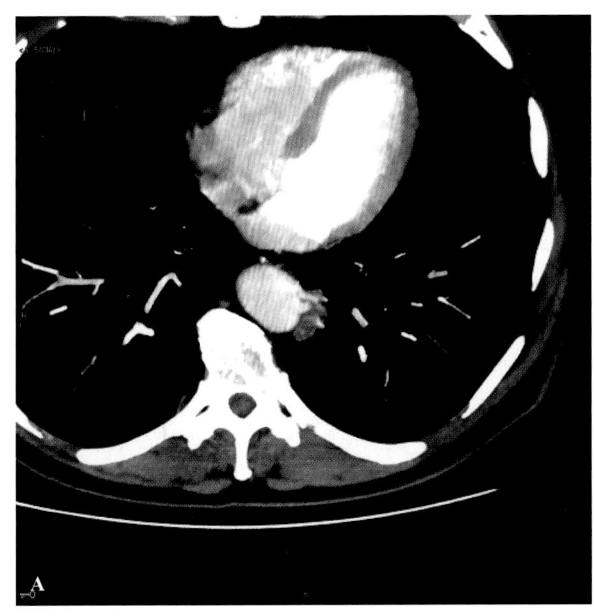

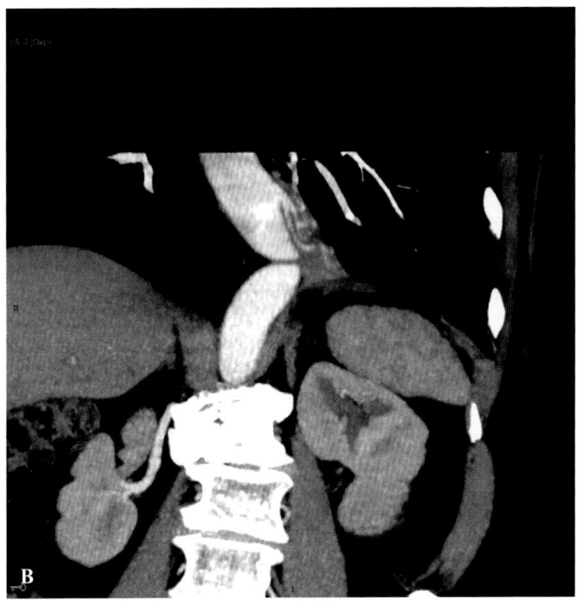

▲ 图 76-13 CT 扫描显示叶内型左肺下叶肺隔离

在轴向（A）和冠状面（B）重建中，对比度增强 CT 扫描显示胸主动脉的体循环动脉供应明显

达 50% 的患者出生后可发生部分或完全消退。Lababidi 和 Dyke 证实，隔离动脉也可能自发闭塞[49]。另外，如 Mallmann 等报道，表现为胸腔积液和纵隔移位的病例（无论是否伴有积水和羊水过多）已被确定与严重不良预后相关[7]。在这种情况下，建议进行宫内治疗，如胸膜羊膜分流术或异常血管的激光血管消融。

在大龄儿童和成人中，典型的症状是慢性咳嗽和反复肺炎，这被认为是发育不良组织内外

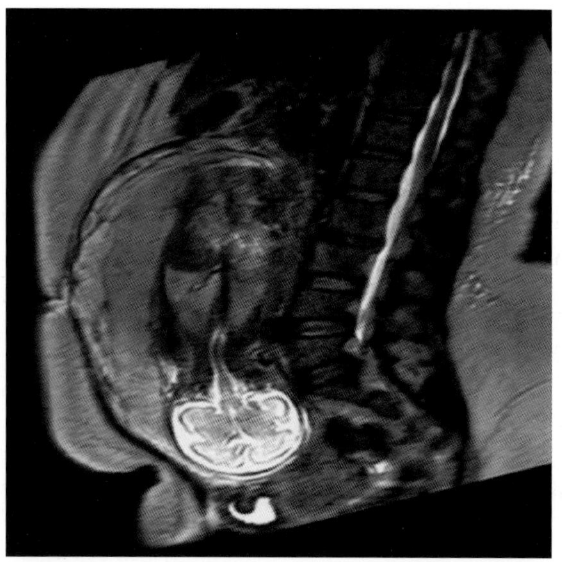

▲ 图 76-14 **MRI 产前诊断叶内型肺隔离症。胸主动脉的体循环动脉供应明显**

支气管扩张的结果（图 76-15 和图 76-16）。更罕见但可怕的并发症是灾难性咯血，以及出血进入胸膜腔、食管或进入隔离肺本身[50, 51]。在婴儿中，有几例充血性心力衰竭的报道，继发于隔离动脉和肺静脉系统之间的左分流[52]。

当在新生儿中检测到异常时，如果可能，手术治疗推迟至婴儿 6 月龄，以降低手术和麻醉风险。相比之下，无症状患者的治疗决策更为困难。在叶内型肺隔离症的病例中，发育异常的组织没有与正常实质分离，感染的风险被认为极高，通常需要进行预防性手术[53]。此外，由于腺样囊性畸形的频繁发生可能导致恶变，因此对于影像学表现为肺部肿块的患者，即使没有症状，也都要进行手术治疗。术前检查包括 CT 增强扫描，以显示体动脉的走行（图 76-13）；在年轻成人和儿童中，MRI 可以是一个选项（图 76-15 和图 76-16）。叶内型肺隔离症通常采用肺叶切除术治疗；然而，根据术前影像学检查可妥善计划以尽量避免扩大切除术。近年来，内镜技术在治疗肺隔离症中的应用范围不断扩大[54]。

（二）正常肺的异常体动脉供血

1953 年 Price 提出的肺隔离症系列中一般包括正常肺的异常体循环动脉供血的病例（图

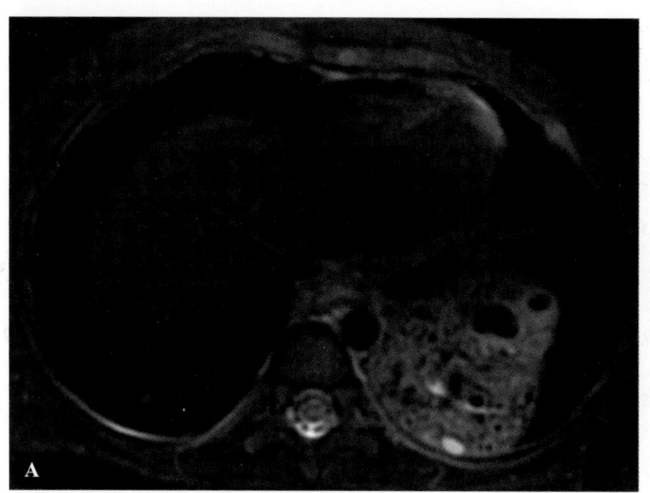

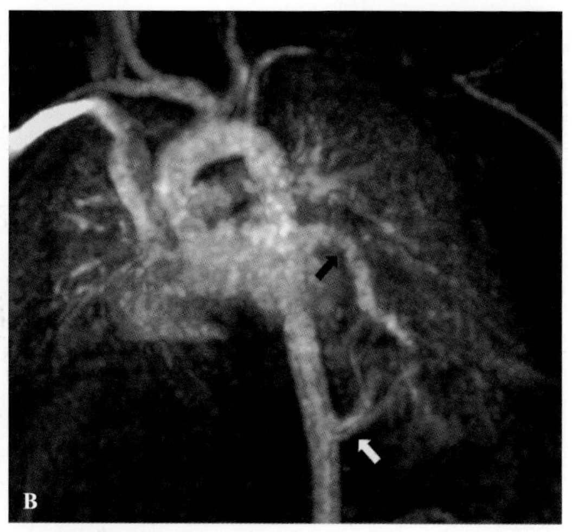

▲ 图 76-15 **叶内型左肺下叶混合肺隔离症**

A. 轴平面 T_2 FS MRI，大量左肺下叶病变，由实变的不均匀实质伴液体成分（高强度信号）和含气囊肿（圆形病变，无信号）组成；注射钆的 MRI 血管造影；B. 由降主动脉的两根动脉发出的异常血管（白箭），去掉静脉回流至左下肺静脉（黑箭）

76–18）[44]。可区分两种主要类型：第一种类型的特征为肺部受累部分同时存在体循环和肺循环双重血管系统；第二种类型的主要特征是肺动脉发育不全或缺失，而肺由唯一的异常体动脉供血[55]。静脉引流始终通过肺床，在某些极端情况下，可见左分流导致左心室衰竭[56]。

该异常通常发生在下叶，主要发生在左侧。病程可以是无症状的，而最常见的症状是咯血，咯血常反复发作，在一些罕见的病例中可出现大量咯血。从历史上看，治疗都是外科手术，基于异常血管结扎并最终进行肺切除，或在肺动脉血管中进行血管再植术，但这很罕见[57]。自 1998 年以来，栓塞术治疗已经很普遍，如今可能被认为是最佳选择。双血管系统的存在使动脉栓塞相对安全，栓塞后肺梗死的风险较低[58]。

（三）外叶隔离术

叶外型肺隔离症（图 76–19 和图 76–21），过去也被命名为“下副肺”，与叶内隔离症相比，

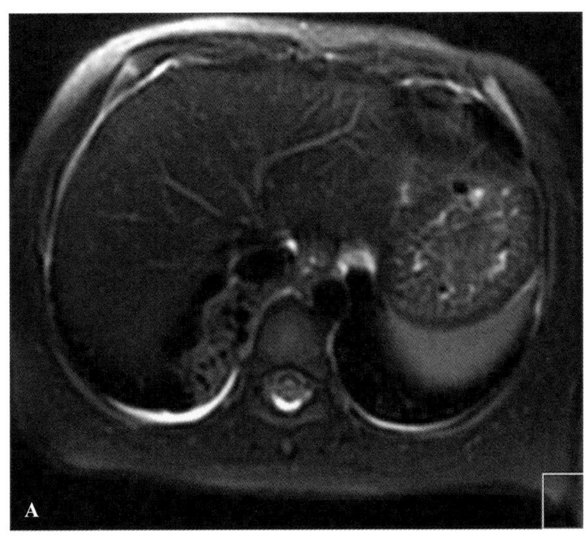

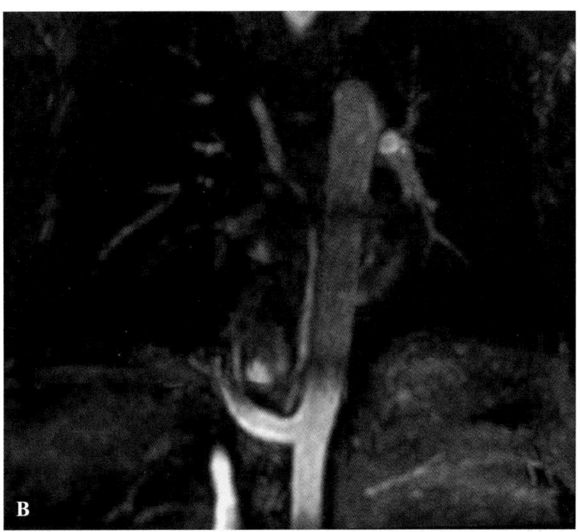

▲ 图 76–16　叶内右下肺叶隔离。**MRI**（未注射）：轴面 T_2 **FS MRI**（**A**）：后基部右下肺叶病变由实变实质组成；**MRI** 血管造影术（未注射钆）：降主动脉发出的单支血管（**B**）

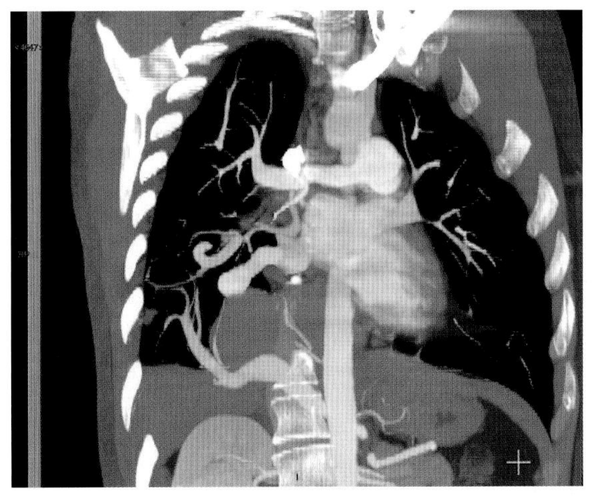

▲ 图 76–17　叶内右下肺叶隔离：源自腹主动脉的体循环动脉的体循环动脉供应明显。肺动脉发育不良至中下叶并存

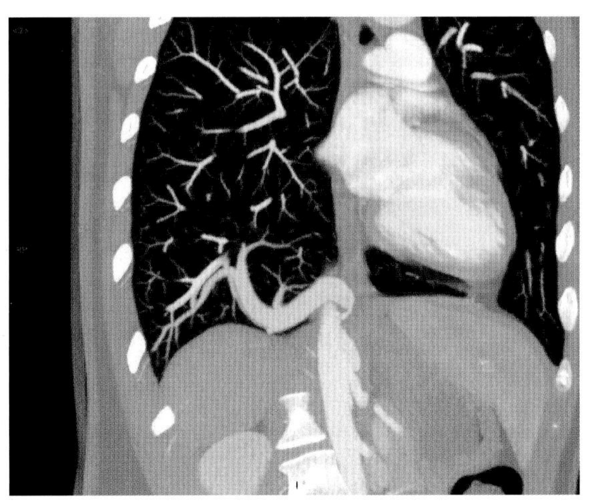

▲ 图 76–18　异常的全身动脉供应正常肺脏。对比增强 **CT** 扫描与冠状位重建，显示异常大口径动脉起源自胸主动脉下部

更常合并心肺或其他先天性异常，在高达 30% 的病例中可见膈疝 [47]。此外，Conran 和 Stocker 在 50 例叶外型肺隔离症患者中发现，有 50% 病例为Ⅱ型腺样囊性畸形 [59]。高达 90% 叶外隔离症的患者发生在左胸，通常在后肋膈角。但部分病例可位于纵隔（图 76–20）内（图 76–19）或膈肌下方（图 76–21）。可能发现通过闭塞的纤维索或通畅的管道与食管或胃相通。静脉回流通常至腔静脉系统。与叶内型隔离症相比，有症状者更罕见，因为隔离肺不与正常肺相通，因此感染不常见。另外，叶外型肺隔离症常与腺样囊肿畸形有关，由于后者被认为有恶变的危险，即使无症状的病例也考虑手术治疗。应注意的是，相关的肺血管异常并不罕见，应进行仔细的术前影像学检查和术中肺解剖检查。此外，隔离可能与肺静脉异位引流相关 [60]。

五、支气管囊肿

支气管源性囊肿是由原始肺芽发育过程中出芽异常所致 [61]。纵隔中央型囊肿被认为是在

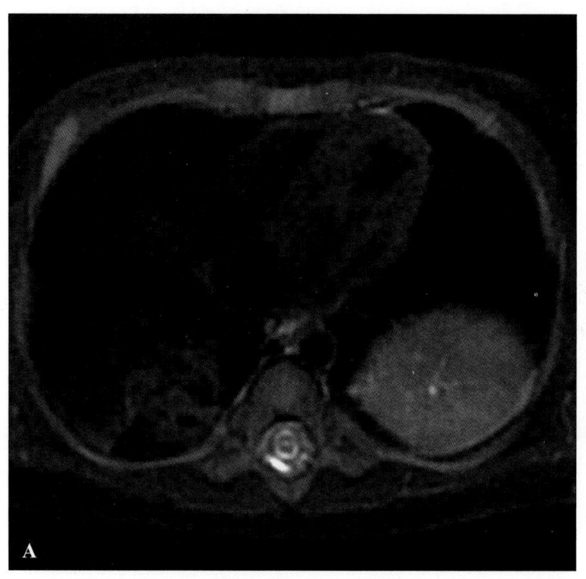

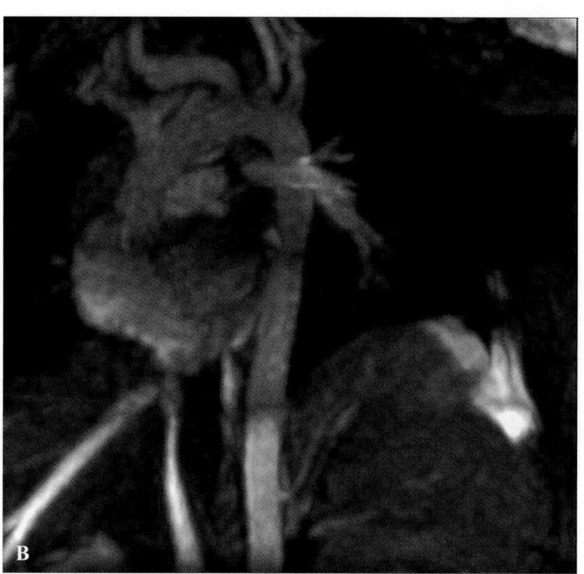

▲ 图 76–19 叶外型肺隔离症：T_2FS MRI（A）和增强的血管 MRI：左膈顶局限的均匀病变。可见异常体循环动脉从降主动脉左侧发出，伴左侧胸腔积液

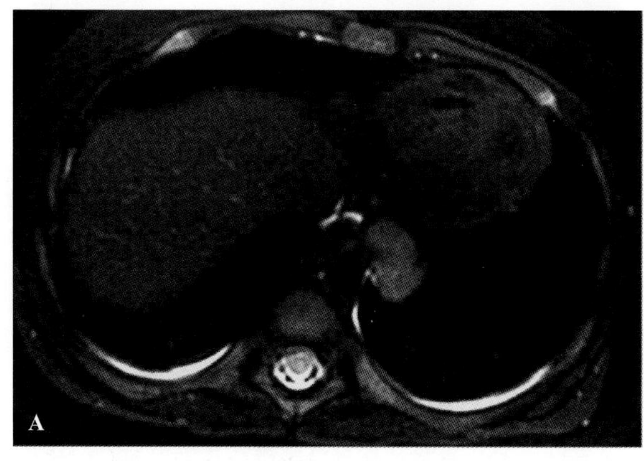

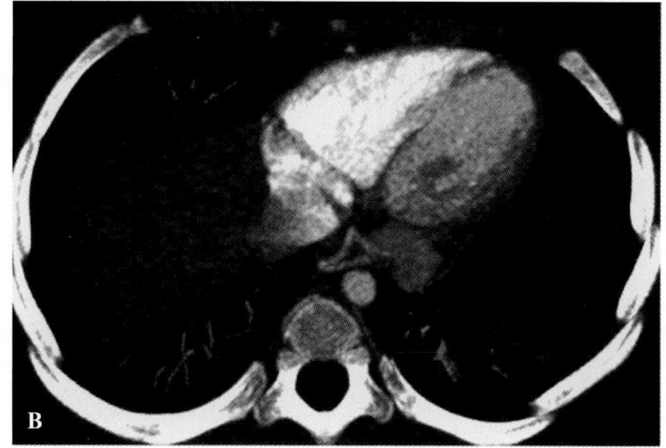

▲ 图 76–20 叶外心包隔离

轴面 T_2 FS MRI（A），CT 血管造影最大密度投影（MIP）（B）：左室后心包内实质性病变，由降主动脉发出异常动脉供血

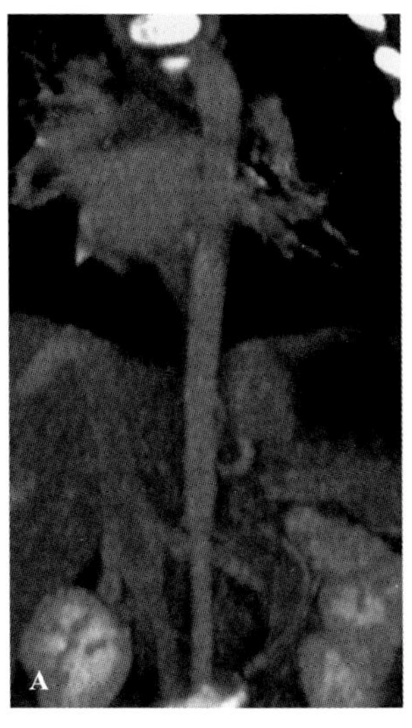

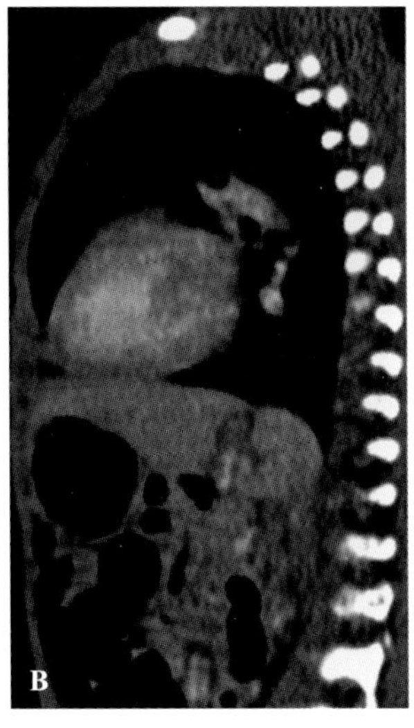

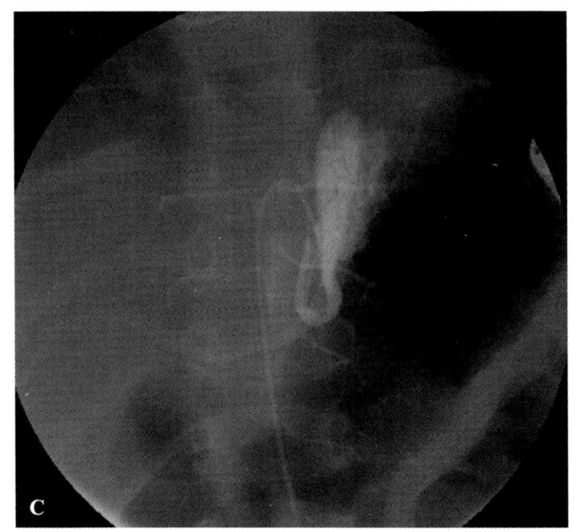

▲ 图 76-21　膈下隔离

冠状面（A）和矢状面（B）的血管 CT 扫描：左季肋部实体病变，由源自腹主动脉左缘的体循环动脉供血。在动脉造影（C）中，静脉回流入静脉系统

腹侧憩室分支和分化的第一步早期形成的，而周围型肺内囊肿被认为是在气管和主支气管形成的后期出现的。病理检查，支气管源性囊肿与支气管壁结构非常相似，表现为纤毛柱状上皮、黏膜腺体、纤维肌性和软骨组织（图 76-22）[62]。位于中心的支气管源性囊肿与食管重复囊肿具有共同的发病机制，后者可以与前者区分开来，后者部分被食管肌层覆盖。此外，食管重复囊肿通常表现为长方体或多复层上皮，尽管有时可发现胃和纤毛细胞[63]。在临床和放射学上无法鉴别（图 76-23），但处理原则相同。

当囊肿内的黏液腺出现分泌，增大的囊肿压迫邻近结构时则会出现相应的症状。在婴儿期，中央气道的压迫可导致危及生命的呼吸窘迫（图 76-24），而在大龄儿童或年轻人中，一般报道较轻的呼吸道症状，如慢性咳嗽和反复呼吸道感染（图 76-25 和图 76-26）。肺内支气管囊肿（图 76-27）可与气管支气管树相通，感染风险高。如 McAdams 等所述，CT 扫描图像中的支气管源性囊肿表现为边缘光滑或分叶状的边界清晰肿块[64]。肿块内可测量到水或软组织信号，肿块环形增强。在可疑病例中，MRI 通过在 T_2 加权像上显示病灶内信号明显增高，可用于提示病灶的真正囊性。

所有有症状的病例均需要手术，除非存在麻醉禁忌证。近年来，偶然发现的囊肿率越来越高，在此类无症状患者中，可选择随诊观察进行治疗代表了一种可行的选择[65]。有趣的是，Kirmani 等最近的一项研究指出，45% 的偶然发现的病例将会进展并出现症状。当囊肿体积较大并成为致命性肿块压迫邻近结构或与支气管树明显相通时，首选手术治疗。最后，还应考虑到支

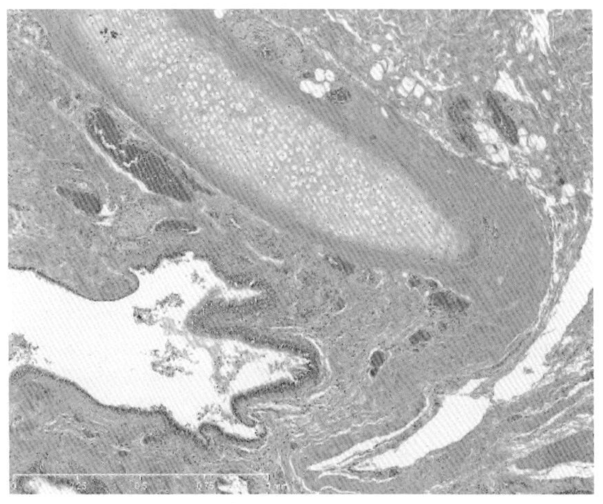

▲ 图 76-22　切除的支气管源性囊肿的组织病理学检查显示有纤毛的柱状上皮、黏膜腺体和含有纤维肌和软骨组织的管壁

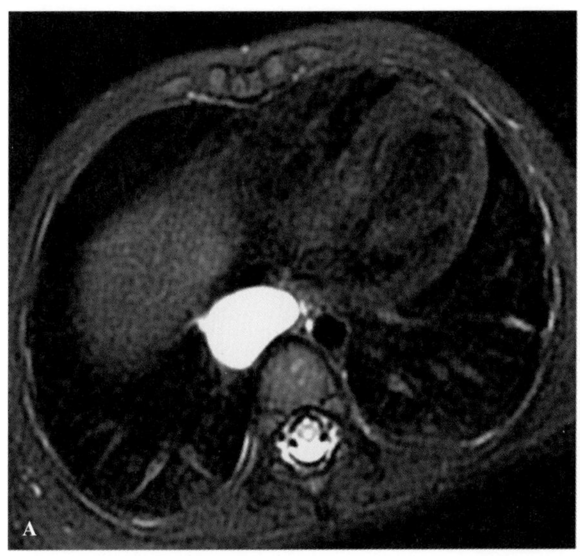

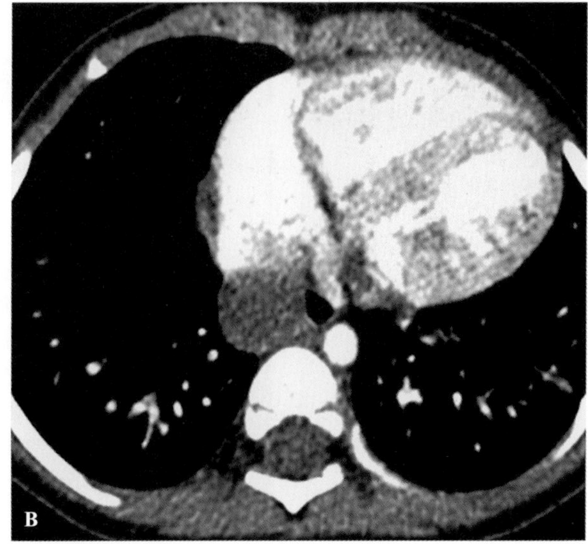

▲ 图 76-23　纵隔囊肿

T_2 FS MRI（A）和轴向增强 CT 扫描（B）：T_2 MRI 中病变内为高信号液体表现，CT 表现为低密度病变，邻近食管，支气管源性囊肿或食管重复囊肿表现相同

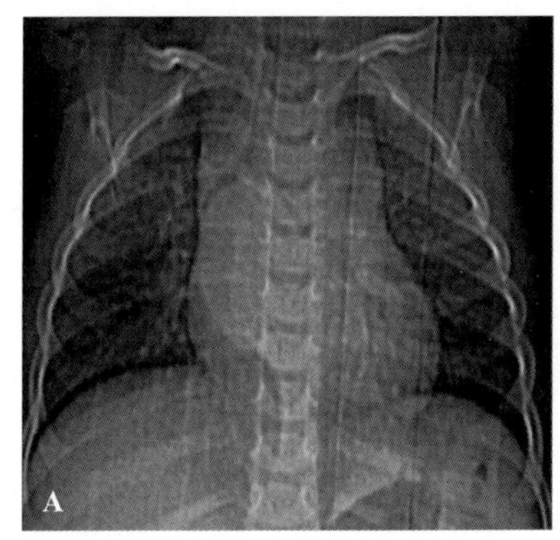

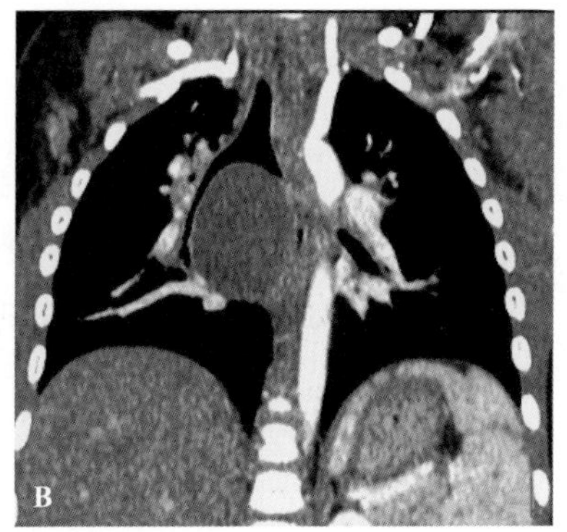

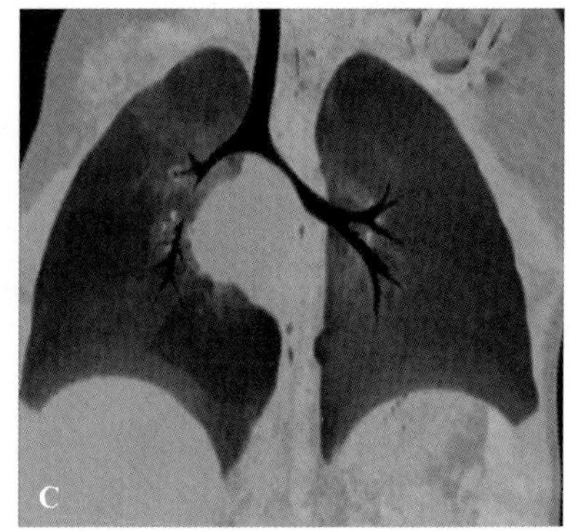

▲ 图 76-24　隆嵴下支气管源性囊肿

冠状 scoot 视图（A）、纵隔（B）和实质 minIP 投影窗（C）：大量隆嵴下囊性病变压迫导致隆嵴和主支气管移位。双肺均存在过度充气区

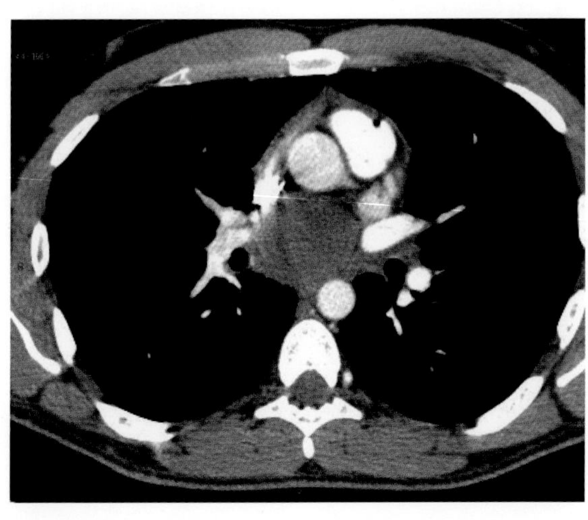

◀ 图 76-25　持续咳嗽患者经胸部 CT 扫描发现隆嵴下纵隔型支气管囊肿，并通过胸腔镜手术切除

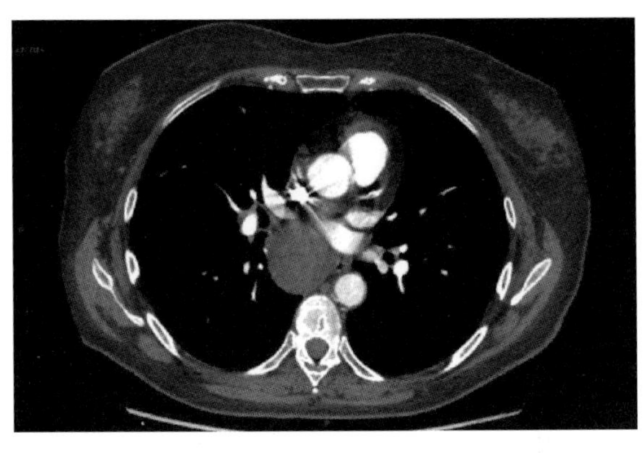

▲ 图 76-26　吞咽困难患者通过胸部 CT 扫描发现纵隔食管旁支气管源性囊肿，并行胸腔镜手术切除

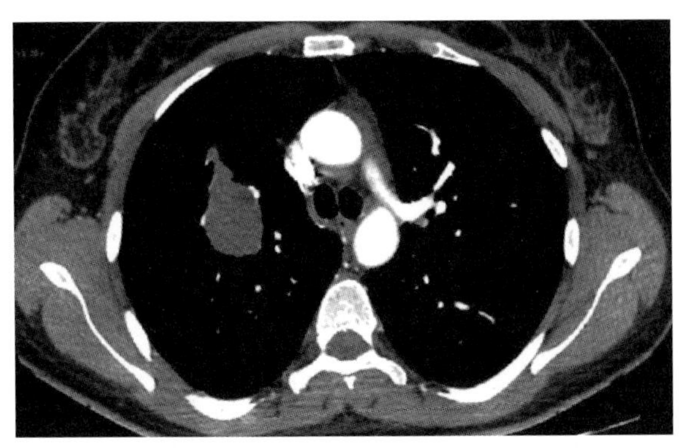

▲ 图 76-27　肺内支气管源性囊肿。成年后出现咳嗽及反复肺部感染，行胸部 CT 检查发现，治疗采取右肺上叶切除术

气管囊肿存在恶变可能，即便这种情况的发生率极低，仅有 0.7%[66]。

过去，手术需开胸进行，而现在，至少在不复杂的病例中可以考虑胸腔镜手术[67]。手术应考虑到囊肿的位置及其与邻近器官的关系。肺内囊肿需要楔形切除，或者更常见的是肺段或肺叶切除[68]。位于中央的囊肿通常占据后纵隔或中纵隔，并通过右侧入路进行治疗。手术的目的是完全切除囊肿，因为残留的黏膜和黏膜下层可能是复发的源头[67]。然而，如囊肿壁与气管支气管膜部融合或与肌层以外的食管壁融合时，会造成手术难度增加。在这种情况下，必须避免打开气道或食管腔，烧灼或化学消融黏膜层后，囊肿壁可能会被留下[67]。有人提出了外科治疗的替代方案，如吸入或点滴硬化剂；然而，这些治疗的方法仅适用于不能手术，但需要紧急减压的患者[65, 69]。

六、先天性囊性腺瘤样畸形

先天性囊性腺瘤样畸形（congenital cystic adenomatoid malformation，CCAM）是最常见的先天性肺异常，欧洲先天性异常监测网报告其患病率为每 10 000 名出生婴儿中 1.05 例。该病的特征是肺的一部分出现囊性疾病，在病理检查中，囊肿与扩张的气管相通，内衬终末细支气管型管状结构增生[70]。Stocker 等将 CCAM 分为三个类型：Ⅰ型出现一个或多个直径≥ 2cm 大小的囊肿；Ⅱ型表现为大量直径≤ 2cm 的小囊肿；而Ⅲ型则出现微囊（直径＜ 2mm 大小），而肉眼则可见病变表现为一个体积较大的非囊性病变。最近，同一作者提出了扩大的五种亚型分类[71]。尽管有人认为畸形是肺胚胎发育过程中未发育成熟的结果，但其发病机制尚不确定[72]。现在大多数 CCAM 病例是在子宫内监测胎儿发育时以肺内肿块的形式被发现的（图 76-3 和图 76-28）。显然，在胎儿发育的这个时候，病变的真正组织病理学性质是不确定的，正如 Tsai 所示，这种回声在手术时的确切诊断可能是不同的[73]。另外，必须做好计划对此类病变进行子宫内监测，因为肿块生长而产生胸腔积液和（或）纵隔移位是不良结局的征兆，并且应该进行治疗，如胎儿胸膜 – 羊膜分流术进行胸内器官减压[74]。出生时，大多数 CCAM 患者无症状，但据 Sauvat 等报告，到 13 岁时，高达 86% 的患者出现症状[75]。在某些情况下，病变或其并发症都可能是导致临床耐受性差的原因（图 76-29）。

CT 扫描一般在出生后第一年进行，检测囊肿的存在和大小。并发感染的病例，囊内充满液体，实变区增多。检查肿块是否存在异常供应动脉以排除肺隔离症。最后一种情况在Ⅱ型 CCAM 病变中很常见。正如 Lo 和 Jones 在一项对加拿大外科医生的调查中所报道的那样，对

CCAM 症状病例的手术态度达成了广泛共识，而在无症状病例中，存在不同的意见[76]。畸形的自然病史主要表现为反复发作肺部感染，虽然很罕见，但也有咯血和气胸的报道[77]。手术也是选择之一，可以明确诊断，排除恶性肿瘤的可能。有研究报道肺支气管上皮恶性肿瘤（如支气管肺泡癌）以及间质肿瘤（如胸膜母细胞瘤）与该畸形相关[77]。反对手术者认为，面对这种良性疾病，手术风险过高，恶变风险被过度夸大[77]。手术通常采用肺叶切除术，因为术前影像学检查很难区分病变肺和正常肺之间的边界。大多数 CCAM 病例在出生后 2 年内的婴儿期接受手术，即使在此类年轻患者中也可使用微创技术[78]。近年来，胸腔镜手术是成年人群的首选技术。

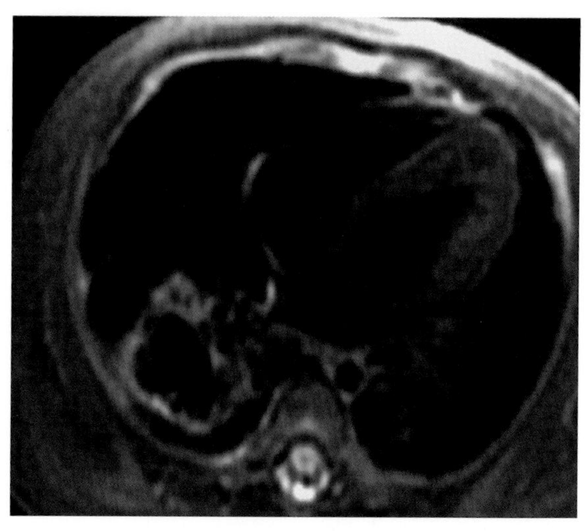

▲ **图 76-28　产前诊断右肺下叶 CCAM**

产前 MRI 显示右肺下叶高信号，内含液性囊性病变，见图 76-2 出生后 2 月龄时 MRI（轴位 T_2FS）：右肺下叶尖段多发含气病变。内容物无信号，而壁显示高信号。肺裂显示高信号

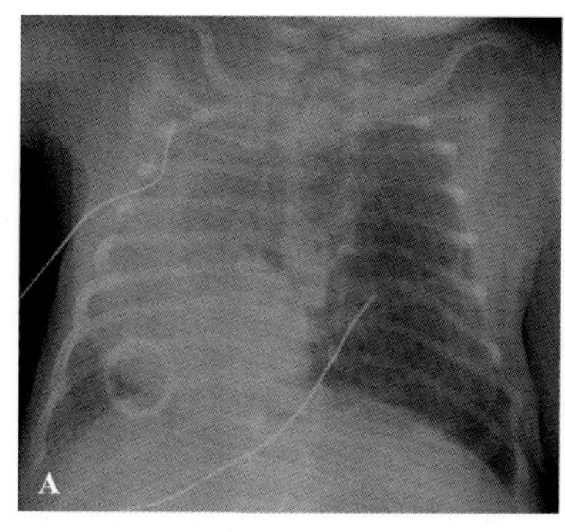

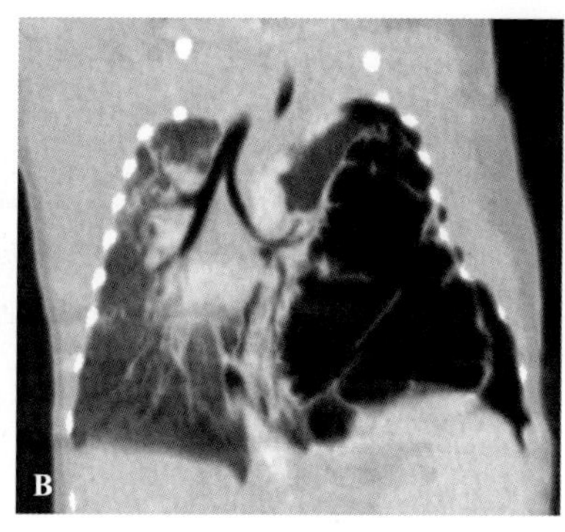

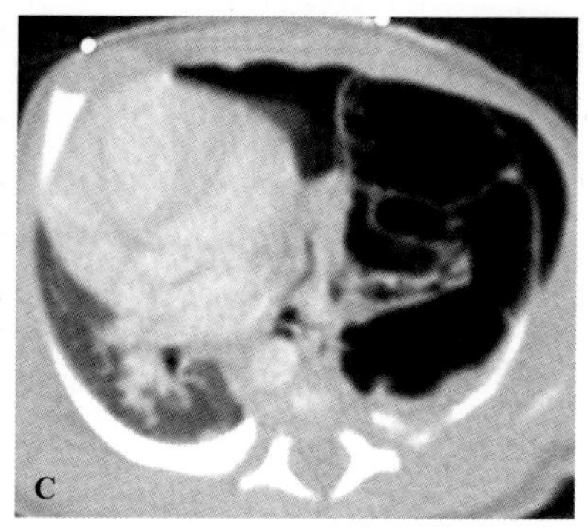

▲ **图 76-29　产前诊断左下叶大 CCAM**

由于临床耐受性差，在出生后 1 天进行胸部 x 线（A）和 CT（B 和 C）扫描：左肺下叶尖段存在多个充满空气的大囊性病变。气胸、纵隔完全右移和肺压缩相关

第 77 章 囊性纤维化的肺部并发症 Pulmonary Complications of Cystic Fibrosis

Pascal A. Thomas 著
戴 亮 译

一、概述

囊性纤维化（cystic fibrosis，CF）是白种人中最常见的遗传性疾病，在欧洲和欧洲衍生人群中的患病率约为 1/2500，在美国的患病率为 1/3500[1, 2]。CF 是一种常染色体隐性遗传病，由 7 号染色体 q31.2[3] 长臂上编码 CF 跨膜传导调节因子（CF transmembrane conductance regulato，CFTR）蛋白的单个基因发生数次突变所致。迄今为止，已描述了超过 1900 种该基因的突变，不过根据其对 CFTR 蛋白的产生、转运、功能和稳定性的影响，该数量可归纳为五类分子病变[4]：Ⅰ类突变是导致截短的非功能性 CFTR 的转录提前终止，导致蛋白表达完全缺失；Ⅱ类错义突变由细胞质量控制系统降解的异常折叠的 CFTR 蛋白组成；Ⅲ类突变导致 CFTR 蛋白调节缺陷，从而导致 CFTR 功能缺失；Ⅳ类突变导致氯离子通道传导缺陷；由于异常的基因剪接，Ⅴ类突变导致功能性 CFTR 蛋白量减少。然而，Phe508del（前称 F508del）是最常见的 CFTR 突变，大约 45% 的 CF 患者是该等位基因纯合子[5]。该Ⅱ类突变存在 3bp 缺失，编码 CFTR 蛋白 508 位的苯丙氨酸。

野生型 CFTR 是位于上皮细胞顶膜的跨膜通道，负责 cAMP 和 ATP 依赖性转运氯离子和碳酸氢根离子进出细胞。CFTR 影响鼻窦、呼吸道、胃肠道和其他器官系统外分泌腺上皮黏液的液体组成，从而解释了疾病的主要临床表现。

在 CF 患者的呼吸道上皮中，氯分泌不足，由于水被动地随氯离子和钠离子进入细胞，这导致黏液分泌物脱水[6]，进而导致气道表面液体脱水，增加气道分泌物的黏度，黏膜纤毛清除功能受损，导致清除细菌感染的能力下降[7]。此外，CFTR 介导的碳酸氢盐转运的缺乏和气道表面液体 pH 的调节抑制了 CF 气道的抗微生物功能[8]。因此，肺病的自然病程包括早期和持续性病原体感染，如金黄色葡萄球菌和铜绿假单胞菌[9]，过度炎症反应[10, 11]和进行性气道阻塞。慢性感染和炎症表现为间歇性急性加重，之后肺功能无法恢复至基线水平，最终导致呼吸衰竭。支气管扩张和进行性瘢痕形成、气道阻塞和空气滞留、无效腔通气增加、通气或灌注不匹配、主要在睡眠期间的肺泡通气不足、运动和急性呼吸恶化导致低氧血症和最终高碳酸血症。慢性低氧血症和高碳酸血症可引起肺血管肌肉肥大、右心室肥大，最终导致肺心病伴右心衰竭。根据最近的流行病学数据，呼吸衰竭和肺炎仍占 CF 患者死亡的 80% 以上[2, 12]。在某些情况下，一些急性并发症，如气胸或大咯血，可作为诱发致死性事件。基因型－表型关系实际上很复杂，受到环境因素和护理质量的影响。当前的基本原理 CF 护理管理基于早期诊断，治疗包括理疗、黏液溶解药物和抗生素治疗肺部疾病、胰酶替代和补充营养克服胃肠功能障碍。

然而，随着对疾病认识加深和治疗进展，CF 患者的生存期也在不断延长。因此，2010 年在美国出生并诊断为 CF 的儿童寿命长于早产儿，如果死亡率以 2000—2010 年 [13] 观察到的速度继续下降，预计中位生存期将超过 50 年。肺移植的成功开展为限制寿命的肺部并发症提供了一种治愈方法，有可能显著延长生存期并改善生活质量。这些累积的事实表明，胸外科医生团体应该预见到更多的 CF 成人患者将在不久的将来接受治疗。

二、诊断

即使在遗传学和分子生物学时代，CF 的诊断也应基于临床依据，兄弟姐妹有 CF 病史或存在一个或多个表型特征（表 77–1），包括从婴儿期的肠梗阻，严重肺部、胰腺或肝脏疾病到成年后的慢性鼻窦炎，并有典型的影像学特征（图 77–1）。

表 77–1　与 CF 诊断一致的表型特征

1. 慢性窦肺疾病
   a. 典型 CF 病原体持续定植或感染，包括金黄色葡萄球菌、不可分型流感嗜血杆菌、黏液型和非黏液型铜绿假单胞菌、嗜麦芽窄食单胞菌和洋葱伯克霍尔德菌
   b. 慢性咳嗽和咳痰
   c. 持续胸部 X 线片异常（如支气管扩张、肺不张、浸润、过度充气）
   d. 气道阻塞，表现为喘息和空气滞留
   e. 鼻息肉；鼻窦 X 线片或 CT 异常
   f. 杵状指（趾）
2. 胃肠道和营养异常
   a. 肠道：胎粪性肠梗阻、远端肠梗阻综合征、直肠脱垂
   b. 胰腺：PI、复发性急性胰腺炎、慢性胰腺炎、影像学显示胰腺异常
   c. 肝脏：新生儿黄疸延长、慢性肝病，表现为局灶性胆汁性肝硬化或多小叶性肝硬化的临床或组织学证据
   d. 营养：发育不良（蛋白质 – 热量营养不良）、低蛋白血症和水肿，继发于脂溶性维生素缺乏的并发症
3. 失盐综合征：急性缺盐、慢性代谢性碱中毒
4. 男性生殖器异常，导致梗阻性无精子症

改编自 Farell PM, Rosenstein BJ, White TB, et al.; Cystic Fibrosis Foundation.Guidelines for diagnosis of cystic fibrosis in newborns through older adults: Cystic Fibrosis Foundation consensus report. J Pediatr2008; 153:S4-S14. © 2008 Elsevier 版权所有

此外，患者必须有 CFTR 蛋白异常的实验室证据。这可通过毛果芸香碱离子导入汗液定量试验证明。两次汗液氯化物浓度超过 60mmol/L 符合 CF 的诊断。汗液试验具有较高的敏感性和特异性。但其结果必须结合患者的年龄和临床表现进行解释 [14]。

自 1989 年 CFTR 基因分型可用以来，在临床怀疑但汗液试验不确定的患者中发现 2 种致病突变时，也可确诊。CFTR 基因分型具有高度特异性，但由于大量已知和可能仍未识别的突变，敏感性不高。定制突变陈列试剂盒以匹配患者的种族和表型（即胰腺充足性）可增加 CFTR 基因分型的敏感性 [15]。然而，目前市售的突变筛查系列可以高比例的发现 CFTR 突变，因为它们包括 23 种（表 77–2）已通过直接或经验性证据证实的突变，这些突变可导致 CFTR 功能丧失，从而导致 CF 疾病。

对于具有与 CF 一致的临床特征但无诊断性汗液试验结果且仅确定一个 CF 突变的患者，鼻

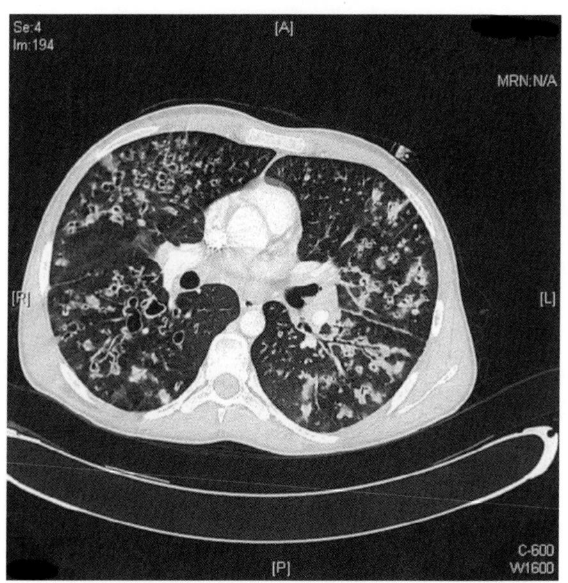

▲ **图 77–1　囊性纤维化的主要 CT 表现，可见肺实质内弥漫性厚壁圆柱形和囊状支气管扩张，以及肺实变区域和淋巴结肿大**

表 77-2 导致 CF 突变的推荐组合

错义突变、缺失突变、终止突变	剪接，移码突变
G85E I507del R560T R117H F508del R1162X R334W G542X W1282X R347P G551D N1303K A455E R553X	621_1G_T 2789_5G_A 711_1G_T 3120_1G_A 1717_1G_A 3659delC 1898_1G_A 3849_10kbC_T 2184delA

引自 Farell PM, Rosenstein BJ, White TB, et al.; Cystic Fibrosis Foundation. Guidelines for diagnosis of cystic fibrosis in newborns through older adults: Cystic Fibrosis Foundation consensus report. J Pediatr 2008; 153:S4-S14. © 2008Elsevier 版权所有

电位差（nasal potential difference，NPD）检测可能是有用的[16]。基线测量时存在高电位差加上对零氯灌注液和异丙肾上腺素的极低电压反应为 CF 的诊断提供了强有力的证据。但是，存在上皮炎症时可能出现假阴性结果，这是 CF 患者的常见情况。因此，必须在多种情况下重复试验才能有效辅助诊断。由于只有少数中心具有该检测使用和解读方面充分的专业知识，局限了其使用范围。

辅助检查可通过鉴别 CF 的表型，如外分泌胰腺功能不全，或通过检测呼吸道的菌群来帮助确诊 CF。例如，72h 粪便采集对于确定胰腺功能非常有用。首选高度特异性的粪便弹性蛋白酶单克隆检测，其与胰蛋白酶相比能抵抗管腔内降解[17]。呼吸道菌群的特征可能有助于诊断 CF 非典型特征患者的评估。铜绿假单胞菌在 CF 中定植于呼吸道的趋势众所周知，其持续性高度提示 CF，尤其是黏液型表型。其他微生物如金黄色葡萄球菌、流感嗜血杆菌和洋葱伯克霍尔德菌的持续定植可能支持 CF[18] 的诊断，尽管这些病原体中许多也在其他条件下发现。

新生儿筛查在诊断流程中引入了新的复杂性。图 77-2 显示了当前筛查新生儿 CF 的诊断过程。它还导致分离出一种新的个体类别，即那些无症状婴儿，由于免疫反应性胰蛋白酶原水平升高而筛查试验异常，但汗液试验和（或）DNA 结果不确定。目前尚不清楚如何管理这些婴儿。必须组织密切的纵向监测，权衡 CF 延迟诊断的风险，以及早期管理不充分，与可能永远不会发病的个体“过度医疗”的风险[19]。

三、护理标准

专科中心的多学科护理是目前全球 CF 患者管理的标准模式。然而，大多数可用的治疗都是针对 CFTR 缺陷的继发性疾病，很少针对疾病发展的过程。另外，许多国家实施的新生儿 CF 筛查，使 CF 个体在呼吸道症状出现之前就有机会进行诊断，因此更早地开始治疗干预，目标是尽可能地延迟，并希望最终阻止肺部疾病发展，尤其是随着旨在恢复 CFTR 功能的新疗法的出现。

铜绿假单胞菌呼吸道感染几乎发生在所有 CF 个体中。一旦形成慢性感染，铜绿假单胞菌几乎不可能根除，并与死亡率和发病率增加相关。以雾化吸入抗生素为基础，单用或与口服抗生素联合应用，这种治疗铜绿假单胞菌感染的新方法疗效确切，目前尚无替代方案[20]。最近的一项队列研究表明，与非持续根除者相比，持续根除者（定义为在初始抗假单胞菌治疗后保持铜绿假单胞菌阴性培养 12 个月的患者）发生慢性感染的风险降低 74%（HR=0.26，95%CI 0.17～0.40）。然而，根除状态与临床结局（如加重率和肺功能下降）之间无相关性[21]。当根除治疗失败时，应开始吸入抗生素的长期维持治疗[22]。北美指南建议每隔几个月吸入妥布霉素，无论肺部疾病的严重程度如何，均无限期持续使用。[23] 黏菌素在欧洲广泛用于此目的[24]。吸入氨曲南赖氨酸[25] 可作为替代药物。口服大环内酯类药物维持治疗也是推荐治疗的一部分，因为阿奇霉素不仅可改善铜绿假单胞菌慢性感染患者的肺功能并减少肺急性加重[26]，而且对非铜绿假单胞菌慢性感染患者的也是如此[27]。然而，阿奇霉素会诱使金黄色葡萄球菌和流感嗜血杆菌等常见微生物产生耐药性。此外，还可诱发非结核分枝杆菌（nontuberculous mycobacteria，NTM）引起的肺部感染[28]。

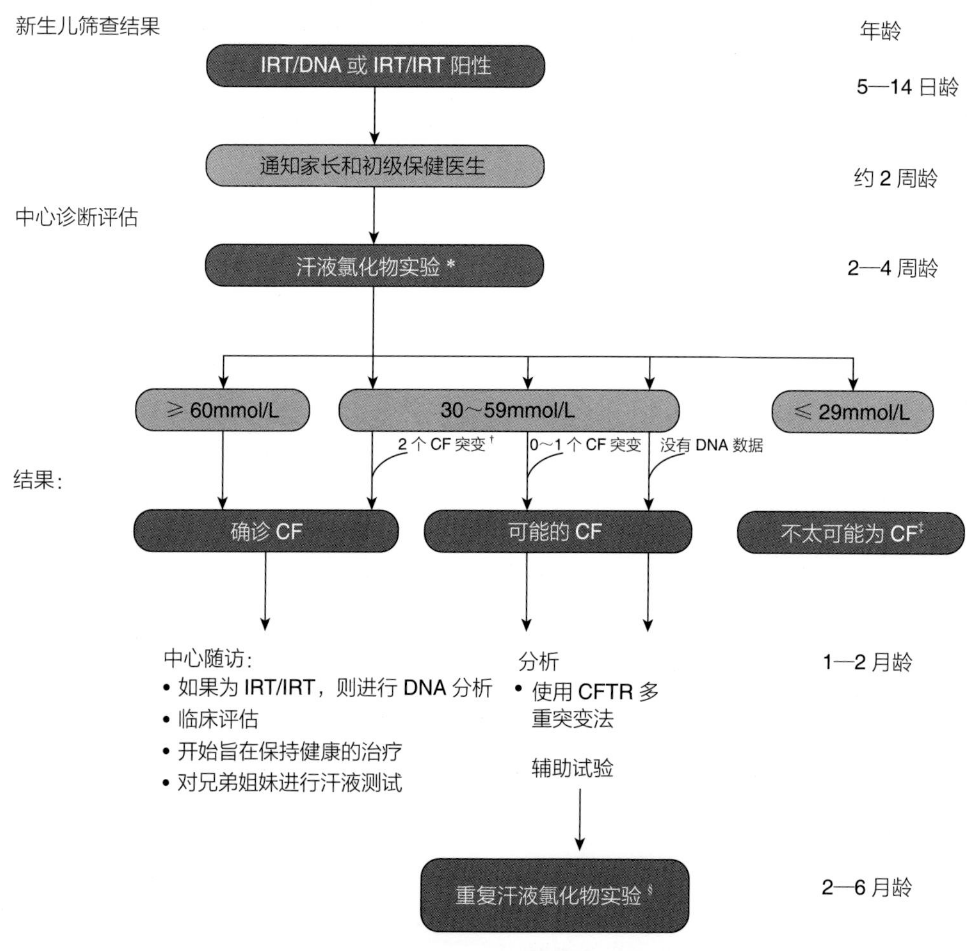

▲ 图 77-2 新生儿 CF 的筛查诊断流程

*. 如果婴儿出生时体重至少为 2kg 且孕龄超过 36 周，则使用 Gibson-Cooke 或 Macroduct® 进行双侧汗液采样和分析方法；如果出汗量分别低于 75mg 或 15μl，则尽快重复

†. CF 突变是指已知会引起 CF 疾病的 CFTR 突变等位基因

‡. 该疾病极不可能发生；但是，如果反式突变中有 2 个 CF 突变，则可诊断为 CF

§. 重复汗液检测后，进一步评价取决于上述结果

改编自 Farrell PM, Rosenstein BJ, White TB, et al.; Cystic Fibrosis Foundation. Guidelines for diagnosis of cystic fibrosis in newborns through older adults: Cystic Fibrosis Foundation consensus report. J Pediatr 2008; 153:S4-S14. © 2008 Elsevier 版权所有

甲氧西林耐药金黄色葡萄球菌（Methicillin-resistant S. aureus，MRSA）已成为 CF 的潜在有害病原体，并在国际上的流行率逐渐上升。认为 MRSA 引起的 CF 患者慢性肺部感染与更差的预后和更快的肺功能下降相关。虽然几项非随机研究的结果表明，局部、吸入、口服或静脉注射抗生素的几种联合治疗可以根除 MRSA[29]，但是这是否对临床预后有显著影响仍有争议。

胸部理疗保持气道通畅是日常护理的关键。呼气正压（positive expiratory pressure，PEP）设备在呼气期间向气道提供反压，通过侧支通气加强黏液后方的空气流动，从而增强清除效果。其他技术包括主动循环呼吸技术、自体体位引流、口腔振荡 PEP 设备、高频胸壁振荡和双水平 PEP 设备。由于存在个体差异；因此，不同气道清除技术的依从性不同，在特定个体中，不同阶段也存在差异，包括发育阶段、肺部症状和肺功能随时间的变化。然而，循证医学显示，在以加重率为主要预后指标的研究中，使用 PEP 患者的肺部加重显著减少[30]。最近的一项随机试验表明，在因 CF 急性加重住院的患者中，使用无创通气作为气道清除方案的辅助治疗，可显著改善 FEV_1 和疲劳[31]。

黏液溶解剂和水化剂是互补添加剂。在 CF 中唯一证实有效的黏液溶解剂是吸入型重组人 DNA 酶（dornase α）。无论疾病的严重程度[32]和肺功能下降，长期维持治疗都能减少疾病恶化[33]。以剂量依赖的方式吸入高渗盐水雾化液改善黏膜纤毛清除功能，也被证明可减少肺恶化和边缘改善肺功能[34]。因此，目前推荐在伴有中度至重度肺病的 CF 患者中常规使用[23]。最近推出了甘露醇，也是有效的[35, 36]。这两种药物均作为刺激物，需要预先使用支气管扩张剂和进行初步耐受性试验。

持续的、严重的中性粒细胞炎症会加速 CF 患者的肺损伤。由于感染和炎症在大多数情况下是密切相关的，针对炎症的治疗可能会对抗感染产生负面影响，特别是系统性糖皮质激素的使用。然而，非特异性抗炎药（如高剂量布洛芬）治疗已显示对 CF 大龄儿童肺功能有益[37]。但是，目前仍缺乏将其作为日常用药的循证医学证据。绝对不推荐常规使用全身和吸入性糖皮质激素。但是，在个体基础上，他们的处理方法可能适合患有重度哮喘和（或）过敏性支气管肺曲霉病（allergic bronchopulmonary aspergillosis，ABPA）的 CF 患者。抗蛋白酶治疗可能是预防潜在肺损伤的早期干预策略。吸入 α_1 抗胰蛋白酶确实可以适当降低老年患者的中性粒细胞弹性蛋白酶活性，并降低假单胞菌载量[38]。

尽管临床表现各不相同，但几乎所有 CF 患者均有鼻腔鼻窦受累[39]。慢性鼻窦炎包括鼻窦炎和鼻息肉。鼻窦疾病可加重肺部疾病，因为鼻旁窦和下呼吸道中的菌群相同，所以上呼吸道起到了细菌储存库的作用[40]。保守治疗被认为是治疗的第一步。除了上述对鼻旁窦黏膜起作用的措施外，各种鼻外用皮质类固醇喷雾剂、减充血剂、抗组胺药和生理盐水冲洗的外用治疗可以作为常规使用，而无须其疗效进行具体评估。当无创性治疗失败时，尤其是持续性鼻塞，或当鼻腔鼻窦症状与肺疾病加重之间存在相关性时，应考虑进行鼻窦内镜手术[41]。尽管鼻内镜手术对肺功能的影响令人失望，但手术可能有助于细菌根除[42]。然而，复发率较高，导致需要进行再次修复手术。

无论年龄大小和疾病的严重程度，在综合康复计划中均应增加运动和体力训练，因为运动能力的下降能导致呼吸功能和生存率的降低[43]。CF 患者由于代谢需求较高，在疾病恶化期间需要增加热量摄入，因此需要营养支持。CF 患者常因餐后胃胀引起呼吸不适、食欲下降，胰腺外分泌功能不全引起营养吸收障碍。因此，联系专业营养师对预防肌肉减少症至关重要。营养管理包括高热量和高脂肪饮食、胰酶替代治疗、维生素和矿物质替代以及肠内支持（根据需要），目标是女性患者的体重指数为 22，男性患者为 23[44]。

CF 儿童的疫苗接种除常规疫苗外，还需要纳入流感、肺炎球菌、甲型和乙型病毒性肝炎以及水痘疫苗。肺移植前必须接种减毒活疫苗。针对呼吸道感染（尤其是金黄色葡萄球菌、铜绿假单胞菌和合胞呼吸道病毒）的新型疫苗开发是这些患者医疗管理的一项重要的持续性挑战[45]。

CF 患者糖尿病的发生率随年龄增长而持续增加，25 岁以上的 CF 患者有超过 1/3 合并有糖尿病。CF 相关糖尿病不会增加心血管疾病风险，其微血管并发症的患病率低于 1 型和 2 型糖尿病[46]。因此，胰岛素治疗的主要目标是保护肺功能和优化营养状况。事实上，CF 相关糖尿病的存在与所有年龄组肺功能较差和死亡风险增加相关[47]。越来越多的证据表明，适当的筛查和胰岛素早期干预可逆转体重减轻和改善肺功能。因此，积极诊断和管理糖尿病是 CF 治疗的重要组成部分。

肝衰竭通常发生较晚，在儿童期后半段。建议每年进行肝病筛查，以检测症状前体征，并开始熊去氧胆酸治疗，这可能会阻止疾病进展[48]。骨质疏松症和骨量减少也被视为成人 CF 患者的晚期症状性并发症，尽管低骨密度和骨折可能见于儿童早期。约 1/3 的 CF 成人诊断出骨质减少 [49]。

CF 相关骨病由肋骨和椎体压缩性骨折组成；其机制尚不清楚，但促成因素为重度肺部疾病、维生素 D、钙和其他营养物质吸收不良、性腺机能减退、缺乏体力活动和慢性感染释放的细胞因子引起 [50]。重度脊柱后凸和（或）脊柱侧弯罕见，但会增加肺移植手术难度。双能 X 线吸收测量法测量可作为常规检查，尤其是进行肺移植的患者，因为类固醇的不良反应可能导致肺移植后骨质疏松症恶化。治疗的基础是正确的每日钙摄入量加骨化二醇，可以改善一些年轻 CF 患者的骨密度。在单用钙和骨化二醇治疗无效者中，阿仑膦酸钠可安全有效地增加骨密度 [51, 52]。

创新疗法旨在靶向作用于 CFTR 蛋白功能障碍。Ivacaftor 是一种在门控突变 G551D 中研究的 CFTR 增强剂，可改善 6 岁或 6 岁以上 CF 患者的临床预后，这些患者大多数至少有一个Ⅲ类（门控）突变 [53]。虽然在全球不到 5% 的患者中发现了这种类型的突变，但目前 ivacaftor 是这些患者标准治疗的一部分。Lumacaftor 是一种试验性 CFTR 纠正剂，已在体外证明可以纠正 p.Phe508del CFTR 误操作。最近的两项Ⅲ期试验已经证明，lumacaftor 联合 ivacaftor 可以改善 CF 患者（Phe508del CFTR 突变纯合子）的 FEV_1，并降低肺部恶化的发生率，耐受性良好 [54]。这种 CFTR 纠正剂和增强剂的组合开启了标准治疗的新纪元，对 45% 携带该突变纯合子的 CF 患者来说是治疗的里程碑。

基因疗法恢复受损的 CFTR 功能是另一个有前景的研究途径。呼吸道上皮很容易被吸入气溶胶进入，已经尝试了各种将 CFTR 基因转移到呼吸道上皮细胞的载体。由于管腔表面转导效率低和免疫应答限制了重复应用的疗效，迄今为止病毒疗法均告失败 [55]。非病毒载体为质粒 DNA–脂质体复合物。最近的一项随机试验提供了首次概念验证，同时表明每月应用雾化 pGM169/GL67A 基因 – 脂质体复合物与安慰剂相比在 1 年时 FEV_1 有明显获益（尽管获益不大），表明治疗组的肺功能稳定 [56]。

由于进行性呼吸功能不全仍是 CF 患者死亡的主要原因，因此必须采取姑息性措施，即氧疗和无创通气。睡眠和运动期间的短期氧疗已被证明可改善 CF 患者的氧合，但可能会增加无临床意义的中度高碳酸血症的发生。研究还证室，短期氧疗还能改善锻炼持续时间、入睡时间和正常上学或工作时间。但是，仍需要进行更大型、设计良好的临床试验，以评估 CF 患者长期氧疗的获益 [57]。无创通气最初用于 CF 伴重度呼吸衰竭患者肺移植的过渡，但现在也在呼吸衰竭患者早期作为长期治疗方式使用，而无论是否准备肺移植，只是使用的最佳时机仍不清楚。已证实无创正压通气（noninvasive positive pressure ventilation，NPPV）可以减轻 CF 患者呼吸肌的负荷，增加肺泡通气并改善气体交换。已证明 NPPV 可减少睡眠、运动和胸部理疗过程中的氧饱和度下降，并可能有助于中重度疾病患者的重度高碳酸血症的恢复 [58]。CF 疾病终末期唯一可能挽救生命的治疗是肺移植，即使其过程充满了风险。进行移植的决定仍然困难，需要权衡每个个体有无移植存活的可能性，以及评估等待名单和移植对他或她生活质量的影响。尽管如此，肺移植的出现彻底改变了这种疾病的管理 [59]。

四、局部疾病：支气管扩张和肺脓肿

在疾病需要肺移植前时期，所谓的“局限性”疾病被广泛考虑使用选择性肺切除术，目的是清除被破坏的无功能的肺实质，以防止细菌扩散增强肺功能，并预防更严重的并发症。局限性病变包括支气管扩张、急性或慢性肺不张和肺脓肿（图 77–3 至图 77–5）。在现代，CF 患者的治疗和结局发生了显著改善，肺移植已成为终末期肺病患者的重要治疗选择。因此，现在参与 CF 护理管理的医生对肺切除术的作用有了更严格的观点。仅选择传统治疗无效的单侧进行性局部病变进行手术，以防止未受累区域的疾病进展。此外，当保守治疗不成功时，可能会进行紧急手术来治疗危及生命的并发症[61]。现有文献表明，一些患者接受肺切除手术后能够在临床症状和延缓疾病恶化方面有潜在获益，但术后疾病进展和死亡的风险也有增加。但是，该文献在缺乏标准化适应证方面不一致，并且由于报道的患者在年龄、疾病严重程度、研究周期以及因此产生的整体医疗护理方面存在差异。此外，几乎所有这些研究的样本量均较小，通常混合了择期和急诊手术，并采取回顾性设计，无对照组且随访时间较短。

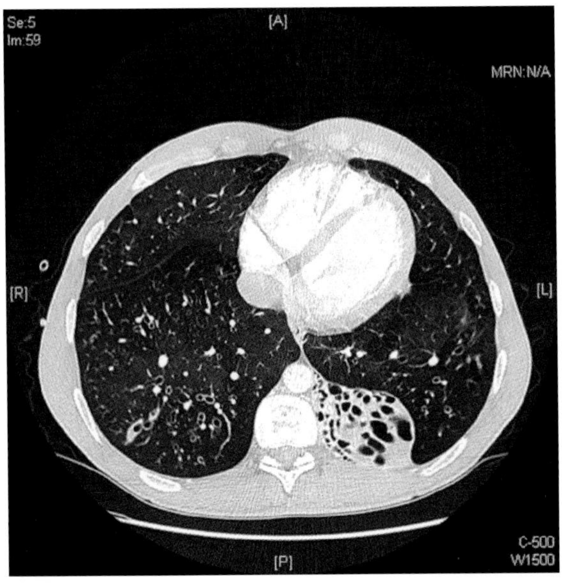

▲ 图 77-3 左肺下叶局限性疾病伴支气管扩张节段性破坏

20 世纪 70 年代，Mearns 等[62]报道了 23 例儿童 CF 患者，其中 12 例接受了以根治为目的的择期手术，而 11 例接受了肺切除术以减轻症状或作为挽救生命的手术，有 1 例术后死亡。在症状改善方面，大多数患者在 1 年时显示出一定程度的手术获益。然而，几乎 50% 的患者同时记录到肺病进展。20 世纪 80 年代，Marmon 等[63]报道了 10 例儿科 CF 患者，其中 9 例进行了择期手术，1 例进行了挽救生命的手术，无重大术后并发症。这些患者咳嗽、咳痰减少和急性加重的发生率出现了降低，随访期为 7 个月至 13 年。20 世纪 90 年代，Smith 及其同事[64]报道了 14 例儿童和成人 CF 患者，10 例进行了择期手术，4 例进行了紧急手术。至少随访 1 年的 12 例存活患者尽管肺功能检查结果显著下降，但因肺部急性加重而住院的次数显著减少。在该研究中，如果术前 FEV_1 ＜预测值的 30%，则预后较差。21 世纪初，Camargos 等[65]报道了 21 例儿科 CF 患者，这些患者在16年期间因慢性肺不张和(或)

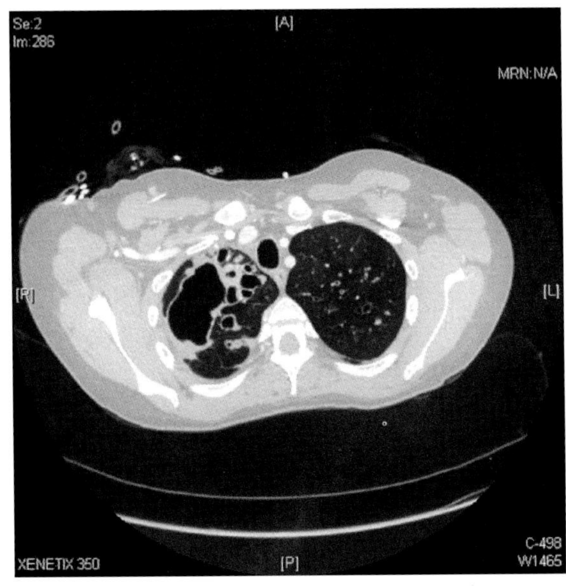

▲ 图 77-4 右肺上叶局限性疾病伴肺脓肿

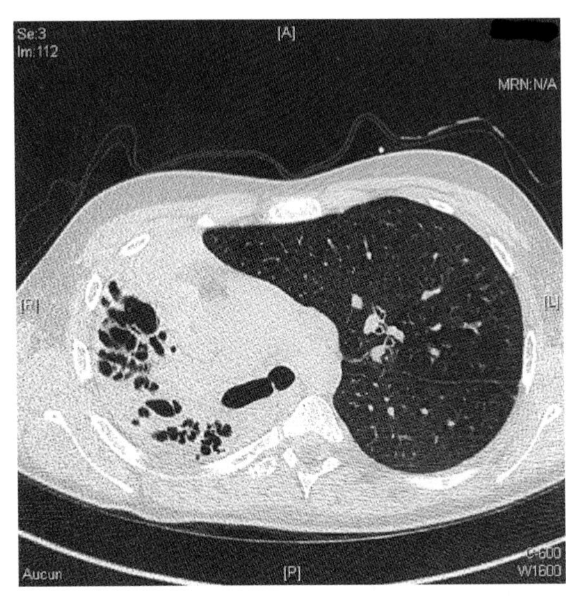

▲ 图 77-5 整个右肺完全破坏和肺不张的局限性疾病

支气管扩张而接受择期手术，平均年龄为 8 岁。当比较与营养和定植状态相关的术前和术后指标时，未发现显著差异。与此一致，肺功能检查也无变化。然而，观察到患儿术后生活质量明显改善和急性加重次数减少。估计的 11 年生存概率为 93.8%。21 世纪初，Sheikh 等[66]报道了 15 名平均年龄为 20 岁的患者；10 名患者在 15 年期间因进行性肺病接受了手术，5 例危及生命的并发症。在接下来的 2 年内有 3 例死亡。所有这 3 例死亡均发生在 $FEV_1 \leqslant 40\%$ 的患者中。未观察到患者术后营养状况、住院次数和抗生素使用随时间改善。

病变通常位于右肺上叶，绝大部分病例接受了肺叶切除，少数病例接受了肺段切除术。该病全肺切除术的报告很少，仅 Marmont 等报道了 1 名患者[63]，Smith 等报道了 4 名患者接受了全肺切除术[62, 65, 66]。这也许是出于对全肺切除术后较高的支气管残端瘘和呼吸衰竭或死亡风险的担忧。其他手术困难还包括脊柱侧弯引起的解剖学改变，以及因行对侧全肺切除术后纵隔移位造成的单肺移植的困难。Haüsler 等[67]特别描述了 2 例完全肺不张和脓肿形成的儿童右全肺切除术。这 2 例患者的生活质量显著改善，随访期仅限于 2 年和 4 年，可以对其进行评估。此外，Ferrer González 等描述了在 13 岁时接受全肺切除术的 CF 患者的长达 15 年的随访[68]。尽管证据不充分，但仍可以认为，在每例药物治疗无效的单侧严重肺实质局限性疾病病例中（主要在婴儿期），只要术前 FEV_1 超过预测值的 30%～40%，就可以考虑选择性肺叶或肺段切除术。相反，全肺切除术仅在非常特定的伴有不可逆性单侧肺损伤的患者中仍然是一种挽救治疗选择，这些患者在等待肺移植时死亡风险较高[61]。目前还没有关于电视胸腔镜外科手术（VATS）在这种情况下可能使用的数据，可能是由于与慢性炎症相关的致密胸膜粘连和组织纤维化，这使得微创治疗没有太大的优势。

现在，内外科界在一定程度上不愿意考虑对 CF 患者进行择期肺切除手术，主要原因是其在全身疾病情况下可能无效，并且存在影响该人群肺移植机会的风险。随着旨在恢复 CF 患者气道上皮细胞 CFTR 功能的新疗法的出现，我们可以推测，在通过这些治疗已稳定病情的患者中，手术清除残余破坏的肺可能会改善患者肺功能，这类似于非 CF 型支气管扩张患者的肺切除指征。

五、肺炎旁胸腔积液和脓胸

尽管呼吸道细菌感染的发生率很高，但 CF 患者很少发生肺炎旁积液和胸膜积脓。这一观察结果无疑与这一人群中的严密微生物学监测、早期使用靶向抗生素治疗和强化胸部理疗有关。目前，已有零星报道称 CF 患者在肺移植后[69]、肝病患者门静脉高压[70]、糖尿病[71]，或长期口服泼尼松龙后出现脓胸[72]。

大量肺炎旁积液必须通过胸腔穿刺术排出，而脓胸需要插入猪尾导管或胸腔引流管。手术适应证与无 CF 的患者相同[61]。VATS 可用于清创脓性积液和去除纤维蛋白膜，其中后者不能通过抗生素和胸腔导管引流（有或无纤维蛋白溶解治疗）解决。应尽早鼓励使用 VATS，以避免组织性脓胸的发生。事实上，有组织的多房性脓胸伴胸膜增厚和肺嵌顿通常需要通过开胸术进行剥除。除了直接风险，这种手术也可能影响后续肺移植手术的可行性。

六、气胸

气胸是 CF 累及肺部的常见外科并发症。伴发双侧气胸并非罕见（图 77-6）。30%～50% 受累患者最终发生异时性对侧气胸。自发性气胸可能是致命事件或偶然发现[73]。症状可能仅限于胸膜炎性胸痛和急性呼吸短促，也有可能导致死亡[74]。如果气胸仅占急性呼吸衰竭所有原因的 2%[75]，这种情况下的相关死亡率可能相当高[76]。Flume 等审查了美国 CF 中心随访超过 10 年的 28 858 例 CF 患者的数据。气胸在整个队列中的发生率为 3.4%，年平均发生率为 0.64%。根据本研究，气胸在两性中的发生率相当，但在老年患者（中位年龄 21 岁）和患有更严重阻塞性肺病的患者（75% 的患者 FEV_1 < 40%）中更普遍。在 1990—1999 年间，气胸的发病率和死亡率增加，表现为住院次数和住院天数增加，与未发生气胸的患者相比，发生气胸的患者的死亡率增加 4 倍。超过 30% 的患者在气胸后第一年死亡。根据肺损伤严重程度，气胸患者的 2 年死亡率（定义为 FEV_1 占预计值的百分比）始终较高，气胸所致死亡的归因风险为 6.3%～14.3%。最后，自首次气胸发作算起的中位生存时间约为 4 年[74]。由于气胸对预后影响明显，导致其被视为肺部疾病严重程度的替代指标，用以评估这些患者是否需要进行肺移植。

（一）发病机制

CF 肺的气道通常被黏稠的脓性分泌物阻塞，并经历进展性支气管扩张重塑过程。肺实质中可同时出现多个空泡、大疱或囊肿、斑片状细支气管实变及纤维化[77]。上叶以囊肿、水泡和大疱为主（图 77–7）。由于支气管扩张囊肿的厚壁坚硬，足以防止破裂，因此未被累及。较小的胸膜下囊肿可能是胸膜破裂的部位，尤其是覆盖在气囊上的胸膜弹性纤维在中性粒细胞和细菌弹性蛋白酶的作用下会变弱[78]。相应地，CF 患者人群中气胸的风险增加似乎与黏液潴留导致的单向活瓣现象相关，黏液潴留导致上游气道压力增加同时伴周围肺实质的结构性损伤，这会有利于气泡或肺大疱破裂进入胸膜腔[79]。靠近小叶间隔的破裂气囊肿可引起肺实质与肺内血管鞘间的空气分离，并沿支气管血管束向后移入间质，至同侧肺门，导致纵隔气肿，伴或不伴气胸[80]。此外，与有创性操作（如静脉导管放置或胸腔穿刺术）中肺部伤口相关的医源性原因并不罕见[61]。

（二）风险因素

在 Flume 等分析的 CF 队列中，发现 74 个气胸发生的危险因素，包括铜绿假单胞菌、洋葱伯克霍尔德菌或曲霉菌的气道定植、FEV_1 < 30% 预计值、肠内喂养、胰腺功能不全、ABPA 和大咯血。总计 10%～20% 的 CF 患者吸烟或吸食其他物质，包括大麻[81]；此外，吸烟也是自发性气胸的一个众所周知的因素。吸入性药物（如 dornase-α、妥布霉素）可能增加气胸的风险，可能是由于吸入后的急性支气管反应所致[82]。同样，NPPV 可增加气胸风险[83]。如上所述，ABPA 明显与气胸相关，在 CF 患者中常见（7.8%）[84]。与总体年轻女

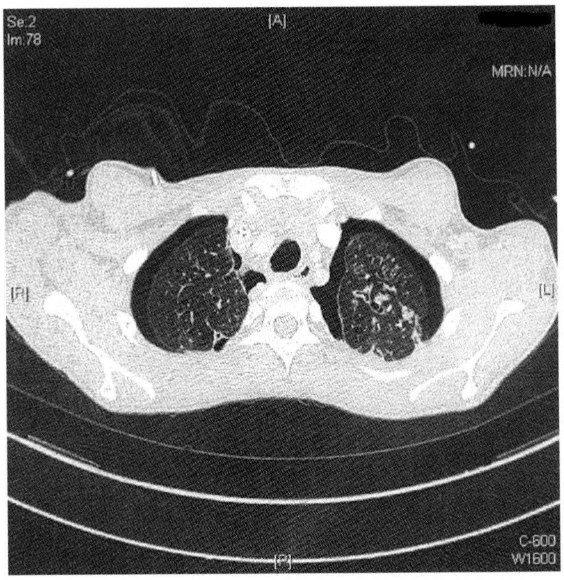

▲ 图 77–6　双侧气胸
CT 扫描偶然发现肺部恶化

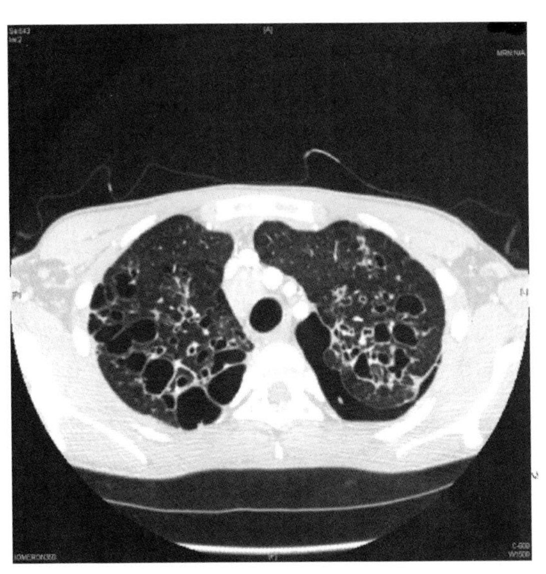

▲ 图 77–7　左侧局限性气胸
注意双肺上叶存在多发性空洞形成、肺大疱和支气管扩张性囊肿

性人群相同，这类人群也可能发生胸部子宫内膜异位症和月经性气胸[85]。

（三）疾病管理

一旦怀疑，气胸的诊断就应予以确认。胸部 X 线检查是最简单的诊断方法（图 77–8）。然而，在 CF 患者中常见的囊肿、肺大疱和胸膜粘连可能会产生误导，使得胸部 CT 成为鉴别诊断包裹性积液的必要手段[86]。此外，胸部 CT 有助于选择适当的治疗方法[87, 88]。传统上，气胸可细分为首次发作和复发。复发性气胸定义为初次缓解后 7d 以上（包含 7d）发生在同侧。相反，持续性气胸的特征是漏气持续超过 5d[89]。根据临床表现判断气胸的严重程度。气胸的大小由顶点与被压缩肺顶部之间的距离确定，通常描述为小（≤ 3cm）或大（＞ 3cm）[90]。然而，应该记住，在特定的 CF 环境下，气胸的大小可能不能可靠地反映胸膜内压力，因为 CF 肺不像健康肺那样容易塌陷。

由于缺乏足够有力的数据来做出根据系统文献综述阐述的循证指南，CF 基金会肺病治疗委员会根据专家小组的共识制订了以下建议。虽然在许多情况下，气胸的发生被认为是肺疾病加重的表现，但是在常规使用抗生素治疗前，需要额外的感染证据。只要存在气胸，应暂停无创通气支持。同样，气道清除治疗应停止，但可以在胸腔引流管插入后重新开始。相反，如果吸入治疗没有引起咳嗽和支气管痉挛，则不应中断。临床稳定的小气胸患者可通过保守治疗进行密切观察。除此以外均应放置胸腔引流管。持续 5～7d 的持续漏气或复发性大量和（或）症状性气胸患者应进行胸膜固定术，以确保病情稳定。与通过胸腔引流管盲法注入硬化剂（即滑石粉浆）相比，通过 VATS 或通过有限或完全开胸术进行的外科胸膜固定术更好[91]。然而，在缺乏随机对照研究的情况下，对于持续性或复发性气胸的胸膜腔内化学药物注入固定术与外科性胸膜固定术的比较仍是一个公开的争论[92]。此外，早期积极治疗并非总是可取的，即使是在健康患者中，考虑到有创性操作的风险和对肺移植候选患者手术的可能影响，可根据个体情况考虑定制更保守的方法。事实上，即使胸膜手术未被视为肺移植的绝对禁忌证[93]，存在致密的胸膜粘连会使肺部难以切除，有出血和（或）膈神经损伤的风险。因此，应避免使用根治性胸膜固定术方法，如部分或全胸膜切除术，从而排除后续手术不得不进行胸膜外肺切除手术的风险。胸腔镜下用纱布擦伤局部胸膜或行局部胸膜切除术，再采用化学药物或滑石粉行胸膜固定术，并保留胸膜腔的纵隔面和膈面似乎是更好的选择。

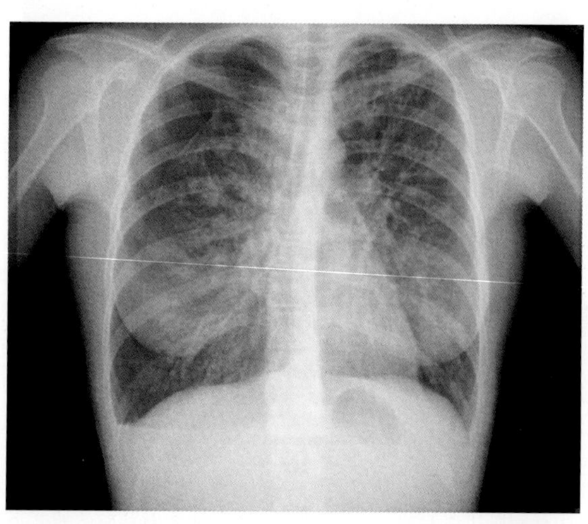

▲ 图 77–8　胸部 X 线检查显示右侧大量气胸

七、咯血

咯血是 CF 患者常见并发症，患者 5 年的患病率约为 9%[94]。合并严重肺部并发症的老年患者为咯血高危人群，且预后会受其影响。患者出现咯血症状后的 1 年内肺功能会显著恶化，且其 2 年内死亡风险会增加[95]。

即使评估咯血的量时常存在困难，但根据现行指南，咯血仍按量多少被定义为少量咯血（每 24 小时＜ 5ml）、轻至中量咯血（每 24 小时 5～240ml）和大量咯血（每 24 小时＞ 240ml）[91]。尽管出血通常较少或较轻微，但较严重的出血可能引起窒息或较少见的失血过多。在所有 CF 患者中，约 4% 的患者在其一生中会发生至少一次大咯血，这意味着每年平均 115 例患者中有 1 例发生。从实用角度而言，该术语也涵盖了短期内大量危及生命或复发的出血[94]。大咯血的死亡风险明显更高。除了是一个令人担忧的临床事件，它还预示着预后非常差：高达 1/3 的大咯血患者会于 1 年内死亡[95]。因此，对大咯血患者应考虑肺移植的可能性。

（一）发病机制

CF 患者的咯血几乎都是动脉起源，尤其是支气管动脉及其分支。然而，其发病机制尚未完全阐明，可能是多因素的。慢性炎症和感染引起支气管动脉肥大、新生血管和微血管重构，这常见发生于上叶支气管扩张和肺脓肿。此外，可观察到正常体循环至肺循环血管交通支的扩增。体循环压力下血流量增加和新血管形成导致支气管黏膜内形成迂曲、连通的薄壁血管网，并容易破裂出血进入气道[96]。遗传方面，促血管生长因子的高表达也可能促进了疾病的发生发展。因此，一些 CF 患者中血管内皮生长因子的表达增加可能解释了为什么在肺功能接近正常的年轻患者中仍会发生大咯血[97]。

当预计进行支气管动脉栓塞（bronchial artery embolization，BAE）或结扎时，必须考虑以下几点。首先，尽管支气管动脉通常起始于胸主动脉，位于 T_5～T_6 水平，由单一的右侧肋间支气管（Intercostobronchial，ICB）主干（图 77–9）和 2 条左支气管动脉组成[98]，但也存在广泛的解剖变异和异常。多达 20% 的支气管动脉起源并非来自胸主动脉，异常起源包括锁骨下动脉、甲状腺颈动脉、乳内动脉、无名动脉、心包膈动脉、上肋间动脉、腹主动脉和膈下动脉[99–101]。其次，老年人胸膜粘连致密的 CF 患者，肺实质也可接受来自经胸膜体循环侧支的大量动脉供血通过肋间、乳腺、膈、甲状腺颈、腋窝和锁骨下动脉进入支气管循环（图 77–10）[102]。再次，支气管动脉与脊髓的动脉血供之间可能存在交通。事实上，在约 5% 的病例中，脊髓前动脉的主要供血来自右侧 ICB 主干[103]。最后，支气管动脉可与冠状动脉的心房支经心包吻合[98]。这些吻合解释了与单肺或双肺移植相比，心肺移植（heart-lung transplant，HLTx）后气管支气管并发症的发生率

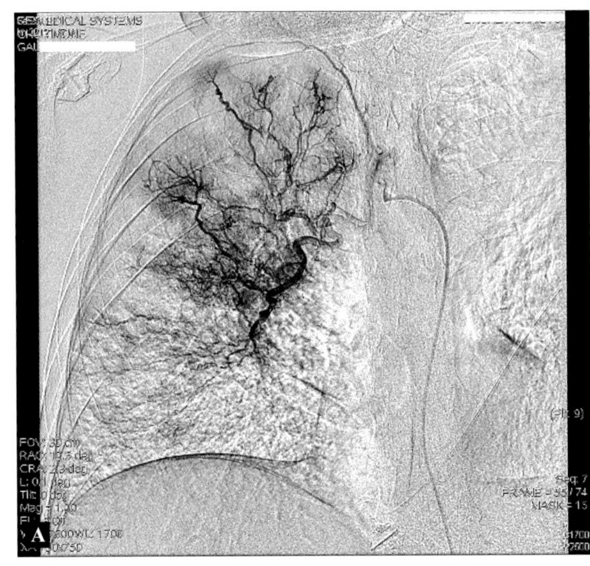

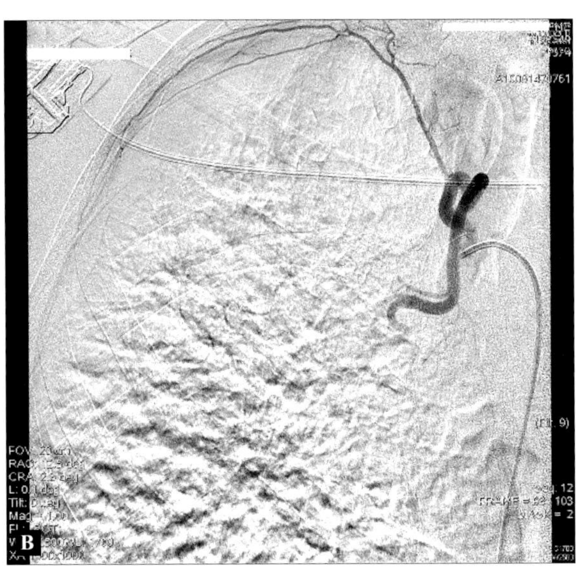

▲ 图 77–9　**37 岁 CF 男性大量咯血**

A. 选择性注射常见的支气管 – 肋间干，有明显的血管增多、扩大和迂曲。支气管动脉伴行于主支气管，肋间动脉走行于肋间；B. 动脉栓塞后，重复支气管注射显示动脉几乎完全闭塞。术后出血停止。患者最终接受了双肺和肝脏联合移植

更低。在严重冠状动脉疾病患者中，支气管－冠状动脉吻合可能有助于保护左心室收缩功能，但在 CF 患者中很少发生。相反，这些吻合也可能导致支气管扩张患者发生冠状动脉窃血[104]。

（二）风险因素

由于炎症改变血管系统需要较长时间，咯血常发生于年龄较大的患者。因此，咯血在整个儿科人群中罕见，10 岁以下儿童尤其罕见[105]。Flume 等的报道显示首次咯血的平均年龄为（24.2 ± 8.7）岁。仅 25% 发生该并发症的患者在 18 岁前发生大咯血，且 50% 发生该并发症的患者在 18—30 岁首次发作。他们还发现，在分析的 10 年中，首次大咯血患者的平均年龄没有变化。此外，男性和女性受到的影响相似[95]。除与年龄相关外，大多数咯血患者有中度至重度肺功能损害。在美国囊性纤维化基金会患者登记研究（Cystic Fibrosis Foundation Patient Registry，CFFPR）中，首次发生大咯血的患者中，超过 60% 的患者 FEV_1 低于预测值的 40%。但是，该并发症也发生在轻度受损至正常肺功能测量值的患者中，约占病例的 22%[95]。

咯血是 CF 患者肺部并发症恶化的指标和感

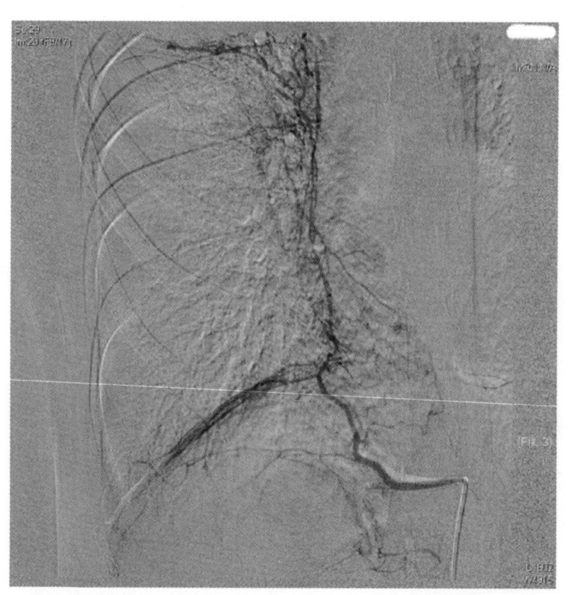

▲ 图 77-10　体循环的膈上动脉经胸膜发出侧支向支气管动脉供血

染的症状[106]。Flume 等发现当痰培养中存在金黄色葡萄球菌时，大咯血的患病率增加[95]。据报道，非 CF 患者中金黄色葡萄球菌坏死性肺炎过程中危及生命的咯血，归因于一种称为 Panton-Valentine 白细胞介素的特定葡萄球菌毒素的产生[107]。同时，在 CF 患者中评价长期抗葡萄球菌抗生素未能显示对降低这些患者大咯血风险的任何作用[108]。Flume 等另外还发现铜绿假单胞菌和洋葱伯克霍尔德菌患者的大咯血发生率反常降低[95]，已知两种药物均与炎症增加和肺功能下降相关[109]。他们推测这些结果可能与这些细菌的表型特征（如黏液表型、外毒素）相关。然而，其他队列分析未证实在咯血情况下铜绿假单胞菌感染的任何降低[94, 105]。其他多重耐药病原体包括寡养单胞菌、无色杆菌、潘多拉菌和罗尔斯顿菌已成为引发问题性感染的原因。这些细菌可在黏菌素治疗铜绿假单胞菌慢性定植期间选择。尚不清楚这些细菌是否对 CF 患者的不良结局有影响；然而，它们与咯血的相关性已有报道[110]。

最近，越来越多的人意识到 NTM 对 CF 患者的威胁。尽管缺乏可用的具体数据，但尚未报道与咯血的关系。Efrati 等在 40 例咯血患者中的 5 例和对照组（NS）58 例患者中的 11 例中发现 NTM；分别有 2 例和 3 例患者鉴定出分枝杆菌脓肿[94]。

慢性曲霉菌属感染还缺少证据会增加大咯血的风险[94, 95]。肺曲霉球菌通常见于大疱性和空洞性肺部疾病，但在 CF 患者中罕见[111]。

脂溶性维生素 K 吸收不良及肝硬化会导致凝血功能受损，并最终增加大咯血的风险。因此，与 Efrati 等报道的 CF 队列中未出现大咯血的患者相比，出现大咯血的患者中肝硬化的患病率显著升高[94]。相反，Flume 等的研究发现肝硬化是降低咯血发生风险的因素[95]。两项研究均证实糖尿病是大咯血的危险因素，其原因尚不清楚。

（三）疾病管理

咯血被认为一定是肺部恶化的结果，即使没有其他感染特征患者也应入院并接受抗生素治疗。用于年轻 CF 患者长期治疗的非甾体抗炎药 [112]，由于其对血小板功能的影响，此时应停止使用。除了大咯血患者，其他常规治疗包括雾化生理盐水治疗、气道清除理疗和双水平气道正压通气（BiPAP），虽然可能诱发支气管痉挛和咳嗽，破坏血凝块黏附，但在这种情况下，其获益也大于风险，应继续维持。出于相同的原因，只有当其他特定的吸入治疗，如支气管扩张剂、黏液溶解剂和雾化抗生素等似乎诱发或加重出血时，才应暂停这些药物 [91]。

在治疗方案明确之前，维持气道通畅和充分的血容量复苏是大咯血紧急医疗处理的目标。在呼吸衰竭的情况下，应使用大气管内导管对患者进行插管，以允许充分的吸入和通气 [113]。血流动力学和呼吸稳定后，下一步急需解决的是确定出血的部位。诊断性支气管镜检查通常无法达到这一目标，因此不推荐使用 [91]。介入性支气管镜检查在某些个体中可能有用。一旦明显出血过多以致无法通过软性支气管镜成功探查气道，则应使用硬质支气管镜。在明确治疗前，通过生理盐水灌洗、局部血管收缩或止血剂滴注以及球囊填塞治疗暂时控制咯血，可改善患者状况。主动脉心电图同步、前瞻性触发多排螺旋 CT（ECG-MDR-CT）血管造影（图 77-11），BAE 术前准确预测大咯血 CF 患者异位支气管动脉的位置。该诊断策略可能降低 BAE 辐射剂量和对比剂剂量，并可能缩短检查时间 [114]。

抗纤溶氨甲环酸治疗可考虑单独使用，或与 BAE 联合使用，静脉注射（IV）或口服。它可以缩短出血时间和减少出血量及短期血栓栓塞并发症的风险低，即使支持其用于治疗 CF 患者咯血的证据基础仅限于单个病例报告 [115]。同样，有报道称静脉注射用血管加压素（如血管加压素、去氨加压素、特利加压素）控制 CF 患者的大咯血 [116]。它们的潜在不良反应（如全身性高血压、支气管收缩、癫痫发作）需要对患者进行密切监测。最初用于血友病患者的重组活化因子Ⅶ（rF Ⅶ a）也可能用于治疗许多危及生命的出血疾病。Lau 等 [117] 报道了 4 例大咯血的 CF 患者，使用 rF Ⅶ a 治疗成功，并建议在难治性咯血的情况下可以考虑使用 rF Ⅶ a 作为常规治疗，或者在不能立即使用 BAE 时作为暂时治疗。

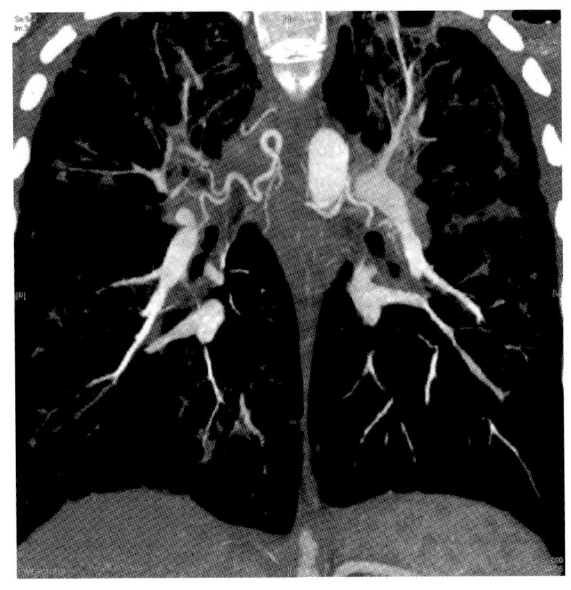

▲ 图 77-11　**在计划的 BAE 前对主动脉和支气管动脉进行心电图同步、前瞻性触发多排螺旋 CT（ECG-MDR-CT）血管造影**

事实上，治疗大咯血的基础是 BAE。通过股动脉进入支气管动脉。当需要栓塞较大的供血动脉时，通常首选弹簧圈，而对于较小的血管，更常使用不同尺寸的聚乙烯醇（polyvinyl alcohol，PVA）颗粒 [118]。总体上，BAE 在超过 90% 的病例中成功实现控制出血，即使可能需要几个疗程 [119-121]。超过 25% 的患者会在术后 12 个月内再次出现咯血 [120, 121]。通过常规双侧 BAE 和非支气管侧支循环血管栓塞术可以达到较低的复发率 [102, 121]。与 BAE 相关的最严重的并发症是由于非预期的前髓动脉栓塞导致的脊髓缺血。大量分流和卵圆孔未闭使患者面临性脑和（或）内脏缺血性事故的风险。双侧 BAE、后续治疗和联合非支气管侧支动脉栓塞的广泛操作可能导致肺梗死（图 77-12）[122-124]。BAE 对长期生存的影响仍有争议。Barben 等在 CF 儿童中发现 BAE 治疗大咯血后的中位生存时间是保守治疗的 2 倍 [125]。相反，Vidal 等在 CF 成人患者中报道，接受 BAE 的患者 5 年生存率为 31%，与之相比，有类似咯血发作但未接受 BAE 治疗的患者的 5 年生存率为 84%[121]。在最后一项研究中，治疗前的疾病严重程度可能混淆了这些结果。

手术是最后的选择，只有在其他措施失败后[91]，尤其是大咯血起源于肺空洞病变时，这通常是 BAE 最难控制的[119, 122, 125, 126]。在存在脊髓、循环风险的情况下也可考虑手术。胸膜外支气管动脉结扎被报道为在这种情况下控制咯血的有效方法[127]。该手术入路能尽量减少术后胸膜粘连，不影响伴随可能进行的肺切除术，因此，对可能将来接受的肺移植手术是有益的。然而，在 CF 和危及生命的咯血患者中的大多数手术经验仍然是肺叶切除术。如前所述，文献数据表明，全肺切除术死亡率高[61]，即使在最近的系列报道中也是如此[61]，特别是在 $FEV_1 < 40\%$ 的患者中[66]。即使在局部疾病的情况下，期望既能控制出血又能使患者病情减轻、肺疾病急性加重更少、生活质量更佳，仍没有足够的证据。为实现这些目标，肺移植应该是更好的选择[128]。

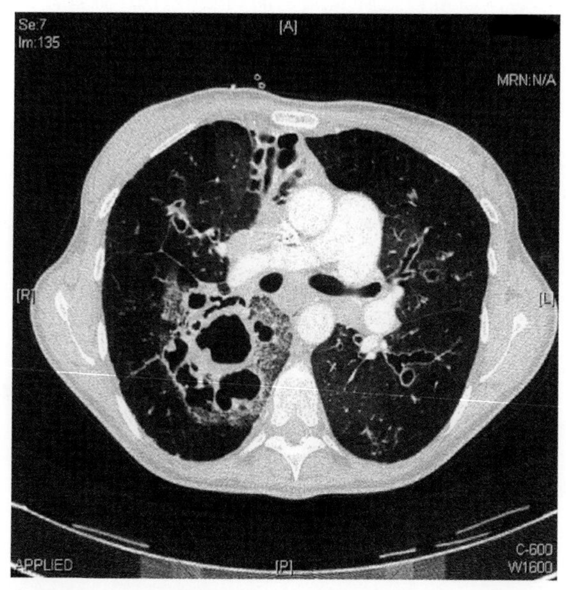

▲ 图 77-12　大量咯血广泛的后续 **BAE** 治疗后肺梗死导致的右下叶肺空洞形成

八、肺功能下降——肺移植

尽管过去几十年 CF 患者的生存率显著改善，但是进行性呼吸功能下降和急性肺部并发症仍是该人群死亡的主要原因。因此，绝大多数（超过 60%）的肺移植手术仍在终末期 CF 肺病患儿移植中进行，而根据 ISHLT 登记研究 2014 年的报告（2000—2013）[129, 130]，在相当大比例的成年移植接受患者（16%）中，CF 仍是继肺气肿和肺纤维化之后第三个主要的肺移植适应证。肺移植有可能显著延长生存期和改善生活质量，前提是候选者经过谨慎选择。此外，在儿童和成人中，与其他适应证相比，CF 被报道为与肺移植后长期生存率相关性最高的疾病[129, 130]。对于存活超过 1 年的成人 CF 患者，有条件的中位生存期为 11.1 年[130]。此外，多伦多小组最近根据其前瞻性队列研究表明，与其他疾病相比，肺移植使成人 CF 患者获得了最大的健康相关生活质量益处[130]。最后，一项采用器官共享联合登记网络中数据的研究模拟了美国肺移植的生存获益，其中考虑了候选名单上登记后的疾病演变，并使用候选名单上的肺分配评分作为疾病严重程度的替代指标。这项研究揭示，由于肺移植，成人 CF 患者的生存率显著改善，立即死亡风险降低 69%[131]。相反，LTX 在 CF 儿童中的长期获益已被广泛讨论，仍存在争议[132, 133]。

然而，由于 CF 是一种全身性疾病，它使受体显露于一些 CF 特异性并发症，必须在移植前、移植中和移植后考虑。这种专门的途径需要专门的儿科医生或肺科医生与移植团队之间的密切合作。登记被列入等待名单的时机也很关键，因为在美国，高达 15% 的成人 CF 患者在等待肺移植期间死亡[131]。患者被转诊至移植中心并在等待名单上登记是两个独立的决策步骤。

（一）转诊时间

当满足以下任一标准时，应在移植中心对 CF 患者进行评估[134]。

- FEV_1 下降至30%或尽管接受了最佳治疗，但仍有 FEV_1 快速下降的晚期疾病患者，特别是女性患者。
- 6分钟步行距离＜400m。
- 在无缺氧加重的情况下发生肺动脉高压，定义为超声心动图上肺动脉收缩压（PAP）＞35mmHg或通过右心导管检查测量的平均PAP＞25mmHg。
- 临床下降，表现为与以下任何一项相关的急性加重频率增加。
  - 需要无创通气的急性呼吸衰竭发作和（或）入住ICU。
  - 增加静脉注射抗生素治疗的需求，增加抗生素耐药性，急性加重的临床恢复较差。
  - 补充和（或）糖尿病治疗后营养状况恶化。
  - 复发性气胸。
  - 支气管栓塞治疗后仍有危及生命的咯血。

患者的个体动机，当前生活质量，还需要考虑社会和家庭环境。必须充分告知患者和亲属该手术的直接风险以及中期和长期结果。儿童和青少年可能不会违背他们的意愿被列入名单。

（二）登记时间

当估计的肺移植获益/风险比优于特定患者的保守药物治疗时，必须在等待名单上登记。这种考虑必须考虑到由于CF患者护理的优化而导致的预期寿命的持续改善，这使得在美国过去10年中调整后的死亡率每年降低1.8%[135]。当预计预期寿命将会缩短时，并且仍被认为优于预期等待时间时，才可被列入候选名单。对于预计2年生存率低于50%的合适CF患者，应考虑进行移植。不幸的是，要一致性评估个体患者的预后仍然非常困难，因为统计生存模型尚未能确定稳定可靠的预测因素[136]。该失败的主要解释之一是，大多数模型使用了时间相关变量来表明患者是否接受了移植，而其他协变量是在登记时测量的，不允许随时间变化。

预期等待时间可能因一些国家的特殊性而有很大差异，如肺供体的可用性和器官分配系统在不同国家之间差异很大，以及一些明显的个体参数，即稀有血型和边缘形态。因此，这些参数也应该整合到决策过程中。显然，如果出现慢性呼吸衰竭、单纯缺氧（PO_2＜8kPa或＜60mmHg）或高碳酸血症（PCO_2＞6.6kPa或＞50mmHg）、需要长期无创通气治疗、发生肺动脉高压、频繁住院、肺功能快速下降、世界卫生组织功能分级Ⅲ或Ⅳ级[137]应考虑列入名单。

等待期绝对不是被动的。患者应坚持积极的生活方式，通过理疗和康复治疗来保护肌肉和骨量，使营养状况稳定在理想体重指数的80%以上。如有必要，可插入胃造口饲管以达到这一目的。应完成对移植的心理和情绪准备。应治疗潜在的感染病灶（如鼻窦、牙齿）。其他常见相关疾病，如糖尿病、系统性高血压、消化性溃疡和胃食管反流病（gastroesophageal reflux disease，GERD）在移植前也需要优化治疗。移植前，全身性类固醇治疗（如有）应逐渐减量至＜20mg/a的泼尼松龙当量。最后，必须持续重新评价医学状况，以确保任何恶化都能被早期发现和治疗。应定期重新考虑资格，并可能调整患者的候选名单位置[134]。等待期是患者和肺移植团队在相互信任的基础上进一步建立富有成效的工作关系的机会，这将最终导致远期成功结局。

（三）肺移植禁忌证

肺移植存在一些绝对禁忌证，这些禁忌证并非CF受体所特有的[137]。例如在过去的2年里无恶性肿瘤性疾病，除了非黑色素瘤皮肤肿瘤如鳞状细胞癌和基底细胞癌外。大多数移植中心要求恶性肿瘤患者至少5年的无疾病状态，即使这样的要求也不能完全保证大多数实体肿瘤和血液系统恶性肿瘤的确切持续缓解状态。

其他器官衰竭是另一个绝对禁忌证，除非考虑肾、肝或心脏联合移植。总体而言，肺移植候选人中冠状动脉疾病的患病率较低，在处理CF

接受者的文献中没有具体数据。因此，常规冠状动脉造影和 lung transplantation，前的冠状动脉血运重建术应该预留给有选择的高危特征的患者，如有明显左心室功能不全或缺血的客观证据的患者 [138]。

活动性感染，如慢性乙肝和丙肝，是绝对的禁忌证。然而，对于无明显肝硬化、门静脉高压的临床症状、影像学表现及生化检测异常且经适当的免疫和抗病毒联合治疗后病情稳定的 CF 患者，可以根据个体情况考虑 LTX 治疗。[139, 140] 许多移植中心将 HIV 感染纳入禁忌证列表，尽管在这种情况下成功的肺移植已在一名疾病得到控制、HIV-RNA 检测不到和依从联合抗逆转录病毒治疗的 CF 受体中成功进行 [141]。

典型 CF 相关微生物，如金黄色葡萄球菌和铜绿假单胞菌，通常在移植后是可控的，与良好预后相关。CF 患者中多耐药或泛耐药铜绿假单胞菌、嗜麦芽窄食单胞菌或无色杆菌属的定植也不会导致肺移植后的结局较差，因此并不构成拒绝对这些患者进行 LTX 的理由 [142]。相反，洋葱伯克霍尔德菌复合感染与高死亡率相关，尤其是当它导致所谓的"洋葱伯克霍尔德菌综合征"（一种目前尚无法治愈的致死性坏死性肺炎）时。然而洋葱伯克霍尔德菌复合体由被称为基因组变种的 9 种基因组菌种组成，其中主要有 3 种被报道引起大多数感染的细菌：洋葱伯克霍尔德菌、多毛伯克霍尔德菌和多瘤伯克霍尔德菌。因此，据报道，对最后定植这些病原体的 CF 患者以及 *B. gladioli*（一种与洋葱伯克霍尔德菌复合体密切相关的革兰阴性细菌）给予 LTX 后，预后不佳 [143–147]。尽管许多 LTX 中心拒绝洋葱伯克霍尔德菌复杂感染患者，个体化方法仍然是必需的 [148]。

CF 个体中结核分枝杆菌感染不常见，患病率约为 1% [149, 150]，但在该人群中报告了多药耐药结核 [151]。活动性结核如果未经治疗，显然是 LTX 的绝对禁忌证。NTM 感染在 CF 患者中具有较高的患病率，为 3%～19%。鸟分枝杆菌复合体在美国最常见，而脓肿分枝杆菌复合体在欧洲流行。大环内酯类仍然是对鸟分枝杆菌和脓肿分枝杆菌最有效的药物。然而，超过 50% 的脓肿分枝杆菌复合群分离株具有可诱导的大环内酯耐药性 [152]。尽管人们对 NTM，尤其是 *M. abscessus* 存在担忧，但尚未明确显示这些感染患者的移植后存活率低于平均值。然而，收治脓肿分枝杆菌感染患者进行移植的中心通常推荐在 LTX 前后进行积极治疗 [153]。

某些解剖问题，如胸壁畸形，从 LTX 的角度可能值得关注。严重脊柱畸形，尤其是脊柱侧弯，是 CF 的常见并发症，但并不妨碍 LTX 成功 [154]。因为疾病发展而需进行的肺叶切除术或全肺切除术，可能导致重度的胸壁畸形和不对称。尽管罕见，这些患者已被确定为 LTX 后围术期死亡和透析风险增加，但与其他受体相比，长期生存无差异 [155]。从技术角度来看，这些患者一侧接受肺切除术可能对另一侧的单次 LTX 构成巨大的手术挑战，原因是纵隔移位和其余肺脏膨胀引起的解剖学变化（图 77–13）[156]。相反，以前的气胸胸膜手术不应被认为是肺移植适宜性评估的禁忌证，致密的胸膜粘连可能存在，只要术中注意膈肌或膈神经损伤 [93]。

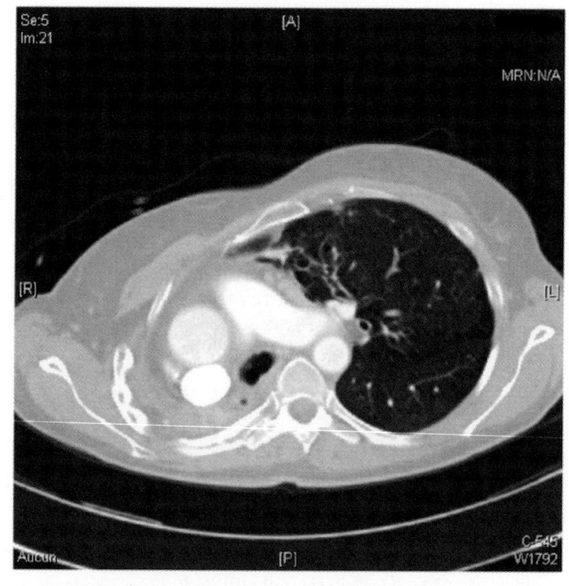

▲ **图 77–13　一例 45 岁 CF 女性在婴儿期接受了右侧肺切除术**

注意明显的纵隔移位。该患者成功接受了单次左肺移植

（四）移植前的过渡

移植前机械通气应该视为CF患者移植的首个过渡。实际上，有创通气与LTX后的发病率或死亡率增加无关[157, 158]。当出现机械无创或有创通气下最终气体交换仍失败的情况时，如果有及时LTX的可能性，可以使用体外生命保障系统（extracorporeal life support systems，ECLS）来改善血液氧合和（或）去除CO_2。ECLS技术包括通过介入肺辅助（iLA）[159]和静脉－静脉或静脉－动脉体外膜肺氧合（v-/VA-ECMO）[160]进行体外CO_2清除（ECCO2-R），已成功用作CF个体移植的桥接，但消耗大量资源。在这些情况下，通过器官分配的优先顺序，供体肺的可用性是一个先决条件[161, 162]。围术期死亡率高，但1年生存率达到60%～80%。这些情况下的长期肺功能结果仍在研究中。

（五）器官捐献与分配

在20世纪90年代初，Starnes及其同事提出可以从2名活体供者分别取双侧肺下叶用于移植[163]，而理想的人群是在儿童CF患者中，被认为无法等待尸体供肺的患者，研究取得了较好的长期效果[164]。使用成人尸体肺时解决肺大小匹配问题[165]，开放尸体肺供体接受标准[166]，循环死亡后捐献（donation after circulatory death，DCD）[167]，以及最近，体外肺灌注技术（ex vivo lung perfusion technique，EVLP）[168]可以在获取后数小时内评估无法接受的供体肺，并修复这些供体肺用于随后的LTX，这些技术的进步在过去几年中已帮助可用的尸体供体器官大量增加，而不会影响中期和长期结果。结合在全球分配系统中实施各种优先程序，如肺分配评分[131, 162]或高紧急等待名单[161]，减少了CF人群对亲属活体肺叶移植的需求。

供体肺分配主要基于血型相容性、基于供体和受体预测肺总量（total lung capacity，TLC）的大小匹配以及供体和受体的病毒（CMV、EBV）状态。目前，在无移植前同种异体致敏的情况下，没有与主要组织相容性抗原匹配的方法。

（六）肺移植类型

1983年，首例接受肺移植的CF患者接受的是HLTx[169]。根据ISHLT登记研究最后发布的数据，目前在该适应证中很少进行HLTx，在儿科和成人人群中[129, 130]，除非存在伴随的心力衰竭。目前，标准手术技术是双侧序贯LTX[170]。在一些特殊情况下，例如由于既往肺叶切除术后和（或）一侧肺损毁造成的胸壁不对称畸形伴纵隔移位，可以采用单肺移植联合损毁肺全肺切除手术[171]，或单肺移植联合对侧肺叶移植手术[172]，或HLTx手术，即使最后一个选择仍受到供体短缺的强烈限制[173]。在既往肺切除术的情况下，可以进行单次LTX，但与高围术期发病率和死亡率相关[156]。

（七）手术技术

肺移植的原理和操作技术见第88章。本节仅重点描述肺移植与CF相关的技术细节。CF接受者最常用的方法是仰卧时外展手臂行双侧前外侧开胸术。增加了横向胸骨切开术，实现了传统的“翻盖式”切口[174]，提供了极好的心脏显露，并且便于快速中心插管，以防在手术过程中血流动力学受损，需要使用心肺转流术。在许多病例中，保留胸骨以及胸廓内动脉是可行的，并且与翻盖式切口相比，伤口感染和愈合并发症的发生率更低，有助于在术后早期改善呼吸功能[175, 176]。

如果之前进行过胸膜固定术或存在致密胸膜粘连，可能有必要通过胸膜外间隙游离肺。需特别注意保留膈神经和左侧喉返神经。

一旦肺被切除，受体支气管就被集中准备好，同时避免超过计划的吻合水平。这有助于预防支气管吻合口缺血，即使这种并发症的主要风险来自供体肺的支气管。实际上，通常需要切除巨大的淋巴结（图77-14），以便于显露和解剖血管。尽管如此，应避免过度的淋巴结切除术，以防止后纵隔几乎无法控制的出血或一些灾难性并发症，如食管穿孔[177]。该规则的唯一例外是受体有 NTM 感染史，因为有人提出在这种情况下广泛淋巴结切除术有可能手术切除所有可能的感染灶[178]。供者支气管缩短，上叶支气管分离后仅剩下一个软骨环。一些作者建议将供体支气管进一步缩短，直至隆嵴平面[179]。不触及支气管周围组织，保留部分肺门脂肪和心包供体组织，以包裹支气管吻合。

已有几种技术专门适用于为身材矮小患者接受超大尺寸的供体器官，即儿童或小成人受体。现有数据显示，肺叶移植对生存率和肺功能无不良影响[165, 180–185]。因此，对于小 CF 受体，特别是危重和紧急情况下，对于供体短缺，这是一种安全有效的措施。临床中，来自同一个供体的两个下叶，其预测的 TLC 比受体的 TLC 测量值高约两倍。另一种技术选择以分割肺移植为代表，通过细分左侧供体肺，用支气管反向吻合的供体左肺上叶替代右侧受体肺，而受体左肺用供体左肺下叶替代[186]。在这两种情况下，均应避免边缘性供体，因为制备肺叶移植物会延长总缺血时间。

术中可能发生血流动力学不稳定，特别是由于这些患者的胸腔相当小，必须收缩心脏以利于显露左肺门。在这种情况下，当手术入路包括双侧前外侧开胸时，应横向分离胸骨，向前打开心包以显露心脏。然后将心脏从心包囊中取出并轻轻保持在该位置。该操作通常可改善血流动力学，同时充分显露左肺门以便进行移植物植入[187, 188]。然而，术中 ECLS 可能是必要的，因为单肺通气上的氧合不足、血流动力学不稳定或首次植入的肺发生再灌注水肿，尤其适用于继发性肺动脉高压的患者。最常用的术中支持装置为体外循环（CPB）。然而，现在越来越多的趋势是使用静脉 – 动脉或在某些情况下使用肝素涂层套管的静脉 – 静脉 ECMO 代替 CPB，这不需要完全肝素化，可以降低出血风险[189]。对于经常表现出胸膜和纵隔出血高风险的 CF 患者，推荐这种方法。术中体外支持可通过股血管的中央或外周血管置管。如果出现严重出血、循环不稳和需要充分循环支持的并发症（如心房撕裂），可以强制转换为 CBP。

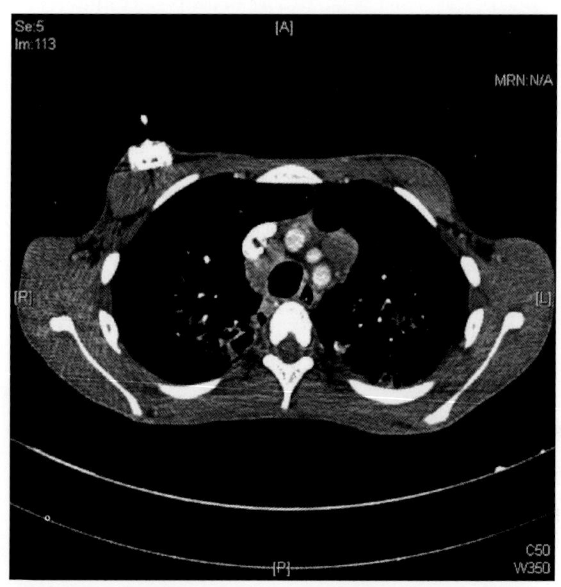

▲ 图 77–14　纵隔巨大淋巴结

注意左膈神经解剖路径上的纵隔巨大融合淋巴结

（八）结局

LTX 接受者通常采用钙调磷酸酶抑制剂（他克莫司或环孢素 a）、抗增殖药物（吗替麦考酚酯、麦考酚钠或硫唑嘌呤）和糖皮质激素的三联免疫抑制疗法。LTX 的术后并发症一般包括缺血 / 再灌注损伤、术后出血、伤口感染、支气管吻合口裂开和（或）狭窄、血管吻合口狭窄和血管闭塞、膈神经或喉返神经麻痹、急性排斥反应、急性肾功能衰竭、深静脉血栓形成、脑血管事件，以及细菌、病毒或真菌微生物引起的感染。这些并发症占住院死亡原因的 5%～7%。成人的长期结果优于儿童，报道的 1 年、5 年和 10 年生存率分别为 84% vs. 82%、60% vs. 50% 和 45% vs. 36%[129, 130]。这一结果要优于因其他疾病行肺移植的生存率。慢性肺移植功能障碍（chronic lung allograft dysfunction，CLAD），尤其是闭塞性细支气管炎（bronchiolitis obliterans，BO），仍然是 LTX 主要的远期并发症和死亡的主要原因。此外，长期免疫抑制增加了恶性肿瘤和淋巴增生性疾病的风险。在CF LTX接受者中，癌症的风险比一般人群高约6倍，肿瘤累及胃肠道（高22倍）以及皮肤和淋巴组织增生性疾病（高44倍）的发生率较高[190]。

CF患者肺移植术后需要特别注意的事件还包括，免疫抑制有利于继发性糖尿病的发生，尤其是在高剂量类固醇治疗急性排斥反应期间。免疫抑制方案也可能使已有的CF相关糖尿病失代偿。该治疗旨在通过定制营养咨询和胰岛素治疗实现最佳血糖控制。然而，如果患有糖尿病与肺移植前等待名单上CF患者的死亡风险显著增加有关，那么它似乎不会影响移植后的存活率[191]。

胃肠道并发症是CF受体者LTX后的常见并发症。在术后早期，远端肠梗阻综合征（distal intestinal obstruction syndrome，DIOS）很常见，尤其是在移植前有DIOS病史、腹部手术或婴儿期胎粪性肠梗阻的患者中。DIOS本身可能并发肠穿孔，需要紧急手术，因此强调移植后早期需要预防性管理，基于充分的液体和膳食纤维摄入以及常规的泻药灌肠[192]。相反，移植后腹泻应立即启动粪便培养，并经验性治疗可能的艰难梭菌性结肠炎，尤其是在老年CF患者中，以及当已给予广谱抗生素治疗细菌感染时。事实上，在移植后前6个月免疫抑制的情况下，大肠埃希菌可能是致命的，可以引起爆发性全结肠炎、外科干预和休克[193]。一般而言，消化问题与免疫抑制药物吸收不良相关，因此，患者面临急性排斥和（或）药物毒性伴肾衰竭或脑病的风险[194]。CF受者的GERD患病率也为90%，远高于其他LTX受者[195]。越来越多的证据显示GERD与闭塞性细支气管炎综合征（BOS）之间存在关系[196]。质子泵抑制剂的简单酸中和作用还不足以保护这些患者免受误吸损伤[197]。阿奇霉素似乎也不能预防胃食管反流和胆汁酸吸入引起的长期同种异体移植物功能障碍[198]。事实上，没有令人信服的数据表明药物疗法可提供适当的治疗。相反，通过胃底折叠术进行手术治疗与BOS发生率降低和肺功能改善相关[199]。然而，在缺乏对照研究的情况下，精确的适应证、手术时机和胃底折叠术的选择仍有待确定[200]。

除GERD外，已知CLAD的风险因素为急性排斥复发、抗HLA抗体形成和CMV肺炎，以及移植物细菌或真菌定植。认为肺移植的铜绿假单胞菌再定植是通过诱导中性粒细胞性气道炎症发生CLAD的独立风险因素[201]。吸入抗生素治疗，结合鼻窦手术和每日鼻冲洗，可能减少LTX后假单胞菌气道定植[202]。

总体而言，免疫抑制背景下的感染，尤其是呼吸道感染构成了LTX后发病的主要原因。CF特异性病原体持续存在于鼻窦和上呼吸道中，并可能引起复发性感染发作。曲霉菌属定植也是CF患者移植后的常见事件。侵袭性坏死性气管支气管炎，通常从支气管吻合水平开始，然后向远端扩散，在术后早期特别危险，属于潜在致死性并发症，如支气管血管瘘[203]。应在LTX后最长6个月和免疫抑制增强时进行预防治疗[204]。目前，三唑类抗真菌药（如伏立康唑、泊沙康唑）是侵袭性曲霉病的标准治疗方法。然而，当使用这些药物时，应监测钙调磷酸酶抑制剂的血药浓度，因为其血液水平由于药理学相互作用而显著升高。棘球白素或两性霉素B的脂质制剂是效果较差的替代品[134]。

（九）多器官移植

1/3的成人CF患者诊断出CF肝病（CFLD），最终导致多叶肝硬化，随访期间发生肝功能失代偿和死亡的风险较高[205]。肝移植（liver transplantation，LiTX）是晚期CFLD的根治性治疗。由于必须考虑肝外因素，尤其是呼吸状态恶化，因此CF中该程序的适应证与其他慢性肝衰竭疾病相比明显不同。因此，在这些患者中，肝和肺移植的可能性存在密切的关系。事实上，基线时的CFLD似乎是与肺移植相关的独立因素[48]。在进行性肝功能障碍、无法控制的腹水和静脉曲张出血、肝肺综合征、重度营养不良和肺功能下降的情况下考虑 LiTX 的可能。当 FEV_1/FVC 保持高于 50% 阈值时，可单独进行 LiTX [80]。如果肝细胞功能得到保护且门静脉高压得到控制，由 CFLD 引起的稳定肝硬化不构成单一 LTX 的明确禁忌证 [206]。值得注意的是，当现有肝病被归因于 CF 以外的原因时，如酒精滥用或慢性肝炎，相似的肝病严重程度将被视为仅进行肺移植的绝对禁忌证。在极度选择的病例中，成功进行了肝肺联合移植，尤其是在儿童人群中，长期生存率与单独 LTX 后相似，但并发症发生率更高 [207, 208]。

虽然 CF 中肾病罕见，但用于治疗 CF 的各种药物如抗生素的肾毒性可导致肾衰竭和透析发生率升高。然而，这种情况主要是在 LTX 后遇到的，因为长期使用带有额外肾毒性的免疫抑制药物。因此，在临床实践中，序贯肺肾移植并不罕见。相比之下，肺肾联合移植的经验迄今仅限于 1 例病例报道 [209]。

终末期 CF 和重度 CF 相关糖尿病患者可能从肺 – 胰腺联合移植中获益 [210]，但肺 – 胰岛联合移植似乎是一种更简单的替代方法 [211]。

（十）肺再移植

最后，CF 在移植肺中不会复发，并且最初的担忧是，这些患者的免疫抑制将不可避免地导致破坏性的术后感染，但未得到全球经验的支持。移植后肺功能显著改善，通常改善至正常预测值，因此提供了极佳的生活质量。然而，CLAD 仍是长期肺移植的负担。解决这一问题的治疗尝试包括改变或加强免疫抑制、使用磺胺甲噁唑和体外光分离术，最后在选定的候选者中再次进行肺移植，这解释了原发性肺移植的生存率在历史上是所有实体器官移植中最低的。据报道，肺再次移植的生存率远低于初次 LTX，5 年生存率约为 35%，而初次 LTX 为 50% [212]。在 Re-LTX 领域尚无大型初始疾病特异性数据。总体而言，不佳的候选者是在初始移植后超过一次或 1 年内需要再次移植的患者。此外，CLAD 不是同质实体，存在不同的表型，主要是 BOS 和限制性 CLAD（rCLAD）。与 BOS 相比，rCLAD 患者再次移植后的存活率可能更低，因为 rCLAD 患者再次移植后更有可能再次发生 rCLAD [213]。

第 78 章 先天性肺血管病变

Congenital Vascular Lesions of the Lungs

Antonio Bobbio　Laureline Berteloot　Audrey Lupo　Marco Alifano　著
张振阳　林江波　译

先天性肺血管畸形包括肺动脉、肺静脉和淋巴管系统的异常。这些异常大多与心脏畸形有关，出生后因严重的心肺症状而被及早发现和治疗。然而，在某些情况下，临床病程可能持续到成年。

一、肺动脉畸形

（一）肺动脉发育不全（肺动脉导管起源）

肺动脉发育不全是指一侧肺动脉近段缺如。在肺动脉发育不全的情况下，可能存在完全正常的肺动脉干以及正常但血管较少的远端肺内血管。这种情况下，这种畸形也被称为“单侧肺动脉不连续”或“肺动脉近端中断”[1]。从胚胎学的观点来看，这种畸形是由于近端第六主动脉弓的退化（它原本要发育成近端肺动脉）和肺内肺动脉与远端第六主动脉弓连接的持续存在（原本要发育成动脉导管）。因此，近端肺动脉并非缺如，而是在动脉导管闭合时进行性退化，这种畸形也被称为“肺动脉导管起源”[2, 3]。通常，在胎儿期，肺内血管由原始肺芽形成，并通过动脉导管接受血流。然而，在出生时，胎儿动脉导管闭合导致肺动脉灌注进行性丧失，受累肺的血液部分通过体循环侧支血管供应，主要是支气管动脉，但也有来自肋间动脉、内乳动脉或锁骨下动脉的经胸膜支。肺内脉管系统与远端第六主动脉弓之间残留的胚胎性连接常被视为主动脉弓或无名动脉的憩室。

单侧肺动脉缺如可能作为单独的畸形或与其他心脏或血管病变合并发生。右侧肺动脉发育不全通常与动脉导管未闭相关，而左侧肺动脉发育不全通常与法洛四联症或右位主动脉弓相关[4]。

该畸形未纳入出生缺陷监测的机构登记中，因此，其在新生儿中的发生率未知。Bouros 等[5]报道了 6 例胸部 X 线检查发现的病例，这些病例是在年轻成人入伍时进行的 6 万次医疗访视中发现的。有趣的是，在这些患者中，有 3 例还存在心脏异常。据 Ten Harkel 等[6]综述，在 1978—2000 年报道的 108 例病例中，无症状患者的比率为 14%。畸形的临床特征以及预后与肺动脉高压的存在相关，19%～44% 的病例报道肺动脉高压，可能导致充血性心力衰竭。显然，肺动脉高压在 1 岁以内的患者中更常见，而在成年后发现异常的患者中通常不存在肺动脉高压。在后者中，体征和症状往往与受累肺部支气管扩张的发生有关，并伴有反复肺部感染和咯血。

其放射影像特征包括肺发育不全，心脏和纵隔向患侧移位，对侧肺过度充气[7]。血管造影有助于显示缺如的肺动脉，也可通过肺血管造影评价肺血管（图 78-1）。CT 增强扫描，肺动脉可完全缺如或在其起源 1cm 内中断。此外，可观察到来自支气管动脉的侧支循环血管化，也可通过与远端肺动脉吻合的侧支动脉进行（图 78-2）[8]。

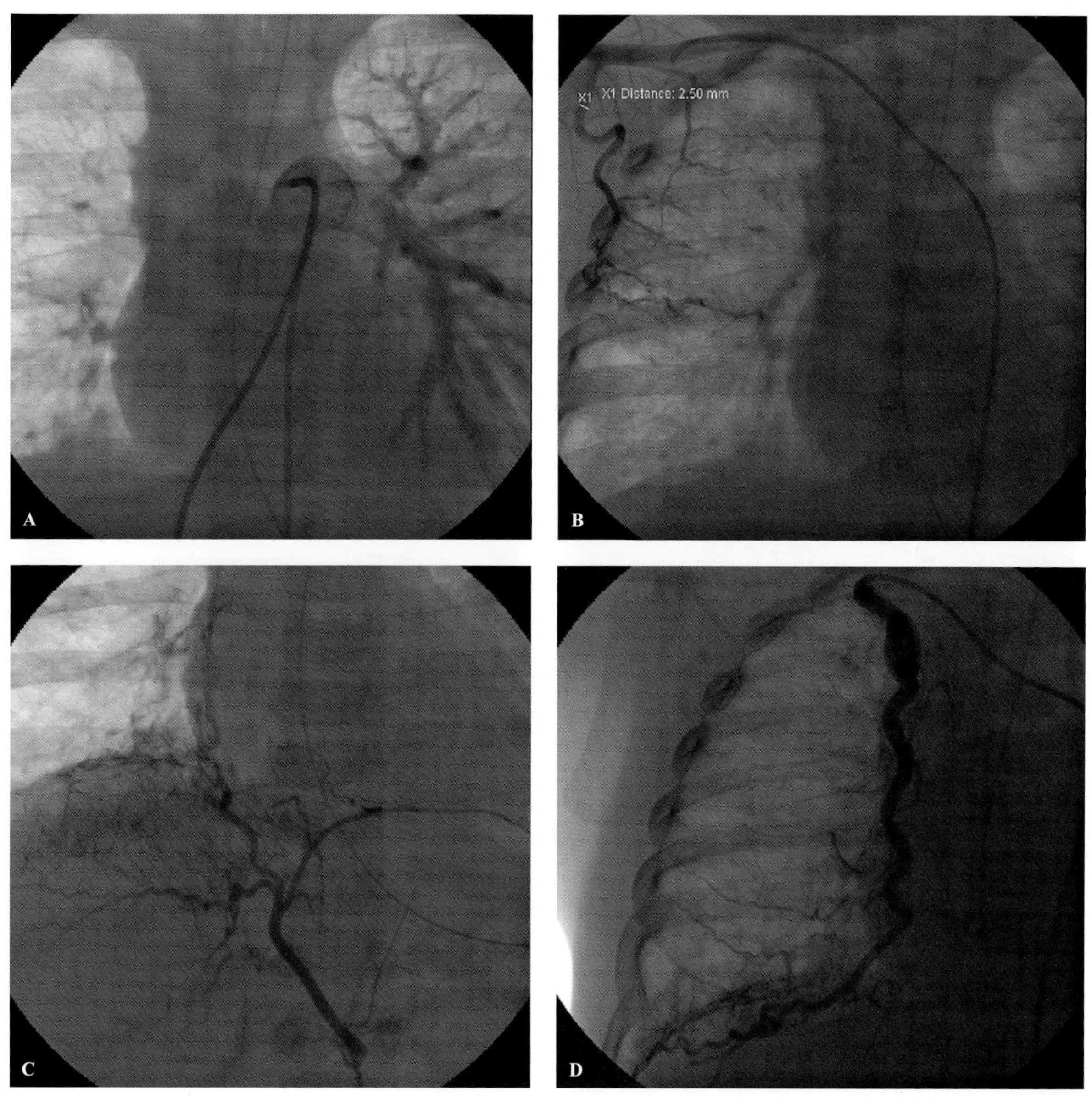

▲ 图 78-1 右肺动脉发育不全

血管造影显示右肺动脉缺如（A）；由肋间动脉（B）、膈动脉（C）和胸前动脉（D）构成的右肺重要侧支血管

出生后早期确诊的目的是在肺及其脉管系统发育不全之前恢复远端肺动脉的循环。应注意的是，出生后早期，肺动脉导管起源经常是通畅的，可以进行导管扩张或支架植入以维持体循环 – 肺动脉导管分流 [9]。改良的 Blalock Taussig 分流术是恢复发育不全的肺动脉导管通畅的手术选择。最后，通常采用自体或人工材料吻合肺动脉与肺动脉干。补片增大肺动脉口径有助于降低吻合口狭窄的风险 [10]。当成年时才发现时，肺常发育不良，伴有弥漫性支气管扩张紊乱和全身侧支循环血管形成。咯血是一种常见症状，栓塞可能是控制反复出血的第一步。肺切除术是症状难以控制的成人患者的唯一解决方案。

（二）左肺动脉起源于右肺动脉（左肺动脉吊带）

左肺动脉异常起源于右肺动脉称为肺动脉吊带，因为在这种情况下，该动脉环绕远端气

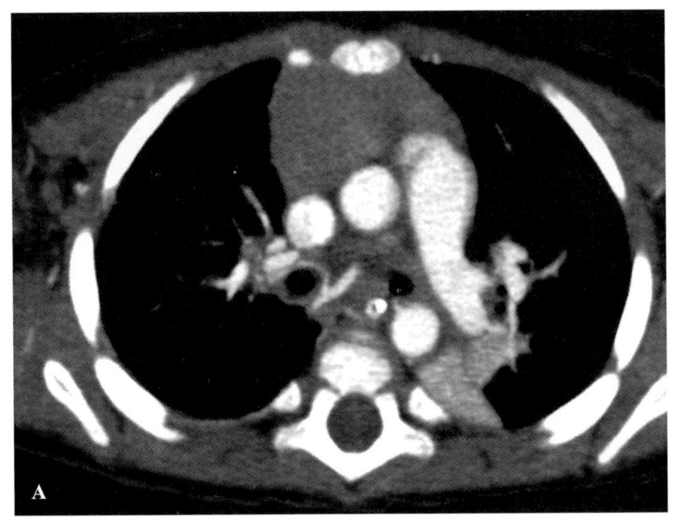

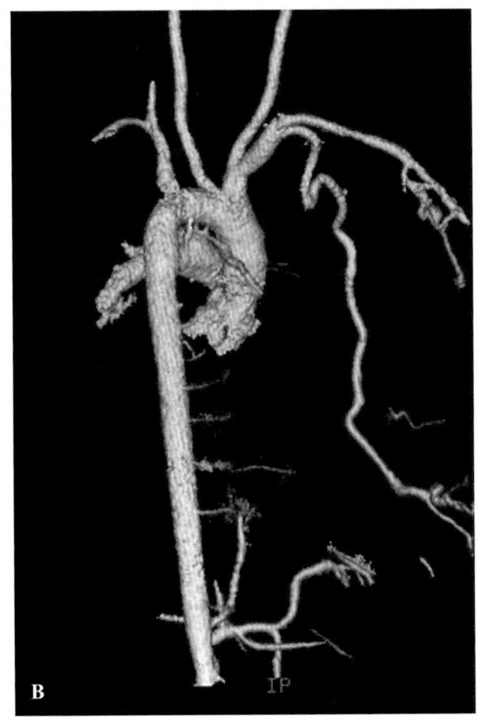

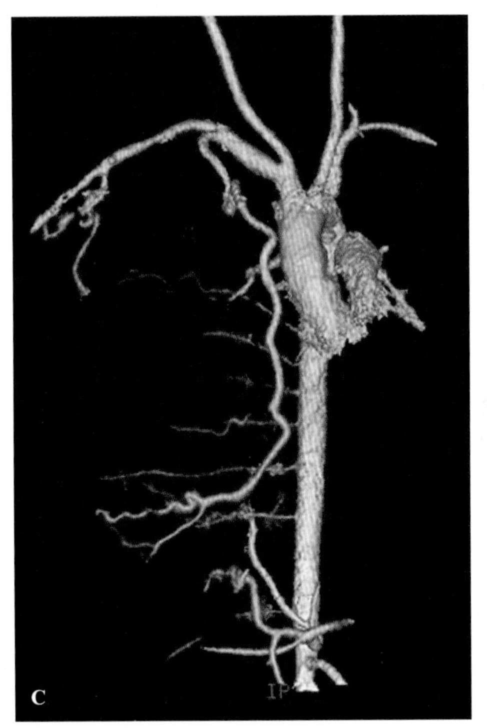

▲ 图 78-2　右肺动脉发育不全

轴位 CT 扫描（A）及后（B）、前（C）位容积再现重建：正常肺动脉干和左肺动脉，无右肺动脉。来自扩张的支气管、胸前、肋间和膈动脉的重要侧支循环

管和右主支气管（图 78-3）[11]。大约一半的肺动脉吊带患者伴有先天性气管狭窄，可以是广泛的或局部的。狭窄是由于整个软骨环畸形所致，被称为“环 – 吊带复合体”（图 78-4）[12, 13]。此外，动脉导管向前上方通过左主支气管，加剧了气管的外源性压迫。Wells 及其同事报道了左肺动脉吊带中可见的气管支气管异常的详细分类 [14]，包括支气管桥变异（图 78-5），是起源于左支气管树的右支气管，可能伴有假隆嵴。50% 的病例伴有先天性心脏缺损，最常见的是房室间隔缺损、动脉导管未闭、左上腔静脉和法洛四联症。在无症状或有呼吸不适的成人中，可能偶然发现这种畸形，但大多数患者在出生后 1 个月内出现呼吸窘迫和气管阻塞征象。显然，考虑到可

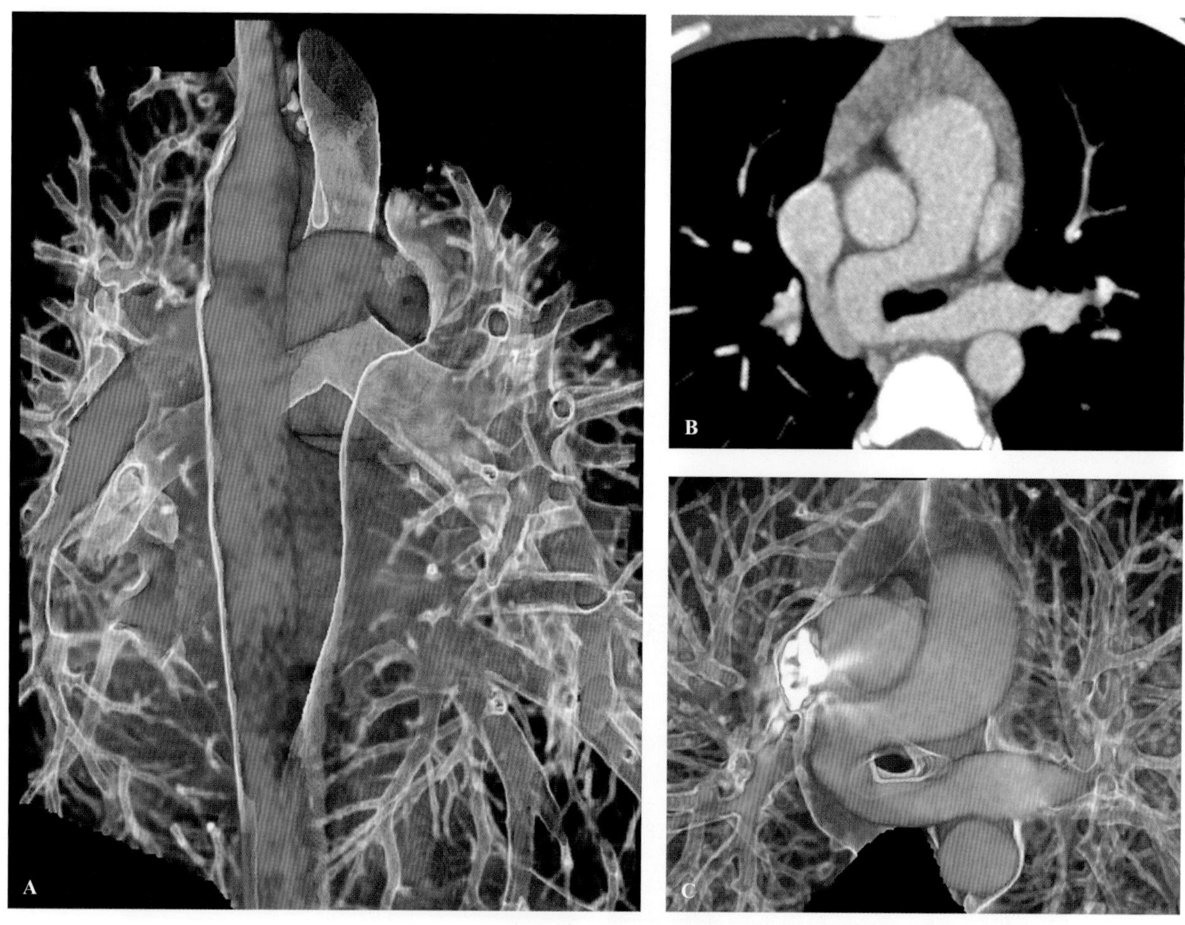

▲ 图 78-3　肺动脉吊带

CT 扫描容积再现重建的后位（A）和上轴位（B）及轴位最大密度重建（MIP）（C）：左肺动脉起自右侧，环绕并压迫隆嵴和主支气管起始部。双肺过度充气

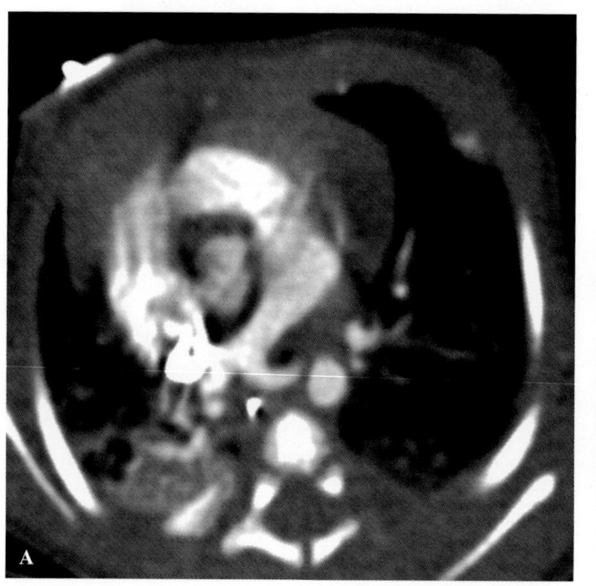

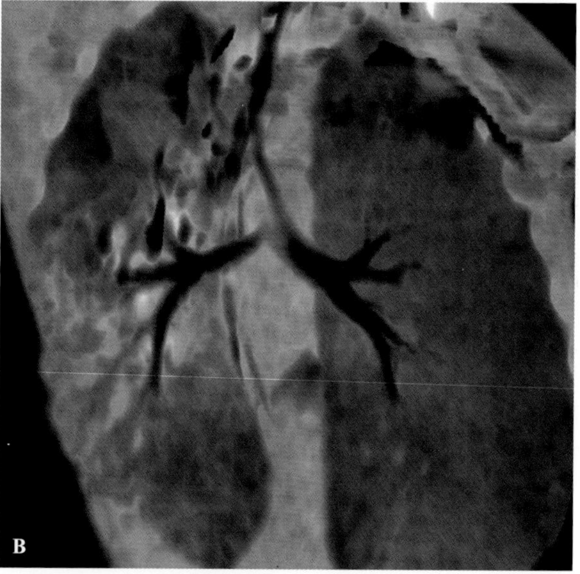

▲ 图 78-4　新生儿肺动脉吊带与广泛的环周气管狭窄相关

A. 轴位纵隔平面 CT 扫描；B. 冠状位最小密度投影（minIP）

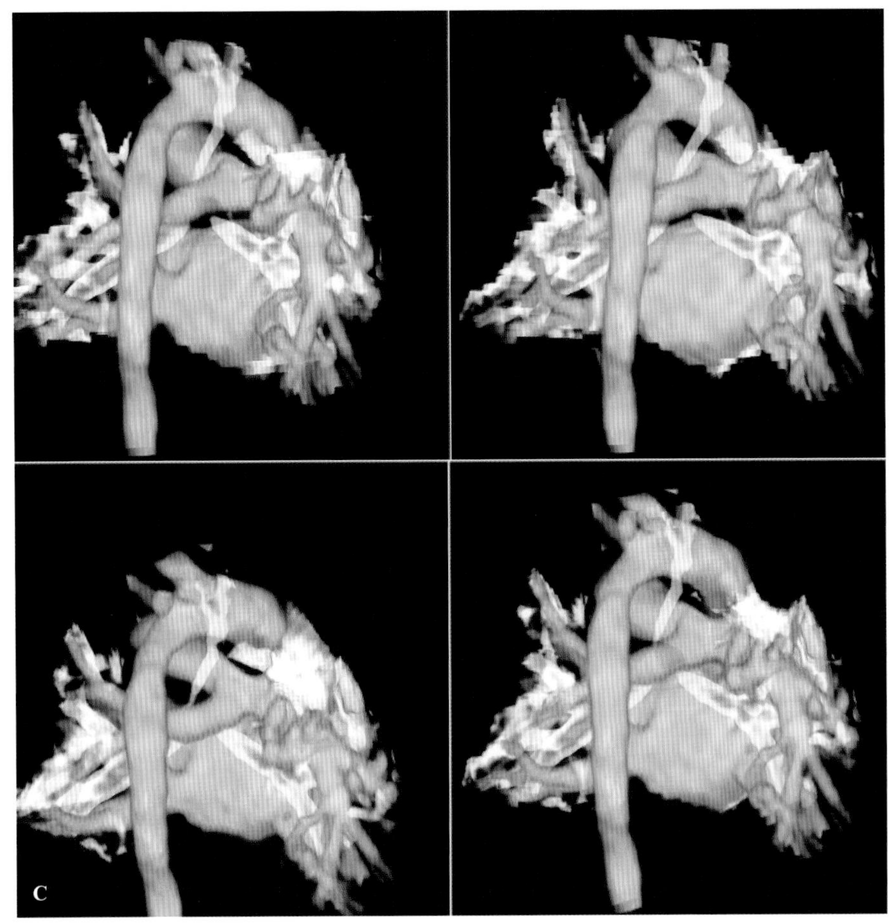

◀ 图 78-4（续）　新生儿肺动脉吊带与广泛的环周气管狭窄相关

C. 几个后视图的容积再现重建；由于环周软骨环延伸超过 2cm，气管呈现缩小的圆形管腔。隆峭呈倒 T 字形，位置低，位于第六胸椎椎体水平。CT 扫描未显示右上支气管

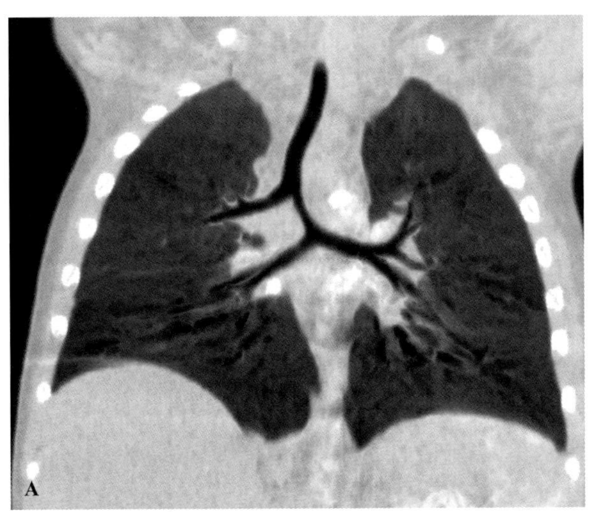

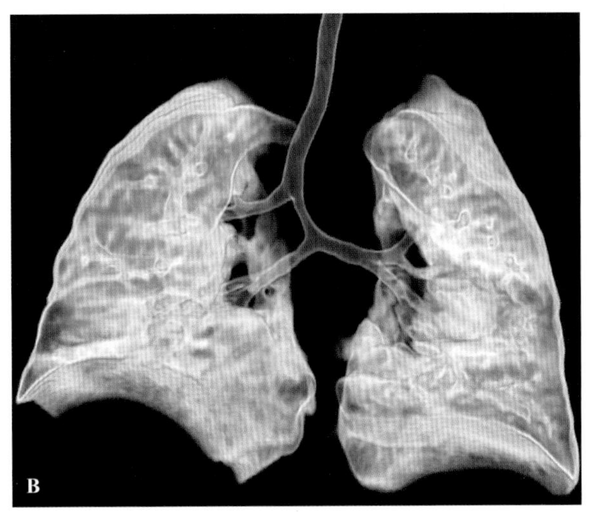

▲ 图 78-5　桥支气管

冠状面 minIP（A）和容积再现（B）重建 CT 扫描。右上支气管起自第四胸椎椎体水平的隆峭，而右肺下叶支气管在第五胸椎椎体水平起自左主支气管，并从同侧越过纵隔至对侧肺。没有中叶。右上、下支气管起始部之间有一段气道狭窄（环周软骨环）

能的手术矫正，呼吸道症状的出现是病情严重程度的标志。离断并再植异常的左肺动脉可解除气管的外源性压迫，而对于环 - 吊带综合征患者，气管病变必须修复。如 Hraska 及其同事所报道的，在局部气管狭窄的情况下进行节段性气管切除和直接吻合 [15]，而在广泛气管狭窄的情况下，有必要进行气管成形术。在这种情况下，还提出了使用各种材料（新鲜自体心包、游离肋软骨移植物或游离自体气管补片）的 Slide 气管成形术或补片气管成形术 [16]。

（三）一侧肺动脉起源于主动脉（半共同动脉干）

当两侧肺动脉起源于主动脉时称为共同动脉干（图 78–6），当仅累及一侧肺血管时，这种异常称为半共同动脉干。

这种畸形非常罕见，正如 Rosenberg 及其同事所观察到的那样 [17]，可参考不同的胚胎级联，区分两种主要类型的异常血管植入。当在靠近无名动脉的升主动脉内观察到异常血管植入时，可认为胎儿导管是肺动脉的近端部分，而在瓣膜平面的主动脉观察到异常血管植入时，该畸形是由于肺动脉干的异常分隔或肺动脉的不完全移位所致 [18]。

受影响的肺在体循环压力下灌注，剩余的肺（在半共同动脉干情况下）遭受整个右心室的输出，可能导致肺动脉高压。双肺动脉高压的发生是由假设循环中存在血管收缩物质、无保护肺的神经源性交叉和左心室衰竭所致。由于肺血管压力的进行性病理改变，为了防止充血性心力衰竭，早期修复异常是必要的。在 Fontana 系列中，如果不进行手术，60% 的患者在第一年死亡 [20]。手术矫治一般在出生后 1 个月内，行肺动脉与肺动脉干直接吻合。计划直接植入的病例如图 78–4（续）所示，肺动脉起源于主动脉后方，而当迷走动脉植入的部位比主动脉弓高得多时，常常需要间置同种或合成移植物 [21]。尽管以严重的临床表现为特征，但如果没有其他导致右心室流出道梗阻的心脏异常存在，则可以观察到良好的功能预后。

二、肺静脉畸形

（一）部分肺静脉连接异常

部分肺静脉畸形引流是指一条或多条肺静脉（但不是全部）流入体循环静脉而非左心房。90% 的病例报道右肺静脉异常连接，而左肺和双侧肺的病例分别占 7% 和 3% [23]。最常见的肺静脉引流与静脉窦房间隔缺损相关（静脉窦综合征，即上腔静脉和右侧肺静脉之间的共同壁缺损引起的心房间交通）。肺静脉畸形，通常是右上肺静脉或中肺静脉，既可以越过房间隔（畸形引流），

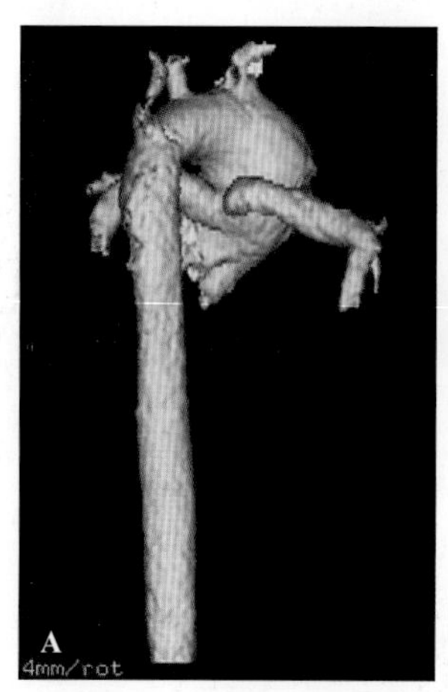

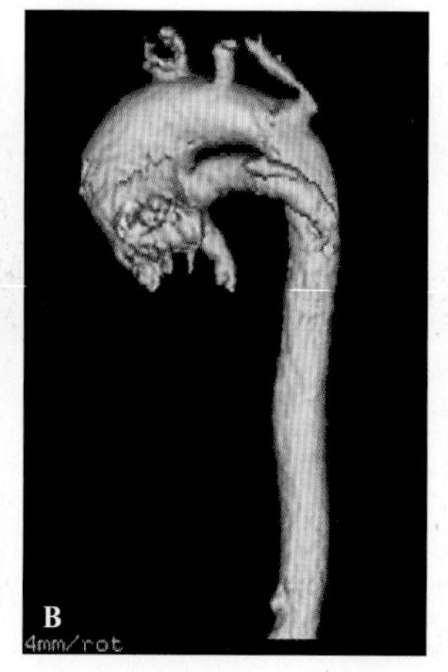

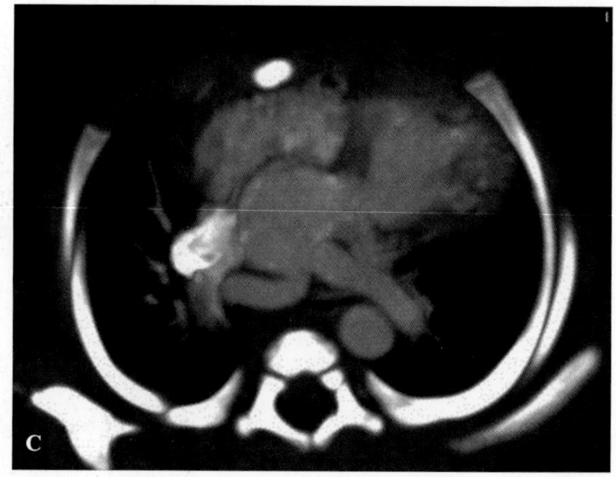

▲ 图 78–6　动脉干：后部（A）和左侧（B）视图以及轴面（C）容积再现重建 CT 扫描

也可以分别汇入上腔静脉（真正的畸形连接）（图 78–7）。当右肺静脉引流全肺或有时仅中、下肺叶与下腔静脉相连时，由于胸部 X 线片上有特征性影像，故将这种畸形称为“弯刀综合征”。该综合征与广泛的肺和全身血管以及支气管异常相关，将单独讨论。

左侧异常静脉连接包括一条或两条肺静脉通过异常垂直静脉汇入左头臂静脉（图 78–8）或直接汇入冠状静脉窦，或偶尔汇入左上腔静脉。从出生到老年，部分静脉异常连接可随时被诊断。症状的严重程度和诊断的可能性显著不同，这取决于通过异常连接的部分左向右分流的数量。一些作者认为，当 50% 或更多的肺静脉显示异常回流时，缺损具有临床意义 [24, 25]。

螺旋 CT 能够无创评估肺静脉畸形以及可能相关的气管支气管和肺动脉畸形（图 78–7 和图 78–8）[26]。手术方式因异常连接的类型而不同。在涉及上腔静脉和右心房的病例中，手术矫正要求异常肺静脉回流至左心房，同时不减少肺静脉或上腔静脉至右心房血流。此外，还需关闭间隔缺损，显然应避免损伤窦房结。Warden 等 [27] 描述的技术，包括在远离肺静脉畸形血管的上方

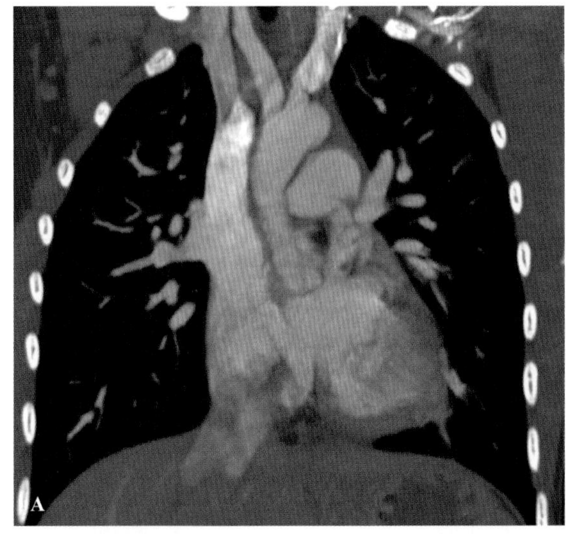

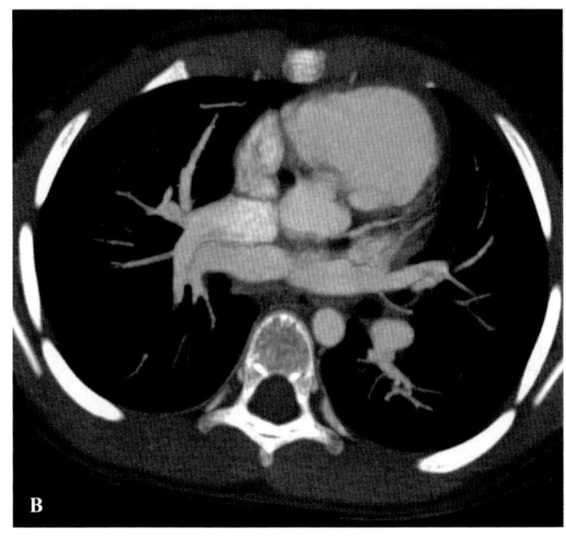

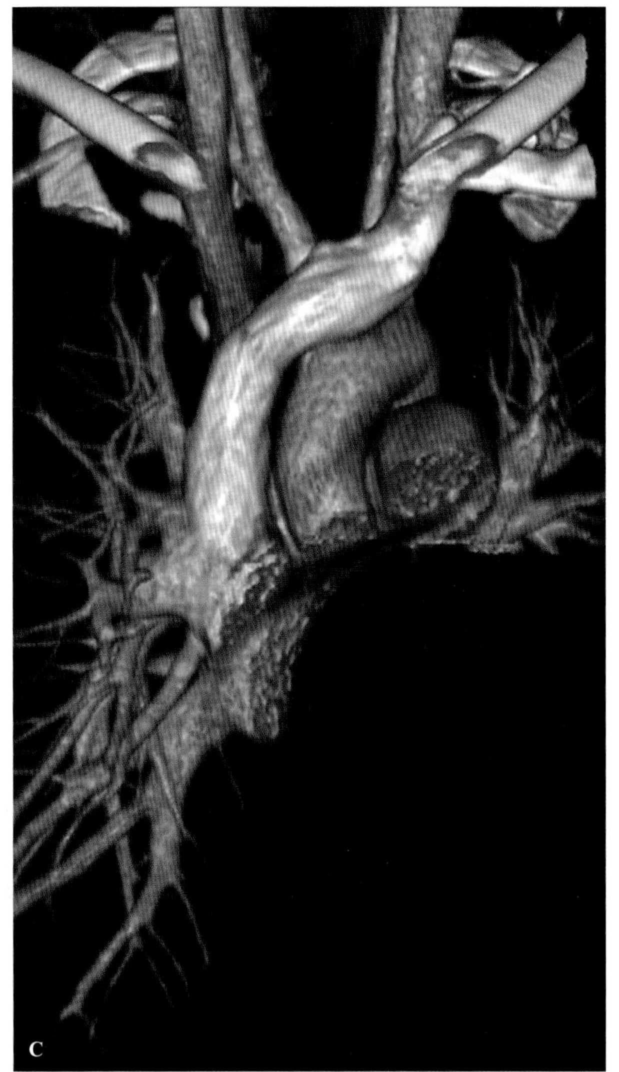

▲ 图 78–7 部分异常静脉连接

冠状面（A）和轴面（B）及容积再现重建（C）CT 扫描：右上肺静脉显示异常回流至上腔静脉。右下肺静脉和左肺静脉连接未见异常

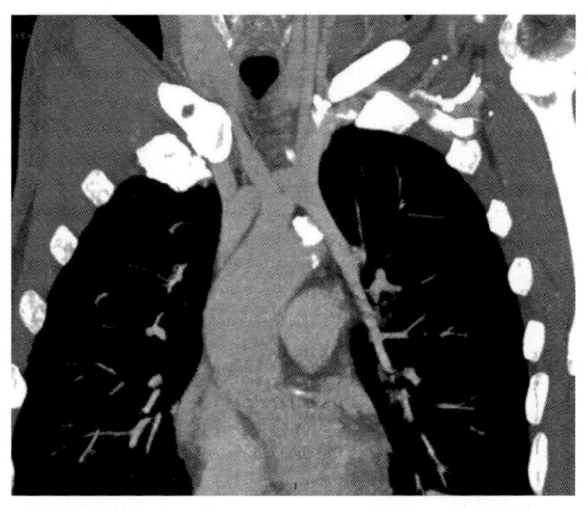

▲ 图 78-8　左上肺叶部分异常静脉通过垂直静脉与无名静脉相连

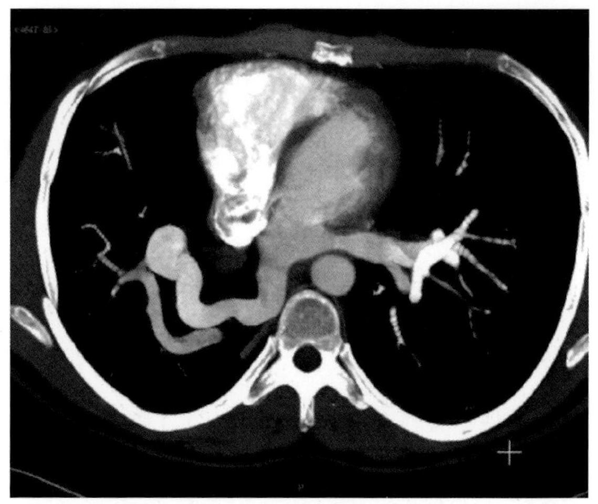

▲ 图 78-9　假性弯刀综合征

异常静脉与左心房相连，被称为“迂曲静脉”。还存在左下静脉返回左心房

离断腔静脉并将其重新植入右心耳。然后进行右心房切开术以闭合间隔缺损并将肺静脉血流重新导入左心房。在存在完整隔膜的情况下，会建立一个较高的内衬缺损，以改变肺循环的方向。自体补片也可用于阻隔上腔静脉口。Duncan [28] 提出的技术特点是上腔静脉内自体心包隔板。在左侧出现异常的情况下，切断左心耳，分离异常静脉并重新植入心房残端。

弯刀综合征

1960 年 Neill 等提出右肺静脉与下腔静脉的异常连接通常称为弯刀综合征 [29]。因在胸部 X 线片上经常出现特征性土耳其马刀征。然而，这种类型的部分异常肺静脉连接与广泛的心脏和肺部畸形有关。因此，为了描述这种复杂的畸形，Felson 提出了先天性肺叶静脉综合征的术语 [30]。还使用了术语 Halasz 综合征、镜像肺综合征、支气管外右肺动脉综合征或腔静脉支气管血管综合征 [31, 32]。连接下腔静脉或腔静脉与心房交界处的右侧异常肺静脉通常引流右肺下叶，有时也引流中叶，在 20%～30% 的病例中引流整个右肺。在膈上或膈下可观察到与下腔静脉的连接。在异常肺静脉与左心房相连的罕见病例中，异常静脉被称为“迂曲静脉”（图 78-9）[30]。同时伴有右叶或全肺缺失、先天萎缩或发育不全（图 78-10），常统称为肺“发育不全”的情况几乎总是存在 [30]。肺动脉缺如或发育不全（图 78-10）、肺隔离症、无隔离症的全身动脉化肺、下腔静脉缺如、膈肌重复可能是该综合征的一部分。

有趣的是，马蹄肺（图 78-11 和图 78-12），即肺实质在心包后方的中线以及在主动脉和食管前方连接时，这种情况并不少见 [33]。根据发病年龄提出了一种分类法。儿童型在出生后第一年被诊断，其特征是与肺动脉高压相关的主要心脏畸形，通常预示着预后不良。反之，“成人”型则症状轻微或没有症状，预后良好 [34, 35]。症状与左向右分流程度、肺动脉高压、肺实质病变及合并心内病变有关。Kiely 等 [36] 报道 70 例病例中的常见症状为疲乏、呼吸困难、运动耐量降低、咳嗽、反复呼吸道感染和发育停滞。不到 50% 的患者，前 – 后位胸部 X 线片显示半新月征，常伴有轻微的右肺和心脏异位。CT 扫描以无创方式提供肺静脉解剖的详细信息，并易于发现是否存在异常体动脉 [37]。气管支气管的解剖也可以完全显示。进行超声心动图以评估相关的心内异常，心导管插入术适用于诊断和治疗。近年来，在采用双静脉连接的病例中成功进行了体循环动脉和弯刀静脉的栓塞术 [38]。

手术干预的决定应基于是否存在相关的心

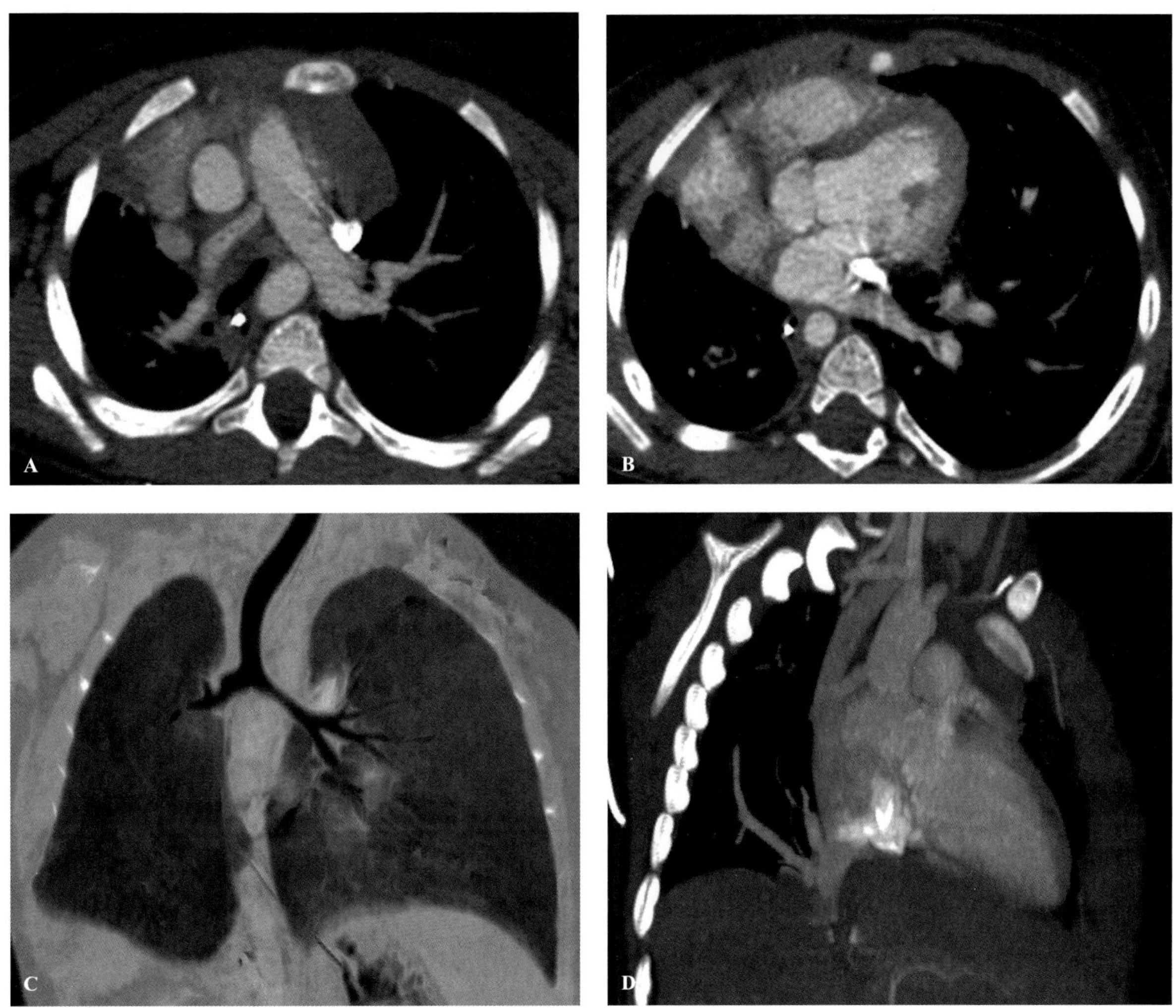

▲ 图 78-10 弯刀综合征

在肺动脉（A）和肺静脉水平（B）轴面 CT 扫描，在 minIP（C）冠状面重建和在 MIP（D）斜冠状面重建。右肺动脉发育不全（A），右肺发育不全，仅呈现一个发育不良的叶支气管（C），心脏右位，通过两支静脉汇入下腔静脉的右肺静脉异位回流（D），同一病例中未见右肺静脉与左心房相连（B）。左上腔静脉也是该综合征的一部分

脏畸形、左向右分流的程度、是否存在弯刀静脉的阻塞以及有无支气管异常导致的反复感染或咯血。对于婴儿，如果存在体循环动脉异常，其分支可减少血液分流并改善肺动脉压。弯刀静脉的修复包括在左心房中重新定向肺静脉。Kirklin 等[39] 报道，异常血管既可以直接与左心房吻合，也可以使用心内补片通过房间隔缺损从异常静脉到左心房建立血流隧道。在存在反复肺部感染和出血的病例中，可能有必要进行肺叶切除术或全肺切除术[40]。手术效果主要取决于术前肺动脉高压及合并心脏病变的程度。症状轻微的老年患者预后极好，而如 Canter 等报道[41]，伴有发绀、发育不良和重度肺动脉高压的婴儿死亡率较高。

（二）完全性肺静脉异位连接

当四条肺静脉均流入体静脉循环时，即可诊断为完全性肺静脉异位连接。这种畸形可分为四种类型：心上型、心型、心下型和混合型[42]。在心上型中，发生率较高（占 Bove 和 Hirsch[43] 报道病例的 45%），一条肺静脉通过上升的垂直静脉向上汇入无名静脉、上腔静脉或奇静脉（图 78-13）。相反，心型的定义是肺静脉引流至冠状

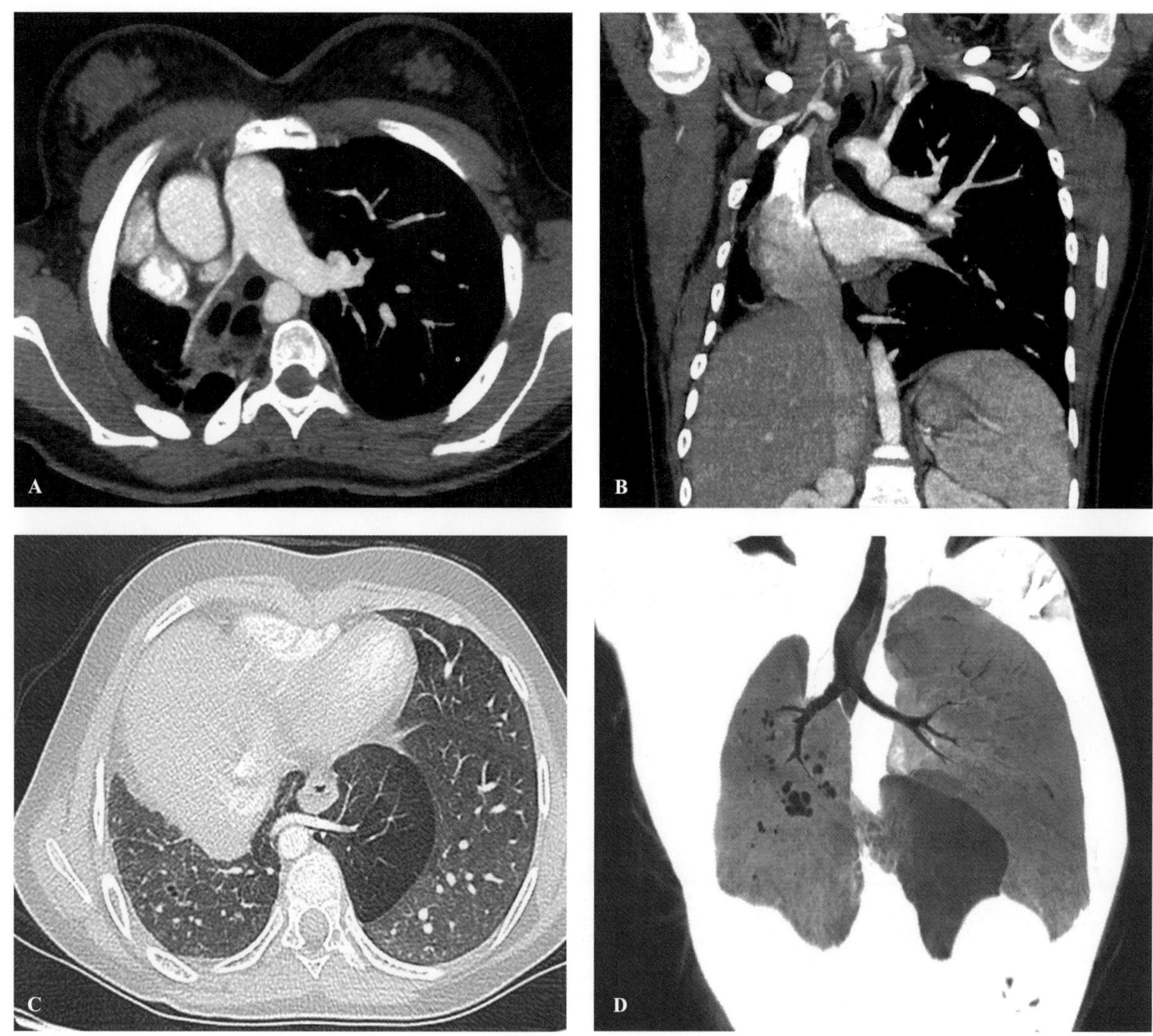

▲ 图 78-11　伴有右肺隔离症和马蹄肺的弯刀综合征

在轴位（A）和冠状位（B）MIP 投影 CT 扫描，轴位平面（C），在前视图冠状位 minIP 投影（D）和 VR 重建（D）。右肺动脉和肺发育不全，发育不良并含有囊性病变，心脏右位，无右肺静脉与左心房相连。可见另一个过度膨胀的肺段，横跨左右两侧，位于主动脉和食管之间

窦，或偶尔由单独的肺静脉直接连接至右心房。心下型表现为肺静脉通过膈肌引流至下腔静脉、门静脉或静脉导管内（图 78-14）。最后，在混合型中，前几型的特征可以并存。显然，常会伴有房间隔缺损。

畸形的体征和症状由于是否存在肺静脉引流阻塞而不同。因为肝内梗阻，心下型总是存在静脉阻塞，有时在心上型，静脉阻塞是以垂直静脉的外源性压迫的形式存在。由于肺静脉高压和肺水肿的快速发展，静脉血流阻塞的存在与临床表现的严重程度相关，而无肺静脉阻塞的患者可能无症状。

超声检查是通过识别异常肺静脉汇入体循环静脉系统来做出诊断。心导管插入术可用于测量肺血管阻力。显然，螺旋 CT 不仅可以无创评估肺静脉畸形，还可以无创评估相关的气管支气管和肺动脉畸形。

手术的目的是分离肺循环和体循环之间的异常交通，重新引导肺静脉流入左心房，并闭合房间隔缺损。

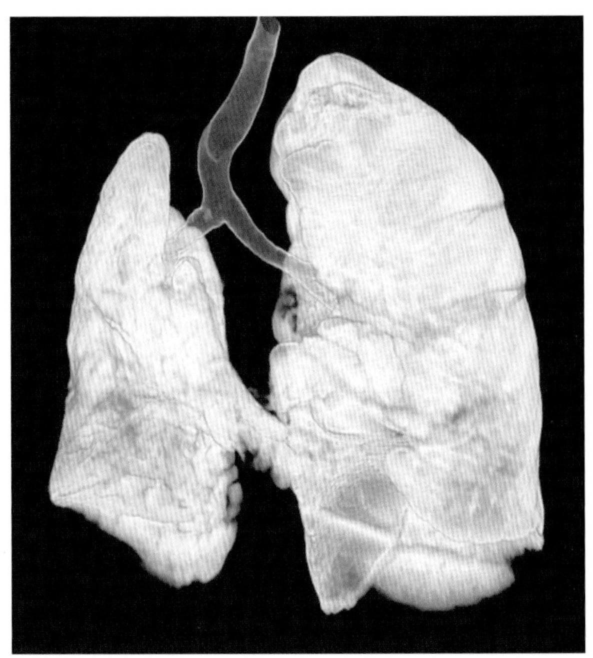
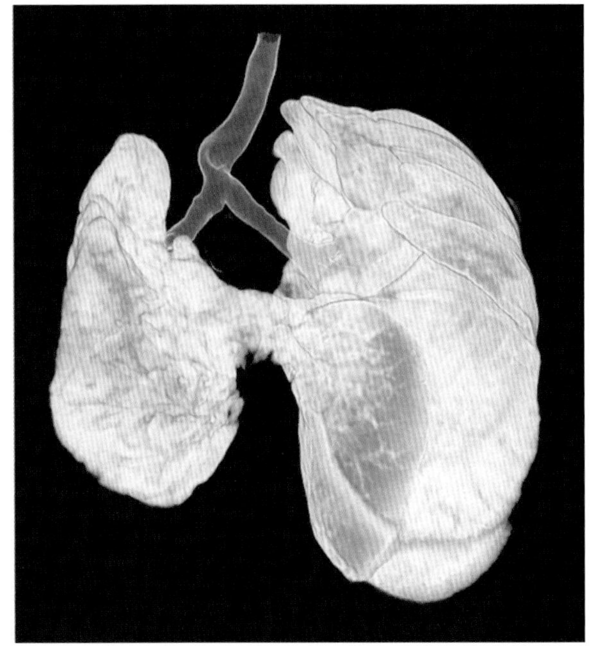

▲ 图 78-12　马蹄肺的三维重建
情况如图 78-11 所述

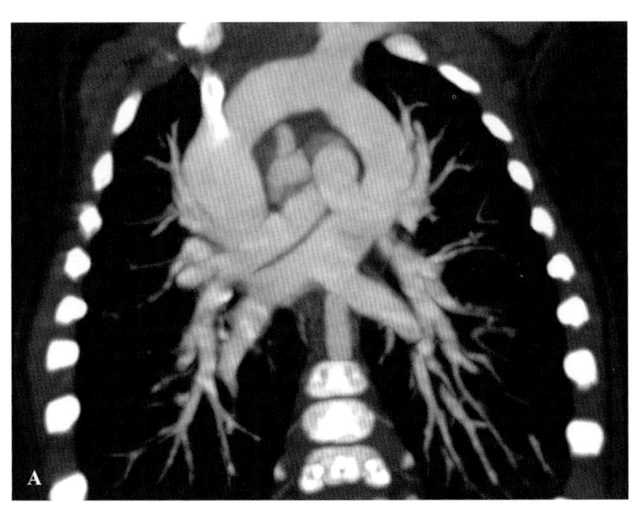

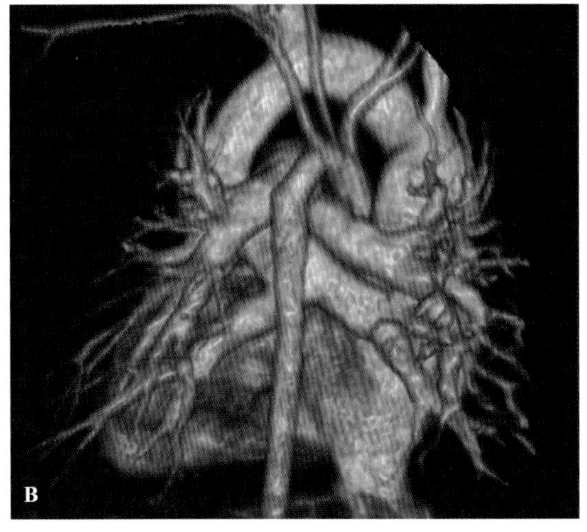

▲ 图 78-13　心上型完全性肺静脉异位连接，Ⅰ型
冠状面 MIP 投影 CT 扫描（A）和 VR 重建后面观（B）：四条肺静脉通过一个大的共同收集管汇入上腔静脉

诊断学、重症监护医学和外科技术的进步提高了生存率。早期诊断和修复已带来极好的长期生存和功能状态。虽然已经观察到手术死亡率从 20 世纪 70 年代的超过 30% 降低到近 10 年的不到 10%，但复发性静脉阻塞仍然是一个主要问题，发生率为 5%～15%。在这种情况下，球囊血管成形术和（或）支架植入的结果令人失望，通常会复发狭窄。也采用了个体化的窦口补片血管成形术，长期结果较差。

三、肺动静脉瘘

脉动静脉畸形（pulmonary arteriovenous malformation，PAVM）是肺动脉与肺静脉之间的异常交通。其特征是毛细血管床发育异常，伴血管间

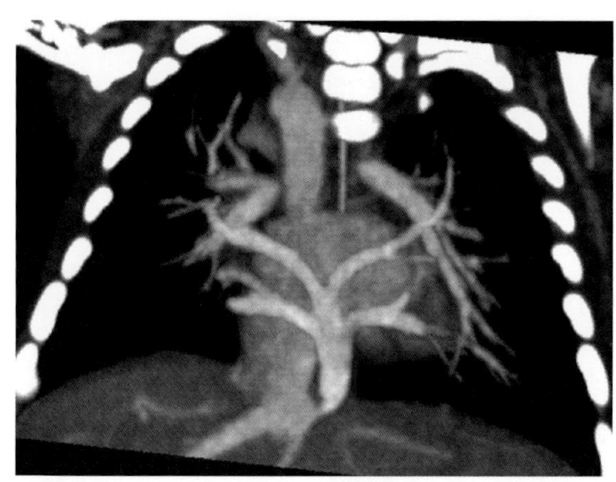

▲ 图 78-14　心下型完全性肺静脉异位引流

冠状位 MIP 投影 CT 扫描：四条肺静脉通过一个大的共同收集管汇入左肝上静脉。

隔形成或退化不完全，而在正常情况下血管隔将动脉丛和静脉丛之间的原始连接分开。肺动静脉瘘的最常见原因是遗传性出血性毛细血管扩张症（hereditary hemorrhagic telangiectasia，HHT），也称为 Rendu-Osler-Weber 病，是一种常染色体显性疾病，约占 PAVMs 病例的 70%[46]。存在 ENG 基因突变的 HHT 患者中，近 60% 存在肺动静脉瘘[47]。其他更少见的动静脉瘘原因是创伤、腔静脉 – 肺动脉分流和妊娠滋养细胞疾病。然而，正如 Tobin 所指出的[48]，正常肺中存在一些肺动静脉分流，在没有公认的病理状况下，这些畸形通常被称为散发性。散发性动静脉瘘的发病率很难估计，但根据癌症筛查项目推断的数据显示，每 2000 次 CT 扫描中约有 1 例[49]。体征和症状与病变的大小和数量以及 Rendu-Osler-Weber 疾病的存在相关。在后者中，疾病的首发体征是鼻出血和胃肠道表现，通常先于心肺表现。在任何情况下，动静脉畸形的存在都会引起右向左分流综合征，其特征是低氧血症和代偿性红细胞增多。通常可见呼吸困难，伴有杵状指和发绀[50]。咯血或血胸是令人担心的并发症，在存在体循环动脉供血的情况下非常常见，并可能导致动脉栓塞。由于缺乏毛细血管床过滤，中枢神经系统并发症，如缺血性卒中、脑脓肿、短暂性脑缺血发作频繁发生。在妊娠期间，由于血容量增加、心输出量增加和通过瘘管的血流量增加，观察到并发症和死亡的风险增加[51]。增强 CT 扫描足以显示畸形的解剖结构（图 78-15）；冠状位重建可更好地显示输入和输出血管的解剖结构（图 78-16），而血管造影放在栓塞时进行[52]。

由于已证实卒中风险与动静脉瘘的大小无关，因此建议对所有适合手术的畸形都进行手术治疗[53]。围绕 PAVMs 的肺切除术是数十年来唯一的治疗方法，直至 1977 年，Porstmann 报道了首例动脉弹簧圈栓塞术[54]。目前，已经发表了使用球囊和栓子栓塞治疗的大宗病例报道，证明了该手术的安全性，消除了手术风险和费用。近 10 年来，使用 Amplatzer 血管塞（AGA Medical，Plymouth，MN，USA），一种自膨式圆柱形镍钛合金闭塞器械，改善了栓塞结果[55, 56]。据报道，当这些镍钛合金血管塞位于肺动脉供血分支的极远端时是有用的，因此使用单个血管塞就可导致血管完全闭塞。事实上，使用这些血管塞的再通率似乎非常低。

四、胸部淋巴管瘤、淋巴管扩张、淋巴管瘤病和淋巴管发育不良综合征

原发性肺淋巴管疾病来源于淋巴管的胚胎形成和发育的异常。淋巴管系统是静脉系统和间叶组织的衍生物，构成两个配对的颈腋囊和腹股沟囊以及腹膜后囊和脑池[57]。肺淋巴管和环绕的间充质组织在胎儿发育到 20 周时较为显著，当它

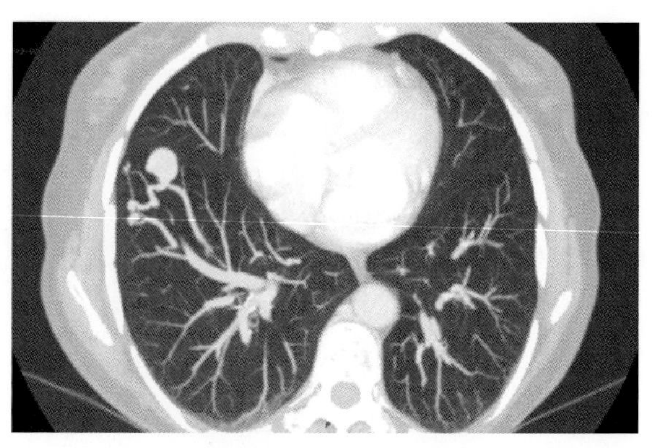

▲ 图 78-15　右侧先天性肺动静脉瘘的 CT 扫描

MIP 重建后输入动脉和输出静脉显示明显。

们消退时，被肺泡组织所代替。

1990 年 Hilliard 等提出了淋巴系统疾病的分类，并于 2000 年经 Faul 等做部分修改 [58, 59]。确定了四种主要的疾病类型：淋巴管瘤、淋巴管扩张、淋巴管瘤病和淋巴发育不良综合征。淋巴管瘤是淋巴组织的局限性增生（图 78–17 至图 78–19），而淋巴管扩张表明存在扩张的淋巴管。淋巴管瘤病（图 78–20）是指多发性淋巴管瘤，当它们仅见于肺时，则使用肺淋巴管瘤病的术语。淋巴发育不良综合征包括原发性淋巴水肿综合征、先天性乳糜胸和黄甲综合征。

淋巴管瘤

淋巴管瘤是分化良好的淋巴组织的局部增生，代表胚胎淋巴组织的残余。它们通常见于原始淋巴囊的部位（颈腋窝、腹股沟、腹膜后或纵隔），而肺内淋巴管瘤极为罕见。根据病理特征，淋巴管瘤分为三型。"单纯性"淋巴管瘤呈现薄壁淋巴管通道，而"海绵状"淋巴管瘤的特征是淋

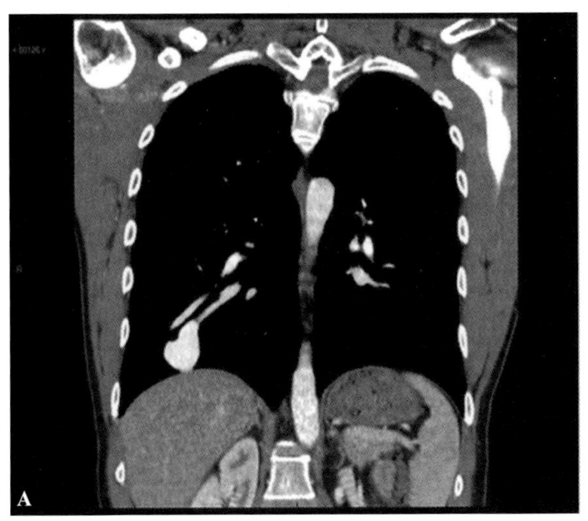

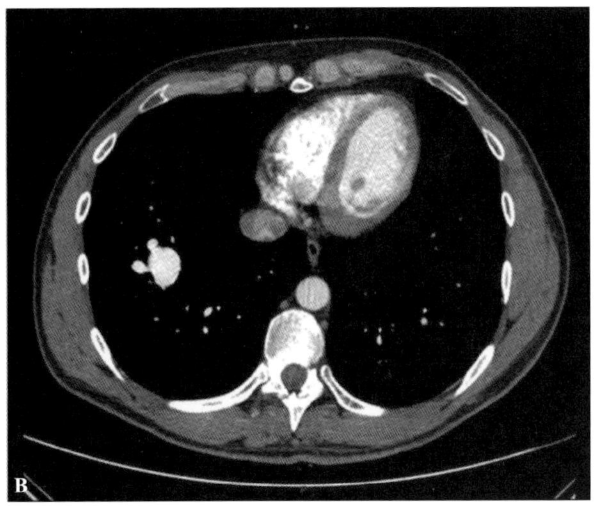

▲ 图 78–16 右侧先天性肺动静脉瘘的 CT 扫描

冠状位重建可以更好地显示输入动脉和输出静脉

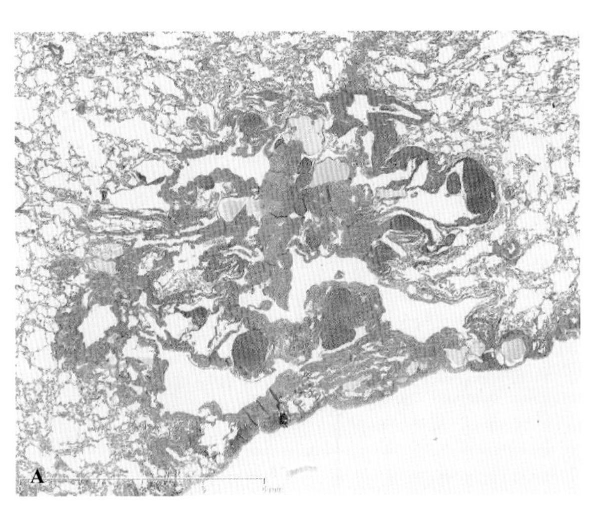

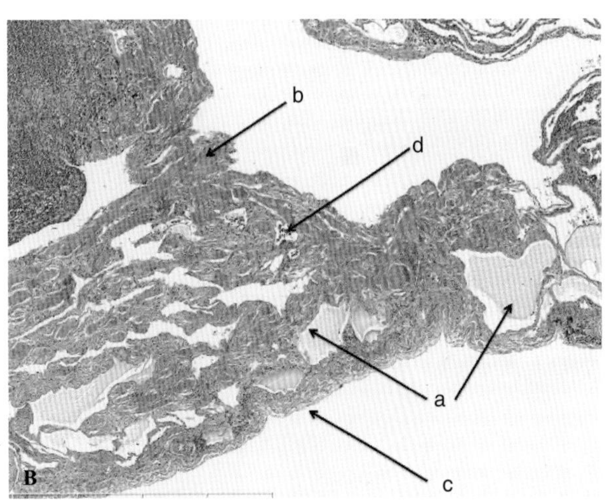

▲ 图 78–17 肺囊性淋巴管瘤标本的组织病理学检查

A. 低倍镜下，清楚显示病变与肺实质密切接触；B. 高倍镜下可见多房性囊肿（a），内衬内皮、结缔组织和增生的平滑肌（b）；纤维性假包膜也存在（c）。淋巴管内的淋巴细胞可见（d）

巴管道与间质相连。病变边缘不清楚，累及周围组织。“囊性”淋巴管瘤表现为内衬内皮、结缔组织和增生的平滑肌的巨大多房性囊肿；通常可见纤维性假包膜（图 78–17）。空洞和囊性病变可同时存在。单纯淋巴管瘤仅见于皮肤，而胸部淋巴管瘤可表现为胸壁肿块（图 78–18）或纵隔肿块（图 78–19），伴胸内播散可能（图 78–19）。在 CT 扫描中，它们也可以表现为具有水样密度的局限性多房性肿块，但有时病变的边界不明确，密度不均匀[60]。MRI 可帮助与其他纵隔肿块鉴别诊断（图 78–19）[60, 61]。淋巴管瘤常在出生后 2 岁前被诊断，但当它们位置深在时，会直到成年后才被偶然发现或出现症状时被发现。自然病程的特点是生长缓慢，邻近结构可能受压。在这种情况下，各种症状都与胸部淋巴管瘤有关，如咳嗽、呼吸困难、喘鸣、吞咽困难甚至腔静脉综合征。进行手术切除可以获得明确诊断，缓解症状，并避免邻近器官压迫导致的进一步并发症。

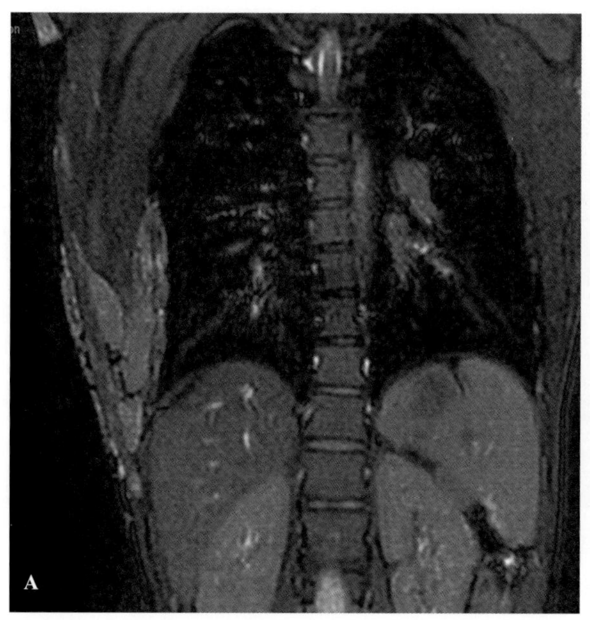

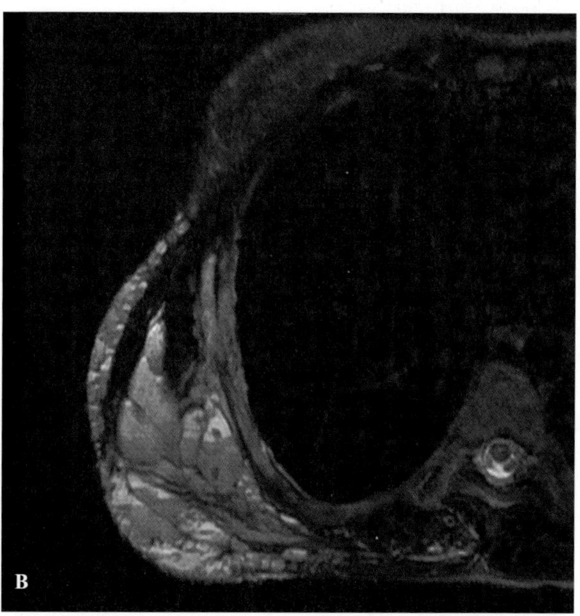

▲ 图 78–18　冠状面（A）和轴面（B）的 MRI T_2 加权序列；右侧胸壁淋巴管瘤穿过整个胸壁进入胸膜腔。由于囊内出血，病变呈不均匀高信号

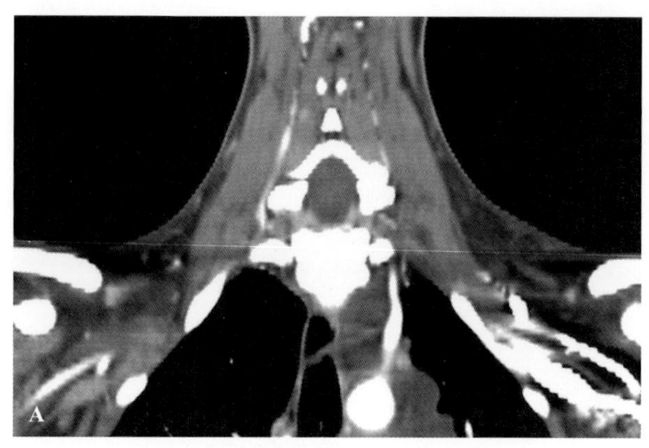

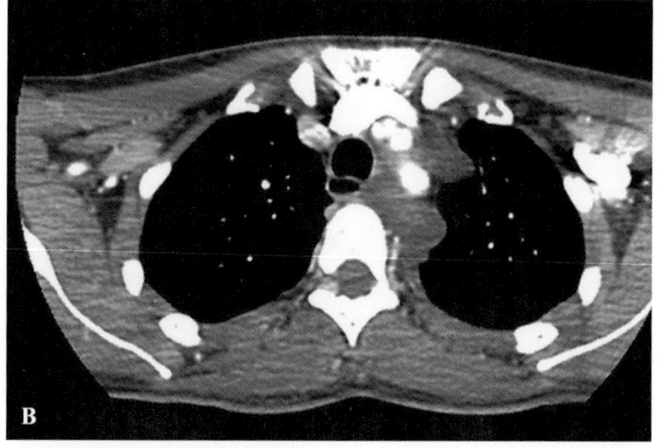

▲ 图 78–19　一名 25 岁女性患者主诉持续咳嗽和锁骨肿胀

CT 扫描，轴位片（A）显示颈胸囊性淋巴管瘤的肺内部分。CT 扫描，冠状位（B），显示病变的纵隔部分，隐藏在血管之间。治疗采用经颈部和经胸膜联合入路的切除

手术往往是具有挑战性的，因为肿瘤没有很好的边界，并涉及的结构不仅在纵隔，也在颈部。期望完全切除这种良性病灶，且不导致其他功能障碍，往往是不可能的。

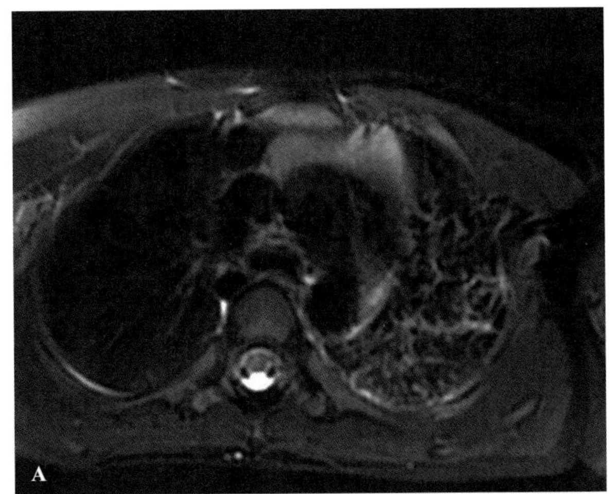

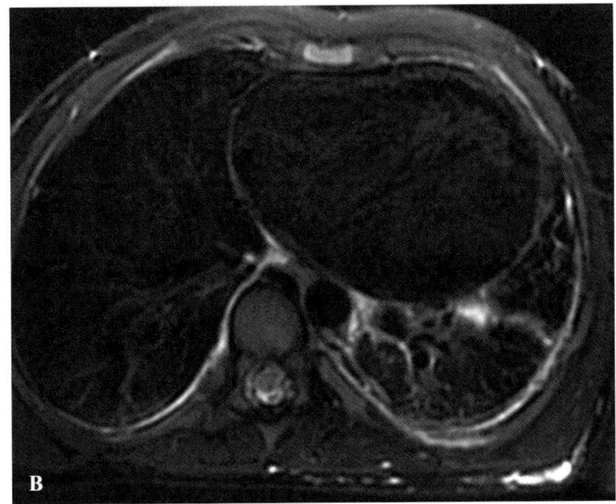

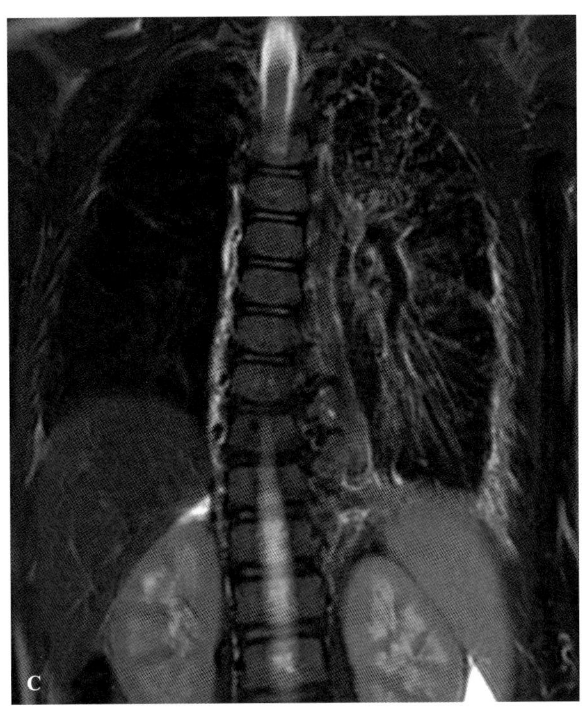

▲ 图 78-20　轴面（A 和 B）和冠状面（C）T_2 加权序列 MRI 评价左肺淋巴管瘤病，显示弥漫性高信号以及胸膜和小叶间隔增厚

第 79 章 慢性肺栓塞

Chronic Pulmonary Emboli

Nathaniel B. Langer　Philippe Dartevelle　Elie Fadel　著

张振阳　林江波　译

一、概述

在大多数的急性肺栓塞幸存者中，肺动脉的血凝块被局部纤维蛋白溶解吸收，最终肺动脉血管床恢复通畅。然而在小部分患者中，上述过程失败，血凝块在肺动脉内发生纤维化，进而导致肺动脉树的慢性闭塞[1]。随着时间的推移，最终导致慢性血栓栓塞性肺动脉高压（chronic thromboembolic pulmonary hypertension，CTEPH）。这是毛细血管前肺动脉高压的一种形式，如果没有有效的治疗，患者会出现进行性、致死性右心衰竭。在过去的 20 年中随着对 CTEPH 的病理生理学及其诊断和治疗有了更深入的了解，这种疾病的治疗有了显著的改善。CTEPH 可通过外科肺动脉内膜切除术（pulmonary endarterectomy，PEA）治愈，尽管该手术有其复杂性，但在有经验的医学中心行 PEA 的术后死亡率低于 5%[2]。长期以来被认为是罕见病的 CTEPH 现在更多地被认为是肺动脉高压的重要原因。随着对该病认识的提升、诊断技术和治疗手段的进步，更多的病例得到确诊。

二、流行病学

CTEPH 的精确患病率和年发生率仍未知，然而来自美国的估计表明每年有 500～2500 名患者罹患这种疾病[1]。英国的研究估计发病率约为每年每百万人口 5 例[3]。这使 CTEPH 成为毛细血管前肺动脉高压最常见的形式。但在欧洲和美国每百万人口中仅分别有 1.7 例和 0.9 例患者行 PEA 手术，说明仍然有很多病例未被诊断。

三、病理生理和自然病史

尽管文献中对静脉血栓栓塞（venous thromboembolism，VTE）和 CTEPH 之间的关系存在一些争议，但最近的研究在很大程度上证实 VTE 是始发事件。Wolf、Bonder-man、Lang 等的早期回顾性报道显示，40%～60% 的 CTEPH 患者无 VTE 病史[4-6]。然而 Bonderman 和 Condliffe 最近的研究分别发现 70% 和 58% 的 CTEPH 患者有 VTE 病史[7, 8]。这些结果得到了前瞻性欧洲 CTEPH 注册研究结果（其中 679 例 CTEPH 患者中 74.8% 有既往肺栓塞史，56.1% 有既往深静脉血栓形成史）和主要在加州大学圣地亚哥分校进行的注册研究结果（2700 例 CTEPH 患者中 70.6% 有急性肺栓塞史。）的共同支持[9, 10]。目前公认 CTEPH 是 VTE 的结果，尽管 CTEPH 作为症状性肺栓塞的直接结果仍不常见。

尽管 VTE 与 CTEPH 之间存在关联，但 VTE 的经典风险因素与 CTEPH 风险增加之间并无统一的相关性。Wolf 及其同事做了 VTE 风险因素的流行病学调查，与特发性肺动脉高压患者或对照组相比，CTEPH 患者的抗凝血酶、蛋白 C、蛋白S、纤维蛋白溶酶原缺乏，凝血因子V Leiden和抗心磷脂抗体并未增加[4]。然而其他VTE风险因素如既往脾切除术、脑室心房分流术、留置导管或器械导线和甲状腺替代治疗，以及恶性肿瘤、骨髓炎和炎性肠病与CTEPH相关[5, 7, 11]。

CTEPH的病理标志是肺动脉血凝块纤维化导致肺动脉慢性闭塞。在正常情况下，肺动脉内的血凝块通过两相过程溶解。第一阶段是纤维蛋白溶解，第二阶段是单核细胞和内皮祖细胞诱导血栓新生血管形成和再通[12, 13]。在这个过程中发生CTEPH并导致血块纤维化的确切缺陷还不是很清楚。然而，最近的研究明确了内皮功能障碍和炎症在CTEPH发病机制中的作用。在小鼠模型中，Alias和同事们证明受损的血栓消退是由受损的血管生成导致的，Sakao和同事们发现从豌豆手术标本中分离出的肌成纤维样细胞可以诱导内皮细胞功能障碍。其他几个研究小组也表明单核细胞、促炎细胞因子和细胞黏附分子影响血块溶解的时间和成功率[16–19]。

随着血块纤维化的进展和部分肺动脉树变得部分或完全闭塞，则非闭塞血管的血流量增加。这种溢流会产生更高的局部动脉压力和更大的剪切应力，共同导致CTEPH患者未闭塞肺动脉的血管重构和内皮功能障碍[20]。在这些血管中发现的中膜肥厚、内膜增厚和丛状病变与特发性肺动脉高压（pulmonary arterial hypertension，PAH）中所见相似，解释了中心肺动脉闭塞范围与患者肺动脉高压严重程度相关性差的原因[21, 22]。非闭塞动脉的持续重塑也解释了CTEPH中，尽管没有额外的血栓栓塞发作，也观察到肺动脉高压进展[23]。

在大多数患者中，CTEPH患者的平均肺动脉压低于肺血管阻力（pulmonary vascular resistance，PVR）程度相似的PAH患者。这被认为是由于右心室适应能力较差，以及克服CTEPH患者肺动脉严重阻塞和僵硬所需的心室每搏做功增加所致[24, 25]。

从初始血栓栓塞事件进展为症状性CTEPH所需的时间尚不清楚，但通常在初始事件后有一个蜜月期，在此期间患者保持无症状。据估计，这一无症状期可持续数月至数年[26]。目前来自欧洲CTEPH登记研究的最佳数据显示，从最后一次已知肺栓塞到CTEPH诊断的中位时间为12.5个月，从最初症状到诊断的中位时间为14个月[9]。常在患者出现呼吸困难后才做出诊断，呼吸困难与晕厥、咯血及其他右心衰竭体征同时出现，既是常见的表现症状，也是晚期疾病的标志。这给早期诊断带来了困难，因为大多数患者的NYHA分级为Ⅲ级或Ⅳ级[9]。尽管如此，及时的诊断和治疗至关重要。如果未经治疗，平均肺动脉压大于40mmHg的患者5年生存率仅为30%，如果超过50mmHg则为10%。

四、诊断

CTEPH的最初临床表现最常见的是劳力性进行性呼吸困难，这与许多其他形式的心肺疾病相似，包括PAH和充血性心力衰竭。在欧洲CTEPH登记研究中，患者诊断时的中位年龄为63岁，男性和女性患者的年龄相等[9]。体格检查的发现是非特异性的，因为第二心音的肺动脉瓣成分的加重可能难以辨别，容易被忽视。其他潜在体格检查结果，如三尖瓣关闭不全杂音和下肢水肿，同样与其他心肺疾病相同。

CTEPH无特异性实验室检查，但可见多种异常。患者可表现为慢性低氧血症引起的继发性红细胞增多症、肝淤血引起的肝功能检查结果高于正常以及低心排血量引起的血尿素氮升高。心电图检查同样是非特异性的，而且通常是正常的，但也可见到与肺动脉高压、右心室肥大或右心室劳损有关的一般图形。其中包括电轴右偏、右束支传导阻滞或V_1–V_3导联的非特异性ST-T波改变[27]。Klok及其同事报道称，如果心电图无右心劳损的证据，且N末端脑钠肽前体的水平正常，急性肺栓塞患者CTEPH的阴性预测值为99%[28]。

虽然肺功能检查不是诊断CTEPH的特异性检查，但肺功能检查可以作为呼吸困难评价或肺动脉高压检查的一部分，所以患者通常接受肺功能检查。在 CTEPH 中，尽管可能存在轻度限制性或阻塞性缺陷，但肺活量和肺容量通常正常。例如，Morris 及其同事报道了一组 CTEPH 患者，其中 22% 有限制性功能不全[29]。此外，大多数患者的单次呼吸一氧化碳弥散能力降低，与肺活量测定异常不成比例。重度阻塞性或限制性功能不全应怀疑有其他原因引起的呼吸困难。胸部 X 线检查可发现中央肺动脉增大和右心增大，但这些发现也不能作为诊断依据。

鉴于这些非特异性的体征和症状，应对临床高度怀疑的、所有不明原因呼吸困难或肺动脉高压患者，以及急性肺栓塞后仍有症状的患者进行 CTEPH 评估。如果患者有 VTE 史，这一点尤其重要。但必须记住有相当一部分 CTEPH 患者没有 VTE 史。

在所有疑似病例中，一般的诊断方法应首先确定是否存在肺动脉高压，然后确定其病因（图 79–1）。首选的初始检查是经胸超声心动图，可用于识别肺动脉高压和评估心脏。CTEPH 中可能的超声心动图表现包括右心房和心室增大、右心室功能受损、三尖瓣反流、室间隔向左移位、左心室大小减小和左心室收缩和（或）舒张功能异常[30]。此外，据报道，多达 25% 的 CTEPH 患者有卵圆孔未闭，因此，所有超声心动图检查均应包括搅拌盐水造影，以识别应在未来手术中关闭的显著分流[31]。

一旦通过超声心动图确定存在肺动脉高压，通气 / 灌注（ventilation/perfusion，V/Q）扫描是随后评价患者 CTEPH 的最佳检查。在对 227 例患者的回顾研究中，Tunariu 及其同事发现 V/Q 扫描对 CTEPH 的敏感性为 96%，特异性为 90%～95%，阴性预测值几乎为 100%。这明显优于同一研究中报告的多排 CT 肺血管造影（CT pulmonary angiography，CTPA）51% 的灵敏度和 99% 的特异性。为了全面评估 CTEPH，并有可能排除它，扫描应包括至少 6 个视图的平面图像加 SPECT[33, 34]。除了较好的灵敏度外，V/Q 扫描所需的辐射暴露低于 CTPA，并避免了使用静脉对比剂导致的潜在并发症。此外，V/Q 扫描可以区分近端大肺动脉疾病（如 CTEPH 和肺动脉肉瘤）和远端小血管疾病（如 PAH），它们通常是最可能的替代诊断[35, 36]。CTEPH 的 V/Q 扫描显示节段性或更严重的、通常为双侧的灌注缺损，通气正常。而 PAH 的 V/Q 异常大多为均质性（图 79–2），这对区分原发性肺动脉高压和 CTEPH 至关重要。虽然对 CTEPH 的灵敏度较高，但 V/Q 扫描通常低估了中心阻塞的严重程度，因为一些血流通过中央病灶或其周围的通道到达肺周围。

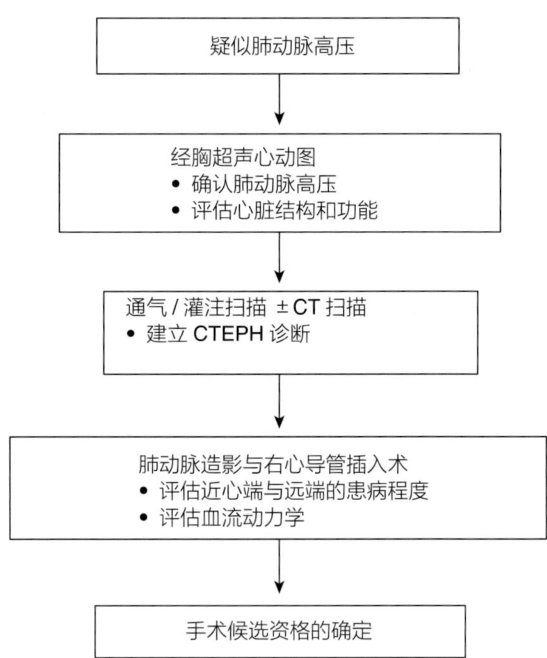

▲ **图 79–1　CTEPH 诊断和评估的基本流程**

初步确认肺动脉高压的最佳方法是经胸超声心动图，然后通过通气 / 灌注 (V/Q) 扫描具体检查 CTEPH，如果 V/Q 扫描与 CTEPH 一致，则随后进行肺动脉造影和右心导管术。所有的 CTEPH 患者都应该在 CTEPH 中心接受肺动脉内膜切除术的评估。

如果 V/Q 扫描不能确定，有必要进一步行 CTPA 评估，因为 CTPA 通过显示狭窄、内膜不规则或完全阻塞，提供 CTEPH 的额外证据（图 79–3）[37–39]。然而，CTPA 正常并不能排除 CTEPH 的诊断[37]。CT 扫描还可排除可能出现类似症状的罕见疾病，包括纤维性纵隔炎、纵隔癌和肺动脉肉瘤。CT 扫描还可显示长期疾病中肺动脉的粥样钙化，这增加了动脉内膜切除术的技术难度。有几个研究小组报道使用磁共振成像（magnetic resonance imaging，MRI）或磁共振血管造影（magnetic resonance angiogram，MRA）评价 CTEPH 患者的肺动脉和右心。虽然初步结果令人鼓舞，并显示出与 V/Q 扫描相似的敏感性和特异性，但仍需进一步研究才能将其常规用于 CTEPH 患者的评估 [40, 41]。

V/Q 扫描提示 CTEPH，患者应转诊至具

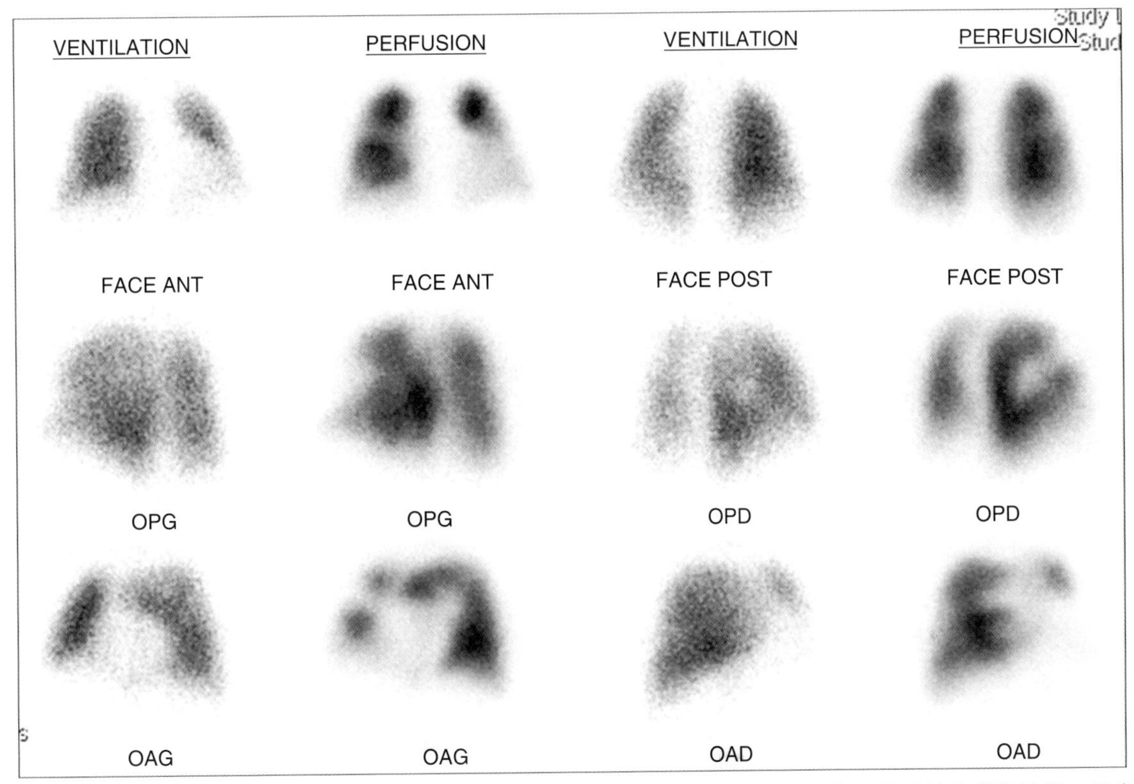

▲ 图 79-2 **V/Q 扫描与 CTEPH 一致。CTEPH 的 V/Q 扫描通常显示正常通气，节段性或较大灌注缺损，通常为双侧**

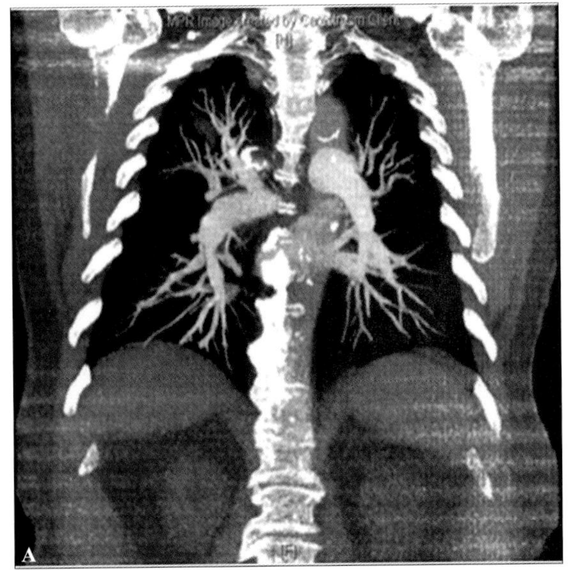

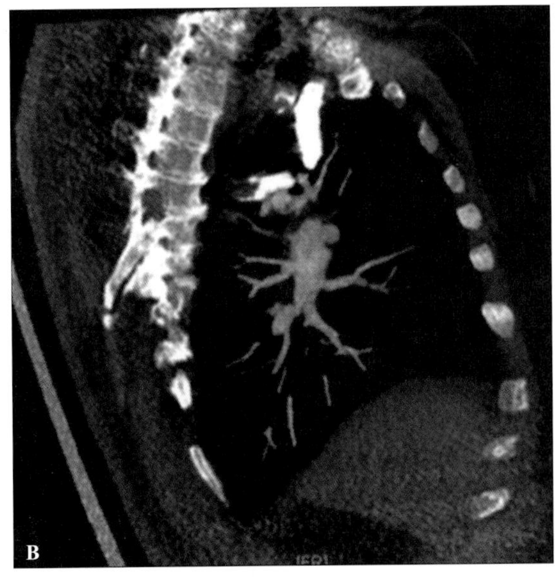

▲ 图 79-3 **CTEPH 患者的 CT 肺血管造影显示肺动脉狭窄和闭塞**

有 CTEPH 内科和外科管理经验的中心[42]。随后，应继续通过肺血管造影和右心导管插入术进行评价。肺动脉造影可显示近端和远端肺动脉弹性，仍然是诊断 CTEPH 和评估近端与远端疾病的金标准，是确定患者可手术的重要部分。使用选择性非离子型对比剂注射和双平面数字减影系统进行肺血管造影时，应同时拍摄前视图和侧视图。CTEPH 的肺血管造影表现有五种不同的类型：囊袋状缺损、肺动脉网或带、内膜不规则、突然变窄和完全阻塞（图 79–4）[43]。肺血管造影也可显示出现胸膜下灌注，这已被证明与手术效果不佳相关[44]。

由于对比剂诱导的血管舒张可能引起潜在的体循环低血压，因此肺动脉高压患者中肺动脉造影的安全性已引起关注，但尚未在文献中得到证实。Pitton 及其同事的研究表明，多次注入非离子型对比剂不会对血流动力学产生不良影响，包括肺动脉收缩压高于 60mmHg 的患者[45]。理想情况下，肺动脉造影应与右心导管检查的血流动力学评估同时进行。此外，所有存在冠状动脉疾病风险的患者均应通过冠状动脉造影进行评估，因为如果需要，可在 PEA 时进行冠状动脉旁路移植术[1]。在高危患者中，颈动脉狭窄也应通过多普勒扫描排除。总之，这些检查允许对疾病负担、心血管和肺部系统的状态进行综合评估。如有可能，应在专门的 CTEPH 中心进行该评价，以尽量减少重复检查。

五、诊断标准

根据 2009 年肺动脉高压诊断和治疗指南，CTEPH 的诊断要求患者必须有毛细血管前肺动脉高压（平均肺动脉压＞ 25mmHg，肺毛细血管楔压＜ 15mmHg，PVR ＞ 2Wood 单位）。尽管抗凝治疗至少 3 个月，弹性肺动脉（肺动脉主干、肺叶动脉、肺段动脉或亚段动脉）仍存在多个慢性或机化闭塞性血栓和栓子[42]。

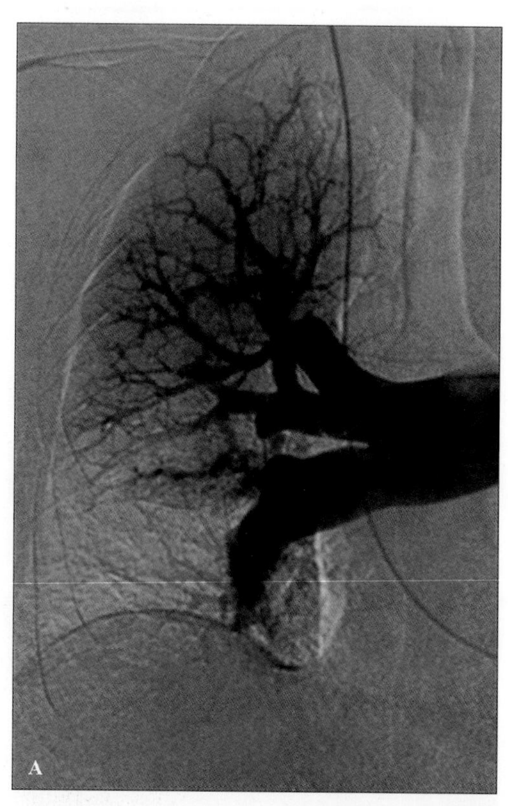

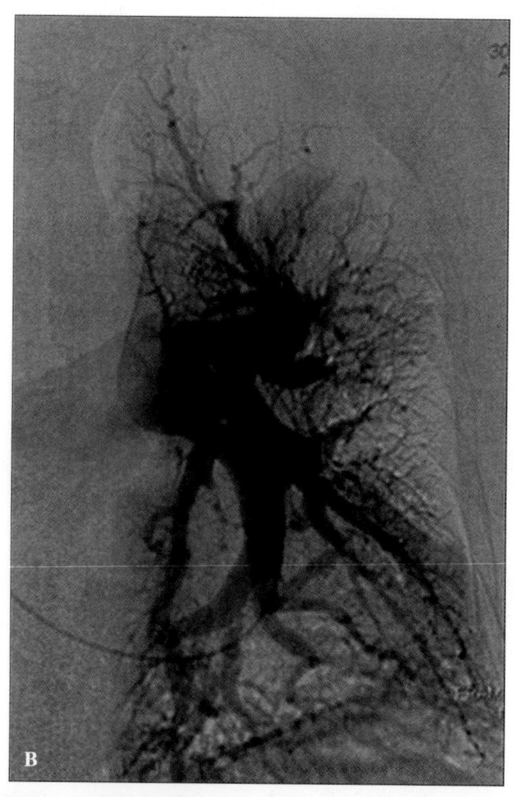

▲ 图 79–4　肺动脉造影与 CTEPH 一致

CTEPH 患者的肺血管造影表现有五种典型类型，包括囊袋状缺损、肺动脉网或带、内膜不规则、突然狭窄和完全阻塞

六、术前患者评估

一旦患者确诊为CTEPH，首先应开始终生抗凝治疗。最常用的方法是静脉输注普通肝素或皮下注射低分子肝素，然后是维生素K拮抗药，抗凝治疗开始后的目标国际标准化比率为2.0～3.0[46]。开始抗凝治疗后，所有诊断为CTEPH的患者均应评估PEA，因为手术仍是唯一可能治愈的疗法。即使患者的症状或血流动力学紊乱较轻，也必须进行评估，因为动脉病变可能随着时间的推移，在通畅的区域内发展。如果任其发展，这种动脉病变可导致术后持续肺动脉高压，是不良预后的强烈预测因子[1, 38]。

虽然大多数接受PEA评价的患者表现出严重的血流动力学损害，但有些患者表现正常。这可能提示为单侧阻塞[47]。然而，即使不存在单侧阻塞，这些患者也可能表现出对运动的异常反应。研究表明，即使在静息状态下，无论正常压力如何，右心室也不能适应CTEPH后负荷增加。由于在日常活动中肺动脉压力和右心室负荷的升高可发展为进行性肺动脉高压，这些患者可从PEA中显著获益[48]。为了确定这部分患者，一些中心将运动试验纳入其诊断评估。

PEA的适应证与病变的可及性和外科医生的经验直接相关。如Fedullo及其同事所概述的，适应证通常可通过以下四种类别来确定：手术可及性、血栓与血流动力学紊乱或通气障碍的相关性、患者并发症的存在和严重程度以及患者是否愿意手术[1]。首先要确定的是血栓是否可以通过手术清除。只有起源于肺动脉主干、叶动脉或段动脉的血栓才能在PEA中被清除。其次，成功的PEA取决于血流动力学影响与血管闭塞程度成正比。这是至关重要的，因为如果患者的血流动力学损害主要是由于难以接近的远端病变引起，PEA降低PVR的程度就很有限。未能降低PVR与患者短期和长期预后不良相关，包括未能脱离体外循环、血流动力学不稳定和死亡[1, 38, 49, 50]。目前，尚无评估血栓对血流动力学影响的标准化指标，这进一步强调了专家会诊的必要性。

随着CTEPH经验的增加，PEA的禁忌证逐步减少。PEA目前唯一的绝对禁忌证是重度限制性或阻塞性肺病[1]。有研究报道，PVR严重升高［＞900～1000dynes/（s・cm^{-5}）］与围术期死亡率增加相关[38, 51]。然而，PVR升高或功能状态受损程度不应视为PEA的禁忌证。但术前风险评估中应包括疾病和症状的严重程度。其他并发症也是如此，它们同样不是绝对禁忌证，但在全面评价患者的整体健康状况和评估手术风险时必须考虑。重要的是，高龄本身并不是PEA的禁忌证。Berman及其同事报道了70多岁患者的早期死亡率，与年轻患者的死亡率相当[2, 52]，并报道了80岁以上的患者成功施行PEA的经验[2, 52]。

最终决定进行手术是复杂的，需要CTEPH外科、呼吸科、重症监护和放射科的专业知识。只有多学科的CTEPH专家团队才能做出手术候选人的最终决定[37]。在至少由两个专家中心独立评估之前，不得将患者视为不可手术。

一旦确定患者接受手术，一些中心通常会置入下腔静脉（inferior vena cava，IVC）滤器，除非患者的栓子确定是非腿部、非骨盆来源的。这是为了在术后敏感期或抗凝不足期间防止进一步的栓塞。然而，对于这种做法的有效性并没有达成共识，争论仍在继续[53]。迄今为止，尚无评价下腔静脉滤器使用的随机试验。但是，在欧洲CTEPH登记研究中，置入IVC滤器不影响PEA后的1年生存率[54]。如果置入滤器，首选经颈静脉入路，置入手术应在手术前数天进行，以避免围术期潜在的出血并发症。

七、肺动脉内膜切除术

术中患者监护与一般心脏手术相似，包括心电图、膀胱温度、脉搏血氧饱和度和动脉血压的连续监测，以及利尿程度。对于PEA，除常规桡动脉导管外，还可放置股动脉导管，以避免低温停循环后外周血管收缩导致的异常值[55]。头部包裹在降温夹克中直接进行大脑降温，近红外光谱用于监测体外循环和停循环过程中的大脑氧合。最后，置入 Swan-Ganz 导管监测心输出量、混合静脉血氧饱和度和 PVR，并插入经食管超声心动图探头进行常规心脏评价，以及右心和房间隔的详细评估[55]。

PEA 的手术入路是通过胸骨正中切开术和垂直心包切开术。这使得无须打开胸膜即可直接进入两侧肺动脉，并避开了包绕在心包外的高度血管化组织。全身肝素化以延长活化凝血时间超过 400s（300U/kg，静脉给药）后，通过上腔静脉、IVC 和主动脉建立完全心肺旁路。使用该策略是为了在必要时能够进入右心房。一旦建立了心肺转流，就开始降温，以便将患者的核心温度降至 18～20℃。降温过程中，动脉血与中心温度（直肠或膀胱）之间应保持 10℃的梯度[55, 56]。完全降温通常需要 45min 至 1h，因此随着温度的降低，充分游离上腔静脉以便进入右肺动脉，并在主肺动脉中放置一个排气管，距离肺动脉瓣远端约 1cm。第二个排气管通过右上肺静脉插入左心房。由于支气管动脉扩张导致大量静脉回流，在 PEA 期间左心充分减压尤为重要[38]。

一旦患者核心温度达到 18～20℃，即套住两侧腔静脉，升主动脉用主动脉阻断钳阻断，经主动脉根部滴入心脏停搏液。在主动脉和上腔静脉之间沿右肺动脉前面作纵向动脉切开。切口应向远端延长，以便进入下叶分支，并恰好位于中叶动脉起始部的近端[55]。任何肉眼可见的、松散的血栓物质在此阶段均可清除；但是必须强调并清楚地认识到，单纯栓子切除术不会改善 CTEPH 患者的 PVR，必须进行真正的动脉内膜切除术。

只要没有过多的回血，就可以开始动脉内膜切除。如果出血多，应开始停循环，因为在动脉内膜切除术中需要一个良好的视野。确定正确的动脉内膜切除平面对手术成功至关重要，起始平面应在肺动脉后壁表面展开。如果出现损伤，此时最有利于修复。正确的平面位于内膜与中膜之间，呈珍珠白色，光滑。容易剥离的动脉内膜切除层面，进一步确认了平面的正确。相比之下，红色到粉红色表明平面在外膜内，并且太深。这存在潜在致死性动脉穿孔的风险[55]。但是，必须同样注意避免平面过浅，因为这将导致动脉内膜切除不充分和血流动力学预后不良。

一旦确定了正确的平面，就行环周剥离，并延伸到纵隔和中间动脉及其分支。通常情况下，动脉的初始开放会导致严重的回血，需要开始深低温停循环，以提供无血术野，并允许在肺叶和肺段动脉内继续安全地进行动脉内膜切除。在没有停循环的情况下，逐步清除动脉阻塞会导致更严重的回血，使术野模糊，增加动脉损伤的风险。一旦体外循环停止，开始停循环后，动脉内膜切除术应继续分别进入各亚段动脉，直至标本自行脱离，不再有远端阻塞[55]。将动脉内膜切除延伸到适当的远端是很重要的，因为 PEA 标本尾部的长度和数量与术后 PVR 呈负相关[57]。一旦完成右肺动脉内膜切除术，重新建立心肺旁路，用一根 6–0 聚丙烯缝合线连续闭合动脉切口。根据经验，完全、单侧动脉内膜切除是可以在单次不超过 20min 的停循环时间内实现的。

患者再灌注约 15min 后，注意力转向左侧。从肺动脉主干开始行弓形动脉切开，并延伸至左肺动脉心包反折水平。过多的侧壁剥离并不能改善手术视野，这样做反而会使得修复动脉切开术更困难，并可能伤及左侧膈神经。左侧动脉内膜切除术按照与右侧相同的指导原则进行，当回血妨碍手术视野时，再次进行停循环。所有患者的目标必须是一个完整的，双侧动脉内膜切除术，并且应该是可以在总的循环停止时间小于 55min 的情况下实现的[38]。

作为加州大学圣地亚哥分校最初开发的标准技术的补充，Dartevelle 及其同事描述了血管镜在动脉内膜切除术中的应用[58]。他们报道使用血管镜改善了血管腔内的照明以及提供了远端肺动脉的视野。此外，血管镜允许整个手术团队观摩手术，方便了助理外科医生的工作以及手术教学。

一旦完成双侧动脉内膜切除术，应检查标

本，并根据Jamieson系统对疾病进行分类（图79–5）。正如Thistlethwaite及其同事在2002年提出的，根据疾病的部位和类型对患者进行分类。具体而言，Ⅰ型为主干至叶动脉的新鲜血栓；Ⅱ型为伴近端节段性动脉内膜增厚的机化血栓；Ⅲ型为远端节段性动脉内膜增厚和纤维化，Ⅳ型为远端小动脉血管病变，切除正常内膜层，无管腔内病变[59]。如该分级所述，疾病的类型和部位对术后疗效有预测作用，与Ⅲ型和Ⅳ型患者相比，Ⅰ型和Ⅱ型患者的围术期生存率明显更高，术后并发症发生率更低，NYHA心功能分级更低，总住院时间更短[59]。

完成动脉内膜切除术后，再次开始心肺转流，并在关闭左侧动脉切口时开始复温。在加温的灌注液与体温之间保持10℃的梯度，复温一般需要90～120min。在此期间，给予甲泼尼龙和甘露醇，并进行任何其他需要的手术，如卵圆孔未闭修复术、冠状动脉旁路移植术或心脏瓣膜修复术[55]。重要的是，虽然许多CTEPH患者术前存在重度三尖瓣反流，但很少需要三尖瓣修复，除非有证据表明瓣膜本身受损。PEA成功后会发生显著的右心室重构，这通常可以改善术前三尖瓣关闭不全[47]。

所有手术完成后，心脏排气，移除主动脉阻断钳。复温完毕后，逐步脱离体外循环，细致止血，放置心房、心室临时起搏导线及引流管，关胸。

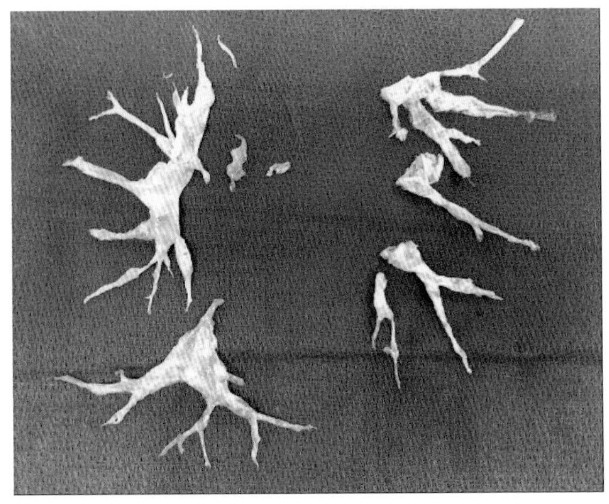

▲ 图79–5 肺动脉内膜切除术标本

标本显示向远端内膜适当的延伸，包含来自每段和亚段动脉的完整尾部

值得注意的是，出现了几篇关于在中度低温下进行PEA或使用替代插管策略避免深低温停循环或提供选择性脑灌注的研究报道[60–62]。这些尝试是出于对深低温停循环相关的潜在负面认知效应和其他并发症的担心。然而，肺动脉内膜切除术期间停循环与脑灌注对比（PEACOG）试验，是一项包含74例接受PEA患者的随机研究，按1∶1的比例接受了20℃的深低温停循环20min的患者和顺行性脑灌注的患者，结果显示两组间认知功能或不良事件发生率无差异[63]。事实上，两组的认知功能均有改善，9例患者从顺行性脑灌注过渡到深低温停循环，以便完成动脉内膜切除术。因此，建议继续在深低温停循环下进行PEA，以便在动脉内膜切除术期间获得最佳的手术视野。

八、术后管理

PEA术后的许多挑战，包括出血、心包积液、心律失常、肺不张、谵妄和伤口感染，都与普通心脏手术后相似。然而，PEA也会引起独特的生理变化，导致特殊的管理挑战。术后早期护理应注重尽量减少全身耗氧量，通过适当的前负荷优化右心功能，必要时给予正性肌力药物支持。如Mayer所述，术后患者通常属于三种血流动力学异常中的一种[64]。大约70%的患者会出现平均肺动脉压和PVR的大幅下降，心输出量增加和全身血管舒张。在这个亚组中，尽管心输出量显著增加可导致肺渗出，但术后管理可能只需常规管理，因此必须监测心输出量，必要时降低心输出量。大约20%的患者肺动脉压持续升高，但跟第一组患者一样出现心输出量增加，体循环血管舒张。这些患者发生再灌注肺水肿和右心衰竭的风险增加，除了密切监测心输出量外，还经常需要利尿治疗。最后，高达10%的患者会出现肺动脉压升高、低心输出量和右心衰竭，并可能进展为多器官衰竭。在这一重症亚组中，可能需要强化治疗，包括体外膜肺氧合（extracorporeal membrane oxygenation，ECMO）和（或）连续性静脉 – 静脉血液透析[64]。

所有患者在 PEA 后均需要终生抗凝治疗。一旦明确没有明显的术后出血，在手术当天尽快开始皮下注射预防性剂量的肝素[65]。复发性 VTE 高风险患者，包括那些有狼疮抗凝物或抗磷脂抗体的患者，应开始使用静脉普通肝素完全抗凝血治疗，直至活化部分凝血活酶时间（aPTT）达到治疗性抗凝血范围的下限。另外，一旦拔除起搏导线和纵隔引流管，应开始充分抗凝，通常使用维生素 K 拮抗药，目标 INR 为 2.0～3.0[65]。

PEA 后可能发生两种独特的生理变化，这两种变化均可能显著影响患者的术后病程。最常见的是肺动脉窃血或肺血流重新分布，从以前灌注良好的区域流向新切除动脉内膜的血管。这一变化最初由 Olman 及其同事报道，PEA 后有高达 70% 的患者发生[66]。由于 CTEPH 最常影响下叶动脉，盗血导致下叶灌注不成比例，如果不注意维持适当的下叶通气，可能因 V/Q 不匹配或静脉血混合导致低氧血症。因此，PEA 患者通常需要更高的潮气量来维持氧合。如果氧合仍然存在问题，也可增加呼气末正压（PEEP）；然而，吸气峰压应保持在 30mmHg 以下，以避免潜在的气压伤[65]。

在高达 30% 的患者中，术后表现为再灌注肺水肿[67]。非心源性，再灌注肺水肿通常发生在术后最初 72h 内受 PEA 影响的肺区。严重程度可有很大差异，从轻度低氧血症到出血性肺水肿甚至死亡。治疗主要是支持性的，包括机械通气和辅助供氧。几个研究小组已经发表了个案或小型病例报道，即使用吸入一氧化氮治疗再灌注水肿引起的低氧血症，试图将血流重新导向通气良好的肺泡，减少 V/Q 不匹配[68-71]。虽然结果令人鼓舞，但尚无大型系列或随机研究的数据支持其使用。

也有报道 ECMO 在严重术后再灌注肺水肿和右心衰竭病例的成功应用。Thistlethwaite 和他的同事报道，在 20 例 PEA 后再灌注肺水肿导致呼吸衰竭的患者中使用了静脉 – 静脉 ECMO，院内生存率为 30%。Berman 和他的同事们在 7 名术后早期心肺衰竭的 PEA 患者中使用了静脉 – 动脉 ECMO，其中 5 名患者（71%）成功脱离了机械支持[73]。尽管发表的报道有限，ECMO 仍是 PEA 后严重心肺功能不全患者的一种挽救生命的选择，推荐所有 CTEPH 中心使用 ECMO[35]。

罕见情况下，严重的术后持续肺动脉高压患者可能无法脱离体外循环。在这些情况下，机械循环支持为高选择性患者提供了康复或移植的潜在桥梁。静脉 – 动脉 ECMO 或中心插管（如 Novalung）可使患者脱离体外循环，并转移到重症监护室，在那里再对行双肺或心肺移植进行进一步评估[74]。

无论术后肺动脉压如何，PEA 后都可能发生显著的血流动力学不稳定。血流动力学的成功稳定很大程度上取决于优化右心室功能，因为 CTEPH 患者的右心室顺应性差，右心室功能严重依赖于术后适当的前负荷、右心房功能和心率[65]。术中放置临时心房和心室起搏导线可调节心率并治疗特定心律失常。因为在右心室后负荷显著降低后，室间隔恢复到正常构型，因此左心室功能也可能受到影响。术后初期常有明显的利尿作用，虽然这是生理性的，而且一般有利，但过度利尿可导致右心室或左心室前负荷不足和体循环低血压。在这些情况下，合理的液体管理可以恢复恰当的前负荷[65]。

尽管由于血流动力学不稳定和呼吸系统并发症带来了管理挑战，但术后病程通常与一般心脏手术相似，稳定的患者在术后第 1 天拔管是合适的。应遵循公认的机械通气撤机方案，并延迟拔管，直至患者完全清醒，血流动力学稳定，呼吸状态适当。但是，如果满足这些标准，则无须延迟拔管。事实上，Fedullo 和 Jamieson 报道约 50% 的 PEA 患者在术后第 1 天成功拔管，随后 30%～40% 在术后第 2 天成功拔管[51, 65]。在他们对1500例病例的回顾中，Jamieson及其同事报道中位ICU住院时间约为96h，中位总住院时间为10天[51]。

九、肺动脉内膜切除术后的结局

在有经验的CTEPH中心进行手术时，目前PEA的治疗效果非常好。据欧洲CTEPH注册中心报告，2007—2009年386例接受PEA患者的住院死亡率为4.7%，这与最近发表的其他报道一致[9]。在对2006—2010年500例接受手术的PEA患者回顾性分析中，Madani及其同事报道的住院死亡率为2.2%[2]。2006年接受手术的患者,Condliffe及其同事报道的住院死亡率为5.4%[75]。重要的是，已发表的研究显示了成功进行PEA的学习曲线。Madani和Condliffe等最新一组的住院死亡率相比于早期组均降低了约50%[2, 75]。

PEA长期生存率也很好，术后早期很少发生CTEPH导致的死亡。Corsico等报道，术后存活3个月的患者，4年的CTEPH相关死亡率为4%。在Condliffe及其同事的研究中，236例接受PEA治疗患者的1年和3年生存率分别为88%和76%，而Madani及其同事报道的1410例患者的5年和10年生存率分别为82%和75%[2, 75]。PEA后CTEPH复发较为罕见，Mo及其同事报道，870例患者的再次手术率为1.5%。重要的是，85%接受再次手术的患者，其初次手术为单侧PEA或术后抗凝血不足，表明采用适当的初次手术和药物治疗，术后复发率更低[77]。

手术一旦成功后，PEA对患者术后血流动力学将产生深远影响，术后肺动脉压和PVR可能接近正常。然而，5%～35%的患者在手术后有持续的肺动脉高压，最常见的原因是术前评估中没有认识到存在手术不可触及的远端病变或不可逆的动脉病变[1, 78–80]。持续肺动脉高压的预估发生率差异很大，可能是由于组间对持续性肺动脉高压定义的不同；然而，尽管存在这些差异，持续性肺动脉高压仍然是术后死亡的常见原因，并对PEA后的症状和功能状态产生不良影响[38, 78]。术后持续肺动脉高压患者的治疗面临挑战，应根据总体临床状态评估药物治疗或进行肺移植。

对于大多数PEA患者而言，血流动力学改善是立竿见影的，而且效果可能非常显著。Jamieson等对500名患者进行了回顾性分析，报告PVR平均从约890dynes/（s·cm^{-5}）降至285dynes/（s·cm^{-5}），平均肺动脉压从46mmHg降至28mmHg。心输出量从平均2.8L/min增加至5.5L/min[51]。其他多个小组报道了类似的结果[57, 58, 81, 82]。随着血流动力学的显著改善，PEA后右心室重塑。超声心动图研究证明，室间隔的位置恢复正常，右心房和右心室缩小，三尖瓣反流减少或消失[83–85]。

也许最重要的是，PEA后患者功能状态和生活质量的改善。Reesink及其同事报道，35例PEA患者术后1年的6分钟步行距离增加了100m[86]。Archibald等发现呼吸急促、NYHA分级和Rand SF-36生活质量量表评分显著改善，62%的术前丧失劳动能力患者能够恢复工作[87]。总体而言，尽管PEA是一种高度复杂的手术，有可能发生危及生命的严重并发症，但在经验丰富的医疗中心接受治疗的患者生存率极佳，并且手术提供了显著的、通常是即刻的血流动力学改善，与患者症状、整体功能状态和生活质量的持久改善一致。

十、肺移植

对于术后患有重度、持续性肺动脉高压或因远端病变不适合接受PEA的患者，肺或心肺移植是最终的手术选择[74]。CTEPH的移植评估通常与PAH相似，选择双肺移植或心肺移植[53]。迄今为止，还没有专门研究探讨CTEPH的肺或心肺移植；然而，在一些报道多种类型肺动脉高压患者移植后结果的研究中，包括了CTEPH患者。Fadel及其同事报道了219例因肺动脉高压而接受双肺或心肺移植的患者，其中21例患有CTEPH。在这些患者中，11例接受心肺移植，

10 例接受双肺移植。CTEPH 患者的 1 年和 5 年总生存率分别为 76% 和 57%，心肺和双肺移植组之间的生存率无差异。目前没有证据表明肺移植或心肺移植后 CTEPH 患者比其他肺动脉高压患者更差；然而，与其他肺部疾病相比，肺动脉高压患者的术后死亡率更高。鉴于缺乏可用的供体器官、术后死亡率较高，以及与终生免疫抑制相关的风险，对于 CTEPH 患者，移植应该被视为最后的手段。

十一、肺动脉球囊成形术

由 Feinstein 等于 2001 年首次报道，人们对球囊肺动脉成形术（balloon pulmonary angioplasty，BPA）作为 CTEPH 患者的一种治疗选择重新产生了兴趣。在这种方法中，使用标准球囊血管成形技术打开肺段和亚段肺动脉。早期结果令人鼓舞，在他们最初的系列研究中，Feinstein 及其同事报道了 18 例患者的治疗效果，这些患者或有手术无法切除的病灶，或存在无法接受 PEA 的严重内科并发症[89]。患者接受的导管插入术中位数为 3 次，平均每次导管插入扩张 2.3 次。平均随访 34 个月，平均肺动脉压从 42mmHg 降至 33mmHg，总肺阻力从 22 降至 17Wood/m^2，生存率为 89%。平均 NYHA 分级从 3.3 级改善至 1.8 级，平均 6 分钟步行距离从约 191m 增至 454m[89]。11 例患者（61%）出现再灌注肺水肿，其中 3 例需要机械通气[89]。

在随后的日本和欧洲系列研究中，多个研究小组报道了 BPA 的成功使用。在最大的研究中，Mizoguchi 等报道了 68 例不能手术的 CTEPH 患者的结果，2 年生存率为 97%，PVR 和平均肺动脉压分别从 942dynes/（s・cm^{-5}）降至 326dynes/（s・cm^{-5}）和从 45mmHg 降至 24mmHg[90]。平均世界卫生组织（WHO）功能分级从 3 级提高到 2 级[90]。Andreassen 及其同事在一份报道中显示，20 例患有不可手术 CTEPH 或 PEA 后持续性肺动脉高压的患者，BPA 后获得显著的血流动力学和功能改善[91]。平均肺动脉压由 45mmHg 下降到 33mmHg，PVR 由 8.8wood 单位下降到 5.9wood 单位，心输出量从 4.9L/min 升至 5.4L/min，心功能从平均 NYHA3 级改善到 2 级。平均随访 4.25 年，总生存率为 85%[91]。然而，围术期死亡率为 10%，35% 的患者发生再灌注肺水肿[91]。

综合考虑，早期 BPA 研究的结果令人鼓舞，并具有显著潜力。然而，考虑到 BPA 需要多次干预和存在严重不良事件的报道，包括肺出血和较高的再灌注肺水肿发生率，该手术并非无风险。BPA 的长期疗效也尚未完全确定。因此，需要进一步研究以明确 BPA 合理的临床应用，在进行此类研究之前，不应将其视为 PEA 的替代品[35]。

十二、药物治疗

必须强调的是，CTEPH 目前是一种外科疾病。在做出任何治疗决定之前，所有患者均应在专家中心接受 PEA 评价，因为 PEA 是唯一可能治愈的疗法。然而，尽管 PEA 已被更多 CTEPH 患者接受，但仍有很大比例的患者无法手术、选择放弃手术或术后持续肺动脉高压。在欧洲 CTEPH 注册研究中，31% 转诊至 CTEPH 中心的患者被认为无法手术，17% 患有术后持续性肺动脉高压[9]。在这些情况下，宜考虑药物治疗。CTEPH 药物治疗目标是利用肺血管扩张药和重塑药降低肺动脉压和 PVR，以改善患者的功能状态和生活质量。然而，与成功的 PEA 相比，药物治疗的益处较小，且药物治疗并不能治愈。

CTEPH 的药物治疗包括使用最初开发用于治疗 PAH 的药物，该原理基于患者可能有明显远端动脉病变的观察结果。CTEPH 的远端动脉病变与 PAH 相似，是导致患者无法手术的常见原因。有充分的文献支持前列环素类似物、内皮素受体拮抗剂和磷酸二酯酶 -5 抑制剂治疗 PAH 的安全性和疗效，因此已将其应用于 CTEPH[92]。

迄今为止，已有 2 项大型、随机的 CTEPH 药物治疗试验。第一项是 BENEFIT 试验（波生坦在不可手术的 CTEPH 的作用）[93]。BENEFIT 是一项双盲、随机、安慰剂对照研究，纳入

157例不可手术或PEA后持续术后肺动脉高压超过6个月的CTEPH患者。患者随机接受波生坦（一种内皮素受体拮抗药）或安慰剂治疗16周。主要研究终点为PVR较基线变化的百分比和6分钟步行距离的变化[93]。研究达到了一个主要研究终点，与安慰剂相比，波生坦治疗患者的PVR下降了24%。几项血流动力学指标也有所改善，包括总肺阻力和心脏指数；然而，两组之间的6分钟步行距离未见显著差异。随后的研究普遍证实了这些发现，Becattini及其同事对10项较小的观察性研究进行了系统综述，并报道了波生坦治疗CTEPH患者3～6个月后的6分钟步行距离和心脏指数增加，肺动脉压降低[94]。

第二项大型随机试验是2013年发表的CHEST-1研究[95]。CHEST-1是一项3期、多中心、随机、双盲、安慰剂对照试验，在261例不可手术的CTEPH或PEA后持续性肺动脉高压患者中进行。使用利奥西呱（一种可溶性鸟苷酸环化酶刺激药）治疗16周后，达到了6分钟步行距离改变的主要研究终点。因为与接受安慰剂的患者相比，接受利奥西呱治疗的患者平均6分钟步行距离增加了39m，具有显著统计学意义。安慰剂组的距离平均减少了6m。与安慰剂组相比，治疗组的PVR、N-末端脑钠肽前体水平和WHO功能分级也显著改善。研究观察到的不良反应很小，安慰剂组和治疗组均有3%的患者发生右心衰竭，2%～3%出现晕厥[96]。CHEST-2，一项延长使用利奥西呱治疗至1年的随访研究，报道了相似的疗效和安全性结果[95]。利奥西呱目前在美国和欧洲获批用于增加无法手术的CTEPH或PEA后持续性肺动脉高压患者的运动耐量。

除了BENEFIT和CHEST，没有其他大型、随机试验验证CTEPH的药物治疗。Sunthara-lingam及其同事在19例不能手术的CTEPH患者中进行了西地那非的随机、双盲、安慰剂对照试验[97]。治疗12周后，主要研究终点6分钟步行距离未见显著差异，但PVR和WHO功能分级有统计学显著改善。该研究以开放标签形式延长至1年，之后观察到6分钟步行距离、血流动力学以及活动和症状相关生活质量显著改善[97]。尽管该研究的效能不足以评估主要研究终点，且仅在开放标签期后表现出显著的功能改善，但其与西地那非的其他非随机研究结果一致[98, 99]。

此外，还有几项较小的研究验证了CTEPH中前列腺素的使用。Cabrol及其同事回顾性分析了27例接受静脉注射依前列醇治疗的不可手术CTEPH患者，发现平均治疗20个月后，6分钟步行距离、NYHA功能分级和平均肺动脉压显著改善[100]。Skoro-Sajer等的一项皮下注射曲前列尼尔的非对照试验，25例不能手术的CTEPH患者在平均19个月后，6分钟步行距离、WHO分级和血流动力学也有明显改善[101]。最后，吸入伊洛前列素显示可改善CTEPH的血流动力学和功能状态。虽然这些结果令人鼓舞，但遗憾的是，这些研究要么是非随机研究，涉及与其他肺动脉高压药物的联合治疗，要么包括PAH患者[102-105]。

对于无法手术的患者或术后持续肺动脉高压的患者，目前尚无特定的指南或方案来确定适当的药物治疗。然而，鉴于这些证据，为此类患者提供药物治疗是适当的。来自美国心脏病学会基金会工作组、美国心脏协会、欧洲心脏病学会和欧洲呼吸学会的最新指南未涉及CTEPH药物治疗的具体策略，但欧洲指南确实推荐对不适合手术或术后持续肺动脉高压的患者进行药物治疗[106, 107]。值得注意的是，这些指南是在CHEST-1和CHEST-2试验之前发表的。

术前高PVR与术后死亡率增加相关，这一事实导致一些患者在术前开始药物治疗，试图降低PVR，并且在PEA之前使用PAH药物的患者也在增加。Jensen及其同事报道，接受术前药物治疗的PEA患者从2005年的19.9%增加至2007年的37%。欧洲CTEPH注册研究报道，28.3%的手术患者在手术时至少接受一种PAH药物治疗[9, 108]。虽然现在有来自随机试验的证据，支持对不能手术的CTEPH或术后持续性肺动脉高压患者使用特异性药物治疗，但仍没有证据表明药物治疗可作为 PEA 的过渡。Nagaya 及其同事回顾了 12 例 PVR 大于 1200dynes/（$s \cdot cm^{-5}$）的患者，在 PEA 前接受静脉注射前列环素治疗，发现治疗显著降低了 PVR [109]。Bresser 及其同事回顾性分析了 9 例接受持续静脉注射依前列醇治疗的患者，也发现 PVR 平均改善 28%；然而，3 例患者尽管接受了治疗仍出现临床恶化 [110]。最后，在一项研究者发起的随机化、对照、单盲研究中，Reesink 及其同事发现，PEA 前 16 周的波生坦治疗显著增加了 6 分钟步行距离和心脏指数，并降低了 PVR 和平均肺动脉压 [111]。

虽然这些研究报道了术前血流动力学改善，但在术前接受药物治疗的患者中未显示术后结局改善。事实上，Jensen 等对 355 例转诊接受 PEA 的患者进行了回顾性分析。在接受或未接受波生坦、西地那非、依前列醇，或手术前联合治疗的患者之间，术后血流动力学或许多患者结局指标（包括死亡率、再灌注肺损伤、ICU 或住院时间）无差异 [108]。然而，他们发现，术前药物治疗几乎将诊断和手术转诊之间的时间延长了一倍，从大约 4 个月延长到 9 个月 [108]。鉴于及时手术转诊的重要性和缺乏有力数据证明确实的获益，目前没有足够的证据支持常规术前药物治疗，事实上这可能是有害的。

目前还没有针对因并发症或拒绝手术等原因而被认为不能手术的患者进行药物治疗的研究，由于这些患者被明确排除在大多数临床试验之外，因此不适合推断药物治疗潜在的影响。然而，由于 CTEPH 的一般生物学机制在这些患者中也是成立的，并且 PAH 药物通常耐受良好，尽管缺乏证据，这些患者通常仍接受药物治疗 [20]。

十三、总结

在小部分患者中，静脉血栓栓塞性疾病转变为血栓纤维化和肺动脉重塑的慢性状态，慢性肺动脉阻塞。这一病理过程导致 CTEPH，最终发展为致死性右心衰竭。这种转变的确切机制尚不清楚，正在研究中。目前，唯一可能治愈的方法是 PEA。虽然很复杂，但在有经验的中心进行 PEA 可获得极好的术后生存率，并显著改善患者的血流动力学、功能状态和总体生活质量。因此，它仍然是标准治疗。针对 PAH 开发的试验性药物在不适合手术或术后持续肺动脉高压的患者中应用前景良好；然而，目前的证据不支持其在手术患者中的术前应用。BPA 是非手术患者的另一种选择。然而，尽管有这些进展，PEA 手术仍然是 CTEPH 的首选治疗，在做出任何替代治疗决策之前，所有患者均应在专家中心接受手术评估。

第 80 章 慢性阻塞性肺病的外科治疗

COPD for CT Surgery

Mark Weir　Gerard J. Criner　著
孔令文　译

一、概述

2017 年慢性阻塞性肺疾病全球倡议（GOLD）更新版[1]将慢性阻塞性肺病（chronic obstructive pulmonary disease，COPD）定义为一种常见的、可治疗的疾病。其特征是持续的症状和气流受限，与暴露在有毒气体导致的呼吸道异常有关，个别患者的严重程度与急性发作和并发症有关。这一定义刻意强调了该疾病是可以预防和治疗的。人们已经不再使用传统的术语“肺气肿”或“慢性支气管炎”，并且明确地认识到该疾病与其他因素相关，如发展中国家使用的生物燃料。诊断仍然是基于小气道疾病和肺实质破坏所致的持续性气流受限。现在人们认识到，气流受限是该病的一个要素，并不能充分说明症状的严重程度。最近的研究强调了并发症的重要性，个别患者病情不稳定表现为急性加重。

二、流行病学与疾病负担

世界卫生组织（WHO）估计有 6500 万人患有中度至重度 COPD。2005 年，全世界约有 300 万人死于 COPD。到 2020 年，COPD 预计将成为第三大死亡原因和第五大残疾调整生命年（disability adjusted life year，DALY）原因[2]。准确评估 COPD 的流行病学是困难的。用于定义 COPD 的诊断标准各不相同。在发达国家和发展中国家，人口年龄、吸烟率以及其他一些因素之间存在着相当大的差异[3-5]。全国健康和营养检查调查（NHANES 2007-10）估计，使用支气管扩张剂后肺活量测定［固定比值诊断标准（慢性阻塞性肺疾病全球倡议）］，美国 40—79 岁人群 COPD 患病率为 14.0%，使用支气管扩张剂前肺功能测定［正常值下限诊断标准（美国胸科协会 / 欧洲呼吸学会）］，COPD 患病率为 15.4%[6]。一项来自日本的流行病学研究（NICE）认为严重低估了当前 COPD 的发病率。日本国家统计数据估计 COPD 患病率为 0.3%，但他们发现研究人群中，气流阻塞患病率为 10.9%[7]。在过去的几十年里，COPD 的死亡率一直在稳步上升，尽管在 2000 年左右有所稳定，但由于人口老龄化，死于 COPD 的人数仍在增加。这种趋势与心血管疾病正好相反。从 1965—1998 年，美国男性冠心病死亡率下降 59%，卒中和其他心血管疾病的死亡率分别下降了 64% 和 35%。同期，COPD 死亡人数增加了 163%[8]。COPD 的另一个趋势是，女性患者死亡率大幅上升，1980 年为 20.1/10 万，2000 年为 56.7/10 万，相比之下，男性患者死亡率增长较为温和，从 73.0/10 万增至 82.6/10 万。2000 年，美国死于 COPD 的女性患者人数首次超过男性[9]。尽管人们认识到吸烟是导致 COPD 的原因，并采取公共卫生干预措施来减少吸烟，但仍有很大比例的吸烟者。在 2010 年，大约有 19.3% 的美国成年人吸烟[10]，而中国目前有 28.8% 的成年人吸烟[11]。

如上所述，COPD 对患病率和社会经济负担有着深远的影响。COPD 患者就业困难，更需要获得残疾人生活津贴，这种情况比卒中之外其他主要疾病更为常见[12]。COPD 患者的调查中，大多数 COPD 患者表示健康状况影响了正常体力活动（70%）、生活方式（58%）、家务劳动（56%）、社交活动（53%）和睡眠（50%）。在同一调查中，51% 的患者认为身体状况限制了他们的工作能力[13]。COPD 急性发作导致发病率、死亡率升高和生活质量下降，并构成了与 COPD 治疗相关最重要的直接医疗费用。COPD 的经济负担相当大，而且还在持续增加；1993 年美国医疗花费估计超过 155 亿美元，其中住院花费 61 亿美元[5]，2010 年，美国 COPD 的医疗花费预计约为 499 亿美元，包括 295 亿美元的直接医疗费用、80 亿美元的间接医疗费用和 124 亿美元的间接死亡相关费用[13]。根据 GLOD 分段，疾病严重程度与医疗花费之间也存在直接联系[14]。在美国，2010 年估计有 71.5 万 COPD 患者出院，出院率为 23.2/10 万人。大多数患者年龄在 65 岁以上[15]。住院费用估计占 COPD 全部直接医疗费用的 40%～57%[5]。不同的医疗机构住院费用不同，但显然与 COPD 急性发作相关。

三、病因学

COPD 人群的易感性是由“宿主因素”和“环境因素”相互作用所决定的。这就解释了一个事实，即并非所有吸烟者都会患上 COPD，尽管一致的证据表明吸烟仍然是导致 COPD 的主要危险因素[16-18]。人们普遍认为 10%～20% 的吸烟者会患上 COPD，但最近的几项研究表明，这一数字可能高达 50%[16, 19, 20]。已有文献证明，大量吸烟，包括被动吸烟或二手烟，与 COPD 风险增加之间存在很强的相关性[21]。戒烟已被证明能减缓各年龄组肺功能减退的速度[18, 22]。有大量的证据支持。这些基因中研究最广泛的是 α_1 抗胰蛋白酶[23]，它是一种抗蛋白酶，也是抑制白细胞弹性蛋白酶。疾病严重程度由遗传基因型决定，其中以 ZZ 基因型最严重，肺功能减退加速，与吸烟有协同作用。许多其他的遗传因素也被研究过，但它们对疾病的总体影响目前仍知之甚少[24]。研究表明，空气污染对肺发育有不利影响，是 COPD 不稳定性的因素之一，也是 COPD 的潜在病因之一[25-28]。这似乎是环境暴露的作用，因此，受显著地理差异的影响。就污染程度而言，在封闭环境中使用生物质燃料烹饪和加热产生的空气污染是发展中国家的一个重大问题。世界上一半的人口仍然使用固体燃料做饭和取暖；据估计，全世界有 22% 的 COPD 患者由于固体燃料的室内烟雾所致[29, 30]。职业暴露于灰尘、化学品和烟雾是 COPD 患病的危险因素[31-32]。在农业和某些工业工作（如采矿、木工和建筑）中有高浓度的有机颗粒，如细菌或真菌毒素，再加上吸烟和其他宿主因素与患 COPD 风险增加有关。相比吸烟、居住条件差、营养不良、暴露于空气污染和反复的呼吸道感染等多种因素，COPD 与社会经济地位相关性更强[33]。饮食可能影响机体对氧化应激和肺损伤的反应，被认为是患 COPD 的一个因素；已经证明，富含水果和蔬菜的饮食与降低 COPD 患病风险有关[34]。

四、病理生理

COPD 特征是气流受限，$FEV_1/FVC < 0.7$[8]。这是由于小气道阻力增加和肺实质破坏导致肺顺应性增加引起肺排空时间延长的结果。肺部的这些病变背后有各种各样的理论，但普遍认为是“宿主因素”所致，也就是说，宿主终生暴露于“环境因素”，吸入有毒气体和颗粒，引起慢性的、固有的和适应性的炎症免疫反应[35-36]。COPD 的自然病史中，临床前期有漫长的 20～40 年，在这个阶段，肺部可能会发生变化。随着年龄的增长，从 35 岁开始，正常个体的 FEV_1 以 25～30ml/yr 的速度下降，而易感吸烟人群的 FEV_1 以约 60ml/yr 速度加速恶化[37-38]。症状通常在 FEV_1 下降 40% 后才出现。COPD 的气流阻塞

是由小气道（直径＜2mm）的病变引起的，在健康人群中，这些小气道阻力占气道总阻力的25%[39]。通常被称为沉默区[40]，因为在病情发展到相当严重时，通过肺功能测定才会被检测出来。这些变化包括：上皮屏障的破坏、黏液增生、杯状细胞化生导致小气道黏液栓的形成、炎症细胞对气道壁的浸润、平滑肌肥大、细支气管周围组织纤维化、结缔组织在气道壁上的沉积。气道壁的改变导致管腔横截面积的减少，损害肺膨胀时气管口径正常扩大的功能，与疾病从GOLD 0期进展到4期相关[41, 42]。肺泡和气道壁的炎症浸润导致肺气肿性肺损伤。炎症浸润导致末梢细支气管异常扩张，肺泡壁穿孔，小气道陷闭，合并形成大泡[43]，引起大量肺组织破坏，导致肺弹性回缩功能丧失和小气道解剖结构改变。根据肺气肿在肺部的几何分布，肺气肿被划分为不同的亚型。肺气肿破坏小叶中心的中央小叶型常倾向于肺上叶，与吸烟密切相关。全小叶型肺气肿通常在肺下叶更明显，其特征是小叶受累更均匀，并与α_1-抗胰蛋白酶缺乏有关[23]，静脉吸毒者中过早的肺气肿继发于滑石粉在肺部的沉积[44]。现代成像技术使我们能够诊断和量化COPD患者小气道、血管、间质异常和肺气肿表型的变化[45, 46]。

五、并发症和全身反应

COPD可以被视为一种多系统综合征，而不仅仅是肺部疾病。全身表现包括骨骼肌损伤、骨质疏松、情绪障碍、贫血和激素失调。COPD患者通常有多种并发症，包括心脏病、肺癌、肥胖、睡眠呼吸暂停和代谢综合征。这些并发症是COPD的结果还是共同的危险因素尚不清楚。其中心血管疾病和肺癌是两个最为相关的并发症。现在认为COPD是动脉粥样硬化及其继发心血管并发症的重要危险因素[47]。其发病机制被认为是全身炎症、缺氧、高碳酸血症、内皮功能障碍和红细胞增多症的结合[48]。心血管疾病是COPD患者死亡的主要原因之一[49, 50]。气流阻塞的程度被认为是心血管并发症的独立预测因素；在轻度至中度COPD患者中，FEV_1每减少10%，致命冠脉事件增加约28%，非致命冠脉事件增加约20%[50]。COPD是公认的肺癌发生的独立危险因素[51]。全国健康和营养检查调查（National Health and Nutrition Examination Survey，NHANES）的数据证实，在长期随访中，中度或重度阻塞性肺病是肺癌发生的重要预测因素[52]。然而，另一项针对欧洲和美国患者的研究却发表了相互矛盾的结果，即随着气流阻塞程度的加重（GOLD分级）肺癌的发病率降低[53]。慢性全身性炎症可能是COPD及其并发症之间的纽带，这种关系似乎在长期暴露于香烟烟雾或其他污染物的COPD患者中最为明显[54]。

六、COPD急性发作

COPD急性发作是一种急性事件，其特征是患者呼吸系统症状的恶化，这超出了正常的日常变化，并导致药物治疗的改变[8]。COPD急性发作可由多种因素引起。最常见的原因是细菌或病毒引起的气管支气管炎；少数是由类似哮喘的嗜酸性炎症引起的；还有约30%的病因不明。遗憾的是，这些表型在临床上难以区分[55]。COPD急性发作降低患者的生活质量[56]，与更严重的症状和更低的FEV_1相关，需要数周才能恢复[57]。COPD急性发作加速了肺功能减退的速度[58]，与发病率和死亡率相关[59]，并构成该疾病的整体经济负担。COPD急性发作的治疗目标是尽量减少其影响，认识其重要性，并尽量避免随后的更严重并发症。以证据为基础的治疗方法涉及系统性糖皮质激素的应用，已被证明可缩短恢复时间，改善FEV_1，降低复发风险和住院时间[60–63]。为了方便患者，糖皮质激素通常与短效支气管扩张药一起使用。短效支气管扩张药的疗效尚没有经过随机对照试验。参考当地微生物指南，考虑细菌耐药情况，指导机械通气病情严重恶化患者[65]或浓痰患者的抗菌药物使用[64–66]。对于稳定患者应规范管理以降低病情进一步恶化的风险。戒烟、接种流感疫苗及进行肺康复，对患者进行当前治疗方法的教育，包括吸入器使用技巧，治疗升级为长效 β 受体激动药（long-acting β-agonists，LABA）和毒蕈碱拮抗药（long-acting muscarinic antagonists，LAMA）是很有帮助的。吸入糖皮质激素目前尚存争议，但仍建议将其与 LABA 或 LAMA 联合用于中重度患者。口服药物包括阿奇霉素、磷酸二酯酶（phosphodiesterase，PDE）–4 抑制剂和 N– 乙酰半胱氨酸均已被证明可以减少病情加重和住院的次数 [67]。

七、呼吸衰竭

与 COPD 相关的呼吸衰竭通常是肺衰竭和泵衰竭的结合。肺衰竭是指肺实质破坏，即肺泡和血管床破坏，导致通气 / 血流比值失衡和动静脉分流。泵衰竭是指由于呼吸负荷增加、胸壁和肌肉动力受损以及中枢呼吸驱动减少而造成的机械功能障碍。呼吸系统的动态变化可由病情加重引起。与 COPD 加重相关的炎症导致支气管痉挛和黏液分泌增加，从而导致进一步的气流受限，动态性肺过度充气以及固有 PEEP 升高。动态性肺过度充气导致呼吸肌长度与张力关系失调，呼吸肌疲劳，呼吸频率增加，呼气时间缩短，气体肺内滞留情况恶化 [68]。从而导致严重的呼吸困难，无效腔样通气增加，加剧通气 / 血流比值失衡。肺气肿区域的气体交换受损，导致缺氧和严重的高碳酸血症。症状恶化和改善与 FEV_1、吸气功能和呼气末肺容积减少密切相关 [69]。

八、COPD 管理

（一）稳定期处理

关于 COPD 稳定期的管理有大量证据。GOLD COPD 指南中对此进行了总结 [8]，而这些指南又构成了许多国家指南的基础。COPD 的管理需要采取综合措施，包括恰当的病情评估，对患者进行教育，避免导致疾病进展的毒素接触，优化日常体力活动和药物治疗。患者与医护人员之间的良好关系至关重要的。

COPD 经常会被误诊。它通常在生命的第五和第六个 10 年出现，此时患者由于共同的危险因素而同时患有其他心肺疾病，睡眠呼吸暂停和其他并发症。重要的是，诊断正确，并已充分评估其他诊断和并发症。随着病情严重程度的增加，COPD 急性发作更为常见。相当数量的 COPD 患者可能出现反复发作 [70]。频繁急性发作的患者症状加重，健康状况恶化 [71]，疾病快速进展 [58]，死亡风险增加 [59]。因此，正确诊断、充分认识、合理治疗，对于改善患者健康状况是至关重要的。

药物治疗的目标是减轻症状，减少急性发作的频率和严重程度，以及改善健康状况和运动耐力 [8]。COPD 的治疗应根据疾病的严重程度和急性发作的风险而定。应尝试在不使用多种药物或采取复杂的治疗方案的情况下实现这一目标，因为已知这些方案有增加不良依从性和不良反应的风险 [72]。

支气管扩张药是 COPD 患者的关键治疗药物。支气管扩张药已被证明可长期改善症状、运动能力和气流受限，即使没有肺功能的改善 [73, 74]。

支气管扩张药主要有 β 受体激动药和毒蕈碱拮抗药两类，现在有多种短效和长效吸入剂型可供选择。所有 COPD 患者都应按需要使用短效支气管扩张药 [8]。

（二）短效支气管扩张药

短效 β 受体激动药包括沙丁胺醇和左沙丁胺醇。这些药物是选择性的 $β_2$ 受体激动药，可引起平滑肌松弛和缓解支气管痉挛。该类药物可以通过吸入器或雾化给药。随机对照试验和 Meta 分析已证明它们可以改善症状和肺功能 [75]。常见的不良反应包括震颤、心动过速和低钾血症。

短效抗胆碱能异丙托溴铵可阻断毒蕈碱样乙酰胆碱受体，从而促进环状 GMP 的降解，这导致平滑肌松弛并抑制黏液分泌。这种药物可改善肺功能、运动能力和症状 [76]。常见的不良反应包括口干、恶心、心动过速和镇静。人们担心，雾化的抗胆碱能可能会沉淀，通过与易感人群的眼睛接触而使青光眼恶化。

沙丁胺醇和异丙托溴铵对肺功能的改善程度相似。当同时使用两种药物时，所达到的支气管扩张程度是叠加的，因此经常联合使用。COMBIVENT实验将534名COPD患者随机分组，分别给予沙丁胺醇、异丙托溴铵或沙丁胺醇联合异丙托溴铵治疗，结果显示联合用药比单药更能增高FEV_1平均峰值，但并没有改善急性发作的频率[77]。

（三）长效支气管扩张药

相比于短效支气管扩张药4～6h的疗效，长效支气管扩张药旨在提供持续的气道平滑肌松弛。目前有两类：长效支气管扩张药（LABA）和长效抗胆碱能药物（LAMA）。市场上有多种剂型，具有各种吸入器装置和不同的有效时间，对于病情较严重的患者，增加长效吸入型支气管扩张药是有益的，推荐级别为GOLD B级及更高级[8]。

LABA包括沙美特罗、福莫特罗、阿福特罗、茚达特罗、维兰特罗和奥洛他特。均为选择性的β_2受体激动药。多项研究证实LABA可使COPD稳定期患者受益[78, 79]。TORCH[78]研究随机将6112名重度COPD患者分配到四个治疗组，即沙美特罗治疗组、氟替卡松治疗组、沙美特罗联合氟替卡松治疗组、安慰剂组，为期3年。联合使用沙美特罗和氟替卡松在COPD患者的主要结局死亡率方面没有统计学意义（P=0.052），然而，死亡率下降的趋势实际上可能比报道的更显著，因为安慰剂组的患者因出现症状就诊，被认为退出该研究。联合治疗可降低急性发作率和住院率。与安慰剂相比，沙美特罗单独使用显著降低了急性发作率，改善患者肺功能和生活质量。与安慰剂相比，所有的积极治疗都减缓了肺功能下降，改善了与健康相关的生活质量。然而，吸入糖皮质激素的患者患肺炎的风险增加。

LAMA包括噻托溴铵、阿地溴铵、芜地溴铵和格隆铵。众所周知噻托溴铵能改善肺功能，同时也能减少呼吸困难和急性发作[80, 81]。其疗效已被证明优于每日2次的沙美特罗[82, 83]。此外，在休息和运动期间使用噻托溴铵可持续降低肺过度膨胀，增强耐力[84]。

COPD患者使用抗胆碱能药物可能产生心血管系统不良反应引起了大家的关注。然而UPLIFT研究[81]，即一项针对噻托溴铵是否对心血管系统产生长期潜在影响的多中心随机对照研究，入组近6000名中重度COPD患者，随访4年，未发现使用噻托溴铵存在明显的安全问题。TIOSPIR试验[85]，一项噻托溴铵的安全性和雾化吸入器的性能研究，显示雾化吸入器没有安全问题，可以放心使用。

联合用药，对于GOLD Ⅱ期至Ⅳ期COPD患者，如果症状不能通过单一长效支气管扩张药得到很好的控制，那么加用第二类长效支气管扩张药[80, 81]可能会带来额外的好处[85]。一项对5个随机对照临床试验的Meta分析评估噻托溴铵联合LABA（沙美特罗、福莫特罗或茚达特罗）的疗效，认为与单用噻托溴铵相比，联合用药患者生活质量略有改善，使用支气管扩张药后FEV_1略有增加[86]。

（四）吸入皮质激素

吸入性糖皮质激素是治疗哮喘的主要方法，尽管不同的炎症类型被认为对类固醇治疗抵抗，但仍用于COPD。数据显示吸入糖皮质激素可减少呼吸系统症状的加重并适度减缓其进展，但对肺功能和死亡率似乎无影响[78]。

INSPIRE研究将重度COPD患者随机分为两组，分别使用沙美特罗联合氟替卡松或单用噻托溴铵治疗2年[87]。急性发作频次作为主要终点没有差异。然而，沙美特罗联合氟替卡松改善了几个次要终点，包括死亡率。这些试验中反复出现的令人担忧的信息是吸入糖皮质激素引起的肺炎增加。这个问题仍然没有解决，但随着更有效的替代品的出现，吸入糖皮质激素变得不那么重要了。

（五）口服药物

茶碱（二甲基黄嘌呤）最初被用作支气管扩张药，但产生治疗性支气管扩张所需的药物剂量较高，导致频繁发生不良反应。已被证明在较低浓度时该药对哮喘和 COPD 具有抗炎的作用。支气管扩张的分子机制是抑制 PDE-3。目前，茶碱通常用于严重 COPD 患者的辅助治疗。不良反应与血浆药物浓度有关，包括由于 PDE 抑制而引起的恶心、呕吐和头痛，以及由于高浓度时腺苷 α_1 受体拮抗而引起的心律失常和癫痫发作。一项对 20 个随机对照试验的 Meta 分析表明，与安慰剂相比，茶碱可改善 FEV_1、FVC 和气体交换 [88]。

PDE-4 抑制剂（罗氟司特、西洛司特）可减轻炎症并促进气道平滑肌松弛。当联合其他呼吸道药物时，PDE-4 抑制药可降低 COPD 急性发作的风险 [89]。该药尽管是最佳的吸入制剂，但在 COPD 治疗中的角色尚不明确，目前仅限于持续发作的 COPD 患者。常见不良反应有恶心、腹泻和体重减轻。Cochrane 综述发现，用 PDE-4 抑制剂治疗可以适度改善 FEV_1，降低急性发作的可能性，但对生活质量影响很小。

大环内酯类抗生素已被证明可以减少 COPD 急性发作的频次 [91]。这被认为是通过减少细菌负荷和抗炎作用所致 [91]。人们担心长期使用可能导致大环内酯类药物耐药，影响 QT 间期而导致心律失常和听力损害。对于尽管有最佳的治疗方案仍持续频繁急性发作的 COPD 患者，联合使用阿奇霉素可能获益。

（六）长期氧气疗法

英国医学研究委员会（Medical Research Council，MRC）[92] 研究和美国夜间氧疗试验（Nocturnal Oxygen Therapy Trial，NOTT）[93] 两项关于 COPD 低氧血症治疗的具有里程碑意义的研究已经发表。研究显示，每天超过 15h 的长期氧疗能够改善无论是否伴有高碳酸血症的 COPD 和慢性低氧血症（$PaO_2 \leqslant 55\sim60$mmHg）患者的生存率。MRC 研究包括 87 例高碳酸血症患者，PaO_2 稳定在 40～55mmHg。这项研究没有采用双盲法，患者借助浓缩器吸氧 15h/d 或根本没有吸氧，随访期为 3 年或直至死亡。NOTT 研究纳入了在肺心病、红细胞压积≥ 55% 或 EKG 证据存在时，有稳定低氧血症 $PaO_2 \leqslant 55$mmHg 或≤ 59mmHg 的 203 例患者 [93]，这些患者被随机分为持续氧疗或夜间氧疗，随访期为 3 年或直至死亡。两项研究均显示接受氧疗患者有显著的生存获益。研究之间存诸多相似，现在认为每日 15h 氧疗好于没有氧疗，连续氧疗比夜间氧疗有更大的生存获益 [92, 93]。国际上关于 COPD 患者氧疗管理的大多数指南推荐，对于稳定期 COPD 患者在室内休息过程中，持续 $PaO_2 \leqslant 55$mmHg（7.3kPa）应考虑氧疗。对于 $PaO_2 \leqslant 60$mmHg（7.4～7.8kPa），伴有与 COPD 相关的红细胞增多症，或者在临床上心电图或超声心动图提示肺动脉高压和（或）右心衰竭的患者，常规推荐每天尽可能长时间吸氧或至少每天吸氧 15h。

遗憾的是，关于 COPD 患者氧疗还有很多未解决的问题。例如，最近的两项研究在低氧血症程度较轻的一组 COPD 患者中未显示出获益。我们仍然需要解决氧疗的最佳水平，以至于活动或休息时的 COPD 患者是否可以从中获益。目前证据是基于 30 年前进行的两项近 300 例患者的随机非安慰剂对照试验，其氧疗适应证是基于当时专家的意见。COPD 人群在这段时间内不断演化，这一小部分患者并不能反映。我们正在等待 LOTT 研究的结果，该结果可能能够回答其中的一些问题。

（七）无创通气

无创通气在 COPD 急性发作中的应用主要获益是降低插管率以及相关的侵袭性气道并发症。事实证明，无创通气减少气管插管、降低死亡率、缩短住院时间，在某些地方，有助于节省宝贵的 ICU 病床资源 [96, 97]。

COPD 伴酸中毒和高碳酸血症性呼吸衰竭（pH < 7.35）的患者最有可能从无创通气中获益。COPD 急性发作增加呼吸做功以至于失代偿，导致肺通气不足，支气管收缩和黏液分泌过多导致气道阻力增加。呼吸频率增加，呼气时间缩短，从而导致肺动态过度充气，呼吸肌长度与肌张力失调，呼

吸肌收缩障碍，呼气末正压（positive end-expiratory pressure，PEEP）增加，肺动态过度充气和呼吸肌力减弱共同导致无效潮气量。无创通气有效地减轻呼吸肌负荷，增加潮气量，降低呼吸频率，抵消内源性 PEEP，降低膈肌呼吸做功。从而改善肺通气，促进氧合并减轻高碳酸血症。为有效治疗，需要在适当的患者组中使用无创通气，并联合使用支气管扩张药、糖皮质激素和抗生素治疗。考虑到治疗的可逆性，COPD 急性发作是无创通气支持的理想选择，无创通气也可用于 COPD 患者有创通气拔管后的序贯治疗[98]。

九、COPD 手术患者的选择

由于吸烟的共同危险因素，COPD 患者可能会发展成肺癌。肺功能受损和术后并发症可能是肺癌进行根治性治疗后棘手的问题。“风险”是主要争论的焦点。对于决策过程中涉及的每个人（患者、外科医生和内科医师），对风险的感知都会有所不同。患者对风险的理解往往与临床医生大相径庭，对患者来说，重要的结果往往是丧失独立性和残疾，而不是住院时间长短和死亡或其他容易纳入终点数据的结果[99]。大多数指南现在都认识到患者自主的重要性，并将其纳入决策过程。外科医生的意见非常重要，因为它将极大地影响患者的决策。事实证明，外科医生对风险的估计仅是中等准确且可重复性差，通常会高估健康个体的风险，而低估患者的风险。患者对手术的选择仍然是一门艺术，而不是一门科学，所有指南和检查仍不足以准确预测每个人的病情。临床综合分析仍很重要。有证据显示，在精准风险评估方面，经验丰富的外科医生优于仅受过培训的外科医生[100]。

（一）COPD 患者术前评估

胸外科患者术前评估最重要的是考虑计划手术的死亡率。手术是否能留存足够的肺功能以支撑患者基本的日常生活？

手术时应注意以下几点。

- 患者的一般情况。
- 肺气肿的分布允许与肺减容手术（lung volume reduction surgery，LVRS）相结合的肺切除。
- 合并心脏病、肺动脉高压、呼吸衰竭等疾病。

（二）风险分层工具

欧洲胸科协会（European Society of Thoracic Surgeons，ESTS）风险模型和退伍军人事务研究是两项关于围术期死亡率危险因素的重要研究。在 VA 研究中，大多数患者行肺叶切除术（84%），并且死亡率较高，肺叶切除术为 4%，全肺切除术为 11.5%。VA 模型证明了患者年龄、肺功能储备、认知水平、营养状况、肝功能、临床肿瘤分期，以及围术期行全肺切除术的重要性。胸科评分（Thoracoscore）[101]是通过对大型法国胸外科手术数据库（＞15 000 例，死亡率为 2.2%）患者进行 logistic 回归分析而创建的。发现与住院死亡发生密切相关的因素是：年龄、性别、呼吸困难评分、美国麻醉医师学会评分、体力状况、手术优先级、诊断分组、程序类别和并发症。北美一组接受普胸外科手术患者的住院死亡率和中期死亡率在术前预测已经证实是有差别的[102]。然而，其他研究小组并未发现胸科评分能够预测其人群的死亡率[103]。对胸科评分的评论是该队列包括良性疾病和恶性疾病。第三个评分系统是 ESOS 01，由欧洲胸外科协会胸外科数据库项目创建[104]。它仅包含两个变量：预测术后 FEV_1 和年龄。令人惊讶的是，他们在多元 logistic 回归分析中没有发现预测术后 FEV_1 与住院死亡率相关。该评分只能预测住院死亡率而不能预测长期结果。英国的一项研究表明，它高估人群的死亡率，并且 c 指数＜0.75 显示不准确[105]。到目前为止，风险评分可以提供住院死亡率和短期死亡率的一些指示，但不能提供全面的信息。另一个重要的问题是，随着女性和老年人比例的增加，接受手术的群体也在不断变化。

（三）国际指南摘要

1. 欧洲呼吸学会 2009

推荐 ppo-FEV_1 不应单独作为肺癌患者进行肺切除术后的预测指标，特别是中重度 COPD 患者。它往往低估了术后早期的功能丧失，并不能作为 COPD 患者并发症的可靠预测指标。建议在术前评估肺储备的算法中将 ppo-FEV_1 30% 预测值的作为该参数的高风险阈值。无论肺活量评估是否异常，肺切除术前评估时应常规测量 DL_{CO}，ppo-DL_{CO} 30% 预测值被认为是高风险阈值。

2. 英国胸科学会 2010

无论肺活量值如何，均应测量所有患者的肺一氧化碳弥散因子（TL_{CO}）

- 为术后呼吸困难风险低的患者进行手术。
- 如果患者理解并接受术后呼吸困难和相关并发症的风险，则应为手术后呼吸困难中高风险患者进行手术。
- 如果怀疑有通气 / 血流比值失调，可以考虑使用通气闪烁显像或灌注显像来预测术后肺功能。
- 如果有设备，可以考虑使用定量 CT 或 MRI 来预测术后肺功能。

3. 美国胸科医师学会

对于考虑进行肺癌切除的患者，建议进行肺功能测定。如果 FEV_1 为 80% 预测值为 2L，并且没有劳累性呼吸困难或间质性肺疾病，则该患者适合进行包括全肺切除术在内的肺手术，而无须进一步的生理评估。如果 FEV_1 为 1.5L，并且没有证据表明劳累性呼吸困难或间质性肺病，则该患者适合进行肺叶切除而无须进一步的生理学评估。

对于考虑进行肺癌切除的患者中，如果有证据表明存在劳累性呼吸困难或间质性肺疾病，即使 FEV_1 可能满足条件，仍建议测量 DL_{CO}。

对于考虑进行肺癌切除的患者中，如果 FEV_1 或 DL_{CO} ≤ 80% 预测值，则建议通过其他的方法来预测术后肺功能。

所有 COPD 患者均应在手术前接受心脏风险评估。

（四）如何确定肺功能可以维持生活质量

肺活量和 TL_{CO} 测定是评估大多数手术适应性的基础。通常，肺叶切除术 FEV_1 ≤ 1.5L，全肺切除术 FEV_1 ≤ 2L 是公认的临界值。这些大致相当于的 FEV_1 80% 预测值。

1. FEV_1 和 TL_{CO}

COPD[106] 或肺功能异常[107] 患者更有可能发生围术期并发症。结果许多指南将 ppo-FEV_1 和 ppo-TL_{CO} 均定为 40% 预测值。但是，这种方法的缺点是术后即刻 FEV_1 往往比预期的要差得多[108]。与无气流阻塞的患者相比，COPD 患者的 FEV_1 损失更少[109]，并且术后 FEV_1 预测值与生活质量呈弱相关。Brunelli 等[110] 进行了回顾性分析，将接受手术的患者分为 FEV_1 < 70% 预测值和 FEV_1 > 70% 预测值两组。研究表明 FEV_1 降低并不能预测围术期并发症的发生率。但是，这项研究是回顾性的，FEV_1 降低的患者接受了更为保守手术，因此结果可能会存在偏倚。同一组病例[111] 研究显示术前预测不准确，术后早期 FEV_1 被高估，3 个月后 FEV_1 和 TL_{CO} 被低估。FEV_1 在接受肺叶切除术的患者中波动更大，是由于术后早期局部操作及肺不张所致。有证据表明，采用现代外科技术，在适当选择的患者中可将风险阈值降为 ppo-FEV_1 30% 预测值。使用 FEV_1 和 TL_{CO} 预测术后呼吸困难是对复杂过程的过度简化。目前，我们尚不知道严重影响生活质量的术后肺功能低限。

2. 6 分钟步行测试（6MWT）

6MWT 是一种低技术方法，用来评估次于最大水平的功能锻炼能力。它易于执行，美国胸科学会（ATS）已发布了标准化指南。大多数患者不能达到最大的运动能力，这可能会降低其预测胸外科手术并发症的能力。一系列 6MWT 的小型研究[112–115]，以预测围术期的结局，但并不一致。因此，不应采用 6MWT 来进行患者的术前评估[116]。

3. 穿梭行走测试（SWT）

SWT 是一种症状限制性测试，患者以递增的速度在 10m 间距内来回穿梭行走。SWT 与 VO_2 峰值的相关性比 6MWT 更紧密 [117]。SWT ＞ 400m 与 VO_2max ＞ 15mL/kg/min 一致 [118]。在距离＜ 400m 时，与心肺功能运动试验相比，SWT 低估运动能力。有人提出 SWT 可能是行走＞ 400m 患者的一种有用的筛查工具，而无须正式的心肺功能运动试验 [118]。

4. 爬楼梯测试

爬楼梯测试因其简单、阳性鉴别价值高而受到外科医生的青睐。登楼梯测试通常以症状限制的方式进行；患者攀登的最大步数以楼梯数或垂直高度表示。爬楼梯测试是一种恒速运动，反映了一种混合的有氧 – 无氧运动能力。它可以在广泛的患者群体中进行，而且并发症发生率低。Brunelli 等 [119] 在 640 名患者中进行的一项研究发现，爬升＜ 12m 的患者与爬升＞ 22m 的患者相比，心肺并发症的发生率和死亡率分别高出 2.5 倍和 13 倍。低效率组死亡率高达 13%。对 73 例呼吸储备受限（FEV_1 ≤ 40% 或 DL_{CO} ≤ 40% 或两者兼有）患者进行研究，发现爬楼梯的垂直高度具有预测价值。高风险组中，爬升＞ 22m 的患者中没有任何死亡病例，但 10 例爬升＜ 12m 的患者中，死亡 2 例，死亡率为 20% [119]。

（五）心肺功能运动测试（CPET）

CPET 作为评估胸外科患者运动能力和预测围术期并发症的临床工具，越来越受到重视。在当前的指南中有体现。它提供了包括肺，心血管，和骨骼肌系统的综合运动反应的评估。Meta 分析显示，VO_2max 较低的患者更容易出现并发症和死亡 [120]。一般推荐使用 CPET 来更好地评估通过 ppo-FEV_1，ppo-DL_{CO} 或 SWT 简单测试定义为高风险的患者。VO_2max ＞ 20ml/（kg · min）或＞ 75% 预测值的患者属于低风险组，能够耐受全肺切除术 [121, 122]。VO_2max ＜ 10～12ml/（kg · min）或＜ 35% 预测值的患者属于高危人群 [123, 124]。对于中危人群，手术风险有所增加，但并不是完全禁止。需要考虑手术的范围，采用微创技术可能会有所帮助。

手术并发症的危险因素如下：

- 急诊手术
- ＞ 65 岁
- 手术时间＞ 3h
- 一般健康状况差，ASA ＞ 2 级
- 心功能衰竭
- 血清白蛋白＜ 3g/dl
- 术前贫血
- COPD
- 术前低氧血症
- 近期急性呼吸道感染
- 长效神经肌肉阻滞
- 功能依赖

十、优化外科手术

（一）戒烟

当前吸烟者术后肺部并发症的风险增加，尽管在没有慢性肺病的情况下增加的风险很小 [125]。

择期手术前戒烟可以改善预后，例如伤口愈合和术后肺康复 [126–128]。建议患者了解戒烟对身体健康和手术预后的益处。戒烟可降低围术期并发症的发生率。关于戒烟需要多长时间有一些争论，但很可能时间越长越好。戒烟后的每周似乎都有获益；我们建议戒烟至少 2 周，最好是 8 周以上。

多项 Meta 分析研究了戒烟对结局的影响，得出的结论不一。迄今为止最大的一项研究是 Jung 等 [129] 研究了不同时间的戒烟对胃外科手术患者一系列围术期治疗的影响。研究发现，戒烟至少 2 周与减少手术并发症有关。

对于愿意戒烟的吸烟者，行为支持和药物治疗相结合已被证明优于单独的行为干预或药物治疗。治疗的选择通常取决于患者的喜好和不良反应。

（二）优化药物治疗

已有研究表明，就外科手术结局来看，术前评估和优化对 COPD 患者是有益的 [130–131]。术前准备联合应用支气管扩张药、抗生素和全身性糖皮质激素。与对照组相比，术前准备组肺部并发症的发生率较低。

（三）肺康复

肺康复是一项多学科干预措施，旨在改善运动能力、功能状态以及与健康相关的生活质量。这些目标是通过运动训练，患者和家庭教育以及社会心理和行为干预来实现的[132]。吸气肌训练等干预措施已被证明可以改善术后吸气肌的力量[133]。COPD 患者术前 4～6 周的肺部康复可改善 FEV_1，VO_2max 和 PaO_2[134]。该干预措施可改善患者的功能状态，让 ppo-FEV_1/DL_{CO} 达不到手术条件的患者经过肺康复达到行肺叶切除术的条件。

术前肺康复能否降低手术并发症的发生率和死亡率尚没有随机对照研究。然而，我们可以认为肺功能改善能增加患者的手术耐受性。

十一、肺减容手术

国家肺气肿治疗试验（NETT）

NETT 研究[135]对肺减容术（LVRS）进行了严格的前瞻性随机对照试验，并提供了大量关于术前评估、手术技术、术后并发症和死亡率的信息。尽管利用不足，LVRS 仍然是重度 COPD 患者可改善生存率为数不多的干预措施之一。

NETT 研究纳入 COPD 患者 1218 例，随机分组，LVRS 组 608 例，药物治疗组 610 例。两组基线特征相似。LVRS 组 90d 死亡率较高（7.9%），而药物治疗组为 1.3%。但是平均随访 29.2 个月，两组之间的死亡率没有差异。接受 LVRS 患者的运动能力、6MWD、FEV_1% 预测值，呼吸困难的严重程度和生活质量均有显著改善。

亚组分析发现 $FEV_1 \leqslant 20\%$ 预测值和 $DL_{CO} \leqslant 20\%$ 预测值或均质性 COPD 患者行 LVRS 死亡率为 16%，而药物治疗组为 0%[136]。LVRS 术后生存患者 6 个月功能状况或生活质量几乎没有改善。因此，在该亚组不推荐行 LVRS。

与改善死亡率、功能预后和生活质量相关的基线因素是以上叶为主的肺气肿和肺康复后运动能力低下。以上叶为主的肺气肿和高容积性肺气肿患者没有获得生存益处，但确实改善了功能预后和生活质量。对于非上叶为主的肺气肿和运动能力低下的患者，LVRS 对死亡风险或最大运动能力没有影响，根据圣乔治呼吸问卷（St. Georges Respiratory Questionnaire，SGRQ）在 24 个月的测量，有可能提高生活质量。非上叶为主的肺气肿和高运动能力的患者中，LVRS 增加了死亡风险，但对最大运动能力或 SGRQ 没有影响。

NETT 队列的长期随访表明，尽管预期术后早期死亡率较高，但与药物治疗相比，LVRS 可提高生存率和运动能力。4 年随访发现，与药物治疗相比，LVRS 在 SGRQ ＞ 8 单位组大比例减少，生活质量提高。长期随访分析为胸部 CT 表现为肺气肿和肺康复训练测试后获得最大运动能力的患者进行分类提供了额外的支持。290 例以上叶为主的肺气肿和低运动能力患者中，与药物治疗相比，LVRS 具有显著的生存优势（$RR=0.57$，$P=0.01$）[137]。

NETT 的第二个目标是建立 LVRS 死亡率和并发症发生率的预测指标[138]。对大量非高危 LVRS 患者死亡率和并发症发生率的预测指标进行分析。非上叶为主的肺气肿是手术死亡的唯一预测因素。老年患者和 FEV_1 或 DL_{CO} 较低的患者的肺部发病率更高。使用糖皮质激素和非上叶为主的肺气肿老年患者心血管疾病发病率更高。NETT 还比较了通过正中胸骨切开（MS）或电视胸腔镜（VATS）途径进行 LVRS 对患者死亡率、发病率和功能预后的影响[139]。结果发现 90d 死亡率或总死亡率没有差异。MS 和 VATS 在术中平均失血或输血量方面无显著差异。与 VATS 相比，MS 的平均手术时间短 21.7min，发生低氧血症频率更低，术中并发症更少。更多的患者在 30d 独立生活证实 VATS 术后的恢复时间更短。随访期间两组间功能结果无明显差异。与 MS 相比，VATS 住院相关的费用以及 LVRS 后 6 个月的总花费更少。

非外科途径肺减容术处于研究过程的不同阶

段。分为五大类。单向支气管内活瓣的工作原理是通过阻断局部进气而允许呼气来促进肺不张。自激活线圈被放置在气道，通过预设线圈形状，弯曲气道，并与周围的肺组织相结合，诱导肺不张。局部注入生物黏附剂和支气管镜下热蒸汽消融（bronchoscopic thermal vapor ablation，BTVA）破坏靶向肺气肿肺组织。气道旁路支架术是在肺气肿的肺组织内植入支架，通过侧支循环促进排空。经胸膜通气技术采用了一种相似的原理，即将改良的胸引管经胸膜置入肺气肿肺组织中，以排出受损肺中滞留的空气。这些技术都试图达到呼气末肺活量的持续恢复。在技术方法、侧支通气情况或肺裂完整性对治疗效果的影响以及治疗干预的潜在可逆性方面存在差异。

第 81 章 肺大疱性疾病

Bullous and Bleb Diseases of the Lung

Alan D. L. Sihoe 著

孔令文 译

一、概述

作为气体交换器官，肺被描述为“海绵状、充满空气的器官”。因此，不足为奇的是肺实质的病变可以导致蜂窝样肺实质的结构损伤，导致器官内含气异常的损伤。与其他很多肺部疾病不同（如炎性或者感染性疾病），肺大疱性疾病是不可逆的器质性疾病[1-3]。因此，这些疾病的治疗几乎总是超出药物治疗的范围，可能需要考虑手术干预。

本章将重点讨论肺大疱性疾病的外科治疗，包括巨大肺大疱。通常，肺大疱的破裂是气胸的原因。气胸的处理在这本书的其他章节有涉及。肺大疱也常与弥漫性肺气肿和慢性阻塞性肺病（COPD）相关。肺气肿的外科治疗涉及肺减容术（LVR），肺减容术往往被误认为类似治疗肺大疱性疾病的手术[3]。这种观点是错误的，因此，肺气肿手术和肺减容术也在本书的其他地方讨论。

二、术语

（一）定义

胸膜下肺大疱和实质内肺大疱是描述同一事物的两个术语：肺内胸膜下充满空气的空间。它们是对观察到的病变的描述，并不意味着任何特定的病因。然而，在常见的临床用法中，这两个术语已经有所演化以至于它们经常在不同的情况下使用。

现在，胸膜下肺大疱被用来指较小充气损伤，通常直径小于 1～2cm（尽管通常没有定义严格的数字界线）[1, 4, 5]。这一术语最常见的临床背景是气胸。在原发性气胸中，肺泡破裂被认为是导致胸膜下肺大疱形成的原因，胸膜下肺大疱可形成于肺表面，外壁仅由较薄的内脏胸膜组成，这些最常见于上叶和下叶尖段[4-6]。然而，胸膜下肺大疱可以指肺的任何地方任何其他病理有关的类似大小的病变。

实质内肺大疱通常指直径大于 1～2cm 的充气损伤[1, 3, 7]。由于病变浅表即使较小也可能会出现气胸，所以相对于较小的肺大疱，这些较大的实质内肺大疱在更常出现在肺的深部。然而，基于大小和位置对实质内肺大疱和胸膜下肺大疱之间的区别远非明确。实质内肺大疱通常可以合并和（或）扩大，在潜在的病理基础上。一个很大的实质内肺大疱经常被称为“巨大肺大疱”。这个术语通常是指占一侧胸腔 1/3 以上体积的病变，尽管这也不是一个非常严格的定义。

其他术语也常与胸膜下肺大疱和实质内肺大疱混淆。肺囊肿特别是指由上皮围成的充满空气或液体的病变[7-9]。与大疱不同的是，囊肿一词与某些特定的病因有关，如先天性支气管囊肿、囊性腺瘤性畸形和囊性支气管扩张。肺内空腔通常指肺病变区域内的充满空气的空间，通常定义为壁厚度为3mm或以上。肿瘤或肉芽肿性炎症中的空洞就是个典型例子。肺膨出也可与胸膜下肺大疱和实质内肺大疱互换用以描述肺内充气损伤，但肺膨出最常用于特定的疾病过程[10-12]，特别是，被用来指由创伤或感染引起的病变。感染性肺膨出最常与葡萄球菌、肺囊虫、结核和麻疹感染有关，偶尔可能并发脓肿形成和气胸。

（二）分类

目前已有许多肺大疱性疾病的分类系统[13-18]。通常是基于大疱数量、大小，以及下方肺组织的状况（肺气肿的存在和程度）。

具体分类情况见表81-1。然而，必须强调的是，虽然有各种各样的可用的分类标准，却更突出了在胸外科界还没有建立起一种分类标准。在实践中，这些分类对于学术目的是有用的，但对于许多外科医生来说，每个患者的处理仍然是个性化的，而不是基于分类的。

还应该强调的是，虽然大疱和肺气肿的病因是重叠的，但分类系统却没有。不要把大疱性疾病和肺气肿的分类混淆起来（本书在其他部分有所叙述）。

表81-1 肺大疱分类系统

DeVries 和 Wolfe[14]	
1. 单个肺大疱	下方肺组织正常
2. 多发肺大疱	下方肺组织正常
3. 多发肺大疱	弥漫性肺气肿
4. 多发肺大疱	其他肺疾病
Witz 和 Roeslin[15]	
1. 肺大疱，下方肺实质正常，隔旁肺气肿	
2. 大疱伴弥漫性肺气肿，大疱是弥漫性泡性肺气肿的局部加重	
3. 肺消失综合征，全叶或全肺被大疱取代	
Wakabayashi[16]	
1. 肺大疱是囊状结构，内壁光滑无小梁	
2. 肺大疱局限于肺尖前段的顶端	
3. 肺大疱呈弥漫性分布，内含大量小梁	
4. 肺大疱与1型相似，但底部有残余小梁	

三、病因

因为潜在的任何破坏肺泡间隔的过程都会导致充气的囊性病变，许多疾病情况都会导致肺大疱性疾病[1, 7, 14, 19-34]。较常见的原因见表81-2。

与原发性气胸相关的肺大疱起源被认为是“特发性”的[35, 36]。尽管如此，一些临床医生假设，在这些患者中，存在肺泡破裂，随后肺内的空气泄漏。反过来，通过间质的空气在肺表面形成胸膜下积气，也就是肺大疱。肺在青春期快速生长和伸展过程中所发生的解剖变化可能解释了为什么原发性气胸在青春期或青春期后期身材瘦高的男性中特别常见。

在后天原因中，肺气肿是最常见的。特别是，吸烟与肺气肿之间的关系已有大量文献报道[19-22]。烟草烟雾中的多种有毒物质可直接或者通过激发炎症导致肺泡壁破坏。

吸烟还可引发其他可导致肺大疱性改变的疾病过程，包括朗格汉斯细胞组织细胞增生症（图81-1）[37]。吸入其他药物，包括吸可卡因和大麻，也与大疱性肺病的发展特别相关[30, 31, 34]。吸食大麻在形成肺大疱方面的危害甚至比吸烟更大，因

表81-2 肺大泡形成的常见原因

滥用药物：
• 吸烟 • 其他：如大麻、可卡因、静脉吸毒等。
基因：
• α_1抗胰蛋白酶缺乏症 • 遗传易感性：例如，埃勒斯－当洛斯综合征
炎症：
• 结节病 • 获得性免疫缺陷综合征（AIDS）
囊性肺疾病：
• 先天性：如囊性腺瘤样畸形、肺隔离症、先天性肺气肿等。 • 获得性：如外伤性肺气囊肿、淋巴管平滑肌瘤病、包虫病、囊性纤维化等。

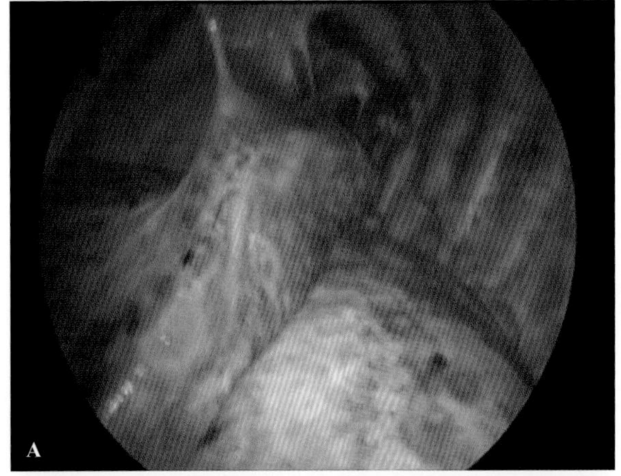

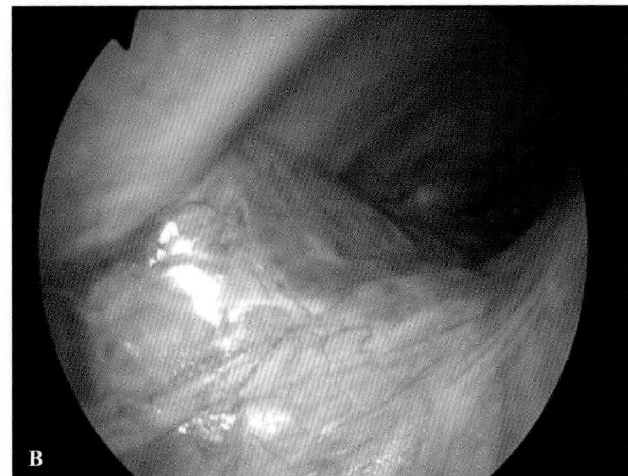

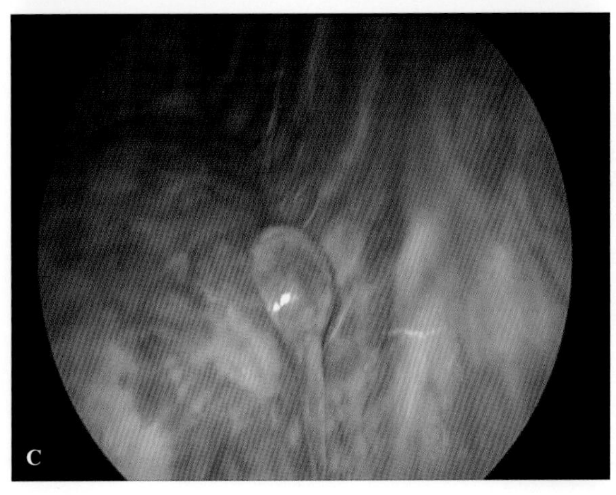

▲ 图 81-1　朗格汉斯细胞组织细胞增生症

A. 弥漫性肺气肿改变与慢性炎症的证据；B. 左上叶前部全部被巨大肺大疱所取代；C. 肺其他部位也见离散大疱

为吸食大麻可能涉及更大的吸气量和更长的屏住呼吸时间，这可能会增加气压损伤。静脉药物滥用也与肺气肿性肺病有关，尽管目前尚不清楚这是由于注射药物的直接影响、添加剂（滑石）造成的肉芽肿性炎症、脓毒性栓塞，还是简单地说，许多滥用药物者也是吸烟者[24]。

如上所述，某些肺部感染可导致肺膨出形成。获得性免疫缺陷综合征（艾滋病）已被认为会导致大疱性肺气肿[26]。结核感染或结节病引起的肉芽肿性炎症也是已知的原因[25, 29]。

四、病理生理学和自然史

在 20 世纪中期，人们普遍认为，肺大疱的形成是因为潜在的病理改变导致了肺受影响部位的单向瓣膜效应[38, 39]。例如，在肺气肿中，理论上认为肺气肿肺内弹性回缩的丧失导致空气在吸气时到达受影响的部分，但在呼气时由于小气道的塌陷而无法排出空气。由此受影响部分肺组织的压力增加导致周围肺的压缩，从而产生肺大疱。然而，大疱内压力测量和 CT 观察呼吸过程中大疱体积的研究表明，情况并非如此[27, 40]。相反，与更正常的邻近肺相比，（肺大疱）下方的肺病变可以导致受影响的肺顺应性增大[7]。因此，在每次吸气过程中，空气会优先进入肺大疱，导致其随着时间进一步扩大[41]。这就形成了一个恶性循环，导致大疱逐渐增大，这是大疱自然史上一个共同的潜在特征。

进一步的生理学研究证实，大疱通气存在，但在正常呼吸时缓慢。此外，一系列的调查也证实了肺大疱区域血供不足。因此，有研究表明，肺大泡通常通过胸腔内占位性病变作用而不是通过增加无效腔通气来损害呼吸系统[42–45]。

在临床实践中，上述生理推论都得到了证实[43, 46, 47]。这种生理障碍可以导致可测量的肺功能下降，尽管很难区分大疱本身与潜在肺气肿的相对贡献 [26, 43, 47]。显然，即使患者最初没有症状，大多数最终也会出现肺大疱的症状或并发症。在非常罕见的情况下，肺大疱临床上可以自然消退——无论是自发的还是由于感染 [48, 49]。然而，在大多数患者中，大疱有逐渐扩大和（或）增加的症状。然而，死亡率似乎与潜在的肺气肿更密切相关，而不是大疱本身 [46]。

还应注意的是，肺大疱是肺癌发生的潜在危险因素 [50–55]。一项早期研究表明，肺癌在无肺气肿的男性中的患病率为 0.19%，但在大疱性肺气肿的男性中高达 6.1%。这代表的相对风险为 32∶1，比当时重度吸烟者与非吸烟者的相对风险约为 10∶1 要高。另外，大疱性肺气肿患者发展为肺癌的平均年龄低于一般人群（46 岁 vs. 70 岁）。肺大疱患者后来发展成肺大疱内癌或从肺大疱发展成癌症的系列病例已有报道，每一个组织学类型的肺癌都有发现。因此，密切随访肺大疱患者是明智的，如果发现肺大疱相关的病变，应积极排除恶性肿瘤。

其他并发症也与肺大疱有关（表 81–3）[1, 14, 16, 48, 56–62]。虽然这些并发症很少，但气胸是其中最常见的。一项研究表明气胸占肺大疱所有并发症的 90% 以上。感染可发生在大疱内。虽然气液平的出现是一个常见的放射学征象，但应该记住，液体可能是周围肺部感染引起的无菌性肺旁渗出液 [48]。因此，通常很难区分肺气肿肺炎和大疱本身的特定感染。在一些患者中，感染的大疱可以发展为肺脓肿，但多可以缩小或退变成一个小疤痕（肺大疱自然消退）[56]。据报道，咯血是由于被侵蚀的肺动脉血管破裂而导致的，但非常罕见，所以肺气肿患者咯血的其他更常见的原因应首先排除（如癌症、支气管扩张等）[57]。胸痛也有报道，但同样也是相对罕见的，所以在将此症状归因于任何大疱之前，必须排除其他胸痛原因（特别是心脏）[16, 61]。虽然少，但巨大肺大疱疝入下颈部的个例还是有报道 [62]。

五、手术干预指征

表 81–4 总结了考虑手术治疗大疱性肺疾病的主要适应证。

（一）预后

从上面关于自然史的一节可以理解，大多数大疱往往会随着时间的推移而进展，既会扩大，也会导致最终的症状或并发症。虽然这还没有得到前瞻性试验的验证，但许多临床医生认为，一个患者的肺大疱占半胸的 30%～50% 或更多，那么他应当考虑手术 [1, 63, 64]。此外，一些临床医生认为，早期手术更可取，因为随着时间的推移，通气不良（因此不能有效地发挥作用）的“正常”肺可能会失去表面活性剂的生产，进而导致永久性间质纤维化。

手术的时机有一些争议。有人认为，在一个巨大的肺大疱患者中，最好有症状再做手术，因为在临床上无症状的患者中很难证明并发症的风险 [65, 66]。另外，其他人主张对无症状的患者早期手术，而不是等到出现症状或并发症 [63, 64]，这将使计划手术更安全，手术并发症的发病率更低。

（二）症状

如果大疱引起呼吸困难，可以考虑手术。首

表 81–3　大疱性肺疾病的预后及并发症

- 呼吸衰竭（呼吸困难）
- 气胸
- 大疱感染
- 咯血
- 胸痛
- 患肺癌的风险增加
- 少见：下颈部大疱疝、吞咽困难

表 81–4　手术治疗大疱性肺疾病的主要适应证

1. 无症状，但孤立的大疱≥ 30%～50% 的肺体积，有或没有进行性扩大的证据。下方的肺相对无肺气肿但有压缩。
2. 症状性（呼吸困难），并排除其他原因的呼吸困难。下方肺相对无气肿和压缩。
3. 大疱的严重的、持续的或复发的并发症。

先，应该证明这些症状可以归因于大疱[61]。必须指出，大疱性疾病患者往往有潜在的肺气肿。如果症状主要由肺气肿或慢性阻塞性肺病引起，那么仅仅行肺大疱切除术不一定会缓解症状。如下面关于干预的一节所述，必须在每个患者中进行肺功能和影像学检查。一般情况下，最好结果是通过 CT 扫描显示出一个单独的大的肺大疱（最差的结果是多，小，弥漫的 / 双侧的肺大疱）。在不止一项研究中，结果显示肺大疱的影像学体积是决定肺大疱切除术后 FEV_1 改善的重要因素[14, 67]。

其次，需要考虑切除侧“正常”（或较少异常）肺组织的数量和质量[14, 44, 68–70]。在一些患者中，肺气肿导致的实质损失太多，以至于大疱切除术后会留下很少的功能肺，患者的功能状态没有改善（如果不是恶化的话）。一般来说，这一因素最好是再次 CT 评估，有时与放射性同位素相结合，下文中将会叙述。

（三）并发症

如果发生气胸，就必须接受紧急治疗，第一时间引流使肺复张[58, 59]。应该再次记住，许多患者有一些潜在的肺气肿或肺疾病，因此可能对气胸所带来的呼吸损害的耐受性不如正常人。一旦病情稳定，气胸手术的通常指征适用，除其他外，包括反复发作的气胸和持续性漏气（见第 57 章）。然而，在肺大疱的情况下，需要考虑几点[58]。首先，胸腔引流的持续漏气率高于正常水平：在一项研究中，高达 76% 的患者胸腔引流漏气超过 5 天。第二，单纯胸引管引流，气胸复发率很高：在一系列的短暂随访后，复发率几乎为 50%。然而，手术的考虑也应该谨慎，因为肺气肿患者的气胸手术有时会导致高并发症发生率和复发率，并不比单独使用药物胸膜固定术更好[60]。所以仔细选择患者是必需的（见后文）。

如上所述，在大疱感染的情况下，有效的抗生素治疗往往是足够的，有时也会发生肺大疱自我消除[48, 65]。当抗生素治疗 2～4 周后无反应，进展为肺脓肿或大疱扩大时，考虑手术[48, 65]。

如上所述，如果伴随咯血和胸痛，这种症状往往不是由大疱本身引起的。因此，在进行大疱切除手术之前，必须排除造成这种并发症的其他原因[1, 61]。

六、术前评估与患者选择

（一）肺功能测试

1. 肺活量测定

在评估大疱性肺病患者时，测肺活量必须考虑大疱和下方肺的相对状况。20 世纪 70 年代的研究表明，在有巨大肺大疱但基础肺相对正常的患者中，FEV_1 的损害和大疱的大小以及大疱切除术后 FEV_1 的改善之间有很好的关联[14, 67, 68, 70–75]。然而，当大疱较小（小于单侧胸腔体积的 1/3），余肺有肺气肿时，FEV_1 可能比大疱更能反映肺气肿的严重程度。在这种情况下，较差的术前 FEV_1 可以预测有症状的患者的改善程度较低，而术后 FEV_1 没有立即改善也可以预测任何症状持续改善的失败[14]。进一步表明，CT 所示肺气肿的程度越大，预测肺大疱切除术后 FEV_1 越差[73]。事实上，由于严重的肺气肿，巨大肺大疱的切除也可能导致死亡率和并发症发生率的增加。

正如很难使用肺活量测量来预测大疱切除术的结果一样，事实证明很难使用肺活量测量来定义其禁忌证。先前的研究得出了一些相互矛盾的结论，一些研究者认为，在有症状的患者中，FEV_1 低于 35% 的预测值的与手术后改善较少有关[68, 76]；而另一些人则认为，非常差的 FEV_1 仍然可能与巨大肺大疱切除术后良好的症状改善有关[14]。

2. 一氧化碳在肺内的弥散能力

正如一些作者指出，一氧化碳弥散量（DL_{CO}）是肺气肿严重程度的有用指标[14, 61]。对于 DL_{CO} 低下（单独或运动过程中缺氧）临床研究发现与肺大疱切除术后不良预后相关[14, 61]。也有人认为，在巨大肺大疱和 FEV_1 低下的患者中，DL_{CO} 值可能是一个合理的指标，以显示肺气肿的严重程度，更大的 DL_{CO} 值可能暗示呼气时大疱排空减慢，而不是广泛的肺气肿破坏了肺组织[77,78]。

（二）影像学检查

1. 胸部X线片

单纯的胸部X光检查（CXR）对大疱性肺病患者有几个用途[61]。首先，系列CXR对于显示肺大疱随时间的进展是有用的[61,79]。这不仅对于描绘病情进展和预测即将发生的问题是有用的，而且扩大与症状恶化的相关性可以帮助区分症状是否确实可以完全归因于肺大疱。其次，吸气时和呼气时检查CXR可以帮助提示潜在的未发生肺大疱的肺的状态[61,79]。正常肺在吸入和呼出过程中往往会发生体积变化，变化程度大于严重肺气肿的肺。第三，有人认为，在非大疱性肺中，致密、充血的外观可能更符合被大疱压迫的相对正常的肺组织[61,79]。

2. 胸部计算机断层扫描

胸部计算机断层扫描（CT）已成为大疱性最重要的检查手段（图81-2）。在描述大疱的解剖、评估潜在的非大疱肺和检测并发症方面被证明非常有用[4,44,69,70,73]。

原发性肺大疱的划定对于大疱切除术的患者选择是很重要的。如上所述，巨大的肺大疱对通气没有显著的贡献，反而可以被当作胸腔内占位性病变阻碍呼吸。因此，研究证实CT所示的大

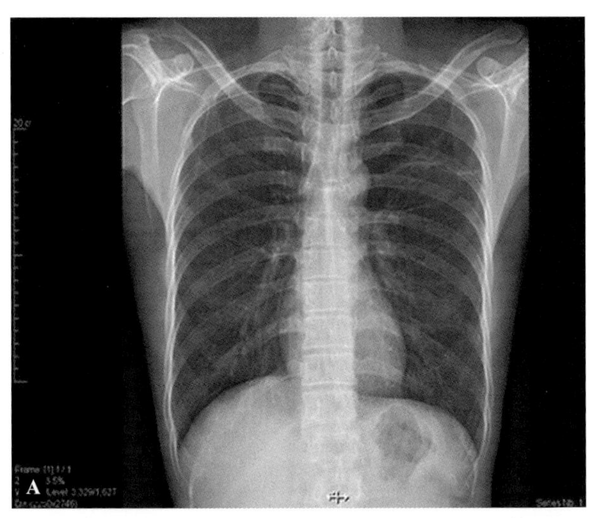
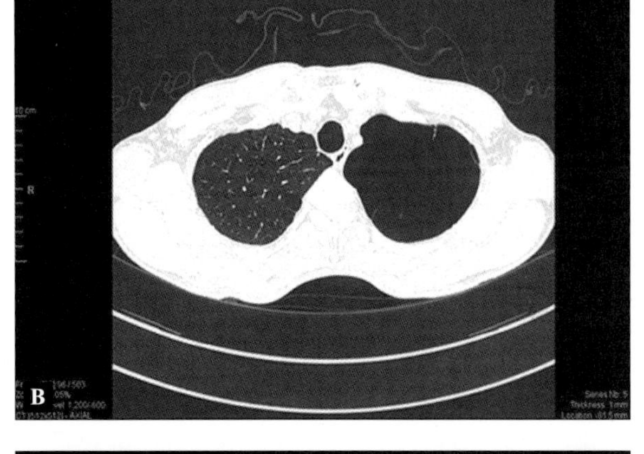
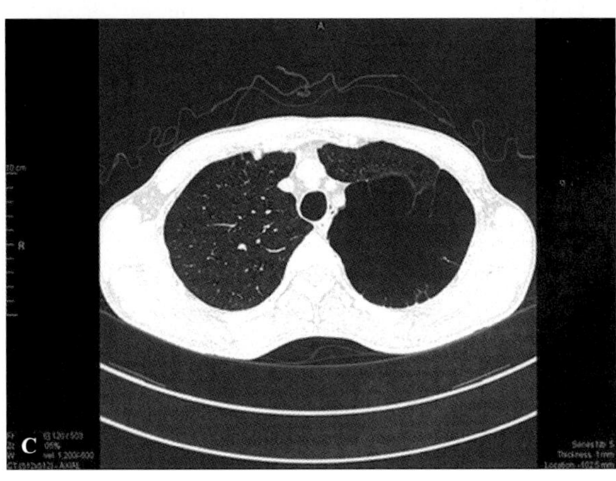
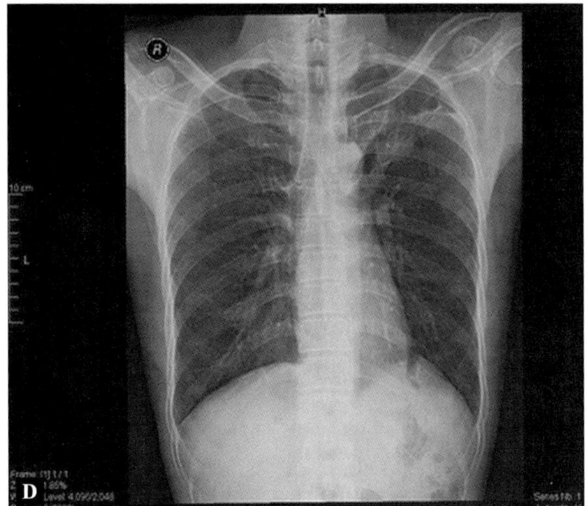

▲ **图81-2 55岁慢性吸烟者，左肺上叶巨大肺大疱**

A. 术前CXR。注意左肺过度扩张，压迫纵隔。心脏和隆嵴也有轻微的右移；B和C. 术前CT。左上区几乎完全没有肺组织。然而，肺其他部位的实质只表现出相对轻微的肺气肿改变。大疱改变分布的异质性是大疱切除术预后的良好指标；D. 术后CXR。肺减容术后，膈肌不再下压，形态更自然。心脏和纵隔也处于一个更中间的位置

疱体积可能是预测大疱切除术后 FEV_1 改善的最重要因素[14, 67]。此外，其他临床系列研究表明，大疱体积超过单侧胸腔体积 50%～70% 可能与术后症状和 FEV_1 的改善密切相关，而小于 30% 的体积可能会有不良结果，甚至可能是手术的相对禁忌证[14, 38]。

正如上面提到的，CT 可能是最可靠的肺气肿的评估手段。已经证明 CT 在检测肺气肿方面比 CXR 更敏感，在区分正常肺和肺气肿方面比单独依赖肺功能测试更好[44, 69, 70]。肺组织密度的测量（密度降低提示肺气肿）表明，非疱性肺组织的变化与 DL_{CO} 和 FEV_1 的损害密切相关，而大疱本身的变化则没有此关联。因此，CT 有助于显示是否存在相对正常的肺组织，这些信息可以与上述肺功能测试一起用于评估患者是否适合手术。

在检测并发症时，CT 可以帮助区分或提示肿瘤、感染等[53, 69]。CT 也可能非常有助于区分实质内大疱和胸膜间局限性气胸，通常 CXR 上容易混淆。

3. 放射性同位素扫描

通气灌注（ventilation-perfusion，VQ）扫描是可以辅助 CT 选定大疱性肺病患者，评估肺各个区域的功能和特定部分肺通气功能定量评价[41, 80]。在 VQ 扫描上，肺大疱的通气和灌注缺失，因此在肺大疱位置的通气不足和灌注不足的显示是传统上用来证实支持肺大疱切除术后良好结果的证据。然而，这种使用 VQ 扫描来评估肺功能区域分布的做法在许多情况下已经被淘汰，因为 CT 扫描已经被证明能够可靠地完成这项工作。

尽管如此，氙 -133（^{133}Xe）对通气的冲洗时间为研究区域通气效率的有效方法已被报道[68]。肺大疱通常显示典型的（^{133}Xe）淤滞。然而，在肺的其他非大疱部位，（^{133}Xe）的冲洗值降低提示肺气肿，因此反过来也表明大疱切除术后的预后较差。

4. 肺血管造影

肺血管造影可用于评估非大疱肺的灌注情况：正常肺在肺动脉血管周围会表现出“毛细血管充盈”；被大疱压迫的肺可能表现出拥挤的血管；而严重肺气肿的肺将表现出可见的主肺动脉的“修剪树”外观，而周围实质中没有较小口径的血管[74]。这项检查现在很少使用，因为 CT（有或没有静脉对比剂）通常足以评估肺组织。

（三）患者因素

肺大疱切除术没有绝对的人口统计学标准或禁忌证。虽然有人认为年轻的患者术后情况较好，但这通常反映出患者年龄越大，肺气肿越严重。而单看年龄是不足以判断患者是否适合手术的[61, 81]。

巨大的大疱和（或）肺气肿的存在可能与心脏改变有关，在怀疑有心力衰竭或肺心病的患者中考虑心脏导管检查可能是谨慎的[82]。确认心脏改变可能表明具有更高的手术风险和需要仔细的围术期管理（如住 ICU），但通常不被视为手术的绝对禁忌证。事实上，有研究表明肺动脉高压可能是由压迫肺大疱灌注良好的非大疱性肺引起的，因此大疱切除术可能有助于缓解部分患者的病情。

许多患者可能有 COPD，伴随慢性支气管炎、支气管痉挛、痰多、反复呼吸道感染和其他呼吸道并发症。人们认识到，患有这些危险因素的患者可能增加手术风险和围术期并发症。尽管如此，这些危险因素被认为是肺大疱切除术的相对禁忌证，而不是绝对禁忌证。在任何接受肺大疱切除术的患者中，围术期管理都必须包括积极的气道清洁、疼痛控制和活动或物理治疗。

还必须记住，许多肺大疱患者都是吸烟者。肺大疱切除术后继续吸烟的患者不仅增加了围术期并发症的风险，而且随着时间的推移，肺功能（FEV_1 和 DL_{CO}）的恶化可能比手术后戒烟的患者要严重得多。事实上，不吸烟的患者呼吸功能的恶化仅仅是随着年龄增大而恶化[61, 83]。对于拒绝戒烟的患者，一些外科医生会拒绝肺大疱切除术，认为吸烟会使手术既危险又最终无效[83, 84]。

七、外科手术治疗

（一）术前准备

获得性大疱性肺疾病患者常伴有COPD。因此，他们可能有痰潴留、支气管痉挛等术后问题。在可能的情况下，给予患者术前肺康复锻炼（见相关章节）。所有患者术前胸部物理治疗是必需的，包括深呼吸和用力肺活量训练，为术后做准备[41, 61]。如怀疑有支气管痉挛应该用适当的药物治疗来控制。糖皮质激素治疗在慢性阻塞性肺病患者中很常见，是否需要在手术前停止这些治疗需要个体化考虑，评估停止使用糖皮质激素的风险是否超过了支气管痉挛的风险（包括愈合不良和感染易感性增加）。如果注意到痰量增多，支气管镜灌洗可以在诱导全身麻醉后术中进行。

对于继续吸烟的患者，拒绝手术通常被认为是不道德的[85–87]。然而，大疱性肺疾病患者在围术期吸烟的危害是严重的。其中包括呼吸道感染、痰多和心血管疾病发病率的增加。此外，戒烟失败可能会导致手术的获益受限，并可能出现症状复发和大疱病变[61, 83]。所以应当强烈建议吸烟者在术前戒烟[86, 87]。如有必要，依从性好的患者可以参加戒烟计划和（或）手术延迟至戒烟后进行。

（二）麻醉注意事项

一般来说，和其他胸科手术一样，肺大疱手术使用单肺通气麻醉（见相关麻醉一章）。在实践中，大疱性肺病手术期间的关注之一是肺气肿肺内空气残留的问题。大疱性肺不能充分塌陷会阻碍手术，特别是如果使用微创技术。由于这个原因，双腔插管通常优于单腔插管配合使用支气管球囊阻断[88]。前者允许在需要时对手术侧不通气的肺进行吸引，帮助肺塌陷。

另一个术中关注的问题是机械通气引起对侧气胸。这种情况的风险比其他患者更大，因为在大疱性肺病患者中，对侧肺可能存在肺气肿。在插管和开始通气期间，外科医生应在场，以防需要紧急行胸腔闭式引流术。并且，手术室工作人员应 准备必要的设备，以便在手术期间随时紧急插入胸腔引流管，以防可能发生对侧气胸（特别是张力性气胸）。在手术过程中，应避免对侧肺气道压力过高。如高度担忧手术期间对侧发生气胸的可能性（如对侧气胸病史），那么可以选择事先在对侧放置胸引管，以预防该侧发生张力性气胸。

如果患者痰多并且术后重度疼痛，则术后可能发生痰潴留或肺复张不全的问题。预先采取镇痛策略，切口椎旁阻滞，可能是抑制术后疼痛的一种有效方法[89, 90]。在手术结束时，麻醉苏醒和拔管之前进行支气管镜检查可能是有用的。如果发现大量痰，有机会进行气道清洁，减少痰滞留的风险。

有一项新技术是使用非插管麻醉技术进行胸外科手术[92]。这种麻醉包括的范围从借助喉罩进行深度镇静或催眠，到胸部硬膜外麻醉对完全清醒患者的手术[92, 93]。有人认为，允许患者在手术期间有一定限度的自主呼吸在生理上可能是有利的[93, 94]。最初报道的结果（包括一项单中心随机研究）表明，LVRS的非插管技术与传统的全麻方法一样，具有同等的治疗效果，但住院时间较短，不良反应较少[93, 94]。关于这种有趣的麻醉方法的完整论述超出了本章的范围，但可以在本书的其他地方找到。

（三）外科手术

肺大疱切除是大疱性肺病的标准手术[63–66, 95]。这本质上是大疱性肺组织的非解剖楔形切除术。通常不考虑肺段切除术，而且肺大疱也几乎都从不局限于一个单独的肺段中。如果大疱性疾病几乎完全取代了整个肺叶，有时可考虑行肺叶切除术。尽管如此，大疱性肺病患者往往有肺功能损害，而且先前已经证明，即使患有严重的大疱性疾病，肺叶的肺门区域肺功能也往往相对保持不变[61, 76, 77]。系列回顾性病例研究表明，肺叶切除术在功能结果以及肺活量方面可能导致比肺大疱切除术更差的结果。遵循这样的原则，即最好留存尽可能多的功能肺组织，在大多数患者中，肺大疱切除术优于肺叶切除术[61]。

手术入路传统上是通过开胸手术，包括标准的后外侧、前外侧或腋窝入路。今天，可视胸腔镜辅助胸外科手术（VATS）已成为大多数中心肺大疱切除术的首选方法[84, 85]。在减少术后疼痛、并发症发生率和住院时间方面的获益已经得到很好的证明。如果考虑双侧肺大疱切除手术，过去曾尝试过胸骨正中切开术，但现在这种做法已经不那么普遍，因为双侧 VATS（无论是在同时手术还是在分期手术中）都越来越受欢迎[78, 96]。

最传统的 VATS 方法是根据“棒球内场”策略使用 3 个孔，使用 10～12mm 切口和套管（图 81–3）[90, 97, 98]。典型的肺尖大疱位于“第二垒”位置，镜头端口位于第 6～7 肋间腋中线和腋前线之间的“本垒”区。以这个“本垒到第二垒”为轴，画一条垂直线，线上作“第一垒”和“第三垒”入口与该轴等距放置。例如，对于右侧手术，这在腋前线附近的第 4 肋间隙处为“第一垒”入口，以及在腋后线附近的第 5～6 肋间处为“第三垒”入口。这些位置仅供参考，并应自由调整，以适应每个患者的个别特点。

目前关于上述“经典”3 孔 VATS 技术的大量变化已经被报道[90, 98]。切口的数量、大小和位置可能会有很大的变化。3 孔针镜 VATS 用 2～3mm 的微型镜头替代了后部切口[35, 36]。还有一种 2 孔（单操作孔）技术，减少后部切口，通过前端单孔操作器械。近来，肺大疱切除术已经有使用单孔 VATS 的报道[98–100]。在腋中线和腋前线之间的第 4～5 肋间隙做一个 2～3cm 的切口，可视胸腔镜和操作器械通过同一切口来实现大疱切除术甚至肺叶切除术（图 81–4）。此外，据报道，机器人辅助肺大疱切除术也是可行的[101]。

无论入路如何，当第一次进入胸腔时，警惕胸膜粘连是必要的。这在肺气肿患者中非常常见（实际上也是可以预见的），可能是因为慢性、反复发作的炎症所致。在做第一个切口时，必须注意不要伤害可能附着在胸壁上的肺。这种意外的损伤最好避免，因为肺组织质量可能很差。

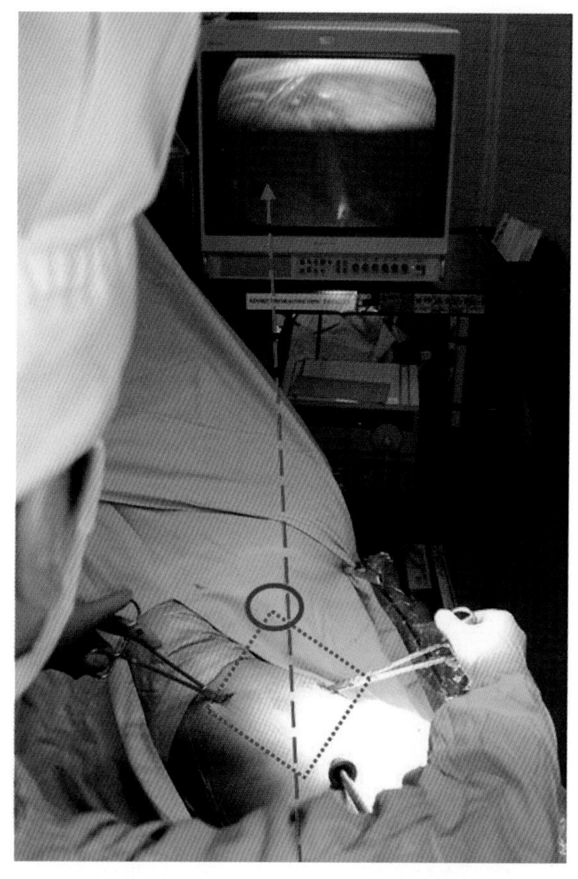

▲ 图 81–3 三孔 VATS 经典放置策略

本垒（相机端口）和第二垒（预期的目标病变，紫色椭圆形）形成一个直轴 – 由红线指示 – 指向视频监视器。“棒球场”的第一和第三垒的（蓝线）等距的两侧的轴，这样操作器械才舒适（引自 Yim APC, Sihoe ADL. VATS as a diagnostic tool. In: Shields TW, Locicero J, Ponn RB, et al., eds. *General Thoracic Surgery*. 7th ed. Philadelphia, PA: Lippincott Williams & Wilkins; 2009: 313–332.）

修补困难，导致持续性漏气。胸腔内所有的粘连都应该松解（处理粘连的技术在本书的其他地方叙述），外科医生处理方法因人而异。良好的粘连松解术很重要，因为大疱切除术往往会导致胸腔有相当大的空间，需要余肺复张来填补。

如今，肺大疱切除术最常见的是使用腔镜下线性切割吻合器[95, 97]。抓住大疱，切割吻合器从基底部切割吻合（图 81–4）。如果大疱巨大难以处理，可以先穿刺放气，以便更容易处理。在切割吻合前检查吻合器的两边，确保切割吻合线穿过相对正常的肺组织。理由是，如果将吻合器穿过大疱肺组织，可能存在切缘漏气。吻合器成订高度应该仔细考虑：成订太低会导致切缘密封不足，甚至破裂；成订太高可能会因为压缩不足导致切缘漏气。如果肺组织不厚，在大多数情况下，3.5mm 的钉高就足够了，但如果组织看起来很厚（如大的楔形切除），则应考虑钉高更大的吻合器。

使用各种商业上可用的材料加固切缘是常见的做法[95, 102–104]。包括牛心包和其他合成材料（图 81–5）。据报道，这些措施显著降低了 LVRS 中漏气的发生率和（或）严重程度，这与肺大疱切除术非常相似。然而，多年来也报告了与加固有关的严重不良事件，包括加固材料对邻近脏器的撕裂和材料的咳出[105–107]。加固材料的替代方法可以是在吻合线上使用外科密封剂——包括纤维蛋白、白蛋白 - 戊二醛和其他。这些已被部分研究证实具有对减少大疱切除或 LVRS 术后切缘漏气的效果[108–110]。

替代简单的肺大疱切除术的其他方法也有报道。Deslauriers 斯等描述了他们的经典技术，纵向切开巨大肺大疱，折叠创面脏胸膜，然后在大疱的基底部缝合[111]。也有报道利用能量装置（氩

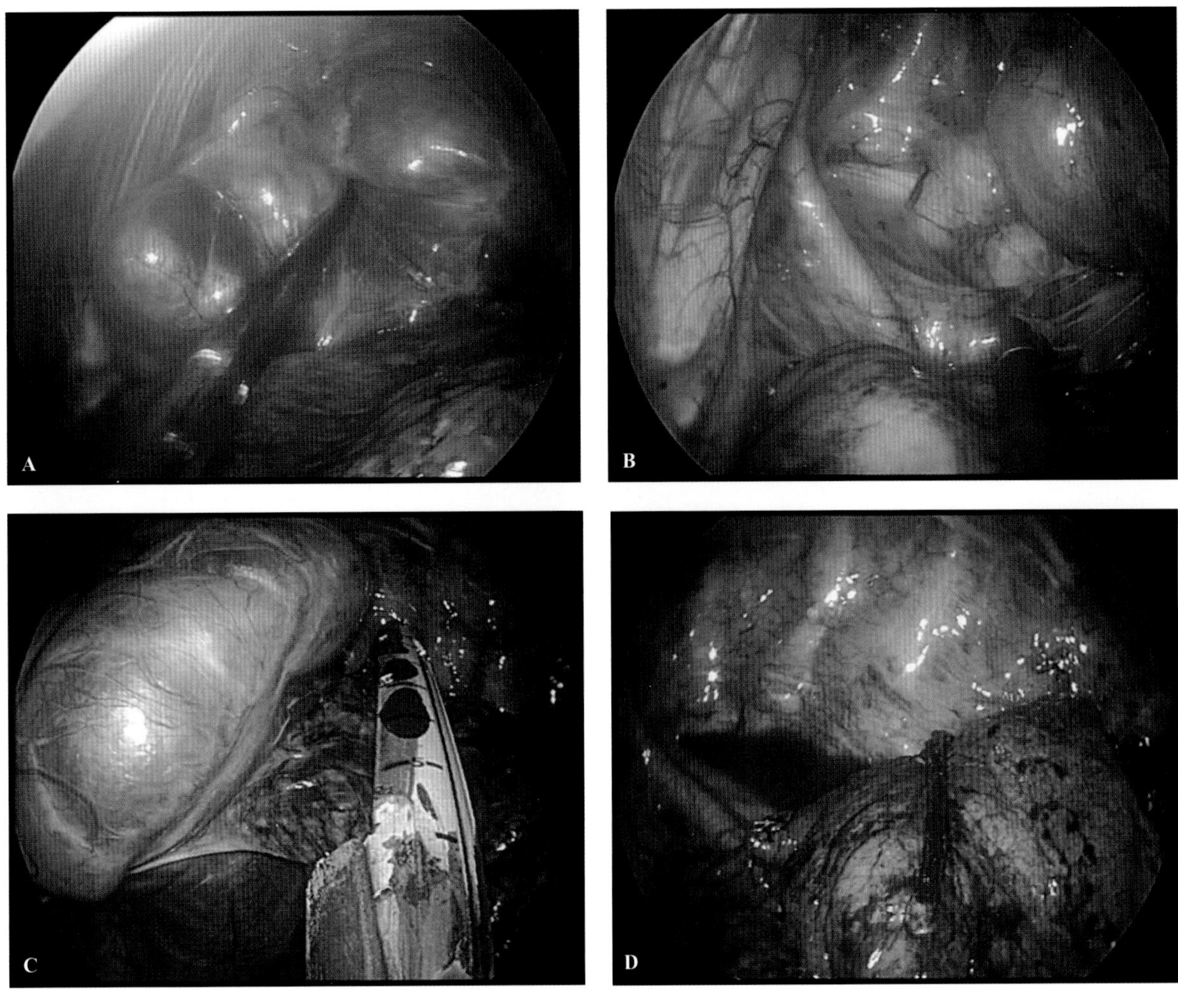

▲ 图 81–4 单孔 VATS 下左上叶巨大肺大疱切除术（与图 81–2 是同一个患者）

A. 巨大肺大疱可以填充大部分胸腔，VATS 下胸腔探查非常困难。然而，肺大疱通常可以被缩小，或在必要时被刺破或放气。特别注意确认肺大疱和相对正常肺组织之间的界限；B. 由于肺气肿常与慢性支气管炎同时存在，炎症后粘连在大泡性肺病患者中较为常见。首先应充分松解粘连，使肺完全自由活动，以达到最佳的大疱抓持和缝合；C. 将吻合器放置并固定于相对正常的肺组织；D. 理想的缝合，钉线完整，穿过相对正常的肺组织。由于切缘有良好的肺组织，并且较新的钉线技术提供了阶梯式的压缩面，切缘加固通常是不必要的

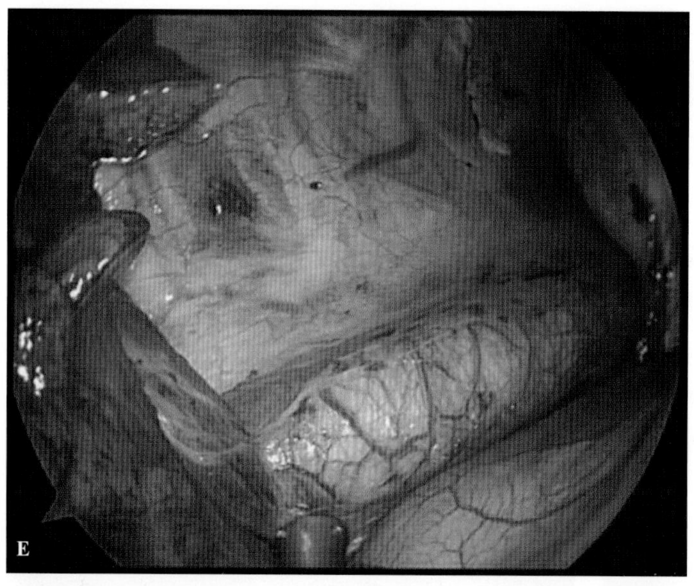

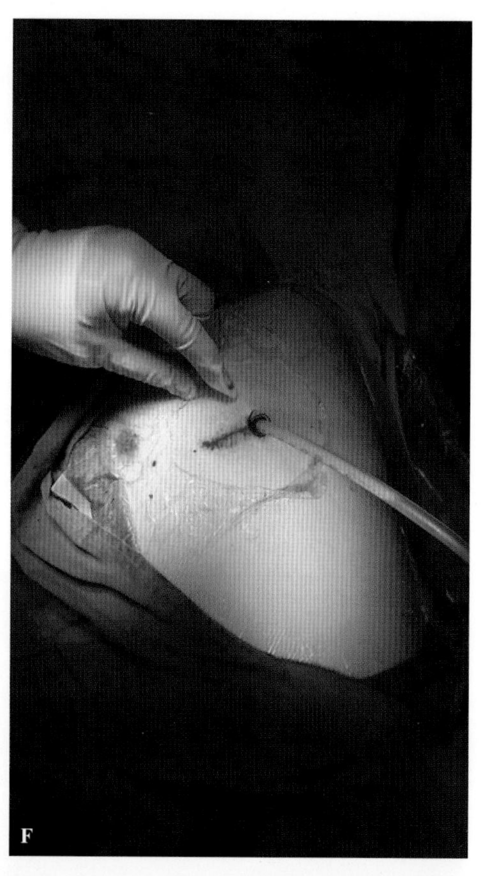

▲ 图 81-4（续） 单孔 VATS 下左上叶巨大肺大疱切除术（与图 81-2 是同一个患者）

E. 上叶肺大疱切除术后，游离下肺韧带可以减少胸顶残腔形成的机会；F. 肺大疱切除术可以经单孔 VATS 下完成，常规需要安置一根胸腔引流管

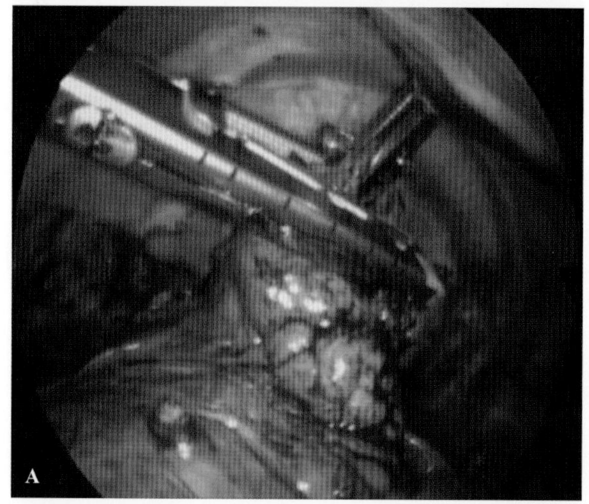

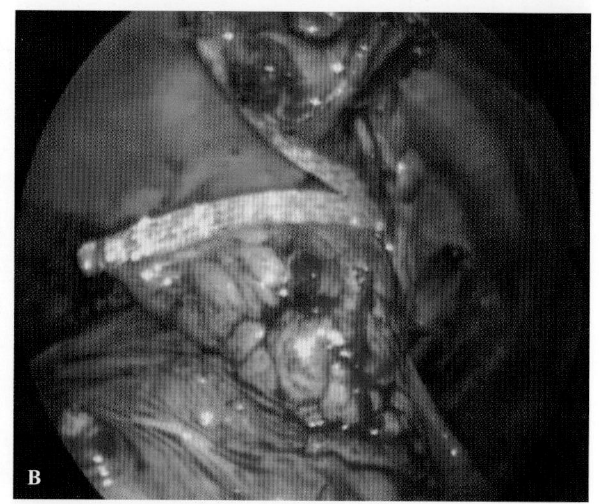

▲ 图 81-5 使用切割吻合器行肺大疱切除术

A. 钉仓带垫片于肺大疱基底部正常肺组织切割吻合；B. 击发吻合器后，垫片加固肺切缘肺以减少创面漏气

束凝固器，Nd：YAG 激光，CO_2 激光）对大疱进行消融，尽管这些方法没有在世界范围内得到广泛的推广 [17, 112–119]。

手术结束时，一些外科医生选择通过机械摩擦或壁胸膜切除来固定胸膜 [95, 107]。许多外科医生认为，胸膜固定术既降低了气胸复发的风险，又可以增强肺表面的纤维化，防止大疱再形成 [120, 121]。但一些外科医生认为，仅仅切除大疱可能就足以降低复发风险 [110, 122]。然而，许多研究的长期结果表明，胸膜固定术预后更好 [120, 122]。

在手术结束时充分膨肺。如上所述，巨大的肺大疱切除术后并不总是如此。对于术前肺功能较差的患者，需要彻底松解粘连和肺韧带，避免留有残腔损害患者的呼吸功能。减少残腔的进一步措施包括胸腔顶填塞或者气腹[123]。

肺大疱切除术后曾经例行放置两个胸腔引流，以防术后重度漏气。然而，如果在术中测试没有检测到漏气，一根胸腔引流管通常即可[90]。吸引装置的使用在后文讨论。

（四）术后管理

术后是否需要给胸引管再加负压吸引一直都有争论[124-126]。一方面，负压可以帮助肺迅速扩张，减少术后肺不张。如果术中行胸膜固定术，负压吸引还可以帮助肺脏和胸顶部壁胸膜更好接触而有效粘连。但是，有人担心负压会使术后漏气持续，考虑到肺大疱患者的肺质量通常很差。负压吸引可能只会增加肺实质切缘持续漏气。研究表明，不用负压吸引可能对自发性气胸更好[124, 125]。在实践中，如果肺手术后复张不好，可以采用低负压吸引，肺复张后即停止。在这种情况下，最小负压吸引就可以到达预期目标，通常10～15cmH_2O。

近年来，数字化胸腔引流系统已经开始临床应用（图81-6）。对于肺大疱切除术后漏气的患者来说，这些已被证明是非常有用的[127, 128]。气流数字化测量不仅提供了对漏气的准确和客观的测量（具有最小观察者之间的差异），而且还可以显示随时间推移的气流变化，从而可以观察漏气的趋势[129]。这些都给人一种清晰的印象，即漏气情况是好转还是恶化，以及它对负压或其他干预措施的反应（手术结束时，甚至可以使用数字化系统来评估手术台上的胸腔漏气量，当患者还在手术台上时，大量漏气可能提示需要立即修复）。同样重要的是，数字系统允许施加恒定的或“调节”的负压，有猜测这样可能有助于缩短漏气持续时间[130]。由数字系统调节负压也可以安全地设置为非常低的水平——甚至比在常规胸腔引流上单独使用水封更少的“负压”。这也可能有助于加快解决自发性漏气。

除漏气外，另一个需要避免的常见并发症是术后肺不张和肺炎。如上所述，许多肺大疱性疾病患者是吸烟和（或）COPD患者，有较高的痰潴留风险。然而，微创时代，这种并发症已不常见[90, 97]。如果能在手术结束时顺利拔管，则无须常规ICU治疗。尽管如此，仍然要注意预防这个并发症，以至于发生严重的后果。确保良好的疼痛控制是至关重要的，在术前/术中使用区域阻滞（如椎旁或硬膜外阻滞）就可以预先开始镇痛[89]。术后，患者应给予定期口服镇痛（如对乙酰氨基酚），如有暴发性疼痛应辅以更强的药物（如曲马多）。应谨慎使用较强的阿片类药物，以避免呼吸抑制和头晕，以至于妨碍患者的活动。一旦实现疼痛控制，应鼓励患者尽快下床活动[95]。采用VATS肺大疱切除术，患者应在术后当天晚上下床活动，最迟不得晚于术后第一天早

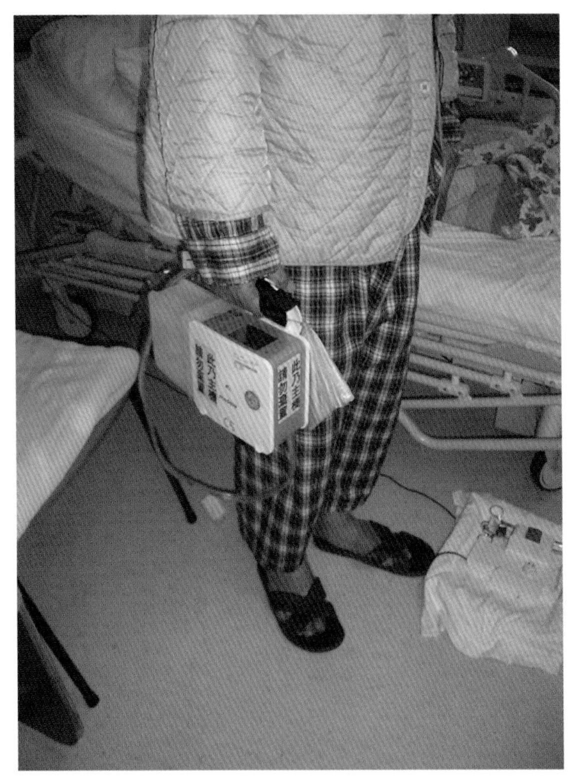

▲ 图 81-6 便携式数字引流系统

该系统便于患者下床活动，可以调节胸腔负压并精确计算漏气流量

晨。同时还应该采取积极的胸部物理治疗，并经常使用诱发式肺量计加强呼吸功能锻炼[36, 95]。

（五）替代手术

历史上，经皮肺大疱置管引流已有报道[131–134]。虽然可以在局部麻醉下完成，但它通常涉及胸部切口（无论是否切除肋骨段），然后直接将导管置入大疱。气胸可以通过事先诱导胸膜固定在大泡壁和胸壁之间缝合荷包来预防。滑石粉或纤维蛋白胶注射到大疱腔也有报道[108, 135]。在感染大疱性囊肿的病例中，通过腔内引流管灌注抗生素也已被成功使用[136]。这种外引流法的好处在于，它可能比肺大疱切除术保存更多的肺，并避免在全麻下进行大手术。尽管如此，这种方法的证据在很大程度上是历史性的而且案例数有限。报告表明，肺大疱腔内引流可以改善近 90% 的患者的症状。在这个微创肺大疱切除术的时代肺大疱腔内引流是否优于手术，还没有被研究。这种方法可能对某些不适合手术的患者有特殊作用，但在大多数中心尚未成为主流治疗方法。

另一种替代手术的方法是支气管内治疗[137, 138]。支气管内活瓣（endobronchial valve，EBV）置入治疗肺气肿在 LVRS 一章中讨论。把单向活瓣通过刚性或柔性支气管镜（新一代单向活瓣）放置到靶段支气管，允许空气只出不进。对于大疱性肺病，这可能使肺泡萎陷，有报道对这类患者使用 EBV 治疗后，临床症状、影像学结果和呼吸功能参数都有所改善。这种方法的潜在优点是避免任何手术，并有可能在后期取除 EBV（无论是成功置入使肺大疱萎陷，还是置入失败的）。然而，由于成本和可获得性的原因，EBV 的使用在世界范围内还没有广泛推广，在治疗大疱性肺病方面的经验仍然有限。

八、结果

（一）安全性

注意，许多获得性大疱性肺病患者对于任何重大的外科手术都具有固有的高风险。因此不足为奇，肺大疱切除术有一定的死亡风险，大多数死亡是由于呼吸衰竭、肺炎或胸腔感染所致。表 81–5 显示了一组肺大疱切除术病例的研究结果，表明死亡率为 0%～11%[14, 16, 139–150]。然而，许多手术是从几十年前开始的，而且现代技术的进步可能（尽管不确定）降低了近几年的死亡率。相比之下，肺泡腔内引流方法的死亡率(被认为“创伤小”）仍然在 0%～15%[131–134]。

据报道，肺大疱切除术后的并发症发生率为 7%～79%[14, 16, 139–150]。如此宽泛的变化范围很可能是由于缺乏一致性的报告，或存在对“并发症”的定义不一致。然而，非常清楚的是，到目前为止，最常见的并发症是漏气。据报道肺大疱切除术后患者长时间的漏气发生率在 50% 或以上（尽管认为“长时间”方面也存在差异）。

漏气最常见，是因为肺气肿肺组织切割吻合或缝线缝合后，肺复张，针眼受力撕裂导致肺实质漏气。正如前面所强调的，需要考虑加固或密封胶覆盖肺切缘的原因。新的吻合器设计，旨在减少切割缘上组织受压来帮助减少撕裂和漏气，这是一个有趣的想法，仍有待临床数据证明。患肺创面愈合不良，有些术后漏气可以持续数星期。促进漏气停止的措施可能包括引流、化学胸膜固定术、数字引流系统，甚至 EBV 放置[151]。然而，目前还没有较多的临床数据来确定证明它们的有效性。

漏气最常见并发症是肺不张和胸部感染。前面已经指出术后需要积极的疼痛控制和早期活动，此处再次强调。使用微创手术技术可以降低并发症发生率，这通常是其早期活动的结果。此外，报道 12%～13% 的患者并发心律失常，6%～14% 的患者并发脓胸[14, 75, 76, 133, 139, 148]。

（二）疗效

在症状改善方面，大疱切除术有较好结果[14, 16, 67, 72, 140, 141, 147–150, 152]。迄今大多数研究报告术后患者呼吸困难改善率通常在 50%～100%（表 81–6）。据 Schipper 及同事报道，81% 的患者术

表 81-5 肺大疱切除术后并发症发生率和死亡率的部分研究

研 究	患 者	死亡率（%）	并发症（%）
FitzGerald 等（1974）[14]	84	2.3	24.0
Witz and Roeslin（1980）[16]	423	1.5～11.0	—
Potgieter 等（1981）[139]	21	9.5	42.9
Pearson 和 Ogilvie（1983）[140]	12	8.3	—
Laros 等（1986）[141]	27	0.0	—
O'Brien 等 1986）[142]	20	0.0	—
Connolly 和 Wilson（1989）[143]	19	0.0	"低"
Ishida 等（1995）[144]	47	0.0	10.6
Tsuchida 等 1996）[145]	6	0.0	—
Menconi 等（1997）[146]	34	5.9	—
DeGiacomo 等（1999）[147]	25	0.0	48.0
Schipper 等（2004）[148]	43	2.3	79.0
Palla 等（2005）[149]	41	0.0	7.3
Gunnarsson 等（2012）[150]	12	0.0	75.0

后 3 年呼吸困难仍有改善。

就肺功能改善情况而言，一系列病例报道肺大疱切除术后 FEV_1 可改善 26%～200%（表 81-6）。Schiper 等的研究表明，FEV_1 术后初期改善，在术后 3 年略有下降，但与术前相比仍有显著改善 [148]。研究表明，无论是采用传统的开胸手术还是 VATS 手术，都能获得类似的疗效。

许多预测肺大疱切除术后短期改善的指标已经明确。首先，肺大疱的大小很重要 [14, 61, 67]。肺大疱体积占肺容积的 50% 或以上与术后 FEV_1 的显著改善相关。然而，如果肺大疱占肺容积少于 1/3，肺功能的改善可能不明显。其次，正如前面所描述的，除了肺大疱之外，剩余肺的状况是关键 [65, 139, 143, 153]。CT 证据表明，相对正常的基础肺组织具有足够的灌注，并且已经被扩张的大疱显著压缩，是大疱切除术后良好功能结局的预测因素。多发性、小而弥散分布的肺大泡与良好的功能预后关系不大，“消失肺”（肺的影像透明度逐渐增加，包括肺干血管和肺间隔）甚至可能与术后更差的功能有关。对非疱性肺缺乏明显的压迫也可能表明功能改善不明显。第三，肺功能的区域分布不对称可能会对结果产生影响 [14, 68]。肺大疱部分（通常是 VQ 扫描）对肺整体功能的不良贡献与大泡切除术后功能参数的改善有关。

在较长期的随访中，来自多个系列病例研究普遍共识表明，大疱切除术后最初的改善会逐渐消失 [14, 140, 141, 148]。肺大疱切除术后 5 年的患者中，症状较术前改善的患者有 33%～50% [14, 140, 141, 148]。然而，术后最初肺活量测定值的改善在 2～10 年后缓慢地恢复到接近手术前的水平 [14, 140, 141, 148]。据估计，FEV_1 的年均下降幅度在 50～100ml。认为这种下降是由于患者剩余肺组组潜在肺气肿的进展所致（孤立巨大肺大疱，潜在的肺是正常的患者中，术后 FEV_1 不下降）。目前尚不清楚如果这些患者没有做肺大泡切除术，这种肺功能下降的影响是否会与之相同或者更胜。

表 81-6　肺大疱切除术预后研究报告

研　究	
FitzGerald 等（1974）[14]	• FEV_1 改善 50%～200% • 肺大疱占肺容积＞ 70%：100% 患者症状改善达 5 年 • 肺大疱占肺容积＜ 30%：0% 患者有症状改善
Witz 和 Roeslin（1980）[16]	• Witz and Roeslin Ⅰ级：73% 症状改善，持续长期随访 • Witz and Roeslin Ⅱ级：提高了 50% 患者症状改善达 5 年，20% 患者症状改善达 10 年
Pesrson 和 Ogilvie（1983）[140]	• 90% 的患者症状改善 • 5～10 年后：FEV_1 和呼吸困难等级恢复到术前水平
Vejlsted 和 Halkier（1985）[152]	• 100% 患者症状改善（早期） • 81% 的患者症状改善（5 年）
Laros 等（1986）[141]	• 肺大疱占肺容积＞ 50%：100% 患者症状改善 • 2 年后获益下降
Ohta 等（1992）[72]	• 100% 患者症状改善（早期） • 80% 的患者症状改善（4 年）
Baldi 等（2001）[67]	• FEV_1 改善 50%～60%
DeGiacomo 等（1999）[147]	• 术后 3 月 FEV_1 显著改善
Schipper 等（2004）[148]	• 81% 的患者症状改善（3 年） • 术后 6 个月 FEV_1 预计值从 34%（基线）提高到 55% • 术后 3 个月 FEV_1 预计值 49%
Palla 等（2005）[149]	• 100% 患者症状改善和 FEV_1 改善 • 术后 5 年 FEV_1 和呼吸困难等级恢复到术前水平 • 患者肺功能储备保持改善
Gunnarsson 等（2012）[150]	• 术后 1 个月 FEV_1 预计值从 33%（基线）提高到 58% • 术后 5.4 年 FEV_1 恢复到术前水平

一些研究关注了肺大疱切除术后新大疱的形成。Fitzgerald 等观察到肺大疱切除术后 10 年，有 12%～30% 的患者再发肺大疱 [14]。然而，随后的一些研究发现，新的巨大肺大疱的形成率仅为 0%～6.7%，尽管影像学检查有些患者肺气肿有进展 [134, 141, 149, 154]。

九、结论

肺大疱性肺病是一种器质性病变，对患者有生理和功能影响。因为是器质性病变，唯一有效的治疗手段是手术。此外，鉴于其肺功能情况，手术风险往往增加。几十年来积累的经验已经界定了适合手术（那些手术风险相对较低，术后改善更多）的标准。对于那些接受手术的患者来说，肺大疱切除术现在可以使用一系列微创方法进行。辅助技术，无论是术中使用还是术后使用，有助于降低手术并发症发生率。手术短期内可以使肺功能改善，尽管长期获益仍然没有得到保证。

第 82 章
肺减容
Lung Volume Reduction

Philip Carrott　Christine Lau　著
朱　江　译

一、历史

20 世纪 50 年代 Brantigan [1] 首次提出了对弥漫性终末期肺气肿患者实施肺减容术进行治疗。他的假设是肺气肿的炎性反应导致了肺组织的破坏和肺实质弹性的丧失，引起细支气管的过早闭合和过度膨胀，从而造成吸气和呼气时保持细支气管壁开放的“系带”作用丧失（图 82-1）。肺减容手术通过切除肺的大部分病变部位，可以恢复系带作用，从而保持细支气管通畅、改善气体流通。尽管 Brantigan 指出受术者主观症状有所改善，但几乎没有客观数据支持这一观点，肺减容手术也被叫停。

几十年后，Perrot [2] 和 Dahan [3] 等再次采用了这种手术方法以试图改善终末期肺气肿患者的肺功能。两位研究者同样采用了单侧开胸的方法切除病变肺组织。然而，这两名法国研究者的结论主要基于肺血流动力学的研究，他们认为肺减容手术可能是通过改变肺血管生理引起血流动力的改变，从而改善呼吸困难。尽管如此，肺减容手术仍未得到有效的推广。

1991 年，Wakabayashi [4] 等报道了经胸腔镜单侧实质激光消融手术治疗终末期肺气肿的结果。其他研究人员试图重复他的结果，却均以失败告终 [5]。

直到 1994 年，Cooper [6] 等才采纳了 Brantigan

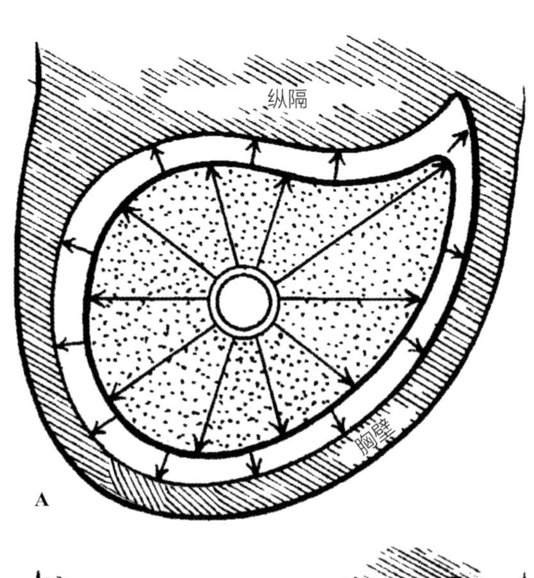

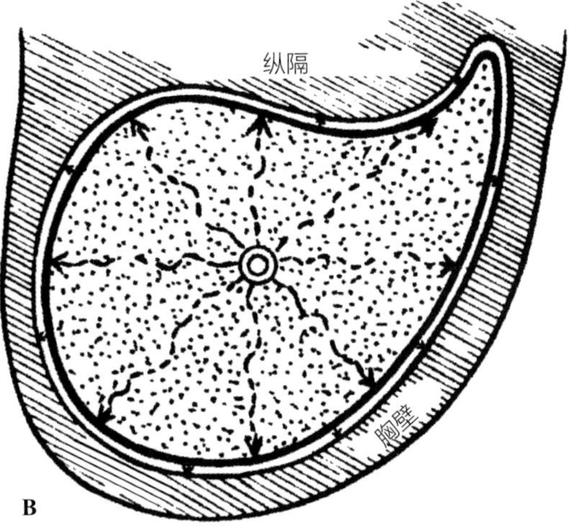

▲ 图 82-1　**A.** 胸膜内负压和肺弹性纤维共同作用，在支气管上产生圆周性拉力；**B.** 丧失正常的胸膜内负压，并且弹性纤维没有在圆周方向拉动支气管以保持其打开

引自 Brantigan OC,Mueller E, Kress MB. A surgical approach to pulmonary emphysema. *Am Rev Respir Dis* 1959; 80:194.

的理论，并进行了一系列的肺减容术（lung volume reduction，LVR）；此后，这种手术开始流行。Cooper 采用正中开胸入路进行双肺上叶病变切除。结果，他的患者在氧合、肺活量测定、生活质量和运动能力方面都有显著改善，且无一例患者死亡。在 1995 年 Cooper 的报道之后[6]，LVR 治疗终末期肺气肿得到广泛的推广，LVR 的时代拉开了序幕。除了 Cooper 推广的正中开胸入路外，还有多种手术方式变化，包括单侧胸腔镜入路[7-9]、双侧胸腔镜入路[10-12]、双侧小切口入路[2]。最初发表的报告几乎是普遍令人鼓舞，所记录的并发症发病率和死亡率均相对较低。

2013 年美国住院患者样本的最新数据显示，185 名患者进行了 LVR。这个数据库涵盖了约 20% 的实际病患，所以从理论上讲，在美国每年有近 1000 台 LVR 手术[13]，这与美国每年大约 2000 台肺移植手术形成对比[14]。

二、基本原理

从表面上看，通过切除大量肺组织来治疗肺储备不足的患者似乎不合理。然而，它确实改善了许多患者的肺功能。这一点已经通过四种病理生理途径之一得到解释。

（一）通气 / 灌注不匹配

终末期肺气肿患者肺泡扩张，可能引起通气及换气不足，出现肺血分流现象。此外，这些膨胀肺泡可能继续扩张和压迫邻近的、灌注良好的肺泡，使它们变得同样功能失衡。从理论上讲，切除这种受损的肺组织将消除部分的通气 / 灌注不匹配，有可能使邻近肺泡重新扩张，从而恢复部分正常肺组织的功能。

（二）气道阻力

肺组织具有一定的弹性，当肺泡在吸气时最大限度地膨胀后，肺泡壁的弹性会像气球一样产生排出气体的压力。在终末期肺气肿，肺泡壁的炎症和缺乏弹性使得其弹性产生的反压力消失，呼气力量减弱。

在呼气过程中，弹性反压力的消失和约束作用的减弱导致终末细支气管提早关闭，久而久之则出现气道阻力增加、过度通气膨胀或者气体滞留。LVR 切除了过度膨胀和无功能的肺组织，使留在胸腔内的病变肺组织减少，平均肺组织弹性反压力上升[15]。当较小的肺体积趋向于扩大以填满剩余的胸膜空间时，末梢细支气管的径向牵引力可能增加，从而使它们在呼吸过程中保持通畅的时间更长。上述两种效应均可降低气道阻力（或增加通气功能），改善气流，改善过度通气膨胀[16, 17]。

（三）胸壁和膈膜

吸气和呼气的过程是由胸腔的两个部分，胸壁和膈肌的移动来控制的。膈肌在其松弛和收缩的过程中升降，可以认为是以活塞式的方式运作，帮助吸入空气，然后将其排出肺组织。胸壁通过前后径的增加和减小以吸入空气并将其呼出。在终末期肺气肿患者中，肺过度通气膨胀，使胸腔扩大、膈肌变平，肋间隙的伸展和膈肌的缩短限制了它的活动性，从而减少了吸气量和呼气量。

切除非功能性过度膨胀的肺组织可使得总的肺体积缩小，这为胸壁回缩到功能性呼气位置和膈肌恢复到圆顶状提供先决条件。胸壁和横膈膜恢复到正常的位置和形状，使呼吸功能、呼吸肌力量得到恢复，从而使整个呼吸周期的气体流动量更大。Teschler[18]、Benditt[19]、Tschernko[17] 等都报道了支持这种 LVRs 改善肺功能的呼吸力学变化机制。

（四）血流动力学

终末期肺气肿可导致肺动脉高压，但 LVR 手术并未用于治疗已经发展到这个阶段的肺气肿。关于终末期肺气肿患者的心功能和肺血流动力学报道较少。终末期肺气肿患者在用力呼气过程中会出现的胸腔内压升高，导致肺静脉回流减少，也有人认为这种升高可能会对肺血管系统造成短暂的外在压力，从而增加血管阻力。理论上，LVR 将减小胸腔内的肺的大小，通过减少气道阻力，导致整个呼吸周期内胸膜腔内压的降低，因此可以改善静脉回流、降低肺血管阻力，从而提高右心输出量和整体心脏指数。这在一定程度上是 DeLarue [20] 和 Dahan [3] 等提出的促进改善病理生理机制。

LVR 治疗机制最有可能的解释是，在去除无效的肺组织的同时，恢复呼吸肌肉的正常肌节长度。正如 NETT 试验得出的结论，只有一小部分患者受益最大，而那些患有弥漫性疾病或细支气管炎的患者不会受益于 LVR，因为他们的肺部疾病是弥漫性的，而不是局灶性的，不能通过手术切除来增加未受累肺组织的功能 [21–23]。呼吸肌动力学的正常化使残留的肺组织得到更有效的利用，使呼吸肌运动生理得到优化。

三、术前评估

LVR 术前评估手术指征包括：严重的局限性肺气肿伴过度膨胀，心肺功能储备足以耐受手术。除了影像学检查外，还需进一步检查肺功能、心脏功能储备和运动耐量。

（一）影像学研究

首选最简单的影像学检查是胸部 X 线片，表现为肺过度通气膨胀，前后径增大，膈肌变平。如果没有上述影像学表现或有明显增加的提示肺间质性病变的表现即可排除 LVR 手术指征，而不需要进行进一步的检查。

计算机断层扫描（CT）是检查的重要部分，不仅可以明确适合外科手术干预的肺气肿的存在，而且可以筛查浸润性或隐匿性的肺癌。在术前的 LVR 评估中，CT 胸部 X 线片上发现一个未被发现的新的单独肺结节并不罕见，并且需要进行进一步完善的检查来确定是否存在恶性肿瘤表现 [24]。即使这个结节被确诊为肺癌，如果它呈局限性生长，亦可在 LVR 手术时同时切除 [25, 26]。

高分辨率 CT 用于判断肺气肿是弥漫性分布还是局灶性分布，对于局灶性分布患者，可确定是上叶为主型还是下叶为主型。尽管 Hamacher [27] 等建议应将弥漫性分布肺气肿患者考虑作为手术对象，但大多数临床医生均认为局灶性上叶肺气肿患者才是理想的手术对象 [28]。图 82–2 显示了典型 LVR 手术指征的 CT 表现，即 CT 显示肺上叶存在相对严重的病变，而下叶病变较轻。

常见的临床评估还包括通过通气和灌注核素成像。图 82–3 显示了理想的 LVR 手术指征表

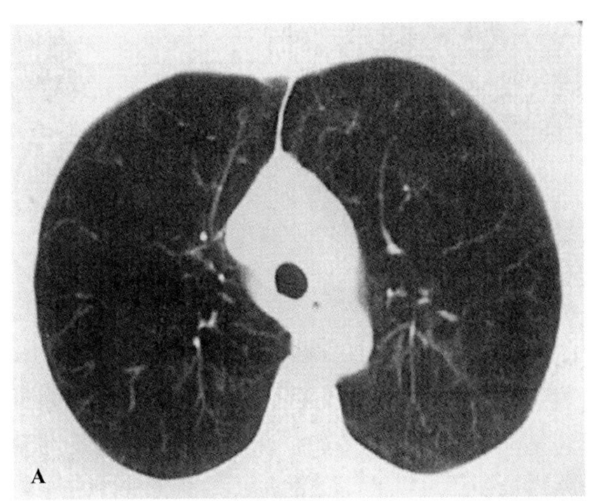

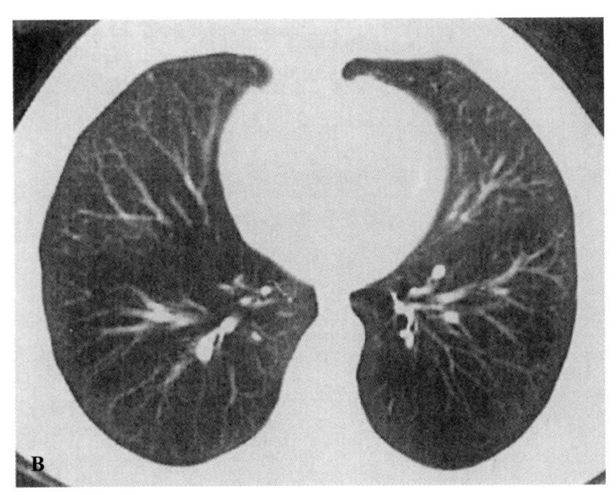

▲ 图 82–2　需切除肺上叶的肺减容手术（LVR）

通过肺上叶、下叶的 CT 表现显示，典型的上肺叶局灶性肺气肿患者行 LVR 手术预后良好（引自 Slone RM, Gierada DS, Yusen RD. Preoperative and postoperative imaging in the surgical management of pulmonary emphysema.Radiol Clin North Am 1998; 36:57. © 1998 Elsevier 版权所有）

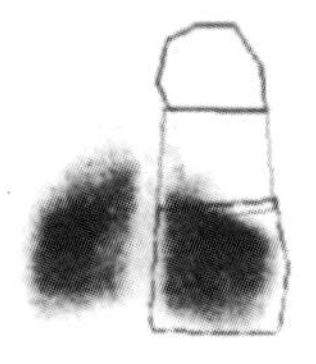

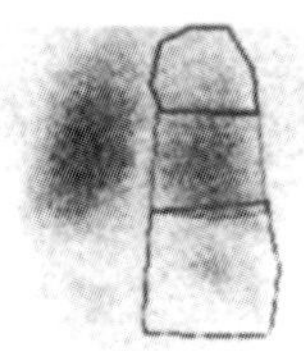

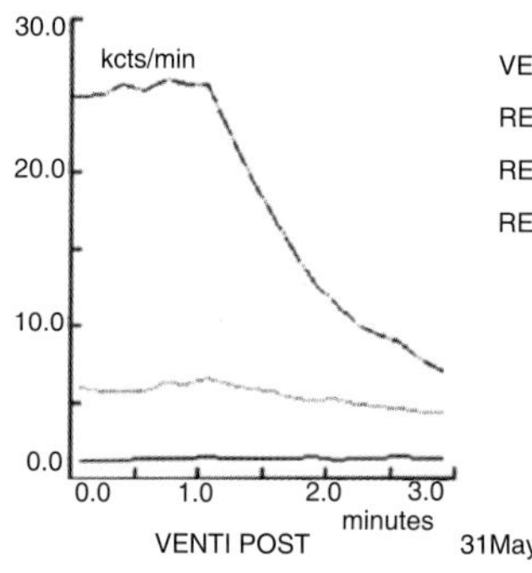

▲ 图 82-3 通气 / 灌注核素显像显示各部分肺氙气滞留情况

低滞留区在 LVR 手术后可能恢复正常功能。在这个图中，下方曲线代表肺的上 1/3，呈 1min 低通气、低洗脱（44%）。上方曲线代表肺下叶，呈 1min 高通气、高洗脱（85%）。这是一个理想情况下的 LVR 手术指征，因为保留的肺组织（下叶）呈高洗脱，在术后肺功能恢复上具有较好潜力

现——双侧上叶明显灌注不足，且存在持续气体滞留，提示累及上叶的严重局灶性肺气肿病变。该图显示了明确的局灶性肺组织破坏区域以及肺组织剩余区域，可作为确定手术切除范围的参考。

德国的 Beckers 等研究发现，在局灶性肺气肿患者中，肺叶切除术比亚肺叶切除术有更持久的效果 [29]。他们使用计算机识别低衰减肺容积来确定切除范围。肺叶切除组的总肺活量（total lung capacity，TLC）变化为 17.2% ± 20.6%，而亚肺叶切除组的 TLC 变化为 12.1% ± 14.5%。切除范围包括非解剖性楔形切除一个肺叶的 25%～30% 和解剖性肺叶切除。

（二）肺功能检查

所有 LVR 手术患者均需进行全肺功能测定和肺容积测定。肺容积应通过容积描记法测量而不是弥散法来测量，因为前者能更准确地估计肺气体潴留的程度和增加的残余容积（residual volume，RV）。

初始测试还包括确定静息状态下动脉血气（PO_2 和 PCO_2）。还需测量一氧化碳弥散能力（DL_{CO}），如本文下文中所示，它被证明有时为手术干预禁忌的一个重要参数。理想情况下，适合行肺减容术的患者为 $PO_2 > 60$mmHg、$PCO_2 < 55$mmHg 和 $DL_{CO} > 20\%$ [21, 22, 30]。那些不符合这些标准的患者，特别是 DL_{CO}，应该考虑替代进行肺移植。

（三）最大运动能力

最大运动能力已被证明在预测预后中起重要作用，因此是患者选择成功的一个重要决定因素 [30]。报告了两种形式的最大运动能力测试。比较简单的是 6 分钟步行测试（6MWT），它测量患者在必要时补充氧气所能达到的最大步行距离。以可重复的方式进行这项工作是重要的，因为不同的方法将产生不同的结果。适当的患者指导和实践是获得可靠和可重复的结果的关键 [31]。在大多数早期临床研究中，至少 150m 的 6 分钟步行距离是手术适应证的下限；不能达到这一最低要求的患者被认为是疾病太严重，无法承受手术的打击。

第二个也许也是更重要的测试是通过使用自行车测力计测量症状受限运动的增量所确定的最大运动能力。这项试验是利用氧气补偿器完成的，并会产生由任何给定的测试者获得的最大瓦特数。必须对结果进行性别校正，并将结果分为高运动能力和低运动能力两组。

（四）心血管检查

终末期肺气肿患者临床上很虚弱，无法耐受肺减容术后的并发症。因此，严重的心脏病被认为是肺减容术的禁忌证，潜在的候选者将通过药物诱导的应激试验（即多巴酚丁胺输注）结合心电图监测和放射性核素扫描仔细筛选冠心病的证据，以评估缺血再分布。多普勒超声心动图是常规用于排除重要的心肌病和心脏瓣膜病。在早期

的临床经验中，多普勒超声心动图被用来试图识别那些患有肺动脉高压的患者，因为这些患者被认为有较高的死亡风险。然而，Fisher[32] 等认为，超声心动图在用于这种形式时，其敏感性（60%）和特异性（74%）相对一般。因此，根据体征、症状或影像学检查结果怀疑有肺动脉高压的患者应进行右心导管检查，以确定肺动脉高压是否为肺减容术的禁忌证。

四、患者选择

表 82–1 和表 82–2 概述了用于全国肺气肿治疗试验（national emphysema treatment trial，NETT）的纳入和排除标准。这些相同的标准继续被大多数外科医生使用，应该成为患者选择的基础。首先也是最重要的是由于阻塞性肺病引起的肺过度通气。X 线片上的影像学改变（膈肌变平，前后径增大）为最初在办公室就诊的患者提供了良好的首次筛查试验。虽然没有绝对的年龄上限，但大多数外科医生更愿意为≤ 70 岁的患者做手术。考虑行肺减容术时，至少需要 6 个月的戒烟期；在出现有关戒烟问题的情况下，应充分利用血清和尿中可替宁水平来确认是否使用尼古丁。

肺活量测定所记录的气流限制以 FEV_1 < 40% 预计值为严重。使用容积描记法的容量研究表明 RVs > 150% 预计值，TLC 的预计值为> 120%。PO_2 < 55mmHg 或 $PaCO_2$ > 55mmHg 的严重低氧血症应作为警告信号和肺减容术的禁忌证。此外，对于 FEV_1 > 20% 预计值的患者，需测定一氧化碳弥散能力，可考虑行肺减容术。对 FEV_1 < 20% 预计值的患者则应考虑进行肺移植。

影像学选择依据高分辨率 CT 评估及肺灌注通气核成像[33]。CT 扫描在肺的上部、中点和下部进行评估。应明确显著的异质性，最严重的病变位于肺尖部，肺组织的中下部相对保留（图 82–2）。理想的候选患者还应有肺核素扫描的通气和灌注部分的特征性改变（图 82–3）。灌注扫

表 82–1　纳入标准（患者必须满足所有参与标准）

病史和体检	与肺气肿一致；随机化时 BMI ≤ 31.1kg/m^2（男性）或≤ 32.3kg/m^2（女性）；每日 20mg 泼尼松（或同等剂量）
放射影像	双侧肺气肿的 HRCT 表现
肺功能（康复前）	FEV_1 ≤ 45% 预测值（≥ 15% 预测值，如果≥ 70 岁）；TLC ≥ 100% 预测值；RV ≥ 150% 预测值
动脉血气（康复前）	室内空气下 PCO_2 ≤ 60mmHg（Denver：PCO_2 ≤ 55mmHg）PO_2 ≥ 45mmHg（Denver：PO_2 ≥ 30mmHg）
心脏评估	如果有下列情况之一，心脏病学家在随机化前批准手术：不稳定心绞痛；无法从超声心动图估计 LVEF；LVEF ≤ 45%；多巴酚丁胺放射性核素心脏扫描显示冠心病或心室功能不全；心律不齐（每分钟≥ 5PVCs；心律，窦性心律除外；休息时的 PACs）
手术评估	康复后和随机化前由肺内科医师、胸外科医师和麻醉师批准手术
锻炼	康复后 6 分钟步行≥ 140m；能在运动耐力测试中完成 3min 的无负荷蹬踏（康复前后）
承诺	用于筛查、康复和随机化的签字同意表格
抽烟	血浆可替宁≤ 13.7ng/ml（或者动脉血红蛋白≤ 2.5% 如使用尼古丁产品）；在初次面诊前和整个筛选过程中 4 个月不吸烟
康复	必须完成随机化前评估、康复计划，以及所有的康复后和随机化评估

BMI. 体重指数；FEV_1. 1s 内用力呼气量；HRCT. 高分辨率计算机断层扫描；LVEF. 左室射血分数；PAC. 房性早搏；PVC. 室性早搏；RV. 残留量；TLC. 总肺活量 [引自 National Emphysema Treatment Trial Research Group. Rationale and designs of the National Emphysema Treatment Trial (NETT): a prospective, randomized trial of lung volume reduction surgery. J Thorac Cardiovasc Surg 1999; 118:518. © 1999 The American Association for Thoracic Surgery 版权所有]

表 82–2　排除标准（任何标准的存在都将使患者不符合条件）

既往手术	肺移植；LVRS；正中胸骨切开术或肺叶切除术
心血管	运动或训练期间可能造成危险的心律失常；静息性心动过缓（＜ 50 次 / 分）；频繁多焦的 PVC；复杂室性心律失常；持续性 SVT；运动性晕厥史；6 个月内心肌梗死和 LVEF ＜ 45%；6 个月内充血性心力衰竭和 LVEF ＜ 45%；非控制性高血压（收缩压＞ 200mmHg，舒张压＞ 110mmHg）
肺	复发感染史，临床痰液产生明显；不能进行手术的胸膜或间质性疾病；临床上重要的支气管扩张；需要手术治疗的肺结节； 肺大疱（体积大于肺的 1/3）；肺动脉高压 [最高收缩压 PPA ≥ 45mmHg（≥ 50mmHg 在 Denver）或平均 PPA ≥ 35 mm Hg（≥ 38mmHg 在 Denver）；（需要右心导管检查以排除肺动脉高压，如果超声心动图最高收缩压 PPA ≥ 45mmHg）]；运动时需要 6L 及以上氧气以保持 90% 或更高的饱和度
放射影像	弥漫性肺气肿的 CT 证据不适合 LVRS
常规事项	体重相比于住院前的正常体重，意外减轻 10%；系统性疾病或者肿瘤的迹象，可能会危及 5 年的生存期；康复后 6 分钟步行距离≤ 140 m；妨碍完成初步或后续评估的任何疾病或状况；不愿或无法完成筛查或基准数据收集程序

CT. 计算机断层扫描；LVEF. 左心室射血分数；LVRS. 肺减容术；MI. 心肌梗死；PPA. 肺动脉压；PVC. 室性早搏；SVT. 室上性心动过速

经许可，转载自 National Emphysema Treatment Trial Research Group. Rationale and designs of the National Emphysema Treatment Trial (NETT): a prospective, randomized trial of lung volume reduction surgery. J Thorac Cardiovasc Surg 1999；118:518. © 1995 Elsevier 版权所有

描应显示肺尖处灌注不良或无灌注，并在底部持续通气。通气扫描一般显示肺上部气体滞留区，底部氙气通气相对活跃或正常。CT 和核成像的联合结果显示肺尖部已被破坏，相对无功能，因此可以在 LVR 手术中安全切除。

最后，患者的功能和营养状况必须使他或她能够耐受重大的外科手术的创伤。患者术前 3 月内非计划的 10% 体重减轻表明正在进行分解代谢，是手术的相对禁忌证。理想情况下的患者，体重指数（BMI）应在 25～35，6 分钟步行距离应≥ 140m。不符合这些参数的患者被认为有较高的发病率或死亡率，因此不适合进行 LVR 手术。

五、肺康复

LVR 术前坚持 6～8 周的肺康复训练，以优化患者的身体状况，从而避免手术本身引起的任何不必要的发病率或死亡率。康复包含许多要素，其中有营养咨询，社会心理咨询以及有关呼吸策略和焦虑管理的技能培训。锻炼内容包括提高强度和柔韧性以及最大程度提高下半身和上半身有氧运动能力的动作。这需要进行上半身体重训练，以及必要时的有氧跑步训练。

NETT 提供了一个独特的机会来评估在大量选定患者群体中康复的临床效果 [34]。里斯等报道在 NETT 中，无论使用自行车测力仪最大功测量法（提升 8.6%，$P < 0.001$）还是通过 6 分钟步行法（提升 6.6%，$P < 0.001$），运动能力均有显著提高。此外，无论是采用圣乔治呼吸问卷还是 SF36 量表进行评测，康复治疗都显著改善了患者的生活质量。

在康复方面，NETT 不包含随机化组；因此，所有患者都接受了术前状态评估。因此，不可能明确地说明术前康复是绝对必要的。然而，专家观点认为术前一段时间的康复训练有可能降低围术期的发病率，加快术后恢复，而且术前康复是目前的治疗标准。

六、外科技术

（一）薄壁组织的消融

在肺减容术发展的早期，多种技术被应用。Wakabayashi [4] 等首先推荐激光消融，但 McKenna

等[35]和Hazelrigg等[5]发表的两个临床研究比较了激光消融和切除缝合，发现后者更具优势。因此，从那时起，激光消融几乎就被抛弃了。

另一项报道的技术是非切除技术，通过紧紧地旋转或折叠肺的一部分使其失去功能。然后对这局部肺组织进行钉合，以防止再充气。这项技术曾受到Swanson等[36]推崇，但并未得到广泛的推广，而且这项技术也从临床实践中消失了。

目前，几乎所有外科医生都采用的技术是肺的切割缝合器切除法，最常见的是切除肺上叶的肺尖部。这是利用手术切割缝合器有序激发，以切除肺上叶的50%～66%（图82-4）。并用不可吸收材料（牛心包、聚四氟乙烯）或可吸收材料（胶原、碳酸三甲酯聚合物）制成的补片加固切缘。尽管在切缘补片控制漏气的效果方面存在矛盾的结果，但大多数外科医生通常仍使用。

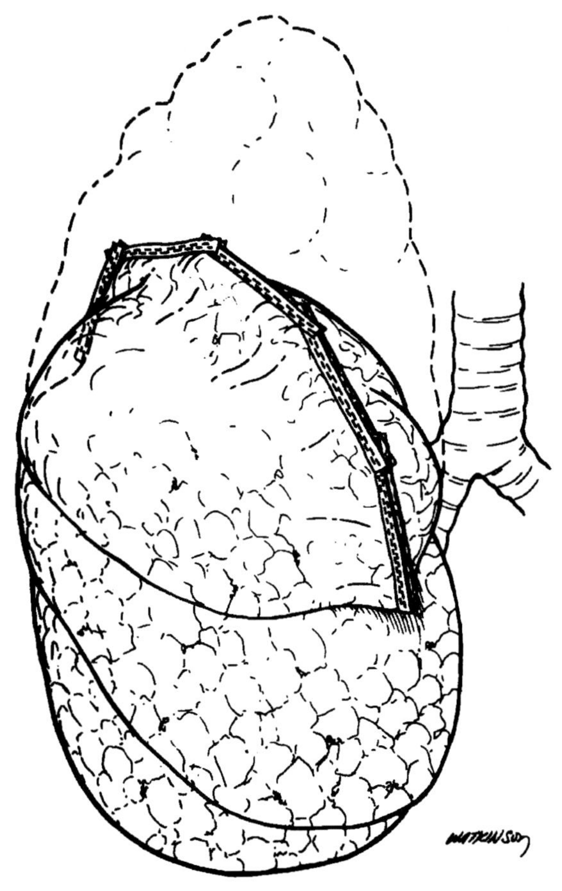

▲ 图82-4　肺上叶减容

一条连续的短纤维线被用来切除上半部到2/3的上叶。切除从肺叶的内侧开始，向上、超过肺的顶部，从背面向下，与胸膜矢状面呈45°（引自Cooper JD, Patterson GA. Lung volume reduction for severe emphysema. Chest Surg Clin North Am 1995; 5:815. © 1995 Elsevier版权所有）

（二）单侧方法VS.双侧方法

在现代肺减容手术发展的早期，关于是单侧还是双侧同期手术存在争议。Cooper等[40]和其他行胸骨正中劈开术的研究人员通常同时进行双侧手术。那些进行了胸腔镜肺减容术的患者最初实行单侧手术[8, 9, 12, 41]，但迅速发展为同期进行的双侧胸腔镜手术，但不足为奇的是，从早期结果来看，双侧胸腔镜手术的并发症发生率明显超过了单侧胸腔镜手术。因此，随之而来的问题是肺减容术到底是单侧、双侧分期，还是双侧同期进行。McKenna等[12, 41]和Argenziano等[42]的研究表明，与单侧手术相比，双侧肺减容术对患者肺活量指数的改善明显更大。有趣的是，前者指出双侧手术的并发症发病率没有增加，而后者则指出双侧手术的发病率显著增加。Naunheim等[43]指出，双侧手术导致长时间肺漏气，肺炎和心律不齐的发生率更高。Lowdermilk等[44]在一个多中心回顾性研究中比较了单侧和双侧胸腔镜LVR手术的肺功能和肺活量测定结果。这项研究证实，双侧手术可显著改善患者FEV_1和RV，并改善患者生活质量和呼吸困难指数。然而，有趣的是，当比较单侧和双侧手术时，上述报告均未发现运动能力有显著改善或氧利用率降低。

由于双侧肺减容术能改善肺活量和提高生活质量，双侧手术方法已成为大多数外科医生的常规方法。但是，单侧肺减容术的相对成功不可忽视，对于不宜采用双侧肺减容术方法的患者，仍应进行单侧手术。这些患者包括其中一个胸膜腔或另一个胸膜腔可能存在致密粘连，例如那些曾经有过单侧开胸，脓胸或胸膜固定术的患者。对于肺气肿不对称且主要为单侧的患者，也应采取单侧方法。对于此类患者，单侧肺减容术仍能提供明显的获益。

最近，来自德国的Beckers团队报道了单侧肺叶切除术与单侧亚肺叶切除术的结果。大多数患者在肺叶切除组接受了右上叶切除，但是至少有一例患者保留了全部肺叶。通过 CT 和通气 / 灌注成像将切除靶目标定为肺气肿最严重的区域。亚肺叶切除也是有针对性的，靶向切除肺的 25%～30%。

（三）切口选择

尽管 Brantigan [1] 最初对肺减容术的描述是单侧开胸，但现代肺减容术通常是通过以下两种方法之一实行的，要么是正中胸骨切开术，要么是胸腔镜。尽管保留肌肉的开胸术 [2] 和经胸骨蛤壳式 [42] 切口已被应用和报道，但两者均未被广泛应用。

胸骨正中切开入路的理论优势包括能够通过单个切口双侧同时进行肺减容术。必须承认的是，这种方法比开胸术产生更轻的围术期疼痛和更少的呼吸道并发症。如果发生术中并发症，如出血或肺实质撕裂导致剧烈的漏气，胸骨正中切开入路也可更容易直接进入肺部。它的主要缺点是，对于有心脏手术史的患者，它是相对禁忌证，同时切口感染可能是一个灾难性的事件。

胸腔镜入路因其“无创性”的特征而受到追捧，并且它可以减少术后疼痛和（或）呼吸系统并发症，因此在一般情况较差的患者中具有更好的耐受性。胸腔镜方法的缺点是由于可视化和手术器械的潜在限制，更难以处理术中并发症，如出血或胸膜撕裂。

在进行 NETT 试验之前，仅有少量研究对胸骨正中切开和胸腔镜这两种不同手术路径进行比较。Kotloff 等 [11] 指出，这两种方法在肺活量测定，容量变化和运动耐力方面改善结果类似。然而，对于那些接受胸骨正中切开术的患者，其呼吸衰竭，气管切开术和住院死亡率更高。因此，笔者认为对于“高危”患者，应优先选择胸腔镜手术。Roberts 等 [45] 比较了胸骨正中切开入路与胸腔镜入路行双侧肺减容术的患者后，得出了相似的结果。胸腔镜手术入路在围术期并发症如延长插管时间、呼吸道并发症、气管切开、ICU 监护时间和死亡率等方面均具有优势。Ko 和 Waters [46] 的系列报道中记录了胸骨正中切开术后患者并发症率、住 ICU 时间和住院时间均有增加，住院费用也更高。

相反，Wisser 等报道的研究 [47]，比较了这两种不同手术入路在 LVR 手术中的结果，显示围术期发病率或死亡率并无明显差异，两组患者术后肺功能改善情况相似。值得注意的是，上述三个系列研究都是回顾性的，患者没有随机分组，因此存在明显偏倚。

NETT 的研究人员则具有先见之明，他们将胸骨正中切开入路和胸腔镜入路作为次要结果进行分析。该试验入组了经胸骨正中切开和经胸腔镜进行 LVR 的患者。在特定选择的机构中，可以对这两种不同手术路径进行前瞻性随机对照 [22]。结果显示胸骨正中切开术的唯一显著缺点是中位住院时间延长了 1d（10d vs. 9d，P=0.01），术后 30d 需要辅助生活的发生率更高（81% vs. 70%，P=0.02），这导致了手术费用的明显差异。因此，与胸骨切开术相比，胸腔镜的费用（包括住院时间和前 6 个月的医疗护理费用）更少。而在围术期并发症率、死亡率和术后患者功能恢复方面，两组结果相似。

因此，开放的胸骨切开术和微创的胸腔镜手术都可以作为双侧 LVR 手术的可行选择。最终采取哪种手术方式则取决于外科医生的经验和受到的培训。

（四）早期临床结果

随着 Cooper 等在 1995 年重新引入 LVR 手术后 [6]，许多研究者着手开始他们自己的研究，并在接下来几年里陆续发表了许多报道。表 82-3 列出了这些研究者们采用不用手术方式报道的结果。其中，包括单侧胸腔镜入路，双侧胸腔镜入路，经胸骨切开和蛤蚌式切口双开胸入路。所有这些报道都显示出术后肺活量指数和运动能力的明显改善，可接受的手术死亡率在 0%～7.5%。这些研究结果有力的促进 LVR 手术在美国和欧

表 82-3 早期临床系列

系 列	方 法	患者数量	手术死亡率(%)	FEV_1（M）百分比变化	RV 百分比变化	6MWT 百分比变化
Naunheim 等 [9]	单侧 VATS	50	4.0	+35%（3）	-33%	+20%
Keenan 等 [8]	单侧 VATS	67	1.7	+27%（3）	-15%	+14%
Mineo 等 [51]	单侧 VATS	14	0	+50%（3）	-20%	+22%
McKenna 等 [35]	单侧 VATS	87	2.5	+31%（3～12）	—	—
	双侧 VATS	79	3.5	+57%（3～12）	—	—
Bingisser 等 [10]	双侧 VATS	20	0	+42%（3）	-23%	+39%
Kotloff 等 [11]	双侧 VATS	40	2.5	+41%（3～6）	-23%	+35%
	双侧胸骨切开术	80	4.2	+41%（3～6）	-28%	+21%
Argenziano[52]	双侧 VATS	28	3.6	+31%（3～6）	—	58%
	双侧翻盖	68	7.5	+53%（3～6）	—	55%
Hazelrigg 等 [7]	单侧 VATS	50	0	+40%（12）	-37%	+47%
	双侧胸骨切开术	29	0	+40%（12）	-28%	+26%
Cooper 等 [40]	双侧胸骨切开术	150	4	+51%（6）	-28%	+17%
Miller 等 [53]	双侧胸骨切开术	40	7.5	+98%（6）	—	+104%
Daniel 等 [54]	双侧胸骨切开术	26	3.8	+40%（3）	-31%	—
Bousamra 等 [55]	双侧胸骨切开术	37	7.0	+59%（6）	—	30%
Date 等 [56]	双侧胸骨切开术	39	0	+40%（3～6）	-25%	19%

VAST. 胸腔镜手术；FEV_1. 1s 用力呼气量；M. 随访月数；RV. 残余体积；6MWT. 6 分钟步行测试

洲的某些地区进一步广泛开展。随着报道对 LVR 优势的吹捧，一些研究者扩大了选择标准，并将其应用于某些存在禁忌证的患者，如晚期肺部疾病 [48]、伴类固醇依赖的高碳酸血症 [42, 49] 和具有同质化的疾病 [27, 50]。这些作者均报道了治疗成功的结果，手术标准在全国范围内被扩大，大量患者被转诊进行手术干预。此外，一些非专业出版社还发表了很多关于 LVR 手术似乎可以产生奇迹般效果的文章，从而在社会上激起狂热，并导致许多终末期肺气肿患者产生了不切实际的期望。事实上，LVR 成为 20 世纪 90 年代中期增长最快的手术之一 [57]，由于该手术大多数都在医疗保险计划下进行报销，这引起了卫生保健金融管理局（Health Care Finance Administration，HCFA）的注意。在一份提交给国会的内部报告中 [58]，HCFA 分析了 711 名接受 LVR 治疗的医保患者的记录，在他们看来，在医疗保险受益人中，LVR 的死亡率非常高（3 个月时为 14%，12 个月时为 23%），长期和反复住院的风险也高得令人无法接受。因此，在 1996 年 HCFA 宣布延期赔付 LVR，并表示他们将拒绝为实施 LVR 的医生提供补偿。理由是，从医疗保险的数据没能证实医学文献中广泛报道的成功，在当时已发表的文献中充斥着方法学上的错误。批评观点包括：多数报道的样本量非常小，而且只有较少的患者进行了有限时间的随访（通常为 3～6 个月）。而这种随访，甚至因为患者的失访本身也是不完整的。此外，由于纳入标准、排除标准、手术技术和术后评价方法的不一致，这些研究也备受批评。总的来说，在 HCFA 的临床数据汇总报告中，并不能确定有多少患者获益。报告同时也提到了生存偏倚，因为随访主要发生在有良好结果的患者身上，而那些死亡、残疾或对疗效不满意的人很可能没有进行后续随访。最后，尽管既往文献报道的结果看起来很出色，但没有一项研究包含可信的对照人群。

HCFA 认为继续报销 LVR 是不合适的，除非有可以证明其安全性和有效性的确切证据为止。因此有学者建议，最好是进行大规模、前瞻性、随机对照试验。

七、随机试验

关于是否需要进行 LVR 的前瞻性随机试验存在着很大的争议。支持 LVR 的人坚持认为，LVR 手术在改善肺活量、弥散和运动能力方面都有显著的作用，而对于终末期肺气肿患者，除了肺移植外，其他任何方法都无法达到这一效果。他们认为，根据迄今发表的结果，报销是有必要的，进一步的信息收集应该通过注册而不是一个前瞻性的随机试验来进行。然而，支持开展前瞻性随机临床试验的人则坚持认为，既往文献报道中存在的缺陷（见上文）和缺乏成本－效果分析是进行大型前瞻性随机试验的有力论据。

随后，有 5 项小规模的前瞻性随机试验开展，并被报道。意大利肺气肿研究小组将 60 例末期气肿（大疱型和非大疱型）患者随机接受 LVR 手术或最佳药物治疗 [59]。由于疾病的异质性，最终有 17 例接受了双侧 LVR，而 13 例接受了单侧 LVR。结果发现无论手术治疗的患者或者最佳药物治疗的患者在呼吸困难，肺活量指数，氧合作用和运动能力方面均有显著改善；但手术组中上述指标的改善更大。对该试验的批评则指出这样一个事实，即研究者不仅纳入了弥漫性非大疱型肺气肿的患者，还研究了大疱型肺气肿的患者。而既往文献中已经公认，大疱型疾病患者对手术的反应良好，由于他们会对结果产生偏倚，因此，这些患者应被排除在关于 LVR 的随机试验之外。此外，药物治疗组和手术组之间有一些早期交叉（随机分组后 1 到 8 个月交叉了 12 例患者，占医疗队列的 44%）。批评者认为，研究者了解交叉产生的后果，因此他们有可能为了尽早获得手术干预机会，而没有“尽最大努力”来使用药物治疗。不幸的是，由于交叉率高，也没有长期生存分析。因此，也不可能进行成本—效益分析。

Criner 等报道了第二项前瞻性试验 [60]，36 例患者随机分为两组，一组采用双侧 LVR（n=18），另一组采用最佳药物治疗（n=18）。所有患者都进行了初步的肺康复治疗。手术组患者的肺功能得到改善，如 FEV_1 显著升高，RV 和功能肺活量（FVC）显著降低。6 分钟步行测试和最大耗氧量无明显变化，提示运动能力无明显改善；但血液中二氧化碳分压有所降低。最终，18 例最佳药物治疗组的患者中有 13 例接受了 LVR 手术，将交叉患者的结果纳入手术组分析后发现 6 分钟步行测试和最大耗氧量有所增加。不幸的是，这项随机试验受到患者人数少、缺乏长期随访信息（由于交叉）的限制，因此，无法比较生存率或提供任何成本－效率分析。

Geddes 等报道的一项英国前瞻性随机试验 [61]。纳入 48 例终末期肺气肿患者，这些患者被随机分入经胸骨正中切开行双侧 LVR 术组（n=24）或最佳药物治疗组（n=24）。所有患者在随机分组之前，均进行术前康复和药物治疗优化。该试验的早期死亡率相当高，随机分组的前 15 例患者中有 5 例（手术组 3 例，医疗组 2 例）死亡。这 5 例患者的弥散能力非常差（DL_{CO} < 30% 预测值）和（或）运动能力差（穿梭步行距离小于 150m）。因此，研究者在试验中期修改了入组标准，以避免纳入此类患者。随访时间分别为 3 个月、6 个月和 12 个月。研究者发现，FEV_1 在 3 个月时出现统计学意义上的显著改善，直到 6 个月时消失。手术组患者术后 RV 获得显著且持续的改善。随访到 1 年时，手术组的生活质量更好。在氧合功能，弥散能力或运动耐

力方面两组并没有差异。不幸的是，该研究中总体手术死亡率很高（17%）。尽管许多LVR的支持者认为该结果证明了手术对于改善这类疾病的价值，但批评者很快指出研究样本量小、手术死亡率高、运动携氧能力和二氧化碳改善有限等缺点。简而言之，这项广为人知的临床试验也并不能平息争议。

在HCFA宣布终止医保赔付后不久，另外两项随机试验开始了。其中之一是一家保险公司（马萨诸塞州的蓝十字和蓝盾公司）与马萨诸塞州的四所医学院建立了创新性的合作关系。这项合作研究被命名为OBEST（Overholt-Blue Cross Emphysema Surgery Trial）。OBEST的入选标准与其他随机试验相似，预计在2年内纳入220例目标患者并进行随机化。在6个月时，如果药物治疗组的患者病情没有出现明显的改善，可以选择交叉进行手术。然而，该试验入组病例数积累很慢，并没有独立报告公开发表。

大约在同一时间，一个加拿大医院联盟决定在加拿大－印度卫生保健系统内进行LVR的前瞻性随机试验。入选标准与OBEST相似，包括交叉组。这项加拿大的研究计划在3年的时间内纳入200例患者，以比较双侧LVR与最佳药物治疗对终末期肺气肿的治疗效果。

不幸的是，在上述两项试验中，病例的积累是非常少的。加拿大的试验成功地登记并随机选择了62例患者。随机化后30d内无死亡，但90d死亡率为6%的。LVRS可使FEV_1增加265ml或30%，使6分钟步行距离提高78m。此外，以健康指数衡量的生活质量有所提高，但幅度不大，并无统计学意义[62]。

由于加拿大试验和OBEST试验中的样本量均很小，有研究者尝试将这两项试验结果进行融合分析，以期增加总体样本量，从而能够得出更多的临床结论。最终纳入分析的是35例OBEST患者和58例在加拿大试验中随机分组的患者[63]。这项综合分析显示，药物治疗组和手术组的6个月死亡率相似（分别为5.1%和5.6%），但手术组FEV_1显著提高24%、6分钟步行距离提高149英尺。此外，在LVR组，生活质量明显改善。因此，合并试验的6个月结果表明，对于晚期肺气肿患者进行手术干预具有优势。不幸的是，即使是这项联合试验，患者人数也很少，随访时间也很短。还有人提出尽管混合和匹配患者标准相似，但两项研究中患者选择并不均一。

前面提到的五项随机试验的结果具有启发性，但仍无法给出明确结果。尽管LVR手术在肺活量指数，运动能力和生活质量方面都有临床改善，但没有一项试验有效地解决了生存期，获益持续时间和成本效益的问题。

八、全（美）国肺气肿治疗试验

从LVR争议中产生的最大且最具临床应用价值的随机对照试验是NETT。该研究源于HCFA对早期文献中关于LVR手术临床结果缺陷的批评。NETT研究是由国家心肺血液研究所和HCFA，医疗保险和医疗补助服务中心（CMS）联合赞助的一项研究。这两个机构分别资助了研究和临床护理的费用。17家机构参与了近3800例患者的筛选，最终1218例终末期肺气肿患者被随机分为内科治疗组（n=610）和外科治疗组（n=608）。在本研究中，手术包括经胸骨正中切开双侧LVR术（n=428）或经双侧胸腔镜LVR术（n=180）。17家机构中有3家实际上参加了一项内部子课题，患者随机分为胸骨正中切开或胸腔镜入路。所有患者均同期行双侧肺切除，切除20%～30%的肺组织。在最初的评估和入组登记之后，所有的病人都参加了一项6～8周的肺康复课程，这在所有的研究分中心都是标准化的。康复课程的前后均进行完整的临床测试，以便准确地测量肺康复的临床效果。测试项目包括肺功能检测（容积法测定肺活量），室内空气动脉血气分析，6分钟步行距离，最大运动能力（给氧状态下的脚踏车试验），生活质量测试（SF 36、加州大学圣地亚哥问卷、健康素质研究、圣乔治呼吸问卷），肺部成像（高分辨率CT扫描、差异

通气 / 灌注扫描），心脏评估（多普勒超声心动图和多巴酚丁胺压力放射性核素测试）。康复课程后，对患者进行重新测试，并随机分组接受最佳药物治疗或 LVR 手术。

最先报道的临床数据是在 2001 年发现的一个高危亚组 [21]。数据安全和监测委员会注意到一个特殊的高危患者亚群结局较差。高危患者的定义为 FEV_1 预测值＜ 20%，同时伴 DL_{CO} ＜ 20% 预测值或经胸部 CT 扫描确定具有同质性疾病。后两个参数中任意一项与低 FEV_1% 预测值结合均提示在 6 个月时该亚组患者预后极差。这些患者中有 35% 在 6 个月内死亡，31% 的病情未得到改善或功能状态恶化，只有 33% 的患者运动能力得到了显著改善，总共只有 28% 的患者生活质量指数得到改善。因此，2/3 的患者在随访 6 个月时要么已经死亡，要么没有改善，要么功能状态更差。这一亚组患者被认为并不适合行 LVR 术。最终，这一高危组有 140 例患者，占 1218 例全部研究人数的 11%。从 2001 年 5 月开始，此类患者被排除在试验之外。

2003 年，全部临床试验的初步结果报道。研究的两个主要终点包括生存期和运动能力的改善情况（常规脚踏车试验）。研究者对所有结果进行逐项分析，以期能找到成功治疗的潜在预测因素。关于手术死亡率，有 15 个潜在预测因子被纳入分析（表 82–4）。其中只有 2 个最终被确定为手术死亡率的独立预测因子。

其中包括肺气肿的颅尾分布（所谓的存在上叶为主的异质性肺气肿）和经性别差异校正的基线运动耐量（分为低和高，基中高运动耐量定义为：男性＞ 40W、女性＞ 25W）。这两个参数(上叶与非上叶优势、高运动耐量与低运动耐量）的组合产生了四个分组的矩阵，四组之间的死亡风险（P=0.004）和在第 24 个月运动能力（P=0.005）上存在明显的差异。

因此，可以使用上述参数对所有 1218 例患者进行分组。如图 82–5 所示，最初入组的 1218 例患者可以分为先前确定的高危组（n=140）和

表 82–4　NETT 潜在的预测指标

年　龄	$PaCO_2$
种族	最大运动能力
性别	灌注比率
预估 FEV_1%	同质性
预估 RV%	上叶优势
RV/TLC	恶性膨胀
预估 DLco%	生活质量
VC/Vco_2	

VATS. 胸腔镜手术；FEV_1. 1s 内用力呼气量；RV. 残留量；TLC. 总肺容量；DL_{CO}. 扩散肺中一氧化碳的能力；NETT. 国家肺气肿治疗试验；VC. 至关重要的能力；Vco_2. 消除二氧化碳的速率；$PaCO_2$. 二氧化碳的动脉分压

非高危组（n=1078）。根据有关死亡预测因素的统计分析结果，将这些非高危患者进一步分类。根据肺气肿的分布和运动能力这两个独立的预测因素，将他们进一步分为四个亚组，即运动耐量低的上叶肺气肿，运动耐量高的上叶肺气肿，运动耐量低的非上叶肺气肿和运动耐量高的非上叶肺气肿。结果发现四组之间的临床结果明显不同。图 82–5 显示了在第 24 个月的短期结果，分别包含了死亡率和运动耐量改善这两个主要结局。另外采用圣乔治呼吸状态问卷评估了生活质量改善情况。然后，对每个组进行肺减容手术的可行性进行了评估。

NETT 研究最初发表时已经确定了一个高风险的分组，所有研究者都认为应该将其排除在外科手术干预之外。在第 24 个月时进行的第二次分析进一步确定了一个亚组，即高运动耐量的非上叶肺气肿组。其结果相似，所有研究者都认为不应对该亚组人群进行肺减容手术。该组患者接受肺关窗手术死亡风险是其他组的 2 倍，且运动能力和生活质量未得到明显改善（图 82–5）。因此，该组患者被认为不是 LVR 的候选人。

低运动耐量的非上叶肺气肿亚组从肺减容手术中获益很小，生活质量改善的机会增加（SGRQOR=7.35），但运动耐量和死亡风险没有

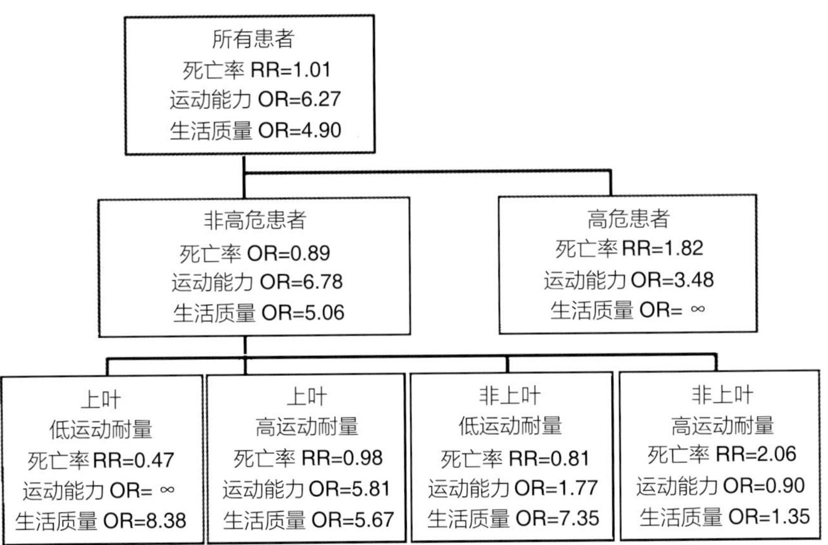

◀图 82-5 与最佳药物治疗队列相比，NETT 中定义的风险分层分组以及肺容量减少队列变化的相对风险（RR）和优势比（OR）

明显的改善。因此，尽管这些患者可能会感觉好些，但由于他们的生存率和运动改善的机会都没有改善，因此很难确定这是否不是安慰剂作用。故该组患者也不是肺减容手术的最佳适应人群。

但是，对于剩下的两个亚组，即上叶肺气肿的亚组，无论其运动耐量低还是高，都适合进行肺减容手术。其中低运动耐量的上叶肺气肿患者亚组是进行肺减容手术的最佳人选。通过手术，他们可以显著改善运动能力和生活质量，而且可以改善预后。死亡的外科手术患者只有内科治疗患者的一半（相对风险为 0.47）。因此，在该分组中，肺减容手术似乎具有保护作用。在另一个上叶肺气肿分组（高运动耐量）中，肺减容手术似乎没有保护作用（相对死亡风险为 0.98）；但可以改善患者运动能力和生活质量（OR 分别为 5.81 和 5.67）。

4 年后将获得 NETT 研究人群的长期随访结果。2006 年，在中位随访时间达到 52 个月时，NETT 研究人员发表了该研究人群的长期随访结果。此次分析与之前短期结果报道采用了相同的亚组分类标准对患者进行分类（图 82-5）。此次即关注了全组 1218 例患者的情况，又关注了之前短期结果分析显示可从肺减容手术获益的两个上叶肺气肿来组。在此次长期随访分析中，有了一个新的发现。在 24 个月时，对所有 1218 例入组患者进行分析后，两组均没有明显的生存优势。而在长期随访（52 个月）中，与内科治疗组相比，手术组的生存率显著提高（RR=0.85，P=0.02）（图 82-6A）同样，非高危患者组（原始队列减去最初确定的高危组人群）也能通过手术提高生存率（RR=0.82，P=0.02）（图 82-6B）。

先前发现受益于肺减容手术的两个亚组，即高运动耐量和低运动耐量的上叶肺气肿患者，长期随访结果也存在差异。与最佳内科治疗组相比，低运动耐量的上叶肺气肿组生存时间明显改善。死亡的相对风险为 0.57，P 值为 0.01（图 82-6C）。而高运动耐量的上叶肺气肿患者未能从手术中获益，其生存率与内科治疗组相当（图 82-6D）。

最大运动耐量测试的结果如图 82-7 所示。研究仅在随访的前 3 年对最大运动耐量进行了测试。在图示的所有分组中（全组患者，非高危组患者，具有高运动耐量的上叶肺气肿组和低运动耐量的上叶肺气肿组），接受手术治疗的患者的运动耐量最初都得到了显著的改善，并随着时间的推移逐渐回归基线水平。一些评论者可能会将运动耐量逐渐下降到基线作为证据，证明手术仅具有轻度的短暂获益。但过早的下这样的结论并不合适。尽管将每个患者的结果与其自身的基线进行比较也有一定的价值，但是本研究主要对比

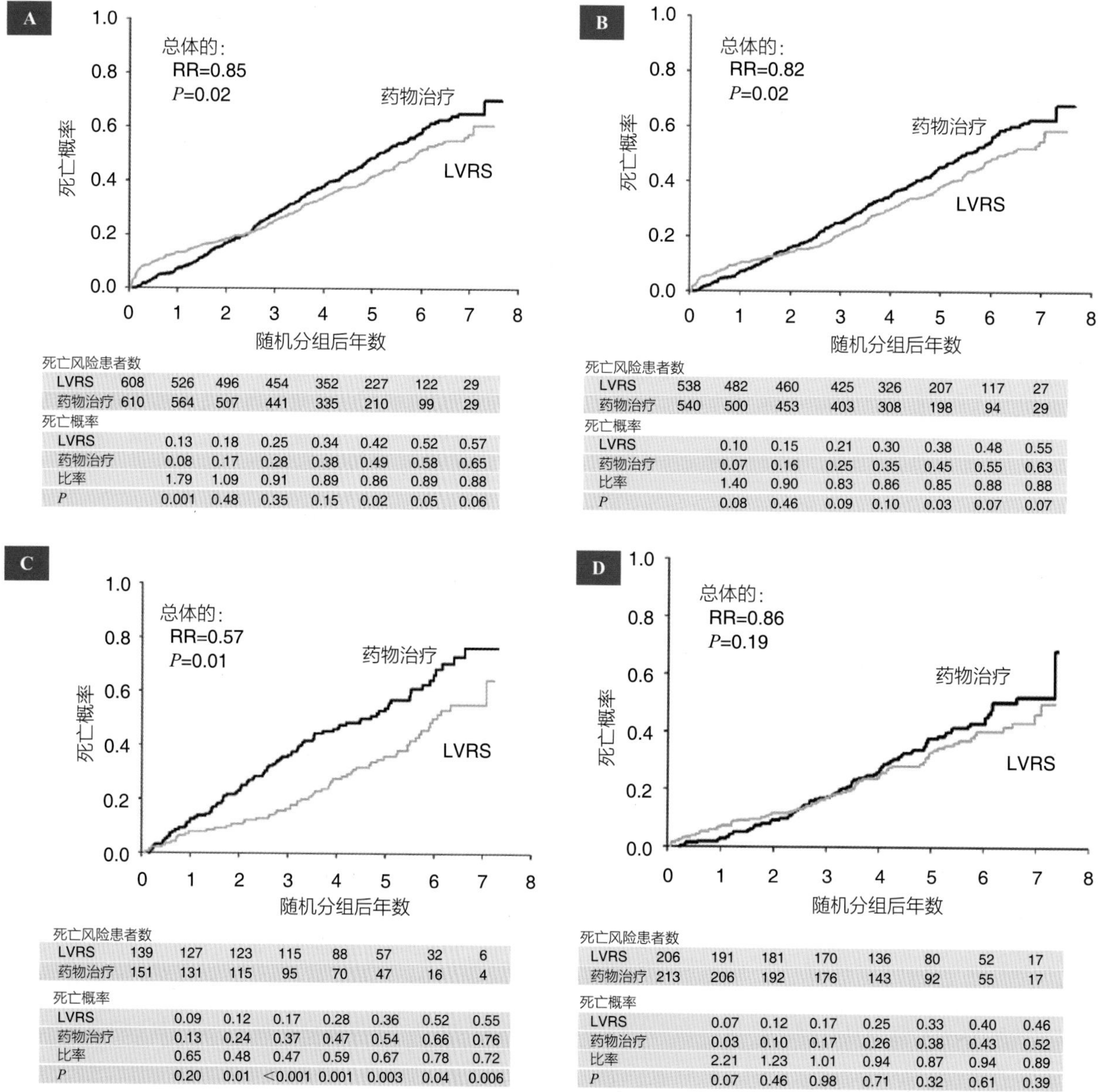

▲ 图 82-6　Kaplan-Meier 估计了（A）所有患者和（B-D）非高风险且上叶病变为主亚组的肺减容手术（LVRS，灰线）或药物治疗（黑线）后数年内累积死亡概率的函数。

P 值来自于随访 4.3 年（中位数）期间死亡患者比例差异的 Fisher 精确检验。每个图表下面显示的是有风险的患者数量，Kaplan-Meier 概率，概率比率 (LVRS ：药物治疗)，以及这些概率差的 P 值。这是一种意向治疗分析。A. 所有患者（n=1218）；B. 非高危患者（n=1078）；C. 低运动耐量上叶肺气肿（n=290）；D. 高运动耐量上叶肺气肿（n=419）。RR. 相对风险（经许可，转载自 Naunheim KS, Wood DE, Mohsenifar Z, et al. Long-term follow-up of patients receiving lung-volume-reduction surgery versus medical therapy for severe emphysema by the National Emphysema Treatment Trial Research Group. *Ann Thorac* Surg 2006;82:431–443. © 2006 The Society of Thoracic Surgeons 版权所有）

的是手术治疗组和内科治疗组。通过对两组的结果进行对比，可以发现尽管手术患者的运动耐量在第 3 年时逐渐恢复到接近基线水平，但内科治疗组患者的运动耐量已经下降到低于基线水平，并且仍在持续恶化。以图 82-7A 为例，在第 2 年时，手术组患者运动耐量仍高于基线 1.9W，而内科治疗组已经低于基线 8.2W。两组之间相差大于 10W，这拥有极大的临床意义。在其他任何时间点的结果也可以发现类似的差异。因此，可以认为，在 3 年的随访时间里手术较内科治疗能

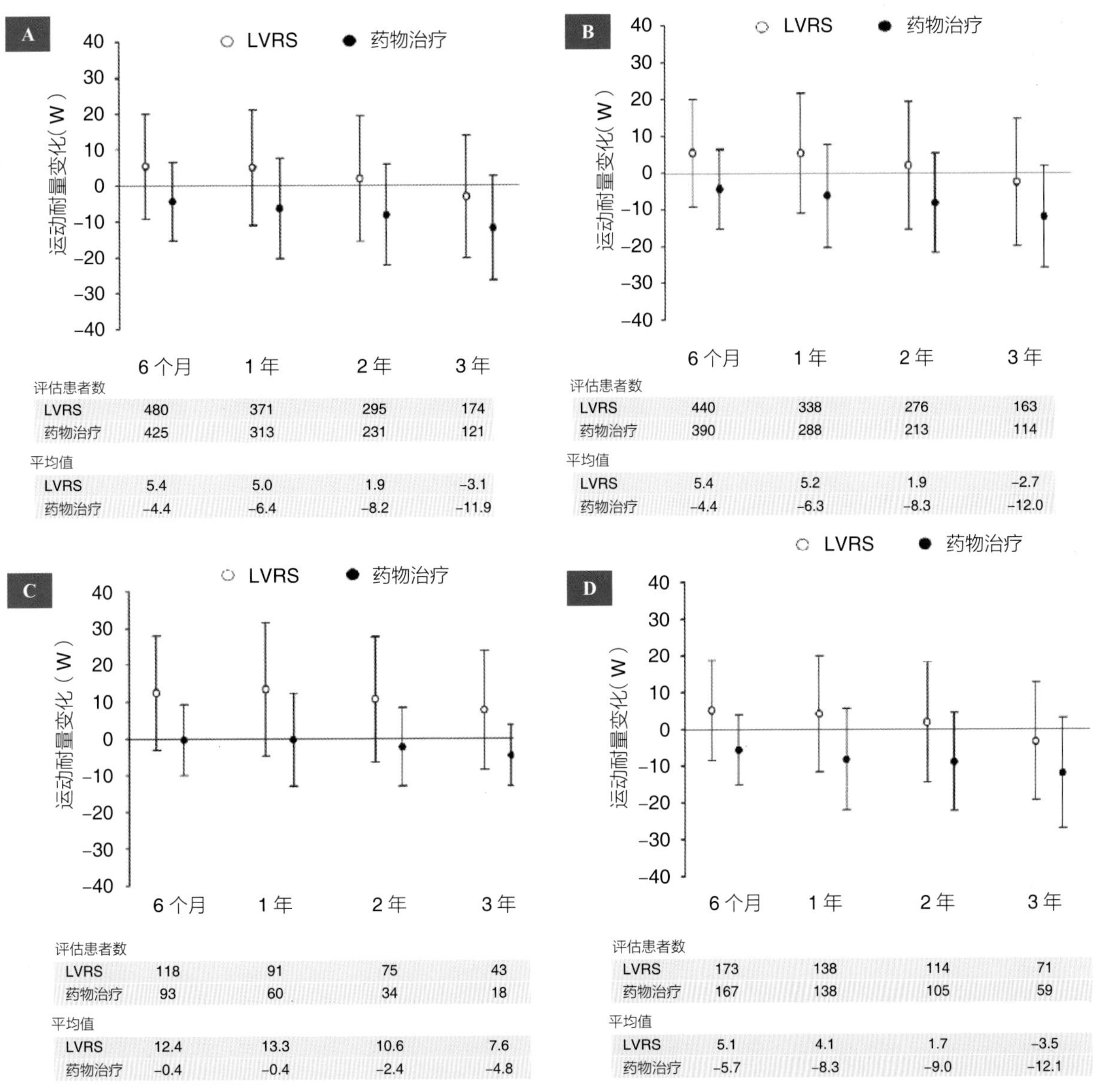

▲ **图 82–7　患者随机分为肺减容手术（LVRS，空心圆）组和药物治疗组（实心圆），在完成相应治疗后 6 个月、1 年、2 年和 3 年评估患者运动耐量（最大做功）的平均变化。（A）所有患者和（B-D）非高危且上叶病变为主的亚群患者。** 误差条表示变化分布的标准偏差。图下标注了评估的患者数量和平均变化。这不是一个意向治疗分析，因为它仅限于存活患者。A. 所有患者（*n*=1218）；B. 非高危患者（*n*=1078）；C. 运低动耐量上叶肺气肿（*n*=290）；D. 高运动耐量上叶肺气肿（*n*=419）（经许可，转载自 Naunheim KS, Wood DE, Mohsenifar Z, et al. Long-term follow-up of patients receiving lung-volumereduction surgery versus medical therapy for severe emphysema by the National Emphysema Treatment Trial Research Group. *Ann Thorac Surg* 2006;82:431–443. © 2006 The Society of Thoracic Surgeons 版权所有 ）

明显改善患者的运动耐量。

采用圣乔治呼吸调查量表所获得的生活质量的结果也与运动耐量结果相似（图 82–8）。使用 SGRQ 时，如果得分下降表明生活质量获得改善。通过图 82–8 中所示，可以看出，在所有四个分组中（全组患者、非高危组患者、具有高运动耐量的上叶肺气肿组和低运动耐量的上叶肺气肿组），手术组患者的生活质量均得到明显改善。相反，内科治疗组的生活质量则持续恶化。

随着时间的推移，随着运动能力的提高，LVR 队列中的 SGRQ 值会在 5 年后趋向于基线。尽管反对者可能提出，LVR 只能给运动能力带来

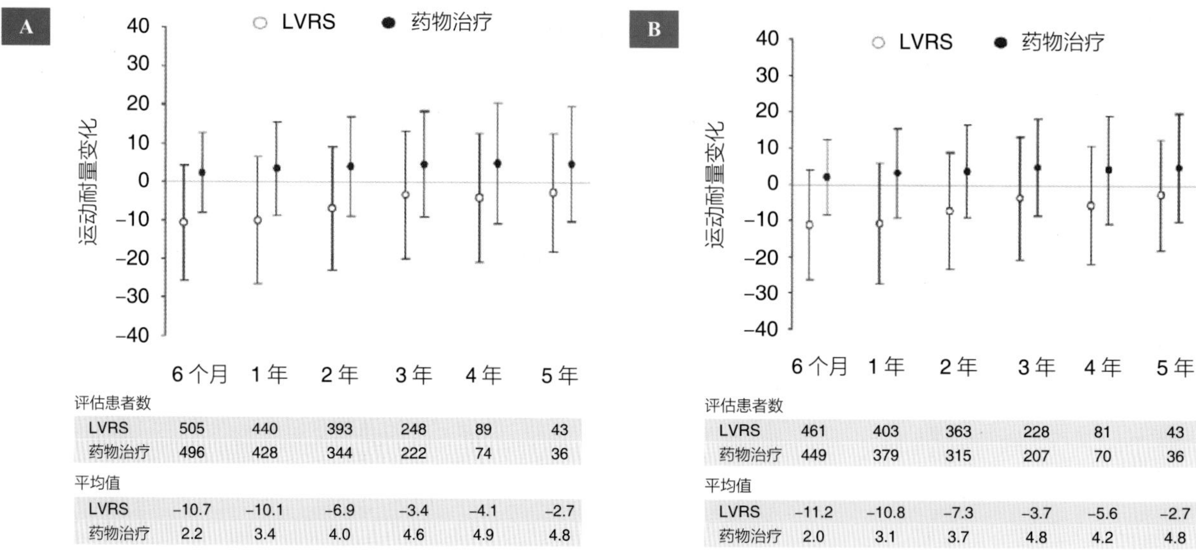

A

评估患者数	6 个月	1 年	2 年	3 年	4 年	5 年
LVRS	505	440	393	248	89	43
药物治疗	496	428	344	222	74	36

平均值	6 个月	1 年	2 年	3 年	4 年	5 年
LVRS	−10.7	−10.1	−6.9	−3.4	−4.1	−2.7
药物治疗	2.2	3.4	4.0	4.6	4.9	4.8

B

评估患者数	6 个月	1 年	2 年	3 年	4 年	5 年
LVRS	461	403	363	228	81	43
药物治疗	449	379	315	207	70	36

平均值	6 个月	1 年	2 年	3 年	4 年	5 年
LVRS	−11.2	−10.8	−7.3	−3.7	−5.6	−2.7
药物治疗	2.0	3.1	3.7	4.8	4.2	4.8

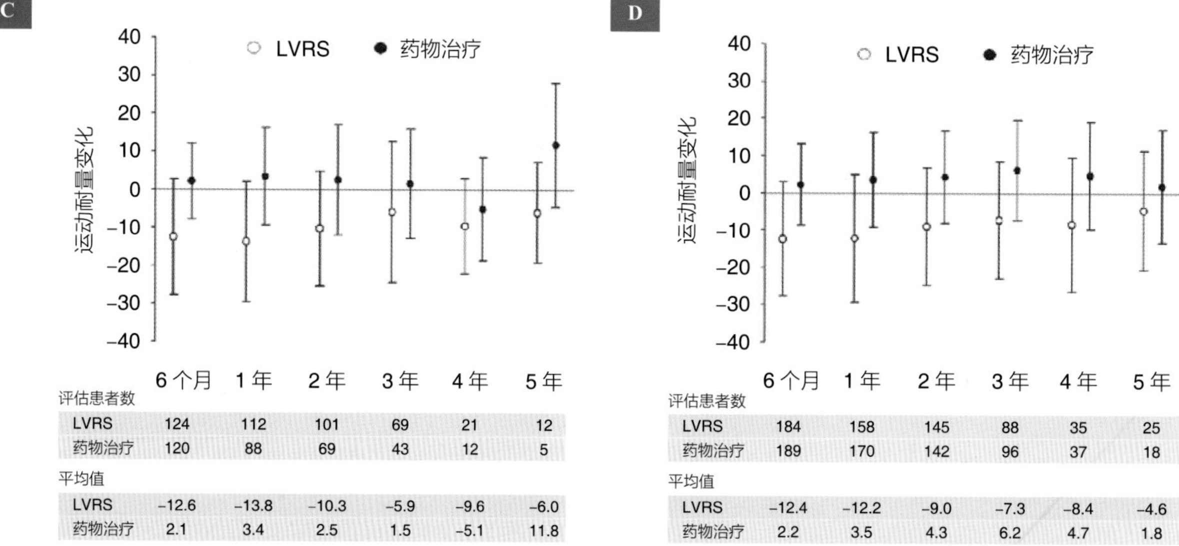

C

评估患者数	6 个月	1 年	2 年	3 年	4 年	5 年
LVRS	124	112	101	69	21	12
药物治疗	120	88	69	43	12	5

平均值	6 个月	1 年	2 年	3 年	4 年	5 年
LVRS	−12.6	−13.8	−10.3	−5.9	−9.6	−6.0
药物治疗	2.1	3.4	2.5	1.5	−5.1	11.8

D

评估患者数	6 个月	1 年	2 年	3 年	4 年	5 年
LVRS	184	158	145	88	35	25
药物治疗	189	170	142	96	37	18

平均值	6 个月	1 年	2 年	3 年	4 年	5 年
LVRS	−12.4	−12.2	−9.0	−7.3	−8.4	−4.6
药物治疗	2.2	3.5	4.3	6.2	4.7	1.8

▲ 图 82-8 基于康复后基线的患者健康相关生活质量的平均变化量（基于圣乔治呼吸问卷评分）

患者随机分为肺减容手术组（LVRS，空心圆）及药物治疗组（实心圆），并完成相应治疗，在随后的 6 个月和 1 年、2 年、3 年、4 年和 5 年分别对患者的健康相关生活质量的变化进行评分（A）所有患者以及（B-D）非高风险且病变以上叶为主的亚组患者）。误差线代表变化分布的标准偏差。每幅图下方显示的是评估的患者人数和平均变化量。这不是意向 – 治疗分析，因为它仅限于幸存的患者。A. 所有患者（*n*=1218）；B. 非高风险患者（*n*=1078）；C. 病变以上叶为主且伴有低运动能力的患者（*n*=290）；D. 病变以上叶为主且具有高运动能力的患者（*n*=419）（引自 Naunheim KS, Wood DE, Mohsenifar Z, et al. Long-term follow-up of patients receiving lung-volume-reduction surgery versus medical therapy for severe emphysema by the National Emphysema Treatment Trial Research Group. *Ann Thorac Surg* 2006;82:431–443. © 2006 The Society of Thoracic Surgeons 版权所有）

的“短暂”获益，但药物治疗组从治疗后运动能力就开始恶化，并在整个 5 年中持续下降。由于外科手术队列和药物治疗队列之间的差异在随后得 5 年内持续存在，这表明随时间推移，与单纯的最佳药物治疗相比，随机分组到外科手术队列的患者的生活质量将得到改善。

一个最初于 2003 年发布的成本效益分析在最近进行了更新。将所有参加 NETT 的非高危患者视为一个试验组时，在 5 年内每（增加一个）额外的质量调整生命年（quality-adjusted life year，QALY）花费为140 000美元，若将随访拓展到10年则花费推测为54 000美元每QALY。优势亚组（病变主要位于上叶且伴有低运动能力）的患者在5年内每QALY的费用估计为77 000，但将随访外推至10年时每QALY的费用为48 000美元。那些病变位于上叶且具有高运动能力患者在10年内每QALY预计花费40 000美元。在可接受的成本效益中每QALY花费约为50 000美元，这表明LVR对以上两个亚组晚期肺气肿患者是一种经济有效的方法。

这些数据有力地表明，应为某些晚期肺气肿的患者提供LVR手术。这些患者包括病变以上叶为主的肺气肿患者，无论他们的运动耐力的高低。病变以上叶为主且具有高运动耐力的患者极有可能显著改善最大运动耐力和生活质量。病变以上叶为主且伴有低运动耐力的患者，不仅会获得很大的机会来改善运动耐力和生活质量，还将会显著降低死亡率。因此，在这个患者亚组中，LVR手术确实可以被称为救命的手段。虽然这些功能改善在3～5年内逐渐消失，但LVRS患者在整个随访过程中仍比其他药物治疗对照组具有临床优势。因此，对于所有上叶为主的晚期肺气肿患者，应强烈建议进行LVR手术。因为如果不这样做，将会使许多此类患者获得极其有限的生存获益和低生活治疗。表82-5给出了患者是否适合于LVR手术的标准。

九、支气管肺减容

虽然LVR手术相对安全有效，但它确实带来了较高的并发症，死亡率和花费。与许多成功的手术一样，一旦确定了疗效，我们就开始尝试以非外科有创性的操作来达到同样的效果。目前有三个领域的研究试图在不需要切口或长时间住院的情况下使患者达到类似LVR的获益。这三种方式中最先进的是经支气管镜下植入支气管内瓣膜。

这种非手术方式的并不像LVR手术那样以去

表82-5 LVR候选标准

	合适的候选人	不合适的候选人
历史和身体	• 75岁及以内 • 戒烟至少6个月 • 每日泼尼松摄入量不大于10mg • 无明显并发症 • 积极和高依从性 • 良好的营养状况	• 75岁以上 • 可逆性支气管收缩的迹象 • 反复感染，每日咳痰 • 严重HTN、CHF、CAD、MI、肾病、肺HTN • 恶病质或肥胖（BMI＞30） • 高风险胸膜炎（肺动脉疾病，胸膜炎） • 之前有大剖胸术
影像	• 胸部X线片可见胸腔过度增大 • 不均匀肺气肿分布 • 上叶为主	• 间质纹理增多 • 均质性的肺气肿分布
功能和PFT	• FEV_1 ≤ 40%预估值 • TLC ≥ 120%预估值 • RV ≥ 150%预估值 • DL_{CO} ≥ 20%的预估值 • 康复后6MWT＞140m	• FEV_1 ≤ 15%预估值 • DL_{CO} ≤ 20%预估值 • PaO_2 ≤ 55mmHg • $PaCO_2$ ≥ 55mmHg • 平均肺动脉压≥ 40mmHg

6MWT. 6分钟步行测试；BMI. 体重指数；CAD. 冠状动脉疾病；CHF. 充血性心力衰竭；DL_{CO}. 一氧化碳弥散功能测定；FEV_1.1s内用力呼气量；HTN. 高血压；LVR. 肺减容术；MI. 心肌梗死；PA. 肺动脉；$PaCO_2$. 二氧化碳分压；PaO_2. 氧分压；RV. 残留量；TLC. 总肺活量

除病变最严重的肺组织为目标，而是将微型单向阀置于病变最严重的肺叶的节段开口处（图 82–9）。

这些微型单向阀允许空气从肺组织中流出，但同时防止空气流入肺泡。从而使得病变最重的肺组织实现肺段和（或）肺叶从而使得病变最重的肺组织实现肺段和（或）肺叶的不张，通过塌陷而不是手术切除的方式来有效地减少肺容积。

其中一种瓣膜是螺旋伞状支气管内瓣膜。Wood 等 [65] 报道了 30 例患者的初步经验，平均每位患者植入 6 个瓣膜。每隔 3 个月和 6 个月进行一次测试，运动能力、气体得弥散或肺活量参数测量均未得到显著改善。从 SGRQ 评分的变化来看，患者的呼吸困难得到了一些改善；但是由于在更客观的指标下并没有看到相应得改善，人们可能会怀疑这仅仅只是安慰剂效应。

Emphasys（Redwood City，CA）生产的另一种瓣膜已被植入支气管内，从而显著改善了肺活量，呼吸困难和运动能力 [66, 67]。该公司生产的第二代支气管内瓣膜（Zephyr，图 82–9）在一项由美国国立卫生研究院赞助的前瞻性、多机构、随机试验，比较支气管内瓣膜植入与最佳药物治疗的试验（VENT）中被使用。尽管该试验的最终结果尚未公布，但其初步结果已在全国性会议上被报道。该结果表明，与最佳药物治疗相比，支气管内瓣膜置入术并没有增加发病率或死亡率。尽管支气管内瓣膜植入的患者在肺活量，运动能力和呼吸困难上均有统计学上的显著改善，但仍未达到 LVR 手术的显著效果。尽管如此，这些乐观的结果鼓励继续探索非手术方式的 LVR。

为设计出一种成功的无创的 LVR 方法，目前还有另外两个方法正在试验中。其中一种方法是一种机械方法，该方法需要利用微小的可扩张支架在支气管正常通路上创造出一条解剖外的旁路（图 82–10）。该方法是在邻近肺大疱样改变的部位的支气管壁上钻一些小孔。然后将可扩张的金属支架穿过这些孔洞放置，以允许更多的通道用于排出滞留在肺实质内的空气。这是 Lausberg 等在 2003 年首次提出的，并且他能够证明一旦

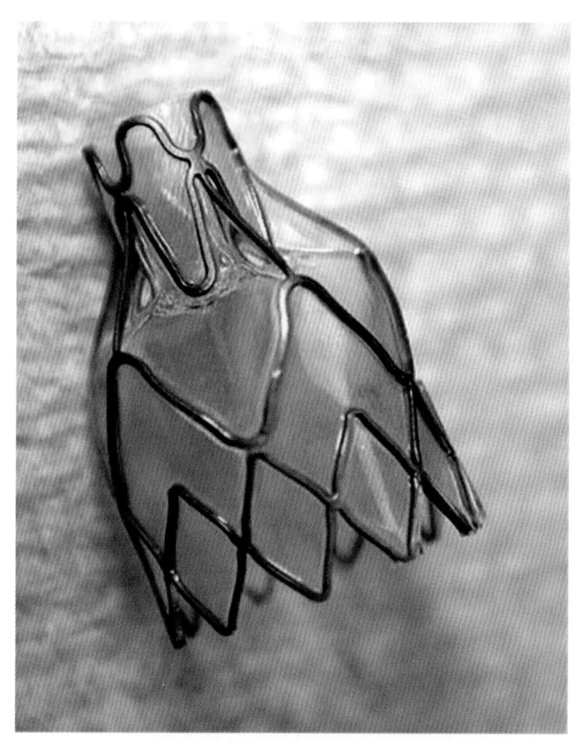

▲ 图 82–9 **Zephyr 支气管内瓣膜（Emphasys; Redwood City，CA）由一个自膨胀的支架外壳及包裹在其内的一个类似海姆利希氏单向阀构成。它被植入肺段支气管中，在使空气从肺内流出的同时阻止空气流入肺泡**

经许可，引自 Venuta F , De Giacomo T, Rendina EA. One-way valves for broncho-scopic LVR. CTSNet http://www.ctsnet.org/portals/thoracic/newtechnology/ article-3.html.

放置了支架，肺部的呼气流量显著增加，并且放置的支架越多，这个变化越明显。正在进行一项名为“EASE”（呼气气道支架治疗肺气肿）的研究，正是利用该技术来治疗晚期肺气肿，但尚未有相关报道。

最后，Reilly 等 [69] 报道了一种“生物”肺减容的方法，该方法涉及先将胰蛋白酶溶液滴注于亚肺段支气管，（使表面活性剂失活并分离上皮细胞），然后注入纤维蛋白原悬浊液，最后注入用于制造支气管内纤维蛋白栓塞的凝血酶。从理论上讲，该方法可在肺的局部区域引起炎症并导致局限性肺不张，从而达到肺减容的效果。该文章报道了他们试验的安全性，以及一些非常微弱的肺功能改善。使用此技术是否可以达到临床上的显著疗效仍需要进一步工作的证实。

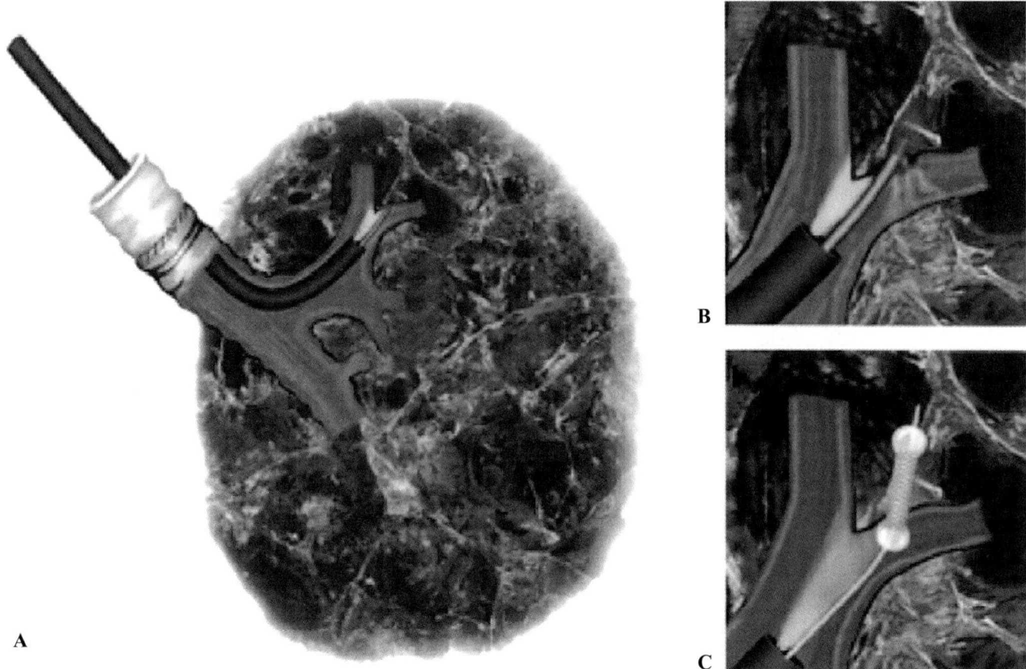

▲ 图 82-10 支气管肺支架植入技术

A. 可弯曲的支气管镜插入到肺段支气管水平；B. 射频探头经过纤维支气管镜后在支气管壁上开孔并进入邻近的肺实质；C. 球囊扩张支架经支气管镜下行，近端于支气管腔内扩张（经许可，转载自 Lausberg HF, Chino K, Patterson GA, et al. Bronchial fenestration improves expi-ratory flow in emphysematous human lungs. *Ann Thorac Surg* 2003;75:393–397.© 2003 The Society of Thoracic Surgeons 版权所有）

第 83 章 肺部细菌感染与支气管压迫性疾病

Bacterial Infections of the Lungs and Bronchial Compressive Disorders

Semih Halezeroğlu 著
朱 江 译

胸外科手术的基础在于处理化脓性肺部疾病和某些支气管压迫性疾病。正如 Miller [1] 所指出的，近几十年来抗生素治疗的进步和现代介入技术的发展降低了外科手术在控制感染性肺病中的作用。然而，这些疾病仍然继续成为全世界普胸外科专业的重要组成部分。Hood [2] 解释了导致这些疾病持续频繁出现的影响因素。这些因素包括抗生素耐药微生物的出现及院内肺部感染、免疫抑制个体数量的增加、药物滥用的增多以及老年人口的增加。这些疾病的流行要求胸外科医师具有充足的知识储备和手术技巧来处理这些疾病。表 83-1 概述了肺部细菌感染和支气管压迫性疾病的手术谱。

患者对微创治疗方法的需求极大地影响了外科医生的日常工作。为了减少术后的并发症率，即使是相对复杂的感染性疾病，现在也必须采用新的、有创性较小的手术方法进行治疗。在本章中，将讨论现代的诊断方式以及胸外科手术，包括感染性肺部疾病的诊断标准或单孔胸腔镜手术方法，并提供带有解说的视频。

表 83-1 肺部细菌感染和支气管压迫性疾病的手术谱

感染性疾病
- 支气管扩张
- 肺脓肿
- 机化性肺炎（仅诊断）
- 毁损肺
- 儿童肉芽肿性疾病的肺部感染
- 结核病和真菌病
- 化脓性胸膜炎

支气管压迫性疾病
- 右中叶综合征
- 支气管结石
- 纤维素性纵隔炎
- 炎性淋巴结病
- 先天性疾病
- 心血管病
  - 先天性疾病
    - □ 血管环迷走左肺动脉
    - □ 获得性主动脉疾病
  - 主动脉弓动脉瘤
    - □ 创伤性假性动脉瘤

一、支气管扩张

支气管扩张是指不正常的、永久性的亚段支气管的扩张 [3]。支气管扩张的历史与胸腔外科手术的历史相近，并且由 Lindskog 概述过 [4]。肺段切除技术的发展在很大程度上是因为这一原因。Boyden [5] 对肺段解剖的详细描述，促进了肺门支气管血管结构的单独结扎的发展，并显著降低了术后并发症。随着 20 世纪 40 年代抗生素的发展，支气管扩张已不那么常见。然而，随着耐药微生物的出现和耐药结核病发生频率的增加，感染后支气管扩张的发病率正在增加。

术语圆柱形或管状（图 83-1），曲张和囊状

（图 83-2）用于描述支气管扩张的形态。

支气管扩张的分类如表 83-2 所示。囊状支气管扩张是继发于严重的肺部感染或由异物或支气管狭窄引起的，是需手术治疗的主要类型。柱状支气管扩张症由扩张的支气管组成，这些支气管没有盲端，而是与肺实质相通。Hood [2] 指出了第三种类型，称为曲张型，是前两种的混合物，病变以柱状和囊状交替为特征。假性支气管扩张由 Blades 和 Dugan [6] 提出，指的是支气管的圆柱形扩张，在急性肺炎后发展出现，是暂时性的，在数周或数月内消失。该类型无手术意义，在仅 CT 发现的支气管扩张应考虑此种情况，尤其是对于没有长期支气管相关症状的患者而言。

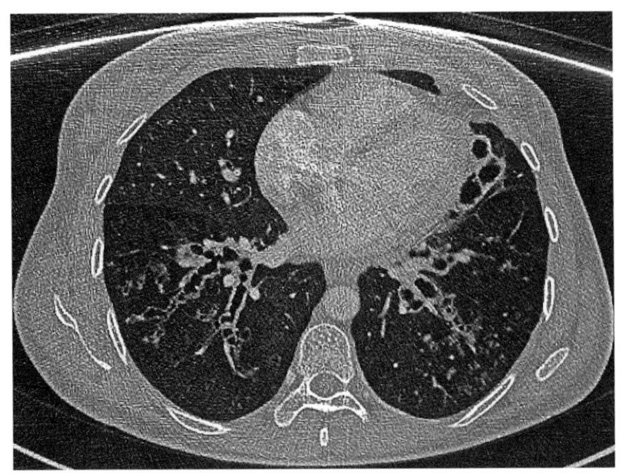

▲ 图 83-1　双肺圆柱状（管状）支气管扩张症患者的胸部 HRCT

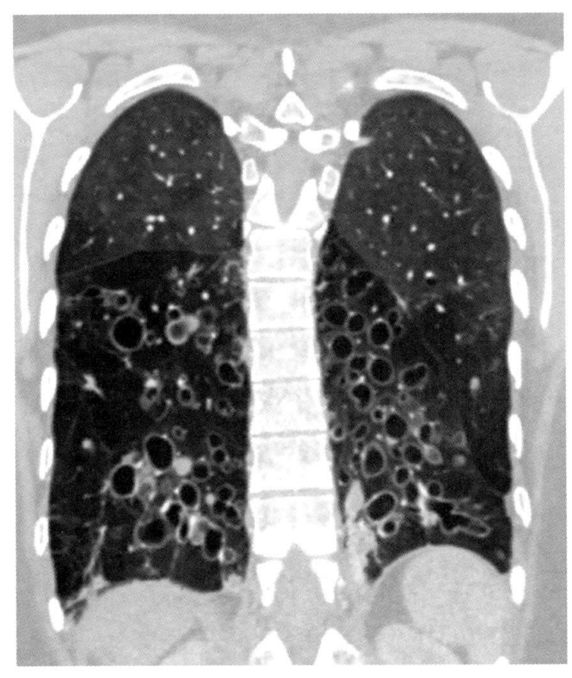

▲ 图 83-2　囊状支气管扩张症的 HRCT

某些遗传综合征可能与某种形式的支气管扩张有关。包括囊性纤维化，α_1- 抗胰蛋白酶缺乏症，免疫球蛋白 A（IgA）和 IgG 缺乏症。

支气管扩张症的分布和频率在表 83-3 和表 83-4 中给出。其分布在一定程度上具有病因学特征。例如，在患有 Kartagener 综合征，低丙种球蛋白血症和囊性纤维化的患者中，累及区域通常是弥漫性和双侧性，并且累及上叶和下叶的多个节段。结核是单侧的或双侧的，通常累及上叶或下叶的上段。

（一）流行病学

由于没有普遍适用的筛查手段，支气管扩张的真实发生率仍然不清楚。之前的一项研究是在

表 83-2　支气管扩张的分类

囊状支气管扩张
圆柱形支气管扩张
假支气管扩张
结核后支气管扩张
遗传性支气管扩张

表 83-3　支气管扩张按频率顺序的解剖部位分布

左下肺叶
舌，中肺叶
左全肺
右全肺
右上肺叶
左上肺叶

表 83-4　支气管扩张的分布频率：受累区域

左肺比右肺更常见 [7, 9]
最常受累：左肺下叶
其次是舌叶及中叶
左全肺支气管扩张位居第四位
右肺下叶及右全肺较少涉及
右肺上叶受累多于左肺上叶 [1, 4]

美国进行的，文献报道成年人的发病率为 52/10 万 [7]。然而，这项研究并未采用诸如高分辨率计算机断层扫描（HRCT）扫描之类的现代诊断技术。此外，最近的研究表明，使用 HRCT 可以在全科医生诊断为慢性支气管炎或慢性阻塞性肺病（COPD）的患者中识别出多达 50% 的支气管扩张 [8–11]。并且，发病率的增加与诸如抗麻疹和百日咳的疫苗接种不佳及医疗保健服务有限等情况有关。

（二）病理生理学

健康的肺部通过复杂的防御系统（包括抗体和黏膜纤毛清除）保护自己免受连续吸入的病原体的侵害。任何干扰保护机制的情况，如抗体水平低，结缔组织紊乱或支气管气道清除障碍，都可能导致病原体在支气管肺组织中定植，进而导致炎症。结果，细小支气管的弹性层和肌肉层受到破坏，支气管出现异常扩张。此外，扩张的气道中纤毛细胞的缺乏和黏液的积聚，为细菌定植提供了理想培养基。最终，支气管扩张形成恶性循环（图 83–3）。如图 83–4 中一位左肺下叶支扩患者的 CT 扫描所示，肺叶支气管与较小的支气管分支一同受到严重破坏。然而，叶支气管的破坏是支气管扩张的一部分，还仅仅是小型支气管发炎的结果，仍然是一个有待进一步研究的问题。

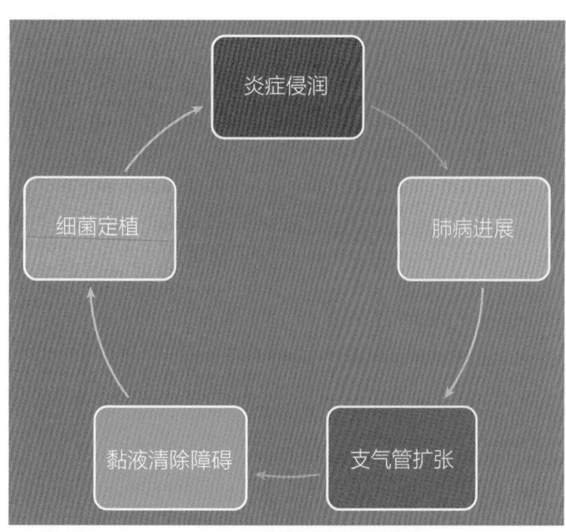

▲ 图 83–3　支气管扩张的恶性循环

（三）支气管扩张的病因学

表 83–5 总结了支气管扩张的原因，反复发作的肺部感染、免疫缺陷疾病、结核病、过敏性支气管肺曲霉病、缓慢生长的肿瘤会阻塞支气管，先天性黏膜纤毛疾病和儿童疾病（如麻疹或百日咳）均可诱发该疾病。但是，在几乎 50% 的患者中，无法确定初始事件。事实上，并不是所有有麻疹、百日咳或反复性肺炎病史的患者都会

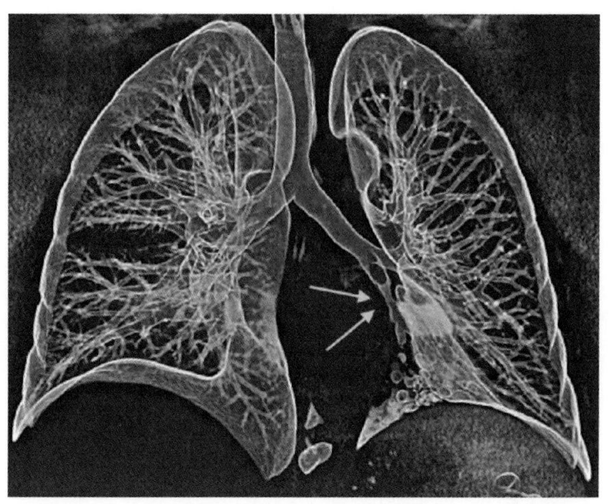

▲ 图 83–4　尽管支气管扩张被描述为小支气管疾病，但该图表明在疾病过程中不仅小的外周支气管受到破坏，肺叶支气管也可能受到破坏

表 83–5　支气管扩张的病因学

先天性
- 先天性囊性支气管扩张
- 选择性免疫球蛋白 A 缺乏症
- 原发性低丙种球蛋白血症
- 囊性纤维化
- α_1 抗胰蛋白酶缺乏症
- Kartagener 综合征
- 先天性支气管软骨缺损
- 支气管肺隔离症

获得性
- 感染
- 支气管阻塞
  - 内在：肿瘤、异物
  - 外在：淋巴结肿大
- 中叶综合征
- 肺结核继发瘢痕

获得性低丙种球蛋白血症

发展为支气管扩张。支气管扩张的确切机制以及某些具有相似病史的人发生支气管扩张而另一些人不发生的原因尚不清楚。然而，免疫力受损，结缔组织疾病，囊性纤维化，纤毛缺陷以及既往的支气管肺细菌或病毒感染被认为与疾病的发展有关。

由于自然杀伤细胞的激活程度与支气管扩张的易感性之间存在联系，因此先天性免疫机制被认为是这种疾病发展的潜在原因[10, 12, 13]。同样，原发性抗体缺乏的患者很可能发展为支气管扩张。HLA-Cw*03 等位基因和 HLA-C 组纯合性患者的发生率更高[10, 12–14]。同样，溃疡性结肠炎相关的支气管扩张与干扰素 γ（IFN-γ）和 CXCR-1 多态性有关[10, 15]。支气管扩张与 HLA-DR1、DQ5 之间的关联也已有报道[10, 14]。

（四）支气管扩张的诊断

1. 临床表现

支气管扩张的诊断通常是基于临床。涉及一个或两个肺段的轻度患者可能没有症状或仅轻微症状，但感染加重期除外。然而，典型患者的典型症状是每日脓性、黏液脓性或黏液性痰液排出、咳嗽、疲劳、低运动耐量和偶尔咯血。患者通常有频繁的支气管肺部感染史，因此需要使用抗生素治疗以及住院治疗以治疗反复性感染。每年需要 3 次或 3 次以上的长期治疗并不罕见。在放射学检查做出正确诊断之前，有很大一部分患者由于诊断为慢性支气管炎、鼻窦炎或哮喘而有长期的内科治疗史。患者的亲属可能会提供有关口臭的信息，或者如果特别询问的话，还会提供儿童时期的异物吸入病史。严重病例也会出现杵状指。与同年龄组相比，患有支气管扩张的儿童可能出现发育缺陷。

儿童慢性呼吸道症状应提醒医生支气管扩张的可能性。英国胸科学会[16]建议患有持续咳嗽并具有以下特征的成年人应考虑支气管扩张：发病时年龄较小、多年的症状史、无吸烟史、每日大量脓性痰、咯血、铜绿假单胞菌引起的痰菌定植和干咳。

2. 检查

通常，当怀疑支气管扩张出现时，首先需要进行放射学评估以确认诊断。一旦确定了诊断，便会进行检查以查明潜在原因，这对于选择适当的治疗方法至关重要。

3. 放射学

胸部 X 线检查通常是具有临床相关症状患者的首次放射检查。最突出的特征是肺叶不张和轨道征。此外，在其最常见的位置（即左下叶），心脏向左的明显移位可能是在胸部 X 线片上唯一可识别的支气管扩张的表现（图 83–5A）。在轻度病例中，放射影像学征象大多不明显。但是，如果患者有明显的临床症状，则很少有胸部 X 光片“完全正常”的情况[16–18]。

HRCT 可明确所有患者的诊断（图 83–5B）。在 X 射线无法检测的早期支气管扩张，通过 HRCT 可以检测出来。支气管壁扩张的特征是其内腔直径大于相邻的肺动脉。此外，还可以看到支气管壁增厚、肺叶不张、支气管内黏液、纵隔和叶间裂移位。必须对 HRCT 进行评估，以检查是否存在囊性纤维化、结核、先天性气管支气管巨大症，如 Mounier-Kuhn 综合征（图 83–6）或异物阻塞支气管。

4. 微生物分析

所有支气管扩张患者应进行痰培养。最常见的分离的微生物是流感嗜血杆菌，在多达 1/3 的患者中存在[16, 19, 20]。此外，还可见铜绿假单胞菌、肺炎链球菌、金黄色葡萄球菌和卡他莫拉菌。分枝杆菌通常是支气管扩张发展为晚期“后遗症”的原因。因此，这种细菌很少在痰中分离。

5. 支气管镜检查

支气管镜检查不是支气管扩张的常规检查方法，其适应证如表 83–6 所示。在全身麻醉下进行硬性支气管镜检查可能优于柔性支气管镜检查，以便抽吸过量的痰液以及进行气管支气管树灌洗。支气管镜检查时，支气管树中看到的大量黏液有助于了解患者的潜在问题。

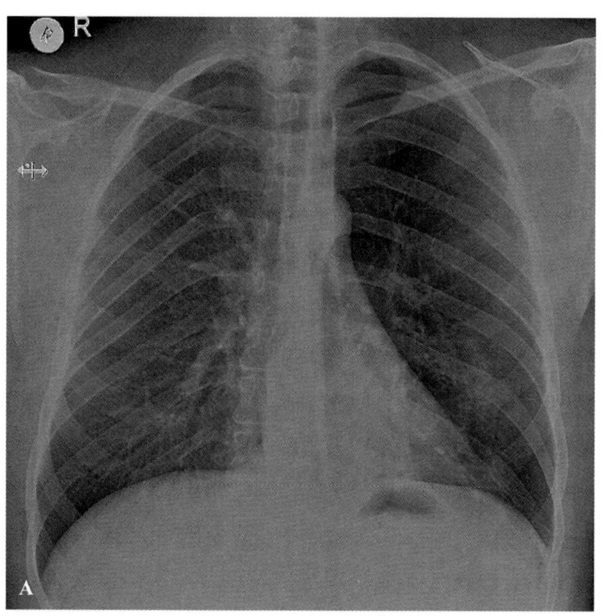

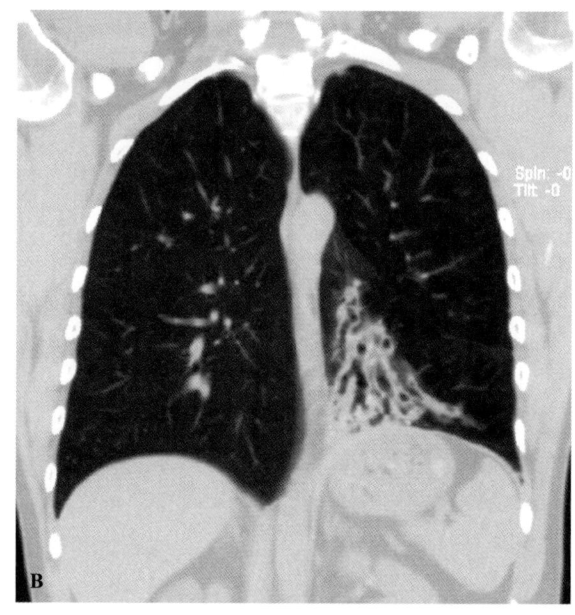

▲ 图 83-5 A. 长期、频繁的支气管肺部感染病史和排痰的患者的胸部 X 线片显示心脏明显向左移位；B. HRCT 显示，由于管状支气管扩张，左肺下叶相对较小。这就是这个患者心脏向左侧移位的原因

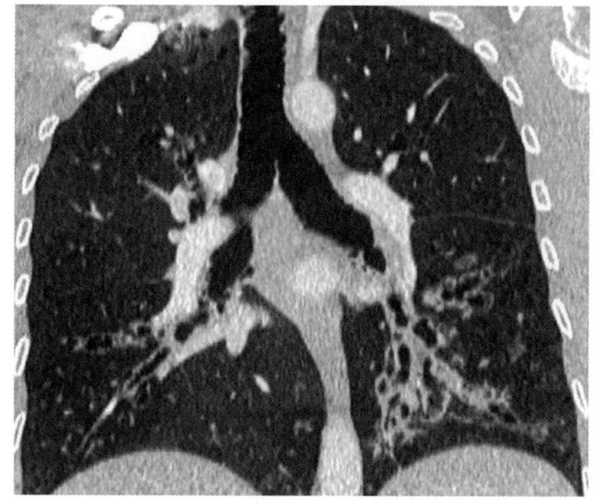

▲ 图 83-6 1 例 Mounier-Kuhn 综合征（气管支气管肥大）患者的 CT 扫描显示双侧支气管扩张

表 83-6 支气管扩张的支气管镜检查的适应证

诊断
• 异物
• 肿瘤
• 痰培养
治疗
• 过量痰液的排除
术前
• 辅助术前麻醉管理

6. 免疫学测试

如前所述，原发性抗体缺乏是支气管扩张的主要潜在条件之一。肺部结构性破坏也将导致继发性抗体缺陷。因此，对新诊断的患者进行 IgG、IgA 和 IgM 抗体缺陷筛查非常重要。

（五）支气管扩张的治疗

由于囊性纤维化（cystic fibrosis，CF）和支气管扩张作为一个单独的临床实体在第 73 章中进行了讨论，所以这里只讨论非 CF 支气管扩张的管理。

治疗的目的：控制潜在疾病、减少感染的频率、控制支气管肺部感染、通过减少日常症状来提高生活质量、实现儿童的正常发育并预防可能出现的并发症。在治疗疾病的过程中，有必要采用各种治疗方法，包括物理治疗、药物治疗、康复治疗、支气管镜抽吸和外科手术。胸外科医师必须始终是多学科团队的一部分，与胸科医师、儿科医生、经验丰富的物理治疗师和免疫学顾问一同组成。放射和微生物学部门也应参与其中。

1. 物理治疗

物理治疗是管理的重要组成部分，首先是对

患者和亲属进行有关疾病的教育，其次是气道清除技术的原理和重要性[16]。常用的物理治疗方法有体位引流、主动呼吸循环和手法（即拍胸）[10, 16]。应鼓励患者清除多余的黏性支气管分泌物，特别是在在清晨。体位性引流是根据疾病在肺部的位置来进行的，需要左侧或右侧卧位，或头低位。当病变位于上肺叶时需要右侧或左侧卧位，当下叶受累时则需要头低位。体位引流前用生理盐水雾化有助于激活纤毛功能并排出更多痰液。

2. *药物治疗*

仅有痰液的产生或病原体的分离而没有活动感染的临床表现并不是抗生素治疗的适应证[16]。当临床症状恶化时使用抗生素，如咳嗽或痰量增加、高烧、呼吸急促和咯血。应在之前的培养基础上凭经验来开始治疗（立即将痰液样本进行微生物分析后），并持续 14 天。因为在大多数情况下，当病原微生物是流感嗜血杆菌，使用β–内酰胺抗生素（阿莫西林）治疗是有效的。而铜绿假单胞菌对环丙沙星治疗的反应最佳。为避免产生抗生素耐药性，更重要的是在没有细菌培养和敏感性分析的情况下，禁止使用抗生素。

只要肺功能或症状有所改善，就可以开始并持续使用带有 $β_2$ 激动药和抗胆碱能药物的支气管扩张药。没有证据表明吸入或口服皮质类固醇有作用[16]。过敏性支气管肺曲霉菌病可能是由于对曲霉的超敏反应而引起的，可用口服皮质类固醇和唑类抗真菌药治疗。有免疫缺陷的情况需要静脉注射免疫球蛋白。

3. *外科手术*

支气管扩张是一种与生活质量差相关的衰弱性疾病。由于运动耐力低、易受感染及在公共环境中频繁咳嗽和脓痰的排出，患者通常会在社交上与世隔绝。因此，任何可能有助于患者恢复正常日常活动的治愈性解决方案都至关重要。

4. *非 CF 支气管扩张的手术适应证和原则*

手术最重要的指征是药物治疗失败（表 83–7）。在进行外科手术切除之前，必须经过长期的保守治疗。如果支气管扩张的区域适合手术切除，反复性咯血则应进行手术治疗。否则，应考虑加强医院护理和支气管动脉栓塞。如果因结核后遗症而出血，其源头则可能是肺动脉破裂。因此，在这些患者中，即便是轻微咯血也应密切监测，并考虑尽早手术[21]。

表 83–7 支气管扩张的治疗

药物
- 预防与控制
- 理疗 – 气道清除
  - 体位引流
  - 主动呼吸
  - 手动（拍胸）
- 抗生素
- 免疫球蛋白

外科手术 – 胸腔镜优于开胸
- 停药后持续、反复出现症状
- 单侧、肺段或叶状分布
- 双侧 – 每侧不超过一个肺叶
- 咯血
- 患者需求

移植

主要的适应证之一通常是“局部性病变”。需要明确的是术语“局部性”不一定是指病灶局限在单个肺段或肺叶。例如，左下叶合并舌段的支气管扩张并不少见。在这种情况下，必须进行下肺叶切除联合舌段切除。同样的，对于右肺支气管扩张的患者，可以进行双叶切除或肺叶切除联合肺段切除术（图 83–7）。

在这种情况下，“双侧病变”不是绝对的手术禁忌证，除非已弥散到所有的肺叶[22]。例如双侧下肺病变患者，在心肺功能正常的情况下选择双侧下叶切除术是一个不错的选择。

如图 83–8 所示，患者的胸部 CT 上看到的病变范围。相反，图 83–9 是一个弥散性病变的病例，手术切除是禁忌。在这种情况下，评估双侧支气管扩张患者的双侧开胸的死亡率是一个主要问题。然而，在微创胸腔镜手术（video-assisted thoracic surgery，VATS）时代，必须在双侧序贯手术的死亡率和保守治疗无效的风险之间取得平衡。

尽管有些支气管扩张患者每年可耐受几次感

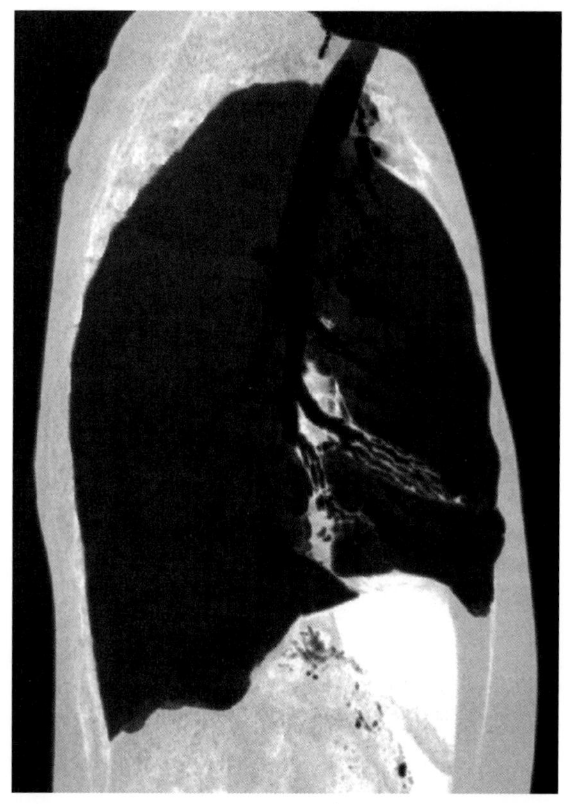

▲ 图 83-7　右肺中叶和下叶内基底段支气管扩张

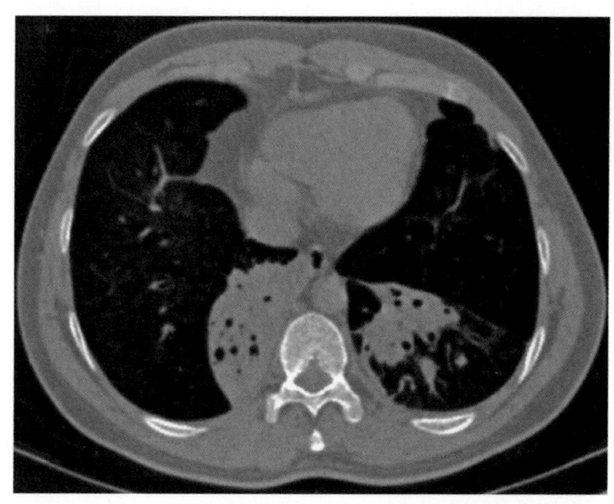

▲ 图 83-8　一例有长期支气管肺感染病史的年轻患者双侧下叶支气管扩张。该患者经序贯双侧胸腔镜下肺叶切除术治疗成功

染性发作，但其他患者则受到局部性病变引起的症状的困扰。因此，在选择与否，手术的决定和时机也应考虑患者的偏好[23]。

通常，在感染期间不应进行术前肺功能测量或手术干预。术前应立即使用特定的抗生素，以

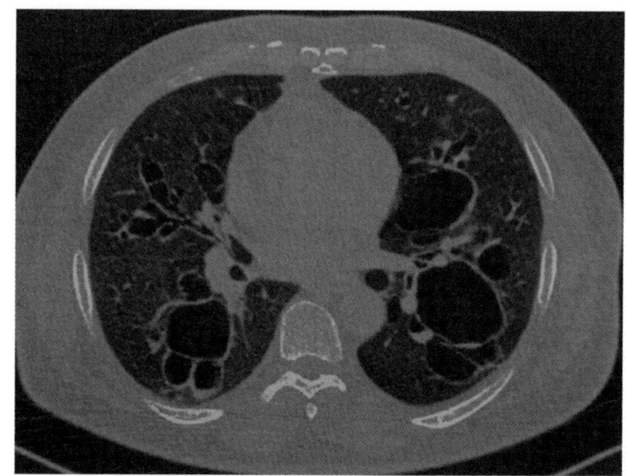

▲ 图 83-9　双肺弥散性支气管扩张，在这种情况下，不能选择手术治疗

减少痰液产生，并且持续使用 7～10d。术前 10 天还应进行体位引流和胸部理疗，以降低术后早期因痰量减少而可能发生的肺不张和（或）肺炎的可能性。

5. 非 CF 支气管扩张的手术禁忌证

经验丰富的胸科医生或儿科医生可以成功处理症状轻微的支气管扩张患者。因此，未经适当长期药物治疗的患者不应进行手术。其他禁忌证包括不能通过手术成功清除目标区域的弥散性病变（图 83-9）、原发性纤毛运动障碍、以免疫缺陷为特征的疾病以及严重的 COPD。

6. 外科技术

如 Dogan 及其同事所报道的[24]，肺叶切除术是最常见的手术，其次是肺段切除术。仅在极少数发生毁损肺的患者中才需要进行全肺切除[25]。此外，可以通过肺移植成功治疗弥散性非 CF 支气管扩张[26]。

目前，有三种方法可用于支气管扩张的肺切除，即开胸手术、标准三孔 VATS，以及单孔或单操作孔 VATS。

7. 开胸手术

侧方开胸入路与用于其他目的的方法相同。在开胸手术时，可以发现病变的肺叶膨胀不全，并牢固地附着在周围的结构上，如纵隔胸膜、胸壁、心包、主动脉和其他肺叶。通过钝性和锐性

的解剖分离胸壁粘连后，则更容易从纵隔胸膜游离支气管扩张的肺叶。当由于慢性炎症导致肺叶间牢固的粘连时，叶间裂需要进行的锐性解剖可能会导致健康肺的撕裂，从而导致术后长时间的漏气[23]。因此，应当优先使用缝合器进行精细的裂隙分离。

由于该疾病通常伴随长期的炎症，所以在肺动脉上方的肺门处经常会遇到肿大固定的淋巴结。细致的解剖可能会耗时很久。因此，与肺癌需要切除时所遵循的原则相反，可以先结扎肺动脉。这避免了“静脉优先”入路在费时费力的动脉解剖过程中可能发生的肺实变和回流出血。

8. 胸腔镜（VATS）肺切除术治疗支气管扩张

技术进步和胸腔镜手术经验的增加，使得在支气管扩张儿童中采用微创方法成为可能[27, 28]。Zhang 及其同事[27]尝试对 52 例支气管扩张患者进行了胸腔镜肺叶切除术，其中 45 例获得了成功。作者报道，与开胸手术相比，VATS 组的恢复更好。

如果在 VATS 中没有丰富的经验，而需要进行肺段切除时，则应首选开放手术，而不是选择进行 VATS 肺叶切除术。

9. 单孔 VATS 肺切除术治疗支气管扩张

Rocco 及其同事[29]在 2004 年报道了首例单孔 VATS 楔形切除术，自那时起，单孔胸腔镜肺切除术获得了极大的普及。现在可以通过仅 3.5cm 的单个切口实现 VATS 肺叶切除术以治疗支气管扩张[30]。单孔入路减少两个额外的入口，减轻患者的痛苦，并且外观更加美观。从技术上讲，选择胸腔镜切口的位置是实现成功切除的关键。根据我们的经验，腋中线上的第 7 肋间隙是非常方便的。切口离支气管血管越远，内窥器械的运动越容易。

（六）手术结果

因支气管扩张实行肺切除术，术后死亡率与其他肺切除术相似。然而，与所有其他炎症性肺疾病手术一样，开胸手术患者的术后死亡率更高，这主要是由于术后肺不张和黏液堵塞导致的肺炎引起的[21, 22, 25, 26]。但是，手术的成功率是很高的，为 74%～94%[31–35]。表 83–8 总结了最近发表的开胸手术的结果。值得注意的是，据报道，与开胸手术相比，胸腔镜手术后的恢复更为有好[25, 21, 28]。

事实上，对于大多数患者来说，手术是一种重要的选择，这些患者在切除无功能的肺叶或肺段后，可以摆脱频繁的支气管肺部感染、无休止的脓痰或孤立地生活[21, 22, 25–28, 31–35]。现代微创手术的时代，有必要对适当选择的支气管扩张患者重新考虑手术的地位。

二、肺脓肿

在 20 世纪的前 20 年里，肺脓肿的发展几乎总是致命的[36]。在马萨诸塞州综合医院的一系列研究中（1909—1923 年），其死亡率达到了 75%[36, 37]。幸运的是，抗生素的发展改善了治疗效果并降低了死亡率。然而，随着免疫抑制个体的数量不断增加和院内肺炎的发病率的增加，肺脓肿仍然是执业胸外科医师感兴趣的领域。

肺脓肿是由周围组织的解体引起的局部肺坏

表 83–8　支气管扩张的手术结果

作　者	年　份	入组患者数	年龄（年）	死亡率（%）	发病率（%）	成功率（%）
Şahin 等[31]	2014	60	9.5	3	20	90
Hiramatsu 等[32]	2012	31	54	0	18	74
Çaylak 等[33]	2011	339	22.4	0.6	12.7	94
Zhang 等[34]	2010	790	41.6	1.1	NA	75
Eren 等[35]	2007	143	23.4	1.3	23	92

死，主要是由于感染（原发性肺脓肿）造成的实质损害。它也可能因肺外来源的肺部继发感染而出现，如阑尾穿孔[38]，甚至是由子宫节育器引起的子宫脓肿[39]。已经存在的肺部疾病、阻塞支气管癌、异物吸入、支气管食管瘘或肺梗死也可能与肺脓肿（继发性肺脓肿）有关。

Neuhof 和 Hurwitt[40]，作为肺脓肿外科治疗中的先驱，定义急性脓肿，通常为单个的、浅表的脓肿，并且持续时间少于 6 周。但是，它有时也可能是多个，特别是在免疫功能受损的个体中。亚急性脓肿为从 6～12 周以内的脓肿，而持续超过 12 周的脓肿被称为慢性脓肿[36, 40, 41]。

局部（因不可能治愈而长期患有的）疾病、宿主的抵抗力和感染因子均被认为在肺脓肿的形成中起作用。其主要病原体是厌氧细菌。相比之下，后天免疫性群体的形式更为常见，并且倾向于由厌氧菌群（即链球菌、拟杆菌和梭菌属）为主[42, 43]。另外，医院获得性的脓肿通常与需氧菌有关，如铜绿假单胞菌、金黄色葡萄球菌和肺炎克雷伯菌[43, 44]。

影响因素列于表 83-9 中。误吸最常累及右肺上叶的后段、右肺和左肺下叶的上段。而 95% 的肺脓肿发生在这些部位[1, 43]。

诊断依赖于完整的病史和体格检查，重点了解有无误吸。典型的患者具有可疑的误吸、肺部感染或肺炎的病史。症状与肺炎相似，包括反复性发热、体重减轻、盗汗和咳嗽。在疾病的后期，脓性痰的产生变得明显。患者可能有口臭，并且常常显得很虚弱。这些症状高度提示诊断为肺脓肿。

表 83-9 肺脓肿的致病因素

- 牙周病
- 麻醉
- 精神状态改变
- 酗酒
- 癫痫疾病
- 免疫抑制
- 神经肌肉疾病伴有延髓功能障碍
- 食管运动障碍
- 恶性支气管梗阻
- 吞咽障碍
- 声带麻痹

要最终确定是否存在肺脓肿，需要影像学检查。胸部正侧位 X 线片显示液气平面的厚壁空洞。胸部的 CT 扫描显示单发或多发空洞病变并伴有相邻肺实变（图 83-10A）。在慢性脓肿中，也可看到有或没有液气平的多发性空洞和瘘管形成，以及伴有或不伴有液气平的脓胸（图 83-10B）。纤维支气管镜检查可用于排除支气管内肿瘤或梗阻，并确定脓肿能否内部引流。另外，可能有必要采集细菌清洗液。

除化脓性肺脓肿外，肺空洞病变的鉴别诊断还包括以下项目：①空洞癌，通常为鳞状细胞类型（图 83-11）；②肺结核或其他真菌疾病；③脓胸合并支气管胸膜瘘。患者的病史对于区分这些疾病很重要。当怀疑是恶性肿瘤时，由于支气管阻塞和血管侵犯可能导致肿瘤坏死。其次是伴有化脓性临床病程的阻塞性肺炎[45]。在这种情况下，在 CT 扫描中观察到不规则的内壁被认为是标志性的。Hood[2] 指出无发热、无脓性痰和正常的白细胞计数应引起对潜在肿瘤的强烈怀疑。在高危人群中，对恰当治疗的无反应也应提示肺癌。必须牢记，即使是有创性诊断方法也可能无法建立确切的诊断，因为感染可能会导致细胞学样本中的非典型细胞形成，而没有明确的恶性证据[45]。

一旦确定诊断，就必须采取适当的治疗措施。其中治疗原则见表 83-10。最基础的治疗是抗生素治疗。Wiedemann 和 Rice[46] 报道，80%～90% 的需氧性肺脓肿对药物治疗有反应。必须通过痰培养或支气管镜检查尽快查明病原菌，并应根据药物敏感性选择适当的抗生素。但是，由于该疾病的多菌种性质和分离厌氧微生物的困难，应谨慎评估痰液或支气管抽吸液的培养。感染病专家建议选择合适的抗生素和监测治疗反应非常重要。在没有并发症的社区获得性肺脓肿中，患者通常首先选用克林霉素进行单药治

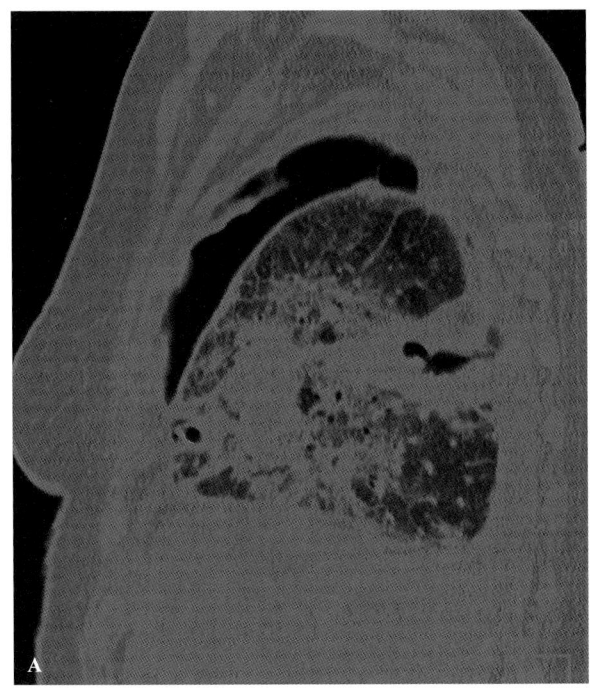

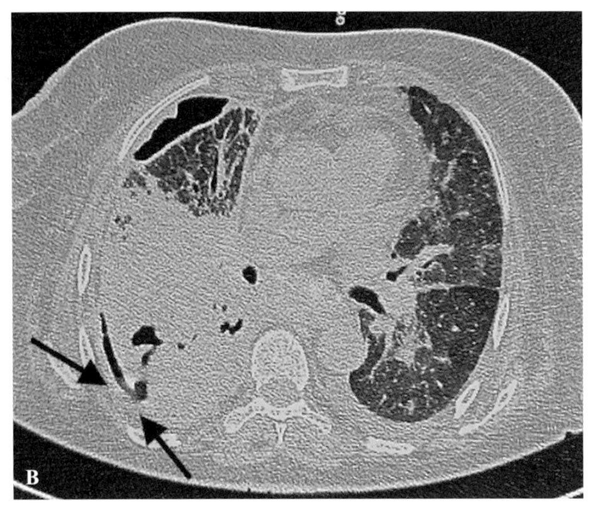

▲ 图 83-10　**A.** 右下肺叶慢性肺脓肿患者的 **CT** 扫描的矢状位图。可见不同大小的多发性空洞，伴有弥漫性浸润以及少量气胸；**B. CT** 片显示从右肺下叶上段的空洞到胸膜腔的瘘管形成。该患者经 **10** 周胸腔引流和抗生素治疗

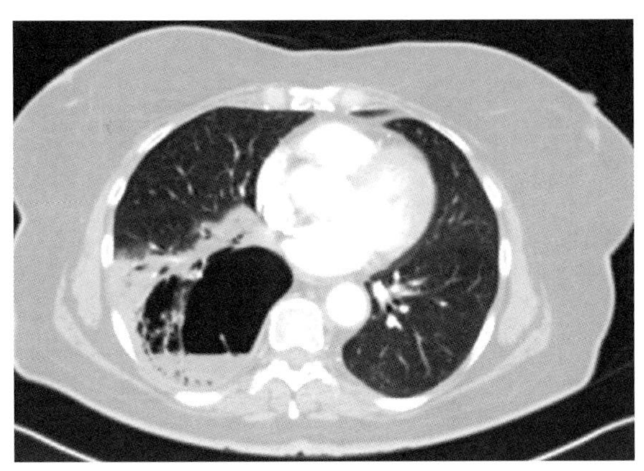

▲ 图 83-11　在有胸部疼痛和咳嗽的患者的胸部 **CT** 扫描中，可以看到右肺大的空洞病变中的气液平面。该图像极似肺脓肿，但是，在临床中既没有脓毒血症表现，在 **CT** 扫描中又没有相邻的肺实变，因此不太可能。通过支气管镜活检的组织学检查诊断为鳞状细胞癌

表 83-10　肺脓肿的治疗原则

- 病原菌鉴定
- 长期抗菌治疗
- 急性期充分引流
- 胸部理疗
- 支气管镜下引流
- 经皮置管引流
- 紧急外科治疗
- 外分流（仅在紧急情况下）

疗，同时等待药敏分析的结果 [43, 47, 48]。当分离出厌氧性病原体时，甲硝唑的单药治疗通常是不够的，因为其涉及一种以上的细菌种类 [43, 49]。抗生素的应用应持续较长的时间，一般为 3～4 周，在许多情况下可能会延长至 6～8 周。必要时必须通过胸部理疗、纤维支气管镜检查或经皮置管来实现充分引流。正如 Miller 建议的 [1]，仅在脓肿没有自发地向气管支气管内引流时才需行体外引流。在这种情况下，尤其是患者有脓毒血症病程，外引流术可以通过胸腔闭式引流、CT 引导下经皮置管或肺空洞造口术来实现。

经皮置管引流的发展显著改善了治疗效果，并减少了肺脓肿患者的手术干预需求。该过程可降低发病率和死亡率 [50–53, 55, 56]。但是，也有高死亡率的报道 [54]。已发表的系列结果见表 83-11。有时，它可用于脓毒症患者的术前准备。虽然一般是可以避免的，但高达 30% 的经皮置管引流术的患者可能需要进行手术切除。

现在约有 10% 的肺脓肿患者需要手术干预。表 83-12 列出了手术适应证，包括 8 周内药物治疗失败、疑似癌症、脓胸或支气管胸膜瘘等并发症、治疗 8 周后持续存在大于 6cm 的空洞以及大

表 83-11　经皮置管引流已发表的系列结果

作　者	年　份	入组患者数	死亡率（%）	发病率（%）	成功率（%）
vanSonnenberg 等[50]	1991	19	0	21	100
Ha 等[51]	1993	6	0	0	83
Zuhdi 等[52]	1996	5	0	0	100
Hoffer 等[53]	1999	5	0	0	100
Hirshberg 等[54]	1999	11	45.5	NA	NA
Yunus 等[55]	2009	19	0	37	79
Kelogrigoris 等[56]	2011	40	0	25	83

表 83-12　肺脓肿的手术适应证

急性期（急症）
- 并发症
  - 支气管胸膜瘘
  - 脓胸
  - 出血

慢性期（最终）
- 持续的症状和体征
- 反复发作的并发症（脓胸、支气管胸膜瘘）
- 疑似癌症
  - 治疗 8 周后持续存在大于 6cm 的肺脓肿

量咯血。图 83-12 给出了治疗的图示。

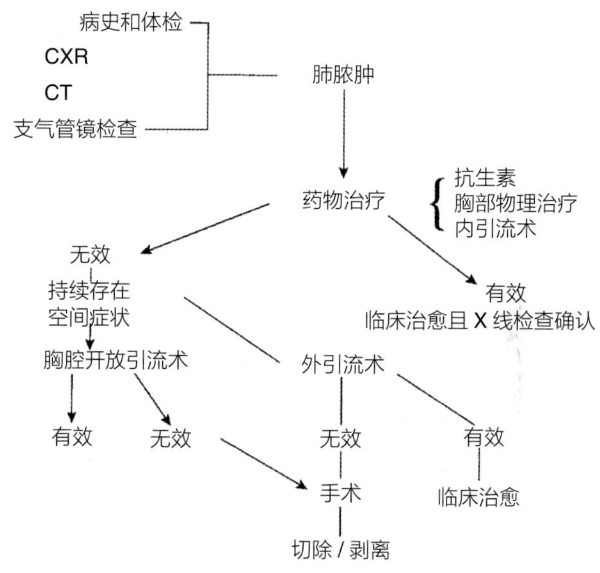

▲ 图 83-12　肺脓肿的治疗图

三、机化性肺炎

机化性肺炎（organizing pneumonia，OP）是一种临床病理疾病，其特征是大量的成纤维细胞和胶原蛋白填充远端气腔，主要是肺泡和细支气管腔。这种模式不是一种特定疾病，而是由一系列疾病引起的对肺损伤的非特异性炎症反应。与“肺炎”的定义相反，既往肺部感染后遗症只是病因之一。胸外科医生仅在两种临床情况下遇到此疾病：①由于怀疑是恶性肿瘤而通过手术切除或活检的局灶性肺部病变（图 83-13），但经组织学检查证实为 OP；②患者进行手术活检以明确弥漫性肺部病变的病因（图 83-14）。

众所周知，闭塞性细支气管炎机化性肺炎（bronchiolitis obliterans organizing pneumonia，BOOP）本质是 OP 的原发形式。最近，术语“隐源性机化性肺炎”（cryptogenic organizing pneumonia，COP）取代了 BOOP，以避免 BOOP 和狭窄闭塞性支气管炎的混淆[57]。病理学家可能将 OP 报告为感染病性肺炎、肺癌、支气管扩张、肺纤维化、成人呼吸窘迫综合征、肺梗死和中叶综合征（middle lobe syndrome，MLS）等疾病的相关特征[58, 59]。男女性的发病率是一样的，年龄一般在 50—60 岁，与是否有吸烟史无关。

表 83-13 列出了 OP 产生的原因。分为三种：①有明确的原因；②原因不明，但有特定的相关情况；③原发性（COP）[57]。出现的症状通常是非特异性的；咳嗽、胸痛、发热、呼吸困难或体重减轻[57]。COP 的诊断通常在症状持续 6～10

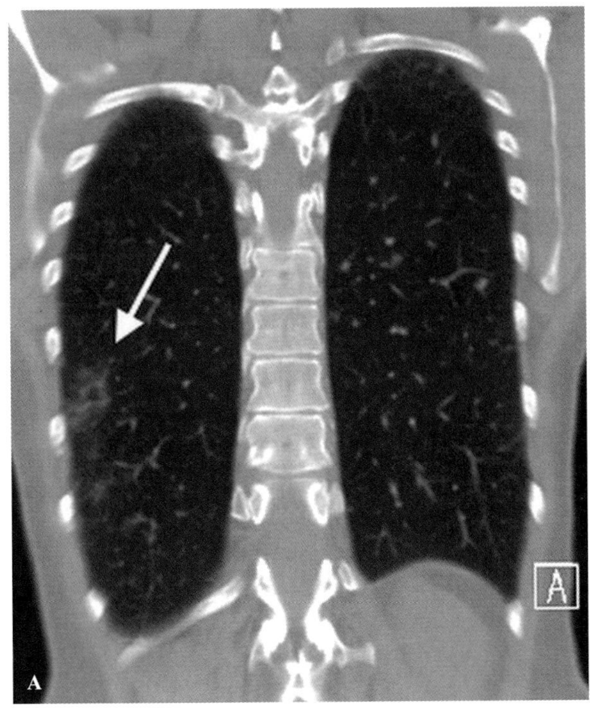

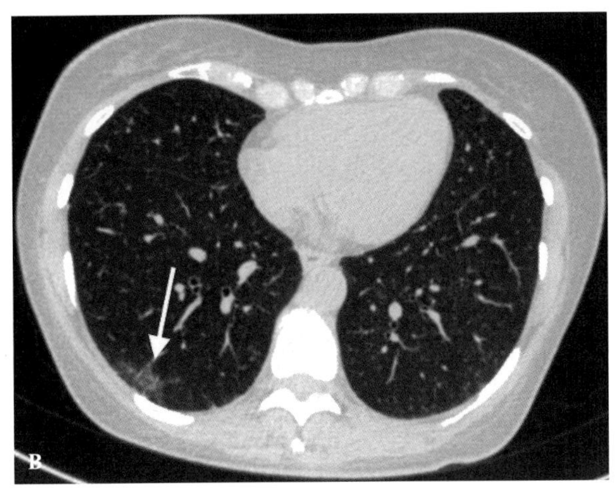

▲ 图 83-13　冠状（A）和轴向（B）CT 扫描中，右下叶肺泡浸润形成的磨玻璃样不透明区域。对经单孔 VATS 楔形切除术切除的病变进行组织学检查显示为机化性肺炎

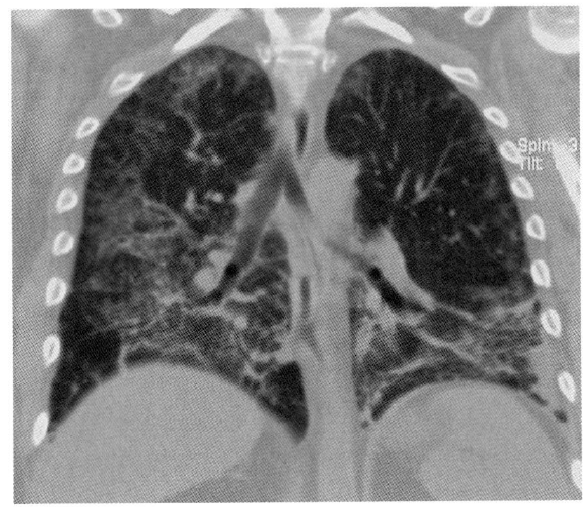

▲ 图 83-14　患有机化性肺炎的患者双肺出现片状浸润

表 83-13　机化性肺炎的病因

明确原因

- 感染（细菌，病毒，寄生虫和真菌）
- 风湿性肺炎
- 药物（博莱霉素，胺碘酮，白消安，金盐，磺胺吡啶）
- 辐射
- 毒性吸入

原因不明，但有特定的相关情况

- 结缔组织疾病
  - 特发性炎症性肌病
  - 类风湿性关节炎
  - Sjögren 综合征
  - Wegener 肉芽肿
- 肺移植
- 骨髓移植
- 溃疡性结肠炎
- Crohn 病
- Behçet 病
- Sweet 综合征
- 癌症
- 肉芽肿性炎症

隐源性机化性肺炎或 BOOP

周后做出。CT 扫描可见多发性双侧分布不均肺泡模糊阴影（图 83-14）、单个小结节、类似腺癌的大范围实变病灶或单侧周边不能分辨的磨玻璃样阴影（图 83-13）[57, 60]。

COP 的诊断通常由临床和放射学检查结果提示，未经组织学检查很少被确诊 [57, 60, 61]。尽管经支气管活检的组织学检查可以在许多情况下显示 OP [62]，而通过对大样本的肺活检是有用的，因为在包括肺恶性肿瘤在内的各种疾病出现 OP 并不少见 [57, 60, 61, 63]。当临床和生物学检查结果提示 OP 时，建议进行胸腔镜肺活检，其优先于开胸手术，以避免干扰已经减弱的患者通气。在此情况下，单孔 VATS 楔形肺切除是一种重要的方法[29]。

OP 的标准治疗方法是使用皮质类固醇 1～3 个月，但其复发并不罕见[57, 61–63]。手术治疗对确诊为 OP 的患者没有影响。尽管典型 COP 患者的预后通常很好，但由于潜在疾病的异质性，在继发病例中可能难以确定[54]。

四、毁损肺

毁损肺是一种独特的临床放射学疾病，其特征是慢性支气管肺感染导致一侧肺部完全不可逆转的破坏[25]。最常见的原因是肺结核、曲菌瘤、特发性支气管扩张症和复发性肺炎。"毁损肺"一词定义了整个一侧肺部的疾病，必须与因感染而可能引起的一个或两个肺叶的损坏区别开来。近年来，医疗的进步已大大降低了该疾病的发生率。如今，多耐结核病是其主要致病原因。咳嗽、咳痰、乏力和咯血是常见的症状。另外，由于该疾病是慢性疾病，通常不存在呼吸困难。诊断通常以临床和放射学为依据。CT 扫描通常显示非常小的纤维化肺组织、纵隔移位和对侧肺的代偿性扩大（图 83–15）。无症状患者建议保守治疗与随访，而频繁的支气管肺部感染、脓胸和严重咯血的患者则建议手术治疗[64]。此外，如果毁损肺伴有脓胸相关性淋巴瘤的患者，则需要手术治疗。由于粘连牢固、健侧肺向患侧突出、心脏移向手术区域以及患者身体虚弱等原因，对手术要求很高。是否需要进行右全肺切除术，分枝杆菌痰培养阳性以及术前脓胸的存在与发病率和死亡率的增加息息相关。尽管如此，通过采取适当的措施可以减少术后并发症，包括采取术前抗菌治疗和高蛋白质的饮食、手术方式如胸膜外全肺切除术（如果可行）、术后使用敏感抗生素以及进行胸膜冲洗。

五、支气管压迫性肺病

肺支气管压迫性疾病是胸外科医生必须重视的一种不常见的疾病（表 83–1）。这些疾病中最常见的是肺中叶综合征、支气管结石和纤维化纵隔炎。

（一）中叶综合征

1937 年，Brock 及其同事[65]描述了 8 例儿童因增大的结核性淋巴结压迫支气管引起的继发性肺中叶不张。11 年后，Graham 及其同事[66]报道了 12 例病理相似的患者，提出了"中叶综合征"（MLS）一词。患者有咳嗽、持续性支气管肺部感染和咯血。另外两个定义，即"右中叶综合征"[1, 67]，或者由于舌段有类似的受累，因此也提出了"中叶（或舌叶）综合征"[68]。如今，所谓的 MLS 已成为肺中叶单独和反复或持续性

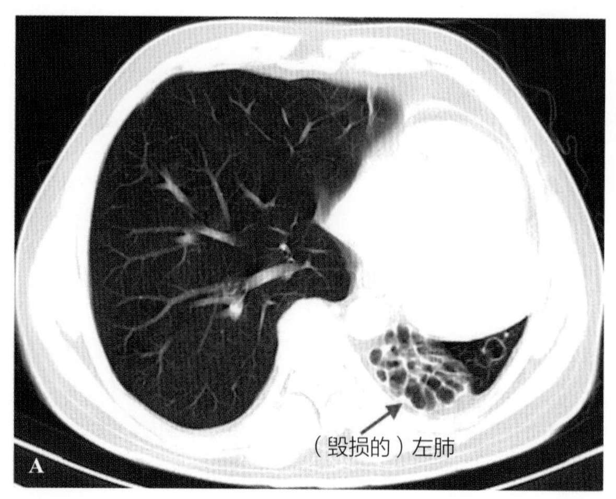

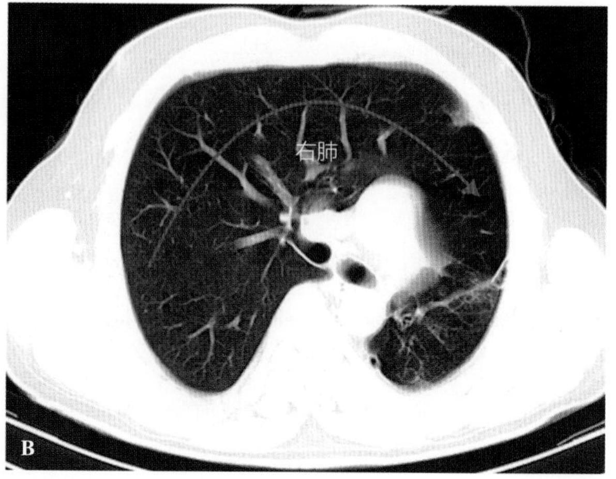

▲ 图 83–15 A. 左侧毁损肺患者的 CT 扫描；B. 在疾病的发展过程中，肺变成一个小的纤维化组织，心脏移到患侧，对侧肺膨胀并通过胸骨后区域突出，以填补毁损肺留下的空间

不张的临床和放射学种最常用的表达方式（图83-16）。该病的流行病学研究很少；在一项罕见的研究中，报道斯堪的纳维亚半岛儿童中需要手术切除的MLS的发生率为每年每百万男女分别为1.43和2.94[69]。

1. 中叶综合征的病理生理学

MLS以阻塞和非阻塞的形式存在。淋巴结肿大导致中叶支气管在通气时狭窄、并呈现长且锐角的形状，这是该综合征最初的情况[65, 66]。除淋巴结的外源性压迫外，支气管内异物或支气管结石也可能引起疾病。此外，肿瘤是多达43%的MLS患者的病因[70-72]。但是，肿瘤可以在支气管树的任何部分（包括中叶）生长，与其他四个肺叶并没有区别。肺中叶的个体特征在恶性肿瘤的发展中没有作用。由于这个原因，为了确保该综合征的独特性，最近的研究经常倾向于排除其肿瘤相关的中叶不张[59, 73, 74]。

由于大多数患者没有明显的支气管外或支气管内病变，因此有必要提出一种新的理论来解释慢性肺萎陷。非梗阻性MLS主要被认为和肺叶的解剖结构隔离特性相关。当肺中叶发生肺不张时，通过利用Kohn孔与其他肺叶进行侧支通气而再充气的机会很低[1, 67-73]。当存在完整的小裂缝时，这一点尤为突出[71]。最终，当生理通路变得不足以从肺不张中恢复时，在不张的肺中叶中积累的分泌物为微生物提供了有利的培养基，从而导致了反复感染和炎症的恶性循环[60, 70, 73-75]。

如果排除肿瘤原因，病理诊断中高达50%的患者出现支气管扩张，其次是异物反应、组织性肺炎和慢性支气管炎症。

2. 临床特征

常见的症状是慢性咳嗽、反复排痰、可闻的喘息、疲劳、低烧、咯血和口臭。尽管不常见，但患者也可能没有症状。由于体格检查和胸部X线片检查的结果无特异性，因此在详细检查发现MLS之前，患者通常有上呼吸道感染、慢性支气管炎或哮喘的治疗史。该疾病在所有年龄段皆可见，女性患者占多数[69, 70, 74-75]。患有MLS的儿童通常被诊断可疑哮喘并具有长期肺部症状[75-77]。哮喘是一种与儿童MLS相关的疾病还是致病因素仍然是诊断的难题，尤其皮肤致敏测试不是强阳性的情况下[76, 77]。

舌叶也可存在单独病变或合并右肺中叶，尤其是非梗阻型[68, 73]。尽管病因、临床特征、影像结果和治疗方法相似，但单独的舌叶不张被定义为MLS仍具有争辩性，因为它可能会引起混淆。

3. 肺中叶综合征的诊断

综上所述，仅通过体检或胸部X线片很难

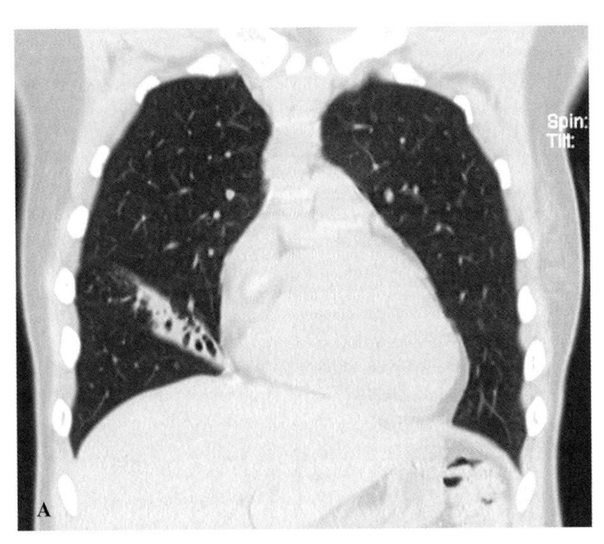

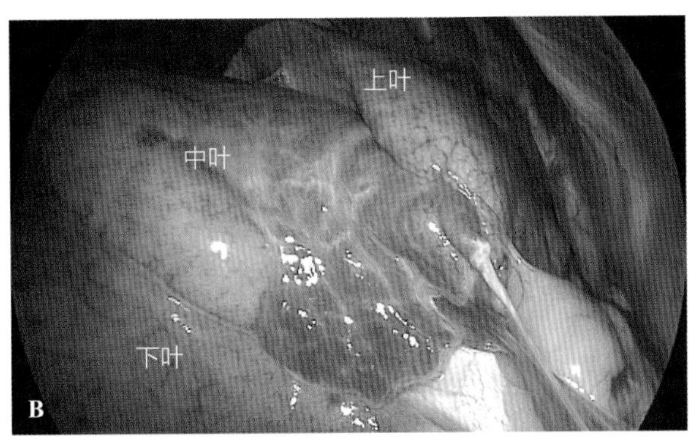

▲ 图83-16 一位29岁的长期患有支气管感染的女性患者

A. 胸部CT扫描的冠状位显示右中叶肺不张；B. 胸腔镜见中叶不张，与心包脂肪组织的轻度粘连是慢性感染的标志诊断 MLS。持续的咳嗽和咳痰的症状，加上频繁的支气管肺部感染的病史，提醒医生应进一步的检查。当怀疑为 MLS 时，进行胸部 X 线检查，显示中叶肺门处密度增加 2～3mm 甚至 5cm 的特征性三角形阴影 [74]。CT 断层扫描在确定全部或部分性中叶肺不张、支气管扩张（图 83-17）、细微的支气管内膜异常、淋巴结肿大或其他实质性异常方面能提供更为丰富的信息。长期存在的肺叶不张会转变为纤维化结构并类似肿瘤。但是，病变中的钙化灶是该疾病慢性特征的标志（图 83-18）。支气管镜检查是确定中叶通畅性并区分潜在的阻塞性或非阻塞性病变的有用且无创的工具。

即使在先进的放射技术时代，支气管镜也能提供有价值的信息。除了支气管内外阻塞的证据外，狭窄的程度、黏膜炎症的程度和黏液引流量也可以显示出来，并取痰标本进行细菌学分析。而其治疗效果更为突出，将在下面讨论。

合并支气管扩张的 MLS 患者应调查血清免疫球蛋白水平。特别是对于儿童，建议进行汗液测试和结核菌素皮肤测试，以诊断其根本原因 [77]。

4. 中叶综合征的治疗

有症状的梗阻性和非梗阻性 MLS 患者根据其根本的原因进行治疗。

(1) 保守治疗：确诊或疑似肺部感染时，根据药敏结果选择最合适的抗生素治疗。支气管扩张药和黏液溶解药用于促进黏液样分泌物的排除，以疏通中叶支气管。对于结核性淋巴结肿大的患者，抗结核治疗可以与皮质类固醇联合使用，以发挥其抗炎作用从而减少支气管压迫 [77]。吸入性支气管扩张药、皮质类固醇和抗生素可用于治疗与 MLS 有关的哮喘患者 [74, 76]。主动呼吸技术、体位引流和胸部理疗等支气管清除操作是治疗该病有用的方法 [74-77]。支气管镜灌洗和抽吸术是最有效的治疗方法之一，在不同类型中，有 33%～92% 的患者成功治愈疾病或改善了症状 [78-83]。

(2) 手术治疗：尽管可接受适当的持续治疗（至少 6 个月），但复杂的 MLS（例如反复肺部感染），仍建议切除右肺中叶。其他适应证包括确诊的难治性支气管扩张、咯血和已证实的支气管内梗阻 [23, 68, 70, 74-77, 79, 80]。正如作者所言，23 例患者的意愿总是受到不同程度的社会生活恶化的不同影响，也是决定是继续保守治疗还是接受手术的重要因素。

MLS 的肺中叶切除术有三种不同的方法：开胸手术（图 83-19），标准的三孔胸腔镜或单孔胸腔镜。如果由于支气管内阻塞性病变或肺门

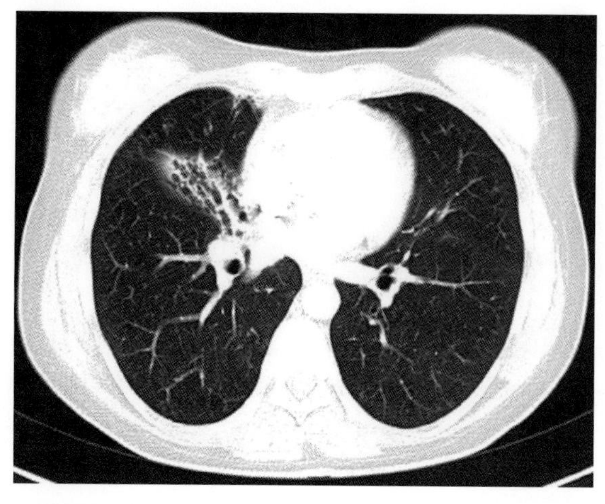

▲ **图 83-17 1 例 30 岁的女性患者，有多年连续排痰史，最近 3 个月出现咯血。轴向 CT 扫描显示呈管状的孤立性中叶支气管扩张**

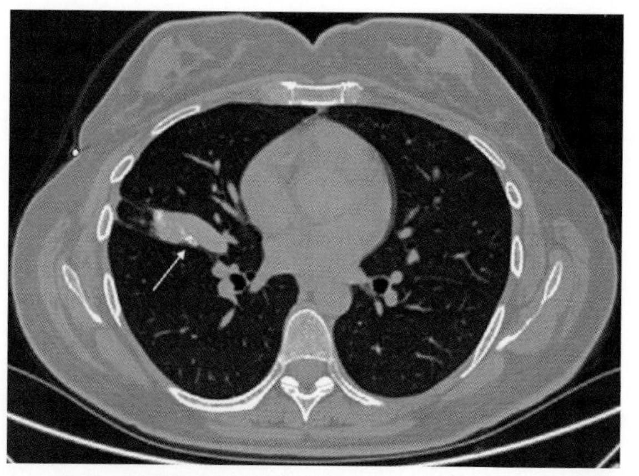

▲ **图 83-18 1 例轻度咯血的 36 岁不吸烟的女性患者的 CT 扫描显示，中叶有致密的阴影，类似于恶性肿瘤。但是，病变中的钙化使肿瘤形成的可能性降低。箭头指示病变中的钙化**

固定的淋巴结（尤其是结核）而无法通过胸腔镜行肺中叶切除术，则必须首选开胸手术。然而，胸腔镜切除术在包括儿童在内的大多数患者中都是可以实现的[81]。即使单孔胸腔镜行肺中叶切除术也是可行的方法。由于胸腔镜的优势已广为人知，因此在任何情况下，与开胸手术相比，应首选胸腔镜手术。

淋巴结（可能是慢性疾病的起因或结果）几乎总是在支气管上方的肺门以及肺动脉附近发现。因此，肺中叶动脉变得退化，有时在支气管周围的纤维中消失。所以，分离动脉可能并不总是可行的[23]。在这种情况下，在将不张的肺中叶与其他叶分开并将中叶静脉离断后，可以直接闭合肺叶的支气管。围术期和术后并发症通常较少，并且手术效果非常好[23, 68, 73–75, 77, 80, 81]。

（二）支气管结石

由长期存在的肉芽肿性感染（如结核病或组织胞浆菌病）引起的支气管壁侵蚀和支气管周围钙化的淋巴结进入管腔被称为支气管结石[82]。类似支气管结石的疾病有真菌球、原发性支气管内放线菌病、伴有骨化的非典型类癌、支气管内错构瘤和伴有壁钙化的气管支气管疾病[82]。支气管结石并不常见，但大咯血的潜在并发症使胸外科医生很重视[21]。

支气管结石的发病机制被认为是对愈合的肉芽肿性炎症的异常组织反应[83]。在此过程中，钙化结节侵蚀进入气管支气管树，或在某些情况下侵蚀到食管或肺血管[1]。该病的常见部位是中间支气管。

咯血、持续咳嗽和反复性肺炎是最常见的症状。偶尔痰中可见结石颗粒（咯石）或与邻近结构［如食管和（或）主要血管］累及有关的症状。大约 25% 的支气管结石病患者无症状[84]。

当显示钙化结节和气道阻塞时，X 线片通常能提示诊断。但在大多数情况下，螺旋 CT 可以通过发现支气管内或支气管周围钙化结节以及支气管阻塞迹象（如肺不张、阻塞性肺炎或支气管扩张）来确诊[82, 84]。内镜检查发现气管支气管扭曲变形、可见的支气管结石、出血和发炎。偶尔患者可能会在内镜下发现食管或气管支气管树有瘘管[83]。

支气管结石的治疗

根据临床、放射学和支气管镜检查结果确定治疗方案。无症状患者无须治疗，但由于临床过

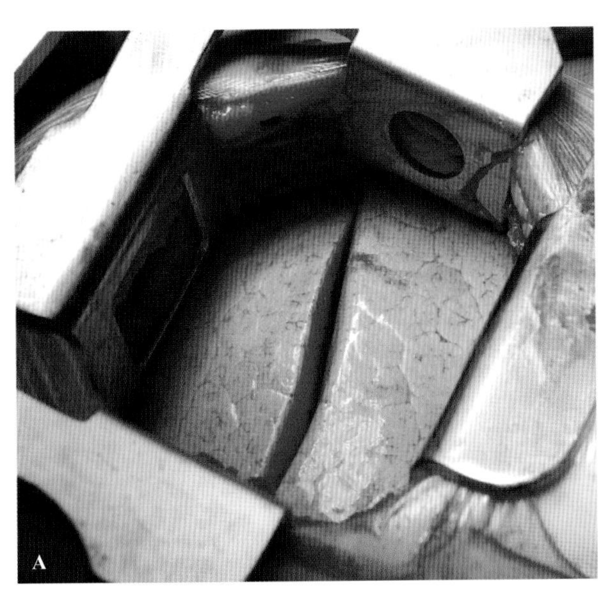

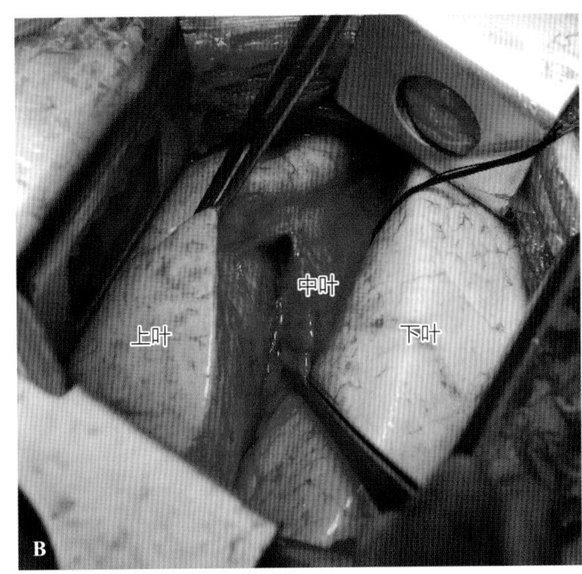

▲ 图 83-19　肺中叶综合征开胸手术时肺部外观

A. 中叶非常小，以至于打开胸腔时，在上、下叶之间都看不到它；B. 功能不全的肺中叶为反复性支气管肺部感染的来源

程尚不确定，因此需要定期随访。对有症状患者进行治疗，以避免并发症，例如大咯血、支气管食管瘘或反复感染。两种主要的治疗方式是支气管镜取石和开放手术。

支气管镜治疗曾被认为是一种危险的手术，因为在取出支气管结石时，无法控制的出血被认为是不可避免的。因此，在之前的报道中强烈推荐采用开胸手术作为治疗首选[1, 83, 86]。然而，最近的研究表明，经支气管镜取石术是安全有效的，因此在适当的患者中受到青睐[84, 87–90]。最近，Cerfolio 和他的同事们[84]，行支气管镜去除支气管结石，在 38 例患者中有 29 例无显著的发病率和死亡率。仅 5 例患者需要进行开胸手术。Olson 和他的同事[87]，对 48 例患者进行了硬质或纤维支气管镜检查，去除了 48 例患者的 71 个支气管结石。他们的尝试 65% 都取得了成功，发病率为 4%，而仅 1 例患者需要开胸手术。

取决于支气管结石在支气管树中的位置和支气管镜医师的经验，可以使用硬质支气管镜[87, 89]或通过硬支气管镜插入的纤维支气管镜[84, 87, 89]直接进行内镜检查。Nd：YAG 和钬激光也可以在介入过程中使用，当结石难以被内镜钳夹住或因太大无法从上呼吸道移除时，可将结石碎裂[84, 89, 90]。

很明显，大多数有症状的支气管结石患者不一定首选开胸手术[84, 87–90]。但是，适当的思考对于治疗性支气管镜的应用是必不可少的，以避免灾难性事件的发生。例如，干预应该由经验丰富的支气管镜医师在可立即获得手术设备的环境中进行。尝试对支气管树近端位置中小尺寸的、不复杂的、可移动的或部分嵌入的支气管结石进行支气管镜取石。手术风险高的患者也可以采用支气管镜取石[84, 87, 89]。对于 CT 显示为与肺动脉相连的支气管结石的患者，建议手术而不是支气管镜取石[84]。开胸手术也适用于复杂的病例，如大咯血、支气管扩张、肺脓肿、支气管食管瘘，或当支气管结石固定在支气管壁上而不能通过支气管镜取出时。严重的炎症反应使肺门解剖变得极为困难。由于这个原因，Miller[1]建议在钙化淋巴结清扫之前，尽早阻断肺动脉，这可以降低术中出血风险。而治疗的策略，必须选择取出支气管结石和尽可能保留肺实质的方法[1, 24, 83, 84, 88, 89]。但是，对于支气管阻塞引起的不可逆肺损伤的患者，可能需要进行肺段切除术（10%～48%）、肺叶切除术（21%～53%），或者极少数情况下需要进行全肺切除术（0%～7%）[89]。在 68%～100% 的病例中，长期的治疗结果通常是极好的，没有任何复发[83, 84, 87–89]。

（三）纤维素性纵隔炎

1. 定义

在纤维素性纵隔炎中，过多的无细胞成分的胶原蛋白聚集在纵隔以及肺门中形成致密的纤维化。这导致大血管的狭窄，并压迫气管支气管树和食管。它可能以弥散的形式存在，但局灶性病变更为常见。“肉芽肿性纵隔炎”也可与钙化的纵隔淋巴结并存，但必须与纵隔纤维化鉴别开来，因为前者只是简单地定义了压迫纵隔结构的大的炎症结节[91, 92]。“硬化性纵隔炎”和“纵隔纤维化”同样可以描述该疾病。

2. 纤维素性纵隔炎的病因学

Oulmont 于 1855 年首次将 1 例上腔静脉阻塞的患者描述为纤维素性纵隔炎[93]。目前，虽然确切的根本机制尚不清楚，但已被认为暴露于组织胞浆菌或结核分枝杆菌后的免疫介导的超敏反应有关[1, 91, 92, 94–97]。Peikert 及其同事[92]在他们的报告中得出结论，在组织样本中发现的 CD-20 阳性 B 淋巴细胞积聚可能是组织胞浆菌病引起的纤维素化纵隔炎的发病机理。据报道，组织胞浆菌病后遗症的发病率少于每 20 000 个病例 1 例，而支气管结石病和纵隔肉芽肿则更为常见[95]。组织胞浆菌病在北美、中美、南美、非洲和亚洲的某些地区流行，但欧洲除外[95]。因此，在美国，大多数纤维素性纵隔炎病例都可归因于这种真菌病的慢性并发症[1, 91, 92, 95–98]。然后，在英国的一份文献中，Mole 和其同事[96]报道，在美国只有 1 例患者有流行病史，相比之下，这 18 例患者中有 50% 以前曾患有结核病（TB）。其他病因包括自身免疫性疾病、Behçet 病、风湿热、放射疗法、霍奇金病和偏头痛的甲基丝氨酸甲酯药物治疗[98]。在结核病和组织胞浆菌病都不是地方病的地区，特发性病例更为常见。

3. 临床特征

这种进展性疾病在年轻成年人中更为常见，而女性更多[91, 92, 95, 96]。尽管该疾病被定义为“良性”，但该疾病的自然病史可能会危及生命，特别是在双侧受累患者中。破坏性后果包括严重的气道阻塞、上腔静脉综合征、肺动脉瓣狭窄伴肺动脉高压、膈神经受累引起的膈肌麻痹，以及食管呼吸道瘘[1, 91, 92, 94, 96]。最常见的症状是数月至数年的呼吸急促。其他主要症状包括咳嗽、胸痛、咯血、声音嘶哑，以及与上腔静脉综合征相关的症状（即面部和手臂肿胀、头痛、晕厥）或反复性肺炎。目前有 5% 的患者无症状[92]。常见于右侧[91, 92, 98]可能是由于肺的淋巴引流模式，先流向隆嵴下淋巴结，然后流向右侧气管旁区域[99]。与局灶性病灶相反，弥漫性纤维素性纵隔炎不含钙化，并且可能与其他形式的特发性纤维化有关，即硬化性胆管炎、眼眶假瘤、腹膜后纤维化和 Riedel 甲状腺炎[99]。

4. 纤维素性纵隔炎的诊断

通常由放射学和临床特征进行诊断。胸部 X 线片显示局灶性纵隔增大，边界不规则，CT 扫描显示气管旁和（或）隆嵴下区域有大量钙化的肿块病变（图 83-20A）。在晚期病例中，可向下延伸至肺门（图 83-20B）。CT 血管造影显示由于上腔静脉阻塞而引起的侧支静脉循环（图 83-20C）。MRI 不能很好地显示钙化，但有助于确定纤维化成分以及判断心脏受侵犯的程度，特别是在心脏影像检查中（图 83-21）。MRI 信息对于计划手术切除的外科医生至关重要。尽管在大多数情况下，PET-CT 会显示 FDG 摄取量增加，但是当临床和放射学检查结果明确提示病因是良性的时，这项检查不会增加任何意义。1998—2007 年[92]，对来自 Mayo 诊所的 80 例患者，仅 9% 的患者进行了 PET-CT 检查，而所有患者临床上都怀疑有恶性肿瘤。当在放射学检查中发现肺动脉侵犯时（图 83-20A 和 B 所示），还需要灌注闪烁成像来显示灌注缺损的深度（图 83-22）。最后，无症状患者有时可能需要进行组织活检以排除恶性肿瘤。

5. 纤维素性纵隔炎的治疗

治疗的目的是缓解与气道、主要血管和食管的压迫或压迫有关的梗阻性症状。没有一种单一的治疗模式可用于所有的情况。在选择治疗方法时，应考虑纤维化的潜在原因和程度。使用抗炎药或皮质类固醇的药物治疗均未发现令人鼓舞的结果[92, 97]。有少量酮康唑治疗组织胞浆菌病的有效治疗的报道[100]。尽管如此，美国传染病学会[97]不建议对组织胞浆菌病相关的纵隔纤维化进行抗真菌治疗，除非存在补体结合抗体以及血沉高。同样，抗结核治疗对结核相关病例无效，因为该疾病并不代表活跃的分枝杆菌感染，而是纤维化。最近，Westerly 和他的同事[101]报道了 3 例血清阳性的组织胞浆菌病相关的纤维素化纵隔炎患者对利妥昔单抗治疗的良好反应。他们通过靶向表面抗原 CD20 将成功治疗与消除 B 淋巴细胞联系起来。

非手术姑息治疗包括气管支气管狭窄经支气管镜扩张术、血管内治疗（如球囊血管成形术和上腔静脉支架置入术），在特定的一些患者中获得短期的成功[92, 97]。气道姑息治疗通常是无效的，由于再狭窄频繁，需要重复血管内支架置入术。

外科手术极具挑战性，并且可能很危险，因此，建议仅在专业的三级中心以及精心挑选的患者中治疗，否则将不可避免的导致死亡。外科手术可能包括对肺血管、气管支气管树或食管减压，以及通过上腔静脉重建或支气管成形术切除肿块。伴或不伴隆凸切除的全肺切除术（图 83-23）、肺叶切除术和双叶肺叶切除术是最常见的外科手术[91, 92, 102, 103]。在预期进行肺切除术的复杂病例中，尤其是肺动脉近端受累的患者，可能需要进行体外循环。最近，有报道称

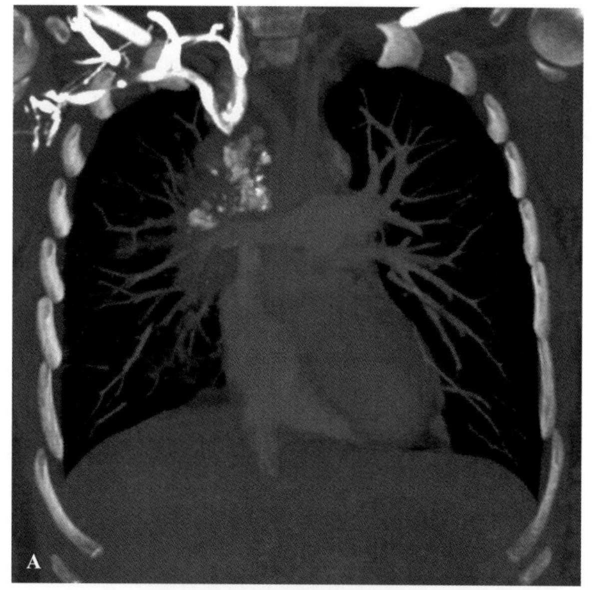

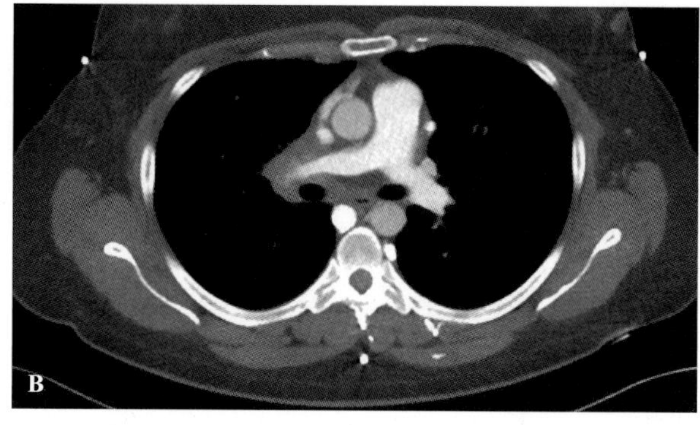

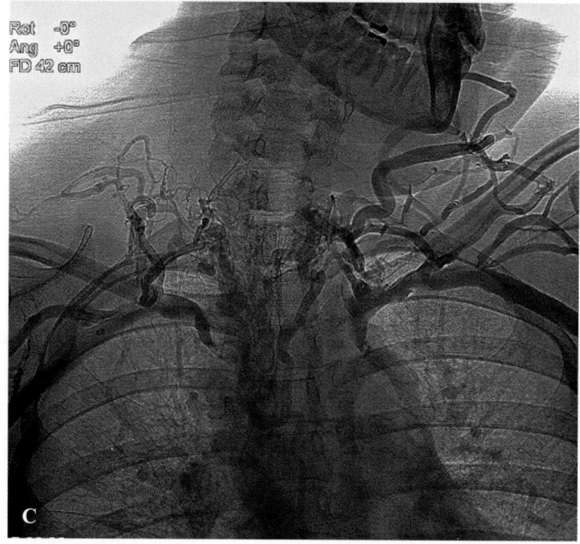

▲ 图 83-20　1 例 29 岁女性患者，患有上腔静脉综合征和肺动脉高压

A. 胸部 CT 扫描显示右侧气管旁纤维素性纵隔炎侵犯上腔静脉；B. 轴位 CT 扫描可见病变的肺门扩展；C.CT 血管造影可见静脉侧支

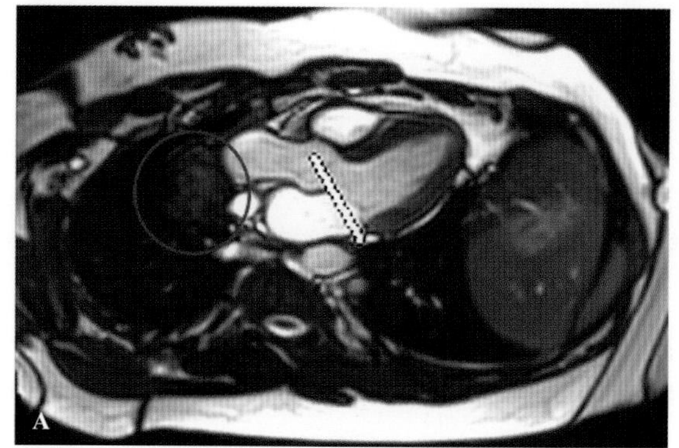

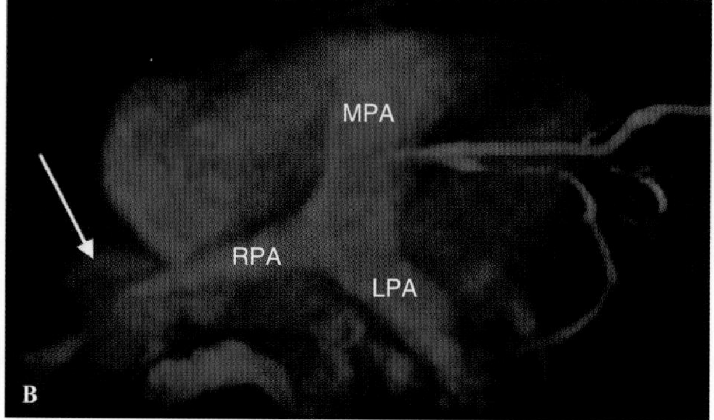

▲ 图 83-21　心脏电影 MRI 检查

A. 显示纤维素性纵隔炎与心脏的关系；B.MRI 显示了肺血管受累的程度。MPA. 主肺动脉；RPA. 右肺动脉；LPA. 左肺动脉

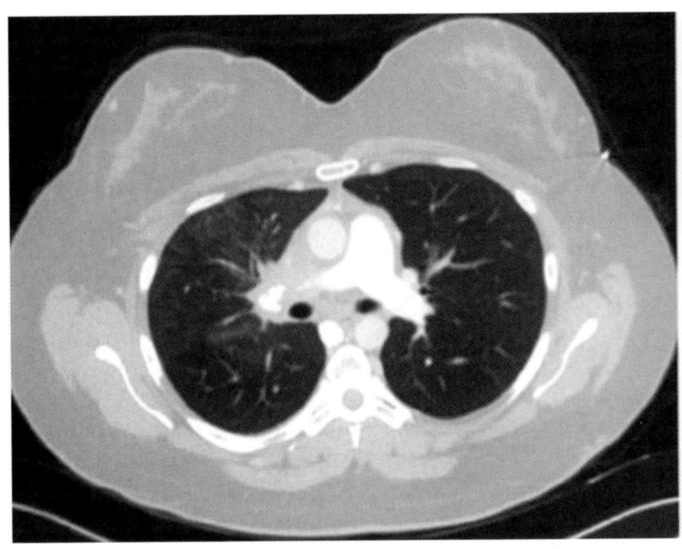
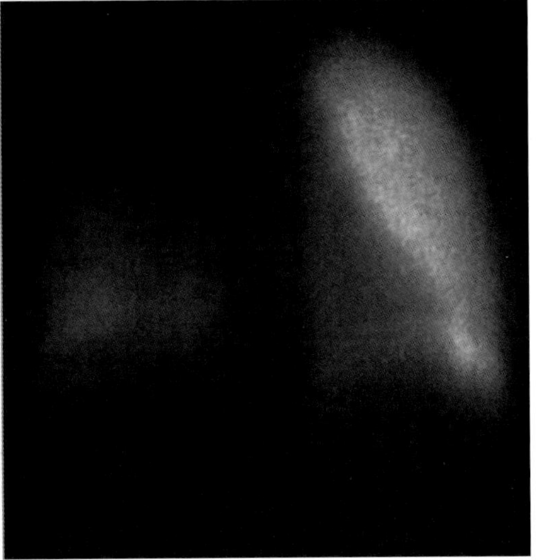

▲ 图 83-22 灌注闪烁显像显示患有纤维素性纵隔炎的患者右肺的灌注缺损

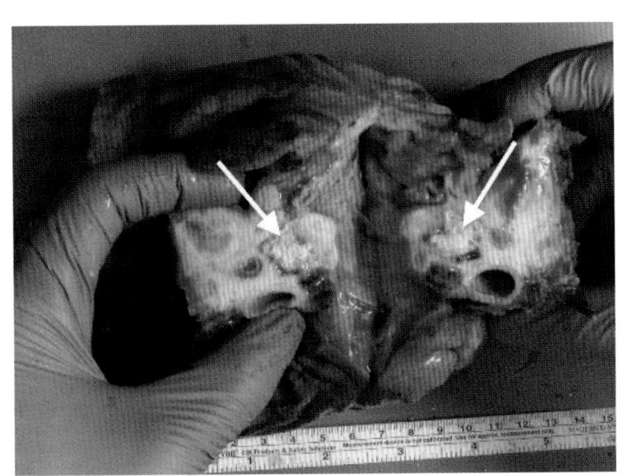

▲ 图 83-23 纤维素性纵隔炎伴完全上腔静脉闭塞的右肺和上腔静脉的整块切除标本

在该患者中，用 PTFE 移植物进行了腔内重建。箭指示完全闭塞的上腔静脉

由组织胞浆菌病而导致左侧纤维素性纵隔炎的患者成功进行了胸腔镜肺切除术[103]。值得注意的是，令人鼓舞的结果只在相对较大的专业中心报道过[91, 92, 102]。

六、炎性淋巴结病

纵隔和支气管淋巴结肿大可能导致支气管压迫性疾病。这最常与结核病，组织胞浆菌病和结节病相关。这在患有结核病的儿童中尤为常见，这可能导致严重的呼吸困难。该过程被称为结核淋巴结压迫综合征。通常使用抗生素药物治疗。对于一些患者，可能需要手术切除压迫性淋巴结。Worthington 和其同事[104]提出当发生急性气道阻塞时，可通过切开和刮除所涉及的淋巴结而获得气道减压。当难以切除淋巴结时，这可避免重大并发症。组织胞浆菌病和结节病也可能通过邻近淋巴结的增大而引起气管、肺叶和肺段的压迫，从而导致支气管压迫性疾病。关于组织胞浆菌病的影响已经在前面讨论过。通常皮质类固醇激素疗法对结节病有效。

七、纵隔肿瘤

纵隔囊肿和肿瘤在儿童中经常引起呼吸道阻塞，而在成年人中很少。支气管或食管囊肿有时会阻塞主支气管或气管。婴儿可能出现严重的呼吸窘迫，需要紧急手术干预。Azizkhan 及其同事[105]发现，在 50 例纵隔肿瘤患儿中，9 例有明显的气管支气管压迫症状，9 例患者均表现出明显的阻塞急需要手术干预。

在成人中，恶性肿瘤有时会发生支气管或气管梗阻。这种梗阻最常见的原因是外源性压迫阻塞主支气管或由于转移性淋巴结压迫支气管。在成年人中，淋巴瘤和小细胞肺癌也会引起气管支气管阻塞，从而导致不同程度的呼吸窘迫。

八、其他疾病

（一）食管裂孔疝

在偶发的患者中，较大的食管旁食管裂孔疝可导致左主支气管气管阻塞，导致明显的气管支气管压迫，并伴有明显的呼吸急促和偶发的呼吸窘迫。手术是解除食管裂孔疝梗阻的首选治疗方案。

（二）获得性主动脉疾病

外伤性胸主动脉假性动脉瘤和获得性胸主动脉瘤可通过外源性压迫左主支气管而导致严重的呼吸系统损害。这种情况可能出现咳嗽、喘息、呼吸困难和咯血。胸部 X 线检查怀疑是纵隔增大而诊断。CT 扫描、磁共振成像（MRI）和主动脉造影可确诊此疾病。切除动脉瘤可减轻症状。

（三）原发性心血管疾病

表 83–1 列出了一些压迫气管或主支气管的心脏和血管异常的疾病。这些异常通常是呼吸道受压的表现，无心脏病或血管病史。后天性二尖瓣疾病或先天性心脏病引起的左心房肥大可压迫或移位左主支气管。此外，各种血管环也会引起呼吸道阻塞。这些包括双主动脉弓和右降胸主动脉伴左动脉韧带。这些情况和其他血管环在第 71 章中讨论。

九、声明

Yaman Tekant，MD 在本章的回顾和编辑中的贡献是非常值得赞赏的。

第 84 章
肺结核和肺部其他分枝杆菌感染性疾病
Pulmonary Tuberculosis and Other Mycobacterial Diseases of the Lung

Gilbert Massard　Anne Olland　Nicola Santelmo　Pierre-Emmanuel Falcoz　著
何　彬　译

分枝杆菌是一类广泛分布于环境和动物或人类宿主体内的需氧耐酸杆菌，目前，已鉴别出多种分枝杆菌。在历史上，部分分枝杆菌引起人类严重肺部疾病（表 84–1），包括结核分枝杆菌（*Mycobacterium tuberculosis*，MTB）复合体（结核分枝杆菌，牛分枝杆菌和非洲分枝杆菌），鸟分枝杆菌复合体（Mycobacterium Avium Complex，MAC）和堪萨斯分枝杆菌等。分枝杆菌可以引起的疾病千变万化，但肺部是最易受累器官，难治性或耐药性肺部疾病是外科干预最常见的原因。本章节讨论了各种分枝杆菌疾病的诊断、治疗和其他相关问题，以及胸外科在这些疾病处理中的作用。

一、流行病学

结核分枝杆菌导致结核病（tuberculosis，TB）。几乎所有结核传播都是通过吸入肺结核患者产生的具有感染性质的飞沫而导致；但实际上，所有感染结核分枝杆菌的人群中大约只有很小比例（约 10%）会发展成临床（即活动性）疾病。然而，结核分枝杆菌导致的结核病是影响全世界人类健康的最常见传染因素之一。自古以来，这种疾病就一直困扰着人类，近年来，随着我们对这种疾病的认知逐渐深入，才发展到能足以提供高效的药物治疗。事实上，从 1882 年 Koch 发现结核分枝杆菌是结核病的病原体到有效的医疗手段出现，已经有半个多世纪了。在那之前，各种形式的胸廓塌陷疗法和胸廓成形术和填塞术等外科手术被临床上广泛应用。随着 1946 年和 1952 年分别发明了链霉素和异烟肼两个抗结核药物，持久治愈结核病的可能性成为现实，同时，反过来又可以减少疾病的传播，也导致各种形式外科

表 84–1　美国常见和不常见的分枝杆菌性肺病的病因

常见种类	不常见种类
结核分枝杆菌 鸟分枝杆菌复合体 堪萨斯分枝杆菌 脓肿分枝杆菌	偶然分枝杆菌 苏尔加分枝杆菌 蟾分枝杆菌[a] 玛尔摩分枝杆菌[a] 猿分枝杆菌 隐藏分枝杆菌 亚洲分枝杆菌

a. 蟾分枝杆菌和玛尔摩分枝杆菌分别是加拿大和北欧较常见的分枝杆菌性肺病病因，但在美国并不常见

手术在临床运用开始减少，到 20 世纪下半叶，由于多种其他抗结核药物、药物组合和策略的发展使得患者能够获得相对快速的治疗。事实上，至少在世界上许多资源丰富的地区，根除结核病已经成为一个现实的公共卫生目标。

然而，这一目标的实现仍然困难，部分原因是生物体的生物学特性及其相对较慢的增殖速度，需要较长治疗周期，自 20 世纪 80 年代初以来，世界范围内结核病病例数量的上升证明了这一事实。同时，引起结核病上升的其他原因还包括人体免疫缺失病毒（艾滋病病毒，HIV）流行（特别是在撒哈拉以南非洲）、世界高流行地区缺乏足够的资源和基础设施防治感染、结核分枝杆菌耐药菌株的出现以及来自高流行地区的移民增加等多种因素。由于上述原因，结核病仍然是世界上最常见的传染性疾病之一，世界上，近 1/3 人口感染了结核杆菌，共有几十亿感染者，其中每年都有大量新增病例出现。

每年大约有 900 万新增结核病例是由结核分枝杆菌引起的。2010 年，世卫组织估计有 110 万结核病患者死亡，其中约 35 万为艾滋病病毒阳性[1]。其中，撒哈拉以南非洲、前东欧国家、拉丁美洲和亚洲 22 个所谓的高负担国家每年约占世界新增病例的 80%，仅中国和印度就占全球结核病病例的 35%。世界卫生组织估计有 110 万人同时感染结核病和艾滋病病毒，其中大多数生活在非洲区域（82%）[1]，据估计，每年约 5%～15% 的结核患者同时感染结核杆菌和艾滋病病毒[2]。据报道，导致结核病流行持续的其他因素包括结核多重耐药性（即至少异烟肼和利福平）、高发病率国家的人口迁移以及疾病的社会决定因素（无家可归、药物滥用和贫困）等[1]。

由于结核病高发生率和相关死亡率，世卫组织认为结核病是一种全球紧急状况。2010 年，流行病例的数量估计约为 1200 万（100 万～1400 万），1990—1997 年，全球结核病发病率有所下降，但这一趋势因艾滋病的流行而暂时逆转。自 2004 年以来，由于对艾滋病病毒（艾滋病）预防措施以及抗逆转录病毒药物的临床运用，结核病呈下降趋势，年增长率为 1.3%[1]。

2010 年，多重耐药结核病的发病率估计在 210 000～380 000 例，估计流行率为 650 000 例。2006 年出现了一种新的广泛耐药结核病（Extensively Drug Resistant Tuberculosis，XDR-TB），这些菌株对氟喹诺酮类药物和至少一种二线注射药物（阿米卡星、卷曲霉素、卡那霉素）具有多重耐药。世卫组织欧洲区域估计多重耐药结核病中广泛耐药结核病的比例为 12.2%[1]。

相反，由于不会导致公共卫生方面的可报告疾病，所以非结核分枝杆菌（Nontuberculous Mycobacteria，NTM）的流行病学知之甚少。虽然非结核分枝杆菌引起的感染在一些地理区域非常普遍，但 NTM 引起的疾病似乎不太常见[3]。然而，人们普遍认为，由非结核分枝杆菌引起的疾病可能正在增加；在美国许多实验室中非结核分枝杆菌，尤其是鸟分枝杆菌复合体（*M. avium* complex，MAC），现在比结核分枝杆菌更视为被隔离对象。临床上，非结核分枝杆菌多表现为肺部感染，肺实质浸润或定居微生物，特别是支气管扩张病肺等。非结核分枝杆菌表现为囊性纤维化患者日益加重感染等并发症；虽然非结核分枝杆菌似乎不是通过空气传播的，但是在过去的十年里，非结核分枝杆菌感染患者的发病率急剧上升[4]。

二、微生物学与发病机制

分枝杆菌是一类呈棒状、微需氧细菌，大小约 0.5μm × 3μm（图 84–1）。人类是结核分枝杆菌的主要宿主，在许多其他动物中报道较少。对非结核分枝杆菌知之甚少，因为大多数被认为存在于环境中，因此有时被称为环境分枝杆菌。分枝杆菌和许多非分枝杆菌（但不是全部）生长均缓慢，在固体培养基培养 3～6 周才可见生长。分枝杆菌的细胞壁含有高浓度的分枝杆菌酸和长链交联脂肪酸，这是分枝杆菌耐酸性的原因，因此一旦用革兰染色处理，生物体就不能脱色。这种细胞壁结构赋予大分子非常低的渗透性，这在

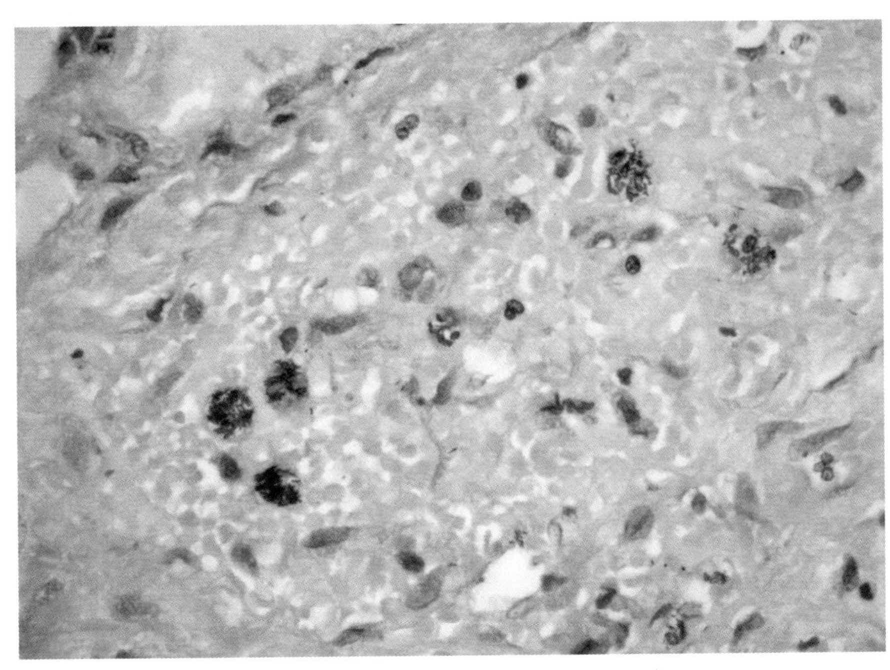

◀图 84-1 痰涂片中结核分枝杆菌特征性抗酸杆菌（Acid-Fast Bacilli，AFB）
分枝杆菌呈现为红色的细珠状杆状菌

一定程度上解释了许多常规抗生素对结核分枝杆菌相对无效的原因。

结核分枝杆菌感染通常在人与人之间通过气溶胶或空气传播结核杆菌而发生。受感染的飞沫核是通过咳嗽打喷嚏或说话产生的是一种特别有效的气溶胶传播结核的方式。肺外结核很少有传染性，因为结核杆菌通常不会从这些病灶产生气溶胶。虽然不太确定，但人们认为非分枝杆菌传播的一般机制是从环境来源吸入了受感染的气溶胶，而不是人与人之间的传播。分枝杆菌一旦气溶胶化，就可以悬浮数小时，被吸入后悬浮颗粒的大小有助于确定颗粒沉积在呼吸树的位置；较小的颗粒可以绕过黏液纤毛梯，沉积在肺泡表面，并被宿主肺泡巨噬细胞吞噬。从这一点出发，根据我们对结核病发病机制的理解，吸入分枝杆菌可能会导致以下结果：结核杆菌（可能还有非分枝杆菌）可能被破坏或被宿主防御机制控制；结核杆菌（可能还有非分枝杆菌）可能不会被破坏，但可能会繁殖并保持休眠状态［当涉及 MTB 时称为潜伏结核感染（Latent Tuberculosis Infection，LTBI）（90% 的感染）］，其潜在感染可能“重新激活”，并在稍后时间引起疾病（约 LTBI 的 5%～10%，非分枝杆菌感染的比例小得多）。在吸入和感染后的几周内，患者通常无症状。在结核分枝杆菌感染的情况下，机体出现肺内淋巴血行播散和发生特异性免疫，表现为结核菌素皮肤试验（Tuberculin Skin Test，TST）的反应活性。肺部的系统性传播可能会引发肺外疾病和肺部疾病。比较罕见的是结核分枝杆菌可立即引起临床结核病，即原发性结核病。结核病的终生风险：即在有免疫能力的人当中，由结核分枝杆菌（*Mycobacterium tuberculosis*，MTB）引起的疾病约占 10%；免疫系统受损者（如合并艾滋病病毒感染者）可能发展为活动性结核病的机会明显增加。

结核分枝杆菌感染后是否发展为结核病（肺外或肺外）取决于宿主的内源性因素和感染有机体所受的毒力因素；宿主因素包括对疾病的先天（遗传）易感性、细胞介导免疫（cell-mediated immunity，CMI）的状态（如艾滋病病毒共感染）以及增加易感性的其他因素，如糖尿病、硅肺病和慢性肾功能不全。Gagneux 和同事[33] 证明了世界范围内特定的分枝杆菌谱系与人类种群之间的联系，表明人类 – 病原体共同进化具有感染性可能基于其组织相容性，他们发现组织相容性 DRB1*1501 等位基因与晚期疾病和药物治疗无效有关，而 DRB1*1502 等位基因与疾病进展的风险较低有关，从而强调个体遗传易感性的重要性[6]，多重耐药结核病的发生风险也可能是组织相容性“制约”的[7]。负责产生干扰素或干扰素受体（对宿主对 MTB 的反应很重要）的基因发生特定突变，导致发生活动性疾病的风险更高[8, 9]。其他可能导致活动性疾病易感性的非 HLA 宿主因素包括与抗原处理（antigen processing，TAP）相关的转运蛋白、Toll 样受体、SLC11A1、维生素 D 受体和甘露糖结合蛋白的多态性等[10]。

如果结核分枝杆菌（MTB）感染发生在免疫系统正常的宿主中，特别是 CMI 正常的宿主，MTB 宿主的相互作用将通过多个阶段进行[11]。随着宿主肺泡巨噬细胞吞噬 MTB 后，巨噬细胞内 MTB 的数量增加，称为对数生长期。在这一阶段，CMI 还没有被完全激活以对抗 MTB，而且巨噬细胞的固有抗细菌特性通常没有被激活，因此尚不足以毁灭 MTB。细胞壁的组成部分，如脂聚糖，可能负责中断通常清除有机体的呈现通路[12]。结核分枝杆菌生物体转移至局部淋巴结（即淋巴血行传播），并扩散到身体的其他器官。接下来是免疫原性阶段，在这个阶段 CMI 被激活，辅助 T 细胞激活感染区域的巨噬细胞，而细胞毒性 T 细胞杀死充满结核的巨噬细胞，作为迟发型超敏反应的一部分——即所谓的 Th1 介导的过程。这个过程是结核性病灶干酪样坏死中心形成的原因，而肿瘤坏死因子 α（TNF-α）的作用是至关重要的[13, 14]。此时感染作为一种自限性的原发性感染，可能仍局限于局部和远处部位；它的唯一表现可能是 TST 反应，这种反应在免疫能力强的宿主感染 MTB 后 8～12 周出现。这就定义了结核杆菌潜伏感染的概念——一种封闭的、无症状的、不可传播的状态，在这种状态下结核杆菌要么处于非循环持续状态，要么处于成长和死亡的平衡过程[15]。潜伏期发长短取决于 CMI 的能力状态。

原因尚不完全清楚，肉芽肿中心的宿主－结核杆菌相互作用可以保持稳定，也可能随着 MTB 复制（重新激活）的恢复而恶化，可能发展为液化和空洞。在这一阶段，可能发生支气管内感染扩散到其他肺段和（或）血源性传播。据认为，个体的免疫力受共病因素的影响，这决定了是否会出现重新激活的现象。

虽然对 NTM 的了解较少，但据推测，类似结核杆菌引起感染致病的相互作用也可能是非结核分枝杆菌导致感染的机制。与导致结核分枝杆菌致病的免疫受损的状况一样也会使患非结核分枝杆菌病的风险增加，其他状况下如囊性纤维化、胃肠疾病如失弛缓症、慢性阻塞性肺病（chronic obstructive pulmonary disease，COPD）和既往患肺结核者可能也会增加患非结核分枝杆菌疾病的风险[16-18]。

三、肺部及相关结核病的临床表现

肺脏是结核病最常见累及的部位。然而，由于淋巴血行播散的结果，结核可累及机体内任何器官系统。按结核最易受累器官由高到低依次是淋巴结、胸膜、泌尿生殖道、骨骼和关节。广泛传播（即粟粒性结核）和结核性脑膜炎为更为罕见的病变类型。结核还可能累及胃肠道和肾上腺皮质，引起肾上腺功能不全[19, 20]。结核病变在肺部可与肺外可以同时并存。需要提醒人们的是，结核病疫苗的目的是预防致命性和广泛严重变异型的结核疾病的发生，如粟粒病和脑膜炎，而不是对抗呼吸道结核病。换句话说，即使接种了疫苗，患者也可能患有呼吸道结核病。

（一）肺部结核病

在具有免疫功能较强的患者中，大多数感染结核分枝杆菌后出现的活动性病变表现为肺部结核疾病。临床综合征包括原发性肺结核和原发性后肺结核，这两种表现的区别主要基于胸部 X 线片和既往结核病感染病史。尽管这样的表述有重叠之处，但它们仍然便于概念化理解结核病。没有免疫缺陷的大多数成年患者会出现原发综合征，通常表现为肺部的上叶或下叶上段。然而，应该注意的是，多达 1/3 的肺结核患者的胸部 X

线片与经典教科书上胸部 X 线片是不一致的。然而，同时合并感染艾滋病病毒的患者可能出现非常不典型的胸部 X 线片，甚至当他们出现肺部结核病时，肺野仍是清晰的 [21]。

1. *原发性肺结核*

人感染结核分枝杆菌后，MTB 被肺泡巨噬细胞吞噬后不久即可发生原发性结核。在大多数个体中，感染结核分枝杆菌后几周内发生宿主免疫反应，留下一个较小的肉芽肿，随着时间的推移可能出现钙化（Ghon 病变）。但是，如果宿主 CMI 受损、营养不良或年龄较小（如幼儿），结核感染可能继续发展。原发性结核的临床和影像学特征与肺实质受累伴胸内淋巴结肿大有关，包括急性血行播散引起肺部粟粒性病变。伴或不伴胸腔积液的结核性肺炎、胸内腺肌病伴支气管压迫和肺不张。

从放射学上看，大多数原发性结核病发生在肺中部到下部区域，那里的通气效果最好，吸入受 MTB 感染的微粒最可能沉积下来。肺部受累常为节段性或大叶状，合并表现为较常见的细菌性肺炎。早期活动性疾病患者，在病理上主要表现为细支气管内的干酪样物质沉积，围绕远侧气隙的小叶中心结节和分支线状结构出现 [22, 23]。这种表现在影像学上就是所谓的树芽征，然而，这种不是活动性结核病的特异性表现，可能与多种疾病有关 [24]。如肺门或纵隔淋巴结肿大一样，由于胸膜实质的扩张和随后发生的胸膜间隙免疫反应，可导致胸腔积液发生 [25, 26]。

患者可出现全身症状，同时伴有化脓性咳嗽和呼吸困难。此外，尤其儿童尚可能出现由于纵隔和（或）肺门淋巴结肿大引起的喘息或急性上呼吸道阻塞等压迫症状，由于抗分枝杆菌的有效治疗，这种症状在现在已很少出现。尽管在患有急性支气管阻塞的儿童中，糖皮质激素也被用作 MTB 药物治疗的辅助 [29]，但如果发生胸内淋巴结病，淋巴结肿大压迫症状需要进行治疗，那么手术是首选的治疗方法 [27, 28]。然而，胸内淋巴结病并不局限于原发性结核病，在一份成人原发后疾病报道中，多达 5% 的患者有相当大的非阻塞性胸内淋巴结病 [30]。年轻患者也可能有皮肤免疫现象，如结节性红斑或硬膜性红斑。

很典型的是，因为免疫系统受损，合并 HIV 患者会而出现肺外疾病或少症状型疾病，因此，对此类患者的诊断往往会延迟 [1, 31]。感染 HIV 患者代表一组可能发展为渐进性原发性结核感染的重要患者，表现出不典型的疾病模式。根据 Long 和同事的统计 [32]，在有效的高活性抗逆转录病毒治疗（Highly Active Antiretroviral Therapy，HAART）时代之前，HIV 血清阳性的艾滋病患者——定义为艾滋病事件和进展期艾滋病病毒感染者，最可能出现原发性结核病放射模式，其次是没有艾滋病的艾滋病病毒阳性患者和具有免疫能力的艾滋病病毒血清阴性患者，每组患者中分别有 80%、30% 和 11% 的原发性结核病病例。当 T 细胞数量减少时，患结核病的相对风险增加了 100 倍以上 [31]，影像学结果的可变性与 CD4 计数相关，随着 CD4 计数的下降，出现更多的非典型模式 [82]。尽管运用了抗逆转录病毒治疗，但因为淋巴细胞计数的恢复可能会导致结核症状的反常恶化，但治疗仍然困难。Sester 等 [31, 34] 将这种现象定义为“免疫重建炎症综合征”（Immune Reconstitution Inflammatory Syndrome，IRIS）。此外，医生将不得不面对复杂的药物相互作用，这将妨碍药代动力学并延迟对病原体的效率 [31, 34]。

2. *原发后结核*

原发性后结核——也称为成人发病结核、再活化结核或继发性结核，是一种在高危人群中 LTBI 再被激活的结果（表 84–2），也可能发生在不能识别的“危险因素”的人群中。任何器官系统都可能是结核被重新激活的部位，但有免疫能力的成年人 80% 以上都与胸部有关；在感染艾滋病病毒的人中，患肺外疾病的比例要高得多 [20]。

对于 LTBI，应将免疫缺陷患者放在重点位置。只要有可能，应以早期发现为目标，同时治疗潜伏性疾病患者 [31, 34]。进行免疫抑制治疗前（特别是 TNF-α 拮抗药治疗或移植前），患者应进

表 84-2　潜在结核分枝杆菌感染重新激活的特别危险人群

免疫力下降
• 艾滋病病毒感染
• 器官移植
• 尿毒症
• 淋巴增殖性恶性肿瘤
• 接种病毒活疫苗后 3 周内
• 慢性口服皮质类固醇治疗（每天 15mg 泼尼松或等效物）
• 肿瘤坏死因子 α 拮抗药
• 共刺激缺乏
其他
• 慢性炎症
• 矽肺
• 近期发生的感染或皮肤测试转化
• 营养不良
• 胃切除术后
• 酗酒

行 LTBI 筛选和相应的治疗[34-36]。由于免疫系统受损的患者在免疫测试中表现出较低的敏感性，因此治疗很难成功。最终，在免疫功能抑制的患者中，应对免疫检测呈阳性的患者［根据免疫缺陷 TST ≥ 5～10mm 或干扰素释放试验（IGRA）］、以前没有或治疗不足而胸部 X 线片上出现结核病征象的患者，或最近与活性结核病患者接触的患者进行预防性化疗[1]。

在放射学上，肺部继发性结核常出现在肺泡氧张力最高的上肺叶或下叶上部的顶部或后部。上叶肺泡浸润性炎症改变（结核性肺炎）、厚壁空腔但内壁通常光滑、随着时间的推移肺部纤维化和体积缩小等是继发性肺结核的特征。这些特征与原发性结核形成对比（表 84-3）。高达 30% 的胸部 X 线片（如纵隔淋巴结肿大、下肺区占优、单发或多发结节、孤立性胸腔积液等）是继发性肺结核疾病的不典型表现[37, 38]。事实上，根据放射学的发现来辨别原发和继发疾病已经变得更加困难了[39]。特别是，免疫抑制严重的艾滋病病毒阳性患者（CD4 细胞计数＜ 0.02/L）更有可能在疾病复发的环境中出现非典型特征。这包括胸内淋巴结病，这种病在胸部计算机断层扫描（CT）上可能具有低密度的质量，同时周围的对比度增强[40]。

表 84-3　免疫功能正常者原发性肺结核与原发后肺结核的胸部影像学特征比较

	原发性肺结核	原发后肺结核
浸润	中 / 下肺区	顶部 / 后部的上叶；下叶的上部
空洞形成	+/	+++
胸内淋巴结肿大	+++	+/
胸腔积液	++	+/
纤维化	+/	+++
肺容量损失	+/（伴肺不张）	++（伴纤维化）
肺不张	+++（淋巴结肿大常累及右肺中叶）	+/

+/. 伴或不伴；++. 偶发；+++. 常见

原发后肺结核通常表现为上叶浸润伴或不伴（+/）空洞。累及的同侧常伴有纤维化和肺容量损失，常无明显的胸内淋巴结肿大。原发性肺结核以下肺区为主，常伴有胸内淋巴结肿大。肺体积损失可能是由于淋巴结肿大导致阻塞性肺不张所致

再发肺结核可无症状，也可表现为持续咳嗽、全身症状［发热、不适、盗汗和（或）体重减轻］、伴呼吸困难、咯血的非可控性肺炎或任何这些症状的组合。咳嗽是最常见的症状，可能与咯血有关，咯血通常较轻，但当结核腔内支气管动脉血管的被侵蚀则可能很严重（拉斯姆森动脉瘤）。Perez-Guzman 等[41]在一项 Meta 分析中发现在年轻患者中，全身症状是突出特征，而在老年人早期的突出表现则是呼吸困难，因为在这一人群中共存的心肺疾病的患病率更高。

体格检查和实验室异常有助于结核病的诊断。由于发生肺外疾病的可能性，对肺外异常的关注可能产生有价值的诊断信息。一些常见的实验室异常包括正常细胞性贫血、正常色性贫血、血沉升高、白细胞增多（有时伴有单细胞增多）、低钠血症和无菌性脓尿（由于泌尿生殖道受累）。肺外结核病（EPTB）通常是已发生结核杆菌菌血症的免疫受损宿主的原发性结核延续，或结核再激活的结果[42]。

（二）胸膜结核

胸膜结核是肺实质结核相对常见的相关表现，高达7%的活动性疾病可并发相关胸腔积液[43]。在放射学描述上，胸膜结核可能与原发性和继发性肺结核发生相关，也可单独发生，继发性肺结核是最常见的伴随病变[44]。患者常出现剧烈干咳和胸膜炎胸痛[45]。

胸膜结核最初发生中性粒细胞性胸膜炎，随后出现典型的以淋巴细胞为主（＞80%），单侧的小至中量胸腔内渗出液，较少危及患者的呼吸状态。在结核性胸膜炎病例中，常常可见大量渗出性胸膜液和一些罕见的分枝杆菌，由于病原体稀少，诊断相当困难。大多数结核性胸膜炎倾向于自行消退，如果没有，将进一步向结核性脓胸发展，这将在抗结核药物治疗下进行外科引流和纤维板剥脱。对于结核性胸膜炎，这种情况相对少见[1]。使用CT或超声可以帮助识别胸膜疾病[46]。

四、诊断

（一）感染的诊断

结核感染的诊断可以通过靶向的结核菌素实验或最近开发的全血干扰素释放试验进行。诊断结核分枝杆菌感染通常考虑有以下几个原因：作为一个机构调查流行病学项目，分析结核分枝杆菌的传播率；因为感染MTB是疾病发生的先决条件，所以可用来确定和治疗可能发展为疾病的LTBI患者群组；评估可能患有肺结核的患者。结核菌素实验（tuberculin skin test，TST）是这两种检测方法中最常用的。

TST使用来自MTB培养滤液的纯化蛋白衍生物（Purified Protein Derivative，PPD），在美国，它以5个结核菌素单位（tuberculin unit，TU）的剂量在前臂上的干净皮肤区域进行皮内注射。如果患者CMI完好，且已被MTB或抗原相关分枝杆菌感染和致敏，通常则在48～72h后发生迟发型超敏反应，在注射部位出现硬结，然后确定硬结的最大直径（不是红斑）。一般来说，反应硬结越大，个体感染MTB的可能性越大。这个检测不能确定疾病的存在或程度（如结核病）。

当用于LTBI筛查时，TST适应于那些处于活动性疾病进展风险最高的人。通过调整“阳性”反应的阈值，可以提高试验灵敏度（小反应降低阈值）或降低灵敏度（大反应提高阈值）。可以预期测试特异性的相互变化，对结果的预测反映了风险分层，并在表84–4中进行了总结，测试呈阳性的最低阈值即（如最敏感）属于风险最高的分层[47]。然而，TST的敏感性和特异性都是有限的，可能无法识别高危患者[48]，在活动性结核病患者中，TST阳性有助于诊断，但阴性检测不排除诊断。粟粒性结核、胸膜结核和结核性脑膜炎患者以及晚期艾滋病病毒感染者和营养不良患者，即使在结核活动期也可出现TSTs阴性。

现有干扰素检测方法有两种：基于Quanti-FERON-TB Gold的第二代酶联免疫吸附法（ELISA）（Cellestis Limited，Victoria. Australia），和基于T-SPOT.TB的酶联免疫斑点（ELISpot）（Oxford Immunotec，Oxford，UK）。关于使用第一代QuantiFERON-TB测试的初步指导方针已经发布[49]，该测试已不再使用，最近又用于QuantiFERON-TB Gold[50]。T-SPOT.TB已经在欧洲获得批准运用[51]，并且有可用的指南——美国食品药品管理局（FDA）正在对其进行审查。这两种试验都依赖于临床上分离出的结核分枝杆菌特有的蛋白质[早期分泌抗原靶蛋白6（ESAT-6）；培养滤液蛋白10（CFP10）]，而大多数非结核分枝杆菌和卡介苗菌株没有这种蛋白质[52]。ESAT-6和CFP10是T淋巴细胞分泌IFN-γ的目标蛋白。虽然这些测试具有部分显著的差异，但它们都试图克服TST的缺陷，并显示出更高的特异性。最近的证据表明，无论是接种过卡介苗或是免疫功能低下的人，潜伏性结核病的T-SPOT敏感性/特异性更高[53–55]。在免疫系统严重受损的艾滋病人群中，错误的阴性结果仍然应该是预期的[56]。一种新型的名为QuantiFERON-TB Gold“管内”试剂，试图通过添加额外的抗原来

表 84-4　结核菌素皮肤试验阳性阈值

硬结直径	人　口
＞ 15mm	无患结核病危险因素
＞ 10mm	来自高度流行国家的新移民（在过去 5 年内） 注射吸毒者 下列高危聚集场所的居民和雇员[a]：看守所和监狱、养老院和其他老年人长期场所、医院和其他保健场所、获得性免疫缺陷综合征（艾滋病）患者居住设施和无家可归者收容所 真菌实验室人员 处于下列临床疾病状态的人处于高风险：矽肺、糖尿病、慢性肾功能衰竭、某些血液系统疾病（如白血病和淋巴瘤）、其他特殊恶性肿瘤（如头颈癌和肺癌）、体重减轻≥理想体重的 10%、胃切除术和空肠转流术 4 岁以下儿童或婴儿、儿童和接触高危成人的青少年
＞ 5mm	艾滋病病毒阳性 近期接触过结核病患者 胸部 X 线片上的纤维化改变与先前（未治疗）的结核病相符 器官移植患者和其他免疫抑制患者（接受泼尼松≥ 15mg/d 长达 1 个月或更长时间）[b]

a. 对于其他风险较低且在开始工作时经过测试的人，≥ 15mm 硬结的反应被认为是阳性的

b. 皮质类固醇激素治疗的患者患结核病的风险随剂量增加和持续时间的延长而增加

经许可，改编自 American Thoracic Society/Centers for Disease Control and Prevention/Infectious Disease Society of American. Targeted tuberculin testing and treatment of latent tuberculosis infection. Am J Respir Crit Care Med 2000;161:S221-S247.

提高检测的特异性[57]。在活动性疾病中，目前这些新的检测方法结果并不好[58]。在美国，目前建议用于测试 LTBI 的 TST 所有设置中，使用新的 IGRA 代替 TST[50]。这些检查具有快速客观诊断（＜ 24h）和不需要重复的优点。任何检测都可能出现假阳性和阴性结果，因此结果必须考虑与风险和临床设置相关的因素。目前，当存在活动性疾病时，应该使用 TST 来检测 MTB 感染。

（二）活动性肺结核的诊断

虽然 TST 阳性可以表明人体被结核分枝杆菌感染的可能性，但是需要进行病史、体格检查和其他检查来确定结核是否活跃、涉及的解剖部位和疾病的程度。因此，对活动性肺结核的诊断通常需要考虑患者感染的流行病学风险（即感染概率），临床及放射学表现，TST 检测结果，微生物学评价结果。

临床表现考虑为活动性肺结核的患者应进行呼吸道隔离（或告知留在家中）。虽然最初可以运用 TST 进行检测，但不能由于阴性测试结果而排除活动性结核疾病，因为如上所述，10%～25% 的活动性结核疾病患者对皮肤测试没有反应[48]。对所有结核病患者应考虑进行艾滋病病毒感染检测，而对肝炎病毒（如 HBV、HCV）的检测应仅针对存在感染风险因素的患者。

痰涂片和培养

对怀疑有活动性肺部结核的患者进行痰涂片和培养物是诊断评估的一个组成部分。在空洞性肺结核患者中痰涂片经常呈阳性，在非空洞性或非典型的影像学表现，如肺下叶占位和（或）胸膜积液时往往呈阴性。许多现代分枝杆菌实验室使用荧光显微镜和金胺 – 罗丹明染色来筛选标本，通过研究 Kinyoun 或 Ziehl-Neelsen 抗酸染色来确认阳性荧光反应。抗酸酸染色是非特异性的，因为 NTM 和其他生物（诺卡菌，一些军团菌）也可能是抗酸阳性的反应。

分别在几天内，至少需在无菌容器中收集 3 个痰液标本[59]。对于咳痰困难的患者，可能需要用高渗盐水诱导患者排痰来收集标本[60]。收集的

痰液标本达到 5ml 时，痰涂片对 MTB 的敏感性可达到 45%～92%[61]。因为痰液阳性涂片需要相对高浓度的微生物，所以痰阳性的患者通常传染性最强。如有可能，还应收集其他潜在感染部位的涂片或培养物，以确认肺外结核疾病是否具有一致性。尽管肉芽组织的组织学检查可能会使检出率有所提高，但肺外组织部位的细菌性检出率往往低于肺脏内标本。

痰细菌培养物比痰涂片更敏感，需要较低浓度的生物体就能得到阳性结果，因此，痰涂片阴性但培养阳性的患者通常被认为传染性较弱。痰培养可在琼脂或以蛋清为基础的培养基上进行，如 Lowenstein-Jensen 或 Middlebrooks 7H10/7H11，37℃孵育，结果根据菌落在培养基上的表现（无色素的条状菌落）和各种生化检测，最终可以确定菌落为 MTB。由于 MTB 是一种生长缓慢的生物体，在固体培养基上观察菌落可能需要 8 周或更长时间；在液体培养基上生长可以更早发现分枝杆菌（2～3 周）。BACTEC（BD Diagnostics，Sparks，MD）和分枝杆菌生长指示管（MGIT）（BD Diagnostics，Sparks，MD）是常用的液体介质隔离系统，采用了放射性或量热检测手段来检测细菌。总的来说，痰培养物对肺结核诊断的敏感性为 80%～85%[62]。对于用盐水诱导吸痰也不能吸出痰的患者可以采用支气管镜下支气管肺泡灌洗术。最重要的是，痰培养阳性应检测一线抗结核药物异烟肼、利福平和乙胺丁醇的药物敏感性。如果患者既往有结核病治疗史或怀疑对利福平或其他一线药物有耐药性，应进行其他抗结核药物的耐药检测。

近年来，鉴别结核分枝杆菌和某些其他分枝杆菌的技术得到了快速发展。核酸检测结核分枝杆菌（NAA）是使用 RNA 探针检测结核分枝杆菌或其他分枝杆菌（Gen-Probe MTD，Gen-Probe Inc.，San Diego，CA）。它们可以与聚合酶链反应（PCR）结合扩增结核分枝杆菌的 DNA（Amplicor MTB test，Roche Diagnostic Systems，Inc.，Branchburg，NJ）。核酸检测能在 1～2d 内完成，其敏感性与痰培养相当，而特异性接近 100%。美国食品药品管理局（FDA）已批准对痰涂片阳性患者进行 NAA 检测，更为理想的是对除了进行痰培养和药敏试验外，还将对所有这类患者进行 NAA 检测。最近，NAA 检测方法已被用于识别耐药性的遗传标记“分子信标”以用于常用抗结核药物，从而为快速药敏试验提供了可能[64, 65]。此外，将 PCR 和反向杂交相结合的在线探针检测方法也开发出来，用于快速诊断和耐药性测定，具有较高的灵敏度和特异性，但尚未获得 FDA 批准。基因微阵列检测可以进一步加强耐药性的检测和鉴定[66]。

然而，核酸扩增技术显示出较低的阴性预测值。同时，它的高成本为低收入国家设置了限制。最近，世卫组织批准了一种分子检测技术（Xpert MTB/RIF；Cepheid，Sunnydale，CA，USA），现在应优先用于结核病和利福平耐药性的诊断，并作为多种耐药（MDR）结核的替代标记物。该检测技术检测速度快（105min），操作员独立操作并对其结果进行解释。该实验室检测方法已被世界卫生组织推荐用于所有结核病的检测计划，现在已被广泛传播，自 2012 年起，该技术被推荐为欧盟结核病防治的标准。

对于结核性胸膜炎，胸腔积液的特征可能支持诊断。在胸膜结核的情况下，胸膜积液通常缺乏间皮细胞（＜1%），若有许多间皮细胞存在应提示另一种疾病诊断。此外，如果胸腔积液是慢性，由于细胞膜破裂，胸膜积液往往含有丰富的胆固醇，外观呈乳状（假乳糜性渗出）。其他能提供胸膜结核诊断检测包括检测由 T 淋巴细胞激活所产生的胸膜腺苷脱氨酶（Adenosine Deaminase，ADA），IFN-γ 产物、胸膜的快速 - 抗酸细菌（AFB）涂片，培养、胸膜活检，PCR 等检测识别结核分枝杆菌的存在（表 84-5 和表 84-6）。

五、活动性肺结核的治疗

理解活动性结核疾病治疗的关键是对结核分枝杆菌鉴定，某一特定区域内疾病的结核杆菌有三个亚种群[67]。这些亚种群可概念化为存在于三个分别的空间内。第一个空间内由代谢活跃的细胞外生物组成，可能存在于结核性空洞内。这是一个巨大生物种群，也是造成患者感染的罪魁祸首。生物体的数量决定了耐药性，如果治疗不充分，这类人群就会出现抗结核药物的耐药性。另外两个种群，分别位于单核细胞和巨噬细胞内，一个在细胞外，一个位于细胞内，它们更小，代谢活性更低，对治疗的反应更慢。他们被称为"带菌者"，这类人群必须持久治疗而消灭细菌，以防止复发。

抗结核药物对这三个亚群有不同的疗效。异烟肼对代谢活跃的细胞外结核菌群体最有效，而利福平和吡嗪酰胺分别对代谢不活跃的细胞外和细胞内结核菌群体更有效[68]。带菌者需在治疗开始阶段后持续治疗几个月。事实上，用现代短程治疗几周内，药物杀灭了活动性肺结核病例中大多数结核分枝杆菌，但这些被杀灭的菌群多位于代谢高度活跃的细胞外，在这里，目前可用的药物治疗方案能最有效地杀灭结核杆菌。

外科手术对活动性疾病的处理绝大多数是在特殊情况下进行。Mahmoudi 和 Iseman 的研究[69]明确了治疗 MTB 时对微生物学概念需有清楚理解的重要性。研究回顾性分析了 35 例活动性肺结核患者的治疗失误，在这些患者中，有 28 例出错，平均每个患者出错 4 次，最常见的错误包括在错误的治疗方案中加入一种药、不遵守治疗方案、未能识别获得性或先天性耐药性，及对活动性疾病不恰当的诊断为潜伏性疾病，导致治疗不足。与无错误组相比，这些错误导致获得性耐药率增加，且使用的抗结核药物数量增加。以 1990 美元 / 人计算，这种附加治疗的总费用高达

表 84–5　胸膜结核诊断研究的敏感度

检测方法	敏感度（%）
AFB 涂片	20
胸水培养	30
腺苷脱氨酶（＞ 60U/L）	95
INF-γ	89
胸膜活检 AFB 涂片	40
胸膜活检培养	75
胸膜活检 PCR	90
胸水 PCR	100（培养阳性）
	30～60（培养阴性）

AFB. 耐酸杆菌；PCR. 聚合酶链反应；INF. 干扰素
胸膜活检培养与显示肉芽肿的胸膜组织病理学结合对胸膜结核敏感度超过 90%

表 84–6　胸膜结核诊断研究结果

检测方法	典型结果
胸腔积液	
pH	7.30～7.40（如果更低，考虑脓胸）
总蛋白	＞ 3g/dl
细胞计数	＞ 1000/mm³
分化	
淋巴细胞	＞亚急性 / 慢性 80%；早期 / 急性 PMN 为主
胆固醇	疾病为慢性时升高，乳白色的液体
葡萄糖	60～100mg/dl（如果更低，考虑结核性脓胸）
LDH	＞ 500U/L
痰 AFB	如果存在实质性疾病，则更可能呈阳性。然而，高达 55% 的孤立性胸膜结核患者（除非 CXR 是阴性的）可能有诱导痰培养阳性。
PPD	第一次测试时高达 1/3 为假阴性，但在诊断后 2 个月的重复检测中，几乎所有的 PPD 都呈阳性

AFB. 耐酸杆菌；CXR. 胸部 X 线片；LDH. 乳酸脱氢酶；PPD. 纯化蛋白衍生物；PMN. 多形核细胞

18 万美元。

活动性结核疾病药物治疗一些关键原则见表 84–7。遵循这些原则的目的是为了实现治疗的目标，即使患者无传染性，消除症状，防止耐药菌株的出现，并提供持久的治愈。相反，这些目标是通过使用多种药物来实现的，机体在足够的药物剂量和足够的治疗持续时间内对这些药物是敏感的。最初经验性治疗的结果可带来普遍局部耐药的影响，应根据体外药物敏感性试验的结果对治疗方案进行必要的修改，以指导最终的治疗。在治疗 2～3 个月时，有必要通过评估比较初始胸部 X 线片影像学上的空洞变化和涂片及培养，去寻找治疗依从性差、耐药微生物，或由于广泛的疾病而出现的对药物治疗潜在反应缓慢等情况。在开始治疗时至少使用两种认为对机体敏感的药物，以及对治疗失败的患者增加两种可能敏感的新药，它们的重要性怎么强调都不过分。在这些情况下，如果对正在使用的另一种药物存在耐药性，则使用或增加一种对该病菌敏感的药物可能导致事实上的单一药物治疗，而使用至少两种对该病菌敏感的药物则可降低耐药结核病发生的可能性。如果患者没有严重的疾病或身体虚弱，通常可以提供门诊治疗，大多数患者应考虑直接观察治疗（短期疗程）或 DOTS，以减少治疗依从性差的可能 [70]。最后，每个结核病病例应及时向当地公共卫生部门报告，以便于采取控制措施。

表 84–7　活动性肺结核的治疗原则

- 使用多种机体易感的药物
- 初始治疗的选择应以局部耐药模式为指导，并在可行的情况下通过体外药敏试验进行修改
- 药物治疗应持续足够长的时间（大多数情况下至少 6 个月），以提供持久的疾病治疗
- 应当总是使用多种药物进行治疗，因为机体对可能失败的治疗方案也可能是敏感的
- 尽可能使用直接观察疗法以减少患者不依从的可能。
- 及时向当地卫生部门报告每一个病例
- 门诊治疗对许多患者来说都是足够的

经许可，改编自 American Thoracic Society/Centers for Disease Control and Prevention/Infectious Disease Society of American. Treatment of tuberculosis. *Am J Respir Crit CareMed* 2003; 167:603.

所有肺部疾病患者，推荐治疗监测包括每月进行痰涂片和痰培养结果等描述其转化情况（或无转化情况）。第一次痰培养阴性后，应再进行一次验证性阴性培养。建议在治疗结束后进行胸部 X 线检查，以备将来比较之用，但与痰涂片和培养相比，X 线检查的重要性较低。所有患者治疗初都应进行肝功能检测，并获得血清肌酐、血小板计数和尿酸水平，也应根据特殊个别情况进行额外的监测。

对于高危因素患者时，应保持高度怀疑结核病的可能。应在当地感染控制资源的协助下，采用以空气隔离为基础的感染控制措施 [71]。疑似患者的隔离应持续到结核疾病被排除，或被认为非传染性，通常情况下是在不同日子获得三个阴性的 AFB 涂片。如果发现活动性结核病患者，应寻找医院内外的结核病接触者并报告。当地和州卫生部门的报告法律有所不同，但在全美范围内，对接触结核患者群的医护人员进行年度 TST 筛查是强制性的。如果发生了特别暴露的结核病接触，在初步接触后 8～10 周内重复进行 TST，以确保不具有传播性。在接受外科手术过程的结核病患者中经常遇到这种特殊情况。ICU 护理机械通气患者时，应采取呼吸隔离预防措施，至少使用 N95 一次性呼吸面罩和空气隔离，并增加通气回路细菌过滤器。同样的原则在手术室和恢复区也适用。正压通风室、高效微粒空气（high-efficiency particulate air，HEPA）过滤系统和紫外线（管道或高空照射）有助于防止手术区域的污染和增加手术室内的空气交换。最近的指南中对微量通风推荐进行了审阅，通常以每小时空气变化（air changes per hour，ACH）单位表示 [71]。

推荐方案

现代治疗活动性结核病的化疗方案是依据 30 多年临床试验结果产生的部分见解为基础 [72–78]。利用针对 MTB 三个亚群中的相互联合药物组合，可以在 6～9 个月的治疗时间内对结核病进行有

效的治疗（表 84–8）。这也表明治疗持续时间比上一代人延长了一半。在使用这些方法时，我们假设这些微生物对利福平特别敏感，而且给予许多药物治疗。但肺内和肺外结核病变的治疗方案是令人满意的，虽然某些结核病变（如结核性骨髓炎）可能需要较长时间的治疗。此外，现在很清楚，尽管 6 个月的治疗（所谓的短期方案）对于大多数患者来说结果是令人满意的，但是部分患者将需要更长时间的治疗。

对敏感患者的治疗可分为两个阶段。治疗的前 2 个月一般为初始阶段。在这个阶段的主要目标是使患者不具有传染性，并通过启动多种认为是或已知对机体敏感的药物来防止耐药性的出现。在美国，经典的是使用四种药物方案（异烟肼、利福平、吡嗪酰胺和乙胺丁醇）[79]。确定药敏后，乙胺丁醇可以停止使用。紧随最初 2 个月之后是持续期，大多数患者需持续 4 个月，这个阶段主要目标是消除持续 MTB 感染。在此阶段，可使用异烟肼和利福平这两种抗结核药物。根据药物成本和患者对治疗依从性等因素决定是每日或间歇性（每周 2～3 次）给予药物治疗。如果考虑间歇性给药，强烈建议直接观察治疗（点对点方法，即在医疗保健人员监督下直接给药服用），特别是在高优先级的患者中。点对点方法是已被证明具有药物成本效益、可降低结核病复发率、并可降低 MTB 对各种抗结核药物的获得性和原发性耐药性 [70, 80]。

对空洞型肺结核和 2 个月时痰培养仍呈阳性的患者、矽肺结核患者、最初治疗方案中没有吡嗪酰胺的患者、正在服用异烟肼和利福喷汀（每周 1 次）的患者，2 个月时其痰培养呈阳性，延续期由 4 个月延长至 7 个月（共 9 个月）（药物剂量和毒性见表 84–9）。

在美国，胸膜结核在所有肺结核病例中所占的比例保持稳定（3.6%），并反映出相似的耐药情况 [81]。美国胸科学会、疾病控制与预防中心以及美国传染病学会（2003）推荐使用肺结核治疗方案来治疗非复杂性胸膜结核 6 个月 [82]。通常不需要胸腔引流管引流，以避免防止空间的过度感染。

1. 多重耐药结核病治疗

至少对异烟肼和利福平耐药者称为多重耐药结核病（MDR）患者，应将他们转诊给结核病专家治疗。这些患者通常有过前期治疗；从世界上流行多重耐药结核病地区移民 [83]；初次治疗无效（在治疗 2 个月时痰液涂片和培养阳性）；或者感

表 84–8　药物敏感培养和涂阳肺结核治疗建议

治疗方案	药　物	起始阶段（剂量）^{a}	药　物	延续阶段（剂量）^{a}
1	I，R，P，E	8（$I_7P_7E_7R_7$） 8（$I_7P_7E_7R_7$）	I，R I，R I，RPT	18（I_7R_7）18（I_5R_5）18（I_3R_3）18（I_1RPT_1）
2	I，R，P，E	2（$I_7R_7P_7E_7$），之后 6（$I_2R_2P_2E_2$）	I，R I，RPT	18（$I_2R_2P_2E_2$）18（I_1RPT_1）
3	I，R，P，E	8（$I_3P_3R_3E_3$）	I，R	18（I_3R_3）
4	I，R，E	8（$I_7R_7E_7$） 8（$I_5R_5E_5$）	I，R	28（I_7R_7）28（I_5R_5）

a. 缩写中的第一个数字代表周；每个字母后面的下标数字代表每周给药的天数。例如，8（I7R7P7E7）是指连续 8 周，每天服用异烟肼、利福平、吡嗪酰胺和乙胺丁醇

I. 异烟肼；R. 利福平；P. 吡嗪酰胺；E. 乙胺丁醇

空洞性肺疾病患者在 2 个月时痰培养阳性者，其持续期应从 4 个月延长至 7 个月（即总治疗期等于 9 个月）

经许可，改编自 American Thoracic Society/Centers for Disease Control and Prevention/Infectious Disease Society of American. Treatment of tuberculosis. *Am J Respir Crit Care Med* 2003; 167:603.

表 84-9 结核药物的剂量和毒性

药 物	每日剂量	间歇剂量[a]	严重毒性反应
一线药物			
异烟肼	5mg/kg	15mg/kg	肝毒性、周围神经病变、粒细胞缺乏症、再生障碍、癫痫发作、白细胞减少、视神经炎、肾功能衰竭、肝毒性
利福平	10mg/kg	10mg/kg	白细胞减少症、血小板减少症、间质性肾炎、溶血
利福布汀	5mg/kg	5mg/kg	葡萄膜炎、中性粒细胞减少症、白细胞减少症
利福喷汀	—	10mg/kg	过敏反应、胰腺炎、肝毒性、间质性肾炎、白细胞减少症、血小板减少症
吡嗪酰胺	1～30mg/kg	50～75mg/kg	肝毒性、间质性肾炎、血小板减少
乙胺丁醇	15～25mg/kg	50mg/kg	过敏反应、视神经炎、周围神经病变、血小板减少
链霉素	15mg/kg	25～30mg/kg	肾毒性、耳毒性
二线药物			
对氨基水杨酸	8～12g		过敏反应，胃肠不适，肝炎
卷曲霉素	15～20mL/kg		肾毒性（大于链霉素），耳毒性
乙硫异烟胺	15～20mL/kg		胃肠道不适，肝炎，阳痿，女性乳房发育，光敏性皮炎
环丝氨酸	10～15mg/kg		精神病、癫痫发作、周围神经病变
卡那霉素	15～30mg/kg		耳毒性（大于链霉素），肾毒性（等于卷曲霉素）
氨硫脲[b]	150mg		肝炎，stevens-Johnson 综合征，骨髓抑制
莫西沙星	400mg		过敏反应，光毒性，癫痫，肌腱断裂，扭转性心动过速，精神病

a. 包括一周一次、两次或三次。乙胺丁醇、利福平和利福平不应每周服用一次
b. 氨硫脲在美国不可用

染了艾滋病病毒[84]。在所有新结核病例中，全世界 MDR 发生率大约为 4.3%[85]。在美国，多重耐药结核病发病率为 1.2%[86]，而在外国出生和移民人口中，多重耐药结核病新病例的发生率不成比例，使多重耐药结核病的鉴定成为一个挑战。多重耐药结核病的治疗方案可能包括多达 6～8 种药物，包括链霉素等非肠道二线药物，需要长达 18 个月或更长时间的治疗，且效果不确定。如果患者对这种强化治疗方案有强烈的信心，并严格遵循医生的治疗原则（使用两种或两种以上易受感染的药物），治疗就能成功，最近数据显示治疗成功率高达 70%。推荐在治疗期间使用所谓的点对点形式[45, 85]，以确保患者较好的依从性。现已对可用的二线抗结核药物进行评价，并为这一难题制订了治疗指南[82, 87, 88]。

广泛耐药结核（extensive drug resistant tuberculosis，XDR-TB）被定义为耐任何氟喹诺酮类药物和至少一种二线静脉注射抗结核药物（阿米卡星、卡霉素或卡那霉素）[64]的多重耐药结核菌株，并具有较高的致死率[89]。在美国，1993—2006 年间可评估的 MDR 病例中，有 3% 是 XDR 患者[64]。最近的报告显示完全耐药的结核病出现。

另一种针对耐多药性结核病和广泛耐药性结核病的治疗选择是手术治疗，尤其是在有限的医疗治疗选择的情况下。然而目前还没有关于手术在耐多药结核病中的作用的随机研究。在发达国家和资源贫乏国家，已经有回顾性队列研究取得了成功[90, 91]。如果考虑对耐多药性结核病患者

进行手术，那么最好在化疗后几个月内就进行手术，并应该在手术后进行最多 18 个月的化疗（见第 85 章）。新的 XDR 菌株的出现将使现有护理和资源短缺所带来的影响更加明显 [92]，这可能会增强对替代性外科治疗的需求。各种形式的塌陷性治疗包括在选定的案例中使用胸廓成形术，但可供参考的经验有限。

2. 潜伏性肺结核感染的治疗

LTBI 的治疗基础是对结核病控制和消除 [93]。治疗 LTBI 的目标是降低再激活和进展结核病为活动性疾病的风险。如前所述，据估计这种重新激活的罹患风险在 HIV 血清反应阴性的人中平均为 10%，其中约 5% 会在感染和 TST 转化后的头 2 年内进展为未进行 LTBI 治疗的活动性疾病。然而，最近的估计数据表明，如果考虑到 TST 的大小和其他宿主因素，罹患风险高达 20% [94]。艾滋病病毒是进展的最大危险因素，如果不进行 LTBI 治疗，估计每年的风险为 10% [79]。HAART 治疗降低了这一风险，但对 HIV– 血清阴性人群没有影响 [95]。此外，艾滋病病毒感染晚期的人可能特别容易感染新的外源性结核分枝杆菌。三种方案被推荐用于 LTBI 的治疗（表 84–10），而使用利福平 / 吡嗪酰胺的第四种方案由于显著的肝毒性已被降级为“不推荐” [96]。与活动性结核病相比，单药可能用于 LTBI 治疗，因为由于存在的微生物数量少，发生耐药疾病的风险很小。因

表 84–10　基于证据的成人潜在结核病感染治疗推荐药物方案

药　物	间隔和持续时间	评　论	级别 [a]（证据）[b]	
			HIV–	HIV+
异烟肼	每日服用，共 9 个月 [c, d]	在 HIV 感染者中，异烟肼可与 NRTIs、蛋白酶抑制剂或 NNRTIs 同时使用	A（Ⅱ）	A（Ⅱ）
	一周两次，共 9 个月 [c, d]	DOT 必须与每周两次的剂量一起使用	B（Ⅱ）	B（Ⅱ）
异烟肼	每日服用，共 6 个月 [d]	不适用于 HIV 感染者、胸部 X 线片上有纤维化病变者或儿童	B（Ⅰ）	C（Ⅰ）
	一周两次，共 6 个月 [d]	DOT 必须与每周两次的剂量一起使用	B（Ⅱ）	C（Ⅰ）
利福平 [e]	每日服用，共 4 个月	对于接触异烟肼耐药、利福平敏感结核病患者的患者。在 HIV 感染者中，蛋白酶抑制剂或 NNRTIs 通常不应与利福平同时使用。临床医生应该寻求最新的建议	B（Ⅱ）	B（Ⅲ）
利福平 +	每日服用，共 2 个月	RZ 一般不应用于治疗艾滋病病毒感染者或艾滋病病毒阴性者的 LTBI。使用时要小心，因为肝炎的风险很高	D（Ⅱ）	D（Ⅱ）
吡嗪酰胺	一周两次，共 2～3 个月		D（Ⅲ）	D（Ⅲ）

DOT. 直接观察治疗；HIV. 人类免疫缺陷病毒；LTBI. 潜在结核病感染；NNRTI. 非核苷逆转录酶抑制剂；NRTI. 核苷逆转录酶抑制剂；TB. 结核病

a. 证据建议力度：A. 首选；B. 可接受的替代品；C. 当 A 和 B 不能给出时提供；D. 不良结果支持建议不使用

b. 证据的相关性：Ⅰ. 随机临床试验数据；Ⅱ. 非随机或在其他人群中进行的临床试验数据；Ⅲ. 专家意见

c. 推荐给 18 岁以下儿童的治疗方案

d. 为孕妇推荐的治疗方案

e. 由于未确定的安全性和有效性，不推荐使用利福喷汀

改编自 CDC.Update: adverse event data and revised American Thoracic Society/CDC recommendations against the use of rifampin and pyrazinamide for treatment of latent tuberculosis infection.*MMWR* 2003; 52(31):735–739.

此，在给予单一药物治疗 LTBI 之前，有必要排除活动性 MTB 的存在。

六、结核病的手术治疗

在抗结核药物的时代来临以前，手术是呼吸道结核的唯一可用的治疗方法。它最初依赖于塌陷疗法的不同术式，包括胸膜内气胸，胸膜外气胸，骨膜外充填和胸廓成形术 [97, 98]。

目前，除耐多药性结核病和广泛耐药性结核病外，使用严格实施的结核病化疗将能治愈 85% 的痰检阳性患者。在后一种情况下，手术的作用将仅限于诊断 [1]。

手术仍然是治疗结核病后后遗症和 MDR/XDR-TB 的主要方法 [99, 100]。

（一）MDR/XDR-TB 的手术治疗

针对 MDR/XDR-TB 的手术主要目的为有助于消除在良好的化疗基础下持续存在的 MTB 实质性空泡 [100, 101]。结构性切除（肺叶切除或全肺切除）是避免结核空洞开放、将细菌负荷溢到胸膜腔的首选切除方式。在各种已出版的系列中，手术的发病率和死亡率分别为 11%～35% 和 4.3%。根据一篇 Meta 分析，手术治疗 MDR-TB 的成功率为 84%，失败率为 6%，复发率为 3%，死亡率为 5%。即使在 XDR-TB 中，手术也可能获得 85% 的成功率。手术的候选者是我们预测一旦停止化疗，可能会复发或有复发的高风险，但局部的疾病可以完全手术切除的 MDR-TB 患者。一旦给予足够的化疗以减少细菌负荷的初始负担并有利于支气管残端的愈合，就应进行手术。在下列情况下，应考虑手术治疗：①抗结核化疗 18～24 个月后合并多种药物、阴性涂片和阴性培养的 MDR-TB；②尽管抗结核化疗疗程很长，但仍能持续排出结核菌，③痰检阳性患者肺结核后遗症或耐药性缺乏影像学改善 [100, 101]。

（二）肺结核病后遗症的手术治疗

结核病后遗症要么是由于结核病本身引起的，要么更多的是由于塌陷疗法引起的。结核病将会带来两种不同类型的基本病变。肺部病变表现为支气管扩张、纤维性狭窄或空洞。淋巴结病变的特征是支气管结石症。这些病变可能由于在实质性空洞化中发展的曲霉菌以及由于糜烂性支气管结石而形成的支气管食管瘘而进一步复杂化。这些基本病变也可能合并发生慢性化脓性疾病，从而导致肺实质完全受损 [99]。

在几乎所有情况下，一旦这些病变出现症状就应考虑手术。然而，预防性手术已经被推荐用于曲菌球瘤的病例：当对无症状的患者进行手术时，手术结果的显著特点是死亡率和发病率降低；相反，对有急性咯血症状的患者进行急诊手术，死亡率和发病率均很高。在 TB 后后遗症的情况下，可能由于手术标本中存在持续性结核菌或肉芽肿，或者因为患者不符合初始方案，可能需要进行辅助性 TB 化疗。进行结核后后遗症的手术，必须遵守一些规则。结核病患者的肺部发生纤维化改变，部分肺切除后，纤维化会干扰余肺的充分扩张。外科医生应记住，可能需要立即或推迟进行胸廓成形术。为了防止结核菌的胸膜腔外溢，应首选肺切除，最好是肺叶切除术。支气管瘘是典型的并发症，肺门解剖应小心并保持支气管血供以支持适当的支气管愈合。如果需要对毁坏的肺进行全肺切除术，必须小心覆盖支气管残端。最后，从粘连松解开始的每一个手术步骤都需要细致的止血以降低术后出血的风险。

常见并发症治疗性气胸是源于渗出物吹开气胸的残余空间或胸膜外袋。这种渗出物可能是无菌的，感染了非特异性的菌群或表现为再激活的结核性脓胸。有报道在华法林治疗的患者中出现罕见的血肿病例。对于这些患者，最好的选择是切除。虽然下肺的功能价值较低，但它将充当填充胸膜腔的“假体”，这是治愈脓胸的主要条件。骨膜外充填术的长期并发症是非常罕见的，因为大多数患者都接受了常规的材料取出。并发症包括肺间隙感染和填充物移位。治疗包括胸廓成形术胸壁填充物，然后切除胸壁填充物周围失活的肋骨 [97, 98]。

七、非结核分枝杆菌肺疾病

非结核分枝杆菌（Nontuberculous Mycobacterial，NTM）遍布整个环境，并且是导致人类肺部和肺外（最常见的是淋巴结、皮肤上的播散性）疾病的重要原因。在过去的 30 年中，人们越来越多地将 NTM 视为病原体，并发布了有关其诊断和治疗的新指南 [3]。尽管 NTM 的已知种类超过 125 种，但只有约 50 种是对人类致病的，且这其中并非所有都会导致肺部疾病（表 84–1）。由 NTM 引起的肺部疾病通常以以下三种典型形式之一发生：上肺区的空洞性疾病，类似于肺结核，通常发生在有长吸烟史和 COPD 的中年男性中；结节性（小）浸润伴或不伴支气管扩张，通常为年龄较大的非吸烟女性；过敏性肺炎，此种形式将会进一步讨论。此外，NTM 可使诸如囊性纤维化之类的基础疾病复杂化，并且可能会出现以肺结节形式出现的较大肉芽肿。

由 NTM 引起的肺部疾病通常是进行性的，尽管速度较慢，但未经治疗会导致显著的发病率和死亡率。尽管早期诊断可能会带来更好的结局，但比诊断 MTB 肺部疾病要困难得多，这既反映了对 NTM 进行孤立呼吸道培养对预测慢性病的预测价值不佳，也反映了早期 NTM 疾病的不易察觉和非特异性。由于与 MTB 不同，NTM 在环境（如社区、医院或微生物实验室的水源）中很常见，因此它们可以污染分枝杆菌培养物或引起气道定植，而不会引起真正的实质性疾病。相反，人们越来越意识到，似乎“定植化”通常是早期的 NTM，且它将持续数年。

（一）流行病学与发病机制

NTM 可以从各种环境来源和不同的地理位置中被分离出来 [102]。NTM 这类细菌，甚至是其中的“快速生长者”，也相对较慢地生长（与其他细菌相比），其细胞壁中的长链脂肪酸可以抵抗大多数环境危害。重要的是，氯化和臭氧化技术并不能阻止它们在水源中生存 [103]。

最近的数据表明，美国 NTM 患病率呈上升趋势。这可能是由于更有效的检测方法、对 NTM 的认识提高以及易感人群的增加。实际上，NTM（尤其是 MAC）被分离出来的频率已经超过了 MTB。对具有免疫能力的宿主进行的皮肤测试调查显示，胞内分枝杆菌的反应性从 1971—1972 年的 11.2% 增加到 1999—2000 年的 16.6% [104]。尽管皮肤测试和培养物分离提供了一些有关暴露的信息，但很难估计出真正的归因疾病。在美国，之前对 NTM 引起的肺部疾病的患病率估计为每 100 000 人口中约有 1 人 [105]。与结核分枝杆菌和麻风分枝杆菌相反，NTM 不是专性病原体，也没有发现人与人之间的传播；因此，无法提供所需的报告来真实地估计疾病的发病率 / 患病率。

在美国，已确定 NTM 的四种主要种类是引起肺部疾病的原因：MAC，由鸟分枝杆菌和胞内分枝杆菌组成；堪萨斯分枝杆菌；脓肿分枝杆菌和偶发分枝杆菌［被认为是“迅速”增长的分枝杆菌（RGM）］。虽然这些微生物在美国各地都可以找到，但在特定的地理区域内却有许多成群的疾病发生 [18]。特别容易受到此类感染的人包括免疫抑制患者；患有肺部疾病，例如 COPD、支气管扩张或尘肺的患者；患遗传性肺部疾病的患者，例如囊性纤维化或 α1 抗胰蛋白酶缺乏症；患有食管运动障碍的患者。那些感染了 HIV 或其他免疫功能低下病毒的人可能更容易感染某种 NTM [106–108]。早先的人口研究显示男性占多数，但最近有数据报道了一群没有公认的诱发因素的妇女群体，这些因素由于 NTM 而发展为结节性支气管扩张，且此类 NTM 在美国通常是 MAC [60, 109]。的确，据报道，多达 37% 的人可能缺乏可识别的危险因素 [110]，但已注意到诸如白种人、苗条的身材、眼睑畸形和直背等与之相关 [111]。

NTM 的发病机制尚未完全了解 [3]。已知 T 细胞功能缺陷，特别是 CD4 淋巴细胞的缺陷，使个体更容易感染 MAC。例如，干扰素和白介素通路的缺陷上调了产生 TNF-α 的巨噬细胞，可能在调控分枝杆菌感染非常重要。吸入是最主要的暴露途径。

（二）临床表现与诊断检测

如前所述，NTM 肺部感染很可能以三种原型形式中的一种出现[16]。尽管 MAC 与所有这三种模式相关联，并且是美国最常见的 NTM，其他种类也有可能产生类似的疾病模式。话虽如此，某些种类似乎确实具有产生某些表现的倾向。例如，堪萨斯分枝杆菌肺部疾病通常与类似 MTB 的表现和模式相关。

疾病的症状通常是易变的和非特异性的，典型的是慢性咳嗽和疲劳。体格症状不如结核病常见，但可能以晚期疾病出现。同样，呼吸困难和咯血很少见，除非是晚期疾病或并发症。潜在疾病的症状可能占主导地位并使解释复杂化。

在诊断 NTM 的最新标准种出现了 NTM 从“良性”定植者到更缓慢的渐进性传染源的不断发展的看法[3]。鉴于症状的不确定性，放射影像学和通过培养鉴定种类是诊断的基石（表 84–11）。考虑到症状和表现形式明显重叠，在评估个体的 NTM 时，必须排除其他情况，尤其是 MTB。

（三）放射影像学

胸部的放射影像检查，尤其是高分辨率 CT（High-Resolution CT，HRCT）和 X 线片对于诊断非常重要，而 HRCT 对于评估支气管扩张和结节浸润的范围至关重要。细微但常见的影像学发现包括双侧小结节，树芽状浸润和支气管扩张（图 84–2）[112]。NTM 与 MTB 的区别在于与周围实质浸润较少相关的薄壁空腔；感染的连续传播；以及临近肺部感染区域的胸膜的更大累及[113]。在 NTM 感染的情况下，胸腔积液并不常见。经有研究者提出，多达 1/3 的双侧支气管扩张和细支气管炎患者可能患有 NTM 感染[107]，在 HRCT 检查后可考虑诊断。同样重要的是要注意，上述原型之间有时会出现重叠。

在有明显吸烟史并伴有 COPD 的老年男性中，NTM 病变常发生于肺上叶。“温夫人综合征（Lady Windermere syndrome）”（可能是由于自发抑制咳嗽，常发生在不吸烟的中年或老年妇女中），在影像学上表现为肺炎，支气管扩张和结节，累及右中叶和（或）舌叶[114]。

（四）皮肤测试、痰涂片和培养

与 MTB 不同，NTM 中的皮肤测试不用于

表 84–11　非结核分枝杆菌肺部疾病诊断标准[a,c]

临　床	微生物学
与 NTM 一致的肺部症状 胸部 X 线片结节性或空洞性混浊	至少两份分离的痰标本[b, d]的阳性培养
和（或）	或
HRCT 表现为多灶性支气管扩张伴多发性小结节	至少一次支气管冲洗或灌洗[b]的阳性培养物（≥1）
和	或
排除其他诊断	经支气管或其他肉芽肿性炎症或 AFB 阳性培养（≥1）的活检，痰或支气管冲洗或灌洗[b]治疗 NTM

a. 怀疑有 NTM 肺病的患者，如果不符合上述标准，则应继续随访，直到排除或确定诊断
b. 应寻求专家咨询，以确定不常遇到的或可疑的环境污染
c. NTM 肺病的治疗应以治疗的风险和益处为基础
d. 在采取更具有创性的方法之前，应先从三份清晨痰样本中采集痰
经许可，改编自 Diagnosis, treatment, and prevention of nontuberculous mycobaterial disease. An official statement of the ATS/IDSA. *Am J Respir Crit Care Med* 2007; 175:367–416.

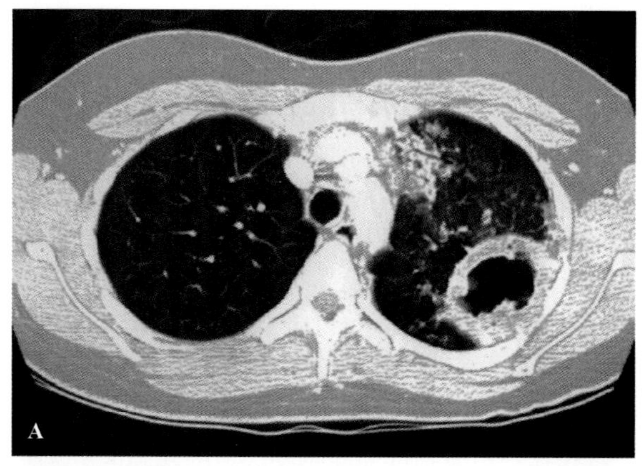
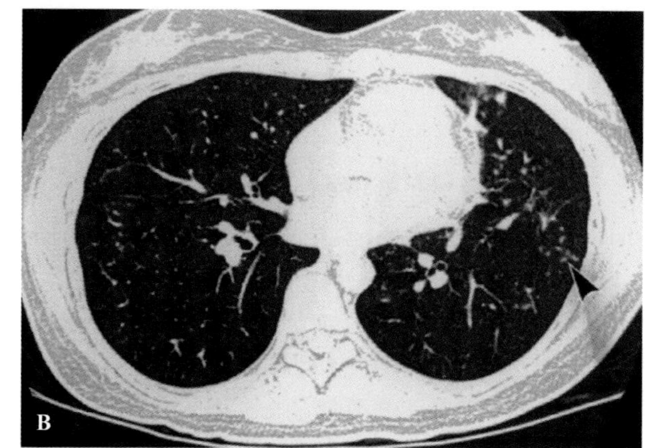
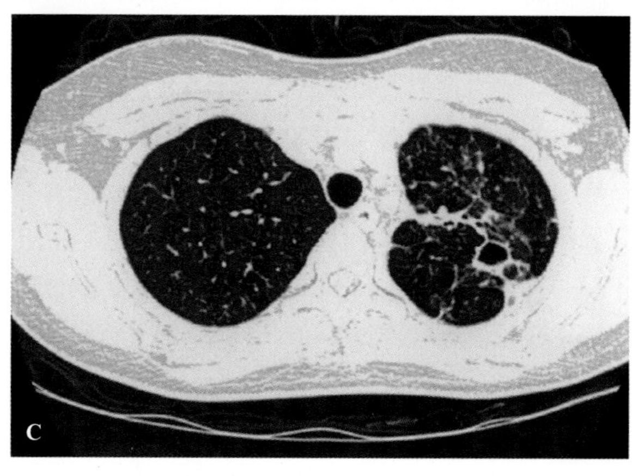

▲ **图 84-2　MDR-TB 患者的胸部计算机断层扫描**

A. 增大的左上叶，后段可见与治疗前结核肺炎相关的厚壁空洞；B. 舌叶可见树芽征（箭头）；C. 多药化疗 7 个月后，可见左肺上叶空腔

诊断，因为它与 MTB 抗原具有交叉反应性，并且缺乏针对 NTM 的易于获得的皮肤测试抗原。IFN-γ 释放测定可能有助于区分 NTM[115] 和活性结核病，但尚未对此进行深入研究。

与 MTB 一样，建议收集清晨痰液（最好至少非同一天采集 3 次）来获取标本以确认 NTM 的存在。诱导痰或在无法获得痰的情况下使用支气管镜检查可帮助收集标本。与 MTB 一样，使用荧光染色技术进行的耐酸染色是筛选 NTM 标本的有效步骤。虽然阴性涂片不能确保不存在 NTM，但大量的 AFB 和（或）反复阳性涂片表明存在临床上重要的感染[116]。

使用固相和液相培养基的组合进行痰培养，以鉴定菌种并协助药物敏感性测试。诸如 MGIT（BD Diagnostics，Sparks，MD）和辐射系统（BACTEC，BD Diagnostics，Sparks，MD）之类的液体介质可提供更快的识别速度。应标明生长时间，以帮助识别快速生长的物种；大多数 NTM 在标准固体培养基上可在 2 或 3（或更多）周内生长，而 RGM 则可在 7d 内生长[3]。尽管使用了生化测试来明确结果，但菌落的出现（例如光滑度和色素沉着）可能有助于某些 NTM 的早期形成。类似于在 MTB 中识别和协助耐药性测试的辅助技术，基因探测、扩增技术和高效液相色谱法可用于某些 NTM。尽管对某些 NTM 使用药敏试验，但与 MTB 相比，其对治疗结果的预测价值通常更小。应针对 NTM 的相关种类仔细选择此类检测[3]。

（五）HIV 与 NTM

众所周知，患有晚期 HIV 疾病（例如 CD4 细胞计数＜ 50/μl）的人会遭遇传播性 MAC 疾病，但 NTM 引起的肺部疾病并不常见。堪萨斯分枝杆菌是一个例外，它与 HIV 血清反应阳性患者的原发性肺部疾病相关[117]。影像学检查通常是正常的或显示具有弥漫性或局灶性浸润的非特异性腺病。与 MTB 一样，用 HAART 疗法治疗可能会导致 IRIS 出现新的或进行性浸润，积液和(或)腺病[118]。

（六）囊性纤维化与 NTM

囊性纤维化（Cystic Fibrosis，CF）患者的 NTM 感染率正在增加。在 CF 患者呼吸道感染中，非结核分枝杆菌（*Mycobacterium avium intracellulare*，MAI）和脓肿分枝杆菌复合物（*Mycobacterium abscessus* complex，MABSC）是最常见的致病性 NTM[4]。其他较少见的是戈登分枝杆菌（*M.gordonae*）、堪萨斯分枝杆菌（*M.kansasii*）、缓黄分枝杆菌（*M.lentiflavum*）、玛尔摩分枝杆菌（*M.malmoense*）、土地分枝杆菌（*M.terrae*）和猿分枝杆菌（*M.simiae*）。病原体在美国（最常见的是 MAC）和欧洲及以色列（最常见的是 MABSC）有不同的流行率。因此，MAC 或 MABSC 的风险因素不同。在美国，有 NTM 阳性痰的 CF 患者通常年龄较大，FEV_1 值较高，发生铜绿假单胞菌感染率较低。相反，在以色列的一项研究中，患者的 FEV_1 值较低，铜绿假单胞菌感染率较高，并且在痰培养中，曲霉属的生长与 NTM 之间存在显著相关性。CF 患者的 NTM 治疗遵循一般指南。然而，NTM 呼吸道感染可能危及 CF 患者的肺移植结果。除 MABSC 外，移植后 NTM 感染可能会治疗成功。在肺移植受者中，MABSC 可能最终会导致危及生命的播散性感染。一些中心认为携带 MABSC 的 CF 患者不应进入候诊名单[4]。

（七）治疗

对 NTM 的治疗是基于 NTM 的种类的，因为针对不同的种类推荐的治疗方案有很大的变化（表 84-12）。药物敏感性也针对特定的物种。大多数治疗建议认为治疗持续时间应持续到记录的阴性痰样本后的 12 个月。

在确定治疗方法时，应考虑所涉及的种类、疾病的范围和模式、患者的一般情况和潜在的药物不耐受性。并不是所有的 NTM 患者都应该接受药物治疗。对于进展缓慢、治疗困难的患者，观察是值得的。其他由 NTM 引起的局限性疾病对药物治疗的反应通常很差，可从手术切除中获益。与 MTB 一样，手术最好由有治疗这些感染性疾病经验的外科医生进行，并经过一段持续到围术期的医疗治疗。大多数患有广泛性疾病的患者或被认为对药物有反应的患者应接受药物治疗。如果不进行治疗，相当一部分已确诊的 NTM 肺病将在影像学和临床上进展，尽管这种进展可能会缓慢并持续数年。

以下是北美常见种类的治疗方法综述：MAC、堪萨斯分枝杆菌和 RGM。

（八）鸟分枝杆菌复合物和相关临床种类

MAC 和相关种类，如蟾分枝杆菌和玛尔摩分枝杆菌，对传统的抗分枝杆菌疗法的反应不一致。随着新的大环内酯类抗生素如克拉霉素和阿奇霉素的发展，对由 MAC 和这些相关物种引起的肺部疾病的治疗已经取得进展；体外对大环内酯类抗生素的敏感性和临床反应确实相关[119]。目前，所有 MAC 的"野生型"菌株（即以前未经治疗的菌株）都被认为是对大环内酯易感。对于表现为亚急性进展性上叶综合征的患者或具有播散性 MAC 的 HIV 阳性患者，做出治疗的决定没那么困难。在其他方面健康并伴有咳嗽或慢性肺中叶症状的患者中，由于所需治疗的持续时间延长、潜在药物不良反应以及缺乏明确的死亡率数据来支持治疗，因此做出决定更加困难。然而，疾病和症状通常是渐进的，治疗可以导致影像学和临床的改善，特别是在治疗开始时疾病的范围是有限的情况下，指南现在反映了这些事实[3]。如果决定观察，患者应该通过临床症状、连续的胸部成像和痰培养观察病情进展。

目前治疗 MAC 的建议包括大环内酯、乙胺丁醇和利福霉素的组合，以及在出现空洞或广泛性疾病时添加氨基糖苷（表 84-12）[3]。初治的病例应被视为对大环内酯敏感。大环内酯类药物不应作为单一疗法使用，因为可能会产生耐药

表 84–12　非结核分枝杆菌各种肺部感染的建议治疗方案

相关 NTM 种类	治　疗
MAC	**非病毒性疾病的初步治疗** • 克拉霉素 1g 每周 3 次或阿奇霉素 500～600mg 每周 3 次 • 乙胺丁醇 25mg/kg，每周 3 次 • 利福平 600mg，每周 3 次 **空洞性或广泛性疾病** • 克拉霉素 500～1000mg/d 或阿奇霉素 250～300mg/d • 乙胺丁醇 15mg/（kg·d） • 利福平 450～600mg/d（或晚期疾病利福平 150～300mg/d） • 肠外链霉素或阿米卡星（空腔性可选）
堪萨斯分枝杆菌	**初期治疗** • 异烟肼每日 300mg • 利福平每日 600mg • 乙胺丁醇 15mg/（kg·d） **利福平耐药（以下三种药物）** • 异烟肼每日 900mg • 乙胺丁醇 25mg/（kg·d） • 磺胺甲恶唑 1g，每日 3 次 • 肠外链霉素或阿米卡星 • 莫西沙星每日 400mg/d • 克拉霉素 500～1000mg/d 或阿奇霉素 250mg/d
RGM[a]	**脓肿分枝杆菌**[b] • 克拉霉素 1g/d 或阿奇霉素 250mg/d • 阿米卡星 15mg/（kg·d） • 头孢西丁 200mg/（kg·d）或亚胺培南 500mg，每日 2～4 次 **偶发分枝杆菌** • 体外药敏试验≥ 2 种 • 对环丙沙星、磺胺类药物、克拉霉素和亚胺培南敏感 **龟分枝杆菌** • 克拉霉素每日 1g • ≥ 1 种体外药敏试验附加药 • 通常对亚胺培南、妥布霉素和利奈唑胺敏感

a. 体外药敏试验指导；b. 没有明确的治疗方案

经许可，改编自 Adapted from Diagnosis, treatment, and prevention of nontuberculous mycobacterial diseases. An official statement of the ATS/IDSA. *Am J Respir Crit Care Med* 2007;175:367–416.

性[120]；异烟肼和吡嗪酰胺对治疗这种感染没有作用。痰培养呈阴性后应继续治疗至少 12 个月。建议每周进行 3 次间歇治疗，但仅应考虑用于非空腔性、不太晚期和初治（即药物敏感）的疾病。治疗期间应每月收集一次痰。预计 6 个月内临床好转，12 个月内痰菌转化。阻碍治疗获得成功的因素包括不依从治疗、药物不耐受、在以前治疗中产生获得性大环内酯类耐药性或不依从患者。

手术治疗应考虑对那些在其他方面是良好的手术候选者的患者，以及那些有局部疾病但对药物治疗没有反应（例如，没有在 1 年内痰转为阴性、影像学或症状性进展），尤其是如果大环内酯类药物的耐药性已经被证实或出现了并发症的患者。在大环内酯类药物时代，已经研究过了肺叶切除术和全肺切除术[121, 122]。超过 90% 的患者在术后数月内培养阴性。并发症发生率包括术后漏气需要胸廓成形术和术后晚期支气管胸膜瘘需要网膜固定术。因此，虽然可以考虑对内科难治性疾病患者进行手术，但手术应在有经验的分枝杆菌手术中心进行。术前和术后一段时间内也应提供多药抗生素覆盖。手术治疗的其他指征是 NTM 呼吸道感染的后遗症，如局灶性、持续性肺损伤（支气管扩张、空洞、实变和肺破坏），前提是病变可以进行完整的解剖系统切除[123]。

在这种情况下，肺叶切除术可以通过电视胸腔镜安全地进行[27, 123, 124]。在最近的一项研究中，Mitchell 等证明了肺叶切除术的转化率低于 5%。大多数的转化是由裂隙和肺门周围的紧密粘连引起的。死亡率与开放手术相当。术后并发症发生率从 7%–8% 不等，主要表现为持续性漏气、气胸、房颤和胸腔积液[27, 123, 124]。

（九）堪萨斯分枝杆菌和相关临床种类

抗结核药物，特别是利福霉素，构成了针对包括堪萨斯分枝杆菌和苏尔加分枝杆菌在内的这一群体治疗的基石。含利福平的治疗方案在 6 个月时痰转化率最高，治疗结束后复发率较低[116, 125]。目前建议使用异烟肼、利福平和乙胺丁醇治疗 18 个月（表 84–12）。在治疗期间，建议治疗时间由阴性痰培养出现后至少 12 个月。用蛋白酶抑制剂治疗 HIV 合并感染的患者通常应该用利福布汀或克拉霉素代替利福平，以减少药物相互作用。在严重或广泛的疾病中，或在利福平耐药或不耐受的情况下，大环内酯类药物、氨基糖苷类药物和（或）氟喹诺酮类药物可能是有效的[126]。已经研究了间歇给药和较短疗程的方案，但缺乏证实[106]。

（十）快速生长分枝杆菌

这一群体包括脓肿分枝杆菌、偶发分枝杆菌和龟分枝杆菌。其中，脓肿分枝杆菌在分离出的检出率中占比为 80%[127]。治疗脓肿分枝杆菌性肺疾病比结核分枝杆菌和许多其他非结核分枝杆菌疾病更困难。快速生长的分枝杆菌对一线抗结核药物具有耐药性，即使体外试验表明易感的情况下，脓肿性分枝杆菌肺病对许多抗结核药物的反应不好。事实上，脓肿性分枝杆菌肺病不太可能单靠药物治疗治愈，这种治疗最好在间歇周期中应用来抑制症状。另外，由偶发分枝杆菌或龟分枝杆菌引起的疾病更可能通过药物手段治愈。

美国胸科学会建议，药物治疗应以体外药敏试验为指导[3]。脓肿分枝杆菌感染的初始治疗方案通常应为克拉霉素或阿奇霉素、阿米卡星、头孢西丁或亚胺培南的组合（表 84–12）。如前所述，治疗不太可能根除脓肿分枝杆菌，但可以达到缓解和症状改善。如果空洞形成，治疗持续时间为 2～4 个月或更长。其他有希望的治疗包括利奈唑胺和新的四环素衍生物，如替加环素[128]。无论选择何种治疗，都可能需要再治疗。因此，外科治疗对于由脓肿分枝杆菌引起的局灶性肺病尤为重要[129]。上述类型的药物治疗应在术前和术后一段时间内提供。

偶发分枝杆菌和龟分枝杆菌感染的治疗应包括至少两种体外对该生物体敏感的药物；大环内酯可能是其中之一（表 84–12）。两种细菌在痰培养转为阴性后应至少继续治疗 12 个月。

八、结论

分枝杆菌性肺病是人类历史上一个古老的问题，并且继续在全球范围内引起大量发病和死亡。分枝杆菌疾病的诊断和治疗的最新进展已取得重要成果。例如，当有机体完全易感时，联合药物疗法已使 MTB 成为可治疗的感染。大多数 NTM 肺部疾病也可以治愈，尽管通常不那么容易。手术在分枝杆菌性肺疾病中的作用通常仅限于难治性局部疾病，但是 MDR-TB 和 XDR-TB 以及某些难以治疗的 NTM 的挑战可能会改变并扩大手术的作用。

第 85 章 肺结核和肺部非结核分枝杆菌感染的外科治疗
Surgical Management of Tuberculous and Nontuberculous Mycobacterial Infections of the Lung

John D.Mitchell 著
何 彬 译

一、概述

遗憾的是，肺分枝杆菌病仍在世界各地横行。曾经被认为几乎被征服的结核分枝杆菌，其显著耐药性的出现改变了全球结核分枝杆菌（Mycobacterium tuberculosis，TB）控制和治疗的前景。2015 年世界卫生组织（World Health Organization，WHO）报告：结核病仍然是全球第九大死亡原因，每年造成 140 多万人死亡[1]。在美国，公共卫生的努力很大程度上限制了结核病的影响，但由所谓的“非结核分枝杆菌”（Nontuberculous mycobacteria，NTM）引起的肺部感染的认知正在提高。这些 NTM 细菌在环境中无处不在，虽然并不是能引起传染病，但容易影响易感人群。作为一个群体，肺分枝杆菌可以引起慢性肺部感染，导致肺实质的损害，其特征是支气管扩张、空化和进行性肺破坏，最终导致死亡。本章探讨肺分枝杆菌的适应证、手术方法和手术结果。

全世界大约有 1/3 的人口已经感染了结核病，其中约有 10% 的患者有发展为活动性感染的风险[2]。2015 年，全世界估计有 10.4 例新诊断的结核病，其中包括 120 万例伴发艾滋病。这些病例中绝大多数都涉及对药物敏感的微生物。有趣的是，如果以适当的方式进行治疗，对药物敏感的结核具有很高的反应性，治疗成功率超过 80%[1]。多重耐药结核病（Multidrug Resistant Tuberculosis，MDR-TB）指在体外对结核药的两大最主要的药物，异烟肼和利福平，产生耐药性。2015 年新诊断出 58 万例多重耐药结核病或利福平耐药结核病，其中印度、中国和俄罗斯病例占总数的 45%。不幸的是，归因于医生意识到耐药状况的困难、药物可得性和成本及其他社会障碍，这些多重耐药结核病患者中只有 20% 接受了适当的治疗方案。毫不奇怪的是，2013 年全球多重耐药结核病的治疗成功率为 52%[1]。广泛耐药结核（Extensively Drug-resistant Tuberculosis，XDR-TB）是指对异烟肼和利福平（即多重耐药结核病）、任何氟喹诺酮类药物和任何标准二线注射性抗结核药物（阿米卡星、卡那霉素、卷曲霉素）耐药。广泛耐药结核约占 9.5% 或多重耐药结核病例。因为这些二线药物的“无效”，所以为广泛耐药结核患者建立一个适当的治疗方案相当困难；2013 年治疗成功率仅为 28%[1]。

目前全世界正在以各种方式企图解决结核病的流行。首先，WHO[3] 最近制定的“终结结核病战略”提供了一种多支柱的方法，包括改进疾病的管理和报告机制、更好地检测耐药疾病、增加财政援助以促进研究和临床护理。WHO 努力的目标是到 2030 年将新病例数量减少 80%，并将死亡率降低90%。第二，新的药物，包括贝达喹啉[4-6]和迪拉马尼[7-9]，现在可用于治疗耐药性结核。利用新的作用机制，这些药物可与传统疗法协同作用。最后，在使用辅助手术治疗，特别是在显著耐药的情况中出现了新的关注点[10]。一些报道[11-21]和综述[22-24]表明，尽管是选择性的手术，与单独的药物治疗相比，与改善治疗结果有关。WHO2016年更新的耐药结核病治疗指南首次包括了关于谨慎使用辅助手术的建议[25]。

相比之下，由于非结核分枝杆菌感染肺部疾病的影响很难量化，尽管专家们觉得发生率增加[26]，在美国可能比结核病发病率更高[27]。与结核分枝杆菌不同，非结核分枝杆菌类微生物不是专性病原体，也不会在人与人之间传播，因此这些感染不会“被报告”给公共卫生管理机构。相反，它们是一种机会性微生物，可在已存在肺损伤的区域和宿主防御功能受损的区域引起感染。在许多受感染的个体中，宿主易感性的确切性质仍不清楚，可能与多种遗传和环境因素有关[28, 29]。它们对氯化作用和其他灭菌过程耐受，因此在标准消毒过程后仍可存活。表85-1比较了结核分枝杆菌和非结核分枝杆菌感染的情况。

在我们的环境中有超过150种非结核分枝杆菌，其中一些是已知的人类病原体。过去，这些微生物被称为“非典型”或“环境”分枝杆菌，或“结核以外的分枝杆菌”（mycobacteria other than tuberculosis，MOTT）。根据实验室培养的生长速度，NTM可分为两组：慢生长组和快生长组。鸟型分枝杆菌是引起NTM肺部感染的最常见原因，包括鸟型分枝杆菌和胞内型分枝杆菌。堪萨斯分枝杆菌是另一种生长缓慢的分枝杆菌，通常与空洞型上肺叶疾病有关，令人联想到结核病。因其在体外的快速鉴定而得名的“快速生长”分枝杆菌，包括脓肿分枝杆菌。这些微生物通常对许多标准的抗生素药物有耐药性，而且很难治疗。

表85-1 结核分枝杆菌与非结核分枝杆菌肺部感染特征比较

	TB	NTM
AFB（+）	√	√
培养呈雾状	√	√
人与人之间传播	√	
被上报的	√	
在美国内发病率升高	⟷[a]	√
观察到显著的耐药性	√	√

AFB. 耐酸性杆菌（Acid Fast Bacilli.）
a. 2015年，虽然每10万例患者的发病率变化不大，但结核病例总数上升了1.6%。疾病控制预防中心（CDC）监测报告：2015年结核病报告（美国），请访问 https://www.cdc.gov/tb/statistics/reports/2015/default.htm

二、肺分枝杆菌病的外科治疗

（一）一般原则、适应证和术前护理

一个有凝聚力的团队对于实现肺分枝杆菌病患者的最佳治疗效果至关重要。手术不是一种单独的治疗方法，药物治疗仍然是治疗的主要手段，手术只是作为全身治疗的辅助手段。所有关于外科治疗的决定最好是在由肺科医师、胸外科医师和感染科医师组成的多学科环境中做出专门研究分枝杆菌病的专家。

在分枝杆菌疾病中，采用辅助性手术切除的基本原理是：移除大部分无功能的、灌注不良的（因此系统治疗效果不佳的）支气管扩张和空洞性肺疾病区域，这些区域可作为机体的蓄水池。在考虑手术治疗时，临床医生应明确制定治疗的目标。对于结核分枝杆菌患者，治疗目标通常是治愈感染，很少是治愈感染的后遗症。而对于非结核分枝杆菌病答案就不那么明确了：由于感染的机制不同，疾病复发的机会一直存在（宿主易感性和大多数环境因素保持不变）。对于这些患者，我们则追求“培养阴性、无症状、不使用抗生素”的目标。偶尔在患有多叶性的非结核分枝杆菌患者中，我们的目标是使疾病“去体积化”以减缓疾病的进展并增强抗生素的有效性。

在结核分枝杆菌感染的患者中，若患者对药

物敏感，则外科干预很罕见[28]。手术指征见表85–2。手术时机仍有争议：早期干预可降低疾病进展和获得性抗生素耐药性的风险，而晚期手术可提供较长时间的有效药物预处理、更好的营养和减轻共存的疾病。通常的时间窗是 2～4 个月，共识认为患者应该是痰涂片阴性和培养阴性。对于疾病的关注点是至关重要的；用肺叶切除代替全肺切除已经被称为（或推荐为）可以改善疾病预后[22, 25]，但这一发现可能代替了疾病的范围和严重程度。

对于 NTM 患者的手术指征见表 85–3。所有患者都必须符合美国胸科学会最新指南中描述的肺部 NTM 感染标准[26]。患者可出现三种主要的疾病类型：①所谓的“温夫人综合征”（Lady Windermere Syndrome），通常为女性，伴有右肺中叶支气管和左肺舌叶支气管扩张（图 85–1）；②孤立的空洞性肺疾病（图 85–2）；③存在明显的肺损伤。与结核病手术一样，由于存在明显的抗生素耐药性，特别是对大环内酯类药物的耐药

表 85–2　结核分枝杆菌肺部疾病手术适应证

- 经监督抗结核化疗 4～6 个月后出现空洞性肺结核，证明药物治疗失败
- 耐多药结核 / 广泛耐药结核，以抗结核化疗失败为特征
- 监管有足够的抗结核化疗，但仍出现不可逆结核病进展
- 缺乏抗结核化疗的机会或耐药
- 大咯血或反复咯血对其他治疗方法有抵抗力
- 脓胸，伴或不伴支气管胸膜瘘
- 结核后气道狭窄[30]

表 85–3　非结核分枝杆菌肺部疾病手术适应证

经抗菌药物治疗后的持续性、局灶性（空洞或支气管扩张）肺部疾病，通常为以下情况
- 复发症状
- 有记录的治疗失败
- 抗生素耐药性
- 缺乏获得性抗生素治疗的途径或对抗生素治疗不耐受

控制症状
- 复发性或大量咯血
- 顽固性咳嗽

减少严重实质损害的区域，以限制进展到较少累及的肺区

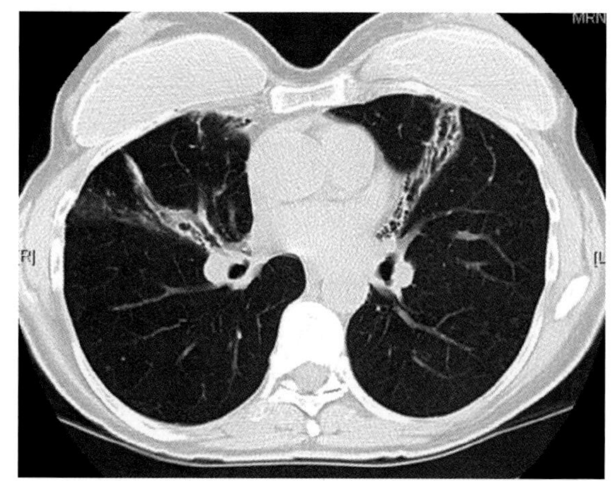

▲ **图 85–1　温夫人综合征**

右肺中叶及左肺舌叶支气管扩张合并肺部 NTM 感染

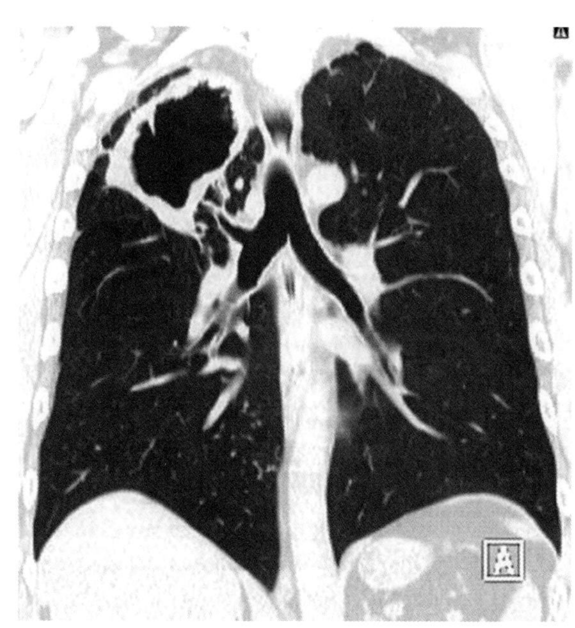

▲ 图 85–2　**1 例合并肺部 NTM 感染的肺部空洞性疾病**

性，因此需要考虑额外的切除。除其他因素外，手术时间一般为治疗开始后 8～12 周。

对于所有类型的分枝杆菌手术，术前评估都是一致的。诊断后获得药物敏感性，并开始制定抗生素方案。对于药物耐受不良或严重不良反应的患者，可能需要改变最初的治疗方案。计算机断层扫描（CT）可以细致的扫描出疾病的范围和形态，并提供有关最佳手术方法的参考。若已有计划手术日期，连续 CT 成像也可以评估治疗效果和进展。

进行常规心肺功能检查以保证有充足的心肺储备。需要注意的是，此类手术的目标区域对患者呼吸能力的影响很小，因此术后根据肺功能的计算结果可能会低估实际结果。换句话说，一个已损坏的右肺上叶对呼吸功能几乎没有影响，切除它以后肺功能几乎没有改变。

在最初出现症状时应进行完整的营养评估，并在有指征时开始饮食支持。不鼓励常规使用饲管，特别是对于那些有局灶性疾病的患者，可能是不必要的。在显著的实质性疾病（伴典型的空洞）和随后营养不良的患者中，即使强化补充也不太可能导致体重显著增加，但使用经皮胃造瘘管可能有帮助。此外，应评估非结核性分枝杆菌患者是否存在显著的胃食管反流。

（二）手术技术

患者在全身麻醉下使用双腔气管内插管行手术切除，极少使用带有支气管堵塞管的标准气管内插管。术前选择性地使用纤维支气管镜清除气道内异常分泌物。通常在开胸手术中使用硬膜外置管，而很少用于胸腔镜手术。可在 VATS 结束时使用肋间阻滞（0.25% 丁哌卡因或脂质体丁哌卡因）。

患者的体位是标准化的。在准备胸腔镜手术时要注意手术台的位置，可以利用手术台的可弯曲度或“反折”来使术侧肋间隙最大化。按照一般标准留置导尿管。

与类似的胸腔恶性肿瘤手术相比，感染性肺疾病，特别是分枝杆菌病的外科切除手术带来了一些技术的挑战。这些差异往往因为由罕见的分枝杆菌引起而被外科医生忽视，他们在手术中习惯于使用更熟悉的肿瘤的处理技术和原则，导致结果欠佳。与其他复杂的外科手术一样，这些患者最好能转诊到对这种感染性肺部手术方面有丰富经验的医疗中心。解剖性肺切除（肺段切除、肺叶切除、全肺切除）是减少术后并发症的首选方法，可以保证累及肺区域的完整切除。

通常都存在一定程度上胸膜粘连，有些情况下甚至可能是广泛粘连和血管性的（图 85-3）。它们通常会累及受影响的肺段，但也可能会累及整个半胸。在肺上叶的空洞性病变中，可以明显观察到脏胸膜与上覆的壁胸膜的粘连。事实上，肺叶空洞性病变往往伴有相邻的胸膜融合（胸膜腔闭塞），在肺动员时必须注意避免感染性碎片在腔内溢出胸膜腔（图 85-4）。通常在术前使用高分辨率 CT 结果来预测是否存在致密性粘连，但往往都会低估胸膜融合的总量。外科医生仔细根据术前影像来决定最佳的手术入路是至关重要的。与开胸手术相比，大多数粘连都可以通过微创手术进行分离且可视性更佳。然而，如果怀疑存在广泛的胸膜腔闭锁，则使用开胸手术，可以在更有利的胸膜外平面剥离广泛的粘连。从 VATS 转为开胸手术的指征包括需要进行胸膜外剥离，或考虑到潜在的重要结构。

通常感染性肺部疾病患者的支气管循环是增

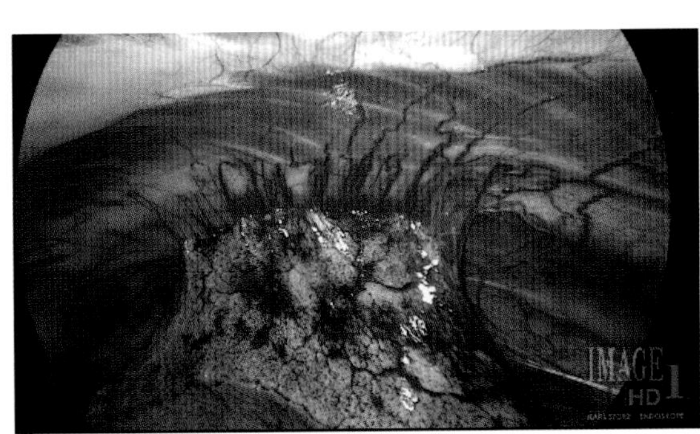

▲ 图 85-3 肺分枝杆菌病中显著的血管粘连

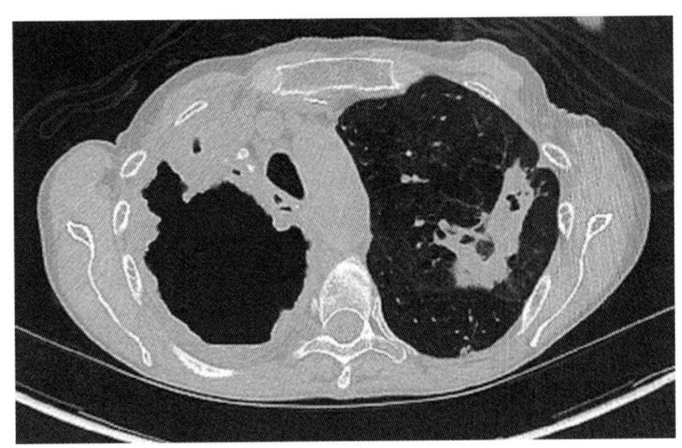

▲ 图 85-4 与肺实质破坏相关的巨大肺空洞病

出现完整的胸膜融合，需要有胸膜外剥离平面来安全地切除空洞病变区域

生肥大的，多数情况下不应该只是简单的烧断这些血管，而应使用血管夹或能量装置结扎，以减少出血。此外，在肺门内可能存在淋巴结增大，这些增大的淋巴结可能会钙化且附着于邻近的肺血管，增加分离的困难和危险。慢性炎症会使肺组织变硬、增厚和压缩性变差，因此使用吻合器切割肺实质也可能更困难。有时，预先使用夹子或吻合器进行"预压缩"可能有助于实现确切的组织吻合器闭合。

肺段切除或右肺中叶切除后，考虑到经常出现的肺实质塌陷或实变，明显的"残留空间"通常不是严重的问题。在较大的肺叶切除术或者预期会有较大的间隙，灵活使用肌瓣（尤其是背阔肌瓣）可以最大限度地减少这一问题。这应该在个案的基础上进行评估，因为残留的同侧肺在慢性分枝杆菌肺病中存在依从性差的问题，可能导致间隙问题。此外，可以通过药物或机械的方法使膈神经暂时的麻痹。由于通常需要一定程度的胸膜剥离，胸膜帐篷在该患者群体中的使用是受限的。

常规情况下，没有必要使用自体组织来修补支气管残端以避免支气管胸膜瘘。此法的适应证与出现瘘的高风险情况相关：存在多重耐药微生物、术前或右肺切除术后感染控制不佳。

使用微创手术的方式治疗许多分枝杆菌肺疾病是可行的。关键是术前仔细评价影像学检查结果，评估胸膜融合程度。此外，随着外科医生逐渐积累胸腔镜手术治疗感染性肺病的经验，外科医生也可以常规掌握如何安全完成手术的技术。然而，任何时候当外科医生认为胸腔镜手术尚不够安全或可行时，应转换为开胸手术。选择转换并不构成所谓的程序性"失败"或并发症，因为在任何情况下，患者的安全及手术完成都较切口的大小更重要。在不能确定的情况下，可以通过胸腔镜来确定是否采用微创方法。

胸腔镜切除是通过在一侧胸壁的 1～4 个小切口，将其中一个切口扩大到大约 3cm 作为"入路"切口，最终达到切除标本的目的。切口数目和位置并不固定，取决于手术医生的偏好。与机器人辅助手术相同，胸腔镜或胸腔镜辅助下手术有两个主要特点：依靠视频图像来完成手术，不使用任何类似于传统开胸的肋间隙扩张装置。后者可以很大程度上减少疼痛，缩短住院时间和提高患者满意度。

当然，某些计划手术不能通过微创实现。例如术前影像学检查明确的胸膜闭塞的病例、二次手术带来的解剖性切除困难及大多数全肺切除术，尤其是那些破坏性肺切除术。对于这些复杂的病例，开胸手术比微创手术更安全。开胸手术有助于明确胸膜外剥离平面，如有必要，可以更容易地控制心包内的血管。

进入胸部后，切除方式没有特殊改变。肺必须被充分松解，脱离粘连。所涉及的肺静脉和动脉分支应该被单独结扎，通常使用吻合器结扎血管。虽然也可以使用手工缝合，但通常使用吻合器将肺段支气管、肺叶支气管或主支气管分离出来。最重要的是注意止血。不管是开胸手术还是胸腔镜手术，按照常规流程关胸后都要放置胸腔引流管。

将切除的样本送去培养非常重要，最好送到有分枝杆菌培养技术和检测经验的实验室。在美国国立犹太医院，所有的标本都是常规的"双重培养"，即将样本送到两个不同的实验室。有一句有用的箴言："培养一切"。而许多胸外科医生未能做到这一点，因为他们很少处理传染性肺病。

肌肉转位术的适应证包括支撑支气管残端，并填补可能的切除后的潜在空间，以减少漏气和术后感染问题。在前一种情况下，笔者更喜欢使用肋间肌；而对于后者，则更倾向于使用背阔肌。在这两种情况下，可以通过胸腔镜或开放的途径调动和移位肌肉。使用前锯肌可能会导致肩胛骨的翼状隆起，在瘦弱的、经常营养不良的人群中这种后果是很难忍受的。

如果患者表现为胸膜腔内有明显的污染物，或在手术时有明显的污染，则手术医生必须重视有持续胸膜感染的可能性。如果进行了肺叶切除或更小的手术，残留的胸膜腔通常可以通过自体肺组织移位来填充，同时可以结合胸廓成形术或如前所述的短暂膈神经麻痹。在全肺切除术中，开胸造口术（荷叶瓣）是最有效的方法，可使术后残余胸腔充盈(图85–5)。使用Clagett方法的话，通常在几周到几个月内就准备好可以关闭胸腔。

塌陷疗法

虽然在北美没有常规应用，但在俄罗斯联邦和东欧部分地区，塌陷疗法（胸廓成形术）仍然很流行。通常，有限的肺储备、弥漫性疾病或对支气管内结核的担忧限制了手术医生对施行成功肺切除术的能力。Krasnov 等 [29] 报道了一种微创胸廓成形术治疗空洞型耐药结核病良好效果。这项技术是通过一个有限的，同侧的上椎旁切口，结合支气管内阀来增加塌陷 [31]。此方法可能会造成轻微的胸壁畸形。

（三）手术后护理

一般来说，这类患者的护理是按照常规进行的，特别是在胸腔镜肺切除术后。考虑到典型的胸膜融合程度，加上可能会使用的胸膜外剥离平面，手术后余肺将很快附着在胸腔上。因此，在术后早期保持全肺扩张是至关重要的，以减少肺的"束缚"。当这种情况发生时，可能需要二次手术。泄气在术后是比较常见的，特别是当存在明显的胸膜粘连时，通常采用继续观察的期待疗法。如果术后发现明显的胸顶空间，不管术中采取了什么措施，通过有限的腋下切口进行带或不带肌成形术的胸顶胸廓成形术是可行的。在整个围术期，术前维持抗生素的使用是很重要的。培养结果确定后可能会考虑修改抗生素方案。

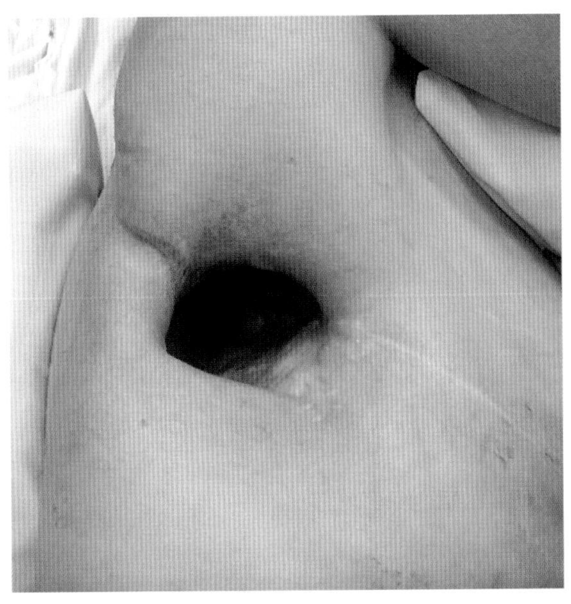

▲ 图 85–5 成熟的开胸造口术（艾洛舍皮瓣）

这位患者在青少年时期接受了开胸肺大疱切除术和胸膜融合术，但40年后又因与肺部NTM感染有关的右侧毁损肺和严重的胸膜病变而重新入院。此次施行了全肺切除和开胸造口术。一年后她成功地关闭了胸腔

（四）结果

表 85–4 总结了多个大样本病例文献的有关多重耐药结核病切除手术的结果 [11, 13–21]。一般来说，尽管这些手术很复杂，但它们的发病率和死亡率都很低。报告的一些差异可能是由于不同的患者群体、术式和卫生保健系统造成的。有几个系列有相当数量的广泛耐药结核患者，这通常会降低"治愈率"。尽管如此，在这 10 项研究中，有 8 项取得了超过 80% 的良好结果，似乎明显优于单纯的药物治疗。最近的两项 Meta 分析 [22, 24] 和一项系统评价 [23] 强调了多重耐药结核病患者在采用手术治疗时能取得更好的疗效。当然，从患者的选择开始，在所有这些研究中都能识别到一些偏倚。使用更好的研究设计可以减小一些偏倚；手术的效用似乎不太可能以随机的方式进行测量。

已经发表了 NTM 患者的类似结果，至少在发病率和死亡率方面（表 85–5）。很明显，由于更好的患者选择、手术技术的进步、术后护理和大环内酯的使用，结果有所改善。尽管从个别回顾性病例系列中得到了令人鼓舞的结果，但专门评价 NTM 患者手术的长期影响的文献资料非常少。Jarand 等 [39] 在脓肿分枝杆菌感染患者在手术切除的基础上取得了较好的治疗效果。在此报告中，107 名患者在 7 年的时间内接受了手术治疗，与单纯的药物治疗相比，接受手术治疗的患者在

表 85-4　耐多药 / 广泛耐药结核手术病例系列

	病例数	XDR-TB（%）	发病率（%）	死亡率（%）	治愈率（%）（痰阴性）
Pomerantz 等，2001 [17]	172	0	12	3.3	＞ 90
Kir 等，2006 [15]	79	0	39	2.5	95
Somocurcio 等，2007 [21]	121	0	23	5	63
Alexander 和 Biccard，2016 [11]	49	27	10	0	98
Shiraishi 等，2009 [18]	56	0	16	0	95
Kang 等，2010 [13]	72	36	15	1.4	90
Yaldiz 等，2011 [20]	13	0	23	7.6	92
Man 等，2012 [16]	45	0	13	0	83
Kim 等，2006 [14]	79	23	23	1.2	72
Vashakidze 等，2013 [19]	75	32	9	0	82

MDR-TB. 耐多药结核病；XDR-TB. 广泛耐药结核病

引自 Alexander GR, Biccard B. A retrospective review comparing treatment outcomes of adjuvant lung resection for drug-resistant tuberculosis in patients with and without human immunodeficiency virus co-infection. Eur J Cardiothorac Surg 2016; 49(3): 823–828; Kang MW, Kim HK, Choi YS, et al. Surgical treatment for multidrug-resistant and extensive drug-resistant tuberculosis. Ann Thorac Surg 2010; 89(5):1597–1602; and Somocurcio JG, Sotomayor A, Shin S, et al. Surgery for patients with drug-resistant tuberculosis: report of 121 cases receiving community-based treatment in Lima, Peru. Thorax 2007; 62(5):416–421.

表 85-5　NTM 肺疾病手术病例系列

	病例数	XDR-TB（%）	发病率（%）	死亡率（%）	治愈率（%）（痰阴性）
Nelson 等, 1998 [35]	28	32	7.1	3.6	88
Watanabe 等, 2006 [37]	22	NR	0	NR	95
Mitchell 等, 2008 [34]	265	23	2.6	4.2	NR
Yu 等, 2011 [38]	172	7	0	0	98
Shiraishi 等, 2013 [36]	65	12	0	0	100
Kang 等, 2015 [32]	70	21	1.4	7.1	81
Koh 等, 2008 [33]	23	35	8.7	8.7	91

NTM. 非结核分枝杆菌；BPF. 支气管胸膜瘘；NR. 未见报道

引自 Mitchell JD, Bishop A, Cafaro A, et al. Anatomic lung resection for nontuberculous mycobacterial disease. Ann Thorac Surg 2008; 85(6):1887–1892; discussion 1892–1893; Nelson KG, Griffith DE, Brown BA, et al. Results of operation in Mycobacterium avium-intracellulare lung disease. Ann Thorac Surg 1998; 66(2): 325–330; Shiraishi Y, Katsuragi N, Kita H, et al. Adjuvant surgical treatment of nontuberculous mycobacterial lung disease. Ann Thorac Surg 2013; 96(1):287–291; Watanabe M, Hasegawa N, Ishizaka A, et al. Early pulmonary resection for Mycobacterium avium complex lung disease treated with macrolides and quinolones. Ann Thorac Surg 2006; 81(6):2026–2030; Yu JA, Pomerantz M, Bishop A, et al. Lady Windermere revisited: treatment with thoracoscopic lobectomy/segmentectomy for right middle lobe and lingular bronchiectasis associated with non-tuberculous mycobacterial disease. Eur J Cardiothorac Surg 2011; 40(3):671–675; Jarand J, Levin A, Zhang L, et al. Clinical and microbiologic outcomes in patients receiving treatment for Mycobacterium abscessus pulmonary disease. Clin Infect Dis 2011; 52(5):565–571; and Shiraishi Y, Katsuragi N, Kita H, et al. Different morbidity after pneumonectomy: multidrug-resistant tuberculosis versus non-tuberculous mycobacterial infection. Interact Cardiovasc Thorac Surg 2010; 11(4):429–432.

1年内的培养转化率和培养阴性率显著增加（57% vs. 28%；P=0.02）。目前还需要进一步的研究。

有趣的是，在NTM切除术后，尤其是右肺切除术后，BPF的发生率高达40%[34, 40]。Shiraishi等[40]报道，与多重耐药结核病相比，NTM全肺切除术后BPF发生率增加了10倍。对于这种差异，可能可以使用许多因素来解释，例如目前未受控制的感染程度和多重耐药结核病中左侧受累的倾向；到目前为止，还未找到解决办法。

三、分枝杆菌感染并发症的外科手术

（一）咯血

咯血可在结核或NTM感染期间或之后发生，主要有两种形式：大量咯血（＞600ml/24h）和不同程度的复发性咯血。前者可继发窒息而危及生命；后者虽然不会立即造成威胁，但可以作为“前哨”流血，预示随后的悲剧。对于有咯血和分枝杆菌病史的患者，应尽一切努力诊断复发性疾病。若发现活动性疾病，应在考虑手术切除前予以处理。不幸的是，这在大规模出血的情况下是不可能的。

在咯血症状明显的患者，控制出血是重要的；至关重要的是对气道的控制。患者通常可以通过症状来定位出血的一侧，或者影像可以提供线索来确定病变的原因。应该去观察空洞的出现、实质的明显损伤或肺泡血的指示性“变红”。支气管镜检查仍然是鉴别出血部位的金标准。少量咯血时可以通过柔性支气管镜来实现鉴别出血部位，而在有明显出血的情况下首选硬质支气管镜。一旦发现了有问题的一侧，患者就应偏向患侧躺下，这样可以通过血液的聚集来维持气道的通畅。虽然可以通过使用支气管阻塞器来达到对气道的有效控制，但最终通过双腔管来隔离出血侧来实现气道的控制。

出血的停止通常是自发的，并经常在医疗护理之前就停止出血。如果不进行治疗，再出血的风险接近80%[41]。虽然可以通过手术切除来控制大咯血，但目前对急性出血的控制最好方法是支气管动脉栓塞。据报道，该手术的成功率高达80%至90%，而且手术本身安全，并发症极少[42–45]。不幸的是，栓塞后再出血的风险很高；一项研究指出，1年内再次出血的概率接近50%[42]。即使治疗失败的原因是有争议的，依然包括不完全栓塞、毁损肺或空洞性病变、真菌球以及伴随的肝脏疾病[46]。考虑到安全性、进一步的检查和治疗以及安全的外科干预，支气管动脉栓塞应作为一种临时性措施。

（二）支气管狭窄

结核后支气管狭窄是一种罕见但已被广泛认识的支气管内结核后遗症。累及部位的纤维化和收缩将使气道管腔产生狭窄。这种反应可能是由于气道壁本身的累及，也可能是继发于邻近的节段炎症过程。如果确诊，必须首先通过活检排除活动性支气管内结核。治疗方法包括手术切除和支架植入术；后者通常用于弥漫性疾病。在考虑手术切除时，应仔细检查狭窄远端肺实质的位置和状态。肺叶和肺段的局灶性狭窄最好的治疗方法是肺叶切除/肺段切除，而不是气道重建。此外，如果狭窄或原发感染灶使肺功能不良，支气管扩张的致远端狭窄，简单切除狭窄和实质可能是最好的选择。如果病变是局灶性的，并且涉及中央气道，则可以使用标准流程切除并立即重建气道。

四、总结

结核分枝杆菌感染仍然是一个巨大的全球公共卫生问题。耐药菌株的出现限制了标准化疗方案的有效性，所以现在开始重新审视手术在治疗本病中的作用。虽然缺乏随机试验的直接比较，但靶向抗生素治疗和辅助手术治疗的现代疗效似乎优于单纯药物治疗。在美国和其他发达国家，越来越多的人认识到由肺部NTM感染引起的疾病，可与结核病相比。宿主易感性的机制和更好的治疗流程，包括辅助手术的使用，仍在探索中。胸外科医生应熟悉疾病的过程和治疗这些患者的方法，并认识到外科治疗感染性肺部疾病与恶性肿瘤的区别。

第 86 章 肺真菌和放线菌感染

Thoracic Mycotic and Actinomycotic Infections of the Lung

Patrick Kohtz　Michael J. Weyant　著

张　鹏　陈　岩　章　靖　樊鹏宇　赖德恬　严以律　易呈祥　译

在临床实践中，胸外科医师经常会遇到真菌感染的患者；然而，真菌感染的情况相当多样化。真菌病原体分为两类：机会性真菌和地方性真菌。机会性的真菌感染在这两类真菌中更为常见。由于宿主免疫防御的受损，机会性的真菌是致命的。免疫缺陷的宿主更容易被以下机会性真菌感染：曲霉菌、隐球菌、毛霉菌或肺孢子菌。地方性真菌可以给造成正常宿主疾病，其往往存在于一个国家的某个特定的区域。这对于俄亥俄和密西西比河河谷地区的外科医师来说是一个重要的临床问题，在这些地方组织胞浆菌病在中西部流行，芽生菌病在美国南部和东南部流行，球孢子菌病在美国西南部的索诺兰沙漠地区流行。另一种在美国不太常见的真菌病原体是副球孢子菌病，原生于中南美洲，即巴西、阿根廷、哥伦比亚和委内瑞拉。外科医生在真菌感染的管理中的角色是协助诊断，更重要的是，将这些真菌感染与肿瘤区分开来。不幸的是，严重的侵袭性真菌感染的发生率随着免疫缺陷的患者数目增加也在增加。这部分患者包括极高龄患者、糖尿病患者、因各种疾病而接受糖皮质激素治疗的患者、接受器官移植的患者、接受化疗的肿瘤患者和获得性免疫缺陷的患者。这些区域的上述患者不仅仅处于感染上述真菌感染的高度风险，还是其他真菌病原体的宿主。

地方性酵母菌感染是典型的轻微感染，往往在处于 2 对目时发生。在自然中酵母菌处于菌丝状态而在组织中处于孢子或者孢囊状态。这些孢子被宿主吸入后在宿主的肺实质中出芽。肺的累及可以是原发的感染灶也可以是全身弥漫性感染的一部分。一个起源于其他系统并累及肺的例子是孢子丝菌感染，它可以经皮肤进入体内并造成肺和系统性感染的症状。典型的表现、累及的部位和建议的治疗都强烈地依赖于真菌的特定类型。因此，胸外科医师可以起到诊断还是治疗的作用，取决于真菌感染是系统性的真菌感染伴有多个肺结节还是单个结节或者空洞病灶。这一章我们将讨论诊断和治疗怀疑真菌感染的患者基于真菌病原菌和它对某些宿主和流行区域的倾向性。

一、抗真菌药物

抗真菌药，与抗生素一样，是一个为提供更有效的抗真菌成分而在不断进化的领域。在此，我们简要地总结和讨论了当前在临床使用的抗真菌制剂的主要类别，可获取的药物，作用机制和给药方式（表 86-1）。

两性霉素 B 是第一个抗真菌药物，发展自放线菌属的结节链霉素。两性霉素 B 是多烯类药物。它通过结合麦角固醇（真菌细胞膜的一种成分）造成细胞破裂。两性霉素 B 难以被胃肠道吸收，只能通过静脉有效给药。两性霉素 B 的使用

表 86–1　当前可获取的抗真菌治疗药物

类　别	作用机制	可获取的药物	给药方式
多烯类	结合细胞膜的麦角固醇	两性霉素 B	静脉（标准）或脂质配方
一代三唑类	通过抑制细胞色素 P_{450} 阻断细胞膜的合成	氟康唑 伊曲康 酮康唑	口服和静脉给药 口服和静脉给药 只能口服
二代三唑类	通过抑制细胞色素 P_{450} 阻断细胞膜的合成	伏立康唑 泊沙康唑 雷夫康唑[a]	口服和静脉给药 只能口服 口服和静脉给药
棘白菌素类	抑制细胞壁中的（1,3）–β–D– 葡聚糖合成酶	米卡芬净 卡泊芬净 阿尼芬净	只能静脉给药 只能静脉给药 只能静脉给药

a. 当前仅供研究使用

受到它毒性的限制，包括低血压，休克和寒战。它的大量给药受到肾毒性的限制，这是限制给药的最常见的原因。两性霉素 B 也可以通过液体制剂给药，这样可以显著减少它的肾毒性，但是价格更加昂贵。

第一代的三唑类包括氟康唑和伊曲康唑，它们是在 20 世纪 90 年代被开发出来的，它们的作用机制是抑制细胞色素 P_{450} 酶。这会使得真菌细胞膜中的羊毛甾醇转化为麦角固醇，从而造成真菌的抑制。第一代的三唑类口服和静脉制剂都能够被耐受。第一代的三唑类药物仍然是不太严重的真菌感染的一线用药，但是由于广泛的使用和耐药性的出现，限制了一代三唑类药物的使用。第二代的三唑类药物，伏立康唑、泊沙康唑和试验药雷夫康唑似乎有着显著的广谱抗真菌活性。这导致了它们在一线和二线中增加的角色（Espinel-Ingroff 2001）[1, 2]。它们主要的毒性是轻微的肝功能紊乱。它们作为细胞色素 P_{450} 酶的抑制剂会与其他药物相互作用，如华法林、环孢霉素、苯妥英钠和利福平，这可以造成严重的肝毒性或者这些药物超过有效治疗范围。

棘白菌素类药物是具有双亲和性的脂肽类物质在某些真菌发酵中形成。棘白菌素类药物抑制（1, 3）–β–D– 葡聚糖合成酶，后者可以产生真菌细胞壁的一种重要成分，造成细胞溶解（*Candida*，念珠菌）和真菌的抑制（*Aspergillus*，曲霉菌）[3]。该靶点在隐球菌细胞壁和人细胞中是不存在的。该靶点在人体中的缺乏限制了棘白菌素类药物毒性，最常见的不良反应包括发热，头痛和可逆性肝酶升高。

二、在正常宿主中通常由真菌引起的感染

（一）组织胞浆菌病（Histoplasmosis）

荚膜组织胞浆菌（Histoplasma capsulatum）在全球都存在但最常见于北美和中美洲。在美国，该微生物流行于俄亥俄和密西西比河河谷地区（图 86–1）。它存在土壤中且在有大量鸟或者蝙蝠粪便的地区生长最好。由美国公共卫生署进行的大规模的研究证实超过 80% 的俄亥俄和密西西比河河谷地区周围的年轻人对组织胞浆菌病有阳性的皮肤反应。这是一种空气传播的孢子菌，相比其他真菌更易造成肺部感染。总体来说，少于 5% 的感染荚膜组织胞浆菌的患者会出现症状，所以大部分暴露人群没有症状且不知道对该真菌暴露。在暴露于该真菌之后数周内，一般的症状，如发热、发冷、头痛、胸痛和咳嗽并不会出现。组织胞浆菌病往往在发现肺部的钙化灶或者纵隔淋巴结的时候才会被诊断。这些后来的发现可以提高对恶性疾病的关注，这样的一些患者引起胸外科

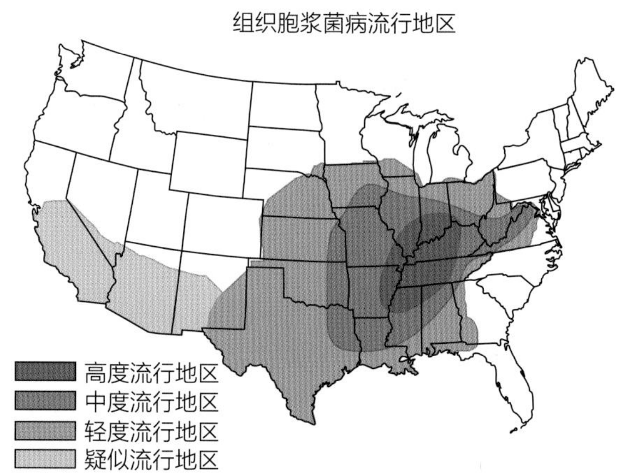

▲ 图 86-1　美国组织胞浆菌病的流行区域地图
改编自 Centers for Disease Control website

医生的注意。一个由组织胞浆菌病引起的实性结节往往有着经典的外观。最初，病灶有小的坏死中心。若干年后，周围的胶原层在炎症刺激下形成。通过计算机断层扫描（CT）显示出这些结节中央和外周的层状钙化。使用正电子发射计算机断层扫描（PET）来扫描这些结节不会出现高代谢。这些经典的放射学的发现的组合足够来判断这些病灶的良性性质。非钙化的病灶需要通过活检或者手术切除来排除恶性可能。

组织胞浆菌病的临床表现可以被分为几种综合征：急性肺组织胞浆菌病、慢性空洞型肺组织胞浆菌病、纵隔肉芽肿、纵隔纤维化和播散性组织胞浆菌病。每个综合征有不同的临床表现，病程和治疗。

在暴露于荚膜组织胞浆菌之后出现的急性肺组织胞浆菌病通常是一个自限性疾病。症状与社区获得性肺炎相似，有发热，精神萎靡，无力，轻微的呼吸困难，干咳和胸部不适。免疫正常的患者经过一个自限性的病程，症状很快缓解。然而，疲惫感可能会迁延几个月。胸部 X 线显示涉及 1～2 个肺叶的局部肺炎，通常伴有扩大的肺门和纵隔淋巴结（图 86-2）。大约 5% 的患者，通常是年轻女性，会有关节和膝盖的症状，包括结节性红斑和多形红斑。急性感染的病人通常会自述关节和肌肉疼痛，少数患者会出现累及多个关节的对称性的关节炎。关节症状会在肺部症状恢复后仍持续几周。

急性的组织胞浆菌病在两个不同的条件下会出现更严重的临床表现。当患者从一个被污染的蝙蝠洞中吸入大量灰尘的时候，临床的症状就变得严重了。症状发生得非常快，包括发热寒战、咳嗽和胸痛。影像学表现为双肺弥散性的结节样的浸润。在数天之内可以进展成为急性呼吸窘迫综合征。免疫缺陷的患者可以出现相同的临床病程，虽然疾病的开始和进展没有那么快。抗真菌药物是这些严重的临床情境的治疗选择。

散在于肺内的钙化结节和钙化的纵隔淋巴结是吸入性组织胞浆菌病的特征（图 86-3）。钙化的淋巴结可以随着时间侵入临近的支气管。这会导致炎症、阻塞，偶尔会有支气管结石和阻塞性肺炎，这可以通过支气管镜移除这些阻塞的支气管结石来进行治疗。同样的，可以引起咳嗽，少量钙化的、沙砾样的结石也可能发生。

慢性空洞性组织胞浆菌病的流行病学的特点比较奇特，它的形成通常与老年人先前患有的肺部疾病息息相关，尤其是肺气肿[4]。当真菌感染靠近肺大疱时，空腔往往发生在肺的顶端。感染的大疱壁变厚，会导致坏死并最终形成空洞化。随着病情的进展，可伴有空腔增大以及其他并发症，包括支气管结石症、支气管胸膜瘘或气胸。临床上这些患者会有发热、咳嗽、胸部疼痛、呼吸困难、轻度咯血、食欲不振和体重减轻等不适，当病情恶化时，可以反映出患者潜在的肺气肿症状。鉴别诊断包括结核病，非典型分枝杆菌感染和空洞性肺癌（图 86-4）。如果不予以治疗，慢性空洞性组织胞浆菌病导致受损的肺脏发生进行性呼吸功能不全，并引起患者死亡[5]。假如这些空洞壁较厚病变对抗真菌药物治疗无效，可行手术治疗。

纵隔淋巴结的累及与组织胞浆菌病显著相关。随着急性感染的恢复，大多数患者肿大的纵隔淋巴结最终会缩小并钙化。少于 10% 的患者感染组织胞浆菌病后，发生大量炎症反应的

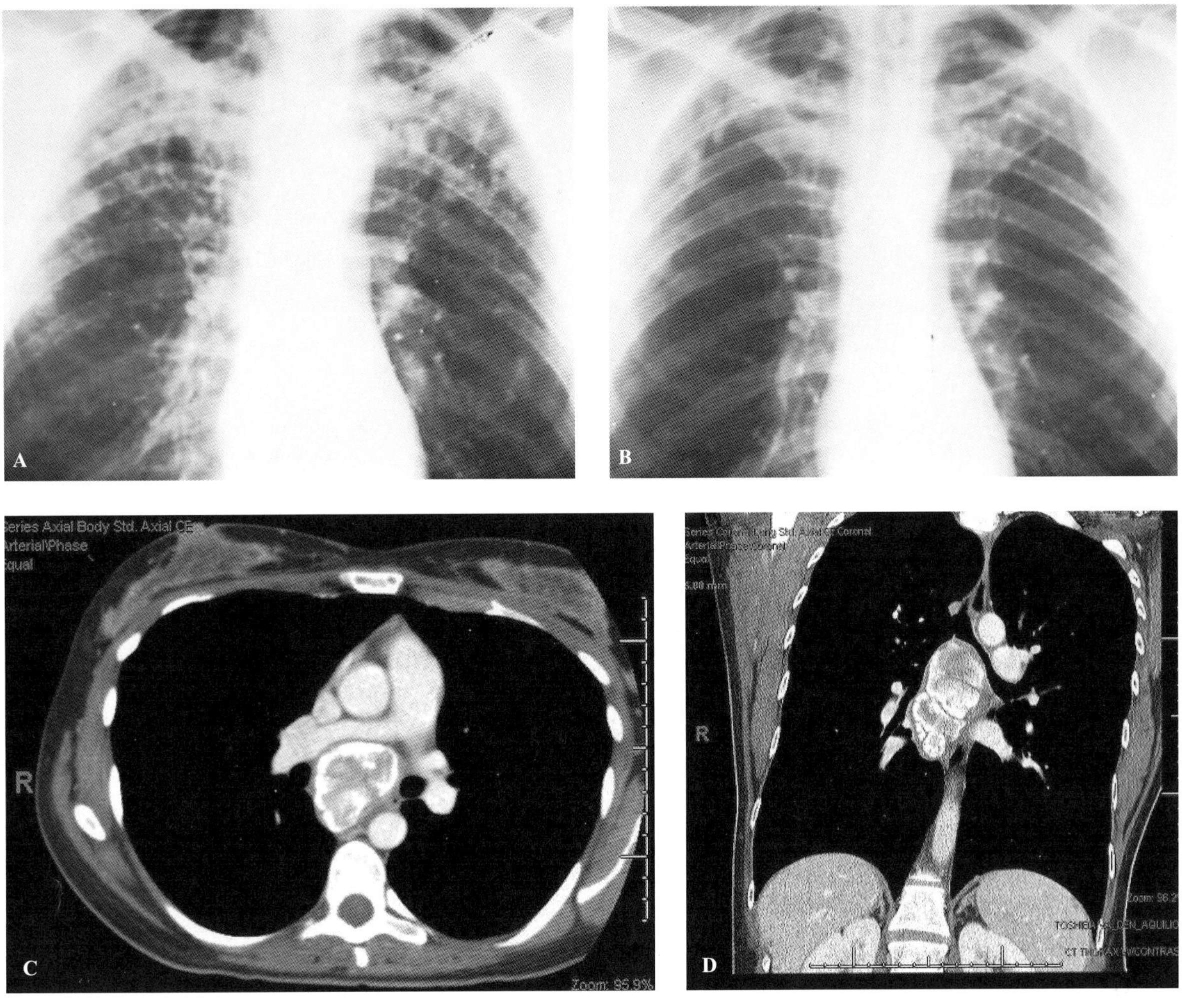

▲ 图 86-2　急性组织胞浆菌病

A. 无症状的 48 岁男性患者胸部 X 线片显示双侧浸润。痰培养证实荚膜组织胞浆菌阳性；B. 同一个患者未经治疗，两年后显示有极少残留的结节；C. 一个有显著的呼吸窘迫和纵隔淋巴结肿大的患者的水平面胸部 CT；D. 同一个患者的冠状面 CT。手术移除的淋巴结证实了急性组织胞浆菌病

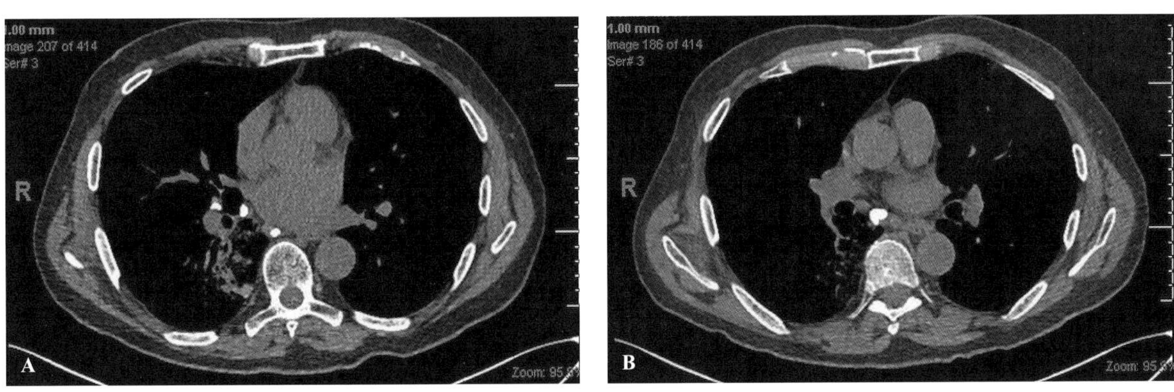

▲ 图 86-3　一个曾经患过组织胞浆菌病的成年患者的 CT 显示残留的钙化的淋巴结

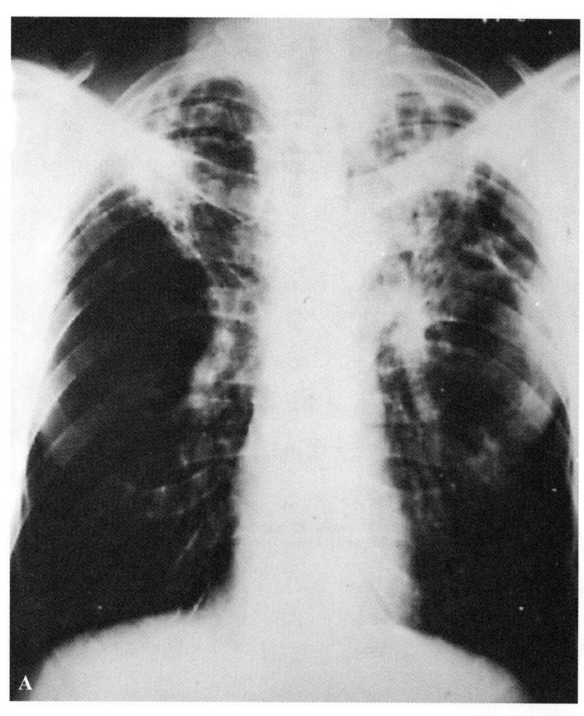

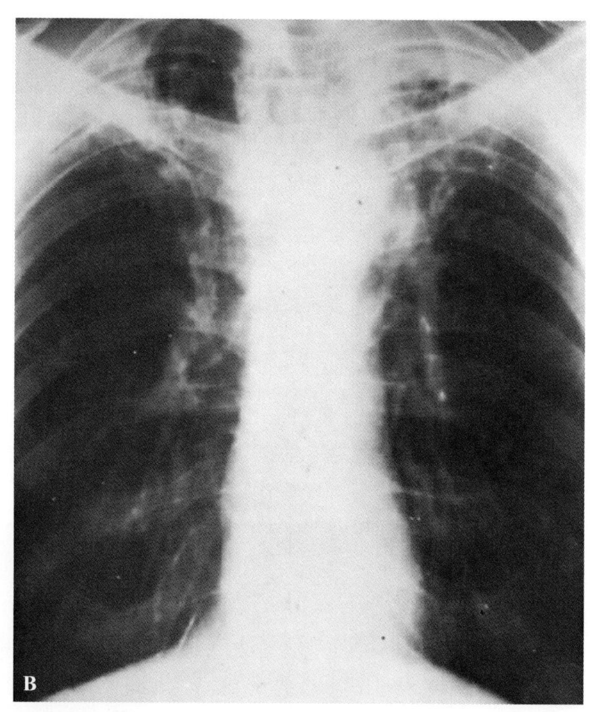

▲ **图 86-4　一例荚膜组织胞浆菌痰培养阳性的慢性空洞型组织胞浆菌病**

A. 空洞病变的胸部 X 线片；B. 两性霉素 B 治疗 3 月后，同一个患者的胸部 X 线片

纵隔淋巴结会出现干酪样坏死。有些患者可能没有症状，有些患者可能因为炎症反应淋巴结造成气道阻塞、血管阻塞、食管阻塞或在淋巴结和纵隔结构之间形成瘘管，这些症状也可能在原发感染消失多年后才出现。通常不经治疗，这些肿大的淋巴结也会消退，但症状和体征可能会持续数年[6]。在少数情况下，当阻塞性症状变得严重时，往往需要手术切除淋巴结[7]。

纵隔累及的另一种形式是纤维化性纵隔炎，其高峰发病年龄在 20—40 岁。因为对荚膜梭菌抗原的过度反应形成的纤维化是其发病原因。致密的纤维化反应不仅包裹纵隔淋巴结，也包裹周围具有成熟胶原蛋白的结构。当前研究表明纵隔肉芽肿和纤维化性纵隔炎是两个独立的病理过程[8]。纤维化过程一般进展缓慢，并且不会消退。另外，纤维化组织可压迫主要的纵隔内血管，主要包括的肺动脉、肺静脉、上腔静脉，甚至右心房；也会压迫其他常见的结构，如食管和左、右主支气管。此外，纤维化组织很难进行分离，并且抗真菌治疗或使用皮质类固醇药物也不能获益。如果仅累及单侧纵隔，也可以考虑肺切除术进行治疗。但是侧支血供以及紧密的粘连会导致较高的手术死亡率。如果累及双侧纵隔结构，则致死率非常高。一般而言，纤维化性纵隔炎并发症的手术指征包括中叶综合征和上腔静脉综合征。而支气管内和血管介入（即扩张和支架置入）治疗可以实现症状的短暂缓解。

播散性组织胞浆菌病是最严重感染的表现，即使大多数患者会出现无症状的血源性播散。播散性组织胞浆菌病可能会出现不明显的全身症状，包括中枢神经系统受累、心内膜炎、皮肤和黏膜病变。通常，在免疫系统正常的患者体内，荚膜梭菌抗原可被识别，激活的巨噬细胞可以吞噬荚膜梭菌，但根除不彻底时会导致人体器官中持续存在少量的病原微生物。人体细胞免疫缺陷可导致继发性免疫抑制，潜伏在机体内的少量病原微生物可再次复活并产生症状。免疫抑制以及后续组织胞浆菌病再复活的危险因素一般包括年轻患者、艾滋病患者、移植患者、血液系统恶性肿瘤和先天性 T 细胞缺陷患者。相比于其他真菌病，组织胞浆菌病更容易播散至肾上腺。当组织胞浆菌病播散导致双侧肾上腺出现病理性血管闭塞和坏死时，可出现艾迪生病。

组织或体液培养通常可以诊断组织胞浆菌病。活检组织的特征为2～4μm椭圆形，窄基的出芽酵母（图86-5）。另外，临床标准可将其与念珠菌和利什曼原虫区分开来，即使它们在显微镜下看起来有点相似。尿液抗原检查也可以检测到该病原微生物，但前提是该患者感染较重。此外，皮肤检测也可用于检测组织胞浆菌，但是由于它与其他真菌拥有广泛的交叉反应性，从而导致这种检测方法的有效性较低。

组织胞浆菌病的治疗取决于临床症状（表86-2）。急性组织胞浆菌病一般不需要治疗，大多数患者在4～6周内康复。如果患者在4周后仍有症状，可口服伊曲康唑6～12周（每日3次，每次200mg，连续服用3d，然后每日1次或2次）[9, 10]。严重的急性肺组织胞浆菌病应使用两性霉素B治疗1～2周，然后服用伊曲康唑治疗12周。（每日3次，每次200mg，连续服用3d，然后每日1次或2次）。在抗真菌治疗的第1～2周，如果出现呼吸系统症状（即低氧血症），可添加皮质类固醇（每日0.5～1.0mg/kg甲泼尼龙）。在治疗两周后，可以检测伊曲康唑的血清浓度，以确保足够的血药浓度。慢性空洞型组织胞浆菌病应予以伊曲康唑进行治疗（每日3次，每次200mg，连续服用3d，然后每日1次或2次），服用时间不超过12～24个月，防止发展成呼吸衰竭。当治疗结束后，可能存在复发的可能。正常情况下，纵隔肉芽肿不需要治疗，除非有症状。当有症状时，需口服伊曲康唑6～12周（每日3次，每次200mg，连续服用3d，然后每日1次或2次）。当伴有严重的阻塞症状是，需同时使用伊曲康唑（200mg，每日1次或2次）和泼尼松（每日0.5～1.0mg/kg）治疗6～12周，并且撤退泼尼松时，需1～2周逐渐减少剂量[9]。

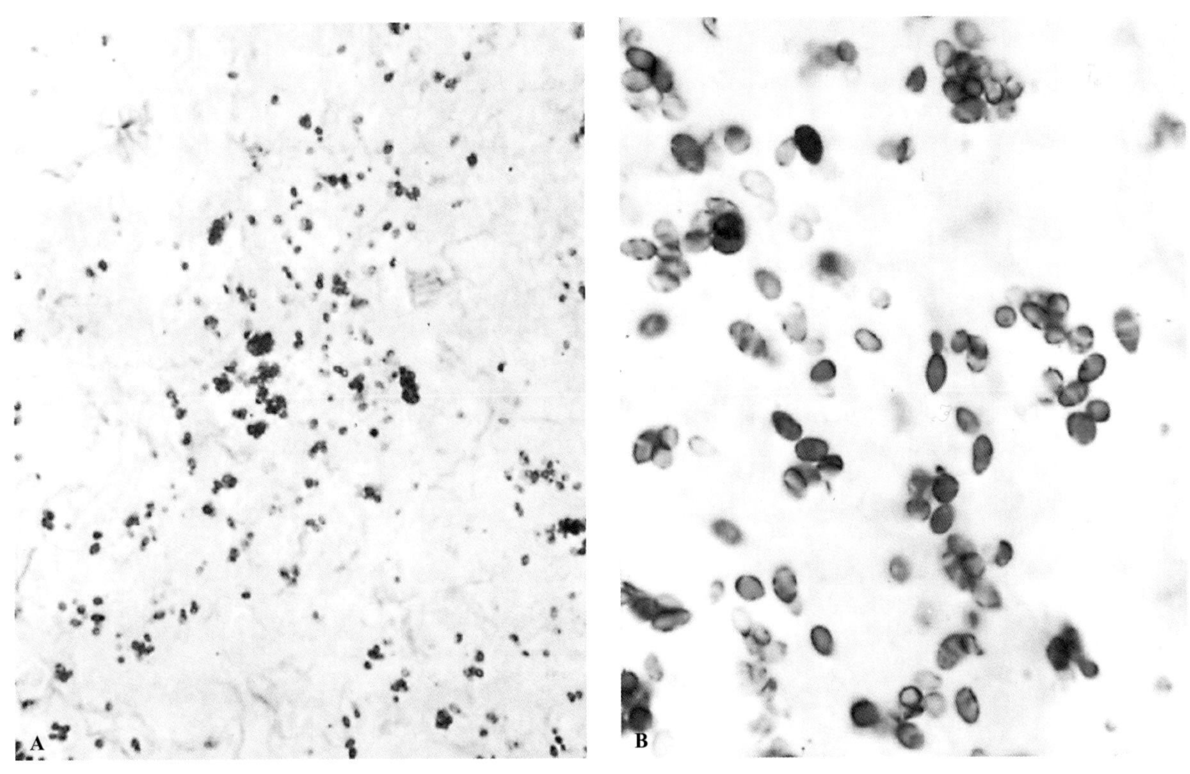

▲ 图86-5　荚膜组织胞浆菌微生物

A. 坏死的肉芽肿区域内的无活力的颗粒（戈莫里染色，原图放大780×）；B. 淋巴结内有活力的酵母菌形态（原图放大1300×）

表 86-2　基于临床症状的组织胞浆菌病的推荐治疗

临床症状	药物治疗		外科治疗
	药物 / 剂量	持续时间	
急性肺组织胞浆菌病	无		无
症状持续 1 个月	伊曲康唑 200mg，tid×3d；然后 200mg，qd 或 bid	6～12 周	无
严重的急性疾病	两性霉素 B，然后使用伊曲康唑 200mg，tid×3d；当有呼吸系统并发症时使用伊曲康唑 200mg，bid± 皮质类固醇治疗	1～2 周，12 周；第 1—2 周抗真菌治疗	无
慢性空洞的组织胞浆菌病	伊曲康唑 200mg，tid×3d，之后伊曲康唑 200mg，qd 或 bid	12～24 个月	无
纵隔肉芽肿	通常不需要治疗；有症状时使用伊曲康唑 200mg tid×3d；之后伊曲康唑 200mg，qd 或 bid	6～12 周	可能需要手术切除
纵隔纤维化	治疗无效，如果不能与纵隔肉芽肿鉴别，使用伊曲康唑 200mg，qd 或 bid	12 周	支气管或血管内扩张和支架植入
播散性组织胞浆菌病	两性霉素 B，然后使用伊曲康唑 200mg，tid×3d；之后伊曲康唑 200mg，bid	1～6 周，3～12 个月	无

如果抗真菌治疗无法改善阻塞症状时，可以尝试外科手术治疗。纵隔纤维化通常药物治疗无效，但如果出现症状时，推荐口服伊曲康唑 12 周（200mg 每日 1 次或 2 次）。另外，支气管内或血管内扩张和支架植入也是一种治疗方法。但对于难治性纵隔纤维化，可以手术切除纤维化的组织，从而缓解气管或支气管的压迫症状。当然，手术有较高的手术死亡率和并发症发生率[11]。播散性组织胞浆菌病应首先用两性霉 B 治疗，脂质制剂毒性小，可以提高生存率，迅速缓解症状[12]。脱氧胆酸盐两性霉素 B 是脂质制剂的一种替代药物，通常适合肾毒性较低风险的患者。通常根据疾病的严重程度和所使用的制剂，使用两性霉素 B 治疗的时间为 1～6 周，之后根据临床情况，需要继续口服伊曲康唑 3～12 个月[9]。

（二）芽生菌病（Blastomycosis）

芽生菌病是由厚壁真菌皮炎芽生菌（Blastomyces dermatitidis）引起的。该真菌存在于土壤中，最常见于与密西西比和俄亥俄河谷接壤的东南部和中南部州，以及沿着圣劳伦斯河分布的纽约和加拿大的一小块地区（图 86-6）。1894 年，Gilchrist 第一次描述了芽生菌病[13]。他发现一种皮肤感染是由一种原生动物引起的，最终分离出致病微生物，并命名为皮炎芽生菌。而现在人们发现皮炎芽生菌主要通过呼吸感染肺脏，皮肤受累仅仅是通过全身播散发生的。

吸入皮炎芽生菌后，可以激活中性粒细胞、单核细胞和肺泡巨噬细胞介导的免疫抵抗机制[14]。鉴于酵母体更易抵抗吞噬作用，巨噬细胞可以吞

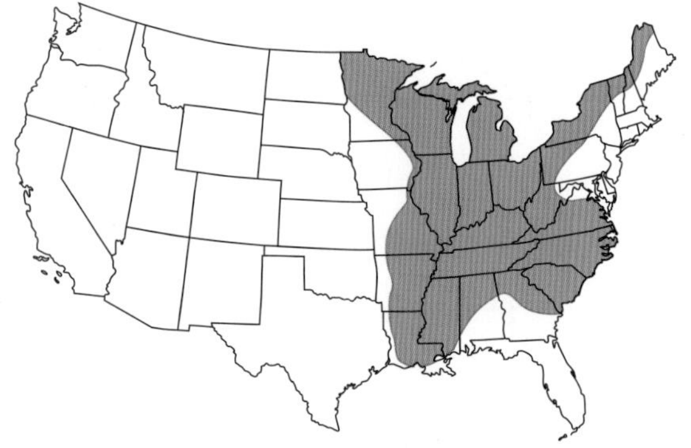

▲ 图 86-6　美国芽生菌病流行区地图

改编自 Centers for Disease Control website

噬真菌的菌丝体（在环境中发现），然后抑制其转化为酵母体（在组织中发现），这可能是机体防御的重要部分[15]。芽生菌不是一种条件致病菌，通常发生在没有免疫缺陷的患者身上。典型的患者常为青中年男性，曾在其中一个流行区域户外工作或娱乐。

最常见的累及部位是肺脏。通常，原发性感染累及双侧下肺叶，并且无特异性临床症状，但患者可能伴有非特异性全身症状，如疲劳、体重减轻、发热和咳嗽。急性感染期，影像学上经常发现下肺叶有肺泡或肿块样浸润。慢性感染期，通常累及上肺叶，导致脓性肉芽肿的形成，初步诊断可能为社区获得性肺炎或肺癌。芽生菌病的其他影像学可表现为粟粒性疾病或网状结节状浸润，也可能表现为空洞性病变。然而，这些影像学表现不像组织胞浆菌病或肺结核那样常见（图 86-7）。当怀疑为肺癌或对抗生素治疗无效的持续性肺炎时，可以通过支气管镜检查获得的支气

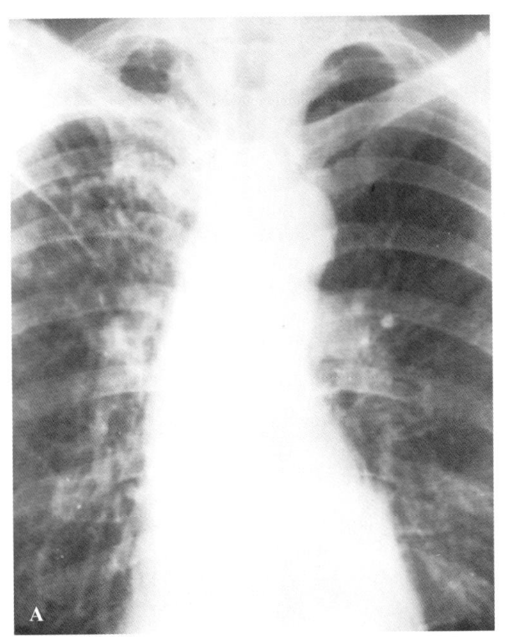

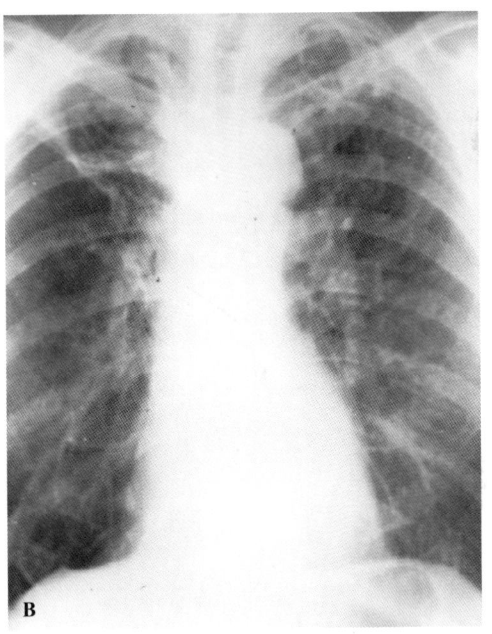

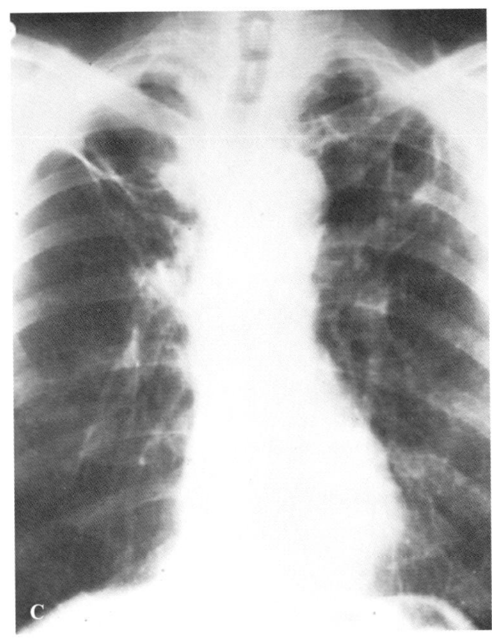

▲ 图 86-7 经确诊的皮肤胚芽胞菌病患者的慢性肺胚芽生菌病演变

A. 胸部 X 线片显示右上肺广泛浸润性病变；B. 胸部 X 线检查显示在未经治疗 4 年后进展为双侧空洞性疾病；C. 治疗后 2 年在胸部 X 线片上可见残留的薄壁腔

管灌洗液或冲洗液来诊断芽生菌病。

其次最常见的累及部位是皮肤。影像学发现肺部疾病可能与皮肤受累同时出现。皮炎病变为隆起或疣状，边界不规则，有时伴有结痂和皮下

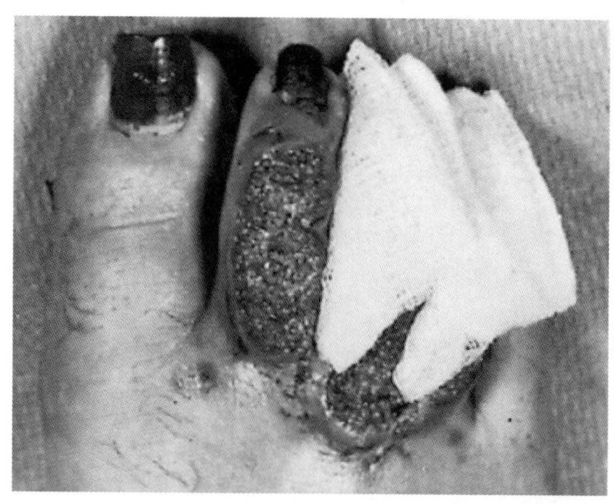

▲ 图 86–8　脚趾背上的芽生菌病皮肤损伤

引自 Takaro T. Thoracic actinomycetic and mycotic infections. In: Goldsmith HS, ed. *Practice of Surgery.* New York: Harper & Row; 1978. © Harry S. Goldsmith 版权所有

脓肿的脓性流出（图 86–8）。如果脓肿自然流出，病灶会溃烂，边缘堆积，基底部有渗出物质。对皮肤病变的诊断试验可以为溃疡活检或抽吸脓肿。几乎所有的器官系统都可能被芽生菌感染，包括中枢神经系统的脑膜炎或硬膜外脓肿、泌尿生殖系统的前列腺炎、骨髓炎或头颈部的喉溃疡。

皮炎芽生菌病的诊断通常需要通过真菌的鉴定来实现。芽生菌显微镜下的特征为大小 8～15μm 的厚细胞壁酵母菌（图 86–9）。在增殖期，该菌形成单一的宽基底的出芽结构，在分离前长到原来有机体的大小。皮炎芽生菌的生长周期为 2～4 周，可用标准的真菌培养方法进行培养。与其他真菌不同，如曲霉菌或念珠菌，皮炎芽生菌不会发生定殖。无论是组织切片或是培养，都能可靠地鉴别病理性感染，而皮肤和血清学检查则作用不大。血清学试验与其他真菌有广泛的交叉反应，同时缺乏更敏感的临床应用技术，如酶免疫吸附试验。芽生菌病的皮肤检查不

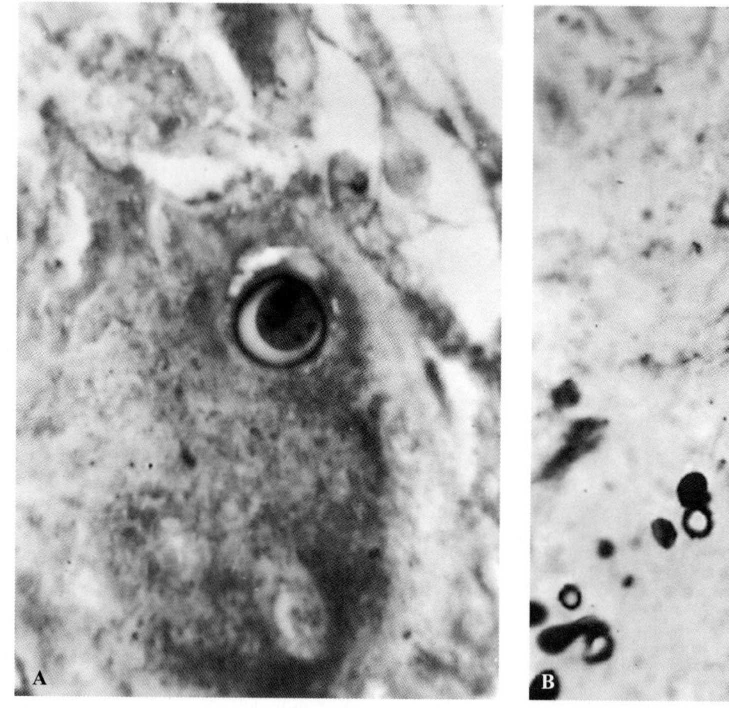

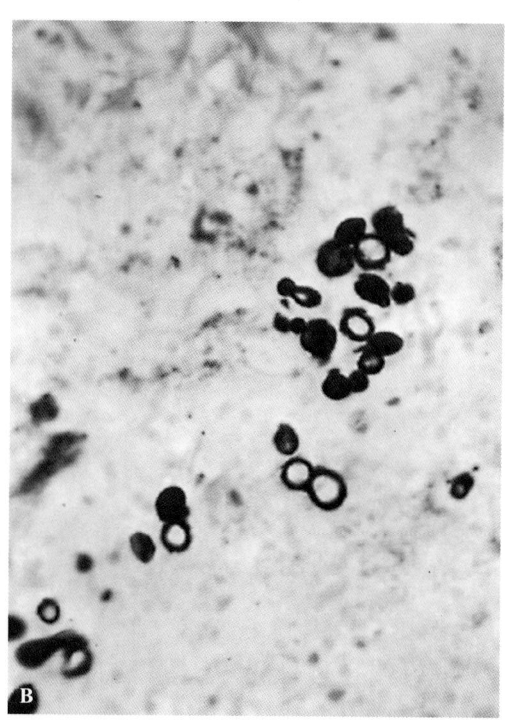

▲ 图 86–9　真皮芽生菌在切除的肺组织内

A. 孤立折叠式细胞壁，厚壁酵母状；B. 多个单芽酵母形态（过碘酸希夫染色，1100×）（引自 Takaro T. Thoracic actinomycetic and mycotic infections. In: Goldsmith HS, ed. *Practice of Surgery*. New York: Harper & Row；1978.© Harry S. Goldsmith 版权所有）

研究表明，在任何时点（T24-T48-T72）发生过PGD-3级患者的长期存活率均显著低于PGD0～2级患者[181]。Whitson等[182]也发现，PGD-3级与肺移植后长期生存呈明显的负相关；PGD-2级患者的长期生存率与PGD0～1级相似。尽管肺功能完全或接近完全恢复，但由于围术期出现严重的原发性功能障碍，导致恢复不完全和恢复时间过长，幸存者在一年后都存在死亡风险[182]。另外，原发性功能障碍是其他肺移植远期并发症的危险因素，包括BOS。在多变量Cox比例风险模型中，Daud等表明，T_0处PGD-3的移植受者发生BOS的风险最高[183]。在同一个小组的后续研究中，Huang等发现，在所有时间点，原发性功能障碍都是BOS发生和随后持续存在的独立危险因素，原发性功能障碍严重性和BOS风险之间存在直接关系（BOSI期发展为PGD-1、PGD-2和PGD-3级的相对风险分别为1.93、2.29和3.31）[184]。然而，在随后的研究中，原发性功能障碍与BOS升高的相关性尚未证实，其间的机理联系也尚未明确[185]。这种联系可能是由受体/TGF-β生物学机制介导的[186]。

应在重症监护病房中，使用积极的心肺支持来管理原发性功能障碍。其中，重要策略包括使用高水平的PEEP、吸入一氧化氮、使用正性肌力药物和强力利尿药。在大多数患者中，原发性功能障碍可在几天的重症监护支持下消退，患者可获得良好的同种异体移植功能[187]。但是，一些有严重的移植物功能障碍和低氧血症（$PaO_2/FiO_2 < 100mmHg$）并对肺血管扩张无反应的患者，无论是否伴有高碳酸血症、酸中毒和右心功能不全，都需要ECMO支持。这种策略可以提高生存率，但是同种异体移植功能仍然可能受损[188]。移植后使用ECMO的主要问题之一，是并发症的高发生率，如出血、血管和神经功能缺损。是否应优先使用v-v ECMO而不是v-a ECMO来减少这些并发症，仍是有争论的问题[189]。如果其他治疗和支持方法均未成功，则可以选择尽早进行再次移植，但与慢性肺同种异体移植功能障碍的晚期再次移植相比，其最终结果要差得多[63, 171, 172]。

（四）感染

1. 细菌感染

细菌性肺炎是肺移植后最常见的感染，是肺移植后早期死亡的最常见原因[19]。如果临床考虑为细菌性感染，就应积极鉴定出病原微生物的种类。如果痰培养物不能检测出微生物的种类，则应通过支气管镜灌洗或保护性的支气管刷样进行反复取样。大多数患者的肺炎在使用常规的静脉内抗生素后可很快痊愈。囊性纤维化患者术后管理需要注意，存在于受者气管和上呼吸道中的假单胞菌容易引起反复的肺部感染。鉴于此，该类患者的免疫抑制方案应该有所减弱而抗感染治疗需要加强。然而，该人群中更成问题的是洋葱伯克霍尔德菌感染，这与术后预后较差有关[190]。更令人担忧的是，与其他伯克霍尔德菌洋葱复合体细菌感染的患者或未感染的患者相比，感染新洋葱肠杆菌的患者的短期和长期生存率均显著降低[191]。因此，目前认为新洋葱肠杆菌感染或定植是CF患者进行肺移植的绝对禁忌证[20]。

除了来自受者上呼吸道的感染之外，从供体过继的细菌感染的概率大于50%[192]。这些感染继发于供肺定植菌，供肺菌血症或（较不常见的）保存液污染。因此，重要的是根据供肺的感染谱来调整抗菌方案。

肺移植术后偶尔会出现肺脓肿，这可能是由于继发于吻合口坏死的支气管吻合口瘘，吸入性肺炎，囊性纤维化患者的鼻窦感染或继发于单肺移植患者自体肺的空洞性感染。这些患者的处理与其他肺脓肿患者一致，包括必要时手术切除感染灶（引流、肺叶切除、全肺切除）。同时使用广谱抗生素，并进行支气管镜检查以确保充分引流。

2. 病毒感染

在肺移植受者中，CMV感染仍然是一个重要的问题。肺是CMV潜伏的重要宿主器官，因此肺移植后 CMV 感染在所有实体器官移植中发生率最高。除感染性表现外，CMV 感染后受者易出现慢性排异反应[193]。鉴于大多数移植中心都普遍采用了通用的 CMV 预防措施，血清阴性供者与血清阴性受者相匹配的策略，已不再那么严格。严重的 CMV 感染，最常发生于供者阴性/受者阳性的移植。因此，除血清阴性供者和血清阴性受者外，所有供者–受者组合均应接受预防性抗病毒治疗（参见"预防病毒感染"一节）。尽管在预防治疗过程中，CMV 感染并不常见，但停止预防性治疗后，尤其是 D–/R+ 组，CMV 感染的发病率会增加。在这些情况下，应重新评估免疫抑制方案，并单独或与 CMV 免疫球蛋白联用缬更昔洛韦或更昔洛韦进行治疗。尽管缬更昔洛韦通常具有良好的生物利用度（60%），但口服制剂的全身性生物利用度，仍然是限制其使用的因素，尤其是患有肠道疾病或吸收不良的患者中，或者依从性差的患者（如囊性纤维化患者）。因此，当需要最佳的药物治疗时，例如在危及生命的 CMV 感染中，建议静脉使用更昔洛韦[143]。重要的是，应根据患者的肾功能调整剂量，并给予足够剂量，因为剂量不足可能会导致缺乏临床功效，并诱导 CMV 耐药，而超治疗剂量又会增加毒性反应[143]。推荐的治疗时长是通过监测每周 CMV 病毒载量，并持续治疗直至一次或连续两次送检结果为 CMV 感染阴性来确定的，最小疗程为 2 周，这可发生耐药和疾病复发的风险降到最低。在 CMV 疾病复发的病例中，可能需要在成功再治疗后进行二级预防。在重度或复发性 CMV 感染、无应答患者、高病毒载量患者和白细胞减少症患者中，应考虑降低免疫抑制的剂量。在无应答患者中（即在长期抗病毒治疗期间 CMV 病毒血症或临床症状无改善），应考虑已出现耐药性。病毒耐药突变的基因型检测通常可以确定对更昔洛韦、膦甲酸钠和西多福韦的耐药/敏感性。然而，目前尚无对照试验数据可确定基于临床风险因素或基因型检测存在疑似或确诊耐药性时选择替代治疗的最佳方案[143]。

肺移植后也可能发生社区获得性呼吸道病毒（community-acquired respiratory viral，CARV）感染，如呼吸道合胞病毒（respiratory syncytial virus，RSV）、副流感病毒、流感病毒、偏肺病毒和腺病毒，但通常不会发生在术后早期[194]。这些感染也与后来的慢性排异反应有关[195, 196]。还观察到有病毒感染与急性排异反应同时发生的情况[197]。目前，一些关于新的有效的治疗方法，以及改善对当前新疫苗应答的研究仍在进行。尚无关于 CARV 感染管理的诊疗指南，治疗包括支持治疗和可能实施的抗病毒治疗（如利巴韦林治疗 RSV、奥司他韦治疗流感）。尽管延长了抗病毒治疗时间，但大多数肺移植受者仍表现出长时间的病毒阳性[198]。这种长时间病毒阳性的临床和流行病学相关性尚待确定[199]。

3. 真菌感染

尽管已报道了许多引起肺部感染的真菌（如毛霉菌病、诺卡菌属、硬皮孢菌属等），但在移植后，引起严重真菌感染的最常见致病菌是烟曲霉。一旦曲霉成为定植菌，就很难清除。曲霉菌感染可以是涉及多个器官的全身性疾病，并且通常是致命的。侵袭性肺曲霉菌病，是肺移植后 1 年死亡的独立危险因素[200]。此外，呼吸道感染（气管支气管曲霉病、侵袭性肺曲霉病）或曲霉菌定植，与肺移植受者慢性移植物失功发生率较高有关[201, 202]。因此，大多数活跃的肺移植中心目前采用抗真菌预防并治疗曲霉菌定植和侵袭性曲霉病，尽管不同中心之间和中心内的药物选择、给药途径和治疗持续时间仍存在显著差异[203]。曲霉菌定植患者术后给予两性霉素 B 雾化吸入，一般可以成功地预防有创性感染[204]。考虑到肺移植受者呼吸道的真菌定植与医院环境的真菌污染之间的关系，在术后早期，可能特别需要两性霉素 B 雾化吸入治疗[205]。此外，伏立康唑治疗也可以显著降低曲霉菌定植的风险，但最近已证实，它与皮肤鳞状细胞癌发生的风险增加有关[206]。因此，其他一些移植中心也会预防性地使用肝毒性较小的伊曲康唑[207]。

一组特别令人担忧的患者群体是那些因肺纤维化或肺气肿而接受单肺移植，同时其保留的自体病肺中发生了曲霉菌病的患者[208]。应积极治疗这些患者，但曲霉菌不太可能彻底从自体肺中清除。如果发生这种情况，可能需要对自体肺行全肺切除[209]。

（五）胸膜并发症

肺移植后的胸膜并发症特别常见，包括术后血胸、乳糜胸、漏气或气胸、反复积液、脓胸、肺不涨和慢性胸膜并发症[165]。

在多达15%的肺移植受者发生术后血胸（与活动性出血无关），如果使用CPB，则比例更高。胸膜腔内的血液会影响移植肺的通气，成为感染源，或引起慢性胸膜并发症（如肺不张、纤维胸腔）。可以通过粗胸腔引流管引流胸腔内血液。此外，有报道描述了安全、成功地使用胸腔内滴注溶栓剂的方法清除胸腔积血。如果胸腔粗管引流和使用溶栓剂失败，则可通过电视胸腔镜外科手术（VATS）安全地再次术清除残留的血胸[165]。

肺移植受者发生乳糜胸的发生率＜1%。乳糜胸多发生在淋巴管平滑肌瘤病患者的移植前和移植后，也可能发生在其他受者[210]。如果胸腔引流液呈乳白色，则应考虑乳糜胸。胸腔引流液中存在乳糜微粒，或甘油三酸酯＞110mg/dl可确诊乳糜胸。治疗方法包括禁食和10～14d肠外营养（total parenteral nutrition，TPN），待乳糜渗漏自行愈合。胸导管结扎术（最好通过VATS）能有效解决持续性乳糜胸，但需要接受二次手术。胸导管栓塞可能是治疗乳糜胸的另一种有效方法，可先通过向足淋巴结注射异硫氰酸蓝进行淋巴管造影，然后经右后肝池穿刺置管，并使用氰基丙烯酸酯“胶水”或金属线圈，进行胸导管栓塞[211]。

任何明显或持续的术后漏气，都应怀疑是否存在支气管吻合口瘘，它主要是因为部分吻合口全层裂开所致，应通过纤维支气管镜检查确诊。其他引起肺实质损伤并导致漏气的可能原因包括供肺获取时肺裂伤、感染或排异反应[212]，以及活体肺移植时供肺分离的切缘。由气道裂开或肺实质损伤引起的气胸，通常可以通过通畅引流，促使肺复张或吻合口及肺实质裂伤的良好愈合而得到处理。更为常见的情况是，接受双肺移植的肺气肿或囊性肺纤维化等阻塞性肺疾病患者出现的非典型气胸，患者所接受的供肺比其胸腔小得多。在拔除胸腔引流管后可能出现少量双侧气胸。通常这种气胸无须处理。胸膜腔的气体最终会被吸收，残腔会被液体充填。

胸腔积液很常见，尤其是在肺的体积小于受者胸膜腔时。术后胸腔积液的可能机制包括肺泡毛细血管通透性增加、淋巴引流暂时中断（最终将重建）、急性排斥反应或早期水肿。持续或大量胸腔引流，提示应评估其他相关病理状况，如胸导管损伤或肺静脉狭窄[165]。反复胸腔积液，可能引起压迫性肺不张，这可能损害移植肺功能，或发展为慢性胸膜腔并发症（如肺压缩）。大多数胸腔积液都无须处理，但是，在术后早期过早拔除胸腔引流管后，某些患者可能需要接受多次细管引流或链激酶溶栓治疗。对于复发性或局限性胸腔积液患者，VATS胸膜固定术是一种合适的选择。手术胸膜固定术在一定程度上优于化学胸膜固定术，因为同时使用的类固醇激素会抑制炎症反应，已证实肺移植受者中滑石粉和多西环素胸膜固定术的疗效有所降低[165]。此外，通过胸腔穿刺进行胸膜固定可能引起免疫抑制患者的脓胸[213]。如果出现肺不张，可以通过手术剥除肺表面增厚的纤维组织，若患者不能耐受手术，可考虑放置胸腔－腹腔引流管。

感染性胸腔积液或明显的脓胸，可能是由自体肺切除过程原发性污染、一过性菌血症或真菌血症引起的继发性感染或胸膜腔中液体或残留碎屑所致，这也可能是免疫功能低下的肺移植受者全身感染的来源。积液中性粒细胞增多（＞21%时可确诊为胸腔感染，敏感性为70%，特异性为79%），L-乳酸脱氢酶（lactate dehydrogenase，LDH）升高可出现在以下情况，胸腔积液真菌培养阳性（61%）、革兰阴性菌（25%）或其他更罕见的病原体感染[165]。及时治疗脓胸至关重要，因为脓胸预示着并发症和死亡率的增加[214]。移植后脓胸的管理，包括早期使用抗生素或抗真菌药；同时胸腔穿刺或胸腔引流管引流，排出脓液或碎屑，可根据情况使用纤蛋白溶解剂，甚至实施胸膜剥脱术，这可能与肺移植受者术后死亡率显著增加有关[215]。一些患者甚至可能需要通过部分肋骨切除或创建 Clagett 窗或 Eloesser 皮瓣进行开放引流。

（六）排异反应

由于肺移植匹配比较粗糙（仅 ABO 血型，没有供体 – 受体 HLA 配型），且免疫抑制效果并不令人满意，因此毫无疑问，移植后排异仍然是一个棘手的问题。术后第一年中，25%～33% 的患者发生急性排异反应[19]。然而，很少出现严重的临床问题。相反，导致慢性移植肺失功（CLAD）的慢性排异反应，是肺移植术后晚期死亡最常见的潜在病因。移植后 5 年，约有 50% 的患者存在 CLAD。这是一个特别复杂的问题，目前对其发病机理了解甚少，尚无有效的治疗手段。

1. 急性排异反应

急性细胞排异反应具有典型的临床表现，包括呼吸困难、低烧、缺氧、血液炎性指标增加（白细胞计数，C 反应蛋白）和肺门周围间质性浸润。最早的急性排异反应可发生在术后 5～7d 内。在术后早期的几个月中，可能会数次发作。仅靠临床表现，很难鉴别急性细胞排异反应和感染，无法确诊排异反应。应在更准确、更快速、创伤性更小的急性细胞排异反应诊断方面进行深入研究。这一内容不在本章讨论。

目前诊断排异反应的标准方法是纤支镜下支气管活检，获取移植肺组织进行病理学检查。典型的组织学表现是，在没有感染的情况下，血管或支气管周围淋巴细胞浸润。Yousem 及其同事[216]修订了国际公认的肺排异反应分类，如表 88–6 所示。同种异体反应性 T 淋巴细胞，构成了移植排斥的基础。最近的证据认为同种异体移植物的免疫反应是多种机制参与的复杂反应，其中受体遗传学、免疫抑制方案和移植物环境暴露之间的相互作用，可能导致肺移植后的高排异率。

尽管进行了深入的研究，但导致患者容易出现排异反应的因素仍不完全清楚[217]。免疫抑制治疗中依从性差，似乎是最重要的危险因素。总

表 88–6　肺排斥反应分类分级系统[216]

急性排斥反应
• 0 级：无明显异常
• 1 级：轻微急性排斥反应[a]
• 2 级：轻度急性排斥反应[a]
• 3 级：中度急性排斥反应[a]
• 4 级：严重急性排斥反应[a]
无疤痕的活跃气道损伤
• 淋巴细胞性支气管炎
• 淋巴细胞性细支气管炎
慢性气道排斥反应
• 闭塞性细支气管炎次全
– 活跃的
– 不活跃的
• 全闭塞性细支气管炎
– 活跃的
– 不活跃的
慢性血管排斥反应
血管炎

a. 1～4 级按支气管炎症细分如下：①有细支气管炎症迹象；②无细支气管炎症的证据；③大气道炎症；④未见细支气管

引自 Yousem SA, Berry GJ, Cagle PT, et al. Revision of the 1990 working formulation for the classification of pulmonary allograft rejection: Lung Rejection Study Group. J Heart Lung Transplant 1996; 15 (1 Pt 1):1–15. © 1996 International Society for the Heart and Lung Transplantation 版权所有

体而言，与基于环孢霉素和硫唑嘌呤的方案相比，他克莫司和MMF的免疫抑制方案与较低的急性排异反应发生率相关[19]。与同种异体识别有关的危险因素包括HLA错配程度的增加，尤其是在HLA-DR、HLA-B和HLA-A基因位点上的错配，这与急性排异反应的风险增加有关。此外，延长供肺保存时间后，II型主要组织相容性复合物（major histocompatibility complex，MHC）抗原或细胞间黏附分子（intercellular adhesion molecule，CAM）在移植肺支气管或内皮表达增加，可能会诱导产生非自身抗HLA抗体，这可能导致同种异体反应性T淋巴细胞的诱导/活化，和随后的同种异体移植排异反应[218, 219]。受体基因多态性（如IL-10、MDR1 C3435T或CCL4L趋化因子基因）也与排异反应风险增加有独立相关性[217]。

感染也可能导致随后的排异反应，据报道，严重的排异反应与鼻病毒、副流感病毒、流感病毒、人间质肺病毒、冠状病毒和RSV的确定细菌或病毒感染密切相关[220]。此外，暴露于空气污染尤其是空气污染的变化也可能诱导急性排异反应[221]。

急性细胞排斥通常可以得到有效地控制。大多数患者对类固醇冲击治疗反应迅速（静脉注射甲泼尼龙数天，0.5～1mg/（kg·d），然后逐渐减量，持续几天至几周）。如果在采取了这种干预措施后，仍然出现持续性排斥反应，则明显是不正常现象。在后一种情况下，应考虑用抗胸腺细胞球蛋白或Alemtuzumab进行溶细胞性治疗。在这种情况下，建议优化维持免疫抑制，例如用他克莫司代替环孢霉素和（或）用麦考酚酯替代硫唑嘌呤。另外，应反复评估患者对用药的依从性。

如果排异反应临床控制不佳，或出现持续的排异反应，应考虑有抗体介导的（体液）排异反应[antibody-mediated（humoral）rejection，AMR]，特别是出现抗供体特异性HLA抗体的情况下；但是，这不是做出此诊断的先决条件。事实上，AMR目前仍然定义不清，但它被认为与抗供体抗体、同种异体移植功能障碍以及肺组织损伤（包括弥漫性肺泡损伤或毛细血管炎）或补体局部沉积有关[222]。抗体介导的补体激活和沉积，被认为可诱导内皮细胞损伤，产生促炎和成纤维细胞刺激分子，募集炎性细胞，可能导致闭塞性气道病变的产生。尽管目前尚无治疗AMR的指南，肺内皮炎/毛细血管炎/AMR中同种异体移植物到导向的免疫应答可能对类固醇耐药，但通常对血浆置换（抗体去除）、静注免疫球蛋白（非特异性抗体结合）、利妥昔单抗（抗CD20单克隆抗体，B细胞耗竭）和（或）硼替佐米（导致浆细胞凋亡的26S蛋白酶体的选择性抑制药，循环浆细胞的耗竭）的治疗，相对反应良好[223]。

2. 慢性排斥反应–慢性移植肺失功

慢性移植物失功的概念最早是由Derom等在1969年提出的，表现为移植肺功能进行性降低，最终丧失功能[5]。此后，移植后期移植物功能障碍逐渐被认为是降低肺移植后远期效果的主要问题，移植5年后，多达50%的肺移植受者会受慢性移植物失功的影响[19]。慢性排异反应的病理特征是闭塞性细支气管炎（OB）。

临床上，这种病理反应与移植肺功能的持续丧失相关，表现为第1秒用力呼气量（FEV_1）降低。因此，BOS一词被用来定义这种迟发的移植功能丧失综合征（术后3个月后），这种现象无法用其他潜在可逆的并发症来解释，如急性排异反应、感染或支气管吻合问题[224]。通过两次间隔≥3周的测量评估，FEV_1从最佳术后基线下降≥20%，被认为是BOS诊断依据。疾病严重程度的进一步分级，包括BOS 1级：FEV_1下降到基线的66%～80%；BOS 2级：FEV_1下降到基线的51%～65%；BOS 3级：FEV_1≤基线的50%。后来，增加了BOS 0p级（“潜在BOS”）[FEV_1为81%～90%和（或）$FEF_{25\%\sim75\%}$≤基线的75%]，因为20%的FEV_1下降量可能敏感性不够，无法检测到早期OB导致的移植肺功能下降；这可能会延迟确诊和治疗的实施（表88–7）。

在过去的几十年中，BOS 通常被等同于慢性排异。然而，最近的发现表明，一些肺移植受者可能发生一种不同于 BOS 的限制性移植肺功能障碍[60]。这一类型的移植肺功能障碍最初被称为 RAS，其特征为限制性肺功能下降［即 FEV_1、FVC 和总肺容量（TLC）降低］、胸部 CT 表现为持续性实质浸润和胸膜下增厚，组织病理学可见 OB 旁伴发间质性纤维化和 PPFE。

有了这些新发现，缩写词 CLAD 被作为一个概括性术语引入，以涵盖慢性同种异体移植肺功能障碍的不同表型[60]，包括阻塞性 CLAD（BOS）、限制性 CLAD（RAS）以及与慢性排异反应无关的其他原因引起的功能障碍。大约 70% 的 CLAD 归因于 BOS，30% 归因于 RAS，只有一小部分归因于与非排异相关的原因[226]。一些患者将在后期从 BOS 演变为 RAS。非排异相关的情况，包括移植相关疾病（如结节病复发、持续的吻合口问题、持续感染等）及与移植相关的继发疾病（如膈肌功能障碍、自体肺过度充气）也可能导致 CLAD[60, 226]。CLAD 的临床表现多种多样，包括突然起病伴肺功能迅速恶化，或者发病初期肺功能迅速下降，随后趋于稳定，或者隐匿发病伴肺功能缓慢下降。从移植到 CLAD 发作的中位时间，可能几个月到几年不等。

CLAD 的病因是多方面的[227]，现有针对 CLAD 的治疗往往令人感到失望。因此，大量的研究试图阐明 CLAD 的危险因素和病理生理机制。几种 CLAD 的与同种异体免疫相关的危险因素已经被发现，包括原发性移植物功能障碍（PDG）、早期急性细胞排异、晚期急性细胞排异、淋巴细胞性毛细支气管炎和抗 HLA 错配[228]。

非同种异体免疫相关的危险因素主要包括炎症刺激，它可以改变同种异体肺的环境并增加抗原性，从而间接影响同种异体免疫反应。它包括各种细菌（如铜绿假单胞菌）、真菌（如烟曲霉）或病毒（如 CMV，社区获得性呼吸道病毒）感染[201]。此外，与交通有关的空气污染的长期暴露最近被证明是发生 BOS 的一个危险因素[229, 230]。

胃食管反流也被认为在 BOS 的发生中起一定作用。肺移植受者出现食管动力障碍后胃食管反流发生率相对较高[231]。据推测，长期吸入胃内容物会损害移植肺的上皮层，并导致慢性移植物功能障碍。移植后胃轻瘫的治疗与非移植患者相似，可使用止吐药、胃肠动力药、抑酸药和饮食调整。一些中心在移植后早期进行腹腔镜胃底折叠术也可能降低 BOS 的发生率[232, 233]。但是在大多数移植中心，手术干预仅限于难治性病例。其他非同种异体免疫相关的危险因素包括供者年龄、供者高 PaO_2 和供者吸烟史[234] 以及受者药物依从性差[235]。

早期确诊 CLAD（BOS 或 RAS），可能有助于在其发展为不可逆性气道纤维化之前进行更有

表 88-7　闭塞性细支气管炎分类体系

分　类	FEV_1	$FEF_{25\%\sim75\%}$
BOS 0	＞90% 基线标准	＞75% 基线标准
潜在 BOS（BOS 0～10）	81%～90% 基线标准	＜75% 基线标准
BOS 1（轻度 BOS）	66%～80% 基线标准	
BOS 2（中度 BOS）	51%～65% 基线标准	
BOS 3（重度 BOS）	＜50% 基线标准	

BOS. 闭塞性细支气管炎综合征；$FEF_{25\%\sim75\%}$. 呼气中期用力呼气流量；FEV_1. 第 1s 内用力呼气量［经许可，引自 Estenne M, Maurer JR, Boehler A, et al. Bronchiolitis obliterans syndrome 2001: an update of the diagnostic criteria. J Heart Lung Transplant 2002; 21(3):297–310. doi:10.1016/S1053-2498(02)00398-4. Copyright © 2002 International Society for the Heart and Lung Transplantation 版权所有］

效的干预。据报道，有数种诊断CLAD的方法，包括有创性的和无创性的[236]。肺功能测定法是目前使用最广泛的方法，也是诊断CLAD的金标准。家用肺功能测定可以更早地检测出气流受塞，这对于缺乏实时医疗照护的患者而言，是一种有效的监测方法[236, 237]。多项研究分析了BAL液中与CLAD发生有关的多种生物标志物（如嗜中性粒细胞或嗜酸性粒细胞数、$CD8^+$T淋巴细胞、细胞因子、基质金属蛋白酶），但是，这些都不是CLAD诊断或进展所特有的。同样，探索呼出气中的生物标记物作为CLAD的早期预测因子工作也在进行中。研究者们发现，在出现临床症状前，伴有感染和慢性排异反应的肺移植接受者的呼出气中一氧化氮分数（FeNO）升高；此外，几种呼出气冷凝液生物标志物和挥发性有机化合物的组合模型，显示出有前景但尚无定论的结果[238]。晚期慢性排异反应时，胸部X线片可能正常。空气潴留是BOS在高分辨率CT上最常见的异常表现，而在RAS中则存在胸膜下实质浸润[239]。然而，迄今为止，尚无证据表明任何生化或放射学标志物对CLAD（BOS或RAS）的预测价值优于肺功能检查。肺移植受者基因表达研究的数据有助于预测未来BOS的发生[240]。诊断OB或移植后肺实质纤维化的有创性检查方式包括TBBx、电视辅助胸腔镜肺活检和开胸肺活检。开胸肺活检似乎对小儿肺移植受者的OB诊断有重要帮助[241]。

尽管急性排异反应通常是可治的，但针对确诊CLAD（BOS或RAS）的治疗选择十分有限，这种情况通常是不可逆的。标准治疗方案包括增强免疫抑制，试图稳定疾病过程。高剂量皮质类固醇、细胞溶解治疗、用吗替麦考酚酯替代硫唑嘌呤和将环孢素转换为他克莫司等方案有时可成功地将肺功能维持在稳定水平（尽管水平降低）[242, 243]。其他治疗策略包括吸入环孢素[244]、全淋巴照射（total lymphoid irradiation，TLI）和体外光透疗法（extracorporeal photopheresis，ECP）[245]。具有抗增殖作用的m-TOR抑制药，如西罗莫司或依维莫司，也可能具有一定的前景[246]。此外，目前，正在研究使用抗纤维化药物（如吡非尼酮）来治疗CLAD[247, 248]。

不幸的是，由于免疫抑制作用增强，大多数患者要么发展为进行性OB / 实质纤维化，要么出现致死性的机会性感染。许多患者需要长期氧疗，使肺部保持康复状态以维持可接受的活动能力。再次移植已经被用于许多CLAD患者。然而，很大一部分再次移植受者，会在短期内重新出现这种现象[170–172, 249]。总体而言，与RAS相比，BOS再移植后的长期效果更好[62]。但是，也有一些患者因出现CLAD进行再次移植后仍有良好的长期效果。

十、结果

（一）手术死亡率

肺移植后的前三个月生存率有了显著的提高。术后早期死亡率的降低，是受者选择、手术技术和术后管理水平提高的结果。但是，小儿患者尤其是患有艾森曼格综合征的患者，仍面临着特殊的挑战，但是现在已经可以成功地为这些患者进行高难度的手术操作。ISHLT（1990—2013年）的数据表明，成人COPD患者3个月生存率最高（91%），成人IPAH患者3个月生存率最低（78%）[19]。但是，这些数据并不能将最近（如2003—2013年）移植的患者与几十年前（2003年之前）移植的患者区分开。根据笔者的经验，对比这两个时代，早期生存率已经有了显著的提高。肺移植后90d至一年剩余时间的死亡率仍然很重要，但与明显低于术后前90天。术后存活超过3个月的患者，生存率从IPAH的87%到COPD的91%和CF患者的94%，并且随着时间的推移，这一比例还在不断提高[19]。事实上，将20世纪90年代的术后一年生存率与当前（2000—2013年）的术后一年生存率进行比较时，COPD患者接受双肺移植的生存率从78%提高到了86%，IPF患者接受双侧肺移植的生存率从58%提高到了85%，CF患者的生存率从76%

提高到了 87% [19]。

非 CMV 感染和移植物失功仍然是移植后第一年死亡的两个主要原因 [19]。在以前，双肺移植比单肺移植术后早期死亡率更高。这很可能是因为 CF 患者手术的技术难度更高，败血并发症的风险也更高，这些患者占双侧移植受者的很大一部分。目前，ISHLT 的数据显示，两种手术的 1 年死亡率相近，这反映出了技术的进步和在肺气肿和 IPF 患者中双肺移植的广泛应用 [19]。

（二）晚期死亡率

ISHLT 的生存数据显示，3 年总生存率为 64%，5 年为 53%，而 10 年为 31% [19]。对于 CF 患者而言远期结果最佳，而对 COPD 或 IPF 患者而言远期结果则最差，这可能是这些受者人群之间的年龄差异导致的不同结果 [19]。术后第一年之后的主要死亡原因仍然是 BOS，是 20%～30% 的患者死亡原因。 非 CMV 感染也占晚期死亡原因的很大一部分（16%～21%），其次是由于其他原因导致的移植物失功（8%～15%）[19]。在接受再次移植的患者中，BOS（28%～40%）、非 CMV 感染（8%～20%）和其他原因导致的移植物失功（12%～19%），是术后 12 个月后死亡的主要原因 [19]。

重要的是，许多患者在移植后会因终身免疫抑制而发生恶性肿瘤（占 10 年存活者的 29%），主要是皮肤癌。恶性肿瘤是约 8%～14% 长期存活者的主要死亡原因。随着移植后长期存活患者数量的增加，恶性肿瘤导致的死亡人数应该也会有所增加 [19]。

与单肺移植相比，双肺移植为 COPD、α_1-抗胰蛋白酶缺乏、IPF 和肺动脉高压患者提供了显著的生存优势 [19]。因此，越来越多的移植中心选择放弃单肺移植。

（三）功能结果

在手术存活者中，术后功能效果通常良好。多数患者在移植后 6～8 周内恢复到正常的运动耐力水平，无须吸氧。肺功能通常在移植后 3～6 个月后，达到其最大预测值。

大多数患者（> 70%）在移植后 1～3 年的 Karnofsky 指数为 80% 或以上 [19]，许多患者（超过 30%）可以在肺移植后恢复半日甚至全日制工作 [19]。一些患者甚至可以进行非凡的体育锻炼，包括极限运动，如高海拔登山 [250, 251] 或长跑 [252]。

然而，与健康的未移植个体相比，大多数肺移植受者的日常活动会大大减少，这与肺移植术后较低的身体素质和健康相关生活质量有关 [253]。事实上，大多数肺移植受者表现出运动能力轻度增加，其与肺功能的改善程度不匹配，这表明患者肌肉力量不足、身体机能下降或其他外围因素在移植后的运动功能受限中起着重要作用 [254]。这就是为什么应该为所有肺移植受者提供结构化运动训练，以进一步增强患者的最大和功能运动能力、参与日常活动能力，并增加骨骼肌力量和腰椎骨密度 [255]。

长期生存者中，发生与年龄、原发疾病或免疫抑制药物的不良反应相关的并发症很常见。比如，在肺移植后 5 年内约 62% 的患者和 10 年后约 72% 的患者发生肾功能不全，约 7% 的患者需要肾透析，3%～4% 的患者需要肾移植 [19]。除此之外，新发糖尿病也很常见，移植后 5 年内 38% 的患者出现糖尿病。这些因素可能会对肺移植后存活期间的生活质量及功能状态产生一定的负面影响。

十一、结论

自从 50 多年前首例人体肺移植，以及 30 多年前的首次成功的肺移植以来，肺移植已成为各种终末期肺部疾病患者的一种有效且安全的治疗选择。在经验丰富的移植中心，肺移植后短期和长期结局总体上令人满意或非常好。目前，两个限制其作为更多患者的标准疗法的主要障碍是，供体肺短缺和 CLAD。需要进一步的深入研究，探索新的技术，为已进入肺移植等待名单、随时有死亡风险的患者扩大供体库，探索新的方法以更好的预防和治疗对肺移植受者的功能状态、生活质量长期生存有负面影响的额外并发症。

再用于临床，因为在培养证实为感染的情况下，皮肤检查的结果通常也为阴性。

芽生菌病在确诊后应使用抗真菌药物治疗，因为未经治疗的芽生菌病死亡率可超过 50%。临床上，氟康唑和酮康唑对芽生菌病的治疗效果较差。而下文将介绍不同程度感染的肺脏和播散性芽生菌病的治疗方法。轻中度的芽生菌病需要使用伊曲康唑 200mg 治疗，前 3d，每日 3 次，然后每日 1 或 2 次，疗程为 6～12 个月。治疗 2 周后，需要监测伊曲康唑的血清药物水平。当感染很严重或者危及生命时，需首先使用两性霉素 B（脂质制剂为每日 3～5mg/kg，脱氧胆酸制剂为每日 0.7～1mg/kg）治疗 1～2 周，等到疾病好转后，然后口服伊曲康唑（200mg，前 3d，每日 3 次，然后每日 1 次或 2 次），治疗 6～12 个月[10, 16, 17]。而手术指征一般包括空洞性病变、支气管胸膜瘘和疑似恶性肿瘤。如果胸部手术时诊断为芽生菌感染，则术后也应该进行全疗程的抗真菌治疗。

（三）球孢子菌病

球孢子菌病（coccidioidomycosis）是由二态真菌球孢子菌（Coccidioides immitis）引起的疾病。这种真菌为北美和中美洲部分地区所特有，在索诺兰沙漠地区（图 86-10）多发。加利福尼亚的圣华金山谷南部和亚利桑那州南部是这种真菌最集中的地域。球孢子菌在疾病高发区的土壤中生长，产生小的分生孢子，很容易通过空气传播。这些小分生孢子往往会通过呼吸系统进入人体。有报道称，严重的沙尘暴会导致球孢子菌病的流行。一旦分生孢子进入下呼吸道，就会形成名为"核小球"的多核结构，这种结构在组织切片上具有很明显的特征（图 86-11）。

核小球产生数百个的内生孢子，内生孢子在成熟之后会被释放到组织中，从而开始新的生命周期。大多数病例出现于健康人群中。然而，免疫缺陷的患者可能会发展为重症病例。菲律宾人和非裔美国人已被确定为罹患更严重或更广泛疾病的高风险种族群体，没有确切的原因可以解释

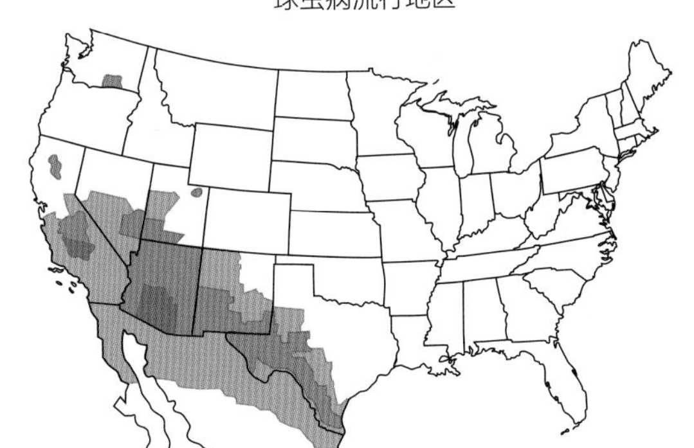

▲ 图 86-10 美国和墨西哥球虫病的流行地区地图
改编自 Centers for Disease Control website

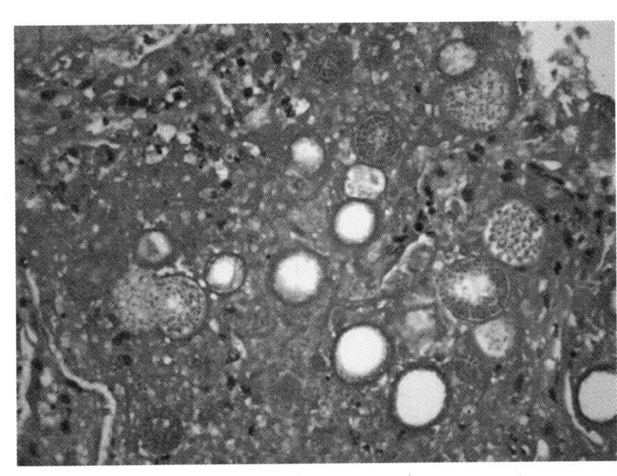

▲ 图 86-11 在切除的肺结节中有多个含有内生孢子的小球的球虫球菌性炎

这种现象[18]。

大部分（60%）感染者并无明显临床症状。与急性球孢子菌感染相关的最著名的临床综合征是谷热。在高达 40% 的急性感染中可观察到该症状，且易发展至类似轻度至中度流感的疾病。一般情况下，症状直到暴露后 1～3 周才出现。症状通常持续 2～3 周，但有时持续数周至数月。常见的症状包括发热、盗汗、体重减轻、咳嗽和胸痛。沙漠风湿病是另一种与球孢子菌性真菌感染相关的临床综合征，除上述常见症状之外，还会出现关节痛和肌肉疼痛等症状。皮疹，包括多形红斑或结节性红斑，也被视为该感染的表现。胸部影像学异常包括肺门淋巴结肿大、肺浸润、空洞病变和胸腔积液等。

随着急性感染过程的结束，有 5% 的患者出现残留的孤立性肺结节，通常不会引起明显症状（图 86–12）。这可能是疾病高发区孤立性肺结节最常见的原因。不幸的是，若没有既往的胸部影像学资料，它们可能很难与新出现的肺癌区分开来。在 PET 扫描中，孢子菌球结节通常具有中等代谢活性，但也可能是极度的高代谢。通常，它们的标准化摄取值接近良性疾病正常值的上限。即使在初次感染数年后，这些结节也很可能包含活的球孢子菌小球。因此，经胸细针穿刺成为鉴别球虫结节和肺癌的重要手段。由于非疾病高发区的退休人员在亚利桑那州南部地区过冬的人数在逐年增加，使得疾病高发区以外的医生在诊断上很难将球孢子菌结节和肺癌区别开来。当在连续的 CT 扫描中怀疑有恶性肿瘤时，手术切除是必要的。

急性感染也可表现为空洞型肺部病变（图 86–13），约有 5% 的患者会出现这种症状。空洞通常出现在胸膜下，孤立且壁薄。大多数空洞是无明显症状的，会在数年内消退，尤其是在体积较小的情况下。空洞可能会引起胸痛、慢性咳嗽、咯血，很少出现大量咯血的情况。真菌球偶尔会在已建立起的空腔内部生长。在大多数情况下，并不需要手术切除空洞，但需要结合临床具体情况再决定切除与否。为了防止恶性肿瘤的某些相关病变或严重咯血的情况发生，有必要对空洞进行切除。持续生长的大空洞则需要通过肺段切除术或肺叶切除术对肺进行解剖性切除。在这些情况下，楔形切除术在技术上具有相当高的挑战性，因为空洞周围的肺组织可能会急性发炎，水肿或纤维化。在极少数情况下，空洞会破裂进入胸膜腔，形成水肿性气胸，需要通过外科手术引流胸膜腔并清除所有会导致风险的腔。

弥漫性肺炎是急性感染中的第二阶段临床症状。这一症状多发于由于吸入大量分生孢子或血行播散，而进行免疫抑制的患者中。胸部 X 线检查则显示双肺弥漫性网状结节。而严重的肺浸润会迅速发展为呼吸衰竭。

肺外或播散性疾病是终末临床综合征。皮肤是最常见的肺外部位，高达 15% 的播散性疾病患者中出现[19]。常见的病变包括丘疹、脓疱、浅表脓肿或肉芽肿性病变。感染的另一个表现是骨髓炎，椎体、长骨、肋骨、颅骨和骨盆可见溶骨性病变。椎体疾病可导致椎旁肿块伴皮肤瘘管形

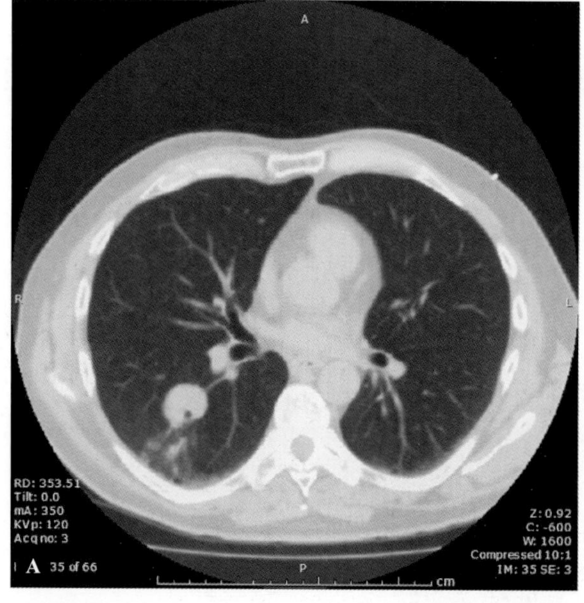

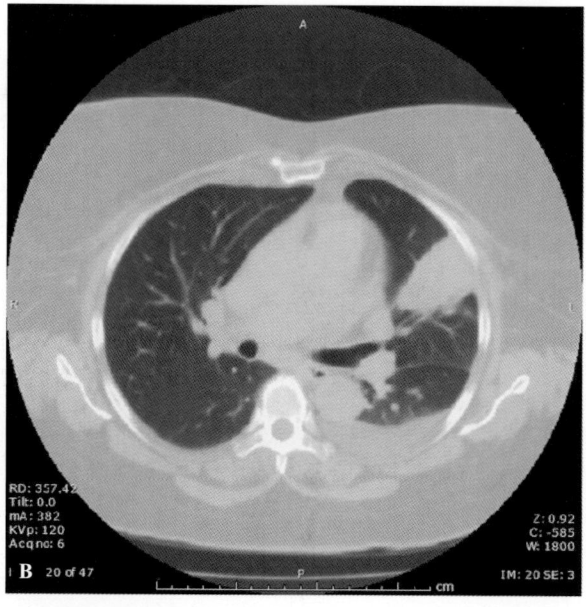

▲ **图 86–12　球孢子菌性肺炎累及肺部**

A. 孤立性肺结节；B. 单发结节伴急性活动性感染，伴胸腔积液，血清阳性

成。关节受累时形成滑膜炎，最常见于膝盖。脑膜炎是最致命的感染形式。这通常是一个稍后出现的慢性过程，但也可能发生在原发性疾病期间。任何球孢子菌病和持续性或严重头痛的患者都应检查脑脊液。

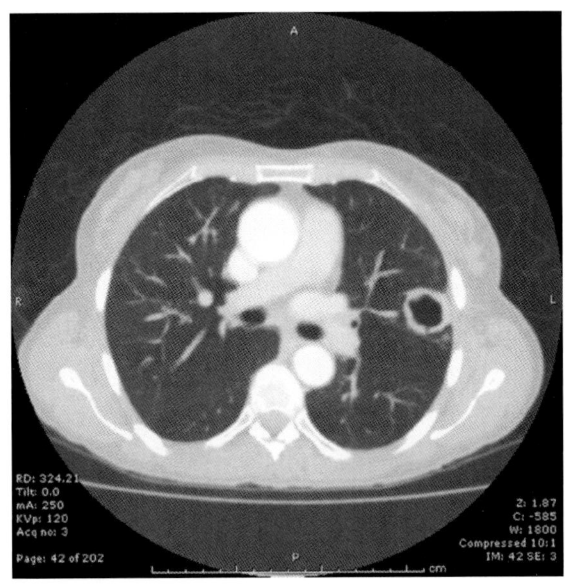

▲ 图 86-13　球孢子菌性肺炎上肺叶空洞性病变

血清检测有助于急性期球孢子菌病的诊断。IgM 抗体最早出现，在 75% 的原发感染患者中检测到。这些抗体是针对两种主要抗原的。IgG 抗体出现较晚，持续存在于慢性疾病中，它们与抗原结合[20]。许多孤立球孢子菌肺结节的患者即使在结节内有活菌血清检测也是阴性。组织标本是最可靠的诊断方法。内孢囊通常在组织学上被鉴定，随后在培养中生长证实了这一点。

球孢子菌病的治疗是基于美国传染病学会最近于 2005 年发表的指南。这些治疗指南基于特定的临床综合征和严重程度，总结见表 86-3[10, 21-22]。单纯的急性肺炎一般不需要治疗；但是，糖尿病患者、免疫抑制患者和孕妇由于防御这种感染的能力下降，通常需要接受治疗。传染风险高的特定种族群体，非裔美国人和菲律宾人，以及严重急性感染的患者都考虑接受治疗。严重感染的入选标准是症状持续时间＞ 2 个月，盗汗持续时间＞ 3 周，体重减轻＞ 10% 和没有工作能力。对这些患者的治疗是伊曲康唑 400mg 每日或氟康唑 400mg 每日持续 3～6 个月。弥漫性肺炎予静脉注射两性霉素

表 86-3　基于免疫功能正常患者临床症状的球孢子菌病推荐治疗

临床综合征	治　疗
急性综合征	
• 肺炎	
– 单纯性	无
– 严重感染	氟康唑或伊曲康唑
– 弥漫性	两性霉素 B 随后氟康唑至少 12 个月
• 播散性疾病	
– 脑膜炎	氟康唑或伊曲康唑终身治疗；考虑鞘内两性霉素 B
– 非脑膜炎性	氟康唑或伊曲康唑至少 1 年，严重者两性霉素 B 直至好转；可能需要手术清创
后遗症和并发症	
• 结节	
– 无症状，活检证实	连续 CT 扫描随访
– 增大或有症状	氟康唑、活组织检查或手术切除
• 空洞	
– 无症状，稳定	连续 CT 扫描随访
– 有症状	氟康唑或手术切除
– 逐渐增大	手术切除
– 紧邻胸膜下	手术切除
– 破裂	手术切除和去皮质术

B [脂质体 5mg（kg · d）或脱氧胆酸盐 0.7～1.0mg（kg · d）] 治疗，直至临床好转，随后使用氟康唑或伊曲康唑，400mg/d，至少 1 年。慢性免疫抑制患者在原发感染消除后需终身预防。

脑膜炎和播散性疾病使用大剂量氟康唑或伊曲康唑治疗。某些脑膜炎病例使用鞘内两性霉素 B。脑积水可能发生进展，需要分流安置。发展为球孢子菌脑膜炎后，即使免疫状态正常，患者仍应终生使用三唑类药物治疗 [23]。椎体病变、病变进展或重要部位病变可使用两性霉素 B 治疗。可能需要手术清创和（或）骨稳定。

无症状且稳定的肺结节不需要治疗。这些可以在 1～2 年后自发解决。扩大的病灶应作活检或切除以排除癌症。如果肺部病变完全切除，术后不需要抗真菌治疗。空洞持续 2 年不太可能处理。扩大空洞或那些紧邻胸膜下的空洞是考虑切除的良好手术候选者。有症状性空洞可用口服氟康唑治疗，但停止治疗往往会导致复发。这些患者中许多受益于手术切除。其他手术指征包括引起咯血的空洞和破裂的空洞。在合适的手术候选中，空洞破裂合并脓气胸的最佳治疗方法是空洞切除术。术后应用氟康唑治疗。

开发一种预防球孢子菌病疫苗是流行地区正奋力追求的。这是一个合理的疫苗接种目标，因为受感染患者数量众多（估计每年超过 15 万人），而且即使在免疫系统正常的患者中，也可能存在严重的感染 [21]。研制针对特定抗原的重组疫苗有望在临床试验中显示出益处 [24]。

三、真菌通常引起免疫低下宿主感染

（一）曲菌病

曲菌病（aspergillosis）是由许多不同种类的曲霉菌（*Aspergillus*）引起的。这种真菌被认为是一种机会性病原体，大多数重大感染发生在免疫抑制患者身上。烟曲霉（*Aspergillus fumigatus*）引起曲菌病 90% 以上的侵袭性疾病。其他种类的曲霉菌被认为是新出现的病原体，后面有详细讨论。霉菌作为很小的分生孢子吸入。下呼吸道症状占主导地位，因为这些孢子很小，足以绕过上呼吸道的正常防御机制，包括物理屏障和黏液屏障。巨噬细胞是第一道防线，对细胞免疫有重要贡献，这也就解释了为什么这种类型真菌感染在免疫抑制患者中如此常见。分生孢子一旦在组织中建立，将侵入血管生长成丝状体，这可能导致局部肺实质的侵袭和破坏（图 86-14）。

曲菌病有三种常见的临床形式：过敏型支气管 – 肺曲菌病、曲菌球和侵袭性肺曲菌病。过敏性支气管肺曲菌病是一种变态型反应，最常见于潜在哮喘或囊性纤维化患者。患者表现为发热、偶发性喘息、胸膜胸痛和咳出棕色痰栓。放射学表现可根据临床分期而变化。在早期肺部表现正常，到急性加重期常见短暂的肺浸润，晚期表现为中央支气管扩张。胸部 CT 常显示支气管增厚和炎症。常见嗜酸性粒细胞增多症，烟曲霉菌抗原皮肤试验呈阳性反应。很少需要肺活检排除恶性肿瘤，因临床怀疑和实验室检查通常足以确诊。早期应用皮质类固醇激素可预防支气管扩张。类固醇治疗反应的一个标志是血清 IgE 水平 [25]。长期低剂量类固醇治疗可预防大多数患者复发。使用伊曲康唑或伏立康唑进行抗真菌治疗可减少类固醇需求 [26]。

最常见的曲菌病是曲菌球，或真菌球。曲菌球通过定植于已存在的肺空洞形成（图 86-15）。预先存在的空洞可由各种感染性原因、结节病或空洞性恶性肿瘤形成。肺结核是包括曲菌球的空洞形成最常见的病因。真菌球典型的放射学征象为“空气新月征”，因其在空洞内移动而未完全填满空洞的空隙。真菌很少侵入周围的肺组织或血管；然而，慢性刺激可导致咯血，这是最常见的症状。咯血通常是轻微的，但偶尔也可能很严重或危及生命。大多数患者的血清抗曲霉菌抗体呈阳性；然而，痰培养的阳性率只有 50% [27]。

曲菌球通常只在症状出现时治疗，常见为咯血。由于缺乏血液供应，抗真菌药物在曲菌球中通常不能达到任何显著的治疗水平。对于有明显咯血或病变靠近大血管的患者，手术切除空洞病

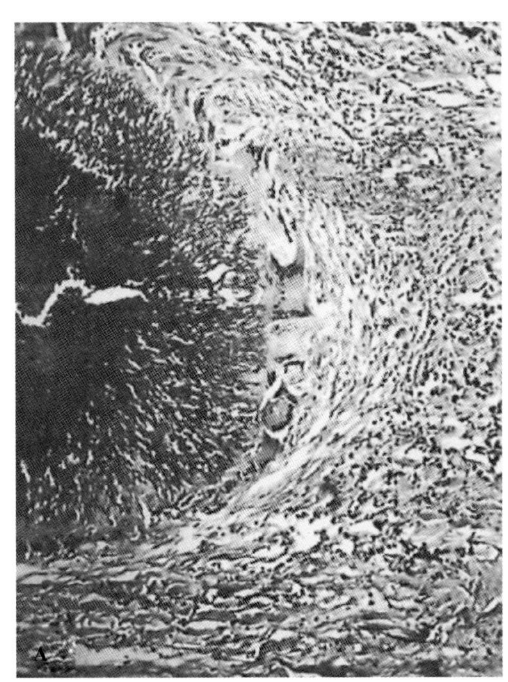

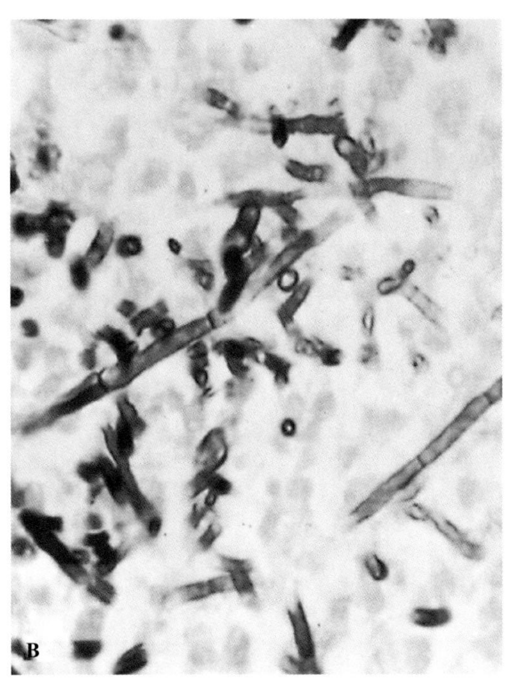

▲ 图 86–14 组织中的烟曲霉菌微生物

A. 切除的肺癌病灶内含有少量的曲霉菌落，菌丝从菌落较暗的中心向外放射（原放大倍数 250×）（引自 Takaro T. Lung infections and interstitial pneumonopathies. In: Sabiston DC, Spencer FC, eds. Gibbon's Surgery of the Chest. Philadelphia: Saunders, 1976. © 1976 Elsevier 版权所有）。B. 烟曲霉菌的碎片、颗粒、隔膜菌丝体。菌丝体横截面为圆形（Gomori 染色，原放大倍数 950×）（引自 Takaro T. Thoracic actinomycetic and mycotic infections. In: Goldsmith HS, ed. Practice of Surgery. New York: Harper & Row; 1978. © Harry S. Goldsmith 版权所有）

变。有时候支气管动脉栓塞术可使大咯血暂时消失，但由于病变周围有丰富的侧支网，再出血的风险很高。

简单型曲霉菌肿起源于薄壁空洞，少有周围疾病，可以进行楔形切除、节段切除或肺叶切除术。伴有厚壁空洞和周围活动性肺部疾病的复杂型曲菌球肺常常需要更广泛的切除，包括肺叶切除术、双叶切除术和偶尔行全肺切除术。Kim 等在一份 90 例曲霉菌肿手术的报道中指出，根据曲菌球的范围有不同的切除方法（简单型和复杂型）。仅对 38% 的简单型曲菌球和 20% 的复杂型曲菌球行楔形切除术[28]。对 50% 的简单型曲菌球和 59% 的复杂型曲菌球行肺叶切除术。简单型曲菌球未行全肺切除术，但 4% 的复杂型曲菌球行全全肺切除术。术后并发症多发生在复杂型曲菌球，包括漏气时间延长（15%）、残留胸膜腔（10%）和脓胸（3%）。长期随访显示简单型曲菌球和复杂型曲菌球患者生存无差异，10 年和 15 年的实际生存率为 80%。

另外两个同样大小的系列报道了曲菌球手术切除的结果。Regnard 等报道了 87 例患者，其中肺叶切除率略低（41%）和肺切除率略高（11%）[29]。对于由于潜在的肺部疾病而不适合切除术的患者进行了大量的海绵体造口术（19%）。他们发现 40% 的全肺切除术患者和 22% 的肺叶切除术患者术中失血量高（> 1500ml）。肺叶切除术后残余胸膜腔问题和漏气时间延长的发生率也很高。由于并发症发生率低，重症患者或许可以从海绵体造口术中获益。Babatasi 等[30]报道了 85 例患者，全肺切除术分布类似。最常见的并发症是漏气时间延长和大出血。与前一组不同，Babatasi 等报道了海绵体造口术后的显著并发症发生率，包括漏气时间延长（50%）和出血（12%）。

围术期的发病率和死亡率主要取决于患者潜

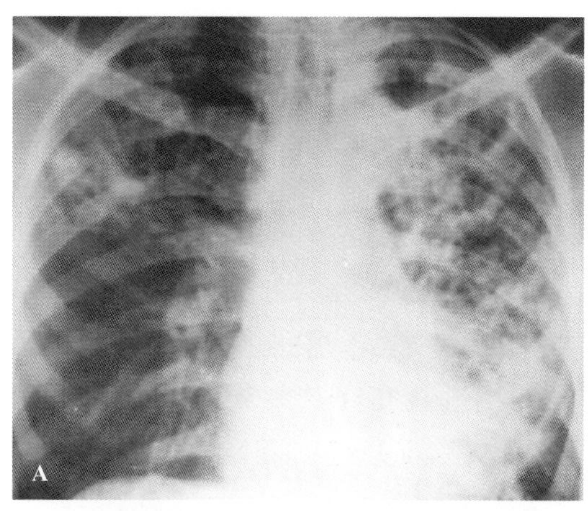

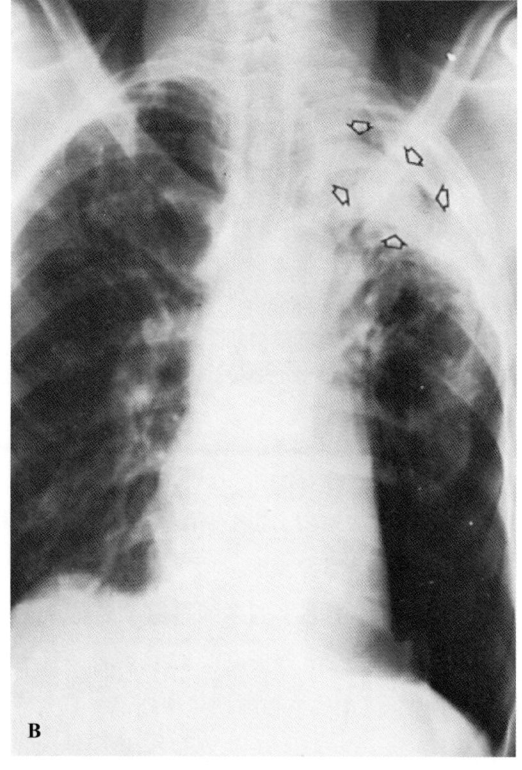

▲ 图 86-15　**曲菌球（真菌球）起初由肺结核引起的在陈旧性空洞中形成。箭显示真菌球和空洞壁之间的放射性透射空间**

在的肺功能和他们对手术的耐受能力，以及其他患者因素，如营养和整体功能。考虑到并发症的高发生率，尤其是复杂型曲菌球，切除的风险和益处必须仔细考虑。胸痛、咳嗽和咯血症状被认为是足够重要而值得冒险进行手术切除。术前应考虑大侧支血管的栓塞。胸腔内胸壁肌移位术可减少并发症的风险，以填充由此形成的大胸膜间隙。长期预后通常很好，复发的风险很低，证明大多数病例都超过了切除术的前期风险。

侵袭性肺曲菌病是最终也是最严重的曲菌病，主要发生在免疫功能低下的患者，中性粒细胞减少是最重要的危险因素。临床表现多变，通常非特异性，伴有发热、咳嗽、胸膜性胸痛和咯血。第一个症状可能是由播散性感染引起的神经症状。影像学表现范围从结节或空洞性病变到弥漫性浸润和小结节（＜ 1cm），进展到合并支气管周围浸润的大结节。由于曲霉菌是血管侵袭性的，所以会导致小血管受累和出血。在 CT 扫描中，这会导致病灶周围出现典型的低衰减光晕。由于跨组织平面侵入，曲霉菌感染可导致心包、心肌或胸壁受累。痰培养不一定是侵袭性疾病的标志，即使患者有曲霉菌的呼吸道定殖，需要高度怀疑高危患者。持续发热的中性粒细胞减少症患者通常开始经验性抗真菌治疗。

治疗侵袭性曲霉菌的传统“金标准”是脱氧胆酸两性霉素 B，但一项大规模前瞻性随机试验将伏立康唑与两性霉素 B 进行了比较[32]。与两性霉素 B 相比，伏立康唑具有更少的不良反应，显示出更高的反应率和更高的 12 周生存率。许多供应商认为伏立康唑是侵袭性肺曲菌病的一线治疗药物[31]。目前推荐的剂量是在第一天静脉注射伏立康唑 6mg/kg 两次，随后静脉注射伏立康唑 4mg/（kg・d）2 次。一旦患者临床静脉治疗得到改善，可以改为口服 200mg，每日 2 次，或伊曲康唑 400～600mg 每日 1 次，直至临床和影像学表现得到缓解或稳定。

除了降低患者的肾毒性外，没有数据支持两性霉素 B 的脂类制剂在治疗曲霉菌方面优于脱氧胆酸盐制剂[10]。对于侵袭性曲霉菌的感染的替代疗法是两性霉素 B 脂质体［3～5mg/（kg・d）］，直到病情改善，然后口服伏立康唑（200mg 每日 2 次）或伊曲康唑（400～600mg/d），直到感染得到解决。近期有研究已经指出，高剂量［10mg/（kg・d）］的两性霉素 B 脂质体相对于低剂量［3～5mg/（kg・d）］并没有更多的增益[32]。

棘白菌素类，如阿尼芬净、卡泊芬净和米卡

芬净，在治疗侵袭性曲霉菌病方面作用有限，主要是在两性霉素 B 治疗失败后，与其他抗真菌药联合进行挽救治疗。尽管局部病变可考虑手术切除，曲菌球病仍具有较高的发病率和致死率。而在考虑手术治疗的情况下，术中应考虑术中进行肌瓣的胸内移位，以帮助填充病灶切除后剩余的胸膜间隙。侵袭性肺曲菌病的总体生存率较差，对于孤立的有创性肺曲霉菌病，即使接受了完整治疗，患者仍有 60% 的死亡率 [33]。而播散性病变则有＞ 90% 的死亡率。

（二）结合菌病

结合菌病（zygomycosis），又称为毛霉菌病，由结合菌（主要是根霉、毛霉或犁霉）引起的以急性坏死性炎症为主的独特的真菌感染。这个类群包括虫霉目和毛霉科，这也是毛霉菌病名称的来源。每一目都包含有能引起人类疾病的多种物种。结合菌病是免疫缺陷和糖尿病（糖尿病酮症酸中毒）患者的常见病，本病以快速的影像学改变，明显的组织破坏、血管侵犯以及血栓形成等为特征。

结合菌广泛分布于土壤和腐烂的有机物中，其孢子可经鼻腔吸入，进入鼻窦通道或肺部，一般情况下，其被巨噬细胞所吞噬。如果巨噬细胞功能受损，孢子会发芽成菌丝，正是菌丝引起广泛的组织入侵和破坏（图 86–16）。一旦转变为菌丝形态，中性粒细胞就成为主要的防御系统 [34]。

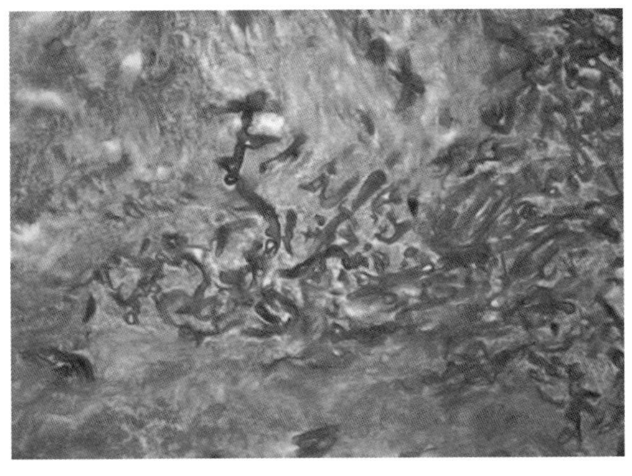

▲ 图 86–16　具有广泛的，没有隔膜的菌丝并且正在侵入组织的结合菌

当这些正常的防御机制被破坏时，有创性感染就会发生。结合菌病通常在以下几种患者群体中高发。糖尿病，特别是酮症酸中毒，是结合菌病最常见的发病人群，而中性粒细胞的防御功能已经证实会被低血清 pH 所抑制。结合菌病在其他类型代谢性酸中毒中也有报道，这也提示结合菌在降低血清 pH 的发病机制中起着一定作用 [35]。高血清铁（大多数血清铁离子与血浆蛋白相结合）以及那些正在接受铁螯合药物（如去铁胺）治疗的患者更容易感染结合菌病。这是由于毛霉菌能够从宿主处或者从结合铁 – 去铁胺复合物中获取铁离子，直接促进自身生长 [36]。其他易感人群包括骨髓移植或血液系统恶性肿瘤患者，尤其是白血病患者。

结合菌病有两种常见感染形式，鼻窦和鼻颅脑结合菌病是最常见的形式，而 2/3 的患者在感染前都有糖尿病这个危险因素 [37]。症状以面部疼痛、单侧头痛、肿胀、鼻窦炎和流鼻血开始。这会迅速发展为局部组织坏死，包括鼻腔、鼻窦、面部骨骼、眼睛和大脑。

肺部感染常发生于需要进行骨髓移植的中心粒细胞减少或是患有血液恶性肿瘤的患者中，病人表现出与其他真菌性肺炎相似的临床表现，常有发热和肺部浸润性改变，对广谱抗生素耐药。结合菌病进展快，侵袭性强，感染可直接侵犯胸壁、心包、上腔静脉及其他周围结构，也可导致肺部血管受侵犯、梗死及广泛组织坏死。放射学检查结果显示，多达 25% 的患者患有单侧多叶或双侧疾病，其特征表现为浸润、实变和空洞病变 [38]。在具有免疫活性的宿主中，结合菌病通常以亚急性形式出现。其他全身感染也可见，包括胃肠道、弥散性及皮肤疾病 [39]。

治疗包括三个关键的组成部分：注意对感染的高危因素的防范，抗真菌治疗和积极的外科清创。早期诊断和积极治疗是结合菌病治疗的关键。这个疾病进展迅速，一旦广泛播散，将有致命风险。在急性情况下，糖尿病酮症酸中毒必须及时纠正。

抗真菌治疗已被证明对嗜中性粒细胞减少症患者无效，然而他们是结合菌病的高危人群。集落刺激因子（GM-CSF）促进中性粒细胞的数量和功能的快速修复，在嗜中性粒细胞减少症患者的治疗中起着重要作用[40]。接受免疫抑制的移植患者应减少或暂停免疫抑制治疗，特别是皮质类固醇，直到真菌感染得到控制。

传统的抗真菌治疗常用的是高剂量的脂质体两性霉素 B［非中枢神经系统受累 5mg/（kg·d），CNS 累及 10mg/（kg·d）］[41]。治疗应持续至所有症状缓解为止，确定的持续治疗时间目前并没有定论。常用的抗真菌药物，如各种唑类（氟康唑、伏立康唑、伊曲康唑等），对于免疫抑制的患者来说并不能降低结合菌的发病率，因为唑类对于结合菌并没有明显的杀伤作用。只有一个例外，那就是泊沙康唑，虽然达不到两性霉素 B 的药效，但仍有不错的临床效果[42]。对于一些两性霉素 B 耐药或是难治的患者，可以使用泊沙康唑（200mg，每日 4 次或 400mg，每日 2 次）作为替代治疗或是挽救治疗[41]。

手术清创是治疗结合菌病的第三个重要环节。如果病变侵犯了单个肺叶或是单侧肺，手术完整切除侵犯的病灶能够提供明显的生存获益。Lee 等[38]的一篇回顾性研究中描述了总共 87 个患有孤立肺部结合菌病接受不同治疗以及他们的不同预后之间的关系，其中 34% 的患者被认为是肺叶切除或全肺切除的手术候选人，结果显示在未经治疗的患者中死亡率高达 96%，保守治疗的患者也达到了 55%，而手术治疗的患者死亡率仅有 27%。Tedder 等[43]回顾了 255 个有肺部感染伴或不伴有播散性病变的患者，总体死亡率高达 80%，然而不同分组的患者其预后差异很大，播散性病变患者有高达 96% 的死亡率，保守治疗可使死亡率降低至 65%，而手术治疗死亡率仅有 11%。

（三）隐球菌病

隐球菌病是由新型隐球菌（*Cryptococcus neoformans*）引起的特殊感染，这类真菌在全球各地都有发现，无明显地域差异，非常适宜在被禽类粪便污染的土壤中增殖。大多数成年人血清中有一种针对新型隐球菌的抗体，这表明在人类中广泛存在该菌的感染[44]。有症状的隐球菌病在免疫能力强的人群中很少见，在细胞免疫功能低下的人群中更常见，这也提示正常的细胞免疫对于该病有着很好的控制。一些真菌和分枝杆菌的感染，如隐球菌的感染，通常会有大量真菌存在于组织之中，导致后期的再次感染。

历史上，在 20 世纪 80 年代人们广泛认识艾滋病之前，隐球菌病被认为是一种罕见的临床疾病，每年发生数量＜200 例[45]。在这些患者中，隐球菌病的发生率与 CD4 淋巴细胞计数呈负相关。20 世纪 80 年代，没有明确原因导致免疫功能受损的隐球菌感染患者常会被诊断为艾滋病。由于抗逆转录病毒治疗和使用氟康唑预防口咽念珠菌病等治疗方法的盛行，隐球菌病在艾滋病患者中的发病率显著降低。血液恶性肿瘤患者和器官移植受者是另外两个有隐球菌病高危风险的群体，事实上，隐球菌病已被证明是由器官捐赠者传播的[46]。

新型隐球菌通常是以吸入孢子的形式进入肺部，患者的免疫状态和病原侵入的多少决定了患者的不同感染表现，包括仅有影像学异常到伴有严重的急性感染症状。通常症状包括有发热，体重下降，胸痛，咳嗽、咳痰，伴或不伴有咯血。最常见的影像学表现是单发或多发无钙化的肺结节，当然也可有一些其他影像学改变，包括有弥漫性肺泡或间质浸润、钙化结节、肺门淋巴结病、胸腔积液等（图 86–17）。中央神经系统是另一个常被侵及的系统，通常以脑膜炎的形式出现。因此，任何被诊断为肺部隐球菌病的患者必须通过腰椎穿刺来排除隐球菌脑膜炎的可能性。

该病的诊断通常是以镜下发现经典的 5～10μm 带有厚多糖荚膜的酵母细胞为准（图 86–18），墨迹实验可以使隐球菌在脑脊液等液体标本上快速地显现出来，在组织切片中，不染色的包膜给酵母一种被空腔包围的感觉。包膜本身可被黏胶蛋白和

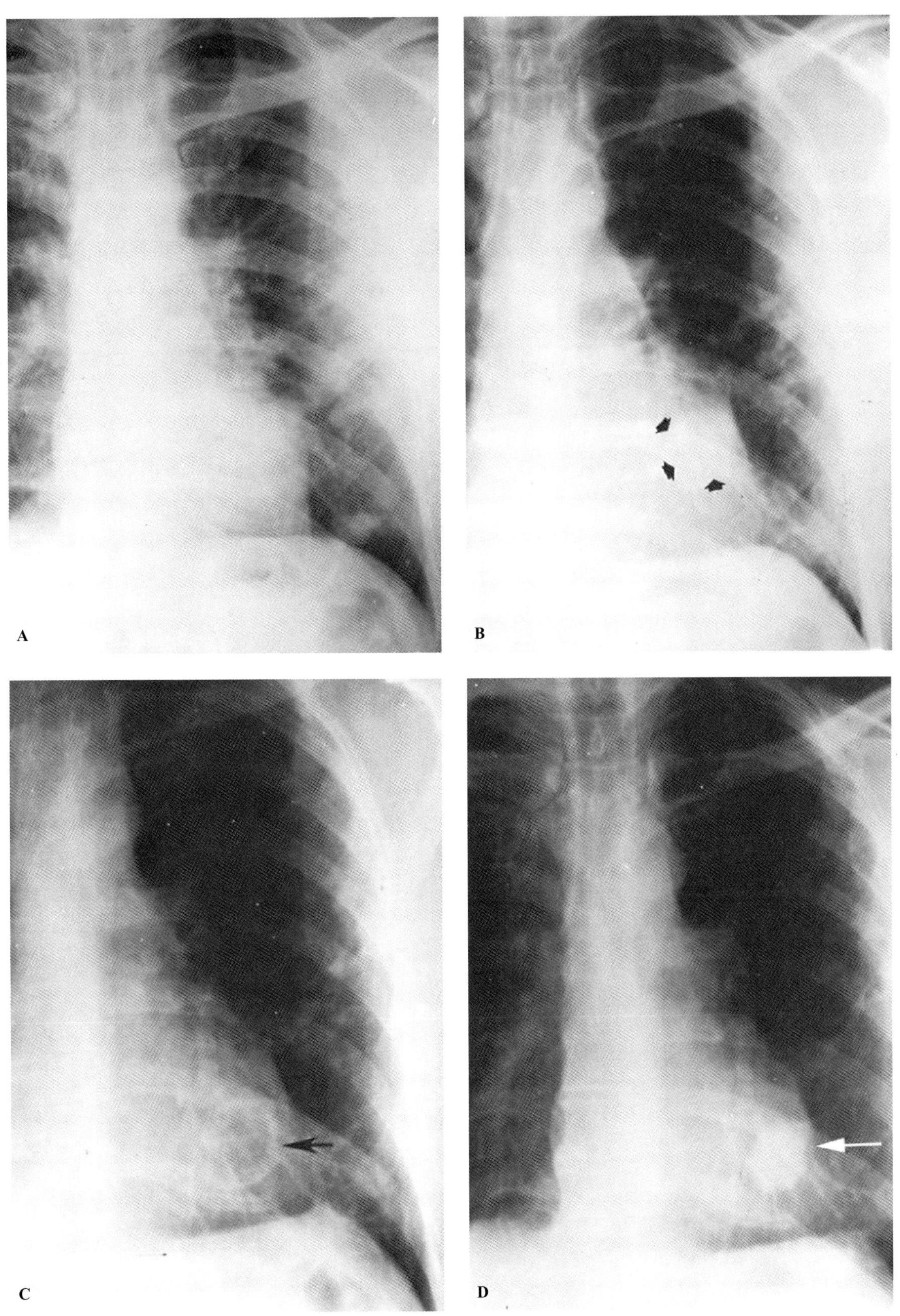

▲ 图 86-17　隐球菌病的各种放射学表现

A. 散在、非离散、浸润性左肺病变；B. 心脏阴影后的孤立结节（箭所指）；C. 薄壁腔（箭所指）；D. 不规则、致密、结节状病变（箭所指）

阿利新蓝染色。隐球菌也可以在培养基中生长。对隐球菌多糖抗原的血清学检测具有特异性和敏感性，血清学检测阳性提示全身其他部位的感染[47]。局限于肺部的病变血清学检测通常是阴性。

隐球菌病的治疗取决于患者的免疫状态，建议艾滋病患者需要终身抑制治疗。从无症状、免疫能力正常的患者痰中分离出新杆菌后可以进行随访观察，但仍不排除发展为播散性疾病的可能。轻度至中度隐球菌肺炎症状可口服抗真菌药物，最常见的是氟康唑或伊曲康唑。相反，抗真菌治疗（最初可使用两性霉素 B）对于隐球菌性脑膜炎则是必要的，因为如果不进行治疗（最初可使用两性霉素 B），那对于病人来说将是致命的。最新的隐球菌病治疗指南及其推荐的治疗方案见表 86–4[48]。外科手术很少被认为是隐球菌病的治疗方式，但为区分肺结节，肿瘤或隐球菌感染，肺组织活检也常被考虑。如果诊断性楔状切除术已经完全切除了一个孤立的病灶且没有出现其他全身性疾病，那么抗真菌治疗就不是绝对必要的。由于氟康唑具有良好的耐受性，许多传染病专家在病灶切除后仍会选择抗真菌治疗，尤其是免疫功能低下的患者。

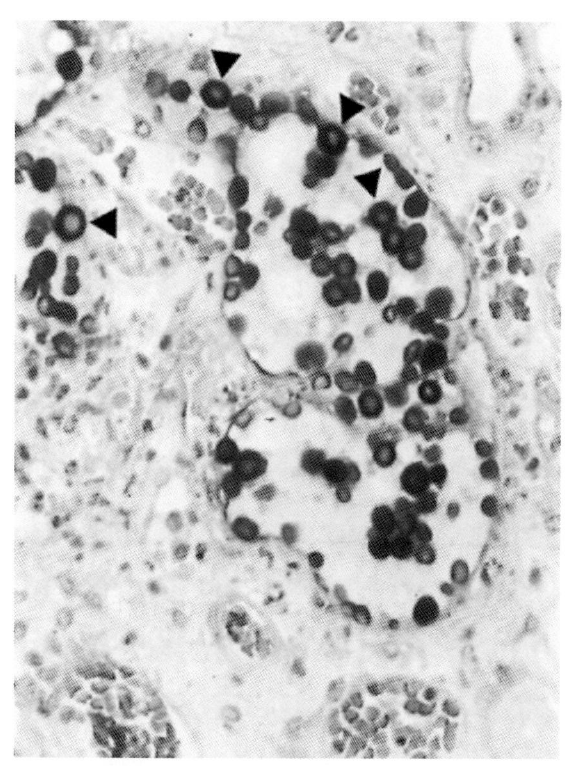

▲ 图 86–18　新生隐球菌具有独特的厚胶囊
箭头所指，肝糖染色试验，780 ×

（四）念珠菌病（Candidiasis）

念珠菌（Candida）属是正常人类菌群的一部分，最常见的是涉及黏膜和皮肤的过度生长综合征。他们也可以导致深部感染，比如血液，心内膜，肺部以及其他器官系统。但是，尽管发现并命名了的念珠菌已经达到了 100 种以上，却只有相对一小部分的菌株是人体内的病原菌。其中，最常见的是白色念珠菌，其他几种致病的念珠菌还包括有光滑念珠菌、热带念珠菌、副克鲁斯念珠菌、假丝酵母等。不同的物种有着不同的疾病模式。例如，假丝酵母通常与植入设备有关，而

表 86–4　基于疾病严重程度和机体免疫能力推荐的不同隐球菌病治疗方案

免疫功能低下	症　状	推荐治疗方案
是	轻中度肺炎	氟康唑 400mg/d 或伊曲康唑 400mg/d，持续 6～12 个月，若反应不明显，可延长治疗
	重度肺炎或是伴有中枢神经系统感染	两性霉素 B 0.7～1mg/（kg·d）+ 氟胞嘧啶 100mg/（kg·d），持续 2～4 周，之后氟康唑 400～800mg/d，持续 8 周，然后氟康唑 200mg/d，持续 6～12 个月
否	轻中度肺炎	氟康唑 400mg/d，持续 6～12 个月
	重度肺炎或是伴有中枢神经系统感染	两性霉素 B 0.7～1mg/（kg·d）+ 氟胞嘧啶 100mg/（kg·d），持续 2 周，之后氟康唑 400mg/d，持续 8 周，然后氟康唑 200mg/d，至少持续 1 年

且在抗真菌敏感性方面也存在物种特异性差异。

由于念珠菌是人体内共生菌，因此只有在正常的宿主–真菌之间的平衡稳态被打破，才发生侵袭性感染，通常是以下一种或多种情况下引起：第一，正常菌群组成改变或是真菌克隆增加，这通常是由于抗生素的使用。由于抗生素抑制了正常菌群的细菌成分，这导致真菌物种过度生长，其中最显著的是念珠菌。第二，正常上皮屏障受损。正常情况下，白念珠菌生活在黏膜和皮肤表面，上皮屏障受损使得白念珠菌具有更强的侵袭性。留置导管是上皮破裂最常见的来源。用于含脂肠外营养的中心静脉导管也是一个常见的感染源，因为这些为白念珠菌的生长提供了一个良好的培养环境，并且在留置装置上的生物膜可能在念珠菌的黏附和入侵中也起重要作用[49]。第三是弥漫性黏膜损伤，常在化疗患者中出现。最后，失去对念珠菌定植的控制可能由免疫系统缺陷引起。深部侵袭性念珠菌病的发病率越来越高，其主要原因是医源性的。在广谱抗生素出现之前，念珠菌真菌病和心内膜炎几乎闻所未闻。念珠菌血液感染从20世纪60年代的一个罕见事件发展成为2000年美国第三大最常见的血液感染原因[50]。免疫缺陷（移植、艾滋病、化疗）患者的人数不断增长也是念珠菌感染增加的另一个主要因素。

深部侵袭性念珠菌病可累及任何器官系统。念珠菌病和播散性疾病常见于手术患者、全肠外营养患者、烧伤患者和免疫抑制患者。感染通常是通过中心静脉导管首次进入，或通过这些导管从血源导致继发性感染。当拔除导管时，脓毒症的严重程度降低，病程缩短。念珠菌性肺炎通常只是播散性疾病的一个组成部分，很少单发。肺部疾病为双侧、弥漫性，可包括多个小脓肿或血管周围浸润。许多危重患者的痰标本都有念珠菌存在，因此需要对浸润性疾病进行痰液的组织学诊断。其他常见的念珠菌感染包括食管炎、心内膜炎、术后腹膜炎、腹膜透析相关腹膜炎和尿路感染。

侵袭性念珠菌病的诊断具有挑战性。简单地从咽拭子或痰液中鉴别念珠菌并不能诊断侵袭性疾病，因为它也可以从正常的黏膜表面培养出来。支气管镜检查或肺活组织检查发现白色念珠菌感染，则应引起重视。诊断侵袭性疾病的标准是血液培养和组织活检。在组织染色上，念珠菌为细小、椭圆形、薄壁的出芽细胞，伴有或没有菌丝成分（图86–19）。

治疗念珠菌病的正式指南已经发表[51]。早期诊断和治疗直接关系到侵袭性念珠菌病治疗的成败。任何有真菌感染危险因素的患者，即使使用了适当的抗生素，如果他们至少有一种念珠菌培养阳性，仍应考虑经验性抗真菌治疗。这是由于念珠菌感染有着很高的死亡率，约为30%～40%[51]。传统的经验疗法是氟康唑（首次800mg，然后400mg/d），但是最新的治疗侵袭性

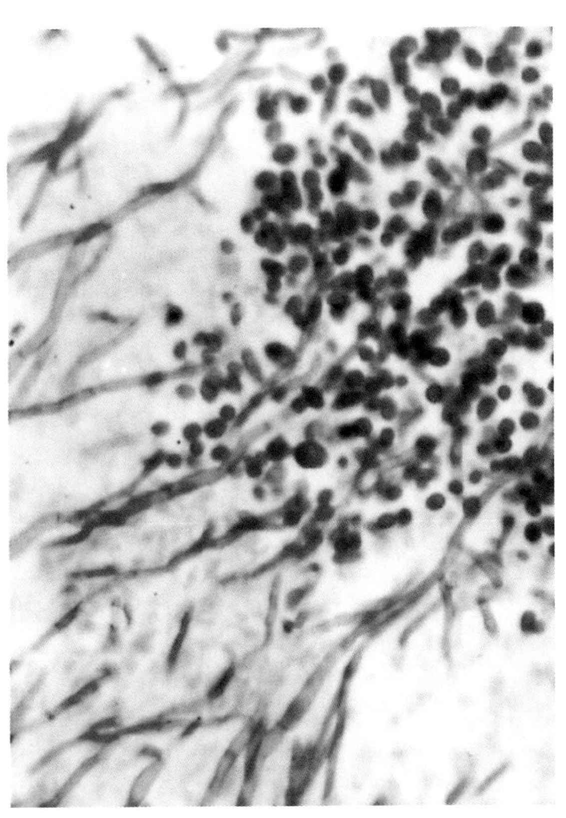

▲图86–19　菌丝态和酵母态的白色念珠菌（Gomori染色，1000×）

经许可，引自 Takaro T. Thoracic actinomycetic and mycotic infections. In: Goldsmith HS, ed. Practice of Surgery. New York: Harper & Row; 1978. © Harry S. Goldsmith 版权所有

念珠菌病的指南建议使用棘白菌素（卡泊芬净首次 70mg，然后 50mg/d，或米卡芬净 100mg/d，或阿地芬净首次 200mg，然后 100mg/d）作为一线治疗药物，而氟康唑则作为替代药物。疾病无反应、患者不耐受或者对棘白菌素或氟康唑耐药应改用脂质制剂两性霉素 B［3～5mg/（kg・d）］治疗。在培养出光滑念珠菌和克鲁斯梭菌的分离株时，棘白菌素是首选治疗方法，因为这些菌株存在对两性霉素 B 的抗药性。对于那些经验治疗开始后有所改善的患者，经验疗法的疗程应为 2 周。由于通常感染是具有传播性的，因此除了在有些诊断中需要组织活检外，在有创性念珠菌感染的治疗中几乎不需要手术干预。

四、新兴病原体

尽管大多数真菌感染与之前所述的生物有关，但新病原体的报道不断增加。这些可能是常见真菌的不同类型，也可能是以前被认为不会对人体产生感染的生物。这些是在免疫功能低下的播散性疾病患者中发现的，并且可能对多种常见的抗真菌药都有耐药性。表 86–5 列出了最常见的菌种，下面简要讨论。

大多数曲霉病是由烟曲霉（Aspergillus fumigatus）引起的，但是在过去的 10 年中，土曲霉的比例有所增加。在侵袭性曲霉病中由土曲霉（Aspergillus terreus）引起的病例，从 1996 年的 2.1% 增至 2001 年的 10.2%[53]。土曲霉可引起与更常见的烟曲霉相同的疾病，包括曲霉肿、过敏性支气管肺曲霉菌病、角膜炎、心内膜炎和骨髓炎。在所有土曲霉病例中，有近 50% 存在肺部受累[53]。这两个菌种之间的一个重要区别是，土曲霉对两性霉素 B 耐药的可能性很高。伏立康唑已成为曲霉菌感染的标准治疗方法，更有效，并且能够提高患者生存率[53, 54]。

镰刀菌属（Fusarium species）是免疫抑制患者中第二常见的霉菌感染。这些真菌存在于水和土壤中。在免疫功能正常的患者中也有发现，但最常见的是感染免疫功能低下的患者，尤其是在肺移植或血液系统恶性肿瘤的患者中。最常见的肺部症状包括呼吸困难、胸膜炎胸痛和咳嗽咳痰。这些与非特异性影像学检查结果有关，包括结节、肺泡或间质浸润、支气管扩张和纵隔淋巴结肿大[46, 55]。由于对大多数常见药物耐药，包括氟康唑、两性霉素 B、酮康唑和伊曲康唑，镰刀菌感染很难用传统的抗真菌药物治疗[56]。推荐的一线治疗药物是伏立康唑。新型三唑类药物泊沙

表 86–5　新兴病原体

有机体	临床综合征	肺部疾病	治　疗
土曲霉	过敏性支气管肺曲霉病、心内膜炎、皮下脓肿、骨髓炎、角膜炎、曲霉肿	浸润、结节、腔	伏立康唑
镰刀菌属	溃疡、角膜炎、真菌血症、关节炎、鼻窦炎、腹膜炎、肺炎、骨髓炎	结节、肺泡或间质浸润、支气管扩张、结节、腔	伏立康唑
黏状毛孢子菌和阿萨希毛孢子菌	肺炎、真菌血症、皮肤病变、脉络膜视网膜炎	肺浸润	伏立康唑（经治疗仍有高死亡率）
尖端赛多孢子菌和多育赛多孢子菌	红斑和结节性皮肤病变、中枢神经系统受累、肺炎	胸腔积液、肺浸润、结节	伏立康唑、手术治疗局部病变
帚霉菌属	心内膜炎、脑膜炎、鼻窦炎、肺炎	胸腔积液、真菌球、结节性浸润	伏立康唑或泊沙康唑联合特比萘芬、手术用于真菌腔治疗
马尔尼菲青霉菌	肺炎、皮肤和口腔病变、角膜炎、胃肠道受累	结节或肺泡浸润、空洞病变	两性霉素 B，然后需终身服用伊曲康唑

康唑已成功应用于治疗难治性病例[57]。

毛孢子菌属（Trichosporon species）是一种致病性酵母菌，但也是人类皮肤的正常菌群。侵袭性感染通常是由于黏状毛孢子菌或阿萨希毛孢子菌感染。严重的播散性感染最常见于血液系统恶性肿瘤患者，临床表现与播散性念珠菌病相似，通常包括发病迅速、低血压、真菌菌血症、多发性皮肤病变、肺浸润和特征性脉络膜视网膜炎。毛孢子菌可引起过敏性肺炎，在日本多见[58]。如果用两性霉素 B 治疗，毛孢子菌感染仍有高死亡率（高达 83%）[59]。而伏立康唑、伊曲康唑和泊沙康唑的治疗效果相对更好[60]。

尖端赛多孢子菌（*Scedosporium apiospermum*）[也称为波氏假阿利什霉（*Pseudallescheria boydii*）]和多育赛多孢子菌（*Scedosporium prolificans*）是在环境中广泛存在的真菌，以前与无症状定植有关。囊性纤维病患者的呼吸道菌群通常包括赛多孢子菌属。皮肤损伤和呼吸道是最常见的感染途径。免疫功能低下患者患侵袭性感染的病例数越来越多。赛多孢子菌属通过空气传播，可能会造成医院内暴发感染，例如在血液－肿瘤联合中心报道的一个案例，其中有 6 名患者感染了同一菌株[61]。尽管进行了抗真菌治疗，但免疫力低下的患者播散性感染死亡率仍很高。伏立康唑是目前建议的一线治疗药物。还可以考虑联合特比萘芬，这可能会对提高治疗效果有帮助[62]。手术切除可以用于局部感染的治疗。

帚霉属（*Scopulariopsis species*）常见于土壤中，最常见的是与灰指甲有关。侵袭性感染正变得越来越普遍，肺炎、带有真菌球的空洞性肺部病变、AIDS 患者的脑膜炎以及各种类型的免疫功能低下患者的播散性感染的报道越来越多。这些感染通常对大多数抗真菌药有耐药性，但是，体外模型显示新型三唑类药物和特比萘芬联合治疗的协同作用[63]。由于微生物对抗真菌治疗的反应较差，因此首选手术切除肺部真菌腔[64]。

马尔尼菲青霉菌（*Penicillium marneffei*）是一种在东南亚土壤中发现的受地理限制的真菌。目前，它是泰国北部最常见的第三大机会致病菌，在中国部分地区也有流行[65]。正如大多数其他受地理限制的病原体一样，国际旅行已将马尔尼菲青霉菌感染带到了世界的其他地区[66]。马尼尔菲青霉菌是一种重要的病原体，尤其是在 AIDS 患者中，这与大多数其他青霉菌种不同，其他的青霉菌属是常见的非致病性实验室污染物。最初的感染通常通过吸入发生，其中肺泡巨噬细胞是首要的宿主防御系统。在 AIDS 患者中，由于 T 细胞介导的免疫功能下降，使得临床上显著的肺部疾病和播散性感染的发病率不断增长。组织病理反应有三种形式，即肉芽肿、化脓性和坏死性。前两个发生在免疫功能正常的患者中，而坏死性感染一般只发生在免疫功能低下的患者[67]。除肺部累结节和肺泡浸润外，其他常见感染表现还包括肺空洞、支气管内病变以及皮肤和胃肠道受累。皮肤病变有助于诊断，并表现为中心凹陷性小丘疹。推荐两性霉素 B 作为初始治疗方法。全面治疗方案是先使用两性霉素 B[0.6mg/（kg・d）]，持续 2 周，然后每日口服 400mg 伊曲康唑，持续 10 周。有轻度感染的 HIV 患者应接受伊曲康唑 400mg/d 的治疗，持续 8 周，然后需要终生使用伊曲康唑预防治疗，200mg/d，因为这一患者的复发率很高[68]。

（一）放线菌感染

放线菌感染（actinomycetic Infections），包括放线菌病和诺卡菌病，通常分类为真菌感染。但是，相比真菌，放线菌实际上更接近细菌，并且它对抗细菌药物有更好的反应，而不是抗真菌药物。

（二）放线菌病

放线菌病是由兼性厌氧菌放线菌引起的。正常肺部罕见，通常是继发于先前存在的腔或支气管扩张的继发感染，占所报告疾病的 15%[69]。这是口咽分泌物中的正常菌群，但是当这些被吸入呼吸道时，可能会发生感染。不良的口腔卫生、牙齿疾病和酗酒可能增加感染的风险，但是否与免疫抑制相关还不明确。最初的急性发炎之后，会转变为慢性坏死性感染。图中黄褐色的“硫颗粒”代表感染和坏死的区域，事实上也是微生物集落（图 86-20）。慢性炎症和坏死可通过内脏胸膜侵蚀进入顶叶胸膜和胸壁，骨骼通常也可能在侵蚀中被感染。在应用抗生素前，经常能看到来自胸壁的窦道。临床症状是非特异性的，包括体重减轻、发热、胸痛和咳嗽。影像学检查结果通常与结核病或恶性肿瘤相似。诊断通常是在最初判断为恶性后，通过细针穿刺、支气管镜检查或肺切除术后的病理学评估中偶然发现。放线菌必须在厌氧条件下生长，分离可能需要长达 4 周的时间。

放线菌病的经典治疗方法是使用大剂量的青霉素。每日以 1800 万～2400 万单位静脉注射青霉素，持续 2～6 周，然后口服治疗 6～12 个月[70]。一些证据表明，多种放线菌对青霉素的敏感性和耐药性都是有限的，这可能就是需要传统长期治疗的原因。根据药敏试验，Smith 等[71]提出了另一种方案，阿莫西林 2g 加克拉维酸 0.2g，每日 3 次，持续 3～4 周。类似的有关短疗程的治疗方案研究被提出，但是大多数研究缺乏足够的长期随访来确定对治疗的真实效果。对青霉素过敏的患者可以使用四环素类药物作为可接受的替代品，但它们对治疗放线菌的治疗效果较差。放线菌病进行手术干预最常见的原因是切除疑似为恶性的病灶。在术前作出诊断后，对病情较为严重的患者可考虑手术，对慢性引流的患者可考虑清创术；但是，单独使用抗生素进行长期治疗，通常对患者是有明显的改善作用。

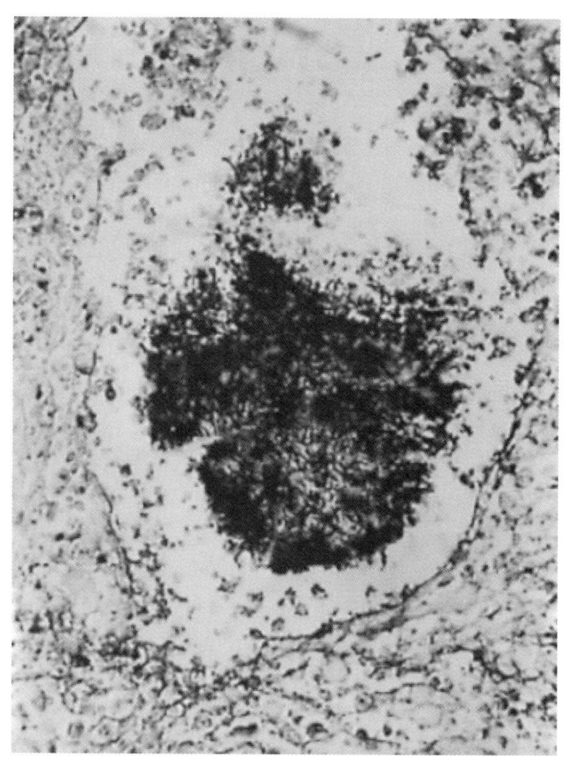

▲ 图 86-20　微脓肿中的放线菌颗粒

颗粒中心有放线菌的分支细丝（亚甲胺银染色，200×）

（三）诺卡菌病

诺卡菌病（nocardiosis）是由诺卡菌属（Nocardia）的放线菌引起的，它们是需氧、丝状、分支状、革兰阳性的弱耐酸细菌。免疫功能正常的宿主可以感染这种疾病，但诺卡病更常见于免疫功能低下的患者。诺卡菌生活在土壤中，并通过吸入进入肺部，在大多数情况下，肺部是主要的感染部位，可发生血行播散，最常见于大脑。临床上的肺部疾病通常是与空洞化有关的急性肺炎，症状包括缓慢进行性的发热、发冷、体重减轻、咳嗽和咯血。影像学检查结果可能有所不同，包括伴有或不伴空洞的结节、弥漫性浸润病灶或脓胸。通过鉴定或培养痰液、胸膜液、支气管灌洗液标本或经皮肺活检中的微生物可以来进行诊断（图 86-21）。由于诺卡菌和放线菌不同，不属于正常人类菌群，因此培养物的生长提示存在明显的感染。

诺卡菌的大多数分离株对甲氧苄啶或磺胺甲恶唑敏感。通过将抗生素治疗与脓肿或脓胸的经皮或外科引流相结合，可获得最佳的治疗效果。对于免疫功能正常的患者，应持续至少 6 个月的抗菌治疗，对于脑部受累或免疫功能低下的患者，应至少持续 1 年的抗菌治疗。免疫能力强的患者的总生存率为 70%～85%，但免疫力低下或伴有急性病的患者预后相对更差[72]。

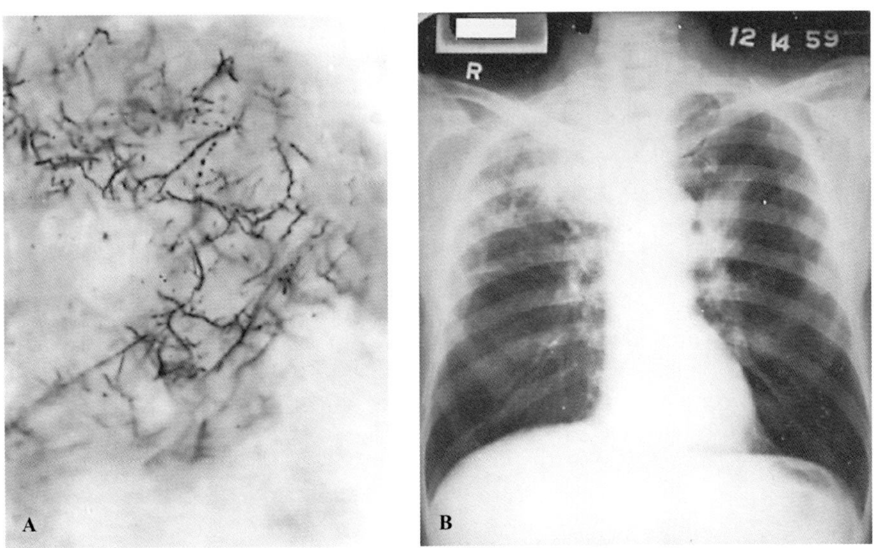

▲ 图 86-21　从痰培养中诊断出的诺卡菌

A. 星形诺卡菌（革兰染色，1000×）；B. 胸部 X 线片显示双侧肺部浸润（经许可，引自 Takaro T. Thoracic actinomycetic and mycotic infections. In: Goldsmith HS, ed. Practice of Surgery. New York: Harper & Row; 1978. © Harry S. 版权所有）

第 87 章
需要外科干预的外源性感染
Exotic Infections Requiring Surgical Intervention

Alper Toker　Berker Özkan　Erkan Kaba　著
张　鹏　朱新生　齐梦凡　马　强　孙良栋　译

胸部寄生虫感染多在患者没有症状及危及生命的体征时候偶然诊断出来的[1]。在疾病流行的地区，胸外科医生经常参与肺部寄生虫感染的治疗。大多数接受胸外科培训的人员在流行地区工作的有机会在其外科职业生涯的早期就可以操作这些手术。然而，对于那些发病率和死亡率较高的复杂病例则需要交给专业胸外科医生来进行救治。随着患者从流行地区向西方国家的移民，这些病例的现代手术中在世界范围内也变得更加普遍。在本章中，笔者介绍了在胸部的寄生虫感染领域标准的治疗方法，挑战和技术缺陷。

一、棘球蚴病

（一）概述

包虫囊肿疾病（hydatid cyst disease，HCD）是由棘球绦虫，带绦虫科的带绦虫引起的疾病。棘球绦虫有一个专门的附着器官，头节，其中包含钩和吸盘、脖子及 2～6 个生殖段（舌突）。棘球绦虫长几毫米，但很少超过 7mm。包虫病的特征是在肝脏和肺等内脏器官形成囊肿。人类绦虫病是由棘球绦虫属幼虫阶段的绦虫引起的。人体中引起囊性包虫病最常见的人类的病原体是绦虫。多房棘球绦虫导致了肺泡部位的囊性包虫病，这一病原体虽然在人类中较为罕见但却是包虫囊肿疾病广泛传播的原因。福氏棘球绦虫引起多囊棘球病。少节棘球绦虫是人类包虫病的极为罕见的原因。在中亚和南美，棘球绦虫是多囊棘球绦虫病的病因。一般而言，棘球绦虫是地中海地区、南美、澳大利亚的特有物种，而在新西兰、中东、阿拉斯加和加拿大印第安部落中更为常见[2]。细粒棘球绦虫（长度为 2～6mm，具有三环结构）和肺泡棘球蚴或多房棘球蚴（2.2mm；具有五环结构）这些绦虫（带虫），及其幼虫会分别引起单眼囊性棘球绦虫病和多发性蜂窝状（肺泡）棘球绦虫病。大多数单房囊性棘球蚴病病例是由细粒棘球绦虫引起的[3]。这些寄生虫是尤其喜欢局限在人类中的肝脏（75%）和肺（5%～15%）中，但它们也可以在其他器官中生长发育从而可以引起严重的临床问题。它们在肝脏中更常见的原因是由于他们可以在肝脏的血窦中捕获胚胎。无症状的囊肿在肝脏比在肺中更常见。单室的棘球蚴病通常表现为生长缓慢的肿块。在不受限制的位置，囊肿可以长得较大，但不会相互干扰繁殖重要功能，但某些部位可能有小囊肿对重要结构产生明显的机械压缩作用。细粒棘球绦虫的囊肿通常是单室的，球形的圆锥形或亚球形的，充满了透明的液体，通常由一个间隔组成。单室的棘球蚴病在土耳其很常见[4]。

包虫囊肿疾病是最古老的疾病之一。自从希腊和罗马时期的希波克拉底和盖伦时期，人们认为 HCD 是在人体内脏器官中充满了液体的囊肿。直到 17 世纪，包虫囊肿疾病则被 Christian

Thebesius 再次报道。1684 年，包虫囊肿疾病被证明是源自动物的疾病[5]。1786 年，人们认为棘球绦虫这种寄生虫引起了包虫囊肿疾病[6]。

（二）流行病学

世界卫生组织报告显示，棘球绦虫分布在世界各地。棘球绦虫的大量存在也与囊性棘球疾病的广泛流行相符[7]。在中亚某些地区，人类每年的发病率可高达 13/100 万～27/100 万，据报道棘球绦虫在肺部疾病的发病率高达 40%[8]。在欧洲，受灾地区主要位于地中海地区（尤其是西班牙，意大利北部和撒丁岛，人类的年发病率已达到 4/10 万～8/10 万）和英国的牧羊区。细粒棘球绦虫几乎完全由家畜传播，所以通过提供评估和控制措施相结合，并需要手术治疗并维持足够长的时间在理论上是有可能消除寄生虫的[9]。到目前为止唯一已经完全根除了这一疾病的国家只有冰岛[10]。地中海地区在消除疾病方面也取得了一些了不起的进展[11]。当未能控制这一疾病，并且缺乏对于疾病的长期控制措施时，就会像保加利亚那样，疾病的发病率会如期再次反弹。由于未能控制该疾病，囊肿在儿童中的年发病率从 20 世纪 70 年代的 0.7/10 万增至 90 年代中期的 5.4/10 万[12]。

（三）发病

成年的细粒棘球绦虫（长 3～6mm）位于狗或其他犬科动物等最终宿主的小肠。细粒棘球绦虫的头是由双冠状钩状结构组成，主体为由三或四个环组成，最后一个带有卵。孕节通过粪便排卵。他们之后被草食动物如绵羊、山羊、猪、牛、马和骆驼等中间宿主摄取，卵附着到它们的身上小肠中，释放出一个六钩蚴，它常寄居在输血器官并穿过肠壁并迁移通过循环系统进入各个器官，尤其是肝脏和肺。然后，六钩蚴发展成囊肿，增大逐渐产生并在囊腔内部长出原头节和子囊肿。最终宿主摄取了被感染的中间宿主含有囊肿的器官。这样绦虫就完成了其生命周期。绦虫被摄入后，原头节外翻，可附着在肠黏膜上，并在 32～80d 内发展为成年阶段（图 87-1）。

相同的生命周期也可发生在多房棘球绦虫（1.2～3.7mm），但有以下方面区别：多房棘球绦虫的最终宿主是狐狸，有较小的可能，是狗、猫、土狼和狼；中间宿主是小型啮齿动物。幼虫时期（在肝脏中）仍然有增生阶段，从而可以无限期地入侵周围组织。棘球绦虫（最长 5.6mm），最终的寄主是丛林犬和野狗。中间宿主是啮齿动物的幼虫阶段发展，可侵袭到肝脏的内外部，肺和其他器官，导致多个囊泡。少节棘球绦虫（最长 2.9mm）的生命周期涉及野生猫科动物是最终宿主，啮齿动物是中间宿主。人食用鸡蛋后会获得感染，释放出肠道中的六钩蚴和从而导致囊肿。

（四）囊肿的结构

从组织学上讲，囊肿壁有外无细胞层压膜、生发膜和原头节三个结构成分。囊液透明，无味且无菌。电解质水平和液体的 pH 类似于宿主的血清。囊肿的内部压力被报道为 21～61cmH_2O[13]。囊肿具有抗原性，据报道可能引起过敏性休克[14]。生发膜是寄生虫的最内层和活体部分。这部分通过从内表面出芽产生侧凸和子囊肿。

当子囊肿在囊腔中破裂时，头节在包虫囊肿中流动。这称为囊状的沙。生发膜产生外部层压膜，这称为外胚层。在任何器官中，胚膜几乎都会侵袭血管，从而导致转移，但这一现象在肺和脑中更常见。它是薄而透明的非细胞膜，可以使电解质，液体和胶体在囊肿内的流动，这对囊肿的生长至关重要。层压膜不侵袭宿主组织，外膜也称为周囊，可以在手术中切开。当寄生虫存在于肺组织中时，炎性细胞迁移到宿主组织后产生纤维化反应成为囊肿的屏障（图 87-2）。基于形态研究结果，囊肿可分为以下类型。1 型，简单囊肿没有内部架构。2 型囊肿，囊肿和子囊肿以及外周的基质 2a 型，周围的圆形子囊肿；2b 型较大的不规则形状的子囊肿几乎占据了整个囊肿母囊肿的体积；2c 型，卵弥散性卵形，癌变和偶

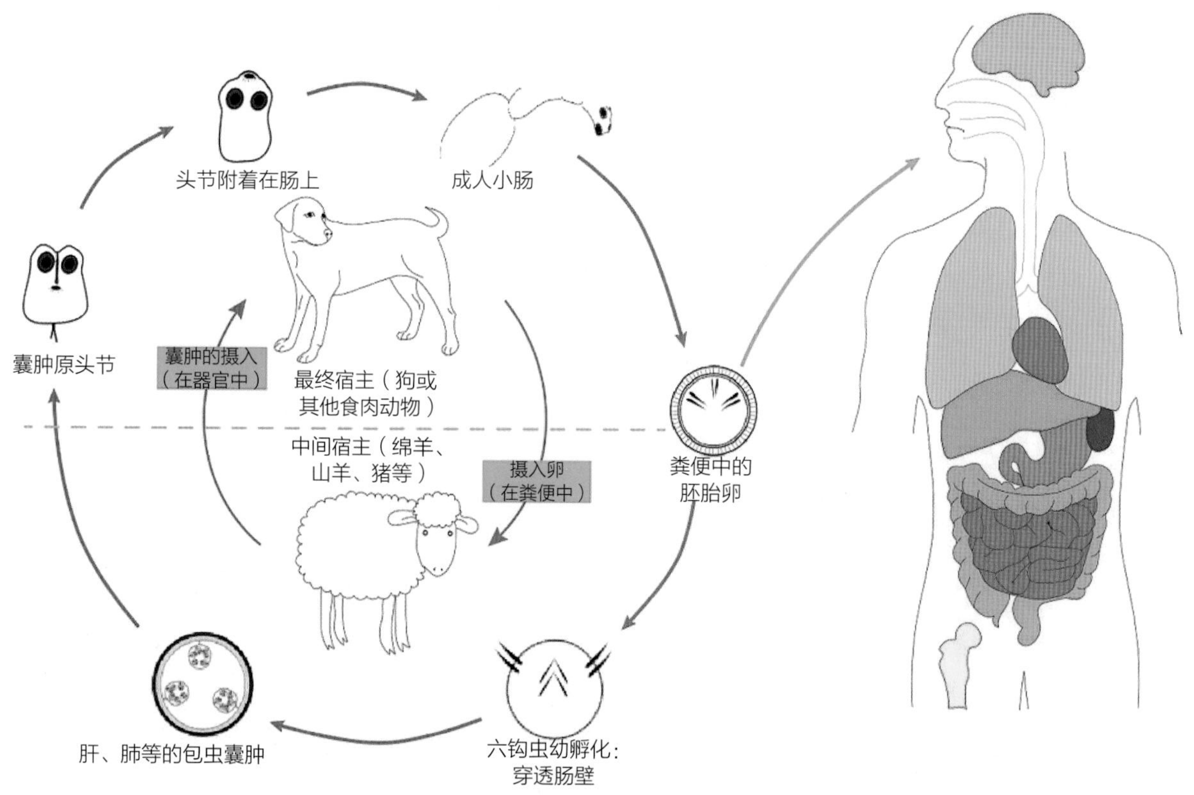

▲ 图 87-1 细粒棘球绦虫的生命周期

原宿主（犬）吞食含棘球蚴的中间宿主（羊）内脏。卵在原寄主的肠内产生寄生蠕虫。虫卵与来自主要宿主（狗）的粪便一起排出，污染蔬菜和草地。受污染的蔬菜或草被中间宿主（羊）摄入，然后包虫囊肿形成。

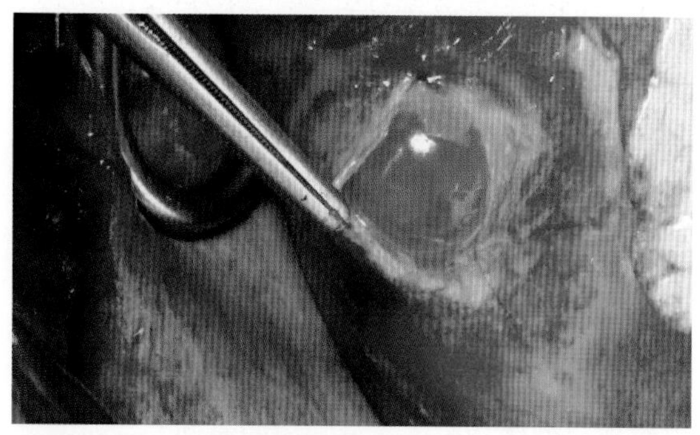

▲ 图 87-2 纤维性囊壁是由从宿主迁移而来的迁移的炎性细胞发生纤维化反应而成，可作为囊肿的屏障

发子囊肿。3 型，钙化或死亡的囊肿。4 型，复杂或穿孔的囊肿。

（五）临床表现

肺泡包虫病的临床表现与肝脏中生长缓慢的恶性肿瘤类似。单室的包虫囊肿是一个缓慢生长的肿块，在肝脏中一年约生长 1cm[15]。一旦虫卵通过胃，胚胎就会被释放出来并穿过肠壁到达肝的支流静脉，在那里它们经历水泡转化并进化成绦虫。如果他们能通过肝脏的屏障，它们将进入肺，在那里它们也可能会变成包虫。如果它们有能力通过肺部，它们可以定植在任何器官中。一直有研究表明虫卵可以通过淋巴管，通过胸导管侵入肝脏。也有证据该疾病可以通过支气管传播[16]。还有从理论上讲，实质外和胸腔内包虫可能通过淋巴管的传播在胸壁内部发展从而侵袭胸壁[17]。寄生虫可能会破坏肝脏 - 乳糜管、胆管和血管，导致胆汁症状梗阻，门脉高压和中央部位坏死囊肿形成脓肿。由于生发膜长入血管使几乎在所有器官中都有转移，但是它们更常见于肺和大脑[3]。在鉴别诊断中位于肝脏任何坏死的肿块必须包括多房棘球绦虫，特别是对于疑似地区的患者[18]。

大约 75% 被感染病例在体内感染了一个或

多个囊肿。肝脏和肝脏右叶受累的频率多于左边[15]。囊肿也可能发生在肺、肾脏、脾脏、大脑和肌肉骨骼系统。在大多数报道的病例中，双肺的下叶与上叶相比更易受累[16]。囊肿通常是单生的，但也可能是双侧的（图87-3）[19]。当胚胎停滞在器官时，幼虫第二个阶段（后缘幼虫）开始。这个阶段的自然过程是进步–持续增长[20]。但是，据报道有些囊肿仍保持静态状态多年。实质组织弹性决定生长囊肿生长速率。据称，囊肿在肺中比肝脏生长更快，因为肺脏比肝脏要更加柔软和有弹性。胸腔内负压可能是囊肿在肺组织中的生长更快另一个的原因。基于在儿童中发现的巨大囊肿，胚胎和囊肿在小儿肺中生长更快[21]。大多数患者年龄在20—60岁，在第30年达到高峰。有患者可能累及多个部位，最常见的是肝脏，其次是肺。临床诊断肺泡棘球蚴病比单室的包虫病困难，病情可能常被误诊为是肺癌[3]。

由于肺部HCD并未显示出特定的临床特征，给临床诊断带来了挑战。临床表现主要取决于囊肿完整或穿孔的状态、大小、位置及入侵和迁移囊肿。完整的囊肿可能被诊断出有咳嗽症状，呼吸困难和胸痛。破裂的囊肿可能会有囊肿内容物的咳出、咳嗽、发热、反复咯血和过敏性休克（图87-4）。一个研究队列中有29%的患者发生贫血，咳痰，并观察到咳出来自囊肿或囊膜组织的液体[22]。尽管有报道它是造成肺结节的一种非常罕见的原因，但这一发现流行性地区还是挺常见的。实际上，在20世纪80年代初期通过研究一个西班牙队列，发现这种疾病是孤立性肺结节的最常见原因。尽管不同发现中结果差异显著，但是最常见的症状是咳嗽（62%）、胸痛（56%）、排痰（42%）、发热（32%）、呕吐（26%）、咯血（25%）和呼吸困难（24%）[16]。在10%的患者中也可能发生过敏性休克[16]。肺包虫病的一些不常见的临床表现包括严重的腹水、周围水肿和心力衰竭，这些临床表现都是在严重的慢性肺动脉高压和肺动脉栓塞的情况下发生的[23]。急性发作的胸膜性胸痛和呼吸急促是肺包虫囊肿引起急性肺栓塞的特征性表现[24]。胆色素痰和肺炎可能是肝包虫囊肿引起的支气管胆道瘘的症状，这表明肝包虫囊肿已经渗透入横膈膜并定植于肺组织[25]。当囊肿位于肺的横膈膜面时，很可能发生腹痛。胸膜腔囊肿破裂可引起气胸，表现为呼吸困难和胸痛。在这种情况下，

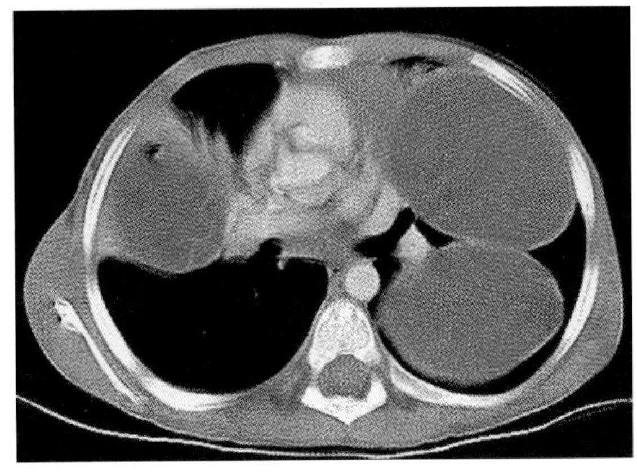

▲ 图87-3　囊肿通常是单发的，也可能是双侧发生的

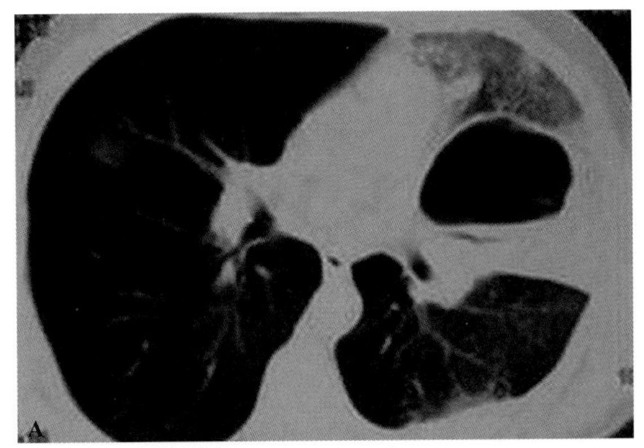

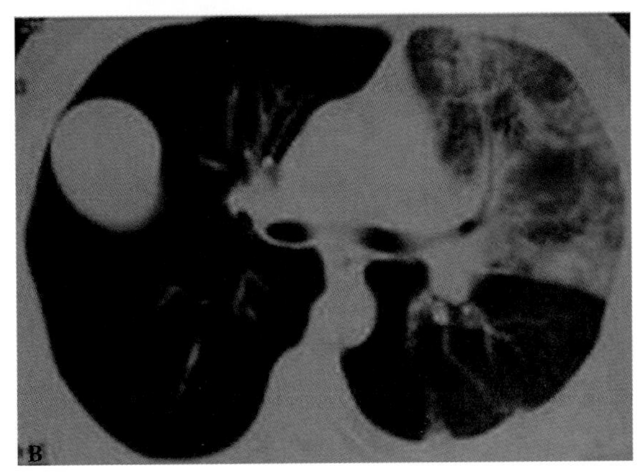

▲ 图87-4　当囊肿破裂时，肺叶的其余部分可能由于液体的吸入而出现突变

未经治疗的患者可能会出现不可避免的过敏性休克和脓胸。小儿肺包虫囊肿患者由于囊肿快速扩张，可能会出现低氧血症以及呼吸衰竭。

（六）诊断

肺包虫病可以结合放射学和血清学检查结果成功诊断。由于大多数患者无明显症状，因此肺包虫病通常于偶然的放射学检查中发现。鉴别诊断包括肺结核，周围型肺癌以及在其他肺部球状病变。当鉴别诊断中存在包虫囊性疾病（HCD）时，绝不建议行经胸针吸穿刺肺活检（TTNAB）。经胸针吸穿刺肺活检可能会引起肺包虫囊肿破裂以及囊中液体流出，从而导致过敏性休克。具有典型临床表现和放射学特征的患者，支气管镜检查是不必要的，但不具有典型特征表现的患者则可以考虑使用。据报道，支气管镜检查时的病理发现率达 70%，主要包括发白的支气管内病变，类似于支气管内结核的干酪样病变。当肺包虫囊肿破裂前后被感染时，临床表现可与未治疗的肺炎、肺结核、肺脓肿以及肺癌相似。

（七）放射学特征

胸部 X 线检查可以为包虫囊性疾病提供诊断线索。单纯、完整或未穿孔的囊肿表现为边缘规则的圆形或椭圆形病变（图 87–5）。由于囊肿的压迫，健康的肺野可能出现肺不张。钙化多见于肝囊肿，在肺包虫囊肿中少见（图 87–6）。除此之外，还可以通过胸部 X 线检查观察到一些特殊的放射学表现。Escudero-Nenerow 征是肺部病变的影像学改变，深吸气时病变由圆形变为椭圆形，多见于性囊周软组织。某些位于肺极尖的囊肿可能在放射学或临床表现上与肺 Pancoast 肿瘤相似。当囊肿周围与囊肿膜之间产生气体漏时，会出现“月球征”，这种征象表明包虫囊肿有破裂的可能。“双圆顶弧形征”是囊肿破裂并且有空气渗入时的征象。排出的囊肿积液可能会使膜组织看起来像睡莲，漂浮在囊肿液中，因此被称为“睡莲征”（图 87–7）。若囊肿穿孔突破胸膜腔，可能出现气胸或液气胸（图 87–8）。无论是腔内

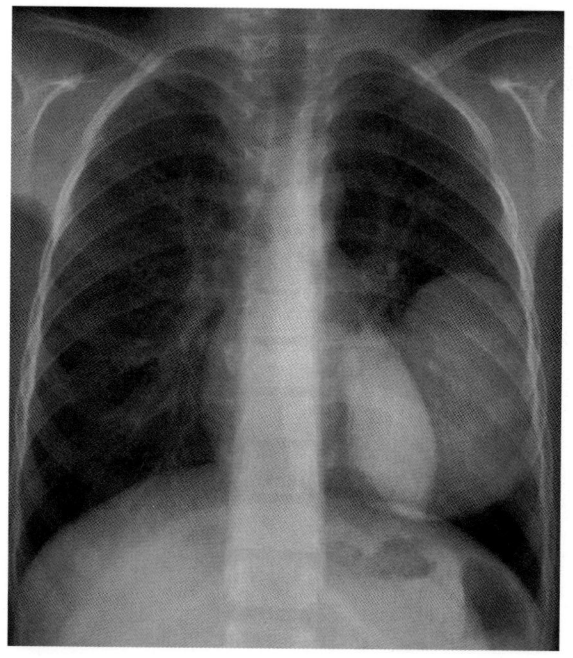

▲ 图 87–5　单纯、完整或未穿孔的囊肿表现为边缘规则的圆形或椭圆形病变

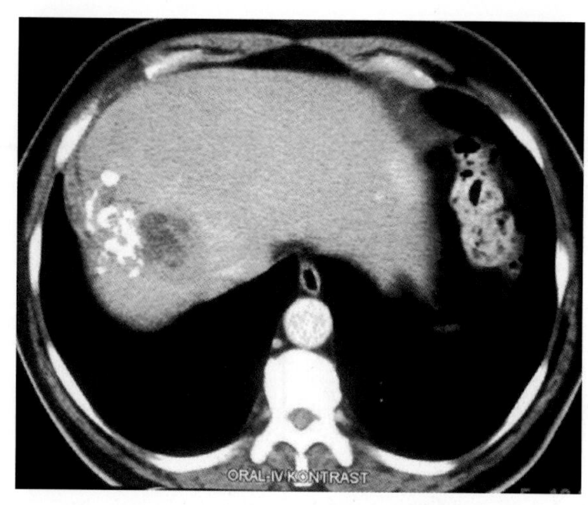

▲ 图 87–6　钙化是肝囊肿的常见表现

感染还是肺炎性浸润，肺穿孔区域都可能表现为肺脓肿（图 87–9）。

胸部计算机断层扫描（CT）是最佳的放射学诊断工具。包虫囊肿通常在肺野中表现为单腔、薄壁囊肿。完整的囊肿 CT 值为 3～18HU，而穿孔的囊肿可能由于发生纤维化而具有更高的 CT 值。鉴别诊断包括良性和恶性肺脓肿。胸部 CT 中很少见到患者出现子囊肿或钙化。磁共振成像（MRI）对位于肺右下叶基底部的囊肿具

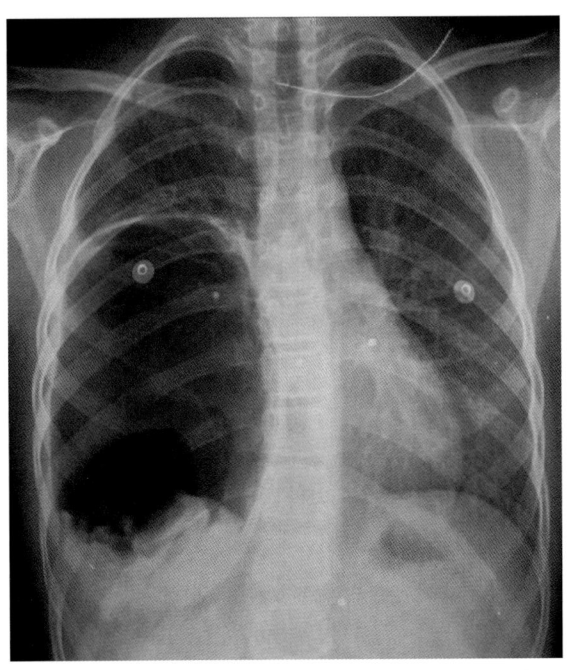

▲ 图 87-7 囊肿积液可以使膜组织看起来像漂浮在囊肿液中的睡莲

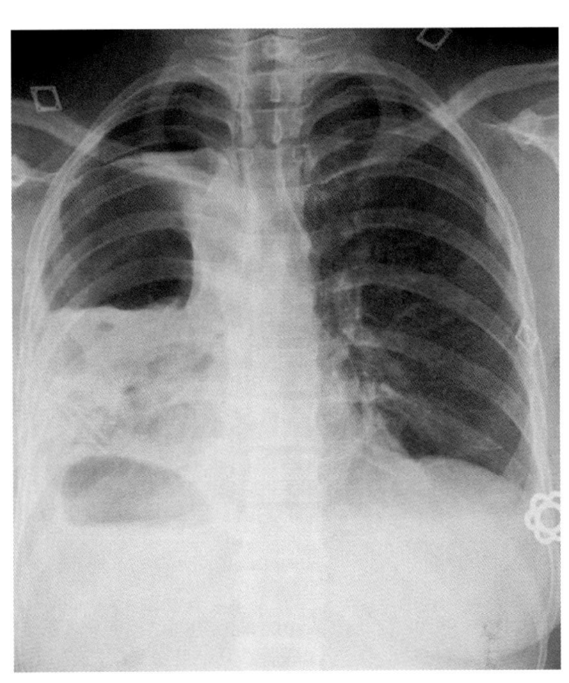

▲ 图 87-8 胸部 X 线片显示囊肿破裂进入胸膜腔形成的液气胸

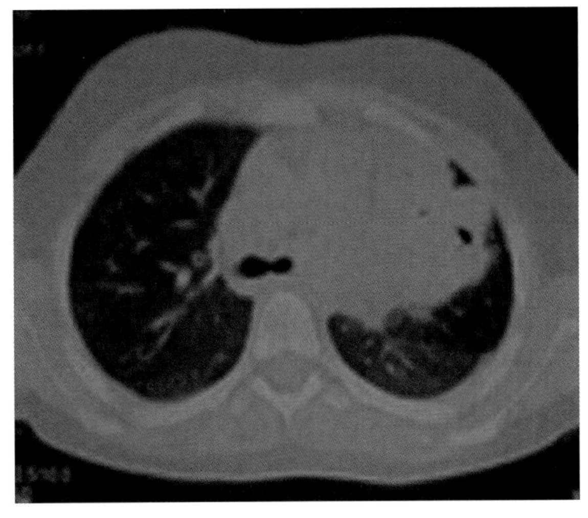

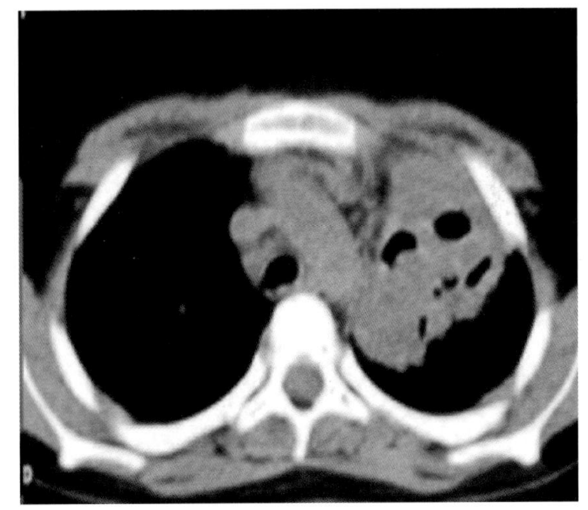

▲ 图 87-9 肺脓肿可表现为肺穿孔和肺叶内积液

有一定的诊断优势，并且可以明确这些囊肿是起源于肝穹窿还是哑铃形囊肿。尽管气腹在前几年已被用于此类囊肿的鉴别诊断，但 MRI、胸部 CT 和超声检查（US）仍然具有更好的诊断效率[26]。

（八）微生物学和血清学特征

痰液检查中发现包虫头节可能有助于诊断包虫囊肿穿孔的患者。大多数血清学检查已用于诊断由细粒棘球蚴引起的 HCD。既往，实验室诊断是基于 Casoni 皮内试验或 Weinberg 补体固定试验，但由于其敏感性和特异性较低，因此在临床上已停止使用。血清学检查仅用于确认胸部影像学的检查结果[27]。除此之外，与上述测试相比，Garabedian 和 Kagan 建议的间接血凝抗体（IHA）测试可能更加敏感[27, 28]。然而，IHA 具有一定的局限性，如在其他蠕虫感染、癌症和慢性免疫复合物疾病等情况下出现假阳性。据报道，HCD 最敏感的检测方法是免疫球蛋白 G 酶联免疫吸附试验（ELISA），其灵敏度达 85.3%[26]。有数据表明，针对可疑 HCD 病例的初步筛查，ELISA 的敏感性优于 IHA[27]。实验室检测建议用于高度怀疑的病例或术后随访等情况。据报道，外科手术后 4～6 周内抗体产生增加，随后 12～18 个月内抗体逐渐减少[26]，而复发性 HCD 患者的抗体水平可能与术前水平相似[29, 30]。10%～30% 的病例有嗜酸性粒细胞增多，并且囊肿破裂时嗜酸性粒细胞的数目会大量增加[26]。检测性能取决于检测的性质和使用的抗原，同时还与受累器官的疾病特征、囊肿的数量以及是否存在囊肿并发症有关[31, 32]。最近一些研究表明，合成肽和重组抗原由囊液的两种主要成分组成，包括抗原 B（AgB）和 Ag5，先前已提出将两者用作可重复检测的抗原，以提高测试的可靠性，但事实上有待于将它们更好的标准化[33, 34]。源自 AgB 的 p176 抗原是一个 38mer，对应于亚基 AgB8/1 的 N 端延伸。利用 p176 的 ELISA 检测对 HCD 的诊断灵敏度为 74%～80% 以及特异性为 79%～93%[35]，但是肺相关的 HCD 血清学诊断的数据很少，并且已发表的 p176 研究无法估计其检测的敏感性，也无法提供有关肺部病例的更多详细信息。

（九）治疗

包虫病的治疗方式主要是手术和化疗，决定治疗方法的因素主要有：囊肿的大小、位置、生存状态、生长的寄生虫和邻近宿主组织之间的相互作用、与包虫囊肿破裂有关的潜在并发症、与细菌或真菌感染有关的并发症，以及原头节的溢出等[36, 37]。根治性切除是包虫囊肿最传统、最有效的治疗方法。对于不能手术的病例，化疗仍然是有价值的选择，药物有苯并咪唑、阿苯达唑、甲苯达唑和杂环吡嗪诺喹啉衍生物吡喹酮等。经皮穿刺方案已经用于肝包虫囊肿的治疗，但因有可能引起过敏反应，这种方法并未用作治疗肺包虫囊肿。

1. 药物治疗

肺包虫病的治疗不同于肝包虫病的治疗。苯并咪唑类药物治疗适用于较小的包虫病变，以及播散性疾病，包括继发性肺或胸膜包虫病，同时对于手术风险大和术中有包虫液溢出的患者也是有价值的[38, 39]。使用治疗肝包虫病的药物和抽液技术，治疗肺包虫病的较大囊肿并没有得到持久且安全的结果[40, 41]。一项由 14 份报告和 4255 例 HCD 患者组成的 Meta 分析表明，手术治疗效果良好，死亡率仅为 1.4%，同时，在 3433 例接受手术治疗的患者中，围术期死亡率为 0%～17%。因此，外科手术是治疗肺包虫病的最佳方法，药物治疗只适用于因扩散而无法通过手术根除或不能忍受肺部手术的患者。

2. 手术治疗

手术治疗的目的是根除寄生虫，去除内囊防止术中播种，关闭切除囊肿后的空腔，并最大限度地保留健康的肺组织。在这种情况下，手术评估的步骤包括以下五项：①选择手术顺序，根据囊肿的位置，单双侧或位于肝脏及其他器官，如心脏和大脑；②选择切口类型，包括开胸、胸骨正中切口、胸腹切口，以及视频辅助胸腔镜手术（VATS）；③药物使用时间影响手术时间；④选择囊肿切除术中的入路；⑤选择囊肿周围腔闭合技术以及是否闭合。

(1) 选择手术顺序：针对肝或肺包虫囊肿患者，通常很有必要筛查其他位置的囊肿，因此可能需要对半侧胸腔和肝脏进行联合手术。若诊断为双侧囊肿，手术可以分两次进行，第一次开胸手术在破裂风险较高或更复杂的一侧进行[41]，如果并发肝囊肿，应先进行肺部手术。同样，患者若有其他器官的包虫囊肿，肺切除总是优先考虑的。如果肝囊肿位于肝穹隆部，应选择右胸及横膈切除术治疗两个部位的囊肿。囊肿切除顺序，通常根据囊肿的大小和易破裂、易扩散的程度，以及每个囊肿所在器官的重要性来决定[42]。当有心内囊肿时，手术应当尽快进行；如果技术上可行，应该同时通过胸骨正中切口切除肺囊肿。

(2) 选择切口类型：一般来说，开胸手术是切除肺包虫囊肿的首选方法。临床实践中，我们更倾向于离囊肿最近的地方做切口尽可能小的开胸手术。这种开胸术通常保留前、后或侧肌，基本没有通过大的后外侧开胸治疗 HCD。胸骨正中切开术是治疗双侧包虫囊肿的较好的一种方法。经胸骨双侧前胸切开术可同时考虑位于前方或后方的囊肿以及心脏内的包虫囊肿，但是，为了减少疼痛和术后可能出现的呼吸问题，选择此术式时应该非常谨慎。对于健康的年轻患者，首选单次麻醉下双侧开胸治疗双侧囊肿，然而，因为切口的疼痛较为剧烈，因此本章的作者建议仅为健康的成年人选择此方式。出现沙漏性肝囊肿穿透膈肌进入肺右下叶或中叶时，开胸或剖腹可能是两种需要商榷的选择。然而，对于一个完整的、低风险的手术，需要标准开胸手术或扩大到剖腹的开胸手术（图 87-10）。电视胸腔镜外科手术（VATS）因其在肺癌和纵隔病变领域的广泛使用而被许多作者推荐。部分国家的肺部 HCD 手术很常见，但外科医生一般不使用 VATS，他们认为该术式可能造成包虫的播散。

在部分国家肺的 HCD（肺包虫病）手术是很常见的，外科医生通常不同意 VATS 的方法，他们认为这可能会造成包虫的传播条件。实际上，近年来肺包虫病的 VATS 治疗有了很大的进展，尽管胸外科学界担心可能存在的胚胎播散和支气管开口的不完全闭合 [43-45]。事实上，有一些外科医生已经使用 VATS（视频辅助下胸腔镜手术）进行了节段切除和肺叶切除 [46]。另一部分外科医生没有选择关闭残余腔，而是将其打开进入胸腔 [47]。根据本章作者的观点，目前 VATS 对 HCD（肺包虫病）的治疗可以保留用于治疗肺周围位置的浅表和小到中等尺度的囊肿。此外，外科医生应考虑缝合支气管开口，而不是使用组织胶封闭支气管开口（图 87-11）。

(3) 手术的时间与药物的使用有关：在过去的 30 年中，甲苯达唑被广泛推荐为囊肿切除后的辅助治疗药物。在第一项试点研究发表后，一般的建议是在手术前 7～10d 给予甲苯达唑。

当囊肿完好无损且无传播风险时，建议术后 1 个月治疗。当囊肿破裂，怀疑术中播散，建议继续治疗 3～6 个月。当证实播散，且不能完全或部分切除囊性病变时，建议继续使用甲苯达唑，直到没有更多的放射学上证明的明显囊肿。

如果手术的目的是完整切除囊肿，术前 6 周停止治疗是合理的。如果计划手术治疗破裂或复杂的囊肿，最好在术前开始药物治疗，术后继续药物治疗。

(4) 手术方法的选择：术中切除囊肿，切除囊肿的手术可以考虑摘出术（Ugon 方法）、外囊

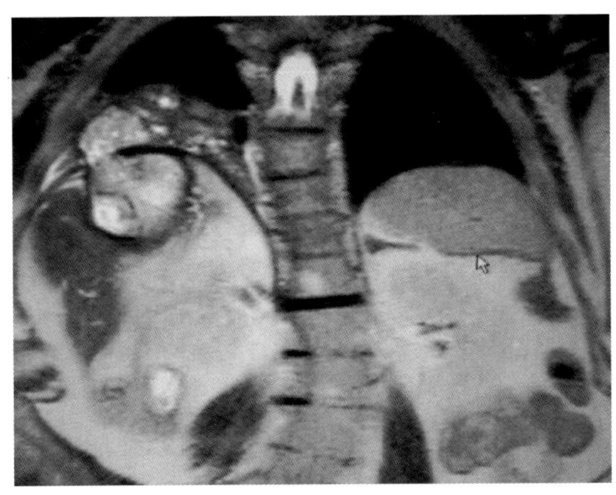

▲ 图 87-10 沙漏型肝囊肿穿透膈肌进入肺右下叶

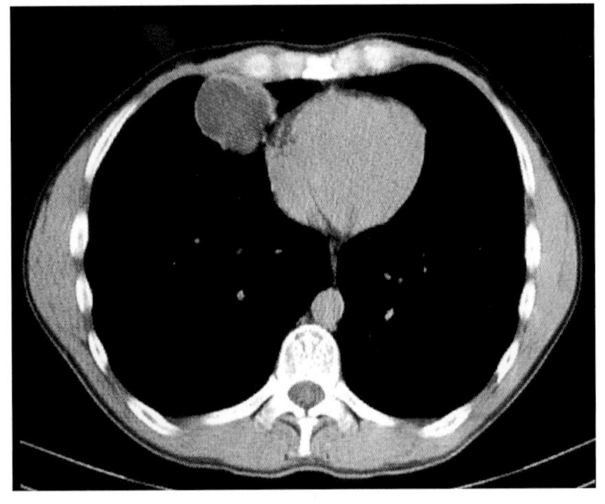

▲ 图 87-11 一例 HCD（肺包虫病）视频胸腔镜治疗的理想病例

摘除术（Perez-Fontana 方法）、囊腔闭合的囊肿切除术（Barrett 方法）、闭合支气管的囊肿切除术和囊腔闭合术（Posadas 方法）、膀胱造口术与支气管开口的关闭、开放吸引术（Figuera 方法）、节段切除和叶切除术。其中的实质切除应作为最后的选择保留。

大部分的切除技术是基于清除包囊及其内容物或完全切除病变。手术的主要目的是将内囊及其内容物全部排出。治愈率和复发率取决于初次手术的成功。一致的观点认为，包囊是由宿主组织对囊肿的反应而产生的，则不需要切除[20, 38]。Perez-Fontana 所述的囊肿切除术由于术后并发症严重而被放弃。Barrett/Posadas 手术（Barrett/Posadas，1952）是最常用的手术方法，也是外科界最广泛接受的方法。

在切除或清除囊肿前应采取一切预防措施，以防意外发生的囊肿破裂继发播散。在我们目前的实践中，盐浸纱布是预防播种的首选（图 87-12）。应该被放置在囊肿附近，以避免一般污染。如果在取出的过程中囊肿破裂和胸腔内发生溢液，则可能发生过敏性休克。在大多数情况下，类固醇和充足水合的奥曲肽输注可以治疗急性过敏。需要长期的预防和随访以防止复发。

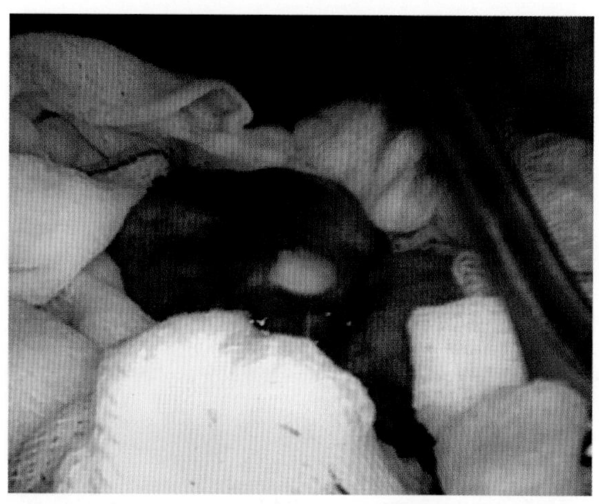

▲ **图 87-12　盐浸纱布是目前实践中预防播散的首选方法**

纱布应该放置在临近处，以避免一般污染

普遍的观点认为应首选保留软组织的方法。然而，有时节段切除、肺叶切除，甚至全肺切除可能是不可避免的。为了治疗 HCD，可能很少需要进行肺切除。即使是急性感染的患者，肺叶切除也不应被视为首选的治疗方法。在文献报道中，肺叶切除术的发生率为 0.5%～45%[49]。根据本书前一版的同一章节，肺叶切除的适应证如下：大囊肿累及 50% 以上的肺，严重化脓性肺部感染的囊肿且无反应治疗，出现多发性单叶囊肿、包虫病后遗症，如纤维化、支气管扩张、大出血、肺破坏等[49]。根据我们的经验，一项 47 例患者的报道显示囊肿的大小并不表明肺叶切除或全肺切除[21]。在这个队列中，只有三例患者进行了肺叶切除术。此外，小儿和成人患者在切除需求方面可能存在差异。事实上，Dincer[50] 和他的同事在他们自己的系统回顾性研究中观察到，儿童人群的切除率更高［成人 1.5%，儿童 16%（$P > 0.001$）］。在他们的经验中，肺实质切除的适应证是：巨大的囊肿占据整个肺，多个囊肿，以及切除后的肺不可扩张。此外，他们还观察到，当使用肺实质保留术时，占肺叶 80% 以上的囊肿的发病率没有增加。我们认为，虽然在某些情况下分段切除是可以接受的，但肺叶切除的决定必须是个体化的，并由最有经验的外科医生做出。

包虫包囊大小与包囊压力的相关性可能不显著[13]。相反地，20 岁以下和 20 岁以上年龄组的平均囊肿直径似乎有显著差异。这是年轻患者可能与成年人有相同的穿孔风险的原因，即使他们患有相对较小的囊肿。因此，由于已知的棘球蚴穿孔的过敏性、梗阻性和感染性风险，紧急手术切除是必要的。

实质切除的决定通常是在手术过程中做出的，术后应进行切除的肺部囊肿进行评估。当吸入支气管分泌物时，剩下的肺通常是功能正常的，肺因吸入压力增大而膨胀。因此，即使一个囊肿占据了超过 50% 的肺叶，在进行切除前，也应该评估实质的质量，只有一个重要的例外，那就是大量的咯血。大咯血的患者，在术前没有明确诊断的情况下，可以进行肺叶切除，以获得包虫病的最终病理结果。此外，如果大咯血，保留软组织的程序可能更复杂。在我们的经验中，有2例患者因为大量咯血而需要肺叶切除，而另外2例患者因为肺内动脉包虫病而需要肺叶切除。即使文献中未提及，对于位于肺动脉系统远端且与肺动脉内膜和壁有强附着力的囊肿，其肺内动脉移行可能需要部分切除或肺叶切除（图87-13）。如果由于远端肺动脉阻塞（在我们的经验中这是一个重要的发现）导致肺内动脉分离的棘球蚴囊肿并没有大量的回流，那么切除可能是必需的，将部分切除作为首选。

笔者医院首选的手术方法是摘出术、囊肿切除术和囊腔闭合术。如果剥离面界限清楚，没有强粘连，我们考虑摘出术，这可能会降低囊肿破裂的风险（图87-14）。我们倾向于使用连接在50ml注射器和管线上的三通旋塞阀吸出囊肿中的液体（图87-15A）。吸出液是通过管道排到操作场地外的瓶子里（图87-15B）。当囊肿减压，张力缓解时，切开覆盖囊肿的薄壁组织，切开内囊移除时不会造成溢出（图87-15C）。如果囊肿位于肺的周围，这个手术可以用VATS（视频辅助胸腔镜手术）。总结，当代外科的发展趋势是管理疾病与保守的外科手术。

(5) 包囊腔闭塞的选择：在过去的60年里，囊腔闭合的囊肿切开术是最常见的手术，治愈率和围术期的发病率是可以接受的。文献表明，自1952年以来，为了减少脓胸发生率和术后持续性漏气，外科医生一直在进行囊腔闭合手术。然而，这一观点受到了一些人的质疑。事实上，据报道，囊腔闭合导致肺不完全扩张和促进肺不张。不幸的是，有些人在没有囊腔封闭的情况下只封闭支气管开口，结果并不好。因此，我们和许多作者仍然认为在治疗深部肺实质的肺包虫病时不应放弃囊腔闭合。在这种情况下，必须采用细致的手术技术，以避免因疏忽而导致邻近支气管的闭塞。然而，如果囊肿位于肺的裂面和膈

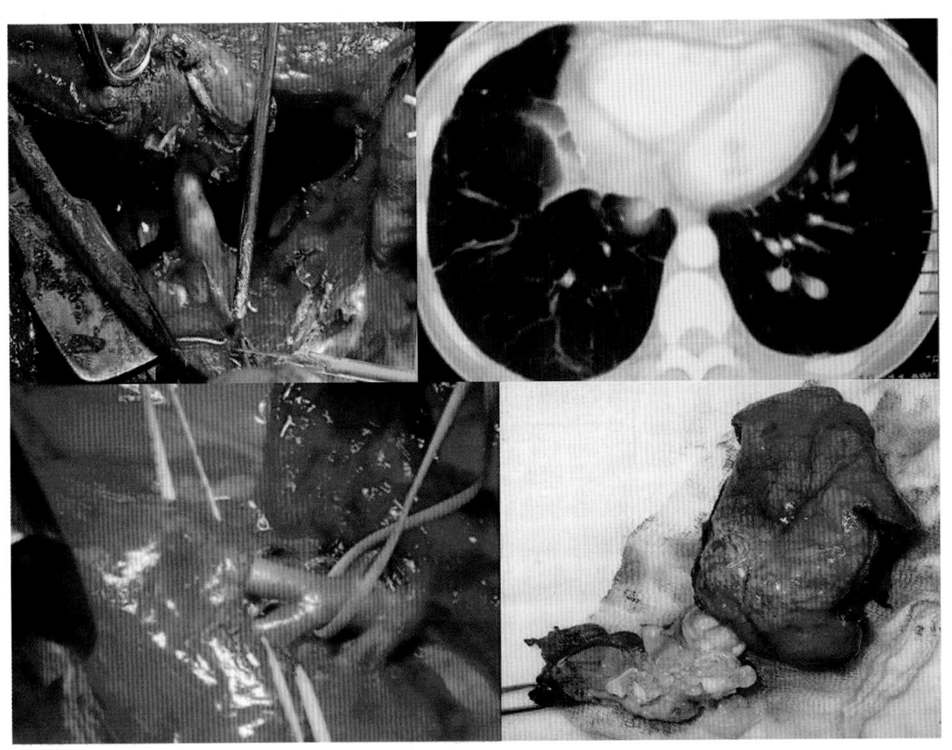

▲ 图87-13 囊孢的肺内远端动脉转移可能需要解剖切除。我们在远端肺动脉的囊腔切开术试验中，由于与肺动脉内膜的强附着物，没有提供来自动脉的回流。应该考虑最小的解剖切除

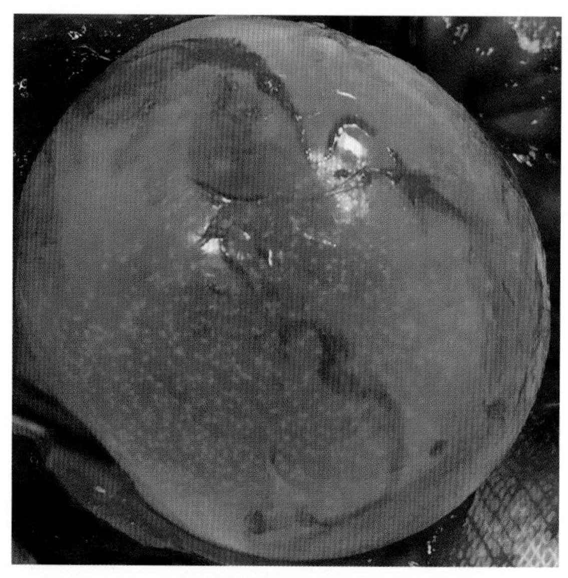

▲ 图 87–14 如果剥离平面容易且没有强粘连，可以考虑摘除手术，健康的切缘重新贴合

面，我们更倾向于仅关闭支气管开口而不进行囊腔闭合。

一些外科医生更喜欢将不同方法综合应用。例如，可以利用 Barrett 法改进摘出术(Ugon 法)。在这种改进方法中，可在第 6 肋间通过开胸显露棘球蚴囊。切开周围包裹的实质组织，当肺通气时囊肿可受到正压通气压力挤压，囊壁缓慢收缩时钝性分离囊肿。然后缝合支气管开口，囊肿壁可同时被加固，肺实质中健康的边缘重新贴合在一起（图 87–16）。

最早避免闭合囊腔的方法来自 Saidi 的研究[52]。笔者认为在关闭支气管开口后，没有必要再评估残腔，因为残腔随后可被肺实质及胸膜关闭。Turna 等[51]研究了 34 例包膜完整及 37 例

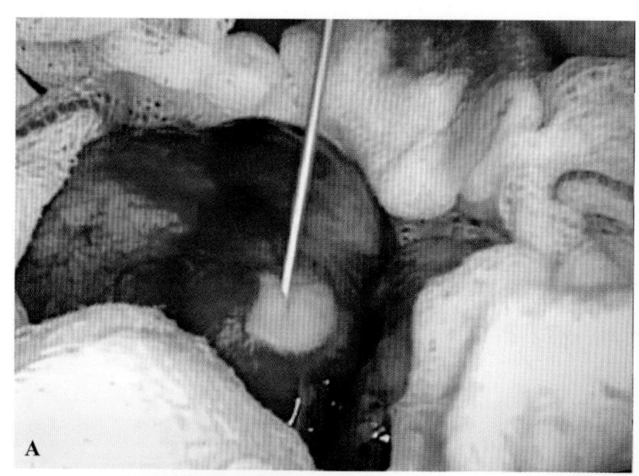

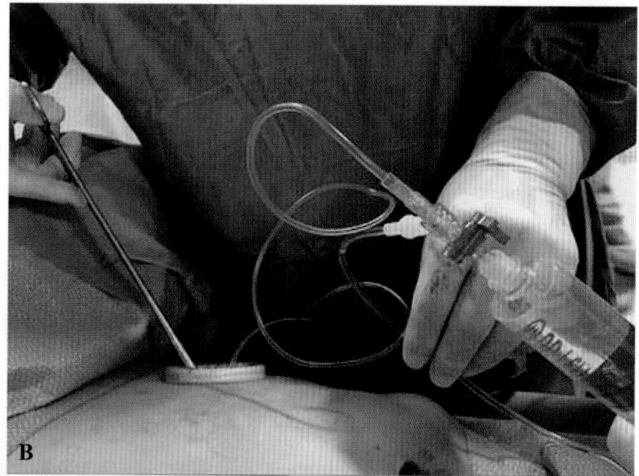

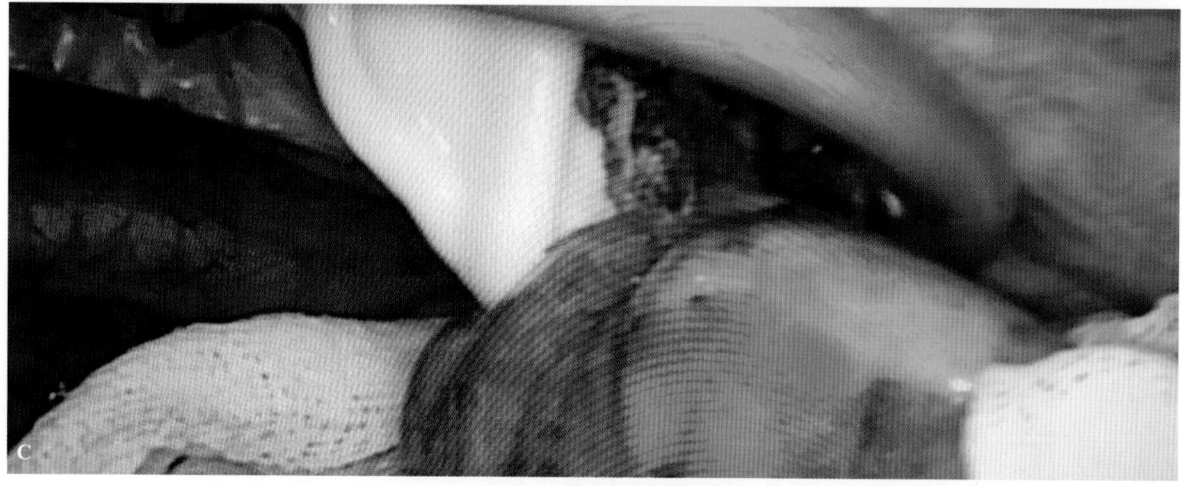

▲ 图 87–15 电视胸腔镜手术技术的应用

我们更倾向做囊肿切开术和抽吸。囊肿的液体从最近的囊肿的一部分吸气肺胸膜通过三方的辅助活塞连接到 50ml 注射器和线（A）。吸气液排泄到瓶外通过线（B）操作领域。当囊肿减压且张力缓解时，切开包囊的薄壁组织，切除内囊并不会造成囊液溢出（C）

复杂性囊肿病例。他在复杂性囊肿及非复杂性囊肿病例中比较闭合囊腔组及未闭合囊腔组，发现囊腔闭合法与仅关闭支气管残端法相比没有任何优势。Sonmez 和他的同事[53]比较 8 例囊腔闭合患者与 7 例未实施囊腔闭合患者，发现囊腔闭合患者术后住院时间更短，而且漏气时间更短。Kosar 等[54]在 60 例患者中重复出相同的结论，确认囊腔闭合法优于非囊腔闭合法。一项关于完整囊肿患者的随机临床试验证实囊腔闭合法并发症更少，在非复杂性棘球蚴囊肿患者中应首选此种方法[55]。最大的一项临床研究纳入 308 例连续性患者超过 17 年的治疗经历，囊肿切除后囊腔闭合法并发症率较低。在这项大规模研究中笔者建议对于因慢性感染所致的肺实质破坏患者应限制肺切除[56]。需要强调的是囊腔闭合法可能造成肺组织中炎性腔壁的撕裂和切割，引起肺部感染及囊腔缝闭的失败，从而导致漏气时间延长和脓胸[57]。

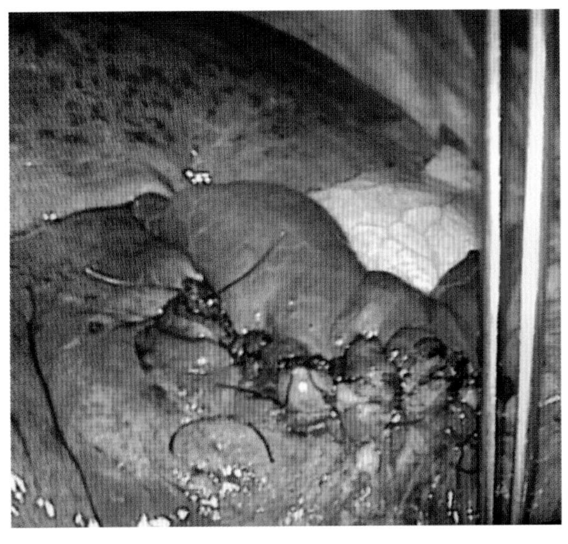

▲ 图 87-16　用普理灵 4-0 缝线封闭支气管开口后，进行腔囊闭合。健康的边缘是近似的

（十）不常见病例及治疗方式

1. 大咯血

患者可能出现严重咯血。急诊 CT 表现为肺实质内肿块，通常无包虫病特征表现（图 87-17）。通常患者在手术室内接受支气管镜检查，同时准备后续手术治疗（图 87-18）。一般情况下，这类患者需要接受肺叶切除术。如果需要采取全肺切除术，手术应由最有经验的医生进行，分离同侧肺动脉和肺静脉，打开囊肿，通过囊肿空腔修复支气管开口和动脉，并采取合适的动脉治疗方式。

2. 肺动脉囊肿（主要血管及小血管）

囊肿可能迁移至肺主要动脉从而引起栓塞样症状。在这种情况下，肺血管 CT 可以诊断。在地方流行区域，肺实质内 HCD 合并呼吸困难是肺动脉系统手术探查指征。手术计划需要心肺分流技术并且通常由可进行心肺血栓剥离的团队完成。当迁移的囊肿位于外周肺的动脉系统时，动脉切除术及囊肿剥脱术等保留分实质的措施可能并没有效果，此时需要肺切除术。

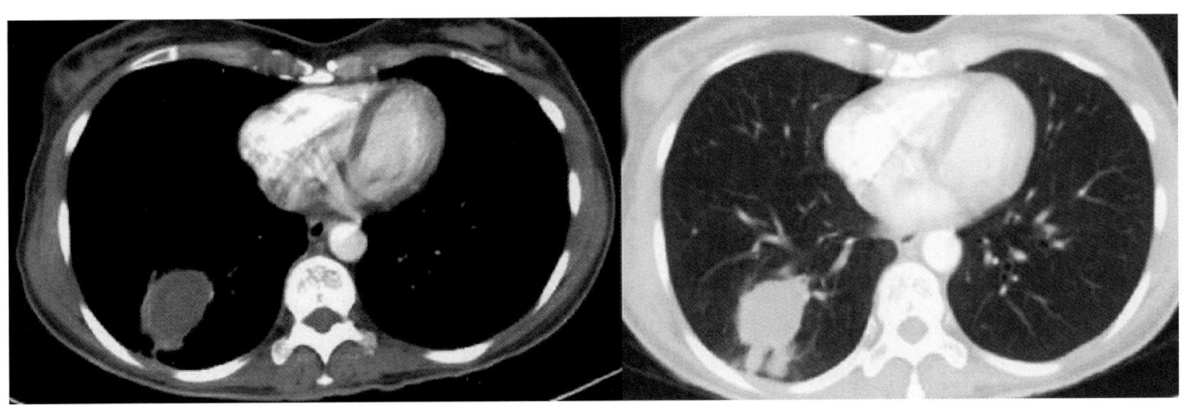

▲ 图 87-17　HCD 患者合并大咯血时 CT 表现

3. 肝脏复杂性囊肿引起的支气管胆管瘘

支气管胆管瘘是胆道与支气管树之间的异常交通。它可并发与肝脏 HCD 或者因肝脏包虫病等一系列原因而接受的肝脏手术后[58]。胆汁增多症是这种情况下最常见也最相关的征象，其他的一些征象包括胆管炎、黄疸及皮肤瘘管[59]。胆汁增多症是引起肺感染性损伤或者化学损伤并不常见的病因。最重要的措施是阻断肺与肝脏之间的交通。由于增加的胆道压力及同侧胸腔的负压吸引，胆汁朝向肺内流入。肝脏每天分泌的胆汁为 620ml/d。肺需要通过 ERCP 或者经皮下方法从胆汁中隔离出来。ERCP 可以显示胆道的阻塞及瘘口。治疗胆道阻塞的方法有单独使用括约肌切开术或者联合支架植入术。奥曲肽可以辅助内镜治疗[60]。当败血症治愈后，肺需要从膈肌上分离开。肝脏需要通过肝外科医生修复或者在腹壁下重建引流系统。在关闭膈肌及相应的肺切除术后，引流导管需要放置在肝脏膈面、膈肌下（图 87–19）。当胆道引流停止后引流导管需要被移除。

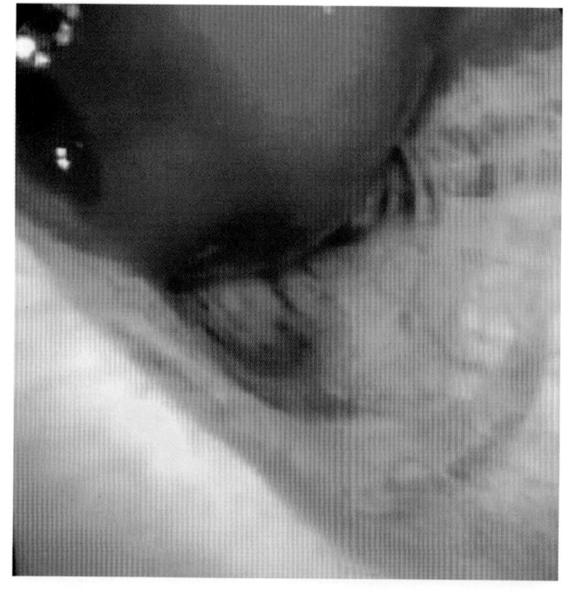

▲ 图 87–18　气管镜可能无法观察到 HCD 的特征

二、肺吸虫病

肺吸虫病（paragonimiasis）最常见于卫氏并殖吸虫和其他并殖吸虫引起亚急性或者慢性食源性寄生虫病。尽管已经发现超过 40 种并殖吸虫，宫崎并殖吸虫、双侧宫并殖吸虫、非洲并殖吸虫、墨西哥并殖吸虫和克氏并殖吸虫是可引起人肺吸虫病其他常见病原体[61]。这种疾

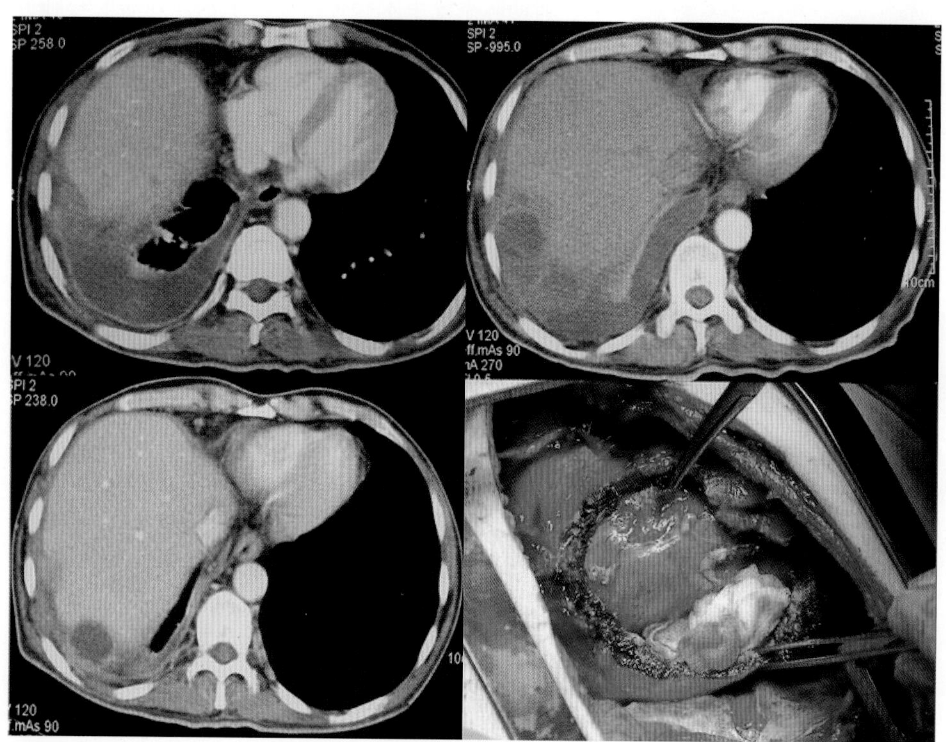

◀ 图 87–19　将肺与食管分离，肝脏需要由肝外科医生修复，或者通过腹壁重建引流系统。在适当的肺切除术及膈肌关闭前，胆汁引流导管需要放置在肝脏膈面、膈肌下方

病在全世界每年可感染 2200 万人。肺吸虫病在欧洲和美国并不常见而在东亚，拉丁美洲部分地区及非洲常见，特别是日本、韩国、中国、中国台湾地区和菲律宾。19 世纪 50 年代晚期，超过 30 万人感染这种疾病。然而，由于大规模的筛查项目及治疗计划，感染人群已经开始下降[62]。19 世纪 80—90 年代，感染人群稍有上升。在这些新出现的病例中，感染源主要是野猪等生吃螃蟹的哺乳类动物。人类通过生吃含有并殖吸虫囊蚴的螃蟹和小龙虾感染。考虑到欧洲和北美不断增加的亚洲饭店及国际旅行，可能会有更多患者感染。

（一）并殖吸虫生活史

最终宿主十二指肠内囊蚴脱囊病穿过小肠壁进入腹膜腔内，通过膈肌和胸膜迁移至肺发育为成虫［（7.5～12）mm×（4～6）mm］。这个迁移过程需要数周时间。他们可以在肺内存活很多年[63, 64]。肺吸虫可以穿透其他一些组织器官，例如大脑和横纹肌。从感染到产卵时间为 65～90d。感染可以在人体和猪、狗、猫科动物等其他一些动物内存活二十余年。未孵化的并殖吸虫卵可随痰液排出或者被吞下随粪便排出。在外界环境中，虫卵开始孵化，毛蚴孵化、寻找蜗牛第一个中间宿主并进入它的软组织内。毛蚴在蜗牛体内经历孢蚴和雷蚴一系列发育过程，并产生很多尾蚴。尾蚴侵入淡水蟹或小龙虾第二中间宿主，在这里他们成囊形成囊蚴。这是对哺乳动物的感染期。最终宿主通过食用生的感染囊蚴的小龙虾和淡水蟹感染。当第二中间宿主被野猪等哺乳类宿主吞食时，从囊蚴中脱壳而出的幼虫迁移至宿主肌肉内以非成熟状态存活很多年（图 87–20）。

（二）症状和发现

肺吸虫病症状与寄生虫的迁移和成熟有关。肺吸虫病典型症状与肺部其他常见感染性疾病类似，包括发热、胸痛、慢性咳嗽和咯血。肺吸虫病患者可能表现为咳嗽（70%），咯血（35%）和

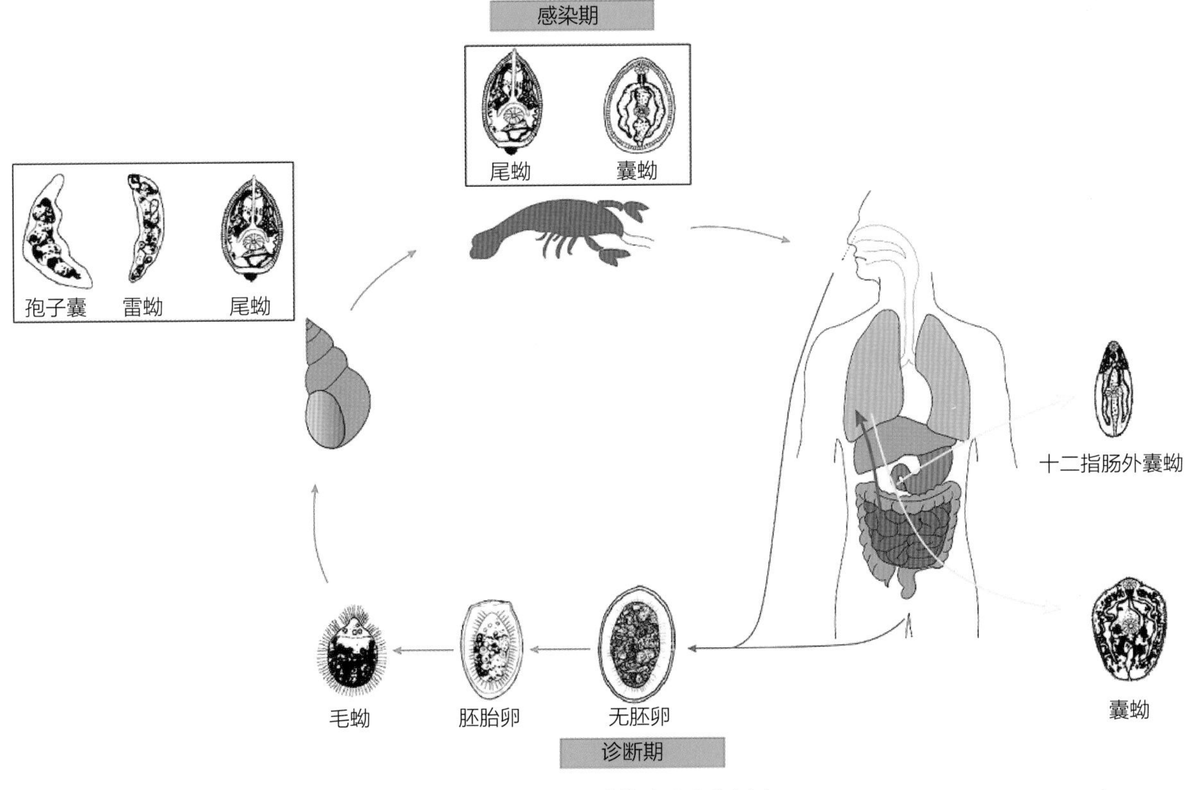

▲ 图 87–20　卫氏并殖吸虫生活史

呼吸困难（17%）。其他症状如低热（22%）、皮下肿瘤（9%）和腹泻（4%）也有所报道。体检不能诊断。然而有趣的是，腹部及前胸壁皮下组织缓慢增长的可移动的结节病灶在皮下吸虫病是特征性的。如果病灶出现在脑部，则癫痫、偏瘫和脑炎可能出现。询问患者饮食习惯史比体格检查更重要且更有特征性。胸部 X 线片发现，包括胸腔积液、气胸、肺炎、胸膜增厚、肺部散在浸润性病灶、结节和空洞性占位、囊肿，在吸虫病不是独特的，但是住在流行区或者最近去过流行区患者需要被考虑。上述多种症状同时出现的病例也被报道过[65]。嗜酸性粒细胞（$> 500/mm^3$）可出现异常，与单独肺侵犯患者相比胸膜侵犯患者可能更高。56% 肺吸虫病患者可观察到外周血嗜酸性粒细胞。总白细胞计数可能在正常范围。高 IgG 抗体滴度可被检测到，一些患者（73.1%）可显示卫氏疟原虫皮内试验阳性反应[66, 67]。由于这种病的低发病率和非特异性症状，在非流行区域内诊断经常出现延迟。

胸部 CT 的表现，胸膜和肺实质内单一或者多发病灶更具特征性。Mukae 等报道卫氏并殖吸虫患者有各种各样 CT 表现，较高频率出现类似于肺结核、真菌感染和肺癌的孤立性肺结节病灶[68]。CT 病灶可位于支气管及细支气管附近，主要是胸膜下的区域，常伴随支气管扩张症状。纵隔淋巴结病可伴随这些 CT 表现。胸腔积液或者气胸等胸膜病灶也可在感染性疾病患者中观察到。报道有 41% 的患者可有胸腔积液 CT 证据[69]。据报道胸腔积液在日本（70%）和韩国（61%）更常见[69, 70]。总之，CT 表现可有以下几种：高分辨 CT 表现为幼虫囊肿、迁移瘘管、周围高密度影、支气管壁增厚及肺叶中心结节。迁延性支气管炎症可造成支气管扩张进展。鉴别诊断应该包括肺癌、支气管扩张、胸膜间皮瘤和转移性肺恶性肿瘤。

（三）诊断

确诊需要决定于血清样本，支气管镜取得的支气管肺泡灌洗液，经胸针吸活检或者可疑病灶开胸活检中虫卵的存在。然而，据报道卫氏并殖吸虫在痰液，粪便和胸腔积液中存在的比率分别是 12.5%、7.4% 和 9.1%[71–74]。

（四）免疫检查

由于虫卵的低发现率，已经发展出各种免疫方法用来诊断肺吸虫病。皮内检测方法已经被更敏感的 ELISA 方法取代因为皮内检测方法可能在多年保留阳性。免疫印迹法已经被发展为诊断肺吸虫病更为敏感的方法。Kim 和他的同事报道使用重组卫氏疟原虫卵黄铁蛋白的 ELISA 法敏感性 88.2%，特异性 100%，缺点是在迁移阶段可能无效[75]。在肺吸虫病鉴别诊断的方法中，通常并不要求 PET-CT 诊断性评估孤立性肺结节[76]。

（五）治疗

吡喹酮通常被认为是更合适的治疗方法。而且，在胸腔积液患者中需要考虑胸腔引流。肺吸虫病治愈率为 75%～90%[66]。

三、阿米巴病

阿米巴病（amebiasis）是世界上最常见的感染性疾病，据称每年感染 5000 万名个患者，多达 10 万名患者死亡[77]。进食成熟的溶组织内阿米巴（*Entamoeba histolytica*，EH）囊肿可引起感染。通常，粪便污染的食物、水和手是感染源。胃酸诱导包囊和滋养体释放至小肠中。滋养体通过二分裂法增殖产生包囊，并可以在粪便中发现（图 87–21）。包囊可在体外存活数周到数月时间，因为他们有角质的细胞壁。滋养体通过腹泻粪便排出体外，在体外内不能存活。他们可存留在无症状者小肠腔内，包囊通过粪便排出体外。当滋养体侵入小肠黏膜，可引起小肠疾病。当他们通过血流穿过小肠，可到达肝脏、脑和肺脏。

（一）流行病学

溶组织内阿米巴（EH）有两种形态：①包

囊，也就是感染形态；②滋养体，侵袭形态。包囊通过感染宿主的粪便排出。传播途径为粪口传播（图 87–21）。卫生条件差是疾病传播的主要原因。这种传播也可见于直肠性接触，可能在男同性恋中观察到。因此，它可以被认为是一种性传播疾病[78]。免疫抑制宿主可发展为侵袭性肠外疾病[79]。

（二）发病机制

EH 是一种小肠致病原，但是它也可以寄生于肠外器官，即使在初次感染很多年以后。在小肠脱囊以后，感染形态滋养体出现。他们可以侵犯结肠黏膜引起溃疡性病灶。滋养体有通过血液蔓延引起小肠外疾病的潜能。阿米巴肝脓肿在男性比女性中更常见[80]。EH 半乳糖或者 N– 乙酰 –d– 半乳糖胺可抑制黏附凝集素介导的滋养体对靶向细胞的黏附[81]。EH 可引起游离胞内钙的增加，进而导致靶细胞溶解。迪斯帕内阿米巴与莫氏内阿米巴是其他种类，现在被认为属于病原体因为他们可引起小肠和肝脏疾病。

（三）临床发现

阿米巴病可以是急性和慢性的，在急性类型中，腹部绞痛，腹泻和里急后重是常见症状。粪便可带血。在慢性类型中，阵发性的腹泻和便秘可能出现。然而，慢性和急性症状可能在阿米巴肝脓肿之前并不会出现。

（四）诊断

确诊需要根据传统的临床发现，结合影像学，血清学和微生物学分析。腹泻病史仅出现在 1/3 肠外疾病患者中。很多时候，滋养体和包囊在粪便中检测不出。除重叠感染外胸膜中的脓液

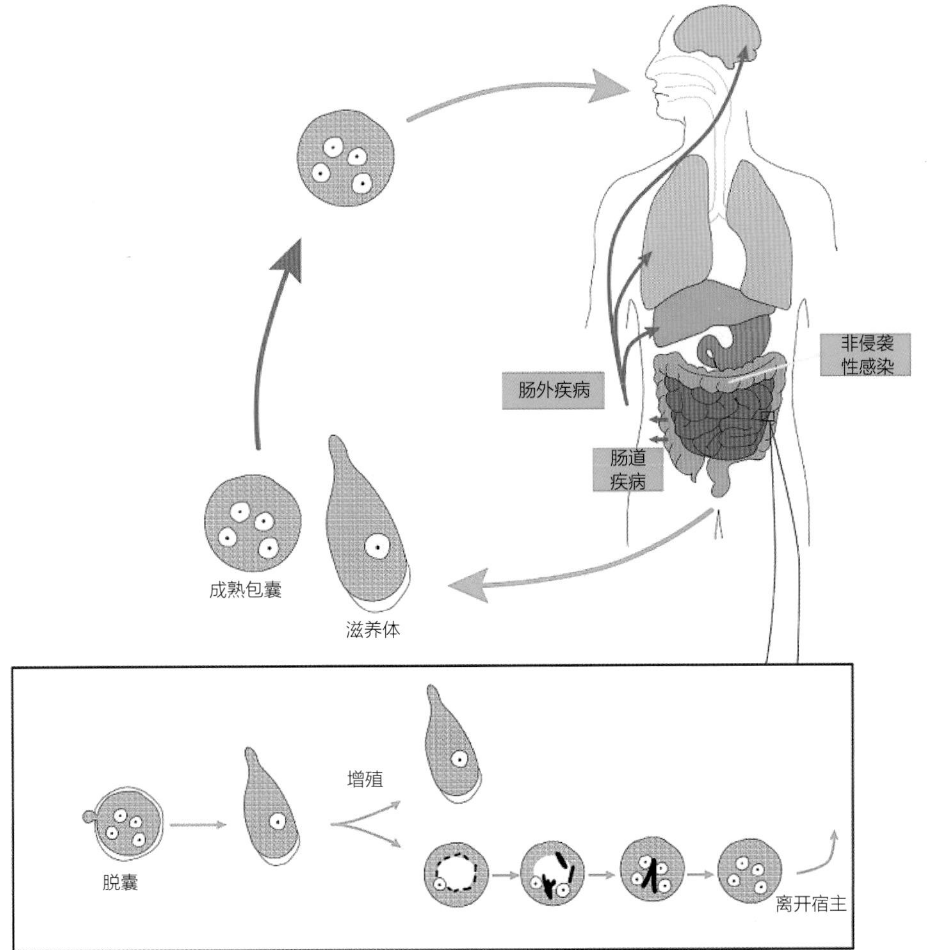

◀图 87–21　溶组织内阿米巴生活史

通常是无菌的。血清学检查如果阳性，表明现行感染或者过去感染。ELISA 法是敏感、迅速、简便实用的。在流行区域，这种检查的价值可能会降低。通过扩增 16S 核糖体 RNA 的聚合酶链式反应在确诊上更有价值。结合抗原检测的血清学检查和聚合酶链反应是最好的诊断方法。

（五）阿米巴肝脓肿（ALA）

滋养体侵入结肠黏膜后，特别是盲肠，他们通过门静脉系统迁移到肝脏。它们聚集在小静脉引起血栓，随后引起梗死，肝组织坏死和脓肿形成。这些坏死肝组织，阿米巴细胞和白细胞聚集出现额外的坏死和脓肿的扩大。右侧肝叶是最常见的感染部位。胸部阿米巴出现发生在 ALA 穿过膈肌直接扩散到肺，胸膜和心包空间胸部结构之后。右上腹痛合并或者不合并发热是最常见的症状。厌食和不适是常见症状。便血出现在 25% 患者中。白细胞增多较常见。肝功能检测可能升高。由于寄生虫引起细胞溶解，它通常不形成包囊。因此，脓肿有破裂倾向，通常经膈肌转移至胸腔而不是膈下区域 [82]。

1. 胸腔阿米巴病

基本上所有的胸腔并发症出现都由阿米巴肝脓肿通过膈肌扩散。大部分患者诊断为胸部阿米巴病时也患有 ALA。胸部疾病类型取决于扩散区域，如肺、胸膜和（或）心包。

2. 胸膜疾病

ALA 可以产生膈肌刺激而引起非感染性胸腔积液。在 ALA 患者中胸腔积液出现频率可高达 34% [83]。这种情况下，抽出的液体培养时可能是无菌的。这种情况下除针对 ALA 外不需要进一步治疗。然后，当吸出的液体有明显的脓液时，紧急干预是必要的。明显的脓胸是 ALA 最常见的并发症。95% 的脓胸出现在右侧。膈肌上抬，摩擦音和积液可在阿米巴脓肿诊断前出现。胸膜临床表现的发生取决于穿孔的尺寸和脓肿的体积。当体积较大时，可出现撕裂样疼痛，同侧肩痛，呼吸困难和休克。在严重病例中，可出现败血症、休克、呼吸衰竭和死亡。ALA 病例中，胸部 X 线片可显示膈肌上抬和胸腔积液。胸部 CT、B 超和 MRI 可显示胸腔积液和肝脓肿存在。如果实施 FDG PET-CT 检查阿米巴可出现类似肺癌表现。胸腔穿刺是最好的确诊方法。脓液为红色或者巧克力棕色，即所谓的巧克力样脓肿。细菌学检查可能是无菌的，仅有一半脓肿中可发现阿米巴。

在引流时，由于膈肌的上抬，胸外科医生应该小心正确地定位肝脏。继发感染较常见。尽可能大的胸引管（36F）可提供最大的治疗机会。Le Roux 和他的同事 [84] 建议如果继发感染出现可通过皮下引流管引流肝脏脓肿。如果治疗延迟，手术可能不可避免。根据疾病的特征和患者一般状况，胸膜阿米巴病死亡率在 12%～40%。

3. 肺阿米巴病

肺阿米巴病可出现三种侵犯类型。第一种类型是经膈肌扩散至肺部。第二种类型是转移性疾病。第三种类型据推测可能是吸入 EH 包囊和（或）滋养体的粉尘。当胸膜炎性反应导致壁胸膜和脏胸膜粘连时，胸膜腔的闭塞可防止炎症扩散至胸膜腔。在这种情况下，阿米巴感染可侵犯肺实质，直接引起肺脓肿和支气管肝瘘而不侵犯胸膜腔。右下叶基底段、中叶和舌叶可能在感染中受累。胸痛可能合并干咳，随后可出现大量红棕色，胆汁样痰液。

肺部疾病的治疗包括体位引流，抗生素预后继发感染和抗阿米巴治疗。在其他阿米巴并发症中肺脏受累预后与胸膜和腹膜破裂相比预后较好。支气管胆管瘘可能发生 [83]。一些作者实施肺切除和关闭瘘管，而其他人建议通过腹壁下途径引流肝脓肿。极少数病例中可能出现支气管扩张，治疗需要包括手术切除或者随访。

转移性扩散并不常见。据估计不合并肝脏受累阿米巴肺病占所有肺部侵犯阿米巴病 14.3% [85]。症状和其他肺脓肿相同。一例罕见的病例报道出现上腔静脉和脑侵犯而无肝脏受累 [86]。当脓肿破入胸膜腔，可发展为脓胸随后出现败血症。如果痰液和胸腔引流液中未发现阿米巴诊断比较困难。治疗与其他肺脓肿类似并需要抗阿米巴治疗。

4. 抗阿米巴治疗

口服或者非口服甲硝唑治疗肠外阿米巴病通常是有效的。乳铁蛋白被发现可以杀死EH，可以与低剂量甲硝唑连用以降低甲硝唑毒性[87]。历史更久毒性更大的药物如依米丁和去氢依米丁被推荐用于更严重更复杂的病例，如腹膜和心包受累[88]。一些医生认为这两种药临床反应比甲硝唑快[89]。氯喹可能是妊娠合并轻度疾病患者的首选药物。这些药物对肠外阿米巴病效果更好。对于肠内感染，可在上述药物治疗后接受一个疗程的双碘喹啉等肠内抗阿米巴药物治疗。

四、声明

笔者感谢Suat Erus，MD为本章节画图。

第 88 章 肺移植

Lung Transplantation

Robin Vos　G. Alexander Patterson　Dirk Van Raemdonck　著

蒲　强　译

一、历史回顾

（一）早期

20 世纪 50 年代初期，法国的 Metras [1] 以及美国的 Hardin 和 Kittle [2] 报道了成功的犬肺移植。这期间，许多可用于人肺移植的外科手术技术得到了快速的发展。Hardy 及其同事 [3] 在 1963 年报道了第一例人类肺移植。尽管患者于术后 18d 死亡，但短暂的成功证明了该手术的技术可行性，并激发了全球对肺移植的兴趣。

此后的 15 年中，在世界各地的移植中心进行了约 40 例临床肺移植手术 [4]。这些尝试均未成功。唯一出院的受者是比利时的 Derom 及其同事 [5] 的一位 23 岁的患者。该患者在移植术后 8 个月出院，出院后 2 个月因慢性排异、败血症和支气管狭窄而死亡。这一时期，大多数患者因原发性移植物失功，败血症或急性排异反应在移植后 2 周内死亡。2 周后最常见的死因是支气管吻合口裂开。支气管吻合口裂开的问题激发了许多外科实验室研究者的兴趣。多伦多的 Lima 及其同事 [6] 证明，那个时期免疫抑制所必需的高剂量糖皮质激素［2mg/（kg・d）］对支气管吻合口愈合有不利影响。同一个研究小组的 Morgan 及其同事 [7] 的研究表明缺血供体支气管可以在几天内通过带蒂网膜重新血管化。网膜蒂为缺血性支气管提供了新的侧支循环，如果发生部分破裂，网膜本身在抑制吻合口裂开方面也具有潜在优势。

在同一时期，新药环孢素显示出令人满意的免疫抑制特性，并避免了早期大剂量皮质类固醇的使用。此外，多伦多小组也证实并由 Goldberg 及其同事 [8] 报道，环孢素对支气管吻合口愈合没有不利影响。

Reitz 和斯坦福的同事 [9] 报到了在肺血管疾病患者中进行心肺联合移植的初步临床经验。证实移植肺可以长期提供可接受的功能。然而，到 1983 年单独的肺移植都未获得成功。选择适合的受者仍是肺移植成功的主要障碍。多伦多小组认为，肺纤维化引起的终末呼吸衰竭可为单肺移植提供理想的生理条件。因为逐渐升高的肺血管阻力和降低的病肺顺应性将导致病肺灌注和通气阻力增加，单肺移植后，移植肺将优先灌注和通气。根据多伦多肺移植小组的报告，通过仔细的受者选择和严格供体标准，Cooper 及其同事于 1983 年首次成功地为 58 岁的特发性肺纤维化（idiopathic pulmonary fibrosis，IPF）男性进行了单肺移植 [10]。

Dark [11] 和 G. Alexander Patterson 及其同事 [12] 随后发展了一种实验室和临床都实用的整体双肺移植技术，使不适合单肺移植的患者能接受双肺移植。尽管该技术能保留受者心脏，但技术复杂，必须在体外循环（cardiopulmonary bypass，CPB）支持下完成。如作者所述，仅需气管吻合的双肺整体移植并发症发生率高，包括作者提到的供体气道缺血[13]以及Schaefers及其同事所说的心脏去神经支配[14]问题。两侧的肺仍由左房袖、主肺动脉、气管相连。整体植入双肺时均需体外循环支持。几年后，这项原始技术就被创立者放弃，代以序贯式双肺移植技术。为了克服整体双肺移植后气管吻合裂开的高发生率，Marseille[15]创立了一种序贯双侧支气管吻合的移植技术。波尔多[16]和哥本哈根[17]的其他小组也介绍了一种技术，通过将供体主动脉瓣（包括支气管动脉口）与受者主动脉相连，从而使气管吻合口血管再通，但这一技术会延长手术时间。全世界只有一个团队继续实施着这种整体移植技术，而不是序贯的单肺植入[18]。

（二）现状

作为终末期肺病的治疗策略，在过去的20年中，移植技术已发展成熟。1988年，全世界只有少数几个肺移植单位。目前，大多数西方国家都有经验丰富的肺移植单位。此外，东方国家也开始积累经验，尤其是在日本、中国和韩国。国际心肺移植学会（International Society for Heart and Lung Transplantation，ISHLT）注册中心已发展成为国际肺移植的主要数据库[19]。图88-1A是ISHLT的最新数据，该图提示每年肺移植数量都在增加，已达到每年近4000例，主要是双肺移植，而单肺移植的数量则稳定在每年约1000例。图88-1B显示在ISHLT注册的心肺联合移植数量，在80年代后期达到高峰，每年超200例，此后一直下降到2003年的每年少于100例。移植中心移植量和地理位置与肺移植和心肺移植的关系分别见图88-2A和B。2000年1月至2014年6月，大多数移植中心（*n*=155）每年进行的肺移植少于30例，而其他移植中心（*n*=44）完成了剩下的约2/3的移植。14个医疗中心每年进行超过50例手术，占该时期全球所有移植的33%[19]。心肺联合移植已成为一种罕见的手术，大多数中心每年仅做1～2例。

二、受者选择

（一）一般注意事项

ISHLT于2014年将受者筛选标准进行了更新[20]。对于符合以下所有条件的慢性终末期肺病的成年人，应考虑肺移植：①如果不接受肺移植，两年内因肺部疾病死亡的风险较高（＞50%）；②肺移植后存活90d的可能性＞80%；③总体预期，如果移植肺功能较好，移植后存活5年的概率很高（＞80%）。由于肺移植是一种复杂的治疗方法，有明确的围术期并发症和死亡风险，因此必须考虑禁忌证和并发症的总体情况。一般来说，还伴有其他器官系统功能不全的患者不适合进行移植，除非实施联合器官移植或同时进行CABG是可行的，这一限制尤其会影响年龄较大的患者群体。通常，移植中心不接受年龄＞65岁的患者，尽管某些移植中心对年龄上限为75岁。ISHLT将高龄受者列为移植后中长期死亡率增加的特异性预测因素[19]。此外，在过去2～5年内有恶性肿瘤病史的患者通常不适合进行肺移植，但应根据肿瘤的组织学，分期和接受的治疗进行单独评估。潜在的例外可能是活检证实且分期正确的多灶性贴壁型为主的原位腺癌或微浸润癌（以前称为细支气管肺泡癌）。在一篇29例患者的序列报道中，de Perrot及其同事报道了可接受的生存率，其略低于非癌性患者，但45%的患者在移植后5～49个月内肿瘤复发[21]。Lenven肺移植小组最近报道了一系列联合或序贯肝肺移植治疗肺转移性上皮样血管内皮瘤的病例，在肺移植后8年仍有良好的效果[22]。有严重心理障碍或持续性滥用药物（包括吸烟）的患者不应被视为肺移植的候选人。很少有小组评估持续吸烟的患者。表88-1列出了绝对的移植禁忌证。

胸部手术史，如气胸胸腔闭式引流、胸膜固定术和肺切除术包括肺减容术（lung volume reduction surgery，LVRS），不再是肺移植的绝对禁忌证，尽管由此引起的粘连和解剖畸变确实使

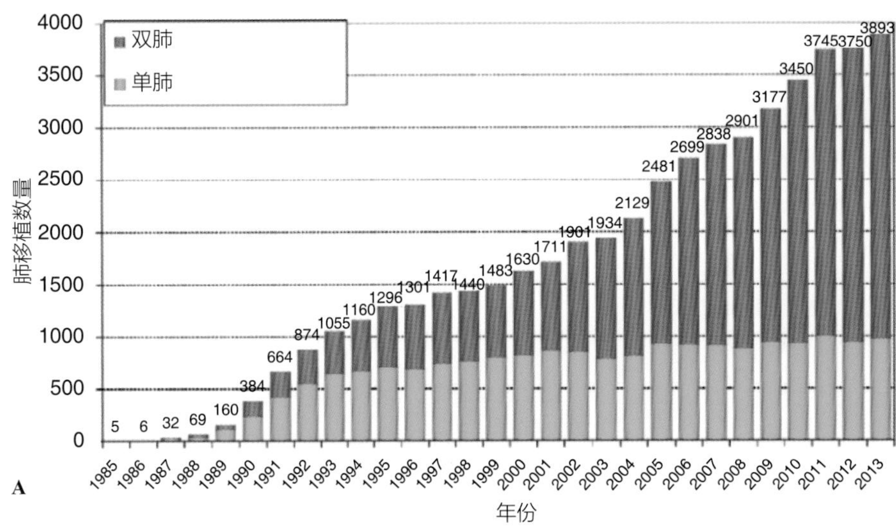

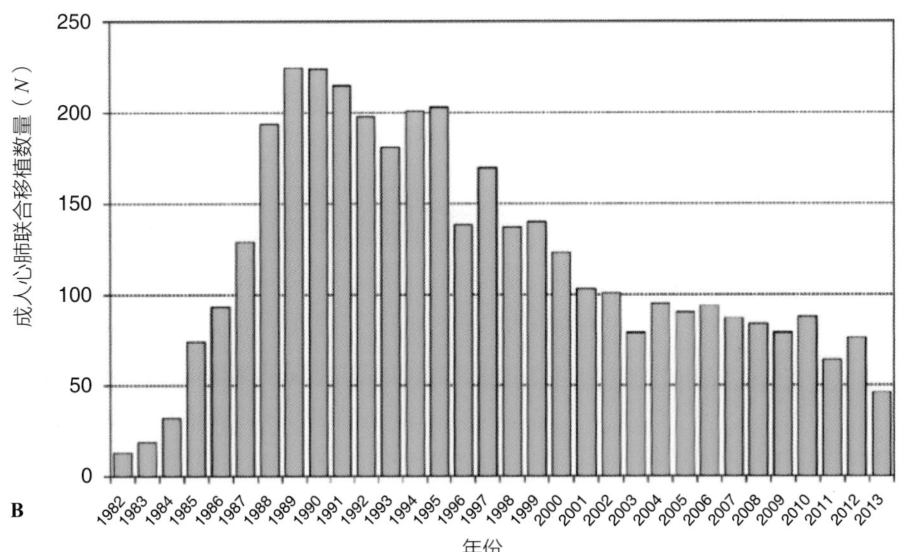

◀图 88-1 **A. 肺移植的数量；B. 从 20 世纪 80 年代初开始到 2013 年，在 ISHLT 注册的每年心肺移植数量**

该数据包括具有数据共享协议的国家中的器官交换组织向 ISHLT 注册管理机构提交的移植数据，以及与 ISHLT 或国际移植组织之间无数据共享协议的其他国家移植中心自愿提供的移植数据。因此，该数值可能并不代表全球手术总数或变化趋势

引自 Yusen R, Edwards LB, Kucheryavaya AY, et al. The registry of the International Society for Heart and Lung Transplantation: thirty-first adult lung and heart-lung transplant report—2015; focus theme: early graft failure. J Heart Lung Transplant 2015; 34(10): 1264–1277.doi: 10.1016/j.healun.2015.08.014. © 2015 International Society for the Heart and Lung Transplantation 版权所有

后续的移植手术变得复杂[23, 24]。接受大剂量皮质类固醇治疗（泼尼松≥ 20mg）的患者不适合进行肺移植，因为已有文献充分地证实其对支气管愈合和术后感染有明确的负面影响。因此，皮质类固醇治疗最好在肺移植之前逐渐减量。但是，低或中等剂量的皮质类固醇不会增加支气管吻合口并发症的发生率。呼吸机依赖不是移植的绝对禁忌证。但是，最近的报道表明，与不需呼吸机支持的患者相比，呼吸机依赖患者的预后较差，但仍优于没能及时进行移植的患者[25, 26]。此外，ISHLT 的数据也显示呼吸机依赖是受者死亡的危险因素[19]。对因严重低氧血症、高碳酸血症或右心衰竭需要体外生命支持的患者实施肺移植则更具有争议。据 Hayanga 及其同事报道[27]，在美国，利用体外膜氧合（extracorporeal membrane oxygenation，ECMO）进行体外生命支持（extracorpo real life support，ECLS）桥接肺移植的受者越来越多，且成功率逐年增加，但与其他受者相比，移植后的存活率仍然较低。技术的改进及可移动和更为简化的体外生命支持设备的研发，将使受者在术前处于更好的状态，直到有合适供肺。避免机械通气，使用清醒状态下的体外支持来桥接肺移植受者，已逐步成为一种趋势[28]。目前，肺移植中 4%～5% 的受者术前接受清醒状态下的 ECMO 桥接[29]。

应鼓励所有考虑移植的患者，包括原发性肺

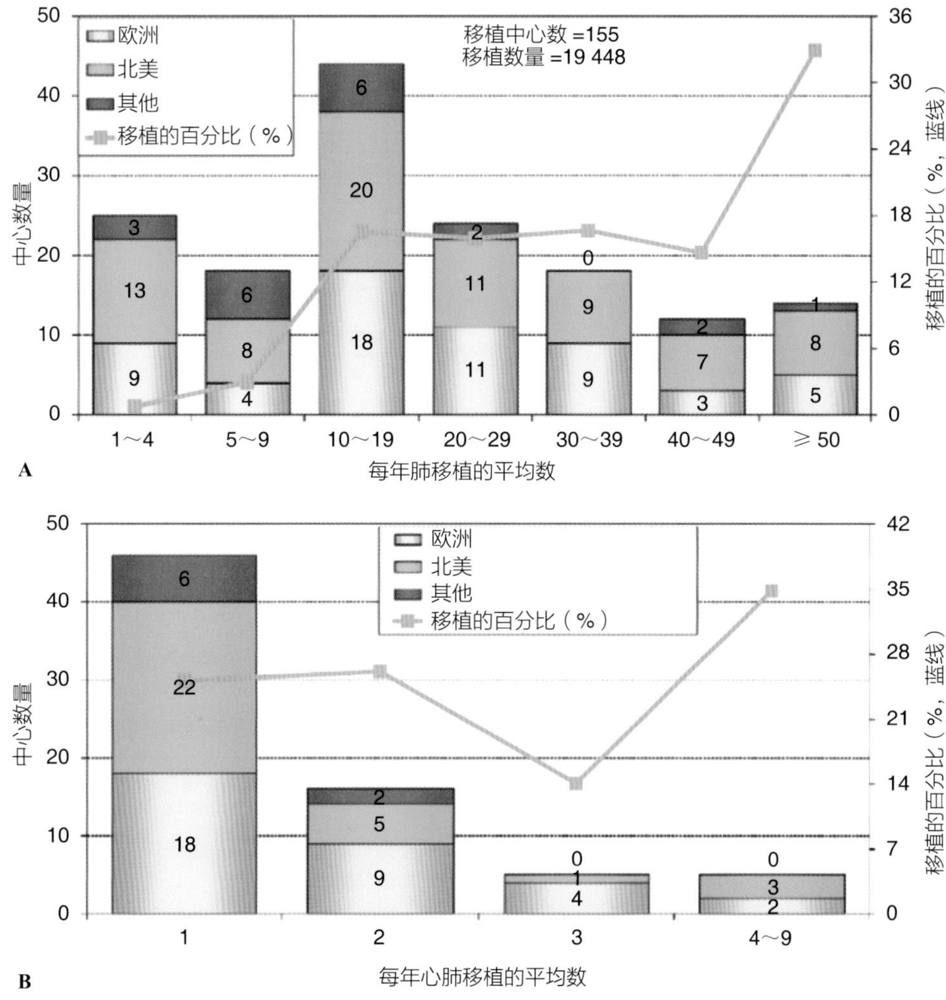

◀图 88-2 **A. 2009 年 1 月—2014 年 6 月肺移植的分布；B. 2009 年 1 月—2014 年 6 月按中心数量和地理位置分列的心肺移植**

引自 Yusen R, Edwards LB, Kucheryavaya AY, et al. The registry of the International Society for Heart and Lung Transplantation: thirty-first adult lung and heart-lung transplant report-2015; focus theme: early graft failure. J Heart Lung Transplant 2015;34(10):1264–1277.doi: 10.1016/j.healun.2015.08.014. © 2015 International Society for the Heart and Lung Transplantation 版权所有

动脉高压或艾森曼格综合征的患者，在等待移植时参加监护下的运动康复计划[30]。几乎所有患者的体力和运动耐力都得到了改善，但肺功能没有任何改善。这种提高的耐力能使患者更好地承受移植手术和随后的恢复期的严峻考验。

（二）器官分配

传统上，美国供体肺分配是根据受者进入等待列表上的时间来决定的，而不管病情紧急程度或病情是否恶化。该系统的问题包括通过尽早列出潜在的接收者以增加等待时间来简化选择过程，简单地说就是状态较好的受者在足够时间内能等到合适的供体器官，而那些可能受益最多的人在等待时有死亡的风险。理想的系统在选择能够从移植手术中恢复的受者的同时，应根据临床必要性和紧迫性来平衡器官分配。2005 年，器官共享联合网络（United Network for Organ Sharing，UNOS）胸腔器官委员会修改了列表算法，新算法根据移植需求的紧迫性和移植后存活的概率，为每个等待者计算一个肺脏的分配评分（lung allocation score，LAS）。这使得 UNOS 根据 LAS 评分重排了 2005 年成人肺移植的等待名单，LAS 评分可以通过在官方的器官获取和移植网站上输入受者变量列表来计算［http：//optn.transplant.hrsa.gov/converge/resources/allocationcalcula-tors.asp?index=88（accessed April 23，2016）］。简而言之，LAS 得分是通过估算等待名单的紧迫性和移植后存活率来计算的，紧迫性定义为不进行移植的预期可存活天数（表 88-2），移植后存活率定义为移植后第一年存活的预期天数（表 88-3），

表 88–1　肺移植禁忌证 [20]

• 近期恶性肿瘤病史（大多数癌症＜ 5 年） • 除联合器官移植外，其他主要器官系统（心脏、肝、肾、脑）的不可治疗的严重功能障碍 • 未经治疗的动脉粥样硬化性疾病，伴有终末器官缺血 / 功能障碍，不宜进行再血管化 • 急性不稳定性疾病（败血症、心肌梗死、肝衰竭） • 无法纠正的出血体质 • 高毒力或含耐药菌的慢性感染 • 活动性结核分枝杆菌感染 • 严重的胸壁或脊柱畸形，其导致移植后严重限制 • Ⅱ级或Ⅲ级肥胖（BMI ≥ 35.0kg/m^2） • 治疗依从性差 • 严重的精神病或心理功能障碍 • 缺乏社会支持系统 • 功能状态有限，康复潜力差 • 经证实的药物依从性差 • 物质滥用或依赖（酒精、烟草、大麻或其他物质）

引自 Weill D, Benden C, Corris PA, et al. A consensus document for the selection of lung transplant candidates: 2014-an update from the Pulmonary Transplantation Council of the International Society for Heart and Lung Transplantation. J Heart Lung Transplant 2015; 34(1):1–15. doi:10.1016/j.healun.2014.06.014. © 2015 International Society for the Heart and Lung Transplantation 版权所有

表 88–2　移植等待名单上用于预测死亡风险的因素

• 用力肺活量 • 肺动脉收缩压 • 维持＞ 88% 血氧饱和度所需的氧浓度 • 二氧化碳分压 • 运动前的心脏指数 • 运动前中心静脉压 • 年龄 • 肌酐 • 体重指数 • 糖尿病 • 功能状态 • 6 分钟步行距离 • 连续机械通气 • 诊断

引自《器官获取和移植网络中的肺分配评分计算指南》https://www.unos.org/wp-content/uploads/unos/lung_allocation score.pdf. Accessed April 23, 2016.

表 88–3　预测肺移植后存活率的因素

• 运动前的心脏指数 • 连续机器通气 • 维持氧饱和度＞ 88% 所需的氧气 • 移植时的年龄 • 血清肌酐 • 功能状态 • 6 分钟步行距离 • 诊断

引自器官获取和移植网络 https://www.unos.org/wp-content/uploads/unos/lung_alloca-tion_score.pdf. Accessed April 23, 2016.

然后通过从移植后存活率中减去等待列表的紧迫性，得出移植收益度量，从而获得原始分配分数（以天为单位）。该分数以 1～100 的比例标准化为 LAS。得分最高的首先被列为移植对象。LAS 系统已经实现了它的主要目标，即减少等待名单上的时间和死亡率 [31]。胸腔器官移植委员会定期审查用于预测死亡分析和移植后存活率的因素，并在适当时进行更新，以在将来进一步改进 LAS 系统。欧洲一些国家，包括德国和荷兰，现已采用 LAS 评分，以降低在等待名单上移植候选人的死亡风险 [32]。法国等其他欧洲国家 / 地区则建立了自己的高度紧急事件分配系统，优先考虑最需要的患者 [33]。

1. 基于诊断的特殊考虑

由 ISHLT 的肺部理事会定义的特定疾病转诊指南已于 2014 年更新并发布在专家共识报告中 [20]。针对每种特定类型的肺部疾病标准的详细讨论不在本章范围之内。最重要的是让转诊的呼吸内科医生了解这些指南。

在患者必须进入移植等待名单之前，应鼓励尽早在移植中心进行初次评估，以识别和解决潜在的影响移植的问题，开展患者及其家庭的术前教育，并增进对移植团队的了解。尽管进行了最佳药物干预，仍持续恶化的进展性肺部疾病（如 IPF、CF 和 IPAH）患者应尽早进行评估以便进入移植列表，等待合适的供体。下面我们将讨论最常见的移植适应证。

(1) 阻塞性肺疾病：根据 Yusen 及其同事的报道，阻塞性肺部疾病，尤其是肺气肿和 α1–

抗胰蛋白酶缺乏症，是肺移植的最常见指征，占UNOS / ISHLT 2015年登记的成人肺移植的35.7%[19]。大多数患者进入移植列表时，通常略高于4L/min的氧疗。在这些患者中，第一秒用力呼气量（FEV_1）低于1L或＜正常预测值的20%，以及（或）弥散能力＜20%正常预测值[20]。这些患者除了严重的呼吸困难和运动耐力受限外，体重指数（BMI）也较低。这类患者疾病严重程度以BODE指数（BMI、阻塞、呼吸困难、运动能力）表示，移植时BODE指数通常＞7[34]。一般情况下，该组患者等待肺移植期间病情稳定，间歇性急性加重。尽管生活质量较差，但等待移植时死亡率总体较低（5%）[35]。实施新的供体肺分配系统以来，这种稳定性影响了该组患者的LAS评分，导致阻塞性肺疾病的移植百分比降低。

在终末期肺气肿符合特定特征的患者中（上叶为主型的肺气肿，FEV_1＞20%且＜45%预测值，DL_{CO}＞20%预测值，RV＞200%预测值，$PaCO_2$＜55mmHg，Ppa＜45mmHg），可以实施肺减容术，以推迟肺移植的必要性。肺减容术后早期结果显示，可显著改善肺部症状和功能，并可明显改善以上肺叶异质性肺气肿为主的患者的整体功能状态。Gaissert及其同事[36]回顾性比较肺减容术和肺移植，发现肺减容术患者早期和晚期死亡率较低：肺减容术3.0%、单肺移植10.2%、双肺移植16%。在同一研究中，肺减容术组术后12个月FEV_1的改善率为83%、单肺移植组为212%、双肺移植组为518%。来自作者单位的Meyers及其同事[37]进一步研究了肺减容的结果，特别是在有肺移植指征的患者中，发现肺减容术并未增加随后进行的肺移植的死亡率。使用支气管内活瓣或线圈进行纤支镜肺减容（endoscopic lung volume reduction，ELVR）的结果尚不清楚。Fuehner及其同事[24]的最新研究表明，纤支镜肺减容治疗与肺移植术后不同预后无关，但细菌定植率却增加了。

笔者倾向一种更细致的选择过程，在这个过程中，既要考虑移植也要考虑减容，为每个患者选择最佳的方案。肺减容术理想适应证为过度膨胀，非均质肺气肿，FEV_1＞20%且$PaCO_2$正常的患者；而弥散功能障碍，均质性肺气肿，低FEV_1，高碳酸血症和继发肺动脉高压的患者则更适合移植手术。对于α_1-抗胰蛋白酶缺乏的患者，肺减容术并不是令人满意的选择。苏黎世的研究小组报道称，肺减容术对均质性肺气肿患者具有持续的益处[38]。然而，其他中心则认为这类患者更适合接受肺移植。

单肺和双肺移植的功能结果讨论如下。

总体而言，近几年来肺气肿接受双肺移植是一种趋势，目前超过70%的肺气肿患者接受双肺移植[19]。通常，对于年轻患者，尤其是那些α_1-抗胰蛋白酶缺乏症的患者，应首选双肺移植。对体格较大的受者更倾向双肺移植，因为超大的单侧供肺往往难以获得。对于年龄较大或小个子受者，单肺移植则更有优势，尤其是有超大供肺的情况下。然而，危及生命的并发症如气胸、肺癌、机会性感染和自体肺过度膨胀引起移植肺受压，可能在单肺移植成功后的数年内发生在自体肺中[39]。对于肺气肿而言，单肺移植或双肺移植仍有争议，需要个体化考虑受者的获益与有限可用供肺的总体效益之间的关系，正如笔者在专题回顾中讨论的那样[40]。

(2) 感染性肺病：囊性肺纤维化（cystic fibrosis，CF）是该类别中最常见的疾病。CF是一种常见的遗传性疾病，导致双肺的弥漫性支气管扩张破坏。如果不进行移植，绝大多数患者会在生命的第2个或第3个十年中死于进行性呼吸衰竭。正如2015年ISHLT报道的那样，CF现在是双肺移植的第二大适应证，也是肺移植的第三大适应证（16.2%）[19]。Kerem及其同事[41]发布了CF患者预期寿命的最可靠预测指标。FEV_1＜30%预测值，$PaCO_2$升高，需要吸氧，频繁入院以控制急性肺部感染以及体重下降是CF患者早期死亡的可靠预测指标。在疾病的这个阶段，CF患者通常会有快速进展过程。自从引入

LAS 评分体系以来，中位等待时间缩短了，等待列表死亡率下降，使 CF 患者的生存率有所提高[42]。CF 患者等待列表死亡率平均为 15%，且随着等待时间延长而增加[35]。通常认为药物治疗依从性差或高毒性和（或）耐药微生物（如伯克霍尔德菌、多重耐药性脓肿分枝杆菌和结核分枝杆菌）所引起的慢性感染是 CF 患者肺移植的绝对禁忌证，而需要营养支持的体重减轻仅是相对禁忌证。

(3) 纤维化肺疾病：肺纤维化或限制性肺疾病大多数为 IPF 和其他少见病因引起的肺纤维化，终末期结节病引起的肺动脉高压和闭塞性细支气管炎（obliterative bronchiolitis，OB）（非再移植病例）。2015 年 ISHLT 报告显示，纤维化肺疾病是单肺移植的第二大适应证（38.9%），是双肺移植的第三大适应证（22.3%）[19]。肺纤维化肺移植等待者肺功能检查具有典型的限制性通气障碍，用力肺活量（forced vital capacity，FVC）＜预测值的 80% 和（或）DL_{CO}＜预测值的 40%[20]。根据笔者的经验，这些患者均需吸氧，并有明显的运动耐量受损[43]。中度至重度肺动脉高压在这些患者中很常见。需要接受肺移植的肺纤维化患者都有断崖式快速进展过程。这也解释了为什么等待列表中这些患者的死亡率最高（25%）[35]。同样，引入 LAS 评分之后，通过优先考虑重症患者的肺移植，这些患者的等待时间大大缩短，且移植后存活率与 LAS 评分出现前相似[44]。与其他肺移植适应证的演变相似，考虑到更好的长期生存率，双肺移植成为肺纤维化患者的首要选择，但单肺移植仍然是老年患者的有效选择。

(4) 肺血管疾病：肺血管疾病和右心功能不全的患者过去被认为需要心肺联合移植。然而，Fremes 及其同事[45]成功地对动脉导管未闭和艾森曼格综合征的患者实施了单肺移植。近十年来，越来越多证据表明右心室功能几乎在移植后立即得到改善，并在长期随访中得以维持[46, 47]。因此，双肺移植目前是肺动脉高压患者的首选手术方式，而心肺移植应用于患有无法修复的心脏缺陷的艾森曼格综合征、伴有严重右心室失代偿和并发严重左心室功能不全的特发性肺动脉高压（idiopathic pulmonary arterial hypertension，IPAH），或并发广泛性冠状动脉疾病或同时累及心肺的结节病的患者。

IPAH 患者早期死亡的可靠预测指标已经建立，包括平均肺动脉压力＞60mmHg、晕厥发作、右心衰竭、中心静脉压显著升高和心脏指数降低[48]。笔者的首批因肺血管疾病接受单肺移植的 34 位患者中，每位患者的美国纽约心脏病协会（New York Heart Association，NYHA）功能状态均为Ⅲ级或Ⅳ级[49]。

在 20 世纪 80 年代末和 20 世纪 90 年代初，肺移植是晚期 IPAH 患者的唯一有效疗法。在那期间，等待肺移植的患者死亡率很高[50]。随后的研究表明，新的血管扩张药对 IPAH 患者的症状和血流动力学都有好处，并且提高了患者的生存率[51]。这导致更少的患者被推荐接受肺移植，每年因 IPAH 移植的患者绝对数量急剧下降。在过去的 10 年中，已经形成了药物的序贯治疗方案，包括口服和吸入类前列腺素，然后静脉注射治疗，在药物治疗恶化时再进行肺移植[52]。目前认为，这可以进一步提高 IPAH 诊断后的存活率，并降低移植等待名单上的死亡率（目前约为 15%）[35]。在 LAS 评分体系颁布后时代，IPAH 患者的肺移植率增加，而等待列表死亡率下降[53]。对于这些患者来说，接受双肺移植还是心肺联合移植，仍然是争论的焦点[54]。另外，由潜在的先天性心脏病引起的艾森曼格综合征患者，尽管肺动脉高压的程度与 IPAH 相同，但其恶化率却难以预测。在这些患者中，进行性右心衰竭的进展可作为肺移植标准。心肺联合移植和双肺移植同时进行心脏修复均可用于这类患者的治疗，其风险可接受且远期预后良好[55-57]。

2. 婴幼儿受者

20 世纪 80 年代末，肺移植以一种明智的方式扩大到了儿童群体。1986—2013 年，ISHLT 报道了18岁以下受者的肺移植2000多例和近700例心肺联合移植（图88-3）。在过去的10年中，每年的移植数量都在增加，2013年就增加了124例[58]。但是，总体而言，儿童肺移植在整个肺移植手术中所占比例很小（＜3%）。婴儿（＜1岁）肺移植的最常见适应证是肺表面活性蛋白B缺乏（20.4%）、先天性心脏病（14.8%）、IPAH（13.0%）和肺纤维化（13.0%）；1990年1月—2013年6月，超过一半的肺移植手术在这个年龄段实施。这个年龄段的其他适应证包括IPAH、IPF和肺血管疾病。同一时期，在1—5岁组，21.8%的肺移植是因为IPAH，CF是6—10岁组（50.5%）和11—17岁组（69.1%）最常见的肺移植适应证[58]。其他适应证包括IPAH、先天性心脏病、肺纤维化和非移植性闭塞性细支气管炎。肺脏分配系统修订后，根据移植名单上的等待时间，成人肺可分配给＜12岁的潜在受者，同时少数可用的儿童供肺优先提供给儿童受者。另外，出于对是否接受肺移植对预期存活率的影响，根据LAS评分对12—17岁的受者进行优先级排序[31]。

3. 再次肺移植

在过去的10年中，实施再次分肺移植的数量有所增加，目前这一数字占全世界肺移植手术的5%。在1995年1月—2013年6月期间，5.1%的单肺移植和3.4%的双肺移植是再次移植[59]。这些患者通常在首次移植后1～10年进行再移植。再移植的最重要指征是慢性移植肺失功（chronic lung allograft dysfunction，CLAD），这一术语涵盖了肺移植后慢性排异反应的不同表现，包括闭塞性细支气管炎综合征（bronchiolitis obliterans syndrome，BOS）和限制性移植物综合征（restrictive allograft syndrome，RAS）[60]。很少有患者因原发性移植物失功或吻合口并发症而再移植。1990年1月—2012年6月，接受首次肺移植的成年人（n=1，673）的早期死亡率很高，中位生存期为2.5年，但中位生存期随时间而提高[59, 61]。再移植后存活超过1年的受者，其中位生存期可达6.3年。再移植患者的生存率远低于首次肺移植的患者。早期的再移植比后期的再移植存活率更低[59]。BOS患者的再移植似乎比RAS患者的远期结果更好[62]。与稳定的慢性肺移植物失功受者相比，原发性移植物失功再移植患者的预后明显更差[63]。

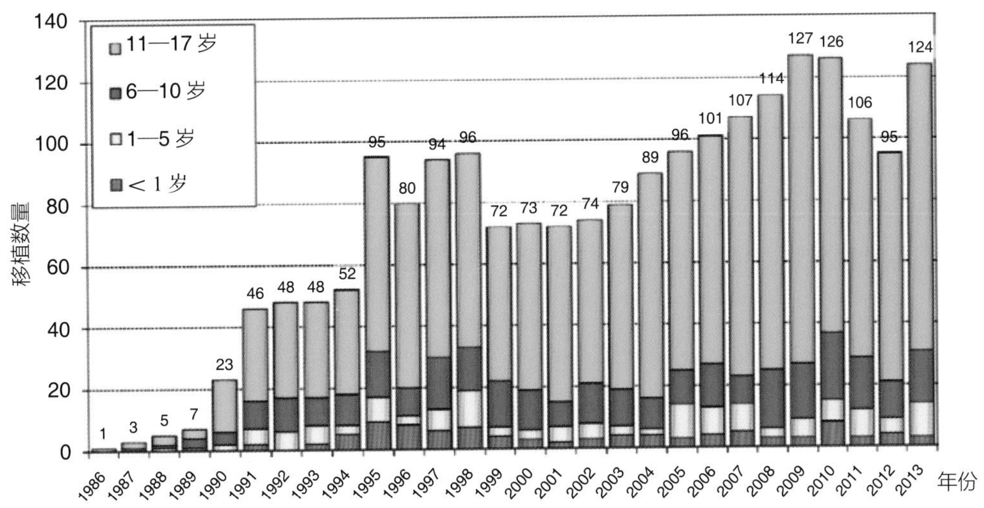

▲ **图88-3 从1986年1月至2013年12月儿童肺移植数量的年份及年龄分布**

引自 Goldfarb SB, Benden C, Edwards LB, et al. The registry of the International Society for Heart and Lung Transplantation: eighteenth official pediatric lung and heart-lung transplantation report—2015; focus theme: early graft failure. J Heart Lung Transplant 2015; 34(10):1255–1263. doi: 10.1016/j.healun.2015.08.005. © 2015 International Society for the Heart and Lung Transplantation 版权所有

三、供体肺

器官移植的快速发展导致供体器官的严重缺乏。这个问题对于肺移植特别重要，根据表 88–4 列出的理想供肺标准，只有 20% 的供者的肺可用于肺移植[64]。导致脑死亡的大多数情况(创伤、自发性脑出血、缺氧、窒息、中毒)会因肺挫伤、感染、误吸或神经源性肺水肿而导致明显的肺实质病理改变。

对于供体肺来说，良好的气体交换是必需的。该参数可以在肺复张操作后测试，即氧浓度为 100%，呼气末正压（peak end expiratory pressure，PEEP）为 5 cmH_2O 的通气条件下 PaO_2 ＞ 300mmHg。氧合指数≥ 300 可以说明供肺具有良好的气体交换功能。获取供体肺前，胸部 X 线片必须显示清晰的肺野。支气管镜评估中，经常发现黏液脓性分泌物，其中可能含有多种微生物。该发现比较普遍，如果供者其他条件适合移植，那么这不是肺移植的绝对禁忌证。支气管镜检查中发现有误吸的液体或食物颗粒或气道积脓时，被大多数团队认为是肺移植的绝对禁忌证，尽管某些程度的肺炎，在移植后进行适当抗感染治疗后能够得到控制。

供者和受者的 ABO 血型相容至关重要。供者和受者的组织相容性抗原［人类白细胞抗原（human leukocyte antigen，HLA）］目前尚未进行匹配，但是越来越多的证据表明 HLA 错配的数目会对受者的存活和移植物排异（CLAD）产生不利影响[65]。同样，人们越来越认识到，肺移植后，抗 HLA 抗体在抗体介导的排异中起关键作用[66]。然而，关于 HLA 匹配的重要性仍存在争议，已有的证据无法证实其会影响移植肺的功能。此外，进行 HLA 配型，可能导致供体获取延迟，从而增加供肺功能恶化的风险。不幸的是，目前还没有满意的供肺保护策略能够在实施 HLA 配型过程中不增加供肺弃用的风险。具有高水平抗 HLA 特异性抗体的受者可能需要前瞻性交叉匹配或排除具有特定 HLA 位点的供者，以避免该类患者出现抗体介导的排异反应[67, 68]。随着（缬）更昔洛韦在肺移植术后广泛用于巨细胞病毒（cytomegalovirus，CMV）感染的预防，巨细胞病毒阴性受者不再需要仅使用巨细胞病毒阴性供体。

供者和受者器官之间的大小匹配是一个重要的因素。可接受的大小匹配取决于受者肺部疾病的性质和预期的移植类型。大小匹配的最可靠方法是使用基于年龄、性别和身高的标准列线图预测供者和受者肺容积，所有肺功能实验室均使用该图来获得预测的肺容积。用来匹配供者和受者肺的最佳功能参数是预计总肺容量（predicted total lung capacity，pTLC）。值得注意的是，脑死亡供者中的实际 TLC 已无法测量，此外由于潜在的限制性（较低的 TLC）或阻塞性肺疾病（较高的 TLC），受者的 TLC 可能与正常（预测）值有很大的变化。在因阻塞性肺疾病而接受单肺移植的患者中，可以尝试移植体积比受者预测肺容量大 15%～20% 的供肺。在患有阻塞性肺疾病的患者中，由于先前的气体潴留和过度膨胀，受者胸膜腔巨大，因此植入大的供肺很容易实现。然而，在患有肺纤维化或肺血管疾病的患者中，胸膜腔有缩小或处于正常大小。因此，不建议移植过大的供肺。在接受双肺移植的患者中，笔者更喜欢将供者的肺容积与受者在没有肺部疾病情况下的肺容积或预期肺容积相匹配。双肺移植时，如果供肺过大可能会在关胸时产生血流动力学异常，尤其是在出现早期缺血再灌注水肿时。这时建议延迟关胸[69]。如果供肺过大，则可能需要通过楔形切除或肺叶切除术减少供肺体积，通常切除中叶或舌段，以避免压迫心脏[70]。另外，对于体积小的供肺，应根据供者体重设置移植后机械通气期间的潮气量，以避免过度通气引起的毛细血管渗漏导致的肺损伤[71]。而且，已有报道称对小体积供肺施加胸膜腔负压，可能造成有害的过度充气[72]。重要的是，Eberlein 及其同事[73] 在肺移植结果组的一项研究中报道，体积较小的供肺（D/R pTLC ≤ 1.0）会增加受者发生原发性移植物失功（primary graft dysfunction，PGD）的风险，而体积较大的供肺（D/R pTLC ＞ 1.0）能降原发性移植物失功低风险。

在某些情况下，可以放宽供体选择标准（表88–4）[64]。近年来，通过使用边缘供体肺来扩大供体库的努力在全球范围内得到了越来越多的关注。大多数报道显示了相同的早期和远期结果，并且不增加 BOS 的发生。笔者比较了 10 年期间连续的 514 位受者队列，使用边缘供肺使得移植总数翻倍[74]。尽管使用这些边缘供肺导致受者原发性移植物失功发生增加和 ICU 住院时间延长，但并未影响住院死亡率和远期预后。目前越来越多地使用年龄较大的供肺，条件是获取时供肺质量合格[75]。一项基于英国移植登记处数据的全国性队列研究观察了供者吸烟史对肺移植后生存率的影响[76]。这些受者的生存率较差，但在不同意接受有吸烟史供肺的肺移植的等待者中，等待期间死亡率更高。当使用多条标准超标的边缘供肺时[77]，尤其是在高风险受者中使用时[78]，需要谨慎使用。

有时，供肺的气体交换功能处于边缘状态，而影像学又提示仅有一侧肺出现肺部阴影。器官获取团队应在获取术中对两侧供肺分别进行评估。方法是对可能正常的一侧肺进行单侧通气后，通过其肺静脉或主动脉取血进行血气分析[79, 80]。如果一侧肺不合格，对侧单肺移植仍可能成功[81]。

表 88–4　理想的供体肺选择标准[64]

- 年龄＜ 55 岁
- 无肺疾病史
- 多次胸片正常
- 良好的气体交换：FiO_2 = 100%；呼气末正压 = 5cm H_2O；PaO_2 ＞ 300mm Hg
- 支气管镜检查正常
- 血清学筛查乙型和丙型肝炎和人类免疫缺陷病毒（HIV）阴性
- 血型匹配
- 大小匹配

引自 Orens JB, Boehler A, de Perrot M, et al. A review of lung transplant donor acceptability criteria. J Heart Lung Transplant 2003; 22(11):1183–1200.

肺实质细胞依靠肺泡内的氧气继续进行有氧细胞代谢的能力，使肺成为在循环停止后仍有可能实施移植的器官，即所谓的“心死亡后捐献”（donation after circulatory death，DCD）。来自世界各地的移植团队已经报道接受 DCD 供肺后的良好结果，来自 DCD 的供肺目前已占这些机构供肺的相当部分。在一项由 Krutsinger 及其同事[82]实施的包含 11 项观察性队列研究的 Meta 分析中，以及一项基于 ISHLT DCD 注册数据的研究中[83]，DCD 供肺和传统脑死亡后供肺的肺移植术后早期和远期结局均未观察到差异。马德里的研究小组报告了他们在复苏失败后使用非控制性 DCD 供肺移植的经验[84]。严重原发性移植物失功的发生率高达 38%，严重影响了患者的早期存活率。最近，该小组报道并推荐用体外肺灌注（ex vivo lung perfusion，EVLP）进行移植前评估，仅选择那些表现良好且无功能恶化的供肺进行移植[85]。

四、离体肺灌注

通过灌注液在离体回路中对供肺进行常温灌注和通气，使研究小组能够在移植前几小时内评估供肺的性能。来自隆德大学 Steen 等[86]首次报道了 EVLP，均用于评估非控制性 DCD 供肺和对无法使用的 DBD 供肺进行修复[87]。此后，主要是欧洲和北美的其他肺移植中心报告了一系列病例，这些肺移植患者的供肺因质量问题均在移植前通过 EVLP 进行了修复。在所有报告的队列中，供肺经 EVLP 修复后，利用率达 80%[88]。与立即移植的肺相比，接受 EVLP 后再移植的受者中，严重原发性移植物失功的发生率似乎更低。迄今为止，已经报道了三种不同的 EVLP 方案，其基本上可以概括为多伦多方案、隆德方案和器官护理系统（Organ Care System，OCS）方案。所有这些方案在灌注液的组成（细胞与非细胞），灌注和通气设置以及使用的设备和装置方面都不同[88–90]。

几项临床研究正在研究 EVLP 在评估和修复问题供肺中的作用[91]。第一个临床研究由多伦多肺移植中心在加拿大实施。在人类离体肺灌注（human ex vivo lung perfusion，HELP）研究中，使用 EVLP 评估了原本不能使用的高风险供肺[92, 93]。最初不符合移植标准的 DBD 和 DCD 供肺，通过 EVLP 修复后，其中 86% 最终用于移植，与同期符合移植标准的供肺（SCD）相比，移植后受者临床结果相似[92]。目前有四项多中心临床研究正在进行，旨在评估 EVLP 重新评估问题供肺潜力，其结果尚待发表[88]。除常温保存和评估外，EVLP 还具有治疗受损供肺的广阔前景。目前正在进行的许多研究中，旨在了解各种不同机制（死亡、挫伤、误吸、感染、水肿、肺不张）引起的肺损伤能否被修复，其中的一部分最终能用于肺移植。对于这些损伤中的每一种，都需要制定针对性疗法。潜在的策略包括控制性灌注和通气，吸入药物和气体，灌注液添加剂以及基因和细胞疗法[91]。

五、活体肺叶移植

南加州大学研究小组是活体肺叶移植的先驱，旨在扩大供体库。两名供者，通常是家庭成员，分别接受右下和左下肺叶切除术。将供肺肺动脉和静脉分别插管后用肺保护液进行顺行和逆行灌注。与非活体供肺相比，冷缺血时间相对较短。受者手术通常通过横断胸骨的切口进行，同时使用 CPB。延长术后呼吸支持可能有助于减少肺不张。活体肺叶的受者术后出现肺水肿的风险可能增加，因为整个心输出量仅流向两个移植的肺叶。此外，由于胸腔内残腔的原因，这些受者通常引流液较大，因此建议将胸腔引流时间适当延长。尽管供者的肺功能保留良好，但仍有肺叶切除术后出现手术并发症，如气胸、胸膜炎或胸腔积液[94]的风险，远期而言，可能出现健康相关生活质量受损[95]。

1993—2003 年，共有 123 名患者在南加州大学接受了活体肺叶移植，这是迄今为止最大的单中心经验[96]。该手术主要用于 CF 患者，其中 1/3 的受者为儿童。1 年、3 年和 5 年生存率分别为 70%、54% 和 45%。感染是受者死亡的主要原因，在成人群体，5 年无 BOS 发生的概率为 76%，比非活体的双肺移植更好。总体而言，长期生存与双侧非活体肺移植的结果相当。来自日本京都大学的 Date 及其同事[97]报道了 42 例活体肺叶移植的经验。移植的患者中，间质性肺疾病占 47.6%，阻塞性肺疾病占 31.0%，肺动脉高压占 11.9%（约 30% 儿童和 70% 成人）。本组病例的结果非常好，1 年和 3 年生存率分别为 89.7% 和 88.3%。中位随访时间为 33 个月，在最初 3 个月存活的受者中，CLAD 发生率约 20%。双侧活体肺叶移植的一个特有的特点是在多数病例中发生单侧 CLAD。从长远来看，这可能是有益的，因为未受影响的对侧肺可作为肺功能的储备[98]。

六、肺保存

自肺移植开始以来，肺保护一直是实验室研究的热点。但直到今天仍没有关于肺保存的大型前瞻性随机试验。因此，下面描述的支持我们目前实践的证据不是很充分，主要是由实验室研究以及最近 30 年中报道的成功的临床肺移植大型单中心或多中心队列研究的结果所支持。这些工作已被详细地回顾[99-103]。自从多伦多小组最初使用在肺不张状态下采集的供肺并通过低温浸泡保存供肺，最终实施单侧肺移植以来，临床肺保存已经取得了很大进展[104]。大多数临床肺移植方案的供肺保存策略略有不同，但基本原则保持不变。广泛被接受和使用的最佳灌注和储存条件可概括如下。①保存液：细胞外型；②灌注量：60ml/kg 顺行和 4 × 250ml 经肺静脉逆行；③灌注和储存温度：4°C；④肺动脉灌注压力：＜ 30cmH$_2$O；⑤灌注顺序：顺行 + 逆行；⑥储存前的氧气浓度：FiO$_2$ 0.3～0.5；⑦冷缺血时间：最好＜ 6～8h。

低温肺灌注和静态储存是目前用于肺部保存的临床标准，其目的是通过减缓细胞代谢来防止细胞死亡和器官退化，从而保护供肺。目前，体外常温灌注动态保存技术在包括肺在内的所有器官中得到了广泛的应用[88]。如果通过灌注和通气，肺可以在室温下保存更长的时间而没有额外的危害，那么与供体－受体配型，肺的保存和运输以及手术相关的时间限制可以显著减少，就可以将移植作为择期手术来计划。一项前瞻性国际多中心非劣性临床试验将320例符合标准的双侧供体肺的受者随机分为低温保存组和立即常温便携式体外机保存组（OCS Lung，TransMedics Inc.，Andover，MA）（启发试验：临床试验。政府编号NCT 01630434）[105]。最终结果已在比利时布鲁塞尔的欧洲器官移植学会第17届大会上发表[106]，并已提交出版。虽然与冷藏肺相比，机器保存肺先移植的一侧肺和后移植的一侧肺的交叉钳夹时间都明显更长（先移植一侧肺375min vs. 472min，后移植一侧肺297min vs.399min），但冷缺血时间却明显缩短了（先移植一侧肺250min vs. 153min，后移植一侧肺399min vs. 297min）（$P < 0.001$）。移植后前72h内，常温组82.3%的受者未发生PGD-3，而低温保存组为70.3%，P= 0.016。

在第30天，常温保存组存活且72h内无PGD-3的比例为79.4%，而低温保存组为70.3%（P= 0.0045）。为了了解是否所有供肺都应使用一段时间的常温离体肺灌注治疗，维也纳肺移植团队进行了一项前瞻性单中心临床试验。他们将使用Perfadex进行标准低温保存技术保存的供肺和经过标准低温保存后，再采用多伦多技术在院进行4h常温离体肺灌注的供肺随机分配给80名受者。两组之间没有发现有统计学意义的结果差异[107]。有待进一步的试验和临床研究来评估常温和低温肺保存技术的真正价值。如果Inspire试验的结果得到证实，这可能会改变我们目前的肺保护实践的规范。

七、肺移植技术

（一）供肺灌注和获取

供体获取技术基本沿袭Sundaresan及其同事报道的技术，没有明显的改变[108]。供体肺获取小组到达捐赠者所在医院后，对供者进行胸部X线片和纤维支气管镜检查非常重要。最后评估是通过对供者的肺进行大体检查来进行的，胸骨正中切开术与腹白线剖腹术一起进行以同时显露肺及腹部器官。

负责腹部手术的外科医生准备获取腹部器官。两条腔静脉在心包内解剖套带。游离主动脉并套带。必须注意避免损伤位于上腔静脉和升主动脉后的右肺动脉主干。解剖主肺动脉的必要性不大。供者肝素化。在需要同时获取心脏的情况下，则在升主动脉处插入心脏灌注管。然后，在主肺动脉分叉处插入大口径的肺灌注管（图88-4）。直接通过主肺动脉注射肺血管扩张药，这会立即导致血压下降。此时，结扎上腔静脉，切开下腔静脉，以使右心减压。然后阻断主动脉，开始心脏灌注。心脏灌注液通过下腔静脉排出，于阻断钳上方切断下腔静脉。在肺通气的情况下，以30cmH_2O的压力输入60ml/kg的冷（4°C）保存溶液可实现肺动脉灌注。目前，大多数中心使用低钾右旋糖酐灌注液（Perfadex，XVIVO，Goteborg，Sweden）作为肺灌注液，代替了之前使用的细胞内溶液，如Euro-Collins或威斯康星大学灌注液。这使得缺血/再灌注损伤和PGD的发生率显著降低。灌注液通过左心耳末端切口排出。两个胸腔都可以收集流出的灌注

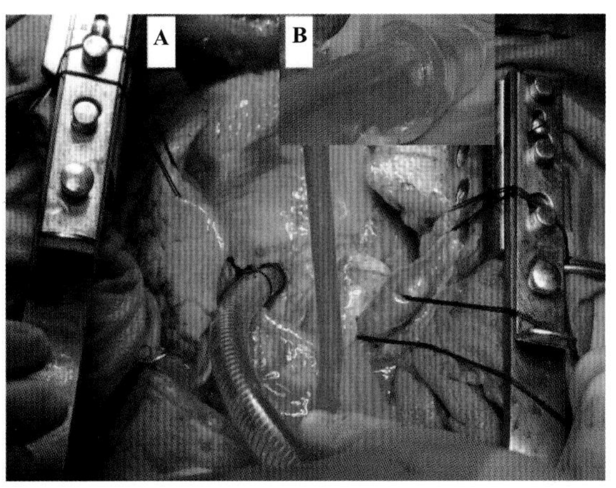

▲ 图 88-4 **A.** 将大口径的肺灌注置入主肺动脉靠近分叉处，并用荷包线固定；**B.** 灌注管的尖端

液。并通过碎冰实现局部降温。

笔者更喜欢原位获取供者心脏。应该强调的是，在任何情况下都可以安全地取出满意的心脏和双侧肺。上腔静脉在先前放置的结扎带处离断，再次强调不要损伤其后的右肺动脉。主动脉于高于心脏停搏插管处离断。然后，将主肺动脉在插管部位离断。然后提起心脏并推向右侧。在冠状窦和肺下静脉之间的中间切开左心房。继续向右切开左心房。这样左心房壁的右侧就被分开了，应该注意在肺静脉侧保留足够的心房肌的边缘（图 88–5）。继续按这样的方法完成心脏获取。在取出供肺前或者取出后在操作台上，通过每个肺静脉开口灌注 250 ml Perfadex 液进行逆灌注（图 88–6）。逆行灌注可以改善灌注液的分布，更好地保护支气管树。此外，对于有急性肺血栓栓塞高风险的供者，逆行灌注可发现并清除肺动脉血栓[109]。

在隆嵴上方游离并离断气管就可以将供肺取出。然后将整个胸腔的内容物一起从脊柱由头侧向尾侧方向取出。将供肺浸入低温保存液中并在半充气状态下运送（图 88–7）。如果两侧肺将在不同的移植中心使用，则在获取医院将它们分开。在左主支气管起始部使用切割吻合器将气道离断，使双侧肺的气道均处于密闭状态。否则双肺应该整块运送，在植入前才将左右肺分离。当供肺到达受者医院后，将供肺取出并保存在低温中做后续的修整。去除食道和主动脉，注意将所有其他软组织留在供肺侧，以使供肺侧支气管动脉侧支血流最大化。

切开左心房后壁时，两侧的左房袖应相当（图 88–8A）。于肺动脉分叉处离断左右肺动脉。非常重要的是需将每一侧肺动脉从其心包附着处游离至第一肺动脉分支。这种分离防止了植入后肺动脉吻合远端的肺动脉口径大小与近端不匹配。

分离隆嵴下淋巴结，闭合左主支气管（图 88–8B）。将淋巴结组织从主支气管上分离，并在上叶支气管开口近端的一到两个环处切断主支气管（图 88–9）。在右侧，切除隆嵴就可以为随后的支气管吻合提供足够的长度（近上叶起点的一

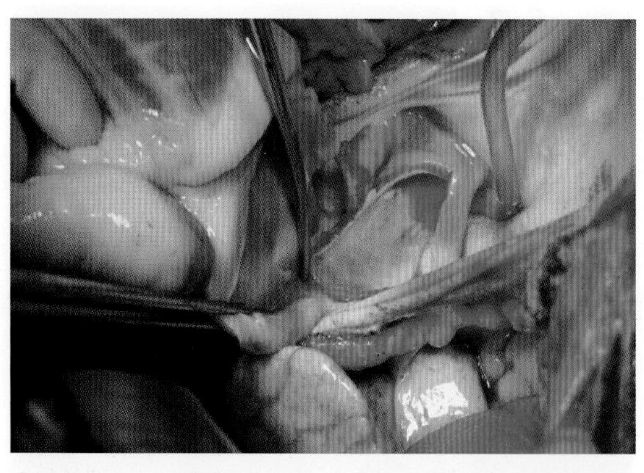

▲ 图 88–5　游离升主动脉。分叉处离断主肺动脉。心脏向上和向右推开以确保左心房的安全分割，同时在心脏和肺保留合适的吻合组织

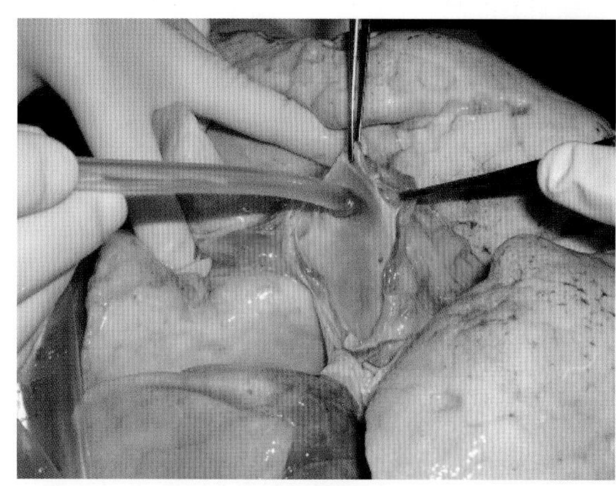

▲ 图 88–6　通过每个肺静脉口给予 250ml 的 Perfadex 溶液进行逆灌（图示灌注管插入右肺上静脉）

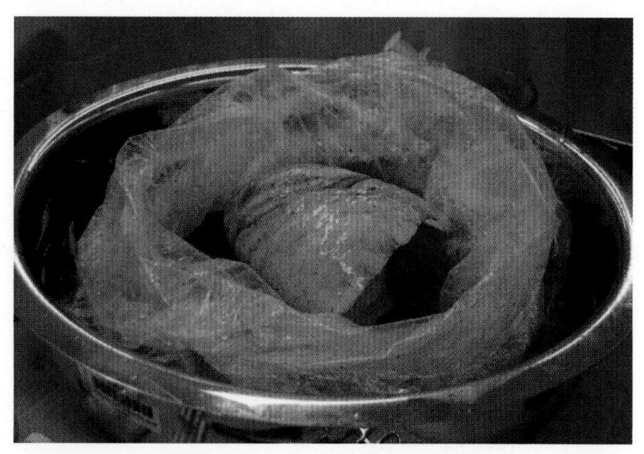

▲ 图 88–7　将移植肺浸入冷的晶体溶液中，然后半充气运输

到两个软骨环）。重要的是，在支气管解剖过程中，尽可能减少支气管横断处的淋巴结剥离，以使移植后供体侧支气管的侧支血流最大化。

（二）受者准备

麻醉

成功的肺移植需要专业麻醉师的积极参与，他们熟悉复杂的心胸麻醉技术、支气管镜检查、单肺通气和体外生命支持（V-A ECMO 或 CPB）。每位患者都需要全面的血流动力学监测。笔者所在机构的麻醉小组通常会使用 Foley 导管、中心静脉置管、肺动脉 Swan-Ganz 导管以及桡动脉和股动脉置管。食道超声也适用于每位患者，尤其在严重肺动脉高压和合并右心功能不全的患者尤为重要。

气管插管常采用左侧双腔支气管插管。对于个头小的患者，单腔管和支气管内 Fogarty 导管可实现单肺通气。但是，这种技术没有双腔管的可靠性高。单腔管插管可能会导致手术困难，尤其是在双肺移植受者中，在这种情况下，术中气道的管理会比较麻烦。对于身材矮小的成年人或小儿受者，预期在病肺切除和供肺植入过程中会使用CPB时，偶尔会使用单腔管。在CF患者中，在病肺摘除的过程中，支气管腔内可能会持续出现黏稠的脓性分泌物。此时从气道清理分泌物非常困难，尤其是通过小口径双腔气管插管。这些分泌物可能引起通气障碍。为了减少此问题，可以暂时放置大口径的单腔管，使用柔性纤维支气管镜，在使用双腔管插管和开始手术之前，尽可能多地冲洗和抽吸气道。对于身材矮小的患者，通常不得不使用单腔管。如果此类患者计划进行双侧手术，在摘除病肺和植入过程中会常规使用体外生命支持。在许多移植中心，这是幼儿双肺移植的标准技术[110]。

（三）单肺移植

1. 决定移植侧

笔者更喜欢根据术前定量核素灌注扫描判断，选择肺功能最弱的一侧实施单肺移植。单肺移植受者的功能结果与移植侧无关[111, 112]。如果预期会进行体外生命支持，如 IPAH 或伴有肺动脉高压的严重肺纤维化患者，则右侧为首选移植侧。对于患有艾森曼格综合征的患者，右侧移植助于闭合并发的心房或室间隔缺损。动脉导管未闭可与任一侧移植一起修复。在许多移植中心，双肺或心肺移植是艾森曼格综合征患者的首选手术方式。

2. 显露

经第 5 肋间或切除第 5 肋骨的后外侧开胸是首选的入路。然而，经第 4 肋间的前外侧切口并第 4 肋软骨离断，也可提供极好的手术视野。Pochettino 和 Bavaria [113] 已描述过这种保护肌肉的入路，并已成功在作者实施的移植手术中应用。对于预期会进行体外生命支持的右侧肺移

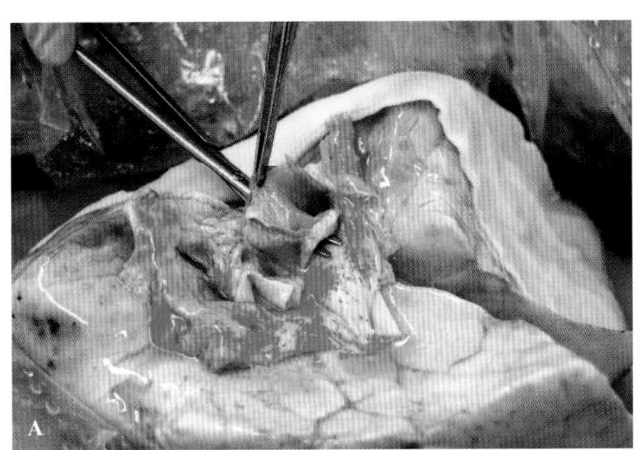

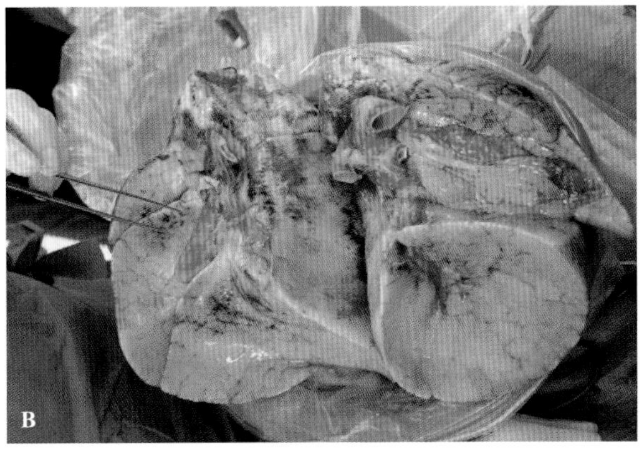

▲ 图 88-8 **A.** 切开左心房后壁，两侧保留相当的心房袖；**B.** 整块双肺通过切割闭合器切断左主支气管后被分为两个肺

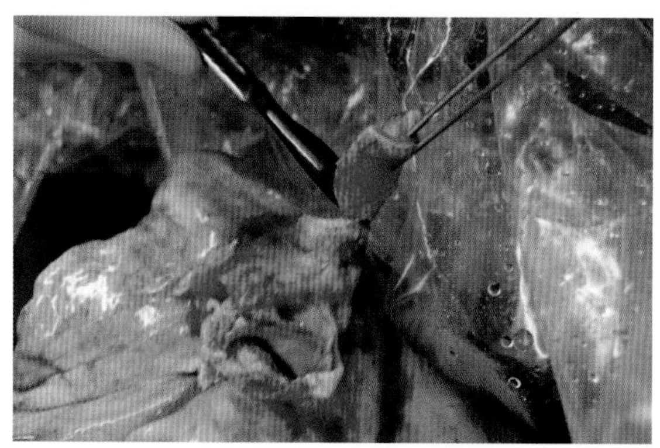

▲ 图 88-9　将主支气管从淋巴结组织中分离，并在靠近上叶起始部的 1～2 个软骨环处锐性离断

植，使用第 4 肋间切口有助于升主动脉插管。当相关的心脏修复手术要求经前入路进入心脏左侧时，胸骨正中切口可用于右肺移植。升主动脉和右心房可经右胸轻松插管。插管应位于切口的前部，并在整个手术过程中保持远离手术区域。经左后外侧切口，可以于左肺动脉近端和降主动脉轻松插管。

3. 受者肺切除

充分显露胸膜腔后，松解胸膜粘连。纤维化或感染性肺病患者可能有广泛的胸膜粘连，但肺气肿和 IPAH 患者通常不存在。尤其注意不要损伤膈神经和喉返神经。切开肺下韧带，游离肺静脉和主肺动脉心包外部分。在解剖过程中，要决定是否需要体外生命支持（V-A ECMO 或 CPB）。通过对侧单肺通气和同侧肺动脉的阻断，来判断对侧自体肺是否能维持足够的气体交换和循环稳定，以在没有体外生命支持的情况下，承受肺切除和植入。此时，使用经食管超声评估右心室收缩功能极为有用。

结扎和离断上叶肺动脉分支并在其远端离断肺动脉，可增加肺动脉长度，还可缩小肺动脉的口径，使供、受体的肺动脉更匹配，尤其是在受者存在明显肺动脉高压时。此外，结扎的受者上叶动脉分支，有助于正确地定向供肺和受者肺动脉，避免旋转。在肺动脉上叶分支远端离断肺动脉，离断前需确保漂浮导管不在切断位置。阻断钳夹闭远端肺动脉，将血管离断并结扎远端，以减少远端渗血。如果存在大量的支气管动脉，远残端可能出现明显出血。

肺静脉可以用切割缝合器离断，也可使用丝线分别结扎分支后离断。后一种方式可增加左房袖的尺寸。上肺静脉切断后，肺动脉的游离会更容易。

切除支气管周围的淋巴结，结扎或血管夹夹闭支气管动脉。于上叶支气管起始部横断支气管，取出病肺。修整受者支气管残端，注意避免损伤吻合附近的血管。用钳子或缝线牵拉肺动脉残端，避免妨碍支气管吻合。同样地，用钳子夹住肺静脉残端，将静脉残端周围的心包充分游离，为植入做好准备（图 88-10）。

4. 植入

用冷湿纱布包裹供肺，放入胸腔后部。这可以避免整个植入过程中挤压供肺。局部使用碎冰或冷盐水使肺保持低温状态。这样局部低温可以延长冷缺血时间，为吻合留出更多时间。

首先进行支气管吻合（图 88-11A）。尽可能缩短供肺支气管，以减少后期因缺血引起的气道并发症。根据笔者的经验，在供肺支气管第 2 隆嵴处吻合，气道并发症的发生率从 13.2% 降到 2.1% [114]。用 4-0 聚丙烯缝合线连续缝合膜部，间断缝合线或者 4～5 个间断 8 字缝合软骨

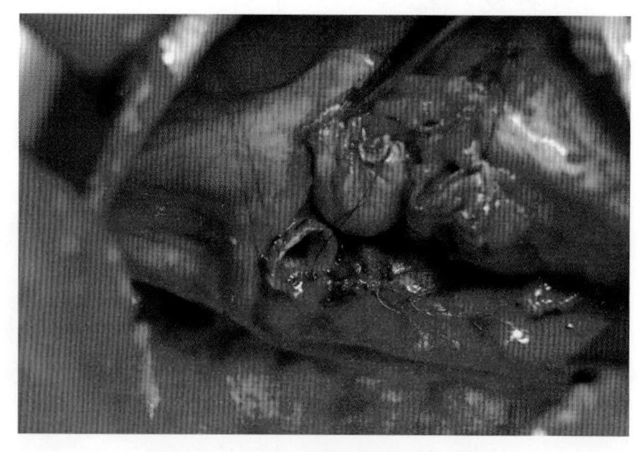

▲ 图 88-10　右侧病肺叶已切除

受者的主支气管正好在上叶支气管开口的近心端横断。肺动脉于其上叶第一分支远侧钉合并带线牵引。肺静脉在结扎线之间横断并带线牵引。左心房周围的心包已全部打开。确保胸腔无出血，以备供体肺植入

部，完成支气管吻合。近年来，许多经验丰富的移植中心都采用了连续缝合完成整个支气管的吻合[115, 116]。该技术既节省手术时间，效果也很好。端端吻合比套入吻合更好，因为它可以使黏膜对合良好，利于愈合。支气管周围组织可缝合于支气管前壁，以覆盖吻合口。如果使用后外侧开胸术，则技术上存在一个重要差异，即支气管前壁吻合，再进行动脉和静脉吻合。所有吻合都是在供肺置于后纵隔的情况下进行的。在完成这些吻合后，将肺向前牵拉，使用支气管吻合口转角处的缝线完成背侧膜部的吻合。

然后使用阻断钳尽量靠近根部阻断同侧的肺动脉。修剪供肺和受者动脉，使之匹配，并使用5-0聚丙烯缝合线进行端端吻合（图88-11B）。避免供肺和受者肺动脉在吻合时发生扭转是非常重要的，同时应避免在吻合过程中损伤内膜。通过侧向牵拉肺静脉残端，可以使心耳钳能够调整位置，居中放置。右侧肺移植时，有时需要打开房间沟，以增加可用于心耳钳放置的受者左心房的长度。切除肺静脉残端，并切开上下肺静脉间裤衩部分，以形成适合左心房袖。吻合时尽量使用外翻缝合，使吻合口处为供肺和受者心房内膜相贴，并注意去除心房肌肉碎屑（图88-11C）。

在完成吻合之后，最后一针收紧打结之前，受体肺缓慢通气（图88-12），同时暂时、缓慢地松开肺动脉阻断钳，使肺内血管内气体从未打结的左房吻合口处排出。打结并检查所有吻合口无出血后去除阻断钳（图88-13）。如果术中使用了体外生命支持装备，通常可以在此时尝试撤除。

至少两根胸腔引流管留在胸膜腔内（一根在胸顶，另一根在肺底），并使用缓慢吸收或不可吸收的缝线跨肋缝合，可吸收缝线缝合筋膜和皮肤（图88-14）。手术结束时，将双腔气管插管替换为大口径单腔插管。进行纤维支气管镜检查，查看支气管吻合口并清除气道中的血液或分泌物。如果必要的话，在患者到达重症监护病房后，或在其后的几天的治疗过程中，也可以进行纤维支气管镜检查。

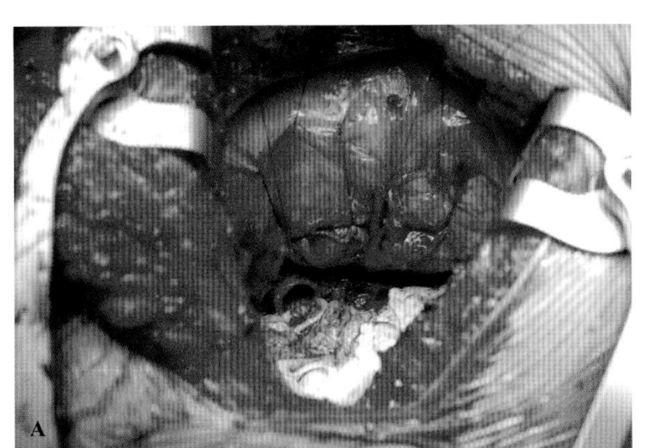

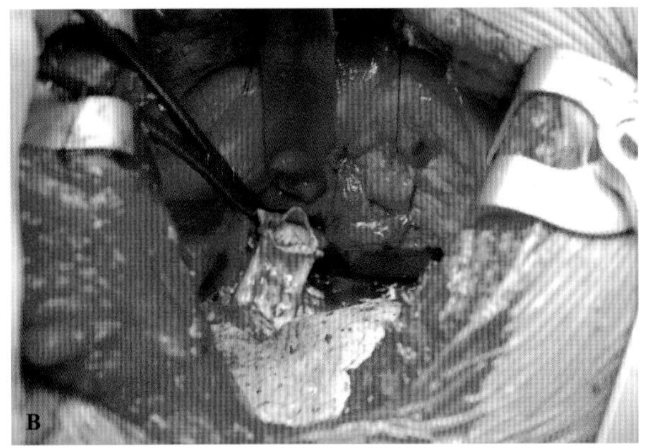

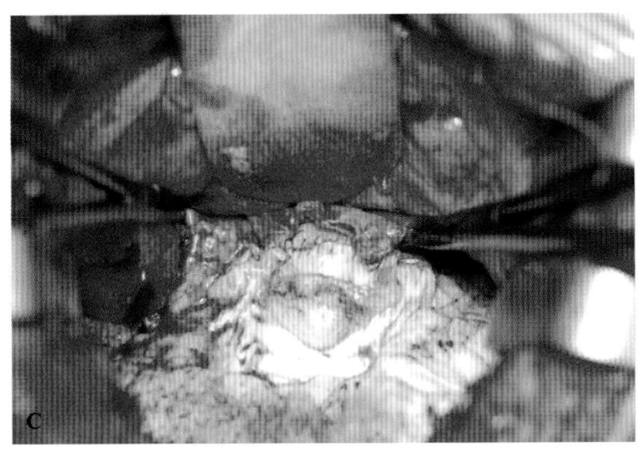

▲ 图 88-11 **A.** 支气管吻合：首先使用 **4-0** 可吸收单缝合线连续缝合膜部。**B.** 肺动脉吻合：血管钳阻断肺动脉主干，切除肺动脉切缘，**5-0** 聚丙烯缝合线连续缝合端端吻合。**C.** 左心房吻合：心耳钳阻断左心房，切除静脉残端，并分离心房肌桥。用 **4-0** 聚丙烯缝线连续缝合，吻合供体和受体心房袖

（三）双肺移植

1. 显露

目前大多数序贯式双肺移植术，是笔者为大多数受者选择的手术方式，都是通过双侧前外侧第四肋间开胸手术进行的（图 88-15A 至 C）。如有必要可以探查并结扎切断乳内动脉以控制出血。该切口可充分显露胸膜腔，以安全地分离粘连。在囊性肺纤维化患者中，胸顶和胸腔后部的粘连可能特别致密。此外，该切口在需要体外生命支持时也能良好的显露升主动脉和右心房。另外，同时横断胸骨的切口，即蛤壳状切口或胸骨切开术，适用于需要同时接受心脏手术、合并肺部疾病、胸腔狭窄的患者，以及肺动脉高压继发性心脏肥大的患者（图 88-15D）。然而，该切口会带来更多的术后疼痛和切口并发症。笔者认为，常规手术应尽可能避免蛤壳状切口。双侧前外侧开胸可很好地保护胸廓功能，使受者尽早活动，能充分通气和有效排痰。

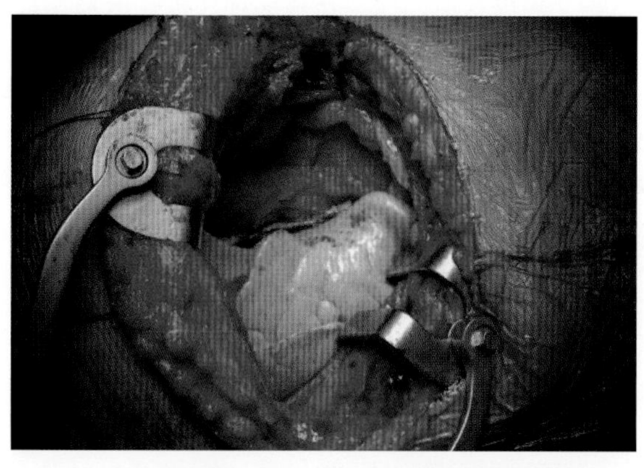

▲ 图 88-12　再灌注之前，缓慢恢复右侧供体肺通气

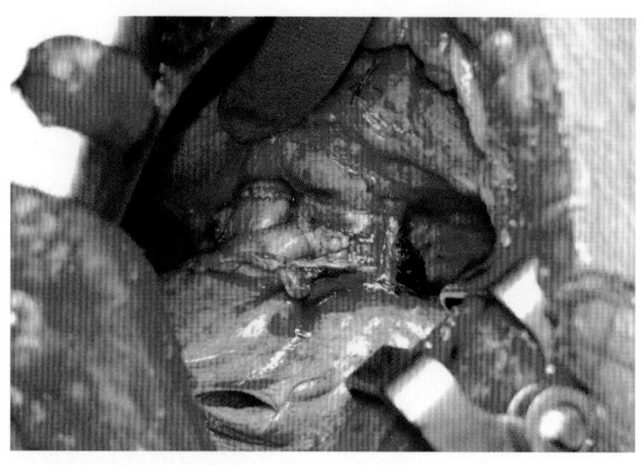

▲ 图 88-13　右肺再灌注

双侧血管缝合线已打结。因为血管结构的阻挡，支气管吻合口从前面不再可见

2. 病肺切除及供肺植入

病肺切除和供肺植入技术与刚刚描述的单肺移植技术相同。首先通过移植术前通气和灌注扫描确定肺功能差的一侧肺。在序贯式双肺移植中，体外生命支持在几个关键时刻可能是必要的。笔者发现，患者的 LAS 评分越高，越有必要使用体外生命支持。这些患者更有可能继发肺动脉高压，这可能会在游离肺门的过程中影响血流动力学和氧合作用，因此需要体外生命支持。有时，在取出或植入第一侧肺期间，对侧患肺无法维持良好的气体交换或血流动力学，此时应提供体外生命支持。对于罕见的小气道不适合放置双腔管的患者，可在完成双肺游离后使用体外生命支持，并在双肺取出和植入过程中维持。还有一种常见情况，在第一侧肺植入后，也需要进行转流以提供生命支持，即第一侧肺发生急性移植物失功，无法维持受者的循环和气体交换。临床表现为肺动脉压逐渐升高。如果肺动脉压确实升高且幅度较大，则会出现肺水肿并引起低氧血症。尽管这有可能是供肺保存不良的后果，但造成这种典型临床表现的原因目前还无法准确解

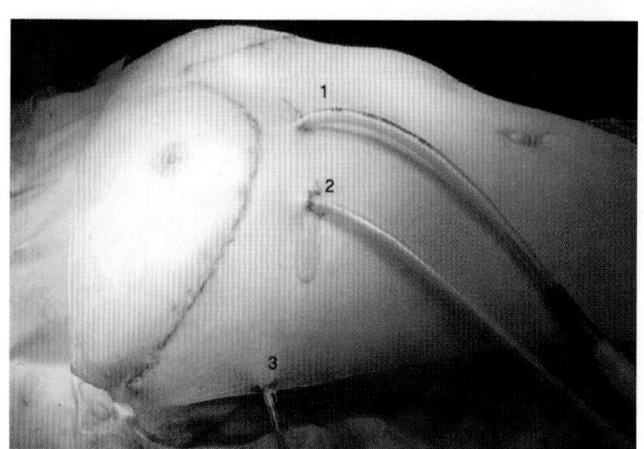

▲ 图 88-14　右前外侧开胸已分层缝合关胸。留置三根胸腔引流管（一根在胸顶，一根在肺底，一根带侧孔的引流管用于在拔除两个较大的引流管后，排出剩余的积液）

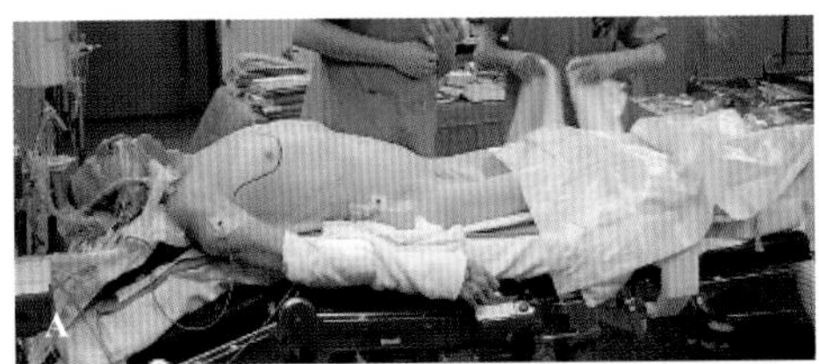
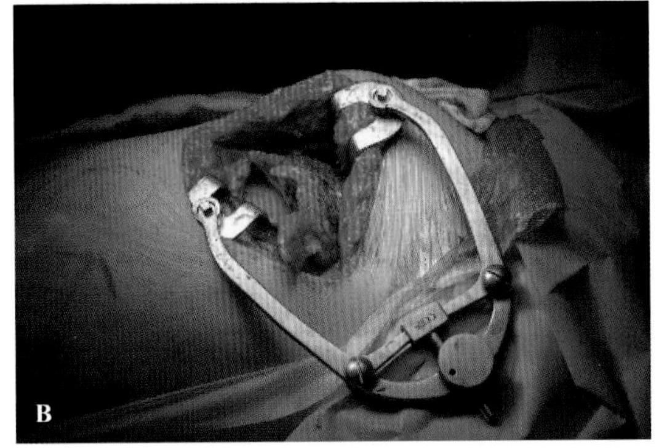
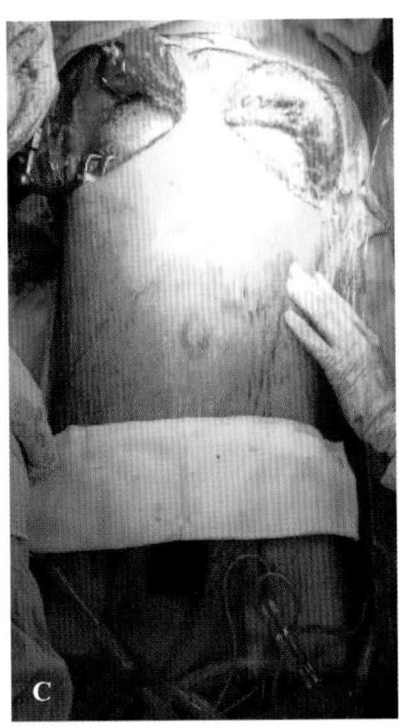
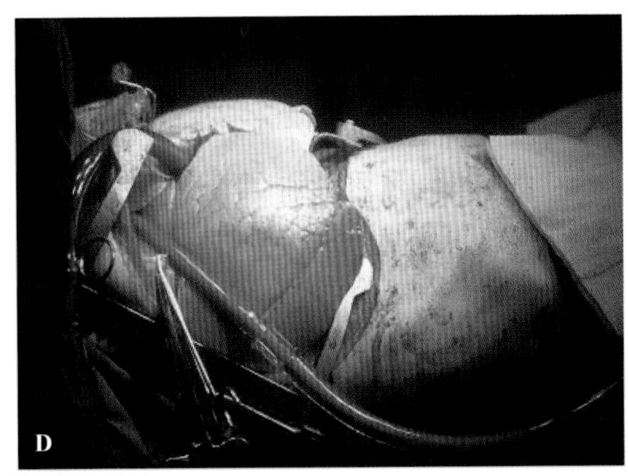

▲ 图 88-15　**A.** 患者仰卧位在真空床垫上的，双臂置于身体两侧，能充分显露腋下以实施前外侧开胸。**B.** 第 4 肋间隙进入胸腔。使用 **Price-Thomas** 牵开器将肋骨垂直撑开。胸腔牵开呈 **V** 形。**C.** 以相同的方式打开对侧胸腔，植入另一个肺。两个牵开器的共同使用，通常可提供极好的显露。不胸骨横断的双肺序贯移植，避免了移植后的胸骨相关并发症。**D.** 需要心脏手术的患者、患有限制性肺病和小胸腔的患者，以及患有肺动脉高压并继发性心脏肥大的患者，通常需要横断胸骨，即所谓的蛤壳状切口或胸骨切开术。注意：体外生命支持是通过升主动脉和右心耳插管来建立的

释。或者，正如通常在囊性纤维化患者中植入第一侧肺后观察到的那样，它也可能是由受者的全身炎症状态或菌血症引起的。应该首先排除第一侧肺植入时，肺动脉吻合口狭窄或扭曲而引起的动脉梗阻。一旦出现此问题，应该立即建立体外生命支持，而不是等到循环不稳定时，才紧急建立体外生命支持。

尽管体外生命支持的使用取决于患者的临床状况，但在序贯式双肺移植中常规使用 CPB 仍存在争议 [117, 118]。反对者指出 CPB 导致的全身炎症反应可增加肺损伤 [119]。由于需要全身性抗凝治疗，尤其是考虑到囊性纤维化和其他炎症性肺病患者合并严重的胸膜粘连时，出血可能是受者肺切除时的主要并发症。常规使用 CPB 的支持者认为，在植入第二侧肺时，已移植的第一侧肺将承受整个心输出量，并依赖其维持氧交换，会加剧肺损伤，引发原发性移植物失功。在一项针对 23 例双肺移植受者的小型研究中，Sheridan 及其合作者 [120] 无法证明在没有使用 CPB 的情况下，完成的第一个和第二个移植肺之间存在任何急性或慢性反应的差异。Szeto 及其同事 [121] 对 50 例慢性阻塞性肺疾病（chronic obstructive pulmonary disease，COPD）患者进行了研究，以了解在非紧急情况下常规使用或不使用 CPB 对双肺移植患者的临床结局的影响。结果显示，两组之间的机械通气时间、术后氧合指数、住院时间或死亡率均无差异。但是，使用 CPB 的移植患者术后血制品的需求量更高 [121]。在肺移植结果小组的研究中，CPB 与较高的原发性移植物失功发生率相关。但是，该实验未统计 CPB 是有计划地使

用还是紧急使用[122]。由于这些争议，CPB 的使用目前主要取决于外科医生和移植中心。作者的策略是，有选择地针对原发性肺动脉压的患者或在植入第一侧肺后出现血流动力学不稳定或氧饱和度维持困难的患者，使用 CPB。当下，对需要在体外生命支持下植入肺的患者，最常见的方式是用 ECMO 代替 CPB，因为这样可以减少抗凝剂的使用，凝血功能异常的发生和血液制品的使用[123-127]。

由于 CPB 可使心脏排空并显露肺门，尤其是在左侧，因此不使用 CPB 时可能会导致显露困难。为了克服这个困难，可以在膈肌中央肌腱 8 字缝合牵引线，并向脚侧牵引。在不使用 CPB 的情况下，为了帮助左肺门结构的显露，尤其是吻合左房袖时，笔者通常在心包上缝线悬吊来抬高心脏，使心脏向中线移位。这样可安全地进行左侧吻合。

八、术后管理

（一）通气

最好按照“保护性通气”策略对肺移植受者进行通气，以最大程度减少呼吸机相关肺损伤[128]。此方法包括使用低潮气量（≤ 6 ml/kg，预测体重）、PEEP（5～8cmH$_2$O）和平台压＜ 30 cmH$_2$O[129, 130]。此外，在单肺通气前、后，立即使用肺复张策略（10 次手动通气，气道峰压为 40cmH$_2$O，随后 PEEP 为 15cmH$_2$O）可改善氧合作用，减少肺泡无效腔[129]。尽管需要输送足够氧气以实现充分的氧合（PaO$_2$ ＞ 70mmHg），但应避免使用 100% 的纯氧进行肺通气，因为这可能导致肺水肿。上述策略也适用于供肺的维护。此外，肺复张（30cmH$_2$O 压力下持续膨肺 30S）也被加入到供肺维护的策略中，以改善氧合作用，并增加潜在供体的数量[131, 132]。拔除气管插管时需符合良好的气体交换和患者肌力标准的要求。大多数患者可在在标准间歇性强制通气（intermittent mandatory ventilation，IMV）或停止压力支持后 24～48h 内拔管。这种通气策略适用于所有双肺移植受者，以及大多数单肺受者。

针对患有 COPD 或肺血管疾病的单肺移植患者的术后通气策略有所不同[133]。在前一种情况下，应避免使用 PEEP，并选择比通常使用的潮气量更低的潮气量。这些调整，是为了最大限度地减少保留的自身肺过度充气，以及由此引发的对顺应性较差的移植肺的压迫。自体肺中的空气潴留会导致严重的问题，包括高气道压力、二氧化碳潴留以及由于静脉回心血量减少导致的低血压。偶尔需要通过肺叶切除术甚至全肺切除术[134, 135]，或使用支气管内单向活瓣[136]，来减少自体肺对移植肺的压迫。

对于患有肺血管疾病的肺移植受者，建议延长通气时间（48～72h），以使左心室适应移植后增加的前负荷[137-139]。呼吸机支持期间，患者应处于深度镇静状态，往往是麻醉状态。单肺移植受者最好保持在主要依赖自体肺的状态下，以支持移植肺的复张和良好的引流。尤其在接受单肺移植的 IPAH 和艾森曼格综合征患者中，因为可能发生严重的通气 / 灌注不匹配，术后早期病程尤为复杂，因为 90%～95% 的右心输出量直接通向移植肺，而超过 50% 的潮气量直接通向自体肺。因此，这类患者最好常规接受双肺移植，以避免这些问题。因为心脏移植供体严重短缺，除合并有复杂的先天性心脏畸形外，很少实施心肺联合移植。

在某些患者中，早期的移植物失功、排斥反应或感染，需要延长术后的机械通气时间。这些患者应在尽早进行气管切开，最好是在机械通气 7d 后仍不能拔除气管插管时进行。切管切开有助于患者进行活动，改善经口进食，并且通常能给呼吸机依赖患者带来更积极的态度。

（二）液体管理

在术后的前几天需仔细地进行液体管理，可通过监测肺毛细血管楔压、平衡出入量、每日称重（如果可能的话）来实现。尽管麻醉师围术期保持高度警惕，但大多数患者从手术室返回时，都明显输液过多。术后早期可积极使用利尿剂，但应注意肾功能，肾功能可能会因围术期低血压或钙调神经磷酸酶抑制剂（calcineurin inhibitors，CNI）浓度波动而受到不利影响。有时，IPAH肺移植的受者，因右心的充盈压过低或因前负荷增加左心室状况恶化，出现血流动力学不稳定[137-139]。建议术后延长V-A ECMO的使用，以帮助心室进行重塑，从而克服这些血流动力学问题[140, 141]。这些患者需要在ICU中接受该领域专家的悉心诊疗。

（三）败血症预防措施

1. 细菌感染

所有患者均常规接受预防性抗菌治疗。抗生素的选择，通常取决于每个中心的经验和移植类型。大多数抗生素方案，都包括针对革兰阳性和革兰阴性细菌的广谱抗生素。根据修订过的《临床手术抗菌预防临床实践指南》，在手术前60min内单剂量使用第一代或第二代头孢菌素，或24h内多次使用第一代或第二代头孢菌素，是首选的预防方法，这种预防措施通常可以沿用于实体器官移植。目前，尚无令人信服的数据支持超广谱药物的预防性使用或预防性使用24h以上的抗生素，这与手术引流管的放置或留置导管无关。例外情况包括先前有化脓性感染的移植受者（例如，肺移植受者中囊性纤维化患者的假性伪膜覆盖，或使用多种超广谱抗菌药物治疗的移植受者携带多重耐药细菌）、化脓性感染得到部分治疗的供者，或者手术期间出现并发症[142]。应根据供者和受者支气管分泌物培养结果，以及围术期抗生素药敏实验结果，对经验性使用的抗生素进行调整。在囊性纤维化受者中，大多数移植中心也使用多黏菌素或妥布霉素进行雾化治疗。

2. 病毒感染

CMV是移植后最常见的病毒感染，可导致死亡率显著增高、移植物失功和其他不良后果。术后早期，应进行风险分层，并做出预防感染策略制定（感染通常在移植术后1～6个月）。严重CMV感染，最可能发生在接受血清抗体阳性供肺（D +）的血清抗体阴性受者（R–）中。在各个移植中心之间，对CMV感染的管理差异很大，但随着针对实体器官移植受者CMV感染管理共识指南的发布，其管理变得更加标准化[143]。静脉给予缬更昔洛韦或口服更昔洛韦的预防治疗和（或）提前治疗（基于CMV病毒血症的水平），都是预防CMV感染的可行方法。对于D + / R–这种情况，普遍认为心脏和肺移植后进行预防性治疗而不是提前治疗，可提高移植物存活率和临床结果[143]。对于血清抗体阳性的受者（R+）进行肺移植时，预防治疗也可能比提前治疗更可取。预防性治疗也可用于其他CMV感染高风险情况（如无症状感染者，CMV处于复制期）或CMV病（如CMV感染且有相应症状），包括接受抗淋巴细胞治疗或需要强力免疫抑制［如脱敏方案（包括利妥昔单抗、硼替佐米、依库丽单抗和血浆置换 / 免疫吸附）］。总体而言，建议对D + / R–肺移植受者进行6～12个月的预防治疗；对于R+肺移植受者，建议进行至少6个月的预防治疗。不建议在D– / R–肺移植受者中，常规使用CMV预防措施（如缬更昔洛韦或更昔洛韦治疗）[143]。

单纯疱疹病毒（herpes simplex virus，HSV）感染以前也是术后常见并发症。但是，常规使用缬更昔洛韦或更昔洛韦预防CMV感染的策略，已使疱疹感染明显减少。在未接受CMV预防治疗的D– / R–肺移植受者中，应在术后至少使用3个月阿昔洛韦预防HSV感染，但某些移植中心采用低剂量抑制方案，该方案在受者的一生中保持有效。

EB病毒（Epstein-Barr virus，EBV）是另一种常见的致病病毒，由于其在移植后淋巴增生性疾病（posttransplant lymphoproliferative disease，PTLD）的发生中有重要作用，因此会显著影响肺移植后的临床结果。但是，当前没有针对高风险（D+/R–）受者的标准化预防方案。最有可能的是，在预防CMV的治疗的同时，药物对EB病毒的病毒血症也起了作用。因此，大多数移植中心都倾向于使用 PCR 监测高风险受者，以在出现病毒血症是减少免疫抑制剂的用量 [142, 143]。

所有移植受者最好都在移植前接种乙型肝炎病毒（HBV）疫苗。目前尚不明确 HBV 阴性受者接受 HBV 核心抗体（HBcAb）或病毒 PCR 阳性供体器官的最佳预防策略。如果受者接受移植后，发生乙肝病毒感染，应采用更新一代抗病毒治疗。同样，目前尚无数据支持抗病毒预防措施，对预防肺移植后的慢性 HCV 感染的意义 [142]。

3. 真菌感染

肺移植受者罹患真菌感染的风险增加，包括念珠菌和曲霉菌。侵袭性曲霉菌病是肺移植后最常见的真菌感染。预防肺移植后侵袭性曲霉菌病的最佳策略仍存有争议 [142]，因此，没有常规使用抗真菌药（如伏立康唑、两性霉素 B）预防真菌感染。但是，大多数移植中心根据术中供者和受者的痰液培养结果，采取提前治疗的策略预防真菌感染，尤其是在囊性纤维化的肺移植受者中，移植后早期使用伏立康唑进行提前治疗 [142]。相反，包括笔者单位在内的许多移植中心，通常在术后早期，使用两性霉素 B 脂质复合物进行雾化治疗，以预防曲霉菌感染气管吻合口和供肺支气管的缺血性部分，直至出现良好的上皮修复 [144]。移植后念珠菌败血症或胸膜炎，应使用氟康唑或卡泊芬净进行充分治疗。

4. 肺孢子菌

吉氏肺孢子菌（以前称为卡里尼肺炎），偶尔也会引起肺移植术后肺部感染。常规使用甲氧苄啶 / 磺胺甲基异噁唑（TMP-SMZ）预防治疗后，其不再是重要的病原体。当前的策略包括终身每周服药 2～3 次。当患者对磺胺类药物过敏时，可以使用替代药物，如每月雾化吸入喷他脒。氨苯砜通常被认为与雾化的喷他脒效果相似，但效果略逊于 TMP-SMZ，可以用于因不良事件而不能服用 TMP-SMZ、或不能耐受雾化喷他脒的患者。然而，其使用的最佳剂量和频次尚不明确，从每天 100mg 氨苯砜到每周一次、每次 200mg 不等 [145]。

（四）免疫抑制

肺移植的免疫抑制包括诱导治疗、免疫抑制维持和排斥反应治疗。临床肺移植方案通常使用三联方案来维持免疫抑制，通常由皮质类固醇，一种 CNI（他克莫司、环孢素）和一种细胞周期抑制剂（霉酚酸酯、硫唑嘌呤）组成。

皮质类固醇仍然是当前免疫抑制方案的关键组成部分。大多数移植中心，会在移植物再灌注之前，给予大剂量皮质类固醇治疗（10～15mg/kg 甲泼尼龙，静脉注射），随后给予中度剂量的皮质类固醇（每天 0.5～1mg/kg 甲泼尼龙，静脉注射），直至数日后调整为口服泼尼松，每天 0.4～0.5mg/kg。大多数肺移植中心在术后一年后，会将皮质类固醇进一步减量（每天 0.03～0.05mg/kg 甲泼尼龙）并终生维持。

超过 90% 的肺移植受者移植后 1 年和 5 年，分别接受一种钙调磷酸酶抑制剂和一种细胞周期抑制剂治疗 [19]。他克莫司和霉酚酸酯是主流的组合。环孢霉素和他克莫司是钙调磷酸酶抑制剂，抑制 IL-2 转录，并抑制 T 淋巴细胞增殖的。硫唑嘌呤可从源头抑制嘌呤合成，并抑制 T 和 B 淋巴细胞的增殖。霉酚酸酯是霉酚酸的前体，可从源头抑制嘌呤的合成，从而抑制 T 和 B 淋巴细胞的增殖。在肺移植术后免疫抑制维持中，他克莫司相对于环孢霉素，霉酚酸酯相对于硫唑嘌呤，优越性越来越获得认可，因为以他克莫司 + 霉酚酸酯为基础的方案，其急性排斥反应和慢性移植肺失功（CLAD）的发病率均较低 [19, 146, 147]。此外，最近，雷帕霉素（mammalian Target of Rapamycin，m-TOR）抑制药（西罗莫司及其衍生物依维莫司）被引入临床肺移植 [148]。这类药物可阻断生长因子和 IL-2 驱动的细胞周期进程，以及淋巴细胞和其他非造血细胞，如血管平滑肌细胞的增殖。m-TOR 抑制药可用于最小化 CNI 策略中，例如，在使用钙调磷酸酶抑制药后出现不良反应（如血栓性微血管病、肾功能恶化、新发恶性肿瘤）的肺移植受者中使用。但应避免在术后早期使用m-TOR抑制药，因为有报道称早期使用m-TOR抑制药可致支气管吻合口愈合不良而导致吻合口并发症（包括致命的支气管气道开裂）[149, 150]。

术后立即进行免疫诱导治疗的作用是一个有争议的问题。最初实施免疫诱导治疗是因为在术后初期，维持性免疫抑制剂达到治疗浓度需要数天的时间。目前，约65%肺移植受者，接受了免疫诱导治疗[19]。尽管在过去十年中，接受术后免疫诱导治疗的患者比例逐步增加，但多克隆抗淋巴细胞或抗胸腺细胞制剂（antithymocyte preparation，ATG）以及单克隆抗CD3抗体（OKT3）的使用量显著减少。与此同时，抗IL-2受体拮抗药（basiliximab）的使用增加，已成为目前最常用的免疫诱导治疗（50%）[19]。另外，直接针对CD52的单克隆抗体（alemtuzumab）的使用也逐渐增加（10%）。此外，抗胸腺细胞球蛋白、抗淋巴细胞球蛋白和抗CD3抗体能同时消耗未活化和活化T淋巴细胞（平均有效期为3周），而IL-2受体拮抗剂阻断活化T淋巴细胞（30～50d）。抗CD52抗体可耗竭成熟T细胞和B细胞，并维持6个月以上。

免疫诱导治疗的优势包括减少急性排斥反应的发生，延迟使用钙调磷酸酶抑制剂，这可以降低肾脏并发症的发生。缺点是存在感染以及移植后恶性肿瘤，例如移植后淋巴增生性疾病（posttransplantation lymphoproliferative disease，PTLD），发生率增高的潜在风险。但是，IL-2受体拮抗药使用后，感染风险较低，发生移植后淋巴增生性疾病的风险也较低[151, 152]。

目前尚缺乏来自随机试验的证据表明免疫诱导治疗能预防BOS发生或提高总生存率。然而，UNOS和ISHLT注册数据分析表明，与未接受免疫诱导治疗的患者相比，接受任意形式免疫诱导治疗的患者BOS的发生率更低，长期存活率更高。远期效果最佳的患者是接受IL-2受体拮抗药或抗CD52抗体诱导治疗的患者[19, 153, 154]。

（五）感染与排斥监测

由于放射学、临床症状和生理学检测不够敏感，因此无法在移植后早期，准确区分感染与排斥反应。所以，在临床上怀疑有感染或排斥反应时，应常规进行纤维支气管镜检查。

大多数移植中心在手术初期之后，都常规纤维支气管镜检查，并常规支气管肺泡灌洗和经支气管活检（TBBx）。例如，术后2～4周，术后第3个月、第6个月和12个月，此后每年一次。各移植中心进行支气管镜检查的频率有所不同。鉴于与经支气管活检相关的成本和风险，一些移植中心仅针对特定的临床事件进行支气管镜检查。与支气管镜检查有关的并发症（尤其是气胸、低氧血症和出血）很少见。另外，支气管镜检查的可能益处包括指导免疫抑制剂调整、发现亚临床细胞排斥、感染和气道狭窄[155]。纤维支气管镜检查的主要优势在于它能够进行支气管肺泡灌洗和经支气管活检。尽管支气管肺泡灌洗对诊断排斥反应的作用尚未被证实，但在发现受者常见的机会性感染方面是非常有价值的。经支气管活检已被证明是诊断急性细胞排斥反应的主要手段。在致敏的移植受者或新发抗HLA抗体的患者，尤其是针对供体抗原决定簇［供体特异性抗体（donor-specific antibody，DSA）］时，急性抗体介导的（体液）排斥反应可能会在术后第一天内发生。当患者有需氧量增加、低氧血症、发热、肺部浸润和（或）炎症指标（特别是C反应蛋白）异常等临床表现时，应考虑急性排斥反应的可能。这些临床表现也可能是抗利尿激素分泌失调综合征（SIADH）导致低钠血症所引起的[156]。在体液性排斥反应中，由于毛细血管炎，支气管肺泡灌洗有出血风险。支气管镜活检如果发现C4d沉积可作为补体激活的证据[157]。

如果确诊为急性细胞排斥反应，或临床上高度怀疑但又无法经支气管活检时，应尽快开始治疗。大多数移植中心通常使用大剂量类固醇［例如甲泼尼龙10～15mg/（kg·d），静脉注射数天］，然后逐渐减量，该治疗方法大多效果良好。给药后 8～12h 内临床表现、影像学表现和 PaO_2 均显著改善。

体液排斥反应还需要进行治疗性血浆置换、静脉内免疫球蛋白（IVIg）和（或）B 细胞耗竭剂，如抗 CD20 抗体（利妥昔单抗），或浆细胞导向的蛋白酶抑制剂（bortezomib）进行治疗 [158]。

如果是抗药性 / 难治性急性细胞排斥反应，可以继续维持免疫抑制，反复激素冲击和（或）T 细胞裂解疗法（使用 ATG、IL-2 受体拮抗剂或抗 CD52 抗体）[158]。

九、并发症

（一）术后出血

尽管现今的手术技术使得围术期出现的风险大大降低，但与其他大型手术一样，肺移植围术期仍然可能出现出血。术后血胸风险高的患者主要是病肺切除困难或出血高危因素的患者，包括囊性纤维化、间质纤维化或肺再移植（广泛性胸膜粘连、胸膜间质纤维弹性增生（pleuroparenchymal fibroelastosis，PPFE）、既往接受过药物或手术胸膜固定术、肺减容术或使用肝素（ECMO、CPB）或抗凝剂 [23]。如果发生胸腔积血，应尽早进行再次干预（最好经原切口），以避免大量输血和凝血功能异常，控制出血并确保止血，清除血凝块促进肺扩张，预防脓胸。

（二）吻合口并发症

1. 支气管吻合口

气道并发症曾是肺移植后主要并发症和死因。使用标准的植入方法，可减少供肺支气管缺血，无须重建支气管动脉。因此，供肺支气管在移植后的前几天，依赖于侧支循环。目前已证实，供肺的侧支循环对其远端支气管及吻合口处的支气管存活有着重要作用。较短的供肺支气管长度（靠近上叶支气管开口的 1～2 个软骨环）可减少吻合口多供肺侧支循环的依赖程度。在修剪供肺的过程中，更为重视支气管周围淋巴结组织的保留。尽管大网膜包埋吻合口或支气管动脉血运重建，已经被大多数中心放弃，笔者仍主张用支气管周组织包埋支气管吻合口。这有可能通过新生血管建立间接的再血管化。支气管套入吻合未能降低气道并发症的发生。仅在供肺和受者支气管管径差异很大的情况下使用。供肺保存技术的进步也使得移植后支气管的活性更高。移植后肺实质的病理变化也导致侧支循环减少，从而增加缺血供肺支气管坏死和裂开风险。因此，供肺的保存以及术后充足的肺血流量，对于在术后早期减少支气管吻合口缺血改变至关重要。然而，尽管移植肺保存技术和移植手术技术不断改进，移植后气道吻合口并发症，例如早期的缺血和裂开、晚期的支气管血管瘘、狭窄和软化的发生率为 10%～40% [159-162]。危险因素包括移植前后受者的微生物感染、受者年龄、供体与受体的大小不匹配、供肺的机械通气时间和套入吻合。移植后的气道吻合口并发症与长时间机械通气有关 [163]，并可能缩短移植后生存时间 [164]。

气道并发症可以通过多种方法确诊。术后常规支气管镜检查，能早期发现吻合口并发症的证据。有时，因其他原因进行计算机断层扫描（CT）时，也可能意外发现气道狭窄或裂开。实际上，CT 是评估已发生或怀疑有吻合口并发症的有效诊断工具。气道狭窄通常表现为呼吸困难、喘鸣或 FEV_1 下降。支气管镜检查可确诊。

大多数气道并发症发生在移植后不久。正常情况下，支气管吻合口表现为上皮脱落的狭窄线状边缘，最终愈合。有时可以观察到供肺支气管上皮表面斑片状坏死，这些区域问题不大，并且最终可以愈合。轻微的支气管开裂也不会产生长期影响。气管膜部的缺损通常可以在不影响气道的情况下愈合，而软骨部缺损则通常会导致一定程度的后期的狭窄。

如果在气管吻合过程中吻合效果不理想或吻合结束后支气管镜检查发现支气管吻合不理想，应立即进行手术修补。但是，大多数气道并发症是可以保守治疗的。应充分考虑支气管镜介入处理（如支架置入术、扩张术、激光治疗）或外科手术（如袖式重建术）的使用时机，因为随着时间的推移，大多数气道并发症都可以自行愈合或稳定，而且效果不错。

严重的支气管吻合口开裂（＞50% 的支气管周径）可能导致气道受损。应该通过激光或机械清创术来解决这一问题，以保持满意的气道通畅度。然而，反复使用激光处理气道吻合口可能会损伤远端供肺气道。仅在远端气道完好的情况下才放置支架。有时，严重的开裂导致气管与胸膜腔直接相通，出现气胸和严重漏气。但如果肺完全复张并且胸膜腔无积液，漏口最终会愈合且无明显气道明显狭窄。如果气道开裂、持续肺不张，且胸腔引流管有大量漏气，保守治疗最终将导致支气管胸膜瘘、脓胸和肺不张 [165]。在这些情况下，需要早期手术再介入，以闭合气道缺损，可将坏死边缘清创后进行缝合，或用血供良好的组织瓣（肋间肌）覆盖。如果瘘口仍无改善，应切除移植物，闭合支气管残端并以纵隔组织瓣覆盖，这可能是挽救患者生命和降低术后脓胸风险的唯一选择。同样，漏口可能直接与纵隔相通，并导致明显的纵隔脓肿。如果移植肺完全扩张，且胸膜腔完全充填，则可通过纵隔镜，将引流管放置在吻合口附近，进行充分引流。该方法可以使吻合口良好地愈合且一般无狭窄。

最严重的并发症是形成支气管血管瘘，导致肺动脉吻合口破裂，并造成大量致命性出血进入呼吸道 [166]。对于支气管吻合口愈合不良的患者，意识到这种风险的存在是至关重要的。在发现第一次信号咯血时，就应尽早通过组织瓣闭合瘘口，或实施抢救性全肺切除术进行再次干预，挽救患者的生命 [167]。

慢性气道狭窄或软化可能是非常棘手的问题。右主支气管吻合口狭窄，通常可以通过反复扩张和放置支气管内支架（如果需要的话），来轻松处理。通常，右主支气管有足够的长度来放置支架，且不会影响右上支气管开口。但是，左侧的狭窄，则可能更难处理。由于支气管的角度问题，扩张左侧主支气管远端在技术上更加困难。并且，上下叶支气管分叉紧邻吻合口，狭窄的远端没有足够的支气管长度放置大口径扩张器。此外，跨过左主支气管吻合口狭窄远端放置的支架可能会阻塞上叶或下叶开口。有多种支架可用于持久性或塌陷性狭窄。支气管球囊扩张术和支气管内支架植入的方法各异。这些技术目前已被广泛地描述，因此不在本章讨论范围之内。过去，通常会在移植患者中，更普遍地运用自扩张金属支架（self-expanding metallic stents，SEMS）。然而，尽管报道称该技术在这些患者中取得了成功，但仍有约 50% 的患者发生并发症，包括感染、肉芽组织形成和支架移位。而且，安装 SEMS 的时间越长，移除就越困难。因此，现在有机硅支架和生物可降解支架，因其有益的特性，而越来越受欢迎。这些特性包括较低的肉芽组织新生率、易于调整以及易于取出。然而，也有报道描述该技术存在支架迁移和黏液堵塞的缺点。因此，只有在尝试过其他技术后，尤其是反复进行球囊扩张或支气管内激光治疗后，才应保守地使用支架治疗。事实证明，这些支架大多数只是暂时需要，因为大多数患者在几个月后能够在没有支架的情况下保持良好的气道通畅度 [161]。在支架置入过程中，可以看到肺功能有明显改善。然而，远端的支气管狭窄通常无法通过扩张或置入支架来处理。总体而言，通常都需要有一支具有丰富专业知识和经验的医疗团队，采取个性化的多学科方法，为肺移植受者提供个体化的处理。有时，狭窄性吻合口可通过支气管袖式切除或袖式肺叶切除术进行处理 [168, 169]。只有在有足够长度的供体气道时，才有可能对吻合口进行切除后再吻合。但是，如果重建气道失败，可能会需要实施计划外的移植物切除。再移植可能是治疗顽固性、不可切除的吻合口狭窄或远端缺血气道问题的最终解决方案 [170–172]。

2. 血管吻合

肺移植后血管吻合并发症很少见，但可能发生在肺动脉和左心房吻合处。这通常是技术性失误的后果[173, 174]。如果供体和受体血管过长，一旦肺完全膨胀，就会导致血管扭结。如果缝合过密、血管旋转不良或血管受压，则可能造成血管狭窄。上述问题如果没能及时发现，并尽快纠正，则可能导致吻合口形成血栓和供肺梗死。血管误扎或获取时未发现大量留存的栓子，也可能导致肺实质梗死。

肺动脉吻合口狭窄会导致持续性肺动脉高压和无法解释的低氧血症。核灌注显像如果显示单肺移植的血流少于预期或双肺移植两侧肺的血流分布不均，提示存在此问题。有时经食管超声可以显示出狭窄的吻合口。对于怀疑存在肺动脉吻合口狭窄的患者，均应进行胸部增强 CT 检查或血管造影。在进行血管造影时，应测量跨肺动脉吻合口的压差，压差通常为 15～20 mmHg，尤其是在单肺移植受者中，因为心输出量大部分流向移植肺，或心输出量大的双肺移植受者中。应根据临床具体情况决定是否需要再次手术吻合。已有球囊扩张或支架置入成功解决肺动脉狭窄的报道[175]。由于供肺支气管血供依赖于肺动脉侧支血流，因此肺动脉血流不能大幅降低。

由于吻合技术的问题，也可能出现左房袖吻合口的压差。左心房吻合口外部受压，如局部血凝块，也会引起同侧肺静脉血流回流障碍。肺静脉回流障碍将导致静脉压升高、同侧肺水肿，移植肺充血，最终出现早期移植失功。此时，肺动脉压力异常增高且流经移植肺的流量少于预期。经食道超声或造影检查，可能有助于证实通过吻合口的血流或肺静脉引流降低的程度[176]。有时需要进行开胸探查，以确诊，并进行修复。

（三）原发性移植物功能障碍

约 50% 的肺移植受者在移植后 72h 内会出现功能障碍，包括移植肺氧合能力下降（PaO_2/FiO_2）、持续的肺动脉高压、肺顺应性降低、影像学表现为广泛肺泡渗出形成的肺水肿以及组织学上弥漫性肺泡损害[177]。2005 年，ISHLT 定义了原发性移植物失功的严重性等级（PGD 0～3）（表 88–5）[178]。最新的 PGD 分类正在修订中。大多数情况下，PGD 是轻度和暂时性的，25%～30% 的患者，可能出现严重的低氧血症 $PaO_2 / FiO_2 < 200$mmHg（PGD-3）。

缺血再灌注损伤，被认为是大多数原发性移植物失功的原因[179]。其他原因包括未发现的供肺的病理状况（如误吸、感染或挫伤）。活性氧导致的肺泡上皮损伤和基底膜损伤，是缺血再灌注损伤的主要机制。冷缺血的影响包括细胞内钙超载、铁蛋白释放铁、内皮细胞减少抗凝因子的产生和补体系统的激活，也可能导致原发性移植物失功。冷缺血期间，肺内皮细胞中的黏附分子上调，并且释放多种促炎细胞因子和趋化因子。再灌注时，受者来源的巨噬细胞、嗜中性粒细胞和 T 淋巴细胞是移植肺缺血 / 再灌注损伤的重要介质[179]。

众所周知，原发性移植物失功是肺移植术后早期死亡的危险因素。来自 5262 名患者的 UNOS 数据统计发现，原发性移植物失功使移植术后 30d 内任何原因导致的死亡风险增加将近 7 倍[180]。根据 ISHLT 注册中心 2015 年的更新报道，原发性移植物失功在肺移植后术后 30d 内所有死因中占 24.3%[19]。除此之外，原发性移植物失功会对长期生存产生不利影响。Christie 等的

表 88–5　原发性移植物失功分级[178]

分　级	氧合指数（mmHg）	影像学渗出表现
0	＞300	无
1	＞300	有
2	200～300	有
3	＜200	有

引自 Christie JD, Carby M, Bag R, et al. Report of the ISHLT Working Group on Primary Lung Graft Dysfunction part II: definition. A consensus statement of the International Society for Heart and Lung Transplantation. J Heart Lung Transplant 2005; 24(10):1454–1459. doi:10.1016/j.healun.2004.11.049.